"十三五"国家重点出版物出版规划项目

中国临床药物大辞典

化学药卷

（下 卷）

总主编　余传隆　黄正明　修成娟
　　　　吴少祯　彭　成　熊方武
　　　　孙尚传
主　编　熊方武　余传隆　白秋江
　　　　修成娟

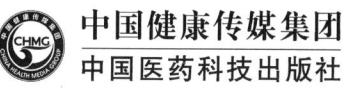

中国健康传媒集团
中国医药科技出版社

内容提要

中国临床药物大辞典(简称大辞典)是一部超大型医药类工具书,由中药成方制剂卷(中成药)、中药饮片卷和化学药卷组成。大辞典以近年来国内外医药发展信息为主线,结合我国新医改后临床用药和我国医药科技创新的要求,配合国家颁布的《国家基本药物目录》和《中华人民共和国药典》(2015年版)的实施,为临床医务工作人员以及从事药物研发、生产、经营、监管的人员提供全面、安全的药物应用可靠支持。

化学药卷,收载品种4400个,包括国外新药750种,制剂品种6048种,覆盖所有病种用药范围,满足临床用药的需要。

每一品种栏目设计CAS、ATC、理化性状、用药警戒、药理作用、体内过程、适应证、不良反应、妊娠期安全等级、禁忌与慎用、药物相互作用、剂量与用法、用药须知、临床新用途、制剂、贮藏等内容,适合临床、科研、教学、企业等方面人员参阅。

图书在版编目(CIP)数据

中国临床药物大辞典/余传隆,黄正明,修成娟等总主编

中国临床药物大辞典.化学药卷:全2卷 / 熊方武,余传隆,白秋江,修成娟主编.—北京:中国医药科技出版社,2018.8

ISBN 978-7-5067-9779-5

Ⅰ.①中… Ⅱ.①熊… ②余… ③白… ④修… Ⅲ.①药物-中国-词典②化学药剂-中国-词典 Ⅳ.①R98-61②R94-61

中国版本图书馆CIP数据核字(2017)第289939号

美术编辑　陈君杞

版式设计　易维鑫

出版　**中国健康传媒集团**|中国医药科技出版社

地址　北京市海淀区文慧园北路甲22号

邮编　100082

电话　发行:010-62227427　邮购:010-62236938

网址　www.cmstp.com

规格　880×1230mm　1/16

印张　231¼

字数　6729千字

版次　2018年8月第1版

印次　2018年8月第1次印刷

印刷　三河市万龙印装有限公司

经销　全国各地新华书店

书号　ISBN 978-7-5067-9779-5

定价(上、下卷)　1295.00元

中国临床药物大辞典

编 委 会

中国临床药物大辞典

化学药卷

编委会

全书概览

上　卷

下　卷

目　录

下　卷

第17章　维生素、肠内外营养药及矿物质类药物 ……………… 2512

17.1　维生素 ………………………… 2514

17.1.1　脂溶性维生素 ……………… 2514

17.1.2　水溶性维生素 ……………… 2522

第18章　调节水、电解质及酸碱平衡用药

第19章　骨调节药

第 10 章　呼吸系统药物
Drugs of Respiratory System

呼吸系统疾病可由多种病因所致,而咳嗽、咳痰和气喘是该系统疾病中最常见的症状。这些症状可以单独出现,也可同时并存,且相互影响,使病情加重。治疗呼吸系统疾病,首先应重点治疗原发疾病,即通常所说的"治本";其次才是使用镇咳药、祛痰药或平喘药对症治"标",以减轻症状,改善患者的自我感受。治疗呼吸系统疾病的常用药物,有镇咳药、祛痰药、平喘药、呼吸兴奋药及众多的抗微生物药物,本章仅对镇咳、祛痰和平喘三类药物加以叙述。

10.1　镇咳药

咳嗽是从呼吸道清除分泌物或其他异物的一种突发性动作,是保护机体免受损害的正常生理反射。当痰液与异物被清除后,咳嗽会自然缓解,因此,一般情况下不应轻易使用镇咳药。但是,强烈频繁的咳嗽不仅使患者感到不适与痛苦,还会影响患者的休息与睡眠,甚至引起其他并发症,在这种情况下就有必要采用镇咳治疗措施。

镇咳药可直接抑制咳嗽中枢或作用于其他外周环节,前者称为中枢性镇咳药,如可待因;后者称为外周性镇咳药,如喷托维林(维静宁)。不少镇咳药兼有中枢性和外周性两种作用,只是主次不同而已。

镇咳药主要用于干咳、患者因咳嗽而感到不适或胸痛的情况下。对痰多而又剧烈咳嗽者,单用镇咳药会使痰液的排出受到抑制,此时,应将祛痰药与镇咳药配合应用。

10.1.1　中枢性镇咳药

可待因

(codeine)

别名:甲基吗啡、Methylmorphine

本品是一种菲(phenanthrene)衍生物,属于中枢性镇咳药,也用作镇痛药。临床用其磷酸盐。

【CAS】　76-57-3(anhydrous codeine);6059-47-8(codeine monohydrate)

【ATC】　R05DA04

【理化性状】　1. 本品为白色或几乎白色的结晶性粉末或无色晶体。可溶于沸水,易溶于乙醇。遮光保存。

2. 化学名:7,8-Didehydro-4,5-epoxy-3-methoxy-17-methylmorphinan-6-ol monohydrate

3. 分子式:$C_{18}H_{21}NO_3 \cdot H_2O$

4. 分子量:317.4

5. 结构式

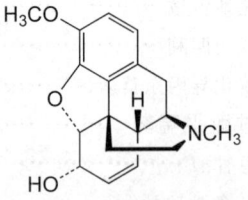

盐酸可待因

(codeine hydrochloride)

【CAS】　1422-07-7(anhydrous codeine hydrochloride)

【理化性状】　1. 本品为无色小结晶或白色或几乎白色结晶性粉末。溶于水,微溶于乙醇;几乎不溶于环己烷。遮光保存。

2. 分子式:$C_{18}H_{21}NO_3 \cdot HCl \cdot 2H_2O$

3. 分子量:371.9

磷酸可待因

(codeine phosphate)

【CAS】　52-28-8(anhydrous codeine phosphate);41444-62-6(codeine phosphate hemihydrate);5913-76-8(codeine phosphate sesquihydrate)

【理化性状】　1. 本品为白色或几乎白色的结晶性粉末或无色小结晶。易溶于水,微溶于乙醇。4%的水溶液 pH4.0~5.0。遮光保存。

2. 分子式:$C_{18}H_{21}NO_3 \cdot H_3PO_4 \cdot 1/2H_2O$

3. 分子量 406.4

硫酸可待因

(codeine sulfate)

【CAS】　1420-53-7(anhydrous codeine sulfate);6854-40-6(codeine sulfate trihydrate)

【理化性状】　1. 本品为白色结晶,通常为针状或结晶性粉末。溶于水(1:30)、80 ℃水(1:6.5)和乙醇(1:1300);不溶于乙醚和三氯甲烷。密闭遮光保存。

2. 分子式:$(C_{18}H_{21}NO_3)2 \cdot H_2SO_4 \cdot 3H_2O$

3. 分子量:750.9

4. 配伍禁忌:奎尼丁能抑制可待因的镇痛作用。

【药理作用】　本品作用与吗啡相似,但较弱,镇痛强度为吗啡的1/12~1/7,镇咳强度为吗啡的1/4,兼有镇静作用。其抑制呼吸、便秘和成瘾性远比吗啡弱。本品起效快,口服后 20 min 即呈现镇咳作用。临床使用比较安全。

【体内过程】　口服后吸收快而完全,1 h 达血药峰值,生物利用度为 40%~70%。主要分布于肺、肝、肾和胰。本品易于透过血-脑屏障。也能透过胎盘。蛋白结合率约为 25%。$t_{1/2}$ 为 2.5～4 h。在肝内代谢,主要随尿液排出,其中 37% 为葡糖醛酸结合物,10% 为原药。约有 10% 本品在体内脱甲基而成为吗啡。

【适应证】　1. 用于各种原因引起的频繁而剧烈的干咳,对胸膜炎干咳伴有胸痛者尤为适用。

2. 用于肺部疾病伴有大量咯血者。

【不良反应】　1. 一般剂量耐受良好,偶有恶心、呕吐、便秘及眩晕。

2. 剂量超过 60 mg,常见的不良反应如下。

(1) 心理变态或幻想。

(2) 呼吸微弱、缓慢或不规则。

(3) 心率或快或慢不稳定。少见的不良反应有:①惊厥、耳鸣、震颤或不能自控的肌肉运动等;②荨麻疹、瘙痒、皮疹或浮肿等过敏反应;③精神抑郁和肌肉强直等。

3. 长期应用可引起依赖性。

4. 超量时的临床表现为头晕、嗜睡、烦躁不安、精神错乱、瞳孔缩小(针尖样瞳孔)、低血压、心动过缓、呼吸微弱。小儿过量时可发生惊厥。

【妊娠期安全等级】　C。

【禁忌与慎用】　1. 对本品过敏者、痰液过多者或支气管哮喘患者禁用。

2. 急腹症未查明原因者、原因不明的腹泻患者禁用。

3. 肺气肿等慢性阻塞性肺部疾病、颅脑外伤或颅内病变患者禁用。

4. 前列腺肥大患者禁用。因本品易引起尿潴留而加重病情。

5. 本品可经乳汁分泌,哺乳期妇女使用时应暂停哺乳。

【药物相互作用】　1. 解热镇痛药与本品有协同效应,合用时止痛效果增强。

2. 美沙酮或其他类吗啡药与本品合用时,可加强对呼吸中枢的抑制作用。

3. 甲喹酮(安眠酮)可增强本品的镇咳及止痛作用,对疼痛引起的失眠亦有协同疗效。

4. 肌肉松弛药与本品合用时会加强呼吸抑制作用。

5. 抗胆碱能药与本品合用时,可加重便秘或尿潴留。

【剂量与用法】　1. 成人　口服或皮下注射:一次 15～30 mg,30～90 mg/d。口服极量:一次 100 mg,250 mg/d。缓释片一次 45 mg,2 次/日,需整片吞服,不可嚼碎或掰开。

2. 儿童　口服:镇痛时一次 0.5～1 mg/kg,3 次/日;镇咳时用量为镇痛剂量的 1/3～1/2。

【用药须知】　1. 在有少量痰液时,宜与祛痰药合用,多痰者不宜使用。

2. 连续使用可能成瘾,应控制使用。

3. 对痰多黏稠者宜先使用祛痰药。

【制剂】　① 片剂:15 mg;30 mg。② 注射液:15 mg/1 ml;30 mg/1 ml。③ 糖浆剂:0.5%(口服:一次 2～5 ml)。

【贮藏】　遮光、密封保存。

福尔可定
(pholcodine)

别名:吗啉吗啡、福可定、吗啉乙基吗啡、Morpholinylethylmorphine、MEM

本品属于中枢性镇咳药。

【CAS】　509-67-1(anhydrous pholcodine)

【ATC】　R05DA08

【理化性状】　1. 本品为白色或几乎白色结晶性粉末或无色晶体。略溶于水,易溶于丙酮和乙醇;能溶于稀无机酸。

2. 化学名:3-O-(2-Morpholi-noethyl) morphine monohydrate

3. 分子式:$C_{23}H_{30}N_2O_4 \cdot H_2O$

4. 分子量:416.5

5. 结构式

【药理作用】　本品的作用类似右美沙芬,也有与可待因相似的镇咳、镇痛作用。口服效果比可待因好,特别对干咳更为有效。毒性及成瘾性比可待因小,呼吸抑制较吗啡弱,新生儿和儿童对本品耐受性较好,不致引起便秘或消化功能紊乱。

【适应证】　临床用于剧烈干咳和中等程度的疼痛。

【不良反应】　1. 偶有恶心、嗜睡。

2. 大剂量可引起烦躁不安及运动失调。

3. 有成瘾性。

【禁忌与慎用】【药物相互作用】　参见可待因。

【剂量与用法】　口服　成人一次 5～15 mg,3 次/日。酒石酸盐口服　一次 10～30 mg,3 次/日。>5 岁儿童,一次 2.5～5 mg,3～4 次/日;1～5 岁儿童:2～2.5 mg,3 次/日。

【用药须知】　1. 尚无妊娠期妇女的安全用法。

2. 参见可待因。

【制剂】　片剂:5 mg。

【贮藏】　遮光、密封保存。

羟蒂巴酚
(drotebanol)

别名:羟甲吗啡、羟甲吗喃醇、Oxyme-thebanol、Metebanyl

本品属于强效中枢性镇咳药。

【CAS】　3176-03-2

【理化性状】　1. 化学名:3,4-Dimethoxy-9a-methylmorphinan-6β,14-diol

2. 分子式:$C_{19}H_{27}NO_4$

3. 分子量:333.42

4. 结构式

【药理作用】　本品镇咳效果比可待因强,而且起效快,作用持久。口服后尚有止泻、抑制呼吸、催吐、降压、缩瞳等作用,成瘾性比可待因或吗啡弱。

【体内过程】　口服易于吸收,口服或皮下注射后10~30 min出现作用,持续4~8 h。

【适应证】　用于急、慢性支气管炎、肺结核、肺癌等疾病所致的干咳。

【不良反应】　1. 可出现口干、恶心、呕吐、食欲缺乏、便秘或腹泻、眩晕、头痛等。

2. 本品有成瘾性,应控制使用。

【禁忌与慎用】【药物相互作用】　参见可待因。

【剂量与用法】　1. 口服　一次2 mg,3次/日。

2. 皮下或肌内注射　一次2 mg,1~2次/日。

【用药须知】　1. 尚无妊娠期妇女的安全用法。

2. 参见可待因。

【制剂】　①片剂:2 mg。②注射液:2 mg/1 ml。

【贮藏】　密封、遮光保存。

喷托维林
(pentoxyverine)

别名:咳必清

本品为非成瘾性中枢镇咳药。

【CAS】　77-23-6

【ATC】　R05DB05

【理化性状】　1. 化学名:2-[2-(Diethylamino)ethoxy]ethyl-1-phenylcyclopentanecarboxylate

2. 分子式:$C_{20}H_{31}NO_3$

3. 分子量:333.5

4. 结构式

枸橼酸喷托维林
(pentoxyverine citrate)

【CAS】　23142-01-0

【理化性状】　1. 本品为白色或几乎白色的结晶性粉末。熔点约为93 ℃。易溶于甲醇和水;溶于乙醇和二氯甲烷;极易溶于冰醋酸。10%水溶液的pH值约为3.3~3.7。

2. 分子式:$C_{20}H_{31}NO_3 \cdot C_6H_8O_7$

3. 分子量:525.6

盐酸喷托维林
(pentoxyverine hydrochloride)

【CAS】　1045-21-2

【理化性状】　1. 分子式:$C_{20}H_{31}NO_3 \cdot HCl$

2. 分子量:369.9

【药理作用】　本品能选择性地抑制咳嗽中枢,兼有微弱的阿托品样解痉作用,镇咳强度为可待因的1/3。本品吸收后部分经呼吸道排出,能对呼吸道黏膜产生局麻作用。大剂量时可使痉挛的支气管松弛,降低呼吸阻力,产生一定的外周镇咳作用。

【适应证】　1. 用于上呼吸道炎症引起的干咳。

2. 用于百日咳等疾病引起的刺激性咳嗽。

【不良反应】　偶有口干、恶心、腹胀、便秘、轻度头晕、头痛等。

【禁忌与慎用】　1. 青光眼患者禁用。

2. 心功能不全并伴有肺部淤血的咳嗽患者慎用。

【剂量与用法】　1. 成人　口服25 mg,3~4次/日。复方咳必清糖浆,口服10 ml,3~4次/日。

2. 5岁以上儿童　口服6.25~12.5 mg,2~3次/日。复方咳必清糖浆,一次2.5~5 ml,2~3次/日。

【用药须知】　1. 尚无妊娠期妇女安全用法。

2. 参见可待因。

【制剂】　①片剂:25 mg。②滴丸:25 mg。③复方咳必清糖浆:每 100 ml 含喷托维林 0.2 g,氯化铵 3 g。

【贮藏】　密封,贮于干燥处。

异米尼尔
(isoaminile)

别名:异丙苯戊腈

本品为非成瘾性中枢镇咳药。

【CAS】　77-51-0

【ATC】　R05DB04

【理化性状】　1. 化学名:4-Dimethylamino-2-isopropyl-2-phenylpentanonitrile

2. 分子式:$C_{16}H_{24}N_2$

3. 分子量:244.4

4. 结构式

枸橼酸异米尼尔
(isoaminile citrate)

别名:咳得平、Dimyril、Mucalan、Perocan

〖CAS〗　126-10-3;28416-66-2

〖理化性状〗　1. 分子式:$C_{16}H_{24}N_2 \cdot C_6H_8O_7$

2. 分子量:436.5

环磺酸异米尼尔
(isoaminile cyclamate)

〖CAS〗　10075-36-2

〖理化性状〗　1. 分子式:$C_{16}H_{24}N_2 \cdot C_6H_{13}NO_3S$

2. 分子量:423.6

【药理作用】　其镇咳作用类似右美沙芬。此外,还有轻微的镇痛作用。服药后 20～30 min 起效,2～3 h 达最大效应。本品对呼吸、血压影响极少,抑制肠蠕动作用较弱。

【适应证】　用于各种原因引起的咳嗽。

【不良反应】　可出现恶心、呕吐、便秘、腹泻、食欲缺乏等胃肠道反应。偶见药疹。

【禁忌与慎用】　对本品过敏者、妊娠期妇女禁用。哺乳期妇女使用时应暂停哺乳。

【剂量与用法】　口服 40 mg,3～5 次/日。

【制剂】　片剂:20 mg;40 mg。

【贮藏】　密封,在干燥处保存。

地美索酯
(dimethoxanate)

别名:咳舒、咳吩嗪、咳舒平、咳散、Cothera、Cotrane

本品为非成瘾性中枢镇咳药。

【CAS】　477-93-0

【ATC】　R05DB28

【理化性状】　1. 化学名:2-(2-Dimethyla-minoethoxy)ethyl phenothiazine-10-carboxylate

2. 分子式:$C_{19}H_{22}N_2O_3S \cdot HCl$

3. 分子量:358.5

4. 结构式

盐酸地美索酯
(dimethoxanate hydrochloride)

别名:咳舒、咳吩嗪、咳舒平、咳散、Cothera、Cotrane

〖CAS〗　518-63-8

【理化性状】　1. 化学名:2-(2-Dimethylamino-ethoxy)ethyl phenothiazine-10-carboxylate hydrochloride

2. 分子式:$C_{19}H_{22}N_2O_3S \cdot HCl$

3. 分子量:394.9

【药理作用】　镇咳作用不如可待因;兼有局麻和轻微松弛支气管平滑肌作用。本品的优点是起效快,口服 5～10 min 生效,作用持续时间 3～5 h。

【适应证】　1. 用于治疗呼吸道急性炎症引起的咳嗽。

2. 用于控制支气管镜检查时引起的剧烈咳嗽。

【不良反应】　1. 可出现恶心、口唇麻木、嗜睡、眩晕、过敏性皮炎等。

2. 长期服用对神经和肝脏有毒性。

【禁忌与慎用】　1. 对本品过敏者、妊娠期妇女、早产儿、新生儿禁用。

2. 肝功能不全患者慎用本品。

3. 多痰者禁用本品。

4. 哺乳期妇女使用时应暂停哺乳。

【剂量与用法】　口服　25～50 mg,3～4 次/日。

【制剂】　片剂:25 mg。

【贮藏】　密封保存。

匹哌氮酯
(pipazetate)

别名:哔哌氮嗪酯、Pipazethate
本品为非成瘾性中枢镇咳药。
【CAS】 2167-85-3
【ATC】 R05DB11
【理化性状】 1. 化学名:2-(2-Piperidinoethoxy) ethyl pyri-do〔3,2-b〕〔1,4〕benzothiazine-10-carboxylate
2. 分子式:$C_{21}H_{25}N_3O_3S$
3. 分子量:399.5
4. 结构式

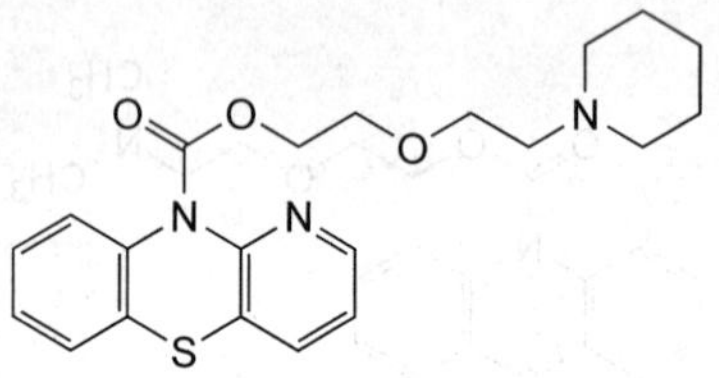

盐酸匹哌氮酯
(pipazetate hydrochloride)

别名:咳塞坦、Piperestazine、Selvigon
〖CAS〗 6056-11-7
〖理化性状〗 1. 分子式:$C_{21}H_{25}N_3O_3S \cdot HCl$
2. 分子量:436
【药理作用】 本品尚有某种外周作用。镇咳作用不如可待因,优点是不抑制呼吸。服药后10～30 min起效,持效4～6 h。
【适应证】 用于百日咳、麻疹引起的剧烈干咳。
【不良反应】 1. 偶有恶心、呕吐、不安、失眠、心动过速。
2. 有发生药疹的报道。
3. 一个4岁健康儿童误服片数不明的含有本品的片剂后,出现嗜睡、激动、惊厥,继而昏迷并伴随心律不齐。
【禁忌与慎用】 1. 对本品过敏者、妊娠期妇女禁用。
2. 哺乳期妇女使用时应暂停哺乳。
【剂量与用法】 成人常用20～40 mg,3次/日。
【用药须知】 儿童用量应严格按年龄递减,注意安全用药。
【制剂】 片剂:20 mg;40 mg。
【贮藏】 贮于儿童不易触及的地方。

左丙氧芬
(levopropoxyphene)

别名:扑嗽芬、Laevo-isomer
本品属非成瘾性中枢镇咳药。临床用其萘磺酸盐,商品名 Novrad、Contratuss。
【CAS】 2338-37-6
【理化性状】 1. 化学名:(1R,2S)-1-Benzyl-3-(dimethylamino)-2-methyl-1-phenylpropyl propionate
2. 分子式:$C_{22}H_{29}NO_2$
3. 分子量:339.47
4. 结构式

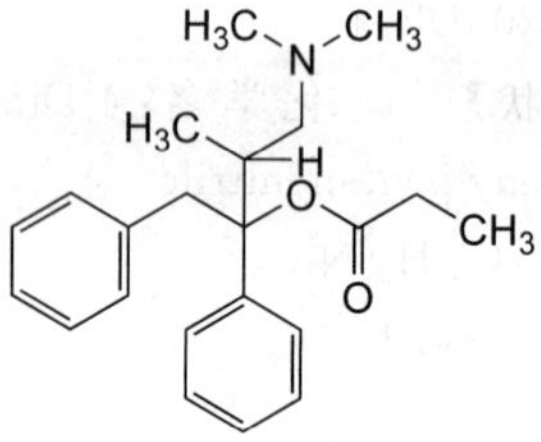

【药理作用】 除中枢镇咳外,并无镇痛作用,也不抑制呼吸。镇咳作用为可待因的1/5,作用持续时间约4 h。本品无成瘾性,可长期服用。
【适应证】 用于各种原因引起的咳嗽。
【不良反应】 偶有恶心、腹泻、尿急、头痛、头晕、嗜睡、药疹等。
【禁忌与慎用】 对本品过敏者、妊娠期妇女禁用。哺乳期妇女使用时应停止哺乳。
【剂量与用法】 口服50～100 mg,3～4次/日。
【制剂】 片剂:50 mg。
【贮藏】 遮光保存。

布他米酯
(butamirate)

别名:丁胺氧酯、咳息定
【CAS】 18109-80-3
【ATC】 R05DB13
【理化性状】 1. 化学名:2-(2-Diethylamino-ethoxy)ethyl 2-phenylbutyrate
2. 分子式:$C_{18}H_{29}NO_3$
3. 分子量:307.43
4. 结构式

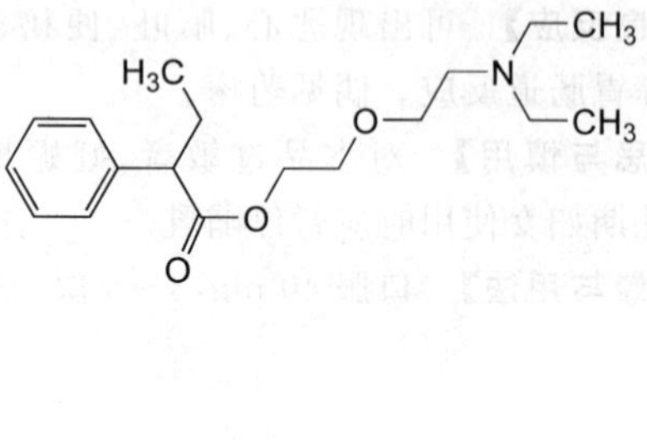

枸橼酸布他米酯
(butamirate citrate)

〖CAS〗 18109-81-4

【理化性状】 1. 化学名:2-(2-Diethylaminoethoxy) ethyl 2-phenylbutyrate dihydrogen citrate

2. 分子式:$C_{18}H_{29}NO_3 \cdot C_6H_8O_7$

3. 分子量:499.6

【药理作用】 本品除镇咳作用外,还具有舒张支气管平滑肌作用,其解痉作用比罂粟碱大 7 倍。本品口服起效快,镇咳效力约为可待因的 5 倍。

【适应证】 用于上呼吸道感染和急、慢性支气管炎引起的咳嗽。

【不良反应】 偶有恶心和腹泻。

【禁忌与慎用】 1. 对本品过敏者、妊娠期妇女禁用。

2. 多痰者慎用。

3. 哺乳期妇女使用时,应停止哺乳。

【剂量与用法】 成人口服 10 mg,3 次/日;儿童给予 12 mg/d,3~4 次分服。

【制剂】 片剂:10 mg。

【贮藏】 密封,贮于干燥处。

普罗吗酯
(promolate)

别名:咳必定

本品为非成瘾性中枢镇咳药。

〖CAS〗 3615-74-5

【理化性状】 1. 化学名:2-Morpholinoethyl 2-methyl-2-phenoxypropionate

2. 分子式:$C_{16}H_{23}NO_4$

3. 分子量:293.4

4. 结构式

【药理作用】 本品兼有明显的支气管平滑肌解痉作用及一定的镇静作用。其镇咳作用比可待因弱。口服后 30~60 min 见效,作用可维持 4~6 h。

【适应证】 用于上呼吸道感染和急性支气管炎引起的轻、中度咳嗽。

【不良反应】 少数患者可出现口干、恶心、胃部不适和痰不易咳出。

【禁忌与慎用】 多痰和(或)痰液黏稠者禁用。

【剂量与用法】 一般口服 200 ~ 250 mg,3 次/日。

【制剂】 ①片剂:250 mg。②胶囊剂:200 mg。

【贮藏】 遮光保存。

齐培丙醇
(zipeprol)

别名:双苯哌丙醇、镇咳嗪、Respilene、Mirsol

〖CAS〗 34758-83-3

【ATC】 R05DB15

【理化性状】 1. 化学名:α-(α-Methoxybenzyl)-4-(β-methoxyphenethyl)-1-piperazineethanol

2. 分子式:$C_{23}H_{32}N_2O_3$

3. 分子量:384.5

4. 结构式

盐酸齐培丙醇
(zipeprol hydrochloride)

别名:双苯哌丙醇、镇咳嗪、Respilene、Mirsol

〖CAS〗 34758-84-4

【理化性状】 1. 化学名:α-(α-Methoxybenzyl)-4-(β-methoxyphenethyl)-1-piperazineethanol Dihydrochloride

2. 分子式:$C_{23}H_{32}N_2O_3 \cdot 2HCl$

3. 分子量:457.4

【药理作用】 本品为中枢镇咳药,兼有显著的对抗支气管外周痉挛的作用。此外,还具有轻微的抗组胺、抗胆碱能作用。其镇咳作用较喷托维林强,且可使痰液黏度下降。对呼吸中枢无抑制作用,临床使用安全。

【适应证】 用于各种原因引起的咳嗽。

【不良反应】 1. 有成瘾的报道。

2. 过量可致神经系统的反应。

【剂量与用法】 一般口服 75 mg,3 次/日。

【制剂】 片剂:75 mg。

【贮藏】 遮光保存。

氯苯达诺
(clofedanol)

别名:氯苯胺丙醇、敌退咳、Chlophediandol、

Detigon、Tusssplegyl

本品为非成瘾性镇咳药。

【CAS】 791-35-5

【ATC】 R05DB10

【理化性状】 1. 化学名：2-Chloro-α-(2-dime-thylaminoethyl)benzyl alcohol

2. 分子式：$C_{17}H_{20}ClNO$

3. 分子量：289.8

4. 结构式

盐酸氯苯达诺

(clofedanol hydrochloride)

【CAS】 511-13-7

【理化性状】 1. 化学名：2-Chloro-α-(2-dime-thylaminoethyl)benzyl alcohol hydrochloride

2. 分子式：$C_{17}H_{20}ClNO \cdot HCl$

3. 分子量：326.3

【药理作用】 本品兼有抗组胺作用、阿托品样解痉作用和微弱的外周作用。其镇咳作用比可待因稍弱，但具有作用持久、不良反应少、不抑制呼吸和不引起便秘等优点。口服后 30 min 生效，2 h 达最大效应，镇咳作用持续 3～8 h。

【适应证】 用于控制上呼吸道感染和急性支气管炎引起的干咳或阵咳。

【不良反应】 1. 可有恶心、呕吐、头晕、兴奋、噩梦和幻觉。

2. 偶可发生荨麻疹。

【禁忌与慎用】 1. 对本品过敏者、妊娠期妇女禁用。

2. 痰多的患者慎用本品。

3. 哺乳期妇女使用时，应停止哺乳。

【剂量与用法】 一般口服：25～50 mg，3 次/日。

【用药须知】 本品宜与祛痰药合用。

【制剂】 片剂：25 mg。

【贮藏】 遮光保存。

匹考哌林

(picoperine)

别名：吡哌乙胺、哌吡苯胺

本品为非成瘾性中枢镇咳药。

【CAS】 21755-66-8

【理化性状】 1. 化学名：1-(2-(N-(2-Pyridylmethyl)anilino)ethyl)piperidine

2. 分子式：$C_{19}H_{25}N_3$

3. 分子量：295.42

4. 结构式

盐酸匹考哌林

(picoperine hydrochloride)

别名：Coben、Picoperidamine

【CAS】 21755-66-8

【理化性状】 1. 化学名：1-(2-(N-(2-Pyridyl-methyl)anilino)ethyl)piperidine hydrochloride

2. 分子式：$C_{19}H_{25}N_3 \cdot HCl$

3. 分子量：331.93

【药理作用】 本品尚有抗组胺作用和阿托品样解痉作用。本品镇咳效力与可待因相似，但对呼吸中枢无抑制作用，临床使用安全；对肠蠕动的抑制作用较小，较少引起便秘。

【适应证】 适用于控制上呼吸道感染、支气管炎、肺炎及肺结核等所致的咳嗽。

【不良反应】 可有食欲缺乏、恶心、便秘、昏倦、头痛和轻微心悸。

【剂量与用法】 一般口服 30～60 mg，3 次/日。

【用药须知】 对痰多者宜与祛痰药合用。

【制剂】 片剂：30 mg。

【贮藏】 密封保存。

替培啶

(tipepidine)

别名：双噻哌啶、安嗽灵、阿斯维林、压嗽灵、Tipedine、Asverin、Antupex、Asvelik。本品为非成瘾性中枢镇咳药。

【CAS】 5169-78-8

【ATC】 R05DB24

【理化性状】 1. 化学名：3-[Di(2-thienyl)methylene]-1-methylpiperidine 2-(4-hydroxybenzoyl)benzoate

2. 分子式：$C_{15}H_{17}NS_2$

3. 分子量：275.43

4. 结构式

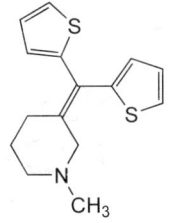

海苯甲酸替培啶
(tipepidine hybenzate)

〖CAS〗 31139-87-4

【理化性状】 1. 化学名:3-[Di(2-thienyl) met-hylene]-1-methylpiperidine 2-(4-hydroxybenzo-yl) ben-zoate

2. 分子式:$C_{15}H_{17}NS_2 \cdot C_{14}H_{10}O_4$

3. 分子量:517.7

【药理作用】 本品具有显著的镇咳作用,同时还能兴奋迷走神经,促进支气管分泌和气管纤毛运动,从而使痰液变稀,易于咳出。本品毒性低,无耐受性。

【适应证】 用于治疗急、慢性支气管炎、肺炎、肺结核等引起的咳嗽。

【不良反应】 1. 食欲缺乏、胃部不适、便秘、头晕和嗜睡。

2. 也有皮肤瘙痒的报道。

【剂量与用法】 一般口服 30 mg,3 次/日。

【制剂】 片剂:15 mg;30 mg。

【贮藏】 遮光保存。

地布酸
(dibunate)

〖CAS〗 14992-58-6

〖ATC〗 R05DB16

【理化性状】 1. 化学名:2,6-Ditert-butylnaphthalene-1-sulfonic acid

2. 分子式:$C_{18}H_{23}O_3S$

3. 分子量:320.44

地布酸钠
(sodium dibunate)

别名:咳宁、双丁奈磺钠、Keuten、Becantex

〖CAS〗 14992-59-7

【理化性状】 1. 化学名:2,6-Ditert-butylna-phthalene-1-sulfonic acid sodium salt

2. 分子式:$C_{18}H_{23}NaO_3S$

3. 分子量:342.43

4. 结构式

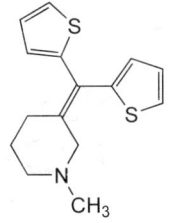

地布酸乙酯
(ethyl dibunate)

〖CAS〗 5560-69-0

【理化性状】 1. 化学名:3,6-bis(1,1-Dime-thylethyl)-1-naphthalenesulfonic acid, ethyl ester

2. 分子式:$C_{20}H_{28}O_3S$

3. 分子量:348.5

4. 结构式

【药理作用】 本品为非成瘾性镇咳药,能抑制咳嗽中枢和咳嗽反射弧的传入途径。镇咳效果不及可待因,但有一定的祛痰作用。口服后 15~30 min 生效,作用持续 6 h 以上。

【适应证】 用于感冒、支气管炎、百日咳等引起的咳嗽及咳嗽多痰的患者。

【不良反应】 大剂量使用时可引起食欲缺乏、呕吐和腹泻。

【剂量与用法】 饭后及睡前口服:30~100 mg,3~6 次/日,最大剂量可用至 1000~2000 mg/d。

【制剂】 片剂:30 mg;100 mg。

【贮藏】 遮光保存。

福米诺苯
(fominoben)

别名:胺酰苯吗啉、Oleptan、Noleptan
本品为非成瘾性中枢镇咳药。

〖CAS〗 18053-31-1

【理化性状】 1. 化学名:3'-Chloro-2'-[N-methyl-N-(morpholinocarbonylmethyl) aminome-thyl] benzanilide

2. 分子式:$C_{21}H_{24}ClN_3O_3$

3. 分子量:401.89

4. 结构式

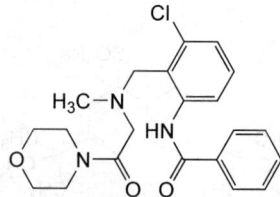

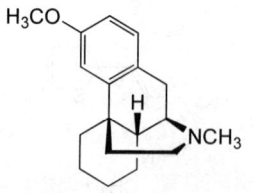

盐酸福米诺苯
(fominoben hydrochloride)

【CAS】 24600-36-0

【理化性状】 1. 化学名：3'-Chloro-2'-[N-methyl-N-(morpholinocarbonylmethyl) aminomethyl] benzanilide hydrochloride

2. 分子式：$C_{21}H_{24}ClN_3O_3 \cdot HCl$

3. 分子量：438.3

【药理作用】 具有与可待因相近的镇咳作用，且在抑制咳嗽中枢的同时，还能兴奋呼吸中枢。呼吸道梗阻、呼吸功能不全患者使用本品后，可使动脉氧分压升高，二氧化碳分压下降；还能使某些患者的痰液黏稠度降低，痰量减少。本品毒性低，长期使用耐受性好。

【适应证】 1. 用于慢性支气管炎、肺气肿和肺心病患者的咳嗽。

2. 用于儿童百日咳顽固性咳嗽。

【不良反应】 大剂量用药时可导致血压下降。

【剂量与用法】 1. 口服 80～160 mg，2～3 次/日。

2. 静脉注射 一次 40～80 mg，加入 25% 葡萄糖注射液中缓慢注入。

【制剂】 ①片剂：80 mg。②注射液：40 mg/1 ml.

【贮藏】 遮光保存。

右美沙芬
(dextromethorphan)

别名：右甲吗喃、美沙芬
本品为非成瘾性中枢镇咳药。

【CAS】 125-71-3

【ATC】 R05DA09

【理化性状】 1. 本品为白色至淡黄色的无臭结晶性粉末。几乎不溶于水，易溶于三氯甲烷。

2. 化学名：(＋)-3-Methoxy-9a-methylmorphinan；(9S，13S，14S)-6，18-dideoxy-7，8-dihydro-3-O-methylmorphine

3. 分子式：$C_{18}H_{25}NO$

4. 分子量：271.4

5. 结构式

氢溴酸右美沙芬
(dextromethorphan hydrobromide)

别名：Romilar、Tussade

【CAS】 125-69-9（anhydrous dextromethorphan hydrobromide）；6700-34-1（dextromethorphan hydrobromide monohydrate）

【理化性状】 1. 本品为近白色结晶性粉末。略溶于水，易溶于乙醇。

2. 分子式：$C_{18}H_{25}NO \cdot HBr \cdot H_2O$

3. 分子量：370.3

【药理作用】 镇咳作用与可待因相近，但无镇痛作用。治疗剂量不抑制呼吸，长期服用无耐药性，毒性较低。口服后 15～30 min 起效，作用可持续 3～6 h。

【体内过程】 本品口服后吸收迅速，主要在肝内代谢成去甲代谢物右啡烷（dextrorphan），此代谢物也具有镇咳作用。原药及代谢物均随尿液排出。

【适应证】 用于上呼吸道感染、急性和慢性支气管炎、肺结核等疾病引起的咳嗽。

【不良反应】 1. 偶有嗜睡、头晕、兴奋、精神错乱及胃肠功能紊乱。

2. 大剂量可引起呼吸抑制。

【妊娠期安全等级】 C。

【禁忌与慎用】 1. 哺乳期妇女慎用。

2. 肝病、心、肺功能不全患者慎用。

3. 痰量多或哮喘的患者慎用。

【药物相互作用】 不可合用 MAOIs，曾有发生高热和致死的报道。

【剂量与用法】 1. 成人 口服 15～30 mg，3 次/日。

2. 2～6 岁儿童 口服 2.5～5 mg，3～4 次/日；6～12 岁儿童 口服 5～10 mg，3～4 次/日。

【用药须知】 有报道，儿童用量过大引起中毒，可用纳洛酮解救。

【制剂】 片剂：15 mg。

【贮藏】 密封保存。

二甲啡烷
(dimemorfan)

别名:二甲吗喃、二甲吗喃、二甲基吗啡烷

【CAS】　36309-01-0

【ATC】　R05DA11

【理化性状】　1. 化学名:(9S,13S,14S)-3,17-Dimethylmorphinan

2. 分子式:$C_{18}H_{25}N$

3. 分子量:255.4

4. 结构式

磷酸二甲啡烷
(dimemorfan phosphate)

【CAS】　36304-84-4

【理化性状】　1. 化学名:(9S,13S,14S)-3,17-Dimethylmorphinan monophosphate

2. 分子式:$C_{18}H_{25}N \cdot H_3PO_4$

3. 分子量:353.4

【药理作用】　本品与右美沙芬结构和作用相似,但镇咳作用更强,约为可待因的 2 倍。

【适应证】　适用于各种原因引起的咳嗽。

【不良反应】　仅少数患者出现口干、恶心、食欲缺乏、腹泻和嗜睡。

【剂量与用法】　一般口服 10~20 mg,3 次/日。

【制剂】　片剂:10 mg。

【贮藏】　密封保存。

氯丁替诺
(clobutinol)

别名:氯苯胺丁醇、氯苯氨乙醇、Silomat

本品为非成瘾性中枢镇咳药。2007 年 7 月因某些患者出现心律失常,而从德国及其他国家撤市。

【CAS】　14860-49-2

【ATC】　R05DB03

【理化性状】　1. 化学名:2-(4-Chlorobenzyl)-3-(dimethylaminomethyl)butan-2-ol

2. 分子式:$C_{14}H_{22}ClNO$

3. 分子量:255.78

4. 结构式

盐酸氯丁替诺
(clobutinol hydrochloride)

【CAS】　1215-83-4(clobutinol hydrochloride)

【理化性状】　1. 化学名:2-(4-Chlorobenzyl)-3-(dimethylaminomethyl)butan-2-ol hydrochloride

2. 分子式:$C_{14}H_{22}ClNO \cdot HCl$

3. 分子量:292.2

【药理作用】　本品的镇咳作用强度和作用持续时间与可待因相近,但临床疗效不及可待因。治疗剂量对呼吸和肠蠕动没有抑制作用。主要用于干咳。

【适应证】　适用于感冒、肺结核、肺癌、支气管扩张和慢性支气管炎引起的干咳。

【不良反应】　1. 较常见头昏、嗜睡、恶心、胃部不适和食欲缺乏。

2. 曾有报道,注射时出现一过性下半身麻木。偶有呼吸急促。

【禁忌与慎用】　1. 妊娠期妇女和儿童禁用。

2. 哺乳期妇女使用时,应暂停哺乳。

【剂量与用法】　1. 口服 40~80 mg,3 次/日。

2. 肌内注射、静脉注射或皮下注射,一次 20 mg。

【制剂】　①片剂:40 mg。②注射剂:20 mg/ 1 ml。

【贮藏】　密封保存。

阿洛拉胺
(alloclamide)

别名:丙烯氯苯胺、烯氧氯酰胺

本品为非成瘾性镇咳药。

【CAS】　5486-77-1

【理化性状】　1. 化学名:2-Allyloxy-4-chloro-N-(2-diethylaminoethyl)benzamide

2. 分子式:$C_{16}H_{23}ClN_2O_2$

3. 分子量:310.81

4. 结构式

盐酸阿洛拉胺

(alloclamide hydrochloride)

〖CAS〗 5107-01-7

【理化性状】 1. 化学名:2-Allyloxy-4-chloro-*N*-(2-diethylaminoethyl) benzamide hydrochloride

2. 分子式:$C_{16}H_{23}ClN_2O_2 \cdot HCl$

3. 分子量:347.3

【药理作用】 本品镇咳作用为右美沙芬的 1.2 倍,无成瘾性,适用于各种原因引起的咳嗽,对上呼吸道感染引起的干咳疗效显著。本品对肠蠕动的抑制作用也较弱,仅为可待因的 1/4～1/5,临床使用时很少引起便秘。

【适应证】 用于各种原因引起的咳嗽。

【不良反应】 嗜睡、头晕、头痛、腹痛和便秘。

【剂量与用法】 一般口服 25 mg,3～4 次/日。

【制剂】 片剂:25 mg。

【贮藏】 密封保存。

哌美立特

(pemerid)

别名:五甲哌丙胺

本品系哌啶类衍生物。

〖CAS〗 50432-78-5

【理化性状】 1. 化学名:4-(3-Dimethylamino-propoxy)-1,2,2,6,6-pentamethylpiperidine

2. 分子式:$C_{15}H_{32}N_2O$

3. 分子量:256.43

4. 结构式

【药理作用】 本品为非成瘾性中枢镇咳药。其镇咳作用较可待因强,且毒性低,不良反应较少,无苦味,尤其适于小儿服用。本品多与芳香矫味剂配成可口的制剂,也可与其他治疗药(如祛痰药、抗菌药、解热药等)配成复方制剂应用。

【适应证】 用于各种原因引起的咳嗽,特别是小儿上呼吸道感染所致的咳嗽。

【不良反应】 尚未见特殊不良反应。

【剂量与用法】 一次口服 1 mg,2 次/日。

【制剂】 片剂:1 mg。

【贮藏】 密封保存。

氯哌斯汀

(cloperastine)

别名:氯哌啶、氯苯息定

本品为非成瘾性中枢镇咳药。

〖CAS〗 3703-76-2

【ATC】 R05DB21

【理化性状】 1. 化学名:1-{ 2-[(*p*-Chloro-α-phenylbenzyl)oxy]ethyl} piperidine

2. 分子式:$C_{20}H_{24}ClNO$

3. 分子量:329.9

4. 结构式

盐酸氯哌斯汀

(cloperastine hydrochloride)

别名:咳平、咳安宁、Hustazol。

〖CAS〗 132301-89-4

【理化性状】 1. 化学名:1-{2-[(*p*-Chloro-α-phenylbenzyl)oxy]ethyl} piperidine monohydrochloride

2. 分子式:$C_{20}H_{24}ClNO \cdot HCl$

3. 分子量:366.33

【药理作用】 本品有与罂粟碱相等的支气管平滑肌解痉作用和微弱的抗组胺作用,能减轻支气管黏膜的充血、水肿。其镇咳效果不及可待因,但毒性较低,无耐受性。服药后 20～30 min 起效,作用可持续 3～4 h。

【适应证】 1. 用于治疗感冒、支气管炎、支气管扩张所致的咳嗽。

2. 用于治疗肺结核和肺癌引起的干咳。

【不良反应】 偶见口干、嗜睡。

【剂量与用法】 一次口服 10～20 mg,3 次/日。

【制剂】 片剂:10 mg。

【贮藏】 密封保存。

芬地柞酸左旋氯哌斯汀

(levocloperastine fendizoate)

本品为氯哌斯汀的左旋体。

别名:Privituss。

〖CAS〗 132301-89-4(levocloperastine)

【理化性状】　1. 化学名：L(-)-1-[2-(*p*-Chloro-α-phenylbenzyl-oxy)ethyl]-piperidine，2-[4-(o-hydro-xyphenyl) benzohyl)benzoate (1∶1)

2. 分子式：$C_{40}H_{38}ClNO_5$

3. 分子量：648.20

4. 结构式

【药理作用】　本品不仅能抑制延髓咳嗽中枢也能抑制周边支气管感受器刺激物质并具有抗炎和抗惊厥作用(和罂粟碱有相似效果)。

【体内过程】　1. 吸收　口服本品 56.64 mg 经 90~120 min 后可达 C_{max} 55.2 μg/L，AUC 为 10611 (μg·min)/L。

2. 分布　本品分布于全身,静脉给药时分布容积为 80 L/kg,口服给药时为 150 L/kg。在靶器官,尤其是肺部,达到的浓度比血液中的浓度更高。稳态下的分布容积为 187 L/kg。本品可通过胎盘屏障(通常少量)。

3. 代谢和排泄　约 2/3 以代谢物形式随粪便排出,1/3 随尿液排出。$t_{1/2}$ 为 106 min,总体清除率为 0.94 L/min。

【适应证】　用于止咳。

【不良反应】　1. 神经系统　偶见头晕。

2. 消化系统　偶见恶心,口干,食欲缺乏等症状。

【禁忌与慎用】　1. 对本品过敏者禁用。

2. 妊娠期妇女慎用本品(动物试验没有关注致畸性和胚胎毒性。建议不要在妊娠的第一个月服用此药;在妊娠的后期,如果需要,必须遵循医嘱使用)。

3. 尚不明确本品是否可经乳汁分泌,哺乳期妇女使用时应停止哺乳。

4. 由于研究尚不充分,<2 岁儿童禁用。

5. 通常情况下,老年人的身体机能下降,因此,服用本品时应减少用量。

【药物相互作用】　1. 与抑制或者刺激中枢神经系统的药物同时使用本品时,可能会发生药物相互作用。

2. 本品可以增强抗组织胺和抗 5-羟色胺药物的药效。

3. 可以减弱肌松药,如罂粟碱的药效。

【剂量与用法】　口服,用前摇匀。可根据年龄和症状增加或减少剂量。

1. 成人　一次 5 ml,3 次/日。

2. 2~4 岁儿童　一次 2 ml,2 次/日。

3. 4~7 岁儿童　一次 3 ml,2 次/日。

4. 7~15 岁儿童　一次 5 ml,2 次/日。

【用药须知】　本品为混悬液,应摇匀后服用。

【制剂】　口服混悬液:56.64 mg/8 ml。

【贮藏】　密封,室温保存。

那可丁
(noscapine)

别名:乐咳平、诺司咳平

本品为阿片中的一种生物碱,其结构与吗啡有关。临床用其盐酸盐,商品名 Noscapaline、Narcotine、Opianine

【CAS】　128-62-1

【ATC】　R05DA07

【理化性状】　1. 化学名:(3S)-6,7-Dimeth-oxy-3-[(5R)-5,6,7,8-tetrahydro-4-methoxy-6-methyl-1,3-dioxolo[4,5-g]isoquinolin-5-yl]phthalide

2. 分子式:$C_{22}H_{23}NO_7$

3. 分子量:413.4

4. 结构式

盐酸那可丁
(noscapine hydrochloride)

别名:乐咳平、诺司咳平、Noscapaline、Narcotine、Opianine

【CAS】　912-60-7

【理化性状】　1. 化学名:(3S)-6,7-Dimeth-oxy-3-[(5R)-5,6,7,8-tetrahydro-4-methoxy-6-methyl-1,3-dioxolo[4,5-g]isoquinolin-5-yl]phthalide hydro-chloride

2. 分子式:$C_{22}H_{23}NO_7$·HCl

3. 分子量:449.88

【药理作用】　本品通过解除支气管平滑肌痉挛而产生镇咳作用。其镇咳效力与可待因相当,但无镇痛、镇静作用,亦无成瘾性和耐受性,对呼吸和肠蠕动无抑制作用;相反,有一定的呼吸中枢兴奋作用。临床使用比较安全。服用后药效可持续 4 h。

【适应证】　用于控制各种疾病引起的刺激性干咳。

【不良反应】　1. 常见恶心、头痛、眩晕、嗜睡、变应性鼻炎、结膜炎和皮疹。

2. 大剂量可引起支气管痉挛。

【禁忌与慎用】　对本品过敏者、妊娠期妇女、多痰患者禁用。

【剂量与用法】　一般口服 15～30 mg,3～4 次/日;剧咳时可加至一次 60 mg。

【制剂】　片剂:10 mg;15 mg;30 mg。

【贮藏】　密封保存。

依普拉酮
(eprazinone)

别名:咳净酮、苯丙哌酮、Efapan
本品兼有中枢性和末梢性镇咳作用。

【CAS】　10402-90-1

【ATC】　R05CB04

【理化性状】　1. 化学名:3-[4-(β-Ethoxyphenethyl)piperazin-1-yl]-2-methyl-propiophenone

2. 分子式:$C_{24}H_{32}N_2O_2$

3. 分子量:380.52

4. 结构式

盐酸依普拉酮
(eprazinone hydrochloride)

【CAS】　10402-53-6

【理化性状】　1. 化学名:3-[4-(β-Ethoxyphenethyl)piperazin-1-yl]-2-methylpropiophen-one dihydrochloride

2. 分子式:$C_{24}H_{32}N_2O_2 \cdot 2HCl$

3. 分子量:453.4

【药理作用】　本品能选择性抑制脑干网状结构(包括延髓的咳嗽中枢),具有较强的镇咳作用。其镇咳作用虽不及可待因,但有缓解支气管痉挛的作用,且没有可待因抑制肠蠕动的作用。此外,本品还有较强的祛痰作用,能改善痰中黏多糖纤维的性状,使其膨胀直至断裂,痰的黏稠度降低,易于咳出。本品还具有镇静、局部麻醉、抗组胺和抗胆碱能作用。

【适用证】　用于急慢性支气管炎、肺炎、肺结核所引起的咳嗽、咳痰。

【不良反应】　1. 少数患者可发生嗜睡、胃部不适、口干、恶心、头昏、皮疹。

2. 未见成瘾性。

【禁忌与慎用】　尚无信息。妊娠期妇女应慎用。

【剂量与用法】　1. 成人　口服一次 40～80 mg,3～4 次/日。

2. 儿童　口服一次 20～40 mg,3～4 次/日。

【用药须知】　用药过量可出现幻觉和共济失调。

【制剂】　片剂:40 mg。

【贮藏】　密封、遮光保存。

醋氢可待因
(acetyldihydrocodeine)

【CAS】　3861-72-1

【ATC】　R05DA12

【理化性状】　1. 化学名:3-Methoxy-6-acetoxy-(5α,6α)-7,8-ddehydro-4,5-epoxy-17-methylmorphinan

2. 分子式:$C_{20}H_{25}NO_4$

3. 分子量:343.4

4. 结构式

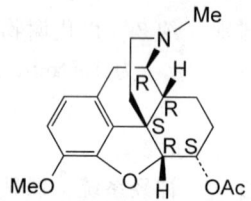

【简介】　本品为高效、强效的中枢性镇咳药,其镇咳作用较可待因强 4 倍,镇痛作用也很强。用于可待因无效的严重咳嗽,口服,一次 5 mg,2 次/日。

苄吗啡
(benzylmorphine)

别名:Peronine

【CAS】　14297-87-1

【ATC】　R05CB04

【理化性状】　1. 化学名:(5α,6α)-3-(Benzyloxy)-17-methyl-7,8-didehydro-4,5-epoxymorphinan-6-ol

2. 分子式:$C_{24}H_{25}NO_3$

3. 分子量:375.46

4. 结构式

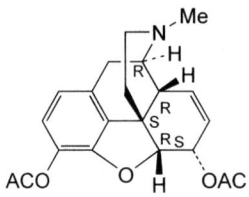

【简介】　本品为半合成的吗啡类似物,是吗啡在肝脏中的代谢物,代谢途径与可待因相同。用于镇痛和止咳。

比苯溴胺

（bibenzonium bromide）

别名:二苯溴胺

【CAS】　15585-70-3

【ATC】　R05DB12

【理化性状】　1. 化学名:2-(1,2-Diphenylethoxy)-N,N,N-trimethylethanaminium bromide

2. 分子式:$C_{19}H_{26}BrNO$

3. 分子量:364.32

4. 结构式

【简介】　本品能抑制咳嗽中枢,无镇痛、镇静作用。药效时间长,可达数小时。用于干咳的治疗。口服,一次 20～30 mg,3～4 次/日。片剂:10 mg。

奥昔拉定

（oxeladin）

别名:咳乃定、压咳定、沃克拉丁、Neobex、Pectamol、Silopentol

本品为非成瘾性中枢镇咳药。

【CAS】　468-61-1

【ATC】　R05DB09

【理化性状】　1. 化学名:2-(2-Diethylamino-ethoxy)ethyl 2-ethyl-2-phenyl-butanoate

2. 分子式:$C_{20}H_{33}NO_3$

3. 分子量:335.48

4. 结构式

【药理作用】　本品为非成瘾性中枢性镇咳药,能选择性地抑制咳嗽中枢,而对呼吸中枢无抑制作用,其镇咳作用比可待因弱,但无成瘾性。本品还具有表面麻醉作用和罂粟碱样解痉作用,其解痉作用为罂粟碱的 2.5 倍。可用于各种原因引起的咳嗽,其临床疗效不及可待因。

【体内过程】　口服后 15 min 起效,60 min 达最大效应。

【适应证】　主要用于上呼吸道感染、急性支气管炎引起的咳嗽,对慢性支气管炎的痰多咳嗽较差。

【不良反应】　可引起恶心、嗜睡、头晕。

【禁忌与慎用】　1. 对本品过敏者禁用。

2. 心功能不全及肺淤血患者慎用。

【剂量与用法】　口服,一次 10～20 mg,3～4 次/日。儿童减半。

【制剂】　片剂:10 mg;20 mg。

【贮藏】　密闭保存。

10.1.2　外周性镇咳药

苯丙哌林

（benproperine）

别名:二苯哌丙烷、苯丙哌啶、咳福乐、Pirexyl、Blascorid、Cofrel

本品为外周性非成瘾性镇咳药。

【CAS】　2156-27-6

【ATC】　R05DB02

【理化性状】　1. 化学名:1-[2-(2-Benzylphenoxy)-1-methylethyl]piperidine

2. 分子式:$C_{21}H_{27}NO$

3. 分子量:309.4

4. 结构式

【药理作用】　本品通过对肺胸膜牵张感受器的作用,阻断肺迷走神经反射而产生镇咳作用(本品还有一定的中枢镇咳作用),其效力为可待因的 2～4 倍,且毒性低,不会抑制呼吸。本品还具有罂粟碱样松弛平滑肌作用,但不会引起便秘。口服后 15～60 min 生效,作用持续 4～7 h。

【适应证】　用于各种原因引起的咳嗽。

【不良反应】　可出现食欲缺乏、疲乏、眩晕、嗜睡和胸闷。

【剂量与用法】　一般口服 20 mg,3 次/日。

【制剂】 片剂:20 mg。

【贮藏】 密封保存。

苯佐那酯
(benzonatate)

别名:退嗽、退嗽露、Benzonatine、Tessalon、Ventussin

本品为丁卡因的衍生物。

【CAS】 104-31-4(n＝8)

【ATC】 R05DB01

【理化性状】 1. 本品为淡黄色澄明黏稠液体。具有轻微的特殊臭。溶于水、乙醇、三氯甲烷和乙醚(＞1:1),易溶于苯。密闭容器中遮光贮藏。

2. 化学名:3,6,9,12,15,18,21,24,27-Nonaoxaoctacosyl4-butylaminobenzoate

3. 分子式:$C_{13}H_{18}NO_2(OCH_2CH_2)_nOCH_3$,(n 的平均值为8)

4. 结构式

【药理作用】 本品属于外周性镇咳药,还对黏膜具有局麻作用。主要通过对肺牵张感受器的选择性作用,抑制肺迷走神经反射而产生镇咳作用。本品不抑制呼吸,支气管哮喘患者用药后可见呼吸加深加快,通气量增加。本品镇咳强度略低于可待因,主要用于干咳。服药后10～20 min生效,作用持续3～8 h。

【适应证】 1. 用于急性支气管炎,支气管哮喘、肺癌及肺炎引起的刺激性干咳,阵咳。

2. 用于控制外科手术后的刺激性咳嗽。

3. 用于控制顽固性呃逆。

【不良反应】 1. 可出现轻度眩晕、嗜睡、头痛、口干和胸闷。

2. 偶有皮疹、鼻塞。

【禁忌与慎用】 多痰的患者禁用本品。

【剂量与用法】 一般口服 50～100 mg,3次/日。个别患者可增至一次150～200 mg。

【用药须知】 口服时勿嚼碎,否则会引起口腔麻木。

【制剂】 糖衣丸:25 mg;50 mg;100 mg。

【贮藏】 密封保存。

普诺地嗪
(prenoxdiazine)

别名:哌乙口恶唑、Libexin、Tibexin、Varoxi

本品为外周性镇咳药。

【CAS】 47543-65-7

【ATC】 R05DB18

【理化性状】 1. 化学名:3-(2,2-Diphenylethyl)-5-(2-piperidinoethyl)-1,2,4-oxadiazole

2. 分子式:$C_{23}H_{27}N_3O$

3. 分子量:361.48

4. 结构式

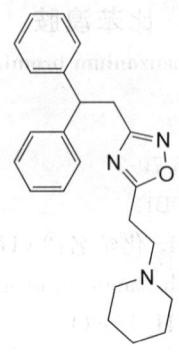

盐酸普诺地嗪
(prenoxdiazine hydrochloride)

〖CAS〗 982-43-4 (prenoxdiazine hydrochloride)

〖理化性状〗 1. 化学名:3-(2,2-Diphenyle-thyl)-5-(2-piperidinoethyl)-1,2,4-oxadiazole hydrochloride

2. 分子式:$C_{23}H_{27}N_3O \cdot HCl$

3. 分子量:397.9

【药理作用】 其镇咳效力与可待因相近,且不抑制呼吸,无成瘾性。临床应用比较安全。

【适应证】 1. 用于上呼吸道感染,急、慢性支气管炎,支气管肺炎,哮喘等所致干咳。

2. 与阿托品合用于气管镜检查。

【不良反应】 本品无明显不良反应。

【剂量与用法】 1. 成人 口服,100 mg,3～4次/日。

2. 儿童 口服,25～50 mg,3～4次/日。

【用药须知】 片剂不宜嚼碎,否则会引起口腔麻木感。

【制剂】 片剂:25 mg;100 mg。

【贮藏】 密封保存。

左羟丙哌嗪
(levodropropizine)

别名:Danka、Levotuss

【CAS】 99291-25-5

【ATC】 R05DB27

【理化性状】 1. 本品为白色或近白色的粉末。微溶于水和乙醇,易溶于稀醋酸和甲醇。2.5% 的水溶液 pH 为 9.2～10.2。遮光保存。

2. 化学名:The(-)-(S)-isomer of dropro-pizine

3. 分子式:$C_{13}H_{20}N_2O_2$

4. 分子量:236.3

5. 结构式

【药理作用】 本品能抑制机械、化学或电刺激等引起的咳嗽,还兼有一定的抗过敏和抗支气管收缩活性,效果与外消旋羟苯哌嗪相同,但副作用明显降低,几乎没有羟苯哌嗪及其类似物的中枢镇静作用,对心血管系统和呼吸系统也无明显不良反应。

【体内过程】 经对鼠、犬和人的试验,三者对本品的吸收、分布和代谢基本相同。口服的绝对生物利用度＞75%。本品与人体血浆蛋白结合较鼠和犬低(11%～16%)。口服左羟丙哌嗪吸收迅速,主要分布在支气管肺部。因迄今尚无有关食物对本品作用的资料,因此,本品服用时应尽量空腹服用。

【适应证】 用于减轻各种原因引起的咳嗽。

【不良反应】 一般耐受性良好,仅 3% 患者产生轻微、短暂的副作用,不须停药。

【禁忌与慎用】 1. 已知或可能对药物极度过敏或痰多者禁用。

2. 在动物实验中发现,服用 24 mg/kg 可使胚胎生长有所延缓。由于对人的影响尚不明确,即将妊娠或已经妊娠的妇女最好慎用。

3. 对鼠等动物实验,发现服用本品后 8 h 内母乳中含有本品。因此,哺乳期最好避免服用。

【药物相互作用】 本品对胰岛素的降糖作用以及消化系统药物亦有影响。

【剂量与用法】 成人一般口服 60 mg,3 次/日。

【用药须知】 因本品偶尔会引起嗜睡,患者在驾驶或操作机器时应谨慎。

【制剂】 ① 糖浆剂:0.6%。② 滴剂:0.6%。③ 片剂:30 mg;60 mg。④ 胶囊剂:60 mg。⑤ 颗粒剂:60 mg/2 g。⑥ 口服液:60 mg/10 ml。

【贮藏】 密封保存。

奥索拉明
(oxolamine)

别名:胺乙唑

本品为外周性镇咳药。临床用其枸橼酸盐。

【CAS】 959-14-8

【ATC】 R05DB07

【理化性状】 1. 化学名:5-[2-(Diethylamino)ethyl]-3-phenyl-1,2,4-oxadiazole

2. 分子式:$C_{14}H_{19}N_3O$

3. 分子量:245.3

4. 结构式

枸橼酸奥索拉明
(oxolamine citrate)

别名:Bredon、Perebron、Tussibron、Broncatar

〖CAS〗 1949-20-8

〖理化性状〗 1. 分子式:$C_{14}H_{19}N_3O \cdot C_6H_8O_7$

2. 分子量:437.4

磷酸奥索拉明
(oxolamine phosphate)

〖CAS〗 1949-19-5

【药理作用】 本品通过抑制肺及支气管感受器而产生镇咳作用。此外,尚有与阿司匹林类似的解热、镇痛和消炎作用。其临床疗效较可待因弱,但长期服用无耐受性和成瘾性,对呼吸道炎症有较强的对抗作用。

【适应证】 用于支气管炎所致的咳嗽。

【不良反应】 1. 可有恶心、食欲缺乏等胃肠道反应。

2. 曾有报道儿童用药后出现幻觉。

【剂量与用法】 一般口服 100～200 mg,3～4 次/日。

【制剂】 片剂:100 mg。

【贮藏】 密封保存。

10.2 祛痰药

在急性呼吸道感染或慢性炎症的病理情况下,痰液可显著增加并滞留于呼吸道内。这一方面可加剧咳嗽,甚至导致气道阻塞;另一方面还易于引起继发性感染。因此,促进积痰排出是治疗呼吸系统疾患的重要措施之一。祛痰药可使痰液稀化并易于排出。根据其药理作用的不同,可将祛痰药分为两大类:一类是恶心性祛痰药(如氯化铵),通过刺激神经末梢,引起轻度的恶心,并反射性地使支气管黏液腺增加分泌而稀化痰液;另一类是黏痰溶解药(如乙酰半胱氨酸),能使痰液中的酸性黏多糖和脱氧核糖核酸等黏性成分分解,降低痰液的黏滞性,使痰液变稀而易于咳出。

10.2.1　恶心性祛痰药

氯化铵

(ammonium chloride)

别名:氯化亚、盐化铵、卤砂

【CAS】　12125-02-9

【ATC】　B05XA04;G04BA01

【理化性状】　1. 本品为无色结晶或白色结晶性粉末。易溶于水和甘油,于沸水中更易溶,略溶于乙醇。5%水溶液的 pH 为 4.6~6.0

2. 分子式:NH_4Cl

3. 分子量:53.49

【药理作用】　1. 本品口服后,由于对胃黏膜的化学性刺激,反射性地增加痰量,使痰液易于排出;另外本品被吸收后,有一部分从呼吸道排出,因渗透压作用使呼吸道水分增加,使痰液稀释易于咳出。因而有利于黏痰的清除。本品被吸收后,血液和细胞外液中氯离子增多,进一步使肾小管内氯离子浓度升高,从而增加钠和水的排出而呈现利尿作用,可用于心性或肾性水肿。

2. 本品是酸性较强的药物,能将体液和尿液酸化。可用于治疗某些碱血症患者。有些需要在酸性尿液中才能显效的药物(如乌洛托品),常需与本品一起服用。

【体内过程】　口服后本品可完全被吸收,在体内几乎全部转化降解,仅极少量随粪便排出。

【适应证】　1. 用于痰少且黏稠不易咳出的患者。

2. 用于泌尿系感染需酸化尿液时。

3. 用于纠正代谢性碱中毒。

【不良反应】　1. 大量服用可引起恶心、呕吐、口渴、胃痛。

2. 过量或长期服用可造成高氯性酸中毒和低钾血症。

3. 静滴过快,可引起惊厥和呼吸停止。

4. 可使镰状细胞贫血患者出现缺氧。

【禁忌与慎用】　1. 重度肝、肾功能不全患者禁用。

2. 溃疡病患者禁用。

3. 代谢性酸中毒患者禁用。

【药物相互作用】　1. 排钾性利尿药与本品合用时,因本品增加血氨,对肝功能不全患者有一定危险。

2. 本品可酸化尿液,使阿司匹林的排出减慢,疗

效增强,但也可能增加后者的不良反应。

3. 本品可促进弱碱药物(如哌替啶、普鲁卡因)的排出,可用于这类药物中毒的治疗。

4. 磺胺嘧啶、呋喃妥因与本品有配伍禁忌。

【剂量与用法】　1. 成人用于祛痰可口服 0.3~0.6 g,3 次/日;用于利尿可服 0.6~2 g,2~3 次/日。用于碱中毒可静脉滴注 2~20 g/d,滴速不超过 5 g/h。

2. 儿童常用 30~60 mg/(kg·d),4 次分服。

【用药须知】　为减少对胃黏膜刺激,片剂宜用水溶解,饭后服用。

【制剂】　①片剂:0.3 g。②注射液:5 g/500 ml。

【贮藏】　密封,在干燥处保存。

碘化钾

(potassium iodide)

本品为恶心性祛痰药。

【CAS】　7681-11-0

【ATC】　R05CA02;S01XA04;V03AB21

【理化性状】　1. 本品为白色结晶性粉末,有轻微气味。缓慢溶于水,不溶于乙醇。5%水溶液 pH 约为 5.0~8.0。

2. 分子式:KI

3. 分子量:166.0

【药理作用】　本品口服吸收迅速,排泄也很快,作用机制同氯化铵。其刺激较强,不适于急性炎症初期。

【适应证】　用于慢性气管炎痰少而黏稠的患者。

【不良反应】　1. 对碘过敏者可有发热、不适、上呼吸道充血、喉头水肿、皮肤红斑等。

2. 长期服用可有唾液腺肿痛和痤疮样皮疹。

【妊娠期安全等级】　D。

【禁忌与慎用】　1. 对碘过敏者禁用。

2. 活动性肺结核患者慎用。

3. 甲状腺功能异常者慎用。

4. 哺乳期妇女使用时,应停止哺乳。

【药物相互作用】　1. 本品遇酸性药物(如阿司匹林)可游离出碘。

2. 本品遇生物碱可产生沉淀。

【剂量与用法】　口服祛痰,成人 2%~5%溶液一次 5~10 ml,3 次/日。

【用药须知】　1. 本品可用于防治地方性甲状腺肿。

2. 还可用于晚期梅毒的辅助治疗。

【制剂】　溶液:2%~5%。

【贮藏】　遮光、密封保存。

愈创甘油醚
(guaifenesin)

别名：愈甘醚、愈创木酚甘油醚、Guaiacyl glyceryl ether、Guaiphenesin

本品为恶心祛痰药。

【CAS】 93-14-1

【ATC】 R05CA03

【理化性状】 1. 本品为白色至浅灰结晶性粉末。可能微有特殊臭。溶于水（1∶60）～（1∶70），溶于三氯甲烷、乙醇和丙二醇，略溶于甘油。

2. 化学名：(RS)-3-(2-Methoxyphenoxy) propane-1,2-diol

3. 分子式：$C_{10}H_{14}O_4$

4. 分子量：198.2

5. 结构式

【药理作用】 本品兼有轻度镇咳和消毒防腐作用，可减轻痰液的恶臭味。大剂量时尚有平滑肌松弛作用。多与其他镇咳平喘药合用。

【适应证】 主要用于支气管炎、慢性化脓性气管炎、肺脓肿、支气管扩张等多痰的咳嗽。

【不良反应】 可见恶心、胃肠不适，偶有嗜睡。

【妊娠期安全等级】 C。

【禁忌与慎用】 肺出血、急性胃肠炎、肾炎患者禁用。

【剂量与用法】 1. 口服片剂 0.1～0.2 g,3～4 次/日。

2. 糖浆（去咳露） （1）成人，5～10 ml,3～4 次/日。

（2）儿童，0.5～1 ml/岁,3～4 次/日。

【制剂】 ①片剂：0.2 g。②糖浆剂（去咳露）：2%。③愈咳糖浆：每 100 ml 含本品 1.5 g，喷托维林 0.15 g，马来酸氯苯那敏 30 mg，薄荷脑 100 mg。

【贮藏】 密封保存。

10.2.2 黏痰溶解药

溴己新
(bromhexine)

别名：溴己铵、溴苄环己铵、必嗽平

本品为鸭嘴花碱（vasicine）的人工合成类似物，临床用其盐酸盐，商品名 Bisolvon、Broncokin。

【CAS】 3572-43-8

【ATC】 R05CB02

【理化性状】 1. 化学名：2-Amino-3,5-dibromo-benzyl(cyclohexyl)methyl-amine

2. 分子式：$C_{14}H_{20}Br_2N_2$

3. 分子量：376.1

4. 结构式

盐酸溴己新
(bromhexine hydrochloride)

【CAS】 611-75-6

【理化性状】 1. 本品为白色几乎白色结晶性粉末。极易溶于水，易溶于二氯甲烷。

2. 分子式：$C_{14}H_{20}Br_2N_2 \cdot HCl$

3. 分子量：412.6

【药理作用】 本品具有较强的溶解黏痰作用，可使痰中的多糖纤维素裂解，并抑制呼吸道黏液腺和杯状细胞中酸性糖蛋白的合成，使痰液中唾液酸含量减少，降低痰液黏度。本品兼有恶心祛痰药作用，使痰液易于咳出。口服后 1 h 见效,3～5 h 作用最强，可维持 6～8 h。

【体内过程】 1. 本品口服后吸收快而完全,1 h 可达血药峰值。

2. 本品与血浆蛋白的结合力强。

3. 本品能通过血-脑屏障，也有少量通过胎盘。

4. 绝大部分的代谢产物随尿液排出，随粪便排出极小部分。

【适应证】 用于急、慢性支气管炎，哮喘，肺气肿，矽肺，支气管扩张等有白色黏痰不易咳出的患者。

【不良反应】 1. 偶有恶心、胃部不适，减量或停药后可消失。

2. 少数血清转氨酶有暂时性升高，可自行恢复。

【禁忌与慎用】 1. 因为黏液溶解药会破坏胃黏膜屏障，胃炎或胃溃疡患者应慎用。

2. 哮喘患者慎用。

3. 肝、肾功能不全的患者使用时，本品及其代谢产物的清除率会降低。

【药物相互作用】 与四环素类抗生素合用，能增加支气管分泌液中四环素类的浓度，从而增加抗菌疗效。

【剂量与用法】 1. 口服 成人一次 8～16 mg，3 次/日。

2. 肌内注射 一次 4～8 mg，1～2 次/日。

3. 气雾吸入 一次 4 mg，8～12 mg/d。

【制剂】 ①片剂：4 mg；8 mg。②注射剂（粉）：2 mg；4 mg。③注射液：4 mg/2 ml。④大容量注射液：100 ml 含盐酸溴己新 4 mg 与葡萄糖 5 g。⑤气雾剂：0.42 g/14 g。

【贮藏】 遮光保存。

氨溴索
（ambroxol）

别名：溴环己胺醇、氨溴醇、Muticosolvan
本品为溴己新的活性代谢产物。

【CAS】 18683-91-5

【ATC】 R05CB06

【理化性状】 1. 化学名：*trans*-4-(2-Amino-3,5-dibromobenzylamino)cyclohexanol

2. 分子式：$C_{13}H_{18}Br_2N_2O$

3. 分子量：378.11

4. 结构式

盐酸氨溴索
（ambroxol hydrochloride）

〖CAS〗 15942-05-9

〖理化性状〗 1. 本品为白色或淡黄色结晶性粉末。溶于甲醇，略溶于水，几乎不溶在二氯乙烷中。1%的水溶液 pH 为 4.5～6.0。

2. 化学名：*trans*-4-(2-Amino-3,5-dibromobenzylamino)cyclohexanol hydrochloride

3. 分子式：$C_{13}H_{18}Br_2N_2O \cdot HCl$

4. 分子量：414.6

【用药警戒】 本品在上市后安全性监测中有严重过敏性休克的报告，故对特殊人群、有过敏史和高敏状态（如支气管哮喘等气道高反应）的患者应慎用本品。用药后如出现过敏反应须立即停药，并根据反应的严重程度给予对症治疗。一旦出现过敏性休克应立即给予急救。

【药理作用】 本品具有黏液排除促进作用及溶解分泌物的特性。它可促进呼吸道内黏稠分泌物的排除及减少黏液的滞留，因而显著促进排痰，改善呼吸状况。应用本品治疗时，患者黏液的分泌可恢复至正常状况。咳嗽及痰量通常显著减少，呼吸道黏膜的表面活性物质因而发挥其正常的保护功能。

【体内过程】 本品从血液至组织的分布快且显著，肺脏为主要靶器官。血浆 $t_{1/2}$ 为 7～12 h，没有蓄积效应。本品主要在肝脏代谢，大约 90% 由肾脏清除。

【适应证】 1. 用于急、慢性支气管炎，哮喘，肺气肿，矽肺，支气管扩张等有白色黏痰不易咳出的患者。

2. 预防新生儿呼吸窘迫综合征或肺透明膜病。

【不良反应】 1. 免疫系统疾病/皮肤和黏膜组织疾病 少见红斑，可出现变态反应（包括过敏性休克）、血管神经性水肿、皮疹、荨麻疹、瘙痒及其他超敏反应，有严重急性过敏反应的报道，与本药的关系尚不确定，此类患者通常对其他物质亦出现过敏。

2. 胃肠疾病 少见口干、便秘、流涎、咽干，可见胃部灼热、恶心、呕吐、腹泻、消化不良、腹部疼痛，发生率未知。

3. 呼吸系统、胸廓和纵隔疾病 少见流涕、呼吸困难（过敏反应症状之一）。

4. 肾脏和泌尿系统疾病 少见排尿困难。

5. 全身性疾病以及给药局部异常 少见体温升高、畏寒，以及黏膜反应。

【禁忌与慎用】 1. 已知对本品或其他配方成分过敏者不宜使用。

2. 肝、肾功能不全患者慎用。

3. 胃溃疡患者慎用。

4. 支气管纤毛运动功能受阻及呼吸道出现大量分泌物的患者（恶性纤毛综合征患者等，可能有出现分泌物阻塞气道的危险）慎用。

5. 青光眼患者慎用。

6. 妊娠期间，特别是妊娠前 3 个月应慎用。

【药物相互作用】 参见溴己新。

【剂量与用法】 1. 雾化吸入或口服常释剂型 15～30 mg，3 次/日。

2. 缓释片剂或胶囊剂 成人，一次 75 mg，1 次/日。

3. 本品用前用 5 ml 无菌注射用水溶解，缓慢静脉注射。亦可用适量无菌注射用水稀释后与葡萄糖注射液、果糖注射液、0.9%氯化钠注射液或林格氏液混合静脉滴注。

4. 成人及 12 岁以上儿童 2～3 次/日，一次 15 mg，严重病例可以增至一次 30 mg。

5. 6～12 岁儿童 2～3 次/日，一次 15 mg。

6. 2～6 岁儿童 3 次/日，一次 7.5 mg。

7. 2 岁以下儿童 2 次/日，一次 7.5 mg。

8. 婴儿呼吸窘迫综合征(IRDS)的治疗　一日用药总量以婴儿体重计算 30 mg/kg,分 4 次给药,应使用注射泵给药。静脉注射时间至少 5 min。

【用药须知】　1. 禁止本品与其他药物在同一容器内混合,注意配伍用药,应特别注意避免与头孢类抗生素、中药注射剂等配伍应用。

2. 禁止本品(pH 5.0)与 pH>6.3 的其他偏碱性溶液混合,因为 pH 值增加会导致产生本品游离碱沉淀。

3. 若静脉用药时注射速度过快,极少数患者可能会出现头痛、疲劳、精疲力竭、下肢沉重等感觉。

4. 在极少数病例中,出现了严重的皮肤反应,例如斯-约综合征和 Lyell's 综合征(中毒性表皮坏死松解症;TEN),这些症状的出现都与患者使用时的状态相关。上述病例中的大部分都是由潜在疾病或者伴随用药引起的。如果患者在用药后新出现皮肤或者黏膜损伤,应及时报告医师,并停用本品。

5. 应避免与中枢性镇咳药(如右美沙芬等)同时使用,以免稀释的痰液堵塞气道。

【制剂】　① 片剂:15 mg;30 mg。② 溶液剂:30 mg。③ 气雾剂:15 mg。④ 注射剂(粉):15 mg;30 mg。⑤ 大容量注射液:100 ml 含盐酸氨溴索 15 mg 与葡萄糖 5 g;100 ml 含 30 mg 盐酸氨溴索与 5 g 葡萄糖;50 ml 含盐酸氨溴索 30 mg 与葡萄糖 2.5 g;50 ml 含盐酸氨溴索 15 mg 与葡萄糖 2.5 g。⑥ 注射液:15 mg/2 ml;30 mg/4 ml。⑦ 口服液:15 mg/5 ml;30 mg/10 ml;60 mg/100 ml;180 mg/60 ml;100 ml:0.3 g。⑧ 糖浆剂:100 ml:0.6 g。⑨ 缓释片、胶囊剂:75 mg。⑩ 颗粒剂:15 mg;30 mg。⑪ 口腔崩解片:15 mg;30 mg。⑫ 胶囊剂:30 mg。⑬ 泡腾片:30 mg。⑭ 咀嚼片:30 mg。

【贮藏】　遮光,贮于 30 ℃以下。

乙酰半胱氨酸
(acetylcysteine)

别名:易咳净、痰易净、Mucomyst、Airbron、Mucofilin

本品为黏痰溶解剂及对乙酰氨基酚中毒的解救药。

【CAS】　616-91-1

【ATC】　R05CB01;S01XA08;V03AB23

【理化性状】　1. 本品为白色结晶性粉末或无色结晶,有轻微醋酸臭。易溶于水或乙醇,几乎不溶于三氯甲烷、乙醚和二氯甲烷。1%的水溶液 pH 约为 2.0~2.8。

2. 化学名:N-Acetyl-L-cysteine

3. 分子式:$C_5H_9NO_3S$

4. 分子量:163.2

5. 结构式

【药理作用】　1. 化痰作用　由于本品化学结构中的巯基(-SH)可使黏蛋白的双硫(-S-S-)键断裂,故能降低痰黏度,使黏痰容易咳出。对脓性痰或非脓性痰都有效。可用于治疗多种疾病引起痰液黏稠、咳痰困难的患者。一般祛痰药无效时,本品仍可有效。

2. 解救对乙酰氨基酚中毒　大剂量摄入对乙酰氨基酚后,使对乙酰氨基酚的硫酸盐或葡糖醛酸化的代谢途径饱和,导致对乙酰氨基酚经 CYP 途径代谢增加,形成大量毒性代谢产物,使肝脏中谷胱甘肽耗竭,毒性代谢产物与肝细胞中的蛋白质结合,使细胞死亡。本品通过维持或恢复谷胱甘肽的水平或改变毒性代谢产物的结合底物而减轻过量对乙酰氨基酚对肝细胞的损伤。

3. 肝脏保护作用　本品为还原型谷胱甘肽(GSH)的前体,属体内氧自由基清除剂。其肝脏保护作用的机制尚不十分清楚,可能与维持或恢复谷胱甘肽水平有关。另外,本品也可能通过改善血流动力学和氧输送能力,扩张微循环,以发挥肝脏保护作用。

【体内过程】　1. 喷雾吸入在 1 min 内起效,最大作用时间为 5~10 min。吸收后在肝内脱去乙酰而代谢成半胱氨酸。

2. 本品静脉注射后分布迅速、广泛,约有 83%的药物与血浆蛋白共价结合,平均消除终末 $t_{1/2}$ 为 5.6 h;在体内以肝、肌肉、肾、肺分布最高,其他组织如心、脾、肾上腺、脑等分布很低,本品静脉给药后约 30%从尿液排出,血浆清除率 0.84 L/(h·kg),体内主要代谢为双硫氧化物,大部分随尿排泄,未见有积蓄现象。

【适应证】　1. 慢性支气管炎、支气管哮喘、支气管扩张、肺结核、肺炎、肺气肿等疾病引起的痰液黏稠,咳痰困难,呼吸受抑。

2. 手术后咳痰困难。

3. 气管切开后黏痰不易吸出。

4. 对乙酰氨基酚中毒。

5. 在综合治疗基础上用于功能衰竭的早期治疗,以降低胆红素、提高凝血酶原活动度。

【不良反应】　1. 本品有特殊气味,可引起呛咳、恶心、呕吐、口臭等。

2. 可引起支气管痉挛,当浓度低于 10% 时则较少发生。

3. 偶有咯血,减量或停药后消失。

【妊娠期安全等级】　B。

【禁忌与慎用】　1. 哮喘患者禁用。

2. 有严重呼吸功能不全的老年患者禁用。

【药物相互作用】　1. 青霉素、四环素、头孢菌素等抗生素与本品合用时作用减弱,故不宜混合使用。必要时可间隔 4 h 交替使用。

2. 碘化油、糜蛋白酶、胰蛋白酶与本品有配伍禁忌。

【剂量与用法】　1. 用于黏痰溶解

(1) 喷雾吸入　临用前,用氯化钠注射液溶解成 10%～20% 溶液。1～3 ml,2～3 次/日。

(2) 气管滴入　以 5% 溶液自气管插管滴入,或直接滴入气管内,2～4 次/日。婴儿可滴入 0.5 ml,儿童 1 ml,成人 2 ml(本法只能作为应急措施,不能作为常规给药)。

(3) 口服　成人,一次 0.2 g,2～3 次/日;泡腾片,一次 0.6 g,1～2 次/日。

2. 用于解救对乙酰氨基酚中毒　本品应在摄入中毒剂量的对乙酰氨基酚 8 h 内给药。

(1) 体重＞40 kg 者,300 mg/kg,经 21 h 静脉滴注。负荷剂量为 150 mg/kg 加入 5% 葡萄糖 200 ml 注射、0.45% 氯化钠注射液或注射用水中,经 1 h 输完;第 2 剂 50 mg/kg,加入上述稀释液中 4 h 输完;第 3 剂 100 mg/kg 加入 1000 ml 稀释液中,经 16 h 输完。

(2) 体重＜20 kg 者,300 mg/kg,经 21 h 静脉滴注。负荷剂量为 150 mg/kg 加入 3 ml/kg 的稀释液,经 1 h 输完;第二剂 50 mg/kg,加入 7 ml/kg 的稀释液中 4 h 输完;第三剂 100 mg/kg 加入 7 ml/kg 的稀释液中,经 16 h 输完。

3. 用于保护肝脏　静脉滴注,本品 8 g 用 10% 葡萄糖注射液 250 ml 稀释后行静脉滴注,1 次/日,疗程 45 d。

【用药须知】　1. 本品水溶液在空气中易氧化变质,应在使用时现配现用,剩余的溶液需冷藏保存,在 48 h 内用完,置冰箱中保存也不得超过 96 h。

2. 引起支气管痉挛时,可用舒张支气管药物(例如异丙肾上腺素)。

3. 不宜与金属、橡皮、氧气、氧化剂接触。喷雾器须使用玻璃制品或塑料制品。

4. 本品注射液在瓶塞被穿刺后可由无色变成浅粉色或浅紫色,不影响药效。

【制剂】　① 片剂:0.1 g。② 胶囊剂:0.2 g。③ 颗粒剂:0.1 g;0.2 g。④ 吸入用溶液:0.3 g/3 ml。⑤ 喷雾剂:0.5 g;1 g。⑥ 注射液:4 g/20 ml;6 g/30 ml。⑦ 注射剂(粉):4 g;8 g。

【贮藏】　密封,在凉暗处保存。

美司坦
(mecysteine hydrochloride)

别名:半胱甲酯、半胱氨酸甲酯、Methylcysteine、Visclair

本品为半胱氨酸衍生物。

【CAS】　2485-62-3

【理化性状】　1. 化学名:Methyl L-2-amino-3-mercapto-propionate

2. 分子式:$C_4H_9NO_2S$

3. 分子量:135.18

4. 结构式

盐酸美司坦
(mecysteine hydrochloride)

【CAS】　18598-63-5

【理化性状】　1. 化学名:Methyl L-2-amino-3-mercapto-propionate hydrochloride

2. 分子式:$C_4H_9NO_2S \cdot HCl$

3. 分子量:171.6

【药理作用】　本品为黏痰溶解药,其作用及用途同乙酰半胱氨酸,还有黏膜保护作用,能防止黏膜感染,并促进损伤黏膜的修复。除雾化吸入外,口服也有效,使用较方便。

【适应证】　用于大量黏痰引起的呼吸困难。

【不良反应】　少数人可出现食欲缺乏、恶心、呕吐和胃灼热。

【禁忌与慎用】　心脏病和肝病患者禁用。

【剂量与用法】　1. 雾化吸入　用 10% 溶液喷雾至咽喉部及上呼吸道,一次 1～3 ml,2～3 次/日。

2. 气管内滴入和注入　用 5% 溶液一次 0.2～2 ml,2 次/日。

3. 口服　0.1 g,2～3 次/日。

【用药须知】　水溶液放置时能缓缓分解,故应临用前配制。

【制剂】　① 片剂:0.1 g。② 粉剂:0.5 g;1 g。

【贮藏】　置阴凉干燥处,密封保存。

羧甲司坦
（carbocisteine）

别名:羧甲半胱氨酸、强利痰灵、Car-bocysteine、Mucodyne

本品为半胱氨酸的巯基取代衍生物。

【CAS】　2387-59-9;638-23-3（carbocisteine,L-form)

【ATC】　R05CB03

【理化性状】　1. 本品为白色结晶性粉末。几乎不溶于乙醇和水,能溶于无机酸和稀碱溶液。1%的水混悬液 pH 约为 2.8~3.0。

2. 化学名:S-Carboxymethyl-L-cysteine

3. 分子式:$C_5H_9NO_4S$

4. 分子量:179.2

5. 结构式

【药理作用】　本品作用与溴己新相似,可使支气管黏液分泌减少,痰黏稠度下降,易于咳出。起效较快,口服 4 h 后即可见明显疗效。此外,本品尚有促进受损支气管黏膜修复的作用;用于儿童非化脓性中耳炎时,还有预防耳聋的效果。

【适应证】　1. 用于慢性支气管炎、支气管哮喘、肺炎、肺结核等所致的痰液黏稠,咳出困难。

2. 用于防治手术后咳嗽困难。

3. 用于儿童非化脓性中耳炎。

【不良反应】　偶有头痛、恶心、胃部不适、腹泻、胃肠道出血及皮疹。

【禁忌与慎用】　1. 活动性胃溃疡患者禁用。

2. 有胃溃疡病史的患者慎用。

【药物相互作用】　本品与青霉素合用时,能促进其扩散、渗透,提高疗效。

【剂量与用法】　1. 成人口服片剂 600 mg,3 次/日;或 2% 糖浆:25~30 ml,3 次/日。

2. 婴幼儿给予 30 mg/(kg·d)。

【制剂】　①片剂:600 mg。②糖浆剂:2%。

【贮藏】　置阴凉干燥处,密封保存。

厄多司坦
（erdosteine）

别名:坦通、阿多停、Dostein、Edirel
本品为黏痰溶解药。

【CAS】　84611-23-4

【ATC】　R05CB15

【理化性状】　1. 化学名:(±)-({[(Tetrahydro-2-oxo-3-thienyl)carbamoyl]methyl}thio)acetic acid

2. 分子式:$C_8H_{11}NO_4S_2$

3. 分子量:249.3

4. 结构式

【药理作用】　本品分子中含有封闭的巯基(-SH),在肝内经生物转化为含有游离巯基的活性代谢产物,该代谢物可促使支气管分泌物中的糖蛋白二硫键断裂,从而降低痰液的黏稠度,利于痰液排出,本品还具有抗氧化作用,肺泡组织中的 α_1-抗胰蛋白酶可抑制弹性蛋白酶水解弹性蛋白。本品则具有保护 α_1-抗胰蛋白酶作用,从而避免其因自由基的氧化作用而失活。此外,本品还具有增强抗生素的穿透性,增强黏膜纤毛的运动功能。

【体内过程】　本品口服后很快自胃肠道吸收,在肝内首过代谢为 3 个具有活性的产物 N-硫代二苷醇高半胱氨酸、N-乙酰高半胱氨酸和高半胱氨酸。慢性支气管炎患者单次和多次服用本品 300 mg 后,原药和 3 个代谢物分别于 0.9~1.6 h、1.1~2.2 h、2.5~4.6 h 和 2.3~4.8 h 达到 C_{max},且不受年龄和肾功能不全的影响。本品代谢产物的蛋白结合率约为 64.5%。本品主要经肾小球滤过排出,其中原药占 30%,代谢物占 50%;随粪便排出的原药和代谢物均约 4%。原药的总体 CL 为 1538~4151 ml/min,$t_{1/2}$ 为 0.82~1.76 h;N-硫代二苷醇高半胱氨酸的 CL 为 544~1142 ml/min,$t_{1/2}$ 为 0.92~2.33 h;N-乙酰高半胱氨酸的 CL 为 90~199 ml/min,$t_{1/2}$ 为 0.58~4.99 h。

【适应证】　适用于不易咳出的稠痰。

【不良反应】　偶发轻微的头痛、上腹隐痛、恶心、呕吐、腹泻和口干。

【禁忌与慎用】　1. 本品过敏者、重度肝、肾功能不全患者禁用本品。

2. 消化性溃疡患者、冠心病等心血管疾病患者以及有慢性肝病的老年患者均应慎用本品。

3. 妊娠期安全性尚不明确,妊娠期妇女避免使用。

4. 哺乳期妇女使用时应暂停哺乳。

【剂量与用法】　1. 成人口服 300 mg,2 次/日。有慢性肝病的老年患者应减量。

2. 儿童口服 10 mg/(kg·d),分 2 次用。

【用药须知】 1. 避免合用可待因、复方桔梗片等强效镇咳药。

2. 本品使用胶囊剂制剂,15 岁以下儿童不宜服用本品。

3. 大剂量给药虽未出现药物中毒现象,但仍应审慎,避免过量。

【制剂】 胶囊剂:100 mg;300 mg。

【贮藏】 遮光、密封、贮于干燥处。

稀化黏素
(gelomyrtol)

别名:Myrtol

本品为桃金娘科树叶的标准提取物。

【CAS】 8002-55-9

【药理作用】 本品是一种脂溶性挥发油,具有溶解黏液、刺激腺体分泌、促进呼吸道黏膜纤毛摆动,加速液体流动,促进分泌物排出的作用。可改善鼻黏膜的酸碱环境,促进鼻黏膜上皮组织结构重建和功能的恢复。本品还具有消炎作用,能通过减轻支气管黏膜肿胀而起到舒张支气管作用;此外,还具有抗菌作用。

【体内过程】 口服本品后经小肠吸收,大部分经肺和支气管排出。

【适应证】 1. 用于稀释痰液,使排痰困难减轻。

2. 用于支气管造影术后,利于造影剂排出。

【不良反应】 偶有恶心和胃部不适。

【禁忌与慎用】 1. 对本品过敏者禁用。

2. 妊娠期妇女、哺乳期妇女慎用。

【剂量与用法】 1. 成人 口服胶囊剂一次 300 mg,2～3 次/日,最后一次可在睡前服用;用于支气管造影可一次性给予 240～360 mg。

2. 儿童 4～10 岁儿童的急性病,口服一次 120 mg,3～4 次/日;慢性病可给予一次 120 mg,2 次/日。

【用药须知】 1. 不可用热水送服,应用冷开水于餐前半小时服用。

2. 肠溶胶囊剂应整粒吞下,不可咬碎。

【制剂】 胶囊剂:120 mg;300 mg。

【贮藏】 贮于 25 ℃以下。

舍雷肽酶
(serratio peptidas)

别名:serralysins、erratiapeptase、serratia peptidase、serratio peptidase、serrapeptidase

本品为采用沙雷氏菌属细菌所产生的蛋白分解酶而制成的口服制剂。

【CAS】 70851-98-8

【药理作用】 动物实验结果显示,本品能抑制烫伤大鼠纤溶活性的亢进及血管通透性增加,抑制某些致炎物质所致大鼠的炎性肿胀,降低支气管炎家兔痰液的黏稠度,提示本品具有消肿和祛痰作用。

【体内过程】 服本品后,血液及淋巴组织的达峰时间约 1 h,维持作用时间约为 4～5 h。可广泛分布于淋巴、支气管、肺、膀胱、血液等组织及体液中,以淋巴组织中浓度最高。淋巴组织及血液中的浓度一般与剂量成正比,淋巴组织中药物浓度较血药浓度更持久。本品可在体内代谢,代谢物及部分原药随尿或粪便中排泄。

【适应证】 1. 治疗由支气管炎、肺炎、支气管哮喘、支气管扩张等所引起的痰液黏稠、咯痰困难。

2. 也可用于麻醉术后的痰液黏稠、咯痰困难。

3. 缓解由手术、外伤、慢性副鼻窦炎、乳汁淤积等所引起的肿胀。

【不良反应】 1. 过敏反应 如皮疹、瘙痒、皮肤潮红等。

2. 消化道反应 如食欲缺乏、胃部不适、恶心、呕吐、腹泻等。

3. 其他 如鼻出血、痰中带血等出血症状,以及出现黄疸、AST 及 ALT 升高、碱性磷酸酶(ALP)升高及 γ-GT 等上升。

【禁忌与慎用】 1. 对本品过敏者禁用。

2. 既往有药物过敏史者、凝血功能障碍、重度肝、肾功能不全患者慎用。

3. 儿童用药的安全性尚未确立。

【药物相互作用】 1. 因本品可强效溶解纤维蛋白和纤维蛋白原,从而增强抗凝药的作用,所以与抗凝药联合使用时应慎重,已使用者应注意密切观察。

2. 本品与抗生素类药、化疗药、NSAIDs 并用可引起下列反应:

(1) 皮肤黏膜眼综合征及中毒性表皮坏死松解症。

(2) 间质性肺炎、嗜酸性细胞肺浸润综合征。

(3) 休克。

【剂量与用法】 口服,成人一次 10 mg,3 次/日,餐后整片吞服。可根据年龄和症状适当增减。

【用药须知】 1. 若有不良反应发生,应停止用药,并进行适当处理。

2. 本品为肠溶片,应整片吞服,切勿咀嚼。

【制剂】 片剂:10 mg。

【贮藏】 密封,保存于干燥处。

索布瑞醇

（sobrerol）

【CAS】　42370-41-2

【ATC】　R05CB07

【理化性状】　1. 化学名：(1S)-5-(1-Hydroxy-1-methylethyl)-2-methylcyclohex-2-en-1-ol

2. 分子式：$C_{10}H_{18}O_2$

3. 分子量：170.2

4. 结构式

【简介】　本品用于治疗与慢性支气管炎、支气管哮喘、支气管扩张、肺气肿、喉炎及气管炎相关的黏液分泌。

司替罗宁

（stepronin）

【CAS】　72324-18-6

【ATC】　R05CB11

【理化性状】　1. 化学名：N-{2-[(2-Thienylcarbonyl)thio]propanoyl}glycine

2. 分子式：$C_{10}H_{11}NO_4S_2$

3. 分子量：273.33

4. 结构式

【简介】　本品为黏痰溶解药及祛痰药。

10.3　平喘药

支气管哮喘是呼吸系统变态反应性疾病，可由多种原因引起，突出的表现是发作性呼气性呼吸困难，伴肺部广泛性哮鸣音。其发病与支气管对各种刺激的反应性增强，自主神经功能障碍，变态反应和肥大细胞、嗜酸粒细胞释放过敏递质等因素密切相关。据报道，环磷酸腺苷（cAMP）/环磷酸鸟苷（cGMP）比值增加时过敏递质释放减少，支气管平滑肌松弛；cAMP/cGMP 降低时过敏递质释放增加，导致平滑肌收缩及黏膜充血水肿而发作哮喘。因此，升高 cAMP/cGMP 比值，是防治哮喘发作的重要途径。平喘药能升高 cAMP/cGMP 比值，缓解支气管痉挛，防治哮喘发作。

根据化学结构的不同，可将平喘药分成 6 类：①主要兴奋 β 肾上腺素能受体药；②磷酸二酯酶抑制药；③胆碱能 M 受体拮抗药；④肥大细胞稳定药；⑤肾上腺皮质激素；⑥其他平喘药。前两类药能使 cAMP 增加，胆碱能 M 受体拮抗药则降低细胞内 cGMP 水平，均可使 cAMP/cGMP 比值升高；肥大细胞稳定剂能稳定肥大细胞膜，阻止其脱颗粒及致喘过敏递质的释放；肾上腺皮质激素具有降低磷酸二酯酶活性、增加 cAMP 蓄积量，抑制 ATP 酶活性和恢复 β 受体敏感性等作用。

应当指出的是，平喘药属于对症治疗药物，在防治支气管哮喘时，要着重于治疗和去除引起哮喘的病因。

10.3.1　兴奋 β 肾上腺素能受体药

麻黄碱

（ephedrine）

别名：麻黄素、Saliedrine

【CAS】　299-42-3（anhydrous ephedrine）；50906-05-3（ephedrine hemihydrate）

【ATC】　R01AA03；R01AB05；R03CA02；S01FB02

【理化性状】　1. 本品为白色结晶性粉末或无色晶体。溶于水，极易溶于乙醇。未干燥时熔点为 42 ℃。遮光保存于密闭容器中。

2. 化学名：(1R,2S)-2-Methylamino-1-phenyl-propan-1-ol

3. 分子式：$C_{10}H_{15}NO$

4. 分子量：165.2

5. 结构式

盐酸麻黄碱

（ephedrine hydrochloride）

【CAS】　50-98-6

【理化性状】　1. 本品为白色结晶性粉末或无色晶体。溶于水和乙醇。熔点为 219 ℃。

2. 分子式：$C_{10}H_{15}NO \cdot HCl$

3. 分子量：201.7

硫酸麻黄碱

（ephedrine sulfate）

【CAS】　134-72-5

【理化性状】　1. 本品为白色细微结晶性或粉末。溶于水和乙醇。见光颜色变深。

2. 分子式:$(C_{10}H_{15}NO)_2 \cdot H_2SO_4$

3. 分子量:428.5

【药理作用】　本品作用与肾上腺素相似,能兴奋肾上腺素能 α 受体和 β 受体,可舒张支气管并收缩局部血管;加强心肌收缩力,增加心输出量,使静脉回心血量充分;此外,还有显著的中枢兴奋作用。药效较肾上腺素弱,但作用时间较长。

【体内过程】　口服、肌内注射或皮下注射均很快被吸收,可进入脑脊液中。口服后 15～60 min 起效,肌内注射后 10～20 min 起效。作用持续时间口服为 3～5 h,肌内注射或皮下注射 25～50 mg 后为 0.5～1 h。当尿 pH 为 5 时,$t_{1/2\beta}$ 约为 3 h,尿 pH 为 6.3 时则约为 6 h。仅有少量经脱胺氧化,大部分以原药随尿液排出。

【适应证】　1. 治疗慢性支气管哮喘和预防哮喘发作。

2. 预防椎管麻醉或硬膜外麻醉引起的低血压。

3. 治疗鼻黏膜充血肿胀引起的鼻塞。

4. 缓解荨麻疹和血管神经性水肿等过敏反应。

【不良反应】　1. 对前列腺增生者可引起排尿困难。

2. 大剂量或长期使用可引起焦虑、震颤、头痛、失眠、心悸、心动过速。

【妊娠期安全等级】　C。

【禁忌与慎用】　1. 甲状腺功能亢进者禁用。

2. 高血压、动脉硬化、心绞痛等患者禁用。

3. 哺乳期妇女使用时,应暂停哺乳。

【药物相互作用】　1. 肾上腺皮质激素与本品合用时,前者代谢清除率增加,须调整皮质激素的剂量。

2. 尿碱化剂(制酸药、钙或镁的碳酸盐、枸橼酸盐、碳酸氢钠等)可影响本品随尿的排泄,使本品的半衰期和作用时间延长。

3. 洋地黄苷类与本品合用可致心律失常。

4. α 受体拮抗药(酚妥拉明、哌唑嗪、妥拉唑林等)可对抗本品的升压作用。

5. 麦角新碱、麦角胺或缩宫素与本品合用可加剧血管收缩,导致严重高血压或外围组织缺血。

6. 全麻药(三氯甲烷、氟烷、异氟烷等)可使心肌对拟交感胺类药反应更敏感,有发生室性心律失常危险,必须合用时,应降低本品的剂量。

7. 吩噻嗪类药可对抗本品的升压作用。

8. 多沙普仑与本品合用时,两者的加压作用均可见增强。

9. 三环类抗抑郁药可降低本品的加压作用。

【剂量与用法】　1. 常规量　成人通常口服一次 15～30 mg,45～90 mg/d;皮下或肌内注射一次 15～30 mg,45～60 mg/d。儿童一次 0.5～1 mg/kg,3 次/日。

2. 极量

(1)成人口服一次 60 mg,150 mg/d。

(2)皮下或肌内注射一次 50 mg,150 mg/d。

【用药须知】　1. 短期内反复用药,作用可逐渐减弱(快速耐受现象),停药数小时后可以恢复。一日用药如不超过 3 次,则耐受现象不明显。

2. 对其他拟交感胺类药,如肾上腺素、异丙肾上腺素等过敏者,对本品也会过敏。

【制剂】　①片剂:15 mg;25 mg;30 mg。②注射液:30 mg/2 ml。③糖浆剂:0.4%。

【贮藏】　遮光、密封保存。

甲麻黄碱

(methylephedrine)

别名:甲基麻黄素、哮喘特灵

临床用其盐酸盐。

【CAS】　552-79-4;18760-80-0(HCl)

【理化性状】　1. 化学名:(1R,2S)-2-(Dimethylamino)-1-phenyl-1-propanol

2. 分子式:$C_{11}H_{17}NO$

3. 分子量:179.26

4. 结构式

【药理作用】　参见麻黄碱。

【体内过程】　本品口服吸收很快,15～60 min 可起效,持续作用 3～5 h,$t_{1/2\beta}$ 3～6 h,吸收后仅有少量经脱胺氧化,大部分以原药随尿液排出。

【适应证】　用于支气管哮喘、过敏症、急性鼻咽炎等。

【不良反应】　偶有轻度头痛或头晕,轻度心悸,血压略升现象,停药后自行消失。

【妊娠期安全等级】　C。

【禁忌与慎用】　1. 严重高血压患者禁用。

2. 严重心血管疾病患者禁用。

3. 高血压及冠状动脉病患者慎用,或遵医嘱。

4. 妊娠期妇女、哺乳期妇女、儿童用药尚不明确。

【药物相互作用】　参见麻黄碱。

【剂量与用法】　常用量一次 25 ～ 50 mg，3 次/日。

【用药须知】　参见麻黄碱。

【制剂】　片剂：25 mg。

【贮藏】　遮光或密封保存。

比托特罗
(bitolterol)

别名：双甲苯喘定、双甲苯苄酯、叔丁肾上腺素双甲苯酸酯、Effectin、Tornalate

本品为选择性 β_2 受体激动药。

【CAS】　30392-40-6

【ATC】　R03AC17

【理化性状】　1. 化学名：(RS)-[4-(1-Hydroxy-2-tert-butylamino-ethyl)-2-(4-methylbenzoyl) oxy-phenyl]

2. 分子式：$C_{28}H_{31}NO_5$

3. 分子量：461.55

4. 结构式

甲磺酸比托特罗
(bitolterol mesylate)

【CAS】　30392-41-7

【理化性状】　1. 化学名：(RS)-[4-(1-Hydroxy-2-tert-butylamino-ethyl)-2-(4-methylbenzoyl) oxy-phenyl] 4-methylbenzoate

2. 分子式：$C_{28}H_{31}NO_5 \cdot CH_4O_3S$

3. 分子量：557.7

【药理作用】　本品在体内经过酯酶水解生成叔丁肾上腺素发挥作用，其扩张支气管作用为异丙肾上腺素的 2 倍，对心率的影响较小，不影响血压。口服 5～10 min 生效。0.5～2 h 可达血药峰值，作用持续时间达 4～5 h。临床对支气管哮喘、慢性支气管炎及其他慢性阻塞性肺疾患所致支气管痉挛，均有缓解效果，疗效优于喘速宁，与特布他林相似。

【适应证】　1. 用于治疗支气管哮喘、慢性支气管炎。

2. 还可治疗其他慢性阻塞性肺疾患。

【不良反应】　1. 少数病例有头痛、手颤和胃肠道反应。

2. 大剂量时可出现恶心、呕吐、心悸、心动过速、神经过敏等。

【禁忌与慎用】　1. 对本品过敏者、妊娠期妇女禁用。

2. 糖尿病、高血压、甲状腺功能亢进患者慎用。

3. 哺乳期妇女使用时，应停止哺乳。

4. 儿童用药的安全性和有效性尚未建立。

【剂量与用法】　一般口服 4～8 mg，3 次/日。

【制剂】　片剂：4 mg。

【贮藏】　密封贮存。

海索那林
(hexoprenaline)

别名：六甲双喘定、己双肾上腺素、哮平灵

【CAS】　3215-70-1

【ATC】　R03AC06；R03CC05

【理化性状】　1. 化学名：N，N'-Hexamethylenebis[4-(2-amino-1-hydroxyethyl) pyrocatechol]

2. 分子式：$C_{22}H_{32}N_2O_6$

3. 分子量：420.5

4. 结构式

盐酸海索那林
(hexoprenaline hydrochloride)

别名：Ipradol

【CAS】　4323-43-7

【理化性状】　1. 化学名：N，N'-Hexamethylenebis[4-(2-amino-1-hydroxyethyl) pyrocatechol]dihydrochloride

2. 分子式：$C_{22}H_{32}N_2O_6 \cdot 2HCl$

3. 分子量：493.4

硫酸海索那林
(hexoprenaline sulfate)

【CAS】　32266-10-7

【理化性状】　1. 化学名：N，N'-Hexamethylenebis[4-(2-amino-1-hydroxyethyl) pyrocatechol]sulfate

2. 分子式：$C_{22}H_{32}N_2O_6 \cdot H_2SO_4$

3. 分子量：518.6

【药理作用】　本品属于选择性 β_2 受体激动药，其支气管扩张作用与异丙肾上腺素相似，但对心肌 β_1 受体的兴奋作用仅为后者的 1/10。一般对血压无明显影响。口服有效，气雾吸入 2～3 min 见效，作用维持时间为 3～5 h。

【适应证】　用于急、慢性支气管哮喘，尤其适用于伴有高血压的患者。

【不良反应】　可有恶心、食欲缺乏、心悸、头晕、头痛和手指震颤。

【禁忌与慎用】【药物相互作用】　参见沙丁醇胺。

【剂量与用法】　1. 口服　0.5～1 mg，3～4 次/日。小儿 0.02 mg/kg，3 次/日。

2. 气雾吸入　0.75～1.5 mg/d，分 3～4 次吸入。

【用药须知】　参见沙丁醇胺。

【制剂】　①片剂：0.5 mg。②气雾剂：0.5% 溶液。

【贮藏】　密封、遮光贮存。

奥西那林
（orciprenaline）

别名：异丙喘宁、间羟异丙肾上腺素、羟喘、Aluopent、Prometa。

本品属于异丙肾上腺素衍生物。

【CAS】　586-06-1

【ATC】　R03AB03；R03CB03

【理化性状】　1. 化学名：1-(3,5-Dihydroxyphenyl)-2-isopropylaminoethanol

2. 分子式：$C_{11}H_{17}NO_3$

3. 分子量：211.26

4. 结构式

硫酸奥西那林
（orciprenaline sulfate）

〖CAS〗　5874-97-5

【理化性状】　1. 本品为白色、吸湿性结晶性粉末。易溶于乙醇，微溶于二氯乙烷。

2. 化学名：1-(3,5-Dihydroxyphenyl)-2-isopro-

pylaminoethanol sulphate

3. 分子式：$(C_{11}H_{17}NO_3)_2 \cdot H_2SO_4$

4. 分子量：520.6

【药理作用】　本品能选择性地作用于支气管平滑肌 β_2 受体，缓解由组胺、5-羟色胺和乙酰胆碱诱发的支气管痉挛，降低呼吸道阻力，显著改善通气功能，而对心脏的兴奋作用则只有异丙肾上腺素的 1/10，故心悸等不良反应较少发生。口服后约 40% 被吸收，经 30 min 起效，1～2 h 作用可达高峰；气雾吸入后 10 min 出现最大效应，$t_{1/2}$ 为 2.5 h；皮下或肌内注射可于 2～10 min 内生效。本品作用维持时间可达 3～6 h。缺点是反复应用可产生耐受性，作用持续时间缩短。

【体内过程】　本品口服后可吸收。主要在肝内进行首过代谢，约有 40% 原药进入血循中。主要以代谢物随尿液排出。

【适应证】　用于支气管哮喘、慢性支气管炎和肺气肿，对偶发的哮喘疗效较好。

【不良反应】　1. 过量可致心悸、恶心、肌肉震颤、头痛和眩晕。

2. 少数患者可出现排尿困难。

【妊娠期安全等级】　C。

【禁忌与慎用】　1. 本品可通过胎盘，动物实验表明本品对胎仔具有不良效应（致畸、死胎或其他），妊娠期妇女用药应权衡利弊。

2. 哺乳期间用药对乳儿的危害尚不明确，哺乳期妇女用药应权衡利弊。

3. 12 岁以下儿童使用气雾剂和 6 岁以下儿童使用雾化溶液均应谨慎。

【药物相互作用】　参见沙丁胺醇。

【剂量与用法】　1. 口服　成人一次 10～20 mg，3～4 次/日；儿童 7.5～30 mg/d。

2. 气雾吸入　1.5% 溶液一次 0.2～0.5 ml，4～6 次/日。

【制剂】　①片剂：10 mg；20 mg。②吸入用溶液：1.5%。③气雾剂 300 喷：225 mg。

【贮藏】　密封、遮光贮存。

沙丁胺醇
（salbutamol）

别名：柳丁氨醇、羟甲异丁肾、舒喘灵、Albuterol、Ventoline。

本品属于异丙肾上腺素衍生物，为选择性 β_2 受体激动药。临床用其硫酸盐，商品名喘乐宁，Ventolin。

【CAS】　18559-94-9

【ATC】　R03AC02；R03CC02

【理化性状】　1. 本品为白色或几乎白色结晶性粉末。微溶于水,溶于乙醇,不溶于二氯甲烷。

2. 化学名:2-*tert*-Butylamino-1-(4-hy-droxy-3-hydroxymethylphenyl)ethanol

3. 分子式:$C_{13}H_{21}NO_3$

4. 分子量:239.3

5. 结构式

硫酸沙丁胺醇
(salbutamol sulfate)

【CAS】　51022-70-9

【理化性状】　1. 本品为白色或几乎白色结晶性粉末。微溶于水,不溶于或极微溶于乙醇,不溶于二氯甲烷。

2. 分子式:$(C_{13}H_{21}NO_3)_2 \cdot H_2SO_4$

3. 分子量:576.7

【药理作用】　本品主要作用于支气管平滑肌的 β_2 受体,而对心脏的 β_1 受体影响较小。通过激活腺苷环化酶,促进环磷腺苷生成而松弛支气管平滑肌。静脉注射的作用不及异丙肾上腺素;口服给药或气雾吸入时,其支气管扩张作用则比异丙肾上腺素大10 倍以上,而兴奋心脏的作用仅为异丙肾上腺素的1/10～1/7,作用持续时间为异丙肾上腺素的 3 倍。口服 15 min 生效,气雾吸入 5 min 生效,作用维持时间可达 4～6 h。

【体内过程】　本品吸入 5～15 min 即开始生效,最大作用时间为 60～90 min,持续 3～6 h。$t_{1/2}$ 约为 3.8 h,72% 随尿液排出,其中 28% 为原药,44% 为代谢物。口服 30 min 后开始生效,最大作用时间为 2～3 h,持效 6 h;口服后 2.5 h 可达血药峰值,$t_{1/2}$ 为 2.7～5 h。24 h 内约 76% 随尿液排出,其中 60% 为代谢物。约 4% 随粪便排出。

【适应证】　1. 用于缓解支气管哮喘。

2. 用于喘息型支气管炎及肺气肿患者的支气管痉挛。

【不良反应】　恶心、头痛、失眠、心悸、胸痛、血压波动,偶见肌肉和手指震颤。长期使用可产生耐受性,不仅疗效降低,而且由于对体内交感递质产生耐受性,可能有加重哮喘的危险。

【妊娠期安全等级】　C。

【禁忌与慎用】　1. 高血压、心血管功能不全患者慎用。

2. 甲状腺功能亢进的患者慎用。

3. 糖尿病患者慎用。

【药物相互作用】　1. β 受体拮抗药(普萘洛尔等)可拮抗本品的支气管扩张作用。

2. 其他肾上腺素受体激动药与本品合用时,作用可增加,而不良反应也可能加重。

3. 茶碱类与本品合用时,松弛支气管平滑肌的作用可见增加,但不良反应也会增多。

【剂量与用法】　1. 口服　成人 2～4 mg,3 次/日;儿童 1～3 mg/d,3～4 次分服;缓释制剂,2 次/日,一次 4～8 mg,整片吞服。

2. 喷雾吸入　一次 0.1～0.2 mg(即喷 1～2 次),必要时可 6 次/日(24 h 不宜超过 8 次)。

3. 静脉注射　一次 0.4 mg,用 5% 葡萄糖注射液 20 ml 或 0.9% 氯化钠注射液 20 ml 稀释后缓慢注射。

4. 静脉滴注　一次 0.4 mg,用 5% 葡萄糖注射液 100 ml 稀释后滴注。

5. 肌内注射　一次 0.4 mg,必要时 4 h 可重复注射。

【用药须知】　1. 对其他肾上腺素受体激动药过敏者可能对本品呈交叉过敏。

2. 长期使用可形成耐药性,不仅疗效降低,且有加重哮喘的危险。

【制剂】　① 气雾剂:100 μg/掀;200 μg/掀。②片剂:2 mg。③雾化溶液:5 mg/ml。④缓释片:4 mg;8 mg。⑤缓释胶囊剂:4 mg;8 mg。⑥注射液:0.4 mg/2 ml。

【贮藏】　密封、遮光保存。

左沙丁胺醇
(levosalbutamol)

别名:levalbuterol、Xopenex

本品为 β_2 肾上腺素能受体激动药,制成供吸入的溶液。

【CAS】　34391-04-3

【理化性状】　1. 化学名:(R)-α1-[(*tert*-Butyla-mino)methyl]-4-hydroxy-*m*-xylene-α,α′-diol

2. 分子式:$C_{13}H_{21}NO_3$

3. 分子量:239.3

4. 结构式

盐酸左沙丁胺醇

(levosalbutamol hydrochloride)

〖CAS〗　50293-90-8

〖理化性状〗　1. 1‰本品水溶液的 pH 为 4.5～5.5

2. 化学名：(R)-α1-[($tert$-Butylamino)methyl]-4-hydroxy-m-xylene-α,α′-diol hydrochloride

3. 分子式：$C_{13}H_{21}NO_3 \cdot HCl$

4. 分子量：275.8

硫酸左沙丁胺醇

(levosalbutamol sulfate)

〖CAS〗　148563-16-0

〖理化性状〗　1. 化学名：(R)-α1-[($tert$-Butylamino)methyl]-4-hydroxy-m-xylene-αα′-diol sulfate(2∶1)

2. 分子式：$(C_{13}H_{21}NO_3)_2 \cdot H_2SO_4$

3. 分子量：576.7

酒石酸左沙丁胺醇

(levosalbutamol tartrate)

〖CAS〗　661464-94-4

〖理化性状〗　1. 化学名：(α1R)-α1-{[(1,1-Dimethylethyl) amino] methyl}-4-hydroxy-1,3-benzenedimethanol ($2R$, $3R$)-2,3-dihydroxybutanedioate(2∶1)

2. 分子式：$2(C_{13}H_{21}NO_3) \cdot C_4H_6O_6$

3. 分子量：628.7

【药理作用】　1. 激活呼吸道平滑肌上 β₂肾上腺素能受体，可使腺苷酸环化酶活化和细胞内环磷腺苷的浓度升高，继而使蛋白激酶 A 活化，从而抑制肌球蛋白磷酸化和降低钙离子浓度，使平滑肌舒张。

2. 本品可使气管到终末细支气管所有气道上的平滑肌舒张，它是针对致痉物的一种功能性拮抗剂，可松弛气道，抵制所有支气管收缩剂的作用。环磷腺苷浓度的上升与抑制介质从气道肥大细胞中释出有关。β₂肾上腺素能受体是支气管平滑肌上的主要受体，数据显示，人的心脏有一组 β₂肾上腺素能受体，占心脏 β 肾上腺素能受体的 10%～50%。这些受体的精确功能虽尚未确定，但所有 β 肾上腺素能受体激动药对某些患者均可产生显著的心血管效应，如对脉搏、血压、症状和心电图的改变。

3. 体外试验证实，本品对 β 肾上腺素能受体的亲和力约为消旋体沙丁胺醇(R-albuterol)的 2 倍、S-

沙丁胺醇的 100 倍。在豚鼠气管中,盐酸左旋沙丁胺醇和消旋体可降低致痉物(如乙酰胆碱组胺)的反应,但 S-沙丁胺醇无反应。这些结果说明,起气管松弛作用的主要是 R-沙丁胺醇。

【体内过程】　1. 在给予本品单剂量 1.25 mg 和累积剂量 5 mg 以及消旋硫酸沙丁胺醇单剂量 2.5 mg 和累积剂量 10 mg 后,所研究的 4 种剂量的 R-沙丁胺醇药动学参数如下。

(1) C_{max} 分别为 (11 ± 0.45)、(0.8 ± 0.41)、(4.5±2.20)和(4.2±1.51)ng/ml。

(2) T_{max} 分别为 0.2 (0.17 ± 0.37)、0.2 (0.17± 1.50)、0.2(0.18± 1.25) 和 0.2(0.28± 1.00)h。

(3) AUC 分别为(3.3±1.58)、(1.7±0.99)、(17.4±8.56)和(16.0±7.12)(ng · h)/ml。

(4) $t_{1/2}$ 分别为 (3.3 ± 2.48)、(1.5 ± 0.61)、(4.0±0.15)和(4.1±0.97)h。

2. 6～11 岁儿童在吸入本品 0.63 mg 后,R-沙丁胺醇的 AUC 和 C_{max} 与吸入消旋硫酸沙丁胺醇 1.25 mg 后的 AUC 和 C_{max}相当。给儿童与成人吸入相同的剂量(0.63 mg),儿童体内 R-沙丁胺醇的 C_{max} 与成人接近(0.52 ng/ml vs 0.56 ng/ml),但 AUC 是成人的 1.5 倍[2.55(ng · h)/ml vs 1.65(ng · h)/ml],这说明 6～11 岁儿童使用较低的药量时,其效果是与成人相似的。

【适应证】　用于治疗和预防成人、青少年、6 岁以上儿童及老年人的可逆性气道阻塞病。

【不良反应】　1. 成人和 12 岁以上青少年的不良反应包括变态反应、流感样综合征、意外损伤、疼痛、腰痛、心动过速、偏头痛、消化不良、腿痛性痉挛、头晕、张力过强、神经质、震颤、焦虑、咳嗽加重、病毒感染、鼻炎、鼻窦炎和鼻甲水肿,还可能发生寒战、胸痛、ECG 异常、高血压、低血压、晕厥、腹泻、口咽干燥、消化不良、胃肠炎、恶心、淋巴结病、肌痛、焦虑、手感迟钝、失眠、感觉异常、震颤和眼痒,也可见到哮喘恶化、喘鸣、出汗和呕吐。

2. 6～11 岁儿童发生的不良反应有腹痛、意外损伤、无力、发热、头痛、疼痛、病毒感染、腹泻、淋巴结病、肌痛、哮喘、咽炎、鼻炎、湿疹、皮疹、荨麻疹和中耳炎。

3. 还可能发生过敏反应(包括超敏反应)、血管神经性水肿、心律失常(包括心房纤维颤动、心动过速、室上性心动过速和期外收缩)、哮喘、胸痛、咳嗽加重、呼吸困难、皮疹、荨麻疹和震颤。

【妊娠期安全等级】　C。

【禁忌与慎用】　1. 对本品、消旋沙丁胺醇以及其他 β 肾上腺素能受体激动药过敏者和哺乳期妇女、

6 岁以下儿童、严重高血压者、冠状动脉供血不足或冠心病患者禁用。

2. 一般高血压患者、青光眼患者、糖尿病患者、嗜铬细胞瘤患者、有动脉瘤病史者、心律失常者、惊厥性疾病患者和特发性主动脉瓣狭窄患者慎用。

【药物相互作用】 1. β 肾上腺素能受体拮抗药不仅阻断 β 受体(如本品)的肺部作用,而且可使哮喘患者产生严重的支气管痉挛。因此,在一般情况下哮喘患者不能使用 β 受体拮抗药。但在某些情况下,如心肌梗死后有必要使用 β 受体拮抗药,应考虑谨慎使用具有心脏选择性的 β 受体拮抗药。

2. 使用非留钾利尿剂(如袢利尿剂或噻嗪类利尿剂)可使 ECG 改变和(或)发生低钾血症,此时如使用 β 受体激动药,尤其是过量使用,可使情况急剧恶化。尽管其临床意义尚不得而知,但 β 受体与非留钾利尿剂合用时应特别小心。

3. 已经使用地高辛 10 d,如单次静脉注射或口服消旋沙丁胺醇后,血清中地高辛的浓度分别平均下降 16% 和 22%。患有呼吸道阻塞性疾病的患者如长期使用本品和地高辛,发生改变的程度和临床意义尚不清楚,因此,对接受这 2 种药物的患者应仔细进行血清地高辛浓度评估。

4. 由于本品的心血管作用,因此,不可合用 MAOIs 或三环类抗抑郁药,如必须使用本品,应停用这两类药物 2 周后,始可使用本品。

5. 6 岁以上儿童使用本品后,产生的病理生理学、药物暴露水平及效果与成人本质上是类似的。

6. 合用甲基多巴可能发生急性低血压反应。

7. 本品与磺胺类药物合用,可能使后者的血药浓度降低。

【剂量与用法】 1. 6~11 岁儿童 给予喷雾吸入一次 0.31 mg,3 次/日,一般常规剂量不超过一次 0.63 mg

2. 成人和 11 岁以上儿童 起始剂量一次 0.63 mg,3 次/日,间隔 6~8 h,喷雾吸入。如哮喘严重或 0.63 mg 效果不佳,可将剂量调整到一次 1.25 mg。使用最高剂量药物时应严密监测不良反应并权衡利弊。如能控制支气管痉挛复发,则可继续使用本品。此时,常规用药可使大部分患者获得最佳的治疗效果。如果治疗达不到预期效果应立即咨询医师,因为这常常是哮喘恶化的征兆,需要对治疗进行再评价。

【用药须知】 1. 一般情况下,65 岁以上患者的起始剂量应为 0.63 mg。如果支气管扩张作用不足,在患者能够耐受的情况下增加本品的用量直到推荐的最大剂量,并经常进行临床和实验室监测。

2. 本品的作用可持续 8 h,使用频率不应 > 推荐的次数,在没有征得医师同意时,不能增加使用剂量和次数。如果发现使用本品的治疗效果降低、症状加重和(或)需要更频繁的使用时,应立即寻求其他药物治疗。

3. 本品为低密度聚乙烯瓶包装,应避免光照和过热,20~25 ℃保存在防护薄袋中,过期后不能使用。一旦打开薄袋,应在 2 周内使用。如果从袋中取出塑料瓶后不立即使用,则应遮光保存并在 1 周内用完。溶液如果不是无色的则应废弃。

4. 本品在喷雾器中不可与其他药物的配伍。

5. 超量后的预期症状是 β 受体过度兴奋,不良反应如癫痫发作、心绞痛、高血压、低血压、心动过速(超过 1 分钟 200 次)、心律失常、神经质、头痛、震颤、口干、心悸、恶心、头晕、疲劳、不适和失眠,也可能发生低血钾。和所有拟交感神经药一样,滥用本品可导致心跳停止甚至死亡。治疗过量的措施包括停药和适当的对症治疗。可考虑慎用具有心脏选择性的 β 受体拮抗药,但要切记该类药物可引起支气管痉挛。尚无足够的证据证实透析是否对处理本品过量有益处。

6. 与其他吸入性 β 受体激动药一样,本品也会引起矛盾性支气管痉挛,使原来的支气管痉挛反而加重,可能危及生命。一旦发生这种情况,应立即停药并就医。该情况常见于首次使用新的金属或玻璃罐包装的药品。

7. 哮喘可能在几小时内急剧加重,或在几天或更长的时间内慢慢加重。如果患者需要比平时更多的本品,则可能提示哮喘很难稳定,应对患者和治疗方案进行再评价,并考虑给予抗炎治疗,如使用皮质激素类药物,事实说明,许多患者仅用 β 受体激动药扩张气管控制哮喘往往是不够的。此外,还应排除感染性炎症的可能性。

8. 与其他 β 受体激动药一样,某些患者使用本品可产生显著的心血管作用,如脉搏、血压和(或)症状的改变。虽然在推荐剂量下不经常发生,但如果发生则应停药。此外,本品可使 ECG 改变,如 T 波变平、Q-Tc 间期延长和 ST 段降低。这些变化的临床意义尚不得而知,因此,像所有拟交感胺药物一样,患有心血管病症的患者,尤其是患有冠状动脉功能不全、心律失常和高血压患者使用本品应谨慎。

9. 不要超量用药,曾有哮喘患者过量吸入拟交感神经药致死的报道,死亡的确切机制虽不完全清楚,但推测是由于严重的急性哮喘危象的意外发作和随后的缺氧导致心跳停止而引起的。

10. 使用消旋沙丁胺醇后可发生速发型超敏反

应,表现为偶发荨麻疹、血管神经性水肿、皮疹、支气管痉挛、过敏反应和口咽水肿等。对使用本品发生即发型超敏反应的患者,必须考虑可能发生过敏反应。

【制剂】　吸入溶液:0.31 mg/3 ml;0.63 mg/3 ml;1.25 mg/3 ml。

【贮藏】　密闭、遮光,贮于 20～25 ℃;短程携带允许 15～30 ℃。

非诺特罗
(fenoterol)

别名:酚丙喘宁、酚丙喘定、酚间羟异丙肾上腺素、Hydroxyphenylorciprenaline

本品是奥西那林的衍生物,药用其氢溴酸盐。商品名 Partusisten,Berotec。

【CAS】　13392-18-2

【ATC】　G02CA03;R03AC04;R03CC04

【理化性状】　1. 化学名:1-(3 , 5-Dihydroxyphenyl)-2-(4-hydroxy-α-methylphene-thylamino) ethanol

2. 分子式:$C_{17}H_{21}NO_4$

3. 分子量:303.4

4. 结构式

氢溴酸非诺特罗
(fenoterol hydrobromide)

【CAS】　1944-12-3

【理化性状】　1. 本品为白色或几乎白色结晶性粉末。溶于水或乙醇。4%水溶液的 pH 为 4.2～5.2。

2. 分子式:$C_{17}H_{21}NO_4 \cdot HBr$

3. 分子量:384.3

【药理作用】　本品为一强效选择性 β_2 受体激动药,作用机制与奥西那林相似。其支气管扩张作用很强,约为奥西那林的 3 倍,异丙肾上腺素的 15 倍;对心脏 β_1 受体则影响很少,仅为异丙肾上腺素的 1/20。本品气雾吸入 3 min 生效,口服后吸收迅速,2 h 可达血药峰值,作用持续 6～8 h。本品用于治疗支气管哮喘,具有良好的疗效,且安全性较高。

【体内过程】　本品口服吸收不完全,通过与硫酸结合进行广泛的首过代谢。其失活代谢物几乎全部随尿和胆汁排出。

【适应证】　1. 用于支气管哮喘。

2. 用于过敏性鼻炎。

【不良反应】　1. 罕见心悸、头痛、不安、震颤。

2. 久用可产生耐受性。

【禁忌与慎用】　1. 对本品及其他拟交感胺类药物过敏者、甲状腺功能亢进者、梗阻性肥厚型心肌病、心动过速、主动脉瓣狭窄及严重心功能损害者禁用。

2. 原发性高血压患者、心绞痛及心功能不全患者、严重低钾血症患者、肝、肾功能不全患者慎用。

3. 哺乳期妇女应权衡本品对其重要性,应选择停药或停止哺乳。

【药物相互作用】　参见沙丁胺醇。

【剂量与用法】　1. 气雾吸入　成人一次 0.4 mg;儿童一次 0.2 mg,6 次/日。

2. 口服　2.5～7.5 mg,3 次/日。

【制剂】　①吸入用溶液:0.5%。②片剂:2.5 mg。

【贮藏】　密封、遮光保存。

瑞普特罗
(reproterol)

别名:茶丙喘宁、Bronchospasmin、Bronchodil

本品是奥西那林的衍生物。

【CAS】　54063-54-6

【ATC】　R03AC15;R03CC14

【理化性状】　1. 化学名:7-{ 3-[(3 , 5 , β-Trihy-droxyphenethyl) amino] propyl} theophylline

2. 分子式:$C_{18}H_{23}N_5O_5$

3. 分子量:389.4

4. 结构式

盐酸瑞普特罗
(reproterol hydrochloride)

【CAS】　13055-82-8

【理化性状】　1. 化学名:7-{ 3-[(3 , 5 , β-Trihy-droxyphenethyl) amino] propyl} theophyll-ine hydrochloride

2. 分子式:$C_{18}H_{23}N_5O_5 \cdot HCl$

3. 分子量:425.9

【药理作用】　本品为选择性 β_2 受体激动药,主要作用于支气管平滑肌,产生支气管扩张效应,而对心率、心排血量及血压无明显影响,临床疗效优于奥西那林。吸入后 1 min 即生效,口服后 30 min 显效,作用可持续 4～6 h 以上。耐受性良好,比较安全。

【适应证】　1. 用于治疗支气管哮喘。

2. 用于慢性阻塞性肺疾患。

【不良反应】　1. 偶有手颤、心悸、眩晕和不安等反应。

2. 对本品敏感患者可出现头痛,大剂量时可引起心动过速。

【禁忌与慎用】【药物相互作用】　参见沙丁胺醇。

【剂量与用法】　1. 缓慢静脉注射　一次 0.09 mg,必要时 10 min 后重复 1 次。

2. 口服　10～20 mg,3 次/日。

3. 气雾吸入　一次 0.5～1 mg,可连用 1～2 次,超过 2 次者效果不佳。

【制剂】　① 片剂:10 mg。② 注射液:0.09 mg/ml。

【贮藏】　密封、遮光保存。

特布他林
(terbutaline)

别名:叔丁喘宁、间羟叔丁肾上腺素、间羟舒喘宁、Brethine、Bricanyl

本品属于直接作用的拟肾上腺素药。

【CAS】　23031-25-6

【ATC】　R03AC03;R03CC03

【理化性状】　1. 化学名:2-*tert*-Butylamino-1-(3,5-dihydroxyphenyl)ethanol

2. 分子式:$(C_{12}H_{19}NO_3)_2$

3. 分子量:225.28

4. 结构式

硫酸特布他林
(terbutaline sulfate)

〖CAS〗　23031-32-5

【理化性状】　1. 化学名:2-*tert*-Butylamino-1-(3,5-dihydroxyphenyl)ethanol sulphate

3. 分子式:$(C_{12}H_{19}NO_3)_2 \cdot H_2SO_4$

4. 分子量:548.6

【药理作用】　本品对 β_2 受体具有选择性,其支气管扩张作用与沙丁胺醇相当,而兴奋心脏的作用则是沙丁胺醇的 1/10～1/7 倍,仅为异丙肾上腺素的 1/100。作用时间持久。口服后 30 min 显效,作用可持续 5～8 h;皮下注射可维持 1.5～4 h;气雾吸入经 5～15 min 起效,作用持续 4 h 左右。临床以气雾吸入疗效最好。

【体内过程】　本品口服后吸收不稳定,约有 60% 用量被吸收后在肝内和肠壁与硫酸结合(有些和葡糖醛酸结合)进行首过代谢。根据给药的途径,以不同的比例,部分以原药、部分以失活代谢物随尿液排出。$t_{1/2}$ 为 3～4 h。可透过胎盘,恒量进入乳汁。

【适应证】　1. 用于支气管哮喘。

2. 用于喘息性支气管炎。

3. 用于慢性阻塞性肺疾病。

【不良反应】　少数患者有头痛、手颤、心悸和胃肠道障碍。

【妊娠期安全等级】　B。

【禁忌与慎用】　1. 对本品及其他拟交感胺类过敏者禁用。对其他拟肾上腺素受体激动药过敏者,对本品也可能过敏。

2. 心血管疾病患者、糖尿病患者、癫痫患者、对拟交感类敏感性增加者(如未经适当控制的甲亢患者)慎用。

3. 老年患者慎用本品粉雾剂和气雾剂。

4. 本品可经乳汁分泌,哺乳期妇女慎用。

【药物相互作用】　1. 与其他肾上腺素受体激动药合用,疗效增加,而不良反应也可能加重。

2. MAOIs、三环类抗抑郁药、抗组胺药、左甲状腺素等可增加本品的不良反应。正使用或停用 MAOIs 2 周内的患者禁用本品。

3. β受体拮抗药能拮抗本品的作用,使疗效降低,还可能使哮喘患者产生严重的支气管痉挛。

4. 与咖啡因或解充血药合用可能增加心脏的不良反应。

5. 与琥珀胆碱合用可增强后者的肌松作用。

6. 本品能减弱胍乙啶的降血压作用。

7. 与茶碱合用可降低茶碱的血药浓度,增强舒张支气管平滑肌作用,但可能加重心悸等不良反应。

8. 与拟交感胺类合用,对心血管系统会产生有害影响,故不推荐二者合用。

9. 本品与排钾利尿药合用应谨慎。

【剂量与用法】　1. 口服　成人 2.5～5 mg,2～3 次/日;儿童 3～6 mg/d。

2. 皮下注射　成人一次 0.25 mg,一日最大量为 1 mg;儿童 0.05～0.1 mg/d。

3. 气雾吸入 一次 0.375～0.5 mg,4 次/日。

4. 静脉滴注 0.25 mg 加入 100 ml 0.9％氯化钠注射液中缓慢滴注;成人 0.5～0.75 mg/d,分 2～3 次静脉滴注。

【制剂】 ① 片剂:2.5 mg。② 注射液:0.25 mg/1 ml;0.5 mg/2 ml。③ 注射剂（粉）:0.25 mg;0.5 mg。④大容量注射液:100 ml 含硫酸特布他林 0.25 mg 与氯化钠 0.9 g。⑤气雾剂:0.25 mg/400 喷。⑥雾化用溶液:5 mg/2 ml。⑦胶囊剂:1.25 mg。⑧吸入粉雾剂:0.5 mg。⑨颗粒剂:1.25 mg。

【贮藏】 密封、遮光保存。

吡布特罗
(pirbuterol)

别名:吡舒喘宁、吡丁舒喘宁、吡丁醇、Pyrbuterol
本品属于 β_2 受体激动药,临床用其盐酸盐,商品名 Exirel。

【CAS】 38677-81-5

【ATC】 R03AC08;R03CC07

【理化性状】 1. 化学名:2-tert-Butylami-no-1-(5-hydroxy-6-hydroxymethyl-2-pyridyl)ethanol

2. 分子式:$C_{12}H_{20}N_2O_3$

3. 分子量:240.3

4. 结构式

醋酸吡布特罗
(pirbuterol acetate)

〖CAS〗 65652-44-0

〖理化性状〗 1. 分子式:$C_{12}H_{20}N_2O_3 \cdot C_2H_4O_2$

2. 分子量:300.4

盐酸吡布特罗
(pirbuterol hydrochloride)

〖CAS〗 38029-10-6

〖理化性状〗 1. 分子式:$C_{12}H_{20}N_2O_3 \cdot 2HCl$

2. 分子量:313.2

【药理作用】 本品对支气管平滑肌 β_2 受体有选择性兴奋作用,而对心血管系统则影响甚小,一般未见有心率加快、血压升高等不良反应。耐受性较好。口服吸收良好,用药后在 0.5～1 h 内出现支气管扩

张作用,持续时间可达 6 h。其疗效优于沙丁胺醇。

【适应证】【不良反应】 参见沙丁胺醇。

【禁忌与慎用】【药物相互作用】 参见沙丁胺醇。

【剂量与用法】 口服 10～15 mg,3 次/日。

【制剂】 片剂:10 mg。

【贮藏】 密封、遮光保存。

氯丙那林
(clorprenaline)

别名:氯喘通、氯喘、邻氯喘息定、邻氯异丙肾上腺素、Asthone、Astomalin
本品属于 β_2 受体激动药。

【CAS】 3811-25-4

【理化性状】 1. 化学名:1-(2-Chlorophenyl)-2-(propan-2-ylamino)ethanol

2. 分子式:$C_{11}H_{15}NO$

3. 分子量:213.7

4. 结构式

盐酸氯丙那林
(clorprenaline hydrochloride)

〖CAS〗 6933-90-0

〖理化性状〗 1. 本品为白色或类白色结晶性粉末,味苦,无臭。

2. 化学名:1-(2-Chlorophenyl)-2-(propan-2-ylamino)ethanol hydrochloride (1:1)

3. 分子式:$C_{11}H_{15}NO \cdot HCl$

4. 分子量:250.17

【药理作用】 本品能选择性地兴奋 β_2 受体,缓解组胺、乙酰胆碱等递质引起的支气管痉挛,对心脏的兴奋作用为异丙肾上腺素的 1/10～1/3。口服吸收良好,经 15～30 min 生效,1 h 可达最大效应,作用持续时间 4～6 h。气雾吸入 5 min 见效。长期使用耐受性良好。

【适应证】 适用于支气管哮喘、喘息性支气管炎及慢阻肺。

【不良反应】 可见轻微头痛、心悸、手指颤抖及胃肠道功能障碍;多在继续服用中自行消失。

【禁忌与慎用】【药物相互作用】 参见沙丁胺醇。

【剂量与用法】 1. 口服 5～10 mg,3 次/日。

预防夜间发作,可于临睡前加服 5～10 mg。

2. 气雾吸入　2%溶液,一次 0.3～0.5 ml。

【制剂】　①片剂:5 mg;10 mg。②气雾剂:2%。③复方氯喘片:含本品 5 mg,溴环己胺 10 mg,去氯羟嗪 25 mg,具有平喘祛痰、抗过敏作用,疗效比单用本品好。

【贮藏】　密封、遮光贮存。

克仑特罗
(clenbuterol)

别名:双氯醇胺、氨哮素、克喘素、氨双氯喘通、Spiropent

本品属于 β_2 受体激动药。

【CAS】　37148-27-9

【ATC】　R03AC14;R03CC13

【理化性状】　1. 化学名:1-(4-Amino-3,5-dichlorophenyl)-2-*tert*-butylaminoethanol

2. 分子式:$C_{12}H_{18}Cl_2N_2O$

3. 分子量:277.19

4. 结构式

盐酸克仑特罗
(clenbuterol hydrochloride)

【CAS】　21898-19-1

【理化性状】　1. 本品为白色或几乎白色结晶性粉末。溶于水或乙醇。微溶于丙酮。5%水溶液的 pH 为 5.0～7.0。

2. 化学名:1-(4-Amino-3,5-dichlorophenyl)-2-*tert*-butylaminoethanol hydrochloride

3. 分子式:$C_{12}H_{18}Cl_2N_2O \cdot HCl$

4. 分子量:313.7

【药理作用】　本品为选择性作用于 β_2 受体的强效兴奋剂,其支气管扩张作用约为非诺特罗的 25 倍,沙丁胺醇的 100 倍,而对心血管系统的影响则很小。口服吸收优于沙丁胺醇,并能促进支气管纤毛运动,有助于痰液排出和提高平喘效果。

【体内过程】　口服易于吸收,15～20 min 开始生效,2～3 h 可达血药峰值,作用可持续 6 h。气雾剂吸入后 5～10 min 起效,作用可持续 4 h。以栓剂直肠给药,作用可持续 24 h。

【适应证】　适用于治疗支气管哮喘、喘息性支气管炎以及慢性阻塞性肺疾病。

【不良反应】　少数患者可有轻度心悸、手颤、头晕等不良反应,继续服药一般能逐渐消失。

【禁忌与慎用】　1. 尚无妊娠期妇女用药的充分和良好对照研究,且 β 受体激动剂可能干扰子宫收缩,故妊娠期妇女用药应权衡利弊。

2. 尚未明确本品是否可分泌到乳汁中,哺乳期妇女慎用。如确需使用应选择停药或停止哺乳。

3. 儿童和老年人用药的安全性和有效性尚未建立。

4. 嗜铬细胞瘤患者、肝、肾功能不全患者、运动员慎用。

5. 余参见沙丁胺醇。

【药物相互作用】　参见沙丁胺醇。

【剂量与用法】　1. 口服或舌下含服　20～40 μg,3 次/日。

2. 气雾吸入　一次 10～20 μg,3～4 次/日。

3. 直肠给药　一次 60 μg,1～2 次/日。

4. 膜剂　一次 1 片(速效膜及长效膜各 1 格),1～2 次/日。待数分钟哮喘缓解后用温开水吞服或舌下含服。

【用药须知】　1. 吸入给药后如出现伴喘鸣加重的反常性支气管痉挛,应立即停用本品吸入剂,并立即采用其他给药方法或吸入其他支气管扩张剂,评估患者,必要时应改变治疗方法。

2. 有因进食含本品的动物肝脏中毒的报道,其中毒症状表现为头痛、肌痛、震颤、心悸、心动过速和易激惹等。

3. 本品不可超剂量使用,药物滥用可引起心搏骤停,甚至死亡。

【制剂】　①片剂:20 μg;40 μg。②气雾剂:10 μg。③栓剂:60 μg。④粉雾剂:20 μg。⑤膜剂:速效膜 40 μg;长效膜 80 μg。⑥喘立平气雾剂:每瓶含本品 1.5 mg 及洋金花总碱 5 mg,气雾吸入 3～4 次/日,平喘效果较本品单方气雾剂好。

【贮藏】　密封、遮光贮存。

妥洛特罗
(tulobuterol)

别名:叔丁氯喘通、氯丁喘胺、喘舒、Hokunalin、Atenos

本品属于选择性 β_2 受体激动药。

【CAS】　41570-61-0

【ATC】　R03AC11;R03CC11

【理化性状】　1. 化学名:2-*tert*-Butylamino-1-*o*-chlorophenylethanol

2. 分子式:$C_{12}H_{18}ClNO$

3. 分子量:264.2

4. 结构式

盐酸妥洛特罗
(tulobuterol hydrochloride)

〖CAS〗 56776-01-3

【理化性状】 1. 化学名:2-*tert*-Butylamino-1-*o*-chlorophenylethanol hydrochloride

2. 分子式:$C_{12}H_{18}ClNO \cdot HCl$

3. 分子量:264.2

【药理作用】 本品为强效和长效的 β_2 受体激动药,作用比氯丙那林强 2～10 倍,而对心脏的兴奋作用仅为其 1/100～1/300,为异丙肾上腺素的 1/1000,作用持续时间比异丙肾上腺素长 10 倍。此外,本品还有一定的止咳祛痰作用。

【体内过程】 口服吸收良好,1 h 可达血药峰值,6 h 后又出现 1 次高峰。经 48 h 从尿、粪便中完全排出,无蓄积性。

【适应证】 用于支气管哮喘、喘息性支气管炎的治疗。

【不良反应】 偶有手颤、心悸、心动过速、口干、头晕、失眠、恶心及胃部不适等反应,停药后多能自行消失。

【禁忌与慎用】 1. 对本品过敏者禁用。

2. 肝、肾功能不全、甲状腺功能亢进患者,心血管疾病如高血压、心律失常、冠状动脉病变或特发性肥厚性主动脉瓣下狭窄患者,糖尿病者、使用洋地黄者、低血钾者、嗜铬细胞瘤患者慎用。

3. 妊娠期妇女、哺乳期妇女、儿童用药的安全性和有效性尚未建立。

【药物相互作用】 参见沙丁胺醇。

【剂量与用法】 口服,一次 0.5～2 mg,2～3 次/日。

【用药须知】 1. 出现变态反应,须立即停药。

2. 连续过量使用,可导致心律不齐,甚至心搏骤停。

【制剂】 片剂:0.5 mg;1 mg。

【贮藏】 密封、遮光贮存。

曲托喹酚
(tretoquinol)

别名:喘速宁、夜罗宁、盐酸三甲醌醇、Inolin

本品为选择性 β_2 受体激动药。

【CAS】 30418-38-3

【ATC】 R03AC09;R03CC09

【理化性状】 1. 化学名:(-)-1,2,3,4-Tetrahydro-1-(3,4,5-trimethoxybenzyl)isoquinoline-6,7-diol

2. 分子式:$C_{19}H_{23}NO_5$

3. 分子量:345.39

4. 结构式

盐酸曲托喹酚
(tretoquinol hydrochloride)

〖CAS〗 18559-59-6 (anhydrous tretoquinol hydrochloride)

【理化性状】 1. 化学名:(-)-1,2,3,4-Tetrahydro-1-(3,4,5-trimethoxybenzyl)isoquinoline-6,7-diol hydrochloride monohydrate

2. 分子式 $C_{19}H_{23}NO_5 \cdot HCl \cdot H_2O$

3. 分子量:399.9

【药理作用】 本品还有罂粟碱样直接松弛支气管平滑肌的作用。其平喘效果显著,强度为异丙肾上腺素的 5～10 倍,而对心血管和神经系统影响较少,对肠道平滑肌或子宫平滑肌几乎无作用,不良反应少。口服作用持效时间为 3～4 h,气雾吸入为 1～2 h。

【适应证】 适用于支气管哮喘、慢性支气管炎、矽肺以及慢阻肺。

【不良反应】 可有心悸、头痛、口干、头重感及胃肠道反应,偶有热感及皮疹。

【禁忌与慎用】【药物相互作用】 参见沙丁胺醇。

【剂量与用法】 1. 口服 一次 3～6 mg,3～4 次/日。

2. 皮下或肌内注射 一次 0.1～0.2 mg。

3. 静脉注射或静脉滴注 一次 0.05～0.1 mg,用 50% 葡萄糖注射液 20～40 ml 稀释后缓慢静脉注射或加入 5% 葡萄糖注射液 500 ml 静脉滴注。

4. 喷雾吸入 一次 0.3～0.5 ml,根据病情需要,一日可用数次。

【制剂】 ①片剂:3 mg。②注射液:0.1 mg/1 ml。③吸入用溶液:0.5%。

【贮藏】　密封、遮光保存。

沙美特罗
(salmeterol)

本品为选择性 β_2 受体激动药。

【CAS】　89365-50-4

【ATC】　R03AC12

【理化性状】　1. 化学名：(RS)-2-(Hydroxy-methyl)-4-{1-hydroxy-2-[6-(4-phenyl-butoxy) hexylamino]ethyl}phenol

2. 分子式：$C_{25}H_{37}NO_4$

3. 分子量：415.6

4. 结构式

昔萘酸沙美特罗
(salmeterol xinafoate)

别名：施立稳、Serevent

〔CAS〕　94749-08-3

〖理化性状〗　1. 本品为白色或几乎白色粉末。不溶于水，微溶于乙醇。溶于甲醇。

2. 化学名：2-(Hydroxymethyl)-4-[1-hydroxy-2-[6-(4-phenylbutoxy) hexylamino] ethyl] phenol 1-hydroxy-2-naphthoate

3. 分子式：$C_{25}H_{37}NO_4 \cdot C_{11}H_8O_3$

4. 分子量：603.7

【用药警戒】　1. 本品可增加哮喘相关死亡的风险，故仅在其他哮喘治疗药物不能充分控制症状时作补充治疗，或哮喘严重程度明确，需要包括本品在内的两种维持方案治疗时才可使用。

2. 来自临床对照研究的数据证明，长效 β_2 受体激动药（LABA）在住院儿童和青少年患者中哮喘的相关风险增加。

【药理作用】　本品有显著的气管扩张作用，1 次吸入本品 50 μg 后 3～4 h，其支气管扩张作用与使用沙丁胺醇 200 μg 相似，但作用持续时间长得多（17.5 h），且 FEV_1 保持＞或等于基线值的 115%。本品还抑制组胺、白三烯和前列腺素等过敏递质，有助于控制潜在的炎症。沙美特罗可作为甾体类药物治疗时的辅助治疗药，但不作为代替药。沙美特罗作用持久，特别适用于需经常使用支气管扩张药治疗的患者。由于其起效慢，不适用于支气管哮喘发作的急救治疗。

【体内过程】　在达到治疗的吸入浓度时，本品的血浓度是微不足道的。

【适应证】　可长期用于可逆性呼吸道阻塞性疾病，如支气管哮喘、慢性支气管炎的常规治疗。

【不良反应】　1. 偶见低血钾、反常性支气管痉挛、震颤、心痛，罕见心悸。

2. 大剂量可使心率增加，但在两周内（一日吸药两次）可逐渐恢复。

【妊娠期安全等级】　C。

【禁忌与慎用】　1. 对本品过敏、对乳蛋白有超敏反应的患者禁用。

2. 高血压、慢性冠状动脉供血不足及 Q-T 间期延长综合征、糖尿病、甲状腺功能亢进、低血钾患者慎用。

3. 尚未明确本品是否可分泌到乳汁中，哺乳期妇女慎用，如确需使用，应选择停药或停止哺乳。

4. 12 岁以下儿童用药的安全性和有效性尚未建立，应慎用。

5. 有心血管疾病的 65 岁以上的老年患者慎用。

【药物相互作用】　1. 与茶碱类支气管扩张剂合用，可产生协同作用，合用时应注意调整剂量。

2. 与短效 β 受体激动药（如沙丁胺醇）合用，可使 FEV_1 得到改善，且不增加心血管不良反应发生率。

3. 与 MAOIs 合用，可增加心悸、激动或躁狂发生的危险性，二者不宜合用。

4. 与三环类抗抑郁药合用，可增强心血管的兴奋性，二者不宜合用。三环类抗抑郁药停药 2 周后方可使用本品。

5. 与黄嘌呤衍生物、激素、利尿药合用，可加重低血钾。

6. 与保钾利尿药合用，尤其本品超剂量时，可使患者心电图异常或低血钾加重，合用时应慎用。

7. 与非选择性 β 受体拮抗药合用，可降低本品疗效，使患者发生严重的支气管哮喘。但在特定的情况下，如哮喘患者的心肌梗死的预防，可能无其他药物代替 β 受体拮抗药治疗，此时，尽管需要慎重，也可以考虑使用心血管选择性 β 受体拮抗药。

8. 合用吸入性皮质激素药物和（或）色甘酸盐不影响本品的安全性。

【剂量与用法】　1. 成人　气雾吸入，一次 50 μg，2 次/日。严重病例一次 100 μg，2 次/日；甚至可用至一次 200 μg，2 次/日。粉雾吸入，一次 50 μg，2 次/日。

2. 儿童　气雾、粉雾吸入，一次 25 μg，2 次/日。

【用药须知】　1. 本品仅适用于吸入给药。

2. 本品不适用于哮喘急性发作、重度及危重哮喘发作患者。此时应选用短效 β 受体激动药(如沙丁胺醇)。

3. 本品过量可出现以下症状:癫痫发作、咽痛、低血压或高血压、心动过速(200 次/分)、心律不齐、头痛、震颤、肌肉痉挛、口干、恶心、头晕、倦怠、不适、失眠等,还可引起 Q-T 间期延长,导致心律失常。本品过量时建议进行心脏监测,使用心脏选择性 β 受体拮抗药,但若患者有支气管痉挛病史,使用心脏选择性 β 受体拮抗药时须加倍注意。

【制剂】 ① 吸入粉雾剂:50 μg。② 气雾剂:25 μg。

【贮藏】 遮光贮于室温。

甲氧那明
(methoxyphenamine)

别名:喘咳宁、甲氧苯丙甲胺、Mexypa-mine、Orthoxine

本品为选择性 β_2 受体激动药。

【CAS】 93-30-1

【ATC】 R03CB02

【理化性状】 1. 化学名:2-Methoxy-$N\alpha$-dimethyl-phenethylamine

2. 分子式:$C_{11}H_{17}NO$

3. 分子量:179.26

4. 结构式

盐酸甲氧那明
(methoxyphenamine hydrochloride)

【CAS】 5588-10-3

【理化性状】 1. 化学名:2-Methoxy-$N\alpha$-dimethylphenethylamine hydrochloride

2. 分子式:$C_{11}H_{17}NO \cdot HCl$

3. 分子量:215.7

【药理作用】 本品作用与麻黄碱类似,能显著舒张支气管平滑肌,而对心血管系统和中枢神经系统影响较小。对不能耐受麻黄碱的哮喘患者尤其适用。此外,本品尚具有轻度抗组胺、镇静和抑制咳嗽中枢的作用。

【体内过程】 口服易吸收,作用维持时间约 3 h。

【适应证】 1. 用于支气管哮喘、过敏性鼻炎。

2. 还可用于急性荨麻疹。

【不良反应】 偶有恶心、口干、心悸、头晕、头痛和失眠。

【禁忌与慎用】 【药物相互作用】 参见沙丁胺醇。

【剂量与用法】 1. 口服 成人 50～100 mg,3～4 次/日。5 岁以上儿童一次 25～50 mg,3 次/日。

2. 肌内注射 成人 20～40 mg,1 次/日。

【制剂】 ①片剂:50 mg。②注射液:40 mg/2 ml。

【贮藏】 密封、遮光保存。

福莫特罗
(formoterol)

本品为 β_2 受体激动药。

【CAS】 73573-87-2

【ATC】 R03AC13

【理化性状】 1. 化学名:(±)-2'-Hydroxy-5'-[(RS)-1-hydroxy-2-{[(RS)-p-methoxy-α-methyl phenethyl] amino}ethyl]formanilide

2. 分子式:$C_{19}H_{24}N_2O_4$

3. 分子量:344.4

4. 结构式

富马酸福莫特罗
(formoterol fumarate)

别名:安通克、信必可都保、奥克斯都保、Eformoterol、Oxis、Atock、Foradil

【CAS】 43229-80-7

【理化性状】 1. 化学名:(±)-2'-Hydroxy-5'-[(RS)-1-hydroxy-2-{[(RS)-p-methoxy-α-methyl phenethyl] amino}ethyl]formanilide

2. 分子式:$(C_{19}H_{24}N_2O_4)_2 \cdot C_4H_4O_4$

3. 分子量:804.9

【用药警戒】 本品可增加哮喘相关死亡的风险,故仅在其他哮喘治疗药物不能充分控制症状时作补充治疗,或哮喘严重程度明确需要包括本品在内的两种维持方案治疗时才可使用。

【药理作用】 本品对支气管平滑肌的松弛作用较沙丁胺醇强且较持久,在发挥支气管扩张作用的最小有效剂量时,即具有抗过敏作用和降低肺血管通透性,减轻肺水肿的作用。对豚鼠实验性哮喘有较强的抑制作用。

【适应证】　用于缓解支气管哮喘、慢性喘息型支气管炎、肺气肿等慢阻肺疾患。

【不良反应】　1. 消化系统偶见嗳气、腹痛、胃酸过多等。

2. 偶见瘙痒,罕见皮疹和过敏。

3. 循环系统偶见面红、胸闷;连续过量使用可引起心律失常甚至心搏停止。

4. 精神神经系统偶见头痛、兴奋、发热、盗汗,罕见耳鸣、麻木感、震颤、不安感、嗜睡、头昏、眩晕。

5. 其他偶见口渴、疲劳、倦怠感。

【妊娠期安全等级】　C。

【禁忌与慎用】　1. 对本品过敏者禁用。

2. 肝、肾功能不全患者,梗塞性肥厚型心肌病、特发性主动脉瓣下狭窄、高血压、颈内动脉-后交通动脉瘤或其他心血管病患者,糖尿病、低钾血、嗜铬细胞瘤、甲状腺功能亢进患者慎用。

3. 尚未明确本品是否可分泌到乳汁中,哺乳期妇女慎用,如确需使用,应选择停药或停止哺乳。

4. 新生儿和早产儿用药的安全性尚未确立,应慎用。

【药物相互作用】　1. 本品可增强由泮库溴铵、维库溴铵产生的神经肌肉阻滞作用。

2. 与儿茶酚胺类药物合用,易致心律不齐,甚至可能导致心脏停搏,应减量慎用。

参见沙丁胺醇。

【剂量与用法】　1. 口服成人 $160\ \mu g/d$,2 次分服;儿童一日 $4\ \mu g/kg$,2～3 次分服。

2. 国外已有本品的口吸入剂,商品名 Foradil,专用的口吸入器商品名为 Aerlizer。口吸入剂为装入胶囊剂的干粉,每粒胶囊剂装有本品 $12\ \mu g$,即一次吸入量。每 12 h 吸入 1 次,全天不可超过 $24\ \mu g$。

【用药须知】　1. 正确使用本品,1～2 d 未见疗效应即停药。

2. 哮喘急性发作用药或联合用药时建议监测血钾浓度。

【制剂】　① 片剂:$20\ \mu g$;$40\ \mu g$。② 粉雾剂:$4.5\ \mu g$;$9\ \mu g$。

【贮藏】　密封、遮光保存。

班布特罗
(bambuterol)

本品为支气管扩张药。

【CAS】　81732-65-2

【ATC】　R03CC12

【理化性状】　1. 化学名:(RS)-5-(2-$tert$-Butylamino-1-hydroxyethyl)-m-phenylene bis (dimethylcarbamate)

2. 分子式:$C_{18}H_{29}N_3O_5$

3. 分子量:367.44

4. 结构式

盐酸班布特罗
(bambuterol hydrochloride)

别名:帮备、邦尼、Bambec

〖CAS〗　81732-46-9

〖理化性状〗　1. 化学名:(RS)-5-(2-$tert$-Butylamino-1-hydroxyethyl)-m-phenylene bis (dimethylcarbamate)hydrochloride

2. 分子式:$C_{18}H_{29}N_3O_5\cdot HCl$

3. 分子量:403.9

【药理作用】　本品在体内转化为特布他林而起作用。特布他林通过激动 β_2 肾上腺素能受体,导致支气管平滑肌产生松弛作用;并可抑制内源性致痉物的释放,抑制由内源性介质引起的水肿;此外,还可增加支气管纤毛的廓清能力。

【体内过程】　口服本品后可被吸收 20% 的用药量,其吸收并不受食物的影响。其生物利用度约为 10%,2～6 h 可达 C_{max},作用可持续 24 h,给药 4～5 d 后可达 C_{ss}。本品吸收后经血浆胆碱酯酶水解、氧化,缓慢代谢成活性物质特布他林。本品约有 1/3 在肠壁和肝脏中代谢成为中间代谢物,此中间代谢物对肺组织有亲和力,在肺组织中也能进行本品向特布他林转化,因此,肺内的活性药物就可达到较高浓度。本品的血浆 $t_{1/2}$ 约为 13 h,而特布他林的血浆 $t_{1/2}$ 约为 17 h。本品、特布他林及其代谢物均主要随尿液排出。

【适应证】　支气管哮喘、哮喘性支气管炎、阻塞性肺气肿以及其他伴有支气管痉挛的肺部疾病。

【不良反应】　1. 可见头痛、震颤、精神紧张、强直性肌肉痉挛、心悸和心动过速,其轻重程度与剂量大小相关。继续治疗 1～2 周会自然消失。

2. 极少数患者可出现口干、胃部不适、头晕、乏力、皮疹和血转氨酶轻度升高。

【妊娠期安全等级】　B。

【禁忌与慎用】　1. 对本品、特布他林及其他拟交感胺类药物过敏者禁用。

2. 特发性肥厚性主动脉瓣狭窄、快速型心律失常或肝硬化患者均应禁用。

3. 肾功能不全、新近发生过心肌梗死、高血压等心脏病、糖尿病、甲状腺功能亢进以及对拟交感胺药物的敏感性增强（如甲亢）的患者和肝、肾功能不全的老年患者均应慎用。

4. 本品代谢产物特布他林会分泌至乳汁，但在治疗剂量下不会给婴儿造成不良影响。据报道，哺乳期妇女接受 β 肾上腺素受体激动药治疗时，早产儿会产生暂时性低血糖。故哺乳期妇女应慎用。

5. 12 岁以下儿童的剂量尚未确立，婴幼儿应慎用。

【药物相互作用】 1. 本品可能减弱胍乙啶的降压作用。

2. MAOIs、三环类抗抑郁药、抗组胺药和左甲状腺素等药可能加重本品的不良反应。

3. 本品与皮质激素或利尿药合用，可使血钾降低更为明显。

4. 本品可能延长琥珀酰胆碱的肌松作用，但具有剂量依赖性，并可自行恢复。

5. 与其他拟交感胺药物合用有协同作用，也会加重毒性。

6. 多种 β 受体拮抗药能拮抗本品的作用。

7. 本品可提升血糖水平，从而降低降糖药的作用。

【剂量与用法】 1. 成人起始口服 10 mg，每晚睡前服用；1～2 周内可加量至 20 mg。

2. 肾小球滤过率≤50 ml/min 的患者，起始剂量为 5 mg。

3. 老年患者的用量也应适当减少。

【用药须知】 1. 本品在转化为特布他林过程中对肝硬化或重度肝功能不全患者的肝功能具有很大的负担，应直接使用特布他林或其他 β₂ 受体激动药。

2. 过量使用本品，会导致特布他林的血药浓度升高，出现更明显的以上不良反应。应及时减量或停药，严重中毒者应洗胃，服用活性炭，维持酸碱、血糖和电解质的平衡，对血压明显下降者，应予扩容。

3. 过量还会发生血糖升高及乳酸中毒，体内的钾重新分配而导致低血钾，但这种情况一般不需特殊处理。

【制剂】 ①片剂：10 mg；20 mg。②胶囊剂：10 mg。③口服液：10 mg/10 ml；100 mg/100 ml。④颗粒剂：10 mg。

【贮藏】 密闭、置于 30 ℃以下。

利米特罗
(rimiterol)

别名：哌喘定、立灭喘、羟哌甲苯二酚、Asmaten、Pummadil

本品为第三代 β₂ 受体激动药。

【CAS】 32953-89-2

【ATC】 R03AC05

【理化性状】 1. 化学名：4-{(S)-Hydroxy[(2R)-piperidin-2-yl]methyl}benzene-1,2-diol

2. 分子式：$C_{12}H_{17}NO_3$

3. 分子量：223.27

4. 结构式

【药理作用】 本品为短效选择性 β₂ 受体激动药，其平喘作用与异丙肾上腺素相似，本品对心脏 β₁ 受体的作用甚弱，因此，心血管系统的不良反应很少，安全范围较大，长时间服用未产生耐受性。吸入气雾时，其支气管扩张作用与沙丁胺醇相似，给药后 5 min 生效，维持时间 1.5～3 h。

【体内过程】 口服本品后迅速被吸收。除广泛通过与硫酸和葡糖醛酸结合进行广泛的首过代谢外，还通过儿茶酚-O-甲基转移酶进行代谢，因而 $t_{1/2}$ 很短（<5 min）。本品还通过肺里的儿茶酚-O-甲基转移酶进行代谢。随尿和胆汁排出。

【适应证】 用于治疗支气管哮喘和慢性阻塞性肺疾患。

【不良反应】 1. 可有肌肉震颤、心悸。

2. 大剂量可出现轻微心动过速、头痛和外周血管扩张。

3. 参见沙丁胺醇。

【禁忌与慎用】【药物相互作用】 参见沙丁胺醇。

【剂量与用法】 气雾吸入，一次 0.1～0.5 mg（约 1～3 喷），两次间隔应为半小时以上，一日不超过 8 次。

【用药须知】 参见沙丁胺醇。

【制剂】 气雾剂：0.5%～1%。

【贮藏】 密封、遮光贮存。

阿福特罗
(arformoterol)

本品为选择性 β₂ 受体激动剂，是（R，R）-福莫特罗的对映体。

【CAS】　67346-49-0

【ATC】　R03AC13

【理化性状】　1. 化学名:(-)-N-[2-Hydroxy-5-((1R)-1-hydroxy-2-{[(1R)-2-(4-methoxyphenyl)-1-methylethyl]amino}ethyl)phenyl]formamide

2. 分子式:C_{19}H_{24}N_2O_4

3. 分子量:344.4

酒石酸阿福特罗
(arformoterol tartrate)

别名:Brovana

【CAS】　200815-49-2

【理化性状】　1. 本品为白色至类白色固体,微溶于水。

2. 化学名:(-)-N-[2-Hydroxy-5-((1R)-1-hydroxy-2-{[(1R)-2-(4-methoxyphenyl)-1-methyl-ethyl]amino}ethyl)phenyl]formamide hydrogen (2R,3R)-2,3-dihydroxybu-tanedioate

3. 分子式:C_{19}H_{24}N_2O_4 · C_4H_6O_6

4. 分子量:494.5

【用药警戒】　长效 β_2 受体激动剂与增加哮喘相关死亡的风险。本品对于哮喘患者的安全性和有效性尚未建立。包括本品的所有长效 β_2 受体激动剂都禁用于未长期使用哮喘控制药物的哮喘患者。

【药理作用】　1. 本品的药效是消旋福莫特罗的 2 倍。β_2 受体在支气管平滑肌占主导地位,而 β_1 受体在心脏中虽占着主导地位,但心脏也存在着 β_2 受体,故即使是选择性 β_2 受体激动剂也存在着心脏的不良反应。

2. β_2 受体拮抗剂的药理作用包括刺激内源性腺苷酸环化酶,该酶能催化 ATP 形成的环 3',5'腺苷单磷酸(cAMP)。内源性 cAMP 水平升高,继而产生支气管平滑肌松弛作用,并抑制速发型过敏反应介质从细胞里释放,特别是从肥大细胞释放出来。

3. 体外研究显示,本品还可抑制人肺部肥大细胞介质(包括组胺和白三烯)的释放,在豚鼠中可抑制组胺诱导的血浆白蛋白溢出,在气道高反应性的狗中可抑制过敏原诱导的嗜酸性粒细胞流入。

【体内过程】　1. 给予 COPD 患者 5～25 μg,2

次/日,共 2 周;或 15～50 μg,1 次/日,共 2 周时,本品的全身暴露量与剂量呈线性。蓄积指数为 2.5。使用 15 μg 达稳态时,本品的 AUC_{0-12h} 为 39.33(pg·h)/ml。

2. 体外本品浓度为 0.25～1.0 ng/ml 时,蛋白结合率为 52%～65%。体外实验的浓度高于本品治疗浓度。

3. 本品首先经直接葡糖醛酸化,然后经 O-脱甲基作用代谢。至少有 5 种尿苷二磷酸葡糖醛酸转移酶参与催化,CYP2D6 和 CYP2C19 具有催化 O-脱甲基作用。

4. 单剂量给予放射标记的本品,48 h 内尿液中可回收 63%,粪便中可回收 11%,14 d 内总计回收 89%,尿和粪便中分别占 67% 和 22%,原药约占给药剂量的 1%。肾清除率为 8.9 L/h。COPD 患者平均终末半衰期为 26 h。

【适应证】　用于松弛慢性阻塞性肺病(COPD)的支气管收缩,包括慢性支气管炎和肺气肿。

【不良反应】　1. β_2 受体激动相关不良反应包括心绞痛、高血压或低血压、心动过速、心律失常、紧张、头痛、震颤、口干、心悸、肌肉痉挛、恶心、头晕、疲劳、不适、低血钾、高血糖、代谢性酸中毒和失眠。

2. 临床试验中报道的常见不良反应(≥2%)包括胸痛、腰痛、腹泻、鼻窦炎、腿抽筋、呼吸困难、皮疹、流感综合征、外周水肿、胸闷。

3. <2% 的不良反应包括脓肿、过敏反应、洋地黄中毒、发热、疝气、颈强直、赘生物、骨盆痛、腹膜后出血、动脉硬化、房颤、房室传导阻滞、充血性心力衰竭、心脏传导阻滞、心肌梗死、Q-T 间期延长、室上性心动过速、T 波倒置、便秘、胃炎、黑便、口腔白色念珠菌病、牙周脓肿、直肠出血、脱水、水肿、糖耐量减低、高血糖、高血脂、低血糖、低血钾。关节痛、关节炎、骨骼异常、风湿性关节炎、肌腱挛缩、烦躁、脑梗死、唇周异常、运动功能减退、麻痹、肺癌、呼吸障碍、声音改变、皮肤干燥、单纯性疱疹、皮肤染色、皮肤增厚、视力异常、青光眼、乳房赘生物、钙结晶尿、糖尿、血尿、肾结石、遗尿、前列腺特异性抗原升高、脓尿、尿道障碍、尿异常。

【妊娠期安全等级】　C。

【禁忌与慎用】　1. 对本品过敏者禁用。

2. 在矛盾性支气管痉挛、COPD 急性恶化、冠状动脉供血不足、心律不齐、高血压、糖尿病酮症酸中毒等情况时慎用。

3. 同时使用肾上腺素能药物、皮质激素、非保钾利尿剂、MAOIs、三环类抗抑郁药、延长 Q-T 间期的药物、β 受体拮抗药等应慎用。

4. 本品是否经乳汁排泄尚未确定,哺乳期妇女慎用。

5. 尚未在妊娠期妇女中进行足够的、良好的对照研究。只有潜在的益处＞对胎儿伤害的潜在风险时,妊娠期妇女才可使用。

6. COPD 不发生于儿童,但儿童用药的安全性及有效性尚未确定。

7. 禁用于未长期使用哮喘控制剂(糖皮质激素)治疗的哮喘患者。

【药物相互作用】 1. 与黄嘌呤衍生物(氨茶碱、茶碱)、皮质激素或排钾利尿剂合用,会增加低血钾风险。

2. MAOIs、三环类抗抑郁药以及延长 Q-Tc 间期的药物,可加重本品对心脏的影响,延长 Q-Tc 间期,增加室性心律失常的风险。

3. 本品与肾上腺素及异丙肾上腺素等儿茶酚胺类药物合用时,可能引起心律不齐,甚至可能导致心搏停止。

4. 本品可增加洋地黄类药物导致心律失常的易感性。

5. β受体拮抗药不但可拮抗本品的作用,还可导致 COPD 患者发生严重的支气管痉挛。

【剂量与用法】 本品吸入溶液的推荐剂量为 15 μg 雾化吸入,2 次/日(早上和晚上),不推荐一日总剂量＞30 μg。肾功能或肝功能不全的患者不必调整剂量,但如持续吸入则应注意监测肝功能。

【用药须知】 1. 长效 β₂受体激动药与增加哮喘相关死亡的风险。本品禁用于支气管痉挛的急性发作。

2. 与其他吸入性 β₂受体激动药一样,本品可导致矛盾性支气管痉挛,可致命,如发生,应立即停药,并选择其他治疗方法。

3. COPD 可在数小时内急性恶化,也可能经数天缓慢恶化,如果本品不能控制症状,吸入短效 β₂受体激动药的效果越来越差,患者吸入的需求量增大,这可能就是疾病恶化的征象,须立即重新评价 COPD 的治疗方案,切不可增大本品剂量至 15 μg,2 次/日以上。

4. 与其他 β₂受体激动药相似,本品可导致明显的心脏效应,表现为脉搏增加、血压升高。虽不常见,一旦发生可能须暂停用药。本品还可导致心电图改变,如 T 波压低、Q-Tc 间期延长。心血管疾病者,特别是冠状动脉供血不足、心律失常及高血压患者,慎与其他拟交感神经药合用。

5. 本品可导致速发型超敏反应,表现为荨麻疹、皮疹和支气管痉挛。

6. 过量可出现心绞痛、高血压或低血压、心动过速至 200 次/分、心律失常、头痛、震颤、口干、心悸、肌肉痉挛、恶心、头晕、疲乏、不安、低血钾、高血糖、代谢性酸中毒及失眠,心搏骤停、甚至死亡。

治疗措施包括停药,进行适当的症状治疗和支持治疗,可考虑使用心脏选择性 β-受体拮抗药,但应注意该类药物可导致支气管痉挛,透析是否有益尚缺乏足够证据,推荐进行心电监护。

7. 开盒后的药瓶应一直放进放入袋中。有密封凭证的溶液应澄清无色,开瓶后,可在室温下放置 6 周,6 周后未用完的药物应弃去。

【制剂】 雾化用溶液:15 μg(阿福特罗,相当于酒石酸盐 22 μg)。

【贮藏】 遮光避热,贮于 2～8 ℃。

茚达特罗
(indacaterol)

本品为长效吸入 β₂受体激动剂。

【CAS】 312753-06-3

【ATC】 R03AC18

【理化性状】 1. 化学名:(R)-5-[2-[((5,6-Diethyl-2,3-dihydro-1H-inden-2-yl) amino]-1-hydroxyethyl]-8-hydroxyquinolin-2(1H)-one

2. 分子式:$C_{24}H_{28}N_2O_3$

3. 分子量:392.49

4. 结构式

马来酸茚达特罗
(indacaterol maleate)

别名:比斯海乐、昂润、Breezhaler、Onbrez

【CAS】 753498-25-8

【理化性状】 1. 化学名:(R)-5-[2-[((5,6-Diethyl-2,3-dihydro-1H-inden-2-yl) amino]-1-hydroxyethyl]-8-hydroxyquinolin-2(1H)-one mal-eate

2. 分子式:$C_{24}H_{28}N_2O_3 \cdot C_4H_4O_4$

3. 分子量:508.56

【用药警戒】 长效 β₂受体激动药与导致增加哮喘死亡的风险相关。本品对于哮喘患者的安全性和有效性尚未建立。包括本品在内的所有长效 β₂受体激动药都应禁用于未长期使用哮喘控制药物的哮喘患者。

【药理作用】 1. 本品吸入后,其在肺内局部就可发挥支气管扩张剂的作用。虽然 β_2 受体是支气管平滑肌中的主要肾上腺素受体,而 β_1 受体是心脏中的主要受体,但在人体心脏中也存在着 β_2 受体,占全部肾上腺素受体的 $10\% \sim 50\%$。虽然尚不清楚这些受体的确切功能,但它们的存在提示了一种可能性,即使高选择性的 β_2 受体激动药也可能有影响心脏的作用。

2. 包括本品在内的 β_2 受体激动药药物的药理学作用,至少部分来自于细胞内腺苷环化酶的激活,该酶能够催化三磷酸腺苷(ATP)转化为环-$3'$,$5'$——磷酸腺苷(环磷酸腺苷)。环磷酸腺苷(cAMP)水平升高引起支气管平滑肌松弛。体外研究显示,本品对 β_2 受体的激动活性高于 β_1 受体 24 倍,高于 β_3 受体 20 倍。尚不明确这些发现的临床意义。

【体内过程】 1. 吸收 单剂或多剂吸入给药后,本品达血药峰值的中位时间大约为 15 min。全身暴露量随剂量($150 \sim 600 \ \mu g$)成比例增加。吸入一剂后,绝对生物利用度平均为 $43\% \sim 45\%$。全身暴露量来自肺和肠道的吸收;约 75% 的全身暴露量来自肺脏吸收,而其余 25% 来自肠道吸收。

本品血药浓度随重复给药而增加。在 $12 \sim 14$ d 内达到稳态。1 次/日吸入给药 $150 \sim 600 \ \mu g$ 之间,本品的平均蓄积率在 $2.9 \sim 3.5$ 的范围内。

2. 分布 在静脉滴注给药后,本品的分布容积为 2557 L,显示药物分布广泛。在体外与人血清和血浆蛋白结合率上分别为 $94.1\% \sim 95.3\%$ 和 $95.1\% \sim 96.2\%$。

3. 代谢 在人体 ADME(吸收、分布、代谢、排泄)试验中,口服放射性标记的本品后,原药是血清中的主要成分,大约占 24 h 总药物相关 AUC 的三分之一。羟基衍生物是血清中最主要的代谢产物。茚达特罗酚 O-葡糖醛酸苷和羟基化茚达特罗是次级代谢产物。羟基衍生物的非对映异构体、N-葡糖醛酸苷茚达特罗以及 C-和 N-脱烷烃产物是已鉴定出的进一步代谢产物。体外研究显示,UGT 中只有 UGT1A1 亚型将本品代谢成为酚 O-葡糖醛酸苷。在重组 CYP1A1、CYP2D6、CYP3A4 共同孵育实验中可见氧化代谢产物形成。CYP3A4 被认为是本品羟基化的主要同工酶。体外研究进一步表明,本品是外排转运蛋白 P-gp 的低亲和性底物。

4. 排泄 随尿液排泄的原药通常低于给药剂量的 2%。本品的平均肾清除率在 $0.46 \sim 1.20$ L/h 之间。与血浆清除率 23.3 L/h 相比,肾脏清除率在本品的全身消除中所起到的作用较小(约为全身清除率的 $2\% \sim 5\%$)。

粪便排泄是主要的排泄途径,多于尿液途径。

本品主要以原药的形式(占给药剂量的 54%)随粪便排泄,其次是羟基代谢产物(占给药剂量的 23%)。给药剂量的 90% 或更多可从排泄物中回收。

本品的血药浓度呈现多相下降,平均终末 $t_{1/2}$ 范围为 $45.5 \sim 126$ h。根据重复剂量给药后本品的蓄积率计算得到的有效半衰期范围为 $40 \sim 52$ h,与观察到达到稳态约为 $12 \sim 14$ d 的时间相一致。

5. 年龄(成人至 88 岁)、性别、体重($32 \sim 168$ kg)、种族对本品药动学无临床意义的影响。

在轻、中度肝功能不全的患者中,本品的 C_{max} 或 AUC 无改变,与健康受试者相比较,蛋白结合率亦不存在差异。尚未在重度肝功能不全受试者中开展研究。

由于泌尿途径对全身清除的贡献非常低,尚未在肾功能功能不全受试者中开展研究。

【适应证】 用于成人慢性阻塞性肺疾病(COPD)患者的维持治疗。

【不良反应】 常见鼻咽炎、上呼吸道感染、咳嗽、头痛以及肌肉痉挛。

【妊娠期安全等级】 C。

【禁忌与慎用】 1. 未使用长期哮喘控制药物的哮喘患者禁用所有的长效 β_2 受体激动药。

2. 本品不适用于哮喘的治疗。

3. 对本品或其他辅料有过敏史的患者禁用。

4. 心脏疾病、惊厥或甲状腺毒症的患者,以及对拟交感神经胺类过敏的患者应慎用本品。

5. 妊娠期妇女只有在益处大于对胎儿伤害的潜在风险时,才可使用。

6. 动物实验本品可经乳汁分泌,哺乳期妇女应权衡利弊,选择停药或停止哺乳。

7. 儿童的安全性及有效性尚未确定。

【药物相互作用】 1. 与其他拟交感神经药物(单剂或复方制剂的成分)合用时,可能会使本品的不良反应增加。本品不应该与其他长效 β_2 受体激动药或含有长效 β_2 受体激动药的药品合用。

2. β_2 受体激动剂与甲基黄嘌呤衍生物、皮质激素、或非保钾利尿剂合用可能会增强潜在的低血钾效应。非保钾利尿剂,尤其是在超过推荐剂量使用时,可能使服用非保钾利尿剂(例如袢利尿药或噻嗪利尿剂)导致的 ECG 改变或低钾血症急剧恶化。虽然尚未明确这些作用的临床意义,但建议谨慎合用本品和非保钾利尿剂。

3. 肾上腺素受体拮抗药可能减弱或拮抗 β_2 受体激动药的效应。因此,除非有迫切需求,本品不应该与 β 肾上腺素受体拮抗药(包括滴眼液)合用,需要时,应该首选心脏选择性的 β 受体拮抗药,但亦应慎用。

4. 本品与其他 β_2 受体激动药一样,应该极其谨慎地用于正在服用 MAOIs、三环类抗抑郁药或其他已知能够延长 Q-Tc 间期的药物的患者,因为这些药物可能增强肾上腺素受体激动剂对心血管系统的效应。已知能够延长 Q-Tc 间期的药物可能增加室性心律失常的风险。

【剂量与用法】 吸入一粒 $150~\mu g$ 胶囊剂的内容物,1 次/日。应该在一日相同时间使用本品。

【用药须知】 1. 尚未明确本品在哮喘患者中的安全性和有效性,因此,不适用于哮喘的治疗。

2. 在治疗可能危及生命的 COPD 急性加重时,不能将本品作为初始治疗方法。尚未在 COPD 急性加重的患者中进行本品的研究。在这种情况下不宜使用本品。

不应使用本品缓解急性症状,即不能用于支气管痉挛急性发作的急救治疗。尚未进行本品缓解急性症状的研究,不可采用增加剂量的方式缓解症状。应该吸入短效 β_2 受体激动药治疗急性症状。

开始使用本品时,应指导原本规律应用吸入型短效 β_2 受体激动药(例如 4 次/日)的患者停止规律使用这些药物,仅在需要缓解急性症状时使用这些药物。在医师给患者开本品处方时,应同时将吸入型短效 β_2 受体激动药开在处方上,并指导患者如何使用。增加吸入型 β_2 受体激动药使用量是疾病加重的信号,提示需要及时给予医疗关注。

COPD 可能在几小时内迅速恶化,也可能在数天或更长的时间内缓慢恶化。如果本品不能继续有效控制支气管痉挛的症状,或者患者吸入短效 β_2 受体激动药的疗效降低,或者患者需要比平时吸入更多的短效 β_2 受体激动药,这些可能是疾病恶化的信号。在这种情况下,应立刻对患者及其 COPD 治疗方案进行重新评估,不宜超过本品日推荐剂量使用。

3. 与其他吸入型 β_2 受体激动药一样,本品的使用不应过于频繁和高于推荐剂量,不能与含有长效 β_2 肾上腺素受体激动药的其他药物合用,否则可能导致用药过量。已有报告过量使用吸入型拟交感神经药物可导致心血管反应和死亡。

4. 应用本品后可能出现速发型过敏反应。如果有过敏反应的表现(特别是,呼吸或吞咽困难,舌、唇和颜面肿胀,荨麻疹,皮疹),应立即停用本品,并选择替代治疗。

5. 与其他吸入型 β_2 受体激动药一样,本品有可能导致危及生命的矛盾性支气管痉挛。如果发生矛盾性支气管痉挛,应该立即停用本品并选择其他的替代治疗。

6. 与其他 β_2 受体激动药一样,本品可在一些患者中产生具有临床意义的心血管效应,表现为心率增加、收缩压或舒张压升高,或出现相关症状。如果有上述反应,可能需要停用本品。另外,已经有 β 受体激动药可引起心电图(ECG)改变的报告,例如 T 波低平、Q-Tc 间期延长和 ST 段下降,但尚不清楚这些发现的临床意义。因此,与其他拟交感神经胺类相似,心血管疾病,尤其是冠状动脉功能不全、心律失常和高血压的患者应慎用本品。

7. 与其他拟交感神经胺类相似,患有惊厥疾病或甲状腺毒症的患者,以及对拟交感神经胺类过敏的患者应慎用本品。有报告显示静脉注射 β_2 受体激动药沙丁胺醇可加重已有的糖尿病和酮症酸中毒症状。

8. β_2 肾上腺素受体激动药可能通过细胞内分流,导致一些患者出现明显的低钾血症,从而可能导致心血管方面的不良反应。血钾降低通常呈一过性,不需要补充治疗。吸入高剂量的 β_2 受体激动药,可能导致血糖升高。

【制剂】 吸入用硬胶囊剂:$150~\mu g$。

【贮藏】 室温(10~30 ℃)保存。避免儿童误取。将胶囊剂保存在泡罩内仅于使用前取出。

维兰特罗
(vilanterol)

本品为长效吸入 β_2 受体激动药。

【CAS】 503068-34-6

【ATC】 R03AK10(+ fluticasone);R03AL03(+umeclidinium)

【理化性状】 1. 化学名:4-{(1R)-2-[(6-{2-[(2,6-Dichlorobenzyl)oxy]ethoxy}hexyl)amino]-1-ydroxyethyl}-2-(hydroxymethyl)phenol

2. 分子式:$C_{24}H_{33}Cl_2NO_5$

3. 分子量:486.43

三苯乙酸维兰特罗
(vilanterol trifenatate)

本品为长效吸入 β_2 受体激动药。

【CAS】 503070-58-4

【理化性状】 1. 本品为白色粉末,几乎不溶于水。

2. 化学名:Triphenylacetic acid-4-{(1R)-2-[(6-{2-[(2,6 dicholorobenzyl)oxy]ethoxy}hexyl)amino]-1-hydroxyethyl}-2-(hydroxymethyl)phenol(1∶1)

3. 分子式:$C_{24}H_{33}Cl_2NO_5 \cdot C_{20}H_{16}O_2$

4. 分子量:774.8

5. 结构式

【用药警戒】　长效 β_2 受体激动药与增加哮喘相关死亡的风险。本品对于哮喘患者的安全性和有效性尚未建立。包括本品的所有长效 β_2 受体激动剂都禁用于未长期使用哮喘控制药物的哮喘患者。

【药理作用】　1. 本品吸入后其在肺内局部发挥支气管扩张剂的作用。虽然 β_2 受体是支气管平滑肌中的主要肾上腺素受体,而 β_1 受体是心脏中的主要受体,但在人体心脏中也存在 β_2 肾上腺素受体,占全部肾上腺素受体的 $10\%\sim50\%$。虽然尚不清楚这些受体的确切功能,但它们的存在提示了一种可能性,即使高选择性的 β_2 肾上腺素受体激动药也可能有影响心脏的作用。

2. 包括本品在内的 β_2 受体激动药的药理学作用,至少部分来自于细胞内腺苷环化酶的激活,该酶能够催化三磷酸腺苷(ATP)转化为环-3′,5′—磷酸腺苷(环-磷酸腺苷)。环磷酸腺苷(cAMP)水平升高引起支气管平滑肌松弛,减少细胞,特别是肥大细胞释放速发型过敏反应介质。

【体内过程】　1. 吸收　本品的血药浓度不能预测临床效应。吸入给药后,本品达到血药峰值的时间大约为 $5\sim15$ min。全身暴露量来自肺部吸收,胃肠道吸收可忽略不计;重复给药后 14 d 达稳态,蓄积率为 1.7。

2. 分布　在静脉滴注给药后,本品的分布容积为 165 L,在体外蛋白结合率为 94%。

3. 代谢　本品主要经 CYP3A4 代谢,也是 P-糖蛋白的底物。

4. 排泄　静脉注射放射性标记的本品后,粪便中回收 30% 的放射性,尿液中回收 70%。重复给药后本品有效半衰期为 11 h。

5. 在轻、中度肝功能不全的患者中,本品的 C_{max} 或 AUC 无明显差异。尚未在重度肝功能不全的受试者中开展研究。重度肾功能不全患者 AUC_{0-24} 升高 56%。

【适应证】　用于成人慢性阻塞性肺疾病(COPD)患者的维持治疗。

【不良反应】　有些患者可导致明显的心血管反应,包括心率加快、血压升高。

【妊娠期安全等级】　C。

【禁忌与慎用】　参见茚达特罗。

【药物相互作用】　1. 酮康唑可升高本品的血药浓度,但不会出现 β 受体激动导致的心脏和血压反应。

2. 本品为 P-糖蛋白底物,但临床试验中,中效 P-糖蛋白抑制剂维拉帕米对本品暴露量无影响。

【剂量与用法】　目前尚无本品的单方制剂上市,由于芜地溴铵或氟替卡松的复方吸入剂上市(参见常用呼吸系统复方制剂一览表)吸入用胶囊剂均含本品 $25\ \mu g$,1 次/日。

【用药须知】　参见茚达特罗。

【制剂】　①芜地溴铵-维兰特罗吸入粉剂:每吸含 $62.5\ \mu g/25\ \mu g$。②福莫特罗-维兰特罗吸入粉剂:每吸含 $100\ \mu g/25\ \mu g$。

【贮藏】　防潮,贮于 $25\sim30\ ℃$,短程携带允许 $15\sim30\ ℃$。

10.3.2　磷酸二酯酶抑制剂

氨茶碱
(aminophylline)

别名:茶碱乙烯双胺、茶碱乙二胺、Diaphylline、Euphyllin

本品为茶碱与二乙胺的复盐。

【CAS】　317-34-0(anhydrous aminophylline)

【ATC】　R03DA05

【理化性状】　1. 化学名:A mixture of theophylline and ethylenediamine(2∶1), its composition approximately corresponding to the formula below

2. 分子式:$(C_7H_8N_4O_2)_2 \cdot C_2H_4(NH_2)_2$

3. 分子量:420.4

4. 结构式

【药理作用】　本品通过抑制磷酸二酯酶,升高 cAMP/cGMP 比值而发挥平喘作用。其机制在于直接松弛支气管平滑肌,抑制组胺等过敏递质的释放,缓解支气管黏膜的充血水肿;增加离体骨骼肌的收缩力,在慢性阻塞性肺疾患情况下,改善膈肌收缩力。是目前临床最常用的平喘药物之一。除平喘外,本品还能松弛胆道平滑肌,扩张冠状动脉并具有轻度的利尿作用、强心作用和中枢兴奋作用。

【体内过程】　本品口服、经直肠或肠外给药均能迅速被吸收,在体内释放出茶碱。茶碱的蛋白结合率为 40%,新生儿和患肝病的成人可见降低。分布容积约为 0.5 L/kg;正常人的 $t_{1/2}$ 为 6~12 h,儿童为 1~6 h,吸烟者 4~5 h,新生儿和早产儿为 10~45 h,老年人、心力衰竭和肝病患者可见延长。空腹状态下口服本品,在 2 h 血药浓度达峰值,最佳的治疗血浆浓度为 10~20 $\mu g/ml$(55~110 $\mu mol/L$)。本品的大部分以代谢产物随尿液排出,10% 以原药排出。

【适应证】　1. 用于缓解支气管哮喘、喘息型支气管炎、阻塞性肺气肿症状。

2. 用于急性左心力衰竭所致的哮喘(心性哮喘)。

3. 用于充血性心力衰竭、冠脉功能不全、心绞痛,心性和肾性水肿及胆绞痛的患者。也可用于心性哮喘及伴有高血压的哮喘患者。

【不良反应】　1. 常见的不良反应有食欲缺乏、恶心、呕吐,消化道出血;也可见头痛、烦躁、易激动。肌内注射会引起局部红肿疼痛,与 2% 盐酸普鲁卡因合用可减轻。

2. 如静脉注射或滴注量过大、浓度过高或速度过快,可引起头晕、心悸、心律失常,甚至血压骤降、谵妄、肌肉颤动或惊厥等严重反应。

【妊娠期安全等级】　C。

【禁忌与慎用】　1. 急性心肌梗死、严重冠状动脉硬化及低血压患者禁用。

2. 高血压、肺源性心脏病、严重低氧血症患者慎用。

3. 肝、肾功能不全患者慎用。

4. 活动性消化道溃疡或有溃疡病史者慎用。

5. 甲状腺功能亢进者、乙醇中毒患者慎用。

6. 老年患者和新生儿慎用。

【药物相互作用】　1. 肾上腺糖皮质激素与本品合用控制哮喘持续状态,有协同作用。

2. 普萘洛尔可抑制本品的支气管扩张作用。

3. 克林霉素、红霉素、林可霉素、环丙沙星均可降低本品在肝内的清除率,使血药浓度升高,甚至出现毒性反应,应在给药前后调整本品的用量。

4. 本品可加速肾脏对锂的排出。

5. 本品静脉注射时不可与维生素 C、去甲肾上腺素、四环素族盐酸盐、促皮质激素及氢化可的松等药物配伍。

6. 严重哮喘时,可同时静滴异丙嗪 25~50 mg,但不可与氨茶碱混合以免产生沉淀。

【剂量与用法】　1. 口服　成人一次 0.1~0.2 g,3 次/日;儿童一次 3~5 mg/kg,3 次/日;缓释制剂,成人 0.1~0.3 g,2 次/日。

2. 静脉注射或静脉滴注　成人,一次 0.25~0.5 g;儿童,一次 2~3 mg/kg,用 25%~50% 葡萄糖注射液 20~40 ml 稀释后缓慢静脉注射,时间不得少于 5 min。也可用 5% 葡萄糖注射液 500 ml 稀释后滴注。

3. 保留灌肠或栓剂　一次 0.3~0.5 g。极量为一次 0.5 g,1 g/d。

【用药须知】　1. 茶碱的治疗浓度范围较窄,体内清除率的个体差异较大,确定剂量时最好能参照临床效应和治疗浓度监测结果进行调整。

2. 静脉给药时必须稀释后注射并注意掌握速度和剂量。

3. 本品引起失眠、不安等反应,可合用镇静催眠药予以预防。

【制剂】　① 片剂:0.1 g;0.2 g。② 缓释片:0.1 g。③ 控释片:0.1 g。④ 栓剂:0.25 g。⑤ 注射液:0.125 g/10 ml;0.25 g/2 ml;0.25 g/10 ml;0.5 g/2 ml。⑥ 注射剂(粉):0.25 g。⑦ 大容量注射液:100 ml 含氨茶碱 0.25 g 与氯化钠 0.9 g;100 ml 含氨茶碱 0.5 g 与氯化钠 0.9 g。

【贮藏】　密封贮存。

茶碱
(theophylline)

别名:Lasma、Accurbron、Theostat

【CAS】　58-55-9

【ATC】　R03DA04

【理化性状】　1. 本品为白色结晶性粉末。微溶于水,略溶于无水乙醇。溶于氢氧化物碱、氨水和矿物酸的溶液。

2. 化学名:3,7-Dihydro-1,3-dimethylpurine-2,6(1H)-dione;1,3-dimethylxanthine

3. 分子式:$C_7H_8N_4O_2$

4. 分子量:180.2

5. 结构式

水合茶碱
(theophylline hydrate)

〖理化性状〗　1. 本品为白色结晶性粉末。微溶于水,略溶于无水乙醇。溶于氢氧化物碱、氨水和矿物酸的溶液。

2. 分子式：$C_7H_8N_4O_2 \cdot H_2O$

3. 分子量：198.2

【药理作用】　本品作用类似氨茶碱，具有松弛支气管平滑肌，缓解支气管痉挛，兴奋呼吸的作用；此外，本品还有兴奋中枢神经系和心脏，降低周围阻力和静脉压以及利尿作用。

【体内过程】　本品口服后吸收迅速而完全，食物可影响吸收的速度，但不影响吸收的程度，口服后，一般制剂于 $1\sim2\,h$ 可达到峰值，缓释剂则需 $4\,h$。蛋白结合率约为 40%，新生儿和患有肝病的成年人可见降低。最适合的治疗血药浓度是 $10\sim20\,\mu g/ml$（$55\sim110\,\mu mol/L$）。本品在肝内代谢成 1,3-二甲尿酸、1-甲尿酸和 3-甲黄嘌呤，这些代谢物均随尿液排出。成人约有用量的 10% 以原药排出，新生儿则排出原药 50%，还有大部分是以咖啡因排出的。本品在肝内代谢的个体差异很大，导致在清除、血药浓度和半衰期都存在差异。多种因素影响代谢，如年龄、吸烟、饮食、疾病和药物相互作用。非吸烟的健康成人的 $t_{1/2}$ 为 $6\sim12\,h$，儿童为 $1\sim5\,h$，吸烟者为 $4\sim5\,h$，老年人、心力衰竭或肝病患者可见延长。本品可透过胎盘，也能进入乳汁。

【适应证】　参见氨茶碱。

【不良反应】　1. 血药浓度达到 $15\sim25\,\mu g/ml$ 时，可能出现胃肠道不适、腹泻、恶心、呕吐、腹痛、神经过敏、头痛、失眠、头晕、激动、肌肉痛性痉挛、震颤。

2. 血药浓度达到 $25\sim35\,\mu g/ml$ 时，可能出现心动过速，偶见室性早搏。

3. 血药浓度达 $>35\,\mu g/ml$ 时，可能出现室性心动过速、频发性早搏和惊厥。

【妊娠期安全等级】　C。

【禁忌与慎用】　1. 对本品及其衍生物过敏者、活动性消化性溃疡患者、未经控制的惊厥性疾病患者、急性心肌梗死伴血压下降者、未治愈的癫痫患者禁用。

2. 高血压、心律失常、急性心肌损伤、心肌梗死、心力衰竭、冠状动脉硬化、肺源性心脏病、甲状腺功能亢进、低氧血症、持续高热、有癫痫病史、有消化道病史、胃炎、肝、肾功能不全、酒精中毒、肥胖者慎用。

3. 本品可通过胎盘屏障，使新生儿血清茶碱浓度升高到危险程度，妊娠期妇女慎用。

4. 本品可分泌入人乳汁，哺乳期妇女服用可引起婴儿易激动或其他不良反应，应慎用。

5. 新生儿血浆清除率可降低，血药浓度升高，应慎用。

6. 老年人血浆清除率降低，潜在毒性增加，建议 55 岁以上老年患者慎用。

【药物相互作用】　1. 肝硬化、肺源性心脏病、充血性心力衰竭、发热、病毒性疾病、普萘洛尔、别嘌醇（$>600\,mg/d$）、红霉素、西咪替丁、醋竹桃霉素、环丙沙星、口服避孕药等可使本品血药浓度升高。

2. 吸烟、高蛋白低碳水化合物饮食、苯妥英钠、卡马西平、利福平、异丙肾上腺素可降低本品的血药浓度。

3. 参见氨茶碱。

【剂量与用法】　1. 6 个月～9 岁儿童　负荷剂量为 $6\,mg/kg$，继后给予 $4\,mg/kg$，每 $4\,h$ 一次，3 次后改为维持剂量 $4\,mg/kg$，每 $6\,h$ 一次。

2. 9～16 岁儿童和刚成年的吸烟者　负荷剂量为 $6\,mg/kg$，继后给予 $3\,mg/kg$，每 $4\,h$ 一次，3 次后改为维持剂量 $3\,mg/kg$，每 $6\,h$ 一次。

3. 其他健康的不吸烟的成年人　负荷剂量为 $6\,mg/kg$，继后给予 $3\,mg/kg$，每 $6\,h$ 一次，2 次后为维持剂量 $3\,mg/kg$，每 $8\,h$ 一次。

4. 年长的患者和肺源性心脏病患者　负荷剂量为 $6\,mg/kg$，继后给予 $2\,mg/kg$，每 $6\,h$ 一次，2 次后改为维持剂量 $2\,mg/kg$，每 $8\,h$ 一次。

5. 充血性心力衰竭患者　负荷剂量为 $6\,mg/kg$，继后给予，每 $8\,h$ 一次，2 次后改为 $1\sim2\,mg/kg$，每 $12\,h$ 一次。

6. 新生儿呼吸暂停　口服或静脉注射，负荷量为 $6\,mg/kg$，维持量为 $2\,mg/kg$，每 $12\,h$ 一次；较大的婴儿可增加给药次数。

7. 缓释片或缓释胶囊剂　成人或 12 岁以上儿童，起始剂量为 $0.1\,g\sim0.2\,g$，2 次/日，早、晚用 100 ml 温开水送服。剂量视病情和疗效调整，但日量不可超过 $0.9\,g$，分 2 次服用。

【用药须知】　1. 为了安全用药，应尽可能进行药物治疗浓度监测。

2. 缓释片或缓释胶囊剂吞服不可咬碎。

【制剂】　①片剂：100 mg；200 mg。②缓释胶囊剂：50 mg；75 mg；100 mg；125 mg。③缓释片剂：100 mg；200 mg；300 mg。

【贮藏】　密封、遮光贮存。

二羟丙茶碱
(diprophylline)

别名：喘定、甘油茶碱、Dyphylline、Glyphylline、Neothylline

本品为磷酸二酯酶抑制剂，其结构与茶碱有关。

【CAS】 479-18-5

【ATC】 R03DA01

【理化性状】 1. 本品为白色或几乎白色或微带黄色粉末。易溶于水,微溶于乙醇。

2. 化学名:7-(2,3-Dihydroxypropyl)-1,3-dimethylxanthine

3. 分子式:$C_{10}H_{14}N_4O_4$

4. 分子量:254.2

5. 结构式

【药理作用】 本品作用与氨茶碱相同,具有扩张支气管、扩张冠状动脉及强心、利尿作用。其作用虽较弱,但在胃液中较稳定,对胃肠道刺激性较小,因而可服用较大剂量以达到较好的平喘效果。其毒性为氨茶碱的1/4～1/5,对心脏的不良反应为后者的1/10～1/20。本品为可溶性中性化合物,肌内注射时疼痛反应小。

【体内过程】 口服耐受性和吸收均较好,口服生物利用度约为72%。口服后1h可达血药峰值(24.4 μg/ml)。平均 $t_{1/2}$ 约为1.8 h。24 h内83%用量以原药随尿液排出。

【适应证】 用于治疗支气管哮喘、喘息性支气管炎、慢性肺气肿以及心源性水肿、心绞痛等,伴有明显心动过速的哮喘患者也可选用本品。

【不良反应】 1. 可有多尿、口干、头痛、失眠、心悸和胃肠道症状,通常较氨茶碱轻。

2. 较大剂量给药时,可引起中枢兴奋症状。

【禁忌与慎用】 1. 对本品或其他茶碱类药物过敏者,活动性消化性溃疡患者、未经控制的惊厥性疾病患者禁用。

2. 严重心肌炎和急性心肌梗死患者慎用。

3. 本品可通过胎盘屏障,也能分泌入乳汁,随乳汁排出,妊娠期妇女及哺乳期妇女慎用。

4. 新生儿血浆清除率可降低,血清浓度增加,应慎用。

5. 老年人因血浆清除率降低,潜在的毒性增加,55岁以上患者慎用。

【药物相互作用】 1. 不宜同时与氨茶碱合用。

2. 镇静催眠药可预防本品引起的中枢兴奋症状。

【剂量与用法】 1. 口服 成人0.1～0.2 g,

3次/日;极量一次0.5 g。

2. 肌内注射 一次0.25～0.5 g。

3. 静脉注射 一次0.25～0.5 g。

4. 直肠给药 一次0.25 g,2～3次/日。

【制剂】 ①片剂:0.1 g;0.2 g。②注射液:0.25 g/2 ml。③栓剂:0.25 g。

【贮藏】 遮光、密封贮存。

胆茶碱
(choline theophyllinate)

别名:茶碱胆酸盐、Theophylline cholinate、Oxtriphylline、Choledyl

本品为茶碱与胆碱的等分子化合物。

【CAS】 4499-40-5

【ATC】 R03DA02

【理化性状】 1. 本品为白色结晶性粉末。无臭或弱臭类胺臭。含胆碱41.9%～43.6%和茶碱61.7～65.5%(按干品计算)。极易溶于水,溶于乙醇,极微溶于三氯甲烷或乙醚。

2. 化学名:(2-Hydroxyethyl)trimethylazanium

3. 分子式:$C_{12}H_{21}N_5O_3$

4. 分子量:283.3

5. 结构式

【药理作用】 本品作用与氨茶碱相同,有松弛支气管及血管平滑肌、强心、利尿等作用。其特点是溶解度比氨茶碱大5倍,口服吸收迅速,经3 h达最大作用,对胃黏膜的刺激性较小,耐受性好,作用时间也较长。

【适应证】 1. 用于支气管哮喘、肺气肿。

2. 用于心源性哮喘、冠状动脉功能不全。

3. 用于心性或肾性水肿以及胆绞痛。

【不良反应】 可有轻微胃肠道反应,较氨茶碱轻。

【禁忌与慎用】【药物相互作用】 参见氨茶碱。

【剂量与用法】 成人口服一次0.1～0.2 g,2～3次/日。极量一次0.5 g,1.0 g/d。

【制剂】 ①片剂:0.1 g;0.2 g。②糖浆剂:1.24%。

【贮藏】 密封、贮于干燥处。

丙羟茶碱
(proxyphylline)

别名:Monophylline

本品是茶碱类平喘药,于 2009 年 9 月日本批准上市。

【CAS】 603-00-9

【理化性状】

1. 本品为白色粉末,无吸湿性,易溶于水,微溶于乙醇,难溶于乙酸、丙酮、乙醚。

2. 化学名:7-(β-Hydroxypropyl) theophylline

3. 分子式:$C_{10}H_{14}N_4O_3$

4. 分子量:238.25

5. 结构式

【药理作用】 本品为茶碱类药物,具有强心、利尿、松弛支气管平滑肌等作用。其中增强心肌收缩力的作用与二羟丙茶碱相等,约为茶碱的 0.5 倍。对呼吸道平滑肌有直接松弛作用,是二羟丙茶碱的 1.5 倍,茶碱的 0.25 倍。

【体内过程】 健康成人口服本品 5 mg/kg 后,快速分布,消除 $t_{1/2}$ 为 8.2~11.5 h,总体清除率为 41~51 L/h,肾清除率为 9~13 L/h,分布容积为 0.53~0.72 L/kg。健康成人静脉给药 7 mg/kg,消除 $t_{1/2}$ 为 7.8~11.3 h,表观分布容积为 0.53~0.72 L/kg,总体清除率为 44~53 L/h。

【适应证】 用于治疗支气管哮喘、哮喘型慢性支气管炎、充血性心力衰竭。

【不良反应】 主要有恶心、心悸、头痛、食欲不振、多尿、肠胃道不适、休克、意识障碍、横纹肌溶解症等。

【妊娠期安全等级】 X。

【禁忌与慎用】 1. 既往对本品或其他茶碱类药物有严重不良反应的患者禁用。

2. 以下患者慎用。

(1)癫痫患者。

(2)甲状腺功能亢进患者。

(3)急性肾炎的患者。

(4)老年患者。

(5)儿童患者。

【药物相互作用】 1. 与咖啡因或其他黄嘌呤类药物并用,可增加其作用和毒性。

2. 与氟烷合用,会升高本品的血药浓度,出现心动过速、心律不齐等风险。

【剂量与用法】

1. 片剂 成人口服 200~300 mg/d,分 2~3 次服用。可根据年龄、病情适当增减。

2. 注射剂 成人 200 mg,皮下、肌内注射或静脉注射。

【用药须知】 快速静脉注射会引起上述的不良反应,还会出现面部潮红、热感、心律不齐、休克等风险,应缓慢注射。

【制剂】 ①片剂:100 mg。②注射液:200 mg/2 ml。

【贮藏】 常温保存。

多索茶碱
(doxofylline)

别名:新茜平、达复啉、枢维新、安赛玛、凯宝川宁、Ansimar

本品是甲基黄嘌呤的衍生物,为支气管扩张药。

【CAS】 69975-86-6

【ATC】 R03DA11

【理化性状】 1. 化学名:7-(1,3-Dioxolan-2-ylmethyl)theophylline

2. 分子式:$C_{11}H_{14}N_4O_4$

3. 分子量:266.3

4. 结构式

【药理作用】 本品可通过抑制平滑肌内的磷酸二酯酶而发挥松弛支气管平滑肌的作用,其作用强度比氨茶碱强 10~15 倍,但不具有茶碱的镇咳作用。本品的另一特点是不具有腺苷受体阻断作用,与茶碱相比,较少引起中枢、胃肠道及心血管等肺外系统的不良反应。不过,大剂量给药仍可引起血压下降。

【体内过程】 本品口服吸收迅速,其片剂的生物利用度为 62.6%。单次口服 400 mg 后 1.18 h 可达 C_{max} (1.75 μg/ml)。口服本品胶囊剂 400 mg 后 1.22 h 可达 C_{max} 1.9 μg/ml。慢性支气管炎患者静脉注射时(注射时间>10 min)本品 100 mg 后 6 min 可达 C_{max} 2.5 μg/ml。吸收后广泛分布,以肺组织中含量最高。本品的蛋白结合率为 48%。90% 以上的药物在肝内代谢,主要代谢产物为失活的 β羟乙基茶碱。口服给药的消除 $t_{1/2}$ 为

7.27 h,静脉给药的为 1.83 h。原药及代谢物均随尿液排出。

【适应证】 用于支气管哮喘、慢性阻塞性肺疾病及哮喘性慢性支气管炎急性发作。

【不良反应】 1. 少数患者服药后可能发生心悸、心动过速、期前收缩。

2. 可能出现高血糖、蛋白尿、头痛、易怒和失眠。

3. 还可能出现畏食、恶心、呕吐、上腹不适或疼痛。

【禁忌与慎用】 1. 对本品或其他黄嘌呤类过敏者、急性心梗患者禁用。

2. 尚无妊娠期妇女和哺乳期妇女安全用药资料,应禁用。

3. 以下患者应慎用:消化性溃疡、慢性肺心病、快速性心律失常、心肌供血不足、高血压、甲亢、缺血缺氧、肝病、肾功能不全和癫痫发作患者。

4. 慎用于老年患者,并监测血药浓度。

5. 儿童用药的安全性和有效性尚未建立。

【药物相互作用】 1. 服用本品时,应避免滥用乙醇类制品。

2. 食物可降低本品的血药浓度,并延迟 T_{max}。

【剂量与用法】 1. 成人可口服本品胶囊剂一次 200～400 mg,2 次/日;或口服片剂一次 300～400 mg,2 次/日。均在餐前或餐后 3 h 服用。

2. 静脉注射一次 200 mg,每 12 h 一次,用 50% 葡萄糖注射液稀释后于 20 min 左右缓慢推注。5～10 d 一疗程。

3. 静脉滴注时可用本品 300 mg 加入 5% 葡萄糖注射液或 0.9% 氯化钠注射液 100 ml 中缓慢滴注(不少于 30 min),1 次/日,5～10 d 一疗程。

【用药须知】 1. 茶碱类药物用于人体的个体差异性较大,应依据个体病情和效应确定剂量,必要时应监测血药浓度,尤其在加大剂量时。≥20 μg/ml 的血药浓度为中毒浓度。

2. 本品不可合用其他黄嘌呤类药物,合用麻黄碱或肾上腺素类药物必须谨慎从事。

3. 合用氟喹诺酮类药物,本品应减量。

4. 用药时应避免摄入含有咖啡的饮料或食品。

5. 合并高血压、充血性心力衰竭、肺心病、甲亢、肝脏疾病、肾功能不全的患者在使用本品时应减量。

6. 用药期间,应避免滥用乙醇。

7. 过量使用本品可致严重心律失常,应即停药并做血药浓度监测。

【制剂】 ①片剂:200 mg;300 mg;400 mg。②胶囊剂:200 mg。③注射液:100 mg/10 ml。④散剂:200 mg。⑤大容量注射液:300 mg/100 ml。

【贮藏】 片剂、胶囊剂和散剂均应密闭,贮于干燥处;注射液应遮光贮存。

甘氨茶碱钠
(theophylline sodium glycinate)

别名:甘非林

本品为茶碱钠和甘氨酸的组合制剂。

【药理作用】 本品为水溶性茶碱衍生物,其作用与氨茶碱相同,可松弛支气管、肠道和胆道平滑肌,抑制过敏介质释放,对支气管黏膜的充血、水肿亦有缓解作用。可增加心排血量,扩张入球和出球小动脉,增加肾小球滤过率和肾血流量,抑制远端肾小管对钠和水的重吸收,具有利尿作用。本品还可增加离体骨骼肌的收缩力。针对慢性阻塞性肺病患者,可改善膈肌收缩力,减轻呼吸肌的疲劳。此外,本品还具有舒张冠状动脉、外周血管和胆管的作用。

【体内过程】 本品口服吸收后分解为茶碱。成人口服本品 330 mg 后 2 h 左右茶碱可达 C_{max}。本品主要在肝内代谢,随尿液排出。

【适应证】 1. 主要用于治疗支气管哮喘、哮喘型支气管炎、阻塞性肺气肿,与 β 受体激动药合用可提高疗效。

2. 还可用于心源性哮喘和胆绞痛。

【不良反应】 茶碱的毒性反应与它的血药浓度有关,当浓度为 15～20 μg/ml 时即可出现不良反应。早期多见恶心、呕吐、易激动、兴奋、失眠;当浓度超过 20 μg/ml 时,可能出现心动过速、心律失常;当浓度超过 40 μg/ml 时,可能出现发热、脱水、惊厥的毒性反应,严重者甚至出现呼吸、心跳停止而死。

【妊娠期安全等级】 C。

【禁忌与慎用】 1. 对本品过敏者、活动性消化性溃疡、未予控制的惊厥患者、急性心肌梗死伴血压显著降低者以及哺乳期妇女均应禁用。

2. 12 岁以下儿童用药的安全性尚未确定,不宜使用。

3. 老年人和新生儿的血浆 Cl 均见降低,导致药物潜在毒性增加。

【药物相互作用】 1. 合用地尔硫草、维拉帕米、西咪替丁、美西律可增加本品的血药浓度。

2. 本品可增加咖啡因或其他黄嘌呤类药物的作用和毒性。

3. 有些抗菌药如红霉素、罗红霉素、克拉霉素和四环素可降低茶碱的 CL,尤以红霉素和依诺沙星为甚。

4. 苯巴比妥、苯妥英、利福平为酶诱导剂,可加快茶碱在肝内的清除。

5. 本品可干扰苯妥英的吸收,使后者血药浓度降低。

6. 本品可使锂盐的肾排泄增加,使后者的作用降低。

【剂量与用法】　1. 成人口服一次 138～165 mg(按无水茶碱计),3 次/日,饭后服;直肠给药一次 800 mg,2 次/日;喷雾吸入 5%～10% 溶液一次 2 ml,每 4 h 一次;静脉注射一次 400 mg,极缓慢推注,如能耐受,可逐渐增至一次 800 mg,3～4 次/日;肾功能不全时,应适当调整剂量并延长给药的间隔时间;肝功能不全时,同肾功能不全的处理。

2. 儿童剂量推荐如下　①1～6 岁:一次 60～120 mg,3 次/日。②6～12 岁:一次 120～180 mg,3 次/日。

【制剂】　① 片剂:330 mg(内含无水茶碱 165 mg);300 mg。② 胶囊剂:138 mg(无水茶碱)。③ 栓剂:800 mg。④ 气雾剂:5%～10%。⑤ 注射液:400 mg/2 ml。

【贮藏】　遮光、密封保存。

巴米茶碱
(bamifylline)

别名:苄乙胺茶碱、Bamifylline、Trentadil、Benzet-amophylline

本品为茶碱衍生物。

【CAS】　2016-63-9

【理化性状】　1. 化学名:8-Benzyl-7-[2-[ethyl(2-hydroxyethyl) amino] ethyl]-1,3-dimethylpurine-2,6-dione

2. 分子式:$C_{20}H_{27}N_5O_3$

3. 分子量:194.19

4. 结构式

【药理作用】　其作用与氨茶碱相似,强度也较茶碱明显增强(体外试验为茶碱的 3 倍),半衰期延长(为 20.5 h),对胃黏膜刺激小。

【体内过程】　口服易吸收,30 min 后达药浓度峰值。

【适应证】　用于支气管哮喘、慢性喘息样支气管炎、心源性哮喘等。

【不良反应】　可有皮肤过敏反应及眩晕、嗜睡等。

【剂量与用法】　1. 口服,成人,一次 0.3～0.6 g,3 次/日。

2. 静脉注射,0.3～0.6 g 加入葡萄糖注射液稀释后缓慢推注。

【制剂】　①片剂:0.15 g。②注射剂(粉):0.3 g。

【贮藏】　遮光、密封保存。

恩丙茶碱
(enprofylline)

本品为茶碱衍生物。

【CAS】　41078-02-8

【理化性状】　1. 化学名:3-propyl-7H-purine-2,6-dione

2. 分子式:$C_8H_{10}N_4O_2$

3. 分子量:194.19

4. 结构式

【简介】　本品为选择性腺苷 A_1 受体拮抗剂,支气管舒张作用较茶碱强 5 倍,中枢作用小,比茶碱安全。

罗氟司特
(roflumilast)

别名:Daliresp

本品是选择性磷酸二酯酶 4(PDE4)抑制剂。

【CAS】　162401-32-3

【ATC】　R03DX07

【理化性状】　1. 本品为白色至类白色非吸湿性粉末,熔点 160 ℃,在水和己烷中几乎不溶,略溶于乙醇,易溶于丙酮。

2. 化学名:N-(3,5-Dichloropyridin-4-yl)-3-cyclopropylmethoxy-4-difluoromethoxy-benzamide

3. 分子式:$C_{17}H_{14}Cl_2F_2N_2O_3$

4. 分子量:403.22

5. 结构式

【药理作用】 1. 本品及其活性代谢物（罗氟司特氮氧化物）是 PDE4 的选择性抑制剂，可导致细胞内环磷酸腺苷（cAMP）的蓄积。本品对慢性阻塞性肺病（COPD）患者能发挥其治疗作用，此与肺细胞内 cAMP 的增加有关。

2. COPD 患者每天口服 1 次本品 500 μg，4 周后，痰里的嗜中性粒细胞和嗜酸性粒细胞分别减少 31％ 和 42％。健康志愿者每天口服 1 次本品 500 μg，在节段性肺脂多糖（LPS）激惹后的支气管肺泡灌洗液内的总细胞数、嗜中性和嗜酸性粒细胞数分别会减少 35％、38％ 和 73％。

3. 仓鼠灌胃本品 8 mg/(kg·d)（约为人推荐剂量的 11 倍）以上，连续给药 2 年后，其鼻上皮细胞未分化癌的发生率显著增加，并呈剂量相关性。雌雄小鼠分别口服本品 12 和 18 mg/(kg·d)（约为推荐人用剂量的 10 和 15 倍），未见其致肿瘤性。小鼠微核试验阳性，但 Ames 试验、人淋巴细胞畸变试验和 V79 细胞微核试验等均为阴性。对大小鼠和兔子均无致畸性。使用本品 3 个月，对人的精液指标和生殖激素无影响。

【体内过程】 1. 吸收 口服本品 500 μg 后的绝对生物利用度约 80％。空腹状态的 C_{max} 出现在给药后约 1 h（0.5～2 h），而其活性氮氧化物代谢物的达峰时间约为 8 h（4～13 h）。

2. 分布 本品及其氮氧化物代谢物的血浆蛋白结合率约为 99％ 和 97％。单剂量 500 μg 本品的分布容积约为 2.9 L/kg。少量可穿透血-脑屏障。

3. 代谢 本品通过Ⅰ相（细胞色素 P450）和Ⅱ相（结合）反应被广泛代谢，主要代谢物为本品的氮氧化物，血浆中二者约占给药总量的 87.5％。体外实验表明，本品对 PDE4 的抑制作用比其氮氧化物代谢物强 3 倍，但后者血浆 AUC 比前者高 10 倍。

4. 消除 短期静脉滴注本品后的血浆清除率约为 9.6 L/h。口服 1 次后，本品及其代谢物的有效半衰期分别约为 17 h 和 30 h。每天 1 次口服后，本品及其氮氧化物代谢物的稳态血药浓度分别出现在给药后的 4 d 和 6 d。静脉注射或口服放射性标记的本品后，可在尿中回收约 70％ 的放射性物质。

【适应证】 本品适用于有严重 COPD 伴有慢性支气管炎和加重史的患者，以降低 COPD 加重的风险。

【不良反应】 1. 常见不良反应（≥2％） 腹泻，体重减轻，恶心，头痛，背痛，流感，失眠，头晕和食欲缺乏。

2. 其他不良反应（1％～2％） 腹痛、消化不良、胃炎、呕吐、胃肠功能紊乱、鼻炎、鼻窦炎、泌尿道感染、肌痉挛、震颤、焦虑、抑郁。

3. 严重不良反应 腹泻、心房颤动、肺癌、前列腺癌、急性胰腺炎和急性肾功能衰竭。

【妊娠期安全等级】 C。

【禁忌与慎用】 1. 中度或重度肝功能不全的患者（Child-Pugh 分级为 B 或 C）禁用。

2. 本品不是支气管扩张剂，不应用于缓解急性支气管痉挛。

3. 哺乳期妇女使用时，应暂停哺乳。

4. 儿童用药的安全性和有效性尚未建立。

【药物相互作用】 1. 本品主要由 CYP3A4 和 CYP1A2 代谢为罗氟司特的氮氧化物。强效 CYP 酶诱导剂会降低本品的全身暴露量而降低疗效。所以不建议本品与 CYP 酶诱导剂（如利福平、苯巴比妥、卡马西平、苯妥英）合用。

2. 本品与 CYP3A4 抑制剂或 CYP3A4 和 CYP1A2 双重抑制剂（如红霉素、酮康唑、氟伏沙明、依诺沙星、西咪替丁）合用可能增加本品的全身暴露量，并可能导致不良反应加重。若需要合用应仔细权衡利弊。

3. 含孕二烯酮或炔雌醇的口服避孕药与本品合用可能会增加本品的全身暴露量，并可能导致不良反应加重。若需合用应仔细权衡利弊。

【剂量与用法】 一次 500 μg，1 次/日，空腹或餐后服药均可。

【用药须知】 1. 使用本品可能会增加精神系统的不良反应，包括自杀倾向。有抑郁和（或）自杀念头或行为史的患者在使用本品前，应仔细权衡利弊。

2. 体重减轻是本品的一种常见不良反应，患者应常规监测体重。如发生不能解释或临床上有意义的体重减轻，应对其进行评价，并考虑中断治疗。

3. 过量用药后应立即求医并采取适当的支持治疗。因本品与蛋白高度结合，血液透析可能不是去除药物的有效方法，是否可通过腹膜透析尚未明确。

【制剂】 片剂：500 μg。

【贮藏】 在 20～25 ℃ 保存，短程携带允许 15～30 ℃。

10.3.3 M 受体拮抗药

异丙托溴铵
（ipratropium bromide）

别名：异丙阿托品、溴化异丙阿托品、Atrovent、Normosecretol

本品为季胺类化合物。

【CAS】 22254-24-6（anhydrous ipratropium bromide）；66985-17-9（ipratropium bromide monohydrate）

【ATC】　R01AX03；R03BB01

【理化性状】　1. 本品为白色或几乎白色结晶性粉末。溶于水，微溶于乙醇，易溶于甲醇。1% 水溶液的 pH 为 5.0～7.5。

2. 化学名：（1R，3R，5S，8R）-8-Isopropyl-3-[（±）-tropoyloxy]tropanium bromide monohydrate

3. 分子式：$C_{20}H_{30}BrNO_3 \cdot H_2O$

4. 分子量：430.4

5. 结构式

【药理作用】　本品通过抑制支气管平滑肌鸟苷酸环化酶，使三磷酸鸟苷生成减少，升高 cAMP/cGMP 比值而发挥作用。本品对支气管平滑肌具有较高选择性，解痉作用强度与异丙肾上腺素相当，抗胆碱能作用比阿托品强 1.4～2 倍，但对腺体分泌的抑制作用及心率的影响远不及阿托品，无明显全身性副作用。吸入小剂量即可产生显著的支气管扩张作用，而且不增加痰的黏稠度。气雾剂吸入 5 min 内见效，维持时间长达 4～6 h。

【体内过程】　吸入后，仅有少量进入体循环。不易从胃肠道吸收。原药及代谢物随尿液排出。

【适应证】　用于支气管哮喘、慢性支气管炎及其他慢性阻塞性呼吸道疾病，对不能耐受 β 受体激动药的患者尤为适用。

【不良反应】　可出现口干、口苦、头晕、头痛、心悸、恶心、皮疹、视物模糊、咳嗽和吸入时刺激。

【妊娠期安全等级】　B。

【禁忌与慎用】　1. 对本品或阿托品过敏者、<12 岁儿童禁用。

2. 闭角型青光眼、前列腺增生和膀胱颈部梗阻者慎用。

3. 尚未明确本品是否可分泌到乳汁中，哺乳期妇女慎用，如确需使用，应选择停药或停止哺乳。

【药物相互作用】　因吸入给药，一般极少发生相互作用。

【剂量与用法】　气雾吸入，一次 40～80 μg，3～6 次/日。

【用药须知】　1. 吸入后对呼吸道的作用可持续 5～6 h。

2. 当有墙式给氧装置时，宜以 6～8 L/min 的流速给予。

【制剂】　气雾剂：0.25%。

【贮藏】　遮光保存。

噻托溴铵
(tiotropium bromide)

别名：Spiriva

本品属于季胺类化合物，为继异丙托溴铵之后的第 2 个获准上市的经口吸入给药的抗胆碱能药物。

【CAS】　186691-13-4（tiotropium）；139404-48-1（anhydrous tiotropium bromide or tiotropium bromide hydrate）；136310-93-5（anhydrous tiotropium bromide）；411207-31-3（tiotropium bromide monohydrate）

【ATC】　R03BB04

【理化性状】　1. 化学名：6β，7β-Epoxy-3β-hydroxy-8-methyl-1αH，5αH-tropanium bromide di-2-thienylglycolate

2. 分子式：$C_{19}H_{22}BrNO_4S_2$

3. 分子量：472.4

4. 结构式

【药理作用】　本品和异丙托溴铵一样，通过抑制支气管平滑肌环鸟苷酸环化酶，使三磷酸鸟苷生成减少，升高 cAMP/cGMP［环磷鸟苷（cyclic guanosine monophosphate，cGMP）］比值而发挥作用。吸入给药产生的支气管扩张主要是局部和专指位点的效应，而非全身作用。

【体内过程】　口腔吸入给药时，大部分药物会被吞下进入胃肠道，但不会被吸收。仅有少量达到作用部位——肺，经肺表面吸收再进入体循环。约有 14% 用药量以原药随尿液排出。

【适应证】　用于慢性阻塞性肺病，包括慢性支气管炎以及与肺气肿相关的支气管痉挛。

【不良反应】　1. 极少患者会发生速发型过敏反应，包括血管神经性水肿，应立即停药，并采取相应的治疗方案。

2. 发生口干的患者要占用药者的 12%，还会发生咽炎和腹痛。

3. 有 1/3 的用药者发生上呼吸道感染,但与对照组相似。

4. 还可能出现视物模糊和便秘。

【妊娠期安全等级】　C。

【禁忌与慎用】　1. 对本品、异丙托溴铵和阿托品及其衍生物过敏者应禁用。

2. 闭角型青光眼和前列腺增生以及膀胱颈部梗阻的患者慎用。

3. 儿童不推荐使用本品。

4. 中、重度肾功能不全患者慎用。

5. 哺乳期妇女使用时,应停止哺乳。

【药物相互作用】　避免与具有抗胆碱能活性的药物同时合用。

【剂量与用法】　1. 本品作用时间较长,每天只需给药 1 次。将胶囊剂放入吸入器(HandiHaler)的中心腔里,按下吸入器旁边的按钮就可刺穿胶囊剂。

2. 当患者通过接嘴吸入时,含有药物的干粉就会分散在气流中。常用量为一次 18 μg。

【用药须知】　1. 本品包装在有两个水泡条的水泡板上,每板包含排成一条线的 3 个胶囊剂。在使用了第一个胶囊剂后,两个剩下的胶囊剂必须在接下去的两天中使用。胶囊剂必须贮存在水泡中,取出后要立即使用。只要把盖在上面的薄片撕到印有"停止"的线上为止,以避免暴露一个以上的胶囊剂。一个单独的胶囊剂被打开后必须立即使用,否则效果将减弱。如果无意中暴露了胶囊剂,而且没有立即使用,应该丢弃。

2. 本品切不可口服。

【制剂】　胶囊剂:18 μg。

【贮藏】　密闭、置于 30 ℃以下。

阿地溴铵
(aclidinium bromide)

别名:Udorza Pressair、Eklira Genuair、Tudorza Genuair、Bretaris Genuair

本品属于季胺类化合物,为经口吸入给药的长效抗胆碱能药物。

【CAS】　320345-99-1

【ATC】　R03BB05

【理化性状】　1. 本品为白色粉末,极微溶于水、乙醇,难溶于甲醇。

2. 化学名:[(8R)-1-(3-Phenoxypropyl)-1-azoniabicyclo [2.2.2] octan-8-yl] 2-hydroxy-2,2-dithiophen-2-ylacetate bromide

3. 分子式:$C_{26}H_{30}BrNO_4S_2$

4. 分子量:564.6

5. 结构式

【药理作用】　本品为长效抗胆碱能药,与毒蕈碱受体 M1~M5 有相同的结合力。在呼吸道通过抑制平滑肌的 M3 受体,从而导致支气管扩张。吸入给药产生的支气管扩张主要属于局部效应,而无全身作用。

【体内过程】　1. 吸收　健康志愿者吸入本品 400 μg,2 次/日,生物利用度为 6%,10 min 后可达血药峰值。

2. 静脉给予 400 μg 本品后,分布容积约为 300 L。

3. 代谢　本品主要通过化学水解和酯酶水解代谢,形成其乙醇衍生物和二噻吩乙醇酸衍生物。两者都不与毒蕈碱受体结合,也都缺乏药理学活性。

4. 排泄　在年轻健康志愿者中静脉给药后的总清除率约为 170 L/h,个体间变异为 36%。健康志愿者静脉内给予放射性标记的本品可被广泛代谢,只有 1%以原药排泄。随尿液排泄 54%~65%的放射性物质,随粪便排泄 20%~33%,几乎全部本品被水解消除。吸入干粉剂后,尿中排泄的原药约为给药剂量的 0.09%,有效半衰期为 5~8 h。

【适应证】　用于慢性阻塞性肺病,包括慢性支气管炎以及与肺气肿相关的支气管痉挛。

【不良反应】　1. 严重不良反应包括矛盾性支气管痉挛、闭角型青光眼恶化、尿潴留恶化。

2. 常见不良反应包括头痛、鼻咽炎、咳嗽、鼻窦炎、鼻炎、牙痛、呕吐。

3. 少见不良反应有糖尿病、口干、一度房室传导阻滞、骨关节炎、心力衰竭、心脏呼吸骤停。

【妊娠期安全等级】　C。

【禁忌与慎用】　1. 对本品过敏者应禁用。

2. 闭角型青光眼和前列腺增生以及膀胱颈部梗阻的患者慎用。

3. 妊娠期妇女只有在益处大于对胎儿伤害的风险时才可使用。

4. 动物实验本品可经乳汁分泌,本品是否经人乳汁排泌尚不清楚,妊娠期妇女慎用。

5. 儿童用药的有效性及安全性尚未确定。

6. 对牛奶蛋白过敏者慎用。

【药物相互作用】 避免与具有抗胆碱能活性的药物同时合用。

【剂量与用法】 经口吸入，一次 400 μg，2 次/日。

【用药须知】 1. 如发生矛盾性支气管痉挛应立即停药。

2. 本品可导致速发型过敏反应，如发生应立即停药，并给予替代疗法。

【制剂】 吸入粉剂:400 μg/掀。

【贮藏】 贮于 25 ℃ 干燥处，短程携带允许 15～30 ℃。

格隆溴铵
(glycopyrronium bromide)

别名:甘罗溴铵、甘罗溴胺、格隆溴胺、胃长宁、溴环扁吡酯、甲比戊痉平、Glycopyrrolate Bromide、Robinul、Seebri

本品属于季胺类化合物，用于治疗胃溃疡及胃痉挛，2012 年诺华开发其吸入剂用于治疗 COPD，获得日本及欧盟上市批准。

【CAS】 596-51-0

【ATC】 A03AB02;R03BB06

【理化性状】 1. 白色结晶性粉末，无臭，味微苦，熔点 193～198 ℃。易溶于水(1:5)和乙醇(1:10)，几乎不溶于三氯甲烷和乙醚。不能与碱性药物混合。

2. 化学名:3-[2-Cyclopentyl（hydroxy）phenylacetoxy]-1,1-dimethylpyrrolidinium bromide

3. 分子式:$C_{19}H_{28}BrNO_3$

4. 分子量:398.3

5. 结构式

【药理作用】 本品是一种类似阿托品的季铵类抗胆碱能药物，具有较强的抑制胃液分泌作用及轻微的胃肠道解痉作用。本品可以调节胃肠蠕动，降低胃液分泌量和游离酸浓度以及抑制气管和支气管的过度分泌。此外，本品还具有比阿托品更强的抗唾液分泌作用，且作用维持时间更长。此外，由于本品的季铵基团限制了它通过诸如血-脑屏障的脂细胞膜，所以与中枢神经系统相关的不良反应发生极少。本品比等量的阿托品效力强 5～6 倍;其抗流涎作用较阿托品为佳，镇静作用较东莨菪碱轻;其加速心率、视物模糊，发热等不良反应较阿托品轻;延迟性瞳孔散大在阿托品全身用药时较为显著，但本品仅会引起很小的变化;本品可与新斯的明合用，以纠正竞争性肌肉松弛药过量，与阿托品合用新斯的明相比，心动过速出现较少，止涎作用较佳。

【体内过程】 本品口服给药生物利用度低，仅 10%～25% 吸收。肌内注射后 10 min 可达血药峰值，迷走阻滞作用可持续 2～3 h，抑制腺体分泌作用可持续约 7 h;儿童口服后 90 min 可达血药峰值。本品不易透过血-脑屏障，在脑脊液和胎盘中浓度低。本品 48.5% 经肾排泄，少量以原药经胆汁排泄，是否排泌入乳汁尚不清楚。静脉注射后 1 min 内即可起效。

【适应证】 1. 用于胃肠痉挛，胃溃疡及十二指肠溃疡、慢性胃炎、胃液分泌过多等。

2. 静脉注射或肌内注射可用于麻醉前给药以抑制腺体分泌。

3. 用于减轻抗神经肌肉阻滞剂引起的不良反应。

4. 治疗多汗症和支气管痉挛。

【不良反应】 1. 心血管系统　可引起心律失常。

2. 中枢神经系统　可引起头痛、头晕、嗜睡、失眠、精神错乱。由于本品不能通过血-脑屏障，故由其引起的中枢神经系统不良反应比其他抗胆碱能药轻。

3. 内分泌或代谢系统　可能引起泌乳的减少。

4. 消化系统　可导致胃食管反流、口干(口苦)、味觉丧失。

5. 泌尿生殖系统　可能引起勃起功能障碍。

6. 眼　大剂量会引起瞳孔放大，但还未发现本品常用剂量肌内注射或静脉注射会引起散瞳。此外，本品还可能引起睫状肌麻痹。

7. 皮肤　本品可引起出汗减少，在环境温度高时可能导致发热和热衰竭。此外本品还可引起荨麻疹。

8. 骨骼或肌肉　本品可引起神经肌肉阻滞并导致肌无力或瘫痪。

9. 其他　本品可引起过敏反应。

【妊娠期安全等级】 B。

【禁忌与慎用】 1. 对本品及其他抗胆碱能药物过敏者禁用。

2. 幽门梗阻、青光眼、前列腺肥大、重症肌无力、麻痹性肠梗阻或肠弛缓、反流性食管炎、溃疡性结肠炎或中毒性巨结肠症、急性出血导致的心血管状态不稳定、梗阻性尿路病变禁用。

3. 自主神经功能障碍、充血性心力衰竭、冠心病、高血压、甲状腺功能亢进、回肠造口术或结肠造瘘术、心动过速、肝、肾疾病患者慎用。

4. 妊娠期妇女只有明确需要时才可使用。

5. 本品可导致乳汁分泌减少,哺乳期妇女慎用。

【药物相互作用】 1. 本品与普鲁卡因胺合用时,可对房室结传导产生相加的抗迷走神经效应,其机制可能为两者药理作用的相互叠加。

2. 本品与西沙必利合用时,可减弱西沙必利的促胃肠动力作用。

3. 本品与利托君合用时,可导致室上性心动过速。

4. 本品与环丙烷同时应用于麻醉治疗时可引起室性心律失常。

5. 用药期间饮酒可使患者注意力下降。

【剂量与用法】 1. 治疗COPD 经口吸入,一次1粒吸入胶囊剂,1次/日。

2. 治疗胃肠疾病 一次1~2 mg,3~4次/日,饭后及睡前服。维持量为一次1 mg,2次/日。单次极量4 mg,每天极量12 mg。

3. 麻醉前给药 肌内注射0.2~0.4 mg,或静脉注射0.2~0.4 mg。

4. 术前用药 为了抵消手术期间腹膜的牵引起的血管迷走反射引起的心律失常(如心动过缓)可静脉注射0.1 mg本品。

5. 治疗多汗症 用本品0.1%溶液行离子导入法,一次治疗12 min,可根据年龄、体重增减治疗时长。一次只能治疗一个部位,每天治疗不能超过2个部位,间隔时间至少为7 d。

【用药须知】 1. 注意监测胃内容物量和pH。

2. 用药过程中应监测心电图以预防心律失常的发生。

3. 观察胃肠疼痛或其他消化性溃疡症状的缓解。

4. 观察唾液、气管、支气管及咽部的分泌减少的情况。

5. 警惕过敏反应的出现。

6. 用药期间应避免驾驶或从事具有潜在危险的工作。

7. 本品不能与碱性药物混合。

【制剂】 ①片剂:0.25 mg;0.5 mg;1 mg;2 mg。②胶囊剂:0.5 mg。③注射液:0.2 mg/ml。④吸入用硬胶囊剂:含63 μg,能提供55 μg吸入剂量(因吸入器可存留部分药物)。⑤离子导入用粉末:5 g;10 g。

【贮藏】 密闭阴凉处保存。

氧托溴铵
(oxitropium bromide)

别名:溴乙东莨菪碱、氧托品、Oxivent、Tersigan
本品为东莨菪碱衍生物。
【CAS】 30286-75-0
【ATC】 R03BB02
【理化性状】 1. 化学名:(8R)-6β,7β-Epoxy-8-ethyl-3α-hydroxy-1αH, 5αH-tropanium bromide (-)-tropate

2. 分子式:C$_{19}$H$_{26}$BrNO$_4$

3. 分子量:412.32

4. 结构式

【简介】 其作用与异丙托溴铵相似,对支气管平滑肌有较高的选择性,平喘作用更强。疗效持续7~8 h,由于不能通过血-脑屏障,故无阿托品样中枢性副作用。用于支气管哮喘、慢性支气管炎与阻塞性肺气肿。有时可引起短暂性口干、眼干、鼻黏膜干燥。气雾吸入,一次1~2喷(吸入0.1~0.2 mg),3次/日。

芜地溴铵
(umeclidinium bromide)

别名:Incruse ellipta
本品为季胺类抗胆碱能药。
【CAS】 869113-09-7
【ATC】 R03AL03(+vilanterol)
【理化性状】 1. 本品为白色粉末,微溶于水。

2. 化学名:1-[2-(Benzyloxy)ethyl]-4-(hydroxy-diphenylmethyl)-1-azoniabicyclo[2.2.2]ctane bromide

3. 分子式:C$_{29}$H$_{34}$NO$_2$Br

4. 分子量:508.49

5. 结构式

【药理作用】 本品为长效抗胆碱能药,与毒蕈碱受体 M1～M5 有相同的结合力。在呼吸道通过抑制平滑肌的 M3 受体,而导致支气管扩张。吸入给药产生的支气管扩张主要是局部效应,而无全身作用。

【体内过程】 在剂量 62.5～500 μg 间,本品的药动学呈线性。本品的血药浓度不能预测临床效应。

1. 吸收 健康志愿者吸入本品后,5～15 min 后达血药浓度峰值。主要动过肺部吸收,胃肠道吸收量很小。重复给药 14 d 后达稳态,蓄积率为 1.8。

2. 分布 静脉给予本品后,分布容积约为 86 L,体外研究显示,本品的蛋白结合率为 89%。

3. 代谢 本品主要通过 CYP2D6 代谢,也是 P-糖蛋白的底物。本品先经氧化后,再经葡萄糖甘酸化,形成无活性的代谢产物。

4. 排泄 静脉内给予放射性标记的本品,随尿液排泄约 58% 的放射性,而随粪排泄 22%;口服放射性标记的本品,随粪排泄 92% 的放射性,而尿中不到 1%,提示本品口服几乎不吸收。本品的有效半衰期为 11 h。

【适应证】 用于慢性阻塞性肺病,包括慢性支气管炎以及与肺气肿相关的支气管痉挛。

【不良反应】 1. 严重不良反应包括矛盾性支气管痉挛、闭角型青光眼恶化、尿潴留恶化。

2. 常见不良反应包括鼻咽炎、上呼吸道感染、咽炎、咳嗽、关节痛、肌痛、上腹痛、牙痛、挫伤、心动过速。

3. 少见不良反应有房颤、泌尿道感染、肺炎、下呼吸道感染、室上性心动过速、鼻炎、室上性期前收缩、窦性心动过速、室性异搏心律、头痛、头晕、窦性头痛、腰痛、颈痛、四肢痛、恶心、消化不良、腹泻、抑郁、皮疹、眩晕。

【妊娠期安全等级】 C。

【禁忌与慎用】 1. 对本品过敏者应禁用。

2. 闭角型青光眼和前列腺增生以及膀胱颈部梗阻的患者慎用。

3. 妊娠期妇女只有在益处大于对胎儿伤害的风险时才可使用。

4. 本品是否经人乳汁排泌尚不清楚,妊娠期妇女慎用。

5. 儿童用药的有效性及安全性尚未确定。

6. 对牛奶蛋白严重过敏者禁用。

【药物相互作用】 避免与具有抗胆碱能活性的药物同时合用。

【剂量与用法】 经口吸入,一次 400 μg,2 次/日。

【用药须知】 1. 如发生矛盾性支气管痉挛应立即停药。

2. 本品可导致速发型过敏反应,如发生应立即停药,并给予替代疗法。

【制剂】 吸入粉剂:400 μg/掀。

【贮藏】 贮于 25 ℃ 干燥处,短程携带允许 15～30 ℃。

芬司匹利
(fenspiride)

别名:芬司必利、螺癸酮喘通、Eurespal、Pneumorel

本品为季胺类抗胆碱能药。

【CAS】 5053-06-5

【ATC】 R03BX01;R03DX03

【理化性状】 1. 化学名:8-(2-Phenylethyl)-1-oxa-3,8-diazaspiro[4.5]decan-2-one

2. 分子式:$C_{15}H_{20}N_2O_2$

3. 分子量:260.33

4. 结构式

【简介】 本品具有多方面的作用,包括扩张支气管、降低气道阻力、抗 5-羟色胺、镇咳、解热镇痛、抗炎和抗过敏作用;其舒张支气管平滑肌的作用强度介于异丙肾上腺素和茶碱之间;解热镇痛作用比氨基比林强;抗炎作用比保泰松强;静脉输入本品 240 mg 的平喘效果约与 30 mg 的泼尼松相当。用于治疗慢性支气管炎、支气管哮喘及慢性呼吸功能不全等疾患。口服:一次 50～100 mg,3 次/日或按照一日 3～4 mg/kg 的剂量,连用 4～6 周。口服:一次 50～100 mg,3 次/日或按照一日 3～4 mg/kg 的剂量,连用 4～6 周。片剂:50 mg,密封干燥处贮藏。

溴化异丙东莨菪碱
(isopropylscopolamine bromide)

别名:异丙东碱

【简介】 本品为东莨菪碱的异丙基衍生物,具有明显的支气管扩张作用,抑制腺体的作用较弱,其平喘作用与异丙阿托品相似,起效较快,吸入后 30～60 min 可达血药峰值,对呼吸、心血管无不良影响,为目前较好的平喘药之一。可用于慢性喘息型支气管炎和慢性支气管哮喘。偶有轻度口干、恶心,但可自行缓解。喷雾吸入:一次 180 μg,2～4 次/日。气雾剂每瓶 14 g,含本品 12 mg。

10.3.4　抗过敏平喘药

色甘酸

(cromoglicic acid)

本品为一新型平喘药物。

【CAS】　16110-51-3

【ATC】　A07EB01;D11AX17;R01AC01;R03BC01;
S01GX01

【理化性状】　1. 化学名:5,5'-(2-hydroxyprop-
ane-1,3-diyl) bis (oxy) bis (4-oxo-4H-chromene-2-
carboxylic acid)

2. 分子式:$C_{23}H_{14}O_{11}$

3. 分子量:468.37

4. 结构式

色甘酸钠

(sodium cromoglicate)

别名:咳乐钠、色甘酸二钠、咽泰、Cromolyn
sodium、Intal、Rynacrom

〖CAS〗　15826-37-6

〖理化性状〗　1. 本品为白色到棕黄色、细结晶
性粉末。难溶于水,极微溶于乙腈,微溶于甲醇。

2. 化学名:Disodium 4,4'-dioxo-5,5'-(2-hydro-
xytrimethylenedioxy) di (4H-chromene-2-carbo-
xylate)

3. 分子式:$C_{23}H_{14}Na_2O_{11}$

4. 分子量:512.3

【药理作用】　本品虽然不能直接松弛支气管平
滑肌,但对肥大细胞具有"膜稳定"作用,可阻止肥大
细胞脱颗粒,抑制组胺、5-羟色胺、白三烯、前列腺素
等递质的释放,从而防止或减轻支气管平滑肌痉挛、
血管渗透性增加及黏膜组织水肿等反应,产生平喘
效应。本品需连用数日至数周才能见效,故不适用
于支气管哮喘的急性发作。临床主要用于预防支气
管哮喘发作,对已知过敏原的外源性哮喘,尤其是青
少年患者疗效较好;对迟发变态反应性内源性哮喘
也有一定疗效。对依赖肾上腺糖皮质激素的哮喘患
者,可部分或全部用本品替代激素治疗。

【体内过程】　口服吸收极少(0.5%左右),故采

用吸入法给药。吸入后有 10%可进入肺部深处并吸
收入血,10~20 min 可达血药浓度峰值。$t_{1/2}$ 约为
1.5 h。本品在体内不代谢,以原药随尿和胆汁排出,
体内无蓄积。1 次吸入药效可维持 6 h 左右。

【适应证】　1. 主要用于预防支气管哮喘的
发作。

2. 用于治疗过敏性鼻炎、季节性花粉症等变态
反应性疾病。

3. 可用本品灌肠治疗胃肠道变态反应、溃疡性
结肠炎、直肠炎。

4. 本品软膏可治疗慢性过敏性湿疹及某些皮肤
瘙痒症。

【不良反应】　可引起恶心、口干、咽喉刺激感、
呛咳、胸闷,偶见皮疹。

【妊娠期安全等级】　B。

【禁忌与慎用】　1. 对本品过敏者禁用。

2. 重度肝、肾功能不全患者慎用,必须使用时要
适当减少用药剂量。

【药物相互作用】　本品与异丙肾上腺素合用,
可加强平喘疗效。

【剂量与用法】　使用粉末吸入器喷粉吸入,一
次 20 mg,4 次/日;重症者可增至 5~6 次/日,最多不
超过 8 次/日;疗效良好者可逐步减为 2~3 次/日。1
个疗程约需 2 个月。

【用药须知】　1. 使用本品治疗获得明显疗效
后,就应当改用维持量。

2. 试用 1 个月无效者应停止治疗。

3. 停药时应逐步减量,不可突然停药,以防病情
反复。

4. 原来用支气管扩张剂或糖皮质激素进行维持
治疗者,用本品后仍应维持服用原用药物至少 1 周,
或至症状明显改善后再逐渐减量。

5. 如在开始给药时因刺激而出现哮喘加重,可
加少量异丙肾上腺素同时吸入。

【制剂】　① 吸入用胶囊剂:20 mg。② 粉雾
剂:0.7 g。

【贮藏】　密封、遮光贮存。

奈多罗米

(nedocromil)

本品为肥大细胞稳定药。

【CAS】　69049-73-6

【ATC】　R01AC07;R03BC03;S01GX04

【理化性状】　1. 化学名:9-Ethyl-6,9-dihydro-
4,6-dioxo-10-propyl-4H-pyrano[3,2-g]quinoline-2,
8-dicarboxylate

2. 分子式：$C_{19}H_{15}NO_7$

3. 分子量：371.34

4. 结构式

奈多罗米钠
(nedocromil sodium)

别名：Tilade-M、Tilade、Tilavist

本品为肥大细胞稳定药。

【CAS】 69049-73-6

【理化性状】 1. 化学名：Disodium 9-ethyl-6,9-dihydro-4,6-dioxo-10-propyl-4H-pyrano［3,2-g］quinoline-2,8-dicarboxylate

2. 分子式：$C_{19}H_{15}NNa_2O_7$

3. 分子量：415.3

【药理作用】 本品主要通过抑制花生四烯酸酯氧酶和环氧酶代谢途径，抑制支气管腔黏膜内炎症递质的释放，从而减轻支气管的气道高反应性和支气管平滑肌痉挛。连续给予本品能减少可逆性气道阻塞性疾病的支气管反应性亢进。在治疗气道阻塞性疾病时，本品能改善肺功能，减少发作的次数和严重性，减轻支气管痉挛和咳嗽。对已接受过其他治疗的患者，再使用本品可使病情得到进一步的改善。使用本品显效后即可减少或停用其他并用的药物。

【体内过程】 本品口服不吸收。气雾吸入后，沉积于口、咽及支气管黏膜上，然后经呼吸道局部吸收，并在胆汁和尿中以原药排出。沉积于口咽部的药物被咽下后经消化道排出。本品在体内不代谢，长期给药不会蓄积或留于任何组织中。$t_{1/2}$ 为 1.5～3.3 h。

【适应证】 1. 适用于各种呼吸道阻塞性疾病，如支气管哮喘、哮喘性支气管炎等的预防性治疗。

2. 滴眼液用于过敏性结膜炎。

【不良反应】 1. 雾化吸入主要有头痛和恶心，几乎所有病例均为轻度及暂时性的，不需停药。

2. 滴眼液的不良反应主要为头痛，和眼部刺激感、鼻黏膜充血、口中异味等。

【妊娠期安全等级】 C。

【禁忌与慎用】 1. 对本品过敏者禁用。

2. 尚未明确本品是否可分泌到乳汁中，哺乳期妇女应慎用。如确需使用，应选择停药或停止哺乳。

3. 12 岁以下儿童不宜使用本品。

【剂量与用法】 1. 雾化吸入，成人及 >12 岁儿童初次与维持治疗可用 4 mg，2～4 次/日。

2. 滴眼，1～2 滴/次，2 次/日。

【用药须知】 1. 本品通常不能迅速缓解支气管痉挛，故不用于缓解支气管哮喘急性发作。

2. 大多数患者在开始本品气雾剂治疗 1 周后才显示明显的治疗作用。

3. 治疗呼吸道阻塞性疾病时，本品显效后便可除去或减少并用的药物。

【制剂】 ① 气雾剂：每瓶可揿 112 次，一揿 2 mg。②滴眼液：2%。

【贮藏】 贮于 25 ℃左右，避免日晒或冷冻。

吡嘧司特
(pemirolast)

别名：哌罗司特、倍米司特、Alegysal、Pemilaston

本品为肥大细胞稳定剂。

【CAS】 69372-19-6

【理化性状】 1. 化学名：9-Methyl-3-(1H-tetrazol-5-yl)-4H-pyrido[1,2-a] pyrimidin-4-one

2. 分子式：$C_{10}H_7N_6O$

3. 分子量：228.21

4. 结构式

吡嘧司特钾
(pemirolast potassium)

【CAS】 100299-08-9

【理化性状】 1. 化学名：Potassium 9-methyl-3-(1H-tetrazol-5-yl)-4H-pyrido［1,2-a］pyrimidin-4-one

2. 分子式：$C_{10}H_7KN_6O$

3. 分子量：266.3

【药理作用】 本品具有类似色甘酸钠的作用，也是白三烯的抑制剂。能抑制细胞外 Ca^{2+} 内流和细胞内 Ca^{2+} 的释放，还可抑制磷酸二酯酶的活性，升高细胞内的 cAMP 水平，抑制花生四烯酸的释放和代谢。对抗原-抗体反应引起的组胺、白三烯、前列腺素的释放都有抑制作用。

【体内过程】 本品 $t_{1/2}$ 为 4～5 h，用于哮喘口服后 3～6 周起作用，1～1.7 h 可达血药浓度峰值，2.5～40 mg 剂量范围内有较好吸收，可分布于肺组织。用于变应性结膜炎滴眼一周内起效，全身吸收显著。在肝脏内代谢为吡嘧司特葡糖酸苷,84%~90%以该代谢物形式经肾排泄,无药物蓄积作用。

【适应证】 1. 用于预防或减轻支气管哮喘的发作。也可用于治疗过敏性鼻炎。

2. 用于过敏性结膜炎,春季卡他性结膜炎。

【不良反应】 1. 偶见头痛、嗜睡、困倦、呕吐、胃痛、胃部不适、便秘、口干、口腔炎、胃炎、胃灼热、恶心或过敏症状如皮疹和瘙痒。

2. 可能发生血小板增多、血红蛋白减少,ALT,AST,γ-GT 或 ALP 升高和蛋白尿,女性患者用后可见痛经。

3. 滴眼液使用后出现眼刺激感(0.36%)、结膜充血(0.14%)、眼睑瘙痒感(0.11%)、眼睑炎(0.27%)、眼部分泌物(0.16%)、结膜炎(<0.1%)。10%~25%过敏性结膜炎患者用药期间有鼻炎、流感样或感冒样症状,发生鼻窦炎、咳嗽、支气管炎、喷嚏、鼻塞的情况较少。

【妊娠期安全等级】 C。

【禁忌与慎用】 1. 对本品过敏者、哺乳期妇女、儿童禁用。

2. 早产儿、新生儿、婴儿用呀的安全性和有效性尚未建立。

3. 动物实验中本品可分泌至乳汁,哺乳期妇女慎用。

4. 有过敏病史者,肝、肾受损者慎用。

5. 妊娠期妇女使用应权衡利弊。

6. 长期用药须定期检查血常规、血生化及肝功能。

【剂量与用法】 1. 成人 饭后口服 5~10 mg,2 次/日,必要时,睡前加服 1 次。滴眼液,每眼 1 滴,早晚各 1 次。

2. 儿童 口服,支气管哮喘:5~11 岁,一次 5 mg,2 次/日;11 岁以上,一次 10 mg,2 次/日,与早餐及晚餐后(或睡前)服用。可根据年龄和症状适当增减剂量。

【用药须知】 1. 本品不能迅速缓解急性哮喘发作。

2. 本品滴眼液不适用于结膜炎以外其他眼部不适或损伤。

3. 对季节性发作的患者,应在好发季节前开始服用本品,直至好发季节结束。

4. 对长期服用糖皮质激素的患者,使用本品后,应逐渐减少皮质激素的用量。已减量的患者,中止使用本品后,可能再次复发。

5. 用药后如出现不良反应,应减量或停药。

【制剂】 ①片剂:5 mg。②滴眼液:5 mg/5 ml。

【贮藏】 在 15~25 ℃保存。

他扎司特
(tazanolast)

别名:塔赞司特

本品为肥大细胞稳定药。

【CAS】 82989-25-1

【理化性状】 1. 化学名:Butyl 3′-(1H-tetrazol-5-yl)oxanilate

2. 分子式:$C_{13}H_{15}N_5O_3$

3. 分子式:289.28

4. 结构式

【药理作用】 本品主要有赖于其代谢产物苯酰羧酸(MTCcr)发挥作用,可抑制肥大细胞释放过敏介质。口服后的作用比曲尼司特强。

【适应证】 用于防治支气管哮喘。

【不良反应】 1. 偶发皮疹、瘙痒,如反应明显,应及时停药。

2. 可能发生恶心、呕吐、腹痛、胃痛和腹泻。

3. 偶见血清转氨酶升高。

4. 偶有头痛、眩晕、疲倦。

5. 偶见心悸、蛋白尿和排尿困难。

【禁忌与慎用】 1. 对本品过敏者、妊娠期妇女所有年龄层儿童禁用。

2. 有过敏病史者慎用。

3. 哺乳期妇女使用时,应停止哺乳。

【剂量与用法】 成人饭后服用 75 mg,3 次/日。根据年龄、病情和耐受情况适当增减。

【用药须知】 1. 本品不能迅速减轻急性症状。

2. 如发生明显的过敏反应应及时停药。

【制剂】 胶囊剂:75 mg。

异丁司特
(ibudilast)

别名:依布拉特

本品属于白三烯拮抗剂和血小板激活因子拮抗剂。

【CAS】 50847-11-5

【ATC】 R03DC04

【理化性状】 1. 化学名:1-(2-Isopropylpyrazolo[1,5-a]pyridin-3-yl)-2-methyl-1-propanone

2. 分子式:$C_{14}H_{18}N_2O$

3. 分子量:230.3

4. 结构式

【药理作用】　本品可选择性地抑制白三烯的释放,使白三烯所致支气管收缩和血管通透性增加受到制约,具有抗过敏、抗炎和扩张支气管的作用。

【适应证】　1. 缓解支气管哮喘的呼吸困难。

2. 改善脑梗死、脑出血后遗症和脑动脉硬化患者的自觉症状。

【不良反应】　1. 主要有食欲缺乏、嗳气、眩晕和皮疹。

2. 偶见心悸和 ALT,AST,γ-GT 及胆红素水平升高。

【禁忌与慎用】　1. 对本品过敏者、妊娠期妇女禁用。

2. 颅内出血尚未完全止血者禁用。

3. 脑梗死急性期和肝功能不全患者慎用。

4. 儿童用药的安全性和有效性尚未建立。

5. 哺乳期妇女使用时,应暂停哺乳。

【剂量与用法】　成人口服 10 mg,2～3 次/日。

【制剂】　胶囊剂:10 mg。

瑞吡司特
(repirinast)

本品为肥大细胞稳定药。

【CAS】　73080-51-0

【理化性状】　1. 化学名:Isopentyl 5,6-dihydro-7,8-dimethyl-4,5-dioxo-4H-pyrano[3,2-c]quinoline-2-carboxylate

2. 分子式:$C_{20}H_{21}NO_5$

3. 分子量:355.4

4. 结构式

【药理作用】　本品是一种前药,口服吸收后在体内迅即水解形成活性代谢物7位、8位甲基的羟基

化物而发挥药效。哮喘患者口服后,可抑制抗原引起的肺功能减弱和皮肤过敏反应。

【体内过程】　口服本品 150 mg 后 2 h 可达血药峰值(约为 150 ng/ml),$t_{1/2\alpha}$ 和 $t_{1/2\beta}$ 分别约为 1.4 h 和 34.5 h。24 h 内,健康成人随尿液排出活性代谢物 20.2%,失活代谢物 2.7%。本品不易透过胎盘,但能进入乳汁。未见体内蓄积。

【适应证】　用于防治支气管哮喘等变态反应性疾病。

【不良反应】　1. 可见皮疹、瘙痒等过敏反应。

2. 偶见困倦、下肢麻木。

3. 偶有恶心、胃区不适、腹痛和腹泻。

4. 偶见 ALT,AST,γ-GT 轻度上升。

5. 偶见蛋白尿、胸痛、出汗和口炎。

【禁忌与慎用】　1. 对本品过敏者、妊娠期妇女禁用。

2. 有过敏性病史者慎用。

3. 儿童用药的安全性和有效性尚未建立。

4. 哺乳期妇女使用时,应暂停哺乳。

【剂量与用法】　成人口服 150 mg,2 次/日,早晚各 1 次。可随年龄、病情和耐受性适当增减剂量。

【用药须知】　1. 长期使用皮质激素的患者在给予本品时,应酌量减少前者的用量,严密观察。

2. 本品不可能使急性发作缓解。

3. 如能摸清患者的好发季节,应在好发季节前就开始给药,可起到遏阻发作的作用。

【制剂】　片剂:150 mg。

氨来呫诺
(amlexanox)

别名:氨来仙司,Solfa
本品为肥大细胞稳定药。

【CAS】　68302-57-8

【ATC】　A01AD07;R03DX01

【理化性状】　1. 化学名:2-Amino-7-isopropyl-5-oxo-5H-[1]benzopyrano[2,3-b]pyridine-3-carboxylic acid

2. 分子式:$C_{16}H_{14}N_2O_4$

3. 分子量:298.3

4. 结构式

【药理作用】　本品不仅对肥大细胞具有稳定作用,还可抑制白三烯的形成。

【体内过程】 饭后 1 次口服本品 50 mg 后,于 0.9 h 达到血药峰值。$t_{1/2}$ 为 2.6 h。大部分原药和代谢物在给药后 11 h 内随尿液排出。

【适应证】 1. 用于防治支气管哮喘,其鼻用气雾剂可用于治疗过敏性鼻炎。

2. 用于口腔溃疡。

【不良反应】 1. 可能发生皮疹、瘙痒等过敏反应。

2. 偶见恶心、呕吐、腹痛、腹泻等胃肠道反应。

3. 头晕、头痛、嗜酸粒细胞增多、BUN 或转氨酶水平上升也会出现。

【禁忌与慎用】 1. 对本品过敏者、妊娠期妇女、儿童禁用。

2. 哺乳期妇女使用时,应暂停哺乳。

3. 有过敏性病史者慎用。

【剂量与用法】 1. 治疗支气管哮喘 成人给予 25～50 mg,3 次/日,于早、晚饭前及睡前服。

2. 治疗口腔溃疡

(1) 贴片 一旦发现有溃疡出现就应使用本品,4 次/日,最好是在早餐、午餐、晚餐后和睡前 80 min,清洁口腔后使用。每个口腔溃疡处用 1 片,1 次最多用 3 片。持续用药至溃疡愈合,但用药不应超过 10 d。如用药 10 d 后仍无明显的愈合或疼痛减轻,应咨询医师。

(2) 糊剂 挤出适量本品,涂在溃疡表面,用药量以覆盖溃疡面为准。4 次/日,最好在餐后和睡前做好口腔卫生后使用。

【用药须知】 1. 本品不可能缓解哮喘的急性发作。

2. 有季节性发作特点的患者,应当在季节尚未到来之时提前使用本品,并持续用药到好发季节结束。

3. 哮喘患者在使用本品时如出现大发作,就必须给予支气管扩张药或皮质激素。

4. 长期接受激素的患者在同时使用本品时,应试行减少激素的用量,并予小心监护病情的发展趋势。

5. 对使用本品而减少激素的患者,在停用本品时应注意病情会有反复。

6. 尽可能在口腔溃疡一出现就使用本品,4 次/日连续使用。最好是在早餐、午餐、晚餐后和睡前 80min 清洁口腔后涂用。应确保贴片紧贴溃疡处。

7. 在有多处溃疡的情况下,每处溃疡使用 1 片。1 次最多使用 3 片。

8. 用药前,将手洗净并擦干,特别是直接接触溃疡的指尖,然后将贴片类白色的一面贴于溃疡处,并轻压。贴片应紧贴溃疡处。极少数情况下,患者感觉贴的效果不太理想,可重新再贴,并在贴后轻压数秒,再移开手指。如果出现皮疹或接触性黏膜炎应停止用药。

9. 使用贴片后应立刻洗手。

10. 为保证药物能在睡觉前分散至患处,患者在睡前 80 min 内不能使用本品贴片。

11. 用本品贴片 1 h 时内,患者应避免进食。

12. 用药后 20～80 min 内,药物会完全分散至口腔的溃疡处。由于贴片贴的位置不同,以及贴后口腔的活动情况不同,药物完全分散至患处的时间会有所不同。当药物分散至患处时,患者会感觉到口腔中有微小的颗粒。这些颗粒可安全地吞咽。

13. 持续用药至溃疡愈合。如用药 10 d 后仍无明显愈合或疼痛减轻,应咨询医师。

【制剂】 ①片剂:50 mg。 ②口腔贴片:2 mg。③糊剂:250 mg/5 g。

【贮藏】 密闭,室温保存。

扎鲁司特
(zafirlukast)

别名:安可来、Accolate
本品为白三烯受体拮抗药。
【CAS】 107753-78-6
【ATC】 R03DC01
【理化性状】 1. 化学名:Cyclopentyl3-{ 2-methoxy-4-[(o-tolylsulfonyl) carbamoyl] benzyl }-1-methylindole-5-carbamate

2. 分子式:$C_{31}H_{33}N_3O_6S$

3. 分子量:575.7

4. 结构式

【药理作用】 本品可选择性地阻断半胱胺酰白三烯(CysLTs)的亚型 $CysLT_1$ 受体,起到对抗 CysLTs 的作用。由于 CysLTs 是引起哮喘的重要炎性介质,一经受到对抗,就可使哮喘获得缓解。

【体内过程】 本品口服后易于吸收,3 h 可达血药峰值,以双相方式下降。$t_{1/2}$ 约为 10 h。老年人对本品的清除率比健康人明显降低,C_{max} 和 AUC 增高 2 倍。肾功能不全患者的肌酐清除率和 $t_{1/2}$ 无明显改变,说明肾功能不全患者使用本品不必调整,实验证明,对肝功能不全患者,包括肝硬化病,不推荐使用本品,食物影响本品吸收(下降 40%),应空腹服药。本品的蛋白结合率为 99%。本品在体内代谢完全,随粪便排泄 89%,随尿液排出仅占 10%。

【适应证】　用于哮喘的预防和长期治疗。

【不良反应】　1. 可引起荨麻疹及血管神经性水肿等过敏反应。

2. 可见到头痛和胃肠道障碍。

3. 偶见血清转氨酶升高。

4. 服用本品的老年患者,其感染的发生率增加,但症状较轻,主要影响呼吸道,一般不必中止治疗。

【妊娠期安全等级】　B。

【禁忌与慎用】　1. 对本品过敏者、肝功能严重受损者禁用。

2. 本品可分泌到乳汁中,故哺乳期妇女使用时,应暂停哺乳。

3. 12 岁以下儿童用药的安全性和有效性尚未建立,不推荐使用。

4. 有过敏病史者慎用。

【药物相互作用】　1. 本品合用吸入糖皮质激素、吸入和口服支气管扩张药、抗生素或抗组胺药,未见不良相互作用。

2. 本品合用口服避孕药未见不良相互作用。

3. 本品合用阿司匹林可使前者血药浓度升高 45%,但并不引起相应的临床效应。

4. 合用红霉素可使本品血药浓度下降 54%。

5. 合用茶碱可使本品血药浓度下降 40%。

6. 与特非那定合用可引起本品 AUC 降低 54%,但对特非那定的血药浓度无影响。

7. 合用华法林可使凝血酶原时间延长约 35%,其间的相互作用可能是由于本品抑制了 CYP209 同功酶而引起的。

【剂量与用法】　成人或>12 岁儿童起始口服 20 mg,2 次/日,可逐渐增至 40 mg,1 次/日,如给予 2 次/日,可能疗效更好。

【用药须知】　1. 合用华法林时,应适当减量,并定期监测凝血酶原时间。

2. 哮喘缓解期,仍应继续服用本品。

3. 在急性发作期仍应维持本品治疗,但单用本品,不能解除哮喘的急性发作。

4. 在本品与皮质激素合用时,减少激素用量应慎重考虑。

5. 用本品期间,如发生肝功能异常,应予密切关注,可能是肝毒性的早期信号。

【制剂】　片剂:20 mg。

【贮藏】　贮于<30 ℃条件下。

孟鲁司特
(montelukast)

别名:Singulair、顺尔宁

本品亦为白三烯受体拮抗药。

【CAS】　158966-92-8

【ATC】　R03DC03

【理化性状】　1. 化学名:1-[({(R)-m-[(E)-2-(7-Chloro-2-quinolyl)-vinyl]-α-[o-(1-hydroxy-1-methylethyl) phenethyl]-benzyl} thio) methyl] cyclo-propaneacetate

2. 分子式:$C_{35}H_{35}ClNO_3S$

3. 分子量:586.18

4. 结构式

孟鲁司特钠
(montelukast sodium)

〖CAS〗　151767-02-1

〖理化性状〗　1. 化学名:Sodiuml -[({(R)-m-[(E)-2-(7-chloro-2-quinolyl)-vinyl]-α-[o-(1-hydroxy-1-methylethyl) phenethyl]-benzyl} thio) methyl] cyclopropaneacetate

2. 分子式:$C_{35}H_{35}ClNNaO_3S$

3. 分子量:608.2

【药理作用】　本品是一种选择性白三烯受体拮抗药,与其他有药理学重要意义的呼吸道受体如类前列腺素、胆碱能和 β-肾上腺素受体相比,本品对 I 型半胱氨酰白三烯(CysLT₁)受体有高度亲和性和选择性,能有效地抑制 LTC_4、LTD_4 和 LTE_4 与 $CysLT_1$ 受体结合所产生的生理学效应而无任何受体激动活性。

【体内过程】　1. 本品口服吸收迅速而完全,成人空腹服用 10 mg 后,T_{max} 为 3 h。平均口服生物利用度为 64%。

2. 本品血浆蛋白结合率达 99% 以上。稳态分布容积平均为 8～11 L。动物实验显示,只有极少量通过血-脑屏障,用药 24 h 后其他组织中的药物量也极少。

3. 本品几乎完全被代谢。成人和儿童使用治疗剂量,在稳态情况下,在稳态情况下,血浆中未测出本品的代谢产物。

4. 本品及其代谢产物几乎全经胆汁排泄。健康青年中血浆 $t_{1/2}$ 约为 2.7～5.5 h。

【适应证】　1. 用于哮喘的预防和长期治疗。也用于预防和维持治疗阿司匹林哮喘、过敏性哮喘和预防运动性哮喘。

2. 用于季节性过敏性鼻炎以减轻症状。

【不良反应】　耐受良好,仅有头痛、腹痛。

【妊娠期安全等级】　B。

【禁忌与慎用】　1. 对本品过敏者禁用。

2. 据国外资料,对其他白三烯受体拮抗剂曾发生过敏或严重不良反应者、严重肝脏疾病患者、严重哮喘患者慎用。

3. 尚未明确本品是否可分泌到乳汁中,哺乳期妇女应慎用,如确需使用,应停止哺乳。

4. <6 岁儿童用药的安全性和有效性尚未建立。

【药物相互作用】　1. 本品可与常规用于预防及长期治疗哮喘的药物合用。

2. 本品与茶碱、泼尼松、泼尼松龙、口服避孕药、特非那定、地高辛或华法林合用,未见有明显的不良相互作用。

3. 合用苯巴比妥时,本品的 AUC 减少约 40%。

4. 单用支气管扩张药无效时,加用本品,可能有效,待病情改善后,可逐渐减少支气管扩张药的剂量。

5. 合用本品和皮质激素,当病情减轻时,可适当减少激素的用量。但不能以本品全部替代激素。

【剂量与用法】　成人或≥15 岁儿童,睡前顿服 10 mg。

【用药须知】　1. 本品 1 周内可起效。

2. 本品治疗哮喘急性发作一般无效。

3. 不应骤然以本品取代皮质激素。

【制剂】　片剂:5 mg。

【贮藏】　贮于 30 ℃ 以下。

普仑司特
(pranlukast)

别名:普鲁司特、哌鲁卡特、Ultair
本品为白三烯受体拮抗药。

【CAS】　103177-37-3

【ATC】　R03DC02

【理化性状】　1. 化学名:N-[4-Oxo-2-(1H-tetrazol-5-yl)-4H-1-benzopyran-8-yl]-p-(4-phenyl-butoxy)benzamide

2. 分子式:$C_{27}H_{23}N_5O_4$

3. 分子量:481.5

4. 结构式

【药理作用】　本品可选择性结合白三烯 C_4 (leukotriene C_4,LTC_4)、白三烯 D_4 (leukotriene D_4,LTD_4)和白三烯 E_4(eukotriene E_4,LTE_4)受体,其中以对后两者的亲和力较高,但对乙酰胆碱、组胺和 5-HT 受体无拮抗作用。主要通过阻断炎症介质白三烯与其受体结合而抑制支气管收缩、血管高渗透性、黏膜水肿和气道过敏反应,从而改善支气管哮喘患者的症状和肺功能。

【体内过程】　本品口服后 1 h 可起效。空腹服药后 3 h 可达 C_{max},与食物同服则需 4～5 h 达峰。餐后单次口服本品 225 mg、337.5 mg 和 450 mg,其 C_{max} 分别为 446 ng/ml、438 ng/ml 和 700 ng/ml。按以上剂量每天服用 2 次,连用 1 周,其峰值分别为 530 ng/ml、630 ng/ml 和 1200 ng/ml。年龄和性别对药动学参数无影响。动物实验证实本品在肝内广泛被代谢,主要随粪便排出。血、尿、粪便中的主要代谢物是氢氧化物,随尿液排出的代谢物多半是其与葡糖醛酸的结合物。本品消除 $t_{1/2}$ 为 1.7～9 h,与服药次数及剂量有关,但在剂量与 $t_{1/2}$ 之间并不呈现渐进性的正比上升趋势。

【适应证】　用于支气管哮喘的预防和治疗。

【不良反应】　1. 主要有皮疹、瘙痒、腹痛、腹泻或便秘、胃部不适、恶心、呕吐、血转氨酶和胆红素水平升高。

2. 偶见发热、咽喉痛、全身倦怠(多为白细胞减少之征兆)、鼻出血、紫斑、牙龈出血(多为血小板减少之征兆),如有进展趋势,应考虑停药。

3. 偶见麻木、震颤、失眠、嗜睡、头痛、关节痛和浮肿。

【禁忌与慎用】　1. 对本品过敏者、颅内出血尚未获得控制者和妊娠期妇女、哺乳期妇女、儿童禁用。

2. 对其他白三烯受体拮抗药有既往过敏史者、肝脏疾病或严重哮喘患者慎用。

【药物相互作用】　1. 本品可增加华法林的血药浓度。

2. 特非那定可降低本品的血药浓度。

【剂量与用法】　成人 225～450 mg/d,分 2 次于早、晚餐后口服。老年人适当减量。

【用药须知】　1. 本品不能缓解哮喘急性发作,当急性发作时,应使用支气管扩张药和肾上腺皮质激素。

2. 长期服用皮质激素的患者,如因服用本品而对前者减量,应逐渐减量,若突然终止,哮喘可能再度发作。

3. 使用本品期间,如发生了变应性肉芽肿性脉管炎(Churg-Strauss综合征),应合用低剂量的糖皮质激素。

【制剂】　胶囊剂:112.5 mg。

【贮藏】　遮光、密封,贮于干燥处。

塞曲司特
(seratrodast)

别名:畅诺、Bronica
本品为血栓素 A_2 受体拮抗剂。

【CAS】　112665-43-7

【ATC】　R03DX06

【理化性状】　1. 化学名:(±)-2,4,5-Trimethyl-3,6-dioxo-ζ-phenyl-1,4-cyclohexadiene-1-heptanoic acid

2. 分子式:$C_{22}H_{26}O_4$

3. 分子量:354.4

4. 结构式

【药理作用】　本品具有抑制各种化学递质〔血栓素 A_2、白三烯 D_4、血小板活化因子(platelet activating factor,PAF)〕引起的支气管收缩作用,还有抑制因抗原吸入而诱发的速发型和迟发型过敏反应的作用,从而改善肺功能。

【体内过程】　口服本品 80 mg 后,约 2~3 h 可达 C_{max},血浆 $t_{1/2}$ 约为 25 h。给予老年患者本品 40 mg 和 80 mg,与健康成人相比,发现其 AUC 增加,$t_{1/2}$ 延长 1.5~2 倍,T_{max} 延迟。一次口服本品 80 mg,72 h 内尿液排泄量约占给药量的 16%。尿内的原药和大部分代谢物均为结合体。老年患者单剂量给予本品 40 mg 和 80 mg 后,72 h 内的尿液排泄量约占给药量的 11%~12%,比健康成年人略少。

【适应证】　用于支气管哮喘的治疗。

【不良反应】　1. 恶心、呕吐、口渴、食欲缺乏、胃部不适、腹痛、腹泻、便秘;偶见伴随黄疸、AST 和 ALT 升高等肝功能障碍,还报道有急性肝炎发生。

2. 鼻出血、皮下出血、贫血、嗜酸性粒细胞增多。

3. 嗜睡、头痛、头晕、倦怠、浮肿、心悸。

4. 可能出现过敏症状,如皮疹、瘙痒。

【禁忌与慎用】　1. 对本品过敏者、妊娠期妇女禁用。

2. 儿童慎用。

3. 哺乳期妇女使用时,应暂停哺乳。

【药物相互作用】　1. 本品合用非那西丁等解热药或头孢菌素类,可能出现溶血性贫血。

2. 本品合用阿司匹林可使本品的游离浓度上升 26%。

【剂量与用法】　成人口服一次 80 mg,1 次/日,晚饭后服用,或遵医嘱。

【用药须知】　1. 本品不同于支气管扩张药和皮质激素,不能立即减轻已发作的哮喘,而是通过消除各种症状,改善肺功能,从而有效地缓解哮喘。

2. 服用本品期间,如出现哮喘大发作,应给予激素或支气管扩张药。

3. 激素依赖性患者使用本品,应在病情减轻时缓慢减少激素用量,不可突然停药。

4. 如出现肝功能受损,应考虑停药,或减少用量。

5. 老年患者应从低剂量(40 mg/d)开始,并严密观察。

【制剂】　颗粒剂:80 mg。

【贮藏】　贮于室温。

曲尼司特
(tranilast)

别名:利喘平、利喘贝、Rizaben
本品属于过敏反应介质阻释药。

【CAS】　53902-12-8

【理化性状】　1. 化学名:N-(3,4-Dimethoxycinnamoyl)anthranilic acid

2. 分子式:$C_{18}H_{17}NO_5$

3. 分子量:327.3

4. 结构式

【药理作用】　1. 本品有抑制化学递质释放的作用,可稳定肥大细胞膜和嗜碱粒细胞膜,封闭细胞膜 Ca^{2+} 通道,阻止细胞裂解脱颗粒,从而可抑制组胺和

5-HT 等过敏反应介质的释放。实验证明，本品对免疫球蛋白 E(immunoglobulin E，IgE)引起的大鼠皮肤过敏反应和实验性哮喘具有显著的抑制作用。本品与酮替芬相似，兼具有抗组胺和白三烯的作用，但对中枢神经的抑制作用不及酮替芬和其他第一代抗组胺药明显。本品还能抑制抗原反复注射后局部组织过敏性坏死反应(阿瑟反应，Arthus reaction)。对乙酰胆碱、组胺、5-HT 等均无直接拮抗作用。

2. 本品还能抑制健康男子的普-库反应(Prausnitz-Kusther)。对螨抗原过敏的成年支气管哮喘患者口服本品后，能抑制由抗原引起的白细胞释放组胺，和抑制吸入变应原引起的过敏反应，此外，本品还能抑制过敏性鼻炎反应患者由抗原引起的鼻分泌物中肥大细胞脱颗粒，缓解鼻变应反应。

【体内过程】 本品口服易于吸收，给药后 $2\sim3\,h$ 可达 C_{max}，$t_{1/2}$ 约为 $8.6\,h$，$24\,h$ 后血药浓度明显降低，$48\,h$ 后几乎检测不到药物。本品广泛分布于各个器官，药物在 $96\,h$ 内由肝代谢成曲尼司特 4-脱甲基与硫酸及葡糖醛酸的结合物，代谢物随尿液排出。

【适应证】 预防和治疗支气管哮喘、过敏性鼻炎和其他过敏性疾病。

【不良反应】 1. 可见头痛、眩晕、失眠或嗜睡，尿频、尿痛、血尿等膀胱刺激症状。

2. 可引起畏食、恶心、呕吐、腹痛、腹泻或便秘、黄疸、血转氨酶升高。

3. 可能发生贫血、过敏反应如瘙痒和皮疹。

【禁忌与慎用】 1. 对本品过敏者、妊娠期妇女禁用。

2. 肝、肾功能不全患者慎用。

3. 哺乳期妇女使用时应暂停哺乳。

【剂量与用法】 1. 成人　口服一次 100 mg，3 次/日。如用于预防，通常连用 4 周，2~3 个月一疗程，起效后改为维持剂量，相当于原剂量的 1/3~2/3，疗程 2~12 个月，个别情况更长。

2. 儿童　口服 5 mg/(kg·d)，分 3 次服，其余可参照成人用法。

【用药须知】 1. 与其他平喘药合用，而以本品为基础用药，有规则地连续服用，可长期控制哮喘的发作。

2. 对已经发作的哮喘，本品不可能迅速起效，可合用支气管扩张药或皮质激素 1~4 周，然后将合用药物逐渐减量并撤除。

3. 在季节性过敏性疾病发作前 1~2 周就开始服用本品，才能取得满意的预防效果。

【制剂】 ①片剂:100 mg。②胶囊剂:100 mg。

【贮藏】 遮光、避热，贮于干燥处。

齐留通
(zileuton)

别名:Zyflocr

本品为白三烯类合成抑制剂，为平喘药。

【CAS】 111406-87-2

【理化性状】 1. 本品为一对对映体的消旋混合物，为无臭白色结晶粉末，溶于甲醇和乙醇，微溶于乙腈，几乎不溶于水和己烷，熔点 144.2~145.2 ℃。

2. 化学名:(±)-1-(1-Benzo[b]thien-2-ylethyl)-1-hydroxyurea

3. 分子式:$C_{11}H_{12}N_2O_2S$

4. 分子量:236.29

5. 结构式

【药理作用】 白三烯是由花生四烯酸在 5-脂氧合酶作用下合成的，本品为 5-脂氧合酶抑制剂，从而抑制白三烯(LTB_4、LTC_4、LTD_4 和 LTE_4)的生成。本品为消旋混合物，对映体均具有药理活性。白三烯具有多种生物效应，包括中性粒细胞和嗜酸性粒细胞的迁移、中性粒细胞和单核细胞的聚集、白细胞吸附、毛细血管渗透性增加和平滑肌收缩。这些效应导致哮喘患者气道出现炎症、水肿、黏液分泌和支气管收缩。本品可适度改善肺功能、降低支气管平滑肌张力、减轻哮喘症状。

【体内过程】 1. 吸收　一项单剂量给药研究表明，食物可使本品的 C_{max} 和 AUC 分别增加 18% 和 34%，使 T_{max} 从 2.1 h 延长至 4.3 h。相对于速释剂型，就 C_{max} 和 AUC 而言，空腹时本品的相对生物利用度分别为 0.3 和 0.57，餐后相对生物利用度分别为 0.45 和 0.76。一项多剂量给药研究表明食物可使本品的 AUC 和 C_{min} 分别增加 43% 和 170%，而对 C_{max} 没有影响。因此，本品建议与食物同服。稳态时，相对于速释剂型，就 C_{max}、C_{min} 和 AUC 而言，餐后本品相对生物利用度分别为 0.65、1.05 和 0.85。该数据表明，稳态时餐后本品的 C_{max} 比速释剂型降低 35%，而 C_{min}、AUC 和速释剂型相似。

2. 分布　本品的表观分布容积为 1.2 L/kg，蛋白结合率为 93%，主要与白蛋白结合，少量与 α-酸性糖蛋白结合。

3. 代谢　体外研究表明本品及其 N-去羟基化代谢物可被 CYP1A2、CYP2C9 和 CYP3A4 氧化代谢。代谢物包括两个 O-葡醛酸苷轭合物(主要代谢物)立体异构物和一个 N-去羟基化代谢物（A-66193）。自尿中排泄的无活性的 A-66193 和原药均不足单次给药剂量的 0.5%。多次给药后 A-66193 的峰值为 4.9 μg/ml，AUC 为 93(μg·h)/ml，具有较大的个体差异。非活性代谢产物系在本品吸收之前经胃肠道菌群作用而形成的，从而使本品吸收延迟。

4. 消除 平均终末 $t_{1/2}$ 为 3.2 h，表观口服清除率为 669 ml/min，本品的主要活性来自于原药，放射标记研究证实口服吸收良好，迅速进入循环系统，自尿中和粪便中回收的药量分别为 94.5% 和 2.2%。

【适应证】 用于成人、12 周岁及以上儿童哮喘的预防和慢性哮喘的治疗。本品不能逆转哮喘急性发作时支气管痉挛，哮喘急性加重期可继续使用本品治疗。

【不良反应】 1. 为期 12 周的短期临床研究中最常报道的不良反应（发生率≥5%且高于安慰剂的）包括：鼻窦炎、恶心和咽喉痛。发生率≥1%且高于安慰剂的包括：胃肠道症状（上腹部痛、腹泻、消化不良、呕吐）、皮疹、过敏和肝毒性。

2. 为期 6 个月的长期临床研究中最常报道的不良反应（发生率≥5%且高于安慰剂的）包括：头痛、上呼吸道感染、肌痛和腹泻。发生率≥1%且高于安慰剂的包括：ALT 升高、白细胞计数降低（<3.0×10^9/L）。

3. 上市后报道的不良反应包括：严重肝损害（死亡、危及生命的肝损害、症状性黄疸、高胆红素血症和 ALT 升高>8×ULN）、睡眠障碍、行为改变。

【妊娠期安全等级】 C。

【禁忌与慎用】 1. 对本品任何组分过敏者禁用。

2. 活动性肝病或持续 ALT 升高≥3×ULN 者禁用。

3. 12 岁以下儿童禁用。

4. 酗酒、轻度肝功能不全（ALT 升高<3×ULN）及有肝脏疾病史者慎用。

5. 哺乳期妇女慎用。

【药物相互作用】 1. 本品与茶碱同服，可导致茶碱的稳态清除率明显降低（约 50%），AUC 约为原来的 2 倍，C_{max}升高（约 73%），茶碱的清除半衰期增加约 24%。同样，茶碱导致的不良反应与单一用药相比更加频繁。

2. 本品与华法林同服，可使 R-华法林的清除率降低 15%，AUC 增加 22%，S-华法林的药动学不受影响。这些药动学的变化可伴有明显的凝血酶原时间增加。

3. 本品与普萘洛尔同服，可使普萘洛尔的血药浓度明显增加，清除率下降约 42%，使普萘洛尔的 C_{max}、AUC 和清除半衰期分别增加 52%、104% 和 25%。尚未进行正式的本品与其他 β 受体拮抗药的相互作用研究。

4. 本品与泼尼松、炔雌醇（口服避孕药）、已知经 CYP3A4 代谢的药物、地高辛、苯妥英、柳氮磺吡啶和萘普生之间没有明显的相互作用。不过，尚未进行正式的本品与 CYP3A4 抑制剂（如酮康唑）之间相互作用的研究。

【剂量与用法】 一次 1.2 g，2 次/日，早、晚餐后 1 h 内口服。整片吞服，请勿嚼碎、掰开或压碎。

【用药须知】 1. 用药前应详细告知医师患者的用药史、过敏史和疾病史，尤其是有肝脏疾病和酗酒者。

2. 本品用于哮喘的长期治疗，即使在哮喘缓解期也应遵照医嘱定期服用。

3. 本品非支气管扩张剂，哮喘急性发作，包括哮喘持续状态请勿使用。

4. 服用本品时除非医师建议，否则请勿自行停用或者减少其他的平喘药的剂量。漏服本品后按原计划继续服用，请勿擅自将剂量加倍。

5. 使用本品的患者应备有短效的、经口吸入的拟交感神经药（如沙丁胺醇）以防哮喘急性发作。

6. 使用本品期间，如果 24 h 内短效支气管扩张剂使用频率或者用量高于平时，应就诊。

7. 使用茶碱的患者开始使用本品后，应将茶碱的剂量减少一半，并注意监测茶碱的血药浓度。同理，使用本品的患者若使用茶碱治疗，应根据茶碱的血药浓度调整剂量和给药间隔时间。

8. 本品与华法林同服，应注意监测凝血酶原时间或其他凝血试验，建议适当的调整华法林的剂量。

9. 本品与普萘洛尔同服可使心率减慢，因此，应注意加强监测并根据需要调整普萘洛尔的剂量。本品与其他 β 受体拮抗药合用也应注意监测。

10. 使用本品期间可见一项或多项肝酶升高和胆红素升高。这些异常可进展至临床上明显的肝损害，继续用药可保持不变和消失，一般多在用药 3 周内发生。ALT 通常是预测肝损害最敏感的指标。用药前及用药期间应定期监测肝功能，一般在用药前及用药头 3 个月每月检查 ALT，继后每 2～3 个月检查一次。如果出现肝功能受损的症状和（或）体征（如右上腹疼痛、恶心、疲乏、嗜睡、瘙痒、黄疸或流感样综合征），或者转氨酶升高>5×ULN，应停用本品直至转氨酶恢复正常。

11. 本品可导致肝损害,用药期间应限制摄入酒精性饮料。

12. 本品可导致睡眠异常和行为改变(如抑郁、焦虑、激越、攻击行为、易怒、自杀想法和行为)等精神方面的不良反应,患者用药期间应注意观察,如果发生上述不良反应,应告知医师,这些患者如需继续用药应仔细权衡利弊。

13. 妊娠期妇女使用本品尚无适当的设计良好的对照试验,只在潜在的益处大于可能对胎儿的危险的情况下,方可在妊娠期间使用本品。

14. 研究表明本品及其代谢物可经大鼠乳汁分泌,人类是否经乳汁分泌尚不清楚。不过由于动物研究表明本品具有潜在的致肿瘤性,因此,哺乳期妇女必须考虑母亲用药的必要性,并在停止哺乳和停药之间做出选择。

15. 12 岁以下儿童使用本品的安全性和有效性尚未建立。

16. 速释型制剂研究亚组分析表明,≥65 岁的老年人发生 ALT 升高风险更大。本品的亚组分析则未见明显区别。研究表明老年人药动学和年轻人相似。

17. 老年女性,尤其是存在肝功能不全时对本品更敏感。

18. 肾功能不全患者和接受血液透析者不必调整剂量。

19. 关于本品过量的经验有限,透析不能清除本品。本品过量后应根据需要给予对症支持治疗。可通过催吐和洗胃清除未吸收的药物,注意保持气道畅通。

【制剂】 片剂:600 mg。

【贮藏】 20～25 ℃遮光保存。短程携带允许 15～30 ℃。

美泊利珠单抗
(mepolizumab)

别名:Nucala
本品为拮抗 IL-5 的单抗。是采用中国仓鼠的卵巢细胞通过 DNA 技术产生的,分子量 149 KD。

【CAS】 196078-29-2

【ATC】 L04AC06

【药理作用】 IL-5 是嗜酸性粒细胞生长、增殖、补充、活化和生存的关键细胞因子。本品与表达于嗜酸性粒细胞表面的 IL-5 受体复合物的 α 链结合后,可抑制 IL-5 的生物活性。本品与 IL-5 的解离常数为 100 pM。炎症在哮喘发作的病理过程中非常重要,多种细胞(肥大细胞、嗜酸性粒细胞、中性粒细胞、巨噬细胞、淋巴细胞)和调节因子(组胺、花生酸类、白三烯、细胞因子)参与炎症过程。本品通过阻滞 IL-5 的信号传导,抑制嗜酸性粒细胞的增殖和生存。本品用于治疗哮喘的确切机制尚不清楚。

【体内过程】 1. 吸收 皮下注射本品后,剂量在 12.5～250 mg 之间与药动学参数呈正比。在上臂皮下注射后,生物利用度约为 80%,每 4 周皮下注射一次,达稳态后蓄积率为 2 倍。

2. 分布 体重为 70 kg 的哮喘患者,分布容积为 3.6 L。

3. 代谢 本品为 IgG_1 单抗,在体内可广泛被蛋白水解酶降解。

4. 消除 本品的 $t_{1/2}$ 为 16～22 d,体重为 70 kg 的哮喘患者,其清除率为 0.28 L/d。

【适应证】 作为一种附加维持疗法,用于≥12 岁患者的重度嗜酸性粒细胞性哮喘的治疗。

【不良反应】 1. 临床试验中发现的不良反应包括头痛、注射部位反应、腰痛、疲乏、流感样表现、尿路感染、上腹痛、瘙痒、肌肉痉挛、湿疹。

2. 少见的不良反应包括过敏性鼻炎、无力、支气管炎、膀胱炎、头晕、呼吸困难、耳感染、肠胃炎、下呼吸道感染、骨骼肌痛、鼻充血、鼻咽炎、恶心、咽炎、发热、皮疹、牙痛、病毒感染、呕吐。

3. 本品还可导致过敏反应和抗体生成。

【妊娠期安全等级】 动物实验有致畸性。

【禁忌与慎用】 1. 对本品过敏者禁用。

2. 尚未明确本品是否可经乳汁,哺乳期妇女应权衡本品对其的重要性,选择停药或停止哺乳。

3. ≤12 岁儿童用药的安全性和有效性尚未确定。

【药物相互作用】 与抗肿瘤药、免疫抑制药合用可增强本品的免疫抑制作用。

【剂量与用法】 1. 本品仅供皮下注射,可注射于上臂、大腿及腹部,剂量为 100 mg,每 4 周一次。

2. 本品的注射剂安瓿中加入 1.2 ml 注射用水,轻轻旋转安瓿使充分溶解,如使用旋流器,时间不应超过 10 min,不可超过 450 转/分。溶解后的溶液为 100 mg/ml。

【用药须知】 1. 使用本品时可发生过敏反应,甚至可在使用后几天后才发生,如发生,应停药。

2. 本品不可治疗哮喘的急性发作,使用本品如出现症状恶化,应就医,采取其他治疗措施。

3. 本品会增加包括带状疱疹病毒在内的病毒感染的机会,可考虑在使用本品前,接种病毒疫苗。

4. 本品治疗开始后,不可突然停用皮质激素,包括吸入性皮质激素,如停用皮质激素,应在医师指导下逐渐停用。

5. 嗜酸性粒细胞可能参与一些寄生虫感染的免疫反应,临床试验中排出了蠕虫感染的患者,应在开始使用品治疗前,先治疗寄生虫感染。寄生虫感染的患者如对本品无效应,应停止治疗,先治疗寄生虫感染。

【制剂】　注射剂(粉):100 mg。

【贮藏】　遮光贮于 25 ℃以下,严禁冷冻。

瑞思利珠单抗
(reslizumab)

别名:Cinqair

本品为人白细胞介素-5(IL-5)单克隆抗体(IgG4 κ)。是通过 DNA 技术而由小鼠骨髓 NS0 细胞表达产生的,分子量为 147 KD。

【ATC】　R03DX08

【用药警戒】　本品可导致严重的,甚至危及生命的超敏反应,滴注本品后医护人员应观察患者一段时间。在滴注过程中如发现过敏反应的症状和体征,应立即停止滴注。

【药理作用】　IL-5 是嗜酸性粒细胞生长、增殖、动员、活化而生存的关键细胞因子。本品与 IL-5 结合的解离常数为 81 pM。本品通过与表达于嗜酸性粒细胞表面的 IL-5 的受体复合物 α 链结合而抑制 IL-5 的生物活性。炎症是哮喘病理过程中的重要部分。多种炎症细胞(如肥大细胞、嗜酸性粒细胞、中性粒细胞、巨噬细胞、淋巴细胞)和介质(如组胺、花生酸类、白三烯、细胞因子)均参与该炎症过程。本品可抑制嗜酸性粒细胞的生殖和生存,但确切的的作用机制尚未完全明确。

【体内过程】　静脉滴注本品结束后,其血药浓度可达峰值,继以双相方式降低。多次给药后,本品的蓄积率为 1.5~1.9 倍。本品的分布容积为 5 L,表明其很少分布于血管外。本品在体内被蛋白分解酶分解成多肽和氨基酸。清除率为 7 ml/h,$t_{1/2}$ 为 24 d。

【适应证】　辅助用于≥18 岁嗜酸性粒细胞增多型严重哮喘患者的维持治疗。

【不良反应】　本品的不良反应主要为超敏反应、口咽痛、肌酸磷酸激酶升高、胸痛、颈痛、肌肉痉挛、四肢痛、肌无力、骨骼肌痛。

【禁忌与慎用】　1. 对本品过敏者禁用。

2. 本品可增加先兆子痫和早产的风险,妊娠期妇女慎用。

3. 动物实验显示,本品可经乳汁分泌,哺乳期妇女应权衡利弊后使用。

4. <18 岁的儿童用药的安全性及有效性尚未明确。

【剂量与用法】　本品的推荐剂量为 3 mg/kg,加入 0.9%氯化钠注射液 50 ml 中,经 20~50 min 静脉滴注。配制时不可振摇,以免起泡,推荐使用 0.2 μm 的低蛋白结合滤器。配制后应立即使用。

【用药须知】　1. 本品不适用于其他类型的哮喘,也不能用于缓解急性哮喘发作或恶化的症状。本品仅能静脉滴注,不可静脉注射。

2. 临床试验中,有 1 例患者新发恶性肿瘤。

3. 使用本品后,不能突然停用全身使用的或吸入的皮质激素,如情况允许,可在医师指导下逐步停用。

4. 嗜酸性粒细胞升高可能与寄生虫感染有关,如果患者存在寄生虫感染,且对抗寄生虫治疗无反应,应停止本品治疗,先治疗寄生虫感染。

【制剂】　注射液:100 mg/10 ml。

【贮藏】　遮光,贮于 2~8 ℃。禁止冷冻和振摇。

10.4　其他

奥马珠单抗
(omalizumab)

别名:Xolair

本品为基因重组人源化 IgG 单克隆抗体。

【CAS】　242138-07-4

【ATC】　R03DX05

【药理作用】　本品是将中国仓鼠卵巢细胞组织混悬液在含有庆大霉素的培养基里培养而得到的基因重组人源化 IgG 单克隆抗体,能选择性地与人免疫球蛋白 E 结合,抑制 IgE 与高亲和力的 IgE 受体(FcεRI)在肥大细胞和嗜碱粒细胞表面的结合,从而减少过敏性介质的释放。在特异反应性患者中还能减少 FcεRI 的数量。本品的作用有以下特点:①与游离 IgE 结合,不与 IgG 和 IgA 结合;②阻断 IgE 与其高亲和力受体结合;③不与结合在肥大细胞或嗜碱粒细胞上的 IgE 结合;④抑制产 IgE 培养细胞合成 IgE。

【体内过程】　本品静脉给药后 1~2 h,血浆 IgE 开始下降,单次或多次静脉给药,血浆 IgG 显著抑制的持续时间均为 2~4 周。静脉给予 2 mg/kg 负荷剂量后,在第 7、第 14、第 28、第 56 和第 70 d 给予 5 次 1 mg/kg,2 周内均达到 C_{ss}(>300000 ng/ml),皮下给药 7~8 d 可达 C_{max},如在第 1、第 7 和第 14 d 给予 0.15 mg/kg,每 2 周给予相同剂量的治疗方案,达 C_{ss} 的时间也出现在 2 周内(C_{ss} 约为 2000 ng/ml)。皮下给药后 V_d 为 78 ml/kg,生物利用度为 62%。能否进入乳汁尚不清楚。总 CL 为 2.4 ml/kg,消除 $t_{1/2}$

为 20～26 d。

【适应证】 1. 用于治疗成人和＞12 岁儿童的哮喘。

2. 对气喘性致敏原呈皮肤阳性反应，吸入性皮质激素不能控制这些中、重度持续性哮喘症状时，本品能减少这些患者哮喘加重的发生率。

【不良反应】 1. 严重的不良反应可见恶性肿瘤和过敏反应、皮炎、瘙痒。

2. 注射部位反应、损伤、发热、发红、烧灼感、刺激感、蜂窝形成、疼痛、发炎、硬结，多在用药后 1 h 发生，一般持续 8 h。

3. 还可发生头晕、耳痛、关节痛、腿痛、腰痛、病毒感染、上呼吸道感染、鼻窦炎和咽炎。

【妊娠期安全等级】 B。

【禁忌与慎用】 1. 对本品或其他抗体制剂过敏者。

2. 急性支气管痉挛或哮喘持续状态患者慎用。

3. 肝、肾功能不全患者慎用。

4. 尽管妊娠期安全等级为 B，但因本品可引起较重的不良反应，不推荐妊娠期妇女使用本品。

5. ＜12 岁儿童的用药安全性和有效性尚未确定。

6. 哺乳期妇女使用时，应暂停哺乳。

【药物相互作用】 尚无资料可依。

【剂量与用法】 1. 过敏性哮喘 中、重度病例可静脉给予本品 2.5 μg/kg 或 5.8 μg/kg（按血清 IgE 的 ng/ml 计），同时口服和（或）吸入皮质激素。其中，第 1、第 2、第 4 d 给予半量，继后每 2 周给予全量 1 次，共 20 周；对于气喘性致敏原呈皮肤阳性反应，而吸入性皮质激素又不能控制这些具有中、重度持续性哮喘症状的患者，推荐皮下给予一次 150～375 mg，每 2～4 周 1 次。

2. 过敏性鼻炎 ①常年性鼻炎：皮下给予 16 μg/kg（按血清 IgE 的 U/ml 计），每 4 周皮下注射 1～2 次。②季节性鼻炎：皮下给予 150～300 mg，每 3～4 周 1 次，用药次数依据血清总 IgE 而定（IgE 水平＞150 U/ml 时，每 3 周 1 次；IgE 水平为 30～150 U/ml 时，每 4 周 1 次）。

【用药须知】 1. 本品不能制止严重哮喘的加重，故不能用于严重支气管哮喘或其持续状态。以本品换用激素时，不能突然停用激素，应逐渐减量。

2. 本品一定要在医师的指导下使用，以保证安全。

3. 配制的溶液以单次使用为宜，在 2～8 ℃下可保存 8 h，室温下可保存 4 h。

【制剂】 注射剂：202.5 mg（在其标准配置方法

后，得到的有效剂量为 1.2 ml，即 150 mg）。

【贮藏】 遮光，2～8 ℃ 保存。运输途中应在 30 ℃ 以下。

卡法坦特
（calfactant）

别名：Infasurf

本品是灭菌、非致热的肺表面活性剂，为仅供气管内滴入的混悬液。

【CAS】 183325-78-2

【药理作用】 内源性肺表面活性剂是有效通气必不可少的，因为它能缓解肺的表面紧张度，从而稳定肺泡的功能。肺表面活性剂的缺少是引起早产婴儿呼吸窘迫综合征的原因。本品具有恢复这类婴儿肺表面活力的作用。给小羊滴入本品后，＜30% 的药物出现在小羊的肺内膜里。

【适应证】 预防早产婴儿呼吸窘迫综合征。

【不良反应】 大多数不良反应都是在使用本品滴入气管的过程中发生的，如发绀、气道阻塞、心动过速、药物进入气管内导管时引起的反射等。

【禁忌与慎用】 1. 对本品过敏者禁用。

2. 早产婴儿多伴有呼吸暂停、动脉导管未闭、颅内出血、脓毒症、肺漏气和肺间质气肿、坏死性小肠结肠炎，除对症处理这些异常外，应慎用本品。

【剂量与用法】 1. 本品必须由对早产婴儿呼吸窘迫综合征处理富有经验的儿科医师使用。

2. 在迅速提高血的氧合作用，改善肺的顺应性后即可滴入本品。

3. 严密监护，调整适合的供氧和通气压力。

4. 按出生体重计，一次剂量给予 3 ml/kg，每 12 h 给药 1 次，共用 3 次。

【用药须知】 1. 本品为混悬液，用前必须轻轻旋转，使之重新混匀，但不可剧烈振摇。

2. 本品未用前应贮于冰箱内（2～8 ℃），垂直存放。当本品从冰箱中取出时，应在纸盒上标明日期和时间。用前不必加温，已置于室温下的本品如果未用，在取出后 24 h 内仍可再放入冰箱里保存。本品从冰箱里取出后不应超过 24 h，也不可超过 1 次地放回冰箱。不应反复在室温下升温，每一小瓶药物只供一次使用，未用完的药液应弃之。小瓶中的微粒和泡沫是正常的，不必振摇。

3. 本品通过侧边的接合口注入气管内导管。两名护理者分立两侧，1 名负责滴药，另 1 名监护患者，协助体位。

4. 一次单剂量（3 ml/kg）应分成两个相等的半量（1.5 ml/kg），当每个半量给完之后，体位应侧向右或侧向左(两侧交换体位)。在给药的同时,于每个半量的给药时间内持续通气约相当于 20～30 次呼吸。

5. 在药物滴入气道期间,如发生心动过缓、对药物进入气管内导管时引起的反射、气道阻塞、发绀、气管内导管移位、通气不足,应停止滴药,采取有效的干预措施,以稳定婴儿的病情和状况,然后才能恢复滴药。在滴入期间,有气道阻塞表征时,气管内抽吸或重新插管是必要的。

【制剂】　混悬液:3 ml;6 ml。

【贮藏】　贮于 2～8 ℃。

α₁-蛋白酶抑制剂
(alpha 1-proteinase inhibitor)

别名:Aralast

本品为丝氨酸蛋白酶抑制剂。

【ATC】　B02AB02

【药理作用】　1. 本品在肺部具有抑制丝氨酸蛋白酶[如嗜中性白细胞弹性蛋白酶(neutrophil elastase,NE)]的作用,这类酶长期存在于肺里,能够降解肺泡壁中的蛋白质成分。在正常的肺里,α-蛋白酶抑制物(一种蛋白酶抑制剂,α₁-PI)对下呼吸道提供了>90%的对抗 NE 的作用。α₁-PI 缺乏症是一种常染色体等显性遗传性疾病,其特征是在血清和肺里长期处于低水平的 α₁-PI 严重的缺乏时,常常伴随着缓慢进展、中到重度的弥漫(性)阻塞性肺气肿,大多数在 30～40 多岁时发病,导致患者的寿命显著低于预期寿命。

2. 在 α₁-PI 缺乏者的下呼吸道里,嗜中性粒细胞长期处于释放抗 NE 的低水平,几乎起不到保护作用,从而导致肺内蛋白酶/蛋白酶抑制剂的失衡。与 α₁-PI 缺乏有关的肺气肿以肺的下叶尤为典型。据认为,这种疾病的发生是由于下呼吸道里 α₁-PI 的量过少,不足以抑制 NE。这种失衡状态会导致肺实质结缔组织的破坏。

【适应证】　1. 用于先天性 α₁-蛋白酶抑制因子缺乏症。

2. 用于先天性 α₁-PI 缺乏且临床上有明显肺气肿患者的长期加强治疗。

【不良反应】　1. 最常见咽炎、头痛、咳嗽、鼻窦炎、疼痛、皮疹、腰痛、病毒感染、外周水肿、肿胀、眩晕、嗜睡、和哮喘。

2. 与滴注有关的寒战、发热、血管扩张、眩晕、瘙痒、皮疹、视力障碍、胸痛、咳嗽加重和呼吸困难。

3. 有 1.1%患者使用本品后 ALT 或 AST 显著上升(>2 倍正常上限值),甚至达到 3.7 倍正常上限

值。转氨酶的上升是短暂的,持续 3 个月或者更短时间。

【妊娠期安全等级】　C。

【禁忌与慎用】　1. 本品禁用于有抗 IgA 抗体的选择性 IgA 缺乏患者(IgA<15 mg/dl),因为其会对可能出现的 IgA 发生严重反应,包括过敏反应。

2. 哺乳期妇女慎用本品。

3. 未在儿童中确定本品安全性和疗效。

【药物相互作用】　不推荐本品与其他药物联合使用。

【剂量与用法】　推荐剂量为 60 mg/kg,每周 1 次,静脉滴注。给药速度不宜超过 0.08 ml/(kg·min)。

【用药须知】　1. 本品仅供静脉滴注,配制后,室温下 3 h 内必须使用,以免偶然污染而产生不良后果。

2. 不要将本品用于治疗没有确定为先天性 α₁-PI 缺乏症的肺病患者。

3. 目前还未进行动物生殖研究,尚不清楚妊娠期妇女用药是否会引起胎儿损害及本品是否会影响生殖能力。

4. 由于 α₁-蛋白酶抑制因子来源于人的血浆,因此,具有传播多种感染病原的风险。

5. 本品应单独给药,不可与其他药物或供稀释的溶液混合使用。

6. 如果发生过敏或者严重的类过敏反应,要立即中止滴注,并给予肾上腺素和其他支持措施。

7. 发生不良事件,应立即减慢滴速或者中止滴注,直到症状消退。然后,以患者能耐受的速度重新开始滴注药液。

8. 在整个用药期间,应持续监测生命体征,仔细观察患者。

【制剂】　注射剂:0.5 g/25 ml;1.0 g/50 ml。附有适量的灭菌注射水,同时附有一具灭菌的双头流通针头和一只灭菌的 20 微米的过滤器。

【贮藏】　贮于 2～8 ℃,不可冷冻。用前将本品从冰箱中取出,在<25 ℃条件下贮存。从冰箱中取出的本品必须在 1 个月内使用。

猪肺磷脂
(poractant alfa)

别名:固尔苏、Curosurf

本品由猪的肺表面活性物质制得,主要含有磷脂和大约 1%～2%的特异疏水性低分子蛋白 SP-B 和 SP-C。

【CAS】　129069-19-8

【药理作用】　1.肺表面活性物质是以磷脂和特异性蛋白质为主要成分的混合物质,分布于肺泡内表面。其主要功能是降低肺表面张力。肺表面活性物质降低表面张力的特性对于维持肺泡稳定,避免肺泡在呼气末萎陷,维持整个通气循环有充分的气体交换必不可少。

2.无论何种原因所致肺表面活性物质缺乏而导致的早产婴儿严重的呼吸衰竭都被称为呼吸窘迫综合征(RDS)或肺透明膜病(HMD)。RDS是早产儿急性发病和死亡的主要原因,也会造成长期呼吸和神经系统后遗症。

3.气管内滴入外源性表面活性物质,可替代性弥补内源性肺表面活性物质的缺乏。本品的表面活性有助于其在肺内均匀分布,沿肺泡的气液交界面展开。本品治疗表面活性物质缺乏的生理和治疗作用已经在不同的动物模型上得到了证实。

经剖宫产分娩并立即处死的早产胎兔立即使用本品后肺扩张有明显的改善。

早产新生兔接通100%氧气,经气管插管给予本品,与对照动物相比,潮气量和肺胸顺应性有明显改善。

早产新生兔用本品治疗(维持约10 mg/kg的标准潮气量)可以将肺-胸系统顺应性可提高到和成熟新生动物相似的水平。

4.早产新生儿用单剂量本品(1.25～2.5 ml/kg等于100～200 mg/kg),氧合有快速明显的提高,吸入的氧浓度(FiO₂)降低,而动脉氧分压(PaO₂)、PaO₂/FiO₂和动脉/肺泡氧分压(a/APO₂)之比提高;病死率和主要肺部并发症的发生率降低。第2或第3次给药100 mg/kg可以进一步降低气胸的发生率和病死率。

【体内过程】　气管内给药后,本品主要存留在肺内,用[¹⁴C]标记的二棕榈酰磷脂酰胆碱测定其在新生兔体内的$t_{1/2}$为67 h。给药后48 h,在血浆和肺以外的器官中仅有微量的表面活性磷脂。

【适应证】　治疗和预防早产婴儿的呼吸窘迫综合征(RDS)。

【不良反应】　1.罕见肺出血,但有时是早产儿致命的并发症,发育越不成熟的早产儿发病率越高。无任何证据表明使用本品能增加该事件的危险性。

2.少见心动过缓、低血压、低氧饱和度、暂时性的脑电活动减弱。

【剂量与用法】　1.抢救治疗　推荐剂量为一次100～200 mg/kg体重(1.25～2.5 ml/kg)。如果婴儿还需要辅助通气和补充氧气,则可以每隔12 h再追加100 mg/kg(最大总剂量:300～400 mg/kg)。建

议一经诊断为RDS,尽快开始治疗。

2.预防　出生后(15 min内)尽早给予100～200 mg/kg。第一次给药后6～12 h可以再给100 mg/kg,然后如果发生了RDS需要机械通气,间隔12 h给药(最大总剂量:300～400 mg/kg)。

3.用法

(1)本品开瓶即用,贮藏在2～8℃冰箱里。使用前将药瓶升温到37℃。轻轻上下转动,勿振摇,使药液均匀。

(2)用无菌注射器吸取药液,直接通过气管内插管将药液滴注到下部气管,或分成2份分别滴注到左右主支气管。

(3)为了有利于均匀分布,手工通气约1 min,氧气百分比和给药前相同。然后将婴儿与呼吸机重新连上,根据临床反应和血气的变化适当调整呼吸机参数。以后给药也按同样的方法。给予本品后不需要辅助通气的婴儿可以不连到呼吸机上。

(4)给药后,一般会观察到PaO₂或氧饱和度立即升高,因此,建议密切观察血气。建议连续监测经皮氧分压或氧饱和度以避免高氧血症。

【用药须知】　1.本品只能在医院内,由对早产婴儿的护理和复苏训练有素,经验丰富的医师使用。院内应该有适当的通气和RDS婴儿的监护设备。

2.婴儿如果在长时间破膜(超过3周)后分娩,可能肺部发育不良和对外源性表面活性物质反应不佳,所以在使用本品时应特别小心。

3.应保证婴儿的一般状况稳定。纠正酸中毒、低血压、贫血、低血糖和低体温。

4.用药后偶然会出现气管内插管被黏液阻塞;很少报道有心动过缓、低血压、低氧饱和度。出现这些症状须中断治疗并采取适当的措施。等婴儿情况稳定后仍可以在适当监护下使用本品。

5.用药后胸部扩张很快得到改善,须要及时减少吸入峰压,而不必等待血气分析的结果。

6.预防用药只有在有完善的新生儿监护措施并在持续监控和护理下给予,还要符合下列条件的情况。

(1)妊娠小于26周的新生儿推荐预防用药。

(2)妊娠在26至28周之间的新生儿,如生前母亲未使用过皮质激素,推荐立即预防应用;如出生前母亲使用过皮质激素,只有在RDS发生的情况下使用表面活性剂。

(3)考虑到妊娠小于28周的危险因素,在有以下2项或多项RDS危险因素存在的情况下也推荐使用预防用药:围产期窒息、出生时需要插管、母亲糖尿病、多胎妊娠、男性、家族有RDS易患因素、剖

腹产。

(4) 妊娠在 29 周或以上的新生儿,只有在 RDS 发生的情况下使用本品。

7. 使用外源性表面活性剂治疗后,如果肺功能改善,可以在有足够设施的情况下使用经鼻的持续气道正压(nCPAP)。

8. 使用表面活性物质可以减轻 RDS 的严重程度,或降低其发病率,但是早产婴儿可能因发育不全而有其他并发症,因此,不可能完全消除与早产有关的病死率和发病率。

9. 万一过量时,如果对婴儿的呼吸、通气或氧合作用有明确不良的影响,应尽量吸出药液。同时给予支持疗法,并特别要注意水和电解质平衡。

【制剂】 溶液剂:240 mg/3 ml。

【贮藏】 遮光,贮于 2~8 ℃,首次抽吸后残余药液不要再次使用。复温后的药瓶不要重新放回冰箱。

牛肺表面活性剂
(calf pulmonary surfactant)

别名:珂立苏

本品是从健康新生小牛肺中分离提取的肺表面活性物质。主要组分包括磷脂、胆固醇、三酯甘油、游离脂肪酸和少量肺表面活性物质蛋白(SP-B 和 SP-C),其中总磷脂不少于 80%,卵磷脂不少于 55%,蛋白含量约 1%~2%。

【药理作用】 本品主要作用是降低肺泡气-液界面表面张力,保持肺泡稳定,防止肺不张。据文献报道,在伴有呼吸障碍的早产儿,肺表面活性物质有使肺泡扩张和稳定的作用,可改善肺的顺应性和气体交换。

【体内过程】 由于肺表面活性物质是动物体内固有的,是成分十分复杂的物质,且主要在肺泡表面起作用,难以在动物体内进行药动学研究。据文献资料表明,肺泡池表面活性物质清除途径有多种可能,其中相当部分被肺泡Ⅱ型细胞摄取,进入板层小体重新利用,其生物半衰期在不同情况下差异较大,肺泡池卵磷脂全部更新时间为 3~11 h。本品滴入气管后,部分在肺泡内发挥作用,其他则进入肺组织进行再循环,再利用。其代谢主要在肺内,基本上不进入体内其他部分进行代谢。本品的肺内清除按一级动力学进行。

【适应证】 治疗和预防早产婴儿的呼吸窘迫综合征(RDS)。

【不良反应】 1. 给药过程中因一过性气道阻塞可有短暂的血氧下降和心率、血压波动,发生不良反

应时应暂停给药,给以相应处理,病情稳定后再继续给药。

2. 根据临床试验,本品给药过程中由于气道部分阻塞发生临床症状者共占 33.3%,其中发生一过性发绀 21.1%,呛咳 8.8%,呼吸暂停 3.5%,以上症状在药液注毕,手控通气 1 min,药物分布于肺泡内后即消失,未见过敏反应及其他不良反应。

【禁忌与慎用】 本品不适用于妊娠期妇女、哺乳期妇女及老年人用药。

【药物相互作用】 早产儿的母亲产前应用糖皮质激素,可促进肺结构和功能的成熟,增加肺表面活性物质的分泌,提高本品的治疗效果。

【剂量与用法】 1. 本品仅能用于气管内给药。要在出现 RDS 早期征象后尽早给药,通常在患儿出生后 12 h 以内,不宜超过 48 h,给药越早效果越好。

2. 推荐剂量为 70 mg/kg(出生体重),给药剂量应根据患儿具体情况灵活掌握,首次给药范围可在 40~100 mg/kg(出生体重),多数病例如能早期及时用药,70 mg/kg 即可取得良好效果;病情较重,胸片病变明显,动脉血氧分压较低,或有并发症的病例,偏大剂量可能有更好效果。

3. 应用前检查药品外观有无变色,每支加 2 ml 注射用水,将药品复温到室温(可在室温放置 20 min 或用手复温),轻轻振荡,勿用力摇动,使成均匀的混悬液,若有少量泡沫属正常现象。按剂量抽吸于 5 ml 注射器内,以细塑料导管经气管插管注入肺内,插入深度以刚到气管插管下口为宜。总剂量分 4 次,按平卧、右侧卧、左侧卧、半卧位顺序注入。一次注入时间为 10~15 s,注入速度不要太快,以免药液呛出或堵塞气道,一次给药间隔加压给氧(频率 40~60 次/分)1~2 min(注意勿气量过大以免发生气胸),注药全过程约 15 min。给药操作应由 2 名医务人员合作完成,注药过程中应密切监测患儿呼吸循环情况,肺部听诊可有一过性少量水泡音,不必做特殊处理。给药后 4 h 内尽可能不要吸痰。

多数通常只应用 1 次即可,如患儿呼吸情况无明显好转,需继续应用呼吸机,明确呼吸衰竭是由 RDS 引起,必要时在第一次用药后 12~24 h(至少 6 h)可应用第 2 次,重复给药最多应用 3 次,剂量与首次给药相同。

【用药须知】 1. 本品仅可用于气管内给药,用药前患儿需进行气管插管。

2. 本品的应用要在有新生儿呼吸急救经验的医师指导下进行,并严格遵守有关新生儿急救规范的操作规程。本品的应用只有在完善的新生儿综合治疗和有经验的呼吸急救工作基础上才能成功,特别

是呼吸机的应用。

3. 为使本品的混悬液均匀，加水后有时需振荡较长时间(10 min 左右)，但勿用强力，避免产生过多泡沫，但有少量泡沫属正常现象。注意勿将混悬液中的小颗粒注入气管，可用 4 号细针头吸取药液。

4. 给药前要拍胸片证实气管插管的位置适中，勿插入过深，以防药液只流入右侧，同时要保持气道插管的通畅，必要时予以吸引。

5. 准备用本品治疗的 RDS 患儿，给药前应用呼吸机的参数宜偏低，注意压力勿过高，因表面活性物质缺乏的肺，肺组织很容易因强制性扩张而受损伤。给药后呼吸机的调节视病情而定，大致呼吸频率在 40～60 次/分，吸气时间 0.5 秒左右。

6. 给药后的肺顺应性(几分钟到 1 h)很快就会好转，应及时检查血气，调整呼吸机参数(压力、氧浓度)，以免通气过度或血氧过高。

7. 肺表面活性剂治疗不能解决 RDS 患儿的所有问题，影响疗效的因素较多，据统计，应用肺表面活性剂治疗的 RDS 患儿 50％～75％有即刻持久反应，10％～20％有暂时效果，另外 15％～25％对治疗无反应。特别是极低体重儿，肺成熟度除肺表面活性物质外尚有肺血管和肺结缔组织等方面问题，窒息患儿常见仅具有暂时效果。此外，给药开始的时间、剂量、呼吸机的调节，产前母亲是否应用激素都会影响治疗效果。

8. 给药后病情改善不明显时要考虑呼吸窘迫的其他原因，如气胸，动脉导管重新开放等。

9. 肺表面活性物质的灭活或抑制是治疗失败的一个重要原因。在 RDS 病程中，特别在后期，各种原因产生的肺损伤可导致肺表面活性物质的灭活。灭活可由肺上皮损伤时血浆内渗出成分(如血浆蛋白、纤维蛋白原)、炎性产物、胎粪等引起。它们可干扰肺表面活性物质的磷脂或蛋白的功能，其中有些可逆，有些不可逆。灭活的机制是多样的，可破坏肺表面活性物质在肺泡表面形成的单分子层，可改变磷脂与蛋白的协同作用，可将磷脂分解或造成蛋白溶解。含有蛋白的肺表面活性物质制剂，有一定的抵抗抑制能力，由于不同肺表面活性物质制剂蛋白成分的差异，其抵抗抑制能力不同。在肺表面活性物质治疗中，当抑制现象发生时，可通过增加肺表面活性物质治疗的剂量和次数，以减轻抑制的影响。

10. 根据国外临床报告，应用肺表面活性剂(动物制剂)后 2 年以上临床追踪的结果，与对照相比，应用肺表面活性剂患儿未发现有更多的过敏性疾患(湿疹、哮喘、牛奶过敏等)；在体格、神经、智力的发育及患呼吸道感染的次数，均与对照

组无差别。

11. 根据国外资料，应用本品的新生儿，有 2.6％产生特异蛋白抗体，但其中 1/3 在用药前即已存在。抗体产生机会不多的原因与牛和人肺表面活性物质蛋白氨基酸序列极为相近有关。通过大量临床观察，至今没有应用肺表面活性剂引起严重过敏的临床报告。

12. 本品开启后应在 24 h 内应用。

【制剂】　粉剂：70 mg。

【贮藏】　密封，-10 ℃以下保存。

贝拉康坦
(beractant)

别名：贝雷克坦、守肺佳、Survanta

本品为外源性肺表面活性剂。

【CAS】　108778-82-1

【理化性状】　本品系由牛肺提取的含有磷脂、中性脂、脂肪酸、表面活性蛋白，并添加二棕榈酰磷脂酰胆碱、棕榈酸、三棕榈酸甘油酯使成分标准化而成。本品为无菌、无热原的肺原表面活性剂，含有两个疏水的低分子量的表面活性物质相关蛋白 SP-B 和 SP-C，不含亲水的大分子量的表面活性物质相关蛋白 SP-A。本品为灰白色至淡棕色液体

【药理作用】　1. 内源性肺表面活性物质在呼吸时降低肺泡表面张力，在肺间压静止时稳定肺泡防止萎陷。肺表面活性物质缺乏会引起早产儿呼吸窘迫综合征(RDS)。本品补充表面活性物质并恢复这些婴儿的肺表面活性。

2. 体外实验中，经脉动气泡表面活性剂量表和 Wilhelmy 表面平衡测量方法测出本品最多可将表面张力降至每厘米 8 达因以下。原位试验中，本品可以使人为造成表面活性物质缺乏的离体大鼠肺恢复顺应性。体内实验中，单剂量的本品可改善早产兔和羊的肺压力-容积测量、肺顺应性及氧合作用。

【体内过程】　1. 本品直接作用于靶器官——肺，在肺泡表面产生生物物理学效应。在表面活性剂缺乏的早产兔和羊，放射线标记的本品很快被清除。给药后数小时，大部分剂量成为肺相关物质，脂质进入内源性表面活性剂路径重复利用和再循环。在表面活性剂充足的成年动物，本品清除比早产和幼小的动物更迅速。成年动物的表面活性剂很少会重复利用和再循环。

2. 有限的动物实验尚未发现本品影响内源性表面活性剂的代谢。本品治疗的早产羊的饱和磷脂酰胆碱前期的结合和随后的分泌未发生改变。

3. 尚无本品表面活性物质相关蛋白代谢的有关资料。本品没有进行人体代谢情况研究。

【适应证】 预防和治疗早产儿呼吸窘迫综合征(RDS)(透明膜病),可显著降低 RDS 发病率及因 RDS 与气体渗漏并发症导致的死亡率。

预防:出生体重低于 1250 g 早产儿或有表面活性剂缺乏证据,应尽快给予本品,最好在出生后 15 min 内用药。

抢救:治疗经 X 射线确认且需机械通气的 RDS,应尽快给予本品,出生后 8 h 内最适宜。

【不良反应】 1. 最常报道的不良反应与给药过程相关。在多剂量对照临床试验中,每个剂量 4 等分,将给药导管插入气管插管内,呼吸机暂时与气管插管断开,滴注给药。一过性心动过缓发生率 11.9%。血氧饱和度下降发生率 9.8%。

2. 给药过程中发生的其他不到 1% 的不良反应包括:气管内管药物逆流、面色苍白、血管收缩、低血压、气管内插管堵塞、高血压、低碳酸血症、高碳酸血症、呼吸暂停。没有死亡病例,所有症状经对症治疗缓解。

【禁忌与慎用】 尚不清楚。

【药物相互作用】 无相关资料。

【剂量与用法】 本品用量为 100 mg/kg 出生体重(4 ml/kg)。根据出生体重范围本品的总剂量如下表。

本品剂量表

体重(g)	总剂量(ml)	体重(g)	总剂量(ml)
600~650	2.6	1301~1350	5.4
651~700	2.8	1351~1400	5.6
701~750	3.0	1401~1450	5.8
751~800	3.2	1451~1500	6.0
801~850	3.4	1501~1550	6.2
851~900	3.6	1551~1600	6.4
901~950	3.8	1601~1650	6.6
951~1000	4.0	1651~1700	6.8
1001~1050	4.2	1701~1750	7.0
1051~1100	4.4	1751~1800	7.2
1101~1150	4.6	1801~1850	7.4
1151~1200	4.8	1851~1900	7.6
1201~1250	5.0	1901~1950	7.8
1251~1300	5.2	1951~2000	8.0

1. 出生后 48 h 内可给予 4 个剂量,给药频率不能超过 6 h 一次。

2. 本品经由末端孔径 5 F 的导管气管滴注给予,可将导管经气管内插管附带的新生儿吸入阀插入婴儿的气管内插管而不中断机械通气,或者暂时将气管内插管从呼吸机断开后经导管滴入。

3. 为确保本品均匀分布整个肺部,应将每 1 剂量分为四等份,每 1 份采取不同体位给予。推荐的 4 个体位是:头和身体向下倾斜 5°～10°,头向右偏;头和身体向下倾斜 5°～10°,头向左偏;头和身体向上倾斜 5°～10°,头向右偏;头和身体向上倾斜 5°～10°,头向左偏。

4. 预防措施:称重、插管并固定婴儿。出生后尽快给药,最好在 15 min 内。将婴儿放置适当体位后,在 2～3 秒内通过导管轻轻注入第一个 1/4 剂量,继后从气管内插管拆卸导管。用充足的氧气包以 60 次/分呼吸频率和足够的正压进行手动通气,以防止发绀,从而提供足够的气体交换和胸壁扩张。

5. 救治措施:RDS 婴儿上呼吸机后应尽快给予第一剂量。临床试验中,在徐徐滴入第一个 1/4 剂量前,婴儿的呼吸机设置被更改为频率 60 次/分,吸气时间 0.5 秒,氧含量 1.0。将婴儿放置适当体位后,在 2～3 秒内通过导管轻轻注入第一个 1/4 剂量。给药结束后,从气管插管拆卸导管并继续进行机械通气。

6. 无论预防还是治疗,给药后婴儿通气至少 30 秒或直到稳定,然后为滴注第二个 1/4 剂量重新摆放婴儿体位。灌注其余 1/4 剂量使用相同的方式。一次滴注后,拆卸导管和通气至少 30 秒或直到婴儿呼吸稳定。

7. 完成最后 1/4 剂量,直接移除导管,不必冲洗。给药后 1 h 内不要做气管吸引,除非发生明显的气道阻塞迹象。

8. 给药完成后,恢复通常的呼吸机管理和临床护理。

9. 如果存在持续的呼吸窘迫可能需要重复使用,重复用药时本品的剂量仍为 100 mg/kg(出生体重)。判断标准为:使用前一剂量后 6 h,如果婴儿仍然需要气管插管和至少 30% 的吸氧量以维持动脉氧分压≤80 毫米汞柱。已接受预防措施的婴儿如需重复用药应经 X 射线确认 RDS。临床试验中重复用药时婴儿的呼吸机设置与第一剂量不同,氧含量增加 0.2 或足以防止发绀,频率为 30 次/分,吸气时间少于 1.0 秒,不需要氧气包手动通气。医师应慎重调整以维持适当的氧合作用和通气。

【用药须知】 1. 本品仅供气管内使用。治疗应由具有插管、使用呼吸机及早产儿照护经验的医师给药或亲自在现场监督指导下给药。使用本品的新生儿应经常经动脉或经皮肤测量来监测全身的氧气和二氧化碳。

2. 给药过程中如果一人负责给药,其他人负责摆体位和监测更有利于操作。

3. 用药前,确保气管内插管位置适当和气管导管通畅。给药前应固定婴儿。

4. 给药前确定好导管长度,使导管的尖端刚好超过在新生儿的气管分支点上方之气管内插管的末端。本品不可滴入主支气管。

5. 给药前应将本品置于室温下回温至少 20 min 或放在手中温热至少 8 min,请勿使用人工的方式加热。如果是预防用药,婴儿出生前就应开始准备。本品冰箱外存放不应超过 24 h。未经开封使用的本品可在温热后 24 h 内放回冰箱存储供下次使用,但仅此一次。每瓶只使用一次,残余药物应丢弃。使用前不必重新调配或处理。

6. 使用前目测检查本品是否变色,如果有沉淀应轻轻以漩涡状摇匀,请勿过滤并避免剧烈振摇。操作中液体表面可能会产生泡沫,为正常现象。

7. 使用本品后几分钟内氧合作用显著改善。因此,严密的临床观察和氧合作用监测系统必不可少,以避免氧气过量。

8. 用药后可出现瞬变湿罗音,但并不意味药物过量。除非出现明显气道阻塞的迹象,气管内吸痰或其他补救措施不是必需的。

9. 在一些对照临床试验观察到,使用本品治疗的新生儿产生治疗后院内败血症的可能性增加,但这并不会增加这些婴儿死亡率。除败血症外,其他感染率无显著差异。

10. 已有报告给药过程中出现短时心动过缓和氧饱和度下降。如果发生这些情况,停止给药并采取适当的措施缓解症状。症状控制后继续给药。

11. 如果用药过程中患儿出现荨麻疹,呼吸困难,脸、嘴唇、舌头和喉咙肿胀等过敏反应迹象应立即进行救治。

12. 如果患儿出现皮肤苍白、心跳变慢、呼吸停止、小便比平时少、血尿、呼吸有杂音、喂养或肠道问题、气管内插管周围出血等不良反应请立即告知医师。

13. 没有进行婴儿出生时体重 <600 g 或 >1750 g 使用本品对照试验评估。

14. 没有剂量 >100 mg/kg,或超过四个剂量,或给药频率超过 6 h 一次,或超过出生 48 h 给药的相关资料。

15. 本品与其他实验性疗法(如高频换气或体外模式人工氧合法)合用治疗 RDS 还没有相关经验。

16. 本品过量可能导致急性气道阻塞,应采取对症支持治疗。

【制剂】 吸入混悬液:4 ml(100 mg 磷脂),8 ml

(200 mg 磷脂)。

【贮藏】 2～8 ℃遮光保存。

细辛脑
(asarone)

别名:α-细辛醚、α-Asarone

细辛脑是辽细辛和华细辛所含挥发油提炼精制而成。

【CAS】 2883-98-9

【理化性状】 1. 本品针状结晶(石油醚)。几乎不溶于水,溶于乙醇、乙醚、冰醋酸、四氯化碳、三氯甲烷、石油醚。

2. 化学名:1,2,4-Trimethoxy-5-[(E)-prop-1-enyl]benzene

3. 分子式:$C_{12}H_{16}O_3$

4. 分子量:208.25

5. 结构式

【药理作用】 本品能对抗组胺、乙酰胆碱,缓解支气管痉挛起到平喘作用,对咳嗽中枢也有较强的抑制作用;本品可引起分泌物增加,使浓痰变稀,降低痰液黏滞,易于咳出;本品有类似氨茶碱松弛支气管平滑肌作用。本品还能提高大脑皮质的电刺激阈,抑制电刺激的突触传导及癫痫性电的扩散。

【体内过程】 口服 15 min 即在动物体内达到血浓度高峰,注射将更快达血药峰值。血浆蛋白的结合率为 61%。本品迅速分布于肝、肾、胆汁及心、脑、肺、脾等脏器,其中肝、肾中的浓度接近血浆浓度,其余依次递减。部分由胆汁排泄后,仍经肠肝循环重吸收,最后主要随尿液排泄;少部分由肝脏代谢。体内 $t_{1/2}$ 约为 4～6 h。

【适应证】 用于肺炎、支气管哮喘、慢性阻塞性肺疾病伴咳嗽、咯痰、喘息等。

【不良反应】 1. 轻微不良反应如口干、头昏、恶心、胃不适、心慌及便秘等。

2. 严重的全身性不良反应主要表现为过敏性休克、过敏样反应、发绀等。

3. 呼吸系统反应主要表现为呼吸困难、胸闷、喉水肿等。

4. 皮肤及其附件反应主要表现为面部水肿等。

5. 心血管系统反应主要表现为心悸、心动过速、心律失常等。

【禁忌与慎用】　1. 本品易发生过敏反应,对本品所含成份过敏者禁用,过敏体质者慎用。

2. 妊娠期妇女慎用。

3. 本品注射剂含苯甲醇,儿童禁止肌内注射。

4. 6 岁以下儿童慎用。

5. 重度肝、肾功能不全患者慎用。

【药物相互作用】　1. 与利血平或氯丙嗪合用对中枢的作用有协同。

2. 本品能增强巴比妥酸盐的催眠作用。

【剂量与用法】　1. 静脉注射　一次 16～24 mg,稀释于 20% 葡萄糖注射液 40 ml 中,缓慢静脉注射,2～3 次/日。小儿剂量酌减。

2. 静脉滴注　成人,一次 16～24 mg,儿童,一次 0.5 mg/kg,用 5% 或 10% 葡萄糖注射液稀释成 0.01%～0.02% 的溶液后,静脉滴注,2 次/日。

3. 口服　成人,一次 60 mg,3 次/日。儿童,按体重一日 4～5 mg/kg,分 2～3 次服用。

【用药须知】　1. 在给药期间应对患者密切观察,一旦出现过敏症状,则应立即停药及给予适当的救治措施。

2. 医护人员应严格按照谁明书规定的用法用量给药,不得超剂量使用,并在使用细辛脑注射剂时尽量单独用药,以减少严重不良反应的发生。

【制剂】　① 注射剂(粉):4 mg;8 mg;16 mg;24 mg。② 注射液:4 mg/2 ml;8 mg/2 ml;24 mg/10 ml。③ 大容量注射液:100 ml 含细辛脑 8 mg 与氯化钠 0.9 g;100 ml 含细辛脑 16 mg 与氯化钠 0.9 g。④ 胶囊剂:30 mg。⑤ 片剂:30 mg。

【贮藏】　遮光、密闭干燥处保存。

核酪

(nucleotide and casein)

别名:核酸-酪素

本品由核酸水解液、酪蛋白水溶液和多种氨基酸与欧式液等制成的含糖液。

【药理作用】　本品与免疫核糖核酸(IRNA)近似,能增强机体免疫功能。可增强红细胞膜上的 CR1 受体活性;增强红细胞免疫黏附功能,红细胞血凝阳性率明显高于对照组。还可以增高小鼠脾脏系数,从而增强细胞免疫功能,显著提高机体免疫力。本品中的核蛋白水解物-酪氨酸,其氧化分解后可产生乙酰乙酸,而乙酰乙酸又可转化为乙酸、胆固醇,而肾上腺皮质激素正是由胆固醇转变而成,因而本品有促进激素合成的作用和缓解支气管痉挛作用。本品能对抗 IgE 引起的过敏反应,阻断哮

喘的发生。

【适应证】　用于治疗支气管哮喘、慢性支气管炎等。对慢性肝炎、小儿水痘等也有效。

【不良反应】　偶有头昏,麻疹样皮疹,口干。

【禁忌与慎用】　对本品过敏者禁用。

【剂量与用法】　1. 肌内或皮下注射　一次 2～4 ml,1～2 次/日。

2. 口服　成人一次 10 ml,2 次/日,小儿一次 5 ml,2 次/日。

【用药须知】　发病季节前半个月开始用药,效果更显著,可酌情用药至发作季节结束。

【制剂】　① 注射液:2 ml。② 口服液:10 ml。

【贮藏】　遮光、密闭保存。

吡非尼酮

(pirfenidone)

别名:艾思瑞、Esbriet

本品为首个批准用于治疗肺纤维化的药物,2014 年 10 月美国 FDA 批准上市。

【ATC】　L04AX05

【理化性状】　1. 本品为白色至浅黄色、无吸湿性粉末。在甲醇、乙醇、丙酮和三氯甲烷中比水和 1.0 N HCl 中更易溶解。熔点为约 109 ℃。

2. 化学名:5-Methyl-1-phenylpyridin-2-one

3. 分子式:$C_{12}H_{11}NO$

4. 分子量:185.22

5. 结构式

【药理作用】　1. 特发性肺纤维化与肿瘤坏死因子 TNF-α 和白介素 1(ⅠL-1β)炎症细胞因子合成和释放引起的慢性纤维化和炎症有关。

2. 本品的作用机制尚不完全清楚。研究结果显示,本品能减少对多种刺激引起的炎症细胞积聚,减弱成纤维细胞受到细胞生长因子如转化生长因子 β(TGF-β)和血小板衍生生长因子(PDGF)刺激后引起的细胞增殖、纤维化相关蛋白和细胞因子产生以及细胞外基质的合成和积聚。动物肺纤维化模型(博来霉素和移植导致的纤维化)实验结果显示,本品具有抗纤维化和抗炎作用。

【体内过程】　1. 吸收　单次口服本品 801 mg 后,30 min 至 4 h 达 C_{max}(中位时间 0.5 h)。食物降低吸收速率和吸收程度,中位 T_{max} 从 0.5 h 增加至

3 h，C_{max} 和 AUC_{0-inf} 分别降低约 49% 和 16%。

2. 分布　本品主要与血清蛋白结合，结合率约为 58%，与血药浓度无关。表观口服分布容积为约 59～71 L。

3. 代谢　本品主要在肝中被 CYP1A2 和多种其他 CYP 酶（CYP2C9，2 C19，2 D6，和 2 E1）代谢，形成 4 个代谢物。在人体血浆中只有原药和 5-羧基-吡非尼酮有一定的浓度。代谢物与原药的血药浓度比值范围从约 0.6 至 0.7。

4. 消除　终末半衰期约为 3 h。本品主要以代谢物 5-羧基-吡非尼酮被排泄，主要随尿（约为剂量的 80%）排泄。中度肝功能不全患者中，本品的 AUC_{0-inf} 和 C_{max} 分别升高约 1.6 和约 1.4 倍，代谢产物血药浓度无变化。

5. 在有轻、中度和重度肾功能不全患者中，本品的 AUC_{0-inf} 分别约增加 1.4、1.5 和 1.2 倍。相应的 5-羧基-吡非尼酮 AUC_{0-inf} 增加 1.7、3.4 和 5.6 倍。尚未在肾病终末期需要透析者中研究本品的药动学和安全性。年龄、性别、种族、体重对本品的药动学无显著影响。

【适应证】　用于治疗特发性肺纤维化。

【不良反应】　1. 胃肠道反应　恶心、消化不良、呕吐、食欲缺乏。

2. 皮肤　光敏反应、皮疹。

3. 肝功能损害　随 AST、ALT 升高而出现肝功能损害，甚至有可能发生肝功能衰竭，要定期检查肝功。

4. 神经系统　嗜睡、晕眩、步态不稳感。

【妊娠期安全等级】　C。

【禁忌与慎用】　1. 对本品任何成分过敏的患者禁用。

2. 中毒性肝病患者禁用。

3. 妊娠期妇女只有益处大于对胎儿伤害的风险时方可使用。

4. 重度肾功能不全或需要透析患者禁用。

5. 哺乳期妇女应权衡利弊选择停药或停止哺乳。

6. 儿童的有效性及安全性尚未确定。

【药物相互作用】　1. 环丙沙星、胺碘酮、普罗帕酮会增加本品的不良反应。

2. 奥美拉唑、利福平降低本品的疗效。

3. 本品与强效 CYP1A2 抑制剂氟伏沙明合用时，可导致明显药物相互作用，其清除率可显著降低。联合使用氟伏沙明 10 d，可使本品的 $AUC_{0-\infty}$ 增加约 6 倍。因此，本品应避免与 CYP1A2 中效或强效抑制剂联合使用。

4. 本品可被多种 CYP 酶（CYP1A2、2 C9、2 C19、2 D6、2 E1）所代谢，故与其他药物合用时，较易受其他药物所引发的 CYP 酶活性抑制或诱导的影响。

【剂量与用法】　1. 开始治疗前应先检查肝功能。本品的初始用量为一次 267 mg，3 次/日，第 8 d 开始增加至 534 mg，3 次/日，第 15 d 开始增加至 801 mg，3 次/日，本品应在进餐时服用。

2. 如出现 ALT 和（或）AST＞3～≤5×ULN 无症状不伴胆红素升高，暂停用药，排除其他原因，重新检测，恢复正常后，重新开始滴定剂量。

3. 如出现 ALT 和（或）AST＞3～≤5×ULN 伴症状或高胆红素血症、ALT 和（或）AST＞5×ULN 应永久停药。

4. 与强效 CYP1A2 抑制剂（氟伏沙明、依诺沙星）合用时，降低剂量至 267 mg，3 次/日；与中效 CYP1A2 抑制剂（环丙沙星，750 mg，2 次/日）合用，降低剂量至 534 mg，3 次/日。

【用药须知】　1. 本品可能导致严重的光敏反应，长期暴露在光线下，有导致皮肤癌的可能。使用时要事先对患者进行详细说明。应使用防晒霜，尽量避免暴露接触紫外线，如出现皮疹、瘙痒，及时联系医师。

2. 尽量避免合并使用其他药物，如四环素抗生素类药物（多西环素）等，因其可增加光敏反应的概率。

3. 应用本品会发生嗜睡、头晕等相关情况，因此，使用本品的患者不要驾车或者从事危险的机械操作。

4. 由于肝功能的损害可引起 ALT、AST 等的升高和黄疸，服用本品期间要定期进行肝功能检查。

5. 吸烟可减低本品疗效。

【制剂】　胶囊剂：267 mg。

【贮藏】　遮光，密闭保存。

伊伐卡夫特
(ivacaftor)

别名：Kalydeco

本品为囊性纤维化跨膜传导调节（cystic fibrosis transmembrane conductance regulator）增效剂。

【CAS】　873054-44-5

【ATC】　R07AX02

【理化性状】　1. 本品为白色至类白色粉末，在水中几乎不溶。

2. 化学名：N-(2,4-Di-*tert*-butyl-5-hydroxyphenyl)-1,4-dihydro-4 oxoquinoline-3-carboxamide

3. 分子式：$C_{24}H_{28}N_2O_3$

4. 分子量:392.49

5. 结构式

【药理作用】　本品是 CFTR 蛋白的增效剂。CFTR 蛋白是存在于人体许多器官内上皮细胞表面的一种氯离子通道中。本品通过增强 G551 D-CFTR 蛋白的通道开放概率[或门控选通(gating)]有利于增加氯离子的转运。

【体内过程】　1. 吸收　与脂肪餐同服,本品的暴露量可增加 2~4 倍。餐后服用本品 150 mg,其 T_{max} 约为 4 h,AUC 和 C_{max} 分别为(10600±5260)(ng · h)/ml 和 (768 ± 233) ng/ml。每 12 h 服 150 mg,3~5 d 后达稳态,蓄积率为 2.2~2.9。

2. 分布　本品的蛋白结合率约 99%,主要与 α_1-酸糖蛋白和白蛋白结合。每 12 h 服 150 mg,7 d 后,表观分布容积为(353±122)L。

3. 代谢　本品在体内主要经 CYP3A 被广泛代谢,其代谢产物 M1 和 M6 的作用分别为原药的 1/6 和 1/50。

4. 排泄　本品主要以代谢产物的形式随粪便排泄,其中 M1 占给药剂量的 22%,M6 占 43%。随尿排泄的原药可忽略不计。单剂量服用后,本品的 $t_{1/2}$ 约为 12 h。清除率为(17.3±8.4)L/h。

【适应证】　用于治疗年龄≥6 岁儿童及成人 CFTR 基因中存在 G551 D 突变的囊性纤维化。

【不良反应】　1. 临床试验中常见的不良反应包括头痛、口咽痛、上呼吸道感染、鼻塞、腹痛、腹泻、鼻咽炎、皮疹、恶心、头晕等。

2. 少见鼻炎、肝酶升高、血糖升高、关节痛、肌痛、胸痛、窦性头痛、咽部红斑、胸膜痛、哮喘、鼻窦充血、痤疮。

【妊娠期安全等级】　B。

【禁忌与慎用】　1 不推荐重度肾功能不全或终末期肾病患者使用。

2. 动物实验显示,本品可经乳汁分泌,哺乳期妇女慎用。

3. 6 岁以下儿童应用本品的安全性和有效性尚未确定。

【药物相互作用】　1. 本品为敏感的 CYP3A 的底物,酮康唑可使本品的 AUC 升高 8.5 倍。与强效 CYP3A 抑制剂(伊曲康唑、泊沙康唑、伏立康唑、克拉霉素、泰利霉素)合用时,应降低剂量。

2. 氟康唑可使本品的 AUC 升高 3 倍。与中效 CYP3A 抑制剂(如红霉素)合用时,应降低剂量。

3. 服用本品期间应避免服用葡萄柚汁和酸橙。

4. 强效 CYP3A 诱导剂可明显降低本品的暴露量,应避免与之合用。

5. 本品及其代谢产物 M1 可抑制 CYP3A 和 P-糖蛋白的活性,可使地尔硫草的暴露量升高 1.5 倍,地高辛的暴露量升高 1.3 倍。本品应慎与 CYP3A 和 P-糖蛋白的底物合用,如地高辛、环孢素、他克莫司,并密切监测。

【剂量与用法】　1. 6 岁以上儿童及成人,口服 150 mg,每 12 h 一次,脂肪餐后服。

2. 中度肝功能不全者,口服 150 mg,1 次/日;重度肝功能不全者,口服 150 mg,1 次/日或延长服药间隔。

3. 正在服用中效 CYP3A 抑制剂(如氟康唑)的患者,本品的剂量应降低至 150 mg,1 次/日;正在服用强效 CYP3A 抑制剂(如酮康唑)的患者,本品的剂量应降低至 150 mg,每周 2 次。

【用药须知】　1. 本品可引起肝酶升高,建议服用本品的第 1 年内每 3 个月检查一次肝功能。

2. 如果用药期间出现 ALT 或 AST 升高至正常上限的 5 倍,应暂停用药。恢复后是否重新开始用药,应权衡利弊后再作决定。

【制剂】　片剂:150 mg。

【贮藏】　贮于 20~25 ℃,短程携带允许 15~30 ℃。

卢马卡夫特-伊伐卡夫特
(lumacaftor and ivacaftor)

别名:Orkambi
本品为治疗囊性纤维化(CF)的复方药物。

【CAS】　936727-05-8(lumacaftor)

【ATC】　R07 AX30(lumacaftor)

【理化性状】　1. 卢马卡夫特

(1) 本品为白色至灰白色粉末,几乎不溶于水(溶解度分别为 0.02 mg/ml)。

(2) 化学名:3-[6-({[1-(2,2-difluoro-1,3-benzodioxol-5 yl) cyclopropyl] carbonyl} amino)-3-methylpyridin-2-yl]benzoic acid

(3) 分子式:$C_{24}H_{18}F_2N_2O_5$

(4) 分子量:452.41

(5) 结构式

2. 伊伐卡夫特的理化性状参见本章同名药物下。

【药理作用】　CFTR 蛋白是存在于多种器官上皮细胞表面的氯离子通道。F508 del 突变的结果导致蛋白质错误折叠,造成细胞的加工和运输缺陷,引起目标蛋白降解,从而使细胞表面 CFTR 的数量减少。本品与野生型 CFTR 蛋白相比,到达细胞表面少量的 F508 del-CFTR 更趋于不稳定且通道开放能力低(缺陷门控)。卢马卡托可改善 F508 del-CFTR 的构象稳定性,使成熟蛋白加工和运输至细胞表面增加。伊伐卡夫特是 CFTR 增效剂,通过增加细胞表面 CFTR 蛋白通道开放的概率(或门控),促进氯化物的运输。

【体内过程】　健康成年志愿者卢马卡托的暴露量(AUC)约比 CF 患者高 2 倍,伊伐卡夫特的暴露量相近。健康受试者每天服用 2 次,通常给药后约 7 d 卢马卡托和伊伐卡夫特可达到稳态血药浓度,卢马卡托的蓄积率约 1.9。由于卢马卡托的 CYP3A 诱导作用,伊伐卡夫特的稳态暴露量较给药第 1 d 低。CF 患者卢马卡夫特和伊伐卡夫特稳态时的药动学参数平均值(SD)见下表。

1. 吸收　单剂量本品与含脂食物同服,卢马卡夫特的暴露量较空腹约高 2 倍,伊伐卡夫特的暴露量约高 3 倍。多剂量服用本品,在 200 mg,q24 h 和 400 mg,q12 h 的剂量范围内,卢马卡托的暴露量与剂量成正比。进食状态下,卢马卡托的平均 T_{max} 约为 4.0 h(范围 2.0~6.0 h)。

2. 分布　卢马卡夫特的蛋白结合率约 99%,主要与白蛋白相结合。进食状态下,CF 患者口服 200 mg,q24 h,连续服用 28 d,平均表观分布容积(±SD)为 86.0(69.8)L。伊伐卡夫特的蛋白结合率约 99%,主要与 α_1 酸性糖蛋白和白蛋白结合。

3. 代谢　体内外研究数据表明,卢马卡夫特主要通过氧化反应和葡糖醛酸化代谢。伊伐卡夫特主要经 CYP3A 在人体内被广泛代谢,M1 和 M6 是其两个主要代谢产物。

4. 消除　CF 患者卢马卡夫特的 $t_{1/2}$ 约 26 h,表观清除率 CL/F(CV)估计为 2.38 L/h(29.4%);健康受试者同时给予伊伐卡夫特和卢马卡夫特,伊伐卡夫特的 $t_{1/2}$ 约 9 h,表观清除率 CL/F(CV)约为 25.1 L/h(40.5%)。卢马卡夫特口服后,大部分(51%)以原形随粪便排出体外,只有极少量的原药及代谢产物(尿中回收仅占总放射性的 8.6%,原药仅占 0.18%)随尿液排出体外。单独口服伊伐卡夫特,大多(87.8%)经代谢后随粪便排出体外,少量原药及代谢产物(尿中回收仅占总放射性的 6.6%)随尿液排出体外。

群体药动学数据表明,不同性别卢马卡夫特和伊伐卡夫特药动学参数没有差异。

【适应证】　1. 适用于 12 岁及以上携带 F508 del 突变纯合子的囊性纤维化患者。若患者基因型未知,必须采用 FDA 批准的 CF 突变试验检测 CFTR 两个等位基因是否存在 F508 del 突变。

2. F508 del 突变纯合子以外患者使用本品的有效性和安全性尚未确定。

【不良反应】　1. 发生率<1% 的严重不良反应包括肺炎、咯血、咳嗽、血肌酸磷酸激酶增加和转氨酶升高。

2. 发生率≥5% 且高于安慰剂的不良反应包括呼吸困难、鼻咽炎、恶心、腹泻、上呼吸道感染、疲乏、呼吸异常、血肌酸磷酸激酶升高、皮疹、胃肠胀气、鼻漏、流感。

【禁忌与慎用】　1. 晚期肝病患者应仔细权衡利弊,慎用本品。如确需使用本品,开始治疗后应密切监测且需降低剂量。

2. 动物实验未观察到致畸性和对胚胎发育有不良影响,尚无妊娠期妇女使用的安全性资料。

3. 卢马卡夫特或伊伐卡夫特均可排泄至哺乳大鼠乳汁中,两者是否经人乳汁排泌、对产乳及婴儿影响均尚不清楚。临床若需使用,应慎重权衡利弊。

4. 12 岁以下儿童使用本品的安全性和有效性尚未确立。

5. 临床研究未包括适当数量的老年人,≥65 岁老年人使用本品与年轻人相比是否存在差异尚不清楚。

6. 尚未进行轻、中、重度肾功能不全患者或终末期肾病患者使用本品的相关研究。轻、中度肾功能受损者不必调整剂量。重度肾功能不全(Ccr≤30 ml/min)或终末期肾病者慎用本品。

CF 患者卢马卡夫特和伊伐卡夫特稳态时药动学参数平均值(SD)

	药物	C_{max}(mg/ml)	T_{max} * (h)	AUC_{0-12h}[(mg·h)/ml]
卢马卡托 400 mg,q12 h/伊伐卡夫特 250 mg,q12 h	卢马卡夫特	25.0 (7.96)	25.2 (9.94)	198 (64.8)
	伊伐卡夫特	0.602(0.304)	9.34(3.81)	3.66(2.25)

* 研究数据来自于健康受试者,给药剂量卢马卡托 200 mg,q12 h/伊伐卡夫特 250 mg,q12 h

7. 尚未进行器官移植患者使用本品的临床研究,但鉴于可能存在的药物相互作用,这些患者不推荐使用本品。

【药物相互作用】 1. 可能影响本品的药物

(1) 本品与强效 CYP3A 抑制剂伊曲康唑同用,卢马卡夫特的暴露量不受影响,但伊伐卡夫特暴露量增加 4.3 倍。由于卢马卡夫特对 CYP3A 的诱导作用,稳态时伊伐卡夫特的暴露量预计不会超出单用伊伐卡夫特(伊伐卡夫特单药治疗的批准剂量:150 mg,q12 h)时的暴露量。因此,当服用本品的患者开始使用 CYP3A 抑制剂时不必调整剂量。不过,使用强效 CYP3A 抑制剂者若开始使用本品,考虑到卢马卡夫特的诱导效应,治疗第 1 周,应将本品剂量减至一日 1 片(一日剂量卢马卡夫特 200 mg,伊伐卡夫特 125 mg),之后仍按推荐的日剂量服用。强效 CYP3A 抑制剂包括酮康唑、伊曲康唑、泊沙康唑、伏立康唑、泰利霉素和克拉霉素等。本品与中效或弱效 CYP3A 抑制剂同用时不必调整剂量。

(2) 本品与强效 CYP3A 诱导剂利福平同用,对卢马卡夫特的暴露量影响很小,但可使伊伐卡夫特暴露量(AUC)降低 57%。这可能会降低本品的有效性。因此,不建议本品与强效 CYP3A 诱导剂共用,如利福平、利福布丁、苯巴比妥、卡马西平、苯妥英和贯叶连翘等。本品与中或弱 CYP3A 诱导剂同用时不必调整剂量。

2. 本品对其他药物的影响

(1) 卢马卡夫特为强效 CYP3A 诱导剂,伊伐卡夫特为 CYP3A 敏感底物,二者同用,会使伊伐卡夫特暴露量降低约 80%。本品与 CYP3A 底物同用时可能降低后者的暴露量,有可能会降低这些药品的治疗作用。因此,不建议本品与 CYP3A 敏感底物或治疗窗窄的 CYP3A 底物合用。如苯二氮䓬类:咪达唑仑、三唑仑(考虑选择这些苯二氮䓬类药物的替代品),免疫抑制剂:环孢素、依维莫司、西罗莫司和他克莫司。

(2) 体外研究表明,卢马卡夫特对 CYP2B6、CYP2C8、CYP2C9 和 CYP2C19 有诱导作用,对 CYP2C8 和 CYP2C9 有抑制作用;伊伐卡夫特对 CYP2C9 可能有抑制作用。因此,本品与 CYP2B6、CYP2C8、CYP2C9 和 CYP2C19 底物合用可能会改变这些底物的暴露量。

(3) 体外研究显示卢马卡夫特可抑制 P-gp,使孕烷 X 受体(PXR)活化,同时具有抑制和诱导 P-gp 两方面的潜能。此外,一项伊伐卡夫特单药治疗的临床研究表明,伊伐卡夫特为 P-gp 的弱抑制剂。因此,本品与 P-gp 底物合用可能改变后者的暴露量。合用

时应监测地高辛的血药浓度,滴定地高辛剂量以获得所需的疗效。

(4) 本品可减少孟鲁司特的暴露量,从而降低其疗效。二者合用时建议采用适当的临床监测而不必调整孟鲁司特的剂量。本品可降低泼尼松和甲泼尼龙的暴露量和疗效,合用时糖皮质激素可能需要较高的剂量以获得所需的疗效。

(5) 克拉霉素、红霉素、泰利霉素与本品合用时,可使前三者的暴露量减少,从而会影响这些抗生素的疗效。考虑用其他抗生素代替,如环丙沙星、阿奇霉素或左氧氟沙星。

(6) 本品可降低伊曲康唑、酮康唑、泊沙康唑和伏立康唑的暴露量和有效性。不建议本品与这些抗真菌药合用。如果必须合用这些抗真菌药,应密切监测患者是否爆发真菌感染。可考虑使用氟康唑替代。

(7) 本品可降低布洛芬的暴露量和有效性。可能需要较高剂量的布洛芬以获得所需的疗效。

(8) 本品可降低西酞普兰、艾司西酞普兰和舍曲林的暴露量和有效性。这些抗抑郁药可能需要较高剂量以获得所需的疗效。

(9) 本品可降低激素类避孕药的暴露量和有效性。当与本品同用时,激素类避孕药,包括口服、注射、透皮和植入,均无法达到有效避孕。同用可增加月经异常事件发生率,除非获益超过风险,否则避免合用。

(10) 本品可降低瑞格列奈的暴露量和有效性,可能会改变磺脲类降糖药的暴露量,可能需要调整剂量以获得所需的疗效。使用二甲双胍时不建议调整剂量。

(11) 本品可降低质子泵抑制剂(如奥美拉唑、埃索美拉唑和兰索拉唑)的暴露量和有效性,可能会改变雷尼替丁的暴露量,可能需要调整剂量以获得所需的疗效。使用碳酸钙不建议调整剂量。

(12) 本品会改变华法林的暴露量,合用时需监测国际标准化比值(INR)。

3. 本品与以下药物合用时不必调整剂量 如阿奇霉素、氨曲南、布地奈德、头孢他啶、西替利嗪、环丙沙星、黏菌素、多黏菌素、阿法链道酶、氟替卡松、异丙托溴铵、左氧氟沙星、胰酶、胰脂肪酶、沙丁胺醇、沙美特罗、磺胺甲噁唑-甲氧苄啶、噻托溴铵和妥布霉素等。根据代谢和消除途径,预计本品不影响这些药物的暴露量。

【剂量与用法】 1. 12 岁及以上者 口服,2 片/次,q12 h,与含有适量脂肪的食物同服。这些食物[蛋类、鳄梨、坚果、黄油、花生酱、奶酪披萨、全脂

乳制品(如全脂奶、奶酪和酸奶)〕。

2. 肝功能不全患者的剂量调整　轻度肝功能受损者不必调整剂量(Child-Pugh A);中度肝功能受损者(Child-Pugh B)建议剂量调整为早晨 2 片,晚上 1 片(一日剂量卢马卡托 600 mg,伊伐卡夫特 375 mg)。

3. 同服 CYP3A 抑制剂者剂量调整　已经服用本品者开始使用 CYP3A 抑制剂时不必调整剂量。但当服用强效 CYP3A 抑制剂(如伊曲康唑)者开始使用本品时,治疗第一周,应将本品剂量减至一日 1 片(一日剂量卢马卡托 200 mg,伊伐卡夫特 125 mg),之后仍按推荐的日剂量服用。本品与强效 CYP3A 抑制剂同用过程中,如果中断本品治疗时间超过 1 周,重新开始服用后第 1 周,同样应将本品剂量减至一日 1 片,之后按推荐的日剂量服用。

【用药须知】　1. 本品有可能引起转氨酶升高,个别还可能伴随总胆红素升高。建议用药前检查 ALT、AST 和胆红素,使用本品治疗第一年每 3 月检查 1 次,以后每年检查 1 次。对有 ALT、AST 或胆红素升高史的患者,检查更应频繁。如患者出现 ALT、AST 或胆红素升高,应密切监测直至恢复正常。若 ALT 或 AST>5×ULN,或者 ALT 或 AST>3×ULN 且胆红素>2×ULN,应停用本品。恢复正常后,如需重新开始治疗应仔细权衡利弊。

2. 与安慰剂相比,本品导致呼吸系统不良反应(如胸部不适、呼吸困难和呼吸异常)更常见。预测 FEV1(ppFEV1)<40 患者使用本品的临床经验有限,建议这些患者使用本品治疗期间密切监测。

3. 使用本品治疗有可能导致血压升高,用药期间应定期监测血压。

4. 曾有儿童患者使用伊伐卡夫特(本品成分之一)发生非先天性晶体浑浊的报道。虽然有些病例还存在其他风险因素(如使用糖皮质激素和射线暴露),但伊伐卡夫特的风险尚不能排除。因此,建议儿童患者开始使用本品时应进行眼科检查和随访。

5. 由于本品与激素类避孕药存在相互作用,建议患者采取其他方式避孕。

6. 本品与富含脂肪的食物同服时吸收更佳,标准的 CF 饮食可较好地满足此需求。

7. 若漏服本品,时间未超过 6 h,可立即补服 1 次剂量;如时间超过 6 h,则不必补服,按下次计划给药时间服用即可。漏服后切不可加倍服用。

8. 尚无使用本品过量的报道。一项旨在评估本品对心电图(ECGs)影响的研究显示,49 名健康受试者连续 7 d 给予本品,最高重复剂量为卢马卡夫特 1000 mg,qd/伊伐卡夫特 450 mg,q12 h,与卢马卡夫特 600 mg/伊伐卡夫特 250 mg 或安慰剂相比,不良反应发生率≥5% 的有:头痛(29%)、转氨酶升高(18%)和全身皮疹(10%)。本品过量尚无特异性解毒剂,过量一般采取对症支持治疗。

【制剂】　片剂:含卢马卡夫特 200 mg 和伊伐卡夫特 125 mg。

【贮藏】　贮于 20～25 ℃,短程携带允许 15～30 ℃。

过氧化碳酰胺
(carbamide peroxide)

本品为尿素与过氧化氢的加合物。
别名:过氧化氢-尿素、hydrogen peroxide-urea。
【CAS】　124-43-6
【ATC】　D02AE01
【理化性状】　1. 本品为白色结晶或结晶性粉末,易溶于水,遇强氧化剂、还原剂会使其分解。
2. 分子式:$CH_6N_2O_3$
3. 分子量:94.07
4. 结构式

【药理作用】　本品为注射用内给氧剂。注入体内后可被分解出过氧化氢,再经过氧化氢酶的催化作用而释放出氧。氧直接与血液中血红蛋白结合,供给缺氧组织。碳酸酰胺通过肾随尿液排出体外。

【体内过程】　静脉滴注本品 30 min 后,氧分压明显升高,2 h 可达峰值,平均升高 10.75 mmHg,疗效可维持 4 h。

【适应证】　用于治疗各种低氧血症以及急性缺氧引起的胎儿窘迫。

【不良反应】　偶见轻微呛咳、气促、头晕,个别患者输液部位有轻微肿痛,但不影响治疗,停药后症状自行消失。

【禁忌与慎用】　1. 肾功能严重不全者禁用。
2. 过氧化氢酶缺乏者禁用。
3. 妊娠期妇女、哺乳期妇女慎用。

【药物相互作用】　本品与硫酸庆大霉素、四环素混合使用可增加后两者的毒性,应避免与上述药物混合使用。

【剂量与用法】　静脉滴注。本品 1 g 用 5%、10% 葡萄糖注射液或 0.9% 氯化钠注射液稀释成 2～10 mg/ml 溶液,缓慢滴注 60 min 以上。

　　1. 成人　一次 1 g,1～2 次/日。

　　2. 儿童　按 18 mg/kg,一次剂量不超过 1 g 或遵医嘱。

【用药须知】　输液器不能被血液污染,否则可使药物分解,降低疗效。

【制剂】　注射剂(粉):0.1 g;1 g。

【贮藏】　遮光,密封,冷暗处保存。

附　常用呼吸系统复方制剂一览表

常用呼吸系统复方制剂一览表

药品名称	所含成分	剂型	适应证	剂量与用法
美尔伪麻	每毫升含盐酸伪麻黄碱 6 mg,氢溴酸右美沙芬 2 mg,马来酸氯苯那敏 0.4 mg	口服溶液	用于感冒及过敏引起的鼻塞、流涕、喷嚏、咳嗽等	口服,3～4 次/日。成人,一次 10 ml;儿童,5～7 岁,一次 5～7 ml;7～10 岁,一次 7～10 ml;10～14 岁,一次 10～12 ml
美酚伪麻	每片含氢溴酸右美沙芬 15 mg,盐酸伪麻黄碱 30 mg,愈创木酚甘油醚 100 mg	片剂	用于缓解普通感冒和流行性感冒引起的打喷嚏、流鼻涕、鼻塞、咽痛、咳嗽、咳痰等症状	口服,成人一次 1～2 片,每 6 h 一次,24 h 内不超过 4 次
美敏伪麻	1. 儿童型每毫升含盐酸伪麻黄碱 3 mg,氢溴酸右美沙芬 1 mg,马来酸氯苯那敏 0.2 mg 2. 成人型　每毫升含盐酸伪麻黄碱 6 mg,氢溴酸右美沙芬 2 mg,马来酸氯苯那敏 0.4 mg	口服溶液	用于缓解普通感冒、流行性感冒及过敏引起的咳嗽、打喷嚏、流鼻涕、鼻塞、咽痛等症状	1. 儿童型　12 岁以上儿童及成人,一次 10 ml,3～4 次/日,24 h 内不超过 4 次。12 岁以下儿童用量如下:2～3 岁,12～15 kg,一次 1.5～2 ml,3 次/日;4～6 岁,16～21 kg,一次 3 ml,3 次/日;7～9 岁,22～27 kg,一次 4 ml,3 次/日;10～12 岁,28～32 kg,一次 5 ml,3 次/日 2. 成人型　口服,3～4 次/日,一次 10 ml
美扑伪麻	口服液每毫升含对乙酰氨基酚 32 mg,氢溴酸右美沙芬 1 mg,盐酸伪麻黄碱 3 mg,马来酸氯苯那敏 0.2 mg	口服溶液	普通感冒和流行性感冒引起的发热、头痛、全身酸痛、喷嚏、流涕、鼻塞、咳嗽、咽痛等症状	1. 12 岁以下儿童用量如下:2～3 岁,12～14 kg,一次 2.5～3.5 ml;4～6 岁,16～24 kg,一次 4～5.5 ml;7～9 岁,22～26 kg,一次 6 ml;10～12 岁,28～32 kg,一次 8 ml;若症状不缓解,可间隔 4～6 h 重复用药一次,24 h 不超过 4 次 2. 成人和 12 岁以上儿童每 6 h 一次,1～2 片/次
	片剂含对乙酰氨基酚 500 mg,氢溴酸右美沙芬 15 mg,盐酸伪麻黄碱 30 mg,马来酸氯苯那敏 2 mg	片剂		口服,成人和 12 岁以上者每 6 h 一次,2 片/次
喷托维林氯化铵	每片含枸橼酸喷托维林 25 mg,氯化铵 300 mg	片剂	用于各种原因引起的咳嗽、咳痰	片剂,成人,1 片/次,3～4 次/日。饭后服用
	每 10 ml 含枸橼酸喷托维林 25 mg,氯化铵 300 mg	糖浆剂		糖浆剂,成人一次 10 ml,3～4 次/日。5 岁以上小儿,一次 2.5～5 ml,2～3 次/日
扑尔伪麻	盐酸伪麻黄碱 60 mg,马来酸氯苯那敏 4 mg	片剂	减轻由于普通感冒、流行性感冒引起的上呼吸道症状和鼻窦炎,花粉症所致的各种症状,特别适用于缓解上述疾病的早期临床症状,如鼻塞、流涕、打喷嚏等症状	成人,1 片/次,3 次/日。24 h 内不超过 4 次
愈酚维林	每片含愈创甘油醚 150 mg,枸橼酸喷托维林 25 mg	片剂	用于感冒引起的咳嗽、咳痰	成人,1 片/次,3 次/日

续表

药品名称	所含成分	剂型	适应证	剂量与用法
美愈伪麻	胶囊剂每粒含愈创木酚甘油醚 100 mg,盐酸伪麻黄碱 30 mg,氢溴酸右美沙芬 10 mg	胶囊剂	用于缓解普通感冒和流行性感冒引起的打喷嚏、流鼻涕、鼻塞、咽痛、咳嗽、咳痰等症状	胶囊剂,成人 1～2 粒/次,每 6 h 一次,或遵医嘱
	口服液每 10 ml 含愈创木酚甘油醚 100 mg,盐酸伪麻黄碱 30 mg,氢溴酸右美沙芬 10 mg	口服液		口服液　成人一次 10～20 ml,每 6 h 一次,24 h 内不超过 4 次
愈酚伪麻	颗粒剂每小瓶含愈创甘油醚 50 mg,盐酸伪麻黄碱 12.5 mg	颗粒剂	缓解儿童普通感冒及流行性感冒引起的打喷嚏、流鼻涕、鼻塞、咽痛、咳嗽、咳痰等症状	2～6 岁儿童,一次 1 小瓶;6～12 儿童,一次 2 小瓶;3 次/日,24 h 内不超过 4 次。可溶于温水或与软食品混合后服用
	片剂每片含愈创木酚甘油醚 200 mg,盐酸伪麻黄碱 30 mg	片剂		口服,成人 1～2 片/次,3 次/日
愈酚伪麻待因		口服液	本品适用于缓解无痰干咳或少痰的剧烈、频繁咳嗽,并可减轻鼻塞等症状	口服,成人和 12 岁及 12 岁以上的青少年,3 次/日,一次 10 ml(瓶盖为 10 ml 量杯),24 h 内不超过 40 ml。儿童:6 岁至 12 岁以下,3 次/日,一次 5 ml,24 h 内不超过 20 m;2 岁至 6 岁以下,3 次/日,一次 2.5 ml,24 h 内不超过 10 ml;2 岁以下不推荐使用
愈美	胶囊剂每粒含氢溴酸右美沙芬 10 mg,愈创木酚甘油醚 100 mg	胶囊剂	用于上呼吸道感染(如普通感冒和流行性感冒)、支气管炎等引起的咳嗽、咳痰	成人及 12 岁以上儿童 2 粒/次,3 次/日,24 h 不超过 8 粒。6～12 岁儿童 1 粒/次,3 次/日,24 h 不超过 4 粒
	颗粒每包含氢溴酸右美沙芬 15 mg,愈创木酚甘油醚 100 mg	颗粒剂		12 岁以上儿童及成人 1～2 包/次,3 次/日。24 h 不超过 4 次。12 岁以下小儿用量如下:1～3 岁,10～15 kg,1/2 包;4～6 岁,16～21 kg,1/2 包;7～9 岁,22～26 kg,1 包;10～12 岁,28～32 kg,1 包,3 次/日。24 h 不超过 4 次
	片剂每片含氢溴酸右美沙芬 15 mg,愈创木酚甘油醚 100 mg	片剂		2～6 岁儿童,一次 0.5 片;7～12 岁儿童,1 片/次;12 岁以上儿童及成人一次 2 片;3 次/日。24 h 不超过 4 次
愈创维林那敏	每片含愈创甘油醚 150 mg,枸橼酸喷托维林 15 mg,马来酸氯苯那敏 3 mg,氢氧化铝 72 mg	片剂	用于感冒引起的咳嗽、多痰	成人 1 片/次,3～4 次/日
复方贝母氯化铵	每片含远志流浸膏 0.075 ml,贝母粉 150 mg,桔梗粉 225 mg,氯化铵 100 mg,甘草粉 12 mg,桉叶油 0.002 ml,八角茴香油 0.002 ml	片剂	用于急慢性支气管炎、感冒引起的频繁的咳嗽、多痰	口服,成人 1～2 片/次,3～4 次/日
右美沙芬愈创甘油醚	每 10 ml 中含氢溴酸右美沙芬 15 mg,愈创甘油醚 100 mg	糖浆剂	用于上呼吸道感染(如普通感冒和流行性感冒)、支气管炎等引起的咳嗽、咳痰	口服,12 岁以上儿童及成人,一次 10～20 ml,3 次/日,24 h 内不超过 4 次;12 岁以下儿童,口服,3 次/日,24 h 内不超过 4 次:1～3 岁,10～15 kg,一次 5 ml;1～3 岁,10～15 kg,一次 5 ml;4～6 岁,16～21 kg,一次 5 ml;7～9 岁,22～27 kg,一次 10 ml;10～12 岁,28～32 kg,一次 10 ml
复方甘草	每片含甘草浸膏粉 112.5 mg,阿片粉 4 mg、樟脑 2 mg、八角茴香油 2 mg、苯甲酸钠 2 mg	片剂	用于镇咳祛痰	口服或含化,成人 3～4 片/次,3 次/日

药品名称	所含成分	剂型	适应证	剂量与用法
复方甘草氯化铵	每毫升含甘草流浸膏 0.035 ml,氯化铵 30 mg,盐酸麻黄碱 0.5 mg,樟脑 0.09 mg	糖浆剂	用于各种原因引起的咳嗽,对上呼吸道感染、急性支气管炎引起的咳嗽疗效佳	口服,成人,一次 10 ml,3 次/日
复方甘草麻黄碱	每片含盐酸麻黄碱 10 mg,甘草浸膏 8.75 mg,杏仁 5 mg,石膏 5 mg	片剂	用于咳嗽、咳痰,也可用于喘息性支气管炎及单纯性支气管炎引起的咳嗽	口服,成人,1 片/次,3 次/日
复方甘草浙贝氯化铵	每片含氯化铵 50 mg,浙贝母流浸膏 0.04 ml,桔梗流浸膏 0.06 ml,甘草流浸膏 0.1 ml,远志流浸膏 0.06 ml,甘草浸膏 40 mg,八角茴香油 0.004 ml,碳酸钙 60 mg	片剂	用于急、慢性支气管炎引起的咳嗽、咳痰	口服,成人,1～2 片/次,3～4 次/日
复方桔梗麻黄碱	每毫升含盐酸麻黄碱 0.8 mg,桔梗 30 mg,氯化铵 15 mg,苯巴比妥 0.3 mg,枸橼酸钠 15 mg,枸橼酸 2 mg,薄荷脑 0.15 mg,苯甲酸 1.5 mg,茴香水 0.004 ml,三氯甲烷 0.002 ml	糖浆剂	用于咳嗽、多痰	口服,3～4 次/日。5～15 岁,一次 5～15 ml;2～5 岁,一次 3～4 ml;2 岁以下酌减
	每毫升含盐酸麻黄碱 0.365 mg,远志流浸膏 0.015 ml,紫菀流浸膏 0.025 ml,桔梗流浸膏 0.045 ml,氯化铵 30 mg			口服,成人,一次 10 ml,3～4 次/日
复方桔梗远志麻黄碱 I	每片含桔梗流浸膏 0.08 ml,远志流浸膏 0.05 ml,甘草浸膏 55 mg,盐酸麻黄碱 5 mg,茴香油 0.001 ml	片剂	用于咳嗽、多痰,也可用于喘息性支气管炎引起的咳嗽	口服,成人,1～2 片/次,3 次/日,饭后服用
复方桔梗远志麻黄碱 II	每片含桔梗粉 100 mg,颠茄流浸膏 0.005 ml,甘草粉 50 mg,远志流浸膏 0.05 ml,盐酸麻黄碱 10 mg	片剂	用于咳嗽、多痰,也可用于喘息性支气管炎引起的咳嗽	口服,成人,1 片/次,2～3 次/日
复方氯丙那林鱼腥草素钠片	每片含盐酸氯丙那林 4 mg,盐酸溴己新 4 mg,鱼腥草素钠 20 mg,马来酸氯苯那敏 1.5 mg	片剂	用于支气管哮喘、喘息性支气管炎	口服,成人,1 片/次,3 次/日
复方麻黄碱	每毫升含盐酸麻黄碱 0.5 mg,氯化铵 20 mg,百部流浸膏 0.01 ml,桑白皮流浸膏 0.016 ml,桔梗流浸膏 0.03 ml,甘草流浸膏 0.035 ml	糖浆剂	用于支气管炎等引起的咳嗽、多痰	口服,成人,一次 10 ml,3 次/日
复方麻黄碱桔梗	组分为每毫升含盐酸麻黄碱 0.8 mg,桔梗 30 mg、氯化铵 15 mg、苯巴比妥 0.3 mg	糖浆剂	用于小儿感冒、支气管炎引起的咳嗽、多痰等	口服,3～4 次/日。5～15 岁:一次 5～15 ml;2～5 岁:一次 3～4 ml;2 岁以下酌减

药品名称	所含成分	剂型	适应证	剂量与用法
复方枇杷氯化铵	每毫升含氯化铵 10 mg,桔梗 10 mg,盐酸麻黄碱 0.5 mg,枇杷叶(去毛)40 mg	糖浆剂	用于上呼吸道感染、急性支气管炎引起的咳嗽、多痰、喘息	口服,成人,一次 10～20 ml,3 次/日
复方氢溴酸右美沙芬	每粒含氢溴酸右美沙芬 15 mg,愈创木酚甘油醚 100 mg	胶囊剂	用于上呼吸道感染(如普通感冒和流行性感冒)、支气管炎等引起的咳嗽、咳痰	口服,成人,1～2 粒/次,3 次/日。24 h 不超过 4 次
	每 10 ml 内含氢溴酸右美沙芬 30 mg,愈创木酚甘油醚 0.2 g	糖浆剂		口服,成人,一次 10 ml,3 次/日,24 h 不超过 4 次
复方愈创木酚磺酸钾	每 10 ml 含盐酸异丙嗪 10 mg,愈创木酚磺酸钾 250 mg,氯化铵 100 mg	口服液	用于感冒及过敏性支气管炎引起的咳嗽、多痰	口服,成人,一次 5～10 ml,3～4 次/日
复方愈酚喷托那敏	每 10 ml 含愈创甘油醚 150 mg,枸橼酸喷托维林 15 mg,马来酸氯苯那敏 3 mg,薄荷脑 1 mg	糖浆剂	用于感冒引起的咳嗽、多痰	口服,一次 10 ml,3～4 次/日
复方磷酸可待因	每毫升含磷酸可待因 1 mg,盐酸麻黄碱 0.8 mg,马来酸氯苯那敏 0.2 mg,氯化铵 22 mg	口服液	用于无痰干咳以及剧烈、频繁的咳嗽	口服,12 岁以上儿童及成人 3 次/日,一次 5～10 ml,24 h 不得超过 30 ml;6～12 岁儿童 3 次/日,2.5～5 ml,24 h 不得超过 15 ml;2～6 岁儿童每 3 次/日,一次 1.25～2.5 ml,24 h 不得超过 7.5 ml
复方磷酸可待因	每毫升含磷酸可待因 2 mg,盐酸异丙嗪 1.25 mg	糖浆剂	用于感冒、流行性感冒等病引起的咳嗽	12 岁以上儿童及成人 5～10 ml,3 次/日,24 h 不得超过 30 ml;6～12 岁 2.5～5 ml,3 次/日,24 h 不得超过 15 ml;2～6 岁 1.25～2.5 ml,3 次/日,24 h 不得超过 7.5 ml
愈创甘油醚-磷酸可待因	愈创甘油醚 2%,磷酸可待因 0.2%	口服液	用于感冒、流行性感冒及气管炎、支气管炎、咽炎、喉炎、肺炎、百日咳等病引起的咳嗽	12 岁以上儿童及成年人 3 次/日,一次 10 ml,24 h 不得超过 30 ml;6～12 岁儿童 3 次/日,一次 5 ml,24 h 不得超过 15 ml;2～6 岁儿童 3 次/日,一次 2.5 ml,24 h 不得超过 7.5 ml
愈酚待因	每毫升含磷酸可待因 1 mg,盐酸异丙嗪 1 mg,盐酸麻黄素 0.8 mg,愈创木酚磺酸钾 10 mg	口服液	用于急慢性支气管炎、感冒及感冒后继发感染、流感、百日咳及哮喘或过敏引起的无痰及有痰咳嗽,伴有胸痛的剧烈咳嗽	成人 10～20 ml,3 次/日;15 岁以上儿童 10～15 ml,3 次/日;8～15 岁 8～15 ml,3 次/日;4～8 岁 5～8 ml,3 次/日;2～4 岁 5 ml,3 次/日;1～2 岁 3～4 ml,3 次/日
布地奈德-福莫特罗	每吸含布地奈德 160 μg 和富马酸福莫特罗 4.5 μg	吸入用粉剂	1. 用于需要联合应用吸入皮质激素和长效 β₂ 受体激动剂的哮喘患者的常规治疗 2. 慢性阻塞性肺病	1. 哮喘　成年人(18 岁和 18 岁以上):1～2 吸/次,2 次/日。有些患者可能需要使用量达到 4 吸/次,2 次/日。青少年(12～17 岁):1～2 吸/次,2 次/日 在常规治疗中,当 2 次/日剂量可有效控制症状时,应逐渐减少剂量至最低有效剂量,甚至 1 次/日给予本品 2. 慢性阻塞性肺病　2 吸/次,2 次/日
芜地溴铵-维兰特罗	每吸含芜地溴铵 62.5 μg,维兰特罗 25 μg	吸入用粉剂	用于慢性阻塞性肺疾病(COPD)[包括慢性支气管炎和(或)肺气肿]患者气道阻塞的长期维持治疗	口腔吸入,1 吸/次,1 次/日
茚达特罗-格隆溴铵	每粒胶囊剂含茚达特罗 85 μg,格隆溴铵 43 μg	吸入粉雾剂用胶囊剂	用于慢性阻塞性肺病成人患者维持治疗,用于缓解慢阻肺患者症状	口腔吸入,1 吸/次,1 次/日

药品名称	所含成分	剂型	适应证	剂量与用法
氟替卡松/维兰特罗	每吸含氟替卡松 100 μg，维兰特罗 25 μg	吸入粉雾剂	用于慢性阻塞性肺病成人患者维持治疗，用于缓解慢阻肺患者症状	口腔吸入，1 吸/次，1 次/日
氟替卡松丙酸酯-沙美特罗	1. 每泡含沙美特罗 50 μg 和丙酸氟替卡松 100 μg 2. 每泡含沙美特罗 50 μg 和丙酸氟替卡松 250 μg 3. 每泡含沙美特罗 50 μg 和丙酸氟替卡松 500 μg	吸入粉雾剂	用于可逆性阻塞性气道疾病的规则治疗，包括成人和儿童哮喘。这可包括：接受有效维持剂量的长效 β 受体激动药和吸入性皮质激素治疗的患者。目前使用吸入性皮质激素治疗但仍有症状的患者。接受支气管扩张剂规则治疗但仍然需要吸入性皮质激素的患者	1. 成人和 12 岁及 12 岁以上的青少年：一次 50 μg/100 μg，2 次/日，病情严重者可增加至 50 μg/250 μg 或 50 μg/500 μg 2. 4 岁及 4 岁以上儿童：一次 50 μg/100 μg，2 次/日。尚无 4 岁以下儿童使用本品的资料
布地奈德-富马酸福莫特罗	1. 每吸含布地奈德 160 μg，富马酸福莫特罗 4.5 μg 2. 每吸含布地奈德 80 μg，富马酸福莫特罗 4.5 μg	吸入粉雾剂	用于需要联合应用吸入皮质激素和长效 β_2 受体激动药的哮喘患者的常规治疗 1. 吸入皮质激素和"按需"使用短效 β_2 受体激动药不能很好地控制症状的患者 2. 应用吸入皮质激素和长效 β_2 受体激动药，症状已得到完全控制的患者。注意，本品（80 μg/4.5 μg 的规格）不适用于严重哮喘患者	1. 本品不用于哮喘的初始治疗。本品应个体化用药，并根据病情的严重程度调节剂量，这在开始使用复方制剂时需要注意。如果某个患者所需剂量超出推荐剂量，则应增开适当剂量的 β 受体激动药和（或）皮质激素的处方 2. 160 μg/4.5 μg 规格的推荐剂量。成人和青少年（12 岁和 12 岁以上），1～2 吸/次，2 次/日 3. 本品 80 μg/4.5 μg 规格的推荐剂量 (1) 成人（18 岁和 18 岁以上）：1～2 吸/次，2 次/日。有些患者可能需要使用量达到 4 吸/次，2 次/日 (2) 青少年（12～17 岁）：1～2 吸/次，2 次/日 (3) 儿童（6 岁和 6 岁以上）：2 吸/次，2 次/日 4. 患者应由医师定期复查评价以确保其使用最佳的剂量。剂量应逐渐减到能有效控制患者哮喘症状的最小剂量。若使用最小推荐量后仍然能很好地控制症状，下一步则需要考虑尝试单独使用吸入皮质激素 5. 在常规治疗中，当 2 次/日剂量可有效控制症状时，应逐渐减少剂量至最低有效剂量，甚至 1 次/日给予本品
茶碱-沙丁胺醇	每片含茶碱 150 mg，沙丁胺醇 2 mg	缓释胶囊剂	用于支气管哮喘，喘息型支气管炎	本品不能咀嚼应用水将整片吞服。口服，1 片/次，2 次/日。调整剂量时，可沿划痕掰开口服
复方茶碱麻黄碱	每片含茶碱 25 mg、咖啡因 15 mg、可可碱 25 mg、盐酸麻黄碱 10 mg、颠茄浸膏粉 2 mg	片剂	用于支气管哮喘	口服，1～2 片/次，1 次/日。极量，2 片/次，2 次/日
麻黄碱-苯海拉明	每片含盐酸麻黄碱 25 mg，盐酸苯海拉明 25 mg	片剂	用于治疗支气管哮喘、咳嗽、荨麻疹、花粉症、过敏性鼻炎等	口服，1～2 片/次，3～4 次/日，饭后或发作时服用
茶碱麻黄碱片	每片含茶碱 0.113 g，盐酸麻黄碱 0.024 g	片剂	用于支气管哮喘，慢性喘型支气管炎，阻塞性肺气肿	口服，1 片/次，3 次/日或遵医嘱。极量，2 片/次，3 次/日
复方妥英麻黄茶碱	每片含苯妥英钠 50 mg，马来酸氯苯那敏 1 mg，盐酸麻黄碱 5 mg，咖啡因 7.5 mg，可可碱 12.5 mg，茶碱 12.5 mg，颠茄流浸膏 0.0009 ml	片剂	用于缓解支气管哮喘与慢性喘息型支气管炎所致支气管痉挛	口服，成人，2 片/次，2～3 次/日，饭后服用。连续服用一周后或症状控制后可减量为 1～2 片/次，1～2 次/日维持。极量：一次用量最大不得超过 6 片，一日用量最大不得超过 10 片 小儿：一日可按每千克体重 1/10 片服用，一日最多不得超过 5 片

续表

药品名称	所含成分	剂型	适应证	剂量与用法
复方茶碱甲麻黄碱	每片含茶碱 0.13 g,盐酸甲麻黄碱 25 mg,暴马子浸膏 25 mg	片剂	用于急性支气管炎、慢性支气管炎、支气管哮喘、过敏性哮喘	口服,1 片/次,3 次/日,儿童或老年患者酌减或遵医嘱
茶碱愈创甘油醚	每粒含茶碱 150 mg,愈创甘油醚 90 mg	胶囊剂	用于喘息性支气管炎、慢性支气管炎、支气管哮喘	口服,1 粒/次,每 6～8 h 一次
复方二氧丙嗪茶碱	每片含盐酸二氧异丙嗪 5 mg,茶碱 55 mg,盐酸克仑特罗 15 μg	片剂	用于支气管炎等引起的咳嗽、多痰、喘息	口服,1 片/次,2～3 次/日
复方甘氨酸茶碱钠	每片含甘氨酸茶碱钠(相当于无水茶碱 150 mg),愈创木酚甘油醚 100 mg	片剂	适用于支气管哮喘、慢性喘息型支气管炎和慢性阻塞性肺气肿,缓解由其引起的可逆性支气管痉挛	口服,成人 1 片/次,3～4 次/日,饭后服用或遵医嘱,儿童酌减
复方氨基比林茶碱	每片茶碱 25 mg,咖啡因 15 mg,非那西丁 0.1 g,盐酸麻黄碱 10 mg,苯巴比妥 10 mg,可可碱 25 mg,氨基比林 0.1 g,颠茄流浸膏 2 mg	片剂	用于慢性支气管炎和支气管哮喘	口服,1～2 片/次,2 次/日
复方氨茶碱暴马子	每粒含氨茶碱 100 mg,盐酸甲基麻黄碱 25 mg,暴马子浸膏 25 mg	胶囊剂	适用于急慢性支气管炎、支气管哮喘、迁延型急性支气管炎	口服,1 粒/次,2～3 次/日
复方氨茶碱片	每片含氨茶碱 0.2 g,茶碱 0.1 g,氢氧化铝 30 mg,马来酸氯苯那敏 2 mg	片剂	用于支气管哮喘	口服,1 片/次,1 次/日
复方甲氧那明	每粒含盐酸甲氧那明 12.5 mg,那可丁 7 mg,氨茶碱 25 mg,马来酸氯苯那敏 2 mg	胶囊剂	用于支气管哮喘和喘息性支气管炎,以及其他呼吸系统疾病引起的咳嗽、咳痰、喘息等症状	15 岁以上,3 次/日,2 粒/次,饭后口服;8 岁以上 15 岁未满,3 次/日,1 粒/次。可根据年龄与病情作适当的增减
复方岩白菜素	每片含岩白菜素 125 mg,马来酸氯苯那敏 2 mg	片剂	镇咳祛痰,用于慢性支气管炎	口服,1 片/次,3 次/日
枸磺新啶	每片磺胺甲噁唑 0.2 g,甲氧苄啶 40 mg,枸橼酸喷托维林 6.25 mg、盐酸溴己新 4 mg	片剂	用于急、慢性呼吸道感染、肺部感染等	2 片/次,2 次/日,首次倍量,儿童酌减
氯雷伪麻	每片含氯雷他定 5 mg,硫酸伪麻黄碱 120 mg	片剂	缓解过敏性鼻炎和感冒的伴发症状,如鼻充血、打喷嚏、流涕、皮肤瘙痒、流泪等	成人,1 片/次,2 次/日,12 岁以上儿童用法与用量与成人相同

第11章 消化系统药物
Drugs for Digestive System Diseases

消化系统是人体的重要组成部分之一,其所罹患的疾病最为常见,也发生于各个年龄阶段。人的一生,从襁褓开始,直至临终,消化系统疾病似乎始终伴随着。因此,消化系统疾病所用药物的使用频率和数量很高,品种也较为复杂。这不仅仅是因为本系统的疾病多属常见病,而且不少药品也已归属于 OTC。这不仅要求我们医师、药师要熟练掌握这些药品的作用机制和合理用法,而且还要广为宣传,让患者们能掌握到足够的用药常识,有利于减少发生用药不当的现象。

11.1　抗消化性溃疡药

消化性溃疡是成年人的一种多发病,且多见于中青年人群。其总发病率约为 $8\%\sim10\%$。其药物治疗策略主要基于"平衡学说",即在生理上保持攻击因子和防御因子的平衡。针对攻击因子胃酸、胃蛋白酶、幽门螺杆菌(Helicobacter pylori,Hp)和药物不良因素等,主要依靠抗酸药、胃酸分泌抑制药、杀灭 Hp 药。防御因子系指一些具有细胞保护作用的药物如硫糖铝、枸橼酸铋钾及前列腺素类药物。随着人们对消化性溃疡发病机制的深入研究,直至 20 世纪,才开始知道 Hp 是导致消化性溃疡难以治愈的主要因素之一。经过临床深入研究,证明约有 80% 以上的胃溃疡患者,$95\%\sim100\%$ 的十二指肠溃疡患者,均可从患者的胃内容物中检出 Hp。从此,根除 Hp 就成为治愈消化性溃疡并防止其复发的一项重要措施,也是彻底治愈消化性溃疡的重要保证。

11.1.1　抗酸药

本类药物主要是一些无机弱碱,口服后能直接中和胃酸,减弱或解除胃酸对溃疡面的刺激和侵蚀作用,常用者有碳酸氢钠、碳酸钙、铝碳酸镁等。本组药物极少单用,多作为复方制剂中的成分药。

碳酸氢钠
(sodium bicarbonate)

别名:重碳酸钠、小苏打、酸式碳酸钠

口服本品作为抗酸药,静脉滴注本品注射液可治疗代谢性酸中毒;此外,还有其他用途。

【CAS】　144-55-8

【ATC】　B05CB04;B05XA02

【理化性状】　1. 本品为白色结晶性粉末。能溶液水,不溶于乙醇。5% 水溶液的 pH 不应超过 8.6。

2. 分子式:$NaHCO_3$

3. 分子量:84.01

【药理作用】　1. 本品作为吸收性抗酸药,口服后能迅速中和胃酸,减弱或缓解胃酸对溃疡面的刺激和侵蚀作用。

2. 静脉滴注能直接增加机体的碱储备,使体内氢离子浓度降低。

3. 以其溶液冲洗阴道或坐浴,使阴道呈碱性,可抑制真菌繁殖。

4. 3% 溶液有软化耵聍作用。

5. 是口服再水合溶液中的成分之一。

【适应证】　1. 用于胃酸过多、代谢性酸中毒、高钾血症伴有酸中毒表现的休克。

2. 早期脑栓塞、真菌性阴道炎、严重哮喘持续状态(其他药无效时)以及耳内耵聍。

【不良反应】　1. 治疗量时不良反应较轻微,可见腹胀、嗳气、恶心、呕吐等。

2. 大剂量时可反射性地引起促胃液素释放,迫使胃酸分泌更为增加。对胃黏膜的侵蚀作用更甚,并产生钠潴留、胃扩张、低钙血症、代谢性碱中毒、过度水合、高碳酸血症。

3. 在注射部位如有药液溢出,会引起化学性蜂窝织炎。

【妊娠期安全等级】　C。

【禁忌与慎用】　1. 严重溃疡病患者禁用。

2. 充血性心力衰竭和肾功能衰竭的酸中毒者不宜使用本品。

3. 由于迅速的碱化作用,对低钙血症患者可能会产生阵发性抽搐,而对缺钾患者则可能产生低钾血症。对这些患者应避免静脉给予本品。

【药物相互作用】　1. 本品不宜与胃蛋白酶合剂、维生素 C 等酸性药物合用。

2. 碳酸氢钠注射液不宜与间羟胺、庆大霉素、四环素、肾上腺素、多巴酚丁胺、苯妥英钠、钙盐配伍静脉滴注,否则,会产生沉淀或分解反应。

3. 忌与铁剂同时服用。

4. 可碱化尿液,防止磺胺类药在尿中析出结晶。

5. 与氨基糖苷类抗生素、多黏菌素,克林霉素,萘啶酸等合用,可以使尿液碱化,从而提高抗泌尿道感染的疗效。

【剂量与用法】　1. 作为抗酸剂,成人于饭前口服 $0.5\sim1\,g$,3 次/日。

2. 纠正酸中毒,可用 5% 注射液,成人一次 $100\sim200\,ml$,小儿 5 ml/kg,静脉滴注。

3. 治疗真菌性阴道炎可用 4% 溶液阴道冲洗或坐浴。

4. 软化耵聍可用 3% 溶液滴耳,3~4 次/日。

5. 与磺胺药合用碱化尿液时可与磺胺药等量同服。

【用药须知】　1. 加热或使本品受潮,迅速分解为碳酸钠而失去药用价值。

2.单用本品中和胃酸时产生的二氧化碳可引起胃胀、嗳气,导致严重溃疡穿孔。因此,近代已不再单独使用。

【临床新用途】 1.防治氨基糖苷类抗生素耳毒性(链霉素、卡那霉素等) 5%碳酸氢钠注射剂250 ml,静脉滴注,1次/日,可消除症状。

2.水源性瘙痒 碳酸氢钠25～200 g,加浴水中沐浴,1次/日。

【制剂】 ①片剂:0.5 g。②注射液:0.5 g/10 ml;125 g/250 ml。

【贮藏】 片剂宜密封于棕色玻璃瓶中,在阴凉、干燥处保存。

氢氧化镁
(magnesium hydroxide)

别名:Magnesia magma、Milk of magnesia、MOM、MOM concentrate

本品属抗酸药,亦作为吸附剂使用。

【CAS】 1309-42-8

【ATC】 A02AA04;G04BX01

【理化性状】 1.本品为白色无定形细粉末。几乎不溶于水,可溶于稀酸。以酚酞指示,其水溶液呈碱性。

2.分子式:$Mg(OH)_2$

3.分子量:58.32

【药理作用】 本品为无机碱,能中和胃酸。

【适应证】 口服本品后有中和胃酸的作用。大量(5 g)口服,有缓泻作用,常合用氢氧化铝以对抗之。可作为食品添加剂,起补镁的作用。

【不良反应】 1.低血压、恶心、呕吐、心电图改变、呼吸或精神抑制、昏迷、电解质失衡均可能发生。

2.可能引起腹泻,可合用氢氧化铝克服。

3.肾功能不全患者有可能发生高镁血症。

【妊娠期安全等级】 B。

【药物相互作用】 1.包括本品在内的一些抗酸药和许多其他药物都会产生相互作用,本品可导致胃内 pH 改变,或形成复合物不被吸收。

2.抗酸药与其他药物相隔2～3 h分开给药,可将相互作用减至最低程度。

3.和四环素、地高辛、吲哚美辛、铁盐或异烟肼可发生相互作用,应避免。

【禁忌与慎用】 施行结肠造口术或回肠造口术的患者以及患有阑尾炎、溃疡性结肠炎或憩室炎患者禁用本品。

【剂量与用法】 1.成人 用于缓泻,10～

20 ml,睡前服;用于抗酸,3～5 ml,需要时服。

2.儿童 用于缓泻,0.15 ml/kg,不超过10 ml;用于抗酸,1～2 ml,日剂量不超过10 ml。

【制剂】 口服浓缩混悬液:2.4 g/10 ml。

【贮藏】 密闭防潮储存。

氧化镁
(magnesium oxide)

别名:煅制镁、重质氧化镁

【CAS】 1309-48-4

【ATC】 A02AA02;A06AD02;A12CC10

【理化性状】 1.本品为白色无定形粉末。几乎不溶于水,不溶于乙醇,可溶于稀酸并略有泡腾。

2.分子式:MgO

3.分子量:40.30

【药理作用】 本品抗酸作用较碳酸氢钠强,缓慢而持久,不产生二氧化碳。与胃酸作用生成氯化镁,放出镁离子,刺激肠道蠕动。有轻泻作用。

【适应证】 1.用于伴有便秘的胃酸过多症、胃及十二指肠溃疡。

2.还可用作缓泻剂。

【不良反应】 1.可致轻泻,用碳酸钙可以纠正。

2.肾功能不全患者服用本品可引起高镁血症,可静脉注射钙盐对抗。

【妊娠期安全等级】 B。

【药物相互作用】 镁离子可与四环素类药物发生络合作用,形成不溶解的络合物,减少四环素类药的吸收。如必须使用两药,可间隔2～3 h以上分开给药。

【剂量与用法】 成人口服 0.2～1 g,3次/日。

【用药须知】 肾功能不全患者使用本品时,应注意观察患者是否嗜睡、疲乏、昏迷等现象。

【制剂】 ①片剂:0.2 g。②胶囊剂:0.5 g。

【贮藏】 密封、保存于阴凉干燥处。

氢氧化铝
(aluminium hydroxide)

【CAS】 21645-51-2[$Al(OH)_3$]

【ATC】 A02AB01

【理化性状】 本品为一种白色或类白色、半透明带有黏性的胶体凝胶。上清液可以形成悬浮液,其 pH 为5.5～8.5。

【药理作用】 1.本品为弱碱性化合物,可直接中和胃酸,作用缓慢而持久。

2.本品可与胃液形成凝胶,附着于溃疡表面形成一层保护膜。

3. 在肠内可与磷酸盐结合成不溶解的磷酸铝自类便排出,慢性肾功能衰竭患者服用大剂量氢氧化铝后可减少磷酸盐的吸收,减轻酸血症。

【适应证】　1. 用于胃酸过多、胃及十二指肠溃疡。

2. 用于反流性食管炎及上消化道出血。

3. 用于高磷酸盐血症。

【不良反应】　1. 可致便秘,与剂量有关,严重时可引起肠梗阻,不宜长期使用。

2. 肾功能不全患者可导致血中铝离子浓度升高,引起痴呆等中枢神经系统病变。

3. 干扰肠内磷的吸收,长期使用可产生低磷血症,骨质疏松和骨软化症等。

【禁忌与慎用】　1. 习惯性便秘患者和胃酸缺乏者禁用。

2. 肾功能不全患者慎用。

【药物相互作用】　1. 本品含有多价铝离子,可与四环素类药物形成络合物而影响其吸收。

2. 可通过多种机制干扰地高辛、奎宁、奎尼丁、氯丙嗪、普萘洛尔、吲哚美辛、异烟肼、香豆素类(如华法林)、维生素及巴比妥酸盐类的吸收或消除。

【剂量与用法】　1. 凝胶剂　口服 0.2～0.4 g,3～4 次/日,饭前 1 h 或睡前服。

2. 片剂　口服 0.14 g,3～4 次/日,或 400～840 mg/d(用于补镁)。

【用药须知】　1. 本品多用氢氧化铝凝胶治疗胃酸过多和消化性溃疡病。

2. 长期便秘者慎用,为防止便秘可与三硅酸镁或氧化镁交替使用。

3. 本品能妨碍磷的吸收,故不宜长期大量使用。

4. 治疗胃出血时宜用其凝胶剂。

5. 由于铝制剂还含有一定量的钠,故限钠者不宜服用。

6. 对有胆汁、胰液等强碱性消化液分泌不足或排泄障碍者,不宜使用。

7. 肾功能不全患者慎用。

【制剂】　①氢氧化铝凝胶:20 g/500 ml。②片剂:0.14 g;0.4 g;0.42 g。

【贮藏】　密闭,阴凉处保存,但不得冰冻。

铝碳酸镁
(hydrotalcite)

别名:碱式碳酸铝镁、达喜、Talcid、Ancid、Altacite

【CAS】　12304-65-3

【ATC】　A02AD04

【理化性状】　1. 分子式:$Mg_6Al_2(OH)_{16}CO_3 \cdot 4H_2O$

2. 分子量:604.0

【药理作用】　1. 本品与其他抗酸药相比,能与胃酸充分反应,其反应率达 98%～100%,抑制胃酸迅速、温和而持久。

2. 可吸附胃蛋白酶,从而抑制其活性,有利于溃疡面的修复。

3. 本品含有铝、镁两种金属离子,抵消了便秘和腹泻的副作用。

【适应证】　用于胃酸过多、胃溃疡、十二指肠溃疡。

【不良反应】　本品副作用轻微,个别患者可能出现便稀、便秘和口干,但不影响疗效。

【药物相互作用】　本品含有铝、镁多价金属离子,可与四环素类药物形成络合物而影响其吸收,合用时间间隔 2 h 以上。

【剂量与用法】　一般口服 1.0 g,3 次/日,饭后 1 h 服。

【用药须知】　1. 重度肾功能不全患者禁用。

2. 高镁、高钙血症慎用。

【制剂】　片剂:0.5 g。

【贮藏】　密封、存放于阴凉干燥处。

三硅酸镁
(magnesium trisilicate)

别名:Magnesium Silicate

【CAS】　14987-04-3（anhydrous magnesium trisilicate）;39365-87-2（magnesium trisilicate hydrate）

【简介】　本品口服后不被吸收,属弱碱性抗酸药。有直接中和胃酸的作用,不会产生二氧化碳,也不出现碱血症。其抗酸作用可维持 4～5 h。中和胃酸时会产生胶状的二氧化硅覆盖在溃疡表面上,具有保护作用。长期用药可产生含硅的尿结石。对重度肾功能不全患者可能导致高镁血症。常合用氢氧化铝或碳酸钙以纠正便秘。一般在饭后 1 h 口服 0.3～1 g,3 次/日。

铝酸铋
(bismuth aluminate)

【CAS】　12284-76-3(anhydrous bismuth aluminate)

【理化性状】　1. 分子式:$Bi_2(Al_2O_4)_3 \cdot 10H_2O$

2. 分子量:952.0

【简介】　本品口服后,在胃和十二指肠黏膜上形成一层保护膜,可促进黏膜再生,溃疡面愈合,本品多与其他抗酸药合用,或制成复方制剂(如胃必治）。临床多用于胃和十二指肠溃疡、胃痉挛、胃灼热感和高酸性胃炎。多用复方制剂，饭后嚼服，1～2片，3次/日，疗程1～2个月。服药期间，大便偏黑色。

磷酸铝

(aluminium phosphate)

【CAS】 7784-30-7；22784-12-9（trihydrate）

【ATC】 A02AB03

【理化性状】 1. 分子式：$AlPO_4$

2. 分子量：121.95

【药理作用】 本品能中和缓冲胃酸，使胃内 pH 升高，从而缓解胃酸过多的症状。与氢氧化铝相比，本品中和胃酸的能力较弱且缓慢，但本品不引起体内磷酸盐的丢失，不影响磷、钙平衡。凝胶剂的磷酸铝能形成胶体保护性薄膜，能隔离并保护损伤组织。

【体内过程】 本品在体内几乎不被吸收。

【适应证】 本品能缓解胃酸过多引起的反酸等症状，适用于胃及十二指肠溃疡及反流性食管炎等胃酸过多的相关性疾病的抗酸治疗。

【不良反应】 本品偶可引起便秘，可给予足量的水加以避免。建议同时服用缓泻剂。

【禁忌与慎用】 慢性肾功能衰竭患者禁用，高磷血症禁用。

【药物相互作用】 1. 本品将减少或延迟下列药物的吸收：四环素类抗生素、呋塞米、地高辛、异烟肼、抗胆碱能药及吲哚美辛，故应重视本品和上述药物的给药间隔，一般为2 h。

2. 本品与泼尼松龙、阿莫西林、丙吡胺及西咪替丁合用，可能引起不利的相互作用。

【剂量与用法】 1. 通常2～3次/日，或在症状发作时服用，1～2袋/次，相当于20 g凝胶，应于使用前充分振摇均匀，亦可伴开水或牛奶服用。

2. 根据不同适应证在不同的时间给予不同的剂量。

（1）食道疾病于饭后给药。食道裂孔、胃-食道反流、食道炎于饭后和晚上睡觉前服用。

（2）胃炎、胃溃疡于饭前半小时前服用。十二指肠溃疡于饭后3 h及疼痛时服用。

【用药须知】 1. 每袋凝胶含蔗糖2.7 g，糖尿病患者使用本品时，不超过1袋。

2. 本品对卧床不起或老年患者，有时会有便秘现象，此时可采用灌肠法。

【制剂】 凝胶剂：20 g。

【贮藏】 遮光，室温保存。

铝镁加

(almagate)

别名： 十四羟基碳酸镁铝、Almax

【CAS】 66827-12-1

【ATC】 A02AD03

【理化性状】 1. 分子式：$Al_2Mg_6(OH)_{14}(CO_3)_2 \cdot 4H_2O$

2. 分子量：314.99

【药理作用】 本品系作用快且中和胃酸能力强的制酸药，可使胃内 pH 值长时间维持于3～5之间。其对抗组胺引起的胃酸过度分泌，药物引起的胃溃疡及吸附胆汁的能力均优于氢氧化铝。本品含钠量低，稳定性好，中和胃酸的作用持续时间长达90 min，而氢氧化铝为30 min。

【体内过程】 健康人连续服用本品数日后，血中镁及铝离子浓度未见明显增加，表明本品中的铝及镁离子几乎不被吸收。

【适应证】 用于治疗与胃酸过度分泌有关的胃、十二指肠溃疡、胃炎、胆汁反流性食管炎，食管裂孔疝及消化不良等。

【不良反应】 偶见恶心、肠蠕动增加、腹泻或便秘。

【禁忌与慎用】 1. 对本品过敏者禁用。

2. 肾功能不全、习惯性便秘者慎用。

【药物相互作用】 避免与四环素药物合用。

【剂量与用法】 口服，一次1 g，4次/日，于饭后1～2 h及睡前服用。儿童剂量减半。

【用药须知】 本品连续使用不得超过7 d，症状未缓解，请及时就医。

【制剂】 ① 混悬液：1 g/7.5 ml。② 咀嚼片：500 mg。

【贮藏】 密封，在凉暗处（遮光并不超过20 ℃）保存。

11.1.2 抑制胃酸分泌药

本类药物是临床治疗消化性溃疡使用最普遍、疗效最明显的一类药物，且品种和种类较多。根据胃酸分泌的细胞药理学，目前研究证明在胃壁细胞上存在与胃酸分泌有关的受体有：乙酰胆碱 M_1 受体、促胃液素受体、组胺 H_2 受体、前列腺素 E_2 受体及 H^+，K^+-ATP 酶。因此，抑制胃酸分泌的药可分为胆碱受体拮抗药、促胃液素受体拮抗药、H_2 受体拮抗药，H^+，K^+-ATP 酶抑制剂及前列腺素的合成类似物。

11.1.2.1　H₂受体拮抗药

西咪替丁
（cimetidine）

别名：甲氰咪胍、甲氰咪胺、泰胃美、Taga-met、Cimetimax

【CAS】　51481-61-9

【ATC】　A02BA01

【理化性状】　1. 本品为白色或类白色,多形粉末。微溶于水,溶于乙醇。几乎不溶于二氯甲烷,溶于稀无机酸。

2. 化学名：2-Cyano-1-methyl-3-[2-(5-methylimi-dazol-4-ylmethylthio)ethyl]guanidine

3. 分子式：$C_{10}H_{16}N_6S$

4. 分子量：252.3

5. 结构式

盐酸西咪替丁
（cimetidine hydrochloride）

〖CAS〗　70059-30-2

〖理化性状〗　1. 本品为白色或类白色,结晶粉末。易溶于水,难溶于无水乙醇。1‰水溶液的 pH 值为 4.0～5.0。

2. 分子式：$C_{10}H_{16}N_6S \cdot HCl$

3. 分子量：288.8

【药理作用】　1. 能明显抑制食物、组胺或五肽胃泌素等刺激引起的胃酸分泌,使胃内酸度降低。

2. 对化学刺激引起的腐蚀性胃炎有预防和保护作用。

3. 有抗雄激素作用。

4. 减弱免疫抑制细胞的活性,增强免疫反应,从而阻抑肿瘤转移,延长存活期。

【体内过程】　口服本品后迅速被吸收,空腹时,约 1 h 可达血药峰值,存在肠肝循环,约在 3 h 后可获第 2 峰值。食物可延迟吸收,并稍微减少药物的吸收量,峰值可能在 2 h 后出现。因有首过代谢,口服后的生物利用度约为 60%～70%。本品广泛分布,其分布容积约为 1 L/kg。蛋白结合率仅为 20%。血浆消除 $t_{1/2}$ 约为 2 h,肾功能不全患者可见延长,本品部分在肝内代谢为硫氧化物和羟甲西咪替丁,但大部分的原药随尿液排出。本品可透过胎盘,也可进入乳汁。

【适应证】　1. 用于治疗胃溃疡、十二指肠溃疡及上消化道出血。

2. 用于急性胰腺炎、胰腺囊样纤维变及恶性肿瘤。

3. 用于反流性食管炎、胃泌素瘤及卓-艾综合征。

4. 治疗多毛症。

5. 治疗烧伤、荨麻疹、痤疮、带状疱疹及其他疱疹病毒感染。

【不良反应】　1. 消化系统反应较常见的有腹泻、腹胀、口苦、口干、血清转氨酶轻度升高等,偶见严重肝炎、肝坏死、肝脂肪变性等。本品能透过胎盘屏障,可进入乳汁,可引起胎儿及婴儿肝功能受损。

2. 泌尿系统可引起间质性肾炎、肾功能衰竭,但反应是可逆的,停药后肾功能一般均可恢复正常。

3. 本品可透过血-脑屏障,引起头晕、嗜睡、头痛、疲乏和精神障碍等现象,少数患者可出现不安、感觉迟钝、语言含糊、出汗、幻觉、妄想、局部抽搐和癫痫样发作。重度肝功能不全患者服用常规剂量后,其脑脊液中的药物浓度为正常人的两倍,易于导致中毒。

4. 本品对骨髓有可逆性的抑制作用,少数患者可发生可逆性中等程度的白细胞或粒细胞减少,血小板减少及自身免疫性溶血性贫血。还有引起再生障碍性贫血的报道。

5. 心血管系统可引起心动过缓、面红等。静脉给药时偶见血压骤降、房性期前收缩及心跳呼吸骤停。

6. 由于具有抗雄性激素作用,用药剂量较大时可引起男子乳腺发育、女性溢乳、性欲减退、阳痿、精子计数减少等,停药后可消失。还可抑制皮脂分泌,诱发剥脱性皮炎、皮肤干燥、皮脂缺乏性皮炎、脱发、皮疹、巨型荨麻疹、药物热及口腔溃疡等。

7. 突然停药所致的高酸度偶可使溃疡穿孔。

【妊娠期安全等级】　B。

【禁忌与慎用】　1. 肾功能不全的患者如必须慎用本品,应按以上用法安排用量。

2. 本品能进入乳汁,哺乳期妇女禁用。

3. 本品可引起肝损害和 ALT 升高,对肝硬化患者可能诱发肝昏迷,因此,慎用于肝功能不全的患者。

【药物相互作用】　1. 本品为肝药酶抑制剂,与普萘洛尔、华法林、苯妥英钠、茶碱类合用时,可使后者血药浓度增高,加重副作用甚至中毒。

2. 与氢氧化铝、氧化镁或甲氧氯普胺合用,可使本品的吸收减少。

3. 与硫糖铝合用,可使后者的疗效降低。

4. 与阿片类药物合用时,可使慢性肾功能衰竭者产生呼吸抑制、精神错乱和定向力丧失。对此类患者应减少类阿片药的用量。

5. 本品可使维拉帕米的绝对生物利用度提高,由于维拉帕米可发生少见但却很严重的副作用,合用时应引起注意。

6. 本品使胃内的 pH 升高,与四环素合用时可使其溶解速率降低,吸收减少,作用减弱。

7. 与阿司匹林合用,可使后者作用增强。

8. 与苯二氮䓬类合用,可增加后者血药浓度,加深镇静及其他中枢神经抑制症状。

9. 与香豆素类抗凝剂合用,可使后者自体内排出率下降,导致出血倾向。

10. 与酮康唑合用可干扰后者的吸收,降低其抗真菌活性。

11. 本品与卡托普利合用可能引起精神症状。

12. 与氨基糖苷类抗生素合用时可能导致呼吸抑制或呼吸停止。

13. 本品可延缓咖啡因的代谢,与之合用时,能加强后者的作用,并可能出现毒性反应。

14. 患者如已服用地高辛或奎尼丁时,不宜再用本品,因本品可抑制奎尼丁的代谢,可将地高辛从结合部位上置换出来,结果使两者血药浓度升高,易致中毒。

15. 本品的神经毒性症状与中枢抗胆碱药所致极为相似,应避免与中枢抗胆碱药同时使用,以免加重中枢神经毒性反应。

【剂量与用法】　1. 治疗疾病。

(1) 胃及十二指肠溃疡　①比较传统的方法是饭后服 0.2 g,3 次/日,睡前再服 0.4 g。②口服 0.4 g,2 次/日;③口服 0.3 g,4 次/日。④国外还有睡前 1 次顿服 0.8 g 的给药方法,认为溃疡愈合率最高。从以上给药方法可以看出,抑制深夜胃酸分泌高峰期,专家们的意见是一致的。在疗程上,十二指肠溃疡至少 4 周,胃溃疡至少 6 周。

(2) 反流性食管炎　口服 400 mg,4 次/日(饭后和睡前);或 800 mg,2 次/日。

(3) 卓-艾综合征　口服 300～400 g,4 次/日;有时用量可能更高。

(4) 应激性溃疡　可口服、鼻胃管或静脉注射给药 200～400 mg,每 4～6 h 一次。

(5) 在全麻期间处于酸吸入综合征(acid aspiration syndrome)的患者　在麻醉诱导前或在分娩开始时可给予口服本品 400 mg,如有必要,间隔 4 h 可重复给药。

(6) 非溃疡性消化不良　口服 200 mg,为预防夜间胃灼热,于睡前再加服 100 mg。

(7) 治疗胰腺功能不全　可给予本品 800～1600 mg,4 次分服,餐前 60～90 min 口服。

2. 给药方法。

(1) 静脉注射本品一般用量为 200 mg,用 0.9% 氯化钠注射液 10 ml 稀释,于 2 min 内缓慢静脉注射;如需用更大剂量或心血管功能不全的患者,可使用本品 400 mg,稀释成 100 ml,缓慢滴注,30～60 min 输完。如必要,4～6 h 重复一次。

(2) >1 岁的儿童可给予 25～30 mg/d,分次用,口服或注射均可;<1 岁者,可给予 20 mg,分次用。

(3) 肾功能不全患者可按以下方法给药:①Ccr = 0～15 ml/min,给药 200 mg,2 次/日。②Ccr = 15～30 ml/min,200 mg,3 次/日;③Ccr = 30～50 ml/min,200 mg,4 次/日。④Ccr > 50 ml/min,给予常用量。

【用药须知】　1. 本品用于治疗消化性溃疡之前,应先排除胃肠道肿瘤的可能。

2. 突然停药可致高酸度问题,可能导致溃疡穿孔。

【临床新用途】　1. 带状疱疹　口服 0.2 g,3 次/日,睡前加服 0.2 g,用药后 24 h 见效。

2. 流行性腮腺炎　本品与氯苯那敏合用,可全部治愈。

3. 女性多毛症　本品治疗可使毛发生长速度减慢(抗雄性激素作用)。

4. 急性胰腺炎　本品 0.8 g,静脉滴注,6 h 一次,用药 96 h,可缓解腹痛及缩短病程。

5. 呃逆　本品 0.4 g,加 50% 葡萄糖注射液 40 ml,静脉注射,8 h 一次。

【制剂】　①片剂:0.2 g;0.4 g;0.8 g。②胶囊剂:0.2 g。③注射液:0.2 g/2 ml;0.6 g/d。④注射剂(粉):0.4 g;0.6 g。

【贮藏】　密封、遮光贮存。

雷尼替丁
(ranitidine)

别名:呋喃硝胺、甲硝呋胍、胃安太定

本品为继西咪替丁后的第二代选择性组胺 H_2 受体拮抗药。其盐酸盐具有速效和长效的特点。作用较西咪替丁强 4～10 倍。

【CAS】　66357-35-5

【ATC】　A02BA02

【理化性状】　1. 化学名:*NN*-Dimethyl-5-[2-

（1-methylamino-2-nitrovinylamino） ethylthiomethyl]furfurylamine

2. 分子式：$C_{13}H_{22}N_4O_3S$

3. 分子量：314.4

4. 结构式

盐酸雷尼替丁
(ranitidine hydrochloride)

别名：善胃得、Zantac、Trigger

〖CAS〗　66357-59-3

〖理化性状〗　1. 本品为白色或淡黄色，微臭的结晶粉末。对光线和潮湿敏感。极易溶于水，略溶于乙醇。1% 水溶液的 pH 值为 4,5～6.0。

2. 分子式：$C_{13}H_{22}N_4O_3S \cdot HCl$

3. 分子量：350.9

【药理作用】　1. 本品能有效地抑制组胺、五肽胃泌素及食物刺激后引起的胃酸分泌，降低胃酸和胃蛋白酶的活性。

2. 对胃泌素及性激素的分泌无影响。

【体内过程】　本品口服后快速吸收，2～3 h 可达血药峰值。食物对吸收无明显影响。由于首过代谢，生物利用度约为 50%。肌内注射本品后快速吸收，生物利用度约为 90%～100%。消除 $t_{1/2}$ 为 2～3 h。蛋白结合率仅 15%。小部分本品在肝内被代谢成 N-氧化物和 S-氧化物；前者虽是主要的代谢物，但仅及用量的 4%。约有 30% 口服剂量和 70% 静脉注射用量以原药随尿液排出，其余见于粪便中。

【适应证】　用于治疗消化性溃疡、反流性食管炎、卓-艾综合征及上消化道出血。

【不良反应】　1. 常见不良反应有头痛及眩晕。

2. 本品对肝功能的影响较西咪替丁严重，可引起 ALT 可逆性升高（雷尼替丁肝炎）。

3. 偶见发热，男子乳腺发育、肾炎等。

4. 注射部位可出现瘙痒、发红。

【妊娠期安全等级】　B。

【禁忌与慎用】　1. 对本品过敏者、儿童禁用。

2. 对肝有一定毒性，但停药后可恢复，肝、肾功能不全患者慎用。

3. 本品可经乳汁分泌，哺乳期妇女使用时应暂停哺乳。

【药物相互作用】　1. 与普鲁卡因胺合用，可使普鲁卡因胺的清除率降低。

2. 可减少肝脏血流量，与普萘洛尔、利多卡因等代谢受肝血流量影响大的药物合用时，可延缓这些药物的作用。

3. 与茶碱类药物合用可促使后者血药浓度升高，须降低茶碱剂量。

4. 降低维生素 B_{12} 的吸收，长期使用可致维生素 B_{12} 缺乏。

【剂量与用法】　1. 治疗胃和十二指肠溃疡　可于睡前口服 300 mg，或早晚各服 150 mg，至少连用 4 周。也可以口服 300 mg，2 次/日。维持量为睡前顿服 150 mg。在使用 NSAIDs 期间，给于本品 150 mg，2 次/日，以预防十二指肠溃疡。治疗儿童消化性溃疡，给予 2～4 mg/kg，2 次/日，24 h 最大用量为 300 mg。

2. 针对十二指肠溃疡合并幽门螺杆菌感染　可参照后文所附的"消化性溃疡多联治疗方案"中的第 5 个方案或其他方案。

3. 治疗胃食管反流　口服 150 mg，2 次/日，或 300 mg，睡前顿服，连用 8 周，如有必要，可连用 12 周。严重患者，可给予 150 mg，4 次/日。

4. 治疗卓-艾综合征　开始口服 150 mg，2～3 次/日；如有必要可加量到 6 g/d。也可以静脉滴注，开始采取每小时 1 mg/kg 的滴速，如果需要，在 4 h 后开始将滴速增至每小时 1.5 mg/kg。

5. 针对应激性溃疡　缓慢静脉注射 1 次起始剂量 50 mg，继而每小时持续滴注 0.125～0.25 mg/kg。一旦恢复进餐，就可口服 150 mg，2 次/日。

6. 全麻期间处于酸吸入综合征的患者　在麻醉诱导前 2 h 可给予口服本品 150 mg，在头一天晚上加服 150 mg 更好。在分娩开始时，可口服本品 150 mg，如有必要，间隔 6 h 重复给药；替代的方法是，在麻醉诱导前 45～60 min 肌内注射或缓慢静脉注射 50 mg。

7. 长期间断发生的消化不良　可口服 150 mg，2 次/日，连用 6 周。减轻短期的消化不良症状，可口服 75 mg，如有必要，可以重复，且每天可给药 4 次。在一段时间，治疗应限制在 2 周以内。

【用药须知】　1. 使用本品前，必须排除癌性溃疡的可能性后方可用药。

2. 较长时间用药期间，应定期检查肝、肾功能。

【临床新用途】　血友病　雷尼替丁 150 mg（小儿减量），2 次/日，疗程 15 d；对于轻、中、重症均有效。

【制剂】　①片剂（胶囊剂）：0.15 g。②注射液：50 mg/2 ml。

【贮藏】　密封、遮光贮存。

法莫替丁
（famotidine）

别名：高斯达、信法丁、Pepcid、Pepcidin

本品为第三代 H_2 受体拮抗药，其作用强度比西咪替丁大 30～100 倍，比雷尼替丁大 6～10 倍，作用持续时间较第一、二代长 30%。

【CAS】 76824-35-6

【ATC】 A02BA03

【理化性状】 1. 本品为白色至淡黄白色结晶性粉末。极微溶于水，几乎不溶于乙醇、丙酮、三氯甲烷、乙醚、乙酸、乙酯，易溶于二甲基甲酰胺和冰醋酸，微溶于甲醇。

2. 化学名：3-[2-(Diaminomethyleneamino)-thiazol-4-ylmethylthio]-N-sulphamoylpropio namidine

3. 分子式：$C_8H1_5N_7O_2S_3$

4. 分子量：337.4

5. 结构式

【药理作用】 1. 口服本品 20 mg 对胃酸分泌量的抑制作用可达 12 h 以上。

2. 对基础分泌及各种刺激引起的胃酸及胃蛋白酶分泌有抑制作用。

3. 本品对失血及给予组胺所致的大鼠胃出血具有抑制作用。

【体内过程】 本品口服后迅速被吸收，生物利用度 45%，2～3 h 可达血药峰值。口服或静脉注射的 $t_{1/2}$ 约为 3 h。血浆蛋白结合率为 151%～218%。主要分布于肾、肝、颌下腺及胰腺等处，但不透过胎盘。主要经肾排泄，少量经胆汁、乳汁排出。

【适应证】 1. 本品口服用于胃及十二指肠溃疡，吻合口溃疡，反流性食管炎。

2. 口服或静脉注射用于上消化道出血及卓-艾综合征。

【不良反应】 1. 中枢神经系统的不良反应有头痛、头晕和幻觉等。

2. 偶见皮疹、荨麻疹、白细胞减少，一过性 ALT 升高，血压上升，颜面潮红，心动过速和月经不调等。

3. 个别报道阳痿和男子乳腺发育。

【妊娠期安全等级】 B。

【禁忌与慎用】 1. 对本品过敏者禁用。

2. 应排除肿瘤和食管，胃底静脉曲张后再给药。

3. 肾功能衰竭或肝病患者，有药物过敏史者慎用。

4. 对小儿的安全性尚未确立。

5. 本品可经乳汁分泌，哺乳期妇女使用时应暂停哺乳。

【药物相互作用】 1. 与西咪替丁不同，本品不影响 CYP 酶的代谢作用，故与其他药物的相互作用明显较少。

2. 与茶碱类药物合用，可增加后者的毒性。

【剂量与用法】 1. 治疗胃及十二指肠溃疡，可于睡前口服 40 mg，连用 4～8 周，或 20 mg，2 次/日，维持量为 20 mg，睡前服，可预防复发。

2. 针对胃食管反流，可口服 20 mg，2 次/日，连用 6～12 周。胃食管反流合并食管溃疡，可口服 40 mg，2 次/日，连用 6～12 周。

3. 治疗卓-艾综合征，开始口服 20 mg，每 6 h 一次，如有必要可加量到 800 mg/d。

4. 本品也可缓慢静脉注射（在 2 min 内）20 mg，或在 15～30 min 滴注，每 12 h 可重复。

5. 肾功能不全应予减量，Ccr＜10 ml/min 时仅用全量的 50%，或者延长用药的间隔时间（36～48 h）。

【用药须知】 本品会掩盖胃癌症状，故应在排除肿瘤和食道、胃底静脉曲张后再给药。

【临床新用途】 带状疱疹 20 mg，2 次/日，饭后服，疗程 7 d；疗效优于西咪替丁。

【制剂】 ①片剂：20 mg。②注射液：20 mg/2 ml。③注射剂（粉）：20 mg。

【贮藏】 密封、遮光贮存。

尼扎替丁
（nizatidine）

别名：Nizax、Axid、Gastrax、Calmaxid、Pulvules

本品是一种新型 H_2-受体拮抗药，对胃酸分泌的抑制作用是西咪替丁的 6.5～11 倍，抗溃疡作用比西咪替丁强 3～4 倍，对细胞保护作用比西咪替丁强 5 倍。

【CAS】 76963-41-2

【ATC】 A02BA04

【理化性状】 1. 本品为略带白色至浅黄色的结晶体。略溶于水，易溶于三氯甲烷，可溶于甲醇。

2. 化学名：4-[2-(1-Methylamino-2-nitroviny-la-mino)ethylthiomethyl]thiazol-2-yl-methyl (dimethyl) amine

3. 分子式：$C_{12}H_{21}N_5O_2S_2$

4. 分子量：331.5

5. 结构式

【药理作用】　本品可抑制各种刺激引起的胃酸分泌。

【体内过程】　口服本品后吸收迅速且完全,给药 0.3 g 后,1～3 h 可达血药峰值,$t_{1/2}$ 为 1～2 h,血浆清除率为 40～60 L/h,绝对生物利用度超过 90%。口服量的 90% 以上在 12 h 内随尿液排出,60% 为原药,少于 6% 的用量随粪便排出,本品的血浆蛋白结合率约为 35%。

【适应证】　1. 用于活动性十二指肠溃疡和胃溃疡。

2. 十二指肠溃疡愈合后的预防。

【不良反应】　1. 一般有头痛、头晕、失眠、多梦、腹痛、胸痛、肌肉痛、恶心、呕吐、便秘等。

2. 偶见鼻炎、咽炎、鼻窦炎、皮肤瘙痒及多汗等。

3. 罕见腹胀和食欲缺乏。

【妊娠期安全等级】　B。

【禁忌与慎用】　1. 对本品过敏者禁用,对其他 H_2 受体拮抗药过敏者慎用。

2. 参见西咪替丁。

【药物相互作用】　本品与环孢素合用,可增加肝毒性。

【剂量与用法】　1. 治疗胃及十二指肠溃疡,睡前顿服 300 mg,连用 4 周,如有必要,延长到 8 周;也可 150 mg,早晚各 1 次。维持量是睡前顿服 150 mg。

2. 针对胃食管反流,可口服 150～300 mg,2 次/日,连用 12 周。

3. 肾功能不全患者的用量应予调整:①Ccr＝20～50 ml/min,150 mg/d,维持治疗可隔日给予 150 mg;②Ccr＜20 ml/min,隔天给予 150 mg,维持治疗 3 d,给予 150 mg。

【用药须知】　1. 应用本品前须排除胃恶性肿瘤。

2. 服用本品后尿胆素原测定可呈假阳性。

【制剂】　① 胶囊剂:150 mg;300 mg。② 片剂:150 mg。

【贮藏】　密封、遮光贮存。

罗沙替丁醋酸酯
(roxatidine acetate)

别名:哌芳替丁、哌芳酯丁、Pifatidine、Altat

本品为选择性 H_2 受体拮抗药,其抑制胃酸分泌的作用是西咪替丁的 3～6 倍,雷尼替丁的 2 倍,抑制胃蛋白酶的作用是西咪替丁的 1.6～6.2 倍。

【CAS】　78273-80-0

【ATC】　A02BA06

【理化性状】　1. 化学名:N-{3-[(α-Piperidino-m-tolyl)oxy]propyl}glycolamide acetate

2. 分子式:$C_{17}H_{26}N_2O_3$

3. 分子量:342.86

4. 结构式

盐酸罗沙替丁醋酸酯
(roxatidine acetate hydrochloride)

〖CAS〗　93793-83-0

〖理化性状〗　1. 本品为白色结晶或结晶性粉末,易溶于水,溶于乙醇,不溶于乙醚。熔点 145～146 ℃。

化学名:N-{3-[(α-Piperidino-m-tolyl)oxy]propyl}glycolamide acetate monohy-drochloride

2. 分子式:$C_{17}H_{26}N_2O_3 \cdot C_2H_2O \cdot HCl$

3. 分子量:384.9

4. 稳定性:本品的稳定性受贮藏温度、氨基酸含量及组成的影响。

【药理作用】　1. 本品呈强有力的,剂量依赖性抑制各种原因引起的胃酸分泌。

2. 对胃蛋白酶的分泌有明显抑制作用。

3. 能阻止半胱氨酸的致溃疡作用。

4. 能抑制失血性休克所引起起的胃黏膜血流量减少和黏膜内的血红蛋白氧饱和度下降。

【体内过程】　本品口服后吸收完全,3 h 可达血药峰值,$t_{1/2}$ 为 4～8 h,肾功能不全患者 $t_{1/2}$ 延长。服药后 24 h 内有 65%～70% 的代谢物随尿液排出。

【适应证】　1. 用于胃及十二指肠溃疡,吻合口溃疡,卓-艾综合征及反流性食管炎。

2. 麻醉前给药以预防酸吸入综合征。

【不良反应】　1. 不良反应发生率约为 17%,主要有皮疹、瘙痒感(均应停药)、白细胞减少、嗜酸粒细胞增多、便秘或腹泻、恶心、腹胀、ALT 及 AST 升高。

2. 罕见头痛、失眠、倦怠感及血压升高等。

【禁忌与慎用】　1. 有药物过敏史者慎用,妊娠期妇女和儿童用药的安全性尚未确定,一般不宜应用。

2. 哺乳期妇女使用时应停止哺乳。

【剂量与用法】 1. 口服 一次 75 mg,2 次/日,早餐后及睡前服;缓释胶囊剂,37.5～75 mg,1 次/日。

2. 麻醉前给药 于手术前一天睡前及手术诱导麻醉前 2 h 各服 75 mg。

3. 也可静脉注射 一次 75 mg。

【用药须知】 本品可以掩盖胃癌的症状,因此,须诊断明确后给药。

【制剂】 ①胶囊剂:75 mg。②缓释胶囊剂:37.5 mg;75 mg。③注射液:75 mg/5 ml。

【贮藏】 密封、遮光贮存。

拉呋替丁
(lafutidine)

别名:Stogar
本品为第二代长效组胺 H_2 受体拮抗药。
【CAS】 118288-08-7
【ATC】 A02BA08
【理化性状】 1. 化学名:(±)-2-(Furfurylsulfinyl)-N-[(Z)-4-{[4-(piperidinomethyl)-2-pyridyl]oxy}-2-butenyl]acetamide

2. 分子式:$C_{22}H_{29}N_3O_4S$

3. 分子量:431.5

4. 结构式

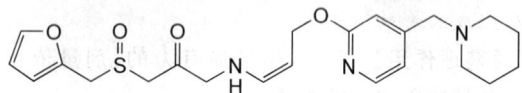

【药理作用】 本品具有持续的抗分泌作用和潜在的胃黏膜保护作用。呈剂量依赖性地减少由组胺、五肽胃泌素、氯甲酰甲胆碱和乙-脱氧-D-葡萄糖刺激引起胃酸分泌。

【体内过程】 本品口服后,生物利用度较低,但作用持续时间长于其他抗酸药,$t_{1/2}$ 约为 3.3 h。

【适应证】 用于胃溃疡、十二指肠溃疡、胃炎及反流性食管炎。

【不良反应】 少数患者出现头痛、困倦、腹泻、恶心、皮肤潮红、皮疹、白细胞减少、偶见血小板减少、AST、ALT 升高等。

【禁忌与慎用】 1. 禁用于对本品过敏的患者。

2. 禁用于妊娠期妇女或可能怀孕的妇女。

3. 有药物过敏史患者慎用。

4. 老年患者、肝和肾功能不全患者有加重症状的可能性慎用。

5. 透析患者慎用。

6. 本品可通过乳汁分泌,哺乳期妇女使用本品时应停止哺乳。

7. 儿童用药的安全性及有效性尚未建立。

【剂量与用法】 口服 一次 5～10 mg,2 次/日。

【用药须知】 治疗前应证实胃溃疡为良性,用药后改善的胃溃疡症状并不排出胃癌的可能性。

【制剂】 ①胶囊剂:5 mg;10 mg。②片剂:5 mg;10 mg。③颗粒剂:10 mg。

【贮藏】 密封、遮光贮存。

乙溴替丁
(ebrotidine)

别名:Ebroci
【CAS】 100981-43-9
【理化性状】 1. 化学名:p-Bromo-N-[(E)-({2-[({2-[(diaminomethylene)amino]-4-thiazolyl}methyl)thio]ethyl}amino)methylene]benzenesul-fonamide

2. 分子式:$C_{14}H_{17}BrN_6O_2S_3$

3. 分子量:477.4

4. 结构式

【简介】 本品是第一个具有胃保护活性的新一代 H_2 受体拮抗剂。本品具有刺激上皮细胞的增生功能,并在胃黏液中产生有益的生化改变,从而对胃起到保护作用。其抗分泌的作用类似雷尼替丁,作用比西咪替丁强 10 倍。本品可抑制螺杆菌的尿素酶及其蛋白分解活性和黏液溶解活性,并可对抗螺杆菌脂多糖的抑制作用。用于乙醇、阿司匹林或应激所致胃黏膜损害,与抗菌药合用治疗消化性溃疡,还用于腐蚀性反流性食管炎。每晚 400～800 mg,1 次/日。片剂:400 mg。密封、遮光贮存。

雷尼替丁枸橼酸铋
(ranitidine bismuth citrate)

别名:Ranitidine bismutrex、Tritec、Pylorid、Helirad
【简介】 本品是雷尼替丁与枸橼酸铋形成的二水合物。能抑制胃酸分泌和保护胃黏膜,并能抑制胃蛋白酶的活性,还有较强的抗幽门螺杆菌作用。常用于治疗胃及十二指肠溃疡。不良反应有皮疹、皮肤瘙痒、恶心、腹泻、腹部不适、胃痛、便秘等。偶见头痛、关节痛,罕见粒细胞减少。妊娠期妇女、哺乳期妇女、儿童、重度肾功能不全、急性卟啉症病史或 Ccr＜25 ml/min 者不能采用本品与克拉霉素的联合治疗方案。成人一般口服 350 mg,2 次/日。胶囊剂:350 mg;400 mg。

罗沙替丁枸橼酸铋
(roxatidine bismuth citrate)

【简介】　本品是醋酸罗沙替丁的活性代谢物和枸橼酸铋形成的盐,有抑制胃酸分泌和对 H_2 受体拮抗的双重作用。同时还具有胃黏膜保护和抗幽门螺杆菌的作用。临床用于治疗胃、十二指肠溃疡。

11.1.2.2　质子泵抑制剂

该类药系指特异性作用于胃黏膜壁细胞,抑制细胞膜内 H^+,K^+-ATP 酶的活性,从而阻断胃酸分泌的最后过程的药物。

奥美拉唑
(omeprazole)

别名:洛赛克、奥克、喔米哌唑、沃必唑、Losec、Mroprial

本品是第一个应用于临床的质子泵抑制剂。

【CAS】　73590-58-6

【ATC】　A02BC01

【理化性状】　1. 本品为白色或略带白色的粉末,呈多形状。极微溶于水,略溶于乙醇和甲醇,可溶于二氯甲烷。也可溶于碱性氢氧化物的稀溶液。

2. 化学名:(RS)-5-Methoxy-2-(4-methoxy-3,5-dime-thyl-2-pyridylmethylsulphinyl)Benzimidazole

3. 分子式:$C_{17}H_{19}N_3O_3S$

4. 分子量:345.4

5. 结构式

奥美拉唑镁
(omeprazole magnesium)

〖CAS〗　95382-33-5

〖理化性状〗　1. 本品为白色或近白色的,具有吸湿性的粉末。易溶于水和乙醇,极微溶于二氯甲烷,可溶于丙二醇。2% 水溶液的 pH 值为 10.3～11.3。

2. 分子式:$C_{34}H_{36}MgN_6O_6S_2$

3. 分子量:713.1

奥美拉唑钠
(omeprazole sodium)

别名:洛凯、Luokai

〖CAS〗　95510-70-6

〖理化性状〗　1. 本品为白色或近白色的,具有吸湿性的粉末。易溶于水和乙醇,极微溶于二氯甲烷,可溶于丙二醇。2% 水溶液的 pH 值为 10.3～11.3。

2. 分子式 $C_{17}H_{18}N_3NaO_3S$

3. 分子量:367.4

【药理作用】　本品能特异性抑制胃壁细胞顶端膜构成的分泌性微管和胞浆内的管状泡 H^+,K^+-ATP,从而抑制胃酸分泌。本品对胃液素、组胺、胆碱及刺激迷走神经引起的胃酸分泌有明显抑制作用,对 H_2 受体拮抗药不能抑制的由二丁基环腺苷酸引起的胃酸分泌也有强而持久的抑制作用。其作用是西咪替丁的 8 倍。其吸收不受食物影响。

【体内过程】　本品口服后迅速被吸收,但吸收程度各异,食物对其吸收无影响。本品对酸不稳定,现已开发出各种不同的制剂,以便改善本品的生物利用度。因此,随着本品的不同制剂,其药动学也各不相同。本品的吸收具有制剂依赖性,也具有剂量依赖性;当用量加至 40 mg 以上时,其血药浓度则呈非线性。本品几乎全部在肝内代谢,主要通过 CYP2C19 代谢,大部分代谢物快速随尿液排出。本品蛋白结合率约为 95%。

【适应证】　1. 用于胃及十二指肠溃疡、卓-艾综合征及反流性食管炎。

2. 也用于上消化道出血。

【不良反应】　1. 常见不良反应有恶心、呕吐、皮疹和头痛,有时头痛极为严重需停药。

2. 腹胀、便秘、腹泻、上腹痛、ALT 和胆红素升高也有报道。

3. 中枢神经系统的不良反应包括激动、抑郁、精神错乱和幻觉。

4. 其他较少见的有关节痛、肌痛、感觉异常、攻击性行为、视物模糊、味觉改变、周围水肿和低钠血症。

5. 还可能发生粒细胞减少、白细胞减少、血小板减少、间质性肾炎和肝毒性。

【妊娠期安全等级】　B。

【禁忌与慎用】　1. 对本品过敏者,重度肾功能不全患者禁用。

2. 重度肝功能不全患者慎用,必要时剂量减半。

3. 尚无儿童的安全用药经验。

【药物相互作用】　1. 本品具有酶抑制作用，一些经肝脏细胞色素 P450 酶代谢的药物如地西泮、双香豆素、苯妥英等，其 $t_{1/2}$ 可因合用本品而延长。

2. 本品能显著升高胃内 pH，可增加地高辛的吸收。

【剂量与用法】　1. 减轻与胃酸分泌过多有关的消化不良，一般口服 10 或 20 mg/d，连用 2～4 周。

2. 针对胃食管反流，一般常用 20～40 mg，1 次/日，连用 4～12 周。然后，维持治疗可服 20 mg，1 次/日。儿童可给予 0.7～1.4 mg/kg，最大剂量为 40 mg/d，连用 4～12 周。

3. 治疗消化性溃疡，口服 20 mg，1 次/日，重症者可用 40 mg/d。治疗胃溃疡持续治疗 8 周，十二指肠溃疡 4 周。维持治疗可给予 10～20 mg/d。伴有幽门螺杆菌感染的消化性溃疡可采用含有本品、阿莫西林和甲硝唑的三联方案（详见后附的消化性溃疡多联治疗方案）。还有二联疗法可采用：①本品 40 mg/d＋阿莫西林 750 mg 或 1 g，2 次/日。②本品 40 mg/d＋克拉霉素 500 mg，3 次/日，持续治疗 2 周，但疗效较差。用于与 NSAIDs 有关的溃疡，可给予 20 mg/d；也可以给予同样剂量预防此类溃疡的发生。

4. 治疗卓-艾综合征，可口服 60 mg，1 次/日，用量可增加至 120 mg，3 次/日，大多数患者的用量为 20～120 mg/d 可获有效的控制。剂量达到 80 mg 以上时，应 2 次分服；治疗可一直持续到临床指征消失。

5. 本品也可以用于预防酸吸入综合征，可于术前一晚和手术前 2～6 h 各服 40 mg。

6. 肝功能不全患者的用量是否必须下调，国内外文献报道不一，临床可动态观察肝功能予以确定。

7. 如患者不适应口服本品，可短期内缓慢静脉注射本品钠盐，常用量（相当于基质）为 40 mg，至少于 2.5 min 注完；或以同样剂量加入适合的输液 100 ml 中于 20～30 min 静脉滴注。更高的静脉用量可用于卓-艾综合征。

【用药须知】　1. 用药期间，应定期检查血常规、肝肾功能，注意观察中枢神经系统和消化道的不良反应，反应严重者，应考虑逐步减量停药。

2. 排除胃癌后，方可使用本品。

【临床新用途】　1. 胃泌素瘤　奥美拉唑 60 mg/d，用药 1～9 个月；疗效优于 H_2 组胺受体拮抗药，这是胃泌素瘤内科疗法的一大进展。

2. 急性胰腺炎　奥美拉唑 40 mg，稀释后静脉注射，2 次/日，效果优于西咪替丁。

【制剂】　①胶囊剂：10 mg；20 mg。②注射剂（粉）：20 mg；40 mg。③片剂：10 mg；20 mg。

【贮藏】　密封、贮藏于阴凉干燥处。

兰索拉唑
(lansoprazole)

别名：达克普隆、Ogast、Prevacid、Takepron

【CAS】　103577-45-3

【ATC】　A02BC03

【理化性状】　1. 本品为白色至褐白色粉末，几乎不溶于水，易溶于二甲基甲酰胺。

2. 化学名：2-({3-Methyl-4-(2,2,2-trifluoroethoxy)-2-pyridyl}methyl)sulphinylbenzi-midazole

3. 分子式：$C_{16}H_{14}F_3N_3O_2S$

4. 分子量：369.4

5. 结构式

【药理作用】　本品为新型质子泵抑制剂。可进入壁细胞内，在酸性条件下被活化并与质子泵的巯基结合，抑制酶活性从而抑制胃酸分泌。

【体内过程】　口服本品 30 mg 后，约 1.5 h 达血药峰值。生物利用度约 80%，血浆蛋白结合率约 97%，$t_{1/2}$ 为 1.4～2 h，但作用时间却很长。服药后 24 h 后尿排泄率为 13%～14%，本品在体内无蓄积作用，但老年人和肝病患者的清除率降低。

【适应证】　用于胃溃疡、十二指肠溃疡、吻合口溃疡、反流性食管炎及卓-艾综合征。

【不良反应】　1. 一般有便秘、腹泻、口渴、腹胀、头痛、贫血、白细胞减少、嗜酸粒细胞增多、发热、皮疹、瘙痒。

2. 偶见 ALT、AST 升高，总胆固醇及尿酸升高。

【妊娠期安全等级】　B。

【禁忌与慎用】　参见奥美拉唑。

【药物相互作用】　1. 本品能延缓地西泮及苯妥英钠的代谢与排泄。

2. 抗酸药和硫糖铝可降低本品的生物利用度，在使用前者 1 h 内不应使用后者。

3. 和奥美拉唑一样，本品也是 CYP 酶的微弱诱导剂，可能影响通过该酶代谢的药物正常情况下的药动学。

4. 应熟记本品有可能与口服避孕药、苯妥英、茶碱、华法林存在相互作用。

【剂量与用法】　1. 用于与胃酸分泌过多有关的

消化不良,可口服 15～30 mg,连用 2～4 周。

2. 针对胃食管反流,可口服 30 mg/d,连用 4～8 周,然后,维持剂量为 15～30 mg/d,直至反流完全获得控制。

3. 治疗消化性溃疡,口服 30 mg,1 次/日,连用 4 周(十二指肠溃疡)或 8 周(胃溃疡)。美国文献报道,治疗十二指肠口服 15 mg,1 次/日有效。为预防十二指肠溃疡复发可口服 15 mg/d。

4. 消化性溃疡合并幽门螺杆菌感染,可选用后文所附多联治疗方案中的第 6 方案,也可以使用本品＋阿莫西林＋甲硝唑。

5. 治疗与 NSAIDs 有关的溃疡病可用本品 15 或 30 mg/d,连用 4～8 周。

6. 治疗卓-艾综合征,开始 60 mg/d,用量可逐渐调至 90 mg,2 次/日。

7. 注射剂可用于不能口服的患者,首先用 5 ml 注射用水溶解 30 mg 本品注射剂,不能用其他溶液溶解,溶解后的溶液可稀释于 0.9% 氯化钠注射液、林格注射液或 5% 葡萄糖注射液中。

【用药须知】　1. 使用前应排除胃癌的可能性。

2. 卓-艾综合征患者的剂量应个体化,必须使基础胃酸的分泌减少,维持在 0～10 mmol/h。

【制剂】　①胶囊剂:15 mg;30 mg。②缓释胶囊剂:30 mg;60 mg。③注射剂(粉):30 mg。

【贮藏】　密封、贮藏于阴凉干燥处。

右兰索拉唑
(dexlansoprazole)

别名:Kapidex、Dexilant

【CAS】　138530-94-6

【ATC】　A02BC06

【理化性状】　1. 本品为白色至近白色粉末,熔点 140 ℃。几乎不溶于水,易溶于二甲基甲酰胺、二氯甲烷、甲醇、乙醇、乙酸乙酯、乙腈,微溶于乙醚,极微溶于水。

2. 化学名:(＋)-2-[(R)-{[3-Methyl-4-(2,2,2-trifluoroethoxy)pyridin-2-yl]methyl} sulfinyl]-1H-benzimidazole

3. 分子式:$C_{16}H_{14}F_3N_3O_2S$

4. 分子量:369.4

5. 结构式

【药理作用】　本品为兰索拉唑的右旋体。

【体内过程】　1. 口服本品 30 mg 或 60 mg 缓释胶囊剂后,血药浓度出现两个峰值,首个峰值出现在服药 1～2 h 后,第 2 个峰指出现在 4～5 h 后。C_{max}、AUC 与剂量成正比。本品在体内无蓄积作用。

2. 分布　蛋白结合率为 96.1%～98.8%,与血药浓度无关。表观分布容积为 40.3 L。

3. 代谢　本品在肝脏内经氧化、还原广泛代谢,继后硫酸化、葡糖醛酸化,或与谷胱甘肽结合,形成无活性代谢产物。羟基化主要经 CYP2C19 催化,氧化代谢主要经 CYP3A4 催化。

4. 给予放射性标记的本品,尿中回收 50.7% 的放射性物质,主要为原药,粪便中回收 47.6% 的放射性物质。清除率为 11.4～11.6 L/h,$t_{1/2}$ 为 1～2 h。

【适应证】　用于胃溃疡、十二指肠溃疡、吻合口溃疡、反流性食管炎及卓-艾综合征。

【不良反应】【禁忌与慎用】【药物相互作用】参见奥美拉唑。

【剂量与用法】　1. 腐蚀性食管炎,口服 60 mg,1 次/日,连用 8 周。

2. 其他疾病　口服 30 mg,1 次/日。

【用药须知】　参见奥美拉唑。

【制剂】　缓释胶囊剂:30 mg。

【贮藏】　贮于 25 ℃,短程携带允许 15～30 ℃。

泮托拉唑
(pantoprazole)

别名:潘妥洛克、潘英路、泮立苏、Pantoloc

【CAS】　102625-70-7

【ATC】　A02BC02

【理化性状】　1. 化学名:5-Difluoromethoxy-benzimidazol-2-yl 3,4-dimethoxy-2-pyridyl-methyl-sulph-oxide

2. 分子式:$C_{16}H_{15}F_2N_3O_4S$

3. 分子量:383.4

4. 结构式

泮托拉唑钠
(pantoprazole sodium)

〖CAS〗　138786-67-1 (anhydrous pantoprazole

sodium);164579-32-2(pantoprazole sodium sesqui-hydrate)

【理化性状】 1. 本品为白色或近白色的粉末,易溶于水或乙醇,几乎不溶于正己烷。

2. 分子式:$C_{16}H_{14}F_2N_3NaO_4S \cdot 1/2H_2O$

3. 分子量:432.4

4. 稳定性:本品 2 mg/ml 混悬剂在无菌水或碳酸氢钠溶液中,保存于琥珀色聚乙烯对苯二甲酸酯瓶中 2~8 ℃,可保持理化稳定 62 d。

【药理作用】 本品为新型质子泵抑制剂,作用于胃壁细胞,与被活化的质子泵 H^+,K^+-ATP 酶的巯基结合,抑制酶的活性,从而抑制胃酸的分泌。

【体内过程】 本品药动学呈线性特征,输脉滴注或口服 10~18 mg,AUC 和 C_{max} 均随剂量增加而呈比例地增加,其表观分布容积(V_d 为 0.15 L/kg,清除率为 0.1 L/(kg·h),消除 $t_{1/2}$ 约为 1 h。蛋白结合率为 98%。几乎全部在肝内经 CYP 酶系代谢,大部分代谢物(80%)随尿液排出,余见于粪便中。

【适应证】 用于胃溃疡、十二指肠溃疡及中、重度反流性食管炎。

【不良反应】 1. 偶见头痛和腹泻。少见恶心、上腹痛、腹胀、皮疹、瘙痒及头晕。

2. 罕见水肿、发热、一过性视力障碍(模糊)。

3. 转氨酶,γ-GT 及三酰甘油水平上升。

4. 注射液可使少数患者出现头痛、头晕、恶心、腹泻、便秘、上腹痛、腹胀、皮疹、瘙痒、荨麻疹和过敏反应(包括过敏性休克);个别出现周围水肿、抑郁或肢痛,治疗结束时均可消失;个别出现视物模糊、血栓性静脉炎。

【禁忌与慎用】 1. 妊娠期妇女和哺乳期妇女,儿童由于临床经验不足,应禁用。

2. 肝肾功能不良者,应减少剂量。

【药物相互作用】 1. 当与生物利用度取决于pH 值的药物(如酮康唑)同时服用时,应考虑到本品对其吸收的影响。

2. 本品通过 CYP2C19 代谢,从理论上讲,凡通过该酶系代谢的药物均不能排除与之产生相互作用的可能性,然而,在实际使用中,却未观察到以下药物,如卡马西平、咖啡因、地西泮、双氯芬酸、地高辛、乙醇、格列本脲、美托洛尔、硝苯地平、苯丙香豆素、苯妥英、茶碱、华法林和口服避孕药与本品具有明显的相互作用。

3. 本品合用抗酸药亦无相互作用发生。

【剂量与用法】 1. 治疗轻度胃食管反流 可口服肠溶片 20 mg/d,长期维持可用 20 mg/d;如复发可给予 40 mg/d,复发治疗后再使用维持量

20 mg/d。重度肝功能不全患者日剂量不应超过20 mg。疗程一般 4~8 周。

2. 消化性溃疡伴有幽门螺杆菌感染 可用联合方案如下。

(1) 本品 40 mg,2 次/日 + 阿莫西林 1 g,2 次/日 + 克拉霉素 500 mg,2 次/日。

(2) 本品 40 mg,2 次/日 + 甲硝唑 500 mg,2 次/日 + 克拉霉素 500 mg,2 次/日。

(3) 本品 40 mg,2 次/日 + 阿莫西林 1 g,2 次/日 + 甲硝唑 500 mg,2 次/日。在以上方案中,含有甲硝唑的方案应保留在其他方案无效时始可应用。

【用药须知】 1. 本品肠溶片应在饭前用水整片吞服,不可嚼碎。

2. 静脉注射液配好后应在 3 h 内使用。

3. 如出现严重的过敏反应,必须立即逐渐停药。

【制剂】 ①片剂:40 mg。②粉射剂(粉):40 mg。

【贮藏】 密封、保存于室温。

雷贝拉唑
(rabeprazole)

本品是一种苯并咪唑取代物。

【CAS】 117976-89-3

【ATC】 A02BC04

【理化性状】 1. 化学名:2-({[4-(3-Methoxy-propoxy)-3-methyl-2-pyridyl] methyl} sulfinyl)-1H-benzimidazole

2. 分子式:$C_{18}H_{20}N_3O_3S$

3. 分子量:359.44

4. 结构式

雷贝拉唑钠
(rabeprazole sodium)

别名:Pariet

【CAS】 117976-90-6

【理化性状】 1. 本品为白色或近白色的粉末,呈多形性。极微溶于水,略溶于乙醇和甲醇,可溶于二氯甲烷。它可溶于碱性氢氧化物的稀溶液。

2. 化学名:2-({[4-(3-Methoxypropoxy)-3-methyl-2-pyridyl]methyl}sulfinyl)-1H-benzimidazole sodium

3. 分子式:$C_{18}H_{20}N_3NaO_3S$

4. 分子量:381.4

【药理作用】　本品通过与胃内壁细胞质子泵的键合,抑制胃酸分泌。其特异性表现在抑制胃酸生成的关键酶三磷酸腺苷酶,因而对基础胃酸和各种刺激引起的胃酸分泌均有抑制作用。

【适应证】　1. 用于胃及十二指肠溃疡、卓-艾综合征及反流性食管炎。

2. 用于治疗上消化道出血。

【不良反应】　1. 常见的不良反应有恶心、皮疹和头痛,有的较严重需停止治疗。

2. 腹胀、便秘、腹泻、上腹痛、ALT 和胆红素升高也有报道。

【妊娠期安全等级】　B。

【禁忌与慎用】　1. 重度肝功能不全患者慎用,必要时剂量减半。

2. 对本品过敏者,重度肾功能不全患者禁用。

3. 动物实验本品可经乳汁分泌,哺乳期妇女使用时应暂停哺乳。

【药物相互作用】　1. 本品具有酶抑制作用,一些经肝脏 CYP 酶代谢的药物如地西泮、双香豆素、苯妥英等,其 $t_{1/2}$ 可因合用本品而延长。

2. 本品能显著升高胃内 pH,可增加地高辛的吸收。

【剂量与用法】　1. 治疗消化性溃疡　一次口服常释剂型 20 mg,2 次/日;缓释片,20 mg,1 次/日;静脉给药,一次 40 mg,1 次/日。

2. 治疗卓-艾综合征　初始剂量为 60 mg/d,90% 以上患者给予 20~120 mg/d,即可控制症状,当剂量超过 80 mg,应分 2 次给药。

3. 治疗上消化道出血　一次 40 mg,静脉推注或滴注,1~2 次/日。

4. 12 岁以上儿童　口服缓释片 20 mg,1 次/日。

5. 12 岁以下儿童　口服,体重≥15 kg 者,10 mg,1 次/日;体重≤15 kg 者,5 mg,1 次/日,如能耐受,可增加至 10 mg,1 次/日。

【制剂】　①胶囊剂:20 mg。②注射剂(粉):40 mg。③缓释片:20 mg。

【贮藏】　密封,置于室温。

右雷贝拉唑钠
(dexrabeprazole sodium)

【CAS】　171440-18-9

【简介】　本品为雷贝拉唑的右旋体。本品对胃烧灼痛及胃回流的疗效比雷贝拉唑钠明显提高,且症状缓解时间明显快于雷贝拉唑。口服或静脉滴注 5~10 mg,1 次/日。片剂:5 mg;10 mg。注射剂

(粉):5 mg;10 mg。其余参见雷贝拉唑钠。

埃索美拉唑
(esomeprazole)

别名:埃索他拉唑、耐信、左旋奥美拉唑、Nexium

【CAS】　119141-88-7

【ATC】　A02BC05

【理化性状】　1. 化学名:5-Methoxy-2-((S)-((4-methoxy-3,5-dimethyl-2-pyridinyl) methyl) sulfinyl)-1H-benzimidazole

2. 分子式:$C_{17}H_{19}N_3O_3S$

3. 分子量:345.42

4. 结构式

埃索美拉唑镁
(esomeprazole magnesium)

【CAS】　161973-10-0

【理化性状】　1. 化学名：Magnesium bis(5-methoxy-2-{(S)-[(4-methoxy-3,5-dimethylpyridin-2-yl) methyl]sulfinyl}benzimidazol-1-ide)

2. 分子式:$2(C_{17}H_{18}N_3O_3S)_2Mg$

3. 分子量:713.12

埃索美拉唑钠
(esomeprazole sodium)

【CAS】　161796-78-7

【理化性状】　1. 本品极易溶于水,易溶于乙醇(95%)。在含水溶液中的稳定性高度依赖于 pH。pH 值降低,降解率增加。

2. 化学名:5-Methoxy-2-((S)-((4-methoxy-3,5-dimethyl-2-pyridyl) methyl) sulfinyl-1H-benzimidazole sodium salt

3. 分子式:$C_{17}H_{20}N_3NaO_3S$

4. 分子量:369.41

埃索美拉唑钙
(esomeprazole calcium)

【CAS】　161796-85-6

【理化性状】　1. 化学名:Calcium bis(5-methoxy-2-{(S)-[(4-methoxy-3,5-dimethylpyridin-2-yl) methyl]sulfinyl}benzimidazol-1-ide)

2. 分子式:2($C_{17}H_{19}N_3O_3S$)Ca

3. 分子量:730.91

埃索美拉唑镁三水合物
(esomeprazole magnesium trihydrate)

【CAS】 217087-09-7

【理化性状】 1. 本品为白色到轻微有色的结晶性粉末。微溶于水。稳定性受 pH 值的影响。酸性介质中快速降解,但在碱性条件下稳定性较好。在 pH6.8(缓冲液),25 ℃ 时 $t_{1/2}$ 约为 19 h,37 ℃ 时约 8 h。

2. 化学名:Bis(5-methoxy-2-[(S)-[(4-methoxy-3,5-dimethyl-2-pyridinyl) methyl] sulfinyl]-1H-benzylimidazole-1-yl) magnesium trihydrate

3. 分子式:2($C_{17}H_{18}N_3O_3S$)Mg/3(H_2O)

4. 分子量:767.17

埃索美拉唑钾
(esomeprazole potassium)

【CAS】 161796-84-5

【理化性状】 1. 化学名:5-Methoxy-2-[(S)-[(4-methoxy-3,5-dimethyl-2-pyridinyl) methyl] sulfinyl]-1H-benzimidazole potassium salt (1:1)

2. 分子式:$C_{17}H_{18}KN_3O_3S$

3. 分子量:383.51

埃索美拉唑镁二水合物
(esomeprazole magnesium dihydrate)

【CAS】 217087-10-0

【理化性状】 1. 化学名:Bis[6-methoxy-2-[(S)-[(4-methoxy-3,5-dimethyl-2-pyridinyl) methyl] sulfinyl-gamaO]-1H-benzimidazolato-gamaN3] magnesium dihydrate

2. 分子式:$C_{34}H_{36}MgN_6O_6S_2 \cdot 2(H_2O)$

3. 分子量:749.15

【药理作用】 本品为质子泵抑制药,是奥美拉唑的 S-异构体,呈弱碱性,能在壁细胞泌酸微管的高酸环境中浓集并转化为活性形式,特异性抑制该部位的 H^+,K^+-ATP 酶(质子泵),从而抑制基础胃酸及刺激所致的胃酸分泌。

【体内过程】 1. 本品口服吸收迅速,1～2 h 可达血药峰值。1 次/日重复给药后,绝对生物利用度为 89%。

2. 健康受试者稳态表观分布容积约为 0.22 L/kg,血浆蛋白结合率为 97%。本品完全经 CYP 同工酶系统代谢,其中大部分由 CYP2C19 代谢为羟化物和

去甲基代谢物;其余由 CYP3A4 代谢为埃索美拉唑砜(为血浆中的主要代谢物,对胃酸分泌无影响)。对于本品的快代谢者(CYP2C19 功能正常的个体),单次用药的总血浆清除率约 17 L/h,多次用药后约 9 L/h。血浆消除 $t_{1/2}$ 在一日 1 次重复给药后约为 1.3 h。重复给药后,可能因本品和(或)埃索美拉唑砜抑制 CYP2C19,使首过代谢和机体总清除率降低,从而导致本品的浓度-时间曲线下面积(AUC)呈剂量依赖性增大。剂量为 1 次/日时,本品在两次用药间期从血浆中完全消除,无蓄积趋势。一次口服剂量的 80% 以代谢物形式从尿液排出(尿中原形药不足 1%),其余随粪便排出。

3. 人群中有 1%～2% 的个体缺乏有活性的 CYP2C19 酶,称为慢代谢者。对于慢代谢者,本品的代谢可能主要由 CYP3A4 催化。本品(一次 40 mg,1 次/日)重复给药后,慢代谢者的平均 AUC 比快代谢者增大近 100%,平均血药峰浓度约增高 60%。

4. 老年患者(71～80 岁),本品代谢无显著变化。

5. 轻、中度肝功能不全的患者,本品的代谢与肝功能正常的症状性胃食管反流性疾病(GERD)的患者相似。而重度肝功能损害的患者本品代谢率降低,AUC 增大 1 倍。1 次/日给药时,本品及其主要代谢物无蓄积趋势。

6. 在肾功能减退的患者中尚未进行类似研究。因本品以原形经肾脏排出的量很小,估计肾功能不全时本品的代谢不会发生变化。

【适应证】 1. 用于治疗 GERD,糜烂性反流性食管炎;已经治愈的食管炎患者长期维持治疗,以防止复发;还用于控制 GERD 的症状。

2. 联合适当的抗菌疗法,用于根除幽门螺杆菌,使幽门螺杆菌感染相关的消化性溃疡愈合,并防止其复发。

3. 用于持续接受 NSAIDs 治疗的患者降低胃溃疡发生的风险。

【不良反应】 1. 常见的不良反应有(发生率为 1%～10%)头痛、腹痛、腹泻、腹胀、恶心、呕吐、便秘等,无剂量相关性。

2. 少见的不良反应有(发生率为 0.1%～1%)皮炎、瘙痒、荨麻疹、头昏、口干等,无剂量相关性。

3. 使用本品期间,胃酸分泌减少可导致血清胃泌素增高。动物实验中,长期使用胃酸分泌抑制药的大鼠,可因胃酸分泌减少而引起持续、显著的高胃泌素血症,导致胃的类肠嗜铬细胞(ECL)增生和类癌。

4. 据报道,长期使用抑制胃酸分泌药,胃腺囊肿的发生率可呈一定程度的增高。这是胃酸分泌显著受抑后的生理性反应,性质为良性,视为可逆性。

【妊娠期安全等级】　C。

【禁忌与慎用】　1. 对本品、奥美拉唑或其他苯并咪唑类化合物过敏者禁用。

2. 重度肾功能不全患者(使用本品的经验有限)、肝脏疾病患者慎用。

3. 妊娠期妇女只有在益处大于对胎儿伤害的风险时才可使用。

4. 奥美拉唑可通过乳汁分泌,尚未明确本品是否经乳汁分泌,哺乳期妇女应权衡利弊,选择停药或停止哺乳。

【药物相互作用】　1. 与CYP3A4抑制药克拉霉素(一次 500 mg,2 次/日)合用时,本品的 AUC 加倍,但不必调整其剂量。

2. 本品可使经 CYP2C19 代谢的药物(如地西泮、西酞普兰、丙米嗪、氯米帕明、苯妥英等)的血药浓度升高,故可能需减少后者的用量。本品 30 mg 与地西泮合用时,地西泮的清除率下降 45%。癫痫患者合用本品 40 mg 和苯妥英时,苯妥英的血药谷浓度上升 13%,故建议监测苯妥英的血药浓度。

3. 本品与西沙必利合用时,可使后者 AUC 增加 32%,消除 $t_{1/2}$ 延长 31%,但血药峰浓度无显著增高。这种相互作用不改变西沙必利对心脏电生理的影响。

4. 使用本品治疗期间,因胃酸分泌减少,可改变某些吸收过程受胃酸影响的药物的吸收量(如可使酮康唑、伊曲康唑、铁的吸收减少)。

5. 与避孕药(如炔诺酮、炔诺孕酮、乙炔基雌二醇、美雌醇)合用时,本品的药动学过程无明显改变。

6. 本品对阿莫西林、奎尼丁或华法林药动学的影响不具临床意义。

【剂量与用法】　1. 糜烂性反流性食管炎。

(1) 口服　一次 40 mg,1 次/日,连服 4 周。对于食管炎未治愈或症状持续的患者建议再治疗 4 周。

(2) 静脉注射或静脉滴注　一次 20~40 mg,静脉注射(经 3 min 以上)或静脉滴注(经 15~30 min)。本品注射剂可用 0.9%氯化钠注射液、5%葡萄糖注射液或乳酸林格注射液溶解。体重≥55 kg 的 1~17 儿童,一次 20 mg,1 次/日;体重<55 kg 的 1~17 儿童,一次 10 mg,1 次/日;1 月至 1 岁幼儿,一次 0.5 mg/kg。

2. 已治愈的食管炎患者防止复发的长期维持治疗　口服,一次 20 mg,1 次/日。

3. GERD 的症状控制　无食管炎的患者,口服,一次 20 mg,1 次/日。如用药 4 周后症状未得到控制,应对患者作进一步检查。症状消除后,可采用即时疗法(即需要时口服 20 mg,1 次/日)。

4. 联合抗菌疗法根除幽门螺杆菌　采用联合用药方案,本品一次 20 mg,阿莫西林一次 1 g,克拉霉素一次 500 mg,均为 2 次/日,口服,共用 7 d。

5. 用于减少内镜治疗后十二指肠溃疡者再出血风险,本品 80 mg,经 30 min 静脉滴注,共 3 d。

6. 肾功能损害者、老年人不必调整剂量。

7. 轻、中度肝功能不全的患者不必调整剂量。重度肝功能不全的的患者,本品 20 mg/d。

【用药须知】　1. 当患者出现以下任何一种症状,如体质量显著下降、反复呕吐、吞咽困难、呕血或黑便,怀疑发生胃溃疡或已存在胃溃疡时,应首先排除恶性肿瘤,再使用本品。因使用本品可减轻胃癌症状,延误诊断。

2. 过量用药的资料有限(仅一项研究表明单剂使用本品 80 mg 无明显毒性反应),尚未发现本品的特异性解毒药。本品血浆蛋白结合率很高,难以经透析清除,故过量中毒时应采用对症处理和全身支持治疗。

3. 本品对酸不稳定,口服制剂均为肠溶制剂,服用时应整片吞服,不应嚼碎或压碎。至少应于餐前 1 h 服用。

4. 用药(特别是使用 1 年以上者)应定期进行监测。用药期间应定期检查肝功能(尤其是有肝脏疾病史的患者),同时也需进行内镜检查,以了解疾病恢复情况。

【制剂】　①片剂、胶囊剂:20 mg;40 mg。②口服混悬剂:2.5 mg;5 mg;10 mg;20 mg;40 mg。③注射剂(粉):20 mg;40 mg。

【贮藏】　密封,在 30 ℃以下保存。

艾普拉唑
(ilaprazole)

【CAS】　172152-36-2

【理化性状】　1. 化学名:2-[(RS)-[(4-Methoxy-3-methylpyridin-2-yl) methyl] sulfinyl]-5-(1H-pyrrol-1-yl)-1H-benzimidazole

2. 分子式:$C_{19}H_{18}N_4O_2S$

3. 分子量:366.4

4. 结构式

【药理作用】　本品属于不可逆型质子泵抑制剂，其结构属于苯并咪唑类。本品经口服后选择性地进入胃壁细胞，转化为次磺酰胺活性代谢物，与H^+、K^+-ATP酶上的巯基作用，共价结合形成二硫键，不可逆抑制H^+、K^+-ATP酶，产生抑制胃酸分泌的作用。

【体内过程】　受试者单次口服（晨起空腹）本品5 mg、10 mg、20 mg，C_{max}、AUC随用药剂量增加而增加，本品在人体内的过程基本符合线性动力学特征。在受试者的尿中未检测到原药。受试者连续7 d口服本品，剂量为10 mg/d，连续用药与单次用药相比，本品的药动学参数无明显改变，在体内无蓄积。连续口服4 d后，可达稳态。与空腹比较，进食可延迟血药浓度的达峰时间，但对其他药动学参数影响不大。

【适应证】　用于治疗十二指肠溃疡。

【不良反应】　1. 常见不良反应有腹泻、头晕、头痛、血清转氨酶（ALT/AST）升高

2. 少见不良反应有皮疹、荨麻疹、腰痛、腹胀、口干、口苦、胸闷、心悸、月经时间延长、肾功能异常（蛋白尿、BUN升高）、心电图异常（室性期前收缩、一度房室传导阻滞）、白细胞减少等。

【禁忌与慎用】　1. 对本品及其他苯并咪唑类化合物过敏者禁用。

2. 由于目前尚无肝、肾功能不全患者的临床试验资料，肝、肾功能不全患者禁用。

3. 目前尚无妊娠期妇女及哺乳期妇女使用本品的临床试验资料，不建议妊娠期妇女及哺乳期妇女服用。若哺乳期妇女必须用药时，应暂停哺乳。

4. 目前尚无儿童临床试验资料。婴幼儿禁用。

【药物相互作用】　1. 由于本品抑制胃酸分泌，可影响依赖于胃内pH值吸收的药物（如酮康唑、伊曲康唑等）的生物利用度，合用时应注意调整剂量或避免合用。

2. 体外试验和代谢研究的结果表明，肝脏CYP3A4参与本品的代谢，但目前尚不能确定CYP3A4为本品的主要代谢酶。国外研究结果显示，24例健康受试者口服本品一次40 mg，1次/日，用药5 d，可使CYP3A4的特异性底物咪达唑仑的血药浓度升高31%～41%。

3. 目前尚无确切数据说明本品是否经肝脏CYP2C19代谢，但现有的临床试验数据提示，人体中CYP2C19酶的基因多态性不影响本品的疗效。

【剂量与用法】　晨起空腹吞服（不可咀嚼），一次10 mg，1次/日。疗程为4周。

【用药须知】　1. 本品不能咀嚼或压碎，应整片吞服。

2. 本品抑制胃酸分泌作用强，对于一般消化性溃疡等疾病，不宜长期大剂量服用。

3. 使用前应先排除胃与食道的恶性病变，以免因症状缓解而延误诊断。

【制剂】　片剂：5 mg。

【贮藏】　遮光、密封，在阴凉处（不超过20 ℃）保存。

来明拉唑
(leminoprazole)

别名：雷米拉唑、Leminon

【CAS】　104340-86-5

【理化性状】　1. 化学名：(+-)-2-((o-(Isobutylmethylamino) benzyl) sulfinyl) benzimidazole

2. 分子式：$C_{19}H_{23}N_3OS$

3. 分子量：341.47

4. 结构式

【简介】　本品为苯并咪唑类质子泵抑制剂。可提高胃凝胶层黏蛋白的生物合成，刺激胃黏膜前列腺素的生物合成，抑制胃黏膜血管通透性的增加，促进胃液分泌。提高胃黏膜内纤维样细胞的DNA合成。其作用机制可能是通过刺激碱性纤维生长因子（b-FGF）的合成或释放而促进黏膜下纤维细胞的增殖。本品可促进胃黏膜内黏液物质的分泌和合成，可防止乙醇、吲哚美辛、牛胆磺酸、组胺等刺激物引起的胃黏膜损伤以及美吡哌唑和半胱胺引起的十二指肠溃疡。还具有抗幽门螺杆菌的活性。本品动物实验表明，口服给药后主要分布于胃黏膜和肌层。主要代谢产物为2-巯基苯并咪唑和苯并咪唑，且在血浆中浓度较高。可透过胎盘，并可分泌到乳汁中。用于胃、十二指肠溃疡。口服一次80 mg，2次/日。

瑞伐拉赞
(revaprazan)

别名：Revanex

【CAS】　199463-33-7

【理化性状】　1. 化学名：N-(4-Fluorophenyl)-4，5-dimethyl-6-(1-methyl-3，4-dihydro-2（1H）-isoquinolinyl)-2-pyrimidinamine

2. 分子式：$C_{22}H_{23}FN_4$

3. 分子量：362.44

4. 结构式

【简介】　本品是全球唯一上市的钾竞争性酸泵抑制剂（potassium-competitive acid pump blockers，P-CAB），已在韩国上市。

与传统 PPIs 不同，本品是通过竞争性抑制酸泵（即 H^+，K^+-ATP 酶）中的 K^+ 而起作用，是一种可逆的 K^+ 拮抗剂。临床和动物实验表明，本品比 PPIs 或 H_2 受体拮抗剂起效更快，升高 pH 的作用更强。本品对 H^+，K^+-ATP 酶的选择性比 Na^+，K^+-ATP 酶高 100 倍以上。在治疗剂量时本品对其他的酶影响很小，对机体生理功能影响小。用于胃炎、胃溃疡、十二指肠溃疡等，口服，200 mg，1 次/日。不良反应有腹胀、腹泻、嗳气、恶心、腹痛、便秘、消化不良。片剂：200 mg。

11.1.2.3　促胃液素受体拮抗药

丙谷胺
（proglumide）

别名：丙谷酰胺

本品为胃泌素拮抗药。

【CAS】　6620-60-6

【ATC】　A02BX06

【理化性状】　1. 本品为白色结晶性粉末；无臭，味略苦。本品在乙醇或三氯甲烷中易溶，在水中极微溶，在氢氯化钠溶液中溶解。熔点为 148.5～152 ℃。

2. 化学名：（＋/－)-4-Benzamido-N，N-dipropylglutaramic acid

3. 分子式：$C_{18}H_{26}N_2O_4$

4. 分子量：334.41

5. 结构式

【药理作用】　1. 本品为胃泌素受体的拮抗剂，化学结构与胃泌素（G-17）及胆囊收缩素（CCK），两种肠激肽的终末端化学结构相似。其功能基团酰胺基能特异性能和胃泌素竞争壁细胞上胃泌素受体，因而能明显抑制胃泌素引起的胃酸和胃蛋白酶的分泌，对组胺和迷走神经刺激引起的胃酸分泌作用不明显。能增加胃黏膜氨基己糖的含量，促进糖蛋白合成，对胃黏膜有保护和促进愈合作用，能改善消化性溃疡的症状和促使溃疡愈合。应用本品治疗消化性溃疡和胃炎不发生胃酸分泌的反跳现象，治疗终止后仍可使胃酸分泌处于正常水平达半年之久。

2. 本品具有利胆作用，途径有三。

（1）通过刺激胆汁酸非依赖性胆汁分泌，有利于排石和冲洗、疏通胆道。

（2）改变胆汁中成石因素，使重碳酸盐浓度和排量明显增加，而游离胆红素、胆固醇以及钙离子的浓度降低。

（3）通过拮抗 CCK，抑制内生性 CCK 的促胆囊收缩作用而使胆囊容量扩充，使胆囊内胆汁成分稀释，从而可预防成石。

【体内过程】　口服吸收迅速，生物利用度为 $60\%\sim70\%$，2 h 血药浓度达峰值，最小有效血浓度为 2 μg/ml，$t_{1/2}$ 为 3.3 h，主要分布于胃肠道、肝、肾，经肾、肠道排出。

【适应证】　用于治疗胃及十二指肠溃疡。

【不良反应】　本品无明显副作用，偶有口干、便秘、瘙痒、失眠、腹胀、下肢肿胀等不良反应，一般不需要特殊处理；个别报道有暂时性白细胞减少和轻度转氨酶升高。

【禁忌与慎用】　1. 胆管及胆道完全梗阻的患者禁用。

2. 妊娠期妇女及哺乳期妇女的安全性尚未确定。

【药物相互作用】　本品不影响其他药物的代谢，若与其他抗溃疡药物如 H_2 受体拮抗剂同时使用，可加强抑制胃酸分泌作用而加速溃疡愈合。

【剂量与用法】　1. 成人　一次 0.4 g，3～4 次/日，餐前 15 min 服用，连续服用 30～60 d，亦可根据胃镜或 X 线检查结果决定用药时间。

2. 儿童　一次 10～15 mg/kg，3 次/日，餐前 15 min 服用，疗程视病情而定。

【用药须知】　1. 本品抑制胃酸分泌的作用较 H_2 受体拮抗药弱，临床很少单独用于治疗溃疡病多与其他药物联合使用，但其利胆作用越来越受到重视。

2. 用药期间应避免烟、酒及刺激性食物和精神创伤。

【制剂】　①片剂:0.2 g。②胶囊剂:0.2 g。

【贮藏】　遮光,密封保存。

11.1.2.4　M 受体拮抗药

哌仑西平
(pirenzepine)

别名:哌吡氮平、哌吡卓酮、必舒胃、吡疡平、Gastrozapen、Bisvanil

本品为选择性 M 受体拮抗药。

【CAS】　28797-61-7

【ATC】　A02BX03

【理化性状】　1. 化学名:5,11-Dihydro-11-(4-methylpiperazin-1-ylacetyl) pyrido〔2,3-b〕〔1,4〕benzodiazepine-6-one

2. 分子式:$C_{19}H_{21}N_5O_2$

3. 分子量:351.4

4. 结构式

盐酸哌仑西平
(pirenzepine hydrochloride)

〖CAS〗　29868-97-1

〖理化性状〗　1. 本品为白色或淡黄色结晶性粉末。易溶于水,极微溶于无水乙醇,几乎不溶于二氯甲烷,微溶于甲醇。10% 水溶液的 pH 值为1.0～2.0。

2. 化学名:5,11-Dihydro-11-(4-methylpiperazin-1-ylacetyl)pyrido[2,3-b][1,4] benzodiazepine-6-one dihydrochloride monohydrate

3. 分子式:$C_{19}H_{21}N_5O_2 \cdot 2HCl \cdot H_2O$

4. 分子量:442.3

【药理作用】　1. 本品对胃壁细胞的 M_1 受体有高度亲和力,对 M_2 受体的亲和力较低。一般剂量抑制胃酸分泌,剂量增加可抑制涎腺分泌,大剂量可抑制胃肠平滑肌并引起心动过速。

2. 抑制胃蛋白酶的分泌、并能明显降低空腹、试餐或 L-氨基酸刺激后血清促胃液素水平,对胃黏膜

细胞有直接的保护作用。

【体内过程】　本品口服吸收不完全,给药后为2～3 h 达血药峰值,绝对生物利用度为 26%,体内分布广泛,以肝、肾浓度最高,血浆蛋白结合率约为 10%,$t_{1/2}$ 为 12 h,多数以原药经肾脏和胆道排出。

【适应证】　用于治疗十二指肠溃疡、胃溃疡,一般与 H_2 受体拮抗药合用可提高疗效。

【不良反应】　1. 一般有腹泻、便秘、轻度口干、恶心、头痛、头昏、嗜睡、精神紊乱等。

2. 个别患者有胃灼热、饥饿感、瘙痒、眼睛干燥及视力调节障碍等。

【禁忌与慎用】　1. 妊娠期妇女、青光眼和前列腺增生者禁用。

2. 哺乳期妇女使用时应暂停哺乳。

【药物相互作用】　与 H_2 受体拮抗药合用,可增强抑制胃酸分泌的作用。

【剂量与用法】　一次口服 50 mg,2 次/日,早餐前 1.5 h 服用,重症可加大剂量至 150 mg/d。

【用药须知】　1. 一般很少单独使用本品。

2. 若出现皮疹应停药。

【制剂】　片剂:25 mg;50 mg。

【贮藏】　密封贮藏于阴凉干燥处。

11.1.2.5　前列腺素类药

米索前列醇
(misoprostol)

别名:喜克溃、Miso、Cytotec

本品为合成的前列腺素 E_1 的衍生物。

【CAS】　59122-46-2

【ATC】　A02BB01;G02AD06

【理化性状】　1. 本品为透明、无色或黄色、吸湿性油状液体。几乎不溶于水,溶液乙醇,略溶于乙腈。

2. 化学名:(±)-Methyl 7-{(1R, 2R, 3R)-3-hydroxy-2-[(E)-(4RS)-4-hydroxy-4-methyl-oct-1-enyl]-5-oxocyclopentyl} heptanoate;(±)-methyl(13E)-11,16-dihydroxy-16-methyl-9-oxoprost-13-enoate

3. 分子式:$C_{22}H_{38}O_5$

4. 分子量:382.5

5. 结构式

(11R, 16S)-Form

【药理作用】　1. 本品可直接作用于胃壁细胞，抑制胃酸和胃蛋白酶的分泌。

2. 刺激碳酸氢盐和黏液的分泌，增加胃黏膜血流量，加强胃黏膜屏障。

3. 对抗阿司匹林、乙醇等所致的胃黏膜损伤，促进溃疡愈合。

4. 本品具有宫颈软化，增强子宫张力及宫内压作用，与米非司酮序贯合用可显著增强或诱发早孕子宫自发收缩的频率和幅度。

【体内过程】　本品口服后吸收迅速，给药后约 $30 \sim 60$ min 可达血药峰值，血浆蛋白结合率 $80\% \sim 90\%$，$t_{1/2}$ 为 $1.55 \sim 1.77$ h，75% 随尿液排出，15% 随粪便排出。本品不影响肝药酶活性。

【适应证】　1. 用于治疗胃及十二指肠溃疡。

2. 本品与米非司酮序贯合并使用，可用于终止停止 49 d 内的早期妊娠。

【不良反应】　1. 治疗胃及十二指肠溃疡主要不良反应为稀便、腹泻、腹痛、消化不良、恶心、头痛等。

2. 部分早妊娠期妇女女服药后有轻度恶心、呕吐、眩晕、乏力和下腹痛。极个别妇女可出现潮红、发热及手掌瘙痒，甚至过敏性休克。

【妊娠期安全等级】　X。

【禁忌与慎用】　1. 除终止早期妊娠妇女外，其他妊娠期妇女禁用，哺乳期妇女应权衡利弊后慎用。

2. 对本品过敏者禁用。

3. 心、肝、肾疾病患者及肾上腺皮质功能不全患者禁用。

4. 有使用前列腺素类药物禁忌者，如青光眼、哮喘及过敏体质者禁用。

5. 带宫内节育器妊娠和怀疑宫外孕者，禁用本品终止妊娠。

【剂量与用法】　1. 用于胃及十二指肠溃疡　一次口服 0.2 mg，4 次/日，于餐前或睡前服，疗程 $4 \sim 8$ 周。

2. 终止早孕　在服用米非司酮 $40 \sim 48$ h 后，再单次饭前口服本品 0.6 mg。

【用药须知】　1. 用于终止早孕时，必需与米非司酮配伍，严禁单独使用。

2. 配伍米非司酮终止早孕，必须有医师处方，并在医师监管下在有急诊刮宫手术和辅液、输血条件的单位使用。

3. 服药前必须向服药者详细告知治疗效果及可能出现的不良反应，治疗或随诊过程中，如出现大量出血或其他异常情况应及时就医。

4. 服药后，一般会较早出现少量阴道出血，部分妇女流产后出血时间较长。少量早妊娠期妇女女服用米非司酮后，即可自然流产，约 80% 的妊娠期妇女在使用后，6 h 内排出绒毛胎囊，约 10% 妊娠期妇女在服药后一周内排出妊娠物。

5. 服药后 $8 \sim 15$ d，应去原治疗单位复诊，以确定流产效果，必要时作 B 超检查或血 HCG 检查，如确认为流产不全或继续妊娠，应及时处理。

6. 使用终止早孕失败者，必须进行人工流产终止妊娠。

【制剂】　片剂：0.2 mg。

【贮藏】　密封、贮于阴凉干燥处。

恩前列素
（enprostil）

别名：Gardrine

本品是一种合成的去氢前列素 E_2。

【CAS】　73121-56-9

【ATC】　A02BB02

【理化性状】　1. 化学名：Methyl 7-[(1S,2S,3S)-3-hydroxy-2-[(3R)-3-hydroxy-4-phenoxybut-1-enyl]-5-oxocyclopentyl]hepta-4,5-dienoate

2. 分子式：$C_{23}H_{28}O_6$

3. 分子量：400.46

4. 结构式

【药理作用】　1. 本品可抑制基础胃酸及由组胺、五肽促胃液素、氨甲酰胆碱及食物等引起的胃酸分泌。

2. 增加胃液中糖蛋白的含量，加强黏膜屏障。

3. 增加黏膜血流，促进上皮细胞分泌碳酸氢盐以中和胃酸。

【体内过程】　本品口服吸收迅速，$30 \sim 60$ min 可达血药峰值，消除 $t_{1/2}$ 约为 34.3 h，服药后 24 h 内随尿液排出给药剂量的 50.6%，随粪便排出 34%。

【适应证】　用于治疗胃及十二指肠溃疡。

【不良反应】　一般有腹泻、头痛、恶心、便秘、腹痛等。

【禁忌与慎用】　1. 对本品过敏者、妊娠期妇女禁用。

2. 哺乳期妇女使用时应暂停哺乳。

【剂量与用法】　一次口服 35 mg，2 次/日，疗程 $4 \sim 8$ 周。

【制剂】 胶囊剂:35 mg。

【贮藏】 密封、贮于阴凉干燥处。

奥诺前列素
(ornoprostil)

别名:Alloca、Ronok

【CAS】 70667-26-4

【理化性状】 1. 化学名:Methyl(-)-(1R,2R,3R)-3-hydroxy-2-[(E)-(3S,5S)-3-hydroxy-5-methyl-1-nonenyl]-ε,5-dioxocyclopentaneheptanoate

2. 分子式:$C_{23}H_{38}O_6$

3. 分子量:410.5

4. 结构式

【药理作用】 1. 抑制基础胃酸及由组胺、五肽促胃液素、氨甲酰胆碱和食物引起的胃酸分泌。

2. 增加胃黏膜血流量,使胃黏液糖蛋白分泌增加,促进溃疡愈合。

3. 抑制乙醇等药物引起的胃黏膜氢离子的逆向扩散和黏膜损伤。

【体内过程】 本品口服后约有 65% 被吸收,主要分布在消化器官内。给药后 48 h 内,随粪便排泄约 70%,随尿排泄约 20%。

【适应证】 用于治疗胃溃疡。

【不良反应】 一般有恶心、呕吐、腹胀、腹泻、便秘、转氨酶升高、头痛、头晕、出汗、尿频和鼻血等。偶见荨麻疹等过敏反应(一旦发生,应立即停药)。

【禁忌与慎用】 1. 对本品过敏者、妊娠期妇女禁用。

2. 哺乳期妇女使用时应暂停哺乳。

【剂量与用法】 一次口服 5 mg,4 次/日,餐前或睡前服,疗程 4～8 周。

【制剂】 胶囊剂:2.5 mg。

【贮藏】 密封、贮于干燥处。

罗沙前列醇
(rosaprostol)

别名:Rosal

【CAS】 56695-65-9

【理化性状】 56695-65-9

1. 化学名:7-[(1R,2S)-2-Hexyl-5-hydroxycyclopentyl]heptanoic acid

2. 分子式:$C_{18}H_{34}O_3$

3. 分子量:298.46

4. 结构式

【药理作用】 1. 抑制基础胃酸和五肽促胃液素及各种刺激引起的胃酸分泌。

2. 维持黏膜血流量,增加黏液分泌,保护胃黏膜,促进溃疡愈合。

3. 防止吲哚美辛等 NSAIDs 引起的黏膜损伤。

【体内过程】 本品口服后较易吸收,约 3 h 可达血药峰值,在体内分布迅速且广泛。$t_{1/2}$ 约为 4.8 h,体内代谢完全。

【适应证】 用于胃及十二指肠溃疡,慢性胃炎及十二指肠炎,药物对胃及十二指肠的损伤。

【不良反应】 主要有恶心、呕吐、腹泻。

【禁忌与慎用】 1. 对本品过敏者、妊娠期妇女禁用。

2. 支气管哮喘、阻塞性支气管肺部疾病、青光眼患者慎用。

3. 哺乳期妇女使用时应暂停哺乳。

【剂量与用法】 一次口服 500 mg,4 次/日,疗程 4～6 周。

【制剂】 片剂:500 mg。

【贮藏】 密封贮于干燥处。

11.1.2.6 其他抑制胃酸分泌药

三甲硫苯嗪
(tritiozine)

别名:溃消净、溃疡康愈、曲硫秦、舒美吗啉

本品为抑制胃酸分泌药。

【CAS】 35619-65-9

【理化性状】 1. 本品为淡黄色结晶或结晶性粉末,无臭,味苦。熔点 140～141 ℃。在水中极微溶解,饱和水溶液 pH 为 7;溶解于丙酮,在乙醇、三氯甲烷中易溶。本品对空气、潮湿环境及光稳定。

2. 化学名:4-[Thioxo(3,4,5-trimethoxyphenyl)methyl]morpholine

3. 分子式:$C_{14}H_{19}NO_4S$

4. 分子量:297.37

5. 结构式

【药理作用】　本品具有抗胃酸分泌的活性,有明显促进溃疡愈合的作用,并能使胃平滑肌张力降低,使肠平滑肌张力明显降低、蠕动减弱;并有中等程度的镇静作用,但无抗胆碱、抗组胺或神经节阻断作用。

【体内过程】　口服吸收迅速而完全,一次口服 400 mg 可维持有效血浓度 5 h,主要经肝脏代谢,代谢产物有药理活性。

【适应证】　适用于治疗胃和十二指肠溃疡、分泌过多性胃炎及十二指肠炎、弥漫性胃黏膜糜烂等,有效率 80% 左右。本品对消化性溃疡所致的疼痛有良效。

【不良反应】　不良反应发生率低于 2%,一般有口干、嗜睡、头晕等,少数病例有手指发麻、肌痛、胃灼热感、氨基转移酶升高等不良反应,但停药后短期内可恢复正常。

【禁忌与慎用】　1. 妊娠期妇女及肝炎患者禁用。

2. 高空作业及各类驾驶人员慎用。

【剂量与用法】　口服,一次 300 mg,3 次/日,4 周为一疗程。

【用药须知】　对过敏及不能耐受的患者应立即停药。

【制剂】　胶囊剂:150 mg。

【贮藏】　密闭贮于凉暗处。

附　消化性溃疡多联治疗方案

目前国际上提倡三种药物联合使用治疗消化性溃疡,常称三联疗法。国际溃疡病会议承认的方案如下。

1. 铋剂 120 mg,3 次/日 + 四环素 0.5 g,3 次/日 + 甲硝唑 0.25 g,3 次/日,疗程 2 周。

2. 阿莫西林 0.5 g,3 次/日 + 奥美拉唑 20 mg,2 次/日 + 甲硝唑 0.25 g,3 次/日,疗程 2 周。

3. 克拉霉素 0.5 g,2 次/日 + 奥美拉唑 20 mg,2 次/日 + 甲硝唑 0.25 g,3 次/日,疗程 2 周。

4. 阿莫西林 0.5 g,3 次/日 + 克拉霉素 0.5 g,2 次/日 + 奥美拉唑 20 mg,2 次/日,疗程 2 周。

5. 阿莫西林 0.5 g,3 次/日 + 甲硝唑 0.25 g,3 次/日 + 雷尼替丁 0.15 g,2 次/日,疗程 2 周。

6. 克拉霉素 0.25 g,2 次/日 + 兰索拉唑 30 mg,2 次/日 + 阿莫西林 1 g,2 次/日或甲硝唑 0.4 g,

2 次/日,疗程 2 周。

11.1.3　胃黏膜保护药

硫糖铝
(sucralfate)

别名:胃溃宁、Ulcerlmin

本品为细胞保护药。

【CAS】　54182-58-0

【ATC】　A02BX02

【理化性状】　1. 本品为蔗糖八硫酸酯的碱性铝盐水化物。

2. 化学名:a-D-glucopyranoside, β-D-fructofuranosyl-, octakis-(hydrogen sulfate), aluminum complex

3. 分子式:$C_{12}H_mAl_{16}O_nS_8$

4. 结构式

【药理作用】　本品为八硫酸蔗糖的氢氧化铝盐,在胃内是酸性的条件下,形成一种与蛋白质黏着的复合物,此复合物对溃疡部位有特殊的亲和力,在胃黏膜上形成一个保护层,使胃黏膜不受胃酸的侵蚀,其对溃疡病灶的亲和力约为正常黏膜的 6～7 倍。本品还有抑制胃蛋白酶和吸附胆盐的作用,并能刺激前列腺素的合成和释放,吸附表皮生长因子浓集于溃疡病灶处。

【体内过程】　本品口服后主要随粪便排出,用量的 5% 经胃肠道吸收,小量双糖硫酸酯随尿液排出。

【适应证】　主要用于治疗消化性溃疡,也可用于慢性胃炎。

【不良反应】　1. 便秘最常见,还可发生口干、恶心和腹泻。

2. 长期服用可发生低磷血症。

3. 偶见腰痛、荨麻疹、皮疹、眩晕、头晕、上腹不适和消化不良。

【妊娠期安全等级】　B。

【禁忌与慎用】　1. 对本品过敏者禁用。

2. 儿童不宜使用。

3. 尚未明确本品是否可经乳汁,哺乳期妇女使用时应暂停哺乳。

【药物相互作用】 1. 本品不可与四环素、地高辛、苯妥英、环丙沙星合用,因可使这些药的生物利用度发生改变,发生险情。如必须合用,应相隔 2 h 以上。

2. 本品与抗酸药合用,会降低本品的疗效。

【剂量与用法】 1. 治疗溃疡病 于餐前 1 h 和睡前口服本品 1 g,4 次/日,连服 4~8 周,剂量可适当加大,但不可超过 8 g/d。如需长时期服药,疗程可延长 12 周,给予维持量,2 g/d,2 次分服。

2. 预防应激性溃疡 一般口服 1 g,6 次/日,但不可超过 8 g/d。

【用药须知】 1. 如发生便秘,可并用镁乳缓解。

2. 本品合用雷尼替丁疗效很好,白天 3 次口服本品一次 1 g,夜间睡前加服雷尼替丁 150~300 mg。

【临床新用途】 1. 预防应激性溃疡 硫糖铝疗效与 H_2 受体拮抗药相同,但无不良反应。

2. 反流性食管炎 硫糖铝 1 g,4 次/日,用药 8 周,疗效优于 H_2 受体拮抗药,无严重不良反应。

【制剂】 片剂:0.25 g。

【贮藏】 密封保存。

胶体果胶铋
(colloidal bismuth pectin)

别名:U 比乐、华纳比乐、碱式果胶酸铋钾、碱式果酸铋钾、唯舒敏、维敏、Bismuth Pectinum Colloidale

本品为果胶与铋生成的复合物。

【药理作用】 1. 本品是一种新型的生物大分子胶体铋制剂,在酸性介质中能形成高黏度溶胶。该溶胶与溃疡面及炎症表面有很强的亲和力,可在胃黏膜表面形成一层牢固的保护膜,增强胃黏膜的屏障作用,故对消化性溃疡和慢性胃炎有较好的治疗作用。

2. 本品可沉积于幽门螺杆菌的细胞壁,使菌体内出现不同程度的空泡,导致细胞壁破裂,并抑制细菌酶的活性,干扰细菌的代谢,使细菌对人体的正常防御功能变得更敏感,从而起到杀灭幽门螺杆菌、提高消化性溃疡的愈合率和降低复发率的作用。

3. 本品还可刺激胃肠黏膜上皮细胞分泌黏液,促进上皮细胞的自我修复,以及直接刺激前列腺素和表皮生长因子的产生,使溃疡面和糜烂面快速愈合而止血。

【体内过程】 本品口服后很少吸收,血药浓度和尿中药物浓度极低,绝大部分以原药随粪便排出体外。痕量的铋吸收后主要分布于肝、肾等组织中,以肾脏居多,主要通过肾排泄。

【适应证】 用于治疗消化性溃疡(特别是幽门螺杆菌相关性溃疡),也可用于治疗慢性浅表性胃炎、慢性萎缩性胃炎及消化道出血。

【不良反应】 偶见恶心、便秘等消化道症状。

【妊娠期安全等级】 C。

【禁忌与慎用】 1. 对本品过敏者、肾功能不全患者及妊娠期妇女禁用。

2. 哺乳期妇女应用本品时应暂停哺乳。

【药物相互作用】 1. 与强效抗酸药及 H_2 受体拮抗药同时服用,会降低本品疗效。

2. 禁与牛奶同服。

【剂量与用法】 一次 150 mg,4 次/日,3 餐前 1 h 及睡前服用,疗程一般为 4 周。

【用药须知】 1. 本品不宜与其他铋制剂同时服用,且不宜大剂量长期服用本品。

2. 本品宜在餐前 1 h 左右服用,以达最佳药效。

3. 服药期间,可出现大便呈黑褐色,如无其他不适,当属正常现象,停药后 1~2 d 内粪便颜色可转为正常。

4. 若长期大剂量服用本品,会出现铋中毒现象,表现为皮肤变为黑褐色,此时须立即停药并作适当处理。

【制剂】 ①胶囊剂(以铋计):50 mg;100 mg。②散剂:150 mg。③颗粒剂:150 mg。

【贮藏】 遮光,密封保存。

胶体酒石酸铋
(colloidal bismuth tartrate)

本品为果胶与铋生成的复合物。

【药理作用】 口服本品后,在胃液内形成胶体性能甚佳的溶胶,与溃疡面及炎症表面有很强的亲和力,能形成有效的保护膜,隔离胃酸,保护受损的黏膜,并刺激胃肠黏膜上皮细胞分泌黏液,促进上皮细胞自身修复。本品对受损黏膜的黏附性甚佳而且具有止血作用。本品尚能杀灭胃幽门螺杆菌。

【体内过程】 口服本品后,在肠道内吸收甚微,血药浓度和尿药浓度极低。绝大部分本品随粪便排出体外。痕量的铋吸收后主要分布于肝、肾等组织中,以肾脏居多,主要通过肾排泄。

【适应证】 用于治疗消化性溃疡,特别是幽门螺杆菌相关性溃疡,亦可用于慢性结肠炎,溃疡性结肠炎所致腹泻及慢性浅表性和萎缩性胃炎。

【不良反应】 偶见恶心、便秘等消化道症状。

【妊娠期安全等级】 C。

【禁忌与慎用】 1. 对本品过敏者、肾功能不全患者及妊娠期妇女禁用。

2. 哺乳期妇女应用本品时应暂停哺乳。

【药物相互作用】　1. 与强效抗酸药及 H_2 受体拮抗剂同时服用,会降低本品的疗效。

2. 禁与牛奶同服。

【剂量与用法】　一次 165 mg,4 次/日,3 餐前 1 h 及睡前服用,疗程一般为 4 周。

【用药须知】　参见胶体果胶铋。

【制剂】　胶囊剂(以铋计):55 mg;165 mg。

【贮藏】　遮光,密封保存。

甘草酸铋
(bismuth glycyrrhetate)

【简介】　本品为抗溃疡药,用于治疗胃及十二指肠溃疡。口服,1 袋/次,3 次/日。本品对部分患者可产生不同程度的浮肿,较重者可暂停或者与利尿剂等配合服用。散剂:1 g。

次硝酸铋
(bismuth subnitrate)

别名:碱式硝酸铋

【CAS】　10361-46-3

【理化性状】　1. 本品为白色重质粉末,有珠光光泽,微有潮解性。溶于盐酸、硝酸和稀硫酸,不溶于水和醇。

2. 分子式:$BiNO_4$

3. 分子量:286.98

【简介】　内服后因本品不溶于水,大部分覆盖在肠黏膜表面,呈现机械性保护作用。主要用于消化性溃疡。口服,一次 0.3～2 g,3 次/日。饭前服用。大量服用易致亚硝酸中毒。片剂:0.3 g。

次碳酸铋
(bismuth subcarbonate)

别名:碱式碳酸铋

【理化性状】　1. 本品为白色或微带淡黄色的粉末,无臭,无味,遇光即缓缓变质。本品在水或乙醇中不溶。易溶于硝酸、盐酸和浓乙酸中,溶于氯化铵溶液,微溶于碱金属碳酸盐溶液。308 ℃分解,加热灼烧时分解成二氧化碳和氧化铋。

2. 分子式:$(BiO)_2CO_3 \cdot 1/2H_2O$

3. 分子量:518.98

【药理作用】　本品在胃肠道黏膜起保护性的制酸和收敛作用,此外,本品对幽门螺杆菌也有杀灭作用。同时可与肠腔内异常发酵产生的硫化氢结合,抑制肠蠕动,起到止泻作用。

【适应证】　用于治疗胃肠功能不全及吸收不良引起的腹泻、腹胀等。也可用于慢性胃炎及缓解胃酸过多引起的胃痛、胃灼热感(胃灼热)、反酸。

【不良反应】　大剂量长期服用可引起便秘。

【禁忌与慎用】　1. 3 岁以下儿童禁用。

2. 伴有发热症状的患者禁用。

【药物相互作用】　1. 本品可影响某些微生态制剂如乳酸杆菌、乳酶生等的疗效,不宜同服。

2. 可减少口服地高辛的吸收。

3. 与四环素、土霉素、诺氟沙星、环丙沙星等口服抗菌药合用,可降低抗菌活性,不宜同服。

【剂量与用法】　口服,3～5 岁儿童,0.3～0.6 g/d;5 岁以上儿童 0.6～0.9 g/d;成人,0.3～1.8 g/d;3 次/日。饭前服。

【用药须知】　1. 用于腹泻时,一般不超过 2 d;用于慢性胃炎及胃酸过多时,连续使用不得超过 7 d。

2. 如服用过量或出现严重不良反应,应立即就医。

3. 服用本品期间不得服用其他铋制剂,且不宜大剂量长期服用。

4. 由细菌感染引起的腹泻,应在医师指导下结合抗菌药治疗。

【制剂】　片剂:0.3 g。

【贮藏】　遮光,密封保存。

枸橼酸铋钾
(bismuth potassiulm citrate)

别名:胶体次枸橼酸铋、三钾二枸橼酸铋、得乐、迪乐、Tripotassium dicitratobismuthate、Colloidal bismuth subcitrate、De-Nol

本品为三价铋的复合物,无固定结构。

【药理作用】　目前得知,本品在抗溃疡病的作用上有如下几点。

1. 本品有杀灭幽门螺杆菌的作用,其根除率约为 20%～30%。

2. 可改变胃黏液成分,促进黏液分泌。

3. 在溃疡病灶底部与蛋白质螯合,在溃疡面上形成一层保护膜,隔开不利物质的接触。

4. 可防止氢离子逆弥散。

5. 刺激前列腺素的生长,起保护黏膜作用。

【体内过程】　本品口服后不被吸收,在胃中形成不溶性胶状沉淀物。痕量的铋吸收后主要分布在肝、肾及其他组织中而以肾为主,故主要随尿液排出。

【适应证】　主要用于消化性溃疡。

【不良反应】　1. 口服本品可致粪便颜色变黑,口内有氨味感觉,偶见恶心。

2. 本品的血铋浓度如超过 0.1 μg/ml,有可能产生神经毒性,不过使用常用量,血铋浓度均未超过 0.05 μg/ml。

【禁忌与慎用】 1. 对本品过敏者、妊娠期妇女禁用。

2. 肾功能不全患者应减量慎用。

3. 哺乳期妇女使用时应暂停哺乳。

【药物相互作用】 本品不可与抗酸药或牛乳同时服用。

【剂量与用法】 1. 口服 1~2 片,4 次/日,于进餐前和睡前嚼碎吞服。

2. 口服复方铋合剂 10 ml,3~4 次/日。

3. 口服颗粒剂 1 包/次,3~4 次/日,用温水稀释于餐前 0.5 h 和睡前服。以上疗程均为 4~6 周,停药 2 月后再开始下一疗程。

【用药须知】 1. 不可过量,以免发生铋中毒。

2. 本品近期疗程和 H_2 受体拮抗药相当,但经本品治愈后的复发率则较后者为低。

3. 服用本品一般经 2~9 d 可见病情好转,4~8 周的治愈率为 67%~86%。

【制剂】 ①片剂(按铋计):110 mg。②颗粒剂:110 mg。③复方铋合剂:100 ml(含活性铋 24~32 mg/ml)。

【贮藏】 密封防潮保存。

替普瑞酮
(teprenone)

别名:施维舒、Tetraprenylacetone、Selbex
本品属于萜类物质。

【CAS】 6809-52-5(teprenone);3796-63-2(5E,9E,13E isomer);3796-64-3(5Z,9E,13E isomer)

【理化性状】 1. 化学名:6, 10, 14, 18-Tetramethyl-5, 9, 13, 17-nonadecatetraen-2-one, mixture of (5E,9E,13E) and(5Z,9E,13E)isomers

2. 分子式:$C_{23}H_{38}O$

3. 分子量:330.5

4. 结构式

(5E)

(5Z)

5E:5Z=3:2

【药理作用】 本品可升高胃黏液中磷脂质的浓度,提高胃黏膜的抗病能力。对应激性溃疡或由吲哚美辛、阿司匹林、利血平或醋酸所致实验性溃疡,对黏膜上皮有保护作用。

【体内过程】 本品口服后 5 h 和 10 h 分别出现血药峰值。药物在胃内溃疡病灶比较集中分布,比周围组织的平均浓度高 10 倍左右。口服后的 3 d 内从呼吸道排出 27.7%,4 d 内随尿液排出 22.7%,随粪便排泄 29.3%。

【适应证】 主要用于治疗胃溃疡。

【不良反应】 1. 便秘、腹胀、血清转氨酶升高、血胆固醇升高。

2. 偶见头痛、皮疹。

【禁忌与慎用】 1. 对本品过敏者、妊娠期妇女、儿童禁用。

2. 有药物过敏史者慎用。

3. 哺乳期妇女使用时应暂停哺乳。

【剂量与用法】 口服 50 mg,3 次/日,饭后 30 min 内服用。

【用药须知】 临床经验认为,本品对难治性胃溃疡(70 岁以上或溃疡面 > 21 mm 的溃疡病患者)或反复发作的胃溃疡均有效。

【制剂】 胶囊剂:50 mg。

【贮藏】 遮光保存。

甘珀酸
(carbenoxolone)

别名:甘草次酸半琥珀酸酯、甘珀琥、卡柏若克索龙、卡贝索酮、生胃酮、biogastrone、carbenoxolone、duogastrone、sanodin

本品为甘草次酸的半琥珀酸酯,临床用其二钠盐。

【CAS】 5697-56-3

【ATC】 A02BX01

【理化性状】 1. 化学名:(3β)-3-[(3-Carboxypropanoyl)oxy]-11-oxoolean-12-en-30-oic acid

2. 分子式:$C_{34}H_{48}O_7$

3. 分子量:570.77

4. 结构式

甘珀酸钠

（carbenoxolone sodium）

〖CAS〗　7421-40-1

【理化性状】　1. 本品为白色或类白色粉末；味微甜继而带皂味，有引湿性。粉末对鼻黏膜有刺激性。在水中易溶，在乙醇中略溶，在三氯甲烷或乙醚中不溶。

2. 化学名：(3β)-3-[（3-Carboxypropanoyl）oxy]-11-oxoolean-12-en-30-oic acid disodium sailt

3. 分子式：$C_{34}H_{48}Na_2O_7$

4. 分子量：614.7

【药理作用】　本品直接与溃疡部位的上皮细胞接触，促进胃黏液分泌并增加胃黏液的黏稠度，从而增强胃黏膜屏障，保护胃黏膜不受胆汁的损伤；还可减少胃上皮细胞脱落，延长胃上皮细胞的存活时间，促进组织再生和愈合，具有自体保护作用和抗溃疡作用；在胃内易与胃蛋白酶结合，抑制酶的活力，从而起到抵抗胃黏膜攻击因子的作用；还可防止胆汁反流入胃，避免 H^+ 反弥散透入胃黏膜上皮。

此外，本品还通过刺激肾上腺或增加内源性皮质激素的分泌而表现出一定的抗炎作用。

【体内过程】　1. 本品口服可从胃肠道（主要在胃内）快速吸收，胃内 pH 大于 2 时，吸收减少。口服 1 h 后达血药浓度峰值 20～30 μg/ml，餐后服用达峰时间则延长数小时。因其代谢物存在肠肝循环，故口服 2～3 h 后血药浓度可出现第二次峰值。

2. 本品蛋白结合率高（99％以上）。

3. 本品在肝脏与葡醛酸结合后，主要经胆汁随粪便排泄，少量（约 1％）随尿液排出。

【适应证】　1. 用于治疗慢性胃溃疡，对不宜手术和不能卧床休息的患者尤为适用；对十二指肠溃疡疗效略差。

2. 可适用于治疗轻度肾上腺皮质功能不全。

3. 可与抗酸药联合应用于胃食管反流综合征。

【不良反应】　本品的不良反应较多，平均发生率约33.3％。

1. 钠水潴留（醛固酮样作用）发生率可高达60％，本品有盐皮质激素样作用，可导致水肿、血压升高、低血钾，甚至可诱发心力衰竭。其中，低钾血症可见于 30％～40％ 患者，表现为肌无力、麻痹、肌球蛋白尿、心律失常和缺钾性肾病等。

2. 其他可有头痛、腹泻、面部潮红、癫痫发作等不良反应。

3. 少数患者出现糖耐量受损，可能继发于低钾血症。

【妊娠期安全等级】　X。

【禁忌与慎用】　1. 对本品过敏者、醛固酮增多症患者、低钾血症患者、儿童、妊娠期妇女禁用。

2. 心功能不全患者、肝肾功能不全患者、高血压患者慎用。

3. 老年人易发生水、钠潴留，应慎用本品。

4. 哺乳期妇女使用时应暂停哺乳。

【药物相互作用】　1. 本品引起的低血钾可明显增加地高辛等强心苷的毒性。正在使用洋地黄类药物的患者，不宜服用本品。如必须合用，须隔周监测血清电解质，并采取措施防止低钾血症的发生。

2. 抗酸药及抗胆碱药可减少本品的吸收，但也有国外资料报道联合应用抗酸药不会影响本品的吸收。

3. 与保钾利尿药合用可降低本品不良反应的发生率，但与阿米洛利合用时，可使后者的药效降低；与螺内酯合用，两者疗效均降低。

4. 与非保钾利尿药合用时可能加重低血钾。若须两者合用，必须补钾，并密切监测患者临床表现及血清电解质。

【剂量与用法】　1. 消化性溃疡　第 1 周一次 50～100 mg，3 次/日；以后一次 50 mg，3 次/日，餐前半小时服用，疗程 4～6 周，最长不超过 3 个月。

2. 十二指肠溃疡　一次 50 mg，4 次/日，餐前及睡前服用。

3. 胃食管反流综合征　日间 3 次，一次 20 mg，睡前 1 次，剂量为 40 mg，服用 6～12 周。

【用药须知】　1. 治疗期间应予以低钠饮食，并适当补充钾盐。

2. 凡体重增加 4％～5％ 或出现水肿者，应检测血清电解质，并限制钠盐摄入或服用保钾利尿药氨苯蝶啶等。

3. 出现低钾血症时可用氯化钾对症处理。

4. 发生心力衰竭时应立即停药。

5. 本品的盐皮质激素样不良反应在肾脏疾病患者中更为常见，故建议有肾脏疾病的患者应慎用本品。如必须用药，剂量应为一日 100 mg 较为合适。

6. 本品的盐皮质激素样不良反应在老年患者中更为常见，故建议老年患者使用本品时应减量。

7. 用药前后及用药过程中应监测血压、体重及血清电解质水平。

【制剂】　①片剂：50 mg。②胶囊剂：50 mg。

【贮藏】　密闭，贮于干燥处。

西曲酸酯

（cetraxate）

本品为黏膜保护剂。

【CAS】　34675-84-8

【理化性状】　1. 化学名:4-(2-Carboxyethyl)phenyl tranexamate hydrochloride;4-(2-carboxyethyl)phenyl-*trans*-4-aminomethylcyclohexanecarboxylate

2. 分子式:$C_{17}H_{23}NO_4$

3. 分子量:305.36

4. 结构式

盐酸西曲酸酯
(cetraxate hydrochloride)

别名:益胃宁、Neuer

〖CAS〗　27724-96-5

〖理化性状〗　1. 化学名:4-(2-Carboxyethyl) phenyl tranexamate hydrochloride;4-(2-carboxy-ethyl)phenyl*trans*-4-aminomethylcyclohexanecarboxy-late hydrochloride

2. 分子式:$C_{17}H_{23}NO_4 \cdot HCl$

3. 分子量:341.8

【药理作用】　本品具有改善胃微循环作用,使胃黏膜的抵抗力得以加强,又可增加胃黏膜内前列腺素 E_2 和前列腺素 I_2 的合成,也能抑制胃酸和胃蛋白酶的分泌和激活,增加胃黏液分泌,促进溃疡愈合。本品还可对抗平滑肌痉挛。

【体内过程】　本品口服后迅速被吸收,2~8 h 可达较高的血药浓度水平。其 $t_{1/2}$ 约为 3.3 h。广泛分布,以胃壁、肝、肾浓度最高。给药后 24 h 内,40% 以代谢物随尿液排出。

【适应证】　主要用于治疗胃溃疡、反复发作及难治性胃溃疡、低酸高位溃疡及合并糜烂性胃炎的胃溃疡。

【不良反应】　可发生口干、恶心、腹泻、便秘和皮疹等不良反应。

【禁忌与慎用】　1. 对本品过敏者、妊娠期妇女禁用。

2. 消耗性凝血障碍及有血栓形成者慎用。

3. 哺乳期妇女使用时应暂停哺乳。

【剂量与用法】　成人口服 0.2 g,3~4 次/日,饭后及睡前服。

【用药须知】　1. 据报道,治疗胃溃疡 12 周的溃疡愈合率为 73%~88%,对浅表性或糜烂性胃炎的有效率约为 70%。

2. 如出现明显的凝血障碍应停药。

【制剂】　①片剂:0.1 g;0.2 g。②胶囊剂:0.2 g。

【贮藏】　密封、遮光保存。

普劳诺托
(plaunotol)

本品从大戟科植物 Plau-noi(*Croton sublyratus*)中提取,是一种细胞保护剂。

【CAS】　64218-02-6

【理化性状】　1. 化学名:(2Z,6E)-2-[(3E)-4,8-Dimethyl-3,7-nona-dienyl]-6-methyl-2,6-octadiene-1,8-diol

2. 分子式:$C_{20}H_{34}O_2$

3. 分子量:306.5

4. 结构式

【药理作用】　本品可促进胃黏膜的血流量增加,推动胃黏膜内前列腺素 E_2 和 I_2 的合成,抑制胃酸和胃液的分泌,可使其分别降低 42% 和 27%,能对抗阿司匹林引起的胃黏膜电位差的降低和胃黏膜内前列腺素 I_2 的减少。能抑制实验性急慢性胃溃疡的发生,并能促进实验性慢性溃疡的愈合。本品对防御因子破坏所导致的溃疡病更为有效。

【体内过程】　本品口服后吸收迅速,1.5~2 h 可达血药峰值。$t_{1/2}$ 约为 2~2.6 h,在胃十二指肠、小肠、肝、肾组织中的分布浓度最高。在胃黏膜里可保留 24 h。本品主要在肝内代谢。有 43%~50% 随尿液排出,21%~24% 随粪便排出。

【适应证】　主要用于治疗胃溃疡。

【不良反应】　1. 可发生皮疹和瘙痒等过敏反应。

2. 偶见腰部不适、腹胀、血清转氨酶升高。

【禁忌与慎用】　1. 对本品过敏者、妊娠期妇女、儿童禁用。

2. 老年患者、肝功能不全患者慎用。

3. 哺乳期妇女使用时应暂停哺乳。

【剂量与用法】　成人口服 80 mg,3 次/日。

【制剂】　①胶囊剂:80 mg。②颗粒剂:80 mg。

【贮藏】　密封,遮光保存。

尿囊素铝
（aldioxa）

别名:卡尔萨

【CAS】　5579-81-7

【理化性状】　1. 化学名：((2,5-Dioxo-4-imidazolidinyl)ureato)dihydroxyaluminum

2. 分子式:$C_4H_7AlN_4O_5$

3. 分子量:218.1

4. 结构式

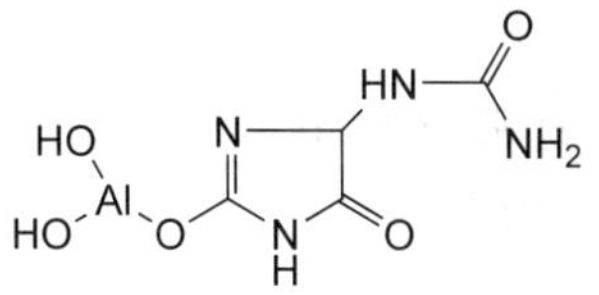

【药理作用】　本品服后覆盖在胃肠道壁上,中和胃酸,并游离出具有促进肉芽组织形成及黏膜上皮组织再生的母体化学成分,产生抗溃疡效果。本品可改善胃黏膜微小血管新生及血流,促进黏液的合成分泌,从而达到预防和治疗黏膜损伤的目的。

【体内过程】　给狗口服本品 0.4 g,在消化器道内水解为尿囊素及氢氧化铝,尿囊素大部分被吸收。尿囊素血浓度在给药后 1.5 h 达峰值,5 h 后降低至服用前的水平。

【适应证】　用于改善胃溃疡、十二指肠溃疡、胃炎的自觉症状及体征。

【不良反应】　偶见便秘。

【禁忌与慎用】　1. 透析者禁用,肾功能障碍的患者慎用。

2. 妊娠期妇女、哺乳期妇女及儿童用药的安全性尚未确定。

【药物相互作用】　禁与四环素类抗生素合用。

【用药须知】　长期服用时可引起铝脑症及铝骨症,所以服用期间要定期测定血中的铝、磷、钾、碱性磷酸酯酶等的含量。

【剂量与用法】　口服,一次 200 mg,3 ~ 4 次/日。

【制剂】　①颗粒剂:200 mg。②片剂:100 mg。

【贮藏】　防潮,密封保存。

贝奈克酯
（benexate）

别名:苄奈酸酯、盐酸苄奈酸酯环糊精包合物、Ulgut

本品为防御机制增强型胃溃疡治疗药。临床用其盐酸盐。在日本上市销售。

【CAS】　78718-52-2

【理化性状】　1. 化学名：Phenylmethyl 2-[4-[(diaminomethylideneamino) methyl]cyclohexane carbonyl]oxybenzoate

2. 分子式:$C_{23}H_{27}N_3O_4$

3. 分子量:409.47

4. 结构式

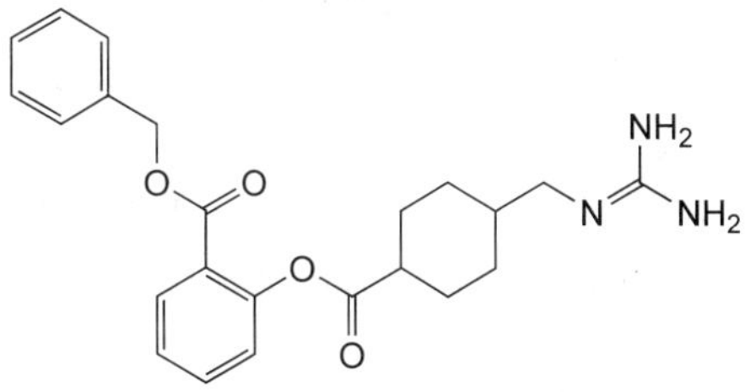

【简介】　本品直接作用于胃黏膜,增加胃黏膜血流量,促进胃黏膜内黏液糖蛋白的生物合成。用于治疗胃溃疡。不良反应可有恶心、便秘、软便等消化道症状;偶有头痛、困倦、皮疹、瘙痒、血清转氨酶升高等。妊娠期妇女禁用,脑血栓、心肌梗死及血栓性静脉炎患者及存在消耗性凝血障碍者慎用。口服,一次 400 mg,2 次/日,早餐后及睡前服。胶囊剂:200 mg。防潮,遮光保存。

瑞巴派特
（rebamipide）

别名:膜固思达

本品为胃黏膜保护药。

【CAS】　90098-04-7

【理化性状】　1. 化学名:N-(4-Chlorobenzoyl)-3-(2-oxo-1,2-dihydroquinolin-4-yl)alanine

2. 分子式:$C_{19}H_{15}ClN_2O_4$

3. 分子量:370.79

4. 结构式

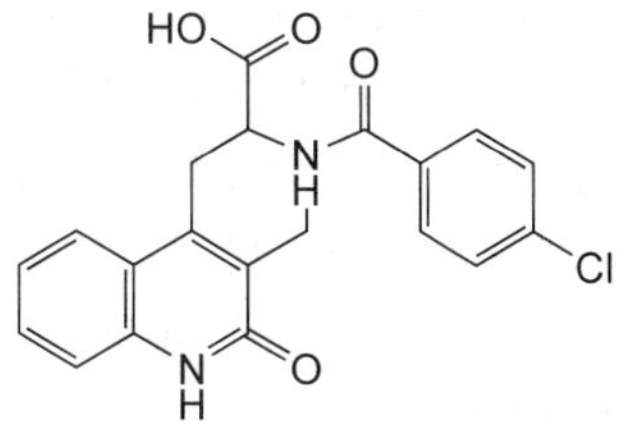

【药理作用】　1. 本品对实验性胃溃疡的抑制作用及促进治愈的作用,对实验性胃炎的抑制作用及促进治愈的作用。

2. 增加胃黏膜前列腺素的作用,可抑制乙醇、强酸及强碱导致的大白鼠的胃黏膜损伤,还可以抑制阿司匹林及牛磺胆酸对家兔胎仔的胃黏膜上皮细胞的损伤,抑制阿司匹林、乙醇、盐酸—乙醇负荷对健康成年男子的胃黏膜损伤。

3. 本品可提高大白鼠黏液高分子糖蛋白的生物合成酶活性，使胃黏膜表层黏液量及可溶性黏液量增加。可溶性黏液增加作用与内源性前列腺素相关。

4. 有增加胃黏膜血流量的作用。

5. 可以抑制乙醇引起的胃黏膜电位差低下。

6. 可使大白鼠的胃碱性物质分泌亢进。

7. 可使大白鼠的胃黏膜细胞再生能力加强，增加表层上皮细胞数。

8. 本品可以使家兔的培养胃黏膜上皮细胞创作修复模型因胆汁酸及过氧氢而被拖延的修复过程正常化。

9. 对大白鼠的基础胃液分泌几乎不起作用，而且对刺激胃酸分泌未显示出抑制作用。

10. 本品具有消除羟基自由基的作用，并抑制多形核白细胞的过氧化物的产生。

11. 在体外抑制幽门螺旋杆菌引起的胃黏膜损伤。

12. 本品可抑制应激反应。

13. 通过大鼠的牛磺胆酸诱发胃炎模型、NSAIDs 胃黏膜损伤模型、缺血—再灌注模型研究后发现，本品可抑制炎性细胞浸润。

14. 本品可以抑制幽门螺旋杆菌引起的人胃黏膜上皮细胞白介素-8(IL-8)产生的增加，而且可以抑制上皮细胞内 NF-KB 的活化及 IL-8 mmRNA 的出现。

【体内过程】 1. 吸收　健康成年男子口服本品 0.15 g，饮食可造成的吸收延迟，但对生物利用度没有影响。肾功能障碍患者单次口服 0.1 g 本品，与健康正常人相比，血药浓度升高，且 $t_{1/2}$ 延长。透析患者连续给药达到稳态时的血药浓度与单次给药时的血药浓度一致。

2. 分布　在体外，本品的血药浓度为 0.05～5 μg/ml 时，与血浆蛋白的结合率为 98.4%～98.6%。

3. 代谢和排泄　健康成年男子口服本品 0.6 g，尿中排泄的大部分为原药。代谢产物为 8-羟基代产物，但其量很少，只相当于给药剂量的 0.03% 左右，8-羟基代产物是由 CYP3A4 催化产生。

【适应证】 1. 用于治疗急性胃炎、慢性胃炎的急性加重期胃黏膜病变(糜烂、出血、充血、水肿)的改善。

2. 用于治疗胃溃疡。

【不良反应】 1. 可出现口渴、头晕、恶心、呕吐、胃灼热、嗳气、腹痛、腹泻、喉部异物感、肝功能异常、BUN升高、乳房发胀、溢乳、月经紊乱及过敏症状搔

痒、皮疹、湿疹。

2. 服用本品可能会出现过敏性休克反应，应仔细观察，如有异常情况，应停止给药，采取适当措施。

【禁忌与慎用】 1. 对本品过敏者禁用。

2. 对于妊娠期妇女或可能妊娠期妇女，只有评估治疗获益大于风险时才可使用本品。

3. 根据动物实验(大白鼠)研究，本品可经母乳分泌，故哺乳期妇女使用本品时应暂停哺乳。

4. 儿童用药的安全性和有效性尚未建立。

【剂量与用法】 口服，一次 100 mg，3 次/日。

【用药须知】 对过敏及不能耐受的患者应立即停药。

【制剂】 ①胶囊剂：100 mg。②片剂：100 mg。

【贮藏】 密闭保存。

曲昔匹特
(troxipide)

别名：Aplace
本品为胃黏膜保护药。
【CAS】 30751-05-4
【ATC】 A02BX11
【理化性状】 1. 化学名：3,4,5-Trimethoxy-N-(piperidin-3-yl)benzamide

2. 分子式：$C_{15}H_{22}N_2O_4$

3. 分子量：294.35

4. 结构式

【药理作用】 本品为一新型防御因子增强型胃炎、胃溃疡治疗剂，对各种实验性溃疡均有抑制作用，对实验性胃炎有治疗和预防作用，对各种急性胃黏膜病变有预防作用，能增强胃黏膜的血流量，促进组织的修复，对其作用机制的研究表明，本品与 H_2 受体拮抗剂不同，对胃酸分泌无影响，而是增强胃黏膜的防御因子，促进胃溃疡部位的修复，改善溃疡部位胃黏膜的血循环和代谢，使黏膜组织成分正常化。

【体内过程】 口服本品 0.1 g 后，迅速吸收和分布，消除 $t_{1/2}$ 较长，T_{max} 为 (2.33±0.52) h，C_{max} 为 (1.07±0.36) mg/L，$AUC_{0\to int}$ 为 (9.38±1.74) h·mg/L，$t_{1/2}$ 为 (12.52±3.69) h。体内过程符合线性动力学。吸收后主要分布在小肠，依次为肝、肾、肺脾等。健康人口服本品 0.1 g，24 h 尿中排泄量为给药

剂量的 61％。48 h 尿中排泄量为给药量的 87％。尿中排泄量的 98％以上为原药。

【适应证】　1. 改善急性胃炎及慢性胃炎急性发作期的胃黏膜病变(糜烂、出血、发红、浮肿)。

2. 用于治疗胃溃疡。

【不良反应】　1. 消化系统　有时出现便秘。偶有腹部胀满、胸部烧灼、恶心等症。

2. 肝脏　有时出现 AST、ALT 升高,偶有 ALP、γ-GT 升高等肝功能异常。

3. 过敏反应　偶有瘙痒、皮疹等。

4. 其他　偶见头重、全身乏力、心悸等。

【禁忌与慎用】　1. 对本品过敏者禁用。

2. 对于妊娠期妇女或可能妊娠期妇女,只有评估治疗获益大于风险时才可使用本品。

3. 哺乳期妇女使用本品时应暂停哺乳。

4. 儿童用药的安全性和有效性尚未建立。

5. 肝、肾功能不全患者慎用。

【剂量与用法】　口服,一次 100 mg,3 次/日,饭后服用。

【制剂】　片剂:100 mg。

【贮藏】　密闭保存。

吉法酯
(gefarnate)

别名:合欢香叶酯、惠加强 G、胃加强 G、Wycakon-G

本品为胃黏膜保护药。最初由卷心菜分离得到,现已能人工合成。

【CAS】　51-77-4

【ATC】　A02BX07

【理化性状】　1. 化学名:(2E)-3,7-Dimethylocta-2,6-dien-1-yl(4E,8E)-5,9,13-trimethyltetradeca-4,8,12-trienoate

2. 分子式:$C_{27}H_{44}O_2$

3. 分子量:400.64

4. 结构式

【药理作用】　本品系合成的异戊间二烯化合物,具有促进溃疡愈合、调节胃肠功能和胃酸分泌、保护胃肠黏膜等作用。本品的确切作用机制尚不明确,目前认为可能是直接作用于胃黏膜上皮细胞,增强其抗溃疡因子的能力。

【体内过程】　本品口服易吸收,口服给药 50 mg/kg,吸收率为 60％～70％,6 h 达血药峰值,广泛分布于组织,其中以胃肠组织浓度最高。本品在肝脏代谢,主要以代谢物形式经呼吸道、尿或粪便排泄。

【适应证】　用于治疗胃、十二指肠溃疡及急、慢性胃炎,也可用于空肠溃疡、结肠炎及胃痉挛等。

【不良反应】　偶见心悸、胃肠道反应(如口干、恶心、便秘等),一般不必停药。

【禁忌与慎用】　1. 有前列腺素类药物禁忌者,如青光眼患者慎用。

2. 妊娠期妇女及哺乳期妇女慎用。

【药物相互作用】　1. 螺内酯可降低本品的吸收。

2. 阿米洛利可延缓本品的代谢和降低本品的疗效。

【剂量与用法】　1. 成人　预防消化性溃疡及急、慢性胃炎等,一次 50 mg,3 次/日;治疗消化性溃疡及急、慢性胃炎等,一次 100 mg,3 次/日,一般疗程为 1 个月,病情严重者需 2～3 个月。病情好转后可服用维持剂量,一次 50～100 mg,3 次/日。

2. 儿童　一次 50～100 mg,3 次/日。

【用药须知】　1. 治疗期间应按时用药,不可提前中断疗程。

2. 服用本品后不良反应严重者应立即停药。

【制剂】　片剂:50 mg。

【贮藏】　贮于室温干燥处。

伊索拉定
(irsogladine)

本品为胃黏膜保护药。

【CAS】　57381-26-7

【理化性状】　1. 化学名:6-(2,5-Dichlorophenyl)-1,3,5-triazine-2,4-diamine

2. 分子式:$C_9H_7Cl_2N_5$

3. 分子量:256.09

4. 结构式

马来酸伊索拉定
(irsogladine maleate)

别名:盖世龙

〖CAS〗 84504-69-8

〖理化性状〗 1. 化学名：6-(2,5-Dichloro-phenyl)-1,3,5-triazine-2,4-diamine maleate

2. 分子式：$C_9H_7Cl_2N_5 \cdot C_4H_4O_4$

3. 分子量：372.17

〖药理作用〗 本品具有抗溃疡作用,可强化胃黏膜上皮细胞间结合,增强黏膜本身的稳定性,以发挥细胞防御和增加胃黏膜血流的作用,而不影响基础胃酸分泌,也不刺激酸分泌。本品对实验性胃炎显示具有用量依赖性地抑制或治愈效果。

〖体内过程〗 健康成人口服本品 4 mg,经消化道迅速吸收,用药后 3.5 h 血药浓度达峰值(C_{max} 为 154 mg/ml)。另外,连续用药试验中,未见异常蓄积性。本品主要随尿液排泄。

〖适应证〗 用于胃溃疡,也可用于改善急性胃炎、慢性胃炎急性发作期的胃黏膜病变(糜烂、出血、充血、水肿)。

〖不良反应〗 1. 消化道 有时出现便秘、腹泻、恶心、呕吐症状。

2. 肝脏 有时 AST、ALT、ALP、LDH 值轻度升高。

3. 皮肤 有时出现皮疹,若出现此类症状,应停药。

4. 其他 胸部压迫感、失眠等症状。

〖禁忌与慎用〗 1. 对本品过敏者禁用。

2. 妊娠期妇女及哺乳期妇女慎用。

3. 儿童用药的安全性及有效性尚未建立。

〖剂量与用法〗 4 mg,分 1～2 次口服。

〖用药须知〗 老年患者生理功能降低,故应从低剂量(例如 2 mg/d)开始给药,根据病情和耐受性调整剂量,慎重用药。

〖制剂〗 片剂：2 mg。

〖贮藏〗 密封、干燥处保存。

聚普瑞锌
(polaprezinc)

别名：L-肌肽锌、泊拉普利嗪

本品为胃黏膜保护药。

〖CAS〗 107667-60-7

〖理化性状〗 1. 化学名：Zinc 2-[(3-azanidyl-1-oxido-propylidene)amino]-3-(3H-imidazol-4-yl) pro-panoate

2. 分子式：$C_9H_{14}N_4O_3Zn$

3. 分子量：291.64

4. 结构式

〖药理作用〗 本品为细胞膜稳定剂。对低温应激性溃疡、无水乙醇溃疡、抗坏血酸溃疡、胃黏膜损伤、缺血再灌注引起的胃黏膜损伤及烫伤应急性溃疡具有细胞保护作用;对盐酸、乙醇溃疡及幽门结扎、阿司匹林溃疡及创伤有促进愈合的效果;对负荷或不负荷氢化可的松的醋酸溃疡,有较高酸分泌的吲哚美辛溃疡,由胃酸潴留或胃蛋白酶引起的胃自身消化有关的 Shay 溃疡,临床用量 3 mg/kg 以上剂量才有效。

〖体内过程〗 空腹服用本品 75 mg,血浆锌浓度在 1.6 h 达 C_{max} 1.9 μg/ml,本品主要经粪便排泄。

〖适应证〗 用于治疗胃溃疡。

〖不良反应〗 少见皮疹等过敏症状、便秘、恶心、ALT 升高、ALP 升高、LDH 升高、嗜酸性细胞增多、三酰甘油升高、肝功能障碍、黄疸。

〖禁忌与慎用〗 1. 妊娠期妇女用药的安全性尚未确定。

2. 哺乳期妇女使用本品时应暂停哺乳。

3. 儿童用药的安全性及有效性尚未建立。

4. 对本品、肌肽和锌盐过敏者禁用本品。

〖药物相互作用〗 本品与青霉胺类、左旋甲状腺素钠同时服用时,可使本品与其形成螯合物降低其吸收水平,疗效减弱,应避免同时服用;需联合使用时请分时服用。

〖剂量与用法〗 口服,成人一次 75 mg,2 次/日。早饭后及晚上睡前服,可根据年龄、病情增减剂量。

〖用药须知〗 一旦临床出现过敏症状或肝功能损伤、黄疸时症状需立即停用本品,进行相应处理。

〖制剂〗 颗粒剂：150 mg。

〖贮藏〗 密封、干燥处保存。

索法酮
(sofalcone)

别名：苏法抗、索法尔痛、Solon

本品是从中药广豆根中提取的有效成分。

〖CAS〗 64506-49-6

〖理化性状〗 1. 化学名：[5-[(3-Methylbut-2-en-1-yl)oxy]-2-((2E)-3-{4-[(3-methylbut-2-en-1-yl)oxy]phenyl}prop-2-enoyl)phenoxy]acetic acid

2. 分子式：$C_{27}H_{30}O_6$

3. 分子量：450.52

4. 结构式

【药理作用】　本品能扩张胃黏膜血管,增加胃组织血流量;抑制前列腺素分解酶 5-羟基前列腺素脱氢酶,增加胃组织内前列腺素的含量;可使动物实验性溃疡模型构成胃壁的有效成分硫酸化黏蛋白的含量增加,促进胃黏膜的修复,利于溃疡愈合。

【体内过程】　口服吸收迅速,给药后约 1 h 达 C_{max},12 h 后基本上从血中消除。$t_{1/2}$ 为 1 h,主要在肝脏代谢。

【适应证】　用于治疗胃溃疡。

【不良反应】　偶见口渴、便秘、胃灼热等,但都较轻而且可逆,一般不必停药。

【禁忌与慎用】　妊娠期妇女禁用。

【药物相互作用】　本品能延缓地西泮和苯妥英钠在肝内的消除。

【剂量与用法】　口服,一次 100 mg,3 次/日。

【制剂】　①颗粒剂:100 mg。②胶囊剂:50 mg;100 mg。

【贮藏】　密封保存。

依卡倍特

(ecabet)

【CAS】　33159-27-2

【理化性状】　1. 化学名：$1R$-$(1\alpha,4a\text{-}\beta,10a\text{-}\alpha)$)-1,2,3,4,4a,9,10,10a-Octahydro-1,4a-dimethyl-7-(1-methylethyl)-6-sulfo-1-phenanthrene-carboxylic acid

2. 分子式：$C_{20}H_{27}O_5S$

3. 分子量：380.5

4. 结构式

依卡倍特钠

(ecabet sodium)

【CAS】　86408-72-2

【理化性状】　1. 化学名：$1R$-$(1\alpha,4a\text{-}\beta,10a\text{-}\alpha)$)-1,2,3,4,4a,9,10,10a-Octahydro-1,4a-dimethyl-7-(1-methylethyl)-6-sulfo-1-phenanthrenecar-boxylic acid sodium salt

2. 分子式：$C_{20}H_{27}NaO_5S$

3. 分子量：402.48

【药理作用】　1. 胃黏膜覆盖保护作用　本品可选择性地与患者的胃黏膜损伤部位结合形成膜屏障,保护胃黏膜免受胃酸侵蚀。对胃黏膜的覆盖作用不受胃内 pH 值变化的影响。

2. 胃蛋白酶活性抑制作用　本品对健康成人的胃蛋白酶活性具有抑制作用。通过与胃蛋白酶和胃蛋白酶原结合,抑制胃蛋白酶活性(体外试验)。

3. 对幽门螺旋杆菌作用　体外试验显示,本品在酸性环境下可抑制幽门螺旋杆菌尿素酶,进而对幽门螺旋杆菌产生杀伤作用。在动物(猴)试验中,发现本品具有抑制幽门螺旋杆菌的作用和阻止其附着的作用。

4. 内源性前列腺素增加作用　本品可增加患者胃黏膜前列腺素(PGE2,PG12)含量。

5. 防御因子增强作用　本品可持续增加健康成人胃黏液分泌量。抑制乙醇所致的大鼠胃黏膜血流量减少,增加大鼠胃中 HCO_3^- 的分泌。

6. 抑制胃黏膜损伤的作用和促进溃疡愈合作用　本品可抑制健康成年人因阿司匹林过量所致胃黏膜出血。本品可抑制乙醇、盐酸、氢氧化钠、热水、氨水、胆酸等引起的大鼠胃黏膜损伤,抑制大鼠幽门结扎胃溃疡的发生,促进大鼠醋酸胃溃疡的愈合。

【体内过程】　健康成人口服 1.0 g,2～5 h 达 C_{max}(约 1 μg/ml),$t_{1/2}$ 约为 8 h。大部分药物不经代谢,以原药排出体外,72 h 内尿中排出约 3%,粪便排出 90% 以上。

【适应证】　1. 用于胃黏膜损伤(糜烂、出血、红肿、水肿),急性胃炎、慢性胃炎的急性发作期。

2. 用于治疗胃溃疡。

【不良反应】　偶见皮疹、荨麻疹、便秘、腹泻、胸部压迫感、周身疲乏感。

【禁忌与慎用】　1. 对本品过敏者禁用。

2. 妊娠或可能妊娠期妇女用药的安全性尚未确定,因此,只限在治疗需要大于风险时使用。

3. 哺乳期妇女用药的安全性尚未确定。哺乳期妇女应避免使用,必须用药时,服药期间应暂停哺乳。

4. 小儿用药的安全性尚未确定。

【剂量与用法】　口服，一次 1 g，2 次/日，早餐前及睡前服用。

【制剂】　颗粒剂：1 g。

【贮藏】　密闭，不超过 25 ℃保存。

醋氨己酸锌
(zinc acexamate)

本品为有机锌类抗溃疡药

【CAS】　86408-72-2

【理化性状】　1. 本品为白色或类白色结晶性粉末；无臭。本品在沸水中易溶，在水中微溶，在乙醇或三氯甲烷中不溶。

2. 化学名：6-乙酰氨基己酸锌盐

3. 分子式：$C_{16}H_{28}N_2O_6Zn$

4. 分子量：409.8

5. 结构式

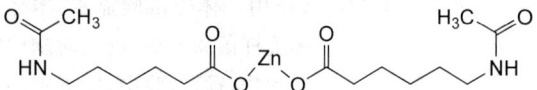

【药理作用】　本品可保护胃黏膜，轻度抑制胃酸分泌。动物实验证明，本品能增加胃黏膜血流量，促进细胞再生；并可通过谷胱甘肽的巯基形成硫醇酸盐来维持细胞膜的稳定；本品还可抑制肥大细胞脱颗粒，防止组胺增加和刺激胃酸分泌，使溃疡的生成降低，并可清除体内自由基，使体内氧化和抗氧化作用达到平衡。

【体内过程】　口服后少量的锌被吸收到血液中，4 h 后血锌浓度低于 0.5 μg/ml。吸收的锌在体内分布广泛，$t_{1/2}$ 约为 1.31 h。主要经胃肠道排出体外，少量经肾排出。

【适应证】　用于治疗胃及十二指肠溃疡。

【不良反应】　少数患者有头晕、恶心、呕吐、便秘等，但都不影响治疗。

【禁忌与慎用】　肾功能不全患者慎用。早妊娠期妇女禁用。

【药物相互作用】　本品与四环素同时服用会抑制后者的吸收，所以不宜同时服用。如治疗需要，应间隔一定时间分别服用。

【剂量与用法】　口服，一次 0.15～0.3 g，3 次/日，饭后服用。疗程 4～6 周。

【制剂】　①胶囊剂：0.15 g。②片剂：0.15 g。

【贮藏】　密封保存。

胸腺蛋白
(thymus protein)

【简介】　本品主要成分为从乳猪胸腺中提取的

中分子蛋白质。体外细胞培养试验证明本品对内皮及成纤维细胞有促增殖作用。动物实验研究表明，本品能直接对不同因素所致的胃溃疡模型有明显的预防和治疗作用，本品通过增强胃黏膜 Na^+、K^+-ATPase 活性和提高胃黏液细胞功能、增加胃黏膜前列腺素合成及降低血浆内皮素水平等机制，而达到保护和营养胃黏膜、促进其损伤修复的作用。用于胃、十二指肠溃疡的治疗，也可用于慢性胃炎、急性胃黏膜病变、口腔溃疡及溃疡性结肠炎的治疗。偶尔出现轻度口干、乏力、头晕。口服，一次 30 mg，2 次/日（早晚餐后 2～3 h 服用），30 d 为一个疗程。口服液：30 mg/6 ml。在阴凉处（不超过 20 ℃）保存。

猴头菌提取物
(hedgehog fungus extract)

【简介】　本品为真菌猴头菌经深层发酵的菌丝体提取所得浸膏制成。含有多糖、肽、氨基酸等。本品能够改善胃黏膜营养状态，促进溃疡愈合及炎症消退，激活机体免疫细胞，增强机体免疫功能。用于慢性胃炎、消化性胃及十二指肠溃疡，结肠炎以及消化不良。口服。一次 3 g（无糖型）或一次 5 g（含糖型），3 次/日。5～6 周为一个疗程。温开水冲服。颗粒剂：每袋 3 g（无糖型）、5 g（含糖型）。密封，在凉暗处保存。

胃膜素
(gastric mucin)

【简介】　本品是用猪的胃膜经消化后提取获得的黏蛋白，具有抗胃蛋白酶的分解作用，还有微弱的抗酸作用。口服后可在胃内形成一个膜一样的保护层，覆盖在溃疡面上，以减小胃酸对溃疡面的侵蚀和刺激，有利于溃疡面愈合。本品可用于治疗消化性溃疡、胃酸过多症。如与氢氧化铝合用，疗效会更好。一次口服 3 g，4 次/日，饭前 1 h 和睡前半小时服。制剂有散剂：50 g/瓶；胶囊剂：0.3 g。

11.2　抗溃疡性结肠炎药

溃疡性结肠炎和克罗恩病的发病与免疫、感染、遗传和酗酒等因素有关，还可以与其他自身免疫性疾病合并发生。临床治疗采用镇静剂、解痉剂、肾上腺皮质激素和免疫抑制剂（如硫唑嘌呤），还可使用甲硝唑或替硝唑加抗炎药物给予保留灌肠。

柳氮磺吡啶
(sulfasalazine)

别名：水杨酰偶氮磺胺吡啶、Salicylazosulfapyridine、Sulphasalazine、Salazopyrin、SASP、Azulfidine

本品为具有 5-氨基水杨酸(5-ASA)的磺胺吡啶,属磺胺类药物。

【CAS】　599-79-1

【ATC】　A07EC01

【理化性状】　1. 本品为鲜黄色或褐黄色细粉。几乎不溶于水或二氯甲烷,极微溶于乙醇,溶于碱性氢氧化物的稀溶液。

2. 化学名:4-Hydroxy-4'-(2-pyridylsulphamoyl)azobenzene-3-carboxylic acid

3. 分子式:$C_{18}H_{14}N_4O_5S$

4. 分子量:398.4

5. 结构式

【药理作用】　本品口服后,大部分药物进入远端小肠和结肠,在肠道微生物作用下分解成 5-ASA 和磺胺吡啶,其中的 5-ASA 与大肠壁结缔组织络合后较长时间停留在肠壁组织中起到抗菌消炎和免疫抑制作用。

【体内过程】　本品口服后,85%未被吸收的药物在末端回肠和结肠部被细菌分解成 5-氨基水杨酸和磺胺吡啶,磺胺吡啶被吸收后,以原药及代谢产物随尿液排出。5-ASA 不被吸收,随粪便排出,$t_{1/2}$约为 7.6 h。

【适应证】　本品主要用于急、慢性溃疡性结肠炎及局限性回肠炎。并可长期维持治疗。

【不良反应】　1. 常见的有恶心、呕吐、上腹不适、头痛、关节痛和皮疹等,停药后即可消失。

2. 偶见过敏性皮炎、粒细胞缺乏、血小板减少及溶血性贫血等严重不良反应,应即刻停药,并给予对症治疗。

3. 影响精子活动力,可致男性不育症。

【妊娠期安全等级】　B。

【禁忌与慎用】　1. 对磺胺类或水杨酸过敏者,小于 2 岁儿童、肠道和尿道梗阻以及卟啉症患者均禁用。

2. 肝肾疾病患者慎用。

3. 本品可经乳汁分泌,哺乳期妇女使用时应暂停哺乳。

【药物相互作用】　抑制肠道菌群的药物如广谱抗菌药物可抑制本品在肠道中分解产生 5-ASA,降低本品的疗效。

【剂量与用法】　1. 成人开始口服 2～3 g/d,3～4 次分服,无不良反应时逐渐增至 4～6 g/d,症状缓解后再逐渐减量到 1.5～2 g/d,直至症状消失。儿童开始按 40～60 mg/kg,3～6 次/日,收效后维持量为一日 30 mg/kg,3～4 次/日。

2. 本品 2 g 研细后加云南白药及利多卡因适量,加甲硝唑注射液 100～200 ml 混合后保留灌肠 1～2 次/日;也可加用其他药物如白芨粉、锡类散、氢化可的松、普鲁卡因等。

【用药须知】　1. 勿与抗菌药物同时应用。

2. 重症患者宜合用肾上腺皮质激素或免疫抑制剂硫唑嘌呤,可以及时控制病情。

【制剂】　片剂:0.25 g;0.5 g。

【贮藏】　密闭、贮于阴凉干燥处。

奥沙拉秦
(olsalazine)

本品由一个偶氮键连接两个 5-氨基水杨酸(5-ASA)所组成。

【CAS】　6054-98-4

【ATC】　A07EC03

【理化性状】　1. 化学名:5,5'-azodisalicylate

2. 分子式:$C_{14}H_8N_2O_6$

3. 分子量:302.24

4. 结构式

奥沙拉秦钠
(olsalazine sodium)

别名:Azodisal、Dipentum

【CAS】　6054-98-4

【理化性状】　1. 本品为黄色、细微的结晶性粉末,呈多形性。略溶于水,可溶于二甲基亚砜,极微溶于甲醇。

2. 化学名:Disodium 5,5'-azodisalicylate

3. 分子式:$C_{14}H_8N_2Na_2O_6$

4. 分子量:346.2

【药理作用】　1. 本品作用机制类似柳氮磺吡啶,口服后在胃和小肠里不吸收,在末端回肠和结肠中被肠道细菌分解成 2 分子 5-ASA 而发挥局部抗炎作用。

2. 本品由一个偶氮键连接两个分子的 5-ASA 所构成。5-ASA 虽可治疗溃疡性结肠炎,但口服 5-ASA 后在小肠里就被吸收,继而被乙酰化随尿液排出,不能达到结肠。而本品进入胃及小肠后,既不被吸收,也不被分解,而在达到结肠后,偶氮键在细菌的作用下产生断裂,分解为两个分子的 5-ASA,而在结肠炎症的黏膜上发挥作用,抑制前列腺素和炎症介质白三烯的生成,从而降低肠壁细胞膜的通透性,减轻肠黏膜水肿。

【体内过程】　本品口服后,$1\sim2$ h 达血药峰值,血浆蛋白结合率高,母药为 90%,5-ASA 和 N-乙酰 ASA 分别为 40% 和 50%。仅有 1%~2% 原药被吸收并主要随尿液排出。本品在肝内被代谢成硫酸结合物,消除 $t_{1/2}$ 为 7 d。

【适应证】　用于急性溃疡性结肠炎及局限性回肠炎,也可作为缓解期的长期维持治疗。

【不良反应】　一般有腹泻、腹部痉挛、头痛、失眠、恶心、头晕、消化不良、关节痛和皮疹等。

【妊娠期安全等级】　C。

【禁忌与慎用】　1. 对水杨酸过敏者及肾功能不全者禁用。

2. 5-ASA 可经乳汁分泌,哺乳期妇女使用时应暂停哺乳。

【药物相互作用】　参见柳氮磺吡啶。

【剂量与用法】　1. 成人开始口服 1.5 g/d,3 次分服,必要时可增至 3 g/d;儿童一日 20~40 mg/kg。

2. 维持治疗:成人 1 g/d,2 次分服;儿童一日 15~30 mg/kg。

【用药须知】　本品可替代柳氮磺吡啶用于长期维持治疗以防止复发。

【制剂】　胶囊剂:0.25 g。

【贮藏】　密封保存。

美沙拉秦
(mesalazine)

别名:5-氨基水杨酸、5-氨基水杨酸、艾迪莎、安洁莎、安萨科、氨基水杨酸、氨水杨酸、美沙拉明、美沙拉秦、美少胺、颇得斯、颇得斯安、莎尔福、Asacol、Asacolitin、Claversal、Enterasin、Etiasa、Fisalamine、FIV-ASA、Mesasal、Pentasa、Rowasa、Salofalk

本品为水杨酸衍生物,抗溃疡药。

【CAS】　89-57-6

【ATC】　A07EC02

【理化性状】　1. 本品为白色至粉红色结晶,熔点约 280 ℃(分解)。溶于盐酸,略溶于热水,微溶于冷水或乙醇。

2. 化学名:5-Amino-2-salicylic acid

3. 分子式:$C_7H_7NO_3$

4. 分子量:153.14

5. 结构式

【药理作用】　本品通过作用于肠道炎症黏膜,抑制引起炎症的前列腺素合成及炎性介质白三烯的形成,从而对肠道壁起显著的抗炎作用,对炎症的肠壁结缔组织效果尤佳。试验表明本品对维持溃疡性结肠炎的缓解与柳氮磺吡啶同样有效,但不发生后者通常引起的不良反应(如骨髓抑制和男性不育)。

【体内过程】　1. 本品口服在结肠释放后转化为乙酰水杨酸。乙酰水杨酸一部分被肠道内细菌分解,从粪便中排出。另一部分由肠黏膜吸收,约 40% 与血浆蛋白结合,在体内代谢生成乙酰化物,此乙酰化物约 80% 与血浆蛋白结合,从尿液排出,$t_{1/2}$ 为 5~10 h,很少透过胎盘和分泌人乳汁。

2. 本品缓释片在胃中崩解后,微颗粒通过幽门进入小肠,在肠道内可持续均匀地释放药物,约 50% 在小肠内释放,50% 在大肠内释放。口服缓释片不必胃排空,无药物大量倾释现象,无血药峰浓度,在胃中残留时间短,服药后 20 min 内血中即可测出药物。缓释片还可防止本品在近端小肠被过早吸收,从而保证它在远端小肠具有较高的生物利用度。

3. 本品栓剂由缓释微囊组成,可直接到达作用部位,缓慢释放,局部浓度高。

【适应证】　1. 口服制剂用于治疗溃疡性结肠炎和克罗恩病。

2. 栓剂用于治疗溃疡性直肠炎和溃疡性结肠炎。

3. 保留灌肠用于治疗活动期溃疡性直肠乙状结肠炎。

【不良反应】　1. 血液　有报道口服本品后,可出现血小板减少、嗜酸性粒细胞增多、白细胞减少、贫血。

2. 心血管系统　本品可能会引起心包炎、心肌炎和血管舒张。

3. 精神神经系统　有报道使用本品后出现焦虑、失眠、抑郁、嗜睡、眩晕、头晕、头痛(可能为剂量依赖性)、情绪不稳定、颈痛、下背部疼痛、无力、神经质、意识混乱、轻微定向力障碍、感觉异常和震颤等。偶尔会出现外周神经病、横贯性脊髓炎和吉兰-巴雷综合征。

4. 代谢/内分泌系统　有报道口服本品后出现发热(可能是剂量依赖性的)、寒战和出汗。

5. 消化系统

（1）口服本品可引起口干、口腔溃疡、恶心、呕吐、消化不良、食欲缺乏、嗳气、腹胀、便秘、胃肠炎、胰腺炎、胆囊炎，也可能引起结肠炎症状恶化。偶可导致消化性溃疡穿孔。也有出现全结肠炎的报道。此外，有本品引起严重腹泻的个案报道。

（2）口服本品后很少有发生肝炎的报道，更多见的是无症状的肝酶学指标升高，继续治疗或停药后可逐渐恢复。有报道偶见胆汁淤积性黄疸及可能的肝细胞损害（包括肝坏死和肝衰竭）。

6. 泌尿生殖系统　有报道口服本品可能出现排尿困难、尿急、血尿、附睾炎、痛经、月经过多以及间质性肾炎和急性肾功能衰竭。

7. 眼　有报道口服本品后可出现结膜炎、眼痛和视物模糊。

8. 耳　可能出现耳痛、耳塞和耳鸣。

9. 呼吸系统　有报道口服本品可出现鼻窦炎、鼻炎、咽炎、间质性肺炎、胸膜炎和咳嗽加重、哮喘恶化。也有报道口服本品可能出现超敏反应引起肺泡炎和双侧肺间质性实变。另有本品诱导的单侧嗜酸性粒细胞性肺炎的个案报道。

10. 皮肤　口服本品后可能出现皮肤干燥、瘙痒、荨麻疹、皮肤丘疹、结节性红斑、痤疮，偶可引起银屑病、坏疽性脓皮病、脱发和毛囊炎。

11. 肌肉骨骼系统　口服本品可出现关节痛、肌痛、肌张力过高、肌肉痉挛和痛风、关节炎。也有出现狼疮样综合征的报道。

12. 其他　有发生过敏反应及流感样综合征（可能与剂量有关）的报道。

【妊娠期安全等级】　B。

【禁忌与慎用】　1. 对柳氮磺吡啶过敏者也可能对本品过敏。

2. 对本品或水杨酸类药物过敏者、胃和十二指肠溃疡患者、重度肝、肾功能不全患者禁用。

3. 血尿素氮升高或蛋白尿患者、既往有使用柳氮磺吡啶引起不良反应病史者、幽门梗阻者、凝血机制异常者、肝、肾功能不全患者及老年人慎用。

4. 2 岁以下儿童不宜使用。

5. 妊娠期妇女只有潜在的益处大于对胎儿伤害的风险时才可使用。

6. 本品及其代谢产物可经乳汁分泌，哺乳期妇女使用时应暂停哺乳。

【药物相互作用】　1. 本品可增强磺酰脲类口服降糖药的降糖作用，可能加剧低血糖效应。

2. 本品可增加糖皮质激素对胃肠道的潜在不良反应。

3. 与含阿司匹林的药物合用时，可增加胃肠道的不良反应。合用时应注意胃肠道症状（如呕吐、腹痛、消化不良等）的发生，必要时可减少本品的用量或停药。

4. 与甲氨蝶呤合用，可能增加甲氨蝶呤的毒性。

5. 与低分子肝素等抗凝血药合用时，可减弱血小板的功能，增加出血的危险。

6. 与水痘疫苗合用，可增加发生雷耶综合征（Reye's syndrome）的风险，建议在接种水痘疫苗后的 6 周内不要应用本品。

7. 与华法林合用时可降低华法林的作用，其确切机制不明，可能为本品抑制华法林的吸收。

8. 与维生素 B_{12} 片剂同时服用时，将影响维生素 B_{12} 片剂的吸收。

9. 与丙磺舒和苯磺唑酮合用，可能降低排尿酸作用。

10. 与螺内酯和呋塞米合用，可能减弱利尿作用。

11. 与利福平合用，可能减弱其抗结核作用。

【剂量与用法】　1. 溃疡性结肠炎

（1）急性发作　口服，一次 1 g，4 次/日。

（2）维持治疗　一次 0.5 g，3～4 次/日。直肠给药，一次 0.2～1 g，1～2 次/日。

（3）控释片　口服，一次 2.4 g，1 次/日。

（4）1～2 次/日，便后肛塞 0.25～0.5 g。

（5）2 岁以上儿童，口服，一日 20～30 mg/kg，分次给药。

2. 克罗恩病　口服，一次 1 g，4 次/日。

【用药须知】　1. 本品不能与降低肠道 pH 值的药物合用。

2. 片剂宜整粒或掰开用水冲服，但不可嚼碎或压碎。

3. 若栓剂在 10 min 内流泻，需重新塞入另一栓剂。为方便塞入，可用水、凡士林及其他润滑物润湿。若因故漏用一剂或多剂时，应按原剂量继续使用。

4. 用药期间如出现胸痛、气短、胸膜或心包摩擦音，以及急性不耐受综合征（主要表现为肠道痉挛、急性腹痛、血性腹泻，有时可有发热、头痛和皮疹等）或溃疡性结肠炎的病情恶化，应立即停药。

5. 对于有柳氮磺吡啶过敏史的患者，如使用本品过程中出现皮肤过敏应停用。

6. 若出现药物过量，应对症治疗，密切监测肾功能。

7. 口服本品治疗前，应监测肾功能，治疗过程中也应定期复查。对患有肾脏疾病、肾功能不全患者，应密切监测血尿素氮（BUN）、血肌酐或蛋白尿。

【制剂】　① 片剂:0.5 g。② 缓释片:0.5 g。③ 控释片:1.2 g。④ 栓剂:0.25 g;0.5 g;1 g。⑤ 缓释颗粒:0.5 g。

【贮藏】　15～25 ℃干燥处保存。

巴柳氮
(balsalazide)

别名:巴沙拉嗪

本品为水杨酸衍生物,抗溃疡药。

【CAS】　80573-04-2

【ATC】　A07EC04

【理化性状】　1. 化学名:(E)-5-[[-4-[[(2-Carboxyethyl) amino] carbonyl] phenyl] azo]-2-hydroxybenzoic acid

2. 分子式:$C_{17}H_{13}N_3O_6$

3. 分子量:357.32

4. 结构式

巴柳氮钠
(balsalazide disodium)

〖CAS〗　213594-60-6;82101-18-6

〖理化性状〗　1. 本品为橙色至黄色的细小结晶性粉末,易溶于水和等渗盐水,难溶于甲醇和乙醇,几乎不溶于其他有机溶剂。

2. 化学名:(E)-5-[[-4-[[(2-Carboxyethyl) amino]carbonyl] phenyl]azo]-2-hydroxybenzoic acid, disodium salt, dihydrate

3. 分子式:$C_{17}H_{13}N_3O_6Na_2 \cdot 2H_2O$

4. 分子量:437.32

【药理作用】　本品为5-氨基水杨酸(5-ASA)的前体药。口服后直接输送到结肠,经结肠细菌酶作用,偶氮键发生断裂,转变为活性药物 5-ASA 而发挥作用。本品在结肠仅 20% 被吸收,并经循环很快被清除,因而其疗效比 5-ASA 优,且不良反应少。其作用机制可能通过抑制脂氧化酶导致白三烯释放降低,以及抑制巨噬细胞移行所致。本品能抑制结肠腺瘤衍生的细胞系细胞增生,能使结肠糜烂面积缩小,且呈剂量依赖性降低;尚有膜稳定、细胞保护和抗炎作用。

【体内过程】　1. 吸收　在健康受试者中,本品的全身吸收非常低且有个体差异。单次口服 1.5 g 或 2.25 g,1～2 h 后达到平均 C_{max}。

2. 分布　人体血浆蛋白结合率≥99%。

3. 代谢　在血浆、尿及粪便中检出此化合物的偶氮还原的产物 5-氨基水杨酸和 4-氨基苯甲酰基-β-氨基丙酸及它们的 N-乙酰化代谢物。

4. 消除　健康受试者单次或多次服用本品,1% 的口服剂量以原药、5-氨基水杨酸和 4-氨基苯甲酰基-β-氨基丙酸形式在尿中排出,而 25% 的口服剂量以 N-乙酰化代谢物排出。本品单次服 2.25 g,65% 以 5-氨基水杨酸、4-氨基苯甲酰基-β-氨基丙酸及 N-乙酰化代谢物随粪便排出,而 1% 的口服剂量以原药排出。

【适应证】　用于急性轻、中度溃疡性结肠炎。

【不良反应】　偶见腹痛、腹泻、食欲缺乏、便秘、消化不良、腹胀、口干、黄疸、咳嗽、咽炎、鼻炎。

【妊娠期安全等级】　B。

【禁忌与慎用】　1. 重度肾功能不全患者及对水杨酸、对本品过敏者或水杨酸过敏者禁用。

2. 尚未明确本品是否可经乳汁,哺乳期妇女慎用。

3. 不推荐儿童使用。

4. 肝功能不全及中度肾功能不全的患者慎用。

【剂量与用法】　口服,一次 1.5 g,4 次/日,饭后及睡前服用。疗程 8 周。

【用药须知】　1. 患有幽门狭窄的患者可能会延长本品的胃中停留时间。

2. 对已知肾功能障碍或有肾病史的患者应注意使用本品。应定期监测患者的肾功能(如血清肌酐),特别是在治疗初期。如患者在治疗期间出现肾功能障碍,可能会引起出血、青肿、咽喉痛、发热、心肌炎以及气短伴随的发热和胸痛。若出现上述不良反应与医师联系,并停止治疗。

【制剂】　① 片剂:0.5 g。② 胶囊剂:0.375 g;0.75 g。③ 颗粒剂:0.75 g。

【贮藏】　密闭,遮光保存。

11.3　胃肠解痉药

胃肠解痉药主要为抗胆碱能药中的 M-受体拮抗药,包括颠茄生物碱类及其衍生物以及人工合成品。还有一些药物,虽然化学结构及作用原理与抗胆碱能药不同,但也具有解除平滑肌痉挛及减少分泌的作用。具有 M-受体阻断作用的胃肠解痉药物。

辛戊胺

（octamylamine）

别名：戊胺庚太烷、新握克丁、Neo-Octin

【CAS】 502-59-0（octamylamine）；5964-56-7（octamylamine hydrochloride）

【理化性状】 1. 化学名：N-Isopentyl-1,5-dimethylhexylamine

2. 分子式：$C_{13}H_{29}N$

3. 分子量：199.4

4. 结构式

【药理作用】 本品为拟交感药，解除平滑肌痉挛的作用强而迅速。此外还有中等程度的收缩周围血管及增强心肌收缩力的作用，并能短暂地升高血压，微弱地扩张支气管。其解痉作用与阿托品接近，但无口干等副作用。

【适应证】 1. 用于胆囊炎、胆石症所致的绞痛。

2. 用于胃肠道、泌尿道平滑肌和括约肌痉挛。

3. 用于偏头痛、呃逆以及泌尿道、胃肠道器械检查。

【不良反应】 1. 偶有恶心、头痛、神经过敏等反应。

2. 注射本品可引起血压升高。

【禁忌与慎用】 1. 对本品过敏者、妊娠期妇女以及青光眼患者禁用。

2. 高血压患者慎用。

3. 哺乳期妇女使用时应暂停哺乳。

【剂量与用法】 1. 口服 复方滴剂（加有异美汀）25～40 滴/次，3～4 次/日。

2. 肌内注射 复方注射液一次 1～2 ml。

【制剂】 1. 复方辛戊胺注射液：每支 1 ml，内含异美汀氨基磺酸盐 0.06 g，辛戊胺氨基磺酸盐 0.08 g。

2. 复方辛戊胺滴剂：成分同复方注射剂。

【贮藏】 密封保存。

贝那替秦

（benactyzine）

本品为抗胆碱能药。

【CAS】 302-40-9（benactyzine）

【理化性状】 1. 化学名：2-(Diethylamino)ethyl hydroxy(diphenyl)acetate

2. 分子式：$C_{20}H_{25}NO_3$

3. 分子量：327.4

4. 结构式

（benctyzine）

盐酸贝那替秦

（benactyzine hydrochloride）

别名：乙胺痉平、胃仙、胃复康、Ficilin、Spatomac

【CAS】 57-37-4

【理化性状】 1. 化学名：2-Diethylamino ethyl benzilate hydrochloride

2. 分子式：$C_{20}H_{25}NO_3 \cdot HCl$

3. 分子量：363.9

甲溴贝那替秦

（benactyzine methobromide）

本品为抗胆碱能药。

【CAS】 3166-62-9

【理化性状】 1. 本品为白色鳞片状结晶，味苦。易溶于水和乙醇。熔点 177～178℃。

2. 化学名：Diethyl(2-hydroxyethyl)methylammonium bromide benzilate

3. 分子式：$C_{21}H_{28}BrNO_3$

4. 分子量：422.36

【药理作用】 1. 可解痉及抑制胃酸分泌。

2. 尚有中枢安定作用。

【适应证】 用于兼有焦虑的胃及十二指肠溃疡、胃痛、胆绞痛、多汗和胃酸过多症。

【不良反应】 一般有口干、排尿困难、瞳孔散大及便秘等，但为时较短。

【禁忌与慎用】 对本品过敏者、妊娠期妇女、哺乳期妇女和青光眼患者禁用。

【剂量与用法】 一次口服 10～20 mg，3 次/日，饭后服。如胃酸过多，为预防溃疡发展，宜于睡前再给药 1 次。

【用药须知】 1. 当不良反应较重时，应减少剂量；不良反应减轻后再恢复剂量。

2. 治疗胃及十二指肠溃疡，在症状消失后宜继续以小剂量给药 2～3 个月。

3. 如出现四肢麻木、恶心、眩晕等严重不良反应时，应减量或停药。

【制剂】 片剂:10 mg。
【贮藏】 密封、贮于阴凉干燥处。

罗西维林
（rociverine）

本品为解痉药。

【CAS】 53716-44-2

【ATC】 A03AA06

【理化性状】 1. 化学名:2-(Diethylamino)-1-methylethyl（1S）-1-hydroxy-1，1'-bi（cyclohexyl）-2-carboxylate

2. 分子式:$C_{20}H_{37}NO_3$

3. 分子量:339.51

4. 结构式

【药理作用】 1. 动物实验表明,本品具有很强的解痉作用。药理研究表明,本品具有罂粟碱样作用,可选择性的作用于内脏平滑肌,而对心血管系统无显著影响。而且,本品具有阿托品样副交感神经阻滞作用,但较阿托品不良反应低。

2. 在临床研究中,本品还被证明对助产有作用,它能缩短子宫扩张,娩出时间和难产时复原时间。

【体内过程】 本品吸收良好,体内无蓄积性,主要随尿液排出。

【适应证】 用于泌尿生殖道及胆道的解痉、镇痛作用。也用于动力学难产,产褥期子宫收缩疼痛,痛经。

【不良反应】 可见口干、瞳孔放大（瞳孔扩张）、因调节功能紊乱而引起的视觉障碍、心动过速、困倦、收敛作用、热性潮红、震颤。

【禁忌与慎用】 1. 青光眼、前列腺增生、尿潴留、幽门狭窄及其他胃肠道狭窄及对本品过敏患者禁用。

2. 心脏病、冠心病和高血压患者以及老年尿潴留患者慎用。

3. 妊娠期妇女及哺乳期妇女慎用。

4. 儿童用药的安全性和有效性尚未确定。

【剂量与用法】 一次口服 10 mg,3 次/日。紧急情况下可服 20 mg。

【用药须知】 本品可引起视觉障碍,驾驶汽车或从事特殊行业的患者需注意。

【制剂】 片剂:10 mg。

【贮藏】 25 ℃干燥贮藏。避免儿童误取。

西托溴铵
（cimetropium bromide）

别名:Alginor

本品为解痉药。

【CAS】 51598-60-8

【ATC】 A03BB05

【理化性状】 1. 本品为白色结晶性粉末,无臭。易溶于水,不溶于三氯甲烷、乙醚。熔点 174 ℃。

2. 化学名:（1S，2R，4S，5S）-9-（Cyclopropylmethyl)-7-{[（2R）-3-hydroxy-2-phenylpropanoyl]oxy}-9-methyl-3-oxa-9-azoniatricyclo[3.3.1.0～2,4～]nonane bromide

3. 分子式:$C_{21}H_{28}BrNO_4$

4. 分子量:438.36

5. 结构式

【药理作用】 本品作用机制为阻断内脏平滑肌的毒蕈碱样受体而具有抗毒蕈碱作用,可直接作用于平滑肌,解除平滑肌痉挛。

【体内过程】 本品吸收较快,1.5～2 h 血药浓度达到峰值。静脉注射后很快分布于各组织,其中主要分布于肠、肝及肾,消除相 $t_{1/2}$ 为 1.5 h。约 50% 以原药从尿中排泄。

【适应证】 主要用于胆绞痛、肾绞痛、胃肠道痉挛痛、尿路和胆道痉挛痛、痛经等;亦可用于分娩痛、小儿呕吐、吐奶、腹痛和幽门痉挛等。

【不良反应】 可见眼内压升高、头痛、头晕目眩、欣快感、乏力、嗜睡、恶心及皮肤过敏等反应;肌内注射和静脉注射可出现短暂口渴、心率加快及视力调节障碍。

【禁忌与慎用】 1. 前列腺肥大、青光眼、尿潴留、肠梗阻、麻痹性肠梗阻、溃疡性结肠炎、巨结肠症、重症肌无力及对本品过敏者禁用。

2. 自主神经系统紊乱、肝肾疾病、甲状腺功能亢进、冠心病、充血性心力衰竭、心律失常、高血压及高热患者慎用。

3. 妊娠期妇女及哺乳期妇女慎用。

【药物相互作用】　本品与抗组胺药、三环类抗抑郁药及其他抗胆碱药合用可增强本品的抗胆碱能作用,但可被拟副交感神经药减弱或对抗。

【剂量与用法】　1. 口服　2～3 次/日,一次 50 mg。

2. 静脉注射或肌内注射　3～4 次/日,一次 5 mg。

3. 栓剂　2～3 次/日,一次 50 mg。

4. 滴剂　5～6 次/日,一次 3～5 滴/kg。

【用药须知】　本品可引起视觉障碍,驾驶汽车或从事特殊行业的患者需注意。

【制剂】　①片剂:50 mg。②注射液:5 mg/1 ml。③栓剂:50 mg。④滴剂:每 100 ml 内含 1 g。

【贮藏】　密闭保存。

替喹溴铵

(tiquizium bromide)

别名:Thiaton
本品为解痉药。

【CAS】　71731-58-3

【理化性状】　1. 化学名:(5R,9aR)-7-(Dithiophen-2-ylmethylidene)-5-methyl-1,2,3,4,6,8,9,9a-octahydroquinolizin-5-ium bromide

2. 分子式:$C_{19}H_{24}NBrS_2$

3. 分子量:410.43

4. 结构式

【药理作用】　本品能抑制大鼠、小鼠、狗由迷走神经刺激引起的胃收缩及肠道输送功能亢进,其抑制作用较丁溴东莨菪碱为强。狗静脉给药后可见通过胆道口括约肌的灌流量显著增加及胆囊内压降低,并能抑制迷走神经刺激引起的胆囊收缩。健康成年男子口服后观察本品对胃蠕动及钡剂排泄的影响,认为与未给药时比较,运动受到显著抑制,但未见钡剂排泄延迟。对幽门结扎的大鼠皮下给药,表明它对胃液分泌的抑制作用远比丁溴东莨菪碱为强。作用机理主要是在毒蕈碱作用部位具有竞争性抗乙酰胆碱作用。

【体内过程】　健康成年男子口服本品 10 mg,1.5 h 后血药浓度可达峰值,约 10 ng/ml,消除 $t_{1/2}$ 约 1.4 h。原药从尿中迅速排泄,6 h 内 90% 以上被排泄。尿中代谢物,除原药外主要有噻吩环-O-硫酸酯,也有微量噻吩环-O-葡糖醛酸苷,即本品在人体

内的主要代谢途径是噻吩环的羟基化。

【适应证】　用于治疗胃溃疡、十二指肠溃疡、胃肠炎、肠易激综合征、胆道疾病引起的胃肠痉挛及运动功能亢进。

【不良反应】　1. 眼　偶见畏光。

2. 精神神经系统　罕见头重感、耳鸣。

3. 消化系统　偶见口渴、便秘、腹泻、恶心、呕吐,罕见胃灼热、胃部不适。

4. 循环系统　偶见心悸。

5. 过敏症　罕见皮疹,应停药。

6. 泌尿系统　偶见排尿困难,罕见尿频。

【禁忌与慎用】　1. 禁用于青光眼、前列腺肥大所致排尿困难、严重心脏病、麻痹性肠梗阻绞痛和对本品有过敏史的患者。

2. 慎用于前列腺肥大、甲状腺功能亢进,充血性心力衰竭、心律失常、溃疡性大肠炎(有时出现中毒性巨结肠)和处于高温环境下的患者。

3. 妊娠期妇女及小儿用药的安全性尚未确立。

【药物相互作用】　与三环类抗抑郁药、吩噻嗪类药、MAOIs、抗组胺药合用时,本品的作用常增强。

【剂量与用法】　口服,一般成人 5～10 mg,3 次/日。

【用药须知】　本品可引起畏光等症状,所以服用本品的患者从事驾车等机械操作时须注意。

【制剂】　胶囊剂:5 mg;10 mg。

【贮藏】　密闭保存。

美贝维林

(mebeverine)

别名:甲苯凡林、杜适林、Colofac、Duspamen
本品为解痉药,临床用其盐酸盐。

【CAS】　2753-45-9

【ATC】　A03AA04

【理化性状】　1. 化学名:(RS)-4-(Ethyl[1-(4-methoxyphenyl) propan-2-yl] amino) butyl-3,4-dimethoxybenzoate

2. 分子式:$C_{25}H_{35}NO_5$

3. 分子量:429.6

4. 结构式

【药理作用】　本品对胃肠道平滑肌具有选择性作用,其解痉作用是罂粟碱的 3～5 倍。通过直接作用

于胃肠道平滑肌而发挥其解痉作用,同时不影响正常胃肠运动。本品解痉作用不通过自主神经系统,故无抗胆碱作用,因而也适用于前列腺增生和青光眼患者。

【体内过程】 本品口服后在十二指肠内吸收迅速且完全。蛋白结合率为76%。在体内代谢完全,代谢产物为藜芦酸及美贝维林醇,其中美贝维林醇可进一步代谢为羧酸及脱甲基化羧酸的形式。口服剂量的95%～98%以代谢产物形式在8 h内经肾自尿中排出,尿中无原药。

【适应证】 对症治疗由肠易激综合征引起的痉挛性腹痛、肠功能紊乱等。也用于肠痉挛对症治疗。

【不良反应】 不良反应偶见头痛、头晕、腹胀、恶心和皮肤过敏等。有导致囊性纤维化患者发生腹膜炎的报道。

【禁忌与慎用】 1. 对本品过敏者禁用。

2. 肠梗阻患者禁用。

3. 粪便嵌塞和结肠弛缓(如老年巨结肠症)患者禁用。

4. 轻、中度肝肾功能不全患者慎用。

5. 囊性纤维化者及心脏疾病患者慎用。

6. 重度肝功能不全患者禁用。

7. 尚无妊娠期妇女的安全性资料,妊娠期妇女慎用。

【剂量与用法】 1. 成人　口服135 mg,3次/日。

2. 儿童　口服,年龄10岁以上同成人;年龄9～10岁者,混悬液一次100 mg,3次/日;年龄4～8岁者,混悬液一次50 mg,3次/日;年龄3岁者,混悬液一次25 mg,3次/日。

【用药须知】 1. 本品片剂宜于餐前20 min服用,片剂并应整片吞服,勿咀嚼。

2. 应注意对驾驶及操作机械者精神运动能力的影响。

3. 药物过量可引起中枢神经系统应激反应,无特异性解救药,建议洗胃及对症处理。

4. 混悬液中含有苯甲酸,故勿接触眼、皮肤及其他黏膜。

【制剂】 ①片剂:135 mg。②混悬液:50 mg/5 ml。

【贮藏】 30 ℃以下干燥处保存。

双环维林
(dicycloverine)

别名:双环己胺、双环胺、dicyclomine

【CAS】 77-19-0

【ATC】 A03AA07

【理化性状】 1. 化学名:2-(Diethylamino)ethyl 1-cyclohexylcyclohexane-1-carboxylate

2. 分子式:$C_{19}H_{35}NO_2$

3. 分子量:309.4

4. 结构式

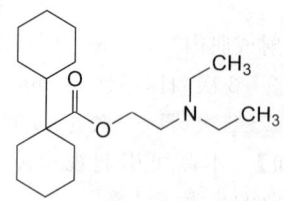

盐酸双环维林
(dicycloverine hydrochloride)

【CAS】 67-92-5

【理化性状】 1. 化学名:2-(Diethylamino)ethyl 1-cyclohexylcyclohexane-1-carboxylate hydrochloride (1:1)

2. 分子式:$C_{19}H_{35}NO_2 \cdot HCl$

3. 分子量:345.94

【药理作用】 本品属叔胺抗毒蕈碱药。作用类似阿托品,但较弱。对胃肠道平滑肌具有直接解痉作用。

【体内过程】 本品口服后迅速被吸收,于60～90 min可达血药峰值。近80%的剂量随尿液排出,仅约8.4%见于粪便中。血浆$t_{1/2}$约1.8 h。口服20 mg后的平均分布容积为3.65 L/kg,说明组织中分布很广。

【适应证】 1. 用于治疗胃肠道痉挛。

2. 用于治疗肠易激综合征。

【不良反应】 1. 常见口干、头晕、视物模糊、恶心、嗜睡、无力。

2. 上市后报道的不良反应有心动过速、心悸、腹痛、腹胀、便秘、消化不良、呕吐、睫状肌麻痹、瞳孔放大。

【妊娠期安全等级】 B。

【禁忌与慎用】 1. 对本品过敏者、尿路梗阻、胃肠道梗阻、严重溃疡性结肠炎、反流性食管炎、急性出血所致不稳定的心血管状态、青光眼以及哺乳期妇女均应禁用。

2. 血压不稳定者慎用。

3. 本品可经乳汁分泌,哺乳期妇女使用时应暂停哺乳。

4. 6个月以下婴儿禁用。

5. 本品主要经肾排泄,肾功能不全患者慎用。

6. 未对肝功能不全患者进行研究,肝功能不全患者慎用。

【药物相互作用】　1. 本品可拮抗青光眼药的作用,不可合用。

2. 金刚烷胺、Ⅰ类抗心律失常药、抗组胺药、抗精神病药、苯二氮䓬类、MAOIs、麻醉性镇痛药、硝酸酯类、拟交感神经药、三环类抗抑郁药可增强本品的作用,增加不良反应。

3. 甲氧氯普胺可拮抗本品的作用。

4. 抗酸药可影响本品的吸收,应避免合用。

5. 本品可能会影响口服药物的吸收,如延缓地高辛的溶解,升高地高辛的血药浓度。

6. 治疗胃酸缺乏的药物和促进胃酸分泌的诊断药物可拮抗本品的作用。

【剂量与用法】　1. 口服　成人 10～20 mg,3 次/日。在耐受情况下,可用到 40 mg,4 次/日。>6 个月～2 岁儿童给予 5～10 mg,3～4 次/日,一般在餐前 15 min 给药;2～12 岁儿童给予 10 mg,3 次/日。

2. 肌内注射　一次 20 mg,4 次/日,一般不超过 1～2 d,尽快改为口服。

【用药须知】　参见阿托品。

【制剂】　①片剂:10 mg;20 mg。②注射液:20 mg/2 ml。③胶囊剂:10 mg。④糖浆剂:10 mg/5 ml。

【贮藏】　室温贮存。

奥替溴铵
(otilonium bromide)

别名:Spasmoctyl 40、Doralin

【ATC】　A03AB06

【理化性状】　1. 化学名:N,N-Diethyl-N-methyl-2-(4-[2-(octyloxy)benzamido]benzoyloxy)ethanaminium bromide

2. 分子式:$C_{29}H_{43}BrN_2O_4$

3. 分子量:563.57

4. 结构式

【药理作用】　本品为抗胆碱能药,对于消化道平滑肌具有选择性和强烈的解痉挛作用,因此,适用于所有的运动功能亢进,不同原因和不同部位以及由于平滑肌纤维病理性萎缩引起的痉挛反应。

【体内过程】　口服给药后的实验资料显示,此

药的吸收率很低(给药剂量的 5%)。被吸收的药物大部分经胆汁排泄。

【适应证】　适用于胃肠道痉挛和运动功能障碍(肠易激综合征、胃炎、胃十二指肠炎、肠炎、食管病变)。也可用于内窥镜检查前准备(食管-胃-十二指肠镜、结肠镜、直肠镜等)。

【不良反应】　如果按照治疗剂量使用,非特殊情况下不会发生阿托品样反应。

【禁忌与慎用】　1. 对本品过敏者禁用。

2. 妊娠期妇女、哺乳期的妇女及儿童慎用。

3. 青光眼,前列腺增生,幽门狭窄的患者慎用。

【剂量与用法】　成人口服,一次 40～80 mg,2～3 次/日。

【制剂】　片剂:40 mg。

【贮藏】　贮于 25 ℃以下。

匹维溴铵
(pinaverium bromide)

【CAS】　53251-94-8

【理化性状】　1. 化学名:4-(6-Bromoveratryl)-4-[2-[2-(6,6-dimethyl-2-norpinyl)ethoxy]ethyl]morpholinium bromide

2. 分子式:$C_{26}H_{41}Br_2NO_4$

3. 分子量:591.4

4. 结构式

【药理作用】　本品是作用于胃肠道的解痉剂,是一种钙通道阻滞剂,通过抑制钙离子流入肠道平滑肌细胞发挥作用。动物实验中观察到,本品可以直接或间接地减低致敏性传入的刺激作用。本品没有抗胆碱能作用,也没有对心血管系统的不良反应。

【体内过程】　低于 10%的口服剂量经胃肠道吸收,1 h 内达血药峰值,清除 $t_{1/2}$ 为 1.5 h,本品几乎全部在肝脏代谢并清除,动物自动放射影像学研究显示本品聚集于胃肠道中。蛋白结合率为 97%。

【适应证】　1. 对症治疗与肠易激综合征有关的疼痛、排便异常和肠道不适。

2. 对症治疗与胆道功能紊乱有关的疼痛。

3. 为钡灌肠做准备。

【不良反应】　偶见腹痛、腹泻、便秘,偶见瘙痒、皮疹、恶心、口干等。

【禁忌与慎用】　1. 对本品过敏者禁用。

2. 妊娠期妇女及儿童禁用。

3. 哺乳期的妇女使用本品应停止哺乳。

【剂量与用法】 1. 口服,一次 50 mg,3 次/日,根据病情可增至一次 100 mg。

2. 钡灌肠准备时,检查前 3 d 一次 100 mg,2 次/日,在检查前清晨再口服 100 mg。

3. 切勿咀嚼或掰碎药片,宜在进餐时用水吞服。不要在卧位时或临睡前服用。

【制剂】 片剂:50 mg。

【贮藏】 遮光,干燥处保存。

溴美喷酯

(mepenzolate bromide)

别名:宁胃适、甲哌佐酯、,双苯甲胍佐酯、溴化甲哌酯、溴化甲哌佐酯、Mebaral、Cantil

本品为合成的季胺碱类抗胆碱能药物。

【CAS】 76-90-4

【ATC】 A03AB12

【理化性状】 1. 本品为白色或乳白色粉末,易溶于甲醇,微溶于水和三氯甲烷,几乎不溶于乙醚。熔点 228～229 ℃。

2. 化学名:3-[(Hydroxydiphenylacetyl)oxy]-1,1-dimethylpiperidinium bromide

3. 分子式:$C_{21}H_{26}NO_3 \cdot Br$

4. 分子量:420.34

5. 结构式

【用药警戒】 本品服用过量时的症状和体征有头痛、恶心、呕吐、视物模糊、瞳孔放大、发热、皮肤干燥、头晕、口干、吞咽困难以及中枢神经系统的刺激症状。也可发生筒箭毒样中毒症状(即神经肌肉阻滞作用),可能会导致肌无力和瘫痪。人的最大剂量是,4 岁儿童服用 375～500 mg 未见不良影响,30 岁成人服用 500～750 mg 却会导致死亡。血液透析是否能清除本品尚未确定。治疗应包括洗胃、催吐以及使用活性炭。镇静药物(如短效巴比妥类和苯二氮䓬类)可用于处理过度兴奋症状。适当的肠外胆碱能制剂可作为解毒剂使用。

【药理作用】 本品是一种神经节后副交感神经抑制剂,可减少胃酸和胃蛋白酶的分泌,也可抑制结肠自发性收缩。

【体内过程】 本品为季铵碱类抗胆碱能药物,胃肠道吸收不完全,缺乏本品在体内的分布和代谢过程。本品以电离形式存在,脂溶性比较差,因此,其不易透过血-脑屏障和进入眼内。[^{14}C]放射性标记的本品单剂量口服后,5 d 内给药剂量的 3%～22% 由尿液排出体外,大多数 1 d 内即可完成。其余未被吸收的随粪便排出。

【适应证】 本品适用于消化性溃疡的辅助治疗。尚未证明其能有效促进消化性溃疡愈合,降低复发率或预防相关并发症。

【不良反应】 1. 胃肠道系统 呕吐、恶心、便秘、味觉丧失、口干等。

2. 中枢神经系统 精神错乱、头晕、乏力、嗜睡、头痛、精神紧张等。

3. 眼科 眼压升高、睫状肌麻痹、视物模糊、瞳孔扩大等。

4. 其他 如过敏性休克、荨麻疹、心动过速、尿潴留、阳痿、抑制泌乳等。

【妊娠期安全等级】 B。

【禁忌与慎用】 1. 青光眼、尿路梗阻、阻塞性胃肠疾病、麻痹性肠梗阻、老年人或衰弱患者胃肠动力不足、急性消化道出血、重症肌无力、溃疡性结肠炎伴中毒性巨结肠、过敏或特异质反应患者禁用。

2. 老年患者、自主神经病变、肝或肾疾病、溃疡性结肠炎、食管裂孔疝伴反流性食管炎、冠心病、充血性心力衰竭、心律失常、心动过速、高血压、前列腺肥大、甲状腺功能亢进患者慎用。

3. 儿童患者安全性和有效性尚未确立。

4. 妊娠期妇女只有明确需要时才可使用。

5. 尚未明确本品是否可经乳汁,哺乳期妇女慎用。

【药物相互作用】 1. 与具有抗胆碱活性的药物合用,如金刚烷胺、I 类抗心律失常药物(如奎宁丁)、抗组织胺药、抗精神病药物、苯二氮䓬类药物、MAOIs、麻醉性镇痛药(如哌替啶)、硝酸盐和亚硝酸盐、拟交感神经药、三环类抗抑郁药等,可增强本品作用,不良反应增加。

2. 抗胆碱能药物可拮抗青光眼药的作用,与糖皮质激素等合用使这种有害作用进一步增强,使眼压升高。

3. 本品可能影响各种药物的胃肠道吸收,如缓慢溶出剂型的地高辛,可造成地高辛血药浓度升高。

4. 本品可拮抗胃肠动力药,如甲氧氯普胺的作用。抗酸药可影响抗胆碱能药物的吸收,因此,应避免两者同时使用。

5. 本品抑制胃酸分泌的作用可被治疗胃酸分泌缺乏的药物拮抗,这些药物常用来进行胃酸分泌测试。

【剂量与用法】　1. 一般成人剂量为一次 25 mg 或 50 mg,4 次/日,餐前或睡前服用。应从小剂量开始用药,根据患者效应调整剂量。

2. 谨慎选择老年患者的剂量,一般应从小剂量开始。

【用药须知】　1. 在高温情况下,使用本品会因减少出汗可发生中暑。

2. 本品可导致头晕和视物模糊,使用本品期间避免驾驶车辆或其他机械操作等危险性工作。

3. 腹泻可能是不完全肠梗阻的早期症状,特别是回肠造口术或结肠造口术的患者,上述患者使用本品可能有害。

4. 使用抗胆碱能药物治疗溃疡可导致胃排空延迟。敏感的个体使用胆碱能药物可出现中枢神经系统症状,包括意识混乱、定向障碍、短期记忆丧失、幻觉、构音障碍、共济失调、昏迷、欣快感、焦虑、疲乏、失眠、激惹及特殊习惯,上述症状一般在停药后 12～24 h 内缓解。

【制剂】　片剂:25 mg。

【贮藏】　密闭,贮于 10～30 ℃。

奥芬溴铵
(oxyphenonium bromide)

别名:溴甲安弥

【CAS】　50-10-2

【ATC】　A03AB03

【理化性状】　1. 化学名:2-(2-Cyclohexyl-2-hydroxy-2-phenylacetoxy)-N,N-diethyl-N-methyl-ethanaminium bromide

2. 分子式:$C_{21}H_{34}BrNO_3$

3. 分子量:428.4

4. 结构式

【药理作用】　本品为季铵盐抗胆碱药,有抑制胃肠蠕动和减少胃液分泌作用。具有阿托品样的外周作用。具有显著的神经节阻滞作用,但对中枢神经系统作用小。

【体内过程】　胃肠道吸收少,口服药吸收约 10%～25%,不易通过血-脑屏障,随胆汁及尿排出。

【适应证】　用于十二指肠溃疡及胃肠道痉挛等。

【不良反应】　本品易引起口干、视物模糊、尿潴留、便秘、恶心、呕吐、心动过速、疲倦及嗜睡等。

【禁忌与慎用】　1. 幽门梗阻、前列腺肥大、青光眼患者禁用。

2. 手术前患者禁用。

3. 心功能不全、反流性食管炎、不完全性或完全性肠梗阻等患者慎用。

4. 妊娠期妇女、哺乳期妇女及儿童慎用。

【药物相互作用】　本品能减弱胃肠道运动和延迟胃排空,使大多数其他合用的口服药物吸收减慢或减少。

【剂量与用法】　1. 口服　一次 5～10 mg,3 次/日。

2. 皮下或肌内注射　一次 1～2 mg,每隔 6 h 注射一次,或按病情给药。

【用药须知】　1. 如有口渴、散瞳、排尿困难等反应,须减少用量。

2. 老年人及衰弱患者对本药敏感,应慎用。必须时应适当减少用量。

【制剂】　①片剂:5 mg。②注射液:2 mg/1 ml。

【贮藏】　遮光,密闭保存。

屈他维林
(drotaverine)

别名:drotaverin、No-Spa

【CAS】　985-12-6

【ATC】　A03AD02

【理化性状】　1. 化学名:(1E)-1-[(3,4-Diethoxyphenyl) methylidene]-6,7-diethoxy-1,2,3,4-tetrahydroisoquinoline

2. 分子式:$C_{24}H_{31}NO_4$

3. 分子量:397.5

4. 结构式

盐酸屈他维林
(drotaverine hydrochloride)

【CAS】　985-12-6

【理化性状】　1. 化学名：(1E)-1-[(3,4-Diethoxyphenyl)methylidene]-6,7-diethoxy-1,2,3,4-tetrahydroisoquinoline hydrochloride

2. 分子式：$C_{24}H_{31}NO_4 \cdot HCl$

3. 分子量：433.97

【药理作用】　本品为异喹啉类衍生物,是直接作用于平滑肌细胞的亲肌性解痉药。它通过抑制磷酸二酯酶,增加细胞内环磷酸腺苷的水平,抑制肌球蛋白轻链肌酶,使平滑肌舒张,从而解除痉挛,其作用不影响自主神经系统。本品经动物实验没有发现致畸、致突变作用。

【体内过程】　口服吸收迅速、完全。健康志愿者单次口服本品 80 mg,1～3 h 可达血药浓度峰值,血药峰浓度约 6.12 ng/ml。本品与人体血浆蛋白高度结合(95%～98%)。药物吸收后分布迅速,主要分布于中枢神经系统、心肌、肾上腺、肾和肺,主要排泄途径为尿与粪便。

【适应证】　1. 用于胃肠道平滑肌痉挛,应激性肠道综合征。

2. 用于胆绞痛和胆道痉挛,胆囊炎,胆囊结石,胆道炎。

3. 用于肾绞痛和泌尿道痉挛,肾结石,输尿管结石,肾盂肾炎,膀胱炎。

4. 用于子宫痉挛,痛经,先兆流产,子宫痉挛。

【不良反应】　1. 胃肠道系统　罕见恶心、便秘。

2. 神经系统　罕见头痛,眩晕和失眠。

3. 心血管系统　罕见心悸和低血压。

4. 免疫系统　罕见过敏反应(血管神经性水肿、荨麻疹、皮疹、瘙痒)。

【禁忌与慎用】　1. 严重的肝功能、肾脏功能衰竭,严重的心功能不全的患者(低输出综合征)禁用。

2. 妊娠期妇女、哺乳期妇女及 1 岁以下幼儿慎用。

【药物相互作用】　磷酸二酯酶抑制剂(如罂粟碱)能减弱左旋多巴的抗震颤麻痹作用。因此,当本品与左旋多巴合并使用时,可能会加重强直和震颤。

【剂量与用法】　1. 口服　成人一次 40～80 mg,3 次/日;1～6 岁儿童一次 20～40 mg,3 次/日;6 岁以上儿童一次 40～60 mg,3 次/日。

2. 皮下或肌内注射　成人 40～80 mg/d,分 1～3 次注射。

3. 静脉注射　用于急性结石绞痛时,本品 40～80 mg 静脉缓慢注射。

【用药须知】　1. 血压过低的患者使用本品需要

特别注意。

2. 由于片剂中所含乳糖,会导致乳糖不耐受患者的胃肠道不适。因此,对于患有罕见的半乳糖不耐受,LaPP 乳糖酶缺陷或者葡萄糖—半乳糖吸收不良的遗传性疾病患者,不宜服用本品片剂。

3. 如果患者有眩晕经历,使用本品应该避免有潜在危险性的作业,如驾驶和操纵机器。

【制剂】　①片剂:40 mg。②注射液:40 mg/2 ml。

【贮藏】　遮光,阴凉(不超过 20 ℃)干燥处保存。

阿尔维林

(alverine)

〖CAS〗　150-59-4

【ATC】　A03AX08

【理化性状】　1. 化学名：N-Ethyl-3, 3'-diphenyl-dipropylamine

2. 分子式：$C_{20}H_{27}N$

3. 分子量：281.44

4. 结构式

枸橼酸阿尔维林

(alverine citrate)

〖CAS〗　5560-59-8

【理化性状】　1. 化学名：(N-Ethyl-3-phenyl-N-(3-phenylpropyl)propan-1-amine 2-hydroxypropane-1,2,3-tricarboxylate (1:1)

2. 分子式：$C_{20}H_{27}N \cdot C_6H_8O_7$

3. 分子量：473.56

【药理作用】　本品为人工合成的罂粟碱衍生物,直接作用于平滑肌,是一种选择性平滑肌松弛剂,其作用机制为影响离子通道的电位敏感度与磷酸肌醇代谢途径。本品选择性地作用于胃肠道、子宫、生殖泌尿道器官的平滑肌,在正常剂量下对气管和血管平滑肌几无影响。对平滑肌的解痉作用约为罂粟碱的 2.5～3 倍。抑制组织胺的反应为阿托品的 5 倍,但抑制乙酰胆碱反应仅为阿托品的万分之一。故对青光眼及前列腺肥大的患者无禁忌。本品无成瘾性。

【体内过程】　本品口服吸收后在体内迅速被代谢,其代谢物有 4 种,其中对平滑肌产生抑制作用的主要为第一种代谢产物,其作用强度为原药的数倍。口服本品 60～120 mg,0.5～1 h 血药浓度达峰值,血浆 $t_{1/2}$ 为 0.8 h。主要随尿以结合物排出。

【适应证】　1. 用于缓解肠易激综合征、肠痉挛、腹痛、憩室炎引起的疼痛、胆道痉挛。

2. 用于治疗痛经、子宫痉挛。

3. 用于缓解泌尿道结石或感染引发的痉挛性疼痛。

4. 用于缓解泌尿道感染引起的尿频、膀胱痉挛及其泌尿系手术后的痉挛性疼痛。

【不良反应】　治疗剂量下几乎无不良反应,超过剂量则会有胃肠不适、嗜睡、头晕、虚弱、头痛、口干或低血压。

【禁忌与慎用】　1. 对本品过敏、麻痹性肠梗阻者禁用。

2. 前列腺肿瘤患者不宜使用。

3. 妊娠期妇女或哺乳期妇女慎用。

【药物相互作用】　1. 三环类抗抑郁药、普鲁卡因及其衍生物、抗组胺药等可加强本品的作用。

2. 氟康唑、咪康唑、全身性胆碱能药可降低本品的作用。

【剂量与用法】　口服,成人一次 60～120 mg,3 次/日;8～12 岁儿童一次 60 mg,3 次/日;8 岁以下剂量尚未定。对于手术患者,应在术前 1 h 开始给药。胶囊剂应整粒吞服。

【制剂】　胶囊剂:60 mg。

【贮藏】　遮光,阴凉(不超过 20 ℃)干燥处保存。

间苯三酚
(phloroglucinol)

别名:phloroglucine

【CAS】　108-73-6

【ATC】　A03AX12

【理化性状】　1. 化学名:Benzene-1,3,5-triol

2. 分子式:$C_6H_6O_3$

3. 分子量:126.11

4. 结构式

【药理作用】　本品能直接作用于胃肠道和泌尿生殖道的平滑肌,是亲肌性、非阿托品、非罂粟碱类平滑肌解痉药。与其他平滑肌解痉药相比,其特点是不具有抗胆碱作用,在解除平滑肌痉挛的同时,不会产生一系列抗胆碱样副作用,不会引起低血压、心率加快、心律失常等症状,对心血管功能没有影响。动物药理实验显示,本品只作用于痉挛平滑肌,对正常平滑肌影响很小。

【体内过程】　静脉注射本药后,血液浓度 $t_{1/2}$ 约为 15 min,给药后 4 h 内,血药浓度降低很快,之后缓慢降低。给药 15 min 后,在肝、肾和小肠组织分布浓度最高,脑组织内极低,48 h 后体内仅有极少量的药物残留。本品在体内的代谢主要通过肝脏的葡萄糖偶合作用,经尿路和粪便排泄,药物经尿路排泄全部以葡萄糖偶合物的形式排出。

【适应证】　用于消化系统和胆道功能障碍引起的急性痉挛性疼痛。

【不良反应】　极少有过敏反应,例如皮疹,荨麻疹。

【禁忌与慎用】　1. 对本品过敏者禁用。

2. 妊娠期妇女及哺乳期妇女慎用。

【药物相互作用】　1. 本品不能与安乃近在同一注射针筒混合使用(可引起血栓性静脉炎)。

2. 避免与吗啡及其衍生物类药物合用,因这类药有致痉挛作用。

【剂量与用法】　肌内或静脉注射一次 40～80 mg,40～120 mg/d。静脉滴注一日剂量可达 200 mg,于 5% 或 10% 的葡萄糖注射液中静脉滴注。

【制剂】　① 注射液:40 mg/4 ml。② 注射剂(粉):40 mg。

【贮藏】　密封,阴凉(不超过 20 ℃)干燥处保存。

非诺维林
(fenoverine)

别名:善膜平、Spasmopriv

【CAS】　37561-27-6

【ATC】　A03AX05

【理化性状】　1. 化学名:2-[4-(Benzo[d][1,3]dioxol-5-ylmethyl)piperazin-1-yl]-1-(10H-phenothiazin-10-yl)ethanone

2. 分子式:$C_{26}H_{15}N_3O_3S$

3. 分子量:459.56

4. 结构式

【简介】　本品为解痉药,在格鲁吉亚、哥伦比亚、印度、墨西哥、菲律宾、新加坡等国家上市销售,用于缓解肠易激综合征的症状,严重不良反应为急性横纹肌溶解症。

替瑞酰胺
(tiropramide)

【CAS】　55837-29-1

【ATC】　A03AC05

【理化性状】　1. 化学名:*N*-[3-[4-(2-Diethylaminoethoxy) phenyl]-1-(dipropylamino)-1-oxopropan-2-yl]benzamide

2. 分子式:$C_{28}H_{41}N_3O_3$

3. 分子量:467.64

4. 结构式

盐酸替瑞酰胺
(tiropramide hydrochloride)

别名:Tipas

〖CAS〗　53567-47-8

〖理化性状〗　1. 化学名:*N*-[3-[4-(2-Diethylaminoethoxy) phenyl]-1-(dipropylamino)-1-oxopropan-2-yl]benzamide hydrochloride

2. 分子式:$C_{28}H_{41}N_3O_3 \cdot HCl$

3. 分子量:504.1

【简介】　本品为解痉药,用于肠易激综合征、胆绞痛、肾及输尿管绞痛。口服,一次 100 mg,2～3 次/日。片剂:100 mg,密闭室温保存。

11.4　助消化药

助消化药是促进胃肠道消化功能的药物。一般分为两类,一类是消化道分泌液的正常成分;另一类是能促进消化液的分泌或制止肠道内过度发酵的药物。另外,胃肠动力药也有一定的助消化作用。

胃蛋白酶
(pepsin)

本品是一种消化酶,是从猪、牛、羊的胃黏膜中提取而得。

【CAS】　9001-75-6

【ATC】　A09AA03

【理化性状】　本品在酸性介质中(pH 值为 1～5)有胃蛋白水解酶的活性,其活性按干燥品计算,应不少于 3.8 U/mg。本品有引湿性,白色或微黄色、结晶或无定性粉末;溶于水,几乎不溶于乙醇。水溶液显弱碱性反应,有微弱的的乳光。

【药理作用】　本品能使蛋白质分解为肽类,但不能进一步使之分解为氨基酸。本品仅在酸性环境中产生作用。当 pH 为 1.6～1.8 时,其活性最强,故常与 0.2%～0.4%盐酸合用。

【适应证】　用于因进食蛋白质食物过多所致消化不良、病后恢复期消化机能减退以及慢性萎缩性胃炎、胃癌、恶性贫血所致的胃蛋白酶缺乏。

【不良反应】　未见不良反应报道。

【药物相互作用】　1. 不宜与抗酸药同服,胃内 pH 升高可使其活性降低。

2. 药理作用与硫糖铝相拮抗,不宜合用。

【剂量与用法】　口服,一次 240～480 U,3 次/日,饭前服。

【用药须知】　1. 本品易吸潮,使蛋白消化力降低,如已吸潮或变性者不宜服用。

2. 本品必须与稀盐酸同时服用。

【制剂】　①片剂:120 U。②口服液:14 U/ml。③颗粒剂:480 U。

【贮藏】　密封、贮于阴凉干燥处。

胰酶
(pancreatin)

【CAS】　8049-47-6

【理化性状】　本品是由哺乳动物新鲜或冷冻胰腺制得,含有多种酶。本品是一种淡棕色,无定形粉末。部分溶解于水,几乎不溶于乙醇

【药理作用】　本品为多种酶的混合物,主要含胰淀粉酶,胰蛋白酶和胰脂肪酶。在中性或弱碱性环境条件下促进蛋白质和淀粉的消化,使脂肪分解为甘油和脂肪酸。

【适应证】　主要用于消化不良、食欲缺乏及肝、胰腺疾病引起的消化障碍。

【不良反应】　偶见过敏反应、打喷嚏、流泪、皮疹、鼻炎和支气管哮喘等。

【妊娠期安全等级】　C。

【药物相互作用】　1. 忌与稀盐酸或含酸性的健胃消化药合用。

2. 与等量碳酸氢钠同服可增强疗效。

3. 西咪替丁能抑制胃酸分泌而增加胃及十二指肠的 pH,故能防止胰酶的失活。

【剂量与用法】　一次 0.3～0.6 g,3 次／日,饭前服。

【用药须知】　本品仅限于胰腺外分泌不足时的补充,而不用于非胰酶缺乏性消化道疾病或消化不良等。

【制剂】　片剂:0.15 g(相当于胰脂肪酶 10000 欧洲药典单位、胰淀粉酶 8000 欧洲药典单位、胰蛋白酶 600 欧洲药典单位),0.3 g;0.5 g。

【贮藏】　密封、贮于阴凉干燥处。

干酵母

(dried yeast)

别名:食母生

【药理作用】　本品为麦酒酵母菌、葡萄汁酵母菌或隐球酵母科产朊假丝酵母菌的干燥菌体,含有多种 B 族维生素和某些酶。主要通过补充以上物质而发挥治疗作用。

【适应证】　临床用于食欲缺乏、消化不良及维生素 B 缺乏症的辅助治疗。

【不良反应】　用量过大,可发生腹泻。

【药物相互作用】　1. 本品中含有较多的对氨基苯甲酸,可拮抗磺胺类药物的作用,不宜合用。

2. 本品含有大量酪胺,合用 MAOIs,可使酪胺不被分解灭活而进入血循环中,引起高血压等不良反应。

【剂量与用法】　口服,一次 1～3 g,3 次／日,嚼碎服用。

【制剂】　片剂:0.2 g;0.3 g;0.5 g。

【贮藏】　密封、贮于阴凉干燥处。

胰脂肪酶

(pancrelipase)

别名:Pertzye、Ultrase、Viokace、Pancrecarb

本品是一种助消化药,提取自猪胰腺。含胰脂肪酶、蛋白酶和淀粉酶。

【CAS】　53608-75-6

【ATC】　A09AA02

【理化性状】　1. 本品为米白色无定型粉末,易溶于水,几乎不溶于乙醇和乙醚。

2. 分子式:$C_{5850}H_{8902}N_{1606}O_{1739}S_{49}$

3. 分子量:131125.6

【药理作用】　本品在十二指肠和小肠近端能将脂肪催化水解为单甘油酯、甘油和游离脂肪酸,蛋白质转化为氨基酸和肽类,淀粉转变为糊精类和短链糖类如麦芽糖和麦芽三糖,从而代替胰腺消化酶的生理活性。

【体内过程】　1. 本品通过包有耐胃酸腐蚀聚合物的肠溶衣以保护酶通过胃运输到十二指肠。

2. 一旦消化酶完成食物的水解催化作用,消化酶可以由肠黏膜或消化食物分泌的抗酶灭活。消化酶碎片可能从肠道吸收,继后随尿液排出。被灭活的酶从粪便中排出。

【适应证】　本品用于引起已确诊器质性胰腺功能不全吸收不良综合征的对症[如胰腺囊性纤维化、慢性胰腺炎(由于饮酒或其他原因)、胰腺切除术、胃肠道旁路手术(如 Billroth Ⅱ 胃肠造口吻合术)、胰腺癌或者其他情况胰腺功能不全影响脂肪消化者(遗传、创伤和异体移植物胰腺炎、血色素沉积症、舒瓦克曼综合征、多发性脂肪瘤、甲状旁腺功能亢进)]治疗的替代疗法。替代疗法不可取代或延误对原发性疾病的治疗。

【不良反应】　1. 胃肠道最常见不良反应包括恶心、呕吐、腹胀、腹痛、便秘或腹泻、消化不良。

2. 皮肤常见不良反应包括瘙痒、荨麻疹、皮疹。较少出现过敏反应,表现为瘙痒和面部斑疹、呼吸困难、嘴唇肿胀。

3. 在慢性胰腺炎或胰腺切除术患者最常见的不良反应包括肛门瘙痒、胆道结石、贫血、腹水、外周水肿、胆囊积水、病毒感染、头痛、肾囊肿。

4. 曾有报道极高剂量的外源性胰酶可导致高尿酸尿症和高尿酸血症。结肠狭窄与大剂量胰脂肪酶制剂(如一次服超过 20000 脂肪酶单位)有关。

【妊娠期安全等级】　C。

【禁忌与慎用】　1. 对猪蛋白质或任何含有其成分的产品过敏者禁用。如发生过敏反应,应停药并开始对症治疗。

2. 急性胰腺炎或慢性胰腺炎急性发作患者禁用本品。

3. 尚不清楚本品是否可以分泌到乳汁。因为许多药物存在于母乳,哺乳期应慎用。

4. 妊娠期妇女只有在益处大于对胎儿伤害的风险时才可使用。

【药物相互作用】　1. 抗酸药或组胺 H_2 受体拮抗药(例如西咪替丁)可降低传统的胰脂肪酶制剂的活性。

2. 本品可降低口服铁剂的吸收(右旋糖酐铁、蔗糖铁除外)。

【剂量与用法】　本品应在进餐或加餐时同服。治疗应以最低的推荐剂量(以脂肪酶活性计算)开始,逐渐增加剂量。剂量应该适合个体需要并根据临床症状、脂肪泻程度和食物中脂肪含量予以制定。

1. 成人

（1）初始剂量为每餐 500 U/kg，最大剂量为 2500 U/kg（日总剂量≤10000 U/kg），或根据每天脂肪摄取量计算＜400 U/g。

（2）本品剂量取决于饮食中的脂肪含量，每 17 克膳食脂肪需要脂肪酶约 8000 U。

（3）通常剂量大约每餐 4000～33000 U。

（4）加餐可按正餐的一半剂量服用。必要时增加剂量，以减轻症状。

（5）治疗严重酶缺乏的情况，如果临床需要而无恶心、腹痛、和（或）腹泻发生，剂量可增至每餐 88000 U 或给药频率增加到每小时一次。

2. 儿童

（1）小于 6 个月用量尚未确定。

（2）6 个月～1 岁每餐服用 2000 U。

（3）1～7 岁一次进餐可服用 4000～8000 U，一次加餐服用 4000 U。

（4）7～12 岁一次进餐或加餐服用 4000～12000 U，此剂量可能还需要增加。

（5）缓释胶囊剂治疗 4 岁以上，体重＞16 kg 的囊肿性纤维化引起吸收不良综合征，每餐服用 500 U/kg。剂量应根据疾病的严重程度、脂肪泻的控制情况和营养状况来调整。最大剂量为 2500 U/kg（日总剂量≤10000 U/kg），或根据每天脂肪摄取量计算（＜400 U/g）。本品剂量取决于饮食中脂肪含量，每 17 克膳食脂肪需要脂肪酶约 8000 U。

【用药须知】 1. 本品缓释胶囊剂不能与其他胰脂肪酶制品互换。

2. 进餐或加餐时用足量的水服下。缓释胶囊剂应该完整吞下。请勿挤压或咀嚼胶囊剂及内容物。

3. 若患者无法吞下完整的胶囊剂，应小心打开胶囊剂并将内容物加入到少量 pH 为 4.5 或更低的酸性软食物（如苹果酱）中。混合后应该立即吞服，不能咀嚼，并确保伴有足量的水或果汁摄入。注意确保没有药物残留在口腔内以避免刺激黏膜。

4. 应丢弃任何未使用完的部分胶囊剂内容物。剩下的内容物可能已失去或降低了药效。

5. 包装瓶内含有干燥剂。切勿服用干燥剂包。

6. 4 岁以下幼儿及体重不足 16 kg 者，不能服用本品缓释胶囊剂，缓释胶囊剂的剂量不适合上述患者。试图把胶囊剂内容物分成几份服用的方法也不可取。

7. 须由医师负责调整剂量。在未咨询医师前患者不要自行调整剂量。

8. 临床研究未能纳入足够数量 65 岁及 65 岁以上的老年患者，尚不能确定老年患者与年轻患者的反应是否有差异。老年患者的剂量一般应谨慎滴定，通常以低剂量开始治疗。应考虑到老年人肝、肾和（或）心功能的降低并伴有合并症和（或）其他药物治疗。

9. 如果漏服，下一餐时服用正确剂量即可，不必补服。不能一次服用 2 倍剂量。

10. 应避免吸入本品的粉末，否则可刺激鼻黏膜和呼吸道，引起支气管痉挛。

11. 曾报道过囊性纤维化患者出现小肠狭窄和梗阻需要手术减压案例，尤其患有肠道并发症史如胎粪便性肠梗阻、短肠综合征、手术或克罗恩病，服用大剂量的胰脂肪酶制剂（超过 20000 U）。如果有症状提示胃肠道梗阻发生，应该考虑到肠狭窄的可能性并评估本品的治疗。每餐服用＞2500 U/kg 脂肪酶的患者应该重新评估，脂肪酶的剂量是减少 50%还是滴定逐渐下降到最低的临床有效剂量取决于 72 h 粪便里的脂肪排泄量。

【制剂】 ①缓释胶囊剂：含脂肪酶 8000 U，蛋白酶 28750 U，淀粉酶 30250 U；含脂肪酶 16000 U 单位，蛋白酶 57500 U，淀粉酶 60500 U。②片剂：含脂肪酶 10440 U，蛋白酶 39150 U，淀粉酶 39150 U；含脂肪酶 20880 U，蛋白酶 78300 U，淀粉酶 78300 U。③胶囊剂：含脂肪酶 4500 U，蛋白酶 20000 U，淀粉酶 25000 U。④肠溶微球缓释胶囊剂：含脂肪酶 4000 U，蛋白酶 25000 U，淀粉酶 25000 U；含脂肪酶 8000 U，蛋白酶 40000 U，淀粉酶 50000 U。

【贮藏】 干燥密封，贮于 20～25 ℃。置于儿童触及不到的地方。

乳酸菌素
(lactobacillin)

别名：复合乳酸菌、聚克、乳酸菌、延华、普莱、Lacidophilin、Lactic Acid Bacteria。

本品为助消化药，系以鲜牛乳为原料经生物发酵后制备而成。

【药理作用】 1. 本品在肠道形成保护层，阻止病原菌、病毒的侵袭。

2. 刺激肠道分泌抗体，提高肠道免疫力。

3. 选择性杀死肠道致病菌，保护促进有益菌的生长。

4. 调节肠黏膜电解质、水分平衡。

5. 促进胃液分泌，增强消化功能。

【适应证】 用于肠内异常发酵、消化不良、肠炎和小儿腹泻。

【不良反应】 以下不良反应尚不明确是否和本

品有关,如胸痛、呃逆、嗳气、呕吐、便秘、痰量增加、皮疹。

【禁忌与慎用】　1. 对乳糖、半乳糖及乳制品过敏者禁用。

2. 对乳制品敏感者慎用。

【药物相互作用】　铋剂、鞣酸、药用炭、酊剂等能吸附本品,不宜合用。

【剂量与用法】　1. 成人　片剂、颗粒剂,一次1.2～2.4 g,3 次/日,片剂嚼服,颗粒剂冲服,必要时可酌情增量;散剂,一次 0.4～0.8 g,3 次/日。

2. 儿童　片剂、颗粒剂,一次 0.4～0.8 g,3 次/日,余同成人。

【制剂】　① 片剂:0.2 g;0.4 g;0.8 g。② 颗粒剂:1 g;2 g;6 g。③ 散剂:1.2 g;2.4 g;4.8 g。

【贮藏】　密闭,在凉暗处(遮光,并不超过20 ℃)保存。

11.5　导泻药

泻药是一类促进排便反射或排便顺利的药物。按其作用原理可分为 4 类:① 容积性泻药(盐类泻药或机械刺激性泻药),此类药物服后在肠内形成高渗盐溶液,因此,能吸收大量水分并阻止肠道吸收水分使肠内容积增大,对肠黏膜产生刺激,引起肠管蠕动增加而排便。② 刺激性泻药,此类药物本身或其体内代谢产物刺激肠壁使肠道蠕动增加,从而促进粪便排出。③ 润滑性泻药(大便软化剂)。此类药物能滑润肠壁,软化大便,使粪便易于排出。④ 润湿性泻药,为一些具有软便作用的表面活性剂,可降低粪便表面张力,使水分浸入粪便而膨胀,软化,易于排出。

硫酸镁
(magnesium sulfate)

别名:硫苦、泻利盐、泻盐、苦盐、麻苦乐儿、镁磺

【CAS】　7487-88-9;14168-73-1(monohydrate);24378-31-2(tetrahydrate);15553-21-6(pentahydrate);13778-97-7(hexahydrate);(heptahydrate)

【ATC】　A06AD04;A12CC02;B05XA05;D11AX05;V04CC02

【理化性状】　1. 本品为白色粉末,易溶于水,微溶于乙醇和甘油,乙醚,不溶于丙酮。

2. 分子式:$MgSO_4$

3. 分子量:120.37

【药理作用】　本品给药途径不同的呈现不同的药理作用:

1. 导泻作用　内服不吸收,在肠内形成一定的渗透压,使肠内保有大量水分,刺激肠道蠕动而排便。

2. 利胆作用　口服可刺激十二指肠黏膜,反射性地引起胆总管括约肌松弛、胆囊收缩、促进胆囊排空,产生利胆作用。

3. 对中枢神经系统的作用　可抑制中枢神经系统,减少运动神经末梢乙酰胆碱的释放量,阻断外周神经肌肉接头,从而产生镇静、镇痉、松弛骨骼肌的作用,也能降低颅内压。

4. 对心血管系统的作用　使血管扩张,血压下降。

5. 消炎去肿　本品 50%溶液外用热服患处,有消炎去肿的功效。

【体内过程】　肌内注射本品后 20 min 起效,静脉注射几乎立即起作用。作用持续 30 min。治疗先兆子痫和子痫有效血镁浓度为 2～3.5 mmol/L,治疗早产的有效血镁浓度为 2.1～2.9 mmol/L,个体差异较大。肌内注射和静脉注射,药物均由肾脏排出,排出的速度与血镁浓度和肾小球滤过率相关。

【适应证】　1. 静脉滴注可作为抗惊厥药。常用于妊娠高血压。降低血压,治疗先兆子痫和子痫,也用于治疗早产。

2. 口服本品用于便秘,肠内异常发酵,亦可与驱虫剂合用;可与活性炭合用,用于治疗食物或药物中毒。

3. 外用本品 50%溶液热敷患处,有消炎去肿的功效。

【不良反应】　1. 静脉注射常引起潮红、出汗、口干等症状,快速静脉注射时可引起恶心、呕吐、心慌、头晕,个别出现眼球震颤,减慢注射速度症状可消失。

2. 肾功能不全患者用药剂量大时,可发生血镁积聚,血镁浓度达 5 mmol/L 时,可出现肌肉兴奋性受抑制,感觉反应迟钝,膝腱反射消失,呼吸开始受抑制,血镁浓度达 6 mmol/L 时可发生呼吸停止和心律失常,心脏传导阻滞,浓度进一步升高,可使心跳停止。

3. 连续静脉使用硫酸镁可引起便秘,部分患者可出现麻痹性肠梗阻,停药后好转。

4. 极少数出现血钙降低。

5. 镁离子可自由透过胎盘,造成新生儿高血镁症,表现为肌张力低、吸吮力差、不活跃、哭声不响亮等,少数有呼吸抑制现象。

6. 少数妊娠期妇女会出现肺水肿。

7. 导泻时如服用大量浓度过高的溶液,可能自组织中吸收大量水分而导致脱水。

【禁忌与慎用】　1. 肾功能不全、低血压、呼吸抑

制患者禁用。

2. 尿量<100 ml/4 h 者禁用。

3. 呼吸<16 次/分,膝腱反射消失者禁用。

4. 肠道出血患者、急腹症患者及妊娠期妇女、经期妇女禁用本品导泻。

5. 老年患者尤其年龄在 60 岁以上者慎用本品。

【药物相互作用】　与本品有配伍禁忌的药物有硫酸多黏菌素 B、硫酸链霉素、葡萄糖酸钙、盐酸多巴酚丁胺、盐酸普鲁卡因、四环素、青霉素和萘夫西林(乙氧萘青霉素)。

【剂量与用法】　1. 治疗中、重度妊娠高血压症、先兆子痫和子痫首次剂量为 2.5～4 g,用 25% 葡萄糖注射液 20 ml 稀释后,5 min 内缓慢静脉注射,以后每小时 1～2 g 静脉滴注维持。24 h 总量为 30 g,根据膝腱反射、呼吸次数和尿量监测。

2. 治疗早产与治疗妊娠高血压症用药剂量和方法相似,首次负荷量为 4 g;用 25% 葡萄糖注射液 20 ml 稀释后 5 min 内缓慢静脉注射,以后用 25% 硫酸镁注射液 60 ml,加于 5% 葡萄糖注射液 1000 ml 中静脉滴注,速度为每小时 2 g,直到宫缩停止后 2 h,以后口服 β 受体激动药维持。

3. 治疗小儿惊厥肌内注射或静脉给药,一次 0.1～0.15 g/kg,以 5%～10% 葡萄糖注射液将本品稀释成 1% 溶液,静脉滴注或稀释成 5% 溶液,缓慢静脉注射。25% 溶液可作深层肌内注射。一般儿科仅用肌内注射或静脉给药较安全。

4. 口服,成人一次 5～20 g,清晨空腹时给 100～400 ml 水稀释后服用。

【用药须知】　1. 应用注射剂前须查肾功能,如肾功能不全应慎用,用药量应减少。

2. 有心肌损害、心脏传导阻滞者应慎用或不用。

3. 每次用药前和用药过程中,应定时做膝腱反射检查,测定呼吸次数,观察排尿量,抽血查血镁浓度,如出现膝腱反射明显减弱或消失,或呼吸次数每分钟少于 14～16 次,每小时尿量少于 25～30 ml 或 24 h 少于 600 ml 时,应及时停药。

4. 用药过程中突然出现胸闷、胸痛、呼吸急促,应及时听诊,必要时行胸部 X 线摄片,以便尽早发现肺水肿。

5. 如出现急性镁中毒,可静脉注射钙剂解救,常用 10% 葡萄糖酸钙注射液 10 ml 缓慢注射。

6. 保胎治疗时,不宜与 β 受体激动药合用,如同时使用利托君(ritodrine),否则容易引起心血管的不良反应。

7. 急性镁中毒时可引起呼吸抑制,可很快达到致死的呼吸麻痹,此时应即刻停药,进行人工呼吸,

并缓慢注射钙剂解救。

8. 如服用的本品水溶液过浓,可自组织中吸取大量水分而导致脱水,因此,宜清晨空腹服用,并大量饮水,以加速导泻作用和防止脱水。如果服用的本品水溶液过浓,而同时又未足量饮水,就会出现排便时间迟缓。

9. 胃肠道溃疡,黏膜破损的患者,易大量吸收而引起镁离子中毒。

10. 中枢抑制药(如苯巴比妥)中毒患者不宜使用本品导泻排除毒物,以防加重中枢抑制;若需导泻时,可改用硫酸钠。

11. 口服中毒者,可引起胃部剧痛、呕吐、腹泻、烦渴、呼吸困难、瞳孔散大、休克;重症者心跳减慢、血压下降、昏睡、昏迷。

12. 对误食镁盐所致的中毒,应立即口服牛乳或蛋清等保护剂,并予以洗胃。肾功能健全者可用利尿剂加速镁盐自肾中排泄。

【制剂】　①注射液:1 g/10 ml;2.5 g/10 ml。②注射剂(粉):1 g。③大容量注射液:100 ml 含硫酸镁 1 g 与葡萄糖 5 g;100 ml 含硫酸镁 2.5 g 与葡萄糖 5 g。

【贮藏】　密闭阴凉处保存。

比沙可啶
(bisacodyl)

别名:便塞停

本品属于二苯甲烷类。

【CAS】　603-50-9

【ATC】　A06AB02;A06AG02

【理化性状】　1. 本品为白色或类白色结晶性粉末。几乎不溶于水,略溶于乙醇,溶于丙酮。溶于稀无机酸。

2. 化学名:4,4′-(2-Pyridylmethylene)di(phenyl acetate)

3. 分子式:$C_{22}H_{19}NO_4$

4. 分子量:361.4

5. 结构式

鞣制比沙可啶
(bisacodyl tannex)

【CAS】　1336-29-4

【药理作用】 本品为刺激性泻药,口服后经肠内细菌分解的产物及药物本身与肠黏膜接触刺激其神经末梢,引起直肠反射性蠕动增强而导致排便。还可抑制结肠内 Na^+、Ca^{2+} 及水分的吸收,使肠内容积增大,引起反射性排便。

【体内过程】 本品口服后仅有少量被吸收,部分在肝内与葡糖醛酸结合后,38% 经肾排出,3% 经胆汁排泄,未被吸收的原药随粪便排出。

【适应证】 1. 用于急慢性便秘和习惯性便秘。

2. 消化器官检查前或手术前后肠道内容物的清除。

【不良反应】 可引起轻度腹痛,偶可引起剧烈的腹部痉挛。栓剂可产生里急后重感,连续使用本品对直肠有刺激性,可引起直肠炎。

【妊娠期安全等级】 C。

【禁忌与慎用】 腹痛、梗阻、恶心、呕吐、痉挛性便秘、重症硬结便、肛门破裂或痔疮溃疡患者禁用,妊娠期妇女慎用。

【药物相互作用】 本品合用钡剂灌肠可协助结肠疾病患者的诊断。

【剂量与用法】 1. 一次口服 5～10 mg,1 次/日,整片吞服。

2. 一次用栓剂 5～10 mg 塞入肛门。

【用药须知】 1. 本品有较强的刺激性,应避免吸入或与眼鼻黏膜接触。

2. 服药时应整片吞服,不得咀嚼和压碎,服药前后 2 h 不得服用牛奶或抗酸药,以防肠衣过早溶化。

【贮藏】 ①片剂:5 mg。②栓剂:5 mg;10 mg。

酚酞
(phenolphthalein)

别名:果导、非诺夫他林

本品是一种二苯甲烷类刺激性缓泻药。

【CAS】 77-09-8

【ATC】 A06AB04

【理化性状】 1. 本品为白色或近白色粉末。几乎不溶于水,可溶于乙醇。

2. 化学名:3,3-Bis(4-hydroxyphenyl)-phthalide

3. 分子式:$C_{20}H_{14}O_4$

4. 分子量:318.3

5. 结构式

【药理作用】 本品为刺激性泻药,口服后在肠内遇胆汁及碱性肠液形成可溶性钠盐,刺激结肠黏膜,促进其蠕动,并阻止肠液被肠壁吸收而起缓泻作用。

【体内过程】 本品口服后约 15% 被吸收,部分经肠肝循环再吸收,作用持续 3～4 d,未吸收部分经粪便排出。当尿液 pH 为碱性时呈粉红色。

【适应证】 用于治疗习惯性便秘。

【不良反应】 偶见腹部痉挛、恶心、呕吐、直肠灼热刺激感;罕见过敏反应,有个别报道可诱发心律失常及呼吸窘迫综合征。轻度直肠炎、皮炎及出血倾向也有报道。

【妊娠期安全等级】 C。

【禁忌与慎用】 1. 阑尾炎、肠出血、心肾功能不全、高血压、肠梗阻患者及婴儿禁用。

2. 幼儿慎用。

【药物相互作用】 本品与碳酸氢钠及氧化镁等碱性药物合用,能引起变色。

【剂量与用法】 成人一次口服 50～200 mg,卧床不起者一次 200 mg,2～5 岁儿童 15～20 mg/d,6 岁以上儿童 30～60 mg/d。通常在睡前顿服。各种镜检及手术前用作肠道清洁,应在预期生效前 8 h 服用。

【用药须知】 1. 用药过量可致高血糖、低血钙、低血钾、肌肉痉挛或乏力等电解质紊乱综合征,肺水肿、呼吸麻痹、血压降低甚至死亡。

2. 长期使用可形成习惯性,久之则丧失肠功能。

3. 长期服用本品,应适当补充各种维生素。

【制剂】 片剂:50 mg;100 mg。

【贮藏】 密封、贮于阴凉干燥处。

甘油
(glycerol)

别名:丙三醇、Glycerin

本品属于渗透性脱水药。

【CAS】 56-81-5

【ATC】 A06AG04;A06AX01

【理化性状】 1. 本品为澄清、无色或几乎无色、具有强吸湿性的糖浆样液体,触感油腻。本品与水和乙醇可混溶,微溶于丙酮,几乎不溶于不挥发油和挥发油。

2. 化学名:Propane-1,2,3-triol

3. 分子式:$C_3H_8O_3$

4. 分子量:92.09

5. 结构式

【药理作用】　1.本品能润滑并刺激肠壁,软化大便,使其易于排出。

2.提高血浆渗透压,可做脱水剂。

3.外用有吸湿作用,并使局部组织软化。

4.作为溶媒及栓剂的赋形剂、软膏的保湿剂。

【适应证】　1.用于便秘,使用栓剂或水溶液灌肠。

2.用于清洁肠道。

3.用于降低颅内压和眼压。

【不良反应】　口服有轻微不良反应,如头痛、咽部不适、口渴、恶心、呕吐、腹泻及血压轻微下降等。空腹服用不良反应较明显。静脉给药易引起血尿。

【妊娠期安全等级】　C。

【禁忌与慎用】　严重心力衰竭者慎用。

【剂量与用法】　1.便秘可使用栓剂,一次1栓塞入肛门,或使用本品50%溶液灌肠。

2.降低眼压和颅内压,可口服50%甘油溶液(含0.9%氯化钠),一次200 ml,1次/日,必要时2次/日,但要间隔6~8 h。也可静脉滴注甘油注射液(含氯化钠),一次500 ml,1~2次/日,速度不超过3 ml/min。

3.清洁肠道,用50%本品溶液灌肠。

【制剂】　①栓剂:2 g。②注射液:500 ml含甘油50 g、氯化钠4.5 g。③开塞露:含甘油52.8%~58.3%。④药用甘油:500 ml。

【贮藏】　密封保存。

乳果糖

(lactulose)

本品是半合成的双糖。

【CAS】　4618-18-2

【ATC】　A06AD11

【理化性状】　1.本品为白色或几乎白色的结晶性粉末。易溶于水,略溶于甲醇,几乎不溶于甲苯。

2.化学名:4-O-β-D-Galactopyranosyl-D-fructose

3.分子式:$C_{12}H_{22}O_{11}$

4.分子量:342.3

5.结构式

【药理作用】　1.在胃和小肠里不被分解,也不被吸收,在肠内建立渗透压,使水和电解质保留在肠腔内。本品进入结肠后,被正常微生物分解成乳酸和乙酸等,这将进一步提高肠内的渗透压,从而产生导泻作用。

2.与此同时,肠道内的 pH 降至 6 以下,这有利于肠内的 NH_3 转化成 NH_4^+,此时,细胞内腔的 pH 约达 6.8,促使 NH_3 转移到细胞外(pH 约为 7.4),继而再进入相对来说比较处于酸性的肠腔内,形成 NH_4^+,并随粪便排出,从而阻断了氨的吸收,这就是本品得以降低血氨的机制。与此过程同时,本品的酸性代谢物可刺激肠壁黏膜,增强肠的蠕动,从而促进排出粪便。

【适应证】　1.适用于各个年龄层的功能性便秘。

2.用于治疗各种肝病所致高氨血症以及由此而引起的肝性脑病。

【不良反应】　由于本品用量较大,可引起恶心、腹胀、腹泻和低钾血症。

【妊娠期安全等级】　C。

【禁忌与慎用】　1.低钾血症患者禁用。

2.糖尿病患者或低糖饮食者禁用。不过,丹尼乳果糖粉可以用于糖尿病患者或不耐受乳糖或受乳糖的患者。

【药物相互作用】　本品用于肝性脑病时,可以合用新霉素,因后者可抑制肠道内的产氨细菌,但后者对类杆菌属细菌无抑制作用。

【剂量与用法】　1.用于便秘　成人一次5~10 g,6~12 岁儿童一次5 g,1~5 岁儿童一次3 g,1岁婴儿一次1.5 g,均为1~2次/日。

2.用于肝性脑病　第1~2 d给予一次10~20 g,2~3次/日,继后减量,直至一次3~5 g,2~3次/日,以达到软便效果为准。

3.保留灌肠　使用15%(w/v)溶液300~500 ml,2次/日。

【用药须知】　儿童适宜采用本品的口服液。

【制剂】　①口服液:50%;66.7%。②粉剂:100 g;500 g。

【贮藏】　防潮保存。

硫酸钠

(sodium sulfate)

【CAS】　7727-73-3(sodium sulfate decahydrate)

【ATC】　A06AD13;A12CA02

【理化性状】　本品为白色结晶粉末或无色,透明结晶。易溶于水,几乎不溶于乙醇。大约在 33 ℃

时,部分溶于其自身结晶水。干燥失重 52.0％～57.0％。

2. 分子式:$Na_2SO_4 \cdot 10H_2O$

3. 分子量:322.2

无水硫酸钠
(anhydrous sodium sulfate)

【CAS】　7757-82-6

【理化性状】　1. 本品为白色,结晶粉末或无色,透明结晶。易溶于水,几乎不溶于乙醇。大约在 33 ℃ 时,部分溶其自身结晶水。干燥失重 52.0％～57.0％。

2. 分子量:142.0

【简介】　本品口服后极少在肠道内吸收,其导泻机制与硫酸镁相似。与硫酸镁相比,其导泻作用较弱,不会引起高镁血症,适宜用于不能服用硫酸镁的患者。年老体弱者、充血性心力衰竭或水肿患者禁用。一次口服 15～20 g,晨空腹稀释口服。

聚卡波非钙
(polycarbophil calcium)

别名:Equalactin、Fibercon

【CAS】　126040-58-2

【ATC】　A06AC08

【理化性状】　本品为白色到乳白色粉末,不溶于水、普通有机溶剂、稀酸和碱。干燥失重不超过 10％,干燥后计算含钙量为 18％～22％。

【简介】　本品主要成分为聚丙烯树脂。口服后不被消化、吸收、代谢,在肠内可吸附相当于自身重量 60～100 倍水分。本品用药后 24 h 开始产生导泻作用,3～4 d 可收到最大效应。适宜用于不能摄入钠的患者。禁用于限钙的患者。常用量为 1 g,4 次/日,用 250 ml 水送服,最大用量为 6 g/d。6～12 岁儿童一次 0.5 g,2～4 次/日,最大不超过 3 g;3～6 岁儿童一次 0.5 g,2 次/日,不得超过 1.5 g/d。

蓖麻油
(castor oil)

【简介】　本品提取自植物蓖麻的籽,为刺激性泻药。口服后在十二指肠中经脂肪水解酶水解成蓖麻油酸,后者可刺激小肠,产生并增加肠蠕动,从而推动粪便排出。如超量服用可致恶心、呕吐、腹泻,造成脱水,电解质失调。长期服用可致脂溶性维生素大量丢失。妊娠期妇女、经期妇女、恶心、呕吐或腹痛者禁用。成人一次口服 15 ml,儿童 5～

10 ml,用水送服,配以牛乳或果汁较为可口。

液状石蜡
(liquid paraffin)

别名:液体石蜡、石蜡油

【CAS】　8012-95-1

【ATC】　A06AA01

【理化性状】【简介】　本品是由石油中分离而获的一种烃类油状液体。口服进入肠道后不被吸收,使肠道润滑,粪便变软,易于排出。适用于年老体弱、高血压、心力衰竭、动脉瘤、痔、疝、肛瘘等患者的便秘。长期服用可致脂溶性维生素、钙或磷的吸收减少。超量服用可从肠道排出,不会造成更多不良反应。成人一次常服 15～30 ml,儿童 0.5 ml/kg。服后约 6～8 h 出现效应,故适于睡前服

多库酯钠
(docusate sodium)

别名:辛丁酯磺酸钠、Doxinate、Sulfosuccinate、Dioctyl sodium

本品为一种阴离子表面活性剂。

【CAS】　577-11-7

【ATC】　A06AA02

【理化性状】　1. 本品为白色或几乎白色,具有引吸湿性、蜡样的块或片。略溶于水,易溶于乙醇和二氯甲烷。

2. 化学名:Sodium1,4-bis(2-ethylhexyl)sulphosuccinate

3. 分子式:$C_{20}H_{37}NaO_7S$

4. 分子量:444.6

5. 结构式

【药理作用】　本品能降低肠道内液体的表面张力,口服本品后,能使水和脂肪类物质渗入粪便中,使其软化,易于排出,通常服用 1～2 d 才显效。本品还有轻微杀菌和杀精子作用。

【体内过程】　本品口服后部分从胃肠道吸收,随胆汁排出。部分原药可进入乳汁。

【适应证】　主要用于肛门、直肠病或术后患者无力排便者。

【不良反应】　长期服用可致腹泻。

【禁忌与慎用】　1. 妊娠期妇女、哺乳期妇女

禁用。

2. 恶心、呕吐、腹痛或肠梗阻者亦禁用。

【药物相互作用】　本品合用任何药物时,均可使后者增加吸收或肝脏的摄取,有可能增强这些药物的作用,甚至出现毒副作用。

【剂量与用法】　1. 成人给予 $50\sim200$ mg/d,分次口服,最大剂量不可超过 500 mg/d。

2. 儿童给予 5 mg/kg,多次分服。

【用药须知】　1. 一般 $1\sim3$ d 可起效。

2. 本品也可配制成 0.1% 眼药水,治疗结膜炎,也可加入香波中,起杀菌和止痒的作用。

【制剂】　片剂或胶囊剂:60 mg。

【贮藏】　密封、遮光保存。

匹可硫酸钠
(sodium picosulfate)

别名:Sodipic Picofast、Laxoberal、Laxoberon、Purg-Odan、 Picolax、 Picoprep、 Guttalax、 Pico-Salax、Prepopik

本品为一种缓泻剂。

【CAS】　10040-45-6

【ATC】　A06AB08;A06AB58(combinations)

【理化性状】　1. 本品为无色无味的白色结晶性粉末,易溶于水,微溶于甲醇,难溶于乙醇,不溶于乙醚。5% 的水溶液 pH 为 $7.4\sim9.4$。

2. 化学名:Disodium (pyridin-2-ylmethylene)di-4,1-phenylene disulfate

3. 分子式:$C_{18}H_{13}NNa_2O_8S_2$

4. 分子量:481.4

5. 结构式

【药理作用】　本品通过肠内菌群的代谢变成二酚代谢物,此化合物可使肠蠕动亢进,刺激肠黏膜,减少水分吸收,从而产生导泻作用。

【体内过程】　本品口服后大部分残留于胃肠道,少部分分布于肝脏、肾脏、血液以及肺。本品在小肠不被代谢,直接进入大肠,被肠道菌群产生的芳基硫酸酯酶分解为二酚代谢物。代谢产物大部分随粪便排泄,少部分被吸收后在肝脏经葡糖醛酸化后,随尿液排出,或被重吸收后,随胆汁排出。

【适应证】　用于各种便秘,帮助术后排便,促进

钡餐后排便。

【不良反应】　可见腹痛、腹鸣、恶心、呕吐、皮疹、荨麻疹、AST 升高、ALT 升高。

【禁忌与慎用】　1. 对本品过敏者禁用。

2. 急腹症患者禁用。

3. 妊娠期妇女只有益处大于对胎儿的潜在风险时方可使用。

【剂量与用法】　成人一次 $5\sim7.5$ mg,1 次/日;$7\sim15$ 岁儿童,一次 5 mg,1 次/日。

【制剂】　片剂:2.5 mg。

【贮藏】　密封保存。

鲁比前列酮
(lubiprostone)

别名:Amitiza

【CAS】　136790-76-6

【ATC】　A06AX03

【理化性状】　1. 本品为白色结晶或结晶性粉末,微溶于乙醚和乙醇,几乎不溶于己烷和水。

2. 化学名:(-)-7-[(2R,4aR,5R,7aR)-2-(1,1-Difluoropentyl)-2hydroxy-6-oxooctahydrocyclopenta [b]pyran-5-yl]heptanoic acid

3. 分子式:$C_{20}H_{32}F_2O_5$

4. 分子量:390.46

5. 结构式

【药理作用】　本品为一局限性氯离子通道激活剂,可选择性活化位于胃肠道上皮尖端管腔细胞膜上的 2 型氯离子通道(CIC-2),增加肠液的分泌和肠道的运动性,从而增加排便,减轻慢性特发性便秘的症状,且不改变血浆中钠和钾的浓度。

【体内过程】　因本品生物利用度很低,血药浓度低于检测限(10 pg/mL),而无法准确测定其药动学参数,目前仅能测定其活性代谢产物 M3。单剂口服 24 μg 后,M3 的 T_{max} 为 1.14 h,C_{max} 为 41.9 pg/ml,AUC 为 59.1(pg·h)/ml。蛋白结合率为 94%,除胃肠道外,其他组织只有极微量分布。本品在胃、空肠迅速广泛代谢为 M3。其生物转化并非 CYP 系统介导,而是被碳酰还原酶所代谢。M3 的 $t_{1/2}$ 为 $0.9\sim1.4$ h。口服本品 72 μg,24 h 尿液中回收率为 60%,

168 h 内粪便中回收率为 30%。排泄物中的本品和 M3 为痕量。高脂肪餐可使 M3 的 C_{max} 降低 5%，AUC 不变，临床意义不明。迄今尚无肝肾功能不全患者的药动学资料。

【适应证】　用于成人慢性特发性便秘，便秘型肠易激综合征(只用于 18 岁以上女性患者)。

【不良反应】　1. 常见不良反应为胃肠道症状，其中恶心发生率为 13.2%，呈剂量依赖性，与食物同服可降低其发生率。腹泻发生率为 3.4%，与剂量无关。

2. 其他还有晕厥、震颤、感觉异常、味觉异常、僵直、无力、疼痛、水肿、哮喘、呼吸痛、咽喉发紧、精神紧张、面红、心悸、食欲缺乏等。

【妊娠期安全等级】　C。

【禁忌与慎用】　1. 对本品过敏和机械性肠梗阻病史者禁用。

2. 妊娠期妇女及哺乳期妇女慎用。

【药物相互作用】　体外试验证实，本品与其他药物发生相互作用的概率很小。体外肝微粒体的研究显示，碳酰还原酶在该药生物转化中起作用，同时本品既不诱导也不抑制 CYP 酶，包括 3A4、2D6、1A2、2A6、2B6、2 C 9、2 C 19 和 2 E 1 等。

【剂量与用法】　口服，推荐剂量为 24 μg，2 次/日，餐中服。

【用药须知】　用于治疗便秘型肠易激综合征时只能用于 18 岁以上的成年女性，儿童及成年男性禁用。

【制剂】　胶囊剂：24 μg。

【贮藏】　避免高温和潮湿，室温保存。

利那洛肽
(linaclotide)

别名：Linzess

本品为鸟粪便嘌呤环化酶-C 激动药。

【CAS】　851199-59-2

【理化性状】　1. 本品为白色无定型粉末，微溶于水和 0.9%氯化钠溶液。

2. 化学名：L-Cysteinyl-L-cysteinyl-L-glutamyl-L-tyrosyl-L-cysteinyl-L-cysteinyl-lasparaginyl-L-prolyl-L-alanyl-L-cysteinyl-L-threonyl-glycyl-L-cysteinyl-L-tyrosine, cyclic (1-6), (2-10), (513)-tris (disulfide)

3. 分子式：$C_{59}H_{79}N_{15}O_{21}S_6$

4. 分子量：1526.8

5. 氨基酸序列：

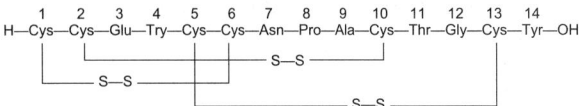

【用药警戒】　本品禁用于 6 岁以下儿童，避免用于 6~17 岁儿童，非临床试验中，本品可导致幼龄小鼠死亡。

【药理作用】　本品为鸟粪便嘌呤环化酶-C(GC-C)激动剂，本品及其活性代谢产物均与 GC-C 结合，作用于肠上皮细胞表面，使 GC-C 活化，GC-C 活化可导致细胞内和细胞外环磷酸鸟苷的浓度升高，细胞内环磷酸鸟苷浓度升高，刺激氯化物和碳酸氢盐分泌进入肠腔，主要通过囊性纤维化跨膜传导调节因子离子通道，使肠道内液体增多，肠道运输加速。

【体内过程】　口服极少吸收，给予 145 μg 或 290 μg 后，血药浓度均低于检测限。本品主要在胃肠道内被代谢，活性代谢产物为终端酪氨酸缺失。本品及其代谢产物主要在肠道内降解为小分子肽和氨基酸。以 290 μg 连服 7 d，粪便中回收的活性多肽，空腹服用时为 5%，餐后服用时为 3%。

高脂肪餐后服用本品可导致稀便和大便次数增加。年龄、性别及肝肾功能预计对本品及其代谢产物的清除无影响。

【适应证】　用于伴便秘的肠易激综合征、慢性特发性便秘。

【不良反应】　1. 治疗肠易激综合征常见(≥2%)胃肠道反应　腹泻、腹痛、胃肠胀气、腹胀，病毒性肠炎，头痛。少见胃食管反流性疾病、呕吐、疲乏、便血、过敏反应、荨麻疹。

2. 治疗慢性特发性便秘常见(≥2%)　腹泻、腹痛、胃肠胀气、腹胀、上呼吸道感染、鼻窦炎，少见消化不良、大便失禁、病毒性胃肠炎、直肠出血、便血、黑便、过敏反应、荨麻疹。

【妊娠期安全等级】　C。

【禁忌与慎用】　1. 对妊娠期妇女尚无足够良好对照的临床研究，只有当本品收益大于对胎儿的风险时才使用。

2. 本品是否分泌至乳汁未知，推荐剂量下本品及其代谢产物血药浓度低于检测限，哺乳期妇女慎用。

3. 儿童用药的安全性与有效性尚未确定。

【药物相互作用】　未进行药物相互作用研究，口服推荐剂量后，本品及其代谢产物血药浓度低于检测限。本品对 CYP 系统没影响，也不是 P-糖蛋白的底物。

【剂量与用法】　本品胶囊剂应整粒吞服，不能分开或嚼碎服用。

1. 伴便秘的肠易激综合征，推荐剂量为 290 μg，

1次／日,于早餐前至少 30 min 空腹服用。

2. 慢性特发性便秘,推荐剂量为 145 μg,1次／日,于早餐前至少 30 min 空腹服用。

【用药须知】　1. 本品禁用于 6 岁以下儿童,非临床试验中,本品可导致幼龄小鼠死亡(相当于人类年龄不超过 2 岁。);避免用于 6～17 岁儿童,本品虽不引起青年时期小鼠的死亡,但缺乏这一年龄段的安全性及有效性资料。

2. 本品最常见不良反应为腹泻,如发生严重腹泻,应停用本品,并与医护人员联系。

【制剂】　胶囊剂:145 μg;290 μg。

【贮藏】　贮于 20～25 ℃,短程携带允许 15～30 ℃。

普卡那肽
(plecanatide)

别名:Trulance
本品为鸟粪便嘌呤环化酶-C 激动药。

【CAS】　467426-54-6

【理化性状】

1. 本品为白色至类白色无定型粉末,溶于水。

2. 化学名:L-Leucine, L-asparaginyl-L-α-aspartyl-L-α-glutamyl-L-cysteinyl-L-αglutamyl-L-leucyl-L-cysteinyl-L-valyl-L-asparaginyl-L-valyl-L-alanyl-L-cysteinyl-L-threonylglycyl-Lcysteinyl-,cyclic(4→12),(7→15)-bis(disulfide)

3. 分子式:$C_{65}H_{104}N_{18}O_{26}S$

4. 分子量:1681.89

【用药警戒】　本品禁用于 6 岁以下儿童,非临床试验中,本品可导致幼龄小鼠因脱水而死亡。避免用于 6～18 岁儿童和青少年,此人群用药的有效性及安全性尚不明确。

【药理作用】　本品化学结构类似尿鸟苷素,为鸟粪便嘌呤环化酶-C(GC-C)激动药,本品及其活性代谢产物均与 GC-C 结合,作用于肠上皮细胞表面,使 GC-C 活化,由此可导致细胞内和细胞外的环磷酸鸟苷浓度升高。细胞内环磷酸鸟苷浓度升高可刺激氯化物和碳酸氢盐分泌进入肠腔,再通过囊性纤维化跨膜传导调节因子离子通道,使肠道内液体增多,肠道运输加速。

【体内过程】　口服本品时极少吸收,口服 3mg后,本品及其活性代谢产物的血药浓度均低于定量检测限。本品主要局限于胃肠道。在胃肠道内被代谢,活性代谢产物为终端亮氨酸缺失。本品及其代谢产物主要在肠道内降解为小分子肽和氨基酸。

【适应证】　用于治疗成人慢性特发性便秘。

【不良反应】　常见腹泻,少见鼻窦炎、腹胀、上呼吸道感染、腹部压痛、转氨酶升高。

【妊娠期安全等级】　本品几乎不经胃肠道吸收,治疗剂量下,血药浓度低于定量检测限,且动物实验未见本品有胚胎毒性。

【禁忌与慎用】　1. 机械性肠梗阻的患者禁用。

2. 禁用于 6 岁以下儿童,避免用于 6～18 岁儿童和青少年。

【药物相互作用】　未进行药物相互作用研究,口服推荐剂量后,本品及其代谢产物血药浓度低于检测限。本品对 CYP 系统没影响,也不是 P-糖蛋白的底物。

【剂量与用法】　推荐剂量为 3mg,1 次／日,空腹或进餐时服用均可。如果漏服,不必补服,按预定时间服用下次剂量。如患者吞咽困难,可压碎本品片剂,与苹果沙司同服,也可将片剂分散于水中服用、鼻饲或胃管注入。

【用药须知】　本品最常见不良反应为腹泻,如发生严重腹泻,应降低本品的剂量,补充水分。

【制剂】　片剂:3mg。

【贮藏】　贮于 20～25℃,短程携带允许 15～30℃。

替加色罗
(tegaserod)

本品为 5-HT_4 受体部分激动药。于 2001 年 7 月首次在墨西哥上市。

【CAS】　145158-71-0

【ATC】　A03AE02

【理化性状】　1. 化学名:1-{[(5-Methoxyindol-3-yl)methylene]amino}-3-pentylguanidine

2. 分子式:$C_{16}H_{23}N_5O$

3. 分子量:301.39

4. 结构式

马来酸替加色罗
(tegaserod maleate)

别名:泽马可、Zelmac、Zelnorm

【CAS】　189188-57-6

【理化性状】　1. 化学名:1-{[(5-Methoxyindol-3-yl)methylene]amino}-3-pentylguanidine maleate

2. 分子式:$C_{16}H_{23}N_5O \cdot C_4H_4O_4$

3. 分子量:417.5

4. 稳定性和相容性:本品压碎后在水或苹果汁中稳定,后者可改变药物的口味,不推荐橙汁、牛奶或酸奶服药。因为药物在其中不能完全溶解,且稳定性尚未能确定。

【药理作用】 本品可与人体大脑组织中的 5-HT$_4$ 受体具有高度的亲和力,能激动该受体,进而激活腺苷酸环化酶,使 cAMP 增多,后者再激活 cAMP 依赖性蛋白激酶(PKA),使 K$^+$ 通道关闭,Ca^{2+} 通道开放,增强 Ca^{2+} 电流,从而介导 Cl$^-$ 分泌,改善肠道分泌机能。这是因为 Cl$^-$ 通常与 H$^+$ 相互偶联分泌,形成 HCl。而 HCl 具有杀菌、促胰液、胆汁和肠分泌等作用,所造成的酸性环境有利于钙、铁的吸收。再者,通过触发肠道黏膜的生理反射,刺激肠道嗜铬细胞释放降钙素基因相关肽(calcitoningene related peptid,CGRP)、血管活性肠肽(vasoactive intestinal peptide,VIP)和 P 物质(substance P,SP),促进结肠近端收缩与远端舒张,形成结肠蠕动。此外,本品还具有增加食管下段括约肌张力并促进食物加速通过胃肠,提高进餐前后结肠张力和动力指数,显著改善以便秘为主的肠易激综合征(IBS)症状。

【体内过程】 本品口吸服后迅速被吸收,空腹服药后 1.5 h 可达血药峰值。分别给予本品 2、6 和 12 mg,2 次分服后,最大血药稳态浓度分别为 0.7、2.7 和 5.6 μg/L,AUC 分别为 2.4、8.9 和 20.4 μg/(L·h),达峰时间分别为 1.1、1.0 和 1.3 h。静脉注射后别名可广泛分布于全身组织中,分布容积为(368±223)L。其蛋白结合率约为 98%。平均生物利用度为 11%。终末 $t_{1/2}$ 约为 11 h。肝肾功能不全患者的药动学与健康人相似。持续服药 5 d,血浆中未出现积蓄现象。

【适应证】 用于女性便秘型肠易激综合征(短期治疗用以缓解症状)。

【不良反应】 1. 常见腹泻,几天内可自行恢复,胀气也较常见。

2. 虽可出现头痛、恶心和腹痛,但与对照组相似,有待进一步观察。

【妊娠期安全等级】 B。

【禁忌与慎用】 1. 对本品过敏者、妊娠期妇女和儿童禁用。

2. 重度肾功能不全患者、中、重度肝功能不全患者、有肠粘连病史者以及可疑肝胰壶腹括约肌功能障碍者均应禁用。

3. 哺乳期妇女使用时应暂停哺乳。

【剂量与用法】 推荐口服剂量为 6 mg,2 次/日。宜餐前服用。

【用药须知】 1. 老年人服药不必减量。

2. 在服药的第一周内可能出现腹泻,一般在继续用药中减轻;如有加重现象,应停药。

3. 本品对男性患者的有效性和安全性尚未确定。

【制剂】 片剂:6 mg。

【贮藏】 遮光保存。

小麦纤维素
(testa triticum tricum purif)

别名:非比麸、Fiberform

本品为从麦麸中提取的纯天然纤维素制剂。

【药理作用】 大多数人进食的食物中所含有的纤维素含量几乎都不能满足身体的需要,而纤维素摄入不足则是便秘的主要原因之一。本品可增加粪便体积,使粪便硬度正常化,使肠道运转时间正常化。本品是一种不能消化的纤维素制剂,所以它增加粪便体积的同时还增加其与水的结合能力,亦使得粪便排出更加顺畅。本品长期使用还可改善高脂血症患者的血脂情况。

【体内过程】 本品不被人体消化吸收,服用后随粪便排出体外。

【适应证】 作为肠激惹、憩室病、肛裂和痔疮等伴发的便秘的辅助治疗,也可用于手术后软化大便。

【不良反应】 少数患者服用后可能会出现腹胀和腹鸣,但很快减轻,并在一至二周内消失。

【妊娠期安全等级】 B。

【禁忌与慎用】 肠梗阻的患者禁用。

【剂量与用法】 1. 成人 一次 3.5 g,2~4 次/日,至少 1 周,之后逐渐减量至 2 次/日或 1 次/日,每日清晨都应服药。

2. 6 个月以上儿童 一次 1.75 g,1~2 次/日,至少 1 周,之后逐渐减量至 1 次/日,一日清晨都应服药。

3. 本品可加入食物或饮料中服用,如汤、粥、牛奶、果汁等。一次用 200 ml 左右的液体一起服用可达最佳效果。

【用药须知】 1. 服用本品期间建议患者喝足量的水,可达到最佳效果。

2. 对小麦过敏者有可能对本品过敏。

【制剂】 颗粒剂:3.5 g。

【贮藏】 30 ℃以下贮存。

聚乙二醇 4000
(macrogol 4000)

别名:福松、Forlax

【药理作用】 本品是一种线性长链聚合物,通过氢键固定水分子,使水分保留在结肠内,增加粪便含水量并软化粪便,恢复粪便体积和重量至正常,促进排便的最终完成,从而改善便秘症状。

【体内过程】　本品不被人体吸收。

【适应证】　用于成人便秘的症状性治疗。

【不良反应】　用量过大时,可能出现腹泻,或引起轻度不适,停药后24~48 h后可缓解,但可以减少剂量继续治疗。服药期间还可能出现腹部疼痛(胃痛)的症状。

【禁忌与慎用】　1. 有某些小肠或结肠疾患者如肠梗阻、肠穿孔、胃潴留、消化道出血、中毒性肠炎、中毒性巨结肠或肠扭转患者禁用。

2. 腹痛(胃痛)患者禁用。

3. 儿童患者服用本品的有效性和安全性尚未确立。

【药物相互作用】　由于服用本品可能缩短其他口服药物在消化道的停留时间,干扰药物吸收,因此,服用本品应与其他药物间隔较长一段时间(至少2 h)。

【剂量与用法】　口服,将袋内散剂溶于一大杯水中服用。每天1~2袋。

【用药须知】　1. 本品不适于长期使用。

2. 本品散剂因含有山梨糖醇,果糖不耐受遗传性代谢病患儿禁用。

3. 便秘的药物治疗需辅以生活习惯和饮食的调整,增加富含植物纤维的食物和饮料的摄取,建议进适当的体育锻炼和恢复排便反射的训练。

4. 罕有过敏性反应皮疹、荨麻疹、水肿报道,特例报道有过敏性休克。

5. 没有资料显示本品能够进入母乳。本品极少被吸收,因此,可以在哺乳期服用。

【制剂】　散剂:10 g。

【贮藏】　30 ℃以下贮存。

11.6　止泻药

本类药品通过减少或减轻肠道蠕动,以保护肠道免受刺激而达到止泻的目的。一般分为以下5类。

1. 阿片及其衍生物制剂,系通过抑制肠管运动而止泻。

2. 吸附剂,系通过表面吸附肠道内水、气、细菌、病毒、毒物而止泻。

3. 收敛剂,通过凝固蛋白质形成保护层而使肠道免受有害因子刺激,减少分泌。

4. 保护剂,能在肠道黏膜表面形成一层保护膜,使其不受刺激而减轻腹泻。

5. 肠道益生菌制剂,可改善肠道菌群平衡,可治疗与肠道菌群失调相关的腹泻。

应用止泻药治疗腹泻的同时,应针对病因进行治疗,以免延误病程。

地芬诺酯
(diphenoxylate)

别名:苯乙哌啶、氰苯哌酯

本品为哌替啶的衍生物。

【CAS】　915-30-0

【ATC】　A07DA01

【理化性状】　1. 化学名:Ethyl 1-(3-cyano-3,3-diphenylpropyl)-4-phenylpiperidine-4-carboxylate

2. 分子式:$C_{30}H_{32}N_2O_2$

3. 分子量:452.6

4. 结构式

盐酸地芬诺酯
(diphenoxylate hydrochloride)

〖CAS〗　3810-80-8

〖理化性状〗　1. 本品为白色或几乎白色,结晶粉末。极微溶于水,略溶于醇,易溶于二氯甲烷。

2. 化学名:Ethyl 1-(3-cyano-3,3-diphenylpropyl)-4-phenylpiperidine-4-carboxylate hydrochloride

3. 分子式:$C_{30}H_{32}N_2O_2 \cdot HCl$

4. 分子量:489.0

【药理作用】　本品为哌替啶的衍生物,对肠道的作用类似吗啡,可直接作用于肠平滑肌,通过抑制肠黏膜感受器,消除局部黏膜的蠕动反射而减弱肠蠕动,同时可增加肠的节段性收缩,使肠内容物通过延迟,有利于肠内水分的吸收。大剂量有镇静作用,产生欣快感。

【适应证】　用于急慢性功能性腹泻及慢性肠炎等。

【不良反应】　偶有恶心、嗜睡、头晕、头痛、失眠、抑郁、皮疹、腹胀、大肠扩张及肠梗阻。减量或停药可好转。

【妊娠期安全等级】　C。

【禁忌与慎用】　1. 肝功能不全或正在服用成瘾性药物的患者宜慎用,肝硬化者可诱发肝昏迷,应慎用。

2. 腹泻早期和腹胀者应慎用。

3. 2岁以下儿童禁用。

【药物相互作用】　1. 可增加巴比妥酸盐类、类阿片及其他中枢抑制药的作用,不宜合用。

2. 长期服用,加用阿托品,可减少依赖性发生

（国外有两药的合剂,商品名 Lomotil,含本品 2.5 mg 和阿托品 0.025 mg）。

【剂量与用法】　一次口服 2.5～5 mg,3～4 次/日。

【制剂】　片剂:2.5 mg。

【贮藏】　密封贮存。

洛哌丁胺
(loperamide)

别名:氯苯哌酰胺、腹泻啶、易蒙行、苯丁哌胺、Imodium、Dissentew、Blox、Lopemid、Elcoman

本品为人工合成的类阿片类似物。

【CAS】　53179-11-6

【ATC】　A07DA03

【理化性状】　1. 化学名:4-(4-p-Chlorophenyl-4-hydroxypiperidino)-NN-dimethyl-2,2-diphenyl butyramide

2. 分子式:$C_{29}H_{33}ClN_2O_2$

3. 分子量:477.03

4. 结构式

盐酸洛哌丁胺
(loperamide hydrochloride)

〖CAS〗　34552-83-5

〖理化性状〗　1. 本品为白色或近白色粉末,呈多晶型。微溶于水,易溶于乙醇和甲醇

2. 化学名:4-(4-p-Chlorophenyl-4-hydroxypiperidino)-NN-dimethyl-2,2-diphenyl butyramide hydrochloride

3. 分子式:$C_{29}H_{33}ClN_2O_2 \cdot HCl$

4. 分子量:513.5

氧化洛哌丁胺
(loperamide oxide)

〖CAS〗　106900-12-3

〖理化性状〗　1. 本品为白色或近白色、轻微引湿性的粉末。几乎不溶于水,易溶于乙醇和二氯甲烷。

2. 分子式:$C_{29}H_{33}ClN_2O_3$

3. 分子量:493.0

【药理作用】　1. 本品作用于肠壁的阿片受体,抑制肠道平滑肌收缩,减少肠蠕动。还可减少肠壁神经末梢释放乙酰胆碱,通过胆碱能和非胆碱能神经元局部的相互作用直接抑制肠蠕动反射。

2. 本品可延长食物在小肠的停留时间,促进水、电解质及葡萄糖的吸收,对前列腺素、霍乱毒素及其他肠毒素引起的肠壁过度分泌有显著的抑制作用。

【体内过程】　本品口服后吸收约 40%,由于本品与肠壁的亲和力和明显的首过代谢,使其几乎不进入全身血液循环,而全部进入肝脏代谢。在胃肠道和肝中分布最多,$t_{1/2}$ 为 7～15 h,大部分随粪便排泄,尿中排泄物占 5%～10%。

【适应证】　用于急性腹泻及各种病因引起的慢性腹泻如溃疡性结肠炎、克罗恩病、非特异性结肠炎、肠易激综合征。对胃、肠部分切除术后和甲状腺功能亢进引起的腹泻也有较好的疗效。本品尤适用于临床应用其他止泻药效果不显著的慢性功能性腹泻。

【不良反应】　不良反应轻微,主要有口干、眩晕、头痛、恶心、腹胀、食欲缺乏、乏力、皮疹和瘙痒等。偶见呕吐、排尿增加。

【妊娠期安全等级】　B。

【禁忌与慎用】　1. 1 岁以下婴儿及肠梗阻、便秘患者禁用。

2. 严重中毒性感染性腹泻慎用,以免止泻后加重中毒症状。

3. 重度肝功能不全患者和哺乳妇女慎用。

4. 因用广谱抗生素而导致假膜性小肠结肠炎及发生胃肠胀气或严重脱水的儿童也不宜使用。

【剂量与用法】　1. 急性腹泻　成人首次服 4 mg,5 岁以上儿童服 2 mg,以后每腹泻 1 次再服 2 mg,直至腹泻停止,成人总量不超过 16～20 mg/d,儿童不超过 8～12 mg/d,若无效则停服。

2. 慢性腹泻　成人首次服 4 mg,5 岁以上儿童服 2 mg,以后逐渐调节剂量直到大便正常,维持大便 1～2 次/日,一般维持剂量多为一日 4～8 mg。

【用药须知】　1. 本品不能单独用于伴有发热和便血的细菌性痢疾或有其他感染的患者,必须加服抗菌药物。

3. 腹泻患者常发生水和电解质丧失,应用本品的同时,应适当补充水和电解质。

【制剂】　胶囊剂:2 mg。

【贮藏】　密封、贮于干燥处。

利达脒
(lidamidine)

本品为 α_2 肾上腺素能受体激动剂。

【CAS】　66871-56-5

【理化性状】　1. 化学名：N-(2,6-Dimethyl-phenyl)-N′-[imino(methylamino)methyl]urea

2. 分子式：$C_{11}H_{16}N_4O$

3. 分子量：220.27

4. 结构式

盐酸利达脒

(lidamidine hydrochloride)

别名：Supra。

【CAS】　65009-35-0

【理化性状】　1. 化学名：N-(2,6-Dimethylph-enyl)-N′-[imino(methylamino)methyl]urea hydrochloride

2. 分子式：$C_{11}H_{16}N_4O \cdot HCl$

3. 分子量：256.7

【药理作用】　本品能明显抑制肠道液体与电解质的分泌，并增加肠道的吸收能力。也能有效地抑制霍乱毒素引起的肠道过度分泌。还能显著延缓胃排空，抑制平滑肌的收缩，具有解痉作用。本品尚有轻微的麻醉作用及抑制胃酸分泌的作用。

【体内过程】　本品口服后迅速经胃肠吸收，约30 min 可达血药峰值。排泄物中90%以上为活性代谢物 N-去甲基物,24 h 内有95%以上的服药量随尿液排出，少量随粪便排出。

【适应证】　主要用于治疗肠炎、节段性回肠炎、溃疡性结肠炎引起的慢性腹泻。亦可用于胃肠运动功能障碍、恶性肿瘤及糖尿病所致的腹泻。

【不良反应】　常见有口干、腹部痉挛。剂量过大时可见直立性头晕、低血压和低血糖等。

【禁忌与慎用】　1. 对本品过敏者、妊娠期妇女禁用。

2. 哺乳期妇女使用时应暂停哺乳。

3. 儿童用药的安全性及有效性尚未确定。

【剂量与用法】　一次口服 4～8 mg,2～4 次/日。

【制剂】　胶囊剂：2 mg；4 mg。

【贮藏】　密封贮存。

蒙脱石

(dioctahedral smectite)

别名：思密达、肯特令、十六角蒙脱石、Smecta powder sachet

本品为双四面体氧化硅和单八面体组成的多层结构。

【药理作用】　1. 本品具有层绞状分子结构及非均匀性电荷分布。对消化道内的气体、病毒、细菌及其产生的毒素有极强的吸附作用。

2. 本品有一定的黏附作用，可覆盖消化道，与黏蛋白结合，增强黏液屏障，维护消化道的正常生理功能，并降低结肠敏感性，有助于上皮组织恢复和再生。

3. 能平衡寄生菌丛，提高其和免疫球蛋白 A 的抗攻击能力。此外，还有一定的止血作用。

【体内过程】　本品口服后不被吸收,2 h 后可均匀地覆盖在整个肠腔表面,6 h 后连同此吸附的攻击因子随消化道蠕动排出体外。

【适应证】　主要用于急慢性腹泻、对儿童急性腹泻效果尤佳。也用于治疗肠易激综合征、结肠炎、食管反流症、食管炎、食管裂孔疝、胃炎、胃痛等。

【不良反应】　少数患者可出现轻度便秘，减量后可继续服用。

【药物相互作用】　1. 本品可能影响其他药物的吸收，必须合用时应间隔1 h 以上。

2. 与诺氟沙星合用可提高对致病细菌感染的疗效。

【剂量与用法】　口服，新生儿 3/4 袋/日,1岁以下 1 袋/日,1～2 岁 1～2 袋/日,2～3 岁 2～3 袋/日,3岁以上及成人 3 袋/日，分 3 次用温开水调匀后口服。

【用药须知】　本品不宜直接倒入口中服用，以免影响其在消化道黏膜上分布不均，影响疗效。

【制剂】　粉剂：3 g。

【贮藏】　密封、贮于室温。

活性炭

(activated charcoal)

别名：药用炭、Medical charcoal

【CAS】　16291-96-6(charcoal)

【ATC】　A07BA01

【理化性状】　本品是由植物材料经过适当碳化过程得到的，具有非常高的吸收能力。是一种黑色体轻疏松的粉末，无沙粒感。基本上在所有常用的溶剂里都不会溶解。以干重计算它能吸收自身重量40%的安替比林。

【简介】　本品属于吸附剂，能吸附肠道内容物及异常发酵产生的气体，减少有害物质对肠壁的刺激，使肠蠕动减缓，起到止泻和吸附毒物的作用。临床用于多种药物中毒、腹泻胀气。由于本品可吸附有机物，故不宜与抗生素、磺胺类、维生素类、激素类、乳酶生等同服，以免减轻这些药物的效应。治疗一般腹泻给予 1～4 g,3 次/日；用于急性中毒可给予30 g，混于水中吞服，也可在服用本品后再给予硫酸镁导泻，以加快排出毒素。片剂：0.3 g,0.5 g。市售的矽炭银含本品 60 mg,氯化银 1.5 mg,白陶土 240 mg,口服 2~4 片,3~4 次/日。

鞣酸蛋白
(tannalbin)

别名:单那尔宾、Albumine Tannate

【简介】　本品服用后在胃内不分解,在小肠处分解出鞣酸,使肠黏膜表层蛋白凝固,形成一层保护膜,减少渗出、减轻刺激及肠蠕动,有收敛、止泻作用。主要用于急性胃肠炎及各种非细菌性腹泻、小儿消化不良等。治疗细菌所致肠炎,应先使用抗菌药物控制感染后再使用本品治疗。成人口服,3次/日,0.9~1.8 g/d,空腹服;1~3 岁幼儿,0.3 g,4~6 岁小儿,0.6 g,7~9 岁儿童,0.9 g,10~12 岁儿童 1.2 g,均为 3 次/日。用量过大可致便秘。片剂:0.3 g。遮光,密闭干燥处保存。

克罗菲美
(crofelemer)

别名:Fulyzaq

【CAS】　148465-45-6

【理化性状】　1. 本品提取于秘鲁的巴豆属植物 *lechleri* 的红乳胶,是原花青素低聚物混合物,主要组成以(＋)-儿茶素,(-)-表儿茶素,(＋)-没食子儿茶酸,和(-)-表没食子儿茶酸为基本单元随机序列。用间苯三酚测定低聚物的平均聚合度在 5 和 7.5 之间。

2. 结构式

R＝H 或 OH,n=3~5.5

【药理作用】　本品可抑制肠腔表面的肠细胞的环磷酸腺苷(cAMP)激活的囊性纤维化跨膜传导调节蛋白(CFTR)的氯离子通道和钙离子活化氯离子通道(CACC),CFTR 的氯离子通道和 CACC 调节肠道上皮细胞的氯离子和液体分泌。在腹泻中本品通过抑制肠道中的氯离子的分泌和伴随这种分泌的大量失水,以到达治疗腹泻的目的

【体内过程】　口服很少吸收,血药浓度低于检测限。

【适应证】　用于缓解使用抗逆转录病毒治疗 HIV/AIDS 成年患者的非感染性腹泻的症状。

【不良反应】　1. 常见上呼吸道感染、支气管炎、咳嗽、腹胀、胆红素升高、恶心、腰痛、关节痛、泌尿道感染、鼻咽炎、骨骼肌痛、贾第鞭毛虫病、痔疮、焦虑、ALT 升高。

2. 偶见腹痛、痤疮、AST 升高、结合胆红素升高、游离血胆红素升高、便秘、抑郁、皮炎、头晕、口干、消化不良、肠炎、带状疱疹、肾结石、肢体末梢疼痛、尿频、季节性过敏、鼻窦炎及白细胞计数降低。

【妊娠期安全等级】　C。

【禁忌与慎用】　1. 妊娠期妇女只有潜在的益处大于对胎儿伤害的风险时才可使用。

2. 尚未明确本品是否经乳汁分泌,哺乳期妇女应权衡利弊,选择停药或停止哺乳。

3. 儿童用药的安全性及有效性尚未建立。

4. 肝肾功能不全患者慎用。

【药物相互作用】　1. 体外研究表明,本品在肠道具有抑制 CYP3A 和转运蛋白 MRP2 和 OATP1A2 的可能。由于本品吸收很少,所以不太可能抑制体内组织中的 CYP1A2、CYP2A6、CYP2B6、CYP2C9、CYP2C19、CYP2D6、CYP2E1 和 CYP3A4。

2. 药物相互作用试验中,同时服用奈非那韦,齐多夫定或拉米夫定无临床意义的相互作用。

【剂量与用法】　口服,125 mg,2 次/日。

【用药须知】　本品不用于感染性腹泻。

【制剂】　缓释片剂:125 mg。

【贮藏】　密封,干燥处保存。

消旋卡多曲
(racecadotril)

别名:acetorphan、Hidrasec、Tiorfan

【CAS】　81110-73-8

【ATC】　A07XA04

【理化性状】　1. 化学名:(*RS*)-Benzyl *N*-[3-(acetylthio)-2-benzylpropanoyl]glycinate

2. 分子式:$C_{21}H_{23}NO_4S$

3. 分子量:385.48

4. 结构式

【药理作用】　本品为脑啡肽酶抑制剂,脑啡肽酶可降解脑啡肽,本品可选择性、可逆性的抑制脑啡肽酶,从而保护内源性脑啡肽的免受降解,延长消化道内源性脑啡肽的生理活性,从而减少水和电解质的过度分泌。

【体内过程】　1. 吸收　本品口服后被迅速吸收,对血浆中脑啡肽酶的抑制作用在吸收开始后30 min出现。对酶抑制作用的强度与用药剂量相关。当剂量为1.5 mg/kg时,2.5 h后对酶的抑制作用达到峰值(对酶的抑制作用达到90%),对酶的抑制作用持续8 h左右,$t_{1/2}$约为3 h。

2. 分布　本品组织分布较少,仅有1%的药物分布组织中。血浆蛋白结合率达90%(主要与白蛋白结合)。

3. 代谢　本品进入体内后,迅速转变为其活性代谢物(±)N-(1-氧-2-巯甲基-3-苯丙酰基)甘氨酸,然后转变为无活性代谢物二硫化物和巯甲醚,最后随尿、粪便并经肺排泄。本品对CYP酶系无诱导作用。

4. 消除　本品主要随粪便和尿排泄。重复给药不会改变本品的药动学特征。饮食可延长脑啡肽酶抑制作用的出现时间,但对C_{max}和AUC无影响。

【适应证】　用于治疗急性腹泻。

【不良反应】　偶见嗜睡、皮疹、便秘、恶心和腹痛等。

【禁忌与慎用】　1. 对本品过敏者禁用。

2. 妊娠期妇女及哺乳期妇女慎用。

3. 不能摄入果糖,对葡萄糖或半乳糖吸收不良,缺少蔗糖酶、麦芽糖酶的患者禁用本品颗粒剂。

4. 肝肾功能不全患者慎用。

【药物相互作用】　1. 红霉素、酮康唑等CYP3A4抑制剂可能减少本品的代谢,增加毒性。

2. 利福平等CYP3A4诱导剂可能降低本品的抗腹泻作用。

【剂量与用法】　1. 成人　100 mg,3次/日,饭前服用,连用不超过7 d。

2. 儿童　1.5 mg/kg,3次/日,最大剂量不超过6 mg/kg。连用不超过7 d。

【用药须知】　1. 如果患者出现脱水现象,本品应该与口服补液盐合用。

2. 连续服用本品5 d后,腹泻症状仍持续者应进一步就诊或采用其他药物治疗方案;或便血伴有发热、呕吐等应及时就医。

【制剂】　①片剂:100 mg。②颗粒剂:10 mg;30 mg。③胶囊剂:100 mg。④散剂:10 mg;30 mg。⑤口腔崩解片:6 mg。

【贮藏】　密封,干燥处保存。

阿洛司琼
(alosetron)

【CAS】　122852-42-0

【ATC】　A03AE01

【理化性状】　1. 化学名:2,3,4,5-Tetrahydro-5-methyl-2-[(5-methyl-1H-imidazol-4-yl)methyl]-1H-pyrido[4,3-b]indol-1-one

2. 分子式:$C_{17}H_{18}N_4O$

3. 分子量:294.35

4. 结构式

盐酸阿洛司琼
(alosetron hydrochloride)

别名:罗肠欣、Lotronex

〖CAS〗　122852-69-1

〖理化性状〗　1. 化学名:2,3,4,5-Tetrahydro-5-methyl-2-[(5-methyl-1H-imidazol-4-yl)methyl]-1H-pyrido[4,3-b]indol-1-one, monohydrochloride

2. 分子式:$C_{17}H_{18}N_4O \cdot HCl$

3. 分子量:330.8

【用药警戒】　1. 本品可导致严重的胃肠道不良反应,包括缺血性结肠炎、严重的便秘,可致住院,需输血、手术治疗,严重者甚至可致命。

2. 本品仅用于以严重腹泻为特征的肠易激综合征,且用传统方法治疗无效的女性患者。

3. 治疗期间如出现便秘或缺血性结肠炎的症状,应立即停药。如症状无缓解应及时就医。发生缺血性结肠炎的患者,不能再使用本品。便秘缓解的患者,如使用本品,必须得到医师的许可。

【药理作用】　本品为5-羟色胺(5-HT₃)受体拮抗剂,可抑制非选择性阳离子通道的活化,进而调节肠神经系统,抑制胃肠道神经元上的5-HT受体的活化,减少肠道分泌、蠕动和传入疼痛信号。

【体内过程】　1. 吸收　本品口服吸收快,生物利用度50%~60%,年轻男性志愿者口服本品1 mg后,C_{max}约为5 ng/ml,T_{max}约为1 h,年轻女性C_{max}约为9 ng/ml,T_{max}与男性相同。男性志愿者连服本品28 d(2 mg,2次/日),第28 d C_{max}为12.4 ng/ml,T_{max}为1.7 h,首日和第28 d的AUC分别为26.6(ng·

h)/ml 和 39.4(ng・h)/ml。与食物同服,本品吸收率降低 25%,T_{max} 延后 15 min。

2. 本品表观分布容积为 65～95 L,血浆蛋白结合率为 82%,每天 2 次给药无蓄积。

3. 本品经肝脏 CYP2C9、CYP3A4、CYP1A2 被广泛代谢,其代谢产物的总 C_{max} 为原药的 9 倍,AUC 为原药的 13 倍,$t_{1/2}$ 为原药的 2 倍,显示其存在循环中代谢。本品主要通过肾脏清除,肾脏清除率为 94 ml/min。尿中回收约 73% 的给药剂量,粪便中回收约 24%,总计仅 7% 为原药。

【适应证】 适用于女性以腹泻为主的严重肠易激综合征(irritability bowel symptom,IBS),包括病程超过 6 个月或胃肠道解剖生化异常或普通治疗无效的严重 IBS,可减轻下腹部疼痛、腹部不适、尿急、腹泻症状。

【不良反应】 1. 消化系统 严重不良反应有缺血性结肠炎(主要症状是腹部痉挛和疼痛)、严重便秘(严重便秘又可致肠道梗阻、肠道破裂,甚至死亡)。因此,FDA 与葛兰素威康制药公司商议并曾在 2000 年 11 月 28 日做出了从市场撤销的决定,后又有限制地重返市场。少见唾液减少、消化不良、胃肠痉挛、缺血性结肠炎,罕见结肠炎、溃疡性结肠炎、直肠炎、胃肠炎、十二指肠炎、胃酸过多、大便潜血、胃肠蠕动减慢、肠梗阻、肠套叠。

2. 神经系统 少见睡眠失调,罕见记忆障碍、平衡失常、镇静、感觉迟钝。

3. 骨骼肌肉 罕见肌痛、肌僵直、骨痛。

4. 呼吸系统 少见呼吸异常,罕见病毒性呼吸道感染。

5. 血液系统 罕见红细胞、血红蛋白降低、出血。

6. 心血管系统 少见心率加快,罕见心律不齐、血压升高、期前收缩。

7. 内分泌系统 罕见高血糖或低血糖、下丘脑功能降低及钙、磷代谢失调。

8. 其他 乏力、瘙痒、性功能异常、阴道出血、脱发、痤疮等。

【妊娠期安全等级】 B。

【禁忌与慎用】 1. 对本品过敏者禁用。

2. 便秘患者、有严重便秘史或便秘后遗症者禁用。

3. 肠梗阻、肠狭窄、中毒性巨结肠、胃肠穿孔、胃肠粘连、缺血性结肠炎、局限性肠炎(克罗恩病)、活动性溃疡性结肠炎、有活动性憩室炎或病史患者禁用。

4. 动物实验显示,本品可经乳汁排泄,尚未明确

本品是否可经人乳汁分泌,哺乳期妇女应权衡利弊选择停药或停止哺乳。

5. 儿童用药的安全性及有效性尚未建立。

6. 肝病患者、青光眼、前列腺肥大、幽门狭窄患者慎用。

【药物相互作用】 1. 抗抑郁药氟伏沙明为 CYP1A2、CYP3A4、CYP2C9 抑制剂,能使本品的 AUC 增加 6 倍,$t_{1/2}$ 延长 3 倍。

2. 酮康唑为 CYP3A4 抑制剂,能使本品的 AUC 增加 29%。

【剂量与用法】 口服,开始剂量一次 1 mg,1 次/日。用药 4 周后,如能良好耐受并且 IBS 症状未得到控制,剂量增加到一次 1 mg,2 次/日。按该剂量治疗 4 周后病情未得到控制者应停止用药。是否与食物同服均可。

【用药须知】 1. 使用本品 1～4 周内,病情将会明显改善,但当停止治疗时,病情会反复。

2. 使用本品 4 周无效,应停止用药。

3. 本品对男性的 IBS 无效,原因尚不清楚。

【制剂】 片剂:0.5 mg;1 mg。

【贮藏】 室温,防潮,遮光保存。

地衣芽孢杆菌
(bacillus licheniformis)

别名:整肠生

【药理作用】 本品以活菌形式进入肠道后,对葡萄球菌、酵母菌等致病菌有拮抗作用,而对双歧杆菌、乳酸杆菌、拟杆菌、消化链球菌有促进生长作用,从而可调整菌群失调达到治疗目的。本品可促使机体产生抗菌活性物质,杀灭致病菌。此外通过夺氧生物效应使肠道缺氧,有利于大量厌氧菌生长。本品具有起效快、疗效高、不良反应极少等特点。

【适应证】 用于细菌或真菌引起的急、慢性肠炎、腹泻。也可用于其他原因(如长期服用广谱抗生素)引起的肠道菌群失调的防治。

【禁忌与慎用】 对本品过敏者禁用。

【药物相互作用】 1. 抗酸药、抗菌药与本品合用时可减弱其疗效,应分开服用。

2. 铋剂、鞣酸、药用炭、酊剂等能抑制、吸附或杀灭活菌,故不能合用。

【剂量与用法】 口服,一次 0.5 g,3 次/日,首次加倍。儿童剂量减半,服用时可打开胶囊剂,将药粉加入少量温开水或奶液混合后服用。

【用药须知】 1. 本品为活菌制剂,切勿将本品置于高温处,溶解时水温不宜超过 40 ℃。

2. 避免与抗菌药同服,必要时需间隔 3 h 服用。

3. 本品性状发生改变时禁止使用。

4. 儿童必须在成人监护下使用。

【制剂】　①胶囊剂：0.25 g（含 2.5 亿活菌）。②颗粒剂：0.5 g。

【贮藏】　遮光，干燥处保存。

酪酸梭菌
(clostridium butyricum)

别名：米雅、Miya

【药理作用】　本品为酪酸梭菌活菌（芽孢）制剂，能耐受胃酸进入肠道，分泌肠黏膜再生和修复的重要营养物质酪酸（丁酸），修复受损伤的肠黏膜，消除炎症，营养肠道。并能促进双歧杆菌等肠道有益菌生长，抑制痢疾志贺氏菌等肠道有害菌生长，恢复肠道菌群平衡，减少胺、氨、吲哚等肠道毒素的产生及对肠黏膜的毒害，恢复肠免疫功能和正常的生理功能。本品对大鼠免疫性溃疡性结肠炎有显著治疗作用，能抑制 IL-8、TNF-α 等致炎症因子的过度异常表达，抑制抗结肠抗体 IgG 的过度表达，降低 B 淋巴细胞转化率，提高 T 淋巴细胞转化率，纠正肠免疫紊乱，恢复肠免疫耐受力，消除炎症、溃疡，有效治疗溃疡性结肠炎。同时酪酸梭菌在肠道内产生酶和维生素类有益物质，促进营养物质的消化吸收。

【适应证】　用于因肠道菌群紊乱而引起的各种消化道症状及相关的急慢性腹泻和消化不良等。

【禁忌与慎用】　对微生态制剂有过敏史者禁用。

【药物相互作用】　本品对氨苄青霉素、头孢唑啉、头孢呋辛、四环素、氯霉素、呋喃唑酮、SMZco 和诺氟沙星等敏感，故本品不能与此类药物同时服用。

【剂量与用法】　1. 胶囊剂　口服，一次 1260 mg，2 次/日。用温开水送服。急性腹泻，连用 3～7 d；慢性腹泻，连用 14～21 d，或遵医嘱。

2. 散剂　口服，儿童，一次 500 mg，2～3 次/日；成人，一次 1000 mg，3 次/日。用温开水冲服。疗程与胶囊剂相同。

3. 片剂　成人，一次 700 mg，3 次/日，用温开水送服。疗程与胶囊剂相同。

【用药须知】　1. 本为活菌制剂，切勿将本品置于高温处。

2. 避免与抗菌药同服。

【制剂】　①胶囊剂：420 mg，含酪酸梭菌活菌数不低于 $1.5×10^7$ CFUg。②散剂：每袋 500 mg，含酪酸梭菌活菌数不低于 $1.5×10^7$ CFU/g。③片剂：350 mg，含酪酸梭菌活菌数不低于 $1.0×10^7$ CFU/g。

【贮藏】　在室温干燥处保存。

布拉氏酵母菌
(saccharomyces boulardii)

别名：亿活、Bioflor

【药理作用】　本品为生物性止泻剂。布拉氏酵母菌具有抗微生物和抗毒素作用，并对肠黏膜有营养作用。布拉氏酵母菌不会被胃肠液、抗生素或磺胺类药物所破坏，在肠内具有活性作用。在动物实验中，药理学研究表明，无论在体外或体内，本品具有抗菌（包括白色念珠菌）作用。当在动物中诱发实验性感染时，它可促进动物体内的免疫作用。它能合成维生素 B，如维生素 B_1、维生素 B_2、维生素 B_6、泛酸、烟酸。此外，还能显著增加人与动物上皮细胞刷状缘内的二糖酶。

【适应证】　1. 治疗成人或儿童感染性或非特异性腹泻。

2. 预防和治疗由抗生素诱发的结肠炎和腹泻。

3. 与万古霉素或甲硝唑联合治疗可预防梭状芽胞杆菌所致顽固性疾病的复发。

4. 预防由管饲等引起的腹泻。

5. 治疗肠易激综合征。

【不良反应】　曾报道在极少数病例中有上腹部不适，但不必停药。

【禁忌与慎用】　1. 对该药物中某一成分过分敏感的患者禁用。

2. 中央静脉导管输液的患者禁用。

【药物相互作用】　由于本品属于真菌属，因此，不可与全身性或口服抗真菌药物及某些喹啉类衍生物合用。

【剂量与用法】　成人口服一次 0.5，1～2 次/日；3 岁以上儿童，一次 0.5 g，2 次/日；3 岁以下儿童，一次 0.5 g，1 次/日。可在任何时候服用，但为了取得速效，最好避免在吃饭时服用。胶囊剂可用水吞服。婴儿服用时，可将小袋的药粉放入少量水或糖水中，混合后吞服，也可将小袋内的药粉拌在食物中，但食物不宜太冷或太烫。胃肠管饲时，可将药物加到制备的营养液内。

【用药须知】　如按上述常用剂量治疗 2 d 后，症状仍无改善，则应重新评估该药的疗效。

【制剂】　①胶囊剂：0.25 g。②散剂：0.25 g。

【贮藏】　存放于阴凉干燥处。

蜡样芽孢杆菌
(bacillus cereus)

【药理作用】　服用本品后，蜡样芽孢杆菌进入肠道，消耗肠道内过多的氧气，创造厌氧环境，促进厌氧菌生长,调整肠道菌群失调,改善人体微生态环境,达到治疗目的。

【适应证】　主要用于肠炎、腹泻、婴幼儿腹泻、肠功能紊乱的治疗。

【剂量与用法】　口服一次 0.5 g,3 次/日;儿童减半,服用时可倒出药粉加入少量温开水或奶液服用。

【用药须知】　本品为活菌制剂,切勿将本品置于高温处。

【制剂】　①胶囊剂:0.25 g。②片剂:0.25 g。

【贮藏】　25 ℃以下遮光干燥处保存。

凝结芽孢杆菌
(bacillus coagulans)

【药理作用】　本品对氨苄青霉素引起的小鼠腹泻有止泻作用,对由复方地芬诺酯诱发的小鼠便秘有润肠通便作用。对右旋葡聚糖硫酸钠诱发的大鼠实验性溃疡性结肠炎,能显著地缩小溃疡面积,降低髓过氧化物酶活性,有明显的抗感染治疗作用。体外试验结果显示:本品对大肠埃希菌、伤寒沙门菌、普通变形杆菌、铜绿假单胞菌、金黄色葡萄球菌和痢疾志贺菌的生长有抑制作用。

【适应证】　治疗因肠道菌群失调引起的急、慢性腹泻、慢性便秘、腹胀和消化不良等症。

【禁忌与慎用】　对微生态制剂有过敏史者禁用。

【药物相互作用】　凝结芽孢杆菌对氨苄青霉素、新霉素、头孢唑啉、头孢呋辛、头孢噻肟、氯霉素、呋喃唑酮(痢特灵)、SMZco 和诺氟沙星等敏感,故本品不能与此类药物同时服用。

【剂量与用法】　成人首次口服 6 片,以后 3 片/次,3 次/日,用温开水送服。急性腹泻,连用 3～7 d;慢性腹泻或慢性便秘,连用 14～21 d。

【用药须知】　1. 本品为活菌制剂,切勿将本品置于高温处。

2. 避免与抗菌药物同服。

3. 服药 3 d 后症状无改善或加重应去医院就诊。

【制剂】　片剂:350 mg,含凝结芽孢杆菌活菌数不低于 5.0×10^7 CFU。

【贮藏】　25 ℃以下遮光干燥处保存。

乳杆菌 LB
(lactobacillus LB)

【药理作用】　体外及动物实验显示,本品有以下药理作用。

1. 具有直接的抑制细菌的作用。

2. 具有肠黏膜非特异性免疫刺激作用(增加 IgA 的合成)。

3. 刺激有益产酸菌的生长,特别是在多种 B 族维生素存在的情况下。

4. 灭活的乳杆菌(LB)菌株具有黏附至培养的肠上皮吸收细胞及黏液细胞的能力,可抑制病原体黏附和侵袭肠上皮细胞。在小鼠模型中表明,本品可抑制空肠曲杆菌从胃肠道向全身扩散。

【适应证】　用于成人及婴幼儿、儿童的非器质性腹泻。治疗时需结合补液并注意饮食。

【禁忌与慎用】　对微生态制剂有过敏史者禁用。本品散剂含有乳糖,禁用于先天性半乳糖血症、葡萄糖和乳糖不耐受,以及乳糖酶缺乏症患者。

【剂量与用法】　1. 散剂　成人口服,可将本品倒入半杯水或者幼儿的奶瓶中,摇匀后服用。治疗需结合补液并注意饮食。成人治疗第 1 d 可服用 3 袋,早晨服 2 袋,晚上服 1 袋,之后,每天服 2 袋,早晚各 1 袋;儿童每天服 2 袋,早晚各 1 袋。

2. 胶囊剂　口服,每天 2～4 粒,依腹泻严重程度确定。第 1 d 可服用 6 粒。例如急性腹泻,首日 3 次,2 粒/次,以后 2 次/日,1～2 粒/次。

【用药须知】　1. 本品为活菌制剂,切勿将本品置于高温处。

2. 如出现以下情况,请及时就医。

(1) 6 岁以下的儿童或婴幼儿患者,如果一日排水便 6 次以上,持续 24 h 并伴随体重降低。

(2) 6 岁以上的儿童及成人患者,有以下症状的患者:①服用该药 2 d 后病情没有改善;②发热和呕吐;③大便带血或者黏液。

3. 如果患者感觉极度渴或感觉舌头发干,这是腹泻脱水的前期症状。这时候医师需要根据情况决定是否给予补液和具体补液措施(口服/静脉补液)。

【制剂】　①散剂:100 亿个菌/袋。②胶囊剂:50 亿细菌(235 mg)/粒。

【贮藏】　阴凉(不超过 20 ℃)、干燥处保存。

双歧杆菌活菌
(live bifidobacterium)

本品系用双歧杆菌经培养收集菌体,冷冻干燥成菌粉与辅料混合制成

【药理作用】　本品与其他厌氧菌一起共同占据肠黏膜的表面,形成一个生物屏障,阻止病菌的定植与入侵,产生乳酸与醋酸,降低肠道内 pH,抑制致病菌的生长。人体患病或长期服用抗菌药物后,常引起菌群失调,有害细菌大量繁殖而引起腹泻,本品能达到重建人体肠道内正常微生态系统而调整肠道菌群以止泻。

【适应证】　用于肠道菌群失调引起的肠功能紊

乱,如急、慢性腹泻,便秘等。

【禁忌与慎用】　对微生态制剂有过敏史者禁用。

【药物相互作用】　1. 抗酸药、抗菌药与本品合用时可减弱其疗效,应分开服用。

2. 铋剂、鞣酸、药用炭、酊剂等能抑制、吸附或杀灭活菌,故不能合用。

【剂量与用法】　1. 散剂　餐后口服。早晚各服一次,成人1包/次。儿童酌减。用凉开水调服。

2. 胶囊剂　餐后口服。成人1～2粒/次,早晚各1次。

【用药须知】　本品为活菌制剂,切勿将本品置于高温处。

【制剂】　①散剂:1.0 g,含活菌不低于 1.0×10^8 CFU。②胶囊剂:0.35 g,含活菌不低于 0.5×10^9 CFU。

【贮藏】　遮光,贮于2～8 ℃。

伊卢多啉
(eluxadoline)

别名:Viberzi

本品是 μ 阿片受体激动药,也是 δ 和 κ 受体的拮抗药。

【CAS】　864821-90-9

【理化性状】　1. 化学名:5-[[[(2S)-2-Amino-3-[4-(aminocarbonyl)-2,6-dimethylphenyl]-1-oxopropyl][(1S)-1-(4-phenyl-1H-imidazol-2-yl)ethyl]amino]methyl]-2-methoxybenzoic acid

2. 分子式: $C_{32}H_{35}N_5O_5$

3. 分子量:569.65

4. 结构式

【药理作用】　本品与人 μ 和 δ 受体的结合常数为 1.8 nmol/L 和 430 nmol/L。与人 κ 受体的结合常数尚无数据,与天竺鼠小脑 κ 受体的结合常数为 55 nmol/L。动物实验显示,本品可与内脏中的阿片受体结合。

【体内过程】　1. 吸收　健康受试者口服本品 100 mg,其 C_{max} 约为 2～4 ng/ml, AUC 为 12～22 (ng·h)/ml。2次/日给药,本品的药动学大致呈线性,无蓄积。本品的药动学参数的变异系数为 51%～98%。其绝对生物利用度尚未确定。进餐时

服用的中位 T_{max} 为 1.5 h(范围:1～8 h),空腹时为 2 h(范围:0.5～6 h)。高脂肪餐可降低本品的 C_{max} 50%,降低 AUC 60%。

2. 分布　本品血浆蛋白结合率为 81%。

3. 代谢　本品的确切代谢途径尚未明确,有证据表明,经葡糖醛酸化可以形成酰基葡萄糖酸苷代谢物。

4. 消除　本品平均血浆消除 $t_{1/2}$ 为 3.7～6 h。在健康男性受试者中,单剂量口服[14C]标记的本品 300 mg,336 h 内在粪便中回收 82.2% 的总放射性物质,192 h 内在尿中回收 <1% 的总放射性。

【适应证】　用于成年患者伴腹泻的肠易激综合征(IBSD)的治疗。

【不良反应】　1. 常见不良反应为便秘、恶心和腹痛。

2. 少见的不良反应(≤2%)包括胃食管反流性疾病、头晕、AST 升高、醉酒感、镇静状态、嗜睡、欣快感、哮喘、支气管痉挛、呼吸衰竭、喘息。

【妊娠期安全等级】　动物实验未发现毒性。

【禁忌与慎用】　1. 已知或怀疑胆道梗阻,或奥狄括约肌疾病或功能障碍者禁用,这些患者发生奥狄括约肌痉挛的风险高。

2. 酗酒者、乙醇滥用者、乙醇成瘾者或每天饮用 3 杯以上含酒精饮料者禁用。

3. 胰腺炎病史、胰腺结构疾病包括已知或怀疑胰管梗阻者禁用。

4. 严重便秘或便秘后遗症、已知或怀疑机械性胃肠道梗阻者禁用。

5. 儿童用药的安全性及有效性尚未确定。

6. 尚未明确本品是否可经乳汁分泌,哺乳期妇女应权衡利弊选择停药或停止哺乳。

7. 轻、中度肝功能不全患者减量慎用,重度肝功能不全者禁用。

【药物相互作用】　1. OATP1B1 抑制剂(如环孢素、吉非贝齐、阿扎那韦、利托那韦、洛匹那韦、沙奎那韦、替拉那韦、利福平、艾曲波帕)可升高本品的血药浓度,合用时应降低本品的剂量,并且监测患者的不良反应,可能会对患者驾驶和操作机器的能力造成损害。

2. 强效 CYP 抑制剂[环丙沙星(CYP1A2)、伏立康唑(CYP2C19)、克拉霉素(CYP3A4)、帕罗西汀和丁胺苯丙酮(CYP2D6)]可能会升高本品的血药浓度。

3. 本品应避免与可导致便秘的药物合用(如阿洛司琼、抗胆碱能药、阿片类药物),洛哌丁胺可在急性腹泻时使用,但不可长期使用,如发生便秘,应立即停用。

4. 本品可升高瑞舒伐他汀的血药浓度,增加发

生肌病的风险,瑞舒伐他汀应给予最低有效剂量,并密切监测患者的不良反应。

5. 本品可能会升高 CYP 底物(如阿芬太尼、环孢素、双氢麦角碱、麦角胺、芬太尼、匹莫齐特、奎宁丁、西罗莫司、他克莫司)的血药浓度,合用时应监测合用药物的血药浓度。

【剂量与用法】　1. 在成年中的推荐剂量为 100 mg,2 次/日,进餐时服用。

2. 在以下患者中推荐的剂量是 75 mg,2 次/日,进餐时服用。

(1) 无胆囊者。

(2) 不能耐受 100 mg 的剂量者。

(3) 是同时接受 OATP1B1 抑制剂者。

(4) 轻或中度肝功能不全者。

3. 严重便秘超过 4 d 的患者应中止治疗。

4. 如漏服一剂,在规定时间服用下一次剂量,不必补服。

【用药须知】　1. 本品可增加奥狄括约肌痉挛的风险,导致胰腺炎、肝酶升高并伴急性腹痛。应告知患者如出现急性腹痛或腹痛恶化,应立即就医,确诊为奥狄括约肌痉挛的患者不能再次使用本品。

2. 本品可增加与奥狄括约肌痉挛无关的胰腺炎的发生率,应劝告患者在服用本品期间禁止饮酒,如出现胰腺炎的症状,如腹痛或上腹痛向后背放射并伴胰酶升高,应及时就医。

【制剂】　片剂:75 mg;100 mg。

【贮藏】　贮于 20～25 ℃,短程携带允许 15～30 ℃。

特罗司他乙酯
(telotristat ethyl)

本品为色氨酸羟化酶抑制剂。

【CAS】　1137608-69-5

【理化性状】　1. 化学名:[(S)-Ethyl-2-amino-3-(4-(2-amino-6-((R)-1-(4-chloro-2-(3-methyl-1H-pyrazol-1-yl)phenyl)-2,2,2-trifluoroethoxy)pyrimidin-4-yl)phenyl)propanoate]

2. 分子式:$C_{27}H_{26}ClF_3N_6O_3$

3. 分子量:575.0

4. 结构式

马尿酸特罗司他乙酯
(telotristat etiprate)

别名:Xermelo

【理化性状】　1. 本品为白色至类白色固体。在 25 ℃下,pH 为 1 时本品的溶解度＞71 mg/ml,在 pH 为 3 的磷酸盐缓冲液中,溶解度为 0.30 mg/ml,在 pH 为 5～9 时,本品几乎不溶于水。本品易溶于甲醇,溶于丙酮,难溶于乙醇。

2. 化学名:[(S)-Ethyl-2-amino-3-(4-(2-amino-6-((R)-1-(4-chloro-2-(3-methyl-1H-pyrazol-1-yl)phenyl)-2,2,2-trifluoroethoxy)pyrimidin-4-yl)phenyl)propanoate] hippurate salt

3. 分子式:$C_{27}H_{26}ClF_3N_6O_3 \cdot C_9H_9NO_3$

4. 分子量:754.2

【药理作用】　本品的活性代谢产物特罗司他是色氨酸羟化酶抑制剂,此酶是色氨酸生物合成的限速酶。体外实验显示,特罗司他抑制色氨酸羟化酶的作用是原药的 30 倍。5-羟色胺在调节胃肠道分泌、运动功能、炎症、感觉等方面扮演重要角色。通过抑制色氨酸羟化酶,降低外周 5-羟色胺的水平,降低类癌综合征腹泻的频次。

【体内过程】

1. 吸收　单剂量口服本品后,在健康志愿者,本品的 T_{max} 为 0.5～2 h,特罗司他的 T_{max} 为 1～3h,此后血药浓度呈双相方式下降。单剂量空腹口服本品 500 mg,本品的 C_{max} 和 AUC 分别为 4.4 ng/ml 和 6.23(ng·h)/ml;特罗司他的 C_{max} 和 AUC 分别为 610 ng/ml 和 2320(ng·h)/ml。剂量在 100～1000 mg 之间,本品及特罗司他的 AUC、C_{max} 与剂量成正比。多剂量给予本品 500 mg,3 次/日,本品及特罗司他几乎无蓄积。

在转移癌患者和类癌综合征患者,合用生长抑素,口服本品后,本品的 T_{max} 为 1 h,特罗司他的 T_{max} 为 2h。进食后口服本品 500 mg,3 次/日,本品的 C_{max} 和 AUC 分别为 7 ng/ml 和 22(ng·h)/ml;特罗司他的 C_{max} 和 AUC 分别为 900 ng/ml 和 3000(ng·h)/ml。本品的药动学参数变异很大,变异系数达 55%。

进餐可增加本品及特罗司他的暴露量,而高脂肪餐升高的更加明显。

2. 分布　本品及特罗司他的蛋白结合率均＞99%。体外研究显示,特罗司他是 P-糖蛋白的底物。

3. 代谢　本品主要经羧酸酯酶代谢为特罗司他,特罗司他进一步被氧化成脱氨基脱羧代谢产物,此代谢产物的全身暴露量约为特罗司他的 35%。

4. 消除　健康志愿者单剂量口服本品 500 mg，原药的 $t_{1/2}$ 为 0.6 h，特罗司他的 $t_{1/2}$ 为 5 h。口服 500 mg，3 次/日，14 d，本品和特罗司他的稳态清除率分别为 2.7 和 152 L/h。口服放射性标记的本品，240 h 内，粪便中回收 93.2% 的放射性物质，尿中回收 <0.4%。

【适应证】　与生长抑素类似物合用，用于治疗类癌综合征腹泻。

【不良反应】

1. 常见恶心、头痛、头晕、γ-GT 升高、抑郁、腹胀、食欲降低、发热、腹痛、便秘。

2. 少见 ALP 升高、ALT 和（或）AST 升高、大便硬结。

【妊娠期安全等级】　尚无妊娠期妇女使用的资料，动物实验未见胚胎毒性。

【禁忌与慎用】

1. 妊娠期妇女禁用。

2. 尚不清楚本品是否经乳汁分泌，哺乳期妇女使用时应权衡利弊。

3. 儿童用药的安全性与有效性尚未确定。

4. 轻、中度肾功能不全的患者不必调整剂量，重度肾功能不全、终末期肾病患者的安全性及有效性尚未明确。

5. 轻度肝功能不全的患者不必调整剂量，中、重度肝功能不全患者的安全性尚未明确。

【药物相互作用】

1. 本品可降低 CYP3A4 底物的暴露量，合用时应监测后者的治疗效果，需要时可增加后者的剂量。

2. 短效生长抑素可明显降低本品及其活性代谢产物的暴露量，如与短效生长抑素合用，生长抑素应在服用本品至少 30 min 之后使用。

【剂量与用法】　推荐剂量为 250 mg，3 次/日，进餐时服用均可。如漏服，不必补服，按预定时间服用下次剂量。

【用药须知】　本品可导致便秘，如果出现持续严重便秘、腹痛加重，应停药。

【制剂】　片剂：250 mg。

【贮藏】　贮于 25 ℃，短程携带允许 15～30 ℃。

11.7　催吐药

硫酸铜
(copper sulfate)

别名：胆矾、蓝矾、Cupric Sulfas

【CAS】　7758-98-7 (anhydrous copper sulfate)；7758-99-8 (copper sulfate pentahydrate)

【ATC】　V03AB20

【理化性状】　1. 本品为蓝色透明晶块、颗粒或粉末。易溶于水中，不能溶于乙醇，微溶于甲醇。

2. 分子式：$CuSO_4 \cdot 5H_2O$

3. 分子量：249.7

【药理作用】　1. 本品为铜补充药。另有收敛、腐蚀、抑菌作用。

2. 大剂量有催吐作用。

【适应证】　1. 用于治疗各种铜缺乏症以及长期依靠静脉营养的患者。

2. 用于治疗沙眼。

3. 用于催吐。

【不良反应】　1. 过量的铜进入体内可引起急、慢性中毒，出现恶心、呕吐、上腹部疼痛、腹泻、急性溶血和肾小管变性。

2. 过量蓄积在肝内会出现肝豆状核变性。

【剂量与用法】　1. 补铜　口服　2～3 mg/d（溶入适量凉开水中）。

2. 0.5%～1% 溶液滴眼或硫酸铜棒涂搽。

3. 用于催吐，一次用本品 0.3～0.5 g 溶于 150～250 ml 水中顿服。1 次极量 0.6 g，1 日极量 1.0 g。

【用药须知】　1. 因有收敛腐蚀作用，不宜肌内注射。口服需稀释后应用。

2. 眼部应用因其刺激性很强，用药后立即用 0.9% 氯化钠溶液冲洗。

【制剂】　①硫酸铜溶液：0.5%～1%。②硫酸铜棒：由等量硫酸铜、硝酸钾和明矾制成。

11.8　止吐药

可用于消化道起止吐作用的药物很多，而且都分散在其他章节中，为了不重复占用版面，除甲氧氯普胺之外，均不在此重述。用于化疗药所致的呕吐的药物包括昂丹司琼、格拉司琼、雷莫司琼、吲地司琼、多拉司琼、帕洛诺司琼、托烷司琼、阿扎司琼、阿立必利、阿瑞匹坦、福沙匹坦、大麻隆、屈大麻酚等可参见第 3 章。

甲氧氯普胺
(metoclopramide)

别名：灭吐宁、胃复安、Reglan、Pramin

本品是一种合成的替代苯甲酰胺，止吐药，胃肠动力药，属于多巴胺受体拮抗药。临床用其盐酸盐，商品名 Paspertin、Maxolon、Clopra。

【CAS】　364-62-5

【ATC】　A03FA01

【理化性状】 1. 本品为白色或近白色的细微粉末,呈多形性。几乎不溶于水,微溶于乙醇,略溶于二氯甲烷。

2. 化学名:4-Amino-5-chloro-N-(2-diethylaminoethyl)-2-methoxybenzamide

3. 分子式:$C_{14}H_{22}ClN_3O_2$

4. 分子量:299.8

5. 结构式

【警示】 本品可导致锥体外系反应,有时不可逆,停药后不可恢复,大剂量长期使用可使风险增加,本品治疗不可超过 12 周。

【药理作用】 本品通过阻断多巴胺受体而对延脑催吐化学感应器起作用。能兴奋上部胃肠道的活动,使食管下段括约肌静止张力增加,幽门括约肌松弛,胃的蠕动加强,胃的排空加速,从而减少胃内容物向上反流至食管。同时,小肠蠕动加强,肠内容物向下运送的时间缩短,因而可消除胃胀满感和消化停滞状态。此外,本品还可阻断下丘脑多巴胺受体,抑制催乳素抑制因子,起到催乳的作用。

【体内过程】 本品口服后易于吸收,2 h 可达血药峰值。有明显的首过代谢。$t_{1/2}$ 约为 4 h。在肝内代谢,以原药、代谢物随尿液排出。肾功能不全患者的 $t_{1/2}$ 可见延长。可分泌进入乳汁中。

【适应证】 1. 用于全麻所致或其他原因引起的恶心、呕吐,对吗啡或哌替啶引起的恶心、呕吐较为有效。

2. 也可用于细胞毒药物所引起的呕吐。

3. 对内耳眩晕症有效,但不能防止晕动病。

4. 可用于慢性胰腺炎、胆道疾病的辅助治疗。

【不良反应】 1. 可见疲倦、眩晕、口鼻干燥、食欲缺乏。

2. 偶见心动过速、锥体外系反应(主要表现为肌震颤、头向后倾、斜颈、阵发性两眼向上凝视、发音困难、共济失调等帕金森病的症状)。

3. 还可见皮疹、溢乳、男子乳腺发育和便秘。

4. 注射药物可致直立性低血压。

【妊娠期安全等级】 B。

【禁忌与慎用】 1. 对本品过敏者禁用。

2. 嗜铬细胞瘤、癫痫、胃肠梗阻或出血的患者禁用。

3. 正在进行放疗或化疗的乳腺癌患者禁用。

4. 本品可经乳汁分泌,哺乳期妇女使用时应暂停哺乳。

【药物相互作用】 1. 吩噻嗪类药物可增强本品所致锥体外系反应,不可合用。

2. 抗毒蕈碱药均能抵消本品的胃肠动力作用。

3. 本品可降低西咪替丁的口服生物利用度。

4. 本品能增加对乙酰氨基酚、氨苄西林、左旋多巴和四环素的吸收速率,但减少地高辛的吸收。

【剂量与用法】 国内使用本品,多口服或肌内注射,国外还常用其静脉注射或滴注,其用量与口服量相当。

1. 针对反流或胃停滞 成人一般口服 10 mg,饭前半小时和睡前服,通常持续给药 12 周。

2. 用于恶心或呕吐 成人和儿童用量均为 1～2 mg/kg,每 2～4 h 给药 1 次,共 4～6 次。国外多静脉注射,我国多肌内注射。

3. 儿童胃肠插管 国外多静脉注射,<6 岁儿童给予 0.1 mg/kg,6～14 岁给予 2.5～5 mg。

【用药须知】 国外已将本品用于接受放疗的肿瘤患者,因本品具有放射增敏作用。

【制剂】 ①片剂:10 mg。②注射液:5 mg/1 ml;10 mg/1 ml。

【贮藏】 密封、遮光保存。

11.9 胃肠动力药

本类药物能增加胃肠推动性蠕动。当胃动力低下时,由于胃内容物排空滞迟,可引起许多胃肠疾病如恶心、呕吐、胃灼热、饭后不适及消化不良等,并可引起胃食管反流,导致食管发炎。胃肠推进性蠕动受神经、体液诸因素调节,其中乙酰胆碱、多巴胺、5-羟色胺等神经递质起重要作用。因此,本类药物的作用在于阻断这些递质的受体,增加胃肠推动性蠕动作用。

多潘立酮
(domperidone)

别名:吗丁啉、Motilium

【CAS】 57808-66-9

【ATC】 A03FA03

【理化性状】 1. 本品为白色或几乎白色粉末。几乎不溶于水,微溶于乙醇和甲醇,溶于二甲基酰胺。

2. 化 学 名:5-Chloro-1-{1-[3-(2-oxobenzimi-

dazolin-1-yl）propyl]-4-piperidyl｝benzimidazolin-2-one

3. 分子式:$C_{22}H_{24}ClN_5O_2$

4. 分子量:425.9

5. 结构式

马来酸多潘立酮
(domperidone maleate)

【CAS】 99497-03-7

【理化性状】 1. 本品为白色或几乎白色粉末。几乎不溶于水,微溶于乙醇和甲醇,溶于二甲基酰胺。

2. 分子式:$C_{22}H_{24}ClN_5O_2 \cdot C_4H_4O_4$

3. 分子量:542.0

【药理作用】 本品为一强效外周多巴胺受体拮抗药,直接作用于胃肠壁,可增加食管下部括约肌张力,防止胃食管反流,不影响胃液分泌。本品不易透过血-脑屏障,对脑内多巴胺受体无抑制作用,因此,无锥体外系等神经、精神不良反应。

【体内过程】 口服、肌内注射、静脉注射或直肠给药均易吸收。口服后 $15\sim30$ min 或直肠给药后 1 h 达血药峰值,以胃肠浓度最高。生物利用度 $17.6\%\sim236\%$,$t_{1/2}$ 为 $7\sim8$ h,主要在肝脏代谢,以无活性的代谢物随胆汁排泄。60% 从粪便中排出,30%随尿液排出。

【适应证】 1. 主要用于胃排空缓慢的功能性消化不良及食管反流性消化不良。

2. 用于抗癌药及放射治疗引起的恶心、呕吐,对腹部器官疾病、脑部疾患、幽门痉挛、感染、丙酮血症所引起的呕吐及周期性呕吐也有一定的作用。

3. 用多巴胺受体激动药(如左旋多巴、溴隐亭等)治疗帕金森病引起的恶心和呕吐,为本品的特效适应证。

【不良反应】 1. 常见有头痛、疲劳、眩晕、乏力、腹泻过敏反应,偶见一时性腹部痉挛。

2. 有时血清泌乳素水平会升高,停药后即可恢复正常。

3. 有报道日剂量超过 30 mg 和(或)伴有心脏病患者、接受化疗的肿瘤患者、电解质紊乱等严重器质性疾病的患者、年龄大于 60 岁的患者中,发生严重

室性心律失常甚至心源性猝死的风险会升高。

【禁忌与慎用】 1. 对本品过敏者、妊娠期妇女禁用。

2. 机械性消化道梗阻,消化道出血、穿孔患者禁用。

3. 分泌催乳素的垂体肿瘤(催乳素瘤)、嗜铬细胞瘤、乳癌患者禁用。

4. 禁止与酮康唑口服制剂、红霉素或其他可能会延长 Q-Tc 间期的 CYP3A4 酶强效抑制剂(例如:氟康唑、伏立康唑、克拉霉素、胺碘酮、泰利霉素)合用。

5. 中、重度肝功能不全的患者禁用。

6. 本品虽不能透过血-脑屏障,但由于 1 岁以下儿童血-脑屏障发育尚未完善,故对 1 岁以下的婴儿要慎用。

7. 哺乳期妇女使用时应暂停哺乳。

【药物相互作用】 抗胆碱能药与本品存在拮抗作用。

【剂量与用法】 1. 成人 一次口服 10 mg,3 次/日,饭前 $15\sim30$ min 服。最大剂量不超过 40 mg/d。直肠给药一次 60 mg。$2\sim3$ 次/日。

2. 儿童 体重 < 35 kg 者,一次 0.25 mg/kg,3 次/日。体重>35 kg 者,一次 10 mg,不超过 3 次/日。直肠给药 2 岁以上儿童,一次 30 mg,$2\sim4$ 次/日。

【用药须知】 临床用药中,应避免本品合用抗胆碱能药。

【临床新用途】 1. 非溃疡性消化不良 本品 10 mg,3 次/日,30 d 为一疗程,$1\sim3$ 疗程,可缓解症状。

2. 肠易激综合征 本品加甘露醇治疗便秘性肠易激综合征,总疗效及近期治愈率较高,疗效出现较早,无不良反应。机制:甘露醇大量服用后减轻肠壁水肿,改善微循环,促进肠功能恢复,加速排便。多潘立酮促进胃肠蠕动,加速排空。两药合用可起协同作用,并对伴有胃食道反流的患者有显著疗效。

【制剂】 ①片剂:10 mg。②栓剂:10 mg;30 mg;60 mg。③口服混悬液:10 ml/10 mg。

【贮藏】 密封、贮于室温。

西沙必利
(cisapride)

别名:普瑞博思、优尼必利、Prepulsid

【CAS】 81098-60-4

【ATC】 A03FA02

【理化性状】 1. 本品为白色或几乎白色粉末,

呈多形性。几乎不溶于水,溶于二氯甲烷,易溶于二甲基酰胺,略溶于甲醇。

2. 化学名:*cis*-4-Amino-5-chloro-*N*-{ 1-[3-(4-fluorophenoxy) propyl]-3-methoxy-4-piperidyl }-2-methoxybenzamide monohydrate

3. 分子式:$C_{23}H_{29}ClFN_3O_4 \cdot H_2O$

4. 分子量:484.0

5. 结构式

【用药警戒】 本品可导致严重的心律失常,包括室性心动过速、室颤、尖端扭转型心动过速、Q-T 间期延长,可导致死亡,因此,美国 FDA 已从市场撤出本品。CYP3A4 抑制剂(红霉素、克拉霉素、醋竹桃霉素、奈法唑酮、利托那韦、茚地那韦、伏立康唑、伊曲康唑、酮康唑)。

【药理作用】 本品能选择性作用于胃肠道壁内肌丛副交感神经节后纤维,使壁肌释放出乙酰胆碱,从而刺激整个消化系统(食管、胃、肠)的运动功能,加强胃和十二指肠的排空,增强肠的运动并促进小肠和大肠的转运。加强胆囊收缩与排空,防止食物滞留和反流。

【体内过程】 本品口服后迅速被吸收,口服 5～10 mg 后,1～2 h 可达血药峰值。生物利用度为 40%～50%,蛋白结合率为 97.5%,$t_{1/2}$ 为 7～10 h。体内分布广泛,以肝的浓度最高,其次为胃肠道、肺、肾等器官。几乎全部的代谢产物随尿、粪便均等排出。

【适应证】 1. 用于治疗胃轻瘫、上消化道不适、胃食管反流症等。

2. 用于慢性便秘及与运动功能失调有关的假性肠梗阻导致胃肠蠕动减慢和内容物滞留。

【不良反应】 1. 主要有肠痉挛、恶心、腹痛、腹泻、肠鸣;偶见头痛、头晕等。

2. 罕见可逆性肝功能异常的报道。

【妊娠期安全等级】 C。

【禁忌与慎用】 1. 胃肠道出血、肠梗阻、穿孔和刚刚接受手术后的患者禁用。

2. 个人或家族有 Q-T 间期延长、室性心律失常或尖端扭转性室速史者禁用。

3. 有二或三度房室传导阻滞、明显的心脏病、未纠正的电解质失调(尤其是低钾血症和低镁血症)以及呼吸衰竭或肾功能衰竭者禁用。

4. 早产婴儿禁用。

5. 本品可经乳汁分泌,哺乳期妇女使用时应暂停哺乳。

6. 小于 34 周的早产儿及肝肾功能不全患者慎用。

7. 对肝、肾功能不全的患者,应减量慎用,适当调整剂量。

【药物相互作用】 1. 本品与抗凝剂合用,可能会延长凝血时间。

2. 本品可加速中枢抑制剂如巴比妥酸盐类、乙醇的吸收。

3. 其加速胃排空的作用可使经胃吸收的药物吸收减少,经小肠吸收的药物吸收增多。

4. 本品胃肠道动力反应可被抗胆碱能药阻断。

5. 本品与西咪替丁合用可增加本品的口服生物利用度。

6. 服用本品时,如合用抑制 CYP3A4 的药物,会使本品血药浓度升高,使 Q-T 间期延长并出现室性心律失常。这些药物包括酮康唑或其他咪唑类,大环内酯类、地拉韦啶、HIV-蛋白酶抑制剂和奈法唑酮。应禁止合用。

7. 与延长 Q-T 间期的药物如奎宁、卤泛群、特非那定、阿司咪唑、胺碘酮、奎尼丁、阿米替林、吩噻嗪类抗精神病药、舍吲哚合用可引起危及生命的 Q-T 间期延长。

【剂量与用法】 1. 食管炎的维持治疗 一次 10 mg,2 次/日或每晚睡前服 20 mg。

2. 治疗上消化道功能紊乱 餐前 15 min 或睡前服 10 mg。

3. 治疗便秘一次 5 mg,2 次/日。

4. 婴幼儿用混悬剂,一次 0.2～1 mg/kg,3～4 次/日。

【用药须知】 1. 服用 20 mg 发生腹部痉挛者,应减为半量。老年人的治疗剂量应酌减。

2. 不要超量使用本品。

3. 国外文献报道,本品合用药物不当,有致死病例报道,西方多国已撤回停用。临床使用应多加关注。

【制剂】 ①片剂:5 mg;10 mg。②混悬液:10 mg/10 ml。

【贮藏】 密封、贮于室温。

伊托必利
(itopride)

本品为多巴胺 D_2 受体拮抗药及乙酰胆碱酯酶抑制药。

【CAS】 122898-67-3

【理化性状】 1. 化学名：N-{ p-[2-(Dimethyl-amino)ethoxy]benzyl}veratramide

2. 分子式：$C_{20}H_{26}N_2O_4$

3. 分子量：358.43

4. 结构式

盐酸伊托必利
(itopride hydrochloride)

别名：瑞复啉

【CAS】 122892-31-3

【理化性状】 1. 化学名：N-{ p-[2-(Dimethyl-amino)ethoxy]benzyl}veratramide hydrochloride

2. 分子式：$C_{20}H_{26}N_2O_4 \cdot HCl$

3. 分子量：394.9

【药理作用】 本品通过刺激内源性乙酰胆碱释放并抑制乙酰胆碱水解，可增加胃的内源性乙酰胆碱，增强胃和十二指肠运动，促进胃排空，并具有中等强度的镇吐作用。

【体内过程】 本品口服后迅速被吸收，给药后30 min可达血药峰值，$t_{1/2}$约为6 h，多次口服，其血药浓度与单次给药时相同。本品原药4%～5%和代谢物75%随尿液排出。多次给药后，其排泄率与单次给药无明显差异，据文献报道，动物口服吸收后主要分布在肝脏、肾脏及消化系统，很少量在中枢神经系统。

【适应证】 本品适用于功能性消化不良引起的各种症状，如上腹不适、餐后饱胀、早饱、食欲缺乏、恶心、呕吐等。

【不良反应】 1. 一般有皮疹、发热、瘙痒感、腹痛、腹泻、便秘、睡眠障碍、胸背痛、头痛、疲劳、手指发麻、震颤、白细胞减少。

2. 偶见BUN、肌酐升高。

【禁忌与慎用】 1. 对本品过敏者、妊娠期妇女禁用。

2. 存在胃肠道出血、机械性梗阻或穿孔者禁用。

3. 哺乳期妇女使用时应暂停哺乳。

4. 儿童不宜使用。

【药物相互作用】 抗胆碱能药可能会对抗本品的作用，故不宜合用。

【剂量与用法】 一次口服50 mg，3次/日，饭前服。

【用药须知】 1. 本品可增强乙酰胆碱的作用，使用时应注意。

2. 老年患者用药易出现不良反应，应注意。

【制剂】 片剂：50 mg。

【贮藏】 密封，干燥处保存。

西尼必利
(cinitapride)

别名：Cintapro、Pemix

本品为苯甲酰胺类胃动力药。

【CAS】 66564-14-5

【理化性状】 1. 化学名：(RS)-4-Amino-N-[1-(1-cyclohex-3-enylmethyl)-4-piperidyl]-2-ethoxy-5-nitro-benzamide

2. 分子式：$C_{21}H_{30}N_4O_4$

3. 分子量：402.49

4. 结构式

【简介】 本品为5-HT_1和5-HT_4受体激动药，也是5-HT_2受体拮抗药。作为胃动力药已在印度、墨西哥、巴基斯坦、西班牙上市销售。

氯波必利
(clebopride)

本品为苯甲酰胺类胃动力药。

【CAS】 55905-53-8

【ATC】 A03FA06

【理化性状】 1. 化学名：4-Amino-N-(1-benzylpiperidin-4-yl)-5-chloro-2-methoxybenzamide

2. 分子式：$C_{20}H_{24}ClN_3O_2$

3. 分子量：373.88

4. 结构式

【药理作用】 本品为高选择性的苯甲酰胺类多巴胺受体拮抗剂，是胃肠道动力药，可加强并协调胃肠运动，加速胃肠蠕动，促进胃排空，防止食物滞留与反流，并有增加胃黏膜血流量的作用，能有效地抑制胃壁己糖胺的减少,因而对胃黏膜具有保护和修复作用,能抑制恶心、呕吐。

【体内过程】　健康的成年人口服本品 0.68 mg 约 1.6 h 后达到血药峰值,平均为 0.88 ng/ml。由尿中排除氯波必利原药、脱苄胺氯波必利以及它们各自的葡糖醛酸的结合物,连续口服给药(0.68 mg,3 次/日,5 d)无蓄积性。

【适应证】　用于因胃排空延缓、胃食管反流、胃炎、食道炎所引起的上腹饱胀、疼痛、恶心、呕吐、嗳气、反酸、食欲缺乏、消化不良及便秘,糖尿病性胃轻瘫和恶心呕吐时的对症治疗。

【不良反应】　偶见口干、头昏、倦怠、乏力、嗜睡、腹泻、腹痛等,停药后即可恢复正常。

【禁忌与慎用】　1. 对本品过敏者及机械性胃肠道梗阻、帕金森病患者禁用。

2. 妊娠期妇女慎用。

3. 尚未明确本品是否可经乳汁分泌,哺乳期妇女使用时应暂停哺乳。

4. 儿童、老年者慎用。

【药物相互作用】　抗胆碱能药可能会对抗本品的作用,故不宜合用。

【剂量与用法】　首次服用 0.34 mg,继后一次 0.68 mg,2~3 次/日,早晚或餐前 30 min 服用。

【用药须知】　本品可导致头晕和嗜睡,服用本品期间不能驾驶车辆和操作危险性机械。

【制剂】　片剂:0.68 mg。

【贮藏】　遮光、密封,在干燥处保存。

普卡必利
(prucalopride)

别名:Resolor

本品为高选择性 5-HT$_4$ 受体激动药。2009 年 10 月在欧洲获批后,2010 年 1 月在德国上市,2010 年 3 月在英国上市。临床用其琥珀酸盐。

【CAS】　179474-81-8

【ATC】　A06AX05

【理化性状】　1. 化学名:4-Amino-5-chloro-N-[1-(3-methoxypropyl) piperidin-4-yl]-2,3-dihydro-1-benzofuran-7-carboxamide

2. 分子式:$C_{18}H_{26}ClN_3O_3$

3. 分子量:367.87

4. 结构式

【药理作用】　本品为苯丙咪唑类药物,是特异性 5-HT$_4$ 受体完全激动药,具有较高选择性和特异性 5-HT$_4$ 受体作用,增加胆碱能神经递质的释放,刺激肠蠕动反射,增强结肠收缩和近端结肠传输,能够有效地缓解便秘患者的症状。

【体内过程】　1. 吸收　本品口服给药后被迅速吸收,在 2~3 h 内达 C_{max}。绝对口服生物利用度＞90%。同时摄入食物不影响本品的口服生物利用度。

2. 分布　本品分布广泛,稳态分布容积为 567 L,血浆蛋白结合率约为 30%。

3. 代谢　在体外,本品通过人类肝脏代谢非常缓慢,仅有少量代谢产物。在一项放射标记的人体口服给药研究中,在尿及粪便中回收少量的 8 种代谢产物。主要代谢产物(R107504,通过 O-甲基化和氧化形成,将羟基氧化成羧基)占给药量不到 4%。原药占血浆中总放射性物质的大约 85%,只有 R107504 是血浆中的一种微量代谢产物。

4. 排泄　大部分药物以原药排泄(在尿中大约为给药量的 60%,在粪便中至少为 6%),原药的肾脏排泄涉及被动过滤及主动分泌。本品的血浆清除率平均为 317 ml/min,其终末 $t_{1/2}$ 约为 1 d。2 mg,1 次/日给药可在 3~4 d 内达到稳态。稳态血药浓度的谷值和峰值分别为 2.5 ng/ml 和 7 ng/ml。1 次/日给药后的蓄积比在 1.9~2.3 之间。

【适应证】　用于治疗成年女性患者中通过轻泻剂难以充分缓解的慢性便秘症状。

【不良反应】　1. 营养及代谢　少见食欲缺乏。

2. 神经系统　常见头痛、头晕;少见震颤。

3. 心血管系统　少见心悸。

4. 胃肠道　常见恶心、腹泻、腹痛、呕吐、消化不良、直肠出血、胃肠胀气、肠鸣音异常。

5. 肾脏及泌尿系统　常见尿频。

6. 全身及给药部位　常见疲乏;少见发热、全身乏力。

【禁忌与慎用】　1. 对本品活性成分或任何辅料过敏的患者禁用。

2. 肾功能不全需要透析的患者禁用。

3. 由于肠壁结构性或功能性异常引起的肠穿孔或梗阻、闭塞性肠梗阻、严重肠道炎性疾病,如克罗恩病、溃疡性结肠炎和中毒性巨结肠/巨直肠的患者禁用。

4. 近期接受过肠部手术的患者禁用。

5. 不建议在妊娠期间使用本品。育龄女性在使用本品期间应采用有效的避孕方法。

6. 本品会在母乳中分泌。预计在治疗剂量下服用本品时,母乳喂养对新生儿或婴儿没有影响。但由于缺乏人体数据,不建议在哺乳期间使用。

7. 18 岁以下儿童用药的安全性及有效性尚未确定。

【药物相互作用】 1. 体外数据表明,本品与其他药物发生相互作用的可能性低,治疗浓度的本品预计不会影响经 CYP 介导的合用药的代谢。尽管本品可能是 P-糖蛋白(P-gp)的底物,但其在治疗浓度上并不是 P-糖蛋白抑制剂。

2. 酮康唑是一种强效 CYP3A4 和 P-糖蛋白抑制剂,2 次/日,一次 200 mg 的酮康唑可使本品的 AUC 增加大约 40%。这种弱效应可能归因于酮康唑抑制本品抑制 P-糖蛋白介导的肾脏转运,但并不具有临床意义。在与其他 P-糖蛋白抑制剂,如维拉帕米、环孢素、奎尼丁联合使用时,也可以观察到类似程度的相互作用。

3. 针对健康受试者的研究显示,本品对华法林、地高辛、乙醇及帕罗西汀的药动学没有临床意义的影响。

4. 治疗剂量的丙磺舒、西咪替丁、红霉素及帕罗西汀不影响本品的药动学。

5. 由于其作用机制,使用阿托品类药物可能会降低力本品的作用。

【剂量与用法】 本品可在一天中任何时间服用,餐前、餐后均可。

1. 成人 1 次/日,一次 2 mg。

2. 老年患者(>65 岁) 起始剂量为 1 次/日,一次 1 mg,如有需要,可增加至 1 次/日,一次 2 mg。

3. 肾功能不全患者 重度肾功能不全患者(GFR<30 ml/min)的剂量为 1 次/日,一次 1 mg。轻到中度肾功能不全患者不必调整剂量。

4. 肝功能不全患者 重度肝功能不全患者(Child-Pugh C 级)的剂量为 1 次/日,一次 1 mg。轻至中度肝功能不全患者不必调整剂量。

【用药须知】 1. 使用本品治疗之前,需要彻底了解患者病史及检查情况,以排除继发性原因导致的便秘,并确定患者在至少 6 个月时间内使用轻泻剂而无法达到充分缓解。

2. 虽然轻泻剂在关键性临床试验中被用作临时急救缓解性用药,但尚未评估本品联合轻泻剂的安全性和有效性。

3. 本品的有效性和安全性仅在慢性功能性便秘治疗中得到证明。尚未评估本品用于存在继发原因的便秘患者中的有效性和安全性,包括内分泌疾病、代谢性疾病和神经性疾病引起的便秘,因此,不建议这些患者使用本品。尚未证实本品对药物相关性便秘的有效性和安全性,其中包括由于阿片类药物导

致的继发便秘,因此,不建议此类患者使用本品。

4. 未对本品在患有严重及临床不稳定的伴随疾病的患者(如肝脏、心血管或肺脏疾病、神经或精神疾病、癌症或 AIDS 及其他内分泌疾病)进行研究。这些患者应该谨慎使用。应特别慎用于有心律失常或缺血性心血管病病史的患者。

5. 如果患者用药期间出现心悸,应予以适当处理。

6. 使用本品时,如发生严重腹泻,口服避孕药的效果可能会降低,建议采取其他避孕方法,以预防可能发生的口服避孕药失效。

7. 片剂中含乳糖一水合物。患有半乳糖不耐受、Lapp 乳糖酶缺乏或葡萄糖-半乳糖吸收不良等罕见遗传性疾病的患者,不得服用。

8. 正在服用已知可引起 Q-Tc 间期延长的药物治疗的患者应慎用本品。

9. 尚未进行本品对驾驶及操控机器能力影响的研究。使用本品,特别是在用药第 1 d,可引起头晕和疲乏,可能对驾驶及操控机器产生影响。

【制剂】 片剂:1 mg。

【贮藏】 密闭,不超过 30 ℃干燥处保存。

莫沙必利
(mosapride)

【CAS】 112885-41-3

【理化性状】 1. 化学名:(RS)-4-Amino-5-chloro-2-ethoxy-N-{[4-(4-fluorobenzyl)morpholin-2-yl]methyl}benzamide

2. 分子式:$C_{21}H_{25}ClFN_3O_3$

3. 分子量:421.89

4. 结构式

枸橼酸莫沙必利
(mosapride citrate)

【CAS】 112885-42-4

【理化性状】 1. 本品为白色或类白色结晶性粉末,无臭。在乙醇中微溶,在水和三氯甲烷中几乎不溶,在冰醋酸中易溶。

2. 分子式:$C_{21}H_{25}ClFN_3O_3 \cdot C_6H_8O_7 \cdot 2H_2O$

3. 分子量:650.04

【药理作用】 本品为选择性 5-HT$_4$ 受体激动药,通过兴奋胃肠道胆碱能中间的神经元及肌间神

经丛的 5-HT$_4$ 受体,促进乙酰胆碱的释放,从而增强胃肠道动力,改善功能性消化不良患者的胃肠道症状,而不影响胃酸的分泌。本品与大脑突触膜上的多巴胺 D$_2$、5-HT$_4$、5-HT$_2$ 受体无亲和力,因而没有这些受体拮抗所引起的、锥体外系的不良反应。

【体内过程】　本品主要从胃肠道吸收,分布以胃肠、肝肾局部药物浓度最高,血浆次之,脑内几乎无分布。健康成人空腹一次口服本品 5 mg,吸收迅速,血药峰值为 30.7 ng/ml,达峰时间为 0.8 h,$t_{1/2}$ 为 2 h,血浆蛋白结合率为 99.0%。本品在肝脏中由 CYP3A4 酶代谢,其主要代谢产物为脱-4-氟苄基莫沙必利,本品主要随尿液和粪便排泄。

【适应证】　本品用于功能性消化不良伴有胃灼热、嗳气、恶心、呕吐、早饱、上腹胀等消化道症状,也可用于胃食管反流性疾病、糖尿病性胃轻瘫及部分胃切除患者的胃功能障碍。

【不良反应】　1. 主要为腹泻、腹痛、口干、皮疹及倦怠、头晕等。

2. 偶见嗜酸性粒细胞增多、三酰甘油升高及 ALT、AST、ALP、γ-GT 升高。

【禁忌与慎用】　1. 对本品过敏者禁用。

2. 胃肠道出血、穿孔者,肠梗阻患者禁用。

3. 肝、肾功能不全患者,有心力衰竭、传导阻滞、室性心律失常、心肌缺血等心脏病史者,电解质紊乱者(尤其是低钾血症)禁用。

4. 近期接受过肠部手术的患者禁用。

5. 妊娠期妇女用药的安全性尚未确定,建议妊娠期妇女避免使用。

6. 尚未明确本品是否可经乳汁分泌,建议哺乳期妇女使用时暂停哺乳。

7. 18 岁以下儿童用药的安全性及有效性尚未确定。

【药物相互作用】　1. 与抗胆碱药(如硫酸阿托品、溴化东莨菪碱等)合用,可能会减弱本品的作用。

2. 与可延长 Q-T 间期的药物(如普鲁卡因、奎尼丁、氟卡尼、索他洛尔、三环类抗抑郁药等)合用时应谨慎,以避免增加心律失常的危险。

3. 本品与可引起低钾血症的药物合用时应谨慎,以避免增加心律失常的危险。

【剂量与用法】　成人口服,一次 5 mg,3 次/日,饭前服用。

【用药须知】　1. 治疗过程中应常规作血生化检查,有心血管病史者或合用抗心律失常药的患者应定期作心电图检查。

2. 服用本品一段时间(通常为 2 周)后,如功能性消化道症状无改善,应停药。

【制剂】　片剂:5 mg。

【贮藏】　密闭、置阴凉(不超过 20 ℃)干燥处保存。

溴必利
(bromopride)

别名:奥必利、甲氧溴苯酰胺、胃本、Valopd、Cascaprid

本品为苯甲酰胺类药物,在比利时以商品名 Digesan 销售

【CAS】　4093-35-0

【ATC】　A03FA04

【理化性状】　1. 化学名:4-Amino-5-bromo-N-[2-(diethylamino)ethyl]-2-methoxybenzamide

2. 分子式:$C_{14}H_{22}BrN_3O_2$

3. 分子量:344.25

4. 结构式

【药理作用】　本品具有抑制胃酸分泌、促进水溶性胃黏膜分泌以及保护胃黏膜的作用。本品通过调节胃肠运动减轻胃及十二指肠溃疡患者的上腹疼痛、返酸、腹胀、消化不良等症。本品能拮抗 5-羟色胺和多黏菌素 B 引起的试验性的溃疡,且有对抗由阿扑吗啡、毛花苷丙、硫酸铜等引起的呕吐作用。本品还有轻微的麻醉及中枢抑制作用,对组胺、乙酰胆碱、氯化钡所致的胃肠痉挛具有一定的缓解作用。

【体内过程】　口服吸收迅速而完全,口服 2 h 后血药浓度可达峰值,在体内分布广泛,以大脑、肾、心脏、睾丸浓度为高,给药 6 h 后以上器官仍有较高浓度。体内主要代谢物为单乙基衍生物,8 h 后主要经肾脏排泄。

【适应证】　用于治疗上腹部疼痛、呕吐、反酸、腹胀、胃及十二指肠溃疡、胃及十二指肠炎、痉挛性或出血性结肠炎等。也可用于呃逆,放疗的胃肠道反应。

【不良反应】　主要有嗜睡、头晕、乏力、口干等,停药可消失。

【药物相互作用】　本品不宜与抗精神病药合用。

【剂量与用法】　口服,3 次/日,一次 10～20 mg。

【制剂】　片剂:10 mg。

【贮藏】　密闭保存。

曲美布汀
(trimebutine)

【CAS】　39133-31-8

【ATC】　A03AA05

【理化性状】　1. 化学名:2-(Dimethylamino)-2-phenylbutyl 3,4,5-trimethoxybenzoate

2. 分子式:$C_{22}H_{29}NO_5$

3. 分子量:387.47

4. 结构式

马来酸曲美布汀
(trimebutine maleate)

〖CAS〗　34140-59-5

〖理化性状〗　1. 化学名:2-(Dimethylamino)-2-phenylbutyl 3,4,5-trimethoxybenzoate maleate

2. 分子式:$C_{22}H_{29}NO_5 \cdot C_4N_4O_4$

3. 分子量:503.55

【药理作用】　1. 对消化道运动的作用

(1) 胃运动调节作用　当给切断胸部迷走神经的麻醉犬静脉注射 3 mg/kg 后,可使胃的不规则运动趋于规律化。胃幽门部运动机能亢进时其受抑制,运动机能低下时使其活动增强。

(2) 对消化系统推进运动的诱发作用　对慢性胃炎所致的胃排空障碍具有兴奋作用,使胃排空得到较大改善,同时还使胃排空功能亢进时具有抑制作用。

(3) 对消化道平滑肌的直接作用　应用阿托品、酚妥拉明、普萘洛尔及河豚毒素后仍能直接作用于平滑肌。对乙酰胆碱引起的豚鼠离体回肠的作用,可产生非竞争性的抑制作用。

2. 末梢性镇吐作用　对狗的实验发现虽对阿扑吗啡诱发的呕吐其抑制作用较弱,但对因硫酸铜诱发的呕吐,在静脉注射 3 mg/kg 或口服 6 mg/kg 后,可以明显延长诱发呕吐所需时间。

【体内过程】　健康人口服 200 mg 本品,(0.67 ± 0.31)h 到达 C_{max},C_{max} 为 (64.65 ± 33.57) ng/ml,$t_{1/2}$ 为 (2.73 ± 0.78)h。口服后在体内水解,24 h 尿中本品原药排泄率仅在 0.01% 以下,在脏器

中本品浓度分布高低顺序是肝脏、消化道壁、肾、肺、肾上腺、脾、胰、血液、骨骼肌,在脑中浓度低。

【适应证】　1. 用于胃肠道运动功能紊乱引起的食欲缺乏、恶心、呕吐、嗳气、腹胀、腹鸣、腹痛、腹泻、便秘等症状的改善。

2. 用于肠易激综合征。

【不良反应】　1. 严重不良反应　肝功能损伤,黄疸伴 AST、ALT、ALP、LDH、γ-GT 升高,发现异常时停药,并作适当处置。

2. 一般不良反应　偶有口渴、口内麻木、腹泻、腹鸣、便秘和心动过速、困倦、眩晕、头痛、皮疹等。

【禁忌与慎用】　1. 对本品过敏者禁用。

2. 妊娠期妇女、哺乳期的妇女及儿童慎用。

【剂量与用法】　成人口服,一次 0.1～0.2 g,3 次/日,根据年龄、症状适当增减剂量。缓释片,0.3 g,1 次/日。

【用药须知】　1. 出现皮疹的患者应停药观察。

2. 治疗前应明确诊断,其他器质性、占位性消化道疾病者慎用。

【制剂】　① 片剂:0.1 g。② 胶囊剂:0.1 g。③ 缓释片:0.3 g。

【贮藏】　室温贮存。

萘二磺乙乳胆铵
(aclatonium napadisilate)

别名:阿克吐、Abovis、celatonium napadisilate

【CAS】　55077-30-0

【ATC】　A03AX05

【理化性状】　1. 化学名:2-(2-Acetyloxy-propanoyloxy)ethyl-[2-[2-(2-acetyloxypropanoyloxy)ethyl-dimethyl-ammonio]ethyl]-dimethyl-azanium naphthalene-1,5-disulfonate

2. 分子式:$C_{30}H_{44}N_2O_{14}S_2$

3. 分子量:720.8

4. 结构式

【药理作用】　在健康人胆道末端十二指肠乳头开口部插入压力感受器测定胆道末端运动,表明本品在十二指肠内给药 50 mg 或 100 mg 后 6 min 内出现运动亢进作用,能增强胆汁向十二指肠内排出。

对健康人和各种胃病患者胃液分泌作用的研究结果表明,口服本品 100 mg 对基础及刺激后的胃液分泌量、胃液酸度、胃蛋白酶浓度均无任何影响。本品可使离体的豚鼠回肠标本收缩,其剂量效应曲线在使用阿托品后平行移行,但不受抗组胺药等影响,显示类似乙酰胆碱的作用。因而本品对迷走神经并无作用,而直接作用于平滑肌内的乙酰胆碱受体,促使消化道运动亢进。

【体内过程】　口服本品后,其碱部分和酸部分分别被吸收代谢。碱部分从消化道吸收迅速,在给药后 2~4 h 达到峰值。而酸部分几乎不由消化道吸收,随粪便排泄。

【适应证】　用于慢性胃炎,胆道运动障碍,消化道手术后消化功能异常(如恶心、呕吐、食欲缺乏和腹胀)。

【不良反应】　1. 过敏　有时出现皮疹、瘙痒等,应停药。

2. 消化系统　偶见腹痛、腹泻、胃部不适、胃灼热,便秘、罕见恶心、呕吐、食欲缺乏、肠鸣、软便、唾液增多等。

3. 其他　偶见困倦,罕见出汗。

【禁忌与慎用】　1. 本品具副交感神经刺激作用,因此,哮喘、甲状腺功能亢进、消化性溃疡(活动期)、癫痫、震颤麻痹、明显的迷走神经亢进状态等患者原则上禁用。

2. 妊娠期妇女禁用。

3. 儿童用药的安全性及有效性尚未确立。

【药物相互作用】　本品与抗胆碱酯酶药合用时,可增强本品的作用。

【剂量与用法】　口服,3 次/日,一次 25~50 mg。

【制剂】　胶囊剂:25 mg;5 mg。

【贮藏】　密封保存。

阿考替胺
(acotiamide)

别名:Acofide

【CAS】　185106-16-5

【ATC】　A03AC05

【理化性状】　1. 化学名: N-{ 2-[Bis (1-methylethyl) amino] ethyl }-2-{[(2-hydroxy-4, 5-dimethoxyphenyl) carbonyl] amino }-1, 3-thiazole-4-carboxamide

2. 分子式: $C_{21}H_{30}N_4O_5S$

3. 分子量:450.55

盐酸阿考替胺
(acotiamide hydrochloride)

别名:Acofide

【CAS】　185104-11-4

【理化性状】　1. 本品为浅白色至黄色结晶粉末或晶体。可溶于二甲基甲酰胺,微溶于乙醇、甲醇、水,微溶于乙腈、丙醇,极微溶于丙酮。几乎不溶于己烷和乙酸乙酯。

2. 化学名: N-{2-[Bis (1-methylethyl) amino] ethyl }-2-{[(2-hydroxy-4, 5-dimethoxyphenyl) carbonyl] amino }-1, 3-thiazole-4-carboxamide hydrochloride trihydrate

3. 分子式: $C_{21}H_{30}N_4O_5S \cdot HCl \cdot 3H_2O$

4. 分子量:551.1

5. 结构式

【简介】　本品于 2013 年 2 月在日本上市,是世界上首个获批的功能性消化不良治疗药。用于功能性消化不良,饭后腹胀,上腹部胀等消化系统症状。本品通过抑制乙酰胆碱酯酶而起作用,可促进胃动力、改善胃容纳障碍、增强胃底扩张。饭前服 100 mg,3 次/日。片剂:100 mg。

11. 10　抗肝胆疾病药

11. 10. 1　利胆药

去氢胆酸
(dehydrocholic acid)

别名:脱氢胆酸、Dehydrocholin

【CAS】　81-23-2

【理化性状】　1. 本品为白色、松散、无臭的粉末。几乎不溶于水,可溶于乙醇(1:100);15 ℃下溶于醋酸(1:135),溶于丙酮(1:130),溶于乙醚(1:2200),溶于乙酸乙酯(1:135),溶于苯(1:960);通常,乙醇和三氯甲烷溶液略显浑浊;可溶于冰醋酸,可溶于强碱和氢氧化钙溶液。

2. 化学名:3,7,12-Trioxo-5β-cholan-24-oic acid

3. 分子式: $C_{24}H_{34}O_5$

4. 分子量:402.5

去氢胆酸钠
(sodium deoxycholate monohydrate)

【CAS】 145-41-5

【理化性状】 1. 本品为白色至微黄色粉末,溶于水。

2. 化学名:Sodium 3,7,12-trioxocholan-24-oate

3. 分子式:$C_{24}H_{33}NaO_5$

4. 分子量:424.5

【药理作用】 1. 本品为胆酸的合成衍生物,可对肝细胞产生生理性刺激,使肝血流量增加,肝细胞新陈代谢旺盛,胆汁中的水分显著增加,因此,胆汁分泌量增多,但不增加胆汁中的固体成分,从而使胆汁稀释,起到胆道内冲洗作用。

2. 促进胆色素的排泄和利尿。

3. 胆道有炎症时,本品可使其分泌大量低黏度的胆汁,防止胆汁淤积,防止上行性胆道感染。

4. 本品尚有排胆结石的作用,与解痉药合用疗效更好。

【体内过程】 本品口服后经小肠吸收,静脉给药后 20~30 min 达最大效应。

【适应证】 用于胆囊及胆道功能失调、胆囊切除后综合征、慢性胆囊炎、胆石症及某些肝脏疾患(如慢性肝炎),也用于促进胆囊造影剂的排出。

【不良反应】 一般有口苦、皮肤瘙痒等。长期服用可出现"肝脏疲劳"现象,胆汁分泌量反复减少,增加皮肤瘙痒感。

【禁忌与慎用】 1. 对本品过敏者禁用。

2. 胆道完全阻塞及重度肝、肾功能不全患者禁用。

3. 胆结石较大者慎用。

4. 妊娠期妇女及哺乳期妇女的安全性尚未明确。

5. 儿童用药的安全性和有效性尚未确定。

【药物相互作用】 本品能促进脂肪的消化及吸收,但不增加口服维生素 K 的吸收。

【剂量与用法】 1. 成人一次口服 0.25~0.5 g,3 次/日。

2. 静脉注射用其钠盐 0.5 g,1 次/日。以后根据病情可逐渐增加至 2.0 g/d。对哮喘及有过敏史者,先用 20% 溶液 0.2 ml 做皮试,阴性反应者方可使用。

【用药须知】 1. 本品出现的皮肤瘙痒现象,可采用糖皮质激素或 ATP 防治。

2. 本品代谢产物羟基酮和胆酸有增加结肠分泌

水和电解质的作用,故有缓泻作用,应注意。

3. 本品合用解痉药或硫酸镁仅用于排出胆道小结石。

【制剂】 ①片剂:0.25 g。②注射剂(钠盐)0.5 g;1 g;2 g。

【贮藏】 密封,遮光贮于阴凉干燥处。

胆酸钠
(sodium cholate)

别名:牛胆酸钠、胆盐、Bile Salt、sodium tauroglycocholate

【药理作用】 1. 本品从肠道吸收后能刺激肝细胞分泌胆汁,主要是增加固体成分,能促进脂肪乳化为微粒,分散于水相中,从而增加脂肪在小肠中与脂肪酶的接触面,使消化作用容易进行。

2. 在肠内可与内毒素结合,从而能减少毒素的吸收。

【适应证】 用于胆道瘘管长期引流及胆汁缺乏的患者,也用于脂肪消化不良和慢性胆囊炎等。

【不良反应】 个别有胆内压升高者,可诱发胆绞痛。

【禁忌与慎用】 胆道完全性梗阻在未进行外引流前禁用本品,以免增加胆内压力而使病情恶化。

【剂量与用法】 口服一次 0.1~0.4 g,3 次/日。

【制剂】 ①片剂:0.1 g。②胶囊剂:0.2 g。

【贮藏】 密封、贮于阴凉干燥处。

柳胺酚
(osalmid)

别名:利胆酚、Oxophenamide

【CAS】 526-18-1

【理化性状】 1. 化学名:4'-Hydroxysalicylanilide

2. 分子式:$C_{13}H_{11}NO_3$

3. 分子量:229.2

4. 结构式

【药理作用】 本品能增加肝血流量,改善肝功能,使胆汁中水分显著增加。利胆作用较去氢胆酸强 4 倍,且具有阿托品样解痉作用,能使奥狄括约肌松弛,故对胆总管结石有排石作用。此外,本品尚有降低血胆固醇水平的作用。

【适应证】 用于胆汁分泌排出障碍引起的胆囊

炎、胆道炎、胆石症以及胆道手术后综合征和慢性肝炎等。

【不良反应】　偶有皮疹、恶心,静脉注射可有一过性热感。

【禁忌与慎用】　1. 妊娠期妇女及哺乳期妇女的安全性尚未明确。

2. 儿童用药的安全性和有效性尚未确定。

【剂量与用法】　一次口服 0.25～0.5 g,3 次/日,饭前服;静脉注射 0.25～0.5 g/d。

【贮藏】　密封贮于阴凉干燥处。

【制剂】　① 片剂:0.25 g。② 胶囊剂:0.25 g。③ 注射液:0.25 g/5 ml;0.5 g/10 ml。

茴三硫
(anethol trithione)

别名:胆维他、环戊硫酮、Felviten

【药理作用】　1. 本品能促进胆汁的排出,使胆酸、胆色素及胆固醇等固体成分的分泌量有显著增加,特别是增加胆色素分泌。

2. 本品口服后肝血流量不增加,直接兴奋肝细胞,能改善肝脏的解毒功能。

3. 本品有促进谷胱甘肽生成的作用。

4. 本品由于促进尿素的生成排泄,具有明显的利尿作用。

5. 本品能有效保护肝脏免受肝毒性物质如乙醇、四氯化碳、对乙酰氨基酚等的损害,增强肝脏解毒功能。

6. 本品能够增加毒蕈碱样乙酰胆碱受体的数目,促进唾液分泌,对抗精神药物引起的药源性口干和抗肿瘤放疗化疗引起的口干以及老年腺体萎缩引起的口干。

7. 本品尚能促进胃肠蠕动和肠管内气体排出,迅速消除腹胀、口臭、便秘等症状。

【体内过程】　本品口服后迅速被吸收,生物利用度高,约 1 h 可达血药峰值。本品在体内主要代谢为对羟基苯基三硫酮与葡糖醛酸的结合物和无毒的硫酸盐,通过肾排泄。

【适应证】　1. 用于胆囊炎、胆结石、消化不良、急慢性肝炎和肝硬化。

2. 治疗干燥综合征的干燥症状,纠正因服用某些药品(如安定剂、抗抑郁药、抗帕金森病药等)引起的药源性及口咽区接受放射治疗后引起的口干症。

【不良反应】　1. 过敏反应　偶有发生荨麻疹样红斑、出疹、皮肤瘙痒,停药即消失。

2. 消化道　可发生腹胀、腹泻、软便、腹痛、恶心、肠鸣等轻、中度胃肠道反应,减少药量或停药后可缓解或消失。

3. 肝脏　偶有转氨酶(ALT、AST)升高。

4. 其他　偶有心悸。

【禁忌与慎用】　1. 胆道、胆总管完全梗阻者禁用。

2. 急性期的肝脏及胆道疾病患者禁用(有增加肝细胞及胆道负荷、有恶化病情的可能)。

3. 重度肝功能不全、黄疸、肝硬化者禁用。

4. 对本品过敏者禁用。

5. 妊娠期妇女禁用。

6. 尚未明确本品是否可经乳汁,哺乳期妇女慎用。

7. 甲状腺功能亢进患者慎用。

8. 不适用于儿童。

9. 老年患者酌情减量服用(如 37.5 mg/d)。

【剂量与用法】　一次口服 25 mg,3 次/日。

【用药须知】　1. 服用本品时请注意观察甲状腺功能。

2. 本品的代谢会导致尿液呈现深黄色。但临床上需同时注意由疾病本身引起的黄疸而导致的尿色加深。

【制剂】　片剂:25 mg。

【贮藏】　遮光、密封保存。

苯丙醇
(phenylpropanol)

别名:利胆醇、Livonal、Eufepar、Felicur

【CAS】　93-54-9

【理化性状】　1. 化学名:1-Phenylpropan-1-ol; α-ethylbenzyl alcohol

2. 分子式:$C_9H_{12}O$

3. 分子量:136.2

4. 结构式

【药理作用】　1. 本品是一作用较强的胆汁分泌促进剂,能增加肝血流量,使胆汁中水分、胆酸、胆固醇及胆色素等固体成分均见增加。

2. 本品有轻微的解痉作用,并可松弛胆道括约肌,促进胆汁排出。

【适应证】　用于胆囊炎、胆道感染、胆石症、胆道手术后综合征和高胆固醇血症。

【不良反应】　偶有胃部不适,减量或停药后可消失。

【禁忌与慎用】　1. 阻塞性黄疸及肝昏迷患者禁用。

2. 妊娠期妇女禁用。

3. 哺乳期妇女使用时应暂停哺乳。

【剂量与用法】　一次口服 0.1～0.2 g,3 次/日,饭后服。如治疗超过 3 周,一日剂量不宜超过 0.1～0.2 g。

【制剂】　胶丸剂 0.1 g。

【贮藏】　密封、遮光存放于阴凉处。

羟甲烟胺
(hydroxymethylnicotinamid)

别名:利胆素、氧甲烟酰胺、nicotinyl methylamide、Bilocid

本品为利胆药。

【CAS】　3569-99-1

【ATC】　A05AB01

【理化性状】　1. 化学名:N-Hydroxymethyl-pyridine-3-carboxamide

2. 分子式:$C_7H_8N_2O_2$

3. 分子量:152.2

4. 结构式

【药理作用】　本品在体内分解为烟酰胺和甲醛,前者有保肝利胆作用,后者产生抗菌作用,对胆道和肠道的双球菌、脓球菌、肠球菌及大肠埃希菌等均有抑制作用。

【适应证】　用于胆囊炎、胆管炎、肝功能不全、肝源性黄疸、胆石症、胃及十二指肠炎、急性肠炎、结肠炎等。

【不良反应】　未见不良反应报道。

【剂量与用法】　一次口服 0.5～1.0 g,3～4 次/日,饭前服。儿童剂量减半。严重病例每 2 h 服 0.5～1.0 g,严重急性病例可缓慢静脉注射,开始 0.4～0.8 g/d,以后 0.4 g/d,隔天 1 次。

【制剂】　①片剂:0.5 g。②注射液:0.4 g/10 ml。

【贮藏】　密封、贮于室温。

曲匹布通
(trepibutone)

别名:舒胆通、三乙氧苯酰丙酸、胆灵、Supacal

本品为非胆碱能作用的胆道扩张剂。

【CAS】　41826-92-0

【ATC】　A03AX09

【理化性状】　1. 化学名:3-(2,4,5-Triethoxybenzoyl)propionic acid

2. 分子式:$C_{16}H_{22}O_6$

3. 分子量:310.3

4. 结构式

【药理作用】　1. 本品可强烈地选择性松弛胆道平滑肌,直接抑制奥狄括约肌收缩,具有明显的解痉止痛作用。

2. 能促进胆汁和胰液的分泌,有利于改善食欲,消除腹胀。

【体内过程】　本品口服后迅速被吸收,组织内浓度在服药后 30 min 可达血药峰值,生物利用度较高,服药 6 h 后有 64.7% 经胆汁分泌。

【适应证】　用于胆石症、胆囊炎、胆道运动障碍、胆囊术后综合征及慢性胰腺炎等。

【不良反应】　1. 偶见恶心、呕吐、食欲缺乏、眩晕、头重、倦怠、腹泻和便秘等。

2. 有时出现皮疹、瘙痒等过敏反应。

【禁忌与慎用】　1. 对本品过敏者、妊娠期妇女禁用。

2. 完全性胆道梗阻及急性胰腺炎慎用。

3. 哺乳期妇女使用时应暂停哺乳。

【剂量与用法】　一次口服 40 mg,3 次/日,饭后服。

【制剂】　片剂:40 mg。

【贮藏】　密封、贮于阴凉干燥处。

羟甲香豆素
(hymecromone)

别名:胆通、Himecol、Cantabiline。

本品为香豆素衍生物。

【CAS】　90-33-5

【ATC】　A05AX02

【理化性状】　1. 本品为几乎白色结晶粉末,极微溶于水,微溶于二氯甲烷,略溶于甲醇。可溶于稀氨水。

2. 化学名:7-Hydroxy-4-methylcoumarin

3. 分子式:$C_{10}H_8O_3$

4. 分子量:176.2

5. 结构式

【药理作用】　对奥狄括约肌有选择性舒张作用,可促使胆汁持久分泌,并有较强的解痉、镇痛作用。

【适应证】　用于胆囊炎、胆道感染、胆石症及胆囊术后综合征。

【不良反应】　1. 个别患者有头晕、腹胀、腹泻、胸闷、皮疹等,停药后可自行消失。

2. 大剂量可引起胆汁分泌过度和腹泻。

【禁忌与慎用】　1. 梗阻性或传染性黄疸患者慎用。

2. 妊娠期妇女、哺乳期妇女及儿童用药的安全性尚未确定。

【剂量与用法】　一次口服 0.2~0.4 g,3 次/日,饭前服。

【制剂】　①胶囊剂:0.2 g。②片剂:0.2 g。

【贮藏】　密封、遮光存于阴凉处。

非布丙醇
(febuprol)

别名:舒胆灵、苯丁氧丙醇

【CAS】　3102-00-9

【理化性状】　1. 化学名:1-Butoxy-3-phenoxy-2-propanol

2. 分子式:$C_{13}H_{20}O_3$

3. 分子量:224.3

4. 结构式

【药理作用】　1. 利胆,促使胆汁分泌增加,但不影响胆汁成分和浓度。

2. 能松弛胆管平滑肌及奥狄括约肌,促进胆汁的排出。

3. 降低血胆固醇。

【适应证】　临床用于胆囊炎、胆石症及其术后高脂血症、脂性消化不良和肝炎等。

【不良反应】　个别病例有一过性胃部不适。

【剂量与用法】　一次口服 0.1~0.2 g,3 次/日,饭后服。

【制剂】　①片剂:50 mg。②胶囊剂:50 mg。

【贮藏】　密封贮存。

亮菌甲素
(armilarisin A)

别名:假蜜环菌素 A

本品从亮菌提取,也可人工合成。

【药理作用】　本品可促进胆汁分泌,其作用与去氢胆酸相似,但持效时间较短。还能松弛奥狄括约肌如十二指肠,利于排出胆汁。此外,本品还可能有增强免疫功能以及吞噬细胞功能的作用。

【适应证】　治疗急性胆囊炎、慢性胆囊炎急性发作、急性胆道感染(包括胆石症和寄生虫所致感染)、病毒性肝炎。还适用于慢性浅表性胃炎。

【不良反应】　未见报道明显的不良反应。

【剂量与用法】　1. 肌内注射一次 1~2 mg,3~4 次/日,如用粉针剂,可用 0.9%氯化钠注射液 1~2 ml 稀释。10 d 一疗程。急性期后可改为 2 次/日。儿童用量酌减。

2. 用于胃炎,口服 10 mg,3 次/日,2~3 个月一疗程。

【制剂】　①注射剂(粉):1 mg;2.5 mg;5 mg。②片剂:5 mg。③注射液:1 mg/2 ml。④大容量注射液:100 ml 含亮菌甲素 2.5 mg 与氯化钠 0.9 g;250 ml 含亮菌甲素 5 mg 与氯化钠 2.25 g。

【贮藏】　密封、遮光保存。

腺苷蛋氨酸
(ademetionine)

别名:思美泰

【CAS】　29908-03-0

【ATC】　A16AA02

【理化性状】　1. 化学名:(2S)-2-Amino-4-[[(2S,3S,4R,5R)-5-(6-aminopurin-9-yl)-3,4-dihydroxyoxolan-2-yl]methyl-methylsulfonio]butanoate

2. 分子式:$C_{15}H_{22}N_6O_5S$

3. 分子量:398.44

4. 结构式

丁二磺酸腺苷蛋氨酸

（ademetionine 1,4-butanedisulfonate）

别名：思美泰

【CAS】　101020-79-5

【理化性状】　1. 本品为白色结晶或结晶性粉末，易溶于水，微溶于甲醇，乙醇，在乙醚，丙酮中几乎不溶。

2. 分子式：$C_{19}H_{32}N_6O_{11}S_3$

3. 分子量：616.68

【药理作用】　本品在体内作为甲基供体（转甲基作用）和生理性巯基化合物（如半胱氨酸、牛磺酸、谷胱甘肽和辅酶 A 等）的前体（转硫基作用）参与体内重要的生化反应。通过使肝细胞膜磷脂甲基化而调节肝脏细胞膜的流动性，而且通过转硫基反应可以促进肝解毒过程中硫化产物的合成。当肝功能不全时腺苷蛋氨酸合成酶（催化必需氨基酸甲硫氨酸向腺苷蛋氨酸转化）的活性显著降低，使甲硫氨酸向本品转化减少，导致本品的生物利用度降低，妨碍了防止胆汁淤积的正常生理过程。因此，给予患者补充本品可以使其生物利用度恢复至正常范围，从而防止肝内胆汁淤积。

【体内过程】　1. 口服本品生物利用度极低，首过效应显著。口服肠溶片后的血药峰浓度与剂量有关，单剂口服 0.4～1 g 后 3～5 h 达血药峰值 0.5～1 mg/L。本品在肝脏代谢迅速，$t_{1/2}$ 为 20～80 min，但慢性肝病患者 $t_{1/2}$ 可达 121 min。口服 0.2 g 后 48 h，给药量的 15.5% 随尿液排出，72 h 后 23.5% 随粪便排出，其余部分可能结合于细胞内贮存。

2. 本品肌内注射的生物利用度为 95%，给药后 45 min 达血药峰值。静脉注射后，在组织中快速分布，单剂静脉注射 0.1 g 和 0.5 g，分布容积分别为 0.14 L/kg 和 0.44 L/kg，血浆蛋白结合率小于 5%。健康志愿者静脉注射 0.1 g 和 0.5 g，24 h 后 34% 和 40% 的原药随尿液排出。

【适应证】　1. 用于肝硬化前和肝硬化所致肝内胆汁淤积。

2. 用于妊娠期肝内胆汁淤积。

3. 用于治疗抑郁症。

【不良反应】　本品长期大量服用未见严重不良反应。以下不良反应较轻微且短暂，不必停药。

1. 少数患者服药后有胃灼热、上腹痛。

2. 对本品特别敏感的患者，偶可引起昼夜节律紊乱。

3. 其他还有浅表性静脉炎、恶心、腹泻、出汗和头痛等。

【禁忌与慎用】　对本品过敏者禁用。

【剂量与用法】　1. 肌内注射或静脉注射　初始剂量：0.5～1 g/d，分 2 次肌内注射。持续 2 周。

2. 静脉滴注　一次 0.5～1 g，1 次/日，持续 2～4 周。

3. 口服　1～2 g/d。

【用药须知】　1. 本品粉针剂须在临用前用所附溶剂溶解，不可与碱性液体、含钙离子的溶液及高渗溶液（如 10% 葡萄糖溶液）配伍。本品注射剂溶解后，保存时间不应超过 6 h。

2. 本品肠溶片剂必须整片吞服，不得嚼碎，为使药物更好地吸收和发挥疗效，建议在两餐之间服用。

3. 用于静脉注射时，需缓慢注射。

4. 发生不良反应后一般不必中断治疗，对昼夜节律紊乱的患者，睡前服用催眠药可减轻症状。

5. 有血氨增高的肝硬化前及肝硬化的患者，应用本品时应注意监测血氨水平。

【制剂】　①注射剂（粉）：0.5 g。②片剂：0.5 g。

【贮藏】　密闭，贮于 25 ℃以下。

胆酸

（cholic acid）

别名：Cholbam

本品为肝脏产生的胆汁酸。

【CAS】　81-25-4

【ATC】　A05AA03

【理化性状】　1. 本品为白色至类白色粉末。在 20 ℃下几乎不溶于水和 0.1 M 的 HCl，微溶于 0.1 M 的 NaOH。溶于冰醋酸，醇类和丙酮。20 ℃的饱和溶液 pH 为 4.4。

2. 化学名：(R)-4-((3R,5S,7R,8R,9S,10S,12S,13R,14S,17R)-3,7,12-Trihydroxy-10,13-dimethylhexadecahydro-1H-cyclopenta[a]phenanthren-17-yl)pentanoic acid

3. 分子式：$C_{24}H_{40}O$

4. 分子量：408.57

5. 结构式

【药理作用】　本品在肝脏中由胆固醇合成，是胆汁酸的主要成分。胆汁酸合成障碍者，由于缺乏胆汁酸而导致中间胆汁酸蓄积和胆汁淤积。胆汁酸可帮助脂肪和脂溶性维生素的吸收。内源性的胆汁酸可增加胆汁流量,并提供生理性的反馈,从而抑制胆汁酸的合成。本品的确切机制尚未完全明确,本品及其结合物是核受体和法尼酯 X 受体(FXR)的内源性配体,FXR 还可调节涉及胆汁酸合成及肠肝循环维持胆汁酸内平衡的酶和转运蛋白。

【体内过程】　1. 口服给药的胆酸与内源性胆酸的代谢途径相同。胆酸是以被动扩散的方式经消化道吸收,进入机体的胆酸池并主要以结合型进行肠肝循环。

2. 在肝脏中,胆酸通过胆酸-CoA 合成酶和胆酸-CoA、氨基酸 N-乙酰转移酶与甘氨酸或牛磺酸结合。结合后的胆酸主要通过胆盐外排泵(BSEP)被分泌至胆汁,然后与胆汁其他组分在一起被释放入小肠。

3. 大部分结合的胆酸在回肠内通过顶端-钠-依赖-胆酸转运蛋白被重吸收,通过牛磺胆酸钠协同转运肽和有机阴离子转运蛋白转回至肝脏并进入肠肝循环的另一次循环。结合的胆酸在从回肠至结肠时不再被吸收,经细菌介导的解离和 7-去羟基作用形成胆酸和脱氧胆酸。胆酸和脱氧胆酸在结肠中可能被重吸收或随粪便排泄。在健康受试者中由胆固醇重新再合成胆酸,以补偿胆酸的丢失,维持胆酸池的恒量。

【适应证】　1. 单一酶缺陷引起的胆汁酸合成障碍。

2. 用于过氧化物酶体疾病的辅助治疗,包括齐薇格谱障碍的患者,临床表现为肝脏疾病、因降低脂溶性维生素的吸收而导致的脂肪泻或其并发症。

【不良反应】　常见腹泻、反流性食管炎、胃肠不适、黄疸、皮肤损害、恶心、腹痛、肠息肉、泌尿道感染、周围神经病。

【药物相互作用】　1. 本品禁止与胆盐外排泵抑制剂,如环孢素合用,合用可造成结合胆盐在肝脏的蓄积,如必须合用,密切监测转氨酶和胆红素水平。

2. 胆汁酸结合树脂、含铝的制酸药可影响本品的吸收。

【剂量与用法】　1. 推荐剂量为一日 10～15 mg/kg,分 1～2 次口服。家族性高脂血症的患者或有家族史者,小肠对本品的吸收差,应增加 10% 的剂量。本品应在进餐时服用。

2. 本品应在服用胆汁酸结合树脂或含铝的制酸药之前至少 1 h 之后 4～6 h 服用,尽可能延长服用的间隔时间。

3. 对不能吞咽胶囊剂的婴儿和儿童,可打开胶囊剂将内容物与婴儿配方奶粉或吸出的母乳(幼儿)或软食,如土豆泥或苹果泥(为年长儿童和成年)混合,以掩盖不愉快的味道。

【用药须知】　1. 治疗前 3 个月,每月监测 AST、ALT、ALP 及 INR,继后至少每 6 个月监测一次。如治疗 3 个月无效,或出现完全性胆管阻塞,应停药。

2. 如出现肝功能或胆汁淤积持续恶化,应停药。γ-GT 和 ALT 同时升高,可能是本品过量的表现,应密切监测肝功能,并降低剂量。

【制剂】　胶囊剂:50 mg;250 mg。

【贮藏】　贮于 20～25 ℃,短程携带允许 15～30 ℃。

奥贝胆酸

(obeticholic acid)

别名:Ocaliva

本品为法尼酯 X 受体激动药。

【CAS】　459789-99-2

【ATC】　A05AA04

【理化性状】　1. 本品为白色至类白色粉末,溶于甲醇、丙酮或乙酸乙酯,pH 低时微溶于水,pH 高时易溶于水。

2. 化学名:3α,7α-Dihydroxy-6α-ethyl-5β-cholan-24-oic acid

3. 分子式:$C_{26}H_{44}O_4$

4. 分子量:420.63

5. 结构式

【药理作用】　法尼酯 X 受体是一种细胞核受体,表达于肝脏和小肠,其是调节胆汁酸、炎症、纤维化和代谢的关键受体。法尼酯 X 受体活化后,通过抑制胆固醇的合成,增加肝细胞内的胆汁酸向细胞外转运而降低肝细胞内胆汁酸的水平。本品可限制循环中胆汁酸的总量,促进胆汁酸分泌,从而减少肝细胞对于胆汁酸的暴露量。

【体内过程】　1. 口服本品 10 mg 后,T_{max} 约为 1.5 h,甘氨酸-奥贝胆酸、牛磺酸-奥贝胆酸的 T_{max} 为 10 h。进食时服用不影响本品的吸收。每天服用 5、10、25 mg,服用 14 d 后,全身暴露量与剂量成正比。甘氨酸-奥贝胆酸、牛磺酸-奥贝胆酸及总奥贝胆酸(包括奥贝胆酸及两种共轭物)的暴露量增加的比例高于剂量增加的比例。

2. 分布　本品及其共轭物的血浆蛋白结合率≥99％,原药的分布容积为 618 L,甘氨酸-奥贝胆酸、牛磺酸-奥贝胆酸的分布容积尚不清楚。

3. 本品与甘氨酸或牛磺酸共轭结合后进入肝脏,并被分泌进入胆汁,在小肠又被吸收进入肠肝循环,两种共轭物可在回肠和结肠中被肠道菌群去共轭,一部分被吸收,另一部分随粪便排泄。每天服用 1 次,两种共轭物会出现蓄积。两种代谢产物的药理作用与原药相似。甘氨酸-奥贝胆酸、牛磺酸-奥贝胆酸的血药浓度分别为原药的 13.8 和 12.3 倍。本品的另一种代谢产物 3-葡萄酸苷的药理活性很低。

4. 给予放射性标记的本品,87％的给药剂量通过胆汁分泌,随粪便排泄≤3％的给药剂量随尿液排泄,未检出原药。

【适应证】　用于原发性胆汁性胆管炎,可与熊去氧胆酸合用治疗对后者反应不佳者,也可用于不能耐受熊去氧胆酸者,单用本品治疗。

【不良反应】　1. 严重不良反应包括严重的肝脏不良反应(肝性脑病、静脉曲张出血)、严重瘙痒、HDL-C 降低。

2. 常见不良反应包括瘙痒、疲乏、腹痛和腹部不适、皮疹、关节痛、食管痛、头晕、便秘、外周水肿、腹胀、发热、甲状腺功能异常、湿疹。

【禁忌与慎用】　1. 完全胆道阻塞的患者禁用。

2. 妊娠期妇女使用本品的资料有限,妊娠期妇女慎用。

3. 尚未明确本品是否可经乳汁分泌,哺乳期妇女使用时应暂停哺乳。

4. 儿童用药的安全性尚未明确。

【药物相互作用】　1. 胆汁酸结合树脂可影响本品的吸收,两者合用时应间隔至少 4 h 服用。

2. 本品与华法林合用时,可降低 INR,两者合用时应密切监测 INR,并根据检测结果调整华法林的剂量。

3. 本品可升高 CYP1A2 底物的血药浓度,与治疗窗窄的 CYP1A2 底物(如茶碱、替扎尼定)合用时,应监测其血要浓度。

【剂量与用法】　1. 口服,5 mg,1 次/日,如治疗 3 个月效果不佳,可增加至剂量 10 mg,1 次/日。

2. 如出现不能耐受的瘙痒,可加用抗组胺药或胆汁酸结合树脂;服用 5 mg/d 的患者,降低剂量至 5 mg,隔日 1 次;服用 10 mg/d 的患者,降低剂量至 5 mg/d。降低剂量后再次出现无法耐受的皮疹,应暂停使用本品 2 周。持续出现无法耐受的皮疹者,应永久停药。

3. 中、重度肝功能不全患者,推荐剂量为 5 mg,一周 1 次,如果治疗效应果不佳,患者能耐受,可增加剂量至 5 mg,一周 2 次(至少间隔 3 d 服用),随后根据治疗效和耐受性可增加剂量至 10 mg,一周 2 次(至少间隔 3 d 服用)。

4. 与胆汁酸结合树脂同时服用时,两者至少应间隔 4 h 服用。

【用药须知】　1. 使用本品过程中,应监测肝功能,出现严重肝脏不良反应者,应权衡继续治疗的利弊。

2. 本品可降低 HDL-C 水平,治疗期间应监测血脂水平。如果最大剂量治疗 1 年,患者的效应始终不佳,且出现 HDL-C 水平降低,应权衡继续治疗的利弊。

【制剂】　片剂:5 mg;10 mg。

【贮藏】　贮于 20～25 ℃,短程携带允许 15～30 ℃。

11.10.2　溶胆石药

熊去氧胆酸
(ursodiol)

别名:熊脱氧胆酸、优思弗、Urso 250、Urso Forte、UDCA、Ursodeoxycholic acid

本品为利胆药。

【CAS】　128-13-2

【ATC】　A05AA02

【理化性状】　1. 本品为有苦味的含有晶粒的白色粉末,易溶于乙醇和乙酸,微溶于三氯甲烷,略溶于乙醚,几乎不溶于水。

2. 化学名:3α,7β-dihydroxy-5β-cholan-24-oic

3. 分子式:$C_{24}H_{40}O_4$

4. 分子量:392.56

5. 结构式

【药理作用】　本品口服后,作为主要的胆汁酸可以替代或置换有毒的疏水的内源性胆汁酸,胆汁淤积疾病时这些有毒的胆汁酸会蓄积。其他作用机制还包括对受损的胆管上皮细胞的细胞保护作用、抑制肝细胞的凋亡、免疫调节作用和刺激胆汁分泌。

【体内过程】　1. 吸收　本品口服后,在胃肠道大部分经被动扩散不完全吸收,仅有少量药物进入循环系统。

2. 分布　吸收后的药物分布到门静脉,被肝脏摄取(无肝脏疾病时约 50% 被摄取,肝病愈重,摄取愈少),肝脏首过效应较大。在肝脏结合后分布至胆汁中,在胆囊内浓缩,随着胆汁经胆囊和胆总管进入十二指肠。长期用药后,本品成为主要的胆汁和血浆中的胆汁酸,约占 30%～50%。健康个体血浆蛋白结合率≥70%(未结合本品),已结合本品的蛋白结合率尚未确定。

3. 代谢　本品在肝脏与甘氨酸或牛磺酸结合,然后分布至胆汁中。这些结合物在小肠被动和主动吸收,在回肠也可被肠道内的酶(或肠道内的细菌)解离生成游离的熊去氧胆酸,之后在肝脏重吸收和重新结合。未吸收的熊去氧胆酸以原药进入结肠,经 7-脱羟基作用生成石胆酸,部分转变为鹅去氧胆酸。鹅去氧胆酸也经 7-脱羟基作用生成石胆酸。小部分石胆酸被重吸收,在肝脏与甘氨酸或牛磺酸结合,在 3 位硫酸化。也可能本品位于 7 位的碳原子被氧化生成 7-酮基石胆酸,7-酮基石胆酸吸收后在肝脏异构为鹅去氧胆酸。少量本品经肠肝循环被细菌降解。

4. 消除　本品主要随粪便排出体外。随着治疗时间延长,尿中排泄量会增加,除了严重胆汁淤积疾病者排泄量基本保持<1%。石胆酸主要随粪便排出体外(80%),20% 被吸收部分在肝脏通过硫酸盐化形成相对不易溶解的石胆酸结合物,随胆汁分泌并随粪便排出。本品的 $t_{1/2}$ 为 4～6 d。

【适应证】　1. 胆固醇性胆囊结石(必须是 X 射线能穿透的结石,同时胆囊收缩功能须正常)。

2. 胆汁淤积性肝病(如原发性胆汁性肝硬化)。

3. 胆汁反流性胃炎。

4. 治疗脂肪痢(回肠切除术后)。

【不良反应】　1. 临床试验中观察到的不良反应有腹泻、肌酐升高、血糖升高、白细胞减少、消化性溃疡、皮疹、血小板减少。一项由 60 位原发性胆汁性肝硬化患者参与的随机交叉研究观察到的不良反应有:腹痛、无力、恶心、消化不良、食欲缺乏、食管炎。

2. 上市后报道的不良反应按器官系统分类如下。

(1) 消化系统　腹部不适、腹痛、便秘、腹泻、消化不良、恶心、呕吐。

(2) 全身及给药部位　全身不适、外周性水肿、发热。

(3) 免疫系统　药物过敏,包括颜面浮肿、荨麻疹、血管神经性水肿和喉头水肿。

(4) 肌肉骨骼与结缔组织　肌痛。

(5) 神经系统　头晕、头痛。

(6) 呼吸系统　咳嗽。

(7) 皮肤和皮下组织　脱发、瘙痒、皮疹。

【妊娠期安全等级】　B。

【禁忌与慎用】　1. 对本品任何组分过敏或不耐受者禁用。

2. 患有胆囊或胆管疾病(如急性胆囊炎、胆管炎、胆道阻塞、胆石性胰腺炎、胆汁胃肠道瘘)禁用本品。

3. 妊娠期妇女使用本品尚无适当的设计良好的对照试验,仅在明确必需的情况下妊娠期妇女方可使用本品。

4. 尚未明确本品是否经乳汁分泌,哺乳期妇女慎用。

5. 儿童使用本品的安全性和有效性尚未建立。

6. 老年人使用本品与年轻人相比没有实质性的差别,但敏感性增加及细微的疗效差别也不能除外。

【药物相互作用】　1. 考来烯胺、考来替泊等胆汁酸多价螯合剂可减少本品的吸收,影响疗效。应在服用本品前后至少两小时服用胆汁酸多价螯合剂。

2. 含铝的抗酸药可吸附胆汁酸,影响本品的疗效。

3. 影响脂质代谢的药物,如雌激素、口服避孕药和氯贝丁酯(可能还有其他调脂药)增加肝脏胆固醇的分泌和促进胆固醇胆结石的形成,因此,可抵消本品的作用。

【剂量与用法】　成人推荐日剂量为 13～15 mg/kg,分 2～4 次与食物同服。根据患者的个体需求调整剂量。

【用药须知】　1. 用药前如对本品或其他胆汁酸过敏或存在其他变态反应请告知医师。应详细告知医师患者的疾病史,尤其是有肝脏疾病者(如腹水、静脉曲张破裂出血、肝性脑病)。

2. 原发性胆汁性肝硬化伴有静脉曲张破裂出血、肝性脑病、腹水或者需要紧急肝移植者应接受适当的特殊治疗。

3. 本品的刻痕片可沿刻痕掰开服用。掰开的片剂在 20～25 ℃下置于原包装中最多可保存 28 d。因为有苦味,掰开的片剂应和完整的片剂分开存放。

4. 本品代谢产生的石胆酸具有肝毒性,人体通过硫酸盐化被解毒,如果存在硫酸盐化作用先天或后天性缺乏,则会发生石胆酸盐导致的肝损害。

5. 用药前及用药期间应定期监测肝功能。开始用药的前 3 个月每月检查一次 γ-GT、AST、ALT 和胆红素水平,之后每 6 个月检查一次肝功能。若这些指标升高则应停用本品。

【制剂】 片剂:250 mg;500 mg。

【贮藏】 20～25 ℃密封保存。

鹅去氧胆酸
(chenodeoxycholic acid)

别名:鹅脱氧胆酸、Chenodiol、CDCA

【CAS】 474-25-9

【ATC】 A05AA01

【理化性状】 1. 本品为白色或类白色粉末。极微溶于水,易溶于乙醇,溶于丙酮,微溶于二氯甲烷。

2. 化学名:3α,7α-Dihydroxy-5β-cholan-24-oic acid

3. 分子式:$C_{24}H_{40}O_4$

4. 分子量:392.6

【简介】 本品为熊去氧胆酸的异构体,其作用机制和疗效均与后者相似。近代临床认为本品用量过大,患者较难耐受,常发生腹泻,且对肝脏有一定的毒性,故较少应用。消化性溃疡,慢性肝病或炎性肠病均属禁用。不可合用雌激素,因可增加胆汁中的胆固醇。还应避免合用抗酸药或考来烯胺,因可降低溶石的效果。其不良反应大致与熊去氧胆酸类似。单用本品,可给予 10～15 mg/(kg·d),睡前或均分 2～3 次服,肥胖者可给予 20 mg/(kg·d),与熊去氧胆酸合用,本品应减量至 5～7.5 mg/(kg·d)。应持续用药 2 年,直至 X线证实胆石已消失,仍应再给药 3 个月左右。

11.10.3 治疗肝炎的辅助药

原卟啉钠
(protoporphyrin disodium)

别名:Protoporphyrin sodium、Protoporphyrin IX disodium、NAPP

本品系从健康牛、猪血液中提制得到的原卟啉的水溶性钠盐。本品为肝脏功能改善药。

【CAS】 50865-01-5 (protoporphyrin IX disodium);553-12-8(protoporphyrin IX)

【理化性状】 1. 本品为紫褐色结晶性粉末,溶于水和甲醇,难溶于稀酸,不溶于三氯甲烷、乙醚和丙酮等

2. 化学名:Disodium7,12-diethenyl-3,8,13,17-tetramethyl-21H,23H-porphine-2,18-dipropanoate

3. 分子式 $C_{34}H_{32}N_4Na_2O_4$

4. 分子量:606.6

5. 结构式

【药理作用】 1. 本品具有促进细胞组织呼吸、改善蛋白质和糖代谢、抗补体结合等作用。

2. 本品对四氯化碳引起的肝损害具有明显降低氨基转移酶等作用,并能改善氨基酸代谢,增加肝脏血流量,提高肝细胞蛋白质的合成。

3. 促进细胞呼吸,提高细胞功能,减轻肝细胞变性坏死。

4. 本品应用后,多数病例用药后可见免疫球蛋白降低,说明本品有抑制体液免疫的作用。

【适应证】 1. 用于急性肝炎、慢性迁延性肝炎、慢性活动性肝炎。

2. 对肝硬化、胆囊炎和胆石症也有一定疗效。

3. 用于治疗各种病毒性肝炎,可改善症状,使肝肿大缩小,转氨酶、浊度试验及黄疸指数等指标获得改善。

【不良反应】 1. 主要有皮肤色素沉着,发生率约为 28.5%,停药后可逐渐消退。

2. 其他尚有头晕、上腹痛及皮疹,偶见日晒性皮炎,如有发生,应即停药。

【禁忌与慎用】 1. 对本品过敏者、妊娠期妇女禁用。

2. 有遗传性卟啉症家庭史者禁用。

3. 哺乳期妇女使用时应暂停哺乳。

【剂量与用法】 一次口服 10～20 mg,3 次/日,儿童酌减。

【用药须知】 1. 服药期间,应避免阳光照射。

2. 夏季服药,加服核黄素可防止或减轻色素沉着。

【制剂】 片剂(肠溶):10 mg;20 mg。

【贮藏】 遮光、密封保存。

联苯双酯
(bifendate)

别名:Biphenyldicarboxylate

本品是我国自行创制的治疗肝炎的降酶药物。

【CAS】 73536-69-3

【理化性状】 1. 化学名:Dimethyl 7,7'-dimethoxy-(4,4'-bi-1,3-benzodioxole)-5,5'-dicarboxylate

2. 分子式:$C_{20}H_{18}O_{10}$

3. 分子量:418.4

4. 结构式

【药理作用】 1. 可减轻四氯化碳、硫代乙酰胺等多种毒物引起的肝脏损害和 ALT 升高。对四氯化碳所致的肝脏微粒体脂质过氧化、四氯化碳代谢转化为一氧化碳有抑制作用,并降低四氯化碳代谢过程中还原性辅酶及氧的消耗,从而保护肝细胞生物膜的结构和功能。

2. 本品可降低泼尼松诱导所致的 ALT 升高,能促进部分肝切除小鼠的肝脏再生。

3. 本品对 CYP 酶活性有明显诱导作用,从而加强对四氯化碳及某些致癌物质的解毒能力。

4. 对部分肝炎患者有改善蛋白代谢作用,使白蛋白升高,球蛋白降低。

【体内过程】 本品口服后约吸收 30%,在肝脏首过效应下迅速代谢转化。24 h 内 70% 左右自粪便排出。

【适应证】 临床用于慢性迁延性肝炎伴 ALT 升高者,也可用于化学毒物、药物引起的 ALT 升高。

【不良反应】 个别病例可出现口干、轻度恶心,偶有皮疹发生,一般加用抗变态反应药物后即可消失。

【禁忌与慎用】 1. 肝硬化者禁用,慢性活动性肝炎慎用。

2. 对本品过敏者、妊娠期妇女禁用,老年患者慎用。

3. 哺乳期妇女使用时应暂停哺乳。

【药物相互作用】 合用肌苷,可减少本品的降酶反跳现象。

【剂量与用法】 口服片剂,一次 25～50 mg,3 次/日;滴丸 7.5 mg,3 次/日。必要时一次可服 9～15 mg,ALT 正常后改为一次 7.5 mg。儿童按 0.5 mg/kg 给药,连服 3～6 个月。

【用药须知】 1. 本品对 HbsAg 及 HbeAg 无转阴作用,也不能使肿大的肝脾缩小。

2. 少数患者用药过程中 ALT 可回升,加大剂量可使之降低。停药后部分患者 ALT 反跳,但继续服药仍有效。

3. 个别患者服药过程中可出现黄疸及病情恶化,应停药。

4. 由于本品只有降酶作用,且副作用多,故不宜首选。

【制剂】 ①滴丸:1.5 mg。②片剂:25 mg;50 mg。
【贮藏】 遮光、密封保存。

马洛替酯
(malotilate)

别名:双硫茂酯、二塞茂酯、Kantec、Dithiolonati、NKK-105、Hepation

本品是目前治疗肝病中唯一能改善肝蛋白质代谢的药物。

【CAS】 59937-28-9
【理化性状】 1. 化学名:Diisopropyl 1,3-dithiole-Δ2,-malonate

2. 分子式:$C_{12}H_{16}O_4S_2$

3. 分子量:288.4

4. 结构式

【药理作用】 1. 本品能促进肝细胞合成 RNA,提高核糖体活性及蛋白质合成能力,从而改善肝功能并抑制肝纤维化的进程。

2. 本品对血清总蛋白、白蛋白、胆碱酯酶活性及肝总蛋白的低下均有改善作用。

3. 抑制肝中 4-羟基脯氨酸量(胶原纤维的指标)的增加,抑制结缔组织增生和纤维形成。

4. 本品有增加肝细胞再生、肝血流量和胆汁流量的作用。

5. 本品对四氯化碳、乙硫氨酸等所致大鼠脂肪肝,有改善脂质代谢和降低肝脂质过氧化的作用。

【体内过程】 本品口服后吸收迅速而完全,由于体内代谢迅速,循环中的药物浓度低,单次口服 200 mg 后约 1.4 h 可达血药峰值。$t_{1/2}$ 约为 1.06 h。其主要代谢产物为单异丙酯,以后很快与葡糖醛酸结合随尿液排出。

【适应证】 用于慢性肝炎、肝硬化代偿期和晚期血吸虫病伴低白蛋白血症。

【不良反应】 1. 主要有皮疹、瘙痒、食欲缺乏、腹部胀满感、胃部不适、恶心、呕吐、腹痛、腹泻、口炎、口渴、纳差、困倦及头痛等。

2. 偶见红细胞、白细胞减少,嗜酸粒细胞增加。

【禁忌与慎用】 1. 对本品过敏、血清转氨酶或胆红素明显增高的失代偿期肝病患者禁用。

2. 儿童、妊娠期妇女禁用。

3. 哺乳期妇女使用时应暂停哺乳。

【剂量与用法】 一次口服 0.1~0.2 g,3 次/日,饭后服。

【用药须知】 用药过程中若血清转氨酶和胆红素明显升高,应停药观察。

【制剂】 片剂:0.1 g。

【贮藏】 密封保存。

甘草酸

(glycyrrhizic acid)

别名:甘草甜素、甘草皂苷、glycyrrhizin、GL

本品系从甘草中提取的甘草酸,再经半合成制得的甘草酸单钾盐。

【CAS】 1405-86-3

【理化性状】 1. 分子式:$C_{42}H_{62}O_{16}$

2. 分子量:822.9

甘草酸铵

(ammonium glycyrrhizate)

【CAS】 53956-04-0

【理化性状】 1. 本品为白色或淡黄白色的易潮湿粉末。微溶于水,在乙醇中溶解度更差,不溶于丙酮。可溶解于稀酸及稀碱性溶液。

2. 分子式:$C_{42}H_{65}NO_{16}$

3. 分子量:840.0

4. 结构式

and epimer at C*

甘草酸钾

(dipotassium glycyrrhizate)

【CAS】 68797-35-3

【理化性状】 1. 分子式:$C_{42}H_{60}K_2O_{16}$

2. 分子量:899.1

【药理作用】 1. 本品有皮质激素样作用,但无皮质激素的不良反应。

2. 本品可刺激网状内皮系统功能,并可能通过抑制巨噬细胞产生前列腺素而减轻前列腺素对 γ-干扰素的抑制作用,增强 NK 细胞活性。

3. 本品可减轻肝细胞脂肪变性及坏死,促进肝细胞再生,减轻肝细胞间质炎症反应,抑制肝细胞纤维增生,防止肝硬化的产生。

【适应证】 用于慢性迁延性肝炎、慢性活动性肝炎、急性肝炎、肝中毒、早期肝硬化。也可用于一些过敏性疾患。

【不良反应】 少数患者服药后出现浮肿,个别出现胸闷、口渴、低血钾、轻度血压升高、头痛等。停药后即消失。

【禁忌与慎用】 1. 妊娠期妇女不宜使用。

2. 哺乳期妇女使用时应暂停哺乳。

【药物相互作用】 合用半胱氨酸和甘氨酸,可抑制甘草酸潜在的类固醇样作用。

【剂量与用法】 一次口服 150 mg,2 次/日。

【用药须知】 1. 长期使用应监测血钾、血压的变化。

2. 在治疗过程中若出现高血压、血钠滞留、低血钾等情况,应暂停给药或减量。

【制剂】 片剂:75 mg。

【贮藏】 密封、在干燥处保存。

甘草酸二胺

(diammonium glycyrrhizinate)

别名:甘利欣

本品是中药甘草有效成分的第三代提取物。

【CAS】 79165-06-3

【理化性状】 1. 化学名:(3β)-30-Hydroxy-11,30-dioxoolean-12-en-3-yl 2-O-β-D-glucopyranuronosyl-α-D-glucopyranosiduronic acid diammoniate

2. 分子式:$C_{42}H_{68}N_2O_{16}$

3. 分子量:856.99

4. 结构式

【药理作用】　本品具有较强的抗炎、保护肝细胞膜及改善肝功能的作用。药理实验证明,小鼠口服后能减轻因四氯化碳、硫代乙酰胺和 *D*-氨基半乳酸引起的血清 ALT 及 AST 升高,还能明显减轻 *D*-氨基半乳酸对肝脏的形态损伤,并改善免疫因子对肝脏形态的慢性损伤。

【体内过程】　本品口服后可被吸收,主要在胃部,若胃内 pH 在 2 以下,吸收会减少。约 8 h 可达血药峰值。静脉给药后约有 92% 以上的药物与血浆蛋白结合,平均滞留时间为 8 h。以肺、肝、胃分布较多。约 70% 通过胆汁随粪便排出,20% 经呼吸道以 CO_2 排出,随尿液排出原药约 2%。

【适应证】　用于伴有 ALT 升高的慢性迁延性肝炎、慢性活动性肝炎及急、慢性病毒性肝炎的治疗。

【不良反应】　1. 主要有纳差、恶心、呕吐、腹胀、头痛、头昏、上腹不适、胸闷、口干和水肿、心悸及血压升高。

2. 少见皮疹、荨麻疹和发热。以上症状一般较轻,不影响治疗。

【禁忌与慎用】　1. 对本品过敏者、妊娠期妇女禁用。

2. 新生儿、婴幼儿的剂量和不良反应尚未确立,不宜使用。

3. 严重低钾血症、高钠血症、高血压、心力衰竭及肾功能衰竭者禁用。

4. 哺乳期妇女使用时应暂停哺乳。

【剂量与用法】　1. 一次口服 150 mg,3 次/日。

2. 静脉滴注,以本品 150 mg 加入 10% 葡萄糖注射液 250 ml 中缓慢滴注,1 次/日。

【用药须知】　1. 本品注射液未经稀释不得注射。

2. 治疗过程中应定期监测血压、血清钾、钠浓度,若出现高血压、水钠潴留、低钾血症等情况应停药或适当减量。

【制剂】　① 胶囊剂:50 mg。② 注射液:50 mg/10 ml。③注射剂(粉):150 mg。

【贮藏】　密封、干燥处保存。

水飞蓟宾
(silybin)

【CAS】　22888-70-6;65666-07-1

【理化性状】　1. 化学名:3,5,7-Trihydroxy-2-[3-(4-hydroxy-3-methoxyphenyl)-2-(hydroxymethyl)-1,4-benzodioxan-6-yl]-4-chromanone

2. 分子式:$C_{25}H_{22}O_{10}$

3. 分子量:482.4

4. 结构式

水飞蓟亭
(silicristin)

【CAS】　33889-69-9

【理化性状】　1. 化学名:2-[2,3-Dihydro-7-hydroxy-2-(4-hydroxy-3-methoxyphenyl)-3-(hydroxymethyl)-5-benzofuranyl]-3,5,7-trihydroxy-4-chromanone

2. 分子式:$C_{25}H_{22}O_{10}$

3. 分子量:482.4

4. 结构式

水飞蓟宁
(silidianin)

【CAS】　29782-68-1

【理化性状】　1. 化学名:(+)-2,3α,3aα,7a-Tetrahydro-7aα-hydroxy-8(R＊)-(4-hydroxy-3-methoxyphenyl)-4-(3α,5,7-trihydroxy-4-oxo-2β-chromanyl)-3,6-methanobenzofuran-7(6αH)-one

2. 分子式:$C_{25}H_{22}O_{10}$

3. 分子量:482.4

4. 结构式

异水飞蓟宾
(isosilybin)

【CAS】　72581-71-6

【理化性状】　1. 化学名:2-(2,3-Dihydro-2-(4-

hydroxy-3-methoxyphenyl)-3-(hydroxymethyl)-1，4-benzodioxin-6-yl)-2，3-dihydro-3，5，7-trihydroxy-4H-1-benzopyran-4-one

2. 结构式

水飞蓟宾葡甲胺
（silybin meglumine）

本品系水飞蓟宾与葡甲胺结合而成，为黄色无定形粉末；几乎无臭，味微苦带涩；有引湿性。本品在水中溶解，在甲醇或乙醇中略溶，在丙酮中微溶，在三氯甲烷中极微溶解。

【药理作用】　1. 本品具有明显的保护及稳定肝细胞膜的作用，对四氯化碳、硫代乙酰胺、鬼笔碱、猪尿豆碱等肝脏毒物引起的各种肝损伤具有不同程度的保护和治疗作用，并对四氯化碳引起的 ALT 升高有一定的遏阻作用。

2. 参与新陈代谢，包括胆汁分泌与排出体内废物。

【体内过程】　本品口服后 48 h 约排出 20%，静脉给药 48 h 后排出 8%，其中，约 80% 由胆汁排出，其余由尿排出。随尿液排出者大部分为原形，而胆汁排出者为代谢物。

【适应证】　用于慢性迁延性肝炎、慢性活动性肝炎、早期肝硬化、中毒性肝炎。

【不良反应】　迄今未见不良反应报道。

【剂量与用法】　一次口服 2 片，3 次/日。严重患者可增至 4 片/次，饭后服用，3 个月为一疗程。

【制剂】　片剂：35 mg；38.5 mg；50 mg（水飞蓟宾葡甲胺）。

【贮藏】　密封保存。

谷氨酸
（glutamate）

别名：麸氨酸、味美

本品为氨基酸类药，临床常用其钠盐、钾盐及钙盐。

【CAS】　56-86-0

【理化性状】　1. 本品为白色或类白色结晶，易溶于沸水，微溶于冷水，不溶于乙醇、丙酮或乙酸。

2. 化学名：(2S)-2-Aminopentanedioic acid

3. 分子式：$C_5H_9NO_4$

4. 分子量：147.13

5. 结构式

谷氨酸钠
（monosodium glutamate）

【CAS】　142-47-2

【理化性状】　1. 本品为白色晶体或结晶性粉末，几乎无臭，味微甜、咸，易溶于水，略溶于乙醇，5% 水溶液的 pH 为 6.7～7.2。

2. 分子式：$C_5H_8NaO_4$

3. 分子量：169.1

谷氨酸钾
（potassium glutamate）

【CAS】　19473-49-5

【理化性状】　1. 本品为白色结晶性粉末，基本上无气味并易流动，有吸湿性。易溶于水，难溶于乙醇。2% 水溶液 pH 为 6.7～7.3。

2. 分子式：$C_5H_8NKO_4$

3. 分子量：185.22

谷氨酸钙
（calciun glutamate）

【CAS】　19238-49-4

【理化性状】　1. 本品为白色结晶或结晶性粉末，基本无臭味，有特殊鲜味。

2. 分子式：$(C_5H_8O_4N)_2Ca$

3. 分子量：332.32

【药理作用】　重症肝炎或肝功能不全时，肝脏中由氨转化为尿素的途径受阻，导致血氨增高，出现脑病症状。本品能与血中过多的氨结合，形成无害的谷氨酰胺从尿液排出，从而降低血氨，减轻肝性脑病症状。

【体内过程】　本品与氨形成谷氨酰胺后，很快经肾小球滤过，随尿液排出。

【适应证】　用于血氨过多所致的肝性脑病及其他精神症状。

【不良反应】　1. 大量本品的盐治疗肝性脑病时，可导致严重的碱中毒及电解质失衡，因此，在治疗过程中须严密监测电解质浓度。

2. 滴注过快,可出现流涎、脸红、呕吐等症状。

3. 过敏的先兆可有面部潮红、头痛与胸闷等症状出现。

4. 小儿可有震颤。

5. 合并焦虑状态的患者用后可出现晕厥、心动过速及恶心等反应。

【妊娠期安全等级】　C。

【禁忌与慎用】　1. 少尿、无尿及肾功能衰竭者、碱中毒患者禁用。

2. 肾功能不全患者、大量腹水者慎用。

【药物相互作用】　本品钙盐禁与强心苷类合用。

【剂量与用法】　1. 钠盐　静脉滴注一次 11.5 g,用 5% 葡萄糖注射液 750～1000 ml(或 10% 葡萄糖注射液 250～500 ml)稀释后缓慢滴注,于 1～4 h 内输完。必要时可于 8～12 h 后重复给药,一日剂量不宜超过 23 g。

2. 钾盐　静脉滴注一次 12.6 g,1～2 次/日,用 5% 或 10% 葡萄糖注射液 500～1000 ml 稀释后缓慢滴注,一日剂量不超过 25.2 g

3. 钙盐　一次 1 g,加入 50% 葡萄糖液 20～40 ml 中缓慢静脉注射,1～2 次/日。抢救肝昏迷缺钙者,可将 1 g 加入谷氨酸钠中应用。

【用药须知】　1. 给予本品的钾盐、钠盐及钙盐前宜静脉推注 5～10 g 维生素 C 以酸化血液。

2. 钠盐常与钾盐合用以治疗肝性脑病,两者比例一般为 2∶1 或 3∶1,但血钾低时可改为 1∶1。

3. 使用本品钠盐、钾盐治疗肝性脑病时,若用量过大,可导致严重的碱中毒与电解质失衡。在治疗过程中,须严密监测电解质浓度。

4. 腹水、水肿及低钾血症的患者不宜用钠盐,应用钾盐,但尿少时慎用钾盐。

【制剂】　①谷氨酸钠注射液 5.75 g/20 ml。②谷氨酸钾注射液:6.3 g/20 ml。③谷氨酸钙注射液:1 g/10 ml。

【贮藏】　遮光,密闭保存。

肝细胞生长素
(hepatocyte growth factor)

本品可引起过敏性休克等严重过敏反应,应在有抢救条件的医疗机构使用,用药后出现过敏反应或其他严重不良反应须立即停药并及时救治。

【药理作用】　1. 本品系从胚胎肝脏中提取、纯化制备而成的多肽物质。能刺激肝细胞 DNA 合成,促进肝细胞线粒体、粗面内质网恢复,使肝细胞再生,恢复其功能。

2. 改善肝脏 Kuffer 细胞的吞噬功能,防止来自肠道的毒素对肝细胞的进一步损害,抑制肿瘤坏死因子活性和 Na^+,K^+-ATP 酶活性抑制因子的活性,从而促进肝坏死后的修复。

3. 还具有降低转氨酶、血清胆红素和缩短凝血酶原时间的作用。

【适应证】　用于重型肝炎(肝功能衰竭前期、中期)、慢性活动性肝炎、肝硬化、中毒性肝炎等。

【不良反应】　1. 全身性反应　过敏性休克、过敏样反应、发热、寒战、高热、畏寒、疼痛、乏力、多汗。

2. 皮肤及其附属物　皮疹、瘙痒、斑丘疹、荨麻疹、红斑疹。

3. 消化系统　恶心、呕吐、腹痛、口干。

4. 呼吸系统　胸闷、呼吸困难、呼吸急促、憋气。

5. 心脑血管系统　心悸、心慌、潮红、发绀、低血压。

6. 神经系统　头晕、头痛、抽搐。

7. 用药部位　注射部位疼痛、局部麻木、静脉炎。

【禁忌与慎用】　高敏体质者慎用。

【剂量与用法】　1. 慢性肝炎　本品 40～80 mg 加入 10% 葡萄糖注射液中滴注,1 次/日,3 个月一疗程。

2. 重型肝炎　本品 80～120 mg 加入 10% 葡萄糖注射液 250 ml 中滴注,1 次/日,疗程一般为 4 周。

【用药须知】　1. 本品为冻干制品,如已变为棕黄色不可使用。

2. 使用本品应以全身支持疗法和综合基础治疗为基础。

3. 本品宜现用现溶,如有沉淀、浑浊应禁用。

4. 注意过敏反应的发生。

5. 临床使用应单独给药,需合用其他药物时,应分别滴注,且两组给药之间需冲管。

【制剂】　注射剂(粉):20 mg。

【贮藏】　遮光、置 4 ℃ 冰箱内保存。

葡醛内酯
(glucurolactone)

别名:葡糖醛酸内酯、肝泰乐、Glucurone

【CAS】　32449-92-6

【理化性状】　1. 本品为白色结晶粉末,无臭,味微苦,易溶于水和甲醇,在乙醇中微溶。

2. 化学名:D-Glucurono-3,6-lactone

3. 分子式:$C_6H_8O_6$

4. 分子量:176.12

5. 结构式

【药理作用】　1. 本品具有降低肝淀粉酶的活性,从而抑制糖原分解,使肝糖原含量增加,脂肪贮量减少。

2. 进入机体后可与含有羟基或羧基的毒物结合,形成低毒或无毒结合物随尿液排出,有保护肝脏及解毒作用。

3. 本品为构成人体结缔组织及胶原的组成成分,因此,对关节炎、风湿病等也可能有效。

【体内过程】　本品能与有毒物质结合成葡糖醛酸结合物,经肾脏排出体外。

【适应证】　主要用于急慢性病毒性肝炎、肝硬化、食物和药物中毒以及关节炎等。

【不良反应】　偶有面红及轻度胃肠不适,减量或停药后即消失。

【剂量与用法】　成人一次口服 0.1～0.2 g,3 次/日,儿童酌减。肌内注射或静脉注射用葡醛酸钠(1.33 相当于葡醛内酯 1 g)一次 0.133～0.266 g,1～2 次/日。

【用药须知】　1. 本品应在医师确诊为肝炎后,方可作为辅助治疗用药。

2. 如服用过量或出现严重不良反应,应立即就医。

【制剂】　①片剂:0.05 g;0.1 g。②注射剂(粉):0.133 g;0.266 g。

【贮藏】　遮光,密封存于阴凉干燥处。

齐墩果酸
(oleanolic acid)

别名:土当归酸、Oleanol、Caryophyllia、Astrantigeninc、Giganteumgeninc

本品主要提取来源木犀科植物齐墩果(*olea europaea l.*)的叶,在多种植物中存在。

【CAS】　508-02-1

【理化性状】　1. 本品为白色针晶(乙醇);无臭,无味,可溶于甲醇、乙醇、苯、乙醚、丙酮和三氯甲烷,几乎不溶于水,对酸碱均不稳定。

2. 化学名:(3β)-3-Hydroxyolean-12-en-28-oic acid

3. 分子式:$C_{30}H_{48}O_3$

4. 分子量:456.7

5. 结构式

【药理作用】　1. 本品对四氯化碳引起的大鼠急慢性肝损伤有明显保护作用。本品可使肿大的线粒体与扩张的粗面内质网得到恢复。还可使急性和慢性肝损伤的肝细胞气球样变性、坏死和炎性反应明显减轻。肝内三酰甘油蓄积减少,糖原量增多。

2. 本品对急性、慢性肝炎及肝硬化动物均有明显降酶作用。

3. 本品可降低血清 γ-球蛋白,并与组织学观察所见之肝脏有关炎症反应减轻相一致。

4. 本品可促使大鼠残留肝脏的核分裂象数目明显增多,再生度高于对照组,提示具有促进细胞再生的作用。

5. 可降低肝硬化大鼠脑匀浆酪氨酸水平,可抑制假性神经递质的生成,故有利于肝性脑病的防治。

6. 肝纤维化的大鼠,使用本品后肝纤维增生明显减轻,肝胶原蛋白含量减少,提示本品具有防治肝硬化的作用。

7. 本品对小鼠单核吞噬细胞系统、巨噬细胞吞噬功能和实验性关节炎有明显抑制作用,但对体液免疫功能和抗原结合细胞有影响。

8. 对染色体损伤有保护作用,对实验性动脉粥样硬化有预防作用,还可纠正蛋白代谢障碍。

【适应证】　用于急、慢性肝炎的辅助治疗。

【不良反应】　1. 少数患者有口干、腹泻、上腹部不适感,经对症处理可消失。

2. 个别患者出现血小板轻度减少,停药后可恢复。

【禁忌与慎用】　对本品过敏者禁用,过敏体质者慎用。

【剂量与用法】　口服,成人,急性肝炎一次 20～40 mg,慢性肝炎一次 40～80 mg,3 次/日。

【制剂】　①片剂:10 mg;20 mg。②胶囊剂:20 mg。

【贮藏】　遮光,密封存于阴凉干燥处。

奥拉米特
(orazamide)

别名:阿卡明,乳清酸氨咪酰胺、Aicarmin、Aicacrotate

本品为氨基咪唑甲酰胺的乳清酸盐,是嘌呤和嘧啶衍生物的前体。

【CAS】　2574-78-9（orazamide dihydrate）；60104-30-5（orazamide ehydrate）

【理化性状】　1. 化学名：5-Aminoimidazole-4-carboxamide orotate dihydrate

2. 分子式：$C_9H_{10}N_6O_5 \cdot 2H_2O$

3. 分子量：318.2

4. 结构式

【药理作用】　本品在体内参与核酸代谢，可防止肝细胞坏死，促肝细胞再生，抑制肝纤维化的进程，使肝炎患者异常的蛋白质、脂肪和糖代谢获得改善，腹水可望减少，肝功能能得到改善。

【适应证】　用于治疗急慢性病毒性肝炎、脂肪肝，对肝硬化的治疗，亦有辅助作用。

【不良反应】　偶有恶心、胃肠道不适和食欲缺乏，继续用药有望消失。

【剂量与用法】　成人口服 0.2 g，3 次/日。

【用药须知】　1. 据报道，本品可供长期服用。

2. 尚无妊娠期妇女和儿童的安全用药资料。

【制剂】　片剂：0.1 g。

【贮藏】　密封保存。

谷胱甘肽
（glutathione）

别名：Tathion

本品是甘油醛磷酸脱氢酶的辅基，又是乙二醛酶及磷酸丙糖脱氢酶的辅酶。

【CAS】　70-18-8

【ATC】　V03AB32

【理化性状】　1. 本品为白色或几乎白色，结晶性粉末或无色晶体。易溶于水，极微溶于乙醇及二氯甲烷。

2. 化学名：N-(N-L-γ-Glutamyl-L-cysteinyl)glycine

3. 分子式：$C_{10}H_{17}N_3O_6S$

4. 分子量：307.3

5. 结构式

【药理作用】　本品参与三羧酸循环及糖代谢，使机体获得高能量，起到辅酶的作用。本品还能激活体内的多种酶，如 SH 酶、辅酶，以促使蛋白质、脂肪和糖代谢，抑制脂肪肝的形成。还具有解毒、抗损伤、抗过敏、防止皮肤色素沉着、抑制进行性白内障、控制角膜和视网膜病变的发展。

【适应证】　主要用于各种肝病（包括肝炎）、药物中毒、自发性中毒、幼儿消化不良、白细胞减少，放疗、抗癌药及其他原因引起的口腔炎、放射性毒血症和妊娠高血压综合征。

【不良反应】　可发生药疹、恶心、呕吐和胃痛。

【禁忌与慎用】　对本品过敏者禁用。

【药物相互作用】　本品不可与维生素 K、维生素 B_{12}、泛酸钙、甲萘醌、乳清酸、抗组胺药、磺胺类、四环素合用。

【剂量与用法】　肌内注射或静脉注射 $50 \sim 100$ mg，$1 \sim 2$ 次/日，根据据患者年龄和病情轻重调整用量。

【用药须知】　1. 本品应当用所附 2 ml 抗坏血酸注射液稀释后再行注射。

2. 本品一经溶解，应立即使用，更不可保留再用。

【制剂】　注射剂（粉）：50 mg；100 mg。

【贮藏】　遮光保存，有效期 3 年。

葫芦素
（cucurbitacin）

【简介】　本品系从中药甜瓜（*Cucumis melo* L.）蒂中提取而得，含有葫芦素 B 和葫芦素 E。具有消退黄疸，降低转氨酶、麝浊和锌浊，改善蛋白质代谢，增强机体免疫力，防止肝细胞坏死和变性，抑制肝纤维化等作用。本品还能抑制肿瘤生长，提高血液中 cAMP/cGMP 的比值，明显抑制苯并芘在肝微粒体代谢中产生致癌物质。主要治疗慢性活动性肝炎、原发性肝癌，少数患者用药后有恶心、胃部不适和腹泻，对症处理易于缓解，一般不必停药。妊娠期妇女或严重消化性溃疡患者慎用。治疗肝炎，成人口服 $0.1 \sim 0.3$ mg，3 次/日，饭后服；治疗肝癌可给 $0.3 \sim 0.6$ mg，3 次/日。儿童用量酌减。用量不可任意加大。经验表明，本品对慢性活动性肝炎比较满意，部分复发者再次使用仍然有效。

依泊二醇
（epomediol）

【CAS】　56084-15-2

【ATC】　A05BA05

【理化性状】　1. 化学名:(1S,4R,6R,7S)-1,3,3-Trimethyl-2-oxabicyclo[2.2.2]octane-6,7-diol

2. 分子式:$C_{10}H_{18}O_3$

3. 分子量:186.25

4. 结构式

【药理作用】　本品通过膜 ATP 酶和腺苷酸环化酶作用而使肝细胞功能恢复,使酒精中毒时的高尔基体恢复正常功能。

【体内过程】　口服吸收良好,30 min 后血药浓度达峰值,$t_{1/2}$ 为 2.8 h。

【适应证】　用于急、慢性肝病的辅助治疗。

【不良反应】　偶见皮疹,停药后可恢复。

【禁忌与慎用】　1. 禁用于对本品过敏患者和胆道机械性梗阻患者。

2. 妊娠期妇女慎用。

【剂量与用法】　口服,一次 200 ～ 400 mg,2 次/日。

【制剂】　片剂:100 mg;200 mg。

【贮藏】　密闭贮存。

二氯醋酸二异丙胺
(diisopropylamine dichloroacetate)

【CAS】　660-27-5

【理化性状】　1. 本品为白色结晶性粉末;味微苦。易溶于水、乙醇或三氯甲烷,略溶于乙醚。

2. 化学名:Dichloroacetic acid-N-(propan-2-yl)propan-2-amine(1∶1)

3. 分子式:$C_6H_{15}N \cdot C_2H_2Cl_2O_2$

4. 分子量:230.1

5. 结构式

【药理作用】　本品为泛配子酸(维生素 B_{15})的活性成分,在非临床研究中表现出促进肝再生和抗脂肪肝作用。本品临床上用于改善肝脏功能的作用机制可能与抑制丙酮酸脱氢酶激酶和增加肝脏细胞氧摄取,从而改善肝细胞的能量代谢等有关。

【体内过程】　口服本品 60 mg,T_{max} 为(1.2±0.5)h,C_{max} 为(169.1±36.7)ng/ml,$t_{1/2}$ 为(2.9±0.5)h,AUC 为(705.1±137.4)ng·h/ml。

【适应证】　用于慢性肝脏疾病引起的肝功能损害。

【不良反应】　1. 精神神经系统　有时出现头痛、眩晕、困倦、嗜睡等,发生率为 0.1%～5%。

2. 消化道　有时出现腹痛、口渴,发生率为 0.1%～5%;偶见食欲缺乏、恶心、呕吐等,发生率小于 0.1%。

3. 其他　偶见皮肤干燥、牙龈肿胀等,发生率小于 0.1%。

【禁忌与慎用】　1. 对本品过敏者、重度肾功能不全者禁用。

2. 本品对妊娠期妇女及哺乳期妇女用药的安全性尚未确定,因此,妊娠期妇女应慎用本品,哺乳期妇女使用本品时应暂停哺乳。

3. 本品对儿童用药的安全性尚未确定,因此,儿童应慎用本品。

4. 低血压者应慎用本品。

【剂量与用法】　口服,20～60 mg/d,分 2～3 次口服。

【用药须知】　1. 老年患者使用本品前应检查肾功能,肾功能衰弱或损害的老年患者,使用本品时应注意调整剂量。

2. 曾有研究报道,长期大剂量使用本品可导致四肢麻痹、白内障等。一旦过量,应采用催吐、洗胃等措施,并大量饮水和使用利尿药,促使本品尽快排出体外。

【制剂】　片剂:20 mg。

【贮藏】　密封,干燥处保存。

拉克替醇
(lactitol)

【CAS】　585-86-4

【ATC】　A06AD12

【理化性状】　1. 化学名:4-O-α-D-Galactopyranosyl-D-glucitol

2. 分子式:$C_{12}H_{24}O_{11}$

3. 分子量:344.31

4. 结构式

【药理作用】　本品是由山梨醇和半乳糖构成的双糖衍生物,极少被胃肠道吸收。本品不被胃肠道内双糖酶分解,而以原形进入结肠。在结肠内被肠内菌群(主要是类杆菌和乳酸杆菌)降解为短链有机酸(主要为乙酸、丙酸和丁酸),酸化结肠内容物,从而减少了结肠对氨的吸收。本品可转化为低分子量有机酸,导致结肠内渗透压升高,从而增加粪便的含水量和体积,产生轻泻作用。

【体内过程】　口服本品不被胃肠道吸收,主要在大肠由细菌分解代谢。本品主要以原药随粪便排出体外。

【适应证】　用于肝性脑病和慢性便秘的治疗。

【不良反应】　常见的不良反应有胃肠胀气、腹部胀痛和痉挛,易发生于服药初期。偶见的不良反应有恶心、腹泻、肠鸣和瘙痒。罕见的不良反应有胃灼热、呕吐、头痛、头晕等。

【禁忌与慎用】　1. 本品在结肠发挥作用,肠道不通畅(肠梗阻、人造肛门等)患者不得服用本品。

2. 半乳糖不能耐受的患者服用本品时可能会出现不易察觉的半乳糖血症(一种罕见的遗传代谢病),故应禁用本品。

3. 本品对妊娠期妇女及哺乳期妇女用药的安全性尚未确定,故应权衡利弊后使用。

【药物相互作用】　1. 本品一般不能与促钾排泄药物(如噻嗪类利尿剂,皮质激素、两性霉素等)合用,本品会加强这些药物的作用。

2. 不能同时服用胃酸中和剂和新霉素。这些药物会阻滞本品对肠腔内容物的酸化作用。

【剂量与用法】　口服,可于就餐时服用或与饮料混合服用。以一日排软便二次为标准,增减本品的服用剂量。推荐的初始剂量为一日 0.6 g/kg,分 3 次于就餐时服用。

【用药须知】　1. 当出现胃肠道可疑的病变或症状、不明原因的腹痛或出现便血,应立即停服本品。

2. 水和电解质紊乱患者及腹泻患者不得服用本品。结肠粪便积(便结)患者应先采取其他方法进行治疗。

3. 出现腹泻(可能导致电解质紊乱),通常是服用过量的症状。此时应减少服用剂量。应确定一个避免出现腹泻的适宜剂量。使肝硬化患者一日出现两次软便。

4. 治疗初期就出现水和电解质平衡紊乱的病例应予停药。

5. 如患者服用本品后出现恶心,可在就餐时服用。

6. 若服用本品一周仍未排便,应向医师咨询。自己服药时间不要超过 4 周。

【制剂】　散剂:5 g。

【贮藏】　遮光,密封保存。

门冬氨酸鸟氨酸
(ornithine aspartate)

【CAS】　3230-94-2

【ATC】　A06AD12

【理化性状】　1. 化学名:4-O-α-D-Galactopyranosyl-D-glucitol

2. 分子式:$C_9H_{18}N_3O_6$

3. 分子量:264.26

4. 结构式

【药理作用】　1. 解毒作用　鸟氨酸是尿素循环中的起始底物,它与血循环中有毒的氨结合,将后者转化为对人体无毒的物质。本药通过加速鸟氨酸循环来加强肝脏细胞的解毒功能,能在数小时内迅速降低过高的血氨,纠正氨基酸的失代偿,改善脑部症状及功能。

2. 增加肝细胞的能量合成　天冬氨酸能参与肝细胞内核酸的合成,有利于修复被损伤的肝细胞。此外,由于天冬氨酸对肝细胞内三羧酸循环代谢过程的间接促进作用,可促进肝细胞内的能量生成,使得被损伤的肝细胞的各项功能得以迅速恢复。

【体内过程】　本品单剂量静脉给药(5 g 加入到 250 ml 的 0.9%氯化钠溶液中,给 10 名空腹健康受试者静脉滴注 30 min),发现血药浓度呈双项分布,在开始滴注后 30 min 鸟氨酸的峰浓度接近基线值 10 倍,并在 7 h 内降到正常水平,鸟氨酸的 AUC 为 1390(μmol·h)/L。

【适应证】　用于急、慢性肝脏疾病(包括肝硬化、脂肪肝及肝炎)所致的血氨过高;尤其适用于肝性脑病昏迷前期及昏迷状况。

【不良反应】　大剂量静脉滴注可出现轻、中度胃肠道反应(如恶心、呕吐),减少用量或减慢滴速时,上述症状可减轻。

【禁忌与慎用】　1. 严重肾功能衰竭、乳酸或甲醇中毒者禁用。

2. 果糖-山梨醇不耐受和 G-6-PD 缺乏者禁用本品咀嚼片。

【剂量与用法】　1. 口服　一次 3 g,1~2 次/日,饭后服用。

2. 静脉滴注

(1) 急性肝炎　5～10 g/d。

(2) 慢性肝炎及肝硬化　10～20 g/d,病情严重者可酌情增加用量,但每天不超过 40 g 为宜。

3. 肝性脑病　昏迷　第 1 d 的第一个 6 h 内用 20 g,第二个 6 h 内分两次给药,一次 10 g,静脉滴注。使用时先将本品用适量注射用水充分溶解,再加入到 0.9% 的氯化钠注射液或 5%、10% 的葡萄糖注射液中,最终浓度不超过 2%,缓慢静脉滴注。

【用药须知】　用药前后及用药时应当检查或监测。大剂量使用时,应注意监测血及尿中的尿素氮。

【制剂】　① 咀嚼片:3 g。② 颗粒剂:1 g;3 g。③ 注射剂(粉):0.5 g;2.5 g。④ 注射液:5 g/10 ml。

【贮藏】　遮光,密封,在干燥处保存。

多烯磷脂酰胆碱
(polyene phosphatidylcholine)

【药理作用】　当患肝脏疾病时,肝脏的代谢活力受到严重损伤。本品可提供高剂量容易吸收利用的高能多烯磷脂酰胆碱,这些多烯磷脂酰胆碱在化学结构上与重要的内源性磷脂一致,而且在功能上优于后者。它们主要进入肝细胞,并以完整的分子与肝细胞膜及细胞器膜相结合,另外,这些磷脂分子尚可分泌进入胆汁。因此,本品具有下列生理功能:

1. 通过直接影响膜结构使受损的肝功能和酶活力恢复正常。

2. 调节肝脏的能量平衡,促进肝组织再生。

3. 将中性脂肪和胆固醇转化成容易代谢的形式,稳定胆汁。

【适应证】　本品用于辅助改善中毒性肝损伤(如药物、毒物、化学物质和酒精引起的肝损伤等)以及脂肪肝和肝炎患者的食欲缺乏、右上腹压迫感。

【不良反应】　1. 在大剂量服用时偶尔会出现胃肠道紊乱,例如胃部不适的主诉、软便和腹泻。

2. 在极罕见的情况下,可能会出现过敏反应,如皮疹、荨麻疹、瘙痒等。

【禁忌与慎用】　1. 对大豆制剂、本品过敏者禁用。

2. 本品注射剂中含有苯甲醇,新生儿和早产儿禁用。

3. 不推荐妊娠期妇女和哺乳期妇女使用。

4. 12 岁以下儿童的安全性及有效性尚未明确。

【药物相互作用】　本品注射剂严禁用电解质溶液稀释。

【剂量与用法】　1. 口服　成人开始一次 465 mg,3 次/日,最大服用量不得超过 1395 mg。一段时间后,剂量可减至一次 232.5 mg,3 次/日的维持剂量。应餐后用足量液体整粒吞服。

2. 静脉注射　每天缓慢静脉注射 232.5～465 mg,严重病例剂量可加倍,不可与其他任何注射液混合注射。

3. 静脉滴注　465～930 mg,严重病例剂量可加倍,只能用不含电解质的葡萄糖溶液(如 5% 或 10% 葡萄糖溶液,5% 木糖醇溶液)稀释。

【用药须知】　1. 使用本品时,应避免对肝脏有害物质(如酒精等)的摄入,以防止有害物质对肝脏的损害。

2. 本品为辅助治疗药,第一次使用本品前应咨询医师。治疗期间应定期到医院检查。

3. 由于含有大豆油成分,本品可能会导致严重的过敏反应。

4. 对于慢性肝炎患者,使用本品治疗后如不能明显改善主观临床症状,应停药并就医。

5. 如相关症状加重或出现新症状,可能是疾病恶化的征兆,应立即就医。

6. 应严格按推荐剂量服用,不得超量,否则可能加重本品的不良反应。如服用过量或出现严重不良反应,应立即就医。

【制剂】　① 胶囊剂:232.5 mg。② 注射液:232.5 mg/5 ml。

【贮藏】　遮光,密封,在干燥处保存。

异甘草酸镁
(magnesium isoglycyrrhizinate)

【药理作用】　本品是一种肝细胞保护剂,具有抗炎、保护肝细胞膜及改善肝功能的作用。药效试验表明,异甘草酸镁对 D-氨基半乳糖引起大鼠急性肝损伤具有防治作用,能阻止动物血清转氨酶升高,减轻肝细胞变性、坏死及炎症细胞浸润;对四氯化碳引起大鼠慢性肝损伤具有治疗效果,改善四氯化碳引起慢性肝损伤大鼠的肝功能,降低 NO 水平,减轻肝组织炎症活动度及纤维化程度;对 Gal/FCA 诱发的小鼠免疫性肝损害也有保护作用,可降低血清转氨酶及血浆 NO 水平,减轻肝组织损害,提高小鼠存活率。

【体内过程】　1. 吸收、分布　动物实验表明,本品吸收后主要分布在肝,给药 1 h 后肝组织药物浓度与血浆药物浓度几乎相同,其次为肠和肺,睾丸、肾及胃中分布极低,脑、心、脂肪、骨骼肌、脾及卵巢中药物浓度均低于检测限。给药后 3 h 及 7 h,血浆药物浓度迅速降低，为给药后 1 h 的 12.3% 和 1.9%，而肝组织中本品浓度下降缓慢，分别为给药 1 h 后的 78.8% 和 77.3%，其他各主要组织脏器中本品浓度均极低，基本无法测出。

人体单次静滴本品后表现为一级消除二室模型，药物的分布较为迅速，分布 $t_{1/2}$、$t_{1/2\alpha}$ 为 (1.13～1.72)h，消除 $t_{1/2\beta}$ 为 (23.10～24.60)h。健康志愿者单次静滴本品 0.1 g、0.2 g 和 0.3 g，消除速度常数、消除 $t_{1/2}$、清除率各组间在统计学上无显著性差异，与给药剂量无关。各剂量组 C_{max}、AUC_{0-72}、$AUC_{0-\infty}$ 随给药剂量的增加而加大，而 $C_{max}/dose$、$AUC_{0-72}/dose$、$AUC_{0-\infty}/dose$ 各剂量组间无显著性差异。其药-时曲线均符合二房室模型。

单剂量(健康志愿者单次静脉滴注本品 0.1 g、0.2 g 和 0.3 g)与多剂量(健康志愿者静脉滴注本品 0.1 g，1 次/日，连续 9 d)静脉滴注给药的药动学参数：C_{max} 分别为 28.8 mg/L、42.8 mg/L；表观分布容积分别为 3.3 L、3.2 L；血浆清除率 CL 分别为 0.21 L/h、0.15 L/h；分布 $t_{1/2}$、$t_{1/2\alpha}$ 分别为 1.7 h、1.6 h；消除 $t_{1/2\beta}$ 分别为 23.1 h、24.0 h；用非室模型拟合的参数，平均驻留时间 MRT_{0-72} 分别为 23.1 h、23.3 h，单剂量给药 $AUC_{0-\infty}$ 503.2 mg/(L·h)，多剂量给药 $AUC_{0-\tau}$ 为 513.0 mg/(L·h)。健康志愿者按本品每天 1 次，一次 0.1 g 给药后，给药第 6 d 达稳态。稳态时平均血药浓度为 21.4 mg/L，波动系数为 1.06。

2. 代谢、消除　大鼠静脉注射 60 mg/kg 后，主要经胆汁排泄，24 h 内累计排出量占给药量的 90.3%；72 h 经尿及粪便的排泄累量占给药剂量的 4.9%。经肠肝循环维持本品在肝组织中较高的有效浓度。

【适应证】　用于慢性病毒性肝炎，改善肝功能异常。

【不良反应】　1. 假性醛固酮症　本品Ⅱ期Ⅲ期临床研究中未出现。据文献报道，甘草酸制剂由于增量或长期使用，可出现低钾血症，增加低钾血症的发病率，存在血压上升、钠、体液潴留、浮肿、体重增加等假性醛固酮症的风险，因此，要充分注意观察血清钾值的测定等，发现异常情况，应停止给药。另外，作为低钾血症的结果可能出现乏力感、肌力低下等症状。

2. 其他不良反应　本品Ⅲ期临床研究中出现少数患者有心悸(0.3%)、眼睑水肿(0.3%)、头晕(0.3%)、皮疹(0.27%)、呕吐(0.27%)，未出现血压升高和电解质改变。

【禁忌与慎用】　1. 严重低钾血症、高钠血症、高血压、心力衰竭、肾功能衰竭的患者禁用。

2. 尚无妊娠期妇女及哺乳期妇女的用药经验，暂不推荐使用。

3. 儿童用药的安全性及有效性尚未建立。

【药物相互作用】　与依他尼酸、呋塞米等噻嗪类及三氯甲噻嗪、氯噻酮等降压利尿剂合用时，其利尿作用可增强本品的排钾作用，易导致血钾的下降，应注意观察血钾的测定等。

【剂量与用法】　静脉滴注，1 次/日，一次 0.1 g，以 10% 葡萄糖注射液 250 ml 稀释后静脉滴注，4 周为一疗程或遵医嘱。如病情需要，一日可用至 0.2 g。

【用药须知】　1. 治疗过程中，应定期测血压和血钾、血钠水平。

2. 本品可能引起假性醛固酮症增多，在治疗过程中如出现发热、皮疹、高血压、血钠潴留、低钾血等情况，应予停药。

【制剂】　注射液：50 mg/10 ml。

【贮藏】　遮光，密封保存。

肝水解肽
(heparolysate)

本品系由健康牛、猪的肝脏经酶水解提取制得的含有多肽类、核酸类、氨基酸类物质的无菌水溶液。

【药理作用】　本品能促进蛋白质合成、减少蛋白质分解，促进正常肝细胞的增殖和再生。对四氯化碳诱导的肝细胞损伤有较好的保护作用，降低谷丙转氨酶，促进病变组织恢复。

【适应证】　用于慢性肝炎、肝硬化等疾病的辅助治疗。

【禁忌与慎用】　对本品过敏者禁用。肝昏迷、严重氮质血症及氨基酸代谢障碍者禁用。

【剂量与用法】　肌内注射，一次 20～40 mg，1 次/日；静脉滴注，一次 100 mg，1 次/日，用 5% 或 10% 葡萄糖注射液 500 ml 稀释后缓慢滴注。

【制剂】　①注射剂：20 mg/2 ml；50 mg/5 ml；100 mg/10 ml。②注射剂(粉)：20 mg；50 mg。

【贮藏】　阴凉处保存。

苦参碱
(matrine)

本品是由豆科植物苦参的干燥根、植株、果实经乙醇等有机溶剂提取的生物碱。

【CAS】　519-02-8

【理化性状】　1. 本品为白色粉末。能溶于水、苯、三氯甲烷、甲醇、乙醇，微溶于石油醚。

2. 化学名：（7aS，13aR，13 bR，13 cS）-dodecahydro-1H,5H,10H-dipyrido［2,1-f:3',2',1'-ij］［1,6］naphthyridin-10-one

3. 分子式：$C_{15}H_{24}N_2O$

4. 分子量：248.36

5. 结构式

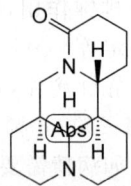

【药理作用】　1. 本品对异硫氰酸 1-萘酯所致胆汁淤积型黄疸模型小鼠腹腔注射给药,可降低其血清 ALT、AST 及血清结合胆红素水平,并减轻模型动物的肝细胞损害。

2. 局部使用对痢疾杆菌、皮肤真菌、阿米巴原虫、滴虫等具有抗感染作用。

【适应证】　1. 用于使慢性肝炎患者的 ALT、AST 及胆红素恢复正常。

2. 外用用于滴虫或白色念珠菌性阴道炎、慢性宫颈炎,亦可用于老年性阴道炎、盆腔炎等。

【不良反应】　偶有轻度恶心、腹胀、头痛、眩晕等不良反应。

【禁忌与慎用】　1. 对本品过敏者禁用。

2. 妊娠期妇女及哺乳期妇女的安全尚未明确,应慎用。

3. 儿童用药的安全性及有效性尚未确定。

【剂量与用法】　1. 注射液　本品 150 mg 用适量注射用水充分溶解加入 10% 葡萄糖注射液 250～500 ml 中,缓慢静脉滴注,1 次/日,2 个月为一个疗程。

2. 栓剂　塞入阴道深部,1 粒/次,每晚 1 次。

【用药须知】　本品偶致恶心、腹胀、头痛及眩晕,数天后可消失,如仍有反应应停药,通常会消失。

【制剂】　①注射液：150 mg/2 ml；150 mg/5 ml。②注射剂（粉）：50 mg；150 mg。③大容量注射液：100 ml 含苦参碱 80 mg 与氯化钠 0.9 g；250 ml 含苦参碱 150 mg 与氯化钠 2.25 g；250 ml 含苦参碱 150 mg 与氯化钠 2.25 g；250 ml 含 150 mg 苦参碱与葡萄糖 12.5 g；500 ml 含苦参碱 150 mg 与葡萄糖 25 g。④栓剂：50 mg。

【贮藏】　阴凉处保存。

苦参素
（oxymatrine）

别名：matrine oxide、matrine N-oxide、matrine 1-oxide

本品氧化苦参碱。

【CAS】　16837-52-8

【理化性状】　1. 本品为白色粉末。能溶于水、苯、三氯甲烷、甲醇、乙醇,微溶于石油醚。

2. 化学名：（7aS，13aR，13 bR，13 cS）dodecahydro-1H,5H,10H-dipyrido［2,1-f:3',2',1'-ij］［1,6］naphthyridin-10-one 4-oxide

3. 分子式：$C_{15}H_{24}N_2O_2$

4. 分子量：264.36

5. 结构式

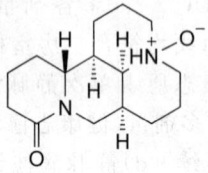

【药理作用】　在四氯化碳所致肝损伤模型上,本品可降低动物的血清转氨酶和肝脏中羟脯氨酸含量,减轻肝脏的病变程度和降低感染乙型肝炎病毒（HBV）鸭的血清 DHBV-DNA 水平。

【体内过程】　动物实验显示,静脉注射本品后,本药主要在肝脏及小肠中代谢,而随尿液及粪便排出。尚无人体药动学资料。

【适应证】　用于慢性乙型病毒性肝炎及肿瘤放疗、化疗引起的白细胞低下和其他原因引起的白细胞减少症。

【不良反应】　1. 肌内注射时,个别患者注射后出现局部疼痛,改为深部注射后可减轻。

2. 常见的不良反应有头晕、恶心、呕吐、口苦、腹泻、上腹不适或疼痛。

3. 偶见皮疹、胸闷、发热、症状一般可自行缓解,个别患者可出现注射部位发红。

【禁忌与慎用】　1. 对本品过敏者禁用。

2. 有严重血液、心、肝、肾及内分泌疾患者禁用。

3. 妊娠期妇女不宜使用。

4. 哺乳期妇女慎用。

5. 儿童用药的安全性有效性尚未确定。

【剂量与用法】　1. 肌内注射　用于慢性乙肝,一次 0.4～0.6 g,1 次/日；用于升高白细胞,一次 0.2 g,2 次/日。

2. 静脉滴注　用于慢性乙肝,1 次/日,一次 0.6 g,可溶于 5% 葡萄糖注射液或 0.9% 的氯化钠注射液 100～250 ml 中静脉滴注,滴注速度以 1 min 约 60 滴为宜。2 个月为一疗程。

3. 口服　成人一次 0.2 g,3 次/日,必要时可一次服 0.3 g。

【用药须知】　苦参素（oxymatrine）与苦参碱（matrine）两者作用不同，应注意区分。

【制剂】　①注射液：0.2 g/2 ml。②注射剂（粉）：0.1 g；0.2 g；0.4 g；0.6 g。③大容量注射液：50 ml 含苦参素 0.3 g 和氯化钠 0.45 g；100 ml 含苦参素 0.2 g 与氯化钠 0.9 g；100 ml 含苦参素 0.6 g 与氯化钠 0.9 g；250 ml 含苦参素 0.2 g 与氯化钠 2.25 g；50 ml 含苦参素 0.2 g 与葡萄糖 2.5 g；100 ml 含苦参素 0.6 g 与葡萄糖 5 g。

【贮藏】　遮光，密封，在阴凉干燥处（不超过 20 ℃）保存。

叶绿素铜钠
(chlorphyllin copper sodium)

本品是将提取的叶绿素，经过皂化、铜化等反应，并经过精制而成的。

【CAS】　11006-34-1

【理化性状】　1. 化学名：Cuprate(3-)，[18-carboxy-20-(carboxymethyl)-8-ethenyl-13-ethyl-2,3-dihydro-3,7,12,17-tetramethyl-21H,23H-porphine-2-propanoato(5-)-N21，N22，N 23，N24]-，trisodium，[SP-4-2-(2S-trans)]

2. 分子式：$C_{34}H_{31}CuN_4Na_3O_6$

3. 分子量：724.15

4. 结构式

【药理作用】　1. 临床研究表明，本品对肝脏网状内皮细胞具有复活作用，使肝功能得到恢复，增强肝细胞抵抗力，加速修复与再生，使肿大肝脏明显缩小或消失。

2. 本品为造血细胞复活剂，叶绿素升高白细胞的机制，有研究认为，主要是通过提高交感神经的兴奋性，并在肝脏在肾上腺功能的参与下使嗜中性粒细胞从骨髓释放。亦有报道认为，叶绿素的生血作用是因为其基本结构系由 4 个吡咯环组成的卟啉环与血红蛋白的结构极其相似，故能促使生血作用。

【适应证】　用于急慢性肝炎的辅助治疗及白细胞减少症。

【不良反应】　个别患者服药后有口干、轻度腹部不适等不良反应，在医师指导下，可继续服药；也有荨麻疹样过敏反应发生。

【剂量与用法】　1. 肝炎　口服一次 20 mg，早晚各 1 次。

2. 白细胞减少症　口服一次 40 mg，3 次/日。.

【用药须知】　服药后大便呈绿色，属正常现象，停药后此现象即消失。

【制剂】　①片剂：20 mg。②胶囊剂：20 mg。

【贮藏】　密封，在阴凉处保存。

云芝胞内糖肽
(polystictus glycopeptide)

【药理作用】　1. 本品能通过对单核-巨噬细胞的增殖增强以及对每个吞噬细胞本身功能的激活，从而增强网状内皮系统（RES）的功能。对小鼠腹腔给予本品，一次即可使小鼠诱生血清干扰素的浓度明显增高。给小鼠饲用本品后，经钴60全身照射，其血清溶菌酶可保持正常水平。本品可在不增加白细胞数的情况下，通过对白细胞本身功能的激活而使中性白细胞吞噬活性增强。可促进绵羊红细胞单次免疫所致小鼠特异性溶血素抗体的生成，可拮抗环磷酰胺、甲氨蝶呤、5-Fu，丝裂霉素等所致的免疫抑制，使细胞免疫功能改善，恢复正常功能。

2. 对于 D-氨基半乳糖、四氯化碳所致大鼠和小鼠急性肝损伤，本品能显著抑制转氨酶的升高，且肝细胞的脂肪变性出现率较对照组低，并能完全避免灶性坏死的出现。临床观察可见本品对乙型肝炎有较好的疗效，能使 HBsAg 滴度下降或转阴，循环免疫复合物减少，恢复重症肝炎患者肝脏的吞噬作用，清除内毒素，从而降低重症肝炎的死亡率。

3. 本品能使小鼠腹腔巨噬细胞对艾氏腹水癌细胞的杀死率达到 41％～54％。与抗癌药物合用，能增强抗癌药物的作用。本品还能通过降低转化生长因子 TGF-β_1 的水平，有效抑制肿瘤的血管生成和移植性乳腺癌生长。

4. 本品能强烈激活机体本身的防御免疫系统，具有继发性的非特异性抗感染和抗休克作用，能明显降低金黄色葡萄球菌、大肠埃希菌、痢疾杆菌感染所致的死亡率，对于流感病毒感染所致小鼠的死亡，本品也有明显的保护作用，其保护率达 50％～60％，平均生存时间可延长 153％～188％。

【适应证】　用于慢性乙型肝炎、肝癌的辅助治疗及老年免疫功能低下者。口服，0.5～1.0 g/d，3 次/日。

【禁忌与慎用】　糖尿病患者慎用。

【制剂】　①片剂:0.125 g。②胶囊剂:0.25 g。③口服液:0.5 g/5 ml。

【贮藏】　密封,在阴凉干燥处保存。

脱氧核苷酸钠
(sodium deoxyribonucleotide)

【药理作用】　本品是一种具有遗传特性的化学物质,与蛋白质相结合成核蛋白,为生物体的基本物质。它在个体的生长、繁殖、遗传、变异等生理生化功能方面起着重要作用,通过核糖核酸(RNA)控制蛋白质的合成,尤其对某些关键性酶蛋白的合成,起着协调体内的一系列代谢作用。因此,有促进细胞活力的功能,以及改变机体代谢的作用。

【适应证】　用于急、慢性肝炎,白细胞减少症,血小板减少症及再生障碍性贫血等的辅助治疗。

【不良反应】　偶有一过性血压下降。

【禁忌与慎用】　1. 对本品过敏者禁用。

2. 妊娠期妇女、哺乳期妇女及儿童用药的安全性尚未确定。

【剂量与用法】　1. 肌内注射　一次 50～100 mg,1 次/日。

2. 静脉滴注　一次 50～150 mg,1 次/日。30 d 为一疗程,将本品加入到 250 ml 的 5% 葡萄糖注射液中,缓慢滴注(速度为 2 ml/min)。

3. 口服　一次 60 mg,3 次/日。

【用药须知】　1. 本品注射剂不能与其他注射液混用。

2. 用于因放射、化学治疗后细胞减少时,治疗过程中应定期监测血常规,如果治疗期间粒胞计数升到 5000/mm³ 以上,应监测病情并停止给药。

【制剂】　①注射液:50 mg/2 ml。②片剂:20 mg。

维丙胺
(diisopropylamine ascorbate)

双异丙基胺抗坏血酸、维生素 C 双异丙胺盐、抗坏血酸二异丙胺、Ascorbamine

本品为维生素 C 的衍生物。

【简介】　本品对肝细胞有解毒和保护作用,能降低转氨酶,促进肝细胞功能恢复。此外,还有降血脂作用。用于急、慢性肝炎及慢性迁延性肝炎,并有降血脂作用。偶有恶心、头晕及血压下降。低血压者禁用。口服,3 次/日,一次 50～75 mg。肌内注射,1 次/日,一次 80～160 mg。15～30 d 为一疗程。胶囊剂:0.1 g。注射液:40 mg/1 ml;80 mg/1 ml;160 mg/1 ml。

肌醇
(inositol)

【CAS】　87-89-8

【ATC】　A11HA07

【理化性状】　1. 化学名:(1R,2R,3S,4S,5R,6S)-cyclohexane-1,2,3,4,5,6-hexol

2. 分子式:$C_6H_{12}O_6$

3. 分子量:180.16

4. 结构式

【简介】　本品为葡萄糖同分异构体,疗效并不肯定。本品有降脂作用,能促进肝中脂肪的代谢。用于脂肪肝、肝炎、早期肝硬化及动脉硬化、高脂血症等。口服一次 0.5～1.0 g,3 次/日。

硫普罗宁
(tiopronin)

别名:α-巯基丙酰甘氨酸、Capen、Epatiol、MercaptopropionylGlycine、Mucolysin、Thiola、Thiosol、Tiopronine。

本品是一种与青霉胺性质相似的含巯基类药物。

【CAS】　1953-02-2

【ATC】　R05CB12

【理化性状】　1. 本品为白色结晶性粉末,有硫的臭味,溶于水。

2. 化学名:N-(2-Mercaptopropionyl)glycin

3. 分子式:$C_5H_9NO_3S$

4. 分子量:163.19

5. 结构式

【药理作用】　本品具有以下作用。

1. 保护肝脏组织及细胞

(1)修复多种类型的肝损害　本品通过提供巯基,并活化超氧化物歧化酶,从而增强肝脏对抗各种损害的能力。试验证明,本品能够防止四氯化碳、乙硫氨酸、毒蕈粉及对乙酰氨基酚对肝脏的损害,并可预防由于四氯化碳而导致的肝坏死。同时,本品可加快乙醇和乙醛的降解、排泄,防止三酰甘油的蓄积,抑制成纤维细胞增生,对酒精性肝损伤有较好的修复作用。

(2)保护肝线粒体结构并改善肝功能　本品可使肝细胞线粒体中的三磷酸腺苷(ATP)酶活性降低,ATP 含量升高,从而改善肝细胞功能,对抗多种肝损伤。

(3)促进肝细胞再生　本品在体内通过酰胺酶水解,生成的甘氨酸,带有一碳单位,可参与嘌呤类核苷酸的合成,故具有促进肝细胞再生的作用。

(4)清除自由基　本品含有巯基,能与自由基可逆性地结合,消除自由基。

2. 对重金属和药物的解毒作用　本品通过提供巯基,保护酶的活性,从而增强肝脏的解毒功能。试验证明本品可促进重金属汞、铅从胆汁、尿、粪便中排出,降低其肝、肾蓄积量,保护肝功能和多种物质的代谢酶。

3. 防治放、化疗引起的外周血白细胞减少　本品可通过提供巯基而发挥组织细胞保护作用,可作为放、化疗时的保护剂,降低放、化疗的不良反应,升高白细胞并加速细胞的恢复。

4. 防治老年性早期白内障　本品对于老年性早期白内障及有玻璃体浑浊的患者有较好的疗效,可抑制造成白内障的生化素的应激反应,抑制晶体蛋白的凝聚。

5. 其他　本品还有减少组胺渗出,降低血管通透性的作用,故可用于荨麻疹、皮炎、湿疹、痤疮等皮肤病,尚可溶解半胱氨酸结石,可用于泌尿系统结石的预防和治疗;另有报道,本品可降低血压,抑制血小板活性,预防血栓形成。

【体内过程】口服本品后易于吸收,生物利用度为 85%～90%。单剂量给予 500 mg 后,达峰时间为 5 h,血药峰值为 3.6 μg/ml,$AUC_{(0-24h)}$ 为 29(μg·h)/ml。本品用于治疗胱氨酸尿症时,口服后 1 d 起效,作用可持续 1 d。用于治疗类风湿关节炎时,口服后 2 个月起效。本品血浆蛋白结合率约为 49%。本品在体内分布呈二室模型,$t_{1/2\alpha}$ 为 2.4 h,$t_{1/2\beta}$ 为 18.7 h。本品在肝脏代谢,本品大部分代谢为无活性代谢产物并随尿液排出。口服后最初 4 h 内,给药量的 48% 随尿液排泄,72 h 内达 78%。另外,本品可通过乳汁分泌。

【适应证】1. 用于改善各类急、慢性肝炎患者的肝功能。

2. 用于脂肪肝、酒精肝、药物性肝损伤的治疗及重金属的解毒。

3. 用于减少放疗、化疗的毒副反应,并可预防放疗、化疗所致的白细胞减少。

4. 用于老年性早期白内障和玻璃体浑浊。

5. 用于治疗严重的胱氨酸尿症,预防半胱氨酸结石形成。

【妊娠期安全等级】C。

【禁忌与慎用】1. 对本品过敏者禁用。

2. 重症肝炎并伴有高度黄疸、顽固性腹水、消化道出血等并发症的肝病患者禁用。

3. 肾功能不全合并糖尿病者禁用。

4. 急性重症铅、汞中毒患者禁用。

5. 既往使用本品时发生过粒细胞缺乏症、再生障碍性贫血、血小板减少或其他严重不良反应者禁用。

6. 老年患者、有哮喘病史的患者、既往使用青霉胺时发生过严重不良反应的患者慎用。

7. 本品可通过乳汁分泌,哺乳期妇女使用时,应暂停哺乳。

8. 儿童用药的安全性和有效性尚未确定。

【不良反应】1. 过敏反应　主要表现为过敏性休克。

2. 血液系统　少见粒细胞缺乏症,偶见血小板减少,如果外周白细胞计数降到 3.5×10^6/ml 以下,或者血小板计数降到 10×10^6/ml 以下,建议停药。

3. 泌尿系统　可出现蛋白尿,发生率约为 10%,停药后通常很快即可完全恢复。另有个案报道本药可引起尿液变色。

4. 消化系统　可出现味觉减退、味觉异常、恶心、呕吐、腹痛、腹泻、食欲缺乏、胃胀气、口腔溃疡等。另有报道可出现胆汁淤积、肝功能检测指标(如 ALT、AST、总胆红素、ALP 等)升高,如出现异常应停用本品,或进行相应治疗。

5. 皮肤　皮肤反应是本药最常见的不良反应,发生率约为 10%～32%,表现为皮疹、皮肤瘙痒、皮肤发红、荨麻疹、皮肤皱纹、天疱疮、皮肤眼睛黄染等,其中皮肤皱纹通常仅在长期治疗后发生。

6. 呼吸系统　可见喉水肿、呼吸困难,有发生肺炎、肺出血和支气管痉挛的报道。另有个案报道可出现呼吸窘迫、以及闭塞性细支气管炎。

7. 肌肉与骨骼　有个案报道使用本药治疗可引起肌无力。

8. 泌尿系统　长期、大量应用罕见蛋白尿或肾病综合征。

9. 神经系统　可见头痛。

10. 心血管系统　可见心慌。

11. 其他　罕见胰岛素性自体免疫综合征,出现疲劳感和肢体麻木时应停用。

【药物相互作用】本品不应与具有氧化作用的

药物合用。

【剂量与用法】 1. 肝病　一次 100～200 mg，3 次/日，餐后服，连服 12 周，停药 3 个月后继续下个疗程。急性病毒性肝炎患者，200～400 mg/d，3 次/日，连用 1～3 周。

2. 放、化疗后的白细胞减少　化疗前一周开始服用，一次 200～400 mg，2 次/日，餐后服，连服 3 周。

3. 重金属中毒　一次 100～200 mg，2 次/日。

4. 静脉滴注　治疗上述病症不能口服的患者，可静脉滴注，一次 200 mg，1 次/日，连续滴注 4 周。粉针剂使用前，每 100 mg 本品先用专用溶剂 5% 的碳酸氢钠（pH8.5）溶液 2 ml 溶解，再用 5%～10% 的葡萄糖溶液或 0.9% 氯化钠注射液 250～500 ml 稀释后，静脉滴注。注射液可直接用 5%～10% 的葡萄糖溶液或 0.9% 氯化钠注射液稀释。

5. 胱氨酸尿症

(1) 剂量应根据尿液中半胱氨酸量确定，应控制尿中半胱氨酸浓度在 250 mg/L 以下。对有半胱氨酸结石的患者，开始时通常 800 mg/d，可于餐前 1 h 或餐后 2 h 及睡前（由于睡眠时尿液中半胱氨酸的浓度增高，且本品的作用时间约为 8～10 h）分 3 次服用。用药后 1 个月以及每 3 个月应检测尿液中半胱氨酸的水平，并根据尿液中半胱氨酸的浓度调整剂量。

(2) 灌洗可采用肾盂灌洗与口服药物联合使用，对溶解半胱氨酸结石有效。先进行肾盂结石切除术尽量去除结石，然后置入肾造口管用本品灌洗。术后前 10 d，用不含本品的抗生素-林格溶液灌洗。然后开始用 1% 的本品溶液灌洗；以后每周药物浓度增加 1%，直到终浓度为 5%。溶解结石的治疗需要 24～88 d。对于膀胱半胱氨酸结石，灌洗的过程与肾结石一样，只是把肾造口管改为三通的 Foley 导尿管。

【用药须知】 1. 本品用于治疗胱氨酸尿症时应一日至少应摄入 3000 ml 水，如果出汗过多或者有肠道液体丢失，还应补充这些额外损失的部分，一日最少应保持 2000 mL 的尿量，应使用碱性钾盐使尿液的 pH 维持在 6.5～7。

2. 为了确定本品的最适剂量，在开始用药后的 1 个月，及以后每 3 个月应检测尿液中半胱氨酸的水平；为了评价本品治疗半胱氨酸结石的效果，在本品的最适剂量确定后的最初 6 个月内，以及随后的 6 个月停药期内，应经常检测尿液中的半胱氨酸水平；为了监测结石的大小，建议每年做包括肾脏、输尿管以及膀胱在内的腹部 X 片。

3. 对于曾出现过青霉胺毒性的患者，使用本品应从较小的剂量开始。

4. 如出现胃肠道反应、蛋白尿时应减量或停药，出现疲劳感和肢体麻木应停服。

5. 如果外周白细胞计数降到 $3.5 \times 10^6/\mathrm{ml}$ 以下，或者血小板计数降到 $10 \times 10^6/\mathrm{ml}$ 以下，建议停药。

6. 在使用本品作灌洗治疗的前 3 d，应将总量为 6000 ml 的尿激酶与 1% 的本品溶液 600 ml 混合使用，以除去结石表面或肾盂中的纤维蛋白。溶液的 pH 应用钠盐溶液调节为 7.5。在治疗的整个过程中，还应加入广谱抗生素，如加入抗生素后溶液浑浊或出现沉淀物则不能使用。因为本品与金属接触时会被氧化，所以灌洗系统不应有金属成分。

7. 当用药过量时，短时间内可引起血压下降，呼吸加快，此时应立即停药，同时应监测生命体征并予以支持对症处理。

8. 应定期进行下列检查以监测本品的毒性：外周血细胞计数、血小板计数、血红蛋白、血浆白蛋白、肝功能、24 h 尿蛋白。此外，治疗中每 3 个月或每 6 个月应检查一次尿常规。

【制剂】 ① 片剂：100 mg。② 注射液：100 mg/2 ml；200 mg/5 ml。③ 注射剂（粉）：100 mg。

【贮藏】 遮光、密封，置阴凉处保存。

黄芩苷
(baicalin)

本品是由中药黄芩中提取的有效成分。

【CAS】 21967-41-9

【理化性质】 1. 本品为淡黄色结晶粉末。易溶于 N,N-二甲基甲酰胺、吡啶中，可溶于碳酸氢钠、碳酸钠、氢氧化钠等碱性溶液中，但在碱液中不稳定，渐变暗棕色，微溶于热冰醋酸，难溶于甲酸、乙酸、丙酮，几乎不溶于水、乙醚、苯、三氯甲烷等。

2. 化学名：(2S, 3S, 4S, 5R, 6S)-6-(5, 6-Dihydroxy-4-oxo-2-phenyl-chromen-7-yl) oxy-3, 4, 5-trihydroxy-tetrahydropyran-2-carboxylic acid

3. 分子式：$C_{21}H_{18}O_{11}$

4. 分子量：446.37

5. 结构式

【简介】　本品对乙型肝炎表面抗原、e 抗原、核心抗原有较显著的抑制作用,对乙型肝炎病毒 DNA 复制也有抑制作用;用药后能明显降低谷丙转氨酶,对肝脏有保护作用。用于急、慢性肝炎、迁延性肝炎的辅助治疗。对本品过敏者禁用,妊娠期妇女及过敏体质者慎用。口服,一次 0.5 g,3 次/日。胶囊剂:0.25 g。

11.11　胰腺炎治疗用药

奥曲肽
(octreotide)

本品为人工合成的八肽环状化合物。

【CAS】　83150-76-9

【ATC】　H01CB02

【理化性状】　1. 化学名:2-(D-Phenylalanyl-L-cystyl-L-phenylalanyl-D-tryptophyl-L-lysyl-L-threonyl-L-cystyl)-(2R,3R)-butane-1,3-diol acetate;D-Phenylalanyl-L-cysteinyl-L-phenylalanyl-D-tryp-tophyl-L-lysyl-L-threonyl-N-[(1R,2R)-2-hydroxy-1-(hy-droxyme-thyl)propyl]-L-cysteinamide cyclic(2→7)disulphide

2. 分子式:$C_{49}H_{66}N_{10}O_{10}S_{22}$

3. 分子量:1019.2

4. 结构式

醋酸奥曲肽
(octreotide acetate)

别名:Longastatina、Sandostatina、善宁、善得定、善龙、Sandostatin

〖CAS〗　79517-01-4

【药理作用】　本品具有与天然内源性生长抑素类似的作用,且作用更强而持久。本品对生长激素、高血糖素和胰岛素分泌均有抑制作用,特别对生长激素和高血糖素的抑制具有选择性作用。此外,还能抑制促甲状腺素(TSH)的分泌。

【体内过程】　本品皮下注射后迅速被吸收,25～30 min 可达血药峰值,广泛分布于体内各组织。显示出非线性的药动学,使用高剂量时清除率却见下降。其终末 $t_{1/2}$ 约为 1.5 h,老年人和肾功能衰竭者可见延长。约有用量的 1/3 以原药随尿液排出。

【适应证】　1. 用于肝硬化食管静脉曲张出血。

2. 用于消化性溃疡出血。

3. 用于应激性溃疡出血。

4. 用于急性重型胰腺炎。

5. 用于胰损伤或手术后胰瘘。

6. 预防胰腺术后并发症。

7. 用于胃肠道瘘管。

8. 用于消化系内分泌肿瘤(肠血管活性肽瘤、胃泌素瘤、胰升糖素瘤、类癌综合征)。

9. 用于肢端肥大症。

10. 用于突眼性甲状腺功能亢进。

11. 用于艾滋病相关性腹泻。

【不良反应】　1. 本品的不良反应主要有局部针刺感或疼痛、胃肠道不适、恶心、呕吐、腹泻、腹部痉痛、食量减少,宜在两餐之间或晚间注射。

2. 长期用药有可能形成胆结石或胆沉积。

3. 偶见高血糖、低血糖、糖耐量异常、甲状腺功能减退症。

【妊娠期安全等级】　B。

【禁忌与慎用】　1. 对本品过敏者、儿童禁用。

2. 哺乳期妇女使用时应暂停哺乳。

【剂量与用法】　1. 肝硬化食管静脉曲张出血首先 0.1 mg 静脉推注(5 min),随后以 0.6 mg 溶于 5% 葡萄糖 500 ml 中,通过输液泵以 50 μg/h 的速度连续静脉滴注,12 h 一次。最多治疗 5 d。

2. 消化性溃疡出血、胃肠道瘘管、突眼性甲状腺功能亢进、艾滋病相关性腹泻、预防胰腺术后并发症 0.1 mg 皮下注射,8 h 一次。

3. 应激性溃疡出血　0.1 mg,皮下注射,6 h 一次,3～7 d。

4. 急性重型胰腺炎　0.1 mg,皮下注射,8 h 一次,7～14 d。

5. 胰损伤或手术后胰瘘　0.1 mg,皮下注射,12 h 一次,10～14 d。

6. 消化系内分泌肿瘤(肠血管活性肽瘤、胃泌素瘤、胰升糖素瘤、类癌综合征)

(1) 对于症状已完全由皮下注射本品控制的患者,建议本品的微球制剂初始剂量为 20 mg,每隔 4 周 1 次,深部臀部肌内注射。原有的皮下注射本品的有效剂量治疗应当维持到第一次注射本品后至少 2 周(有的患者则需维持 3～4 周)。

(2) 从未使用皮下注射本品治疗的患者　3 次/日皮下注射本品 0.1 mg,以评估奥曲肽治疗反应和全身耐受性。使用本品治疗 3 个月后,对于症状和生化指标已完全控制的患者,可转为本品的微球制剂,10 mg,每隔 4 周 1 次,深部臀部肌内注射。

使用本品微球制剂治疗 3 个月症状仅部分控制的患者,剂量应当增至 30 mg,每隔 4 周给药 1 次,深部臀部肌内注射。

7. 肢端肥大症

(1) 初始量为 0.05～0.1 mg 皮下注射,每 8 h 一次,根据对循环生长激素浓度、临床反应及耐受性的每月评估而调整剂量(目标:GH<2.5 ng/ml,IGF 在正常范围)。多数患者的最适剂量为 0.2～0.3 mg/d。最大剂量不应超过 1.5 mg/d。

(2) 对使用标准剂量皮下注射本品已完全控制的患者,可转为本品的微球制剂,初始剂量为 20 mg,每隔 4 周 1 次,深部臀部肌内注射。治疗可以在最后一次皮下注射本品后 1 d 开始。此后剂量应当根据血清 GH 和胰岛素样生长因子 C(IGF-1)的浓度以及临床症状和体征决定。

如果 3 月后临床症状和体征以及生化参数(GH 和 IGF-1)尚未完全控制,微球制剂的剂量应当增至 30 mg,每隔 4 周 1 次,深部臀部肌内注射。

如果使用微球制剂 20 mg 治疗 3 月后,GH 的浓度持续低于 2.5 ng/ml,IGF-1 的浓度正常以及临床上肢端肥大症的可逆的症状和体征消失,微球制剂的剂量可降至 10 mg。

【用药须知】 1. 长期应用者,约 10%～20% 可发生胆石症,应于半年和 1 年予以追踪检查。如发现胆石,可采用溶石疗法。

2. 本品可使小肠对环孢素的吸收减少,并延缓西咪替丁的吸收。

【制剂】 ①注射液:0.1 mg/1 ml;0.3 mg/1 ml。②注射剂(粉):0.1 mg。③注射用微球:10 mg;20 mg。

【贮藏】 贮于 2～8 ℃条件下,遮光可保存 5 年。室温下可保存 2 周。

加贝酯
(gabexate)

本品为非肽类蛋白酶抑制药。

【CAS】 39492-01-8

【理化性状】 1. 化学名:Ethyl 4-(6-guanidinohexanoyloxy)benzoate

2. 分子式:$C_{16}H_{23}N_3O_4$

3. 分子量:311.37

4. 结构式

甲磺酸加贝酯
(gabexate mesylate)

【CAS】 56974-61-9

【理化性状】 1. 化学名:Ethyl 4-(6-guanidino-hexanoyloxy)benzoate methanesulphonate

2. 分子式:$C_{16}H_{23}N_3O_4 \cdot CH_4SO_3$

3. 分子量:417.5

【药理作用】 本品可抑制胰蛋白酶、激肽释放酶、纤维蛋白溶酶、凝血酶等蛋白酶的活性,从而制止这些酶所造成的病理生理变化。动物实验证实,对急性胰腺炎模型,可抑制活化的胰蛋白酶,减轻胰腺损伤,同时,血清淀粉酶、脂肪酶活性和尿素氮升高情况也见明显改善。

【适应证】 用于治疗急性轻型(水肿型)胰腺炎。

【不良反应】 1. 在滴注过程中会出现注射部位的血管疼痛,局部皮肤发红,静脉炎。

2. 偶见皮疹,面红和过敏反应,极个别发生胸闷、呼吸困难和血压下降,甚至发生过敏性休克。

【禁忌与慎用】 1. 对本品过敏者、妊娠期妇女和儿童禁用。

2. 哺乳期妇女使用时应暂停哺乳。

【剂量与用法】 本品仅供静脉滴注,成人一次 100 mg,开始的 3 d,一日用量 300 mg,病情缓解后改为 100 mg/d,疗程 6～10 d。先以注射用水 5 ml 溶化冻干粉,充分溶化后再加入 5% 葡萄糖注射液或林格液 500 ml 中。滴注速度应控制在每小时输入 1 mg/kg,不可过快。

【用药须知】 1. 用药前应事先备好过敏性休克的急救措施。

2. 药液应现配现用,滴注时,药液不可溢出血管外,以免造成组织损伤。

3. 多次滴注应更换部位。

【制剂】 注射剂(粉):0.1 g。

【贮藏】 遮光保存。

萘莫司他
(nafamostat)

本品为非肽类蛋白酶抑制药。

【CAS】 81525-10-2

【理化性状】 1. 化学名:6-Amidino-2-naphthyl 4-guanidino-benzoate

2. 分子式:$C_{19}H_{17}N_5O_2$

3. 分子量:347.37

4. 结构式

甲磺酸萘莫司他
(nafamostat mesylate)

〖CAS〗　82956-11-4

【理化性状】　1. 化学名：6-Amidino-2-naphthyl 4-guanidino-benzoate dimethane sulphonate

2. 分子式：$C_{19}H_{17}N_5O_2 \cdot (CH_4SO_3)_2$

3. 分子量：539.58

【药理作用】　本品为合成的蛋白酶抑制药，对凝血酶、胰蛋白酶、激肽释放酶、血纤维蛋白溶酶以及补体系统经典途径的 Clr-、Cls- 等胰蛋白酶样丝氨酸蛋白酶有很强的选择性抑制作用，对磷脂酶 A2 也有抑制作用。对与 α_2-巨球蛋白结合的胰蛋白酶，如同对游离胰蛋白酶一样，也有体外抑制作用。对大鼠和兔静脉滴注本品，可降低由胰蛋白酶、肠激酶以及内毒素经胰管逆行注入而引起的各种实验性胰腺炎死亡率；大鼠、兔静脉滴注本品，对给予内毒素引起的实验性 DIC，可改善各种凝血学检查值，抑制肾丝球体纤维蛋白血栓的形成；大鼠静脉注射本品后，可抑制血浆中由玻璃粉引起的激肽的生成。胰腺炎患者给予本品可降低由激肽释放酶激活引起的激肽原总量减少幅度。此外，本品可延长各种凝固时间（aPTT、PT、TT、LWCT、CCT）（体外）；抑制凝血酶、肾上腺素、ADP、胶原及内毒素引起的血小板凝集（体外）；抑制补体溶血反应（体外）。对于静脉注射溶血素引起的全身性福斯曼嗜导性休克的豚鼠，均能延长生命。

【体内过程】　健康男子在 90 min 内静脉滴注本品 10、20 和 40 mg 时，开始滴注后 60～90 min 血中原形药物浓度达峰值，分别为 16.4、61.5 和 93.2 ng/ml。本品主要在血液及肝脏中代谢，从血中消失迅速，给药结束后 1 h 均下降至 5 ng/ml 以下。健康男子静脉滴注本品 20 mg 和 40 mg，24 h 后尿中总排泄率分别为 27.1% 和 30.2%（以主要代谢物 6-脒基-2-萘酚为指标）。

【适应证】　1. 用于治疗急性胰腺炎、急性恶化的慢性胰腺炎、手术后急性胰腺炎、胰管造影后的急性胰腺炎与急性外伤性胰腺炎。

2. 用于治疗弥散性血管内凝血症（DIC）。

3. 用于预防血液体外循环时的血液凝固。

【不良反应】　1. 偶见高血钾、低血钠等电解质异常（出现时应立即停药）。

2. 偶有皮疹、红斑、瘙痒等过敏症状（出现时应立即停药）

3. 偶见白细胞、血小板异常（出现时应减量或停药）。

4. 偶见 AST 及 ALT 升高等肝功能异常。

5. 可见腹泻、恶心、呕吐等消化道症状。

6. 注射部位发红及胸部不适、头重等。

【禁忌与慎用】　1. 禁用于对本品有过敏史者。

2. 哺乳期妇女及妊娠期妇女使用本品的安全性尚未确定，在使用本品时应充分权衡利弊。哺乳期妇女应暂停哺乳。

3. 儿童用药的安全性及有效性尚未完全明确。

【药物相互作用】　本品应避免与其他同效药合用，如抑肽酶、乌司他丁、甲磺酸加贝酯、阿加曲班及肝素制剂等。

【剂量与用法】　1. 治疗胰腺炎　一次 10 mg 溶于 5% 葡萄糖注射液 500 ml 静脉滴注（约 2 h），1～2 次/日，根据病情适当增减。

2. 治疗弥散性血管内凝血　通常将 1 日量溶入 1000 ml 5% 葡萄糖注射液中，以每小时 0.06～0.20 mg/kg 进行 24 h 持续静滴。

3. 预防血液体外循环时的血液凝固　通常在体外循环开始前，用 20 mg 溶于 500 ml 0.9% 氯化钠注射液中，配成溶液进行血液回路内的洗涤、充填；体外循环开始后，以 20～50 mg/h（溶于 5% 葡萄糖注射液中），作为抗凝剂持续注入。也可根据症状适当增减。

【用药须知】　1. 本品在肝脏中广泛代谢，主要通过肾脏排泄，老年患者生理机能减退，应注意减量用药并密切观察。

2. 用于预防血液体外循环的灌流血液凝固时，120 或 150 mg/h 的大剂量，可导致耳鸣、麻木、呼吸困难症状。根据本品的药理学性质，本品过量使用还可能导致休克、出血、血清电解质紊乱等。

【制剂】　注射剂（粉）：10 mg。

【贮藏】　遮光、密闭、30 ℃ 以下保存。

乌司他丁
(ulinastatin)

本品为非肽类蛋白酶抑制药。是从健康成年男性新鲜尿液中分离纯化出来的一种糖蛋白，由 143 个氨基酸组成，相对分子量约 67000。

【药理作用】　本品属蛋白酶抑制药，对胰蛋白酶、α-糜蛋白酶等丝氨酸蛋白酶及粒细胞弹性蛋白酶、透明质酸酶、巯基酶、纤溶酶等多种酶有抑制作用。另具有稳定溶酶体膜,抑制溶酶体酶的释放,抑制心肌抑制因子(MDF)产生,清除氧自由基及抑制炎症介质释放的作用。本品还可改善手术刺激引起的免疫功能下降、蛋白代谢异常和肾功能降低,防止手术刺激引起的对内脏器官与细胞的损伤以及改善休克时的循环状态等。

【体内过程】 健康正常男性 30 万单位/10 ml 静脉注射给药后,3 h 内血药浓度直线下降,清除 $t_{1/2}$ 为 40 min;给药后 6 h 给药量的 24% 从尿中排泄。

【适应证】 1. 用于急性胰腺炎。

2. 用于慢性复发性胰腺炎。

3. 急性循环衰竭的抢救辅助用药。

【不良反应】 1. 血液系统　偶见白细胞减少或嗜酸粒细胞增多。

2. 消化系统　偶见恶心、呕吐、腹泻、AST、ALT 上升。

3. 注射部位　偶见血管痛、发红、瘙痒感、皮疹等。

4. 偶见过敏　出现过敏症状应立即停药,并适当处理。

【禁忌与慎用】 1. 禁用于对本品有过敏史者。

2. 有药物过敏史、对食品过敏者或过敏体质患者慎用。

3. 哺乳期妇女及妊娠期妇女使用本品的安全性尚未确定,在使用本品时应充分权衡利弊。哺乳期妇女应暂停哺乳。

4. 儿童使用本品的安全性及有效性尚未明确。

【药物相互作用】 避免与加贝酯或球蛋白制剂混合使用。

【剂量与用法】 1. 急性胰腺炎、慢性复发性胰腺炎　初期一次 10 万单位溶于 500 ml 5% 葡萄糖注射液或 0.9% 氯化钠注射液中静脉滴注,一次滴注 1～2 h,1～3 次/日,以后随症状消退而减量。

2. 急性循环衰竭　一次 10 万单位溶于 2 ml 0.9% 氯化钠注射液中,一日缓慢静脉推注 1～3 次。并可根据年龄、症状适当增减。

【用药须知】 1. 本品用于急性循环衰竭时,应注意不能代替一般的休克疗法(输液法、吸氧、外科处理、抗菌药物等),休克症状改善后即终止给药。

2. 使用时须注意,本品溶解后应迅速使用。

【制剂】 注射剂(粉):2.5 万单位,5 万单位,10 万单位。

【贮藏】 密闭,阴凉干燥处保存。

11.12　其他

二甲硅油
(dimethicone)

别名:艾普米森、西甲硅油 Simethicone
本品为排气药。

【CAS】 9006-65-9

【ATC】 A03AX13

【理化性状】 1. 分子式:$CH_3 \cdot [Si(CH_3)_2 \cdot O]nSi(CH_3)_3$

2. 结构式

$$H_3C-\underset{\underset{CH_3}{|}}{\overset{\overset{CH_3}{|}}{Si}}-O-\left[\underset{\underset{CH_3}{|}}{\overset{\overset{CH_3}{|}}{Si}}-O\right]_n\underset{\underset{CH_3}{|}}{\overset{\overset{CH_3}{|}}{Si}}-CH_3$$

$n=200～350$

【药理作用】 本品为一种稳定的表面活性剂,可改变消化道中存在于食糜和黏液内的气泡的表面张力,并使之分解。释放出的气体就可以被肠壁吸收,并通过肠蠕动而排出。

本品的作用是纯粹的物理性作用。没有涉及化学反应,而且其为药理学和生理学惰性物质。本品并不从肠道被吸收。因此,其不可能产生全身毒性。大鼠的亚急性毒性实验表明本品没有毒性作用。

【体内过程】 口服给药后,本品不被吸收,经过胃肠道转运后又以原药的形式排出。

【适应证】 1. 用于治疗由胃肠道中聚集了过多气体而引起的不适症状:如腹胀等,术后也可使用。

2. 可作为腹部影像学检查的辅助用药(例如 X-线,超声、胃镜检查)以及作为双重对比显示的造影剂悬液的添加剂。

3. 消除急性肺水肿时的缺氧状态。

【禁忌与慎用】 对本品过敏者禁用。

【剂量与用法】 1. 片剂　口服 100～200 mg,3 次/日,嚼碎服。

2. 乳剂

(1) 婴儿　1 ml(相当于 25 滴)混合到瓶装食物中,喂乳前或喂乳后喂服。

(2) 1～6 岁儿童　一日 3～5 次,一次 1 ml(相当于 25 滴)乳剂。

(3) 6～14 岁儿童　一日 3～5 次,一次 1～2 ml(相当于 25～50 滴)乳剂。

(4) 青年人和成年人　一日 3～5 次,一次 2 ml(相当于 50 滴)乳剂。

(5) 本品可在就餐时或餐后服用,如果需要,亦可睡前服用。治疗的周期取决于病程的进展。如果需要,本品亦可长期服用。手术后亦可使用。

(6)用于显像检查准备　检查前一日服用 3 次,一次 2 ml(共 50 滴)乳剂。检查当日早晨服用 2 ml(共 50 滴)乳剂,或遵医嘱服用。

(7)用作造影剂混悬液的添加剂　1 L 造影剂内加入 4～8 ml 本品乳剂,用于双重对比 X 线造影术。

(8)乳剂使用前应摇匀,将药瓶倒置,药液即可滴出。本品乳剂不含糖,因此,亦适用糖尿病患者和营养障碍者。

3. 辅助抢救急性肺水肿可用本品气雾剂。使用时将药液倒置,距患者口鼻约 15 cm 处,揿压瓶帽,在吸气时(或呼气终末时)连续喷入,或与给氧同时进行,直至泡沫减少,症状改善。必要时可反复使用。

4. 散剂

(1)胃镜检查　在喷射麻醉剂前,口服或灌注本品 0.5%～1.0%的水悬液 30～50 ml 半小时完成镜检。在内镜检查中,如仍有黏液,可经孔道物质注入。

(2)胃肠气钡双重对比检查　在服用产气粉后,服用含本品 0.2%～0.4%的硫酸钡混悬液,服后 2～5 min 完成摄片。

(3)结肠气钡双对比灌肠　在硫酸钡混悬液中按 0.2%～0.4%加入本品,进行双重造影法灌肠,当气钡充盈全结肠后进行摄片。

(4)本品水悬液用时用本品散剂现配现用,并应于 3 d 内用完。

【用药须知】　1. 本品对非气性腹胀(如消化不良)无效。

2. 气雾剂瓶外的防护套为防胀裂用,切勿撕下。温度过低不易喷出,可稍微加温。

【制剂】　①片剂:25 mg;50 mg(另含氢氧化铝40 mg,80 mg 者,为分散片)。②气雾剂:18 g,内含本品 0.15 g。③乳剂:30 ml。④散剂:2.5 g;5 g。

【贮藏】　①片剂和散剂,密封,在干燥处保存。②乳剂 25 ℃以下密闭,防冻保存。③气雾剂应密封,贮于阴凉处。

替度鲁肽
(teduglutide)

别名:Revestive、Gattex
本品为新型重组人胰高血糖素样肽-2 类似物。
【CAS】　197922-42-2
【ATC】　A16AX08
【理化性状】　1. 化学名:L-histidyl-L-glycyl-L-

aspartyl-L-glycyl-L-seryl-L-phenylalanyl-L-seryl-L-aspartyl-L-glutamyl-L-methionyl-L-asparaginyl-L-threonyl-L-isoleucyl-L-leucyl-L-aspartyl-Lasparaginyl-L-leucyl-L-alanyl-L-alanyl-L-arginyl-L-aspartyl-L-phenylalanyl-L-isoleucyl-L-asparaginyl-L-tryptophanyl-L-leucyl-L-isoleucyl-L-glutaminyl-L-threonyl-L-lysyl-L-isoleucyl-L-threonyl-L-aspartic acid

2. 分子式:$C_{164}H_{252}N_{44}O_{55}S$

3. 分子量:3752.08

【药理作用】　本品可与肠内分泌细胞、上皮下肌纤维母细胞、黏膜下及肌间神经丛的肠神经元的GLP-2 受体结合,促进多种介质的分泌,包括胰岛素样生长因子、一氧化氮、角质细胞生长因子。

【体内过程】　1. 本品皮下注射的绝对生物利用度为 88%,注射后 3～5 h 达血药峰值,短肠综合征患者皮下注射 0.05 mg/kg 后,C_{max} 为 36 ng/ml,AUC_{0-inf} 为 0.15(μg·h)/ml。重复皮下注射未发现蓄积。

2. 本品的分布容积为 103 ml/kg,与血液的容积相仿。

3. 本品确切的代谢途径尚不清楚,推测与内源性 GLP-2 一样,在体内被分解小分子肽和氨基酸。

4. 本品的清除率为 123(ml·h)/kg,与 GFR 近似,提示本品主要经肾脏排泄,在健康志愿者本品的$t_{1/2}$ 为 2 h,短肠综合征患者为 1.3 h。

【适应证】　用于治疗成人依赖于肠外营养的短肠综合征。

【不良反应】　1. 临床试验中发现的不良反应包括腹痛、上呼吸道感染、恶心、腹胀、呕吐、液体潴留、胃肠胀气、过敏反应、食欲异常、睡眠障碍、咳嗽、皮肤出血、胃肠道穿孔。

2. 上市后有心肌梗死和颅内出血的报道,与本品的因果尚不清楚。

【妊娠期安全等级】　B。

【禁忌与慎用】　1. 哺乳期妇女应权衡利弊,选择停药或停止哺乳。

2. 儿童用药的安全性及有效性尚未确定。

3. 轻、中度肾功能不全患者不必调整剂量,未对重度肝功能不全患者进行研究。

【药物相互作用】　本品可增加口服药物的吸收。

【剂量与用法】　1. 皮下注射 0.05 mg/kg,1 次/日。注射部位可选择腹部、大腿或上臂,注意更换注射部位。本品不可肌内注射或静脉注射,如忘记注射,记起时尽快注射,一天内不能注射 2 次。

2. 中、重度肾功能损害者及终末期肾病患者剂量减半。

【用药须知】 1. 使用期间定期监测体液和电解质情况。

2. 本品可加速肿瘤生长,如有活动性胃肠道肿瘤,应停药;其他部位肿瘤者应权衡利弊后使用。

3. 本品的使用与结肠息肉有关,开始本品治疗前6个月应行结肠镜检查,并切除息肉。治疗1年后复查结肠镜,之后每5年检查1次。如发现息肉,应遵守当时的指南进行随访,如发现直肠癌,应停药。

4. 治疗监测小肠肿物,如有应切除,如发现小肠癌,应停用本品。

5. 本品治疗期间可发生肠梗阻,如发生应暂停用药,肠梗阻治愈后可恢复治疗。

6. 临床试验中本品可导致胰腺炎,治疗中定期监测胰淀粉酶和胰脂肪酶,如需要,可进行影像学检查,

【制剂】 注射液:5 mg/0.5 ml。

【贮藏】 贮于2~8 ℃,避免冷冻。

聚多卡醇
(polidocanol)

别名:聚乙二醇单十二醚、Asclera、Lauromacrogol 400

本品为非离子型去污剂,包括两种组分,由极性亲水性的十二烷(醇)和非极性疏水性的聚氧化乙烯链构成。

【CAS】 9002-92-0;3055-99-0

【ATC】 C05BB02

【理化性状】 结构式

$$H_3C \cdots\cdots O \left[\cdots OH \right]_n$$

average of n is 8

【用药警戒】 本品仅适用于治疗静脉曲张管径≤1 mm的下肢静脉曲张。本品可发生致死性过敏反应和严重超敏反应,应该严格控制本品使用剂量(≤3 ml),研究表明本品的致死性过敏反应和严重超敏反应在剂量(≥3 ml)时多见,因此,在使用本品时应备好抗过敏药物和对症治疗的措施和设备。本品仅供静脉注射,动脉注射可见组织坏死和局部缺血或腐烂。

【药理作用】 本品为一硬化剂,局部损伤血管内皮。静脉注射后,本品诱发内皮损伤,血小板在损伤部位聚集并附着静脉血管壁,使血小板密度增高,纤维蛋白闭合阻塞血管,最终被结缔组织取代。

【适应证】 本品适用于治疗下肢静脉曲张,包括无并发症的蜘蛛状微型静脉曲张(静脉曲张管径≤1 mm)和网状静脉曲张(静脉曲张管径1~3 mm)。尚未在静脉曲张管径≥3 mm进行研究。

【体内过程】 本品对血管内皮的损伤效应呈浓度依赖性和体积依赖性。给予本品4.5~18.0 mg,其平均$t_{1/2}$为1.5 h。

【剂量与用法】 本品仅供静脉注射,应用前目测药物溶液应无颗粒、无变色,容器无破损。

1. 蜘蛛状微型静脉曲张(曲张的静脉管径≤1 mm)可使用0.5%的本品制剂。

2. 网状静脉曲张(曲张的静脉管径1~3 mm)可使用1%的本品制剂。

3. 一次注射0.1~0.3 ml,一次使用注射液不超过10 ml。

4. 使用细针(26 G 或 30 G)注射器(玻璃或塑料),切向插入静脉并缓慢注射。注射后穿弹力袜或支撑长筒袜温和加压防止血管破裂。治疗期间鼓励患者立刻步行15~20 min,密切监视患者可能出现的任何过敏反应或症状。

治疗蜘蛛状微型静脉曲张应保持温和加压2~3 d,治疗网状静脉曲张应保持温和加压5~7 d。治疗广泛性静脉曲张,应使用加压绷带或长筒袜梯度高强度加压。为防止治疗后的深静脉血栓形成,治疗面加压是必需的也是极力推荐的。

5. 必须重复治疗且本品治疗剂量超过10 ml时,应间隔1~2周。

6. 小静脉曲张中的血栓可行穿刺切除术或微血栓切除术。

【不良反应】 1. 本品不良反应多发于注射部位且多为轻度,以发生率多少为序,依次为注射部位血肿、刺激、褪色、疼痛、瘙痒、灼热、血管增生和血栓。本品具有致死性过敏反应和严重超敏反应。

2. 以下不良反应是基于本品上市后的全球临床不良反应,若干比较严重或麻烦,因为缺乏对照组,或存在报告者的主观性,因而可能存在部分不合理性或不科学性,难以进行评估和建立其发生率与药物使用的相关性。

(1)免疫系统 过敏性休克、血管神经性水肿、荨麻疹、哮喘。

(2)神经系统 脑血管意外、偏头痛、感觉异常、意识丧失、意识模糊、眩晕。

(3)心脏系统 心跳停止、心悸。

(4)血管病症 深部静脉血栓、肺栓塞、晕厥、循环衰竭、血管炎。

(5)呼吸系统 呼吸困难。

(6)皮肤和皮下组织 皮肤色素沉着、皮炎、多

毛症。

（7）全身性和注射部位　注射部位坏死、潮红、灼热。

（8）损伤、中毒和并发症　神经损伤。

【妊娠期安全等级】　C。

【禁忌与慎用】　1. 对本品过敏者禁用。

2. 急性血栓栓塞者禁用。

3. 本品仅供静脉注射，禁用于动脉注射。

4. 是否经母乳排泌尚未明确，哺乳期妇女避免使用。

5. 儿童用药的安全性及有效性尚未明确。

6. 本品研究基于 18～70 岁患者，但≤18 岁和≥65 岁的数据样本不足，故而此人群应慎用。

【药物相互作用】　尚未进行本品与其他药物相互作用研究。

【用药须知】　1. 本品使用时应准备抗过敏治疗。

2. 本品进入血管周围可发生疼痛反应，如果疼痛反应严重，应给予局部麻醉药治疗（禁用肾上腺素）。

3. 治疗期间，建议患者最好白天在治疗腿上穿弹力袜和支撑长筒袜且保持 2～3 d 和 2～3 周，袜子的高度取决于能保证覆盖治疗面积。

4. 建议患者在经本品治疗后立刻步行 15～20 min 并持续数天。

5. 建议患者在经本品治疗的 2～3 d 避免进行剧烈运动、长时间的飞行旅游、日光浴、热水浴和桑拿。

6. 动脉内注射可引起严重缺血、坏疽，如发生应立即手术治疗。

7. 本品对于阵痛和分娩的影响尚未明确。

8. 过量注射本品可导致严重不良反应，如局部坏死。

【制剂】　①注射液：10 mg/2 ml；20 mg/2 ml。②注射用泡沫剂：两个 303 ml 铝合金罐，一个含 180 mg/18 ml（10 mg/ml）溶液，含常压的二氧化碳；另一个含压缩氧气，附连接器，两个金属罐通过连接器联结后使产品活化形成泡沫，活化后每毫升含本品 1.3 mg。

【贮藏】　①注射液：密封，贮于 15～30 ℃。②注射用泡沫剂套装贮于 15～25 ℃，短程携带允许 15～30 ℃。未经活化的注射用泡沫剂可平放或直立放置，含氧气的压力罐应置于通风处，遇热可爆炸，远离热源和强烈光照处。泡沫剂活化后应在 7 d 内使用，直立放置。

三苄糖苷
(tribenoside)

别名：Hemocuron capsules、Hemotait capsules、Borraza-G supposirtories、Borraza-G ointment

本品最先开发为治疗痔疮的口服药物，于 1978 年 10 月日本批准上市。Borraza-G 栓剂是联合利多卡因开发的复方制剂，直接作用于患处，同时可以减少口服药所产生的不良反应，于 1983 年日本批准上市。Borraza-G 软膏与栓剂的成份和剂量相同，可以缓解外痔和肛裂的症状，于 1994 年日本批准上市。

【CAS】　10310-32-4

【理化性状】　1. 本品为无色至淡黄色的黏稠液体，有轻微的异味，能与甲醇、乙酸、乙醇、丙酮、醋酸乙酯、醚或三氯甲烷混合，不溶于水。

2. 化学名：Ethyl-3,5,6-tri-O-benzyl-D-glucofuranoside

3. 分子式：$C_{29}H_{34}O_6$

4. 分子量：478.58

5. 结构式

【药理作用】　本品有抗炎、抗毒素、消肿、改善微循环障碍、保护创伤组织并促使其愈合的作用及镇痛作用。

【体内过程】　无相关资料。

【适应证】　用于缓解内痔核的出血和肿胀。软膏剂可以缓解外痔、外痔和肛裂的症状。

【不良反应】　皮疹、瘙痒、腹痛、恶心、腹泻、头痛等。

【妊娠期安全等级】　C。

【禁忌与慎用】　1. 对本品过敏者禁用。

2. 支气管哮喘、过敏性鼻炎等过敏性疾病的患者及风湿性关节炎的患者慎用。

3. 对食物、药物有过敏史的患者慎用。

4. 正在使用其他三苄糖苷药物的患者慎用。

5. 老年患者慎用。

【药物相互作用】　与香豆素类抗凝药（华法林等）合用有增强抗凝作用的风险，注意调整剂量。

【剂量与用法】　1. 胶囊剂　成人口服一次 200 mg，2 次/日，餐后服用。

2. 栓剂　肛门给药 1 粒/次，2 次/日。

3. 软膏剂　内痔通常 1 支/次，2 次/日，注入肛门内。外痔 2 次/日，，涂抹患处。可根据病情适当增减次数。

【用药须知】 1. 服用本品胶囊剂会出现皮疹等不良反应，应向患者确认既往史。

2. 栓剂打开包装后应即刻使用。若室温在 27 ℃以上时栓剂会变软，可放入冰箱待冷却凝固后使用。

3. 软膏剂禁止用于眼部。

【制剂】 ①胶囊剂：200 mg。②栓剂：三苄糖苷 200 mg、利多卡因 40 mg。③软膏剂：三苄糖苷 271.2 mg、利多卡因 54.2 mg。

【贮藏】 常温保存。胶囊剂是易吸湿性制剂，铝袋开封后开口处折 2～3 次保存。

苯乙酸钠-苯甲酸钠
(sodium phenylacetate and sodium benzoate)

别名：Ammonul

本品是含苯乙酸钠和苯甲酸钠的复方制剂，可以有效地减少尿素循环酶缺乏患者体内氨的水平。

【CAS】 114-70-5（苯乙酸钠），532-32-1（苯甲酸钠）

【理化性状】 1. 苯乙酸钠为白色或灰白色结晶性粉末，具有强烈的刺激气味，溶于水；苯甲酸钠为白色结晶性粉末，无味，易溶于水。

2. 分子式：$C_8H_7NaO_2$（苯乙酸钠）；$C_7H_5NaO_2$（苯甲酸钠）

3. 分子量：158.1（苯乙酸钠）；144.1（苯甲酸钠）

4. 结构式

苯乙酸钠　　　　　苯甲酸钠

【药理作用】 在肝脏合成尿素是氨的一条重要去路，可以有效地减少尿素循环酶缺乏患者体内氨的水平。苯乙酸钠和苯甲酸钠是代谢活跃的化合物，它可以替代尿素途径排泄废物氨。苯乙酸与谷氨酰胺在肝脏和肾脏形成苯基谷氨酰胺，通过乙酰化，苯基谷氨酰胺由肾脏排出体外。苯甲酸与甘氨酸结合物，形成马尿酸，再通过乙酰化，由肾脏排出体外。

【体内过程】 1. 静脉内给药苯甲酸和苯乙酸均具有非线性药动学。静脉注射苯甲酸 1、2、3.75、4 和 5.5 g/m²，90 分钟后，平均 AUC 分别为 20.3、114.9、564.6、562.8 和 1599.1（μg·h）/ml。3.75 和 5.5 g/m²

剂量时，总清除率从 5.19 下降到 3.62 L/(h·m²)。与苯甲酸相似，给予苯乙酸 1、2、3.75、4 和 5.5 g/m²，平均 AUC 分别为 175.6、713.8、2040.6、2181.6 和 3829.2（μg·h）/ml，分别给予 3.75 和 4 g/m² 剂量，总清除率从 1.82 下降到 0.89 L/(h·m²)。

2. 在 24 小时的维持滴注期结束时可检测到苯乙酸盐（3.75 g/m² 时 T_{max} 为 2 小时），而苯甲酸盐浓度迅速降低（3.75 g/m² 时，T_{max} 为 1.5 小时），分别给予 3.75 g/m² 和 4 g/m² 的剂量在 14 和 26 小时后检测不到。

3. 苯乙酸和苯甲酸在代谢方面存在差异。苯甲酸的马尿酸盐比乙酸苯乙酰谷酰胺形成更迅速，因此，血浆苯乙酸浓度均高于苯甲酸，且存在时间较长。

4. 给予负荷剂量 150 mg/kg，血清中苯乙酸的浓度下降与饱和酶动力学是一致的。99% 的苯乙酸以苯乙酰谷酰胺的形式排出体外。

【适应证】 1. 本品用于辅助治疗儿童和成人急性高氨血症及尿素循环酶缺乏患者的相关性脑病。

2. 本品用于高血氨症急性期，应考虑同时补充精氨酸，补充热量，限制蛋白饮食，血液透析和其他降氨疗法。

【不良反应】 1. 本品治疗的患者中发生率≥3% 的不良反应，按发生率由高到低排列包括神经系统病症，新陈代谢和营养系统病症，呼吸、胸和纵隔的病症，全身和给药部位不适，胃肠道病症、感染、血液和淋巴系统病症、心脏疾患、呕吐、高血糖症，低钾血症，瘫痪，精神损害，血管病症等。

2. 不良反应特征年龄组间不同。患者年龄≤30 天更易发生血液和淋巴系统疾病以及血管疾病（特别是低血压）；而患者年龄＞30 天更易发生胃肠道疾病（尤其是恶心、呕吐和腹泻）。

【妊娠期安全等级】 C。

【禁忌与慎用】 1. 65 岁及以上的老人，肝肾功能不全的患者慎用。

2. 充血性心力衰竭或重度肾功能不全和钠潴留水肿患者慎用。

3. 尚不清楚苯乙酸钠、苯甲酸钠及其共轭产物能否分泌到人类乳汁。哺乳期妇女慎用。

【药物相互作用】 1. 与丙磺舒或某些抗生素如青霉素合用，由于它们与苯乙酰谷酰胺和马尿酸竞争肾小管主动分泌，可能会影响本品的排泄。

2. 对于尿素循环障碍患者，与丙戊酸合用会降低本品疗效。

3. 使用糖皮质激素可导致蛋白质分解代谢，因此，可能增加尿素形成障碍患者的血氨水平。

本品的剂量和用法

患者群		负荷剂量用法	本品	盐酸精氨酸
1～20 kg 患者	CPS 和 OTC 缺乏者	24 h 内经由 90～120 min 滴注	2.5 ml/kg	200 mg/kg
	ASS 和 ASL 缺乏者	24 h 内经由 90～120 min 滴注	2.5 ml/kg	600 mg/kg
>20 kg 患者	CPS 和 OTC 缺乏者	24 h 内经由 90～120 min 滴注	55 ml/m²	200 mg/kg
	ASS 和 ASL 缺乏者	24 h 内经由 90～120 min 滴注	55 ml/m²	600 mg/kg

注:OTC 为鸟胺酸氨甲酰基转移酶,CPS 为氨甲酰磷酸合成酶,ASS 为琥珀酸合成酶,ASL 为琥珀酸裂解酶。

【剂量与用法】 1. 本品应以 ≥ 25 ml/kg 的 10%葡萄糖注射液稀释后给药。10%无菌葡萄糖注射液稀释后再给药,其给药剂量和稀释度应根据新生儿、婴儿和幼儿体重,较大患者例如年长儿童、青少年及成人按体表面积来计算。详见下表。

2. 本品为浓溶液,静脉给药前必须稀释,并通过中心静脉导管给药。外周静脉内导管给药可引起严重的静脉炎。其他任何途径均不可给药。

3. 本品的负荷剂量应滴注 90～120min,紧接着以相同的剂量滴注 24h 以上作为维持治疗。因为药动力学研究中,苯乙酸盐学血浆水平延长,不可给予重复的负荷剂量。继续滴注直到升高的血氨水平恢复正常或患者能耐受口服营养和药物。本品滴注期间应给予止吐药,以控制输液相关的恶心、呕吐。本品给药前,应停用其他类似的口服药物,如苯丁酸钠。

4. 一旦患者诊断为高氨血应立即滴注本品。治疗高氨血也须要补充热量和限制蛋白饮食。非蛋白营养主要补充葡萄糖[8～10 mg/(kg·min)],可用静脉用脂肪乳。

5. 本品滴注中和滴注后,继续监测下列关键的临床实验室数值:血氨、谷氨酰胺、血浆氨基酸定量、血糖、电解质、静脉或动脉血气、AST 和 ALT。

6. 神经学状态、昏迷等级、呼吸急促、CT 或 MRI 扫描或脑水肿的眼底病变数据和(或)灰质和白质(脑及脊髓)损伤对评估患者对治疗的效应也很关键。

7. 严重高氨血或对本品治疗无反应的患者应考虑血液透析。在本品治疗非新生儿患者群的研究中,13%的高氨血症需要透析。

8. 本品溶液可在玻璃和 PVC 容器中制备。室温和室内光线下 24h 内保持物理和化学稳定。除可与 10%的盐酸精氨酸注射液同一容器混合外,目前无本品输液相容性信息。不可与其他输液和药物同时给药。

9. 静脉给予的精氨酸是治疗氨甲酰基磷酸合成酶(CPS)、鸟氨酸转氨酶(OTC)、精氨琥珀酸合成酶(ASS)或精氨琥珀酸裂解酶(ASL)缺乏的主要方法。因为高剂量盐酸精氨酸给药后可发展为高氯血症性酸中毒,应监测氯化物和碳酸氢盐水平并适量给予碳酸氢盐。疑为高血氨症的婴儿,但未确定尿素循环障碍,应静脉内给予精氨酸(经 90min 给予 6 ml/kg 的 10%盐酸精氨酸注射液,随后相同剂量经 24h 维持滴注)。如诊断可能排除 ASS 或 ASL 缺乏,盐酸精氨酸剂量应降低到 10%盐酸精氨酸注射液一日 2 ml/kg。

10. 一旦患者升高的血氨水平降低到正常范围,就可转为口服治疗,如使用苯丁酸钠、饮食控制并开始或再次维持蛋白质限制。

【用药须知】 1. 65 岁及以上的患者用药应谨慎,宜从小剂量开始使用。

2. 肝肾功能不全的患者用药应谨慎,注意调整剂量。

3. 药物过量可能导致死亡,主要原因有心力衰竭、血氨过多、颅内压增高等,一旦发现药物过量,应立即停药,并采取相应的措施,必要的情况下进行血液或腹膜透析。

4. 未控制的高血氨能迅速导致脑损伤和死亡,应及时采取措施,必要时,血液透析以降低氨水平。

5. 苯乙酰谷氨酰胺和马尿酸盐排泄使尿钾丢失更多,应谨慎监测血钾水平并适时治疗。

6. 未稀释的本品每毫升含有 30.5 mg 钠。因此,充血性心力衰竭或重度肾功能不全和钠潴留水肿患者应谨慎。如果发生不良事件,停用本品,评估患者,采取适当治疗措施。

7. 本品外渗到静脉周的组织可导致皮肤坏死。如果疑为外渗,停止滴注,必要时,重新选择另一部位滴注。给药期间应密切观察。本品未经稀释不可给药。

8. 药动学研究中,苯乙酸盐血浆水平长,本品不可重复给予负荷剂量。另外,静脉内给予苯乙酸盐有发生神经毒性的报道。症状主要为嗜睡、疲劳、轻度头晕等,可加重已有的神经病变。

9. 苯乙酸盐和苯甲酸盐与水杨酸盐结构类似,本品能引起典型的水杨酸盐过量的不良反应,如换气过度和代谢性酸中毒。应监测血生化和血液 pH。

【制剂】 注射液:50 ml(10%/10%,苯乙酸钠/苯甲酸钠)。

【贮藏】 贮于 25 ℃,短程携带允许 15～30 ℃。

特利加压素

(terlipressin)

别名:安立亭、可利新、三甘氨酰基赖氨酸加压素、Teripress、Glypressin

本品是人工合成的多肽,为赖氨酸加压素的前体物质。

【CAS】 14636-12-5

【ATC】 H01BA04

【理化性状】 1. 化学名:1-{[(4R,7S,10S,13S,16S,19R)-19-{[({([(Aminoacetyl)amino]acetyl}amino)acetyl]amino}-7-(2-amino-2-oxoethyl)-10-(3-amino-3-oxopropyl)-13-benzyl-16-(4-hydroxybenzyl)-6,9,12,15,18-pentaoxo-1,2-dithia-5,8,11,14,17-pentaazacycloicosan-4-yl]carbonyl}-L-prolyl-N-(2-amino-2-oxoethyl)-L-lysinamide

2. 分子式:$C_{52}H_{74}N_{16}O_{15}S_2$

3. 分子量:1227.37

4. 结构式

【药理作用】 本品自身无活性,在体内缓慢转化为赖氨酸加压素后获得加压素的生理活性。注射入血后,其分子中的甘氨酰基被酶催化水解而产生持续低水平的加压素。适量的本品可降低门静脉压,但并不会像加压素一样对动脉血压产生明显的改变,也不会增加纤维蛋白的溶解作用。

【体内过程】 本品静脉给药后 25~40 min 起效,持续时间达 2~10 h。分布 $t_{1/2}$ 为 8~9 min,分布容积为 0.6~0.9 L/kg。主要在肝脏和肾脏代谢,其代谢产物为具活性的赖氨酸加压素。其清除半衰期为 51~66 min。

【适应证】 用于食管、胃肠道等消化道疾病引起的急性大出血的辅助治疗。

【不良反应】 1. 由于本品具有收缩血管作用,患者会出现面部和体表苍白,以及血压轻微升高(高血压患者较为明显)。

2. 少数患者会出现心律失常,心动过缓和冠状动脉供血不足。

3. 偶见头痛或出现局部坏死。

4. 可能会加强胃肠蠕动而引致腹痛、恶心、腹泻。

5. 个别病例出现支气管平滑肌痉挛而可能导致呼吸困难。

6. 可能会出现子宫平滑肌痉挛,子宫平滑肌和子宫内膜的血液循环障碍。

7. 虽然本品的抗利尿活性仅为天然加压素的 3%,但曾报道有极个别病例出现低钠血和低钙血症,尤其是体液失衡患者。

【禁忌与慎用】 1. 败血性休克患者禁用。

2. 对本品过敏者禁用。

3. 本品对平滑肌有收缩作用,妊娠期妇女禁用。

4. 慎用于高血压、晚期动脉粥样硬化、心律失常或冠脉功能不全患者。

5. 尚未明确本品是否可经乳汁分泌,哺乳期妇女慎用。

6. 儿童用药的安全性及有效性尚未确定。

【药物相互作用】 1. 与非选择性 β 受体拮抗药合用会加强对门静脉的降压作用。

2. 应用含有静脉镇痛麻醉成分的药物(如异丙酚、舒芬太尼)可降低心率和输出量,同时使用本品可能导致严重的心动过缓。

【剂量与用法】 静脉注射,一次 2 mg,每 4~6 h 重复一次,直到获得控制,最多使用 24 h。

【用药须知】 用药期间应监测血压、血清电解质及液体平衡。

【制剂】 注射剂(粉):1 mg。

【贮藏】 遮光、凉处保存。

沙丙蝶呤

(sapropterin)

别名:Tetrahydrobiopterin、四氢生物嘌呤

本品为人工合成的四氢生物嘌呤(BH4)。

【CAS】 69056-38-8

【ATC】 A16AX07

【理化性状】 1. 化学名称:(6R)-2-amino-6-[(1R,2S)-1,2-dihydroxypropyl]-5,6,7,8-tetrahydro-4(1H)-pteridinone

2. 分子式:$C_9H_{15}N_5O_3$

3. 分子量:241.25

二盐酸沙丙蝶呤
（sapropterin dihydrochloride）

别名：Kuvan、Biopten

〖CAS〗　17528-72-2

〖ATC〗　A16AX07

【理化性状】　1. 本品为结晶性粉末，具吸湿性，在水中易溶，溶解度大于 1g/ml。

2. 化学名称：(6R)-2-amino-6-[(1R,2S)-1,2-dihydroxypropyl]-5,6,7,8- tetrahydro-4（1H）-pteridinone dihydrochloride

3. 分子式：$C_9H_{15}N_5O_3 \cdot 2HCl$

4. 分子量：314.17。

5. 结构式

【药理作用】　血液中苯丙氨酸浓度长期过高会对大脑产生伤害，导致智力障碍，注意力、记忆力、信息处理能力下降。本品为合成的 BH4，是苯丙氨酸羟化酶辅因子，苯丙氨酸羟化酶通过氧化反应羟化苯丙氨酸形成酪氨酸。苯丙酮酸尿（PKU）患者的苯丙氨酸羟化酶活性缺乏或不足，BH4 可活化残余的苯丙氨酸羟化酶，改善其体内苯丙氨酸的氧化代谢过程，对部分患者可降低体内苯丙氨酸浓度。

【体内过程】　1. 进食高脂肪/高热量餐后，口服片剂的吸收度可见升高，C_{max} 增加 84%，AUC 增加 87%，给药方式及膳食条件的不同，使其个体差异明显。

2. 在 PKU 患者晨时服用本品且不考虑膳食条件影响的临床试验中，平均消除半衰期为 6.7 h（范围 3.9～17 h），与健康受试者相似（范围 3.0～5.3 h）。

3. 一项在 9～49 岁人群中进行的药动学试验表明，药效与年龄无必然联系。无 9 岁以下及 49 岁以上人群的药动学试验数据。

【适应证】　本品可降低血液中苯丙氨酸浓度，用于 PKU 患者由于四氢生物蝶呤缺乏导致的高苯丙氨酸血症。

【不良反应】　1. 常见不良反应包括头痛、腹痛、腹泻、上呼吸道感染、咽喉疼痛、恶心、呕吐、流涕、咳嗽、发热、挫伤、皮疹、鼻充血、外周水肿、关节痛、多尿、焦虑、头晕。

2. 严重不良反应包括新发惊厥、惊厥加重、头晕、头痛、胃肠道出血、术后出血、烦躁易怒、心肌梗死、过度刺激及呼吸衰竭。

3. 最严重不良反应包括胃炎、脊髓损伤、链球菌感染、睾丸癌和尿路感染、轻至中度嗜中性粒细胞减少。

4. 上市后 10 年中的安全性监测研究中，观察到不良反应为非苯丙酮尿症患者的新发惊厥、惊厥加重、γ-GT 升高。

【妊娠期危险等级】　C。

【禁忌与慎用】　1. 已知的对本品活性成分及任何辅料过敏者禁用。

2. 尚无本品应用于孕妇的相关试验数据，妊娠期妇女使用本品时应权衡利弊。怀孕期间应控制膳食中苯丙氨酸摄入，以减少婴儿畸形的发病率。

3. 本品是否经人乳汁排泄尚不明确，但考虑到其对哺乳期婴儿造成的严重不良反应及其致癌性，哺乳期妇女用用药应权衡利弊，选择停药或停止哺乳。

4. 尚无本品应用于 4 岁以下儿童的专项研究。4～16 岁儿童必须应用本品者，应密切监测其血液中各项数据，以确保血液中苯丙氨酸控制在安全范围内。

5. 65 岁以上患者中本品的安全性及有效性尚不明确，65 岁以上老人应慎用。

6. 未进行肾功能不全患者用药的相关临床试验，肾功能不全患者用药应密切监测。

7. 未进行肝功能不全患者用药的相关临床试验，但由于苯丙氨酸代谢障碍与肝损伤有关，故肝功能不全患者用药应慎重，并进行密切监测。

8. 本品对产程及分娩的影响尚不明确。

【药物相互作用】　虽然尚无与其他药物相互作用的研究，但与以下药物合用时应引起注意。

1. 甲氨蝶呤及其衍生物等影响叶酸代谢的药物会使 BH4 浓度降低，服用本品期间应慎用此类药物。

2. 磷酸二酯酶-5 抑制剂（西地那非、伐地那非、他达拉非等）等血管舒张药，本品有舒张血管的作用，与此类药物合用产生的协同作用会导致血压下降。

3. 正在接受左旋多巴治疗的患者，给予本品后可能会导致新发惊厥、惊厥加重、烦躁易怒等兴奋性和应激性增加的状况。

【剂量用法】　1. 口服，1 个月至 6 岁小儿起始剂量一次 10 mg/kg，1 次/日；7 岁以上儿童，推荐剂量为一次 10～20 mg/kg，1 次/日。

2. 应于初次服药 1 周后以及服药一个月内定期检测血液中苯丙氨酸浓度，如果血液中苯丙氨酸浓度无显著改善，将剂量增加至 20 mg/kg，1 次/日。在此期间，苯丙氨酸的膳食摄入量应保持在一恒定水平。此剂量服药一个月后，血液中苯丙氨酸水平仍无明显降低者，应视为无效，停药并中断治疗。

3. 以推荐剂量给药 1 个月后，根据血液中苯丙氨酸下降情况判定机体是否对本品治疗反应良好。一旦证实对本品有效，可根据治疗情况将给药剂量于每日 $5\sim20$ mg/kg 的范围内适当调整。

4. 本品应与餐同服以促进吸收，并应于每日固定时间（首选晨时）服药。服药时将处方剂量药物片剂溶于 $120\sim240$ ml（$4\sim8$ 盎司）水或苹果汁中并在溶解后 15 分钟内喝完。溶解可能需要几分钟，可碾碎药片或搅拌溶液以加快溶解速度。溶液中可能会看到细小颗粒，但这些并不影响疗效。如喝完药液后，容器中仍有药片残渣存留，可再次加入适量水或苹果汁溶解后喝入，以保证给药剂量。

【用药须知】　1. 本品的使用应由掌握 PKU 相关知识的医生进行，长时间苯丙氨酸水平升高可造成严重的神经损害，包括严重的智力发育迟缓、小头畸形、话语延迟、癫痫及行为异常。血苯丙氨酸长期过低可导致代谢增加和蛋白质分解。服用本品时适当摄入苯丙氨酸，以保持血苯丙氨酸平衡。

本品并非对所有苯丙酮尿症患者均有效（临床试验有效率为 20%～56%），验证本品有效性不能通过实验室试验（如基因判定）提前预判，只能通过患者服药后的效果判断。

2. 使用本品治疗 PKU 患者，应给予苯丙氨酸限制饮食。初始治疗一样需要经过培训的专业人员进行适当的监测，以保证在饮食控制下，控制血苯丙氨酸。

3. 临床试验未对肝损害者进行评价，肝损害者使用本品应仔细监测，因为肝损害与苯丙氨酸代谢受损有关。

4. 对本品及其成分严重过敏者禁用，临床试验中未发生严重过敏反应。本品持续治疗有发生轻、中度过敏反应的可能，应权衡过敏风险与本品的效益。

5. 本品慎与抑制叶酸代谢的药物及其衍生物（如甲氨蝶呤）合用，因为后者可抑制二氢蝶啶还原酶，降低 BH4 水平。

6. 如漏服药物，记起时一定要立即补服，但应注意同一天内不能两次服用本品。

7. 据报道，服用本品超过最大推荐剂量一日 20 mg/kg，可出现轻度头晕、头痛，停药后即可恢复，停药 24 小时后再次给药，体征无异常。

【制剂】　片剂：100 mg。

【贮藏】　原瓶密封，防潮，贮于 $20\sim25$ ℃，短程携带允许 $15\sim30$ ℃。

附　消化系统常用复方制剂一览表

消化系统常用复方制剂一览表

药品名称	成分及含量	剂型	适应证	用法用量
铋镁豆蔻	每片含碱式碳酸铋 155 mg，碳酸镁 206 mg，颠茄流浸膏 5 mg，大黄 12 mg，复方豆蔻酊 0.1 ml	片剂	用于胃酸过多而引起的胃痛	口服，2 片/次，3 次/日，饭前半小时服
铋镁碳酸氢钠	每片含铝酸铋 0.2 g，重质碳酸镁 0.4 g，碳酸氢钠 0.23 g，甘草浸膏粉 0.16 g，弗郎鼠李皮 0.008 g，小茴香 0.02 g，甘草酸单铵 0.0025 g	片剂	用于慢性胃炎及缓解胃酸过多引起的胃痛、胃灼热感、反酸	口服，成人 1～2 片/次，3 次/日，饭后服用；服用时将药片嚼碎、温开水送服
复方丙谷胺西咪替丁	每片含丙谷胺 100 mg，尿囊素 55 mg，西咪替丁 50 mg，珍珠粉 50 mg	片剂	用于缓解胃酸过多所致的胃痛、胃灼热、反酸，也可用于慢性胃炎	口服，成人，2 片/次，3 次/日，饭后 2 h 服用
复方颠茄铋镁	每片含三硅酸镁 48 mg，次硝酸铋 24 mg，碳酸氢钠 48 mg，木香 24 mg，陈皮 70 mg，甘草 70 mg，石菖蒲 6 mg，大黄 6 mg，颠茄流浸膏 0.002 ml	片剂	用于慢性胃炎及胃酸过多引起的胃痛、胃灼热、反酸	口服，成人，3～5 片/次，3 次/日
复方颠茄氢氧化铝	每片含牡蛎 0.1 g，氢氧化铝 0.1 g，颠茄流浸膏 0.0025 g，龙胆 0.03 g，大黄 0.03 g	片剂	用于胃痛、胃胀、反酸、呕吐	口服，成人，3 片/次，3 次/日饭前半小时服用
	每包含氢氧化铝 0.4 g，碳酸镁 0.15 g，碳酸钙 0.25 g，碳酸氢钠 0.2 g，颠茄浸膏 0.0025 g，薄荷油 0.003 ml	散剂		口服，成人，一次 2 包，3 次/日饭后服

续表

药品名称	成分及含量	剂型	适应证	用法用量
复方甘铋镁	每片含碱式碳酸铋 0.15 g,碳酸氢钠 0.15 g,重质碳酸镁 0.2 g,颠茄流浸膏 0.01 ml,甘草流浸膏 0.05 ml,大黄粉 0.0125 g,石菖蒲粉 0.0125 g	片剂	用于胃酸过多、胃痛、慢性胃炎	口服,2～4 片/次,3 次/日,饭前半小时嚼服或温开水送服,两周为一疗程病情好转可适当减为 1～2 片/次,具体情况应遵医嘱
复方碱式硝酸铋	每片含碱式硝酸铋 350 mg,碳酸镁 400 mg,碳酸氢钠 200 mg,大黄粉 25 mg	片剂	用于慢性胃炎及缓解胃酸过多引起的胃痛、胃灼热感及反酸	口服,成人,3 片/次,3 次/日饭后嚼服或溶于温开水中服用
复方石菖蒲碱式硝酸铋	每片含碱式硝酸铋 175 mg,重质碳酸镁 200 mg,碳酸氢钠 100 mg,石菖蒲根粉 12.5 mg,大黄粉 12.5 mg	片剂	用于胃、十二指肠溃疡及胃炎等	口服,一次 3～4 片,3～4 次/日,饭后服用,嚼碎温开水送服疗程不超过 2 个月
复方雷尼替丁	每粒含盐酸雷尼替丁 150 mg,枸橼酸铋钾 110 mg	胶囊剂	治疗十二指肠溃疡及良性胃溃疡与适宜抗生素合用治疗幽门螺杆菌感染	成人 1 粒/次,2 次/日,餐前口服疗程不宜超过 6 周幽门螺杆菌阳性患者若与抗生素联合应用,抗生素的剂量与疗程遵医嘱
复方龙胆碳酸氢钠	每片含碳酸氢钠 0.4 g,大黄浸膏(相当原生药 0.05 g),龙胆浸膏(相当原生药 0.05 g),丁香油 0.001 ml,薄荷油 0.001 ml	片剂	用于胃胀、反酸,食欲缺乏	口服,成人,1～2 片/次,3 次/日
	每片含碳酸氢钠 0.2 g,大黄粉 50 mg,龙胆粉 50 mg,丁香罗勒油 0.0005 ml,薄荷油 0.0005 ml	片剂		口服,成人,2～4 片/次,3 次/日
复方芦荟维 U	每片含维生素 U 0.05 g,碳酸氢钠 0.1 g,三硅酸镁 0.05 g,颠茄流浸膏 0.002 ml,芦荟 0.03 g	片剂	用于慢性胃炎及缓解胃酸过多引起的胃痛、胃灼热感、反酸	口服,1～2 片/次,3 次/日饭后服用
复方铝酸铋	每粒含铝酸铋 66.7 mg,重质碳酸镁 133.3 mg,碳酸氢钠 66.7 mg,甘草浸膏粉 100 mg,弗朗鼠李皮 8.3 mg,茴香粉 3.3 mg	胶囊剂	用于缓解胃酸过多引起的胃痛、胃烧灼感、反酸,慢性胃炎	口服,3～6 粒/次,3 次/日饭后用水送服
	每片含铝酸铋 200 mg,重质碳酸镁 400 mg,碳酸氢钠 200 mg,甘草浸膏粉 300 mg,弗朗鼠李皮 25 mg,茴香粉 10 mg	片剂		口服,成人 1～2 片/次,3 次/日,饭后嚼碎服
复方木香铝镁	每片含氢氧化铝 70 mg,三硅酸镁 30 mg,氧化镁 67 mg,碳酸钙 134 mg,白芨 100 mg,木香 47 mg,甘草流浸膏 67 mg,颠茄流浸膏 0.0033 ml	片剂	用于慢性胃炎及缓解胃酸过多引起胃痛、胃灼热感、反酸	口服,成人 2～3 片/次,3 次/日饭前一 h 嚼碎后服用
复方木香小檗碱	每片含盐酸小檗碱 50 mg,木香 312.5 mg,吴茱萸 125 mg	片剂	用于治疗肠道感染、腹泻	口服,成人,2 片/次,3 次/日
复方尿囊素	每片含尿囊素 55 mg,氢氧化铝 45 mg	片剂	用于胃溃疡、十二指肠球部溃疡、慢性胃炎	口服,成人,2～3 片/次,3 次/日饭后 2～3 h 服用
复方碳酸钙	每片含碳酸钙 680 mg,重质碳酸镁 80 mg	咀嚼片	用于因胃酸分泌过多引起的胃痛、胃灼热感、反酸	含服或嚼碎服,1～2 片/次,2～3 次/日,也可在症状发作时服用

续表

药品名称	成分及含量	剂型	适应证	用法用量
鼠李铋镁	每片含碱式硝酸铋 300 mg,碳酸氢钠 200 mg,重质碳酸镁 400 mg,弗朗鼠李皮 25 mg	片剂	用于缓解胃酸过多引起的胃痛、胃灼热感、反酸	口服,成人,2 片/次,3 次/日饭后嚼碎服或将药片掰成小片吞服
碳酸钙-甘氨酸	每粒含甘氨酸 60 mg、90 mg,碳酸钙 140 mg、210 mg	胶囊剂	用于缓解胃酸过多引起的胃痛、胃灼热感、反酸	口服,2～4 粒/次,3～4 次/日
复方维 U 颠茄铋镁	每片内层含维生素 U 25 mg,甘草酸 12.5 mg;外层含碱式碳酸铋 100 mg,氢氧化铝 75 mg,叶绿素铜钠 1.0 mg,颠茄流浸膏 2.6 mg,珍珠层粉 100 mg	片剂	用于慢性胃炎及胃酸过多引起的胃痛、胃灼热、反酸	口服,成人2～3 片/次,3 次/日
复方维生素 U	每粒含氢氧化铝 90 mg,三硅酸镁 72.5 mg,维生素 U 25 mg,甘草浸膏粉 16.5 mg,罗通定 2 mg,白芨 17 mg,淀粉酶 25 mg,胆粉 1.5 mg,薄荷脑 0.5 mg	胶囊剂	用于慢性胃炎及缓解胃酸过多引起的胃痛、胃灼热感、反酸	口服,4 粒/次,4 次/日,饭后服
复方溴丙胺太林铝镁	每片含溴丙胺太林 3.75 mg、7.5 mg,干燥氢氧化铝凝胶 100 mg、200 mg,甘草酸单铵 5 mg、10 mg,三硅酸镁 50 mg、100 mg,氧化镁 25 mg、50 mg,叶绿素铜钠 1.25 mg、2.5 mg,薄荷脑适量	片剂	用于慢性胃炎及缓解胃酸过多引起的胃痛、胃灼热感、反酸	口服,2～4 片/次,3 次/日
复方延胡索氢氧化铝	每片含海螵蛸(去壳)0.294 g,延胡索(醋制)0.561 g,氢氧化铝 0.149 g,甘草浸膏(相当于原生药 0.748 g)	片剂	用于慢性胃炎及缓解胃酸过多引起的胃痛、胃灼热感、反酸	口服,4～5 片/次,3 次/日
盖胃平	每片含主要成分三硅酸镁 0.0083 g,氢氧化铝 0.0333 g,海藻酸 0.167 g	片剂	用于缓解胃酸过多引起的胃痛、胃灼热感、反酸,也可用于慢性胃炎	口服,成人 3～6 片/次,3 次/日,饭后、睡前或发病时嚼碎服用
海藻酸铝镁	每1000 g 含海藻酸 250 g,氢氧化铝 50 g,三硅酸镁 125 g	颗粒剂	用于缓解胃酸过多引起的胃痛、胃灼热感、反酸,也可用于慢性胃炎	口服一次 1.5～3 g,饭后或睡前服用
硫糖铝小檗碱	每片含硫糖铝 0.2 g,盐酸小檗碱 0.05 g	片剂	用于慢性胃炎、胃肠炎	口服,成人,3～4 次/日,5 片/次,餐前 1 h 或睡前空腹服用
龙胆碳酸氢钠	每片含龙胆粉 0.1 g,碳酸氢钠 0.15 g	片剂	用于食欲缺乏,胃酸过多,消化不良	口服,1～3 片/次,3 次/日,饭前服
	每克含碳酸氢钠 0.6 g,龙胆 0.1 g	散剂		口服,成人一次 0.5～2 g,3 次/日餐后或睡前服
铝镁颠茄	每片含氢氧化铝 0.2 g,氧化镁 0.15 g,颠茄流浸膏 0.00425 g,姜粉 0.025 g,桂皮粉 0.025 g	片剂	用于胃酸过多、胃痛、消化性溃疡	口服,成人,2～4 片/次,3 次/日饭前半小时或胃痛发作时服用
神黄钠铝	每粒含六神曲 70 mg,颠茄浸膏 2.6 mg,氢氧化铝 70 mg,大黄 70 mg,碳酸氢钠 260 mg,干姜 2.7 mg	胶囊剂	用于缓解胃酸过多所致的胃痛、胃灼热感、反酸	口服,成人,2～3 粒/次,3 次/日
维 U 颠茄铝	每粒含维生素 U 50 mg,氢氧化铝 140 mg,颠茄流浸膏 10 mg	胶囊剂	用于缓解胃酸过多引起的胃痛、胃灼热感、反酸,也可用于慢性胃炎	口服,1 粒/次,3 次/日

续表

药品名称	成分及含量	剂型	适应证	用法用量
维 U 颠茄铝镁胶	每片(粒)含维生素(碘甲基蛋氨酸)U 50 mg,氢氧化铝 123 mg,三硅酸镁 53 mg,颠茄流浸膏 2.6 mg	胶囊剂 片剂	用于缓解胃酸过多引起的胃痛、胃灼热感、反酸,也可用于慢性胃炎	口服,成人,1~2 片(粒)/次,3 次/日
L 谷氨酰胺-呱仑酸钠	每袋含 L-谷氨酰胺 660 mg、呱仑酸钠 2 mg	颗粒剂	用于胃炎、胃溃疡、十二指肠溃疡症状和体征的改善	通常成人 3 次/日,一次 1 小袋,餐前 30 min 直接服用,或倒入 30 ml 的温水或凉开水中充分搅拌至完全溶解后口服,服药后请勿大量喝水;此外,还可根据症状给予适当调整剂量
庆大霉素-碳酸铋	每粒含硫酸庆大霉素(以庆大霉素计) 40 mg(4 万单位)和碱式碳酸铋 600 mg	胶囊剂	用于慢性溃疡性肠炎、痢疾、急性肠炎	口服成人 2~3 粒/次,3 次/日;儿童 1 粒/次,3 次/日连续用药者,一个疗程不宜超过 10 d
复方谷氨酰胺	每袋含 L-谷氨酰胺 660 mg 与蒽磺酸钠 2 mg	颗粒剂	用于各种原因所致的急、慢性肠道疾病和肠道功能紊乱,如肠易激综合征、非感染性腹泻、肿瘤治疗引起的肠道功能紊乱和放疗性肠炎;亦可促进创伤或术后肠道功能的恢复	通常成人 3 次/日,一次 1 袋
胃铋镁	每袋中含铝酸铋 200 mg,含重质碳酸镁 400 mg,含碳酸氢钠 250 mg,含甘草浸膏粉 250 mg,含弗郎郎鼠李皮相当于生药量 15 mg,含茴香粉相当于生药量 15 mg,含芦荟相当于生药量 30 mg,含石菖蒲相当于生药量 12.5 mg	片剂	本品主要用于治疗急慢性胃炎、胃及十二指肠溃疡、反流性食管炎、神经性消化不良及与胃酸有关的胃部不适症状(如胃痛、胃灼烧、酸性嗳气、饱胀等),也可用于治疗其他原因引起的胃痛、胃胀、胃痉挛等还可预防 NSAIDs 引起的胃黏膜损伤	饭后用温开水冲服,一次 1 袋,重症 2 袋,3 次/日连续 1~3 个月为一疗程,以后可减量维持,以防止复发
复方碳酸氢钠颠茄	碳酸氢钠 290 mg,颠茄浸膏 1.5 mg	胶囊剂	用于胃及十二指肠溃疡,慢性胃炎等	口服,2~3 粒/次,3 次/日,饭前 0.5~1 h 口服
铝镁二甲硅油	每片含氢氧化铝 153 mg,氢氧化镁 200 mg,二甲硅油 18.9 mg	咀嚼片	用于胃酸过多,胃及十二指肠溃疡和胃肠道胀气	成人 1~2 片/次,4 次/日,饭后 20 min 至 1 h 及睡前服用
复方次没食子酸铋栓 Ⅱ	每粒含次没食子酸铋 200 mg,颠茄流浸膏 0.03 ml,肾上腺素 0.4 mg	栓剂	用于内外痔疮的炎症及出血	直肠给药,1 粒/次,2 次/日使用时取侧卧位,将该药品缓缓塞入肛门约 2 厘米处,晨起或睡前使用
复方阿嗪米特	阿嗪米特 75 mg,胰酶 100 mg(胰淀粉酶 5850 活力单位,胰蛋白酶 185 活力单位,胰脂肪酶 3320 活力单位),纤维素酶4000 100 mg(含纤维素酶 25 单位),二钾硅油 50 mg	片剂	用于因胆汁分泌不足或消化酶缺乏而引起的症状	成人,3 次/日,餐后服用,1~2 片/次
复方胰酶散	淀粉酶 100 mg,胰酶 100 mg,乳酶生 100 mg	散剂	用于小儿消化不良及营养障碍等	口服,温水冲服,3 次/日。1 周岁以内儿童:0.5 包/次。1~3 周岁儿童:1 包/次。4~6 岁儿童:1.5 包/次。7 周岁以上儿童:2 包/次。成人:6 包/次
复合乳酸菌	每粒含活乳酸总数不少于 20000 个,其中,乳酸乳杆菌数不少于 70 个,啫酸乳杆菌数不少于 7000 个,乳酸链球数不少于 14000 个	胶囊剂	用于肠道菌群失调引起的肠功能紊乱,如急、慢性腹泻等	口服,成人 1~2 粒/次,3 次/日

续表

药品名称	成分及含量	剂型	适应证	用法用量
复方淀粉酶	每 10 ml 含枯草杆菌液化型 α-淀粉酶 270 单位,泛酸钙 1 mg,烟酰胺 1 mg,维生素 B$_1$ 0.1 mg,山楂流浸膏(相当于山楂 30 mg)	口服溶液	用于淀粉酶缺乏引起的消化不良,肠胃不适等症	口服,一次 10～15 ml,3 次/日饭后服用
复方胃蛋白酶	每袋(10 g)含胃蛋白酶 100 单位,维生素 B$_1$ 0.5 mg,山楂 300 mg	颗粒剂	用于消化不良、食欲缺乏	口服,成人,2 袋/次,3 次/日,5 岁以下小儿,1 袋/次 5 岁以上同成人量,3 次/日
复方消化酶	每粒含胃蛋白酶 25 mg,木瓜酶 50 mg,淀粉酶 15 mg,熊去氧胆酸 25 mg,纤维素酶 15 mg,胰酶 50 mg,胰脂酶 13 mg	胶囊剂	用于食欲缺乏、消化不良,包括腹部不适、嗳气、早饱、餐后腹胀、恶心、排气过多、脂肪便,也可用于胆囊炎和胆结石以及胆囊切除患者的消化不良	口服,1～2 粒/次,3 次/日,饭后服
	每粒含胃蛋白酶不少于 144 单位,胰蛋白酶不少于 480 单位,胰淀粉酶不少于 5700 单位,胰脂肪酶不少于 3000 单位	胶囊剂		口服,1 粒/次,3 次/日,餐前 15 min 服用本品宜用水整粒吞服,如吞咽困难,亦可打开胶囊剂将小丸与水或流质同服,切忌嚼碎后服用
双歧杆菌乳杆菌三联活菌	每片含长双歧杆菌活菌应不低于 0.5×10^7 CFU,保加利亚乳杆菌和嗜热链球菌活菌均应不低于 0.5×10^6 CFU	片剂	用于治疗肠道菌群失调引起的腹泻、慢性腹泻、抗生素治疗无效的腹泻及便秘	口服,一次 2 g,2～3 次/日温开水或温牛奶冲服
双歧杆菌四联活菌	每片含婴儿双歧杆菌、嗜酸乳杆菌和粪便肠球菌分别应不低于 0.5×10^6 CFU,蜡样芽孢杆菌应不低于 0.5×10^5 CFU	片剂	用于治疗与肠道菌群失调相关的腹泻、便秘、功能性消化不良	口服,一次 1.5 g,3 次/日,重症可加倍服用或遵医嘱餐后用温水或温牛奶送服
酪酸梭菌二联活菌	每粒含药粉 420 mg(有效期内含酪酸梭状芽孢杆菌活菌数不低于 1.0×10^7 CFU/g,含婴儿型双歧杆菌活菌数不低于 1.0×10^6 CFU/g)	胶囊剂	用于急性非特异性感染引起的急腹泻,抗生素、慢性肝病等多种原因引起的肠道菌群失调及相关的急慢性腹泻和消化不良	口服,3 粒/次,2 次/日,用凉开水送服,急性腹泻,连用 3～7 d;慢性腹泻,连用 14～21 d,或遵医嘱
酪酸梭菌肠球菌三联活菌	每片(袋)含乳酸菌(肠球菌 Streptococcus faecalis T-110)2 mg,酪酸梭菌(Clostridium butyricum TO-A 芽孢)10 mg,糖化菌(Bacillus mesentericus TO-A 芽孢)10 mg	片剂散剂	改善肠内菌群失调引起的各种症状包括腹泻、便秘、腹泻便秘交替症及胃肠炎	成人,口服,2 片(袋)/次,3 次/日;5 周岁以上、15 周岁以下按成人的半量服用 3 个月以上至 5 岁的小儿请遵医嘱,用温水溶散后服用
枯草杆菌二联活菌	每袋(1 克)含活菌冻干粉 37.5 mg,内有活菌 1.5 亿个(屎肠球菌 1.35×10^8 个,枯草杆菌 1.5×10^7 个),维生素 C 10 mg,维生素 B$_1$ 0.5 mg,维生素 B$_2$ 0.5 mg,维生素 B$_6$ 0.5 mg,维生素 B$_{12}$ 1.0 mg,烟酰胺 2.0 mg,乳酸钙 20 mg(相当于钙 2.6 mg),氧化锌 1.25 mg(相当于锌 1.0 mg)	颗粒剂	用于消化不良、食欲缺乏、营养不良,肠道菌紊乱引起的腹泻、便秘、腹胀、肠道内异常发酵、肠炎,使用抗生素引起的肠黏膜损伤等症	用低于 40 ℃的水或牛奶冲服,也可直接服用。2 周岁以下,1 袋/次,1～2 次/日;2 周岁以上,1～2 袋/次,1～2 次/日
复方嗜酸乳杆菌	中国株嗜酸乳杆菌菌粉、日本株嗜酸乳杆菌菌粉、粪便链球菌菌粉、枯草杆菌菌粉	片剂	用于肠道菌群失调引起的肠功能紊乱,如急性腹泻等	口服,成人 1～2 片/次,3 次/日

续表

药品名称	成分及含量	剂型	适应证	用法用量
复方聚乙二醇电解质	聚乙二醇4000、无水硫酸钠、氯化钠、氯化钾、碳酸氢钠包括两个规格，规格Ⅰ加水配成1000 ml溶液或规格Ⅱ加水配成2000 ml溶液，即成 Na^+ 125 mmol/L、K^+ 10 mmol/L、HCO_3^- 20 mmol/L、SO_4^{2-} 40 mmol/L、Cl^- 35 mmol/L的等渗性全肠灌洗液 规格Ⅰ：每包68.56 g；其中第一袋含氯化钠1.46 g、无水硫酸钠5.68 g；第二袋含氯化钾0.74 g、碳酸氢钠1.68 g；第三袋含聚乙二醇4000 59 g。规格Ⅱ：每包137.15 g，其中第一袋含氯化钠2.93 g、无水硫酸钠11.37 g；第二袋含氯化钾1.48 g、碳酸氢钠3.37 g；第三袋含聚乙二醇4000 118 g	散剂	本品用于大肠内窥镜检查和大肠手术前处置时的肠道内容物的清除	将本品1大包内的三小袋药品全部溶解于水，搅拌均匀规格Ⅰ（68.56 g/袋）配制成1升的溶液规格Ⅱ（137.15 g/袋）配制成2升的溶液 (1)大肠手术前处置：手术前日午餐后禁食可以饮水，午餐3 h后开始给药。(2)大肠内窥镜检查前的处置：①检查当日给药，当日早餐禁食可以饮水，预定检查时间大约4 h前给药；②检查前日给药，前日晚餐后禁食可以饮水，晚餐后1 h给药前日的早餐、午餐应该吃残渣少的食物，晚餐应该吃不含固形食物的流食用量，成人1次量约2～4 L，以每1 h约1 L的速度口服，在排出液变为透明液体时可结束给药，总给药量不能超过4 L
开塞露	常见的开塞露有两种制剂，一种是甘油制剂，含主要成分甘油52.8％～58.3％（重量/重量）；另一种山梨醇制剂，含山梨醇42.7％～47.3％	直肠用溶液剂	用于便秘	将容器顶端刺破或剪开，涂以油脂少许，缓慢插入肛门，然后将药液挤入直肠内，成人一次5～10 ml，儿童减半
复方甘草酸苷	片剂、胶囊剂每粒（片）含甘草酸苷25 mg，甘氨酸25 mg与甲硫氨酸25 mg 注射液20 ml含甘草酸苷40 mg，L-盐酸半胱氨酸20 mg，甘氨酸400 mg 注射用粉针：①含甘草酸苷20 mg，甘氨酸200 mg和盐酸半胱氨酸10 mg；②含甘草酸苷40 mg，甘氨酸400 mg和盐酸半胱氨酸20 mg；③含甘草酸苷80 mg，甘氨酸800 mg和盐酸半胱氨酸40 mg；④含甘草酸苷120 mg，甘氨酸1200 mg和盐酸半胱氨酸60 mg	胶囊剂、片剂、注射剂	治疗慢性肝病，改善肝功能异常也可用于治疗湿疹、皮肤炎、荨麻疹	胶囊剂和片剂，口服，成人通常2～3粒/次，小儿1粒/次，3次/日，饭后口服可依年龄、症状适当增减 静脉注射，成人通常1次/日，一次10～40 mg（以甘草酸计，下同）可依年龄、症状适当增减。慢性肝病可1次/日，80～120 mg静脉注射或者静脉滴注
复方甘草酸单铵	20 ml含甘草酸单铵40 mg，盐酸半胱氨酸30 mg，甘氨酸400 mg	注射剂	用于急、慢性肝炎引起的肝功能异常；对中毒性肝炎有一定的辅助治疗作用；亦可用于食物中毒、药物中毒、药物过敏等	静脉滴注，一次20～80 ml，加入5％葡萄糖或0.9％氯化钠注射液250～500 ml稀释后，缓慢滴注，1次/日；静脉注射，一次20～80 ml，加入等量5％葡萄糖注射液，缓慢静脉推注，1次/日
复方甘草酸单铵S	注射液每毫升含甘草酸单铵S 2 mg、含L-盐酸半胱氨酸1.5 mg、含甘氨酸20 mg 粉针剂：①每支含甘草酸单铵S 40 mg、盐酸半胱氨酸30 mg与甘氨酸400 mg；②每支含甘草酸单铵S 80 mg、盐酸半胱氨酸60 mg与甘氨酸800 mg 大容量注射剂100 ml含甘草酸单铵80 mg、盐酸半胱氨酸60 mg、甘氨酸800 mg与氯化钠900 mg	注射剂	用于急、慢性肝炎引起的肝功能异常；对中毒性肝炎有一定的辅助治疗作用；亦可用于食物中毒、药物中毒、药物过敏等	静脉滴注，一次40～160 mg（以甘草酸单铵S计），加入5％葡萄糖或0.9％氯化钠注射液250～500 ml稀释后，缓慢滴注1次/日；静脉注射，一次40～160 mg（以甘草酸单铵计），加入20～80 ml，5％葡萄糖注射液，缓慢静脉推注1次/日

续表

药品名称	成分及含量	剂型	适应证	用法用量
甲硫氨酸-维生素 B₁	注射液每 1 ml 甲硫氨酸 20 mg,维生素 B₁2 mg 粉针剂每支含:①甲硫氨酸 40 mg 与维 B₁4 mg;②甲硫氨酸 100 mg 和维生素 B₁10 mg;③甲硫氨酸 200 mg 与维生素 B₁ 20 mg	注射剂	用于急慢性肝炎、肝硬化,尤其是对脂肪肝有特别的疗效;用于肝内胆汁淤积;可作为酒精、巴比妥类、磺胺类药物中毒时的辅助治疗;治疗动脉硬化引起的各种疾病,并可作为治疗神经炎和心肌炎的辅助治疗	注射液,肌内注射,一次 2~5 ml,1~2 次/日;静脉注射,一次 5~10 ml,1 次/日 粉针剂,临用前加灭菌注射用水溶解至 20 mg/ml(以甲硫氨酸计,下同),肌内注射,一次 40~100 mg,1~2 次/日;静脉滴注,一次 100~200 mg,1 次/日,以 5% 葡萄糖注射液或 0.9% 氯化钠注射液 250~500 ml 稀释后使用
复方蛋氨酸胆碱	每片含甲硫氨酸 0.1 g、重酒石酸胆碱 0.1 g、维生素 B₁2 mg、维生素 B₂ 2 mg、维生素 B₆2 mg、泛酸钙 3 mg、烟酰胺 6 mg	片剂	用于急性肝炎、慢性肝炎、脂肪肝、肝硬化等疾病的辅助治疗	口服,3 片/次,3 次/日两个月为一个疗程
二维葡醛内酯	葡醛内酯 50 mg、维生素 C 10 mg、维生素 B₁2 mg	片剂	用于急、慢性肝炎和砷、汞、铅、苯等慢性中毒时肝脏损害的辅助治疗	口服,1~2 片/次,3 次/日,重症一次可服 3~4 片,按年龄及症状适当增减或遵医嘱
复方二氯醋酸二异丙胺	每支含二氯醋酸二异丙胺 40 mg 与葡萄糖酸钠 38 mg,或二氯醋酸二异丙胺 80 mg 与葡萄糖酸钠 76 mg	注射剂	用于脂肪肝,肝内胆汁淤积,急、慢性肝炎,肝肿大,早期肝硬化	肌内注射,以适量注射用水溶解,一次 40 mg(以二氯醋酸二异丙胺计,下同),1~2 次/日;静脉注射,以适量注射用水溶解,一次 40 mg,1~2 次/日;静脉滴注,一次 40~80 mg,1~2 次/日,用 5% 或 10% 葡萄糖溶液或 0.9% 氯化钠溶液溶解并稀释至适量(50~100 ml),疗程请遵医嘱
复合辅酶	每支含 200 单位辅酶 A,0.2 mg 辅酶 I 和还原性谷胱甘肽	注射剂	用于急、慢性肝炎,原发性血小板减少性紫癜,化学治疗和放射治疗所引起的白细胞、血小板降低症;对冠状动脉硬化、慢性动脉炎、心肌梗死、肾功能不全引起的少尿、尿毒症等可作为辅助治疗	肌内注射,1~2 支/次,用 1~2 ml 0.9% 氯化钠注射液溶解后肌内注射;静脉滴注,1~2 支/次,加入 5% 葡萄糖注射液内稀释后静脉滴注,1~2 次/日或隔日 1 次,严重消耗性疾病或肿瘤患者遵医嘱酌情加量
三磷酸腺苷二钠-氯化镁	每瓶含三磷酸腺苷二钠 0.1 g 与氯化镁 32 mg	注射剂	用于急性、慢性活动型肝炎、缺血性脑血管病后遗症、脑损伤、心肌炎等病症的辅助治疗	静脉滴注,溶于 5% 葡萄糖注射液 250~500 ml 中,混匀初始滴速控制在 20 滴/分以内,如无异常,5 min 后,控制在 50 滴/分以内,1 次/日,1~2 瓶/次
三磷酸腺苷辅酶胰岛素	每支含三磷酸腺苷二钠 20 mg、辅酶 A50 单位、胰岛素 4 U	注射剂	用于肝炎、肾炎、肝硬化、心力衰竭等疾病的症状改善	静脉注射,用 5% 葡萄糖注射液稀释后作缓慢注射;静脉滴注,用 5% 葡萄糖注射液 500 ml 溶解后滴注;肌内注射,用氯化钠注射液 2 ml 溶解后注射 1 支/d,2~6 周为一个疗程
复方联苯双酯	每片含联苯双酯 15.4 mg,肌苷 9.6 mg	片剂	用于慢性肝炎所致的丙氨酸氨基转移酶升高	口服,1 片/次,1~3 次/日儿童用量酌减

续表

药品名称	成分及含量	剂型	适应证	用法用量
混合核苷	含腺嘌呤核苷、鸟嘌呤核苷、尿嘧啶核苷、胞嘧啶核苷	片剂	用于急慢性肝炎、肝损伤及肝硬化的辅助治疗也可用于因辐射及放疗或化疗引起的白细胞减少症和非特异性血小板减少症或白细胞减少症	口服,2～3 片/次,3 次/日
复方牛胎肝提取物	为牛胎肝提取物(含有多种肝源性肽类细胞因子如 IGF_1、FGF、TGF_S、HGF)、维生素 B_{12}、肌醇	片剂	用于急、慢性肝炎,肝纤维化,脂肪肝,肝硬化等症的辅助治疗	口服,1～2 片/次,3 次/日,15～30 d 为一疗程

第 12 章　泌尿系统药物
Drugs for Urinary System

用于泌尿系统的药物均与体内的水分有关,水潴留对机体各系统特别是心血管系统不利,必须排出体外,以减轻心脏负荷。因此,国外某些药学书籍将利尿药列入心血管系统药物系列中似乎不无道理,过多排尿称为尿崩症,睡眠中毫无意识地排尿属于遗尿症,本章将从这三个方面介绍有关的药物。

12.1　利尿药

利尿药是一类促进体内水分和电解质排出,从而增加尿量以达到体液平衡的药物。利尿主要通过影响肾小球的滤过、肾小管的再吸收和分泌而完成其增加排出的任务。

正常人每天排出终尿约 $1\sim2$ L,而每天通过肾小球滤过的原尿可达 180 L。由此可见,原尿通过肾小管全程形成终尿时,99%的水分则被肾小管再吸收而回到血液中,这是基于肾小管对 Na^+ 的重吸收所带来的结果。由于肾小球形成的原尿容量很大,利尿不必考虑肾小球的滤过功能,关键在于如何在肾小管内减少水分的重吸收。一般可将肾小管分为几个功能段。近曲小管、髓袢升支髓质部、皮质稀释段、远曲小管和集合管。虽然近曲小管对 Na^+ 的重吸收率达到了 65%～70%,但仅在此处起作用的药物并不能达到明显的利尿作用。当前临床公认最强的利尿药主要是抑制髓袢升支髓质部对 Na^+ 的再吸收。

根据利尿药的作用部位、化学结构和作用机制的不同,可将其分为以下 6 类。

1. 碳酸酐酶抑制药。

2. 渗透性利尿药。

3. 髓袢利尿药。

4. 噻嗪类及噻嗪样利尿药。

5. 保钾利尿药。

6. 醛固酮拮抗药。

使用利尿药应采用间歇方式,避免长期续用。对必须继续用药者,应采取联合方式,合用排钾的和保钾的利尿药,合用排氯的和保氯的利尿药,合用主要排钠药和脱水药。

12.1.1　碳酸酐酶抑制药

乙酰唑胺
（acetazolamide）

别名:醋唑磺胺、醋氮酰胺、丹木斯、Acetaz-olam、Diamox

本品为碳酸酐酶抑制药。

【CAS】　59-66-5

【ATC】　S01EC01

【理化性状】　1. 本品为白色或类白色结晶粉末。极微溶于水,微溶于乙醇,溶于稀碱液。

2. 化学名:5-Acetamido-1,3,4-thiadiazole-2-sulphonamide;N-(5-Sulpham-oyl-1,3,4-thiadiazol-2-yl)acetamide

3. 分子式:$C_4H_6N_4O_3S_2$

4. 分子量:222.2

5. 结构式

乙酰唑胺钠
（acetazolamide sodium）

【CAS】　1424-27-7

【理化性状】　1. 分子式:$C_4H_5N_4NaO_3S_2$

2. 分子量:244.2

3. 稳定性:乙酰唑胺钠的 5% 葡萄糖溶液或 0.9%氯化钠溶液在室温可保持稳定 5 d。pH 稍下降,可能是由于乙酰唑胺分解时产生乙酸所致。

【用药警戒】　虽然罕见,但确实曾有对磺胺类药物严重过敏导致死亡的报道,包括斯-约综合征、中毒性表皮坏死松解症、爆发性肝坏死、粒细胞缺乏症、再生障碍性贫血和其他血液系统病变。如有过敏反应或其他严重不良反应的征兆应立即停用本品。

【药理作用】　本品主要抑制肾小管上皮细胞内碳酸酐酶的活性,使 H^+ 分泌减少,H^+-Na^+ 交换降低,K^+-Na^+ 交换代偿性增加。K^+、Na^+ 及 HCO_3^- 排出增加,水排出也增加,从而产生利尿作用。本品可抑制睫状体的碳酸酐酶,使房水分泌减少而降低眼压;减少脑脊液产生;还可纠正高原缺氧时过度换气引起的呼吸性碱中毒,使血中释放氧相对提高。

【体内过程】　本品口服后迅速吸收,约 2 h 达血药峰值,并持续 12 h,$t_{1/2}$ 约为 3～6 h,能与碳酸酐酶紧密结合,并高浓度集中于含此酶的组织中,特别是红细胞和肾皮质。本品主要以原药随尿液排出,也可进入乳汁中。

【适应证】　1. 用于降低眼内压,治疗青光眼。

2. 治疗脑水肿。

3. 防治急性高山病。

4. 辅助治疗难治性癫痫发作。

5. 治疗充血性心力衰竭。

【不良反应】　1. 主要不良反应有嗜睡、面部和四肢麻木、震颤。

2. 偶可出现疲劳、激动、口干、头痛、眩晕、运动失调、呼吸深快、过敏型发热、皮疹、耳鸣、听力丧失及胃肠道障碍。

3. 罕见近视,肝硬化患者可能引起定向障碍。

4. 个别患者出现粒细胞减少、再生障碍性贫血、血小板减少或结晶尿、肾结石及肾功能受损等。

5. 久用可引起低血钾和酸中毒,诱发急性痛风。

【妊娠期安全等级】　C。

【禁忌与慎用】　1. 对本品过敏者、肝病或肝功能不全患者禁用。

2. 肾功能及肾上腺皮质功能严重减退、代谢性酸中毒、肺心病及心力衰竭患者禁用。

3. 对磺胺类过敏者禁用。

4. 有尿结石病史者禁用。

5. 低钠血症、低钾血症患者禁用。

6. 动物实验观察到本品有致畸作用。妊娠期妇女使用本品的安全性尚未建立,妊娠期妇女使用应权衡利弊。

7. 本品可分泌到乳汁中,哺乳期妇女如确实需要使用应考虑停止哺乳。

8. 老年人使用本品易引起代谢性酸中毒,如须使用应减少剂量。

【药物相互作用】　1. 钙、碘及广谱抗生素可增强碳酸酐酶的活性,不宜合用。

2. 与汞剂利尿药(汞撒利)合用,可相互纠正酸碱平衡失调。

3. 与普鲁卡因合用,可能加强和延长普鲁卡因的作用,联合用药要慎重。

4. 不宜与抗胆碱药合用,尤其青光眼患者。

5. 与苯妥英钠合用,可引起骨软化症。

6. 与阿司匹林同服可引起严重的酸中毒并增加中枢神经系统毒性。

【剂量与用法】　1. 口服

(1) 利尿　口服一次 0.25～0.5 g,1 次/日或隔日 1 次。

(2) 治疗心源性水肿　一次 0.25～0.5 g,1 次/日。

(3) 治疗青光眼和脑水肿(颅内压升高)　一次 0.25 g,2～3 次/日。用于青光眼,1 个月～12 岁儿童一日口服 5 mg/kg,分 2～4 次给药,根据效应进行调整,一日最大剂量 750 mg。稍大的儿童可给予成人常规剂量。1 个月～12 岁儿童初始剂量为 8 mg/kg,3 次/日。如有必要,剂量可提高至最大剂量一日 100 mg/kg。

(4) 辅助治疗癫痫　按一日 0.01～0.03 g/kg 给药。儿童一日剂量为 8～30 mg/kg(最大剂量为 750 mg),分次服用。稍大的儿童可给予成人常规剂量。

2. 静脉注射　本品临用前每 0.5 g 需用至少 5 ml 注射用水溶解。

(1) 青光眼　慢性开角型青光眼,0.25～1 g/d,一般一次注射 0.25 g,根据患者情况剂量个体化;闭角型青光眼,一次注射 0.25 g,每 4 h 一次,对于某些急性病例,首剂可给予 0.5 g,继后每 4 h 给予 0.125 g 或 0.25 g。

(2) 癫痫　8～30 mg/kg,分次给予,与其他抗癫痫药合用时,推荐本品的起始剂量为 0.25 g,1 次/日。

(3) 充血性心力衰竭　起始剂量为 0.25～0.375 g,每天早晨给予,如果初始治疗有效,后续剂量效果消失,应暂停 1 d,以使肾功能恢复。

(4) 药物引起的水肿　0.25～0.375 g,1 次/日。用 1～2 d。

【用药须知】　1. 本品的利尿作用较弱,长期服用还会产生耐受性,一般较少单独使用。

2. 长期应用需同时加服钾盐,以防血钾过低。

3. 长期应用可发生代谢性酸血症。

4. 可引起肾脏并发症,如肾绞痛、结石症、磺胺尿结晶、肾病综合征等,为预防其发生,除按一般磺胺类药物预防原则外,尚需加服钾盐和镁盐制剂。高钙尿患者应进低钙饮食。

【临床新用途】　1. 难治性呃逆　口服本品 0.25～0.5 g,3 次/日,呃逆停止后停药,复发再服。

2. 特发性甲状旁腺功能低下　口服本品 0.25 g,2 次/日,可控制症状。

3. 腰椎穿刺后头痛　口服本品 0.25 g/d,配合输液或多饮水。

【制剂】　① 片剂:0.25 g。② 注射剂(粉):0.5 g。

【贮藏】　遮光、密封保存。

醋甲唑胺

(methazolamide)

别名:尼目克司、甲氮酰胺、Neptazane

【CAS】　554-57-4

【ATC】　S01EC05

【理化性状】　1. 本品为白色或微黄色结晶粉末,微臭。极易溶于水和乙醇,微溶于丙酮,溶于二甲基酰胺。

2. 化学名:N-(4-Methyl-2-sulphamoyl-Δ2-1,3,4-thiadiazolin-5-ylidene)acetamide

3. 分子式:$C_5H_8N_4O_3S_2$

4. 分子量:236.3

5. 结构式

【简介】 本品为碳酸酐酶抑制药。其作用、适应证、不良反应、禁忌与慎用均与乙酰唑胺相似。本品口服后比乙酰唑胺吸收缓慢，与血浆蛋白结合并不广泛。$t_{1/2}$ 约为 14 h。15%～30% 的用量随尿液排出，其余用量的结局尚不清楚。治疗青光眼，一般口服 50～100 mg，2～3 次/日。本品比乙酰唑胺起效慢，但持续时间较长，可维持 10～18 h，与乙酰唑胺相比，本品的利尿作用不太明显。

双氯非那胺

（diclofenamide）

别名：苯二磺胺、二氯苯二磺胺

【CAS】 120-97-8

【ATC】 S01EC02

【理化性状】 1. 化学名：4,5-Dichlorobenzene-1,3-disulphonamide

2. 分子式：$C_6H_6Cl_2N_2O_4S_2$

3. 分子量：305.2

4. 结构式

【简介】 本品为碳酸酐酶抑制药，但可引起 Cl^- 排泄增加。口服后约 1 h 起效，持续 6～12 h，主要用于治疗各型青光眼，也用于治疗由肺功能不全并发的呼吸性酸中毒，但肺部换气严重丧失的肺损害患者慎用。口服 100～200 mg，1 次/日。维持量 25～50 mg，2～3 次/日。片剂：25 mg。

氯非那胺

（clofenamide）

别名：氯苯二磺酰胺、氯磺酰胺

【CAS】 671-95-4

【ATC】 C03BA07

【理化性状】 1. 化学名：4-Chlorobenzene-1,3-disulfonamide

2. 分子式：$C_6H_7ClN_2O_4S_2$

3. 分子量：270.7

4. 结构式

【简介】 本品是一种低效磺胺利尿药。

12.1.2 髓袢利尿药

呋塞米

（furosemide）

别名：呋喃苯氨酸、利尿磺胺、腹安酸、速尿、速尿灵、利尿灵、Lasilix、Lasix

本品为髓袢利尿药。

【CAS】 54-31-9

【ATC】 C03CA01

【理化性状】 1. 本品为白色或几乎白色结晶粉末。几乎不溶于水和二氯甲烷，略溶于乙醇，溶于丙酮，溶于强碱溶液中。

2. 化学名：4-Chloro-*N*-furfuryl-5-sulphamoylanthranilic acid

3. 分子式：$C_{12}H_{11}ClN_2O_5S$

4. 分子量：330.7

5. 结构式

6. 稳定性 研究显示本品注射液（10 mg/ml）在 25% 人血白蛋白中，在室温、遮光条件下能稳定存放 48 h；冷冻贮藏可稳定存放 14 d。

7. 配伍禁忌 本品注射液呈碱性，因此，禁止与葡萄糖注射液或其他酸性溶液混合或稀释。报道称，本品注射液与盐酸地尔硫䓬、盐酸多巴酚丁胺、盐酸多巴胺、盐酸拉贝洛尔、盐酸咪达唑仑、乳酸米力农、盐酸尼卡地平和维库溴铵混合可出现肉眼可见沉淀。肠外营养液、苯磺顺阿曲库铵和左氧氟沙星与本品也不相容。

【用药警戒】 1. 患有肝硬化和腹水者最好在医院内使用本品，水和电解质平衡的变化可能导致发生肝昏迷。因此，利尿期间应密切监测，并适当补充氯化钾，必要时，可给予醛固酮拮抗剂，以预防低钾血症和代谢性碱中毒。

2. 在患有严重进展性肾病者的治疗期间，如发生氮质血症或少尿情况，则应停用本品。

3. 耳鸣、可逆或不可逆的听力损伤、耳聋均有报道，这通常与静脉注射速度快，重度肾功能不全，高于推荐剂量，低蛋白血症或合并使用氨基糖苷类抗生素、依他尼酸或其他耳毒性药物有关。建议成人静脉滴注速度不超过 4 mg/min。

【药理作用】 1. 本品为强效利尿药。主要抑制髓袢升支髓质部和皮质部对 Cl^- 和 Na^+ 的重吸收,使肾髓质渗透压降低,管腔内渗透压增大,干扰尿的浓缩过程,导致集合管及降支中水分不易弥散外出,而产生强大的利尿作用。

2. 本品可刺激肾素分泌,扩张肾血管,增加肾血流量。

【体内过程】　1. 本品口服后吸收迅速但不完全,生物利用度为 $50\%\sim75\%$。约 $1\sim2\,h$ 可达血药峰值,作用可维持 $4\sim6\,h$。

2. 本品血浆蛋白结合率 $95\%\sim99\%$,能通过胎盘,并能分泌进入乳汁中。

3. 本品 $t_{1/2}$ 为 $1.5\sim3.5\,h$,主要以原药随尿液排出。24 h 后本品在组织内无明显存留。

【适应证】　1. 用于治疗心源性水肿、肾性水肿、肝硬化腹水、功能障碍或血管障碍所引起的周围性水肿,并可促使上部尿道结石的排出。

2. 尤适用于急需消除水肿的紧急情况如急性肺水肿、脑水肿和高血压危象等。

3. 当药物中毒时,使用本品可以加速毒物的排泄。

【不良反应】　1. 主要不良反应有电解质紊乱,常见低钾、低钠和低氯性碱中毒。

2. 可能出现轻微恶心、腹泻、药疹、瘙痒、视物模糊等不良反应。

3. 有时可发生直立性头晕、乏力、疲倦、肌肉痉挛、口渴,少数病例有白细胞减少,偶见肝损害、血小板减少、粒细胞减少,肝炎患者易产生肝昏迷、多形性红斑。

4. 长期服用可引起高尿酸血症、胃肠道障碍、过敏反应、血糖升高、胃及十二指肠溃疡。

【妊娠期安全等级】　C。

【禁忌与慎用】　1. 对本品过敏者禁用。

2. 低钾血症、肝昏迷患者、足量使用洋地黄的患者禁用。

3. 老年人、晚期肝硬化及痛风患者慎用。

4. 有氮质血症者禁用。

5. 儿童慎用。

6. 动物实验表明,本品可致流产、胎仔肾盂积水、胎仔死亡率升高。妊娠期妇女使用本品的安全性尚未建立,妊娠期妇女使用应权衡利弊。

7. 本品可分泌到乳汁中,哺乳期妇女慎用。

【药物相互作用】　1. 不宜与氨基糖苷类抗生素合用,以免增加耳毒性。

2. 本品与头孢噻啶、头孢噻吩和头孢乙腈配伍时,可增加后三种药的肾脏毒性。

3. 与吲哚美辛合用,影响后者在肠道的吸收并

对抗后者的升血压作用。

4. 本品能增强降压药的作用,合用时须适当减少降压药的用量。

5. 本品是和氢氯噻嗪类结构相似的磺胺型药物,能降低动脉对拟交感胺(如去甲肾上腺素)的反应,并能增加筒箭毒碱的肌肉松弛及麻痹作用,因此,手术前 1 周应停用本品。

6. 本品与甘露醇合用可增强降低颅内压的疗效。

7. 本品与丙磺舒合用,可加强利尿作用。

8. 与水合氯醛合用,可产生心动过速、血压下降等不良反应。

9. 长期应用苯妥英钠或苯巴比妥的患者使用本品,可见利尿作用降低。

10. 所有 NSAIDs 均可减弱本品的疗效。

【剂量与用法】　1. 口服　一次 $20\sim40\,mg$,3 次/日,以后可根据需要增至一日 $60\sim120\,mg$。

2. 肌内注射或静脉注射　一次 $20\sim40\,mg$,隔日 1 次,必要时可 $1\sim2$ 次/日。

3. 用于新生儿、婴儿和儿童的水肿和少尿　每日清晨口服本品 $1\sim3\,mg/kg$,至最高 $40\,mg/d$,或一日静脉注射或静脉滴注 $0.5\sim1.5\,mg/kg$,至最高 $20\,mg/d$。

【用药须知】　1. 快速注射大剂量本品,可引起暂时性耳聋。

2. 本品静脉注射必须缓慢,不宜与其他药物混合注射。

3. 本品由于能减少尿酸排出,多次使用后可产生尿酸过多症,个别患者长期应用可产生急性痛风。

4. 糖尿病患者应用后可使血糖升高,糖尿病患者慎用。

5. 由于本品利尿作用迅速、强大,因此,要注意掌握开始剂量,防止过度利尿,引起脱水和电解质紊乱。

6. 长期大量用药时应注意监测血中电解质浓度,顽固性水肿患者特别易出现低血钾症状,在同时使用洋地黄或排钾的甾体、激素时,更应注意补钾。

【临床新用途】　1. 急性肾小管坏死　本品 $40\sim100\,mg$ 加入 50% 葡萄糖注射液 $20\,ml$,静脉注射,2 次/日,早期用药有效。

2. 卒中引起的膈肌痉挛　用本品注射液 $40\sim60\,mg$,加 0.9% 氯化钠注射液 $50\,ml$,超声雾化吸入,$1\sim2$ 次/日,复发可再用。

【制剂】　①片剂:20 mg。②注射液:20 mg/2 ml。

【贮藏】　遮光、密封保存。

依他尼酸
(etacrynic acid)

别名：利尿酸、Ethacrynic Acid、Edecril、Edectrin、Edecrin

本品为髓袢利尿药。

【CAS】　58-54-8

【ATC】　C03CC01

【理化性状】　1. 本品为白色或几乎白色结晶粉末。微溶于水，极易溶于乙醇，可溶于氨水、强碱和碳酸盐的稀溶液中。

2. 化学名：[2, 3-Dichloro-4-(2-ethylacryloyl)phenoxy]acetic acid；[2, 3-Dichloro-4-(2-methyl-ene-1-oxobutyl)phenoxy]acetic acid

3. 分子式：$C_{13}H_{12}Cl_2O_4$

4. 分子量：303.1

5. 结构式

依他尼酸钠
(etacrynic acid sodium)

【CAS】　6500-81-8

【理化性状】　1. 分子式：$C_{13}H_{11}Cl_2NaO_4$

2. 分子量：325.1

3. 稳定性　本品水溶液相当于 0.1% 的依他尼酸，pH 为 6.3～7.7。在室温条件下，pH 等于 7 时，依他尼酸钠溶液短期内相对稳定，随着 pH 值增大和温度升高，溶液稳定性下降。pH 值低于 5 时，不能溶于水。

【药理作用】　本品作用于髓袢升支髓质部，抑制对 Na^+ 及 Cl^- 的再吸收，从而产生利尿作用。

【体内过程】　1. 本品口服后迅速被吸收，2 h 可达血药峰值，作用维持 6～8 h。静脉注射后 12 min 即可生效，作用持续约 2 h。

2. 本品主要分布于细胞外液中，血浆蛋白结合率为 95%。

3. 肝脏中浓度较高部分为原药，部分以代谢物排泄到胆汁和尿中。$t_{1/2}$ 为 30～60 min。2 h 后体内无蓄积。

【适应证】　适用于各种类型水肿，尤适用于急需消除水肿的紧急情况，如肾性水肿、急性肺水肿等。

【不良反应】　1. 本品的不良反应与呋塞米相似，胃肠道反应比呋塞米更为常见。

2. 对耳的毒性较呋塞米重，一般是暂时性的，偶见难恢复者。

3. 尚可引起肝功能异常、黄疸、皮疹、血尿酸和血糖升高、粒细胞减少和血小板减少。

【妊娠期安全等级】　B。

【禁忌与慎用】　参见氢氯噻嗪。

【药物相互作用】　1. 参见呋塞米。

2. 本品合用胃刺激药或抗凝药可能使胃肠道出血的危险性增大。

【剂量与用法】　1. 成人口服 25 mg，1～3 次/日，效果不明显者可增量，但不宜超过 100 mg/d；一次静脉注射 25～50 mg，以 5% 葡萄糖注射液或 0.9% 氯化钠注射液 50 ml 稀释后缓慢静脉注射或静脉滴注，3～5 d 为一疗程。

2. 大于 2 岁儿童开始口服 25 mg/d，必要时可增加 25 mg/d。

【用药须知】　本品与磺胺类药交叉过敏。

【制剂】　①片剂：25 mg。②注射剂（粉）：每支含依他尼酸 25 mg，甘露醇 31.25 mg。

【贮藏】　密封保存。

布美他尼
(bumetanide)

别名：丁尿胺、丁苯氧酸、Burinex、Bumex

本品为髓袢利尿药。

【CAS】　28395-03-1

【ATC】　C03CA02

【理化性状】　1. 本品为白色晶体粉末，呈现多晶型。不溶于水，溶于乙醇及丙酮，略溶于二氯甲烷。在碱性氢氧化物水溶液中分解。

2. 化学名：3-Butylamino-4-phenoxy-5-sulphamoylbenzoic acid

3. 分子式：$C_{17}H_{20}N_2O_5S$

4. 分子量：364.4

5. 结构式

【用药警戒】　本品过量可导致水、电解质严重紊乱。因此，用药过程中应严密监测并根据患者需求进行个体化用药。

【药理作用】　尽管结构不同，但本品利尿作用类似呋塞米,主要抑制髓袢升支对 Na^+ 及 Cl^- 的重吸收,对近曲小管也有明显的作用。此外尚有扩张血管的作用。

【体内过程】　1. 本品口服后吸收迅速且完全,口服后 $0.5\sim1\ h$ 起效,作用持续大约 $4\sim6\ h$。静脉注射 12 min 后即产生明显作用,持续约 2 h。

2. 本品蛋白结合率为 95%。

3. 在体内部分被代谢,部分以原药随尿液排出。$t_{1/2}$ 约 1.5 h。

【适应证】　1. 水肿性疾病包括充血性心力衰竭、肝硬化、肾脏疾病(肾炎、肾病及各种原因所致的急、慢性肾功能衰竭),尤其是应用其他利尿药效果不佳时,应用本类药物仍可能有效。与其他药物合用治疗急性肺水肿和急性脑水肿等。

2. 用于高血压。在高血压的阶梯疗法中,不作为治疗原发性高血压的首选药物,但当噻嗪类药物疗效不佳,尤其当伴有肾功能不全或出现高血压危象时,本品尤为适用。

3. 用于预防急性肾功能衰竭和各种原因导致的肾脏血流灌注不足,例如失水、休克、中毒、麻醉意外以及循环功能不全等,在纠正血容量不足的同时及时应用本品,可减少急性肾小管坏死的机会。

4. 用于高钾血症及高钙血症。

5. 用于稀释性低钠血症尤其是当血钠浓度低于 120 mmol/L 时。

6. 用于抗利尿激素分泌过多症(SIADH)。

7. 用于急性药物中毒如巴比妥类药物中毒等。

8. 对呋塞米无效的某些病例,本品仍可能有效。

【不良反应】　1. 常见的不良反应为大剂量或长时间用药后引起的水和电解质紊乱。

2. 强大的利尿作用增加近曲小管对钙的重吸收,可使血钙升高。

3. 其他还有恶心、眩晕、呕吐、腹部不适、皮疹、肌肉痉挛、男子乳腺发育、白细胞减少、血小板减少、血糖和尿酸浓度升高。

4. 本品可能引起肌痛,尤其在使用大剂量时。

【妊娠期安全等级】　C。

【禁忌与慎用】　1. 无尿或重度肾功能不全患者慎用,后者因须加大剂量,故用药间隔时间应延长,以免出现耳毒性等不良反应。

2. 糖尿病患者慎用。

3. 高尿酸血症或有痛风病史者慎用。

4. 重度肝功能不全患者慎用,因水电解质紊乱可诱发肝昏迷。

5. 急性心肌梗死患者慎用,过度利尿可促发休克。

6. 胰腺炎患者或有此病史者慎用。

7. 有低钾血症倾向者,尤其是应用洋地黄类药物或有室性心律失常的患者慎用。

8. 前列腺肥大患者慎用。

9. 本品可通过乳汁分泌,哺乳期妇女应慎用。

【药物相互作用】　1. 肾上腺糖、盐皮质激素,促肾上腺皮质激素及雌激素能降低本品的利尿作用,并增加电解质紊乱,尤其是低钾血症的发生机会。

2. NSAIDs 能降低本品的利尿作用,肾损害机会也增加,这与前者抑制前列腺素合成,减少肾血流量有关。

3. 本品与拟交感神经药物及抗惊厥药物合用时,利尿作用减弱。

4. 本品与氯贝丁酯(安妥明)合用,两药的作用均增强,并可出现肌肉酸痛、强直。

5. 本品与多巴胺合用,利尿作用加强。

6. 饮酒、含乙醇的制剂及可引起血压下降的药物能增强本品的利尿和降压作用。

7. 本品与巴比妥类药物、麻醉药合用,易引起体位性低血压。

8. 本品可使尿酸排泄减少,血尿酸升高,故与治疗痛风的药物合用时,后者的剂量应作适当调整。

9. 本品可降低降血糖药的疗效。

10. 本品会降低抗凝药物和抗纤溶药物的作用,主要是利尿后的血容量下降,致血中凝血因子浓度升高,以及利尿可改善肝的血液供应、使肝脏合成的凝血因子增多有关。

11. 本品可加强非去极化肌松药的作用,此与血钾下降有关。

12. 本品与两性霉素、头孢菌素、氨基糖苷类等抗生素合用,肾毒性和耳毒性增加,尤其是原有肾功能不全时。

13. 本品与抗组胺药物合用时耳毒性会增加,易出现耳鸣、头晕、眩晕。

14. 本品与锂合用会使肾毒性明显增加,应尽量避免。

15. 服用水合氯醛后静脉注射本品可致出汗、面色潮红和血压升高,此与甲状腺素由结合状态转为游离状态增多,导致分解代谢加强有关。

16. 本品与碳酸氢钠合用时会使低氯性碱中毒的发生概率上升。

【剂量与用法】　口服一次 $0.5\sim1\ mg$,$1\sim3$ 次/日;静脉注射,一次 $0.5\sim1\ mg$。

【用药须知】　1. 本品与磺胺类药交叉过敏。

2. 用药期间定期监测电解质,尤其是合用洋地黄类药物或皮质激素类药物以及肝、肾功能不全患者。

3. 用药期间应定期监测血压,尤其是用于降压、大剂量应用或用于老年人时。

4. 用药期间应定期监测肾功能、肝功能、血糖、血尿酸、酸碱平衡情况以及听力。

【制剂】 ①片剂:1 mg。②注射剂(粉):0.5 mg。③注射液:0.5 mg/2 ml;1 mg/2 ml。

【贮藏】 遮光、密封保存。

吡咯他尼
(piretanide)

别名:苯吡磺苯酸、苯氧吡酸、Arelix、Pirenex
本品为强效利尿药。

【CAS】 55837-27-9

【ATC】 C03CA03

【理化性状】 1. 本品为微黄白色或浅黄色粉末。多晶型。极微溶于水,略溶于无水乙醇。

2. 化学名:4-Phenoxy-3-(pyrrolidin-1-yl)-5-sulphamoylbenzoic acid

3. 分子式:$C_{17}H_{18}N_2O_5S$

4. 分子量:362.4

5. 结构式

【药理作用】 本品作用部位和机制同呋塞米。抑制髓袢升支对 Na^+ 及 Cl^- 的重吸收。对血管平滑肌有舒张作用,可引起血压下降。具有纤维蛋白溶解和抗血小板作用。

【体内过程】 本品口服后几乎完全被吸收,$t_{1/2}$ 约为 1 h,肾功能不全患者可延长至 75~245 min。蛋白结合率高。

【适应证】 用于心、肝、肾性水肿及高血压。

【不良反应】 1. 常见口干、口渴、疲乏无力、易出汗等,长期使用可引起水、电解质代谢紊乱。

2. 大剂量时可致肌肉痛性痉挛。

【禁忌与慎用】 1. 对本品过敏者、妊娠期妇女、严重低血钾、低血钠、低血容量、低血压及肾功能衰竭者禁用。

2. 肝昏迷及洋地黄过量者禁用。

3. 排尿困难或前列腺增生患者慎用,因有可能发生尿潴留。

4. 哺乳期妇女使用时应暂停哺乳。

5. 痛风、糖尿病、重度肝功能不全患者慎用。

【药物相互作用】 参见布美他尼。

【剂量与用法】 口服一次 6 mg,间隔 4 h 后可根据病情增加 3~6 mg。治疗高血压 9 mg/d,早晨给药或分次给药。

【用药须知】 与降压药合用,应减少后者的剂量。

【制剂】 片剂:3 mg;6 mg。

【贮藏】 遮光、密封保存。

托拉塞米
(torasemide)

别名:Torrem、Demadex、Torem、Torsemide
本品为髓袢利尿药。

【CAS】 56211-40-6 (torasemide);72810-59-4 (torasemide sodium)

【ATC】 C03CA04

【理化性状】 1. 本品为白色或几乎白色粉末,呈现同质多晶现象。几乎不溶于水,微溶于乙醇,略溶于稀碱溶液,微溶于稀酸。

2. 化学名:1-Isopro-pyl-3-(4-m-toluidinopyridine-3-sulphonyl)urea

3. 分子式:$C_{16}H_{20}N_4O_3S$

4. 分子量:348.4

5. 结构式

【用药警戒】 对于有肝硬化和腹水的患者,建议在医院中用药。这类患者利尿过快可促发严重的电解质紊乱和肝昏迷。建议合并使用醛固酮拮抗剂或保钾利尿药物以预防低钾血症和代谢性碱中毒。

【药理作用】 本品主要作用于髓袢升支粗段,抑制 Na^+、K^+、Cl^- 转运系统。对肾的其他部位没有作用。因此,本品的利尿作用主要与其在尿中排泄速率有关,而与其血药浓度关系不大。本品可增加钠、氯和水在尿中的排泄量,但对肾小球滤过率、肾血流量和酸碱平衡的改变并不显著。

【体内过程】 1. 本品口服后易于吸收,约 1 h 可达血药峰值。

2. 本品广泛与血浆蛋白结合。

3. 本品在肝内代谢失活后随尿液排出,消除 $t_{1/2}$ 约为 3.5 h。患心力衰竭的患者,其肝、肾清除均会降低。肾功能不全的患者,其肾清除虽有所降低,但总的血浆清除并无明显改变。

【适应证】　因充血性心力衰竭引起的水肿。

【不良反应】　1. 常见头晕、头痛、恶心、虚弱、呕吐、高血糖、排尿过度、低钾、严重口干、低血容量、阳痿、食管出血、消化不良。

2. 严重不良反应包括房颤、胸痛、腹泻、洋地黄中毒、胃肠出血、高血糖、高尿酸血症、低血钾、低血压、低血容量、血栓形成、皮疹、直肠出血、晕厥和心动过速。

【妊娠期安全等级】　B。

【禁忌与慎用】　1. 已知对本品或磺酰脲类药物过敏的患者禁用。

2. 无尿的患者禁用。

3. 肝硬化和腹水的肝病患者慎用。

4. 尚未明确本品是否可经乳汁分泌,哺乳期妇女慎用。

5. 儿童用药的安全性及有效性尚未确定。

【药物相互作用】　1. 由于水杨酸类药物与本品竞争肾小管分泌,所以在与本品合用后,水杨酸类药物的血药浓度会升高,可导致毒性。尽管未对本品与 NSAIDs 的药物相互作用进行过研究,但上述药物与呋塞米合用后偶尔可导致肾功能受损。

2. 吲哚美辛会部分地抑制本品的促尿钠排泄作用。在限制钠摄取(50 mEq/d)的患者中可观察到上述现象,但在钠摄取正常(150 mEq/d)的患者中未观察到此现象。

3. 同时服用地高辛使本品的 AUC 增加 50%,但无须调整本品的剂量。

4. 未对合用本品和考来烯胺的人体药物相互作用进行过研究,但在动物实验中,考来烯胺会使口服本品的吸收率下降,故不推荐两药合用。

5. 同时服用丙磺舒会使本品分泌到近曲小管的量减少,使本品的利尿作用下降。

6. 已知其他利尿剂可降低锂的肾清除率,使发生锂中毒的风险增加,所以两类药物合用必须慎重。未对本品与锂合用后的药物相互作用进行过研究。

7. 其他利尿剂可增加氨基糖苷类抗生素和依他尼酸的潜在耳毒性,尤其是肾功能不全的患者情况更为严重,未对本品与上述药物的相互作用进行过研究。

【剂量与用法】　1. 治疗水肿　一般口服 20 mg,1 次/日;有些患者日剂量可达 40 mg;也可静脉给药,常用 10~20 mg,一般不超过 40 mg/d;有时静脉给药的量更高,尤其是肾源性水肿,开始可给予 20 mg/d,必要时逐渐加量到 200 mg/d。

2. 治疗高血压　口服 2.5~5 mg/d,美国的资料表明,剂量可增加到 10 mg/d。

【用药须知】　1. 口服给药后 1 h 内出现利尿,1~2 h 内达到最大效应,作用维持 8 h。

2. 静脉注射后 10 min 内可见明显利尿,作用维持也为 8 h。静脉注射时,应缓慢注射,时间在 2 min 以上,单次用药的剂量不能超过 200 mg。

3. 使用本品期间应定期监测血钾。

【制剂】　① 片剂:5 mg;10 mg。② 注射液:10 mg/2 ml。

【贮藏】　密封、遮光保存。

依托唑啉
(etozolin)

【CAS】　73-09-6

【ATC】　C03CX01

【理化性状】　1. 化学名:Ethyl(3-methyl-4-oxo-5-piperidinothiazolidin-2-ylidene)acetate

2. 分子式:$C_{13}H_{20}N_2O_3S$

3. 分子量:284.4

4. 结构式

【简介】　本品口服后在体内迅速代谢为奥唑啉酮,仍具有利尿作用。临床用于治疗高血压及肾功能衰竭。口服一次 0.2~0.8 g,1 次/日。片剂:0.2 g。

阿佐塞米
(azosemide)

别名:阿佐酰胺、雅利、Axosemide、Azadol、Diart、Diurapid、Luret

本品为高效利尿剂。

【CAS】　27589-33-9

【理化性状】　1. 本品为结晶状,熔点为 218~221 ℃。

2. 化学名:2-Chloro-5-(1H-tetrazol-5-yl)-4-(2-thenylamino)benzenesulphonamide

3. 分子式:$C_{12}H_{11}ClN_6O_2S_2$

4. 分子量:370.8

5. 结构式

【药理作用】　本品为磺胺类髓袢利尿药,其作用类似呋塞米,但降压作用较弱而抗 ADH(血管升压素)作用较强。

【体内过程】 1. 本品口服吸收差,生物利用度仅为 10%,明显小于其他髓袢利尿药。用于利尿时,口服 1 h 起效,2～4 h 达最大效应,3～4 h 达血药峰值,单次给药后作用持续 9 h。对水肿患者作用可持续 12 h 以上。

2. 本品主要在肝脏代谢,以原形、氧化脱噻吩甲基物和葡糖醛酸结合物的形式随尿排泄。本品总体清除率为 5.4 L/h,口服 $t_{1/2}$ 为 2.3～2.7 h,静脉注射 $t_{1/2}$ 为 2～2.5 h,略长于其他磺胺类髓袢利尿药。

3. 口服及静脉注射后,药物原形随尿液排出率分别为 2% 和 20%。是否经乳汁排泄尚不清楚。

【适应证】 用于心源性(充血性心力衰竭)、肾性、肝性水肿。

【不良反应】 1. 中枢神经系统　偶见头晕、头痛、耳鸣、疲倦,停药后可好转或消失。

2. 代谢/内分泌系统　常见电解质紊乱(低血钾、低血钠、低血氯性碱中毒等)、高尿酸血症,偶见高血糖症、高脂血症。有报道用药后可轻度降低肾脏对尿酸的排泄,致血尿酸轻度增高,因此,使用时须仔细观察,发现异常时应采取减量或停药等措施。

3. 泌尿生殖系统　少见多尿、ALP 上升,偶见血尿素氮、肌酐上升,此时须停药或采取适当措施。

4. 肌肉骨骼系统　偶见四肢无力、肌肉痉挛、腓肠肌疼痛(可能与大量利尿而又未能补充盐分有关)、关节痛。

5. 消化系统　少见嗳气、呕吐、食欲缺乏、胃部不适、腹泻、口渴、便秘。偶见胰腺炎(须在临床中注意血淀粉酶值的上升)。此外,偶可发生 ALT、AST 上升,此时须减量或停药。

6. 过敏反应　偶见皮疹,重者必须停药;对磺脲类或磺胺类药物过敏者对本品也可能过敏。

7. 其他　偶见胸闷、脱水、血栓栓塞、血常规变化。

【禁忌与慎用】 1. 对本品及磺脲类、磺胺类药物过敏者,中毒患者,肝昏迷者,肾功能不全患者,低血钠、低血钾患者,循环血容量减少者,低血压患者,无尿患者禁用。

2. 严重冠状动脉硬化或脑动脉硬化患者,痛风或有既往史、遗传史者,糖尿病或有既往史、遗传史者,腹泻者,呕吐者,高尿酸血症患者,肝脏疾病患者(晚期肝硬化、肝实质性病变、肝功能不全等)慎用。

3. 妊娠期妇女用药应权衡利弊。

4. 哺乳期妇女慎用,必须用药时应停止哺乳。

5. 新生儿可能导致肾钙化,乳儿电解质平衡易被破坏,应慎用。

6. 老年患者易出现低血钠、低血钾,对于心源性水肿老年患者,利尿作用导致血容量减少,有诱发脑梗死等血栓性疾病的可能。应谨慎给药,从小剂量开始,并密切观察患者的状态。

【药物相互作用】 1. 与锂剂合用,可因近端小管对钠和锂离子的重吸收增加而导致血清锂浓度升高,从而增加锂的毒性,可表现为乏力、震颤、极度口渴、意识模糊等,故应避免合用。

2. 与 ACEIs 合用,可致严重的直立性低血压。

3. 与洋地黄类药物(如地高辛)合用,可致洋地黄中毒,应避免合用。

4. 与酮色林合用,可发生室性心律失常。

5. 与苄普地尔合用,可因低钾血症而发生尖端扭转型室性心动过速。合用时应密切监测血钾和血镁浓度,也可换用或合用保钾利尿药。

6. 与阿司咪唑合用,可能导致 Q-T 间期延长,室性心律不齐,应避免合用。

7. 有报道同类药物和特非那定合用导致 Q-T 间期延长,室性心律不齐,故本品不应和特非那定合用。

8. NSAIDs 可减弱本品的利尿及抗高血压作用,应避免合用。

9. 其余参见呋塞米。

【剂量与用法】 口服,一次 40～80 mg,1 次/日,于早餐时服用。根据患者年龄、症状适当增减剂量。

【用药须知】 1. 本品不宜长期使用。

2. 本品应避免与氨基糖苷类抗生素、头孢菌素类抗生素、箭毒类肌肉松弛药、去甲肾上腺素合用。

3. 进行低盐疗法的患者慎用本品。

4. 连续使用本品时应定期监测患者水及电解质状况。

【制剂】 片剂:80 mg。

【贮藏】 遮光、密封保存。

莫唑胺
(muzolimine)

别名:缪唑亚胺、氯苄唑胺、吡唑利酮、Edrul

【CAS】 55294-15-0

【ATC】 C03CD01

【理化性状】 1. 化学名:5-Amino-2-[1-(3,4-dichlorophenyl)ethyl]-4H-pyrazol-3-one

2. 分子式:$C_{11}H_{11}Cl_2N_3O$

3. 分子量:272.1

4. 结构式

【药理作用】　本品为作用于髓袢的利尿药,作用强而持久,能抑制髓袢升支粗段对 Na^+、Cl^- 的重吸收,同时亦增加 K^+、Ca^{2+} 和 Mg^{2+} 的排泄。

【体内过程】　口服吸收完全,给药 1 h 达血药浓度峰值,作用持续达 12 h 之久,吸收 $t_{1/2}$ 为 3 h,消除 $t_{1/2}$ 为 17 h,药物主要经胆道由粪便排出体外,少部分由尿排泄。

【适应证】　用于心源性、肾性、肝性水肿及高血压。

【不良反应】　参见呋塞米,但在肾功能不全患者中大剂量应用时可出现严重神经系统症状,已少用或不用。

【禁忌与慎用】　肝性脑病、洋地黄过量、严重低钾、低血压者均应禁用。

【药物相互作用】　参见呋塞米。

【剂量与用法】　口服 30 mg,早晨一次服下;轻症者可每 2~3 d 服 30 mg。

【用药须知】　1. 本品为作用于髓袢的利尿药,作用强而持久。长期使用可出现水和电解质紊乱,少数患者可出现不良反应。但随着水与电解质平衡的恢复和剂量减少,可逐渐消失。

2. 大剂量应用还可出现严重的神经系统症状。

3. 对本品过敏者,肾功能衰竭所致少尿和无尿者应慎用。长期服用本品亦定期监测电解质、血糖及肾功能。

【制剂】　片剂:30 mg。

【贮藏】　密封保存。

12.1.3　噻嗪类及噻嗪样利尿药

氢氯噻嗪

(hydrochlorothiazide)

别名:双氢克尿塞、双氢氯噻嗪、双氢氯消疾、Dihydrochlorothiazide

【CAS】　58-93-5

【ATC】　C03AA03

【理化性状】　1. 本品为白色或几乎白色结晶性粉末。极微溶于水,少量溶于乙醇,易溶于丙酮,可溶于碱性氢氧化物的稀溶液中。

2. 化学名:6-Chloro-3,4-dihydro-2H-1,2,4-benzothiadiazine-7-sulphonamide 1,1-dioxide

3. 分子式: $C_7H_8ClN_3O_4S_2$

4. 分子量:297.7

5. 结构式

【药理作用】　本品作用部位在远曲小管,可使 H^+-Na^+ 交换降低,Na^+、HCO_3^- 排出增加,因而水排出也增加,同时,K^+-Na^+ 交换代偿性增加,使 K^+ 排出增加。

【体内过程】　1. 本品口服吸收迅速但不完全,1~2 h 开始利尿,约 4 h 可达血药峰值,作用持续 6~12 h。降压作用需 3~4 d 出现,停药后降压作用可持续 1 周。

2. 本品蛋白结合率约为 40%~64%。

3. 本品在肝内代谢。95% 以上以原药随尿液排出,本品可透过胎盘,也可进入乳汁。$t_{1/2}$ 约为 12 h。

【适应证】　1. 用于各类型水肿,对心源性水肿如充血性心力衰竭引起的水肿也很有效。

2. 用于降低血压。

3. 缓解尿崩症。

【不良反应】　1. 长期服用可引起电解质紊乱,如低钾血症、低钠血症和低氯血症。有时出现低镁血症。

2. 本品可诱发或加重痛风发作。因本品竞争性地干扰尿酸排出,升高血中尿酸浓度,引起高尿酸血症。

3. 少数病例服药后可能产生胃肠道症状,如口干、恶心、呕吐、便秘、腹泻、气胀。

4. 偶有血小板减少性紫癜、黄疸、结晶尿、急性胰腺炎及粒细胞缺乏。

5. 还可能出现乏力、昏睡、嗜睡、不安、肌痛和痛性痉挛、癫痫发作、少尿、低血压。

6. 其他还会引起头痛、头晕、直立性低血压、感觉异常、阳痿和黄视。

7. 过敏反应包括皮疹、发热、肺炎、肺水肿和光敏反应。

8. 胆汁淤积性黄疸、胰腺炎、血小板减少或其他血液病也会发生,如粒细胞减少、白细胞减少、再生障碍性或溶血性贫血。

【妊娠期安全等级】　B。

【禁忌与慎用】　1. 本品可升高血糖,糖尿病患者慎用。

2. 重度肝、肾功能不全患者禁用。

3. 本品可透过胎盘屏障,对高血压综合征无预防作用,且有可能使胎儿及新生儿产生黄疸、血小板减少等。虽然动物实验发现几倍于人的剂量对胎仔尚未产生不良反应,但妊娠期妇女仍应慎用。

4. 本品可分泌到乳汁中,哺乳期妇女如确实需要使用应考虑停止哺乳。

5. 老年人使用本品更易发生低血压、电解质紊乱和肾功能损害。因此,应给予较低的起始剂量,且剂量调整应更为缓慢。

6. 对磺胺药过敏者慎用。

【药物相互作用】　1. 服用洋地黄的患者合用本品因失钾可诱发或增强洋地黄对心脏的毒性。必须合用时,需加服氯化钾。

2. 与保钾利尿药合用,可加强疗效,减少排钾的不良反应。

3. 与 α 受体拮抗药或 ACEIs 合用,可加强降压作用。

4. 与锂盐合用,可提高锂盐血药浓度,产生锂盐的毒性反应。

5. 本品还可增加别嘌醇、四环素的毒性。

6. 服用本品时,如同时饮酒或使用巴比妥类药物、阿片类药可加重体位性低血压。

7. 与阿司咪唑、特非那定、卤泛群、匹莫齐特或索他洛尔合用,可增加发生心律失常的危险性。

8. 与非去极化肌松药合用,可增加后者的神经肌肉阻滞作用。

9. 皮质激素、促皮质素、β_2 受体激动药(如沙丁胺醇)、甘珀酸或两性霉素 B 可增加本品的排钾作用。

10. 引起液体潴留的药物如皮质激素、NSAIDs或甘珀酸可拮抗本品的利尿作用。

【剂量与用法】　1. 成人　口服一次 12.5～50 mg,1～2 次/日。

2. 儿童　用于水肿或高血压,一日 1～2 mg/kg,单次或分 2 次服用。2 岁以下,最大日剂量为37.5 mg;2～12 岁,最大日剂量为 100 mg。

【用药须知】　1. 服用本品应注意适当补钾。

2. 停药时应逐渐减量,以免发生 Na^+,Cl^- 及水潴留。

3. 用药剂量应个体化,并尽可能给予最小有效剂量。

【制剂】　片剂:10 mg;25 mg。

【贮藏】　密封保存。

苄氟噻嗪
(bendroflumethiazide)

别名:氟利尿、利钠素、Aprinox、Naturetin

本品为噻嗪类利尿药。

【CAS】　73-48-3

【ATC】　C03AA01

【理化性状】　1. 本品为白色或类白色的结晶性粉末。基本不溶于水,可溶于乙醇,极易溶于丙酮。

2. 化学名:3-Benzyl-3,4-dihydro-6-trifluoromethyl-2*H*-1,2,4-benzothiadiazine-7-sulphonamide 1,1-dioxide

3. 分子式:$C_{15}H_{14}F_3N_3O_4S_2$

4. 分子量:421.4

5. 结构式

【药理作用】　1. 本品可致尿钠、钾、氯、磷和镁等离子排泄增加,而对尿钙排泄减少。本类药物作用机制主要抑制远端小管前段和近端小管(作用较轻)对氯化钠的重吸收,从而增加远端小管和集合管的 Na^+-K^+ 交换,K^+ 分泌增多。本类药物都能不同程度地抑制碳酸酐酶的活性,故能解释其对近端小管的作用。本类药还能抑制磷酸二酯酶活性,减少肾小管对脂肪酸的摄取和线粒体氧耗,从而抑制肾小管对 Na^+、Cl^- 的主动重吸收。

2. 本品除利尿排钠作用外,可能还有肾外作用机制参与降压,如增加胃肠道对 Na^+ 的排泄。

3. 由于肾小管对水,Na^+ 重吸收减少,肾小管内压力升高,以及流经远曲小管的水和 Na^+ 增多,刺激致密斑通过管-球反射,使肾内肾素、血管紧张素分泌增加,引起肾血管收缩,肾血流量下降,肾小球入球和出球小动脉收缩,肾小球滤过率下降。肾血流量和肾小球滤过率也下降,以及对亨氏祥无作用,是本类药物利尿作用远不如祥利尿药的主要原因。

【体内过程】　本品口服后可完全被吸收,其 $t_{1/2}$ 为 3～4 h。本品高度与血浆蛋白结合。在体内广泛被代谢,约有 30% 原药随尿液排出。

【适应证】　1. 用于治疗包括伴有心力衰竭的水肿。

2. 用于治疗高血压。

3. 用于治疗中枢性或肾性尿崩症。

4. 用于治疗肾石症。主要用于预防含钙盐成分形成的结石。

【不良反应】　参见氢氯噻嗪。

【妊娠期安全等级】　C。

【禁忌与慎用】　1. 对磺胺类药物、呋塞米、布美他尼、碳酸酐酶抑制剂过敏者禁用。

2. 无尿或重度肾功能不全患者,糖尿病,高尿酸血症或有痛风病史者、重度肝功能不全患者,水、电解质紊乱者,高钙血症、低钠血症、红斑狼疮、胰腺炎、交感神经切除术(降压作用加强)者、有黄疸的婴儿均应慎用。

3. 本品可经乳汁分泌,哺乳期妇女使用时应暂停哺乳。

4. 老年人用药较易发生低血压、电解质紊乱和肾功能损害。

【药物相互作用】　1. 肾上腺皮质激素、促肾上腺皮质激素、雌激素、两性霉素 B(静脉用药),能降低本品的利尿作用,增加发生电解质紊乱的机会,尤其是低钾血症。

2. NSAIDs 尤其是吲哚美辛,能降低本品的利尿作用,与前者抑制前列腺素合成有关。

3. 本品与拟交感胺类药物合用,利尿作用减弱。

4. 考来烯胺(消胆胺)能减少胃肠道对本品的吸收,故应在口服考来烯胺 1 h 前或 4 h 后服用本品。

5. 本品与多巴胺合用,利尿作用加强。

6. 本品与降压药合用时,利尿降压作用加强(与钙通道阻滞剂合用减弱)。

7. 本品与抗痛风药合用时,后者应调整剂量。

8. 本品使抗凝药作用减弱,主要是由于利尿后机体血浆容量下降,血中凝血因子水平升高,加上利尿可使肝脏血液供应改善,合成凝血因子增多。

9. 本品可降低降糖药的作用。

10. 洋地黄类药物、胺碘酮等与本品合用时,应慎防因低钾血症引起的不良反应。

11. 与锂制剂合用,因本品可减少肾脏对锂的清除,增加锂的肾毒性。

12. 乌洛托品与本品合用,其转化为甲醛受到抑制,疗效下降。

13. 本品可增强非去极化肌松药的作用,与血钾下降有关。

14. 与碳酸氢钠合用,发生低氯性碱中毒的机会增加。

【剂量与用法】　1. 治疗水肿或尿崩症　开始口服 5～10 mg/d,或隔天给药,必要时,个别患者开始可给予 20 mg/d。维持剂量为 2.5～10 mg/d,每周 1～3 次(英国);或 2.5～5 mg/d 或间断给药(美国)。儿童开始可给予 400 $\mu g/(kg \cdot d)$,维持量可减为 50～100 $\mu g/(kg \cdot d)$。

【用药须知】　1. 对易感患者应考虑补钾或给予保钾利尿药。

2. 一般给药后 2 h 起效,作用可持续 12～18 h,或更长。

【制剂】　片剂:5 mg。
【贮藏】　密封保存。

氯噻酮
(chlortalidone)

别名:海固通、海因通、Hygroton、Hylidone、Thalitone、Chlorthalidone
【CAS】　77-36-1
【ATC】　C03BA04
【理化性状】　1. 本品为白色或黄白色粉末。几乎不溶于水、三氯甲烷和乙醚,微溶于乙醇,可溶于甲醇。

2. 化学名:2-Chloro-5-(1-hydroxy-3-oxoisoindolin-1-yl)benzenesulphonamide

3. 分子式:$C_{14}H_{11}ClN_2O_4S$

4. 分子量:338.8

5. 结构式

【药理作用】　虽然本品并不含有噻嗪环系,但其作用却类似噻嗪类利尿药。

【体内过程】　1. 本品口服后吸收不规则。

2. 本品高度与红细胞结合,极少与蛋白结合。其被结合的受体已确定为碳酸酐酶。

3. 具有很长的消除半衰期,血浆为 40 h,全血为 60 h,主要以原药随尿液排出。本品可透过胎盘,并进入乳汁中。

【适应证】　1. 用于治疗包括伴有心力衰竭的水肿。

2. 用于治疗高血压和尿崩症。

【不良反应】【禁忌与慎用】【药物相互作用】参见氢氯噻嗪。

【妊娠期安全等级】　B。

【剂量与用法】　1. 治疗水肿　开始口服 25～50 mg/d,严重病例可能需要 100～200 mg/d,如果可能,维持量应减为 25～50 mg,每天或隔天给药。

2. 治疗高血压　常用 25 mg/d,单用或与其他降压药合用,如有必要,可加量至 50 mg/d。

3. 治疗尿崩症　开始口服 100 mg,2 次/日,显效后则减为 50 mg/d。

4. 儿童　用量为 2 mg/kg,每天或隔天给药。

【用药须知】　给药后 2 h 开始利尿,作用可持续

48~72 h。

【制剂】 片剂:25 mg;50 mg。

【贮藏】 密封保存。

美托拉宗
(metolazone)

别名:甲苯喹噻酮、美扎拉宗、Zaroxolyn

本品为噻嗪类利尿药。

【CAS】 17560-51-9

【ATC】 C03BA08

【理化性状】 1. 本品为无色结晶,多晶形,熔点253~259 ℃。难溶于水,溶于碱和有机溶剂。

2. 化学名:7-Chloro-1,2,3,4-tetrahydro-2-methyl-4-oxo-3-O-tolylquinazoline-6-sulphonamide

3. 分子式:$C_{16}H_{16}ClN_3O_3S$

4. 分子量:365.8

5. 结构式

【药理作用】 尽管本品并不含有噻嗪环系,但其作用却类似噻嗪类利尿药。

【体内过程】 1. 本品口服后吸收缓慢且不完全,健康受试者可吸收 65%,心脏病患者仅吸收40%。某些国家已在使用增强生物利用度的制剂。

2. 约有 95% 的药物在血循中,50%～70% 的药物与红细胞结合,15%～33% 与血浆蛋白结合。

3. 本品在全血中的 $t_{1/2}$ 为 8~10 h,血浆中为 4~5 h,利尿作用可持续 24 h 以上。

4. 被吸收的 70%～80% 本品随尿液排出,其中 80%～95% 为原药,余经胆汁排出,并有某种程度的肠肝循环。本品可透过胎盘,并可进入乳汁。

【适应证】 1. 用于治疗包括伴有心力衰竭的水肿。

2. 用于治疗高血压。

【不良反应】 1. 参见氢氯噻嗪。

2. 心悸、胸痛、寒战也有报道。

【妊娠期安全等级】 B。

【禁忌与慎用】【药物相互作用】 参见氢氯噻嗪。

【剂量与用法】 1. 治疗水肿 成人常服 5~10 mg/d,某些患者需用 20 mg/d 或者更大剂量,建议 24 h 内不可超过 80 mg。

2. 治疗高血压 常用 2.5～5 mg/d,单用或配合其他降压药,建议开始使用 1.25 mg,根据效应,3～4 周后可调整剂量。一般维持量为隔日 5 mg。

3. 儿童水肿 1 个月～12 岁,100～200 $\mu g/kg$,1~2 次/日;12～18 岁,5～10 mg,一日早晨 1 次,对于难治性水肿可增加至一次 5～10 mg,2 次/日。

【用药须知】 遇有难治病例,本品可以合用呋塞米或其他髓袢利尿药,但必须常查电解质。

【制剂】 片剂:2.5 mg;5 mg。

【贮藏】 密封、遮光保存。

氢氟噻嗪
(hydroflumethiazide)

别名:氢氟甲噻嗪、Diucardin、Saluron

本品为噻嗪类利尿药。

【CAS】 135-09-1

【ATC】 C03AA02

【理化性状】 1. 本品为白色或几乎白色,无臭或几乎无臭的发光晶体或结晶性粉末。几乎不溶于水,溶于乙醇,几乎不溶于三氯甲烷和乙醚。

2. 化学名:3,4-Dihydro-6-trifluoromethyl-2H-1,2,4-benzothiadiazine-7-sulphonamide 1,1-dioxide

3. 分子式:$C_8H_8F_3N_3O_4S_2$

4. 分子量:331.3

5. 结构式

【药理作用】 参见氢氯噻嗪。

【体内过程】 本品口服后吸收迅速但不完全,其 $t_{1/2\beta}$ 约为 17 h,代谢物则具有更长的半衰期,并广泛与红细胞结合。原药和代谢物均随尿液排出。

【适应证】 1. 用于治疗包括伴有心力衰竭的水肿。

2. 用于治疗高血压。

【不良反应】【禁忌与慎用】【药物相互作用】 参见氢氯噻嗪。

【妊娠期安全等级】 D。

【剂量与用法】 1. 治疗水肿 起始剂量 50~100 mg/d,1 次顿服或 2 次分服,显效后可减量为隔天 25～50 mg,个别患者可能需要 200 mg/d 始可见效。

2. 治疗高血压 常用 25～50 mg/d,单用或合用其他降压药。建议起始剂量为 12.5 mg。

3. 儿童高血压和水肿 初始剂量为一日

1 mg/kg,维持剂量可降低。

【用药须知】　给药后约 2 h 可出现利尿,作用持续约 24 h。

【制剂】　片剂:12.5 mg;25 mg。

【贮藏】　密封保存。

希帕胺
(xipamide)

别名:Diurexan、Aquaphor

本品为利尿药,其化学结构类似吲达帕胺。

【CAS】　14293-44-8

【ATC】　C03BA10

【理化性状】　1. 化学名:4-Chloro-5-sulpham-oylsalicylo-2′,6′-xylidide;5-(Aminosulphnyl)-4-chloro-N-(2,6-dimethylphenyl)-2-hydroxybenza-mide

2. 分子式:$C_{15}H_{15}ClN_2O_4S$

3. 分子量:354.8

4. 结构式

【药理作用】　本品的作用机制类似噻嗪类利尿药。

【体内过程】　本品口服后易于吸收,1～2 h 可达血药峰值,蛋白结合率达 99%。随尿排泄,部分为原药,另一部分为葡糖醛酸结合物。$t_{1/2}$ 约为 5～8 h,肾功能不全患者随胆汁的排泄量明显增多。

【适应证】　1. 用于治疗包括伴有心力衰竭的各种水肿。

2. 用于治疗高血压。

【不良反应】【禁忌与慎用】【药物相互作用】 参见氢氯噻嗪。

【剂量与用法】　1. 治疗水肿　开始口服本品 40 mg/d,在疗效显现后,剂量减为 20 mg/d,个别患者可能需要 80 mg/d。

2. 治疗高血压　一般口服 20 mg/d,晨顿服,单用也可合用其他降压药,有的患者口服 10 mg/d 即可显现疗效。

【制剂】　片剂:10 mg。

【贮藏】　密封、遮光保存。

环戊噻嗪
(cyclopenthiazide)

别名:环戊甲噻嗪、Navidrex

【CAS】　742-20-1

【ATC】　C03AA07

【理化性状】　1. 本品为白色、无臭或几乎无臭粉末。几乎不溶于水,溶于乙醇和丙酮,几乎不溶于三氯甲烷,极微溶于醚。

2. 化学名:6-Chloro-3-cyclopentylmethyl-3,4-dihydro-2H-1,2,4-benzothiadiazine-7-sul-phonamide 1,1-dioxide

3. 分子式:$C_{13}H_{18}ClN_3O_4S_2$

4. 分子量:379.9

5. 结构式

【简介】　本品为噻嗪类利尿药,其作用类似氢氯噻嗪。用于治疗伴有心力衰竭的水肿和高血压。治疗水肿开始可口服 0.25～0.5 mg/d;对心力衰竭者可加至 1 mg/d。维持用药应降至最低有效量 0.5 mg,隔天给药。治疗高血压时可单用本品 0.25～0.5 mg/d,也可合用其他降压药。给药后 1～3 h 可出现利尿,4～8 h 达血药峰值,效应持续 12 h。片剂:0.25 mg。

喹乙宗
(quinethazone)

别名:奎乃噻酮、Hydromox

【CAS】　73-49-4

【ATC】　C03BA02

【理化性状】　1. 化学名:7-Chloro-2-ethyl-1,2,3,4-tetrahydro-4-oxoquinazoline-6-sulphonamide

2. 分子式:$C_{10}H_{12}ClN_3O_3S$

3. 分子量:289.7

4. 结构式

【简介】　本品是一种与美托拉宗结构相似的利尿药,其作用类似噻嗪类利尿药。用于治疗包括伴有心力衰竭的水肿和高血压。口服后约 2 h 内出现利尿,6 h 可达血药峰值,效应持续 18～24 h。治疗水肿一般口服 50～100 mg/d,有些患者需要 200 mg/d。治疗高血压常用 50～100 mg/d,单用或与其他降压药合用。建议开始使用 25 mg/d,一些敏感患者可能需要补钾或给予保钾利尿药。

氯帕胺
(clopamide)

别名:氯哌酰胺、Brinaldix

【CAS】 636-54-4

【ATC】 C03BA03

【理化性状】 1. 化学名:4-Chloro-N-(2,6-dimethylpiperidino)-3-sulphamoylbenzamide; cis-3-(Aminosulphonyl)-4-chloro-N-(2,6-dimethyl-1-piperidinyl)benzamide

2. 分子式:$C_{14}H_{20}ClN_3O_3S$

3. 分子量:345.8

4. 结构式

【简介】 本品虽然并不含有噻嗪环系,但其作用却类似噻嗪类利尿药。用于治疗包括伴有心力衰竭的水肿和高血压,口服本品后1~2 h出现利尿,最大效应约在3~6 h,效应持续24 h。治疗水肿一般口服10~40 mg/d,维持用药减少次数即可。治疗高血压常用5~10 mg/d,单用或合用其他降压药,用药期间,应定期补钾或服用保钾利尿药。

西氯他宁
(cicletanine)

别名:沙克太宁、Justar、Tenstaten、Cycletanide

【CAS】 89943-82-8

【ATC】 C03BX03

【理化性状】 1. 化学名:(±)-3-(p-Chlorophenyl)-1,3-dihydro-6-methylfuro[3,4-c]pyridin-7-ol

2. 分子式:$C_{14}H_{12}ClNO_2$

3. 分子量:261.7

4. 结构式

盐酸西氯他宁
(cicletanine hydrochloride)

【CAS】 89943-82-8

【理化性状】 1. 分子式:$C_{14}H_{12}ClNO_2 \cdot HCl$

2. 分子量:298.2

【简介】 本品的作用类似噻嗪类利尿药。属于呋喃吡啶类,能增加前列环素的合成,能与动员胞内钙离子的各类物质相互作用,有直接松弛血管平滑肌的作用。直接舒张血管的作用可能是由一氧化氮介导的。它对血管壁脆化、组织水肿、缺血再灌注心脏具有保护作用。它还有H_1-受体阻断作用、轻度的利尿作用及抑制血管平滑肌细胞增殖的作用,能够防止心肌细胞内离子浓度的变化和心律失常的发生。本品作用温和、不良反应相对较少。作用开始迅速,可持续6~10 h。服用本品100 mg的利尿作用与苄氟噻嗪5 mg者相当。用于高血压,轻、中度者日服50 mg即可起效,口服量一般为50~100 mg;重度高血压须日服200 mg。片剂:50 mg。

环噻嗪
(cyclothiazide)

别名:环己氯噻嗪、茨烯氯噻嗪、Anhydron

【CAS】 2259-96-3

【ATC】 C03AA09

【理化性状】 1. 化学名:6-Chloro-3,4-dihydro-3-(norborn-5-en-2-yl)-2H-1,2,4-benzothiadiazine-7-sulphonamide 1,1-dioxide

2. 分子式:$C_{14}H_{16}ClN_3O_4S_2$

3. 分子量:389.9

4. 结构式

【简介】 本品给药后2 h出现利尿,作用维持18~24 h,长期用药或敏感患者可发生低钾血症,应予适当补钾。口服1~2 mg/d,逐渐减少到隔日1次或每周2~3次。片剂:1 mg。

甲氯噻嗪
(methyclothiazide)

别名:氯甲氢氧噻嗪、Aquatensen

【CAS】 135-07-9

【ATC】 C03AA08

【理化性状】 1. 本品为白色或几乎白色结晶性粉末,无臭或有轻微臭气。微溶或不溶于水和三氯甲烷,可溶于乙醇,溶于乙醚,易溶于丙酮和吡啶,略溶于甲醇,微溶于苯。

2. 化学名：6-Chloro-3-chloromethyl-3，4-dihydro-2-methyl-2H-1，2，4-benzothiadiazine-7-sul-phonamide 1,1-dioxide

3. 分子式：$C_9H_{11}Cl_2N_3O_4S_2$

4. 分子量：360.2

5. 结构式

【简介】　本品为噻嗪类利尿药,作用与氢氯噻嗪相似。本品口服给药后 2 h 开始利尿,6 h 达利尿高峰,效应持续 24 h。开始剂量 2.5～10 mg/d,治疗高血压 2.5～5 mg/d。儿童可用 50～200 μg/(kg·d)。片剂:2.5 mg,5 mg。

泊利噻嗪
(polythiazide)

别名:多噻嗪、三氟硫醚甲噻嗪、Renese、Nephril

【CAS】　346-18-9

【ATC】　C03AA05

【理化性状】　1. 化学名:6-Chloro-3,4-dihydro-2-methyl-3-(2,2,2-trifluoroethylthiomethyl)-2H-1,2,4-benzothiadiazine-7-sulphonamide 1,1-dioxide

2. 分子式:$C_{11}H_{13}ClF_3N_3O_4S_3$

3. 分子量:439.9

4. 结构式

【简介】　本品为噻嗪类利尿药,其作用类似氢氯噻嗪,其适应证为包括伴有心力衰竭的水肿和高血压。其不良反应、禁忌与慎用和药物相互作用均类似氢氯噻嗪。本品口服后很快被吸收,其 $t_{1/2}$ 约为 26 h,蛋白结合率＞80%,主要以原药和代谢物随尿液排出。治疗水肿可口服 1～4 mg/d,治疗高血压可给予 2～4 mg/d;如与其他降压药合用,本品仅用 0.5～1.0 mg 即可。

三氯噻嗪
(trichlormethiazide)

别名:Diurese、Metahydrin、Naqua

【CAS】　133-67-5

【ATC】　C03AA06

【理化性状】　1. 本品为白色或几乎白色的结晶性粉末,无臭或有特殊臭。溶于水、乙醇、三氯甲烷、二甲基甲酰胺、乙醚,易溶于丙酮,溶于甲醇。

2. 化学名：6-Chloro-3-dichloromethyl-3，4-dihydro-2H-1，2，4-benzothiadiazine-7-sulphonamide 1,1-dioxide

3. 分子式:$C_8H_8Cl_3N_3O_4S_2$

4. 分子量:380.7

5. 结构式

【简介】　本品口服后 2 h 开始利尿,持续约 24 h,治疗水肿一般一次 1～4 mg,2 次/日,治疗高血压每天 2～4 mg。儿童可用 70 μg/(kg·d)。片剂:1 mg。

贝美噻嗪
(bemetizide)

别名:苯甲噻嗪、Melusin

【CAS】　1824-52-8

【理化性状】　1. 化学名:6-Chloro-3,4-dihydro-3-(α-methylbenzyl)-2H-1，2，4-benzothiadiazine-7-sulphonamide 1,1-dioxide

2. 分子式:$C_{15}H_{16}ClN_3O_4S_2$

3. 分子量:401.9

4. 结构式

【简介】　本品为噻嗪类利尿药,常与氨苯蝶啶合用治疗高血压或水肿。口服 25～50 mg/d,每天或隔日 1 次。片剂:25 mg。

依匹噻嗪
(epitizide)

别名:氟硫噻嗪、Epithiazide、Thiaver

【CAS】　1764-85-8

【理化性状】　1. 化学名:6-Chloro-3,4-dihydro-3-(2,2,2-trifluoroethylthiomethyl)-2H-1,2,4-benzothiadiazine-7-sulphonamide 1,1-dioxide

2. 分子式:$C_{10}H_{11}ClF_3N_3O_4S_3$

3. 分子量:425.9

4. 结构式

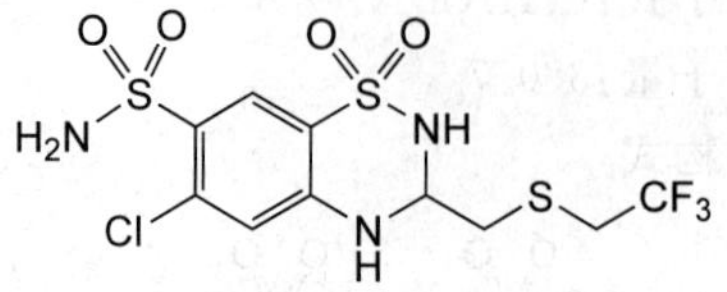

【简介】　本品为噻嗪类利尿药,常与氨苯蝶啶合用治疗水肿及高血压,口服 4 mg,2～3 次/日。片剂:4 mg。

布噻嗪
(butizide)

别名:异丁噻嗪、Buthiazide、Saltucin

【CAS】　2043-38-1

【理化性状】　1. 化学名:6-Chloro-3,4-dihydro-3-isobutyl-2H-1,2,4-benzothiadiazine-7-sulphonamide 1,1-dioxide

2. 分子式:$C_{11}H_{16}ClN_3O_4S_2$

3. 分子量:353.8

4. 结构式

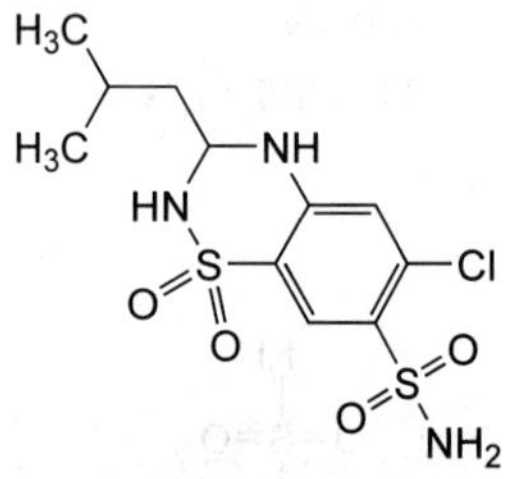

【简介】　本品为噻嗪类利尿药,其作用机制、不良反应同氢氯噻嗪,口服 5～15 mg/d。片剂:5 mg。

美布噻嗪
(mebutizide)

别名:甲丁噻嗪、Neoniagar

【CAS】　3568-00-1

【ATC】　C03AA13

【理化性状】　1. 化学名:6-Chloro-3-(1,2-dimethylbutyl)-3,4-dihydro-2H-1,2,4-benzothiadiazine-7-sulphonamide 1,1-dioxide

2. 分子式:$C_{13}H_{20}ClN_3O_4S_2$

3. 分子量:381.9

4. 结构式

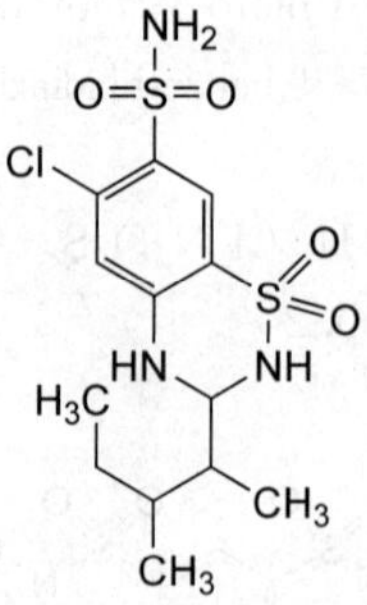

【简介】　本品用于治疗水肿及高血压。口服 7.5～30 mg/d,片剂:2.5 mg。

苄噻嗪
(benzthiazide)

别名:苯噻嗪、苄硫醚氯噻嗪、Enduron、Aquatag

【CAS】　91-33-8

【理化性状】　1. 化学名:6-Chloro-1,1-dioxo-3-(phenylmethylsulfanylmethyl)-4H-benzo[e][1,2,4]thiadiazine-7-sulfonamide

2. 分子式:$C_{15}H_{14}ClN_3O_4S_3$

3. 分子量:431.94

4. 结构式

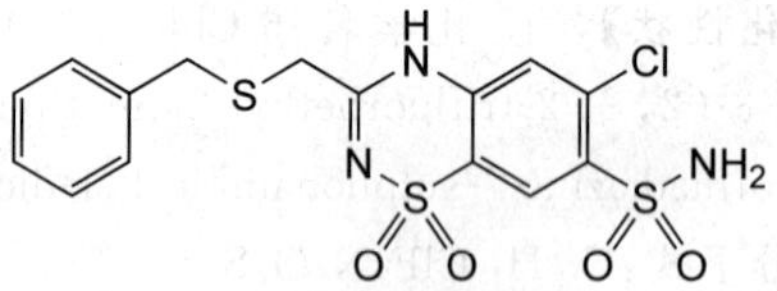

【简介】　本品为噻嗪类利尿药,其作用类似于氢氯噻嗪。口服本品后 2 h 开始利尿,4～6 h 达峰值,作用持续约 12～18 h。用于治疗包括伴有心力衰竭的水肿及高血压。一般口服 50～200 mg/d,维持量为 50～150 mg/d。片剂:25 mg。

乙噻嗪
(ethiazide)

别名:Hypertance、Forte

【CAS】　1824-58-4

【理化性状】　1. 化学名:6-Chloro-3-ethyl-1,1-diketo-3,4-dihydro-2H-benzo[E][1,2,4]thiadiazine-7-sulfonamide

2. 分子式:$C_9H_{12}ClN_3O_4S_2$

3. 分子量:325.8

4. 结构式

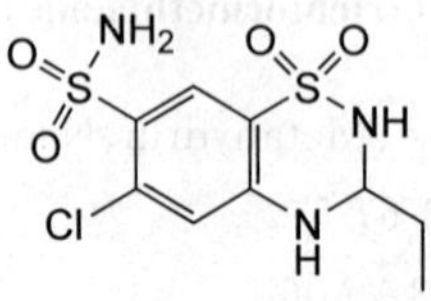

【药理作用】　本品为噻嗪类利尿药。能干扰肾小管对电解质重吸收,使钠和氯排泄增加。由于到达远曲小管末段和集合管 Na^+ 增加,导致 K^+ 排泄增强。有弱碳酸酐酶抑制活性。HCO_3^- 排泄增加不多,尿 pH 改变不明显。降压作用原因不明,可能和钠耗竭有关,可单独应用或与其他的抗高血压药合用。

【体内过程】　本品口服易吸收,2 h 后即有显著的排钠和利尿作用,约 6 h 达峰,作用持续 12 h。主要以原药经肾排泄。

【适应证】　1. 用于心源性水肿、肝源性水肿和肾性水肿　如肾病综合征、急性肾小球肾炎、慢性肾功能衰竭以及肾上腺皮质激素与雌激素过多引起的水肿。

2. 用于治疗高血压　可单独应用或与其他的抗高血压药合用,以增强疗效和减少不良反应。

3. 用于治疗尿崩症。

【不良反应】　1. 胃肠道　包括食欲缺乏、呕吐、胃刺激、肠痉挛等。罕有肝内胆汁淤积性黄疸。

2. 中枢神经系统　包括头痛和眩晕等。

3. 血液系统　罕见白细胞减少、血小板减少和再生障碍性贫血。

4. 皮肤　紫癜、皮疹、光敏性皮炎等。

5. 心血管　包括体位性低血压,作用可被乙醇和巴比妥类药物增强。

6. 其他　包括低血糖、糖尿、高尿酸血症、肌肉痉挛、无力等。

【禁忌与慎用】　1. 禁用于无尿及对本品及磺胺类过敏者。

2. 肝、肾功能不全或进行性肝病时应慎用。

【药物相互作用】　一般不宜合用锂盐,因本品可使锂的肾排泄减少,增强锂的毒性。

【剂量与用法】　口服。用于治疗水肿,一次 2.5~5 mg,2 次/日,隔日或间歇给药。用于降压,口服,一次 2.5~5 mg,2 次/日。

【用药须知】　1. 本品一般不用于妊娠水肿,以防影响胎儿。子宫增大压迫引起的水肿可抬高下肢缓解,不必用利尿药。合并其他的病理原因如妊娠高血压综合征水肿则例外。

2. 若出现不良反应时,应减少剂量或停药。

3. 肾功能不全时应慎用本品,因可使氮质血症加重,并且导致药物蓄积。

4. 肝功能不全或进行性肝病时应慎用,因轻微的水、电解质平衡失调可能诱发肝昏迷。

5. 本品可加强其他抗高血压药的作用。

6. 过敏反应偶见于有变态反应史或支气管哮喘患者。部分患者对日光敏感化。

7. 注意水、电解质平衡情况,纠正低钠、低氯碱血症和低血钾,和其他强利尿药、皮质类固醇或促肾上腺皮质激素(ACTH)合用时尤应注意。

8. 严重肝硬化、电解质摄入不足或合用强心苷患者,其低血钾危险性增加。低血氯一般轻微,不必特别处理。低血钠可发生在高温天气的水肿患者,此时应限水而不限盐。

9. 本品长期应用于某些患者亦可增加镁排泄,导致低镁血症,减少钙排泄引起高钙血症及低磷血症。应多服富钾饮料如橙汁等,或补充钾盐。但饮食含有足够的钾时,不必另外再补给。

10. 应告知患者,如有不适、持续性呕吐和腹泻,可能有过多的水和钾的丧失,应迅速就诊。并定期监测电解质。

11. 本品可引起高尿酸血症,导致痛风发作。

12. 本品可改变糖尿病患者的胰岛素用量,升高血糖,也可使隐性糖尿病患者出现症状。长期应用亦可能降低血 HDL,促进动脉硬化。

13. 可减少血浆结合碘水平,但无甲状腺功能不全的表现。

14. 锂盐一般不宜合用,因本品可使锂的肾排泄减少,增强锂的毒性。

15. 交感神经切除术后,本品降压作用会增强。

【制剂】　片剂:2.5 mg。

【贮藏】　遮光、密封保存。

氢苄噻嗪
(hydrobentizide)

【CAS】　1824-58-4

【理化性状】　1. 化学名:6-Chloro-1,1-dioxo-3-[(phenylmethylthio)methyl]-3,4-dihydro-2H-benzo[E][1,2,4]thiadiazine-7-sulfonamide

2. 分子式:$C_{15}H_{16}ClN_3O_4S_3$

3. 分子量:433.9

4. 结构式

【简介】　本品药理作用同氢氯噻嗪。用于高血压,口服,20~30 mg/d。治疗高血压时一般与降压药合用。不良反应有心悸、胸痛、心室颤动等。本品不影响肾小球滤过率,肝昏迷前期、肝昏迷禁用,儿童不宜应用。片剂:10 mg;20 mg。

对氟噻嗪

（paraflutizide）

【CAS】 1580-83-2

【理化性状】 1. 化学名：6-Chloro-3-(4-fluorobenzyl)-1,1-diketo-3,4-dihydro-2H-benzo［E］［1,2,4］thiadiazine-7-sulfonamide

2. 分子式：$C_{14}H_{13}ClFN_3O_4S_2$

3. 分子量：405.9

4. 结构式

【简介】 本品药理作用和注意事项同氢氯噻嗪。用于高血压，口服，5～15 mg/d。片剂：5 mg。

戊氟噻嗪

（penflutizide）

【CAS】 1766-91-2

【理化性状】 1. 化学名：3-Amyl-1,1-diketo-6-(trifluoromethyl)-3,4-dihydro-2h-benzo［e］［1,2,4］thiadiazine-7-sulfonamide

2. 分子式：$C_{13}H_{18}F_3N_3O_4S_2$

3. 分子量：401.4

4. 结构式

【简介】 本品药理作用和注意事项同氢氯噻嗪。用于水肿，口服，7.5 mg/d。片剂：2.5 mg。

氯拉扎尼

（chlorazanil）

别名：氯苯三嗪胺、氯苯二胺三嗪、Orpidan-150、Triazurol、Daquin

【CAS】 500-42-5

【理化性状】 1. 化学名：N-(4-Chlorophenyl)-1,3,5-triazine-2,4-diamine

2. 分子式：$C_9H_8ClN_5$

3. 分子量：221.6

4. 结构式

【简介】 本品作用类似氢氯噻嗪。注意事项参见氢氯噻嗪。用于利尿，口服，常用量一次 150 mg，每周 2～3 次。肝昏迷患者、低钾血症、肾功能不全无尿者禁用。

氯索隆

（clorexolone）

别名：氯环吲酮、Nefrolan

【CAS】 2127-01-7

【理化性状】 1. 化学名：6-Chloro-2-cyclohexyl-3-oxo-isoindoline-5-sulfonamide

2. 分子式：$C_{14}H_{17}ClN_2O_3S$

3. 分子量：328.8

4. 结构式

【简介】 本品作用同氢氯噻嗪。作用持续24～48 h。用于高血压，口服 10～25 mg/d。用于水肿，口服一次 25～100 mg，一日或隔日 1 次。亦可用于尿崩症，口服 10～20 mg/d。片剂：10 mg。

美夫西特

（mefruside）

别名：倍可降、强速尿灵、甲呋速尿、Baycaron、Mefrusal

【CAS】 7195-27-9

【理化性状】 1. 化学名：4-Chloro-N-methyl-N-［(RS)-2-methyltetrahydrofuran-2-ylmethyl]-3-sul-famoylbenzenesulfonamide

2. 分子式：$C_{13}H_{19}ClN_2O_5S_2$

3. 分子量：382.9

4. 结构式

【简介】 本品有利尿作用，与噻嗪类利尿药相似,但无噻嗪环的结构。作用高峰在 6～12 h,持续 20～24 h,排钾较少。用于水肿,口服 25～50 mg/d,需要时可增至 75～100 mg/d。长期服用时可隔日或隔 2 日服 25～50 mg。用于高血压,开始时口服 25～50 mg/d,然后隔日服 25～50 mg/d。研究报告表明,本品与呋塞米的临床应用和不良反应十分类似,对血镁和血脂有影响。片剂:10 mg;25 mg。

苄氢氯噻嗪
(benzylhydrochlorothiazide)

【CAS】 1824-50-6

【理化性状】 1. 本品为白色结晶性粉末,无味。能溶于 n-正丁醇,略溶于丙酮,微溶于甲醇,极微溶于乙醇和 4-甲基-2-戊酮,几乎不溶于水,能溶于氢氧化钠溶液。熔点 245～253 ℃。

2. 化学名:3-(Benzyl)-6-chloro-1,1-diketo-3,4-dihydro-2h-benzo〔e〕〔1,2,4〕thiadiazine-7-sulfona-mide

3. 分子式:$C_{14}H_{14}ClN_3O_4S_2$

4. 分子量:387.9

5. 结构式

【药理作用】 本品为噻嗪类利尿降压药。通过抑制肾小管对 Na^+、Cl^- 重吸收,增加 Na^+、Cl^-、水排泄而降低血容量。通过降低动脉血管壁的 Na^+ 量降低拟交感神经的敏感性。

【体内过程】 1. 在大鼠试验中,当本品口服剂量≥1.0 mg/kg 时,尿中 Na^+、Cl^- 排泄量呈剂量依赖性。与安慰剂组相比,服用本品后尿量显著增加。

2. 给予本品 10 mg/kg,高血压鼠的血压降低 10% 或以上。给药后约 1 h 开始起效,作用维持至少 5 h。

【适应证】 高血压(原发性、肾性等),恶性高血压,心源性水肿(充血性心力衰竭)、肾水肿、肝水肿。

【不良反应】 1. 再生障碍性贫血　如发生,应停药。

2. 低钠血症　可发生伴随不适、食欲缺乏、恶心、呕吐、惊厥和(或)意识混乱的低钠血症,一旦发生,应中止给药。

3. 低钾血症(5%＞发生率≥0.1%)　可发生不适和(或)心律失常,一旦发生,应中止给药。

4. 其他不良反应参见氢氯噻嗪。

【禁忌与慎用】 1. 婴儿尤易发生电解质失衡,应慎用。

2. 妊娠期妇女、哺乳期妇女慎用。

3. 晚期肝硬化使用本品可诱导肝水肿。

4. 有冠状或脑血管硬化的心脏疾患的老年患者慎用。

5. 严重肾病患者慎用。

6. 肝病或肝功能不全的患者慎用。

7. 痛风、糖尿病或有糖尿病家族史患者慎用。

8. 恶心、呕吐患者慎用。

9. 高钙血症或甲状旁腺功能亢进患者慎用。

10. 正使用地高辛制剂、糖皮质激素或 ACTH 的患者慎用。

11. 正使用次氯酸治疗的患者使用本品可诱导低钠血症,应慎用。

【药物相互作用】 如下药物与本品存在相互作用,详细如下表。

本品与其他药物的相互作用

药物	症状、体征和处理措施	危险因素机制
巴比妥类	所有此类药物可增加体位性低血压	巴比妥类的中枢神经系统抑制作用和利尿剂的降压作用,均可诱导此症状
阿片类生物碱		据报道,大剂量阿片类生物碱诱导低血压
乙醇		本品与具有血管舒张作用的乙醇合用,增强低血压效应
儿茶酚胺类:去甲肾上腺素、肾上腺素	本品可增强儿茶酚胺类作用。手术前给予此类药物,本品应有一个洗脱期	这些药物降低血管壁反应性,促进神经末梢释放生理性去甲肾上腺素
筒箭毒碱及类似物:氯筒箭毒碱水合物、泮库溴铵溴化物、维库溴铵溴化物	本品增强这些药物的麻痹作用。手术前给予,本品应有一个洗脱期	利尿剂引起的血清钾降低可能增强这些药物的神经肌肉阻滞作用
其他抗高血压药物	合用增强降压作用。应采取措施,如调整剂量	降压机制不同

药物	症状、体征和处理措施	危险因素机制
洋地黄制剂,如地高辛	合用能增强洋地黄的心脏作用,导致心律失常。应监测血清钾水平	利尿剂导致的血钾、血镁降低,使心脏收缩性增强,导致心律失常
奎尼丁	可发生心动过缓	合用碱化尿液,非解离的奎尼丁浓度增加,导致血浆奎尼丁浓度增高
糖皮质激素类、ACTH、甘草皂苷制剂	低血钾症状	均有排钾作用
糖尿病治疗药物:磺酰脲类、胰岛素	同时给药可使糖尿病恶化(或降低抗糖尿病药作用)	血钾降低能降低胰腺 B 细胞释放胰岛素,机制未明
碳酸锂	合用增加锂中毒症状,如震颤、消化不良	利尿药促进锂从肾脏重吸收,增加血锂浓度
考来烯胺	利尿降压作用降低	考来烯胺抑制本品吸收
NSAIDs:吲哚美辛等	利尿降压作用降低	NSAIDs 降低前列腺素合成,增加体液水、钠潴留,可对抗本品作用

【剂量与用法】　1. 通常成人口服 4~8 mg(1~2 片),2 次/日。根据患者年龄和症状调整剂量。维持剂量间隔给药,每周 2 次或 3 次。

2. 低血压患者,应从低剂量开始,此后规律增量。如用于恶性高血压,通常与其他抗高血压药物合用。

【用药须知】　1. 本品在无甲状腺疾病的患者中能降低血清蛋白结合碘(PBI)的测定。

2. 老年人应从低剂量开始,并密切监测。老年患者会快速利尿,血容量降低易由于脱水或低血压导致体位性眩晕、晕厥。尤其心脏疾病的水肿患者,快速利尿会引起血容量和血浓度进一步降低,诱导血栓栓塞如脑梗死。通常血压过低对老年人无益。另外,还可能发生低钠血症、低钾血症。

3. 为防止快速利尿导致的电解质紊乱或脱水,本品应从低剂量开始,此后,逐渐增量,并密切监测水和电解质。

4. 保证夜晚睡眠对患者很重要,推荐本品早晨服药,以避免夜间排尿。

5. 因本品可引起头晕或蹒跚,应避免操纵重型机械,从事危险工作或驾车。

【制剂】　片剂:4 mg。

【贮藏】　室温密封保存。

美替克仑
(meticrane)

别名:满硫杂萘磺胺

【CAS】　1084-65-7

【ATC】　C03BA09

【理化性状】　1. 化学名:6-Methylthiochromane-7-sulfonamide 1,1-dioxide

2. 分子式:$C_{10}H_{13}NO_4S_2$

3. 分子量:275.3

4. 结构式

【简介】　本品为噻嗪类利尿药,用于治疗高血压。

芬喹唑
(fenquizone)

别名:Phenquizone、Idrolone

【CAS】　20287-37-0

【ATC】　C03BA13

【理化性状】　1. 化学名:7-Chloro-4-oxo-2-phenyl-1,2,3,4-tetrahydroquinazoline-6-sulfonamide

2. 分子式:$C_{14}H_{12}ClN_3O_3S$

3. 分子量:337.8

4. 结构式

【简介】　本品为低效磺胺类利尿药,主要用于治疗水肿和高血压。

替尼酸

(tienilic acid)

别名:噻吩利尿酸、氯噻苯氧酸、噻吩利尿酸、替恩尼酸、蒂克瑞纳芬、Ticrynafen

本品因可引起肝损害,现已少用或不用。

【CAS】　40180-04-9

【ATC】　C03CC02

【理化性状】　1. 化学名:[2,3-Dichloro-4-(2-thienylcarbonyl)phenoxy]acetic acid

2. 分子式:$C_{13}H_8Cl_2O_4S$

3. 分子量:331.2

4. 结构式

【药理作用】　1. 本品的作用机制与噻嗪类利尿剂相似,可抑制远曲小管皮质部对钠的重吸收而起到利尿作用。本品尚有排尿酸作用,可阻断近曲小管对尿酸的重吸收,使尿中尿酸排出增多,血中尿酸浓度降低。本品对黄嘌呤氧化酶无影响,故不影响尿酸的代谢过程。

2. 本品 0.25 g 的利尿与利钠效应相当于 0.05 g 依他尼酸。本品 0.5 g 的利钠效应约与 0.05 g 氢氯噻嗪相当,与呋塞米联合应用有协同作用。

【体内过程】　口服本品吸收迅速,经 3～5 h 可达峰值,1 h 内出现利尿作用,作用可维持 12～24 h。血浆蛋白结合率为 95%,本品不易由肾小球滤过,大部分药物经由肾小管分泌到管腔随尿液排出,小部分随胆汁排泄。

【适应证】　用于治疗高血压、高尿酸血症伴水肿的患者、痛风。

【不良反应】　1. 与噻嗪类药物相似。偶有头晕、头痛、关节痛、乏力等。

2. 由于其明显的肝脏毒性,造成了数百例的严重的肝损害,而且很多是致命的。

3. 本品引起的肝损害与临床上的病毒性肝炎无明显区别,一般在服用 9 d 至 3 年间开始发作,60 岁以上的女性患者危险性更大。14% 的患者死于肝功能衰竭,75% 的患者有急性肝细胞损伤,或慢性活动性肝炎或肝硬化或两者兼有。

4. 除肝脏毒性外,还可能导致急性肾功能衰竭,形成尿结石。

【禁忌与慎用】　参见氢氯噻嗪。

【药物相互作用】　水杨酸类药物及对氨马尿酸等有机醇与本品合用有竞争性排泄作用,使本品的利尿作用减低。其他参见氢氯噻嗪。

【剂量与用法】　口服,一次 0.125～0.25 g,1～2 次/日。

【用药须知】　长期应用者应定期检查血钾。

【制剂】　片剂:0.125 g。

【贮藏】　密封、遮光保存。

氯噻嗪

(chlorothiazide)

别名:克尿噻

【CAS】　58-94-6

【ATC】　C03AA04

【理化性状】　1. 本品为白色或近白色粉末,极微溶于水,可溶于稀氢氧化钠溶液 100 ml 中,还能溶于 pH 为 7 的尿液中。

2. 化学名:6-Chloro-1,1-dioxo-2H-1,2,4-benzothiadiazine-7-sulfonamide

3. 分子式:$C_7H_6ClN_3O_4S_2$

4. 分子量:295.72

5. 结构式

氯噻嗪钠

(chlorothiazide sodium)

别名:Diuril

【CAS】　7085-44-1

【理化性状】　1. 分子式:$C_7H_6ClN_3NaO_4S_2$

2. 分子量:318.71

【药理作用】　本品抗高血压的作用机制尚未明确。本品可影响远端肾小管对电解质的重吸收而起到利尿作用。

【体内过程】　本品不被代谢,主要经肾脏排泄,$t_{1/2}$ 为 45～120 min。口服后约 10%～15% 的给药剂量以原药随尿液排泄,本品可透过胎盘屏障,但不能透过血-脑屏障。

【适应证】　用于治疗高血压,辅助治疗包括充血性心力衰竭、肝硬化在内的水肿性疾病。

【不良反应】　1. 整体感觉　疲乏。

2. 心血管　低血压包括体位性低血压(饮酒、巴比妥类药物、硝酸酯类、抗高血压药可加重低血压反应)。

3. 中枢神经系统 疲乏、感觉异常、头晕、头痛、不安。

4. 消化系统 胰腺炎、黄疸、腹泻、呕吐、涎腺炎、痉挛性疼痛、便秘、胃刺激、恶心、食欲缺乏。

5. 血液系统 再生障碍性贫血、粒细胞缺乏、白细胞减少、溶血性贫血、血小板减少。

6. 过敏反应及超敏反应 坏死性血管炎、呼吸窘迫(包括肺炎、肺水肿、光敏性、发热、荨麻疹、皮疹、紫癜)。

7. 代谢 电解质平衡紊乱、高血糖、糖尿、高尿酸血症。

8. 肌肉与骨骼 肌肉痉挛。

9. 呼吸系统 胸闷、哮喘、鼻塞。

10. 泌尿生殖系统 肾功能衰竭、肾功能不全、间质性肾炎、阳痿。

11. 皮肤 多形性红斑(包括斯-约综合征)、剥脱性皮炎(包括中毒性表皮坏死松解症)。

12. 特殊感觉 一过性视物模糊、黄视症。

【妊娠期安全等级】 C。

【禁忌与慎用】 1. 对本品及磺胺类药物过敏的患者禁用。

2. 重度肾功能不全者,使用本品可导致氮质血症,应慎用。

3. 肝功能不全者慎用,因电解质失衡可导致肝昏迷。

4. 本品可导致系统性红斑狼疮恶化,过敏反应。

5. 尚未明确本品是否可经乳汁分泌,哺乳期妇女使用时,应暂停哺乳。

6. 本品主要经肾脏排泄,老年人易有肾功能不全,应减量慎用。

【药物相互作用】 1. 本品与乙醇、巴比妥类、硝酸酯类合用可增强降血压作用。

2. 本品与抗糖尿病药物合用,可能需调整抗糖尿病药的剂量。

3. 考来烯胺和考来替泊可与噻嗪类药物结合,减少此类药物的吸收。

4. 本品可降低儿茶酚胺(去甲肾上腺素)的作用。

5. 本品可能会增强肌松药的作用。

6. 本品可能会增加锂剂的毒性,禁止合用。

7. NSAIDs 可降低本品的作用,尽量避免合用。

8. 本品应在检测甲状腺旁素试验前停药。

【剂量与用法】 1. 利尿 成人常用口服剂量为 0.5~1 g,1~2 次/日。隔天 1 次,或每周用 3~5 次,应避免过度利尿,以减少水及电解质失调。

2. 抗高血压 成人口服 0.5~1 g/d,依血压情况

而调整剂量。某些患者可用至 2 g/d。小儿剂量:每天 1 mg/kg,分 2 次给予。6 个月以下婴儿:可用至每天 1.5 mg/kg。根据计算,2 岁小儿每天可给予 125~357 mg,2 岁~12 岁每天可给予 375~1000 mg。

3. 静脉注射用于不能口服而须利尿的患者,婴儿和儿童一般不宜静脉注射。用不小于 18 ml 注射用水或等渗溶液稀释供静脉注射使用。放置在室温溶液不宜超过 24 h。也可溶解在 5% 或 10% 葡萄糖注射液或 0.9% 氯化钠溶液中供静脉滴注,避免和全血等血制品混合使用。避免漏出血管外。本品不可供皮下或肌内注射。成人常用剂量为 0.5~1 g,1~2 次/日。

【用药须知】 1. 利尿剂包括本品,可导致电解质失衡,使用本品期间应监测电解质。

2. 使用噻嗪类利尿剂的患者可能会发生尿酸升高,甚至痛风发作。

3. 本品可增加尿钙的排泄。

4. 本品可能会升高胆固醇和三酰甘油的水平。

【制剂】 ①片剂:0.25 g;0.5 g。②混悬液:250 mg/5 ml。③注射剂:0.5 g(钠盐)。

【贮藏】 贮于 15~30 ℃。

12.1.4 保钾利尿药

氨苯蝶啶
(triamterene)

别名:三氨蝶呤、Triamteril、Pterophene、Dyrenium、Uretren

本品为保钾利尿药。

【CAS】 396-01-0

【ATC】 C03DB02

【理化性状】 1. 本品为黄色结晶性粉末,极微溶于水和乙醇。在酸性溶液中产生蓝色荧光。

2. 化学名:6-Phenylpteridine-2,4,7-triamine;2,4,7-Triamino-6-phenylpteridine

3. 分子式:$C_{12}H_{11}N_7$

4. 分子量:253.3

5. 结构式

【用药警戒】 本品可导致血钾升高(≥5.5 mmol/L)。肾功能不全患者、糖尿病患者(甚至无肾功能不全的表现)、老年人和有严重疾病的患者更易发生高钾血

症。未纠正的高钾血症可能导致死亡。因此,使用本品期间应定期监测血钾水平。

【药理作用】　本品作用于远曲小管上皮细胞,抑制 Na^+ 的重吸收,增加 Na^+ 及 Cl^- 的排泄,从而产生利尿作用,对 K^+ 则有保留作用。

【体内过程】　1. 本品口服后吸收迅速但不完全,生物利用度约为 50%($30\%\sim70\%$)。2 h 出现利尿,约 6 h 达利尿高峰,作用可维持数天。

2. 本品的蛋白结合率约为 60%。

3. 本品在体内广泛被代谢,主要以代谢物及部分原药形式随尿液排出,部分排泄到胆汁。$t_{1/2}$ 约为 2 h。本品可透过胎盘,并可分泌到乳汁中。

【适应证】　临床用于治疗心、肝及肾性水肿、腹水,轻、中度高血压,遗传性假性或原发性醛固酮增多症。本品尤适用于噻嗪类或螺内酯治疗无效的患者。

【不良反应】　1. 一般有恶心、呕吐、腹泻、低血压、头痛、口干、皮疹、BUN 水平升高、电解质紊乱、高钾血症及酸中毒。

2. 偶可发生光敏和过敏反应。罕见巨细胞性贫血及血小板减少。

【妊娠期安全等级】　C。

【禁忌与慎用】　1. 对本品过敏者、高钾血症及肾功能不全患者禁用。

2. 易产生酸中毒,糖尿病、有痛风病史及肝功能不全的患者慎用。

3. 本品可透过胎盘屏障,妊娠期妇女使用应仔细权衡利弊。

4. 本品可分泌到乳汁中,哺乳期妇女慎用,如确实需要使用应考虑停止哺乳。

5. 老年人使用本品较易发生高钾血症和肾损害。

【药物相互作用】　1. 不宜和其他保钾利尿药合用,以防血钾过高。

2. 与噻嗪类合用,能加强利尿,减轻排钾。

3. 与抗高血压药合用,可增加降压作用。

4. 与锂盐合用,能升高锂盐血浓度而引起中毒。

5. 与洋地黄毒苷合用时可使后者生物转化增加,疗效降低。

6. 本品能降低肾小球滤过率,与 NSAIDs 合用易引起急性肾功能衰竭。

7. 与甲氨蝶呤合用,可增强后者毒性。

【剂量与用法】　1. 成人一次口服 $50\sim100$ mg,3 次/日,饭后服,$3\sim5$ d 为一疗程。

2. 儿童一日 $2\sim4$ mg/kg 或按体表面积 120 mg/m² ,分 2 次服,一日或隔日疗法。以后酌情

调整剂量。最大剂量不超过一日 6 mg/kg 或 300 mg/m² 。

【用药须知】　1. 服用本品后,尿液常显淡蓝色荧光。

2. 应用本品后宜逐渐停药,防止反跳性钾丢失。

3. 用药期间,禁止补钾,以防血钾过高。

【制剂】　片剂:50 mg。

【贮藏】　遮光、密封保存。

阿米洛利
(amiloride)

别名:氨氯吡咪、Amipramizide、Midamor

【CAS】　2609-46-3 (amiloride); 2016-88-8 (anhydrous amiloride hydrochloride); 17440-83-4 (amiloride hydrochloride dihydrate)

【ATC】　C03DB01

【理化性状】　1. 本品为浅黄至黄绿色粉末,微溶于水和无水乙醇。

2. 化学名:N-Amidino-3,5-diamino-6-chloropyrazine-2-carboxamide hydrochloride dihydrate

3. 分子式:$C_6H_8ClN_7O \cdot HCl \cdot 2H_2O$

4. 分子量:302.1

5. 结构式

【用药警戒】　本品可导致高钾血症(血清钾水平超过 5.5 mmol/L),如不纠正可能致死。肾功能不全患者、糖尿病患者(伴或不伴肾功能不全的表现)、老年人发生率较高。因此,用药时(特别是在第 1 次使用、调整剂量和患有影响肾功能的疾病)应监测血钾水平。

【药理作用】　本品直接作用于远曲小管,降低 H^+ 和 Na^+-K^+ 交换,还可直接抑制肾上腺皮质球状带分泌醛固酮,为目前排钠保钾利尿药中作用最强的药物。

【体内过程】　本品口服后从胃肠道吸收较少($15\%\sim30\%$),约 2 h 后出现利尿作用,$3\sim4$ h 达血药峰值,可维持 $24\sim48$ h。$t_{1/2}$ 约 6 h。小部分经胆汁排泄,大部分以原药随尿液排出。

【适应证】　1. 作为辅助药与排钾利尿药合用。

2. 用于其他药无效的肝硬化和充血性心力衰竭引起的水肿。

3. 可防治低血钾型(或散发性)周期性麻痹,也可治疗痛风肾。

【不良反应】　1. 常见有恶心、呕吐、腹痛、腹泻、便秘、口干、眩晕、皮疹、肌疼挛以及轻微精神或视觉变化。

2. 也有体位性低血压和 BUN 水平升高的报道。

3. 罕见肝功能异常的报道。

【妊娠期安全等级】　B。

【禁忌与慎用】　1. 本品的保钾作用可致高血钾，高血钾或补钾患者禁用。

2. 对本品过敏者禁用。

3. 肝、肾功能不全、糖尿病患者慎用。

4. 本品可透过胎盘屏障。虽然动物实验发现几倍于人类的剂量对胎仔尚未产生不良反应，但妊娠期妇女仍应慎用。

5. 动物实验显示，本品可分泌到乳汁中，哺乳期妇女如确实需要使用应考虑停止哺乳。

6. 老年人使用本品较易发生高钾血症和肾损害，建议选择较低的剂量并密切观察。

【药物相互作用】　1. 不宜与其他保钾利尿药合用。

2. 与螺内酯合用可致高血钾。

【剂量与用法】　1. 口服一次 5～10 mg，2～3 次/日。

2. 与噻嗪类利尿药合用治疗新生儿、婴儿和儿童的水肿或充血性心力衰竭，口服剂量为 100～200 μg/kg，2 次/日（最大总剂量为 20 mg/d）。

【制剂】　片剂：5 mg。

【贮藏】　密封保存。

12.1.5　醛固酮拮抗药

螺内酯
(spironolactone)

别名：安体舒通、螺旋内酯固醇、Antisterone、Aldactone

本品为保钾利尿药。

【CAS】　52-01-7

【ATC】　C03DA01

【理化性状】　1. 本品为白色或淡黄白色粉末。几乎不溶于水，溶于乙醇。本品呈多晶型。

2. 化学名：7α-Acetylthio-3-oxo-17α-pregn-4-ene-21，17β-carbolactone；（7α，17α）-7-（acetylthio）-17-hydroxy-3-oxo-pregn-4-ene-21-carboxylic acid γ-lactone

3. 分子式：$C_{24}H_{32}O_4S$

4. 分子量：416.6

5. 结构式

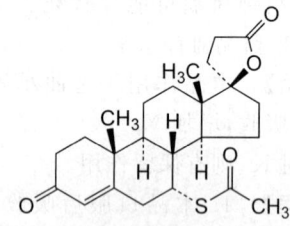

6. 稳定性　临时制备 2.5 mg/ml、5 mg/ml 和 10 mg/ml 的螺内酯糖浆混悬液，在三种温度下研究其稳定性（分别为 5 ℃、30 ℃ 和荧光灯照射下的室温环境），贮藏 2 周后，并没有可监测的药物损失。贮藏 4 周的样品降解小于 5%，但是浓度更高的混悬液降解明显。

【用药警戒】　大鼠长期毒性实验研究证实本品有致癌性，应仅用于下述适应证，避免不必要的使用。

【药理作用】　本品与醛固酮的化学结构类似。两者在远曲小管和集合管的皮质段部位产生竞争作用，从而阻碍醛固酮与受体结合。可抑制 K^+-Na^+ 交换，增加 Na^+ 和 Cl^- 的排泄，K^+ 的排泄减少，为一保钾利尿药。另外，有抗雄激素样作用。

【体内过程】　1. 本品口服后吸收迅速且完全，生物利用度约 90%。口服后 1 d 左右出现利尿作用，2～3 d 达高峰，停药后仍可持续 2～3 d。

2. 本品的血浆蛋白结合率为 90%。

3. 本品主要经肝脏代谢，其活性代谢物坎利酮（canrenone）有双相血浆半衰期，分别约为 4 h 和 17 h。

4. 本品主要以代谢物形式随尿液排出。原药或代谢物均能透过胎盘，也能分泌到乳汁中。

【适应证】　1. 主要用于治疗与醛固酮升高有关的难治性水肿，如肝硬化腹水、难治的心源性水肿和肾性水肿。

2. 近几年国内外临床用药资料显示，由于具有抗醛固酮受体作用，故可发挥治疗充血性心力衰竭的作用。

3. 辅助治疗高血压。

4. 用于诊断和治疗原发性醛固酮增多症。

5. 与噻嗪类利尿药合用，增强利尿效应和预防低钾血症。

【不良反应】　1. 可引起头痛、嗜睡、精神错乱、月经失调、运动失调、皮疹、乳汁分泌过多、低钠血症、高钾血症、胃肠道功能紊乱等。

2. 长期大量应用后，男子可出现乳腺发育、性欲减退和阳痿；女子可出现月经不调、更年期后子宫出血、乳房触痛、黄褐斑、声音变粗及多毛症等。停药后均可消失。

【妊娠期安全等级】　C。

【禁忌与慎用】　1. 对本品过敏者禁用。

2. 有高血钾、代谢性酸中毒、低血钠及肾功能衰竭患者禁用。

3. 肝功能不全患者慎用,因本品引起电解质紊乱可诱发肝昏迷。

4. 本品可通过胎盘,但对胎儿的影响尚不清楚。妊娠期妇女使用应权衡利弊,且用药时间宜短。

5. 本品及其活性代谢物坎利酮可分泌到乳汁中,虽然浓度极低,但由于动物实验证实坎利酮有致癌性,因此,哺乳期妇女如确实需要使用应考虑停止哺乳。

6. 老年人用药较易发生高钾血症和利尿过度。

【药物相互作用】　1. 可与氢氯噻嗪合用,两者取长补短,本品作用慢、弱和持久,而后者作用较快、较强所弥补,但后者的排钾作用又为前者所抵消,两者合用疗效增加,不良反应减轻。

2. 本品不宜与其他保钾利尿药合用,以防血钾过高。

3. 与阿司匹林、吲哚美辛等合用时,可使药效降低。

4. 与甘草制剂之间有拮抗作用。

5. 本品可延长地高辛等强心苷类药物的半衰期而引起中毒。

6. 不宜和降血糖药合用,因本品可升高血糖。

7. 与其他利尿药及抗高血压药合用时作用可加强,应适当减少后者的剂量。

【剂量与用法】　1. 治疗水肿　一次口服 20 mg,3～4 次/日,小儿一日 2 mg/kg,3～4 次/日。用药 5 d 后如疗效满意,维持原剂量,否则,可加用其他利尿药。

2. 治疗充血性心力衰竭　在使用 ACEIs 的同时,口服本品 12.5～25 mg/d。应注意,日剂量＞50 mg,可能导致高血钾。

3. 治疗高血压　开始 40～80 mg/d,分次服用,至少 2 周,以后酌情调整剂量,不宜与 ACEIs 合用,以免增加发生高钾血症的机会。

4. 醛固酮增多症的术前处理　一日给予 100～400 mg;不能手术的患者,给予最小有效剂量长期维持治疗。

5. 诊断醛固酮增多症　长期试验,400 mg/d,分 2～4 次服,连续 3～4 周。短期试验 400 mg/d,分 2～4 次服用,连续 4 d。服药后血钾比基础值明显升高,尿钾减少,血钠、CO_2CP 和血压下降即为阳性。

【用药须知】　1. 本品有保钾作用,在应用过程中切不可盲目使用钾补充剂,以免引起钾中毒。

2. 尽量避免长期大剂量使用。

【制剂】　①片剂:20 mg。②胶囊剂:20 mg。

【贮藏】　密封保存。

坎利酸钾
(potassium canrenoate)

别名:烯睾丙酸钾、Kanrenol、Vanactone

【CAS】　4138-96-9 (canrenoic acid); 2181-04-6 (potassium canrenoate)

【ATC】　C03DA02

【理化性状】　1. 本品为白色或淡黄色粉末,几乎不溶于水,溶于乙醇。本品呈多晶型性。

2. 化学名:Potassium17-hydroxy-3-oxo-17α-pregna-4,6-diene-21-carboxylate

3. 分子式:$C_{22}H_{29}KO_4$

4. 分子量:396.6

5. 结构式

【简介】　本品的作用机制及用途与螺内酯相同,为螺内酯具有活性的代谢物坎利酸的钾盐,主要用于心力衰竭水肿和肝硬化腹水。其 $t_{1/2}$ 约为 9 h。静脉注射稍快可致心律失常,如缓慢静脉注射 (0.2 g/3 min) 或将本品加入 5% 葡萄糖注射液或 0.9%氯化钠注射液中静脉滴注可以避免。其致男子乳腺发育的发生率较螺内酯低。静脉注射剂量为 0.05～0.3 g/d,分 2～3 次给予。个别患者须加量至 0.4～0.8 g/d,注射部位常有痛感。注射剂:0.2 g。

坎利酮
(canrenone)

别名:烯睾丙内酯、Contaren、Luvion

【CAS】　976-71-6

【ATC】　C03DA03

【理化性状】　1. 化学名:10,13-Dimethylspiro [2,8,9,11,12,14,15,16-octahydro-1H-cyclopenta [a] phenanthrene-17,5'-oxolane]-2',3-dione

2. 分子式:$C_{22}H_{28}O_3$

3. 分子量:340.5

4. 结构式

【简介】 本品为螺内酯和坎利酸钾的代谢物,作用及应用同坎利酸钾。本品蛋白结合率 95%, $t_{1/2}$ 为 10～35 h。注意事项参见螺内酯。口服,50～200 mg,1 次或分 3 次服用。个别患者可能需增至 300 mg/d。片剂:50 mg。

依普利酮

(eplerenone)

别名:Inspra
本品为醛固酮受体拮抗药。

【CAS】 107724-20-9

【ATC】 C03DA04

【理化性状】 1. 本品为无臭,白色到灰白色结晶性粉末。微溶于水,溶解度与 pH 无关。pH＝7 时,辛醇/水中分配系数约 7.1。

2. 化学名:Pregn-4-ene-7,21-dicarboxylic acid, 9,11-epoxy-17-hydroxy-3-oxo, γ-lactone, methyl ester (7α,11α,17α)

3. 分子式:$C_{24}H_{30}O_6$

4. 分子量:414.5

5. 结构式

【药理作用】 1. 本品通过与盐皮质激素受体结合,从而阻断醛固酮与之结合。

2. 已证实本品可持续增加血浆肾素和血清醛固酮水平,这与醛固酮对肾素分泌的负反馈调节抑制作用相一致。由此产生的血浆肾素活性、循环醛固酮水平增加不会抵消本品的作用。

3. 与糖皮质激素、孕激素和雄激素受体相比,本品选择性与盐皮质激素受体结合。

【体内过程】 1. 口服给药后,本品约 1.5 h 达血浆峰值,2 d 达稳态。100 mg 片剂的绝对生物利用度为 69%。剂量在 20～100 mg 之间,其 C_{max} 和 AUC 呈剂量正相关,＞100 mg 则否。本品吸收不受食物影响。CYP3A4 抑制剂可升高本品的血药浓度。

2. 本品血浆蛋白结合率约 50%,主要与 α-酸性糖蛋白结合。稳态时表观分布容积为 43～90 L。本品并不优先与红血细胞结合。

3. 本品主要通过 CYP3A4 代谢,人血浆中未鉴定出活性代谢物。

4. 本品以原药随尿和粪便排泄量＜5%。单剂量口服放射标记的本品后,约 32% 的剂量随粪便排泄,67% 随尿排泄。消除 $t_{1/2}$ 为 4～6 h,表观血浆清除率约为 10 L/h。

5. ≥65 岁的老年受试者与年轻受试者(18～45 岁)相比,C_{max} 和 AUC 分别增加 22% 和 45%。稳态时,黑人的 C_{max} 和 AUC 分别约低 19% 和 26%。

6. 与对照组相比,肾功能不全患者的稳态 AUC 和 C_{max} 分别增加 38% 和 24%,重度肾功能不全的患者分别降低 26% 和 3%。本品的血浆清除率与肌酐清除率无关。

7. 中度肝功能不全的患者与正常者相比,稳态 C_{max} 和 AUC 分别增加 3.6% 和 42%。

8. 与对照组相比,稳定性心力衰竭患者,稳态时的 AUC 和 C_{max} 分别增加 38% 和 30%。

【适应证】 1. 用于心肌梗死后的充血性心力衰竭,可改善左室收缩功能异常(射血分数≤40%),以及急性心肌梗死后有充血性心力衰竭临床证据患者的存活率。

2. 单用或与其他药物合用治疗高血压。

3. 用于治疗原发性醛固酮增多症。

【不良反应】 1. 临床试验中,治疗急性心肌梗死后心力衰竭的主要不良反应为高血钾和肌酐升高。

2. 治疗高血压临床试验中,导致停药的最常见不良反应为头痛、头晕、心绞痛、心肌梗死、γ-GT 增高。本品 25～400 mg,发生率≥1% 且高于安慰剂组的不良反应有高胆固醇血症、高脂血症、腹泻、腹痛、蛋白尿、咳嗽、头晕、疲劳、流感样症状。本品治疗中有男性乳腺发育和女性异常阴道出血的报道,但未设安慰剂对照。本品致皮肤反应可有血管神经性水肿、皮疹。

【妊娠期安全等级】 B。

【禁忌与慎用】 1. 本品禁用于以下情况。

(1) 血钾＞5.5 mmol/L。

(2) Ccr≤30 ml/min。

(3) 使用强效 CYP3A4 抑制剂(酮康唑、依曲康唑、奈法唑酮、醋竹桃霉素、克拉霉素、利托那韦和那非那韦)者。

2. 本品用于治疗高血压时禁用于以下患者。

(1) 2 型糖尿病有微量白蛋白尿者。

（2）男性血清肌酐＞2.0 mg/dl,女性＞1.8 mg/dl。

（3）Ccr＜50 ml/min。

（4）正进行补钾治疗或使用保钾利尿药(阿米洛利、螺内酯、氨苯蝶啶)者。

3. 尚未明确本品是否可分泌到乳汁中,哺乳期妇女慎用。如确需使用,应停止哺乳。

4. 尚无小于 4 岁儿童的临床研究数据,应慎用。

5. 妊娠期妇女使用本品的安全性尚未建立,妊娠期妇女使用应权衡利弊。

6. 老年人、轻至中度肝功能不全患者不必调整本品的起始剂量。但肌酐清除率降低的老年人发生高钾血症的风险增加。

7. 肾功能不全患者使用本品发生高钾血症的风险增加。

【药物相互作用】　1. 本品不可与强 CYP3A4 抑制剂合用。正接受中效 CYP3A4 抑制剂的高血压患者,本品减量使用。

2. 本品与 ACEIs 和(或)ARB 合用,高钾血症风险增加。

3. 接受利尿剂和 ACEIs 时又合用锂制剂患者,有锂中毒的报道。本品合用锂剂应监测血锂水平。

4. 其他保钾抗高血压药与 NSAIDs 合用,一些患者的抗高血压效应降低,肾功能不全患者会发生严重的高钾血症。因此,本品与 NSAIDs 合用时应密切监测血压和血钾水平。

【剂量与用法】　1. 心肌梗死后的心力衰竭　开始 25 mg,1 次/日,如耐受,4 周内滴定到 50 mg,1 次/日为佳。是否与食物同服均可。一旦开始治疗,依据血钾水平调整剂量,详见下表。

急性心肌梗死后心力衰竭患者的剂量调整

血清钾 (mmol/L)	调整方式	调整剂量
＜5.0	增量	25 mg 隔日一次,再 25 mg,1 次/日,最后 50 mg,1 次/日
5.0～5.4	维持	不做调整
5.5～5.9	减量	50 mg,1 次/日,再 25 mg,1 次/日,然后 25 mg 隔日一次,直到停药
≥6.0	停药	当血清钾降到 ＜ 5.0 mmol/L,再以 25 mg 隔日一次剂量重新开始

2. 高血压　推荐起始剂量 50 mg,1 次/日,约 4 周内达全效。如效果不佳,可增至 50 mg,2 次/日。因高钾血症风险,不推荐日剂量超过 100 mg。

3. 接受中度 CYP3A4 抑制剂,如红霉素、沙奎那韦、维拉帕米、氟康唑的高血压患者　本品起始剂量应减至 25 mg,1 次/日。

4. 原发性醛固酮增多症　口服 25～50 mg,2 次/日。用于不能耐受螺内酯不良反应的患者的二线治疗。

【用药须知】　1. 本品过量的症状可能有低血压和高血钾。血液透析不能清除。

2. 本品给药前应监测血清钾水平,＞5.5 mEq/L 不可给药。

3. 本品开始治疗前 1 周内,调整剂量后 1 个月内应监测血清钾水平。此后,应定期评估。

4. 患者给予中度 CYP3A4 抑制剂 3～7 d 内,应检查血清钾和肌酐。

【制剂】　片剂:25 mg;50 mg。

【贮藏】　25 ℃保存。

12.1.6　渗透性利尿药

甘露醇
(mannitol)

别名:甘露糖醇、Manna sugar、Mannidex、*D*-Mannitol

本品为组织脱水剂。

【CAS】　69-65-8

【ATC】　A06AD16;B05BC01;B05CX04

【理化性状】　1. 本品为白色或几乎白色结晶性粉末或光滑的易流动小颗粒,具有多形性。易溶于水,略溶于乙醇。

2. 分子式:$C_6H_{14}O_6$

3. 分子量:182.2

4. 配伍禁忌:甘露醇不能加入全血输液或通过与输血相同的途径给予。

5. 结构式

$$
\begin{array}{c}
CH_2OH \\
| \\
HO-CH \\
| \\
HO-CH \\
| \\
HC-OH \\
| \\
HC-OH \\
| \\
CH_2OH
\end{array}
$$

【药理作用】　本品给药后经肾小球滤过,几乎不被肾小管重吸收,在肾小管保持足够的水分以维持其渗透压,形成高渗状态,妨碍肾小管对水和 Na^+ 的重吸收,也可使髓质及乳头部位细胞间液 Na^+ 及尿素的渗透梯度降低,因而使髓袢降支及集合管对水的重吸收减少,从而产生利尿作用。其脱水的作用机制是,静脉注射本品后,不易从毛细血管透入组织,血浆渗透压增高,导致组织脱水,增加血容量及扩张肾小球小动脉而增加肾血流量,使肾小球滤过率增加,产生组织脱水作用,从而降低颅内压和眼压。

【体内过程】 本品口服后大部分不吸收,少量吸收后在肝脏被代谢,主要分布于细胞外液中。静脉注射给药后 15 min 脑脊髓和眼内压降低,作用持续 3～8 h,利尿作用在给药后 1～3 h 出现,$t_{1/2}$ 约为 100 min。静脉给药后迅速以原药随尿液排出,本品不能透过血-脑屏障。

【适应证】 临床用于治疗脑水肿,大面积烧伤引起的水肿,伴有低钠血症的难治性水肿及青光眼。可预防和治疗急性肾功能衰竭和脱水。可作为青光眼的术前准备,增加毒素和药物的排泄。

【不良反应】 1. 常见的不良反应为水和电解质紊乱。

2. 尚可出现过敏反应如喷嚏、咽喉水肿、呼吸困难、荨麻疹、紫癜及意识丧失。

3. 静脉滴注可出现恶心、呕吐、头痛、眩晕、寒战、发热、心动过速、胸痛、低钠血症、尿潴留、脱水、视物模糊、惊厥、肺水肿、低血压或高血压等。

4. 大剂量久用可引起肾小管损害及血尿。

【妊娠期安全等级】 C。

【禁忌与慎用】 1. 肺充血或肺水肿、脑出血、充血性心力衰竭及进行性肾功能衰竭患者禁用。

2. 因本品可透过胎盘,妊娠期妇女一般不宜使用。

3. 心功能不全、因脱水而尿少的患者慎用。

4. 尚未明确本品是否可分泌到乳汁中,哺乳期妇女慎用。

5. 本品主要经肾排泄,肾功能不全患者发生毒性反应的风险增加。且随年龄增长,发生肾损害的机会增多。老年人应适当控制用量并注意监测肾功能。

【药物相互作用】 1. 本品不能与血液配伍,否则会引起血液凝集及红细胞不可逆皱缩。

2. 不宜与无机盐类药物配伍,以免甘露醇结晶析出。

【剂量与用法】 1. 利尿　成人一般用20％本品 250～500 ml,调整剂量使尿量维持在 30～50 ml/h,儿童用量 1～2 g/kg,2～6 h 内输完。

2. 治疗脑水肿、颅内高压和青光眼　成人用 1.5～2 g/kg(儿童 1～2 g/kg),3 次/日。

【用药须知】 1. 本品注射速度过快,可产生一过性头痛、视物模糊、眩晕、畏寒及注射部位轻度疼痛等。应调整好静脉滴注速度。

2. 气温较低时常析出结晶,可用热水加温振摇溶解后使用。

3. 注射时不可漏出血管,否则可发生局部组织肿胀,严重时可引起组织坏死。

【临床新用途】 1. 术前的肠道准备　10％本品 500～1000 ml 于手术前一天下午在 30 min 内多次连续口服,替代清洁灌肠。

2. 胆道蛔虫症　20％本品 100 ml 口服,每 3 h 一次,6 次为一疗程,并常规口服驱蛔虫药。

3. 清除肠道积血防止肝昏迷　口服 20％本品 100～150 ml,2 次/日。

4. 急性中毒导泻　口服 20％本品 250 ml,并服 0.9％氯化钠注射液或白开水 1000 ml。

5. 难治性高热　4 ℃甘露醇溶液静脉滴注,可迅速降温,并减轻脑水肿和脑损伤;肌内注射氯丙嗪 15 mg 或地西泮 10 mg,预防寒战反应。

6. 急性肾功能衰竭　20％本品 250～500 ml 于 2 h 内服完,2～3 次/日,并配合常规治疗。

7. 重症肺心病右心衰竭　常规治疗下,加用 20％本品 250 ml,静脉滴注,1～2 次/日,连用 3～5 d,可使水肿消退,心率减慢。

【制剂】 注射液:10 g/50 ml;20 g/100 ml;50 g/250 ml。

【贮藏】 密封保存。

山梨醇
(sorbitol)

别名:山梨糖醇、Sorgite、Sorbol、Sorbostyl、*d*-Sorbitol

本品为甘露醇的同分异构体。

【CAS】 50-70-4

【ATC】 A06AD18;A06AG07;B05CX02;V04CC01

【理化性状】 1. 化学名:$(2S,3R,4R,5R)$-Hexane-1,2,3,4,5,6-hexol

2. 分子式:$C_6H_{14}O_6$

3. 分子量:182.2

4. 结构式

【药理作用】 本品作用与甘露醇相似而稍弱。

【体内过程】 本品静脉给药后,小部分在肝脏内转化为糖原,大部分以原药经肾脏排出体外。给药后 2 h 显效。

【适应证】 临床用于脑水肿、青光眼、心肾功能正常的水肿少尿。此外,本品可口服作为缓泻药或供糖尿病患者作为口服蔗糖的代用品。

【不良反应】 1. 口服过多可引起胃肠胀气和腹泻。

2. 快速大量静脉滴注可引起恶心、呕吐、头痛、头晕、腹上部或胸骨下疼痛、乳酸性酸中毒。偶见引起血栓性静脉炎。

【禁忌与慎用】 参见甘露醇。

【剂量与用法】 1. 静脉滴注，一次 25% 溶液 250～500 ml，儿童一次 1～2 g/kg，20～30 min 输完，为消除脑水肿，每隔 6～12 h 应重复给药 1 次。

【用药须知】 对糖尿病患者静脉滴注本品时应倍加谨慎。

【制剂】 ①注射液:62.5 g/250 ml;25 g/100 ml。

【贮藏】 密封保存。

异山梨醇
(isosorbide)

别名：易思清、Hydronol、Ismofic、Isobide、Divicoran、Soxbide

本品是一种渗透性口服脱水利尿药。

【CAS】 652-67-5

【理化性状】 1. 本品由 2 分子山梨醇脱水而得，为具有高吸湿性的片状粉。

2. 化学名:1,4:3,6-Dianhydro-D-glucitol

3. 分子式:$C_6H_{10}O_4$

4. 分子量:146.1

5. 结构式

【药理作用】 1. 本品是 D-山梨醇的脱水衍生物，由于脱水后羟基变成了醚基，其脂溶性大大增加，已完全不同于山梨醇，口服后立即吸收，持续时间长。

2. 本品在国外已部分替代甘露醇等静脉用药而广泛应用于临床。其作用机制类似于静脉注射的甘露醇和山梨醇，是一种口服渗透性脱水利尿药。本品可提高血浆渗透压，导致组织内(包括眼、脑、脑脊液等)水分进入血管内，从而减轻组织水肿，降低眼压、颅内压和脑脊液容量及其压力。

3. 与甘油相比，本品不良反应较少，由于不参与代谢，故用于糖尿病患者较安全，并可较安全地用于儿童。

【体内过程】 本品口服给药后，98% 的药物自胃肠道吸收，97% 的药物在尿中以原形排出，不产生代谢作用，无热量产生，$t_{1/2}$ 为 8 h。

【适应证】 作为利尿剂，常用于治疗脑水肿和青光眼。

【不良反应】 主要不良反应有恶心、腹泻、食欲缺乏，偶有腹痛，长期服用常引起电解质紊乱。

【妊娠期安全等级】 B。

【禁忌与慎用】 1. 禁用于急性脑出血及颅内血肿急性期的患者，因扩容会加重出血。

2. 对本品过敏者禁用。

3. 妊娠期妇女使用本品的安全性尚未建立，妊娠期妇女使用应权衡利弊。

4. 尚未明确本品是否可分泌到乳汁中，哺乳期妇女慎用。

5. 处于脱水状态，肾功能不全所致的无尿症，出血性青光眼患者及充血性心力衰竭者慎用。

6. 老年人应用本品后较易出现肾损害，随年龄增长，发生肾损害的机会增多，应适当控制用量。

【药物相互作用】 1. 可增加洋地黄毒性作用，与低血钾有关。

2. 增加利尿药及碳酸酐酶抑制剂的利尿和降眼压作用，与这些药物合用时应调整剂量。

【剂量与用法】 本品口服。成人一次 40～50 ml，3 次/日；儿童一次用量 0.5 g/kg，3 次/日，或遵医嘱。

【用药须知】 1. 多次用药时应保持足够的体液和电解质的平衡。

2. 药物过量易引起腹泻。

3. 如尿量持续减少，应密切关注患者的临床状态，因本品蓄积可导致细胞外液过多。

【制剂】 溶液剂:50 g/100 ml。

【贮藏】 遮光、密闭保存。

甘油果糖
(glycerol and fructose)

别名:甘果糖、布瑞得、固利压、甘瑞宁、Glycer in Fructose、Glycerosteril

本品为渗透性脱水剂。

【理化性状】 本品为无色澄明液体，pH 为 3～6，渗透压比约为 7(与 0.9% 氯化钠注射液相比)。

【药理作用】 1. 本品为含有甘油、果糖和氯化钠的复方制剂，是安全而有效的渗透性脱水剂。

2. 本品能很好地透过血-脑屏障，通过改变渗透压及脱水利尿以降低颅内压力和眼压力，从而消除水肿；能改善脑微循环，增加脑血流量并提供一定热量；还能增加脑组织耗氧量，改善脑组织代谢。

3. 本品是在低于 20% 的甘油浓度中加入果糖，

从而可以防止甘油的溶血和血尿的发生。本品虽为高渗脱水药,但在药效过后,对血浆及尿渗透压无明显影响,不造成明显的利尿作用。

4. 与甘露醇降低颅内压的作用比较,本品起效慢、作用持续时间长(较甘露醇长约 2 h)、无反跳、无明显利尿作用、对肾脏影响较小、对电解质影响亦不大,故较为安全可靠。由于本品副作用小,适用于较长时期须降低颅内压患者及肾功能不全而不能使用甘露醇的患者。

【体内过程】 本品注射后约 0.5 h 颅内压开始下降,约 2 h 作用达高峰,并可持续约 6 h,最终代谢产物为二氧化碳和水。

【适应证】 主要用于脑梗死、脑外伤、脑出血、蛛网膜下腔出血、颅内肿瘤、脑外伤术后颅内降压,也用于各种情况的降眼压。

【不良反应】 偶有瘙痒、皮疹、头痛、恶心、口渴,罕见疲劳感、溶血及肾脏损害。

【禁忌与慎用】 1. 有遗传性果糖不耐受者、对本品过敏者、无尿者、严重脱水者、高钠血症者禁用。

2. 颅内出血、循环功能障碍、肾功能不全、尿崩症、糖尿病、溶血性贫血等患者慎用。

3. 妊娠期妇女、哺乳期妇女使用本品的安全性尚未建立。

4. 老年患者生理功能有所下降,水、电解质水平异常的老年患者慎用本品。

【剂量与用法】 1. 本品用于静脉滴注。

2. 成人 一次 250～500 ml,1～2 次/日,500 ml 在 2～3 h 滴完;剂量可根据年龄、症状适当调整,总量 1000 ml/d 为宜。①缩小脑容积,一次 500 ml,30 min 输完;②降眼压、缩小眼容积,一次 250～500 ml,45～90 min 滴完。

3. 小儿 静脉滴注,5～10 mg/kg,每 500 ml 须静脉滴注 2～3 h,250 ml 静脉滴注 1～1.5 h,剂量可根据年龄、症状适当调整。

【用药须知】 1. 注射时不要漏出血管。

2. 长期使用,要注意防止水、电解质紊乱。

3. 本品仅通过静脉给药。

4. 若容器渗漏,药浑浊变色,则不能使用。

5. 本品注射液含氯化钠 0.9%,用时须注意患者食盐摄入量。

6. 在眼科手术中,因会引起尿意,故应先排尿。

7. 怀疑有急性硬膜下、硬膜外血肿时,应先处理出血灶并确认不再有出血后方可应用本品。

【制剂】 注射液:250 ml;500 ml。本品每毫升含甘油 100 mg、果糖 50 mg、氯化钠 9 mg。

【贮藏】 在凉暗处保存。

甘油氯化钠

(glycerol and sodium chloride)

本品为渗透性脱水剂。

【简介】 本品为高渗透性脱水剂,给正常及病理模型的动物静脉注射本品,均能有效降低颅内压和眼压,尤以降低颅内压作用明显。用于降低脑出血、脑梗死、脑外伤、脑膜炎、脑肿瘤等引起的高颅压。可能出现血红蛋白尿或血尿,发生率与滴注速度过快有关,故应严格控制滴注速度(2～3 ml/min)。一旦发生血尿或血红蛋白尿,应及时停药,2 d 内即可消失。静脉滴注速度不宜过快。严重心力衰竭患者慎用。静脉滴注,一次 500 ml,1～2 次/日。注射剂:250 ml 含甘油 25 g 与氯化钠 2.25 g。

12.1.7 其他利尿药

可可碱

(theobromine)

别名:柯柯碱、可可豆碱、Dimethylxanthine、Santheose

【CAS】 83-67-0

【ATC】 C03BD01;R03DA07

【理化性状】 1. 本品为单斜针状结晶(水)。熔点 357 ℃,190～195 ℃升华。1 g 溶于约 2000 ml 水、150 ml 沸水和 2220 ml 的 95% 乙醇,几乎不溶于苯、乙醚、三氯甲烷和四氯化碳。

2. 化学名:3,7-Dimethyl-1H-purine-2,6-dione

3. 分子式:$C_7H_8N_4O_2$

4. 分子量:180.2

5. 结构式

【简介】 本品来源于梧桐科植物 *Theobroma cacao L.* 种子,山茶科植物 *Camellia sinensis O. Ktze* 的叶。本品有较强和持久的利尿作用,有较强的扩张冠状动脉、兴奋心肌及松弛气管平滑肌的作用,对中枢的兴奋作用较弱。对横纹肌有直接作用,能增强肌肉的兴奋性和骨骼肌的机能,提高肌肉工作能力,但剂量较大时却能引起肌肉僵硬。与水杨酸钠各 1 mol 制成的产品利尿素(diuretin)用于临床,能使肾脏血管扩张而增加血流,肾小球滤过率亦见上升。其利尿强度虽不及汞剂,但作用持久,刺激性小,故仍为常用的利尿药。对心源性水肿患者与洋地黄合用功效最佳,对肝病腹水亦有效。

12.2　治疗尿崩症药

垂体后叶粉
(powdered pituitary)

别名:尿崩停、Pituitary insufflation、Insufflation posterior pituitary

【药理作用】　本品系用猪脑垂体后叶经提取、精制干燥而成,主要成分为抗利尿素,具有加压和抗利尿的作用。

【适应证】　用于治疗尿崩症和夜尿症。

【不良反应】　本品为吸入剂,吸入过深,可引起咽喉发紧、气短、气闷、胸痛等。吸入过多,可致腹胀痛。尚可引起变应性鼻炎、气喘、肺泡炎、喷嚏、鼻痒、流涕及咳嗽等。

【禁忌与慎用】　1. 对本品过敏者、妊娠期妇女禁用。

2. 呼吸道、鼻旁窦疾患、哮喘患者禁用。

3. 高血压、动脉硬化症者慎用。

4. 哺乳期妇女使用时应暂停哺乳。

【剂量与用法】　经鼻吸入,方法是用特制小匙(每匙装量约为 30～40 mg)取出本品一小匙,倒在干净的纸上,卷成筒状,用左手压住一侧鼻孔,用右手将纸卷插在另一鼻孔内,抬头轻轻将药粉吸入鼻腔。其作用时间为 6～8 h,作用消失后再继续吸入。

【用药须知】　1. 吸入时应注意避免打喷嚏,不要吸入过猛、过多、过深。

2. 使用后如出现面色苍白、心悸、胸闷、腹痛、皮疹及过敏性休克应停用。

【制剂】　散剂:29.5 单位/0.2 g,1000 单位/1 g。

【贮藏】　遮光,密闭在凉暗处保存。

加压素
(vasopressin)

别名:抗利尿激素、血管加压素、必压生、Ipertensine、Pitressin、Antidiuretic Hormone

本品为一多肽类激素,可以收缩血管和平滑肌,有抗利尿作用。

【CAS】　11000-17-2

【ATC】　H01BA01

【理化性状】　本品通过人工合成或从供人食用的健康家畜的神经垂体提取获得。每 1 mg 的血管加压活性不低于 300 个加压素单位。包括精氨加压素和赖氨加压素。

精氨加压素
(argipressin)

【CAS】　113-79-1

【理化性状】　1. 本品是从大多数哺乳动物中获取的加压素的一种形式,这些动物包括人,但不包括猪。

2. 分子式:$C_{46}H_{65}N_{15}O_{12}S_2$

3. 分子量:1084.2

4. 结构式

【药理作用】　本品通过增加水的重吸收,使尿量减少,产生抗利尿作用。本品还可使胃肠道等血管平滑肌收缩,对毛细血管和小动脉的作用更明显,而对大静脉的平滑肌影响较小。

【体内过程】　皮下或肌内注射本品,抗利尿作用持续约 2～8 h。本品主要经肝脏和肾脏代谢,$t_{1/2}$ 约 10～20 min。皮下注射 4 h 后,约 5% 的本品以原药形式随尿液排出。

【适应证】　1. 用于尿崩症的治疗。

2. 用于脑外科手术或头颅创伤后多尿的初期治疗。

3. 用于食管、胃肠道等消化道疾病引起的急性大出血的辅助治疗。

4. 用于预防和治疗手术后的腹胀和腹部造影检查前排气。

【不良反应】　1. 全身　注射本品后曾发生过敏反应,如心搏骤停和(或)休克。

2. 心血管系统　心搏骤停、口周苍白、心律不齐、心输出量减少、心绞痛、心肌缺血、外周血管手术和坏疽。

3. 消化系统　腹部痉挛、恶心、呕吐、嗳气。

4. 神经系统　震颤、眩晕、头重感。

5. 呼吸系统　支气管痉挛。

6. 皮肤及附件　出汗、荨麻疹、皮肤坏疽。

【妊娠期安全等级】　C。

【禁忌与慎用】 1. 对本品过敏者禁用。

2. 有血管病变,特别是冠状动脉病变者禁用或谨慎使用小剂量。

3. 患有慢性间质性肾炎伴有氮质血症者禁用。

4. 患有癫痫、偏头痛、哮喘、心力衰竭者慎用,因为这些患者的病情会因为水潴留而加重。

5. 妊娠期妇女使用本品的安全性尚未建立,妊娠期妇女使用应权衡利弊。因本品可导致子宫痉挛,国内资料建议妊娠期妇女禁用。

6. 本品可分泌到乳汁中,哺乳期妇女慎用。

【药物相互作用】 1. 与卡马西平、氯磺丙脲、氯贝丁酯、尿素、氟氢可的松、三环类抗抑郁药合用本品的抗利尿作用可被增强。

2. 与地美环素、去甲肾上腺素、锂剂、肝素、乙醇合用可降低本品的抗利尿作用。

3. 神经节阻滞药可增加机体对本品加压作用的敏感性。

【剂量与用法】 中枢性尿崩症 皮下或肌内注射,成人一次 5～10 个加压素单位(0.25～0.5 ml),2～3 次/日。儿童一次 2.5～10 个加压素单位,根据需要 2～3 次/日。

【用药须知】 1. 本品可导致水中毒,因此,应注意识别嗜睡、倦怠、头痛等早期症状。

2. 用药期间应定期监测 ECG 和水、电解质平衡状态。

3. 使用本品期间避免饮酒,因为酒精可降低本品的抗利尿作用。

4. 对水潴留和钠失衡者可以通过限水和暂时停用本品治疗来缓解,严重的情况可能需要使用渗透性利尿剂或合用呋塞米。

【制剂】 注射液:0.5 ml;1 ml;10 ml。

【贮藏】 15～30 ℃保存。

鞣酸加压素
(vasopressin tannate)

别名:长效尿崩停、Pitressin Tannate

【ATC】 H01BA06

【药理作用】 本品对肾脏有直接的抗利尿作用,也能收缩周围血管,并引起肠道、胆囊及膀胱的收缩。

【体内过程】 本品注射液具有长效抗尿崩症的作用,可减少用药次数,一次注射本品 0.3 ml,可维持 2～6 d;注射 1 ml,可维持 10 d 左右。本品在肝、肾内失活,以代谢产物及药物原形随尿液排出。

【适应证】 1. 用于尿崩症的治疗。

2. 用于脑外科手术或头颅创伤后多尿的初期治疗。

3. 用于食管、胃肠道等消化道疾病引起的急性大出血的辅助治疗。

【不良反应】 1. 腹部痉挛、恶心、嗳气、腹泻、皮疹、盗汗、抽搐、疲倦、头重感。个别患者可见过敏反应,如荨麻疹、发热、支气管痉挛、休克等。严重的不良反应可引起冠脉收缩、胸痛、心肌缺血或心肌梗死等。用药剂量不当时可导致高钠血症或水潴留。

2. 本品注射液经静脉或动脉给药后可出现室性心律不齐,末梢血管注射后可致皮肤坏疽。

3. 在同一部位重复肌内注射,可引起局部严重炎症反应。

4. 大剂量应用本品注射液后可出现子宫痉挛。

【妊娠期安全等级】 C。

【禁忌与慎用】 1. 禁用于对加压素或本品成分过敏者,动脉硬化、心力衰竭、冠状动脉疾病、慢性肾炎氮质血症及高血压患者。

2. 不能耐受快速细胞外液潴留的患者、癫痫、偏头痛、哮喘患者慎用。

3. 其他参见精氨加压素。

【药物相互作用】 参见精氨加压素。

【剂量与用法】 深部肌内注射:常用量 0.2～1 ml,或据病情而定。初次剂量可自 0.1～0.2 ml 开始,逐渐增加至有效量。本品不可作静脉注射。

【用药须知】 1. 本品注射液使用前应摇匀,作深部肌内注射,应特别注意变换注射部位。

2. 治疗尿崩症时禁止静脉给药。静脉给药仅在紧急处理消化道出血时才采用。

3. 使用本品长效制剂比其他制剂更易出现水潴留。

【制剂】 注射液:300 U/5 ml。

【贮藏】 遮光、凉处保存。

赖氨加压素
(lypressin)

别名:Diapid、Vasopressin (Lysine)、Vasopressin、8-L-lysine

【CAS】 50-57-7

【ATC】 H01BA03

【理化性状】 1. 本品是猪的垂体后叶中存在的加压素形式。

2. 分子式:$C_{46}H_{65}N_{13}O_{12}S_2$

3. 分子量:1056.2

4. 结构式

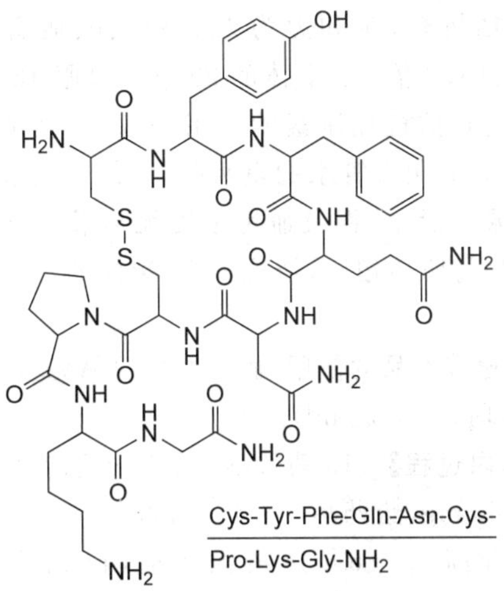

Cys-Tyr-Phe-Gln-Asn-Cys-
Pro-Lys-Gly-NH$_2$

【药理作用】　本品含有人工合成的赖氨酸-8-加压素。后者的化学结构与在人垂体后叶中发现的抗利尿激素精氨酸-8-加压素相似。作用也与人加压素相似。

【体内过程】　本品的活性为每毫升含 50 个垂体后叶(加压)单位。本品能迅速由鼻黏膜吸收,如能经常给药,可单独用于治疗轻至中度中枢性尿崩症。对较重病例,由于其作用时间短,治疗中可出现严重的突发性多尿,故用去氨加压素或鞣酸加压素治疗的效果更为满意。赖氨加压素对肾原性尿崩症无效。

【适应证】　如能经常给药,可单独用于治疗轻至中度尿崩症。

【不良反应】　上呼吸道感染或过敏性鼻炎患者,可出现局部不适。对较重病例,由于其作用时间短,治疗中可出现严重的突发性多尿。

【禁忌与慎用】【药物相互作用】　参见精氨加压素。

【剂量与用法】　局部(鼻内)应用:在一侧或双侧鼻孔内喷一下或多下。剂量和用药间隔须因人而异,每喷雾一下,能释放约 2 个加压单位,但须用力挤压,方可获取此准确剂量。每侧鼻孔各喷 4 下,所供剂量为 1 次最大完全吸收量。一般一日须给药 3～4 次,1 瓶药通常能维持 5～7 日。如长于或短于此期,则患者接受的剂量可能不适当。

【用药须知】　1. 本品比加压素易出现抗体形成,并因之降低其抗利尿效应。去氨加压素或氯磺丙脲的药效,不受本品抗体形成的影响。

2. 上呼吸道感染或过敏性鼻炎患者,对本品的吸收可能失常,应改用经其他途径给药的抗利尿药。

3. 其他参见加压素。

【制剂】　喷雾剂:每支 8 ml,每 1 ml 50 加压单位(0.185 mg/ml)。

【贮藏】　贮于 2～8 ℃。

12.3　治疗抗利尿激素不适当分泌综合征的药

莫扎伐坦
(mozavaptan)

【CAS】　137975-06-5
【理化性状】　1. 化学名:N-[4-(5-Dimethylamino-2,3,4,5-tetrahydro-1-benzazepine-1-carbonyl)phenyl]-2-methylbenzamide

2. 分子式:$C_{27}H_{29}N_3O_2$

3. 分子量:427.5

4. 结构式

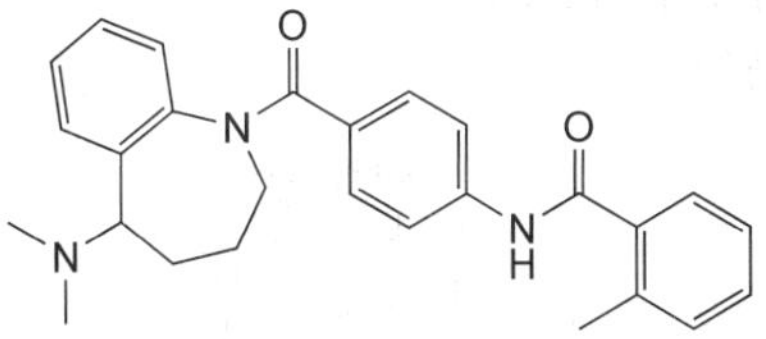

【简介】　本品为在日本上市的血管加压素受体拮抗药,在日本被批准用于治疗由于肿瘤相关的抗利尿激素分泌异常综合征(syndrome of inappropriate secretion of antidiuretic hormone,SIADH)引起的低钠血症。

沙他伐坦
(satavaptan)

别名:Aquilda
【CAS】　185913-78-4
【理化性状】　1. 化学名:N-(tert-Butyl)-4-{[(1s,4s)-5'-ethoxy-4-(2-morpholin-4-ylethoxy)-2'-oxospiro[cyclohexane-1,3'-indol]-1'(2'H)-yl]sulfonyl}-3-methoxybenzamide

2. 分子式:$C_{33}H_{45}N_3O_8S$

3. 分子量:643.8

4. 结构式

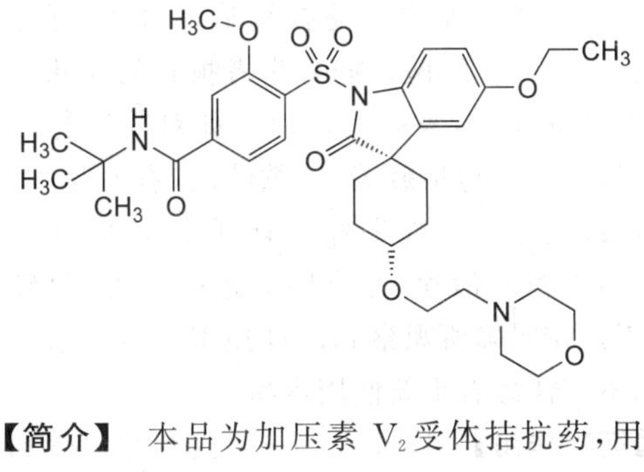

【简介】　本品为加压素 V_2 受体拮抗药,用于治

疗 SIADH 所致的低钠血症。

托伐普坦
（tolvaptan）

别名：Samsca

本品为选择性血管加压素 V_2 受体拮抗药。

【CAS】　150683-30-0

【ATC】　C03XA01

【理化性状】　1. 本品为白色晶体或结晶性粉末，在水中几乎不溶。

2. 化学名：(±)-4′-[(7-Chloro-2,3,4,5-tetrahydro-5-hydroxy-1H-1-benzazepin-1-yl) carbonyl]-O tolu-m-toluidide

3. 分子式：$C_{26}H_{25}ClN_2O_3$

4. 分子量：448.94

5. 结构式

【用药警戒】　1. 开始或重新开始接受本品治疗的患者必须住院，并密切监测血钠水平。

2. 过快地纠正低钠血症（例如 ＞12 mEq/L·24 h）可能引起渗透性脱髓鞘疾病，导致发音困难、嘶哑、吞咽困难、嗜睡、情感变化、四肢轻瘫、痉挛、癫痫、昏迷甚或死亡。故本品不适用于亟须升高血钠水平以预防或治疗严重神经系统症状的患者。对脱髓鞘综合征风险升高（如缺氧、酗酒或营养不良）的患者更应谨慎。

3. 重度营养不良、酒精中毒或有肝病史的易感患者使用本品，建议以较慢的速率纠正低血钠水平更为适当。

4. 本品存在潜在的不可逆的、且可能致命的肝损害风险。如果低血钠症患者本身存在基础肝脏疾病，包括肝硬化等，则患者从肝损害中恢复的能力可能受损。通过限制本品的持续治疗时间，可能会降低肝损害的发生风险。如果患者报告的症状提示可能存在肝脏损伤，医务人员应立即对其进行肝脏检查，肝损害症状包括疲劳、食欲缺乏、右上腹不适、小便色深或黄染等。如果怀疑有肝损害，应立刻停用本品，给予相应治疗，并应同时进行检查，明确可能的原因。在明确所观察到的肝损害与本品治疗无关之前，不应让患者重新使用本品。

【药理作用】　1. 本品是一种选择性血管加压素

V_2 受体拮抗药，亲和力为天然精氨酸血管加压素（AVP）的 1.8 倍，V_{1a} 受体的 29 倍。口服 15～60 mg 后即可起到拮抗加压素的作用，升高血浆钠离子水平，抑制肾脏集合管水的重吸收，促使体内多余水分排出。尿排泄钠、钾及血钾浓度无显著变化。本品的代谢物与原药相比，拮抗人 V_2 受体的活性很弱或无活性。

2. 随着本品的使用，血浆本身的 AVP 浓度可能升高（平均 2～9 pg/ml）。

【体内过程】　1. 药效学　健康志愿者单剂量口服本品 60 mg，给药后 2～4 h 内可见排尿开始和血钠浓度升高，4～8 h 达最大效应，血钠浓度升高 6 mEq，尿排泄率增加 9 ml/min。本品的药效滞后于血药浓度，给药后 24 h 仍可维持最大效应（血钠）的 60% 左右，而尿排泄率则不再升高。剂量超过 60 mg 作用就不再增加。在推荐剂量一日 15～60 mg 的范围内，利水及升钠的作用是有限的。

2. 吸收　健康受试者单剂口服本品 480 mg 或 300 mg/d 多剂给药，观察到 AUC 与剂量成正比。但当口服剂量≥60 mg 时，其 C_{max} 的升高与剂量的增加并不成比例。本品的药动学性质具有立体定向性特点，其 S-(-) 和 R-(＋) 对映体的稳定比率为 3。本品绝对生物利用度尚不明确。至少有 40% 原药或代谢物被人体吸收。给药后 2～4 h 可达血药峰值。食物不影响本品的生物利用度。

3. 分布　表观分布容积约为 3 L/kg，血浆蛋白结合率高达 99%。

4. 消除　本品主要经 CYP3A4 代谢，仅 ＜1% 的原药经肾排泄。口服给药的清除率约为 4 ml/(kg·min)，任何原因的低钠血症患者，其清除率约降至 2 ml/(kg·min)。终末 $t_{1/2}$ 约为 12 h。一日一次给药方案的蓄积率约为 1.3，谷浓度约为峰浓度的 16%，提示实际半衰期可能不到 12 h。峰浓度与平均暴露量存在明显个体差异，变异系数介于 30%～60%。

5. 体外资料显示，本品为 P-糖蛋白的底物与抑制剂。

6. 中、重度肝功能不全及充血性心力衰竭患者的清除率降低，但分布容积增加，这些变化无临床意义。

7. Ccr 为 10～79 ml/min 的患者，与肾功能正常者的暴露量和临床效应并无差异。

【适应证】　适用于显著高血容量性或正常血容量性的低钠血症患者（血钠＜125 mmol/L 或低钠不明显而限制补液又无法纠正其症状），包括伴有充血性心力衰竭、肝硬化以及 SIADH 引起的低钠血症。

【不良反应】　1. 常见不良反应　口干、便秘、口渴(多饮)、尿频、虚弱无力、发热、高血糖(糖尿病)、食欲缺乏症(食欲缺乏)。

2. 少见不良反应 弥散性血管内凝血、心内血栓、心室颤动、凝血酶原时间延长、缺血性结肠炎、糖尿病酮症酸中毒、横纹肌溶解、卒中综合征、尿道出血、阴道出血、肺栓塞、呼吸衰竭、深部静脉血栓。

【妊娠期安全等级】 C。

【禁忌与慎用】 1. 血容量减少性低钠血症、无尿、对口渴无正常感知能力或对口渴无正常反应者及不能通过口饮方式置换体液的患者、头晕、昏厥、肾功能不全的脱水患者禁用。

2. 肝硬化患者使用本品有胃肠道出血的风险,只有当治疗收益大于风险时才给予本品。

3. 本品是否通过乳汁分泌未知,应权衡本品对哺乳者的重要性以决定停止哺乳或停药。

4. 妊娠期妇女使用本品的安全性尚未建立,妊娠期妇女使用应权衡利弊。

5. 需紧急干预血钠水平升高的患者禁用。

6. 尚不明确使用本品升高血钠水平是否有益者禁用。

7. 不能主动调节体液平衡者,过快纠正血钠、高血钠及血容量不足的风险明显升高者禁用。

8. 低血压、肾功能衰竭者相关低血钠恶化的危险超过本品的治疗益处时禁用。

9. 儿童用药的安全性和有效性尚未建立。

10. 65 岁、75 岁及以上受试者的安全性及有效性与年轻受试者无差异,但某些敏感的老年患者除外。

【药物相互作用】 1. 本品主要经 CYP3A4 代谢,同时使用强效 CYP3A4 抑制剂酮康唑 200 mg,一日 1 次可导致本品暴露量增加 5 倍。本品合用酮康唑 400 mg,1 次/日,或合用其他强效 CYP3A4 抑制剂(如:克拉霉素、伊曲康唑、沙奎那韦、奈韦拉平、利托那韦及奈法唑酮)按说明书以最大剂量给药,可导致本品的暴露量显著升高。因此,不推荐本品与强效 CYP3A4 抑制剂合用。

2. 未进行中等强度 CYP3A4 抑制剂(红霉素、伏立康唑、阿瑞匹坦、地尔硫䓬及维拉帕米)对本品暴露量影响的研究,但可推测这些 CYP3A4 抑制剂亦能升高本品浓度,应尽量避免同时使用。

3. 葡萄柚汁可升高本品暴露量 1.8 倍。

4. 与利福平合用,本品暴露量降低 85%。强效 CYP3A4 诱导剂(如利福布丁、利福喷丁、巴比妥类、苯妥英、卡马西平及贯叶连翘)可使常规剂量的本品无效,须增加剂量并监护患者反应,进行相应剂量调整。

5. 本品是一种 P-糖蛋白底物,本品与 P-糖蛋白抑制剂(如环孢素)合用需要减少剂量。与地高辛(P-糖蛋白的底物)合用,能增加地高辛暴露量 1～3 倍。

6. 与胺碘酮、地高辛、呋塞米和氢氯噻嗪同服没有临床意义的相互影响。

7. 本品是 CYP3A4 弱抑制剂,与洛伐他汀同服,洛伐他汀及其活性代谢物洛伐他汀-β 羟酸暴露量分别增加 1.4 和 1.3 倍,但无临床意义。

8. 本品与呋塞米和氢氯噻嗪相比,24 h 尿量/排泄率更高,本品同服呋塞米或氢氯噻嗪与单服本品相似。

9. 虽然未进行专项相互作用研究,临床研究本品与 β 受体拮抗药、血管紧张素受体拮抗药、ACEI、低剂量保钾利尿剂同服,高钾血症发生率约比安慰剂与上述药物合用高 1%～2%。合用上述药物应当监测血钾水平。

10. 与钠含量高的药物或其他治疗低钠血症的药物(如氯化钠注射液)同时应用也会有血钠快速升高的风险,因此,不建议合用这些药物。

11. 除了对肾小管的作用,本品还对参与凝血因子(von Willebrand 因子)释放的血管加压素 V₂ 受体有阻碍作用。因此,本品可能会与用于预防或控制出血的血管加压素类似物(如去氨加压素)存在相互作用,使其作用减弱。

【剂量与用法】 成人常用起始剂量为 15 mg,1 次/日,是否与食物同服均可。在至少 24 h 后剂量可增加至 30 mg,1 次/日,最大剂量为 60 mg,1 次/日。

【用药须知】

1. 患者接受本品治疗应当持续摄取液体以缓解口渴。

2. 不必根据年龄、性别、种族、心功能和肝功能调整剂量。

3. 本品对阵痛和分娩的影响还不明确。

4. 肝功能不全、轻度至重度肾功能不全、充血性心力衰竭患者不必调整剂量。

5. 未对 Ccr<10 ml/min 者或透析患者进行研究,无尿患者使用本品无益。

6. 充血性心力衰竭患者的暴露量增加无明显临床意义,不必调整剂量。

7. 在起始用药和调整剂量过程中,应监测血清电解质和血容量变化。在开始治疗最初 24 h 不限制液体。应告知服用本品的患者可以根据口渴程度自行饮水。

8. 停药后,应重新开始液体限制并检测血钠水平和血容量变化。

9. 如错过一剂服药,记起时可立刻补服,若与下一次服药时间相近,可跳过此次重新开始正常给药。不可服用双倍剂量。

10. 药物过量

(1) 临床试验中给健康志愿者单次口服最高达480 mg,或多剂量给药 300 mg,1 次/日,共 5 d,耐受良好。过量的症状和体征包括:血钠水平升高、多尿、口渴及脱水或血容量不足。

(2) 大鼠及狗的本品半数致死量(LD$_{50}$)为2000 mg/kg,单剂量 2000 mg/kg(最大喂服剂量)未见死亡。单剂量 2000 mg/kg 可使小鼠致死,小鼠表现为活动能力降低、蹒跚步态和体温过低。

(3) 本品无特异性解毒药,如过量,先评估中毒程度,获得详细药物过量史,体检并考虑可能涉及的其他药物。支持性疗法包括监测呼吸、心电图(ECG)和血压,补充水和电解质、如果经胃肠道补水不足,可静脉给予低渗液体,同时密切监测电解质和体液平衡。血液透析不太可能清除本品。

11. 钠纠正速度不可过快。如在给药的最初 6 h 钠增加超过 6 mmol/L,或在最初 6～12 h 超过 8 mmol/L,建议密切监测这些患者的血清钠并给予低渗溶液。若在 24 h 内血清钠增加超过 12 mmol/L,或在 48 h 内超过 18 mmol/L,则应中断或中止本品治疗,随后给予低渗溶液。

【制剂】　片剂:15 mg;30 mg。

【贮藏】　贮于 25 ℃,短程携带中的温度为 15～30 ℃,避免潮湿,远离儿童。

考尼伐坦

(conivaptan)

本品为精氨酸加压素(AVP)拮抗药。

【CAS】　210101-16-9

【ATC】　C03XA02

【理化性状】　1. 化学名:[1, 1'-Biphenyl]-2-carboxamide, N-[4-[(4, 5-dihydro-2 methylimidazo [4,5-d] [1]benzazepin-6(1H)-yl)carbonyl]phenyl]

2. 分子式:$C_{32}H_{26}N_4O_2$

3. 分子量:498.58

4. 结构式

盐酸考尼伐坦

(conivaptan hydrochloride)

别名:Vaprisol

【CAS】　168626-94-6

【理化性状】　1. 本品为白色到类白色或浅橙白色的粉末,极微溶于水(0.15 mg/ml,23 ℃)。

2. 化学名:[1, 1'-Biphenyl]-2-carboxamide, N-[4-[(4, 5-dihydro-2 methylimidazo [4, 5-d] [1] benzazepin-6 (1H)-yl) carbonyl] phenyl]-, monohy-drochloride

3. 分子式:$C_{32}H_{26}N_4O_2 \cdot HCl$

4. 分子量:535.04

【药理作用】　本品是精氨酸加压素(AVP)V$_{1a}$和 V$_2$ 受体的非肽类双重抑制剂,血浆中 AVP 水平对于调节水和电解质平衡至关重要,在等容量和高容量低血钠症中,AVP 水平常升高。AVP 的作用主要通过 V$_2$ 介导,V$_2$ 功能性与肾脏收集管的顶膜上的水通道蛋白耦合,这些受体帮助维持血浆渗透压。本品主要通过拮抗肾集合管上的 AVP 的 V$_2$ 受体起作用,提高体内的钠浓度,并可使排尿过程中不伴随钠的排出,从而改善低钠血症。

【体内过程】　静脉滴注(40 mg/d 或 80 mg/d)或口服给药后,药动学呈非线性,本品抑制其自身代谢是主要原因。药动学个体差异大(清除率变异系数为 94%)。

1. 健康志愿者静脉给予负荷剂量 20 mg(静脉滴注 30 min),继后 40 mg/d,连续静脉滴注 3 d,C_{max} 出现在负荷剂量静脉滴注结束后,平均为 619 ng/ml,C_{min} 出现于开始给予负荷剂量 12 h,继后在输液期间逐渐升高,在静脉滴注结束后血药浓度为 188 ng/ml。平均终末 $t_{1/2}$ 为 5.0 h,平均清除率 253.3 ml/min。

2. 本品广泛与血浆蛋白结合,在 10～1000 ng/ml 之间,本品蛋白结合率为 99%。

3. CYP3A 为本品的代谢酶,已鉴定出的 4 种代谢产物,对 V$_{1a}$ 受体的活性为原药的 3%～50%,对 V$_2$ 受体的活性为原药的 50%～100%。4 种代谢产物的总暴露量约为原药的 7%,故对本品的药效贡献有限。

4. 在静脉(10 mg)或口服(20 mg)给药后,83% 的给药剂量随粪便排泄,12% 随尿排泄。在给药后的 24 h 内,约 1% 的原药随尿排泄。与肾功能正常患者相比,肾功能不全(Ccr<60 ml/min)患者的 AUC 高 80% 左右。

5. 中度肝功能不全患者暴露量约为正常者的 2 倍,轻度肝功能不全患者暴露量的升高无临床意义,未对重度肝功能不全患者进行评价。

【适应证】　1. 注射剂用于血容量正常的和高容量性低钠血症(常伴发 SIADH 患者、甲状腺功能减退患者、肾上腺功能减退患者或肺部疾病患者)住院患者的治疗。

2. 试用于心力衰竭。

3. 口服用于治疗由充血性心力衰竭、肝硬化以及 SIADH 导致的低钠血症。

【不良反应】　常见不良反应为贫血、房颤、腹泻、恶心、呕吐、外周水肿、注射部位疼痛、红斑、静脉炎、发热、口渴、肺炎、泌尿道感染、心电图 ST 段压低、低血钾、低血镁、低血钠、头痛、精神错乱、失眠、瘙痒、高血压、低血压、体位性低血压。

【妊娠期安全等级】　C。

【禁忌与慎用】　1. 低血容量低钠血症者禁用。

2. 禁与强效 CYP3A 抑制剂,如酮康唑、伊曲康唑、克拉霉素、利托那韦及茚地那韦合用。

3. 无尿患者禁用。

4. 本品注射剂含有葡萄糖,禁用于对玉米或玉米制品过敏者。

5. 重度肝、肾功能不全患者禁用。

6. 妊娠期妇女使用本品的安全性尚未建立,只有潜在的益处大于对胎儿伤害的风险时才可使用。

7. 尚未明确本品是否可分泌到乳汁中,哺乳期妇女应权衡本品对母亲的重要性,选择停药或停止哺乳。

8. 儿童的有效性及安全性尚未确定。

9. 老年人使用本品的安全性与其他人群没有差异。

【药物相互作用】　1. 本品为 CYP3A4 的底物,强效 CYP3A4 抑制剂酮康唑可使口服本品的 C_{max} 和 AUC 分别增加 4 倍和 11 倍。

2. 本品为 CYP3A4 的强效抑制剂,可显著升高地尔硫䓬、辛伐他汀及氨氯地平的血药浓度。

3. 本品(口服,40 mg,2 次/日)与 0.5 mg 的地高辛(P-糖蛋白的底物)同服,地高辛清除率降低 30%,C_{max} 和 AUC 分别增加 79% 和 43%。若两者合用应注意监测地高辛的血药浓度。

4. 本品(40 mg/d,4 d)与单剂量 25 mg 华法林合用,S-华法林的 C_{max} 和 AUC 分别增加 17% 和 14%。INR 和凝血酶原时间无变化。

5. 卡托普利和呋塞米对本品药动学无影响。

6. 本品是 CYP3A4 的底物,与 CYP3A4 抑制剂合用时可能导致本品血药浓度升高。因此,本品不可与 CYP3A4 的强效抑制剂,如酮康唑、伊曲康唑、克拉霉素、利托那韦和茚地那韦等合用。本品同时又是 CYP3A4 的一种强效抑制剂。在临床试验中,

有 2 例正在服用经 CYP3A4 代谢的 HMG-CoA 还原酶抑制剂的患者在口服本品后出现横纹肌溶解症。因此,避免本品与主要经 CYP3A4 代谢的药物合用,且静脉滴注本品后若使用经 CYP3A4 代谢的药物,二者的间隔时间至少 1 周。

【剂量与用法】　1. 先给予负荷剂量 20 mg 静脉滴注,静脉滴注时间不超过 30 min,然后给予维持剂量 20 mg～40 mg/d,持续静脉滴注,最多使用 4 d。

2. 中度肝功能不全患者,负荷剂量及维持剂量均为 10 mg,用法同上,如血钠升高不理想,可增至 20 mg。

3. 本品只能经大静脉给药,建议每天更换一次注射部位,以减轻可能出现的血管刺激反应。

4. 口服,起始剂量为一次 15 mg,1 次/日。24 h 后,可将剂量提高至 30 mg/d,如必需,则可将剂量最高提升至 60 mg/d。

【用药须知】　1. 如果血钠浓度快速增加(24 h 内血钠上升速度大于 12 mmol/L),可导致严重的渗透性脱髓鞘综合征,应停药。如果停药后血钠仍继续上升,不能重新使用本品。如果低钠血症持续或再次发生,且患者无血钠急速上升,可以重新减量使用本品。

2. 如果患者出现血容量减少或血压过低,应停药。如果患者血容量和血压回复正常,而低血钠持续,可以重新减量使用本品。

3. 本品与乳酸林格注射液及呋塞米注射液不相容。

【制剂】　①大容量注射液:100 ml 含葡萄糖 5 g,本品 20 mg。②片剂:15 mg;30 mg;60 mg。

【贮藏】　遮光贮于 15～30 ℃(短期暴露于 40 ℃以下环境对本品无影响)。

12.4　治疗良性前列腺增生药

普适泰
(prostat)

别名:舍尼通、Cernilton

本品为治疗良性前列腺增生症(BPH)和慢性、非细菌性前列腺炎用药。

【CAS】　8054-43-1

【理化性状】　本品主要成分为水溶性花粉提取物 P5 和脂溶性花粉提取物 EA-10。

【药理作用】　1. 本品通过阻断 5α-二氢睾酮与前列腺雄激素受体的结合,从而起到抑制前列腺增生、使已增生的前列腺组织萎缩的作用。

2. 通过抑制环氧酶,阻断白三烯、前列腺素的合成,从而起到抗炎作用。

3. 通过松弛尿道平滑肌,增加膀胱逼尿肌的收缩力,从而解除或减轻前列腺增生所致的下尿路功能性梗阻,缓解前列腺增生的各种临床症状。

4. 能抑制前列腺上皮细胞的增殖。

【适应证】　1. 良性前列腺增生。

2. 慢性或非细菌性前列腺炎、前列腺疼痛。

【不良反应】　绝大多数患者对本品高度耐受,仅极少数人有轻微的腹胀、胃灼热和恶心,停药后症状即会消失。

【禁忌与慎用】　对本品过敏者、女性及儿童禁用。

【剂量与用法】　口服给药,1 片/次,2 次/日,疗程 3～6 个月。用药 6 个月可收到最佳疗效,如有必要可以继续服用。

【用药须知】　1. 前列腺感染、尿道狭窄、前列腺结石、膀胱颈硬化、前列腺癌症和其他前列腺疾病都会引起类似良性前列腺增生的症状,所以在使用本品治疗之前应先排除上述疾病。

2. 本品可单独或与食物同服。

3. 体弱者或肾功能不全患者无须调整剂量。

【制剂】　片剂:含 70 mgP-5 和 4 mgEA-10。

【贮藏】　遮光、密封,置阴凉干燥处保存。

非那雄胺
(finasteride)

别名:保列治、蓝乐、非那司提、Proscar、Troscar

本品属于 4-氮甾体激素类化合物,为特异性的 Ⅱ 型 5α-还原酶抑制药。

【CAS】　98319-26-7

【ATC】　D11AX10;G04CB01

【理化性状】　1. 本品为白色或类白色、结晶性粉末,具有多晶型。几乎不溶于水,易溶于无水乙醇或二氯甲烷。

2. 化学名:$N\text{-}tert\text{-}Butyl\text{-}3\text{-}oxo\text{-}4\text{-}aza\text{-}5\alpha\text{-}androst\text{-}1\text{-}ene\text{-}17\beta\text{-}carboxamide$

3. 分子式:$C_{23}H_{36}N_2O_2$

4. 分子量:372.5

5. 结构式

【药理作用】　1. 本品可抑制外周睾酮转化为二氢睾酮,降低血液、前列腺、皮肤等组织中的二氢睾酮水平。前列腺的正常生长、发育和良性增生均有赖于二氢睾酮,本品则通过降低血液和前列腺组织中二氢睾酮水平而抑制前列腺增生,使已增生的前列腺缩小,减轻相关症状,尤对增生较大的前列腺(>40 g)疗效较明显。口服本品 5 mg 后即可快速降低二氢睾酮的血浓度,其峰效应持续时间为 8 小时。良性前列腺增生患者每天口服 5 mg,连用 12 个月,可使血循中的二氢睾酮减少约 70%,前列腺体积约缩小 20%,前列腺特异抗原(PSA)下降 50%;同时,血循中的睾酮水平则增加 10% 左右,处于正常水平。

2. 本品并不影响血循中的氢化可的松、雌二醇、催乳素、甲状腺刺激素和甲状腺素的水平,也不影响总胆固醇、低密度脂蛋白、高密度脂蛋白和三酰甘油的水平。持续用药 12 个月,可使血循中的促黄体激素增加 15%,卵泡刺激素增加 9%,但仍在正常范围内。用药 12 周,对正常健康人精液中的精子数、活力及形态均无影响。

【体内过程】　1. 口服本品 5 mg,其生物利用度为 34%～108%(平均 63%),不受食物影响。服药后 1～2 小时可达 C_{max},最大血药浓度平均为 37 ng/ml(27～49 ng/ml)。多次口服本品,血药浓度高于单剂口服,且随年龄增长而增加。稳态 V_d 为 76 L(44～96 L),蛋白结合率约为 90%,多剂量口服后可见少量药物蓄积。本品可透过血-脑屏障。

2. 健康受试者使用本品 6～24 周检测精液中的本品浓度为 0～10.54 ng/ml。本品主要在肝内代谢,其血浆 CL 为 165 ml/min,平均消除 $t_{1/2}$ 约为 6 h(3～16 h),70 岁以上老年人的终末 $t_{1/2}$ 约为 8 h(6～15 h)。男性单剂口服[14C]-非那雄胺后,随尿液排出的代谢物约占 39%,57% 则随粪便排出。肾功能不全患者虽然随尿液排出的代谢物减少,但随粪便排出者可见增加,故不必调整剂量。肝功能不全患者、18 岁以下儿童以及各种族间的药动学尚待研究。

【适应证】　用于治疗良性前列腺增生(BPH)和脱发。

【不良反应】　1. 可引起瘙痒、风疹、皮疹和口唇部肿胀等过敏反应。

2. 可出现性欲减退、阳痿、射精障碍、射精量减少等,还有睾丸疼痛的报道。

3. 还可引起腹痛、背痛、头晕、头痛等。

【妊娠期安全等级】　X。

【禁忌与慎用】　1. 对本品过敏者疑有前列腺癌的患者均禁用。

2. 女性禁用。

3. 本品不适用于儿童。

4. 肝功能不全患者慎用。

【药物相互作用】 临床研究表明,本品与普萘洛尔、地高辛、格列本脲、华法林、茶碱、安替比林、对乙酰氨基酚、阿司匹林、α受体拮抗药、β受体拮抗药、钙通道阻滞药、硝酸酯类、利尿药、H_2受体拮抗药、HMG-CoA 还原酶抑制药、NSAIDs、喹诺酮或苯二氮䓬类之间未发现明显的不良相互作用。

【剂量与用法】 成人前列腺增生口服一次 5 mg,1 次/日;男性脱发口服一次 1 mg,1 次/日。通常服药 3 个月后见效,如用药 12 个月内停药可出现症状反弹。

【用药须知】 1. 使用本品前首先应排除感染、前列腺癌、尿道狭窄、膀胱低张力和神经源性紊乱等。

2. 尿流量严重下降和残余尿量较多的良性前腺增生患者不适合使用本品治疗。

3. 本品为包衣片,应无裂痕。

4. 使用本品过量,尚无特异治疗方法。

【制剂】 片剂:5 mg。

【贮藏】 遮光、密闭,贮于阴凉干燥处。

度他雄胺
(dutasteride)

别名:Avodart、Duagen

本品是合成的偶氮类固醇化合物,属于类固醇 5α-还原酶 1 型和 2 型同源异构体的选择性抑制剂,而类固醇 5α-还原酶是把睾酮转化成 5α-二氢睾酮的细胞内的酶。

【CAS】 164656-23-9

【ATC】 G04CB02

【理化性状】 1. 化学名:3-Oxo-2′,5′-bis-(trifluoromethyl)-4-aza-5α-androst-1-ene-17β-carboxanilide

2. 分子式:$C_{27}H_{30}F_6N_2O_2$

3. 分子量:528.5

4. 结构式

【药理作用】 1. 本品可抑制睾酮转化成 5α-二氢睾酮(dihydrotestosterone,DHT)。DHT 是前列腺开始发育继而增生中起主要作用的雄激素。睾酮通过 5α-还原酶转化成 DHT,该酶分为 Ⅰ 型和 Ⅱ 型,Ⅱ型异构体对生殖组织起主要作用,Ⅰ 型异构体也对睾酮在皮肤和肝中的转化起作用。本品是这两型异构体的竞争性和特异性的抑制剂。本品并不与人雄激素受体结合。在 1~2 周的观察中,可发现每天给药对 DHT 还原的最大作用是剂量依赖性的。每天给予本品 0.5 mg,经 1 周和 2 周后,其中位数血清 DHT 浓度分别下降 85% 和 90%。

2. 良性前列腺增生(BPH)的患者每天给予本品 0.5 mg,连用 2 年,第 1 年和第 2 年的中位数血清 DHT 浓度分别降低 94% 和 3%。1 年和 2 年血清睾酮水平中位数均上升 19%,且保持在生理范围以内。具有先天缺少 2 型 5α-还原酶的成年男性也能降低 DHT 水平,这些缺少 5α-还原酶的男子终生都能保持小的前列腺,而不会发生 BPH。在这些个例中,没有发现由于缺少 5α-还原酶而出现临床异常,除非在出生时就存在泌尿生殖系统的先天性缺损。给志愿者本品 0.5 mg,1 次/日,连用 52 周后,对骨矿密度和血脂均未见到影响,肾上腺素和肾上腺皮质激素(ACTH)也无改变。

【体内过程】 1. 给予单剂量(0.5 mg)本品后,经 2~3 h 可达 C_{max}。绝对生物利用度接近 60%。与食物同进,C_{max} 可降低 10%~15%,但无临床意义。单剂量和重复用药后,显示大的 V_d(300~500 L)。本品的蛋白结合率高达 99%,而与 $α_1$-酸性糖蛋白的结合率就占了 96.6%。一项健康志愿者的研究,给予本品 0.5 mg/d,连用 12 个月,平均血药浓度为 3.4 ng/ml,在 6 个月时达到稳态。

2. 本品在人体内广泛代谢,但尚未明确所有的代谢途径。体外证实,本品通过 CYP3A4 代谢成两个较少的单羟基化代谢物。本品不经 CYP1A2、CYP2C9、CYP2C19 和 CYP2D6 代谢。在达到稳态时,通过质谱法可检出原药和 3 种主要代谢物(4′-羟基度他雄胺、1,2-二氢度他雄胺和 6-羟基度他雄胺)和两个较少的代谢物(6,4′-二羟基度他雄胺和 15-羟基度他雄胺)。本品主要随粪便排出,其中原药约占 5%,代谢物约为 40%,仅有痕量原药出现在尿液中。因此,未能计数的约占 55%。本品的终末 $t_{1/2}$ 在稳态时接近 5 周。在每天用药 0.5 mg 后,稳态(40 ng/ml)可保持 1 年。

【适应证】 适用于良性前列腺增生患者,以减轻症状,降低急性尿潴留的风险,降低 BPH 相关手术的风险。

【不良反应】 可发生阳痿、性欲减退、射精障碍和男子乳腺发育。

【妊娠期安全等级】　X。

【禁忌与慎用】　1. 对本品和其他 5α-还原酶抑制剂过敏者、妇女和儿童禁用。

2. 肝功能不全患者慎用。

【药物相互作用】　1. CYP3A4 抑制剂利托那韦、酮康唑、维拉帕米、地尔硫䓬、西咪替丁和环丙沙星可使本品的代谢减慢。

2. 本品与坦度洛新、特拉唑嗪、华法林、地高辛、考来烯胺合用,不产生药物相互作用。

3. 本品不抑制 CYP1A2、CYP2C9、CYP2C19、CYP2D6 和 CYP3A4。

【剂量与用法】　推荐口服一次 0.5 mg,1 次/日。应整粒吞服。食物无影响。老年人不必调整用量。肝功能不全患者的安全使用尚缺少可靠信息,应慎用,注意观察。

【用药须知】　1. 停用本品 6 个月内不得献血。

2. 本品无特效解毒剂,出现药物过量后应采取对症支持治疗。

3. 服用本品的患者在使用血清前列腺特异抗原(PSA)指标检测前列腺癌时,可导致血清 PSA 值下降。

4. 使用本品前必须进行详细检查,包括前列腺特异抗体,以排除前列腺癌。

5. 使用本品 3 个月后,前列腺特异抗体的总血清水平约降低 40%。

【制剂】　胶囊剂:0.5 mg。

【贮藏】　遮光、贮于 15～30 ℃阴凉处。

坦洛新
(tamsulosin)

本品为 α_1 受体拮抗药。

【CAS】　106133-20-4

【ATC】　G04CA02

【理化性状】　1. 化学名:(-)-(R)-5-(2-{[2-(o-Ethoxyphenoxy) ethyl] amino}-propyl)-2-methoxy-benzenesulfonamide

2. 分子式:$C_{20}H_{28}N_2O_5S$

3. 分子量:408.51

4. 结构式

盐酸坦洛新
(tamsulosin hydrochloride)

别名:坦索罗辛、哈乐、Harnal、Alna

本品为 α_1-受体拮抗药。

【CAS】　106463-17-6

【理化性状】　1. 本品为白色或几乎白色粉末。微溶于水和无水乙醇,易溶于甲酸。

2. 化学名:(-)-(R)-5-(2-{[2-(o-Ethoxyphenoxy) ethyl] amino}-propyl)-2-methoxy-benzenesulfonamide hydrochloride

3. 分子式:$C_{20}H_{28}N_2O_5S \cdot HCl$

4. 分子量:445.0

【药理作用】　本品对 α_{1-A} 受体亚型更具有选择性。而在前列腺、尿道和膀胱颈部主要分布着这种 α_{1-A} 受体。

【体内过程】　本品易于从胃肠道吸收,生物利用度几乎是 100%。食物会影响吸收的程度和速度。口服后 1 h 左右可达血药峰值。本品在肝内缓慢代谢,代谢物和小量原药随尿液排出。血浆消除 $t_{1/2}$ 为 4～5.5 h。蛋白结合率约为 99%。

【适应证】　用于前列腺增生引起的尿路阻塞。

【不良反应】　1. 神经精神系统　偶见头晕、蹒跚感等。

2. 循环系统　偶见血压下降、心率加快等。

3. 过敏反应　偶尔可出现皮疹,出现这种症状时应停止服药。

4. 消化系统　偶见恶心、呕吐、胃部不适、腹痛、食欲缺乏等。

5. 肝功能　偶见 ALT、AST、LDH 升高,停药后可恢复正常。

6. 其他　偶见鼻塞、浮肿、吞咽困难、倦怠感等。

【妊娠期安全等级】　D。

【禁忌与慎用】　1. 对本品过敏者禁用。

2. 女性患者禁用。

3. 体位性低血压、冠心病患者应慎重使用。

【药物相互作用】　1. 本品主要经 CYP3A4 和 CYP2D6 代谢,强效 CYP3A4 抑制剂(如酮康唑)、强效 CYP2D6 抑制剂(如帕罗西汀)可明显升高本品的血药浓度,应避免合用。尚未进行中效 CYP3A4 抑制剂、中效 CYP2D6 抑制剂、CYP3A4 和 CYP2D6 双重抑制剂(如特比萘芬)对本品药动学影响的研究,应谨慎合用,合用时,本品的剂量不能超过 0.4 mg/d。

2. 西咪替丁可降低本品的清除,升高本品的 AUC 44%。

3. 不推荐本品与其他 α-受体拮抗药合用。

4. 慎与 PDE5 抑制剂合用,因可导致体位性体血压。

【剂量与用法】 使用本品的缓释制剂 0.4 mg,1 次/日,在早餐后 1 h 服药最佳。在 2~4 周后,如有必要,可加量至 0.8 mg,1 次/日。

【用药须知】 1. 肝功能不全患者应避免使用本品。

2. 口服缓释剂剂不可咬碎。

【制剂】 缓释胶囊剂:0.2 mg。

【贮藏】 密封置于室温。

沙巴棕果提取物
(sabal serrulata)

别名:施通根

本品为德国进口的药品。

【简介】 沙巴棕属于棕榈科灌木植物,通常生长在南北美洲气候炎热的地区。本品为沙巴棕果实的提取物,为含有各种脂肪酸和挥发油,主要有油酸、月桂酸、肉豆蔻酸、棕榈酸、亚油酸、硬脂酸、亚麻酸等饱和及不饱和脂肪酸。其具有以下作用。

1. 有效抑制 5α-还原酶活性,减少双氢睾酮生成,拮抗前列腺组织中的雄激素与雄激素受体结合。

2. 具有肾上腺素能拮抗作用和钙通道阻断作用,达到改善膀胱机能,解痉作用。

3. 抑制环氧化酶与脂氧化酶的活性,减少白三烯、前列腺素等炎症介质的生成,从而起抗炎,抗水肿作用。

【适应证】 用于良性前列腺增生引起的排尿障碍。

【不良反应】 少见胃肠道不适,极个别有过敏反应。

【禁忌与慎用】 对此类植物提取剂或者对本品所含其他成分曾有过敏史者禁用。

【剂量与用法】 早、晚各 1 次,1 片/次,温开水送服。

【制剂】 片剂:0.42 g(含沙巴棕果提取物 320 mg)。

【贮藏】 贮于阴凉干燥处。

沙巴棕
(sabal extract)

本品为瑞士进口的药品。

【简介】 用于良性前列腺增生引起的排尿障碍。偶有患者出现胃部轻微胀痛,一般继续服药后症状会消失。早、晚各 1 次,1 粒/次,温开水送服。胶囊剂:160 mg。

复方蓝棕果
(compound sabal berry)

【简介】 本品为复方制剂,每片含蓝棕果提取物 55 mg,狭叶金光菊提取物 30 mg。用于非细菌性前列腺炎和有尿路梗塞症状的良性前列腺增生症。口服,2 片/次,3 次/日,饭前服用。本品对于女性膀胱刺激征的治疗,尚无可靠的临床试验及文献资料支持,故不提倡用于女性患者。制剂:片剂:250 mg。

谷丙甘氨酸
(glutamic acid, alanine acid and glycine acid)

【简介】 本品为复方制剂,每片(粒)含谷氨酸 0.265 g,丙氨酸 0.1 g,甘氨酸 45 mg。用于前列腺增生引起的尿频、排尿困难及尿潴留症,尤适宜心肺功能不全和不易手术的老年患者。肾功能不全患者慎用,口服 2 片/次,3 次/日。片剂:0.41 g,胶囊剂:0.41 g。

12.5 治疗泌尿系统结石的药

枸橼酸氢钾钠
(potassium sodium hydrogen citrate)

【药理作用】 本品可增加尿液 pH 值和枸橼酸根的排泄,降低尿液中钙离子浓度。钙离子浓度的下降能降低尿液中能形成结石的钙盐的浓度。pH 值的升高能增加尿酸和胱氨酸结石的可溶性。

【适应证】 用于溶解尿酸结石和防止新结石的形成。作为胱氨酸结石和胱氨酸尿的维持治疗。

【不良反应】 偶有轻度胃肠道不适。

【禁忌与慎用】 1. 禁用于急性或慢性肾功能衰竭患者、严重的酸碱平衡失调(碱代谢)或慢性泌尿道尿素分解菌感染的患者。

2. 绝对禁盐的患者禁用。

【药物相互作用】 1. 本品与含铝的药物同时给药时会增加铝的吸收,如果必须合用,两种药物的给药时间间隔至少需要 2 h。

2. 醛固酮拮抗剂、保钾利尿剂、ACE 抑制剂、NSAIDs 能够减少肾脏对钾的排泄。

【剂量与用法】 1. 除另有说明外,日剂量为 4 标准量匙(每量匙为 2.5 g,共 10 g 颗粒),分 3 次饭后服用。早晨、中午各一量匙,晚上服两量匙。颗粒可以用水冲服。

2. 新鲜尿液的 pH 必须在下列范围内。

(1) 尿酸结石和促尿酸治疗 pH 6.2~6.8。

(2) 胱氨酸结石 pH 7.0~8.0。

如果 pH 低于推荐范围,晚上剂量须增加半量匙,如果 pH 高于推荐范围,晚上须减少半量匙,如果服用本品前测出新鲜尿液 pH 保持在推荐范围内,则保持当前剂量。

【用药须知】 首次之前应检查肾功能和血清电解质。

【制剂】 颗粒剂:97.1 g/100 g。

【贮藏】 室温保存。

柳栎浸膏
(quercus salicina extract)

本品是从柳栎小枝叶中提取制成的。

【药理作用】 1. 对结石的作用 给大鼠行人工膀胱结石术后,口服本品,发现有抑制结石成长及溶解结石的作用。

2. 抗炎症作用 动物实验本品可抑制足跖肿胀、血管渗透性亢进及胸膜炎。

3. 利尿作用 本品可导致一过性尿量增加。

【适应证】 用于促进肾结石和输尿管结石的排出。

【不良反应】 主要为胃部不适感,胃肠功能紊乱等消化道症状。

【剂量与用法】 通常,口服一次 450 mg,3 次/日。

【制剂】 胶囊剂:225 mg。

【贮藏】 防潮保存。

醋羟胺酸
(acetohydroxamic acid)

【CAS】 546-88-3

【ATC】 G04BX03

【理化性状】 1. 化学名:Ethanehydroxamic acid

2. 分子式:$C_2H_5NO_2$

3. 分子量:75.07

4. 结构式

【药理作用】 本品系尿素酶竞争性抑制药,具有与尿素相似结构的酰胺基,在体内与尿素酶生成螯合物,使该酶的活性受到抑制。尿素酶是尿路结石形成的生化诱发物。当它的活性受到抑制后,尿素分解减少,尿氨浓度下降,pH 值降低,从而溶解尿石并防止感染性尿路结石的形成。

【体内过程】 本品可从胃肠道迅速被吸收,1 h 内达血药峰浓度,$t_{1/2}$ 长达 10 h,肾功能不全者患者更长。部分本品在肝脏代谢为无活性的乙酰胺。本品

2/3 以原药从肾排泄。

【适应证】 用于治疗尿路结石。

【不良反应】 1. 可见溶血性贫血和缺铁性贫血。

2. 可见焦虑和压抑等神经系统反应。

3. 其他可见头痛、胃肠道紊乱、脱发、皮疹和震颤等。

【禁忌与慎用】 1. 急性肾衰患者(血肌酐 ≥ 265.2 μmol/L)禁用。

2. 妊娠期妇女禁用。

3. 哺乳期妇女服用本品应权衡利弊,选择停药或暂停哺乳。

4. 儿童慎用。

【药物相互作用】 1. 本品能与胃肠道铁螯合而减少两者的吸收。

2. 服用本品时饮酒,可增加皮疹的发生率。

【剂量与用法】 口服,250 mg,3 次/日。

【用药须知】 服用本品期间应定期检查血常规和肾功能。

【制剂】 胶囊剂:250 mg。

【贮藏】 遮光、密封保存。

12.6 其他

戊糖多硫酸钠
(pentosan polysulfate sodium)

别名:爱泌罗、Elmiron

【理化性状】 1. 本品为白色粉末,无味,稍有吸湿性。50% 的水溶液 pH 为 6。

2. 分子量:4000~6000

【药理作用】 本品为低分子量肝素类似物,具有抗凝和纤维蛋白溶解作用。本品治疗间质性膀胱炎的确切机制尚未明确。

【体内过程】 1. 本品口服后,约 2 h 达血药峰值,生物利用度仅约 6%。

2. 本品可分布至泌尿道上皮,少量分布与肝、脾、肺、皮肤、骨膜、骨髓,动物实验显示本品可少量进入红细胞。

3. 本品主要在肝、脾中去硫,在肾脏部分解聚而代谢,持续给药上述两种代谢途径均可饱和。

4. 本品的消除 $t_{1/2}$ 为 20~27 h,本品口服后大部分不被吸收而随粪便排泄,随尿液排泄仅为给药剂量的 6%,其中原药仅占给药剂量的 0.14%。

【适应证】 用于缓解间质性膀胱炎的疼痛和不适感。

【不良反应】 1. 常见失眠、头痛、运动过度、头晕、抑郁、恶心、腹泻、消化不良、黄疸、呕吐、皮疹、瘙痒、流泪、鼻窦炎、出汗、闭经、关节痛、阴道炎。

2. 少见口腔溃疡、结肠炎、食管炎、胃炎、腹胀、便秘、食欲缺乏、牙龈出血、瘀斑、贫血、凝血酶原时间延长、部分凝血活酶时间延长、白细胞降低、血小板减少、过敏反应、光敏反应、咽炎、瘙痒、荨麻疹、结膜炎、耳鸣、视神经炎、弱视、视网膜出血。

【妊娠期安全等级】　B。

【禁忌与慎用】　1. 对本品过敏者禁用。

2. 尚未明确本品是否可经乳汁分泌,哺乳期妇女使用时应暂停哺乳。

3. 未对肝功能不全患者进行研究,此类患者慎用。

4. 16 岁以下儿童用药的安全性及有效尚未确定。

【剂量与用法】　口服一次 100 mg,3 次/日,空腹服用,餐前至少 1 h,餐后至少 2 h 后服用。

【用药须知】　本品有抗凝作用,可导致出血。

【制剂】　胶囊剂:100 mg。

【贮藏】　贮于 15～30 ℃。

非那吡啶
(phenazopyridine)

本品是一种偶氮化合物,对泌尿道黏膜具有镇痛或局部麻醉作用。

【CAS】　136-40-3

【理化性状】　1. 化学名:2,6-Diamino-3-(phenylazo)pyridine

2. 分子式:$C_{11}H_{11}N_5$

3. 分子量:213.24

4. 结构式

盐酸非那吡啶
(phenazopyridine hydrochloride)

别名:马洛芬

【CAS】　136-40-3

【理化性状】　1. 本品为显亮光或暗红色到深紫色结晶粉末,无臭或有轻微气味,微溶于水和乙醇。

2. 化学名:2,6-Diamino-3-(phenylazo)pyridine monohydrochloride

3. 分子式:$C_{11}H_{11}N_5 \cdot HCl$

4. 分子量:249.70

【用药警戒】　1. 如出现过敏症状,荨麻疹,呼吸困难,面部、嘴唇、舌或喉肿胀,立即呼叫紧急医疗帮助。

2. 如出现如下严重的不良反应,如皮肤苍白、发热、意识混乱、虚弱、黄疸(皮肤或眼睛黄染)、小便减少或根本没有、困倦、情绪改变、口渴感增加、食欲丧失、恶心、呕吐、肿胀、体重增加、感觉气短、皮肤呈蓝色或紫色,应停药并立即就医。

【药理作用】　本品对尿道黏膜具有镇痛或局部麻醉作用。确切的作用机制尚不明确。虽然在体外研究表明本品能抑制金黄色葡萄球菌、链球菌、淋球菌、大肠埃希菌生长,但药物在尿液中很少或不具有抗菌活性。

【体内过程】　本品的代谢可能发生在肝脏和其他组织中,但代谢产物尚未确定。本品迅速由肾脏排出体外,其中高达 65% 的以原药随尿液排出。口服 5～6 h 内本品尿液排出量最大,药物的总排泄时间平均为 20.4 h。少量本品随粪便排出。

【适应证】　本品是用于缓解尿路感染、外伤、外科手术、内窥镜检查或尿道超声或导尿管刺激引起的泌尿道疼痛、灼热感、尿急、尿频等不适症状。

【不良反应】　1. 头痛、皮疹、瘙痒、偶有胃肠道紊乱,罕见高铁血红蛋白症、溶血性贫血、皮肤色素沉着和一过性急性肾功能衰竭的报道,可能与过量有关。

2. 有报道指出,偶尔出现过敏反应可能会引起黄疸和肝炎,罕见本品尿道沉积导致肾结石形成。

【妊娠期安全等级】　B。

【禁忌与慎用】　1. 对本品过敏者禁用。

2. 肾功能不全、肾小球肾炎、重度肝炎、尿毒症、妊娠期肾盂肾炎的患者禁用。

3. 对于妊娠期妇女尚无足够对照良好的研究,只有确实需要时,才可使用。

4. 尚未明确本品及其代谢产物是否经乳汁分泌,哺乳期妇女慎用。

【剂量与用法】　口服,成人,一次 200 mg,3 次/日,饭后服用;儿童,12 mg/kg,分 3 次饭后服用。与抗菌药联合治疗泌尿道感染时,不应超过 2 d。

【用药须知】　1. 本品对症状的缓解一般不会延迟确诊和掩盖疾病诱因。因为其只减轻症状,如症状控制,必须及时停药。本品镇痛作用可能会减少或消除系统性的止痛剂或麻醉剂需要量。然而,在感染控制前抗菌治疗可以帮助减轻疼痛和不适。本品用于治疗尿路感染不应超过 2 d,因为尚缺乏证据表明本品联合抗菌药比单独使用抗菌药有益。

2. 本品可影响基于光谱测定法或颜色反应的尿液分析。

3. 肾功能良好而超过推荐剂量的患者或肾功能不全而使用通常剂量的患者(常见于老年患者),可能导致本品血药浓度升高和毒性反应。大剂量急性过量常出现高铁血红蛋白症。亚甲蓝 1～2 mg/kg 静脉注射可迅速降低高铁血红蛋白和发绀的症状，帮助诊断。慢性过量服用也可能发生氧化性海因茨小体溶血性贫血和"咬伤细胞"（degmacytes）。红细胞 G-6-PD 缺乏可以引起溶血。过敏反应引起的肾和肝损伤和偶尔衰竭也可能发生。

4. 出现皮肤和眼结膜黄色可能表明由于肾排泄受损造成的药物蓄积，需要停止治疗。

【制剂】 片剂：100 mg；200 mg。

【贮藏】 贮于 15～30 ℃。

美拉肼
（meladrazine）

【CAS】 13957-36-3

【ATC】 G04BD03

【理化性状】 1. 化学名：N^2,N^2,N^4,N^4-Tetraethyl-6-hydrazinyl-1,3,5-triazine-2,4-diamine

2. 分子式：$C_{11}H_{23}N_7$

3. 分子量：253.35

4. 结构式

【简介】 本品为泌尿系统解痉药，临床用其酒石酸盐。

特罗地林
（terodiline）

【CAS】 15793-40-5

【ATC】 G04BD05

【理化性状】 1. 化学名：N-*tert*-Butyl-4,4-di(phenyl)butan-2-amine

2. 分子式：$C_{20}H_{27}N$

3. 分子量：281.44

4. 结构式

【简介】 本品为泌尿系统解痉药，用于治疗尿频和尿失禁。本品松弛平滑肌的作用可能与其抗毒蕈碱及钙通道阻滞作用有关。

曲司氯铵
（trospium chloride）

别名：Sanctura、Spasmolyt、Trosec

【CAS】 10405-02-4

【ATC】 G04BD09

【理化性状】 1. 本品为细小的无色至浅黄色结晶性固体。溶解度为 0.5 g/ml。

2. 化学名：Spiro[8-azoniabicyclo[3.2.1]octane-8,1'-pyrrolidinium]，3-[(hydroxydiphenylacetyl)oxy]-，chloride(1α,3β,5α)

3. 分子式：$C_{25}H_{30}ClNO_3$

4. 分子量：427.96

5. 结构式

【药理作用】 本品为季铵盐化合物，具有抗胆碱能作用和解痉作用。本品作用于胆碱能神经所支配效应器上的 M 受体，能拮抗乙酰胆碱对 M 受体的作用。其副交感神经阻滞作用可引起膀胱平滑肌的舒张，使膀胱容量增加。治疗剂量下，本品对烟碱受体作用微弱。

【体内过程】 1. 口服本品 20～60 mg，C_{max} 和 AUC_{0-inf} 与剂量成正比，当与高脂肪含量的早餐同服时，其生物利用度明显降低。单剂量口服时，本品的药动学参数个体差异很大，静脉给予时，药动学参数个体差异明显变小。年轻男性受试者空腹单剂量口服 20 mg 本品后，平均绝对生物利用度为 9.6±4.5%。

2. 体外试验提示，本品的蛋白结合率约为 50%～85%。本品主要分布于血浆中，口服 20 mg 的表观分布容积为 395 L。

3. 本品水解之后，与葡糖醛酸结合而被代谢，CYP 酶不参加本品的代谢。

4. 口服放射性标记的本品 20 mg，85.2% 经粪便排出，5.8% 经肾脏排出，肾脏排出物的 60% 为原药。$t_{1/2}$ 为 20 h。本品的肾脏排泄主要经肾小管分泌，重度肾功能不全患者的 AUC 和 C_{max} 分别提高 4.5 倍和 2 倍，$t_{1/2}$ 延长至 33 h。轻度和中度肝功能

不全患者的 C_{max} 分别会升高 12% 和 63%。

【适应证】　用于膀胱过度刺激引起的尿频、尿急、尿失禁。

【不良反应】　1. 消化系统　常见口干、消化不良、便秘、腹痛、恶心;少见腹泻、腹胀。

2. 泌尿系统　少见排尿障碍(如出现残余尿)、尿潴留。

3. 心血管系统　少见心动过速、心悸、室上性心动过速。

4. 视觉　少见调节障碍、眼干。

5. 呼吸系统　少见呼吸困难。

6. 皮肤　少见潮红、血管神经性水肿。

7. 全身　无力。

【妊娠期安全等级】　C。

【禁忌与慎用】　1. 对本品及其中其他成分过敏者禁用。

2. 尿潴留、胃潴留及未控制的闭角型青光眼患者禁用。

3. 由于本品有引起尿潴留的可能,有明显膀胱尿道阻塞症状的患者慎用。

4. 本品具有抗胆碱能作用,能降低胃肠道动力,胃肠道阻塞性疾病患者有胃潴留的可能,应慎用。

5. 严重便秘、溃疡性结肠炎和重症肌无力患者慎用。

6. 中度至重度肝功能不全患者慎用。

7. 只有当可能的受益高于危险时,方可在严密监护下用于已控制的闭角型青光眼患者。

8. 动物实验显示,本品可经乳汁分泌,哺乳期妇女使用时,应暂停哺乳。

9. 儿童用药的安全性及有效尚未确定。

【药物相互作用】　1. 本品主要经肾小管分泌排出,与其他经肾小管分泌排泄的药物(如地高辛、普鲁卡因胺、双哌雄双酯、吗啡、万古霉素、二甲双胍及替诺福韦)同时使用,有可能引起二者的血药浓度均会提高,应对患者进行严密监护。

2. 与混合性 CYP 酶抑制剂西咪替丁合用,本品的 C_{max} 和 AUC 会升高。

3. 本品为 CYP2D6 和 CYP3A4 抑制剂,与主要经 CYP2D6 代谢的治疗窗较窄的药物(如氟卡尼、硫利达嗪及三环类抗抑郁药)合用时应谨慎。

4. 与其他抗胆碱药合用,可能加剧口干、便秘、视物模糊及其他抗胆碱症状。

5. 由于本品可使胃肠动力降低,可延缓其他药物的胃肠道吸收。

【剂量与用法】　1. 口服,推荐剂量为一次

20 mg,2 次/日,空腹服用或饭前 1 h 服用。

2. 重度肾功能不全的患者(Ccr < 30 ml/min),推荐剂量为 20 mg/d,睡前服用。

3. 75 岁以上老年患者,起始剂量为 20 mg/d。

【用药须知】　本品过量可引起严重的抗胆碱作用,有过量后引起瞳孔散大和心动过速的病例。出现药物过量应采取对症治疗和支持治疗,并监测心电图。

【制剂】　①片剂:20 mg。②胶囊剂:20 mg。

【贮藏】　贮于 15 ~ 25 ℃。短程携带允许 15~30 ℃。

包醛氧淀粉
(coated aldehyde oxystarch)

本品是将氧化淀粉颗粒表面进行覆醛处理而制成的一种新型尿素氮吸附剂。

【药理作用】　胃肠道中的氨、氮等有害物质可通过覆醛处理层与氧化淀粉的醛基结合生成希夫碱络合物随粪便中排出,故能降低血中非蛋白氮和尿素氮的浓度,从而起到治疗氮质血症的作用。

【适应证】　1. 用于慢性肾小球肾炎、慢性肾盂肾炎等肾脏疾患所致的氮质血症、尿毒症。

2. 用于高血压或糖尿病所致的尿毒症。

【不良反应】　少数患者会有轻度腹痛腹泻、呕吐等症状,系由于本品具有吸水性,使肠容量增加而刺激肠蠕动所致,可自行消退,或在减量后症状消失。

【禁忌与慎用】　消化道出血、急性肠道感染者禁用。

【剂量与用法】　1. 散剂　饭后用开水浸泡后服用,或用温水冲服,一次 5~10 g,2~3 次/日。

2. 胶囊剂　饭后温开水冲服,一次 5~10 g,2~3 次/日。

【用药须知】　1. 本品在胃肠道中不被吸收。

2. 服用本品时要适当控制蛋白质摄入量,如能配合低蛋白饮食,将有助于提高疗效。

3. 药品内容物受潮发霉切勿服用。

【制剂】　①散剂:5 g。②胶囊剂:0.625 g。

【贮藏】　遮光、密封,在干燥处保存。

尿苷三乙酸酯
(uridine triacetate)

【CAS】　4105-38-8

【理化性状】　1. 化学名:(2′,3′,5′-Tri-O-acetyl-β-D-ribofuranosyl)-2,4(1H,3H)-pyrimidinedione

2. 分子式:$C_{15}H_{18}N_2O_9$

3. 分子量:370.3

4. 结构式

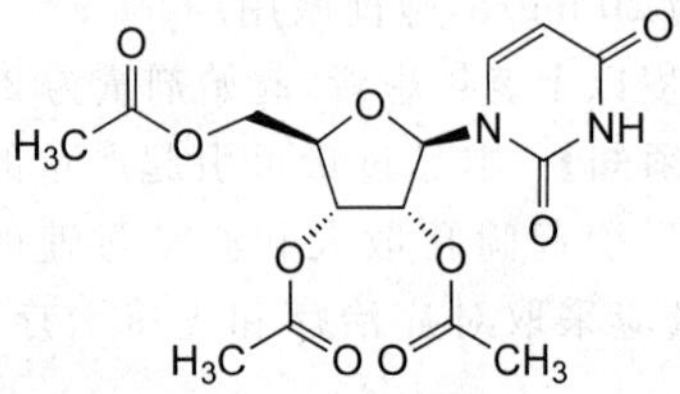

【药理作用】 本品为尿苷的乙酰化形式,口服后在体内被广泛存在非特异酯酶脱乙酰基化,释放尿苷进入血液循环。本品可为遗传性乳清酸尿症患者提供尿苷,上述患者因基因缺陷,自身不能合成足够的尿苷。尿苷可被几乎所有的细胞摄取,用于合成嘧啶核苷酸,细胞内的嘧啶核苷酸达到正常水平后,就可反馈性地抑制乳清酸的生成,继而尿中的乳清酸水平就会降低。

遗传性乳清酸尿症(尿苷单磷酸合酶缺乏)是先天性常染色体隐性遗传的嘧啶代谢紊乱性疾病,是因为体内缺乏尿苷单磷酸合酶。尿苷单磷酸合酶编码尿苷-5′-单磷酸合成酶。该酶是催化嘧啶核苷酸合成途径最后 2 个步骤的双功能酶。

遗传性乳清酸尿症患者缺乏尿苷单磷酸合酶,会造成两种后果,一是嘧啶核苷酸从头合成途径受阻,导致嘧啶核苷酸不足,引起临床疾病;二是乳清酸不能被转化为尿苷单磷酸随尿液排出,导致乳清酸尿症,乳清酸结晶还偶可引起尿路阻塞性疾病。

【体内过程】 口服本品后 2～3 h 血浆中的尿苷可达血药峰值,$t_{1/2}$ 为 2～2.5 h。尿苷能被细胞摄取,并能穿过血-脑屏障。本品可通过肾脏排泄,也可通过嘧啶代谢途径被代谢。

【适应证】 用于治疗遗传性乳清酸尿症。

【不良反应】 尚未发现不良反应。

【妊娠期安全等级】 动物实验未发现毒性。

【剂量与用法】 口服,本品的推荐起始剂量为 60 mg/kg,1 次/日,如效果不佳,可增加至 120 mg/kg。

【用药须知】 本品的颗粒不能咀嚼服用。

【制剂】 橘子口味颗粒剂:2 g。

【贮藏】 贮于 25 ℃,短程携带允许 15～30 ℃。

第13章 血液系统药物
Drugs of Blood System

血液在体内主要起运输物质的作用,不仅运输氧气、营养物质及组织代谢产物,为机体进行新陈代谢所必需,而且还要运输各种内分泌激素,为机体提供各种功能的调节物质。全身药物也要通过血液运输才能发挥预期的作用。血液中各种成分的质与量发生变化时可引起很多疾病,而可用于治疗各种血液病的药物更是种类繁多。本章将主要讨论抗贫血药、升白细胞药、促凝血和止血药、抗血小板药、抗凝药、溶血栓药和血容量扩充剂。

13.1 抗贫血药

贫血是临床常见的一种病症,其特征是单位容积的血液中红细胞数量和血红蛋白含量低于正常,临床上表现为缺血、缺氧等一系列症状和体征。本症可由多种病因引起,常继发于失血、异常溶血、营养不良、慢性疾病和恶性肿瘤等。治疗贫血应着重对原发病病因的治疗。本节中的药物仅能起到补充红细胞生成和成熟过程中必需物质的作用。对骨髓造血功能受到抑制所致的严重贫血,仅靠补充造血原料通常是无补于事的。

13.1.1 铁剂

铁是形成血红蛋白和肌红蛋白所必需的物质,缺乏时血红蛋白减少,引起缺铁性贫血。缺铁的主要原因是失血过多或长期吸收不良。硫酸亚铁为最常用的铁剂。用于防治慢性失血(如月经过多、消化道溃疡、痔疮出血等)、营养不良、妊娠等引起的缺铁性贫血。铁剂口服以 Fe^{2+} 形式在小肠上段主动吸收。吸收率与机体对铁的需求有关,且受多种因素的影响。胃酸充足、维生素 C 及食物中的还原性物质有利于铁的吸收。胃酸不足或食物中的鞣酸、磷酸盐、碱性物质等可使铁成为不溶解的化合物而阻碍吸收。

硫酸亚铁
(ferrous sulfate)

【CAS】 7720-78-7(anhydrous ferrous sulfate);7782-63-0(ferrous sulfate heptahydrate)

【ATC】 B03AA07

【理化性状】 1. 本品为淡蓝绿色的无臭晶体或颗粒。在干燥空气中会风化且在潮湿空气中会被迅速氧化形成褐黄色的碱式硫酸亚铁。可溶于水(1∶1.5),溶于沸水(1∶0.5);不溶于乙醇。10%的水溶液相对于石蕊呈酸性,pH 约为 3.7。

2. 分子式:$FeSO_4 \cdot 7H_2O$

3. 分子量:278.0

【药理作用】 铁为血红蛋白和肌红蛋白的主要

组成成分,红细胞则依靠血红蛋白携带氧,肌肉运动则依靠肌红蛋白提供氧,铁还参与机体的三羧酸循环。缺铁会使血红蛋白的合成受阻,导致缺铁性贫血,使组织缺氧,含铁的酶活性降低,出现组织黏膜、皮肤、指甲病变和体力不足。

【体内过程】 本品口服后主要以亚铁离子形式于十二指肠和空肠近端吸收。在血液循环中被氧化成 Fe^{3+} 后沉积于肝、脾和骨髓等组织中,供造血之用,未吸收部分则随粪便排出。

【适应证】 用于治疗各种病因引起的缺铁性贫血。

【不良反应】 1. 口服可引起程度不同的上腹部不适、恶心、呕吐、腹部痉挛、腹泻或便秘。

2. 大剂量可使胃肠黏膜受到腐蚀,出现黑色柏油状粪便。脉搏快速而微弱、低血压,以至休克。

3. 儿童口服 1 g 以上的本品可致急性中毒,出现胃肠道黏膜坏死、出血,最后可致代谢性酸中毒、惊厥、肝坏死和肝昏迷。

【妊娠期安全等级】 A。

【禁忌与慎用】 1. 对本品过敏、血色素沉着病、消化性溃疡患者禁用。

2. 溃疡性结肠炎,肠炎患者禁用。

3. 反复接受输血的患者禁用。

4. 溶血性贫血患者禁用,除非同时合并有缺铁情况。

5. 肝功能不全患者慎用。

【药物相互作用】 1. 稀盐酸、维生素 C 可促进本品吸收。

2. 含鞣酸的饮料(浓茶)和含鞣酸的药物(鞣酸蛋白)与本品结合成不溶性化合物影响铁剂的吸收。

3. 铁剂与四环素、氯霉素、考来烯胺、青霉胺、抗酸药合用均可影响铁剂的吸收。

4. 高钙食品(如豆腐)、高磷酸盐食品(如牛奶)不宜与铁剂配伍,以免发生沉淀而不利于吸收。

5. 二巯丙醇可与铁结合成有毒的络合物,故铁剂中毒时,禁用该药解毒。

6. 别嘌醇可阻断铁代谢酶,增加肝中的铁浓度而引起含铁血黄素沉着症。

【剂量与用法】 1. 成人 口服糖衣片 0.3～0.6 g,3 次/日;缓释片,0.45 g,2 次/日。

2. 儿童 口服糖浆剂 0.1～0.3 g,3 次/日。

【用药须知】 1. 口服铁剂对胃肠黏膜有刺激作用,饭后服用可减轻胃肠道反应。

2. 口服铁剂易使大便呈黑色,应预先告知患者,要与上消化道出血相区别。

3. 如过量,急救措施主要是催吐和用 1%～5%

碳酸氢钠溶液洗胃,同时纠正酸中毒。

【制剂】　①糖衣片剂:0.3 g。②缓释片 0.45 g。③糖浆剂:4 g/100 ml。

【贮藏】　密封,在干燥处保存。

枸橼酸铁铵
(ferric ammonium citrate)

别名:柠檬酸铁铵

本品为暗红色透明薄鳞片或棕褐色颗粒,水溶液较稳定。本品含有 16.5%～18.5% 的铁。

【CAS】　1185-57-5

【ATC】　V08CA07

【药理作用】　1. 参见硫酸亚铁的补铁作用。

2. 在水溶液中使水中质子信号增强,可作为磁共振的口服造影剂。大鼠实验结果表明,给予一定量的本品溶液(1～3 mmol/L)后胃肠的造影效果会增强,可以从毗连的软组织中鉴别出胃肠腔。

【适应证】　1. 用于治疗各种原因如慢性失血,营养不良、妊娠、儿童发育期等引起的缺铁性贫血。

2. 用于磁共振腹部成像,对消化道(胃、十二指肠及空肠)进行造影。

【体内过程】　由于本品为 Fe^{3+},口服吸收较硫酸亚铁差。

【不良反应】　服用本品时常有轻度恶心,胃部或腹部不适或疼痛,也常见轻度腹泻或便秘,并排浅黑便。

【禁忌与慎用】　1. 铁负荷过高、血色病、含铁血黄素沉着症及不伴缺铁的其他贫血(如地中海性贫血)禁用。

2. 重度肝、肾功能不全患者禁用。

3. 铁过敏者禁用。

4. 对本品成分过敏者禁用。

5. 乙醇中毒、肝炎、急性感染如肠炎、结肠炎、溃疡性结肠炎、憩室炎及胰腺炎、消化性溃疡患者慎用。

【药物相互作用】　参见硫酸亚铁。

【剂量与用法】　1. 成人　预防用药,200 mg/d;治疗用药,600～1200 mg/d。

2. 儿童　年龄<1 岁:35 mg,3 次/日。1～5 岁:70 mg,3 次/日。6～12 岁:140 mg,3 次/日。

3. 磁共振腹部成像用本品的泡腾颗粒,口服600 mg(相当于铁 129 mg),溶于 300 ml 的水中,必要时,口服 1200 mg,溶于同等量的水中。通常在服药后 20 min 内进行磁共振成像。

【用药须知】　1. 补铁治疗服药期间需定期做下列检查,以观察治疗反应。

(1)血红蛋白及红细胞。

(2)网织红细胞计数。

(3)血清铁蛋白、血清铁及铁饱和度。

2. 本品宜饭后或餐中服用,可减轻胃部刺激,但药物吸收稍有影响。

3. 口服本品后应漱口或以纸质(或塑料)管吸服,以保护牙齿。

4. 本品遇光易变质。

5. 老年患者因胃液分泌减少,胃酸缺乏,铁自肠黏膜吸收减少。口服本品以治疗缺铁性贫血,必要时可适当增加剂量,治疗一个月仍无效者,宜改用注射铁剂。

【制剂】　①片剂:0.2 g。②糖浆剂:50 g/500 ml。③溶液剂:10%。④泡腾颗粒:600 mg/3 g;1200 mg/6 g。

【贮藏】　密封、遮光贮于 8～15 ℃。

富马酸亚铁
(ferrous fumarate)

别名:富血铁、Feostat、Fumafer

本品为橙红或棕红色细粉末,略溶于水(1∶1000)。

【CAS】　141-01-5

【ATC】　B03AA02

【理化性状】　1. 本品为橙红色至赤褐色无臭粉末,粉碎时可能包含可生成黄色条状物的较软的块状物。微溶于水;极微溶于乙醇。在稀盐酸溶液中的溶解度有限且可能析出富马酸。

2. 分子式:$C_4H_2FeO_4$

3. 分子量:169.9

4. 结构式

【药理作用】　本品为二价铁、较三价铁易于吸收。本品含有 33% 的亚铁,是所有同类药物中含铁最高的,在体内吸收良好,使血清铁很快上升且保持稳定,迅速促进外周循环血液中红细胞的血红蛋白含量升高。

【适应证】　1. 用于治疗缺铁性贫血。

2. 儿童生长期贫血。

3. 妊娠期贫血。

4. 产后贫血。

5. 恶性肿瘤引起的贫血。

6. 用于一般外科失血性贫血和月经过多引起的贫血。

7. 传染病和胃酸减少引起的贫血。

【不良反应】【妊娠期安全等级】【禁忌与慎

用】【药物相互作用】　参见硫酸亚铁。

【剂量与用法】　1. 成人　0.2～0.4 g,3 次/日。

2. 儿童　<1 岁:35 mg,3 次/日。1～5 岁:70 mg,3 次/日。6～12 岁:140 mg,3 次/日。

【用药须知】　参见硫酸亚铁。

【制剂】　① 片剂:0.2 g。② 胶囊剂:0.2 g。③ 颗粒剂:0.1 g/g;0.2 g/2 g。④ 混悬液:0.14 g/10 ml;0.3 g/10 ml。⑤ 咀嚼片:0.05 g;0.1 g。

【贮藏】　遮光,密封保存。

葡萄糖酸亚铁
(ferrous gluconate)

在中性或碱性溶液中极易氧化。在 pH 为 3.4～3.8 的溶液中则较稳定。

【CAS】　299-29-6(anhydrous ferrous gluconate);12389-15-0(ferrous gluconate dihydrate)

【ATC】　B03AA03

【理化性状】　1. 本品为黄灰色或淡黄绿色、有类似于焦糖味的轻微臭的精细粉末或颗粒。可溶于水(1:5);几乎不溶于乙醇。5%水溶液的 pH 值相对于石蕊呈酸性。

2. 化学名:Iron(Ⅱ) di(D-gluco-nate)

3. 分子式:$C_{12}H_{22}FeO_{14} \cdot xH_2O$

4. 结构式

【简介】　参见硫酸亚铁。治疗用药,口服 0.3～0.6 g,3 次/日;预防用药,口服 0.6 g/d,分次服。制剂:①片剂:0.1 g;0.3 g。②糖浆剂:0.25 g/10 ml;0.3 g/10 ml。③胶囊剂:0.25 g;0.3 g;0.4 g。

琥珀酸亚铁
(ferrous succinate)

别名:Cerevon、Ferromyn

【CAS】　10030-90-7

【ATC】　B03AA06

【理化性状】　1. 分子式:$C_4H_4FeO_4$

2. 分子量:171.9

3. 结构式

【药理作用】　参见硫酸亚铁。

【剂量与用法】　1. 预防量　成人 0.1 g/d,妊娠期妇女 0.2 g/d,小儿 30～60 mg/d,分 2～3 次饭后服。缓释片,0.2 g,隔日 1 次服用。

2. 治疗量　成人 0.4～0.6 g,小儿 0.1～0.3 g/d,分 2～3 次饭后服。缓释片,0.2～0.4 g,1 次/日。

【制剂】　① 片剂:0.1 g。② 胶囊剂:0.1 g。③缓释片:0.2 g。④颗粒剂:0.05 g。

【贮藏】　遮光、密封保存。

右旋糖酐铁
(iron dextran)

别名:葡聚糖铁、Imferon

【CAS】　9004-66-4

【理化性状】　本品为深棕褐色无定形粉末。无臭,味涩。在空气中有吸湿性。

【药理作用】　本品为氢氧化铁与右旋糖酐的复合物。

【体内过程】　由于本品分子较大,须由淋巴管吸收再入血液,所以注射后血药浓度提高较慢,约 24～48 h 才能达峰。铁吸收后与转铁蛋白结合,在血中循环,供造红细胞用。也可以铁蛋白或含铁血黄素形式累积在肝、脾、骨髓及其他网状内皮组织中。铁在人体中每天的排泄极微,主要经肠道、皮肤,少量亦可随胆汁、尿液、汗液排出。

【适应证】　适用于重症缺铁性贫血并有以下情况者。

1. 有消化道疾病忌用口服铁剂。

2. 失血过多(每周超过 500 ml)难以通过口服铁剂进行补充。

3. 需要在短期内进行纠正,如手术前、妊娠后期。

【不良反应】　1. 注射部位反应　局部持续性疼痛和皮肤变色,深部肌内注射可减轻。

2. 过敏反应　可引起荨麻疹、发热、关节痛,严重者可出现过敏性休克。

3. 注射剂量过大可引起组织损伤的含铁血黄素沉着症。

【妊娠期安全等级】　C。

【禁忌与慎用】【药物相互作用】【用药须知】参见硫酸亚铁。

【剂量与用法】　可用下列公式计算总剂量:

总剂量(铁 mg)=4.5×体重(kg)×[14-治疗开始时血红蛋白值(g/100 ml)]

1. 静脉注射　首次给予 30 mg,以 0.9%氯化钠或 5%葡萄糖注射液稀释后缓慢静脉注射,如无变态反应发生,可逐渐加量至 100 mg/d。

2. 静脉滴注　一日 100 mg,用 0.9%氯化钠注射液 500 ml 稀释。

3. 深部肌内注射　开始 25～50 mg,1 次/日,逐渐加大至 100 mg,两侧臀部交替注射。

4. 口服　成人一次 50～100 mg,1～3 次/日,饭后服。

【制剂】　①片剂:25 mg。②注射液:50 mg/2 ml;100 mg/2 ml。③口服液:25 mg/5 ml;50 mg/10 ml。④颗粒剂:25 mg。

【贮藏】　室温保存。

山梨醇铁
(iron sorbitex)

别名:山梨糖醇铁

【CAS】　1338-16-5

【药理作用】【适应证】【不良反应】【用药须知】　参见右旋糖酐铁。

【体内过程】　肌内注射吸收迅速,2 h 可达血药峰值。

【剂量与用法】　总剂量的计算同右旋糖酐铁。肌内注射,75～100 mg/d。禁止静脉注射给药。

【制剂】　注射液:50 mg/2 ml。

【贮藏】　应避免冷冻。遮光、室温密封保存。

蔗糖铁
(iron sucrose)

别名:维乐福、Venofer

【理化性状】　1. 分子式:$[Na_2Fe_5O_8(OH)，3(H_2O)]n \cdot m(C_{12}H_{22}O_{11})$

2. 分子量:34000～60000

【药理作用】　氢氧化铁核心表面被大量非共价结合的蔗糖分子所包围,从而形成一个平均分子量为 43 kDa 的复合物。这种大分子结构可以避免从肾脏被消除。这种复合物结构稳定,在生理条件下不会释放出铁离子。核心的铁环绕的结构与生理状态下的铁蛋白结构相似。

【体内过程】　1. 健康志愿者单剂量静脉注射含 100 mg 铁的本品,经 10 min 可达血药峰值,平均为 538 μmol/L。中央室分布容积与血浆容积相等(大约 3 L)。

2. 注射的铁在血浆中被快速清除,$t_{1/2}$ 约为 6 h。稳态分布容积约为 8 L,说明铁在人体中分布少。由于本品比转铁蛋白稳定性低,可以观察铁与转铁蛋白的竞争性交换。结果铁的转运速率为 31 mg/24 h。

3. 注射本品后的前 4 h 铁清除量不到全部清除量的 5%。在 24 h 后,血浆中铁的水平下降到注射前的水平,约 75%的蔗糖被排泄。

【适应证】　本品适用于口服铁剂效果不好而需要静脉铁剂治疗的患者,如不能耐受口服铁剂的患者或口服铁剂吸收不良的患者。

【不良反应】　1. 罕见过敏反应。

2. 偶见口腔金属味、头痛、恶心、呕吐、腹泻、低血压。

3. 极少出现副交感神经兴奋、胃肠功能障碍、肌肉痛、发热、风疹、面部潮红、四肢肿胀、呼吸困难。在输液的部位可发生静脉曲张、静脉痉挛。

【妊娠期安全等级】　B。

【禁忌与慎用】　1. 非缺铁性贫血、铁过载或铁利用障碍、已知对单糖或二糖铁复合物过敏者禁用。

2. 妊娠前 3 个月不建议使用非肠道铁剂。在第 2 和第 3 个三个月应慎用。

【药物相互作用】　和所有的非肠道铁剂一样,本品会减少口服铁剂的吸收。所以本品不能与口服铁剂同时使用。因此,口服铁剂的治疗应在注射完本品的 5 日后开始使用。

【剂量与用法】　1. 注意事项

(1) 本品只能与 0.9%氯化钠注射液混合使用。本品不能与其他药品混合使用。

(2) 使用前肉眼检查一下安瓿是否有沉淀和破损。

(3) 本品的容器被打开后应立即使用。

(4) 如果在日光中在 4～25 ℃的温度下贮存,0.9%氯化钠注射液稀释后的本品应在 12 h 内使用。

(5) 本品应以静脉滴注或缓慢注射的方式静脉给药,或直接注射到透析器的静脉端,本品不适合肌内注射或按照患者需要铁的总量一次全剂量给药。

(6) 在患者第一次治疗前,应按照推荐的方法先给予一个小剂量进行测试,成人用 1～2.5 ml(20～50 mg 铁),体重≥14 kg 的儿童用 1 ml(20 mg 铁),体重<14 kg 的儿童用日剂量的一半(1.5 mg/kg)。应备有心肺复苏设备。如果在给药 15 min 后未出现不良反应,继续给予余下的药液。

2. 给药方法

(1) 本品的首选给药方式是静脉滴注(为了减少低血压发生和静脉外的注射危险)。1 ml 本品最多只能稀释到 0.9%氯化钠注射液 20 ml 中,稀释液配好后应立即使用。100 mg 铁至少滴注 15 min;200 mg 至少滴注 1.5 h;400 mg 至少滴注 2.5 h;500 mg 至少滴注 3.5 h。

如果临床需要,本品的 0.9%氯化钠注射液的稀释液体积可以小于特定的数量,配成较高浓度的本品药液。然而,滴注的速度必须根据每分钟给予铁的剂量来确定（如：10 ml 本品＝200 mg 铁，应至少 30 min 输完；25 ml 本品＝500 mg 铁，应至少 3.5 h 滴完）。为保证药液的稳定，不允许将药液配成浓度更低的溶液。

（2）静脉注射　本品可不经稀释缓慢静脉注射，推荐速度为 1 ml/min（5 ml 本品至少注射 5 min），一次的最大注射剂量是 10 ml 本品（200 mg 铁）。静脉注射后，应伸展患者的输液侧手臂。

（3）往透析器里注射　本品可直接注射到透析器的静脉端，方法同前面的静脉注射。

3. 剂量

（1）成人和老年人　根据血红蛋白水平每周用药 2～3 次，一次 5～10 ml（100～200 mg 铁），给药频率应不超过一周 3 次。

（2）儿童　根据血红蛋白水平每周用药 2～3 次，一次 0.15 ml/kg（3 mg 铁/kg）。

【用药须知】　1. 本品只能用于已通过适当的检查、适应证得到完全确认的患者（例如：血清铁蛋白、血红蛋白、红细胞压积、红细胞计数、红细胞平均体积、平均血红蛋白含量、红细胞平均血红蛋白浓度）。

2. 非肠道使用的铁剂会引起潜在致命的过敏反应或过敏样反应，轻度过敏反应可服用抗组胺类药物；重度过敏应立即给予肾上腺素。

3. 有支气管哮喘、铁结合率低或叶酸缺乏的患者，应特别注意过敏反应或过敏样反应的发生。

4. 重度肝功能不全、急性感染，有过敏史或慢性感染的患者在使用本品时应谨慎。

5. 如果本品注射速度太快，会引发低血压。

6. 谨防静脉外渗漏。如果遇到静脉外渗漏，应按以下步骤进行处理：若针头仍然插在静脉中，用少量 0.9% 氯化钠注射液冲洗。为了加快铁的清除，指导患者用黏多糖软膏或油膏涂在针眼处。禁止按摩以避免铁的进一步扩散。

【制剂】　注射液：100 mg（以铁计算）/5 ml。

【贮藏】　在 4～25 ℃ 贮存于原装硬纸盒中。避免过热，不要冷冻。错误的储存会导致形成肉眼可见的沉淀物。

酒石酸亚铁
(ferrous tartrate)

【CAS】　41014-96-4

【ATC】　B03AA08

【理化性状】　1. 化学名：(2R, 3R)-2, 3-Dihydroxybutanedioate iron$^{(2+)}$

2. 分子式：$C_4H_4FeO_6$

3. 分子量：203.92

4. 结构式

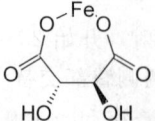

【简介】　本品曾用作健胃药和补铁药，现已少用。

葡萄糖酸钠铁复合物
(sodium ferric gluconate complex)

别名：Ferrlecit

【理化性状】　1. 化学名：D-Gluconic acid, iron ($^{3+}$) sodium salt

2. 分子式：$[NaFe_2O_3(C_6H_{11}O_7)(C_{12}H_{22}O_{11})_5]_n \approx 200$

3. 分子量：289000～440000

【用药警戒】　本品可导致严重的过敏反应，甚至危及生命，滴注本品期间及结束后 30 min，应密切观察患者，一旦出现过敏反应，及时抢救。

【药理作用】　本品为铁补充剂。铁是合成血红蛋白的关键。此外，铁对代谢及维持各种酶的活性来说是必需的。

【体内过程】　1. C_{max} 和剂量与给药方法有关，静脉注射本品 125 mg/7 min 可以观察到最大的 C_{max}，其终末 $t_{1/2}$ 约为 1 h，$t_{1/2}$ 与剂量有关而与给药速度无关，静脉注射本品 62.5 mg/4 min 和 125 mg/7 min，其 $t_{1/2}$ 分别为 0.85 h 和 1.45 h。本品的总清除率为 3.02～5.35 L/h。AUC 为 17.5（62.5 mg）～35.6（mg・h）/L（125 mg），给药后本品在 24 h 内约有 80% 转移至转铁蛋白中，约经 40 h 转铁蛋白的饱和度会降至基线水平。

2. 在给予儿童 1.5 mg/kg 的剂量时，其 C_{max}、$AUC_{0-\infty}$ 及终末 $t_{1/2}$ 分别为 12.9 mg/L、95.0（mg・h）/L 和 2.0 h。在给予 3.0 mg/kg 的剂量时，其 C_{max}、$AUC_{0-\infty}$ 及终末 $t_{1/2}$ 分别为 22.8 mg/L、170.9（mg・h）/L 和 2.5 h。透析不能清除本品。

【适应证】　1. 用于成人缺铁性贫血。

2. 用于正在接受促红细胞生成素治疗的长期接受血液透析的 6 岁以上儿童和成年患者。

【不良反应】　1. 整体感觉　注射部位疼痛、胸痛、无力、头痛、疲乏、发热、不适、感染、脓肿、寒战、新发肿瘤、流感样综合征、败血症、头晕、虚弱。

2. 神经系统　肌肉抽搐、头晕、感觉异常、激惹、嗜睡、意识模糊。

3. 呼吸系统　呼吸困难、咳嗽、上呼吸道感染、肺炎。

4. 心血管系统　低血压、高血压、晕厥、心动过速、血管舒张、心绞痛、心肌梗死、肺水肿。

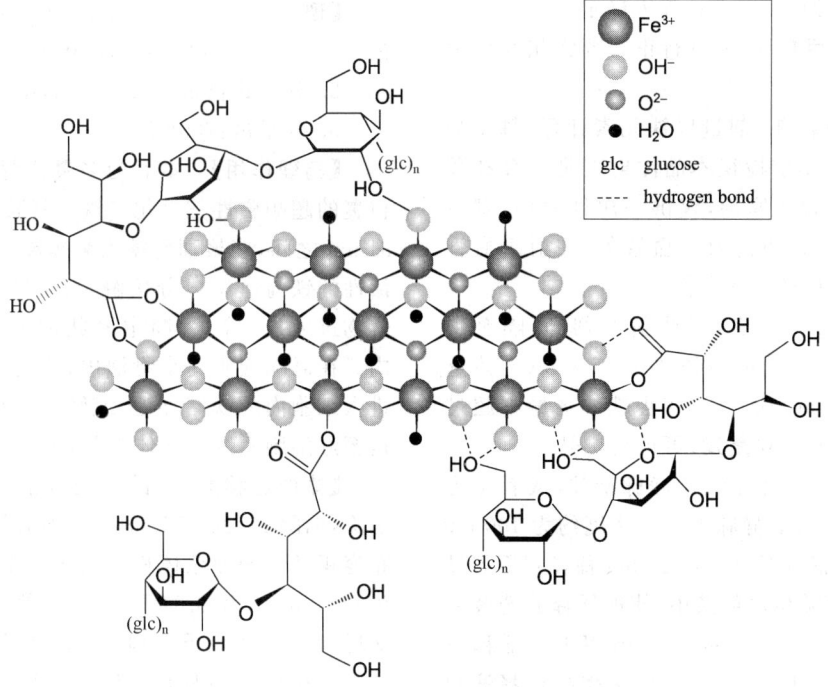

5. 消化系统　恶心、呕吐、腹泻、食欲缺乏、腹痛、直肠疾病、消化不良、呃逆、腹胀、胃肠功能紊乱、黑便。

6. 骨骼肌肉　小腿痉挛、肌痛、关节痛、腰痛、上肢痛。

7. 皮肤及其附属物　荨麻疹、皮疹、出汗增加。

8. 泌尿生殖系统　泌尿道感染、月经过多。

9. 特殊感觉　结膜炎、眼球滚动、泪液分泌增加、眼睑浮肿、角膜老年环、红眼、复视及耳聋。

10. 代谢及营养　高血钾、全身水肿、腿部水肿、周围水肿、低血糖、血容量过多、低血钾。

11. 血液系统　红细胞异常（形态学、颜色或数量改变）、贫血、白细胞升高、淋巴结病。

【妊娠期安全等级】　B。

【禁忌与慎用】　1. 非缺铁性贫血、铁过量或铁利用障碍、已知对本品过敏者禁用。

2. 妊娠前 3 个月不建议使用非肠道铁剂。在第 2 和第 3 个 3 个月应慎用。

3. 尚未明确本品是否经乳汁分泌，但作为防腐剂的苯甲醇可能经乳汁分泌，哺乳期妇女慎用。

4. 6 岁以下幼儿的安全性及有效性尚未确定。

【药物相互作用】　和所有的非肠道铁剂一样，本品会减少口服铁剂的吸收。所以本品不能与口服铁剂同时使用。

【剂量与用法】　本品只能用 0.9% 氯化钠注射液稀释。

1. 成人　透析期间一次 10 ml（铁 125 mg）溶于 0.9% 氯化钠注射液 100 ml 中，经 1 h 静脉输入。亦可直接静脉缓慢注射 12.5 mg/min，一次 10 ml（铁 125 mg）。

2. 儿童　剂量为透析期间一次 0.12 ml/kg（铁 1.5 mg/kg），稀释于 0.9% 氯化钠注射液 25 ml 中，经 1 h 静脉输入。最大剂量不超过 125 mg。

【用药须知】　1. 本品可导致低血压，用药过程中应密切监测。

2. 非肠道使用的铁剂会引起铁负荷过载，导致医源性含铁血黄素沉着，应定期监测血液学参数。

3. 本品用苯甲醇做防腐剂，苯甲醇与儿童严重不良反应及死亡有关。早产儿和低体重幼儿更易发生毒性反应。

【制剂】　注射液：62.5 mg（以铁计算）/5 ml。

【贮藏】　贮于 20～25 ℃，短程携带允许 15～30 ℃。禁止冷冻。

羧基麦芽糖铁
（ferric carboxymaltose）

别名：Injectafer

本品为静脉用铁补充剂。

【CAS】　9007-72-1

【理化性状】　1. 化学名：PolynuClear iron（Ⅲ）hydroxide 4(R)-(poly-(1→4)-O-α-Dglucopyranosyl)-oxy-2(R),3(S),5(R),6-tetrahydroxy-hexanoate

2. 分子式：$[FeOx(OH)y(H_2O)z]n\ [\{(C_6H_{10}O_5)m(C_6H_{12}O_7)\}l]k$。$n≈10^3$，$m≈8$，$l≈11$

（配位体的支化度），$k≈4$。

3. 分子量：约 150000

4. 结构式

【药理作用】　本品是胶体氢氧化铁（3 价）与碳水化合物聚合体的复合物。

【体内过程】　缺铁者单剂量给予本品 $100 \sim 1000$ mg（以铁计）后，血浆内铁的浓度达峰时间为 15 min ~ 1.21 h，峰值为 $37 \sim 333 \mu g/ml$，分布容积 3 L。静脉注射或滴注后，铁迅速从血浆中清除，其终末 $t_{1/2}$ 为 $7 \sim 12$ h，肾清除可忽略不计。

【适应证】　1. 用于成人缺铁性贫血而不能耐受口服铁剂或对口服铁剂治疗效果不满意的患者。

2. 用于不依赖于透析的慢性肾病者。

【不良反应】　1. 临床试验中发生率 $\geqslant 1\%$ 的不良反应包括恶心、高血压、潮红、血磷降低、头晕、呕吐、注射部位变色、头痛、转氨酶升高、味觉异常、低血压和便秘。

2. 发生率 $\geqslant 0.5\%$ 的不良反应有腹痛、腹泻、注射部位疼痛/刺激、皮疹、感觉异常和打喷嚏。

3. 上市后报告的不良反应包括风疹、呼吸困难、瘙痒、心动过速、红斑、发热、胸部不适、寒战、血管神经性水肿、腰痛、关节痛及晕厥，发生频率及与本品的因果关系尚未确定。

【妊娠期安全等级】　C。

【禁忌与慎用】　1. 对本品或其注射剂成分过敏者禁用。

2. 对妊娠期妇女尚无足够良好对照的临床研究，只有当本品收益大于对胎儿的伤害风险时才可使用。

3. 本品注射后乳汁中的浓度高于口服铁剂者乳汁中的浓度，因此，哺乳期妇女使用时，应暂停哺乳。

4. 儿童的有效性及安全性尚未确定。

【药物相互作用】　尚未进行正式药物相互作用研究。

【剂量与用法】　1. 剂量以铁元素计算，每 1 毫升含铁 50 mg。使用前检视本品注射剂是否存在颗粒或变色，本品不含防腐剂，仅供一次性使用，剩余的药物必须丢弃。避免注射于血管外，注射于血管外，可使注射部位长时间呈棕色。

2. 体重 50 kg 以上者，可注射 2 剂，间隔至少 7 d。一次 750 mg，总剂量不得超过 1500 mg。体重低于 50 kg 者，15 mg/kg，每个疗程铁总剂量不超过 1500 mg。如缺铁性贫血复发，可重复注射。

3. 本品可不经稀释而缓慢静脉推注，或者也可以稀释后行静脉滴注。静脉推注的速度约为 100 mg（2 ml）/min；静脉滴注时，应将 750 mg 稀释到不超过 250 ml 的 0.9% 氯化钠注射液中，使被稀释的药液浓度不低于 2 mg/ml，滴注时间 15 min 以上。稀释液在 $2 \sim 4$ mg/ml 浓度间可稳定 72 h，为保持稀释液的

稳定性，稀释液的浓度不得低于 2 mg/ml。

【用药须知】　1. 本品可导致严重的超敏反应，可危及生命甚至导致死亡。表现为休克、明显的低血压、意识丧失和（或）心肺衰竭。注射中及注射后至少 30 min，监测患者过敏反应的症状和体征。本品只能在配备治疗严重过敏反应的人员和治疗措施的地方使用。

2. 接受本品的患者可发生高血压，临床试验中可见收缩压一过性升高，有些患者伴面部潮红、头晕或恶心，常发生于给药后，并可在 30 min 内缓解。因此，每次注射本品后需监测患者高血压的症状和体征。

3. 本品给药后的 24 h 内，实验室检查可能过高估计血铁和转铁蛋白结合铁水平。

4. 本品过量可引起存储位置铁的蓄积，导致含铁血黄素沉着症，表现为多关节异常、步态不稳和虚弱。曾有一患者 4 个月内接受 4000 mg，出现低磷酸盐血性骨软化症，停药后仅部分恢复。

【制剂】　注射液：750 mg（铁）/15 ml。

【贮藏】　贮于 $20 \sim 25$ ℃，短程携带允许 $15 \sim 30$ ℃。禁止冷冻。

超顺磁性三氧化二铁
（superparamagnetic iron oxide）

别名：Feraheme、ferumoxytol、Rienso、菲诺莫妥

本品为静脉用铁补充剂。

【CAS】　722492-56-0

【ATC】　B03AC01

【理化性状】　1. 本品的注射剂为红棕色至黑色、含甘露醇的胶体溶液，pH6.0 $\sim$ 8.0。

2. 分子式：$Fe_{5874} O_{8752} C_{11719} H_{18682} O_{9933} Na_{414}$

3. 分子量：750kDa

【药理作用】　本品为多聚葡萄糖山梨醇羧甲醚包裹的超顺磁性三氧化二铁。其胶粒的直径在 $17 \sim 31$ nm 之间，多聚葡萄糖山梨醇羧甲醚可隔离具生物活性的铁与血浆成分接触，直至铁-碳水化合物的复合物进入肝、脾、骨髓中网状内皮系统的巨噬细胞内。在巨噬细胞的小囊泡内，此复合物释放出铁，铁进入细胞内的铁储存池，或转运至铁转运蛋白，并转运至红细胞系统的前体细胞，用以生成血红蛋白。

【体内过程】　本品呈剂量依赖性、容量限制性消除，消除 $t_{1/2}$ 约 15 h，剂量增加清除率（CL）下降，分布容积（V_d）与血浆体积一致，CL 和 V_d 的估计值分别为 69.1 ml/h 和 3.16 L。C_{max} 和终末 $t_{1/2}$ 随剂量增加而增加。静脉给予 2 剂 510 mg（以铁计）后，24 h 内 C_{max} 为 206 mg/ml，T_{max} 为 0.32 h。血液透析不能清

除本品。

动物实验显示,肝、脾及中央淋巴结组织浓度最高,放射示踪显示,给药后 24 h 内红细胞内可检测到放射性。本品很少从肾脏排泄,但碳水化合物随尿和粪便排出。

【适应证】　用于慢性肾病患者的缺铁性贫血。

【不良反应】　1. 本品可引起严重的超敏反应和低血压。

2. 常见不良反应包括腹痛、腹泻、便秘、低血压、恶心、呕吐、头晕、外周水肿、头痛、胸痛、咳嗽、皮疹、腰痛、呼吸困难、发热、瘙痒、肌肉痉挛。

3. 在临床试验中,导致治疗中断且发生率≥2%的不良反应包括低血压、注射部位肿胀、血清铁蛋白水平升高、胸痛、腹泻、头晕、瘀斑、瘙痒、慢性肾功能衰竭和荨麻疹。

4. 上市后报告的不良反应包括危及生命的超敏反应、心脏或心脏呼吸骤停、明显的低血压、晕厥、意识丧失、心动过速/节律异常、血管神经性水肿、心肌缺血、充血性心力衰竭、脉搏异常及发绀。发生频率及与本品的因果关系尚未确定。

【妊娠期安全等级】　C。

【禁忌与慎用】　1. 对本品或其注射剂成分过敏者禁用。

2. 对妊娠期妇女尚无足够良好对照的临床研究,只有当本品收益大于对胎儿的风险时才可使用。

3. 尚未明确本品是否可通过乳汁排泌,根据本品对母亲的重要性,选择停药或停止哺乳。

4. 儿童的有效性及安全试验尚未确定。

【药物相互作用】　未进行正式药物相互作用研究,可降低口服铁剂的吸收。

【剂量与用法】　1. 推荐起始剂量为 510 mg,静脉注射,第 2 剂在 3～8 d 后给予,510 mg,静脉注射。本品可不经稀释,直接静脉推注,最大速度 1 ml/s(30 mg/s),亦可稀释于 50～200 ml 氯化钠注射液或葡萄糖注射液中静脉滴注。在给予第二剂后至少 1 月评价血液学反应,如存在或复发缺铁性贫血,可再次给药。

2. 接受血液透析的患者,在患者血压稳定的情况下,于透析结束至少 1 h 后给药,并监测低血压反应。

【用药须知】　1. 本品可导致严重的过敏反应,可危及生命甚至导致死亡。表现为休克、明显的低血压、意识丧失和(或)衰竭。其他表现有瘙痒、皮疹、荨麻疹、哮喘或低血压超敏反应等。注射中及注射后至少 30 min,监测患者有无过敏反应的症状和体征。本品只能在配备治疗严重过敏反应的人员和

治疗措施的地方使用。

2. 接受本品的患者可发生低血压,每次注射本品后,需监测患者低血压的症状和体征。

3. 过度静脉补铁可导致医源性含铁血黄素沉着,本品治疗期间应定期监测血液学反应,铁负荷过高者禁用。

4. 本品可干扰 MR 诊断,应在给予本品前行 MR 检查,如必须在给药后 3 月行 MR 检查,建议使用 T1 或质子密度加权 MR,以使本品的影响最小化。如采用 T_2 加强 MR 应在给药 4 周后进行。本品给药后 1～2 d 对血管 MR 成像的影响最大。本品不干扰 X 线,计算机断层摄影(CT),正电子发射断层摄影(PET),单光子发射计算体层摄影(SPECT),超声或核医学显像。

【制剂】　注射液:510 mg(铁)/17 ml。

【贮藏】　贮于 20～25 ℃,短程携带允许 15～30 ℃。禁止冷冻。

多糖铁复合物
(iron polysaccharide complex)

【药理作用】　铁是构成血红蛋白的基本元素,本品可作为铁元素补充剂,可迅速提高血清铁水平与升高血红蛋白水平。放射性同位素示踪研究证实本品易被人体吸收。

【体内过程】　本品是铁和多糖形成的复合物,以完整的分子形式存在,在消化道中能以分子形式被吸收。经放射性标记示踪试验证实其吸收率不低于硫酸亚铁,且吸收率不受胃酸减少、食物成分的影响,有极高的生物利用度。

【适应证】　用于治疗单纯性缺铁性贫血。

【不良反应】　极少出现胃刺激或便秘。

【禁忌与慎用】　1. 重度肝、肾功能不全,尤其是伴有未经治疗的尿路感染者禁用。

2. 铁负荷过高、血色病或含铁血黄素沉着症患者禁用。

3. 非缺铁性贫血(如地中海贫血)患者禁用。

【药物相互作用】　制酸剂及四环素类药物抑制其吸收。

【剂量与用法】　口服,成人 1 次/日,一次 0.15～0.3 g。

【制剂】　片剂:0.15 g(以铁计算)。

【贮藏】　室温(15～30 ℃)贮存。

乳酸亚铁
(ferrous lactate)

【药理作用】　铁为机体不可缺少的元素,是构

成血红蛋白、肌红蛋白及多种组织酶的重要成分。铁缺乏可引起缺铁性贫血或其他各种缺铁性疾病。乳酸亚铁吸收率较高,可作为铁元素的补充剂。

【适应证】 用于治疗单纯性缺铁性贫血。

【不良反应】 1. 可见胃肠道不良反应,如恶心、呕吐、上腹疼痛、便秘。

2. 本品可减少肠蠕动,引起便秘,并排黑便。

【禁忌与慎用】 1. 重度肝、肾功能不全,尤其是伴有未经治疗的尿路感染者禁用。

2. 铁负荷过高、血色病或含铁血黄素沉着症患者禁用。

3. 非缺铁性贫血(如地中海贫血)患者禁用。

4. 乙醇中毒、肝炎、急性感染、肠道炎症、胰腺炎、胃与十二指肠溃疡、溃疡性肠炎者慎用。

5. 尚未对妊娠期妇女进行严格的对照研究,妊娠期妇女使用本品的益处可能胜于其潜在危害。

6. 儿童用药的安全性及有效性尚未确定。

【药物相互作用】 1. 维生素C与本品同服,有利于本品吸收。

2. 本品与磷酸盐类、四环素类及鞣酸等同服,可妨碍铁的吸收。

3. 本品可减少左旋多巴、卡比多巴、甲基多巴及喹诺酮类药物的吸收。

【剂量与用法】 口服,成人3次/日,一次0.15~0.3g。饭后服用。

【用药须知】 1. 本品不应与茶同服。

2. 本品宜在饭后或饭时服用,以减轻胃部刺激。

3. 不得长期使用,应在医师确诊为缺铁性贫血后使用,且治疗期间应定期检查血常规和血清铁水平。

【制剂】 ①片剂:0.1g(以铁计算)。②胶囊剂0.15g。③口服液:0.1g/10ml。

【贮藏】 室温(15~30℃)贮存。

蛋白琥珀酸铁
(iron proteinsuccinylate)

【药理作用】 本品是一种有机铁化合物,在pH值小于4时能呈沉淀物,而在pH较高时(pH7.5~8)又重新变为可溶性物质。此外,本品不被胃蛋白酶消化,在中性pH值时则被胰蛋白酶水解。本品所含的铁受蛋白膜的保护,因此,不会造成胃黏膜损伤并在十二指肠内开始释放,而且一般不会产生胃肠耐受性问题。

【适应证】 用于由于铁的摄入量不足或吸收障碍、急性或慢性失血以及感染所引起的隐性或显性缺铁性贫血,妊娠及哺乳期贫血等绝对和相对缺铁

性贫血。

【不良反应】 用药过量时易发生胃肠功能紊乱。

【禁忌与慎用】 含铁血黄素沉着、血色素沉着、再生障碍性贫血、溶血性贫血、铁利用障碍性贫血、慢性胰腺炎和肝硬化患者禁用。

【药物相互作用】 1. 本品与四环素类药物同服,可妨碍铁的吸收。

2. 维生素C与本品同服,有利于本品吸收,而与制酸剂(奥美拉唑)一起服用可降低铁的吸收。

3. 氯霉素可延迟患者对本品的反应。

【剂量与用法】 成人15~30ml/d。小儿按体重一日服1.5ml/kg。

【用药须知】 不得长期使用,应在医师确认为缺铁性贫血后使用,且治疗期间应定期检查血常规和血清铁水平。

【制剂】 口服液:40mg/15ml。

【贮藏】 密封保存。

枸橼酸铁铵-维生素 B_1
(ammonium ferric citrate and vitamin B_1)

【药理作用】 铁为血红蛋白及肌红蛋白的主要组成成分。血红蛋白是红细胞中主要携氧者。肌红蛋白系肌肉细胞贮存氧的部位,以助肌肉运动时供氧需要。与三羧酸循环有关的大多数酶和因子均含铁,或仅在铁存在时才能发挥作用。缺铁时,红细胞合成血红蛋白量减少,致使红细胞体积变小,携氧能力下降,形成缺铁性贫血。对缺铁患者补充铁剂后,可加速血红蛋白合成,并逐渐纠正与组织缺铁和含铁酶活性降低有关的生长迟缓、行为异常、体力不足、黏膜组织变化以及皮肤、指甲病变等症状。

【体内过程】 本品为三价铁剂,在消化道内转为亚铁盐后方可吸收。亚铁离子主要在十二指肠及空肠近端吸收。对非缺铁者,口服摄入铁的5%~10%可自肠黏膜吸收。随着体内铁贮存量的缺乏,吸收量可成比例增加,所以对一般缺铁患者,20%~30%摄入铁可被吸收。与食物同时摄入铁,其吸收量均较空腹时减少1/3~1/2。铁吸收后与转铁蛋白结合后进入血循环,以供造红细胞所用,也可以铁蛋白或含铁血黄素形式累积在肝、脾、骨髓及其他网状内皮组织。蛋白结合率在血红蛋白中很高,肌红蛋白、酶及转运铁的蛋白均较低、铁蛋白或含铁血黄素也很低。铁在人体中一日排泄极微,见于尿、粪、汗液、脱落的肠黏膜细胞及酶内,丧失总量为0.5~1.0mg/d。女性由于月经、妊娠、哺乳等原因,一日

平均排泄约 1.5～2.0 mg/d,口服铁剂后不能自肠道吸收者均随粪便排出。

【适应证】　用于各种原因如慢性失血、营养不良、妊娠、儿童发育期等引起的缺铁性贫血。

【不良反应】　常有轻度恶心,胃部或腹部不适或疼痛,也常见轻度腹泻或便秘,并排浅黑便。

【禁忌与慎用】　1. 对本品过敏者禁用。

2. 重度肝、肾功能不全,尤其是伴有未经治疗的尿路感染者禁用。

3. 铁负荷过高、血色病或含铁血黄素沉着症患者禁用。

4. 非缺铁性贫血(如地中海贫血)患者禁用。

5. 乙醇中毒、肝炎、急性感染、肠道炎症、溃疡性肠炎、胰腺炎、胃与十二指肠溃疡者慎用。

【药物相互作用】　1. 本品不宜与制酸药如碳酸氢钠、磷酸盐类及含鞣酸的药物或饮料同用(尤其是茶),因易产生沉淀而影响吸收。

2. 本品与西咪替丁、去铁胺、二巯丙醇、胰酶、胰脂肪酶等同用,可影响铁的吸收;本品尚可影响四环素类药物、喹诺酮类、青霉胺及锌制剂的吸收。

3. 与维生素 C 同服,可增加本品吸收,且也易致胃肠道反应。

【剂量与用法】　1. 成人　一次 10～20 ml,3 次/日,饭后服用。预防量为治疗量的 1/5。

2. 儿童　一日 1～2 ml/kg,分 3 次,饭后服用。

【用药须知】　1. 本品不应与浓茶同服。

2. 本品宜在饭后或饭时服用,以减轻胃部刺激。

3. 不得长期使用,应在医师确诊为缺铁性贫血后使用,且治疗期间应定期检查血常规和血清铁水平。

4. 服药期间需定期作下列检查,以观察治疗反应:血红蛋白及红细胞、血清铁蛋白、血清铁及铁饱和度、网织红细胞计数。

5. 本品宜饭后或餐中服用,可减轻胃部刺激,但药物吸收稍有影响。

6. 老年患者口服本品以治疗缺铁性贫血,必要时可适当增加剂量,因为胃液分泌减少,胃酸缺乏,铁自肠黏膜吸收减少。治疗一月仍无效者,宜改用注射铁剂。

7. 药物过量发生的急性中毒多见于小儿。急性中毒可引发坏死性胃炎、肠炎,患者可有严重呕吐、腹泻、腹痛,以致血压降低,代谢性酸中毒,甚至全身抽搐、昏迷,24～48 h 后,严重中毒可进一步发展至休克,肝损害及心功能衰竭。中毒后期症状有皮肤湿冷、发绀、嗜睡、极度疲乏及虚弱、心动过速。有急性中毒征象应立即用喷替酸钙钠或去铁胺救治。中毒获救后,有可能遗有幽门或贲门狭窄,肝损害或中枢神经系统病变。

【制剂】　糖浆剂:本品为复方制剂,其组分为每 1 毫升含枸橼酸铁铵 20 mg、维生素 B_1 0.05 mg。

【贮藏】　密封保存。

焦磷酸枸橼酸铁
(ferric pyrophosphate citrate)

别名:Triferic

【理化性状】　1. 分子式:$Fe_4(C_6H_4O_7)_3(H_2P_2O_7)_2(P_2O_7)$

2. 分子量:1313

3. 结构式

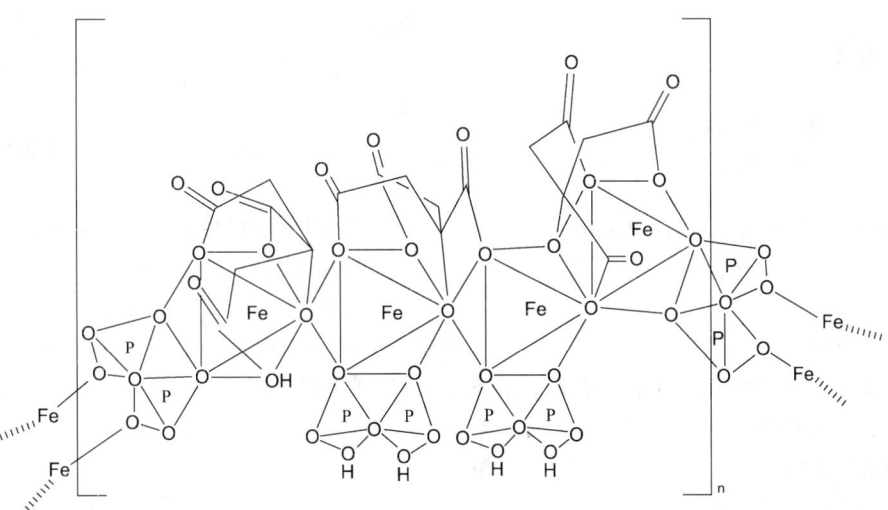

【药理作用】　本品加入透析液中,可透过透析膜,铁被释放进入血液循环,与转铁蛋白结合后,被输送至红细胞先体细胞,生成血红蛋白。

【体内过程】　本品的药动学参数是基于健康志

愿者静脉注射后得到的。血清铁 AUC 和 C_{max} 的升高与本品的剂量成正比。经 4 h 静脉滴注本品,血清铁的 $t_{1/2}$ 为 1.48 h,CL 为 $0.406\sim0.556$ L/h,V_d 为 $0.765\sim0.859$ L。

【适应证】 用于慢性肾病须透析的患者补铁,以维持血红蛋白的水平。

【不良反应】 1. 本品可导致过敏反应。

2. 全身反应　外周水肿、发热、无力、疲乏

3. 感染　尿道感染。

4. 与操作相关的并发症　体位性低血压、动静脉瘘血栓形成、动静脉瘘出血。

5. 肌肉骨骼　肌肉痉挛、四肢痛、腰痛。

6. 神经系统　头痛。

7. 呼吸系统　呼吸困难。

【妊娠期安全等级】 C。

【禁忌与慎用】 1. 尚未明确本品是否可经乳汁分泌,哺乳期妇女应权衡利弊,选择停药或停止哺乳。

2. 儿童用药的安全性及有效性尚未明确。

【剂量与用法】 本品加入碳酸氢盐浓缩液中,供透析使用,但不能加入酸性浓缩液中。每安瓿加入 9.46 L 碳酸氢盐浓缩液中,三价铁的最终浓度为 110 μg/L。混合后的透析液应在 24 h 内使用。每次透析时使用本品。

【用药须知】 1. 本品可导致严重的过敏反应,可有生命危险,应密切观察患者直至透析结束,患者情况稳定后。

2. 应在每次透析前评价铁储备。

【制剂】 注射液:27.2 mg(以三价铁计)/5 ml。

【贮藏】 贮于 $20\sim25$ ℃,短程携带允许 $15\sim30$ ℃。

13.1.2　维生素类

维生素 B₁₂

(vitamin B₁₂)

别名:氰钴胺、钴胺素、Cyanocobalamin
本品在中性水溶液中稳定。

【CAS】 68-19-9

【ATC】 B03BA01

【理化性状】 1. 本品为暗红色结晶或无定形或结晶性红色粉末。无水形式极易吸湿,当暴露于空气中时,可吸收约 12% 的水。溶于水(1:80);可溶于乙醇,不溶于丙酮、三氯甲烷和乙醚。

2. 化学名:Coα-[α-(5,6-Dimethylbenzimidazolyl)]-Coβ-cyanocobamide

3. 分子式:$C_{63}H_{88}CoN_{14}O_{14}P$

4. 分子量:1355.4

5. 结构式

【药理作用】 维生素 B₁₂ 是细胞合成核酸的重要辅酶,在体内参与核酸合成;参与蛋白质和脂肪的代谢;能维持中枢及周围有髓鞘神经纤维功能的完整性。包括形成神经纤维外的一层髓鞘髓磷脂蛋白。它通过使 5-甲酰基四氢叶酸转换成四氢叶酸而增加四氢叶酸在体内的利用,同时使同型半胱氨酸转化成蛋氨酸。它还促进甲基丙二酸转变成琥珀酸而参与三羧酸循环。缺乏时出现恶性贫血。

【体内过程】 口服需在胃中与胃黏膜分泌的内因子(一种糖蛋白)结合,然后才能在回肠的特殊部位吸收,$8\sim12$ h 达血药峰值。肌内注射后 1 h 达血药峰值。肝脏为主要贮存部位,过量部分随尿液排出。

【适应证】 1. 用于治疗恶性贫血及其他巨幼红细胞贫血。

2. 用于治疗神经系统疾病如神经痛、神经萎缩、多发性神经炎。

3. 用于治疗再生障碍性贫血、白细胞减少症。

4. 治疗肝病的辅助药物。

5. 用于胃全切除或部分切除患者的辅助治疗。

6. 滴眼液用于眼疲劳等眼部不适症状。

【不良反应】 1. 肌内注射偶可引起瘙痒、皮疹、腹泻、哮喘,甚至发生过敏反应。

2. 周围血栓形成、低血钾、高尿酸血症、充血性心力衰竭以及肺水肿已有报道。

3. 可诱发有痛风病史者的痛风急性发作。

4. 用量过大无益,反而产生不良反应。

【妊娠期安全等级】 A/C。

【禁忌与慎用】　1. 对本品过敏者禁用。

2. 视神经损害的患者禁用。

3. 低血钾、心力衰竭患者慎用。

【药物相互作用】　1. 抗生素类可影响微生物法测定血清和红细胞内本品的浓度，出现假性低值。

2. 维生素 C 在试管中可破坏本品。

【剂量与用法】　1. 一般用药　肌内注射 50～200 μg，1 次/日。连用 1 周；然后每周 1～3 次。直至症状改善。

2. 治疗恶性贫血　开始肌内注射 250 μg，1 次/2 日，1～2 周后改为 1 次/周；其维持量为一次 1000 μg，1 次/月，须终身用药。

3. 口服　25～100 μg/d 或隔日 50～200 μg，分次服用。

4. 滴眼　2～3 滴/次，3 次/日。

【用药须知】　1. 本品不可静脉注射。

2. 佩戴隐形眼镜时不可使用本品滴眼液。

【制剂】　①注射液：100 μg/1 ml；500 μg/1 ml；1000 μg/1 ml。②片剂：25 μg。③滴眼液：0.02％。

【贮藏】　遮光、密封保存。

氯化钴
(cobalt chloride)

别名：二氯化钴

【CAS】　7646-79-9(anhydrous cobalt chloride)；7791-13-1(cobalt chloride hexahydrate)

【理化性状】　1. 分子式：$CoCl_2 \cdot 6H_2O$

2. 分子量：237.9

【药理作用】　本品可使正常人和贫血患者的网状细胞增生，红细胞数目增多。

【适应证】　主要用于再生障碍性贫血与肾性贫血，对儿童疗效较好。

【不良反应】　恶心、呕吐、腹泻、皮疹、心肌病变、短暂的神经性耳聋和甲状腺功能低下。

【禁忌与慎用】　1. 对本品过敏者、妊娠期妇女禁用。

2. 神经性耳聋患者慎用。

3. 甲状腺功能低下患者慎用。

4. 哺乳期妇女使用时应暂停哺乳。

【剂量与用法】　口服 20～60 mg，3 次/日，疗程为 3～4 个月。

【用药须知】　1. 应在医师严密指导下用药。

2. 本品不能治疗恶性贫血。

【制剂】　①片剂：20 mg；40 mg。②糖浆剂：0.3％。

【贮藏】　遮光、密封保存。

腺苷钴胺
(cobamamide)

别名：腺苷辅酶维生素 B_{12}、辅酶 B_{12}、辅酶维 B_{12}、脱氧腺苷钴胺、Coenzyme vitamin B

【CAS】　13870-90-1

【ATC】　B03BA04

【理化性状】　1. 化学名：Inner salt of the Co-(5′-deoxyadenosine-5′)derivative of the 3′-ester of cobinamide phosphate with 5,6-dimethyl-1-α-D-ribofuranosylbenzimidazole

2. 分子式：$C_{72}H_{100}CoN_{18}O_{17}P$

3. 分子量：1579.6

4. 结构式

【简介】　在氰钴型维生素 B_{12} 中的氰基被腺嘌呤核苷取代即衍生为本品。它在体内能直接被吸收利用，其活性强，与组织细胞亲和力强，其生物利用度优于维生素 B_{12}，而排泄则较为缓慢。本品可用于治疗恶性贫血、妊娠期贫血、营养不良性贫血、白细胞减少症。还可用于辅助治疗多种神经性疾病如多发性神经炎、神经根炎、三叉神经痛、坐骨神经痛、神经麻痹以及风湿性心脏病、风湿性关节炎、单纯疱疹、带状疱疹、青年性扁平疣和口腔溃疡等。本品可口服一次 250～500 μg，3 次/日。亦可肌内注射一次 500～1000 μg，1 次/日。片剂：250 μg。注射剂：500 μg。本品有效期仅 1 年。

叶酸

(folic acid)

别名:维生素 M

【CAS】 59-30-3(folic acid);6484-89-5(sodium folate)

【ATC】 B03BB01

【理化性状】 1. 本品为黄色、黄褐色或橙黄色的无臭结晶性粉末。极微溶于水;不溶于乙醇、丙酮、三氯甲烷及乙醚。可迅速溶于碱性氢氧化物及碳酸盐的稀溶液中;可溶于热的 3 N 盐酸和热的 2 N 硫酸;可溶于盐酸及硫酸,产生淡白黄色溶液。

2. 化学名:N-[4-(2-Amino-4-hydroxypteridin-6-ylmethylamino)benzoyl]-L(+)-glutamic acid

3. 分子式:$C_{19}H_{19}N_7O_6$

4. 分子量:441.4

5. 结构式

【药理作用】 本品属 B 族维生素。在肝内二氢叶酸还原酶的作用下,转变为具有活性的四氢叶酸。四氢叶酸是体内转移"一碳基团"的载体,参与嘌呤和嘧啶核苷酸的合成,以及某些氨基酸的转化。尿嘧啶核苷酸转化为胸腺嘧啶核苷酸时所需的甲基即来自于携有"一碳基团"的四氢叶酸所提供的甲烯基。四氢叶酸缺乏时,"一碳基团"转移发生障碍,胸腺嘧啶核苷酸合成发生困难,DNA 合成也受影响,细胞分裂速度减慢,往往停留在 G_1 期,而 S 期及 G_2 期相对延长。这不仅影响造血细胞,引起巨幼细胞性贫血,也可累及体细胞,特别是消化道黏膜细胞,引起舌炎和胃炎等。

【体内过程】 口服后几乎完全被吸收(主要在十二指肠上部),大部分储存于肝内,体内本品主要被分解为蝶呤和对氨基苯甲酰谷氨酸。随胆汁排至肠道中的本品可被重吸收,形成肝肠循环。本品本身无活性,在体内转变为亚叶酸才具有活力。

【适应证】 1. 用于防治营养不良或药物所致的叶酸缺乏症。

2. 用于再生障碍性贫血、白细胞减少和恶性贫血的辅助治疗。

【不良反应】 1. 在肾功能正常患者,本品很少发生中毒反应,偶见过敏反应。

2. 某些患者长期服用本品后可出现食欲缺乏、恶心、腹胀等胃肠道症状。

3. 大量服用时,可引起黄色尿。

【妊娠期安全等级】 A/C。

【禁忌与慎用】 对本品过敏者禁用。

【药物相互作用】 1. 维生素 C 可能抑制叶酸在胃肠中的吸收。

2. 苯妥英钠与本品合用时,可使抗癫痫作用降低。

3. 二氢叶酸还原酶亲和力较强药物(如甲氨蝶呤、乙胺嘧啶等)可阻止叶酸转化为四氢叶酸,使叶酸失去治疗作用。反之,在甲氨蝶呤治疗肿瘤、白血病时,如使用大剂量叶酸,也会影响甲氨蝶呤的疗效。

4. 可导致本品缺乏的药物有乙醇、口服避孕药、甲氨蝶呤、氨苯蝶呤、乙胺嘧啶、甲氧苄啶、考来烯胺。

5. 长期服用苯妥英的患者,可使体内本品的血药浓度下降,如补充本品,只可给予 $0.1\sim1$ mg/d,如补充 >5 mg/d,则可使苯妥英的血药浓度降低,导致癫痫发作次数增加。

【剂量与用法】 1. 成人口服 $5\sim10$ mg,3 次/日。

2. 肌内注射一次 $15\sim30$ mg。每一疗程为 14 d,或用到红细胞数量恢复正常为止;维持量 $2.5\sim10$ mg/d。

3. 儿童可酌情给予 $5\sim15$ mg/d。

【用药须知】 1. 本品可以迅速改善巨幼细胞性贫血,但不能阻止由维生素 B_{12} 缺乏所致的神经损害的进展。如果大剂量持续服用本品,可进一步降低血清维生素 B_{12} 的含量,反可使神经损害向不可逆方面发展。因此,在明确排除维生素 B_{12} 缺乏所致恶性贫血前,不宜贸然使用本品治疗。如需用本品作为诊断性治疗时,其用量不宜超过 0.4 mg/d。

2. 抗生素类药物影响微生物法测定血清或红细胞中叶酸浓度,常出现浓度偏低的假象,用药前应加注意。

3. 遇有口服本品片剂出现恶心和(或)呕吐较剧,或处于手术前后禁食期,或胃切除后伴有吸收不良等情况,可选用叶酸钠或亚叶酸钙作肌内注射。

【临床新用途】 1. 肺部、宫颈癌前病变 口服 10 mg/d,适用 10 年以上,可逆转癌前病变。

2. 新生儿神经管缺损 孕期中补充本品,可减少发生新生儿神经管缺损。0.4 mg,1 次/日,孕期前三个月服用。

【制剂】 ①片剂:0.4 mg;5 mg。②注射液:15 mg/1 ml。

【贮藏】 遮光、密封保存。

亚叶酸
(folinic acid)

别名:叶醛酸

叶酸在体内起作用必须先转变成四氢叶酸,亚叶酸钙是其活性表达形式之一。

【CAS】　58-05-9

【理化性状】　1. 化学名:N-[4-({[(6S)-2-Amino-5-formyl-4-oxo-1,4,5,6,7,8-hexahydropteridin-6-yl] methyl}amino)benzoyl]-L-glutamic acid

2. 分子式:$C_{20}H_{23}N_7O_7$

3. 分子量:473.44

4. 结构式

亚叶酸钙
(calcium folinate)

〖CAS〗　1492-18-8(anhydrous calcium folinate);
41927-89-3(calcium folinate pentahydrate);

6035-45-6(calcium folinate pentahydrate)

〖ATC〗　V03AF03

〖理化性状〗　1. 本品为淡黄白色的或黄色的、无臭粉末。极易溶于水;几乎不溶于乙醇。

2. 化学名:Calcium (2S)-2-({[4-({[(6S)-2-amino-5-formyl-4-oxo-1,4,5,6,7,8-hexahydropteridin-6-yl] methyl} amino) phenyl] carbonyl} amino) pentanedioate

3. 分子式:$C_{20}H_{21}CaN_7O_7$

4. 分子量:511.5

5. 配伍禁忌:亚叶酸钙和氟尿嘧啶在有或无5%的葡萄糖存在的条件下,无论以何种比例混合以及在任何温度条件下于PVC容器中时,均不相容。

亚叶酸钠
(sodium folinate)

〖ATC〗　V03AF06

〖理化性状〗　1. 分子式:$C_{20}H_{21}N_7Na_2O_7$

2. 分子量:517.4

【药理作用】　本品可直接提供叶酸在体内的活化形式,起辅酶的作用,具有"解救"过量的叶酸拮抗物在体内的毒性反应,有利于胸腺嘧啶核苷酸、DNA、RNA以至蛋白质合成。本品可限制甲氨蝶呤对正常细胞的损害程度,通过相互间的竞争作用,并能逆转甲氨蝶呤对骨髓和胃肠黏膜的影响,但对已存在的甲氨蝶呤神经毒性则无明显作用。

【体内过程】　本品口服后易于吸收,(1.72±0.8)h后,血清还原叶酸达血药峰值;肌内注射后的血药峰值需(0.71±0.09)h。血清还原叶酸的$t_{1/2}$,肌内注射后约为3.5 h。无论何种途径进入,药物作用均可持续3~6 h。经肝和肠黏膜作用后本品代谢为5-甲基四氢叶酸,口服后代谢较肌内注射快而充分。80%~90%经肾排出,少量随粪便排泄。

【适应证】　1. 主要用作叶酸拮抗药(如甲氨蝶呤、乙胺嘧啶或甲氧苄啶等)的解毒剂。本品常用于预防甲氨蝶呤过量或大剂量治疗后所引起的严重毒性作用对组织的损害。

2. 用于口炎性腹泻、营养不良、妊娠期或哺乳期引起的巨幼细胞性贫血。

3. 对维生素B_{12}缺乏性贫血不适用,且可引起神经系统损害。

【不良反应】　很少见,偶见皮疹、荨麻疹或哮喘等其他过敏反应。

【妊娠期安全等级】　A/C。

【禁忌与慎用】　1. 对本品过敏者禁用。

2. 酸性尿(pH<7)患者慎用。

3. 失水、腹水、胸腔渗液患者慎用。

4. 胃肠道梗阻或肾功能不全患者慎用。

【药物相互作用】　本品较大剂量与巴比妥、扑米酮或苯妥英钠同用,可影响抗癫痫作用。

【剂量与用法】　1. 叶酸拮抗剂过量　立即肌内注射3~6 mg,然后每6 h肌内注射1次,一般4次。如遇严重过量,本品用量可适当增加至6~12 mg,最后进行血药浓度监测。

2. 用于预防大剂量甲氨蝶呤的毒性反应　使用氨甲蝶呤后24 h开始静脉注射本品,剂量可达120 mg,一般在12~24 h内滴完。然后每6 h肌内注射12~15 mg,共8次。可参见第3章甲氨蝶呤项下。

3. 巨幼红细胞性贫血(妊娠期或哺乳期)　一日口服5~15 mg,直至血常规正常。

4. 与氟尿嘧啶联用,用于晚期结、直肠癌(目前临床上有多种给药方案和剂量,以下推荐两种联合用药方案)

(1) 缓慢静脉注射200 mg/m²本品(不少于3 min)后,接着用370 mg/m²氟尿嘧啶静脉注射。

(2) 静脉注射20 mg/m²本品后,接着用425 mg/m²氟尿嘧啶静脉注射。

1次/日,连续5 d为一疗程,间隔4～5周可重复一次。注意观察毒性反应的恢复情况,并根据患者的耐受性调整氟尿嘧啶的剂量以延长生存期。

5.静脉滴注　一般使用5%葡萄糖或0.9%氯化钠注射液稀释。稀释后必须即时使用。

【用药须知】 1.本品不宜用于治疗维生素 B_{12} 缺乏所引起的巨幼细胞贫血,否则无助于神经系统损害的恢复。

2.规定的剂量和给药时间均应严格遵守,不得随意更变。增加剂量或停用药物必须经负责医师同意。最好进行血药浓度监测。

3.本品注射剂在使用期间应定期检查血常规。

4.本品应避免光线直接照射及热接触。过期药物不得应用。

5.本品不可同时合用叶酸拮抗药,但合用乙胺嘧啶或甲氧苄啶并不影响后者的抗菌活性。

【制剂】 ①片剂:5 mg;10 mg;15 mg。②注射剂(粉):3 mg;25 mg;30 mg;50 mg;100 mg;150 mg;200 mg;300 mg。③注射液:30 mg/30 ml;50 mg/5 ml;100 mg/10 ml;④大容量注射液:50 ml 含亚叶酸钙 0.05 g 与氯化钠 0.45 g;100 ml 含亚叶酸钙 0.2 g 与氯化钠 0.9 g(剂量均以亚叶酸计算)。

【贮藏】 遮光、密闭保存。

左亚叶酸钙
(calcium levoleucovorin)

别名:Fusilev

本品是消旋 d,l-亚叶酸的左旋异构体,以钙盐存在,是亚叶酸药理学的活性异构体。

【CAS】 80433-71-2

【理化性状】 1.化学名:(6S)-N-{ 4-[[(2-amino-5-formyl-1,4,5,6,7,8-hexahydro-4-oxo-6 pteridinyl) methyl] amino] benzoyl}-L-glutamate pentahydrate

2.分子式:$C_{20}H_{21}CaN_7O_7 \cdot 5H_2O$

3.分子量:601.6

4.结构式:

【药理作用】 1.在大剂量甲氨蝶呤治疗中的作

用　本品为5-甲酰基四氢叶酸药理学上的活性异构体,不需要经过二氢叶酸还原酶的还原作用而直接参与使用叶酸作为体内转移"一碳基团"的生物效应,使得本品得以抵消通过抑制二氢叶酸还原酶发挥的叶酸拮抗剂(如甲氨蝶呤)所起到的治疗和毒性作用。

2.与氟尿嘧啶(5-FU)联用中的作用　本品能增强氟嘧啶类抗肿瘤药(如 5-FU)的治疗和毒性作用。5-FU 被代谢为 5-氟-2'-脱氧尿苷-5'-单磷酸盐(FdUMP),后者结合并抑制胸苷酸合成酶(DNA 修复和复制中的一个重要的酶)。本品很容易转化为还原型叶酸—5,10-亚甲基四氢化叶酸,此化合物使 FdUMP 与胸苷酸稳固结合,因此,可增强此酶的抑制作用。

【体内过程】 1.在健康男性志愿者中进行本品 15 mg 剂量的药动学研究中,静脉内给药后,血清总四氢叶酸(总-THF)浓度达到 1722 ng/ml 的平均峰值。血清(6S)-5-甲基-5,6,7,8-四氢叶酸浓度达到 275 ng/ml 的平均峰值,平均达峰时间为 0.9 h。总四氢叶酸和(6S)-5-甲基-5,6,7,8-四氢叶酸的平均终末 $t_{1/2}$ 分别为 5.1 h 和 6.8 h。

2.在 40 名健康受试者中进行了另一项药动学研究,受试者接受静脉内单剂量本品(200 mg/m²)或消旋 d,l-亚叶酸(400 mg/m²),在交叉设计中每 2 h 滴注一次。结果显示左亚叶酸和左-5-甲基四氢叶酸的 AUC_{0-inf} 和 C_{max} 的几何平均值的 90% 置信区间均在标准值的 80%～125%。因此,无论给予本品或消旋 d,l-亚叶酸,左亚叶酸和 5-甲基四氢叶酸的 AUC_{0-inf} 和 C_{max} 相差不大。给予本品和消旋 d,l-亚叶酸后,左亚叶酸的 AUC_{0-inf} 几何平均值分别为 30719(ng·h)/ml 和 31296(ng·h)/ml,C_{max} 几何平均值分别为 10895 ng/ml 和 11301 ng/ml。给予本品和消旋 d,l-亚叶酸后,5-甲基四氢叶酸的 AUC_{0-inf} 几何平均值分别为 52105(ng·h)/ml 和 50137(ng·h)/ml;5-甲基四氢叶酸 C_{max} 几何平均值分别为 4930 ng/ml 和 4658 ng/ml。

3.本品与 5-FU 联合使用的试验结果显示,无论 5-FU[370 mg/(m²·d),IV]与本品(250 mg/m² 和 1000 mg/m² 静脉推注,连续 5.5 d,n=9)或与 d,l-亚叶酸(500 mg/m²,静脉内注射连续 5.5 d,n=6)联合给药,左亚叶酸钙和 5-甲基-THF 剂量标准化的平均稳态血浆浓度相差不大。

【适应证】 1.本品为叶酸类似物,用来治疗叶酸缺乏引起的巨幼红细胞贫血。

2.用于骨肉瘤经大剂量甲氨蝶呤治疗后与叶酸拮抗相关的症状。

3. 本品也适用于减少并抵抗甲氨蝶呤的毒性和消除叶酸拮抗剂意外超剂量的损伤。

4. 本品还可与 5-FU 联合用于晚期转移性结直肠癌患者的姑息疗法。

【不良反应】 1. 解救大剂量甲氨蝶呤的临床研究

(1) 胃肠道反应包括口腔炎、呕吐、恶心、腹泻、消化不良、阑尾炎、呼吸困难、皮炎、意识混乱、神经性疾病、肾功能异常、味觉颠倒。

(2) 临床试验中观察到白细胞减少和血小板减少,但因为患者还接受其他骨髓抑制剂的化学疗法,故不能确定此不良反应与本品对大剂量甲氨蝶呤的解救有关。

2. 联合 5-FU 治疗结肠直肠癌的临床试验中≥10% 的不良反应包括胃肠道症状、口腔炎、腹泻、恶心、呕吐、腹痛(包括腹痛、上腹痛、小腹痛、腹部压痛)、虚弱/疲劳/不适、食欲缺乏、皮炎、秃发症。

3. 上市后发现的不良反应包括呼吸困难、瘙痒症、皮疹、体温变化伴寒战。

【妊娠期安全等级】 C。

【禁忌与慎用】 1. 禁用于有叶酸或亚叶酸过敏史患者。

2. 本品治疗骨肉瘤临床试验中不包括年龄≥65 岁的受试者,故不知这些人群与年轻受试者有无差别。在本品与 5-FU 联合用于晚期结肠直肠癌的临床试验中,不良反应与 5-FU 相关毒性一致,并且年龄≥65 岁和<65 岁患者的毒性相似。

3. 尚不知本品是否可分泌到人类乳汁。因为许多药物可通过人类乳汁排泄,并且因为本品有致乳儿严重不良反应的可能性,哺乳期妇女应权衡利弊选择停药或停止哺乳。

4. 尚无儿童应用本品的相关资料。

【药物相互作用】 1. 大剂量叶酸可能抵抗苯巴比妥、苯妥英和扑痫酮的抗癫痫作用,增加易感儿童癫痫发作的频率。虽然尚不清楚叶酸和亚叶酸是否有相同的作用,然而,叶酸和亚叶酸有相同的代谢途径。当亚叶酸与抗惊厥药联用时应谨慎。

2. 初步的临床试验证明小剂量全身给予的亚叶酸,其主要的代谢产物 5-甲基四氢叶酸可微量进入脑脊液(CSF)。人类鞘膜内给药后,脑脊液中 5-亚甲基四氢叶酸还原酶(5-MTHFA)水平比用于甲氨蝶呤解救时的浓度低 1~3 个数量级。

3. 本品可增加 5-FU 的毒性。

【剂量与用法】 1. 本品给药剂量为消旋 d, l-亚叶酸的常用剂量的半量。仅可用于静脉内给药。不可鞘内给药。本品应与其他药物联合给药。为避免沉淀形成的风险,本品不可与其他药物混合滴注。

2. 大剂量甲氨蝶呤治疗后亚叶酸解救疗法

(1) 本品推荐剂量是基于甲氨蝶呤 12 g/m² 静脉给予 4 h 以上(参见甲氨蝶呤说明书),本品的解救剂量为 7.5 mg(约 5 mg/m²),每 6 h 一次,紧接在甲氨蝶呤持续滴注 24 h 后开始给予。

(2) 血清肌酐和甲氨蝶呤血药浓度应至少一日监测 1 次。应持续给予本品,水化和碱化尿液(pH≥7.0),直到甲氨蝶呤水平低于 5×10^{-8} mol/L (0.05 μM)。

(3) 甲氨蝶呤治疗后本品的推荐剂量如下表。

甲氨蝶呤治疗后本品的推荐剂量

临床情况	实验室检查	本品剂量和疗程
甲氨蝶呤常规消除	给药 24 h 后,血清甲氨蝶呤水平大约 10 μM,48 h 后 1 μM,72 h 后低于 0.2 μM	60 h 内,每 6 h 给予 7.5 mg(在使用开始甲氨蝶呤 24 h 后开始,共给药 10 次)
甲氨蝶呤后期消除延迟	给药后 72 h 血清甲氨蝶呤水平仍大于 0.2 μM,并在用药 96 h 仍大于 0.05 μM	继续 7.5 mg,每 6 h 一次,直到甲氨蝶呤水平低于 0.05 μM
甲氨蝶呤早期消除延迟和(或)急性肾损伤	血清甲氨蝶呤水平在给药后 24 h 大于等于 50 μM,或 48 h 大于/等于 50 μM,或使用甲氨蝶呤后,血清肌酐水平 24 h 增加 100% 以上	每 3 h 给予 75 mg,直到甲氨蝶呤水平低于 1 μM,然后每 3 h 给予 7.5 mg,直到甲氨蝶呤水平低于 0.05 μM

(4) 甲氨蝶呤早期消除延迟患者可能发展为可逆的急性肾功能衰竭。除适当的本品治疗外,这些患者还需要水化和碱化尿液,密切监测水和电解质状况,直到甲氨蝶呤血药浓度开始低于 0.05 μM,且肾功能衰竭完全逆转。

(5) 一些患者在给予甲氨蝶呤后会有甲氨蝶呤消除或肾功能的异常表现,虽然显著但严重程度低于上表所示。这些异常表现伴或不伴显著的临床毒性。如果观察到显著的临床毒性,在随后疗程中应将本品解救延长 24 h(84 h 共给药 14 次)。如观察到实验室检查异常或临床毒性,则应考虑患者可能服用其他与甲氨蝶呤具有相互作用的药物

（如影响甲氨蝶呤消除或影响其与血清蛋白结合的药物）。

（6）甲氨蝶呤的延迟排泄可能由于体内其他部位液体蓄积（如腹水，胸腔积液）、肾功能不全或水化不充分所引起。在此情况下，可加大本品剂量或延长本品疗程克服之。

（7）虽然本品可能改善高剂量甲氨蝶呤引起的血液毒性，但对甲氨蝶呤和（或）其代谢产物引起的肾毒性却无作用。

3. 当不慎超剂量使用甲氨蝶呤时，应尽快使用本品进行急救；排泄延迟时，也应在甲氨蝶呤使用 24 h 内应用本品。叶酸拮抗剂（如甲氨蝶呤）和本品解救的时间间隔延长，本品中和毒性的作用可能降低。本品 7.5 mg（约 5 mg/m²）静脉内给药，每 6 h 一次，直到血清甲氨蝶呤水平低于 10^{-8} mol/L。

血清肌酐和甲氨蝶呤水平应每 24 h 监测一次。如果 24 h 血清肌酐超过治疗前 50% 或用药 24 h 甲氨蝶呤水平大于 5×10^{-6} mol/L，或用药 48 h 甲氨蝶呤水平大于 9×10^{-7} mol/L，本品剂量应增加到 50 mg/m²，每 3 h 一次，直到甲氨蝶呤水平低于 10^{-8} mol/L。并同时予以水化（3 L/d）和用碳酸氢钠碱化尿液，保持尿液 pH≥7.0。

4. 与 5-FU 联用于晚期结肠、直肠癌，以下是两种经验性的方案

（1）缓慢滴注本品 100 mg/m²（不少于 3 min）后，然后 5-FU 370 mg/m²，静脉滴注。

（2）静脉滴注本品 10 mg/m² 后，然后 5-FU 425 mg/m²，静脉滴注。

5-FU 和本品，应分别滴注以免沉淀形成。1 次/日，连续 5 d 为一疗程，间隔 4 周（28 d），用 2 疗程；根据毒性反应的恢复情况，每隔 4～5 周（28～35 d）可重复一次，并根据患者耐受性调整 5-FU 的剂量。中等血液学的或胃肠的毒性，5-FU 的剂量降低 20%，严重毒性降低 30%。如无毒性反应，5-FU 可增加 10%。不必因为毒性调整本品剂量。

5. 配制方法

（1）注射用冻干粉 ①50 mg 粉针剂需要用 5.3 ml 0.9% 氯化钠注射液溶解，使成浓度为 10 mg/ml 的溶液。用含防腐剂的氯化钠注射液（如苯甲醇）进行配制的研究尚未进行。不推荐使用除 0.9% 氯化钠注射液外的其他溶液配制。②配制好的溶液须立即用氯化钠注射液或 5% 葡萄糖注射液进一步稀释成 0.5～5 mg/ml，配制的溶液和稀释后的溶液应在室温保存分别不超过 12 h 和 4 h。③给药前检查配制的溶液有无颗粒或变色现象，如有则不能使用。

（2）注射液 ①本品的注射液不含防腐剂。给药操作过程执行严格的无菌操作。②注射液可用 0.9% 氯化钠注射液或 5% 葡萄糖注射液稀释成浓度为 0.5 mg/ml。稀释后的稀溶液应在室温保存不超过 4 h。③注射前检查注射液有无颗粒或变色现象，如有则不能使用。

【用药须知】 1. 因为本品含有 Ca^{2+}，滴注速度每分钟不能大于 16 ml（160 mg 左亚叶酸）。

2. 本品可增加 5-FU 的毒性。老年患者接受每周 d,l-亚叶酸和 5-FU 给药，致死原因为严重的小肠结肠炎、腹泻、脱水。在晚期结肠、直肠癌患者的姑息治疗中同时给药时，5-FU 应低于通常剂量。虽然观察到本品与 5-FU 同时给药治疗的毒性与单用 5-FU 相似，但与 5-FU 单独给药相比，联合给药时胃肠的毒性（尤其口腔炎和腹泻）仍较常见并可能更严重和导致病程延长。

3. 尚无本品过量的相关资料。

4. 本品不可用于恶性贫血和维生素 B_{12} 缺乏引起的巨幼红细胞性贫血。不适宜的应用虽可能幸免血液病学上受害，但可加剧神经系统的症状。

【制剂】 ①注射剂（粉）：50 mg（相当于 64 mg 左亚叶酸钙五水合物）。②注射液：175 mg/17.5 ml（左亚叶酸）；250 mg/25 ml（左亚叶酸）。

【贮藏】 ①注射剂（粉）：室温 25 ℃，遮光保存，直到使用时才可从原盒取出。②注射液：2～8 ℃ 遮光保存，直到应用时才可从原盒取出。

13.1.3　重组人红细胞生成素

本品为肾脏产生的含有 165 个氨基酸的糖蛋白，分子量约 38 KD。正常人血清中红细胞生成素的浓度范围为 4～36 mU/ml，平均为 14.9 mU/ml。现用基因重组技术制取的重组人红细胞生成素不仅氨基酸顺序与人体产生的红细胞生成素相同，两者的糖类部分、生物学和免疫特征亦无差别。在大鼠体内测定 $t_{1/2}$ 为 1.5～3.4 h。现今临床多用其依泊汀-α（epoetin alfa）。制剂中尚有依泊汀-β（epoetin beta）和依泊汀-γ（epoetin gamma）。

重组人红细胞生成素
(recombinant human erythropoietin, r-HuEPO)

别名：益比奥、Epiao、Epogen

【理化性状】 1. 本品为澄清或轻微浑浊的无色溶液，含有 0.05%～1% 的糖蛋白，具有与自然生成的人红细胞生成素相同的氨基酸序列及糖基化类型。每 1mg 活性药物的效能不低于 100000 单位。

2. 稳定性：为了提高稳定性，重组人红细胞生成素制剂可能含有白蛋白或氨基酸。用于新生儿时，

应配制极稀溶液。一项研究考察了依泊汀-α 在多种静脉输液中的稳定性,发现含有 0.1 U/ml 依泊汀-α 的溶液中至少要加入 0.05% 的蛋白以防止药物降解。另一研究发现含有 100 U/ml 的溶液中加入 0.0125% 的白蛋白即可防止药物降解。新生儿肠内应用的依泊汀-α 溶液的稳定性可达 24 h,因制剂配方中加入了模拟羊水,还含有非格司亭及电解质。在冷藏条件下,至少可在 3 周内保持稳定。在室温条件下,依泊汀-α 可在 24 h 内保持稳定,非格司亭可在 18 h 内保持稳定。依泊汀-α 溶液浓度的降低可能与塑料输液袋或输液管的吸附有关,可通过预先使管道饱和来克服。

依泊汀-α
(epoetin alfa)

〖CAS〗　113427-24-0

【理化性状】　化学名:1-165-Erythropoietin(human Clone λ HEPOFL13 protein moiety),glycoform α

依泊汀-β
(epoetin beta)

〖CAS〗　122312-54-3

【理化性状】　化学名:1-165-Erythropoietin(human Clone λ HEPOFL13 protein moiety),glycoform β

依泊汀-δ
(epoetin delta)

〖CAS〗　261356-80-3

【理化性状】　化学名:1-165-Erythropoietin(human HMR4396),glycoform δ

依泊汀-γ
(epoetin gamma)

〖CAS〗　130455-76-4

【理化性状】　化学名:1-165-Erythropoietin(human Clone λ HEPOFL13 protein moiety),glycoform γ

依泊汀-ω
(epoetin omega)

〖CAS〗　148363-16-0

【理化性状】　化学名:1-165-Erythropoietin(human Clone λ HEPOFL13 protein moiety),glycoform ω

依泊汀-θ
(epoetin theta)

〖CAS〗　762263-14-9

【理化性状】　化学名:1-165-Erythropoietin(human Clone λ HEPOFL13 protein moiety),glycoform θ

依泊汀-ξ
(epoetin zeta)

〖CAS〗　604802-70-2

【理化性状】　化学名:1-165-Erythropoietin(human Clone B03 XA01),glycoform ξ

【药物警戒】　1. 本品可增加死亡、心肌梗死、卒中、静脉血栓的风险,还可增加肿瘤进展或复发的风险。

2. 使用本品时仅给予以维持不必滴注红细胞的最低有效量,血红蛋白>110 g/L 的风险高。

3. 本品仅用于使用骨髓抑制药物化疗引起的贫血,如果使用骨髓抑制药物可以治愈疾病,则不必使用本品。

【药理作用】　红细胞生成素作用于骨髓中红系造血祖细胞,促进其增殖、分化和成熟;如生成不足就会引起贫血。本品用于纠正晚期肾功能衰竭患者的贫血非常有效,剂量足够时数周内即可使血细胞比容超过 30%,对依赖输血的患者亦不再需要输血。

【体内过程】　1. 依泊汀-α 和依泊汀-β 的药动学存在某种差异,可能是由于糖蛋白不同和商品制剂的配方不同所致。前者在皮下注射后缓慢而不完全地被吸收,生物利用度约为 10%～50%。静脉注射后 15 min 可达血药峰值,皮下注射则需 4～24 h。

2. 前者静脉注射后的消除 $t_{1/2}$,慢性肾功能衰竭者为 4～16 h,正常肾功能者则较短。前者皮下注射的 $t_{1/2}$ 估计为 24 h。后者皮下注射后吸收也缓慢而不完全,生物利用度为 23%～42%,12～28 h 可达血药峰值。静脉注射后的消除 $t_{1/2}$ 为 4～12 h,皮下注射后的终末 $t_{1/2}$ 为 13～28h。

【适应证】　1. 主要用于治疗晚期肾功能衰竭患者的贫血。

2. 肿瘤化疗引起的贫血。

3. 外科围手术期红细胞动员。

【不良反应】　1. 少数患者在给药初期出现头痛、低热、乏力,个别可出现肌痛、关节痛。对症处理,不必停药。但如果极个别患者的症状不能减轻,且有加重趋势者,仍应停药。

2. 极少可出现皮疹、荨麻疹等过敏反应。

3. 极少出现血压上升,如血压明显升高不降,应减量或停药,或调整降压药。

4. 由于红细胞压积增高,血液黏度有可能升高,应严防血栓形成。

5. 偶有 ALT 或 AST 升高。

6. 恶心、呕吐、食欲缺乏和腹泻也有发生。

【妊娠期安全等级】 C。

【禁忌与慎用】 1. 对本品过敏者、未控制的高血压患者禁用。

2. 尚未明确本品是否可经乳汁分泌，哺乳期妇女使用时应停止哺乳。

3. 1 岁以下的幼儿的安全性及有效性尚未确定。

【药物相互作用】 1. 叶酸或维生素 B_{12} 摄入不足会降低本品疗效。

2. 严重铝过多会影响疗效。

3. 对哺乳动物细胞衍生物或对人血白蛋白过敏者禁用本品。

【剂量与用法】 1. 肾功能衰竭性贫血

(1) 治疗期　针对血透患者，静脉注射或皮下注射 100～150 U/(kg·周)，分 2～3 次用；非透析者给予 75～100 U/(kg·周)。如红细胞压积每周增加少于 0.5 vol% 可于 4 周后按 15～30 U/kg 增加剂量，但增加剂量最高不可超过 30 U/(kg·周)。红细胞压积应增加到 30～33 vol%，但不宜超过 36 vol%。

(2) 维持期　如红细胞压积已达到 30%～33% 或血红蛋白已达到 100～110 g/L，则应进入维持治疗阶段。推荐维持剂量为治疗剂量的 2/3。每 2～4 周检查红细胞压积以调整剂量，避免红细胞生成过速或趋缓。

2. 肿瘤化疗引起的贫血　血红蛋白＜100 g/L 者，且至少有两个化疗周期未完成，才能开始本品治疗，周剂量可以一次注射给药，也可以分成 3～7 次单个剂量给予。推荐的初始剂量为一周 30000 IU（相当于对一个中等体重的患者，每周给予约 450 IU/kg 的剂量）。

因为患者个体差异，临床上可以观察到个别患者的血红蛋白值偶尔超过或低于预期的血红蛋白水平。调整剂量应控制血红蛋白浓度在 100～120 g/L 之间，避免出现持续的血红蛋白水平＞120 g/L。治疗应持续至化疗结束后 4 周。最大剂量不应该超过每周 60000 IU。

当血红蛋白值超过 120 g/L 时，剂量调整的指导原则如下。

(1) 如果治疗 4 周后血红蛋白已升高≥10 g/L，那么应继续使用目前的剂量。如果血红蛋白水平升高＜10 g/L，则可以考虑将周剂量加倍。如果治疗 8 周后血红蛋白水平升高＜10 g/L，则不可能出现治疗反应，应停止治疗。

(2) 一旦达到个体患者的治疗目标，剂量应降低 25%～50%，并使血红蛋白维持在该水平上。

(3) 如果血红蛋白水平≥120 g/L，剂量应降低 25%～50%。如果血红蛋白水平≥130 g/L，应暂时停止本品的治疗。当血红蛋白水平降低至≤120 g/L 时，可以降低 25% 的剂量重新开始。

(4) 如果治疗 4 周后，血红蛋白水平的升高超过 20 g/L 或达到 120 g/L，剂量应降低 25%～50%。

3. 外科围手术期红细胞动员　适用于术前血红蛋白值在 100～130 g/L 的择期手术患者（心血管手术除外），使用剂量为 150 U/kg，每周皮下注射 3 次，手术前 10 d 至术后 4 d 应用，可减轻术中及术后贫血，减少对异体输血的需求，加快术后贫血倾向的恢复。用药期间为防止缺铁，可同时补充铁剂。

【用药须知】 本品有特指的适应证，不可用于其他类型的贫血。

【制剂】 注射液：2000 IU/0.3 ml；3000 IU/0.3 ml；3500 IU/0.3 ml；4000 IU/0.3 ml；10000 IU/0.6 ml；20000 IU/0.6 ml；30000 IU/0.6 ml。

【贮藏】 遮光、贮于 2～8 ℃ 条件下，勿冷冻、勿受热，也不可振摇。

达贝泊汀-α

(darbepoetin alfa)

本品为长效促红细胞生成素。

【CAS】 11096-26-7

【ATC】 B03XA02

【理化性状】 本品是由中国仓鼠卵巢（CHO）细胞通过 DNA 重组技术生产。为含 165 个氨基酸的蛋白质，不同于重组人红细胞生成素的是本品含 5 条 N-寡糖链，而重组人红细胞生成素包含 3 条。分子量约为 37000 道尔顿

【用药警戒】 本品增加死亡、心肌梗死、卒中、深静脉血栓、血栓形成、肿瘤或肿瘤复发的风险。使用本品时仅给予以维持不必滴注红细胞的最低有效量。

【药理作用】 作用机制参见依泊汀。

【体内过程】 1. 透析的慢性肾病患者静脉注射后，本品的药-时曲线呈双相，分布 $t_{1/2}$ 约 1.4 h，平均终末 $t_{1/2}$ 为 21 h，为静脉给予依泊汀的 3 倍。

2. 皮下注射（透析或非透析患者）吸收缓慢，48（12～72）h 后达 C_{max}。在透析患者的平均 $t_{1/2}$ 为 46 h（12～89 h），在非透析患者平均 $t_{1/2}$ 为 70 h（35～139 h），透析患者的清除率约为非透析患者的 1.4 倍。透析患者皮下注射本品的生物利用度约为 37%（30%～50%）。儿童患者生物利用度高（54%），余与成年患者相似。

3. 肿瘤患者首次皮下注射 6.75 μg/kg，平均 $t_{1/2}$

为 74 h(24～144 h),71(24～144)h 达 C_{max}。每 3 周 1 次皮下注射,注射 4 次后,48 h 后本品的血清水平与第一次注射后相似。静脉注射 0.45～4.5 $\mu g/kg$,或皮下注射 4.5～15 $\mu g/kg$,每 3 周注射 1 次,全身暴露量与剂量成正比。

【适应证】　1. 用于慢性肾病导致的贫血。

2. 用于非骨髓性恶性肿瘤引起的贫血。

【不良反应】　1. 严重不良反应包括增加死亡、心肌梗死、卒中、血栓形成的风险,增加肿瘤患者的死亡率,增加肿瘤复发或进展的风险;高血压、癫痫、纯红细胞再生障碍及严重过敏反应。

2. 常见不良反应包括高血压、呼吸困难、周围水肿、咳嗽、心绞痛、血管并发症、液体潴留、动静脉植入物血栓形成、皮疹或红斑。

【妊娠期安全等级】　C。

【禁忌与慎用】　1. 对本品或其他粒细胞刺激因子过敏者禁用。

2. 未经控制的高血压、本品或其他粒细胞刺激因子治疗后出现纯红细胞再生障碍者禁用。

3. 对于妊娠期妇女尚无良好对照研究,妊娠期妇女只有在益处大于对胎儿伤害的风险时方可使用。

4. 尚未明确本品是否经乳汁分泌,哺乳期妇女慎用。

5. 儿科肿瘤患者的安全性及有效性尚未确定。

6. 1 岁以下慢性肾病幼儿的安全性及有效性尚未确定。

【剂量与用法】　1. 开始治疗和调整剂量时,应每月监测血红蛋白。增加剂量的频率不能高于每 4 周一次,降低剂量可频率稍高,尽量避免频繁调整剂量。

2. 如果血红蛋白水平升高过快(如任意 2 周增加＞20 g/L),降低本品剂量至少 25％。对本品反应不佳者,如果 4 周后血红蛋白水平增加不超过 10 g/L,增加剂量 25％。如果治疗 12 周无足够反应,本品可能无效,应重新评价贫血的原因。

3. 透析患者在血红蛋白水平低于 100 g/L 时开始治疗,如果达到或超过 110 g/L,降低剂量或暂停用药。推荐起始剂量为 0.45 $\mu g/kg$,静脉注射或皮下注射,每周一次;或 0.75 $\mu g/kg$,每 2 周一次,透析患者推荐采用静脉注射给药。

4. 非透析患者血红蛋白水平低于 100 g/L 时,且血红蛋白降低的速度需要滴注红细胞时开始治疗,如果达到或超过 100 g/L,降低剂量或暂停用药。推荐起始剂量为 0.45 $\mu g/kg$,静脉注射或皮下注射,每 4 周一次。

5. 透析患者从依泊汀转为本品时,每周注射 2～3 次者,改为每周注射 1 次;每周注射 1 次者,改为每 2 周注射 1 次。剂量转换可参考下表。非透析患者下表不能精确计算每月 1 次的剂量。

依泊汀与本品的剂量转换

依泊汀每周剂量(μg)	本品剂量(μg)	
	成人	儿童
＜1500	6.25	尚无数据
1500～2499	6.25	6.25
2500～4999	12.5	10
5000～10999	25	20
11000～17999	40	40
18000～33999	60	60
34000～89999	100	100
≥90000	200	200

6. 肿瘤患者血红蛋白水平低于 100 g/L 时开始治疗,且至少还有 2 个月的化疗时才能开始。推荐起始剂量为 2.25 $\mu g/kg$,皮下注射,每周一次,直至化疗结束;或 500 μg,皮下注射,每 3 周 1 次,直至化疗结束。

【用药须知】　1. 使用本品前应控制血压,使用期间如血压无法控制,应降低剂量或停药。

2. 治疗前几月,本品增加癫痫的发生率,应密切监测患者的精神症状,如出现癫痫及前驱症状,应立即就医。

3. 透析的患者在使用本品时,体外管路中的抗凝剂如肝素的需要量可能增加,以防止栓塞。

4. 治疗前及治疗期间应监测转铁蛋白饱和度和血清铁水平,转铁蛋白饱和度低于 20％或血清铁低于 100 $\mu g/L$ 时,应及时补铁。

【制剂】　① 注射液:25 $\mu g/ml$;40 $\mu g/ml$;60 $\mu g/ml$;100 $\mu g/ml$;200 $\mu g/ml$;300 $\mu g/ml$;500 $\mu g/ml$;150 $\mu g/0.75\ ml$。② 预灌封注射液:25 $\mu g/0.42\ ml$;40 $\mu g/0.4\ ml$;60 $\mu g/0.3\ ml$;100 $\mu g/0.5\ ml$;150 $\mu g/0.3\ ml$;200 $\mu g/0.4\ ml$;300 $\mu g/0.6\ ml$;500 $\mu g/ml$。

【贮藏】　遮光贮于 2～8 ℃。禁止振摇或冷冻。直至使用前才能从原包装中取出。

醋酸聚乙二醇肽
(peginesatide acetate)

别名:Omontys

本品为促红细胞生成素受体激动剂,2012 年 3 月在美国批准上市,2013 年 2 月 23 日因可导致患者发生心血管事件甚至死亡而撤市。

【CAS】　913976-27-9（peginesatide）;1185870-

58-9(acetate)

【ATC】 B03XA04

【理化性状】 1. 本品为合成的、聚乙二醇化的二聚肽,由两条含21个氨基酸的肽链与亚氨基二乙酸和β-丙氨酸共价结合而成。氨基酸序列与内源性红细胞生成素无同源性。

2. 分子式:$C_{2031}H_{3950}N_{62}O_{958}S_6$(peginesatide)

3. 分子量:45000

【用药警戒】 本品增加死亡、心肌梗死、卒中、深静脉血栓、血栓形成、肿瘤或肿瘤复发的风险。使用本品时仅给予以维持不必滴注红细胞的最低有效剂量。

【药理作用】 本品与促红细胞生成素受体结合,并使之活化。

【体内过程】 单次皮下或静脉注射本品0.03~0.1 mg/kg,C_{max}与AUC与剂量成比例增加。皮下注射后约48 h达C_{max},生物利用度约为46%。本品不被代谢,主要随尿液排泄。健康志愿者静脉注射后$t_{1/2}$为(25.0±7.6)h,皮下注射后$t_{1/2}$为(53.0±17.7)h。透析患者皮下注射后$t_{1/2}$为(47.9±16.5)h。平均清除率为(0.5±0.2)ml/(h·kg),分布容积为(34.9±13.8)ml/kg。

【适应证】 用于治疗透析的成人慢性肾病所致的贫血。

【不良反应】 1. 严重不良反应包括增加死亡、心肌梗死、卒中、血栓形成的风险,高血压及严重过敏反应。

2. 常见不良反应包括恶心、腹泻、呕吐、呼吸困难、动静脉瘘并发症、咳嗽、体位性低血压、头痛、肌肉痉挛、四肢痛、腰痛、关节痛、低血压、高血压、发热、高血钾、上呼吸道感染。

【妊娠期安全等级】 C。

【禁忌与慎用】 1. 对本品或其他红细胞刺激因子过敏者禁用。

2. 未经控制的高血压、本品或其他红细胞刺激因子治疗后出现纯红细胞再生障碍者禁用。

3. 对于妊娠期妇女尚无良好对照研究,妊娠期妇女只有在益处大于对胎儿伤害的风险时方可使用。

4. 尚未明确本品是否经乳汁分泌,哺乳期妇女慎用。

5. 儿童用药的安全性及有效性尚未确定。

【剂量与用法】 患者血红蛋白水平低于100 g/L时,开始治疗。推荐起始剂量为0.04 mg/kg,静脉注射或皮下注射,每月1次。

【用药须知】 参见达贝泊汀α

【制剂】 ①注射液:2 mg/0.5 ml;3 mg/0.5 ml;4 mg/0.5 ml;5 mg/0.5 ml;6 mg/0.5 ml;10 mg/1 ml;20 mg/2 ml。②预灌封注射器:1 mg/0.5 ml;2 mg/0.5 ml;3 mg/0.5 ml;4 mg/0.5 ml;5 mg/0.5 ml;6 mg/0.5 ml。

【贮藏】 遮光贮于2~8℃。禁止冷冻。直至使用前才能从原包装中取出。

依泊汀-β甲氧基聚乙烯乙二醇
(methoxy polyethylene glycol-epoetin beta)

别名:美信罗、Mircera

本品为长效促红细胞生成素受体激动剂。

【ATC】 B03XA03

【理化性状】 本品为甲氧基聚乙二醇丁酸与N-端氨基或赖氨酸的e-氨基基团结合的产物。分子量约60000。

【用药警戒】 本品可增加死亡、心肌梗死、卒中、深静脉血栓、血栓形成、肿瘤或肿瘤复发的风险。应使用能减少红细胞输入的最低剂量。

【药理作用】 本品作用同依泊汀β,$t_{1/2}$较长。内源性促红细胞生成素受损和红细胞生成素不足是慢性肾功能衰竭(CRF)患者贫血的主要原因。

【体内过程】 腹膜透析的患者肌内注射本品0.4 μg/kg,$t_{1/2}$为(134±65)h,AUC为(0.49±0.18)ml/(h·kg);皮下注射0.8 μg/kg,$t_{1/2}$为(139±67)h,T_{max}为72 h,绝对生物利用度为62%。多次给药对药动学参数无影响。每4周注射一次,未发现本品蓄积,但每2周注射一次,稳态血药浓度增加12%。透析不影响本品的清除。

【适应证】 用于治疗透析的成人慢性肾病所致的贫血。

【不良反应】 1. 严重不良反应包括增加死亡、心血管事件、血栓形成的风险,增加肿瘤患者的死亡率、增加肿瘤复发或进展的风险,高血压、癫痫、纯红细胞再生障碍。

2. 常见不良反应包括高血压、腹泻、鼻咽炎、头痛、上呼吸道感染。

3. 少见不良反应包括低血压、恶心、呕吐、尿道感染、肌肉痉挛、四肢痛、腰痛、体位性低血压、动静脉瘘血栓形成、液体潴留、咳嗽。

【妊娠期安全等级】 C。

【禁忌与慎用】 1. 对本品过敏者禁用。

2. 未经控制的高血压患者禁用。

3. 对于妊娠期妇女尚无良好对照研究,妊娠期妇女只有在益处大于对胎儿伤害的风险时方可使用。

4. 尚未明确本品是否经乳汁分泌,哺乳期妇女慎用。

5. 儿童用药的安全性及有效性尚未确定。

【剂量与用法】　患者血红蛋白水平低于 100 g/L 时,开始治疗。

1. 未使用重组人促红细胞生成素者剂量为 0.6 μg/kg,肌内或皮下注射,每 2 周一次。

2. 正在使用重组人促红细胞生成素者,转为本品时,可肌内或皮下注射,每 2 周一次或每月一次。剂量转换见下表。

红细胞生成素与本品剂量的转换

之前红细胞生成素的周剂量(IU/w)	之前红细胞生成素的周剂量(μg/周)	本品的剂量(μg)	
		1 次/月	1 次/2 周
<8000	<40	120	60
8000~16000	40~80	200	100
>16000	>80	360	180

3. 如血红蛋白达到 120 g/L,或 2 周内增加幅度超过 10 g/L,应降低剂量。

4. 如漏用 1 剂,记起时立即注射。

【用药须知】　1. 本品不适于其他原因导致的贫血。

2. 患者对本品治疗无反应时,应查找其他导致贫血的原因。

3. 如发生过敏反应,应立即停药,并积极治疗。

4. 不必透析的患者对本品反应较好,治疗期间监测血压、水、电解质平衡和肾功能。

5. 本品可影响透析的效果,可能需调节患者的透析频率。

6. 治疗前及治疗期间应监测体内铁水平,水平低于 100 μg/L 或转铁蛋白饱和度低于 20% 者应适当补铁。

7. 治疗期间每 2 周检测一次血红蛋白,直至稳定于 100~120 g/L 之间。

【制剂】　注射剂:50 μg/ml;100 μg/ml;200 μg/ml;300 μg/ml;400 μg/ml;600 μg/ml;1000 μg/ml。

【贮藏】　遮光贮于 2~8 ℃。禁止冷冻。直至使用前才能从原包装中取出。

13.2　升白细胞药

白细胞减少症是指血液白细胞计数持续低于 4×10^9/L($4000/mm^3$)。引起白细胞减少的原因很多,应针对病因进行治疗。本节药物多为参与核酸合成的物质,可能有利于骨髓产生白细胞。

集落刺激因子又称作造血祖细胞生长因子,是由淋巴细胞、单核细胞和成纤维细胞等所产生的一组糖蛋白类生长因子,具有刺激骨髓造血母细胞增殖和分化的作用。

非格司亭
(filgrastim)

别名:保力津、重组人粒细胞集落刺激因子、格拉诺赛特、G-CSF、r-CSF、recombinant human granulocyte colony stimulating factor、Neupogen、Baolijin

本品可刺激粒系祖细胞的增殖与分化。

【CAS】　121181-53-1

【ATC】　L03AA02

本品的注射液不可用氯化钠注射液稀释,因为可能产生沉淀。若需稀释,可用 5% 葡萄糖注射液。然而,稀溶液中的本品可能被玻璃或塑料材料吸附,因此,稀释浓度不可低于推荐的最低浓度(2 μg/ml)。而且为了避免吸附,将本品稀释为浓度低于 15 μg/ml 的溶液时,须加入终浓度为 2 mg/ml 的白蛋白。

【药理作用】　本品系由 DNA 重组技术在嵌入人 G-CSF 基因的大肠埃希中繁殖产生。重组品为含有 175 个氨基酸的糖蛋白。本品主要作用于粒细胞系造血祖细胞,诱导其增殖、分化和成熟。同时还能激活成熟中性粒细胞的功能,因而对骨髓移植和肿瘤化疗后粒细胞减少的恢复具有明显的促进作用。

【体内过程】　肠外给药,血药浓度和 AUC 与剂量之间呈线性关系。24 h 内持续静脉滴注本品 20 μg/kg,平均和中位血药浓度分别接近 48 和 56 ng/ml。皮下给药 3.45 μg/kg 和 11.5 μg/kg,在 2~8 h 内,C_{max} 分别为 4ng/ml 和 49 ng/ml。健康人和癌症患者的平均分布容积为 150 ml/kg。正常人和癌症患者的消除 $t_{1/2}$ 均约 3.5 h,消除率约 0.5~0.7 ml/(kg·min)。单剂量肠外给药或每天静脉给药,$t_{1/2}$ 相似。持续 24 h 滴注 20 μg/kg,11~20 d 可达稳态血药浓度。研究表明,重复给药无蓄积现象。

【适应证】　1. 用于接受骨髓抑制药物化疗的癌症患者。

2. 用于接受骨髓移植的癌症患者。

3. 用于严重的慢性中性粒细胞减少的患者。

【不良反应】　1. 短期用药的主要不良反应有骨骼肌痛和排尿困难。过敏反应罕见报道。

2. 长期使用最常见不良反应为骨痛和骨骼肌痛,其他可见脾肿大、血小板减少、贫血、鼻出血、头痛、腹泻和表皮血管炎。

3. 肺浸润导致呼吸衰竭或急性呼吸窘迫综合征也有报道。

4. 还可能发生低热、皮疹、口炎、脱发、失眠、腰痛、胸痛,少数患者还可能出现血尿酸、乳酸脱氢酶或 ALP 短时升高,停药后可望恢复。

【妊娠期安全等级】　C。

【禁忌与慎用】　1. 对本品或其他粒细胞刺激因子过敏者禁用。

2. 骨髓恶性疾病的患者禁用;不过,也有主张谨慎使用的。

3. 心力衰竭或水潴留患者不宜使用本品。

4. 有过敏病史者应慎用本品。

5. 自身免疫性血小板减少性紫癜患者禁用。

6. 尚未明确本品是否可经乳汁分泌,哺乳期妇女慎用。

【剂量与用法】　1. 用作抗肿瘤的辅助用药,可在最后一次抗肿瘤药物应用后 2 h 开始给予 5 μg/(kg·d),可皮下注射,也可经 15～30 min 静脉滴注,直至中性粒细胞恢复正常,再给药 14 d 或更长。

2. 骨髓移植后,通常于移植后第 2～5 d 给药,开始给予 10 μg/(kg·d),于 30 min～4 h 内进行滴注,根据临床效应调整用量。

3. 周围血祖细胞动员,可皮下注 10 μg/(kg·d),也可以静脉滴注;如果在骨髓抑制性化疗后给药,皮下注射剂量应减半。

4. 先天性中性粒细胞减少,开始可给予 5 μg/(kg·d),对特发性或周期性中性粒细胞减少,一般开始给予 5 μg/(kg·d)。以上用量采用 1 次或分次皮下注射,根据病情确定。

5. 上述用量也适用于儿童。

【用药须知】　1. 用药期间必须定期检查血常规。

2. 在细胞毒化疗或放疗前 24 h 以及后 24 h 之间不可使用本品。

3. 骨质疏松患者如长期接受本品应监测骨密度。

【制剂】　注射剂:50 μg/0.2 ml;75 μg/0.3 ml;100 μg/0.4 ml; 125 μg/0.5 ml; 150 μg/0.6 ml;250 μg/1.0 ml;300 μg/1.2 ml;450 μg/1.8 ml。

【贮藏】　遮光贮于 2～8 ℃。稀释后在 2～8 ℃仅能保存 24 h。

莫拉司亭
(molgramostim)

别名:重组人粒细胞巨噬细胞集落刺激因子、

GM-CSF、r-HuGM-CSF、recombinant human granulocyte macrophage colony stimulating factor、Leucomax、Sargramostim

本品刺激单核巨噬细胞系的增殖与分化。

【CAS】　99283-10-0

【ATC】　L03AA03

【理化性状】　1. 本品为具有粒细胞-巨噬细胞集落刺激因子结构的蛋白溶液,可由人的多种血细胞产生和分泌。每毫升溶液含有不少于 2.0 mg 的蛋白。为澄清无色液体。

2. 化学名:A recombinant human granulocyte-macrophage colony-stimulating factor;Colo-ny-stimulating factor 2(human Clone pHG25 protein moiety reduced)

3. 稳定性:本品溶液可被玻璃及塑料材料吸附,因此,稀释浓度不应低于推荐最低浓度 7 μg/ml。

【药理作用】　本品系用基因重组技术制成的一种糖蛋白激素,具有调节造血的粒细胞功能的作用。可刺激造血祖细胞,促进其增殖与分化;增加粒细胞和巨噬细胞集落的形成;刺激粒、单核和淋巴细胞的生成和成熟;促进巨噬细胞和嗜酸性细胞的生长;还可辅助红细胞集落的形成。此外,本品还对成熟的中性粒细胞的功能具有调节作用,促进其氧代谢,增强其对细菌、真菌的吞噬作用和对肿瘤杀伤与细胞毒作用。

【体内过程】　本品的体内过程取决于给药的途径。静脉给药后 5～15 min 血药浓度就很快下降。消除 $t_{1/2}$ 为 1.5～2 h。皮下注射后 2 h 可达血药峰值,继而血药浓度下降,消除 $t_{1/2}$ 为 3 h,本品的血药浓度随用药剂量增加而增加。

【适应证】　1. 骨髓抑制性化疗引起的白细胞减少。

2. 治疗骨髓衰竭患者的白细胞低下。

3. 预防白细胞减少时可能潜在的感染并发症。

4. 加快恢复因感染引起中性粒细胞减少。

【不良反应】　1. 本品的剂量和给药途径与用药安全性有关,静脉注射或快速滴注不良反应发生率最高。一般当剂量远远大于推荐剂量时才会出现不良反应。

2. 最常出现的不良反应有发热、寒战和皮疹。

3. 恶心、水肿、胸痛、骨痛、腹泻和低血压较少出现。

4. 罕见变态反应、支气管痉挛、心脑血管疾病、惊厥、颅内压增高、心包炎、胸腔腹腔渗液和肺水肿。

【禁忌与慎用】　1. 对本品过敏者、妊娠期妇女禁用。

2. 对其他粒细胞刺激因子过敏者禁用。

3. 自身免疫性血小板减少性紫癜患者禁用。

4. 有过敏病史者慎用。

5. 尚未明确本品是否可经乳汁分泌,哺乳期妇女使用时应暂停哺乳。

【药物相互作用】　1. 本品与化疗药物同时使用,可加重骨髓毒性,因而不宜与化疗药物同时使用,应于化疗结束后 24～48 h 使用。

2. 本品可引起血浆白蛋白降低,因此,同时使用具有血浆蛋白结合率高的药物应注意调整药物的剂量。

3. 注射丙种球蛋白者,应间隔 1 个月以上再用本品。

【剂量与用法】　1. 辅助抗肿瘤疗法,可皮下注射本品,在最后 1 次抗肿瘤药物给予后 24 h 开始给予本品 5～10 $\mu g/(kg \cdot d)$,连用 7～10 d。

2. 骨髓移植后可静脉滴注本品,于 4～6 h 内给予 10 $\mu g/(kg \cdot d)$,应在移植后的这一天开始,根据中性粒细胞数,本品可持续使用 30 d。

3. 治疗更昔洛韦诱发的中性粒细胞减少,可皮下注射本品 5 $\mu g/(kg \cdot d)$,本品的剂量应在给药后根据中性粒细胞数予以调整。

4. 任一适应证,最大用量都不可超过 10 $\mu g/(kg \cdot d)$。

【用药须知】　1. 接受本品的患者可发生急性过敏反应,表现为过敏性休克、血管神经性水肿及支气管痉挛等。遇此情况应立即停药并及时处理。

2. 体外实验证实,本品对某些肿瘤细胞尤其是髓性白血病细胞有刺激作用,用药过程中若肿瘤病情进展或原始细胞增多,应停用本品。

【制剂】　注射剂(粉):150 μg;300 μg;700 μg。

【贮藏】　遮光、贮于 2～8 ℃。

培格司亭
(pegfilgrastim)

别名:Neulasta、聚乙二醇非格司亭
本品为非格司亭的长效制剂。
【CAS】　208265-92-3
【ATC】　L03AA13
【理化性状】　1. 本品为非格司亭(G-CSF)与聚乙二醇的共价结合物。

2. 分子式:$C_{845}H_{1343}N_{223}O_{243}S_9$

3. 分子量:约为 39kDa

【药理作用】　本品是一种集落刺激因子,通过与细胞膜表面受体相结合而作用于造血细胞,促进细胞的增殖、分化、成熟以及终末细胞的功能激活。

【体内过程】　1. 本品的药动学参数呈非线性,清除率随着剂量的增加而变小。中性粒细胞受体结合是本品清除的重要一环,本品的血浆清除率与中性粒细胞的数目直接相关。除此之外,体重也是一个重要的影响因素。同一剂量下,体重大的患者全身暴露量高。另外,本品药动学参数变异性很大,皮下注射后 $t_{1/2}$ 在 15～80 h 之间。

2. 性别、年龄对本品药动学无影响。未对肝损伤患者的药动学进行研究。

【适应证】　本品用于减少化疗过程中感染的发生率,这种感染常常表现为中性粒细胞减少相关的发热(即发热与抗感染的白细胞数量的严重下降有关)。在非骨髓性的恶性肿瘤患者的化疗过程中,化疗药物也会引起髓系粒细胞的抑制作用,因而会出现中性粒细胞减少,常常会增加中性粒细胞减少相关性发热的发病率。

本品不能用于造血干细胞移植中外周血祖细胞的动员。

【不良反应】　1. 临床研究中本品最常见的不良反应为骨痛和剧痛。

2. 上市后报告的不良反应包括脾破裂、镰状细胞危象、过敏反应、呼吸窘迫综合征、注射部位反应、急性发热性嗜中性皮病(Sweet's syndrome)。

【妊娠期安全等级】　C。

【禁忌与慎用】　1. 对本品或非格司亭过敏者禁用。

2. 妊娠期妇女只有在益处大于对胎儿伤害的风险时才可使用。

3. 本品是否能从乳汁中分泌尚未明确,但已知粒细胞集落刺激因子很少从乳汁分泌且无法被新生儿口服吸收。但是哺乳期妇女用药仍需谨慎。

4. 儿童用药的安全性及有效性尚未明确。

【药物相互作用】　尚无正式研究报道本品与其他药物相互作用。但本品提高骨髓造血机能,可能会暂时地引起骨造影的阳性变化。

【剂量与用法】　成年人每个治疗周期中单次皮下注射的推荐剂量为 6 mg。化疗的前 14 d 至化疗后 2 d 的时间段内,不可使用本品。

【用药须知】　1. 有报道本品可致脾破裂,甚至危及生命。若使用本品后出现左上腹部疼痛或肩部疼痛,应评估是否出现脾肿大或破裂。

2. 镰状细胞异常的患者使用本品后可能发生严重的镰状细胞危象。

3. 使用本品可能会发生急性呼吸窘迫综合征(ARDS)。用药后如果有发热并发肺部渗出或呼吸窘迫,应注意评估是否患有 ARDS。一旦发生,应立

即停药。

4. 本品可能引起严重的过敏性反应,且多发生在首次使用时,如发生,应立即停药。有对本品或非格司亭过敏史的患者禁用本品。

5. 本品有刺激肿瘤包括恶性肿瘤生长的可能。

【制剂】　注射液:3 mg/1 ml;6 mg/0.6 ml。

【贮藏】　遮光贮于 2～8 ℃,勿振摇。室温放置超过 48 h 后请勿使用。应避免冻结。一旦冻结,请使用前在冰箱冷藏的条件下解冻。冻结超过一次请勿使用。

来格司亭
(lenograstim)

别名:rC-CSF、莱诺格拉斯丁、雷诺格拉斯蒂姆、雷诺司替、格拉诺赛特

本品为基因重组体的 G-CSF。

【CAS】　135968-09-1

【ATC】　L03AA10

【理化性状】　本品由 DNA 重组技术制成,由 175 个氨基酸系列组成,分子量为 18800。

【药理作用】　本品为一种结构与来源于人的粒细胞集落刺激因子(G-CSF)基本无差异的糖蛋白造血因子,作用于骨髓中的粒细胞系祖细胞,促进其向中性粒细胞分化和增殖。

【体内过程】　皮下注射,血药浓度在给药后 4～6 h 呈上升趋势,继后呈现缓慢的下降。静脉给药,给药后血药浓度迅速降低,4～8 h 后低于经皮下给药同等剂量的血药浓度,在给药 24 h 后则几乎检测不出。健康男子连续 5 d 静脉或皮下给予 20 μg,无论哪种给药方式,血药浓度在第 1 d 和第 5 d 几乎呈现相同的降低方式,尿中浓度均低于检测限。多次给药未观察到本品的蓄积。

【适应证】　1. 用于骨髓移植时促进中性粒细胞数的增加。

2. 预防抗肿瘤化疗药物引起的中性粒细胞减少症及缩短中性粒细胞减少症的持续期间,可用于实体瘤、急性淋巴细胞白血病。

3. 用于骨髓增生异常综合征的中性粒细胞减少症。

4. 用于再生障碍性贫血的中性粒细胞减少症。

5. 用于先天性及原发性中性粒细胞减少症。

6. 用于免疫抑制治疗(肾移植)继发的中性粒细胞减少症。

【不良反应】　1. 因有引起休克的可能,故须严密观察,一旦发现异常,应中止给药并采取适当的处理措施。

2. 因有诱发或恶化间质性肺炎的可能,故须严密观察,当出现发热、咳嗽、呼吸困难及胸部 X 线检查异常等情况时,应中止给药并采取给予糖皮质激素等适当的处理措施。

3. 对骨髓增生异常综合征的患者,因会促使幼稚细胞增加,故须严密观察,一旦发现幼稚细胞增加,应中止给药。

4. 因出现过成人呼吸窘迫综合征,故应严密观察。当出现急速的进展性呼吸困难、低氧血症、胸部 X 线透视出现双肺弥漫性浸润阴影等异常情况时,应停药,并采取妥当的呼吸管理等处理措施。

5. 皮肤　皮疹、瘙痒、荨麻疹。

6. 肝脏　AST、ALT 上升等肝功能异常。

7. 消化系统　恶心、呕吐、食欲缺乏、腹泻、腹痛。

8. 肌肉骨骼系统　骨痛、腰痛、腰背痛、胸痛。

9. 呼吸系统　肺水肿、呼吸困难、低氧血症、胸水。

10. 血液　血小板减少。

11. 其他　ALP、LDH、CRP、血尿酸升高,发热,头痛,心悸,浮肿,倦怠感。

【妊娠期安全等级】　C。

【禁忌与慎用】　1. 对本品或其他粒细胞集落刺激因子制剂有过敏反应者,重度肝、肾、心、肺功能不全者禁用。

2. 有药物过敏史者,过敏体质者,轻、中度肝、肾、心、肺功能不全的患者慎用。

3. 妊娠期妇女的安全性尚未确定,不推荐使用。

4. 尚未明确本品是否能经乳汁中分泌,但已知粒细胞集落刺激因子很少从乳汁分泌且无法被新生儿口服吸收。但是哺乳期妇女用药仍需谨慎。

5. 早产儿、新生儿及婴儿的安全性尚未确定,不推荐使用。

【药物相互作用】　尚无正式研究报道本品与其他药物相互作用。但本品提高骨髓造血机能,可能会暂时地引起骨造影的阳性变化。

【剂量与用法】　1. 骨髓移植时促进中性粒细胞数的增加　成年患者及小儿患者,通常,在骨髓移植后次日至第 5 d 后开始。静脉滴注,5 μg/kg,1 次/日。

2. 预防抗肿瘤化疗药物引起的中性粒细胞减少症及缩短中性粒细胞减少症的持续期间。

(1) 实体瘤患者　通常,在抗肿瘤化疗药物给药结束后次日开始。皮下注射 2 μg/kg,1 次/日。由于出血倾向等原因导致皮下注射困难时,可静脉注射(含静脉滴注)5 μg/kg,1 次/日。

（2）急性淋巴细胞白血病患者　通常，在抗肿瘤化疗药物给药结束后次日开始。静脉注射（含静脉滴注）5 μg/kg，1 次/日。如没有出血倾向等问题，可皮下注射 2 μg/kg，1 次/日。

3. 骨髓增生异常综合征的中性粒细胞减少症　通常，从中性粒细胞数低于 1000/mm³ 时开始。静脉注射，5 μg/kg，1 次/日。

4. 再生障碍性贫血的中性粒细胞减少症　通常，从中性粒细胞数低于 1000/mm³ 时开始。静脉注射，5 μg/kg，1 次/日。

5. 先天性及原发性中性粒细胞减少症　通常，从中性粒细胞数低于 1000/mm³ 时开始。静脉或皮下注射，2 μg/kg，1 次/日。

6. 免疫抑制治疗（肾移植）继发的中性粒细胞减少症　通常，从中性粒细胞数低于 1500/mm³（白细胞数 3000/mm³）时开始。皮下注射，2 μg/kg，1 次/日。

【用药须知】　1. 本品的使用对象限于中性粒细胞减少症患者。用药期间，应定期检查血常规，注意避免使中性粒细胞数（白细胞数）增加到必要值以上。当发现中性粒细胞数（白细胞数）增加到必要值以上时，需采取减少用量或暂时停药等措施。

2. 因有引起过敏反应的可能，故一旦发生过敏反应，应立即中止给药并采取适当的处理措施。此外，为预防过敏反应的发生，在使用本品前，应对患者进行充分的问诊，并需事先做皮试。

3. 用于骨髓移植患者时，若其原发病为髓细胞性白血病，须在使用本品前采取细胞进行体外试验，以确认本品的刺激是否会导致白血病细胞的增殖。此外应定期进行血液及骨髓检查，当发现幼稚细胞增加时，中止给药。

4. 对化疗引起的中性粒细胞减少症患者，应该避免在化疗前 24 h 和后 24 h 期间使用本品。对于骨髓增生异常综合征患者，建议在用药前采取细胞进行体外试验，以确认本品无促进幼稚细胞集落增加的作用。

5. 对采用免疫抑制治疗（肾移植）继发的中性粒细胞减少症患者给药时，应充分观察并调节给药量，使中性粒细胞数维持在 2500/mm³（白细胞 5000/mm³）以上。有报道，再生障碍性贫血及先天性中性粒细胞减少症患者使用粒细胞集落刺激因子制剂后，可转化成骨髓增生异常综合征或急性髓性白血病。再生障碍性贫血、骨髓增生异常综合征及先天性中性粒细胞减少症患者使用粒细胞集落刺激因子制剂后，会出现染色体异常。上述患者长期使用本品的安全

有效性尚未建立，有报道可见脾脏增大。本品仅供在医师指导下使用。

【制剂】　注射剂（粉）：50 μg；100 μg；250 μg。

【贮藏】　遮光贮于 10 ℃，避免冻结。

沙格司亭
（sargramostim）

别名：基因重组人粒细胞巨噬细胞集落刺激因子、Leukine

本品为基因重组体的 G-CSF。

【CAS】　83869-56-1

【ATC】　L03AA09

【理化性状】　1. 本品利用 DNA 重组技术通过酵母表达系统而制成，由 127 个氨基酸序列组成。氨基酸序列与内源性粒细胞巨噬细胞集落刺激因子（GM-CSF）不尽相同。

2. 分子式：$C_{639}H_{1006}N_{168}O_{196}S_8$

3. 分子量：14434.5

【药理作用】　本品药理作用与内源性 GM-CSF 相同

【体内过程】　健康志愿者经静脉滴注本品 250 μg/m²，滴注结束时观察到 GM-CSF 的血药峰值，C_{max} 约为 5.0 ng/ml，清除率约为 420 ml/(min·m²)，$AUC_{(0-inf)}$ 约 640 ng/(ml·min)。$t_{1/2}$ 约 60 min。3～6 h 后，血中无法检测到 GM-CSF。皮下注射本品，15 min 后血中可检测到 GM-CSF。1～3 h 后达血药峰值。$t_{1/2}$ 约为 162 min。6 h 后仍能在血中检测到本品。平均 C_{max} 为 1.5 ng/ml。清除率为 549 ml/(min·m²)，$AUC_{(0-inf)}$ 为 549 ng/(ml·min)。

【适应证】　1. 在急性髓性白血病诱导化疗后使用缩短中性粒细胞恢复时间，减少严重感染的发生率。

2. 动员造血祖细胞进入外周血，以便采集后移植。

3. 用于非霍奇金淋巴瘤、急性淋巴性白血病、霍奇金病自体骨髓移植后加速骨髓恢复。

4. 用于加速同种异体骨髓移植后的恢复。

5. 用于同种异体移植或自体移植失败或延迟。

【不良反应】　1. 整体感觉　发热、腹痛、头痛、寒战、无力、腰痛、胸痛、眼出血。

2. 消化系统　腹泻、恶心、呕吐、胃炎、消化不良、呕血、食欲缺乏、胃肠道出血、便秘。

3. 皮肤　皮疹、脱发、瘙痒。

4. 肌肉骨骼　骨痛、关节痛。

5. 心血管系统　高血压、心动过速。

6. 代谢与营养　高胆红素血症、高血糖、外周水肿、肌酐升高、低血镁、转氨酶升高、ALP 升高、低血

钙、高血脂、白蛋白降低、尿素氮升高。

7. 呼吸系统　咽炎、呼吸困难、鼻炎。

8. 血液和淋巴系统　血小板减少、白细胞减少、瘀斑、粒细胞减少。

9. 泌尿生殖系统　血尿。

10. 中枢神经系统　感觉异常、失眠、焦虑。

【妊娠期安全等级】　C。

【禁忌与慎用】　1. 对 GM-CSF、源自酵母的产品有过敏史者禁用。

2. 正在进行放疗的患者禁用。

3. 过多的幼稚细胞进入骨髓或外周血者禁用（≥10%）。

4. 本品注射剂含苯甲醇，禁用于新生儿。

5. 妊娠期妇女的安全性尚未确定，只有明确需要时方可使用。

6. 尚未明确本品是否可经乳汁分泌，但已知粒细胞集落刺激因子很少从乳汁分泌且无法被新生儿口服吸收。但是哺乳期妇女用药仍需谨慎。

【药物相互作用】　慎与锂剂、皮质激素合用。

【剂量与用法】　1. 急性髓系白血病在诱导化疗的第 11 d 或化疗结束后 4 d 给予，推荐日剂量为 $250\ \mu g/m^2$，经 4 h 静脉滴注。如果第 10 d 骨髓再生障碍伴幼稚细胞＜5%，应进行第二次诱导化疗，如幼稚细胞＜5%，应继续本品的治疗直至连续 3 d 检测 ANC＞$1500\times10^6/L$ 或最长使用 42 d。如白血病复发，应立即停药。如发生严重不良反应，降低剂量 50% 或暂时停药。如 ANC＞$20000\times10^6/L$ 应暂时停药。

2. 动员造血祖细胞进入外周血，推荐日剂量为 $250\ \mu g/m^2$，经 4 h 静脉滴注，或皮下注射，1 次/日。在动员过程中应持续给药，如白细胞＞$50000\times10^6/L$，应降低剂量 50%。如不能动员足够的祖细胞，应采取其他措施。

3. 用于自体或同种异体骨髓移植后加速骨髓恢复，推荐日剂量为 $250\ \mu g/m^2$，经 2 h 静脉滴注，在骨髓移植后 2～4 h 开始，并且不迟于放疗和化疗后 24 h。连续使用至连续 3 d 检测 ANC＞$1500\times10^6/L$。如出现严重不良反应可降低剂量 50% 或暂停用药。如出现幼稚细胞或疾病进展，应立即停药。

4. 用于同种异体移植或自体移植失败或延迟，推荐日剂量为 $250\ \mu g/m^2$，经 2 h 静脉滴注，疗程 14 d。如休息 7 d 后仍未进行移植，可再给予上述剂量 7 d。再经 7 d 休息期，仍未进行移植者，可给予 $500\ \mu g/m^2$，经 2 h 静脉滴注 14 d。如不能改

善病情，再增加剂量已无必要。如出现严重不良反应可降低剂量 50% 或暂停用药。如出现幼稚细胞或疾病进展，应立即停药。ANC＞$20000\times10^6/L$ 应暂时停药。

【用药须知】　1. 接受本品治疗的患者，如发生过敏性休克、血管神经性水肿、支气管痉挛等急性过敏反应时应立即停药，并给予紧急处理。

2. 本品有刺激肿瘤包括恶性肿瘤生长的可能，特别是髓系恶性肿瘤。

3. 治疗期间每 2 周检测一次全血细胞计数，定期检查肝、肾功能。密切监测体重和液体平衡。

【制剂】　① 注射剂（粉）：$250\ \mu g$。② 注射液：$250\ \mu g/1\ ml$；$500\ \mu g/1\ ml$。

【贮藏】　遮光贮于 2～8 ℃，避免冻结和振摇。

安西司亭

（ancestim）

别名：重组人干细胞因子

【CAS】　163545-26-4

【ATC】　L03AA12

【简介】　本品是由大肠杆菌表达的人重组干细胞因子（SCF），又称重组甲硫酰人干细胞因子，r-metHuSCF。在美国申报期间未获得通过，但在加拿大，澳大利亚和新西兰已获得批准，适应证是和 G-CSF 联用于外周血干细胞（PBPC）动员失败，PBPC 移植患者的再次动员，以增加采集的 PBPC 数。

干细胞因子是由内皮细胞、成纤维细胞，以及睾丸和卵巢中生成造血生长因子。干细胞因子正常以跨膜和可溶性两种形式存在，在正常造血、肥大细胞生成、生殖细胞功能和肠道运动中起重要作用。在小鼠中缺乏干细胞因子（Sl 突变）或缺乏细胞表面受体的表达（W 突变），胎鼠可因严重贫血而死亡，显示干细胞因子在造血中起不可替代的重要作用。

美国未批准本品的原因是其不良反应，包括注射部位局部皮肤反应和罕见的全身变态反应。注射部位可能发生黑色素细胞增生，造成色素沉着；注射部位的肥大细胞浸润可引起短暂伴环形红斑的局部水肿。本品促进肥大细胞的生成和激活，很可能是引起全身变态反应的原因，表现为荨麻疹、瘙痒、呼吸困难、咳嗽、声音嘶哑和喉部发紧。预防给药包括给予吸入沙丁胺醇，口服雷尼替丁和（或）苯海拉明或西替利嗪，可减低全身变态反应的危险。

鲨肝醇
（batilol）

别名：二十八烷基甘油醚、Batylalcohol

【CAS】544-62-7

【理化性状】1. 化学名：3-(Octadecyloxy)-1,2-propanediol

2. 分子式：$C_{21}H_{44}O_3$

3. 分子量：344.57

【药理作用】本品最先从鲨鱼鱼肝油中分离获得，后来发现在动物黄骨髓中也含有本品。在骨髓造血组织中含量较多，可能是体内造血因子之一。有促进白细胞增生及抗放射线的作用，还可对抗由于苯中毒和细胞毒类药物引起的造血系统抑制。

【适应证】1. 防治肿瘤化疗或放疗所致的白细胞减少症。

2. 防治长期从事放射工作所致白细胞减少症。

3. 药物或化学药品（如苯）引起的白细胞减少。

【不良反应】偶见口干，肠鸣音亢进。

【剂量与用法】口服 20～50 mg，3 次/日，4～6周为一疗程。

【用药须知】本品在治疗期间应每周检查白细胞计数。妊娠期妇女及哺乳期妇女可安全使用。

【制剂】片剂：20 mg；50 mg。

【贮藏】遮光贮存。

腺嘌呤
（adenine）

别名：氨基嘌呤、维生素 B_4、Vitamin B_4

本品为核酸组成的成分，临床用其磷酸盐。

【CAS】73-24-5

【理化性状】1. 本品为无臭白色晶体或结晶性粉末。极微溶于水；略溶于沸水；微溶于乙醇；在三氯甲烷及乙醚中几乎不溶。

2. 化学名：6-Aminopurine；1,6-Dihydro-6-imino-purine

3. 分子式：$C_5H_5N_5$

4. 分子量：135.1

5. 结构式

【药理作用】本品是体内的一种辅酶，有利于白细胞增生。

【适应证】主要用于肿瘤化疗、苯类化学品中毒等引起的白细胞减少症。

【剂量与用法】1. 口服　成人 10～20 mg，3 次/日；儿童 5～10 mg，2 次/日。

2. 肌内注射　20 mg，1～2 次/日。

【用药须知】本品是核酸前体，应考虑是否有促进肿瘤发展的可能性，权衡利弊后选用。

【制剂】①片剂：10 mg；25 mg。②注射剂（粉）：20 mg（注射时溶于所附的 2 ml 磷酸氢二钠缓冲液中，不能与其他药物混合注射）。③复方氨基嘌呤片：每片含氨基嘌呤 10 mg，卡巴克络 5 mg。两者有协同作用，可用于白细胞减少症和多种出血。口服，1～2 片，3 次/日。

【贮藏】遮光贮存。

茴香脑
（anethole）

别名：升白宁、茴香烯、大茴香醚

本品为八角茴香中的一种成分。

【药理作用】本品具有促进白细胞由骨髓释放到外周血液中的作用。由于机体自身的反馈调节作用而加速骨髓细胞成熟。

【体内过程】口服易吸收。主要在肝脏代谢。

【适应证】1. 治疗肿瘤化疗或放疗所致的白细胞减少症。

2. 用于治疗其他原因引起的白细胞减少。

【不良反应】可有轻度胃肠道反应，如食欲缺乏、恶心、胃部不适。

【剂量与用法】口服　3 粒，2 次/日，空腹时服。

【制剂】肠溶胶丸：150 mg。

【贮藏】遮光贮存。

茜草双酯
（rubidate）

本品系我国研制，从中药茜草中提取有效成分茜草酸，本品是茜草酸的化学合成衍生物。

【药理作用】本品具有升高周围白细胞的作用，促进干细胞增殖和分化。此外，还能改善微循环，增加骨髓血流量，使之恢复造血功能。

【体内过程】本品口服后主要分布于血、肝、脾、肾、肌肉、脂肪和骨骼中。口服后 5～6 h 可达血药峰值。本品随尿和粪便排出，无蓄积作用。

【适应证】1. 各种原因引起的白细胞减少症，对化疗所致白细胞减少疗效较好，优于利可君、鲨肝醇、维生素 B_4。

2. 还可用于慢性苯中毒，反复发作性血尿、月经过多、妇科出血及放置节育环后月经不调和出血。

【不良反应】　极少患者发生口干、头痛、乏力、恶心,不影响继续服药。

【药物相互作用】　本品与利可君、鲨肝醇、维生素 B_4 并用可起到协同作用。

【剂量与用法】　1. 成人　口服 400 mg,2 次/日,饭后服。白细胞减少者可持续用药,1 个月一疗程。

2. 儿童　可用 15～20 mg/kg,2～3 次/日。

【制剂】　片剂:100 mg。

【贮藏】　遮光贮存。

肌苷
（inosine）

别名:次黄嘌呤核苷、Aminosine、Oxiamine
本品为腺嘌呤的前体。

【CAS】 58-63-9

【ATC】 D06BB05;G01AX02;S01XA10

【理化性状】　1. 化学名:6,9-Dihydro-9-β-D-ribofuranosyl-1H-purin-6-one

2. 分子式:$C_{10}H_{12}N_4O_5$

3. 分子量:268.2

4. 结构式

【药理作用】　本品能直接透过细胞膜进入人体细胞,活化辅酶 A 与丙酮酸氧化酶,从而使处于低能缺氧状态下的细胞可继续顺利地进行代谢,有助于受损细胞功能的恢复;并参与人体能量代谢与蛋白质合成。能提高 ATP 水平并可转变为各种核苷酸。可刺激机体产生抗体,还可提高肠道对铁的吸收,活化肝功能,加速肝细胞的修复。

【适应证】　1. 用于治疗白细胞减少、血小板减少。

2. 治疗急性和慢性肝炎、肝硬化、肝昏迷。

3. 用于冠心病、心肌梗死、风湿性心脏病、肺源性心脏病的辅助用药。

4. 用于预防及减轻血吸虫病防治药物所引起的心脏和肝脏的毒性反应。

5. 用于眼科疾病(中心性视网膜炎、视神经萎缩)的辅助用药。

【不良反应】　口服可引起轻度腹泻,静脉注射偶有恶心、颜面潮红。

【禁忌与慎用】　对本品过敏者禁用。

【剂量与用法】　1. 口服　成人 0.2～0.4 g,儿童一次 0.1～0.2 g,3 次/日。

2. 静脉注射或静脉滴注　成人一次 0.2～0.6 g,儿童一次 0.1～0.2 g,1～2 次/日,可与葡萄糖注射液、氨基酸注射液、0.9% 氯化钠注射液混合输入。

3. 眼球后注射　一次 40mg,8 d 注射 1 次,5 次为一个疗程。

【制剂】　① 片剂:0.1 g;0.2 g。② 注射液:0.05 g/2 ml;0.1 g/2 ml;0.2 g/5 ml。③ 口服液:0.2 g/10 ml;0.2 g/20 ml。④ 大容量注射液:100 ml 含肌苷 0.2 g 与氯化钠 0.9 g;100 ml 含肌苷 0.65 与氯化钠 0.9 g,100 ml 含肌苷 0.6 g 与氯化钠 0.9 g。⑤ 注射剂(粉):0.4 g;0.5 g。

【贮藏】　密封、遮光保存。

利可君
（leucoson）

别名:利血生、噻唑啉乙酯

【CAS】 1950-36-3

【理化性状】　1. 化学名:2-(2-Ethoxy-2-oxo-1-phenylethyl)-1,3-thiazolidine-4-carboxylic acid

2. 分子式:$C_{14}H_{17}NO_4S$

3. 分子量:295.35

4. 结构式

【药理作用】　本品为半胱氨酸衍生物,服用后在十二指肠中处于碱性条件下与蛋白结合形成可溶性物质迅速被肠道吸收,增强骨髓造血系统的功能。

【适应证】　用于防治肿瘤放、化疗引起的白细胞、血小板减少症。

【不良反应】　尚无报道。

【禁忌与慎用】　1. 对本品过敏者禁用。

2. 骨髓恶性肿瘤患者禁用。

3. 急、慢性髓细胞白血病患者慎用。

【剂量与用法】　口服,一次 20 mg,3 次/日。

【制剂】　片剂:10 mg。

【贮藏】　密封、遮光保存。

地菲林葡萄糖苷
(cleistanthin-B)

别名:升白新

【理化性状】 本品为白色粉末,不溶于水,易溶于二甲基甲酰胺,微溶于丙酮,苯等有机溶媒。

【药理作用】 能促进骨髓造血功能,从而发挥升高白细胞和预防白细胞减少的作用。

【适应证】 用于防治肿瘤患者因放疗和化疗所致白细胞减少症,用药后白细胞可持续上升。与维生素 B₄、鲨肝醇等比较,其升高白细胞作用强,波动幅度小,且其他药无效时,本品仍常有效。

【体内过程】 口服或肌内注射均可迅速吸收,肌内注射吸收完全,口服只能吸收给药量的 50% 左右。体内分布甚广,肝、肾、心脏组织含量最高,肾上腺、骨髓及骨组织中含量低。可透过血-脑屏障。主要经胆道及粪便排泄,其次为肾脏,自肾脏排泄的主要为本品的降解产物。自体内消除缓慢,服药 48 h 后,血药浓度仍维持一定水平,肌内注射后 24 h,血中仍可测得。

【不良反应】 尚无报道。

【剂量与用法】 口服,一次 200 mg(胶囊剂)、50 mg(微粒胶囊剂),3 次/日。

【用药须知】 1. 剂量过大时,可能对肝、肾功能有影响,故长期大量应用时,应定期检查肝、肾功能。

2. 本品微粒胶囊剂与胶囊剂量不同应注意。

【制剂】 ①胶囊剂:200 mg。②微粒胶囊剂:50 mg。

【贮藏】 密封、遮光保存。

小檗胺
(berbamine)

别名:升白安
本品为从小檗属(berberis)植物根中分离得到的一种双苄基异喹啉类生物碱。

【CAS】 478-61-5

【理化性状】 1. 化学名:6,6′,7-Trimethoxy-2,2′-dimethylberbaman-12-ol

2. 分子式:C₃₇H₄₈N₂O₆

3. 分子量:608.72

4. 结构式

盐酸小檗胺
(berbamine hydrochloride)

【CAS】 6078-17-7

【理化性状】 1. 本品为黄白色或淡黄色,微溶于冷水,易溶于沸水,几乎不溶于冷乙醇、三氯甲烷和乙醚。

2. 化学名:6,6′,7-Trimethoxy-2,2′-dimethyl-berbaman-12-ol dihydrochloride

3. 分子式:C₃₇H₄₈N₂O₆ · 2HCl

4. 分子量:681.6

【药理作用】 本品为促进白细胞增生药。具有刺激髓细胞增殖作用,能提高造血干细胞集落因子(G-CSF)的含量,促进骨髓造血干细胞和粒祖细胞的增殖,并向粒系细胞分化。此外,本品还具有增强机体免疫力、抗结核、扩张血管、抗心肌缺氧、缺血、抗心律失常等作用。

【适应证】 用于各种原因引起的白细胞减少症。亦可用于预防癌症放疗、化疗后白细胞减少。

【不良反应】 少数患者服药后出现头昏、无力、便秘、口干并伴有阵发性腹痛、腹胀等症状,但继续服药均能耐受,服药一周后不适症状可自行减轻或消失。偶见心慌、咳喘。

【禁忌与慎用】 对本品过敏者禁用。

【药物相互作用】 1. 与氨硫脲并用能增强氨硫脲的抗结核疗效。

2. 对环磷酰胺的抗癌疗效有相加作用。

【剂量与用法】 口服,3 次/日,一次 50 mg。

【制剂】 片剂:25 mg。

【贮藏】 遮光、密闭,置于阴凉(不超过 20 ℃)干燥处。

13.3 促凝血药和止血药

血液在血管内的正常流动除了心脏泵血功能正常和血管壁完整外,还取决于凝血和纤溶过程的平衡。血液凝固是一系列凝血因子连锁性酶促反应的结果,包括以下三个主要环节:①凝血酶原酶的形成;②凝血酶形成;③纤维蛋白形成。纤维蛋白形成后,又被纤维蛋白溶酶所溶解。纤维蛋白溶解是保证血液在血管内的流动性,而血液在创伤处凝固,促使出血停止,是人体的一种重要防御功能。

正常的止血过程大致分为4期:①血管受损时立即反射性收缩,使血流减慢;②在受损血管壁形成血小板性血栓,部分堵塞伤口,血小板还释放出收缩血管物质,促使血管收缩;③激活凝血系统,促进纤维蛋白形成,并形成凝血块;④血块溶解,损伤血管逐渐修复并恢复血流等。止血药通过对上述过程的影响起止血作用,对小血管或较小血管出血效果较好,较大血管则需通过压迫、结扎或缝合等措施来止血。止血药也用于预防有出血倾向的疾病的出血。出血可由许多疾病或外伤引起,必须针对出血原因进行治疗,同时配合适当止血药。切勿盲目使用或过分依赖止血药物的作用而忽视对病因的纠正,否则会延误病情,带来不良后果;止血药是加速血液凝固和促使出血停止的药物,可分为以下几类:①促进凝血因子活性的药物,例如维生素K、鱼精蛋白、凝血酶(thromboplastin)和酚磺乙胺(止血敏、etamsylate)等;②抗纤维蛋白溶解的药物,如氨基己酸、氨甲苯酸(止血芳酸)、氨甲环酸(止血环酸)等,其中抗纤溶活性以氨甲环酸为最好,不良反应也最少;③作用于血管的止血药物有卡络柳钠(安络血)及垂体后叶素;④其他止血药物。

13.3.1　促进凝血因子活性的药

维生素 K₁

（vitamin K₁）

别名:叶绿醌、Phytomenadione、Phytonadsone

本品为黄色澄明黏稠的油状液体。本品为脂溶性维生素。

【CAS】 84-80-0

【ATC】 B02BA01

【理化性状】 1. 本品为反式和顺式异构体的混合物。含有不超过21%的顺式异构体。黄色到琥珀色透明、无臭或几乎无臭的非常黏稠的液体。在空气中稳定,但暴露于日光时会分解。不溶于水;微溶于乙醇;可溶于无水乙醇、三氯甲烷、乙醚、植物油和苯。

2. 化学名:2-Methyl-3-[3,7,11,15-tetramethylhexadec-2-enyl] naphthalene-1,4-dione

3. 分子式:$C_{31}H_{46}O_2$

4. 分子量:450.7

5. 结构式

6. 稳定性:维生素 K₁ 的多乙氧基化蓖麻油形式被重新包装于棕色玻璃滴瓶中时,在室温可稳定保存至少 30 d。在 4～8 ℃ 的条件下,在塑料和棕色玻璃瓶中都稳定。

7. 配伍禁忌:与苯妥英钠、维生素 C、维生素 B₁₂、右旋糖酐有配伍禁忌。

【药物警戒】 本品静脉注射和肌内注射均可能会出现严重反应,可致死亡。本品应尽可能采用皮下注射的给药方式。

【药理作用】 维生素 K 是肝脏合成凝血酶原不可缺少的物质,其作用是促使凝血酶原前体转变为凝血酶原。缺乏时会引起低凝血酶原血症,出现凝血障碍。本品主要用于防治维生素 K 缺乏所致的出血。

1. 作为辅助因子参与肝脏合成凝血因子 Ⅱ、Ⅶ、Ⅸ、Ⅹ。

2. 促进纤维蛋白原转变为纤维蛋白,提高血浆纤维蛋白凝块的弹性。

3. 参与氧化过程,为保证机体磷酸根转移和高能磷酸化合物的正常代谢所必需。

4. 增加肠蠕动和分泌功能,增加胆总管括约肌的张力。

5. 对某些类型的绞痛有明显的镇痛作用。

【体内过程】 维生素 K₁ 的脂溶性大,口服应从胃肠道吸收必须有胆汁存在。一般采用注射给药,肌内注射后 3～6 h 可显效。在体内代谢和排出较快,贮存量少。

【适应证】 1. 用于防治维生素 K 缺乏及低凝血酶原血症所引起的出血,如:①梗阻性黄疸,肝胆疾病引起的出血;②早产儿及新生儿出血;③曾服用过苯巴比妥,苯妥英钠、扑米酮的妊娠期妇女所娩出的新生儿;④长期大量应用广谱抗生素的患者;⑤长期大量应用水杨酸盐或误服敌鼠钠;⑥口服香豆素类抗凝血药过量所致出血;⑦营养不良引起的维生素 K 缺乏。

2. 治疗肺、胃、痔、创伤和鼻出血。也可用于口腔手术、死骨切除术和腹腔脏器手术的出血。

3. 胃肠道痉挛、胆道蛔虫或胆石症所致疼痛。

4. 于手术前后用药 2～3 d,可使术后肠蠕动和开始排气时间提前。

【不良反应】 常用剂量无不良反应。肌内注射时,注射部位有疼痛感。静脉注射过速时可引起潮红、出汗、支气管痉挛、胸痛、心动过速,甚至发生低血压、休克等,并有引起死亡的报告。

【妊娠期安全等级】　C。

【禁忌与慎用】　1. 对本品过敏者禁用。

2. 尚未明确本品是否可经乳汁分泌,哺乳期妇女慎用。

【药物相互作用】　1. 口服抗凝剂如双香豆素类可干扰维生素 K 的代谢。两药同用,作用相互抵消。

2. 较大剂量水杨酸类、磺胺类药、奎宁、奎尼丁等也可影响维生素 K 的效应。

【剂量与用法】　本品可皮下注射或肌内注射,重症患者可静脉注射。

1. 预防新生儿出血,可于分娩前 12～24 h 给母亲肌内注射或缓慢静脉注射 2～5 mg。也可在新生儿出生后肌内或皮下注射 0.5～1 mg,8 h 后可重复。

(2) 成人,一次 10～40 mg:1～2 次/日。

2. 手术前给药,25～50 mg,1 次/日。

3. 本品用于重症患者静脉注射时,给药速度不应超过 1 mg/min。

4. 可用于香豆素类鼠药引起的慢性中毒。具体用法如下。

(1) 静脉注射 5 mg/kg 本品,如需要时重复 2～3 次,一次间隔 8～12 h。

(2) 口服 5 mg/kg,共 10～15 d。

(3) 输 200 ml 的枸橼酸酸化血液。

【用药须知】　1. 由于维生素 K 有过敏反应的危险,故不宜与其他维生素制成复合制剂。

2. 当患者因维生素 K 依赖因子缺乏而发生严重出血时,短期应用常不足以即刻生效,可先静脉滴注凝血酶原复合物、血浆或新鲜血液。

3. 用于纠正口服抗凝剂引起的低凝血酶原血症时,应先试用最小有效剂量,通过凝血酶原时间测定再加以调整;过量的维生素 K 可给以后持续的抗凝治疗带来困难。

4. 肝硬化或晚期肝病患者出血,以及肝素所至出血使用本品无效。

【制剂】　注射剂:10 mg/1 ml。

【贮藏】　遮光、密闭、防冻保存(如有油滴析出或分层,则不宜使用,但可在遮光条件下加热至 70～80 ℃,振摇使其自然冷却,如澄明度正常仍可继续使用)。

甲萘醌
(menadione)

别名:维生素 K_3、Vitamin K_3

本品为合成的水溶性维生素。

【CAS】　58-27-5

【ATC】　B02BA02

【理化性状】　1. 化学名:2-Methyl-1,4-naphtho-quinone

2. 分子式:$C_{11}H_8O_2$

3. 分子量:172.2

4. 结构式

亚硫酸氢钠甲萘醌
(menadione sodium bisulfite)

别名:亚硫酸氢钠甲萘醌

本品为合成的水溶性维生素。

【CAS】　130-37-0

【理化性状】　1. 化学名:2-Methyl-1,4-naphtho-quinone sodium bisulfite

2. 分子式:$C_{11}H_9NaO_5S$

3. 分子量:276.24

【药理作用】　本品系人工合成的化合物,作用与维生素 K_1 相似。虽作用较弱,显效较慢,但容易合成,且口服吸收不依靠胆汁的存在。维生素 K_3 还可用于缓解胆道蛔虫引起的胆绞痛,此与其解痉作用有关。

【体内过程】　本品吸收后随 β 脂蛋白转运,在肝内被利用。需数日始可使凝血酶原恢复正常。

【适应证】　参见维生素 K_1。

【不良反应】　1. 常规量不良反应少见,且与所用剂量有关。口服有胃肠道反应,如恶心、呕吐。

2. 用于新生儿时,特别在早产儿,可引起溶血性贫血、高胆红素血症和黄疸。在红细胞缺乏葡萄糖6-磷酸脱氢酶(G-6-PD)的特异质患者可诱发急性溶血性贫血。

【妊娠期安全等级】　C/X。

【禁忌与慎用】　1. 对本品过敏者、G-6-PD 缺乏者禁用。

2. 本品不宜用于新生儿和临产妇女。

3. 阻塞性黄疸患者慎用。

【药物相互作用】　苯巴比妥与本品合用时,会加速本品的代谢。

【剂量与用法】　1. 口服　成人常用量为 2～4 mg,3 次/日。

2. 肌内注射

(1) 用于维生素 K 缺乏症　一次 2～4 mg,2～

3 次/日。

（2）缓解胆道蛔虫引起的胆绞痛　一次 8 mg。10～60 min 显效，持续 3～6 h。

【用药须知】　1. 肝功能不全患者不宜使用本品，可改用维生素 K₁。

2. 参见维生素 K₁。

【制剂】　①片剂：2 mg。②注射液：2 mg/1 ml；4 mg/1 ml。

【贮藏】　遮光、密封保存。

甲萘氢醌
（menadiol）

别名：维生素 K₄、Vitamin K₄

本品系人工合成的化合物。其特点为性质稳定，适于制成片剂供口服用。

【CAS】　481-85-6

【理化性状】　1. 化学名：2-Methylnaphthalene-1,4-diol

2. 分子式：$C_{11}H_{10}O_2$

3. 分子量：174.2

4. 结构式

醋酸甲萘氢醌
（acetomenadiol）

别名：乙酰甲萘氢醌、Acetomenaphthone

【CAS】　573-20-6

【理化性状】　1. 化学名：2-Methyl-1,4-naphthylene diacetate

2. 分子式：$C_{15}H_{14}O_4$

3. 分子量：258.3

4. 结构式

磷酸钠甲萘氢醌
（menadiol sodium phosphate）

【CAS】　131-13-5

【理化性状】　1. 分子式：$C_{11}H_8Na_4O_8P_2$

2. 分子量：422.08

3. 结构式

【药理作用】　其作用同维生素 K₃。主要参与肝脏凝血因子 Ⅱ、Ⅶ、Ⅸ、Ⅹ 的合成，催化这些凝血因子谷氨酸残基的 γ-羧化过程，使其具有生理活性产生止血作用。

【体内过程】【适应证】【不良反应】【妊娠期安全等级】【禁忌与慎用】【药物相互作用】【用药须知】　参见维生素 K₃。

【剂量与用法】　成人口服 2～4 mg，2～3 次/日。

【制剂】　片剂：2 mg；4 mg。

【贮藏】　遮光、密封保存。

重组凝血因子Ⅶa
（recombinant coagulation factor Ⅶa）

别名：诺其、NovoSeven

本品为通过 DNA 重组技术制成的凝血因子 Ⅶa。

【理化性状】　本品是通过基因工程技术由中国仓鼠卵巢细胞产生的糖蛋白，分子量 50000。

【药理作用】　本品含有激活的重组凝血因子 Ⅶ。本品止血机制涉及 FⅦa 与组织因子的结合，形成的复合物激活因子Ⅸ形成因子Ⅸa、激活因子Ⅹ形成因子Ⅹa，以触发凝血酶原向凝血酶的转化，凝血酶激活损伤部位的血小板和凝血因子Ⅴ和Ⅷ，并通过纤维蛋白原向纤维蛋白的转换形成止血栓子。药理剂量的本品可不依赖于组织因子，在损伤部位，直接在活化的血小板表面上激活因子Ⅹ。这使得在不依赖于组织因子情况下，凝血酶原转化成大量凝血酶。因此，凝血因子Ⅶa 的药效学作用导致局部凝血因子Ⅹa、凝血酶和纤维蛋白生成增多。

从理论上讲，对于患有潜在疾病的患者，整个凝血系统的激活从而诱发弥散性血管内凝血的可能性不能完全排除。

【体内过程】　1. 有抑制物的甲型和乙型血友病患者　给药前和给药后 24 h 内分别取血样作因子 Ⅶ 凝血活性测定。单剂量给药 17.5、35 和 70 μg/kg 后的药动学呈现线性趋势。平均表观分布容积为 103（78～139）ml/kg，平均清除率为 33.0（27～49）ml/(h·kg)。平均滞留时间为 3.0(2.4～3.3 h)，$t_{1/2}$ 为 2.3(1.7～2.7)h。平均血浆回收率为 43.5%。

2. 凝血因子 Ⅶ 缺乏症患者　总体清除率为 70.8～79.1 ml/(h·kg)、稳态分布容积为 280～290 ml/kg，平均停留时间为 3.75～3.80 h，$t_{1/2}$ 为 2.82～3.11 h。单剂量给药 15 和 30 μg/kg 后的药动学显示，两种剂量水平之间无任何显著性差异。平均血浆回收率为 20%（18.9%～22.2%）。

【适应证】　用于下列患者群体的出血发作及预防在外科手术过程中或有创操作中的出血。

1. 凝血因子 Ⅷ 或 Ⅸ 的抑制物＞5BU 的先天性血友病患者。

2. 预计对注射凝血因子 Ⅷ 或凝血因子 Ⅸ 具有高记忆应答的先天性血友病患者。

3. 获得性血友病患者。

4. 先天性因子 Ⅶ 缺乏症患者。

5. 具有 GPⅡb-Ⅲa 和（或）HLA 抗体和既往或现在对血小板输注无效或不佳的血小板无力症患者。

【不良反应】　1. 血液和淋巴疾病　极少见凝血病的报道，例如 D-二聚体增加和消耗性凝血病。

2. 心血管疾病　极罕见心肌梗死。

3. 胃肠疾病　极为罕见恶心的报道。

4. 全身疾病和用药部位情况　罕见曾有疗效不佳（疗效下降）的报道。极罕见发热、疼痛，尤其是注射部位疼痛。

5. 实验室检查　极罕见转氨酶、碱性磷酸酶、乳酸脱氢酶和凝血酶原水平升高的报道。

6. 神经系统疾病　极罕见脑梗死和脑缺血。

7. 皮肤及皮下组织疾病　可能出现皮疹。

8. 血管疾病　极罕见静脉血栓事件。

【妊娠期安全等级】　C。

【禁忌与慎用】　1. 对本品任一成分过敏者禁用，对仓鼠蛋白过敏者禁用。

2. 妊娠期妇女只有在确实需要时才能使用。

3. 本品是否由人乳汁分泌尚未明确，哺乳期妇女使用本品应权衡利弊且只在有明确指征时方考虑使用。

【药物相互作用】　1. 本品与凝血因子浓缩物之间潜在相互作用的风险尚未明确。应避免激活的或未激活的凝血酶原复合物与本品同时使用。

2. 据报道，抗纤维蛋白溶解药物能降低血友病患者外科手术中的失血，尤其在矫形外科手术以及纤维蛋白溶解活性高的区域，例如口腔中进行的手术。但使用抗纤维蛋白溶解药物与本品同时治疗的用药经验有限。

【剂量与用法】　1. 伴有抑制物的甲型、乙型血友病或获得性血友病　应在出血发作开始后尽早给予本品。静脉推注给药，推荐起始剂量为 90 μg/kg。初次注射本品后可能需再次注射。疗程和注射的间隔将随出血的严重性、所进行的有创操作或外科手术而不同。最初间隔 2～3 h，以达到止血效果。如需继续治疗，一旦达到有效的止血效果，只要治疗需要，可增至每隔 4、6、8 或 12 h 给药。

2. 轻度至中度出血发作（包括门诊治疗）　门诊治疗中，早期干预的剂量为 90 μg/kg，可有效地治疗轻度至中度关节、肌肉和黏膜与皮肤出血。间隔 3 h 给药，给药 1～3 次以达到止血效果，再注射 1 次以维持止血作用。门诊治疗疗程不得超过 24 h。

3. 严重出血发作　建议起始剂量为 90 μg/kg，可在患者去医院途中给药。剂量因出血的类型和严重程度而异。最初的用药频率应每隔 2 h 给药 1 次，直到临床情况改善。如果需要继续治疗，可增至每隔 3 h 给药，持续 1～2 d。继后只要治疗需要，可连续增至每隔 4、6、8 或 12 h 给药。对于大出血发作，可能治疗 2～3 周，但如果临床需要，可继续使用本品治疗。

4. 有创操作或外科手术　在术前，应立即给予 90 μg/kg 的起始剂量。2 h 后重复此剂量，随后根据所进行的有创操作和患者的临床状态，在前 24～48 h 内间隔 2～3 h 一次。在大的外科手术中，应间隔 2～4 h 按该剂量给药，连续 6～7 d。在接下来的 2 周治疗中，用药间隔可增至 6～8 h。进行大的外科手术的患者可给药到 2～3 周，直至痊愈。

5. 凝血因子 Ⅶ 缺乏症　推荐治疗出血发作和预防外科手术或有创操作中出血的推荐剂量范围为 15～30 μg/kg，每隔 4～6 h 给药，直至达到止血效果。注射剂量和频率应视个体而定。

6. 血小板无力症　治疗出血发作和预防外科手术或有创操作中的出血的推荐剂量为 90 μg（80～120 μg）/kg，用药间隔为 2 h(1.5～2.5 h)。为确保有效地止血，应至少给药 3 次。由于连续滴注可能疗效不佳，因此，建议采用静脉推注给药途径。对于非难治性患者，血小板输注是血小板无力症的一线治疗方法。

【用药须知】　1. 在组织因子表达强度可能高于正常的病理情况下，使用本品有发生血栓事件或导致弥散性血管内凝血（DIC）的潜在风险。此种情况可能包括晚期动脉粥样硬化疾病、挤压伤、败血症或弥散性血管内凝血患者。

2. 由于本品可能含有痕量的小鼠 IgG、牛 IgG 和其他残余培养蛋白（仓鼠和牛血清蛋白），因此，使用本品治疗的患者存在对这些蛋白过敏的极小可能性。

3. 如果出现严重出血，最好应在专业治疗伴有凝血因子Ⅷ或Ⅸ抑制物的血友病的医院内注射本品，若不能在此医院治疗时，应与专业治疗血友病的医师保持密切联系。

4. 门诊治疗疗程不得超过 24 h。如果未能止血，须到医院就诊。患者和（或）监护者应尽早地告知医师和（或）监护医院关于本品的使用情况。在注射本品前后，应监测凝血因子Ⅶ缺乏症患者的凝血酶原时间和凝血因子Ⅶ的凝血活性。如果使用推荐剂量治疗后，凝血因子Ⅶa活性未达到预期水平或出血未得到控制，应怀疑是否产生了抗体并应进行抗体分析。凝血因子Ⅶ缺乏症患者使用本品后血栓形成的风险尚未明确。

5. 本品需放至室温后使用，配制过程应避免振摇，以免起泡。

【制剂】　注射剂（粉）：1 mg；1.2 mg；2 mg；5 mg。

【贮藏】　原盒遮光，贮于 2～8 ℃。不能冷冻以免损坏稀释剂。

凝血因子Ⅷ
（coagulation factor Ⅷ）

本品有两种制剂，一种系用乙型肝炎疫苗免疫的健康人血浆，经分离、提取、灭活病毒、冻干制成；一种是采用重组 DNA 技术生产的，其生物学活性与从血浆中提纯的因子Ⅷ相同。

【药理作用】　在内源性凝血过程中，凝血因子Ⅷ作为一辅因子，在 Ca^{2+} 和磷脂存在下，与激活的凝血因子Ⅸ参与凝血因子Ⅹ激活凝血酶原的过程，形成凝血酶，从而使凝血过程正常进行。输用的人凝血因子Ⅷ，可使循环血液中的因子Ⅷ水平增加 2%～2.5%。

【体内过程】　本品的生物 $t_{1/2}$ 为 8～12 h。

【适应证】　本品对缺乏人凝血因子Ⅷ所致的凝血机能障碍具有纠正作用，主要用于防治甲型血友病和获得性凝血因子Ⅷ缺乏而致的出血症状及这类患者的手术出血治疗。

【不良反应】　不良反应包括寒战、恶心、头晕或头痛，这些症状通常是暂时的。有可能发生过敏反应。

【禁忌与慎用】　1. 妊娠期妇女只有在确实需要时才能使用。

2. 本品是否由人乳汁分泌尚未明确，哺乳期妇女使用本品应权衡利弊且只有在有明确指征时方考虑使用。

3. 儿童慎用。

【剂量与用法】　1. 给药剂量必须参照体重、是否存在抑制物，出血的严重程度等因素。下列公式可用于计算剂量：

所需因子Ⅷ单位（IU）/次 = 0.5 × 患者体重（kg）× 需提升的因子Ⅷ活性水平（正常的%）

例：所需因子Ⅷ单位（IU）/次，0.5 × 50（kg）× 30（%）= 750 IU。

2. 轻度至中度出血　10～15 IU/kg，将因子Ⅷ水平提高到正常水平的 20%～30%。

3. 较严重出血或小手术　需将因子Ⅷ水平提高到正常水平的 30%～50%，通常首次剂量 15～25 IU/kg。如需要，每隔 8～12 h 给予维持剂量 10～15 IU/kg。

4. 大出血　危及生命的出血如口腔、泌尿系统及中枢神经系统出血或重要器官如颈、喉、腹膜后、髂腰肌附近的出血，首次剂量 40 IU/kg，然后每隔 8～12 h 给予维持剂量 20～25 IU/kg。疗程需由医师决定。

5. 手术　只有当凝血因子Ⅷ抑制物水平无异常增高时，方可考虑择期手术中使用本品。手术开始时血液中因子Ⅷ浓度需达到正常水平的 60%～120%。通常在术前按 30～40 IU/kg 给药。术后 4 d 内因子Ⅷ最低应保持在正常人水平的 60%，接下去的 4 d 减至 40%。

6. 获得性因子Ⅷ抑制物增多症　应给予大剂量的凝血因子Ⅷ，一般超过治疗血友病患者所需剂量一倍以上。

【用药须知】　1. 大量反复输注本品时，应注意出现过敏反应、溶血反应及肺水肿的可能性，对有心脏病的患者尤应注意。

2. 本品和稀释剂应放置至室温后进行溶解，溶解过程中不能振摇，避免产生泡沫。溶解后，一般为澄清略带乳光的溶液，允许微量细小蛋白颗粒存在。但如发现有大块不溶物时，则不可使用。

3. 本品对于因缺乏因子Ⅸ所致的乙型血友病，或因缺乏因子Ⅺ所致的丙型血友病均无疗效，故在用前应确诊患者系属因子Ⅷ缺乏，方可使用本品。

4. 本品不得用于静脉以外的注射途径。

5. 本品一旦被溶解后应立即使用。未用完部分必须弃去。

6. 请勿使用超过有效期限的产品。如在配制时发现制剂瓶已失去真空度，不得使用。

【制剂】　注射剂（粉）：50 IU；100 IU；200 IU；250 IU；300 IU；400 IU；500 IU。

【贮藏】　原盒遮光，贮于 2～8 ℃。不能冷冻。

重组凝血因子Ⅸ
（recombinant coagulation factor Ⅸ）

别名：BeneFⅨ

本品为通过 DNA 重组技术制成的凝血因子Ⅸ。

【理化性状】　本品是通过基因工程技术由中国仓鼠卵巢细胞产生的糖蛋白，分子量 55000，含 415 个氨基酸，主要氨基酸序列与血浆分离得到的因子Ⅸ的 a^{148} 等位基因一致，与内源性因子Ⅸ结构和功能相似。无已知的传染性病原体。

【用药警戒】　1. 如出现过敏症状（如荨麻疹，呼吸困难，面部、嘴唇、舌或喉肿胀），应立即寻求紧急医疗帮助。

2. 出现如下严重不良反应（如发热、持续出血、濒死感、突然感觉麻木或虚弱（特别是一侧肢体）、突然头痛、意识混乱、视力、语言或平衡出现问题、足或踝部肿胀、体重增加、食欲丧失），应立即就医。

【药理作用】　1. 凝血因子Ⅸ有凝血止血的作用。乙型血友病（克雷司马斯病）患者由于体内内源性凝血因子Ⅸ不足从而产生出血倾向，临床表现如软组织、肌肉、关节及内脏出血。

乙型血友病患者临床出血的严重性及出血频率与其自身凝血因子Ⅸ活性缺乏程度有关，轻度 B 型血友病患者体内含量约为正常活性值的 5%，中度患者约为正常值的 1%～5%，重度患者则不足正常值的 1%。

乙型血友病患者的部分活化凝血活酶时间（aPTT）延长，凝血因子Ⅸ补充治疗可使活化部分凝血活酶时间（aPTT）恢复正常。注射本品还能使体内血浆因子Ⅸ水平增加，暂时性纠正凝血缺陷。

2. 凝血因子Ⅸ在内源性凝血途径中通过因子Ⅺa 活化，外源性凝血途径中则为因子Ⅶ/组织因子复合物所活化。活化的凝血因子Ⅸ与活化的凝血因子Ⅷ结合，激活因子Ⅹa，使凝血因子Ⅱ（凝血酶原）转化为凝血酶，凝血酶把纤维蛋白原转化成纤维蛋白，形成血凝块。

【体内过程】　1. 静脉注射本品 50 IU/kg 后体内因子Ⅸ恢复程度比给予等效剂量的血浆源性因子Ⅸ制剂低 28%，这是由于本品的结构修饰造成的。与年长个体相比，15 岁以下儿童患者用药后体内凝血因子Ⅸ活性恢复值较低。

2. 注射后，本品迅速分布于细胞间液及血管内外，且以游离形式在血浆中循环。本品与血管内皮快速且可逆地结合。

3. 凝血因子Ⅸ的清除率与体重有关，当人体处于青春期时清除率会增加，成年时期稳定。$t_{1/2}$ 呈双相，成人约为 17～30 h，2～12 岁儿童约为 16～24 h，12～15 岁青少年约为 17～26 h。

【适应证】　1. 用于预防与控制凝血因子Ⅸ缺乏的乙型血友病（克雷司马斯病）患者的出血。

2. 用于接受外科手术时的预防出血及术中止血。

【不良反应】　本品的不良反应发生率由高到低为恶心、味觉异常、血氧不足、注射部位反应、注射部位疼痛、头痛、头晕、过敏性鼻炎、疼痛（下颌和头骨灼烧感）、荨麻疹、潮红、发热、震颤、因子Ⅸ抑制、胸部紧束感、困倦、视觉障碍、注射部位蜂窝织炎、静脉炎、干咳、过敏反应、腹泻、肺病、呕吐、肾梗死。

【妊娠期安全等级】　C。

【禁忌与慎用】　1. 对本品任一成分过敏者禁用，对仓鼠蛋白过敏者禁用。

2. 妊娠期妇女只有在确实需要时才能使用。

3. 本品是否由人乳汁分泌尚未明确，哺乳期妇女使用本品应权衡利弊且只有在有明确指征时方考虑使用。

【药物相互作用】　目前尚无确切的相关研究数据。

【剂量与用法】　1. 本品给药剂量以国际单位（IU）表示，1 IU 本品中凝血因子Ⅸ活性与 1 ml 冻干健康人血浆中凝血因子Ⅸ活性近似等价，注射本品 1 IU/kg 一般能使成人体内因子Ⅸ活性增加约 0.8%，使 15 岁以下儿童体内活性增加约 0.7%。

剂量和治疗时间根据因子Ⅸ缺乏的程度、出血的部位和程度及临床状态、年龄和因子Ⅸ的恢复情况而定。应根据因子Ⅸ活性、药动学参数，如 $t_{1/2}$ 和恢复情况及临床状况适当调整剂量。

2. 本品应按照下述公式进行计算给药剂量，但应注意，计算结果以及推荐给药方案只是一个近似的数值，使用本品者应根据自身出血程度不同实行个体化给药方案，且应进行必要的临床监测。持续测定凝血因子Ⅸ活性以确保凝血因子Ⅸ达到并维持在期望值。以下列出 3 个计算公式：

本品需要量（IU）＝体重（kg）×期望凝血因子Ⅸ的增加值（正常值的%）×观察到的已恢复值的倒数（IU/kg 每 IU/dl）

成人本品需要量（IU）＝体重（kg）×凝血因子Ⅸ的期望增加值（%或 IU/dl）×1.2（IU/kg 每 IU/dl）

儿童本品需要量(IU)=体重(kg)×凝血因子Ⅸ的期望增加值(%或 IU/dl)×1.4(IU/kg 每 IU/dl)

3.剂量调整

(1)轻度出血(如单纯性关节积血、浅表肌肉及软组织出血) 所需凝血因子Ⅸ活性水平为正常人的 20%~30%,给药间隔为 12~24 h,治疗持续时间为 1~2 d 直至出血停止。

(2)中度出血(如肌肉、软组织撕裂性出血、黏膜出血、拔牙时出血、血尿)所需凝血因子Ⅸ活性水平为正常人的 25%~50%,给药间隔为 12~24 h,直至出血停止且伤口开始愈合,约为 2~7 d。

(3)严重出血(如咽部、咽后部、腹膜后腔、中枢神经系统出血、手术出血)所需凝血因子Ⅸ活性水平为正常人的 50%~100%,给药间隔 12~24 h,直至出血停止,约 7~10 d。

(4)本品用于常规预防性用药的最佳给药方案有待确定,目前针对乙型血友病患者预防性用药的普遍应用方案为 25~40 IU/kg,每周 2 次注射。美国血友病基金会的医学科学咨询委员会认为,注射剂量 40~100 IU/kg,每周给药 2 次或 3 次,即可保持日常凝血因子Ⅸ的谷浓度在 1%以上。

4.用法及注意事项

(1)本品应缓慢地进行静脉注射或静脉滴注,本品也可进行连续滴注,但连续滴注的安全及有效性尚未明确,曾有连续滴注本品后造成血栓形成的不良事件报告。静脉注射时间多为数分钟,然而本品应基于患者对药物的反应程度及患者的身体舒适度进行个体化给药,如果输液过程中出现任何不良反应,应立即减慢滴注速度或中断治疗。

(2)已有注射本品后出现红细胞凝集的报告,为降低此危险的出现可能性,给药时需谨慎,防止血液回流入注射器或导管内。一旦发生红细胞凝集,应丢弃给药装置、注射器和剩余药液,并取未开封新药进行重新给药。

(3)用药前须通过原包装中所附的预装的稀释用注射器和稀释液(氯化钠 0.234%)溶解本品注射剂,注射前应肉眼观察配制好的溶液是否有不溶性颗粒存在以及溶液是否变色,溶液应无色澄清。配制好的最终溶液应立即使用或在配好后 3 h 内使用,3 h 后必须将剩余药液全部丢弃。本品溶解后的溶液中含有表面活性剂(吐温 80),可增加聚氯乙烯(PVC)中邻苯二甲酸二辛酯(DEHP)的提取。在本品的配制及给药(包括在 PVC 容器中的保存时间)过程中应予以注意。

(4)配制方法:①放置本品的冻干粉和稀释剂至室温。②移去本品注射剂和稀释液瓶的塑料拉盖,暴露出中心部位的橡胶塞。③用乙醇或其他消毒溶液擦拭后放干。④从短端移去无菌双头针的保护套,刺入稀释液瓶中,避免漏气。快速从本品注射剂胶塞中心部位刺入注射器的长端。注意注射器的长端对准本品注射剂的瓶壁,以减少泡沫产生,由于抽真空作用,稀释液会被吸入到本品注射剂瓶中。⑤一旦稀释液转移完毕,移除注射器长端,丢弃针头及稀释液。轻轻转动本品注射剂瓶予以溶解。

【用药须知】 1.本品不适用于治疗其他凝血因子缺乏症(如因子Ⅱ、Ⅶ、Ⅷ、Ⅹ)、有凝血因子Ⅷ抑制的甲型血友病患者、逆转香豆素诱导的抗凝作用以及肝源性凝血因子水平低下导致的出血。

2.应在有乙型血友病治疗经验的医师指导下使用本品。

3.当临床表明需个体化调整剂量或评估患者对治疗的临床效应时,应监测因子Ⅸ活性。

4.给药剂量和治疗持续时间应实行个体化,取决于患者年龄、疾病严重程度、出血部位、因子Ⅸ缺乏的程度、因子Ⅸ水平期望值、是否有因子Ⅸ抑制存在、临床效应(疗效)和药动学参数(如药物半衰期)。如患者注射计算的给药剂量后因子Ⅸ水平仍未达到预期值,则应考虑是否存在因子Ⅸ抑制。

5.如曾使用血浆源性凝血因子Ⅸ制剂的患者改为使用本品,则需增加本品剂量以使因子Ⅸ水平达到期望的升高值。如治疗过程中发现患者因子Ⅸ活性恢复较缓慢,则应增加本品剂量,甚至需要调整剂量至最初经验计算所得剂量的 2 倍。

6.患者用药期间应密切注意超敏反应的症状和体征,尤其是在给药初期。初期应在适当的医疗环境中进行注射(前 10~20 次),一旦出现严重过敏反应立即施救,如出现过敏反应先兆或发生过敏反应,应立即停药并进行必要的治疗。曾出现过超敏反应的患者应考虑是否有凝血因子Ⅸ抑制存在。本品含有微量仓鼠蛋白,患者应用本品后可能对这些非人类哺乳动物蛋白产生超敏反应。

7.乙型学友病患者在使用凝血因子Ⅸ制剂期间体内会产生凝血因子Ⅸ抑制(IgG 抗体)。数据显示有 1%~5%的患者体内产生抑制,出现时间通常是在用药的前 10~20 d 内。凝血因子Ⅸ基因突变者以及曾出现过严重超敏反应者产生抑制的风险较高,同时还发现少数儿童患者使用本品也会产生高效价的抑制物,高效价抑制物的存在,必须选择另外的凝血因子Ⅸ替代疗法。应用本品者在治疗期间及手术之前需通过适当的临床观察及实验室检查对抑制情况进行监测。如果给予治疗剂量的药物后仍没有达到凝血因子Ⅸ水平的期望值或仍出血不止,应推测可能有抑制物存在,并进行实验室检查(Bethesda 测试)以确定其是否存在。有抑制物存在的患者可将详细情况咨询血友病治疗中心。

8. 本品有血栓形成的潜在风险。已有注射本品出现外周血栓性静脉炎以及深静脉血栓的病例出现,其中部分患者为连续滴注给药。且本品上市后报告显示,连续滴注本品的患者可出现血栓情况,包括危重新生儿经中心静脉导管连续滴注本品时发生危及生命的上腔静脉综合征。

9. 有数据显示,体内存在凝血因子Ⅸ抑制且有凝血因子Ⅸ过敏史的乙型血友病患者会对凝血因子Ⅸ制剂产生免疫耐受,导致肾病综合征。本品免疫耐受的安全性及有效性尚未明确。一丙肝抗体阳性患者在注射本品 12 d 后出现肾梗死,但是此不良反应与药物之间的因果关系尚不能确定。

【制剂】　注射剂(冻干粉):250 IU;500 IU;1000 IU。

【贮藏】　贮于 2~8 ℃,室温下储存不超过 6 个月。不能冷冻以免损坏稀释剂。

因子Ⅸ复合物
(factor Ⅸ complex)

别名:Konyne

本品含有因子Ⅱ、Ⅶ、Ⅸ和Ⅹ,其中因子Ⅶ含量较低。

【药理作用】　本品从健康人新鲜血浆分离而得,能补充血浆凝血因子,促进凝血。

【适应证】　1. 用于治疗先天性凝血因子Ⅸ缺乏的乙型血友病所致的出血。

2. 用于治疗肝脏疾病(重症肝炎、慢性活动性肝炎、肝硬化等)以及维生素 K 依赖性凝血因子(Ⅱ、Ⅶ、Ⅸ、Ⅹ)缺乏所致的出血。

3. 用于上述患者的术前准备,防止手术中出血。

【不良反应】　1. 应用本品可出现发热、畏寒等变态反应。

2. 有可能感染传染性肝炎及其他血源性疾病。

【妊娠期安全等级】　C。

【禁忌与慎用】　因子Ⅶ缺乏者、肝病所致弥散性血管内凝血者禁用。

【药物相互作用】　与氨基己酸合用增加血栓栓塞的风险。

【剂量与用法】　1. 预防出血因子Ⅸ水平提高 30%~40% 已足够。危及生命的出血可将因子Ⅸ水平提高 50%~80%,然后维持 30%~40% 数天。所需本品剂量按下列公式计算:

所需本品剂量(IU)=体重(kg)×期望因子Ⅸ提

高的水平(%)。如 70 kg 的患者,需提高因子Ⅸ水平 50%,那么本品的剂量为 70×50=3500 IU。

2. 根据患者体内因子Ⅸ水平和反应确定剂量,一般为 10~20 IU/kg。

3. 存在抑制物的乙型血友病患者推荐剂量为 75 IU/kg,如需要 12 h 可重复 1 剂。

【制剂】　注射剂(粉):200 IU,相当于 200 ml 血浆中所含的凝血因子量,内含凝血因子Ⅱ、Ⅶ、Ⅸ、Ⅹ及少量其他血浆蛋白。

【贮藏】　遮光、贮于 2~8 ℃ 条件下。

人凝血因子Ⅹ
(human coagulation factor Ⅹ)

别名:BeneFⅩ

本品为从人血浆中提取浓缩的凝血因子Ⅹ。

【药理作用】　本品可补充缺失的因子Ⅹ。因子Ⅹ是无活性的酶原,可被Ⅸa 或Ⅶa 活化。通过裂解重链上 52-残基多肽,因子Ⅹ活化为其活化形式因子Ⅹa。因子Ⅹa 作用于 Va 的磷脂表面,形成凝血酶原酶复合物,后者在钙离子存在下,活化凝血酶原和凝血酶,凝血酶进一步作用于可溶性纤维蛋白原和因子Ⅷ,形成交联纤维蛋白凝块。

【体内过程】　单剂量静脉滴注本品 25 IU/kg 后,C_{max} 为 0.504(CV=17.2%)IU/ml。$t_{1/2}$ 为 30.3(CV=22.8%)h,AUC$_{(0-\infty)}$ 为 18.0(CV=20.9%)(IU·h)/ml,Vss 为 56.3(CV=24.0%)ml/kg,CL 为 1.35(CV=21.7%)(ml·h)/kg,平均滞留时间为 41.8(CV=21.7%)h。

【适应证】　用于 12 岁以上遗传性Ⅹ因子缺乏患者,以减少和控制出血事件,控制围手术期轻度遗传性Ⅹ因子缺乏患者的出血。

【不良反应】　本品的不良反应主要有注射部位红斑、疲乏、腰痛、注射部位疼痛。

【妊娠期安全等级】　C。

【禁忌与慎用】　1. 对本品过敏者禁用。

2. 妊娠期妇女只有在权衡利弊后才能使用。

3. 尚未明确本品是否可经乳汁分泌,哺乳期妇女使用本品应权衡利弊且只有在有明确指征时方考虑使用。

4. 小于 12 岁儿童用药的安全性尚未明确。

【剂量与用法】　1. 本品给药剂量以国际单位(IU)表示,本品的剂量不能超过每天 60 IU/kg。

剂量和治疗时间根据因子Ⅹ缺乏的程度、出血的部位和程度及临床状态、年龄和因子Ⅹ的恢复情况而定。

2. 治疗和控制出血　如出现出血症状,立即静脉滴注 25 IU/kg,根据情况每 24 h 给药一次。

3. 在给予本品前后均应测定因子 X 的血浆水平,维持因子 X 的水平为 70～90 IU/dl,预防围手术期出血按下述公式计算本品的剂量:

本品的剂量(IU)＝体重(kg)×期望凝血因子 X 的期望增加值(IU/dl)×0.5

术后应维持因子 X 的血浆水平最低至 50 IU/dl,直至术后的出血的风险解除。

4. 配制方法:①放置本品的冻干粉和稀释剂至室温。②移去本品注射剂和稀释液瓶的塑料拉盖,暴露出中心部位的橡胶塞。③用乙醇或其他消毒溶液擦拭后放干。④从短端移去无菌双头针的保护套,刺入稀释液瓶中,避免漏气。快速从本品注射剂胶塞中心部位刺入注射器的长端。注意注射器的长端对准本品注射剂的瓶壁,以减少泡沫产生,由于抽真空作用,稀释液会被吸入到本品注射剂瓶中。⑤一旦稀释液转移完毕,移除注射器长端,丢弃针头及稀释液。轻轻转动本品注射剂瓶予以溶解。

【用药须知】 1. 患者用药期间应密切注意超敏反应的症状和体征,一旦出现严重过敏反应立即施救,如出现过敏反应先兆或发生过敏反应,应立即停药并进行必要的治疗。

2. 患者可能会产生因子 X 的中和抗体。应用本品的患者在治疗期间及手术之前需通过适当的临床观察及实验室检查对抑制情况进行监测。如果给予治疗剂量的药物后仍没有达到凝血因子 X 水平的期望值或仍出血不止,应推测可能有抑制物存在。

3. 理论上本品有传染包括克雅氏病在内的疾病的可能。

【制剂】 注射剂(粉):250 IU;500 IU。附带稀释用注射用水,稀释后浓度为 100 IU/ml。

【贮藏】 遮光,贮于 2～8 ℃。

人凝血酶原复合物
(human prothrombin complex concentrate)

别名:康舒宁、Kcentra

本品主要成分为人凝血因子 Ⅱ、Ⅶ、Ⅸ、Ⅹ。

【用药警戒】 本品为人血液制剂,尽管经过筛检及灭活病毒处理,仍不能完全排除含有病毒等未知病原体而引起血源性疾病传播的可能。

【药理作用】 本品含有维生素 K 依赖的在肝脏合成的四种凝血因子 Ⅱ、Ⅶ、Ⅸ、Ⅹ。维生素 K 缺乏和严重肝脏疾患均可造成这四个因子的缺乏。而上述任何一个因子的缺乏都可导致凝血障碍。滴注本品能提高血液中凝血因子 Ⅱ、Ⅶ、Ⅸ、Ⅹ 的浓度。

【适应证】 本品主要用于治疗先天性和获得性凝血因子 Ⅱ、Ⅶ、Ⅸ、Ⅹ 缺乏症(单独或联合缺乏)包括以下情况。

1. 凝血因子 Ⅸ 缺乏症(乙型血友病),以及 Ⅱ、Ⅶ、Ⅹ 凝血因子缺乏症。

2. 抗凝剂过量、维生素 K 缺乏症。

3. 肝病导致的出血患者需要纠正凝血功能障碍时。

4. 各种原因所致的凝血酶原时间延长而拟作外科手术患者,但对凝血因子 Ⅴ 缺乏者可能无效。

5. 治疗已产生因子 Ⅷ 抑制物的甲型血友病患者的出血症状。

6. 逆转香豆素类抗凝剂诱导的出血。

【不良反应】 1. 一般无不良反应,快速滴注时可引起发热、潮红、头疼等,减缓或停止滴注,上述症状即可消失。

2. 偶有报道因大量滴注导致弥散性血管内凝血(DIC)、深静脉血栓(DVT)、肺栓塞(PE)等。

【妊娠期安全等级】 C。

【剂量与用法】 1. 本品专供静脉滴注,应在临床医师的严格监督下使用。

2. 用前应先将本品及其溶解液预温至 20～25 ℃,按瓶签标示量注入预温的溶解液,轻轻转动直至本品完全溶解(注意勿使产生很多泡沫)。

3. 溶解后用带有滤网装置的输血器进行静脉滴注(可用 0.9%氯化钠注射液或 5%葡萄糖注射液稀释成 50～100 ml)。滴注速度开始要缓慢,约 15滴/分,15 min 后稍加快滴注速度(40～60 滴/分),一般在 30～60 min 左右输完。

4. 滴注时,医师要随时注意使用情况,若发现弥散性血管内凝血或血栓的临床症状和体征,要立即终止使用,并用肝素拮抗。

5. 剂量随因子缺乏程度而异,一般滴注 10～20 血浆当量单位(PE)/kg,以后凝血因子 Ⅸ 缺乏者每隔24 h,凝血因子 Ⅱ 和凝血因子 Ⅹ 缺乏者,每隔 24～48 h,凝血因子 Ⅶ 缺乏者每隔 6～8 h,可减少或酌情减少剂量输用,一般历时 2～3 d。在出血量较大或大手术时可根据病情适当增加剂量。凝血酶原时间延长的患者如拟作脾切除者要先于手术前用药,术中和术后根据病情决定。

【用药须知】 1. 除肝病出血患者外,一般在用药前应确诊患者是缺乏凝血因子 Ⅱ、Ⅶ、Ⅸ、Ⅹ 方能对症下药。冠心病、心肌梗死、严重肝病、外科手术等患者如有血栓形成或弥散性血管内凝血(DIC)倾向时,应慎用本品。

2. 本品不得用于静脉外的注射途径。

3. 瓶子破裂、产品过有效期或溶解后出现摇不散沉淀等不可使用。如发现制剂瓶内已失去真空度，请勿使用。

4.静脉滴注时，医师要随时注意使用情况，若发现弥散性血管内凝血（DIC）或血栓的临床症状和体征，要立即终止使用。并用肝素拮抗。本品含有凝血因子Ⅸ的一半效价的肝素，可降低血栓形成的危险性。但是，一旦发现任何可疑情况，即使患者病情不允许完全停用，也要大幅度减低用量。

5.本品一旦开瓶应立即使用（一般不得超过3 h），未用完部分不能保留再用。

【制剂】　注射剂（粉）：100 PE；200 PE；300 PE；400 PE；1000 PE。

【贮藏】　遮光，贮于 2～8 ℃。

抗抑制物凝血复合物（热处理）
(anti-inhibitor coagulant complex heat treated)

别名：Autoplex

本品为从血浆分离出来的维生素 K 依赖性凝血因子。本品以海兰因子Ⅷ校正单位计，1 海兰因子Ⅷ校正单位相当于校正凝血时间至 35 秒所需凝血酶原复合物的数量。

【用药警戒】　1.本品为人血液制剂，尽管经过筛检及灭活病毒处理，仍不能完全排除含有病毒等未知病原体而引起血源性疾病传播的可能。

2.本品只能用于存在因子Ⅷ抑制物的患者。

【药理作用】　本品较正因子Ⅷ活性部分来源于所含的因子Ⅹa。推测本品所含的Ⅶ-Ⅶa通过激活Ⅹa、组织因子、磷脂和钙离子也起到止血作用。

凝血酶的形成受下列因素调控：①存在抗凝血酶Ⅲ、因子Ⅸa 和Ⅹa 的其他丝氨酸蛋白酶抑制物；②因子Ⅶ和Ⅶa 的生物半衰期很短；③存在循环的因子Ⅷ抑制物，调控内在凝血系统的过度活化。

【适应证】　用于有因子Ⅷ抑制物的患者，预防出血。10%的甲型血友病患者存在因子Ⅷ的抑制物。抑制物水平大于 10BU 或使用过因子Ⅷ制剂抑制物水平曾达到过 10BU 的患者，应使用本品治疗。

【不良反应】　一般无不良反应，快速滴注时可引起发热、潮红、头疼等不良反应，减缓或停止滴注，上述症状即可消失。

【妊娠期安全等级】　C。

【禁忌与慎用】　1.新生儿慎用。

2.妊娠期妇女只有明确需要时方可使用。

3.纤维蛋白溶解、DIC 的患者禁用。

【药物相互作用】　不推荐与抗纤溶药，如氨基己酸或氨甲环酸合用。

【剂量与用法】　1.推荐剂量为 25～100 海兰因

子Ⅷ校正单位/kg，可根据出血的严重程度调整剂量，如出血在 6 h 内无缓解，可重复给药。

2.本品应放置至室温后用 30 ml 注射用水溶解，静脉滴注，起始速度为 2 ml/min，如能耐受，可逐渐增加至 10 ml/min。本品溶解后应尽快滴注，应在1 h 滴注完毕。

【用药须知】　1.使用本品前应确定患者是存在因子Ⅷ抑制物而导致的出血。

2.本品不得用于静脉外的注射途径。

3.如出现低血压，应暂停滴注，恢复后，降低滴注速度重新开始。

4.如出现血管内凝血，应立即停药，监测患者DIC 的症状和体征及实验室检查。

5.对于儿童，在治疗前和治疗期间应监测纤维蛋白原水平。

【制剂】　注射剂（冻干粉）：含海兰因子Ⅷ校正单位见产品标签。

【贮藏】　贮于 2～8 ℃，避免冷冻。

抗抑制物凝血复合物（蒸汽灭菌）
(anti-inhibitor coagulant complex vapor heated)

别名：FEIBA VH

本品是具有因子Ⅷ抑制物旁路活性的血浆组分。单位活性可缩短高滴度因子Ⅷ抑制物的血浆的aPTT50%。本品含未活化的因子Ⅱ、Ⅸ和Ⅹ和活化的因子Ⅶ。

【用药警戒】　本品为人血液制剂，尽管经过筛检及灭活病毒处理，仍不能完全排除含有病毒等未知病原体而引起血源性疾病传播的可能。

【药理作用】　同抗抑制物凝血复合物（热处理）。

【适应证】　1.用于有因子Ⅷ抑制物的甲型和乙型血友病患者的出血和手术期间出血的预防。

2.用于有获得性因子Ⅷ、ⅩⅠ和ⅩⅡ抑制物的非血友病患者的出血事件的治疗。

因子Ⅷ抑制物水平低于 5BU 的患者，使用因子Ⅷ有效；因子Ⅷ抑制物水平在 5～10BU 的患者，使用因子Ⅷ或本品治疗均可；因子Ⅷ抑制物水平大于10BU 的患者，对因子Ⅷ耐药，应选择本品治疗。

【不良反应】　1.大剂量长期使用有导致心肌梗死的报道。

2.可出现过敏反应，包括超敏反应，可给予抗组胺药和皮质激素治疗。

【妊娠期安全等级】　C。

【禁忌与慎用】　1.凝血机制正常者禁用。

2.妊娠期妇女只有明确需要时方可使用。

3. 纤维蛋白溶解、DIC 的患者禁用。

4. 新生儿的安全性及有效性尚未明确。

【剂量与用法】 1. 推荐剂量为 50～100 U/kg，用注射用水溶解后，静脉注射或静脉滴注，但应根据病情和患者的反应进行调整。

2. 关节出血　推荐剂量为 50 U/kg，每 12 h 一次，可增加至 100 U/kg，每 12 h 一次。治疗应持续至症状明确改善，如疼痛减轻，肿胀和关节活动改善。

3. 口腔黏膜出血　推荐剂量为 50 U/kg，每 6 h 一次，如效果不明显，可增加至 100 U/kg，每 6 h 一次，最大剂量不超过 200 U/kg，每 6 h 一次。

4. 软组织出血　推荐剂量为 100 U/kg，最大剂量不超过 200 U/kg，每 12 h 一次。

5. 其他严重出血　如中枢神经系统出血，推荐剂量为 100 U/kg，每 12 h 一次，如临床需要，可每 6 h 一次。

【用药须知】 1. 使用本品前应确定患者是存在因子Ⅷ抑制物而导致的出血。

2. 本品不得用于静脉外的注射途径。

3. 如出现血管内凝血，应立即停药，监测患者 DIC 的症状和体征及实验室检查。

4. 如治疗无效，可能是血小板计数异常和功能异常。

【制剂】 注射剂（粉）：500 U；1000 U；2500 U。

【贮藏】 贮于 2～8 ℃，避免冷冻。常温下可储存 6 个月，常温下放至的本品不能再放回冷藏条件下。

乙氨醇艾曲波帕
(eltrombopag olamine)

别名：Promacta

本品为口服的非肽类小分子血小板生成素受体激动剂。

【CAS】 496775-61-2；496775-62-3（eltrombopag olamine）

【ATC】 B02BX05

【理化性状】 1. 本品为白色结晶性粉末，几乎不溶于 pH1～7.4 缓冲液中，难溶于水。

2. 化学名：3'-{(2Z)-2-[1-(3,4-dimethylphenyl)-3-methyl-5-oxo-1,5-dihydro-4H-pyrazol-4-ylidene] hydrazino}-2'-hydroxy-3-biphenylcarboxylic acid-2-aminoethanol(1：2)

3. 分子式：$C_{25}H_{22}N_4O_4 \cdot 2(C_2H_7NO)$

4. 分子量：564.65

5. 结构式

【用药警戒】 1. 本品具有肝毒性，在慢性丙型肝炎患者中与干扰素或利巴韦林联用会增加肝代偿失调的风险。

2. 开始本品治疗前应测定血清 AST、ALT 和胆红素，剂量调整期每 2 周检测 1 次，确定稳定剂量后每月 1 次。如胆红素升高，应进行分层评估。

3. 评估到血清肝功能异常时，应在 3～5 d 内重复检测。如证实异常，则每周监测直至异常消失、稳定或回到正常水平。

4. 当正常肝功能患者的 ALT 水平增加至 3 倍及以上正常上限或预治疗过的患者 ALT 水平增加到基线的≥3 倍时，并出现 ALT 水平逐步升高，并持续≥4 周，并伴随直接胆红素升高，或伴随临床肝损伤症状或有肝代偿失调证据时，应停用本品。

5. 如出现以下过敏症状（如荨麻疹、呼吸困难、面部、嘴唇、舌头或咽喉肿胀）应立即请求紧急医疗帮助。

6. 如出现下列症状［如恶心、上腹部疼痛、低热、食欲丧失；小便黄赤、大便呈陶土色；黄疸（皮肤或眼睛黄染）；突然感觉麻木或虚弱无力（特别是一侧肢体）；突发严重头痛、意识混乱、视觉障碍、语言障碍等］，应停药，并立即就医。

【药理作用】 本品是口服有效的小分子血小板生成素受体激动剂，与跨膜区的人血小板生成素受体相互作用，并启动骨髓巨核细胞增殖和分化的信号级联。

【体内过程】 1. 群体药动学研究表明，本品的药动学模型为二室模型。

2. 本品口服给药后 2～6 h 可达峰值，单剂量口服 75 mg，至少可吸收 52%。标准高脂肪早餐可使 $AUC_{0-\infty}$ 和 C_{max} 大约下降 59% 和 65%，T_{max} 延迟 1 h。

3. 放射示踪显示，本品血细胞浓度约为血浆浓度的 50% 至 79%。其血浆蛋白结合率高（>99%）。本品是乳腺癌耐药蛋白（BCRP）的底物，但不是 P-糖蛋白或 OATP1B1 的底物。

4. 本品通过多种途径代谢,包括裂解、氧化,与葡糖醛酸、谷胱甘肽、半胱氨酸结合。体外实验表明,本品可通过 CYP1A2 和 CYP2C8 氧化代谢,通过 UGT1A1 和 UGT1A3 进行葡糖醛酸化。

5. 本品主要随粪便排泄(59%),原形约占 20%,随尿排泄 31%,未检测到原药。在健康受试者中的本品血浆 $t_{1/2}$ 约为 21～32 h,在慢性免疫性(原发性)血小板减少症(ITP)患者中约为 26～35 h。

【适应证】　1. 用于治疗对皮质激素、免疫球蛋白、脾切除术效应不佳的 ITP。

2. 可用于慢性丙型肝炎患者的血小板减少症,以便开始和持续基于干扰素的治疗。

3. 限制性用于以下情况。

(1) 仅用于血小板减少程度及临床症状会增加出血风险的 ITP 患者。

(2) 仅用于血小板减少程度阻碍干扰素起始治疗或限制干扰素维持治疗的慢性丙肝患者。

【不良反应】　1. 严重不良反应包括肝毒性、慢性丙型肝炎患者的肝脏失代偿、骨髓网硬蛋白形成和骨髓纤维化、血栓形成、白内障。

2. 临床试验中的报道的不良反应如下。

(1) 慢性 ITP 患者　恶心、腹泻、上呼吸道感染、呕吐、ALT/AST 升高、泌尿道感染、口咽痛、咽炎、肌痛、背痛、流感、感觉异常、皮疹。

(2) 慢性丙型肝炎伴血小板减少症患者　贫血、发热、疲劳、头痛、恶心、腹泻、食欲缺乏、流感样症状、虚弱、失眠、咳嗽、瘙痒、寒战、肌痛、脱发、外周水肿。亦有高胆红素血症报道。

【妊娠期安全等级】　C。

【禁忌与慎用】　1. 在妊娠期妇女中没有足够的良好的对照研究,只有潜在益处大于对胎儿伤害风险时才使用本品。

2. 尚未明确本品是否分泌到乳汁中,应权衡利弊决定停止哺乳或停药。

3. 儿童用药的安全性和有效性尚未确定。

4. 在安慰剂对照试验中,老年患者与年轻患者的总体安全性和有效性未见差异。考虑到老年人肝、肾、心功能降低及接受其他药物治疗的频率较高,老年患者服用本品应慎重调整剂量。

5. 不同程度肾功能不全的患者的用药安全性和有效性尚未确定,给药期间需密切监测。

6. 本品不适用血小板正常患者。

【药物相互作用】　1. 体外试验证明,本品是 UGT1A1、UGT1A3、UGT1A4、UGT1A6、UGT1A9、UGT2B7、UGT2B15 的抑制剂,这些酶与多种药物(如 NSAIDs、麻醉药)的代谢有关。合用 UGT1A1、UGT1A3 的中、强效抑制剂时,需严密监测患者的症状或体征,以防本品过量。

2. 本品可与食物以及矿物和抗酸药中的多价正离子,如铁、钙、铝、镁、硒和锌螯合。本品与多价正离子螯合后(1524 mg 氢氧化铝,1425 mg 碱式碳酸镁和海藻酸钠),本品全身暴露量降低约 70%。

3. 体外试验表明,CYP1A2 和 CYP2C8 参与本品的氧化代谢。当本品与 CYP1A2 和 CYP2C8 的中、强效抑制剂合用时,需严密监测患者的症状或体征,以防本品过量。

4. 体外研究表明,本品是阴离子转运多肽 OATP1B1 的抑制剂,可增加通过其转运的药物全身暴露量(如青霉素、阿托伐他汀、氟伐他汀、甲氨蝶呤、那格列奈、瑞格列奈、利福平)。临床研究证明,对健康成年人而言,先给单剂量的瑞舒伐他汀,然后每天重复给予本品,前者的 $AUC_{0-\infty}$ 会增加 55%,C_{max} 会增加 103%。

5. 本品与洛匹那韦/利托那韦联用,显示本品的血浆暴露量降低 17%,不建议调整剂量。本品与其他 HIV 蛋白酶抑制剂的相互作用尚无研究。

6. 丙型肝炎患者临床试验中,联用聚乙二醇干扰素 α-2a(派罗欣)或 2b(佩乐能),对本品暴露量无影响。

【剂量与用法】　本品应空腹服药(餐前 1 h,或餐后 2 h)。如与其他药物(抗酸剂等)、高钙食物(乳制品、高钙果汁等),高价阳离子补充剂(铁、钙、铝、镁、硒和锌等)至少间应隔 4 h 服用。

1. 治疗 ITP

(1) 给予最低剂量使血小板计数维持 $\geq 50 \times 10^9$/L,以降低出血风险。根据血小板计数调整剂量,请勿用于血小板计数正常者。临床试验发现,本品给药后 1～2 周内血小板计数普遍升高,停药 1～2 周内降低。慢性免疫性(原发性)血小板减少症患者最大剂量不可超过 75 mg,1 次/日。

(2) 具有东亚血统(中国人、日本人及韩国人)或中至重度肝功能不全患者(Child-Pugh Class A、B、C)的初始剂量为 25 mg,1 次/日;其他患者为 50 mg,1 次/日。具有东亚血统的 ITP 患者并伴有肝脏损害(Child-Pugh Class A、B、C),推荐初始剂量为 12.5 mg,1 次/日。

(3) 给药后监测血小板计数,使其达到并维持在 $\geq 50 \times 10^9$/L 水平以减少出血风险。日最大剂量不能超过 75 mg。根据血小板计数调节剂量,具体方案见下表。

成年 ITP 患者的剂量调整表

血小板计数	剂量调整或反应
使用本品至少 2 周后血小板计数仍 $<50\times10^9/L$	以 25 mg/d 的幅度增加剂量，至最大剂量 75 mg/d。正在按 12.5 mg，1 次/日服药的患者，首先增加至 25 mg，1 次/日，然后以 25 mg 的幅度增加剂量
$200\times10^9/L\sim400\times10^9/L$	以 25 mg/d 的幅度降低剂量。观察 2 周以评估剂量降低的效果和后续剂量调整
$>400\times10^9/L$	暂停使用，血小板监测的频率增加至每周 2 次，一旦血小板计数 $<150\times10^9/L$，日剂量降低 25 mg 并重新开始治疗，对按 25 mg，1 次/日服用的患者以 12.5 mg 的剂量重新开始治疗
以最低剂量治疗 2 周后 $>400\times10^9/L$	停止治疗

（4）伴肝功能不全的 ITP 患者，初始治疗或后续剂量增加后，需等待 3 周才能增加剂量。

（5）适当调整合用药物的剂量，避免血小板计数过度升高，请勿在 24 h 内服用本品超过 1 剂。

（6）如给予最大剂量 4 周后，血小板计数仍不能达到临床避免大量出血的水平，停止使用本品。如出现重要的肝脏异常亦需要停用本品。

2. 慢性丙型肝炎相关的血小板减少

（1）使用最低剂量以达到并维持血小板计数，以开始并维持聚乙二醇干扰素和利巴韦林抗病毒治疗的需要。根据血小板水平调节剂量，请勿使用本品使血小板计数正常化。临床试验中，一般本品治疗第 1 周血小板计数就开始上升。

（2）慢性丙型肝炎患者伴血小板减少症患者给予 25 mg，1 次/日的剂量开始，以每 2 周 25 mg 的幅度增加剂量使血小板计数达抗病毒初始治疗的需要。抗病毒治疗前每周监测血小板计数。在抗病毒治疗期间，应调整本品剂量，而不必调整干扰素剂量。监测全血细胞计数，直至血小板计数达到稳定。稳定后，每月监测血小板计数。最大剂量不超过 100 mg，1 次/日。本品治疗期间应全程监测血液学和肝功能。

（3）当抗病毒治疗停止时，亦应停止本品的治疗。血小板计数过度升高或出现严重肝功能异常时需停药。

【用药须知】　1. 不可随意停用本品。如漏服一次剂量，不必补服，按给药方案进行下次剂量。一日内不可多于一个剂量。

2. 如服用本品过量，可能有发生严重不良反应的风险，应立即就医。

3. 避免意外出血情况或服用增加出血风险的药物。

4. 本品过量时，血小板计数可能会过度增加，引发血栓并发症。一旦过量，可考虑口服含有金属阳离子的制剂（如钙、铝、镁制剂），使其与本品螯合以减少吸收，并密切监测血小板计数。解救后参照"剂量和用法"重新开始本品治疗。由于本品的血浆蛋白结合率高，肾排泄少，预计血液透析不能促进其消除。

5. 本品与治疗基因 1 型慢性丙肝感染（chronic hepatitis C genotype 1 infection）的直接抗病毒药物联合应用的安全性和有效性尚未建立。

【制剂】　片剂：12.5 mg；25 mg；50 mg；75 mg；100 mg（以艾曲波帕计）。

【贮藏】　原盒防潮贮于 20～25 ℃，短程携带允许 15～30 ℃。请勿去除干燥剂，原包装瓶分发。

成年慢性丙型肝炎患者剂量调整表

血小板计数	剂量调整或反应
使用本品至少 2 周后血小板计数仍 $<50\times10^9/L$	以 25 mg/d 的幅度增加至最大剂量 100 mg/d
$200\times10^9/L\sim400\times10^9/L$	以 25 mg/d 的幅度降低剂量，观察 2 周以评估剂量降低的效果和后续剂量调整
血小板计数 $>400\times10^9/L$	暂停使用，血小板监测频率增加至每周 2 次，一旦血小板计数 $<150\times10^9/L$，日剂量应降低为 25 mg 重新开始治疗，对服用 25 mg/d 的患者以 12.5 mg 的剂量重新开始治疗
以最低剂量治疗 2 周后血小板计数 $>400\times10^9/L$	停止治疗

罗米司亭

（romiplostim）

本品是血小板生成素(TPO)受体激动药。

【CAS】 267639-76-9

【ATC】 B02BX04

【理化性状】 1. 本品是通过 DNA 技术由大肠埃希菌生成的多肽,含两条单链,每条均包含人的免疫球蛋白 IgG1 Fc 域,与肽链的羧基端共价结合而成。本品与内源性血小板生成素氨基酸序列不同。

2. 化学名:L-Methionyl［human immunogloblin heavy constant gamma 1-(227 C-terminal residues)-peptide(Fc fragment)］ fusion protein with 41 amino acids peptide,(7-7′:10,10′)-bisdisulfide dimer

3. 分子式:$C_{2634}H_{4086}N_{722}O_{790}S_{18}$

4. 分子量:59kDa

【药理作用】 本品通过结合和激活 TPO 受体增加血小板的生成,其作用类似内源性 TPO。

【体内过程】 慢性免疫性血小板减少性紫癜(ITP)患者接受每周皮下注射本品 $3 \sim 15 \mu g/kg$,T_{max} 约 $7 \sim 50 h$(中位数:14 h),$t_{1/2}$ 为 $1 \sim 34 d$(中位数:3.5 d)。患者血药浓度个体差异大,且与剂量不成比例。血清中本品的消除部分依赖于血小板上的 TPO 受体。因此,对于同样的剂量,血小板计数高的患者的血药浓度低,反之则高。每周给予本品($3 \mu g/kg$,$n=4$)共 6 周,未观察到本品蓄积。在高剂量下,本品是否蓄积尚不清楚。

【适应证】 用于 ITP 对皮质激素、免疫球蛋白或脾切除术效应不佳患者的血小板减少症。

【不良反应】 1. 严重不良反包括骨髓网硬蛋白沉积、停用本品后血小板减少恶化。

2. 常见不良反应是头痛、关节痛、眩晕、失眠、肌肉痛、腹痛、四肢疼痛、肩痛、消化不良和感觉异常。

3. 上市后报道的不良反应包括红斑性肢痛症、过敏反应及血管神经性水肿。

【妊娠期安全等级】 C。

【禁忌与慎用】 1. 本品临床试验中有使骨髓增生异常综合征(MDS)进展为急性骨髓性白血病的风险。MDS引起的或其他非 ITP 导致的血小板减少禁用本品。

2. ITP 伴慢性肝病者慎用,可增加血栓性并发症的风险。

3. 动物实验显示本品可穿透胎盘屏障,妊娠期妇女只有潜在的益处大于对胎儿伤害的风险时,方可使用。

4. 尚未明确本品是否经乳汁分泌,哺乳期妇女应权衡利弊,选择停药或停止哺乳。

5. 儿童的有效性及有效性尚未确定。

6. 肝、肾功能不全患者慎用。

【药物相互作用】 未进行正式的药物相互作用研究。

【剂量与用法】 1. 初始剂量为 $1 \mu g/kg$,每周 1 次皮下注射,剂量根据实际体重计算。应给予本品最小剂量以达到和维持血小板计数$\geqslant 50 \times 10^9/L$,降低患者出血风险。根据血小板计数调整本品的给药剂量。本品最大剂量不得超过 $10 \mu g/kg$,每周 1 次皮下注射,临床试验中,大多数患者接受 $2 \mu g/kg$ 的剂量可维持血小板计数$\geqslant 50 \times 10^9/L$ 的水平。但是:

(1) 如果血小板计数$< 50 \times 10^9/L$,应增加剂量 $1 \mu g/kg$。

(2) 如果连续 2 周血小板计数$> 200 \times 10^9/L$,应降低剂量 $1 \mu g/kg$。

(3) 如果血小板计数$> 400 \times 10^9/L$,应暂停给药。继续每周评估血小板计数。血小板数量降至$< 200 \times 10^9/L$ 后,应降低剂量 $1 \mu g/kg$,重新开始。

(4) 如果每周最大剂量 $10 \mu g/kg$,治疗 4 周后血小板计数不能增加到足以避免临床出血水平,应停用本品。停用本品后,每周检测全血细胞计数,包括血小板计数,至少持续 2 周。

2. 配制方法

(1) 本品注射剂仅供一次性使用,无防腐剂,使用最小刻度为 0.01 ml 注射器稀释和给药。使用无菌技术,用无防腐剂的灭菌注射用水配制本品(为保证溶解后有足剂量可供取用,实际含本品量较标示量多 125 μg),配制方法如下表。

本品注射剂配制方法

本品注射剂规格	实际含本品剂量	加无菌注射用水	可用本品的剂量和容积	最终浓度
250 μg	375 μg	0.72 ml	250 μg 溶于 0.5 ml 中	500 μg/ml
500 μg	625 μg	1.2 ml	500 μg 溶于 1 ml 中	500 μg/ml

(2) 轻轻旋转和倒置小瓶使溶解,避免过度或剧烈搅拌,不要振摇。通常全部溶解约需 2 min。配制好本品的溶液应澄清无色。肉眼观察应无颗粒物和(或)变色,如有则不能使用。

（3）配制好的本品溶液应遮光、在室温（25 ℃）或在 2~8 ℃冷藏保存 24 h。

【用药须知】 1. 本品仅用于皮下注射。

2. 因注射液体积可能非常小，须使用标有 0.01 ml 刻度的注射器。

3. 遗弃任何未使用完的部分药液。小瓶中的药品不能分次给药，更不要合并小瓶中未使用部分。

4. 本品可与其他 ITP 治疗药物合用，如皮质激素、达那唑、硫唑嘌呤，静脉注射免疫球蛋白（IVIG）和抗-D 免疫球蛋白。如果患者的血小板计数≥50×10⁹/L，ITP 治疗药物可减量或停用。

5. 在配制前应谨慎计算本品的剂量和配制注射用水的体积。应特别注意确保适量本品从小瓶抽出以供皮下注射。

6. 本品有导致骨髓网硬蛋白沉积的风险，且停药后还可恶化。如果新发血细胞形态学异常或原有形态学异常出现恶化、血细胞减少，应进行骨髓检查，包括骨髓纤维的染色检查。

7. 本品可升高血小板计数，增加血栓形成或血栓栓塞性疾病的发生，为减少此风险，不能试图使用本品调节血小板至正常范围，应使血小板计数达到并维持≥50×10⁹/L。

8. 停用本品后可导致血小板减少恶化。如停用本品，应每周进行全血细胞计数检查，包括血小板计数，至少持续 2 周。对恶化的血小板减少可根据目前的用药指南采用其他方法治疗。

9. 如本品治疗效应欠佳或不能维持目标血小板计数者，应立即查找原因，包括本品的中和抗体。如果给予最大剂量 10 μg/kg，经 4 周，仍然不能增加血小板计数至避免出血的水平，应停药。

10. 剂量调整期间，应每周检查全血细胞计数，包括血小板计数，建立稳定维持剂量后，每月检查一次，停药后每周检查一次，至少 2 周。

11. 本品过量可导致血小板计数过度升高，血栓性并发症风险升高，如出现血小板计数过度升高，暂停本品，监测血小板计数，按"剂量与用法"项下重新滴定剂量。

【制剂】 注射剂（粉）：250 mg；500 mg。

【贮藏】 密封、遮光冷藏贮于 2~8 ℃。不可冷冻。

重组血小板生成素
(recombinant thrombopoietin human)

别名：特比澳

本品由含有高效表达人血小板生成素基因的中国仓鼠卵巢（CHO）细胞，经细胞培养、分离和高度纯化后制成。

【药理作用】 1. 血小板生成素（thrombopoietin，TPO）是刺激巨核细胞生长及分化的内源性细胞因子，对巨核细胞生成的各阶段均有刺激作用，包括前体细胞的增殖和多倍体巨核细胞的发育及成熟，从而升高血小板数目。本品是利用基因重组技术由中国仓鼠卵巢细胞表达，经提纯制成的糖基化血小板生成素，与内源性 TPO 具有相似的升高血小板的药理作用。

2. 动物实验表明，本品可明显减缓化疗和放疗所致的血小板计数下降。

3. 具有巨核细胞抗原表达的 HEL 和 DAMI 细胞系及正常人骨髓细胞的体外培养体系中，加入本品能特异地提高巨核细胞系和正常人骨髓单个核细胞 CD_{41} 抗原的表达，并且促进巨核细胞集落（CFU-Meg）形成。

【体内过程】 1. 正常受试者皮下注射 150 U/kg、300 U/kg、600 U/kg，体内的吸收与消除过程基本符合线性动力学特征，三个剂量组的吸收 $t_{1/2}$ 分别为（2.5±1.1）h、（3.2±2.6）h 和（4.2±2.4）h，T_{max} 分别为（9.0±1.9）h、（10.8±2.4）h 和（11.8±5.4）h。本品消除比较缓慢，体内 $t_{1/2}$ 较长。三个剂量组消除 $t_{1/2}$ 相近，分别为（46.3±6.9）h、（40.2±9.4）h 和（38.7±11.9）h。

2. 8 名患者分为隔日给药组（隔日皮下注射 300 U/kg，共 7 次）和每日给药组（每日皮下注射 300 U/kg，共 14 次）两组，每组 4 例。随给药次数的增加，每个受试者的血药浓度随之升高，隔日给药组和每日给药组的谷浓度（C_{min}）分别在 5 次和 7 次给药后达到稳态，稳态 C_{min} 分别为（1637±969）pg/ml 和（2096±1736）pg/ml。两组的峰浓度（C_{max}）的变化趋势与谷浓度相似，稳态峰 C_{max} 分别为（2135±1095）pg/ml 和（4193±3436）pg/ml。每个受试者第 1 次给药后的 AUC 以及达峰时间和 $t_{1/2}$ 等药动学参数与末次给药后相比无明显差异。多次皮下注射本品，血药浓度升高的水平与给药的累积剂量呈正相关，在给药 14 次内，药物在体内无蓄积倾向。

【适应证】 1. 本品适用于治疗实体瘤化疗后所致的血小板减少症，适用对象为血小板低于 50×10⁹/L 且医师认为有必要升高血小板治疗的患者。

2. 本品用于特发性血小板减少性紫癜（ITP）的辅助治疗，适用对象为血小板低于 20×10⁹/L 的糖皮质激素治疗无效（包括初始治疗无效，或有效后复发而再度治疗无效的未接受脾切除治疗的患者）。本品仅用于血小板减少及临床状态具有出血风险增加的患者，不应用于试图使血小板计数升至正常数值的目的。

【不良反应】　较少发生不良反应,偶有发热、肌肉酸痛、头晕等,一般不需处理,多可自行恢复。

【妊娠期安全等级】　C。

【禁忌与慎用】　1. 对本品成分过敏者禁用。

2. 严重心、脑血管疾病者禁用。

3. 患有其他血液高凝状态疾病者,近期发生血栓病者禁用。

4. 合并严重感染者,宜控制感染后再使用本品。

5. 妊娠期妇女及哺乳期妇女的用药安全性尚未确立,故原则上不宜应用。

【药物相互作用】　未进行正式的药物相互作用研究。

【剂量与用法】　本品应在临床医师指导下使用。具体用法、剂量和疗程因病而异,推荐剂量和方法如下:

1. 恶性实体肿瘤化疗时,预计药物剂量可能引起血小板减少及诱发出血且需要升高血小板时,可于给药结束后 6～24 h 皮下注射本品,剂量为 300 U/kg,1 次/日,连续应用 14 d。用药过程中待血小板计数恢复至 100×10^9/L 以上,或血小板计数绝对值升高 $\geqslant 50 \times 10^9$/L 时停用。当化疗中伴白细胞严重减少或出现贫血时,本品可分别与重组人粒细胞集落刺激因子(rhG-CSF)或重组人红细胞生成素(rhEPO)合并使用。

2. 糖皮质激素治疗无效的特发性血小板减少性紫癜(ITP)　皮下注射本品,剂量为 300 U/kg,1 次/日,连续应用 14 d;若不足 14 d 血小板计数已经升至 $\geqslant 100 \times 10^9$/L 时则停药。若出现口、鼻或内脏等部位出血时,可给予滴注血小板、抗纤溶止血药等应急处理。

【用药须知】　1. 本品过量应用或常规应用于特异体质者可造成血小板过度升高,必须在三甲医院并在有经验的临床医师指导下使用。

2. 本品应在化疗结束后 6～24 h 开始使用。

3. 使用本品骨髓网硬蛋白形成或骨髓纤维化风险,应用过程中建议定期检查外周血涂片和血常规,以便发现新的细胞形态异常或原有的细胞形态异常加重(如泪滴形和有核红细胞、幼稚白细胞或白细胞减少)。如果患者出现上述情况,应终止本品治疗并考虑进行骨髓穿刺,包括纤维染色检查。

4. 停药后可能会发生比治疗前更严重的血小板减少症。血小板减少症恶化会增加患者出血的风险,特别是在患者在应用抗凝及抗血小板药物治疗过程中的停药。这种血小板减少症恶化可在 14 d 内缓解。建议停药后每周进行一次包括血小板计数在内的血常规检查,至少检查两周,并针对恶化后的血小板减少症根据现行治疗指南考虑修订治疗方案。

5. 血小板计数的过度升高可能会导致血栓形成。过量或错误使用本品可能会使血小板计数升高到可导致血栓形成的水平。为了使发生血栓形成的风险降到最低,在应用本品时不应试图使血小板计数达到正常值。

6. 对无反应、不能维持血小板应答者应进一步查找诱发因素,包括本品的中和抗体或者骨髓纤维化。如果血小板计数不能升高到足以避免临床重症出血的水平,请停药。

7. 本品对造血细胞表面的 TPO 受体的刺激可能会增加恶性血液病的发生风险。除糖皮质激素治疗无效的 ITP 外,本品不用于治疗脊髓发育不良综合征(MDS)或者其他原因引起的血小板减少症。

8. 使用本品过程中应定期检查血常规,一般应隔日一次,密切注意外周血小板计数的变化,血小板计数达到所需指标时,应及时停药。在用药之前,用药过程中以及用药之后的随访中监测包括血小板计数和外周血涂片在内的血常规。在应用本品前检查外周血分类,建立红细胞和白细胞异常形态的基线水平。

【制剂】　注射剂(粉):7500 U/1 ml,15000 U/1 ml。

【贮藏】　密封、遮光冷藏贮于 2～8 ℃。不可冷冻。

凝血酶
(thrombin)

本品系动物血液中提取的,可来源于猪或牛血浆。其效价单位与 WHO 的国际标准品的国际单位相当。

【CAS】　9002-04-4

【ATC】　B02BC06;B02BD30

【理化性状】　本品为白色至灰白色的非结晶物质,在冷冻状态下干燥。

【药理作用】　本品为凝血机制中的关键酶,直接作用于血液凝固过程的最后一步,促使血浆中的可溶性纤维蛋白原转变为不溶的纤维蛋白,达到止血目的。本品还能促进上皮细胞的有丝分裂,加速创伤愈合,是一种速效的局部止血药。

【适应证】　用于结扎止血困难的小血管、毛细血管、实质性器官出血及其他组织出血。

【不良反应】　偶有过敏反应发生,应即停药。

【药物相互作用】　抗菌药如青霉素、链霉素、磺胺类可与本品合用。

【剂量与用法】　1. 局部止血　用 0.9% 氯化钠注射液溶解本品,使成 500～1000 U/ml 药液,喷雾或浇灌于创面。遇大量出血者,可用明胶海绵纱条或氧化纤维素吸着本品敷于创面,也可直接将本品粉末撒在创口上。

2. 手术止血　以本品 2000～10000 U 溶于 0.9% 氯化钠注射液中,内服或直接浇灌于伤口,4～6 次/日或更多。

【用药须知】　1. 本品必须临用前配制,随即使用。

2. 本品不可注射,因可导致广泛血栓,危及生命。

3. 加温,遇酸、碱或重金属药品会使本品活力下降。

【临床新用途】　胸腔积液　尽量抽净胸水后,将本品 1500～3000 U 溶于 5～10 ml 0.9% 氯化钠注射液中,注入胸腔内,注射后嘱患者左右翻身,以使本品均匀分布于胸腔。1 周后重复。

【制剂】　无菌冻干粉:500 U;1000 U;2000 U;4000 U;8000 U。

【贮藏】　遮光、贮于 2～8 ℃条件下。

去氨加压素
(desmopressin)

别名:依他停、Octostim
本品为合成的加压素类似物。

【CAS】　16679-58-6

【ATC】　H01BA02

【理化性状】　1. 本品为白色松散粉末。可溶于水、乙醇和醋酸。

2. 化学名:1-(3-Mercaptopropionic acid)-8-D-arginine-vasopressin;[1-Deamino,8-D-arginine] vasopressin

3. 分子式:$C_{46}H_{64}N_{14}O_{12}S_2$

4. 分子量:1069.2

5. 结构式

醋酸去氨加压素
(desmopressin acetate)

【CAS】　62288-83-9（anhydrous desmopressin acetate）;62357-86-2(desmopressin acetate trihydrate)

【理化性状】　1. 分子式:$C_{46}H_{64}N_{14}O_{12}S_2 \cdot C_2H_4O_2 \cdot 3H_2O$

2. 分子量:1183.3

【药理作用】　本品为 WHO 确定的基本药物。能刺激血液中的因子Ⅷ和纤维蛋白溶酶原激活物的活性。此外,与加压素相比,本品的抗利尿作用较之更强,但几乎没有血管收缩加压作用。

【体内过程】　本品可从鼻腔黏膜吸收,生物利用度为 10%～20%,口服给药后,本品在胃肠道中遭到破坏;但在给予大剂量后,仍可充分获得,产生疗效。静脉给药后,可获双相药动学,$t_{1/2}$ 分别为 8 min 和 75 min。

【适应证】　1. 轻、中度血友病甲型、血管性血友病 1 型和 2 型(2B 型除外)。

2. 因尿毒症、肝硬化或药物诱发出血(如肝素、阿司匹林和右旋糖酐等),其他血小板功能障碍和不明原因引起的出血时间过长。

3. 心脏手术引起的出血时间过长。

4. 其他手术引起的出血时间过长。不过,本品对重症血友病甲型疗效较差。

5. 中枢性尿崩症及夜间遗尿。

【不良反应】　1. 偶见发热、皮疹、眩晕、呼吸困难等过敏反应。

2. 使用大剂量时,会产生头痛、一过性血压下降、反射性心率加速、面红、胃痛和恶心。

【妊娠期安全等级】　B。

【禁忌与慎用】　1. 对本品过敏者禁用。

2. 中、重度肾功能不全患者禁用。

3. 低血钠或有低血钠病史者禁用。

4. 烦渴症、不稳定型心绞痛和严重充血性心力衰竭患者禁用。

5. 禁用于 2B 型遗传性假性血友病患者。

6. 妊娠期妇女分娩前禁用;如有必要,分娩后立即给药。

7. 幼儿应慎用。

8. 尚未明确本品是否经乳汁分泌,哺乳期妇女应权衡利弊,选择停药或停止哺乳。

【药物相互作用】　1. 本品不可合用右旋糖酐,因后者能作用于因子Ⅷ复合物。

2. 吲哚美辛会加强患者对本品的反应,但不会影响反应的持续时间。

3. 凡是可导致释放抗利尿激素的药物,如三环类抗抑郁药氯丙嗪、卡马西平等,可加强抗利尿作用,甚至造成水潴留。

4. 本品还可促使纤溶酶原释放,因此,在应用本品时应同时合用抗纤溶药氨甲环酸,直至血止。

【剂量与用法】　1. 鼻喷剂

(1) 治疗尿崩症　成人 $20\sim40\ \mu g/d$,儿童 $10\sim20\ \mu g/d$,1 次/日,或分 $2\sim3$ 次用。

(2) 治疗夜间遗尿症　有效剂量在 $10\sim40\ \mu g$ 之间,先从小剂量开始,睡前给药,治疗期间应限水。

(3) 肾尿液浓缩功能试验　成人 $40\ \mu g$,>1 岁儿童 $10\sim20\ \mu g$。给本品后 $1\ h$ 内排空尿。用药后 $8\ h$ 收集 2 次尿样,分析尿渗透压。多数患者用药后尿渗透压的正常值为 $800\ mOsm/kg$。低于此水平,应重做试验;如仍低于正常值,证明浓缩尿的功能受到损害,应进一步检查引起损害的原因。

2. 注射剂

(1) 中枢性尿崩症　成人一次 $1\sim4\ \mu g(0.25\sim1\ ml)$、大于 1 岁儿童一次 $0.4\sim1\ \mu g(0.1\sim0.25\ ml)$、小于 1 岁儿童一次 $0.2\sim0.4\ \mu g(0.05\sim0.1\ ml)$,$1\sim2$ 次/日,静脉注射。

(2) 肾尿液浓缩功能试验　成人 $4\ \mu g(1\ ml)$,>1 岁儿童 $1\sim2\ \mu g(0.25\sim0.5\ ml)$,小于 1 岁儿童 $0.4\ \mu g(0.1\ ml)$,皮下或肌内注射。

(3) 控制大出血或侵入性手术前预防大出血　皮下注射 $0.3\ \mu g/kg$,或将此剂量用 0.9% 氯化钠注射液 $50\sim100\ ml$ 稀释后于 $15\sim30\ min$ 内进行滴注。如已呈现疗效,可于 $6\sim12\ h$ 重用 $1\sim2$ 次,不过,重复给药可能使疗效降低。

3. 片剂

(1) 中枢性尿崩症　一次 $100\sim200\ \mu g$,3 次/日,口服,每天总剂量 $200\ \mu g\sim1.2\ mg$。

(2) 夜间遗尿症　首剂为 $200\ \mu g$,睡前服;如疗效不显,可加量至 $400\ \mu g$,连续服用 3 个月。

【用药须知】　1. 用药过量会增加水潴留和低钠血症的危险。对已出现低钠血症的患者,应停药、限制摄入量,伴有症状的患者,可滴注等渗或高渗氯化钠注射液。

2. 水钠潴留严重者可使用呋塞米利尿。

3. 鼻腔用药后,如黏膜出现瘢痕、水肿或其他病变时,应停用本品滴鼻剂。

4. 治疗遗尿症时,服药前 1 h 到服药后 8 h 内需限水;当用于诊断检查时,用药前 1 h 到用药后 8 h 内饮水量不得超过 $500\ ml$。

5. 用药期间,需要监测患者的尿量和尿渗透压,有些患者还应监测血浆渗透压。

【制剂】　① 注射液:$4\ \mu g/1\ ml$;$15\ \mu g/1\ ml$。② 注射剂(粉):$4\ \mu g$;$15\ \mu g$。③ 片剂:$100\ \mu g$;$200\ \mu g$。④ 鼻喷剂:50 喷,每喷 $10\ \mu g$。

【贮藏】　片剂密封置于干燥室温,其他剂型贮于 $2\sim8\ ℃$。

蛇毒血凝酶

(haemocoagulase)

本品是从中国尖吻蝮蛇属毒蛇、长白山尖吻蝮蛇或蝰蛇蛇毒中提取的酶类止血药。在我国注册上市的制剂有尖吻蝮蛇血凝酶、白眉蛇毒血凝酶和蛇毒血凝酶,虽来源于不同的蛇类,其药理作用基本相似,故合并叙述。

【药理作用】　本品含有类凝血酶,在 Ca^{2+} 存在下,能活化因子 V、Ⅶ 和 Ⅷ,并刺激血小板的凝集;类凝血酶在血小板因子 Ⅲ 存在下,可促使凝血酶原变成凝血酶。也可活化因子 V,并影响因子 X。动物实验结果显示,本品小剂量时表现为促凝作用。大剂量时表现为抗凝作用。

【体内过程】　本品静脉、肌肉、皮下及腹腔给药均能吸收。给药后 $5\sim30\ min$ 即可产生止血作用,作用可持续 $48\sim72\ h$。本品能与血浆蛋白结合,成为无活性的复合物,其代谢产物由肾脏缓慢排泄,需 $3\sim4\ d$ 才能全部消除。

【适应证】　本品可用于需减少出血或止血的各种医疗情况,如外科、内科、妇产科、眼科、耳鼻喉科、口腔科等临床科室的出血及出血性疾病;也可用来预防出血,如手术前用药,可避免或减少手术部位及手术后出血。

【不良反应】　不良反应发生率较低,偶见过敏样反应。如出现此类情况,可按一般抗过敏处理方法,给予抗组胺药和(或)糖皮质激素及对症治疗。

【禁忌与慎用】　除非紧急情况,妊娠期妇女不宜使用。

【剂量与用法】　静脉注射、肌内注射或皮下注射,也可局部用药。

1. 一般出血　成人 $1\sim2\ U$;儿童 $0.3\sim0.5\ U$。

2. 紧急出血　立即静脉注射 $0.25\sim0.5\ U$,同时肌内注射 $1\ U$。

3. 各类外科手术　术前一天晚肌内注射 $1\ U$,术前 1 h 肌内注射 $1\ U$,术前 15 min 静脉注射 $1\ U$,术后 3 d,每天肌内注射 $1\ U$。

4. 咯血　每 12 h 皮下注射 $1\ U$,必要时,开始时再加静脉注射 1 U,最好是加入 10 ml 的 0.9% 氯化钠注射液中,混合注射。

5. **异常出血** 剂量加倍,间隔 6 h 肌内注射 1 U,至出血完全停止。

【用药须知】 1. 动脉、大静脉受损的出血,必须及时外科手术处理。

2. 播散性血管内凝血(DIC)及血液病所致的出血不是本品的适应证。

3. 血中缺乏血小板或某些凝血因子(如凝血酶原)时,本品没有代偿作用,宜在补充血小板、缺乏的凝血因子或输注新鲜血液的基础上应用本品。

4. 在原发性纤溶系统亢进(如内分泌腺、癌症手术等)的情况下,本品宜与抗纤溶酶的药物联合应用。

5. 使用期间还应注意观察患者的出、凝血时间。

【制剂】 ① 注射剂(粉):1 U。② 注射液:1 U/1 ml。

【贮藏】 贮于 2~8 ℃。

血凝酶

(haemocoagulase atrox)

别名:立止血、立芷雪、Reptilase

本品是从巴西矛头蝮蛇(*Bothropsatrox atrox*)毒液中分离提纯得到的一种具有促凝血作用的成分。

【药理作用】 本品对血液具有凝血和止血双重作用,能使纤维蛋白原生成纤维蛋白单聚体,还能加速凝血酶形成,促进凝血过程。本品不被纤维蛋白吸附,也不受肝素和免疫型抗凝血酶的干扰或抑制。

【体内过程】 本品作用迅速,静脉给药 5~10 min 起效,持续 24 h,肌内注射或皮下给药 20~30 min 后起效,维持 48~60 h。局部使用可于用后 0.5~1 min 止血。

【适应证】 用于各种出血性疾病。

【不良反应】 1. 偶见荨麻疹、多汗、低血压、心率减慢和焦虑。

2. 上市后不良反应监测收集到以下不良事件。

(1) 全身性损害 过敏性休克、喉头水肿、过敏反应、寒战、面部水肿、发热、多汗等。

(2) 呼吸系统 呼吸困难、胸闷、呼吸急促等。

(3) 神经系统 头晕、头痛、肢体麻木、感觉异常等。

(4) 消化系统 恶心、呕吐、腹痛、腹泻、腹部不适等。

(5) 心血管系统 心悸、血压升高、心律失常等。

(6) 皮肤及附件 皮疹、瘙痒、红斑、潮红等。

(7) 血液系统 凝血障碍、血栓等。

(8) 用药部位 疼痛、瘙痒等。

【禁忌与慎用】 1. 血栓或栓塞性血管疾病患者禁用。

2. 除大出血外,妊娠期妇女不宜使用。

3. 弥散性血管内凝血的出血禁用。

4. 有血栓形成风险患者慎用。

【剂量与用法】 1. 紧急出血 可静脉注射 1~2 KU(克氏单位)。

2. 手术前预防出血 可在术前 5~30 min 静脉注射或肌内注射 1~2 KU。

3. 预防术后出血 在手术后每日肌内注射 1 KU,连用 3 d。

【用药须知】 1. 大、中动脉,大静脉受损的出血,必须首先经外科手术处理;弥漫性血管内凝血(DIC)导致的出血时慎用。

2. 血液中缺乏血小板或某些凝血因子时,宜在补充血小板、凝血因子或滴注新鲜血液的基础上应用。

3. 使用期间还应注意观察患者的出、凝血时间。

【制剂】 注射剂(粉):1 KU(Klobusitzky unit)。

【贮藏】 贮于 15 ℃。

注:本品过去也曾称为巴曲酶,2013 年开始国家食品药品监督管理局更改了其名称,以与巴曲酶(东菱克栓酶)进行区别。

重组聚乙二醇化凝血因子

(antihemophilic factor recombinant, pegylated)

别名:Adynovate

本品为重组的凝血因子Ⅷ与聚乙二醇的共价结合物。

【药理作用】 本品为凝血因子Ⅷ与聚乙二醇的结合物,进入人体后释放出凝血因子Ⅷ而起作用。本品较凝血因子Ⅷ的 $t_{1/2}$ 长。

【体内过程】 本品的药动学在 <18 岁和 ≥18 岁的患者有明显差异,具体见下表。

本品单次给药的药动学参数表（45 IU/kg）

药动学参数	12～<18 岁（n=8）	≥18 岁（n=18）
终末 $t_{1/2}$（h）	13.43±4.05	14.69±3.79
平均滞留时间（h）	17.96±5.49	20.27±5.23
Cl[ml/（kg·h）]	3.87±3.31（2.73＋0.93）	2.27±0.84
增量回收率[（IU/dl）/（IU/kg）]	2.12±0.60	2.66±0.68
AUC_{0-Inf}[（IU·h）/dl]	1642±752	2264±729
V_{SS}（dl/kg）	0.56±0.18	0.43±0.11
C_{max}（IU/dl）	95±25	122±29
T_{max}（h）	0.26±0.10	0.46±0.29

【适应证】　用于预防与控制≥12 岁甲型血友病患者的出血。

【不良反应】　临床试验中报告的不良反应为恶心、呕吐、头痛、潮红。

【妊娠期安全等级】　尚未对妊娠期妇女用药进行研究。

【禁忌与慎用】　1. 对本品任一成分过敏者禁用，对仓鼠蛋白过敏者禁用。

2. 本品是否经人乳汁分泌尚未明确，哺乳期妇女使用本品应权衡利弊且只有在有明确指征时方考虑使用。

3. ≤12 岁儿童用药的安全性及有效性尚未明确。

【药物相互作用】　目前尚无确切的相关研究数据。

【剂量与用法】　本品溶解后应在 3 h 内使用，应经 5 min 静脉注射。

1. 本品给药剂量以国际单位（IU）表示，1 IU 本品中凝血因子Ⅷ的活性与 1 ml 健康人血浆中凝血因子Ⅷ活性近似等价。

剂量和治疗时间根据因子Ⅷ缺乏的程度、出血的部位和程度及临床状态、年龄和因子Ⅷ的恢复情况而定。

2. 本品应按照下述公式进行计算给药剂量，但应注意计算结果以及推荐给药方案只是一个近似的数值，使用本品者应根据患者出血程度的不同实行个体化给药方案，并应进行必要的临床监测。持续测定凝血因子Ⅷ的活性以确保凝血因子Ⅷ达到并维持在期望值上。以下列出 2 个计算公式：

（1）本品需要量（IU）＝体重（kg）×期望凝血因子Ⅷ的增加值（正常值的％）×0.5（IU/kg 每 IU/dl）

（2）估计增加的凝血因子Ⅷ水平（％）＝总剂量本品的/体重（kg）×2（IU/kg 每 IU/dl）

3. 剂量调整

（1）轻度出血（如单纯性关节积血、浅表肌肉及软组织出血）　所需凝血因子Ⅷ活性水平为正常人的 20％～30％，剂量为 10～20 IU/kg，给药间隔时间为 12～24 h，直至出血停止。

（2）中度出血（如肌肉、软组织撕裂性出血、黏膜出血、拔牙时出血、血尿）　所需凝血因子Ⅷ活性水平为正常人的 30％～60％，剂量为 15～30 IU/kg，给药间隔时间为 12～24 h，直至出血停止。

（3）严重出血（如咽部、咽后部、腹膜后腔、中枢神经系统出血、手术出血）　所需凝血因子Ⅷ的活性水平为正常人的 60％～100％，给药间隔时间 8～24 h，直至出血停止。

（4）常规预防性用药　剂量为 30～50 IU/kg，每周 2 次注射，根据临床效应调整剂量。

4. 配制方法

（1）放置本品的冻干粉和稀释剂至室温。

（2）移去本品注射剂和稀释液瓶的塑料拉盖，暴露出中心部位的橡胶塞。

（3）用乙醇或其他消毒溶液擦拭后放干。

（4）从短端移去无菌双头针的保护套，刺入稀释液瓶中，避免漏气。快速从本品注射剂胶塞中心部位刺入注射器的长端。注意注射器的长端一定要对准本品注射剂的瓶壁，以减少泡沫产生，由于抽真空作用，稀释液会被吸入到本品注射剂瓶中。

（5）一旦稀释液转移完毕，移除注射器长端时，要丢弃针头及稀释液。轻轻转动本品注射剂瓶予以溶解。

【用药须知】　1. 患者用药期间应密切注意超敏反应的症状和体征，尤其是在给药初期。初期应在适合的医疗环境中进行注射（前 10～20 次），一旦出现严重过敏反应立即施救，如出现过敏反应先兆或发生过敏反应，应立即停药并进行必要的治疗。曾出现过超敏反应的患者应考虑是否有凝血因子Ⅷ抑制存在。本品含有微量仓鼠蛋白，患者应用本品后可能对这些非人的哺乳动物蛋白产生的超敏反应。

2. 患者在使用凝血因子Ⅷ制剂期间，体内会产生凝血因子Ⅷ抑制(IgG抗体)。如果给予治疗剂量的药物后仍没有达到凝血因子Ⅷ水平的期望值或仍出血不止,应推测可能有中和抗体存在,并进行实验室检查,以确定其是否存在抗体。

【制剂】 注射剂(冻干粉):250 IU;500 IU;1000 IU;2000 IU。

【贮藏】 贮于2~8℃,室温下储存不可超过1个月。不可冷冻以免损坏稀释剂。

重组抗血友病因子(无血浆/蛋白)
(antihemophilic factor recombinant)

别名:Advate。

本品采用重组DNA技术由中国仓鼠卵巢细胞生产的糖蛋白,含2332个氨基酸,分子量280 kDa。本品经色谱柱和免疫亲和柱层析纯化后得到的无血浆、蛋白产品。

【药理作用】 本品可补充缺失的因子Ⅷ。

【体内过程】 本品的药动学参数见下表。

【适应证】 用于治疗和预防甲型血友病患者的出血。

【不良反应】 1. 临床试验中发现的不良反应包括发热、头痛、咳嗽、鼻咽炎、呕吐、关节痛、肢体受伤、上呼吸道感染、腹泻、恶心、皮疹、耳部感染、鼻漏、操作性疼痛。

2. 上市后报告的不良反应包括过敏反应、寒战、疲乏、胸痛或不适、治疗效果降低、产生因子Ⅷ抑制物。

【妊娠期安全等级】 C。

【禁忌与慎用】 1. 对本品过敏者禁用。

2. 对仓鼠蛋白过敏者禁用。

【剂量与用法】 1. 本品及附带的溶剂临用前放置至室温后,用附带的溶剂溶解本品后经≤5 min静脉滴注。给药剂量必须参照体重、出血的严重程度等因素。下列公式可用于计算剂量:

本品需要量(IU)=体重(kg)×希望因子Ⅷ增加的%×0.5(IU/kg 每 IU/dl)

2. 轻度出血(表面出血、早期出血、关节出血)10~20 IU/kg,将因子Ⅷ水平提高到正常水平的20%~40%,每12~24 h重复上述剂量,用1~3 d,直至充分止血。

3. 中度出血(肌肉出血、口腔出血、创伤出血)需将因子Ⅷ水平提高到正常水平的30%~60%,通常首次剂量15~30 IU/kg。如需要,每隔12~24 h重复给予上述剂量,连用3 d。

4. 大出血(颅内出血、腹内出血、胃肠道及中枢神经系统出血或重要器官如颈、喉、腹膜后,髂腰肌附近的出血) 需将因子Ⅷ水平提高到正常水平的60%~100%,通常首次剂量30~50 IU/kg。如需要,每8~24 h重复给予上述剂量。

5. 小手术(包括拔牙) 需将因子Ⅷ水平提高到正常水平的60%~100%。通常在术前按1 h快速静脉滴注,对于牙科操作,可能要同时给予其他治疗。

6. 大手术 需将因子Ⅷ水平提高到正常水平的100%左右。术前给予50 IU/kg,确保因子Ⅷ水平提高到正常水平的100%左右,如需要每6~12 h重复上述剂量,直至术后10~14 d,完全止血。

7. 常规预防 20~40 IU/kg,每隔1天1次,根据出血的情况调整剂量。

【用药须知】 1. 本品对于因缺乏因子Ⅸ所致的乙型血友病,或因缺乏因子Ⅺ所致的丙型血友病均无疗效,故在用前应确诊患者系甲型血友病患者,方可使用本品。

本品的药动学参数(平均数±SD)

药动学参数	婴儿(n=3)(1个月~<2岁)	幼儿(n=8)(2~<5岁)	儿童(n=13)(5~<12岁)	青少年(n=27)(12~<16岁)	成年人(n=20)
AUC(IU·h/dl)	1385±476	1545±616	1282±509	1447±528	1644±338
C_{max}(IU/dl)	98.0±10.5	104.6±34.5	111.8±25.7	113.3±21.7	128±28
MRT(h)	11.6±3.0	12.8±2.3	13.1±3.5	15.0±5.6	15.81±5.91
CL(dl·kg)/h	0.039±0.015	0.038±0.016	0.044±0.012	0.038±0.012	0.03±0.01
$t_{1/2}$(h)	8.86±1.78	10.27±1.94	10.89±1.60	11.70±3.72	12.03±4.15
V_{ss}(dl/kg)	0.43±0.08	0.46±0.12	0.54±0.07	0.53±0.08	0.44±0.10
回收率[(IU/dl)/(IU/kg)]	1.96±0.21	2.05±0.62	2.21±0.44	2.26±0.42	2.57±0.53

2. 本品不得用于静脉以外的注射途径。

3. 本品一旦被溶解后应立即使用。未用完部分必须弃去。

4. 请勿使用超过有效期限的产品。如在配制时发现制剂瓶已失去真空度，不得使用。

【制剂】　注射剂（冻干粉）：250 IU；500 IU；1000 IU；1500 IU；2000 IU；3000 IU；4000 IU。

【贮藏】　贮于 2～8 ℃。不能冷冻。室温下可贮存 6 个月。

重组聚乙二醇抗血友病因子
(antihemophilic factor recombinant)

别名：Adynovate。

本品是重组人凝血因子Ⅷ与 1 或 2 分子的聚乙二醇共价结合物，本品的药理作用来自于重组人凝血因子Ⅷ，本品的效价以因子Ⅷ的国际单位标示。

【药理作用】　本品可补充缺失的因子Ⅷ，聚乙二醇化后可延长因子Ⅷ的 $t_{1/2}$。

【体内过程】　本品的药动学参数见下表。

【适应证】　用于治疗和预防 12 岁以上甲型血友病患者的出血。

【不良反应】　1. 临床试验中发现的不良反应包括头痛、腹泻、恶心、潮红。

2. 上市后报告的不良反应包括过敏反应、寒战、疲乏、胸痛或不适、治疗效果降低、产生因子Ⅷ抑制物。

【禁忌与慎用】　1. 对本品及其辅料过敏者禁用

2. 对仓鼠蛋白过敏者禁用。

3. 妊娠期妇女只有明确需要时方可使用。

4. 尚未明确本品是否可经乳汁分泌，哺乳期妇女应权衡利弊后使用。

5. <12 岁的儿童患者的安全性及有效性尚未明确。

【剂量与用法】　1. 本品及附带的溶剂临用前放置至室温后，用附带的溶剂溶解本品后经≤5 min 静脉滴注。给药剂量必须参照体重、出血的严重程度等因素。下列公式可用于计算剂量：

本品需要量(IU)＝体重(kg)×希望因子Ⅷ增加的%×0.5(IU/kg 每 IU/dl)

2. 轻度出血（表面出血、早期出血、关节出血）10～20 IU/kg，将因子Ⅷ水平提高到正常水平的 20%～40%，每 12～24 h 重复上述剂量，直至充分止血。

3. 中度出血（肌肉出血、口腔出血、创伤出血）需将因子Ⅷ水平提高到正常水平的 30%～60%，通常首次剂量 15～30 IU/kg。如需要，每隔 12～24 h 重复给予上述剂量，直至充分止血。

4. 大出血（颅内出血、腹内出血、胃肠道及中枢神经系统出血或重要器官如颈、喉、腹膜后、髂腰肌附近的出血）　需将因子Ⅷ水平提高到正常水平的 60%～100%，通常首次剂量 30～50 IU/kg。如需要，每 8～24 h 重复给予上述剂量。

5. 小手术（包括拔牙）　需将因子Ⅷ水平提高到正常水平的 60%～100%。通常在术前按 1 h 快速静脉滴注，对于牙科操作，可能要同时给予其他治疗。

6. 常规预防　40～50 IU/kg，每周 2 次，根据出血的情况调整剂量。

【用药须知】　1. 本品对于因缺乏因子Ⅸ所致的乙型血友病，或因缺乏因子Ⅺ所致的丙型血友病均无疗效，故在用前应确诊患者系甲型血友病患者，方可使用本品。

2. 本品不得用于静脉以外的注射途径。

3. 重组因子Ⅷ有导致超敏反应的报道，本品的有效成分亦为因子Ⅷ，可能会导致超敏反应，滴注时应准备好抢救设备和药品。

4. 给予本品后，患者可能会产生因子Ⅷ的中和抗体，如果患者的因子Ⅷ水平未达到预期水平或出血未能控制，应检测体内是否有因子Ⅷ抑制物。

本品的药动学参数（平均数±SD）

药动学参数	青少年(n＝8)(12～<18 岁)	成年人(n＝18)
AUC(IU·h/dl)	1642±752	2264±729
C_{max}(IU/dl)	95±25	122±29
MRT(h)	17.96±5.49	20.27±5.23
CL(dl·kg)/h	3.87±3.31(2.73＋0.93)	2.27±0.84
$t_{1/2}$(h)	13.43±4.05	14.69±3.79
Vss(dl/kg)	0.56±0.18	0.43±0.11
回收率[(IU/dl)/(IU/kg)]	2.12±0.60	2.66±0.68
T_{max}(h)	0.26±0.10	0.46±0.29

【制剂】　注射剂（冻干粉）：250 IU；500 IU；1000 IU；2000 IU。

【贮藏】　贮于 2～8 ℃。不能冷冻。室温下不超过 30 ℃可保存 1 个月。

人源性抗血友病因子-抗血管性 血友病因子复合物
(human antihemophilic factor and von willebrand factor complex)

别名：Alphanate

本品为人源性 F Ⅷ（AHF）和抗血管性血友病因子（VWF）复合物。

【理化性状】　本品系由人血浆经低温沉淀 FⅧ、肝素耦合和琼脂糖交联技术纯化、病毒灭活制备而成的 FⅧ：C 和 VWF 的浓缩复合物。本品含有白蛋白作为稳定剂，不含防腐剂。

1 IU 的 F Ⅷ 或 1 IU 的 VWF：RCo 与 1 ml 新鲜混合人血浆中 F Ⅷ 或 VWF：RCo 的活性相当。

【药理作用】　本品含有抗血友病因子（FⅧ）和 VWF。FⅧ是凝血因子 Ⅹ 激活进而形成凝血酶和纤维蛋白原所必须的辅助因子。VWF 可促进血小板在受损的血管内皮聚集、吸附，同时也作为载体蛋白有稳定 FⅧ 的作用。

【体内过程】　1. 甲型血友病　临床研究显示，12 例成年重度甲型血友病患者使用本品，FⅧ 的 $t_{1/2}$ 为（17.9±9.6）h。静脉注射后 10 min，96.7±14.5%患者体内 FⅧ 恢复至正常水平，静脉注射 1 IU/kg 的 FⅧ 可使血浆中 FⅧ 水平增加（2.4±0.4）IU/dl。

2. VWD

（1）一项交叉研究显示，14 例非出血性 VWD 患者使用本品，剂量为 60 IU VWF：RCo/kg（18 岁以下患者为 75 IU VWF：RCo/kg）。静脉注射后 15 min，血浆中 VWF：RCo 从基线的平均 10 IU/dl（范围 10～27 IU/dl）增至 206 IU/dl（范围 87～440 IU/dl）。

FⅧ：C 从平均 5 IU/dl（范围 2～114 IU/dl）增至 206 IU/dl（范围 110～421 IU/dl）。静脉注射前出血时间平均为 30 min［平均（28.8±4.41）min；范围 13.5～30 min］，静脉注射后 1 h 时缩短为 10.38 min（平均 10.4±3.2 min；范围 6～16 min）。

（2）静脉注射本品后，VWF：RCo，FⅧ：C 和 VWF：Ag 平均 $t_{1/2}$ 分别为 6.91 h（范围 3.8～16.22 h），20.92 h（范围 7.19～32.2 h）和 12.8 h（范围 10.34～17.45 h）。VWF：RCo 平均增量回收率为 3.12（IU/dl）/（IU/kg）［范围 1.28～5.73（IU/dl）/（IU/kg）］，F Ⅷ：C 平均增量回收率为 1.95（IU/dl）/（IU/kg）［范围 1.33～3.32（IU/dl）/（IU/kg）］。VWD 患者药动学数据见下表。

【适应证】　1. 用于治疗和预防成人或儿童甲型血友病患者因 FⅧ 缺乏导致的出血和手术处置期间的出血。

2. 治疗和预防使用去氨加压素（DDAVP）无效或有禁忌证的成人或儿童 VWD 患者进行手术和（或）侵入性操作时的过多出血，但不包括进行较大手术期间的严重 VWD（3 型）患者。

【不良反应】　1. 严重的不良反应包括过敏反应或超敏反应，VWD 患者使用本品曾发生血栓性事件。

2. 本品导致的不良反应多为轻至中度，最常见的不良反应（＞1%）为瘙痒、头痛、腰痛、感觉异常、呼吸困难、面部水肿、疼痛、皮疹和恶寒。曾报道发生 1 例肺栓塞，评定结果为可能相关。

3. 上市后报道的最常见的不良反应包括过敏反应或超敏反应、恶心、发热、关节痛、疲劳和静脉注射部位疼痛。

【妊娠期危险等级】　C。

【禁忌与慎用】　1. 对本品及附加剂过敏者禁用。

2. 目前尚无本品对动物生殖影响的研究数据，对妊娠期妇女的影响也尚不明确，如必须使用应权衡利弊。

3. 尚未明确本品是否可分泌到乳汁中，哺乳期妇女慎用。如确需使用，应选择停止哺乳。

VWD 患者的药动学数据

参数		血浆 VWF：RCo（平均值±标准差）	血浆 FⅧ：C（平均值±标准差）	血浆 VWF：Ag（平均值±标准差）
受试者		14	14	14
血浆平均水平（IU/dl）	基线	11.86±4.97	21.00±33.83	—
	静脉注射后 15 min	215.50±101.70	215.29±94.26	—
$t_{1/2}$（h）		7.67±3.32	21.58±7.79	13.06±2.20
体内增量回收率（IU/dl）/（IU/kg）		3.29±1.46	2.13±0.58	—

4. 目前尚无老年患者使用本品的研究数据,如必须使用应权衡利弊。

【药物相互作用】　无相关资料。

【剂量与用法】　1. 治疗和预防甲型血友病患者出血和手术期间及术后大量出血　根据 FⅧ 的缺乏程度、出血部位和范围、是否存在抑制物和患者的临床状况来确定剂量和疗程。依据预期的初始治疗反应来计算剂量和频率,即给予 1 IU FⅧ:C/kg 可使 FⅧ:C 水平增加正常值的 2%。体内预期 FⅧ 峰浓度增加值以 IU/dl(或%正常值)表示,可通过以下公式进行估算。

剂量(IU)= 体重(kg)× 需增加的 FⅧ 水平(IU/dl 或正常值的%)×0.5 或

IU/dl(或正常值的%)= 总剂量(IU)/体重(kg)×2

根据患者的临床反应进行剂量滴定和调整给药频率,包括个体需求、缺乏程度、出血的严重程度、是否存在抑制物和所需的 FⅧ 水平。患者的药动学和临床反应可能存在个体差异。用药方案详见下表,所需的剂量应使 FⅧ 水平维持或高于表中值。

甲型血友病用药方案

出血类型	需增加的 FⅧ 水平(正常值的%)	剂量(IU/kg)	频率(h)	疗程(d)
轻度 　大范围的瘀青 　明显的割伤或刮伤 　非复杂性的关节出血	30	15	12(一日 2 次)	直至出血停止和伤口愈合(1～2 d)
中度 　鼻、口和牙龈出血 　拔牙 　血尿	50	25	12(一日 2 次)	直至复原(平均 2～7 d)
重度 　关节出血 　肌肉出血 　大的创伤 　血尿 　颅内和腹膜内出血	80～100	起始量:40～50 维持量:25	12(一日 2 次)	直至复原(至少 3～5 d,最多 10 d) 颅内出血可能需要预防治疗长达 6 m
手术	术前:80～100 术后:60～100	40～50 30～50	12(一日 2 次)	术前 7～10 d,或直至伤口愈合

注:①需定期监测 FⅧ 水平以评估患者对该给药方案的反应;②如果患者的反应较预期低或高,半衰期缩短或延长,给药剂量和频率应予以相应调整;③经适当的剂量计算,如果血浆 FⅧ:C 水平仍未达到预期值,或者出血未能控制,可能预示出现抑制物(FⅧ:C 抗体)。通过适当的方法可对抑制物水平定量检测。如出现这些情况治疗应个体化。

2. 治疗和预防 VWD 患者手术期间、术后或侵入性操作时的过多出血　根据 VWF 的缺乏程度、出血部位和范围以及患者的临床状况来确定剂量和疗程。大手术或发生危及生命的出血时慎重的选择替代疗法尤为重要。

体内 VWF:RCo 增量回收率平均为 3.12 (IU/dl)/(IU/kg)[平均 3.29 ± 1.46 (IU/dl)/(IU/kg);范围:1.28～5.73(IU/dl)/(IU/kg)];FⅧ:C 增量回收率平均为 1.95(IU/dl)/(IU/kg)[平均(2.13 ± 0.58)(IU/dl)/(IU/kg);范围:1.33～3.32(IU/dl)/(IU/kg)]。

VWD 患者小手术/出血时的用药方案(进行大手术的 3 型 VWD 患者除外)

参数	VWF:RCO	FⅧ:C 活性水平目标值
术前或操作前剂量	成人:60 IU VWF:RCo/kg 儿童:75 IU VWF:RCo/kg	40～50 IU/dl
维持量	成人:40～60 IU VWF:RCo/kg,8～12 h 给药一次,视临床需求用药 1～3 d 儿童:50～75 IU VWF:RCo/kg,8～12 h 给药一次,视临床需求用药 1～3 d	40～50 IU/dl
治疗目标(谷值)	> 50 IU/dl	> 50 IU/dl
安全性监测	峰浓度和谷浓度每天至少监测一次	峰浓度和谷浓度每天至少监测一次
安全指标	不超过 150 IU/dl	不超过 150 IU/dl

续表

参数	VWF:RCO	FⅧ:C活性水平目标值
	大手术/出血	
术前或操作前剂量	成人:60 IU VWF:RCo/kg 儿童:75 IU VWF:RCo/kg	100 IU/dl
维持量	成人:40～60 IU VWF:RCo/kg,8～12 h给药一次,视临床需求用药 3～7 d 儿童:50～75 IU VWF:RCo/kg,8～12 h给药一次,视临床需求用药 3～7 d	100 IU/dl
治疗目标(谷值)	>50 IU/dl	>50 IU/dl
安全性监测	峰浓度和谷浓度每天至少监测一次	峰浓度和谷浓度每天至少监测一次
安全指标	不超过 150 IU/dl	不超过 150 IU/dl

3. 本品应使用本品附带的(灭菌注射用水)溶解后静脉注射。

【用药须知】 1. 本品应在有治疗血友病经验的医师指导下使用。

2. 本品和稀释剂(灭菌注射用水)应达到室温(不超过 37 ℃)条件下方可进行配制。

3. 配制药品时注意无菌操作。溶解时轻轻转动本品,请勿振摇。

4. 严格按照上述程序操作,偶尔会残留少量微粒。附带的二合一连接装置会滤掉这些微粒,且活性不会减低。

5. 溶解后请勿再置于冰箱中,注射前室温放置即可(不超过 30 ℃)。本品溶解后请在 3 h 内尽快使用。

6. 注射前检查有无颗粒物或颜色改变,如有则不可使用。

7. 快速静脉注射本品可导致血管收缩,给药速度不可超过 10 ml/min。

8. 如果有过敏性疾病或对任何含有凝血因子Ⅷ制剂、动物蛋白、天然橡胶或乳胶过敏请告知医师或药师。

9. 本品含有血型特异性凝集素,当 A、B 或 AB 血型者大量和(或)频繁使用本品时,注意监测是否存在血管内溶血和血细胞比容降低的征兆,曾有发生急性溶血性贫血、出血倾向增加或高纤维蛋白原血症的报道,通常停药后会好转,如果停药后这些症状继续恶化应考虑替代治疗。

10. 曾有 VWD 患者使用含有 AHF 或 VWD 因子复合物时发生血栓性事件的报道,尤其是具有发生血栓危险因素的患者,这些危险因素包括但不限于老年、血栓性事件病史、代谢综合征、癌症、手术、口服避孕药和激素治疗、糖尿病、高血压、高脂血症、吸烟和怀孕。用药期间应注意监测血浆中 VWF:RCo 和 FⅧ活性水平,防止其活性水平过高(超过

150 IU/dl)以增加血栓性事件的风险。

11. 部分患者使用含有 FⅧ制剂后会产生抗体(抑制物),因此,使用本品时应注意观察和监测是否出现 FⅧ和 VWF 抑制物。如果给予预期剂量的本品出血仍未停止应采取适当的方法检测 FⅧ和(或)VWF 抑制物的含量。

12. 本品是从人血浆中提取,虽经严格的供血者筛选、病毒检测、制备过程中的病毒灭活和去除,但理论上仍存在经本品传染病毒性疾病的风险。

【制剂】 注射液(粉,以含 FⅧ 的国际单位标示): 250 IU/5 ml; 500 IU/5 ml; 1000 IU/10 ml; 1500 IU/1 ml;2000 IU/10 ml。

【贮藏】 贮于 25 ℃以下。不可冷冻。

13.3.2 抗纤维蛋白溶解药

氨甲环酸

(tranexamic acid)

别名:止血环酸、凝血酸、抗血纤溶环酸、反对氨甲基环己酸、Cyklokapron

本品为抗纤维蛋白溶解药。

【CAS】 1197-18-8

【ATC】 B02AA02

【理化性状】 1. 本品为白色结晶性粉末。易溶于水和冰醋酸;几乎不溶于乙醇和丙酮。5％水溶液的 pH 值为 7.0～8.0。

2. 化学名:*trans*-4-(Aminomethyl)cyClohexane-carboxylic acid

3. 分子式:$C_8H_{15}NO_2$

4. 分子量:157.2

5. 结构式

6. 配伍禁忌:本品与青霉素不能配伍。

【药理作用】　本品通过抑制纤溶酶原激活因子使纤溶酶原不能转变成纤溶酶，从而抑制纤维蛋白溶解，达到止血目的。本品对纤溶酶的直接抑制作用不强。临床用于纤维蛋白溶解亢进引起的出血。对慢性渗血的效果较好。当纤维蛋白溶解亢进所致出血与血栓同时存在时应慎用，如对弥散性血管内凝血过程中的继发出血，早期禁用，后期在应用足量肝素的情况下始可适当使用，但剂量不宜过大。

【体内过程】　口服易吸收，3 h 可达血药峰值。生物利用度为 30%～50%。广泛分布全身，蛋白结合率很低。口服剂量的 40%，静脉注射剂量的 90% 以原药随尿液排出。$t_{1/2}$ 为 1～3 h。可透过胎盘，并进入乳汁中。

【适应证】　1. 用于治疗纤溶亢进所致的出血，如外科大手术出血、妇产科出血、癌症出血、血尿等。

2. 用于治疗尿激酶使用过量所致的出血。

3. 还可用于预防遗传性血管神经性水肿。

【不良反应】　1. 可出现腹泻、头晕、恶心、皮疹、乏力和肌肉痛等。

2. 静脉注射过快可引起低血压、心动过缓。

3. 过量使用时可产生血栓，诱发肾小球毛细血管栓塞、脑栓塞或心肌梗死等。

【妊娠期安全等级】　B。

【禁忌与慎用】　1. 对本品过敏者、有栓塞性血管疾病史者禁用。

2. 有血栓形成倾向的患者慎用。

3. 肾功能不全患者应减量慎用。

4. 妊娠期妇女只有明确需要时方可使用。

5. 本品可通过乳汁分泌，哺乳期妇女使用时应停止哺乳。

【药物相互作用】　1. 正在接受抗纤溶治疗的患者不应同时使用止血药物。

2. 与雌激素或口服避孕药合用可能增加发生血栓形成的可能性。

【剂量与用法】　1. 口服　0.5～1.5 g，2～3 次/日。

2. 静脉滴注　一般成人一次 0.25～0.5 g，必要时可 1～2 g/d，分 1～2 次给药。根据年龄和症状可适当增减剂量。

【用药须知】　本品对蛛网膜下腔出血和颅内动脉瘤出血的止血作用优于其他抗纤溶药。

【临床新用途】　1. 呼吸道感染　口服 0.5 g，3 次/日，并停用其他药物，2 周后咳嗽、痰多、黏膜充血等症状减轻。

2. 过敏性皮肤病　口服 1 g，4 次/日，可使荨麻疹发作次数减少，症状减轻。

3. 系统性红斑狼疮　口服 0.5 g，3 次/日。

4. 血管神经性水肿　口服 1.5～2 g，分 3～4 次服。

5. 复发性胎盘早期剥离　一次 1 g，静脉滴注，每 4 h 一次，出血停止后，改为口服维持，直至分娩。

6. 黄褐斑　口服 0.5 g，3 次/日，60 d 一疗程。

【制剂】　①片剂：0.125 g；0.25 g；0.5 g。②注射液：0.1 g/2 ml；0.5 g/5 ml；0.2 g/2 ml；1 g/10 ml。③胶囊剂：0.25 g。④大容量注射液：100 ml 含氨甲环酸 0.5 g 与氯化钠 0.85 g；100 ml 含氨甲环酸 1 g 与氯化钠 0.68 g。

【贮藏】　密封、遮光保存。

氨基己酸
(aminocaproic acid)

别名：氨己酸、抗血纤溶酸、6-氨基己酸、Afibrin、6-Aminohexanoicacid、Amicar

本品属抗纤维蛋白溶解药。

【CAS】　60-32-2

【ATC】　B02AA01

【理化性状】　1. 本品为精细、白色、无臭或几乎无臭的结晶性粉末。易溶于水，微溶于甲醇、乙醇；几乎不溶于三氯甲烷和乙醚；易溶于酸和碱溶液。石蕊试纸显示其水溶液呈中性。

2. 化学名：6-Amino-hexanoic acid

3. 分子式：$C_6H_{13}NO_2$

4. 分子量：131.2

5. 结构式

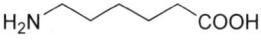

H_2N〜〜〜COOH

【药理作用】　本品可抑制纤维蛋白溶酶原的激活因子（组织激活因子、尿激酶等），使纤维蛋白溶酶原不能转变为纤维蛋白溶酶，从而抑制纤维蛋白溶解，产生止血作用。

【体内过程】　本品口服后迅速被吸收而且完全，1～2 h 可达血药峰值（130 μg/ml）。生物利用度为 80%。本品可分布于血管内外间隙，迅速透入细胞，透过胎盘。本品在血中呈游离状态，不与血浆蛋白结合。本品在体内停留时间短，不被代谢，$t_{1/2}$ 为 61～102 min。在给药后 12 h 内有 40%～60% 以原药随尿液排出。

【适应证】　1. 用于纤维蛋白溶解功能亢进所引起的富有纤溶酶原激活物的前列腺、尿道、肺、肝、胰、脑、子宫、肾上腺和甲状腺的外伤或手术后出血。

2. 术前用药可防止上述脏器术中和术后的渗血。

3. 本品合用肝素可用于弥散性血管内凝血（DIC）的晚期，以阻止继发纤溶亢进症。

4. 本品对一般慢性渗血疗效较好，对伤口大出血或癌肿出血则无止血作用。

【不良反应】 1. 剂量过大易引起恶心、呕吐、腹泻、头痛、头晕、耳鸣、鼻塞、皮疹，严重者可致肾脏受损。

2. 快速静脉注射可出现低血压、心动过缓和心律失常。

【妊娠期安全等级】 C。

【禁忌与慎用】 1. 对本品过敏者禁用。

2. 本品经肾排出，且能抑制尿激酶，可引起血凝块造成泌尿道阻塞，因此，泌尿道手术后出现血尿的患者慎用。

3. 有血栓形成倾向或既往有血管栓塞史者慎用。

4. 妊娠期妇女只有明确需要时方可使用。

5. 尚未明确本品是否可通过乳汁分泌，哺乳期妇女慎用。

6. 儿童的安全性及有效性尚未确定。

【剂量与用法】 1. 口服 成人常用 2 g，儿童可给予 0.1 g/kg，3～4 次/日，连用 7～10 d，或更长。

2. 静脉滴注 成人开始给予 4～6 g，加入 5% 或 10% 葡萄糖注射液，或 0.9% 氯化钠注射液 100 ml 中，于 15～30 min 左右输完，维持量为 1 g/h，直至出血停止。24 h 内总用量以不超过 20 g 为宜。

3. 局部给药 术后膀胱出血可用 0.5% 本品溶液冲洗膀胱。拔牙后可用 10% 本品溶液漱口，或用棉球蘸药液填塞伤口。

【用药须知】 1. 由于本品疗效较弱，维持时间较短，且不良反应较多，近几年来，临床多换用同类其他药品。

2. 本品不能阻止小动脉出血，手术中仍应以结扎为主。

【制剂】 ①片剂：0.5 g。②注射液：2 g/10 ml；4 g/20 ml。

【贮藏】 密封、遮光贮存。

氨甲苯酸
(aminomethylbenzoic acid)

别名：对羧基苄胺、止血芳酸、抗血纤溶芳酸、Pamba、Gumbix

【CAS】 56-91-7

【ATC】 B02AA03

【理化性状】 1. 化学名：4-Aminomethylbenzoic acid

2. 分子式：$C_8H_9NO_2$

3. 分子量：151.2

4. 结构式

【药理作用】 参见氨基己酸。其止血作用较之强 5 倍。排泄慢，毒性较低，不易形成血栓。

【体内过程】 口服本品后 3 h 可达峰。吸收率 67%。$t_{1/2}$ 约为 1 h。静脉注射后血药浓度可维持 3～5 h。广泛分布，以肾、肝、心为主。不易透过血-脑屏障，可透过胎盘。

【适应证】【不良反应】【妊娠期安全等级】【禁忌与慎用】【药物相互作用】 参见氨基己酸。

【剂量与用法】 1. 口服 0.25～0.5 g，最大日剂量为 2 g。

2. 静脉注射 0.1～0.2 g，最大日剂量为 0.6 g。应缓慢静脉注射。

【临床新用途】 1. 口周皮炎 本品 150 mg 稀释于 20 ml 0.9% 氯化钠注射液中（如有脓包，加庆大霉素 32 万 IU），以消毒纱布浸湿后局部湿敷，2 次/日，2 周一疗程。

2. 慢性荨麻疹 本品 100 mg，加入 50% 葡萄糖注射液 20 ml 中，静脉注射，1 次/日，特非那定，60 mg，口服，2 次/日，10 d 一疗程。

【制剂】 ①片剂：0.25 g。②注射液：0.05 g/5 ml；0.1 g/10 ml。

【贮藏】 密封、遮光贮存。

抑肽酶
(aprotinin)

别名：抑胰肽酶、Trasylol、Antagosan、Pantinol

本品列为止血药，属于多肽。2007 年曾在世界范围内暂停使用，2012 年欧洲医管局恢复其使用。

【CAS】 9087-70-1

【ATC】 B02AB01

【理化性状】 1. 本品为由 58 个氨基酸残基组成的多肽，具有可以化学计量的比例抑制个别蛋白水解酶，如糜蛋白酶、血管舒缓素、纤溶酶及胰蛋白酶活性的作用。本品由牛组织获得，通过一定的步骤进行纯化，以原液及冻干粉末的形式贮藏。本品效能不低于 3 USP 单位/mg，以干燥物为参照计算。

2. 分子式：$C_{284}H_{432}N_{84}O_{79}S_7$

3. 分子量：6511.5

4. 配伍禁忌：据报道，抑肽酶与肾上腺皮质激素、肝素、四环素及含有氨基酸和脂肪乳的营养液不可配伍。

【用药警戒】 本品可导致严重的过敏反应,可致命,即使在首次使用本品的患者中也会发生。应在有抢救设备和人员的医疗机构使用本品。使用前须权衡使用本品的利弊。

【药理作用】 本品具有广谱蛋白酶抑制作用,能抑制多种蛋白分解酶,包括糜蛋白酶、胰蛋白酶和胰激肽原酶即血管舒缓素(kallidinogenase)。它还能抑制纤溶酶和纤溶酶原激活因子。

【体内过程】 本品进入胃肠道即失活,故不应作口服用。以降解产物随尿液排出,终末 $t_{1/2}$ 为 $7\sim10$ h。

【适应证】 1. 用于治疗急性胰腺炎。

2. 用于防治纤维蛋白溶解亢进所致的出血。

3. 用于心脏外科手术。

4. 用于预防术后肠粘连。

【不良反应】 1. 不良反应较轻,注射过快时,可出现恶心、呕吐、腹泻、多汗、肌肉痛和血压变化。

2. 偶见变态反应,红斑、荨麻疹和支气管痉挛,血栓性静脉炎。

【妊娠期安全等级】 B。

【禁忌与慎用】 1. 对本品过敏者禁用。

2. 有过敏病史者慎用。

3. 尚未明确本品是否可经乳汁分泌,哺乳期妇女慎用。

4. 儿童的安全性及有效性尚未确定。

【药物相互作用】 1. 本品可加强神经肌肉阻滞药的作用。

2. 与皮质激素、肝素、四环素、β-内酰胺类抗生素、氨基酸输液、脂肪乳剂均有配伍禁忌。

【剂量与用法】 1. 过敏反应试验 临用前,将本品溶于 5% 葡萄糖注射液使成每 1 ml 含 1.4 单位的溶液,静脉注射 1 ml,严密观察 15 min,如果发生过敏反应,则不能使用。

2. 在体外循环前将本品 $1680\sim2800$ 单位(小儿 $840\sim1120$ 单位)全量一次性加入预充液中。

3. 纤维蛋白溶解而引起的出血 一日 $44.8\sim67.2$ 单位,病情减轻后减为一日 $11.2\sim22.4$ 单位。

4. 预防出血 于手术前一日开始,一日注射 11.2 单位。

5. 防止术后肠粘连 手术切口闭合前,直接注入腹腔 $11.2\sim28$ 单位,切勿与伤口接触。

【用药须知】

1. 国内与国外的剂量单位不同,国内采用单位(U),而国外采用 KIU,1 单位(U)=1800 KIU,在使用时应注意,两者差别巨大。

2. 2007 年 11 月美国、加拿大及欧盟相继停止销售本品,12 月国家食品药品监督管理总局决定暂停本品在我国的销售和使用。但 2012 年 2 月 17 日欧洲药品管理局(EMA)根据临床实验的结果,认为本品的益处大于风险,建议恢复上市。

3. 本品可导致严重的过敏反应,使用过程中必须做好抢救准备。

【制剂】 ①注射剂(粉):28 U;56 U;112 U;,278 U。②注射液:139 U/20 ml。③大容量注射液:100 ml 含 556 U 抑肽酶与 0.9 g 氯化钠;200 ml 含 1112 U 抑肽酶与 1.8 g 氯化钠。

【贮藏】 贮于 20 ℃。

纤维蛋白原浓缩物(人源性)
(fibrinogen concentrate)

别名:RiaSTAP

本品为静脉注射用纤维蛋白原浓缩液的冻干粉,提取自健康人血浆。

【用药警戒】 本品可导致严重过敏反应及心肌梗死。用药期间应进行监测,一旦出现早期症状立即停药。

【药理作用】 在凝血过程中,凝血酶裂解 α 和 β 链释放出纤维蛋白肽 A 和 B。纤维蛋白肽 A 迅速分离,留下可溶性纤维蛋白原单体(纤维蛋白单体 I)。纤维蛋白肽 B 较慢的形成纤维蛋白单体 Ⅱ,纤维蛋白单体 Ⅱ 被纤维蛋白单体聚集后有聚合能力。在钙离子存在下纤维蛋白稳定,能被因子 XⅢ 活化,因子 XⅢa 诱导的纤维蛋白聚合物交叉连接导致纤维蛋白凝块更具有弹性和对纤维蛋白溶解有抵抗性。交叉连接纤维蛋白是凝血过程中的最后步骤,提供主要的止血用血小板栓子和血管壁的构造物。

【体内过程】 本品用于 14 例先天纤维蛋白原缺乏症患者给予 70 mg/kg 后得到的药动学参数:$t_{1/2}$ 为 (78.7 ± 18.13) h;C_{max} 为 (140 ± 27) mg/dl;AUC 为 (124.3 ± 24.16) (mg·h)/ml;CL 为 (0.59 ± 0.13) ml/(h·kg);平均滞留时间为 (92.8 ± 20.11) h;稳态下分布容积为 (52.7 ± 7.48) ml/kg。

【适应证】 用于治疗无纤维蛋白原血症或低纤维蛋白原血症的先天性纤维蛋白原缺乏症患者的急性出血症状。

【不良反应】 1. 常见的不良反应 可引起寒战、发热、头痛、恶心、呕吐。

2. 严重的不良反应 严重的过敏反应(荨麻疹、全身荨麻疹、胸闷、哮喘、低血压)及血管栓塞(心肌梗死、肺栓塞、深静脉血栓、动脉血栓)。

3. 上市后发现的不良反应 过敏反应、呼吸困难、皮疹、血栓栓塞、肺栓塞、发热、寒战、恶心、呕吐。

4. 由于本品提取自人血浆,故可能含有传染性病原体,生产提取过程中已经对可能含有的病原体进行了处理,如果出现头痛、发热、恶心、呕吐、虚弱、乏力、腹泻、肝炎、黄疸现象,要考虑是否为病毒感染并立即采取措施。

【妊娠期安全等级】 C。

【禁忌与慎用】 1. 有严重的速发型超敏反应者禁用,对本品及其所含成分过敏者禁用。

2. 本品不适用于异常纤维蛋白原血症患者,存在出血及凝血并发症的危险。

3. 由于缺乏相关动物研究试验数据,不能确定妊娠期间使用本品对胎儿造成的影响,如非必须,妊娠期间禁止使用。

4. 缺乏哺乳期妇女用药的相关数据,哺乳期妇女用药的安全性和有效性尚未确定。

5. 临床试验未纳入足够数量老年患者,故安全性及有效性尚未确定。

6. 未对用于阵痛和分娩进行研究。

7. 未对儿童进行安全性及有效性研究。

【剂量与用法】 1. 推荐剂量用法为 70 mg/kg,静脉注射。

2. 室温下按照以下步骤配制药液。

(1) 揭下外瓶盖露出中心部分的胶塞,消毒并晾干。

(2) 抽取 50 ml 注射用水至本品安瓿中。

(3) 轻轻旋转安瓿保证药物充分溶解,禁止振摇。

(4) 配制好的溶液应为无色澄明,有轻微乳光,肉眼观察是否有不溶性颗粒,是否变色。如有,禁止使用。

(5) 药液禁止冷冻,用过的安瓿不可再用。配好的药液在 20～25 ℃环境中可保存 24 h,患者应在此时间段内完成注射。

(6) 配液过程应在无菌环境中操作。

【用药须知】 1. 本品需现用现配。

2. 本品仅用于静脉注射,且一次应以不超过 5 ml/min 的速度缓慢地注射。

3. 一旦患者出现过敏反应先兆或心肌梗死现象,应立即停药。

4. 本品应单独注射。禁止将本品与其他药物混合滴注或使用同一输液管路。

5. 应在医师指导下使用。

【制剂】 注射剂(冻干粉):约 1 g(900～1300 mg)。

【贮藏】 原包装密封遮光贮于 2～25 ℃,禁止冷冻。

纤维蛋白原
(fibrinogen)

别名:因子Ⅰ、Human-fibrinogen

【药理作用】 本品主要用于血液中纤维蛋白原浓度低下有关的出血。

【体内过程】 静脉注射后可迅速增加人体血液中纤维蛋白原的浓度,在凝血酶作用下转变为不溶性的纤维蛋白而产生止血作用。

【适应证】 1. 弥散性血管内凝血过程中的继发性出血。

2. 用于治疗产后大出血、外伤或内出血等。

【不良反应】 1. 使用本品有感染经血液传播疾病(如乙型肝炎)的危险。

2. 一般无不良反应,仅少数过敏体质患者会出现过敏反应,严重反应者应采取应急处理措施。

【禁忌与慎用】 血栓静脉炎、动脉血栓形成、心肌梗死、心功能不全患者禁用。

【剂量与用法】 使用前先将本品及灭菌注射用水预温至 30～37 ℃,然后按瓶签标示量注入预温的灭菌注射用水,置 30～37 ℃水浴中,轻轻摇动使全部溶解(切忌剧烈振摇以免蛋白变性)。用带有滤网装置的输液器进行静脉滴注。滴注速度一般以 60 滴/分左右为宜。应根据病情及临床检验结果决定,一般首次给 1～2 g,如需要可遵照医嘱继续给药。

【用药须知】 1. 本品专供静脉滴注。

2. 本品溶解后为澄清略带乳光的溶液,允许有少量细小的蛋白颗粒存在,为此用于滴注的输血器应带有滤网装置,但如发现有大量或大块不溶物时,不可使用。

3. 在寒冷季节溶解本品或制品刚从冷处取出温度较低的情况下,应特别注意先使制品和溶解液的温度升高到 30～37 ℃,然后进行溶解。温度过低往往会造成溶解困难并导致蛋白变性。

4. 本品一旦溶解应尽快使用。

【制剂】 注射剂(粉):0.5 g;1 g;1.5 g。

【贮藏】 遮光贮于 8 ℃。

去纤维素钠
(defibrotide sodium)

别名:Defitelio

本品为从猪小肠中提取的具有纤溶酶属性的寡核苷酸混合物。

1. 化学名:Polydeoxyribonucleotide sodium salt。

2. 分子量:13～20kDa

3. 结构式

n=from about 2 to 50

B= Adenine Guanine Cytosine Thymine

【药理作用】 本品的作用机制尚未完全阐明。在体外,本品可明显增加纤溶酶水解纤维蛋白凝块的活性。本品可增加组织型纤溶酶原激活物和血栓调节蛋白的表达,并降低血管假性血友病因子和纤溶酶原激活剂抑制物的表达,从而降低内皮细胞的活性,增强内皮细胞介导的纤溶。本品还可保护内皮细胞免受化疗、肿瘤坏死因子-α、血清饥饿法、失灌注而导致的损伤。

【体内过程】 1. 吸收 在一次滴注结束时可观察到 C_{max}。

2. 分布 本品的蛋白结合率高(93%),分布容积为 8.1～9.1 L。

3. 代谢 本品被代谢为寡核苷酸、核苷酸、核苷,后者进一步被代谢为 2-脱氧核糖、嘌呤、嘧啶。

4. 排泄 本品主要在给药 4 h 内随尿排泄,原药约占给药剂量的 5%～15%,$t_{1/2} < 2$ h,清除率为 3.4～6.1 L/h。多次给药后无蓄积。

【适应证】 用于治疗成人及儿童肝静脉阻塞性疾病、造血干细胞移植后肾或肺功能障碍。

【不良反应】 常见不良反应包括低血压、腹泻、恶心、呕吐、鼻衄、肺泡出血、胃肠道出血、败血症、移植物抗宿主疾病、肺浸润、肺炎、肺出血、感染、颅内出血、脑出血、尿酸升高、过敏反应。

【妊娠期安全等级】 尚无数据。

【禁忌与慎用】 1. 对本品过敏者禁用。

2. 活动性出血的患者禁用。

3. 尚未明确本品是否可经乳汁分泌,哺乳期妇女使用时应暂停哺乳。

【药物相互作用】 本品可增强抗栓药和抗纤溶药的作用,应避免与之合用,以免增加出血的风险。

【剂量与用法】 1. 本品临用前用 5% 葡萄糖注射液或 0.9% 氯化钠注射液稀释至 4～20 mg/ml,经 2 h 静脉滴注,6.25 mg/kg,每 6 h 一次,应按干细胞移植前的体重计算剂量。推荐使用 0.2 μm 的终端滤器。给予本品前后应冲洗输液管路。至少使用 21 d,如 21 d 后症状未完全缓解,应继续使用本品,最长可使用 60 d。

【用药须知】 1. 静脉阻塞性疾病的患者在进行干细胞移植后使用本品可增加出血的风险。使用本品过程中应注意观察患者出血的症状和体征,如发生出血应及时处理。

2. 本品可导致过敏反应,滴注过程中应密切监测患者,如发生过敏反应,应及时停药,并给予适当处理。

3. 如发生严重的、危及生命的过敏反应,或再次发生严重的、危及生命的出血,应永久停药。

4. 首次发生严重的、危及生命的出血,应暂停用药,给予适当治疗,完全止血后可按原剂量重新开始。

5. 侵入性操作前至少 2 h 应停止滴注本品,操作结束后,如出血停止,应尽快开始本品治疗。

【制剂】 注射液:200 mg/2.5 ml。

【贮藏】 贮于 20～25 ℃,短程携带允许 15～30 ℃。

二乙酰氨乙酸乙二胺
(ethylenediamine diaceturate)

本品为止血药。

【理化性状】 1. 本品为白色结晶性粉末;微臭,味色微酸。易溶于水中,不溶于乙醇、乙醚、三氯甲烷或丙酮。

2. 分子式:$C_{10}H_{22}N_4O_6$

3. 分子量:294.31

4. 结构式

【药理作用】 1. 抑制纤溶酶原激活物,使纤溶酶原不能激活为纤溶酶,从而抑制纤维蛋白的溶解,产生止血作用。

2. 促进血小板释放活性物质,增强血小板的聚集性和黏附性,缩短凝血时间,产生止血作用。

3. 增强毛细血管抵抗力,降低毛细血管的通透性,从而减少出血。

【体内过程】 尚无资料。

【适应证】 用于预防和治疗各种原因出血。如外科手术渗血,呼吸道、泌尿道、消化道出血和颅脑出血等。

【不良反应】　头昏、心率减慢、乏力、皮肤麻木、发热感,口干、呕吐、恶心等。大多能自行消失或停药后能消失。

【禁忌与慎用】　1. 对本品或含本品药物过敏者禁用。

2. 妊娠期妇女、哺乳期妇女及儿童的用药安全性尚未明确。

【剂量与用法】　1. 肌内注射　一次 200 mg,1～2 次/日。

2. 静脉注射　一次 400 mg,1～2 次/日,以 5% 葡萄糖注射液 20 ml 稀释后使用。

3. 静脉滴注　一次 600 mg(或遵医嘱),最高限量为 1200 mg/日,以 5% 葡萄糖注射液 250～500 ml 稀释后使用。

4. 凡遇急救性情况,第一次可大剂量静脉注射和静脉滴注同时应用。

【制剂】　①注射剂(粉):0.2 g;0.3 g;0.4 g;0.6 g。②注射液:0.2 g/2 ml;0.4 g/2 ml。③大容量注射液:100 ml 含本品 0.6 g 与氯化钠 0.9 g;250 ml 含本品 0.6 g 与氯化钠 2.25 g;250 ml 含本品 0.6 g 与葡萄糖 7.0 g。

【贮藏】　遮光、密闭保存。

13.3.3　作用于血管的止血药

卡巴克洛
(carbazochrome)

本品为肾上腺素的氧化物。

【CAS】　69-81-8

【ATC】　B02BX02

【理化性状】　1. 化学名:3-Hydroxy-1-methyl-5,6-indolinedione semicarbazone

2. 分子式:$C_{10}H_{12}N_4O_3$

3. 分子量:236.2

4. 结构式

水杨酸卡巴克洛
(carbazochrome salicylate)

别名:卡络柳钠、安络血、阿度那、安特诺新、肾上腺色素缩氨脲水杨酸盐、Adona、Adrenosin、Adrenosem salicylat

【CAS】　13051-01-9

【理化性状】　1. 化学名:Salicylic acid monosodium salt, compd. with 3-hydroxy-1-methyl-5,6-indolinedione semicarbazone

2. 分子式:$C_{17}H_{17}N_4NaO_6$

3. 分子量:396.33

卡巴克洛磺酸钠
(carbazochrome sodium sulfonate)

别名:卡络磺钠

【CAS】　51460-26-5

【理化性状】　1. 化学名:Sodium (5Z)-5-(carbamoylhydrazono)-1-methyl-6-oxo-2,3,5,6-tetrahydro-1H-indole-2-sulfonate

2. 分子式:$C_{10}H_{11}N_4NaO_5S$

3. 分子量:322.27

【药理作用】　本品能增强毛细血管对损伤的抵抗力,稳定血管及其周围组织中的酸性黏多糖,降低毛细血管通透性。临床用于防治毛细血管通透性增加而产生的多种出血,如肺出血、视网膜出血、子宫出血、痔疮出血等,可缩短其出血时间。

【适应证】　1. 用于血小板减少性紫癜。

2. 用于治疗肺出血、视网膜出血、子宫出血、痔疮出血等。

【不良反应】　本品含有水杨酸,可能产生水杨酸过敏反应。

【禁忌与慎用】　1. 对本品过敏者、妊娠期妇女禁用。

2. 有癫痫病史及精神病史者慎用。

3. 哺乳期妇女使用时应停止哺乳。

【药物相互作用】　1. 大剂量本品可降低抗精神病药物的疗效。

2. 本品可能会拮抗抗癫痫药的疗效。

3. 抗胆碱药、抗组胺药有拮抗本品对毛细血管断端的收缩作用,降低其止血效能,故不宜合用。

【剂量与用法】　1. 水杨酸盐　口服或肌内注射,一次 5～10 mg,每 2～4 h 一次。

2. 磺酸钠盐　肌内注射　一次 20 mg,2 次/日;静脉滴注,临用前加入 0.9% 氯化钠注射液中,一次 60～80 mg。

【用药须知】　注射液如变色产生沉淀不可再用。

【临床新用途】　1. 输液反应　20 mg,肌内注射,能使患者在 10～20 min 恢复正常。

2. 眼氨水烧伤　5 mg,球结膜下注射,1 次/日,同时用本品点眼,每 30～60 min 1 次。

【制剂】 （1）水杨酸盐　①片剂：2.5 mg；5 mg。②注射液：5 mg/2 ml；10 mg/2 ml。

（2）碘酸钠盐　①注射液：20 mg/2 ml。②注射剂（粉）：20 mg；40 mg；60 mg；80 mg。③大容量注射液：100 ml 含卡络磺钠 60 mg 与氯化钠 0.9 g；100 ml 含卡络磺钠 80 mg 与氯化钠 0.9 g。

【贮藏】 遮光、密封保存。

酚磺乙胺
(etamsylate)

别名：止血敏、止血定、羟苯磺乙胺、Dicynene、Dicynone、Altodor、Aglumin

【CAS】 2624-44-4

【ATC】 B02BX01

【理化性状】 1. 本品为白色或类白色结晶性粉末。具有多晶型现象。极易溶于水；可溶于无水乙醇；几乎不溶于二氯甲烷；易溶于甲醇。10% 水溶液的 pH 值为 4.5～5.6。

2. 化学名：Diethylammonium 2,5-dihydroxy-benzenesulphonate

3. 分子式：$C_{10}H_{17}NO_5S$

4. 分子量：263.3

5. 结构式

【药理作用】 本品能促使血小板循环量增加，纠正其异常的粘连，释放凝血活性物质，从而缩短凝血时间，加速血块收缩，起到止血的效果。此外，还能稳定毛细血管壁，防止血液外渗。作用迅速，静脉注射后 1 h 作用最强，可维持 4～6 h。

【适应证】 1. 用于防止各种手术前后的出血。

2. 用于血小板减少或血小板功能不全、血管脆弱引起的出血：如脑出血、眼底出血、咯血、血尿、经血过多、胃肠道出血、胆道出血等。

3. 用于低体重的新生儿心、脑室出血的预防和治疗。

【不良反应】 1. 不良反应较轻，偶有恶心、头痛和皮疹。

2. 有报道静脉注射时可发生休克。全麻情况下静脉注射过快时（30～40 秒钟内注射 0.50～0.75 g）可使血压下降 25～85 mmHg。

【禁忌与慎用】 1. 对本品过敏者、妊娠期妇女禁用。

2. 有过敏病史者慎用。

3. 尚未明确本品是否可经乳汁分泌，哺乳期妇女慎用。

【药物相互作用】 右旋糖酐具有抑制血小板聚集的作用，故可延长出血及凝血时间，与本品合用时，两者呈拮抗作用。

【剂量与用法】 1. 预防用药　在手术前 30 min 注射 0.25～0.50 g。

2. 治疗用药

（1）肌内注射或静脉注射　一次 0.25～0.75 g，4～6 次/日。

（2）口服　一次 0.5～1.0 g，2～3 次/日。

【制剂】 ①片剂：0.25 g；0.5 g。②注射液：0.25 g/2 ml；0.5 g/2 ml；1.0 g/5 ml。③注射剂（粉）：0.5 g。

【贮藏】 密封、遮光贮存。

芦丁
(rutin)

别名：路丁、路通、络通、维生素 P、芸香苷

本品广泛存在于芳香叶及枣、杏、槐花内，尤以槐花含量最高。

【CAS】 153-18-4

【ATC】 C05CA01

【理化性状】 1. 本品为浅黄色针状结晶（水），熔点 176～178 ℃。难溶于冷水，可溶于热水、甲醇、乙醇、吡啶，易溶于碱水。

2. 化学名：2-(3,4-Dihydroxyphenyl)-5,7-dihydroxy-3-[α-L-rhamnopyranosyl-(1→6)-β-D-glucopyranosyloxy]-4H-chromen-4-one

3. 分子式：$C_{27}H_{30}O_{16}$

4. 分子量：610.51

5. 结构式

【药理作用】 本品为维生素 P 属的一种，是一种脱氢黄素酮的糖苷。在食物中常与维生素 C 共存。维生素 P 是一种氢的传递体，可能参与体内氧化还原酶的作用，能影响甲状腺的活动，并使肾上腺素免于氧化，在体内能增强维生素 C 的作用和促进维生素 C 在体内蓄积，体内缺乏时毛细血管脆性增

加,其主要药理作用是维持血管弹性,增强毛细血管抵抗力,降低其脆性与通透性,并促进其细胞增生和防止血细胞凝集。也有抗炎和抗过敏作用。

【体内过程】　本品几乎不溶于水,难溶于脂肪,口服吸收极少,其药动学尚未明确。

【适应证】　主要用于脆性增加的毛细血管出血症,也用于高血压脑病、脑出血、视网膜出血、出血性紫癜、急性出血性肾炎、再发性鼻出血、创伤性肺出血、产后出血等的辅助治疗。

【剂量与用法】　口服,成人常用量一次 20～40 mg,3 次/日。

【制剂】　片剂:20 mg。

【贮藏】　密封、遮光贮存。

地奥司明
(diosmin)

本品为黄酮类化合物。

【CAS】　520-27-4

【ATC】　C05CA03

【理化性状】　1. 化学名:5-Hydroxy-2-(3-hydroxy-4-methoxyphenyl)-7-[(2S,3R,4S,5S,6R)-3,4,5-trihydroxy-6-[[(2R,3R,4R,5R,6S)-3,4,5-trihydroxy-6-methyloxan-2-yl]oxymethyl]oxan-2-yl]oxychromen-4-one

2. 分子式:$C_{28}H_{32}O_{15}$

3. 分子量:608.5

4. 结构式

【药理作用】　本品为血管保护和毛细血管稳定剂,可降低静脉扩张性和静脉血淤滞,使毛细血管壁渗透能力正常化并增强其抵抗性。

【体内过程】　本品在体内被广泛代谢,代谢产物主要随粪便排泄,平均给药剂量的 14% 随尿排泄,$t_{1/2}$ 为 14 h。

【适应证】　1. 治疗静脉淋巴功能不全相关的各种症状(腿部沉重、疼痛、晨起酸胀不适感)。

2. 治疗与急性痔疮发作有关的各种症状。

【不良反应】　常见腹泻、消化不良、恶心、呕吐,少见结肠炎,罕见头晕、头痛、不适、皮疹、瘙痒症、荨麻疹、面部水肿、唇水肿、眼睑水肿、血管神经性水肿。

【禁忌与慎用】　1. 对本品过敏者禁用。

2. 儿童用药的安全性及有效性尚不明确。

【剂量与用法】　常用剂量为 1 g/d,当用于急性痔疮发作时,前 4 d 给予 3 g/d,继后 3 g/d,再服 3 d。将一日剂量平均分为 2 次于午餐和晚餐时服用。

【用药须知】　本品治疗急性痔疮发作不能替代其他肛门疾病治疗。如果症状不能迅速消除,应进行直肠检查并对本治疗方案进行重新审查。

【制剂】　片剂:0.5 g。

【贮藏】　贮于 30 ℃。

13.3.4　其他止血药

硫酸鱼精蛋白
(protamine sulfate)

【CAS】　9009-65-8

【ATC】　V03AB14

【理化性状】　本品为由合适种类鱼的精液或卵制备的碱性肽的硫酸盐混合物,通常为鲱科或鲑科。白色或几乎白色的吸湿性粉末。略溶于水,几乎不溶于乙醇。

【用药警戒】　本品可引起急性循环衰竭、非心源性肺水肿、肺动脉高压(严重肺血管收缩导致)。风险因素包括剂量过大、给药速度快、重复注射、既往使用鱼精蛋白以及当前或既往使用含鱼精蛋白的药物(NPH 胰岛素、鱼精蛋白锌胰岛素及某些 β 受体拮抗药)。其他风险因素包括对鱼类过敏、既往输精管切除术史、严重的左心室功能不全和术前肺血流动力学异常。对于存在任何上述风险因素的患者,在本品前应仔细权衡用药的风险与获益。应配备即用型血管升压药和复苏设备,以防发生严重反应。

【药理作用】　本品分子中含有强碱性基团(如精氨酸),在体液中带正电荷,能与带负电荷的强酸性的肝素形成稳定的复合物,使肝素失去抗凝活性。肝素能与抗凝血酶Ⅲ结合,加强其凝血酶的抑制作用。本品可分解肝素与抗凝血酶Ⅲ的结合,从而消除其抗凝作用。1 mg 鱼精蛋白约可中和 100 U 肝素活性。1 次给药后作用持续 2 h。

【体内过程】　注射本品后 0.5～1 min 即能发挥止血效能。作用持续约 2 h。$t_{1/2}$ 与用量有关,用量越大,$t_{1/2}$ 越长。

【适应证】　1. 用于治疗肝素过量引起的出血。

2. 用于肝素样物质增高的自发性出血。

【不良反应】　1. 可导致血压下降、心动过缓、过敏性休克。

2. 其他不良反应包括短暂的面部潮红伴温热感,呼吸困难、恶心、呕吐和疲倦。在接受心脏插管等手术的清醒患者中,有背痛不良事件报告。

3．报告的严重不良反应还包括以下情况。

（1）过敏反应导致的严重呼吸窘迫、循环衰竭和毛细血管渗漏。有报告称既往无过敏史的患者出现致死性过敏反应。

（2）过敏反应伴随循环衰竭、毛细血管渗漏及非心源性肺水肿。

（3）急性肺动脉高压。

（4）严重、潜在的不可逆循环衰竭伴心肌衰竭和心输出量减少。

（5）在接受心脏手术并行心肺旁路术的患者中，报告了与使用本品相关的高蛋白血症、非心源性肺水肿。

【禁忌与慎用】　1．对本品过敏者、妊娠期妇女禁用。

2．有过敏病史者慎用。

【药物相互作用】　本品与头孢菌素及青霉素有配伍禁忌，切忌同时注射。

【剂量与用法】　1．抗肝素过量　静脉注射用量与所用肝素最后一次量相当，但 1 次不超过 50 mg（相当于肝素 5000 U）。静脉注射应缓慢，约 3～10 min。

2．抗自发性出血　一日滴注 5～8 mg/kg，2 次分用，间隔 6 h。每次以 0.9%氯化钠注射液稀释后用。连用不超过 3 d。

【用药须知】　1．本品口服无效，仅限于静脉给药。

2．给药后如果肝素的作用持续时间长于鱼精蛋白，可根据凝血时间测定，再次给予本品。

3．由于肝素在体内代谢迅速，与本品给药的间隔时间越长，拮抗所需用量越少，例如肝素静脉注射 30 min 后，再用本品，剂量可减少一半。

4．深部皮下注射肝素过量所致出血，由于肝素吸收的时间延长，可先给本品 25～50 mg，以后再根据中和所需量注射。

5．有鱼类过敏史的患者可能对本品发生超敏反应。使用含鱼精蛋白胰岛素或在肝素中和期间暴露于本品的患者容易发生不良反应。接受大剂量本品静脉注射后可能出现危及生命的反应。有男性不育症或输精管切除术史者的血清中存在抗本品抗体的报告，提示有以上病史或手术史患者在使用本品时可发生过敏反应。

6．对接受心脏手术的患者进行术后密切监测非常重要。本品静脉注射速度过快可引起严重低血压及过敏反应。应配备抢救治疗设备。

7．因为已有本品导致致死性过敏反应的报告，本品只能在配备复苏设备的条件下使用。

【制剂】　注射液：50 mg/5 ml；100 mg/10 ml。

【贮藏】　密封、在凉暗处保存。

明胶海绵
（gelatin sponge）

【ATC】　B02BC01

【理化性状】　1．本品由动物皮肤、白色结缔组织和骨胶原水解而成。由酸处理的前体获得的明胶被称为 A 型，由碱处理的前体获得的明胶被称为 B 型。本品为淡黄色或琥珀色薄片、鳞片、碎片或粗糙至精细粉末，颜色深度的不同取决于颗粒大小。溶液具有轻微、特征性的液体培养基臭。干燥状态下在空气中稳定，但在潮湿或溶液状态下易发生微生物降解。浸于冷水时，明胶可发生膨胀及软化，逐渐吸收相当于其质量 5～10 倍的水。可溶于热水、6 mol/L 乙酸及甘油和水的热混合液。不溶于乙醇、三氯甲烷、乙醚及挥发油和不挥发油。

2．配伍禁忌：当含有改良性液体明胶的溶液与万古霉素注射液一起滴注时，会立即产生白色沉淀。

【药理作用】　明胶海绵置于出血部位可吸收超过其重量许多倍的血液。血液进入孔内后，血小板迅速破裂，促进凝血，同时有支架作用，使血块固着于出血处而不易脱落，达到止血目的。

【适应证】　用于手术创面出血。对毛细血管及小静脉出血效果好，但不适于控制动脉或静脉出血。

【禁忌与慎用】　禁用于耳科和眼科手术，要避免与内耳液或玻璃体接触。

【剂量与用法】　直接置于出血部位。用后不必取出，4～6 周内会被完全吸收。

【制剂】　可吸收明胶海绵：6 cm×2 cm×0.5 cm；6 cm×6 cm×1 cm。

【贮藏】　遮光、贮于干燥处。

氧化再生纤维素
（oxidized regenerated cellulose）

别名：Surgicel

【CAS】　9032-53-5

【ATC】　B02BC02

【理化性状】　本品含有 18%～24% 的羧基，以干燥物为参照计算。为轻度近白色的编织纤维，具有轻微臭。不溶于水和稀释的酸溶液，可溶于稀释的碱溶液。

【药理作用】　本品由于表面粗糙，能造成血小板破裂，产生大量血小板凝血因子，使纤维蛋白原变成纤维蛋白，形成血栓而止血。另一可能机制是，局部止血的作用是由纤维素中的羧基与血浆中 Ca^{2+} 形成交联键成为凝胶状血块而止血。据报道，本品对革兰阳性菌及阴性菌(包括需氧菌和厌氧菌)具有广谱杀菌作用。

【体内过程】　本品可留置体内,在2~7 d内逐渐被组织吸收,约6周可全部被吸收。通常,纤维素从体腔部位吸收时并不发生细胞反应或纤维变性。虽然如此,仍提倡一旦出血停止,特别是用于矫形过程或视神经周围时应取走本品。

【适应证】　用于手术不能缝合或结扎的中度出血。凡腹部、泌尿道、乳房、甲状腺、口腔、妇科等处的术后,或扁桃体切除、拔牙和口腔外科处理后,均可使用本品行填塞压迫止血。使用时,不要缠绕在血管周围,以免发生瘢痕收缩影响血流。

【禁忌与慎用】　1. 骨科手术禁用本品,因会使骨痂延迟形成,并有形成囊肿的可能。

2. 本品禁用于体表,因可抑制表皮细胞生长。

3. 妊娠期妇女慎用。

【药物相互作用】　1. 本品不可合用凝血酶,因本品的酸性会使后者失活。

2. 使用本品前,不应使用硝酸银或其他腐蚀性化学制剂。

【剂量与用法】　清洁伤口,将本品贴于出血部位,稍压至止血为止。

【制剂】　本品制成各种大小不等的垫子或纱条。

【贮藏】　遮光、贮于干燥处。

吸收性氧化纤维素
(medical absorbable hemostatic fibre)

【简介】　本品为白色或微黄色的纱布状块状物,有微臭和酸味。本品在稀碱中溶解,在水、酸液、乙醇、丙酮、乙醚及三氯甲烷中不溶。用于各种不规律出血、渗血等。将本品贴敷于出血处。敷料:5 cm×20 cm。遮光,在阴凉处保存。

止血纤维贴
(stanch fibre plasters)

【简介】　本品为片状的透气胶带上附黄色柔软止血纤维非织造布。用于各种外伤创面渗血。先将出血部位的血液、凝血块或分泌物清除干净,根据创伤情况贴于患处。禁止用于化脓性伤口,对血管喷射性出血,应先予缝扎止血。敷料:18 mm×70 mm。密闭,置阴凉下保存。

可溶性止血纱布
(soluble gauze for hemostasis)

【简介】　本品主要成分为羧甲基纤维素钠。由于本品溶解后带有大量负离子,可激活凝血因子Ⅻ,启动内源性凝血系统促使凝血酶的生成,继而在凝血酶的作用下,纤维蛋白原被水解,经纤维蛋白稳定因子加固形成不溶性纤维蛋白多聚体,达到止血、防止组织粘连和促进创面愈合的作用。手术中立刻止渗血、减少失血量、防止组织粘连、促进创面愈合,有效保护创面。主要用于拔牙术、皮肤外伤、烧伤及各种外科手术中止血和预防组织粘连,保护创伤面,促进伤口愈合。贴膏剂:每片0.8 g。密闭,置阴凉下保存。

可吸收创面止血固封剂
(absorble wound cover)

本品用胶原纤维作为盛载物质,其上敷上由纤维蛋白胶固体成分制成的一种新的固定混合物。

【药理作用】　本品为一种可吸收的局部止血药物。本品被敷在伤口上时,其中止血的凝血因子与血液、淋巴液或0.9%氯化钠溶液接触后便会溶解,使胶原载体与伤口表面黏合在一起,经3~5 min后便产生凝血。本品中还含有抑肽酶,具有抑制纤维蛋白溶酶的作用,可减慢纤维蛋白血栓溶解的速度。

【适应证】　1. 用于止血和组织黏合,特别适用于肝、脾、胰、肾、肾上腺和淋巴腺等各种实质性器官的外科处理。

2. 还用于淋巴组织大面积切除、耳鼻喉科手术、血管手术、妇科、泌尿科和创伤外科,尤当常规方法无法止血时。

【禁忌与慎用】　对本品内任一成分过敏者禁用。

【剂量用法】　视创面大小,用无菌剪剪下所需的尺寸,将本品的黄色面敷在伤口上,压3~5 min。

【用药须知】　1. 必须进行无菌操作,洗净创面。

2. 如创面干燥,应以0.9%氯化钠溶液先湿润本品,这样才能粘牢。

3. 如一片不够,两片必须压头交叠,多余边块应剪去。

【制剂】　敷料:5 cm。

【贮藏】　贮于2~8℃。

可溶性纤维素钠
(cellulose solum)

本品为固体片状物,具有引湿性,遇水溶解。本品在水中溶胀,并溶解成透明胶体溶液,在乙醇、丙醇或其他有机溶剂中不溶。

【药理作用】　本品遇血能迅速膨胀,产生黏性体,堵塞毛细血管;膨胀溶解后产生负离子,活化凝血酶,同时遇血小板后能迅速发生黏附及凝集。

【适应证】　用于体表创伤、外科创面止血及上消化道出血。

【禁忌与慎用】　对本品过敏者禁用。

【剂量与用法】　1. 一般创面　用本品 1～3 片敷于创面,加压 1～3 min。

2. 腔道出血　将本品填塞至出血处即可。(实质脏器出血,视创面大小,将本品敷于创面 2～3 层,加压即可)。

3. 口服(参照 5 cm×10 cm,按面积折算)　用 100 ml 温开水加入 8～10 片本品贴膏(5 cm×10 cm),搅拌至溶解,每半小时服 20 ml,连服 4～5 次即可。

【用药须知】　1. 使用时接触本品的器具和手套忌水。

2. 本品不能代替外科手术缝扎止血及活动性出血点止血,外伤出血必须对创面进行消毒后再使用本品。

3. 本品密封不严时,请勿使用。

【制剂】　敷料:5 cm×10 cm;5 cm×5 cm;2 cm×2 cm;2 cm×10 cm;10 cm×20 cm;10 cm×10 cm。

【贮藏】　严封,在干燥处保存。

外用冻干纤维蛋白黏合剂
(freeze-dried fibrin glue for external use)

【药理作用】　本品主要由人血浆制备的纤维蛋白原/因子 XIII 和凝血酶组成。两种成分混合时,模拟血液凝固过程的最后一步,通过凝血酶对纤维蛋白原的激活作用,使纤维蛋白原逐渐聚合,最终形成纤维蛋白网络,起到术前和术后止血和组织粘合作用。

【适应证】　辅助用于处理烧伤创面、普通外科腹部切口、肝脏手术创面和血管外科手术创面的渗血。

【不良反应】　临床试验未见不良反应。据文献报道,反复多次用药,有可能会发生过敏反应。

【禁忌与慎用】　1. 对本品过敏者禁用。

2. 动脉及大静脉的大出血禁用以免延误处理,应紧急采取其他外科止血措施。

3. 妊娠期妇女及哺乳期妇女用药的安全性和有效性尚未确立,妊娠期妇女及哺乳期妇女应谨慎使用本品。

4. 儿童用药的安全性和有效性尚未确立。

【药物相互作用】　为避免本品和消毒剂中的乙醇、碘或其他重金属接触后,引起变性,所以涂两种成分之前应去掉伤口表面所有杂质。

【用法】　1. 配制方法

(1) 常规消毒瓶塞以及使用过程中所用一切器具。同时,溶液配制过程亦应保持无菌。冻干纤维蛋白原溶于灭菌注射用水中,冻干凝血酶溶于氯化钙溶液中。在使用过程中,将上述两种溶液混合形成粘合剂溶液,呈白色黏稠状胶体。

(2) 纤维蛋白原溶液的配制　将装有冻干纤维蛋白原的产品瓶及灭菌注射用水瓶置于 30～37 ℃ 的水浴中温热数分钟。然后使用注射器吸取 2 ml 灭菌注射用水注入高浓度纤维蛋白原瓶中,将瓶重新置于水浴中,轻轻摇动瓶子,注意应避免产生气泡。10～15 min 后取出瓶子,在光亮处目检,判定纤维蛋白原是否完全溶解,溶液应呈现透明且无不溶性颗粒。若溶解不完全,则将瓶重新置于水浴中,延长水浴时间。

2. 凝血酶溶液的配制　配制前将冻干人凝血酶产品瓶和氯化钙溶液瓶预温至室温。使用注射器,将 2 ml 氯化钙溶液注入凝血酶瓶中。轻轻摇动瓶子,使其溶解,待用。

注意:用于溶解凝血酶的注射器和针头,应严格与溶解纤维蛋白原的注射器与针头区分开来,以防止溶液提前凝固。

3. 用法

(1) 用双联混药系统同时喷涂　①无菌的双联混药系统采用一个双联注射架固定两个同容积的一次性注射器,并通过联动推杆的推进,即可将等量的粘合剂两种组分经过一个复式注射座均匀混合,并通过注射头或喷头送出。②将分别装有纤维蛋白原溶液以及凝血酶溶液的两个注射器装上双联注射架,两个注射器中所装溶液的体积须相等。安装注射器时必须小心谨慎,勿使任何一种溶液意外地流出注射器。③将两个注射器与材料包内的复式注射座套接。注意使联接牢固,并使其固定在注射架上。④将包装内的平头针或喷头之一装到复式注射座上。对大面积创伤表面可用材料包中提供的喷头喷涂。两表面之间进行粘合,可在其中的一面上薄而均匀地涂抹一层。注意:如果喷涂中断,则在重新用药之前,须换新的注射头。材料包内各有一个备用平头针或喷头。如果复式注射座发生堵塞,则需更换新的复式注射座。甚至也可以不用注射头,而直接通过复式注射座进行涂抹。

(2) 轮换涂抹方法　将纤维蛋白原溶解液涂抹于给药部位,然后立即涂抹高浓度的凝血酶溶液。需要组织粘合时,应将待粘合组织定位数分钟以达到粘合效果。

4. 剂量　使用的剂量与所要覆盖的表面积、涂药方法有关,用 2.0 ml 规格的纤维蛋白胶可以覆盖面积大约为 20 cm² 的创面。为避免粘合剂长时间不被吸收,建议涂抹粘合剂溶液时要应尽量使形成的凝胶薄一些。

为使外用冻干人纤维蛋白粘合剂能迅速凝固,凝血酶溶液浓度的选择是很重要的。凝血酶溶液浓度的选择要视具体情况而定。若使用约 500 IU/ml 的凝血酶溶液,仅需数秒钟即可凝固。若需延长凝固时间,可用 40 mmol/L 的 CaCl₂ 溶液对凝血酶溶液进行适当的稀释。

【用药须知】 1. 本品仅供局部使用,严禁血管内注射。国外同类品种临床使用过程中,至今尚未发现任何致血栓的报道。如不慎静脉使用,可能造成严重的血栓并发症。

2. 本品所附针头、针筒及双重注射系统装置均为一次性使用,一旦使用完毕,应妥善按生物废料处理,不可多次重复使用。

3. 人纤维蛋白原和人凝血酶两种组分配制后应在 4 h 内使用。本品一旦开启,应尽快使用,未用完部分应废弃,不要留作下次使用。

4. 用药时,应尽量使给药部位干燥。涂胶体之前,吸干伤口表面,提供一个干爽的表面,10 s 内就会开始凝固。涂上胶体后,最少在 60 s 内不要吸干或压迫伤口。

【制剂】 外用粘合剂:1 个包装内含:玻璃瓶装冻干人纤维蛋白原 1 瓶;玻璃瓶装冻干人凝血酶 1 瓶;玻璃瓶装灭菌注射用水 1 瓶;玻璃瓶装氯化钙溶液 1 瓶;配制药液所需的无菌注射器和医用材料包一套。医用材料包为单独灭菌包装,内含:双联注射架 1 件,推杆 1 件,2 ml 三件套注射器 2 支,复式注射座(也称 Y 型接头)2 件,喷嘴 2 支,平头针 2 支,备用尖头针 2 支。另附 2 ml 三件套注射器 2 支备用。

【贮藏】 贮存于 2~8 ℃,不得冷冻。

人源性纤维蛋白密封胶
(human fibrin sealant)

别名:Raplixa

本品是从人血浆中提取的纤维蛋白原和纤维蛋白的混合物。2015 年 4 月 30 日由美国 FDA 批准上市。

【药理作用】 纤维蛋白原可启动凝血级联反应,与液体(如血液)接触溶解后,可活化凝血酶,后者会即刻将纤维蛋白原转变为纤维蛋白,形成血凝块。

【体内过程】 本品系经局部使用,估计不会吸收进入血液循环。

【适应证】 本品用于成年患者进行手术时的轻至中度出血,当出血用常规技术控制出血(如缝合、结扎和烧灼)无效或不切实际时,作为辅助止血措施。本品与可吸收的明胶海绵同时使用,本品还可直接地应用或使用于专用的喷雾装置。

【不良反应】 可见手术部位疼痛、恶心、便秘、呕吐、低血压、高血压、贫血、瘙痒。

【妊娠期安全等级】 B。

【禁忌与慎用】 1. 禁用于动脉急性出血。

2. 对血液制品过敏者禁用。

3. 尚未明确本品是否可经乳汁分泌,哺乳期妇女慎用。

4. 儿童用药的安全性及有效性尚未明确。

【剂量与用法】 1. 本品的剂量须根据治疗面积的大小决定。一次手术的最大总剂量是 3 g。在临床试验中,出血部位面积 <10 cm² 使用 0.5~1.0 g,面积 10~100 cm² 使用 1.0~2.0 g 可有止血作用。使用本品配置的喷雾装置,1.0 g 可覆盖一个 100 cm² 的出血表面。按照下表根据出血面积的大小选择本品的剂量。

本品的剂量

直接使用本品时可用于治疗的面积(cm²)	使用喷雾装置可治疗的面积(cm²)	本品的规格(g)
25	50	0.5
50	100	1
100	200	2

2. 本品只能用于出血组织的表面,可在同一患者中用在多个出血部位。用喷雾装置使用不超过 2 瓶本品。必须给予 3 瓶时,应重新打开一个新装置。

3. 本品与可吸收明胶海绵直接合用。

(1) 遵循常规无菌技术,打开袋子取出本品的包装小瓶。

(2) 检查确保粉末在小瓶的底部。取下顶部的翻盖,保留瓶塞,直至使用前即刻才打开。

(3) 将明胶海绵修剪至与出血部位一样大小的面积。

(4) 取下瓶塞,轻轻地将本品的粉末在出血部位撒上均匀一层,铺上明胶海绵,用无菌纱布轻轻加压包扎。也可轻轻地将本品撒在在预先湿润的明胶海绵上一薄层,放在出血部位上用无菌纱布轻轻加压。

4. 使用专用的喷雾装置与可吸收明胶海绵合用

(1) 按照制造商使用指导准备压力调节器(空气或 CO₂)。

(2) 打开袋子,取出本品小瓶,应遵循标准无菌技术确保小瓶和手术野无菌。

(3) 检查并确保粉末在小瓶的底部。取下顶部翻盖,保留瓶塞,直至使用前即刻时打开。

(4) 将明胶海绵修剪至与出血部位一样大小的面积准备明胶海绵。

(5) 将小瓶装入喷雾装置,倒置喷雾装置,将小瓶直立放置于装置上灰色橡胶圈,正立喷雾装置,备用。

(6) 激活空气或气流。

(7) 装置现备现用。使用前不要按动按钮。

(8) 核查压力为 1.5bar(22 psi)。

(9) 任何时候都必须确保小瓶保持在直立的 45°内。

(10) 保持喷嘴距出血部位至少 5 cm(或 2 英寸)。

(11) 轻压操作钮开始使用。

(12) 粉末应覆盖出血表面呈均匀薄涂层,应在 10~60 s 内完成。

(13) 立即放置修剪大小合适的明胶海绵。明胶海绵可使用干燥或用 0.9%氯化钠注射液湿润。湿润海绵更容易成不规则形和轮廓,以覆盖出血区。用无菌纱布加压使明胶海绵到位。

(14) 将喷雾装置倒置,小心取下空瓶。如需要,可重复以上步骤。用喷雾装置使用不超过 2 瓶本品。如须给予第 3 瓶时,就应打开一个新的喷雾装置。

【用药须知】　1. 本品仅可外用,不可静脉内使用,否则可引起严重的血栓栓塞事件。

2. 喷雾装置可增加气体栓塞的风险,可能与气体压力太高,或喷射时距离组织太近所引起的。

3. 本品提取自人的血浆,尽管采取了非常严格消毒措施,仍有可能传播未知病毒的风险。

4. 本品可能会导致过敏反应,表现为荨麻疹、全身瘙痒、胸闷、哮喘、低血压,如出现上述症状,应立即停药。

【制剂】　粉剂:0.5 g;1 g;2 g。

【贮藏】　贮于 2~25 ℃,不可冷冻。

13.4　抗凝血药和溶血栓药

13.4.1　抗凝血药

某些疾病可引起局部的血管内凝血,形成血栓造成严重后果,如静脉血栓、肺栓塞、心肌梗死等,这时可用抗凝血药来防治;有时需要血液离开血管后不凝固,如输血、心脏手术中的体外循环、血液化验等,也需要使用抗凝血药。抗凝血药是能阻碍血液凝固的药物,包括肝素类、香豆素类及茚二酮。肝素类用于注射,作用较快。口服香豆素类药物有双香豆素、双香豆乙酯、环香豆素、华法林、醋硝香豆素

等,临床以双香豆素及后两者应用较多。茚二酮可引起严重过敏反应,现已少用。抗凝血药仅能防止已形成的血栓扩大或蔓延。

肝素
(heparin)

别名:Heparine、Liquemin、Noparin

本品为阴离子、硫酸化的葡萄糖胺聚糖,存在于肥大细胞中,是一种多相的分子,其平均分子量约为 12000。临床用其钠盐(商品名 Hepalean、Panhprin)。

【CAS】　9005-49-6

【ATC】　B01AB01;C05BA03;S01XA14

肝素钙
(heparin calcium)

〖CAS〗　37270-89-6

〖理化性状〗　1. 本品为按照干物质计算,每 1mg 肝素的钙盐中至少含有 140 USP 单位。肝素的 USP U 单位不等同于 IU。原料通常来源于人类饲养的哺乳动物的肠黏膜或其他合适的组织,并且原料来源应在标签上注明。本品是白色或灰白色非结晶性无臭或几乎无臭的吸湿性粉末。易溶于水。1%水溶液的 pH 范围是 5.0~7.5。

2. 配伍禁忌:据报道,肝素钙或肝素钠和以下药物存在配伍禁忌:阿替普酶、硫酸阿米卡星、盐酸胺碘酮、氨苄西林钠、抑肽酶、青霉素钾或青霉素钠、头孢噻吩钠、环丙沙星乳酸盐、阿糖胞苷、达卡巴嗪、盐酸柔红霉素、地西泮、盐酸多巴酚丁胺、盐酸多柔比星、氟哌利多、乳糖酸红霉素、硫酸庆大霉素、氟哌啶醇、透明质酸酶、琥珀酸氢化可的松钠、硫酸卡那霉素、甲氧西林钠、硫酸奈替米星、一些阿片类镇痛药、盐酸土霉素、一些吩噻嗪类药物、硫酸多黏菌素B、硫酸链霉素、盐酸四环素、妥布霉素、盐酸万古霉素、硫酸长春新碱。葡萄糖对肝素有不确定的影响,但通常认为含有葡萄糖的溶液适合作为肝素的稀释液;另据报道,肝素和高浓度的乳酸也存在配伍禁忌。

肝素钠
(heparin sodium)

〖CAS〗　9041-08-1

〖理化性状〗　1. 本品为按照干物质计算,每 1mg 肝素的钠盐中至少含有 140 USP 单位。肝素的 USP U 单位不等同于 IU。原料通常来源于人类饲养的哺乳动物的肠黏膜或其他合适的组织,并且原料来源应在标签上注明。本品是白色或灰白色非结

晶性无臭或几乎无臭的吸湿性粉末。本品 1 份可溶于 20 份水。1% 水溶液的 pH 范围是 5.0～7.5。

2. 配伍禁忌：参见肝素钙。另据报道，肝素钠和下列物质也存在相互作用：苯磺酸顺-阿曲库铵、盐酸拉贝洛尔、左氧氟沙星、盐酸尼卡地平、瑞替普酶、酒石酸长春瑞滨。虽然从外观上看，头孢美唑钠和肝素没有相互作用，但有报道说头孢美唑钠可导致肝素钠失活。

【药理作用】 肝素在体内外都有迅速的抗凝血作用。它作用于凝血过程中的多个环节，主要通过增强血浆中抗凝血酶Ⅲ（AT-Ⅲ）活性而抑制凝血酶及其他凝血因子。小量肝素与抗凝血酶Ⅲ一起可抑制凝血因子 Xa 的活性，从而抑制凝血酶原转变成凝血酶；大量肝素与抗凝血酶Ⅲ一起可抑制凝血酶及其他凝血因子的活性，阻碍纤维蛋白原转变成纤维蛋白。并使纤维蛋白稳定因子失活，从而阻碍形成稳定的纤维蛋白血块。

【体内过程】 1. 口服不吸收。皮下或静脉注射吸收良好。分布于血细胞和血浆中，部分弥散到血管外的组织间隙，但不能透过胸膜、腹膜或胎盘。静脉注射后能与血浆低密度脂蛋白结合，形成复合物，也与球蛋白及纤维蛋白原结合，被网状内皮系统摄取。本品在肝内代谢，经肝素酶作用，部分分解为尿肝素。静脉注射后 $t_{1/2}$ 为 1～6 h，平均 1.5 h，与剂量有相关性；按体重静脉注射 100 U/kg、200 U/kg 或 400 U/kg，$t_{1/2}$ 分别为 56 min，96 min，152 min。慢性肝、肾功能不全及过度肥胖者，肝素代谢排泄会延迟，有体内潴留可能。

2. 本品起效时间与给药方式有关。直接静脉注射即刻发挥最大抗凝效应，以后作用逐渐下降，3～4 h 后血凝恢复正常。静脉滴注一次给予负荷量可立即发挥抗凝效应，否则起效时间取决于滴注速度。皮下注射起效一般在 20～60 min 内，有个体差异。代谢产物一般为尿肝素，经肾排泄，大量静脉注射给药，50% 以原药随尿液排出。血浆内肝素浓度不受透析的影响。

【适应证】 1. 用于体外抗凝。可作为输血、体外循环、血液透析、腹膜透析及血样标本体外实验的抗凝剂。

2. 用于治疗血栓形成和蔓延，如大的深部静脉血栓或肺动脉栓塞。

3. 作为首选药物用于治疗弥散性血管内凝血，尤其在高凝阶段，可减少凝血因子的耗竭

4. 作为辅助治疗用于急性心肌梗死，以减少血栓栓塞的并发症。

5. 用于防止动脉手术和冠状动脉造影时导管所致血栓栓塞。

6. 用于血液高黏滞症，能减少脑血栓形成的危险性并降低其死亡率。

7. 治疗近期发生的深部静脉血栓形成。

8. 预防和治疗肺动脉栓塞。

9. 对血栓形成“高危因素”者，进行预防性用药。可用于急性血栓栓塞性疾病，利用足量肝素的抗凝作用，预防血栓形成和扩展，减少肺梗死的机会，但与溶栓药物（如尿激酶等）不同，对已形成的血栓则无溶解作用。为了减少肺栓塞的扩展和再发率，必须迅速应用足量肝素，以达到抗凝作用。包括有血栓栓塞史，术后长期卧床及年龄超过 40 岁等；小剂量肝素可预防具有上述高危因素患者腹部及胸腔大手术后的深静脉血栓形成及肺栓塞；二尖瓣狭窄、充血性心力衰竭、左心房扩大、心肌病合并心房颤动者，以及心脏瓣膜置换或其他心脏手术时均可应用本品预防体循环栓塞；由于容易导致眶内及颅内出血，在眼科及神经科手术时以及有出血性疾病患者，不宜作为预防用药。

10. 对下列疾病并发的 DIC 有效　羊水栓塞、死胎综合征、异型输血反应、暴发性紫癜、脓毒血症、中暑及转移性癌肿，但对蛇咬伤所致 DIC 无效。

11. 外用软膏用于治疗适早期冻疮、皲裂、溃疡、湿疹及浅表性静脉炎和软组织损伤。

【不良反应】 1. 本品毒性虽较低，但用量过大可引起自发性出血，最早出现的为血尿和消化道出血，严重内出血表现为腹痛、腹胀、背痛、麻痹性肠梗阻、咯血、呕血、血尿、血便及持续性头痛。治疗期间应密切观察。

2. 偶见变态反应，如荨麻疹、发热、哮喘等，使用时间较长时可发生短暂脱发、骨质疏松、自发性骨折和血小板减少性紫癜等。

3. 长期使用有时反而可形成血栓，可能是抗凝血酶Ⅲ耗竭的后果。

4. 外用罕见皮肤刺激如烧灼感，或过敏反应如皮疹、瘙痒等。

【妊娠期安全等级】 C。

【禁忌与慎用】 1. 对本品过敏者、肝和肾功能不全者禁用本品。

2. 尚未控制的活动性出血禁用。

3. 有出血性疾病，包括血友病、血小板减少性或血管性紫癜的患者禁用。

4. 外伤或术后渗血禁用。

5. 先兆流产禁用。

6. 亚急性感染性心内膜炎禁用。

7. 胃、十二指肠溃疡禁用。

8. 重度肝、肾功能不全禁用。

9. 黄疸患者禁用。

10. 重症高血压禁用。

11. 有过敏性疾病及哮喘病史慎用。

12. 口腔手术等易致出血的操作慎用。

13. 已口服足量的抗凝药者慎用。

14. 月经量过多者慎用。

15. 血小板＜50×10^9/L(50000/mm³)者慎用。

【药物相互作用】 1. 香豆素及其衍生物与本品合用时,可导致严重的因子Ⅸ缺乏而致出血。

2. 阿司匹林及 NSAIDs(包括甲芬那酸、水杨酸等)有抑制血小板功能,并诱发胃肠道溃疡出血,与本品合用时会增加出血的危险。

3. 双嘧达莫、右旋糖酐有抑制血小板功能,与本品合用时,增加出血的危险。

4. 肾上腺皮质激素、促肾上腺皮质激素易诱发胃肠道溃疡出血,与本品合用时,增加出血的危险。

5. 依他尼酸、组织纤溶酶原激活物(t-PA)、尿激酶、链激酶与本品合用时,增加出血的危险。

6. 甲巯咪唑(他巴唑)、丙硫氧嘧啶与本品有协同作用。

7. 下列药物与本品有配伍禁忌:阿米卡星、头孢噻啶、头孢孟多、头孢哌酮、头孢噻吩钠、硫酸庆大霉素、卡那霉素、妥布霉素、乳糖酸红霉素、万古霉素、多黏菌素B、多柔比星、柔红霉素、氢化可的松琥珀酸钠、氯喹、麻醉性镇痛药、氯丙嗪、异丙嗪等。

【剂量与用法】 1. 预防血栓形成　皮下注射,手术前2h注射5000U,然后每12h一次。

2. 抑制血栓蔓延　静脉注射,开始给予5000U,然后4～6h再用5000～10000U。

3. 用于弥散性血管内凝血　成人:50U/kg,儿童:25U/kg,每6h一次,静脉注射,亦可静脉滴注,一次5000～6000U,以5％葡萄糖注射液或0.9％氯化钠注射液稀释。开始每分钟0.5U/kg,然后根据凝血时间或部分凝血活酶时间(aPTT)为指标,控制滴注速度及用药量,使凝血时间为正常的2～3倍,或aPTT为正常的1～1.5倍。每天用20000～30000U。

4. 输血　每100ml血用5000U,应立即进行输血。

5. 体外循环　375U/kg或12500U/m²体表面积,每隔1～2h加1/2的剂量。

6. 软膏剂　外用,2～3次/日,涂于患处。

【用药须知】 1. 本品口服无效,可采用静脉注射、滴注和深部皮下注射;皮下注射应深入脂肪层,注入部位应不断更换,注射时不要移动针头,注射处

不宜搓揉。给药期间应避免注射其他药物。

2. 按照aPTT数据调整用量。要求保持凝血时间是治疗前的2～3倍,aPTT为治疗前的1.5～2.5倍;治疗第1d,应在用药前观察上述试验,以后每天测定数次,维持量时每天测定1次。对于老年人、高血压及肝、肾功能不全患者,因对肝素反应敏感,更需注意监测

3. 需长期抗凝治疗时,可在肝素应用的同时,加用双香豆素类口服抗凝,36～48h后停用肝素,单独口服抗凝药维持抗凝。

4. 遇有过敏体质者,特别对动物蛋白过敏者,可先给予6～8mg作为测试量,如30min后无特殊反应,才可给予全量。

5. 肝素代谢迅速,轻微过量,停用即可;严重过量应用硫酸鱼精蛋白缓慢静脉注射予以中和,通常1mg鱼精蛋白能中和100U肝素;如果肝素注射后已超30min,鱼精蛋白用量需减半。

6. 肝素干扰凝血酶原时间的测定,必须在使用肝素4h后重复该项试验。

7. 若血浆中抗凝血酶Ⅲ降低,肝素疗效较差,需输血浆或抗凝血酶Ⅲ。

【临床新用途】 1. 呼吸系统疾病(包括慢阻肺、肺栓塞、肺心病、呼吸衰竭、肺炎、成人呼吸窘迫综合征、支气管哮喘、肺泡蛋白沉积症等)　在常规治疗下,加用本品0.5万～1.0万U,加入5％葡萄糖注射液500ml,滴注,1次/日,10次一疗程,可减轻临床症状,提高治愈率。

2. 肾脏疾病(包括慢性增殖性肾炎、膜性肾炎、局灶性肾小球硬化、狼疮性肾炎、妊娠毒血症肾病、溶血性尿毒症综合征、流行性出血热无尿期、肾病综合征、急性肾功能衰竭、急性肾小球肾炎伴高凝血症等)　在常规治疗下,用本品0.6万～1.25万U,如上法滴注,也可皮下或肌内注射,1～3次/日,疗程2～8周,合用尿激酶效果更佳。

3. 外阴瘙痒症　使用本品软膏(如海普林)外涂,2次/日,10d一疗程;软膏也可用于冻疮。

4. 传染性肝炎　可使中度症状较快消失,黄疸和住院期缩短,对重症肝炎,本品可使病死率与肝、肾综合征发生率降低。

5. 流行性脑膜炎　早期使用本品可降低病死率。

6. 妊娠高血压　在硫酸镁治疗的基础上,加用小剂量本品,5000U/d,可使动脉压降低,尿量排出增多,改善母婴预后。

7. 血小板减少性紫癜　皮下注射本品1250U。2次/日,同时口服泼尼松龙10mg/d,连用30d。

【制剂】　①注射液:1000 U/2 ml;5000 U/2 ml;12500 U/2 ml。②乳膏剂:7000 U/20 g。

【贮藏】　密封、在凉暗处保存。

低分子量肝素
(low-molecular-weight heparins)

1. 本品是通过化学或酶法对普通肝素解聚而成。因末端糖链还原与否表现出不同的化学结构。

2. 这些化合物可增强抗凝血酶的活性,与肝素相比,具有较高的抗因子Ⅹa和抗因子Ⅱa的比值,突出表现在具有选择性抗因子Ⅹa的活力。这些化合物保持了肝素抗血栓的作用,降低了因抗凝而带来的出血危险,作用持续时间也较肝素持久。这些低分量肝素的活性以抗因子Ⅹa的活性(AxaIU)表示。

3. 尽管各种低分子量肝素的药代动力学参数各不相同,但总的来说,他们都比肝素的生物利用度要高些,$t_{1/2}$要长一些。

4. 国内外应用于临床的低分子量肝素有十余种,由于既往抗凝领域的一些学术概念未得到精确区分,普遍认为低分子量肝素都是一样的。实际上,由于生产工艺、化学结构等的不同,不同的低分子量肝素临床疗效和适应证也存在差异,因此,WHO、FDA等权威机构在几年前就明确指出:一种低分子量肝素的特点不能随意推广到另一种低分子量肝素上;针对某一特定的低分子量肝素的临床研究的结果不能推广到其他的低分子量肝素。同时美国FDA对此已经进行了分类管理,按照生产厂家及来源的不同将低分子肝素分为不同品种。本章主要介绍依诺肝素、达肝素、亭扎肝素、阿地肝素、舍托肝素、达那肝素、贝米肝素、那曲肝素等。

【用药警戒】　椎管内麻醉、腰椎穿刺的患者使用低分子量肝素可导致硬膜外或椎管出血。可导致长期甚至永久性瘫痪。上述患者使用低分子量肝素时,应考虑到此风险。危险因素包括放置硬膜外导管、同时使用影响凝血功能的药物,包括 NSAIDs、抗血小板药或其他抗凝药;硬膜外或椎管有外伤史或重复穿刺;椎管畸形或有椎管手术史。应密切监测患者神经损害的症状和体征,如有,须立即停药。正在使用抗凝药或准备抗凝的患者,行椎管操作时,应权衡利弊后进行。此用药警戒适用于所有低分子量肝素制剂。

依诺肝素钠
(enoxaparin sodium)

【CAS】　9041-08-1;679809-58-6

【ATC】　B01AB05

【理化性状】　1. 本品为低分子量肝素的钠盐,是从猪肠黏膜获得的肝素苯甲基酯衍生物经碱性解聚得到的。成分的大多数在其主链的非还原端有一个 4-enopyranose uronate 结构;15%～25%的成分在其主链的还原端有一个 1,6 脱水结构。平均分子量在 3800～5000 之间,特征值约 4500。硫酸盐化程度为每个二糖单位约有 2 个硫酸根。以干物质计,效能为每 1mg 抗因子Ⅹa 活性不低于 90 U,不高于 125 U,抗因子Ⅹa 活性与抗因子Ⅱa 活性比值在 3.3～5.3 之间。10%水溶液的 pH 为 6.2～7.7。

【药理作用】　本品可使抗凝血因子Ⅹa 活性/抗凝血因子Ⅱa 活性比值大于 4,具有强而持久的抗血栓形成作用,还具有溶栓作用,较少引起出血。

【体内过程】　皮下注射本品吸收迅速且完全,生物利用度接近 95%。本品不能透过胎盘。注射后 1～5 h 可达高峰血浆活性。消除 $t_{1/2}$ 为 4～5 h,老年人为 6～7 h。血浆中抗凝因子Ⅹa 活性可持续 24 h,本品主要在肝脏代谢,仅少量经肾清除。

【适应证】　1. 预防静脉栓塞性疾病,尤其是与某些手术有关的栓塞。

2. 用于血液透析、体外循环,防止血栓形成。

3. 治疗深静脉血栓形成。

4. 治疗急性不稳定性心绞痛及无 Q 波心肌梗死。

【不良反应】　1. 参见肝素。

2. 注射部位出现瘀斑,甚至出现严重皮疹。

3. 局部或全身过敏反应。

4. 血小板减少症。

5. 使用本品治疗几月后可能出现骨质疏松倾向。

6. 增加血中某些酶的水平(如转氨酶)。

7. 在蛛网膜下腔/硬膜外麻醉时使用依诺肝素,极少发生椎管内血肿。

【妊娠期安全等级】　B。

【禁忌与慎用】　1. 对本品、肝素及其他低分子量肝素过敏的患者禁用。

2. 凝血障碍患者禁用。

3. 有本品或其他肝素诱导血小板减少史者禁用。

4. 活动性消化道溃疡或有出血倾向的器官损伤患者禁用。

5. 急性心内感染(感染性心内膜炎)患者禁用(心脏瓣膜置换术所致的感染除外)。

6. 重度肾功能衰竭患者禁用。

7. 出血性脑卒中患者禁用。

8. 尚未被控制的高血压患者禁用。

9. 妊娠期和哺乳期妇女不宜使用本品。

10. 儿童不适于使用本品。

【药物相互作用】 1. 阿司匹林、水杨酸衍生物、NSAIDs 等与本品合用可增加出血倾向。

2. 参见肝素。

【剂量与用法】 1. 预防静脉栓塞

(1) 易于引起血栓形成的手术　推荐剂量为 20 mg(0.2 ml)，皮下注射，1 次/日。

(2) 血栓形成高危倾向的手术(髋部及膝部手术)和(或)有血栓栓子形成高危倾向的患者　40 mg(0.4 ml)，一次皮下注射，1 次/日。

(3) 普外手术　应于术前 2 h 给予首次注射。

(4) 矫形外科手术　应于术前 12 h 给予首次注射。在有血栓栓子形成倾向的手术和(或)既往史中有此种倾向的患者可给予高一些的预防剂量。本品治疗应持续应用 7～10 d。在某些患者中可根据病情适当延长疗程，直至静脉血栓栓子形成的因素消除和患者不须卧床为止。

2. 用于血液透析，防止体外循环中的血栓形成　推荐剂量为 1 mg/kg。应于血液透析开始时，在动脉导管中给予依诺肝素，通常 4 h 透析期间给药 1 次；但当出现环状纤维蛋白时，应再给予 0.5～1 mg/kg。

3. 治疗深静脉血栓形成　每 12 h 按 1 mg/kg 皮下注射 1 次，持续治疗不应超过 10 d。

4. 治疗不稳定性心绞痛及无 Q 波心肌梗死　每 12 h 按 1 mg/kg 皮下注射本品 1 次。通常疗程为 2～8 d(至临床症状稳定)应同时使用阿司匹林(口服 100～325 mg/d)。

【用药须知】 1. 患者应取平躺后进行注射。

2. 应于左右腹壁的前外侧或后外侧皮下组织内交替给药注射。注射时针头应垂直刺入皮肤，注射前先用拇指和食指将皮肤捏起，并将针头全部刺入皮肤皱折内进行注射；注毕，始可松开拇指和食指。

3. 老年患者　用于预防时无须调整剂量，用于治疗时应测定抗 Ⅹa 的活性。

4. 肾功能衰竭患者　肾功能衰竭患者用于预防目的时无须调整剂量，用于治疗时应调整剂量并测定抗 Ⅹa 的活性。

5. 体重低于 40 kg 和高于 100 kg 的患者　应根据临床监测情况相应调整剂量。

6. 本品 1 mg 相当于 100AxaIU。

【制剂】 注射液：20 mg/0.2 ml；40 mg/0.4 ml；60 mg/0.6 ml；80 mg/0.8 ml；100 mg/1 ml。

【贮藏】 25 ℃条件下密封保存。

达肝素钠
(dalteparin sodium)

本品亦称作 tedelparin，替地肝素，实属异名同物，商品名 Fragmin。

【CAS】 9041-08-1

【ATC】 B01AB04

【理化性状】 1. 本品为猪肠黏膜肝素经亚硝酸解聚得到的低分子量肝素的钠盐。大多数成分含有非还原端 2-O-磺基-α-L-idopyranosuronic acid 结构，还原端 6-O-磺基-2,5-脱水-D-甘糖醇结构。平均相对分子量为 5600～6400，特征性分子量为 6000。相对分子量低于 3000 的链低于 13%(w/w)，相对分子量大于 8000 的链所占为 15.0%～25.0%(w/w)。每个二糖基团的硫酸盐化程度为 2.0～2.5。以干物质计，每 1mg 的抗因子 Ⅹa 活性效价为 110～210AxaIU，抗因子 Ⅹa 与抗因子 Ⅱa 活性效价之比为 1.9～3.2。

【药理作用】 参见依诺肝素。

【体内过程】 本品皮下注射后几乎可完全被吸收，生物利用度约为 87%。4 h 可达血药峰值。静脉注射和皮下注射后的 $t_{1/2}$ 分别为 2 h 和 3～5 h，本品经肾排泄，肾功能不全患者的 $t_{1/2}$ 可见延长。

【适应证】 1. 治疗和预防静脉血栓形成。

2. 防止透析期间发生凝血。

【不良反应】 等参见肝素。

【妊娠期安全等级】 B。

【剂量与用法】 1. 预防手术期间的静脉血栓栓塞　前 1～2 h 皮下注射 2500AxaIU。对中度危险的患者，继后每天 1 次 2500AxaIU，连用 5～7 d，直到患者可以下床活动。对高度危险的患者，术后 1～2 h 和术后 8～12 h，皮下注射 2500AxaIU，接着每天给予 5000AxaIU。或者手术当晚给予 5000AxaIU，接着每晚给予 5000AxaIU。在髋关节置换期间，此种用量可持续 5 周。

2. 治疗静脉血栓栓塞　注射 200AxaIU/(kg·d)，建议的最大剂量为 18000AxaIU/d，分 2 次用。

3. 防止透析期间发生体外循环中的凝血　本品 30～40AxaIU/kg；接着以 15 IU/h 的速度进行滴注。透析不足 4 h 者，单剂量给予 5000AxaIU。有出血并发症或肾功能不全患者，剂量应减小。这类患者可静脉注射 5～10AxaIU/kg，继而每小时滴注 4～5AxaIU/kg。

4. 治疗不稳定型心绞痛　2 h 给予静脉注射 120AxaIU/kg，最大推荐剂量为每 12 h 给予 10000AxaIU。连用 5～8 d，并合用阿司匹林。

【用药须知】　对严重出血者,可缓慢静脉注射鱼精蛋白 1 mg,硫酸鱼精蛋白 100 U。

【制剂】　注射液：2500AxaIU/0.1 ml；5000AxaIU/0.2 ml；1000AxaIU/0.3 ml。

【贮藏】　25 ℃条件下密封保存。

亭扎肝素钠
(tinzaparin sodium)

本品为低分子量肝素,其分子量为 5500～7500。

【CAS】　9041-08-1

【ATC】　B01AB10

【理化性状】　1. 本品使用从肝黄杆菌产生的肝素酶将从猪肠黏膜获得的肝素解聚而获得。主要的成分在非还原端 2-O-磺基-4-enepyranosuronic 酸的结构,在链的还原端有 2-N,6-O-二磺酸-D-葡糖胺结构。平均分子量的范围是 5500～7500,特征值大约是 6500。链的百分比质量低于 2000 的不大于 10%。硫酸盐化作用的程度是每个二糖单位 1.8～2.5。每毫克干粉的抗凝血因子 Ⅹa 的活性为 70～120AxaIU,抗凝血因子 Ⅹa 活性与抗凝血因子 Ⅱa 活性之比为 1.5～2.5。

【药理作用】　参见依诺肝素。

【体内过程】　本品皮下注射后,其生物利用度为 90%。4～6 h 可达血药峰值。消除 $t_{1/2}$ 为 1.5 h,而抗因子 Ⅹa 的活力却可持续 24 h。

【适应证】【不良反应】【禁忌与慎用】　参见依诺肝素。

【剂量与用法】　1. 预防性治疗：①普通手术期可能引起的静脉血栓栓塞：可在术前 2 h 皮下注射 3500AxaIU,然后每天注射 1 次 3500AxaIU,连用 7～10 d。② 接受矫形外科的患者：建议给予 50AxaIU/kg,或者在术前 12 h 给予 4500AxaIU,然后每天给予 4500AxaIU。

2. 治疗静脉血栓栓塞　皮下注射 175AxaIU/kg,1 次/日,至少连用 6 d。

3. 防止体外循环所致凝血　可将本品注入透析器的动脉侧或通过静脉给药,可将本品 500AxaIU 加入 0.9%氯化钠注射液 500～1000 ml 中向透析器中灌注,透析时间如持续不到 4 h,则只给予 1 次 2000～2500AxaIU；如时间较长,则先给予 2500AxaIU,然后滴注 750AxaIU/h。

【用药须知】　使用本品如发生严重出血,可缓慢静脉注射硫酸鱼精蛋白,1 mg 鱼精蛋白可抵消本品 100AxaIU。

【制剂】　注射液：20000 IU/2 ml,供多次使用。

【贮藏】　25 ℃条件下密封保存。

阿地肝素钠
(ardeparin sodium)

【CAS】　9041-08-1

【理化性状】　本品由从猪肠黏膜提取的肝素过氧化物降解所得。结构链的末端与不带糖残基的原物质的残余物是完全相同的。组成部分的 98%的分子量为 2000～15000,平均分子量达 5500～6500。其硫化程度达到每个双糖单位的 2.7%。

【简介】　用于防止术后血栓栓塞,每 12 h 可皮下注射 50AxaIU/kg,于手术当天的夜间开始给予,连用 14 d,直至患者可下床活动。

舍托肝素钠
(certoparin sodium)

本品为低分子量肝素,平均分子量约为 6000。主要在德国、澳大利亚及瑞士销售。本品作用、适应证、不良反应、禁忌与慎用及药物相互作用与其他低分子量肝素相同。

【理化性状】　本品由猪肠黏膜肝素的亚硝酸异戊酯降解得到。主要含有非还原端的 2-O-磺基-α-L-吡喃酸结构和在它们的链还原结尾处有一个 6-O-磺基-2,5-脱水-D-甘糖酯结构。70%成分的分子量小于 10000,平均约为 6000。每个二糖的硫酸盐化程度为 2～2.5。

【体内过程】　本品皮下注射后吸收迅速而完全,2～4 h 达血药峰值。抗因子-Ⅹa 的 $t_{1/2}$ 约为 4 h。

【剂量与用法】　术前 1～2 h 皮下注射 3000AxaIU,继后的 7～10 d 中,每天给予 3000AxaIU,或直至患者能够下床活动。

【制剂】　注射液：3000AxaIU。

【贮藏】　25 ℃条件下密封保存。

贝米肝素钠
(bemiparin sodium)

别名：Zibor

【CAS】　91449-79-5

【ATC】　B01AB12

本品属于超低分子量类肝素。平均分子量为 3600。

【药理作用】　本品是从猪肠道黏膜肝素钠解聚获得低分子量肝素。其平均分子量的大约 3600。分子量低于 2000 链的比例不到 35%。从 2000～6000 分子量的链比例在 50%～75%之间。分子量大于 6000 的链百分比小于 15%。

【体内过程】　1. 吸收　本品吸收迅速,皮下注射 2500 IU 和 3500 IU,生物利用度估计为 96％。最高血浆抗 Ⅹa 效应发生在皮下注射后的 2～3 h,分别达到(0.34±0.08)和(0.45±0.07)IU 抗-Ⅹa/ml 活性。未检测到在此剂量下的抗Ⅱa 活性。皮下注射 5000 IU、7500 IU、10000 IU 和 12500 IU 后 3～4 h,分别达到(0.54 ± 0.06)IU、(1.22 ± 0.27)IU、(1.42±0.19)IU 和(2.03 ±0.25)IU 抗-Ⅹa/ml 活性。7500 IU、10000 IU 和 12500 IU 剂量下抗Ⅱa 活性为 0.01 IU/ml。

2. 消除　在 2500 IU～12500 IU 的剂量范围,本品的 $t_{1/2}$ 为 5～6 h。目前关于血浆蛋白结合、代谢和排泄尚无可用数据。

【适应证】　1. 预防骨科手术患者的血栓栓塞性疾病。

2. 防止在体外循环血液透析过程中凝血。

【不良反应】　1. 常见出血和注射部位瘀斑。

2. 其他不良反应可参见肝素。

【禁忌与慎用】　1. 对本品、肝素或猪源性物质过敏者禁用。

2. 证实或怀疑有免疫介导的肝素诱导血小板减少症(HIT)者禁用。

3. 活动性出血或止血功能受损导致的出血风险增加的患者禁用。

4. 肝脏和胰腺功能严重受损者禁用。

5. 中枢神经系统、眼睛、耳朵外伤或手术者禁用。

6. 肝素诱导的血小板减少引起的弥散性血管内凝血(DIC)禁用。

7. 急性细菌性心内膜炎和亚急性细菌性心内膜炎禁用

8. 出血风险高的器质性病变(如活动性溃疡、出血性卒中、脑动脉瘤或脑肿瘤)禁用。

9. 肝、肾功能衰竭者、未控制的高血压、有胃及十二指肠溃疡史、血小板减少、肾结石、尿道结石、脉络膜和视网膜血管疾病、并发出血风险的其他组织损伤、脊椎麻醉、硬膜外麻醉、腰穿的患者慎用。

【药物相互作用】　参见肝素。

【剂量与用法】　1. 预防骨科手术患者的血栓栓塞性疾病　手术前 2 h 或手术后 6 h,皮下注射,继后每 24 h 注射 1 次,一次 3500AxaIU。应预防使用 7～10 d,直至血栓的风险降低。

2. 防止在体外循环血液透析过程中凝血　对于接受重复血液透析,持续时间不超过 4 h,无出血的危险的患者,在透析开始时从动脉端注入。对于体重不足 60 kg 的患者,剂量为 2500AxaIU,而对于体重超过 60 kg 的患者,剂量为 3500AxaIU。

【用药须知】　1. 本品禁止肌内注射。

2. 使用本品期间禁止肌内注射任何其他药品。

3. 与其他低分子肝素一样,本品可致高血钾,尤其是糖尿病患者、服用保钾利尿剂的患者及肾功能衰竭的患者。治疗前及治疗期间应监测血钾,特别是使用本品超过 7 d 者。

4. 治疗前及治疗期间每 3～4 d 检查血小板计数。如血小板计数出现明显降低,应立即停药。

5. 拔出动、静脉导管 4 h 内不能使用本品。

【制剂】　注射液:3500AxaIU/0.2 ml。

【贮藏】　贮于 30 ℃ 以下,不可冷冻。

那曲肝素钙
(nadroparin calcium)

别名:纳肝素钙、速碧凝、速碧林、Fraxiparine

【ATC】　B01AB06

本品为低分子量肝素,平均分子量为 3600～5000。

【药理作用】　本品由猪源肝素经亚硝酸解聚制得,是一种低分子量肝素。与常规肝素相比,本品在体外具有明显的抗凝血因子 Ⅹa 活性(97AxaIU/ml)和较低的抗凝血因子Ⅱa 或抗凝血酶活性(30 U/ml),临床上给予预防或治疗量具有快速和持续的抗血栓形成作用,还有溶解血栓的作用,并能改善血流动力学状况,但对血液凝固性和血小板功能无明显影响。

【体内过程】　皮下注射后 3 h 达血药峰值,生物利用度接近 100％,表现分布容积为 3～7 L/kg。静脉注射或皮下给药后血浆抗 Ⅹa 因子活性消除半衰期在 2.2～3.6 h 之间。通过一种非渗透性肾机制清除,血浆清除率为每小时 1.17 L/h,肾功能不全患者比健康人的血浆清除明显减少 0.6～0.8 L/h。不能通过胎盘屏障,对胎儿循环中抗 Ⅹa 因子或抗 Ⅱa 因子活性没有影响。原药 $t_{1/2}$ 约 3.5 h。

【适应证】　1. 预防和治疗血栓栓塞性疾病,特别是预防普通外科手术或骨科手术的血栓栓塞性疾病。

2. 在血液透析中预防体外循环中的血凝块形成。

【不良反应】　1. 常见出血和偶有过敏反应,罕见注射部位血肿、坏死。

2. 其他不良反应可参见肝素。

【禁忌与慎用】　1. 对本品过敏者、凝血功能障碍者、血小板减少症患者、脑血管出血或其他活动性出血者(除外弥散性血管内凝血)、重度和难以控制的高血压者(有脑出血危险)、肝功能不全患者、严重的胃或十二指肠溃疡患者、急性或亚急性细菌性心内膜炎患者、糖尿病视网膜病变者、大脑颈内动脉-后交通动脉动脉瘤患者、妊娠期妇女禁用。

2. 肾功能不全患者、对肝素有过敏史者、接受硬脊膜外、脊髓麻醉或脊椎穿刺术者(硬膜外或脊髓血肿有导致瘫痪的危险)、脉管炎患者、心包炎或心包积液者慎用。

【药物相互作用】　参见肝素。

【剂量与用法】　1. 手术中预防血栓栓塞性疾病

(1) 普外手术　1 次/日,一次 0.3 ml,通常至少持续 7 d,在所有病例中,整个危险期应预防性用药,直至患者可以下床活动。首剂应在术前 2～4 h 用药。

(2) 骨科手术　首剂应于术前 12 h 给予,术后 12 h 给予,治疗至少持续 10 d。

2. 重症监护病房(ICU)患者预防血栓性疾病 体重小于等于 70 kg 者,0.4 ml,1 次/日;体重大于 70 kg 者,0.6 ml,1 次/日。

3. 治疗血栓栓塞性疾病　0.1 ml/10 kg,2 次/日,间隔 12 h 给予,通常疗程为 10 d。

4. 血液透析时抗凝　根据体重决定使用的剂量,并在血液透析开始时通过动脉端单次给予。体重小于 50 kg,0.3 ml;51～69 kg,0.4 ml;大于 70 kg,0.6 ml。如有出血危险,可将剂量减半。如血透超过 4 h,血透时可再给予小剂量本品,随后血透所用剂量应根据初次血透观察到的效果进行调整。

【用药须知】　1. 用药前后及用药时应定期进行血小板计数、血细胞比容(红细胞压积)、血红蛋白、大便潜血、血脂、肝、肾功能的检测。长期治疗应检测骨密度。

2. 对肾功能不全和正在进行血栓栓塞治疗的患者,建议监测血浆抗 Ⅹa 因子活性。对于高危患者应考虑监测抗 Ⅱa 因子的活性。

3. 禁止肌内注射。

4. 注射部位必须交替从左到右,注射于腹部前或后外侧部皮下组织,针头必须垂直刺入,在注射全过程中保持注射部位皮肤皱褶。

5. 药物过量的处理　通过静脉缓慢注射鱼精蛋白(硫酸鱼精蛋白或盐酸鱼精蛋白)来中和。根据情况决定所需的鱼精蛋白剂量:①使用过的肝素剂量:0.6 ml 鱼精蛋白中和 0.1 ml(2500 抗 Ⅹa 因子单位)的本品。②应考虑注射后经过的时间,可适当酌情减少鱼精蛋白用量。此外,本品的吸收动力学决定这种中和作用是短暂的,要求在 24 h 内分次 2～4 次)注射所计算的鱼精蛋白的总量。

【制　剂】　注射液:3075AxaIU/0.3 ml;

4100AxaIU/0.4 ml;6150AxaIU/0.6 ml。

【贮藏】　贮于 30 ℃以下,不可冷冻。

磺达肝癸钠
(fondaparinux sodium)

别名:戊聚糖钠、安卓、Arixtra

本品是人工合成的、活化因子 Ⅹ 选择性抑制剂。

【CAS】　114870-03-0

【ATC】　B01AX05

【理化性状】　1. 化学名:Methyl O-2-deoxy-6-O-sulfo-2-(sulfoamino)-α-D-glucopyranosyl-(1→4)-O-β-D-glucopyranuronosyl-(1→4)-O-2-deoxy-3,6-di-O-sulfo-2-(sulfoamino)-α-D- glucopyranosyl-(1→4)-O-2-O-sulfo-α-L-idopyranuronosyl-(1→4)-2-deoxy-6-O-sulfo-2-(sulfoamino)-α-D-glucopyranoside decasodium salt

2. 分子式:$C_{31}H_{43}N_3Na_{10}O_{49}S_8$

3. 分子量:1726.77

4. 结构式

【用药警戒】　椎管内麻醉、腰椎穿刺的患者使用本品可导致硬膜外或椎管出血。可导致长期甚至永久性瘫痪。上述患者使用本品时,应考虑到此风险。危险因素包括放置硬膜外导管、同时使用影响凝血功能的药物,包括非甾体 NSAIDs、抗血小板药或其他抗凝药;硬膜外或椎管有外伤史或重复穿刺;椎管畸形或有椎管手术史。应密切监测患者神经损害的症状和体征,如有,须立即停药。正在使用抗凝药或准备抗凝的患者,行椎管操作时,应权衡利弊后进行。

【药理作用】　1. 本品的抗血栓活性是抗凝血酶Ⅲ(ATⅢ)介导的对因子 Ⅹa 选择性抑制的结果。通过选择性结合于 ATⅢ,本品增强(大约 300 倍)ATⅢ 对因子 Ⅹa 的中和活性。而对因子 Ⅹa 的中和作用打断了凝血级联反应,并抑制凝血酶的形成和血栓的增大。本品不能灭活凝血酶(活化因子 Ⅱ),并对血小板没有作用。

2. 在 2.5 mg 剂量时,本品不影响常规凝血实验如活化部分凝血活酶时间/活化凝血时间或者血浆凝血酶原时间及 INR,也不影响出血时间或纤溶活性。

【体内过程】　1. 吸收　皮下给药后,本品完全快速地被吸收（绝对生物利用度为100%）。年轻健康受试者单次皮下注射本品2.5 mg后，2 h达血药峰值（平均C_{max}为0.34 mg/L）。

在老年健康受试者中，经过皮下途径给药后，在2～8 mg剂量范围内其药动学参数呈线性关系。1次/日给药后，3～4 d后达稳态，C_{max}和AUC较年轻者增加1.3倍。

2. 分布 分布容积为7～11 L。体外，本品以剂量依赖性的形式高度特异地结合于抗凝血酶蛋白（在0.5～2 mg/L的浓度范围内为98.6%～97.0%）。本品与其他血浆蛋白结合不明显，包括血小板因子4。由于本品与AT Ⅲ以外的血浆蛋白结合不明显，预期不会与其他药物发生蛋白结合置换方面的相互作用。

3. 代谢 尽管进行系统评价，无本品代谢的资料，特别是形成活性代谢物的证据，本品在体外不会抑制CYP酶（CYP1A2、CYP2A6、CYP2C9、CYP2C19、CYP2D6、CYP2 E1或CYP3A4）。因此，预期本品在体内不会通过抑制CYP介导的代谢与其他药物发生相互作用。

4. 排泄和消除 本品在年轻和老年的健康受试者中的消除$t_{1/2}$大约分别为17 h和21 h。64%～77%被肾脏以原药排泄。

5. 由于肾功能会随年龄增大而降低，老年人对本品的消除能力会减低。>75岁的老年人在进行骨科手术时，其血浆清除比<65岁的患者低1.2～1.4倍。

肾功能不全的患者与具有正常肾功能的患者相比（Ccr>80 ml/min），轻度肾功能不全（Ccr为50～80 ml/min）的患者其血浆清除低1.2～1.4倍，中度肾功能不全（Ccr为30～50 ml/min）的患者其血浆清除平均低2倍。重度肾功能不全（Ccr<30 ml/min）的患者其血浆清除比正常肾功能患者低5倍。在中度肾功能不全和重度肾功能不全的患者中，终末$t_{1/2}$分别为29 h和72 h。

血浆清除随体重增加而增加（体重每增加10 kg，其血浆清除增加9%）。未在肝功能不全的患者中进行本品的药动学研究。

【适应证】 用于进行下肢重大骨科手术如髋关节骨折、重大膝关节手术或者髋关节置换术等患者，预防静脉血栓栓塞事件的发生。

【不良反应】 1. 感染 罕见手术后伤口感染。

2. 血液和淋巴系统 常见手术后出血、贫血；少见出血（鼻衄、胃肠道出血、咯血、血尿、血肿）、血小板减少、紫癜、血小板增生症、血小板异常、凝血异常。

3. 免疫系统 罕见过敏反应。

4. 代谢和营养 罕见低钾血症。

5. 神经系统 罕见焦虑、嗜睡、眩晕、头昏、头痛和谵妄。

6. 脉管系统 罕见低血压。

7. 呼吸、胸腔以及纵隔 罕见呼吸困难、咳嗽。

8. 胃肠道 少见恶心、呕吐，罕见腹痛、消化不良、胃炎、便秘、腹泻。

9. 肝胆系统 少见肝酶升高、肝功能异常，罕见胆红素血症。

10. 皮肤和皮下组织 少见皮疹、瘙痒。

11. 全身异常以及给药部位情况 少见水肿、外周水肿、发热、伤口溢液，罕见胸痛、疲倦、潮红、腿痛、生殖器水肿、潮热、晕厥。

12. 在其他研究或上市后临床经验中，罕有颅内出血和腹膜后出血的病例报道。

【禁忌与慎用】 1. 已知本品或本品中任何赋形剂成分过敏、具有临床意义的活动性出血、急性细菌性心内膜炎、Ccr<20 ml/min的重度肾功能不全患者禁用。

2. 本品在17岁以下患者中的安全性和疗效尚没有研究。

3. 本品不应用于妊娠期妇女，除非明确需要。

4. 本品可泌入大鼠乳汁中，但尚不知是否能分泌入人乳中。在使用本品治疗期间不推荐哺乳。然而婴儿尚不太可能通过口服吸收。

【药物相互作用】 1. 本品与可增加出血危险性的药物联合使用时，出血的风险会增加。

2. 口服抗凝药（华法林）、血小板抑制剂（阿司匹林）、NSAIDs（吡罗昔康）以及地高辛不影响本品的药动学。

3. 本品既不影响华法林INR的活性，也不影响在使用阿司匹林或吡罗昔康治疗时的出血时间，也不影响稳态下的地高辛的药动学。

4. 使用另一种抗凝药物治疗的后续治疗 如果后续治疗将使用肝素或低分子量肝素，首次注射通常应在末次注射本品1 d后给予。如果需要使用维生素K拮抗药进行后续治疗，应继续使用本品治疗直至达到INR目标值。

【剂量与用法】 1. 进行重大骨科手术的患者：

（1）本品推荐剂量为2.5 mg，1次/日，术后皮下注射。初始剂量应在手术结束后6 h给予，并且需在确认已止血的情况下。治疗应持续到静脉血栓栓塞风险消失以后，通常到患者可以下床活动，至少在手术后5～9 d。临床经验显示：进行髋关节骨折手术的患者，发生静脉血栓栓塞的危险将持续至手术后9 d

以上。对于这些患者,应考虑将本品的使用时间再延长 24 d。

(2)在进行重大骨科手术的患者中,对于那些年龄大于 75 岁、和(或)体重低于 50 kg、和(或)Ccr 为 20～50 ml/min 的肾功能不全患者,应严格遵循本品的首次注射时间。本品首次给予应不早于手术结束后 6 h。除非术后已经止血,否则不应注射本品。

2. Ccr＜20 ml/min 的患者不应使用本品　Ccr 在 20～30 ml/min 范围内的肾功能不全患者,本品推荐剂量为 1.5 mg。对于 CCr 在 30～50 ml/min 范围内的肾功能不全的患者,根据药动学模拟结果可以考虑使用本品 1.5 mg 剂量进行短期预防。对于长期预防应使用 1 mg 的剂量。

3. 肝功能不全患者不必调节剂量　在重度肝功能不全的患者中,本品应谨慎使用。

4. 本品通过皮下深层注射,患者取卧位　注射部位应该在前侧和后侧腹壁之间左右交替。为了避免药物的丢失,当使用预灌封式注射器时,注射前不要排除注射器中的气泡。注射针的全长应垂直插入拇指和食指之间的皮肤皱褶内;整个注射过程中应始终保持有皮肤皱褶。

【用药须知】　1. 本品仅用于皮下注射。不能肌内注射。

2. 本品应慎用于出血危险性增高的患者,如先天的或获得性的出血性疾病患者(例如血小板计数＜50000/mm³)、活动性溃疡性胃肠疾病、近期颅内出血或脑、脊髓或眼科手术后不久的患者。

3. 本品不与能增加出血风险的药物同时使用。这些药物包括地西卢定(desirudin)、纤溶药物、GPⅡb/Ⅲa 受体拮抗剂、肝素、类肝素药物或者低分子量肝素。与其他抗血小板药物(阿司匹林、双嘧达莫、保泰松、盐酸噻氯匹定、氯吡格雷)以及其他 NSAIDs 合用应慎用。如果需要合用,应进行严密监测。

4. 进行重大骨科手术的患者,使用本品时行脊髓/硬膜外麻醉或脊髓穿刺可导致长期或永久瘫痪。对于术后留置硬膜外导管或联合使用其他影响止血的药物的患者的危险性会更高。

5. 老年患者出血的危险性会增高。由于肾脏功能通常随年龄增长而降低,老年患者可以表现为本品清除减少以及暴露量的增加。本品在老年患者中应慎用。

6. 体重＜50 kg 的患者,其出血危险性会增加。本品的排泄随体重降低而减少,对于这些患者应谨慎使用本品。

7. 本品主要通过肾脏排泄。肌酐清除率＜50 ml/min 的患者,其出血危险性会增加,应慎用本品。

【制剂】　注射液:2.5 mg/0.5 ml。

【贮藏】　遮光,密封,贮于 25 ℃以下,不可冷冻。

舒洛地特
(sulodexide)

别名:Vessel Due F
本品为葡糖胺聚糖。

【CAS】　57821-29-1

【ATC】　B01AB11

【理化性状】　1. 化学名:Glucurono-2-amino-2-deoxyglucoglucan sulfate

2. 分子量:5000～8000

3. 配伍禁忌:本品是一种酸性多糖,静脉输液时可能与碱性物质作用形成复合物。常见的静脉输液时不相容的药物有:维生素 K、复合维生素 B、氢化可的松、透明质酸酶、葡萄糖酸钙、季铵盐、氯霉素、四环素和链霉素等。

【药理作用】　1. 本品抗血栓效果主要是与剂量依赖性地抑制一些凝血因子,特别是抑制活化的 X 因子有关。而其干扰凝血酶的作用则在其次,因此,基本上避免了一般的抗凝作用所导致的不良后果。本品抗血栓的作用不仅是通过抗凝血酶(ATⅢ)作用于游离凝血酶,而且通过肝素因子Ⅱ(HCⅡ)作用于与纤维蛋白结合的凝血酶。由此本品通过抑制凝血酶而产生的抗血栓作用体现在阻止血栓形成和血栓增长两方面。

2. 本品的抗血栓作用还通过抗血小板聚集,激活循环和血管壁的纤溶系统而发挥作用。

3. 此外本品还可以通过降低高血纤维蛋白原和极低密度脂蛋白浓度而改善血液循环,使有血栓形成危险的血管病变患者的血黏度参数恢复正常。

4. 本品的作用还包括通过保存血管壁上的正常负电荷和抑制细胞增殖及随后发生的血管壁基底膜和细胞外基质功能丧失,来维持血管壁通透选择性作用。本品的维持血管壁通透选择性作用可以防止不同高分子(如白蛋白、纤维蛋白原和脂蛋白)的常见的经血管渗漏,这些大分子的渗漏是动脉粥样硬化的早期症状,表现在肾脏病变就是蛋白尿。

【体内过程】　1. 静脉和肌内注射本品对因子Ⅹa(主要的凝血因子)的药动学研究显示,对该因子的灭活作用呈剂量依赖性。

2. 本品静脉给药后,会立即对活化的因子 X 和因子Ⅱ产生量效关系的抑制作用,但此作用消退得很快;同时也会影响一些常规凝血实验的参数,如部分活化凝血酶时间(aPTT)。给药后其抑制作用很快达到峰值。继后虽然在 1～2 h(根据给药剂量的大小)内仍可见明显的活性,但其活性降低很快。

3. 肌内注射本品可见对因子 Xa 和因子 IIa 的抑制作用,而对活化部分凝血酶时间(aPTT)的影响则不定。对本品的反应呈剂量依赖性,给药后 1～2 h 达峰值,6 h 后仍具有统计意义上的显著性;约 8 h 后消失。

4. 本品的表观分布容积较大(15～30 L),动物研究表明本品对于内皮组织具有特殊的亲和力。已确认本品主要通过细胞外基质,实质组织和血管组织进行吸收。平均滞留时间约为 15 h,主要经肝脏代谢,经肾排泄。经放射性标记的本品给药后 72 h 内,有 40%～50% 的给药剂量随尿液排出。

【适应证】　用于有血栓形成危险的血管疾病。

【不良反应】　注射部位疼痛、烧灼感以及血肿,较罕见的是在注射位点或其他位点出现皮肤过敏。

【禁忌与慎用】　虽未见胎儿毒性,但仍建议妊娠期妇女慎用。

【药物相互作用】　可增加肝素或其他口服抗凝剂的抗凝作用。

【剂量与用法】　先以注射剂开始,600 LSU,1 次/日,肌内注射或静脉注射,连用 15～20 d,然后服用胶囊剂 30～40 d,即 45～60 d 为疗程。一年应至少使用 2 个疗程。

【用药须知】　出血是药物过量的唯一表现。如果出血,需注射 1% 的硫酸鱼精蛋白,使用方法参见肝素过量出血时的处理。

【制剂】　①注射液:600 LSU/2 ml。②软胶囊剂:250 LSU。

【贮藏】　贮于 30 ℃ 以下。

木聚硫钠
(pentosan polysulfate sodium)

【CAS】　37319-17-8;116001-96-8

【ATC】　C05BA04

【理化性状】　本品为 β1→4 木糖高聚合物分子的混合物,硫酸化通常在 2 位和 3 位,偶尔在 2 位连接 4-O-甲基-α-D-醛糖酸-2,3-O-硫酸。平均分子量在 4000～6000 之间,总的分子量范围为 1000～40000。

【简介】　本品属于类肝素,具有抗凝和纤溶作用,还具有降低血脂和抗炎作用。可用于血栓栓塞疾病。本品可供口服,也可局部外用。在治疗间质性膀胱炎时可口服 100 mg,3 次/日。

方达帕林钠
(fondaparinux sodium)

别名:Arixtra

本品人工合成的特异性因子 X 抑制剂。

【CAS】　114870-03-0

【ATC】　B01AX05

【理化性状】　1. 化学名:Methyl-O-2-deoxy-6-O-sulfo-2-(sulfoamino)-α-D-glucopyranosyl-(1→4)-O-β-D-glucopyranuronosyl-(1→4)-O-2-deoxy-3,6-di-O-sulfo-2-(sulfoamino)-α-D-glucopyranosyl-(1→4)-O-2-O-sulfo-α-L-idopyranuronosyl-(1→4)-2-deoxy-6-O-sulfo-2-(sulfoamino)-α-D-glucopyranoside, deca-sodium salt

2. 分子式:$C_{31}H_{43}N_3Na_{10}O_{49}S_8$

3. 分子量:1728

4. 结构式

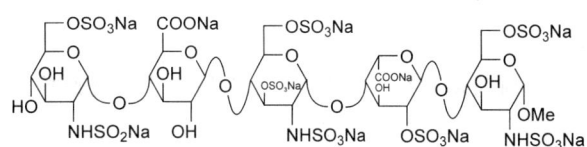

【药理作用】　本品具有抗凝血酶 III(AT-III)介导的对因子 Xa 的选择性抑制作用。这是由于本品具有能选择性与 AT-III 结合,激活 AT-III 致使因子 Xa 失活的中和作用,从而干扰凝血的级联反应,阻滞血栓的形成和血栓的进程。本品不会使因子 IIa 失活,对血小板功能也无作用。使用推荐剂量,未见纤溶活性或凝血时间发生改变。

【体内过程】　本品皮下注射后吸收迅速而完全,绝对生物利用度为 100%。年轻男性皮下注射 2.5 mg 后 2 h 可达血药峰值(0.34 mg/L)。患者可于 3 h 可达稳态(0.39～0.50 mg/L)。主要分布于血液中,极少渗透至血管外。本品主要随尿液排出,72 h 内可排出 77%,其消除 $t_{1/2}$ 为 17～21 h,老年人、肾功能不全患者可见延长。

【适应证】　1. 预防成人髋骨骨折手术及髋、膝关节置换术产生的深静脉血栓栓塞。

2. 与华法林合用治疗深静脉血栓。

3. 治疗急性肺栓塞。

【不良反应】　1. 可能引起术中出血的险情加重,术前局部给药也可能增加硬膜外水肿的危险。

2. 主要不良反应有注射部位轻度不适、呕吐、发热、贫血、水肿、便血、血小板减少、紫癜和肝功能受损。

【禁忌与慎用】　1. 对本品过敏者、重度肾功能不全患者(Ccr<30 ml/min)禁用。

2. 重度肝功能不全患者慎用。

3. 血小板减少者、有活动性大出血或细菌性心内膜炎患者禁用。

4. 中度肾功能不全患者(Ccr＝30～50 ml/min)应慎用本品。

5. 出血性糖尿病、未予控制的高血压、近期发生的消化性溃疡、糖尿病性视网膜炎和一般出血患者均应慎用本品。

6. 有肝素诱导的血小板减少史者、老年人慎用。

【剂量与用法】　1. 预防成人髋骨骨折手术及髋、膝置换术产生的深静脉血栓栓塞　于手术后6～8 h皮下注射2.5 mg,1次/日。疗程24 d。

2. 腹部手术后预防深静脉血栓　于手术后6～8 h皮下注射2.5 mg,1次/日。疗程5～9 d。

3. 治疗深静脉血栓和剂型肺栓塞　体重＜50 kg者5 mg,体重50～100 kg者7.5 mg,体重＞100 kg者10 mg,1次/日,皮下注射,应在发现症状后尽快使用。疗程一般为5～9 d,临床试验中最长使用21 d。

【用药须知】　1. 使用本品中如仍然出现血栓形成迹象,应更换其他治疗。

2. 本品不可与肝素、低分子量肝素或类肝素交替使用。

3. 本品不可肌内注射或静脉注射,只可皮下注射。

【制剂】　注射液:2.5 mg/0.4 ml;5 mg/0.5 ml;7.5 mg/0.6 ml;10 mg/0.8 ml。

【贮藏】　贮于25 ℃,短程携带允许15～30 ℃。

甲磺酸达比加群酯

(dabigatran etexilate mesylate)

别名:Pradaxa

本品为竞争性、可逆性直接非肽类的凝血酶抑制剂。

【CAS】　211914-51-1(dabigatran);211915-06-9(dabigatran etexilate)

【ATC】　B01AE07

【理化性状】　1. 本品为黄白色至黄色粉末,水中溶解度1.8 mg/ml,易溶于甲醇,微溶于乙醇,难溶于异丙醇。

2. 化学名:Ethyl3-({[2-({[4-({[(hexyloxy)carbonyl] amino} iminomethyl) phenyl] amino} methyl)-1-methyl-1H-benzimidazol-5-yl] carbonyl}(pyridin-2-yl)amino)propanoate

3. 分子式:$C_{34}H_{41}N_7O_5$・CH_4O_3S

4. 分子量:723.86

5. 结构式

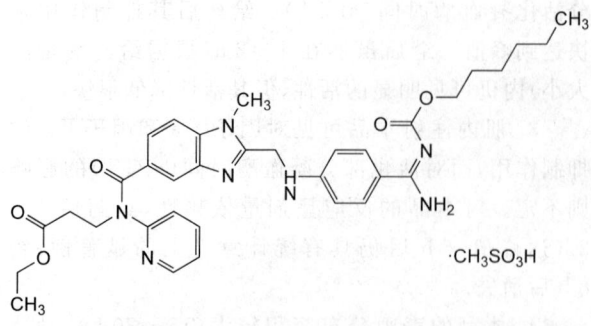

【药理作用】　本品是一种新型合成的直接凝血酶抑制剂,是达比加群的前体药物,属非肽类的凝血酶抑制剂。口服经胃肠吸收后,在体内转化为具有直接抗凝血活性的达比加群。达比加群结合于凝血酶的纤维蛋白特异结合位点,阻止纤维蛋白原裂解为纤维蛋白,从而阻断凝血级联反应的最后步骤并形成血栓。达比加群可以从纤维蛋白凝血酶结合体上解离,发挥可逆的抗凝作用。

【体内过程】　1. 吸收　口服本品后,达比加群的绝对生物利用度为3%～7%,血药浓度最快在口服1 h达峰,在健康受试者中的$t_{1/2}$为12～17 h。血药浓度呈双指数下降,在健康老年受试者和进行骨科大手术的患者中平均终末$t_{1/2}$分别为12～14 h和14～17 h。口服去胶囊剂壳的本品比完整的胶囊剂型的生物利用度高,因此,胶囊剂不得咀嚼、掰开或压碎后服用。

2. 分布　35%的达比加群与血浆蛋白结合,分布容积为50～70 L。

3. 代谢　口服给药后本品转化为达比加群。本品通过酯键催化水解裂解为活性的达比加群为主要的代谢反应。本品不是CYP酶的底物,抑制剂或诱导剂。达比加群经共轭作用形成具有药理活性的酰基葡糖醛酸。存在1-O,2-O,3-O和4-O酰基葡糖醛酸四个位置异构体,且每个占血浆中总达比加群量的至少10%。

4. 排泄　达比加群主要在肾中消除。静脉给药后达比加群的肾清除率为总清除率的80%,口服放射性标记的达比加群后,在尿和粪便中的回收率分别为7%和86%。

【适应证】　1. 用于非瓣膜性心房颤动患者中,降低卒中和全身栓塞的风险。

2. 用于关节置换术后静脉血栓栓塞的预防。

【不良反应】　1. 常见的不良反应为出血,包括颅内出血、胃肠道出血和胃肠道不良反应,少见过敏反应。

2. 胃肠道不良反应包括消化不良(包括腹痛、腹部不适、上腹不适)和类胃炎综合征(包括胃食管反流、食管炎、糜烂性胃炎、胃出血、出血性胃炎、消化道出血、消化性溃疡)。过敏反应包括荨麻疹、皮疹和皮肤瘙痒。

3. 上市后不良反应为血管神经性水肿。

【妊娠期安全等级】 C。

【禁忌与慎用】 1. 活动性病理性出血者禁用。

2. 人工瓣膜置换术后禁用。

3. 对达比加群或者本品中其他任何辅料过敏者禁用。

4. 重度肾功能不全(Ccr<30 ml/min)者禁用。

5. 发生出血事件、有出血体质的患者、自发性或药物性凝血功能障碍的患者禁用。

6. 有临床出血风险的器官病变,包括出血性卒中者 6 个月以内禁用。

7. 有脊髓或硬膜外留置导管的患者及拔除后 2 h 以内的患者禁用。

8. 危及生命的肝损伤或肝脏疾病禁用。

9. 联合使用强效 P-糖蛋白抑制剂者禁用。

10. 本品用于妊娠期妇女和哺乳期妇女的安全性及有效性尚无相关研究,应慎用。

11. 本品用于儿童和青少年(18 岁以下)的安全性及有效性尚无相关研究。

12. 本品用于老年人导致卒中和出血的风险随年龄的增长而增加,特别是同时使用 P-糖蛋白抑制剂时,应谨慎使用。

【药物相互作用】 1. 本品和强效的 P-糖蛋白诱导药(如利福平)同时使用,导致本品系统暴露量减少。

2. 本品与 P-糖蛋白抑制剂合用,达峰时间,终末 $t_{1/2}$ 与平均滞留时间不受影响。与决奈达隆、酮康唑、维拉帕米、胺碘酮、奎尼丁合用,本品全身暴露量增加;与克林霉素合用对本品的暴露量无影响。

3. 本品与 $t_{1/2}$>12 h 的 NSAIDs 药同时使用时建议密切监测出血情况。

4. 不建议本品与以下药物(如静脉用普通肝素和肝素衍生物、低分子肝素、磺达肝癸钠、地西卢定、血栓溶解剂、血小板糖蛋白Ⅱb/Ⅲa 受体拮抗剂、氯吡格雷、噻氯匹定、右旋糖酐、磺吡酮、维生素 K 拮抗剂)合用。

【剂量与用法】 1. 用于有非瓣膜性心房颤动患者中降低卒中和全身栓塞的风险。

(1) 成人推荐剂量,Ccr>30 ml/min 者,150 mg,2 次/日,口服;Ccr 为 15～29 ml/min 者,75 mg,2 次/日,口服;Ccr<15 ml/min 或透析患者禁用。

(2) 在临床治疗过程中,需评估肾功能情况并适时调整剂量。当使用本品时,患者出现急性肾功能衰竭时应停用本品并考虑其他抗凝治疗。

(3) 指导患者不要咀嚼、破坏或打开胶囊剂;如错过服药时间,离下次服药 6 h 以上补服剂量,否则跳过本次剂量。

(4) 从华法林转至本品,当 INR<2.0 时,停止使用华法林,开始服用本品。

(5) 从本品转至华法林,根据肌酐清除率调整华法林使用时间如下:①Ccr≥50 ml/min 者,停止使用本品前 3 d 开始使用华法林;② Ccr 为 30～50 ml/min 者,停止使用本品前 2 d 开始使用华法林;③Ccr 为 15～29 ml/min 者,停止使用本品前 1 d 开始使用华法林。

(6) 从静脉抗凝药转至本品,在下一次给药的前 0～2 h 开始服用本品,或在停止连续给药后开始服用本品(如静脉给予未分化肝素)。

(7) 从本品转至静脉抗凝剂,根据肌酐清除率调整静脉抗凝剂治疗时间如下:①Ccr≥30 ml/min 者,停止使用本品后 12 h 开始使用静脉抗凝剂;②Ccr<30 ml/min 者,停止使用本品后 24 h 开始使用静脉抗凝剂。

(8) 在微创手术或外科手术前暂时停止服用本品,手术结束后立即恢复用药,停用时间如下:①Ccr≥50 ml/min 者,在手术前 1～2 d 暂时停止服用本品;②Ccr<50 ml/min 者,在手术前 3～5 d 暂时停止服用本品。

2. 用于全髋或膝关节置换术后静脉血栓栓塞的预防。

(1) 健康成人,220 mg,1 次/日,口服;Ccr 为 30 ml～50 ml/min 者,150 mg,1 次/日,口服;Ccr<30 ml/min 者禁止使用。

(2) 在完成手术的 1～4 h 内口服,起始剂量为 110 mg,维持剂量为 220 mg,1 次/日;若手术当天没有使用,开始剂量为 220 mg,1 次/日;出血则暂停用药。

(3) 疗程 ①膝关节置换术后静脉血栓栓塞的预防总治疗天数为 10 d。②髋关节置换术后静脉血栓栓塞的预防总治疗天数为 28～35 d。

(4) 本品与胺碘酮或维拉帕米同时使用,剂量应降低为 150 mg/d。

【用药须知】 1. 在整个治疗期间应严密监测是否有出血的迹象或贫血。特别是存在先天性或获得性凝血功能障碍、血小板减少或功能性血小板缺陷、血小板减少或血小板功能缺陷、胃肠道活动性溃疡、近期进行过活检或大创伤、近期颅内出血、近期进行过脑部或脊髓或眼科手术、细菌性心内膜炎者。

2. 本品含有赋形剂日落黄 FCF CI15985,其可能导致过敏反应。

3. 过量使用本品可能会导致出血,目前尚无解救剂。监测出血征象,可以考虑手术止血或滴注血浆。本品可以通过透析清除,目前尚无临床经验支持,监测 aPTT 或 ECT 可指导治疗。

【制剂】　胶囊剂:75 mg;110 mg;150 mg。

【贮藏】　干燥、遮光贮于 15～30 ℃,一旦打开药瓶,30 d 内用完。

抗凝血酶-Ⅲ
(antithrombin-Ⅲ)

别名:肝素辅因子、Heparin cofactor、AT-3

抗凝血酶-Ⅲ是血液凝固过程中最重要的抑制物,为存在于血浆中的一种 α_2 球蛋白,分子量为 58000,由肝脏合成。

【CAS】　52014-67-2

【ATC】　B01AB02

【理化性状】　本品为一种糖蛋白,主要可抑制凝血酶和其他活化的凝血因子,包括凝血因子Ⅸ、Ⅹ、Ⅺ和Ⅻ,还可抑制辅助肝素发挥作用的辅助因子。本品从健康献血者的血浆获得,须确保献血者不携带可检测到的可经血液或血液制品传播的感染源。经多步工艺除去已知感染原或使之失活。抗凝血酶Ⅲ浓缩物经可截留细菌的过滤器,分装至无菌容器中,立即冷冻。冷冻干燥后,容器在真空或惰性气体条件下密封。制备过程中不可加入任何抗菌性防腐剂。重新溶于推荐体积的稀释液时,pH 值为 6.0～7.5,每毫升溶液的效能不低于 25 USP 单位的抗凝血酶Ⅲ。

【药理作用】　正常人血浆中 AT-Ⅲ 的浓度约为 0.9 U/ml,$t_{1/2}$ 为 2.7 d。它与肝素结合后(分子比例约为 1:1),其反应中心就极易与凝血酶及Ⅹa、Ⅸa、Ⅺa 等凝血因子结合,生成不可逆的灭活复合物。当血浆中本品的活性减少至正常的 50% 以下时,肝素的抗凝作用就极弱。

【适应证】　用于治疗先天性或获得性(如肝硬化、肾病综合征、晚期肿瘤及败血症等)AT-Ⅲ 缺乏所致的自发性深部静脉血栓形成或弥散性血管内凝血。

【不良反应】　目前尚未发现有严重不良反应。

【剂量与用法】　静脉滴注的剂量随需要而定。给予 AT-Ⅲ 1 U/kg 时,一般可提高活性 1.6%,但在弥散性血管内凝血患者仅提高 1%。

【用药须知】　用药前应测定血浆中 AT-Ⅲ 活性。

【制剂】　注射剂(粉):500 U;1000 U。

【贮藏】　遮光贮存。

重组抗凝血酶
(recombinant antithrombin)

别名:Atryn

本品是重组人抗凝血酶。

【理化性状】　1. 本品为含 432 个氨基酸的糖蛋白,是通过基因重组技术于山羊中提取的,氨基酸序列与提取自人类血液中的抗凝血酶一致。

2. 分子式:$C_{2191}H_{3457}N_{583}O_{656}S_{18}$

3. 分子量:57215

【药理作用】　抗凝血酶(AT)在止血调节中起着重要的作用。AT 是凝血酶、因子Ⅹa5 和丝氨酸蛋白酶(在凝血中起关键作用)的主要抑制剂。AT 与凝血酶和因子Ⅹa 形成能被循环迅速清除的复合物,从而中和凝血酶和因子Ⅹa 的活性。AT 与肝素结合时可使抑制凝血酶和因子Ⅹa 的抗凝血能力提高 300～1000 倍。

【体内过程】　1. 单剂量静脉注射药动学研究中,遗传性 AT 缺乏男性和女性患者(≥18 岁),接受 50 IU/kg 本品。基线校正的药动学参数如下。CL [ml/(h·kg)]:(9.6±34.4) 或 (7.2±15.3)。$t_{1/2}$:(11.6±84.7) h 或 (17.7±60.9) h。V_{ss} (ml/kg):(126.2±37.4) 或 (156.1±43.4)。增量回收率[平均(%CV)](2.24±20.2)% 和 (1.94±14.8)%。

2. 高风险的遗传缺陷的患者群体药动学分析表明,妊娠患者的清除率和分布容积(1.38 L/h 和 14.3 L)高于非妊娠患者的清除率和分布容积(0.67 L/h 和 7.7 L)。

3. 比血浆来源的抗凝血酶,$t_{1/2}$ 较短,清除率快。

【适应证】　本品适用于遗传性抗凝血酶缺乏症患者在围手术期和围产期血栓栓塞事件的预防。本品不适用于对遗传性抗凝血酶缺乏的患者血栓栓塞事件的处理。

【不良反应】　1. 最常见的不良事件报告的临床试验(5%)是出血和输液部位反应。

2. 严重的不良反应为腹腔内出血、关节积血、术后出血。

3. 临床试验中发现的不良反应包括腹腔内出血、应用部位瘙痒、有热感的非心源性胸痛、肝酶异常、关节周围血肿、血尿、血肿。

4. 可能发生过敏反应。必须密切监测患者,并仔细观察输液期间任何症状。应告知患者可能发生过敏反应,包括荨麻疹,早期迹象表现为全身荨麻疹、胸闷,喘息和过敏反应,低血压。如果出现这些症状,必须立即停止和给予紧急治疗。

【妊娠期安全等级】　C。

【禁忌与慎用】　1. 对山羊和山羊乳蛋白过敏患者禁用。

2. 针对妊娠期妇女使用没有足够的研究,只有在明确需要治疗,才能在妊娠期用药。

3. 本品尚未明确对新生儿是否有不良影响,哺乳期妇女只有在明确需要治疗时,方可使用。

4. 儿童用药的安全性和有效性尚未确定。

5. 临床试验未纳入足够数量的大于65岁以上老人,需慎用。

【药物相互作用】　本品增强肝素和低分子量肝素的抗凝作用。由于本品可改变的抗凝血酶的更新,导致抗凝血酶的 $t_{1/2}$ 可能伴随这些抗凝血药的治疗而改变。因此,同时使用肝素、低分子量肝素或其他抗凝剂,必须监测临床效应和生物学效应。为了避免过度抗凝,尽量缩短时间间隔监测常规凝血试验(aPTT,并在适当情况下监测抗因子Ⅹa活性),并根据结果调整抗凝药的剂量。

【剂量与用法】　1. 根据AT活性水平调整剂量每天检测1次或2次。治疗目标是恢复和保持AT活性水平在正常值的80%～120%范围内(0.8～1.2 IU/ml)。

2. 合理的给药时机应安排在手术前24 h或分娩前开始本品治疗,以期在手术时或分娩时血浆AT水平达到治疗目标。需外科手术者与妊娠期妇女所需剂量不同,需手术的妊娠期妇女,如剖宫产术,应遵循妊娠期妇女的给药方案。

3. 负荷剂量及维持剂量的给予　15 min静脉滴注给予负荷剂量后,立即给予维持剂量。持续治疗直至建立足够的抗凝。

4. 剂量计算公式

(1) 手术患者的起始剂量——(100-AT活动水平基线)/2.3×体重(kg)。

(2) 手术患者的维持剂量——(100-AT活动水平基线)/10.2×体重(kg)。

(3) 妊娠期妇女的起始剂量——(100-AT活动水平基线)/1.3×体重(kg)。

(4) 妊娠期妇女的维持剂量——(100-AT活动水平基线1)/5.4×体重(kg)。

5. 给予负荷剂量2 h后如AT活动水平<80%,应增加30%剂量,调整治疗6 h后,每2 h重新检查AT活性水平;给予负荷剂量2 h后,如AT活性水平>120%,则应减少30%剂量,并依上例2 h后重新检查AT活动水平。

6. 定时检测AT水平　手术或分娩可使体内的AT活性水平迅速降低,应在手术或分娩后立即检测

AT水平,如低于80%,应静脉推注负荷剂量,以快速恢复AT水平,然后恢复维持剂量,以静脉推注前的速度滴注。

7. 配制方法及注意事项

(1) 配制前安瓿室温放置不超过3 h。

(2) 使用前用10 ml灭菌注射用水配制。不要振摇。

(3) 溶液如有可见颗粒或变色、浑浊,不能使用。

(4) 一次性无菌注射器从一瓶或多瓶中吸取溶液,用于静脉注射,或将溶液添加到0.9%氯化钠注射液的输液袋中(例如,最终稀溶液浓度为100 IU/ml)。

(5) 治疗使用的输液器规格为0.22 μm内置终端滤器的输液器。

(6) 吸入注射器的注射液或稀释后的溶液在室温(20～25 ℃)可存储8～12 h。

(7) 丢弃未使用的药品。

【用药须知】　1. 对山羊和山羊乳蛋白过敏患者禁用。

2. 患者出现超敏反应(包括荨麻疹,早期表现为全身荨麻疹、胸闷、喘息)和过敏反应如低血压,应立即停止使用本品。

3. 为了避免过度抗凝或抗凝不足,尽量缩短时间间隔监测常规凝血试验(aPTT,并在适当情况下监测抗Ⅹa因子活性),特别是在本品开始给予前或给药结束后的第1个1h到点时。此外,还要监测有出血或血栓形成风险的患者。

【制剂】　注射剂(粉):1750 IU。

【贮藏】　贮于2～8 ℃。

枸橼酸钠
(sodium citrate)

别名:柠檬酸钠

【CAS】　68-04-2(anhydrous sodium citrate);6132-04-3(sodium citrate dihydrate)

【ATC】　B05CB02

【理化性状】　1. 本品为无水或含2分子水合物。无色晶体,或白色晶状粉末。其水合形态可溶于水(1:1.5),溶于沸水(1:0.6);不溶于乙醇。

2. 化学名:Trisodium 2-hydroxypropane-1,2,3-tricarboxylate dihydrate

3. 分子式:$C_6H_5Na_3O_7 \cdot 2H_2O$

4. 分子量:294.1

【药理作用】　本品与血液或血浆中的 Ca^{2+} 结合成难以离解的可溶性的枸橼酸钙,使血液中钙离子减少,从而抑制凝血过程,产生抗凝作用。

【适应证】　用于体外抗凝血,阻止血液凝固。

【不良反应】　成年人本品的中毒剂量为15 g左

右,相当于输入 4000~5000 ml 抗凝血。如缓慢输入,人体可及时将其破坏并由肾脏排出,尚不致中毒。大量快速输入枸橼酸钠抗凝的血液或血浆时,受血者可因血钙过低和代谢性碱中毒而出现口唇发麻,手足搐搦,甚至出血倾向,血压下降,心室颤动或停搏。

【禁忌与慎用】　肝、肾功能不全、持续休克患者可因积蓄而发生中毒,应慎用。

【剂量与用法】　1. 间接输血时,每 100 ml 血液加入本品 10 ml(0.25 g)。

2. 作为血液保养液,常用配方有 ACD-A、ACD-B 和 CPD-3 种。每 100 ml 血加 ACD-A 方、CPD-3 方的本品 15.00 ml 或 ACD-B 方的本品 25.00 ml。三种保养液配方见下表。

ACD-A、ACD-B 保养液配方表

每 1000 ml 含	ACD-A	ACD-B	CPD-3
枸橼酸三钠	22.00 g	13.20 g	26.30 g
枸橼酸	8.00 g	4.80 g	7.20 g
葡萄糖	24.50 g	14.70 g	25.50 g
磷酸二氢钠	—	—	2.22 g

3. ACD 配方 pH 较低,可减少红细胞中 ATP 消耗;葡萄糖提供了能量来源,有利于红细胞保存。CPD 被认为是最好的保养液,pH 接近中性,可保存全血或红细胞悬液长达 35 d。

【用药须知】　输血时血液缓缓注入体内,机体能及时将本品氧化分解,不会出现低钙血症。但在肝功能不全或输血量大时,可引起血钙急剧下降。输血达 400 ml 时应同时静脉注射 10% 葡萄糖酸钙 10 ml。

【临床新用途】　用于肺心病急性发作,本品 1 g,加入 5% 葡萄糖注射液 250 ml 中,静脉滴注,15 滴/分,1 次/日,7 d 一疗程。

【制剂】　①注射剂(粉):0.25 g。②注射液:4 g/100 ml;6.4 g/140 ml;7.2 g/180 ml;8 g/200 ml。

【贮藏】　密封保存。

华法林钠
(warfarin sodium)

别名:苄丙酮香豆素、华法令
本品属香豆素类抗凝药。

【CAS】　81-81-2(warfarin);2610-86-8(warfarin potassium);129-06-6(warfarin sodium)

【ATC】　B01AA03

【理化性状】　1. 本品为白色无臭非结晶性固体或晶状包合物,遇光变色。极易溶于水,易溶于乙醇,极微溶于三氯甲烷和乙醚。1% 水溶液的 pH 为 7.2~8.3。

2. 化学名:Sodium salt of 4-hydroxy-3-(3-oxo-1-phenylbutyl) coumarin; Sodium 2-oxo-3-[(1RS)-3-oxo-1-phenyl-butyl]-2H-1-benzopyran-4-olate

3. 分子式:$C_{19}H_{15}NaO_4$

4. 分子量:330.3

5. 结构式

(warforin)

6. 配伍禁忌:曾有报道,华法林溶液与盐酸肾上腺素、硫酸阿米卡星、间羟胺、缩宫素、丙嗪以及盐酸四环素均不相容。华法林与以下溶液混合时可直接观测到不相容性:氨茶碱、托西溴苄铵、头孢他啶、盐酸西咪替丁、环丙沙星、多巴酚丁胺、盐酸艾司洛尔、盐酸拉贝洛尔、甲硝唑盐酸盐、万古霉素。溶于 0.9% 氯化钠注射液 24 h 后有雾状沉淀出现。

【用药警戒】　本品可导致大出血,可致命。长期大量使用者、INR＞4.0 者、年龄大于 65 岁、INR 不稳定者、有脑血管病史、胃肠道出血病史、高血压、严重心血管疾病、贫血、创伤、恶性肿瘤等。应频繁监测 INR,短期使用,以减轻出血风险。患者如有出血的症状和体征应立即就医。

【药理作用】　本品能抑制肝脏合成凝血酶原及凝血因子 X、IX、VII。合成这类因子依赖于维生素 K 参与,华法林通过与维生素 K 的竞争对抗,同时诱导肝脏产生维生素 K 依赖性凝血因子的前体物质而发挥作用。对已形成的这类因子无作用,因而在体外抗凝无效。体内抗凝显效慢而持久,服药后 12~18 h 开始出现作用,36~48 h 达最大,持续 5~6 d。

【体内过程】　口服易吸收,99% 以上与血浆蛋白结合。$t_{1/2}$ 约为 40 h。可透过胎盘,但乳汁中含量极低。主要在肝内代谢,代谢产物由肾脏排出。

【适应证】　主要用于防治静脉血栓、肺栓塞、心脏瓣膜术后或心房纤颤引起的栓塞以及局部短暂缺血。

【不良反应】　主要不良反应为用药过量引起的皮肤、黏膜、内脏等出血。早期症状为消化道轻度出血和无症状血尿。服药期间应经常测定凝血酶原含量,维持在正常的 30%,并注意出血倾向。出血严重时给予维生素 K_1(10~20 mg)或输入新鲜血液。此外,偶有发热、恶心、呕吐、腹泻、脱发、皮疹和变态反应。

【妊娠期安全等级】 X。

【禁忌与慎用】 1. 溃疡病患者慎用。

2. 肝、肾功能不全患者禁用。

3. 充血性心力衰竭、重度高血压患者慎用。

4. 亚急性细菌性心内膜炎患者慎用。

5. 各种血液病患者慎用。

6. 恶病质、重度营养不良、维生素 C 或 K 缺乏患者慎用。

7. 高脂血症、严重糖尿病、甲状腺功能低下患者慎用。

8. 新近进行眼和中枢神经系统手术者慎用。

9. 有先兆流产的妊娠期妇女禁用。

【药物相互作用】 1. 巴比妥酸盐类、利福平、考来烯、维生素 K、灰黄霉素、氯噻酮、格鲁米特(导眠能)、甲丙氨酯(安宁)、制酸药、轻泻药、口服避孕药和雌激素：能减弱本品的抗凝作用。

2. 保泰松、大剂量阿司匹林或氨基糖苷类抗生素、西咪替丁、氯霉素、甲状腺素、水合氯醛、奎宁、甲芬那酸、甲硝唑可增强本品的作用。

3. 对氨基水杨酸、别嘌醇、同化激素、双嘧达莫、利尿酸、吲哚美辛、异烟肼、阿米替林、萘啶酸、苯乙双胍，偶有增强本品的作用。

4. 不能与链激酶、尿激酶合用，否则易导致危重出血。

【剂量与用法】 最初 3 d 的口服剂量分别为 15 mg、10 mg、10 mg，然后给予维持量 5~7.5 mg/d。由于个体差异较大，应根据测定的凝血酶原时间调整剂量，大致范围为 2.5~15 mg/d。从服药开始每天测定 1 次，直至效应稳定，然后每月测定 1 次。

【用药须知】 1. 用量应按凝血酶原时间进行调整。一般将治疗期间凝血酶原时间维持在正常对照值的 1.5~2.5 倍，或凝血酶原活动度维持于正常的 15%~35%。

2. 新鲜血浆、冷冻血浆或全血、凝血酶原复合物以及维生素 K 均可用于纠正过量时的出血。

3. 血栓形成后的第 1 个月内，再次发生新血栓的危险性最大，5 个月后逐渐减少，因此，需要长期口服本品 6 个月以上，以达到稳定而长期的抗凝效果。

4. 深静脉血栓形成者，疗程可以缩短，但一般不可少于 3 个月。

【制剂】 片剂：1 mg；2.5 mg；3 mg；5 mg。

【贮藏】 遮光、密封保存。

双香豆素
(dicoumarol)

别名：双香豆精、紫苜蓿酚、Dicoumarin

本品属于口服香豆素类。

【CAS】 66-76-2

【ATC】 B01AA01

【理化性状】 1. 化学名：3,3'-Methylenebis(4-hydroxycoumarin)

2. 分子式：$C_{19}H_{12}O_6$

3. 分子量：336.3

4. 结构式

【药理作用】【妊娠期安全等级】【禁忌与慎用】【药物相互作用】【用药须知】 参见华法林。

【体内过程】 口服吸收缓慢且不规则，并受食物的影响。99% 与血浆蛋白结合。$t_{1/2}$ 与剂量有关，给予单剂 2 mg/kg 约为 50 h。每日 2 mg/kg 约为 110 h。主要在肝内代谢。服药后 36~48 h 出现作用，3~5 d 可达最大，停药后作用持续 5 d 以上。

【适应证】 用于血栓栓塞疾病。

【不良反应】 双香豆素常引起潮红和腹泻。其他不良反应与华法林相似。

【剂量与用法】 首日口服一次 100 mg，2~3 次/日。维持量 50~150 mg/d，应根据测定的凝血酶原时间调整剂量。

【制剂】 片剂：50 mg。

【贮藏】 遮光、密封保存。

双香豆乙酯
(ethyl biscoumacetate)

别名：新双香豆素、双香豆素乙酯、Ethyl dicoumarin、Neodicoumarin

本品属于口服香豆素抗凝药。

【CAS】 548-00-5

【ATC】 B01AA08

【理化性状】 1. 化学名：Ethyl bis (4-hydroxycoumarin-3-yl) acetate

2. 分子式：$C_{22}H_{16}O_8$

3. 分子量：408.4

4. 结构式

【药理作用】　参见华法林。

【体内过程】　口服易吸收,99%与血浆蛋白结合。血浆 $t_{1/2}$ 约为 $2\sim3.5$ h。仅少量出现在乳汁中,全部在体内代谢。服药后 24 h 作用达最大,停药后 48 h 凝血酶原时间恢复正常。

【适应证】【不良反应】【妊娠期安全等级】【禁忌与慎用】【药物相互作用】【用药须知】　参见华法林。

【剂量与用法】　开始的 3 d 中,口服 1200 mg/d。维持量一次 $100\sim200$ mg,$2\sim3$ 次/日。维持量根据测定的凝血酶原时间调整。

【制剂】　片剂:50 mg。

【贮藏】　遮光、密封保存。

醋硝香豆素
(acenocoumarol)

别名:新抗凝、硝苄丙酮香豆素、Acenocoumarin、Nicoumalone、Sintrom

本品是口服香豆素中作用最强之一。

【CAS】　152-72-7

【ATC】　B01AA07

【理化性状】　1. 本品为几乎白色至米黄色,无臭或几乎无臭粉末。同质多晶。几乎不溶于水和乙醚,微溶于乙醇和三氯甲烷,不溶于碱性溶液。

2. 化学名:(RS)-4-Hydroxy-3-[1-(4-nitrophenyl)-3-oxobutyl]-coumarin

3. 分子式:$C_{19}H_{15}NO_6$

4. 分子量:353.3

5. 结构式

【药理作用】【适应证】【妊娠期安全等级】【禁忌与慎用】【药物相互作用】【用药须知】　参见华法林。

【体内过程】　口服易吸收,99%与血浆蛋白结合。$t_{1/2}$ 约为 8.5 h。可透过胎盘并出现在乳汁中。主要以原药经肾排出。服药后 $36\sim48$ h 作用达最大,停药后 48 h 凝血酶原时间恢复正常。

【不良反应】　本品对色觉有干扰。

【剂量与用法】　第 1 d 口服 $16\sim28$ mg,第 2 d 给予 $5\sim10$ mg。维持量 $1\sim8$ mg/d,根据测定的凝血酶原时间调整剂量。

【制剂】　片剂:1 mg;4 mg。

【贮藏】　遮光、密封保存。

苯丙香豆素
(phenprocoumon)

别名:Marcoumar、Marcumar、Falithrom

本品为长效口服抗凝药。

【CAS】　435-97-2

【ATC】　B01AA04

【理化性状】　1. 化学名:(RS)-4-Hydroxy-3-(1-phenylpropyl)-2H-chromen-2-one

2. 分子式:$C_{18}H_{16}O_3$

3. 分子量:280.32

4. 结构式

【简介】　本品为香豆素类抗凝药,主要用于血栓性疾病的防治,在德国是常用的抗凝药。

阿加曲班
(argatroban)

别名:Acova

本品为合成的左旋精氨酸的哌啶羧酸衍生物,属于抗凝药。市售品是由 R 和 S 同分异构体按 65% 和 35% 的比例组合而成。S 同分异构体抑制凝血酶的活力为 R 同分异构体的 2 倍。

【CAS】　74863-84-6(anhydrous argatroban);141396-28-3(argatroban monohydrate)

【ATC】　B01AE03

【理化性状】　1. 化学名:(2R,4R)-4-Methyl-1-[(S)-N2-{[(RS)-1,2,3,4-tetrahydro-3-methyl-8-quinolyl]sulfonyl}arginyl]pipecolic acid

2. 分子式:$C_{23}H_{36}N_6O_5S$

3. 分子量:508.6

4. 结构式

and epimer at C″

【药理作用】　本品为小分子物质,具有高选择性,能可逆性直接抑制凝血酶的活性。能迅速结合血液循环中游离血凝块中的凝血酶,产生抗凝作用。

【体内过程】　本品进入肝内后,经羟化作用而代谢。本品不会诱导自身的抗体形成,也不会与肝素诱导的抗体发生相互作用。

【适应证】　1. 用于与肝素诱导的血小板减少有关的血栓形成。

2. 用于肝素诱导的血小板减少的患者经皮冠状动脉介入术的抗凝。

3. 用于改善慢性动脉闭塞症(血栓闭塞性脉管炎、闭塞性动脉硬化症)患者的四肢溃疡、静息痛及冷感等症状。

4. 用于发病 48 h 内的缺血性脑梗死急性期患者的神经症状(运动麻痹)、日常活动(步行、起立、坐位保持、饮食)的改善。

【不良反应】　常见的有各种不同的出血、呼吸困难、低血压、发热、腹泻、脓毒症、心脏传导阻滞、恶心、室性心动过速、颈痛、尿路感染和呕吐。

【妊娠期安全等级】　B。

【禁忌与慎用】　1. 对本品过敏者。

2. 任何出血患者均禁用。

3. 严重高血压、腰穿术后、脊髓麻醉、大手术特别是脑、脊髓或眼科手术后、胃肠溃疡、先天或后天获得的出血性疾病均应慎用。

4. 妊娠期妇女只有明确需要时才可使用。

5. 尚未明确本品是否经乳汁分泌,哺乳期妇女应权衡利弊,选择停药或停止哺乳。

【药物相互作用】　1. 与华法林合用可能发生药动学相互作用,使凝血酶原时间延长。

2. 合用其他抗凝药均可增加出血的危险性。

【剂量与用法】　1. 本品供静脉滴注。给药前,先将注射液配制成 1 mg/ml 的溶液,稀释液采用 0.9% 氯化钠注射液、5% 右旋糖酐注射液或乳酸林格液均可。配制时,要反复倒转瓶子数分钟,使溶液充分溶解。配制好的溶液室温上可保持稳定 24 h,置冰箱中冷藏可保持 48 h。

2. 防治 HIT 患者的血栓形成,开始给予 $2 \mu g/(kg \cdot min)$,静脉滴注,同时监测 aTPP。在治疗后 1～3 h,常可达较稳定的抗凝效果。在开始输入本品和(或)调查剂量后 2 h,应当测定 aPTT,并证实其达到目标值(1.5～3 倍的基础值,但不要超过 100 秒)。根据临床调整速度时,不要 $>100 \mu g/(kg \cdot min)$。在使用本品治疗后,可继续接用华法林。

3. 用于慢性动脉闭塞症　一次 10 mg,2 次/日,经 2～3 h 静脉滴注。

4. 用于缺血性脑梗死　对成人在开始的 2 d 内,

本品 60 mg 以适量的输液稀释,经 24 h 持续静脉滴注。其后的 5 d,以适量的输液稀释,一日早晚各 1 次,一次 10 mg,1 次以 3 h 静脉滴注。可根据年龄、症状适当增减。

5. 用于肝素诱导的血小板减少的患者经皮冠状动脉介入术中抗凝　静脉滴注每分钟 25 $\mu g/kg$,同时通过中心静脉经 3～5 min 快速注射 350 $\mu g/kg$,注射后 5～10 min 后测定活化凝血时间(ACT),如大于 300 秒,可进行经皮冠状动脉介入术。如 ACT 小于 300 秒,再次静脉注射 150 $\mu g/kg$,同时升高静脉滴注速度至每分钟 30 $\mu g/kg$。如 ACT 大于 450 秒,降低静脉滴注速度至每分钟 15 $\mu g/kg$。根据 ACT 滴定剂量直至稳定,整个经皮冠状动脉介入术期间应保持确定的速度。

【用药须知】　1. 肝功能不全患者使用本品时,应减少剂量并监测 aPTT。中度肝功能不全患者,推荐剂量为 0.5 $\mu g/(kg \cdot min)$。

2. 老年人和肾功能不全患者不必调整剂量。

3. <18 岁儿童的用药安全性尚未确定。

4. 输注的速度根据体重而定,具体见下表。

根据体重调节输注速度表

体重(kg)	速度(mol/h)
50	6
60	7
70	8
80	10
90	11
100	12
110	13
120	14
130	16
140	17

【制剂】　注射液(供滴注用):10 mg/2 ml;10 mg/20 ml;50 mg/50 ml。

【贮藏】　遮光保存。

去纤苷酸
(defibrotide)

别名:Dasovas

抗凝血药。本品系由猪、牛、羊等哺乳动物的肺中提取而得,是一种部分解聚的脱氧核糖核酸(DNA)。本品具有明显的纤溶作用。

【CAS】　83712-60-1

【ATC】　B01AX01

【药理作用】　本品通过升高前列腺素 I_2、E_2 和前列环素的水平而抑制血栓形成和溶解血栓。还能改变血小板的活性,增强 t-PA 的功能,降低组织纤溶酶原激活物抑制剂的活性。前列腺素 I₂能松弛血管平滑肌,防止血小板之间的相互黏附。前列腺素 E₂有抗血小板聚集的作用。最近的研究表明,本品尚有抗炎和抗缺血活性。本品抗凝作用较华法林、肝素等差,较少引起出血反应。

【体内过程】　口服生物利用度约为静脉注射的 $58\%\sim70\%$, $t_{1/2}$ 为数分钟,而 $t_{1/2\beta}$ 为数小时。本品虽为大分子物质,但口服吸收好。

【适应证】　1. 用于骨髓移植患者预防和治疗肝静脉血栓。

2. 预防和治疗服用如雌激素、巯嘌呤及其他药物后的静脉血栓。

3. 用于外周闭塞性动脉疾病、血栓形成、雷诺综合征。

4. 大剂量用于治疗心肌梗死。

5. 替代华法林和肝素用于预防手术后血栓形成。

6. 适用于慢性静脉功能不全。

【不良反应】　可增加出血的风险,另有注射部位反应、恶心、呕吐、胃灼热感、低血压。

【妊娠期安全等级】　B。

【禁忌与慎用】　1. 哺乳期妇女应权衡利弊,选择停药或停止哺乳。

2. 出血性疾病或有出血风险的患者慎用。

【药物相互作用】　1. 与肝素合用使凝血酶原时间延长。

2. 合用其他抗凝药均可增加出血的危险性。

【剂量与用法】　本品的日剂量分 2~4 次,口服、肌内注射或静脉滴注。

1. 治疗心肌梗死,最大剂量可用到 5.6 g/d。

2. 预防手术后静脉血栓,从术后第 1 d 开始, 800 mg/d,静脉滴注或肌内注射。

3. 用于外围闭塞的动脉疾病、血栓形成、雷诺综合征等,400~1200 mg/d。

【用药须知】　1. 对糖尿病患者,本品疗效差。

2. 使用前测定 aPTT,并在使用过程中监测,以预防出血。

【制剂】　①注射液:200 mg/2.5 ml。②胶囊剂: 400 mg。

【贮藏】　遮光,贮于 2~8℃。

藻酸双酯钠
(polysaccharide sulfate)

别名:破栓开塞、PSS

本品由我国研究,是从天然海藻中提取的一种多糖硫酸酯类药物。

【药理作用】　本品属于类肝素多糖硫酸酯,能抑制红细胞之间或红细胞与血管壁之间的粘附,从而降低血黏度,且有相当于肝素 1/3~1/2 的抗凝作用,并能扩张血管,改善微循环,降血压和降血脂等。

【适应证】　应用范围较广。可用于脑血栓、脑栓塞、脑动脉硬化、缺血性脑血管病、高脂血症、冠心病、高血黏度综合征等,也可用于弥散性血管内凝血、慢性肾小球肾炎。

【不良反应】　可见发热、结膜充血、局限性水肿,严重者有咽喉水肿、头痛、头晕、恶心、心悸、肢体酸痛以及皮肤灼热感等。

【禁忌与慎用】　1. 有出血病史者禁用。

2. 重度肝、肾功能不全患者禁用。

3. 脑出血患者禁用。

4. 妊娠期妇女和儿童的用药安全性尚无依据。

5. 尚未明确本品是否可经乳汁,哺乳期妇女慎用。

【剂量与用法】　1. 口服　一次 50~100 mg,2~3 次/日。

2. 静脉注射　1~3 mg/kg,1 次/日。或将本品 100~200 mg 加入 5% 葡萄糖注射液 500 ml 中滴入,滴速≤20 滴/分,10 d 为一个疗程。

【用药须知】　1. 本品不可静脉注射或肌内注射。

2. 在治疗缺血性脑卒中时,不应合用其他药物。

【制剂】　①片剂:50 mg。②注射液:100 mg/ 2 ml。③注射剂(粉):50 mg;100 mg。④大容量注射液:100 ml 含藻酸双酯钠 0.1 g、氯化钠 0.86 g。

【贮藏】　遮光、密封保存。

茴茚二酮
(anisindione)

别名:Miradon

本品为茚二酮类口服长效抗凝药。

【CAS】　117-37-3

【理化性状】　1. 化学名:2-(4-Methoxyphenyl) indene-1,3-dione

2. 分子式:$C_{16}H_{12}O_3$

3. 分子量:252.26

【简介】　作用用途同华法林。由于具有潜在的危险性,可在患者对香豆素类不能耐受时应用。服首剂药后,抗凝高峰出现在 48~72 h,停药后 24~72 h 凝血因子活性渐恢复正常。成人口服常用量第 1 d 为 300 mg,第 2 d 200 mg,第 3 d 100 mg,以后维持量 25～50 mg/d,依凝血试验而定。

应用中如出现高热、咽炎或皮疹时,是严重中毒的先兆,应立即停药。其他反应与华法林相似,尿液亦可变为橘黄色,尿液酸化后颜色消失,以此与血尿鉴别。与其他药物的拮抗或协同作用亦与其他口服抗凝药相似。发生严重出血时亦可静脉注射维生素 K_1 或输入全血或血浆以解救。 片剂:50 mg。

多磺酸黏多糖
(mucopolysaccharide polysulfate)

别名:喜辽妥、Hirudoid

【药理作用】 本品通过作用于血液凝固和纤维蛋白溶解系统而具有抗血栓形成作用。另外,它通过抑制各种参与分解代谢的酶以及影响前列腺素和补体系统而具有抗炎作用。本品还能通过促进间叶细胞的合成以及恢复细胞间物质保持水分的能力从而促进结缔组织的再生。因此,本品能防止浅表血栓的形成,促进它们的吸收,阻止局部炎症的发展和加速血肿的吸收。

【体内过程】 本品外用能渗透入更深的皮下组织。连续给药数天,未发现本品对血液系统有任何影响。

【适应证】 用于浅表性静脉炎,静脉曲张性静脉炎,静脉曲张外科和硬化术后的辅助治疗,血肿、挫伤、肿胀和水肿,血栓性静脉炎,由静脉输液和注射引起的渗出,抑制疤痕的形成和软化疤痕。

【不良反应】 偶见局部皮肤或接触性皮炎。

【禁忌与慎用】 1.对乳膏任何成分或肝素高度过敏者禁用。

2.开放性伤口和破损的皮肤禁用。

3.妊娠期妇女及哺乳期妇女慎用。

【药物相互作用】 不应与其他乳膏、软膏或局部喷雾剂同时应用于同一部位。

【剂量与用法】 将 3～5 cm 的乳膏涂在患处并轻轻按摩,1～2 次/日。如有需要,可在医师指导下增加剂量。治疗非常疼痛的炎症时,应把乳膏仔细的涂在患处及其周围,并用纱布或相似的材料覆盖。在用于软化疤痕时,需用力按摩,使药物充分渗入皮肤。

乳膏不能直接涂抹于破损的皮肤和开放性伤口,避免接触眼睛或黏膜。本品的乳膏剂不能直接涂抹于破损的皮肤和开放性伤口,避免接触眼睛或黏膜。

【制剂】 乳膏剂:0.3 g/100 g。

【贮藏】 贮存于 30 ℃以下,但不能冷冻。

重组尿激酶原
(recombinante human prourokinase)

别名:普佑克

本品是通过基因工程制备的一种新型纤溶酶原激活剂,是我国自主研发的一类生物工程新药。

【理化性状】 本品为 411 个氨基酸组成的单链多肽,分子量约为 49 kDa。

【药理作用】 本品是特异性的纤溶酶原激活剂,经静脉注射后,被血栓表面的纤溶酶激活,部分变成双链尿激酶,后者被激活后结合在血栓表面构型有所改变的纤溶酶原转化成纤溶酶,使血栓纤维蛋白的一部分被溶解。当血栓纤维蛋白暴露出 E-片段时,本品就能直接激活结合在该片段 C-端两个赖氨酸残基上的纤溶酶原,使其活性增强 500 倍,产生大量纤溶酶,使血栓纤维蛋白迅速溶解。

【适应证】 用于治疗急性 ST 段抬高型心肌梗死。

【不良反应】 1.最常见不良反应是出血。与溶栓相关的出血反应分为以下两种。

(1)皮肤表面出血或在穿刺部位出血。

(2)内出血,常见为胃肠道、泌尿生殖道、后腹膜、中枢神经系统或实质器官出血。

2.临床研究表明,只有少部分患者出现瘀斑、鼻衄和齿龈出血,但不需要特殊治疗。胃肠道、泌尿生殖器或腹膜后腔出血极少,罕有报告颅内出血。如果出现明显内脏出血,尤其是颅内出血时,应该停止溶栓治疗。

3.一般不会引起过敏反应。如发生过敏反应,应停止滴注并给予相应的治疗。

4.偶见心律失常,可用标准抗心律失常措施处理。

【禁忌与慎用】 1.本品禁用于有高危出血倾向者。

(1)近期(30 d)有活动性出血(胃肠道溃疡、咯血、痔疮、便血等)患者。

(2)3 个月内做过手术或活体组织检查、心肺复苏(体外心脏按压、心内注射、气管插管),不能实施压迫止血部位的血管穿刺及有外伤史者。

(3)控制不满意的高血压或不能排除主动脉夹层动脉瘤的患者。

(4)出血性脑卒中和血管栓塞性疾病(包括一过性脑缺血)史者。

(5)出血性疾病或有出血倾向的患者。

2.妊娠期妇女禁用。

3.尚未明确本品是否可经乳汁分泌,哺乳期妇女使用时,应暂停哺乳。

4.儿童用药的安全性及有效性尚未明确。

5.对扩容治疗和心血管加压药无反应的休克患者禁用。

6. 细菌性心内膜炎、二尖瓣病变并有房颤且高度怀疑左心室内有血栓者禁用。

7. 糖尿病合并视网膜病变者禁用。

8. 意识障碍者禁用。

9. ≥75 岁的老年人慎用。

【剂量与用法】 1. 剂量为一次 50 mg。先将 20 mg 本品用 0.9% 氯化钠注射液 10 ml 溶解后，3 min 内静脉推注完毕，其余 30 mg 溶于 0.9% 氯化钠注射液 90 ml 中，30 min 内静脉滴注完毕。

2. 溶解时，后轻轻翻倒输液瓶（袋）1～2 次，不可剧烈摇荡，以免溶液产生泡沫、降低疗效。治疗过程中同时使用肝素者，应注意肝素的剂量，并监测 aPTT 值。aPTT 值应控制在肝素给药前的 1.5～2.5 倍为宜。

【用药须知】 1. 如同其他溶栓药物，用药时要权衡预期治疗效果和可能出现的危险。例如，老年患者颅内出血危险性增加，而老年患者治疗的效益也会增加，因而须权衡利弊。

2. 剂量不要超过 50 mg，否则会增加颅内出血的概率。此外，重复用药的经验有限。

3. 使用前，建议做以下检测，如凝血时间、凝血酶原时间、活化的部分凝血活酶时间。

4. 本品不能与其他药物混合，既不能用于同一输液瓶，也不能应用同一输液管道（包括肝素）。

【制剂】 注射剂（粉）：5 mg。

【贮藏】 贮于 2～8 ℃。

阿哌沙班

（apixaban）

别名：艾乐妥、Eliquis

本品为因子 Ⅹa 抑制剂。

【CAS】 503612-47-3

【理化性状】 1. 化学名：1-(4-Methoxyphenyl)-7-oxo 6 [4（2-oxopiperidin-1-yl）phenyl]-4,5,6,7-tetrahydro-1H-pyrazolo [3,4c] pyridine-3-carboxamide

2. 分子式：$C_{25}H_{25}N_5O_4$

3. 分子量：459.5

4. 结构式

【用药警戒】 1. 停用本品增加发生血栓栓塞的风险，如不是因为病理性出血，停用本品后应使用其他抗凝药。

2. 采用椎管麻醉（脊柱/硬膜外麻醉）或脊柱/硬膜外穿刺时，接受抗血栓药预防血栓形成并发症的患者有发生硬膜外或脊柱血肿的风险，这可能导致长期或永久性瘫痪。

【药理作用】 本品是因子 Ⅹa 的选择性抑制剂。抗血栓作用不需要抗凝血酶Ⅲ参与。本品抑制游离的和血栓结合的因子 Ⅹa 及凝血酶原酶的活性。对血小板聚集本品无直接影响，但间接地抑制凝血酶引起的血小板聚集。通过抑制因子 Ⅹa，本品减少凝血酶生成和血栓的发展。

【体内过程】 1. 吸收 本品口服生物利用度约 50%，食物不影响本品的吸收，T_{max} 约 3～4 h。剂量 ≥25 mg，本品生物利用度降低。本品压碎后通过胃管给药，与整片吞服片剂生物利用度相同。

2. 分布 蛋白结合率约 87%，分布容积约为 21 L。

3. 代谢 约 25% 的给药剂量以代谢产物的形式随粪便和尿液排泄，本品主要通过 CYP3A4 代谢，少量经 CYP1A2、CYP2C8、CYP2C9、CYP2C19、CYP2J2 代谢。O-去甲基化、4-氧代哌啶部分羟基化是主要生物转化途径。血浆中主要为原药，未检测到活性代谢产物。

4. 消除 本品随尿液和粪便清除，肾脏清除占总清除率的 27%。胆囊和肠分泌促使本品随粪便排泄。本品清除率约 3.3 L/h，$t_{1/2}$ 约 12 h。本品是 P-糖蛋白和乳腺癌耐药蛋白的底物。

【适应证】 1. 用于非瓣膜性房颤患者降低卒中和血栓的风险。

2. 用于预防接受全膝关节置换术、全髋关节置换术的患者并发静脉血栓栓塞。

【不良反应】 1. 主要不良反应为出血。

2. 其他不良反应有皮疹、过敏反应、转氨酶升高、血小板减少、低血压、胃肠功能紊乱等。

【妊娠期安全等级】 B。

【禁忌与慎用】 1. 禁用于对其任何成分过敏的患者。

2. 活动性出血者禁用。

3. 妊娠期妇女只有明确需要时方可使用。

4. 尚未明确本品是否经乳汁分泌，哺乳期妇女慎用。

5. 儿童用药的安全性及有效性尚未确定。

6. 安装人工心脏瓣膜的患者不推荐使用。

【药物相互作用】 1. 强效 CYP3A4 与 P-糖蛋

白双重抑制剂,可明显升高本品的血药浓度。

2. 强效 CYP3A4 诱导剂,可明显降低本品的血药浓度。

3. 与阿司匹林、抗血小板药、溶栓药、肝素合用,长期使用 NSAIDs,可使出血的风险升高。

【剂量与用法】　1. 用于非瓣膜性房颤患者降低卒中和血栓的风险　口服,一次 5 mg,2 次/日。年龄≥80 岁、体重≤60 kg 或肌酐≥1.5 mg/dl 者降低至 2.5 mg,2 次/日。原服用 5 mg 剂量者,如同时服用 CYP3A4 和 P-糖蛋白强效抑制剂(如酮康唑、伊曲康唑、利托那韦、克拉霉素),降低剂量至 2.5 mg,2 次/日。服用 2.5 mg 剂量者避免服用 CYP3A4 和 P-糖蛋白强效抑制剂。

2. 用于预防接受全膝关节置换术、全髋关节置换术的患者并发静脉血栓栓塞　口服,一次 2.5 mg,2 次/日,术后 12~24 h 开始服用,全膝关节置换术者疗程 21 d,全髋关节置换术者疗程 35 d。

3. 如未在预定时间服用,记起时,如在同一天内尽快补服。

4. 择期手术前 48 h 停用本品,手术后如充分止血,应尽快重新开始本品的治疗。

5. 从华法林转为本品时,INR 低于 2.0 后,可停止华法林开始本品的治疗。

6. 从本品转为华法林时,可在下次预定服用本品时间,非胃肠道给予抗凝药和口服华法林,INR 达到理想数值时,停用非胃肠道给药。

7. 轻度肝功能不全患者不必调整剂量,中度肝功能不全患者尚无数据,不推荐用于重度肝功能不全患者。

【用药须知】　用药期间监测患者出血的症状和体征。

【制剂】　片剂:2.5 mg;5 mg。

【贮藏】　贮于 20~25 ℃,短程携带允许 15~30 ℃。

比伐卢定
(bivalirudin)

别名:泰加宁、Angiomax

本品是一种合成的抗凝药,是天然产生的水蛭素的类似物,为含 20 氨基酸多肽。

【CAS】　128270-60-0

【ATC】　B01AE06

【理化性状】　1. 化学名:D-phenylalanyl-L-prolyl-L-arginyl-L-prolyl-glycylglycyl-glycyl-glycyl-asparagyl-glycyl-L-aspartyl-L-phenylalanyl-L-glutamyl-L-glutamyl-L-isoleucyl-L-prolyl-L-glutamyl-L-glutamyl-L-tyrosyl-L-leucine

trifluoroacetate(salt) hydrate

2. 分子式:$C_{98}H_{138}N_{24}O_{33}$

3. 分子量:2180.3

4. 配伍禁忌:本品不能与以下药物共同使用:阿替普酶、盐酸胺碘酮、两性霉素 B、盐酸氯丙嗪、地西泮、乙二磺酸氯吡嗪、瑞替普酶、链激酶以及盐酸万古霉素。

【药理作用】　本品为特异且可逆的直接凝血酶抑制剂,能与循环中血块里的凝血酶结合,通过抑制凝血酶以发挥其抗凝作用。

【体内过程】　本品静脉注射后,立即出现抗凝作用,可见到 PT、aPTT 的时间延长。停药后 1~2 h,PT 就可恢复正常范围。

【适应证】　用于经皮经腔冠状动脉成形术(PTCA)的急性缺血性并发症。

【不良反应】　1. 常见腰痛、非特异性疼痛、恶心、头痛以及低血压。

2. 注射部位疼痛、失眠、呕吐、骨盆痛、焦虑、心动过缓、食欲缺乏、腹痛、发热和神经过敏也有报道。

【妊娠期安全等级】　B。

【禁忌与慎用】　1. 对本品过敏者禁用。

2. 对任何出血患者禁用。

3. 出血风险增高者慎用。

4. 尚未明确本品是否可经乳汁分泌,哺乳期妇女应权衡利弊,选择停药或停止哺乳。

5. 儿童用药的安全性及有效性尚未确定。

【药物相互作用】　抑制凝血的药物,除阿司匹林外,与本品合用的安全性尚未确定。而与阿司匹林合用,可加强抗凝作用,亦应常查 PT 和 APTT,防止出血发生。

【剂量与用法】　为了减少接受 PTCA 的不稳定型心绞痛患者发生急性缺血性并发症,建议在进行 PTCA 之前,立即静脉注射本品 1 mg/kg,继而以 2.5 mg/(kg·h)的速度持续滴注本品 4 h。如有必要,再以 0.2 mg/(kg·h)的速度持续滴注 20 h。同时,可以合用阿司匹林 325 mg/d。

【用药须知】　1. 中、重度肾功能不全患者不必减少开始的用量。但应减少最后 20 h 的滴注用量,并监测激活凝血时间(ACT)。

2. 也可根据肾小球滤过率(GRF)调整剂量。GRF＝60~90 ml/min 者使用常用量,30~59 ml/min 者减量 20%,10~29 ml/min 者减量 60%;依赖透析者减量 90%。

【制剂】　注射剂(粉)(供滴注):250 mg。

【贮藏】　贮于 20~25 ℃,短程携带允许 15~30 ℃。

地西卢定

(desirudin)

别名：Iprivask

本品为酿酒酵母菌表达的重组水蛭素。

【CAS】　120993-53-5

【药理作用】　本品选择性抑制凝血酶的活性，延长凝血时间。

【适应证】　预防髋关节置换手术患者术后的深静脉血栓。

【不良反应】　可见出血、注射部位反应、恶心、过敏性反应、抗体形成。

【妊娠期安全等级】　C。

【禁忌与慎用】　1. 活动性出血、不可逆性凝血功能障碍者禁用。

2. 出血性卒中、糖尿病视网膜病、严重未控制的高血压、新近发生胃肠道出血、肺出血、新近进行手术或组织活检、腰穿、硬膜外留置导管、细菌性心内膜炎、肝功能不全患者慎用，必须使用本品时应密切监测。

3. 不推荐儿童使用。

4. 尚未明确本品是否可经乳汁分泌，哺乳期妇女应权衡利弊，选择停药或停止哺乳。

【药物相互作用】　1. 不推荐与肝素合用。

2. 与 NSAIDs、抗血小板药、其他抗凝药合用增加出血的风险。开始本品治疗前停用增加出血风险的药物（如皮质激素、右旋糖酐 40）。

3. 慎与影响血小板功能的药物（如水杨酸盐、噻氯匹定、氯吡格雷、阿昔单抗、糖蛋白 II b/ III a 受体拮抗剂）合用。

【剂量与用法】　皮下注射给予，最好是在腹部或大腿部。每 12 h 给予 15 mg，于术前至 5～15 min 开始（如果使用经区域阻滞麻醉，在诱导后给予），手术后可持续 9～12 d。肾功能不全（Ccr＜60 ml/min）者降低剂量。

【用药须知】　1. 与其他水蛭素剂量不能互换。

2. 密切监测 aPTT 及血肌酐。

【制剂】　注射剂（粉）：15 mg。

【贮藏】　遮光保存。

来匹卢定

(lepirudin)

别名：Refludan、重组水蛭素

本品为生物合成的（DNA 重组）65-氨基酸多肽，为天然水蛭素的模拟物。

【CAS】　138068-37-8

【ATC】　B01AE02

【理化性状】　1. 化学名：1-L-Leucine-2-L-threonine-63-desulfohirudin

2. 分子式：$C_{287}H_{440}N_{80}O_{111}S_6$

3. 分子量：6979.4

【特别警戒】　1. 如果出现下列过敏反应的症状，如荨麻疹、呼吸困难、面部、嘴唇、舌头和喉咙肿胀，立即寻求紧急医疗帮助。

2. 如出现下列严重不良反应，请立即就医，突然麻木或无力，特别是一侧的肢体、突然头痛、意识混乱、视觉、语言或平衡问题、出血不止、黑便、柏油样便、咯血或呕吐物呈咖啡色、血压升高（严重的头痛、视物模糊、注意力难以集中、胸痛、麻木、癫痫发作）、血压降低（头晕或晕厥）、少尿或无尿。

【药理作用】　本品与天然水蛭素相似，只是在 N-末端用异亮氨酸取代了亮氨酸，在 63 位置酪氨酸上硫酸基团缺失。水蛭素是水蛭唾液中负责抗凝的成分，本品是特异性凝血酶的直接抑制剂，不可逆的与凝血酶的活化催化部位及酶底物识别位置结合。通过抑制凝血酶，阻止一系列的凝血进程（如因子 V、VIII、XIII 及蛋白 C 的活化，纤维蛋白原转化为纤维蛋白，血小板的活化和凝聚）。本品影响所有的与凝血酶有关的凝血分析结果，包括活化部分凝血活酶时间（aPTT），aPTT 的升高与本品呈剂量依赖性。

【体内过程】　1. 本品静脉给药后，药动学可用双室模型描述。分布基本上局限于细胞外液，初始 $t_{1/2}$ 约 10 min。消除为一级消除，年轻健康的志愿者终末 $t_{1/2}$ 约为 1.3 h。随着静脉注射剂量从 0.10 mg/kg 增加至 0.4 mg/kg，峰浓度和曲线下面积也成比例的增加。

2. 目前认为本品通过异化水解为氨基酸被代谢，但尚无结论性资料。本品主要由肾脏消除，约有 48％ 的给药剂量经尿液以原药（35％）和原药片段排除。本品系统清除率，女性比男性低 25％。老年人比年轻人低 20％。

【适应证】　用于肝素诱导的血小板减少症（HIT）患者的抗凝治疗和相关的血栓栓塞性疾病，以防止进一步的血栓栓塞并发症。

【不良反应】　1. 出血性不良反应包括穿刺点和伤口出血、贫血或孤立的血红蛋白减少、其他血肿出血、血尿、胃肠道或直肠出血、鼻出血、血胸、阴道出血、颅内出血、腹腔积血、咯血、肝出血、肺出血、口腔出血、腹膜后出血。

2. 非出血性的事件包括发热、肝功能异常、肺炎、败血症、皮肤过敏反应、心力衰竭、肾功能异常、非特异性感染、多器官衰竭、心包积液、室颤。

3. 上市后有发生严重超敏反应导致休克或死亡的报道,也有发生颅内出血的报道。

【妊娠期安全等级】 B

【禁忌与慎用】 1. 对水蛭素及本品注射剂任何成分过敏者禁用。

2. 妊娠期妇女只有在明确需要时才可使用。

3. 尚未明确本品否分泌到乳汁中。哺乳期妇女需权衡本品对母亲的重要性,选择停药或停止哺乳。

4. 儿童安全性及有效性尚未确定。

【药物相互作用】 1. 与溶栓药联合治疗(如阿替普酶或链激酶)增加出血并发症的风险,aPTT延长。

2. 与香豆素衍生物(维生素 K 拮抗剂)和影响血小板功能的药物合用增加出血的风险。监测并调整治疗(参见"剂量与用法")。

【剂量与用法】 1. 初始剂量:成年患者抗凝治疗肝素诱发的血小板减少和相关血栓栓塞性疾病:0.4 mg/kg 体重(最高按 110 kg 计算)缓慢静脉推注(如 15～20 秒),继后 0.15 mg/kg(最高按 110 kg 计算)/h,持续静脉滴注 2～10 d,如临床需要可持续更长的时间。

2. 本品主要经肾排泄,给药前应进行肾功能检测,存在肾功能不全患者,即使在标准剂量下,也可能过量。因此,确诊或怀疑肾功能不全的患者(Ccr<60 ml/min 或血清肌酐>1.5 mg/dl),静脉推注剂量和滴注速度必须降低。

重度肾功能不全患者使用本品的资料有限,下表中的推荐剂量主要基于小样本单剂量研究,因此,推荐剂量仅供参考,使用过程中需监测 aPTT 与肾功能。

剂量调整需根据可靠的方法(24 h 尿样)得到的肌酐清除率,如果无法得到肌酐清除率,则根据血清肌酐进行调整,见下表。所有肾功能不全的患者,静脉推注的剂量降低至 0.2 mg/kg。透析患者或急性肾功能衰竭患者(Ccr<15 ml/min 或血清肌酐>6.0 mg/dl)停止滴注本品,如 aPTT 比率<1.5,可考虑静脉推注 0.1 mg/kg,隔日 1 次。

3. HIT 患者本品与溶栓药合用的资料有限,临床试验中基线有血栓栓塞并发症的患者同时使用抗血栓治疗(阿替普酶、尿激酶或链激酶)首先静脉推注 0.2 mg/kg,然后以每小时 0.1 mg/kg 的速度静脉滴注。

与溶栓药合用应特别注意,因可能升高 aPTT 比率。

4. 如患者计划在本品治疗后,改为口服香豆素衍生物(维生素 K 拮抗剂),本品的剂量应逐渐降低,使 aPTT 比率仅仅>1.5,然后开始口服抗凝药。血小板计数正常才可开始香豆素衍生物的治疗,以维持剂量开始,不要给予负荷剂量。为避免发生血栓事件,开始口服抗凝药后,继续静脉给予抗凝药物 4～5 d,INR 稳定至理想目标范围内后,停止静脉用抗凝药。

【用药须知】 1. 与其他抗凝药一样,本品可导致出血。出现非预期的血红蛋白降低、血压下降或任何无法解释的症状,均应考虑到出血的可能。应密切监测患者的抗凝状态,如 aPTT。与阿替普酶或链激酶等溶栓药合用,可导致危及生命的颅内出血。

2. 对于出血风险高的患者,医师应仔细权衡给予本品的风险与预期的益处。特别是有以下危险因素时:最近进行过大静脉穿刺或组织活检、血管或器官异常、最近发生过心血管事件、卒中、进行颅内手术或其他硬膜外麻醉手术者、严重的未控制的高血压、细菌心内膜炎、重度肾功能不全、出血性体质、最近进行过大手术、最近发生过大出血(如颅内出血、胃肠出血、眼内出血及肺出血)、近期活动性溃疡。

3. 肾功能不全患者即使标准剂量也可能过量,应降低静脉推注剂量和滴注速度。

4. 本品治疗的患者 40% 出现本品抗体形成,因为活性来匹卢定-抗来匹卢定复合物从肾脏消除延迟,本品的抗凝活性可能增加。延长治疗时,严密监测 aPTT。未发现中和本品或过敏反应与本品抗体阳性有关。

5. 重度肝功能不全患者因维生素 K 依赖性凝血因子生成减少而继发凝血缺陷,可增强本品的抗凝效果。

肾功能不全患者降低滴注速度

Ccr(ml/min)	血清肌酐(mg/dl)	滴注速度调整	
		标准初始输入速度百分比	滴注速度[mg/(kg·h)]
45～60	1.6～2.0	50%	0.075
30～44	2.1～3.0	30%	0.045
15～29	3.1～6.0	15%	0.0225
<15	>6.0	避免滴注或暂停滴注	

6. 重复使用本品可出现轻度过敏性皮肤反应,上市后也有重复使用出现超敏反应的报道。本品有引起过敏反应及超敏反应的报道,严重的超敏反应可导致休克或死亡,可发生于首次给药、第二次给药或之后重复给药后。

7. 一旦过量,出血的风险增加,本品无特异性解毒剂,如发生危及生命的出血且怀疑本品血药浓度过高,应立即停药,检测 aPTT 和其他凝血指标,检测血红蛋白并准备输血,休克患者按目前指南治疗。

【制剂】 注射剂(粉):50 mg。

【贮藏】 贮于 2～25 ℃。

依度沙班
(edoxaban)

别名:Lixiana

本品为因子Ⅹa 抑制剂,临床用其甲磺酸盐一水化物。2011 年 7 月在日本上市。

【CAS】 480449-70-5;912273-65-5

【理化性状】 1. 化学名:N'-(5-chloropyridin-2-yl)-N-[(1S,2R,4S)-4-(dimethylcarbamoyl)-2-[(5-methyl-6,7-dihydro-4H-[1,3]thiazolo[5,4-c]pyridine-2-carbonyl)amino]cyClohexyl]oxamide

2. 分子式:$C_{24}H_{30}ClN_7O_4S$

3. 分子量:548.06

4. 结构式

【药理作用】 凝血过程中,活化的凝血因子Ⅹa 将凝血酶原(FⅡ)激活成为凝血酶(FⅡa),促使纤维蛋白形成,由此形成血栓,因此,因子Ⅹa 已成为开发新一代抗凝药物的主要靶点。本品通过选择性、可逆性且直接抑制因子Ⅹa 起到抑制血栓形成的作用,其对因子Ⅹa 的选择性比因子Ⅱa 高 104 倍。凝血过程中的最终产物纤维蛋白和红细胞是构成静脉血栓的主体。因子Ⅹa 的作用是将凝血酶原激活成为凝血酶,凝血酶将纤维蛋白原转变成纤维蛋白。一分子因子Ⅹa 在 1 min 内即可致 138 分子凝血酶分子产生,除凝血酶原外,因子Ⅹa 还会激活凝血因子Ⅴ、凝血因子Ⅷ和 C 蛋白。在体外,本品竞争性、选择性地抑制因子Ⅹa,而对其他相关凝血因子的丝氨酸蛋白酶的抑制活性较弱。

【体内过程】 本品吸收迅速,T_{max}约为 1 h,$t_{1/2}$

约 4.9 h,蛋白结合率为 40％～58.9％。主要随尿液排泄。肾功能不全患者可见 $t_{1/2}$ 延长。

【适应证】 用于预防和治疗接受全膝关节置换术、全髋关节置换术、髋关节骨折手术患者并发静脉血栓栓塞。

【不良反应】 1. 主要不良反应为出血(尿潜血阳性、皮下出血、伤口出血等)、γ-GT 升高、ALT 升高。

2. 其他不良反应有头痛、腹泻、皮疹、瘙痒、浮肿、发热等。

【禁忌与慎用】 1. 禁用于对其任何成份过敏的患者。

2. 活动性出血者禁用。

3. 重度肾功能不全患者禁用

4. 细菌性心内膜炎禁用。

5. 出血风险高的患者慎用。

6. 重度肝功能不全患者慎用。

7. 高龄者及体重不足 40 kg 者慎用。

8. 妊娠期妇女只有益处大于对胎儿伤害的风险时方可使用。

9. 尚未明确本品是否经乳汁分泌,哺乳妇女慎用。

10. 儿童的安全性及有效性尚未确定。

【药物相互作用】 与阿司匹林合用,可见出血时间延长。

【剂量与用法】 推荐剂量为 30 mg,1 次/日,口服。

【用药须知】 参见阿派沙班。

【制剂】 片剂:15 mg;30 mg。

【贮藏】 遮光、密闭保存。

贝曲沙班
(betrixaban)

本品为 FⅩa 抑制剂。

【CAS】 330942-05-7

【理化性状】 1. 化学名:N-(5-Chloropyridin-2-yl)-2[4-(N,N-dimethylcarbamimidoyl)-benzoylamino]-5-methoxybenzamide

2. 分子式:$C_{23}H_{22}ClN_5O_3$

3. 分子量:451.9

4. 结构式

马来酸贝曲沙班
（betrixaban maleate）

别名：Bevyxxa

〖**CAS**〗142373-60-2（anhydrous tirofiban hydrochloride）；150915-40-5（tirofiban hydrochloride monohydrate）

〖**理化性状**〗1. 化学名：N-(5-Chloropyridin-2-yl)-2［4-(N, N-dimethylcarbamimidoyl)-benzoylamino]-5-methoxybenzamide maleate

2. 分子式：$C_{23}H_{22}ClN_5O_3 \cdot C_4H_4O_4$

3. 分子量：567.98

〖**用药警戒**〗采用椎管麻醉（脊柱或硬膜外麻醉）、脊柱或硬膜外穿刺时，接受抗血栓药预防血栓形成并发症的患者有发生硬膜外或脊柱血肿的风险，这可能导致长期或永久性瘫痪。

〖**药理作用**〗本品是因子Ⅹa 的选择性抑制剂。抗血栓作用不需要抗凝血酶Ⅲ参与。本品可抑制游离的因子Ⅹa 及凝血酶原酶的活性，对血小板聚集本品无直接影响。通过抑制因子Ⅹa，本品可减少凝血酶生成和血栓的形成。

〖**体内过程**〗1. 吸收　口服本品 80mg，其生物利用度约为 34%。口服后 3～4h 可达 C_{max}。进食高脂肪餐可明显升高本品的 C_{max} 和 AUC。

2. 分布　本品与血浆蛋白的结合率约为 60%。分布容积为 32L/kg。

3. 代谢　本品通过 CYP3A4、CYP2J2 而不依赖 CYP 的机制进行代谢。吗啉酮部分的氧化降解和酰胺键的水解是主要的生物转化部位。

4. 消除　血浆中主要为原药，有两种不依赖于 CYP 水解的无活性代谢产物，占血浆中药物有关成分的 15%～18%。仅有不足 1% 的本品通过 CYP1A1、CYP1A2、CYP2B6、CYP2C9、CYP2C19、CYP2D6 和 CYP3A4 代谢。本品的平均消除 $t_{1/2}$ 为 19～27h。给予放射性标记的本品，尿中回收 11% 的放射性物质，粪便中回收 85%。肾功能不全，可明显升高本品的 AUC。

AUC 在轻度（Ccr 为 60～90ml/min）、中度（Ccr 为 30～59ml/min）和重度（Ccr 为 15～29ml/min）肾功能不全的患者中分别升高 1.89、2.27 和 2.63 倍。

〖**适应证**〗用于急性疾病住院的中、重度制动患者或因其他危险因素的患者预防深静脉血栓。

〖**不良反应**〗1. 最常见不良反应是出血。

2. 其他不良反应有尿路感染、便秘、低血钾、高血压、头痛、恶心、腹泻。

〖**妊娠期安全等级**〗动物实验未见有害，但应考虑孕期及分娩过程中出血的风险。

〖**禁忌与慎用**〗1. 禁用于对本品过敏的患者、活动性出血的患者。

2. 尚未在肝功能不全患者中进行试验，不推荐使用。

3. 妊娠期妇女只有益处大于对胎儿伤害的风险时方可使用。

4. 尚未明确本品是否经乳汁分泌，哺乳期妇女使用时应权衡利弊。

5. 儿童的安全性及有效性尚未确定。

〖**药物相互作用**〗1. 本品是 P-糖蛋白的底物，与 P-糖蛋白抑制剂（胺碘酮、阿奇霉素、维拉帕米、酮康唑、克拉霉素）合用，本品的血药浓度可明显升高。

2. 与抗血小板药、其他抗凝药、溶栓药合用，可增加出血的风险，合用上述药物及阿司匹林、非甾体抗炎药时，应密切监测患者出血的症状和体征。

〖**剂量与用法**〗1. 口服本品，首剂 160mg，继后 1 次/日，80mg/d，在每天同一时间进餐时服用。疗程 5～7 周。

2. 严重肾功能不全（15ml/min ≤ Ccr < 30ml/min）的患者剂量减半，疗程不变。

3. 与 P-糖蛋白抑制剂合用时，本品的剂量减半，疗程不变。

4. 如果漏服本品，发现后应尽快补服，但不能一次服用 2 次的剂量。

〖**用药须知**〗1. 本品可导致出血，甚至严重的大出血，甚至导致死亡。患者一旦出现出血的症状和体征，应立即就医。

2. 在采用椎管麻醉（脊柱或硬膜外麻醉）、脊柱或硬膜外穿刺时，接受抗血栓药预防血栓形成并发症的患者有发生硬膜外或脊柱血肿的风险，这可能导致长期或永久性瘫痪。术后使用硬膜外留置导管或同时使用影响止血作用的药物可能增加发生上述事件的风险。创伤或重复硬膜外或脊柱穿刺也可能提高上述风险。应对患者实施经常性监测，观察是否有神经功能损伤症状和体征（例如腿部麻木或无力，肠或膀胱功能障碍）。如果观察到神经功能损伤，必须立即进行诊断和治疗。对于接受抗凝治疗的患者和为了预防血栓计划接受抗凝治疗的患者，在实施椎管麻醉之前，医师应衡量潜在的获益和风险。

3. 本品末次给药 72h 后才能取出硬膜外导管，取出导管 5h 后才能服用本品。

〖**制剂**〗胶囊剂：40mg；80mg。

〖**贮藏**〗贮于 20～25℃。

利伐沙班
（rivaroxaban）

别名：拜瑞妥、Xarelto

本品为因子Ⅹa抑制剂。

【CAS】 366789-02-8

【ATC】 B01AX06

【理化性状】 1. 本品为白色至淡黄色粉末，无味，无吸湿性。微溶于有机溶剂，几乎不溶于水。

2. 化学名：（S）-5-Chloro-N-{[2-oxo-3-[4-(3-oxo-morpholin-4-yl)phenyl]oxazolidin-5-yl]methyl}thio-phene-2-carboxamide

3. 分子式：$C_{19}H_{18}ClN_3O_5S$

4. 分子量：435.88

5. 结构式

【用药警戒】 1. 停用本品增加发生血栓栓塞的风险，如不是因为病理性出血，停用本品后应使用其他抗凝药。

2. 采用椎管麻醉（脊柱或硬膜外麻醉）、脊柱或硬膜外穿刺时，接受抗血栓药预防血栓形成并发症的患者有发生硬膜外或脊柱血肿的风险，这可能导致长期或永久性瘫痪。

【药理作用】 本品高度选择性和可竞争性抑制游离和结合的Ⅹa因子以及凝血酶原活性，以剂量-依赖方式延长活化部分凝血活酶时间（aPTT）和凝血酶原时间（PT）。本品与磺达甘葵钠或肝素的本质区别在于其不需要抗凝血酶Ⅲ参与，可直接拮抗游离和结合的因子Ⅹa。而肝素则需要有抗凝血酶Ⅲ才能发挥作用，且对凝血酶原复合物中的因子Ⅹa无效。

【体内过程】 1. 吸收 10 mg本品的绝对生物利用度较高（80～100%）。本品吸收迅速，服用后2～4 h达C_{max}。进食对10 mg片剂的AUC或C_{max}无明显影响，因此，服用10 mg片剂的时间不受就餐时间的限制。药动学基本呈线性，生物利用度和吸收随着剂量增高而下降。这一现象在空腹状态下比在进食状态下更为明显。个体间变异性（CV%）范围是30%～40%，但在手术当日和术后第1 d暴露量变异性高（70%）。

2. 分布 本品与血浆蛋白（主要是血清白蛋白）的结合率较高，在人体中约为92%～95%。分布容积中等，稳态下分布容积约为50 L。

3. 代谢 本品通过CYP3A4、CYP2J2和不依赖CYP机制进行代谢。吗啉酮部分的氧化降解和酰胺键的水解是主要的生物转化部位。

4. 消除 体外研究表明，本品是P-糖蛋白和乳腺癌耐药蛋白的底物。给药剂量约有2/3通过代谢降解，然后其中一半通过肾脏排出，另外一半通过粪便途径排出；其余1/3用药剂量以原药的形式直接通过肾脏随尿液排泄，主要是通过肾脏主动分泌的方式。全身清除率约为10 L/h，以1 mg剂量静脉给药后的清除$t_{1/2}$约为4.5 h。以10 mg剂量口服给药后的清除率受到吸收率的限制，平均消除$t_{1/2}$为7～11 h。

5. 老年（>65岁）患者的血药浓度比年轻患者高，其平均AUC约为年轻患者的1.5倍，主要是由于老年患者总清除率和肾脏清除率（明显）降低所致。但不必调整剂量。

体重、种族对本品药动学无影响。

在轻度肝功能不全（Child Pugh分级A）的肝硬化患者中，药动学仅发生轻微变化（平均AUC升高1.2倍）。在中度肝功能不全（Child Pugh分级B）的肝硬化患者中，本品的平均AUC与健康志愿者相比升高2.3倍，肾脏清除率也有所下降，与中度肾功能不全的患者类似。尚无重度肝功能不全患者的数据。

与健康志愿者相比，在中度肝功能不全的患者中对于因子Ⅹa活性的抑制作用升高2.6倍；与之类似，PT也延长了2.1倍。中度肝功能不全的患者对本品更加敏感，导致浓度和PT之间PK/PD关系的斜率更高。

AUC在轻度（Ccr为50～80 ml/min）、中度（Ccr为30～49 ml/min）和重度（Ccr为15～29 ml/min）肾功能不全的患者中分别升高1.4、1.5和1.6倍。药效增强更为明显。与健康受试者相比，在轻度、中度和重度肾功能不全的患者中对因子Ⅹa的总抑制率分别增加1.5、1.9和2.0倍；与之类似，凝血酶原时间分别延长了1.3、2.2和2.4倍。尚无Ccr<15 ml/min的患者的数据。

由于本品的血浆蛋白结合率较高，因此，本品不可透析清除。对于轻度或中度肾功能不全的患者，不必调整剂量。

关于重度肾功能不全（Ccr为15～29 ml/min）患者的有限临床资料表明，本品的血药浓度在这一患者人群中明显升高。因此，这些患者使用本品必须谨慎。不建议Ccr<15 ml/min的患者使用本品。

【适应证】 用于预防髋关节和膝关节置换术后患者深静脉血栓(DVT)和肺栓塞(PE)的形成。也可用于预防非瓣膜性房颤患者的脑卒中和非中枢神经系统性栓塞,降低冠状动脉综合征复发的风险等。

【不良反应】 1. 常见不良反应为出血。

2. 实验室检查　常见 γ-GT 升高,转氨酶升高(包括 AST 升高、ALT 升高);少见脂肪酶升高、淀粉酶升高、胆红素升高、乳酸脱氢酶升高、ALP 升高;罕见结合胆红素升高(伴或不伴 ALT 升高)。

3. 心脏　少见心动过速。

4. 血液和淋巴系统　常见贫血(包括相应的实验室参数);少见血小板增多(包括血小板计数升高)。

5. 神经系统　少见晕厥(包括意识丧失)、头晕、头痛。

6. 胃肠道　常见恶心;少见便秘、腹泻、腹部和胃肠疼痛(包括上腹痛、胃部不适)、消化不良(包括上腹部不适)、口干、呕吐。

7. 肾脏和泌尿系统　少见肾损害(包括血肌酐升高、血尿素升高)。

8. 皮肤和皮下组织　少见瘙痒(包括罕见的全身瘙痒)、皮疹、荨麻疹(包括罕见的全身荨麻疹)、挫伤。

9. 肌肉骨骼系统　少见肢端疼痛。

10. 手术的并发症　少见伤口分泌物。

11. 血液系统　常见术后出血(包括术后贫血和伤口出血);少见出血(包括血肿和罕见的肌肉出血)、胃肠道出血(包括齿龈出血、直肠出血、呕血)、血尿症(包括出现血尿)、生殖道出血(包括月经过多)、低血压(包括血压下降、手术引起的低血压)、鼻出血;未知关键器官(例如脑)内出血、肾上腺出血、结膜出血、咯血。

12. 全身和给药部位　少见局部水肿、外周水肿、感觉不适(包括疲乏、无力)、发热。

13. 免疫系统　罕见过敏性皮炎、超敏反应。

14. 肝胆　罕见肝功能异常、黄疸。

【妊娠期安全等级】 C。

【禁忌与慎用】 1. 对本品或片剂中任何辅料过敏的患者、有临床明显活动性出血的患者、具有凝血异常和临床相关出血风险的肝病患者禁用。

2. 禁用于伴有凝血异常和临床相关出血风险的肝病患者。对于中度肝功能不全(Child PughB)的肝硬化患者,如果不伴有凝血异常,可以谨慎使用。

3. 重度肾功能不全患者慎用,不建议肌酐清除率<15 ml/min 的患者使用。

4. 妊娠期妇女只有益处大于对胎儿伤害的风险时方可使用。

5. 尚未明确本品是否经乳汁分泌,哺乳妇女慎用。

6. 儿童用药的安全性及有效性尚未确定。

7. 先天性或后天性出血障碍、未控制的严重动脉高血压、活动性胃肠溃疡性疾病、近期胃肠溃疡、血管源性视网膜病、近期的颅内出血、脊柱内或脑内血管异常、近期接受脑、脊柱或眼科手术者慎用。

【药物相互作用】 1. 酮康唑或利托那韦可明显升高本品的 AUC,可能导致出血风险升高。因此,不建议将本品与唑类抗真菌药(例如酮康唑、伊曲康唑、伏立康唑和泊沙康唑)或 HIV 蛋白酶抑制剂全身用药时合用。这些药物是 CYP3A4 和 P-gp 的强效抑制剂。预计氟康唑对于本品血药浓度的影响较小,可以谨慎地合并用药。

2. 强效 CYP3A4 抑制剂和中度 P-gp 抑制剂的克拉霉素使本品的平均 AUC 升高 1.5 倍,使 C_{max} 升高 1.4 倍,但这种升高无明显临床意义。

3. 中效抑制 CYP3A4 和 P-gp 的红霉素(500 mg,3次/日)使本品的平均 AUC 和 C_{max} 升高 1.3 倍,但这种升高无明显临床意义。

4. 如果患者同时接受任何其他抗凝治疗,由于出血风险升高,应该特别谨慎。与氯吡格雷(300 mg负荷剂量,随后 75 mg 维持剂量)合用并未显示出药动学相互作用,但是在一个亚组的患者中观察到了相关的出血时间的延长,它与血小板聚集、P 选择蛋白或 GPⅡb/Ⅲa 受体水平无关。当使用本品的患者合用非甾体抗炎药(包括阿司匹林)和血小板聚集抑制剂时,应谨慎,因为这些药物通常会提高出血风险。

5. 本品与强效 CYP3A4 诱导剂利福平,使本品的平均 AUC 下降约 50%,同时药效也平行降低。其他强效 CYP3A4 诱导剂(例如苯妥英、卡马西平、苯巴比妥或贯叶连翘)也可能使本品血药浓度降低。合用强效 CYP3A4 诱导剂时,应谨慎。

6. 与咪达唑仑(CYP3A4 底物)、地高辛(P-gp 底物)或阿托伐他汀(CYP3A4 和 P-gp 底物)合用时,未观察到有临床显著性的药动学或药效学相互作用。本品对于任何主要 CYP 亚型(例如 CYP3A4)既无抑制作用也无诱导作用。

【剂量与用法】 15 mg 和 20 mg 的片剂应在进餐时服用,10 mg 的片剂是否与餐同服均可。

1. 用于非瓣膜性房颤减少卒中的风险　Ccr>50 ml/min 者,一次 20 mg,晚餐时服用。

2. 用于治疗深静脉血栓和肺栓塞　15 mg,2次/日,进餐时服用,共服 21 d,继后以 20 mg,1 次/日维持。

3. 用于降低深静脉血栓和肺栓塞的风险 20 mg，1 次/日，进餐时服用。

4. 预防髋关节置换术后深静脉血栓 10 mg，1 次/日，疗程 35 d。

5. 预防髋关节置换术后深静脉血栓 10 mg，1 次/日，疗程 12 d。

6. 从华法林转为本品时，停用华法林后 INR 低于 3.0 后，尽快开始本品的治疗。

7. 接受其他抗凝药（如低分子肝素）的患者，转为本品时，在晚上本应服用其他抗凝药前 0～2 h 开始服用本品；如使用未分层的肝素连续滴注，停用肝素后即服本品。

8. 如果漏服，如在同一天内，应尽快补服。

【用药须知】 1. 治疗期间密切监测患者，观察是否有出血并发征象。对于任何不明原因的血红蛋白或血压降低都应寻找出血部位。

2. 当合用可以升高本品血药浓度的其他药物时，中度肾功能不全的患者应该慎用。

3. 在采用椎管麻醉（脊柱或硬膜外麻醉）、脊柱或硬膜外穿刺时，接受抗血栓药预防血栓形成并发症的患者有发生硬膜外或脊柱血肿的风险，这可能导致长期或永久性瘫痪。术后使用硬膜外留置导管或同时使用影响止血作用的药物可能提高发生上述事件的风险。创伤或重复硬膜外或脊柱穿刺也可能提高上述风险。应对患者实施经常性监测，观察是否有神经功能损伤症状和体征（例如腿部麻木或无力，肠或膀胱功能障碍）。如果观察到神经功能损伤，必须立即进行诊断和治疗。对于接受抗凝治疗的患者和为了预防血栓计划接受抗凝治疗的患者，在实施椎管麻醉之前医师应衡量潜在的获益和风险。

4. 本品末次给药 18 h 后才能取出硬膜外导管。取出导管 6 h 后才能服用本品。如果实施微创穿刺，本品给药需延迟 24 h。

5. 本品内含有乳糖。有罕见的遗传性半乳糖不耐受、Lapp 乳糖酶缺乏或葡萄糖-半乳糖吸收不良问题的患者不能服用。

6. 治疗期间定期监测凝血参数（如 PT、aPTT）。

【制剂】 片剂：10 mg；15 mg；20 mg。

【贮藏】 贮于 25 ℃，短程携带允许 15～30 ℃。

13.4.2 抗血小板聚集药

动脉血栓主要由血小板组成，只含有少量纤维蛋白，因而阻碍纤维蛋白形成的药物在防治动脉血栓上作用有限。血小板在血栓形成的早期，特别是在动脉血栓形成中起重要作用，因此，可以将一些具有抗血小板黏附及聚集作用的药物（如阿司匹

林、双嘧达莫等）用于防治血栓栓塞性疾病。血小板聚集主要是血小板膜受刺激时磷脂酶被激活，膜上的磷脂分解释放出花生四烯酸，然后经环氧酶等作用转变为血栓素-A_2（TX-A_2）所引起。抗血小板聚集药通过不同途径干扰血小板功能，合并用药往往疗效较佳。

双嘧达莫
（dipyridamole）

别名：潘生丁、双嘧哌胺醇、哌醇啶、Persantin、Cardoxin

本品为肌苷再摄取抑制剂和磷酸二酯酶抑制剂。

【CAS】 58-32-2

【ATC】 B01AC07

【理化性状】 1. 本品为鲜黄色，结晶性粉末或针状结晶。微溶于水，极易溶于三氯甲烷、乙醇、甲醇，极微溶于丙酮、乙酸乙酯。

2. 化学名：2，2′，2″，2‴-[（4，8-Dipiperidinopyrimido［5，4-d］pyrimidine-2，6-diyl）dinitrilo]tetraetha-nol

3. 分子式：$C_{24}H_{40}N_8O_4$

4. 分子量：504.6

5. 结构式

【药理作用】 本品有抗血小板聚集、扩张冠状动脉和抗血栓形成作用，能抑制血小板第一相和第二相聚集。高浓度（50 μg/ml）可抑制胶原、肾上腺素和凝血酶所致的血小板释放反应。其作用机制为：①可逆性抑制磷酸二酯酶，使血小板中的 cAMP 增多；②可能增强前列环素 PGI-2 活性，激活血小板腺苷酸环化酶作用；③轻度抑制血小板形成血栓素烷 A_2（TX-A_2）的功能。

【体内过程】 本品从胃肠道吸收不完全，口服后约 45 min 达血药峰值。与血浆蛋白高度结合（约 90%）。其终末 $t_{1/2}$ 为 10～12 h。本品在肝内代谢，主要在胆汁与中葡糖醛酸结合后排泄，肠肝循环会延迟排泄。少量随尿液排出。

【适应证】 1. 预防和治疗慢性冠脉循环机能

不全。

2．与阿司匹林合用于预防心肌梗死。

3．用于冠状动脉搭桥手术。

4．用于治疗弥散性血管内凝血。

5．主要用于抗血小板聚集。

【不良反应】　1．如每天口服超过 400 mg，约有 25% 会出现不良反应，如血管性头痛、眩晕、皮疹、恶心、呕吐及腹泻等。

2．治疗急性缺血性心脏病，可能发生"冠状动脉窃血"。一般认为，本品主要扩张冠脉小阻力血管，而在心肌缺血区的小血管已出现代偿性扩张，以维持缺血区的血液供应。此时如应用本品，基于血液重新分配，反而使维持缺血区的血液流向非缺血区。

【妊娠期安全等级】　C。

【禁忌与慎用】　1．低血压时慎用，休克时禁用。

2．急性心肌梗死患者禁用。

3．有出血倾向、主动脉瓣狭窄者慎用。

【药物相互作用】　本品如与肝素、香豆素类药物、头孢孟多、头孢替坦、普卡霉素或丙戊酸等合用，可加重低凝血酶原血症或进一步抑制血小板聚集，有引起出血危险，需加强观察。

【剂量与用法】　1．用于缺血性心脏病　口服一次 25～50 mg，或 75～150 mg/d。

2．用于血栓栓塞性疾病　口服一次 100 mg，每天总量可达 400 mg；如与阿司匹林合用，本品一日剂量为 100～200 mg。

3．用于心脏人工瓣膜患者长期抗凝治疗 400 mg/d，3 次分服（需与华法林合用）。

4．用于体外循环防止血小板聚集　术前 2 d 开始，400 mg/d，3 次分服。

【用药须知】　1．除葡萄糖外本品不得与其他药物混合注射。

2．治疗血栓栓塞性疾病时，本品一日剂量应不少于 400 mg，分 4 次口服，否则抗血小板作用不明显；与阿司匹林合用时须减量，如阿司匹林一日口服 1 g，则双嘧达莫量应一日不超过 100 mg。

3．现已少用本品注射剂做"双嘧达莫试验"。

【临床新用途】　1．带状疱疹　口服本品 30 mg，3 次/日，并用西咪替丁 0.2 g，每 6 h 一次。两药有协同作用。

2．水痘　用本品 3～5 mg/(kg · d)，2～3 次分服，3 d 一疗程。配合肌内注射维生素 B_{12} 0.1 mg，1 次/日。

3．荨麻疹　口服本品 100 mg，3 次/日（儿童减量），合用维生素 C 100 mg，3 次/日。急箭者 3 d 见效，慢性者需 3～15 d。

4．过敏性紫癜　在常规治疗下，加用本品 2.5～5 mg/(kg · d)，2～3 次分服，可提高治愈率。

5．流行性腮腺炎　本品 3 mg/(kg · d)，3 次分服，合用维生素 B_1 30 mg，3 次/日。

6．婴儿秋季腹泻（轮状病毒性肠炎）　本品 3～5 mg/(kg · d)，3 次分服，合用维生素 B_{12} 0.5 mg/d，3 次分服。应同时补液。

【制剂】　①片剂：25 mg。②注射液：10 mg/2 ml。

【贮藏】　遮光、密封保存。

噻氯匹定
(ticlopidine)

别名：氯苄匹定

本品为合成的强效抗血小板聚集药。

【CAS】　55142-85-3

【ATC】　B01AC05

【理化性状】　1．化学名：5-(2-Chlorobenzyl)-4, 5,6,7-tetrahydrothieno[3,2-c]pyridine

2．分子式：$C_{14}H_{14}ClNS$

3．分子量：263.79

4．结构式

盐酸噻氯匹定
(ticlopidine hydrochloride)

别名：抵克立德、Tiklid、TiClodone、Tiklyd、TiClid

【CAS】　53885-35-1

【理化性状】　1．本品为白色或几乎白色，结晶性粉末。略溶于水和无水乙醇，极微溶于乙酸乙酯。2.5% 水溶液的 pH 为 3.5～4.0。

2．化学名：5-(2-Chlorobenzyl)-4,5,6,7-tetra-hydrothieno[3,2-c]pyridine hydrochloride

3．分子式：$C_{14}H_{14}ClNS · HCl$

4．分子量：300.2

【用药警戒】　本品可导致严重的血液系统不良反应，包括中性粒细胞减少、白细胞减少、血栓性血小板减少性紫癜、再生障碍性贫血。

【药理作用】　本品能抑制 ADP（包括外源和内源性 ADP）、胶原、凝血酶、花生四烯酸以及前列腺素内过氧合物等多种诱导剂引起的血小板聚集，但是不影响环氧化酶活性和内皮细胞功能，因而优于阿司匹林。用于预防和治疗因血小板高聚集状态引起的心、脑及其他动脉的循环障碍疾患。

【体内过程】　本品口服后易吸收,吸收率80%～90%,98%在体内迅速代谢(α-酮代谢物的抗血小板作用比母药强5～10倍)。在血浆中迅速被消除,活性成分的60%转化为代谢物随粪便排出,仅一小部分以原药从尿液排出。本品口服后2 h血药浓度达峰值,$t_{1/2}$约为19 h,服用后较快地产生显著的抑制血小板聚集作用,24～48 h起效,3～5 d后作用达高峰。其作用时间与血小板存活半衰期(7 d)相关,停药后作用可持续4～8 d。

【适应证】　1. 用于预防血栓栓塞性疾病发作及冠状动脉旁路移植术后头3个月可能发生的闭塞。

2. 用于体外循环或血液透析患者,降低动脉表面血小板的消耗和降低透析中血栓形成物的沉淀。

3. 闭塞性血管性动脉炎。

4. 治疗糖尿病性视网膜病。

5. 治疗不稳定型心绞痛。

【不良反应】　1. 可见恶心、呕吐、腹泻,饭后服药可减轻。

2. 过敏反应有皮疹、荨麻疹、多发生于治疗的第1个月。

3. 齿龈出血、白细胞减少、粒细胞缺乏、血栓性血小板减少性紫癜等罕见,但如发现应立即停药。

4. 偶见肝功能受损、胆汁淤积性黄疸。

【妊娠期安全等级】　B。

【禁忌与慎用】　1. 对本品过敏者或近期出血者禁用。

2. 近期患溃疡病伴有出血时间延长者禁用。

3. 重度肝功能不全患者慎用。

4. 有白细胞总数减少,血小板减少或有粒细胞减少病史者慎用。

5. 本品可进入乳汁,哺乳期妇女应避免使用。

【药物相互作用】　1. 虽然未发现本品对凝血时间产生影响,但最好避免同抗维生素K的药物、肝素或阿司匹林合并使用;在必须联合使用情况下,须对患者进行追踪检查(凝血酶原时间、出血时间等)。

2. 文献报道本品与下列药物合用时,未见不良相互作用:①胰岛素;②β受体拮抗药;③钙拮抗剂;④抗心律失常药;⑤α-甲基多巴;⑥利尿药;⑦洋地黄类药物;⑧皮质类固醇类药物;⑨抗焦虑药。

【剂量与用法】　口服一次250 mg,2次/日。

【用药须知】　1. 用药最初3个月内,须每周检查白细胞和血小板计数,当发现计数明显减少时,应停药。

2. 在任何手术和动脉插管之前(7 d),应停止使用本品。使用本品和患者需手术时,应在术前告知外科医师。

【制剂】　片剂:250 mg。

【贮藏】　置于室温、阴凉干燥处。

西洛他唑
(cilostazol)

别名:Pletal

本品为喹啉酮(quinolinone)衍生物,选择性磷酸二酯酶(PDE)抑制剂。

【CAS】　73963-72-1

【理化性状】　1. 化学名:6-[4-(1-CyClohexyl-1H-tetrazol-5-yl)butoxy]-3,4-dihydrocarbostyril

2. 分子式:$C_{20}H_{27}N_5O_2$

3. 分子量:369.5

4. 结构式

【用药警戒】　本品及其代谢产物可抑制磷酸二酯酶Ⅲ,可降低充血性心力衰竭的生存率,任何程度的心力衰竭均应禁用本品。

【药理作用】　本品具有抗血小板聚集和动脉扩张作用。尽管其作用机制尚未被完全阐明,但本品可以抑制细胞的3型PDE活化,导致血小板和血管中cAMP的降解受到抑制,使其血浓度上升。而升高的cAMP发挥抗血小板聚集和动脉扩张作用。本品还具有降低三酰甘油和升高HDL胆固醇的作用。

【体内过程】　在进食高脂肪餐时,可增加本品吸收。单次口服本品100 mg并进食高脂肪餐,血药峰值和AUC分别上升90%和25%。为避免血药浓度上升使不良反应增多,厂商建议空腹口服本品为宜。本品在肝内主要经CYP3A4,其次经CYP2C19代谢。两种代谢物均具有活性,其中一种尚存药理活性50%。本品随尿液排出74%,随粪便排出20%,其中有失活的,也有尚存活性的。

【适应证】　1. 治疗间歇性跛行。

2. 冠状动脉成形术的血栓并发症。

3. 改善慢性动脉闭塞所致溃疡和肢痛。

【不良反应】　1. 常见者有头痛、头晕、腹泻、感染、咽喉炎、腰痛、恶心、血压下降、周围水肿、鼻炎、消化不良、腹痛、胀气、咳嗽加重、心悸、心动过速、肌痛和眩晕。最常导致停药的不良反应有头痛、心悸和腹泻。

2. 有可能发生心率加快、室性早搏和非持续的室性心动过速。

3. 偶发皮疹、荨麻疹和瘙痒,应停药。

4. 偶有 ALT、AST、LDH 值上升。

5. 偶有血肌酐、BUN 和尿酸值上升。

6. 偶有消化道出血、鼻出血、皮下出血、眼底出血和尿血倾向,必要时停药。

【妊娠期安全等级】　C。

【禁忌与慎用】　1. 对本品过敏者、任何出血患者禁用。

2. 有明显心律失常者或任何程度的充血性心力衰竭患者禁用。

3. 月经期妇女、有出血倾向者、正在使用任何抗凝药、抗血小板药的患者慎用。

4. 儿童的服药安全性尚未确定。

5. 服药期间不应哺乳。

【药物相互作用】　1. 抗血小板药(如阿司匹林)、抗凝药(如华法林)均与本品产生药理学相互作用。

2. 凡抑制 CYP3A4 的药物(如地尔硫草、红霉素等)都可能使本品的血药浓度升高。

3. 凡抑制 CYP2C19 的药物(奥美拉唑等)都可能使本品的血药浓度升高。

4. 葡萄柚汁可升高本品血药浓度。

5. 本品合用洛伐他汀可使后者血药浓度上升,前者下降。

【剂量与用法】　成人一般口服 100 mg,2 次/日。

【用药须知】　患者应在早餐和晚餐前 1 或 2 h 服药。

【制剂】　片剂:50 mg;100 mg。

【贮藏】　置于室温、阴凉干燥处。

羟苯磺酸钙
(calcium dobesilate)

别名:多贝斯、Doxium

本品为新型血管保护剂。

【CAS】　88-46-0 (dobesilic acid);20123-80-2 (calcium dobesilate)

【ATC】　C05BX01

【理化性状】　1. 本品为白色或几乎白色的吸湿性粉末。极易溶于水;易溶于无水乙醇;在二氯甲烷中几乎不溶;在异丙醇中极微溶解。其 10% 水溶液的 pH 值为 4.5~6.0。

2. 化学名:Calcium 2,5-dihydroxy benzene sulphonate

3. 分子式:$C_{12}H_{10}CaO_{10}S_2$

4. 分子量:418.4

5. 结构式

【药理作用】　本品可降低血浆黏度,阻碍血小板聚集,防止血栓形成。降低毛细血管的通透性,增强血管壁的韧性。纠正血浆中白蛋白与球蛋白的比值,改善淋巴回流,减少和消除水肿。此外,本品还可抑制多种血管活性物质(如组胺、5-HT、缓激肽、玻璃酸酶、前列腺素)对周围血管所致的高通透性作用,减少血管内壁损伤,改善基底膜胶原的合成。

【体内过程】　本品口服后易于吸收,3 h 可达血药峰值,并维持 10 h 左右。消除 $t_{1/2}$ 约为 5 h。蛋白结合率为 20%~25%。主要以原药随尿和粪便排出,24 h 内随尿液排出的代谢物约占 10%。

【适应证】　预防和治疗周围循环障碍引起的如下疾病。

1. 糖尿病性视网膜病变。

2. 防治心绞痛、心肌梗死、脑血栓形成和栓塞后遗症以及肾小球动脉硬化。

3. 纠正高血黏度引起的循环障碍,防止血栓形成,减轻因循环不畅所引起的多种瘀滞症状,如四肢麻木、手脚厥冷、下肢沉重、头晕、头痛以及皮肤瘙痒等。

4. 静脉曲张综合征。

【不良反应】　偶有胃部不适、灼热感、恶心和食欲缺乏,停药后可见消失。

【禁忌与慎用】　1. 对本品过敏者、儿童禁用。

2. 由于妊娠期妇女的用药安全性尚未确定,暂不使用。

3. 有血小板减少史或出血史者慎用。

4. 活动性消化性溃疡者慎用或禁用。

5. 哺乳期妇女使用时,应暂停哺乳。

【药物相互作用】　不宜与其他抗凝药、抗血小板药合用,以免产生不良的相互作用。

【剂量与用法】　本品为胶囊剂,进餐时口服,但不可嚼碎。

1. 糖尿病性视网膜病变　口服 0.5 g,3 次/日,疗程 3~5 个月。见效后,改为 2 粒/日,直至疗效明显。

2. 用于周围循环障碍所引起的疾病　口服 0.5 g,3 次/日,疗程 1~2 个月,见效后,改为 2 粒/日,直至症状消失。

3. 下肢静脉曲张综合征　口服 0.5 g,2 次/日,疗程 1~3 周。一般用药 5~6 d 后即可见效,继续服用 1 粒/日,以巩固疗效。

【用药须知】　新药上市,再评价工作有待进行。

【制剂】　胶囊剂:0.5 g。

【贮藏】　密封、遮光贮存。

阿昔单抗
(abciximab)

别名:抗血小板凝聚抗体、ReoPro

本品为人鼠嵌合性单克隆抗体 7 E3 的碎片。

【CAS】　143653-53-6

【ATC】　B01AC13

【理化性状】　1. 分子式:$C_{2101}H_{3229}N_{551}O_{673}S_{15}$

2. 分子量:47455.4

【药理作用】　本品可抑制血小板聚集,其作用机制为阻止凝血因子 I、血管性假血友病因子(vWF)和其他黏附分子与活化的血小板 GPnb/Ⅲa 受体位点结合。此机制被认为是空间位阻和(或)构象效应而阻断上述生物分子与该受体的作用,而非与 GPⅡb/Ⅲa 结构中 RGD(精氨酸-甘氨酸-门冬氨酸)位点结合的直接相互作用。

【体内过程】　本品静脉快速注射后,由于与血小板 GPⅡb/Ⅲa 受体快速结合,游离血药浓度迅速降低,分布 $t_{1/2}$ 小于 10 min,消除 $t_{1/2}$ 约 30 min。按本品 0.25 mg/kg 静脉快速注射,然后按 10 mg/min 再连续滴注[或根据体重调整剂量,从 0.125 mg/(kg・min) 到最大 10 mg/min],可在滴注的整个过程中保持较为稳定的游离血药浓度。滴注结束后的约 6 h 内,游离血药浓度迅速下降,此后以较慢的速度下降。与血小板结合的本品在循环中可滞留 15 d 或更长,但血小板功能一般于 48 h 后即恢复。

【适应证】　作为经皮冠状动脉介入治疗的辅助用药,预防心肌缺血的并发症。

【不良反应】　1. 心血管系统　室性心动过速、假性动脉瘤、心悸、动静脉瘘、不完全性或完全性房室传导阻滞、结性心律不齐、栓塞、血栓性静脉炎。

2. 代谢或内分泌系统　可见糖尿病、高钾血症。

3. 呼吸系统　可见肺炎、肺部啰音、胸腔积液、支气管炎、支气管痉挛、胸膜炎、肺栓塞、干啰音。

4. 肌肉骨骼系统　可见肌痛。

5. 泌尿生殖系统　可见尿潴留、排尿困难、肾功能异常、尿频、膀胱痛、尿失禁、前列腺炎。

6. 神经系统　可见头晕、感觉迟钝、肌肉收缩、肌张力亢进、昏迷、复视。

7. 精神　可见焦虑、思维异常、兴奋、思维混乱。

8. 胃肠道　可见口干、恶心、呕吐、腹痛、消化不良、腹泻、腹胀、肠梗阻、胃内容物异常反流。

9. 血液　可见出血,多发生于动脉穿刺位点,胃肠道、泌尿生殖道、腹膜后及其他部位较大出血事件的发生率亦较高。还可见血小板减少、贫血、白细胞增多、瘀斑。

10. 其他　可见背痛、胸痛、头痛、穿刺位点或注射部位疼痛,多汗、衰弱、瘙痒、视力异常、水肿、创伤、脓肿,蜂窝织炎、肢端寒冷、面色苍白、疱疹、炎症。

【妊娠期安全等级】　C。

【禁忌与慎用】　1. 对本品或其他鼠源单抗过敏者,活动性内脏出血者,近期(6 周内)有明显的胃肠道或泌尿生殖道出血者,两年内有脑血管意外(CVA)史或 CVA 后有明显后遗症者,血小板减少(血小板计数 $< 10^5/\mu l$)者,近期(6 周内)接受过重大外科手术或经历过重大外伤者,颅内肿瘤、动静脉畸形、动脉瘤,难控制的重度高血压患者,有血管炎史或怀疑有此疾病者禁用。

2. 哺乳期妇女慎用。

【药物相互作用】　本品抑制血小板聚集,可能增加出血的风险,尤其是与抗凝药、溶栓药合用时,故与影响止血的药物合用时应谨慎,包括溶栓药、口服抗凝药、NSAIDs 药及其他抗血小板药(噻氯匹定、氯吡格雷、双嘧达莫)。

【剂量与用法】　1. 本品静脉给药。

2. 经皮冠状动脉介入治疗前 10~60 min 静脉快速注射 0.25 mg/kg,继以 0.125 mg/(kg・min)持续静脉滴注(最大可至 10 mg/min)12 h。

3. 不稳定型心绞痛患者,经常规治疗无效,且准备在 24 h 内行经皮冠状动脉介入治疗者,可静脉快速注射 0.25 mg/kg,继以 10 mg/min 持续静脉滴注 18~24 h,至经皮冠状动脉介入治疗后 1 h 停止。

【用药须知】　1. 7 d 内使用过口服抗凝药,且凝血时间大于用药前 1.2 倍者禁用本品。

2. 经皮冠状动脉介入治疗前及治疗期间禁止静脉注射右旋糖酐。

3. 本品应单独静脉给药,不得与其他药物混合注射。

4. 用药后应仔细观察所有可能出血的部位,包括导管插入处、动静脉穿刺点、切口、注射部位、胃肠道、泌尿生殖道、腹膜后等。

5. 为减少用药后的出血风险,可采用下述办法:①给予较低有效剂量、根据患者体质量调整本品及肝素的用量、尽早进行股动脉鞘管拔除术;②若于经皮冠状动脉介入治疗之前 18~24 h 给予本品,在滴注本品和肝素期间活化部分凝血活酶时间(aPTT)应维持在 66~85 s,经皮冠状动脉介入治疗期间活化凝血时间(ACT)应保持在 200~300 s;③经皮冠状动脉介入治疗后继续使用抗凝药的患者,aPTT 应保持在 60～85 s;④在拔除动脉鞘管前应检测 aPTT 或 ACT,在 aPTT≤50 秒或 ACT≤175 s 时才可拔除动脉鞘管;⑤如血管通路仅有股动脉前壁可穿刺,应避免使用 Seldinger 穿刺法进行鞘膜穿刺。

6. 用药期间应尽量避免动静脉穿刺、肌内注射及使用导尿管、鼻气管插管、鼻胃管、自动血压袖带;避免选择无法压迫部位的静脉内给药方式(如锁骨下或颈静脉);抽血时应考虑使用 0.9% 氯化钠注射液或肝素封管;并监测血管穿刺部位。

7. 拔除鞘管后,采用人工压迫法或机械止血工具施压股动脉至少 30 min。止血后应采取加压包扎。患者在拔除鞘管或停用本品后应卧床休息 6～8 h,在停用肝素后应卧床休息 4 h。在下床活动之前应拆除加压包扎。当股动脉鞘管在血管内就位时及拔除股动脉鞘管后 6 h 内,应频繁检查受影响腿部的鞘管插入位点和远端脉搏,已形成的血肿应监测是否扩大。

8. 下述情况与出血危险增加有关,且在血管成形术情况下可能与本品的作用呈相加作用:急性心肌梗死症状发作的 12 h 内经皮冠状动脉介入治疗;长时间经皮冠状动脉介入治疗(持续 70 min 以上);经皮冠状动脉介入治疗失败。

9. 若用药后发生压迫止血法不能控制的严重出血事件,应立即停用本品和肝素。

10. 使用本品后如出现过敏反应,应立即停药,并采取适当治疗措施。体内有人抗嵌合抗体(HACA)的患者,使用单克隆单体制剂(包括本品)可引起过敏反应,并降低药效。

11. 尚无用药过量的临床经验。

12. 用药前应检查血小板计数、凝血酶原时间、ACT、aPTT。

【制剂】　注射液:10 mg/5 ml。

【贮藏】　贮于 2～8 ℃,不得冷冻或振摇。

依替巴肽
(eptifibatide)

别名:Integrilin

本品为环形 7 肽,是血小板 GPnb/Ⅲa 受体拮抗剂。

【CAS】　188627-80-7;148031-34-9;157630-07-4

【ATC】　B01AC16

【理化性状】　1. 化学名:N^6-(aminoiminomethyl)-N^2-(3-mercapto-1-oxopropyl)-L-lysylglycyl-L-α-aspartyl-L-tryptophyl-L-prolyl-L-cysteinamide, cyClic (1→6) disulfide

2. 分子式:$C_{35}H_{49}N_{11}O_9S_2$

3. 分子量:831.96

4. 结构式

Mpa-Har-Gly-Asp-Trp-Pra-Cys-NH2

5. 配伍禁忌

(1) 本品注射液可与阿替普酶、阿托品、多巴酚丁胺、肝素、利多卡因、哌替啶,美托洛尔、咪达唑仑、吗啡、硝酸甘油或维拉帕米经同一静脉通路给药,但不可与呋塞米经同一静脉通路给药。

(2) 本品注射液可与 0.9% 氯化钠注射液或 0.9% 氯化钠注射液或 5% 葡萄糖溶液经同一静脉通路给药,输液内可含有最高达 60 mmol/L 的氯化钾。未观察到本品与静脉给药装置间存在配伍禁忌。

【药理作用】　本品可抑制血小板聚集,其作用机制为阻止血浆纤维蛋白原、血管性假血友病因子(vWF)和其他黏附分子与活化的血小板 GPnb/Ⅲa 受体位点结合。静脉给药,本品抑制血小板聚集的作用呈剂量依赖性和浓度依赖性。滴注停止后,因为本品从血小板上的很快解离,对血小板聚集的抑制作用即可逆转。

【体内过程】　剂量在 90～250 μg/kg,输液速度从 0.5～3 μg/(kg·min),本品的药动学呈线性,且与剂量呈正相关。$t_{1/2}$ 约为 2.5 h。单次静脉快速注射 180 μg/kg,并滴注维持,可较早达血药峰值,然后逐渐降低至稳态。为防止这种降低,可 10 min 后可再次给予快速静脉注射 180 μg/kg。血浆蛋白结合率约 25%。冠状动脉疾病患者的清除率约为 55 ml/(kg·h)。健康人肾清除约占总清除的 50%。人类血浆中未发现代谢产物。尿中排泄产物为原药、脱氨基代谢产物和其他极性代谢产物。

【适应证】　用于治疗急性冠状动脉综合征(不稳定型心绞痛或非 ST 段抬高性心肌梗死),包括将接受药物治疗或拟行经皮冠状动脉介入术(PCI)的患者。

【不良反应】 主要为出血、低血压、过敏反应，上市后主要是本品在与肝素和阿司匹林联合用药时出现的，包括脑出血、胃肠道出血和肺部出血。有关于出现致死性出血、急性重度血小板减少和免疫介导的血小板减少的报道。

【妊娠期安全等级】 B。

【禁忌与慎用】 1. 有出血病史，或给药前 30 d 内有异常活动性出血者禁用。

2. 未能良好控制的严重高血压（收缩压＞200 mmHg 或舒张压＞110 mmHg)禁用。

3. 给药前 6 周内曾接受较大的外科手术者禁用。

4. 有出血性卒中史或给药前 30 d 内发生过卒中者禁用。

5. 当前或计划使用其他胃肠外用 GP Ⅱ b/Ⅲ a 抑制剂者禁用。

6. 依赖透析的终末期肾病者禁用。

7. 已知对本品的任何成分过敏者禁用。

8. 尚未明确本品是否经乳汁分泌，哺乳期妇女慎用。

9. 儿童用药的安全性及有效性尚未确定。

【药物相互作用】 1. 抗血小板药、溶栓药、肝素、阿司匹林及长期使用其他 NSAIDs 增加本品出血的风险。

2. 禁与血小板受体 GP Ⅱ b/Ⅲ a 抑制剂合用。

【剂量与用法】 1. 对于肾功能正常的急性冠状动脉综合征患者，推荐的剂量是在诊断后及早快速静脉推注 180 μg/kg，继之持续静脉滴注每分钟 2.0 μg/kg，直至出院或开始行冠状动脉旁路移植术（CABG），治疗总时程可达 72 h。如患者在用本品时准备接受经皮冠状动脉介入术（PCI），则静脉滴注应持续至出院或 PCI 术后 18～24 h（以短者为准），治疗总时程可达 96 h。

2. 肌酐清除率＜50 ml/min 但不依赖透析的肾功能不全的急性冠状动脉综合征患者，推荐的剂量是诊断后及早快速静脉推注 180 μg/kg，继之立即持续静脉滴注每分钟 1.0 μg/kg。

3. 与肝素合用以维持急性冠状动脉综合征患者治疗期间 aPTT 值 50～70 s，PCI 期间目标 ACT 值 200～300 s。PCI 术后不建议使用肝素。肝素的推荐剂量为体重≥70 kg 者，5000 U，快速静脉注射，继后 1000 U/h 静脉滴注；体重＜70 kg 者，60 U/kg，快速静脉注射，继后 12 U/(h·kg)静脉滴注。

【用药须知】 1. 出血是本品最常见的并发症。使用本品引起的主要出血事件大部分出现于心导管术的动脉介入位点、胃肠道或泌尿生殖道。在行 PCI 的患者应给予特殊护理，以使出血风险最小化。如果压迫无法控制出血，则应该立即停止滴注本品和合并给药的肝素。

2. 急性重度血小板减少症或血小板计数减少至＜100×10⁹/L 的患者应该停用本品和肝素（普通肝素或低分子量肝素）治疗。对这些患者应该持续监测患者的血小板计数，评估药物依赖性抗体的存在并给予适当的处理。

尚无本品在血小板计数＜100×10⁹/L 患者中的临床应用经验。如果低血小板计数患者使用本品治疗，则应该对其血小板计数进行密切监测。

3. 在行 PCI 术患者中，本品与动脉鞘管入口部位主要和次要出血的增加有关。PCI 术后不鼓励使用肝素。在滴注本品时鼓励及早移除鞘管，建议在移除动脉鞘管前，停用肝素 3～4 h 并且达到 aPTT＜45 s 或 ACT＜150 s 目标值。出院前应停用肝素和本品，并且鞘管入口部位止血达到至少 2～4 h。

4. 本品治疗期间应尽量减少动脉和静脉穿刺、肌内注射、使用导尿管、气管插管和鼻饲管。建立静脉通路时应避免选择不可压迫部位，如锁骨下静脉或颈静脉。

5. 滴注本品注射液前，进行下列实验室检查以确认有否既已存在的凝血功能异常：红细胞压积或血红蛋白、血小板计数、血清肌酐、凝血酶原时间（PT)、aPTT。在行 PCI 术的患者，应测定 ACT。

6. aPTT 目标值应维持于 50～70 s 间，除非预备行 PCI 术。在应用肝素治疗的患者中，应密切监测 aPTT 以使出血风险最小化。

【制剂】 注液液：20 mg/10 ml；75 mg/100 ml，200 mg/100 ml。

【贮藏】 贮于 2～8 ℃，不得冷冻或振摇。

替罗非班
(tirofiban)

本品为非肽类 GPnb/Ⅲ a 受体拮抗剂。

【CAS】 144494-65-5

【ATC】 B01AC17

【理化性状】 1. 化学名：N-(Butylsulfonyl)-O-[4-(4-piperidinyl)butyl]-L-tyrosine

2. 分子式：$C_{22}H_{36}N_2O_5S$

3. 分子量：440.5

4. 结构式

盐酸替罗非班
（tirofiban hydrochloride）

别名：Aggrastat

〖CAS〗　142373-60-2(anhydrous tirofiban hydrochloride)；150915-40-5 (tirofiban hydrochloride monohydrate)

【理化性状】　1. 本品为白色至近白色易流动的粉末,无吸湿性。

2. 化 学 名：N-(Butylsulfonyl)-O-[4-(4-piperidinyl) butyl]-L-tyrosine monohydrochloride monohydrate

3. 分子式：$C_{22}H_{36}N2O_5S \cdot HCl \cdot H_2O$

4. 分子量：495.08

5. 配伍禁忌：本品可以与下列注射药物在同一条静脉输液管路中使用,如硫酸阿托品、多巴酚丁胺、多巴胺、盐酸肾上腺素、呋塞米、利多卡因、咪达唑仑、盐酸吗啡、硝酸甘油、氯化钾、盐酸普萘洛尔及法莫替丁。但是本品不能与地西泮在同一条静脉输液管路中使用。

【药理作用】　1. 本品是一种非肽类的血小板糖蛋白Ⅱb/Ⅲa受体的可逆性拮抗剂,该受体是与血小板聚集过程有关的主要血小板表面受体。本品阻止纤维蛋白原与糖蛋白Ⅱb/Ⅲa结合,因而阻断血小板的交联及血小板的聚集。

2. 体外试验显示,本品可抑制二磷酸腺苷(ADP)诱导的血小板聚集及延长健康受试者和冠心病患者的出血时间(BT),这表明本品可强效抑制血小板功能。抑制的时间与药物的血浆浓度相平行。停用本品注射液后,血小板功能迅速恢复到基线水平。

3. 本品注射液以 0.15 $\mu g/(kg \cdot min)$ 的速度滴注 4 h,与阿司匹林合用可近乎最大限度地抑制血小板聚集,对延长出血时间有轻度的相加作用。

4. 在不稳定型心绞痛患者,本品静脉两步滴注方案[在肝素及阿司匹林应用条件下负荷输入 0.4 $\mu g/(kg \cdot min)$30 min,而后 0.1 $\mu g/(kg \cdot min)$至 48 h],在滴注期间可以抑制体外 ADP 诱导的血小板聚集约 90％及延长出血时间 2.9 倍。在 30 min 负荷滴注时可迅速抑制并在滴注期间保持这种抑制程度。

5. 在冠脉血管成形术患者中应用本品,两步静脉滴注方案(负荷量 10 $\mu g/kg$ 静脉推注,在 5 min 内推注完毕,而后以 0.15 $\mu g/(kg \cdot min)$维持滴注 16～24 h),与肝素及阿司匹林联用,几乎对所有患者都可达到抑制体外 ADP 诱导的血小板聚集大于 90％。

5 min 推注并维持滴注可快速达到近乎最大程度的抑制。停止滴注后,血小板功能迅速恢复到基线水平。

【体内过程】　1. 在 0.01～25 $\mu g/ml$ 的浓度范围内,本品与血浆蛋白结合率不高,其结合率与药物浓度无关。人体血浆中不结合部分为 35％。本品的稳态分布容积范围为 22～42 L。本品可以通过大鼠及兔的胎盘。

2. 以[14C]标记的本品分析尿液及粪便中的代谢产物情况,表明其放射性主要来自原药,循环中放射性主要来自原药(用药后达 10 h)。这些资料提示本品的代谢有限。

3. 在健康人中以[14C]标记的本品单次静脉给药后,在尿液、粪便中探测到的放射性分别占给药量的 66％、23％,探测到的总放射性约为 91％。本品主要从尿路及胆道排出。

4. 在健康人中本品血浆清除率为 213～314 ml/min。肾脏清除率占血浆清除率的 39％～69％,$t_{1/2}$范围从 1.4～1.8 h。

在冠心病患者中本品血浆清除率为 152～267 ml/min。肾脏清除率占血浆清除率的 39％,$t_{1/2}$范围从 1.9～2.2 h。在大鼠中,本品可泌入乳汁。

【适应证】　本品与肝素联用,适用于不稳定型心绞痛或非 Q 波心肌梗死患者,预防心脏缺血事件,同时也适用于冠脉缺血综合征患者进行冠脉血管成形术或冠脉内斑块切除术,以预防与经治冠脉突然闭塞有关的心脏缺血并发症。

【不良反应】　1. 与肝素和阿司匹林联合治疗时,与药物有关的最常见不良事件是出血。

2. 其他不良反应有恶心、发热和头痛。

3. 上市后报告的不良反应包括颅内出血、腹膜后出血、心包积血、肺(肺泡)出血和脊柱硬膜外血肿,致死性出血罕见。另外可见急性和(或)严重血小板计数减少可伴有寒战、轻度发热或出血并发症血红蛋白、红细胞压积降低、血小板计数下降、尿和大便潜血。过敏反应也有报道。

【妊娠期安全等级】　B。

【禁忌与慎用】　1. 禁用于对其任何成分过敏的患者。

2. 由于抑制血小板聚集可增加出血的危险,所以本品禁用于有活动性内出血、颅内出血史、颅内肿瘤、动静脉畸形及动脉瘤的患者;也禁用于那些以前使用本品出现过血小板减少的患者、几月前曾发生严重躯体创伤者、有出血倾向者。

3. 1 年内出血,包括胃肠道出血或有临床意义的泌尿生殖道出血者慎用。

4. 已知的凝血障碍、血小板异常或有血小板减少病史者慎用。

5. 血小板计数小于 $150 \times 10^9/L$ 者慎用。

6. 1 年内有脑血管病史者慎用。

7. 近期进行过硬膜外手术的患者慎用。

8. 病史、症状或检查结果显示为壁间动脉瘤者慎用。

9. 严重的未控制的高血压（收缩压大于 180 mmHg 和（或）舒张压大于 110 mmHg)慎用。

10. 急性心包炎、出血性视网膜病及长期血液透析的终末期肾病患者慎用。

11. 妊娠期妇女只有益处大于对胎儿伤害的风险时方可使用。

12. 尚未明确本品是否经乳汁分泌，哺乳妇女慎用。

13. 儿童的有效性及有效性尚未确定。

【药物相互作用】 1. 与肝素和阿司匹林联用时，比单独使用肝素或阿司匹林时出血的发生率增加。与其他影响凝血的药物（如华法林）合用时应谨慎。

2. 临床研究中未见下列药物与本品有相互作用：醋丁洛尔、对乙酰氨基酚、阿普唑仑、氨氯地平、阿司匹林、阿替洛尔、溴西泮、卡托普利、地西泮、地高辛、地尔硫䓬、多库酯钠、依那普利、呋塞米、格列本脲、肝素、胰岛素、异山梨酯、左旋甲状腺素、劳拉西泮、洛伐他汀、甲氧氯普胺、美托洛尔、吗啡、硝苯地平、硝酸酯类、奥美拉唑、奥沙西泮、氯化钾、普萘洛尔、雷尼替丁、辛伐他汀、硫糖铝和替马西泮。

【剂量与用法】 本品仅供静脉使用。

1. 将本品溶于 0.9% 氯化钠注射液或 5% 葡萄糖注射液中，浓度为 50 μg/ml。建议用有刻度的输液器输入本品。必须注意避免长时间负荷输入。还应注意根据患者体重计算静脉推注剂量和滴注速率。临床研究中的患者除有禁忌证外，均服用了阿司匹林。

2. 不稳定型心绞痛或非 Q 波心肌梗死　本品与肝素联用由静脉滴注，起始 30 min 滴注速率为 0.4 μg/(kg·min)，继后，继续以 0.1 μg/(kg·min) 的速率维持滴注。

在验证疗效的研究中，本品注射液与肝素联用滴注一般至少持续 48 h，并可达 108 h。患者平均接受本品注射液 71.3 h。在血管造影术期间可持续滴注，并在血管成形术/动脉内斑块切除术后持续滴注 12~24 h。当患者活化凝血时间小于 180 s 或停用肝素后 2~6 h 应撤去动脉鞘管。

3. 血管成形术或动脉内斑块切除术　本品应与肝素联用由静脉滴注，起始推注剂量为 10 μg/kg，在 3 min 内推注完毕，而后以 0.15 μg/(kg·min) 的速率维持滴注。本品维持量滴注应持续 36 h。以后，停用肝素。如果患者激活凝血时间小于 180 s 应撤掉动脉鞘管。

4. 重度肾功能不全患者应降低剂量 50%。

【用药须知】 1. 因为本品抑制血小板聚集，所以与其他影响凝血的药物合用时应当谨慎，本品与溶栓药物联用的安全性尚未确定。

2. 治疗期间，应监测患者有无潜在的出血。当出血需要治疗时，应考虑停止使用本品。如严重，可考虑是否需要输血。

3. 本品可轻度增加出血的发生率，特别是在股动脉鞘管穿刺部位。当要进行血管穿刺时要注意确保只穿刺股动脉的前壁，避免用 Seldinger（穿刺）技术使鞘管进入。鞘管拔出后要注意正确止血并密切观察。

4. 治疗前、静脉推注或负荷滴注后 6 h 内以及治疗期间至少每天要监测血小板计数、血红蛋白和血细胞压积（如果证实有显著下降需更频繁监测）。在原先接受过血小板糖蛋白Ⅱb/Ⅲa 受体拮抗剂的患者应当考虑尽早监测血小板计数。如果患者的血小板计数下降到小于 90000/mm³，则需要再进行血小板计数检查以排除假性血小板减少。如果已证实有血小板减少，则需停用本品和肝素，并进行适当的监测和治疗。

5. 在治疗前应测定活化部分凝血酶原时间（aPTT），并且应当反复测定 aPTT 仔细监测肝素的抗凝效应并据此调整剂量。有可能发生潜在致命性出血，特别是肝素与影响凝血的其他产品如血小板糖蛋白Ⅱb/Ⅲa 受体拮抗剂联用时尤其危险。

6. 在临床研究中，已证明有重度肾功能不全（Ccr<30 ml/min）的患者血浆清除率下降。对于这样的患者应减少本品的剂量。

【制剂】 ①注射液：12.5 mg/50 ml。②注射剂（粉）：5 mg；12.5 mg。③大容量注射液：100 ml 含替罗非班 5 mg 与氯化钠 0.9 g。

【贮藏】 遮光，密闭保存。

氯吡格雷
(clopidogrel)

本品为 ADP 受体拮抗药。

【CAS】 113665-84-2

【ATC】 BO1AC04

【理化性状】 1. 化学名：（＋)-（ S)-α-(2-Chlorophenyl)-6,7-dihydrothieno［3,2-c］pyridine-5

(4H)acetate

2. 分子式：$C_{16}H_{16}ClNO_2S$

3. 分子量：419.9

4. 结构式

CH_3

硫酸氢氯吡格雷

(clopidogrel bisulfate)

别名：波立维、泰嘉(深圳信立泰)、Plavix

本品为 ADP 受体拮抗药。

【CAS】 120202-55-6

【理化性状】 1. 本品为白色或类白色结晶性粉末；无臭，本品在水、甲醇、乙醇或冰醋酸中溶解，在丙酮或三氯甲烷中极微溶解；在乙酸乙酯中几乎不溶；在 0.1 mol/L 盐酸溶液中溶解。

2. 化学名：(+)-(S)-α-(2-Chlorophenyl)-6,7-dihydrothieno[3,2-c]pyridine-5(4H)acetate sulfate(1:1)

3. 分子式：$C_{16}H_{16}ClNO_2S \cdot H_2SO_4$

4. 分子量：321.82

【用药警戒】 本品的抗血小板作用主要来自于经 CYP2C19 代谢生成的活性产物，经皮冠状动脉介入、急性冠脉综合征的 CYP2C19 乏代谢者用本品治疗发生心血管事件的风险高。使用本品前应检测 CYP2C19 基因型。如果患者为 CYP2C19 乏代谢者，应选用其他抗血小板药。

【药理作用】 本品可与血小板表面的 ADP 受体结合，使纤维蛋白原无法与糖蛋白 GPⅡb/Ⅲa 受体结合，从而抑制血小板相互聚集。

【体内过程】 1. 吸收 多次口服本品 75 mg 以后，本品吸收迅速，T_{max} 约为 30～60 min，原药的血浆浓度很低，一般在用药 2 h 后低于定量检测限(0.00025 mg/L)。根据尿液中代谢物排泄量计算，至少有 50% 的药物被吸收。剂量从 75 mg 增加至 300 mg，活性代谢产物的 C_{max} 和 AUC 分别增加 2.0 和 2.7 倍。

2. 代谢 本品主要经两条途径代谢。其一，是经酯酶水解形成无活性羧基代谢产物(占循环中代谢产物的 85%)；其二，是经多重 CYP 酶代谢，首先氧化成 2-O-氯吡格雷，接着被氧化成活性代谢产物，即本品的醇衍生物。此途径主要由 CYP2C19、CYP3A、CYP2B6、CYP1A2 催化。醇衍生物快速不

可逆地与血小板受体结合，从而抑制血小板的聚集。

3. 排泄 给予[14C]标记的本品后，在 5 d 内约 50% 的给药剂量随尿液排出，约 46% 随粪便排出，给予本品 75 mg 后，$t_{1/2}$ 为 6 h，活性代谢产物的 $t_{1/2}$ 为 30 min。

【适应证】 可用于防治心肌梗死，缺血性脑血栓，闭塞性脉管炎和动脉粥样硬化及血栓栓塞引起的并发症。应用于有过近期发生的卒中、心肌梗死或确诊外周动脉疾病的患者，治疗后可减少动脉粥样硬化事件的发生(心肌梗死、中风和血管性死亡)。

【不良反应】 1. 常见的不良反应有皮疹、腹泻、腹痛、消化不良、颅内出血、消化道出血。

2. 出血性疾病，可见胃肠道出血、紫癜、淤血、血肿、鼻衄、血尿、眼出血(主要是结膜出血)和颅内出血。严重出血发生率为 1.4%。

3. 严重中性粒细胞减少，再生障碍性贫血和严重血小板减少，均比较罕见。

【妊娠期安全等级】 B。

【禁忌与慎用】 1. 对本品或本品任一成分过敏禁用。

2. 活动性病理性出血，如消化性溃疡或颅内出血禁用。

3. 妊娠期妇女只有明确需要时方可使用。

4. 尚未明确本品是否经乳汁分泌，哺乳期妇女慎用。

5. 儿童的有效性及有效性尚未确定。

6. 有易出血伤口(特别是在胃肠道和眼内)的患者、肾功能不全患者、重度肝功能不全的患者慎用。

【药物相互作用】 1. 本品经 CYP2C19 催化形成活性代谢产物，禁与 CYP2C19 抑制剂合用。

2. 避免合用奥美拉唑和埃索美拉唑，因可使本品的活性降低。奥美拉唑和埃索美拉唑可抑制 CYP2C19，而本品在体内转换成有抗血小板活性的代谢产物正是依赖于该酶的作用。泮托拉唑和兰索拉唑对本品活性影响小，可替代使用。

3. SSRIs 和 SNRIs 增加本品的出血性风险。

4. 华法林增加本品的出血性风险。

【剂量与用法】 1. 非 ST 段抬高性心肌梗死首先给予负荷剂量 300 mg，继后 75 mg，1 次/日。与阿司匹林 75～325 mg 同服。

2. ST 段抬高性心肌梗死 75 mg，1 次/日。与阿司匹林 75～325 mg 同服。

3. 近期发生的卒中、心肌梗死或确诊外周动脉疾病的患者 推荐剂量为 75 mg/d。就餐结束前与食物同服可减少对胃的刺激程度。

【用药须知】 1. 患有急性心肌梗死的患者，在

急性心肌梗死最初几天不推荐使用本品治疗。

2. 由于缺少相关数据,不推荐使用本品治疗不稳定型心绞痛、PTCA(有支架)、CABG 和急性缺血性卒中(短于 7 d)。

3. 与其他抗血小板药同时使用,本品对那些由于创伤、手术或其他病理原因而可能引起出血增多的患者,应慎用。择期手术患者,且不必抗血小板治疗者,术前一周停止使用本品。

【制剂】　片剂:75 mg;300 mg。

【贮藏】　贮于 25 ℃,短程携带允许 15~30 ℃。

普拉格雷
(prasugrel)

本品为 ADP 受体拮抗药。

【CAS】　150322-43-3

【ATC】　B01AC22

【理化性状】　1. 本品为白色或近白色固体;在 pH 为 2 时溶于水,pH 为 3~4 时微溶于水,pH 为 6~7.5 时难溶于水。易溶于甲醇,微溶于 1-丙醇、2-丙醇及丙酮,几乎不溶于二甲基亚砜和乙酸乙酯。

2. 化学名:5-[(1RS)-2-Cyclopropyl-1-(2-fluorophenyl)-2-oxoethyl]-4,5,6,7- tetrahydrothieno[3,2-c]pyridin-2-yl acetate

3. 分子式:$C_{20}H_{20}FNO_3S$

4. 分子量:373.44

5. 结构式

盐酸普拉格雷
(prasugrel hydrochloride)

别名:Effient、Efient

〖CAS〗　389-574-19-0

【理化性状】　1. 本品为白色或近白色固体;在 pH 为 2 时溶于水,pH 为 3~4 时微溶于水,pH 为 6~7.5 时难溶于水。易溶于甲醇,微溶于 1-丙醇、2-丙醇及丙酮,几乎不溶于二甲基亚砜和乙酸乙酯。

2. 化学名:5-[(1RS)-2-Cyclopropyl-1-(2-fluorophenyl)-2-oxoethyl]-4,5,6,7- tetrahydrothieno[3,2-c]pyridin-2-yl acetate hydrochloride

3. 分子式:$C_{20}H_{20}FNO_3S \cdot HCl$

4. 分子量:409.90

【用药警戒】　1. 本品可导致严重的甚至危及生命的出血。活动性病理出血患者禁用。不推荐 75 岁以上患者使用,因致命性出血的风险增加。

2. 可能行紧急冠状动脉搭桥手术的患者不要服用本品。择期手术前,如有可能至少停用本品 7 d。

3. 体重低于 60 kg 者、有出血倾向者、同时使用其他影响血小板功能的药物(华法林、肝素、溶栓药及长期使用 NSAIDs)的患者出血的风险高。应注意监测行冠状动脉造影术、PCI、CABG 的患者出血的风险。

4. 停用本品,特别是发生急性冠脉综合征后的几周内,发生心血管事件的风险高。

【药理作用】　参见氯吡格雷。

【体内过程】　1. 吸收　口服后吸收率约 79%。吸收和代谢均很迅速。活性代谢产物在 30 min 后达血药峰值。剂量在 5~60 mg 间,AUC 增加的比例低于剂量的增加的比例。10 mg,1 次/日,重复给药,本品及其活性代谢产物无蓄积。本品及活性代谢产物的 AUC 不受食物影响,但在进食高脂肪餐后 C_{max} 降低 49%,T_{max} 从 0.5 h 延迟至 1.5 h。本品是否与食物同服均可。

2. 分布　活性代谢产物与白蛋白的结合率约为 98%。活性代谢产物的分布容积为 44~68 L,清除率为 112~166 L/h。

3. 代谢　本品口服后在血浆中未检测到原药。本品在小肠内快速水解为硫代内酯,后者进一步被 CYP3A4 和 CYP2B6 代谢为活性代谢产物,CYP2C9 和 CYP2C19 也少量参与。活性代谢产物经 S-甲基化或与半胱氨酸共轭结合代谢。

4. 排泄　给药剂量的 68% 以代谢产物的形式随尿液排泄,27% 随粪便排泄。

【适应证】　可用于防治心肌梗死,缺血性脑血栓、闭塞性脉管炎和动脉粥样硬化及血栓栓塞引起的并发症。应用于有过近期发生的卒中、心肌梗死或确诊外周动脉疾病的患者,治疗后可减少动脉粥样硬化事件的发生(心肌梗死、卒中和血管性死亡)。

【不良反应】　1. 出血(可能是致命的)、高血压、低血压、高血脂、头痛、腰痛、肠胃不适、头晕、咳嗽、胸痛、房颤、白细胞减少。

2. 罕见血栓性血小板减少性紫癜、血小板减少、贫血、肝功能异常、过敏反应、血管性神经性水肿。

【妊娠期安全等级】　B。

【禁忌与慎用】　1. 对本品或本品任一成分过敏禁用。

2. 活动性病理性出血,如消化性溃疡或颅内出血禁用。

3. 有一过性脑缺血发作史的患者禁用。

4. 妊娠期妇女只有明确需要时方可使用。

5. 尚未明确本品是否经乳汁分泌,哺乳期妇女慎用。

6. 儿童的有效性及有效性尚未确定。

7. 终末期肾病、重度肝功能不全患者慎用。

【药物相互作用】　与华法林、NSAIDs 合用,出血的风险增加。

【剂量与用法】　首先给予负荷剂量 60 mg,继后10 mg,1 次/日。与阿司匹林 75～325 mg 同服。体重低于 60 kg 者,可考虑降低至 5 mg,1 次/日。

【用药须知】　参见氯吡格雷。

【制剂】　片剂:5 mg;10 mg。

【贮藏】　贮于 25 ℃,短程携带允许 15～30 ℃。

替格瑞洛
(ticagrelor)

别名:替卡格雷、倍林达、Brilinta、Brilique、Possia

本品为 ADP 受体拮抗药。

【CAS】　274693-27-5

【ATC】　B01AC24

【理化性状】　1. 本品为结晶性粉末,室温下水中溶解度为 10 μg/ml。

2. 化学名:(1S,2S,3R,5S)-3-[7-[(1R,2S)-2-(3,4-Difluorophenyl) cyClopropylamino]- 5-(propylthio)-3H-[1,2,3]triazolo[4,5-d]pyrimidin-3-yl]-5-(2-hydroxyethoxy)cyClopentane-1,2-diol

3. 分子式:$C_{23}H_{28}F_2N_6O_4S$

4. 分子量:522.57

5. 结构式

【用药警戒】　1. 本品可导致严重的甚至危及生命的出血。活动性病理出血患者禁用。不推荐 75 岁以上患者使用,因致命性出血的风险增加。

2. 可能行紧急冠状动脉搭桥手术的患者不要服用本品。择期手术前,如有可能至少停用本品 5 d。

3. 应注意监测行冠状动脉造影术、PCI、CABG的患者出血的风险。

4. 停用本品,特别是发生急性冠脉综合征后的几周内,发生心血管事件的风险高。

5. 阿司匹林剂量超过 100 mg 可影响本品的效果,阿司匹林的剂量应为 75～100 mg/d。

【药理作用】　本品及其主要代谢产物能可逆性地与血小板 P2 Y12ADP 受体相互作用,阻断信号传导和血小板活化。本品及其活性代谢产物的活性相当。

【体内过程】　1. 吸收　本品吸收迅速,中位 T_{max} 约为 1.5 h。可快速生成其主要循环代谢产物 AR-C124910 XX(也是活性物质),AR-C124910 XX 的中位 T_{max} 约为 2.5 h(1.5～5.0)。在所研究的剂量范围 30～1260 mg 内,本品与其活性代谢产物的 C_{max} 和AUC 与剂量大致成比例增加。本品的平均绝对生物利用度约为 36%(范围为 25.4%～64.0%)。摄食高脂肪食物可使本品的 AUC 增加 21%,活性代谢物的 C_{max} 下降 22%,但对本品的 C_{max} 或活性代谢物的AUC 无影响。一般认为这些变化的临床意义不大,因此,本品可在饭前或饭后服用。

2. 分布　本品的稳态分布容积为 87.5 L。本品及其代谢产物与人血浆蛋白广泛结合(>99%)。

3. 代谢　本品主要经 CYP3A4 代谢,少部分由CYP3A5 代谢。主要代谢产物为 AR-C124910 XX,经体外试验评估显示其亦具有活性,可与血小板P2 Y12ADP 受体结合。活性代谢产物的全身暴露量约为原药的 30%～40%。

4. 排泄　放射示踪测得放射物的平均回收率约为 84%(粪便中含 57.8%,尿液中含 26.5%)。原药及其活性代谢产物在尿液中的回收率均小于给药剂量的 1%。活性代谢产物的主要消除途径为经胆汁分泌。本品的平均 $t_{1/2}$ 约为 7 h,活性代谢产物为 9 h。

【适应证】　本品用于急性冠脉综合征(不稳定性心绞痛、非 ST 段抬高心肌梗死或 ST 段抬高心肌梗死)患者,包括接受药物治疗和经皮冠状动脉介入(PCI)治疗的患者,降低血栓性心血管事件的发生率。

【不良反应】　1. 主要不良反应为出血。

2. 常见不良反应包括呼吸困难、头痛、头晕、恶心、房颤、高血压、胸痛、腹痛、腰痛、低血压、疲乏、肌酐升高。

3. 心动过缓、男子乳房女性化比较罕见。

4. 上市后有发生过敏反应,包括血管神经性水肿的报道。

【妊娠期安全等级】　C。

【禁忌与慎用】　1. 对本品及制剂中任何辅料成分过敏者禁用。

2. 活动性病理性出血(如消化性溃疡或颅内出血)的患者禁用。

3. 有颅内出血病史者禁用。

4. 中、重度肝脏损害患者禁用。

5. 妊娠期妇女只有在益处大于对胎儿伤害的风险时方可使用。

6. 尚未明确本品是否经乳汁分泌,哺乳期妇女慎用。

7. 儿童的有效性及有效性尚未确定。

【药物相互作用】　1. 酮康唑可使本品的 C_{max} 和 AUC 分别增加 2.4 倍和 7.3 倍,活性代谢产物的 C_{max} 和 AUC 分别下降 89% 和 56%;其他 CYP3A4 的强抑制剂也会有相似的影响。应避免与 CYP3A 强效抑制剂(酮康唑、伊曲康唑、伏立康唑、克拉霉素、奈法唑酮、利托那韦、沙奎那韦、奈非那韦、茚地那韦、阿扎那韦和泰利霉素等)合用。

2. 利福平可使本品的 C_{max} 和 AUC 分别降低 73% 和 86%,活性代谢产物的 C_{max} 未发生改变,AUC 降低 46%。预期其他 CYP3A4 诱导剂(如地塞米松、苯妥英、卡马西平和苯巴比妥)也会降低本品的暴露量。本品应避免与 CYP3A 强效诱导剂合用。

3. 与大于 100 mg 维持剂量阿司匹林合用时,会降低本品减少复合终点事件的临床疗效。

4. 辛伐他汀、洛伐他汀通过 CYP3A4 代谢,本品可使其血药浓度升高。合用时,辛伐他汀、洛伐他汀的给药剂量不得大于 40 mg。

5. 本品可使地高辛的 C_{max} 增加 75% 和 AUC 增加 28%。因此建议本品与治疗指数较窄的 P-gp 底物(如地高辛、环孢霉素)合用时,应进行适当的临床和(或)实验室监测。

6. 由于观察到无症状的室性间歇和心动过缓,因此,在本品与已知可诱导心动过缓的药物合用时,应谨慎用药。

7. 由于潜在的药效学相互作用,本品与已知可改变凝血功能的药物合用时应谨慎。

8. 由于 SSRIs 治疗中报告有出血异常(如帕罗西汀、舍曲林和西酞普兰),因此,建议 SSRI 应慎与本品合用,合用可能会增加出血风险。

【剂量与用法】　本品可在饭前或饭后服用。起始剂量为单次负荷 180 mg,此后一次 90 mg,2 次/日。除非有明确禁忌,本品应与阿司匹林联合用药。在服用首剂负荷阿司匹林后,阿司匹林的维持剂量为 1 次/日,一次 75~100 mg。

【用药须知】　1. 急性冠脉综合征患者过早中止任何抗血小板药物(包括本品)治疗,可能会使基础疾病引起的心血管死亡或心肌梗死的风险增加,因此,应避免过早中止治疗。

2. 本品的治疗时间可长达 12 个月,除非有临床指征需要中止本品治疗(超过 12 个月的用药经验目前尚有限)。

【制剂】　片剂:90 mg;180 mg。

【贮藏】　贮于 25 ℃,短程携带允许 15~30 ℃。

贝前列素
(beraprost)

别名:贝拉司特

本品为前列环素(PGI_2)的衍生物。

【CAS】　88430-50-6

【ATC】　B01AC19

【理化性状】　1. 化学名:4-{(1R,2R,3aS,8bS)-2-Hydroxy-1-[(1E,3S)-3-hydroxy-4-methyl-oct-1-en-6-yn-1-yl]-2,3,3a,8b-tetrahydro-1H-benzo[b]cyClopenta[d]furan-5-yl}butanoate

2. 分子式:$C_{24}H_{29}O_5$

3. 分子量:398.49

4. 结构式

贝前列素钠
(beraprost sodium)

别名:Dorner

〖CAS〗　88475-69-8

〖理化性状〗　1. 本品为白色吸湿性粉末,无臭。极易溶于甲醇,易溶于乙醇或水,较易溶于异丙醇,几不溶于乙醚。

2. 化学名:Sodium 4-{(1R,2R,3aS,8bS)-2-Hydroxy-1-[(1E,3S)-3-hydroxy-4-methyloct-1-en-6-yn-1-yl]-2,3,3a,8b-tetrahydro-1H-benzo[b]cyClopenta[d]furan-5-yl}butanoate。

3. 分子式:$C_{24}H_{29}NaO_5$

4. 分子量:420.48

【药理作用】　通过血小板和血管平滑肌的前列环素受体,激活腺苷酸环化酶、使细胞内 cAMP 浓度升高,抑制 Ca^{2+} 流入及血栓素 A_2 生成等,从而有抗血小板聚积和扩张血管的作用。

【体内过程】　1. 健康成人单次口服本品 100 μg 时,T_{max} 为 1.42 h,C_{max} 为 0.44 ng/ml,$t_{1/2}$ 为 1.11 h。另外,连续 10 d 口服一次 50 μg,3 次/日,C_{max} 为 0.3~0.5 ng/ml,反复给药未见蓄积。

2. 健康成人单次口服本品 $50\ \mu g$ 后,24 h 内尿中原药的排泄量是 $2.8\ \mu g$,β-氧化物的排泄量是 $5.4\ \mu g$。原药和 β-氧化物也可以葡糖醛酸结合物的形式排泄,总排泄量中游离形式的原药和 β-氧化物的比率分别是 14% 和 70%。

【适应证】　改善慢性动脉闭塞性疾病引起的溃疡、间歇性跛行、疼痛和冷感等症状。

【不良反应】　1. 严重不良反应包括出血倾向［脑出血(低于 0.1%)、消化道出血(低于 0.1%)、肺出血(发生率不明)、眼底出血(低于 0.1%)］、休克(低于 0.1%)、间质性肺炎(发生率不明)、肝功能低下(发生率不明)、心绞痛(发生率不明)、心肌梗死(发生率不明)。

2. 其他不良反应包括贫血、嗜酸性粒细胞增多、血小板减少、白细胞减少、过敏、皮疹、湿疹、瘙痒、头痛、头晕、嗜睡、麻木感、朦胧状态、恶心、呕吐、腹痛、食欲缺乏、胃溃疡、口渴、胃灼热感、胃功能障碍、ALT 升高、AST 升高、胆红素升高、血脂升高、ALP 升高、黄疸、血尿、尿频、尿素氮升高、颜面潮红、发热、心悸、血压下降、心率加快、水肿、胸痛、关节痛、腰痛、乏力、耳鸣、胸闷、出汗、脱发、咳嗽。

【妊娠期安全等级】　C。

【禁忌与慎用】　1. 妊娠或可能妊娠的妇女禁服本品(有关妊娠期间用药的安全性尚未确定)。

2. 出血的患者(如血友病、毛细血管脆弱症、上消化道出血、尿路出血、咯血、眼底出血等患者服用本品可能导致出血增加)禁用。

3. 正在使用抗凝血药、抗血小板药、溶栓药的患者慎用。

4. 月经期的妇女慎用。

5. 有出血倾向及其因素的患者慎用。

6. 哺乳期妇女使用时应停止哺乳。

【药物相互作用】　1. 与抗凝药、其他抗血小板药及溶栓药合用,出血的风险性增加。

2. 与前列腺素 I_2 合用,可发生低血压。

【剂量与用法】　一次 $40\ \mu g$,3 次/日,饭后服。

【制剂】　片剂:$20\ \mu g$;$40\ \mu g$。

【贮藏】　密封、常温(10~30 ℃)保存。

沙格雷酯
(sarpogrelate)

别名:安步乐克、Anplag

本品为 5 HT$_{2A}$ 和 5-HT$_{2B}$ 受体拮抗剂。

【CAS】　125926-17-2

【理化性状】　1. 化学名:4-[2-(Dimethylamino)-1-({2-[2-(3-methoxyphenyl)ethyl]phenoxy}methyl)

ethoxy]-4-oxobutanoic acid

2. 分子式:$C_{24}H_{31}NO_6$

3. 分子量:429.5

4. 结构式

盐酸沙格雷酯
(sarpogrelate hydrochloride)

别名:安步乐克、Anplag

【CAS】　135159-51-2

【理化性状】　1. 化学名:4-[2-(Dimethylamino)-1-({2-[2-(3-methoxyphenyl)ethyl]phenoxy}methyl)ethoxy]-4-oxobutanoic acid hydrochloride

2. 分子式:$C_{24}H_{31}NO_6 \cdot HCl$

3. 分子量:465.97

【药理作用】　1. 本品对于血小板以及血管平滑肌的 5-HT$_2$ 受体具有特异性拮抗作用。因而显示抗血小板以及抑制血管收缩的作用。

2. 抑制血小板凝聚作用

(1) 对于健康成人以及慢性动脉闭塞症患者,本品可抑制由于同时添加 5-羟色胺和胶原蛋白所导致的血小板的凝聚(exovivo 试验)。

(2) 在体外试验中,发现本品可抑制胶原蛋白所导致的血小板凝聚以及 ADP 或肾上腺素所导致的继发性凝聚。另外,由胶原蛋白所导致的血小板凝聚会由 5-羟色胺所增强,本品可抑制这一现象。

3. 抗血栓作用

(1) 在使用周围动脉闭塞症模型(通过滴注月桂酸导致大白鼠周围动脉闭塞)的实验中,本品可抑制其病症的发作。

(2) 在使用动脉血栓模型(血管内皮损伤导致的小白鼠动脉血栓、聚乙烯管置换大白鼠动脉血栓)的试验中,本品可抑制其血栓的形成。

4. 抑制血管收缩作用在使用大白鼠血管平滑肌进行的体外实验中,发现本品可抑制 5-羟色胺导致的血管平滑肌收缩。另外,血管平滑肌会伴随血小板凝聚而发生收缩,使用本品可抑制这种收缩。

5. 本品可使慢性动脉闭塞症患者的透皮性组织氧分压以及皮肤表面温度升高。在使用侧支血液循环障碍模型(大白鼠)的实验中,本品可改善其循环障碍。

【体内过程】　健康成人一次服用本品 100 mg 时的 C_{max} 为 $(0.54 \pm 0.10) \mu g/ml$，T_{max} 为 (0.92 ± 0.59) h，$t_{1/2}$ 为 (0.69 ± 0.14) h，$AUC_{0 \to \infty}$ 为 $(0.58 \pm 0.19.2)(\mu g \cdot h)/ml$。服用后 24 h 内在尿与粪便中未发现原药。随尿液以及粪便排泄分别为给药剂量的 44.5% 及 4.2%。

【适应证】　改善慢性动脉闭塞症引起的溃疡、疼痛以及冷感等缺血性症状。

【不良反应】　1. 严重不良反应有脑出血（0.1% 以下）、消化道出血、血小板减少、肝功能受损。

2. 常见的不良反应有不良反应有恶心、胃灼热感、腹痛。

【妊娠期安全等级】　C。

【禁忌与慎用】　1. 出血性患者（血友病、毛细血管脆弱症、消化道溃疡、尿道出血、咯血、玻璃体积血等）禁用，有加剧出血的可能。

2. 对妊娠期妇女或已有可能怀孕的妇女禁用。

3. 月经期间的患者慎用。

4. 有出血倾向以及出血因素的患者慎用。

5. 正在使用抗凝剂（法华林等）或者具有抑制血小板凝聚作用的药物（阿司匹林、盐酸噻氯匹定、西洛他唑等）的患者慎用。

6. 动物实验本品可经乳汁分泌，哺乳期妇女应权衡利弊，选择停药或停止哺乳。

7. 儿童的有效性及有效性尚未确定。

【药物相互作用】　抗凝血剂、华法林、有抑制血小板凝聚作用的药物如阿司匹林、盐酸噻氯匹定、西洛他唑等有加剧出血的可能。

【剂量与用法】　通常成人 3 次/日，一次 100 mg，饭后口服。

【用药须知】　1. 使用本品期间，应定期进行血液检查。

2. 对老年患者用药应从低剂量开始（比如 150 mg/d），边观察患者情况边慎重用药。

【制剂】　片剂：100 mg。

【贮藏】　室温保存。

吲哚布芬
(indobufen)

别名：易抗凝、引思达、吲噢布洛芬、Ibustrin、Indobufenum。

本品是一种异吲哚啉基苯基丁酸衍生物，为血小板聚集的抑制剂。

【CAS】　63610-08-2

【ATC】　B01AC10

【理化性状】　1. 本品为白色至类白色结晶性粉末。

2. 化学名：2-(4-(1-Oxoisoindolin-2-yl) phenyl) butanoic acid

3. 分子式：$C_{18}H_{17}NO_3$

4. 分子量：295.34

5. 结构式

【药理作用】　本品是一种异吲哚啉基苯基丁酸衍生物，为血小板聚集的抑制剂。其作用机制主要为：①可逆性抑制血小板环氧化酶，使血栓素 B_2（血小板聚集的强效激活剂）的生成减少；②抑制二磷酸腺苷（ADP）、肾上腺素、血小板活化因子（PAF）、胶原和花生四烯酸诱导的血小板聚集；③降低血小板三磷酸腺苷、血清素、血小板因子 3、血小板因子 4 和 β-凝血球蛋白的水平，降低血小板黏附性。对于激活剂诱发的血小板聚集，单次口服本品 200 mg 后 2 h 达最大抑制作用，12 h 后仍有显著抑制作用（90%），24 h 内作用恢复。资料表明，本品能中等程度延长出血时间，但停药即可恢复，且不影响前列腺素 I_2 的血液浓度，对血液凝固的各种参数亦无影响。

【体内过程】　口服吸收迅速。健康成人口服本品 200 mg，约 2 h 后血药浓度达峰值。静脉或肌内注射 200 mg，药物迅速分布至全身各组织，5～30 min 发挥作用。本品血浆蛋白结合率大于 99%，主要在肝脏代谢，75% 的药物以葡糖醛酸苷形式随尿排泄，部分以原形排出，$t_{1/2}$ 为 6～8 h。

【适应证】　1. 用于动脉硬化所致的缺血性心、脑血管和周围血管病变。

2. 用于静脉血栓形成、血脂代谢障碍等。

3. 用于血液透析或体外循环手术时预防血栓形成。

4. 用于维持器官移植通畅率。

5. 还用于间歇性跛行。

【不良反应】　1. 常见恶心、呕吐、消化不良、腹痛、便秘、头痛、头晕、皮肤过敏反应、齿龈出血及鼻出血等。如出现荨麻疹样皮肤过敏反应，应立即停药。

2. 少数病例可出现胃溃疡、胃肠道出血及血尿。

【禁忌与慎用】　1. 对本品过敏者、出血性疾病患者、凝血功能低下患者、妊娠期妇女、哺乳妇女禁用。

2. 胃肠道活动性病变者、过敏性体质者、肾功能不全患者、月经期妇女、老年患者慎用。

3. 儿童使用本品的疗效和安全性尚未确立。

【药物相互作用】 1. 本品口服制剂与水合氯醛合用,本品的游离血药浓度升高,可增强疗效和毒性,确需合用时应减量。

2. 与保泰松等 NSAIDs 药合用,本品的游离血药浓度升高,有引起出血的危险,应减量慎用。

3. 阿司匹林可阻止血小板聚集,与本品合用时可增强抗凝效应,应避免两药同服。

4. 本品口服制剂与广谱抗生素合用,某些抗菌药可抑制肠道正常菌群,引起维生素 K 缺乏而加强本品的效应。

5. 与扩血管药合用,可能增强疗效。

6. 与格列吡嗪合用,后者的曲线下面积(AUC)增大。

7. 本品口服制剂与巴比妥合用,本品代谢加速而降效。

【剂量与用法】 1. 口服 一次 100～200 mg,2 次/日,餐后服用。

2. 肌内注射或静脉注射剂量同口服给药。

3. 轻至中度肾功能不全患者[肌酐清除率(Ccr)为 40～80 ml/min],剂量减半(一次 100 mg,1～2 次/日);中至重度肾功能不全患者(Ccr<40 ml/min),一次 100 mg,一日 1 次或 2 日 1 次。

【用药须知】 1. 正使用 NSAIDs 药的患者慎用本品。

2. 应避免将本品与其他抗凝血药同时服用。

3. 治疗期间,必要时需进行出血时间测定。

【制 剂】 ① 片剂:200 mg。② 注射液:200 mg/2 ml。

【贮藏】 ① 片剂:密闭、阴凉处保存。② 注射剂:室温、密闭、遮光保存。

三氟柳
(triflusal)

别名:Disgren、Grendis、Aflen、Triflux

本品为水杨酸盐,但不是阿司匹林的衍生物。2008 年欧洲卒中指南首次将本品列为替代阿司匹林加氯吡格雷或氯吡格雷用于动脉粥样硬化缺血性脑卒中的二级预防。本品已在欧洲和亚洲 20 几个国家上市,在我国尚未上市。

【CAS】 322-79-2

【ATC】 B01AC18

【理化性状】 1. 化学名:2-Acetyloxy-4-(trifluoromethyl)benzoic acid

2. 分子式:$C_{10}H_7F_3O_4$

3. 分子量:248.15

4. 结构式

【药理作用】 本品通过对血小板环氧酶的不可逆抑制减少血栓的生物形成,其主要代谢物 3-羟基-4-三氟苯甲酸(HTB)是血小板环氧酶的可逆抑制剂,而其 $t_{1/2}$ 很长(大约 34 h),这就有利于维持本品的抗血小板活性;其代谢产物 HTB 能通过抑制血小板 ADP,增加血小板内 cAMP 含量,从而产生抗血小板聚集作用。其抑止内皮细胞环氧化酶的作用极微,不影响前列腺素的合成,其代谢产物可增加血小板的抗凝聚效应。

【体内过程】 口服后在小肠吸收,吸收率 83%～100%。蛋白结合率高(99%)。在肝内去乙酰化形成 HTB。原药的 $t_{1/2}$ 为(0.5±0.1)h,但 HTB 的 $t_{1/2}$ 达(34.3±5.3)h。主要经肾排泄,原药的肾清除率为(0.8±0.2)L/h,HTB 的肾清除率为(0.18±0.04)L/h。

【适应证】 预防心肌梗死、稳定或不稳定心绞痛、暂时性缺血性发作或卒中的血栓形成,减少冠状动脉旁路移植术后的血栓形成。

【不良反应】 不良反应主要为出血,但较其他水杨酸盐发生率低。

【禁忌与慎用】 18 岁以下的儿童使用本品的安全性和有效性尚未确立。

【药物相互作用】 本品的代谢产物 HTB 可从血浆置换出布洛芬、萘普生、吡罗昔康、华法林,合用时,应降低合用药物的剂量,并密切监测。

【剂量与用法】 建议剂量为 600 mg/d,1 次/日或分次服用。

【用药须知】 1. 本品应用于人体不增加出血时间,临床试验证实即使与溶栓治疗同时使用,也不增加出血的发生率,对不稳定心绞痛、冠状动脉成形术和搭桥手术、心肌梗死急性期、周围血管疾病和血栓栓塞的疾病的有效性和阿司匹林相同,但出血合并症很少,用于脑血管病二级预防的临床研究,特别是在南美 TAPIRSS 的研究证实对 TIA(短暂性脑缺血)和小卒中的二级预防优于阿司匹林。

2. 关于肝、肾功能不全患者用药的临床经验少,因此,此类患者开始用药时要特别谨慎。

【制剂】 胶囊剂:300 mg。

第 13 章 血液系统药物

· 2171 ·

【贮藏】　室温保存。

吡考他胺
（picotamide）

【CAS】　80530-63-8

【ATC】　B01AC03

【理化性状】　1. 化学名：4-Methoxy-N, N'-bis(pyridin-3-ylmethyl)isophthalamide

2. 分子式：$C_{21}H_{20}N_4O_3$

3. 分子量：376.4

4. 结构式

【简介】　本品为血栓烷合成酶抑制剂和血栓烷受体抑制剂。据意大利一项研究，本品在减少患外周动脉疾病（PAD）的糖尿病患者的死亡上似乎比阿司匹林更有效。

地他唑
（ditazole）

别名：Ageroplas

【CAS】　18471-20-0

【ATC】　B01AC01

【理化性状】　1. 化学名：2,2'-(4,5-Diphenyloxazol-2-ylazanediyl)diethanol

2. 分子式：$C_{19}H_{20}N_2O_3$

3. 分子量：324.37

4. 结构式

【简介】　本品为抗血小板聚集药。在葡萄牙和西班牙上市销售。

沃拉帕沙
（vorapaxar）

本品为首个批准用于临床的蛋白激活酶受体-1

拮抗剂。美国 FDA 于 2014 年 5 月 18 日批准上市。

【CAS】　618385-01-6

【ATC】　B01AC26

【理化性状】　1. 化学名：Ethyl［(1R, 3aR, 4aR, 6R, 8aR, 9S, 9aS)-9-{(1E)-2-[5-(3 fluorophenyl) pyridin-2-yl] ethen-1-yl }-1-methyl-3-oxododecahydronaphtho[2,3-c]furan-6-yl]carbamate

2. 分子式：$C_{29}H_{33}FN_2O_4$

3. 分子量：492.58

4. 结构式

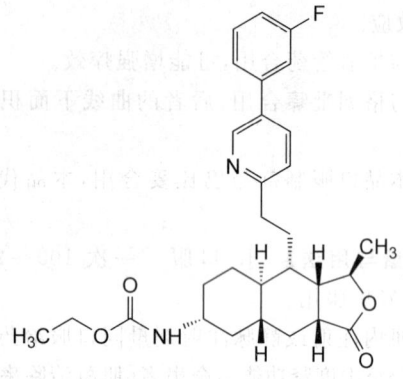

硫酸沃拉帕沙
（vorapaxar bisulfate）

别名：Zontivity

【CAS】　705260-08-8

【理化性状】　1. 本品为白色至近白色固体，溶于甲醇，微溶于乙醇、丙酮、2-丙醇、乙腈，微溶于 pH 为 1 的水溶液，svph 值的升高溶解度降低。

2. 化学名：Ethyl［(1R, 3aR, 4aR, 6R, 8aR, 9S, 9aS)-9-{(1E)-2-[5-(3 fluorophenyl) pyridin-2-yl] ethen-1-yl}-1-methyl-3-oxododecahydronaphtho[2,3-c]furan-6-yl]carbamate sulfate

3. 分子式：$C_{29}H_{33}FN_2O_4 \cdot H_2SO_4$

4. 分子量：590.7

【用药警戒】　1. 本品禁用于有卒中、一过性脑缺血及颅内出血的患者或活动性病理性出血的患者。

2. 抗血小板药包括本品可增加出血的风险，包括颅内出血，甚至可致命。

【药理作用】　本品是血小板表面的蛋白酶激活受体-1 的可逆性拮抗剂。但由于其较长的 $t_{1/2}$，其抑制血小板聚集的作用不可逆。本品抑制凝血酶诱导的和凝血酶受体激动肽诱导的血小板聚集。本品不改变凝血参数。

【体内过程】　1. 吸收　口服服用本品 2.08 mg，

1 h 达血药峰值。绝对生物利用度 100%。食物对 C_{max} 和 AUC 影响不大,本品是否与食物同服均可。

2. 分布 分布容积约为 424 L,原药和主要代谢产物 M20(单羟基代谢产物)蛋白结合率高(≥99%),主要与白蛋白结合,不能分布进入红细胞。

3. 代谢 本品主要通过 CYP3A4 和 CYP2J2 代谢,循环中主要活性代谢产物为 M20,排泄出的主要代谢产物为 M19(氨基代谢产物)。M20 的暴露量约为原药的 20%。

4. 消除 主要以代谢产物随尿液排泄,尿中未检出原药。

本品呈多指数形式消除,有效 $t_{1/2}$ 为 3~4 d。本品及活性代谢产物,表观终末 $t_{1/2}$ 为 8 d。每天 1 次给药,21 d 达稳态,蓄积率约 5~6 倍。

【适应证】 用于心肌梗死后或外周动脉疾病患者,预防心血管事件。

【不良反应】 1. 主要不良反应为出血。

2. 其他不良反应包括贫血、抑郁、皮疹、铁缺乏、视网膜病、复视。

【妊娠期安全等级】 B。

【禁忌与慎用】 1. 本品禁用于有卒中、一过性脑缺血及颅内出血的患者或活动性病理性出血的患者。

2. 有出血倾向的患者慎用。

3. 未在妊娠期妇女中作适当的对照研究,仅当确有必要方可用于妊娠期妇女。

4. 尚未确定本品是否从乳汁中排泌,故哺乳期妇女应慎用。

5. 儿童用药的安全性和有效性尚未确定。

【药物相互作用】 本品主要通过 CYP3A4 和 CYP2J2 代谢,避免与强效 CYP3A4 抑制剂或诱导剂合用。

【剂量与用法】 口服,2.08 mg,1 次/日。

【用药须知】 1. 抗血小板药包括本品可导致出血,包括颅内出血和致命性的出血。危险因素包括老龄、体重低、合用其他影响凝血功能的药物。

2. 短期停用本品对止血无益,停用本品后抗血小板聚集作用可持续 4 周。

【制剂】 片剂:2.08 mg(以沃拉帕沙计)。

【贮藏】 贮于 20~25 ℃,短程携带允许 15~30 ℃。

曲克芦丁
(troxerutin)

别名:安体维乐、博士多宁、布络威欣、布瑞金、串西芦丁、二氧乙基芦丁、符瑞、福尔通、盖曲、海斯必妥、禾通、坚乐、健拓维通、金润贯、久仁、卡伦、凯利金斯、匡素宁、朗宁、力枢欣、林源络克、芦通、瑙欣、其力、羟乙基芦丁、羟乙芦丁、曲直、全威必成、全威克脑欣、全威尼地、三羟乙基芦丁、世丹、帅星、太韦盛、唯通、维脑路通、维脑络通、维生素 P_4、维欣、卫起汀、欣畅福、言全、一匡素宁、易曲善、益新静、尤尼平、宇立恒、元汀、质力、Paroven、Trioxyethylrutin、Troxerutinum、Veinamitol、Venoruton。

本品是芦丁经羟乙基化半合成的水溶性黄酮类化合物。

【CAS】 7085-55-4

【ATC】 C05CA04

【理化性状】 1. 本品为黄色粉末,无臭,微咸。

2. 化学名:2-[3,4-bis(2-hydroxyethoxy)phenyl]-5-hydroxy-7-(2-hydroxyethoxy)-4- oxo-4H-chromen-3-yl 6-O-(6-deoxy-β-D-mannopyranosyl)-β-D-glucopyranoside

3. 分子式:$C_{33}H_{42}O_{19}$

4. 分子量:742.67

5. 结构式

【药理作用】 1. 抑制血小板聚集,防止血栓形成。

2. 对抗 5-羟色胺、缓激肽引起的血管损伤,增加毛细血管抵抗力,降低毛细血管通透性,从而防止血管通透性增高引起的水肿。

3. 增加血氧含量和氧饱和度,促进新血管生成以增进侧支循环,对急性缺血性脑损伤有显著的保护作用。

4. 可兴奋神经纤维,具有解痉作用。

5. 还具有抗放射线损伤、抗炎症、抗过敏、抗溃疡等作用。

【体内过程】 口服吸收良好,给药后 1~6 h 达血药峰值。药物体内分布广泛,可通过血-脑屏障。血浆蛋白结合率约为 30%。在肝脏代谢,可能存在肠肝循环。代谢产物 70% 随粪便排出。消除 $t_{1/2}$ 为 10~25 h。

【适应证】　1. 用于缺血性脑血管病(如脑栓塞)及其所致的偏瘫、失语等,还可用于心肌梗死前综合征、中心性视网膜炎、血栓性静脉炎、静脉曲张等。

2. 用于毛细血管通透性增加引起的水肿(如烧伤及创伤引起的水肿)、淋巴回流受阻引起的淋巴水肿。

【不良反应】　1. 消化系统　恶心、呕吐、腹痛等,有肝生化指标异常病例报告。

2. 呼吸系统　胸闷、憋气、呼吸困难、呼吸急促。

3. 全身性反应　寒战、发热、水肿、过敏反应、过敏性休克等。

4. 皮肤　皮疹、瘙痒、荨麻疹、红斑疹、斑丘疹、多形性红斑等。

5. 神经系统　头晕、头痛、震颤、意识模糊等。

6. 心血管系统　心悸、发绀、心律失常等。

7. 其他　潮红、紫癜。

【禁忌与慎用】　1. 对本品过敏者禁用。

2. 有药物过敏史者慎用。

3. 尚缺乏儿童用药的研究资料,不推荐使用本品。

4. 妊娠期妇女及哺乳期妇女的安全性尚未明确。

5. 尚缺乏老年患者用药的研究资料。

【剂量与用法】　1. 口服　一次 120～180 mg,3 次/日。

2. 肌内注射　一次 100～200 mg,2 次/日,20 d 为一疗程。可用 1～3 个疗程,每疗程间隔 3～7 d。

3. 静脉滴注　一次 240～480 mg,1 次/日,于 5%(或 10%)葡萄糖注射液或低分子右旋糖酐注射液中稀释后静脉滴注,20 d 为一疗程。可用 1～3 个疗程,每疗程间隔 3～7 d。

【用药须知】　1. 用药期间避免阳光直射,高温及站立过久。

2. 尚无用药过量的研究资料。如发生过量,应立即停药,并给予对症和支持治疗。

3. 用药前仔细询问患者有无家族过敏史和既往药物过敏史,过敏体质患者应谨慎用药,如确需用药,应在用药过程中加强监护。

4. 加强对首次用药患者和老年患者,及肝、肾功能不全患者的监护。

5. 用药后一旦出现潮红、皮疹、心悸、胸闷、憋气、血压下降等可能与严重不良反应有关的症状时,应立即停药并及时救治。

【制剂】　①片剂:60 mg;180 mg。②胶囊剂:120 mg。③注射液:20 mg/2 ml;60 mg/2 ml;100 mg/2 ml;150 mg/5 ml;200 mg/2 ml;300 mg/10 ml。④注射剂(粉):20 mg;40 mg;150 mg;200 mg;240 mg;250 mg;300 mg;320 mg;400 mg;480 mg。⑤大容量注射液:250 ml 含曲克芦丁 320 mg 与氯化钠 2.25 g;250 ml 含曲克芦丁 480 mg 与氯化钠 2.25 g;250 ml 含曲克芦丁 400 mg 与葡萄糖 12.5 g;100 ml 含曲克芦丁 400 mg 与氯化钠 0.9 g;500 ml 含曲克芦丁 0.4 g 与氯化钠 4.5 g。

【贮藏】　遮光、密闭,于阴凉干燥处保存。

坎格瑞洛
(cangrelor)

别名:Kengrea

本品为新型血小板药,是一种直接的 P2 Y12 血小板受体抑制剂,它能阻碍腺苷二磷酸(ADP)诱导血小板激活和聚集。

【CAS】　163706-06-7

【ATC】　B01AC25

【理化性状】　1. 化学名:$N6$-[2-(Methylthio)ethyl]-2-[(3,3,3,trifluoropropyl)-5′-adenylic acid, monanhydride with (dichloromethylene) bisphosphonic acid

2. 分子式:$C_{17}H_{21}N_5Cl_2F_3Na_4O_{12}P_3S_2$

3. 分子量:864.3

4. 结构式

【药理作用】　本品是直接的 P2 Y12 血小板受体抑制剂,可阻止二磷酸腺苷(ADP)诱发的血小板活化和聚集。本品选择性地、可逆地与 P2 Y12 受体结合,阻止进一步的信号传导和血小板活化。

【体内过程】　快速静脉注射本品 30 μg/kg,继后以每分钟 4 μg/kg 静脉滴注,在 2 min 之内达到血药峰值。静脉给药本品的药动学呈线性。本品在按上述方法给药后,分布容积为 3.9 L,血浆蛋白结合率约为 97%～98%。本品在循环中经脱磷酸作用快速失活,主要的代谢产物为核苷,其抗血小板活性可忽略不计。本品的代谢与肝功能无关,亦不干扰其他经肝酶代谢的药物。给予[3H]标记的本品,尿中回收 58% 的放射性物质,粪便中回收其余的 35%,推测可能是经胆汁排泄的。本品的消除 $t_{1/2}$ 为 3～6 min。

【适应证】　用于未经 P2 Y12 血小板抑制剂和糖蛋白Ⅱb/Ⅲa 治疗的患者,辅助经皮冠状动脉介入治疗,以降低围手术期心肌梗死、重复冠状动脉重建术、支架血栓的风险。

【不良反应】　1. 本品的主要不良反应是出血,发生率大于氯吡格雷。

2. 过敏反应,可出现过敏性休克、支气管痉挛、血管神经性水肿和喘鸣。

3. 另外本品可导致肾功能恶化和呼吸困难。

【妊娠期安全等级】　C。

【禁忌与慎用】　1. 严重活动性出血的患者禁用。

2. 对本品过敏者禁用。

3. 尚未明确本品是否可经乳汁分泌,哺乳期妇女使用时应暂停哺乳。

4. 儿童用药的安全性尚未明确。

【药物相互作用】　在滴注本品期间服用氯吡格雷、普拉格雷无效,只能在本品滴注结束后服用上述两种药品。

【剂量与用法】　1. 首先在开始 PCI 开始之前给予本品 30 μg/kg 快速静脉注射,继后以每分钟 4 μg/kg 的速度静脉滴注,维持静脉滴注至少 2 h 或整个 PCI 过程中,不论整个过程有多长。

2. 停止输入本品后,应继续口服 P2 Y12 血小板抑制剂,如替格瑞洛 180 mg,在滴注过程中或滴注结束后立即口服,或普拉格雷在本品滴注结束后立即口服,或氯吡格雷 600 mg 在本品滴注结束后立即口服。

3. 本品注射剂应先用 5 ml 注射用水溶解,轻轻转动安瓿使溶解,不可剧烈振摇,充分溶解后稀释至 200 μg/ml,供静脉滴注。稀释于 0.9% 氯化钠注射液的本品可在室温下放置 24 h,稀释于 5% 葡萄糖注射液的本品在室温下可放置 12 h。

4. 本品应使用单独的输液管路快速静脉注射注射的时间应小于 1 min,可使用输液泵,继后立即给予维持剂量。

【用药须知】　本品出血的发生率高于氯吡格雷,一旦停止静脉滴注,1 h 内本品的抗血小板作用消失。

【制剂】　注射剂(粉):50 mg。

【贮藏】　贮于 25 ℃,短程携带允许 15～30 ℃。

13.4.3　溶血栓药

本类药物能激活体内纤溶系统,促使已形成的血栓溶解,达到缓解血栓栓塞性疾病的目的。而抗凝血药仅能防止已形成的血栓扩大或蔓延。当血栓阻塞动脉或静脉时,在出现生理性纤维蛋白溶解前或机体缺乏此种纤溶功能,就有可能使缺血区域造成某些器官或肢体的永久性损害。及时使用溶血栓药可使血栓迅速溶解,有助于防止血栓阻塞血管、造成严重损害,甚至危及生命。

临床常用的溶血栓药多属生物性,如链激酶和尿激酶等,主要作用于纤维蛋白溶酶原,使之激活并转变为纤维蛋白溶酶,促使纤维蛋白溶解。20 年来,组织型纤溶酶原激活物(t-PA)早已使用基因重组方法制备广泛用于临床。

尿激酶
(urokinase)

【CAS】　9039-53-6

【ATC】　B01AD04

【理化性状】　本品为从人尿中提取的可激活血纤维蛋白溶解酶原的一种酶。由低分子量 33000 和高分子量 54000 组成,以高分子量物质为主。每 1 mg 蛋白中尿激酶的活力不低于 70000 U。白色或几乎白色非结晶性粉末。溶于水。

【药理作用】　本品能直接使纤溶酶原转变成纤溶酶,从而发挥溶解血栓的作用。对新形成的血栓效果较好,对形成超过 7 d 的血栓效果不佳。

【体内过程】　本品静脉注射后,纤溶酶的活性迅速上升,约 15 min 达到高峰,6 h 后仍在升高。静脉注射后纤维蛋白原约可降至 1000 mg/L,24 h 后才开始回到正常水平。本品在肝内代谢。$t_{1/2}$ 仅约 20 min,肝功能不全患者可见延长,少量本品随尿、经胆排出体外。

【适应证】　1. 用于急性透壁心肌梗死。

2. 用于深部静脉血栓。

3. 用于急性肺栓塞。

4. 用于血管吻合术后形成的血栓。

5. 用于周围动脉血栓。

【不良反应】　1. 主要不良反应为出血,常见于手术后伤口。由于其 $t_{1/2}$ 仅 20 min 左右,作用迅速终止。轻度出血或渗血时局部压迫即可;较严重的出血应停药;十分严重的出血则需输入血浆或全血,并给予抗纤溶药。

2. 其他不良反应有发热、头痛、肌肉痛和恶心等。

【妊娠期安全等级】　B。

【禁忌与慎用】　1. 对本品过敏者或有任何活动性内出血者禁用。

2. 颅内肿瘤患者禁用。

3. 2 个月内发生过脑出血者禁用。

4. 严重高血压患者禁用。

5. 大手术、器官活检、分娩期和受创伤 10 d 内的患者禁用。

6. 新近曾进行体外循环的患者慎用。

7. 亚急性感染性心内膜炎患者慎用。

8. 糖尿病性视网膜病变者慎用。

9. 与肝、肾疾病有关的凝血障碍患者慎用。

10. 老年(75 岁以上)患者慎用。

11. 尚未见有严格对照组的在妊娠期妇女中用药的报道。因此，除非急需用本品，否则妊娠期妇女不用。

12. 尚未明确本品是否可经乳汁，哺乳期妇女慎用。

13. 儿童用药的安全性及有效性尚未确定。

【药物相互作用】　口服抗凝药、肝素和抗血小板药常用本品合用，但可能增加出血的风险。其他影响血小板功能的药物，如别嘌醇、右旋糖酐、奎尼丁、性激素、磺胺类、四环素、丙戊酸等，也有同样的相互作用。

【剂量与用法】　1. 静滴　负荷量 4000 U/kg，10 min 内滴完。维持量每小时 4000 U/kg，连续滴注 12～24 h。

2. 静脉插管滴注　5000 U/ml 的溶液通过静脉插管滴注至血栓旁，5～10 min 后抽吸血块及溶液，重复操作直至通畅。

【用药须知】　1. 本品不可与酸性输液配伍。

2. 溶解时不可振摇，以免降低活性。

3. 溶解后，在 5 ℃左右可保持 12 h，室温下即时使用。

4. 输入速度过快，可能引起过敏反应，可事先给予异丙嗪或地塞米松。

5. 遇出血反应严重者，可使用抗纤溶药。

6. 本品不可肌内注射或静脉注射。

【临床新用途】　1. 挫伤性前房积血　本品 5000～10000 U 溶于 2 ml 注射用水中，前房穿刺，将药液缓慢注射于前房 0.3 ml，3 min 用 0.9％氯化钠注射液或平衡盐溶液冲洗，如此反复 4、5 次。本品适应证为经保守治疗 4～7 d，积血不吸收者。

2. 难治性肾病综合征　本品 6 万～10 万 U，加入 5％葡萄糖注射液 300 ml 中，缓慢静脉滴注，1 次/日，连用 5～7 d，可重复 1 疗程，最多使用 3 个疗程。同时给予泼尼松，每天 1 mg/kg。能明显降低尿蛋白，改善肾功能。

3. 泌尿系引流管堵塞　本品 3 万 U，糜蛋白酶 12000 U 加入 0.9％氯化钠注射液 20 ml 中，经引流管推入，保留 30 min 后放开引流管，如未解除堵塞，可用 0.9％氯化钠注射液冲洗抽吸，仍未解除者，可

重复上述操作一次。

4. 脓胸　胸穿后注射本品 20 万 U，0.9％氯化钠注射液 100 ml，第 5 d 重复注射一次，两次注射后反复胸腔穿刺抽液。

【制剂】　注射剂(粉)：1 万 U；5 万 U；10 万 U；20 万 U；25 万 U；50 万 U；100 万 U；150 万 U。

【贮藏】　遮光、密封，在 10 ℃左右条件下保存。

链激酶
(streptokinase)

别名：溶栓酶

本品为外源性纤溶激活剂，有两种来源，其一是从链球菌培养液中提取的，另一种为基因重组品，两者作用相同。

【CAS】　9002-01-1

【ATC】　B01AD01

【药理作用】　本品可与血浆中纤溶酶原形成的复合物(1∶1)，能迅速使未成复合物的纤溶酶原转变成纤溶酶而发挥溶解血栓的作用。因不良反应较多，现已较少使用。

【体内过程】　本品的 $t_{1/2}$ 呈双相，快速相约为 11～13 min，缓慢相约为 23 min。停药后，其活性迅速消失。给予足够剂量的本品，因体内新的纤维蛋白原合成慢，所以纤溶状态可维持数小时。

【适应证】　治疗血栓性栓塞性疾病，如深静脉血栓形成、周围动脉栓塞、急性肺栓塞、血管外科手术后的血栓形成、导管给药所致血栓形成、新发心肌梗死、中央视网膜动脉静脉血栓形成等。

【不良反应】　1. 可见发热、寒战、恶心呕吐、肩背痛、过敏性皮疹。本品静脉滴注时可发生低血压，如血压下降应减慢滴注速度；过敏性休克罕见。轻度过敏反应不必中断治疗，重度过敏反应需立即停止静滴。过敏反应可用抗组胺药物或激素处理。

2. 可见穿刺部位出血，皮肤瘀斑，胃肠道、泌尿道或呼吸道出血。用于急性心肌梗死溶栓治疗时，脑出血的发生率为 0.1％～0.3％。大出血时可用氨基己酸，输新鲜血浆或全血。

3. 本品用于急性心肌梗死溶栓治疗时可出现再灌注心律失常，偶见缓慢心律失常、加速性室性自搏性心率、室性早搏或室颤等。

4. 偶可引起溶血性贫血，黄疸及转氨酶升高。

5. 溶栓后可发生继发性栓塞，如肺栓塞、脑栓塞或胆固醇栓塞等。

【妊娠期安全等级】　C。

【禁忌与慎用】　1. 对本品过敏者禁用。

2. 2 周内有出血、手术、外伤史、心肺复苏或不

能实施压迫止血的血管穿刺患者禁用。

3. 近期有溃疡病史、食管静脉曲张、溃疡性结肠炎禁用。

4. 出血性视网膜病变患者、未控制的高血压(血压≥180/110 mmHg 以上)或疑为主动脉夹层者、凝血障碍及出血性疾病患者禁用。

5. 重度肝、肾功能不全的患者、近期患过链球菌感染者禁用。

6. 二尖瓣狭窄合并心房颤动伴左房血栓者、感染性心内膜炎患者禁用。

7. 10 d 内曾做手术或有外伤(包括创伤性活检、胸腔穿刺、心脏按压、动脉穿刺等)者慎用。

8. 有溃疡性结肠炎病史或憩室炎者慎用。

9. 凝血障碍(如凝血因子缺乏、严重血小板减少等)慎用。

10. 房颤或心内血栓慎用。

11. 严重高血压(舒张压≥110 mmHg)慎用。

12. 产后 10 d 内慎用。

13. 对其他溶栓药过敏者慎用。

【药物相互作用】　1. 本品与阿司匹林合用,可使出血时间延长,发生出血性并发症的危险性增加。故缺血性脑卒中患者在血栓溶解完成以前,应避免使用阿司匹林。

2. 本品可改变血小板的功能,增强抗凝血作用,与吲哚美辛、双嘧达莫、保泰松及其他已知的能显著影响血小板完整性的药物合用时,发生出血的危险性增加。

3. 与依替巴肽、华法林合用,发生出血的危险性增加。

4. 本品可对肝素的抗凝血作用产生部分抵抗性,当和肝素合用时,需要提高肝素用量和随时调整本品的用量。

5. 本品是一种酶制剂,许多化学品(如蛋白质沉淀药、生物碱、消毒灭菌药等)都会使之活性降低,故不宜配伍使用。

6. 与阿司匹林同时使用治疗急性心肌梗死具有良好的效果。同时或事先使用抗凝剂或右旋糖酐,可增加出血危险。

【剂量与用法】　静脉滴注

1. 成人　(1) 肺栓塞　初始剂量为 25 万 U,在 30～45 min 内滴完,然后以每小时 10 万 U 维持 24～48 h。

(2) 深静脉血栓　滴注部位以患肢为宜(若累及下肢,可选用踝或足背静脉;若上肢受累,可选用同侧前臂静脉)。初始剂量为 25 万 U,在 30～45 min 内滴完,然后以每小时 10 万 U 维持 48～72 h。如血

栓范围广而患者能耐受,可滴注 5～7 d;仍不能溶解者则代以肝素抗凝治疗。

(3) 视网膜动脉闭塞　本品的溶栓效果较差,需在闭塞 1～2 h 内恢复血流才能使视网膜组织功能恢复。一般须用药 12～24 h。

(4) 心肌梗死　一次性应用,剂量为 150 万 U,于 30～60 min 内滴完,继后每分钟给药 3000 U,持续 15～150 min。溶栓后常以口服华法林预防再梗死。

2. 儿童　儿童的初始剂量应根据抗链激酶值的高低而定,维持剂量根据血容量换算,保持在每小时血容量 20 U/ml 的水平。

【用药须知】　1. 急性心肌梗死溶栓治疗应尽早开始,争取发病 12 h 内开始治疗。

2. 本品使用前用 5% 葡萄糖溶液溶解,溶解液应在 4～6 h 内使用。

3. 用链激酶后 5 d 至 12 个月内不能再用重组链激酶。

4. 用本品治疗血管再通后,发生再梗塞,可用其他溶栓药。

【制剂】　粉针剂:10 万 IU;25 万 IU;60 万 IU。

【贮藏】　遮光、密封,在 10 ℃ 左右保存。

组织型纤溶酶原激活剂
(tissue-type plasminogen activator,t-PA)

本品为色氨酸蛋白酶,分子量约为 70000,属于人体自身的抗凝血因子。

【药理作用】　能结合到血纤维蛋白上,然后激活纤维蛋白酶原,使其转化成血纤维蛋白酶,继而溶解血中的纤维蛋白,使血栓得以溶解。在缺乏纤维蛋白时,t-PA 与纤溶酶原的亲和力弱;而在当有纤维蛋白存在时,纤维蛋白就可促进 t-PA 与纤溶酶原在纤维蛋白表面吸附,使纤溶酶原的激活速度大大提高,而与循环中的纤溶酶原的亲和力小,因而具有局部溶栓作用,而不会引起全身纤溶亢进。

【体内过程】　本品的 $t_{1/2}$ 仅为 5～10 min,故应持续滴注,始可维持疗效。

【适应证】　1. 用于急性心肌梗死,发病后 5 h 内使用可使 2 周内死亡率下降 50%。

2. 用于治疗肺栓塞。

【不良反应】　1. 可能引起轻微的易于控制的出血。

2. 偶有报道内出血或颅内出血。

【禁忌与慎用】　1. 有出血危象、休克史、出血性疾病、急性内出血的患者慎用。

2. 外科手术及外伤患者慎用。

3. 重症高血压患者慎用。

【剂量与用法】　冠状动脉内或静脉内滴注,按以下 2 个方案。

1. 方案 1　第 1 h 内滴注 0.75 mg/kg,后 3 h 滴注 0.5 mg/kg。

2. 方案 2　第 1～2 h 内滴注 1 mg/kg,余量在 5 h 内输完,总量可达 150 mg。

【用药须知】　1. 用药前、用药中和用药后均应进行凝血机制检查,以防突然出血。

2. 在急性心肌梗死发作后 3 h 以内开始用药效果最好。

3. t-PA 进入体内 45 min 就可以溶解大部分血栓。其 $t_{1/2}$ 仅 5～10 min,用药 10 min 后,80%的 t-PA 就从体内清除,故必须连续滴注,以维持有效的血药浓度。

4. 随着溶解冠脉内血栓的作用,还可改善左心室的泵血功能。

5. 本品原来是从组织中提取制得,由于本品在组织中的含量很低,因此,药价昂贵。幸于十多年前已陆续上市了好几种重组人组织型纤溶酶原激活物(如阿替普酶、阿尼普酶、替普酶等)。

【制剂】　注射剂(粉):50 mg。

【贮藏】　遮光、密封,在 10 ℃左右条件下保存。

阿替普酶
(alteplase)

别名:重组人组织型纤溶酶原激活物、爱通立、Recombinant tissue type plasminogen activator, rt-PA, Actilyse P

本品为具有人组织型纤溶酶原激活物(t-PA)的氨基酸序列的 527 个残基糖蛋白,由重组 DNA 技术制得。分子量约为 7000。

【CAS】　105857-23-6

【ATC】　B01AD02;S01XA13

【理化性状】　1. 本品为高度纯化的糖基化丝氨酸蛋白酶,可结合纤维蛋白并有特异性分解纤溶酶原的活性。在培养的哺乳动物细胞中由重组 DNA 技术制得。它的效价为 522000～667000 U/mg(蛋白质)。

2. 配伍禁忌和稳定性:据报道本品与多巴酚丁胺、多巴胺、硝酸甘油、肝素不相容。后来的研究没有发现本品和硝酸甘油不相容。另一项研究显示用 5%的葡萄糖注射液将阿替普酶的一种专利制剂(Activase)稀释至 0.09～0.16 mg/ml 后出现药物沉淀。由精氨酸作为增溶剂,用 5%葡萄糖注射液将本品稀释至浓度小于 0.5 mg/ml,可能会出现沉淀。在

可能出现沉淀前,可用 0.9%氯化钠将其稀释至 0.2 mg/ml。研究显示 1 mg/ml 的本品溶液在温度不高于 -20 ℃的情况下可保持 6 个月的活性。

【药理作用】　本品能结合到血浆纤维蛋白上,激活纤溶酶原,使其转成纤溶酶,继而溶解纤维蛋白,使血栓得以溶解。

【体内过程】　本品可从血浆中迅速被清除,主要在肝内代谢。

【适应证】　用于急性心肌梗死、肺栓塞、缺血性脑卒中。

【不良反应】　1. 血液系统　出血最常见。与溶栓治疗相关的出血类型有胃肠道、泌尿生殖道、腹膜后或颅内的出血,浅层的或表面的出血主要出现在侵入性操作的部位(例如静脉切口,动脉穿刺,近期做过外科手术的部位)。另外,有出现硬膜外血肿和筋膜下血肿的报道。全身性纤维蛋白溶解比用链激酶时要少见,但出血的发生率相似。

2. 心血管系统

(1) 心律失常　使用本品治疗急性心肌梗死时,血管再通期间可出现再灌注性心律失常,如加速性室性自主心律、心动过缓或室性早搏等。这些反应通常为良性,通过标准的抗心律失常治疗可以控制,但有可能引起再次心肌梗死和梗死面积扩大。心律失常的发生率和静脉滴注链激酶时相似。

(2) 血管再闭塞　血管开通后,需继续用肝素抗凝,否则可能再次形成血栓,造成血管再闭塞。有报道用本品进行溶栓治疗后发生了胆固醇结晶栓塞。

3. 中枢神经系统　可出现颅内出血、癫痫发作。

4. 泌尿生殖系统　有报道用药后立即出现肾血管肌脂瘤引起的腹膜后出血。

5. 骨骼或肌肉系统　可出现膝部出血性滑膜囊炎。

6. 其他　过敏反应。

【妊娠期安全等级】　C。

【禁忌与慎用】　1. 出血性疾病(如近期内有严重内出血、脑出血或 2 个月内曾进行过颅脑手术者、10 d 内发生严重创伤或做过大手术者、严重的未能控制的原发性高血压、产后 14 d 内的妇女、细菌性心内膜炎和急性胰腺炎)患者。

2. 颅内肿瘤、动静脉畸形或动脉瘤患者。

3. 已知为出血体质(包括正在使用华法林、脑卒中前 48 h 内使用过肝素、血小板计数小于 $100×10^9$/L)患者。

4. 急性缺血性脑卒中可能伴有蛛网膜下腔出血或癫痫发作者。

【药物相互作用】　1. 与其他影响凝血功能的药

物(包括醋硝香豆素、茴苒二酮、双香豆素、苯茚二酮,华法林、肝素)同用时,会显著增加出血的危险性。

2. 与依替巴肽合用时,由于附加的抗凝作用,使出血的危险性增加。

3. 硝酸甘油可增加肝脏的血流量,从而增加本品的清除率,使本品的血浆浓度降低及冠状动脉的再灌注减少、再灌注时间延长、再闭塞增多。

【剂量与用法】　1. 心肌梗死　对于发病后 6 h 内给予治疗的患者,应采取 90 min 加速给药法:15 mg 静脉推注,其后 30 min 内静脉滴注,最大剂量达 100 mg。对于发病后 6～12 h 内给予治疗的患者,应采取 3 h 给药法。10 mg 在 1～2 min 内静脉推注,其后 1 h 内静脉滴注 50 mg,剩余 40 mg 在 2 h 内静脉滴注,最大剂量达 100 mg。

2. 肺栓塞　应在 2 h 内给予 100 mg。最常用的给药方法为:10 mg 在 1～2 min 内静脉推注,90 mg 在 2 h 内静脉滴注。

3. 缺血性脑卒中　推荐剂量为 0.7～0.9 mg/kg,最大剂量为 90 mg。先将剂量的 10% 静脉推入,剩余剂量在超过 60 min 时间内静脉滴注。

【用药须知】　1. 将注射小瓶内干粉用注射用水溶解为 1 mg/ml 的浓度,配制的溶液可用 0.9% 氯化钠注射液稀释至 1:5 的比例,但不能继续用水或其他碳水化合物(如右旋糖酐)溶液稀释。为使剂量准确,给药时可用滴注泵。因注射小瓶内为负压,故应先将导管插入灭菌注射用水小瓶内,然后再插入本品小瓶内。本品不应与其他药物混合给药或与其他药物共用静脉通路。

2. 如过量发生出血,可给予抗纤溶药物,或输入新鲜血浆或全血。

3. 临床经验证实,抢救心肌梗死,于发病 3 h 内给药,疗效将会更好。

【制剂】　注射剂(粉):20 mg;50 mg。

【贮藏】　遮光、贮于 2～8 ℃。

瑞替普酶
(reteplase)

别名:Retavase

本品为阿替普酶的类似物。

【CAS】　133652-38-7

【ATC】　B01AD07

【理化性状】　1. 本品为通过重组 DNA 技术合成的非糖基化的缺失突变体。由人类组织纤维蛋白溶酶原激活剂的选择区域组成。

2. 化学名:173-L-Serine-174-L-tyrosine-175-L-glutamine-173-527-plasminogen activator (human tissue-type)

3. 分子式:$C_{1736}H_{2653}N_{499}O_{522}S_{22}$

4. 分子量:39571.1

5. 配伍禁忌:如果经同一根静脉注射肝素和本品,本品就会从溶液中沉淀出来。因此,本品和肝素必须分开给药;如果进行静脉注射,之前必须用 0.9% 氯化钠或 5% 葡萄糖注射液冲洗彻底后再注射本品。

【药理作用】　本品可以使纤维蛋白溶解酶原激活为有活性的纤溶蛋白溶解酶,以降解血栓中的纤维蛋白,发挥溶栓作用。

【体内过程】　本品的纤溶 $t_{1/2}$ 约为 1.6 h(心肌梗死患者)。

【适应证】　用于成人由冠状动脉梗塞引起的急性心肌梗死的溶栓疗法,能够改善心肌梗死后的心室功能。

【不良反应】　1. 最常见的不良反应是出血,包括颅内、腹膜后或消化道、泌尿道、呼吸道出血。浅表或体表出血,主要有穿刺或破损部位(如静脉切开插管部位、动脉穿刺部位、新近外科手术部位)出血。

2. 有个例出现严重过敏反应的报道。

3. 心肌梗死患者在使用本品治疗时也会出现许多心肌梗死本身也具有的其他症状。无法分清是否由本品引起。这些事件包括:心源性休克、心律失常、(窦性心动过缓、室上性心动过速、加速性室性心律、早期复极综合征、期前收缩、室性心动过速、心室纤颤、房室传导阻滞)、肺水肿、心力衰竭、心脏停搏、再发性心绞痛和再梗塞、心脏穿孔、二尖瓣反流、心包渗出、心包炎、急性心脏压塞、静脉血栓形成及栓塞和电机械分离。有些并发症十分凶险,可以导致死亡。

4. 其他不良反应如恶心、呕吐、发热及低血压。

【妊娠期安全等级】　C。

【禁忌与慎用】　参见阿替普酶。

【剂量与用法】　抢救心肌梗死。越早用疗效越好。静脉注射 10 U,于 2 min 左右注完。第 1 次注射后 30 min 重用 1 次。

【用药须知】　1. 由于纤维蛋白被溶解,可能引起新近的注射部位出血,所以溶栓治疗期间,必须仔细观察所有潜在出血点(包括导管插入部位、穿刺点、切开点及肌内注射部位),如有大血管不可压迫的穿刺应尽量避免(如颈静脉或锁骨下静脉)。

2. 在用药期间,如果必须进行动脉穿刺,最好采用上肢末端的血管、容易压迫止血,穿刺后,至少压迫 30 min,用敷料加压包扎,反复观察有无渗血。

3. 用药期间,尽量避免搬动患者或肌内注射等操作。

4. 静脉穿刺仅在必须进行时,操作应特别仔细。

5. 一旦发生严重出血(局部无法加压止血),必须立即停用肝素、抗凝药及抗栓治疗。另外,如果出血发生在第一次静脉注射后,应该停用第二次静脉注射。

【制剂】 注射剂(粉):5.0 MU。

【贮藏】 遮光贮于2～8 ℃,严禁冷冻。

替奈普酶
(tenecteplase)

别名:TNKase

本品也属于 rt-PA,其作用等资料均同阿替普酶。

【CAS】 191588-94-0

【ATC】 B01AD11

【理化性状】 1. 本品为通过重组 DNA 技术产生的一种 527 个氨基酸的酸性糖蛋白。是一种组织纤维蛋白溶酶原激活剂的修饰形式。

2. 化学名:[103-L-Asparagine-117-L-glutamine-296-L-alanine-297-L-alanine-298-L-alanine-299-L-alanine]plasminogen activator(human tissue-type)

3. 分子式:$C_{2561}H_{3919}N_{747}O_{781}S_{40}$

4. 分子式:58951.2

【剂量与用法】 1. 本品的用量根据患者的体重安排,具体如下。

(1) <60 kg 患者使用本品 30 mg。

(2) ≥60～<70 kg 给予 35 mg。

(3) ≥70～<80 kg 给予 40 mg。

(4) ≥80～<90 kg 给予 45 mg。

(5) ≥90 kg 给予 50 mg。

2. 建议总剂量不超过 50 mg。

【制剂】 注射剂:50 mg。

【贮藏】 遮光、贮于2～8 ℃。

阿尼普酶
(anistreplase)

别名:Anisoylated、plasminogen、streptokinase activator complex、APSAC、Eminase

本品为纤溶酶原和链激酶激活剂复合物的乙酰化物。

【CAS】 81669-57-0

【ATC】 B01AD03

【理化性状】 化学名:p-Anisoylated(human) lys-plasminogen streptokinase activator complex(1∶1)

【药理作用】 本品中的纤溶酶原上的催化中心被茴香基乙酰化,使之灭活,因此,不具有水解蛋白作用。不过,分子不同部位上存在的纤维蛋白结合点依然保持其完整性。应用药物后经过一段时间才发生脱乙酰化作用。本品对血凝块无作用,大剂量使用可导致长时间的低凝状态。

【体内过程】 本品大约以链激酶清除速度的一半从血浆中清除,其纤溶 $t_{1/2}$ 约为 90 min。本品以稳定的速度被代谢成纤维蛋白原链激酶复合物。

【适应证】【不良反应】【禁忌与慎用】【药物相互作用】 参见链激酶。

【妊娠期安全等级】 C。

【剂量与用法】 症状开始后,尽快地使用本品,于4～5 min 内静脉注射 30 U。

【制剂】 注射剂(粉):30 U。

【贮藏】 遮光、贮于2～8 ℃。

孟替普酶
(monteplase)

别名:蒙泰普酶、Creactor

本品为 t-PA。1998 年 6 月在日本上市。

【用药警戒】 本品可导致颅内出血,可致命。使用本品应严格掌握适应证,并在使用期间及使用后,密切监测患者出血的并发症。

【药理作用】 根据体内、体外试验表明本品对各种血栓模型显示溶血栓作用。由于本品在血中消除 $t_{1/2}$ 长,因此,比同类药物作用持续时间长。为了溶血栓可以单次静脉快速注射。本品的作用机制,据试验显示本品与纤维蛋白及血栓的结合力约为同类药替索激酶(tisokinase)和阿替普酶(alteplase)的1/3。本品在纤维蛋白存在下显示对纤维蛋白溶酶原的活性作用增强。在一般药理试验中,本品与同类药品一样,可使出血时间延长。

【体内过程】 健康成年男子给予 3 min 单次静脉注射本品 0.25～6 mg,血浆中抗原浓度与给药浓度成比例增加,大致呈双相性消除。消除 $t_{1/2}\lambda_1$ 相为 22～47 min,λ_2 相为 7～10 h,清除率为 0.29～0.42 ml/(min·kg)。在给予 2～6 mg 范围内,根据血浆中纤溶活性浓度,求出的消除 $t_{1/2}$ 为 25～30 min,AUC 为 1.16～1.41 ml/(min·kg)。

【适应证】 1. 用于急性心肌梗死发病后 6 h 内溶解冠状动脉血栓。

2. 急性肺栓塞。

【不良反应】【禁忌与慎用】【药物相互作用】 参见尿激酶。

【妊娠期安全等级】 C。

【剂量与用法】　成人按体重静脉注射本品 27500 IU/kg,0.9% 氯化钠注射液溶解并稀释至 80000 IU/ml,以 10 ml(800000 IU)/min 的速度给药。本品应尽可能在发病后早期给药。

【用药须知】　1. 本品适用于冠状动脉造影确诊的血栓。但也适用于冠状动脉造影困难时,剧烈胸痛伴有心电图明显的 ST 段升高,且使用扩血管药无效的患者。

2. 使用本品时应密切监护患者的心电图变化,血流再通时极易发生心律失常,尤其室颤、室性心动过速等,发现情况及时处理。

3. 本品是 t-PA 制剂中出血的不良反应率较高的新药,尤其是注意脑出血。

4. 本品应避免与其他抗凝血药合并应用。必要时应尽可能小量并在本品给药 60 min 以后密切观察凝血功能,小心使用。

5. 为防止冠状动脉再通后的闭塞,静脉滴注肝素应在使用本品 6 h 以后控制使用。

6. 本品临床试验期中因前壁心肌梗死发生心脏破裂、室中隔穿孔及心包积液心包填塞等严重不良反应者,都是 65 岁以上的患者,因此,本品慎用。

7. 本品为蛋白制剂,再次用药不能排除发生休克的可能性,必须应用时须密切观察并作抗休克的准备。

【制剂】　注射剂(粉):40 万 IU;80 万 IU;160 IU。

【贮藏】　室温保存。

纤溶酶
(fibrinogenase)

本品为从长白山白眉蝮蛇蛇毒中提取的蛋白水解酶。

【药理作用】　本品作用于纤维蛋白原及纤维蛋白,使其降解为小分子可溶片段,容易分解和从血循环中清除,从而产生去纤维蛋白效应;本品促使组织纤溶酶原激活物(t-PA)由内皮细胞释放,并增强其活性,故具抗血栓功能;本品可降低血小板聚集及血液黏度;本品还具有降低心肌耗氧量,改善微循环的功能。

【体内过程】　本品静脉注入后,3 h 后血药浓度达峰值,原药及其降解产物均可通过血-脑屏障,主要经肾脏、肝脏代谢后随尿液排出。

【适应证】　用于脑梗死、高凝血状态及血栓性脉管炎等外周血管疾病。

【不良反应】　1. 可发生创面、注射部位、皮肤及黏膜出血。

2. 可引起头痛、头晕或转氨酶升高。极少量患者可致过敏反应。

【禁忌与慎用】　1. 有凝血机制障碍、出血倾向患者禁用。

2. 重度肝、肾功能不全、活动性肺结核空洞及消化性溃疡患者禁用。

3. 皮试阳性反应者应禁用。

4. 妊娠期妇女及哺乳期妇女禁用。

5. 本品在儿童患者中应用的安全性及有效性尚未见确切报道。

【剂量与用法】　1. 预防　治疗高凝血状态时,一次 100 IU,以注射用水适量溶解后,加到 250 ml 0.9% 氯化钠注射液或 5% 葡萄糖注射液中,以 45～50 滴/分的速度进行静脉滴注,1 次/日。14 d 为一个疗程。

2. 治疗　若患者一般状况较好,除第一次使用 100 IU 外,以后可每日使用 1 次,一次 200～300 IU,加到 0.9% 氯化钠注射液 500 ml 或 5% 葡萄糖注射液 500 ml 中稀释后进行静脉滴注,7～10 d 为一个疗程。若患者一般状况较差,除第一次使用 100 IU 外,以后可隔日用 200 IU 进行静脉滴注,一个疗程仍为 7～10 d。

【用药须知】　1. 本品是一种蛋白酶制剂,有一定的抗原性,临床使用前应用 0.9% 氯化钠注射液稀释成 1 U/ml 进行皮试,15 min 观察结果,红晕直径不超过 1 cm 或伪足不超过 3 个为阴性。皮试阳性反应者应禁用。

2. 用药过程中如出现患肢胀麻、酸痛、头胀痛、发热感、出汗、多眠等,可自行消失或缓解,不需特殊处理。

3. 用药过程中如出现血尿或皮下出血点,应立即停止使用,并对症处理。

4. 血小板 80×10^9/L 应停药观察。严重高血压应控制在 180/110 mmHg 以下才能应用,若舒张压偏高应使用 5% 葡萄糖溶液作稀释液,而不用 0.9% 氯化钠注射液。

【制剂】　① 注射剂(粉):100 IU。② 注射液:100 IU/ml。

【贮藏】　遮光,密闭,冷暗处(2～10 ℃)保存。

降纤酶
(defibrase)

本品系长白山白眉蝮蛇〔Agkistrodon halys (ussriensis Emelianor)〕或尖吻蝮蛇〔Agkistrodon acutus(Guenther)〕蛇毒中提取的蛋白水解酶。

【药理作用】　本品为蛋白水解酶,能溶解血栓,抑制血栓形成,改善微循环。

【适应证】　1. 急性脑梗死,包括脑血栓、脑栓塞,短暂性脑缺血发作(TIA),以及脑梗死再复发的预防。

2. 心肌梗死,不稳定性心绞痛以及心肌梗死再复发的预防。

3. 四肢血管病,包括股动脉栓塞,血栓闭塞性脉管炎,雷诺氏病。

4. 血液呈高黏状态、高凝状态、血栓前状态。

5. 突发性耳聋。

6. 肺栓塞。

【不良反应】　个别患者用药后可能出现少量瘀斑、鼻出血或牙龈出血,可能有一过性 AST 或 ALT 轻度上升,停药后自行消失。

【禁忌与慎用】　1. 对本品过敏者禁用。

2. 具有出血疾病史者禁用。

3. 手术后不久者禁用。

4. 有出血倾向者禁用。

5. 正在使用具有抗凝作用及抑制血小板功能药物(如阿司匹林)者禁用。

6. 正在使用具有抗纤溶作用制剂者禁用。

7. 重度肝或肾功能不全及其他如乳头肌断裂、心室中隔穿孔、心源性休克,多脏器功能衰竭症者禁用。

8. 有内源性出血倾向、过敏体质、消化道溃疡病史者、患有脑血栓后遗症者、70 岁以上高龄患者慎用。

【药物相互作用】　使用本品应避免与水杨酸类药物(如阿司匹林)合用。抗凝血药可加强本品作用,引起意外出血;抗纤溶药可抵消本品作用,禁止联用。

【剂量与用法】　临用前,用注射用水或 0.9％氯化钠注射液适量使之溶解,加入至 0.9％氯化钠注射液 100～250 ml 中,静脉滴注 1 h 以上。

1. 急性发作期　一次 10 U,1 次/日,连用 3～4 d。

2. 非急性发作期　首次 10 U,维持量 5～10 U,一日或隔日 1 次,2 周为一疗程。

【用药须知】　1. 注意静脉滴注速度(滴注速度过快时,患者易有胸痛、心悸等不适症状)。

2. 本制剂具有降低纤维蛋白原(fibrinogen)的作用,用药后可能有出血或止血延缓现象。因此,治疗前及给药期间应对患者进行血纤维蛋白原和其他出血及凝血功能的检查,并密切注意临床症状。给药治疗期间一旦出现出血和可疑出血时,应中止给药,并采取输血或其他措施。

3. 如患者动脉或深部静脉损伤时,该药有可能引起血肿。因此,使用本制剂后,临床应避免进行如星状神经节封闭、动脉或深部静脉等的穿刺检查或治疗。对于浅表静脉穿刺部位有止血延缓现象发生时,应采用压迫止血法。

【制剂】　注射剂(粉):5 U;10 U。

【贮藏】　遮光,密闭,冷暗处(2～10 ℃)保存。

蕲蛇酶
(acutobin)

本品尖吻蝮蛇蛇毒中提取的凝血酶样酶。

【药理作用】　本品作用于血浆纤维蛋白原,使其转变为不稳定的纤维蛋白产物,后者易被纤溶酶降解为小分子肽,经尿排出。用药后可使血浆纤维蛋白原含量下降,凝血酶时间延长,纤维蛋白溶解时间缩短,血小板聚集功能受抑制及血小板数量下降,因而阻止血栓形成。其作用不受肝素影响。

【体内过程】　本品经静脉注入大鼠后,迅速分布于肾、肝、肺、脾等血流丰富的组织,肾脏是其主要排泄途径。一次静脉给药后,2 h 肾脏含量最高,4 h 肾、脾、肺和肝含量仍高,心脏含量较少,其他组织未见分布。尿中含量高,胆汁中量少,说明本品主要自肾脏经尿排出。本品不同剂量一次静脉注,具有二室开放模型的一级动力学消除的特征,其 $t_{1/2\beta}$ 为 $(15.95\pm2.41)\sim(19.73\pm4.28)$ h;给药后 4 h 排出达高峰,给药后 24 h 尿中已检测不出。

【适应证】　用于急性脑梗死的治疗。

【不良反应】　本品在常规治疗剂量下可致血小板聚集功能明显抑制,部分患者出现血小板计数减少,皮下及黏膜少量出血,停药后可自行恢复。本品还可引起过敏反应如皮疹。

【禁忌与慎用】　1. 对本品成分过敏者、有出血倾向者或严重凝血障碍者、溃疡病、肺结核病活动期均禁用。

2. 过敏体质者及对过敏试验阳性者不宜使用。

3. 肝、肾功能不全患者应慎用。

【药物相互作用】　使用本品应避免与水杨酸类药物(如阿司匹林)合用。抗凝血药可加强本品作用,引起意外出血;抗纤溶药可抵消本品作用,禁止联用。

【剂量与用法】　一次 0.75 U,溶于 250 ml 或 500 ml 0.9％氯化钠注射液中静脉滴注 3 h 以上,1 次/日,连用 7～14 d 为一个疗程;根据病情需要可重复一个疗程。本品应在医师指导下使用。

【用药须知】　1. 用药前需做过敏试验:取本品 0.1 ml,加 0.9％氯化钠注射液至 1 ml,皮内注射 0.1 ml,30 min 后观察,丘疹直径超过 15 mm 者判为阳性。

2. 本品对血小板有暂时性抑制作用,用药期间应定期检查血小板计数,血小板降至正常以下,应暂停使用,待恢复正常可重复使用。再使用本品前仍须做过敏试验。

【制剂】　注射液:0.75 U/1 ml。

【贮藏】　遮光,密闭,冷暗处(4～10 ℃)保存。

巴曲酶
(batroxobin)

别名:东菱精纯克栓酶、Defibrin、DF-521

本品是由巴西矛头蛇亚种 *Bothrops atrox moojeni* 经生物工程提纯,精制而获的丝氨酸蛋白酶(serine protease)。

【CAS】　9039-61-6(batroxobin)

【ATC】　B02BX03

【药理作用】　本品可分解纤维蛋白原,抑制血栓形成;诱使 t-PA 的释放,减弱纤维蛋白溶解酶激活剂的抑制物(PAI)的活性,促使纤维蛋白溶解;由于流变学方面的改善,使血液流动性得到加强,从而遏阻血栓的形成;同时,由于血液流动加速,可改善微循环。

【体内过程】　隔天滴注 10BU,共 3 次。3 次的 $t_{1/2}$ 分别为 5.9、3.0 和 2.8 h。健康人给药后,大部分代谢物随尿液排出。

【适应证】　1. 用于闭塞性动脉硬化症引起的缺血性脑病、闭塞性血栓脉管炎。

2. 用于改善微循环障碍产生的诸多症状,治疗突发性耳聋、振动病。

【不良反应】　1. 主要为注射部位出血、创面出血、头痛、头晕等中枢或周围神经症状。

2. 实验室检查可能有 ALT、AST 升高。

【禁忌与慎用】　1. 对本品过敏者、妊娠期妇女禁用。

2. 具有出血史者或有出血可能性者禁用。

3. 手术不久者或正在使用具有抗凝作用及抑制血小板功能药物(如阿司匹林)者禁用。

4. 重度肝或肾功能功能不全及其他如乳头肌断裂、心室中隔穿孔、心源性休克,多脏器功能衰竭者禁用。

5. 有药物过敏史者或有消化道溃疡史者慎用。

6. 有脑血管病后遗症者和 70 岁以上患者慎用。

7. 哺乳期妇女使用时,应暂停哺乳。

【剂量与用法】　1. 纤维蛋白原浓度达 400 mg/dl 以上者。成人首剂给予 10BU,以后隔天 1 次,给予 5BU。

2. 重症性耳聋。一般疗程为 1 周,必要时可增至 3 周;慢性期可增至 6 周,但在延长期内一次用量应减至 5BU,隔天滴注 1 次。

【用药须知】　1. 治疗前和治疗中应进行血纤维蛋白原和血小板聚集情况的检查,并观察临床症状的表现。

2. 如有出血现象,应立即停药,应用抗纤溶药物或输血。

3. 使用本品期间或使用后不久,不宜进行星状神经节封闭、动脉或深部静脉的穿刺检查或治疗。

4. 拔牙、手术或转换医院就诊时,均应将使用本品情况告知医师。

5. 使用本品后,应注意避免造成创伤。

6. 本品可能产生免疫对抗性,给药后如血纤维蛋白水平不降低,应停药。再次给药时应做纤维蛋白原检查。

【制剂】　注射剂(粉):5BU;10BU。

【贮藏】　遮光、贮于 5 ℃条件下。

去纤酶
(defibrinogenase)

别名:去纤维蛋白酶、Defrine

本品是从尖吻蝮蛇(Agkistrodon acutus)的蛇毒经分离纯化而得,是由 17 种氨基酸、263 个氨基酸残基所组成的糖蛋白。分子量约为 33500。

【药理作用】　本品具有纤溶活性,能使血浆中的纤维蛋白原和纤维蛋白溶解,因而能溶解血栓。本品还可降低血黏度,延长凝血酶原时间和凝血时间。对其他凝血因子和血小板无明显影响。本品使用 1～3 d 后,血纤维蛋白原减少,纤维蛋白溶解试验时间缩短。停药 3～12 d 后恢复正常。本品对出血时间无影响。

【适应证】　1. 用于脑血栓形成、脑栓塞、四肢动静脉血栓形成和视网膜静脉栓塞。

2. 对冠心病、心绞痛、心肌梗死也有一定疗效。

【不良反应】　可能发生头晕、乏力、齿龈出血、皮下出血点、瘀斑和荨麻疹等,多于 24～48 h 出现,3～5 d 内自行消退。

【禁忌与慎用】　1. 对本品过敏者、妊娠期妇女禁用。

2. 凝血功能低下者和有潜在出血性病灶的患者慎用或不用。

3. 有出血倾向者慎用。

4. 哺乳期妇女使用时,应暂停哺乳。

【剂量与用法】　1. 使用前必须先做皮试,将本品 0.1 ml 以 0.9%氯化钠注射液稀释至 1 ml,皮内注射此稀释液 0.1 ml,15 min 后观察结果,注射局部丘疹直径不超过 1 cm,伪足在 3 个以下者为阴性。过此标准为阳性,不可使用本品。

2. 成人一次 0.25～1 NIH 凝血酶单位/kg,加入 0.9％氯化钠注射液或 5％葡萄糖注射液 250～500 ml 中给予滴注,于 4 h 左右输完,4～7 d 一次,3～4 次为一疗程。

【用药须知】　1. 用药者必须住院,药液输完后至少应静卧 1～2 h,注意观察异常反应,一次用药后 5～10 d 应少活动,防止意外发生。

2. 注意是否有发生出血的迹象,定期检查血常规和凝血时间。

【制剂】　注射剂(粉):20 NIH 凝血酶单位。

【贮藏】　遮光、贮于＜5 ℃条件下。

安克洛酶

(ancrod)

别名:蝮蛇抗栓酶、Ahylysantinfarctase、Svate
本品是蝮蛇蛇毒中分离的一种酶制剂。

【CAS】　9046-56-4

【ATC】　B01AD09

【药理作用】　本品能使纤维蛋白原分解成易被纤溶酶溶解或被吞噬的纤维蛋白微粒,迅速从循环中清除,使血液中的纤维蛋白原浓度降低,凝血酶原时间延长,血液黏度降低,血流加快。此外,纤维蛋白原的分解产物对血小板聚集也有抑制作用。

【体内过程】　本品在肝内代谢,随尿和粪便排出。$t_{1/2}$ 约为 4 h。24 h 可排出大部分,48 h 可排完。

【适应证】　1. 用于治疗深部静脉血栓。

2. 视网膜中心静脉血栓。

3. 治疗心肌梗死。

4. 治疗周围动脉闭塞。

5. 手术后血栓形成。

【不良反应】　1. 主要不良反应为出血,尤其是新近手术的伤口。还会出现皮肤多发性红斑、溶血、紫癜和血尿。

2. 文献报道用药 7～10 d,7 例出现少尿、管型尿、蛋白尿、酸中毒和 BUN 升高,最终导致急性肾功能衰竭,其中 1 例未及时停药,导致呼吸麻痹而死亡。

3. 过敏反应发生率较高,用前应做皮试,甚至在皮试中竟发生了过敏性休克。其表现有荨麻疹、皮肤溃烂和瘙痒。

4. 其他不良反应有注射部位血肿及头痛。

【禁忌与慎用】　1. 对本品过敏者禁用。

2. 有血小板减少症病史的患者禁用。

3. 冠脉血栓形成患者禁用。

4. 严重感染患者禁用。

5. 弥散性血管内凝血患者禁用。

6. 妇女月经期禁用。

【药物相互作用】　本品不宜与右旋糖酐或抗纤溶酶药同时使用。

【剂量与用法】　首次可静脉滴注 0.008 U/kg,用 0.9％氯化钠注射液 500 ml 稀释后,以 40 滴/分的速度缓缓滴入。15～20 次为一疗程。如两个疗程无效,应考虑停药。一般重症可用到 3 个疗程。

【用药须知】　1. 用药期间,应监测血中纤维蛋白原浓度。

2. 严重出血可用抗血清注射剂(每支可对抗本品 70 U)治疗;给予纤维蛋白原 5 g 或血浆 100 ml 有助于恢复纤维蛋白原浓度。

3. 如有出血或过敏反应应及时停药。

【制剂】　注射剂(粉):70 U。

【贮藏】　遮光、在阴凉处保存。

蚓激酶

(lumbrukinase)

别名:博洛克
本品系从人工养殖的赤子爱胜蚓中提取的酶复合物。

【药理作用】　本品含有纤维蛋白溶酶原激活物和纤维蛋白溶酶,其中还有类似 t-PA 的成分。可降低纤维蛋白原含量,缩短纤维蛋白溶解时间,降低全血黏度和血浆黏度,增加 t-PA 的活性。

【适应证】　主要用于缺血性脑血管病中纤维蛋白原增高和血小板聚集率增高的患者。

【不良反应】　可出现皮肤瘙痒、皮疹、恶心、腹泻。

【禁忌与慎用】　有出血倾向者慎用。

【剂量与用法】　口服一次 400 mg,3 次/日,饭前 30min 服用。3～4 周一疗程。可连续服用。

【制剂】　肠溶胶囊剂:200 mg。

【贮藏】　密封,贮于阴凉干燥处。

人活化蛋白C

(human activated protein C)

别名:Anact C
活性蛋白C(APC)是由 155 个氨基酸残基组成的轻链(分子量 25000)及 250 个氨基酸残基组成的重链通过二硫链连接而成的双链糖蛋白。本品于 2001 年 1 月首次在日本上市。

【药理作用】　1. 本品经凝血酶活化后使活化凝血因子 Va 和 Ⅷa 选择性灭活,具有抗凝作用。

2. 本品除去枸橼酸钠后,可抑制凝血酶产生,抑制血小板聚集;除去人血清白蛋白后,能浓度依赖性地延长 aPTT。

3. 本品还具有纤溶促进作用,可抑制纤溶酶原激活物,从而维持组织型纤溶酶原激活物的活性。

【适应证】　先天性蛋白 C(PC)缺乏引起的深部静脉血栓及急性肺血栓栓塞症。

【不良反应】　1. 有可能引起过敏反应。

2. 有可能感染 B19 病毒和肝炎病毒。

【禁忌与慎用】　1. 对本品过敏者、妊娠期妇女禁用。

2. 溶血性贫血、缺铁性贫血的患者以及免疫抑制患者慎用。

3. 老年人和婴幼儿慎用。

4. 哺乳期妇女使用时应停止哺乳。

【药物相互作用】　本品不可与抗氧剂(亚硫酸氢钠、焦亚硫酸钠等)合用,因可使本品活性明显下降。

【剂量与用法】　本品使用所附注射用水溶解,一般以本品 200~300 U 加入 5% 葡萄糖或 0.9% 氯化钠注射液 500~1000 ml 中于 24 h 内缓慢滴注。如使用 6 d 症状未见改善,即应考虑停药。剂量根据年龄和症状确定。

【用药须知】　1. 本品只可用于 PC 缺乏症的患者,指:①PC 活性在 60% 以下,同时与凝血因子 Ⅶ 的活性比或抗原比不到 0.7;②PC 活性<60%,同时有血栓病史存在;③PC 活性<60%,同时有家族先天性 PC 缺乏病史;④PC 活性>60% 但<80%,与因子 Ⅶ 的活性比或抗原比不到 0.7,加之有血栓既往史,家族中有先天性 PC 缺乏的患者;⑤基因分析确证为

PC 缺乏症的情况。

2. 先天性活化 PC 不应症(即因子 Ⅴ 存在 Leiden 突变的患者),本品无效。

3. 本品不可与氨基酸类注射液混合使用。

【制剂】　注射剂(粉):2500 U,另附注射用水。每 1 ml 含有人血清白蛋白 25 mg,枸橼酸钠 5.9 mg,甘氨酸 5 mg。

【贮藏】　<10 ℃ 条件下保存,不可冻结。

人蛋白 C 浓缩物
(human protein C concentrate)

别名:Ceprotin

本品提取自人体血浆,经过滤结合色谱层析,再经免疫的小鼠单克隆抗体凝胶柱纯化制成。本品于 2007 年 3 月首次在美国上市。

【药理作用】　蛋白 C 由肝脏合成,是维生素 K 依赖性抗凝糖蛋白(丝氨酸蛋白)的前体,可启动对维生素 K 的拮抗作用。蛋白 C 被上皮细胞表面的凝血酶/血栓调节蛋白复合物转化为活化的蛋白 C(APC),APC 是强效的抗凝血丝氨酸蛋白酶,在辅助因子蛋白 S 存在时作用更为明显。APC 可使活化的凝血因子 Ⅴ 和 Ⅷ 失活,而导致血栓形成的风险降低。APC 还有前纤维蛋白分解效应。蛋白 C 为血液凝固系统提供了天然的控制机制,可预防促凝血反应的过度活化。严重缺乏蛋白 C 可导致凝血机制失控、凝血活化失衡,促进凝血酶生成,而使血管内形成血栓。

【体内过程】　静脉注射本品后,可见体内蛋白 C 水平暂时性升高。药动学参数见下表。

本品的药动学参数

药动学参数	中位数	95%CI	最低值	最大值
C_{max}[IU/dl]	110	106~127	40	141
T_{max}(h)	0.50	0.50~1.05	0.17	1.33
增量回收率[(IU/dl)/(IU/kg)]	1.42	1.32~1.59	0.50	1.76
初始 $t_{1/2}$(h)	7.8	5.4~9.3	3.0	36.1
终末 $t_{1/2}$(h)	9.9	7.0~12.4	4.4	15.8
AUC[(IU·h)/dl]	1500	1289~1897	344	2437
平均滞留时间(h)	14.1	10.3~16.7	7.1	21.3
清除率[(dl·kg)/h]	0.0533	0.0428~0.0792	0.0328	0.2324
稳态分布容积(dl/kg)	0.74	0.70~0.89	0.44	1.65

【适应证】 严重先天性蛋白C(PC)缺乏引起的深部静脉血栓及暴发性紫癜。

【不良反应】 1. 常见不良反应为头晕,严重不良反应为变态反应(瘙痒和皮疹)。

2. 上市后报告的不良反应包括血胸、低血压、多汗、发热和坐立不安。

【妊娠期安全等级】 C。

【禁忌与慎用】 1. 妊娠期妇女只有在益处大于对胎儿伤害的潜在风险时方可使用。

2. 尚未明确本品是否可经乳汁排泄,哺乳期妇女使用时应暂停哺乳。

【药物相互作用】 尚无资料。

【剂量与用法】 本品仅供静脉注射。

1. 本品每 500 U 用 5 ml 注射用水溶解,轻轻转动安瓿使完全溶解,否则本品的活性物质将被本品附带注射器的过滤器拦截。应根据患者蛋白 C 的水平、年龄、病理状态确定剂量。

2. 用于急性发作或短期预防 起始剂量为 $100\sim200$ IU/kg,继后每 6 h 给予 $60\sim80$ IU/kg,维持剂量为每 12 h 给予 $45\sim60$ IU/kg。

3. 起始剂量应根据回收率和 $t_{1/2}$ 确定,后续剂量应使蛋白 C 的活性保持在 100%,急性发作控制后,本品的维持剂量应使蛋白 C 活性的谷值维持在 >25%。

4. 静脉注射的速度不超过 2 ml/min,儿童每分钟不超过 0.2 ml/kg。

【用药须知】 1. 本品生产过程中可能引入小鼠蛋白和(或)肝素样物质,所以不能排除发生变态反应的可能,一旦出现过敏性休克,应立即进行抢救。

2. 本品源于人体,虽采取了许多促使病毒清除的措施,但仍有可能含有未知的致病因子使用前应权衡利弊。

3. 临床研究中与 tPA 合用有引发出血的病例,合用时应谨慎。

4. 本品含痕量的肝素,故存在肝素引发的血小板减少症的可能性,使用本品期间应监测血小板计数。

5. 肾功能不全的患者使用本品时应限钠。

【制剂】 注射剂(粉):500 IU。

【贮藏】 贮于 $2\sim8$ ℃,不可冻结。

尤瑞克林
(urinary kallidinogenase)

别名:凯力康

本品为人尿激肽原酶,系从新鲜人尿中提取精

制的一种由 238 个氨基酸组成的糖蛋白。是我国具有自主知识产权的一类新药。

【药理作用】 本品自人尿液中提取得到的蛋白水解酶,能将激肽原转化为激肽(kinin)和血管舒张素(kallidin)。体外研究显示,本品对离体动脉具有舒张作用,并可抑制血小板聚集、增强红细胞变形能力和氧解离能力。

【体内过程】 健康成人经 30 min 静脉滴注后血药浓度迅速下降,C_{30min}、$AUC_{0-180min}$ 与给药剂量呈正相关,$t_{1/2\beta}$ 在 $156\sim197$ min;间隔 24 h 多次给药,体内药动学参数无变化。

【适应证】 用于轻-中度急性血栓性脑梗死。

【不良反应】 不良反应主要为呕吐、颜面潮红和脸部发热感、头疼、腹泻、结膜充血、心慌胸闷、注射部位红痒等症状,一般都较轻,不需要特殊处理。

【禁忌与慎用】 1. 脑出血及其他出血性疾病的急性期禁用。

2. 药物过敏史或者过敏体质者慎用。

【药物相互作用】 与血管紧张素转化酶抑制剂(ACEI)类药物有协同降血压作用,合并用药可能导致血压急剧下降。

【剂量与用法】 应在起病 48 h 内开始用药。0.15 PNA 单位/次,溶于 50 ml 或 100 ml 氯化钠注射液中,经 30 min 静脉滴注,1 次/日,3 周为一疗程。

【用药须知】 1. 有个别病例可能对本品反应特别敏感,发生血压急剧下降。故在应用本品时需密切观察血压,药物滴注速度不能过快,特别在开始注射的 15 min 内应缓慢,整个滴注应控制在 30 min 左右滴完。如果患者在用药过程中出现血压明显下降,应立即停止给予本品,进行升压处理。

2. 使用时需注意,本品溶解后应立即使用。

3. 尚无本品与其他溶栓药物联合用药的研究资料。

【制剂】 注射剂(粉):0.15 PNA 单位。

【贮藏】 密封保存。

13.5 血容量扩充药

当大量失血、大面积烧伤、剧烈呕吐或腹泻等使循环血量减少而引起休克状态时,可根据情况输入全血、血浆、血浆代用品、葡萄糖盐水等恢复血容量。大量失血时,输入全血是最理想的,但全血来源较少且不便保存,故可输入血浆或血浆代用品;大面积烧伤时血浆丢失的量较多,补充血浆更为合适;失水时则补给葡萄糖盐水。

干血浆

(dried plasma)

别名：冻干人血浆、Plasma human cryodesiccate

【药理作用】　血浆为全血除去红细胞、白细胞和血小板后的成分，含有蛋白、无机盐、葡萄糖、脂类、维生素、酶、激素以及组织代谢产物。血浆蛋白包括：白蛋白约 5%，它在维持血浆渗透压中起重要作用；球蛋白约 2%，与抗体有关；纤维蛋白原约 0.2%。

【适应证】　主要用于恢复血容量和补充血浆蛋白质，如大面积烧伤、严重创伤、外周循环衰竭和低蛋白血症等。

【不良反应】　1. 发冷、发热、荨麻疹、低血压等。低血压有时较严重，与干血浆中存在激肽释放酶原活化剂有关，可使血液中的激肽原转变成缓激肽，导致血管扩张，减慢滴注速度常可避免或减轻。

2. 滴注过快或过量可引起肺水肿和心力衰竭。

3. 有引起经血液传播疾病（例如乙型肝炎、克雅病等）的危险。

【剂量与用法】　剂量随需要而定，一次 25～75 g。滴注用 5% 溶液，稀释时适当加入 0.1% 枸橼酸。每分钟滴注 5～8 ml。

【用药须知】　1. 溶液中不应有可见不溶性颗粒。溶解后 3 h 内用完。

2. 干血浆由不同血型的血浆混合物冷冻干燥而成，用时不必考虑患者血型。

【制剂】　注射剂（粉）：25 g；50 g。

【贮藏】　低温、密封保存。

右旋糖酐

(dextran)

别名：葡聚糖

【CAS】　9004-54-0(dextran)

【ATC】　B05AA05

右旋糖酐 40

(dextran 40)

〖理化性状〗　1. 本品由多糖经水解和分馏获得，多糖是以蔗糖为底物通过肠膜样明串珠菌（*Leuconostoc mesenteroides*）的某一菌株发酵生成。本品是葡萄糖聚合物，各葡萄糖单位间的连接键几乎均为 α-1,6 型。平均分子量为 35000～45000。10% 水溶液的 pH 为 4.5～7.0。

2. 配伍禁忌：右旋糖酐 40 配伍禁忌的产生是由于其制剂呈弱酸性。

右旋糖酐 70

(dextran 70)

〖理化性状〗　1. 本品由多糖经水解和分馏获得，多糖是以蔗糖为底物通过肠膜样明串珠菌（*Leuconostoc mesenteroides*）的某一合适菌株的发酵反应精制而成。本品为葡萄糖聚合物，各葡萄糖单位间的连接键几乎均为 α-1,6 型。本品的平均分子量为 63000～77000。6% 水溶液的 pH 值为 4.5～7.0。

2. 配伍禁忌：右旋糖酐 70 配伍禁忌的产生是由于其制剂呈弱酸性。

【药理作用】　本品为葡萄糖的聚合物，分子量较大，不易渗出血管，可代替血浆蛋白维持血液的渗透压和血容量，还可降低红细胞及血小板聚集，用于改善微循环和抗血栓形成。按其分子量大小分为：右旋糖酐-70（dextran-70），平均分子量为 70000，又称中分子右旋糖酐；右旋糖酐-40（dextran-40），平均分子量为 40000，又称低分子右旋糖酐。

【体内过程】　1. 右旋糖酐-70 排泄较慢，12 h 内约 40% 以原药随尿液排出。静脉滴注其 6% 溶液 500 ml，增加血容量的维持时间可达 6～12 h。

2. 右旋糖酐-40 排泄较快，6 h 内 60% 以原药随尿液排出。其增加血容量的维持时间较右旋糖酐-70 短得多。

【适应证】　1. 右旋糖酐-70 适用于防治失血、烧伤、创伤或手术所致的休克。

2. 右旋糖酐-40 适用于改善微循环和组织灌流量，防止手术后血栓形成。

【不良反应】　1. 偶见变态反应，如荨麻疹、低血压、支气管痉挛等。反应多在开始滴注时发生，最初滴注应慢，并注意观察。

2. 大量输入可引起出血倾向，此系由于凝血因子被稀释和血小板功能受干扰。失血超过 35% 时应与全血合用。

【禁忌与慎用】　1. 严重充血性心力衰竭患者禁用。

2. 血小板减少患者禁用。

3. 无尿或少尿的肾病患者禁用。

【剂量与用法】　剂量随需要而定。成人一日滴注不超过 1500 ml；儿童一日不超过 20 ml/kg。滴注速度视用途而定，如失血后增加血容量 20～40 ml/min，防止手术后血栓形成 2～4 ml/min。

【临床新用途】　1. 血管性头痛　本品 500 ml，加丹参注射液 8 ml，静脉滴注，1 次/日，14 d 一疗程，连用 2 疗程后间隔 5 d。

2. 急性单纯型胰腺炎　本品 500～1000 ml,静脉滴注。

3. 难治性肾病顽固性水肿　本品 500 ml 加肝素 75～100 U,静脉滴注,1 次/日,疗程根据病情而定,最长 14 d。

4. 血液病血尿　本品 500 ml,加入酚磺乙胺 2～4 g,静脉滴注,1 次/日,至肉眼血尿消失后减量,直至镜下血尿消失后停药。

5. 慢性肾功能不全　本品 500 ml,静脉滴注,1 次/日,适用于无禁忌证者,但也有报道本品可导致肾功能衰竭,使用时应密切观察。

6. 肺心病呼吸衰竭　本品 500 ml,加山莨菪碱 20～60 mg,静脉滴注,1～2 次/日,7 d 后山莨菪碱改为 20 mg,1 次/日,再 7 d 后改为口服山莨菪碱 5～10 mg,3 次/日。

【制剂】　注射液:30 g/500 ml。

【贮藏】　密封、在 25 ℃左右干燥处保存。

复方右旋糖酐 40
(compound dextran 40)

【用药警戒】　充血性心力衰竭患者、高乳酸血症患者禁用。

【药理作用】　右旋糖酐 40 为血容量扩充药,其分子量于人血白蛋白相近,静脉注射后能提高血浆胶体渗透压,吸收血管外水分而增加血容量,维持血压。血浆容量的增加与右旋糖酐的输入量有关。其扩充血容量作用比右旋糖酐 70 弱且短暂,但改善微循环的作用比右旋糖酐 70 强。它可使已经聚集的红细胞和血小板解聚,降低血液黏滞性,改善微循环,防止血栓形成。此外,还具有渗透性利尿作用。

乳酸钠林格液与细胞外液的电解质组成相似,能补充电解质和水。当手术侵袭和休克时,由于出血而使循环血量损失的同时,丧失大量细胞外液。对如此大量丧失体液,使用与血浆和细胞外液的电解质组织相似的本品最为适宜,愈后也更好。另外,本品含有的乳酸钠在体内经代谢生成碳酸氢盐,可调整酸中毒。

【适应证】　用于急性出血,特别适用于急性大出血的初始治疗;由于外伤、烧(烫)伤和出血等引起的外科低血容量性休克;外科手术期间的血容量减少;体外灌注时减少由于体外循环产生并发症的风险。

【不良反应】　1. 严重不良反应

(1) 休克(发生频率未见报道)　由于休克可能发生,因此,应当仔细观察患者。如果观察到血压下降、脉搏频率加快或呼吸困难等休克体征或症状,应立刻停止给药并采取适当的治疗措施。

(2) 急性肾功能衰竭(发生频率未见报道)　急性肾功能衰竭可能出现。如果出现少尿等肾功能受损的体征或症状,应立刻停止给药,并采取适当的治疗措施像血液滤过、血浆置换或血液透析。

2. 其他不良反应

(1) 血液系统　大剂量或反复滴注本品可能引起延长出血时间或引起出血倾向。如果出现任何这些异常症状,应停止给药。

(2) 胃肠道　恶心和呕吐很少发生。

(3) 皮肤　少见荨麻疹。

(4) 大剂量和(或)快速给药可能引起大脑、肺和外周性水肿。

【禁忌与慎用】　1. 本品禁用于充血性心力衰竭患者(循环血容量的增加可引起临床病症的恶化)。

2. 高乳酸血症患者(病情可能恶化)禁用。

3. 肾功能衰竭患者(病情可能恶化)慎用。

4. 脱水患者(肾功能不全可能加重)慎用。

5. 肺水肿患者(水和电解质可能引起病情的恶化)慎用。

6. 低纤维蛋白原血症或血小板减少症患者慎用(降低止血效果,增加出血的风险)。

7. 肝病患者慎用(水和电解质的代谢可能会恶化。给药可能影响水和电解质的平衡,这样可能会引起患者的病情恶化)。

8. 由于尿道损伤引起尿量输出减少的患者(水和电解质的超负荷可能引起患者的临床症状可能会恶化)。

9. 妊娠期妇女及哺乳期妇女的安全性尚未确定。

10. 儿童用药的安全性及有效性尚未确定。

【剂量与用法】　剂量随需要而定。成人一日滴注不超过 1500 ml;儿童一日不超过 20 ml/kg。滴注速度视用途而定,如失血后增加血容量 20～40 ml/min,防止手术后血栓形成 2～4 ml/min。

【用药须知】　1. 由于本品含有钙,当血中存在柠檬酸时可引起血液凝固,使用时应谨慎。

2. 应当避免和含磷酸盐或碳酸盐的药物混合,因为可引起沉淀。

【制剂】　大容量注射液:250 ml 含右旋糖酐 (40) 25 g、乳酸钠 0.775 g、氯化钙 50 mg、氯化钾 75 mg 与氯化钠 1.5 g。

【贮藏】　密封、在 25 ℃左右干燥处保存。

羟乙基淀粉
(hydroxyethyl starch)

本品为半合成的多聚体,是将羟乙基引入支链淀粉(amylopectin)的葡萄糖残基而成,以延缓支链淀粉在体内的降解速度。根据其分子量和取代基不同具有不同的药动学特性。目前上市的有羟乙基淀粉 20、羟乙基淀粉 40、羟乙基淀粉 130/0.4、羟乙基淀粉 200/0.5。下面分别叙述。

【CAS】　9005-27-0

【ATC】　B05AA07

【理化性状】　1. 化学名:2-Hydroxyethyl ether starch

2. 结构式

in which either R or R^1 may
be either H or CH_2CH_2OH
(hetastarch)

3. 配伍禁忌:羟乙基淀粉与许多化合物不能配伍,包括许多注射用抗菌药。

羟乙基淀粉 20
(hydroxyethyl starch 20)

【药理作用】　本品静脉滴注后,较长时间停留于血液中,提高血浆渗透压,使组织液回流增多,迅速增加血容量,稀释血液,并增加细胞膜负电荷,使已聚集的细胞解聚,降低全身血黏度,改善微循环。

【体内过程】　本品静脉滴注后,由于分子量大,主要停留于血循环内,主要分布于肝脏,大部分从肾脏排出,小部分随大便排出,仅微量被肌体分解代谢。1 次静脉滴注后,24 h 内尿中排出 63%,大便中排出 16.5%。

【适应证】　血容量补充药。有抑制血管内红细胞聚集作用,用于改善微循环障碍。

【不良反应】　偶可发生输液反应。少数患者出现荨麻疹、瘙痒。

【禁忌与慎用】　有出血倾向和心力衰竭者慎用。

【剂量与用法】　静脉滴注,250~500 ml/d。

【用药须知】　1. 一次用量不能过大,以免发生自发性出血。

2. 大量输入可致钾排泄增多,应适当补钾。

【制剂】　大容量注射液:250 ml 含 15 g 羟乙基淀粉 20 与氯化钠 2.25 g;500 ml 含 30 g 羟乙基淀粉 20 与 4.5 g 氯化钠。

【贮藏】　密封,在 25 ℃左右干燥处保存。

羟乙基淀粉 40
(hydroxyethyl starch 40)

别名:706 代血浆。

【药理作用】　扩充血容量,改善血流动力学,其扩容效力可维持 4 h,能显著改善器官组织灌注,提高氧供。

【适应证】　防止和治疗低血容量和休克。

【不良反应】　本品无免疫原性,类过敏性反应发生率极低。

【禁忌与慎用】　与右旋糖酐相同。

【剂量与用法】　血容量丢失 1000 ml 的患者滴注本品 600 ml,可维持效力 4~5 h。使用本品 10% 的效力更佳,更持久。滴注速度以及是否必须连续给药,根据患者的临床效应而定。

【临床新用途】　用于慢性消耗性疾病,本品 500 ml,静脉滴注,1 次/日,10 d 一疗程,可间断用 2~3 个疗程,可明显改善临床症状,增加食欲,促进伤口愈合,使贫血好转。

【用药须知】　1. 本品和 5% 白蛋白一样,可显著增加患者的心脏指数,降低全身血管阻力指数。

2. 本品提高渗透压的程度和维持时间与白蛋白相近。

【制剂】　大容量注射液:250 ml 含 15 g 羟乙基淀粉 40 与氯化钠 2.25 g;500 ml 含 30 g 的羟乙基淀粉 40 与氯化钠 4.5 g。

【贮藏】　密封,在 25 ℃左右干燥处保存。

羟乙基淀粉 130/0.4
(hydroxyethyl starch 130/0.4)

别名:万汶、Voluven、羟乙基淀粉醚

名称中 130 是指分子量,0.4 是指羟乙基取代度。本品为白色至类白色粉末,可溶于水,1% 水溶液的 pH 值为 6.5~7.0。

【药理作用】　1. 本品为血液容量扩充剂,其容量扩充效应和血液稀释效应取决于分子量大小、取代度、取代方式和药物浓度,以及给药剂量和滴注速度。本品为稀糊蜡质玉米淀粉衍生物,主要含葡萄糖聚合物,其中占优势地位的是与 α-1-4-葡萄糖单位连接的 α-1-6 分枝。羟乙基取代葡萄糖单位后,在体内降低 α-淀粉酶对葡萄糖聚合物的正常降解。低取代(0.4)是本品的药理学特性的决定因素。

【体内过程】 1. 本品的药动学较为复杂,与分子量和摩尔取代度密切相关。当静脉给予羟乙基淀粉时,低于肾阈值(60000～70000)的小分子很容易通过肾脏经尿排泄,大分子羟乙基淀粉在通过肾脏排泄之前,被血浆 α-淀粉酶降解为小分子。本品在输入体内后,血浆中羟乙基淀粉的平均分子量为70000～80000,在治疗期间保持在肾阈值之上。滴注本品 30 min 后,血药浓度为峰值的 75%,6 h 后降至 14%。单次给予本品 500 ml,血药浓度在 24 h 后几乎回到基线水平。

2. 本品分布容积约为 5.9 L,血浆清除率为 31.4 ml/min,$t_{1/2}$ 为 12 h。70%给药剂量在 72 h 内经尿排泄。连续给药 10 d,无明显的蓄积现象。肾清除率 < 50 ml/min 者,AUC 升高 73%,清除率降低 42%。

【适应证】 用于治疗和预防低血容量。

【不良反应】 1. 发生过敏反应时出现轻微流感样症状、荨麻疹、心动过缓、心动过速、支气管痉挛、非心源性肺水等,其他包括皮肤瘙痒、凝血功能障碍及低血压。

2. 上市报告的不良反应包括过敏反应、荨麻疹、支气管痉挛、低血压、凝血障碍。

【妊娠期安全等级】 C。

【禁忌与慎用】 1. 对本品过敏者禁用。

2. 循环超负荷,特别是充血性心力衰竭和肺水肿、非低血容量所致的少尿或无尿的肾功能衰竭、接受血液透析治疗、严重高钠血症或严重高氯血症、颅内出血者禁用。

3. 严重肝病和严重出血性疾病(如严重血管性血友病)者应慎用。

4. 尚无足够良好对照的临床研究,妊娠期妇女只有在潜在的益处大于风险时,才可使用。

5. 尚未知本品是否可经乳汁排泄,故哺乳期妇女慎用。

【药物相互作用】 尚未发现与其他药物或肠外营养产品的相互作用。给予羟乙基淀粉时,患者血液淀粉酶浓度将升高,可能干扰胰腺炎的诊断。

【剂量与用法】 日剂量和滴注速度根据患者失血量、血流动力学的支持或恢复情况及血液的稀释情况决定。初始输入的 10～20 ml 应非常缓慢,并密切观察患者,因可发生超敏反应。滴注部位至少应 24 h 内更换。

1. 成人,最大剂量 50 ml/(kg·d)。

2. 临床试验中,婴幼儿(< 2 岁)平均剂量为(16±9)ml/kg 给药,应根据患者胶体需求量,剂量个体化。

【用药须知】 1. 本品可导致超敏反应,一旦发生立即停药,并给予处理和支持治疗,直至症状缓解。

2. 治疗期间应定期评估液体状态和滴注速度,特别是心脏功能不全或重度肾功能不全的患者。

3. 严重脱水者,应先给予晶体,总体来说,应给予足够的液体,避免脱水。

4. 使用本品可导致血清淀粉酶浓度升高,应注意与胰腺炎区别。

5. 使用本品时由于血液稀释效应可能会导致凝血因子、血浆蛋白和血细胞比容降低。

6. 使用本品时应防止输入过量造成循环系统负荷过重,一旦发生过量,立即停药,如需要可给予利尿剂。

7. 使用本品期间应注意监测体液平衡、电解质浓度、肾功能、酸碱平衡、凝血功能等。

8. 本品主要经肾排泄,肾功能不全患者发生不良反应的风险高,应密切监测上述患者液体状态、滴注速度及尿量,老年患者可能出现肾功能减退,谨慎选择剂量。

【制剂】 注射液:30 g/500 ml。

【贮藏】 贮于 15～25 ℃,不得冷冻。

羟乙基淀粉 200/0.5
(hydroxyethyl starch 200/0.5)

别名:贺斯

名称中 200 是指分子量,0.5 是指羟乙基取代度。

【药理作用】 本品为高分子支链淀粉。独特的分子量、克分子取代级和取代方式是其特点之一。平均分子量大约为 200kDa。克分子取代级约是 0.5,即在支链淀粉的结构上每 10 个葡萄糖单位中约有 5 个羟乙基,且主要在 C2 位置上。C2/C6 比例是 5:1。羟乙基淀粉的主链由葡萄糖单位通过-1,4 链直线相联,通过-1,6 键链发出分支。由于其在结构上与糖原非常相似,因此,可以预计本品有很高的躯体耐受性,仅有非常低的过敏性反应发生的可能性。

【体内过程】 快速滴注本品可增加血浆容量。滴注本品的 6%的注射液时,其增加的血浆容量相当于滴注量的 100%,滴注本品 10%的注射液时,其增加的血浆容量相当于滴注量的 145%。继后,4 h 内保持在 100%以上;8 h 后仍保持滴注量的 72%(6%的本品注射液)或 57%(10%的本品注射液)。而且本品 6%的注射液有 4 h 的平台期,10%有 1 h 的平台期。因此,至少在 4～8 h 内本品能有效改善循环及微循环。本品在体内可不断被血清淀粉酶降解,主要从肾脏排除。24 h 内约 47%～54%的本品随尿液排泄。

【适应证】 治疗和预防与下列情况有关的循环血量不足或休克（容量替代治疗）：手术（失血性休克）创伤（创伤性休克）感染（感染性休克）烧伤（烧伤性休克）减少手术中对供血的需要，例如，急性等容血液稀释（ANH）。

【不良反应】 1. 极个别病例可能发生过敏性样反应，如果反应不能耐受，立即停止滴注并采取常规急救措施。

2. 长期中、高剂量滴注本品，患者常出现一种难治性瘙痒，即使停药数周后，仍可能发生该症状，并可能持续数月，导致患者情绪紧张。

3. 极个别病例可能出现肾区疼痛，一旦出现该症状，应立即停药，并补充足够的液体，密切监测血清肌酐值。

4. 较高剂量使用时，由于血液稀释可能出现出血时间延长，但不会引起临床出血。应监测血球压积的下降和血浆蛋白的稀释。

【妊娠期安全等级】 C。

【禁忌与慎用】【药物相互作用】 参见羟乙基淀粉 130/0.4。

【剂量与用法】 初始输入的 10～20 ml 应非常缓慢，并密切观察患者，因可发生超敏反应。滴注部位至少应 24 h 内更换。一日用量和滴注速度取决于失血量、血液浓缩程度及其血液稀释效应。心、肺功能正常的患者使用胶体扩容剂时，血球压积应不低于 30%。必须避免因滴注过快和用量过大导致的循环超负荷。

1. 治疗和预防循环血量不足或休克（容量替代治疗）的推荐剂量 除非医师根据容量需要，另有要求。最大剂量按体重一日 66 ml/kg（按 75 kg 体重计一日约为 5000 ml）（按体重一日约为 2.0 g 羟乙基淀粉/kg）。最大滴注速度为每小时 20 ml/kg（按 75 kg 体重计每小时约为 1500 ml）

2. 减少手术中供血量（急性等容血液稀释-ANH）的推荐剂量 除非医师根据容量需要，另有要求。在手术之前即刻开展急性等容血液稀释（ANH），按 1.5∶1 的比例，以本品替换自体血液。ANH 后，血球压积应不低于 30%。

3. 治疗的时间和剂量取决于低血容量的时间和程度。减少手术中供血量（急性等容血液稀释-ANH），如果估计手术患者可能需要输血，ANH 通常在手术之前进行一次。如果血球压积正常，可重复使用。

【用药须知】 参见羟基乙淀粉 130/0.4。

【制剂】 大容量注射液：250 ml 含 15 g 羟乙基淀粉 200/0.5 与氯化钠 2.25 g；500 ml 含 30 g 羟乙基淀粉 200/0.5 与氯化钠 4.5 g。

【贮藏】 贮于 15 ℃～25 ℃，不得冷冻。

聚维酮
(polyvidone)

别名：聚乙烯吡咯酮、聚烯吡酮、Polyvinylpyrrolidone、PVP、Periston-N

【CAS】 9003-39-8

【ATC】 A07BC03

【理化性状】 1. 本品为一种线形 1-乙烯-2-吡咯烷基合成聚合物，根据聚合度不同相对分子质量有差异。不同类型的聚维酮水溶液的黏度不同，亲水性由 K 值表示。白色至淡乳白色具吸湿性粉末。易溶于水、乙醇和甲醇，微溶于丙酮，几乎不溶于乙醚。5%的水溶液 pH 为 3.0～7.0。

2. 化学名：Poly(2-oxopyrrolidin-1-ylethylene)

3. 分子式：$(C_6H_9NO)_n$

【简介】 本品为化学合成的多聚体，平均分子量 40000。在体内很少代谢，主要以原药随尿液排出，24～72 h 内排出 60%～70%。部分可在网状内皮组织丰富的器官中留存较长时间，因而现在很少用于增加血容量。本品能吸附毒素，可用于某些中毒症。剂量随需要而定，通常为一次 250～1000 ml。注射液：3.5%，250 ml、500 ml，内含氯化钠 0.9%。

聚明胶肽
(polygeline)

别名：血代、血脉素、人造血、Haemaccel

本品为 3.5%胶体溶液，每 1000 ml 中含有降解明胶多肽 35 g，Na^+ 3.33 g，K^+ 0.20 g，Ca^{2+} 0.25 g，Cl^- 5.14 g 及微量的磷酸根、硫酸根及带负电荷等渗点的多肽，平均分子量 30000。

【CAS】 9015-56-9

【ATC】 B05AA10

【理化性状】 1. 本品是由衍生于变性明胶的多肽及用于形成尿桥联的二异氰酸酯进行交联而制备的聚合物。

2. 配伍禁忌：聚明胶肽的静脉制剂含有钙离子，因此，与用枸橼酸盐抗凝的血液不能配伍。

【药理作用】【体内过程】 本品能稀释血液，降低血液的黏滞度，改善血液循环，同时增加携氧量。只要血球压积不低于 25%体积，本品就不受剂量限制，即使失血量达 1.5 L，也可单独使用。本品主要随尿液排出。

【适应证】　1. 用于低血容量休克。

2. 用于补充创伤、烧伤或手术等引起的血液或血浆的丢失。

3. 术前自身血液和血浆补充。

4. 在心血管手术中，作为心肺体外循环机的最佳补充溶液，作为各种药物的滴注溶剂。

【不良反应】　偶有一过性皮肤反应如荨麻疹，也有发生低血压、心动过速、心动过缓、恶心、呕吐、呼吸困难、体温升高或寒战。罕见休克状态的严重变态反应，一旦发生应立即停止输液并对症处理。

【禁忌与慎用】　1. 对本品所有成分过敏者禁用。

2. 高血压和充血性心力衰竭患者禁用。

3. 食管静脉曲张、水肿患者禁用。

4. 出血倾向患者禁用。

5. 重度肾功能不全的患者禁用。

6. 无尿症及具有高敏体质者禁用。

【剂量与用法】　一般用量不超过 500 ml，在 1 h 左右输完。重症休克或急症用量可达 1000 ml，甚至 1500 ml。

【用药须知】　国外资料报道，两例哮喘患者发生了致死性反应，1 例发生局部性癫痫发作。

【制剂】　注射液:17.5 g/500 ml。

【贮藏】　遮光、贮于室温。

琥珀酰明胶
(succinylated gelatin)

别名：琥珀明胶、佳乐施、血安定、血定安、Gelatin Succinate、Gelofusine、Plasma、Substitute

本品为为胶体性血浆代用品。

【药理作用】　1. 本品的容量效应相当于所输入量，即不会产生内源性扩容效应。静脉输入本品能增加血浆容量，使静脉回流量、心排血量、动脉血压和外周灌注增加，本品所产生的渗透性利尿作用有助于维持休克患者的肾功能。

2. 本品以下的综合作用有助改善对组织的供氧:①本品的相对黏稠度与血浆相似，所产生的血液稀释作用降低血液相对黏稠度，改善微循环，增加心排血量，加快血液流速。②输入本品减少血细胞比容，影响血液携氧能力，然而，由于血液黏稠度降低，微循环改善，减少心脏负荷，使心排血量增加心肌耗氧量不增加。因此，输入本品所产生的总体效果是增加氧的运输。③本品的胶体渗透压可防止和减少组织水肿，而后者往往限制组织的氧气利用。外周组织缺氧时，血红蛋白对氧的释放会增加，有利于对组织供氧。

【体内过程】　本品在血液循环的消除呈现多项消除，$t_{1/2}$ 为 4 h，90% 经肾排泄，5% 随粪排泄。本品大部分在 24 h 内经肾排出，3 d 内可完全从血液中清除。

动物实验显示，本品在单核-吞噬细胞系统的滞留时间为 24～48 h，未排除的部分通过蛋白水解作用被破坏，此种破坏作用非常有效，即使是肾功能衰竭也不会产生蓄积。

【适应证】　1. 用于各种原因引起的低血容量性休克（如失血、急性创伤或手术、烧伤、败血症）的早期治疗。

2. 用于手术前后及手术期间稳定血液循环及稀释体外循环液。

3. 用于预防脊髓和硬膜外麻醉中的低血压。

4. 作为滴注胰岛素的载体（防止胰岛素被容器及管壁吸附而丢失）。

【不良反应】　本品极少引起严重不良反应（引起严重不良反应的概率≤1/6000）。偶见过敏反应，如轻微荨麻疹。

【禁忌与慎用】　1. 对明胶类药物过敏者、肾功能衰竭者、出血倾向者、肺水肿者、循环超负荷、水潴留者禁用。

2. 处于过敏状态者（如哮喘，使用本品后出现过敏反应的概率增加，程度也会加重）禁用。

3. 鉴于本品存在过敏反应的危险，建议妊娠期妇女和哺乳期妇女用药时应权衡利弊。

【剂量与用法】　1. 少量出血、术前及术中预防性治疗　可在 1～3 h 内静脉输入本品 500～1000 ml。

2. 低血容量性休克　可在 24 h 内静脉输入本品 10000～15000 ml。但红细胞比容不应低于 25%，同时避免血液稀释引起的凝血异常。

3. 严重的急性失血致生命垂危　可在 5～10 min 内加压输入本品 500 ml，进一步输入量视血容量的缺乏程度而定。

4. 老年人用药时，应控制红细胞比容不低于 30%，并注意防止循环超负荷。

【用药须知】　1. 本品不含防腐剂，室温下可保存 5 年；一旦封口开启，应在 4 h 内使用，任何未用完的药液均不可再用。

2. 使用本品不会干扰交叉配血。本品与枸橼酸化的血液或血制品有良好的相容性。

3. 血液、电解质和碳水化合物溶液可与本品一起经同一管道滴注。

4. 脂肪乳不可经相同输液器与本品同时输入。

5. 其他水溶性药物（如血管活性药、巴比妥酸盐类、肌松药、皮质激素和抗生素)一般是可以与本品一起输入的,但不建议。

6. 给药剂量和速度取决于患者的实际情况(如脉搏、血压、外周组织灌注量、尿量等),必要时可加压输入。快速输入时应将液体加温,但不能超过 37 ℃。

7. 本品含钙量、含钾量低,可用于洋地黄化的患者或肾功能较差的患者。心力衰竭者输入本品时应缓慢。

8. 心力衰竭时可能伴有循环超负荷,输液应缓慢进行。应注意患者是否有水潴留、肾功能衰竭、出血倾向、肺水肿、钠或钾缺乏及过敏反应。

9. 即使是大剂量输入(作为大输液的组分,24 h 输入达 15 L),本品也不影响凝血功能和肾功能。

10. 对于失血后血液成分的补充,一般在失血量相当于总血容量的 20% 才考虑输入红细胞。

11. 本品能有效地维持血容量,但并不能补充失血或血浆引起的蛋白缺乏。因此,如果术前或术中输入本品的量大于 2000～3000 ml 时,建议术后检查血浆蛋白浓度,特别是有组织水肿现象时。在某些情况下(如败血症休克时,可能需要特别的球蛋白),应适当选择人血白蛋白制剂,用于进一步容量扩充。

12. 一旦出现过敏反应,应立即停止滴注,并根据患者情况做相应处理,如增加供氧、抬高双腿、给予肾上腺素(如 1∶1000 肾上腺素 0.5～1 ml 肌内注射,必要时 15 min 重复 1 次)、大剂量皮质激素(如泼尼松龙 250～1000 mg)、抗组胺(如马来酸氯苯那敏 10～20 mg 缓慢静脉滴注)、钙剂(小心服用强心苷的患者)、观察和治疗代谢性酸中毒。必要时可用利尿剂,以加快药物排出。

【制剂】　注射液:20 g/500 ml。

【贮藏】　贮于 25 ℃以下。

缩合葡萄糖
(polyglucose)

本品为葡萄糖经缩合而成的高分子多糖,相对分子量平均为 10000。

【药理作用】　有一定的胶体渗透压,可在血管内保持血容量;排泄较慢,但又不持久的蓄积在体内。

【适应证】　1. 增加血容量、提高血浆胶体渗透压。

2. 用于急性失血、创伤、大面积烧伤、剧烈呕吐及循环血容量降低而引起的休克。

3. 手术前及手术中补充血容量。

4. 改善微循环。

【不良反应】　偶见过敏反应,用量过大,可出现凝血障碍。

【禁忌与慎用】　1. 禁用于血小板减少症、出血性疾病及充血性心力衰竭。

2. 重度肾功能及凝血机能障碍者禁用

【剂量与用法】　1. 抗休克、补充血容量,静脉滴注,一次 500～1500 ml;滴注速度为 10～15 ml/min。

2. 改善微循环,静脉滴注,一次 500～1500 ml,滴注速度为 2～3 ml/min。

【用药须知】　1. 静脉滴注时,应注意滴注速度。

2. 失血较多可与全血交替输入,多次滴注宜减量,连续使用不得超过 4 d。

【制剂】　大容量注射液:250 ml 含缩合葡萄糖 30 g 与氯化钠 2.125 g;500 ml 含缩合葡萄糖 60 g 与氯化钠 4.25 g。

【贮藏】　密闭保存,切勿横卧或倒置。

13.6　遗传性血管神经性水肿用药

遗传性血管神经性水肿(HAE)是一种染色体显性遗传疾病。C1 抑制物(C1 INH) mRNA 转录被抑制(Ⅰ型),至血清 C1 INH 浓度下降;另一些患者 C1 INH 关键反应区的精氨酸发生突变,血浆中存在正常或增高水平的 C1 INH 但无功能(Ⅱ型)。C1 INH 浓度降低和 C1 INH 功能缺陷使 C1 激活导致无控制的 C1 s,C4 和 C2 活化,释放血管活性肽和激肽,缓激肽也增加。由于激肽对毛细血管后小静脉的血管舒张效应产生了发作性局限性典型的非凹陷性水肿。目前治疗此疾病的药物有 C1 酯酶抑制剂和血浆激肽释放酶抑制剂。

C1 酯酶抑制剂
(C1 esterase inhibitor)

别名:Cinryze

本品是从人血浆中提取的 C1 酯酶抑制剂。

【ATC】　B02AB03

【理化性状】　本品是 C1 酯酶抑制剂的无菌、稳定、低压冻干制剂,是人血浆经过滤和色谱层析法联合提纯制得。1 单位本品与 1 ml 正常新鲜血浆中存在的 C1 酯酶抑制剂平均含量相当

【药理作用】　C1 酯酶抑制剂是人血液中的正常成分,是一种丝氨酸蛋白酶抑制剂。本品的主要功能是调节补体激活和内源性凝血(接触系统)通路,同时也调节纤维蛋白溶解系统。这些系统的调节是通过形成蛋白水解酶和本品的复合物从而导致二者失活,并消耗 C1 酯酶抑制剂来完成的。

遗传性血管神经性水肿（HAE）患者内源性或功能性 C1 酯酶抑制剂水平低。尽管导致 HAE 患者血管神经性水肿发作的原因尚不确定，但目前认为血管通透性增加和 HAE 发作的临床表现主要通过接触系统活化介导。本品可使血浆激肽释放酶和因子 XIIa 失活从而抑制接触系统的活性，阻止缓激肽产生来调节血管的通透性。给予本品后可增加血浆中 C1 酯酶抑制剂的活性水平。

【体内过程】　1. 在无症状的 HAE 患者中进行的随机、组间平行、标签公开的药动学研究结果见下表。患者或者接受 1000 单位的单剂量试验，或者接受了 60 min 后再追加 1000 单位的双剂量试验。

C1 酯酶抑制剂的药动学参数表

参数	单剂量	双剂量
$C_{基线}$(U/ml)	$0.31\pm0.20(n=12)$	$0.33\pm0.20(n=12)$
C_{max}(U/ml)	$0.68\pm0.08(n=12)$	$0.85\pm0.12(n=13)$
T_{max}(h)	$3.9\pm7.3(n=12)$	$2.7\pm1.9(n=13)$
$AUC_{(0-t)}$[(U·h)/ml]	$74.5\pm30.3(n=12)$	$95.9\pm19.6(n=13)$
CL(ml/min)	$0.85\pm1.07(n=7)$	$1.17\pm0.78(n=9)$
$t_{1/2}$(h)	$56\pm36(n=7)$	$62\pm38(n=9)$

2. 未进行本品在特殊人群中药动学参数的研究，包括性别、种族、年龄（儿童或老年人），或肝、肾功能不全的患者。

【适应证】　本品可用于常规预防患有遗传性血管神经性水肿（HAE）的青少年和成人的血管神经性水肿发作。

【不良反应】　1. 临床试验中观察到导致死亡的最严重不良事件包括非导管相关性异物栓子、先兆子痫导致剖宫产、卒中及 HAE 发作加重，但无一与本品有关。

2. 最常见的与本品相关的不良反应（发生率≥5%）为上呼吸道感染、鼻窦炎、皮疹和头痛。

3. 其他不良反应包括上呼吸道感染、病毒性上呼吸道感染、支气管炎、肢体损伤、背痛、四肢痛。

【妊娠期安全等级】　C。

【禁忌与慎用】　1. 使用本品曾发生危及生命的速发型过敏反应的患者，包括对本品超敏的患者禁用。

2. 对妊娠期妇女尚无良好对照的临床，妊娠期妇女只有在确实需要时才能使用。

3. 尚未明确本品是否经乳汁分泌，哺乳期慎用。

4. 儿童应用的安全性及有效性尚未明确。

5. 本品临床研究未包括 65 岁及以上老年人，这部分人群反应与年轻人是否有差异尚未明确。

【药物相互作用】　未进行药物相互作用方面的研究。

【剂量与用法】　1. 剂量　静脉注射，一次 1000 U（2 玻璃瓶），每 3～4 d 给药 1 次，注射速度 1 ml/min。

2. 配制方法

（1）从冰箱取出本品及注射用水放置至室温。

（2）去掉本品注射剂及注射用水玻璃瓶的保护盖，用杀菌剂消毒瓶塞，晾干。

（3）去掉双头转移针一头的保护帽，刺入注射用水玻璃瓶胶塞。

（4）倒转含 5 ml 注射用水的玻璃瓶，直立放置本品注射剂玻璃瓶，稍稍倾斜，快速插入双头转移针的另一端的针头，由于抽真空作用，注射用水会被吸入到本品的注射剂玻璃瓶中。如本品注射剂玻璃瓶非抽真空的，不能使用。

（5）断开两玻璃瓶的链接，弃去注射用水玻璃瓶和转移针，轻轻转动本品注射剂玻璃瓶，直至完全溶解。

【用药须知】　1. 本品可能引起严重的过敏反应，在给药期间和给药后可能发生的过敏反应症状和体征包括荨麻疹、风疹、胸部压迫感、喘鸣、低血压和（或）过敏反应。因为过敏反应的症状类似于 HAE 发作，应仔细考虑治疗方法。一旦发生，应立即停用本品并给予恰当处置，紧急情况下应立即给予肾上腺素。

2. 当使用超过本品说明书规定的最高剂量时，已有报道发生血栓形成事件。动物实验表明静脉注射 C1 酯酶抑制剂与血栓形成风险有关。

3. 本品是从人血浆中提取的，虽然经严格的供体筛选、病毒检测和制备过程，但理论上仍存在经本品传染病毒性疾病的风险。因此，应充分告知患者使用本品的利弊。

4. 本品溶解前必须遮光保存，放至室温后加入灭菌注射用水使之溶解，溶解后应检查有无颗粒物或颜色改变，如溶液浑浊或变色请勿使用。溶解后的本品在室温条件下最多可存放 3 h。

5. 本品不含防腐剂，溶解时注意无菌操作。开启后必须立刻使用。

6. 本品不可与其他药物混合。

【制剂】　注射剂（粉）：500 U。

【贮藏】　在 2～25 ℃遮光保存，禁止冷冻。

艾卡拉肽

(ecallantide)

别名：Kalbitor

本品是一种供皮下注射的，选择性和可逆性的血浆激肽释放酶抑制剂。

【CAS】　460738-38-9

【ATC】　B06AC03

【理化性状】　1. 本品为利用 DNA 重组技术，由 Pichia pastor 酵母细胞中产生的，由 60 个氨基酸组成的小分子蛋白。

2. 分子式：$C_{305}H_{442}N_{88}O_{91}S_8$

3. 分子量：7053.83

【用药警戒】　本品可导致过敏性反应，医护人员应注意区分此过敏反应与遗传性血管神经性水肿患者自身症状的相似性。

【药理作用】　1. 遗传性血管神经性水肿（HAE）是一种罕见的遗传性疾病，致病原因是位于 1 号染色体上的编码 C1 酯酶抑制剂（Cl-INH）的基因突变，并作为常染色体显性遗传性状遗传。遗传性血管神经性水肿（HAE）的特点为 C1 酯酶抑制剂低活性和 C4 体内低水平。C1 酯酶抑制剂是一个重要的内源血浆激肽释放酶抑制剂，能激活人体中的补体和内源性凝血（接触系统通路）。胰舒血管素—激肽系统是一个复杂的蛋白质水解的级联系统，涉及炎症反应和凝血反应的启动。这一过程的一个关键方面是通过血浆激肽释放酶催化高分子量（HMW）激肽原转换为缓激肽。遗传性血管神经性水肿（HAE）患者，缺乏血浆激肽释放酶活性的正常调节和常规的补体级联反应。发病时，血浆激肽释放酶过度参与反应导致过多的缓激肽生成。缓激肽是一种血管扩张剂，被认为是产生遗传性血管神经性水肿（HAE）的局部肿胀、发炎、疼痛症状的原因。

2. 本品是一种高效（Ki＝25 pM）、具有选择性、可逆的血浆激肽释放酶抑制剂。它与血浆激肽释放酶结合，通过阻止结合位点的方式，抑制高分子量（HMW）激肽原转化为缓激肽。从而治疗遗传性血管神经性水肿（HAE）的急性发作。

3. 本品与补体途径或胰舒血管素—激肽途径中部分环节的暴露—反应关系尚未建立。因为内源性凝血途径的影响，本品对于活化部分凝血酶时间（aPTT）的影响已经被测定。当静脉给药的剂量大于等于 20 mg/kg 时，活化部分凝血酶时间（aPTT）会延长。健康受试者接受 80 mg 静脉注射时，活化部分凝血酶时间（aPTT）延长约 2 倍，并且药后 4 h 恢复到正常。

【药理作用】　健康受试者，给予皮下注射单剂量 30 mg 的本品，2~3 h 后达血药峰值（586 ± 106）ng/ml。平均 AUC 为（3017±402）(ng·h)/ml。平均消除 $t_{1/2}$ 为（2.0 ± 0.5）h。血浆清除率为（153 ± 20）ml/min，分布容积为（26.4 ±7.8）L。年龄、体重、性别对本品的暴露量无显著的影响。本品是一种小蛋白分子，经肾排泄，随尿液排出体外。

【适应证】　16 周岁及以上的遗传性血管神经性水肿急性发作的患者。

【不良反应】　1. 过敏反应表现为过敏性休克、胸部不适、咽部水肿、流鼻涕、打喷嚏、鼻塞、喉咙发炎、皮肤瘙痒、荨麻疹、皮疹、气喘和低血压。

2. 其他不良反应包括头痛、恶心、乏力、腹泻、上呼吸道感染、鼻咽炎、呕吐、皮肤瘙痒、上腹痛、和发热。

3. 注射部位反应包括局部皮肤瘙痒、红斑、疼痛、红肿、荨麻疹、青紫。

【妊娠期安全等级】　C。

【禁忌与慎用】　1. 对本品过敏者禁用。

2. 妊娠期妇女只有明确需要时方可使用。

3. 尚未明确本品是否经乳汁分泌，哺乳期妇女慎用。

4. 16 岁以下儿童用药的安全性及有效性尚未确定。

5. 临床试验中纳入的 65 岁以上老年人数量有限，老年人慎用。

【药物相互作用】　没有正式的药物相互作用的研究，体外试验亦未进行。

【剂量与用法】　1. 推荐剂量及用法：30 mg（3 ml）分 3 次皮下注射，如果需要强化治疗则在 24 h 之内再加 30 mg。

2. 使用前应检查是否变色或者可见颗粒物。要严格执行无菌操作，使用大口径的针头从药瓶中抽取 1 ml 药液，换上适用于皮下注射的针头（建议使用 27 G 针头）。注射部位为腹部、大腿或上臂，一次治疗注射 3 次。一次注射的部位可以相同，也可不同，相同部位时，注射点之间要隔开 2 英寸（5 厘米）。

【用药须知】　1. 应由专业的医护人员进行过敏和遗传性血管神经性水肿的治疗。

2. 本品仅供皮下注射使用。

3. 从冰箱取出后放于低于 30 ℃的环境下，14 d 内使用，如不用尽快放回冰箱。

【制剂】　注射液：10 mg/1 ml，每 3 瓶一包装（供一次使用）。

【贮藏】　密封、遮光贮于 2~8 ℃。

阿法可奈司他
(conestat alfa)

别名：Ruconest、Rhucin

本品为基因重组的 C1 酯酶抑制因子。

【CAS】　80295-38-1

【ATC】　B06AC04

【理化性状】　本品为白色或者类白色粉末。提取自基因编码的家兔的乳汁，其氨基酸序列与内源性 C1 酯酶抑制因子相同。

【用药警戒】　首次使用本品的患者需要测定体内是否存在抗兔上皮细胞的 IgE 抗体，结果为阴性后方可使用，且结果仅在一年内有效。患者使用本品超过 1 年或者 10 次，必须重新测定抗兔上皮细胞的 IgE 抗体。

【药理作用】　血管神经性水肿是血浆补体调控成分缺陷最常见的病症，C1 酯酶抑制蛋白(C1 INH)浓度降低和 C1 INH 功能缺陷使 C1 激活导致 C1 s、C4 和 C2 的活化失控，进而释放血管活性肽和激肽、缓激肽。由于激肽对毛细血管后小静脉的血管舒张效应产生发作性局限性典型的非凹陷性水肿。本品是一种 C1 INH 重组体，可抑制补体系统的蛋白酶活性，提高血清 C1 INH 水平，从而预防和治疗遗传性血管神经性水肿的发生。

【体内过程】　1. 吸收　给予健康受试者 50 U/kg 的本品后，C_{max} 为 1.36 U/ml，消除 $t_{1/2}$ 约 2 h。

2. 分布　本品体内分布容积为 3 L，接近人体血浆容量。

3. 代谢和排泄　本品在肝脏中通过受体介导的胞吞作用发生水解/降解，所以基本无原药排出。

【适应证】　用于 C1 酯酶抑制因子缺乏而引起的遗传性血管神经性水肿急性发作的治疗。

【不良反应】　常见的不良反应为头疼。少见眩晕、感觉异常、咽喉刺激症状、口腔感觉异常、恶心、腹泻、荨麻疹以及注射部位肿胀等。

【禁忌与慎用】　1. 肾功能不全患者不必调整剂量。肝功能不全患者用本品后，本品的血浆 $t_{1/2}$ 可能延长，但如何调整剂量尚无临床依据。

2. 对本品过敏者禁用；对兔过敏或者疑似过敏者禁用。

3. 妊娠期妇女及哺乳期妇女的用药安全性尚未明确。

4. 司机、从事精密仪器的工作人员慎用。

5. 0～12 岁患者用药的安全性与有效性尚未确定。

【药物相互作用】　本品禁与纤溶酶原激活剂同时使用。

【剂量与用法】　1. 本品须在有遗传性血管神经性水肿治疗经验的医师指导下使用。本品须由专业人员进行静脉注射。

2. 成人　用无菌注射用水将本品稀释至 150 U/ml，缓慢注射，注射时间不得小于 5 min。体重小于 84 kg 者，给予 50 U/kg；体重大于 84 kg 者，给予 4200 U（两瓶）。必要时，可重复给药一次。24 h 内给药不超过 2 次。

3. 13～17 岁患者　可参考成人给药方案；急性血管神经性水肿可给予 2100 U。

【用药须知】　1. 本品在生产过程中会带如痕量的家兔蛋白，首次使用前应检测家兔 IgE 抗体。

2. 使用过程中应警惕过敏反应的发生。

【制剂】　注射剂（粉）：2100 U。

【贮藏】　遮光，贮于 25 ℃ 以下。

艾替班特
(icatibant)

别名：Firazyr

本品为人工合成的 10 肽，是缓激肽 β_2 受体拮抗药。

【CAS】　130308-48-4

【ATC】　B06AC02

【理化性状】　1. 化学名：D-Arginyl-L-arginyl-L-prolyl-L [(4R)-4-hydroxyprolyl]-glycyl-L [3-(2-thienyl) alanyl]-Lseryl-D-(1，2，3，4-tetrahydroisoquinolin-3-ylcarbonyl)-L [(3aS，7aS)-octahydro-indol-2-ylcarbonyl]-Larginine, acetate salt

2. 分子式：$C_{59}H_{89}N_{19}O_{13}S$

3. 分子量：1304.52

【药理作用】　本品为缓激肽 β_2 受体选择性的竞争性拮抗药，与受体的亲和力与缓激肽相似。遗传性血管水肿是 C1 酯酶抑制物的缺乏或功能失调所致，C1 酯酶抑制物是凝血因子ⅩⅡ/激肽释放酶蛋白水解级联反应的一个关键调节酶，缺乏时导致缓激肽生成。缓激肽是一种血管扩张剂，被认为与 HAE 特征性症状，如局部肿胀、炎症和疼痛有关。本品抑制缓激肽与 β_2 受体结合，可缓解 HAE 急性发作时临床症状。

【药理作用】　1. 皮下注射的生物利用度为 97%。健康志愿者单剂量皮下注射 30 mg，0.75 h 达 C_{max}（974±280）ng/ml。平均 $AUC_{0-\infty}$ 为（2165±568）（ng · h）/ml。间隔 6 h 皮下注射未发现蓄积。

2. 血浆清除率为（245±58）ml/min，消除 $t_{1/2}$ 为（1.4±0.4）h，稳态分布容积为（29.0±8.7）L。本品主要被蛋白水解酶水解后随尿液排出，其中原药占不足 10%。

3. 本品对 CYP1A2、CYP2A6、CYP2B6、CYP2 C8、CYP2 C9、CYP2 C19、CYP2 D6、CYP2 E1 和 CYP3A4 无抑制作用,对 CYP1A2 和 CYP3A4 无诱导作用。

【适应证】　18 周岁及以上的遗传性血管神经性水肿急性发作的患者。

【不良反应】　常见注射部位反应、发热、转氨酶升高、头晕、恶心、皮疹头痛。

【妊娠期安全等级】　C。

【禁忌与慎用】　1. 对本品过敏者禁用。

2. 妊娠期妇女只有明确需要时方可使用。

3. 动物实验本品经乳汁分泌,尚未明确本品是否经乳汁排泌,哺乳期妇女慎用。

4. 儿童用药的安全性及有效性尚未确定。

【药物相互作用】　本品的作用可被 ACEIs 减弱。

【剂量与用法】　推荐剂量及用法:30 mg 在腹部皮下注射,如果效果不明显或复发,至少间隔 6 h,可再次注射。24 h 之内注射不超过 3 次。

【用药须知】　1. 如患者急性发作累及咽喉,应在使用本品的同时,寻求紧急医疗帮助。

2. 本品仅供皮下注射使用。

【制剂】　注射液:30 mg/3 ml。

【贮藏】　贮于 2～25 ℃,不可冷冻。

第14章 激素及影响内分泌的药物
Hormones and Drugs Influencing Endocrine

激素是维持人体正常生理功能和内环境稳定的活性物质。在化学上,激素可分为两大类,即含氮(胺类、肽类和蛋白质)激素和甾体激素。多数含氮激素在到达靶细胞时与细胞膜的特异性受体结合,并导致腺苷酸环化酶的活性增加。在该酶和 Mg^{2+} 的作用下,ATP 转变为 cAMP,cAMP 通过或者不通过蛋白激酶活化影响许多种酶和功能蛋白质的活性而表现其生理效应。甾体激素作用能通过靶细胞的细胞膜,与胞质内受体蛋白相结合形成激素(即受体复合物)。此复合物进入细胞核,与核内基因 DNA 相作用,提高 mRNA 的转录能力,从而产生激素的生理效应。人体的内分泌腺体是产生激素的器官,如脑垂体、甲状腺、肾上腺、性腺和胰腺等。这些腺体能产生多种激素,组成了人体复杂的体液调节系统,对人的生长发育、新陈代谢、生殖繁衍发挥着重大的作用。如一种或多种激素出现代谢障碍,机体就会出现异常情况。在化学合成技术尚未进入发展阶段的时候,人们只能获得天然的激素。当代,许多激素均可人工合成制得,大大地补充了天然激素的不足。

14.1 下丘脑及影响内分泌的药物

下丘脑垂体轴释放激素是近代医学上重大发展之一,由此也带动了药学和治疗学在这方面的发展。

下丘脑释放激素及抑制激素可调节垂体前叶分泌各种促激素的细胞,后者还能够调节各种内分泌腺体,形成一个下丘脑-垂体-内分泌腺-靶细胞的完整的生理系统。

目前已知的下丘脑释放激素共有 10 种:①生长激素释放激素(GRH);②生长激素释放抑制激素(GIH);③泌乳激素释放激素(PRH);④泌乳激素释放抑制激素(PIH);⑤黄体生成素释放激素(LRH);⑥尿促卵泡素释放激素(FSH-RH);⑦促甲状腺释放激素(TRH);⑧促皮质素释放激素(CRH);⑨黑素细胞刺激激素释放激素(MSHRH,MRH);⑩黑素细胞刺激激素释放抑制激素(MIH)。各种释放激素由一定的神经分泌细胞合成并分泌,以下丘脑的正中隆起分布浓度最高;此外,中枢神经系统其他部分也有少量的释放激素。释放激素可能都是短的多肽,其共同的结构是一端为焦谷氨酸,另一端为酰胺。人工合成的下丘脑激素或其类似物已广泛用于临床。

促皮质素
(corticotropin)

别名:Corticotrophin、Adrenocorticotropic Hormone、ACTH

本品为脑垂体前叶天然产生的一种激素,目前仍然从家畜垂体中提取。

【CAS】 9002-60-2(corticotropin);8049-55-6(corticotrophin zinchydroxide)

【ATC】 H01AA01

【药理作用】 本品能使肾上腺增生并增重,促进腺体分泌肾上腺皮质激素,以氢化可的松为主,还有一些盐皮质激素如皮质酮和少量的雄激素。

【体内过程】 局部使用或口服均无效。静脉注射后可迅速起效。$t_{1/2}$ 约为 15 min。静脉注射后 3 h 肾上腺分泌可达峰值,在第 2 个 3 h 后作用即消失。肌内注射本品后 4 h 分泌可达血药峰值,8～12 h 作用消失。皮下或肌内注射长效制剂,作用可持续 24 h。

【适应证】 1. 在肾上腺功能正常的条件下,可促进肾上腺产生氢化可的松,用于多种氢化可的松适应证。但其促进分泌的量是有限的,显效也比较慢。目前,主要用于长期使用糖皮质激素治疗后撤药时加速恢复肾上腺的功能。

2. 诊断肾上腺功能低下的原因,鉴别原发性和继发性病症。

3. 也用于多发性硬化、婴儿痉挛。

4. 硬脑膜穿刺后头痛。

5. 用于活动性风湿病、类风湿关节炎、红斑狼疮等胶原性疾患;亦用于严重的支气管哮喘、严重皮炎等过敏性疾病及急性白血病、霍奇金淋巴瘤等。

【不良反应】 1. 可出现过敏反应、皮肤萎缩、易挫伤、色素沉着、闭经、痤疮、多毛症(尤其妇女)、水钠潴留、肌肉消瘦、库欣综合征、低血糖。

2. 还会发生腹胀、溃疡性食管炎、胰腺炎、头痛、头晕、情绪不稳、骨生长抑制。

【妊娠期安全等级】 C。

【禁忌与慎用】 1. 骨质疏松、全身真菌感染、眼部单纯疱疹、消化性溃疡、高血压、充血性心力衰竭以及对本品过敏者均禁用。

2. 甲状腺功能减退、肝功能衰竭、血栓栓塞性疾病、癫痫和肾功能不全患者慎用。

3. 糖尿病、结核病、化脓性或霉菌感染、胃及十二指肠溃疡病患者慎用。

【药物相互作用】 1. 与排钾利尿药合用会加重失钾。

2. 长期使用时,与水杨酸类药物、吲哚美辛等合用可发生或加重消化道溃疡。

3. 糖尿病患者使用时因本品的致高血糖作用需增加降血糖药的剂量。

4. 可使口服抗凝药的作用降低。

【剂量与用法】　1. 皮下、肌内注射　普通注射剂,一次 20～25 U,4 次/日;长效注射剂,一次 20～80 U,每 24～72 h 一次。

2. 静脉滴注　一次 10～25 U 加入 5% 葡萄糖注射液 500 ml,注射 8 h 以上,1 次/日。

【用药须知】　1. 本品粉针剂使用时不可用 0.9% 氯化钠注射液溶解,也不宜加入 0.9% 氯化钠中静脉滴注。

2. 由于本品能使肾上腺皮质增生,因此突然停用本品可引起垂体功能减退,因而停药时也应逐渐减量。

【制剂】　注射剂(粉):25 U;50 U。

【贮藏】　遮光,贮于 2～8 ℃。

重组人生长激素
(recombinant human somatropin)

别名:安苏萌、海之元、基因重组人生长激素、健高宁、健豪宁、诺浩、诺泽、诺展、齐天、人生长激素、赛高路、赛增、思真、优猛苗、尤得盼、珍怡、重组生长激素、Genheal、Genotonorm、Genotropin、Human Somatotrophin、Humatrope、Jintropin、Maxomat、Norditropin、recombinant human growth Hormone、Recombinant somatropin、Saizen、Serono、Somatonormum、Somatotrophin、Somatropin、Umatrope。

人生长激素(hGH)是由腺垂体含有嗜酸颗粒的生长激素(GH)分泌细胞所分泌,由 191 个氨基酸构成的肽类激素。

【CAS】　82030-87-3

【药理作用】　本品是通过基因重组大肠埃希菌分泌型表达技术生产的重组人生长激素(rhGH),其氨基酸含量及序列与人生长激素(hGH)完全相同。本品与 hGH 具有同等的作用。

(1) 刺激骨骺端软骨细胞分化、增殖,刺激软骨基质细胞增长,刺激成骨细胞分化、增殖,引起线形生长加速及骨骼变宽。

(2) 促进全身蛋白质合成,纠正手术等创伤后的负氮平衡状态,纠正重度感染及肝硬化等所致的低蛋白血症。

(3) 刺激免疫球蛋白合成,刺激淋巴样组织,巨噬细胞和淋巴细胞的增殖,增强抗感染能力。

(4) 刺激烧伤创面及手术切口胶原体细胞合成纤维细胞,巨噬细胞分裂增殖,加速伤口愈合。

(5) 促进心肌蛋白合成,增加心肌收缩力,降低心肌耗氧量,调节脂肪代谢,降低血清胆固醇、低密度脂蛋白的水平。

(6) 补充生长激素不足或缺乏,调节成人的脂肪代谢、骨代谢、心肾功能。

【体内过程】　皮下注射本品 8 U 后,80% 被吸收,5.3 h 达血药浓度峰值 0.053 U/L,$t_{1/2}$ 约为 4 h;静脉注射后,$t_{1/2}$ 约为 30 min。注射剂量约 90% 在肝脏代谢,仅约 0.1% 以原形经胆囊及肾脏排泄。

【适应证】　1. 用于各种原因引起的人生长激素缺乏性身材矮小,包括垂体病变和(或)下丘脑病变所致者,或者因内源性生长激素缺乏所造成的儿童生长缓慢。

2. 用于治疗特纳综合征(Tumer′s syndrome)、儿童慢性肾功能不全导致的生长障碍。

3. 也用于手术、创伤、烧伤、脓毒败血症等的高代谢状态所致的负氮平衡。

【不良反应】　使用生理剂量时,本品不良反应很少。

1. 较常见的有发热、头痛、咳嗽、喉炎、鼻炎,中耳炎、支气管炎或其他感染性病变。

2. 常见注射部位一过性反应(疼痛、发麻、红肿等)以及体液潴留的症状(外周水肿、关节痛或肌痛),这些不良反应发生较早,但发生率随用药时间而降低,罕见影响日常活动。

3. 少见过敏反应(表现为皮疹、瘙痒等)以及甲状腺功能减退(对原有轻度甲状腺功能减退者较易发生)。

4. 偶见皮下脂肪萎缩、氨基转移酶升高、呕吐及腹痛等。

5. 惊厥、银屑病恶化和体液平衡紊乱等极为罕见。

6. 长期注射本品在少数患者体内产生抗体,但抗体结合力低,无确切临床意义。抗体结合力超过 2 mg/L,则可能会影响本品疗效。

7. 生长激素可引起一过性高血糖现象,通常随用药时间延长或停药后恢复正常。

8. 内分泌疾病患者(包括生长激素缺乏症)可能易发生股骨头骺板滑脱,在治疗期间如出现跛行应注意评估。

9. 常见感觉异常、感觉减退,少见良性颅内高血压。

【禁忌与慎用】　1. 对本品过敏者、恶性肿瘤患者或有肿瘤进展症状者、糖尿病患者、颅内进行性病损者禁用。严重全身性感染等危重患者在急性休克期内禁用。

2. 脑肿瘤引起的垂体性身材矮小患者、心脏或肾脏疾病患者、糖耐量减低者慎用。

3. 接受心内直视手术或腹部手术出现并发症的危重患者,多发性损伤或急性呼吸衰竭的患者禁用。

4. 增生期或增生前期糖尿病视网膜病变患者禁用。

5. 妊娠期妇女禁用。

6. 哺乳期妇女使用时,应暂停哺乳。

【药物相互作用】 1. 与糖皮质激素合用,其促进生长的效能可被抑制。如以氢化可的松计,在生长激素治疗中,糖皮质激素用量通常不得超过 $10 \sim 15\ mg/m^2$。

2. 蛋白同化激素、雄激素、雌激素与本品合用时,可加速骨骺提前闭合。

【剂量与用法】 本品不能静脉注射,每周的剂量应分成 $6 \sim 7$ 次,皮下注射。

1. 儿童生长激素缺乏 每周 $0.16 \sim 0.24\ mg/kg$。长效注射剂,每月皮下注射 1 次,一次 $1.5\ mg/kg$,或每月皮下注射 2 次,一次 $0.75\ mg/kg$。

2. 普拉德-威利综合征 每周 $0.24\ mg/kg$。

3. 小于胎龄儿 每周 $0.48\ mg/kg$。

4. 特纳综合征 每周 $0.33\ mg/kg$。

5. 特发性矮小症 每周最高剂量 $0.47\ mg/kg$。

6. 成人替代疗法的剂量必须因人调整,通常推荐从每周 $0.04\ mg/kg$ 开始。根据治疗反应,每隔 $4 \sim 8$ 周增加剂量,最大剂量一日 $0.08\ mg/kg$。

【用药须知】 1. 目前不主张本品用于身材矮小的正常儿童。

2. 本品用于身材矮小症之前,应首先明确诊断是生长激素缺乏症,对于骨骺已闭合的儿童,不得使用。

3. 本品注射液冻结后不宜再使用。粉针剂应临用时配制,沿瓶壁缓慢加入注射用水溶解后轻轻摇动,切勿剧烈振荡,以免变性。

4. 本品剂量和用药方案应因人、因病情而异。

5. 儿童治疗以晚间注射为宜。患儿的年身高增长速率可由治疗前小于 4 cm 增加到治疗后的 $8 \sim 15\ cm$,最初 2 年效果最佳,以后逐渐减弱,仍应继续治疗,直到患者达到正常成人身高或骨骺闭合。如已失效,即应停药。

6. 注射部位应经常交替,以减少脂肪萎缩等局部反应。

7. 出现甲状腺功能低下时应及时纠正,以避免影响本品的疗效。

8. 治疗期间如血糖高于 10 mmol/L,则需胰岛素治疗,如胰岛素用量高于 150 U/d 仍不能有效控制血糖,则应停用本品。

9. 用药过量时,可能开始先出现低血糖,继而导致高血糖。长期用药过量可导致肢端肥大症。

10. 对糖尿病患者,应注意监测血糖、糖化血红蛋白。本品可促使隐性甲状腺功能减退者表现症状,故需定期检查甲状腺功能。

11. 使用本品治疗期间必须定期测定骨龄,尤其对青春期和(或)接受甲状腺替代疗法的患者,因为这些患者的骨骺成熟加快。

12. 如果是肿瘤治疗诱发的生长激素缺乏,建议注意疾病恶化复发的可能征兆,尽管根据目前的经验使用生长激素治疗肿瘤复发率不会升高,但如果有恶化复发的证据,必须停止本品。

【制剂】 ①注射剂(粉):4 mg;5 mg;5.8 mg;6 mg;10 mg;12 mg。②健豪宁双腔药筒:5 mg/ml;12 mg/ml。③袖珍笔式注射器:一次注射提供0.2 mg;0.4 mg;0.6 mg;0.8 mg;1.0 mg;1.2 mg;1.4 mg;1.6 mg;1.8 mg;2.0 mg。④笔芯:5 mg;6 mg;10 mg;12 mg;20 mg;24 mg。⑤注射液:5 mg/2 ml;10 mg/2 ml;20 mg/2 ml。⑥长效注射剂:13.5 mg;18 mg;22.5 mg。

【贮藏】 遮光,密闭,$2 \sim 8\ ℃$ 保存。

绒促性素

(chorionic gonadotrophin)

别名:Pregnyl、Profasi、Chorex、Choragon

【CAS】 9002-61-3

【ATC】 G03GA01

【理化性状】 1. 本品为白色至黄白色无定形粉末,可溶于水。本品可从胎盘中提取,也可以从妊娠期妇女尿中获得。效价大于或等于 2500 U/mg。

2. 分子式:$C_{1105}H_{1770}N_{318}O_{336}S_{26}$

3. 分子量:25719.70

【药理作用】 本品与黄体生成素相似,能促使女性发育成熟的滤泡破裂而排卵,并能使破裂的滤泡转变成黄体,产生黄体酮。对于男性而言,本品可刺激睾丸间质细胞产生睾酮。

【体内过程】 本品肌内注射后 6 h 可达血药峰值,而皮下注射后达峰时间较长为 $16 \sim 20\ h$。主要分布在性腺。消除呈双相方式,$t_{1/2}$ 分别为 $6 \sim 11\ h$ 和 $23 \sim 38\ h$。有 $10\% \sim 12\%$ 肌内注射用量于 24 h 内随尿液排出。

【适应证】 1. 用于女性不育症。

2. 用于治疗隐睾症和男性性腺功能减退症。

3. 用于治疗功能性子宫出血、先兆或习惯性流产。

【不良反应】 1. 头痛、疲倦、情绪变化、水肿(男性多见)。

2. 注射部位可能发生疼痛。

3. 治疗隐睾时可能出现性早熟。

4. 由于卵巢的过度刺激,可引起卵巢增大或形成囊肿、急腹痛、腹水、胸腔积液、循环血容量减少和休克均有报道。

5. 严重者可发生血栓栓塞性疾病。

6. 骨骺提前闭合也有报道。

7. 过敏反应可能发生。

【妊娠期安全等级】　X。

【禁忌与慎用】　1. 对本品过敏者、性早熟者、前列腺癌或类似新生物禁用。

2. 哮喘、癫痫、偏头痛或心血管疾病(包括高血压)或肾脏疾病患者应慎用本品。

3. 同时患有乳腺、卵巢、睾丸、肾上腺、垂体、尿路、下丘脑、甲状腺肿瘤患者禁用。

4. 怀疑有垂体增生或肿瘤,前列腺癌或其他与雄激素有关的肿瘤患者禁用(有促进作用)。

5. 哺乳期妇女使用时,应停止哺乳。

6. 儿童慎用,可能引起性早熟,骨端早期闭锁。

7. 老年患者应考虑潜在诱发与雄激素有关的肿痛的可能性,并由于生理机能低下而减量。

【剂量与用法】　本品仅供肌内注射。

1. 无排卵性不育症　在月经周期中间的日期单次给予 5000～10000 U。

2. 隐睾症　肌内注射,一次 500～4000 U,每周 3 次,连用 4～8 周。

3. 男性性腺功能减退所致不育症　500～4000 U,每周 2～3 次;最好同时给予尿促性素,促使精子生成趋于正常。

4. 功能性子宫出血　500～1500 U/d,连用 3～5 d。

5. 先兆或习惯性流产　一次 300～500 U,每天或隔天 1 次,连用 5～10 次。

【用药须知】　1. 本品对肥胖症无效。

2. 用药期间,注意体液潴留。

3. 连用 8 周如疗效不显,应停药。

【制剂】　注射剂(粉):500 U;1000 U;2000 U;3000 U;5000 U。

【贮藏】　遮光,贮于 2～8 ℃。

绒促性素 α
(choriogonadotropin alfa)

别名:Ovidrel、Novarel、Pregnyl、波热尼乐、Profasi

本品是一种强效的促性腺激素。

【CAS】　177073-44-8

【ATC】　G03GA08

【理化性状】　1. 本品是一种水溶性糖蛋白,由两个以非共价键连接而成的亚单位组成。这两个亚单位即 α 和 β,分别由 92 个和 145 个氨基酸残基组成,其碳水化合物部分与 ASN-52 和 ASN-78(α 亚基上)、ASN-13、ASN-30、SER-121、SER-127、SER-132 和 SER-138(β 亚基上)连接而成。本品的 α 亚基与卵泡刺激激素(FSH)和黄体生成素(LH)的相同。本品糖型模式与尿源性人体绒膜促性腺激素[hCG(u-hcg)]类似,不同的地方主要是寡糖的支化和唾液酸化程度。β 亚基具有 O 和 N 的糖基化位点,其结构和糖基化方式与 u-hCG 的也非常相似。

2. 分子式:$C_{1105}H_{1770}N_{318}O_{336}S_{26}$

3. 分子量:25719.70

【用药警戒】　1. 如出现以下这些过敏反应症状:荨麻疹、呼吸困难、面部、嘴唇、舌头或喉咙肿胀,请停用本品并呼叫紧急救护。

2. 如果出现任何下列凝血的症状:胳膊或腿部疼痛、发热、发红、麻木或刺痛,意识恍惚、极度头晕或严重的头痛,请立即就医。

【药理作用】　本品的物理化学、免疫学性质和生物活性与哺乳动物和人的孕期尿中提取的促性激素相似。本品刺激卵泡成熟和卵母细胞减数分裂的恢复,并能引发排卵前卵泡破裂。本品为 LH 类似物,与卵巢粒层细胞和膜细胞的 LH/人绒毛膜促性腺激素(hCG)受体结合,针对无内源性 LH 高峰变化而发挥作用。由胎盘分泌的 hCG 可确保妊娠期间前 3 个月黄体素充足,从而促进雌激素和孕激素的持续分泌。在监测到患者应用 FSH 诱导排卵使得卵泡发育足够成熟后再应用本品。

【体内过程】　1. 静脉给予本品 25～1000 μg 的药动学呈双指数模型。女性皮下注射 250 μg 后 C_{max} 为(121±44)IU/L,T_{max} 为 24(12～24)h,AUC 为 (7701±2101)(h·U)/L,$t_{1/2}$ 为(29±6)h,生物利用度约 40%。

2. 亚健康女性静脉注射本品 250 μg,体内过程可用一个初始 $t_{1/2}$ 为(4.5±0.5)h 的双室模型描述。中央室的容积为(3±0.5)L,稳态分布容积为 (5.9±1)L。

3. 亚健康女性静脉注射本品 250 μg,平均终末 $t_{1/2}$ 为(26.5±2.5)h,总体清除率为(0.29±0.04)L/h,其中 10% 随尿液排出。

【适应证】　本品用于诱导最终卵泡成熟和经垂体脱敏及应用 FSH 作为辅助生殖育技术(ART)如体外受精和胚胎移植的不妊娠期妇女女的早期黄体化。也适用于诱导排卵和功能性而非卵巢衰竭的无排卵性不孕患者。

【不良反应】　1. 接受辅助生育技术(ART)

（1）大于 2% 的不良反应有用药部位损害、注射部位疼痛、注射部位瘀伤、胃肠道系统疾病、腹痛、恶心、呕吐、术后疼痛。

（2）小于 2%，可能与应用本品有关的不良反应包括注射部位的炎症反应、胀气、腹泻、呃逆、异位妊娠、乳房疼痛、经间期出血、阴道出血、宫颈病变、白带异常、卵巢过度刺激、子宫疾病、阴道炎、阴道不适、身体疼痛、背部疼痛、发热、头晕、头痛、潮热、抑郁、感觉异常、皮疹、情感不稳定、失眠、上呼吸道感染、咳嗽、排尿困难、尿路感染、尿失禁、蛋白尿、心律失常、生殖器白色念珠菌病、生殖器疱疹、白细胞增多、心脏杂音和宫颈癌。

2. 用于促排卵

（1）大于 2% 的不良反应有用药部位损害、注射部位疼痛、注射部位炎症、注射部位瘀伤、注射部位反应、女性生殖疾病、卵巢囊肿、卵巢过度刺激、胃肠道系统疾病、腹痛。

（2）小于 2%，可能与应用本品有关的不良反应包括乳房疼痛、腹胀、腹部肿大、咽喉炎、上呼吸道感染、高血糖和瘙痒。

3. 妊娠后的不良反应包括流产、异位妊娠、早产、产后发热、先天性畸形。

4. 曾报道出现的其他不良反应有肺部和血管并发症、附件扭转（一种卵巢肥大的并发症）、轻度到中度的卵巢肿大、腹腔积血。另外，女性在接受多个诱导排卵的药物方案后，可能会出现良性或恶性的卵巢肿瘤，但两者之间的因果关系并不确定。

5. 上市后报告的不良反应中包括过敏反应和轻微的可逆性皮疹，与本品的因果关系未知。血栓栓塞事件与卵巢过度刺激综合征既相关又各自独立存在。

【妊娠期安全等级】 X

【禁忌与慎用】 1. 有以下症状的妇女禁用本品。

（1）曾有过对 hCG 制剂或其辅料过敏病史。

（2）原发性卵巢衰竭。

（3）尚未控制的甲状腺或肾上腺功能不全。

（4）不受控制的颅内病变如垂体肿瘤。

（5）原因不明的子宫异常出血。

（6）生殖系统和附属器官的性激素依赖性肿瘤。

（7）妊娠期妇女。

2. 尚不确定本品是否随乳汁分泌，哺乳期妇女慎用。

3. 在儿童和老年患者中的安全性和有效性尚未建立。

【剂量与用法】 1. 接受辅助生育技术（ART）在应用最后 1 次促卵泡发育药的第 2 d 给予本品 250 μg。当血清雌二醇浓度和阴道超声检查证明卵泡发育完全后，才能应用本品。卵巢过度刺激表现为卵巢肥大或雌二醇浓度过高时，延迟给药。

2. 促排卵（OL）　当血清雌二醇浓度和阴道超声检查证明卵泡发育成熟后，才能应用本品。在应用最后 1 次促卵泡发育药后的第 2 d 给予本品 250 μg。卵巢过度刺激表现为卵巢肥大或雌二醇浓度过高时，延迟给药。

3. 使用注意事项如下。

（1）本品仅用于皮下注射，应将剩余药品丢弃。

（2）本品可由患者自行注射。仔细阅读以下说明。

第一步，用清水、肥皂将手洗净。

第二步，仔细清理注射部位，根据个人需要可坐下或仰卧，将腹部上的注射部位用乙醇棉球擦拭消毒，风干。

第三步，取出本品，小心拔下注射器的针头帽，请勿触摸针头或将针头触碰其他物品，根据医嘱规定的剂量注射本品。

第四步，轻轻拔出针头，将注射器和针头放进安全容器中。注射部位如果出血，轻轻用纱布压住出血部位。如果几分钟内仍未止血，用绷带将纱布包裹住注射部位。

注射器具应无菌，且不可重复使用。

【用药须知】 1. 本品只能由完全熟悉不孕问题及处理方法的医师使用，与其他 hCG 一样，本品是强效的促性腺药物，可引起卵巢过度刺激综合征，伴或不伴肺或血管并发症。促性腺激素治疗的风险应该考虑到女性的血栓栓塞事件的风险因素如之前体检的情况或家族史。促性腺激素治疗需要医师一定的时间及卫生专业人员的支持和适当的监测设施。安全有效的诱导排卵及使用本品需要通过检测血浆雌二醇和经阴道超声检测卵巢反应。

2. 同 FSH 和 hCG 一起应用时可能会导致轻度到中度的单纯性卵巢肿大，可伴有腹胀、腹痛，一般 2～3 周内消退。如果在应用 FSH 治疗的最后一天出现卵巢异常肿大，不要在此周期使用本品。这样可降低出现 OHSS 的风险。

3. 使用本品，一些女性可能会出现卵巢过度刺激综合征（OHSS），OHSS 与简单的卵巢增大不同，严重的 OHSS 可迅速进展（24 h 内至数天）为严重的医疗事件。其特点是血管通透性显著增加导致液体在腹腔、胸腔和心包腔内迅速积聚。早期警告性症状为严重骨盆疼痛、恶心、呕吐及体重增加。临床症状表现为腹痛，腹胀，胃肠道症状，包括恶心、呕吐和腹泻，严重的卵巢增大，体重增加，呼吸困难和少尿。

临床检查会发现血容量减少、血液浓缩、电解质失衡、腹水、腹腔、胸腔积液、急性肺损伤及血栓事件等。肝功能试验异常提示肝功能不全，可伴肝细胞活检形态学改变。

妊娠时 OHSS 可能会更严重和持久，OHSS 发生迅速，因此患者给予 hCG 后需至少随访 2 周，严重者可能危及生命。

OHSS 常发生于本品后 7～10 d，月经来临后自发缓解，如给予 hCG 前有发生 OHSS 的迹象，暂停使用本品。

4. 给予诊断不孕症患者 hCG 治疗应谨慎，本品可导致 ALT 升高至 1.2 倍正常上限，临床意义未知。

5. 大多数情况下，FSH 治疗的女性仅刺激卵泡的生成和生长。在缺乏内源性黄体生成素高峰情况下，hCG 仅用于足够卵泡生长的患者。卵泡生长可通过单用超声检查或与血浆雌二醇测定合用来评估。两种方法合用对监测卵泡生长、排卵时间非常有用，同时可检测卵巢扩大，最小化 OHSS 及多胞胎的风险。生长的卵泡数量应采用超声检查确定，血浆雌二醇水平不能提示卵泡的大小和数量。

6. 在确定应用促性腺激素治疗前，必须进行全面的妇科及内分泌评价，应该包括盆腔解剖评估。输卵管堵塞者可以使用本品。

7. 使用本品前应排除原发性卵巢衰竭。

8. 患者在应用本品前应进行适当的评估以排除妊娠的可能。

9. 患者在以后的生活中患子宫内膜癌和排卵障碍的可能性增加。对于子宫异常出血和其他症状的子宫内膜异常患者在应用 FSH 和本品前应进行全面的诊断评估。

10. 使用本品前对性伴侣的生殖能力进行评价。

【制剂】　1 ml 载药注射器：257.5 μg/0.515 ml（释放剂量 250 μg）。

【贮藏】　遮光贮于 2～8 ℃，室温下保质期 30 d。

促卵泡素
(follitropin)

别名：果纳芬、普丽康、保妊康、GonalF、Puregon、Follistim

本品有 α 和 β 两种，属于促卵泡激素（folliclest imulating hormone），为基因重组产品。均包括两个非共价键结合的糖蛋白，即 α 和 β 亚单位。α 和 β 亚单位分别含有 92 和 111 个氨基酸，主要的结构和三维结构均与人卵泡刺激激素相同，只是糖化方式不同，促卵泡素 α 和 β 在药效上并无区别。

【CAS】　9002-68-0（follitropinalfa）；146479-72-3（follitropin alfa）；169108-34-3（follitropin beta）；150490-84-9（follitropin beta）；56832-30-5（α-subunit）；110909-60-9（β-subunit）

【ATC】　G03GA05（follitropin alfa）；G03GA06（follitropin beta）

【理化性状】　1. 本品为白色疏松块状物或粉末。

2. 分子式：$C_{437}H_{682}N_{122}O_{134}S_{13}$（α 亚单位）；$C_{538}H_{833}N_{145}O_{171}S_{13}$（β-亚单位）

3. 分子量：10206（α 亚单位）；12485（β-亚单位）

【药理作用】　促卵泡激素是通过垂体前叶分泌的一种促性腺激素，与另一种促性腺激素黄体化激素连在一起。这些促性腺激素在两性中刺激正常的性腺并分泌性激素。对于女性来说，促卵泡激素能刺激卵泡和卵巢的生成和成熟；对于男性，则刺激精子生成。

【体内过程】　促卵泡素 α 或 β 通过皮下或肌内注射后缓慢吸收，其绝对生物利用度为 70%～80%，在皮下或肌内注射促卵泡素 β 后 12 h 可达血药峰值，重复给药有蓄积现象，3～5 d 内可达稳态。本品缓慢从体内消除，其终末 $t_{1/2}$ 为 12～70 h。约有 1/8 的促卵泡素 α 随尿液排出。

【适应证】　治疗女性不排卵的不育症。

【不良反应】　参见人促性腺激素。

【妊娠期安全等级】　X。

【禁用与慎用】　1. 卵巢、乳腺、子宫、下丘脑或垂体肿瘤，未经诊断的阴道出血，对本品过敏，原发性卵巢功能衰竭，与多囊卵巢无关的卵巢囊肿或卵巢增大，性器官畸形不宜妊娠者，子宫纤维瘤不宜妊娠者禁用。

2. 哺乳期妇女应权衡利弊选择停药或停止哺乳。

3. 儿童安全性及有效性未定。

【剂量与用法】　1. 治疗的用量和方案必须根据每个患者的具体情况和需求予以确定，应进行尿雌素测定和卵泡的超声检查。

2. 一般采用皮下注射，75～150 IU/d，连用 7 d 或 14 d。如无效应，在 7 d 或 14 d 的间期中增加用量，直至获得充分、但不过分的效应。1 d 或 2 d 后再给单次绒促性素 5000～10000 IU，以便诱导排卵。在月经来潮的患者中，治疗应在月经周期的前 7 d 开始。

3. 英国的厂家建议，每天给予 225 IU 一般应该是最高量，如果 4 周后未见效应，则增加剂量开始下一个用药周期。

4. 本品也可用于体外受精或其他生殖技术的一部分。一般每天给予 150～225 IU，在月经期第 2 d 或第 3 d 开始，至少连用 4 d。根据卵巢的反应，用量应根据个体情况予以调整，通常，卵泡的产生在治疗的 5～10 d 中开始。戈那瑞林类似物使垂体下调可以结合本品使用，一般来说，前者的使用应在本品使用之前 2 周开始，继而两种治疗一直使用到卵泡充分发育为止。然后再单次给予绒促性素 10000 IU，以诱导卵泡成熟，约在 35 h 后即可进行卵细胞检索。

【用药须知】　1. 本品必须由富有治疗不育症经验的医师使用。

2. 可导致轻至中度卵巢增大，可伴腹胀和（或）腹痛，常于 2～3 周缓解。

3. 可导致卵巢过度刺激综合征，严重者于 24 h 至数天内快速进展，表现为血管渗透性急剧增高，造成腹膜腔、胸腔、可能包括心包内液体迅速积聚。早期表现为严重盆腔疼痛、恶心、呕吐和体重增加。卵巢过度刺激综合征可发生于治疗结束，7～10 d 至顶峰，本品治疗后至少应随访 2 周，月经来潮后自动缓解。严重者需停药，并住院治疗。

4. 可致严重的肺部并发症（如肺不张、急性呼吸窘迫综合征及哮喘恶化）和卵巢过度刺激综合征，罕见死亡报道。

5. 本品可致多胎，治疗前应告知患者。

【制剂】　①注射剂（粉）：75 IU。②注射液：50 IU/0.5 ml；75 IU/1 ml；100 IU/0.5 ml；150 IU/0.5 ml。③注射用笔芯：300 IU/0.36 ml；600 IU/0.72 ml；900 IU/1.08 ml。

【贮藏】　遮光、贮于 2～8 ℃。

尿促卵泡素
（urfollitropin）

别名：丽申宝、Fertinex、Bravelle、Metrodin

本品为来源于绝经妇女尿的高纯度激素，一分子本品含促卵泡素 α 和 β 两个亚单位。

【CAS】　146479-72-3

【ATC】　G03GA04

【理化性状】　1. 本品为白色疏松块状物或粉末。

2. 分子式：$C_{975}H_{1513}N_{267}O_{304}S_{26}$

3. 分子量：22672.9

【药理作用】　参见促卵泡素 α。

【体内过程】　对内源性 FSH 受到抑制的自愿受试健康妇女，单剂量（225 IU）和多剂量（150 IU × 7 d）注射本品，从 FSH 的稳态 C_{max} 和 AUC 来看，皮

下注射和肌内注射本品并不生物等效。单剂量皮下和肌内注射，FSH 血浆浓度达峰时间分别为 20.5 h 和 17.4 h，但多剂量注射后均约为 10 h。单剂量皮下和肌内注射的平均 $t_{1/2}$ 分别为 31.8 h 和 37 h，但其多剂量（7 d）注射后分别为 20.6 h 和 15.2 h。

余参见促卵泡素 α。

【制剂】　注射剂（粉）：75 IU。

【贮藏】　遮光，贮于 2～8 ℃。

尿促性素
（menotrophin）

别名：Human Menopausalgo Nadotrophin、Pergonal、HMG

【CAS】　61489-71-2

【ATC】　G03GA02

【理化性状】　本品为白色或微黄色粉末，可溶于水，该制剂是从绝经期妇女尿中提取的一种糖蛋白激素。其中含有黄体生成素（LH）和尿促卵泡素（FSH），两者之比为 1∶1。

【药理作用】　本品具有 LH 和 FSH 两者的活性。用于女性，能促进滤泡的发育和成熟，促使滤泡分泌雌激素，使子宫内膜增生。用于男性，则能促进精子发生。

【适应证】　用于性腺功能低下引起的不育症。

【不良反应】　1. 由于卵巢受到过度刺激，可见卵巢由轻度肿大、腹部不适以至发生卵巢囊肿破裂出血，导致腹腔受到严重刺激。

2. 可出现恶心、呕吐、腹泻、腹水、脑腔积液、少尿、低血压、动脉或静脉血栓栓塞。甚至致死。

3. 多胎妊娠的发生率上升。

4. 偶然发生过敏。

5. 本品有致癌性。

6. 罕见发生动脉血栓栓塞。

【妊娠期安全等级】　X。

【禁忌与慎用】　1. 对本品过敏者禁用。

2. 生殖道异常出血，颅内、肾上腺、甲状腺疾病及多囊性卵巢综合征所致卵巢囊肿或肿大者禁用。

3. 哺乳期妇女使用时，应停止哺乳。

【剂量与用法】　本品仅供肌内注射。

1. 无排卵性不育症　在月经周期的头 7 d 内开始给药，75～150 IU/d，直至出现充分的反应（测定证实尿中雌激素水平升高或滤泡超声显影），停药 1～2 d 后单剂给予绒促性素 5000～10000 IU。治疗后 3 周内无效，应停药。

2. 男性促性腺素分泌不足引起的性腺功能减退

症　一次 75～150 IU,每周 2～3 次,连用 3～4 个月。

【用药须知】　如果出现骨盆疼痛、腹胀等症状或卵巢增大,或雌激素测定或超声检查提示过度的雌激素反应,应中止本品的治疗,并不再接用 hCG 治疗,同时避免性交以防止发生卵巢的过度刺激。

【制剂】　注射剂(粉):FSH 和 LH 各含 75 IU。

【贮藏】　遮光,贮于 2～8 ℃。

重组人促黄体激素 α
(lutropin alfa)

别名:乐芮

本品为重组人黄体生成激素。

【药理作用】　本品可刺激卵泡发育。与促卵泡素联合用药,可促进有潜在活性的卵泡发育,并间接使生殖道做好植入和妊娠的准备。

【体内过程】　1. 对垂体不敏感的女性志愿者给予 75～40000 U 的促黄体激素 α,其药动学与尿源性的促黄体激素(hLH)相似。静脉给药后,促黄体激素 α 以约为 1 h 的起始 $t_{1/2}$ 迅速分布,从体内清除的终末 $t_{1/2}$ 约为 10～12 h。稳态分布体积约为 10～14 L。促黄体激素 α 的药动学曲线呈线型,AUC 与剂量成正比。总清除率约为 2 L/h,小于 5％的剂量随尿液排泄。平均保留时间约为 5 h。

2. 本品皮下注射后,达峰时间为 4～16 h,AUC 为 44(U·h)/L,生物利用度为 56％,分布容积为 10 L,分布 $t_{1/2}$ 约 1 h。总体清除率为 1.7～3 L/h,肾排泄率低于 5％,消除 $t_{1/2}$ 为 11～18 h。

【适应证】　与促卵泡素 α 合用,治疗黄体生成素严重不足的女性不孕症(低促性腺激素性功能减退症)。

【不良反应】　1. 心血管系统　有引起血栓栓塞性并发症(如动脉血栓栓塞)的潜在危险。

2. 中枢神经系统　可出现头痛和疲乏。

3. 呼吸系统　可出现上呼吸道感染。

4. 泌尿生殖系统

(1) 可导致轻至中度单纯性卵巢增大(可伴有腹痛和腹胀),通常于 2～3 周后开始好转。

(2) 卵巢过度刺激综合征(OHSS)为本品治疗中的严重不良反应,发生率为 5.9％。通常发生于停药后,并于排卵后 7～10 d 达高峰:给予人绒毛膜促性腺激素(hCG)后应监控至少 2 周。若出现严重的 OHSS,应停止治疗。

(3) 还可见乳房疼痛、卵巢囊肿、痛经和卵巢疾病。

5. 胃肠道　可见恶心、腹痛、胃肠胀气、便秘和腹泻。

6. 皮肤　可出现注射部位反应。

7. 其他　可见疼痛。

【妊娠期安全等级】　X。

【禁忌与慎用】　1. 对人黄体生成素过敏者、未控制的颅内损害(如垂体瘤)患者、卵巢囊肿或卵巢不明原因增大患者、原发性卵巢功能衰竭患者、生殖道及附属器官的性激素依赖性肿瘤患者、不明原因的子宫出血患者、未控制的甲状腺或肾上腺功能障碍患者禁用。

2. 有动脉血栓栓塞倾向者、有卵巢增大或卵巢过度刺激倾向者慎用。

3. 尚未确定儿童用药的安全性和有效性。

4. 妊娠期妇女或计划妊娠的妇女禁用本品。

5. 尚未明确本品是否可经乳汁分泌,哺乳期妇女用药应权衡利弊。

【剂量与用法】　1. 使用本品最初应在有治疗不孕症经验的医师指导下进行。只有经过良好的指导,适当的培训且可接受专家建议的患者才能进行自我用药。缺乏 LH 和 FSH 的妇女,本药和 FSH 联合使用的目的是形成单个成熟的格拉夫卵泡,而此卵泡是在使用 hCG 后由卵母细胞释放。本品一日注射 1 次。有月经的患者,应在月经周期的前 7 日内开始治疗。在一个疗程中,本药应每天与 FSH 同时注射。由于闭经且内源性雌激素分泌水平低,对这些患者的治疗可随时进行。本品的治疗应根据患者对下列指标的反应因人而异:超声检测卵泡的大小,雌激素反应。

2. 无排卵妇女,推荐的起始剂量为 75 U/d 联合使用 75～150 U 的 FSH,皮下注射。如果增加 FSH 剂量,其递增量最好为 37.5～75 U,且剂量的调整最好在 7～14 d 的间隔后。刺激时间可从任一治疗周期延长至最多 5 周。当达到满意的反应时,应在末次注射本药及促卵泡激素(FSH)24～48 h 后一次性注射 hCG 5000～10000 U。建议患者在注射 hCG 当日和次日进行性生活,或进行子宫内授精(IUI)。

3. 体外授精和其他助孕技术前进行卵巢刺激以促进多卵泡发育的妇女,通常促排卵方案是从治疗周期第 2 d 或第 3 d 开始,注射本品 150～225 U/d。以血清雌激素浓度和(或)超声波监测,直到卵泡发育充分为止。根据患者反应调整剂量,日剂量通常不高于 450 U。患者一般会在治疗的第 10 日获得充分的卵泡发育(范围介于 5～20 日之间)。

在本品末次注射 24～48 h 后,一次性注射剂量为 10000 U 的 hCG,以诱导卵泡的最终成熟。

目前常用促性腺激素释放激素(GnRH)激动剂调节,以抑制内源性促黄体激素(LH)峰,达到控制 LH 基础水平的目的。常用的方案是:在 GnRH 激动剂治疗约 2 周后开始本品治疗,然后二药同时使用直至卵泡发育充分。例如,在使用 2 周的激动剂后,前 7 d 每天给予本品 150～225 U,然后根据卵巢反应调整剂量。

【用药须知】 1. 用药后可能有多胎风险。

2. 治疗期间应测定血清雌二醇,并进行超声波检查,以监控卵泡是否成熟、确定何时触发排卵及检测是否有卵巢增大、过度刺激或多胎妊娠。

3. 开始治疗前,应对不孕的夫妇进行全面检查,以排除妊娠禁忌证。

【制剂】 注射剂(粉):75 U。

【贮藏】 遮光,贮于 2～25 ℃。

戈那瑞林
(gonadorelin)

别名:Cryptccur、Decapeptyl、LH-RHinj、Lutrepulse Factrel

本品为合成的促性腺素,属十肽化合物。临床用其醋酸盐、盐酸盐。

【CAS】 33515-09-2

【ATC】 H01CA01;V04CM01

【理化性状】 1. 化学名:5-Oxo-L-prolyl-L-histidyl-L-tryptophyl-L-seryl-L-tyrosylglycyl-L-leucyl-L- arginyl-L-prolylglycinamide

2. 分子式:$C_{55}H_{75}N_{17}O_{13}$

3. 分子量:1182.3

4. 结构式

醋酸戈那瑞林
(gonadorelin acetate)

【CAS】 34973-08-5

【理化性状】 1. 本品为白色或微黄色粉末,溶于 1‰冰醋酸(体积分数)和水,略溶于甲醇。本品为下丘脑多肽的醋酸盐形式,可刺激垂体的促卵泡素和促黄体生成素释放。

2. 分子式:$C_{55}H_{75}N_{17}O_{13} \cdot xC_2H_4O_2 \cdot yH_2O$

盐酸戈那瑞林
(gonadorelin hydrochloride)

【CAS】 51952-41-1

【理化性状】 分子式:$C_{55}H_{75}N_{17}O_{13} \cdot x$HCl

【药理作用】 本品能刺激垂体合成并释放促性腺激素(LH 和 FSH),而促性腺激素则刺激性腺释放性激素。下丘脑分泌促性腺激素释放激素受多种因素的调控,其中也包括血液循环中的性激素。单剂使用时能增加循环中的性激素,连续使用则可引起垂体中促性腺激素释放激素受体下调,从而使性激素的分泌减少。

【体内过程】 本品口服后吸收极少。静脉注射后的终末 $t_{1/2}$ 仅 10～40 min。本品在血浆中被水解,以失活代谢物随尿液排出。

【适应证】 1. 用于诊断下丘脑垂体生殖腺功能障碍。

2. 治疗闭经与促性腺激素分泌不足和多滤泡性卵巢引起的不育症。

3. 治疗前列腺癌。

【不良反应】 1. 可见恶心、腹部不适、头痛、月经过多、阴道干涩、面红、性欲减退等。

2. 注射部位可发生疼痛、皮疹、血栓性静脉炎、肿胀和瘙痒。

3. 过敏反应已有报道,包括支气管痉挛和超敏反应。

4. 可能出现精神改变、神经过敏、心悸、痤疮、皮肤干燥、肝功能试验和血脂异常、糖耐量减低、头发和体毛的改变。

5. 在血中,雌激素长时期受到抑制时可能引起骨小梁的骨密度降低。

6. 男性可能发生躁热和性功能减退、乳房肿胀、触痛敏感。

7. 极少发生卵巢过度兴奋。

【妊娠期安全等级】 B。

【禁忌与慎用】 1. 对本品过敏者、哺乳期妇女禁用。

2. 垂体腺瘤患者禁用。

3. 患有多囊卵巢和子宫内膜异位性囊肿的妇女不宜使用本品。

4. 男性在接受治疗的第一个月应加强对肿瘤发作风险的监测。

【药物相互作用】　1. 影响促性腺激素的垂体分泌的药物,可能改变本品的效应。

2. 其他的激素疗法和皮质激素可能影响本品的效应。

3. 螺内酯和左旋多巴可刺激促性腺激素,而吩噻嗪类、多巴胺拮抗剂、地高辛和性激素则抑制促性腺激素的分泌。

【剂量与用法】　1. 用于诊断　单次静脉注射或皮下注射本品 100 μg,在给药后 15、30、45、60 和 120 min 采血测定 LH 进行诊断。一般根据反应做出评定。如有可能,女性应在月经滤泡期的早期使用。

2. 治疗闭经、不育症　可经脉冲泵给予,一次于 1 min 内给予 5～20 μg,每 90 min 一次,连用 6 个月,或直至怀孕。

3. 治疗前列腺癌　开始 7 d,1 次/日,500 μg/次,继后,1 次/日,100 μg/次。

【用药须知】　1. 一旦怀孕,即应停药。

2. 闭经患者应首先增加食量,恢复体重,然后使用本品才有效。

【制剂】　注射剂(粉):25 μg;100 μg。

【贮藏】　遮光,贮于 2～8 ℃。

曲普瑞林
(triptorelin)

别名:Arvecap、Triptorelinum

本品为合成的促性腺激素释放激素(GnRH)十肽同类物,其结构类似戈舍瑞林。

【CAS】　57773-63-4

【ATC】　L02AE04

【理化性状】　1. 化 学 名:5-Oxo-L-prolyl-L-histidyl-L-tryptophyl-L-seryl-L-tyrosyl-D-tryptophyl-L-leucyl-L-arginyl-L-prolylglycinamide

2. 分子式:$C_{64}H_{82}N_{18}O_{13}$

3. 分子量:1311.4

4. 结构式

醋酸曲普瑞林
(triptorelin acetate)

【CAS】　140194-24-7

【理化性状】　1. 分子式:$C_{64}H_{82}N_{18}O_{13} \cdot C_2H_4O_2$

2. 分子量:1371.5

二醋酸曲普瑞林
(triptorelin diaceteta)

【CAS】　105581-02-0

【理化性状】　1. 分子式:$C_{64}H_{82}N_{18}O_{13} \cdot 2C_2H_4O_2$

2. 分子量:1431.6

双羟萘酸曲普瑞林
(triptorelin embonate)

【CAS】　124508-66-3

【理化性状】　1. 分子式:$C_{64}H_{82}N_{18}O_{13} \cdot C_{23}H_{16}O_6$

2. 分子量:1699.8

【药理作用】　以治疗剂量持续给药时,本品能强有力地抑制促性激素的分泌,其活性比天然的 GnRH 强。开始给药后,血循中的 LH、FSH、睾酮以及雌二醇的水平会出现短暂性高峰。在连续长期给药后,一般在开始治疗的 2～4 周可观察到 LH 和 FSH 的分泌量持续下降以及睾丸和卵巢的类固醇合成明显减少。

【体内过程】　给雄性动物肌内注射本品混悬液后,可维持治疗浓度达 1 个月。接受本品常用量的雄性动物,其血清睾酮水平的降低与手术阉割后所呈现的水平具有可比性。继后,有赖睾酮维持的生理功能和组织就受到了遏制。这些作用在停药后都会逆转。

本品皮下注射后快速吸收,40 min 可达血药峰值。$t_{1/2}$ 约为 7.5 h,前列腺癌患者可见延长,有些健康受试者则见缩短。

【适应证】　1. 用于晚期前列腺癌的姑息疗法。

2. 用于治疗性早熟。

3. 用于治疗子宫内膜异位癌、女性不育和子宫平滑肌瘤。

【不良反应】　1. 男性常见热潮红、阳痿及性欲减退。

2. 女性常见热潮红、阴道干涸、交媾困难、出血斑及由于雌激素的血浓度降低至绝经后的水平而可能引起的轻微小梁骨基质流失。但是,一般在治疗停止后 6~9 个月均可完全恢复正常。

3. 其他少见的不良反应包括注射部位局部反应、轻微过敏症状(发热、发痒、出疹、过敏反应)、男子女性型乳房、出血斑、头痛、疲惫及睡眠紊乱。上述不良反应一般比较温和,停药后将会消失。

【妊娠期安全等级】　X。

【禁忌与慎用】　1. 不可用于非激素依赖性的前列腺癌或前列腺切除手术后的患者。

2. 对本品任何成分过敏或对促性腺激素释放激素(GnRH)及其类似物过敏的患者禁用。

3. 在治疗期间,若患者发现已怀孕,应停止使用本品。

4. 哺乳期妇女应权衡利弊,选择停药或停止哺乳。

【药物相互作用】　在治疗期间,禁止近期或同时使用含雌激素的药物。

【剂量与用法】　1. 治疗前列腺癌　肌内注射缓释制剂 3.75 mg,每 4 周 1 次;在肌内注射之前,开始皮下注射 0.1 mg/d,连用 7 d。先给予抗雄激素(如环丙孕酮)几天,然后开始使用戈那瑞林类似物持续 3 周,以避免病情突变。11.25 mg 的缓释双羟萘酸盐制剂,每 3 月注射 1 次,22.5 mg 的缓释注射剂可每 24 周注射 1 次。

2. 治疗子宫内膜异位症或子宫平滑肌瘤　应于月经周期的第 1 个 5 d 内开始给药,剂量用法同上。

3. 治疗女性不育　皮下注射 0.1 mg/d,作为促性腺激素的辅助用药,建议从月经期第 2 d 开始给药,连用 10~12 d。

4. 儿童性早熟　可肌内注射贮存制剂皮下注射 50 μg/kg,每 4 周 1 次。

【用药须知】　1. 治疗期间应密切监测血清性激素水平。

少数男性患者在治疗开始时,因血清睾酮含量短暂的增加,可引起暂时性尿路梗阻或骨骼疼痛等症状。因此,在治疗的开始几周内需严密监护,在疗程开始时使用抗雄激素药物,可以防止血清睾酮水平暂时性升高。

2. 女性应采用激素药物以外的方法避孕。在治疗期间不得使用雌激素类药物,且治疗子宫肌瘤时,偶见子宫缩小速率与肌瘤缩小速率不成比例时,可引起出血及脓毒症,须经常使用如超声影像技术的方法测量子宫及肌瘤的大小。治疗期间,月经应该停止,若正常月经仍然继续时,应作适当处理。

3. 女孩和男孩的生理年龄分别在 9 岁和 10 岁以下开始治疗。治疗结束后青春期开始发育,有关将来生育的资料仍然有限。多数女孩的正常月经于治疗结束后平均 1 年开始。治疗前应排除其他性早熟(假性性早熟和非激素依赖性性早熟)。

4. 有报道本品可导致过敏反应和血管神经性水肿,如出现立即停药,并采取支持疗法。

5. 椎骨转移、上或下尿道梗阻的患者在使用本品的最初几周应密切观察脊髓压迫和肾功能损害的症状。

6. 本品可能会导致 Q-T 间期延长,先天性 Q-T 间期延长者及充血性心力衰竭的患者治疗前应评估使用本品的利弊。治疗前纠正电解质平衡,治疗期间定期检查心电图和电解质。

7. 男性患者 GnRH 激动剂可导致高血糖和糖尿病,治疗期间应定期监测血糖和糖化血红蛋白。

8. 在男性患者在使用 GnRH 激动剂时可增加发生心肌梗死、心脏卒中和猝死的风险。治疗前应进行风险评估,治疗期间监测患者心脏疾病的症状和体征,如出现应及时处理。

9. 本品可抑制垂体-性腺轴,治疗期间及治疗后的针对垂体-性腺轴的功能检测会出现偏差。

【制剂】　①注射液:0.1 mg/1 ml。②缓释注射剂:3.75 mg;11.25 mg;22.5 mg。

【贮藏】　遮光,贮于 2~8 ℃。

亮丙瑞林

(leuprorelin)

别名:Enantone、Leupron,抑那通、利普安、亮脯利特、Lupron、Leuprolide、Enanton

本品为黄体生成激素释放激素(LHRH,十肽)的合成九肽类似物,其作用较 LHRH 强。

【CAS】　53714-56-0

【ATC】　L02AE02

【理化性状】　1. 本品为化学合成,白色或几乎白色易吸潮粉末。

2. 化学名:5-Oxo-L-prolyl-L-histidyl-L-tryptophyl-L-seryl-L-tyrosyl-D-leucyl-L-leucyl-L- arginyl-N-ethyl-L-prolinamide

3. 分子式:$C_{59}H_{84}N_{16}O_{12}$

4. 分子量:1209.4

5. 结构式

醋酸亮丙瑞林
(leuprorelin acetate)

〖CAS〗　74381-53-6

〖理化性状〗　1. 分子式:$C_{59}H_{84}N_{16}O_{12} \cdot C_2H_4O_2$

2. 分子量:1269.5

【药理作用】　本品属于戈那瑞林同类物,而且具有类似的作用。持续给药时,对前列腺癌、性早熟子宫内膜异位和子宫平滑肌瘤可起到抑制性激素的作用,而在短暂给药时,则可使男性的睾酮和二氢睾酮以及绝经后女性雌酮和雌二醇短暂增加。

【体内过程】　本品口服后失活,皮下或肌内注射易于吸收。其消除 $t_{1/2}$ 约为 3 h。

【适应证】　1. 治疗晚期前列腺癌、子宫内膜异位和子宫平滑肌瘤。

2. 治疗中枢性性早熟和其他与性激素有关的疾病,还可适用于某些胃肠道疾病如肠易激综合征。

【不良反应】【禁忌与慎用】　参见戈那瑞林。

【剂量与用法】　1. 治疗晚期前列腺癌　每天 1 次皮下注射 1 mg。也可皮下注射缓释微球制剂,在英国,每月皮下或肌内注射 1 次 3.75 mg,或每 3 个月皮下注射 1 次 11.25 mg。体重<50 kg 者,可以使用 1.88 mg 的制剂。在美国,肌内注射此种缓释微球制剂,每月给予 7.5 mg,或每 3 个月 22.5 mg,每 4 个月 30 mg。先给予几天的抗雄激素(如环丙孕酮),然后开始使用本品至少连用 3 周,以避免疾病突发的危险。

2. 治疗子宫内膜异位和子宫平滑肌瘤　每月可皮下或肌内注射 1 次缓释微球制剂 3.75 mg,或每 3 个月肌内注射 1 次 11.25 mg,治疗应在月经周期头 5 d 内开始,针对子宫内膜异位可持续用药 6 个月,由于子宫平滑肌瘤持续伴有贫血,应同时补铁 3 个月。用于子宫手术,可于手术前 5~6 周 1 次肌内注射缓释微球制剂 3.75 mg。

3. 治疗中枢性性早熟　每 4 周根据体重肌内注射 1 次缓释微球制剂 0.3 mg/kg,然后根据效应调整。

【用药须知】　1. 给药的第 1 周,应当住院并少活动。

2. 可能出现反应能力改变,用药患者应避免上街或操作机械。

【制剂】　① 注射剂(缓释微球):1.88 mg;3.75 mg;11.25 mg。②注射液:1 mg/2 ml。

【贮藏】　遮光,贮于 2~8 ℃。

布舍瑞林
(buserelin)

别名:Bigonist、Suprefact

【CAS】　57982-77-1

【ATC】　L02AE01

【理化性状】　1. 本品为白色或微黄色易潮湿粉末,微溶于水和稀酸。

2. 化学名:(6-O-tert-Butyl-D-serine)-des-10-glycinamideg-onadorelinethylamide; 5-Oxo- L-prolyl-L-histidyl-L-tryptophyl-L-seryl-L-tyrosyl-O-tert-butyl-D-seryl-L-leucyl-L-arginyl-N-ethyl-L-prolinamide

3. 分子式:$C_{60}H_{86}N_{16}O_{13}$

4. 分子量:1239.4

醋酸布舍瑞林
(buserelin acetate)

〖CAS〗　68630-75-1

〖理化性状〗　1. 分子式:$C_{60}H_{86}N_{16}O_{13} \cdot C_2H_4O_2$

2. 分子量:1299.5

【药理作用】　参见戈那瑞林。

【体内过程】　本品经皮下注射后迅速被完全吸收,1 h 可达血药峰值。药物主要聚集于肝、肾和垂体前叶。通过组织肽酶代谢。原药和代谢物随尿和胆汁排出。$t_{1/2}$ 约为 80 min。

【适应证】　1. 用于治疗前列腺癌、乳腺癌等。

2. 治疗子宫内膜异位症。

3. 治疗垂体脱敏。

【不良反应】 可有面部发热、恶心、呕吐、头痛、皮疹、无力、骨痛、性欲减低等。

【禁忌与慎用】 1. 妊娠期妇女禁用。

2. 哺乳期妇女使用时,应暂停哺乳。

3. 儿童用药的安全性及有效性尚未确定。

4. 对苯甲醇过敏者禁用本品注射剂。

【剂量与用法】 1. 治疗晚期前列腺癌 每 8 h 皮下注射本品 500 μg,连用 7 d。第 8 d 开始,改为每天经鼻孔喷进 100 μg,每天每一鼻孔喷 6 次(一般于饭前和饭后给药),连用 4～6 周。在开始使用本品之前,先给予几天的抗雄激素(如环丙孕酮),然后再给予本品,至少连用 3 周。

2. 治疗子宫内膜异位 可向每一鼻孔喷药 150 μg,3 次/日,疗程不应超过 6 个月。

3. 治疗垂体脱敏 在使用促性腺激素进行排卵诱导之前,鼻内给予本品 150 μg,4 次/日,于月经周期的滤泡期初期(第 1 d)或黄体中期(第 21 d)开始。另一种方法是,每天皮下注射 200～500 μg,治疗必须持续到垂体下调出现,一般约经 1～3 周;如有必要,每天皮下注射 4 次,一次给予 300 μg,或 2 次/日,一次 500 μg。然后再加用促性腺激素,直到滤泡产生的适合阶段,当两种方法均被撤除时,就可给予绒促性素诱导排卵。

【制剂】 ①注射液:100 μg/ml;200 μg/ml。②鼻喷剂:100 μg/喷。

【贮藏】 遮光、避潮湿,贮于 2～8 ℃。

那法瑞林

(nafarelin)

本品为戈那瑞林类似物。

【CAS】 76932-56-4

【ATC】 H01CA02

【理化性状】 1. 化学名:5-Oxo-L-prolyl-L-histidyl-L-tryptophyl-L-seryl-L-tyrosyl-3-(2-naphthyl)-D-alanyl-L-leucyl-L-arginyl-L-prolylglycinamide

2. 分子式:$C_{66}H_{83}N_{17}O_{13}$

3. 分子量:1400.54

醋酸那法瑞林

(nafarelin acetate)

【CAS】 86220-42-0

【理化性状】 1. 化学名:5-Oxo-L-prolyl-L-histidyl-L-tryptophyl-L-seryl-L-tyrosyl-3-(2-naph-thyl)-D-alanyl-L-leucyl-L-arginyl-L-prolylglycin-amide acetate

hydrate

2. 分子式:$C_{66}H_{83}N_{17}O_{13} \cdot xC_2H_4O_2 \cdot yH_2O$

【药理作用】 参见戈那瑞林。

【体内过程】 鼻内给药后迅速被吸收,约 20 min 可达血药峰值,生物利用度仅有 3%。其 $t_{1/2}$ 为 3～4 h。本品通过肽酶代谢。皮下给药后,以代谢物随尿和粪便排出,排出原药很少。

【适应证】 1. 治疗性早熟。

2. 治疗子宫内膜异位症。

3. 治疗垂体脱敏。

【不良反应】【禁忌与慎用】 有关资料参见戈那瑞林。

【妊娠期安全等级】 X。

【剂量与用法】 1. 治疗中枢性性早熟 鼻内给予 800 μg(每一鼻孔 400 μg),2 次/日。如无效,每一鼻孔可加量至 600 μg。

2. 治疗子宫内膜异位症 鼻内给药 200 μg,2 次/日;2 个月后如疗效不显,可使用加倍量。治疗应于月经周期第 2～4 d 开始,持续 6 个月。

3. 治疗垂体脱敏 其用药方法同布舍瑞林,本品的用量为 400 μg,2 次/日。

【制剂】 喷鼻剂:每瓶 10 ml(2 mg/ml),每掀 200 μg。

【贮藏】 遮光,贮于 25 ℃,短程携带允许 15～30 ℃。

加尼瑞克

(ganirelix)

本品是一种促性腺激素释放激素(GnRH)的拮抗剂。

【CAS】 124904-93-4

【ATC】 H01CC01

【理化性状】 1. 化学名:N-Acetyl-3-(2-naphthyl)-D-alanyl-p-chloro-D-phenylalanyl-3-(3-pyridyl)-D-alanyl-L-seryl-L-tyrosyl-N6-(N, N'-diethylamidino)-D-lysyl-L-leucyl-N6-(N, N'-diethylamidino)-L-lysyl-L-prolyl-D-alaninamide

2. 分子式:$C_{80}H_{113}ClN_{18}O_{13}$

醋酸加尼瑞克

(ganirelix acetate)

别名:Antagon

【CAS】 129311-55-3

【理化性状】 1. 分子式:$C_{80}H_{113}ClN_{18}O_{13} \cdot$

$2C_2H_4O_2$

2. 分子量:1690.4

【药理作用】　本品是 GnRH 的拮抗剂,可竞争性阻断垂体促性腺细胞上的 GnRH 受体以及其后的转导通路。它产生一种快速、可逆的促性腺激素分泌抑制作用。醋酸加尼瑞克对脑垂体 LH 分泌的抑制作用强于对 FSH 的抑制作用。本品不能引起内源性促性腺激素的首次释放,这与拮抗作用一致。本品停药后 48 h 内,垂体 LH 和 FSH 水平可完全恢复。

【体内过程】　1. 本品 0.25 mg 单次皮下给药后,血药浓度在 1~2 h 内达到 C_{max},约为 15 ng/ml。消除 $t_{1/2}$ 约为 13 h,清除率约为 2.4 L/h。随粪便(约 75%)和尿液(约 22%)排泄。本品皮下给药后的生物利用度约为 91%。

2. 本品多次皮下给药(每日 1 次注射)后的药动学参数与单次皮下给药后的药动学参数相似。在多次进行 0.25 mg/d 给药后的 2~3 d 内,血药浓度达到稳态水平,约为 0.6 ng/ml。药动学分析显示,体重与本品血药浓度呈反比关系。

【适应证】　用于接受辅助生殖技术(ART)控制性卵巢刺激(COS)方案的妇女,预防过早出现促黄体激素(LH)峰。

【不良反应】　1. 中性粒细胞减少。

2. 妇科腹痛,胎儿死亡。

3. 头痛、卵巢过度刺激综合征,阴道出血。

4. 注射部位反应、恶心和胃肠不适。

【妊娠期安全等级】　X。

【禁忌与慎用】　1. 对本品活性成分或其中任何辅料过敏者禁用。

2. 对 GnRH 或任何其他 GnRH 类似物过敏者禁用。

3. 中度或重度肾脏或肝脏功能不全患者禁用。

4. 妊娠期妇女禁用。

5. 哺乳期妇女使用时应暂停哺乳。

6. 体重超过 90 kg 的妇女,其安全性和有效性尚未确立。

【剂量与用法】　本品一般须合用促卵泡激素(FSH,如促卵泡素 α 或 β),以控制卵巢过度刺激综合征。使用的方法是,在月经周期第 2 d 或第 3 d 早晨开始给予 FSH 治疗(参见促卵泡激素),接着在月经周期第 7 d 或第 8 d 早晨皮下注射本品 250 μg,1 次/日,直至出现充分的卵泡反应为止,此时,再给予人绒促性素,并停用本品和 FSH 治疗。然后进行卵细胞检索(为体外受精或向胞质内注射精液),接着就等待植入和怀孕。

【用药须知】　1. 使用本品前,必须先做妊娠试验,以免发生流产或其他意外。

2. 临床试验表明,用本品治疗不育症(女性)是有效的。

3. 本品一定要由治疗不育症经验丰富的医师指导使用,这是治疗有效的保证。

【制剂】　注射液:250 μg/0.5 ml。

【贮藏】　贮于 25 ℃,短程携带允许 15~30 ℃。

生长抑素

(somatostatin)

别名:Growth hormone release inhibiting hormone、GHRIH

本品为一种可从下丘脑中获得的具有抑制人的生长激素释放的环形四肽。现今可由人工合成产生。

【CAS】　38916-34-6

【ATC】　H01CB01

【理化性状】　1. 本品为白色无定形粉末,易溶于水和醋酸,几乎不溶于二氯甲烷。

2. 化学名:Ala-Gly-Cys-Lys-Asn-Phe-Phe-Trp-Lys-Thr-Phe-Thr-Ser-Cyscyclic(3→14)Disulphide

3. 分子式:$C_{76}H_{104}N_{18}O_{19}S_2$

4. 分子量:1637.9

5. 结构式

【药理作用】　静脉注射本品可抑制生长激素、甲状腺刺激激素、胰岛素和胰高血糖素的分泌,并抑制胃酸的分泌。它还影响胃肠道的吸收、动力、内脏血流和营养功能。生长抑素可抑制胃泌素和胃酸以及胃蛋白酶的分泌,从而治疗上消化道出血,可以明显减少内脏器官的血流量,而又不引起体循环动脉血压的显著变化,因而在治疗食道静脉曲张出血方面有一定的临床价值。生长抑素可减少胰腺的内分泌和外分泌,用以预防和治疗胰腺外科手术后并发症。生长抑素还可以抑制胰高血糖素的分泌,从而有效地治疗糖尿病酮症酸中毒。

【药理作用】 健康人内源性生长抑素在血浆中的浓度很低,一般在 175 ng/L 以下。在静脉注射给药后,生长抑素显示出非常短的血浆 $t_{1/2}$,依据放射性免疫测定结果,其 $t_{1/2}$ 一般大约在 1.1~3 min;对于肝脏患者,其 $t_{1/2}$ 在 1.2~4.8 min;对慢性肾功能衰竭患者,其 $t_{1/2}$ 大约在 2.6~4.9 min。以 75 μg/h 的速度静脉滴注本品之后,在 15 min 内浓度达峰为 1250 ng/L,代谢清除率为 1 L/min,$t_{1/2}$ 为 2.7 min 左右。生长抑素在肝脏中通过肽链内切酶和氨基肽酶裂解分子中的 N-末端和环化部分,迅速在肝内代谢。

【适应证】 1. 严重急性食道静脉曲张出血。

2. 严重急性胃或十二指肠溃疡出血,或并发急性糜烂性胃炎或出血性胃炎。

3. 胰腺外科术后并发症的预防和治疗。

4. 胰、胆和肠瘘的辅助治疗。

5. 糖尿病酮症酸中毒的辅助治疗。

【不良反应】 少数病例用药后出现恶心、眩晕、面部潮红。当注射速度超过 0.05 mg/min 时,患者会发生恶心和呕吐现象。

【禁忌与慎用】 1. 对本品过敏者禁用。

2. 妊娠期妇女禁用。

3. 哺乳期妇女使用时应暂停哺乳。

4. 儿童用药的安全性及有效性尚未确定。

【药物相互作用】 本品可延长环己烯巴比妥导致的睡眠时间,而且加剧戊烯四唑的作用,所以不应与这类药物或产生同样作用的药物同时使用。

【剂量与用法】 1. 严重急性上消化道出血包括食道静脉曲张出血的治疗 首先缓慢静脉推注 0.25 mg(用 1 ml 0.9%氯化钠注射液配制)作为负荷量,而后立即进行以 0.25 mg/h 的速度持续静脉滴注给药。当 2 次输液给药间隔大于 3~5 min 的情况下,应重新静脉注射 0.25 mg,以确保给药的连续性。当出血停止后(一般在 12~24 h 内),继续用药 48~72 h,以防再次出血。通常的治疗时间是 120 h。

2. 胰瘘、胆瘘、肠瘘的辅助治疗 以 0.25 mg/h 的速度静脉连续滴注,直到瘘管闭合(2~20 d),这种治疗可以用作全胃肠外营养的辅助措施。当瘘管闭合后,应继续给药 1~3 d,而后逐渐停药,以防反跳作用。

3. 胰腺外科手术后并发症的治疗 在手术开始时,以 0.25 mg/h 的速度静脉滴注,术后持续静脉滴注 5 d。

4. 糖尿病酮症酸中毒的辅助治疗 以 0.1~0.5 mg/h 的速度静脉滴注,作为胰岛素治疗(10 IU 冲击后以 1~4.8 IU/h 的速度静脉滴注)的辅助措施,在 4 h 内可以使血糖恢复正常,在 3 h 之内缓解酮症酸中毒。

【用药须知】 1. 由于本品抑制胰岛素及胰高血糖素的分泌,在治疗初期会导致血糖水平短暂地下降。

2. 胰岛素依赖型糖尿病患者使用本品后,每隔 3~4 h 应测试 1 次血糖水平,尽可能避免使用葡萄糖。必要的情况下应使用胰岛素。

3. 在连续给药的过程中,应不间断的注入,换药间隔最好不超过 3 min。可通过输液泵给药。

【制剂】 注射剂(粉):0.25 mg;0.75 mg;2 mg;3 mg。

【贮藏】 遮光、密闭,在冷处(2~10 ℃)保存。

培维索孟
(pegvisomant)

别名:索玛沃、Somavert

本品为生长激素(GH)受体拮抗剂。

【CAS】 218620-50-9

【ATC】 H01AX01

【理化性状】 化学名:18-L-Asparticacid-21-L-asparagine-120-L-lysine-167-L-asparagine-168-L-alanine-171-L-serine-172-L-arginine-174-L-serine-179-L-threoninegrowthhormone(human),reaction product with polyethyleneglycol

【药理作用】 生长激素受生长激素释放激素(GHRH)和生长抑素(SMS)调节,循环中的生长激素与周围组织(如肌肉、肝脏、骨组织)中的生长激素受体(GHR)结合导致胰岛素样生长因子-1(IGF-1)的分泌,对靶组织产生生长刺激作用。本品为 GH 类似物,能与 GHR 的位点结合,从而抑制 GH 与 GHR 的结合,使肢端肥大症(即巨人症)患者的 IGF-1 的浓度达到正常水平。

【体内过程】 皮下注射本品后 33~77 h 血药浓度可达峰值,与静脉注射 10 mg 相比,皮下注射 20 mg 的平均吸收率为 57%。V_d 为 7 L,表明本品的组织分布极少。皮下注射后,本品的 C_{max} 和 AUC 不随剂量成比例增加。每天皮下注射本品 10 mg,15 mg 和 20 mg,12 周后血药浓度分别为(6.6±1.33)μg/ml、(16.0±2.2)μg/ml 和(27.0±3.1)μg/ml。本品分子与聚乙二醇通过共价键结合后可降低 CL。每天皮下注射本品 10～20 mg,多次给药后平均 CL 为 28～36 ml/h,CL 随体重的增加而增加。单剂量或多剂量给药后平均 $t_{1/2}$ 为 6 d,给药 96 h 后,随尿液排出不足 1%。

【适应证】 用于降低肢端肥大症患者的 IGF-1 的浓度。

【不良反应】 1. 一般耐受很好,少数患者垂体瘤出现进展性增长,个别患者肝功能检测出现 ALT 和 AST 中度升高,有些患者出现抗 GH 的中和抗体,但在治疗过程中这些抗体似乎没有影响药物的作用。

2. 可见感染(包括上呼吸道感染、水疱、耳部感染)、疼痛、注射部位反应、意外伤害、腰痛、流感样症状、胸痛和高血压。

3. 肝功能异常、腹泻、恶心、头晕、鼻窦炎、感觉异常、外周水肿。

【妊娠期安全等级】 B。

【禁忌与慎用】 1. 对本品过敏者禁用。

2. 尚未明确本品是否可经乳汁分泌,哺乳期妇女使用时应暂停哺乳。

3. 老年人应从小剂量开始慎用。

【药物相互作用】 1. 生长激素能通过降低胰岛素的敏感性而降低胰岛素的糖代谢作用,本品为生长激素受体拮抗剂,可能提高胰岛素的敏感性,与胰岛素或口服降血糖药合用应适当降低降血糖药的剂量。

2. 本品与罂粟碱类药物合用必须加大剂量。

【剂量与用法】 皮下注射负荷剂量 40 mg。维持剂量从 10 mg 开始,每 4～6 周检测血浆 IGF-1 浓度,如果 IGF-1 浓度高于正常值,本品剂量可增加 5 mg,直到 IGF-1 浓度达到正常范围,肢端肥大症的症状得到缓解。最高维持量不得超过 30 mg/d。

【用药须知】 1. 可能引起垂体瘤生长,治疗过程中,必须密切关注垂体瘤的体积。

2. 用药期间,应定期监测肝功能。

3. 本品可使肢端肥大症患者低水平的 TC、LDL、脂蛋白 B 和高脂蛋白 A 恢复正常。

4. 本品过量可引起疲乏,过量者应停止用药,直到 IGF-1 达到或超过正常水平。

5. 溶解后的溶液 6 h 内用完。

【制剂】 注射剂(粉):10 mg;15 mg;20 mg。

【贮藏】 贮于 2～8 ℃,严禁冷冻。

美卡舍明
(mecasermin)

别名:Increlex

本品为重组人胰岛素样生长因子 1(rhIGF-1)和胰岛素样生长因子结合蛋白 3(rhIGFBP-3)的复合物。

【CAS】 68562-41-4;67763-96-6

【ATC】 H01AC03

【理化性状】 1. 分子式:$C_{331}H_{512}N_{94}O_{101}S_7$

2. 分子量:7648.6

林伐美卡舍明
(mecasermin rinfabate)

【CAS】 478166-15-3

【理化性状】 化学名:Acomplex of insulin-like growth factor Ⅰ(human) with insulin-like growth factor-binding protein IGFBP-3(human)

【药理作用】 IGF-1 在儿童中的药理作用是线性生长的促进作用。IGF-1 其次的药理作用包括其他合成代谢作用、胰岛素敏化作用和胰岛素样作用。迄今还不了解 IGFBP-3 的直接促生长作用。IGFBP-3 在本复合体中的作用是调节 IGF-1 的作用。在正常人体中,仅发现<2% 的 IGFBP-3,此二元复合体进一步关联着第三血清蛋白——生长激素依赖的对酸敏感的亚单位(ALS),形成一种非共价的三元络合物(分子量约 150 kD),此络合物相当于 IGF-1 的天然生理贮存器。此三元络合物包括 IGF-1、IGFBP-3 和 ALS 的各一个分子。在三元络合物中的 IGF-1 的 $t_{1/2}>12$ h。IGFBP-3 和三元络合物与蛋白聚糖相互作用的溶蛋白裂解说明 IGF-1 是从三元络合物中释放出来的。

【体内过程】 在一项临床试验的药动学研究中,给患有严重的原发性 IGF-1 缺乏的儿童皮下注射本品 1 mg/kg。获得 IGF-1 和 IGFBP-3 的药动学数据如下(未对两者的内源性和外源性加以区分):C_{max} 分别为(133±19)ng/ml 和(1574±401)ng/ml,T_{max} 分别为(11.3±6.2)h 和(19.5±9.0)h,$AUC_{0\sim60 h}$ 分别为(3654±237)(ng·h)/ml 和(62525±8352)(ng·h)/ml,$t_{1/2}$ 分别为(13.4±2.7)h 和(54.1±31.6)h。

【适应证】 本品用于治疗患有严重的原发性 IGF-1 缺乏或患有生长激素基因缺失(患儿已对生长激素产生中和抗体)的儿童。

【不良反应】 1. 最常见的不良事件(发生率≥5%)有缺铁性贫血、淋巴结病、甲状腺肿、注射部位不适、转氨酶升高、高血糖、低血糖、关节痛、骨痛、肌萎缩、肢体痛、头痛、视乳头水肿、卵巢囊肿和扁桃体肿大。

2. 常见的注射部位不适包括红斑、脂肪增生和毛发生长。

3. 经过 9 个月的用药,大部分患者会产生针对这种复合体的抗体。

【妊娠期安全等级】 C。

【禁忌与慎用】 1. 具有闭合骺的患者禁用本品。

2. 存在活跃的或可疑肿瘤的患者禁用本品。

3. 对本品中任何一种成分过敏者禁用。

4. 尚未明确本品是否可经乳汁分泌,哺乳期妇女慎用。

【剂量与用法】 1. 使用本品必须个体化。一般开始皮下注射 0.5 mg/kg,1 次/日,治疗剂量可加至 1～2 mg/kg。

2. 严重的原发性 IGF-1 缺乏应符合以下 3 个条件:高度标准差记分≤－3;基础 IGF-1 标准差记分≤－3 和伴有正常或升高的 GH。

3. 严重的原发性 IGF-1 缺乏包括 GH 受体突变、后-GH 受体信号路径和 IGF-1 基因缺乏、患儿并非 GH 缺乏,因此,患者并不适合使用外源性 GH 治疗。

4. 患有继发型 IGF-1 缺乏(如 GH 缺乏、营养不良、甲状腺功能减退或长期使用皮质激素治疗的患者)不应使用本品。

5. 本品可于早上或傍晚给药,但每天应在同一个时间给药,患者应保持有规律的、均衡的饮食。

6. 如果患者不能进食,或不愿意进食,就不应给药。

7. 如果忘记一次给药,不必补充给药。

8. 为了摸清患者对本品的耐受性,在开始使用本品或增加剂量的时候,都应监测血糖水平,如果频繁发生低血糖或严重低血糖,必须持续检测餐前血糖水平,如有低血糖的证据,应降低给药剂量。

9. 根据上一次给药后 8～18 h 之间测定的 IGF-1 水平设定剂量,最高可达 2 mg/(kg·d);如出现不良反应如低血糖,应降低剂量。

10. 随着时间的推移,对本品的生长反应会降低。然而,如果第一年的增高速度达不到 2 cm,就应评估其他的原因,如甲状腺功能减退、营养不良和进展性骨龄。如果不可测知患者的基线酸性不稳定亚单位(ALS)水平,可能要提高本品的用量。

11. 皮下注射的部位(股、腹部和上臂)应予轮换,新的注射部位应距离上次注射部位至少 2.54 cm,不要注射到发红、发硬、青紫或有触痛的部位。

12. 本品从冰库中取出后,在室温下约需 45 min 溶化,只可轻轻旋转,不可摇动。在室温下的药液应在 1 h 内使用。如发现药液中有肉眼可见的微粒或变色,应弃之。

【用药须知】 1. 使用本品前,必须详细阅读本品的使用说明书,丝毫不可疏忽。

2. 给药期间,如发生过敏反应,应立即停药。

3. 本品必须在对生长障碍疾病的诊断和治疗富有经验的专家指导下精心使用。

4. 本品尚未在小于 3 岁的儿童和成人中进行临床研究。

5. 患者应在每天的同一时间给药。

6. 因为本品具有胰岛素样降血糖作用,患者应避免误餐,并应平衡饮食,当患者不能进餐或不愿意进餐时,就不应给药。

7. 对小儿童要特别注意,因为他们进食往往是不合理的。

8. 开始给药和增加剂量时,患者应避免从事任何高风险的活动,直到耐受性已经建立(约 3～5 d)。

9. 本品可致淋巴组织增大,应对患者作定期检查,发现扁桃体、腺体肿大的并发症(如打鼾、睡眠呼吸暂停、慢性中耳渗出液、听力减退)并予以适当处理。

10. 使用本品治疗期间,可能发生颅内高压综合征,表现有视神经盘水肿、视力减退、头痛、恶心、呕吐,建议在治疗开始时和治疗期间,应进行眼底检查。

11. 在使用本品期间,可能在经历快速增长的患者中发生头骨骺脱位和脊柱侧凸进展,应严密监护。

12. 和其他外源性蛋白一样,本品也会引起局部的和(或)全身的过敏反应,如发生,应尽快寻找处理方法,并考虑停药。

13. 本品不能取代生长激素(GH)治疗。

【制剂】 注射液:36 mg/0.6 ml。

【贮藏】 本品在运输中,必须贮于－70 ℃冰库中,从冰库中取出时应用冰块包裹转至患者家中,置于－20 ℃冰箱中,不能超过 2 个月。

西曲瑞克

(cetrorelix)

本品是一种合成的具有促性激素释放激素(GnRH)拮抗活性的十肽,它在天然的 GnRH 氨基酸第 1、2、3、6 和 10 位上进行了置换,故属于 GnRH 类似物。

【CAS】 120287-85-6

【ATC】 H01CC02

【理化性状】 1. 化学名:*N*-Acetyl-3-(2-naphthyl)-

D-alanyl-*p*-chloro-D-phenylalanyl-3-(3-pyridyl)-D-alanyl-L-seryl-Ltyrosyl-N5-carbamoyl-D-ornithyl-L-leucyl-L-arginyl-L-prolyl-D-alaninamide

2. 分子式：$C_{70}H_{92}ClN_{17}O_{14}$

3. 分子量：1431.0

醋酸西曲瑞克
(cetrorelix acetate)

别名：Cetrotide

〚CAS〛145672-81-7

【理化性状】 1. 化学名：*N*-Acetyl-3-(2-naphthyl)-D-alanyl-*p*-chloro-D-phenylalanyl-3-(3-pyridyl)-D-alanyl-L-seryl-Ltyrosyl-*N*5-carbamoyl-D-ornithyl-L-leucyl-L-arginyl-L-prolyl-D-alaninamide acetate

2. 分子式：$C_{70}H_{92}ClN_{17}O_{14} \cdot xC_2H_4O_2$

【药理作用】 GnRh 从垂体前叶的促性腺细胞中诱导促黄体生成激素和促卵泡激素（FSH）的产生和释放。由于阳性的雌二醇在中期的反馈，GnRH 的释放得到增强，导致黄体化激素（LH）激增。LH 激增可引起占优势的卵泡产卵和卵母细胞减数分裂的再开始，继而通过升高孕酮水平以表明黄体化。本品与 GnRH 竞争结合垂体细胞膜上的受体，因而得以剂量依赖的方式抑制 LH 和 FSH 的释放。使用本品 3 mg 的剂量，对 LH 抑制的作用的起效时间约 1 h，使用本品 0.25 mg 的剂量，起效时间则接近 2 h。这种抑制是通过持续的治疗维持的，对 LH 和 FSH 的影响更为明显。本品对 LH 和 FSH 的影响在停止治疗后就会逆转。在妇女中，本品可以剂量依赖方式，延迟 LH 激增和之后的排卵。在抑制卵巢兴奋期间，FSH 水平并未受到使用剂量的影响。在使用本品单剂量 3 mg 后，已确定其作用至少可持续 4 d。每 24 h 使用 0.25 mg，显示可维持其作用。

【体内过程】 本品皮下注射单剂量 3 mg 或皮下注射 0.25 mg/d，连用 14 d，获得药动学参数如下：T_{max} 分别为 0.5～2 h 和 0.5～1.5 h，C_{max} 分别为 22.5～36.2 ng/ml 和 4.17～5.92 ng/ml，$t_{1/2}$ 分别为 38.2～108 h 和 2.4～48.8 h，AUC 分别 451～636 (ng·h)/ml 和 23.4～42.0(ng·h)/ml，静脉注射后的总 CL 为 1.28 ml/min，V_d 为 1.16 L/kg。本品经皮下注射后被迅速吸收，1～2 h 后可达 C_{max}，平均绝对生物利用度为 85%。单剂量 3 mg 静脉给药后的 V_d 约为 1 L/kg，蛋白结合率为 86%。在控制卵巢兴奋时，在卵母细胞提取的当天，血浆中和卵泡液中的药物浓度相似。在皮下注射本品 0.25 mg 和 3 mg 后，在卵母细胞提取并植入胚胎的当天，其血药浓度低于定量检测限。在给男性和女性皮下注射本品

10 mg 后，24 h 内在胆汁样本中发现小量的 1-9 肽、1-7 肽、1-6 肽和 1-4 肽。体外研究证实，本品通过肽酶转化，占优势的代谢物是 1-4 肽。皮下注射本品 10 mg 后，尿液中仅检出原药，上述 4 种肽仅有小量在胆汁中。尿中原药占用量的 2%～4%，胆汁中的原药和 4 种代谢物占 5%～10%。

【适应证】 对进行控制性卵巢刺激的患者，防止提前排卵，进而进行采卵和辅助生殖技术治疗。

【不良反应】 1. 可发生中、重度卵巢过度兴奋综合征。

2. 可见头痛、恶心。

3. 上市后监测到过敏性反应（包括超敏反应）。

4. 可能发生多种先天性畸形。

【妊娠期安全等级】 X。

【禁忌与慎用】 1. 对本品及外源性肽激素类或甘露醇过敏者、对 GnRH 或任何其他类似物过敏者中度至重度肝、肾功能不全禁用。

2. 哺乳期妇女使用时，应暂停哺乳。

3. 儿童禁用。

4. ＞65 岁的老年人禁用。

【剂量与用法】 1. 在卵泡期早期或中期皮下注射 0.25 mg，1 次/日，或者单次注射 3 mg。

2. 单剂量（3 mg）方案一般在月经周期的第 7 d（第 5～9 d）注射。

3. 如果在注射本品 3 mg 后 4 d 内尚未使用人绒毛膜促性腺激素（hCG），就应每天注射 1 次本品 0.25 mg，一直持续到使用 hCG 的时候为止。

4. 多剂量（0.25 mg）方案一般在月经周期的第 5 d（早或晚）或第 6 d（早）开始，每天注射，直至使用 hCG 的那一天为止。当超声显示卵泡数目充足，大小适当，这时使用 hCG 就可诱导排卵和卵母细胞的最后成熟。如果卵巢对以促性腺激素的治疗来达到减少发生卵巢过度兴奋综合征产生过度反应，就不应使用 hCG。

【用药须知】 1. 此用药须知，不仅医师要熟知，还要指导患者充分了解，因为患者要学会自己注射。

2. 要指导如何掌握两种剂量方案的实际操作方法。

3. 首先要用肥皂洗手，充分冲洗干净后，取下瓶上的塑料盖，用 75% 酒精棉签擦净铝环和橡皮塞子，然后再抽吸注射用水 1～3 ml 并注入小瓶中溶解药物，轻轻旋转使之充分溶解即可抽出进行皮下注射。

4. 如何使用单剂量（0.25 mg）或多剂量（3 mg），由医师具体指导，一定要按以上方案实施。

【制剂】 注射剂（粉）：0.25 mg；3 mg。

【贮藏】 贮于 15～30 ℃。

戈舍瑞林

（goserelin）

别名：Zoladex

本品是一种合成的十肽促性腺素释放激素（GnRH）强效类似物。

【CAS】 65807-02-5

【ATC】 L02AE03

【理化性状】 1. 本品为一种下丘脑十肽戈舍瑞林的九肽类似物，经化学合成，以醋酸盐发挥作用。本品为白色或类白色粉末，能溶于水，易溶于醋酸，可溶于无机酸或强碱的稀释液中。

2. 化学名：3-[5-Oxo-L-prolyl-L-histidyl-L-tryptophyl-L-seryl-L-tyrosyl-(3-O-tert-butyl)-D-seryl-L-leucyl-L-arginyl-L-prolyl]carbazamide

3. 分子式：$C_{59}H_{84}N_{18}O_{14}$

4. 分子量：1269.4

5. 结构式

醋酸戈舍瑞林

（goserelin acetate）

【CAS】 145781-92-6

〖理化性状〗 1. 化学名：D-Ser（But）6Azgly10-LHRH acetate

2. 分子式：$C_{59}H_{84}N_{18}O_{14} \cdot C_2H_4O_2$

3. 分子量：1329.5

【药理作用】 本品可促使脑垂体释放黄体生成素（LH）和尿促卵泡素（FSH），其作用比天然激素强40～200倍。其对脑垂体的作用取决于给药后的持续时间，开始1周对垂体-性腺起兴奋作用，性激素水平升高，但如继续给药则起抑制作用，使性激素水平下降，3周后降至最低，这种作用起落的确切机制尚不清楚。本品有可能降低男性血浆睾酮水平，因本品可致LH水平下降。国外资料表明，GnRH激动药能同时减少子宫体积和肌瘤体积的40%～50%，但机制不明。接受本品3年的患者，未发现体内产生

抗体。

【体内过程】 本品口服不被吸收，皮下注射吸收迅速。治疗前列腺癌的起效时间2～4周，血清睾酮水平可降至男性睾丸切除的水平。治疗乳腺癌的起效时间为3周，黄体酮水平显著下降，血清雌二醇水平可被抑制而达到绝经后妇女的水平。前列腺体积缩小的最大效应出现在给药后的第3个月。多次给药后的作用持续时间可达12个月。使用3.6 mg的长效制剂后，男性于12～15 d可达C_{max}，女性为8～22 d；10.8 mg 的长效制剂的 T_{max} 为2 h。本品AUC男性为27.8(ng·h)/ml，女性为18.5(ng·h)/ml，V_d男性为44.1 L，女性为20.31 L。其蛋白结合率为27%，每28 d皮下注射本品的长效制剂，可使血药浓度始终保持在可检测水平之上，睾酮被抑制并维持在去势水平。本品经肝脏 C-末端氨基酸的水解进行代谢，肾排泄率为90%，原药的消除 $t_{1/2}$ 男性约为4.2 h，女性约为2.3 h，总体 CL 男性为110.5 ml/min，女性为163.9 ml/min。

【适应证】 可用激素治疗的前列腺癌，绝经前期和绝经期妇女乳腺癌以及子宫内膜异位、子宫平滑肌瘤，并可使子宫内膜变薄。

【不良反应】 1. 常有面部发热、多汗、潮红、男性乳房肿胀和触痛、女性乳房变大或变小。

2. 可见恶心、腹痛、味觉障碍、腹泻及齿龈萎缩。

3. 可发生头痛、抑郁、皮疹、瘙痒，男性患者可发生骨骼疼痛、脊髓萎缩。

4. 国外资料表明，本品可出现硬膜外脊髓压迫，偶有子宫肌瘤、淋巴细胞浸润的报道。

【妊娠期安全等级】 D。

【禁忌与慎用】 1. 对本品 GnRH 或其激动剂类似物过敏者、妊娠期妇女及在治疗期间有可能受孕的妇女禁用。

2. 哺乳期妇女使用时，应暂停哺乳。

3. 男性尿道梗阻者、男性脊髓压迫、骨密度有可能降低者均慎用。

4. 儿童用药的安全性及有效性尚未确定。

5. 尚无65岁以上女性的使用资料。

【剂量与用法】 1. 成人皮下注射本品长效制剂，一次3.6 mg，每4周1次，宜注入腹壁皮下，可先注入局麻药适量。

2. 本品 10.8 mg 制剂仅用于男性治疗前列腺癌，每12周1次。

【用药须知】 1. 子宫内膜异位症的治疗时间不宜超过6个月，否则应监测骨密度。治疗期间，应加入激素替代疗法（连续给予雌激素和黄体酮），这样可以减少骨矿质丢失，减轻血管运动性综合征。

2. 肝、肾功能不全或老年人不必调整剂量。

3. 肥胖患者的体重每增加 1 kg,本品的 AUC 就下降约 1%～2.5%,因此,对治疗无反应的肥胖患者,应监测血清睾酮水平。

【制剂】　缓释植入剂:3.6 mg;10.8 mg。

【贮藏】　贮于 25 ℃。

组胺瑞林

(histrelin)

别名:Vantas、Supprelin LA

本品为合成的一种促黄体激素释放激素(LHRH)激动剂。临床用其醋酸盐。

【CAS】　76712-82-8

【ATC】　L02AE05

【理化性状】　1. 化 学 名:5-Oxo-L-prolyl-L-histidyl-L-tryptophyl-L-seryl-L-tyrosyl-1-benzyl-D-histidyl-L-leucyl-N^5-(diaminomethylene)-L-ornithyl-N-ethyl-L-prolinamide

2. 分子式:$C_{66}H_{86}N_{18}O_{12}$

3. 分子量:1323.5

【药理作用】　本品为 LH-RH 激动剂,可强效抑制促性腺素的分泌。人体注射后,血循环中促黄体激素和卵泡激素的分泌,导致性腺激素(男性睾酮、双氢睾酮)一过性升高,但继续给予本品,可见促黄体激素和卵泡激素的降低,2～4 周后睾酮可达到去势水平。

【体内过程】　1. 吸收　晚期前列腺癌植入本品后,12 h 达血药峰值(1.10±0.375) ng/ml,药物在皮下释放,血药浓度可维持 52 周,在 52 周末,血药浓度为(0.13±0.065) ng/ml。52 周内平均皮下释放速度为(56.7±7.71) μg/d。皮下埋植 50～200 mg,血药浓度成比例升高。

2. 分布　健康志愿者皮下注射 0.5 mg,分布容积为(58.4±7.86) L,体外研究显示本品未结合部分为 29.5%±8.9%。

3. 代谢　本品主要通过 C-端脱烷基化代谢,也可能进行肽链的水解。健康志愿者单次皮下注射后清除率为(179±37.8) ml/min,终末 $t_{1/2}$ 为(3.92±1.01) h。前列腺癌患者皮下植入 50 mg,表观清除率为(174±56.5) ml/min。

【适应证】　激素依赖型晚期前列腺癌。

【不良反应】　1. 常见热潮红、疲乏、体重增加、植入部位反应、勃起功能障碍、男子乳房女性化、睾丸萎缩、失眠、性欲降低、肾功能损害、便秘、头痛。

2. 其他少见的不良反应包括贫血、室性期外收缩、腹部不适、恶心、感觉冷、嗜睡、烦躁不安、疼痛恶化、无力、体重降低、肝功能异常、支架堵塞、AST 升高、血糖升高、乳酸脱氢酶升高、睾酮升高、肌酐升高、前列腺酸性磷酸酶升高、食欲降低、液体潴留、高血钙、高脂血症、关节痛、腰疼、骨痛、肌痛、肌肉抽搐、颈痛、四肢痛、头晕、震颤、抑郁、易激惹、肾结石、血尿加重、肾功能衰竭加重、尿频、无尿、尿潴留、乳房疼痛、外阴瘙痒、性功能障碍、劳累性呼吸困难、出血、骨密度降低。

3. 上市后有垂体出血和肝毒性的报道。

【妊娠期安全等级】　X。

【禁忌与慎用】　1. 不可用于非激素依赖性的前列腺癌或前列腺切除手术后的患者。

2. 对本品任何成分过敏或对促性腺激素释放激素(GnRH)及其类似物过敏的患者禁用。

3. 禁用于女性患者。

4. 12 岁以下的儿童患者的安全性及有效性尚未确定。

【药物相互作用】　在治疗期间,禁止近期或同时使用含雌激素的药物。

【剂量与用法】　皮下植入于上臂,每 12 个月 1 次。

【用药须知】　1. 治疗开始后每月监测 LH、FSH、雌激素或睾酮水平,6 月后改为每 6 个月 1 次。每 6 个月监测一次身高和骨龄。

2. 开始治疗的 4 周症状可能会恶化。

3. 植入部位 24 h 内不能沾水。

【制剂】　皮下植入剂:50 mg。

【贮藏】　贮于 2～8 ℃。禁止冷冻。

14.2　肾上腺皮质激素类药物

肾上腺皮质激素简称为皮质激素,是动物的肾上腺所产生的甾体类激素。按其作用可分为盐皮质激素和糖皮质激素。盐皮质激素主要有醛固酮和去氧皮质酮,主要对水盐代谢有影响;糖皮质激素包括可的松和氢化可的松等,主要影响糖和蛋白质的代谢。

此种激素的分泌受垂体促肾上腺激素的调节。分泌过多或过少对机体都会产生不好的影响。

14.2.1　盐皮质激素

盐皮质激素主要由肾素-血管紧张素-醛固酮调节,对水和无机盐的代谢产生影响,对糖代谢的影响极小。其对机体的生理作用极为重要,而较少用于临床。

其最常见的不良反应是水钠潴留,伴水肿和高血压,钾的排出增多,有可能出现低钾血症性碱中毒症,可能诱发敏感患者发生心力衰竭。

醛固酮
(aldosterone)

别名:醛甾酮

【CAS】 52-39-1

【ATC】 H02AA01

【理化性状】 1. 化学名:11β,18-Epoxy-18,21-dihydroxypregn-4-ene-3,20-dione

2. 分子式:$C_{21}H_{28}O_5$

3. 分子量:360.4

4. 结构式

【简介】 本品是通过肾上腺皮质分泌的盐皮质激素,而没有明显的糖皮质激素作用。可配合糖皮质激素治疗原发性肾上腺皮质功能不全,但由于醛固酮价格昂贵,且须静脉注射或肌内注射,所以当前临床更乐于使用可供口服的氟氢可的松。

氟氢可的松
(fludrocortisone)

别名:AstoninH、Florinef、Astonin
本品兼有盐、糖两类皮质激素的作用。

【CAS】 127-31-1

【ATC】 H02AA02

【理化性状】 1. 化学名:9α-Fluoro-11β,17α,21-trihydroxypregn-4-ene-3,20-di-one

2. 分子式:$C_{21}H_{29}FO_5$

3. 分子量:380.45

4. 结构式

醋酸氟氢可的松
(fludrocortisone acetate)

别名:AstoninH、Florinef、Astonin

【CAS】 514-36-3

【理化性状】 1. 本品为白色或类白色结晶性粉末。几乎不溶于水,微溶于无水乙醇。

2. 化学名:9α-Fluoro-11β,17α,21-trihydroxypregn-4-ene-3,20-di-one21-acetate

3. 分子式:$C_{23}H_{31}FO_6$

4. 分子量:422.5

【药理作用】 本品有抗炎、抗过敏作用。能抑制结缔组织的增生,降低毛细血管和细胞膜的通透性,减少炎性渗出,抑制组胺及其他炎症递质的形成与释放,抗炎作用较氢化可的松强 15 倍左右。主要为盐皮质激素作用,虽有一定的糖皮质激素活性,但在使用常用剂量时,则无明显的糖皮质激素作用显现出来。

【体内过程】 本品口服容易被胃肠道吸收,约 1.7 h 达血药峰值。

【适应证】 1. 用于艾迪生病的肾上腺皮质激素缺乏症。

2. 用于治疗失盐型肾上腺综合征。

3. 局部用于治疗脂溢性湿疹、接触性皮炎及肛门、阴部瘙痒等症。

【不良反应】 1. 常见的不良反应 高血压、水肿、心脏扩大、充血性心力衰竭、失钾、低血钾、碱中毒。

2. 肌肉骨骼 肌无力、类固醇肌病、肌肉耗失、骨质疏松、椎体压缩性骨折、无菌性股骨头和肱骨头坏死、长骨病理性骨折及自发性骨折。

3. 消化系统 消化性溃疡(甚至穿孔或出血)、胰腺炎、腹胀、溃疡性食管炎。

4. 皮肤 伤口愈合延迟、皮肤薄脆、挫伤、瘀斑、面部红斑、出汗增加、皮下脂肪萎缩、紫癜、皮肤或指甲色素沉着、多毛症、痤疮、皮试反应受到抑制。

5. 神经系统 惊厥、颅内压升高伴视神经盘水肿、无力、头痛及严重精神失常。

6. 内分泌系统 月经失调、库欣综合征、儿童生长受抑、继发肾上腺皮质及垂体无反应性(特别是应激状态下)、糖耐量减低、高血糖、尿糖、由于蛋白分解导致的负氮平衡。

7. 眼 后囊下内障、眼压升高、青光眼、突眼。

8. 过敏反应 过敏性皮炎、斑丘疹、荨麻疹。

9. 外用 可引起皮肤萎缩、毛细血管扩张、口周皮炎、毛囊炎、皮肤易于感染;偶可引起变态反应性接触性皮炎。

【妊娠期安全等级】 C。

【禁忌与慎用】 1. 对本品过敏者禁用。

2. 真菌或病毒皮肤感染患者禁用本品外用制剂,如脓疱病、体癣、股癣等。

3. 妊娠期妇女只有潜在的益处大于对胎儿伤害

的风险时才可使用。

4. 本品可通过乳汁分泌,哺乳期妇女使用时,应暂停哺乳。

5. 全身性真菌感染者禁用。

6. 儿童用药的安全性及有效性尚未确定。

【药物相互作用】　1. 与两性霉素 B 或排钾利尿剂合用可增加低血钾风险,应增加监测血钾的频率,如需要,给予补钾。

2. 与洋地黄毒苷合用,会增加低血钾相关的心律失常的风险,应监测血钾水平,如需要,给予补钾药。

3. 与抗凝药合用可增加凝血酶原时间,合用时应监测凝血酶原时间,并相应地调整抗凝血药的剂量。

4. 与阿司匹林合用时会增加消化道溃疡的发生率,并降低阿司匹林的药效。罕见服用大剂量阿司匹林者发生水杨酸中毒,如两者合用,应监测水杨酸浓度,如需要,应调整阿司匹林的剂量。

5. 巴比妥类药物、苯妥英及利福平由于具有肝酶诱导作用,可降低本品的血药浓度而使本品失效,应适当调整本品的剂量。

6. 合成的皮质激素(特别是 C-17 烷基化的雄激素,如羟甲烯龙、美雄酮、诺乙雄龙及类似物)可增加水肿的发生,应谨慎合用,特别是肝脏和心脏疾病患者。

7. 与疫苗合用可增加神经病变的不良反应,缺乏抗体反应。

8. 雌激素可增加皮质激素与蛋白的结合,从而使非活性部分增加,但同时雌激素可降低皮质激素的代谢。开始雌激素治疗时,应降低皮质激素的剂量,反之,停止使用雌激素时,也应增加皮质激素的剂量。

【剂量与用法】　1. 用于艾迪生病的肾上腺皮质激素缺乏　推荐剂量为口服 0.1 mg,1 次/日,如果出现一过性高血压,一日剂量可降低 0.05 mg,推荐与可的松(10~37.5 mg)或氢化可的松(10~30 mg)合用。

2. 用于治疗失盐型肾上腺综合征　口服 0.1~0.2 mg/d。

3. 外用　涂患处,2 次/日。

【用药须知】　1. 口服易引起水肿。

2. 用药期间可给予低钠高钾饮食。

3. 在妊娠期或肝病、黏液性水肿患者中,本品的 $t_{1/2}$ 会延长,作用时间随之延长,故剂量可适当减少。

【制剂】　①片剂:0.1 mg。②乳膏剂:2.5 mg/10 g。

【贮藏】　遮光,贮于 15~25 ℃。

去氧皮质酮
(desoxycortone)

本品为主要的盐皮质激素。

【CAS】　64-85-7

【ATC】　H02AA03

【理化性状】　1. 化学名:21-Hydroxy-pregn-4-ene-3,20-dione

2. 分子式:$C_{21}H_{30}O_3$

3. 分子量:330.46

4. 结构式

醋酸去氧皮质酮
(desoxycortone acetate)

别名:Cortiron、Mincortid

本品为主要的盐皮质激素。

【CAS】　56-47-3

【理化性状】　1. 本品为:无味的近白色或白色结晶性粉末。不溶于水,能稍微溶于乙醇、丙二醇和脂肪油,溶于丙酮,易溶于二氯甲烷。

2. 化学名:Desoxycortone 21-acetate

3. 分子式:$C_{23}H_{32}O_4$

4. 分子量:372.5

新戊酸去氧皮质酮
(desoxycortone pivalate)

【CAS】　808-48-0

【理化性状】　1. 化学名:Desoxycortone21-pivalate

2. 分子式:$C_{26}H_{38}O_4$

3. 分子量:414.6

【药理作用】　本品的作用部位在肾脏,具有较强的调节水、钠代谢的作用,对糖的代谢仅有很弱的影响。有明显的排钾留钠作用,其机制是促进远曲小管和集合管对钠的再吸收和对钾的排泄。随着钠的再吸收,水也同时被再吸收。

【体内过程】　本品口服不易吸收,且易在肠内遭到破坏。制成注射剂(油)供肌内注射,或用其小片进行皮下植入,由于吸收缓慢,植入 1 次可望作用持续 1 年。本品在体内代谢为孕二醇后随尿液排出。

【适应证】　主要用于原发性慢性肾上腺皮质功能不全,必要情况下,可配合适量的糖皮质激素。

【不良反应】【禁忌与慎用】【药物相互作用】参见氟氢可的松引言。

【剂量与用法】　1. 成人肌内注射通常从 1 mg/d 开始,继而每周加量 0.5～1.0 mg,加量中,逐渐摸准患者的适合剂量,然后维持使用。

2. 经以上治疗后,也可改用皮下植入片,按需要计算植入片数,以一日释放 0.3～0.5 mg,使疗效可维持 1 年左右。

3. 国外有本品的匹伐酸盐,将其制成缓释制剂,每 4 周肌内注射 1 次,具有长效作用。

【用药须知】　参见氟氢可的松。

【制剂】　①注射剂(油):5 mg;10 mg。②植入片:75 mg;160 mg;125 mg。

【贮藏】　遮光,贮于 25 ℃,短程携带允许 15～30 ℃。

14.2.2　糖皮质激素

本类激素具有多种生理活性,因主要对糖代谢产生影响而称为糖皮质激素;又由于其具有强力的抗炎作用,也被称为抗炎皮质激素。可的松和氢化可的松是本类激素的代表药物,最早用于临床。但由于其治疗作用的专一性较差,并容易引起水钠潴留,故对其化学结构进行反复改造,当前用于临床的本类激素大部分是从薯蓣属植物 dioscores(多产于墨西哥)中提取的薯蓣皂苷元为原料合成的系列衍生物。这些衍生物通过化学结构的改造之后,不仅大大增强了抗炎、抗风湿、抗变态反应、抗休克等方面的作用,还明显减轻了水、钠潴留的不良反应,成为临床上应用范围很广的一类重要药物。

本类药物有很高的临床治疗价值,但也会造成一些严重的不良反应。因此,用药者必须熟悉其生理作用、药理作用及其作用机制,这在指导临床正确使用本类激素方面将会起到关键的作用,现就本类激素在临床应用中所涉及的一些密切相关的问题讨论于下。

【不良反应】　1. 库欣综合征　也称为医源性肾上腺皮质功能过高症,是由于长期使用超过生理需要的本类激素所引起的。其表现有满月脸、向心性肥胖、水牛背、高胆固醇血症、高血糖、肌肉萎缩无力、骨质疏松、多毛、痤疮、易受感染、低血钾、高血压和水肿。处理的方法是,缓慢减量或停药,给予对症治疗。

2. 撤药反应　长期用药后突然停药易引起撤药反应,可见原有疾病的症状重新再现甚至加重,故也称作"反跳现象"。这是由于患者对激素产生了依赖性而产生的。此外,还有某些患者在短期内用过大量本类激素,如突然停药,可能出现精神消沉、发热、恶心、呕吐、乏力、肌痛、关节痛等症状,称为激素戒断综合征。应及时再恢复激素治疗,停药应缓慢减量,不可突然停药。

3. 诱发和加重消化性溃疡　本类激素常引起上腹不适、恶心、呕吐、嗳气、胀气、酸痛。由于胃酸和胃蛋白酶增加,常引起消化性溃疡和使原有的溃疡病灶加重。本类激素可抑制机体的防御功能,常在胃肠道发生出血甚至穿孔时,而不出现明显的自觉症状而致忽略甚至延误诊断。

4. 诱发和加重感染　长期应用本类激素可致对感染的抵抗力降低,可诱发感染和使原有的感染加重。因此,在使用本类激素时应加强抗感染治疗。

5. 医源性肾上腺皮质功能减退症　是由于在长期应用本类激素后,基于负反馈机制使下丘脑-垂体-肾上腺系统受抑,造成下丘脑分泌促肾上腺激素释放激素减少,垂体分泌 ACTH 减少,肾上腺皮质束状带随之萎缩,分泌功能减退引起。在此种状况下,如突然停药,或者在停药 1～2 年内出现紧急情况(如重症感染、创伤、手术、分娩或过度疲劳)而机体需要进行应激反应时突然出现头晕、恶心、呕吐、休克和低血糖性昏迷。此种肾上腺危象如不及时抢救可危及生命,一般按肾上腺危象处理。

6. 其他　本类激素还可能诱发精神异常、胰腺炎,延迟伤口愈合,延迟儿童生长,导致血栓性静脉炎(可能伴栓塞)、血糖升高和头痛。

【妊娠期安全等级】　所有糖皮质激素的妊娠期安全等级都属于 C。

【禁忌与慎用】　1. 由于糖皮质激素具有有利一面,在许多危急临床中不可或缺,但其所引起的不良反应有时又必须慎重处理。因此,对其禁忌证而言,应当采用辨证的方法去对待,这就是说,在抢救危重病症时应权衡本类激素给机体带来的利与弊,当利大于弊时,即使存在禁忌证,在采取充分保护措施的基础上,仍必须考虑使用本类激素以挽救生命。

2. 主要的禁忌证包括:①对本类激素过敏者;②患有严重的精神病或有此病史者;③患有癫痫或有癫痫病史者;④活动性消化性溃疡;⑤近期进行过胃空肠吻合术;⑥肾上腺皮质功能亢进症;⑦抗菌药物无法控制的感染;⑧全身真菌感染;⑨骨质疏松;⑩严重高血压;⑪骨折和创伤修复期;⑫角膜溃疡;⑬充血性心力衰竭;⑭糖尿病;⑮血栓性静脉炎。

【药物相互作用】　1. 甲状腺素能影响本类激素

的消除,甲状腺功能亢进时可见氢化可的松的灭活加速。

2. 本类激素能降低甲状腺对碘的摄取、消除和转化率。

3. 本类激素和生长激素对蛋白质的代谢作用是彼此拮抗的,前者可促进蛋白质的分解,后者却具有同化作用。

4. 本类激素亦具有盐皮质激素样作用,并能抑制抗利尿激素。

5. 胰岛素能拮抗本类激素的多种作用,如后者抑制肌肉细胞摄取葡萄糖和氨基酸的作用,增加糖原异生过程中的关键酶(磷酸烯醇式丙酮酸羧激酶、丙酮酸羧化酶和6-磷酸葡萄糖酶)的作用,都可被胰岛素所拮抗。

6. 本类激素可降低血清钙浓度,甲状旁腺激素则升高血钙浓度。

7. 本类激素能影响血浆雄激素水平,如每天口服地塞米松 8 mg,共 6 d,就会抑制血浆雄烯二酮和睾酮水平,并抑制绒毛膜促性腺素促进睾酮的合成。本类激素对下丘脑-垂体-卵巢轴的影响,各种药物间是各不相同的,泼尼松和地塞米松对月经周期的激素分泌作用很小,而曲安西龙则明显影响卵巢的激素分泌。

8. 本类激素合用强心苷或排钾利尿药可加重低钾血症。

9. 本类激素合用 NSAIDs 可升高消化性溃疡的发生率。

10. 与维生素 K 合用易发生菌群失调。

11. 苯巴比妥等可诱导肝药酶的药物可减弱本类激素的作用。

12. 本类激素可升高血糖水平,必须合用口服降血糖药时,应增加后者用量。

13. 本类激素合用蛋白质同化激素可使血糖升高。

14. 同化激素可补充本类激素引起的蛋白质过度消耗。

15. 与雌激素合用可增强本类激素的作用,口服避孕药含有雌激素,故有同样的作用。

16. 氢氧化铝可使本类激素(如泼尼松)的生物利用度下降。

17. 本类激素均可降低免疫力,故不宜合用疫苗。

【用药须知】　1. 本类激素用于临床只可能发挥减轻症状的作用,不可能治愈和阻止疾病的进展。

2. 长期用药者,应行眼科检查,以排除青光眼和白内障,并定期检查血糖,特别是已患有糖尿病的患者。

3. 为了防止消化性溃疡复发,可以让患者使用抗酸药。

4. 长期使用本类激素治疗的患者在停用之后数月内不能对付应激状态。

5. 本类激素可掩盖发热和感染的症状,因急欲退热而使用本类激素的现象,必须予以杜绝。

6. 受到感染的患者如必须使用本类激素,应增加抗感染药物的用量。

7. 长期大量局部使用可继发细菌、真菌感染,局部可发生痤疮、酒渣样皮炎、皮肤萎缩及毛细血管扩张。细菌性、真菌性及病毒性皮肤病禁用本品外用制剂。不宜长期使用,并避免全身大面积使用。

氢化可的松
(hydrocortisone)

别名:可的索、皮质酮、氢可的松、Cortisol

本品虽为肾上腺皮质分泌的主要糖皮质激素,但也会有较少的盐皮质激素样作用。临床使用其合成品。

【CAS】 50-23-7

【ATC】 A01AC03；A07EA02；C05AA01；D07AA02；H02AB09；S01BA02；S02BA01

【理化性状】　1. 本品为白色或类白色结晶性粉末,呈现多形性。几乎不溶于水,略溶于乙醇或丙酮,微溶于二氯甲烷。

2. 化学名:11β,17α,21-Trihydroxypregn-4-ene-3,20-dione

3. 分子式:$C_{21}H_{30}O_5$

4. 分子量:362.5

5. 结构式

醋酸氢化可的松
(hydrocortisone acetate)

【CAS】 50-03-3

【理化性状】　1. 本品为白色或类白色结晶性粉末,呈现多形性。几乎不溶于水,略溶于乙醇或丙酮,微溶于二氯甲烷。

2. 化学名:Hydrocortisone 21-acetate

3. 分子式:$C_{23}H_{32}O_6$

4. 分子量:404.5

丁丙酸氢化可的松
(hydrocortisone buteprate)

〖CAS〗 72590-77-3.

【理化性状】　1. 化 学 名:Hydrocortisone17-butyrate21-propionate

2. 分子式:$C_{28}H_{40}O_7$

3. 分子量:488.6

丁酸氢化可的松
(hydrocortisone butyrate)

〖CAS〗 13609-67-1

〖ATC〗 D07AB02

【理化性状】　1. 本品为白色或类白色结晶性粉末,几乎不溶于水,微溶于乙醇或二氯甲烷。

2. 化学名:Hydrocortisone17α-butyrate

3. 分子式:$C_{25}H_{36}O_6$

4. 分子量:432.5

氢化可的松氢琥珀酸酯
(hydrocortisone hydrogensuccinate)

〖CAS〗 2203-97-6 (anhydrous hydrocortisone hydrogen succinate); 83784-20-7 (hydrocortisone hydrogen succinate monohydrate)

〖ATC〗 A01AC03; A07EA02; C05AA01; D07AA02;H02AB09;S01BA02;S02BA01

【理化性状】　1. 本品为白色或类白色结晶性粉末,几乎不溶于水,易溶于无水乙醇或丙酮,溶于碳酸碱类或氢氧化碱类的稀释溶液。

2. 化学名:Hydrocortisone 21-(hydrogensuccinate)

3. 分子式:$C_{25}H_{34}O_8$

4. 分子量:462.5

环戊丙酸氢化可的松
(hydrocortisone cipionate)

〖CAS〗 508-99-6

【理化性状】　1. 化学名:Hydrocortisone 21-(3-cyclopentylpropionate)

2. 分子式:$C_{29}H_{42}O_6$

3. 分子量:486.6

氢化可的松磷酸钠
(hydrocortisone sodiumphosphate)

〖CAS〗 6000-74-4

【理化性状】　1. 本品为白色或类白色吸湿性粉末,易溶于水,几乎不溶于无水乙醇或三氯甲烷。0.5%水溶液的 pH 为 7.5～9.0。

2. 化 学 名:Hydrocortisone21-(disodium orthophosphate)

3. 分子式:$C_{21}H_{29}Na_2O_8P$

4. 分子量:486.4

氢化可的松琥珀酸钠
(hydrocortisone sodium succinate)

〖CAS〗 125-04-2

【理化性状】　1. 本品为白色或类白色、无味、吸湿性或无定形固体。极易溶于水或乙醇,极微溶于丙酮,不溶于三氯甲烷。

2. 化学名:Hydrocortisone 21-(sodium succinate)

3. 分子式:$C_{25}H_{33}NaO_8$

4. 分子量:484.5

戊酸氢化可的松
(hydrocortisone valerate)

〖CAS〗 57524-89-7

【理化性状】　1. 化 学 名:Hydrocortisone17-valerate

2. 分子式:$C_{26}H_{38}O_6$

3. 分子量:446.6

【药理作用】　本品具有多种可利用的治疗作用。

1. 抗炎作用　本品对各种原因引起的炎症以及在炎症过程中的不同阶段均可发挥非特异性的抑制作用。在炎症的急性阶段,本品可使毛细血管的通透性降低,从而减轻炎症的充血、渗出、白细胞浸润和吞噬,改善因炎症而伴随的红、肿、痛、热等局部表现;在炎症的后期,则能抑制成纤维细胞的增生和肉芽组织的形成,减轻组织粘连并抑制瘢痕的形成,从而延缓伤口的愈合。

2. 抗免疫作用　本品通过抗免疫作用对各型变态反应均有较好的对抗作用,如:①抑制巨噬细胞的吞噬作用;②阻碍 B 淋巴细胞和 T 淋巴细胞参与免疫反应;③抑制淋巴组织增殖和蛋白质合成,从而阻碍免疫球蛋白的产生;④阻碍抗原与抗体的结合,减少变态反应的发生。

3. 抗内毒素作用　本品等不能直接拮抗内毒素或者破坏内毒素,但可以通过其对代谢的影响,改善机体内外环境内平衡而发挥抗内毒素的作用,使因内毒素引起的毒血症症状,如高热、昏迷、惊厥、血压下降甚至严重休克得以迅速获得缓解。

4. 抗休克作用　本品对各种类型的休克,心源性休克、过敏性休克、低血容量休克以及严重中毒性休克均有很高的治疗价值。其作用主要是利用其抗炎、抗过敏和缓解毒血症而达到的。大剂量本品尚可降低体内血管对各种血管活性物质的敏感性,解除内脏小动脉的痉挛性收缩,使血流动力学恢复,促进静脉回流,有效地改善微循环,有利于各重要器官的供血,是抗休克的重要一环。再者,本品还可阻止血小板聚集和微血栓形成,也有利于微循环改善。

5. 对中枢神经的作用　本品可减少脑内抑制性递质 γ-氨基丁酸的浓度,因而可提高中枢的兴奋性,某些患者因大量长期应用,或对敏感者使用其小剂量也会引起失眠、欣快、幻觉甚至出现精神错乱。此外,本品还可减低大脑的兴奋阈,因而可促使癫痫发作。

6. 对血液系统的作用　本品可使血液中的嗜酸粒细胞减少,持续使用还可使其完全消失。有资料表明,可能是嗜酸粒细胞向肺、脾、肠等组织转移的结果,而并非受到破损。此外,血液中的淋巴细胞也会减少,这是由于淋巴组织遭到破坏所致。

7. 退热作用　本品对感染或晚期癌症引起的发热均有迅速消退的作用。但必须指出的是,诊断未明确前,不可率先退热;也不可在不积极消除发热原因的情况下滥用本品退热。

8. 增强机体应激功能的作用　任何内外突然对机体产生的强烈病理性刺激,都可引起机体的应激反应。机体在应激状态下产生的本品远远超过了一般生理所需要的分泌量,这在肾上腺皮质功能正常的情况下是可以充分应付的,而在皮质功能受到损害时(如艾迪生病或肾上腺次全切术后的患者),就难以发挥出潜在的应激能力。

9. 其他　本品还可间接地对其他激素起到支持的作用,如本品可增强儿茶酚胺收缩血管的作用和增强高血糖素升高血糖的作用。

【体内过程】　本品口服后易自胃肠道吸收,约 1 h 可达血药峰值,生物 $t_{1/2}$ 约为 100 min。肌内注射水溶性本品的磷酸钠或琥珀酸钠吸收迅速,而不含乙醇的盐酸盐肌内注射则不易吸收,其醋酸盐向关节腔内或软组织内注射吸收也缓慢。外用可经皮吸收,尤其在创面上,大部分在肝内代谢,代谢物随尿液排出。

【适应证】　1. 用于治疗肾上腺皮质功能不全、肾上腺危象以及先天性肾上腺皮质增生症(肾上腺变态综合征)的替代治疗。

2. 用于肾上腺次全切除术后的补充治疗。

3. 用于治疗严重哮喘、各种类型的休克。

4. 在充分抗感染的情况下用于严重中毒性感染或伴有休克者(包括一些原虫感染)。

5. 在结核病的早期充分使用抗结核药的情况下,可短期配合本品,以发挥迅速退热、减少渗出等。一般仅用常规用量的 1/3～1/2。

6. 用于眼虹膜炎、角膜炎、视网膜炎和视神经炎等非特异性眼炎,眼前部局部用药,眼后部全身用药,可迅速消炎止痛、有效防止产生瘢痕和粘连而影响视力。但有角膜溃疡者禁用。

7. 心包炎、睾丸炎、风湿性心肌炎、急性风湿性心内膜炎和损伤性关节炎等,早期应用本品,可减轻粘连及瘢痕挛缩等后遗症。如急性风湿性心内膜炎伴有高热、心率增速时,本品作用较水杨酸类药物为佳,如早用本品,疗程足,可能足以抑制心脏瓣膜的纤维增生,减少永久性畸形发生。更有效的方法是合用本品和水杨酸类药物,先停本品,再停后者;或先用本品,继而换用后者。

8. 治疗各种过敏性疾病和自身免疫性疾病。

9. 本品适量配合 1% 普鲁卡因注射液,可局部用于肌肉、韧带或关节劳损以及腱鞘炎(更多使用泼尼松龙和曲安奈德)。

10. 适用于严重全身型重症肌无力和对胆碱酯酶抑制剂已产生耐受性的眼型重症肌无力。

11. 本品还可用于葡萄糖耐量试验。

【不良反应】【妊娠期安全等级】【禁忌与慎用】【药物相互作用】　参见糖皮质激素的引言。

【剂量与用法】　1. 替代疗法,口服 20～30 mg/d,早晨和傍晚分服。

2. 急性病治疗(如艾迪生病或肾上腺次全切除术后等),可静脉注射或滴注水溶性本品,按病情轻重和患者对治疗的效应确定用量,一般为一次 100～500 mg,3～4 次/日;年龄达到 1 岁的儿童一次 25 mg,1～5 岁儿童一次 50 mg,6～12 岁儿童一次 100 mg,病情好转后减量或停药。

3. 关节腔内注射,按关节大小,可给予 5～50 mg。

4. 用于肾上腺皮质功能不全患者的手术,一般在术前静脉注射或肌内注射本品的琥珀酸钠或磷酸钠注射液 100 mg,每 8 h 一次,5 d 内逐渐减量达到维持剂量 20～30 mg/d。

5. 用于抢救过敏性休克,由于糖皮质激素起效缓慢,用于过敏性休克时,只能起到辅助作用。可先使用肾上腺素,辅之以糖皮质激素,以防止严重患者的病情进一步加重。一般静脉注射本品 100～300 mg。

6. 局部用于软组织可用本品磷酸钠或琥珀酸钠酯,常用量为 100～200 mg。

7. 局部用于各种过敏性、非感染性皮肤病和一些增生性皮肤疾患,可用本品的乳膏剂、软膏剂,涂患处,2~4 次/日。

8. 还可制成 0.5％眼膏,用于过敏性结膜炎,涂于眼睑内,3 次/日。

【用药须知】　参见糖皮质激素引言。

【制剂】　①片剂:10 mg;20 mg。②注射剂(醇溶液):10 mg;25 mg;100 mg。③注射剂(粉):100 mg。④混悬剂(醋酸酯):125 mg(供腔内使用)。⑤软膏剂:0.25％;1％。⑥眼膏剂:0.5％。

【贮藏】　遮光,贮于室温下。

可的松
(cortisone)

本品为肾上腺皮质分泌的糖皮质激素,25 mg 相当于泼尼松 5 mg 的作用。

【CAS】　53-06-5

【ATC】　H02AB10;S01BA03

【理化性状】　1. 化学名:17α,21-Dihydroxypregn-4-ene-3,11,20-trione

2. 分子式:$C_{21}H_{28}O_5$

3. 分子量:360.45

4. 结构式

醋酸可的松
(cortisone acetate)

别名:Cortone、Cortisyl、Cortate

【CAS】　50-04-4

【理化性状】　1. 本品为白色或类白色结晶性粉末,呈现多形性。几乎不溶于水,略溶于乙醇或甲醇、丙酮,微溶于丙酮,易溶于二氯甲烷,溶于二恶烷。

2. 化学名:17α,21-Dihydroxypregn-4-ene-3,11,20-trione21-acetate

3. 分子式:$C_{23}H_{30}O_6$

4. 分子量:402.5

【药理作用】　其本身并无活性,须在体内代谢成氢化可的松才能起到治疗作用。本品也有一定程度的盐皮质激素样作用。

【体内过程】　本品口服后易于吸收,约 1 h 达血药峰值。进入肝脏后迅速被代谢成氢化可的松,其生物学 $t_{1/2}$ 仅约 30 min。肌内注射本品比口服吸收慢。

【适应证】　主要用作替代疗法,在更优的合成产品上市后,本品在临床上已少用。眼用制剂用于过敏性结膜炎。

【不良反应】【用药须知】　参见糖皮质激素的引言。

【剂量与用法】　1. 口服或肌内注射　25～30 mg/d。

2. 滴眼剂　将本品滴入结膜囊内,1～2 滴/次,3～4/次;眼膏,涂于眼睑内,2～3 次/日,最后 1 次宜在睡前使用。

【制剂】　①片剂:5 mg;10 mg;25 mg。②注射剂:125 mg/5 ml。③眼膏:0.25％;0.5％;1％。④滴眼液:15 mg/3 ml。

【贮藏】　遮光贮存。

泼尼松龙
(prednisolone)

别名:强的松龙、去氢氢化可的松、Dehydrohydrocortisone

本品为常用糖皮质激素之一。

【CAS】　50-24-8 (anhydrous prednisolone);52438-85-4(prednisolone sesquihydrate)

【ATC】　A07EA01; C05AA04; D07AA03;H02AB06;R01AD02;S01BA04;S02BA03;S03BA02

【理化性状】　1. 本品为有吸湿性的近白色或白色结晶性粉末,有多种形态。几乎不溶于水,极微溶于二氯甲烷,微溶于丙酮,能溶于甲醇和乙醇。

2. 化学名:11β,17α,21-Trihydroxypregna-1,4-diene-3,20-dione

3. 分子式:$C_{21}H_{28}O_5$

4. 分子量:360.4

5. 结构式

醋酸泼尼松龙
(prednisolone acetate)

【CAS】　52-21-1

【理化性状】　1. 本品为无味的近白色或白色结晶性粉末。不能溶于水,能轻微溶于乙醇和二氯甲烷。

2. 分子式:$C_{23}H_{30}O_6$

3. 分子量:402.5

己酸泼尼松龙
(prednisolone caproate)

【理化性状】　1. 分子式:$C_{27}H_{38}O_6$

2. 分子量:458.6

泼尼松龙氢琥珀酸酯
(prednisolone hydrogensuccinate)

【CAS】　2920-86-7

【理化性状】　1. 本品为无味的易结块的细微乳白色粉末。可溶于水、三氯甲烷、乙醇、乙醚、丙酮。

2. 分子式:$C_{25}H_{32}O_8$

3. 分子量:460.5

泼尼松龙间磺苯甲酸钠
(prednisolone metasulfobenzoate sodium)

【CAS】　630-67-1

【理化性状】　1. 分子式:$C_{28}H_{31}NaO_9S$

2. 分子量:566.6

新戊酸泼尼松龙
(prednisolone pivalate)

【CAS】　1107-99-9

【理化性状】　1. 本品为近白色或白色的结晶性粉末。不溶于水,微溶于乙醇,能溶于二氯甲烷。

2. 分子式:$C_{26}H_{36}O_6$

3. 分子量:444.6

泼尼松龙磷酸钠
(prednisolone sodium phosphate)

【CAS】　125-02-0

【理化性状】　1. 本品为有强吸湿性的近白色或白色的结晶性粉末。易溶于水微溶于乙醇。5％的水溶液的 pH 约为 7.5～9.0。

2. 分子式:$C_{21}H_{27}Na_2O_8P$

3. 分子量:484.4

泼尼松龙琥珀酸钠
(prednisolone sodium succinate)

【CAS】　1715-33-9

【理化性状】　1. 本品为有轻微气味的易碎的乳白色粉末。

2. 化学名:11β,17α,21-Trihydroxypregna-1,4-diene-3,20-dione21-(sodiumsuccinate)

3. 分子式:$C_{21}H_{31}NaO_8$

4. 分子量:482.5

泼尼松龙司替酸酯
(prednisolone steaglate)

【CAS】　5060-55-9

【理化性状】　1. 分子式:$C_{41}H_{64}O_8$

2. 分子量:684.9

泼尼松龙叔丁酸乙酯
(prednisolone tebutate)

【CAS】　7681-14-3

【理化性状】　1. 分子式:$C_{27}H_{38}O_6 \cdot H_2O$

2. 分子量:476.6

【药理作用】　作用同氢化可的松,其盐皮质激素样作用较弱,抗炎作用较强。本品 5 mg 相当于氢化可的松 20 mg 的抗炎活性,相当于可的松 25 mg 的抗炎活性。

【体内过程】　本品口服后易于吸收,1～2 h 可达血药峰值,食物对吸收有影响。血浆 $t_{1/2}$ 为 2～4 h。蛋白结合率略低于氢化可的松,生物 $t_{1/2}$ 则介于氢化可的松和地塞米松之间。本品可透过胎盘,少量进入乳汁中。

【适应证】　1. 其适应证大致类似氢化可的松,但由于本品具有盐皮质激素样作用,不适合用于替代疗法。

2. 外用治疗过敏性、非感染性皮肤病和一些增生性皮肤疾患。如皮炎、湿疹、神经性皮炎、脂溢性皮炎及瘙痒症等。

3. 滴眼剂用于短期治疗对皮质激素敏感的眼部炎症(排除病毒、真菌和细菌病原体感染)。

【不良反应】　参见糖皮质激素的引言。

【剂量与用法】　1. 成人口服 5～60 mg/d,分次或单剂服用,早晨单剂口服有利于减轻其对下丘脑-垂体轴的抑制作用,但有时不能充分控制症状。静脉注射、滴注或肌内注射本品磷酸钠注射液的剂量按氢化可的松计算,为 4～60 mg/d。如果肌内注射其醋酸酯的水混悬剂可延长其作用,其用量为 25～100 mg,1～2 次/周。

2. 成人用于关节腔内注射,用其醋酸酯 5～25 mg,磷酸酯 2～30 mg,醋酸特丁酯 4～40 mg。灌肠用其磷酸酯,20 mg/100 ml 行保留灌肠。

3. 滴眼剂,1～2 滴/次,2～4 次/日。治疗开始的 24～48 h,剂量可酌情加大至每小时 2 滴。

4. 儿童口服 0.14～2 mg/(kg·d),4 次分服。肌内注射 0.04～0.25 mg/kg,1～2 次/日。静脉注射 0.04～0.25 mg/kg,1～2 次/日。

5. 软膏剂,2～4 次/日,涂于患处,并轻揉片刻。

【用药须知】 1. 参见糖皮质激素的引言。

2. 使用混悬剂之前,应摇匀再用。

【制剂】 ①片剂:5 mg。②注射液:25 mg/1 ml;125 mg/5 ml。③乳膏剂:20 mg/4 g;50 mg/10 g。④滴眼剂:1%。

【贮藏】 密封、遮光贮存。

泼尼松
(prednisone)

别名:强的松、去氢可的松、Deltacortisone、Deltadehydrocortisone

本品为泼尼松龙的前药。

【CAS】 53-03-2

【ATC】 A07EA03;H02AB07

【理化性状】 1. 本品为呈多形态的近白色或白色结晶性粉末。不能溶于水,能稍微溶于乙醇和二氯甲烷。

2. 化学名:17α,21-Dihydroxypregna-1,4-diene-3,11,20-trione

3. 分子式:$C_{21}H_{26}O_5$

4. 分子量:358.4

5. 结构式

醋酸泼尼松
(prednisone acetate)

别名:Encorton

【CAS】 125-10-0

【理化性状】 1. 分子式:$C_{23}H_{28}O_6$

2. 分子量:400.5

【药理作用】 本身并无活性,在体内被代谢成泼尼松龙后始具有糖皮质激素活性。本品口服的适应证参见泼尼松龙。

【临床新用途】 1. 偏头痛,口服本品 10 mg,3 次/日。

2. 难治性咯血,在常规治疗下,其止血效果与垂体后叶相当。将本品 10～20 mg/d,溶于 5% 葡萄糖注射液 1000 ml 中,于 6～8 h 输完。紧急时可静脉注射本品 10 mg,然后再予滴注。剂量不可加大,禁用本品者不可使用。

【制剂】 ①片剂:1 mg;5 mg。②眼膏剂:0.5%。③乳膏剂:50 mg/10 g。

【贮藏】 遮光贮存。

甲泼尼龙
(methylprednisolone)

别名:甲基去氢氢化可的松、甲基氢化泼尼松

【CAS】 83-43-2

【ATC】 D07AA01;H02AB04

【理化性状】 1. 本品为呈多形态的近白色或白色结晶性粉末。不能溶于水,能稍微溶于乙醇,能溶于丙酮和二氯甲烷。

2. 化学名:11β,17α,21-Trihydroxy-6α-methyl-pregna-1,4-diene-3,20-dione

3. 分子式:$C_{22}H_{30}O_5$

4. 分子量:374.5

5. 结构式

醋酸甲泼尼龙
(methylprednisolone acetate)

【CAS】 53-36-1

【理化性状】 1. 本品为近白色或白色的结晶性粉末。不能溶于水,能稍微溶于乙醇和丙酮。

2. 分子式:$C_{24}H_{32}O_6$

3. 分子量:416.5

甲泼尼龙氢琥珀酸酯
(methylprednisolone hydrogensuccinate)

【CAS】 2921-57-5

【理化性状】 1. 本品为有吸湿性的近白色或白色粉末。不能溶于水,能微溶于无水乙醇和丙酮,能溶于氢氧化碱的稀溶液。

2. 分子式:$C_{26}H_{34}O_8$

3. 分子量:474.5

甲泼尼龙琥珀酸钠
（methylprednisolone sodium succinate）

【CAS】　2375-03-3

【理化性状】　1. 本品为无味有吸湿性有多种形态的近白色或白色固体。能溶于水和乙醇,能微微溶于丙酮,不溶于乙醚和三氯甲烷。

2. 分子式：$C_{26}H_{33}NaO_8$

3. 分子量：496.5

【药理作用】　具有糖皮质激素的作用,其盐皮质激素的作用较氢化可的松弱,而抗炎作用较强。本品 4 mg 的抗炎活性相当于泼尼松 5 mg。

【体内过程】　本品与泼尼松龙相似,但其血浆 $t_{1/2}$ 较之稍长。醋酸甲泼尼龙混悬液注入关节腔内吸收缓慢,可持续 1 周以上。外用本品可经皮肤吸收。

【适应证】　1. 抗感染治疗

（1）风湿性疾病　作为短期使用的辅助药物（帮助患者度过急性期或危重期）,用于创伤后骨关节炎、骨关节炎引发的滑膜炎、类风湿关节炎、包括幼年型类风湿关节炎（个别患者可能需要低剂量维持治疗）、急性或亚急性滑囊炎、上踝炎、急性非特异性腱鞘炎、急性痛风性关节炎、银屑病关节炎、强直性脊柱炎。

（2）结缔组织疾病（免疫复合物疾病）　用于下列疾病危重期或维持治疗：系统性红斑狼疮（和狼疮性肾炎）、急性风湿性心肌炎、全身性皮肌炎（多发性肌炎）、结节性多动脉炎、古德帕斯彻综合征（Good Pasture's syndrome）。

（3）皮肤疾病　天疱疮、严重的多形红斑（斯-约综合征）、剥脱性皮炎、大疱疹性皮炎、严重的脂溢性皮炎、严重的银屑病、蕈样真菌病、荨麻疹。

（4）过敏状态　用于控制如下以常规疗法难以处理的严重的或造成机能损伤的过敏性疾病：支气管哮喘、接触性皮炎、异位性皮炎、血清病、季节性或全年性过敏性鼻炎、药物过敏反应、荨麻疹样输血反应、急性非感染性喉头水肿（肾上腺素为首选药物）。

（5）眼部疾病　严重的眼部急慢性过敏和炎症,例如：眼部带状疱疹、虹膜炎、虹膜睫状体炎、脉络膜视网膜炎、扩散性后房色素层炎和脉络膜炎、视神经炎、交感性眼炎。

（6）胃肠道疾病　帮助患者度过以下疾病的危重期：溃疡性结肠炎（全身治疗）、局限性回肠炎（全身治疗）。

（7）呼吸道疾病　肺部肉瘤病、铍中毒、与适当的抗结核化疗法合用于暴发性或扩散性肺结核、其他方法不能控制的吕弗勒氏综合征（Loeffler's syndrom）、吸入性肺炎。

（8）水肿状态　用于无尿毒症的自发性或狼疮性肾病综合征的利尿及缓解蛋白尿。

2. 免疫抑制治疗

（1）用于器官移植后的排异反应。

（2）治疗血液疾病　获得性（自身免疫性）溶血性贫血、成人自发性血小板减少性紫癜（仅允许静脉注射,禁忌肌内注射）、成人继发性血小板减少、幼红细胞减少（红细胞性贫血）、先天性（红细胞）再生障碍性贫血。

（3）肿瘤　用于成人白血病和淋巴瘤、儿童急性白血病的姑息治疗。

3. 治疗休克　继发于肾上腺皮质机能不全的休克,或因可能存在的肾上腺皮质机能不全而使休克对常规治疗无效应（常用药是氢化可的松；若不希望有盐皮质激素活性,可使用本品）。

对常规治疗无反应的失血性、创伤性及手术性休克。尽管没有完善的（双盲对照）临床研究,但动物实验的资料显示本品可能对常规疗法（例如补液）无效的休克有效。

4. 治疗内分泌失调　用于治疗原发性或继发性肾上腺皮质机能不全、急性肾上腺皮质机能不全。以上疾病,氢化可的松或可的松为首选药物；如有需要,合成的糖皮质激素可与盐皮质激素合用。还可用于先天性肾上腺增生、非化脓性甲状腺炎、肿瘤引起的高钙血症。

5. 其他

（1）用于治疗由原发性或转移性肿瘤或手术及放疗引起的脑水肿、多发性硬化急性危重期、急性脊髓损伤（治疗应在创伤后 8 h 内开始）。

（2）与适当的抗结核化疗法合用,用于伴有蛛网膜下腔阻塞或趋于阻塞的结核性脑膜炎。

（3）治疗累及神经或心肌的旋毛虫病。

（4）预防癌症化疗引起的恶心、呕吐。

【不良反应】　参见泼尼松龙。

【剂量与用法】　1. 成人口服 4～48 mg/d,分次给药。

2. 用于危重急症可静脉注射 10～500 mg/d,推注时宜缓,剂量达到 250 mg 时,至少应注射 5 min,用量在 250 mg 以上时,宜取滴注方式,于 30 min 以上输完。

3. 用于抗移植物排斥,可静脉滴注 1 g/d,连用 3 d。

4. 对急性骨髓损伤的加强治疗,首剂可静脉注射 30 mg/kg,暂停 45 min,然后在 24 h 或更长的时间再滴注 45 mg/(kg·h),配制输液可用 0.9%氯化钠注射液、5％葡萄糖注射液，或 5％葡萄糖和 0.9％氯化钠注射液。

5. 儿童静脉给药差别较大，一般给 1～30 mg/kg，也可肌内注射。每天的总剂量不可超过 1 g/d。

6. 为了延长全身的药效，可肌内注射本品，剂量从每 2 周 40 mg 到每周 120 mg。

7. 关节腔内可注射 4～80 mg，软组织内可注入 20～60 mg。

【用药须知】　参见糖皮质激素的引言。

【临床新用途】　1. 偏头痛口服本品 10 mg，3 次/日。

2. 难治性咯血在常规治疗下，其止血效果与垂体后叶相当。将本品 10～20 mg/d，溶于 5％葡萄糖注射液 1000 ml 中于 6～8 h 输完。紧急时可静脉注射本品 10 mg，然后再予滴注。剂量不可加大，禁用本品者不可使用。

【制剂】　①注射剂（粉）：40 mg；500 mg。②片剂：4 mg。

【贮藏】　遮光贮存。

曲安西龙
（triamcinolone）

别名：去炎松、氟羟氢化泼尼松、氟羟强的松龙、Fluoxyprednisolone、Kenacort

【CAS】　124-94-7

【ATC】　A01AC01；D07AB09；H02AB08；R01AD11；R03BA06；S01BA05

【理化性状】　1. 本品为无味的近白色或白色结晶性粉末。不能溶于水和二氯甲烷，能微溶于甲醇。

2. 化学名：9α-Fluoro-11β,16α,17α,21-tetrahydroxypregna-1,4-diene-3,20-dione

3. 分子式：$C_{21}H_{27}FO_6$

4. 分子量：394.4

5. 结构式

【药理作用】　主要具有糖皮质激素的作用。本品 4 mg 相当于泼尼松 5 mg 的活性。与后者相比，其盐皮质激素的作用则弱得多。

【体内过程】　本品口服后易于吸收，血浆 $t_{1/2}$ 为 2～5 h，蛋白结合率较氢化可的松低得多。由本品的多种酯制成的混悬剂，经肌内注射后吸收极为缓慢。

【适应证】　1. 肌内注射

（1）内分泌疾病　如非化脓性甲状腺炎。

（2）风湿性和结缔组织病　骨关节炎、滑膜炎、类风湿关节炎、急性或亚急性滑囊炎、上髁炎、急性非特异性腱鞘炎、急性痛风性关节炎、银屑病性关节炎、强直性脊柱炎、幼年型类风湿关节炎。还可用于红斑狼疮和风湿性心肌炎的病情恶化期或作维持用药。

（3）皮肤病　天疱疮、严重得多形性红斑、剥脱性皮炎、大疱性疱疮样皮炎、严重的脂溢性皮炎和银屑病。

（4）难控制的过敏性疾病　支气管哮喘、接触性皮炎、特异性皮炎以及难治的季节性过敏性鼻炎。

（5）严重影响眼睛的慢性过敏或炎症　眼带状疱疹、虹膜炎、虹膜睫状体炎、脉络膜视网膜炎、弥散性后眼色素膜炎和脉络膜炎、视神经炎、交感性眼炎和前房的炎症。

（6）胃肠道疾病　溃疡性结肠炎和节断性肠炎的危重病例。

（7）呼吸道疾病　症状型类肉瘤、铍中毒和吸入性肺炎。

（8）血液系统疾病　自身免疫性溶血性贫血，姑息治疗成人白血病和淋巴瘤、儿童急性白血病。

（9）对尚无尿毒症的特发性或红斑狼疮性综合征可作为利尿和缓解蛋白尿的治疗。

2. 关节腔内、滑囊内和腱鞘内注射　对以下疾病作短期的辅助治疗骨关节炎的滑膜炎、类风湿关节炎、急性或亚急性滑膜炎、急性痛风性关节炎、上髁炎、急性非特异性腱鞘炎和创伤后骨关节炎。

3. 外用　治疗慢性湿疹、皲裂性湿疹、神经性皮炎、脂溢性皮炎、扁平苔癣、皮肤瘙痒症等。

【不良反应】【用药须知】　参见糖皮质激素的引言。

【剂量与用法】　1. 口服　成人 4～48 mg/d，分 4 次服，根据病情轻重确定用量。儿童给予 0.117～1.66 mg/(kg·d)，分 4 次服。

2. 肌内注射　成人和 ＞12 岁儿童可给予 60 mg，在体征和症状再现时，可加用 20～100 mg（常用 40～80 mg）；最好在 6 周的间期对下丘脑垂体肾上腺达到最低的抑制程度。

3. 损害部位注射　成人局部注射 12.5～25 mg。

4. 关节腔内、滑囊内和软组织内注射　根据受损部位的面积大小和病情，可给予 2.5～40 mg，当症状重现时可重复给药。

5. 吸入法　成人常给 2 喷，3～4 次/日，严重哮喘可用 4 喷，3～4 次/日；最大剂量为 16 喷。6～12

岁儿童常用 1～2 喷,3～4 次/日,最大日剂量为 12 喷。剂量可根据患者效应予以调整。

6. 皮肤局部　可外用本品的乳膏和软膏。

【制剂】　① 片剂:2 mg;4 mg。② 注射剂:10 mg;25 mg;40 mg。③ 吸入剂:100 μg/喷(20 g)。④复方乳膏剂:每 10 g 含醋酸曲安奈德 10 mg 与尿素 1 g。

【贮藏】　遮光贮存。

曲安奈德
(triamcinolone acetonide)

别名:去炎松 A、去炎舒松、曲安缩松、Kenacort A

本品为曲安西龙缩丙酮化合物。

【CAS】　76-25-5

【ATC】　A01AC01;D07AB09;H02AB08;R01AD11;R03BA06;S01BA05

【理化性状】　1. 本品为呈多形态的近白色或白色的结晶性粉末。不溶于水,微溶于乙醇。

2. 化学名:9α-Fluoro-11β,21-dihydroxy-16α,17α-isopropylidenedioxypregna- 1,4-diene-3,20-dione

3. 分子式:$C_{24}H_{31}FO_6$

4. 分子量:434.5

5. 结构式

【药理作用】【体内过程】【不良反应】　参见曲安西龙。

【适应证】　与曲安西龙基本相同,只是更多用于哮喘和皮肤病。

【剂量与用法】　1. 花粉症和花粉性哮喘用其混悬液肌内注射,每周 40～100 mg。

2. 关节腔内注射,一次 2.5～40 mg。关节腔内如有液体,应先抽出,然后再推药。

3. 用于非特异性腱鞘炎可给予 2.5～10 mg,应注入腱鞘内,而非肌腱组织内,注药后有可能引起注药局部加重疼痛,继而减轻。

4. 治疗上髁炎(网球肘)用量同以上"2",可将药液以弥散的方式注入患者自觉最痛的部位。

5. 鼻喷剂用于治疗过敏性鼻炎,成人和 12 岁以上的儿童,1 次/日,一次各鼻孔两揿(220 μg/d)。一日总剂量不超过八揿;6～12 岁的儿童:1 次/日,一

次每鼻孔一揿(110 μg/d)。一日最大推荐剂量为 1 次/日,一次每鼻孔两揿(220 μg/d)。

6. 外用用于神经性皮炎、湿疹、银屑病、扁平苔癣及类风湿关节炎等。涂于患处,2 次/日。

【用药须知】　见糖皮质激素的引言。

【制剂】　①注射剂(混悬):5 mg;10 mg;50 mg;200 mg。②乳膏剂、软膏剂、洗剂:0.025%;0.1%;0.5%。③鼻喷剂:每毫升含曲安奈德 1.1 mg,每揿含曲安奈德 55 μg。

【贮藏】　遮光贮存。

苯曲安奈德
(triamcinolone benetonide)

别名:Benecorten、Curdem、Tibicorten

【CAS】　31002-79-6

【理化性状】　1. 化学名:(11β, 16a)-21-[3-(Benzoylamino)-2-methyl-1-oxopropoxy]-9-fluoro-11- hydroxy-16,17-[(1-methylethylidene) bis (oxy)]pregna-1,4-diene-3,20-dione

2. 分子式:$C_{35}H_{42}FNO_8$

3. 分子量:623.71

4. 结构式

【简介】　本品为外用氟化皮质类固醇,用于过敏性和非过敏性皮炎、湿疹、银屑病及其他皮肤病。

呋曲安奈德
(triamcinolone furetonide)

【CAS】　4989-94-0

【理化性状】　1. 化学名:9-Fluoro-11β,16α,17,21-tetrahydroxypregna-1,4-diene-3,20-dione cyclic 16, 17-acetal with acetone, 21-(2-benzofuran-carboxylate)

2. 分子式:$C_{33}H_{35}FO_8$

3. 分子量:578.62

4. 结构式

【简介】　本品为外用氟化皮质类固醇,用于过敏性和非过敏性皮炎、湿疹、银屑病及其他皮肤病。

己曲安奈德
(triamcinolone hexacetonide)

别名:Aristospan、Lederspan

【CAS】　5611-51-8

【理化性状】　1. 化学名:2-[(4aS,4bR,5S,6aS,6bS,9aR,10aS,10bS)-4β-Fluoro-5-hydroxy-4a,6a,8,8-tetramethyl-2-oxo-2,4a,4b,5,6,6a,9a,10,10a,10b,11,12-dodecahydro-6bH-naphtho[2',1':4,5]indeno[1,2-d][1,3]dioxol-6b-yl]-2-oxoethyl 3,3-dimethylbutanoate

2. 分子式:$C_{30}H_{41}FO_7$

3. 分子量:532.64

4. 结构式

【简介】　本品为外用氟化皮质类固醇,用于过敏性和非过敏性皮炎、湿疹、银屑病及其他皮肤病。

地塞米松
(dexamethasone)

别名:氟美松、氟甲去氢氢化可的松、氟甲强的松龙

本品为临床常用的糖皮质激素之一。

【CAS】　50-02-2

【ATC】　A01AC02;C05AA09;D07AB19;H02AB02;R01AD03;S01BA01;S02BA06;S03BA01。

【理化性状】　1. 本品为近白色或白色的结晶性粉末。不能溶于水,能微溶于无水乙醇,略微溶于二氯甲烷。

2. 化学名:9α-Fluoro-11β,17α,21-trihydroxy-16α-methylpregna-1,4-diene-3,20-dione

3. 分子式:$C_{22}H_{29}FO_5$

4. 分子量:392.5

5. 结构式

醋酸地塞米松
(dexamethasone acetate)

别名:Dexa-sine、Desalark

【CAS】　1177-87-3(anhydrous dexamethasone acetate);55812-90-3(dexamethasone acetate monohydrate)

【理化性状】　1. 本品为呈多形态的近白色或白色结晶性粉末。不能溶于水,能轻微溶于二氯甲烷,能溶于甲醇、乙醇和丙酮。

2. 分子式:$C_{24}H_{31}FO_6$

3. 分子量:434.5

异烟酸地塞米松
(dexamethasone isonicotinate)

【CAS】　2265-64-7

【理化性状】　1. 本品为近白色或白色的结晶性粉末。不能溶于水,能轻微溶于无水乙醇和丙酮。

2. 分子式:$C_{28}H_{32}FNO_6$

3. 分子量:497.6

磷酸地塞米松
(dexamethasone phosphate)

别名:Dexahexal

【CAS】　312-93-6

【理化性状】　1. 分子式:$C_{22}H_{30}FO_8P$

2. 分子量:472.4

地塞米松间苯磺酸钠
(dexamethasone sodium metasulfobenzoate)

【CAS】　3936-02-5

【理化性状】　1. 分子式:$C_{29}H_{32}FNaO_9S$

2. 分子量:472.4

地塞米松磷酸钠
(dexamethasone sodium phosphate)

别名：Decadron、Dalalone

〖CAS〗 2392-39-4

【理化性状】 1. 本品为呈多形态的微黄色或白色的吸湿性粉末。能溶于水，能轻微溶于乙醇，不能溶于二氯甲烷。1% 的水溶液的 pH 值约为 7.5～9.5。

2. 分子式：$C_{22}H_{28}FNa_2O_8P$

3. 分子量：516.4

【药理作用】 主要具有糖皮质激素作用，几乎没有盐皮质激素作用。其抗炎作用强，本品 750 μg 相当于氢化可的松 5 mg 的抗炎活性，对垂体分泌 ACTH 有强抑制作用。

【体内过程】 本品口服后易于吸收。$t_{1/2}$ 约 190 min。蛋白结合率比其他同类药低。24 h 内随尿液排出用量的 65%。早产新生儿的清除率与妊娠月成比例，大多数早产儿的消除速率都有所下降。本品可透过胎盘。

【适应证】 1. 与泼尼松龙相似，临床更常用于减轻脑水肿、高原反应和癌症化疗所引起的呕吐。

2. 预防早产儿呼吸窘迫综合征和支气管肺的发育不良。

3. 用于诊断库欣综合征。

【不良反应】 1. 感染　并发感染（如真菌、细菌和病毒等感染）为肾上腺皮质激素的主要不良反应，特别是长期或大量应用的情况下。

2. 胃肠道　胃肠道刺激（恶心、呕吐）、胰腺炎、消化性溃疡或穿孔。

3. 神经精神系统　患者可出现精神症状，如欣快感、激动、失眠、谵妄、不安、定向力障碍，也可表现为抑制。

4. 内分泌系统和水、电解质紊乱　医源性库欣综合征面容和体态、体重增加、下肢浮肿、月经紊乱、低血钾、儿童生长受到抑制、糖耐量减退和糖尿病加重。

5. 肌肉骨骼　缺血性骨坏死、骨质疏松及骨折、肌无力、肌萎缩。

6. 局部用药部位　关节内注射后急性炎症。肌肉及皮下注射后组织萎缩造成凹陷，以及皮肤色素沉着或色素减退，肌腱断裂。

7. 皮肤及其附属物　紫纹、创口愈合不良、痤疮、会阴区或肛周瘙痒、发热、刺痛感。

8. 眼部　青光眼、白内障。

9. 过敏反应　表现为皮疹、瘙痒、面部潮红、心悸、发热、寒战、胸闷、呼吸困难等症状，严重者可发生过敏性休克。

10. 糖皮质激素停药综合征　有时患者在停药后出现头晕、昏厥倾向、腹痛或背痛、低热、食欲缺乏、恶心、呕吐、肌肉或关节疼痛、头疼、乏力、软弱，经仔细检查如能排除肾上腺皮质功能减退和原患疾病的复发，则可考虑为对糖皮质激素的依赖综合征。

11. 其他　呃逆、夏科氏关节病、肝功能异常、白细胞增多、血栓栓塞。

【妊娠期安全等级】 C。

【禁忌与慎用】 1. 对本品过敏者禁用，对肾上腺皮质激素类药物有过敏史的患者慎用。

2. 本品注射液辅料中含有亚硫酸盐，对亚硫酸盐过敏者禁用。

3. 以下疾病患者一般情况下不宜使用，在特殊情况下权衡利弊使用，且应注意病情恶化的可能：高血压、血栓症、心肌梗死、胃与十二指肠溃疡、内脏手术、精神病、电解质代谢异常、青光眼。

4. 溃疡性结肠炎、憩室炎、肠吻合术后、肝硬化、肾功能不全、癫痫、偏头痛、重症肌无力、糖尿病、骨质疏松症、甲状腺功能低下患者慎用。

5. 对于眼部单纯疱疹的患者，由于可能发生角膜穿孔，因而建议慎用糖皮质激素类药物。

【剂量与用法】 1. 用于成人

（1）抢救各种类型的休克　静脉注射 2～6 mg/kg，缓慢推注，如必要，2～6 h 可重复 1 次。此种用量，不可超过 3 d。

（2）抗炎　口服，0.75～9 mg/d，1 次或 3～4 次分服；也可肌内注射或静脉注射 0.5～24 mg/d。

（3）治疗脑水肿　立即静脉注射 10 mg，以后每 6 h 肌内注射 4 mg，以期达到最高的疗效，然后转为口服，1～3 mg，3 次/日；最后缓慢减量停药。

（4）治疗哮喘或使用其他药物无效的支气管痉挛　开始吸入本品磷酸盐 300 μg，每天吸入 3～4 次，根据患者的效应，使用最小有效剂量。

2. 用于儿童

（1）抗炎，0.024～0.34 mg/(kg·d)，4 次分服；也可肌内注射或静脉注射，6～40 μg/kg，每 12～24 h 一次。

（2）吸入，一次两吸，3～4 次/日，治疗支气管痉挛和哮喘。

（3）用于新生儿缓慢分次静脉注射 0.3～1 mg/kg，每 8～12 h 一次，连用 1～3 个剂量；也可给予 0.5 mg/(kg·d)，分 4 次，每 4 h 一次。

（4）关节腔内注射，可用混悬剂，一次 8～16 mg，1～3 周一次；或用注射剂 0.8～4 mg，3～5 d

一次。

（5）体表局部病灶注射，一次 0.8～4 mg。

3. 滴眼剂　用于虹膜睫状体炎、虹膜炎、角膜炎、过敏性结膜炎、眼睑炎、泪囊炎等。滴入结膜囊内，3～4 次/日。

4. 软膏剂　用于过敏性和自身免疫性炎症性疾病，涂患处，2～3 次/日。

【用药须知】　1. 糖皮质激素可以诱发或加重感染，细菌性、真菌性、病毒性或寄生虫（如阿米巴病、线虫）等感染患者应慎用，如需使用必须给予适当的抗感染治疗。

2. 长期应用本品，停药前应逐渐减量。

3. 长期使用糖皮质激素可产生后囊下白内障和可能损伤视神经的青光眼，并可增加真菌和病毒继发性眼部感染机会。

4. 关节内注射糖皮质激素，会增加关节感染的风险。

5. 国外有报告指出，严重神经系统损害事件（一些导致死亡）与糖皮质激素硬膜外注射有关。不良事件包括但不限于脊髓梗死，截瘫，四肢麻痹，皮质盲和中风。

6. 在使用本品时感染水痘或麻疹，可能加重病情，严重者会导致生命危险。在使用本品过程中，应充分予以观察和注意。

7. 长期、大量使用本品，或长期用药后停药 6 个月以内的患者，由于免疫力低下，不宜接种减毒活疫苗（如脊髓灰质炎减毒活疫苗糖丸等）。

8. 潜伏性结核或陈旧性结核的患者，在长期使用糖皮质激素治疗期间，应密切观察病情，必要时接受预防治疗。

9. 乙肝病毒携带者使用肾上腺皮质激素时，可能会使乙肝病毒增殖，引发肝炎。在本制剂给药期间及给药结束后，应当继续进行肝功能检查及肝炎病毒标志物的监测。

【临床新用途】　1. 控制平阳霉素发热反应，用平阳霉素前，肌内注射本品 5 mg，可使发热反应由原来的 48.78％降至 26％。

2. 烧伤早期创面用药，用本品（0.05 mg/ml）和庆大霉素（800 U/ml）的混合液浸泡单层纱布外敷创面，可减少渗出、水泡和肿胀，促进愈合。

3. 治疗难治性咯血，其疗效与垂体后叶相当（临床曾报道 33 例）。可用 10～20 mg/d，将本品加入 5％葡萄糖注射液 1000 ml 中于 6～8 h 输完。遇紧急情况时，先静脉注射本品 10 mg 后再滴注维持 2～3 d。应注意以下几点。

（1）使用小剂量，短疗程（剂量＜20 mg/d，疗程＜1 周）。

（2）禁用本品的患者应避免使用，必须使用时应权衡利弊。

（3）应同时使用适合病情的抗菌药物。

（4）可能出现肌无力和情绪改变。

【制剂】　① 片剂：0.25 mg；0.5 mg；0.75 mg；1 mg；2 mg；4 mg；6 mg。② 注射液：1 mg/1 ml；2 mg/1 ml；5 mg/1 ml。③ 注射剂（混悬液）：5 mg；25 mg。④ 滴眼液：1.25 mg/5 ml。⑤ 软膏剂：0.05％。

【贮藏】　遮光贮存。

倍他米松
（betamethasone）

别名：Betnelan、Betnovat

本品为地塞米松的差向异构体。

【CAS】　378-44-9

【ATC】　A07EA04；C05AA05；D07AC01；H02AB01；R01AD06；R03BA04；S01BA06；S02BA07；S03BA03

【理化性状】　1. 本品为近白色或白色的结晶性粉末。不能溶于水，几乎不能溶于二氯甲烷，能微溶于无水乙醇。

2. 化学名：9α-Fluoro-11β,17α,21-trihydroxy-16β-methylpregna-1,4-diene-3,20-dione

3. 分子式：$C_{22}H_{29}FO_5$

4. 分子量：392.5

5. 结构式

醋酸倍他米松
（betamethasone acetate）

【CAS】　987-24-6

【理化性状】　1. 本品为有多晶型的近白色或白色的结晶性粉末。不能溶于水，能溶于乙醇和二氯甲烷，在丙酮中易溶。

2. 分子式：$C_{24}H_{31}FO_6$

3. 分子量：434.5

苯甲酸倍他米松
（betamethasone benzoate）

【CAS】　22298-29-9

【理化性状】　1. 本品为近白色至白色的结晶性粉末。不能溶于水,可溶于甲醇、乙醇和三氯甲烷。

2. 分子式:$C_{29}H_{33}FO_6$

3. 分子量:496.6

二丙酸倍他米松
（betamethasone dipropionate）

【CAS】　5593-20-4

【理化性状】　1. 本品为无味的近白色或白色结晶性粉末。不能溶于水,能微溶于乙醇,在丙酮和二氯甲烷中易溶。

2. 分子式:$C_{28}H_{37}FO_7$

3. 分子量:504.6

倍他米松磷酸钠
（betamethasone sodium phosphate）

别名:Betapred,Betnesol

【CAS】　360-63-4（betamethasone phosphate）;151-73-5(betamethasone sodium phosphate)

【理化性状】　1. 本品为无味的近白色或白色的非常吸湿的粉末。易溶于水,能轻微溶于乙醇,不能溶于二氯甲烷。

2. 分子式:$C_{22}H_{28}FNa_2O_8P$

3. 分子量:516.4

戊酸倍他米松
（betamethasone valerate）

【CAS】　2152-44-5

【理化性状】　1. 本品为无味的近白色或白色的结晶性粉末。不能溶于水,可溶于乙醇、乙醚、丙酮、三氯甲烷和二氯甲烷,能轻微溶于苯酚。

2. 分子式:$C_{27}H_{37}FO_6$

3. 分子量:476.6

【药理作用】　与地塞米松相同,而抗炎作用稍强于地塞米松。当前多用于炎性疾病和皮肤疾病。

【体内过程】【适应证】　参见糖皮质激素的引言。

【剂量与用法】　1. 口服　0.5～5 mg/d,分次服。

2. 肌内注射　成人 6～12 mg/次。

3. 局部外用　多用 0.025%～0.1% 的制剂。针对各种疾病的具体用法可参照地塞米松。

【用药须知】　参见糖皮质激素的引言。

【制剂】　① 片剂:0.5 mg。② 注射剂（粉）:2 mg;4 mg。③ 注射液:2 mg/1 ml;4 mg/1 ml。④ 乳膏剂:0.1%。

【贮藏】　遮光贮存。

布地奈德
（budesonide）

别名:Rhinocort、Pulmicort、Entocort

【CAS】　51333-22-3(11β,16α);51372-29-3(11β,16α(R));51372-28-2(11β,16α(S))

【ATC】　A07EA06; D07AC09; H02AB16; R01AD05;R03BA02

【理化性状】　1. 本品为近白色或白色的结晶性粉末。不能溶于水,能微溶于乙醇,能易溶于二氯甲烷。

2. 化学名:An epimeric mixture of the α- and β-propyl forms of 16α,17α-butylidenedioxy- 11β,21-dihydroxypregna-1,4-diene-3,20-dione

3. 分子式 $C_{25}H_{34}O_6$

4. 分子量:430.5

5. 结构式

【药理作用】　本品主要具有糖皮质激素的活性。

【体内过程】　本品口服后快速且几乎完全被吸收,但由于在肝内经过首过效应,其生物利用度极低。主要代谢物 6-β-羟布地奈德和 16-α 羟泼尼松龙,此两种代谢物只有不到原药 1% 的活性。本品的终末 $t_{1/2}$ 约为 4 h。

【适应证】　由于本品口服后在肝内被大量灭活,故本品仅作局部使用,用于治疗哮喘、过敏性鼻炎和皮肤疾病。

【不良反应】　参见糖皮质激素的引言。

【剂量与用法】　1. 气雾剂(商品名雷诺考特,Rhinocort)用于季节性和慢性过敏性鼻炎,血管舒缩性鼻炎,鼻息肉切除术后预防鼻息肉再生。每天早晚,每一鼻孔各喷 2 次(100 μg);如已见效,改为每一鼻孔各喷 1 次(50 μg),对本品高度过敏者禁用。真菌性和病毒性鼻炎患者慎用。

2. 吸入粉雾剂(普米克,Pulmicort)用于支气管哮喘,在严重哮喘和停用或减量使用口服激素的患者,开始使用气雾剂的剂量是:成人 $200\sim1600\ \mu g$,分 $2\sim4$ 次使用(轻症 $200\sim800\ \mu g/d$,重症 $800\sim1600\ \mu g$)。一般一次 $200\ \mu g$,早晚各 1 次;病情严重时,一次 $200\ \mu g$,4 次/日。$2\sim7$ 岁儿童 $200\sim400\ \mu g$,分 $2\sim4$ 次用。>7 岁儿童 $200\sim800\ \mu g$,分 $2\sim4$ 次用。严重病例,也可将 1 d 用量分为 4 次使用。

【制剂】　①吸入用混悬液 0.5 mg/2 ml。②气雾剂:50 μg/揿;100 μg/揿;200 μg/揿。③吸入粉雾剂:100 μg/吸;400 μg/吸。④鼻喷雾剂:32 μg/喷;64 μg/喷。

【贮藏】　遮光贮存。

倍氯米松
(beclometasone)

别名:倍氯松

【CAS】　4419-39-0

【ATC】　A07EA07;D07AC15;R01AD01;R03BA01

【理化性状】　1. 化学名:9α-Chloro-11β,17α,21-trihydroxy-16β-methylpregna-1,4-diene-3,20-dione

2. 分子式:$C_{22}H_{29}ClO_5$

3. 分子量:408.91

4. 结构式

二丙酸倍氯米松
(beclometasone dipropionate)

别名:Beconase、Becotide

【CAS】　5534-09-8

【理化性状】　1. 本品为近白色或白色的结晶性粉末。不能溶于水,能略微溶于乙醇,在丙酮中易溶。

2. 化学名:9α-Chloro-11β,17α,21-trihydroxy-16β-methylpregna-1,4-diene-3,20-dione 17,21-dipropionate

3. 分子式:$C_{28}H_{37}ClO_7$

4. 分子量:521.0

【药理作用】　本品主要具有糖皮质激素作用。

使用推荐剂量时,仅对肺具有局部作用,而无明显的全身作用,故适用于呼吸道和皮肤疾病。本品对下丘脑-垂体-肾上腺轴的抑制作用较轻。

【适应证】　防治支气管哮喘和皮肤疾病。

【不良反应】【用药须知】　参见糖皮质激素的引言。

【剂量与用法】　1. 皮肤外用制剂的浓度为 0.025%,与其他同类产品的使用范围相当。

2. 气雾剂用于患哮喘病的成人,$400\ \mu g/d$,严重者可给予 1 mg,$2\sim4$ 次分用;儿童可给予 $100\sim400\ \mu g/d$,$2\sim4$ 次分用。过敏性鼻炎,每一鼻孔喷入 50 μg。

【制剂】　①气雾剂:每喷 50 μg。②乳膏剂、软膏剂:0.025%。

【贮藏】　遮光贮存。

氟轻松
(fluocinolone)

别名:肤轻松、氟西奈德、仙乃乐、Synalar

【CAS】　67-73-2

【ATC】　C05AA10;D07AC04;S01BA15

【理化性状】　1. 本品为呈多形态的白色或近白色结晶性粉末。不溶于水,能溶于无水乙醇和丙酮,微溶于二氯甲烷和甲醇。

2. 化学名:6α,9α-Difluoro-11β,21-dihydroxy-16α,17α-isopropylidenedioxypregna-1,4-diene-3,20-dione

3. 分子式:$C_{24}H_{30}F_2O_6$

4. 分子量:452.5

5. 结构式

醋酸氟轻松
(fluocinonide acetate)

【CAS】　356-12-7

【理化性状】　1. 本品为有轻微气味的近白色或白色的结晶性粉末。不能溶于水,能轻微溶于甲醇、无水乙醇和三氯甲烷。

2. 化学名:6α,9α-Difluoro-11β,21-dihydroxy-16α,17α-isopropylidenedioxypregna-1,4-diene-3,20-

dione-21-acetate

3. 分子式：$C_{26}H_{32}F_2O_7$

4. 分子量：494.5

【药理作用】　具有糖皮质激素的作用，抗炎作用强，为氢化可的松的 10 倍，而水钠潴留作用更强，为氢化可的松的 125 倍，故仅供外用。

【适应证】　主要用于各种皮肤病，如神经性皮炎、接触性皮炎、脂溢性皮炎、日光性皮炎、婴儿湿疹、瘙痒、盘状红斑性狼疮、局限性银屑病。

【剂量与用法】　涂搽患部，2 次／日。

【制剂】　乳膏剂：2.5 mg/10 g。

【贮藏】　遮光贮存。

氯倍他索
（clobetasol）

别名：氯倍米松

本品为糖皮质激素。

【CAS】　25122-41-2

【ATC】　D07AD01

【理化性状】　1. 化学名：21-Chloro-9α-fluoro-11β，17α-dihydroxy-16β-methylpregna-1，4-diene-3，20-dione

2. 分子式：$C_{22}H_{28}ClFO_4$

3. 分子量：410.91

4. 结构式

丙酸氯倍他索
（clobetasol propionate）

别名：Dermovat、Cormax

【CAS】　25122-46-7

【理化性状】　1. 本品为近白色或白色的结晶性粉末。不能溶于水，能略微溶于乙醇，易溶于丙酮、三氯甲烷。

2. 化学名：21-Chloro-9α-fluoro-11β，17α-dihydroxy-16β-methylpregna-1,4-diene-3,20-dione17-propionate

3. 分子式：$C_{25}H_{32}ClFO_5$

4. 分子量：467.0

【药理作用】　本品抗炎作用很强，为氢化可的松的 112 倍，是当前疗效最强的外用糖皮质激素。

【适应证】　适用于所有其他糖皮质激素可以治疗的皮肤病。

【不良反应】　当大面积用于皮肤，尤其是破损皮肤，易于大量被吸收，产生全身反应。

【剂量与用法】　涂搽患处，2 次／日。

【制剂】　乳膏剂、软膏剂：0.05％。

【贮藏】　遮光贮存。

氟尼缩松
（flunisolide）

别名：Pulmilide

【CAS】　3385-03-3 （ flunisolide ）；77326-96-6（flunisolide hemihydrate）

【ATC】　R01AD04；R03BA03

【理化性状】　1. 本品为乳白色至白色的结晶性粉末。不溶于水，能微溶于甲醇、三氯甲烷，能溶于丙酮。

2. 化学名：6α-Fluoro-11β，21-dihydroxy-16α，17α-isopropylidenedioxypregna-1,4- diene-3,20-dione

3. 分子式：$C_{24}H_{31}FO_6$

4. 分子量：434.5

5. 结构式

醋酸氟尼缩松
（flunisolide acetate）

别名：Lidex、Topsyn

〖CAS〗　4533-89-5

【理化性状】　1. 化学名：6α-Fluoro-11β，21-dihydroxy-16α，17α-isopropylidenedioxypregna-1，4-diene-3,20-dione acetate

2. 分子式：$C_{26}H_{33}FO_7$

3. 分子量：476.53

【药理作用】　类似多种可用于哮喘和过敏性鼻炎的糖皮质激素。

【体内过程】　本品口服吸收后进行广泛的首过效应，机体可利用的药物仅为用量的 20％。其主要代谢物 6-β-羟氟尼缩松也具有某种程度的活性。$t_{1/2}$约为 4 h。在向鼻内给药后仅有小量被吸收。

【适应证】　用于防治过敏性鼻炎、哮喘。

【不良反应】【用药须知】 参见糖皮质激素的引言。

【剂量与用法】 1. 防治过敏性鼻炎每一鼻孔给予 50 μg/次，2～3 次/日；维持量每鼻孔 25 μg，2 次/日。>5 岁儿童每鼻孔 25 μg，2 次/日。

2. 治疗哮喘成人可使用定量气雾剂，通常吸入 500 μg，2 次/日。严重病例可加量，但不能超过 2 mg/d。>5 岁儿童的用量同成人。

【制剂】 ①鼻用喷雾剂：每揿 25 μg。②气雾剂：每揿 25 μg。

【贮藏】 遮光贮存。

氟米龙
(fluorometholone)

别名：Flumetholon、FML
本品属于糖皮质激素。
【CAS】 426-13-1
【ATC】 C05AA06；D07AB06；S01BA07
【理化性状】 1. 本品为黄白色至白色的结晶性粉末。不溶于水，微溶于无水乙醇和乙醚。

2. 化学名：9α-Fluoro-11β,17α-dihydroxy-6α-methylpregna-1,4-diene-3,20-dione

3. 分子式：$C_{22}H_{29}FO_4$

4. 分子量：376.5

5. 结构式

醋酸氟米龙
(fluorometholone acetate)

〖CAS〗 3801-06-7

〖理化性状〗 1. 分子式：$C_{24}H_{31}FO_5$

2. 分子量：418.5

【药理作用】 本品可抑制具有机械、化学或免疫特性等刺激因子所引起的炎症。其机制虽不完全明白，但一般认为皮质激素可诱导磷酸酯酶 A_2 的抑制蛋白（即脂皮质素），这些抑制蛋白是通过抑制炎症介质如前列腺素和白三烯的共同前体花生四烯酸的释放，进而控制其炎症介质的生物合成。此外，本品对眼压的影响比地塞米松小。

【适应证】 用于治疗对糖皮质激素敏感的眼睑、球结膜、角膜及其他眼前段组织的炎症。

【不良反应】 1. 长期使用可能引起眼压升高，甚至产生青光眼。

2. 偶致视神经损伤、后囊膜下白内障、继发性眼部感染、眼球穿孔和延缓伤口愈合。

【禁忌与慎用】 1. 急性单纯疱疹病毒性角膜炎患者禁用。

2. 眼组织的真菌感染者禁用。

3. 牛痘及水痘感染者禁用。

4. 病毒性结膜和角膜感染者或结核病患者禁用。

5. 对本品过敏者禁用。

【剂量与用法】 滴眼，1～2 滴/次，2～4 次/日，治疗开始的 24～48 h 可酌情增加至 2 滴。最后应逐渐减量停药。

【用药须知】 1. 长期使用糖皮质激素可能导致真菌感染，角膜溃疡者尤甚。

2. 治疗期间，应常测眼内压。

3. 有单纯疱疹病毒感染病史者、眼部急性化脓性感染者、≤2 岁儿童慎用。

【制剂】 滴眼剂：0.1%。

【贮藏】 密封，遮光贮存。

氟替卡松
(fluticasone)

别名：Cutivate、Flonase
本品属于糖皮质激素。
【CAS】 90566-53-3
【ATC】 D07AC17；R01AD08；R03BA05
【理化性状】 1. 本品为近白色或白色粉末。不能溶于水，能轻微溶于甲醇，能微溶于二氯甲烷。

2. 化学名：S-(Fluoromethyl) 6α,9-difluoro-11β,17-dihydroxy-16α-methyl-3-oxoandrosta-1,4-diene-17β-carbothioate

3. 分子式：$C_{22}H_{27}F_3O_4S$

4. 分子量：444.5

5. 结构式

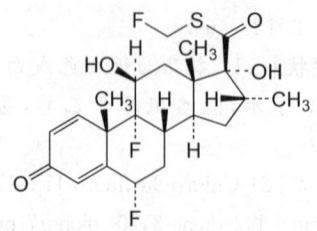

丙酸氟替卡松
(fluticasone propionate)

〖CAS〗 80474-14-2

〖理化性状〗　1. 本品为近白色或白色粉末。不能溶于水,能轻微溶于甲醇,能微溶于二氯甲烷。

2. 化学名:S-Fluoromethyl 6α,9α-difluoro-11β,17α-dihydroxy-16α-methyl-3-oxoandrosta-1,4-diene-17β-carbothioate 17-propionate

3. 分子式:$C_{25}H_{31}F_3O_5S$

4. 分子量:500.6

糠酸氟替卡松
(fluticasone furoate)

〖CAS〗　397864-44-7

〖理化性状〗　1. 化学名:6α,9-Difluoro-17-{[(fluoromethyl)sulfanyl]carbonyl}-11β-hydroxy-16α-methyl-3-oxoandrosta-1,4-dien-17α-ylfuran-2-carboxylate

2. 分子式:$C_{27}H_{29}F_3O_6S$

3. 分子量:538.6

【药理作用】　1. 本品是一种人工合成的三氟化糖皮质激素,具有强大的抗炎活性。

2. 体外实验表明,本品糠酸盐与人糖皮质激素受体的结合力约为地塞米松的29.9倍,糠酸盐是丙酸盐的1.7倍。

【体内过程】　1. 糠酸盐

(1) 鼻腔给予本品糠酸盐,大部分剂量最后被吞服,并经不完全吸收和广泛的首过效应,故全身暴露量可忽略不计。连续鼻腔每天给药110 μg长达12月,血药浓度低于 HPLC-MS 定量分析检测限(10 pg/ml)。个别患者(<0.3%)血药浓度高达500 pg/ml,1例患者达到1430 pg/ml。鼻腔给药生物利用度约为0.50%,口服生物利用度为1.26%,血浆中主要为无活性的代谢产物。

(2) 静脉注射后,平均稳态分布容积为608 L,本品糠酸盐蛋白结合率超过99%。

(3) 糠酸盐主要通过肝 CYP3A4 代谢,主要代谢途径为 S-氟甲基功能团水解形成无活性的17β-羧酸代谢产物,清除率为58.7 L/h。

(4) 糠酸盐代谢产物主要随粪便排泄,尿中仅占很小部分,消除 $t_{1/2}$ 为15.1 h。

2. 丙酸盐

(1) 本品丙酸盐口服生物利用度<1%,吸入性溶胶通过肺部可吸收30%,吸入880 μg后,血药峰值为0.1~1.0 ng/ml。

(2) 静脉注射丙酸盐后快速分布,与其高脂溶性一致,分布容积为4.2 L/kg,蛋白结合率为91%,与红细胞结合弱,并可逆转。丙酸盐不与人的皮质素传递蛋白结合。

(3) 总体清除率高(1093 ml/min),肾清除仅占0.02%。循环中唯一代谢产物为17β-羧基衍生物,主要经 CYP3A4 代谢生成,代谢产物几无活性。

(4) 静脉注射丙酸盐后,呈多指数药动学,终末 $t_{1/2}$ 约为 7.8 h,低于 5% 的代谢产物随尿液排出,其他以原药和代谢产物从粪便排出。

【适应证】　1. 鼻喷剂主要用于治疗 2 岁以上伴有季节性和常年性过敏性鼻炎症状的患者。

2. 吸入剂用于成人和≥4岁儿童哮喘维持治疗预防发作。也用于须要口服皮质激素治疗的哮喘患者,以减少或消除他们口服糖皮质激素的需求。

3. 乳膏剂、软膏剂和外用洗液用于缓解过敏性皮炎的炎症和瘙痒,乳膏用于≥3月患者,软膏剂用于成人,洗液用于≥1岁患者。

【不良反应】　1. 鼻喷剂局部使用的不良反应包括鼻痛、鼻部不适(包括鼻灼烧感、鼻腔刺激、鼻酸痛)、鼻腔干燥、鼻中隔穿孔、头痛、鼻衄、咽喉痛、鼻溃疡、背痛、发热、咳嗽、过敏反应、皮疹、荨麻疹、血管神经性水肿。

2. 乳膏剂、软膏剂和洗液的不良反应常为轻度及自限性,包括瘙痒、皮肤干燥、脓疱、皮肤感染、手指麻木和灼烧感等。乳膏剂和软膏剂上市后的不良反应包括免疫抑制、血小板减少、高血糖、库欣综合征、水肿、视物模糊及急性荨麻疹。

3. 吸入性粉末和溶胶的不良反应包括心悸、软组织损伤、挫伤、血肿、外伤及撕裂伤、手术后并发症、烧伤、中毒、压力导致的紊乱、鼻溢液、发声困难、鼻衄、喉炎、耳鼻和喉息肉、耳鼻和喉过敏症状、喉紧、液体紊乱、体重增加、甲状腺肿、尿酸代谢紊乱、食欲降低、角膜炎、结膜炎、睑结膜炎、腹泻、口腔溃疡、牙齿不适和疼痛、胃肠炎、胃肠感染、腹部不适和疼痛、口腔红斑及皮疹、口舌障碍、口腔不适及疼痛、龋齿、胆囊炎、下呼吸道感染、肌肉疼痛、关节痛、风湿性关节炎、肌肉痉挛、肌肉骨骼炎症、头晕、睡眠障碍、偏头痛、颅神经麻痹、胸部不适、无力、疼痛、水肿、肿胀、细菌感染、真菌感染、运动障碍、囊肿、情绪改变、生殖系统细菌感染、皮疹、瘙痒、光敏性皮炎、皮炎、皮肤病毒或真菌感染、荨麻疹、痤疮、毛囊炎及尿道感染。

【妊娠期安全等级】　C。

【禁忌与慎用】　1. 对本品制剂任何成分过敏的患者禁用。

2. 最近有鼻部症状、鼻腔手术或鼻损伤患者禁用鼻喷剂。

3. 白内障或青光眼患者慎用。

4. 有肺结核或任何未经处理的真菌、细菌、病毒感染或寄生虫感染的患者禁用。

5. 哺乳期妇女慎用。

6. 只有在潜在的益处大于对胎儿伤害的风险时,妊娠期妇女才可使用。

7. 肝功能不全可影响皮质激素的清除,重度肝功能不全患者慎用。

8. 乳膏剂用于≤3个月婴儿的安全性和有效性尚未确定。

9. 吸入剂禁用于哮喘持续状态或急性哮喘发作。

【药物相互作用】 本品主要通过CYP3A4代谢,慎与酮康唑或其他强效CYP3A4抑制剂合用。

【剂量与用法】 1. 鼻喷剂

(1)糠酸盐 ①成人和≥12岁的青少年推荐起始剂量为110 $\mu g/d$,每鼻孔2喷(糠酸盐每喷27.5 μg)。当最大药效并控制症状后,降低剂量至每鼻孔1喷,1次/日。若症状复发,可相应增加剂量,一日最大剂量为每个鼻孔不超过4喷;②2岁至11岁儿童推荐起始剂量是55 $\mu g/d$,每鼻孔1喷。55 μg没明显缓解的患儿可调整剂量至110 μg(每个鼻孔2喷)1次/日。当症状得到控制后,应减少用量至55 μg,1次/日。4～11岁的儿童:1次/日,每个鼻孔各1喷。某些患者需2次/日,每鼻孔各1喷,最大剂量为每鼻孔不超过2喷/日。

(2)丙酸盐

①成人推荐起始剂量为每鼻孔2喷(每喷50 μg),1次/日。当最大药效已控制症状后,应降低剂量至每鼻孔1喷,1次/日。

②≥4岁儿童和青少年推荐起始剂量,每鼻孔1喷,1次/日。100 μg尚未明显缓解的患者可调整剂量至200 μg(每个鼻孔2喷),1次/日。当症状得到控制后,应减少用量至100 μg,1次/日。最大剂量为每鼻孔不超过2喷/日。

2. 吸入性粉末(丙酸盐)

(1)之前仅使用支气管扩张剂的成年患者,推荐起始剂量为100 μg,2次/日,最大剂量500 μg,2次/日。

(2)之前使用吸入性皮质激素成年患者,推荐起始剂量为100～250 μg,2次/日,最大剂量500 μg,2次/日。

(3)之前口服皮质激素成年患者,推荐起始剂量为500～1000 μg,2次/日,最大剂量1000 μg,2次/日。

(4)使用支气管扩张剂或吸入性皮质激素的4～11岁的儿童患者,推荐起始剂量为50 μg,2次/日,最大剂量100 μg,2次/日。

3. 吸入性气溶胶(丙酸盐)

(1)之前仅使用支气管扩张剂的12岁以上患者,推荐起始剂量为88 μg,2次/日,最大剂量500 μg,2次/日。

(2)之前使用吸入性皮质激素12岁以上患者,推荐起始剂量为88～220 μg,2次/日,最大剂量440 μg,2次/日。

(3)之前口服皮质激素成年患者,推荐起始剂量为440 μg,2次/日,最大剂量880 μg,2次/日。

(4)使用支气管扩张剂或吸入性皮质激素的4～11岁的儿童患者,推荐起始剂量为88 μg,2次/日,最大剂量88 μg,2次/日。

4. 乳膏剂涂于患处,1～2次/日。

5. 洗液涂于患处一薄层,1次/日。

【用药须知】 1. 本品鼻喷剂可导致局部白色念珠菌感染,可能需局部治疗及暂停鼻喷剂使用。长期使用鼻喷剂者应定期检查鼻黏膜白色念珠菌感染或其他不良反应的证据。乳膏剂和软膏剂可导致皮肤真菌感染。

2. 最近发生过鼻溃疡、鼻手术或鼻外伤的患者,应禁用本品鼻喷剂,直至伤口愈合。

3. 鼻喷剂及吸入剂可导致青光眼和(或)白内障,密切监测有视力改变者或有眼内压升高、青光眼和(或)白内障病史者。

4. 本品可发生过敏反应,包括超敏反应、血管神经性水肿、皮疹及荨麻疹,如发生以上症状应立即停药。

5. 本品可致免疫抑制,活动性或静止期呼吸道结核感染、未经治疗的局部或全身真菌感染、全身性病毒或寄生虫感染、眼带状疱疹的患者慎用,因可加重病情。

6. 本品大剂量鼻腔、吸入及全身给药,可致肾上腺功能亢进和肾上腺抑制,如发生,应缓慢减量停药,同时采取适当步骤停用口服皮质激素。

7. 儿童使用可导致生长速度减慢,常规监测儿童患者的生长。为使局部使用皮质激素的影响降至最低,应滴定患者剂量至最小有效剂量。

8. 乳膏剂和软膏剂不能用于感染皮肤。

9. 如使用乳膏剂和软膏剂2周未见效,应与医师联系,儿童使用超过4周的安全性和有效性尚未确定。

【制剂】 ①鼻喷剂:27.5 μg/喷(糠酸盐);50 μg/喷×120喷(丙酸盐)。②乳膏剂(丙酸盐):0.05%,15 g;30 g;60 g。③洗液:0.05%,60 ml。④吸入性粉末(丙酸盐):50 μg/吸;100 μg/吸;250 μg/吸。⑤吸入性气溶胶(丙酸盐):44 μg/喷;110 μg/喷;220 μg/喷。

【贮藏】 ①鼻喷剂:贮于15～30 ℃,保持直立,禁冷冻或冷藏。②乳膏剂:贮于 2～30 ℃。③洗液:贮于 15～30 ℃,不可冷冻。④吸入性粉末:遮光贮于室温(20～25 ℃)干燥处。⑤吸入性气溶胶:贮于 25 ℃,短程携带允许 15～30 ℃。

莫米松
(mometasone)

本品为合成的糖皮质激素。

【CAS】 105102-22-5

【ATC】 D07AC13;R01AD09;R03BA07

【理化性状】 1. 化学名:9α, 21-Dichloro-11β, 17-dihydroxy-16α-methylpregna-1,4-diene-3,20-dione

2. 分子式:$C_{22}H_{29}Cl_2O_4$

3. 分子量:427.36

4. 结构式

糠酸莫米松
(mometasone furoate)

别名:Halog、Elocon

【CAS】 83919-23-7

【理化性状】 1. 本品为近白色至白色粉末。不溶于水,微溶于乙醇,溶于丙酮和二氯甲烷。

2. 化学名:9α, 21-Dichloro-11β, 17-dihydroxy-16α-methylpregna-1, 4-diene-3, 20-dione17-(2-furoate)

3. 分子式:$C_{27}H_{30}Cl_2O_6$

4. 分子量:521.4

【药理作用】 本品具有抗炎和抗过敏作用,其特点表现在作用强度增加,而不良反应的增加则不成比例,故每天只需使用 1 次。

【适应证】 1. 凡其他糖皮质激素可以治疗的皮肤病如神经性皮炎、湿疹、异位性皮炎、银屑病以及瘙痒等,均可治疗。

2. 鼻喷剂可用来治疗季节过敏性或常年性鼻炎。

【不良反应】 1. 长期局部使用糖皮质激素引起不良反应有刺激反应、皮肤萎缩、多毛症、口周围皮炎、皮肤浸润、继发感染、皮肤条纹状色素沉着或减退。

2. 大面积表皮使用本品,尤其用在皮肤破损处,可能增加药物的吸收量,产生全身反应。采用包封

法使用本品也会产生一样的后果。儿童对此更为敏感。

3. 表皮如已发生感染,必须配合抗感染药,如联合用药不足以控制住感染,应暂停用本品。

【用法与用量】 1. 皮肤病可取适量凝胶涂于患处,1 次/日。

2. 季节过敏性或常年性鼻炎,通常先手揿喷雾器 6～7 次作为启动,直至看到均匀的喷雾,然后向鼻腔给药,每揿喷出混悬液约 100 mg,内含糠酸莫米松一水合物,相当于糠酸莫米松 50 μg,如果喷雾器停用 14 d 或 14 d 以上,则在下一次应用时应重新启动。在每次用药前充分振摇容器。

成人(包括老年患者)和青年用于预防和治疗的常用推荐量为每侧鼻孔 2 揿(每揿为 50 μg),1 次/日(总量为 200 μg),一旦症状被控制后,剂量可减至每侧鼻孔 1 揿(总量 100 μg),即能维持疗效。

如果症状未被有效控制,可增剂量至每侧鼻孔 4 揿的最大日剂量,1 次/日(总量 400 μg),在症状控制后减小剂量。在首次给药后 12 h 即能产生明显的临床效果。

3 至 11 岁儿童常用推荐量为每侧鼻孔 1 揿(每揿为 50 μg),1 次/日(总量为 100 μg)。

【用药须知】 1. 如对本品过敏,应及时停药。

2. 本品不供眼用。

【制剂】 ①凝胶剂:0.1%。②鼻喷剂:50 μg/喷。

【贮藏】 密闭,在 25 ℃保存。

哈西奈德
(halcinonide)

别名:氯氟舒松

【CAS】 3093-35-4

【ATC】 D07AD02

【理化性状】 1. 本品为无味的灰白色至白色结晶性粉末。不溶于水和己烷,微溶于乙醇和乙醚,溶于丙酮和三氯甲烷。

2. 化学名:21-Chloro-9α-fluoro-11β-hydroxy-16α,17α-isopropylidenedioxypregn-4-ene-3,20-dione

3. 分子式:$C_{24}H_{32}ClFO_5$

4. 分子量:455.0

5. 结构式

【简介】 本品也属局部使用的糖皮质激素。其作用与氟轻松相似。适用于其他糖皮质激素治疗有效的各种皮肤病。常用本品 0.1％的乳膏剂、软膏剂或洗剂。涂搽患处,2～3 次/日。

环索奈德
（ciclesonide）

别名:Omnaris

本品归属于糖皮质激素。

【CAS】 126544-47-6;141845-82-1

【ATC】 R03BA08

【理化性状】 1. 化学名:(R)-11β,16α,17,21-Tetrahydroxypregna-1,4-diene-3,20-dionecyclic16,17-acetalwithcyclohexanecarboxaldehyde,21-isobutyrate

2. 分子式:$C_{32}H_{44}O_7$

3. 分子量:540.7

4. 结构式

and epimer at C*

【药理作用】 本品属于前药,在鼻腔内用药后,通过酶可水解成具有活性的代谢物——C-21-去异丁酰-环索奈德(RM1)。RM1 对糖皮质激素受体所具有的亲和力是原药的 120 倍,有抗炎活性。目前还不清楚,是通过何种精确的机制去减轻变应性鼻炎的症状。已经明确的是,皮质激素对多种细胞类型(如肥大细胞、中性粒细胞、嗜酸粒细胞、巨噬细胞和淋巴细胞)和涉及过敏性炎症的介质(如组胺、类花生酸类物质、白三烯和细胞因子)具有广泛的影响。

【体内过程】 由于本品及其代谢物 RM1 在胃肠道内的吸收很少和高度的首过效应,因此,两者的生物利用度都极低(<1％)。给予推荐的鼻内用药剂量后,本品的血药浓度可忽略不计。然而有些患者在鼻内给药后,其血清内可检出代谢物 RM1。生物检测法对本品及其代谢物 RM1 的检测限分别为 25 pg/ml 和 10 pg/ml。每天给健康成人鼻腔喷雾本品 50～800 μg,连用 2 周,结果发现所有用药者的 C_{max} 均在 30 pg/ml 以下。在每天给予 800 μg 和 400 μg 治疗的志愿者中,分别有 100％和 67％人可检测到 RM1。每天接受 200 μg 和更小剂量者尚无人可以检出 RM1。儿童患者每天鼻喷雾给药 25～

200 μg,血清中 RM1 除 1 例为 64.5 pg/ml,其余均低于 45 pg/ml。对患有常年性变应性鼻炎 6～11 岁儿童为期 12 周的研究表明,给药 200 μg 有 50％儿童可检测到 RM1,给药 100 μg 则只有 5％儿童可检测到 RM1。对 2～5 岁儿童为期 6 周的研究表明,给药 200 μg、100 μg 和 25 μg,则分别有 41％、22％和 13％儿童可检测到 RM1。静脉给予本品 800 μg 后,原药和 RM1 的分布容积分别为 2.9 L/kg 和 12.1 L/kg。两者与血浆蛋白的结合率为各自的 99％以上,其余的存在于血液循环中。未见到 RM1 与皮质激素转运蛋白明显结合。鼻用本品通过鼻腔黏膜里的脂酶水解成具有生理活性的代谢物 RM1,此代谢物进一步在肝内主要被 CYP3A4,其次被 CYP2D6 代谢成另外的代谢物。这些代谢物潜在的活性特征尚不清楚。静脉给予本品 800 μg 后,原药和 RM1 的清除率很高(分别为 152 L/h 和 228 L/h)。本品主要经胆道随粪便排出(66％),随尿液排出的约占 20％。

【适应证】 用于成人和≥12 岁青少年季节性和常年性变应性鼻炎的治疗。

【不良反应】 1. 可引起头痛、鼻衄、鼻咽炎和耳痛。

2 临床研究期间,已发生青光眼、白内障、眼内压升高,极少发生喘鸣、鼻中隔穿孔。

【妊娠期安全等级】 C。

【禁忌与慎用】 1. 对本品过敏者禁用。

2. 哺乳期妇女慎用。12 岁以下儿童使用本品的有效性尚未确定。

3. 对其他皮质激素过敏者慎用。

4. 患有活动的或静止的呼吸道结核感染、未经治疗的局部或全身真菌或细菌感染、全身病毒或寄生虫感染,或眼单纯性疱疹的患者均不应使用本品。

【药物相互作用】 1. 本品不会抑制或诱导通过 CYP 酶代谢的药物代谢。

2. 本品不可与酮康唑合用。

【剂量与用法】 推荐每天向每一鼻孔喷药 1 次,2 喷/次,不可超量。

【用药须知】 1. 以局部使用的皮质激素代替全身使用的皮质激素可能发生肾上腺皮质功能不全的体征。另外,有些患者还可能发生皮质激素的撤药症状,如关节和(或)肌肉痛、倦怠和抑郁。当患者过去曾长期使用全身的皮质激素转换使用局部的皮质激素时,应严密监护由于应激而带来的急性肾上腺皮质功能不全。在患有哮喘或其他需要长期使用全身的皮质激素治疗的患者快速减量会引起哮喘症状的恶化。

2. 儿童使用本品可能会引起生长速度减慢,还极少发生速发型过敏反应或接触性皮炎。

3. 皮质激素会抑制创伤愈合,新近患有鼻中隔溃疡、鼻手术或鼻外伤的患者,不应使用本品。

4. 如超量使用本品或对现在使用的全身皮质激素治疗特别敏感,可能会出现肾上腺皮质功能亢进症状,包括罕见的月经不规则、痤疮样病损和类库欣综合征的特征,如已发生这些改变,应缓慢停用本品。

【制剂】　鼻喷剂:50 μg/喷,可喷用 120 次。

【贮藏】　贮于 15~30 ℃。

阿氯米松
(alclometasone)

本品为合成的外用肾上腺皮质激素类药物。

【CAS】　67452-97-5

【ATC】　D07AB10;S01BA10

【理化性状】　1. 化学名:(7α-Chloro-11β,17,21-trihydroxy-16α-methylpregna-1,4-diene-3,20-dione

2. 分子式:$C_{22}H_{29}ClO_5$

3. 分子量:408.91

4. 结构式

二丙酸阿氯米松
(alclometasone dipropionate)

别名:Aclovate。

【CAS】　66734-13-2

【理化性状】　1. 本品为白色粉末。易溶水,溶于丙二醇,极微溶于戊二醇。

2. 化学名(7α-Chloro-11β,17,21-trihydroxy-16α-methylpregna-1, 4-diene-3, 20-dione-17, 21-dipropionate)

3. 分子式:$C_{28}H_{37}ClO_7$

4. 分子量:521.0

【药理作用】　本品具有抗炎、止痒、收缩血管的作用。其确切抗炎机制还不清楚,不过,肾上腺皮质激素类被认为是通过诱导磷脂酶 A_2 抑制蛋白(统称为脂皮质蛋白)发挥作用的。强效炎症介质前列腺素类和白三烯类的共同前体物质是花生四烯酸,花生四烯酸在磷脂酶 A_2 作用下从膜磷脂释放,磷脂酶

A_2 抑制蛋白可抑制花生四烯酸的释放从而调控这些炎性介质的生物合成。

【体内过程】　1. 吸收　局部用肾上腺皮质激素经皮吸收的程度受多种因素影响,包括赋形物和表皮屏障的完整性。当皮肤有炎症和(或)其他疾病时药物经皮吸收量会增加。一项放射标记的研究表明表皮完整的健康志愿者局部用药后 8 h,约 3% 的药品经皮吸收。

2. 消除　经皮吸收的药物代谢途径可能和全身给药一致,动物研究表明吸收的药物不会在真皮下蓄积,而是被广泛地代谢为不明的极性物质,最终经胆汁从粪便和尿液排出体外。

【适应证】　本品为弱至中效肾上腺皮质激素,乳膏剂或软膏剂用于激素有效的皮肤病患者,可有效缓解炎症和皮肤瘙痒等症状。

【不良反应】　1. 发生率≥1% 的局部反应有瘙痒、灼热、红斑、干燥、刺激和丘疹。

2. 其他罕见的局部反应有毛囊炎、痤疮样疹、色素变淡、口周皮炎、变应性接触性皮炎、继发感染、皮肤萎缩、皮肤条纹状色素沉着和汗疹。这些不良反应在封包治疗时更易发生。

【妊娠期安全等级】　C。

【禁忌与慎用】　1. 对本品或其中任一组分过敏者、对其他肾上腺皮质激素过敏者禁用。

2. 痤疮、酒渣鼻、口周皮炎禁用。

【剂量与用法】　局部外用。取本品适量涂于患处皮肤,并轻揉片刻。2~3 次/日,疗程 2~6 周,一些难治的和慢性病患者疗程可能更长。严重的和难治的患者可采取封包治疗。

【用药须知】　1. 初次使用可能出现刺痛、灼热、瘙痒、刺激、干燥、发红等局部症状,一般随着机体适应几天后这些症状就会消失,如果这些症状持续存在或加重请立即就诊。

2. 如果出现严重的皮肤刺激,如接触性皮炎应停药并采取相应的治疗措施。

3. 用药期间如出现荨麻疹,呼吸困难,面部、唇、舌或咽喉肿痛等过敏症状时请立即就诊。

4. 当出现以下经皮吸收的症状时请立即停药并就诊,如视物模糊或看到光晕、情绪变化、睡眠障碍(失眠)、体重增加、面部肿胀或肌无力、疲劳感。

5. 局部用药全身吸收后可导致下丘脑-垂体-肾上腺(HPA)轴功能可逆性的抑制,停药后可产生继发性肾上腺功能不足;部分患者全身吸收还可出现库欣综合征、高血糖、糖尿等表现。大面积使用或采用封包治疗者应定期评估 HPA 功能,若出现抑制应考虑停药、减少给药频率或换用较弱的糖皮质激素。

对 HPA 轴的抑制作用通常在停药后很快就可恢复，极少的情况可能需要给予肾上腺皮质激素补充治疗。

6. 用药部位有感染或破溃请勿使用。如果存在皮肤感染或用药后继发皮肤感染，应使用适当的抗真菌药或抗菌药治疗，如感染症状没有及时改善，应停用本品直至感染得到有效控制。

7. 婴幼儿包裹尿布的区域请勿使用本品，本品不可用于尿布皮炎。

8. 如正在使用其他药品，特别是存在血液循环不佳、糖尿病和免疫系统疾病者使用本品前请咨询医师或药师。

9. 用药 2 周后症状未缓解，请咨询医师。

10. 尽管 3 周龄以下患者用药的安全性和有效性尚未建立，本品仍可慎用于 1 岁及以上的儿童，1岁以下患者不建议使用。儿童由于体表面积和体重的比值较成人大，外用皮质激素治疗时更易发生全身毒性。当本品使用面积＞20％体表面积时，发生 HPA 轴的抑制作用的风险更大。

11. 有限的数据表明老年人用药的疗效和安全性没有差异，老年患者不必调整剂量。

12. 妊娠期妇女、哺乳期妇女应考虑用药利弊，慎重使用。

【制剂】　①乳膏剂：7.5 μg/15 g；30 μg/60 g。②软膏剂 7.5 μg/15 g；30 μg/60 g。

【贮藏】　2～30 ℃保存。

氯可托龙

(clocortolone)

本品为合成的局部用皮质激素药物。

【CAS】　4828-27-7

【ATC】　D07AB21

【理化性状】　1. 化学名：9α-Chloro-6α-fluoro-11β， 21-dihydroxy-16α-methylpregna-1， 4-diene-3，20- dione

2. 分子式：$C_{22}H_{28}ClFO_4$

3. 分子量：410.91

4. 结构式

新戊酸氯可托龙

(clocortolone pivalate)

别名：Cloderm

【CAS】　34097-16-0

【理化性状】　1. 化 学 名：9α-Chloro-6α-fluoro-11β，21-dihydroxy-16α-methylpregna-1，4-diene-3，20-dione 21-pivalate

2. 分子式：$C_{27}H_{36}ClFO_5$

3. 分子量：495.0

【用药警戒】　1. 如出现下列过敏反应的症状时应呼叫紧急医疗救护，如荨麻疹、呼吸困难、面部、嘴唇、舌或咽喉肿胀。

2. 如出现治疗部位严重刺激或本品经皮肤局部吸收后出现的下列反应时，应停用本品并立即就医，如视物模糊或看灯光时出现光圈、情绪改变、睡眠问题（失眠）、体重增加、脸部浮肿或肌肉无力、感觉疲劳。

【药理作用】　本品为局部外用的皮质激素，具有抗炎、止痒和收缩血管的作用。其抗炎机制还不清楚。

【体内过程】　本品可经正常和患处皮肤吸收，经皮吸收的程度会受到很多因素的影响，如皮肤炎症、封包治疗都可增加经皮吸收。本药血浆蛋白结合率个体差异较大。主要在肝脏代谢，经肾排泄，少量经胆道排泄。

【适应证】　本品作为局部使用的糖皮质激素用于缓解皮肤炎症以及对糖皮质激素敏感的皮肤瘙痒。

【不良反应】　1. 本品罕见局部不良反应，但包封治疗不良反应发生率会增加。按不良反应发生率由高到低依次为：灼烧感、瘙痒、刺激、干燥、毛囊炎、多毛症、痤疮状皮疹、色素减退、口周皮炎、变应性接触性皮炎、皮肤变形、继发感染、皮肤萎缩、粟粒疹。

2. 部分患者外用糖皮质激素可导致 HPA 轴功能可逆性的抑制、库欣综合征、高血糖和糖尿。

【妊娠期安全等级】　C。

【禁忌与慎用】　1. 对本药或其他糖皮质激素过敏者禁用。

2. 应用本品后是否能在乳汁中分泌尚未明确。虽然分泌到乳汁的量不太可能对婴儿有不良损害，但哺乳妇女仍需慎用。

3. 当外用糖皮质激素时，儿童出现下丘脑-垂体-肾上腺（HPA）轴抑制的危险性比成人更高，儿童在停药后出现糖皮质激素不足或治疗中发生库欣综合征的危险性更高。儿童用药须在有效的前提下选择最小剂量。

【剂量与用法】　1. 将少量本品涂抹于患处,根据患处病情,一日涂抹 3 次。

2. 对于银屑病或是难治性顽疾,可将药物涂抹于患处后,用敷料封闭患处。

3. 一旦感染进一步发展,须立即去掉覆于患处的敷料,并选择合适的抗生素进行治疗。

【用药须知】　1. 在应用本品前,如果对本品或其他糖皮质激素(如,氢化可的松、泼尼松)过敏,或有过敏症,告知医师。

2. 用药前,告知医师病史,特别是血液循环不畅、糖尿病、免疫系统问题。

3. 当患处有感染或外伤时,请勿使用本品。

4. 当发生皮肤感染时,应同时给予适当的抗菌治疗,如没有获得迅速好转,应停止使用糖皮质激素直至感染得到控制。

5. 患者在大面积、长时间应用皮质激素药物时会导致身体对物理压力的反应能力降低。因此,需要用尿游离皮质激素和 ACTH 刺激试验对 HPA 轴的抑制对患者进行定期评估。若出现 HPA 轴的抑制,需降低剂量或换用其他作用较弱的皮质激素类药物。通常在停药后 HPA 轴功能会恢复,很少出现皮质激素戒断症状,若出现需补充皮质激素。

【制剂】　乳膏剂：15 mg/15 g；45 mg/45 g；90 mg/90 g。

【贮藏】　存放于室温(15～30 ℃),不可冷冻。

去羟米松
(desoximetasone)

别名：去氧米松、Topicort

本品为合成的局部用皮质激素类药物。

【CAS】　382-67-2

【ATC】　D07AC03

【理化性状】　1. 本品为白色或类白色粉末。

2. 化学名：Pregna-1, 4-diene-3, 20-dione, 9-fluoro-11,21 dihydroxy-16-methyl-,(11 ß,16α)

3. 分子式：$C_{22}H_{29}FO_4$

4. 分子量：376.47

5. 结构式

【药理作用】　本品为皮质激素,局部外用具有抗炎、止痒和收缩血管的作用。

【体内过程】　1. 本品可经正常和患处皮肤吸收,经皮吸收的程度会受到很多因素的影响,包括载体、表皮屏障的完整性和封闭敷料的使用。封闭皮肤炎症、封包治疗都可增加经皮吸收。在皮肤吸收后,本品的药动学途径与全身给药的糖皮质激素相似。在不同程度上与血浆蛋白结合。

2. 本药血浆蛋白结合率个体差异较大。主要在肝脏代谢,经肾排泄,少量经胆汁排泄。

3. 药动学试验中,用放射性元素标记本品,局部应用本品并封闭 24 h 后,血液中本品在 0.003～0.006 μg/ml 之间。根据尿液和粪便中检测到的放射性,其吸收程度为 7%。7 d 后,检测不到放射性。与其他结构相似的皮质激素的研究表明,本品主要的代谢效应为共轭结合并生成葡糖醛酸和硫酸酯。

【适应证】　本品作为局部使用的糖皮质激素用于缓解皮肤炎症以及对糖皮质激素治疗敏感的多种皮肤病引起的皮肤瘙痒。

【不良反应】　1. 本品罕见局部不良反应,但包封治疗不良反应发生率会增加。按不良反应发生率由高到低依次为：灼烧感、瘙痒、红肿、干燥、毛囊炎、多毛症、痤疮样皮疹、色素减退、口周皮炎、变应性接触性皮炎、皮肤浸渍、继发感染、皮肤萎缩、皱褶和粟粒疹。

2. 部分患者外用糖皮质激素可导致 HPA 轴功能可逆性的抑制、库欣综合征、高血糖和隐性糖尿病。

【妊娠期安全等级】　C。

【禁忌与慎用】　1. 对本药或其他糖皮质激素过敏者禁用。

2. 妊娠期妇女仅在对胎儿的利大于弊的情况下可使用。

3. 本品是否经乳汁分泌尚未明确。虽然分泌到乳汁的量不太可能对婴儿有不良损害,但哺乳妇女仍需慎用。

4. 当外用糖皮质激素时,儿童出现下丘脑-垂体-肾上腺(HPA)轴抑制的危险性比成人更高,儿童在停药后出现糖皮质激素不足或治疗中发生库欣综合征的危险性更高。儿童用药须在有效的前提下选择最小剂量。

【剂量与用法】　将本品薄薄地涂抹于患处,根据患处病情,一日涂抹 2 次。

【用药须知】　1. 本品仅供外用,不可在口腔、眼或阴道内使用。

2. 本品在使用期间或停药后可能出现脑-垂体-肾上腺(HPA)轴抑制并伴有潜在的临床糖皮质激素

不足。因此定期需对患者进行评估是否存在 HPA 轴抑制,若出现 HPA 轴抑制,需降低剂量或换用其他作用较弱的皮质激素类药物。肾上腺皮质功能不全时需要补充糖皮质激素。当 HPA 轴功能恢复后一般可停药。导致患者 HPA 轴抑制的因素包括剂量大、用药面积大、应用时间长、使用封闭敷料、改变皮肤屏障以及肝功能衰竭。

3. 同时应用一种以上的含皮质激素产品可能增加其全身暴露量。

4. 包封治疗以及长时间或大量应用本品更容易发生局部不良反应。对于任何一种皮质激素,导致过敏性接触性皮炎通常是由于治疗失败而非病情恶化。

5. 若合并皮肤感染,应同时给予适当的抗菌药物治疗,如感染持续存在应停药直至感染得到充分治疗。

【制剂】 软膏剂:7.5 mg/15 g;30 mg/60 g。

【贮藏】 贮于室温(20~25 ℃),短程携带允许15~30 ℃。不可冷冻,远离儿童。

地索奈德
(desonide)

别名:羟泼尼缩松
本品为合成的局部用皮质激素类药物。
【CAS】 638-94-8
【ATC】 D07AB08;S01BA11
【理化性状】 1. 本品为白色至类白色粉末,溶于甲醇,几乎不溶于水。

2. 化学名:11β,21-Dihydroxy-16α,17α-isopropylidenedioxypregna-1,4-diene-3,20-dione

3. 分子式:$C_{24}H_{32}O_6$

4. 分子量:416.52

5. 结构式

【药理作用】 本品为外用糖皮质激素,具有抗炎、抗过敏、止痒及减少渗出的作用。

【体内过程】 本品可经正常和患处皮肤吸收,经皮吸收的程度会受到很多因素的影响,包括药物组成和表皮面屏障的完整性。皮肤包封、炎症或其他疾病都可增加经皮吸收。在皮肤吸收后,本品的

药动学途径与全身给药的糖皮质激素相似。本品血浆蛋白结合率个体差异较大。主要在肝脏代谢,经肾排泄,少量经胆汁排泄。

【适应证】 本品作为局部使用的糖皮质激素用于缓解皮肤炎症以及对糖皮质激素治疗敏感的、多种皮肤病引起的皮肤瘙痒。可用于治疗 3 个月或 3 个月以上的特应性皮炎。

【不良反应】 1. 临床试验中最常见不良反应为应用部位的灼烧感、皮疹和皮肤瘙痒。还可观察到头痛。

2. 本品罕见局部不良反应,但包封治疗不良反应发生率会增加,尤其对高浓度皮质激素。按不良反应发生率由高到低依次为毛囊炎、痤疮样皮疹、色素减退、口周皮炎、继发感染、皮肤萎缩、皱褶和粟粒疹。

3. 部分患者外用糖皮质激素可导致丘脑-垂体-肾上腺(HPA)轴功能可逆性的抑制。

【妊娠期安全等级】 C。

【禁忌与慎用】 1. 对本药或其他糖皮质激素过敏者禁用。

2. 妊娠期妇女只有本品对其的益处大于对胎儿伤害的风险时才可使用。

3. 哺乳期妇女慎用。

4. 当外用糖皮质激素时,儿童出现下 HPA 轴抑制的危险性比成人更高,儿童在停药后出现糖皮质激素不足或治疗中发生库欣综合征的危险性更高。小于 3 个月儿童禁用。

【剂量与用法】 1. 将本品薄薄地涂抹于患处,根据患处病情,一日涂抹 2 次。

2. 对于银屑病或是难治性顽疾,可将药物涂抹于患处后,用敷料包封患处。

【用药须知】 1. 本品仅供外用,不在口腔、眼或阴道内使用。

2. 本品禁止使用封闭敷料。避免接触眼睛和其他黏膜组织。

3. 当病情获得控制应停止用药。如果用药 4 周后还无改善,有必要从新进行评估和诊断。疗程不要超过 4 周。

4. 应用本品可能出现 HPA 轴抑制。

5. 包封治疗以及长时间或大量应用本品更容易发生局部不良反应。

6. 如治疗过程中合并皮肤感染,应同时给予适当的抗菌药物治疗,如没有获得迅速好转,应停止使用糖皮质激素直至感染获得控制。

7. 如出现皮肤刺激应停止用药并给予适当治疗。

【制剂】 ①乳膏剂:0.1%(1 mg/g),4 g;15 g;30 g

和 60 g。②软膏剂:0.1%(1 mg/g),15 g;30 g 和 60 g。

【贮藏】　贮于 25 ℃,短程携带允许 15～30 ℃,不可冷冻,远离儿童。

卤米松
(halometasone)

别名:澳能、氟氯米松、卤甲松、卤美地松、卤美他松、氯二氟美松、三卤米他松、适确得、Halometasouum、Sicorten

本品是含卤素的外用强效糖皮质激素。

【CAS】　50629-82-8

【ATC】　D07AC12

【理化性状】　1. 化 学 名:(6α, 11β, 16α)-2-Chloro-6, 9-difluoro-11, 17, 21-trihydroxy-16-methylpregna- 1,4-diene-3,20-dione

2. 分子式:$C_{22}H_{27}ClF_2O_5$

3. 分子量:444.90

4. 结构式

【药理作用】　本品具有较强的消炎、抗过敏、止痒、收缩血管、降低血管通透性和抗增生作用。其可通过与甾体受体结合,改变与病因相应的蛋白质合成;或作用于炎症细胞及溶酶体,调节炎症反应。

【体内过程】　在健康志愿者背部皮肤 400 cm² 范围,外用 2 g 本品乳膏或软膏并进行封包,本品乳膏的经皮吸收率为 1.4%,软膏的经皮吸收率为 7%。本品的吸收程度还取决于用药部位、局部皮肤状况、患者年龄、给药方法和药物的剂型等。

【适应证】　适用于对外用肾上腺皮质激素类药有效的各种非感染性炎症性皮肤病,如亚急性和慢性湿疹、接触性皮炎、特应性皮炎、脂溢性皮炎、寻常型银屑病和扁平苔癣等。另外,本品局部外用对白癜风也有较好疗效。

【不良反应】　1. 偶见局部刺激症状,如烧灼感、瘙痒等。

2. 罕见皮肤干燥、皮肤萎缩、红斑、毛囊炎、痤疮或脓疱等。

3. 长期应用可出现毛细血管扩张、色素沉着及毛发增生。面部长期外用可引起口周皮炎,一旦发生应停药。

4. 腋下和腹股沟等褶皱部位可因药物吸收过多

而引起全身不良反应(如肾上腺皮质功能抑制等),停药后可恢复。

【禁忌与慎用】　1. 对本品过敏者禁用。

2. 细菌及病毒感染性皮肤病(如脓皮病、单纯疱疹、带状疱疹、水痘、梅毒性皮肤病变、皮肤结核病等)、皮肤真菌感染(各种浅部和深部真菌病)、酒糟鼻、口周皮炎寻常痤疮禁用。

3. 儿童对本品较为敏感,连续使用不能超过 2 周,对 2 岁以下婴儿连续用药不得超过 7 日,治疗的皮肤面积不应该超过体表总面积的 10%。

4. 动物实验表明,本品有潜在致畸性,也可对胚胎造成其他不良反应。妊娠时应慎用本品,而且不能长期、大面积使用。

5. 本品是否经乳汁分泌尚未确定,哺乳期妇女应慎用。

【剂量与用法】　局部外用薄层外涂于患处,轻轻揉匀,2 次/日。对小面积顽固皮损可采用短期包封疗法。

【用药须知】　1. 应慎用于面部或皮肤皱褶部位,若这些部位的皮肤症状在 1 周内未减轻,则应停药查明病因,并采用适当治疗措施。

2. 避免接触眼结膜或黏膜。

3. 应避免长期、大面积使用,以免引起全身不良反应,也不宜长期应用于某一部位。

4. 包封治疗仅限于小面积、短时间应用。

5. 患处有皮肤反应或继发性感染,应立即停药,并给予适当的治疗(如抗菌治疗)。

6. 药物过量时,可能会引发肾上腺轴抑制,但发生率极低,此时应逐步减少涂量,以缓和剂替代或改用弱效的皮质激素药物。

【制剂】　乳膏剂:0.5 mg/1 g;5 mg/10 g。

【贮藏】　阴凉密闭保存。

安西奈德
(amcinonide)

别名:Cyclocort

本品为外用糖皮质激素。

【CAS】　51022-69-6

【ATC】　D07AC11

【理化性状】　1. 化 学 名:16α,17α-Cyclopenty-lidenedioxy-9α-fluoro-11β,21- dihydroxypregna-1,4-diene-3,20-dione 21-acetate

2. 分子式:$C_{28}H_{35}FO_7$

3. 分子量:502.57

4. 结构式

【药理作用】　本品具有较强的消炎、抗过敏、止痒、收缩血管、降低血管通透性和抗增生作用。

【适应证】　适用于对外用肾上腺皮质激素类药有效的各种非感染性炎症性皮肤病。

【不良反应】　偶见局部刺激症状，如烧灼感、瘙痒、毛囊炎、多毛症、皮肤干燥、痤疮、色素减退、口周皮炎、过敏性接触性皮炎、皮肤萎缩、痱子。

【妊娠期安全等级】　C。

【禁忌与慎用】【用药须知】　参见卤米松。

【剂量与用法】　局部外用薄层外涂于患处，轻轻揉匀，3 次/日。

【制剂】　① 乳膏剂、软膏剂：15 mg/15 g；30 mg/30 g；60 mg/60 g。②洗液：0.1%。

【贮藏】　贮于 15～30 ℃。不可冷冻。

氯泼尼松
(chloroprednisone)

别名：Topilan

本品为外用糖皮质激素。

【CAS】　52080-57-6

【ATC】　S01CA09(combination with antiinfectives)

【理化性状】　1. 化学名：(6α)-6-Chloro-17,21-dihydroxypregna-1,4-diene-3,11,20-trione

2. 分子式：$C_{21}H_{25}ClO_5$

3. 分子量：392.87

4. 结构式

【简介】　本品为强的松的氯代物，适用于对外用肾上腺皮质激素类药有效的各种非感染性炎症性皮肤病。

氯倍他松
(clobetasone)

本品为外用糖皮质激素。

【CAS】　54063-32-0

【ATC】　D07AB01；S01BA09

【理化性状】　1. 化学名：21-Chloro-9α-fluoro-17α-hydroxy-16β-methylpregna-1,4-diene-3,11,20-trione

2. 分子式：$C_{22}H_{26}ClFO_4$

3. 分子量：408.89

4. 结构式

丁酸氯倍他松
(clobetasone butyrate)

别名：Eumosone、Eumovate、Trimovate

〖CAS〗　25122-57-0

【理化性状】　1. 化学名：21-Chloro-9α-fluoro-17α-hydroxy-16β-methylpregna-1,4-diene-3,11,20-trione 17-butyrate

2. 分子式：$C_{26}H_{32}ClFO_5$

3. 分子量：478.99

【药理作用】　本品作用迅速，是目前临床应用的高效外用皮质激素中药效较强的一种。具有较强的毛细血管收缩作用，其抗炎作用为氢化可的松的 112.5 倍，倍他米松磷酸钠的 2.3 倍，氟轻松的 18.7 倍。全身不良反应为氟轻松的 3 倍，无水钠潴留作用，有一定的促进钠、钾排泄作用。

【体内过程】　本品外用后可通过完整皮肤吸收。吸收后与系统给予皮质激素在体内的代谢一样，主要在肝脏代谢，经肾脏排出。

【适应证】　适用于慢性湿疹、银屑病、扁平苔癣、盘状红斑狼疮、神经性皮炎、掌跖脓疱病等皮质激素外用治疗有效的皮肤病。

【不良反应】　可在用药部位产生红斑、灼热、瘙痒等刺激症状，毛囊炎，皮肤萎缩变薄，毛细血管扩张。还可引起皮肤干燥，多毛，萎缩纹，增加感染的易感性等。长期用药可能引起皮质功能亢进症，表现为多毛、痤疮、满月脸、骨质疏松等症状。偶可引起变态反应性接触性皮炎。

【禁忌与慎用】　1. 对本品及基质成分过敏者和对其他皮质激素过敏者禁用。

2. 妊娠期妇女及哺乳期妇女应权衡利弊后慎用。妊娠期妇女不能长期、大面积或大量使用。

3. 婴儿及儿童不宜使用。

【剂量与用法】　薄薄一层均匀涂于患处，2 次/日。

【用药须知】　1. 本品属于强效皮质激素外用制剂，若长期、大面积应用或采用封包治疗，由于全身性吸收作用，可造成可逆性下丘脑-垂体-肾上腺（HPA）轴的抑制，部分患者可出现库欣综合征、高血糖及尿糖等表现，因此本品不能长期大面积应用，亦不宜采用封包治疗。

2. 大面积使用不能超过 2 周；治疗顽固、斑块状银屑病，若用药面积仅占体表的 5%～10%，可以连续应用 4 周。每周用量均不能超过 50 g。

3. 不能应用于面部、腋部及腹股沟等皮肤折皱部位，因为即便短期应用也可造成皮肤萎缩、毛细血管扩张等不良反应。

4. 如伴有皮肤感染，必须同时使用抗感染药物。如同时使用后，感染的症状没有及时改善，应停用本品直至感染得到控制。

5. 不可用于眼部。

【制剂】　①软膏剂、乳膏剂：0.02%；0.05%。②搽剂：1 mg/5 ml；2 mg/10 ml；4 mg/20 ml；③头皮敷剂：0.05%。

【贮藏】　贮于阴凉处。

地夫可特
(deflazacort)

别名：Emflaza、Calcort
本品为糖皮质激素。

【CAS】　14484-47-0

【ATC】　H02AB13

【理化性状】　1. 本品为无味的白色至类白色粉末。

2. 化学名：(11β, 16β)-21-(Acetyloxy)-11-hydroxy-2′-methyl-5′H-pregna-1,4-dieno［17,16-d］oxazole-3,20-dione

3. 分子式：$C_{25}H_{31}NO_6$

4. 分子量：441.52

5. 结构式

【药理作用】　本品为第三代糖皮质激素，为前体药物，活性代谢产物有很强的糖皮质激素作用，为氢化可的松的 40 倍，相当于泼尼龙的 10～20 倍，主要有抗炎、抗过敏，增加糖原异生等作用。

【体内过程】　口服经胃肠道吸收迅速，T_{max} 为 1～2 h，经水解形成活性代谢产物去乙酰基地夫可特，活性代谢产物的 $t_{1/2}$ 为 2 h，蛋白结合率为 40%。活性代谢产物主要经 CYP3A4 代谢。本品主要随尿排泄（68%），尿中活性代谢产物约占 18%，给药后 24 h 基本排泄完全。

【适应证】　1. 适用于原发性肾上腺皮质功能减退、风湿病、胶原性疾病、皮肤病、变态反应性疾病、眼科疾病、暴发性和播散性肺结核、造血系统疾患、溃疡性结肠炎、特发性肾病综合征等。

2. 用于治疗杜氏肌营养不良。

【不良反应】【用药须知】　参见本类药物的引言。

【禁忌与慎用】　1. 全身性感染患者禁用。

2. 近期接受肠吻合手术、肾功能衰竭、高血压、糖尿病、骨质疏松和重症肌无力患者慎用。

3. 皮质激素可通过乳汁分泌，哺乳期妇女使用时应停止哺乳。

4. 5 岁以下小儿的安全性尚未明确。

【药物相互作用】

1. 本品的活性代谢产物是 CYP3A4 的底物，与克拉霉素合用，活性代谢产物的血药浓度升高 3 倍。本品与中效、强效 CYP3A4 抑制剂合用时，应降低剂量至常规剂量的 1/3。

2. 利福平等中效、强效 CYP3A4 诱导剂可显著降低活性代谢产物的的血药浓度，应避免合用。

3. 皮质激素包括本品，与神经肌肉阻滞剂合用，有增加肌病发生的危险。

【剂量与用法】　成人口服 6～90 mg/d，1 次/日，剂量依病情而定。儿童每天 0.25～1 mg/kg。治疗杜氏肌营养不良，推荐剂量为 0.9 mg/kg，1 次/日。与中效或强效 CYP3A4 抑制剂合用时应降低剂量至原剂量的 1/3，应避免与强效 CYP3A4 诱导剂合用。

【制剂】　①片剂：3 mg；6 mg；18 mg；30 mg；36 mg。②口服混悬液：22.75 mg/ml。

【贮藏】　贮于 25 ℃。

地奈德
(desonide)

别名：莱索文、地索奈德、Desowen
本品为弱效外用糖皮质激素。

【CAS】　638-94-8

【ATC】 D07AB08；S01BA11

【理化性状】 1. 本品为白色至类白色粉末，无臭，几乎不溶于水，难溶于乙醇。

2. 化学名：11β，21-Dihy-droxy-16α，17α-isopropylidenedioxypregna-1，4-diene- 3，20-dione

3. 分子式：$C_{24}H_{32}O_6$

4. 分子量：416.5

5. 结构式

【药理作用】 本品为外用糖皮质激素，确切机制尚未明确。

【体内过程】 糖皮质激素一般经肝脏代谢，经肾排出。本品局部吸收后，代谢及排泄与其他糖皮质激素相似。

【适应证】 用于3月以上儿童及成人的异位性皮炎。

【不良反应】 可见毛囊炎、痤疮、多毛症、接触性皮炎、激发感染、皮肤萎缩、皱褶。

【妊娠期安全等级】 C。

【禁忌与慎用】 1. 对本品过敏者禁用。

2. 妊娠期妇女只有潜在的益处大于对胎儿伤害的风险时才可使用。

3. 哺乳期妇女慎用。

4. 3月以下幼儿的安全性及有效性尚未确定。

【剂量与用法】 涂于患处一薄层，轻揉至吸收，2次/日。

【用药须知】 参见卤米松。

【制剂】 ① 凝胶剂：30 mg/60 g。② 洗剂：0.05%。

【贮藏】 贮于25 ℃。

二氟拉松
(diflorasone)

别名：Psorcon
本品为弱效外用糖皮质激素。

【CAS】 1-13-8

【ATC】 D07AC10

【理化性状】 1. 化学名：(6α，11β，16β)-6，9-Difluoro-11，17，21-trihydroxy-16-methylpregna-1，4-diene-3，20-dione

2. 分子式：$C_{26}H_{32}F_2O_7$

3. 分子量：494.53

4. 结构式

【药理作用】 本品为强效外用糖皮质激素。

【体内过程】 糖皮质激素一般经肝脏代谢，经肾排出。本品局部吸收后，代谢及排泄与其他糖皮质激素相似。

【适应证】 用于缓解对皮质激素有反应的皮炎的瘙痒症状。

【不良反应】 可见刺激感、灼烧感、皮肤干燥、毛囊炎、痤疮、多毛症、接触性皮炎、激发感染、皮肤萎缩、皱褶。

【妊娠期安全等级】 C。

【禁忌与慎用】 1. 对本品过敏者禁用。

2. 妊娠期妇女只有潜在的益处大于对胎儿伤害的风险时才可使用。

3. 哺乳期妇女慎用。

4. 儿童用药的安全性及有效性尚未确定。

【剂量与用法】 涂于患处一薄层，轻揉至吸收，2次/日。

【用药须知】 参见卤米松。

【制剂】 乳膏剂：0.05%。

【贮藏】 贮于25 ℃。

双氟可龙
(difluocortolone)

【CAS】 2607-06-9

【ATC】 D07AC06；D07XC04 (combinations)

【理化性状】 1. 化学名：(6α，11β，16α)-6，9-Difluoro-11-hydroxy-16-methyl-3，20-dioxopregna-1，4- dien-21-yl。

2. 分子式：$C_{22}H_{28}F_2O_4$

3. 分子量：394.45

4. 结构式

戊酸双氟可龙
(difluocortolone valerate)

别名：Nerisone

〖CAS〗 59198-70-8

〖理化性状〗 1. 化学名：(6α,11β,16α)-6,9-Difluoro-11-hydroxy-16-methyl-3,20-dioxopregna-1,4-dien-21-yl pentanoate

2. 分子式：$C_{27}H_{36}F_2O_5$

3. 分子量：478.57

4. 结构式

〖简介〗 本品为外用糖皮质激素,主要用于皮炎,目前在日本和新西兰销售。软膏剂:0.1%;0.3%。

二氟泼尼酯
(difluprednate)

别名：Durezol

〖CAS〗 23674-86-4

〖ACT〗 D07AC19

〖理化性状〗 1. 化学名:6α,9-Difluoro-11β,17,21-trihydroxypregna-1,4-diene-3,20-dione 21-acetate 17-butyrate

2. 分子式：$C_{27}H_{34}F_2O_7$

3. 分子量：508.56

4. 结构式

〖药理作用〗 本品为糖皮质激素,可抑制炎症反应,结构与其他皮质激素相似。

〖体内过程〗 本品局部滴眼后,血药浓度低于检测限。

〖适应证〗 1. 用于缓解眼科手术后的疼痛和炎症。

2. 用于内源性前葡萄膜炎。

〖不良反应〗 1. 常见角膜水肿、结膜炎、眼痛、畏光、前房细胞、前房细胞闪辉、结膜水肿、眼睑炎。

2. 少见视敏度下降、点状角膜炎、眼部炎症、虹膜炎、给药部位不适感、刺激感、角膜穿孔、巩膜外层炎、眼部瘙痒、眼睑刺激感、异物感、流泪、黄斑水肿、巩膜充血、葡萄膜炎。

〖妊娠期安全等级〗 C。

〖禁忌与慎用〗 1. 眼部存在病毒、细菌或真菌感染者禁用。

2. 妊娠期妇女只有潜在的益处大于对胎儿伤害的风险时才可使用。

3. 哺乳期妇女慎用。

4. 青光眼患者慎用。

〖剂量与用法〗 1. 用于缓解眼科手术后的疼痛和炎症,1 滴/次,滴入结膜囊内,术后 24 h 后开始使用,4 次/日,2 周后改为 2 次/日,再根据反应逐渐减量。

2. 用于内源性前葡萄膜炎,1 滴/次,滴入结膜囊内,4 次/日,2 周后根据反应逐渐减量。

〖用药须知〗 1. 长期使用皮质激素可导致青光眼,视神经损伤、视野损伤,如使用本品 10 d 以上,应监测眼压。

2. 本品可致后囊下白内障形成。

3. 术后使用本品可致伤口愈合延迟和滤泡形成,角膜或虹膜变薄的患者有穿孔的风险。只有经医师检查确认,否则本品使用不能超过 28 d。

4. 长期使用本品可继发细菌、病毒或真菌感染,用药 2 d 后若症状和体征没有改善应重新评估。若出现角膜溃疡经久不愈,应怀疑真菌感染的可能性。

5. 使用本品后,至少 10 min 才能佩戴隐形眼镜。

〖制剂〗 滴眼剂:0.25 mg/5 ml。

〖贮藏〗 遮光,贮于 15～25 ℃。

氟氯奈德
(fluclorolone acetonide)

别名：Cutanit、Topicon

〖CAS〗 3693-39-8

〖ACT〗 D07AC02

〖理化性状〗 1. 化学名:9α,11β-Dichloro-6α-fluoro-21-hydroxy-16α,17α-(isopropylidenebisoxy) pregna-1,4-diene-3,20-dione

2. 分子式:$C_{24}H_{29}Cl_2FO_5$

3. 分子量:487.39

4. 结构式

【简介】　本品为外用糖皮质激素。

氟氢缩松
(fludroxycortide)

别　名:Flurandrenolone、Flurandrenolide、Typharm、Cordran

【CAS】　1524-88-5

【ACT】　D07AC07

【理化性状】　1. 化　学　名:6α-Fluoro-11β,21-dihydroxy-16α,17α-isopropylidenedioxypregn- 4-ene-3,20-dione

2. 分子式:$C_{24}H_{33}FO_6$

3. 分子量:436.51

4. 结构式

【简介】　本品为局部应用皮质激素类,仅用于治疗皮肤疾患。霜剂或软膏剂:0.0125%～0.05%。

氟米松
(flumethasone)

【CAS】　2135-17-3

【ACT】　D07AB03；D07XB01(combinations)；QH02AB90。

【理化性状】　1. 化学名:6-α,9-α-Difluoro-11-β,17-α,21-trihydroxy-16-α-methylpregna-1,4-diene-3,20-dione

2. 分子式:$C_{22}H_{28}F_2O_5$

3. 分子量:410.451

4. 结构式

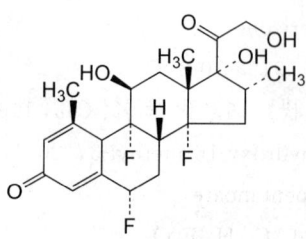

新戊酸氟米松
(flumethasone pivalate)

别　名:Locacorten、Locorten

【CAS】　2002-29-1

【理化性状】　1. 化学名:6,9-Difluoro-11,17-dihydroxy-16-methyl-3,20-dioxopregna-1,4-dien- 21-yl 2,2-dimethylpropanoate

2. 分子式:$C_{27}H_{36}F_2O_6$

3. 分子量:494.57

【简介】　本品为局部应用皮质激素类,常制成复方制剂用于治疗皮肤疾患。

氟可丁
(fluocortin)

【CAS】　33124-50-4

【ACT】　D07AB04

【理化性状】　1. 化学名:2-[(6S,8S,9S,10R,11S,13S,14S,16R,17S)-6-Fluoro-11-hydroxy- 10,13,16-trimethyl-3-oxo-6,7,8,9,11,12,14,15,16,17-decahydrocyclopenta [a] phenanthren-17-yl]-2-oxoacetic acid

2. 分子式:$C_{22}H_{27}FO_5$

3. 分子量:390.45

4. 结构式

【简介】　本品为局部应用皮质激素类,常制成复方制剂用于治疗皮肤疾患。

氟可龙
(fluocortolone)

【CAS】 152-97-6

【ACT】 C05AA08;D07AC05;H02AB03

【理化性状】 1. 化 学 名:(1S,2R,8S,10S,11S,13R,14S,15S,17S)-8-Fluoro-17-hydroxy-14-(2-hydroxyacetyl)-2,13,15-trimethyltetracyclo[8.7.0.0^{2,7}.0^{11,15}]heptadeca-3,6-dien-5-one

2. 分子式:$C_{22}H_{29}FO_4$

3. 分子量:376.46

4. 结构式

【简介】 本品为局部应用皮质激素类,常与利多卡因制成复方制剂用于治疗皮肤疾患。

氟培龙
(fluperolone)

【CAS】 3481-11-0

【ACT】 D07AB05

【理化性状】 1. 化 学 名:[(2S)-1-[(8S,9S,10S,11S,13S,14S,17R)-9-Fluoro-11,17-dihydroxy-10,13- dimethyl-3-oxo-6,7,8,11,12,14,15,16-octahydrocyclopenta [a] phenanthren-17-yl]-1-oxo-propan-2-yl。

2. 分子式:$C_{22}H_{29}FO_5$

3. 分子量:392.47

4. 结构式

醋酸氟培龙
(fluperolone acetate)

【CAS】 3481-11-0(fluperolone);2119-75-7

(fluperolone acetate)

【理化性状】 1. 化学名:[(2S)-1-[(8S,9S,10S,11S,13S,14S,17R)-9-Fluoro-11,17-dihydroxy-10,13- dimethyl-3-oxo-6,7,8,11,12,14,15,16-octahydrocyclopenta [a] phenanthren-17-yl]-1-oxo-propan-2-yl] acetate

2. 分子式:$C_{24}H_{31}FO_6$

3. 分子量:434.5

4. 结构式

【简介】 本品为含氟的肾上腺皮质激素类,外用用于各种需要皮质激素治疗的皮肤疾患。

氟泼尼定
(fluprednidene)

【CAS】 2193-87-5

【ACT】 D07AB07;D07XB03(combinations)

【理化性状】 1. 化 学 名:[2-[(9R,17R)-9-Fluoro-11,17-dihydroxy-10,13-dimethyl-16-methylidene-3-oxo-7,8,11,12,14,15-hexahydro-6H-cyclopenta[a]phenanthren-17-yl]-2-oxoethyl。

2. 分子式:$C_{22}H_{27}FO_5$

3. 分子量:390.45

4. 结构式

醋酸氟泼尼定
(fluprednidene acetate)

【CAS】 1255-35-2

【ACT】 D07AB07;D07 XB03(combinations)

【理化性状】 1. 化 学 名:[2-[(9R,17R)-9-Fluoro-11,17-dihydroxy-10,13-dimethyl-16-methylidene-3-oxo-7,8,11,12,14,15-hexahydro-6H-cyclopenta

[*a*]phenanthren-17-yl]-2-oxoethyl] acetate

2. 分子式：$C_{24}H_{29}FO_6$

3. 分子量：432.48

4. 结构式

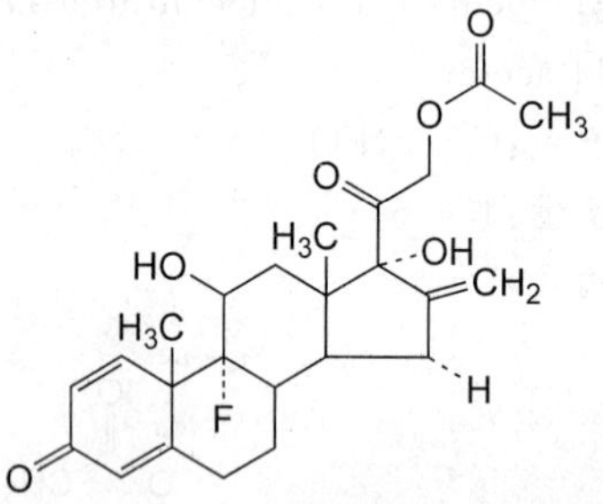

【简介】　本品为含氟的肾上腺皮质激素类，与咪康唑制成复方制剂用于治疗体股癣、手足癣等，亦用于丘疹性荨麻疹、湿疹、皮肤瘙痒症等。

氟泼尼龙
（fluprednisolone）

【CAS】　53-34-9

【理化性状】　1. 化学名：（6*S*，8*S*，9*S*，10*R*，11*S*，13*S*，14*S*，17*R*)-6-Fluoro-11, 17-dihydroxy-17-(2-hydroxyacetyl)-10,13-dimethyl-7,8,9,11,12,14,15, 16-octahydro-6*H*-cyclopenta［*a*］phenanthren-3-one

2. 分子式：$C_{21}H_{27}FO_5$

3. 分子量：378.43

4. 结构式

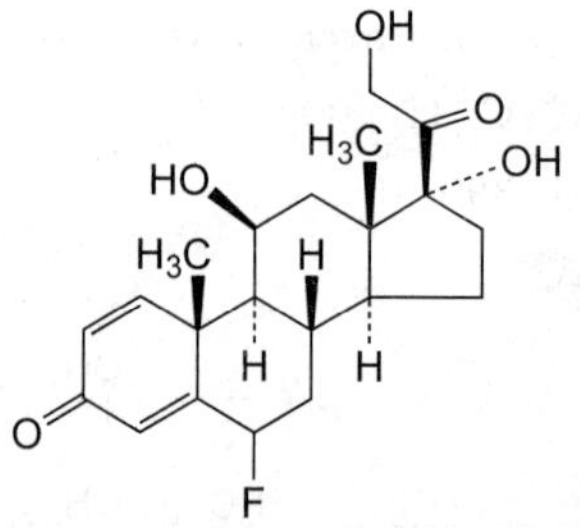

【简介】　本品为含氟的肾上腺皮质激素类，在新加坡有眼用制剂上市，用于手术后眼部炎症。

甲羟松
（medrysone）

【CAS】　2668-66-8

【ACT】　S01BA08

【理化性状】　1. 化学名：(6*S*,8*S*,9*S*,10*R*,11*S*, 13*R*，14*S*，17*S*)-17-Acetyl-11-hydroxy-6，10，13-trimethyl-1,2,6,7,8,9，11,12,14,15,16,17-dodecahydrocyclopenta[a] phenanthren-3-one

2. 分子式：$C_{22}H_{32}O_3$

3. 分子量：344.49

4. 结构式

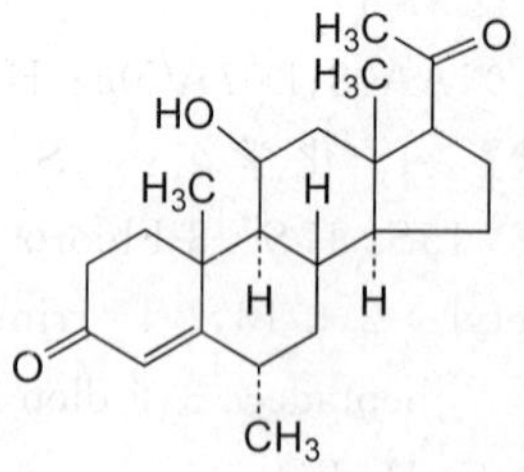

【简介】　本品为肾上腺皮质激素类，用于眼科手术后的炎症。滴眼剂：1%。

帕拉米松
（paramethasone）

【CAS】　53-33-8

【ACT】　H02AB05

【理化性状】　1. 化学名：(6α，11β，16α)-6-Fluoro-11, 17, 21-trihydroxy-16-methylpregna-1，4-diene-3,20-dione

2. 分子式：$C_{22}H_{29}FO_5$

3. 分子量：392.46

4. 结构式

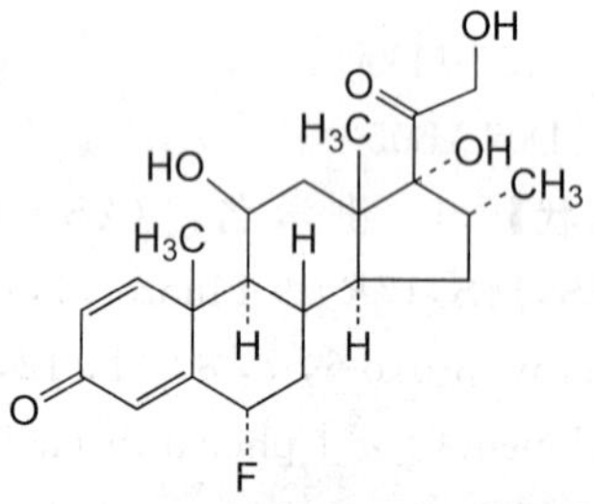

【简介】　本品主要用于严重的细菌感染和严重的过敏性疾病、各种血小板减少性紫癜、粒细胞减少症、严重皮肤病、器官移植的免疫排斥反应、肿瘤的治疗及对糖皮质激素敏感的眼部炎症等。由于本品保钠作用较弱，故一般不用作肾上腺皮质功能减退的替代治疗。本品 2 mg 的抗炎活性相当于 5 mg 泼尼松龙。

泼尼卡酯
（prednicarbate）

别名：Dermatop

【CAS】　73771-04-7

【ACT】　D07AC18

【理化性状】　1. 化学名：(11β)-17-[(Ethoxycarbonyl) oxy]-11-hydroxy-3，20-dioxopregna- 1，4-dien-21-yl propionate

2. 分子式：$C_{27}H_{36}O_8$

3. 分子量：488.57

4. 结构式

【药理作用】　本品是一种不含卤素的供局部使用的强效肾上腺皮质激素类药物，有明显的抗炎、抗过敏、抗渗出和止痒作用。并能轻微地影响胶原的合成和人体皮肤成纤维细胞的生长，有使皮肤轻度萎缩的作用。

【体内过程】　本品能被皮肤吸收 0.1%，代谢率较低，大部分随尿液排出。

【适应证】　适用于炎症性皮肤病的局部治疗。

【不良反应】　偶有局部皮肤刺激症状如瘙痒、疼痛、皮肤干燥、脱屑。

【妊娠期安全等级】　C。

【禁忌与慎用】　1. 对本品过敏者禁用。

2. 水痘、皮肤结核、接种反应、真菌性、细菌性皮肤感染、口周皮炎禁用。

3. 妊娠期妇女只有潜在的益处大于对胎儿伤害的风险时才可使用。

4. 哺乳期妇女慎用。

5. 10 岁以下儿童患者安全性及有效性尚未确定。

【剂量与用法】　外用，涂患处一薄层，并轻轻按揉，2 次/日。

【制剂】　软膏剂、乳膏剂：15mg/15 g。

【贮藏】　室温储存。

替可的松
（tixocortol）

【CAS】　61951-99-3

【ACT】　A07EA05；R01AD07

【理化性状】　1. 化学名：(11β)-11,17-Dihydroxy-21-mercaptopregn-4-ene-3，20-dione

2. 分子式：$C_{21}H_{30}O_4S$

3. 分子量：378.53

4. 结构式

【简介】　本品是一种不含卤素的供局部使用的肾上腺皮质激素类药物，与氯己定或新霉素制成复方制剂用于治疗皮肤疾患。

乌倍他索
（ulobetasol propionate）

别名：Halobetasol

【CAS】　98651-66-2

【ACT】　D07AC21

【理化性状】　1. 本品为白色结晶性粉末，不溶于水。

2. 化学名：21-Chloro-6α，9-difluoro-11β，17-dihydroxy-16βmethylpregna-1，4-diene-3，20-dione，17-propionate

3. 分子式：$C_{25}H_{31}ClF_2O$

4. 分子量：485

5. 结构式

【药理作用】　本品为超强效皮质激素。

【体内过程】　本品局部使用后 96 h 内吸收给药剂量的 96%。

【适应证】　用于缓解皮肤疾患的炎症和瘙痒。

【不良反应】　偶有皮肤干燥、皮肤萎缩、白斑、水泡、皮疹；少见脓疱疮、红斑、痤疮、刺激感、继发感染、瘙痒、痱子、毛细血管扩张、感觉异常。

【妊娠期安全等级】　C。

【禁忌与慎用】　1. 对本品过敏者禁用。

2. 妊娠期妇女只有潜在的益处大于对胎儿伤害的风险时才可使用。

3. 哺乳期妇女慎用。

4. 12 岁以下儿童患者安全性及有效性尚未确定。

【剂量与用法】　外用，涂患处一薄层，并轻轻按揉，1～2 次/日。疗程不超过 2 周，每周不超过乳膏剂 50 g。

【用药须知】　1. 长期大量使用本品可致垂体-肾上腺轴抑制、库欣综合征及高血糖。如出现应降低本品剂量或用弱效皮质激素替代。

2. 如有皮肤感染细菌或真菌,应给予相应的抗菌药。

3. 本品不能用于治疗酒糟鼻或口周皮炎,亦不能用于面部、腹股沟及腋下。

【制剂】　软膏剂、乳膏剂:25 mg/50 g。

【贮藏】　贮于 15～30 ℃。

14.3　抗糖尿病药

抗糖尿病药用于降低血液中的葡萄糖浓度。基于糖尿病的种类、年龄、个人情况及其他因素,综合考虑选用抗糖尿病药类型。

1 型糖尿病是因为体内缺乏胰岛素所致。所以需要以注射胰岛素的方式来治疗;2 型糖尿病是由于胰岛素分泌缺失(B 细胞功能受损)和胰岛素利用障碍(肝脏和肌肉组织胰岛素抵抗)而引起的以高血糖为主要特征的疾病。这些缺陷发生在糖尿病病程的早期且通常在未被确诊之前就已经存在。2 型糖尿病可以用以下方法治疗。

(1) 促进胰脏增加胰岛素的分泌量。
(2) 增加细胞对胰岛素的敏感性。
(3) 减少肠胃道吸收葡萄糖的速率。
(4) 增加肾脏对葡萄糖的排泄。

目前又上市了几种药物对 2 型糖尿病有疗效,且多数是口服给药,还常以合用的方式给药。对于 2 型糖尿病的合并疗法中可能包含着胰岛素或胰岛素类似物,但并非必要,所以通常只有在口服药物完全治疗失败之后,才会考虑给予。不过现在还在寻找胰岛素和口服药物合并治疗的可能性。对于 2 型糖尿病患者而言,注射胰岛素的优点是患者在他们使用血糖仪测量血糖后可以自行上下调整剂量。

14.3.1　胰岛素类

胰岛素是从猪、牛、羊等动物的胰脏中提取获得的。尽管近几年来,不断有基因重组的胰岛素上市,但生物制剂尚未完全退出临床。因此,有必要掌握传统胰岛素和提纯的胰岛素的药学知识和临床应用准则。

【药理作用】　1. 通过影响葡萄糖的贮存、释放和利用过程而有助于碳水化合物的代谢。

2. 本品影响脂类转化为脂肪、氨基酸转化为蛋白质。

3. 应用胰岛素有助于控制高血糖、糖尿病及酮症酸中毒,并控制糖尿病并发症的发生。

4. 促进钾离子向细胞内转运,有利于纠正细胞缺钾症状。

【适应证】　1. 所有 1 型糖尿病病例都要用胰岛素治疗。

2. 适用于口服降糖药及饮食控制无效的 2 型糖尿病患者。

3. 适用于糖尿病酮症酸中毒。

4. 处于应激状态(如手术、感染、妊娠)的高血糖患者可应用胰岛素。

5. 葡萄糖、胰岛素、氯化钾溶液静脉滴注,可防治心肌梗死、心肌病所致的心律失常。

6. 久病体弱者给予氯化钾溶液,可加强同化过程,有利于病体复原。

7. 胰岛素 10 U 加 0.9％氯化钠溶液 10 ml,湿敷经久不愈的伤口,1 次/日,可促进愈合。

【不良反应】　1. 最常见的不良反应是低血糖,出现的早或晚和持续时间长短随着使用的制剂而异,常与超量、禁食或过度活动有关。有时,低血糖的出现并无先兆。低血糖可引起饥饿、面色苍白、出汗、心悸、焦虑、震颤、头痛、视物模糊、复视、发音不清、口和手指感觉异常、行为改变、精神不振等症状,如不立即治疗,有可能引起惊厥和昏迷。注意区别高血糖所致昏迷。

2. 注射胰岛素的部位不予轮换,会发生皮下脂肪萎缩、硬结,表面发红,并干扰胰岛素的吸收。提纯品较少发生。

3. 在多次重复注射的部位常易发生脂肪组织增生,形如肿瘤,多发于女性,轻者可自退,重者可能需要手术切除。

4. 首次注射后可引起短暂性水肿,此因钠潴留所致,限钠或利尿药可消除。

5. 胰岛素抵抗现象及变应性反应已在某些病例中发生。

【妊娠期安全等级】　B。

【禁忌与慎用】　低血糖、急性肝炎、肝硬化、溶血性黄疸、胰腺炎以及肾炎患者均禁用本品。

【药物相互作用】　1. 许多药物对血糖水平具有影响,可能改变胰岛素的需求。

2. 具有降血糖作用的药物就可能降低胰岛素需求,这些药物有 ACEIs、乙醇、同化激素、阿司匹林、β受体拮抗药(还可能掩盖低血糖的表现)、丙吡胺、芬氟拉明、胍乙啶、某些 MAOIs、甲苯达唑、奥曲肽、某些四环素和三环类抗抑郁药阿普替林。

3. 还有些药物如氯氮平,氯丙嗪,某些钙通道阻滞剂如地尔硫草或硝苯地平,皮质激素、二氮嗪、锂、噻嗪类利尿药和甲状腺素,可以提高对胰岛素需求。

4. 环磷酰胺、异烟肼和口服避孕药有可能增加也有可能减少胰岛素的需求量。

【用药须知】　1. 胰岛素以 45°行皮下注射,对正在学习为自己注射胰岛素的患者来说,较易掌握。

2. 不同浓度(40 U,100 U,500 U)的胰岛素都有效。100 U 的制剂表明每毫升含有胰岛素 100 U,便于计算。

3. 胰岛素的浓度和使用的注射器总是配套的(如用 100 U 的胰岛素就使用 100 U 的注射器)。

4. 胰岛素制剂一般需冷藏,应维持在 2～8 ℃。不需冷藏者,一般均在说明书中注明。

5. 当察知患者出现低血糖症状时,应进行处理。未经处理的胰岛素反应会非常迅速地导致昏迷或惊厥。可采用高血糖素 0.28～4.2 mg 鼻内喷雾,7 min 内即可纠正低血糖症状;或静脉注射葡萄糖进行解救。

6. 有些制剂属于混悬液,在抽吸之前必须混匀。将小瓶置于双手掌之间,轻轻地搓转,并连续颠倒数次,切忌猛烈振摇。

7. 如患者处于禁食而准备进行手术或准备做诊断性试验,应将胰岛素的注射时间予以调整,以免发生低血糖反应。

8. 只要条件允许,在患者住院期间应让他们自行注射胰岛素,既可观察患者的注射手法,还能对有困难的患者进行必要的帮助。使他们能够掌握合理的用量,避免过量。

9. 告知患者,必须注意更换注射部位,且各注射部位之间至少应间隔 4 cm,而且在 6～8 周内不能在同一个部位上重复使用。可注射的区域包括三角肌、大腿的前内侧、腹部及臀部。在某一区域注射 1 周后再转向下一个区域,每天在用过的部位上做记号,以便于第 2 d 确定新部位。

10. 浓缩型胰岛素注射剂(500 U)适用于耐胰岛素而且可能需要每天 200 U 以上的患者。

11. 偶尔患者需要混合短效的(如常规胰岛素)和中效的胰岛素(如鱼精蛋白胰岛素,NPH),通常应首先吸出常规胰岛素。其方法是,注射所需单位的空气进入 NPH 瓶内,再把空气注入胰岛素瓶内,吸出所需要的胰岛素用量,排尽空气,再将针头插入 NPH 瓶内液面以下,吸出所需的单位。全部以无菌技术操作,每天以同样的顺序进行。

12. 应帮助糖尿病患者注意仔细阅读药品说明书,让患者学会使用药物的方法。

13. 应将低血糖的症状和自我感觉告知患者,随身常备糖果、葡萄糖粉之类,便于患者自我救治。

胰岛素
（insulin）

别名:正规胰岛素、Regularinsulin

本品是一种取自于猪胰腺中纯化而成的天然抗糖尿病药物。属于快速起效的胰岛素。

【CAS】　9004-14-2

【ATC】　A10AB03

【理化性状】　1. 本品为白色或类白色的结晶性粉末,溶于稀释的无机酸,不溶于水和无水乙醇。在碱性氢氧化物的稀释溶液中不稳定。

2. 分子式:$C_{257}H_{387}N_{65}O_{76}S_6$

3. 分子量:5795.6

【药理作用】　参见胰岛素引言。

【体内过程】　由于本品的分子中含有酸性蛋白,很容易被蛋白水解酶水解而失活,故不宜口服。皮下注射本品后迅速被吸收,0.3～0.7 h 起效,2～4 h 可达最高作用阶段,持效 5～8 h。血浆 $t_{1/2}$ 极短,仅几分钟。肌内注射较皮下注射吸收更快。本品主要在肝、肾内代谢并消除,重度肾功能不全时会延长本品的消除时间。

【适应证】　1. 主要用于 1 型糖尿病患者。

2. 也可用于 2 型糖尿病有严重感染、进行手术或外伤的患者。

3. 还用于中度 2 型糖尿病经饮食疗法或口服降糖药无效的患者。

4. 治疗酮症酸中毒和糖尿病昏迷,纠正酸血症、电解质失衡和肾功能衰竭。

5. 纠正细胞内缺钾,可合用氯化钾进行静脉滴注,促进钾吸收,防止心肌梗死、心肌缺血所致的心律失常。

【不良反应】　参见胰岛素的引言。

【妊娠期安全等级】　B。

【剂量与方法】　1. 皮下注射多用于规律性的治疗。一般 2～4 次/日,早晚餐前 15～20 min 注射,或早、中、晚三餐前,或睡前再加 1 次。剂量应在住院的情况下根据血糖情况而定,一般开始使用 4 U,在用药过程中,观察血糖和尿糖情况,调整用量,准确地确定安全有效的用量,予以个体化。

2. 静脉注射多用于糖尿病酮症酸中毒和高血糖高渗性昏迷的治疗。当前主张小剂量持续给药,因大剂量常致严重低血糖。一般成人给予 4～6 U/h,儿童 0.1 U/(kg·h)。病情较重的患者,可先给予静脉注射 10 U,然后再用上面的方法持续滴注。同时测定电解质的状况,持续补液,纠正电解质失衡和酸中毒。

【制剂】　注射剂:400 U/10 ml。

【贮藏】　密封,遮光,贮于 2～8 ℃。

低精蛋白锌胰岛素
(isophane insulin)

别名:中效胰岛素、NPH

【理化性状】　本品由胰岛素和适量的硫酸鱼精蛋白、氯化锌组合配制成的中性灭菌混悬液。为中效胰岛素。

【药理作用】　参见胰岛素。

【体内过程】　本品于皮下注射后 1～1.5 h 起效,最佳作用时间 8～12 h,持效 24 h。

【适应证】　用于一般中轻度糖尿病患者,重症须与胰岛素合用。

【不良反应】　参见胰岛素的引言。

【剂量与用法】　1. 单用早餐前 30～60 min 皮下注射 1 次/日,开始给予 8 U,然后根据病情调整。

2. 合用常与正规胰岛素合用,本品占 10%,正规胰岛素占 30%,也可根据病情组合。

【用药须知】　1. 本品作用缓慢,不能用于抢救糖尿病酮症酸中毒、糖尿病高渗性昏迷患者。

2. 不能用于静脉注射。

【制剂】　注射剂:400 U/10 ml。

【贮藏】　密闭,在冷处(2～10 ℃)保存,避免冷冻。

鱼精蛋白锌胰岛素
(protamine zinc insulin)

别名:慢效胰岛素、PZI

本品为牛、猪或人胰岛素与鱼精蛋白硫酸盐或其他合适鱼精蛋白以及氧化锌的缓冲混悬液。

【药理作用】　同胰岛素。皮下注射后需经酶解后才逐渐释放出游离胰岛素而被机体吸收。

【体内过程】　因吸收缓慢,皮下注射后 4～8 h 才起效,最佳有效时间 14～20 h,持效 36 h。

【适应证】【不良反应】【用药须知】　参见胰岛素类的引言和低精蛋白锌胰岛素。

【剂量与用法】　可于早餐前 30～60 min,皮下注射 8 U,根据病情和用药的效应调整用量。必要时,晚餐前加注 1 次,剂量应根据病情个体化,一般日剂量为 10～20 U。

【制剂】　注射剂:400 U/10 ml。

【贮藏】　密闭,在冷处(2～10 ℃)保存,避免冷冻。

重组人胰岛素
(recombinant human insulin)

别名:优泌林-常规、重合林 R、诺和灵 R

【CAS】　11061-68-0

【ATC】　A10AB01

【理化性状】　1. 本品为重组 DNA 技术生产的由 51 个氨基酸残基组成的蛋白质,宿主细胞为大肠埃希菌。按干燥品计算,每 1 mg 含重组人胰岛素不得少于 27.5 U。

2. 分子量:$C_{257}H_{383}N_{65}O_{77}S_6$

【药理作用】　同胰岛素。

【体内过程】　本品皮下注射后 0.5 h 起效。2～4 h 可达血药峰值。持效时间 2～4 h。

【适应证】　本品适用于采用胰岛素治疗的糖尿病患者,也可用于妊娠期的糖尿病患者。

【剂量与用法】　1. 参照正规胰岛素。

2. 特殊的是本品可通过静脉给药。

【用药须知】　从动物胰岛素改为人胰岛素、糖尿病病程长、糖尿病神经病变或同时服用 β 受体拮抗药的患者早期的低血糖症状不易被发现,而且表现不同,应注意。

【制剂】　①注射液(瓶装):400 U/10 ml。②注射剂(笔芯):300 U/3 ml。

【贮藏】　遮光,贮于 2～8 ℃。

精蛋白锌人胰岛素
(human insulin isophane suspension)

别名:诺和灵 N、Novolin N

本品是基因重组产品,也称作 isophane protaminere combinant human insulin,商品名优泌林-中效、Humulin NPH。

【药理作用】【不良反应】　参见胰岛素的引言。

【体内过程】　皮下注射后 0.5 h 起效,最佳作用时间 6～12 h,持效时间 18～24 h。

【适应证】　本品适用于须采用胰岛素来维持正常血糖水平的糖尿病患者,也适用于妊娠期糖尿病患者的治疗。

【剂量与用法】　参见胰岛素的剂量和用法、剂量应个体化。

【用药须知】　1. 本品有两种包装,一种是瓶装,和正规胰岛素一样使用,另一种是笔芯式,前者属于传统包装,后者使用方便,更能准确地定量注射。

2. 如需混用两种类型的胰岛素,先用注射器抽取与药物等容量的空气,再将空气注入小瓶中,拔出针管和针头;接着对第 2 种类型的瓶子同样按需向瓶内注入等量空气,倒转小瓶,抽取所需药液,拔出针头,再用同法抽取第 1 种类型的药液。立即注射该混合物。

3. 如使用笔芯式,使用前应检查笔芯是否完整,如有任何破坏或者像皮活塞宽度大于白色码带宽度时,则不能使用。当笔芯尚未装入胰岛素专用注射器时,应将卡式瓶内的玻璃球由一端摇到另一端,直至胰岛素呈白色均匀的混悬液。在注射前,必须检查笔芯内有足够使用的药量。笔芯装进注射器后,如发现药液还不够均匀,可以摇动几次。一次注射后,必须立即拔出针头,否则会使药液外流导致瓶内药液浓度改变。如经摇动,药液不呈均匀混悬,则不应再使用。如接受本品和其他卡式笔芯胰岛素时,应分别使用两种笔型注射器来注射两种不同的胰岛素。在每支笔尖 3 ml 的包装上都有颜色标志以代表不同的胰岛素,当卡式笔芯装入后,该颜色带可透过视窗显示出来。在一次注射前应先检查剂型是否正确。注射时,为了保证正确给药并阻止血液或其他体液反流至针头或笔芯中,注射后,针头应在皮下停留 6 秒钟,并压住药笔注射按钮,直到针头被拔出为止。笔芯卡或瓶仅供个人单独使用,以防止疾病传染。笔芯卡式瓶不可自行装满重新使用。

【制剂】 ①注射剂(瓶装):400 U/10 ml。②笔芯注射剂:300 U/3 ml。

【贮藏】 遮光、贮于 2～8 ℃。

精蛋白重组人胰岛素(预混 30/70)
(isophaneprotamine recombinant human insulin)(pre-mixed30/70)

别名:优泌林 70/30,Humulin70/30,诺和灵 30 R 笔芯

本品含有 30%正规人胰岛素(regular recombinant human insulin)和 70%中效人胰岛素(isophaneprotamine recombinant human insulin)。

【药理作用】 参见胰岛素。

【体内过程】 本品皮下注射后 0.5 h 起效,2～12 h 可达血药峰值,持效 16～18 h。

【适应证】 本品适用于须采用胰岛素治疗的糖尿病患者,也可用于妊娠期的糖尿病患者。

【不良反应】【用药须知】 参见胰岛素引言。

【剂量与用法】 临床医师根据患者的实际胰岛素需求量,确定给予患者胰岛素的治疗剂量。应该采用皮下注射的方式给药,虽然不推荐肌内注射,但也可以进行肌内注射。

【制剂】 ①注射液(瓶装):400 U/10 ml。②注射剂(笔芯):300 U/3 ml。

【贮藏】 遮光,贮于 2～8 ℃。

精蛋白生物合成人胰岛素(预混 50R)
(isophaneprotamine recombinant human insulin)(pre-mixed50/50)

别名:诺和灵 50 R

本品含有人胰岛素和中效人胰岛素各 50%,为笔芯制剂,系基因重组制品。

【药理作用】 同混合人胰岛素 70/30。

【体内过程】 皮下注射后 0.5h 起效,2～8 h 可达最高效应,持效 24 h。本品主要在肝、肾内灭活,经谷胱甘肽转氨酶还原二硫键,再由蛋白水解酶水解成短肽或氨基酸,也可被肾胰岛素酶直接水解。重度肝、肾功能不全患者会影响其灭活。

【适应证】 本品适用于须采用胰岛素治疗的糖尿病患者,也可用于妊娠期的糖尿病患者。

【不良反应】 参见胰岛素引言。

【剂量与用法】 临床医师根据患者实际胰岛素需求量,确定给予患者胰岛素的治疗剂量。其余有关资料均参见混合人胰岛素 30/70。

【制剂】 注射剂:300 IU/3 ml(笔芯)。

14.3.2 胰岛素类似物

胰岛素类似物泛指既可模拟正常胰岛素的分泌,同时在结构上与胰岛素也相似的物质。20 世纪 90 年代末,人类在对胰岛素结构和成分的深入研究中发现,对肽链进行修饰均有可能改变胰岛素的理化和生物学特征,从而能研制出较传统人胰岛素更适合人体生理需要的胰岛素类似物(insulin similitude)。目前已用于临床的有赖脯胰岛素、甘精胰岛素、门冬胰岛素、地特胰岛素等。

赖脯胰岛素
(insulinlispro)

别名:Humalog、IL

本品为人胰岛素脯氨酸和赖氨酸换位的重组胰岛素类似物。1996 年首先在瑞士上市,目前世界上已有近 20 个国家批准上市。

【CAS】 133107-64-9

【ATC】 A10AB04

【理化性状】 1. 分子式:$C_{257}H_{389}N_{65}O_{77}S_6$

2. 分子量:5813.63

【药理作用】 1. 按同样的摩尔数比较,本品与人胰岛素等效,但它起效更快,作用持续时间更短。本品的主要作用是调节葡萄糖代谢。另外对多种不

同的组织有一些同化作用和抗异化作用。在肌肉组织中包括增加糖原、脂肪酸、甘油、蛋白质合成和氨基酸摄取,而减少糖原异生、糖异生、酮体生成、酯解作用、蛋白质分解和氨基酸产生量。体外试验中包括与胰岛素受体部位的结合以及对生长中的细胞的作用,本品的表现与人胰岛素非常相似。研究还表明,本品与胰岛素受体结合后的解离与人胰岛素相同。

2. 虽然在人胰岛素的结构中B链C末端的脯氨酸和赖氨酸位序上只出现了极微小的变化,但对本品的自聚力却产生了极大的影响。与人胰岛素相比,本品聚合成二聚体(此二聚体很难被人体吸收)的能力大大减弱了,其二聚常数竟然降至重组人胰岛素的1/300左右,这正是本品的活性得以更迅速出现的有力保证。研究结果证实,本品与人胰岛素相比,活性出现较早,活性强度较大。

【体内过程】 本品和人胰岛素具有相同的生物利用度(55%~77%),不同的是本品吸收更迅速,因而较早见到血糖恢复到原来的水平(5 h),而人胰岛素则须经过6 h。皮下注射本品后30~90 min可达血药峰值0.8~4.1 μg/L。$t_{1/2\beta}$为46~60 min。由于较快地使餐后血糖水平下降,所以应在餐前15 min给药。

【适应证】 用于需控制高血糖的糖尿病患者。

【不良反应】 1. 低血糖是最常见的不良反应。严重的低血糖可能导致意识丧失,非常严重的情况下可能导致死亡。

2. 患者的局部过敏偶有发生,表现为注射部位红、肿和发痒,这种情况常常在几天到几周时间内缓解。

3. 注射部位可能发生脂肪营养不良。

【妊娠期安全等级】 B。

【禁忌与慎用】 1. 对本品过敏者禁用。

2. 3岁以下儿童用药的安全性和有效性尚未确定。

3. 在低血糖发作时严禁使用。

【药物相互作用】 参见胰岛素。

【剂量和用法】 1. 本品的用量必须根据患者的体重、活动量和患者的进餐情况予以个体化。

2. 本品可在将要进餐之前给药。必要时,也可以在餐后马上给药。本品可通过皮下注射或持续皮下输液泵用药,也可以肌内注射(虽然不推荐这种用法)。必要时,还可以静脉内给药,例如用于控制酮症酸中毒和急性疾病期间的血糖水平,或者用于控制手术中和手术后的血糖水平。

3. 皮下给药应当在上臂、大腿、臀部或腹部。注

射部位应当轮流使用,同一个注射部位的注射一般每月不要超过1次。

【用药须知】 1. 本品一旦开始使用,不可再存放于冰箱中保存,应在30 ℃以下贮藏,避免直接光照和过热。如果发现本品已被冰冻,则不得使用。

2. 笔芯一旦开始使用,最多可使用28 d,即使28 d后可能还有剩余药物,也必须扔掉。

3. 患者换用另一种种类型或品牌的胰岛素应当在严格的医疗监督下进行。胰岛素效价、品牌(生产商)、类型(普通、低精蛋白锌胰岛素 NPH、长效胰岛素等)、种系(动物、人、人胰岛素类似物)和(或)生产方法(重组 DNA 来源或动物来源的胰岛素)的改变可能导致所需剂量的改变。

4. 从动物来源的胰岛素换用本品后出现低血糖反应的早期预兆不太明显,或者不同于他们以前所用胰岛素出现的低血糖预兆。未纠正的低血糖反应或高血糖反应会引起意识丧失、昏迷或死亡。

5. 用药剂量不足或者停药,特别是对于胰岛素依赖的糖尿病患者,可能导致高血糖和糖尿病酮症酸中毒,甚至会导致死亡。

6. 有肾功能不全时对胰岛素的需要量可能会减少。肝功能不全的患者由于糖异生能力降低、胰岛素分解减少,胰岛素的需要量可能会减少,但是,慢性肝功能不全的患者中,胰岛素抵抗增加可能导致胰岛素的需要量增加。

7. 如果患者的体力活动增加或者其日常饮食发生改变,可能需要调整本品的剂量。餐后立即运动可能会增加低血糖的危险性。速效胰岛素类似物的药效学表现之一为:如果发生低血糖,注射后发生低血糖的时间比注射人胰岛素后出现低血糖的时间早。

【制剂】 注射液:1000 U/10 ml;300 U/3 ml。

【贮藏】 遮光,贮于2~8 ℃。

注:精蛋白锌重组赖脯胰岛素(25 R)含赖脯胰岛素25%、精蛋白锌赖脯胰岛素75%;精蛋白锌重组赖脯胰岛素(50 R)含赖脯胰岛素50%、精蛋白锌赖脯胰岛素50%。

甘精胰岛素
(insulinglargine)

别名:格拉胰岛素、来得适、Lantus

本品系 DNA 重组产品,为长效的胰岛素类似物。本品与人胰岛素不同处是在 A 肽链 21 位上甘氨酸替代了门冬酰胺,而且在 B 链 C 末端上增加两个精氨酸。

【CAS】 160337-95-1

【ATC】　A10AE04

【理化性状】　1. 分子式:$C_{267}H_{404}N_{72}O_{78}S_6$

2. 分子量:6063

【药理作用】　1. 本品是一种在中性 pH 液中溶解度低的人胰岛素类似物。在本品酸性(pH4)注射液中,完全溶解。注入皮下组织后,因酸性溶液被中和而形成的微细沉积物可持续释放少量本品,从而产生可预见的、有长效作用的、平稳、无峰值的血药浓度/时间特性。

2. 在胰岛素与其受体结合的动力学方面,本品同人胰岛素极为相似。因此可以认为它与经由胰岛素受体而介导胰岛素的作用相同。

3. 本品要作用是调节糖代谢。胰岛素及其类似物是通过促进骨骼肌和脂肪等周围组织摄取葡萄糖、抑制肝葡萄糖的产生而降低血糖的。胰岛素抑制脂肪细胞内的脂解、抑制蛋白水解和促进蛋白质合成。

4. 临床药理学的研究表明,静脉注射等剂量的本品和人胰岛素,其效价是相同的。像所有的胰岛素一样,本品的作用时程可能受体力活动及其他因素的影响。

对健康人及 1 型糖尿病患者的正常血糖钳夹研究表明。皮下注射本品的起效时间比中性低精蛋白锌人胰岛素(NPH)慢,但本品的作用特性为平稳、无峰值、作用时间长。

【体内过程】　本品 pH 接近 4,酸性的本品经皮下注射后,在组织中形成微沉淀物,然后以小量缓慢释放出来,维持 24 h 内血药浓度相对稳定,而不会出现明显的峰值。

【适应证】　用于需控制高血糖的糖尿病患者。

【不良反应】　参见赖脯胰岛素。

【妊娠期安全等级】　B。

【禁忌与慎用】　1. 对本品过敏者禁用。

2. 3 岁以下儿童用药的安全性和有效性尚未确定。

3. 在低血糖发作时严禁使用。

4. 肝、肾功能不全患者更易发生低血糖,应经常监测血糖。

【药物相互作用】　参见胰岛素。

【剂量与用法】　1. 本品用量与胰岛素相似,只供皮下注射,不能静脉注射或滴注。

2. 成年人和 6 岁以上的儿童均可于睡前皮下注射,1 次/日。当以本品 1 次/日替换其他同类产品 2 次/日时,第 1 周,应减少本品用量 20%,免引起低血糖。

3. 本品在 24 h 内都能维持稳定的血药浓度,故

不必合用其他胰岛素制剂。

4. 本品是胰岛素类似物。具有长效作用,应该每天一次在固定的时间皮下注射给药。必须个体化对预期的血糖水平,以及降血糖药的剂量及给药时间进行确定及调整。

【用药须知】　本品不可与其他胰岛素制剂混合。余参见赖脯胰岛素。

【制剂】　注射液:1000 U/10 ml;300 U/3 ml(笔芯)。

【贮藏】　遮光,贮于 2~8 ℃。

门冬胰岛素

(insulinaspart)

别名:诺和锐、Novorapid

本品属于速效胰岛素类似物,为笔芯制品。

【CAS】　116094-23-6

【ATC】　A10AB05

【理化性状】　1. 分子式:$C_{256}H_{381}N_{65}O_{79}S_6$

2. 分子量:5825.8

【药理作用】　本品乃通过生物技术让人胰岛素氨基酸链 B28 位上的脯氨酸被门冬氨酸所取代。其药理作用是通过本品分子与肌肉和脂肪细胞上的胰岛素受体结合后,促进葡萄糖吸收,同时抑制肝糖原释放而实现的。由于门冬氨酸取代了 B28 位上的脯氨酸,使可溶性人胰岛素中形成六聚体的倾向性在本品中被降低了。与可溶性人胰岛素相比,本品皮下注射后的吸收速度更快。

【体内过程】　本品皮下注射后起效快,血糖下降的程度也更低,持效时间短,达到血药峰值的时间仅及可溶性人胰岛素的一半,约为 40 min。最大作用时间为 1~3 h。大约 4~5 h 血糖水平可恢复到原来状态。血药浓度和峰值在不同年龄人群中有差异,给药应个体化。

【适应证】　用于需控制高血糖的糖尿病患者。

【不良反应】　参见赖脯胰岛素。

【妊娠期安全等级】　B。

【禁忌与慎用】　1. 对本品过敏者禁用。

2. 在低血糖发作时严禁使用。

【药物相互作用】　参见胰岛素。

【剂量与用法】　1. 由于起效快,应在餐前即时皮下注射。除剂量个体化外,还应配合中效或长效胰岛素使用,至少 1 次/日。

2. 胰岛素需求量一般为 0.5~1.0 U/(kg·d),其中 2/3 用量是餐时胰岛素,1/3 为基础胰岛素。在监测血糖水平情况下,调整适合的用量。由于皮下注射本品后 10~20 min 即可起效,因此,给药后必须

进食,否则,易致低血糖。

【用药须知】　1. 应在监测血糖水平的情况下使用适合而充足的剂量,特别在使用此种新产品的时候。

2. 本品起效快,如过量,出现低血糖症状的时间也会提前,在准确的个体化用量尚未稳定之前,应严密观察患者的反应。

3. 参见赖脯胰岛素。

【制剂】　注射液:300 U/3 ml(笔芯)。

【贮藏】　遮光,贮于2～8 ℃下。

注:门冬胰岛素 30 注射液、门冬胰岛素 50 注射液,含30%或50%可溶性门冬胰岛素和70%或50%精蛋白门冬胰岛素。注射剂:300 U/3 ml(笔芯)。

地特胰岛素
(insulin detemir)

别名:Levemir

本品是一种 DNA 重组、具有长效作用的胰岛素类似物。

【CAS】　169148-63-4

【ATC】　A10AE05

【理化性状】　1. 分子式:$C_{267}H_{402}N_{64}O_{76}S_6$

2. 分子量:5913

【药理作用】　本品的主要作用是调节葡萄糖代谢,和所有的胰岛素一样,本品也是通过与胰岛素受体结合发挥其特效作用的。通过细胞内摄取葡萄糖进入骨骼肌和脂肪中,并通过抑制从肝内输出葡萄糖,使结合受体的胰岛素得以发挥降低血糖作用。胰岛素在脂肪细胞中抑制脂降作用,抑制蛋白水解作用,并增强蛋白的合成。本品是一种可溶的、具有长效的人胰岛素类似物。本品的作用持续时间可从最低剂量下的 5.7 h 到最高剂量下的 23.2 h。本品延长的作用是由于强大的自身分子结构在注射部位的强烈聚合作用,可以减慢全身吸收,还通过减慢向周围靶组织分布,使血流中的本品与蛋白高度结合。

【体内过程】　在本品皮下注射后,其血药浓度可以在 24 h 内较缓慢的、较长时间的吸收。给药后 6～8 h 可达 C_{max},其绝对生物利用度接近 60%。本品的蛋白结合率>98%。本品的分布容积仅接近 0.1 L/kg。皮下注射后,本品的终末 $t_{1/2}$ 为 5～7 h,具有剂量依赖性。老年人的 AUC 较年轻人增加 35%,肝、肾功能不全患者应作剂量调整。

【适应证】　本品适用于1～2次/日皮下注射治疗成人和儿童的 1 型糖尿病或需要长效胰岛素控制高血糖的成人 2 型糖尿病。

【不良反应】　1. 常见过敏反应、瘙痒、皮疹和注射部位轻度反应,一般在几天至几周消退。

2. 可见营养障碍,也和其他胰岛素一样,会引起低血糖。

3. 本品还可能引起全身过敏反应,除全身皮疹外,还会发生危及生命的过敏性休克。

【妊娠期安全等级】　B。

【禁忌与慎用】　1. 对本品过敏者。

2. 肝、肾功能不全患者慎用。

3. 低血糖发作时禁用。

【药物相互作用】　1. 皮质激素、达那唑、利尿药、拟交感神经药(如肾上腺素、沙丁醇胺、特布他林)、异烟肼、吩噻嗪衍生物、生长激素、甲状腺片、雌激素、口服避孕药中所含的黄体酮等可降低本品的降血糖作用。

2. 口服降血糖药、ACEIs、丙吡胺、贝特类降血脂药、氟西汀、MAOIs、右丙氧吩、水杨酸盐类、生长抑素类似物(奥曲肽)和磺胺类药物可增强本品的降血糖作用。

3. β受体拮抗药、可乐定、锂盐和乙醇,可增强或减弱胰岛素的降血糖作用。

4. 喷他咪可能引起低血糖,接着又可能出现高血糖。

5. 另外,在抗交感神经药物的影响下,如β受体拮抗药、可乐定、胍乙啶和利血平,可使低血糖的体征减弱或缺如。

【剂量与用法】　1. 本品可 1 次注射或 2 次注射,用量应根据血糖水平个体化。每天 1 次者可于晚餐时或睡眠前给药,每天 2 次给药者,傍晚的剂量可于晚餐时、睡眠前或早餐后 12 h 给药。

2. 和所有胰岛素的用法一样,本品也选股、上臂和腹部作皮下注射,并经常交换部位。

3. 本品的剂量应调节到符合血糖达到目标值,2 型糖尿病患者对本品的需要量可能比 NPN 人胰岛素的用量更高一些,在临床研究中,治疗终末的平均剂量,本品为 0.77 U/kg,NPN 人胰岛素则为 0.52 U/kg。

4. 正在仅仅使用基础胰岛素的患者可以实施单位对单位地换用本品。

5. 对使用口服降糖药疗效不佳欲换用胰岛素者,可开始于傍晚使用本品 0.1～0.2 U/kg,1 次/日,或 10 U,1～2 次/日,根据血糖水平调节剂量。

6. 和所有的胰岛素一样,在换用药物或开始使用本品的几周中,应严密监测血糖,正在合用的短效胰岛素的剂量和给药时间以及正在合用的其他抗糖尿病药物均应进行调整。

【用药须知】　1. 肉眼检查本品,应澄清、不变色,否则不可使用。

2. 本品不可混合或用其他胰岛素制剂进行稀释。

3. 低血糖是所有胰岛素最常见的不良反应,特别是在换用药物时容易发生,经治医师应将这方面的知识和防治方法告知患者。

4. 用量不足或停止用药会发生高血糖危象,1 型糖尿病患者还会发生酮症酸中毒。高血糖的症状一般在几小时到几天慢慢开始出现症状,包括恶心、呕吐、困倦、皮肤发红而干燥、口干、尿多、畏食、丙酮味口臭。

5. 肝、肾功能不全患者应调整剂量。

6. 应定期监测血糖、糖化血红蛋白(HbA1c)和肝、肾功能。

【制剂】　注射液:300 U/3 ml(笔芯);1000 U/10 ml。

【贮藏】　贮于 2～8 ℃。

谷赖胰岛素
(insulinglulisine)

别名:格鲁辛胰岛素、Apidra
本品为一种速效的重组 DNA 人胰岛素类似物。

【CAS】　207748-29-6

【ATC】　A10AB06

【理化性状】　1. 分子式:$C_{258}H_{384}N_{64}O_{78}S_6$

2. 分子量:5823

【药理作用】　本品用非病原的大肠埃希菌实验室毒株经重组 DNA 技术合成,与人胰岛素结构不同之处,是在 B-3 位上的天冬酰胺置换成赖氨酸,B-29 位上的赖氨酸置换成谷氨酸。本品作用与胰岛素相同,主要调节葡萄糖代谢,静脉给药的降糖作用与正规人胰岛素相当,皮下注射比正规人胰岛素起效快,而维持时间短。

【体内过程】　本品比正规人胰岛素吸收更迅速,皮下注射生物利用度为 70%,1 型糖尿病患者皮下注射 0.15 U/kg,其 T_{max}、C_{max} 和作用持续时间分别为 55 min、82 μU/ml 和 98 min,正规人胰岛素为 82 min、46 μU/ml 和 161 min。本品皮下注射后的分布及消除与正规人胰岛素相似,V_d 分别为 13 L 和 21 L,T_{max} 分别为 13 min 和 17 min。重度肾功能不全患者的血药浓度升高,清除减慢。

【适应证】　用于控制糖尿病患者的高血糖。

【不良反应】　1. 本品最常见的不良反应为低血糖。

2. 其他不良反应有瘙痒、药疹等过敏反应,注射部位反应和脂肪营养障碍。

3. 注射部位发红、肿痛和瘙痒。

4. 全身变态反应很少见,包括呼吸急促、喘鸣、

血压降低、脉搏加快和出汗,严重时可危及生命。

5. 儿童的不良反应尚未评估。

【妊娠期安全等级】　C。

【禁忌与慎用】　对本品过敏者、糖尿病患者血糖过低时禁用。

【药物相互作用】　1. 皮质激素、丹那唑、二氮嗪、利尿药、拟交感神经药(如肾上腺素、沙丁胺醇、特布他林等)、胰高糖素、异烟肼、酚噻嗪类、生长激素、甲状腺素、雌激素、孕激素(包括口服避孕药)、蛋白酶抑制剂及抗精神病药均可降低本品的降糖作用。

2. 口服降糖药、ACEIs、丙吡胺、氯贝丁酯、氟西汀、MAOIs、己酮可可碱、丙氧氨酚、水杨酸盐、氨苯磺胺可增强本品的降血糖作用。

3. β受体拮抗药、可乐定、锂盐和乙醇可增强或降低本品的降血糖作用。

4. 与喷他脒合用可引起低血糖,有时转为高血糖。

【剂量与用法】　皮下注射或经胰岛素泵给药,其效价与正规人胰岛素相当,就餐前 15 min 或进餐开始后 20 min 内给药,根据个体情况确定给药剂量,应对患者血糖进行监测。

【用药须知】　1. 本品皮下给药比正规人胰岛素起效快,但维持时间短,应与饮食控制、长效胰岛素或胰岛素类似物同时使用,以维持正常血糖水平。

2. 给药剂量应根据体力活动及饮食改变而进行调整,也需要根据病情、情绪紊乱或紧张状态进行改变。

3. 肝、肾功能降低患者对本品的需要量会降低。

4. 本品过量可引起低血糖,轻度至中度低血糖患者应口服葡萄糖治疗,必要时调整给药剂量、饮食结构或体力活动。严重低血糖引起的昏迷、癫痫发作或神经功能缺损可肌内注射或皮下注射胰高糖素,或静脉注射高浓度葡萄糖。

【制剂】　注射液:1000 U/10 ml,300 U/3 ml(笔芯)。

【贮藏】　遮光、贮于 2～8 ℃,避免冷冻。开启后可使用 28 d。

德谷胰岛素
(insulin degludec)

别名:Tresiba
本品为一种长效的重组 DNA 人胰岛素类似物。

【CAS】　844439-96-9

【ATC】　A10AE06

【理化性状】　1. 分子式:$C_{274}H_{411}N_{65}O_{81}S_6$

2. 分子量:6103.97

【简介】 本品 $t_{1/2}$ 长达 24.5 h。每天注射 1 次,推荐起始剂量为 10 U,之后根据患者血糖水平调整。注射剂:300 U/3 ml(笔芯)。

14.3.3 胰高血糖素样肽-1(GLP-1)类似物

胰高血糖素样肽-1(GLP-1)是由回肠内分泌细胞分泌的一种脑肠肽,为新发现的治疗 2 型糖尿病药物作用的靶点。由于 GLP-1 可抑制胃排空并减少肠蠕动,故有助于控制摄食,减轻体重。肠促胰素以葡萄糖浓度依赖性方式促进胰岛 B 细胞分泌胰岛素,并减少胰岛 A 细胞分泌胰高血糖素(glucagon),从而降低血糖。正常人在进餐后,肠促胰素就开始分泌,进而促进胰岛素分泌,以减少餐后血糖的波动。但对于 2 型糖尿病患者而言,其"肠促胰素效应"受损,主要表现为进餐后 GLP-1 浓度升高幅度较正常人有所减小,但其促进胰岛素分泌以及降血糖的作用并无明显受损,因此,GLP-1 及其类似物就可以作为 2 型糖尿病治疗的一个重要靶点。

艾塞那肽
(exenatide)

别名:Byetta

本品是一个 39-氨基酸肽酰胺,其化学结构和药理活性均不同于胰岛素、磺酰脲类、双胍类、噻唑烷二酮类和 α-葡萄糖苷酶抑制剂等。已于 2005 年 4 月由美国 FDA 批准在二甲双胍、磺酰脲类药物控制血糖不理想的时候用于治疗 2 型糖尿病。

【CAS】 141758-74-9

【ATC】 A10BX04

【理化性状】 1. 分子式:$C_{184}H_{282}N_{50}O_{60}S$

2. 分子量:4186.6

3. 结构式

H–His–Gly–Glu–Gly–Thr–Phe–Thr–Ser–Asp–Leu–
                                     10
Ser–Lys–Gln–Met–Glu–Glu–Glu–Ala–Val–Arg–
                                     20
Leu–Phe–Ile–Glu–Trp–Leu–Lys–Asn–Gly–Gly–
                                     30
Pro–Ser–Ser–Gly–Ala–Pro–Pro–Pro–Ser–NH$_2$
                                     39

【药理作用】 1. 肠降血糖素[如高血糖素样肽-1(glucagon-likepeptide,GLP-1)]可增强葡萄糖依赖的胰岛素分泌,并使其他抗高血糖药物从肠道进入循环后表现出抗高血糖的作用。本品是一种模拟肠降血糖素的药物,它模拟葡萄糖依赖的胰岛素分泌和几种其他肠降血糖素的抗高血糖作用。本品氨基酸序列与人的 GLP-1 部分重叠,体外证实,本品可结

合到人的 GLP-1 受体上,这会通过 cAMP 和(或)其他细胞内信号通道的机制,导致葡萄糖依赖的胰岛素合成和体内来自胰岛 B 细胞的胰岛素分泌增加。在体内葡萄糖水平上升的情况下,本品可促使 B 细胞释放胰岛素。在向体内给药时,本品可模拟 GLP-1 的某种抗高血糖作用。

2. 本品可通过降低 2 型糖尿病患者空腹和餐后的葡萄糖水平,以改善血糖控制,其作用在于葡萄糖依赖的胰岛素分泌。本品在胰岛素 B 细胞对葡萄糖的反应上具有积极的作用,在仅有葡萄糖水平升高的情况下就可导致胰岛素释放。当血糖水平降低和接近正常时,胰岛素分泌就会下降。本品合用二甲双胍和(或)磺酰脲类 30 周可见 HbA1c、空腹血糖和餐后血糖均明显下降。

【体内过程】 1. 2 型糖尿病患者接受皮下注射后 2 h 可达 C_{max}。在皮下注射本品 10 μg 后,平均 C_{max} 为 211 pg/ml,总 $AUC_{0\sim inf}$ 为 1036(pg·h)/ml。在治疗剂量为 5～10 μg 时本品的 AUC 呈比例地增加,但 C_{max} 则较少按比例增加。在腹部、股部或臂部皮下注射本品可获得类似的 AUC 皮下给予单剂量本品后,平均表观分布容积为 28.3 L。本品主要通过肾小球过滤以及之后的水解蛋白降解。本品在人体内的平均表观清除率为 9.1 L/h,其平均终末 $t_{1/2}$ 为 2.4 h。

2. 本品的这些药动学特性是独立于剂量的。在大多数个体中,给药后 10 h 有可能测定本品的血药浓度。轻到中度肾功能不全(Ccr＝30～80 ml/min)患者的清除仅见轻度减少,因而不必调整剂量。然而,终末期肾病并接受透析的患者,其清除会降至 0.9 L/h(而正常人为 9.1 L/h),有必要禁用本品。

【适应证】 对于单用二甲双胍或磺酰脲类无效的患者,本品合用二甲双胍和(或)磺酰脲类可有效地治疗 2 型糖尿病患者。

【不良反应】 1. 可见恶心、呕吐、腹泻、头晕、精神紧张、头痛、消化不良。

2. 导致撤药的不良反应有恶心(3%)和呕吐(1%)。

3. 可能产生针对本品的抗体,但未见不良反应增多。

【妊娠期安全等级】 C。

【禁忌与慎用】 1. 对本品过敏者和终末期肾病者禁用。

2. 儿童用药的有效性和安全性尚未确定。

3. 不推荐患有较重的胃肠道疾病患者使用本品。

4. 哺乳期妇女使用时应,应暂停哺乳。

【药物相互作用】 1. 反复给予本品 10 μg,

2 次/日,可降低合用的地高辛(0.25 mg,1 次/日)的 C_{max} 约 17%,T_{max} 延迟约 2.5 h;不过 AUC 无改变。

2. 合用本品可使洛伐他汀(单剂量 40 mg)的 AUC 和 C_{max} 分别减少 40% 和 28%,T_{max} 约延迟 4 h,在 30 周的临床研究中已经接受 HMG-CoA 还原酶抑制剂的患者使用本品,与基线相比,血脂未见明显的下降。

3. 使用赖诺普利降低血压时,本品除了延迟 T_{max} 约 2 h 之外,其他未见改变。

4. 当合用对乙酰氨基酚 1000 mg 和本品 10 μg 后 0、1、2 和 4 h,前者的 AUC 分别减少 21%、23%、24% 和 14%,C_{max} 分别下降 37%、56%、54% 和 41%,T_{max} 分别从 0.6 h 增至 0.9 h、4.2 h、3.3 h 和 1.6 h。在注射本品前 1 h 使用对乙酰氨基酚,后者的 AUC、C_{max} 和 T_{max} 未见明显改变。说明两药的给药时间错开 1 h,不会产生相互作用。

【剂量与用法】 1. 推荐开始剂量为 5 μg,于早餐和晚餐前(2 次/日)60 min 内的任一时间皮下注射于腹部、股部或上臂。根据临床效应,可于用药 1 月后加量至 10 μg,2 次/日。

2. 在患者原来使用二甲双胍和磺酰脲类药物无效时,推荐使用本品与一种磺酰脲类药物或二甲双胍合用。

【用药须知】 1. 在患者需用胰岛素时,本品不能代替胰岛素,因此,本品不适用于 1 型糖尿病患者。

2. 餐后不应使用本品。

3. 当合用磺酰脲类药物时,一定要注意突发的低血压。

4. 用药期间,可能出现畏食和(或)体重下降,但不必降低剂量。

5. 如指导患者自我注射,除示范外,应让患者详细阅读使用说明书。

6. 如发现本品出现微粒、浑浊或变色,应弃之不用。

【制剂】 注射液(预装填笔):1.2 ml(内含 5 μg×60 次),2.4 ml(内含 10 μg×60 次)。

【贮藏】 贮于 2~8 ℃。

利拉鲁肽
(liraglutide)

别名:诺和力、Victoza
本品是胰高血糖素样肽(GLP-1)类似物。
【CAS】 204656-20-2
【ATC】 A10BX07
【理化性状】 1. 本品为白色粉末。
2. 分子式:$C_{172}H_{265}N_{43}O_{51}$
3. 分子量:3751.2
4. 氨基酸序列如下:

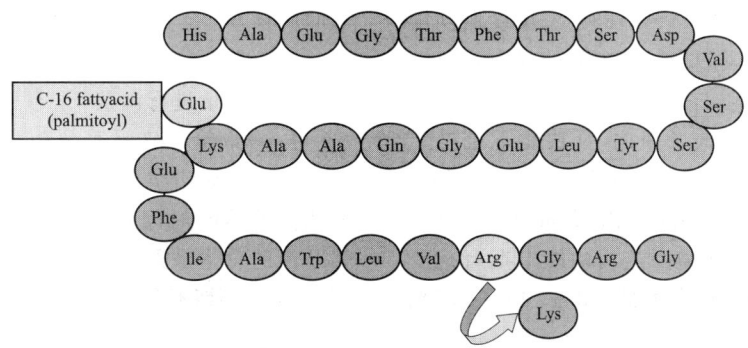

【用药警戒】 本品可能导致啮齿类动物甲状腺 C 细胞肿瘤。尚不清楚本品能否导致人的甲状腺 C 细胞肿瘤,包括甲状腺髓样癌(MTC),因为临床或非临床研究尚无法确定其与人的相关性。

本品不得用于有 MTC 既往史或家族史患者以及 2 型多发性内分泌肿瘤综合征患者(MEN2)。

【药理作用】 本品是一种 GLP-1 类似物,与人 GLP-1 具有 97% 的序列同源性,人 GLP-1 可以结合并激活 GLP-1 受体。GLP-1 受体为天然 GLP-1 的靶点,GLP-1 是一种内源性肠促胰岛素激素,能够促进胰腺 B 细胞葡萄糖浓度依赖性地分泌胰岛素。与天然 GLP-1 不同的是,本品在人体中的药动学和药效

学特点均适合每天一次的给药方案。皮下注射给药后,其作用时间延长的机理包括:使吸收减慢的自联作用;与白蛋白结合;对二肽基肽酶(IVCDPP-IV)和中性内肽酶(CNEP)具有更高的酶稳定性,从而具有较长的 $t_{1/2}$。

本品的活性由其与 GLP-1 受体间特定的相互作用介导,导致环磷腺苷(cAMP)的增加。利拉鲁肽能够以葡萄糖浓度依赖的模式刺激胰岛素的分泌,同时以葡萄糖浓度依赖的模式降低过高的胰高糖素的分泌。因此,当血糖升高时,胰岛素分泌受到刺激,同时胰高糖素分泌受到抑制。与之相反,在低血糖时本品能够减少胰岛素分泌,且不影响胰高糖素

的分泌。本品的降血糖机理还包括轻微延长胃排空时间。本能够通过减轻饥饿感,减少能量摄入以降低体重和体脂量。

【体内过程】　1. 吸收　经皮下注射后的吸收比较缓慢,在给药后 8～12 h 达 C_{max}。单次皮下注射本品 0.6 mg 之后,本品的 C_{max} 约为 9.4 nmol/L。在 1.8 mg 的剂量下,本品的平均稳态浓度约 34 nmol/L。本品的暴露量随剂量成比例增加。单次给予本品,AUC 的个体内变异系数为 11%。本品皮下注射后的绝对生物利用度约为 55%。

2. 分布　皮下注射后的表观分布容积为 11～17 L。静脉注射后的平均分布容积为 0.07 L/kg,可与血浆蛋白广泛结合(>98%)。

3. 代谢　单次给予健康受试者放射标记的本品 24 h 内,血浆中的主要成分为原药。检测到两种少量血浆代谢产物(分别为总血浆放射性暴露的≤9% 和≤5%)。本品与大分子蛋白类似的方式进行代谢,尚无特定器官被确定为主要的代谢途径。

4. 消除　给药后,在尿液和粪便中没有检测到完整的原药。所给予的放射性标记物中仅有少部分以代谢产物随尿液或粪便排泄(分别是 6% 和 5%)。尿液和粪便中的放射性标记物主要在前 6～8 d 内排泄。单次皮下注射后的平均清除率约为 1.2 L/h,消除 $t_{1/2}$ 约为 13 h。

5. 与健康受试者相比,轻至中度肝功能不全受试者的本品的暴露量降低 13%～23%。重度肝功能不全(Child Push 评分>9)受试者本品的暴露量显著降低(44%)。

与肾功能正常的受试者相比,肾功能不全受试者本品的暴露量降低。轻度(Ccr=50～80 ml/min)、中度(Ccr = 30 ～ 50 ml/min)以及重度(Ccr < 30 ml/min)肾功能不全和需要透析的终末期肾病受试者本品的暴露量分别降低 33%、14%、27% 和 28%。

【适应证】　适用于成人 2 型糖尿病患者控制血糖;适用于单用二甲双胍或磺脲类药物最大可耐受剂量治疗后血糖仍控制不佳的患者,与二甲双胍或磺脲类药物联合应用。

【不良反应】　参见艾塞那肽。

【禁忌与慎用】　1. 对本品活性成分及辅料过敏者禁用。

2. 对 1 型糖尿病无治疗经验,禁用于此类患者,也不用于治疗糖尿病酮症。

3. 有胰腺炎病史的患者慎用。

4. 本品可延迟胃排空,可能降低口服药的吸收。需要口服快速起效药物的患者慎用。

5. 尚无妊娠期妇女使用的足够数据,动物实验显示有生殖毒性,故本品禁用于妊娠期妇女,可用胰岛素替代。使用过程中怀孕,应停用本品。

6. 本品是否经人乳汁尚未明确,哺乳期妇女禁用。

7. 儿童使用的安全性和有效性尚未确定。

8. 在中度肾功能不全患者中的治疗经验有限。目前不推荐本品用于包括终末期肾病患者在内的重度肾功能不全患者。

9. 肝功能损害在肝功能损害患者中的治疗经验有限,因此不推荐本品用于轻、中、重度肝功能损害患者。

【药物相互作用】　1. 阿托伐他汀单次给药 40 mg,对本品的暴露量没有产生具有临床意义的改变。因此,阿托伐他汀与本品合用时不必进行剂量调整。在本品的作用下,阿托伐他汀的 C_{max} 降低 38%,而中位达峰时间从 1 h 延长至 3 h。

2. 本品会改变灰黄霉素单次给药 500 mg 之后的总体暴露量。灰黄霉素的 C_{max} 增加 37%,而达峰时间中位数未发生变化。灰黄霉素和其他低溶解度和高渗透性的药物与本品合用均不必进行剂量调整。

3. 单次给予赖诺普利 20 mg 或地高辛 1 mg,赖诺普利和地高辛的 AUC 分别降低了 15% 和 16%,C_{max} 分别降低了 27% 和 31%。本品使赖诺普利的达峰时间从 6 h 延长至 8 h,而地高辛的达峰时间从 1 h 延长至 1.5 h。根据上述结果,不需要对赖诺普利或地高辛的剂量进行调整。

4. 单次给予口服避孕药之后,本品分别使乙炔雌二醇和左炔诺孕酮的峰浓度降低 12% 和 13%。两种成分的达峰时间皆延长 1.5 h。对炔雌醇或左炔诺孕酮的总体暴露量没有产生具有临床意义的影响。因此,本品预期不会影响口服避孕药的避孕效果。

5. 接受华法林治疗的患者开始接受本品治疗后,推荐进行更为频繁的 INR(国际标准化比值)监测。

【剂量与用法】　1. 起始剂量为 0.6 mg/d。至少 1 周后,剂量应增加至 1.2 mg。预计某些患者在将剂量从 1.2 mg 增加至 1.8 mg 时可以获益,根据临床应答情况,为了进一步改善降糖效果,在至少一周后可将剂量增加至 1.8 mg。推荐一日剂量不超过 1.8 mg。

2. 本品可用于与二甲双胍联合治疗,而不必改变二甲双胍的剂量。

3. 本品可用于与磺脲类药物联合治疗。当本品与磺脲类药物合用时,应当考虑减少磺脲类药物的剂量以降低低血糖的风险。

4. 调整本品的剂量时,不必进行自我血糖监测。然而,当本品与磺脲类药物联合治疗而调整磺脲类药物的剂量时,可能需要进行自我血糖监测。肝功能不全的患者不必进行剂量调整。

5. 本品一日注射 1 次,可在任意时间注射,不必根据进餐时间给药。本品经皮下注射给药,注射部位可选择腹部、大腿或者上臂。在改变注射部位和时间时不必进行剂量调整。然而,推荐本品于每天同一时间注射,应该选择每天最为方便的时间。本品不可静脉或肌内注射。

【用药须知】 1. 本品不得用于 1 型糖尿病患者或用于治疗糖尿病酮症酸中毒。

2. 本品不得用于有甲状腺髓样癌(MTC)既往史或家族史患者以及 2 型多发性内分泌肿瘤综合征患者(MEN2)。

3. 本品在纽约心脏病学会(NYHA)分级Ⅰ-Ⅱ级的充血性心力衰竭患者中的治疗经验有限。尚无在 NYHA 分级Ⅲ～Ⅳ级的充血性心力衰竭患者中应用的经验。

4. 在炎症性肠病和糖尿病性胃轻瘫患者中的治疗经验有限,因此不推荐本品用于这些患者。

5. 已经发现使用其他 GLP-1 类似物与发生胰腺炎风险相关。

已有少数急性胰腺炎的报道。应当告知患者急性胰腺炎的特征性症状,包括持续、严重的腹痛。如果怀疑发生了胰腺炎,应该停用本品和其他潜在的可疑药物。

6. 一些临床试验已经报告了包括血降钙素升高、甲状腺肿和甲状腺肿瘤在内的甲状腺不良事件,尤其是在之前患有甲状腺疾病的患者中。接受本品联合磺脲类药物治疗的患者发生低血糖的风险可能增加。减少磺脲类药物的剂量可以降低低血糖的风险。

7. 尚未研究本品对驾驶和机械操作能力的影响。应告知患者在驾驶和操作机械时预防低血糖发生,特别是当本品与磺脲类药物合用时。

【制剂】 注射液:1.8 mg/3 ml。

【贮藏】 贮于 2～8℃,不能冷冻。

利西拉肽

(lixisenatide)

别名:Lyxumia。

本品是胰高血糖素样肽(GLP-1)受体激动剂。

【CAS】 827033-10-3

【理化性状】 1. 本品为白色粉末。

2. 分子式:$C_{215}H_{347}N_{61}O_{65}S$

3. 分子量:4858.55

4. 氨基酸序列如下

H-His-Gly-Glu-Gly-Thr-Phe-Thr-Ser-Asp-Leu-Ser-Lys-Gln-Met-Glu-Glu-Glu-Ala-Val-Arg-Leu-Phe-Ile-Glu-Trp-Leu-Lys-Asn-Gly-Gly-Pro-Ser-Ser-Gly-Ala-Pro-Pro-Pro-Ser-Lys-Lys-Lys-Lys-Lys-Lys-NH_2。

【用药警戒】 本品可能导致啮齿类动物甲状腺 C 细胞肿瘤。尚不清楚本品能否导致人的甲状腺 C 细胞肿瘤,包括甲状腺髓样癌(MTC),因为临床或非临床研究均无法确定其与人的相关性。

本品不得用于有 MTC 既往史或家族史患者以及 2 型多发性内分泌肿瘤综合征患者(MEN2)。

【药理作用】 本品为选择性 GLP-1 受体激动剂,GLP-1 受体是内源性肠促胰岛素,当血糖升高时,能促进胰腺 B 细胞葡萄糖依赖性分泌胰岛素,血糖正常时无此作用,故可降低低血糖风险。本品特异性作用于 GLP-1 受体,导致细胞内环磷腺苷(cAMP)升高;同时,胰高血糖素分泌受到抑制,一旦出现低血糖,胰高血糖素分泌保护机制启动。

【体内过程】 1. 2 型糖尿病患者接受本品皮下注射后,吸收迅速,吸收速度与剂量无关,T_{max} 为 1～3.5 h,注射部位不同使本品的吸收速度不同无临床意义的差异。

2. 蛋白结合率 55%,皮下注射后表观分布容积约 100 L。

3. 主要通过肾小球滤过排泄,经肾小管重吸收后代谢降解形成小分子肽和氨基酸,可再次参与蛋白质的代谢过程。多剂量给药后,终末 $t_{1/2}$ 约为 3 h,表观清除率约 35 L/h。

4. 轻度肾功能不全患者的 C_{max} 和 AUC 与常人无异,中度肾功能不全患者 AUC 升高 24%,重度肾功能不全患者 AUC 升高 64%

本品主要经肾排泄,未对急性或慢性肝功能不全患者进行研究。预期肝功能异常不会影响本品的药动学。

5. 体重、性别、种族不影响本品的药动学。年龄对药动学的影响无临床意义。65 岁以上老年人较年轻者 AUC 增加 27%,可能与肾功能降低有关。

【适应证】 用于成人 2 型糖尿病,与口服降糖药和或基础胰岛素合用,用于饮食控制及锻炼不能足够控制血糖的患者。

【不良反应】 1. 临床试验中最常见的不良反应有恶心、呕吐及腹泻,常为轻度及一过性,与磺脲类和(或)基础胰岛素合用可见头痛、低血糖。

2. 常见流感、上呼吸道感染、膀胱炎、病毒感染、低血糖(与二甲双胍合用)、头晕、困倦、消化不良、背痛、注射部位瘙痒,少见超敏反应、皮肤瘙痒。

【禁忌与慎用】 1. 对本品活性成分及辅料过敏者禁用。

2. 对 1 型糖尿病无治疗经验,禁用于此类患者,也不用于治疗糖尿病酮症。

3. 有胰腺炎病史的患者慎用。

4. 本品可延迟胃排空,可能降低口服药的吸收。需要口服快速起效药物的患者慎用。

5. 尚无妊娠期妇女使用的足够数据,动物实验显示有生殖毒性,故本品禁用于妊娠期妇女,可用胰岛素替代。使用过程中怀孕,应停用本品。

6. 本品是否经人乳汁尚未明确,哺乳期妇女禁用。

7. 儿童使用的安全性和有效性尚未确定。

【药物相互作用】 1. 本品属于肽类,不经 CYP 代谢,亦不影响 CYP 或各种转运体活性。本品延迟胃排空的作用,可降低口服药物的吸收度,接受治疗窗窄的药物或需临床密切监测的药物的患者,特别是在本品治疗开始时应密切随访。如这些药物需与食物同服,如可能,应在不注射本品的进餐时服用。

若口服药物的效果依赖于阈限浓度,如抗生素,患者应在注射本品前 1 h 或注射后 4 h 服用。

含胃中易降解成分的胃内保护剂型,应在注射本品前 1 h 或注射后 4 h 服用。

2. 在注射本品时(注射前或注射后)单剂量给予对乙酰氨基酚 1 g,对乙酰氨基酚的 AUC 和 $t_{1/2}$ 无变化。注射本品 10 μg 后 1 或 4 h,对乙酰氨基酚的 C_{max} 分别降低 29% 和 31%,中位 T_{max} 分别延迟 2.0 h 和 1.75 h,预测注射本品 20 μg 的维持剂量,C_{max} 会进一步降低,T_{max} 进一步延迟。

3. 注射本品 10 μg 前 1 h 或 11 h 后,单剂量口服避孕药(炔雌醇 0.03 mg/左炔诺孕酮 0.15 mg),口服避孕药的 C_{max}、AUC、$t_{1/2}$ 及 T_{max} 无变化。

在注射本品 1 h 或 4 h 后给予口服避孕药,炔雌醇的 C_{max} 分别降低 52% 和 39%,左炔诺孕酮 C_{max} 降低 46% 和 20%,中位 T_{max} 延迟 1~3 h。C_{max} 的降低无临床意义,口服避孕药不必调节剂量。

4. 本品 20 mg 与阿托伐他汀 40 mg,每天早晨同时给药 6 d,对阿托伐他汀的暴露量无影响,C_{max} 降低 31%,T_{max} 延迟 3.25 h。早晨给予本品,晚上给予阿托伐他汀,AUC 和 C_{max} 分别降低 27% 和 66%。这些变化无临床意义,故不必调整阿托伐他汀剂量。

5. 本品 20 μg 剂量重复注射,同时给予华法林

25 mg,后者 AUC 或 INR 无变化,C_{max} 降低 19%,T_{max} 延迟 7 h。不必调整华法林剂量,但应在开始和结束本品治疗时频繁监测使用华法林及双香豆素衍生物的患者的 INR。

6. 注射本品于接受 0.25 mg 地高辛达稳态者,对地高辛 AUC 无影响,T_{max} 延迟 1.5 h,C_{max} 降低 26%,不必调整地高辛剂量。

7. 同时给予本品 20 μg,雷米普利 5 mg,雷米普利 AUC 升高 21%,C_{max} 降低 63%,活性代谢产物雷米普利拉的 AUC 和 C_{max} 不受影响,雷米普利及雷米普利拉 T_{max} 约延长 2.5 h。

【剂量与用法】 1. 起始剂量 10 μg,1 次/日,共 14 d;维持剂量第 15 d 起,20 μg,1 次/日。皮下注射于大腿、腹部或上臂,禁止静脉注射或肌内注射。

2. 每日于早餐或晚餐前 1 h 注射,如错过 1 次剂量,下次进餐前 1 h 注射。

3. 与二甲双胍合用,二甲双胍剂量不变。如正在使用磺脲类或基础胰岛素,可考虑降低磺脲类或基础胰岛素的剂量,以避免低血糖风险。不推荐同时与磺脲类和基础胰岛素使用,低血糖风险增加。

4. 使用本品不必特别监测血糖,但与磺脲类或基础胰岛素合用时应监测血糖,以调节后两者的剂量。

5. 轻度肾功能不全患者不必调节剂量(Ccr＝50~80 ml/min),中度肾功能不全患者(Ccr＝30~50 ml/min)使用经验有限,须慎用,对重度肾功能不全患者(Ccr＜30 ml/min)或终末期肾病者尚无治疗经验,不推荐使用。

肝功能不全患者不必调节剂量。

【用药须知】 1. GLP-1 受体激动剂与急性胰腺炎发作有关,患者应知晓急性胰腺炎的特异性症状:持久的严重腹痛。如怀疑胰腺炎,停用本品,如确诊急性胰腺炎,永久停止使用本品。

2. GLP-1 受体激动剂可导致严重的胃肠道反应,本品未在该人群,包括严重胃痉挛的患者中进行研究,不推荐该人群使用。

3. 未进行与 DPP-4 抑制剂合用的研究,仅限于充血性心力衰竭的患者。

4. 患者有因为肠道不良反应而导致警惕脱水的风险,应小心避免液体耗竭。

5. 本品含间甲酚,有导致过敏反应的可能。

6. 本品对驾车或操纵机械无影响,与磺脲类或基础胰岛素合用的患者,在驾车或操纵机械时,应注意低血糖的风险。

7. 临床试验最大剂量 30 μg,2 次/日,胃肠道不良反应增加。一旦过量,根据患者的临床症状和体征给予

适当的支持治疗,本品剂量应降至医师所开剂量。

8. 可使用 29～32 号针头,注射笔中不含针头,一次用完,弃去针头后保存,以防污染。废弃物丢弃应遵守当地要求。

【制剂】　一次性使用注射笔:10 μg×14 剂/3 ml,20 μg×14 剂/3 ml。

【贮藏】　贮于 2～8 ℃,不可冷冻,第一次使用后可于 30 ℃以下保存 14 d。盖好注射笔帽,以遮光。

阿必鲁肽
(albiglutide)

别名:Tanzeum、Eperzan

本品是胰高血糖素样肽(GLP-1)受体激动剂。本品是重组的融合蛋白,由两个串联的经修饰的 GLP-1 融合蛋白组成。8 位的丙氨酸用甘氨酸替代后,对 DPP-4 介导的蛋白水解有抵抗作用。

【CAS】　782500-75-8

【理化性状】　1. 分子式:$C_{3232}H_{5032}N_{864}O_{979}S_{41}$

2. 分子量:72970

【用药警戒】　本品可能导致啮齿类动物甲状腺 C 细胞肿瘤。尚不清楚本品能否导致人的甲状腺 C 细胞肿瘤,包括甲状腺髓样癌(MTC),因为临床或非临床研究均无法确定其与人的相关性。

本品不得用于有 MTC 既往史或家族史患者以及 2 型多发性内分泌肿瘤综合征患者(MEN2)。

【药理作用】　本品为选择性 GLP-1 受体激动剂,能促进胰腺 B 细胞葡萄糖依赖性分泌胰岛素,并延缓胃排空。

【体内过程】　1. 吸收　2 型糖尿病患者接受本品皮下注射 30 mg,3～5 d 达 C_{max} 1.74 μg/ml,AUC 为 465(μg·h)/ml,每周皮下注射 1 次,4～5 周后达稳态。皮下注射的绝对生物利用度尚未明确。单次皮下注射 30 mg 或 50 mg,药动学成比例增加。

2. 分布　蛋白结合率尚不清楚,皮下注射后表观分布容积约 11 L。

3. 代谢　本品为蛋白,在体内被蛋白水解酶水解为多肽、氨基酸。

4. 排泄　本品清除率为 67 ml/h,消除 $t_{1/2}$ 约 5 d。本品主要经肾排泄,重度肾功能不全患者暴露量增加 30%～40%。未对急性或慢性肝功能不全患者进行研究。预期肝功能异常不会影响本品的药动学。

5. 体重、性别、种族不影响本品的药动学　年龄对药动学的影响无临床意义。65 岁以上老年人较年轻者 AUC 增加 27%,可能与肾功能降低有关。

【适应证】　用于成人 2 型糖尿病,用于饮食控制及锻炼不能足够控制血糖的患者。

【不良反应】　1. 临床试验中常见的不良反应有恶心、呕吐、腹泻、咳嗽、关节痛、鼻窦炎、流感、低血糖、注射部位反应。

2. 严重不良反应包括甲状腺 C 细胞肿瘤的风险、低血糖、急性胰腺炎、过敏反应、肾损害。

【妊娠期安全等级】　C。

【禁忌与慎用】　对本品过敏者禁用,余参见利西那肽。

【药物相互作用】　本品延迟胃排空的作用,可降低口服药物的吸收度,接受治疗窗窄的药物或需临床密切监测的药物的患者,特别是在本品治疗开始时应密切随访。如这些药物需与食物同服,如可能,应在不注射本品的进餐时服用。

【剂量与用法】　1. 推荐起始剂量 30 mg,每周 1 次,皮下注射于大腿、腹部或上臂,如血糖控制不理想增加每周 50 mg 的剂量。禁止静脉注射或肌内注射。

2. 每周应在同一天注射,如要改变注射日期,据下次注射至少 4 d 时,可以进行更改;如果忘记注射,距下次注射 3 d 以上,立即补充注射,如距下次注射仅剩不足 3 d,跳过这次剂量,按预定时间注射。

【用药须知】　1. GLP-1 受体激动剂与急性胰腺炎发作有关,患者应知晓急性胰腺炎的特异性症状,如持久的严重腹痛。如怀疑胰腺炎,停用本品,如确诊急性胰腺炎,永久停止使用本品。

2. GLP-1 受体激动剂可导致严重的胃肠道反应,本品未在该人群,包括严重胃痉挛的患者中进行研究,不推荐该人群使用。

3. 本品不得用于有甲状腺髓样癌(MTC)既往史或家族史患者以及 2 型多发性内分泌肿瘤综合征患者(MEN2)。

4. 本品与胰岛素促泌剂或胰岛素合用,低血糖的风险增加。

5. 本品可导致过敏反应,如出现过敏反应的症状,应立即停药,并给予标准抗过敏治疗。

6. 上市后有 GLP-1 激动剂引起肾功能衰竭或慢性肾病恶化的报道,肾功能不全患者慎用,调整剂量时应密切监测。

【制剂】　注射剂(粉):30 mg;50 mg。

【贮藏】　贮于 2～8 ℃。

杜拉鲁肽
(dulaglutide)

别名:Trulicity

本品是胰高血糖素样肽(GLP-1)受体激动剂,属于重组的融合蛋白,由两个经二硫键连在一起的肽链组成。每条链含 GLP-1 N-端氨基酸模拟序列与人 IgG4 修饰的 Fc 蛋白经共价结合的重链,分子量为 63 kD。

【CAS】 923950-08-7

【用药警戒】 本品可能导致啮齿类动物甲状腺 C 细胞肿瘤。尚不清楚本品能否导致人的甲状腺 C 细胞肿瘤,包括甲状腺髓样癌(MTC),因为临床或非临床研究均无法确定其与人的相关性。

本品不得用于有 MTC 既往史或家族史患者以及 2 型多发性内分泌肿瘤综合征患者(MEN2)。

【药理作用】 本品为与人 GLP-1 相似,能激活 GLP-1 受体,增加 B 细胞内环磷腺苷水平,从而促进 B 细胞葡萄糖依赖性分泌胰岛素,并降低胰高血糖素的分泌,延缓胃排空。

【体内过程】 1. 吸收 皮下注射 0.75 mg 和 1.5 mg,绝对生物利用度为 65% 和 47%。

2. 分布 皮下注射 0.75 mg 和 1.5 mg,分布容积分别为 19.2 L(范围 14.3~26.4)和 17.4 L(范围 9.3~33)。

3. 代谢 本品为蛋白,在体内被蛋白水解酶水解为多肽、氨基酸。

4. 排泄 皮下注射 0.75 mg 和 1.5 mg,清除率分别为 0.111 L/h 和 0.107 L/h,消除 $t_{1/2}$ 约 5 d。

5. 体重、性别、种族不影响本品的药动学。年龄对药动学的影响无临床意义。

【适应证】 用于饮食控制及锻炼不能满意控制血糖的成人 2 型糖尿病患者。

【不良反应】 1. 临床试验中常见的不良反应有恶心、呕吐、腹泻、食欲降低、消化不良、低血糖、腹泻、注射部位反应、一度房室传导阻滞、淀粉酶及脂肪酶升高。

2. 严重不良反包括甲状腺 C 细胞肿瘤的风险、低血糖、急性胰腺炎、过敏反应、肾损害。

【妊娠期安全等级】 C。

【禁忌与慎用】 对本品过敏者禁用,余参见用药警戒。

【药物相互作用】 本品有延迟胃排空的作用,可降低口服药物的吸收度,治疗窗窄的药物与本品合用时,应密切监测,特别是在本品治疗开始时应密切随访。如这些药物须与食物同服,则应避免注射本品。

【剂量与用法】 1. 推荐起始剂量为 0.75 mg,每周 1 次,皮下注射于大腿、腹部或上臂,如血糖控制不理想可增加每周 1.5 mg。禁止静脉注射或肌内注射。

2. 每周应在同一天注射,如要改变注射日期,距下次注射至少 4 d 时,可以进行更改;如果忘记注射,距下次注射 3 d 以上,应立即补充注射,如距下次注射仅剩不足 3 d,则应跳过这次剂量,按原定时间注射。

【用药须知】 1. GLP-1 受体激动剂与急性胰腺炎发作有关,患者应知晓急性胰腺炎的特异性症状,如持久的严重腹痛。如怀疑胰腺炎,应停用本品,如已确诊急性胰腺炎,应永久停止使用本品。

2. GLP-1 受体激动剂可导致严重的胃肠道反应,本品未在该人群,包括严重胃痉挛的患者中进行研究,不推荐该人群使用。

3. 本品不得用于有甲状腺髓样癌(MTC)既往史或家族史患者以及 2 型多发性内分泌肿瘤综合征患者(MEN2)。

4. 本品与胰岛素促泌剂或胰岛素合用,低血糖的风险增加。

5. 本品可导致过敏反应,如出现过敏反应的症状,应立即停药,并给予有效的抗过敏治疗。

6. 上市后有 GLP-1 激动剂引起肾功能衰竭或慢性肾病恶化的报道,肾功能不全者应慎用,调整剂量时应密切监测。

7. 本品未在胃轻瘫的患者中进行研究。

【制剂】 ①注射笔:0.75 mg/0.5 ml;1.5 mg/0.5 ml。② 单剂量预灌封注射剂:0.75 mg/0.5 ml;1.5 mg/0.5 ml。

【贮藏】 贮于 2~8 ℃。

贝那鲁肽
(benaglutide)

别名:谊生泰
本品为胰高血糖素样肽-1(GLP-1)类似物。

【理化性状】

1. 分子式:$C_{149}H_{225}N_{39}O_{46}$

2. 分子量:3298.7

3. 结构式

His-Ala-Glu-Gly-Thr-Phe-Thr-Ser-Asp-Val-Ser-Ser-Tyr-Leu-Glu-Gly-Gln-Ala-Lys-Glu-Phe-Ile-Ala-Trp-Leu-Val-Lys-Gly-Arg。

【药理作用】 本品是一种 GLP-1 类似物,能促进胰腺 B 细胞葡萄糖依赖性分泌胰岛素,抑制胰高血糖素的释放,延缓胃排空,抑制食欲。

【体内过程】 1. 吸收 健康志愿者皮下注射本品 0.2 mg,19 min 后可达 C_{max},约为 642 ng/L。AUC 为 19687 ng/(L·min)。

2. 分布 皮下注射本品 0.2 mg 后的表观分布

容积为 379 L。

3. 代谢和消除　本品的 $t_{1/2}$ 为 11 min,体内消除迅速,无蓄积,本品不易透过血-脑屏障,本品降解后主要随尿液排泄。

【适应证】　适用于成人 2 型糖尿病患者控制血糖;适用于单用二甲双胍或磺脲类药物最大可耐受剂量治疗后血糖仍控制不佳的患者,与二甲双胍或磺脲类药物联合应用。

【不良反应】　1. 胃肠道　恶心、呕吐、腹泻。

2. 神经系统　头晕、头痛。

3. 代谢及营养　低血糖、食欲下降、厌食、胆固醇升高、三酰甘油升高、尿酸升高。

4. 全身性反应　乏力。

5. 肝胆　肝功能异常。

6. 心脏　心悸。

7. 免疫系统　过敏反应。

8. 感染　上呼吸道感染、泌尿系统感染。

【禁忌与慎用】　1. 对本品活性成分及辅料过敏者禁用。

2. 禁用于有甲状腺髓样癌既往史或家族史的患者、2 型多发性内分泌肿瘤综合征的患者。

3. 有胰腺炎病史的患者慎用。

4. 暂无本品在充血性心力衰竭患者中的治疗经验。

5. 炎症性肠病和糖尿病胃轻瘫患者的使用经验有限,不推荐使用。

6. 尚无妊娠期妇女使用的足够数据,故本品禁用于妊娠期妇女,可用胰岛素替代。使用过程中怀孕,应停用本品。

7. 本品是否经人乳汁排泌尚未明确,哺乳期妇女使用时应暂停哺乳。

8. 儿童使用的安全性和有效性尚未确定。

【药物相互作用】　尚未进行研究。

【剂量与用法】　起始剂量为 0.1 mg,3 次/日。餐前 5 min 皮下注射。注射部位可选择腹部、大腿或者上臂。2 周后,剂量应增至 0.2 mg,3 次/日。

【用药须知】　1. 本品不得用于 1 型糖尿病患者或用于治疗糖尿病酮症酸中毒。

2. 本品不得用于有甲状腺髓样癌(MTC)既往史或家族史患者以及 2 型多发性内分泌肿瘤综合征患者(MEN2)。

3. 已经发现使用其他 GLP-1 类似物与发生胰腺炎风险相关。

已有少数急性胰腺炎的报道。应当告知患者急性胰腺炎的特征性症状,包括持续、严重的腹痛。如果疑似胰腺炎,应该停用本品和其他潜在的可疑药物。

4. 一些临床试验已经报告了包括血降钙素升高、甲状腺肿和甲状腺肿瘤在内的甲状腺不良事件,尤其是在之前患有甲状腺疾病的患者中。接受本品联合磺脲类药物治疗的患者发生低血糖的风险可能增加。减少磺脲类药物的剂量可以降低低血糖的风险。

5. 尚未研究本品对驾驶和机械操作能力的影响。应告知患者在驾驶和操作机械时预防低血糖发生,特别是当本品与磺脲类药物合用时。

【制剂】　注射液:4.2 mg/2.1 ml。

【贮藏】　贮于 2～8 ℃,不能冷冻。

14.3.4　口服降糖药

口服降糖药均为化学合成品,临床上常用的为磺酰类、二甲双胍类、噻唑烷二酮类、α-糖苷酶抑制剂类、二肽基肽酶Ⅳ(DPP-4)抑制剂。这些药物均只能用于 2 型糖尿病(非胰岛素依赖型糖尿病)。

14.3.4.1　磺酰脲类

本类化合物是治疗 2 型糖尿病最常使用的药物,其间,有许多共同点或相似之处。使用它们的前提是,患者的胰腺必须至少有 30％正常 B 细胞组织存在,也就是说还存有一定胰岛素分泌功能。当口服降糖药已失去治疗功效时,说明 B 细胞的分泌功能已不复存在,此时,必须考虑使用胰岛素。

【药理作用】　1. 这类药物均可刺激胰岛 B 细胞分泌胰岛素,从而降低血糖水平。在反复用药中,可使胰岛 B 细胞增生,增加分泌胰岛素的功能。

2. 这类药物还能刺激受体,使之更充分地、更有效地利用胰岛素,发挥其生理效应。

3. 还能促进肌肉组织对葡萄糖的吸收和利用。

【适应证】　1. 适用于限制饮食(主要指碳水化合物)不能降低血糖水平的 2 型糖尿病患者。

2. 对胰岛素产生耐药的患者,合用本类药物可增加胰岛素的治疗效应。

3. 在某些 2 型糖尿病老年人中,合用本类药物可增加胰岛素的利用率。

【不良反应】　1. 恶心、呕吐、胃灼热、食欲缺乏、腹泻和口腔金属味比较常见,但较轻,且与剂量有关。

2. 可能出现食欲增加和体重上升。

3. 皮疹、荨麻疹和光敏反应可能发生,而且可能发展为更严重的病症(见下述)。

4. 使用本类药物(尤其氯磺丙脲),如饮酒可引起面红。

5. 过量治疗,在进食后 4 h 或更久可能发生低血糖症。

6. 使用长效磺酰脲类如氯磺丙脲,可能引起严重而延长的低血糖,有时甚至致死的低血糖。

7. 其他严重的不良反应可能是过敏反应的表现,包括胆汁淤积性黄疸、白细胞减少、血小板减少、再生障碍性贫血、粒细胞减少、溶血性贫血、多形性红斑或斯-约综合征、剥脱性皮炎和结节性红斑。

8. 本类药物(尤其氯磺丙脲)偶然会引起抗利尿激素分泌异常综合征,表现为水潴留、低钠血症和中枢神经系统的反应。然而,某些本类药物如格列本脲、格列吡嗪和妥拉磺脲却有轻度利尿作用。

【药物相互作用】 1. 合用肾上腺素、氨鲁米特、氯丙嗪、皮质激素、二氮嗪、口服避孕药、利福平和噻嗪类利尿药时应加大本类药物的用量。

2. ACEIs、乙醇、别嘌醇、某些镇痛药(阿扎丙宗、保泰松和水杨酸类)、咪唑类抗真菌药(氟康唑、酮康唑、咪康唑)、氯霉素、西咪替丁、氯贝丁酯和有关的化合物、香豆素抗凝药、卤芬酯、肝素、MAOIs、奥曲肽、雷尼替丁、磺吡酮、磺胺类、四环素类、三环类抗抑郁药和甲状腺素会增加本类药物的降糖作用。

【禁忌与慎用】 1. 对本类药过敏者、1型糖尿病患者或已有酮中毒的2型糖尿病患者均禁用。

2. 2型糖尿病伴有严重感染、应激状态、外伤或其他严重疾病可能限制本类药物的降糖作用,故禁用;此时,应使用胰岛素。

3. 哺乳期妇女使用本品时,应暂停哺乳。

4. 具有长 $t_{1/2}$ 的本类药物(如氯磺丙脲、格列本脲)都可能增加低血糖的风险,因此,肝、肾功能不全、老年人、体弱、营养不良和肾上腺或垂体后叶功能不全患者应避免使用。

5. 儿童用药的安全性和有效性尚未确定。

【用药须知】 1. 处于低血糖风险在增加而又必须使用本类药物的患者,使用短效药物如甲苯磺丁脲、格列喹酮或格列齐特可能更为适合。不过,这3种药都在肝内灭活,监测血药浓度是必要的;也正因为三药在肝内代谢,故更适合肾功能不全的患者使用。

2. 老年人在开始用量和维持用量时都应低一些。

3. 同时饮用含有乙醇的饮料会产生双硫仑样反应,应予避免。

4. 用药期间,应定期监测血糖。

5. 长时间的运动或饮食减少可能产生低血糖。患者随身携带一些糖果和干点是必要的。

6. 口服降糖药物必须同时限制饮食。

甲苯磺丁脲
(tolbutamide)

别名:甲磺丁脲、甲糖宁、D860、Butamidum、Tolutamidum

【CAS】 64-77-7(tolbutamide);473-41-6(tolbutamideso-dium)

【ATC】 A10BB03;V04CA01

【理化性状】 1. 本品为一种几乎无臭的白色结晶性粉末。可溶于氢氧化物的稀释液、乙醇和丙醇;不溶于水。

2. 化学名:1-Butyl-3-tosylurea;1-Butyl-3-p-tolylsulphonylurea

3. 分子式:$C_{12}H_{18}N_2O_3S$

4. 分子量:270.3

5. 结构式

【药理作用】 见磺酰脲类的引言。

【体内过程】 本品口服后迅速吸收,广泛与蛋白结合。$t_{1/2}$ 为 $4\sim7$ h,可能更长。持效时间约 10 h。本品在肝内代谢,主要以代谢物随尿液排出。本品可进入乳汁。

【妊娠期安全等级】 D。

【剂量与用法】 1. 成人开始口服 0.5 g,$2\sim3$ 次/日,进餐前服。

2. 继而根据病情和血糖水平逐渐加量至 1.5 g/d,最大日剂量为 3.0 g。

【制剂】 片剂:0.25 g;0.5 g。

【贮藏】 遮光、密封保存。

妥拉磺脲
(tolazamide)

别名:Tolinase、Tolanase

【CAS】 1156-19-0

【ATC】 A10BB05

【理化性状】 1. 本品为白色或近乎白色,无臭或近乎无臭的结晶性粉末。易溶于三氯甲烷,可溶于丙酮,微溶于乙醇和水。

2. 化学名:1-(Perhydroazepin-1-yl)-3-tosylurea;1-(Perhydroazepin-1-yl)-3-p-tolylsulphonylurea

3. 分子式:$C_{14}H_{21}N_3O_3S$

4. 分子量:311.4

5. 结构式

【药理作用】　见磺酰脲类的引言。

【体内过程】　本品口服后吸收缓慢,4～8 h 始达血药峰值。广泛与蛋白结合。$t_{1/2}$ 约为 7 h。持效 12 h 或更久。本品在肝内代谢,其代谢物有某种程度的降糖活性。约有 85% 的口服量随尿液排出,主要是代谢物。

【妊娠期安全等级】　D。

【剂量与用法】　1. 成人于早餐前 1 次口服 100～250 mg/d。

2. 如有必要,间隔 1 周可加量 100～250 mg,最大日剂量为 1 g;更高的剂量毫无益处。剂量达 500 mg 以上时,应 2 次分服。

【制剂】　片剂:100 mg;150 mg。

【贮藏】　遮光、密封保存。

醋酸己脲
(acetohexamide)

别名:Dimelor、Dymelor、Acetohexamida

【CAS】　968-81-0

【ATC】　A10BB31

【理化性状】　1. 本品为无臭的白色结晶性粉末。可溶于三氯甲烷和乙醇;不溶于水,但能溶于吡啶和碱性氢氧化物的稀溶液。

2. 化学名:1-(4-Acetylbenzenesulphonyl)-3-cyclohexylurea

3. 分子式:$C_{15}H_{20}N_2O_4S$

4. 分子量:324.4

5. 结构式

【药理作用】　参见磺酰脲类的引言。

【体内过程】　本品口服后较易吸收,广泛与蛋白结合,在肝内代谢为具有某种活性的羟环己脲。原药的 $t_{1/2}$ 约为 1.3 h,代谢物为 5 h。其原药及代谢物均随尿液排出。

【不良反应】　本品较突出的不良反应是对肝功能的损害,导致黄疸。

【妊娠期安全等级】　C。

【剂量与用法】　1. 成人开始口服 0.25 g/d,早餐前顿服。间隔 1 周加量 0.25～0.5 g,直至 1.5 g/d。更大的剂量毫无益处。

2. 剂量>1.0 g 时,应 2 次于早、晚餐前分服。

【制剂】　片剂:0.25 g;0.5 g。

【贮藏】　遮光、密封保存。

氯磺丙脲
(chlorpropamide)

别名:Diabenese

【CAS】　94-20-2

【ATC】　A10BB02

【理化性状】　1. 本品为有多晶现象的白色结晶性粉末。易溶于丙酮和三氯甲烷,能溶于乙醇,不能溶于水,能略微溶于三氯甲烷,可溶于碱性氢氧化物的稀溶液。

2. 化学名:1-(4-Chlorobenzenesulphonyl)-3-propylurea

3. 分子式:$C_{10}H_{13}ClN_2O_3S$

4. 分子量:276.7

5. 结构式

【药理作用】　参见磺酰脲类的引言。

【体内过程】　本品口服后迅速吸收,广泛与蛋白结合。$t_{1/2}$ 约为 35 h,本品至少持效 24 h。约 80% 用量在肝内代谢。原药和代谢物均随尿液排出。本品可透过胎盘,也可进入乳汁。

【不良反应】　本品是本类药物中不良反应较多的一种。突出的是引起抗利尿激素分泌异常综合征,表现为水潴留、低钠血症和中枢神经系统反应。

【妊娠期安全等级】　D。

【剂量与用法】　成人开始于早餐前顿服 0.1～0.2 g。间隔 1 周加量 0.05 g,达到 0.3 g/d。最大日剂量为 0.5 g。

【制剂】　片剂:0.1 g;0.25 g。

【贮藏】　遮光、密封保存。

格列本脲
(glibenclamide)

别名:优降糖、Glyburide、Diabeta、Micronase

【CAS】　10238-21-8

【ATC】　A10BB01

【理化性状】　1. 本品为白色或近白色结晶性粉

末。能溶于二氯甲烷，能略微溶于乙醇和甲醇，不能溶于水。

2. 化学名：1-{ 4-[2-(5-Chloro-2-methoxy-benzamido)ethyl]benzenesulphonyl}-3- cyclohexylurea

3. 分子式：$C_{23}H_{28}ClN_3O_5S$

4. 分子量：494.0

5. 结构式

【药理作用】　参见磺酰脲类的引言。

【体内过程】　本品口服后迅速吸收，2～4 h 可达血药峰值，广泛与蛋白结合。高血糖患者吸收较慢，根据所使用制剂粒子的大小也有差别。$t_{1/2}$约为10 h。持效 24 h。几乎完全在肝内代谢，主要的代谢物仅有极弱的活性。随尿和粪便排出者各占一半。

【妊娠期安全等级】　B。

【剂量与用法】　成人开始于早餐之前顿服2.5～5 mg，间隔 1 周递增 2.5 mg/d，最大日剂量为15 mg，用量＞10 mg 时，应于早餐前 2 次分服。

【制剂】　片剂：2.5 mg。

【贮藏】　于密封容器内贮存。

格列齐特
(gliclazide)

别名：达美康、甲磺吡脲、Diamicron、Ziclin

【CAS】　21187-98-4

【ATC】　A10BB09

【理化性状】　1. 本品为近乎白色或白色的粉末。易溶于二氯甲烷，能微溶于水，几乎不溶于丙酮，不能溶于水。

2. 化学名：1-(3-Azabicyclo[3.3.0]oct-3-yl)-3-tosylurea；1-(3-Azabicyclo [3.3.0] oct-3-yl)- 3-p-tolylsulphonylurea

3. 分子式：$C_{15}H_{21}N_3O_3S$

4. 分子量：323.4

5. 结构式

【药理作用】　参见磺酰脲类的引言。

【体内过程】　本品口服后迅速吸收，广泛与蛋白结合。$t_{1/2}$为 10～12 h，持效 12 h 或更久，广泛在肝内代谢，代谢物无明显活性。代谢物和小量原药随尿液排出。

【禁忌与慎用】　妊娠期妇女禁用。

【剂量与用法】　1. 常释剂型　成人开始口服40～80 mg/d，早餐前顿服。间隔 1 周可逐渐加量至320 mg，当剂量＞160 mg 时，应 2 次分服。

2. 缓释剂型　30～120 mg，1 次/日，建议于早餐时服用。

【制剂】　①片剂：40 mg；80 mg。②缓释片：30 mg；60 mg；③胶囊剂：40 mg；80 mg。④缓释胶囊剂：30 mg；60 mg。

【贮藏】　遮光、密闭保存。

格列吡嗪
(glipizide)

别名：吡磺环己脲、Glydizinamide、Glucotrol

【CAS】　29094-61-9

【ATC】　A10BB07

【理化性状】　1. 本品为近白色或白色的结晶性粉末，能溶于稀释的碱性氢氧化物溶液，极微溶于丙酮和二氯甲烷，不能溶于乙醇和水。

2. 化学名：1-Cyclohexyl-3-{ 4-[2-(5-methyl-pyrazine-2-carboxamido) ethyl] benzenesulphonyl } urea

3. 分子式：$C_{21}H_{27}N_5O_4S$

4. 分子量：445.5

5. 结构式

【药理作用】　参见磺酰脲类的引言。

【体内过程】　口服后迅速吸收，1～3 h 达血药峰值。广泛与蛋白结合。$t_{1/2}$的为 2～4 h。持效24 h。主要在肝内代谢。大量失活代谢物随尿液排出。

【妊娠期安全等级】　C。

【剂量与用法】　1. 常释剂型　成人开始于早餐前顿服 2.5～5 mg/d，继而间隔数日加量 2.5～5 mg/d，最大日剂量 30 mg/d。日剂量＞15 mg 时，应 2 次分服。

2. 缓释剂型　起始剂量为 5 mg/次,1 次/日,早餐前 30 min 服用。根据血糖水平和糖化血红蛋白的情况调整剂量,最大剂量 20 mg/d。

【制剂】　① 片剂:2.5 mg;5 mg。② 胶囊剂:2.5 mg;5 mg;③ 缓释片:5 mg。④ 缓释胶囊剂:5 mg;10 mg。

【贮藏】　遮光、贮存于密闭容器中。

格列喹酮
(gliquidone)

别名:Glurenorm

本品为磺酰脲类药物。

【CAS】　33342-05-1

【ATC】　A10BB08

【理化性状】　1. 本品为近乎白色或白色的粉末。易溶于二甲基甲酰胺,能溶于丙酮,能略微溶于乙醇和甲醇,不能溶于水。

2. 化学名:1-Cyclohexyl-3-{4-[2-(3,4-dihydro-7-methoxy-4,4-dimethyl-1,3-dioxo-2 (1H)-isoquinolyl)ethyl]benzenesulphonyl}urea

3. 分子式:$C_{27}H_{33}N_3O_6S$

4. 分子量:527.6

5. 结构式

【药理作用】　参见磺酰脲类的引言。

【体内过程】　本品口服后快速吸收,广泛与蛋白结合。$t_{1/2}$ 约为 1.5 h。在肝内广泛代谢而失活。主要随粪便排出,随尿液排出者仅占 5%。

【禁忌与慎用】　妊娠期妇女禁用。哺乳期妇女使用时,应暂停哺乳。

【剂量与用法】　根据血糖水平开始于餐前 0.5 h 顿服 15 mg,如不足,可逐渐增加一次 15 mg,直到一次 45～60 mg,分 3 次不等量分服,一般早餐前用量最高。最高日剂量可达 180 mg,但不能超过。

【制剂】　① 片剂:30 mg。② 胶囊剂:30 mg。

【贮藏】　遮光、贮存于密闭容器中。

格列美脲
(glimepiride)

别名:安尼平、迪北、佳和洛、Amarel、Amaryl

本品属于第三代口服磺酰脲(sulfonylurea,SU)类降血糖药。

【CAS】　93479-97-1

【ATC】　A10BB12

【理化性状】　1. 化学名:1-({p-[2-(3-Ethyl-4-methyl-2-oxo-3-pyrroline-1-carboxamido)ethyl]phenyl}sulfonyl)-3-(trans-4-methyl-cyclohexyl)urea

2. 分子式:$C_{24}H_{34}N_4O_5S$

3. 分子量:490.6

4. 结构式

【药理作用】　本品的作用机制与格列本脲相似,但本品是与 SU 受体上的 65 kDa 亚基相结合,而非与 14 kDa 亚基相结合。本品还有改善组织对胰岛素敏感性的作用,而且较少引起低血糖,这可能与其结合及离解 SU 受体的速度均较格列本脲快速有关。

【体内过程】　本品口服后吸收迅速而完全,进食对吸收无明显影响。给药后 2～3 h 可达 C_{max},口服 4 mg 后的峰值约为 300 ng/ml。其 $t_{1/2}$ 为 5～8 h。本品在肝内通过 CYP 氧化,全部代谢为环己羟甲基及羟基两类衍生物,分别为 M_1 和 M_2,且 M_1 又可代谢为 M_2,两种代谢物均无活性。约有 60% 随尿液排出,其中 M_1 和 M_2 占 80%～90%;约有 40% 随粪便排出,其中 M_1 和 M_2 约占 70%。未见原药排出。

【适应证】　经饮食控制、体育锻炼未能满意地控制的 2 型糖尿病。

【不良反应】　1. 可能引起低血糖症,尤其是老年患者,或者在治疗初期、不规则进食、饮酒以及肝、肾功能不全患者。

2. 在使用本品初期,由于血糖水平改变、可能对视力产生暂时性影响。

3. 少见恶心、呕吐、腹痛、腹泻,偶有上腹压迫感或胀满感。

4. 个别报道转氨酶升高,并可能导致肝功能衰竭。

5. 罕见血小板减少,极个别发生白细胞减少、溶血性贫血、粒细胞缺乏和全血细胞减少。

6. 少见瘙痒、红斑、荨麻疹等过敏反应,严重时可导致呼吸困难、血压下降,甚至休克。

【妊娠期安全等级】　C。

【禁忌与慎用】　1. 对本品、其他磺酰脲类或磺胺类药物过敏者,患有 1 型糖尿病者,重度肝、肾功能不全患者,伴有酮症酸中毒、昏迷、严重烧伤、外伤、感染或重大手术等应激情况的 2 型糖尿病患者,或曾有糖尿病酮症酸中毒或糖尿病昏迷史者,白细胞减少者,妊娠期妇女均应禁用。

2. 体质衰弱者、老年患者、肝、肾功能不全患者、恶心和(或)呕吐患者、肾上腺皮质功能或腺垂体功能减退,尤以未经激素替代治疗者以及高热患者均应慎用。

3. 哺乳期妇女使用时,应暂停哺乳。

【药物相互作用】 本品合用胰岛素或其他口服降糖药(如二甲双胍、阿卡波糖等)、ACEIs、别嘌醇、促蛋白合成类固醇或雄激素、氯霉素、香豆素类抗凝血药、环磷酰胺、丙吡胺、芬氟拉明、苯吡胺醇、纤维素衍生物、氟西汀、胍乙啶、异环磷酰胺、MAOIs、环氯苯咪唑、对氨基水杨酸、胃肠外高剂量使用己酮可可碱、保泰松等 NSAIDs、丙磺舒、喹诺酮类、磺吡酮、磺胺类、四环素族、三乙氯喹、曲磷胺、奎尼丁、纤维酸类降血脂药以及咪康唑等会导致低血糖。

【剂量与用法】 1. 根据定期监测到的空腹血糖水平和糖化血红蛋白值以确定最小有效剂量,通常成人起始剂量为 1～2 mg/d,早餐或首次主餐时给药。

2. 起始最大剂量不宜超过 2 mg/d,维持剂量为 1～4 mg/d,根据患者的血糖变化调整剂量,每 1～2 周内增加剂量不应超过 2 mg/d。

3. 最大的推荐维持剂量为 6 mg/d,极个别可达到 8 mg/d。

4. 老年患者应从小剂量(1 mg/d)开始,以策安全。

【用药须知】 1. 给药期间,应定期监测血常规、血糖和糖化血红蛋白(一般 3～6 个月一次)、尿糖、尿酮体、肝、肾功能以及进行眼科检查。

2. 本品只需 1 次/日,进餐时服药,当血糖水平已达到满意程度时,可试着减量,找准最低有效量。

3. 由其他降糖药换用本品时,亦应从小剂量开始,逐渐调整。

4. 本品的片剂应整片吞服,不应嚼碎,并以半杯水送服。

5. 若有漏服,不必补量。

6. 服用本品时,仍应配合饮食疗法和体育锻炼。

7. 用药者如出现严重低血糖,应立即快速静脉注射 50% 葡萄糖注射液,然后持续静脉滴注 10% 葡萄糖注射液,以维持血糖水平 >100 mg/dl。

【制剂】 ①片剂:1 mg;2 mg;3 mg。②胶囊剂:2 mg。③滴丸:2 mg。④口腔崩解片:2 mg。

【贮藏】 密闭,贮于 25 ℃的干燥处。

14.3.4.2 双胍类

双胍类迄今仍然只有二甲双胍和苯乙双胍两种。

【药理作用】 其作用尚不十分清楚。虽然它们并不刺激胰岛素释放,但根据其所发挥的降糖作用,某种程度的胰岛素需求是存在的。可能的作用是抑制葡萄糖从胃肠道吸收,增加胰岛素的敏感程度和葡萄糖被摄取进入细胞,并抑制肝糖原异生。本类药物通常不会降低血糖水平,而常常在磺酰脲类药物未能产生理想降糖作用时作为辅助用药。由于本类药物不会引起体重增加,故适合用于服用磺酰脲而导致体重增加的患者。

【不良反应】 1. 可能引起食欲缺乏、恶心和腹泻。

2. 患者感到金属味,体重减轻。

3. 影响多种物质(包括维生素 B_{12})的吸收。

4. 单用本类药物极少引起低血糖的,但在有其他因素加入或合用其他药物时有可能产生低血糖反应。

5. 使用本类药物会引起乳酸中毒,有时可能致死,主要由苯乙双胍所致。使用二甲双胍发生这种乳酸酸中毒的患者,一般都是应当禁用二甲双胍的患者,尤其是肾功能不全的患者。

【禁忌与慎用】 1. 本类药物不适用于糖尿病性昏迷和酮症酸中毒患者,也不适用于严重感染、外伤、应激或其他严重疾病,因本类药物不可能控制高血糖,应该使用胰岛素。

2. 肝、肾功能不全的患者禁用。

3. 本类药物禁用于现患的心肌梗死、心力衰竭、脱水、乙醇中毒以及任何可能引发乳酸酸中毒的疾病。

4. 儿童用药的安全性及有效性尚未确定。

【药物相互作用】 1. 本类药物与其他降糖药合用可能出现低血糖,而增高血糖水平的药物会降低本类药物的疗效。

2. 乙醇可能增加乳酸酸中毒和低血糖的风险。

【用药须知】 1. 用药期间,应随时监测肝、肾功能,稍有受损情况,应即停药。尤其对发生肾功能损害者更应警惕,因可导致乳酸酸中毒。

2. 长期应用本类药物时,应定期监测维生素 B_{12} 的血药浓度,必要时,补充维生素 B_{12}。

二甲双胍
(metformin)

本品为双胍类降糖药。

【CAS】 657-24-9

【ATC】 A10BA02

【理化性状】 1. 化学名:1,1-Dimethylbiguanide

2. 分子式:$C_4H_{11}N_5$

3. 分子量:129.16

4. 结构式

盐酸二甲双胍
(metformin hydrochloride)

别名:Glucophage、Diabetex

〖CAS〗 1115-70-4

【理化性状】 1. 本品为白色结晶。几乎不溶于丙酮和二氯甲烷,微溶于乙醇,易溶于水。

2. 化学名:1,1-Dimethylbiguanide hydrochloride

3. 分子式:$C_4H_{11}N_5 \cdot HCl$

4. 分子量:165.6

【药理作用】 见双胍类的引言。

【体内过程】 本品口服后缓慢而不完全被吸收。单剂量口服 500 mg 后的绝对生物利用度约为 50%～60%,食物对吸收稍有影响。本品几乎不与血浆蛋白结合,以原药随尿液排出。消除 $t_{1/2}$ 为 2～6 h。

【妊娠期安全等级】 B。

【剂量与用法】 1. 成人开始口服 500 mg,2～3 次/日,或 850 mg,1～2 次/日,饭后服。如有必要,可加量至 2～3 g/d。

2. 一日用量超过 2 g 时,有可能增加胃肠道不良反应的发生率。

【制剂】 片剂:0.5 g;1 g。

【贮藏】 遮光、贮存于密闭容器中。

苯乙双胍
(phenformin)

别名:降糖灵

【CAS】 114-86-3 (phenformin); 834-28-6 (phenformin hydrochloride)

【ATC】 A10BA01

【理化性状】 1. 化学名:1-Phenethylbiguanide

2. 分子式:$C_{10}H_{15}N_5$

3. 分子量:205.26

4. 结构式

【简介】 临床用其盐酸盐,商品名 Gliben。其作用等方面的资料见双胍类的引言。妊娠期妇女哺乳和儿童禁用。口服后吸收迅速,$t_{1/2}$ 为 3～5 h,主要在肝内代谢,随尿液排出。尽管常致乳酸酸中毒,欧美多国早已停用,中国于 2016 年 11 月停止使用,但仍有一些国家在使用。成人开始口服 25 mg,2 次/日,餐前服,两三天后可加量 25 mg/d,但不可超过 75 mg/d,否则易致乳酸酸中毒。

14.3.4.3 噻唑烷酮类

罗格列酮
(rosiglitazone)

别名:罗西格列酮、圣奥、太罗、文迪雅、Avandia

本品属噻唑烷二酮类抗糖尿病药。

【CAS】 122320-73-4

【ATC】 A10BG02

【理化性状】 1. 化学名:(RS)-5-[4-(2-[Methyl(pyridin-2-yl) amino]ethoxy) benzyl] thiazolidine-2,4- dione

2. 分子式:$C_{22}H_{23}N_3O_7S$

3. 分子量:357.43

4. 结构式

马来酸罗格列酮
(rosiglitazone maleate)

【CAS】 155141-29-0

【ATC】 A10BG02

【理化性状】 1. 化学名:(RS)-5-[4-(2-[Methyl(pyridin-2-yl) amino]ethoxy) benzyl] thiazolidine-2,4-dione maleate

2. 分子式:$C_{22}H_{23}N3O_7S \cdot C_4H_4O_4$

3. 分子量:473.5

盐酸罗格列酮
(rosiglitazone hydrochloride)

【CAS】 302543-62-0

【ATC】 A10BG02

【理化性状】 1. 化学名:(RS)-5-[4-(2-[Methyl(pyridin-2-yl) amino]ethoxy) benzyl] thiazolidine-2,4-dione hydrochloride

2. 分子式:$C_{22}H_{23}N_3O_7S \cdot HCl$

3. 分子量：393.89

酒石酸罗格列酮
(rosiglitazone tartrate)

〖CAS〗 302543-62-0

〖ATC〗 A10BG02

〖理化性状〗 1. 化学名：(RS)-5-[4-(2-[Methyl (pyridin-2-yl)amino]ethoxy)benzyl]thiazolidine-2,4-dione tartrate

2. 分子式：$C_{22}H_{23}N3O_7S \cdot C_4H_6O_6$

3. 分子量：507.5

罗格列酮钠
(rosiglitazone sodium)

〖CAS〗 316371-83-2

〖ATC〗 A10BG02

〖理化性状〗 1. 化学名：(RS)-5-[4-(2-[Methyl (pyridin-2-yl)amino]ethoxy)benzyl]thiazolidine-2,4-dione salt

2. 分子式：$C_{18}H_{19}N_3NaO_3S$

3. 分子量：380.42

〖用药警戒〗 1. 某些患者使用噻唑烷二酮类药（包括本品）后，有导致或加重充血性心力衰竭的危险，故不推荐有症状的心力衰竭患者使用本品，纽约心脏病学会心功能分级（NYHA 分级）为Ⅲ级或Ⅳ级的心力衰竭患者禁用本品。

2. 临床试验表明，使用本品后发生心肌缺血事件（如心绞痛或心肌梗死）的风险升高，但关于心肌缺血危险性的现有数据尚无明确结论。

〖药理作用〗 1. 本品属噻唑烷二酮类抗糖尿病药，通过提高胰岛素的敏感性而有效地控制血糖。本品为过氧化物酶体增殖激活受体 γ（PPAR-γ）的高选择性、强效激动剂。人的 PPAR 受体存在于胰岛素的主要靶组织，如肝脏、脂肪和肌肉组织中。本品可激活 PPAR-γ 核受体，可对参与葡萄糖生成、转运和利用的胰岛素反应基因的转录进行调控。此外，PPAR-γ 反应基因也参与脂肪酸代谢的调节。在临床研究中，空腹血糖和糖化血红蛋白（HbA1c）的检测结果表明，本品可改善血糖控制情况，同时伴有血胰岛素和 C 肽水平降低，也可使餐后血糖和胰岛素水平下降。本品对血糖控制的改善作用较持久，可维持达 52 周。

2. 本品的抗糖尿病作用已在 2 型糖尿病的动物模型［由于靶组织的胰岛素抵抗而出现高血糖症和（或）糖耐量下降］中得到证实，可有效地降低动物的血糖，减轻其高胰岛素血症，并可延缓其糖尿病发展。动物研究提示，本品的抗糖尿病作用是通过提高肝脏、肌肉和脂肪组织对胰岛素的敏感性，且在脂肪组织中使胰岛素调控的葡萄糖转运因子 GLUT-4 的基因表达增加。本品不会使 2 型糖尿病和（或）糖耐量减低的模型动物出现低血糖。

〖体内过程〗 1. 在治疗剂量范围内，本品的血药浓度与 AUC 随剂量增加而成比例增加。口服本品后，绝对生物利用度为 99%，达峰时间为 1 h，平均分布容积约 17.6 L，约 99.8% 本品与血浆蛋白（主要为白蛋白）结合。本品可被完全代谢，主要通过 N-去甲基和羟化作用以及与硫酸盐或葡糖醛酸结合而代谢，无原药随尿液排出。资料表明，所有代谢产物的活性均明显弱于原药，故对胰岛素敏感性的作用很低。口服或静脉给予用 $[^{14}C]$ 标记的本品后，约 64% 随尿液排出，约 23% 从粪便排出。在治疗剂量范围内，消除半衰期为 3～4 h，与剂量无关。

2. 本品的药动学不受年龄、种族的影响。在相同体质量下，女性患者口服的平均清除率较男性患者低约 6%。单服本品，女性患者的疗效较男性患者显著。肝功能不全的患者与健康受试者相比，伴有中至重度肝功能不全的 2 型糖尿病患者服药后，未结合药物的口服清除率明显降低，从而导致血中未结合药物的 C_{max} 和 AUC 分别增加 2 倍和 3 倍，且消除半衰期延长 2 h。而轻至重度肾功能不全患者与肾功能正常者相比，无显著临床差异。

〖适应证〗 用于 2 型糖尿病患者。本品可单独使用，并辅以饮食控制和运动疗法，可控制患者的血糖。如使用本品或单一其他抗糖尿病药物，并辅以饮食控制和运动疗法，但血糖控制不佳者，本品可与二甲双胍或磺酰脲类药合用。对服用推荐最大剂量的二甲双胍或磺酰脲类药，但血糖控制不佳者，如本品不能替代原抗糖尿病药，则需在原基础上再合用本品。

〖不良反应〗 1. 临床研究中，单用本品的不良反应包括上呼吸道感染、外伤、头痛、水肿、腰痛、高血糖、疲劳、鼻窦炎、腹泻、贫血、低血糖。以上事件均为轻度至中度，通常不必中断治疗。此外，亦可见白细胞计数轻度下降。

2. 在与二甲双胍合用的临床研究中，贫血的发生率为 7.1%，明显高于单用本品或与磺酰脲类药物合用，这可能与该组患者基线血红蛋白/血球压积水平较低有关。

3. 在 26 周固定剂量的双盲临床研究中，本品与胰岛素合用组水肿的发生率高于胰岛素单用组，分别为 14.7% 和 5.4%。充血性心力衰竭的初发或加重的发生率分别为胰岛素单用组 1%，胰岛素与本品

4 mg 合用组 2%，与本品 8 mg 合用组为 3%。

4. 与二甲双胍或磺酰脲类合用时，低血糖的发生率高于两药分别单用，三药合用时低血糖的发生率明显高于后两药合用。与胰岛素合用时低血糖的发生率明显高于胰岛素单用。

5. 与磺酰脲类合用时，充血性心力衰竭和肺水肿的发生率低于单用磺酰脲类；与二甲双胍、磺酰脲类（三药合用）合用时，充血性心力衰竭和肺水肿的发生率高于后两药合用。本品（4 mg 或 8 mg）与磺酰脲类药物或胰岛素合用时心力衰竭发生率增高。由于心力衰竭事件罕见故难于确定剂量相关性；但本品 8 mg（日总剂量）时的心力衰竭发生率高于 4 mg（日总剂量）。

6. 本品单用较安慰剂，与磺酰脲类药物合用较单用磺酰脲类以及与胰岛素合用较单用胰岛素食欲增加不常见。

7. 本品与二甲双胍合用较单用二甲双胍，以及与二甲双胍、磺酰脲类合用便秘发生率高；单用较安慰剂、与磺酰脲类合用较单用磺酰脲类以及与胰岛素合用较单用胰岛素便秘发生率低。便秘严重程度通常为轻至中度。

8. 本品单用较二甲双胍或格列本脲单用，骨折更常见。使用本品的女性患者骨折大多数发生在上臂、手和足。

9. 单用和与其他降糖药合用可出现体重增加，且具有剂量相关性。出现体质量异常增加的患者应检测液体蓄积和容量相关的事件（如过度水肿及充血性心力衰竭）。

10. 本品上市后，有糖尿病性黄斑水肿或糖尿病性黄斑水肿加重伴视力下降、肝酶升高超过正常上限 3 倍或以上、肝炎、血脂改变的报道，罕见本品单用或与其他抗糖尿病药物联合应用出现充血性心力衰竭及肺水肿的报道，罕见皮疹、瘙痒、荨麻疹、血管神经性水肿、过敏反应和斯-约综合征的报道。

【妊娠期安全等级】　C。

【禁忌与慎用】　1. 对本品有过敏者禁用。

2. NYHA 分级为Ⅲ级或Ⅳ级的心力衰竭、1 型糖尿病或糖尿病酮症酸中毒、既往曾有应用曲格列酮导致黄疸者、ALT＞2.5×ULN 的患者禁用。

3. NYHA 分级为Ⅰ级或Ⅱ级的心力衰竭患者（发生心血管事件的危险增加）、出现急性冠状动脉事件的患者不推荐使用（可能发生心力衰竭）。

4. 水肿患者、肝功能不全患者慎用。

5. 目前尚缺乏 18 岁以下患者用药的安全性和有效性资料，故不推荐本品用于儿童。

6. 本品可通过胎盘屏障，且可在胎儿组织中测出。妊娠期妇女禁用。由于本品可使伴有胰岛素抵抗的绝经前期和无排卵型妇女恢复排卵，因此建议患者服用本品时，需采取避孕措施。

7. 尚未明确本品能否随乳汁分泌，哺乳妇女使用时，应暂停哺乳。

【药物相互作用】　1. 与 CYP2C8 抑制药（如吉非贝齐）合用，可能升高本品的血药浓度。故合用时需要减少本品的剂量。

2. 与 CYP2C8 诱导药（如利福平）合用，可能降低本品的血药浓度。合用时，应密切监测血糖变化，调整糖尿病的治疗方案。

3. 对于服用格列本脲后病情稳定的糖尿病患者，与格列本脲合用不会改变其 24 h 的平均稳态血糖水平。

4. 与二甲双胍合用不会改变本品及二甲双胍的稳态药动学。

5. 雷尼替丁不会改变本品单剂口服或静脉给药的药动学，胃肠道 pH 值升高不影响本品的口服吸收。

6. 阿卡波糖对单剂口服本品的药动学无影响。

7. 本品主要通过 CYP2C8 代谢，极少部分经 CYP2C9 代谢，而硝苯地平和口服避孕药（炔雌醇和炔诺酮）主要经 CYP3A4 代谢，故与本品合用不会对上述药物产生具有临床意义的药动学影响。

8. 对地高辛、华法林的稳态药代动力学无影响。

9. 服用本品的 2 型糖尿病患者单次饮用中等量的乙醇，不会增加急性低血糖发生的危险性。

【剂量与用法】　1. 单药治疗通常起始用量为一次 4 mg，1 次/日。经 8～12 周治疗后，如空腹血糖控制不理想，可加量至 8 mg/d 或与二甲双胍合用。临床试验表明，一次 4 mg，2 次/日可更明显降低患者的空腹血糖和 HbA1c 水平。

2. 如在现有的治疗中加用本品，则应维持原磺酰脲类药或二甲双胍的用量并加用本品。①与磺酰脲类药物合用，本品起始用量为一次 4 mg，1 次/日。如患者出现低血糖，需减少磺酰脲类药物用量。②与二甲双胍合用，本品起始用量为一次 4 mg，1 次/日。在联合用药期间，不会发生因低血糖而须调整二甲双胍用量的情况。

3. 肾功能不全的患者单用本品不必调整剂量。由于肾功能不全患者禁用二甲双胍，故对此类患者，本品不可与二甲双胍合用。

【用药须知】　1. 服用片剂时不可掰开。

2. 饮食控制、减轻体质量和增加运动不仅是 2 型糖尿病的基本治疗方法，还有助于提高胰岛素的敏感性、保持本品的疗效。

3. 开始用药前,应先治疗影响血糖控制的疾病(如感染等)。

4. 正在使用硝酸酯类药物或胰岛素的患者不推荐加用本品。

5. 与其他噻唑烷二酮类药物类似,单用或与其他抗糖尿病药合用可引起液体潴留,有加重或导致充血性心力衰竭的危险。开始使用本品和剂量增加时,应严密监测患者心力衰竭的症状和体征(包括体质量迅速或过度增加、呼吸困难、水肿)。如出现上述症状和体征,应按心力衰竭给予控制,此外,应酌情减量或停用本品。

6. 出现急性冠状动脉事件期间应考虑停用本品。

7. 应考虑患者(特别是女性患者)接受本品治疗的骨折风险,并注意常规评估和维护患者的骨健康。

8. 用药后若出现 ALT>3×ULN 应停药。

9. 如糖尿病患者出现视力障碍,应立即诊治。

10. 目前尚无药物过量的资料,健康受试者单剂口服本品最高达 20 mg,仍可较好耐受。一旦发生药物过量,应根据患者的临床表现采取相应的处理。

11. 用药前,建议检查肝功能;用药后,应定期监测肝功能、血糖、HbA1c。

【制剂】 ①片剂(以罗格列酮计):2 mg;4 mg;8 mg。②胶囊剂(以罗格列酮计):4 mg。

【贮藏】 密封,30 ℃以下干燥处保存。

吡格列酮
(pioglitazone)

本品属噻唑烷二酮(thiazolidinedione)类降糖药。

【CAS】 111025-46-8

【ATC】 A10BG03

【理化性状】 1. 化学名:(±)-5-{ p-[2-(5-Ethyl-2-pyridyl)ethoxy]benzyl}-2,4-thiazolidinedione

2. 分子式:$C_{19}H_{20}N_2O_3S$

3. 分子量:356.44

4. 结构式

盐酸吡格列酮
(pioglitazone hydrochloride)

别名:Actos、Actase

【CAS】 112529-15-4

【理化性状】 1. 化学名:(±)-5-{ p-[2-(5-Ethyl-2-pyridyl)ethoxy]benzyl}-2,4-thiazolidinedione hydrochloride

2. 分子式:$C_{19}H_{20}N_2O_3S \cdot HCl$

3. 分子量:392.9

【药理作用】【适应证】【禁忌与慎用】【用药须知】 参见罗格列酮。

【体内过程】 在使用本品期间,血中胰岛素水平可见下降。本品在肝内主要通过 CYP2C8 和 CYP3A4 同工酶广泛代谢,也涉及其他几个同工酶如 CYP1A1(这是一种肝外的同工酶)。

【不良反应】 1. 呼吸道感染、头痛、鼻窦炎、肌痛、牙痛、糖尿病加重和咽炎。

2. 轻度水肿和贫血。

3. 偶见肌酸激酶一过性升高。

4. ALT 可增高 1~2.5 倍。

【妊娠期安全等级】 C。

【药物相互作用】 参见罗格列酮。

【剂量与用法】 成人开始口服 15~30 mg/d,顿服。如疗效不理想,可逐渐加量至 45 mg/d,不可超过 45 mg/d。

【制剂】 ①片剂:15 mg;30 mg;45 mg。②胶囊剂:15 mg;30 mg。

【贮藏】 遮光、贮于 15~20 ℃。

曲格列酮
(troglitazone)

别名:瑞泽林、Noscal、Rezulin

本品属噻唑烷二酮类降糖药。因肝毒性 1997 年从 12 月从英国撤市,2000 年从美国、日本撤市。

【CAS】 97322-87-7

【ATC】 A10BG01

【理化性状】 1. 化学名:(RS)-5-(4-[(6-Hydroxy-2,5,7,8-tetramethylchroman-2-yl)methoxy]benzyl)thiazolidine-2,4-dione

2. 分子式:$C_{24}H_{27}NO_5S$

3. 分子量:441.54

4. 结构式

【用药警戒】 本品上市后因可导致严重的不可逆的肝毒性,甚至导致肝功能衰竭,死亡。

【药理作用】 本品为噻唑烷二酮类药物,可改善胰岛素抵抗,增加人体组织对胰岛素的敏感性,增强胰岛素的作用。动物实验表明其作用靶位是通过与该过氧化物酶体增殖体活化受体(涉及胰岛素-效应基因的转录和调节脂细胞分化和脂代谢)结合而降低胰岛素的抵抗性。本品在内源性和外源性胰岛素的存在下,能降低糖原异生,改善肝脏对胰岛素的敏感性而增加肝对糖的摄取,也能改善胰岛素介导的周围糖清除作用,减少葡萄糖的输出和三酰甘油在肝脏内的合成,增加葡萄糖在骨骼肌中的吸收和利用,减少脂肪酸在脂肪组织内输出。

【体内过程】　口服吸收良好,与食物同时摄取时吸收较好,血药浓度达峰时间为 3 h,血浆 $t_{1/2}$ 为 16~34 h。本品在肝脏代谢,代谢产物有部分活性。主要由粪便排出。肝脏功能不全患者血浆药物浓度可升高数倍。

【适应证】　用于治疗 2 型糖尿病。

【妊娠期安全等级】　B。

【禁忌与慎用】　1. 嗜酒者、心力衰竭患者、任何有全身缺氧者禁用。

2. 伴有酮症酸中毒、糖尿病昏迷前期或并发感染、急性发热者禁用。

3. 哺乳期妇女使用时,应暂停哺乳。

4. 儿童用药的安全性及有效性尚未确定。

【不良反应】　不良反应可见有 ALT 轻度可逆性增高,国外在 2510 例中有 2 例出现黄疸。自 1997 年上市以来,已收到 90 例与曲格列酮相关的肝脏衰竭及 63 例死亡的报道,被多个国家撤市。

【药物相互作用】　与考来烯胺合用则会明显降低本品的吸收率,使吸收率下降 70%。与特非那丁合用,可降低后者的血药浓度。

【剂量与用法】　口服,初始剂量一次 0.2 g,1 次/日,主餐时或于两餐之间服用。在治疗 4~12 周后疗效不理想,剂量增加为一次 0.4 g,1 次/日,最大剂量为 0.6 g/d。

【用药须知】　使用本品前或使用中每 2 个月应定期检查肝脏功能,如 ALT 值比用药前上长 2~3 倍时应立即停药。

【制剂】　片剂:0.2 g。

【贮藏】　防潮,贮于 20~25 ℃。

14.3.4.4　美格列奈类

瑞格列奈
(repaglinide)

别名:诺和龙、Noronorm、Prandin、GlucoNorm、Surepost

本品为新型口服降糖药。其化学结构虽与磺酰脲类有别,但其作用模式相同。

【CAS】　135062-02-1

【ATC】　A10BX02

【理化性状】　1. 本品为近乎白色或白色的多晶型粉末。易溶于二氯甲烷和甲醇中,几乎不能溶于水。

2. 化学名:(＋)-2-Ethoxy-α-{[(S)-α-isobutyl-o-piperidinobenzyl]carbamoyl}-p-toluicacid

3. 分子式:$C_{27}H_{36}N_2O_4$

4. 分子量:452.6

5. 结构式

【药理作用】　本品具有短效的促胰岛素分泌的降糖药,刺激胰岛素释放胰岛素,使血糖水平快速下降。此作用依赖于具有胰岛分泌功能的 B 细胞。本品与其他口服促胰岛素分泌降糖药的不同在于其通过与不同的受体结合以关闭 B 细胞膜中 ATP 依赖性钾通道,使 B 细胞去极化,打开钙通道,使钙的流入增加。此过程可诱导 B 细胞分泌胰岛素。

【体内过程】　本品口服后迅速吸收,1 h 内可达血药峰值。继而血药浓度迅速下降,4~6 h 被清除。$t_{1/2}$ 约为 1 h。蛋白结合率＞98%。几乎全部被 CYP3A4 同工酶代谢失活。原药(1%)和代谢物主要随粪便排出,见于粪便中的代谢物不到 8%。

【适应证】　饮食控制、降低体重和运动都不能有效控制的 2 型糖尿病患者。

【不良反应】　1. 可引起低血糖、腹痛、腹泻、恶心、呕吐和便秘。

2. 可见转氨酶升高,多数较轻且为一过性。

3. 过敏反应可见皮肤发红、瘙痒、荨麻疹。

【妊娠期安全等级】　C。

【禁忌与慎用】　1. 对本品过敏者儿童禁用。

2. C 肽阴性的糖尿病患者禁用。

3. 伴或不伴昏迷的酮中毒患者禁用。

4. 哺乳期妇女使用时,应暂停哺乳。

【药物相互作用】　1. 合用二甲双胍可发挥协同作用,但应防止低血糖。如仍不能降低血糖水平,应考虑换用胰岛素。

2. 下列药物可增强本品的降血糖作用:MAOIs、非选择性 β 受体拮抗药、ACEIs、NSAIDs、水杨酸盐、奥曲肽、乙醇以及促合成代谢的激素。此外,β 受体拮抗药还可能掩盖低血糖症的症状,乙醇会加重或延长低血糖症状。

3. 口服避孕药、噻嗪类利尿药、皮质激素、达那唑、甲状腺素和拟交感药可减弱本品的降糖作用。

4. CYP3A4 抑制剂如酮康唑、伊曲康唑、氟康唑、红霉素等可升高本品的血药浓度。

5. CYP3A4 诱导剂如利福平、苯妥英等则会降低本品的血药浓度。

【剂量与用法】　1. 在一次进餐前 15～30 min，口服 0.5 mg，如有必要，1～2 周后可以加大用量，最大剂量为一次 4 mg，16 mg/d。

2. 接受其他口服降糖药的患者可以直接转用本品，其推荐起始量为一次 1 mg。

【用药须知】　1. 对于老年人、体弱者和营养不良者应谨慎调整用量。

2. 发生应激反应时，血糖可能会升高，应注意观察患者的症状表现。

【制剂】　片剂：0.5 mg；1 mg；2 mg。

【贮藏】　遮光，贮于 15～20 ℃。

那格列奈
（nateglinide）

别名：唐力、Starlix

本品是一种非亲胰岛素的抗糖尿病药，属于 D-苯丙氨酸衍生物。

【CAS】　105816-04-4

【ATC】　A10BX03

【理化性状】　1. 化学名：(-)-N-[(*trans*-4-Isopropylcyclohexyl)carbonyl]-D-phenylalanine

2. 分子式：$C_{19}H_{27}NO_3$

3. 分子量：317.4

4. 结构式

【药理作用】　和瑞格列奈一样，本品是由美格列奈（meglitinide）衍生的抗糖尿病药。其结构与磺酰脲类无关。和口服磺酰脲类一样，本品须在胰腺 B 细胞尚有分泌功能时使用。

【体内过程】　本品主要经 CYP2C9 和小部分的 CYP3A4 的作用而广泛代谢。体外证实，本品具有抑制甲苯磺丁脲代谢的能力，因此，可以推测本品是 CYP2C9 同工酶的抑制剂。

【适应证】　治疗 2 型糖尿病患者。

【不良反应】　1. 上呼吸道感染、腰痛、流感样综

合征、眩晕、关节痛、腹泻、意外创伤、支气管炎、咳嗽以及低血糖。

2. 低血糖发生率为 2.4％，0.3％患者因此而停药。

【妊娠期安全等级】　C。

【禁忌与慎用】　1. 对本品过敏者儿童禁用。

2. 1 型糖尿病或酮中毒患者禁用。

3. 中重度肝功能不全者慎用或禁用。

4. 哺乳期妇女使用时，应暂停哺乳。

【药物相互作用】　1. CYP2C9 和 CYP3A4 同工酶的诱导剂和抑制剂可能和本品产生相互作用，影响药物代谢。

2. 可能增加降糖作用的药物有 MAOIs、非选择性 β 受体拮抗药、NSAIDs、水杨酸盐。

3. 可能降低降糖作用的药物有皮质激素、拟交感药、格列本脲、二甲双胍、华法林。

【剂量与用法】　1. 成人开始口服 120 mg，3 次/日，餐前 0.5 h 服。维持量视疗效而定。

2. 如测知患者的 HbA1c 接近目标值，仅给予 50 mg，3 次/日。

【用药须知】　1. 要在餐前给药，如因故误餐就不必给药。

2. 在应激状态下，血糖水平会突然上升，应临时使用胰岛素；在整个应激期间，本品的效应可能会减低。

3. 应定期监测肝功能、血糖和 HbA1c。

【制剂】　片剂：60 mg；120 mg。

【贮藏】　遮光，贮于 15～20 ℃。

米格列奈
（mitiglinide）

本品为抗糖尿病药。已在日本和中国上市。

【CAS】　145375-43-5

【ATC】　A10BX08

【理化性状】　1. 化学名：(2S)-2-Benzyl-4-[(3aR，7aS)-octahydro-2H-isoindol-2-yl]-4-oxobutanoic acid

2. 分子式：$C_{19}H_{25}NO_3$

3. 分子量：315.4

4. 结构式

米格列奈钙
(mitiglinide calcium)

别名:Glufast

【CAS】　145525-41-3

【理化性状】　1. 化 学 名 :（2S）-2-Benzyl-4-〔（3aR，7aS）-octahydro-2H-isoindol-2-yl〕-4-oxobutanoic acid calcium salt

2. 分子式:$C_{38}H_{48}N_2O_6Ca \cdot 2H_2O$

3. 分子量:704.91

【药理作用】　本品与胰岛 B 细胞膜上磺酰脲受体结合,抑制胰岛 B 细胞膜上 ATP 敏感的 K^+ 通道,造成细胞去极化,细胞内 Ca^{2+} 浓度升高,从而促进胰岛素分泌,降低血糖。

【体内过程】　1. 健康成年男性餐前即刻口服单剂量本品 5 mg、10 mg 及 20 mg,给药后 $0.23 \sim 0.28$ h 达 C_{max} ,$t_{1/2}$ 约 1.2 h。

成人肾功能正常者,肾功能不全患者及慢性肾功能不全患者(本品给药前日的平均肌酐清除率分别为 113.75 ml/min、37.01 ml/min 及 3.431 ml/min),餐前即刻口服单剂量本品 10 mg,伴随肌酐清除率下降,可见 $t_{1/2}$ 延长,其他主要参数(C_{max} 、AUC_{0-inf})和肌酐清除率之间未见显著相关性。

2. 健康成年男性餐前口服单剂量本品 5 mg、1.0 mg 及 20 mg,24 h 后给药量的约 54% ~ 74% 随尿中排泄,代谢产物几乎均为与葡糖醛酸的结合物,原药不到 1%。

健康成年男性餐前口服单剂量[14C]标记的含本品水合物 11 mg 的溶液,给药 0.5 h 及 4 h 后的血浆中放射性主要来自于原药,葡糖醛酸结合物约占原药的 1/3 ~ 1/6,羟基代谢产物比例更少。此外,给药后放射性物质约 93% 随尿中排泄,约 6% 随粪便中排泄。本品在人体中通过肝脏及肾脏代谢,体外试验证明,葡糖醛酸结合物主要由肝药酶 UGT1A9 及 UGT1A3 代谢,羟基结合物主要通过 CYP2C9 代谢。

【适应证】　改善 2 型糖尿病患者餐后高血糖(仅限用于经饮食、运动疗法不能有效控制血糖的患者或在饮食、运动疗法的基础上加用 α-葡萄糖苷酶抑制剂后仍不能有效控制血糖的患者)。

【不良反应】　1. 主要为低血糖症状(5.8%),其他包括腹胀、便秘、腹泻等消化道症状以及头痛等。

2. 实验室检查异常主要包括丙酮酸升高、γ-GT、乳酸升高、ALT 升高、游离脂肪酸升高等。

3. 有报告本品给药时发生心肌梗死症状,给药时应密切观察,出现异常时应立即终止使用,并作适当处理。

【禁忌与慎用】　1. 严重酮症、糖尿病性昏迷或昏迷前期、1 型糖尿病患者(因必须输液及使用胰岛素迅速降低高血糖,所以不适于使用本品)禁用。

2. 严重感染、围手术期、重度外伤患者(因必须使用胰岛素迅速控制血糖,所以不适于使用本品)禁用。

3. 对本品成分有过敏史者禁用。

4. 妊娠期妇女或有妊娠可能的妇女禁用。

5. 肝功能不全患者(肝脏是本品的主要代谢器官之一,因此有诱发低血糖的可能。此外,有使肝功能不全患者的肝功能进一步恶化的可能)慎用。

6. 肾功能不全患者(慢性肾功能不全患者,有血浆中药物原形消除半衰期延长的报道,有诱发低血糖可能)慎用。

7. 缺血性心脏病患者(有报告发生心肌梗死)、脑垂体功能不全或肾上腺功能不全患者(有诱发低血糖的可能)、腹泻及呕吐等胃肠功能不全患者(有诱发低血糖的可能)、营养不良、饥饿及食物摄入量不足或身体虚弱(有诱发低血糖的可能)、剧烈运动(有诱发低血糖的可能)者、过度饮酒者(有诱发低血糖的可能)、老年患者(老年患者通常生理机能低下)慎用。

8. 本品可通过乳汁分泌,哺乳期妇女使用本品时应停止哺乳。

9. 儿童用药的安全性尚未确立。

【药物相互作用】　参见那格列奈。

【剂量与用法】　餐前 5 min 内口服。通常成人一次 10 mg,3 次/日。可根据患者的治疗效果酌情调整剂量。

【用药须知】　1. 本品可能导致低血糖症状,从事高空作业、汽车驾驶的患者使用时应注意。如出现低血糖症状,可使用蔗糖、葡萄糖或饮用富含葡萄糖的饮料等方法处理。但是,在联合使用 α-葡萄糖苷酶抑制剂引起低血糖时,因 α-葡萄糖苷酶抑制剂会延迟双糖类的消化吸收,故不得给予蔗糖,而应采取给予葡萄糖的处理措施。

2. 本品给药过程中应定期检查血糖,密切观察,本品给药 2 ~ 3 个月效果仍不明显,可考虑变更治疗方法。

3. 本品给药过程中存在需要停药或减量的情况,此外,还可能由于患者不重视或合并感染等因素导致效果不足或失效。故应在密切观察食物摄取量、血糖值以及是否存在感染因素等的基础上,即时决定是否适合继续给药,选择给药剂量以及更适当的药物等。

4. 本品可迅速促进胰岛素分泌。其作用位点与

磺酰脲类制剂相同,但与磺酰脲类制剂对血糖控制的协同作用及安全性尚未确认,故不可与磺酰脲类制剂合用。

5. 本品与胰岛素增敏剂(如盐酸吡格列酮)及双胍类制剂等合用的安全性及有效性尚未确立。

【制剂】　片剂:5 mg。

【贮藏】　遮光、密封,25 ℃以下保存。

14.3.4.5　α-葡萄糖苷酶抑制药

α-葡萄糖苷酶抑制药是一类以延缓肠道碳水化合物吸收而达到治疗糖尿病的口服降糖药物。α-葡萄糖苷酶抑制药不刺激 B 细胞分泌胰岛素,不抑制蛋白质和脂肪的吸收,一般不会引起营养吸收障碍,几乎没有对肝、肾的不良反应和蓄积作用。主要用于降低餐后血糖。

阿卡波糖
(acarbose)

别名:拜糖平、Glucobay
本品为生物合成的假性四糖。

【CAS】　56180-94-0

【ATC】　A10BF01

【理化性状】　1. 本品为白色或淡黄色非结晶吸湿性粉末。极易溶于水,可溶于甲醇,不溶于二氯甲烷,其5%水溶液 pH 在 5.5~7.5 之间。

2. 化学名:O-{4-Amino-4,6-dideoxy-N-[(1S,4R,5S,6S)-4,5,6-trihydroxy-3- hydroxymethylcyclohex-2-enyl]-α-D-glucopyranosyl}-(1→4)-O-α-D-glucopyranosyl-(1→4)-D-glucopyranose

3. 分子式:$C_{25}H_{43}NO_{18}$

4. 分子量:645.6

5. 结构式

【药理作用】　本品对小肠壁细胞刷状缘的 α-葡萄糖苷酶的活性具有抑制作用,从而导致肠道内多糖、寡糖或双糖的降解,使来自碳水化合物的葡萄糖的降解和吸收入血速度减慢,降低了餐后血糖水平,使平均血糖值下降。

【体内过程】　口服本品后,大部分的具有活性的原药留在胃肠内发挥其药理作用,并经消化酶和肠道细菌分解,其降解产物可于小肠下段被吸收。最后大约有 35% 的用量以代谢物的形式从肠道吸收。本品随尿和粪便排出。

【适应证】　配合饮食疗法治疗 2 型糖尿病。

【不良反应】　1. 常发生胃肠胀气和肠鸣音,偶见腹泻,极少出现腹痛。

2. 如不控制饮食,胃肠道不良反应可能加重,如控制饮食后症状仍严重,应暂时或长期减量。

3. 个别出现过敏反应,可见红斑、皮疹和荨麻疹。

4. 罕有水肿报道。

【妊娠期安全等级】　B。

【禁忌与慎用】　1. 对本品过敏者和儿童禁用。

2. 有明显消化不良和吸收障碍的慢性胃肠功能紊乱患者(如 Roem-held 综合征、严重的疝、肠梗阻和肠道溃疡)、重度肾功能不全患者禁用。

3. 对于肝功能不全的患者,加强对肝酶水平的监测,尤其在大剂量药物的使用下。

4. 哺乳期妇女使用时,应暂停哺乳。

【药物相互作用】　1. 本品虽具有抗高血糖的作用,但本身不会引起低血糖。如与其他降糖药合用就可能产生低血糖,应减少合用降糖药的剂量。

2. 个别情况下,本品可影响地高辛的生物利用度,应调整后者的剂量。

3. 服用本品期间,应避免合用新霉素、考来烯胺肠道吸附剂和消化酶类。

4. 本品可能对其他糖尿病药物具有增强作用,比如胰岛素,合用时应调整剂量。

【剂量与用法】　1. 一般起始剂量为 25 mg 或 50 mg,3 次/日,以后逐渐加量至 0.1 g,3 次/日;个别可加至 0.2 g,3 次/日。

2. 应在餐前即刻整片吞服,或随前几口食物一起服用,剂量个体化。

【用药须知】　1. 如用药 4~8 周后疗效不显,可视其耐受性增加剂量。

2. 个别患者在大剂量用药后会引起转氨酶升高,因此,应在用药的前 6~12 个月中定期监测肝功能。停药后可见恢复。

3. 如出现低血糖,应口服葡萄糖,因本品分解蔗糖为果糖和葡萄糖的速度很慢。

4. 用药期间,如食用蔗糖会使肠内酵解增加,引起腹部不适,并导致腹泻。

【制剂】　片剂:50 mg。

【贮藏】　密封、贮于凉暗处。

伏格列波糖

（voglibose）

别名：倍欣、Basen

本品为肠道内选择性双糖类水解酶 α-葡萄糖苷酶抑制剂。

【CAS】　83480-29-9

【ATC】　A10BF03

【理化性状】　1. 化学名：3,4-Dideoxy-4-{[2-hydroxy-1-(hydroxymethyl) ethyl] amino}-2-C-(hydroxymethyl)-D-epi-inositol

2. 分子式：$C_{10}H_{21}NO_7$

3. 分子量：267.3

4. 结构式

【药理作用】　本品可选择性抑制小肠壁细胞双糖类水解酶 α-葡萄糖苷酶，延迟碳水化合物分解为单糖，从而阻碍并延缓碳水化合物的吸收和降解，降低餐后高血糖。本品对小肠上皮绒毛膜刷状缘上的双糖水解酶的抑制作用非常强，而对 α-淀粉酶几乎无抑制作用。体外显示，对 β-葡萄糖苷酶无抑制作用。

【体内过程】　本品在胃肠道内几乎不被吸收，主要分布于小肠黏膜及肾组织中，在体内很少被代谢，主要以原形存在于血浆中。国外研究资料显示，健康成年男性口服一次 0.2 mg，3 次/日，连用 7 d，血及尿中均未检测出本品。健康成年男子单剂量口服 2 mg，血及尿中也未检测出本品。

【适应证】　用于改善糖尿病患者餐后高血糖。

【不良反应】　1. 单用本品或与其他糖尿病药物合用时都有可能出现低血糖。

2. 主要的副作用是腹部鼓胀感、排气增多、肠鸣、腹痛腹泻、稀便。

3. 偶见黄疸、AST 和（或）ALT 上升、乳酸脱氢酶和 γ-GT 升高、高钾血症、血清淀粉酶升高和高密度脂蛋白降低。

4. 可发生口炎、恶心、胃灼热感、畏食、腹胀、腹痛、肠鸣音增强、排气增多、稀便、便秘等，偶有口干、味觉异常、肠梗阻样症状。

5. 偶有发生瘙痒、皮疹、发热、乏力、多汗和颜面浮肿。

6. 还可见头痛、眩晕、麻痹、乏力感、发汗和脱毛。

【禁忌与慎用】　1. 严重酮症酸中毒、糖尿病昏迷或昏迷前的患者禁用。

2. 严重感染、手术前后或严重创伤患者禁用。

3. 对本品过敏者禁用。

4. 有腹部手术史或肠梗阻史的患者（因肠内气体增加，易出现肠梗阻样症状），伴有消化和吸收障碍的慢性肠道疾病患者，重度疝、结肠狭窄或溃疡以及 Roem-Held 综合征（属于慢性胃肠功能紊乱）患者禁用。

5. 正在服用其他糖尿病药物的患者（有可能引起低血糖）慎用。

6. 妊娠期妇女肝、肾功能不全患者和老年患者慎用。

7. 哺乳期妇女使用时，应暂停哺乳。

8. 儿童用药的安全性和有效性尚未确立。

【药物相互作用】　1. 与胰岛素及磺酰脲类药物合用，应考虑发生低血糖的可能性，慎重地从小剂量开始给药。

2. β 受体拮抗药、水杨酸制剂、MAOIs、贝特类调节血脂药、华法林等能增强抗糖尿病药物的降血糖作用。

3. 肾上腺素、肾上腺皮质激素和甲状腺激素能降低降糖药物的作用。

4. 本品对卡托普利、氢氯噻嗪的药动学无明显影响，但未在糖尿病患者中进行观察。

【剂量与用法】　口服，一次 0.2 mg，3 次/日，饭前服。疗效不明显时，可将剂量增至一次 0.3 mg。如发现不良反应，应根据情况减少剂量，注意观察。

【用药须知】　1. 适用本品的指征为：①经饮食疗法和运动疗法，餐后 2 h 血糖仍高于 11.1 mmol/L 者；②除进行饮食疗法和运动疗法外，还合用口服降糖药或胰岛素，空腹血糖值仍高于 7.8 mmol/L 者。

2. 如餐后 2 h 血糖已充分控制到低于 8.9 mmol/L，且饮食运动疗法或者合用胰岛或口服降糖药能控制血糖时，应停用本品，并严密观察病情变化。

3. 用药 2~3 月后疗效不显，应换用其他药。

4. 注意防范低血糖，一旦出现低血糖，应给予葡萄糖；如出现肝功能不全，应停药，并予适当对症处理。

【制剂】　片剂：0.2 mg。

【贮藏】　密闭,贮于室温干燥处。

米格列醇

(miglitol)

别名:Glyset

本品为 α-葡萄糖苷酶抑制剂。

【CAS】　72432-03-2

【ATC】　A10BF02

【理化性状】　1. 化学名:(2R,3R,4R,5S)-1-(2-Hydroxyethyl)-2-(hydroxymethyl) piperidine-3,4,5-triol

2. 分子式:$C_8H_{17}NO_5$

3. 分子量:207.22

4. 结构式

【药理作用】　本品为第二代 α-葡萄糖苷酶抑制药。本品为小分子化合物,其结构与葡萄糖相似。在食物的消化过程中,α-葡萄糖苷酶(包括麦芽糖酶、异麦芽糖酶、蔗糖酶、葡萄糖淀粉酶等)可以将食物中的多糖及低聚糖水解为单糖(包括葡萄糖)。α-葡萄糖苷酶抑制药可延缓葡萄糖的生成及吸收,从而缓解糖尿病患者餐后高血糖及其后血糖的急剧变化。本品主要作用于小肠,对结肠内碳水化合物水解影响较小,由未吸收的糖类发酵继发的胃肠道不良反应较阿卡波糖少见。

【体内过程】　本品较阿卡波糖更易在小肠吸收,口服给药的吸收程度随剂量增加而降低。口服 25 mg 药物的生物利用度为 100%,口服 100 mg 药物的生物利用度约 50%~70%,在更高剂量时吸收可达饱和。其蛋白结合率低于 4%,分布容积为 0.18 L/kg。较少在体内代谢,超过 95% 以原形随尿液排泄,剂量超过 25 mg 时,由于吸收不完全,可有少量药物经尿液重吸收。本品 $t_{1/2}$ 为 2 h。

【适应证】　用于改善糖尿病患者餐后高血糖。

【不良反应】　1. 代谢/内分泌系统　本品可影响糖原代谢,可能抑制肝糖原分解,空腹用药过量可能发生低血糖。根据本品的作用机制,空腹或餐后单独使用时都不应引起低血糖,但与磺酰脲类药物或胰岛素合用,可能导致血糖浓度进一步降低,增加了发生低血糖症的可能。

2. 消化系统　常见胃肠道反应,腹痛、腹泻、胃肠胀气的发生率可能与剂量正相关,继续治疗时,腹痛、腹泻多可缓解。

3. 血液　有血清铁浓度降低、贫血的报道。

4. 皮肤　皮疹多为一过性。

【妊娠期安全等级】　B。

【禁忌与慎用】　1. 对本品过敏者禁用。

2. 糖尿病酮症酸中毒者禁用。

3. 消化或吸收不良的慢性肠道疾病患者禁用。

4. 炎性肠病或其他使肠道产气增加的疾病禁用。

5. 肠梗阻患者禁用。

6. 本品不宜用于儿童。

7. 本品排泄至乳汁的浓度很低,对新生儿几乎没有影响的可能,但仍建议哺乳期妇女使用时,暂停哺乳。

8. 血清肌酐浓度高于 2 mg/dl 患者慎用。

【药物相互作用】　1. 与活性炭等肠道吸附剂合用,本品疗效降低,两者应避免合用。

2. 与含淀粉酶、胰酶等可分解糖类的助消化酶剂合用,本品疗效降低,应避免合用。

3. 本品可能使地高辛的血药浓度降低,两者合用时应注意监测地高辛血药浓度。

4. 本品可使格列本脲的血药浓度及 AUC 轻微降低,但该变化无显著临床意义。此外,本品与磺酰脲类降糖药合用,发生低血糖的风险增加,应引起注意。

5. 本品可使雷尼替丁的生物利用度降低约 60%,两者合用时应注意观察雷尼替丁疗效。

6. 未见本品与抗酸药、华法林、硝苯地平有明显相互作用。

【剂量与用法】　口服给药,用于 2 型糖尿病,可单用或与磺酰脲类降糖药合用。起始剂量为一次 25 mg,3 次/日,个别患者起始时需从 1 次/日逐渐增加至 3 次/日。4~8 周后可增量至一次 50 mg,3 次/日,服用 3 个月。在此期间,应测定糖化血红蛋白(HbA1c)以确定是否需加量至一次 100 mg,3 次/日(最大推荐量)。有研究认为,在 25~200 mg 范围内,疗效随剂量相应增加,但胃肠道不良反应也相应增加。单独使用本品的最佳剂量范围为一次 50~100 mg,3 次/日。

【用药须知】　1. 本品宜在每次正餐开始时服用。

2. 发生低血糖时,宜口服葡萄糖,不宜服用蔗糖,因本品可延迟蔗糖吸收。

3. 在创伤、发热、感染、手术等应激情况下,本品可能对降低血糖无效,必要时应使用胰岛素。

4. 用药期间定期监测血糖,在开始治疗时,应监测餐后 1 h 血糖水平。定期监测 HbA1c。

【制剂】　片剂:25 mg;50 mg;100 mg。

【贮藏】　贮于15～30 ℃。

14.3.4.6　二肽基肽酶Ⅳ(DPP-4)抑制药

由于DPP-4抑制药能够增强许多种肽类激素、化学增活素的生理功能,因此对于多种疾病均具有治疗作用。对于2型糖尿病患者,本类药品在胰岛B细胞的保护效应将有助于部分恢复2型糖尿病患者受损的胰岛素分泌功能。和其他类型的药物联合治疗时,特别是增强胰岛素作用的药物如胰岛素增敏剂将获得显著的效果。由于肥胖引起GLP-1分泌作用水平低于正常的个体,2型糖尿病患者使用DPP-4抑制剂治疗可以恢复内源性GLP-1的活性并达到正常水平,因而提供了优秀的治疗效果,目前已有9个药品上市,尚有几个Ⅱ期临床试验的药品令人期待。

西格列汀

(sitagliptin)

别名:捷诺维、Januvia

本品是一种DPP-4抑制剂。

【CAS】　486460-32-6 (sitagliptin); 654671-78-0 (sitagliptin phosphate); 654671-77-9 (sitagliptin phosphate monohydrate)。

【ATC】　【理化性状】　1. 化学名:7-[(3R)-3-Amino-4-(2, 4, 5-trifluorophenyl) butanoyl]-3-(trifluoromethyl)-5,6,7,8- tetrahydro-1,2,4-triazolo[4,3-a]pyrazine monophosphate monohydrate

2. 分子式:$C_{16}H_{15}F_6N_5O \cdot H_3O_4P \cdot H_2O$

3. 分子量:523.3

4. 结构式

(sitagliptin)

【药理作用】　在患有2型糖尿病的患者中,本品可通过减慢肠促胰岛素激素的失活而发挥其治疗作用。通过本品可升高具有活性且完整的激素浓度,因此,可增加并延长上述激素的作用。肠促胰岛素激素[包括高血糖素样肽1(GLP-1)和葡萄糖-依赖的肠促胰岛素的多肽(GIP)]通过肠释放,其水平随食物的种类升高。这些激素可通过酶(DPP-4)快速被激活。肠促胰岛素是使葡萄糖内环境稳定的生理调节内源性系统的一部分。当血糖浓度处于正常或升高时,GLP-1和GIP可增加胰岛素的合成和释放。

通过增加和延长活性的肠促胰岛素激素水平,本品在循环中以葡萄糖-依赖的方式,增加胰岛素的释放并降低高血糖素的水平。体外研究证实,在接近治疗剂量所达到的浓度时,本品对DPP-4具有选择性且不抑制DPP-8或DPP-9的活性。

【体内过程】　1. 给健康志愿者口服本品100 mg后迅速被吸收。给药后1～4 h可达C_{max}。本品的平均AUC与剂量成比例增加。健康志愿者口服本品100 mg后,本品的平均AUC为8.52(μmol · h)/ml,C_{max}为950 μmol/L,表观终末$t_{1/2}$为12.4 h。多次使用100 mg后,在稳态和首次剂量相比时,本品的AUC增加接近14%。在个体自身和个体之间,本品AUC的变异系数很小(5.8%～15.1%)。在健康志愿者和2型糖尿病患者之间,本品的药动学一般是相似的。本品的绝对生物利用度接近87%。由于高脂饮食不会对药动学产生影响,所以本品与或不与食物同服均可。给健康志愿者静脉注射单剂量本品100 mg后,其稳态时的平均分布容积接近198 L。本品与血浆蛋白可逆结合的比例很低(38%)。

2. 本品随尿液排出的原药接近79%,代谢物接近16%。6种代谢物都只有痕量被检出,都不会有助于本品的作用。体外研究表明,本品少量代谢的主要酶是CYP3A4,CYP2C8也有帮助。在口服本品后1周内,随尿液排出用药量的87%,随粪便排出13%。肾清除率接近350 ml/min。本品主要经肾排出,还包括肾小管主动分泌。本品是一种人体有机阴离子运载体-3(hOAT-3)的底物,此运载体可能涉及本品的肾清除。hOAT-3在本品运载中的临床关联性尚未确定。本品也是P-糖蛋白的底物,这也可能介导本品的肾清除。然而,环孢素是一种P-糖蛋白抑制剂,却并不减少本品的肾清除率。

【适应证】　1. 作为饮食和运动治疗的辅助手段以改善2型糖尿病患者血糖控制水平。

2. 当单用本品联合饮食及运动疗法不能完全控制2型糖尿病患者的血糖时,可联合二甲双胍或PPARγ(噻唑烷二酮类)改善血糖水平。

3. 本品不可用于1型糖尿病患者或糖尿病酮症酸中毒的治疗。

【不良反应】　1. 单用本品可引起鼻咽炎、鼻漏、鼻塞、胃部不适、腹泻。

2. 合用二甲双胍时,可引起头痛、上呼吸道感染。

3. 过敏反应包括面部、口唇、舌和胸部肿胀,由此而引发呼吸困难、吞咽困难、红疹、荨麻疹。

【妊娠期安全等级】　B。

【禁忌与慎用】　1. 对本品过敏者禁用。

2. 有明显药物过敏史者慎用。

3. 哺乳期妇女应慎用本品。

4. 儿童的有效性和安全性尚未确定。

【药物相互作用】　1. 本品合用地高辛 10 d，后者的 AUC 约增加 11%，C_{max} 增加 18%，但不必调整两者的剂量。

2. 本品不是 CYP 同工酶（包括 CYP1A2，CYP3A4，CYP2B6，CYP2C9，CYP2D6，CYP2C8，CYP2C19）的抑制剂，也不是 CYP3A4 的诱导剂。

3. 本品是 P-糖蛋白的底物，但不抑制 P-糖蛋白介导的地高辛转运。

4. 本品与血浆蛋白的结合并不广泛，因此，本品通过血浆蛋白结合置换介导的药物相互作用非常少。

【剂量与用法】　1. 单用本品的推荐剂量是 100 mg，1 次/日，也可合用二甲双胍或一种噻唑烷二酮类药物，与或不与食物同服均可。

2. 轻度肾功能不全患者（Ccr≥50 ml/min），不必调整剂量；中度肾功能不全患者（Ccr30～49 ml/min），剂量为一次 50 mg/次，1 次/日；重度肾功能不全患者（Ccr<30 ml/min）或晚期肾病且需要血透或腹透者剂量仅用一次 25 mg，1 次/日，不论何时透析，都可使用本品。在开始使用本品之前，必须先检查肾功能，且以后还要定期复查。

【用药须知】　1. 单用本品必须要配合饮食和适当的运动，并定期复查血糖和 HbA1c 水平。如单药治疗无明显效果，就应考虑合用二甲双胍或任何一种噻唑烷二酮类药物。

2. 针对本品，用前必须详读本品的使用说明书。

3. 如果出现严重的不良反应，应考虑及时停药。

4. 应告知接受本品的患者，出现任何不良反应，患者都应及时向医师或药师报告。

5. 本品属上市新药，应做好上市后的再评估工作。

【制剂】　片剂：25 mg；50 mg；100 mg。

【贮藏】　贮于 20～25 ℃。

奥格列汀

(omarigliptin)

别名：Marizev

本品是一种 DPP-4 抑制药，于 2015 年 11 月在日本批准上市。

【CAS】　1226781-44-7

【理化性状】　1. 本品为白色粉末，微溶于乙腈，不易溶于甲醇，难溶于乙酸异丙酯、水。

2. 化学名：(2R,3S,5R)-2-(2,5-Difluorophenyl)-5-［2-(methylsulfonyl)-2,6-dihydropyrrolo［3,4-c］pyrazol-5(4H)-yl］tetrahydro-2H-pyran-3-amine

3. 分子式：$C_{17}H_{20}F_2N_4O_3S$

4. 分子量：398.43

5. 结构式

【药理作用】　胰高血糖素样肽-1（GLP-1）在餐后从肠道生成，促进胰岛 B 细胞分泌胰岛素，抑制胰岛 A 细胞分泌胰高血糖素，调节餐后血糖。本品可使二肽基肽酶 4（DDP-4）失活，抑制 GLP-1 的分解，通过升高活性 GLP-1 的血浆浓度，从而发挥控制血糖的作用。

【体内过程】　1. 吸收　健康成人口服本品 25 mg，1.0 h 后可达 C_{max}，血药浓度呈现一个快速分布相和一个缓慢的消除相。健康成人口服本品每周一次 25 mg，重复给药 3 周，达稳态后，C_{max} 为 700.63 nmol/L，AUC_{0-168h} 为 22.31 μmol/L·h。健康成人分别在空腹时和餐后单次口服本品 25 mg，餐后服药的 T_{max} 与空腹时相比从 1.5 h 延长至 3.0 h，$AUC_{0-\infty}$ 及 C_{max} 不受进食影响。

2. 分布　健康成人口服本品 25 mg 后的表观分布容积为 591 L。血浆蛋白结合率随血药浓度升高而降低，1 nmol/L 时为 75%、1000 nmol/L 时为 24%。

3. 代谢　给予放射性标记的本品，单次口服本品 25 mg，168 h 内尿液中累积回收的放射性物质中 89.1% 为原药，还有 4 种少量代谢物（约 0.8%～2.6%），血浆中没有发现代谢物。

4. 消除　本品主要由肾脏排泄，肾小球滤过以及再吸收参与排泄。本品的消除 $t_{1/2(0-72h)}$ 为 38.89 h，肾清除率为 2.28 L/h。粪便和尿液中原药的排泄率分别为 3% 及 74%。

【适应证】　用于治疗 2 型糖尿病。

【不良反应】　偶见低血糖、便秘、腹泻、湿疹、肠梗阻、急性胰腺炎、肝酶升高。

【妊娠期安全等级】　C。

【禁忌与慎用】　1. 对本品过敏者禁用。

2. 酮酸症中毒、高渗昏迷、严重感染、严重外伤、外科大手术患者禁用。

3. 重度肾功能不全、终末期肾病的患者慎用。

4. 以下患者慎用（容易引起低血糖）。

(1) 脑下垂体功能不全、肾上腺素功能不全的患者。

(2) 营养不良状态、饥饿状态、不规则饮食习惯、食物摄取量不足或者虚弱状态的患者。

（3）进行剧烈活动的患者。

（4）酗酒者。

【药物相互作用】

1. 本品主要由肾脏以原型排泄，肾小球滤过以及重吸收参与排泄。

2. 与其他降糖药合用会增加低血糖的发生率。

【剂量与用法】

1. 成人口服一次 25 mg，一周 1 次。

2. 重度肾功能不全/终末期肾病的患者（Ccr<30 ml/min）的推荐剂量为 12.5 mg，一周 1 次。

【用药须知】

1. 正在服用本品时，应向患者充分说明低血糖症状及其处理方法。尤其在使用胰岛素或胰岛素促分泌素的情况时，考虑降低胰岛素或胰岛素促分泌素的剂量以降低低血糖风险。

2. 本品只用于已明确诊断为糖尿病的患者，必须注意除糖尿病外的葡萄糖耐量异常和尿糖阳性等也会出现糖尿病样症状（肾性糖尿、老年性糖代谢异常、甲状腺功能异常等）。

3. 本品只适用于经饮食疗法和（或）运动疗法等糖尿病基本疗法而达不到充分效果的患者。

4. 服用本品期间应定期检查血糖值等，确认其药效。如果服用 3 个月还未达到满意效果时，应及时改用其他药物。

5. 在用药期间，可出现下列情况：不再需要继续用药、需要减少剂量，或由于患者不节制或合并感染等情况下导致治疗效果减弱或没有治疗效果。因此，应注意饮食摄取量、体重变化、血糖、有无感染存在的情况。应注意经常评估是否需要继续用药，服用剂量及是否需要重新选择药物等。

6. 服用本品会出现低血糖症状，注意不要开车或者高空作业。

7. 本品是每周服用一次的口服药品，停药后作用也将持续，应注意血糖变化和副作用的情况。同时，本品服用停止后换用其他的降糖药时，可以根据血糖管理情况考虑服药的开始时间和用量。

8. 与胰岛素合用的临床效果及安全性尚未确立。

9. 由于本品和 GLP-1 受体激动剂都是通过 GLP-1 达到降低血糖的作用。两者合用的临床经验少，尚未确立有效性及安全性。

【制剂】　片剂：12.5 mg；25 mg。

【贮藏】　室温保存。

维格列汀
（vildagliptin）

别名：维达列汀、维他列汀、佳维乐、Equa、Galvus、NVP-LAF-237、LAF-237

本品为高选择性 DPP-4 抑制药。临床用其 S-对映体。

【CAS】　274901-16-5

【ATC】　A10BH02

【理化性状】　1. 本品为淡黄色或浅灰色粉末，具有 1 个手性中心。熔点 153～155 ℃，溶于水和极性有机溶剂。

2. 化学名称：（S）-1-[2-(3-Hydroxyadamantan-1-ylamino)acetyl]pyrrolidine- 2-carbonitrile

3. 分子式：$C_{17}H_{25}N_3O_2$

4. 分子量：303.40

5. 结构式

【药理作用】　1. 本品为新型口服抗糖尿病药物，是 DPP-4 选择性的可逆抑制药，此酶可钝化肠促胰岛素、胰高糖素样肽-1（GLP-1）和葡萄糖促胰岛素多肽（GIP），对 DPP-4 的抑制使这些激素水平升高，对维持葡萄糖水平的动态平衡非常重要。

2. 本品通过增加上述内源性肠降血糖素的水平，增加 B 细胞对葡萄糖的敏感性，导致葡萄糖依赖性分泌改善。

3. 通过升高内源性 GLP-1 水平，同样地本品还可增加 A 细胞对葡萄糖的敏感性，增加对胰高血糖素的分泌。

4. 高血糖时，由于肠降血糖素的水平升高，胰岛素/胰高血糖素的比率升高造成空腹血糖及餐后肝葡萄糖生成降低，导致血糖降低。本品会增强这种作用。

【体内过程】　1. 口服给药后本品快速吸收，在所有物种中的生物利用度均较高，在实验动物和人群中的药动学参数无明显差异。

2. 临床试验中，本品空腹口服后，其中位 T_{max} 约为 1.5 h，平均绝对口服生物利用度为 85%。Caco-2 单层细胞的体外试验证明，本品为 P-糖蛋白的底物，但亲和力较低。然而本品片剂与高脂肪餐服用时吸收速率会减慢，吸收程度也有轻度降低。禁食状态的 T_{max} 为 1.75 h，高脂肪餐 T_{max} 延长至 2.5 h，高脂肪

餐 C_{max} 下降 19％，AUC 下降 10％。这些效应并无临床意义。本品是否与食物同服均可。2 型糖尿病患者的 AUC$(2160\pm520(ng\cdot h)/ml,n=71)$ 与健康志愿者的 AUC $(2275\pm(459\,ng\cdot h)/ml,n=150)$ 无明显差异。

3. 本品与人血浆蛋白结合率较低(9.3％)，在血浆和红细胞中等量分布。分布容积 (V_{ss}) 为 (70.7 ± 16.1) L,提示本品能够在血管外组织隔间里分布。本品与蛋白发生置换相关药物间的相互作用的可能性小。

4. 本品主要通过代谢作用和随后从泌尿系统排泄而被消除。给予 $[^{14}C]$ 标记的本品口服溶液,剂量的 (85.4 ± 4.4)％随尿液排出,(14.8 ± 3.5)％随粪便排泄。静脉给药后约 33％ 的剂量以原形随尿排泄。经静脉给予 25 mg,平均总血浆清除率(CL)为 (40.6 ± 8.97) L/h,肾清除率(CL)为 (13.0 ± 2.35) L/h(>216 ml/min)。因此,本品在某种程度上是通过主动转运蛋白经肾小管分泌排出本品的。口服本品 $50\sim100$ mg,其平均 $t_{1/2}$ 约为 $2\sim3$ h。

5. 本品通过多种途径代谢。因为仅 1/3 剂量以原形回收。M20.7 或称 LAY151 是主要非活性代谢物,血浆暴露量为原药的 3 倍。很少部分经葡糖醛酸化代谢的,还不到给药剂量的 5％,氧化作用仅占给药剂量的 1.6％。多种组织能水解本品产生代谢产物 LAY151。CYP 同工酶在本品代谢中只起较小的作用,其他药物与本品发生代谢相互作用的可能性非常小。现有数据表明,本品为 S-异构体,不能转化为 D-异构体。

6. 本品药动学大致与剂量成比例。单剂量 $25\sim600$ mg 和多剂量 $25\sim400$ mg 相比,前者在 AUC 和 C_{max} 上的增加较后者少,且与线性的偏差也较小,剂量增加 2 倍,AUC 增加 2.2 倍。单剂量 $25\sim200$ mg,给药 10 d,本品无蓄积。提示本品清除率无时间依赖性。

7. 给予健康志愿者单次口服剂量后,AUC 个体之间的变异系数范围为 15％～20％,C_{max} 约为 25％。CL 的个体之间变异系数为 42％。与健康受试者相比,本品的药动学与糖尿病患者相似。

8. 在肾功能不全患者中,本品的总体清除率下降。在轻度、中度、在重度肾功能不全患者中,本品的 AUC 分别增加 1.4、1.7 和 2 倍。虽然肾清除率与肾功能有较密切的相互关系,但肾功能(以肌酐清除率确定)和本品的总体清除率却有差异。本品可能通过肾小球滤过、肾小管分泌、肾代谢(水解作用)清除,但肾小球滤过率(GFR)可能不能很好地预测到本品的代谢作用。LAY151 的暴露量可增加多倍,并与肾功能密切相关。在轻度、中度、重度肾功能不全、ESRD 患者中本品主要代谢产物(LAY151)的 AUC_{0-24} 分别为正常肾功能者的 1.6、2.4、5.4 和 6.7 倍。

9. 肝功能不全对本品药动学具有限制性影响,对轻度和中度肝功能不全的患者则无影响,本品对重度肝功能不全患者的 AUC 仅增加 22％。肝功能不全的患者,LAY151 的 AUC 可见增加,重度肝功能不全患者,LAY151 的暴露量会增加 2 倍。轻度和中度肝功能不全的患者中不必调整剂量。性别、年龄、体重和种族对本品的暴露量无临床显著影响。尚未在儿童和青少年中评估本品的药动学。

【适应证】 1. 安慰剂对照研究表明,本品单药治疗 2 型糖尿病患者可使空腹和餐后血糖显著降低,糖化血红蛋白(HbA1c)降低呈剂量依赖性。

2. 本品合用二甲双胍,用于治疗饮食控制及锻炼不能有效控制血糖,且二甲双胍的最大耐受剂量仍不能有效控制血糖的 2 型糖尿病。

3. 本品与磺酰脲类合用,用于单用磺酰脲类药物最大耐受剂量仍不能有效控制血糖(且由于禁忌或不耐受等原因不适合使用二甲双胍)的 2 型糖尿病。

4. 与噻唑烷二酮类合用,用于不能有效控制血糖,且适合使用噻唑烷二酮类药物的患者。

【不良反应】 1. 单药研究中,发生的不良反应包括头晕、头痛、外周水肿,便秘、鼻咽炎、上呼吸道感染和关节痛。本品 50 mg,2 次/日,有由于传染和感染(流行性感冒、支气管炎、鼻咽炎)引起的严重不良事件和神经系统病症的报道。

2. 本品 100 mg 联合二甲双胍$(n=208)$治疗的患者,报道的不良反应包括震颤、头痛、头晕、疲劳和恶心。

3. 格列美脲$(n=170)$与本品合用,常见的不良反应包括震颤、头痛、头晕、无力、鼻咽炎和便秘。

4. 匹格列酮与本品合用常见体重增加、头痛、无力及外周性水肿。

5. 高剂量本品(400 mg 或 600 mg)可致外周水肿、四肢疼痛、肌痛和感觉异常的发生呈剂量依赖性。

6. 本品上市后报道的药物不良反应有荨麻疹(发生频率未知)。

【禁忌与慎用】 1. 对本品任一成分过敏者禁用。

2. 本品不能作为胰岛素的替代品用于需要补充胰岛素的患者。也不适用于 1 型糖尿病患者,更不能用于治疗糖尿病酮症酸中毒。

3. 轻度肾功能不全患者不必调整给药剂量,中、重度肾功能不全或血液透析的终末期肾病(ESRD)患者不推荐使用本品。

4. 轻、中度肝功能不全的患者不必调整给药剂量,重度肝功能不全的患者不推荐使用本品。

5. 老年患者不必调整剂量,≥75 岁患者慎用。

6. 本品在儿童中的研究尚未进行,不推荐使用。

7. 本品用于妊娠期妇女的相关数据较少,妊娠期禁用。

8. 动物实验的结果显示,本品能够通过乳汁分泌。尚未知是否可分泌到人的乳汁。哺乳期不推荐使用。

【药物相互作用】　1. 药效学的药物相互作用显示,本品联合速效胰岛素促泌剂那格列奈或胰岛素增敏剂吡格列酮,可导致对一些与血糖的相关参数的效应出现相加作用或超过相加作用。

2. 体内研究证明,本品与其他抗糖尿病药物(格列本脲、匹格列酮、二甲双胍),一些心血管药物(氨氯地平、缬沙坦、雷米普利、HMG-CoA 还原酶抑制剂),和治疗窗窄的药物地高辛、华法林无临床意义的相互作用。

3. 本品不是 CYP 的底物,其对 CYP 酶无诱导或抑制作用,与其他药物发生相互作用的可能性较低。

4. 与其他口服降糖药类似,本品降糖作用可能会受到某些特定药物的影响而减弱,这些药物包括噻嗪类利尿剂、皮质激素、甲状腺激素和拟交感神经药物。

【剂量与用法】　1. 与二甲双胍或噻唑烷二酮类合用推荐剂量为 100 mg,1 次/日;或等分为 2 个 50 mg 剂量,早、晚各 1 次。

2. 合用磺酰脲类时推荐剂量为 50 mg,早晨服用。100 mg 的剂量并不增加疗效。

【用药须知】　1. 使用本品的极少数患者有肝功能不全(包括肝炎)报道,一般未出现临床症状且无后遗症,停药后肝功能检测结果均能恢复正常。

2. 本品给药前应对患者进行肝功能检测,以了解患者的基线情况。当患者的 AST 或 ALT>3× ULN 或持续升高时,建议停药。出现黄疸或其他提示肝功能不全症状的患者应停药。即使肝功能检测结果恢复正常,也不可再使用。

3. 由于在充血性心力衰竭患者中使用本品的经验有限,此类患者应慎用。

4. 临床前毒理学研究中,曾观察到猴四肢皮肤损伤,包括水疱和溃疡。尽管在临床研究中未观察

到皮肤损伤的发生率异常增加,但是在合并有糖尿病皮肤并发症的患者中使用本品的经验仍较为有限。因此,建议使用本品的糖尿病患者进行常规护理的同时,应特别注意监测其皮肤病变(如水疱或溃疡)的情况。

5. 本品片剂中含有乳糖。有罕见遗传疾病的患者,包括半乳糖不耐症、Lapp 乳糖酶缺乏症或葡萄糖-半乳糖吸收异常患者,不能服用本品。

6. 目前尚无本品对患者驾车和操控机器能力影响的研究。服药后,当患者出现眩晕时,应避免驾车或操控机器。

7. 如漏服 1 剂,当记起时立即服用,同一日内不能服用双倍剂量。

【制剂】　片剂:50 mg;100 mg。

【贮藏】　防潮,贮于 10～30 ℃。

利格列汀
(linagliptin)

别名:利纳利汀、欧唐宁、Tradjenta

本品是一种口服有效的 DPP-4 抑制药。

【CAS】　668270-12-0

【ATC】　A10BH05

【理化性状】　1. 本品为白色至黄色无或仅具轻微吸湿性固体,微溶于水(0.9 mg/ml)、丙酮和辛醇,溶于甲醇,难溶于乙醇。

2. 化学名:8-[(3R)-3-Aminopiperidin-1-yl]-7-(but-2-yn-1-yl)-3-methyl-1-[(4-methylquinazolin-2-yl)methyl]-2,3,6,7-tetrahydro-1H-purine-2,6-dione

3. 分子式:$C_{25}H_{28}N_8O_2$

4. 分子量:472.54

5. 结构式

【药理作用】　1. DPP-4 是胰高血糖素样肽-1(GLP-1)和葡萄糖依赖性促胰岛素多肽(GIP)的降解酶。本品是一种口服有效的 DPP-4 酶抑制剂,通过抑制 DPP-4 酶可增加具有活性的肠降糖激素的浓度,并以葡萄糖依赖方式刺激胰岛素释放并降低循环中胰高血糖素的水平。两种肠降糖激素都涉及葡萄糖的生理调节。肠降糖激素在全天中以低水平分泌,但进餐后水平立即升高。

2. GLP-1 和 GIP 都可增加胰岛素的生物合成,在正常及高血糖水平下促进胰岛 B 细胞分泌胰岛

素。此外,GLP-1 还能降低从胰岛 A 细胞分泌胰高血糖素,导致葡萄糖从肝脏的输出量减少。

【体内过程】 1. 本品的药动学在健康受试者中和 2 型糖尿病患者中相似。口服推荐剂量 1.5 h 后可达血药峰值,平均药时曲线下面积(AUC)为 139 (nmol·h)/L,最大浓度(C_{max})为 8.9 nmol/L。

2. 血浆浓度降低至少是以双时相的方式,终末 $t_{1/2}$ 较长(>100 h),这和本品与 DPP-4 的饱和结合有关。延长的消除相并不会导致药物蓄积。多次给药 5 mg,有效 $t_{1/2}$ 约为 12 h。一次 5 mg,1 次/日,给药 3 次后本品的血药浓度可达稳态。稳态 C_{max} 和 AUC 约为首次给药的 1.3 倍。高脂饮食可使 C_{max} 降低 15%,AUC 升高 4%。

3. 口服本品的绝对生物利用度接近 30%,单次静脉注射本品 5 mg,其表观分布容积约为 1110 L,显示本品广泛分布于各种组织中。本品的血浆蛋白结合率呈浓度依赖性,1 nmol/L 约占 99%,在 ≥30 nmol/L 时则降低至 75%~89%,反映与 DPP-4 结合可因本品浓度高而饱和。DPP-4 在高浓度可被完全饱和,70%~80% 的本品仍旧与血浆蛋白结合,而 20%~30% 则游离于血浆中。在肝或肾功能不全患者中,血浆蛋白结合率与常人无差异。

4. 给药后,大多数(约 90%)的原药被排泄,表明代谢是次要消除途径。小部分本品被代谢为无活性的产物,代谢产物在稳态时相当于本品的 13.3%。

5. 口服给予[14C]标记的本品后,在给药 4 d 内接近 85% 给予的放射性物质通过肝肠系统(80%)或尿(5%)消除。稳态时的肾清除率约为 70 ml/min。

【适应证】 用于成年 2 型糖尿病患者,作为膳食和运动的辅助治疗,改善血糖控制。

【不良反应】 1. 与磺酰脲类合用可能发生泌尿道感染及高三酰甘油血症。

2. 与吡格列酮合用可能发生高脂血症,体重增加。

3. 与基础胰岛素合用,可能发生便秘。

4. 其他不良反应包括超敏性,如荨麻疹,血管神经性水肿,局部皮肤脱落,或支气管超敏性和肌痛。

5. 胰腺炎。

6. 低血糖症。

妊娠期安全等级 B

【禁忌与慎用】 1. 对本品过敏患者禁用。

2. 尚未明确是否对未出生的婴儿有害,妊娠期妇女慎用。

3. 尚未明确是否会通过乳汁分泌,哺乳期妇女慎用。

4. 1 型糖尿病患者或糖尿病酮症酸中毒者不应使用。

5. 本品在儿童患者中的安全性与有效性尚未确定。

【药物相互作用】 与 P-糖蛋白/CYP3A4 诱导剂联合给药(如与利福平)可能降低本品的疗效。强烈建议变更治疗。

【剂量与用法】 推荐剂量 5 mg,1 次/日。是否与食物同服均可。

【用药须知】 1. 当与胰岛素促泌剂(如磺酰脲类)使用时,应降低胰岛素促泌剂的剂量以降低低血糖的风险。

2. 如药物过量,可以采用通常的支持性措施,如从胃肠道去除未吸收物质,采用临床监护。通过血液透析或腹膜内透析不能清除本品。

【制剂】 片剂:5 mg。

【贮藏】 贮于 25 ℃下,短程携带允许存于 15~30 ℃。保存于儿童不能触及的地方。

阿格列汀

(alogliptin)

别名:尼欣那、Nesina、Vipidia

本品是一种口服有效的 DPP-4 抑制药,临床用其苯甲酸盐。

【CAS】 850649-62-6

【ATC】 A10BH04

【理化性状】 1. 本品苯甲酸盐为白色至类白色结晶性粉末,溶于二甲基亚砜,难溶于水和甲醇,微溶于乙醇,极微溶于辛醇和乙酸异丙酯。

2. 化学名:2-({6-[(3R)-3-Aminopiperidin-1-yl]-3-methyl-2,4-dioxo-3,4-dihydropyrimidin-1(2H)-yl}methyl)benzonitrile

3. 分子式:$C_{18}H_{21}N_5O_2$

4. 分子量:339.39

5. 结构式

【药理作用】 高度选择性地显著抑制 DPP-4,延缓胰高血糖素样肽-1(glucagon-like peptide-1,GLP-1)的灭活。GLP-1 有助于改善胰岛 B 细胞功能,增加胰岛素分泌。

【体内过程】 1. 本品口服的生物利用度接近

100％。进食对本品的吸收无影响。

2. 静脉注射 12.5 mg 后，分布容积为 417 L，提示本品广泛分布于组织内。蛋白结合率为 20％。

3. 本品在体内代谢不广泛，约 60％～70％的给药剂量随尿液和粪便排泄。口服后，鉴定出的两种少量的代谢产物，N-去甲基阿格列汀（＜原药的 1％）和 N-乙酰化阿格列汀（＜原药的 6％）。N-去甲基阿格列汀的活性与原药相似。N-乙酰化阿格列汀无活性。体外实验显示 CYP2D6 和 CYP3A4 介导本品的代谢。本品主要以 R-对映体存在。口服 25 mg 后，S-对映体在体内检测不到。

4. 口服给予[14C]标记的本品后，89％的剂量通过随粪便 13％）或尿液（76％）排泄。肾清除率约为 9.6 L/h。总体清除率为 14.0 L/h。

5. 轻度肾功能不全患者，本品的 AUC 升高 1.2 倍，中度肾功能不全患者 AUC 升高 2 倍，重度肾功能不全患者 AUC 升高 3～4 倍。轻度肝功能不全患者 AUC 降低 10％，但无临床意义。

【适应证】　用于成年 2 型糖尿病患者，作为膳食和运动的辅助治疗，改善血糖控制。

【不良反应】　1. 常见鼻咽炎、头痛和上呼吸道感染。

2. 其他不良反应包括过敏反应、胰腺炎、低血糖。

3. 上市后有过敏反应，包括荨麻疹、血管神经性水肿、皮疹，严重皮肤反应，如斯-约综合征，肝酶升高，爆发性肝功能衰竭，急性胰腺炎。

【妊娠期安全等级】　B。

【禁忌与慎用】　参见西格列汀。

【药物相互作用】　与 CYP3A4 诱导剂或抑制剂无相互作用。

【剂量与用法】　推荐剂量 25 mg，1 次/日。与否和食物同服均可。重度肾功能不全患者降低剂量至 12.5 mg/d，重度肾功能不全患者降低剂量至 6.25 mg/d。

【用药须知】　1. 密切监测患者胰腺炎的症状和体征，如出现，应立即停药。

2. 如出现肝损害的症状和体征，应停药，并立即进行肝功能检查。

3. 如与胰岛素或胰岛素促泌剂合用，低血糖的风险增加，应降低合用药物的剂量。

【制剂】　片剂：6.25 mg；12.5 mg；25 mg。

【贮藏】　贮于 25 ℃下，短程携带允许存于 15～30 ℃。保存于儿童不能触及的地方。

阿那格列汀
（anagliptin）

别名：Suiny

本品是一种 DPP-4 抑制药，于 2012 年 11 月在日本批准上市。

【CAS】　739366-20-2。

【理化性状】　1. 本品为白色或淡黄色结晶性粉末。极易溶于水，易溶于甲醇或乙腈，易微溶于乙醇，微溶于 2-丙醇，极微溶于己烷。

2. 化学名：N-[2-({2-[(2S)-2-Cyanopyrrolidin-1-yl]-2-oxoethyl} amino)-2-methylpropyl]-2-methylpyrazolo[1,5-a]pyrimidine-6-carboxamide。

3. 分子式：$C_{19}H_{25}N_7O_2$

4. 分子量：383.45

5. 结构式

【药理作用】　胰高血糖素样肽-1（GLP-1）在餐后从肠道生成，促进胰岛 B 细胞分泌胰岛素，抑制胰岛 A 细胞分泌胰高血糖素，调节餐后血糖。本品可使二肽基肽酶 4（DDP-4）失活，抑制 GLP-1 的分解，通过增加活性 GLP-1 的血浆浓度，从而发挥控制血糖的作用。

【体内过程】　1. 吸收　健康成人单次口服本品 100 mg 和 200 mg 后，分别在 0.92 h 和 1.8 h 达 C_{max}，血药浓度呈现一个快速分布相和一个缓慢的消除相。健康成人口服本品 200 mg，2 次/日（早晚餐前），连续口服 7 d，第 2 天达稳态后，C_{max} 为 1200 ng/ml，$AUC_{0-\infty}$ 为 4890（ng·h）/ml。健康成人在餐后单次口服本品 100 mg，与空腹时的 C_{max} 和 $AUC_{0-24 h}$ 相比较，分别降低 15％和 12％。

2. 分布　健康成人单次口服本品 10～400 mg 后的表观分布容积为 2.59～4.20 L/kg。健康成人口服本品 200 mg，2 次/日（早晚餐前），连续口服 7 d 后的表观分布容积为 3.08 L/kg。血浆蛋白结合率为 37.1％～48.2％。

3. 代谢　健康成人男子（6 例）单次口服本品 100 mg，在血浆中及尿中检测到原药及氰基被水解生成的无活性代谢物（SKL-12320）。在尿、粪便中检测出除原药及 SKL-12320 以外的 5 种微量代谢物（占给药量的 1％以下）。尿、粪便中检测出原药及 SKL-12320 的总量分别为给药剂量的 50.7％和 29.2％。本品的主要代谢产物 SKL-12320 为通过 DPP-4、胆碱酯酶、羧酸酯酶代谢而生成。

4. 消除　本品的消除 $t_{1/2}$ 为 2.02 h，清除率为 315（ml·kg）/h。给予放射性标记的本品，粪便和尿液中分别回收 24.98％和 73.20％（合计 98.18％）的放射性物质。粪便和尿液中原药的排泄率分别为4.14%及46.55%。

【适应证】　用于治疗2型糖尿病。

【不良反应】　1. 常见低血糖。

2. 偶见肠梗阻、便秘、腹痛、恶心、皮肤瘙痒、湿疹、肝药酶升高、眩晕、贫血、白细胞增多、水肿、肌酸激酶上升、尿酸增高、血肌酐升高、蜂窝织炎、肾囊肿。

【妊娠期安全等级】　C。

【禁忌与慎用】　1. 对本品过敏者禁用。

2. 酮酸症中毒、高渗昏迷、严重感染、严重外伤、外科大手术患者禁用。

3. 重度肾功能障碍、终末期肾病患者慎用。

4. 以下患者慎用(容易引起低血糖)。

(1) 脑下垂体功能不全、肾上腺素功能不全的患者。

(2) 营养不良状态、饥饿状态、不规则饮食习惯、食物摄取量不足或者虚弱状态的患者。

(3) 进行剧烈活动的患者。

(4) 酗酒者。

【药物相互作用】　1. 本品主要由肾脏以原型排泄,推测肾小管主动分泌参与排泄。

2. 与其他降糖药合用会增加低血糖的发生率。

【剂量与用法】　1. 成人口服一次100 mg,2次/日,早晚服用。如果效果不佳,可提高剂量至一次200 mg。

2. 重度肾功能不全的患者或终末期肾病患者(Ccr < 30 ml/min)的推荐剂量为一次100 mg,1次/日。

【用药须知】　1. 正在服用本品时,应向患者充分说明低血糖症状及其处理方法。尤其在使用胰岛素或胰岛素促分泌素的情况时,考虑降低胰岛素或胰岛素促分泌素的剂量以降低低血糖风险。

2. 本品只用于已明确诊断为糖尿病的患者,必须注意除糖尿病外的葡萄糖耐量异常和尿糖阳性等也会出现糖尿病样症状(肾性糖尿、老年性糖代谢异常、甲状腺功能异常等)。

3. 本品只适用于经饮食疗法和(或)运动疗法等糖尿病基本疗法而达不到充分效果的患者。

4. 服用本品期间应定期检查血糖值等,确认其药效。如果服用3个月还未达到满意效果时,应及时改用其他药物。

5. 在用药期间,可出现下列情况:不再需要继续用药、需要减少剂量,或由于患者不节制或合并感染等情况下导致治疗效果减弱或没有治疗效果。因此,应注意饮食摄取量、体重变化、血糖、有无感染存在的情况。应注意经常评估是否需要继续用药,服用剂量及是否需要重新选择药物等。

6. 服用本品会出现低血糖症状,注意不要开车或者高空作业。

7. 由于本品和GLP-1受体激动剂都是通过GLP-1达到降低血糖的作用。两者合用的临床经验少,尚未确立有效性及安全性。

8. 与胰岛素合用的临床效果及安全性尚未确立。

【制剂】　片剂:100 mg。

【贮藏】　室温密闭保存。

吉格列汀
(gemigliptin)

别名:Zemiglo

本品是DPP-4抑制药,2012年6月在韩国批准上市。

【CAS】　911637-19-9

【ATC】　A10BH06

【理化性状】　1. 化学名:(3S)-3-Amino-4-(5,5-difluoro-2-oxopiperidino)-1-[2,4-di(trifluoromethyl)-5,6,7,8-tetrahydropyrido[3,4-d]pyrimidin-7-yl]butan-1-one

2. 分子式:$C_{18}H_{19}F_8N_5O_2$

3. 分子量:489.36

4. 结构式

【简介】　本品用于成年2型糖尿病患者,作为膳食和运动的辅助治疗,改善血糖控制。口服,50~100 mg/d。

沙格列汀
(saxagliptin)

别名:安立泽、Onglyza

本品是DPP-4抑制药。

【CAS】　361442-04-8

【ATC】　A10BH03

【理化性状】　1. 化学名:(1S,3S,5S)-2-[(2S)-2-Amino-2-(3-hydroxytricyclo[3.3.1.1^{3,7}]dec-1-yl) acetyl]-2-azabicyclo[3.1.0]hexane-3-carbonitrile)

2. 分子式：$C_{18}H_{25}N_3O_2$

3. 分子量：315.41

4. 结构式

【药理作用】　1. 本品是二肽基肽酶 4（DPP-4）竞争性抑制药，可降低肠促胰岛激素的失活速率，增高其血液浓度，从而以葡萄糖依赖性的方式减少 2 型糖尿病患者空腹和餐后的血糖浓度。餐后，从小肠释放到血液中的肠促胰岛激素浓度升高，如胰高血糖素样肽-1（GLP-1）和葡萄糖依赖性促胰岛素肽（GIP），促进胰腺 B 细胞以葡萄糖依赖性的方式释放胰岛素，而 DPP-4 会使其失活。GLP-1 还可抑制胰腺 A 细胞分泌胰高血糖素，从而抑制肝脏葡萄糖产生。2 型糖尿病患者的 GLP-1 浓度下降，但 GLP-1 的肠促胰岛效应依然存在。

2. 2 型糖尿病患者给予本品后，对 DPP-4 活性的抑制作用能维持 24 h。口服糖负荷或进餐后，DPP-4 的这种抑制作用能使循环中的活性 GLP-1 和 GIP 水平增加 2～3 倍，同时降低胰高糖素浓度，刺激胰腺 B 细胞葡萄糖依赖性释放胰岛素。胰岛素释放的增加和胰高糖素的减少导致空腹血糖浓度降低，口服糖负荷时或餐后血糖漂移减少。

【体内过程】　1. 吸收　健康志愿者和 2 型糖尿病患者中，本品及其活性代谢物 5-羟基沙格列汀的药动学特性相似。在 2.5～400 mg 剂量间，本品及其活性代谢物的 C_{max} 和 AUC 与剂量成正比。健康志愿者单次口服 5 mg 后，原药及其活性代谢物的平均血浆 AUC 分别为 78（ng·h）/ml 和 214（ng·h）/ml，对应的 C_{max} 分别为 24 ng/ml 和 47 ng/ml。本品及其活性代谢物的 AUC 和 C_{max} 的平均变异性（CV%）均小于 25%。

5 mg，1 次/日给药后，本品的中位 T_{max} 为 2 h，其活性代谢物 T_{max} 为 4 h。与空腹相比，高脂饮食后给药能使本品的 T_{max} 延长约 20 min。本品餐后给药比空腹给药的 AUC 提高 27%。本品可与食物同时服用或分开服用。

2. 分布　本品及其活性代谢物在体外人血浆中的蛋白结合率可忽略不计。因此，各种疾病状态（如肾或肝功能不全）引起的血浆蛋白水平的改变不影响本品的分布。

3. 代谢　本品的代谢主要由 CYP3A4/5 介导。

主要代谢产物也是 DPP-4 抑制药，其抑制活性作用是原药的 1/2。因此，CYP3A4/5 强抑制药和强诱导药能改变本品及其代谢物的药动学。

4. 排泄　本品通过肾和肝排泄。单次给予 5 mg 的［^{14}C］沙格列汀后，尿中排泄出的原药、活性代谢物和总放射性物分别为给药剂量的 24%、36% 和 75%。本品的平均肾清除率（230 ml/min）大于平均肾小球滤过率（120 ml/min），提示存在主动的肾脏清除。总共有 22% 的放射性物质在粪便中回收，提示部分原药通过胆汁排泄和（或）部分未吸收的药物经胃肠道排泄。健康志愿者单次口服 5 mg 后，本品及其活性代谢物的平均血浆 $t_{1/2}$ 分别为 2.5 h 和 3.1 h。

【适应证】　1. 单药治疗　可作为单药治疗，在饮食和运动基础上改善血糖控制。

2. 联合治疗　当单独使用盐酸二甲双胍血糖控制不佳时，可与盐酸二甲双胍联合使用，在饮食和运动基础上改善血糖控制。

【不良反应】　1. 常见鼻咽炎、头痛、腹痛、胃肠炎、呕吐。

2. 其他不良反应包括过敏反应和低血糖。

3. 上市后有过敏反应的报道。

【妊娠期安全等级】　B。

【禁忌与慎用】　1.1 型糖尿病或糖尿病酮症酸中毒的患者禁用。

2. 中重度肾功能不全患者的临床试验数据有限，不推荐用于这类人群使用。

3. 中度肝功能不全患者需谨慎，不推荐用于重度肝功能不全的患者。

4. 动物实验显示本品可经乳汁分泌，哺乳期妇女使用时应暂停哺乳。

5. 儿童用药的安全性及有效尚未确定。

【药物相互作用】　1. 利福平显著降低本品暴露量，但对其活性代谢产物 5-羟基沙格列汀的 AUC 没有影响。间隔 24 h 给药，血浆 DPP-4 的抑制作用不受利福平影响。因此，不推荐与利福平合用时调整本品的剂量。

2. 地尔硫䓬提高本品的暴露量。应用其他中效 CYP 3A4/5 抑制药（如安泼那韦、阿瑞匹坦、红霉素、氟康唑、福沙那韦、西柚汁和维拉帕米）也如预期所料提高本品的血药浓度。尽管如此，和中度 CYP 3A4/5 抑制剂合用时，亦不推荐调整本品的剂量。

3. 酮康唑显著提高本品的暴露量。应用其他 CYP3A4/5 效强抑制药（如阿扎那韦、克拉霉素、茚地那韦、伊曲康唑、奈法唑酮、奈非那韦、利托那韦、沙奎那韦和泰利霉素）也如预期所料提高本品的血药浓度。与 CYP 3A4/5 强效抑制药合用时,应将本品的剂量限制在 2.5 mg。

【剂量与用法】 口服,推荐剂量 5 mg,1 次/日,服药时间不受进餐影响。

【用药须知】 1. 如果疑有严重超敏反应,则停止使用本品,评估是否还存在其他可能的原因,并改用别的方案治疗糖尿病。

2. 上市后报告显示在使用 DPP-4 抑制药的患者中出现了皮疹,在糖尿病患者的日常治疗中,建议观察皮肤是否存在水疱,皮疹和溃疡。

3. 在纽约心功能分级(NYHA)为Ⅰ～Ⅱ的患者中的临床经验有限,对 NYHA 为Ⅲ～Ⅳ的患者使用本品的情况没有临床经验。

4. 临床试验并未对接受器官移植或者明确诊断为免疫缺陷综合征的免疫功能低下的患者进行研究。因此,尚未获得本品在此类患者中的有效性和安全性。

5. 本品含有乳糖一水合物。罕见的半乳糖不耐受遗传疾病、Lapp 乳糖酶缺乏症或葡萄糖-半乳糖吸收不良患者不得服用本品。

6. 胰岛素促泌剂(如磺脲类)会引起低血糖。因此,与本品合用时,需减少胰岛素促泌剂的剂量,以降低发生低血糖的概率。

【制剂】 片剂:5 mg。

【贮藏】 贮于 25～30 ℃。

替格列汀
(teneligliptin)

别名:Tenelia

本品是 DPP-4 抑制药,临床用其氢溴酸盐,于 2012 年 9 月在日本上市。

【CAS】 760937-92-6

【理化性状】 1. 本品为白色粉末,易溶于水、甲醇,不易溶于乙醇(99.5%),难溶于乙腈。

2. 化学名:{(2S,4S)-4-[4-(3-Methyl-1-phenyl-1H-pyrazol-5-yl)-1-piperazinyl]- 2-pyrrolidinyl}(1,3-thiazolidin-3-yl)methanone

3. 分子式:$C_{22}H_{30}N_6OS$

4. 分子量:426.58

5. 结构式

【药理作用】 胰高血糖素样肽-1(GLP-1)在餐后从肠道生成,促进胰岛 B 细胞分泌胰岛素,抑制胰岛 A 细胞分泌胰高血糖素,调节餐后血糖。本品可使二肽基肽酶 4(DDP-4)失活,抑制 GLP-1 的分解,通过增加活性 GLP-1 的血浆浓度,从而发挥控制血糖的作用。

【体内过程】 1. 吸收　健康成人口服本品 20 mg 和 40 mg 后,分别在 1.8 h 和 1.0 h 后可达 C_{max},血药浓度呈现一个快速分布相和一个缓慢的消除相。口服 20 mg/d,达稳态后,$AUC_{0-\infty}$ 为 2641.4(ng·h)/ml,C_{max} 为 220.14 ng/ml。在治疗剂量,药动学与剂量呈正比。健康成人分别在空腹时、餐后单次口服本品 20 mg,餐后服药的 C_{max} 与空腹时相比会下降 20%,T_{max} 从 1.1 h 延长至 2.6 h,AUC 不受进食影响。

2. 分布　蛋白结合率为 77.6%～82.2%。

3. 代谢　本品主要经 CYP3A4、黄素单加氧酶(FMO1 及 FMO3)代谢,其代谢产物 M_1～M_5 在稳态下的 $AUC_{0-24 h}$ 分别是原药的 71.1%、14.7%、1.3%、1.3%、0.3% 及 1.1%。同时本品对 CYP2D6、CYP3A4 及 FMO 具有弱抑制作用。

4. 消除　本品的消除 $t_{1/2}$ 为 24.2 h(20 mg)和 20.8(40 mg),肾清除率为 37(ml·kg)/h(20 mg)和 39(ml·kg)/h(40 mg)。空腹单次口服 20 mg 或 40 mg,72 h 后,尿液中原药的排泄率为 21.0%～22.1%。

【适应证】 用于治疗 2 型糖尿病。

【不良反应】 1. 常见低血糖。

2. 偶见便秘、腹痛、恶心、皮肤瘙痒、湿疹、肠梗阻、肝功能受损、肾功能受损。

【妊娠期安全等级】 C。

【禁忌与慎用】 1. 对本品过敏者禁用。

2. 酮酸症中毒、高渗昏迷、严重感染、严重外伤、外科大手术患者禁用。

3. 严重肝功能障碍的患者慎用(临床经验少,尚未确立安全性)。

4. 重度心衰(NYHAⅢ-Ⅳ级)的患者慎用(临床经验少,尚未确立安全性)。

5. 妊娠期妇女、哺乳期妇女不宜使用。

6. 以下患者慎用(容易引起低血糖)。

(1)脑下垂体功能不全、肾上腺素功能不全的患者。

(2)营养不良状态、饥饿状态、不规则饮食习惯、食物摄取量不足或者虚弱状态的患者。

(3)进行剧烈运动的患者。

(4)酗酒者。

7. 以往有腹腔手术或者肠梗阻病史的患者(药物副作用有引起肠梗阻的风险)。

【药物相互作用】　1. 本品主要经 CYP3A4、黄素单加氧酶（FMO1 及 FMO3）代谢，尿液中原药的排泄率为 21.0%～22.1%。

2. 与胰岛素或胰岛素促泌剂合用增加低血糖的发生率。

【剂量与用法】　成人口服 20 mg，1 次/日，如果效果不佳，可提高剂量至一次 40 mg。

【用药须知】　参见曲格列汀。

【制剂】　片剂：20 mg。

【贮藏】　室温密闭保存。

曲格列汀
（trelagliptin）

别名：Zafatek

本品是一种 DPP-4 抑制药，临床用其琥珀酸盐，于 2015 年 3 月 26 日在日本批准。

【CAS】　1029877-94-8。

【理化性状】　1. 本品为白色粉末，易溶于水或者二甲基亚砜，不易溶于甲醇、乙醇（99.5%）、四氢呋喃、二乙胺，难溶于乙腈、2-丙醇。

2. 化学名：2-({6-[(3R)-3-Amino-1-piperidinyl]-3-methyl-2,4-dioxo-3,4-dihydro-1(2H)- pyrimidinyl} methyl)-4-fluorobenzonitrile

3. 分子式：$C_{18}H_{20}FN_5O_2$

4. 分子量：357.38

5. 结构式

【药理作用】　胰高血糖素样肽-1（GLP-1）在餐后从肠道生成，促进胰岛 B 细胞分泌胰岛素，抑制胰岛 A 细胞分泌胰高血糖素，调节餐后血糖。本品可使二肽基肽酶 4（DDP-4）失活，抑制 GLP-1 的分解，通过增加活性 GLP-1 的血浆浓度，从而发挥控制血糖的作用。

【体内过程】　1. 吸收　健康成人口服本品 50 mg 和 100 mg 后，分别在 1.5 h 和 1.3 h 后可达 C_{max}，血药浓度呈现一个快速分布相和一个缓慢的消除相。健康成人早餐前 30 min 单次口服本品 100 mg，第 4～14 d，1 次/日，连续 11 d 口服。第 1 d

的 C_{max} 和 AUC_{0-inf} 分别为 544.3 ng/ml 和 5572.3（ng·h）/ml。第 14 d 的 C_{max} 和 AUC_{0-tau} 分别为 602.6 ng/ml 和 5292.9（ng·h）/ml。健康成人分别在空腹时和早餐前 30 min 单次口服本品 100 mg，早餐前 30 min 前服药的 C_{max} 与空腹时相比提高 16.8%，AUC_{0-inf} 降低 2.5%。

2. 分布　健康成人口服本品 50 mg 后的表观分布容积为 689.32～1334.46 L。血浆蛋白结合率为 21%～23%。

3. 代谢　本品主要经 CYP2D6、CYP3A4 代谢，其代谢产物 N-脱甲基化代谢产物 M_1 为活性代谢产物，为通过 CYP2D6 代谢而生成。同时本品对 CYP3A4/5 具有弱抑制作用。

4. 消除　本品的消除 $t_{1/2(0-72 h)}$ 为 20.0 h(50 mg) 和 18.5 h(100 mg)，肾清除率为 11.63 L/h（早餐 30 min 前服药）和 12.07 L/h（早餐空腹时），口服后的表观清除率为 15.35 L/h（早餐 30 min 前服药）和 15.38 L/h（早餐空腹时）。在早餐空腹时和早餐 30 min 前单次口服 100 mg 本品，168 小时后，尿液中原药的排泄率分别为 76.6% 和 76.1%。

【适应证】　用于治疗 2 型糖尿病。

【不良反应】　1. 常见低血糖。

2. 偶见便秘、腹痛、恶心、皮肤瘙痒、湿疹、肠梗阻、急性胰腺炎、肝功能损害、肾功能受损。

【妊娠期安全等级】　C。

【禁忌与慎用】　1. 对本品过敏者禁用。

2. 酮酸症中毒、高渗昏迷、严重感染、严重外伤、外科大手术患者禁用。

3. 重度肾功能不全、终末期肾病禁用。

4. 中度肾功能不全的患者慎用。

5. 以下患者慎用（容易引起低血糖）。

(1) 脑下垂体功能不全、肾上腺素功能不全的患者。

(2) 营养不良状态、饥饿状态、不规则饮食习惯、食物摄取量不足或者虚弱状态的患者。

(3) 进行剧烈活动的患者。

(4) 酗酒者。

【药物相互作用】　与其他降糖药合用会增加低血糖的发生率。

【剂量与用法】　1. 成人口服一次 100 mg，一周服用一次。

2. 在中度肾功能不全的患者（30 ml/min≤Ccr＜50 ml/min）中，观察到本品的 AUC 约升至 2 倍。中度肾功能不全患者的推荐剂量为 50 mg，一周一次。

【用药须知】 1. 正在服用本品时,应向患者充分说明低血糖症状及其处理方法。尤其在使用胰岛素或胰岛素促分泌素的情况时,考虑降低胰岛素或胰岛素促分泌素的剂量以降低低血糖风险。

2. 本品只用于已明确诊断为糖尿病的患者,必须注意除糖尿病外的葡萄糖耐量异常和尿糖阳性等也会出现糖尿病样症状(肾性糖尿、老年性糖代谢异常、甲状腺功能异常等)。

3. 本品只适用于经饮食疗法和(或)运动疗法等糖尿病基本疗法而达不到充分效果的患者。

4. 服用本品期间应定期检查血糖值等,确认其药效。如果服用 3 个月还未达到满意效果时,应及时改用其他药物。

5. 在用药期间,可出现下列情况:不再需要继续用药、需要减少剂量,或由于患者不节制或合并感染等情况下导致治疗效果减弱或没有治疗效果。因此,应注意饮食摄取量、体重变化、血糖、有无感染存在的情况。应注意经常评估是否需要继续用药,服用剂量及药物的选择等。

6. 服用本品会出现低血糖症状,注意不要开车或者高空作业。

7. 本品是每周服用一次的口服药品,停药后作用也将持续,应注意血糖变化和副作用的情况。同时,本品服用停止后换用其他的降糖药时,可以根据血糖管理情况考虑服药的开始时期和用量。

8. 与胰岛素合用的临床效果及安全性尚未确立。

9. 由于本品和 GLP-1 受体激动剂都是通过GLP-1 达到降低血糖的作用。两者合用的临床经验少,尚未确立有效性及安全性。

【制剂】 片剂:50 mg;100 mg。

【贮藏】 室温密闭保存。

14.3.4.7 钠-葡萄糖协同转运蛋白 2(SGLT$_2$)抑制药

SGLT$_2$ 抑制药主要作用于肾脏近端小管钠葡萄糖转运体 2。通过抑制这些转运体,防止已滤过的葡萄糖在肾脏内重吸收,因此葡萄糖能经过肾单位、Bellini 管和输尿管,最后经由尿液排出,从而清除尿液中过量的葡萄糖。这一类型治疗改变了我们对于尿糖的认知,即尿糖不仅仅是一个血糖控制不佳的标志。通过增加尿糖以去除血液中多余的葡萄糖,可以达到控制高血糖的目的。

我们当前使用的治疗 2 型糖尿病的大多数药物,或增强胰岛素的分泌或减少,或对抗胰岛素抵抗,或替代胰岛素。抑制 SGLT$_2$ 与上述药物治疗的主要区别是,它不依赖于胰岛素,所以我们可以在 2 型糖尿病进展的不同阶段使用。

坎格列净
(canagliflozin)

别名:Invokana

本品是一种钠-葡萄糖协同转运蛋白 2(SGLT2)抑制药,能控制经肾过滤后的葡萄糖重吸收,从而起到降低血糖的作用。本品为首个批准上市的此类药物。

【CAS】 842133-18-0

【理化性状】 1. 本品在 pH 为 1.1~12.9 的水溶液中几乎不溶。

2. 化学名:(1S)-1,5-Anhydro-1-[3-[[5-(4-fluorophenyl)-2-thienyl] methyl]-4- methylphenyl]-D-glucitol hemihydrate

3. 分子式:$C_{24}H_{25}FO_5S \cdot 1/2H_2O$

4. 分子量:453.53

5. 结构式

【用药警戒】 不推荐 1 型糖尿病患者或糖尿病酮症酸中毒患者使用本品。

【药理作用】 1. SGLT2 表达于肾小管近端,主要管制滤入管腔内的葡萄糖重吸收。本品是 SGLT2 抑制剂,可减少从肾小管滤过葡萄糖的重吸收,以降低肾糖阈,从而增加葡萄糖随尿中的排出。

2. 给 2 型糖尿病患者单剂量和多剂量服用本品,可见到肾糖阈的降低呈剂量依赖性,增加葡萄糖随尿中排泄。2 型糖尿病患者每天 1 次服用本品300 mg,能 24 h 持续抑制肾糖阈,可将起始肾糖阈由240 mg/dl 降低至 70~90 mg/dl。

【体内过程】 1. 吸收 单剂量口服后,T_{max} 1~2 h,剂量为 50~300 mg 时,C_{max} 和 AUC 与剂量成正比。口服 100 mg 和 300 mg 的终末 $t_{1/2}$ 分别为10.6 h 和 13.1 h。口服 100~300 mg,4~5 d 达稳态。本品不具时间依赖性药动学特性,多次给予100~300 mg 后血浆蓄积 36%。口服生物利用度约65%,高脂饮食对吸收无影响。

2. 分布 健康志愿者单次静脉注射后,分布容积119 L,显示广泛分布于全身组织中。蛋白结合率99%,主要与白蛋白结合。蛋白结合率与肝、肾功能不全无关。

3. 代谢　本品主要的代谢消除途径是 O-葡糖醛酸化(具体由 UGT1A9 和 UGT2B4)代谢成为两种失活的 O-葡糖醛酸化物。CYP3A4 介导的氧化代谢最低,仅占 7%。

4. 排泄　健康志愿者单次口服[^{14}C]标记的本品,41.5% 以原药、7.0% 以羟化物、3.2% 以 O-葡糖醛酸化物随粪便排出。进入肝肠循环的量可忽略不计。33% 的放射性标记物随尿液排出,主要为 O-葡糖醛酸化物(30.5%),原药不到 1%。服用 100 mg 和 300 mg 的肾清除率为 1.30～1.55 ml/min。静脉给药后,全身清除率约为 192 ml/min。

肾功能不全不影响 C_{max},但轻度、中度和重度肾功能不全患者的 AUC 分别升高约 15%、29% 及 53%。药效随肾功能不全的严重程度而降低。透析不能清除本品。

轻、中度肝功能不全对药动学的影响无临床意义,尚未进行重度肝功能不全对本品药动学影响的研究。

【适应证】　用于成人 2 型糖尿病,作为控制饮食和运动疗法的辅助治疗,改善成人 2 型糖尿病的血糖控制。

【不良反应】　1. 临床试验中发现的不良反应低血压、肾损害(血肌酐、肾小球滤过率下降、肾功能损害、急性肾功能衰竭)、高血钾、低血糖、过敏反应、低密度脂蛋白升高、生殖器霉菌感染(外阴阴道炎、阴道感染、外阴炎、生殖器真菌感染;男性龟头炎、龟头包皮炎或白色念珠菌感染)、恶心、便秘、外阴瘙痒、泌尿道异常(泌尿道感染、尿量增加、排尿紧迫感、夜尿症感染、排尿次数增加)、口渴(口干、烦渴)、增加胰腺炎发病率、上肢骨折发生率。其他还有血镁、血磷升高。

2. 超敏反应　皮疹、瘙痒、荨麻疹、血管神经性水肿。

3. 低血容量相关的表现　体位性头晕、直立性低血压、晕厥、脱水。年龄大于 75 岁、中度肾功能不全以及使用髓袢利尿剂可增加此类不良反应。

【妊娠期安全等级】　C。

【禁忌与慎用】　1. 对本品过敏者禁用。

2. 重度肾功能不全[肾小球滤过率(GFR)<30 ml/min]、终末期肾病或透析患者禁用。

3. 妊娠期妇女慎用,只有对母体潜在的益处超过对胎儿的潜在风险时才可考虑使用。

4. 18 岁以下儿童安全性和有效性尚未建立。

5. 本品是否通过乳汁排泌未知,哺乳期妇女应权衡本品对母亲的重要性,选择停止哺乳或停药。

【药物相互作用】　1. 本品与利福平(一种非选择性葡糖醛酸转移酶(UGT)酶诱导剂,包括 UGT1A9 和 UGT2B4)合用,其 AUC 会降低 51%,疗效随之降低。如必须合用 UGTs 诱导剂(利福平、苯妥英、苯巴比妥、利托那韦等),且患者的 GFR >60 ml/min 时,可将剂量由 100 mg 增加到 300 mg,1 次/日。若患者的 GFR 为 40～60 ml/min,应考虑使用其他抗高血糖药物。

2. 本品 300 mg 与地高辛合用,地高辛的 AUC 会增加 20%,C_{max} 升高 36%。合用应适当监测地高辛的血药浓度。

3. 本品不诱导 CYP3A4、CYP2C9、CYP2C19、CYP2B6 及 CYP1A2。也不抑制 CYP1A2、CYP2A6、CYP2C19、CYP2D6 或 CYP2E1,仅微弱抑制 CYP2B6、CYP2C8、CYP2C9 及 CYP3A4 和 P-糖蛋白。

4. 本品与环孢素、氢氯噻嗪、二甲双胍、丙磺舒、炔雌醇及左炔诺孕酮、华法林、对乙酰氨基酚、辛伐他汀及格列本脲无临床意义的相互作用。

【剂量与用法】　1. 推荐起始剂量为 100 mg,1 次/日,于每天的第一餐之前服用。能耐受1 次/日,一次 100 mg 的患者,且 GFR≥60 ml/min,则需要进一步控制血糖,剂量可以增加到 300 mg,1 次/日。对于血容量不足的患者,服用本品前应矫正血容量。

2. 轻度肾功能损害的患者(GFR≥60 ml/min)不需要调整剂量,中度肾功能不全患者(GFR 为 45～60 ml/min)应限制用剂量在 100 mg,1 次/日,GFR<45 ml/min 的患者禁用。

3. 如果 UGTs 诱导药(例如利福平、苯妥英、苯巴比妥、利托那韦)与本品合用,对于 GFR≥60 ml/min 的患者,可将剂量从一日 100 mg 增加到 300 mg,而对于 GFR 为 45～60 ml/min 的患者,可考虑使用其他降糖药。

【用药须知】　1. 本品可致血容量降低,尤其是肾功能不全(GFR<60 ml/min)患者、老年患者、使用利尿剂或干扰肾素-血管紧张素-醛固酮系统药物(如血管紧张素酶抑制剂、血管紧张素受体拮抗药)的患者以及低收缩压的患者开始使用本品后可发生症状性低血压。此类患者使用本品前应评估和矫正血容量,用药后应监测相关症状和体征。如果出现低血压症状应及时就医,脱水可增加低血压风险,应及时补充体液。

2. 本品会升高血清肌酐而降低 GFR,低血容量患者更为敏感。GFR<60 ml/min 的患者使用本品时需要增加对肾功能的监测频率。如果 GFR 持续<45 ml/min,应停药。

3. 本品可导致高血钾,正在使用干扰钾分泌的药物(如保钾利尿剂或干扰肾素血管紧张素醛固酮系统药物)的中度肾功能不全患者,使用本品时应定期监测血钾水平。65 岁以上老人更易出现体液耗竭,出现相关的不良反应。

4. 与胰岛素和胰岛素促泌剂合用会增加低血糖风险。

5. 本品可引起过敏反应,有时较严重,通常在用药后数小时到数天发生。如已发生则应立即停药,并给予常规的护理和治疗,同时加强监护直至症状和体征消失。

【制剂】 胶囊剂状薄膜包衣片:100 mg;300 mg。

【贮藏】 贮于 25 ℃ 下;短程携带允许 15 ~ 30 ℃。

达格列净
(dapagliflozin)

别名:Farxiga

本品是一种钠-葡萄糖协同转运蛋白 2(SGLT2)抑制药,能控制经肾过滤后的葡萄糖重吸收,从而起到降低血糖的作用。2014 年 1 月美国 FDA 批准上市。

【CAS】 461432-26-8

【ATC】 A10BX09

【理化性状】 1. 化学名:(2S,3R,4R,5S,6R)-2-[4-Chloro-3-(4-ethoxybenzyl) phenyl]-6-(hydroxymethyl)tetrahydro-2H-pyran-3,4,5-triol

2. 分子式:461432-26-8

3. 分子量:453.53

4. 结构式

【药理作用】 参见坎格列净。

【体内过程】 1. 吸收 口服给予本品后,在空腹状态下通常在 2 h 达 C_{max}。在治疗剂量范围内 C_{max} 和 AUC 随剂量正比例地增加。10 mg 剂量给药后,本品的绝对口服生物利用度为 78%。本品与高脂肪餐同服减低其 C_{max} 50%,而延长 T_{max} 约 1 h,但与空腹状态比较不改变 AUC。这些变化不认为有临床上意义,本品是否与食物同服均可。

2. 分布 本品蛋白结合率约 91%。

3. 代谢 本品的代谢主要地通过 UGT1A9 介导。在人的中 CYP 介导代谢是次要的清除途径。本品被广泛地代谢,主要代谢产物为 3-O-葡糖醛酸苷,是一种无活性代谢物。3-O-葡糖醛酸苷占

给药剂量的 61%,是人的血浆中占优势的药物相关成分。

4. 消除 本品和相关代谢物是主要通过肾途径消除。单次给予 50 mg 剂量的[^{14}C]标记的本品后,在尿和粪中分别排泄总放射性的 75% 和 21%。在尿中,原药不足给药剂量的 2%。在粪便中,约 15% 剂量以原药排泄。单次口服 10 mg 后,平均终末 $t_{1/2}$ 约 12.9 h。

5. 轻、中度或重度肾功能不全的 2 型糖尿病患者 全身暴露分别升高 45%、2.04 倍和 3.03 倍。在肾功能不全的 2 型糖尿病患者中较高的暴露量并不导致相应的 24 h 尿葡萄糖排泄升高。稳态 24 h 尿葡萄糖排泄在轻度、中度和重度肾功能不全的 2 型糖尿病患者与正常肾功能的 2 型糖尿病患者比较分别低 42%、80% 和 90%。尚不清楚血液透析对本品清楚的影响。

轻度和中度肝功能不全患者(Child-Pugh 类型 A 和 B)与匹配的健康对照受试者比较,单剂量给予 10 mg 本品后,本品的 C_{max} 和 AUC 分别升高 12% 和 36%。这些差别不认为有临床上意义。在有重度肝功能不全的患者中(Child-Pugh 类别 C)C_{max} 和 AUC 分别升高 40% 和 67%。

根据群体药动学分析,年龄、性别、种族和体重对本品的药动学没有临床上有意义的影响。

【适应证】 用于成人 2 型糖尿病,作为控制饮食和运动疗法的辅助治疗,改善成人 2 型糖尿病的血糖控制。

【不良反应】 临床试验中发现的不良反应包括生殖器真菌感染、鼻咽炎、泌尿道感染、排尿增加、恶心、流感、腰痛、便秘、血脂异常、排尿不适、肢体疼痛、肾功能损伤、低血压、低血糖。

【妊娠期安全等级】 C。

【禁忌与慎用】 参见坎格列净。

【药物相互作用】 在体外研究中,本品及其代谢产物都不抑制 CYP1A2、CYP2C9、CYP2C19、CYP2D6 或 CYP3A4,也不诱导 CYP1A2、CYP2B6 或 CYP3A4。本品是 P-糖蛋白(P-gp)活性转运蛋白的底物,而达格列净 3-O-葡糖醛酸苷是 OAT3 活性转运蛋白的底物。

【剂量与用法】 1. 推荐起始剂量是 5 mg,1 次/日,早晨服用,是否与食物同服均可。

2. 耐受本品且需要增加血糖控制患者,剂量可增加至 10 mg,1 次/日。

3. 开始本品前评估肾功能。如 GFR 低于 60 ml/min,不要开始本品治疗;治疗中如 GFR 持续低于 60 ml/min,停用本品。

【用药须知】　1. 开始本品治疗前,评估老年人、肾功能不全或低收缩压患者、服用的利尿药患者的血容量状态,并纠正低血容量。治疗期间测低血容量的症状和体征。

2. 治疗期间监测肾功能。

3. 正在使用胰岛素或胰岛素促分泌素患者,考虑降低胰岛素或胰岛素促分泌素的剂量以降低低血糖风险。

4. 在临床试验中观察到膀胱癌发生率增加。活动性膀胱癌患者不应使用本品和有膀胱癌既往史患者应谨慎使用。

【制剂】　片剂:5 mg;10 mg。

【贮藏】　贮于 20～25 ℃;短程携带允许 15～30 ℃。

鲁格列净
(luseogliflozin)

别名:Lusefi

本品是为钠-葡萄糖协同转运蛋白 2(SGLT2)抑制剂。2014 年 3 月在日本批准上市。

【CAS】　898537-18-3

【理化性状】　1. 本品为白色粉末,易溶于二甲基甲酰胺,溶于乙腈、甲醇或乙醇,几乎不溶于水。

2. 化学名:(2S,3R,4R,5S,6R)-2-{5-[(4-Ethoxyphenyl) methyl]-2-methoxy-4-methylphenyl}-6-(hydroxymethyl)thiane-3,4,5-triol hydrate

3. 分子式:$C_{23}H_{30}O_6S \cdot xH_2O$

4. 分子量:434.55(无水物)

5. 结构式

【简介】　早餐前口服,一次服 2.5 mg,如果效果不明显,可提高至一次 5 mg。片剂:2.5 mg;5 mg。

伊帕氟净
(ipragliflozin)

别名:伊格列净

本品是为钠-葡萄糖协同转运蛋白 2(SGLT2)抑制剂。2014 年 1 月在日本批准上市。

【CAS】　761423-87-4。

【理化性状】　1. 化学名:(2S,3R,4R,5S,6R)-2-{5-[(4-Ethoxyphenyl) methyl]-2-methoxy-4-methylphenyl}-6-(hydroxymethyl)thiane-3,4,5-triol hydrate

2. 分子式:$C_{21}H_{21}FO_5S$

3. 分子量:404.45

4. 结构式

脯氨酸伊帕氟净
(ipragliflozin L-proline)

别名:Suglat

【CAS】　951382-34-6

【理化性状】　1. 本品为白色至微带褐白色粉末,易溶于二甲基甲酰胺,难溶于乙醇(99.5%),几乎不溶于水。

2. 化学名:(1S)-1,5-Anhydro-1-C-{3-[(1-benzothiophen-2-yl) methyl]-4-fluorophenyl}-D-glucitol—(2S)-pyrrolidine-2-carboxylic acid (1:1)

3. 分子式:$C_{21}H_{21}FO_5S \cdot C_5H_9NO_2$

4. 分子量:519.58

5. 结构式

【药理作用】　参见坎格列净。

【体内过程】　1. 吸收　2 型糖尿病患者口服本品后,1.43 h 后可达 C_{max},血药浓度呈现一个快速分布相和一个缓慢的消除相。口服 50 mg/d,稳态 AUC 为 4808(ng·h)/ml,C_{max} 为 1225 ng/ml;口服 100 mg/d,稳态 AUC 为 9213(ng·h)/ml,C_{max} 为 2030ng/ml。在治疗剂量,药动学与剂量呈正比。健康成年男性(30 例)分别在空腹时、早餐 5min 或者早餐 30min 后,单次口服本品 50mg,餐前服药的 C_{max} 与空腹时相比上升约 23%,餐后服药的 C_{max} 与空腹时相比下降约 18%,餐后服药的 C_{max} 与餐前相比下降约 33%，AUC 不受进食影响。与空腹时比较，餐后服药 T_{max} 延长。

2. 分布　本品 25mg 单次静脉注射后的分布容积为 127L，蛋白结合率为 94.6%。

3. 代谢　本品主要经 UGT2B7、UGT2B4、UGT1A8、UGT1A9 葡糖酸苷化代谢。

4. 消除　本品的消除 $t_{1/2}$ 为 14.97h，清除率为 10.9 L/h。给予放射性标记的本品，粪便和尿液中分别回收 32.7% 和 67.9%（合计 100.6%）的放射性物质。尿液中原药的排泄率约为 1%。

【适应证】　用于治疗 2 型糖尿病。

【不良反应】　1. 常见尿频、口渴、便秘、尿中 β_2-微球蛋白增高、体重降低、膀胱炎、女性生殖器念珠菌感染。

2. 偶见尿量增加、恶心、疲倦、皮疹、皮肤瘙痒、眼睑水肿、肾功能受损。

【孕期安全等级】　C。

【禁忌与慎用】　1. 对本品过敏者禁用。

2. 酮酸症中毒、高渗性昏迷、严重感染、严重外伤、外科大手术患者禁用。

3. 重度肾功能不全、终末期肾病禁用。

4. 妊娠期妇女、哺乳期妇女不宜使用。

5. 以下患者慎用（容易引起低血糖）。

（1）脑下垂体功能不全、肾上腺素功能不全的患者。

（2）营养不良状态、饥饿状态、不规则饮食习惯、食物摄取量不足或虚弱状态患者。

（3）从事激烈运动的患者。

（4）酗酒者。

6. 容易出现脱水症状的患者慎用（血糖控制极度不好的患者、老年人、利尿剂合用患者）

7. 严重肝功能不全的患者慎用（临床经验少，尚未确立安全性）。

【药物相互作用】　1. 与利尿剂合用可增加液体耗竭的风险。

2. 与胰岛素或胰岛素促泌剂合用可增加低血糖的发生率。

【剂量与用法】　早餐前口服，成人一次服 50 mg，如果效果不明显，可提高至 100 mg/次。

【用药须知】

1. 正在服用本品时，应向患者充分说明低血糖症状及其处理方法。尤其在使用胰岛素或胰岛素促分泌素的情况时，考虑降低胰岛素或胰岛素促分泌素的剂量以降低低血糖风险。

2. 本品只用于已明确诊断为 2 型糖尿病的患者，必须注意除 2 型糖尿病外的葡萄糖耐量异常和尿糖阳性等也会出现糖尿病样症状（肾性糖尿、老年性糖代谢异常、甲状腺功能异常等）。

3. 本品只适用于经饮食疗法和（或）运动疗法等糖尿病基本疗法而达不到充分效果的患者。

4. 服用本品期间应定期检查血糖等，确认其药效。如果服用 3 个月还未达到满意效果时，应及时改用其他药物。

5. 服用本品会造成血清肌酐升高、肾小球清除率下降，用药过程中应定期检查肾功能，治疗期间对肾功能不全患者要密切观察。

6. 用药过程中会出现尿路感染、肾盂肾炎、败血病、生殖器感染症等。监测生殖器念珠菌感染、尿道感染等症状，注意观察并及时停药。应向患者说明尿路感染和生殖器感染的症状及其处理方法。

7. 由于本品有利尿作用，会出现尿频、尿量增多以及体液减少的情况，应指导患者进行补液。对于特别容易出现体液耗竭的患者（老年人、合用利尿剂患者等），注意脱水和糖尿病酮症酸中毒、高渗高血糖综合征、脑梗死等。

8. 排尿困难、无尿、少尿或者尿闭症的患者应优先治疗上述病症，同时考虑换药。

9. 服用本品会出现低血糖症状，用药期间不宜驾车或者高空作业。

【制剂】　片剂：50 mg；100 mg。

【贮藏】　常温保存。

依帕列净
(empagliflozin)

别名：Jardiance

本品是为钠-葡萄糖协同转运蛋白 2（SGLT2）抑制药。2014 年 5 月欧盟批准上市。

【CAS】　864070-44-0

【ATC】　A10BX12

【理化性状】　1. 本品为白色至黄色粉末，无吸湿性，易溶于水，难溶于甲醇，微溶于乙醇和乙腈，几乎不溶于甲苯。

化学名：(2S,3R,4R,5S,6R)-2-[4-Chloro-3-[[4-[(3S)-oxolan-3-yl]oxyphenyl]methyl]phenyl]-6-(hydroxymethyl)oxane-3,4,5-triol

2. 分子式：$C_{23}H_{27}ClO_7$

3. 分子量：450.91

【药理作用】　参见坎格列净。

【体内过程】　1. 吸收　口服后，1.5 h 后可达 C_{max}，血药浓度呈现一个快速分布相或缓慢的消除相。口服 10 mg/d，达稳态后，AUC 为 1870(nmol·h)/L，C_{max} 为 259 nmol/L；口服 25 mg/d，达稳态后，AUC 为 4740(nmol·h)/L，C_{max} 为 687 nmol/L。在治疗剂量，药动学与剂量呈正比。高脂肪餐降低 AUC16%，降低 C_{max}37%。这种降低无临床意义，本品是否与食物同服均可。

2. 分布　稳态分布容积为 73.8 L，蛋白结合率为 86.2%。

3. 代谢　本品主要经 UGT2B7、UGT1A3、UGT1A8、UGT1A9 葡糖酸苷化代谢，代谢产物 2-O-、3-O- 和 6-O- 葡糖酸苷的暴露量均不足药物相关物质的 10%。

4. 消除　本品的消除 $t_{1/2}$ 为 12.4 h，清除率为 10.6 L/h。给予放射性标记的本品，粪便和尿液中分别回收 41.2% 和 54.4% 的放射性。粪便中排出的主要为原药，尿液中排出的有一半为原药。

【适应证】　用于 2 型糖尿病。

【不良反应】　1. 常见女性生殖器白色念珠菌感染和尿道感染。

2. 偶见上呼吸道感染、尿量增加、血脂异常、关节痛、恶心、肾功能损害。

【妊娠期安全等级】　C。

【禁忌与慎用】　1. 对本品过敏者禁用。

2. 重度肾功能不全、终末期肾病禁用。

3. 妊娠期妇女只有潜在的益处大于对胎儿伤害的风险时才可使用。

4. 哺乳期妇女使用期间应停止哺乳。

【药物相互作用】　1. 与利尿剂合用增加液体耗竭的风险。

2. 与胰岛素或胰岛素促泌剂合用增加低血糖的发生率。

【剂量与用法】　1. 成人，口服，一次 10 mg，晨起服用，是否与食物同服均可，如需要，剂量可增加至 25 mg。

2. GFR 低于 45 ml/min 者不能开始本品的治疗，如 GFR 持续低于 45 ml/min，应停止本品的治疗。

【用药须知】　1. 开始本品治疗前，评估老年人、肾功能不全或低收缩压患者、服用的利尿药患者的血容量状态，并纠正低血容量。治疗期间测低血容量的症状和体征。

2. 治疗期间监测肾功能、监测生殖器白色念珠菌感染、尿道感染的症状，监测血脂水平。

3. 正在使用胰岛素或胰岛素促分泌素患者，考虑降低胰岛素或胰岛素促分泌素的剂量以降低低血糖风险。

4. 使用本品期间不能以尿糖检测结果来判断血糖控制效果。

【制剂】　片剂：10 mg；25 mg。

【贮藏】　密闭保存。

托格列净
(tofogliflozin)

别名：Deberza

本品是为钠-葡萄糖协同转运蛋白 2(SGLT2) 抑制剂。2014 年 5 月欧盟批准上市。

【CAS】　1201913-82-7；903565-83-3(anhydrous)

【理化性状】　1. 本品为白色至黄色粉末，无吸湿性，易溶于水，难溶于甲醇，微溶于乙醇和乙腈，几乎不溶于甲苯。

2. 化学名：1S，3′R，4′S，5′S，6′R)-6-(4-Ethylbenzyl)-6′-(hydroxymethyl)-3′，4′，5′，6′-tetrahydro-3H-spiro [2-benzofuran-1，2′-pyran]-3′，4′,5′-triol hydrate (1∶1)

3. 分子式：$C_{22}H_{28}O_7$

4. 分子量：404.45

【简介】　作用参见坎格列净。片剂：20 mg。

14.3.5　胰淀粉样多肽类似物

胰淀粉样多肽是一种由 37 个氨基酸残基构成的多肽激素，在餐后由胰腺 B 细胞释放，具有多种生理功能，如减慢食物（包括葡萄糖）在小肠的吸收速度，通过抑制高血糖素减少肝糖的产生，减少患者食欲，协助机体调节血糖水平等等。不过，天然胰淀粉样多肽在溶液中并不稳定，易水解，具有黏稠性大、易凝集的特点，因而不适合用于治疗。但经人工改造后的胰淀粉样多肽类似物可以延缓葡萄糖的吸收，抑制胰高血糖素的分泌，减少肝糖生成和释放，因而具有降低糖尿病患者体内血糖波动频率和波动幅度，改善总体血糖控制的作用。

普兰林肽
(pramlintide)

别名：Symlin

本品为人工合成的人淀粉不溶素（胰淀粉样多

肽)的类似物。天然的淀粉不溶素是通过胰岛β细胞合成的神经内分泌激素产生的,对餐后葡萄糖控制起作用。本品以醋酸盐形式提供合成的37种氨基酸多肽,在氨基酸序列上,本品不同于人的淀粉不溶素,而是以脯氨酸替代25位上的丙氨酸、28位和29位上丝氨酸。

【CAS】 151126-32-8

【ATC】 A10BX05

【理化性状】 1. 分子式:$C_{171}H_{267}N_{51}O_{53}S_2$

2. 分子量:3949.4

醋酸普兰林肽
(pramlintide acetate)

【CAS】 196078-30-5

【理化性状】 1. 本品为白色粉末,易溶于水。

2. 化学名:25-L-Proline-28-L-proline-29-L-prolineamylin(human)acetatehydrate

3. 分子式:$C_{171}H_{267}N_{51}O_{53}S_2 \cdot xC_2H_4O_2 \cdot yH_2O$

【用药警戒】 本品与胰岛素合用可导致严重的低血糖。

【药理作用】 本品和胰岛素共同处于分泌颗粒中,在对食物摄入的应答中,本品和胰岛素一样,也是通过胰岛B细胞分泌的,并且在健康个体中也显示出空腹型和餐后型。本品可影响餐后葡萄糖峰值的出现速度。本品会减慢胃排空(食物从胃向小肠释放的速度)而不会改变总的营养吸收。此外,本品还抑制高血糖素的分泌(并非唯一通过胰岛素而达到正常化),从而抑制内源性葡萄糖从肝内输出。由于中枢介导的食欲调节,本品能通过中枢的食欲调节,以控制食物的摄入量。1型和2型糖尿病患者可因胰岛B细胞受损或功能不全,可导致胰岛素和本品的分泌减少。在餐前给药,可因饱满感而减少总的热量摄入。但在使用本品期间可能出现的恶心。

【体内过程】 1. 本品皮下注射单剂量的绝对生物利用度接近30%～40%。在腹部或股部皮下给予不同的剂量(30 μg、60 μg、90 μg或120 μg)获得平均的药动学数据:$AUC_{0-\infty}$分别为3750、6778、8507和11970(pmol·min)/L,C_{max}分别为39 pmol/L、79 pmol/L、102 pmol/L和147 pmol/L,T_{max}分别为21 min、20 min、19 min和21 min,消除$t_{1/2}$分别为55 min、49 min、51 min和48 min。进行臂部皮下与腹部或股部皮下注射相比,可显示较高的AUC而具有较大的变异性。

2. 本品不与血细胞和清蛋白进行广泛的结合(血浆中约有40%未结合的药物),因此,本品的药动

学在结合部位改变并不敏感。在健康志愿者中,本品的$t_{1/2}$接近48 min。主要通过肾脏代谢,其主要代谢物为脱赖氨酸-普兰林肽,具有类似的$t_{1/2}$,体外和鼠体内均具有生物活性。AUC值与重复给药一致,提示不存在蓄积。肾功能中度或严重不全的患者,其药动学与正常人相似,但未在透析患者中进行研究。

【适应证】 1. 治疗1型糖尿病,作为对进餐时胰岛素治疗的补充治疗(患者虽然使用了胰岛素治疗,但却不能获得理想的血糖控制)。

2. 治疗2型糖尿病,作为对进餐时胰岛素治疗的补充治疗(患者虽然使用了胰岛素治疗,并合用或未合用磺酰脲类和(或)二甲双胍,但却不能获得理想的血糖控制)。

【不良反应】 由于本品与胰岛素合用,因此,其不良反应也为合用时发生的反应,常见不良反应如下。

1. 恶心、呕吐、头痛、畏食、腹痛、乏力、头晕、咳嗽、咽炎。

2. 可能发生全身过敏反应,但未因此而停药。

3. 注射部位可能发红、肿胀瘙痒,有时,这些反应涉及注射技术和皮肤清洁剂的刺激。

4. 本品合用胰岛素可能引起低血糖,甚至严重的低血糖,尤其是1型糖尿病患者。

【妊娠期安全等级】 C。

【禁忌与慎用】 1. 对本品或其任一成分(如间甲酚)过敏者、确诊的胃轻瘫患者和处于低血糖状态的患者禁用。

2. 本品对婴儿有潜在的风险,哺乳期妇女以不用为宜。

3. 儿童用药的安全性和有效性尚未明确。

【剂量与用法】 1. 首先应当确定患者所患的糖尿病分型。在开始使用本品时,不管是1型或2型糖尿时病,都应减少胰岛素的用量,以减轻胰岛素引发低血糖的风险。由于降低胰岛素的用量,可能导致血糖水平升高,患者必须定期监测本品的可耐受性以及对血糖的影响,因此,一开始调整胰岛素就应个体化。如果因故(手术或疾病)停用本品,当重新开始使用本品时,依然沿用同样的起始剂量方案。

2. 治疗2型糖尿病,应从60 μg开始,如耐受,可加量至120 μg。对患者应作如下指导:①在主餐开始前,皮下注射60 μg;②减少餐前速效的或短效的胰岛素剂量(包括固定混合的胰岛素70/30)约50%;③频繁监测血糖,包括餐前、餐后和睡眠前;④当临床未出现明显的恶心达3～7 d时,本品可加量至120 μg,不过,一定要在糖尿病专家的指导下才能调

节本品的用量,如果 120 μg 的剂量引起持续的恶心,本品应减量至 60 μg;⑤一旦将胰岛素剂量调节到最佳血糖控制,说明本品达到了靶剂量,此时,恶心也会随之减轻;⑥在评估是否已达到最佳血糖控制时,一定要多咨询专家,直至达到本品的靶剂量,此时就会易于耐受,血糖水平达到稳定。

3. 治疗 1 型糖尿病,剂量应从 15 μg 开始,边加量边观察患者的反应,按一次 15 μg 加量,如耐受,可加至维持剂量 30～60 μg,对患者应作如下指导:①在主餐开始前,皮下注射上述维持剂量;②减少餐前速效或短效的胰岛素剂量(包括固定混合的胰岛素 70/30)约 50％;③频繁监测血糖,包括餐前、餐后和睡眠前;④当临床未出现明显的恶心至少达 3 d 时,本品的剂量可加量至 30 μg、45 μg 或 60 μg,不过,一定要在糖尿病专家的指导下才能调节本品的用量,如果剂量 45 μg 或 60 μg 时,明显的恶心持续,本品应减量至 30 μg;⑤一旦将胰岛素剂量调节到最佳血糖控制,说明本品达到了靶剂量,此时,恶心也会随之减轻;⑥在评估是否已达到最佳血糖控制时,一定要多咨询专家,直至达到本品的靶剂量,此时就会易于耐受,血糖水平达到稳定。

【用药须知】　1. 肾功能不全患者的 Ccr≥20～＜50 ml/min 时不必调整剂量,但尚未在进行透析的患者中进行评估。

2. 尚未在肝功能不全患者中进行评估。

3. 发生任一以下情况,应予停药。

(1) 复发且无法解释的低血糖而需要临床支持者。

(2) 持续而明显的恶心。

(3) 不愿意自我血糖监测者。

(4) 不愿意进行胰岛素剂量调整者。

(5) 不愿意接受保健专家的安排或建议的追访。

4. 在本品达到维持剂量后,应指导使用胰岛素的 1 型和 2 型糖尿病患者如下。

(1) 一旦将胰岛素剂量调节到最佳血糖控制,说明本品达到了靶剂量,此时,恶心也会随之减轻。

(2) 在恶心或低血糖的事件发生时应多咨询专家,应将轻至中度低血糖作为将发生严重低血糖的危险信号,并增加评估的频率。

5. 本品和胰岛素应分别使用各自的注射器。本品必须注射于腹部或股部皮下,并轮换部位,不可在同一部位反复注射。如遗漏使用本品,不必补用。

6. 以上说的主餐是指≥250 kcal 或含有≥30 g 碳水化合物的食物。

【制剂】　注射剂:3 mg/5 ml。

【贮藏】　贮于 2～8 ℃。

14.3.6　治疗糖尿病并发症的药物

依帕司他
(epalrestat)

别名:唐林、Kinedak

本品是一种非竞争性可逆性醛糖还原酶抑制药。

【CAS】　82159-09-9

【理化性状】　1. 化学名:5-[(Z, E)-β-Methylcin-namylidene]-4-oxo-2-thioxo-3-thiazolidineacetic acid

2. 分子式:$C_{15}H_{13}NO_3S_2$

4. 分子量:319.4

3. 结构式

【药理作用】　本品对醛糖还原酶具有选择性抑制作用,从而抑制多元醇代谢中葡萄糖转化为山梨醇,减少山梨醇的生成。山梨醇与糖尿病性并发症的发病机制相关,山梨醇能影响神经细胞功能,它在神经元内蓄积,会引起糖尿病性支配感觉运动的外周神经病变症状。本品还能增加 cAMP 和肌醇的含量,提高运动神经传导速度。

【体内过程】　健康成年人口服单剂量本品 50 mg,1 h 后可达 C_{max},24 h 后约有 8％随尿液排出,80％随粪便排出。药物主要分布于消化道、肝及肾。本品在体内的吸收速度基本恒定,不随连续给药而变化,消除 $t_{1/2}$ 无显著性差异,表明本品在体内的消除速度也不随连续给药而变化。按照 3 次/日,一次 50 mg 方案连续给药,药物在体内的蓄积约为 1.1 倍,表明基本没有蓄积。性别对体内过程参数没有影响。

【适应证】　用于预防、改善和治疗糖尿病并发的末梢神经障碍(麻木感、疼痛),振动感觉异常及心搏异常(显示糖化血红蛋白值升高)。

【不良反应】　1. 可见腹泻、恶心、呕吐、腹痛、食欲缺乏、腹部胀满感和胃部不适。

2. 偶见红斑、水泡、皮疹、瘙痒等过敏反应。

3. 偶见胆红素、AST、ALT 和 γ-GT 升高等。

4. 偶见肌酐升高。

5. 罕见眩晕、头晕、颈痛、乏力、嗜睡、浮肿、肿痛、四肢痛感、麻木和脱毛等。

【禁忌与慎用】　1. 对本品过敏者、妊娠期妇女和儿童禁用。

2. 过敏体质者慎用。

3. 哺乳期妇女使用时应暂停哺乳。

【剂量与用法】　成人，口服，一次 50 mg，3 次/日。随年龄及症状轻重适当增减。

【用药须知】　1. 本品应在饭前服用。

2. 适用于饮食疗法、运动疗法、口服降血糖药或用胰岛素治疗而糖化血红蛋白值仍高的糖尿病患者。对伴有不可逆的器质性变化的糖尿病性末梢神经障碍的患者还不能肯定其效果。

3. 用药 12 周无效时应改用其他治疗。

4. 服用本品后尿液呈黄褐色，会影响胆红素及酮体的尿定性试验。

5. 老年患者使用本品应考虑适当减量。

【制剂】　片剂:50 mg。

【贮藏】　密闭保存。

托瑞司他

（tolrestat）

别名:托瑞他特、Aredas

本品为醛糖还原酶抑制药。

【CAS】　82964-04-3

【ATC】　A10XA01

【理化性状】　1. 化学名: N-{[6-Methoxy-5-(trifluoromethyl)-1-naphthyl] carbothioyl }-N-methylglycine

2. 分子式:$C_{16}H_{14}F_3NO_3S$

3. 分子量:357.34

4. 结构式

【药理作用】　本品对神经和红细胞中的山梨醇的积聚有抑制作用。

【体内过程】　本品口服后 2 h 达血药峰浓度,单次或多次用药后,$t_{1/2}$ 为 10～12 h,在 25～800 mg 剂量范围内,生物利用度与剂量呈线性关系。本品与血浆蛋白广泛结合,游离的本品在 0.5% 以下,其消除主要以原药随尿液排出,同时含有少量共轭的和硫代形式的本品代谢物。重复用药无任何严重的蓄积反应,在治疗剂量下,本品的耐受性良好。

【适应证】　用于糖尿病诱发的外周感觉运动多

元神经性疾病的治疗。

【剂量与用法】　成人口服 1 次/日,早餐前顿服 200 mg,4～8 周内可能产生疗效。

【不良反应】　不良反应大多是轻微的,有 3% 或 >3% 的患者发生关节痛、腹痛、腿痉挛、头晕、腹泻等症状。

【禁忌与慎用】　1. 重度肝功能不全患者禁用。

2. 重度肾功能不全患者禁用。

3. 妊娠期妇女禁用。

4. 处于休克状态的患者禁用。

5. 哺乳期妇女使用时应暂停哺乳。

6. 儿童用药的安全性及有效性尚未确定。

【用药须知】　1. 使用本品前应检查肝功能,用药过程中亦应定期检测,当肝酶指标升高到正常值上限的 2 倍时应立即停药。

2. 本品使用后 4～8 周内可能产生疗效,继续服用仍无效者应考虑停药。

【制剂】　片剂:200 mg。

【贮藏】　密闭、遮光、贮于室温下。

贝卡普勒明

（becaplermin）

别名:Regranex

本品为血小板衍生的生长因子激动药。

【CAS】　165101-51-9

【ATC】　D03AX06

【用药警戒】　上市后使用本品 3 支以上有增加恶性肿瘤相关的死亡率的报道。只有本品治疗的益处大于风险时方可使用。恶性肿瘤患者慎用。

【药理作用】　糖尿病可并发足和腿的神经病性溃疡。一些因素如周围血管病、神经病以及创面覆盖物较厚,均会使溃疡愈合缓慢,且难以处理。如感染严重而致坏疽,就必须截肢。在正常愈合期间,损伤引起的血块中的血小板会向组织释放各种生长因子,其中就包括了血小板衍生的生长因子（PDGF）,此因子是一种有效的巨噬细胞趋化吸引剂,并能促进成纤维细胞、平滑肌细胞和毛细血管内皮细胞的活性,导致创伤肉芽组织的形成,最终达到创面愈合。

【适应证】　用于治疗下肢糖尿病神经性溃疡。

【不良反应】　可能会引起感染、溃疡、红斑、疼痛,罕见大疱疹和水肿。

【禁忌与慎用】　靠近溃疡部位有肿瘤存在,已知患者有恶性病变,妊娠期妇女、哺乳期妇女和儿童禁用。

【剂量与用法】　用药前必须仔细清创,切除坏死组织,然后将本品在整个溃疡面上涂上薄薄的一层,1 次/日,用 0.9％氯化钠溶液敷料覆盖。10 周后,如病情不见改善即应停药;如有改善,继续用药,疗程最长 20 周。

【用药须知】　1. 良好而彻底的清创是促进好疗效的首要条件。

2. 严格无菌操作,防止感染,至关重要。

3. 本品作为生长因子,有助癌细胞生长的作用,但本品经局部使用后,由于吸收入血的药量不明显,尚无证据说明本品可诱发全身和局部的突变作用。

4. 不可在同一部位合用其他外用制剂,以免产生药物相互作用。

【制剂】　凝胶剂:0.01％。

【贮藏】　遮光,阴凉处保存。

硫辛酸

(thioctic acid)

别名:维生素 B_{14}、Thioctacid、Thioctsan、Vitamin B_{14}、α-lipoic acid

本品为存在于线粒体的辅酶。

【CAS】　1077-28-7

【ATC】　D03AX06

【理化性状】　1. 本品为淡黄色结晶性粉末,无臭、无味。熔点 60～62 ℃。

2. 化学名:1,2-Dithiolane-3-pentanoic acid

3. 分子式:$C_8H_{14}O_2S_2$

4. 分子量:206.33

5. 结构式

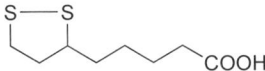

【药理作用】　本品可抑制神经组织的脂质氧化,阻止蛋白质的糖基化,抑制醛糖还原酶,阻止葡萄糖或半乳糖转化成为山梨醇。动物实验显示本品可阻止糖尿病的发展,促进葡萄糖的利用,防止高血糖造成的神经病变。本品进入人体后易还原为双氢硫辛酸,两者均能促使维生素 C、维生素 E 的再生,发挥抗氧化作用。本品还可增加细胞内谷胱甘肽及辅酶 Q_{10},并可螯合某些金属离子。

【适应证】　用于糖尿病周围神经病变引起的感觉异常。

【不良反应】　1. 胃肠道　非常罕见恶心、呕吐、胃肠疼痛和腹泻。

2. 过敏反应　非常罕见皮肤过敏反应如皮疹、荨麻疹和瘙痒。

3. 神经系统　非常罕见味觉改变或异常。

4. 全身反应　非由于糖利用的改善,少数病例中出现血糖降低。此时低血糖的症状有眩晕、出汗、头痛和视物异常。

【禁忌与慎用】　对本品过敏者禁用。

【药物相互作用】　1. 本品可降低顺铂的疗效。

2. 本品是多价阳离子螯合剂,因此尤其注意不要与含多价阳离子成分的食物或药物同服(如铁制剂,镁制剂,牛奶中因含钙成分也不要同服)。如早餐前半小时服用本品,午餐或晚餐时可服用铁和镁制剂。

3. 本品可能会增强胰岛素和口服降糖药的降糖效果,因此建议定期监测血糖,特别是开始使用本品时。在某些患者中为避免低血糖症状的发生,甚至有必要减少胰岛素和口服降糖药的剂量。

【剂量与用法】　1. 口服,一次 0.2 g,3 次/日;或一次 0.6 g,1 次/日,早餐前半小时服用。对于较严重的症状,建议起始先采用注射治疗。由于糖尿病周围神经病变是慢性疾病,一般需长期服用,具体使用时间由医师根据个体特点决定。

2. 静脉注射应缓慢,最大速度为 50 mg/min,剂量为 300～600 mg。

3. 肌内注射,每个注射部位用量不得超过 50 mg。如需大剂量给药,可分数个不同部位给药。

4. 静脉滴注,本品 300～600 mg 可加入 100～250 ml 0.9％氯化钠注射液中静脉滴注,时长约 30 min。

【用药须知】　1. 配好的输液用铝箔包裹遮光,6 h 内可保持稳定。本品不能与葡萄糖溶液,林格溶液及所有可能与硫基或二硫键起反应的溶液配伍使用。

2. 在治疗糖尿病周围神经病变的同时,对血糖的控制也是必需的。由于活性成分对光敏感,因此注射剂应在使用前才将安瓿从盒内取出。

【制剂】　①注射液:150 mg/6 ml;300 mg/12 ml;600 mg/20 ml。②注射剂(粉):300 mg;③片剂:100 mg。④胶囊剂:0.1 g;0.3 g。

【贮藏】　遮光、密闭保存。

14.4　甲状腺激素和抗甲状腺素药

甲状腺激素是由甲状腺合成并分泌的,属于内分泌范畴,为维持人体正常发育和新陈代谢所必需的物质。甲状腺激素主要包括左甲状腺素钠(T_4)和三碘甲状腺氨酸钠(T_3)。T_3 和 T_4 在甲状腺中的产生有赖于从食物中摄取适量的碘供应。由甲状腺合成的甲状腺激素存于甲状腺蛋白分子上,当血流中甲状腺激素浓度降低时,由于甲状腺球蛋白分子量大,难进入血液,在促甲状腺素的作用下,借助于细胞的胞饮作用(endocytosis)摄取胶质微粒,经细胞内溶酶体蛋白水解酶分解并释放出游离的 T_3 和 T_4 后,两者才能通过腺泡上皮细胞释放进入血液中,继而循环至各组织中发挥作用。大剂量的碘可抑制甲状腺球蛋白的分解,阻止 T_3 和 T_4 被释放入血,故可一时减轻甲状腺功能亢进症状。

甲状腺激素与血浆蛋白结合不仅是一种转运形式,也是一种贮存方式,既可以防止过多的甲状腺激素进入组织和随尿液排出,又可不断地、恒量地向全身供应游离的 T_3 和 T_4。

甲状腺激素的不足或过多都会导致疾病,如何借用药物以纠正这两种失衡状况,正是本节所要讨论的。

14.4.1 甲状腺激素及甲状旁腺激素

甲状腺
(thyroid)

本品系由猪、牛、羊等的甲状腺体脱脂、干燥、研末而成为压片原料。

【药理作用】 本品的主要功用为维持正常的生长发育(如其功能不足,就可引起克汀病),促进新陈代谢,提高基础代谢率,增加产热,并可提高心血管系对儿茶酚胺的敏感性。

【适应证】 用于黏液性水肿、呆小症(克汀病)和其他甲状腺功能减退症。

【不良反应】 1. 长期或过量使用可引起甲状腺功能亢进的表现,如心悸、手颤、多汗、怕热、兴奋、易怒、失眠;头痛、呕吐、体重减轻和经期紊乱。

2. 老年人和心脏病患者可出现心绞痛、心肌梗死。

3. 过量可致胸痛、气促和心跳快速而不规则。

【妊娠期安全等级】 A。

【禁忌与慎用】 1. 正患有心肌梗死或甲状腺毒症的患者以及对猪肉、牛肉过敏者禁用。

2. 老年患者和心功能不全患者慎用。

【药物相互作用】 本品可增强以下药品的作用,也加重它们的不良反应:卡马西平、考来烯胺、考来替泊、拟交感药、雌激素、灰黄霉素、胰岛素、马普替林、口服避孕药、保泰松、苯妥英、扑米酮、羟布宗、利福平、生长激素、三环类抗抑郁药。

【剂量与用法】 1. 成人,开始口服 15～30 mg/d,逐渐加量,维持量为 90～180 mg/d,3 次分服。

2. 1 岁以下儿童,8～15 mg/d,1～2 岁儿童 20～45 mg/d,2 岁以上儿童 30～120 mg/d,3 次分服。

【用药须知】 1. 医师应仔细观察病情,选定最适合的用量。

2. 告诫患者,不可自行决定用量。

【制剂】 片剂:10 mg;40 mg;60 mg。

【贮藏】 密封、遮光贮存。

左甲状腺素
(levothyroxine)

别名:左旋甲状腺素、Thyroxine

本品为人工合成的四碘甲状腺原氨酸。

【CAS】 51-48-9

【ATC】 H03AA01

【理化性状】 1. 化学名:4-O-(4-hydroxy-3,5-diiodophenyl)-3,5-diiodo-L-tyrosinehydrate

2. 分子式:$C_{15}H_{10}I_4NO_4$

3. 分子量:776.87

4. 结构式

左甲状腺素钠
(levothyroxine sodium)

【CAS】 55-03-8 (anhydrous levothyroxine sodium);25416-65-3(levothyroxine sodium,hydrate)

【理化性状】 1. 本品为近乎白色或淡棕黄色粉末或细结晶粉末。能溶于稀氢氧化碱溶液中,微溶于乙醇,极微溶于水。

2. 化学名:Sodium4-O-(4-hydroxy-3,5-diiodophenyl)-3,5-diiodo-L-tyrosinehydrate

3. 分子式:$C_{15}H_{10}I_4NNaO_4 \cdot xH_2O$

4. 分子量:798.9(anhydrous)

【药理作用】 本品对机体的作用是多方面的,与甲状腺片所述相同。

【体内过程】 本品口服后可从胃肠道吸收,个体差异较大。空腹会增加吸收。一经进入血循中,就与血浆蛋白广泛结合,主要与甲状腺激素结合球蛋白结合,而以较低程度约与甲状腺激素结合前的白蛋白或白蛋白结合,在甲状腺功能正常时,其 $t_{1/2}$ 约为6～7 d;甲状腺功能减退患者可能延长,甲状腺功能亢进患者可见缩短。本品主要在肝和肾中代谢成 T_3,约有 40% 代谢成失活的反 T_3。两者进一步脱碘而成为失活的代谢物。本品可进入肝肠循环,并随粪便排出。本品不能透过胎盘屏障,极小量可进入乳汁。

【适应证】　用于甲状腺激素缺乏的替代治疗。

【不良反应】【禁忌与慎用】【药物相互作用】
参见甲状腺片。

【妊娠期安全等级】　A。

【剂量与用法】　1. 口服　甲状腺功能减退的成人开始口服 $25\sim50~\mu g$,1 次/日,每 2 周递增 $25~\mu g$,完全替代量为 $100\sim150~\mu g/d$,维持量为 $75\sim125~\mu g$;1 岁以上儿童 $4~\mu g$,1 岁以下儿童 $25\sim50~\mu g$,以后根据 T_4 和 TSH 浓度调整剂量。

2. 静脉注射　用于黏液性水肿,首剂 $500~\mu g$,一般在 $6\sim8~h$ 后见效,如症状不见改善,可在 $1\sim2~d$ 内重复使用 $100\sim200~\mu g$,直至患者清醒后改为口服,$100~\mu g/d$。

【用药须知】　1. 用药过量会出现甲状腺功能亢进的症状。

2. 垂体前叶功能减退者,应先用皮质激素,待肾上腺皮质功能恢复后再用本品。

【制剂】　① 片剂:$25~\mu g$;$50~\mu g$;$75~\mu g$;$100~\mu g$;$125~\mu g$;$150~\mu g$;$200~\mu g$;$300~\mu g$。② 注射液:$100~\mu g/ml$;$200~\mu g/ml$;$500~\mu g/ml$。

【贮藏】　密封、遮光贮存。

碘化钾
（potassium iodide）

别名:Iosat
本品为抗甲状腺药物。

【CAS】　7681-11-0

【ATC】　R05CA02;S01XA04;V03AB21

【理化性状】　1. 本品为白色或类白色粉末,或为无色结晶。极易溶于水,可溶于乙醇,易溶于甘油,须避光保存。

2. 化学名:KI

3. 分子量:166.0

【药理作用】　碘有助于维持甲状腺的正常功能,大部分人可以从食物中获取所需的碘,如碘盐或鱼类。甲状腺可以储存或保留一定量的碘。当发生核辐射暴露时,放射性碘释放至空气中,吸入或吞入后进入并损害甲状腺,这种损害可能几年内都没有什么表现。儿童甲状腺更易受损。服用本品后,可以阻断或者减少放射性碘进入甲状腺。

【体内过程】　本品口服后,在胃肠道内吸收迅速而完全。在血液中碘以无机碘离子形式存在,经肠道吸收的碘约 30％ 被甲状腺所摄取。本品可以通过胎盘进入胎儿体内。主要经肾脏排出,少量随乳汁和粪便中排出,极少量由皮肤、呼吸道排出。

【适应证】　1. 用于核辐射暴露预防。

2. 用于地方性甲状腺肿的预防与治疗,甲状腺功能亢进症手术前准备及甲状腺亢进危象。

【不良反应】　1. 可能的不良反应有唾液腺肿大、恶心、呕吐、腹泻、胃痛、发热、头痛、金属味和过敏反应。过敏反应可能包括:皮疹,如荨麻疹;身体某些部位肿胀,如面部、嘴唇、舌、咽、手或脚;发热并伴有关节痛;呼吸、讲话或吞咽困难;喘息或气促。

2. 服用碘剂,罕见的情况下可引起甲状腺活动过度、甲状腺活动低下甲状腺增大（甲状腺肿）。活动过度的症状包括心跳不规则和胸痛。原患甲状腺疾病者更易发生这些不良反应。1 月龄以内的婴儿更易发生甲状腺活动低下（甲状腺功能减退）。

【妊娠期危险等级】　D。

【禁忌与慎用】　1. 对本品过敏者禁用。

2. 患有疱疹样皮炎、荨麻疹性血管炎、结节性甲状腺疾病并伴有心脏病者禁用本品。

3. 有口腔疾病患者慎用,浓碘液可致唾液腺肿胀、触痛、口腔、咽喉部烧灼感、金属味、齿和齿龈疼痛,唾液分泌增加。

4. 急性支气管炎、肺结核、高钾血症、甲状腺功能亢进、肾功能不全者慎用。

【药物相互作用】　1. 与抗甲状腺药物合用,可能致甲状腺功能低下和甲状腺肿大。

2. 与 ACEIs 合用或保钾利尿剂合用时,易致高钾血症,应监测血钾。

3. 与锂盐合用时,可能引起甲状腺功能减退和甲状腺肿大。

4. 与 $[^{131}I]$ 合用时,将减少甲状腺组织对 $[^{131}I]$ 的摄取。

【剂量与用法】　1. 用于核辐射暴露预防

（1）如发生核辐射暴露,请按照政府工作人员的要求服用本品。片剂需用液体送服,也可以压碎并和其他液体混合配置成溶液后服用。具体剂量详见下表。

碘化钾用法及用量

年龄	剂 量
18 岁以上成年人	每日 1 片（130 mg）,整片吞服或压碎服用
12～18 岁儿童,体重至少 150 磅	每日 1 片（130 mg）,整片吞服或压碎服用
12～18 岁儿童,体重 <150 磅	每日半片（65 mg）,整片吞服或压碎服用
3～12 岁儿童	每日半片（整片吞服或压碎服用）或 4 茶匙（65 mg）
1 个月～3 岁儿童	每日 2 茶匙（32.5 mg）
出生～1 个月	每日 1 茶匙（16.25 mg）

（2）碘化钾溶液的配制：①将1片（130 mg）本品放在小碗中，用金属茶匙的背侧将其研成细粉。注意不要有大的颗粒；②加4茶匙水至研好的碘化钾粉末中，混合直至粉末完全溶解；③将上述溶液与4茶匙低脂牛奶或巧克力奶、橙汁、苏打水、红莓糖浆或婴儿配方奶粉混合均匀。

如上配置的碘化钾溶液每茶匙含 16.25 mg 碘化钾，儿童根据年龄服用相应的茶匙数，详见下表。

碘化钾溶液儿童服用量

儿童年龄	服用量
12～18 岁儿童,体重<150 磅	4 茶匙（65 mg）
3～12 岁儿童	4 茶匙（65 mg）
1 个月～3 岁儿童	2 茶匙（32.5 mg）
出生～1 个月	1 茶匙（16.25 mg）

2. 预防地方性甲状腺肿　剂量根据当地缺碘情况而定，一般 100 $\mu g/d$ 即可。

3. 治疗地方性甲状腺肿　对早期患者给予 1～10 mg/d，连服 1～3 个月，中间休息 30～40 d。约 1～2 月后，剂量可渐增至每天 20～25 mg/d，总疗程约 3～6 个月。

4. 用于甲状腺功能亢进症手术前准备及甲状腺亢进危象，每次 25 mg，3 次/日，进餐时服用。

【用药须知】　1. 发生核辐射暴露时，除服用本品外，还应根据当地政府工作人员的建议，与其他急救措施联用。

2. 按推荐剂量短期服用本品是安全的，切勿摄入过多本品，超量服用可增加不良反应发生率。

3. 请按照政府工作人员的建议天数服用，切勿超过规定天数。

4. 配制好的碘化钾溶液在冰箱中可保存 7 天，建议每周配置，未用完的请舍弃。

5. 如为妊娠期妇女、哺乳期妇女或1月龄以内的婴儿，按上述剂量服用本品，同时还应尽快将情况告知医师，并且避免再次服用。1月龄以内婴儿服用本品建议进行甲状腺功能检查，妊娠期妇女或哺乳期妇女如确需重复用药也应检查甲状腺功能。短期应用碘化钾阻止甲状腺吸收放射性碘利大于弊。

6. 如果同时罹患甲状腺结节，如多结节甲状腺肿和心脏病，请勿服用本品。患有其他甲状腺疾病者可以服用，但如果服用时间超过几天，应咨询医师。

7. 有以下任何症状，请立即停用本品并告知医师。面部、手或脚肿胀、发热和关节痛、皮疹。

8. 如出现一个或多个以下症状，请立即停用本品并就诊。呼吸、讲话或吞咽困难，喘息或气促，嘴、舌、咽肿胀；不规则心脏搏动或胸痛。

【制剂】　片剂：10 mg；130 mg。
【贮藏】　20～25 ℃干燥处保存。

碘塞罗宁
（liothyronine）

别名：碘甲腺氨酸、三碘甲状腺原氨酸、三碘甲状腺素、T_3、L-Tri-iodothyronine

本品为合成的甲状腺激素。

【CAS】　6893-02-3
【ATC】　H03AA02
【理化性状】　1. 化学名：4-O-(4-hydroxy-3-iodo-phenyl)-3,5-diiodo-L-tyrosine

2. 分子式：$C_{15}H_{11}I_3NO_4$

3. 分子量：650.97

4. 结构式

碘塞罗宁钠
（liothyronine sodium）

〔CAS〕　55-06-1
〔理化性状〕　1. 本品为白色或略带颜色的粉末。能溶于稀氢氧化碱溶液，能略微溶于乙醇，不能溶于水。

2. 化学名：Sodium4-O-(4-hydroxy-3-iodo-phenyl)-3,5-diiodo-L-tyrosine

3. 分子式：$C_{15}H_{11}I_3NNaO_4$

4. 分子量：673.0

【药理作用】【不良反应】【禁忌与慎用】
【药物相互作用】【用药须知】　参见左甲状腺素。

【体内过程】　本品口服后易于吸收。蛋白结合率高，主要与甲状腺素结合球蛋白结合，而以较低程度与甲状腺素结合前白蛋白或白蛋白结合。$t_{1/2}$ 约为 1～2 d，甲状腺功能亢进者可见缩短，甲状腺功能减退者可见延长。本品通过脱碘代谢为失活的 2-碘塞罗宁和 1-碘塞罗宁。通过脱碘所释放的碘在甲状腺细胞中大量重新被利用。

【适应证】　1. 用于甲状腺激素缺乏的替代治疗。

2. 治疗黏液性水肿。

3. 用于诊断甲状腺功能亢进，并可治疗甲状腺癌。

【妊娠期安全等级】　A。

【剂量与用法】　1. 口服治疗甲状腺功能减退成人开始 10～20 $\mu g/d$，2～3 次分服，每 1～2 周递增 10 μg，直至甲状腺功能恢复正常。维持剂量为 40～

60 μg,2～3 次分服。老年人、严重长期的甲状腺功能减退患者开始剂量要低些,加量宜缓。

2. 静脉注射治疗黏液性水肿 缓慢静脉注射 5～20 μg,必要时,间隔 12 h 可重用(最短必须间隔 4 h)。

3. 诊断成人甲状腺功能亢进 80 μg/d,3～4 次分服,连用 7～8 d。服药前后进行放射性碘摄取试验,甲状腺功能亢进患者的甲状腺对碘的摄取不受限制,而正常人对碘的摄取则受到限制。

【制剂】 ①片剂:20 μg。②注射剂(粉):20 μg。

【贮藏】 密封、遮光贮于 2～8 ℃。

甲状腺球蛋白
(thyroglubulin)

【CAS】 9010-34-8

【简介】 本品是从动物甲状腺分离提取获得的,主要成分为 T_3 和 T_4,含有葡萄糖、乳糖、氯化钠、淀粉或蔗糖。从本品的主要成分可以看出,本品可起到以上几种甲状腺素的作用,用于治疗甲状腺功能减退症。成人开始口服 16～32 mg,逐渐加量,直到维持量为 64～160 mg/d。片剂:16 mg;32 mg。

特立帕肽
(teriparatide)

别名:赛迪松、重组人甲状旁腺激素(1-34)、Forteo

本品为一种合成的多肽物质,为重组人甲状旁腺激素(recombinant human parathyroid hormone, rhPTH)1-34,本品通过重组 DNA 技术改造的大肠埃希菌生产,与 84 个氨基酸的人甲状旁腺激素的 N 端氨基酸 34 个(生物活性区)序列完全相同于 2002 年 12 月在美国首次上市。

【CAS】 52232-67-4

【ATC】 H05AA02

【理化性状】 1. 分子式:$C_{181}H_{291}N_{55}O_{51}S_2$

2. 分子量:4117.72

3. 氨基酸序列如下:

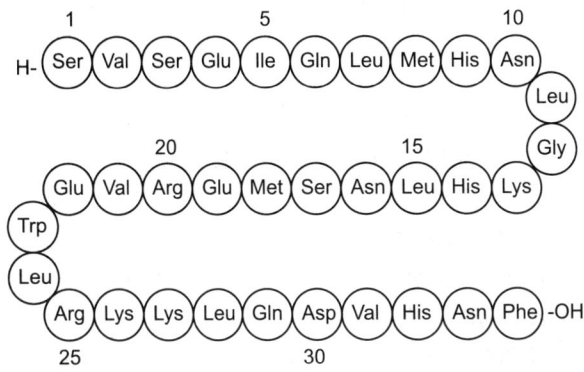

【药理作用】 1. 内源性的 84 个氨基酸的甲状旁腺激素(PTH)是肾脏和骨骼中钙、磷代谢的主要调节剂。PTH 的生理作用包括骨代谢的调控、肾小管对钙、磷的重吸收以及肠钙的吸收。PTH 和 PTH(1-34)的生物活性通过与特异性高亲和力的细胞表面受体相结合来发挥作用。PTH(1-34)和 PTH 与这些受体的结合有相同的亲和力,对骨骼和肾脏有相同的生理作用。PTH(1-34)对骨骼的影响取决于全身的药物剂量。1 次/日给药 PTH(1-34),由于对成骨细胞的刺激活性高于破骨细胞,可以刺激骨小梁和皮层骨表面新骨的形成。对动物实验猴子的研究表明,通过刺激网状骨和皮层骨中新骨的形成,PTH(1-34)可以改善骨小梁的显微结构,提高骨量和骨强度。在人体中,PTH(1-34)对合成代谢的影响表现为:增加骨量,增加骨形成和重吸收的标记物,增大骨强度。

【体内过程】 本品皮下注射后被广泛吸收,绝对生物利用度接近 95%,吸收和消除速度都很快。20 μg 剂量皮下注射 30 min 后其血药浓度达到峰值,3 h 后下降至不可检测的浓度。本品的全身消除速度大于正常的肝脏血液流速,这与本品既有肝消除又有非肝消除相一致。静脉注射后其分布容积大约为 0.12 L/kg。静脉注射时,血浆 $t_{1/2}$ 为 5 min;皮下注射给药时,血浆 $t_{1/2}$ 约为 1 h。皮下注射引起的 $t_{1/2}$ 延长反映了从注射部位吸收所需时间的变化。本品的外周代谢被认为是通过肝脏中非特异性酶进行的,主要经肾脏排泄。

【适应证】 1. 有高度骨折危险的绝经期妇女所患骨质疏松症。

2. 有高度骨折危险的男性原发性或性腺功能减退性骨质疏松症。

3. 还适用于既往疗法无效或不耐受的骨质疏松症患者。

【不良反应】 本品常见的不良反应有腿部痉挛、恶心、头痛、直立性低血压、血清和尿钙的短暂升高。

【妊娠期安全等级】 C。

【禁忌与慎用】 1. 对本品或任何其他的赋形剂具有高敏性的人不应使用本品。

2. 下列患者有着升高的骨肉瘤的基础风险,所以不应使用本品治疗:Paget's 病、有与骨骼有关的放射性治疗史的患者、有过骨转移或骨骼恶性肿瘤史的患者、患有除骨质疏松症以外的骨代谢疾病的患者。

3. 未在已有高钙血症的患者中进行研究。由于有可能会使高钙血症恶化,所以本品不应在这些患者中使用。

4. 儿童用药的安全性及有效性尚未确定。

5. 本品用于绝经后妇女骨质疏松症的治疗，哺乳期妇女慎用。

【药物相互作用】　与骨吸收抑制剂合用的利弊还有待进一步研究，但停止 PTH 治疗后接着用骨吸收抑制剂至少能维持骨量不下降。

【剂量与用法】　本品应在医师指导下使用，用时加注射用水 1 ml 溶解后作皮下注射，注射部位为大腿或腹壁。1 次/日，一次 20 μg。用药时间不超过 2 年。

【用药须知】　1. 对本品的安全性和有效性评价不超过 2 年治疗期。所以，本品的使用不推荐超过 2 年。

2. 临床研究中，使用本品和安慰剂的治疗的患者其尿结石的发生率相近。但是，rhPTH(1-34) 未在活动型尿结石患者中进行研究。如果怀疑患有活动型尿结石或已有高尿钙症，应当考虑行尿钙排泄测定。对活动型或近期尿结石患者使用本品应当谨慎，因为可能会导致症状恶化。

3. 在临床研究中，观察到有短暂的有症状的体位性低血压。通常这一现象在给药 4 h 内开始，几分钟到几小时内会自行恢复。当发生短暂的有症状的体位性低血压时，一般发生于最初的几次剂量中，将患者置于斜靠位即可恢复，不需要停止治疗。

4. 个案的案例报道显示高血钙可能会使患者对洋地黄毒性敏感。由于本品短暂升高血钙，所以在服用洋地黄的患者中应谨慎使用。

5. 在肝、肾和心脏疾病的患者中，评价 rhPTH(1-34) 的资料有限。

【制剂】　注射剂(粉)：20 μg。

【贮藏】　遮光、贮于 2～8 ℃。

阿巴帕肽

(abaloparatide)

别名：Tymlos

本品为一种合成的多肽，为人甲状旁腺激素相关肽〔human parathyroid hormone related peptide，PTHrP(1-34)〕的类似物。与 hPTH(1-34) (human parathyroid hormone 1-34) 有 41% 的同源性，与 hPTHrP(1-34) (human parathyroid hormone-related peptide 1-34) 有 76% 的同源性。

【CAS】　247062-33-5

【理化性状】　1. 分子式：$C_{174}H_{300}N_{56}O_{49}$

2. 分子量：3961

3. 氨基酸序列：

Ala-Val-Ser-Glu-His-Gln-Leu-Leu-His-Asp-Lys-Gly-Lys-Ser-lle-Gln-Asp-Leu-Arg-Arg-Arg-Glu-Leu-Leu-Glu-Lys-Leu-Leu-Aib-Lys-Leu-His-Thr-Ala-NH₂

【用药警戒】　1. 在大鼠中，本品可诱发骨肉瘤，尚不清楚在人体中是否也有此作用。本品不推荐用于具有骨肉瘤高风险因素的患者，包括 paget's 病、无法解释的 ALP 升高、骨垢未闭合、骨转移瘤、骨恶性肿瘤、存在骨肉瘤易感的遗传因素、从前经过涉及骨骼放射治疗或放射性粒子植入。

2. 累积使用甲状旁腺激素类似物，包括本品、特立帕肽等，不能超过 2 年。

【药理作用】　本品是 PTH1 受体激动剂，能活化靶细胞中的 cAMP 信号传导。在大鼠和猴中，本品可增加骨密度和骨矿物质含量，从而增强骨强度。

【体内过程】　1. 吸收　皮下注射本品后 0.51 h 可达 C_{max}，其绝对生物利用度为 36%。皮下注射 80 μg/d，7 d 后，C_{max} 为 812(±118) pg/ml，AUC 为 (1622±641) (pg·h)/ml。

2. 分布　蛋白结合率约为 70%，分布容积约为 50 L。

3. 代谢　尚未进行有关代谢的研究，推测本品与其他多肽一样，在体内被降解为小分子肽。

4. 消除　本品的 $t_{1/2}$ 为 1.7 h，降解之后的小分子肽经肾排泄。

【适应证】　治疗有高度骨折危险的绝经期妇女所患的骨质疏松症。

【不良反应】　1. 严重不良反应包括体位性低血压、高钙血症、高尿钙和泌尿系统结石。

2. 本品常见的不良反应有高血钙、恶心、头痛、心悸、疲乏、腹痛、眩晕、心动过速，少见注射部位反应。

【禁忌与慎用】　1. 本品不适于妊娠期妇女使用，尚无妊娠期妇女使用的安全性资料。

2. 下列患者(paget's 病、无法解释的 ALP 升高、骨垢未闭合、骨转移瘤、骨恶性肿瘤、存在骨肉瘤易感的遗传因素、之前经过涉及骨骼放射治疗或放射性粒子植入的患者)有升高骨肉瘤的基础风险，所以不应使用本品治疗。

3. 未在已有高钙血症的患者中进行研究。由于有可能会使高钙血症恶化，所以本品不应在这些患者中使用。

4. 儿童用药的安全性及有效性尚未确定。

5. 本品用于绝经后妇女骨质疏松症的治疗，哺乳期妇女慎用。

【剂量与用法】　本品应在医生指导下使用，皮下注射，注射部位为大腿或腹壁。1 次/日，一次 80 μg。同时补充钙和维生素 D。

【用药须知】　在临床研究中，观察到有短暂的有症状的直立性低血压。通常这一现象在给药 4 h 内开始，几分钟到几小时内会自行恢复。当发生短暂的有症状的体位性低血压时，一般发生于最初的几次剂量中，将患者置于斜靠位即可恢复，不必停止治疗。

【制剂】　注射剂（注射笔）：3120 μg/1.56 ml。

【贮藏】　贮于 2～8 ℃，首次使用后贮于 20～25 ℃，可保存 30 d，不可冷冻或过热。

西那卡塞
(cinacalcet)

本品是第一个上市的拟钙药（calcimimetic agent）。在正常情况下，甲状旁腺分泌甲状旁腺激素（PTH），以维持人体内钙磷的平衡。如分泌过多，就会失去平衡，可见血钙升高，严重的慢性肾病患者就可能发生 PTH 分泌过多，使钙磷失衡。甲状旁腺之所以能控制 PTH 的分泌量，是靠具有自身调节功能的该腺体的钙敏（calciumsensing）受体调节的。

【CAS】　226256-56-0

【ATC】　H05BX01

【理化性状】　1. 化学名：N-[（1R）-1-（Naphthalen-1-yl）ethyl]-3-[3-（trifluoromethyl）phenyl]-propan-1-amine

2. 分子式：$C_{22}H_{22}F_3N$

3. 分子量：357.41

4. 结构式

盐酸西那卡塞
(cinacalcet hydrochloride)

别名：Sensipar

〖CAS〗　364782-34-3

〖理化性状〗　1. 化学名：N-[（1R）-1-（Naphthalen-1-yl）ethyl]-3-[3-（trifluoromethyl）phenyl]-propan-1-aminehydrochloride

2. 分子式：$C_{22}H_{22}F_3N$ · HCl

3. 分子量：393.9

4. 结构式

【药理作用】　本品通过提高甲状旁腺钙敏受体的敏感性，从而激活细胞外的钙，使细胞外的钙浓度升高，继而导致 PTH 的分泌量减少。随着 PTH 的分泌减少，血钙水平就会降低。

【体内过程】　本品经 CYP1A2、CYP2D6 和 CYP3A4 途径进行广泛代谢。食物可提高本品的血药浓度，增加 AUC，中重度肝功能不全患者的 AUC 特别高。接近 80% 的用药量以原药形式随尿液排出。

【适应证】　1. 治疗接受透析的重症慢性肾病患者继发的甲状旁腺功能亢进。

2. 治疗甲状旁腺癌患者的高钙血症。

【不良反应】　1. 常见的不良反应有恶心、呕吐、腹泻、肌痛和头晕，但其发生率几乎与安慰剂对照组相同。

2. 偶发低钙血症。

3. 约有 1.5% 的用药者出现癫痫发作。

【妊娠期安全等级】　C。

【禁忌与慎用】　1. 儿童和哺乳期妇女的用药安全性尚未确立。

2. 血钙水平低者慎用。

3. 中重度肝功能不全患者慎用。

【药物相互作用】　1. 本品是 CYP2D6 的强效抑制剂，因此本品可提高经由此途径代谢的药物，如阿米替林等的血药浓度。

2. 本品与其他治疗指数窄的 CYP2D6 底物合用时，要特别关注后者的血药浓度，如长春碱、氟卡尼等。

3. 本品与酮康唑合用时，可升高其血药浓度和 AUC。

【剂量与用法】　1. 慢性肾病的推荐起始剂量是 30 mg，1 次/日。可与食物同服或饭后短时间内服用。根据需要，每两周可调整 1 次剂量，逐次分别加到 60 mg、90 mg、120 mg 和 180 mg，以达到全段甲状旁腺激素（intact parathyroid hormone，iPTH）的目标浓度。

2. 甲状旁腺癌的推荐起始剂量为一次 30 mg，2 次/日。药物剂量可以每 2～4 个星期调整一次，根据血钙水平，剂量可调整为一次 60 mg，2 次/日；一次 90 mg，2 次/日；必要时，也可给予一次 90 mg，3～4 次/日。

【用药须知】　1. 用药者如发生感觉异常、肌痛和痉挛、应检查血钙，确认是否患有低钙血症。如果血钙水平低于正常标准的下限（8.4 mg/dl），就不能继续使用本品。

2. 在治疗开始或调整剂量之后的 1 周内应测定血钙水平，在确定了维持剂量之后，就应每月测定 1 次血钙水平。

3. 如果血清钙浓度降至 8.4 mg/dl 以下，但仍然高于 7.5 mg/dl，或者已出现低血钙的症状，含钙磷酸盐结合剂和（或）维生素 D 或其类似物可用于升高血清钙。如果血清钙降低到 7.5 mg/dl 以下，或者低血钙症状持续，而且维生素 D 的剂量不能再增加，应停用本品，直至血清钙升到 8 mg/dl，或者低血钙症状消除。至于下一步的治疗就应使用较低剂量的本品。

4. 本品可以单独使用,也可以和维生素 D(或者类似物)和(或)磷酸盐结合剂联合使用。

【制剂】　片剂:30 mg;60 mg;90 mg。

【贮藏】　置于阴冷干燥处。

他替瑞林
(taltirelin)

别名:Ceredist

本品为世界上首个批准的口服促甲状腺激素释放激素。

【CAS】　103300-74-9;201677-75-0

【ATC】　V03AE03

【理化性状】　1. 化学名:N-{[(4S)-1-Methyl-2,6-dioxohexahydropyrimidin-4-yl]carbonyl}-L-histidyl-L-prolinamide

2. 分子式:$C_{17}H_{31}N_7O_9$

3. 分子量:477.46

【药理作用】　本品为合成的促甲状腺素释放激素(TRH)类似物,经由脑 TRH 受体对中枢神经系统(CNS)产生强而持久的多重作用。本品对 CNS 的兴奋作用比 TRH 强 10～100 倍,作用持续时间比 TRH 长约 8 倍。本品对 TRH 受体的亲和力约为 TRH 的 1/11,因而本品的内分泌作用比 TRH 弱,但本品在体内比 TRH 稳定。另外,本品对促甲状腺素(TSH)释放的作用为 TRH 的 1/6～1/11。

【体内过程】　本品口服后经小肠吸收。健康成年男性志愿者 1 次接受本品 0.5～40 mg 口服,约 3～5 h 可达血药峰值,食物可使本品的吸收减少约 25%,并降低药物的血浆浓度。本品的代谢类似于 TRH,主要通过肾脏随尿液排泄,$t_{1/2}$ 约为 2～4 h。

【适应证】　用于改善脊髓小脑变性患者的共济失调。

【不良反应】　不良反应主要是消化系统反应,包括呕吐、恶心和胃不适。所有的不良反应均为轻、中度,在治疗期间和(或)停药后消失。

【禁忌与慎用】　1. 对本品过敏者禁用。

2. 肾功能不全患者慎用。

【剂量与用法】　成人,一次 5 mg,2 次/日,早晚饭后口服。

【制剂】　片剂:5 mg。

【贮藏】　密闭保存。

甲状旁腺激素
(parathyroid hormone)

别名:Natpara、甲状旁腺素

【理化性状】　1. 本品是利用修饰后的大肠埃希菌株经 DNA 重组技术生产而成为多肽。含有 84 个氨基酸,分子量为 9425。

2. 氨基酸序列如下。

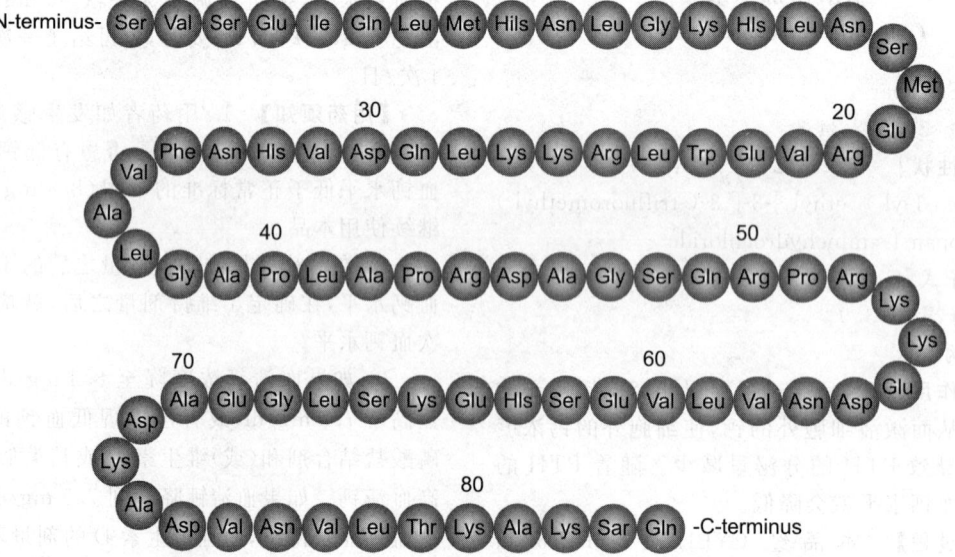

【用药警戒】　1. 在雄性和雌性大鼠中使用甲状旁腺激素可升高骨肉瘤（一种恶性骨肿瘤）的发生率。骨肉瘤的发生率与甲状旁腺激素的使用剂量和治疗维持时间密切相关。动物实验的剂量相当于人体接受 100 μg 剂量的 3～71 倍。这些数据不能排除其对人的风险。

2. 因为存在骨肉瘤的潜在风险，所以本品仅在应用钙剂和活性维生素 D 不能有效控制，且使用本品获益大于风险的患者中才能应用。

3. 本品应避免用于基线骨肉瘤风险高的患者，例如 Paget's 病患者或原因不明的碱性磷酸酯酶升高的患者、儿科患者、骨骺未闭合的青少年、遗传性疾病易诱发骨肉瘤的患者、有累及骨骼的外粒子束或放射性植入物治疗史者。

【药理作用】　1. 本品主要通过促进肾小管对钙的重吸收、增加小肠对钙的吸收以及增加骨转化而升高血钙。

2. 本品于大腿单次皮下给予 50 μg 和 100 μg 剂量后，血清钙水平在 10～12 h 达 C_{max}，并且从给药后血清钙水平就可持续 24 h 保持在基线以上。平均摄入钙 1700 mg 时，本品 50 μg 和 100 μg 的剂量在给药后 12 h 时分别升高血钙 0.5 mg/dl 和 0.7 mg/dl。

【体内过程】　1. 单次分别皮下注射 50 μg 和 100 μg 剂量后，在 5～30 min 内可达到 C_{max}，并且在 1～2 h 出现第二个较小峰，AUC 与剂量成正比，剂量为 50 μg 和 100 μg 时的表观终末 $t_{1/2}$ 分别为 3.02 h 和 2.83 h。

2. 皮下给予 100 μg，绝对生物利用度为 53%，在稳态时的分布容积为 5.35 L。本品主要在肝内代谢，在肝脏中甲状旁腺激素大多数被组织蛋白酶裂解。在肾脏中，少量的甲状旁腺激素与甲状旁腺激素-1 受体结合，且大多数经肾小球滤过排泄。

【适应证】　本品与钙剂和维生素 D 合用，治疗甲状旁腺功能减退引起的低钙血症。

【不良反应】　1. 常见不良反应包括感觉异常、低钙血症、头痛、高钙血症、恶心、感觉迟钝、腹泻、呕吐、关节痛、四肢疼痛、上呼吸道感染、上腹痛、鼻窦炎、面部感觉减退、高血压、颈痛、25-羟胆钙化甾醇降低等。

2. 严重不良反应可见骨肉瘤。

【妊娠期安全等级】　C。

【禁忌与慎用】　1. 18 岁以下患者用药的安全性和有效性尚未明确。

2. 轻至中度肾或肝功能不全的患者不推荐使用。

3. 65 岁以上的患者或在有轻至中度肾或肝功

能不全的患者，建议调整剂量。

【药物相互作用】　1. 阿仑膦酸钠可使本品钙调节效应降低，可能干扰血清钙的正常化。建议本品避免与阿仑膦酸钠合用。

2. 因本品可致血钙短暂增加，因此和强心苷（如地高辛）合用时，可能易致洋地黄毒性。

【剂量与用法】　1. 本品给药剂量应根据患者的总血清钙（白蛋白校正）和 24 h 尿钙排泄量实施个体化安排，推荐剂量是既能预防低钙血症又能预防高钙尿症的最小剂量，血清钙水平在不补充活性维生素 D 即可达到正常范围的一半（8～9 mg/dl）。

2. 开始使用前须明确 25-羟胆钙化甾醇贮备充分，如不充分，可使用标准治疗，使其达到足够水平，并且血清钙应高于 7.5 mg/dl。

3. 开始剂量 50 μg，1 次/日，大腿部位皮下注射（每天轮换左右腿）。

4. 正式使用活性维生素 D 的患者，如开始治疗前血清钙高于 7.5 mg/dl，活性维生素 D 的剂量应减半。

5. 正在服用钙补充剂的患者，应继续服用。

6. 每 3～7 d 测定一次血清钙水平，如血清钙浓度仍不能维持在 8 mg/dl 以上时，可同时增加活性维生素 D 和钙补充剂的剂量；如血清钙浓度为 9～10.6 mg/dl 时，应降低活性维生素 D 的剂量或停用；如血清钙浓度为 10.6 mg/dl 以上时，应降低活性维生素 D 的剂量或停用，同时降低钙补充剂的剂量。

7. 如果增加活性维生素 D 或钙补充剂的剂量，血清钙浓度仍不能维持在 8 mg/dl 以上时，剂量以每 4 周增加 25 μg，直至到最大剂量达到 100 μg。如果活性维生素 D 和钙补充剂已经减低至每天所需量，血清钙浓度又高于 9 mg/dl 时，本品的剂量可以减至 25 μg/d。

8. 本品突然中断或终止，可能导致严重的低钙血症。停用本品时，应该监测血清钙水平。

【用药须知】　1. 患者及其家属在首次使用本品前应接受专业指导。

2. 本品应使用专用注射装备（即 Q-Cliq 笔）注射。

3. 本品给药前应肉眼观察有无颗粒物质和变色。

4. 本品配制成溶液后超过 14 d，禁止使用。

【制剂】　双腔注射笔：25 μg/剂（装量 0.4 mg）；50 μg/剂（装量 0.8 mg）；75 μg/剂（装量 1.21 mg）；100 μg/剂（装量 1.61 mg）。

【贮藏】　密封、遮光贮于 2～8 ℃。

14.4.2　抗甲状腺素药

抗甲状腺素药主要分为两类，一类是碘和碘化物,另一类为硫脲类。

14.4.2.1　碘和碘化物

【药理作用】　1. 小剂量的碘可促进甲状腺素的合成,抑制缺碘引起的甲状腺代偿性增生肥大。

2. 大剂量的碘通过干扰甲状腺素的释放,而使甲状腺的体积缩小,血管收缩。

【适应证】　1. 用于单纯性(地方性)甲状腺肿。

2. 需要进行甲状腺切除的患者,术前应使用碘化物。

3. 用于甲状腺危象的治疗并控制甲状腺毒症的症状,直到放射性同位素获得效果。

【不良反应】　1. 碘中毒的症状包括齿龈痛、大量流涎、恶心、呕吐、唾液腺触痛、鼻炎、额窦炎和痤疮。也有发生药物热、皮疹、皮炎、喉头烧灼感、口内铜腥味,严重者甚至可发生致死性疱状皮疹。

2. 极少数对碘过敏者,接触即可产生皮疹、水肿、支气管痉挛甚至死亡。

【禁忌与慎用】　1. 对碘过敏者及活动性结核病患者禁用。

2. 对个别患者可诱发甲状腺功能亢进,故对甲状腺肿大、甲状腺受损及有甲状腺功能亢进家族史者应慎用。

3. 碘可以通过乳汁和胎盘排出而引起新生儿甲状腺肿,妊娠期妇女和哺乳期妇女慎用或禁用。

【剂量与用法】　1. 碘化钾饱和溶液　5滴(约25 mg)于手术前10 d开始口服,3次/日。碘化钾或碘酸钾还可作为放射线保护,在进行放射性同位素碘急诊工作的人员,口服碘化物,使甲状腺内的碘达到饱和,就可阻断甲状腺对[^{131}I]的吸收。

2. 放射性碘[^{131}I]

(1)甲状腺功能亢进 4～10 mC$_i$(溶液或胶囊剂),1次服用,如有必要,6周内再用1次。

(2)甲状腺癌 50 mC$_i$,1次服,如有必要,随后可以给予100～150 mC$_i$。

3. 复方碘溶液(卢戈氏液)

(1)单纯性甲状腺肿 0.1～0.5 ml,1次/日连用2周,间隔30～40 d后再用2周。

(2)甲状腺功能亢进手术前 0.1～0.3 ml,3～4次/日连用10～14 d,直至进行甲状腺手术。

4. 碘盐　含碘化钾 0.001%～0.02%,作为内地预防缺碘引起的地方性甲状腺肿。

5. 碘砖　由高岭土煅制而成,内含碘酸钙、碘化钾,在水中能持续微量地释放碘离子,作为地方性甲状腺肿流行区的改水资源。

【用药须知】　1. 多食含碘食物如海带、紫菜或其他海味品,可预防单纯性甲状腺肿。

2. 为避免对胃的刺激,可用1/3～1/2杯牛奶或果汁稀释碘溶液。

3. 如用碘过量,可大量补充液体或0.9%氯化钠溶液,促碘加速排泄。

4. 为防止牙齿变色,可通过吸管给药。

5. 剂量不恰当会导致严重的症状反跳,并可能突然发生甲状腺危象。

6. 这些药物仅作短暂性治疗,以辅助其他治疗,即甲状腺切除术的准备工作(术前用碘化物2～3周)。

7. [^{131}I]是一种具有放射性的同位素,剂量要根据治疗的目的而定,是为了诊断还是为了治疗,还要了解所有必要的注意事项。

8. 不可使用未经处方的碘化物。

【贮藏】　密封、遮光贮存。

14.4.2.2　硫脲类

【药理作用】　1. 这类药物可抑制甲状腺激素的合成。

2. 血中甲状腺素(T$_3$,T$_4$)浓度的降低可反馈性地促进垂体前叶释放促甲状腺激素,使甲状腺细胞增生、血管丰富。

【适应证】　1. 这类药物是治疗甲状腺功能亢进症最常用的药物。

2. 不仅用于甲状腺功能亢进症及甲状腺毒症的治疗,还可用作患者在甲状腺切除术前的准备。

【不良反应】　1. 术前单独应用可使甲状腺组织充血、肥大,导致手术时出血并使操作产生困难。

2. 可出现皮疹、恶心、呕吐、头痛和眩晕。

3. 因有可能发生肝炎和肝功能损害,如有黄疸出现,必须停用药物。

4. 可引起甲状腺功能减退。

5. 血液恶病质,骨髓抑制如粒细胞减少、白细胞减少及血小板减少。

【禁忌与慎用】　1. 妊娠期妇女禁用。

2. 甲状腺癌患者禁用。

3. 白细胞数低于3×10^9/L(3000/mm^3)禁用。

4. 哺乳期妇女使用时,应暂停哺乳

【药物相互作用】　1. 与抗凝药物合用可使疗效增强。

2. 磺胺类、口服降糖药、对氨基水杨酸、氨甲苯酸、保泰松、巴比妥类、酚妥拉明和妥拉唑林因可抑制甲状腺功能,合用时应予注意。

3. 碘制剂能使作用延迟发生,故在用硫脲类药前不宜先用碘剂。

【用药须知】　1. 食物增加药物吸收率,应在进餐前即刻给药。

2. 硫脲类药物之间存在着交叉过敏反应,应注意。

3. 哺乳期妇女在服药期中应改用人工喂养法。

4. 注意观察效果,在临床症状减轻时,应适当减量,并应定期测定 T_3、T_4。

5. 肝、肾功能不全患者,应减量服药,以防过量。

【贮藏】　密封、遮光贮存。

丙硫氧嘧啶
(propylthiouracil)

别名:丙基硫氧嘧啶、PTU

【CAS】　51-52-5

【ATC】　H03BA02

【理化性状】　1. 本品为白色或类白色结晶性粉末或结晶。溶于稀氢氧化物碱性溶液中,略溶于乙醇,极微溶于水。

2. 化学名:2,3-Dihydro-6-propyl-2-thioxopyrimidin-4(1H)-one

3. 分子式:$C_7H_{10}N_2OS$

4. 分子量:170.2

5. 结构式

【药理作用】　参见硫脲类的引言。

【体内过程】　口服后易于吸收,1～2 h 可达血药峰值。本品浓集于甲状腺内,蛋白结合率高达 $75\%～80\%$。

血浆 $t_{1/2}$ 约为 1～2 h。由于甲状腺内的药物浓度高于血药浓度,故本品的实际作用时间较长于血浆 $t_{1/2}$,每天 1 次给药即可。本品主要在肝内代谢,随尿液排出。用药量的一半与葡糖醛酸结合排出,排出的原药仅占 2%。原药及其代谢物均能透过胎盘屏障并进入乳汁。肝、肾功能不全患者可使本品 $t_{1/2}$ 延长。

【剂量与用法】　1. 治疗甲状腺功能亢进　成人开始口服 200～600 mg,3 次分服,待甲状腺功能恢复正常后,逐渐减至维持量 50～100 mg。

2. 治疗甲状腺危象　400～800 mg/d,3～4 次分服,疗程不超过 1 周。

【制剂】　片剂:50 mg;100 mg。

【贮藏】　密封、遮光贮存。

甲硫氧嘧啶
(methylthiouracil)

别名:甲基硫氧嘧啶、MTU

【CAS】　56-04-2

【ATC】　H03BA01

【理化性状】　1. 化学名:6-Methyl-2-thioxo-2,3-dihydropyrimidin-4(1H)-one

2. 分子式:$C_5H_6N_2OS$

3. 分子量:142.18

4. 结构式

【简介】　体内过程类似丙硫氧嘧啶。治疗甲状腺功能亢进,开始口服 300～400 mg,维持剂量为 100～200 mg,分次服。因本品不良反应较多,现已少用。

甲巯咪唑
(thiamazole)

别名:甲硫噻唑、他巴唑、Tapazole、Methimazole

【CAS】　60-56-0

【ATC】　H03BB02

【理化性状】　1. 本品为淡棕色或白色结晶性粉末。可溶于或易溶于乙醇;易溶于水或二氯甲烷。

2. 化学名:1-Methylimidazole-2-thiol

3. 分子式:$C_4H_6N_2S$

4. 分子量:114.2

5. 结构式

【体内过程】　本品口服后由胃肠道迅速吸收,吸收率约 $70\%～80\%$,广泛分布于全身各个细胞,但浓集于甲状腺,在血液中不和蛋白质结合,$t_{1/2}$ 约 3 h(也有报道为 4～14 h),其生物学效应能持续相当长时间。本品及代谢物 $75\%～80\%$ 经尿排泄。易通过胎盘屏障并能经乳汁分泌。

【剂量与用法】　成人开始口服 10～20 mg,3 次/日,待甲状腺功能恢复后改为维持量 5～10 mg/d。

【制剂】　片剂:5 mg;10 mg;20 mg。

【贮藏】　密封、遮光贮存。

卡比马唑
(carbimazole)

别名:甲状腺功能亢进平

【CAS】　22232-54-8

【ATC】　H03BB01

【理化性状】　1. 本品为白色或黄色结晶性粉末。能溶于乙醇、丙酮,稍微溶于水中。

2. 化学名:Ethyl 3-methyl-2-thioxo-4-imidazoline-1-carboxylate

3. 分子式:$C_7H_{10}N_2O_2S$

4. 分子量:186.2

5. 结构式

【体内过程】　本品口服后,在体内逐渐水解成甲巯咪唑后发挥作用,故作用缓慢,疗效维持时间较长,$t_{1/2}$约 9 h。

【剂量与用法】　1. 成人开始口服 15～40 mg,一般 1～3 周显效,1～2 月甲状腺功能亢进症状得到控制。然后视病情减至维持剂量 5～15 mg/d,顿服或分次服。疗程一般为 0.5～2 年。

2. 儿童开始 0.4 mg/(kg·d),维持剂量减半。

【制剂】　片剂:5 mg。

【贮藏】　密封、遮光贮存。

14.4.2.3　其他

过氯酸钾

(potassiumperchlorate)

【CAS】　7778-74-7

【ATC】　H03BC01

【理化性状】　1. 本品为无色晶体或白色的洁净粉末。几乎不能溶于乙醇,能略溶于水。

2. 分子式:$KClO_4$

3. 分子量:138.5

4. 结构式

【药理作用】　本品可减少甲状腺摄取并聚集碘、高锝化物和其他阴离子,并能使已被甲状腺摄取的无机碘释出。

【适应证】　1. 曾用于治疗甲状腺功能亢进,由于毒性较大,现已被其他更有效的药物所取代。

2. 用于诊断,基于本品可将甲状腺内未被有机结合的碘化物排出,可将本品与放射性碘化钠[133I]合用以进行过氯酸盐取代试验。口服过氯酸钾后甲状腺内放射性碘的释放量大小可用于测定甲状腺与

碘结合及甲状腺激素的合成是否有缺陷。这项试验也可用于研究抗甲状腺药物的作用。此外,本品还被用于高锝酸盐[99mTc]的辅助用药,以增强脑部和胎盘等部位的清晰度。

【剂量与用法】　1. 治疗甲状腺功能亢进　开始口服 0.6～1.0 g,3～4 次分服,维持剂量为 200～500 mg,3～4 次分服。

2. 过氯化盐取代试验　静脉注射[131I] 925 KBq(25 μCi),同时给患者口服本品 200 mg,10 min 后测定甲状腺部位的放射性。正常人的放射性下降很少;若放射性减少 10% 以上,提示甲状腺内碘的结合和甲状腺激素合成存在缺陷。

3. 作为高锝酸盐的辅助用药在成人服用高锝酸盐之前 30～60 min 先服本品 200～400 mg。

【制剂】　片剂:100 mg。

【贮藏】　密封,遮光贮存。

14.5　性激素

性激素为性腺所分泌的甾体类激素,包括雄激素(包括同化激素)、雌激素和孕激素三类。目前,大多数用于临床的性激素均为人工合成品,而合成的性激素中又有不少属于非甾体。近代,对甾体类激素的作用机制已经获得一些新的认识,说明甾体激素的主要作用是与特异性的激素受体结合以发挥作用,从而调节靶组织的蛋白质合成,显示出各种功效。

14.5.1　雄激素和同化激素

从雄性尿中提取到的多种纯净而有效的性激素,是由睾丸的间质细胞分泌的,统称为雄激素,其中最主要的是睾酮。睾丸并不是唯一分泌睾酮的器官,肾上腺皮质和女性的卵巢也都有少量的分泌。睾酮口服后虽然容易被吸收,但会迅速遭到肝脏的破坏,发挥不了任何药效作用。现在用于临床的雄激素都属于人工合成品。

睾酮除具有雄激素的作用之外,还有明显的促进蛋白质合成的作用,也称作同化作用。近年从合成的一些睾酮衍生物中发现有些衍生物的雄激素活性大大减弱,而同化作用却原样保留甚至还有所加强。为了和真正的睾酮区别开来,这些具有同化作用的睾酮就被称为同化激素。

【药理作用】　1. 促进和维持男性第二性征。

2. 恢复并维持正氮平衡。

3. 可减少男性及有些女性对氯、氮、磷、钾、钠的排泄。

4. 激发骨骼、骨骼肌、毛发和皮肤的生长。

5. 增加红细胞生成,并促进血管形成和皮肤

变黑。

6. 大剂量可抑制男性促性腺素的分泌。

7. 可拮抗过旺的雌激素对女性乳房和子宫内膜的作用。

【适应证】 1. 用于多种男性性激素不足的状况,隐睾症、性腺功能减退症、阳痿及男性更年期。

2. 绝经后 1～5 年,不宜手术而对雄性激素具有效应的乳腺癌患者用作保守治疗。

3. 再生障碍性贫血和老年男性骨质疏松症。

4. 用于妇女更年期综合征、月经过多及功能性子宫出血。

5. 纠正因烧伤导致衰弱的疾病、广泛性手术和长期不活动之后所引起的蛋白质丧失,延长这类患者的稳定期。

【不良反应】 1. 男性可能出现性欲亢进、皮疹、痤疮、白细胞减少、水钠潴留、恶心、呕吐、食欲缺乏、腹泻、高血钙伴肾结石(特别是不活动的患者)及黄疸。

2. 青春期以后的男性如果长期使用可出现睾丸肿大、精流量减少、精子缺乏、阳痿、附睾炎和阴茎异常勃起。

3. 女性可出现排卵、泌乳或月经受抑,也可发生男性化(声音低而嘶哑)、多毛、阴蒂增大、乳腺退化及男性样秃发。

4. 使用口腔及舌下片可引起炎症或溃疡。

5. 使用透皮制剂可能引起局部刺激、红斑、过敏性接触性皮炎,有时出现烧灼样皮损;如果使用含有渗透增强药的硬膏,皮肤反应将更为常见。

【妊娠期安全等级】 X。

【禁忌与慎用】 1. 打算怀孕的妇女和正在哺乳的妇女均不应使用本品。

2. 患前列腺癌或乳腺癌以及患有良性前列腺增生的男性禁用。

3. 已有心、肾及肝系统受损或伴高钙血症的患者忌用,如有必要,可加用排钠利尿药。

【药物相互作用】 1. 可使甲状腺素、环孢素、抗糖尿病药和抗凝药的作用增强,必须减少抗凝药等的剂量。

2. 与药酶诱导药苯巴比妥合用可加速其代谢而降低疗效。

3. 睾酮的同化作用需要胰岛素的辅助,已切除胰腺者,就不可能发挥同化作用。

4. 长期使用皮质激素的,应合用苯丙酸诺龙,并供给高热量和高蛋白饮食。

5. 去氢甲睾酮可提高羟布宗血浓度 40%,但对保泰松无此作用。

【用药须知】 1. 在开始治疗期间应每天监测患者的出入量和体重。

2. 可合用利尿剂以控制水钠潴留。

3. 治疗过程中,应定期测定血清钙及胆固醇。

4. 患乳腺癌的患者要使用 3 个月才能获得疗效。

5. 为了治疗乳腺癌而接受大剂量的妇女常发生男性化,这些患者需要极大的精神支持。如治疗 3 个月仍未收效,应停止用药。

睾酮
(testosterone)

别名:睾丸素、睾丸酮
本品为天然雄激素。

【CAS】 58-22-0

【ATC】 G03BA03

【理化性状】 1. 本品为白色结晶粉末或淡黄白色或无色结晶。易溶于二氯甲烷和乙醇,几乎不溶于油脂和水。

2. 化学名:17β-Hydroxyandrost-4-en-3-one

3. 分子式:$C_{19}H_{28}O_2$

4. 分子量:288.4

5. 结构式

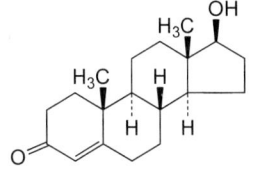

环戊丙酸睾酮
(testosterone cipionate)

〖CAS〗 58-20-8

【理化性状】 1. 本品为无臭或有轻微臭味的乳白色至白色结晶性粉末。不能溶于水,能溶于乙醇、乙醚、二氯甲烷和植物油。

2. 化学名:3-Oxoandrost-4-en-17β-yl3-cyclopentylpropionate; 17β-Hydroxyandrost-4-en-3-onecyclopentanepropionate; 17β-(3-Cyclopentyl-1-oxopropoxy)androst-4-en-3-one

3. 分子式:$C_{27}H_{40}O_3$

4. 分子量:412.6

癸酸睾酮
(testosterone decanoate)

〖CAS〗 5721-91-5

【理化性状】 1. 本品为乳白色至白色晶体或结

晶性粉末。不能溶于水,非常容易溶于乙醇和三氯甲烷。

2. 化学名:3-Oxoandrost-4-en-17β-yldecanoate;17β-Hydroxyandrost-4-en-3-onedecanoate

3. 分子式:$C_{29}H_{46}O_3$

4. 分子量:442.7

庚酸睾酮
(testosterone enantate)

【CAS】 315-37-7

【理化性状】 1. 本品为一种淡黄白色至白色的结晶性粉末。不能溶于水,易溶于无水乙醇和挥发油。

2. 化学名:3-Oxoandrost-4-en-17β-ylheptanoate;17β-Hydroxyandrost-4-en-3-oneheptanoate

3. 分子式:$C_{26}H_{40}O_3$

4. 分子量:400.6

异己酸睾酮
(testosterone isocaproate)

【CAS】 15262-86-9

【理化性状】 1. 本品为乳白色至白色的晶体或结晶性粉末。不能溶于水,易溶于乙醇和三氯甲烷。

2. 化学名:3-Oxoandrost-4-en-17β-yl4-methylpentanoate;17β-Hydroxyandrost-4-en-3-one4- methylpentanoate

3. 分子式:$C_{25}H_{38}O_3$

4. 分子量:386.6

苯丙酸睾酮
(testosterone phenylpropionate)

【CAS】 1255-49-8

【理化性状】 1. 本品为有特征性臭味的近白色至白色结晶性粉末。不能溶于水,在乙醇中能略溶。

2. 化学名:3-Oxoandrost-4-en-17β-yl3-phenylpropionate;17β-Hydroxyandrost-4-en-3-one3- phenylpropionate

3. 分子式:$C_{28}H_{36}O_3$

4. 分子量:344.5

十一酸睾酮
(testosterone undecanoate)

别名:安雄、Andriol

本品为长效雄激素,作用与甲睾酮相同。可用于治疗男性性功能减退。前列腺癌、妊娠期妇女、肝、肾功能不全患者禁用。一次口服 40 mg,3 次/日。也可

肌内注射,一次 250 mg,每月 1 次,连用 4 个月。制剂有胶囊剂,40 mg;注射剂,250 mg。

【CAS】 5949-44-0

【理化性状】 1. 化学名:3-Oxoandrost-4-en-17β-ylundecanoate;17β-Hydroxyandrost-4-en-3-oneundecanoate

2. 分子式:$C_{30}H_{48}O_3$

3. 分子量:456.7

丙酸睾酮
(testosterone phenylproponate)

【CAS】 57-85-2

【理化性状】 1. 本品为无色晶体或白色或几乎白色的粉末。溶于不挥发油,易溶于乙醇和丙酮,几乎不溶于水。

2. 化学名:17β-Hydroxyandrost-4-en-3-onepropro-ponate;3-Oxoandrost-4-en-17β-ylpropionate

3. 分子式:$C_{22}H_{32}O_3$

4. 分子量:344.5

【药理作用】【适应证】【不良反应】 参见雄激素和同化激素引言。

【体内过程】 本品可通过胃肠道、皮肤和口腔黏膜吸收,但在口服后要通过广泛的肝内首过代谢,因而常以皮下或肌内注射给药,或经皮给药。本品在血浆中仅有 80% 与性激素结合球蛋白结合,还可与其他蛋白结合,未结合者仅占 2%。血浆 $t_{1/2}$ 为 10~100 min。本品在肝内首先氧化代谢成雄烯二酮,接着就成为活性很低的雄酮和本胆烷醇酮,然而与葡糖醛酸和硫酸结合随尿液排出。约有 6% 原药经肠肝循环后随粪便排出。本品在某些靶组织中可转成活性更强的二氢酮睾和雌激素。本品的酯类化合物极性低,其油剂肌内注射后吸收缓慢,吸收后水解成睾酮而产生作用。

【剂量与用法】 1. 肌内注射丙酸睾酮

(1)男性性腺功能减退、性腺发育不良等,一次 10~25 mg,2~3 次/周。

(2)子宫肌瘤,一次 25~50 mg,2 次/周。

(3)功能性子宫出血,一次 25~50 mg,隔天 1 次,连用 3~4 次。

(4)绝经后乳腺癌,一次 50~100 mg,隔天 1 次。

(5)小儿再生障碍性贫血,1~2 mg/kg,隔天 1 次,连用半年。应进行深部肌内注射。

2. 睾酮皮下埋植治疗男性性腺功能减退和性腺发育不良,一次 75 mg,每 6 周 1 次。

【制剂】 ①丙酸睾酮注射剂(油):10 mg;25 mg;50 mg。②丙酸睾酮埋植片:75 mg。

【贮藏】　遮光贮存。

甲睾酮
（methyltestosterone）

别名:甲基睾酮,甲基睾丸素,甲基睾丸酮

【CAS】　58-18-4

【ATC】　G03BA02

【理化性状】　1. 本品为微黄白色至白色的结晶性粉末。易溶于乙醇,几乎不溶于水。

2. 化学名:17β-Hydroxy-17α-methylandrost-4-en-3-one

3. 分子式:$C_{20}H_{30}O_2$

4. 分子量:302.5

5. 结构式

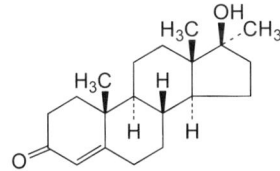

【药理作用】【适应证】　参见雄激素和同化激素引言。

【体内过程】　本品口服可吸收,也可从口腔黏膜吸收。与丙酸睾酮相比,首过代谢较少,$t_{1/2}$ 则较长。

【剂量与用法】　1. 治疗男性性腺功能减退症口服 10~50 mg/d,或含服 5~25 mg/d。

2. 绝经后妇女转移性乳腺癌　口服 50~200 mg/d,或含服 25~100 mg/d。

【用药须知】　1. 参见雄激素和同化激素引言。

2. 肝功能不全患者,应慎用,如果严重受损,即禁用。

【制剂】　片剂:5 mg;10 mg。

【贮藏】　密封、遮光贮存。

氟甲睾酮
（fluoxymesterone）

别名:氟羟甲基睾丸酮,Halotestin

【CAS】　76-43-7

【ATC】　G03BA01

【理化性状】　1. 本品为无臭的近白色或白色的结晶性粉末。微溶于三氯甲烷,略溶于乙醇,几乎不溶于水。

2. 化学名:9α-Fluoro-11β,17β-dihydroxy-17α-methylandrost-4-en-3-one

3. 分子式:$C_{20}H_{29}FO_3$

4. 分子量:336.4

5. 结构式

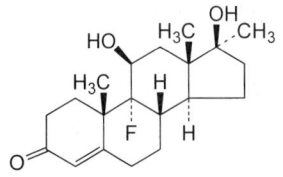

【简介】　本品作用与甲睾酮相同,且比甲睾酮的作用要强,代谢较慢,持效较长。其血浆 $t_{1/2}$ 约为 10 h。和其他 17α-烷基化化合物一样,本品也具有肝毒性,肝功能不全患者应禁用。治疗性功能减退可口服 5~20 mg/d。治疗男性青春期延迟口服 2.5~10 mg/d,根据效应调整用量;由于有骺闭合的危险性,必须注意,一般仅给药 4~6 个月。对不能手术的女性绝经后的乳腺癌进行姑息治疗,每天可口服 40 mg。遮光贮藏。

美睾酮
（mesterolone）

别名:甲二氢睾丸酮

【CAS】　1424-00-6

【ATC】　G03BB01

【理化性状】　1. 本品为白色或淡黄色结晶性粉末。略溶于甲醇、乙酸乙酯或丙酮,几乎不溶于水。

2. 化学名:17β-Hydroxy-1α-methyl-5α-androstan-3-one

3. 分子式:$C_{20}H_{32}O_2$

4. 分子量:304.5

5. 结构式

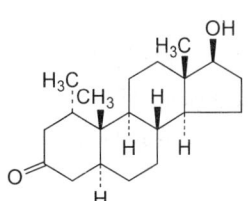

【简介】　本品具有睾酮的一般作用。与睾酮相比,对内在睾丸功能的抑制作用较弱。还有特点是不抑制促性腺激素的分泌和精子发生。治疗男性性功能减退,开始口服 75~100 mg/d,维持用量为 50~75 mg/d。治疗精液缺乏所致男性不育,口服 100 mg/d。遮光贮藏。

普拉睾酮
（prasterone）

别名:普拉雄酮、去氧异雄甾酮、Mylis、Intrarosa

本品属同化激素类,为产雄激素和产雌激素的前体——肾上腺性雄激素。

【CAS】　53-43-0

【ATC】　A14AA07；G03EA03（combination with estrogen）。

【理化性状】　1. 本品为白色至类白色结晶性粉末，不溶于水，溶于十二醇硫酸钠。

2. 化学名：3β-Hydroxy-5-androsten-17-one

3. 分子式：$C_{19}H_{28}O_2$

4. 分子量：288.42

5. 结构式

【药理作用】　本品可使妊娠子宫颈胶原酶活性增加，引起胶原纤维分解，胶原束间隙扩大，宫颈伸展性增加。它在体内可转化为雄性激素，因此，宫颈组织脱氢表雄甾酮及雌激素含量增加，引起血管扩张，通透性增加，含水量增加，间质浮肿，使子宫颈管软化。雌激素还可增加基质成分或酸性黏多糖，导致颈管成熟，颈管变软，伸展性加强有利于分娩。可缩短产程，防止过期产。不影响乳汁分泌。无子宫收缩作用。用于治疗性交疼痛的机理尚不明确。

【体内过程】　1. 吸收　绝经期妇女给予本品阴道栓剂 6.25 mg，1 次/日，连用 7 d，在第 7 天，C_{max} 为 4.4 ng/ml，AUC 为 56.2（ng·h）/ml。代谢产物睾酮、雌二醇的血药浓度也明显升高。

2. 代谢　与内源性的本品一样，经神经甾体合成代谢酶，如羟化类固醇脱氢酶、5α-还原酶、芳香化酶等代谢为雄激素和雌激素。

【适应证】　1. 对晚期妊娠子宫成熟不全（子宫开口不全，颈管消退不全，颈管软化不全）有促进成熟作用。可用于晚期子宫颈管成熟不全。

2. 阴道栓剂用于治疗更年期性交疼痛。

【不良反应】　可有皮疹、恶心、呕吐、腹泻、眩晕、耳鸣、手指麻木和手浮肿发生，阴道使用可见分泌物增多。

【禁忌与慎用】　动物实验有致畸作用，故妊娠初期不宜使用本品。

【剂量与用法】　1. 注射剂　将本品 100～200 mg 溶于 5％葡萄糖注射液 10 ml 中缓慢静脉注射，1 次/日，2～3 次/周。

2. 阴道栓剂　一次 6.25 mg，睡前用，用配备的送药器送入阴道。

【用药须知】　因可产生混浊，本品注射剂不能用 0.9％氯化钠注射液溶解。低于 20 ℃时难以溶解，可在 30～40 ℃条件下加温。临用时配制，并尽快使用。

【制剂】　①注射剂（粉）：100 mg；②阴道栓剂：6.5 mg。

【贮藏】　注射剂遮光，密闭保存；阴道栓剂贮于 5～30 ℃。

苯丙酸诺龙
（nandrolone phenpropionate）

别名：苯丙酸去甲睾酮、多乐宝灵、Durabolin

【CAS】　62-90-8

【ATC】　A14AB01；S01XA11

【理化性状】　1. 本品为白色至乳白色结晶性粉末，具有特殊臭味。溶于乙醇，几乎不溶于水。

2. 化学名：3-Oxoestr-4-en-17β-yl3-phenyl-propionate；17β-Hydroxyestr-4-en-3-one3-pheny-lpropionate

3. 分子式：$C_{27}H_{34}O_3$

4. 分子量：406.6

【简介】　本品的蛋白同化作用强，雄性化活性弱。临床常用于需要加速组织修复的疾病和慢性消耗性疾病的辅助治疗。包括严重烧伤、大手术、骨折不易愈合、骨质疏松以及恶性肿瘤的晚期。还可用于早产儿、绝经后乳腺癌晚期、子宫肌瘤以及功能性子宫出血。女性使用时应注意本品引起的不良反应。肝、肾疾病和高血压患者不宜长期使用。妊娠期妇女和前列腺癌患者禁用。本品可供肌内注射，成人一次 25～100 mg，每周 1 次；儿童一次 10 mg；婴儿一次 5 mg。注射液：10 mg/ml；25 mg/ml。遮光贮藏。

去氢甲睾酮
（metandienone）

别名：大力补、美雄酮、Danabol、Metanabol、Methandienone

【CAS】　72-63-9

【ATC】　A14AA03；D11AE01

【理化性状】　1. 化学名：（8S，9S，10S，13S，14S，17S）-17-Hydroxy-10，13，17-trimethyl-7，8，9，11，12，14，15，16-octahydro-6H-cyclopenta［a］phenanthren-3-one

2. 分子式：$C_{20}H_{28}O_2$

3. 分子量：300.44

4. 结构式

【简介】 本品系甲睾酮的去氢衍生物,具有同化激素和某种程度的雄激素作用,此外,还有极弱的孕激素作用。临床一般将其用作同化激素。适应证和不良反应同苯丙酸诺龙。成人开始口服 10～30 mg,2～3 次分服,病情控制后给予维持量 5～10 mg,4～8 周为一疗程;如必须重复给药,应间隔 1～2 个月。婴幼儿可给予 0.05 mg/(kg·d)。片剂:1 mg;2.5 mg;5 mg。遮光贮藏。

氧雄龙

(oxandrolone)

别名:Anavar

【CAS】 53-39-4

【ATC】 A14AA08

【理化性状】 1. 本品为白色无臭结晶性粉末。溶于水、乙醇、丙酮、三氯甲烷和乙醚。

2. 化学名:17β-Hydroxy-17α-methyl-2-oxa-5α-androstan-3-one

3. 分子式:$C_{19}H_{30}O_3$

4. 分子量:306.4

5. 结构式

【简介】 本品具有同化作用,疗程短(一般 3～4 个月),可避免骺闭合的危险性。本品可用于治疗骨质疏松症、乳腺癌、各种贫血和性腺功能减退,还适用于酒精肝。正在研究本品治疗肌肉营养不良。口服本品 10 mg 后 30～90 min 可达血药峰值 417 ng/ml。血药浓度下降呈双相,$t_{1/2}$ 分别为 33 min 和 9 h。在 96 h 内随尿液排出原药和代谢物 60.4%(其中原药占 28.7%),见于粪便中者仅占 2.8%。本品口服剂量为 2.5～20 mg;常用同化剂量为 5～10 mg,分次服,连用 2～4 周。促进儿童生长和青春期延迟,可给予 0.1 mg/(kg·d)。本品的不良反应同苯丙酸诺龙;和其他 17α-烷基化化合物一样,本品也具有肝毒性,肝功能不全患者禁用。片剂:2.5 mg;5 mg;10 mg;50 mg。遮光贮藏。

司坦唑醇

(stanozolol)

别名:康力龙、司坦唑、Anabol、Stanozol

本品为人工合成的蛋白同化激素和雄激素。

【CAS】 10418-03-8

【ATC】 A14AA02

【理化性状】 1. 本品为白色或类白色、吸湿性结晶性粉末,具有多晶型。几乎不溶于水,微溶于乙醇,溶于二甲基甲酰胺,极微溶于二氯甲烷。

2. 化学名:17α-Methyl-2'H-5α-androst-2-eno[3,2-c]pyrazol-17β-ol

3. 分子式:$C_{21}H_{32}N_2O$

4. 分子量:328.5

5. 结构式

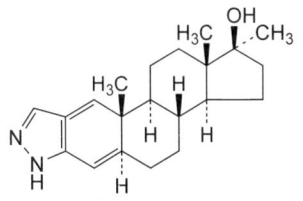

【药理作用】 本品的蛋白同化作用较强,为甲睾酮的 30 倍,其雄激素活性为甲睾酮的 1/4,分化指数为 120。本品具有促进蛋白质合成、抑制蛋白质分解、降低血胆固醇和三酰甘油、促使钙磷沉积和减轻骨髓抑制等作用,并能增进食欲。其男性化的不良反应轻微。

【体内过程】 本品在肝内进行广泛的首过代谢。作为睾酮的酯类,本品通过水解代谢后,并以与睾酮相似的途径被排出体外。

【适应证】 1. 防治遗传性血管神经性水肿以及其他血管性疾病,如贝赫切特综合征(Behcet syndrome)中的血管现象、雷诺综合征、浅层血栓性静脉炎和静脉溃疡等。

2. 用于慢性消耗性疾病、重病或手术后体弱消瘦、严重创伤、年老体弱、骨质疏松、小儿发育不良、再生障碍性贫血、白细胞减少和高脂血症。

3. 防治长期使用皮质激素引起的不良反应,如肾上腺皮质功能减退。

【不良反应】 1. 可见水钠潴留,服药初期,下肢、面部可能出现水肿,继续用药又可能自行消失。

2. 男性长期用药可见精子减少、精液减少;女性长期服药可见阴蒂肥大、闭经或月经失调。

3. 可见恶心、呕吐、消化不良、腹泻,消化性溃疡患者用药后可能出现胃痛加重,甚至引起出血。

4. 可见皮疹、痤疮、多毛、颜面潮红。

5. 长期用药可能出现黄疸、肝功能异常。

【妊娠期安全等级】 X。

【禁忌与慎用】 1. 严重肝脏疾病、肾脏疾病、心脏病、高血压及前列腺癌患者禁用。

2. 前列腺增生患者、血卟啉病患者、糖尿病患者、消化性溃疡患者以及心、肝、肾功能不全患者慎用。

3. 参见本类药物的引言。

【药物相互作用】 1. 本品与环孢素合用可减少后者的代谢速率,使其血药浓度升高,产生毒性。

2. 与羟基保泰松合用,可减缓后者的代谢速率,使其血药浓度升高。

3. 与茴香二酮、双香豆素等抗凝药合用可增加出血的危险。

4. 与格列本脲合用,可能降低后者的血药浓度。

【剂量与用法】 1. 成人

(1) 防治遗传性血管神经性水肿,开始口服一次2 mg,3次/日;女性可口服一次2 mg,2次/日。根据病情和用药效应,应个体化给药。如疗效明显,每隔1～3个月减量,直至一次2 mg/d维持,在减量过程中应注意病情状况。

(2) 用于慢性消耗性疾病、创伤经久不愈和体质虚弱等,可口服2～4 mg/次。

(3) 成人肌内注射一次2～4 mg,1～2次/日。

2. 儿童 用于遗传性血管神经性水肿,仅在发作时使用,6岁以下儿童口服1 mg,6～12岁2 mg/d。

【制剂】 ①片剂:2 mg。②注射剂(粉):2 mg。

【贮藏】 遮光,密封保存。

羟甲烯龙

(oxymetholone)

别名:康复龙、羟次甲基睾丸酮、Anadrol

【CAS】 434-07-1

【ATC】 A14AA05

【理化性状】 1. 本品为白色至乳白色无臭或几乎无臭结晶性粉末。该药物具有多晶型。易溶于三氯甲烷,溶于乙醇,微溶于乙醚,几乎不溶于水。

2. 化学名:17β-Hydroxy-2-hydroxymethylene-17α-methyl-5α-androstan-3-one

3. 分子式:$C_{21}H_{32}O_3$

4. 分子量:332.5

5. 结构式

【简介】 本品的同化作用强,雄激素作用弱。主要用于治疗各种贫血如再生障碍性贫血。一般口服1～5 mg/(kg·d),连用3～6个月,在病情减轻时逐渐停药或减量维持治疗。不良反应除同苯丙酸诺龙外,肝功能不全和黄疸也常见,还有肝癌的报道。治疗期间应监测肝功能。和其他17α-烷基化化合物一样,本品也具有肝毒性,肝功能不全患者禁用。遮光,避免与含铁的金属接触。最近发现其可治疗HIV消瘦综合征。片剂:50 mg。

4-氯去氢甲基睾酮

(4-chlorodehydromethyltestosterone)

别名:Oral Turinabol

【CAS】 2446-23-3

【理化性状】 1. 本品为白色或类白色结晶性粉末。

2. 化学名:(8R,9S,10R,13S,14S,17S)-4-Chloro-17-hydroxy-10,13,17-trimethyl-7,8,9,11,12,14,15,16-octahydro-6H-cyclopenta [a] phenanthren-3-one

3. 分子式:$C_{20}H_{27}ClO_2$

4. 分子量:334.89

5. 结构式

【简介】 本品为同化激素,为美雄酮的氯代物。口服生物利用度为100%,经肝脏代谢,$t_{1/2}$为16 h。

4-羟睾酮

(4-hydroxytestosterone)

【CAS】 2141-17-5

【理化性状】 1. 化学名:4,17-Dihydroxy-10,13-dimethyl-1,2,6,7,8,9,10,11,12,13,14,15,16,17-tetradecahydro-cyclopenta[a]phenanthren-3-one

2. 分子式:$C_{19}H_{28}O_3$

3. 分子量:304.42

4. 结构式

【简介】　本品为同化激素,为睾酮的 4 位羟基取代物。具中度同化作用,轻度雄激素样作用。

卡普睾酮
(calusterone)

【CAS】　17021-26-0

【理化性状】　1. 化学名:(7S,8R,9S,10R,13S, 14S, 17S)-17-Hydroxy-7, 10, 13, 17-tetramethyl- 6,7,8,9,10,11,12,13,14,15,16,17-dodecahydro-1H-cyclopenta［a］phenanthren-3-(2H)-one

2. 分子式:C$_{21}$H$_{32}$O$_2$

3. 分子量:316.48

4. 结构式

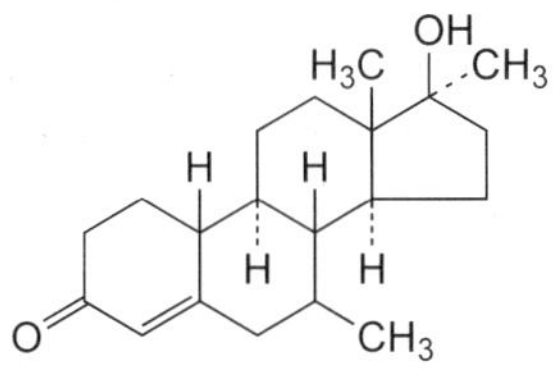

【简介】　本品为同化激素。

氯司替勃
(clostebol)

别名:氯睾酮

【CAS】　1093-58-9

【理化性状】　1. 化学名:(8S,9S,10R,13S,14S,17S)-4-Chloro-17-hydroxy-10, 13-dimethyl- 1,2, 6, 7, 8, 9, 11, 12, 14, 15, 16, 17-dodecahydrocyclopenta［a］phenanthren-3-one

2. 分子式:C$_{19}$H$_{27}$ClO$_2$

3. 分子量:322.87

4. 结构式

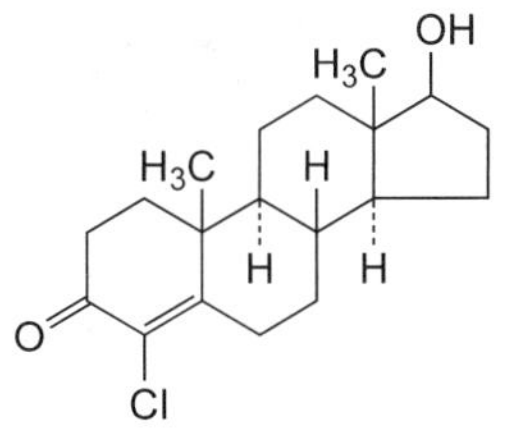

【简介】　本品为同化激素。用于早产儿、营养不良、手术后及慢性消耗性重病者的强壮剂,亦可用于肾硬化、骨质疏松症、抗肿瘤药所引起的白细胞减少症等。长期应用可引起钠、水潴留,可引起轻微的女性男性化。肌内注射:一次成人 10～20 mg,每周 2～3 次,小儿 5～10 mg。故因钠潴留而引起的浮肿

患者,肝病、高血压、浮肿、前列腺癌患者及妊娠期妇女禁用。

屈他雄酮
(drostanolone)

别名:Masteron

【CAS】　58-19-5

【理化性状】　1. 化学名:(2R,5S,8R,9S,10S,13S,14S,17S)-17-Hydroxy-2,10,13-trimethyl-1,2,4, 5, 6, 7, 8, 9, 11, 12, 14, 15, 16, 17-tetradecahydrocyclopenta［a］phenanthren-3-one

2. 分子式:C$_{20}$H$_{32}$O$_2$

3. 分子量:304.46

4. 结构式

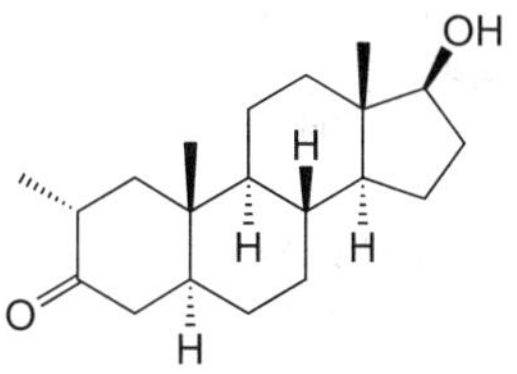

【简介】　本品为同化激素和雄性激素。成功用于治疗乳腺癌,但可导致女性严重的男性化。

环硫雄醇
(epitostsanol)

别名:表硫雄醇、乳疾宁、Thiodrol

【CAS】　2363-58-8

【理化性状】　1. 化学名:2,3-Epithioandrostan-17-ol

2. 分子式:C$_{19}$H$_{30}$OS

3. 分子量:306.51

4. 结构式

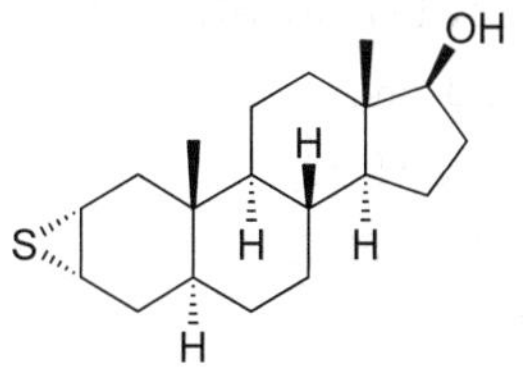

【简介】　本品能抑制雌激素与靶细胞中的受体结合而出现抗雌激素作用。用于慢性囊肿性乳腺炎、男性乳房增殖。肌内注射:一次 10 mg,每周 1 次;治疗乳腺癌,肌内注射:一次 10 mg,每周 3 次。前列腺癌、男性乳腺癌、婴儿患者、妊娠期妇女禁用。本品连续大剂量应用可引起睾丸功能减退、皮肤过敏、水肿、红细胞增多及精神症状等,并有致畸胎作用。注射液(油溶液):10 mg/1 ml。

美替诺龙
(metenolone)

别名：甲基异睾酮、methenolone

【CAS】 153-00-4

【CAS】 A14AA04

【理化性状】 1. 化学名：(5α,17β)-17-Hydroxy-1-methylandrost-1-en-3-one

3. 分子式：$C_{20}H_{30}O_2$

4. 分子量：302.45

5. 结构式

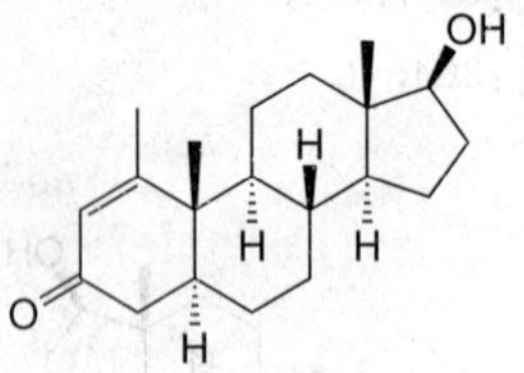

【简介】 本品为长效同化激素,以醋酸酯供临床使用,治疗再生障碍性贫血,一日肌内注射 1～3 mg/kg。不良反应包括液体、电解质潴留,高血钙、增加骨生长,男性还可引起阴茎异常勃起、无精症、多毛症、痤疮、水肿、脱发;女性可出现男性化、闭经、月经不规则、抑制泌乳、性欲旺盛。本品可增强抗糖尿病药、环孢素、华法林、左甲状腺素的作用。

奎勃龙
(quinbolone)

别名：Anabolicum Vister

【CAS】 2487-63-0

【CAS】 A14AA06

【理化性状】 1. 化学名：(8R,9S,10R,13S,14S,17S)-17-(1-Cyclopentenyloxy)-10,13-dimethyl-6,7,8,9,11,12,14,15,16,17-decahydrocyclopenta[a]phenanthren-3-one

2. 分子式：$C_{24}H_{32}O_2$

3. 分子量：352.52

4. 结构式

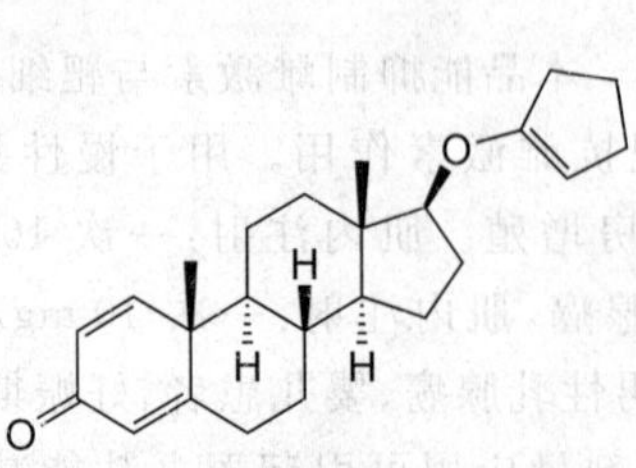

【简介】 本品为长效同化激素,本身作用弱,主要通过在体内转化为去氢睾酮和代谢产物而起作用。

硅雄酮
(silandrone)

【CAS】 5055-42-5

【理化性状】 1. 分子式：$C_{22}H_{36}O_2Si$

2. 分子量：360.61

3. 结构式

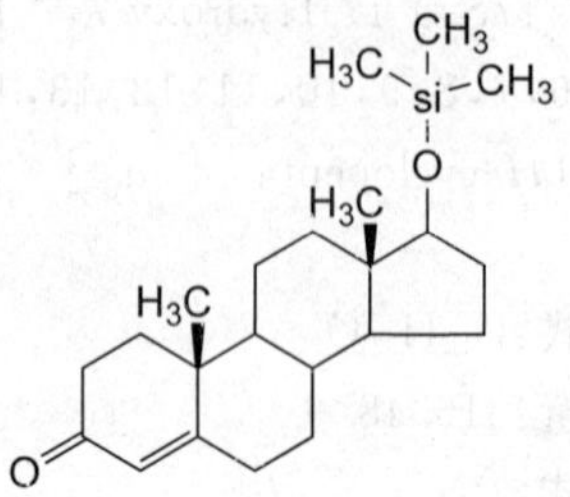

【简介】 本品为长效和强效同化激素,商品名矽雄酮。本品能促进体内蛋白合成的功能,适用于心脏病手术后、结核病、儿童血液系统疾病和慢性肝脏病等在进行病因治疗的同时给予本品作辅助治疗。

乙雌烯醇
(ethyldienolone)

【CAS】 965-90-2

【CAS】 A14AB02

【理化性状】 1. 化学名：(8R,9S,10R,13S,14S,17S)-17-Ethyl-13-methyl-2,3,6,7,8,9,10,11,12,14,15,16-dodecahydro-1H-cyclopenta[a]phenanthren-17-ol

2. 分子式：$C_{20}H_{32}O$

3. 分子量：288.47

4. 结构式

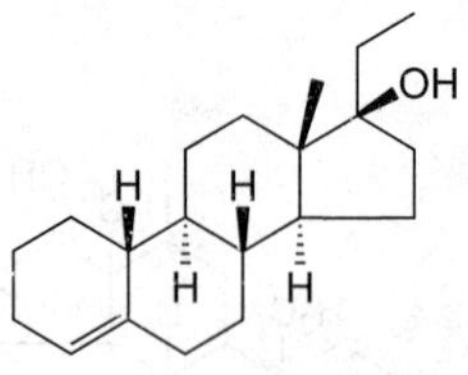

【简介】 本品为同化激素,同时有黄体酮样作用。

诺乙雄龙
(norethandrolone)

别名：Nilevar

【CAS】 52-78-8

【ATC】 A14AA09

【理化性状】　1. 化学名：（17β)-17-Ethyl-17-hydroxyester-4-en-3-one

2. 分子式：$C_{18}H_{26}O_2$

3. 分子量：274.4

4. 结构式

【简介】　本品为蛋白同化激素。1956 年美国 FDA 批准上市，目前只在澳大利亚、法国、瑞士有销售，用于治疗严重烧伤，创伤及再生障碍性贫血。

达那唑
(danozol)

别名：炔睾醇、安宫唑、Danocrine、Danol

【CAS】　17230-88-5

【ATC】　G03XA01

【理化性状】　1. 本品为白色或灰黄色结晶粉末。易溶于三氯甲烷，溶于丙酮，略溶于苯和乙醇，微溶于乙醚，几乎不溶于石油醚和水。

2. 化学名：17α-Pregna-2,4-dien-20-yno[2,3-d]isoxazol-17β-ol

3. 分子式：$C_{22}H_{27}NO_2$

4. 分子量：337.5

5. 结构式

【药理作用】　本品通过抑制垂体释放促性腺激素而具有显著的抑制垂体-卵巢轴的作用。还具有弱的雄激素作用。

【体内过程】　本品口服后可被吸收，在肝内代谢。如与食物同服，吸收可见明显增加。$t_{1/2}$ 约为 4.5 h。α-羟甲乙炔睾酮为其主要代谢产物，随尿液排出。

【适应证】　1. 治疗子宫内膜异位。

2. 治疗乳房痛、乳房纤维囊性病。

3. 治疗男子乳房发育。

4. 治疗功能性子宫出血和遗传性血管神经性水肿。

5. 治疗子宫内膜手术前变薄。

6. 治疗青春期乳房肥大和自发性血小板减少性紫癜。

【不良反应】　1. 由于本品具有抑制垂体-卵巢轴作用，故可能出现闭经、面红、出汗、性欲改变、阴道炎、情绪不稳定和神经质。

2. 痤疮、油性皮肤、轻度多毛症、水肿、体重增加、声音变粗、乳房变小。

3. 还可能发生胃肠功能紊乱、白细胞增多或减少。

4. 还会发生头痛、头晕、腰痛、疲倦、震颤、失眠。

5. 实验检查可见糖耐量降低、HDL 降低、LDL 升高，偶见转氨酶升高、阻塞性黄疸。

6. 偶见心动过速、高血压和视觉障碍。

【妊娠期安全等级】　X。

【禁忌与慎用】　1. 血栓栓塞患者禁用。

2. 心、肝、肾功能不全患者慎用。

3. 有血栓形成病史者慎用。

4. 偏头痛和癫痫患者慎用。

5. 糖尿病患者服用本品时，应增加胰岛素用量。

6. 哺乳期妇女使用时，应暂停哺乳。

【药物相互作用】　1. 本品可抑制下列药物在肝内的代谢，如环孢素、华法林、他克莫司。

2. 本品的使用可能降低机体对阿法骨化醇的维持需求。

【剂量与用法】　1. 治疗子宫内膜异位常用 200～800 mg，2～4 次分服，根据效应调整剂量。疗程为 3～6 个月，必要时可持续 9 个月。

2. 治疗良性乳腺疾病开始常用 100～400 mg/d，2 次分服，根据效应调整剂量，可连用 3～6 个月。

3. 治疗男子乳腺发育少年开始可给予 200 mg，如无效，2 月后可加量至 400 mg/d；成人开始口服 400 mg，疗程一般为 6 个月。

4. 治疗痛经可口服 200 mg/d，3 个月后评估疗效。

5. 治疗遗传性血管神经性水肿口服 200 mg，2～3 次/日，根据疗效调整剂量。

6. 子宫内膜手术前变薄常用 400～800 mg/d，连用 3～6 周。

【用药须知】　1. 用药期间，应定期监测肝功能。

2. 和其他 17α-烷基化化合物一样，本品也有肝毒性，肝功能不全患者应避免使用。

【临床新用途】　1. 原发性血小板减少性紫癜口服本品 200 mg，2 次/日，连用 3 个月，继后以小剂量维持。成年男性、未妊娠妇女和大龄儿童均可使用。

2. 血友病出血口服本品 600 mg/d，3 次分服，连用 2～12 周。对中度出血相当有效。

3. 性早熟和月经过多,使用本品有效。

4. 经前综合征口服本品 200～400 mg/d,2～4 次分服。

【制剂】　胶囊剂:100 mg;200 mg。

【贮藏】　密封、遮光贮存。

14.5.2　治疗性功能障碍的药物

西地那非
(sildenafil)

【CAS】　139755-83-2

【ATC】　G04BE03

【理化性状】　1. 化学名:5-[2-Ethoxy-5-(4-methylpiperazin-1-ylsulfonyl) phenyl]-1,6-dihydro-1-methyl-3-propylpyrazolo[4,3-d]pyrimidin-7-one

2. 分子式 $C_{22}H_{30}N_6O_4S$

3. 分子量:474.6

4. 结构式

枸橼酸西地那非
(sildenafil citrate)

别名:伟哥、万艾可、Viagra

〖CAS〗　171599-83-0

〖理化性状〗　1. 化学名:5-[2-Ethoxy-5-(4-methylpiperazin-1-ylsulfonyl) phenyl]-1,6-dihydro-1-methyl-3-propylpyrazolo [4,3-d] pyrimidin-7-one citrate

2. 分子式 $C_{22}H_{30}N_6O_4S,C_6H_8O_7$

3. 分子量:666.7

【药理作用】　1. 本品是一种环磷酸鸟苷(cGMP)特异的 5 型磷酸二酯酶(PDE$_5$)的选择性抑制药,能够通过抑制海绵体内分解 cGMP 的 5 型磷酸二酯酶(PDE$_5$)来增强一氧化氮(NO)的作用。当性刺激引起局部一氧化氮释放时,本品可抑制 PDE$_5$,增加海绵体内 cGMP 水平,松弛平滑肌,血液流入海绵体。在没有性刺激时,推荐剂量的本品不起作用。

2. 体外实验显示,本品对 PDE$_5$ 具有选择性,它对 PDE$_5$ 的作用远较对其他已知的磷酸二酯酶强(是对 PDE$_1$ 作用的 80 多倍,对 PDE$_2$ 或 PDE$_4$ 作用的 1000 多倍)。本品对 PDE$_5$ 的选择性大约为对 PDE$_3$

的 4000 倍,由于后者与心肌收缩力的控制有关,故具有重要的意义。本品对 PDE 的作用约为对 PDE$_6$ 作用的 10 倍。PDE$_6$ 是存在于视网膜中的一种酶。本品对 PDE$_6$ 的选择性相对较低,是其在高剂量或高血浆浓度时出现色觉异常的原因。

3. 除人海绵体平滑肌外,在血小板、血管和内脏平滑肌,以及骨骼肌内也发现低浓度的 PDE$_5$ 存在。本品对这些组织中 PDE$_5$ 的抑制,可能是其增强一氧化氮的抗血小板聚集作用(体外实验)、抑制血小板血栓形成(体内试验)的基础。本品服用后约 60 min 可见药效。勃起反应一般随剂量和血药浓度的增加而增强。药效可持续至 4 h,但反应 2 h 后较弱。

4. 对血压有影响。健康男性志愿者单剂口服西地那非 100 mg,导致卧位血压下降(平均最大降幅 8.4/5.5 mmHg)。服药后 1～2 h 血压下降最明显,服药后 8 h 则与安慰剂组无差别。25 mg、50 mg 或 100 mg 对血压的影响相似,故这一作用与药物剂量和血药浓度无关。同时服用硝酸酯类药物的患者这种降压作用更强。

【体内过程】　本品口服后吸收迅速,绝对生物利用度约为 40%。其药动学参数在推荐剂量范围内与剂量成比例。

空腹口服本品后 30～120 min 可达血药峰值。如与高脂肪饮食同服,吸收速率可见降低,达峰时间平均延迟 60 min,峰值平均下降 29%。其平均稳态分布容积为 105 L,说明其在组织中有分布。本品及主要循环代谢产物(N-去甲基化物)均有大约 96% 与血浆蛋白结合。

本品主要通过 CYP3A4 和 CYP2C9 代谢。代谢产物 N-去甲基代谢产物具有与原药相似的 PDE 选择性,在体外,对 PDE$_5$ 的作用强度约为原药的 50%。此代谢产物的血药浓度约为原药的 40%,故本品的药理作用大约有 20% 来自于其代谢产物。口服或静脉给药后,本品主要以代谢产物随粪便排泄(约为口服剂量的 80%),一小部分随尿排泄(约为口服剂量的 13%)。

【适应证】　治疗阴茎勃起功能障碍。

【不良反应】　1. 全身反应　面部水肿、光敏反应、休克、乏力、疼痛、寒战、意外跌倒、腹痛、过敏反应、胸痛、意外损伤。

2. 心血管系统　心绞痛、房室传导阻滞、偏头痛、晕厥、心动过速、心悸、低血压、直立性低血压、心肌缺血、脑血栓形成、心搏骤停、心力衰竭、心电图异常、心肌病。

3. 消化系统　呕吐、舌炎、结肠炎、吞咽困难、胃炎、食道炎、口干、口腔炎、肝功能异常、直肠出血、齿龈炎。

4. 血液和淋巴系统　贫血和白细胞减少症。

5. 代谢和营养　口渴、水肿、痛风、不稳定性糖尿病、高血糖、外周水肿、高尿酸血症、低血糖反应、高钠血症。

6. 骨骼肌肉系统　关节炎、关节痛、肌肉痛、肌腱断裂、腱鞘炎、骨痛、肌无力、滑膜炎。

7. 神经系统　共济失调、肌张力过高、神经痛、神经病变、感觉异常、震颤、眩晕、抑郁、失眠、嗜睡、多梦、反射迟缓、感觉迟钝。

8. 呼吸系统　哮喘、呼吸困难、喉炎、咽炎、鼻窦炎、支气管炎、痰多、咳嗽。

9. 皮肤及软组织　荨麻疹、单纯性疱疹、瘙痒、出汗、皮肤溃疡、接触性皮炎、剥脱性皮炎。

10. 特殊感觉　瞳孔扩大、结膜炎、畏光、耳鸣、眼痛、耳聋、耳痛、眼出血、白内障、眼干。还可能发生复视、短暂视觉丧失或视力下降、红眼或眼部充血，眼部烧灼感、眼部肿胀和压迫感、眼内压增高、视网膜血管疾变或出血、玻璃体剥离、黄斑周围水肿等。又据美国 FDA 发布，本品和伐地那非都有可能引起非动脉性前部缺血性眼神经病变（NAION），导致失明，而患有心脏病、糖尿病、高血压、高脂血症、吸烟、有某种眼病或年龄 50 岁以上者，罹患此病的风险高。

11. 泌尿生殖系统　膀胱炎、夜尿、尿频、乳腺增大、尿失禁、异常射精、勃起时间延长、异常勃起、血尿、生殖器水肿和缺乏性高潮。

【禁忌与慎用】　1. 对本品过敏者和妇女禁用。

2. 性活动对已有心血管疾病患者的心脏有潜在的危险，心血管疾病患者不宜使用本品。

3. 最近 6 个月内曾有心肌梗死、休克或严重心律失常的患者禁用。

4. 静息时的低血压（血压为＜90/50 mmHg）或高血压（血压为＞170/110 mmHg）的患者，心力衰竭或不稳定型心绞痛患者，色素视网膜炎患者（少数此病患者有视网膜磷酸二酯酶的遗传性异常）均应禁用。

5. 阴茎解剖畸形（如阴茎偏曲、海绵体纤维化、Peyronie 氏病）、易引起阴茎异常勃起（如镰状细胞贫血、多发性骨髓瘤、白血病）的患者应慎用。

【药物相互作用】　1. 由于已知的本品对一氧化氮/cGMP 途径的作用，本品可增强硝酸酯的降压作用。故服用任何剂型硝酸酯的患者，无论是规律服用或间断服用，均为禁忌证。患者服用本品后，何时可以安全地服用硝酸酯类药物（如需要）目前尚不

清楚。

2. 同时服用蛋白酶抑制剂利托那韦会显著增加本品的血药浓度（AUC 增加 11 倍）。

3. 同时使用抑制 CYP3A4 的药物如西咪替丁等会降低本品的清除率，使血药浓度升高。

【剂量与用法】　1. 大多数患者均可给予50 mg，在性活动前口服，根据药效和耐受性，剂量可提高至 100 mg，也可能降为 25 mg，每天最多服 1 次。

2. 年龄在 65 岁以上，重度肝、肾功能不全，同时服用强效 CYP3A4 抑制剂（如红霉素、伊曲康唑等）时，本品的起始剂量以 25 mg 为宜。同时服用利托那韦，每 48 h 本品的用量不可超过 25 mg。

【用药须知】　1. 当发生用药过量时，应根据病情给予支持疗法。因本品大部分随粪便清除，肾透析对清除的作用很小。

2. 其他勃起功能障碍的疗法与本品的相互作用安全性尚未确定，故不推荐任何合用。

3. 告知患者，在性活动开始时如出现心绞痛、恶心或头晕等症状，应停止性活动，并及时寻求适当处理。

4. 如用药后发生异常勃起超过 4 h，应促患者紧急就诊。如不及时处理，阴茎组织可能受到损害，并可能导致永久性的勃起功能丧失。

5. 用药后不可驾车或操作机械。

【制剂】　片剂：50 mg；100 mg。

【贮藏】　贮于室温以下。

伐地那非
（vardenafil）

别名：艾力达、Levitra、Staxyn
本品属于 PDE5 抑制药。

【CAS】　224785-90-4.

【ATC】　G04BE09

【理化性状】　1. 化学名：1-{[3-(3,4-Dihydro-5-methyl-4-oxo-7-propylimidazo[5,1-f]-as-triazin-2-yl)-4-ethoxyphenyl]sulfonyl}-4-ethylpiperazine

2. 分子式：$C_{23}H_{32}N_6O_4S$

3. 分子量：488.6

4. 结构式

二盐酸伐地那非
(vardenafil dihydrochloride)

【CAS】 224789-15-5

【理化性状】 1. 分子式:$C_{23}H_{32}N_6O_4S \cdot 2HCl$
2. 分子量:561.5

盐酸伐地那非
(vardenafil hydrochloride)

【CAS】 224785-91-5

【理化性状】 1. 分子式:$C_{23}H_{32}N_6O_4S \cdot HCl$
2. 分子量:525.1

【药理作用】 本品能改善勃起功能与持续时间。其作用机制是通过抑制 PDE_5,从而阻止具有引起海绵体平滑肌细胞松弛作用的环磷酸鸟苷(cGMP)分解,继而积聚,导致海绵体平滑肌松弛,阴茎勃起。相对于 1、2、3、4 和 6 型而言,本品对 PDE_5 具有很高的选择性。实验表明,本品对 PDE_5 的选择性和抑制作用均优于其他同类药,这或许是本品心血管及视觉不良反应发生较少的原因。

【体内过程】 口服本品后迅速被吸收,其片剂的绝对生物利用度为 15%,0.5~2 h 可达 C_{max}。口服溶液 10 mg 或 20 mg 后,分别于 0.9 h 或 0.7 h 达到 C_{max},平均血药浓度分别为 9 μg/L 或 21 μg/L。药效持续时间可达 1 h。本品的蛋白结合率约为 95%,单剂口服本品在肝内主要经由 CYP3A4 代谢,少量药物通过 CYP3A5 和 CYD2 C9 代谢。主要代谢产物是本品哌嗪结构脱乙基后形成的 M_1,M_1 也有抑制 PDE_5 的作用,约占总药效的 7%,其血药浓度约为血药浓度的 26%,它还可以进一步代谢。药物以代谢物形式分别随尿液排出 2%~6%,随粪便排出 91%~95%。总体 CL 为每小时 56 L,原药和代谢物 M_1 的 $t_{1/2}$ 均为 4~5 h。

【适应证】 治疗阴茎勃起功能障碍。

【不良反应】 均据国外报道。

1. 可引起 Q-T 间期延长、仰卧位血压降低,可发生剂量相关性头痛,少见头晕。

2. 少数患者可发生肾结石而停药,也有在用药后勃起时间超过 4 h 的个例报道。

3. 较少出现消化不良,少数患者因恶心而停药,可能出现鼻塞。

4. 据美国 FDA 发布,本品和西地那非、他达那非都有可能引起非动脉炎性前部缺血性视神经病(NAION),导致失明。而患有心脏病、糖尿病、高血压、高脂血症或某种眼病,以及吸烟或年龄大于 50 岁的患者风险高。

【妊娠期安全等级】 B。

【禁忌与慎用】 1. 对本品过敏者、正在使用硝酸酯类药物或 α-受体拮抗药者、先天或获得性 Q-T 间期延长者以及哺乳期妇女均应禁用。

2. 对西地那非过敏者、阴茎解剖异常者、各种心血管疾病患者、肝病或肝血流量减少者、有阴茎勃起风险者(如镰状细胞病、白血病、多发性骨髓瘤、红细胞增多症)或有阴茎异常勃起病史者、视网膜疾病(包括色素性视网膜炎)患者、肾功能不全(尤其终末期肾病需血透者)者患均须慎用。

【药物相互作用】 1. 本品合用硝酸酯类药物可进一步升高 cGMP 的血药浓度,导致血压进一步下降,心率增加,甚至引起心肌梗死。

2. 与 CYP3A4 的抑制药(如红霉素、伊曲康唑、酮康唑、沙奎那韦、茚地那韦和利托那韦)合用,可抑制本品在肝内的代谢。

3. 与 α-受体拮抗药合用可导致血压下降。

【剂量与用法】 1. 大多数成年男性的推荐起始剂量为 10 mg,1 次/日,在性交前约 1 h 服用。然后可根据疗效和不良反应出现的情况调整为一次 5~20 mg,1 次/日,最高不可超一次 20 mg,1 次/日。

2. 同时服用 CYP3A4 抑制药者,本品剂量应调整:①使用利托那韦者,72 h 内本品单次剂量不可超过 2.5 mg;②使用酮康唑(400 mg/d)、茚地那韦或伊曲康唑(400 mg/d)者,24 h 内本品单剂不可超过 2.5 mg;③使用红霉素、酮康唑(200 mg/d)或伊曲康唑(200 mg/d)者,24 h 内本品单剂不可超过 5 mg。

3. 中度肝功能不全患者,推荐开始剂量为 5 mg,最高不可超过 10 mg。

4. 65 岁以上患者的起始剂量应低于 5 mg。

5. 口腔崩解片置于舌上会迅速崩解,不能用液体送服。

【用药须知】 1. 本品不适用于妇女或儿童。

2. 一般说来,在没有性刺激时,本品不可能显出治疗效果。

3. 告知患者,正在服用硝酸甘油或其他同类药物的患者切不可使用本品。

4. 本品片剂与口腔崩解片不能剂量互换。口腔崩解片生物利用度高于片剂。

5. 中、重肝功能不全患者,肾功能不全患者不能使用本品的口腔崩解片。

【制剂】 ①片剂:2.5 mg;5 mg;10 mg;20 mg。②口腔崩解片:10 mg。

【贮藏】 贮于 15~30 ℃。

他达那非

(tadalafil)

别名:西力士、Cialis、Adcirca

本品为目前唯一批准用于治疗肺动脉高压的 PDE$_5$ 抑制剂。

【CAS】 171596-29-5

【ATC】 G04BE08

【理化性状】 1. 本品为结晶性固体,难溶于水,微溶于乙醇。

2. 化学名:(6R-trans)-6-(1,3-Benzodioxol-5-yl)-2,3,6,7,12,12a-hexahydro-2-methyl- pyrazino[1′,2′:1,6] pyrido[3,4-b]indole-1,4-dione

3. 分子式:$C_{22}H_{19}N_3O_4$

4. 分子量:389.41

5. 结构式

【药理作用】 1. 本品为选择性 5 型磷酸二酯酶(PDE$_5$)可逆性抑制剂,通过性刺激过程,维持阴茎海绵体和供应血管平滑肌细胞内充分的环磷酸鸟苷(cGMP)水平,增加海绵窦的扩张,增强勃起功能。

2. 肺动脉高压与血管内皮释放一氧化氮的功能受到损害有关,以致肺动脉血管平滑肌内 cGMP 水平降低。本品可升高肺动脉血管平滑肌内 cGMP 水平,使血管平滑肌舒张。

【体内过程】 本品口服后极易吸收,饮食对本品的吸收没有影响。服药后 2 h 可达 C_{max}。本品在组织中的稳态 V_d 为 63 L。其蛋白结合率为 94%。本品主要通过 CYP3A4 代谢为无活性的甲基对苯二酚和葡萄糖苷酸甲基对苯二酚。本品表观口服 CL 为 2.5 L/h,消除 $t_{1/2}$ 为 17.5 h。本品主要以非活性代谢产物形式排出体外,61% 以原药随粪便排出,36% 随尿液排出。

【适应证】 1. 用于治疗男性勃起功能障碍。

2. 用于治疗肺动脉高压。

【不良反应】 1. 常见头痛、消化不良、头晕、面色潮红、鼻充血和腰痛及肌肉疼痛。

2. 罕见眼睑浮肿。

3. 据美国 FDA 发布,西地那非、伐地那非和他达那非都有可能引起非动脉炎性前部缺血性视神经病(NAION),导致失眠,而患有心脏病、糖尿病、高血压、高脂血症和有某种眼病的患者,以及吸烟或年龄大于 50 岁患者,均有更多的机会罹患 NAION。

4. 其他参考伐地那非的不良反应。

【禁忌与慎用】 1. 对本品过敏者、18 岁以下男性、重度肝功能不全者和已经丧失性功能的患者禁用。

2. 禁用于正在服用硝酸甘油的心绞痛患者。

3. 本品也禁用于正在服用多沙唑嗪或其他 α$_1$-受体拮抗药的患者,但坦洛新例外。

4. 心脏病、心肌梗死、不稳定型心绞痛以及心律失常患者慎用。

【药物相互作用】 1. 本品可明显增强硝酸酯类药物的降压作用。

2. 与酮康唑、利托那韦、红霉素或依曲康唑合用,可使本品血药浓度升高。

3. 本品与葡萄柚汁同服,可使本品血药浓度升高。

4. 其他参考伐地那非的药物相互作用。

【剂量与用法】 1. 治疗勃起功能障碍　成人口服,一次 10~20 mg,1 次/日。性交前 0.5~2 h 内服药。肾功能中度不全患者从 5 mg 开始,最高剂量不可超过 10 mg。中度肝功能不全患者用量也不应超过 10 mg。

2. 治疗肺动脉高压　口服,40 mg,1 次/日。轻、中度肝、肾功能中度不全患者起始剂量为 20 mg/d。

【用药须知】 1. 老年人或轻、中度肾功能不全患者服用本品后的 AUC 可能增加,但 C_{max} 不升高。

2. 由于本品的蛋白结合率极高,且不随尿消除,因此,接受血透的患者,其 C_{max} 不仅不见减小,且还会增高。

3. 其他参考伐地那非的用药须知。

4. 本品用于治疗勃起功能障碍与治疗肺动脉高压的剂量不同,临床使用中需注意。

【制剂】 片剂:5 mg;10 mg;20 mg。

【贮藏】 贮于 15~30 ℃,避免儿童触及。

阿伐那非

(avanafil)

别名:Stendra

【CAS】 330784-47-9

【理化性状】 1. 本品为白色结晶性粉末,难溶于水,微溶于乙醇和 0.1 mol/L 的盐酸。

2. 化学名:(S)-4-[(3-Chloro-4-methoxybenzyl)

amino]-2-[2-(hydroxymethyl)-1-pyrrolidinyl]-N-(2 pyrimidinylmethyl)-5-pyrimidinecarboxamide

3. 分子式：$C_{23}H_{26}ClN_7O_3$

4. 分子量：483.95

5. 结构式

【药理作用】 参见西地那非。

【体内过程】 本品空腹口服后吸收迅速，30～45 min 可达 C_{max}。高脂肪餐可降低本品的吸收，T_{max} 延迟 1.12～1.25 h，C_{max} 降低 39%，AUC 降低 3.8%。但这种改变无临床意义，本品可与食物同服。本品蓄积率为 1.2 倍，蛋白结合率为 99%。蛋白结合率与药物浓度、年龄、肝、肾功能有关。

本品主要经 CYP3A4 代谢，少部分经 CYP2C9 代谢。血浆中主要代谢产物 M4 和 M16 分别约占原药浓度的 23% 和 29%。在 M4 及其代谢产物的活性分别为原药的 4% 和 16%，M16 无活性。

本品主要以非活性代谢产物形式排出体外，62% 以原药随粪便排出，21% 随尿液排出。消除 $t_{1/2}$ 为 5 h。

【适应证】 用于治疗男性勃起功能障碍。

【不良反应】 1. 常见头痛、鼻咽炎、面色潮红、鼻充血和腰痛及肌肉疼痛。

2. 少见上呼吸道感染、支气管炎、流感、鼻窦炎、高血压、呼吸困难、恶心、便秘、皮疹。

3. 其他 PDE₅ 有可能引起非动脉炎性前部缺血性视神经病变（NAION），导致失眠，而患有心脏病、糖尿病、高血压、高脂血症和有某种眼病的患者，以及吸烟或年龄大于 50 岁患者，均有更多的机会罹患此种 NAION。

【禁忌与慎用】 1. 对本品过敏者患者禁用。

2. 禁用于正在服用硝酸酯类患者。

3. 女性禁用。

4. 18 岁以下患者安全性及有效性尚未确定。

【药物相互作用】 1. 本品可明显增强硝酸酯类药物的降压作用。

2. 与 α-受体拮抗药合用，降压作用增加，可致低血压。

3. 服用本品期间饮酒，可增加体位性低血压的风险。

4. 与酮康唑、利托那韦等强效 CYP3A4 抑制剂合用，可使本品血药浓度明显升高，禁止合用。

5. 中效 CYP3A4 抑制剂可使本品血药浓度升高 2～3 倍，合用时需减量。

6. 禁与 CYP3A4 诱导剂合用。

7. 对氨氯地平、奥美拉唑、华法林、地昔帕明、罗格列酮的药动学无临床意义的影响。

【剂量与用法】 成人口服一次 100 mg，1 次/日。根据耐受性可调整至 50 mg 或 200 mg。应使用最低有效剂量。与中效 CYP3A4 抑制剂、α-受体拮抗药合用，每天不超过 50 mg，禁与强效 CYP3A4 抑制剂合用。

【用药须知】 1. 本品禁与硝酸酯类合用，因可导致低血压，可能出现头晕、晕厥、心脏病发作或卒中。

2. 性活动可增加心血管的风险，有心血管病者需注意。

3. 如果阴茎勃起超过 4 h，是否伴疼痛，均应就医。

4. 使用本品过程中出现视力或听力丧失，应立即就医。

【制剂】 片剂：50 mg；100 mg；200 mg。

【贮藏】 贮于 20～25 ℃，短程携带允许 15～30 ℃。

乌地那非

(udenafil)

别名：优地那非、Zydena

【CAS】 268203-93-6

【理化性状】 1. 化学名：3-(1-Methyl-7-oxo-3-propyl-4,7-dihydro-1H-pyrazolo[4,3-d]pyrimidin-5-yl)-N-[2-(1-methylpyrrolidin-2-yl)ethyl]-4-propoxybenzenesulfonamide

2. 分子式：$C_{25}H_{36}N_6O_4S$

3. 分子量：516.65

4. 结构式

【简介】 本品为在韩国上市的 PDE₅ 抑制剂。达峰时间 1～1.5 h，$t_{1/2}$ 为 11～13 h。一般口服 100～200 mg；片剂：100 mg；200 mg。

达泊西汀
(dapoxetine)

【CAS】119356-77-3

【ATC】G04BX14

【理化性状】 1. 化学名：(S)-N,N-Dimethyl-3-(naphthalen-1-yloxy)-1-phenylpropan-1-amine

2. 分子式：$C_{21}H_{23}NO$

3. 分子量：305.41

4. 结构式

盐酸达泊西汀
(dapoxetine hydrochloride)

别名：必利劲、Kutub、Priligy、Duratia、Pentenal-30、Sustinex

【CAS】129938-20-1

【理化性状】 1. 本品为淡黄色粉末、无嗅、微甜、能溶于水、醇。

2. 化学名：(S)-N,N-Dimethyl-3-(naphthalen-1-yloxy)-1-phenylpropan-1-amine hydrochloride

3. 分子式：$C_{21}H_{23}NO \cdot HCl$

4. 分子量：341.87

【药理作用】 本品治疗早泄的作用机制可能与其抑制神经元对 5-羟色胺的再摄取有关,从而影响神经递质作用于细胞突触前后受体的电位差。

人的射精主要由交感神经系统介导。射精的反射通路来源于脊髓反射中心,该通路由脑干介导,而该反射中心最初会受到许多脑核(内侧视前核和下脑室旁核)的影响。

在大鼠中,外侧巨细胞旁核(LPGi)是一个必要的脑部结构,支配精囊、输精管、前列腺、尿道球部肌肉和膀胱颈的神经节后交感神经纤维可使上述器官协同收缩以实现射精。本品可以调节大鼠的这种射精反射,从而延长阴部运动神经元反射放电(PMRD)的潜伏期,并减少 PMRD 的持续时间。

【体内过程】 1. 吸收　口服后,本品被迅速吸收,大约在 1～2 h 后达 C_{max}。绝对生物利用度为 42%(范围为 15%～76%)。空腹状态下单次口服 30 mg 和 60 mg 本品后,分别在 1.01 h 和 1.27 h 后达 C_{max}(分别为 297 ng/ml 和 498 ng/ml)。

摄入高脂饮食可以降低本品的 C_{max} 10%,AUC 增加 12%,同时,还可以轻度延迟本品的达峰时间;

然而,摄入高脂饮食不会影响吸收的程度。这些变化均不具有临床意义。本品是否与餐同服均可。

2. 分布　在体外,99% 以上的本品与人血清蛋白相结合。活性代谢产物去甲基达泊西汀的蛋白结合率为 98.5%。本品可快速分布,平均稳态分布容积为 162 L。人体经静脉注射给药后,平均早、中、终末 $t_{1/2}$ 分别为 0.10 h、2.19 h 和 19.3 h。

3. 代谢　体外研究表明,本品可被肝脏和肾脏中的多个酶系统清除,主要是 CYP2D6、CYP3A4 和含黄素单加氧酶 1(FMO1)。在一项观察 [14]C 标记的本品代谢的临床研究中,本品经口服后被广泛代谢成多种代谢产物,其中主要通过下列生物转化途径：N-端氧化、N-端去甲基化、萘基羟基化、葡萄苷酸化和硫酸化。有证据表明在口服后吸收进入血液前存在首过代谢。

原药和 N-氧化物是血循环中主要的形式。其他代谢产物包括去甲基达泊西汀,它具有和原药相等的活性,双去甲基达泊西汀的活性大约为原药的 50%。考虑到活性和血浆游离浓度,在体内只有去甲基达泊西汀可以增加原药的活性。

4. 排泄　本品的代谢产物主要以共轭物形式随尿液排泄。尿中未检测到原药。本品能够快速清除,证据就是给药后 24 h 血药浓度底(不到峰浓度的 5%)。一日服用本品蓄积很小。口服给药的终末 $t_{1/2}$ 大约为 19 h。去甲基达泊西汀的 $t_{1/2}$ 和原药相似。

【适应证】 用于治疗符合下列所有条件的 18～64 岁男性早泄(PE)患者。

1. 阴茎在插入阴道之前、过程当中或者插入后不久,以及未获性满足之前仅仅由于极小的性刺激即发生持续的或反复的射精。

2. 因早泄(PE)而导致的显著性个人苦恼或人际交往障碍。

3. 射精控制能力不佳。

【不良反应】 1. 临床试验中最常见的(≥5%)药物不良反应包括头痛、眩晕、恶心、腹泻、失眠和疲劳。最常见的导致停药的事件包括恶心和眩晕。

2. 有发生直立性低血压的报道。

【禁忌与慎用】 1. 禁用于已知对本品或任何辅料过敏的患者。

2. 禁用于心脏有明显病理状况的患者[例如心力衰竭(NYHA Ⅱ～Ⅳ级),未安装永久性起搏器的传导异常(2 级或 3 级的房室阻滞或病窦综合征),明显的心肌缺血和瓣膜疾病]。

3. 轻度肝功能不全患者慎用,中、重度肝功能不全的患者禁用。

4. 18 岁以下儿童禁用。

5. 女性禁用。

【药物相互作用】　1. 在同时服用一种选择性 5-羟色胺再摄取抑制剂加一种 MAOIs 的患者中,已有严重(有时致命)反应的报告,这些反应包括高热、强直、肌阵挛、自主神经性不稳并伴有生命体征可能的快速波动和精神状态的改变,包括极度兴奋并发展成谵妄和昏迷。

在最近停用一种选择性 5-羟色胺再摄取抑制药并开始使用一种 MAOIs 治疗的患者中也报告了这些反应。一些病例表现出类似于神经阻滞剂恶性综合征的特点。选择性 5-羟色胺再摄取抑制剂和 MAOIs 联合用于动物模型的数据提示,这些药品可能在升高血压和诱发行为兴奋方面具有协同作用。

因此,本品不能与 MAOIs 合用,也不能在停止 MAOIs 治疗后 14 d 内使用。同样地,在停用本品后 7 d 内也不能使用 MAOIs。

2. 硫利达嗪单用可以延长 Q-Tc 间期,可伴有严重的室性心律失常。一些能够抑制 CYP2D6 的药物例如本品,能够抑制硫利达嗪的代谢从而导致硫利达嗪浓度的升高,而这会增加对 Q-Tc 间期的延长作用。

本品不能与硫利达嗪合用,也不能在停止硫利达嗪治疗后 14 d 内使用。同样地,在停用本品后 7 d 内也不能使用硫利达嗪(参见禁忌部分)。

3. 与其他选择性 5-羟色胺再摄取抑制药一样,本品具有 5-羟色胺效应的药品(中药)(包括 MAOIs、L-色氨酸、曲普坦、曲马多、利奈唑胺、选择性 5-羟色胺再摄取抑制剂、5-羟色胺-去甲肾上腺素再摄取抑制剂、锂剂和贯叶连翘提取物合用可能会导致 5-羟色胺效应的发生。

本品不能与其他选择性 5-羟色胺再摄取抑制药、MAOIs 或其他具有 5-羟色胺相关效应的药品(中药)合用,也不能在这些药品(中药)停用后 14 d 内服用。同样地,在停用本品后 7 d 内也不能服用这些药品(中药)(参见禁忌部分)。

4. 尚未在早泄患者中对本品与中枢神经系统活性药品的合用进行系统的评价。因此,如果需要本品与此类药品合用时,应谨慎。

5. 在人肝脏、肾脏和肠微粒体内进行的体外研究表明,本品主要通过 CYP2D6、CYP3A4 和黄素单加氧酶 1(FMO1)代谢。因此,这些酶的抑制剂可能会降低本品的清除率。

6. 酮康唑(200 mg,2 次/日,持续 7 d)能够使本品(60 mg 单次给药)的 C_{max} 和 AUC 分别增加 35% 和 99%。考虑到游离的本品和去甲基达泊西汀的作用,如果服用强效 CYP3A4 抑制剂,活性部分(游离的原药和去甲基达泊西汀的总和)的 C_{max} 可能会升高大约 25%,AUC 可能会增加 1 倍。

这样的升高在某些患者中会很明显,特别是 CYP2D6 乏代谢者或合用 CYP2D6 强效抑制药的患者。

因此,本品禁用于同时服用酮康唑、伊曲康唑、利托那韦、沙奎那韦、泰利霉素、奈法唑酮、那非那韦、阿扎那韦等患者。

7. 同时服用中效 CYP3A4 抑制药,如红霉素、克拉霉素、氟康唑、安波那韦、福沙那韦、阿瑞吡坦、维拉帕米和地尔硫䓬,可能也会显著增加本品和去甲基达泊西汀的暴露量,特别是 CYP2D6 乏代谢者。因此,如果和上述任何一种药物合用时,本品的最大剂量限于 30 mg,并且建议慎用。

8. 氟西汀(60 mg/d,持续 7 d)与本品(60 mg 单次给药)合用时,后者的 C_{max} 和 AUC 分别增加 50% 和 88%。考虑到游离的原药和去甲基达泊西汀的作用,如果服用 CYP2D6 强效抑制药,活性部分(游离的原药和去甲基达泊西汀的总和)的 C_{max} 可能会升高大约 50%,AUC 可能会增加一倍。可能会增加剂量依赖性的不良反应的发生率和严重度。因此,对于服用 CYD2D6 强效抑制药和 CYP2D6 乏代谢患者,在增加剂量至 60 mg 时应慎重考虑。

9. 5 型磷酸二酯酶(PDE$_5$)抑制药他达拉非并不影响本品的药动学。西地那非可以轻度改变本品的药动学(AUC 增加 22%,C_{max} 增加 4%),但这种作用不具有临床意义。然而,由于可能会降低立位耐力,本品应慎用于正在使用 PDE$_5$ 抑制药的患者。

10. 每天接受坦洛新治疗的患者同时(单次或多次)服用本品 30 mg 或 60 mg 不会改变坦洛新的药动学。在坦洛新的基础上加用本品不会导致立位耐力的改变,但由于可能会降低立位耐力,本品应慎用于接受 α-受体拮抗药治疗的患者。

11. 单次给药 50 mg 的地昔帕明后多次给予本品(60 mg/d,持续 6 d)能够使地昔帕明的平均 C_{max} 和 AUC 分别比地昔帕明单用时增加约 11% 和 19%。本品也可使其他经 CYP2D6 代谢的药物的血药浓度有相似程度的增加。这种增加的临床意义较小。

12. 本品多次给药(60 mg/d,持续 6 d)能够使咪达唑仑(8 mg 单次给药)的 AUC 降低大约 20%(−60% ~18%)。对于大多患者咪达唑仑的这种降低无临床意义。CYP3A 活性的增强对于那些同时服用依赖于 CYP3A 代谢并且治疗窗窄的药物的患者可能具有临床意义。

13. 本品多次给药(60 mg/d,持续 6 d)不会影响奥美拉唑(40 mg 单次给药)的药动学。本品不太可能影响其他 CYP2C19 底物的药动学。

14. 本品多次给药（60 mg/d，持续 6 d）不会影响格列本脲（5 mg 单次给药）的药动学和药效学。本品不太可能影响其他 CYP2C9 底物的药动学。

15. 目前尚无数据来评价本品对长期服用华法林的影响，因此，本品应慎用于长期服用华法林的患者。在一项药动学研究中，本品（60 mg/d，持续 6 d）不会影响华法林（单次服用 25 mg）的药动学和药效学（PT 或 INR）。

16. 单次同时饮用 0.5 g/kg 的乙醇不会影响本品（60 mg 单次给药）和乙醇的药动学；然而本品与乙醇合用可增加嗜睡的发生率并显著降低自评的警觉度。对认知损害的药效学测定（数字警觉速度，数字符号替换测验）也表明，乙醇或本品单用与安慰剂比较没有显著差异，但本品与乙醇合用与单用乙醇比较有显著统计学意义。

乙醇与本品合用可增加下列不良反应的发生率或严重程度：眩晕、嗜睡、反应缓慢或判断力改变。乙醇与本品合用也可能会增加神经心血管不良反应，如晕厥，从而增加意外伤害的风险；因此，应建议患者在服用本品时要避免饮酒。

【剂量与用法】　1. 口服，药片应完整片吞下。建议患者至少用一满杯水送服药物。在餐前或餐后服用。

2. 成年男性（18～64 岁）　对于所有患者推荐的首次剂量为 30 mg，需要在性生活之前约 1～3 h 服用。如果服用 30 mg 后效果不够满意且不良反应尚在可接受范围以内，可以将用药剂量增加至最大推荐剂量的 60 mg。推荐的最大用药剂量使用频率为每 24 h 一次。

3. 尚未评估本品在 65 岁及以上患者人群中使用的安全性和有效性，其主要原因为有关本产品在该人群中使用的数据极为有限。

4. 轻度或中度肾功能不全者服用本品时不需要进行剂量调整，但是应谨慎服用。

【用药须知】　1. 仅用于患有早泄的男性患者。本品在未患有早泄的男性中的安全性尚未明确，同时，尚无有关本品在该人群中延迟射精作用的数据。

2. 建议患者不要在服用本品时同时服用具有兴奋作用的精神药品。像氯胺酮、甲烯二氧甲苯丙胺和麦角酸二乙胺等具有 5-羟色胺能活性的精神药品，如同时服用可能会导致严重的不良反应。

这些不良反应包括但不限于心律失常、高热、5-羟色胺综合征。服用本品时同时服用具有镇静作用的精神药品，像麻醉药品和苯二氮䓬类，可能会加重嗜睡和头晕。

3. 服用本品同时饮酒可能会加重乙醇相关的神经识别作用，也可能加重心血管不良反应（如晕厥），因此也会增加意外伤害的风险；因此，建议患者在服用本品时要避免饮酒。

4. 本品可能会引起晕厥或头晕。可能的前驱症状例如恶心、眩晕、头昏目眩、心悸、无力、意识模糊及出汗一般发生在给药后 3 h 内，常常在晕厥之前出现。

如果患者发生可疑的前驱症状，应当立即躺下以使头部低于身体的其他部位，或者坐下并将头部放于双膝之间直至症状消失，同时，应当警告患者避免处于那些一旦晕厥或其他中枢神经系统作用出现时可能会导致损伤的情况之下，包括驾驶或操作危险的机器。

5. 有潜在的心血管疾病的受试者没有参加 III 期临床试验。有潜在器质性心血管疾病（例如有记录的流出道梗阻、瓣膜性心脏病、颈动脉狭窄和冠心病）的患者其发生由晕厥（心源性晕厥及其他原因的晕厥）导致的不良心血管反应的风险增加。

6. 临床试验中已有直立性低血压的报告。处方医师应当事先告知患者，如果出现可疑的前驱症状（例如站起后不久出现头昏目眩），应当立即躺下使头部低于身体其他部位，或者坐下并将头部置于双膝之间直至症状消失。处方医师还应当告知患者，长时间躺卧或坐位后不应当迅速站起。

此外，为正在服用具有血管扩张作用的药物（例如 α-受体拮抗药、硝酸酯类、PDE$_5$ 抑制药的患者开具本品时应谨慎，原因是可能会降低立位耐力。

7. 本品不得用于有躁狂（轻躁狂）或双相情感障碍病史的患者，同时，出现上述疾病症状的任何患者均应停用本品。

8. 由于选择性 5-羟色胺再摄取抑制药可能会降低癫痫的阈值，出现癫痫发作的任何患者均应停用本品，同时，患有不稳定癫痫的患者应避免使用本品。癫痫已被控制的患者应当接受严密的监测。

9. 有抑郁症状和体征的男性，在服用本品之前要先进行评估以排除未诊断出的抑郁性疾病。禁止同时服用抗抑郁药，包括选择性 5-羟色胺再摄取抑制药和选择性去甲肾上腺素再摄取抑制剂。不推荐中断抑郁和焦虑的治疗而服用本品治疗早泄。

本品不适用于精神紊乱，不得用于男性精神疾病（例如精神分裂症）患者，或者精神疾病合并抑郁的患者，原因是无法排除抑郁相关症状的加重。这可能是潜在的精神疾病进展的结果，也可能是本品治疗的结果。如果抑郁体征和症状加重，应该停止服用本品。

10. 已有选择性 5-羟色胺再摄取抑制剂治疗期间出现出血异常的报道。患者在服用本品时应当谨慎,尤其是同时服用已知能够影响血小板功能的药物(例如非典型抗精神病药物和吩噻嗪类、阿司匹林、NSAIDs、抗血小板药)或抗凝药(例如华法林)的患者,以及有出血倾向或凝血障碍病史的患者。

11. 已报道,突然停止长期的针对慢性抑郁症的选择性 5-羟色胺再摄取抑制剂治疗可导致下列症状:焦虑心境、易怒、兴奋、眩晕、感觉异常(即感觉错乱,例如电休克知觉)、焦虑、意识模糊、头痛、昏睡、情绪不稳、失眠和轻躁狂。

12. 和其他选择性 5-羟色胺再摄取抑制剂一样,本品的使用和一些眼部反应有关联,例如瞳孔扩大和眼部疼痛。眼内压升高或有闭角型青光眼风险的患者应慎用。

【制剂】　片剂:30 mg。

【贮藏】　常温储存。

氟班色林

(flibanserin)

别名:氟立班丝氨、Addyi

本品为美国 FDA 批准的第一个用于治疗绝经前女性性功能障碍的药物。

【CAS】　167933-07-5

【理化性状】　1. 本品为白色至淡白色粉末,不溶于水,微溶于甲醇、乙醇、乙腈或甲苯,溶于丙酮,易溶于三氯甲烷,极易溶于二氯甲烷。

2. 化学名:$2H$-Benzimidazol-2-one, 1,3-dihydro-1-[2-[4-[3-(trifluoromethyl) phenyl]-1-piperazinyl]ethyl]

3. 分子式:$C_{20}H_{21}F_3N_4O$

4. 分子量:390.40

5. 结构式

【用药警示】　1. 本品与乙醇合用会导致低血压和昏厥的风险,因此,使用本品的患者禁用乙醇。给予本品前,应评估患者饮酒的可能性,并考虑患者当前和过去的饮酒行为。

2. 中效或强效 CYP3A4 抑制药会升高本品的血药浓度,可能会导致严重低血压和昏厥。因此使用本品的患者禁用中效或强效 CYP3A4 抑制药。

3. 本品禁用于肝功能不全的患者,这类患者本品的血药浓度会升高,可能导致严重的低血压和昏厥。如发生昏厥且症状没有缓解,应立即将患者仰卧并及时寻求医疗帮助。

【药理作用】　尚不明确本品治疗绝经前女性性欲障碍的作用机制。在体内,本品显示对 5-羟色胺受体有高亲和力;对 5-HT$_{4A}$ 有激动药活性,对 5-HT$_{2A}$ 有拮抗剂活性。本品对 5-HT$_{2B}$,5-HT$_{2C}$ 和多巴胺 D$_4$ 受体有中度拮抗活性。

【体内过程】　1. 吸收　在健康女性受试者给予单次剂量 100～250 mg(推荐剂量和推荐剂量的 2.5 倍),剂量与 C_{max} 呈正比关系。给药后 3 d 可达稳态。AUC$_{0-\infty}$ 与一日给药 100 mg 相比会增加 1.4 倍。

口服本品的生物利用度为 33%。食物能增加吸收程度并减慢吸收速率,低、中、高脂肪饮食分别升高 AUC$_{0-inf}$ 1.18 倍、1.43 倍和 1.56 倍;增加 C_{max} 为 1.02 倍、1.13 倍和 1.15 倍;延长平均 T_{max} 为 1.5 h、0.96 h、1.8 h。

2. 分布　本品的血浆蛋白结合率约为 98%,主要与白蛋白相结合。

3. 代谢　本品主要通过 CYP3A4 代谢,少部分被 CYP2C19 代谢。基于体内外数据 CYP1A2,CYP2B6,CYP2C8,CYP2C9,CYP2D6 对代谢作用很小。单次口服用[14C]标记的本品 50 mg 后,尿液中回收的放射性物质占 44%,粪便中占 51%。本品被广泛代谢成至少 35 种代谢物,它们大多数在血浆中浓度很低。有两种无活性代谢物与原药有相似的血浆浓度为 6,21-二羟基-氟班色林-6,21-二硫酸盐和 6-羟基-氟班色林-6-硫酸盐。

4. 排泄　本品及代谢产物主要随尿液和粪便排泄,$t_{1/2}$ 约为 11 h。

【适应证】　用于治疗绝经前女性性欲失调(HSDD),其表现为非医学或精神原因、非伴侣关系问题和药物或其他物质引起性欲低下,导致显著的痛苦或人际交往困难。获得性 HSDD 是指患者既往并无性欲问题,广义 HSDD 是指 HSDD 的发生与情景、伴侣、刺激类型无关。

【不良反应】　1. 常见不良反应为头晕、嗜睡、恶心、疲劳、失眠、口干等。

2. 偶有焦虑、便秘、腹痛、子宫出血、皮疹、镇静、眩晕等不良反应。

3. 罕见有阑尾炎、中枢神经系统抑制。

【妊娠期安全等级】　尚未对妊娠期妇女进行试验。

【禁忌与慎用】　1. 肝功能不全患者禁用。

2. 肾功能不全患者慎用。

3. 动物实验本品可经乳汁分泌,尚未明确本品是否可经人类乳汁分泌,哺乳期妇女使用时应停止哺乳。

【药物相互作用】　1. 与乙醇同时使用时会增加低血压、昏厥和中枢神经系统抑制的风险。所以用药时禁止饮酒。

2. 苯海拉明、阿片类药物、催眠类药物和苯二氮䓬类与本品合用可增加中枢神经系统抑制的风险。应与处方医师讨论合用的可行性。

3. 强效 CYP3A4 抑制药,如酮康唑、伊曲康唑、泊沙康唑、克拉霉素、奈法唑酮、利托那韦、沙奎那韦、奈非那韦、茚地那韦、波普瑞韦、特拉匹韦、泰利霉素和考尼伐坦;中效 CYP3A4 抑制药,如安泼那韦、阿扎那韦、环丙沙星、地尔硫䓬、红霉素、氟康唑、福沙那韦、维拉帕米和葡萄柚汁,会明显升高本品的血药浓度,增加低血压和晕厥的危险,所以禁止合用。

4. 弱效 CYP3A4 抑制药,包括口服避孕药、西咪替丁、氟西汀、银杏和雷尼替丁,会增加本品的不良反应,须权衡利弊后使用。

5. 强效 CYP2C19 抑制药,包括质子泵抑制剂、选择性 5-羟色胺再摄取抑制剂、苯二氮䓬类和抗真菌药,会增加本品的不良反应,须权衡利弊后使用。

6. CYP3A4 诱导药,包括卡马西平、苯巴比妥、苯妥英、利福布汀、利福平、利福喷汀和贯叶连翘,会降低本品的血药浓度,不建议合用。

7. 本品会升高地高辛和西罗莫司等 P-糖蛋白底物的血药浓度,需对这些治疗窗窄的药物进行血药浓度监测。

【剂量与用法】　1. 本品的推荐剂量为 100 mg/d,睡前服用,如忘记服用可在第 2 d 继续服用,但不可加倍剂量服用。

2. 停用中效、强效 CYP3A4 抑制药 2 周后才能服用本品,停用本品 2 d 后,才能使用中效、强效 CYP3A4 抑制药。

【用药须知】　1. 一次服药 6 h 内应避免操作机械或驾车等需要注意力集中的活动,防止发生危险。

2. 本品不适用于绝经后女性或男性的 HSDD。

3. 本品不能增强性能力。

4. 本品不能用于儿童。

5. 使用后 8 周无改善应中止用药。

【制剂】　片剂:100 mg。

【贮藏】　贮于 20～25 ℃下,并放置于儿童无法触及的地方。短程携带允许 15～30 ℃。

14.5.3　雌激素类药物

雌激素主要产生于卵巢的成熟卵泡细胞和胎盘,男性和女性的肾上腺皮质以及男性的睾丸也能产生少量的雌激素。天然的雌激素有雌二醇、雌酮和雌三醇,雌三醇则是前者在血浆和尿中的代谢产物。由于雌二醇口服后大量在肝内被首过代谢,当前临床使用的雌激素是以雌二醇为母药制得的多种衍生物。

【用药警戒】　1. 雌激素可增加子宫内膜癌的发生率,在服用本品期间应密切随访患者。

2. 绝经期妇女服用雌激素可增加心肌梗死、脑卒中、肺动脉栓塞、深静脉血栓的风险。本品使用时应采取最低有效剂量,最短疗程,以降低上述风险。

【药理作用】　在雌激素中,雌二醇、炔雌醇和己烯雌酚的作用基本上相似,而炔雌醇的作用约比己烯雌酚强 20 倍。雌激素类的作用如下。

1. 对生殖系统的影响　可促使未成年女性的第二性征和性器官的发育成熟。对成年妇女除可保持第二性征之外,还能在下丘脑-垂体系统的反馈调节下。使子宫内膜产生一系列的变化,促成月经周期。还能增强子宫活动,提高子宫平滑肌对缩宫素的敏感性,促进阴道上皮增生和表层细胞产生角化。此外,雌激素还能通过对垂体和下丘脑的反馈作用,促进或抑制促性腺激素的释放,并能间接地影响卵巢的形态和功能。

2. 对乳腺的作用　可刺激乳腺导管和腺泡的生长发育。通过刺激垂体合成和释放催乳素或抑制下丘脑分泌催乳素抑制激素,均可增加催乳素的分泌。大剂量雌激素则可抑制泌乳,可能在乳腺水平干扰催乳素的作用。

3. 对凝血过程的影响　雌激素对多种凝血因子都具有作用,使因子Ⅱ、Ⅶ、Ⅸ和Ⅹ增加,并有抑制抗凝血酶活性的作用。

4. 对代谢的影响　雌激素有轻度的钠潴留作用,可激活血浆中肾素-血管紧张素系统,增强成骨细胞活性和增加骨骼钙盐的沉积,降低糖耐量,降低血胆固醇。

【体内过程】　1. 雌激素可以经皮肤、黏膜、皮下、肌肉和胃肠道等途径进入机体内。雌二醇虽可在胃肠道被吸收,但因肝内广泛的首过代谢,口服疗效差。炔雌醇、炔雌醚和己烯雌酚等在肝内代谢很慢,可供口服。经酯化后的雌激素如苯甲酸雌二醇、戊酸雌二醇、环戊丙酸雌二醇,肌内注射后可起到贮药作用,缓慢释放,作用持久。

2. 天然雌激素在血液中主要与性激素结合球蛋白特异结合,同时也与白蛋白非特异结合。合成的炔雌醇与性激素结合球蛋白的结合能力远比雌二醇低,而主要与白蛋白相结合。雌二醇在肝内代谢成 16α-羟基雌酮和雌三醇,其中大部分与葡糖醛酸和硫酸结合随尿液排出。

【不良反应】　1. 常见的不良反应有恶心、呕吐、头昏、白带增多,饭后服药或减少剂量可减轻反应,常在继续用药中自行缓解。

2. 久用可引起子宫内膜过度增生,有时伴出血。

3. 长期大量应用可见水钠潴留导致水肿。

雌二醇
(estradiol)

别名:求偶二醇、爱斯妥、更乐、Oestradiol、Oestrogel、Happier

【CAS】 50-28-2

【ATC】 G03CA03

【理化性状】 1. 本品为白色或近白色的无色晶体或结晶性粉末。几乎不溶于水,微溶于二氯甲烷,溶于丙酮,略溶于乙醇。

2. 化学名:Estra-1,3,5(10)-triene-3,17β-diol

3. 分子式:$C_{18}H_{24}O_2$

4. 分子量:272.4

5. 结构式

苯甲酸雌二醇
(estradiol benzoate)

【CAS】 50-50-0

【理化性状】 1. 本品为白色或近白色的无色晶体或结晶性粉末。几乎不溶于水,微溶于二氯甲烷,溶于丙酮,略溶于乙醇。

2. 化学名:Estra-1,3,5(10)-triene-3,17β-diol 3-benzoate

3. 分子式:$C_{25}H_{28}O_3$

4. 分子量:376.49

5. 结构式

环戊丙酸雌二醇
(estradiol cypionate)

别名:Cicloestradiol、Depo-Estradiol

【CAS】 313-06-4

【理化性状】 1. 化学名:Estra-1,3,5(10)-triene-3,17β-ol, 17-cyclopentanepropanoate

2. 分子式:$C_{26}H_{36}O_3$

3. 分子量:396.56

4. 结构式

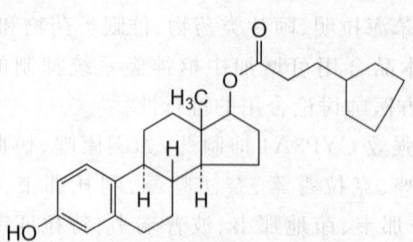

十一烯酸雌二醇
(estradiol undecylenic)

别名:Delestrec、Progynon、Retard

【CAS】 3571-53-7

【理化性状】 1. 化学名:Estra-1,3,5(10)-triene-3,17β-ol, 17-undecanoate

2. 分子式:$C_{29}H_{44}O_3$

3. 分子量:440.66

4. 结构式

戊酸雌二醇
(estradiol valeric)

别名:Ardefem、Progynova、Valergen、E2 V

【CAS】 979-32-8

【理化性状】 1. 化学名:Estra-1,3,5(10)-triene-3,17β-ol, 17-valerate

2. 分子式:$C_{23}H_{32}O_3$

3. 分子量:356.5

4. 结构式

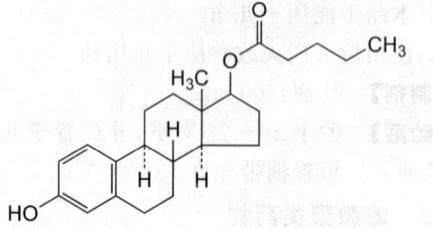

【药理作用】 本品是体内的主要雌激素,其作用参见"15.5.2.1 雌激素类药物"引言。

【体内过程】　本品口服后的生物利用度仅为5%。一般采取肌内注射或外用(贴膏和凝胶)。代谢物为活性低弱的雌激素如雌酮和雌三醇,以及硫酸酯和葡萄醛酸,均随尿液排出。

【适应证】　1. 防治绝经期综合征。

2. 用于雌激素分泌不足所致的月经期症状。

3. 用于预防有骨折危险妇女的骨矿物质含量的丢失。

4. 也用于晚期前列腺癌的姑息疗法。

【妊娠期安全等级】　X。

【禁忌与慎用】　1. 未确诊的阴道出血禁用。

2. 已知或可疑乳腺癌禁用。

3. 已知或可疑受性激素影响的癌前病变或恶性肿瘤禁用。

4. 现有或既往有肝脏肿瘤病史(良性或恶性)者禁用。

5. 重度肝脏疾病禁用。

6. 急性动脉血栓栓塞(如心肌梗死,脑卒中)患者禁用。

7. 活动性深静脉血栓形成、血栓栓塞性疾病或有这些疾病的病史者禁用。

8. 重度高三酰甘油血症患者禁用。

9. 哺乳期妇女使用时,应停止哺乳。

10. 儿童用药的安全性及有效性尚未确定。

【剂量与用法】　1. 肌内注射

(1) 替代治疗,一次 0.5～2 mg,2～3 次/周。

(2) 功能性子宫出血,4～6 mg/d;止血后减为1 mg/d,连用 20 d。

(3) 退乳,4 mg/d,连用 3～5 d。

2. 外用贴片　含药 4 mg,面积为 10 cm²,为缓释制剂。揭去保护膜后立即贴于清洁、干燥、无外伤的下腹部或臀部。每周用 2 片,每 3 天半更换 1 片,连用 3 周,停药 1 周。每疗程于使用贴片的最后 5 d加用醋酸孕酮,一次 4～5 mg,1 次/日,连用 5 d。

3. 凝胶剂　已绝经者,一次用 1.25～2.5 g。每半剂量尺相当于 1.25 g,含雌二醇 0.75 mg,每一剂量尺相当于 2.5 g,含雌二醇 1.5 mg。1 次/日,连用 25 d,停用 5 d。有子宫者应与黄体酮合用,100 mg/d,连用 25 d,停用 5 d。尚未绝经者,于月经周期第 5 d 开始使用 1.25～2.5 g/d,连用 25 d,在开始用药后的第 14 d 开始加用黄体酮 200～300 mg/d,连用 12 d。每天早晨或晚上沐浴后,将凝胶涂于任一部位(上臂、肩颈、腹壁、大腿)。涂药后2 min 即干。

4. 口服　1～2 mg/d。用于缓解雌激素缺乏症状时,如果上述剂量仍未能缓解血管舒缩症状,则可增加至口服 4 mg/d。

【用药须知】　1. 贴片打开后应当立即使用,贴片的部位应经常更换。

2. 贴片贴上后(34.16±10.10)h 可达血药峰值(70.23±15.67)pg/ml。中止用药后 24 h,血清雌激素水平即可恢复。

3. 贴片处的皮肤可能出现轻度发红、瘙痒,偶见皮疹。全身反应可参见以上引言。

4. 本品常用的酯制剂如下。

(1) 苯甲酸雌二醇,其作用可维持 2～3 d,肌内注射一次 1～2 mg,2～3 次/周,注射剂有 1 mg、2 mg。

(2) 戊酸雌二醇,肌内注射,用于替代治疗,一次5～10 mg,2～3 周 1 次;用于退乳,一次 10 mg,注射剂有 5 mg,10 mg。

(3) 环戊丙酸雌二醇,作用较戊酸雌二醇强,肌内注射,一次 1～5 mg,3～4 周 1 次,注射剂有 1 mg、2 mg、5 mg。

5. 在开始用任何雌激素替代治疗前,应进行全面的体格检查,并记录既往完整的病史和家族病史。特别应进行血压测量、乳房、腹部和妇科检查。

6. 有完整子宫的妇女出现原因不明的生殖道流血,在开始用本品之前,应该特别注意检查是否有子宫内膜过度刺激或恶变状况。

7. 患有急性或慢性肝病的妇女或是有肝病史的妇女,其肝功能未恢复正常,在用本品 1 mg 治疗时,应定期检查肝功能。

8. 患有静脉血栓栓塞疾病或以前有因使用雌激素出现血栓栓塞的妇女,应该定期检查,特别是血液凝固的检验。

9. 接受抗高血压治疗的妇女或有癫痫、偏头痛、糖尿病、哮喘病或心力衰竭的妇女,需要进行定期检查。

10. 在激素治疗期间,原有的子宫肌瘤可能增大,子宫内膜异位症状可能加剧。

11. 若在治疗期间或治疗停止后短期内出现异常或不规则阴道流血,则有必要作诊断性吸宫或刮宫活检以排除恶性子宫肿瘤的可能性。

12. 一般来说,用雌激素治疗的患者至少每年进行体格检查,包括妇科检查。

13. 长期用本品预防骨矿物质丢失应限于骨折危险增加的妇女。

14. 如出现静脉血栓栓塞性疾病、黄疸、偏头痛突然发作、突然发生视力障碍、血压显著升高,应立即停药并就医。

【制剂】　①注射剂:2 mg。②控释贴片:2 mg/5 cm²。

③凝胶剂：30 g。④阴道片：0.025 mg。⑤片剂：1 mg。

【贮藏】　本品所有制剂均应密封、遮光，置于室温下。

己烯雌酚
(diethylstibestrol)

别名：乙羰酚、乙烯雌酚、人造求偶素、Stilbestrol

本品为合成的非甾体雌激素。

【CAS】　56-53-1

【ATC】　G03CB02；L02AA01

【理化性状】　1. 本品为无臭、白色结晶性粉末。溶于碱性氢氧化物溶液，易溶于乙醇，几乎不溶于水。

2. 化学名：(E)-$\alpha\beta$-Diethlstibene-4,4′-diol

3. 分子式：$C_{18}H_{20}O_2$

4. 分子量：268.4

5. 结构式

【药理作用】　本品具有雌激素的一般作用。

【体内过程】　本品口服后迅速从胃肠道吸收。在肝内缓慢被灭活，主要以葡糖醛酸的结合形式随尿和粪便排出。

【适应证】　1. 补充体内雌激素不足，如萎缩性阴道炎、女性性腺发育不良、绝经期综合征、老年性外阴干枯症及阴道炎、卵巢切除后、原发性卵巢缺如。

2. 乳腺癌、绝经后及男性晚期乳腺癌，不能进行手术治疗者。

3. 前列腺癌不能手术治疗的晚期患者。

4. 预防产后泌乳、退（或回）乳。

5. 用于功能性子宫出血。

6. 宫颈分泌物黏稠所致不育症。

【不良反应】　1. 可有不规则的阴道流血、子宫肥大、尿频或小便疼痛。

2. 有时可引发血栓栓塞型疾病以及心功能不正常。

3. 有时引起肝功能异常、高脂血症、钠潴留。

4. 可引起消化道恶心、呕吐、食欲缺乏症状和头痛、头晕等精神症状。

【禁忌与慎用】　1. 妊娠期妇女禁用（可能引起第二代女性阴道疾病及乳腺癌发生率升高，男性生殖道异常及精子异常发生率增加）。

2. 有血栓性静脉炎和肺栓塞性病史患者禁用。

3. 与雌激素有关的肿瘤患者及未确证的阴道不规则流血患者、高血压患者禁用。

4. 心功能不全、癫痫、糖尿病、肝、肾功能不全及精神抑郁者等慎用。

5. 易引起钠潴留和高血钾症，应慎用。

【剂量与用法】　1. 绝经期综合征　口服0.25 mg/d，症状被控制后减为0.1 mg/d。与雄激素合用收效更好（可舌下含服甲睾酮5～10 mg/d）。

2. 月经失调　口服0.25 mg/d，连服20 d，待月经期后再开始用药，共用3个周期。

3. 子宫发育不全，闭经和月经过少　口服0.1～0.2 mg/d，持续6个月，经期停药，月经期后继续用药。

4. 用于功能性子宫出血　口服0.5～1 mg/d，连用20 d。

5. 退乳　口服一次5 mg，2～3次/日，连用3～5 d。

6. 前列腺癌　口服1～3 mg/d，持续给药。

7. 宫颈分泌物黏稠所致不育症　可于月经后口服0.1 mg/d，连用15 d，持续3～6个月；也可从阴道给药治疗老年性阴道炎，一次0.2～0.4 mg，每晚1次，连用7 d。

8. 对上述病症，不能口服的患者，可肌内注射，肌内注射一次0.5～1 mg，0.5～6 mg/d。

【用药须知】　长期使用应定期检查血压、肝功能、阴道脱落细胞，每年一次宫颈刮片检查。

【制剂】　①片剂：0.1 mg；0.25 mg；0.5 mg；1 mg；2 mg。②注射液：1 mg/1 ml；2 mg/1 ml；3 mg/1 ml。

【贮藏】　密封、遮光贮存。

雌三醇
(estriol)

别名：欧维婷、Ovestin、Oestriol。

本品也是体内存在的雌激素。

【CAS】　50-27-1

【ATC】　G03CA04

【理化性状】　1. 本品为白色或近乎白色的结晶性粉末。略溶于乙醇，几乎不溶于水。

2. 化学名：Estra-1,3,5（10）-triene-3,16α,17β-triol

3. 分子式：$C_{18}H_{24}O_3$

4. 分子量：288.4

5. 结构式

琥珀酸雌三醇
（estriol succinate）

别名：Orgastyptin、Synapause

【CAS】　514-68-1

【理化性状】　1. 化学名：Estra-1，3，5（10）-triene-3，16α，17β-triol，16,17-bis(hydrogensuccinate)

2. 分子式：$C_{26}H_{32}O_9$

3. 分子量：488.53

4. 结构式

【药理作用】　与雌二醇类似，但其作用较弱。其所具有的特点是，对子宫颈、阴道和外阴具有选择性作用。能有效地促进子宫颈的肌纤维增生，使其增加柔软性，还能促进阴道内膜组织更新，使阴道上皮细胞正常化，这将有助于恢复阴道内的正常菌群和 pH 值，增强阴道上皮细胞对感染和炎症的抵抗能力。此外，本品还能直接对血管起作用，如降低血管的通透性，增加血小板的黏附性，缩短出血时间。还有迅速升高外周白细胞的作用。本品使用后一般 1～3 d 起效，而持续时间较短。

【适应证】　1. 治疗老年人阴道炎、外阴干燥、性交痛、宫颈炎、绝经期综合征。

2. 用于人工流产、安放或取出节育环。

3. 治疗女性尿频、尿痛和轻度尿失禁。

4. 用于手术后防止出血和出血性疾病、放疗或化疗所致白细胞下降以及前列腺增生。

【不良反应】　1. 参见引言所述。

2. 因对子宫内膜作用很弱，故较少引起子宫出血。

【妊娠期安全等级】　X。

【剂量与用法】　1. 口服 1～5 mg，1～3 次/日。

2. 肌内注射 10 mg，每日或隔天 1 次。

3. 局部涂搽 0.01％～0.1％的乳膏或软膏，第 1 周内每天使用 1 次（0.5 g），然后根据症状缓解情况

逐渐减量维持（如每周使用 2 次）。对于尿失禁，有些妇女可能需要较高的维持量。

4. 栓剂，睡前置入阴道，2 mg/d。

【用药须知】　1. 阴道给药有可能过量，出现恶心、呕吐和撤药性出血。没有特殊的解药，必要时给予对症处理。

2. 流行病学研究表明，激素替代疗法与静脉血栓栓塞的相关危险升高有关，尤其是肺栓塞。

【制剂】　① 片剂：1 mg；5 mg。② 注射剂：10 mg/1 ml。③ 阴道乳膏：0.01％～0.1％。④ 栓剂：0.5 mg；1 mg；2 mg。

【贮藏】　贮于 25 ℃以下。

炔雌醇
（ethinylestradiol）

别名：乙炔雌二醇、Estiny

本品为合成的甾体雌激素。

【CAS】　57-63-6

【ATC】　G03CA01；L02AA03

【理化性状】　1. 本品为白色至微黄白色结晶性粉末。溶于稀碱性溶液中，几乎不溶于水，易溶于乙醇。

2. 化学名：17α-Ethynylestra-1，3，5（10）-triene-3，17β-diol；19-Nor-17α-pregna-1，3，5（10）-trien-20-yne-3，17β-diol。

3. 分子式：$C_{20}H_{24}O_2$

4. 分子量：296.4

5. 结构式

【药理作用】　其活性强度为己烯雌酚的 20 倍。

【适应证】　1. 防治绝经期综合征，治疗性腺功能减退症、萎缩性阴道炎、原发性卵巢衰竭。

2. 治疗子宫发育不全、雌激素分泌不足所引起的各种月经症状。

3. 对前列腺癌的姑息治疗。

4. 用于退乳和预防骨质疏松症。

5. 为口服避孕药复方中最常用成分之一。

【不良反应】　1. 参见以上雌激素类药物的引言。

2. 生殖系统突破出血、月经不正常、痛经、月经前样综合征，在治疗期中或治疗后均可能发生。

3. 子宫肌瘤增大、阴道白色念珠菌病、膀胱炎样

综合征、溶血性尿毒症综合征也可能发生。

【妊娠期安全等级】　X。

【剂量与用法】　1. 月经症状、绝经期综合征等妇科疾病，口服 20～50 μg/d，连用 21 d，停药 7 d，再重复用药周期。

2. 性腺发育不全，口服 20～50 μg，每晚 1 次，连用 3 周。第 3 周配用孕激素进行人工周期治疗，可用 1～3 个周期。

3. 前列腺癌，口服，一次 50～500 μg，3～6 次/日。

4. 乳腺癌，口服，一次 1000 μg，3 次/日。

【制剂】　片剂：5 μg；20 μg；50 μg；125 μg；500 μg。

【贮藏】　密封、贮于室温下。

结合雌激素
（conjugated estrogens）

别名：结合型雌激素、共轭雌激素、妊马雌酮、Premarin。

本品是从妊娠马尿中提取的含有雌酮硫酸钠和马烯雌酮硫酸钠，还含有 17α-二氢马烯雌酮、17α-雌二醇和 17β-二氢马烯雌酮的硫酸钠结合物。

【药理作用】　1. 女性生殖器、乳房、脑垂体、下丘脑、肝脏和骨中均有雌激素受体。雌激素对女性生殖系统和第二性征的发育及维持有非常重要的作用。雌激素通过直接作用使子宫、输卵管和阴道生长发育。

2. 雌激素与其他激素，如脑下垂体激素和黄体酮，共同通过促进乳腺管生长、基质发育和脂肪合成使乳房增大。雌激素与其他激素有错综复杂的相互关系，尤其是与黄体酮，在排卵周期和妊娠过程中，可影响脑垂体促性腺激素的释放。

3. 雌激素有助于骨骼成形，维持女声及保持泌尿生殖器结构的弹性。雌激素可促使长骨骨骺发生变化，从而影响青春期生长和结束，并使乳晕和阴道色素沉着。

4. 雌激素有多种形式。在周期正常的成年妇女中，雌激素的主要来源是卵泡。根据月经周期相，卵泡每天可分泌 70～500 μg 雌二醇。雌二醇主要转变成雌酮和少量雌三醇。雌酮在循环中的比例大致与雌二醇相似。绝经后，大多数内源性雌激素是雄烯二酮转变而来的。雄烯二酮由肾上腺皮质分泌，并在周围组织中转变成雌酮。因此，雌酮（尤其是其硫酸酯形式）是绝经后妇女循环中含量最高的雌激素。虽然循环中雌激素存在代谢转换的动态平衡，但雌二醇是主要的人体细胞内雌激素，它对受体的作用

能力比雌酮或雌三醇更强。

5. 本品可补充外源性的雌激素。

【体内过程】　本品为水溶性雌激素，经胃肠道吸收良好。口服后 4～10 h 内各种结合及非结合雌激素达 C_{max}。本品亦可通过皮肤和黏膜吸收。当局部使用时，吸收通常足以产生全身作用。血循环中天然雌激素大部分与性激素结合球蛋白和白蛋白结合，但仅有非结合雌激素才能进入靶组织细胞内。（结合雌激素主要与白蛋白结合；非结合雌激素与白蛋白和球蛋白结合）。各种雌激素的终末相分布半衰期因本品的吸收缓慢而延长，为 10～24 h。所用雌激素及其酯在体内的代谢与内源性激素基本相同。雌激素的代谢转化主要在肝脏（首过效应）进行，但也可在局部靶组织转化。雌二醇、雌酮和雌三醇主要以葡萄糖酸苷和硫酸共轭物的形式随尿液排泄。

【适应证】　1. 用于缓解中、重度与绝经相关的血管舒缩症状。

2. 用于治疗外阴和阴道萎缩。当仅为治疗外阴和阴道萎缩症状而使用时，应考虑阴道局部用药的产品。

3. 预防和控制骨质疏松症。当仅为预防和控制骨质疏松症时，应仅对有明显骨质疏松危险的妇女和被认为不适合非雌激素疗法的妇女才考虑使用。

4. 治疗因性腺功能减退、去势或原发性卵巢功能衰退所致的雌激素低下症。

5. 治疗适当选择的女性和男性转移性乳腺癌（仅作症状缓解用）。

6. 治疗晚期雄激素依赖型前列腺癌（仅作症状缓解用）。

【不良反应】　1. 生殖系统和乳房

（1）突破性出血（点滴出血）。

（2）乳房疼痛、压痛、增大、溢液。

（3）外阴阴道使用部位不适包括灼烧、刺痛和生殖道瘙痒、阴道溢液。

（4）子宫肌瘤增大。

（5）子宫内膜增生。

2. 胃肠道　恶心、呕吐、腹胀、腹痛、胰腺炎。

3. 神经系统　头昏、头痛、偏头痛、紧张、脑血管意外（卒中）。

4. 肌肉骨骼和结缔组织　关节痛、小腿肌肉痉挛。

5. 精神障碍　性欲改变、情绪异常、易怒、抑郁、痴呆。

6. 血管　肺栓塞、静脉血栓形成。

7. 全身疾病和给药部位情况　水肿。

8. 皮肤和皮下组织　脱发、黄褐斑/黑斑、多毛症、瘙痒、皮疹、多形性红斑、结节性红斑。

9. 肝胆　胆汁淤积性黄疸。

10. 感染　阴道炎,包括阴道白色念珠菌病、膀胱炎。

11. 恶性和良性肿瘤(包括囊肿和息肉)　乳腺癌、卵巢癌、乳腺纤维囊性变、子宫内膜癌、肝脏血管瘤增大。

12. 免疫系统　荨麻疹、血管神经性水肿、过敏反应、过敏样反应。

13. 代谢和营养　糖耐量减低。

14. 眼睛　视网膜血管血栓形成、隐形眼镜不耐受。

15. 心脏　心肌梗死。

16. 体检　体重变化(增加或降低)、三酰甘油升高、血压升高。

17. 内分泌　青春期早熟。

【妊娠期安全等级】　X。

【禁忌与慎用】　1. 诊断不明的生殖器官异常出血患者禁用。

2. 已知、怀疑或曾患乳腺癌患者禁用。

3. 已知或怀疑雌激素依赖的肿瘤患者禁用。

4. 活动性深静脉血栓、肺栓塞或有此类病史患者禁用。

5. 活动性或新近发生的(如过去的一年内)动脉血栓栓塞疾病(如卒中、心肌梗死)患者仅用。

6. 肝功能不全或肝功能检查不能恢复到正常的肝脏疾病患者禁用。

7. 本品不能用于已知对其成分有过敏反应的患者。

8. 雌激素可降低乳汁的数量和质量,哺乳期妇女不应使用。

9. 儿童用药的安全性及有效性尚未确定。

10. 患有与骨代谢疾病相关的严重低钙血症的患者,应慎用雌激素。

【药物相互作用】　体内外研究都表明雌激素部分通过 CYP3A4 来代谢。因此 CYP3A4 的诱导剂和抑制剂都能影响雌激素药物的代谢。CYP3A4 的诱导剂如贯叶连翘、苯巴比妥、卡马西平、利福平和地塞米松都可以降低雌激素血药浓度,可能导致治疗效果降低和(或)改变子宫出血的情况。CYP3A4 的抑制剂如西咪替丁、红霉素、克拉霉素、酮康唑、伊曲康唑、利托那韦和葡萄柚汁可以升高雌激素血浆浓度,而引起不良反应。

【剂量与用法】　1. 治疗中、重度血管舒缩症口服 0.625 mg/d,必须选择控制症状的最小剂量,疗

程尽可能短。

2. 外阴和阴道萎缩　口服 0.3～1.25 mg,或更多,根据患者个体反应而定。治疗可不中断地进行,或根据患者的个体情况采用周期方案(例如 25 d 用药,5 d 停药)进行适当治疗。如需停药或逐渐停药应隔 3～6 个月。严重萎缩性阴道炎患者应该首先接受短期口服治疗(1.25 mg/d,10 d 左右),以使阴道黏膜能够适应软膏涂敷。阴道软膏治疗应使用最低有效剂量,并定期评估雌激素治疗的需要。已经接受口服治疗的患者,鉴于阴道可能吸收本品,因此可以减少口服剂量。萎缩程度的变化与药物吸收量有直接关系,因此应该作为药物剂量调整的依据。软膏剂应涂于阴道内或局部表面,2～4 g/d,根据症状严重程度予以调整。药物使用应呈周期性(如连续使用 3 周,然后停药 1 周)。患者若持续或反复出现异常阴道出血,应该采取合适的诊断措施,以便排除肿瘤的可能性。

3. 治疗因性腺功能减退、去势或原发性卵巢功能衰竭所致的女性雌激素过少、女性性腺功能减退　0.3～0.625 mg/d,周期性服用(如用药 3 周,停药 1 周)。剂量可根据症状的严重程度和子宫内膜反应进行调整。在由于女性性腺功能减退所致的青春期发育迟缓的临床研究中,0.15 mg 剂量可诱导乳房发育。每隔 6～12 个月剂量可逐渐增加,以达到适当的骨龄生长所需量,最终使骨骺闭合。当骨骼成熟后,长期应用 0.625 mg 合并序贯应用孕激素可以形成人工月经周期,并可维持骨矿物质密度。女性去势或原发性卵巢功能衰竭,1.25 mg,/d,周期性服用。依据症状的严重程度和患者的反应,剂量可上调或下调。维持治疗量调整至能有效控制的最小剂量。

4. 治疗乳腺癌　推荐剂量为一次 10 mg,3 次/日,至少 3 个月为一疗程。

5. 治疗雄激素依赖的前列腺癌　一次 1.25～2.5 mg。疗效可依据磷酸盐测定和患者症状有无改善来调整用量。

6. 预防和治疗骨质疏松　0.625 mg/d。可以不持续地进行或用周期方案(例如用药 25 d,停药 5 d 的方案),根据患者的个体情况适当用药。

【用药须知】　1. 大多数研究表明雌激素替代治疗不增加妇女乳腺癌的危险性,但也有报道,用大剂量或长时间小剂量治疗(尤其是超过 10 年)的妇女危险性呈中度增加(相对危险度为 1.3～2.0)。其他研究未见此关系。

2. 有两项研究报道,在绝经期后接受雌激素治疗的妇女中,患需要手术治疗的胆囊疾病的危险性增加 2～4 倍。

3. 有研究报道雌激素替代治疗（单用雌激素或与孕激素联用），可增加患血栓性静脉炎和（或）血栓栓塞性疾病的危险性。在用雌激素替代治疗或其他雌激素治疗时必须了解可能发生血栓栓塞性疾病（血栓性静脉炎、视网膜血栓形成、脑栓塞和肺栓塞）的风险，并须对其早期表现提高警惕。一旦出现或怀疑有上述情况发生，必须立即停止雌激素治疗。对于曾患有与使用雌激素无关的血栓栓塞疾患的患者，尚无足够的资料。对有血栓危险性的患者必须严加观察。

4. 在雌激素替代治疗期间通常血压维持正常或下降，偶有的血压升高是对雌激素的特异质反应。在应用雌激素期间应定期检测血压。

5. 乳腺癌和骨转移患者应用雌激素可能会导致严重的高钙血症。如果发生，必须停药，并采取适当的措施降低血钙水平。

6. 曾有报道雌激素可增加绝经后妇女患子宫内膜癌的危险性。对所有服用雌激素的妇女需定期进行临床观察。对所有未确诊的持续性或复发性异常阴道出血，必须采用包括子宫内膜活检在内的适宜的诊断方法，来排除恶性肿瘤。

7. 妊娠期不应使用雌激素。在妊娠期及产后早期不适用雌激素治疗。雌激素对预防和治疗先兆性流产或习惯性流产无效。雌激素也不适用于预防产后乳房肿胀。妊娠期应用雌激素与胎儿生殖器先天性缺陷以及其他一些出生缺陷的危险性增高相关。

8. 在雌激素应用周期中加用孕激素 10 d 或 10 d 以上的研究报道，该法较单用雌激素治疗可减少子宫内膜增生。然而，在雌激素替代治疗中应用孕激素可能有危险性。潜在的危险包括对脂蛋白代谢的副作用、糖耐量降低及可能增强乳腺上皮组织的有丝分裂活性，但几乎没有流行病学数据证实这一点。

9. 绝经后妇女，雌激素替代治疗与心血管疾病减少的因果关系尚未证实。更进一步讲，加用孕激素的有益作用尚待证实。

10. 在开始用雌激素治疗之前，要取得完整的病史及家族史。治疗前及周期性的体格检查必须特别注意包括血压、乳房、腹部和盆腔器官，以及巴氏涂片试验。作为常规，在未对患者复查时，开具雌激素处方不能超过 1 年。

11. 有研究表明，用雌激素替代治疗的妇女有高凝状态，主要与抗凝血酶活性下降有关。这一作用似呈剂量和用药时间依赖性，但不如口服避孕药明显。与绝经前妇女相比，绝经后妇女也有凝血参数基础水平增高的趋势。

12. 有家族性脂蛋白代谢缺陷的患者，雌激素治疗会大量增加三酰甘油而导致胰腺炎和其他并发症。

13. 雌激素可导致某种程度的体液潴留，加重下列病情，如哮喘、癫痫、偏头痛、心、肾功能不全，必须密切观察。

14. 有些患者可出现意外的雌激素刺激症状，如异常子宫出血和乳房痛。

15. 雌激素可使子宫平滑肌瘤的体积可增大。

16. 根据口服避孕药得到的资料显示，在进行可能增加血栓栓塞疾患危险性的手术前 4 周或长期不活动时，应停止使用雌激素。

【制剂】　①片剂：0.25 mg；0.3 mg；0.45 mg；0.9 mg；1.25 mg；2.5 mg。②软膏剂：0.625 mg/1 g。

【贮藏】　密封、贮于室温下。

合成结合雌激素 A
(synthetic conjugated estrogens A)

别名：Cenestin。

本品是由雌酮、马烯雌酮、17α-二氢马烯雌酮、17α-雌二醇、17β-二氢马烯雌酮、17α-二氢马萘雌酮、17β-二氢马萘雌酮、马萘雌酮、17β-雌二醇的硫酸钠盐组成的混合雌激素。

【CAS】　53-16-7（estrone）；474-86-2（equilin）；651-55-8 （ 17α-dihydroequilin ）；57-91-0 （ 17α-estradiol）；651-55-8（17β-dihydroequilin）；6639-99-2（ 17α-dihydroequilenin ）； 1423-97-8 （ 17β-dihydro-equilenin ）； 517-09-9 （ equilenin ）； 50-28-2 17β-estradiol)

【ATC】　G03CA07（estrone）G03CC04（estrone）；G03CA57 （ 17α-dihydroequilin ）； G03CA57 （ 17β-dihydroequilin）；G03CA03（17β-estradiol）

【理化性状】　1. 雌酮

（1）化学名：(8R,9S,13S,14S)-3-Hydroxy-13-methyl-6，7，8，9，11，12，13，14，15，16-decahydrocyclopenta[a]phenanthren- 17- one

（2）分子式：$C_{18}H_{22}O_2$

（3）分子量：270.37

（4）结构式

2. 马烯雌酮

（1）化学名：3-Hydroxy-13-methyl-9，11，12，14，15，16-hexahydro-6H-cylcopenta（a） phenanthren-

17-one

(2) 分子式:$C_{18}H_{20}O_2$

(3) 分子量:268.36

(4) 结构式

3.17α-二氢马烯雌酮

(1) 化学名:(9S,13S,14S,17R)-13-Methyl-6, 9,11,12,14,15,16,17- octahydrocyclopenta[a] phenanthrene-3,17-diol

(2) 分子式:$C_{18}H_{22}O_2$

(3) 分子量:270.37

(4) 结构式

4.17α-雌二醇

(1) 化学名:Estra-1,3,5(10)-triene-3,17α-diol

(2) 分子式:$C_{18}H_{24}O_2$

(3) 分子量:272.37

(4) 结构式

5.17β-二氢马烯雌酮

(1) 化学名:(9S,13S,14S,17R)-13-Methyl-6, 9,11,12,14,15,16,17- octahydrocyclopenta[a] phenanthrene-3,17-diol

(2) 分子式:$C_{18}H_{22}O_2$

(3) 分子量:272.37

(4) 结构式

6.17α-二氢马萘雌酮

(1) 化学名:(13S,14S,17R)-13-Methyl-11,12, 14,15,16,17-hexahydrocyclopenta[a]phenanthrene-

3,17-diol

(2) 分子式:$C_{18}H_{20}O_2$

(3) 分子量:268.35

(4) 结构式

7.17β-二氢马萘雌酮

(1) 化学名:(13S,14S,17S)-13-Methyl-11,12, 14,15,16,17-hexahydrocyclopenta[a]phenanthrene-3,17-diol

(2) 分子式:$C_{18}H_{20}O_2$

(3) 分子量:268.35

(4) 结构式

8.马萘雌酮

(1) 化学名:3-Hydroxy-13-methyl-12,14,15, 16-tetrahydro- 11H-cyclopenta[a]phenanthren-17-one

(2) 分子式:$C_{18}H_{18}O_2$

(3) 分子量:266.34

(4) 结构式

9.17β-雌二醇

(1) 化学名:(8R,9S,13S,14S,17S)-13-Methyl-6,7,8,9,11,12,14,15,16,17-decahydrocyclopenta[a]phenanthrene-3,17-diol

(2) 分子式:$C_{18}H_{24}O_2$

(3) 分子量:272.38

(4) 结构式

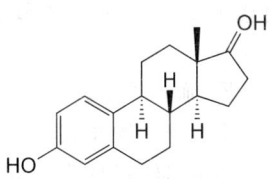

【药理作用】 1.女性生殖器、乳房、脑垂体、下

丘脑、肝脏和骨中均有雌激素受体。雌激素对女性生殖系统和第二性征的发育及维持有非常重要的作用。雌激素通过直接作用使子宫、输卵管和阴道生长发育。

2. 雌激素与其他激素,如脑下垂体激素和黄体酮,共同通过促进乳腺管生长、基质发育和脂肪合成使乳房增大。雌激素与其他激素有错综复杂的相互关系,尤其是与黄体酮,在排卵周期和妊娠过程中,可影响脑垂体促性腺激素的释放。

3. 雌激素有助于骨骼成形,维持女声及保持泌尿生殖器结构的弹性。雌激素可促使长骨骨骺发生变化,从而影响青春期生长和结束,并使乳晕和阴道色素沉着。

4. 雌激素有多种形式。在周期正常的成年妇女中,雌激素的主要来源是卵泡。根据月经周期相,卵泡每天可分泌 $70\sim500\ \mu g$ 雌二醇。雌二醇主要转变成雌酮和少量雌三醇。雌酮在循环中的比例大致与雌二醇相似。绝经后,大多数内源性雌激素是雄烯二酮转变而来的。雄烯二酮由肾上腺皮质分泌,并在周围组织中转变成雌酮。因此,雌酮(尤其是其硫酸酯形式)是绝经后妇女循环中含量最高的雌激素。虽然循环中雌激素存在代谢转换的动态平衡,但雌二醇是主要的人体细胞内雌激素,它对受体的作用能力比雌酮或雌三醇更强。

5. 本品可补充外源性的雌激素。

【体内过程】 本品为水溶性雌激素,经胃肠道吸收良好。口服后约 $8\sim10\ h$ 内各种结合及非结合雌激素达 C_{max}。各种雌激素的终末 $t_{1/2}$ 约为 $10\ h$。所有雌激素及其酯在体内的代谢与内源性激素基本相同。雌二醇、雌酮和雌三醇主要以葡萄糖酸苷和硫酸共轭物的形式随尿液排泄。

【适应证】 1. 用于缓解中、重度与绝经相关的血管舒缩症状。

2. 用于治疗更年期导致的中、重度外阴和阴道萎缩。

【不良反应】 1. 整体感觉 无力、外周水肿、疲乏、体重增加。

2. 胃肠道 消化不良、腹胀、恶心、呕吐、腹痛。

3. 神经系统 抑郁、头晕、失眠、头痛、感觉异常、偏头痛、焦虑、神经质。

4. 肌肉骨骼和结缔组织 关节痛、小腿痉挛、肌痛。

5. 血管 心悸、血管扩张。

6. 皮肤和皮下组织 脱发、瘙痒、皮疹。

7. 恶性和良性肿瘤(包括囊肿和息肉) 乳腺癌、卵巢癌、纤维囊性乳腺病、子宫内膜癌、肝脏血管瘤增大。

8. 乳房与生殖系统 痛经、子宫出血、乳房疼痛、子宫内膜增厚、阴道炎、尿失禁、尿频、乳房增大、乳房触痛。

【妊娠期安全等级】 X。

【禁忌与慎用】 1. 诊断不明的生殖器官异常出血患者禁用。

2. 已知、怀疑或曾患乳腺癌患者禁用。

3. 已知或怀疑雌激素依赖的肿瘤患者禁用。

4. 活动性深静脉血栓、肺栓塞或有此类病史患者禁用。

5. 活动性或新近发生的(如过去的一年内)动脉血栓栓塞疾病(如卒中、心肌梗死)患者禁用。

6. 肝、肾功能不全患者的安全性尚未明确。

7. 本品不能用于已知对其成分有过敏反应的患者。

8. 雌激素可降低乳汁的数量和质量,哺乳期妇女不应使用。

9. 儿童用药的安全性及有效性尚未确定。

10. 患有与骨代谢疾病相关的严重低钙血症的患者,应慎用雌激素。

【药物相互作用】 体内外研究都表明雌激素部分通过 CYP3A4 来代谢。因此 CYP3A4 的诱导剂和抑制剂都能影响雌激素药物的代谢。CYP3A4 的诱导剂如贯叶连翘、苯巴比妥、卡马西平、利福平和地塞米松都可以降低雌激素血药浓度,可能导致治疗效果降低和(或)改变子宫出血的情况。CYP3A4 的抑制剂如西咪替丁、红霉素、克拉霉素、酮康唑、伊曲康唑、利托那韦和葡萄柚汁可以升高雌激素血浆浓度,而引起不良反应。

【剂量与用法】 1. 治疗中、重度血管舒缩症起始剂量为口服 $0.45\ mg/d$,根据患者的反应调整本品的剂量。

2. 外阴和阴道萎缩 口服 $0.3\ mg/d$,根据患者个体反应效率而定。

【用药须知】 1. 单用雌激素治疗有增加卒中和深静脉血栓风险的报道,合用孕激素有增加肺栓塞、心肌梗死、卒中、深静脉血栓风险的报道。一旦出现或怀疑上述不良反应,应停药。

2. 有研究报道,雌激素可能会增加子宫内膜癌、乳腺癌、卵巢癌的风险,但尚无定论。

但有两项研究报道,在绝经期后接受雌激素治疗的妇女中,患需手术治疗的胆囊疾病的危险性增加 $2\sim4$ 倍。对所有服用雌激素的妇女需进行定期临床观察。对所有未确诊的持续性或复发性异常阴道出血,必须采用包括子宫内膜活检在内的适宜的诊断方法,来排除恶性肿瘤。

3. 有研究报道雌激素替代治疗(单用雌激素或与孕激素联用),可增加患血栓性静脉炎和(或)血栓栓塞性疾病的危险性。在用雌激素替代治疗或其他雌激素治疗时必须了解可能发生血栓栓塞性疾病(血栓性静脉炎、视网膜血栓形成、脑栓塞和肺栓塞)的风险,并须对其早期表现提高警惕。一旦出现或怀疑有上述情况发生,必须立即停止雌激素治疗。对于曾患有与使用雌激素无关的血栓栓塞疾患的患者,尚无足够的资料。对有血栓危险性的患者必须严加观察。

4. 在雌激素替代治疗期间通常血压会维持正常或下降,偶有的血压升高是对雌激素的特异质反应。在应用雌激素期间应定期检测血压。

5. 乳腺癌和骨转移患者应用雌激素可能会导致严重的高钙血症。如果发生,必须停药,并采取适当的措施降低血钙水平。

6. 在雌激素应用周期中加用孕激素 10 d 或 10 d 以上的研究报道,该法较单用雌激素治疗可减少子宫内膜增生。然而,在雌激素替代治疗中应用孕激素可能有危险性。潜在的危险包括对脂蛋白代谢的副作用、糖耐量降低及可能增强乳腺上皮组织的有丝分裂活性,但几乎没有流行病学数据证实这一点。

7. 在开始用雌激素治疗之前,要取得完整的病史及家族史。治疗前及周期性的体格检查必须特别注意包括血压、乳房、腹部和盆腔器官,以及巴氏涂片试验。作为常规,在未对患者复查时,开具雌激素处方不能超过 1 年。

8. 有研究表明,用雌激素替代治疗的妇女有高凝状态,主要与抗凝血酶活性下降有关。这一作用似呈剂量和用药时间依赖性,但不如口服避孕药明显。与绝经前妇女相比,绝经后妇女也有凝血参数水平增高的趋势。

9. 有家族性脂蛋白代谢缺陷的患者,雌激素治疗会大量增加三酰甘油而导致胰腺炎和其他并发症。

10. 雌激素可导致某种程度的体液潴留,加重下列病情,如哮喘、癫痫、偏头痛、心、肾功能不全,必须密切观察。

11. 有些患者可出现意外的雌激素刺激症状,如子宫异常出血和乳房痛。

12. 雌激素可使子宫平滑肌瘤的体积可增大。

13. 根据口服避孕药得到的资料显示,在进行可能增加血栓栓塞疾患危险性的手术前 4 周或长期不活动时,应停止使用雌激素。

14. 雌激素可能会使遗传性血管神经性水肿的症状加重。

【制剂】　片剂:0.3 mg;0.45 mg;0.625 mg;0.9 mg;1.25 mg

【贮藏】　贮于 20 ～ 25 ℃,短程携带允许 15～30 ℃。

合成结合雌激素 B
(synthetic conjugated estrogens B)

别名:Enjuvia。

本品是由雌酮、马烯雌酮、17α-二氢马烯雌酮、17α-雌二醇、17β-二氢马烯雌酮、17α-二氢马萘雌酮、17β-二氢马萘雌酮、马萘雌酮、17β-雌二醇、$\Delta^{8,9}$-脱氢雌酮的硫酸钠盐组成的混合雌激素。

【CAS】　474-87-3($\Delta^{8,9}$- dehydroestrone),余参见合成结合雌激素 A。

【理化性状】　1. 雌酮、马烯雌酮、17α-二氢马烯雌酮、17α-雌二醇、17β-二氢马烯雌酮、17α-二氢马萘雌酮、17β-二氢马萘雌酮、马萘雌酮、17β-雌二醇的理化性状参见合成结合雌激素 A。

2. $\Delta^{8,9}$-脱氢雌酮

(1) 化学名:(13S,14S)-3-Hydroxy-13-methyl-7,11,12,14,15,16-hexahydro-6H- cyclopenta [a] phenanthren-17-one

(2) 分子式:$C_{18}H_{20}O_2$

(3) 分子量:268.35

(4) 结构式

【药理作用】【体内过程】　参见合成结合雌激素 A。

【适应证】　1. 用于缓解中、重度与绝经相关的血管舒缩症状。

2. 用于治疗更年期导致的中、重度外阴和阴道萎缩。

【不良反应】【禁忌与慎用】【药物相互作用】　参见合成结合雌激素 A。

【剂量与用法】　1. 治疗中、重度血管舒缩症起始剂量为口服 0.3 mg/d,根据患者的反应调整本品的剂量。

2. 外阴和阴道萎缩　口服 0.3 mg/d,根据患者个体反应而定。

【用药须知】　参见合成结合雌激素 A。

【制剂】　片剂:0.3 mg;0.45 mg;0.625 mg;0.9 mg;1.25 mg。

【贮藏】　贮于 20～25℃，短程携带允许 15～30℃。

尼尔雌醇
(nilestriol)

别名：戊炔雌三醇、炔雌三醇环戊醚、维尼安、Weinian

【CAS】　39791-20-3

【理化性状】　1. 化 学 名：(16a, 17b)-3-(Cyclopentyloxy)-17-ethynylestra-1,3,5(10)-triene-16,17-diol

2. 分子式：$C_{25}H_{32}O_3$

3. 分子量：380.52

4. 结构式

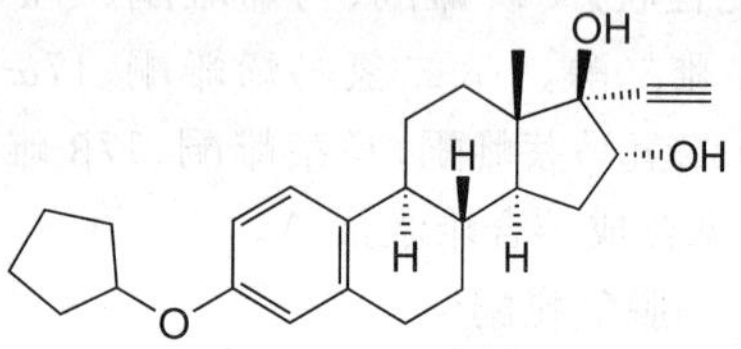

【简介】　本品为雌三醇的衍生物，有较强的雌激素作用，用于补充因雌激素不足所引起的各种症状。口服后有效时间较长，能选择性作用于阴道，对子宫内膜影响较小。临床用于绝经期综合征、老年性阴道炎和外阴干燥等。常口服，一次 5 mg，每月 1次，症状改善后再用维持量一次 1～2 mg，每月 2次。妊娠期妇女、乳腺增生、再生障碍性贫血、肝脏病患者禁用。片剂：1 mg；2 mg；5 mg。

炔雌醚
(quinestrol)

别名：炔雌醇环戊醚

本品为合成的雌性激素，代谢产物为炔雌醇，作用时间长。

【CAS】　152-43-2

【理化性状】　1. 化 学 名：3-Cyclopentyloxy-19-nor-17α-pregna-1,3,5(10)-trien-20-yn-17β-ol

2. 分子式 $C_{25}H_{32}O_2$

3. 分子量：364.5

4. 结构式

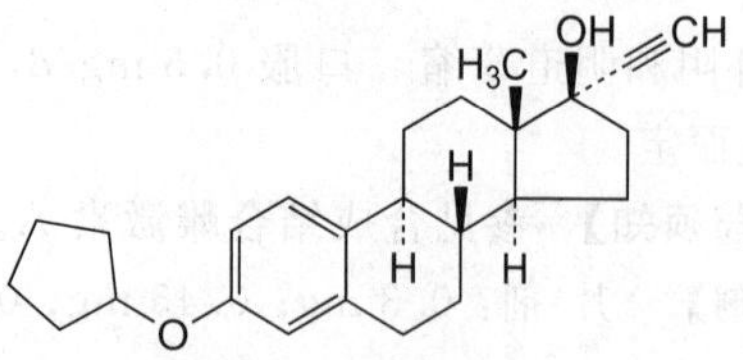

【简介】　本品为长效雌激素，口服吸收后贮存于脂肪中，然后缓慢从组织中释放出来。其代谢产物有炔雌醇以及和葡糖醛酸的结合物，随尿液排出。临床用于防治绝经期综合征、雌激素分泌不足所引起的各种症状，也可用于退乳。本品是复方长效避孕药中最常用的雌激素。一般一次 0.1～0.2 mg，1 次/周，或 0.025 mg/d。用于退乳，一次 4 mg。片剂：0.025 mg；4 mg。

氯烯雌醚
(chlorotrianisene)

别名：泰舒、Tace

本品为一种合成的非甾体类雌激素，作用时间长，结构和己烯雌酚类似。过去曾口服用于治疗前列腺癌。女性性腺功能减退症和绝经期症状。

【CAS】　569-57-3

【ATC】　G03CA06

【理化性状】　1. 化 学 名：Chlorotris (4-methoxyphenyl)ethylene

2. 分子式：$C_{23}H_{21}ClO_3$

3. 分子量：380.9

4. 结构式

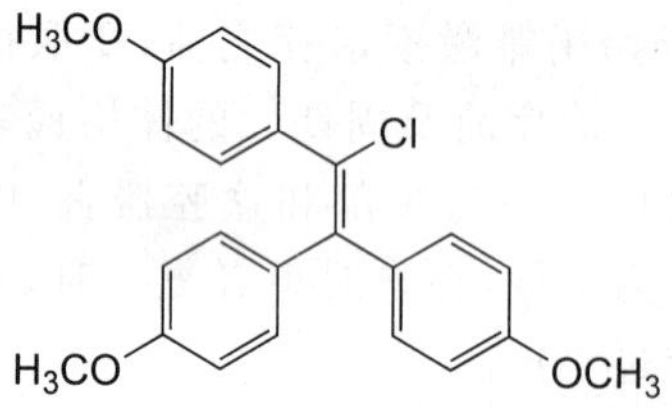

【简介】　本品为合成的非甾体雌激素，其结构、作用以及临床应用均类似己烯雌酚。其作用较为持久，因在其口服后能贮于脂肪组织中，然后再从组织中缓慢释放出来。一般口服 4～12 mg/d。制剂为滴丸：4 mg。

美雌醇
(mestranol)

别名：mestranolis、mesztranolum

【CAS】　72-33-3

【理化性状】　1. 本品为白色或近乎白色结晶性粉末。略溶于乙醇，几乎不溶于水。

2. 化学名：3-Methoxy-19-nor-17α-pregna-1,3,5(10)-trien-20-yn-17β-ol

3. 分子式：$C_{21}H_{26}O_2$

4. 分子量：310.4

5. 结构式

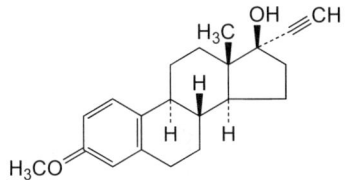

【简介】　本品口服后易于吸收,在肝内代谢成炔雌醇及其葡糖醛酸结合物,随尿液排出。生物学 $t_{1/2}$ 约为 50 h。应用范围同炔雌醇。此外,也是口服避孕药中的雌激素成分。一般口服 12.5～50 μg/d。片剂:12.5 μg;25 μg;50 μg。遮光贮存。

磷雌酚
(fostestrol)

别名:己烯雌酚二磷酸盐

【CAS】　522-40-7

【ATC】　L02AA04

【理化性状】　1. 本品为无臭、白色结晶性粉末。溶于弱碱溶液和乙醇,略溶于水。

2. 化学名:(E)α,α'-Diethylsilbene-4,4'-diolbis(dihydrogenphosph-ate);(E)-4,4'-(1,2-Diethylvinylene)bis(phenyldihydrogenorthophosphate)

3. 分子式:$C_{18}H_{22}O_8P_2$

4. 分子量:428.3

5. 结构式

磷雌酚钠
(fostestrol sodium)

别名:Natriifosfestrolum

〖CAS〗　23519-26-8(fosfestrol terasodium × H_2O);4719-75-9(anhydrous fosfestrol tetra sodium)

〖理化性状〗　1. 本品为白色或近乎白色粉末。几乎不溶于无水乙醇和乙醚,易溶于水。

2. 分子式:$C_{18}H_{18}Na_4O_8P_2$

3. 分子量:516.2

【简介】　本品在体内经脱磷酸化作用形成己烯雌酚后始具有活性。用于治疗晚期前列腺癌。静脉注射给药患者应躺下,在会阴和骨转移处有局部疼痛感。本品不可静脉滴注,因在体内达不到细胞毒浓度。开始静脉注射 552～1104 mg/d,连用 5 d 后改

为维持量一次 276 mg,每周 1～4 次。注射剂:276 mg。密封于 21 ℃ 以下贮存。

己二烯雌酚
(dienestrol)

别名:去氢己烯雌酚、DV、Ortho

【CAS】　13029-44-2((E,E)-dienestrol);84-17-3 (dienestrol)

【ATC】　G03CB01

【理化性状】　1. 本品为白色或近乎白色结晶性粉末。溶于碱性氢氧化物溶液,易溶于乙醇和丙酮,不溶于水。

2. 化学名:(E,E)-4,4'-[Di(ethylidene)ethylene]diphenol

3. 分子式:$C_{18}H_{18}O_2$

4. 分子量:266.3

5. 结构式

【简介】　本品为人工合成的非甾体雌激素。其作用较己烯雌酚更强。临床局部外用于绝经后萎缩性阴道炎和外阴的各种不适症状。如具有子宫的妇女长期使用,必须配合使用孕激素。外用乳膏含量为 0.01％。遮光贮藏。

普罗雌烯
(promestriene)

别名:更宝芬、普鲁雌醚、Colpotrofin

【CAS】　39219-28-8

【ATC】　G03CA09

【理化性状】　1. 化学名:17β-Methoxy-3-propoxyestra-1,3,5(10)-triene

2. 分子式:$C_{22}H_{32}O_2$

3. 分子量:328.5

4. 结构式

【药理作用】　本品具有雌激素的特性,在女性阴道局部使用本品,可在生殖道黏膜底层处产生局部的

雌激素作用,使生殖道黏膜得以恢复营养功能。与传统局部使用的激素制剂相比,本品被吸收进入全身血液循环中的量很小,因此,所产生的全身性作用甚微。

【体内过程】 本品局部外用后,通过皮肤吸收入血的量还不到 1%,而口服本品 10 mg 的血药浓度为外用 10 mg 的 100～150 倍。其最终代谢物为雌酮和雌二醇。

【适应证】 1. 本品阴道胶囊剂用于因雌素激素不足所致的阴道萎缩。

2. 用于因分娩、手术或物理疗法引起的宫颈、阴道和外阴损伤迁延不愈,结疤延迟。

3. 本品乳膏剂主要用于外阴、前庭部及阴道环部的萎缩性病变。

4. 也可用于脂溢性皮炎。

【不良反应】 可见用药的局部刺激感、瘙痒和过敏反应。

【禁忌与慎用】 1. 对本品过敏者、妊娠期妇女禁用。

2. 哺乳期妇女使用时应暂停哺乳。

3. 儿童用药的安全性及有效性尚未确定。

【剂量与用法】 1. 阴道给药将本品阴道用胶囊剂经湿润后放入阴道深部,一般每天用 1 粒(含 10 mg),20 d 一疗程;如因各种病因持续存在,病情迁延,应进行持续治疗。

2. 局部外用本品乳膏涂患部,1～2 次/日,如病因持续存在有必要给予持续治疗。

3. 脂溢性皮炎 1% 本品乳膏涂患部,1～2 次/日。

【制剂】 ①阴道用胶囊剂:10 mg。②乳膏剂 0.15 g/15 g;0.3 g/30 g。

【贮藏】 置于阴冷干燥处。

替勃龙
(tibolone)

别名:甲异炔诺酮、更佳宁、递宝龙、Livial

本品为 7-甲异炔诺酮,其结构类似雌二醇、黄体酮和睾酮。

【CAS】 5630-53-5

【ATC】 G03CX01

【理化性状】 1. 本品为白色或类白色晶体粉末或结晶,具有多晶型。几乎不溶于水,溶于丙酮或甲醇。

2. 化学名:17β-Hydroxy-7α-methyl-19-nor-17α-pregn-5(10)-en-20-yn-3-one

3. 分子式:$C_{21}H_{28}O_2$

4. 分子量:312.4

5. 结构式

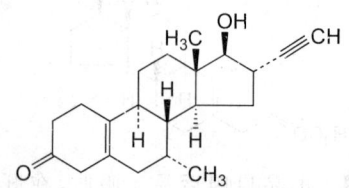

【药理作用】 本品有雌激素、孕激素和弱雄激素活性,能稳定更年期妇女卵巢功能衰退后的下丘脑、垂体系统。本品口服后迅速被代谢为 3α-OH、3β-OH 和 δ4-异构体,前两者具有雌激素作用,同时还能抑制绝经后妇女的骨丢失及绝经期症状(特别是血管舒缩症状,如潮热、多汗等),并可激发情绪和性欲。

【体内过程】 本品口服后吸收迅速而完全,口服后半 h 即可从血中测出,1.5～4 h 可达 C_{max}。本品在肝内代谢,不存在肝肠循环,其代谢物主要随粪便排出,单次给药后可排出 50%,持续给药排出 60%,随尿液排出 30%,本品及其代谢物的消除 $t_{1/2} < 2$ d。

【适应证】 1. 用于自然或手术绝经后雌激素水平降低所引起的各种症状,如潮热、盗汗、性情改变、睡眠障碍、头晕、麻刺感,还有肌肉、关节和骨骼疼痛,并可改善泌尿生殖道的局部症状,如尿痛、性交痛、反复尿路感染及尿失禁等。

2. 预防绝经后的骨质疏松。

【不良反应】 1. 可见阴道点滴出血、突破性子宫出血、水肿、体毛增多,也可引起高密度脂蛋白轻度降低。

2. 可见头痛或偏头痛、抑郁、眩晕、恶心、腹痛、胃肠不适。

3. 可见皮疹、瘙痒和皮脂分泌过多,还可能引起肝功能异常改变。

【禁忌与慎用】 1. 确诊或疑有激素依赖性肿瘤的患者、原因不明的阴道出血者、严重肝病患者、妊娠期妇女和哺乳期妇女均禁用。

2. 糖代谢异常、高脂血症(尤其低密度脂蛋白增高)、肾病、癫痫、偏头痛及三叉神经痛患者或有以上病史者均慎用。

【药物相互作用】 1. 本品可降低糖耐量,故在合用胰岛素或口服降糖药时,应增加降糖药的用量。

2. 本品可增强抗凝药的效力,谨防发生出血。

3. 与肝酶诱导剂(如巴比妥类、卡马西平、海洛因、利福平等)合用,可加速本品的代谢,使活性降低。

【剂量与用法】 成人口服 2.5 mg/d,症状消失后改为 1.25 mg/d,使用 3 个月或更长时间。

【用药须知】 1. 应定期检查乳房和可能出现的男性化体征。长期用药时,在用药前和用药期间应定期进行妇科检查和全身检查。

2. 定期检测子宫内膜厚度,如超过 5 mm 或有异常出血时,应采取内膜活检。

3. 高脂血症患者应定期检测血脂。

4. 肿瘤或代谢性疾病患者应定期检查血电解质。

5. 本品不可作为避孕药使用。

6. 本品宜用于绝经 1 年以上的妇女,因本品会干扰月经周期。

7. 如想停用其他激素替代疗法而改用本品,宜先用孕激素撤退出血后再开始使用本品,以免子宫内膜增厚而引起出血。

8. 本品应整片吞服,勿嚼碎,宜固定每天服药的时间。用药数周后可望症状减轻,至少连用 3 个月才能获得最好疗效。

9. 如超过推荐的起始剂量,可能引起阴道出血,若已超过起始剂量,应定期加服孕激素(如每 3 个月服孕激素 10 d)。如果不规则的阴道出血发生在用药 1 个月后或用药期间,应检查出血原因。

10. 如出现静脉栓塞、肝功能异常、胆道阻塞性黄疸等,应立即停药。

11. 用药过量,可出现恶心、呕吐和阴道出血,无特效处理方法,可对症处理。

【制剂】　片剂:2.5 mg。

【贮藏】　密封,贮于阴凉处。

奥培米芬
(ospemifene)

别名:Osphena

本品为具有组织选择性作用的雌激素激动剂(抑制剂)。

【CAS】　128607-22-7

【ATC】　G03XC05

【理化性状】　1. 本品为白色至灰白色结晶粉末,不溶于水,可溶于乙醇。

2. 化学名:Z-2-[4-(4-Chloro-1,2-diphenylbut-1-enyl)phenoxy]ethanol

3. 分子式:$C_{24}H_{23}ClO_2$

4. 分子量:378.9

5. 结构式

【用药警戒】　1. 本品在子宫内膜中具雌激素激动作用,使用非对抗性雌激素(未加附加黄体酮的雌激素)的女性(有子宫)患子宫内膜癌的风险增加。在雌激素治疗时加入孕激素可降低子宫内膜增生的风险,而子宫内膜增生可能是子宫内膜癌的先兆。对于未经确诊的持续性及复发性的生殖器异常出血的绝经后妇女应采取适当的诊断措施(包括定向及随机的子宫内膜取样)以排除恶性肿瘤的可能性。

2. 本品可能增加绝经后妇女(50～79 岁)卒中及深静脉血栓(DVT)风险。本品应短期使用,以降低上述风险。

【药理作用】　本品为具组织选择作用的雌激素激动剂(抑制剂),其生物学作用为通过与雌激素受体结合,激活某些组织(激动作用)中的雌激素通路,阻断其他组织(拮抗作用)的雌激素通路。

【体内过程】　1. 吸收　禁食条件下绝经后妇女单剂量服用本品 60 mg,约 2 h(范围:1～8 h)达血药峰值,平均 C_{max} 为 533 ng/ml,平均 AUC_{0-inf} 为 4165 (ng·h)/ml。进食高脂肪/高卡路里(860 kcal)餐后服用,约 2.5 h(范围:1～6 h)达 C_{max},平均 C_{max} 为 1198 ng/ml,平均 AUC_{0-inf} 为 7521(ng·h)/ml。本品的绝对生物利用度尚不清楚。本品剂量在 25～200 mg 之间,药动学参数增加低于剂量增加的比例,1 次/日连续 12 周给药后,本品的 AUC_{0-inf} 的蓄积率约为 2。给药后约 9 日达稳态。

一般来说,食物会使本品的生物利用度增加 2～3 倍。在一项交叉对比试验中,与禁食状态下相比,绝经后妇女进食高脂肪/高卡路里(860 kcal)餐后给予本品 60 mg,其 C_{max} 与 AUC_{0-inf} 分别增加 2.3 倍与 1.7 倍,消除 $t_{1/2}$ 与达峰时间(T_{max})则未受影响。在两项关于食物对本品影响的研究中,给予健康男性不同剂量的本品,与禁食状态下相比,低脂/低卡路里(300 kcal)餐后服用 C_{max} 与 AUC_{0-inf} 分别增加 2.3 倍与 1.8 倍;高脂肪/高卡路里(860 kcal)餐后服用 C_{max} 与 AUC_{0-inf} 分别增加 3.6 倍与 2.7 倍。故本品应与餐同服。

2. 分布　本品与血清蛋白结合率高(＞99%),表观分布容积为 448 L。

3. 代谢　在人肝微粒体的体外研究试验中,本品主要经 CYP3A4、CYP2C9 及 CYP2C19 代谢,主要代谢产物为 4-羟基奥培米芬,总机体清除率为 9.16 L/h。

4. 排泄　本品消除 $t_{1/2}$ 约为 26 h,本品口服给药后,约 75% 的药物随粪便排泄,7% 随尿液排泄,不足 0.2% 的本品以原药随尿液排泄。

5. 年龄、种族对本品药动学无影响。

重度肾功能不全(Ccr<30 ml/min)妇女于高脂(高卡路里)餐时服用 60 mg,C_{max} 降低 21%,AUC_{0-inf} 提高 20%。

与肝功能正常者相比,轻度肝功能不全(Child-Pugh 等级 A)妇女于高脂(高卡路里)餐时服用 60 mg,C_{max} 降低 21%,AUC_{0-inf} 降低 9.1%;中度肝功能不全(Child-Pugh 等级 B)妇女于相同条件下服药,C_{max} 增加 1%,AUC_{0-inf} 增加 29%;重度肝功能不全患者的药动学尚未明确。

【适应证】 本品适用于中至重度性交疼痛,缓解由于女性绝经导致的外阴及阴道萎缩症状。

【不良反应】 1.严重不良反应包括心血管疾病、恶性肿瘤。

2.临床试验中常见不良反应包括潮热、阴道溢液、阴道分泌物增多、肌肉痉挛、多汗症。

【妊娠期安全等级】 X。

【禁忌与慎用】 1.存在下列情况者禁用本品:未确诊的阴道异常出血者,已知或疑似雌激素依赖性肿瘤患者,活动性深静脉血栓、肺栓塞及有其病史者,活动性动脉血栓栓塞(如卒中、心肌梗死)及有其病史者,妊娠期妇女及准备怀孕者。

2.尚不确定本品是否经由人乳汁分泌,但在非临床研究中,本品通过大鼠乳汁分泌且乳汁中药物浓度高于血药浓度。哺乳期妇女应权衡利弊,选择停药或停止哺乳。

3.本品不适用于儿童,尚无儿童用药的临床研究。

4.重度肝功能不全患者不宜服用本品。

【药物相互作用】 本品主要通过 CYP3A4 及 CYP2C9 代谢,也包括 CYP2C19 及其他代谢途径。

1.本品与雌激素及雌激素激动剂(诱导剂)合用的安全性尚未明确,故二者不宜联合使用

2.氟康唑为中效 CYP3A、强效 CYP2C9 及中效 CYP2C19 抑制剂,可使本品暴露量升高 2.7 倍,从而提高本品相关的不良反应发生风险,故不宜与本品合用。

3.利福平为强效 CYP3A4、中效 CYP2C9 及中效 CYP2C19 诱导剂,可使本品暴露量降至 58%。因此,本品与诱导 CYP3A4、CYP2C9 或 CYP2C19 活性的药物(如利福平)合用会降低本品暴露量,从而降低本品疗效。

4.酮康唑为强效 CYP3A4 抑制药,可使本品暴露量升高 1.4 倍,故长期与本品合用可使本品相关的不良反应发生风险升高。

5.本品重复给药对华法林 10 mg 单剂给药的药动学无影响,尚无华法林多剂量给药的相关研究,本品对凝血时间如国际标准化比率(INR)或凝血酶原时间(PT)的影响尚未明确。

6.本品与血清蛋白高度结合(>99%),故可能影响其他药物的蛋白结合率。本品与其他高蛋白结合率药物合用,可互相增加彼此的暴露量。

7.本品与已知的抑制 CYP3A4 及 CYP2C9 同工酶的药物合用能增加本品相关的不良反应发生风险。

【剂量与用法】 一次 60 mg,1 次/日,与食物同服。

【用药须知】 1.用药期间应对心血管疾病危险因素进行适当控制,包括动脉血管疾病危险因素(如高血压、糖尿病、吸烟、高胆固醇血症及肥胖)及静脉血栓栓塞(VTE)危险因素(如存在个人或家族 VTE 史、肥胖、系统性红斑狼疮)。

2.如出现确切或疑似血栓及出血性卒中的情况,应立即停药。

3.如确切的或疑似 VTE 的症状出现,应立即停药。情况允许时,在行有血栓栓塞风险的外科手术或需长期制动的择期手术前,本品至少停药 4～6 周。

4.对于所有服用本品的女性均必须进行临床监测,对于绝经后妇女的未确诊的持续或复发性异常阴道出血应采取适当的诊断措施,包括定向的或随机的子宫内膜取样,以排除恶性肿瘤的可能性。

5.本品尚未在乳腺癌患者中进行充分研究,因此,确诊或疑似乳腺癌患者以及有乳腺癌病史者不宜服用本品。

6.如身体出现下列情况或其他罕见症状应立即告知临床医师,包括罕见性阴道出血、视觉及听觉的变化、突发性剧烈头痛、胸部或腿部剧烈疼痛同时伴(不伴)有呼吸急促、虚弱及疲劳。

7.如无特殊情况,每年应定期做骨盆检查、乳腺检查及乳房 X 光造影。如家人中有患乳腺癌者或本人曾患乳房肿块或乳房 X 光造影异常,那么应增加乳腺检查的频率。

【制剂】 片剂:60 mg。

【贮藏】 贮于 20～25 ℃下,短程携带允许 15～30 ℃。应将本品放置于儿童触摸不到的地方。

拉索昔芬
(lasofoxifene)

本品为选择性雌激素受体调节剂(SERM),临床用其酒石酸盐。

【CAS】 180916-16-9

【ATC】 G03XC03

【理化性状】 1. 化学名:6 S-Phenyl-5R-[4-(2-pyrrolidin-1-yl-ethoxy)-phenyl]-5,6,7,8-tetrahydronaphthalen-2-ol

2. 分子式:$C_{28}H_{31}NO_2$

3. 分子量:413.55

4. 结构式

酒石酸拉索昔芬
(lasofoxifene tartrate)

别名:Fablyn

【CAS】 190791-29-8

【理化性状】 1. 本品为白色至类白色固体,水溶性与 pH 值有关,晶形是 A 形。

2. 分子式:$C_{28}H_{31}NO_2 \cdot C_4H_6O_6$

3. 分子量:563.64

【药理作用】 本品是雌激素受体调节剂,对雌激素受体 α($IC_{50}=1.08$ nM)和 β($IC_{50}=4.41$ nM)亚型亲和力很高。体外研究表明本品同时具有雌激素受体激动剂和拮抗剂的作用,在骨骼产生雌激素样激动作用,而在乳房产生拮抗作用。本品可降低骨吸收,减少骨转化,从而增加骨密度,降低骨折的发生率。

【体内过程】 1. 吸收 本品口服后经胃肠道缓慢吸收,血药浓度达峰时间为 6 h,C_{max} 为 3.6 ng/ml,AUC 为 79(ng·h)/ml。高脂饮食对本品的口服生物利用度没有影响。本品在很宽的剂量范围(单剂量最高 100 mg、多剂量最多一日 20 mg)内呈线性药动学,浓度在 24 h 内仅有很小波动。

2. 分布 表观分布容积约为 1350 L,血浆蛋白结合率高(>99%)且与剂量无关(0.25~20 mg),可与白蛋白、$α_1$-酸性糖蛋白结合,不影响华法林和普萘洛尔的蛋白结合率。

3. 代谢 本品在体内广泛代谢,已知的有直接葡糖醛酸化、直接硫酸化、苯基四氢萘基团羟化、吡咯烷环氧化和苯基羟化五种代谢途径。血浆中可检测到直接葡糖醛酸化物、羟基代谢物的葡糖醛酸化物、儿茶酚甲基化物三种代谢产物。代谢产物与雌激素受体的亲和力与原药相比要小很多倍,因此对本品的生物活性没有影响。本品主要经环氧酶 CYP3A4/CYP3A5、CYP2D6 氧化和结合作用自体内清除,表观清除率为 6.6 L/h。

4. 消除 消除 $t_{1/2}$ 为 6 d,本品及其代谢产物主要随粪便排泄(66%),小部分随尿液排出(6%),不到 2% 的本品以原型随尿排泄。

年龄、种族对本品的药动学没有影响。本品存在首过代谢和广泛的肝肠循环。

【适应证】 用于治疗女性绝经后骨折危险增加的骨质疏松症。

【不良反应】 临床研究中发现的不良反应大多是轻度的,不必停药。按器官系统分列如下。

1. 感染 少见尿路感染、白色念珠菌性阴道炎、阴道感染、外阴阴道炎;罕见感染性关节炎、支气管炎、蜂窝织炎、宫颈炎、憩室炎、真菌感染、疖、生殖器白色念珠菌病、单纯疱疹眼炎、脓疱病、迷路炎、肾盂肾炎、子宫积脓。

2. 良性肿瘤、恶性肿瘤和未定性的(包括囊肿和息肉) 少见纤维瘤、子宫肌瘤;罕见良性乳腺肿瘤、乳腺纤维瘤、慢性淋巴细胞白血病、子宫内膜肿瘤、女性生殖器官肿瘤、血管瘤、恶性肝肿瘤、子宫肌瘤、黑素细胞痣,多发性骨髓瘤、肿瘤、良性甲状旁腺肿瘤。

3. 血液和淋巴系统 少见贫血、大红细胞症、血小板减少症;罕见巨幼红细胞性贫血、红细胞血红蛋白减少。

4. 免疫系统 罕见季节性变态反应。

5. 内分泌 罕见甲状旁腺功能亢进。

6. 代谢和营养 罕见食欲缺乏、食欲下降或增加、高三酰甘油血症、低蛋白血症、低磷酸盐血症、抽搐、2 型糖尿病。

7. 精神 罕见噩梦、循环型情感障碍。

8. 神经系统 少见烧灼感、脑梗死、头痛、不宁腿综合征;罕见健忘症、阿尔茨海默型痴呆症、位置性眩晕、味觉障碍、癫痫、脑积水、味觉减退、记忆力受损、偏头痛、有先兆偏头痛、运动神经元病、压迫神经、麻痹、晕厥、坐骨神经痛、血管性头痛。

9. 眼睛 少见眼干;罕见无晶状体、脉络膜视网膜病变、眼结膜出血、结膜充血、眼睛瘙痒、眼睛出血、眼睑水肿、干燥性角结膜炎、黄斑变性、眼球充血、瞳孔不等、视网膜脱离、视网膜血管病变、视网膜病变、视力下降、视觉障碍。

10. 耳 罕见耳部不适、内耳障碍。

11. 心血管系统 常见热潮红;少见心悸、心动过速、深静脉血栓、潮红、静脉炎、血栓性静脉炎、浅表血栓性静脉炎、静脉淤滞;罕见心力衰竭、心脏增大、肺心病、窦性停搏、室上性期前收缩、三尖瓣关闭不全、主动脉瘤、动脉阻塞性疾病、毛细血管病、栓塞、血肿、出血、间歇性跛行、淋巴瘀滞、血管狭窄、静脉血栓形成、肢体静脉血栓形成。

12. 呼吸系统 少见咳嗽、肺栓塞、过敏性鼻炎;罕见慢性阻塞性肺疾病、肺肉芽肿、血管运动性鼻炎。

13. 消化系统 常见便秘;少见腹痛、下腹痛、上腹痛、口干、胃肠胀气、胃炎、肠易激综合征;罕见腹部压痛、肛裂、肛门痉挛、唇炎、唇干裂、溃疡性结肠炎、十二指肠溃疡、十二指肠炎、吞咽困难、胃息肉、腹股沟疝、口腔溃疡、食管炎、口腔疼痛、直肠息肉、直肠溃疡、胃部不适。

14. 肝胆系统 少见胆石症、肝细胞脂肪变性;罕见胆管结石、胆囊炎、肝炎、黄疸。

15. 皮肤及其附属物 常见多汗;少见红斑、脱发、盗汗、皮肤瘙痒;罕见血管神经性水肿、皮肤干燥、毛发结构异常、甲病、指甲折断、光敏性反应、全身皮肤瘙痒、斑丘疹、痒疹、酒糟鼻、皮肤刺激、皮肤损伤、皮肤色素沉着、皮肤水肿、荨麻疹。

16. 肌肉骨骼和结缔组织 常见肌肉痉挛;少见腰痛、颈痛、肢端疼痛。罕见;关节病、滑膜囊炎、杵状变、尾骨痛、肋软骨炎、指(趾)炎、外生骨疣、肢端挛缩、关节积血、关节强直、肌肉挛缩、肌肉抽搐、肌肉骨骼不适、下颌痛、关节周围炎、风湿性关节炎、旋转袖综合征、腱鞘炎。

17. 泌尿系统 少见尿频、尿急、夜尿增多、尿道病、尿失禁;罕见膀胱结石、高钙尿症,高张性膀胱、肾硬化、尿道出血、膀胱息肉、泌尿道疾病。

18. 生殖系统和乳房 常见膀胱膨出、子宫内膜异位症、子宫内膜增厚、子宫息肉、阴道分泌物、阴道疾病;少见女性乳腺疾病、乳房硬结、乳房疼痛、宫颈疾病、宫颈发育不良、宫颈息肉、子宫内膜增生、阴道脱垂、生殖器分泌物、生殖器出血、子宫积水、子宫出血、绝经后出血、脱肛、宫颈糜烂、子宫脱垂、阴道出血、外阴瘙痒;罕见子宫腺肌病、子宫附件囊肿、子宫附件肿块、溢乳、乳房充血、乳房纤维化、阴蒂增大、输卵管囊肿、乳头疾病、乳头痛、会阴裂伤、生殖器瘙痒、宫颈鳞状转移瘤、子宫出血、子宫肿块、阴道糜烂、阴道炎症、阴道疼痛、阴道出血、阴道壁充血、外阴静脉曲张、外阴疾病。

19. 先天的、家族的和遗传病 罕见静脉畸形。

20. 全身和给药部位 常见意外损伤;少见胸痛、疲劳、感觉热、末梢水肿;罕见胸部不适、醉酒感、过热、炎症、肿块、水肿、息肉。

21. 实验室检查 常见 ALT 升高;少见 AST 升高、血糖升高、宫颈涂片异常、转氨酶类升高、体重增加。5′核苷酸酶升高、血白蛋白降低、血肌酐异常、血

三酰甘油增高、血尿、骨质密度下降、胸部 X 射线异常、心电图 T 波异常、γ-GT 升高、乙肝表面抗原阳性、高密度脂蛋白降低、低密度脂蛋白增高、脉搏减慢、血小板减少、乳房超声异常、卵巢超声异常。

22. 损伤和中毒 罕见表皮脱落、生殖器损伤、肢体损伤、骨骼损伤、软组织损伤、脊柱骨折、胸椎骨折、牙齿断裂。

【妊娠期安全等级】 本品仅用于绝经后妇女,在妊娠期妇女中无足够资料。

【禁忌与慎用】 1. 对本品中任一成分过敏者禁用。

2. 正在或既往患有静脉血栓者,包括深静脉血栓、肺栓塞和视网膜静脉血栓者禁用。

3. 不明原因崩漏禁用。

4. 备孕及妊娠期妇女禁用。

5. 本品含有乳糖,乳糖不耐受者、乳糖酶缺乏者、葡萄糖-半乳糖吸收不良者禁用。

6. 转氨酶高于 $1.5 \times$ ULN、肾功能不全患者慎用。

7. 哺乳期妇女使用时,应暂停哺乳。

8. 儿童禁用。

【药物相互作用】 1. 不建议与全身用雌激素或激素联合使用。

2. 长期使用 CYP3A4 酶诱导剂和 UGTs(如苯妥英钠、卡马西平、巴比妥和贯叶连翘)会使本品的清除率增加,从而使稳态浓度下降疗效降低。

3. 目前尚无本品与质子泵抑制剂(PPIs)联合使用的资料,因此联合使用时应慎重。

4. 阴离子交换树脂(如考来烯胺)和其他亚型 CYP 抑制剂如氟康唑(CYP2C9 抑制剂)、酮康唑(CYP3A4/5 抑制剂)、帕罗西汀(CYP2D6 抑制剂)与本品合用不会产生有临床意义的相互作用,合用时不必调整本品剂量。

5. 临床研究表明,本品对右美沙芬(CYP2D6 底物)、氯唑沙宗(CYP2E1 底物)、华法林(CYP2C9 底物)、甲泼尼龙(CYP3A4 底物)或地高辛(MDR1 P-糖蛋白底物)的代谢没有影响,因此本品不会改变经这些 CYP 亚型代谢的药物和经 MDR1 P-糖蛋白转运药物的药动学。

【剂量与用法】 1. 口服 1 次/日,一次 500 μg,可在一天中任一时间服用,不受进食和饮水的影响。

2. 65 岁以上老年人、轻、中度肝功能不全、轻、中度肾功能不全患者不必调整剂量。

【用药须知】 1. 本品明显降低椎骨骨折和非椎骨骨折率,对于髋骨骨折的影响尚未证实。

2. 一旦开始治疗,应注意患者更年期症状,以及

对子宫、乳房组织以及心血管的风险和益处。

3. 建议一日保证足够的钙(绝经后妇女一日元素钙 1500 mg)和 D(400～800 IU)摄入量。

4. 骨质疏松症是一个慢性病,本品应长期服用。

5. 未进行过乳腺癌病史者使用本品的研究,目前没有关于联合治疗早期或晚期乳腺癌的临床资料。对于乳腺癌患者,只有在包括辅助治疗的全部治疗完成后才能使用本品。

6. 使用本品期间出现乳房异常应进行检查,本品不会降低乳腺癌发生风险。

7. 本品会增加热潮红的发生率,对于雌激素缺乏引起的热潮红无效。某些无症状患者使用本品后可能会发生热潮红。

8. 本品可能会使血清三酰甘油升高,有口服雌二醇导致高三酰甘油血症病史者用药期间应注意监测血清三酰甘油水平。

9. 本品对驾驶或操作机械是否有影响尚不清楚。

10. 本品有诱发静脉血栓的形成的可能,对于有血栓形成风险者应慎用,对于需长期卧床者(如术后恢复期、需长时间卧床休息)应至少在之前 3 周停用本品,待患者恢复走动后再开始治疗。另外,服用本品的妇女如需长时间旅行建议定时活动四肢。

11. 本品可能诱发良性子宫内膜癌,在临床试验中曾观察到阴道出血和子宫内膜良性改变。

12. 药物过量时,目前尚无特殊的解毒药。一旦发生过量,应采用对症支持治疗。

【制剂】　片剂:500 μg。

【贮藏】　常温保存,放在儿童无法触及的地方。

14.5.4　孕激素类药物

孕激素主要由卵巢黄体内黄体细胞合成和分泌,天然的孕激素称作黄体酮(孕酮)。此外,睾丸和肾上腺也能合成小量的黄体酮。临床现在使用的孕激素依其化学结构的不同可以分为两类:一类为 17α-羟孕酮类,系从黄体酮衍生出来的,如甲羟孕酮(安宫黄体酮)、甲地孕酮和氯地孕酮;此外,还有地曲孕酮。另一类则是 19-去甲睾丸酮类,如炔诺酮、18-甲炔诺酮,均具有轻微的雄激素作用。

【药理作用】　1. 对生殖系统的作用　孕激素对生殖系统的作用是多方面的。①在月经后期,在雌激素作用的基础上,进一步促进子宫内膜的增生和其中腺体的增长与分泌。这种变化既可以发生在生殖周期的妊娠前期内,以便为可能即将发生的受精卵种植于子宫壁做准备;也发生于妊娠开始后,此时,子宫内膜增长更甚,并形成蜕膜,这些过程都需要有孕激素的刺激。②降低子宫肌肉的兴奋性,维

护子宫安静。③孕激素能抑制垂体的促性腺激素的分泌,抑制排卵,消除妊娠期中再有受孕的机会。

2. 对乳腺的作用　在雌激素作用的基础上,刺激乳腺的生长,使乳腺达到完全发育,准备分泌乳汁。

3. 对中枢神经系统的作用　黄体酮作用于下丘脑的体温调节中枢,影响散热过程,有轻度升温作用。静脉注射黄体酮,能起到诱导睡眠的作用,维持数小时。

4. 对呼吸和血压的影响　黄体酮能增加每分钟的通气量,降低肺泡 CO_2 分压。黄体酮还有降血压作用,其确切机制尚未明确。

5. 对代谢的影响　孕激素可竞争性对抗醛固酮,具有利尿作用;并能促进蛋白质分解代谢,增加尿素氮的排泄;又能诱异肝药酶,增加药物在体内的代谢。

6. 有些孕激素能抑制排卵,具有避孕的效果。

【适应证】　用于先兆流产和习惯性流产、痛经、子宫内膜异位症、子宫内膜癌、良性前列腺增生和前列腺癌。

【不良反应】　1. 偶有恶心、呕吐、头痛、黄褐斑、乏力、痤疮、抑郁和体重增加。

2. 有时可发生腹胀或乳房胀痛。

3. 长期应用可引起子宫内膜萎缩、月经量少,易发生阴道真菌感染,发生静脉血栓栓塞的可能性增加。大剂量使用 19-去甲睾丸酮类可引起肝脏功能受损,妊娠早期大量使用可能导致女性胎儿男性化。

黄体酮
(progesterone)

别名:孕酮、助孕素、Progestin、Crinone
本品为天然的孕激素。

【CAS】　57-83-0

【ATC】　G03DA04

【理化性状】　1. 本品为白色或近乎白色结晶性粉末,有多晶型。易溶于无水乙醇,几乎不溶于水,略溶于不挥发油和丙酮。

2. 化学名:Pregn-4-ene-3,20-dione

3. 分子式:$C_{21}H_{30}O_2$

4. 分子量:314.5

5. 结构式

【药理作用】　参见孕激素类药物引言。

【体内过程】　本品口服虽可被吸收，但迅速在肝内被灭活。可经舌下、直肠或阴道给药。肌内注射可迅速被吸收。血浆 $t_{1/2}$ 仅数分钟。代谢物孕二醇和其葡糖醛酸结合物随尿液排出。

【适应证】　1. 主要用于先兆流产和习惯性流产、功能性子宫出血、经前综合征和闭经。

2. 用于前列腺增生和睡眠呼吸暂停综合征。

【不良反应】　1. 参见孕激素类药物引言。

2. 卟啉症患者使用本品可能引起此症急性发作。

【妊娠期安全等级】　B。

【禁忌与慎用】　1. 重度肝功能不全的患者禁用（使症状恶化）。

2. 肾病、心脏病水肿、高血压的患者慎用。

3. 本品可经乳汁分泌，哺乳期妇女慎用。

4. 本品不用于儿童。

【药物相互作用】　1. 酶诱导药（卡马西平、灰黄霉素、苯巴比妥、苯妥英和利福平）可加快本品的清除。这种相互作用可降低单用本品避孕的效果。

2. 由于黄体酮和其他孕激素可影响糖尿病控制，有必要调整抗糖尿病药的剂量。

3. 孕激素可抑制环孢素代谢，导致后者的血药浓度上升并有中毒的危险。

4. 氨鲁米特明显降低甲羟孕酮和甲地孕酮的血药浓度，可能是通过肝药酶诱导的结果，合用时须增加孕激素的用量。

【剂量与用法】　1. 功能性子宫出血或痛经　一般在经前 5～10 d 开始给药，肌内注射 5～10 mg/d。

2. 先兆流产　肌内注射 25～50 mg/d。

3. 习惯性流产　从怀孕后第 15 d 开始，直至 8～16 周，每周肌内注射 2 次，一次 25～100 mg，必要时，可每天给药 1 次。

4. 闭经　先给予雌激素 2 周，继用本品 2 周，一次 25 mg，2 次/周。

5. 前列腺增生　一次 20 mg，2 次/日。

6. 其他　经前综合征也可采用阴道或直肠给药，剂量从 200～400 mg/d，2 次/日，一般在月经出现的第 12～14 d 开始给药，直至下次月经开始为止。

【用药须知】　对早期流产以外的患者给药前应进行全面检查，确定属于黄体功能不全再使用。

【临床新用途】　1. 输尿管结石　可松弛泌尿道平滑肌，使输尿管口径扩大；拮抗醛固酮而产生排钠利尿作用。可肌内注射 20～30 mg，2 次/日，连用 14 d。对病程在 3 个月以内，结石横径在 6 mm 左右者疗效较可靠。疗程中应多饮水，增加活动，治疗 3 周无效者应停药。

2. 前列腺增生　肌内注射 200 mg，1 次/日。排尿困难缓解后停药。

3. 肝硬化腹水　肌内注射 40 mg，1 次/日，连用 6～15 d，配合小剂量氢氯噻嗪可增加疗效。

4. 男子乳房发育　肌内注射 40 mg，1 次/日，1～2 周。

【制剂】　①注射液：10 mg/1 ml；20 mg/2 ml。②胶囊剂：50 mg；100 mg；③阴道栓：25 mg。④阴道用缓释凝胶：8%。

【贮藏】　遮光保存。

羟孕酮
(hydroxyprogesterone)

别名：羟黄体酮、Prodox

本品为长效孕激素。与戊酸雌二醇可组成长效注射避孕药。

【CAS】　68-96-2

【ATC】　G03DA03

【理化性状】　1. 化学名：17-Hydroxypregn-4-ene-3,20-dione

2. 分子式：$C_{21}H_{30}O_3$

3. 分子量：330.46

4. 结构式

己酸羟孕酮
(hydroxyprogesterone caproate)

〖CAS〗　630-56-8

〖理化性状〗　1. 本品为白色或乳白色结晶性粉末，有轻微臭味或无臭。微溶于苯，不能溶于水，能溶于乙醚。

2. 化学名：17α-Hydroxypregn-4-ene-3,20-dione hexanoate

3. 分子式：$C_{27}H_{40}O_4$

4. 分子量：428.6

【药理作用】　本品孕激素活性为黄体酮的 7 倍，无雌激素活性。肌内注射后在局部蓄积，缓慢释放，发挥长效作用，维持时间 1～2 周以上。具有抑制排卵作用。与戊酸雌二醇配伍成为长效注射避孕药。

【适应证】　1. 用于育龄女性避孕。

2. 单用本品可治疗习惯性流产、月经不调、子宫内膜异位症和功能性子宫出血。

【不良反应】　1. 部分女性可有月经紊乱,如经期延长、周期缩短、经量增多及不规则出血等,其发生率在用药半年后即明显下降。当发生这类不良反应时,可按以下方法处理。

(1) 经期延长可口服复方炔诺酮片(避孕片一号)或复方甲地孕酮片(避孕片二号),一日 1～2 片,连服 4 d,即可止血,在下次经前 7 d 依同法连服 4 d,可预防出血,如此应用 3 个月后停用。如再出血,可依上法再用。

(2) 月经后出血每天服炔雌醇 0.0125～0.025 mg,直至下次注射日期为止,但若已接近下次注射日期者,可不必处理。

(3) 月经周期缩短注射后 10 d 开始加服复方炔诺酮片或复方甲地孕酮片,1～2 片/日,连用 4～6 d。

(4) 注射后长期出血不止可口服避孕片一号或二号 4 d。出血停止后 1 周,注射本品 1 支,于注射第 11 d,口服复方炔诺酮片或复方甲地孕酮片,1～2 片/日,连服 4 d,可预防出血。

2. 少数女性有恶心、呕吐、头晕、乏力、乳胀、疲乏等反应,一般较轻不需处理。

3. 用药过程中,如出现乳房肿块或过敏反应,应即停药。

【妊娠期安全等级】　B。

【禁忌与慎用】　1. 急慢性肝炎、肾炎及乳房肿块者禁用。

2. 子宫肌瘤、高血压患者慎用。

3. 多项研究显示本品对乳儿无害,哺乳期妇女可安全使用。

4. 16 岁以下儿童禁用。

【剂量与用法】　复方己酸羟孕酮注射液(避孕针 1 号):深部肌内注射,第 1 次于月经来潮第 5 d 注射 2 支以后每月 1 次,于月经来潮后 10～12 d 注射 1 支(若月经周期短,宜在月经来潮的第 10 d 注射,即药物必须在排卵前 2～3 d 内注射,以提高避孕效果)。必须按月注射。

【用药须知】　1. 为保证避孕成功,并减少月经紊乱的不良反应,应按时注射,并须将药液抽净,行深部肌内注射。注射液若有固体析出,可在热水中温热溶化摇匀再用。

2. 注射后,一般 14 d 左右月经来潮。如注射后闭经,可间隔 28 d 再注射 1 次。如闭经达 2 个月。应停止注射,等待月经来潮。闭经期间要采取其他避孕措施,待月经来后再按原来办法,重新开始

注射。

【制剂】　①注射液:0.125 g/1 ml;0.25 g/1 ml。②复方己酸羟孕酮注射液(避孕针一号):1 ml,含己酸羟孕酮 250 mg,戊酸雌二醇 5 mg。

【贮藏】　遮光,密封于 25 ℃保存,短程允许温度范围 15～30 ℃。

甲羟孕酮
(medroxyprogesterone)

别名:甲孕醇、安宫黄体酮
本品为合成的孕激素。
【CAS】　520-85-4
【ATC】　G03AC06;G03DA02;L02AB02
【理化性状】　1. 化学名:17α-Hydroxy-6α-methyl-pregn-4-ene-3,20-dione

2. 分子式:$C_{22}H_{32}O_3$

3. 分子量:344.49

4. 结构式

醋酸甲羟孕酮
(medroxyprogesterone acetate)

别名:Provera
【CAS】　71-58-9
【理化性状】　1. 本品为白色或几乎白色的结晶性粉末。易溶于二氯甲烷,溶于丙酮,略溶于乙醇,不溶于水。

2. 化学名:17α-Hydroxy-6α-methyl- pregn-4-ene-3,20-dione acetate

3. 分子式:$C_{24}H_{34}O_4$

4. 分子量:386.5

【药理作用】　作用类似黄体酮且较强。此外,还有弱的糖皮质激素作用。

【体内过程】　本品可从胃肠道吸收。具有很好的蛋白结合率(主要结合白蛋白)。本品在肝内代谢,主要以葡糖醛酸结合物随粪排出。口服后的 $t_{1/2}$ 为 24～30 h,肌内注射后可能达到 50 d。本品可分布进入乳汁中。

【适应证】　1. 可用于月经不调、功能性子宫出血及子宫内膜异位症等。

2. 还可用于晚期乳腺癌、子宫内膜癌、肾细胞癌。

【不良反应】 1. 参见孕激素类药物的引言。

2. 由于本品有弱的糖皮质激素作用,长期大剂量使用,可能引起库欣综合征。而且在突然停药后可能出现肾上腺皮质功能不全所表现出来的症状。

【妊娠期安全等级】 X。

【禁忌与慎用】 1. 肾功能不全患者,脑梗塞、心肌梗死、血栓性静脉炎等血栓病史患者,未确诊的性器官出血,尿路出血对本品过敏史禁用。

2. 心脏病、癫痫、抑郁症、糖尿病、偏头痛、哮喘者禁用。

3. 本品可经乳汁分泌,哺乳期妇女使用时,应暂停哺乳。

【药物相互作用】 1. 本品与化疗药物合并使用,可增强其抗癌效果。

2. 与肾上腺皮质激素合用可增加血栓栓塞性疾病的风险。

【剂量与用法】 1. 月经过多和继发性闭经　在月经来潮的第 16～21 d 口服 2.5～10 mg,连用 5～10 d。

2. 子宫内膜异位症　每周口服 10 mg,3 次/日,或每 2 周肌内注射 100 mg,或每周肌内注射 50 mg。

3. 单用本品避孕　每 12 周肌内注射 150 mg。

4. 绝经期的激素替代疗法　每天持续口服 2.5～5 mg,或月经周期(28 d 计)中的 12～14 d 每天口服 5～10 mg,月经周期如为 91 d 时,每天口服 20 mg,连用 14 d。

5. 治疗乳腺癌　口服 0.4～1.5 g,或肌内注射 0.5 g,由 2 次/周逐渐增至 1 g/d。

6. 治疗子宫内膜癌和肾癌　前者口服 100～500 mg/d,后者肌内注射 0.4～1 g/周。

7. 治疗前列腺癌　口服 100～500 mg/d,或肌内注射 0.5 g/周或 0.5 g/2 周。

【制剂】 ①片剂:2 mg;4 mg;10 mg。②注射液:0.5 mg/1 ml;1 mg/1 ml。

【贮藏】 密封、遮光贮存。

甲地孕酮
(megestrol)

别名:去氢甲孕酮

本品为高效孕激素,可供口服和注射给药。

【CAS】 3562-63-8

【ATC】 G03AC05;G03DB02;L02AB01

【理化性状】 1. 化学名:17α-Hydroxy-6-methylpregna-4,6-diene-3,20-dione

3. 分子式:$C_{22}H_{30}O_3$

4. 分子量:342.47

5. 结构式

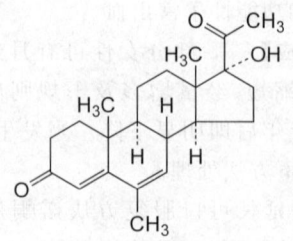

醋酸甲地孕酮
(megestrol acetate)

别名:妇宁、佳迪、Niagestin

【CAS】 595-33-5

【理化性状】 1. 本品为白色或近乎白色结晶性粉末。溶于丙酮,略溶于乙醇,几乎不溶于水。

2. 化学名:17α-Hydroxy-6- methylpregna-4,6-diene-3,20-dione acetate

3. 分子式:$C_{24}H_{32}O_4$

4. 分子量:384.5

【药理作用】 1. 口服本品的孕激素作用约为黄体酮的 75 倍,注射本品约为后者的 50 倍,无雌激素和雄激素活性,具有显著抑制排卵的作用,还能影响宫颈黏液和子宫内膜正常发育,从而阻止精子穿透,孕卵不易着床。

2. 作用于雌激素受体,阻止其合成和重新利用,干扰其与雌激素的结合,抑制肿瘤细胞生长。

3. 还可拮抗糖皮质激素受体,干扰皮质激素受体与细胞生长分化相关的调节蛋白间的相互作用。

【体内过程】 口服可吸收,1～3 h 可达血药峰值。高度与蛋白结合,在肝内代谢。主要以代谢物随尿液排出(57%～78%),见于粪便中者为 8%～30%。

【适应证】 1. 口服用于短效避孕;肌内注射用于长效避孕。

2. 治疗痛经、闭经、功能性子宫出血、子宫内膜异位症。

3. 由于其抗雌激素活性,本品可用于治疗晚期乳腺癌和晚期子宫内膜癌,对肾癌、前列腺癌和卵巢癌也有一定疗效。并可改善晚期肿瘤患者的食欲和恶病质。

【不良反应】 1. 类似黄体酮。

2. 由于食欲增加,体重上升。

【妊娠期安全等级】 X。

【禁忌与慎用】 1. 对本品过敏者禁用。

2. 伴有严重血栓性静脉炎、血栓栓塞性疾病、重度肝功能不全和因骨转移产生的高钙血症患者禁用。

3. 未控制的糖尿病及高血压患者慎用。

4. 本品对新生儿具有潜在的毒害作用,哺乳期妇女用药期间应暂停哺乳。

【剂量与用法】 口服 4~12 mg,1 次/日。

1. 用于短效口服避孕 从月经第 5 d 起,每天口服 1 片(复方甲地孕酮片、膜或纸片),连服 22 d 为 1 个周期,一般于停药后 2~4 d 月经会再来潮;然后于第 5 d 再开始口服下一个月的药。

2. 用于探亲避孕 在探亲当日中午口服 1 片甲地孕酮探亲避孕片一号,当天晚上加服 1 片,以后每天晚上服 1 片,直至探亲结束,次日再服 1 片。

3. 用于事后避孕 口服甲醚抗孕丸,于月经第 6~7 d 服 1 次,以后一次房事时服 1 粒;每周服 2 次以上者效果较好。探亲避孕时,于探亲当日中午或傍晚先服 1 粒,以后一次房事时服 1 粒。甲醚抗孕膜可舌下含服,凡常同居者,首次于月经第 6 d 含服 1 小格,以后一次房事含服 1 片。探亲者,应于探亲当天含服 1 片,以后一次房事含服 1 片。

4. 治疗功能性子宫出血 口服本品片、膜或纸片,每 8 h 一次 2 mg(严重情况下,每 3 h 一次,待流血明显减少后再改为 8 h 一次),然后将剂量每 3 d 递减 1 次,直至维持量 4 mg/d,连服 20 d。流血停止后,每天再加服炔雌醇 0.05 mg 或己烯雌酚 1 mg,共 20 d。

5. 治疗闭经 口服 1 片本品和炔雌醇 0.05 mg,共 20 d,连服 3 个月。

6. 治疗痛经和子宫内膜增生过度 月经期第 5~7 d 开始,口服 1 片/日,共 20 d。

7. 治疗子宫内膜异位症 口服本品 1 片,2 次/日,共 7 d;然后一次 1 片,3 次/日,共 7 d;再后一次 2 片,2 次/日,共 7 d;最后 20 mg/d,共 6 周。

8. 治疗子宫内膜腺癌 口服 4 mg/d,以后逐渐增至 30 mg/d,共 6 周,或 2 次/日,一次 4 mg,共 20 d。

9. 治疗乳腺癌、肾癌、前列腺癌和卵巢癌 口服 160 mg,1 次/日,连续 2 个月为一疗程。

【制剂】 ①片剂(妇宁片)、膜剂(妇宁膜)或纸片(薄型妇宁片):1 mg;4 mg。②甲地孕酮探亲避孕片一号:每片含甲地孕酮 2 mg;③复方甲地孕酮片(避孕片二号)、复方甲地孕酮膜(避孕膜二号)或复方甲地孕酮纸片(薄型避孕片二号):每片含甲地孕酮 1 mg 和炔雌醇 0.035 mg;④甲醚抗孕膜(或丸):含甲地孕酮 0.5 mg 和奎孕酮(醋炔醚)0.8 mg;⑤片剂(Megace):每片 160 mg。

【贮藏】 遮光、密封保存。

氯地孕酮
(chlormadinone)

本品为强效孕激素,其结构与黄体酮相近。与炔雌醚组成长效口服避孕药。

【CAS】 1961-77-9

【ATC】 G03DB06

【理化性状】 1. 化学名:6-Chloro-17-hydroxy-pregna-4,6-diene-3,20-dione

2. 分子式:$C_{21}H_{27}ClO_3$

3. 分子量:362.89

4. 结构式

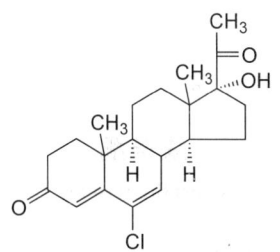

醋酸氯地孕酮
(chlormadinone acetate)

别名:Prostal、Luteran

【CAS】 302-22-7

【理化性状】 1. 化学名:6-Chloro-17-hydroxypregna-4,6-diene-3,20-dione acetate

2. 分子式:$C_{23}H_{29}ClO_4$

3. 分子量:404.9

【药理作用】 本品孕激素作用强,有某种程度的抗雄激素活性。其抗排卵作用是炔诺酮的 18.4 倍,与长效雌激素炔雌醚配伍组成复方炔雌醚片可用作长效口服避孕药,1 次服药,可避孕 25 d。如与炔诺孕酮组成新的"三合一炔雌醚片",临床效果较好。

【适应证】 用于育龄期女性避孕。

【不良反应】 1. 类早孕反应和短效口服避孕药表现相似,但比较严重,开始服药的前几个周期表现较重,反应发生时间一般在服药后 8~12 h,因此将服药时间定于午饭后,使反应高潮恰在熟睡中,可使之减轻。

2. 白带增多为长效口服避孕药最常见的不良反应。多发生在 3~6 周期之后。

3. 少数人发生月经过多或闭经。

4. 其他有胃痛、浮肿、乳房胀痛、头痛等。

【禁忌与慎用】 1. 子宫肌瘤、乳房肿块及肝、肾功能不全患者、心血管疾病、血栓史、高血压、糖尿病、甲状腺功能亢进、精神病或抑郁症、高血脂患者禁用。

2. 妊娠期妇女禁用。

3. 哺乳期妇女服药后可使乳汁减少,故应于产后半年开始服用。

4. 儿童禁用。

【剂量与用法】　1. 复方炔雌醚片于月经周期第5 d口服1片,以后每隔25 d服1片。

2. 三合一炔雌醚片于月经周期第5 d口服1片,隔5 d加服1片,以后每月按每1次服药日期服药。

【用药须知】　如果服药两个周期,月经均未来潮,应停药,并排除妊娠的可能。

【制剂】　①复方炔雌醚片(长效避孕片1号):含氯地孕酮12 mg和炔雌醚3 mg。②三合一炔雌醚片:含氯地孕酮6 mg、炔诺孕酮6 mg和炔雌醚2 mg。

【贮藏】　遮光、密封保存。

炔诺酮
(norethisterone)

别名:妇康、Morethindrone、Conludag、Primolutnor

本品为19-去甲基睾酮衍生物,是一种口服有效的孕激素。

【CAS】　68-22-4

【ATC】　G03AC01;G03DC02

【理化性状】　1. 本品为白色或微黄白色的结晶性粉末。溶于二氯甲烷,略溶于无水乙醇和丙酮,几乎不溶于水。

2. 化学名:17β-Hydroxy-19-nor-17α-pregn-4-en-20-yn-3-one

3. 分子式:$C_{20}H_{26}O_2$

4. 分子量:298.4

5. 结构式

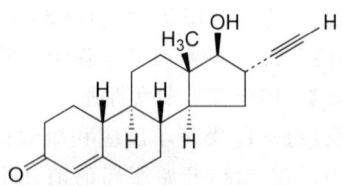

庚酸炔诺酮
(norethisterone enanthate)

别名:Norethistera

〖CAS〗　3836-23-5

〖理化性状〗　1. 化学名:17β-Hydroxy-19-nor-17α-pregn-4-en-20-yn-3-one enanthate

2. 分子式:$C_{27}H_{38}O_3$

3. 分子量:410.589

醋酸炔诺酮
(norethisterone acetate)

别名:酯炔诺酮

〖CAS〗　51-98-9

〖理化性状〗　1. 本品为白色或微黄白色的晶体粉末,该药物具有多晶型。易溶于二氯甲烷,溶于乙醇,几乎不溶于水。

2. 化学名:17β-Hydroxy-19-nor-17α-pregn-4-en-20-yn-3-one acetate

3. 分子式:$C_{22}H_{28}O_3$

4. 分子量:340.5

【药理作用】　1. 抑制下丘脑黄体激素释放激素(LHRH)的分泌,并降低垂体前叶对LHRH的敏感性,阻断促性腺激素的释放,从而抑制排卵。因此本品与炔雌醇合用可作为短效口服避孕药。

2. 单用大剂量,能使宫颈黏液稠度增加,防止精子穿透而使卵子受精,同时抑制子宫内膜腺体发育生长,影响孕卵着床,可用作速效探亲避孕药。

3. 其孕激素作用为炔孕酮的5倍,并有轻度雄激素和雌激素活性。

【体内过程】　口服易于吸收,1～2 h可达血药峰值。其消除$t_{1/2}$为8 h或>8 h。血浆蛋白结合率约60%。作用持续24 h以上。本品在肝内代谢,生物利用度平均为64%。大部分随尿液排出。

【适应证】　1. 用于育龄女性避孕。

2. 治疗功能性子宫出血、女性不育症、痛经、闭经、子宫内膜异位症。

【不良反应】　1. 少数妇女可有恶心、呕吐、头晕、乏力、嗜睡等早孕反应及不规则出血、闭经、乳房胀、皮疹、多毛症等,一般可自行消失。

2. 服药期间可能发生突破性出血,可一日加服炔雌醇0.005～0.015 mg。

3. 一般会有经量减少、经期偏短现象,不必处理。

4. 吸烟妇女发生心血管疾病(中风、心肌梗死)较不吸烟者多,因此服避孕药期间应停止吸烟,或吸烟妇女(特别是年龄超过35～40岁)不宜服避孕药。

【妊娠期安全等级】　X。

【禁忌与慎用】　1. 肝病、肾炎、乳房肿胀的患者禁用。

2. 有子宫肌瘤、高血压病史及肝、肾功能不全者慎用。

3. 哺乳期妇女使用时应暂停哺乳。

4. 儿童禁用。

【药物相互作用】　1. 利福平、氯霉素、氨苄西林、苯巴比妥、苯妥英、扑米酮、甲丙氨酯、氯氮、对乙酰氨基酚及吡唑酮类镇痛药(保泰松)等同服可产生肝微粒体酶效应,加速炔诺酮和炔雌醇在体内的代谢,导致避孕失败,突破性出血发生率增高,应予注意。

2. 维生素 C 能增强口服避孕药的作用,每天口服维生素 C 1 g 可使炔雌醇生物利用度从 40% 提高到 60%～70%。

【剂量与用法】　口服 1.25～5 mg,1～2 次/日。

1. 短效避孕　包括复方炔诺酮片、膜或纸片以及口服避孕片(膜)0 号,从月经周期第 5 d 开始服药,1 片/日、晚饭后服用为宜(上夜班者早饭后服),连服 22 d,不能间断,服完后等月经再来潮的第 5 d 再继续服药。

2. 探亲避孕　探亲避孕丸,于同居当晚开始服用,每晚 1 丸(5 mg);同居 10 d 之内,必须连服 10 丸;同居半个月,连服 14 丸;超过半个月者,服完 14 丸后接着改服短效口服避孕药,直至探亲期结束。

3. 功能性子宫出血　每 8 h 服 1 片炔诺酮片、膜或纸片(2.5 mg)(紧急情况下每 3 h 服药 1 次,待流血明显减少后改为 8 h 一次),然后逐渐减量,直至维持 1 片/日,再连服 20 d;也可在流血停止后,每天加服炔雌醇 0.05 mg 或己烯雌酚 1 mg,共 20 d。

4. 不育症　口服炔诺酮 2.5 mg 和炔雌醇 0.05 mg,1 次/日,连服 20 d,共 3 个周期。

5. 痛经、子宫内膜异位症　于月经 5～7 d 开始,口服 2.5 mg/d,连服 20 d。

6. 醋炔诺酮片　为短效口服避孕药,从月经第 5 d 开始,1 片/日,连服 21 d。

【用药须知】　作为避孕药使用时应注意以下问题。

1. 哺乳期妇女服药后,其乳汁可能减少,故应于产后半年开始服用;人工流产者应在第 1 次月经的第 5 d 开始用药。

2. 漏服或迟服可导致避孕失败,故必须每天定时服药;如漏服应在 24 h 内补服 1 次。

3. 服药 22 d 后,一般 3～4 d 后即来月经;如在第 7 d 仍未见月经,应开始服用下一个月的药。若连续发生 2～3 个月闭经,应予停药;也可考虑加服炔雌醇每天 0.005～0.01 mg(参见制剂)。

【制剂】　①复方炔诺酮片(避孕片一号)、复方炔诺酮膜(避孕膜一号)或复方炔诺酮纸片(薄型避孕片一号):含炔诺酮 0.6 mg 和炔雌醇 0.035 mg。②复方炔诺孕酮片-330:每片含炔诺酮 0.3 mg、甲基炔诺酮 0.3 mg、炔雌醇 0.03 mg。③口服避孕片 0 号或口服避孕膜 0 号:含炔诺酮 0.3 mg、甲地孕酮 0.5 mg 和炔雌醇 0.035 mg。④炔诺酮双相片(Ortho-Novum10/11):开始 10 d,每片含炔诺酮 0.5 mg 和炔雌醇 0.035 mg;继后 11 d,每片含相应药物 1 mg 和 0.035 mg。⑤炔诺酮三相片(Ortho-Novum7/7/7):分为三个 7 d,每个 7 d 每片含炔诺酮分别为 0.5 mg、0.75 mg、1 mg 和炔雌醇 0.035 mg。

⑥炔诺酮探亲片(探亲避孕丸):每丸含炔诺酮 5 mg。
⑦炔诺酮(妇康)片、炔诺酮(妇康)膜或炔诺酮纸片(薄型妇康片):0.652 mg;2.5 mg。⑧醋炔诺酮片:含有醋炔诺酮 1.5 mg 和炔雌醇 0.03 mg。

【贮藏】　遮光、密封保存。

炔诺醇
(etynodiol)

【CAS】　1231-93-2
【ATC】　G03DC06
【理化性状】　1. 化学名:19-Nor-17α-pregn-4-en-20-yne-3β,17β-diol

2. 分子式:$C_{20}H_{28}O_2$

3. 分子量:300.44

4. 结构式

二醋酸炔诺醇
(etynodiol diacetate)

别名:Ethynodiol
〔CAS〕　297-76-7

【理化性状】　1. 本品为无臭或几乎无臭、白色或几乎白色的结晶性粉末。易溶于三氯甲烷和乙醚,溶于乙醇,极微溶于水。

2. 化学名:19-Nor-17α-pregn-4-en-20-yne-3β,17β-diol diacetate

3. 分子式:$C_{24}H_{32}O_4$

4. 分子量:384.5

【简介】　本品用作短效口服避孕药中的一种孕激素成分。临床用其二醋酸盐,商品名 Continuin。药理作用、不良反应同炔诺酮,但本品三相片突破性出血少,对 HDL 无不良影响,用于育龄女性避孕。用法:片剂同炔诺酮;三相片:从月经第 5 d 开始,依次服 5 d、7 d 和 9 d 不同含量药片,1 片/日。制剂:①片剂,含双醋炔诺酮 1 mg 和炔雌醇 0.03 mg。②三相片,开始 5 片,继后 7 片和 9 片依次含双醋炔诺酮和炔雌醇分别为 1 mg、0.02 mg,1.5 mg、0.03 mg 和 1 mg、0.05 mg。

异炔诺酮
(noretynodrel)

别名:Noretynodreeli、Noretynodrelum

【CAS】 68-23-5

【理化性状】 1. 本品为无臭、白色或近乎白色的结晶性粉末。易溶于三氯甲烷，可溶于丙酮，略溶于乙醇，极微溶于石油醚和水。

2. 化学名：17β-Hydroxy-19-nor-17α-pregn-5(10)-en-20-yn-3-one

3. 分子式：$C_{20}H_{26}O_2$

4. 分子量：298.4

5. 结构式

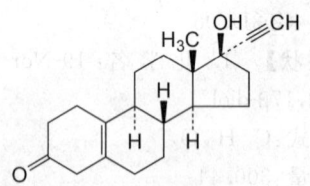

【简介】 本品具有孕激素的一般作用。口服易于吸收。代谢产物中有炔诺酮存在。本品主要用于避孕，为口服避孕药中常用的孕激素组分。也可用于功能性子宫出血、月经失调、子宫内膜异位等。妊娠期妇女使用本品防止先兆流产，可能出现女性胎儿男性化。功能性子宫出血和月经失调，口服 5～10 mg/d，连用 20 d；严重出血时，开始可给予 20～30 mg/d。子宫内膜异位，开始口服 5～10 mg/d，两周内增至 20 mg/d，连用 6～9 个月。片剂：5 mg。遮光、密封保存。

炔诺孕酮
(norgestrel)

别名：18-甲基炔诺酮、高诺酮、甲炔诺酮、dl-Norgestrel

本品是一种口服强效孕激素。

【CAS】 6533-00-2

【理化性状】 1. 本品为一种几乎无臭、白色或近乎白色的结晶性粉末。略溶于二氯甲烷，微溶于乙醇，几乎不溶于水。

2. 化学名：(±)-13-Ethyl-17β-hydroxy-18,19-dinor-17α-pregn-4-en-20-yn-3-one

3. 分子式：$C_{21}H_{28}O_2$

4. 分子量：312.4

5. 结构式

(and enantiomer)

【药理作用】 本品作用同炔诺酮，但其孕激素作用为后者的 5～10 倍，并有雄激素、雌激素和抗雌激素活性。

【体内过程】 口服本品快速且几乎完全从胃肠道吸收，4～6 h 可达血药峰值。在肝内进行很少的首过代谢。高度与血浆蛋白结合，其中，与白蛋白结合为 30%～56%，与结合球蛋白性激素的结合率为 42%～68%。在同时给予雌激素时，本品结合性激素的部分就会更高。在肝内代谢为硫酸和葡糖醛酸结合物。$t_{1/2}$ 为 27～35 h，代谢物主要随尿液排出，其次见于粪便中。

【适应证】 1. 与炔雌醇组成复方制剂，可作为短效口服避孕药。

2. 缓释剂型用于长效避孕。

3. 用于治疗痛经、月经不调。

【不良反应】 可有恶心、呕吐、头昏、乏力、嗜睡等类似早孕反应及不规则出血；偶有乳房胀痛、皮疹、痤疮、体重增加、HDL 降低。

【禁忌与慎用】 同炔诺酮。

【剂量与用法】 1. 短效口服避孕用法参见炔诺酮。

2. 探亲避孕用法参见炔诺酮。

3. 事后避孕，房事后 72 h 内口服事后避孕片 2 片，12 h 后再服 2 片。

【用药须知】 参见炔诺酮。

【制剂】 ①复方炔诺孕酮一号片（复甲一号）、复方炔诺孕酮滴丸（复方十八甲滴丸）：含炔诺孕酮 0.3 mg 和炔雌醇 0.03 mg。②炔诺孕酮探亲避孕片：含炔诺孕酮 3 mg。③复方炔诺孕酮事后避孕片：含炔诺孕酮 1 mg 和炔雌醇 0.1 mg。

【贮藏】 遮光、密封保存。

左炔诺孕酮
(levonorgestrel)

别名：保仕婷、左旋甲炔诺酮、d-甲炔诺酮、d-Norgestrel

本品为消旋炔诺孕酮的光学活性部分，是目前应用较广泛的一种口服避孕药。

【CAS】 797-63-7

【ATC】 G03AC03

【理化性状】 1. 本品为白色或近白色的结晶性粉末。可溶于三氯甲烷，微溶于乙醇，几乎不溶于水。

2. 化学名：(-)-13β-Ethyl-17β-hydroxy-18,19-dinor-17α-pregn-4-en-20-yn-3-one

3. 结构式

【药理作用】　本品作用同炔诺酮,但其活性是炔诺孕酮的 1 倍,因此,使用剂量可减少一半。

【体内过程】　口服吸收迅速,约 $0.5 \sim 2\,h$ 可达血药峰值,$t_{1/2}$ 为 $10 \sim 24\,h$。蛋白结合率 $93\% \sim 95\%$,生物利用度 100%。主要分布于肝、肾、卵巢及子宫,代谢物以葡糖醛酸盐和硫酸盐随尿和粪便排出。

【适应证】　与炔雌醇组成复合片或双相片、三相片作为短效口服避孕;缓释剂型可用作长效避孕。

【不良反应】　同炔诺孕酮,但症状较轻。复合片降低 HDL 较明显,双相片、三相片则影响较小。

【妊娠期安全等级】　X。

【禁忌与慎用】　参见炔诺酮。

【剂量与用法】　1. 用于短效口服避孕用法同炔诺酮。

2. 用于紧急避孕在房事后 72 h 内口服左炔诺孕酮片 1 片(0.75 mg),12 h 后再服同一药片 1 片。

【制剂】　① 片剂:0.75 mg。② 复方炔诺孕酮片:含左炔诺孕酮 0.15 mg 和炔雌醇 0.03 mg。③ 左炔诺孕酮双相片,开始 11 d,每片含左炔诺孕酮 0.05 mg 和炔雌醇 0.05 mg;以后 10 d,每片含相应药物 0.125 mg 和 0.05 mg。④ 左炔诺孕酮三相片,开始 6 d,每片含左炔诺孕酮 0.05 mg 和炔雌醇 0.03 mg;中期 5 d,每片含相应药物 0.075 mg 和 0.04 mg;后期 10 d,每片含相应药物 0.125 mg 和 0.03 mg。

【贮藏】　遮光、密闭保存。

去氧孕烯
(desogestrel)

别名:地索高诺酮、马富隆、Org2969、Cycleare、Marvelon

本品为口服强效孕激素,能与炔雌醇配伍组成避孕药。

【CAS】　54024-22-5

【ATC】　G03AC09

【理化性状】　1. 本品为白色或近似白色的结晶性粉末。极易溶于甲醇,易溶于二氯甲烷和无水乙醇,几乎不溶于水。

2. 化学名:13β-Ethyl-11-methylene-18,19-dinor-17α-pregn-4-en-20-yn-17β-ol

3. 分子式:$C_{22}H_{30}O$

4. 分子量:310.5

5. 结构式

【药理作用】　作用同甲地孕酮,但其孕激素活性较炔诺酮强 18 倍、较左炔诺孕酮强 1 倍。而最大特点是无雄激素作用,还可升高 HDL;抗雌激素活性亦强于炔诺酮和左炔诺孕酮。本品及其 3-酮代谢物与子宫内膜孕酮受体的亲和力高于黄体酮和炔诺酮。避孕可靠,周期易于控制。

【体内过程】　口服易于吸收。在肠和肝内经氧化为具有活性的代谢物伊托孕烯(etonogestrel)。在血中,此代谢物的 32% 与结合球蛋白的雌激素结合,66% 与白蛋白结合。$t_{1/2}$ 为 $21 \sim 42.5\,h$。

【适应证】　用于育龄女性避孕。

【不良反应】　可能发生不规则出血,开始的发生率较高,半年后可见减少;还可发生恶心、头痛、乳胀、乏力、抑郁。

【禁忌与慎用】　1. 重度肝功能不全、血栓形成或栓塞、乳腺癌、子宫癌患者禁用。

2. 哺乳期妇女使用时,应暂停哺乳。

3. 儿童禁用。

【药物相互作用】　参见炔诺酮。

【剂量与用法】　从月经期的第 1 d 开始,1 片/日,连服 21 d,停药 7 d,第 29 d 开始服下一个月的药片。

【制剂】　① 复方去氧孕烯片:含去氧孕烯 0.15 mg 和炔雌醇 0.03 mg 或 0.02 mg。② 去氧孕烯双相片:开始 7 d,含去氧孕烯 0.025 mg 和炔雌醇 0.04 mg,以后 14 d 含相应药物 0.125 mg 和 0.03 mg。

【贮藏】　遮光、密闭保存。

诺孕酯
(norgestimate)

别名:高诺酮肟、Cilest、Tricilest

本品为较新的强效孕激素,与炔雌醇配伍组成避孕药。

【CAS】　35189-28-7

【理化性状】　1. 本品为 (E)-异构体和 (Z)-异构体的混合物(前者与后者的比例为 $1.27 \sim 1.78$)。黄白色至白色粉末。易溶于二氯甲烷,能略溶于乙腈中,不能溶于水中。

2. 化 学 名：13β-Ethyl-3-hydroxyimino-18,19-dinor-17α-pregn-4-en-20-yn-17β-ylacetate

3. 分子式：$C_{23}H_{31}NO_3$

4. 分子量：369.5

5. 结构式

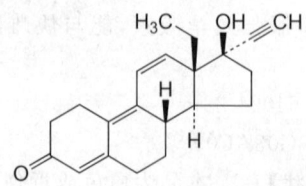

【药理作用】　同炔诺酮,活性比炔诺孕酮稍强。无雄激素活性,但有抗雌激素作用。对脂代谢影响小,耐受性良好。

【体内过程】　口服吸收迅速,$t_{1/2}$约为 4 h。

【适应证】　用于育龄女性避孕。

【不良反应】　参见炔诺酮。

【药物相互作用】　巴比妥类、苯妥英、卡马西平、利福平、利福喷汀或灰黄霉素等,不能与本品合用。

【剂量与用法】　1. 复合片可从月经第 5 d 开始,1 片/日,连服 21 d。

2. 三相片亦从月经第 5 d 开始,每 6 d、5 d 和 11 d,依次服用不同含量的药物,1 片/日。

【制剂】　①复合片:含诺孕酯 0.25 mg 和炔雌醇 0.035 mg。②三相片:开始 6 d,其后 5 d 和 11 d,含诺孕酯分别为 0.18 mg,0.125 mg 和 0.28 mg;炔雌醇均为 0.035 mg。

【贮藏】　遮光、密闭保存。

奎孕醇
(quingestanol)

别名:醋炔醚

本品为较强的孕激素,其活性是炔诺酮的 2 倍,可作为速效或长效避孕药。

【药理作用】　本品具有抗排卵和抗着床作用,通过改变卵子运行速度和子宫内膜发育,使卵子运动与内膜发育不同步,从而阻碍孕卵着床。本品的孕激素活性高,雌激素活性弱。与甲地孕酮配伍组成甲醚抗孕膜,为一种新型的复合孕激素事后避孕药,口服有效,也可舌下含服。单用大剂量也可作为长效避孕药,服药不受月经周期限制,任何一天服用均可产生避孕效果。

【适应证】　用于育龄女性避孕。

【不良反应】　1. 有不规则出血、闭经,偶有恶心、头晕、头痛、乏力等。不规则出血发生在月经第 12~16 d 者最多,但血量不多,一般 3 d 左右可止;亦可加服炔雌醇 0.0125 mg,1~2 次/日,连服 3 d,可见止血。

2. 大剂量也可见胃肠道不适、头痛、抑郁、痤疮、水肿、乳胀。

【禁忌与慎用】　1. 肝、肾功能不全及高血压患者慎用。

2. 哺乳期妇女使用时,应暂停哺乳。

3. 儿童禁用。

【剂量与用法】　1. 事后避孕、探亲避孕或一般避孕:凡夫妻常同居者,于月经 6~7 d 先含服甲醚抗孕膜 1 片或口服甲醚抗孕丸 1 丸,以后一次房事时即含 1 片(或服 1 丸),如隔 3~4 d 无房事者,亦须口含 1 片(或服 1 丸)。探亲避孕,于探亲当天中午或傍晚先含服 1 片(或服 1 丸),以后一次房事时含 1 片(或服 1 丸)。

2. 长效避孕为月经周期的任意一天,口服,一次 80 mg,每两周 1 次。

【制剂】　①片剂:80 mg。②甲醚抗孕膜(甲醚含膜,Me-Quingestanol):含奎孕酮 0.8 mg 和甲地孕酮 0.5 mg。③甲醚抗孕丸:含药同上。

【贮藏】　遮光,密封保存。

孕三烯酮
(gestrinone)

别名:三烯高诺酮、18-甲三烯炔诺酮、R2323、Methylnor gestrienone

本品为人工合成的中等强度甾体激素。有雄激素、抗孕激素、抗雌激素的特性。

【CAS】　16320-04-0;40542-65-2

【ATC】　G03XA02

【理化性状】　1. 化学名:13β-Ethyl-17β-hydroxy-18,19-dinor-17α-pregna-4,9,11-trien-20-yn-3-one

2. 分子式:$C_{21}H_{24}O_2$

3. 分子量:308.4

4. 结构式

【药理作用】　本品通过改变宫颈黏液稠度、干扰子宫内膜发育、影响卵子运行及拮抗内膜孕酮受体等,达到抗着床、抗早孕作用,在月经周期早期服用尚有抑制排卵作用。本品具有较强的抗孕激素和抗雌激素活性,亦有很弱的雌激素和雄激素作用。临床用作探亲避孕药或事后避孕药。对早期妊娠,如与前列腺素合用,可提高引产成功率。

【适应证】　1. 用于育龄女性避孕,抗早孕。

2. 用于子宫内膜异位症。

【不良反应】　少数人有头昏、乏力、胃部不适等。也可能出现月经周期缩短或延长、闭经、经量减少、不规则出血,但一般会自行减少。

【禁忌与慎用】　1. 妊娠期妇女禁用。

2. 严重心、肝或肾功能不全患者,以及既往在使用雌激素或孕激素治疗时有发生代谢或血管疾病患者禁用。

3. 哺乳期妇女使用时,应暂停哺乳。

4. 儿童禁用。

【药物相互作用】　利福平可以加速本品的代谢。

【剂量与用法】　1. 探亲避孕　于探亲当天口服,1 次 3 mg,以后一次房事时服 1.5 mg。

2. 事后避孕　从月经第 5~7 d 开始服药,2 次/周(间隔 3~4 d),一次 2.5 mg。如果服药次数过少,失败率较高;如果每个周期服药 8 次以上,则较少失败。

3. 抗早孕　每天口服 9 mg(2~3 次分服),连服 4 d,停药后 2 d 于阴道穹窿处放置 dl-15-甲基 $PGF_{2\alpha}$ 薄膜,每 2.5 h 一次,一次 2 mg,共 4 次,再过 2.5 h 肌内注射 1.5~2 mg dl-15 甲基 $PGF_{2\alpha}$ 为一疗程。如无组织物排出,隔 1 天重复疗程。

4. 子宫内膜异位症　一般为一次 2.5 mg,每周 2 次,第 1 次于月经第 1 d 服用,3 d 后服用第 2 次,以后每周相同时间服用;如果发生一次漏服,应立即补服 2.5 mg,再继续按时用药(例如:每周一、四服药的患者发生周一漏服,可立即在周二或周三补服,周四仍按期服药,其后仍按每周一、四继续服药);对于多次漏服者,应暂停服药,待下次月经周期第 1 d 重新开始服药。本品疗程为 6 个月。

【用药须知】　1. 治疗前须排除怀孕的可能。

2. 服药期间要定期检查肝功能。氨基转移酶轻度升高者,服用保肝药,可继续治疗。如氨基转移酶明显升高且服保肝药也无效时则应停止治疗。

3. 用于治疗子宫内膜异位症,整个治疗期间须采取严格的避孕措施(禁用口服避孕药),一旦发现怀孕,应停止治疗。

4. 对伴高血脂患者,应监测 ALAT、ASAT、胆固醇等水平,对糖尿病的患者应监测血糖水平。

5. 本品可引起体液潴留,故对心、肾功能不全患者应密切观察。

【制剂】　① 片剂:1.5 mg;2.5 mg。② 胶囊剂:2.5 mg。

【贮藏】　遮光、密封贮于干燥处。

促黄体素 α

(lutropin α)

别名:促黄体激素 α、重组人促黄体激素、Recombinant human luteinizeing hormone、Luveris

本品为基因重组的促黄体激素(luteinizing-hormone,LH)。

【CAS】　152923-57-4(lutropinalfa);56832-30-5(αsubunit);53664-53-2(βsubunit)

【ATC】　G03GA07

【单位】　1. 按照 1984 年第一次国际标准,一支约含 10 μg 的安瓿内(佐以人白蛋白 0.5 mg、乳糖 2.5 mg 和氯化钠 45 μg)装有 10 U 的促黄体素 α 亚单位。

2. 按照 1988 年第二次国际标准,一支约含 5.5 μg 的安瓿内(佐以人白蛋白 1 mg、甘露醇 5 mg 和氯化钠 1 mg)装有 35 U 的促黄体素 α。

3. 按照 1984 年第一次国际标准,一支约含 10 μg 的安瓿内(佐以人白蛋白 0.5 mg、乳糖 2.5 mg 和氯化钠 45 μg)装有 10 U 的促黄体素 β 亚单位。

4. 按照 2003 年第一次国际标准,一支约含 8.8 μg 的安瓿内(佐以人白蛋白 2 mg、乳糖 10 mg 和氯化钠 8.9 mg)装有 10 U 的促黄体素 α。

【药理作用】　本品与人体自然固有的促黄体激素具有同样的结构和生理效应。LH 和尿促卵泡素(FSH)是脑垂体自然分泌的激素,对女性生殖起着重要作用。两者同时作用,可促进类固醇的合成,使女性在每个月经周期产生一个可受精的卵泡并发育成熟,在子宫内膜着床进而发育成早期胚胎。FSH 与促卵泡激素 α 同时使用,可刺激卵泡发育成熟。

【适应证】　FSH 与 LH 同时使用,治疗缺乏此两种激素的女性内分泌性不孕症,仅适用于卵巢能排卵,但本身激素水平不足,卵泡不能发育成熟者。

【不良反应】　1. 本品为基因重组人体激素,纯度较高,耐受良好。最常见的不良反应为卵巢过度刺激综合征(ovarian hyperstimulation syndrome,OHSS),尤其在第一个治疗周期后容易发生。OHSS 临床表现有严重骨盆疼痛,手腿肿胀、腹痛、腹胀、气短、体重增加、尿量减少、腹泻、恶心和呕吐。

2. 其他不良反应还有卵巢肿大(表现为腹痛或骨盆疼痛、压痛、压迫感、肿胀)、恶心、呕吐、腹泻、胃肠胀气、发热、皮疹、头痛、肌肉关节无力或疼痛、头晕,心率加快、胸部压痛、月经异常。

3. 注射部位疼痛、肿胀、刺激感、皮肤干燥、皮疹和脱发。

【妊娠期安全等级】　X。

【禁忌与慎用】　1. 对本品过敏者禁用。

2. 哺乳期妇女使用时,应暂停哺乳。

3. 甲状腺疾病患者,肾上腺功能障碍者,患有肺部、卵巢、子宫、下丘脑、脑垂体肿瘤者,不明原因的阴道出血患者,以及患有卵巢囊性疾病、卵巢增大的非多囊性卵巢患者慎用。

4. 儿童禁用。

【剂量与用法】　推荐从低剂量开始皮下注射,75 IU/d,与重组人促卵泡素(recombinanthuman-FSH,Gonal-F,果纳芬)同时使用。根据患者激素水平调整剂量,个体化给药。

【用药须知】　1. 本品仅用于卵巢能排卵,但本身激素水平不足(LH<1.21 U/L)的不孕症妇女,如果卵巢不能排卵,使用本品也不能促进排卵。

2. 本品可增加多胎生育的可能性,多胎生育会使母体及婴儿危险性增加。

3. 使用时不要摇动药瓶,可轻轻旋转至液体澄清。如果溶液变色或有不溶性颗粒,切勿使用。

4. 溶液现用现配,剩余液体弃掉。

5. 注射器及针头不得再次使用。

6. 用药过量应及时就诊。

【制剂】　注射剂(冻干粉):75 IU。

【贮藏】　遮光,密闭室温下保存。

地屈孕酮

(dydrogesterone)

别名:去氢孕酮、达芙通、Biphaston、Dufastan
本品为是一种口服孕激素类药物。

【CAS】　152-62-5

【ATC】　G03DB01

【理化性状】　1. 本品为白色或类白色结晶性粉末,几乎不溶于水,微溶于乙醇,溶于丙酮。

2. 化学名:9β,10α-Pregna-4,6-diene-3,20-dione

3. 分子式:$C_{21}H_{28}O_2$

4. 分子量:312.4

5. 结构式

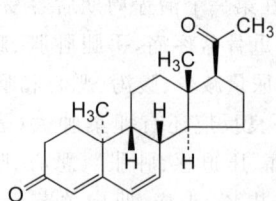

【药理作用】　本品可使子宫内膜进入完全的分泌期,以防止由雌激素引起的子宫内膜增生和癌变。

本品没有雌激素、雄激素及肾上腺皮质激素的作用,不产热,对脂肪代谢无影响。

【体内过程】　本品口服后迅速吸收,可在体内被完全代谢,主要代谢物为20α-地屈孕酮(dehydrogesterone,DHD),其结构保持着4,6-二烯-3-酮构型而不会产生17α-羟基化,这种特性决定了本品无雌激素和雄激素作用。本品原药及其代谢物DHD分别在0.5 h和2.5 h达到C_{max},而在血浆中的DHD浓度高于原药的浓度。本品和代谢物的$t_{1/2}$分别为5~7 h和14~17 h。本品约有63%随尿液排出,约在72 h内从体内完全被清除。

【适应证】　用于痛经、继发性闭经、经前综合征、月经失调、功能性子宫出血、子宫内膜异位症、黄体不足所致的不孕、先天性或习惯性流产。

【不良反应】　1. 可能出现阴道出血、经期血量改变、闭经、乳房痛和性欲改变,极少发生突破性出血。

2. 可见腹痛、呕吐、少见肝功能异常、黄疸。

3. 可见头痛、偏头痛、精神紧张和抑郁。

4. 过敏反应可见瘙痒、荨麻疹和水肿。

【禁忌与慎用】　1. 对本品过敏者、原因不明的阴道出血者、重度肝功能不全患者(如患有肝脏肿瘤、迪-约综合征-Dubin-Johnsonsyndrome、罗特尔综合征-Rotorsyndrome 以及出现黄疸者)均应禁用本品。

2. 处于妊娠期或应用性激素时发生或加重原有的瘙痒症者亦应禁用。

3. 哺乳期妇女不应使用本品。

4. 国外个例妊娠8~20周期间服用本品,所生婴儿在4个月时出现了生殖道发育异常,故妊娠期妇女应慎用或禁用本品。

5. 儿童禁用。

【剂量与用法】　1. 痛经　从月经周期的第5~25 d期间,一次10 mg,2 次/日。

2. 功能性子宫出血　一次服用10 mg,2 次/日,连用5~7 d。

3. 预防功能性子宫出血　从月经周期的第11~25 d期间,一次10 mg,2 次/日。

4. 月经失调与预防功能性子宫出血的用法相同。经前综合征与预防功能性子宫出血的用法相同。

5. 习惯性流产　一次10 mg,2 次/日,持续服用至妊娠20周。

6. 孕酮不足所致的不孕症　于月经周期的第14~25 d期间,每天服用10 mg,至少连用6个连续的月经周期。

【用药须知】　1. 用药期间,如出现不正常的阴道出血,应及时做进一步检查。

2. 在用于先兆流产、习惯性流产时,首先应确定胎儿是否存活;用药期间,亦应做同样的检查和判定。

3. 极少数用药者可发生突破性出血,一般在增加剂量时可以防止发生。

4. 当本品合用雌激素时,如出现肝功能异常、血栓栓塞或血压大幅度升高时,应及时停药。

5. 本品用药过量,可能出现恶心、呕吐、嗜睡和眩晕等,目前尚无针对性的解毒药,如发生过量,应在 2～3 h 内洗胃,并对症处理。

【制剂】　片剂:10 mg。

【贮藏】　贮于 15～30 ℃干燥处。

烯丙雌醇
(allylestrenol)

别名:多力妈、Turinal
本品为人工合成的孕激素类药物。

【CAS】　432-60-0.

【ATC】　G03DC01

【理化性状】　1. 化学名:17α-Allylestr-4-en-17β-ol

2. 分子式:$C_{21}H_{32}O$

3. 分子量:300.5

4. 结构式

【药理作用】　本品的作用类似黄体酮,但有效性数倍于后者。本品可增加绒毛膜的活性,刺激内源性激素,如雌三醇、孕二醇、人绒毛膜促性腺激素和人胎盘催乳激素等显著增高,使胎盘功能正常化。还可升高缩宫素酶的浓度和活性,降低妊娠期妇女体内的缩宫素水平,并拮抗前列腺素对子宫的刺激作用,从而抑制子宫收缩,维持妊娠。本品无雌激素或雄激素样作用,长期使用对肾上腺和性腺功能不产生抑制作用,不会出现内分泌紊乱。

【体内过程】　本品口服后吸收完全,服药后 2 h 可达 C_{max}。主要与清蛋白和性激素结合球蛋白(sex hormone binding globulin,SHBG)结合。在肝内代谢为失活的孕烷二酮。大部分代谢物与葡糖醛酸结合后随尿液于 24～30 h 完全排出。血浆消除 $t_{1/2}$ 为 16～18 h。

【适应证】　用于先兆流产、习惯性流产和先兆早产。

【不良反应】　偶见头痛、恶心和体液潴留。

【禁忌与慎用】　1. 重度肝功能不全患者、迪-约综合征(Dubin-John sonyndrome)或罗特尔综合征(Rotor syndrome)患者、妊娠高压综合征患者、有疱疹史者、儿童禁用。

2. 哺乳期妇女使用时,应暂停哺乳。

【药物相互作用】　肝酶诱导剂可能加速本品的代谢,使疗效降低。

【剂量与用法】　1. 先兆流产　口服一次 5 mg,3 次/日,连用 5～7 d 至症状消失,必要时可增加剂量。

2. 习惯性流产　明确怀孕后立即开始用药,口服 5～10 mg/d,至少连用到危险期后的 1 个月,通常至妊娠的第 5 个月末。如流产发生在妊娠的第 4～5 个月,则应连用至妊娠的第 6～7 个月。之后的剂量可逐渐减少。

3. 先兆早产　剂量应个体化,一般要比以上剂量高一些,常用 5～20 mg/d。

【用药须知】　1. 在动物慢性毒理试验中,每天给予 25 mg/kg(远远高于临床),观察到的唯一改变是性腺功能和胆固醇水平轻度下降。

2. 由于本品可降低糖耐量,故糖尿病妊娠期妇女应定期测定血糖水平。

【制剂】　片剂:5 mg。

【贮藏】　遮光、贮于 15～30 ℃干燥处。

孕二烯酮
(gestodene)

别名:烯高诺酮、烯甲炔诺酮
本品为人工合成的孕激素类药物。

【CAS】　60282-87-3

【ATC】　G03AA10;G03AB06(与雌激素的复方)

【理化性状】　1. 化学名:(8R,9S,10R,13S,14S,17R)-13-Ethyl-17-ethynyl-17-hydroxy- 1,2,6,7,8,9,10,11,12,14-decahydrocyclopenta〔a〕phenanthren-3-one

2. 分子式:$C_{21}H_{26}O_2$

3. 分子量:310.43

4. 结构式

【药理作用】　1. 本品为炔诺孕酮类孕激素,能抑制促性腺激素分泌,抑制排卵作用强度与炔诺孕酮相似。能抑制子宫内膜生长,使宫颈黏液变稠,达到抗精子穿透和抗着床的作用。

2. 本品作为短效复方口服避孕药的作用机制如下。①抑制卵巢排卵:雌激素通过负反馈机制抑制下丘脑的促性腺激素释放激素(GnRH)的释放,从而减少促卵泡激素的分泌,卵泡生长成熟过程受抑制,孕激素也同样通过负反馈机制抑制垂体促黄体生成激素的释放,阻碍卵子的成熟和排卵。②改变子宫内膜的形态:由于孕激素的抗雌激素作用,子宫内膜变薄、腺体减少,过早出现分泌功能不良的分泌现象,不利于受精卵着床。③改变宫颈黏液的理化性状:在孕激素的影响下,宫颈腺体的分泌现象受到抑制,宫颈黏液量少、黏稠、浑浊,生化性质改变,不利于精子穿透。

【体内过程】 口服吸收好,达峰时间为 1～2 h,生物利用度为 100%,消除 $t_{1/2}$ 为 18 h。血浆蛋白结合范围较广,与球蛋白结合率是 75%～87%,与白蛋白结合率是 13%～24%。本品在肝脏代谢,≤1% 的剂量以原药随尿中排出,约 50% 的摄入量自尿中以本品之 A 环还原形及多种羟化型代谢物排出。

【适应证】 本品与炔雌醇组成复合片或三相片用作短效口服避孕药,用于女性避孕。

【不良反应】 1. 生殖系统类早孕反应 表现为恶心、呕吐、困倦、头晕、食欲缺乏、突破性出血(多发生于漏服时)、闭经(少数停药后仍继续闭经)。

2. 内分泌系统 体重增加、面部色素沉着、乳房胀痛。

3. 消化系统 肝功能损害,肝良性腺瘤相对危险性增高。

4. 心血管系统 高血压,年龄大于 35 岁的吸烟妇女患缺血性心脏疾患危险性增加。

5. 其他 高剂量雌激素复方片有增加血栓栓塞病的危险性,有证据显示含本品的口服合成避孕药同少见的患静脉血栓栓塞有关。此外还会出现精神抑郁、头痛、疲乏。

【禁忌与慎用】 1. 禁用于乳腺癌、生殖器官癌、肝功能异常或近期有肝病或黄疸史、肾病、深部静脉血栓病、脑血管意外、高血压、心血管病、糖尿病、高脂血症、精神抑郁症及 40 岁以上妇女、妊娠期妇女。

2. 哺乳期妇女使用时,应暂停哺乳。

【药物相互作用】 1. 抗生素抑制肠内细菌繁殖,减少激素结合物的分解,减少肠肝循环,本品的血药浓度升高。

2. 诱导肝药酶的药物如利福平、催眠和抗惊厥药、解热镇痛药可降低本品的作用。

3. 三环类抗抑郁药在肝脏与本品竞争共同的代谢酶,可使本品血药浓度升高。

4. 苯丙胺酯可增强低剂量的复合口服避孕药中本品的清除率,从而可能降低避孕药的效果。

5. 与避孕药合并应用,药效受影响的药物如下。

(1) 降压药的降压效果降低。

(2) 抗凝药的抗凝效果降低。

(3) 降糖药(如胰岛素及口服降糖药)控制糖尿病的疗效降低。

(4) 三环类抗抑郁药的效果增强。

【剂量与用法】 1. 单相短效口服避孕药应于月经第 5 d 开始服用,1 片/日,连服 22 d,停药后 3～7 d 内行经;于行经的第 5 d 再服下一个周期的药。产后或流产后在月经来潮后再服。

2. 三相片,每 6 d、5 d 和 10 d 依次服用不同含量的药片,1 片/日。

【用药须知】 1. 服药期间,每年应定期体检,发现异常反应则应及时停药。

2. 在停药 7 d 内仍未行经时,可开始服下一周期的药。

3. 每天服用避孕药时间应相同,以免血药浓度波动大,影响避孕效果。

4. 出现下列症状时应停药:怀疑妊娠、血栓栓塞症、视觉障碍、原因不明的剧烈性头痛或偏头痛、出现高血压、肝功能异常、精神抑郁、缺血性心脏病等。

5. 严格按规定方法服药,漏服药不仅可发生突破性出血,还可导致避孕失败。

6. 服药期限,以连续 3～5 年为宜,停药观察数月,体检正常者,可再服用。

7. 连服 2 个周期未行经者,应查明闭经原因,排除妊娠。

8. 服药前半期发生突破性出血,可每晚加服炔雌醇 0.01 mg,直至服完这个周期为止;如出血发生在服药后半期,可每天加服 1 片避孕药,到停药为止;如出血量似月经量,则应停药按行经对待。

【制剂】 ①复方孕二烯酮片:每片含孕二烯酮 0.075 mg、炔雌醇 0.03 mg 或 0.02 mg。②孕二烯酮三相片:开始 6 d,每片含孕二烯酮 0.05 mg、炔雌醇 0.03 mg,其后 5 d 和 10 d 相应每片含药 0.07 mg、0.04 mg 和 0.1 mg、0.03 mg。

【贮藏】 遮光,贮于 15～30 ℃干燥处。

诺美孕酮
(nomegestrol)

本品为人工合成的孕激素类药物。

【CAS】 58691-88-6

【ATC】 G03DB04

【理化性状】 1. 本品为白色或微黄色结晶或结晶性粉末;无臭或几乎无臭。微有引湿性。在水中微溶,在三氯甲烷或丙酮中易溶。

2. 化学名:(17α)-17-Acetyl-17-hydroxy-6-methylestra-4,6-dien-3-one

3. 分子式:$C_{21}H_{28}O_3$

4. 分子量:328.4

5. 结构式

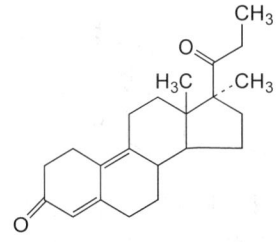

【药理作用】　本品为合成的孕激素,可补偿黄体酮的不足。与黄体酮受体的亲和力为黄体酮的 2.5 倍。口服孕激素活性比甲地孕酮强 1.4 倍,比甲羟孕酮(安宫黄体酮)强 4 倍。无雄激素、雌激素活性,还可取消促性腺激素的排卵峰、降低游离的雌激素,以及阻碍黄体酮的分泌作用。

【体内过程】　口服后吸收迅速,血药浓度达峰时间约 2 h,$t_{1/2}$ 约 30 h,血浆蛋白结合率约 98%。主要以葡糖醛酸内酯或硫酸结合物的形式通过肠道排出,部分通过尿液排出。

【适应证】　1. 用于黄体功能不足、黄体酮缺乏所致疾患,尤其是在更年前期出现的月经不规则、经前综合征及乳房胀痛。

2. 可用于痛经、功能性子宫出血、子宫内膜异位、围绝经期综合征、纤维瘤引起的月经过多及使用雌激素引起的人工月经等。

【不良反应】　主要有阴道点滴出血与月经改变,如闭经等。个别患者可出现体重增加、失眠、多毛及胃肠功能紊乱。

【禁忌与慎用】　1. 有血栓病史、糖尿病者及妊娠期妇女、哺乳期妇女慎用。

2. 肝病患者禁用。

3. 儿童禁用。

【药物相互作用】　1. 慎与降血糖药合用,在应用本药治疗期间和停药后,应调整降血糖药的剂量,并加强对血糖和尿糖的监测。

2. 与肝酶诱导剂合用可降低本药的疗效,如巴比妥类、灰黄霉素、利福喷汀、利福平以及苯妥英钠等。

【剂量与用法】　1. 黄体功能不调　于月经周期第 16～25 日,1 次/日,一次 5 mg,10 日为一个疗程。

2. 子宫内膜异位症　1 次/日,一次 10～20 mg。亦可根据病情适当增减剂量。

【制剂】　片剂:5 mg。

【贮藏】　遮光、贮于 15～30 ℃干燥处。

普美孕酮
(promegestone)

别名:丙甲雌烯酮、丙酰孕酮、Surgestone
本品为人工合成的孕激素类药物。

【CAS】　34184-77-5

【ATC】　G03DB07

【理化性状】　1. 本品为无色结晶(从异丙醚中得到)。在丙酮或苯中溶解,在水中不溶。

2. 化学名:(8S,13S,14S,17S)-13,17-Dimethyl-17-propanoyl-1,2,6,7,8,11,12,14,15,16-decahydrocyclopenta[a]phenanthren-3-one

3. 分子式:$C_{22}H_{30}O_2$

4. 分子量:326.47

5. 结构式

【药理作用】　为 19-去甲孕酮类孕激素。活性较黄体酮强 100 倍,并且无雄激素和雌激素作用。

【体内过程】　口服吸收迅速,血药浓度达峰时间约 1 h,$t_{1/2}$ 为 5～12 h。

【适应证】　用于黄体功能不足所致病症,如月经紊乱、痛经、子宫内膜异位、经前综合征、乳房痛、月经过多或功能性子宫出血、绝经前失调、围绝经期综合征等,以及绝经期使用雌激素治疗时的辅助治疗。

【不良反应】　可见月经改变如闭经、经间点滴出血。偶见皮脂溢出、体重增加、胃肠道功能紊乱、下肢沉重感以及黄疸等。

【禁忌与慎用】　1. 肝炎、其他严重的肝病、妊娠、静脉疾病、凝血功能紊乱者禁用。

2. 有心肌梗死及血栓病史者、高血压或糖尿病患者慎用。

3. 哺乳期妇女使用时,应暂停哺乳。

4. 儿童禁用。

【剂量与用法】　1. 用于黄体功能不足　有月经者于月经周期第 16～25 d,1 次/日,一次 0.125～0.5 mg,共服 10 d。绝经前和绝经期妇女,于月经周期第 1～21 d,一日口服雌二醇 2 mg;第 14～15 d 口服本品,1 次/日,一次 0.125～0.5 mg。

2. 子宫内膜异位症　1 次/日,一次 0.5～1 mg。

【制剂】　片剂:0.25 mg。

【贮藏】　遮光,贮于 15～30 ℃干燥处。

地诺孕素
(dienogest)

别名:Visanne

本品为人工合成的孕激素类药物。

【CAS】　65928-58-7

【ATC】　G03DB08;G03AB08;G03FA15(与雌激素的复方)

【理化性状】　1. 化学名:[(17β)-17-Hydroxy-3-oxoestra-4,9-dien-17-yl]acetonitrile

2. 分子式:$C_{20}H_{25}NO_2$

3. 分子量:311.42

4. 结构式

【药理作用】　本品是一种混合孕激素,同时具有天然和合成孕激素的药理学优点。本品有很高的孕激素活性,其口服半有效剂量为 0.11 mg/kg。本品的内分泌药理学特性非常理想,它因仅结合于孕激素受体,故无雌激素、抗雌激素和雄激素活性,抗促性腺激素作用(抑制促卵泡激素和黄体激素的分泌)亦很弱。口服本品抑制正常行经妇女排卵的最低有效剂量仅 1 mg/d。本品抑制排卵的作用主要是通过其外周机理如抑制预排卵和卵巢 17-β-雌二醇峰等,而非影响促性腺激素分泌的中枢机理来实现的。正常行经妇女在接受口服本品 2 mg/d 治疗期间,血清黄体酮被降至不排卵水平,但血清促卵泡激素和黄体激素水平却未受到多大影响。

【体内过程】　口服吸收完全且迅速,绝对生物利用度大于 90%,达到最大血清和血浆浓度的时间分别约为 2h 和 1～2 h。在血浆中,约 10%的本品以游离形式存在,此生物活性部分的比例较之黄体酮(0.5%～4%)相比是相当高的。血浆中另 90%的本品则与血浆白蛋白结合。

本品主要通过芳香化和 11β-羟基化被代谢,代谢物在给药 24 h 内即自尿中迅速消除。

本品的血浆 $t_{1/2}$ 较其他孕激素短,仅 6.5～12 h,故每天给药亦无蓄积性。

【不良反应】　可见体重增加、乳腺触痛、血压升高、恶心。

【剂量与用法】　口服,1 次/日,一次 2 mg。

【制剂】　片剂:2 mg。

【贮藏】　密闭保存。

乌利司他
(ulipristal)

【CAS】　159811-51-5

【ATC】　G03AD02;G03XB02

【理化性状】　1. 化学名:11β-[4-(N,N-Dimethylamino)-phenyl]-17α-hydroxy-19-norpregna-4,9-diene-3,20-dione

2. 分子式:$C_{28}H_{35}NO_3$

3. 分子量:433.6

醋酸乌利司他
(ulipristal acetate)

别名:EllaOne、Ella

〖CAS〗　126784-99-4

【理化性状】　1. 本品为白色或黄色结晶性粉末。

2. 化学名:[17α Acetoxy-11β-(4-N,N-dimethylaminophenyl)-19-norpregna-4,9-diene-3,20-dione]

3. 分子式:$C_{30}H_{37}NO_4$

4. 分子量:475.6

5. 结构式

【药理作用】　在排卵前服用,可以延迟卵泡破裂。其作用机制可能是抑制或延迟排卵;然而,子宫内膜的改变也可能是产生疗效的原因之一。

【体内过程】　1. 吸收　口服后 0.9～1 h 达血药峰值,原药和活性代谢产物单去甲基醋酸乌司利他的 C_{max} 分别为 176 ng/ml 和 69 ng/ml。高脂肪餐降低本品及活性代谢产物 C_{max} 40%～45%,延迟 T_{max} 至 3 h,AUC 增加 20%～25%。这些改变无临床意义。

2. 分布　蛋白结合率>94%,主要与高密度脂蛋白、α-酸糖蛋白及白蛋白结合。

3. 代谢　本品主要代谢物为单去甲基醋酸乌司利他和双去甲基乌司利他,由 CYP3A4 介导。

4. 排泄　单次服用本品 30 mg,消除 $t_{1/2}$ 为

32.4±6.3 h。

【适应证】　用于 120 h(5 d)内无保护性交或避孕失败的紧急避孕。

【不良反应】　可见头痛、恶心、腹痛、疲乏、头晕、痛经。

【妊娠期安全等级】　X。

【禁忌与慎用】　1. 对本品过敏者、妊娠期妇女禁用。

2. 不推荐哺乳期妇女使用。

3. 18 岁以下儿童及月经未初潮者禁用。

【药物相互作用】　1. 本品主要经 CYP3A4 代谢,CYP3A4 诱导药(如苯巴比妥酸盐、波生坦、卡马西平、灰黄霉素、非尔氨脂、奥卡西平、苯妥英、利福平、托吡酯、贯叶连翘)可降低本品的药效,禁止合用。

2. CYP3A4 抑制药可升高本品的血药浓度。

3. 本品对 CYP 既无抑制作用也无诱导作用,但本品是 P-糖蛋白抑制剂,慎与治疗窗窄的 P-糖蛋白底物合用。

【剂量与用法】　口服,一次 30 mg,于 120 h 内服用,如果服用后 3 h 内呕吐,应补服 30 mg。本品可以在月经周期的任何时候服用。

【用药须知】　应在无保护性交后尽快服用。

【制剂】　片剂:30 mg。

【贮藏】　贮于 20～25 ℃。

14.5.5　性激素拮抗药

氯米芬
(clomiphene)

别名:氯甁酚胺、克罗米芬、Clomide
本品的化学结构类似氯烯雌醚。

【CAS】　911-45-5(clomifene);15690-55-8((Z)-clomifene);15690-57-0((E)clomifene)

【ATC】　G03GB02

【理化性状】　1. 化学名:(E)-2-[4-(2-Chloro-1,2-diphenylvinyl)phenoxy]triethylaminedihydrogen;(Z)-2-[4-(2-chloro-1,2-diphenylvinyl)phenoxy]triethylaminedihydrogen

2. 结构式

枸橼酸氯米芬
(clomifene citrate)

别名:choramiphene citrate、citratodeclomifeno

【CAS】　7599-79-3((E)-clomifene citrate);50-41-9(clomifene citrate);7619-53-6((Z)-clomifene citrate)

【理化性状】　1. 本品为白色至灰黄色结晶粉末。Z 型异构体的含量为 30%～50%。不溶于乙醚,微溶于水和三氯甲烷,略溶于乙醇,易溶于甲醇。

2. 化学名:(E)-2-[4-(2-Chloro-1,2-diphenylvinyl)phenoxy]triethylaminedihydrogen citrate

3. 分子式:$C_{26}H_{28}ClNO \cdot C_6H_8O_7$

4. 分子量:598.1

【药理作用】　本品既具有雌激素作用,也有抗雌激素作用,后者主要存在于 E-异构体中,而较前者的作用强。其刺激排卵属于抗雌激素作用,而刺激垂体分泌促性激素很可能是阻断雌激素在丘脑和垂体里受体部位的负反馈所产生的结果。具体地说,低剂量能促进垂体前叶分泌促性腺激素,从而诱发排卵;高剂量则有促进精子生成的作用。常用制剂是由顺式异构体(约占 38%)和反式异构体(约占 62%)组成。

【体内过程】　本品口服可吸收,在肝内代谢,缓慢随胆汁排泄。原药和代谢物均随粪便排出。其生物学 $t_{1/2}$ 为 5 d,而在用药 6 周后仍可从粪便中检出痕量。存在肝肠循环。E-异构体不大容易被吸收,且比 Z-异构体消除更迅速。

【适应证】　1. 治疗排卵功能失调(不排卵)所致的不育症,其先决条件是,有排卵能力而且配偶具有生育力。

2. 对原发性卵巢衰竭或垂体衰竭所引起的不育症无效。

【不良反应】　1. 本品引起不良反应的发生率和严重程度与用量大小有关。最常见者有卵巢增大和包囊形成,类似绝经期症状的潮红时隐时起,腹部和骨盆不适,有时伴恶心、呕吐。

2. 卵巢过度兴奋综合征已有报道。

3. 卵巢触痛、子宫内膜异位症、体重增加、头痛和异常子宫出血也会发生。

4. 短暂性视力障碍(如成像后)、视物不清和罕见的白内障也有报道。

5. 偶有皮肤反应,如过敏性皮疹、荨麻疹。

6. 罕见可逆性脱发发生。

7. 中枢神经系统会出现惊厥、头晕、轻度头痛、神经紧张、乏力、眩晕、失眠和抑郁。

8. 有时也有报道肝功能异常和黄疸。

9. 使用本品后有发生多胎的可能性,但超过双胎者极罕见。

10. 尽管在接受过本品的母亲所生下的婴儿可能出现神经管缺陷或 Down 综合征,但确切的因果关系尚未建立。

11. 异位妊娠有增加的趋势。

【妊娠期安全等级】 X。

【禁忌与慎用】 1. 对本品过敏者禁用。

2. 患有肝病或有异常肝功能史者禁用。

3. 异常子宫出血的妇女禁用。

4. 疑似妊娠期妇女禁用。

5. 有的资料表明,患有激素依赖性肿瘤的患者,曾患抑郁症的患者以及有血栓性静脉炎史的患者均应避免使用本品,因可使原患疾病加重。

6. 哺乳期妇女使用时应暂停哺乳。

7. 儿童禁用。

【剂量与用法】 在月经开始后的第 5 d 开始口服,50 mg/d,连用 5 d,此为第 1 个疗程,如尚未排卵;在第 2 个周期中改为 100 mg/d;无月经者可选定任何一天开始。一般 3 个月评估是否已怀孕,如无效,可继续给药 3 个月。如 6 个疗程无效,应停止用药,并进一步检查不育的原因。

【用药须知】 1. 用药前,首先检查不育的原因,以免药不对症。

2. 要告知患者,有多胎形成的可能。

3. 对已有多囊卵巢的患者,应使用本品的最小剂量,每一疗程结束后或下一疗程开始前,应对患者进行检查,卵巢是否较前增大,包囊是否加多。如结果是肯定的就应停药。如果增大的卵巢已恢复到原来的大小,治疗又可开始,不过,应当给予更小的剂量。

4. 接受本品者,疗程不可超过 6 个周期,否则,有致卵巢癌之虞。

【制剂】 片剂:50 mg。

【贮藏】 遮光贮存。

环丙孕酮
(cyproterone)

本品为具有抗雄激素作用的雌激素。

【CAS】 2098-66-0

【ATC】 G03HA01

【理化性状】 1. 化学名:6-Chloro-1β, 2β-dihydro-17α-hydroxy-3′ H-cyclopropa[1,2]pregna-1, 4,6-triene-3,20-dione

2. 分子式:$C_{22}H_{27}ClO_3$

3. 分子量:374.9

4. 结构式

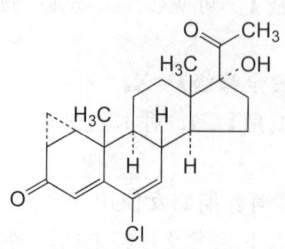

醋酸环丙孕酮
(cyprosterone acetate)

别名:色普尼、Androcur

〖CAS〗 427-51-0

【理化性状】 1. 本品为白色或近似白色结晶状粉末。极易溶于二氯甲烷,易溶于丙酮,溶于甲醇,微溶于无水乙醇,几乎不溶于水。

2. 化学名:6-Chloro-1β,2β-dihydro-17α-hydroxy-3′ H-cyclopropa[1,2] pregna-1, 4, 6-triene-3, 20-dioneaceteta

3. 分子式:$C_{24}H_{29}ClO_4$

4. 分子量:416.9

【药理作用】 本品能与睾酮竞争靶细胞内雄激素受体的结合,从而阻断睾酮的作用。此外,本品还能抑制垂体促性腺激素的产生,从而降低体内睾酮水平,减少精子生成并降低其活力。

【体内过程】 本品口服后可被吸收,3～4 h 可达血药峰值。在最初 24 h 内,由于全身分布和排泄,血药浓度迅速下降。终末消除 $t_{1/2}$ 约为 38 h。主要代谢物为 15-羟基环丙孕酮,具有抗雄激素的作用。约有 35% 的用量以原药和结合物随尿液排出,余见于粪便中。

【适应证】 1. 控制男子性欲亢进。

2. 治疗晚期前列腺癌。

3. 用于治疗女性严重痤疮。

【不良反应】 1. 男性使用本品可抑制精子生成,精流量下降,导致不育,停药后可逆转。

2. 可能产生异常精子,男子乳房发育,溢乳和良性结节。

3. 可引起镇静、情绪变化、毛发分布改变、皮肤反应和贫血。

4. 偶见骨质疏松症。

5. 大剂量使用可出现肝功能不全、气喘。

【禁忌与慎用】 1. 肝病、恶性肿瘤(前列腺癌除外)、慢性消耗性疾病、Dubin-Johnson 综合征,Rotor 综合征、曾患或正患肝脏肿瘤者、妊娠期妇女、儿童不宜使用。

2. 镰刀状细胞性贫血、抑郁症及有血栓栓塞病史者慎用。

【药物相互作用】　1. 用药期间不宜饮酒。

2. 当妇女合用本品和炔雌醇时,类似合用口服避孕药产生的相互作用也会发生,使口服避孕药失效。

【剂量与用法】　1. 控制男子性欲亢进　口服 50 mg,2 次/日,如有必要,可增加至 100 mg,2 次/日。

2. 晚期前列腺癌　开始口服 300 mg/d,2~3 次分服,维持量为 200~300 mg/d,分次服用。

3. 女性严重痤疮　口服本品 2 mg 及炔雌醇 35 μg,从月经开始的第 1 d 开始服药,连服 21 d 为第 1 疗程;第 2 疗程从月经来潮的第 7 d 开始,连服 14 d;此外,局部涂搽 1%本品乳膏。

【用药须知】　1. 服药期间,不可驾车和操作机械。

2. 服药期间,应勤查肝功能。

3. 女性在开始本品治疗前应排除妊娠的可能。

【制剂】　①片剂:50 mg。②乳膏剂:1%。

【贮藏】　遮光贮存。

氟他胺
(flutamide)

别名:氟甲酰亚胺、Eulexin、Chimax
本品属于非甾体化合物。

【CAS】　13311-84-7

【ATC】　L02BB01

【理化性状】　1. 本品为淡黄色结晶性粉末。不能溶于水中,能溶于乙醇和丙酮。

2. 化学名:$\alpha', \alpha', \alpha'$-Trifluoro-4'-nitroisobutyro-m-toluidide

3. 分子式 $C_{11}H_{11}F_3N_2O_3$

4. 分子量:276.2

5. 结构式

【药理作用】　本品具有抗雄激素作用,通过抑制靶组织中雄激素的摄取和(或)结合而起作用。一般与戈那瑞林同类物合用以姑息治疗晚期前列腺癌。

【体内过程】　本品口服后迅速而完全地被吸收,1 h 可达血药峰值。本品快速而广泛地被代谢,其主要代谢物 2-羟基氟他胺也具有抗雄激素作用。代谢物的 $t_{1/2}$ 约为 6 h。蛋白结合率>90%。主要随尿液排出,仅小量出现在粪便中。

【适应证】　主要用于晚期前列腺癌的姑息治疗。

【不良反应】　1. 男性乳房女性化,乳房触痛,有时伴有溢乳。如减少剂量或停药则可消失。

2. 少数患者可有腹泻、恶心、呕吐、食欲增加、失眠和疲劳。

3. 罕见性欲减低、一过性肝功能异常及精子计数减少。

4. 本品对心血管的潜在性影响比己烯雌酚小。

【妊娠期安全等级】　D。

【禁忌与慎用】　1. 对本品过敏者禁用。

2. 女性禁用。

3. 儿童的有效性及有效性尚未确定。

【药物相互作用】　参见环丙孕酮。

【剂量与用法】　1. 姑息治疗前列腺癌,一般合用戈那瑞林同类物,本品的常用量为 250 mg,3 次/日。

2. 美国的厂家推荐联合治疗时,在使用戈那瑞林同类物之前,至少先用本品 3 d,以抑制任何突发的反应;不过,美国厂家则建议,一开始就合用两药,可获最佳效果。

【用药须知】　1. 需长期服用本品时应定期检查肝功能和精子计数,如发生异常应减量或停药,一般可恢复正常。

2. 本品可增加睾酮和雌二醇的血浆浓度,可能发生体液潴留。

【制剂】　①胶囊剂:250 mg。②片剂:250 mg。

【贮藏】　密封、遮光贮存。

雷洛昔芬
(raloxifene)

本品为他莫昔芬的类似物,属于选择性雌激素受体调节药。

【CAS】　84449-90-1

【ATC】　G03XC01

【理化性状】　1. 化学名:6-Hydroxy-2-(p-hydroxyphenyl) benzo [b] thien-3-yl-p-(2-piperi-dinoethoxy) phenylketone

2. 分子式:$C_{28}H_{27}NO_4S$

3. 分子量:473.58

4. 结构式

盐酸雷洛昔芬
（raloxifene hydrochloride）

别名：易维特、Evista

【CAS】 82640-04-8

【理化性状】 1. 本品为白色或类白色晶体粉末或结晶，具有多晶型。几乎不溶于水，溶于丙酮或甲醇。

2. 化学名：6-Hydroxy-2-(*p*-hydroxyphenyl) benzo[*b*]thien-3-yl-*p*-(2-piperidinoethoxy) phenylketone hydrochloride

3. 分子式：$C_{28}H_{27}NO_4S \cdot HCl$

4. 分子量：510.0

【药理作用】 本品对雌激素受体具有高度的亲和力，对不同的组织具有不同程度的雌激素激动或拮抗作用。在骨骼和心血管方面，显示出雌激素的激动作用，可使骨矿物质增加，血脂下降；在乳房和子宫方面，则呈现雌激素的拮抗作用。临床前研究提示，本品不刺激子宫细胞或乳房组织增生，子宫出血和子宫内膜增厚的发生率与安慰剂组绝经后妇女相似。因此，本品可用于预防绝经后妇女的骨质疏松症，降低心血管病的发生率，并有可能有助于乳腺癌的治疗。

【体内过程】 本品口服后吸收迅速，吸收率约为50%。药物吸收后分布广泛，蛋白结合率约为95%。本品具有广泛的首过效应，与葡糖醛酸结合，形成不被代谢的共轭物。大部分本品代谢物于给药后5 d内随粪便排出，少量以原药（<0.2%）和共轭物随尿液排出。其 $t_{1/2}$ 约为27.7 h。

【适应证】 防治绝经后妇女的骨质疏松症。

【不良反应】 可引起面部潮红、小腿痉挛、外周水肿和静脉血栓栓塞。

【妊娠期安全等级】 X。

【禁忌与慎用】 1. 对本品过敏者、绝经前妇女、儿童、子宫内膜增生者、原因不明的子宫出血者、患有血栓栓塞性疾病或有此类病史者、重度肝、肾功能不全患者均禁用。

2. 肝功能不全患者、血脂代谢异常者慎用。

3. 哺乳期妇女使用时应暂停哺乳。

【药物相互作用】 1. 考来烯胺与本品合用并结合后，可使本品的吸收和肠肝循环下降60%，导致本品的疗效降低。如有必要合用，服用两者的间隔时间至少要有2 h以上。

2. 本品可降低华法林和左甲状腺素的疗效。

【剂量与用法】 常规口服一次60 mg，1次/日。

【用药须知】 1. 用药期间，应定期检查骨矿物质密度（bone mineral density，BMD）、血常规和生化，并监测血脂和脂蛋白比值。

2. 使用本品期间，应同时补钙和维生素D。

3. 使用本品期间，不推荐同时系统性使用雌激素或进行激素替代疗法。

4. 为防止血栓性疾病，在术前或制动前72 h及长期制动期间，应停用本品，而仅在患者完全恢复活动后才能再次使用本品。

5. 39个月的研究显示，本品不增加癌症发病率，还有研究表明，以本品30~150 mg/d，使用3年，对绝经后妇女的子宫内膜无刺激作用。

【制剂】 片剂：60 mg。

【贮藏】 密封，贮于阴凉处。

巴多昔芬
（bazedoxifene）

本品是第三代选择性雌激素受体调节剂（SERM）。

【CAS】 198481-32-2

【ATC】 G03XC02

【理化性状】 1. 化学名：1-{*p*-[2-(Hex-ahydro-1*H*-azepin-1-yl) ethoxy] benzyl}-2-(*p*-hydroxy-phenyl)-3- methylindol-5-ol

2. 分子式：$C_{30}H_{34}N_2O_3$

3. 分子量：470.60

4. 结构式

醋酸巴多昔芬
（bazedoxifene acetate）

别名：Viviant、Conbriza

〖CAS〗 198481-33-3

【理化性状】 1. 本品为白色至棕褐色不吸潮的结晶性粉末,至少有 3 种结晶型,合成的活性成分主要是晶型 I。本品溶于水且与 pH 值有关,pH<5 时约 0.5 mg/ml,pKa 约为 11 且也是 pH 依赖性的。本品没有旋光性。

2. 化学名:1-{ p-[2-(Hex-ahydro-1H-azepin-1-yl) ethoxy] benzyl }-2-(p-hydroxyphenyl)-3-methylindol-5-ol monoacetate

3. 分子式:$C_{32}H_{38}N_2O_5$

4. 分子量:530.65

【药理作用】 本品为雌激素受体调节剂,依据所作用的细胞、组织和靶基因不同,本品同时具有雌激素受体激动剂和(或)拮抗剂的作用。本品可降低骨吸收、减少骨转化并使之恢复到绝经前水平,增加骨矿盐密度(BMD),降低骨折风险。本品对骨骼及脂质代谢主要显示激动活性,对子宫和乳腺主要发挥雌激素受体拮抗剂的功能。

【体内过程】 1. 吸收　本品吸收迅速,T_{max} 约 2 h(1~4 h),单剂量口服本品 0.5~120 mg 和日剂量 1~80 mg 多次服药,其血药浓度呈线性增加,绝对生物利用度约 6%。本品可能存在肝肠循环,个别患者 T_{max} 可达 8 h。单剂量给予本品 20 mg,其平均 C_{max} 为(3.9±1.7)ng/ml,稳态血药浓度为(5.8±2.3)ng/ml。食物对本品影响不明显,单剂量口服本品 20 mg 同时给予高脂饮食,C_{max} 和 AUC 分别增加 28% 和 22%;中等程度脂肪饮食可使 C_{max} 和 AUC 分别增加 42% 和 35%,这些影响不具有临床意义,因此,本品与或不与食物同服均可。

2. 分布　静脉注射 3 mg 本品,分布容积为(14.7±3.9)L/kg。血浆蛋白结合率较高(98~99%)。

3. 代谢　葡糖醛酸化是主要代谢途径,极少量经 CYP 氧化代谢。主要代谢物为巴多昔芬-5-葡糖醛酸,血浆中此代谢物浓度约是原型药物浓度的 10 倍。

4. 消除　消除 $t_{1/2}$ 约为 30 h,一日给药 1 次,用药后第二周可达稳态血药浓度,约是单次给药的 2 倍。表观口服清除率约 4~5 L/(h·kg)。85% 本品在 10 d 内排泄,主要随粪便排除,仅有不到 1% 随尿排除。

【适应证】 治疗绝经后骨折危险增加妇女的骨质疏松。

【不良反应】 最常见的不良反应是热潮红和肌痉挛(包括腿痛性痉挛)。按器官系统分列如下。

1. 免疫系统　常见过敏反应。

2. 神经系统　常见嗜睡。

3. 眼睛　罕见视网膜静脉血栓形成。

4. 循环系统　很常见热潮红;少见深静脉血栓、血栓性浅静脉炎。

5. 呼吸、胸部和纵隔　少见肺栓塞。

6. 消化系统　常见口干。

7. 皮肤和皮下组织　常见荨麻疹。

8. 肌肉骨骼和结缔组织　常见肌痉挛(包括腿痛性痉挛)。

9. 全身和给药部位反应　常见外周水肿。

10. 实验室检查异常　常见三酰甘油水平升高、ALT 升高、AST 升高。

11. 其他　视敏度下降、视物模糊、闪光感、视野缺损、视觉障碍、干眼、眼睑水肿、眼睑痉挛、眼痛和眼胀。

【禁忌与慎用】 1. 对本品或任一成分过敏者禁用。

2. 正在或既往患有静脉血栓事件者,包括深静脉血栓、肺栓塞和视网膜静脉血栓者禁用。

3. 可能妊娠或已有妊娠的妇女禁用。

4. 难以解释的子宫出血者禁用。

5. 不宜用于有子宫内膜癌症状和体征者,因为对这类患者的安全性尚无充分研究。

6. 鉴于研究尚不充分,重度肾功能不全患者慎用。

7. 未进行过肝功能不全患者安全性和有效性方面的研究,因此这部分患者不建议使用。

8. 绝经前妇女安全性尚未充分研究,不推荐使用。

9. 对三酰甘油水平>300 mg/dl(3.4 mmol/L)的妇女未进行过相关研究,鉴于本品可能引起血清三酰甘油水平的进一步上升,患有高三酰甘油血症的患者慎用。

10. 本品含有乳糖,乳糖不耐受者、乳糖酶缺乏者、葡萄糖-半乳糖吸收不良者禁用。

11. 哺乳期妇女不推荐使用。

【药物相互作用】 1. 研究显示本品可增加激素结合球蛋白的浓度,包括皮质激素结合球蛋白(CBG)、性激素结合球蛋白(SHBG)和甲状腺素结合球蛋白(TBG)。

2. 本品几乎不经 CYP 酶系代谢。因此,对 CYP 同工酶几乎没有诱导或抑制作用,与经 CYP 代谢的药物没有相互作用。

3. 本品与下述药品没有明显的药动学相互作用:布洛芬、阿托伐他汀、阿奇霉素、含铝和氢氧化镁的抗酸剂。

4. 基于血浆蛋白结合特性,本品与华法林、地高辛和地西泮也不可能存在相互作用。

【剂量与用法】 1. 1 次/日,一次 20 mg,可以在一天中的任何时候服用且不受进餐的限制。不建议剂量超过 20 mg/d,高剂量时未见额外获益,相反不良反应发生率会明显升高。

2. 如果钙和(或)维生素 D 一日摄取量不足的话建议补充。

3. 轻至中度肾功能不全患者不必调整剂量。不必根据患者的年龄调整剂量。

【用药须知】 1. 本品可增加静脉血栓栓塞事件(VTE)的风险,因此,静脉血栓事件风险增加者不建议使用。临床研究表明,使用本品治疗 1 年内 VTE 发生率明显增高,相对风险是安慰剂的 2.69 倍,治疗后 3 年、5 年和 7 年相对风险分别是 1.63、1.50 和 1.51。与 VTE 相关的危险因素包括:年老、肥胖、卧床、手术、大的创伤和恶性肿瘤。在一些因疾病或其他情况而需要长时间卧床(如术后恢复期、需长时间卧床休息)的患者应停药,待患者恢复走动后再开始治疗。另外,服用本品的妇女如需长时间旅行建议定时四处活动。

2. 本品不引起子宫内膜增生,治疗期间的任何子宫出血都属意外并应请专家做全面检查。

3. 未进行过乳腺癌患者使用本品的安全性研究,目前没有关于联合治疗早期或晚期乳腺癌的临床资料,因此不推荐本品用于治疗或者预防乳腺癌。

4. 肾功能不全对本品的药动学几乎没有影响,因此不必调整剂量。用于重度肾功能不全患者尚无充分的研究,这部分患者应慎用。

5. 与健康受试者相比,肝功能不全患者使用本品曲线下面积平均会增加 4.3 倍,因此,这部分人群不推荐使用。

6. 老年患者服用本品 AUC 略有增加,考虑与肝功能有关,不必根据年龄调整剂量。

7. 本品对驾驶和机器操作能力的影响很小,但有引起嗜睡的报道,还可能引起视力方面的问题,如视敏度不佳或视物模糊,出现这些症状时应建议患者避免驾驶和操作机器。

8. 药物过量的处理:目前尚无特殊的解毒药。一旦发生过量,应采用对症支持治疗。

9. 一旦漏服,发现后可立即补服。如果接近下次用药时间则不必补服,按下次用药时间给药即可。

【制剂】 片剂:20 mg。

【贮藏】 25 ℃以下室温保存。

附 降血糖药复方制剂一览表

名称	组分	剂型	规格	用法用量
盐酸匹格列酮-盐酸二甲双胍	盐酸匹格列酮、盐酸二甲双胍	片剂	15 mg/500 mg 15 mg/850 mg	1. 抗高血糖药治疗 2 型糖尿病最大推荐日剂量不超过匹格列酮 45 mg,二甲双胍 2550 mg 2. 日剂量分次餐时服用,以减少二甲双胍相关胃肠道不良反应 3. 二甲双胍单一疗法血糖控制不充分的患者,从 15 mg/500 mg 或 15 mg/850 mg 开始,1～2 次/日,充分评估治疗反应后逐渐增加剂量 4. 不推荐用于妊娠期妇女或儿童 5. 老年人肾功能降低,本品的起始和维持治疗应采用保守剂量。任何剂量调应应根据仔细的肾功能评估。一般来说,年老、疲劳、营养不良患者不可增加到本品的最大剂量。监测肾功能以预防与二甲双胍相关得乳酸中毒 6. 如果患者有肝病活动期的临床证据或转氨酶水平增加(ALT 高于正常上限的 2.5 倍),不可用本品治疗。推荐使用本品的所有患者进行肝酶监测
匹格列酮-格列美脲	匹格列酮、格列美脲	片剂	30 mg/2 mg 30 mg/4 mg	1. 推荐剂量为 1 次/日,第一顿主餐时服用。推荐起始剂量为 30 mg/2 mg 或 30 mg/4 mg,1 次/日,如临床需要,适当评估治疗反应和耐受性后逐渐增量 2. 考来维仑与格列美脲同时服用,格列美脲 C_{max} 和 AUC 降低。因此,考来维仑给药至少 4 h 前服用本品
利格列汀-盐酸二甲双胍	利格列汀、盐酸二甲双胍	片剂	2.5 mg/500 mg 2.5 mg/850 mg 2.5 mg/1000 mg	1. 基于效应和耐受性剂量个体化,不可超过最大推荐剂量 2.5 mg/1000 mg,2 次/日,餐时服用。应逐渐增加剂量以降低二甲双胍相关胃肠的不良反应 2. 当前未用二甲双胍治疗的患者,起始剂量为 2.5 mg/500 mg,2 次/日;已经开始二甲双胍治疗的患者,利格列汀 2.5 mg 和二甲双胍当前剂量,2 次/日餐时服用(例如,正在服用二甲双胍 1000 mg,2 次/日的患者可从 2.5 mg/1000 mg,2 次/日,餐时服用开始)。已经开始利格列汀和二甲双胍单方制剂治疗的患者可转向包含相同各组分剂量的本品。尚无先前其他口服降糖药转向本品治疗的安全性和有效性的专门研究。应谨慎调整 2 型糖尿病患者血糖控制治疗方案,并适当监测 3. 本品与胰岛素促泌素(如磺酰脲类)同时服用,胰岛素促泌素应从低剂量开始以降低低血糖的风险

名称	组分	剂型	规格	用法用量
马来酸罗格列酮-格列美脲	马来酸罗格列酮、格列美脲	片剂	4 mg/1 mg 4 mg/2 mg 4 mg/4 mg 8 mg/2 mg 8 mg/4 mg	1. 推荐起始剂量为 4 mg/1 mg，1 次/日，一日第一次餐时服用。已经开始磺酰脲类或罗格列酮治疗的成人可考虑起始剂量 4 mg/2 mg。使用本品的所有患者应从罗格列酮低推荐剂量开始。进一步增加罗格列酮剂量应密切监测液体潴留相关不良反应。当从罗格列酮加格列美脲单方制剂联合治疗转向本品治疗的患者，罗格列酮和格列美脲通常起始剂量同已经开始服用的单方制剂量 2. 剂量增加根据患者的血糖反应个体化。对格列美脲敏感包括年老，疲劳或营养不良，和肝、肾和肾上腺功能减退的患者应谨慎调整剂量以避免低血糖。如果在增加剂量或维持治疗期间发生低血糖，应考虑降低本品中格列美脲组分的剂量。增加罗格列酮剂量应密切监测液体潴留相关不良事件 3. 当前罗格列酮治疗的成人转向本品时，如果治疗 1~2 周后，血糖控制不充分，推荐增加本品中格列美脲组分剂量。格列美脲增量不可以超过 2 mg。增加格列美脲组分剂量 1~2 周后，如血糖控制不充分，推荐调整本品的剂量 4. 当从磺酰脲类治疗的成人转向本品时，需要 2 周可见血糖降低，2~3 个月罗格列酮组可达到最大效应。因此治疗 8~12 周后，若患者血糖控制不充分，推荐调整本品中罗格列酮组分剂量。从长 $t_{1/2}$ 磺脲类（如氯磺丙脲）转向本品治疗的患者，因为可能存在药物的重叠效应，应密切观察低血糖反应。罗格列酮组分增加剂量治疗 2~3 个月后，控制不充分的患者，推荐调整本品的剂量 5. 最大推荐日剂量为 8 mg/4 mg 6. 老年人、疲劳或营养不良患者，或肝、肾或肾上腺功能减退患者的增量和维持剂量应保守以避免低血糖性反应。本品开始治疗前应进行肝酶检查。如果患者存在活动性肝病或转氨酶升高（开始治疗时 ALT＞2.5 倍正常上限）不应采用本品开始治疗。本品开始治疗后，应定期监测肝酶。妊娠期妇女及哺乳期妇女禁用。本品在儿童用药的安全性和有效性尚未明确，不推荐使用
格列本脲-盐酸二甲双胍	格列本脲、盐酸二甲双胍	片剂	1.25 mg/250 mg 2.5 mg/500 mg 5 mg/500 mg	1. 应基于效应和耐受性剂量个体化，不超过最大推荐剂量 20 mg/2000 mg。本品应餐时服用，并应从低剂量开始，逐渐增加剂量，以降低胃肠不良反应 2. 治疗初始和剂量调整期间，适当监测血糖用于监测本品的治疗反应，以确定患者的最小有效剂量。此后，应间隔约 3 个月测量 HbA1c（糖化血红蛋白）以评价治疗的效果。所有 2 型糖尿病患者治疗的目的是降低 FPG（空腹血糖）、PPG（餐后血糖）和 HbA1c 至正常水平或尽可能接近正常水平 3. 饮食控制和运动血糖控制不充分患者推荐起始剂量为 1.25 mg/250 mg，1 次或 2 次/日，餐时服用。以一日 1.25 mg/250 mg 的增量每 2 周增加一次，一直到最小有效剂量以达到适当的血糖控制 4. 服用磺酰脲类和（或）二甲双胍血糖控制不充分患者，推荐起始剂量为 2.5 mg/500 mg 或 5 mg/500 mg，2 次/日，早、晚餐时服用。为避免低血糖，本品的起始剂量不应超过正在服用的格列本脲或二甲双胍的一日剂量。日剂量应以不超过 5 mg/500 mg 的增量增加到最小有效剂量以达到适当的血糖控制或到最大一日 20 mg/2000 mg 的最大剂量。格列本脲加二甲双胍联合治疗的患者，若转向本品，起始剂量不超过正在服用的格列本脲和二甲双胍日剂量。应密切监测低血糖的体征和症状 5. 单独使用本品血糖控制不充分的患者，可合用一种噻唑烷二酮类药物 6. 妊娠期妇女不推荐使用。老年患者因为肾功能降低，起始和维持治疗应采用保守剂量。进行剂量调整时需要仔细评估肾功能。一般来说，老年人、疲劳和营养不良患者不可增加到最大剂量以避免低血糖风险。必要时监测肾功能，尤其是老年患者，预防与二甲双胍相关的乳酸中毒

名称	组分	剂型	规格	用法用量
西格列汀-盐酸二甲双胍	西他列汀、盐酸二甲双胍	片剂	50 mg/500 mg 50 mg/1000 mg	1. 应基于患者当前疗法,效应和耐受性剂量个体化,不超过最大推荐一日剂量 100 mg/2000 mg,2 次/日,餐时服用,逐渐增加剂量,以降低二甲双胍相关胃肠道的不良反应 2. 当前未用二甲双胍治疗患者的推荐起始剂量为 50 mg/500 mg,2 次/日,逐渐增加剂量,以降低二甲双胍相关胃肠道的不良反应 3. 已经开始二甲双胍治疗的患者,给予西格列汀 50 mg(日总剂量100 mg),2 次/日和二甲双胍正在服用的剂量。正服用二甲双胍850 mg,2 次/日的患者,本品的推荐起始剂量为 50 mg/1000 mg,2 次/日 4. 本品和胰岛素促泌素(如磺酰脲类)或胰岛素合用时,应采用低剂量的胰岛素促泌素或胰岛素以降低低血糖的风险
	西他列汀、盐酸二甲双胍	缓释片	50 mg/500 mg 50 mg/1000 mg 100 mg/1000 mg	1. 日剂量不超过 100 mg/2000 mg 2. 当前未用二甲双胍治疗的患者,本品推荐日总起始剂量,100 mg/1000 mg。此剂量血糖控制不充分的患者,可逐渐增加剂量,以降低二甲双胍相关胃肠道的不良反应,直到最大推荐日剂量 3. 已经开始二甲双胍治疗的患者,本品推荐日总起始剂量为西他列汀100 mg 和二甲双胍先前的处方剂量 4. 正服用二甲双胍缓释制剂 850 mg,2 次/日或 1000 mg,2 次/日的患者,本品的推荐起始剂量为 100 mg/2000 mg,1 次/日 5. 本品应 1 次/日,餐时服用,晚餐时服用更好。本品需整片吞服,不可掰开、压碎或咀嚼服用
沙格列汀-盐酸二甲双胍	沙格列汀、盐酸二甲双胍	缓释片	5 mg/500 mg 5 mg/1000 mg 2.5 mg/1000 mg	1. 当前未使用二甲双胍治疗患者的推荐起始剂量为 5 mg/500 mg,1 次/日,逐渐增加剂量,以降低二甲双胍相关胃肠道的不良反应 2. 正在使用二甲双胍治疗的患者,应以正在服用的二甲双胍的量或最接近的适当剂量开始 3. 需要沙格列汀 2.5 mg 联合二甲双胍缓释治疗的患者可使用本品2.5 mg/1000 mg 4. 本品需整片吞服,不可掰开、压碎或咀嚼服用 5. 与强效 CYP3A4/5 抑制剂(如酮康唑、阿扎那韦、克拉霉素、茚地那韦、奈法唑酮、那非那韦、利托那韦、沙奎那韦、泰利霉素)合用时,沙格列汀最大推荐剂量 2.5 mg,1 次/日。这些患者本品的给药剂量为2.5 mg/1000 mg,1 次/日 6. 本品和胰岛素促泌素(如磺酰脲类)或胰岛素合用时,应采用低剂量的胰岛素促泌素或胰岛素以降低低血糖的风险
阿格列汀-盐酸二甲双胍	阿格列汀、盐酸二甲双胍	片剂	12.5 mg/500 mg 12.5 mg/1000 mg	基于患者当前的治疗方案本品的起始剂量应个体化。2 次/日,与食物同服,逐渐增加剂量以降低二甲双胍相关的胃肠道不良反应。基于效应和耐受性调整剂量,最大剂量不可超过一日 25 mg/2000 mg
格列吡嗪-盐酸二甲双胍	格列吡嗪、盐酸二甲双胍	片剂	2.5 mg/250 mg 2.5 mg/500 mg 5 mg/500 mg	1. 基于效应和耐受性剂量个体化,最大剂量不超过一日 20 mg/2000 mg 2. 本品应餐时服用,从低剂量开始,逐渐增加剂量以避免低血糖,并降低胃肠道反应(主要由于二甲双胍)的发生率 3. 治疗初始和剂量调整期间,适当监测血糖以确定本品的治疗反应,确定患者的最小有效剂量。此后,应间隔约 3 个月测量 HbA1c 以评价治疗的效果 4. 尚无患者同时服用格列吡嗪(或其他磺酰脲类)加二甲双胍转向本品治疗的安全性和有效性的专门研究 5. 饮食控制和运动血糖控制不满意的 2 型糖尿病的高血糖患者,推荐起始剂量为 2.5 mg/250 mg,1 次/日,餐时服用。空腹血糖为 280～320 mg/dl 者起始剂量为 2.5 mg/500 mg,2 次/日。空腹血糖超过320 mg/dl 患者中的有效性尚未明确。以 2.5 mg/250 mg 的增量每 2 周增加一次,一直到最大日剂量 10 mg/1000 mg

续表

名称	组分	剂型	规格	用法用量
格列吡嗪-盐酸二甲双胍	格列吡嗪、盐酸二甲双胍	片剂	2.5 mg/250 mg 2.5 mg/500 mg 5 mg/500 mg	6. 磺酰脲类和(或)二甲双胍血糖控制不充分患者,推荐起始剂量为2.5 mg/500 mg 或 5 mg/500 mg,2 次/日,早晚餐时服用。为避免低血糖,本品的起始剂量不应超过正在服用的格列本脲或二甲双胍的一日剂量。日剂量应以不超过 5 mg/500 mg 的增量增加到最小有效剂量以达到适当的血糖控制或到最大一日 20 mg/2000 mg 7. 格列吡嗪加二甲双胍联合治疗的患者,可转向本品 2.5 mg/500 mg 或 5 mg/500 mg;起始剂量不超过正在服用的格列吡嗪和二甲双胍日剂量。应密切监测低血糖的体征和症状
西他列汀-辛伐他汀	西他列汀、辛伐他汀	片剂	100 mg/10 mg 100 mg/20 mg 100 mg/40 mg 50 mg/10 mg 50 mg/20 mg 50 mg/40 mg	1. 1 次/日,晚上整片吞服。推荐起始剂量为一日 100 mg/40 mg。正在服用辛伐他汀(10 mg、20 mg 或 40 mg,1 次/日),添加或不加西他列汀 100 mg,1 次/日的患者,开始本品治疗或增量后,如需要 4 周或 4 周后分析血脂水平,调整剂量 2. 不推荐用于重度肾功能不全或 ESRD(终末期肾病)患者。中度肾功能不全患者,推荐起始剂量为 50 mg/10 mg,1 次/日。中度肾功能不全正在服用辛伐他汀,合用或单用西他列汀 50 mg/d 的患者,可从西他列汀 50 mg 和含正在服用辛伐他汀的剂量的本品开始 3. 本品和胰岛素促泌素(如磺酰脲类)或胰岛素合用时,应采用低剂量的胰岛素促泌素或胰岛素以降低低血糖的风险 4. 正在服用维拉帕米、地尔硫䓬或决奈达隆的患者,辛伐他汀剂量应不超过 10 mg/d 5. 正在服用胺碘酮、氨氯地平或雷诺嗪的患者,辛伐他汀剂量应不超过 20 mg/d 6. 纯合性家族性高胆固醇血症患者,推荐剂量一日 100 mg/40 mg(肾功能正常或轻度肾功能不全)或 50 mg/40 mg(中度肾功能不全),晚上服用 7. 因为辛伐他汀 40 mg 与调脂药烟酸剂量(大于或等于 1 g/d)同时服用,中国患者中肌病发生的风险增加,当中国患者一日服用 100 mg/40 mg 或 50 mg/40 mg 的本品与包含烟酸制品的调脂药物同时服用时应谨慎
马来酸罗格列酮-盐酸二甲双胍	马来酸罗格列酮、盐酸二甲双胍	片剂	2 mg/500 mg 4 mg/500 mg 2 mg/1000 mg 4 mg/1000 mg	1. 一般分次给药,餐时服用。所有患者应从最低推荐剂量开始。进一步增加罗格列酮剂量应密切监测与液体潴留相关不良反应。如果采用包含罗格列酮和二甲双胍的复方片剂治疗 2 型糖尿病,应基于患者正在服用的罗格列酮和(或)二甲双胍的剂量 2. 当前正用二甲双胍治疗者转向本品通常起始剂量为日总剂量罗格列酮 4 mg 加二甲双胍正在服用的剂量。一日服用二甲双胍 1000 mg 者,通常起始剂量为 2 mg/500 mg,2 次/日;二甲双胍日总剂量为 2000 mg 者,本品通常的起始剂量为 2 mg/1000 mg,2 次/日 3. 当前正用罗格列酮者治疗转向本品时,通常起始剂量为二甲双胍日总剂量加正在服用罗格列酮剂量:罗格列酮日总剂量为 4 mg/d 者,通常起始剂量为 2 mg/500 mg,2 次/日;罗格列酮日总剂量为 8 mg/d 者,通常起始剂量为 4 mg/500 mg,2 次/日 4. 二甲双胍剂量增加 1～2 周后,罗格列酮剂量增加 8～12 周后,若控制血糖不充分推荐调整剂量 5. 最大推荐日总剂量 8 mg/2000 mg
阿格列汀-匹格列酮	阿格列汀、匹格列酮	片剂	25 mg/15 mg 25 mg/30 mg 25 mg/45 mg 12.5 mg/15 mg 12.5 mg/30 mg 12.5 mg/45 mg	1. 1 次/日,是否与食物同服均可,本品应整片吞服 2. 推荐起始剂量为 25 mg/15 mg 或 25 mg/30 mg 3. 根据根据糖化血红蛋白水平,本品的剂量可逐渐增加至最大 25 mg/45 mg,1 次/日 4. 轻度肾功能不全患者不必调整剂量。中度肾功能不全患者推荐剂量为 12.5 mg/15 mg、12.5 mg/30 mg 或 12.5 mg/45 mg,1 次/日。不推荐用于重度肾功能不全或 ESRD 患者。 5. 格列酮和强效 CYP2 C8 抑制剂吉非贝齐同时服用,匹格列酮暴露量增加约 3 倍,当需要与吉非贝齐或其他强效 CYP2 C8 抑制剂同时服用时,本品最大推荐剂量为 25 mg/15 mg,1 次/日

名称	组分	剂型	规格	用法用量
瑞格列奈-盐酸二甲	瑞格列奈、盐酸二甲双胍	片剂	1 mg/500 mg 2 mg/500 mg	1. 基于患者当前的治疗方案,效应和耐受性剂量个体化。可一日 2～3 次给药,直到最大日剂量 10 mg/2500 mg。每餐应服用不超过 4 mg/1000 mg。通常应在餐前 15 min 服用,但时间可由饭前即刻到餐前 30 min 不等。跳过一餐的患者不应服用此餐的剂量 2. 盐酸二甲双胍单一疗法控制不充分的患者,推荐起始剂量为 1 mg/500 mg,2 次/日,餐时服用,逐渐增加剂量(基于血糖反应)以降低血糖的风险 3. 列奈类单一疗法控制不充分的患者,推荐起始剂量 1 mg/500 mg,2 次/日,逐渐增加剂量(基于血糖反应)以降低盐酸二甲双胍的胃肠道的不良反应 4. 当前正同时服用瑞格列奈和盐酸二甲双胍的患者,可从正在服用的瑞格列奈和盐酸二甲双胍相似的剂量(但不超过)开始,然后,需要时增加到最大推荐日剂量达到目标血糖控制
坎格列净-二甲双胍	坎格列净、二甲双胍	片剂	50 mg/500 mg 50 mg/1000 mg	起始剂量为 50 mg/500 mg,2 次/日,与餐同服,逐渐增加剂量
达格列净-二甲双胍	达格列净、二甲双胍	片剂	5 mg/850 mg 5 mg/1000 mg	起始剂量为 5 mg/850 mg,2 次/日,与餐同服,逐渐增加剂量

第15章 抗变态反应药
Drugs Against Allergic Reaction

变态反应也称为过敏反应,是机体在第二次受到同一种抗原性物质(如细菌、病毒、寄生虫、花粉以及化学物质等)的刺激后所产生的组织损伤和(或)生理功能紊乱,属于一种异常或病理性免疫反应。用于防治变态反应性疾病的药物被称作抗变态反应药,也称作抗过敏药。这类药物可分为:①抗组胺药。②过敏反应介质阻释剂。③其他抗变态反应药。当前,随着社会的进步,工业化程度的提高以及临床上新药日益增多,过敏性疾病更为常见,甚至有些抗过敏药本身也能引起过敏或其他不良反应。因此,在使用新上市的抗过敏药时应特别注意。

15.1　抗组胺药

抗组胺药是在过敏性疾病中应用最多的药物,组胺受体分为 H_1 和 H_2 两种类型,当两者激动时,各自产生不同的生物效应。H_1-受体激动时可出现支气管和胃肠道平滑肌收缩,血管平滑肌舒张,心房肌的收缩加强,房室传导则见减慢。H_1-受体拮抗药对组胺起不到任何直接遏阻作用,而是与组胺竞争受体的结合位点,从而拮抗组胺的作用。本节主要讨论 H_1-受体拮抗药。由于 H_2-受体主要分布在胃肠道,其阻断药多用于消化性溃疡治疗,故在第 8 章中专述。传统的 H_1-受体拮抗药除具有抗组胺作用外,多伴有程度不同的镇静作用,使临床应用受到一定的限制。近二十余年来,无镇静作用的 H_1-受体拮抗药已陆续用于临床。

【不良反应】 1. 有镇静作用的抗组胺药最常见的不良反应是中枢神经系统抑制,由轻度嗜睡到深睡,还包括疲乏、头晕和共济失调。这些不良反应在继续给药几天后有可能减轻。无镇静作用的抗组胺药的优点是,极少或根本不会引起嗜睡。

2. 有镇静作用的抗组胺药的其他不良反应有头痛、精神不佳和抗毒蕈碱作用(如口干、呼吸道分泌物变稠、视物模糊、排尿困难或尿潴留、便秘以及胃食管反流加重)。而无镇静作用的抗组胺药的另一优点是,大多数极少或根本没有抗毒蕈碱作用。

3. 抗组胺药偶然引起胃肠道不良反应如恶心、腹泻和上腹痛。具有抗 5-羟色胺作用的赛庚啶可能引起食欲增进,体重增加,而其他抗组胺药可能导致食欲缺乏。

4. 大多数抗组胺药偶然可引起心悸和心律失常,而非镇静抗组胺药(如阿司咪唑和特非那定)的主要缺点是具有危险的室性心律失常严重不良反应(虽然罕见),这使它们的使用受到了很大的限制。

5. 有时抗组胺药还会引起皮疹和过敏反应如支气管痉挛、血管神经性水肿和全身过敏症(anaphylaxis),在结构类似的药物之间存在交叉敏感。光敏反应也会发生,尤其在使用吩噻嗪类时。

6. 血液反应如粒细胞增多,白细胞减少,溶血性贫血和血小板减少可能发生。罕见发生黄疸,尤其在使用吩噻嗪类时。

7. 还会发生晕厥、出汗、肌痛、感觉异常、锥体外系反应、震颤、睡眠障碍、抑郁、耳鸣、低血压和脱发。

8. 局部用药可能引起皮肤敏感,也可致全身反应。

9. 有镇静作用的抗组胺药超量会引起抗毒蕈碱作用、锥体外系反应和中枢神经系统不良影响,在婴儿和儿童中,中枢神经系统兴奋远远超过中枢神经系统抑制,会引起共济失调、兴奋、震颤、精神异常、幻觉和晕厥;还可能发生高热。接着会出现深昏迷和心肺虚脱。在成人中,中枢抑制较常见,伴嗜睡、昏迷和晕厥,并出现心肺虚脱。在使用非镇静抗组胺药时,抗毒蕈碱作用不太明显,危险的室性心律失常却是一个特殊严重的问题,因此,切记不可超量。

15.1.1　无中枢镇静抗组胺药

这一类药物的特点是,具有高度选择性,不易透过血-脑屏障,无镇静作用,不良反应少,起效快,作用持续时间长。

阿司咪唑
(astemizole)

别名:Hismanal、Paralergin、Romadin、Hismacap
本品为哌啶类衍生物,是最早问世的无中枢镇静作用的长效抗组胺药。

【CAS】 68844-77-9
【ATC】 R06AX11
【理化性状】 1. 本品为白色或类白色粉末。能溶于乙醇,几乎不溶于水,易溶于甲醇和二氯甲烷。

2. 化学名:1-(4-Fluorobenzyl)-2-{[1-(4-methoxy-phenethyl)-4-piperidyl]amino} benzimidazole

3. 分子式:$C_{28}H_{31}FN_4O$

4. 分子量:458.6

5. 结构式

【用药警戒】 罕见本品可引起 Q-T 间期延长、尖端扭转性心动过速及其他室性心律失常,甚至可导致死亡。超量服用可明显增加此种风险。禁与其他能引起 Q-T 间期延长的药物合用。室性心律失常可导致晕厥，如发生应立即停药，并给予适当处置。

【药理作用】　本品与外周 H₁-受体结合率高，为长效的强 H₁-受体拮抗药。对中枢无镇静作用亦无抗毒蕈碱作用。

【体内过程】　口服吸收迅速，1～2 h 可达血药峰值。有广泛的首过效应。通过 CYP3A4、CYP2A6 和 CYP2D6 进行代谢。本品及活性代谢产物脱甲基阿司咪唑的平均血药峰值为 3～5 ng/ml。阿司咪唑终末 $t_{1/2}$ 为 1～2 d,脱甲基阿司咪唑则为 9～13 d。本品不易透过血-脑屏障。代谢物主要经胆汁随粪便排出，并有肝肠循环存在。

【适应证】　适用于过敏性鼻炎、过敏性结膜炎、慢性荨麻疹和其他过敏症状。

【不良反应】　1. 长期服用可能会促进食欲，增加体重。

2. 少数患者有嗜睡、乏力。偶见血管神经性水肿、支气管痉挛、光敏反应、瘙痒及过敏反应。

3. 个别患者可发生惊厥、感觉异常、肌痛(关节痛)、水肿和转氨酶升高。

4. 罕见发生室性心律失常(包括尖端扭转型室速)，尤与血药浓度上升有关，儿童过量更易产生心脏毒性。

5. 参见抗组胺药引言中的不良反应。

【妊娠期安全等级】　C。

【禁忌与慎用】　1. 对本品过敏者、心或严重肝病患者、疑有 Q-T 间期延长或低血钾患者均禁用。

2. 尚未明确本品是否可经乳汁分泌，哺乳期妇女使用时，应暂停哺乳。

3. 轻度肝功能不全患者慎用。

【药物相互作用】　1. 本品不能与口服抗真菌药(包括酮康唑、咪康唑、氟康唑、伊曲康唑等)、大环内酯类药(如红霉素、阿奇霉素、克拉霉素、醋竹桃霉素等)同时使用。

2. 应避免合用可影响本品肝代谢的药物。

3. 本品不可合用利尿药或其他引起电解质紊乱的药物，抗心律失常药、三环类抗抑郁药、抗疟药如卤泛群和奎宁，抗精神病药、西沙必利、索他洛尔，因可引起低血钾症或 Q-T 间期延长。

4. 不可与特非那定合用，因可引起严重心律失常。

【剂量与用法】　成人口服 10 mg,1 次/日,6～12 岁儿童服成人的半量,小于 6 岁儿童,0.2 mg/(kg·d)。餐前 1 h 或餐后 2 h 服用。

【用药须知】　1. 超剂量用药可致心律失常，严重心律失常以 1 次或多次的晕厥发作为先导。发作时，应停药，进行相关的临床检查、心电监护，按常规清除尚未被吸收药物。

2. 若出现 Q-T 间期延长应严密监护，直到 Q-T 间期恢复正常。可适当使用抗心律失常药。

3. 本品虽属非镇静抗组胺药，但仍有少数患者会出现嗜睡。因此，用药期间不宜驾车或机械操作。

【临床新用途】　非特异性溃疡性结肠炎每晚口服本品 10 mg,5 周一疗程，休息 10 d,必要时再用，有效率 81.25%。

【制剂】　①片剂:3 mg;10 mg。②混悬剂:60 mg/30 ml。

【贮藏】　置于 15～30 ℃干燥处，密封保存。

特非那定
(terfenadine)

别名:丁苯哌丁醇、叔哌丁醇、敏迪、司立泰、得敏功、比斯妥、特西利、Ternadine、Teldane

本品是前药，经代谢后始具有活性。

【CAS】　50679-08-8

【ATC】　R06AX12

【理化性状】　1. 本品为白色结晶性粉末，有同质多晶型现象。在稀盐酸和水中极微溶，可溶于甲醇，易溶于二氯甲烷。

2. 化学名:1-(4-*tert*-Butylphenyl)-4-[4-(α-hydroxybenzhydryl)piperidino]butan-1-ol

3. 分子式:$C_{32}H_{41}NO_2$

4. 分子量:471.7

5. 结构式

【药理作用】　本品选择性地拮抗组胺 H₁-受体，无抗 5-羟色胺、抗毒蕈碱和抗肾上腺素能的作用。无明显的中枢抑制作用。起效较阿司咪唑快，维持时间较阿司咪唑短。

【体内过程】　口服迅速吸收,2 h 可达血药峰值,$t_{1/2}$ 为 16～23 h,本品蛋白结合率为 97%,活性代谢物的结合率较低。本品大部分(99%)在肝内代谢为羧酸衍生物非索非那定后始具有抗组胺的活性。代谢物及少量原药随粪便及尿排出。肝脏受损者重复给药后可发生药物蓄积。本品及其代谢物不能透过血-脑屏障，代谢物可进入乳汁。

【适应证】　用于过敏性鼻炎、皮炎、湿疹和荨麻疹,也可用于神经性皮炎、花粉症等。

【不良反应】　1. 常用剂量下,一般耐受良好。偶见头痛、头晕、共济失调、口干、轻度胃肠道不适。

2. 大剂量对心脏有毒性,可见 Q-T 间期延长及尖端扭转型室性心动过速。

3. 罕有镇静作用,对本品过敏和转氨酶升高已有报道。

【妊娠期安全等级】　C。

【禁忌与慎用】【药物相互作用】　参见阿司咪唑。

【剂量与用法】　口服,成人及大于 12 岁儿童 60 mg,2 次/日;6～12 岁 30～60 mg,2 次/日;3～5 岁 15 mg,2 次/日或 1 mg/kg,饭后服用。

【用药须知】　1. 参见阿司咪唑。

2. 如发生心悸、头晕、晕厥或惊厥,即应停药,检查心脏是否存在潜在的心律失常。

【制剂】　①片剂:60 mg。②胶囊剂:60 mg。③颗粒剂:30 mg。④混悬剂:30 mg/5 ml。

【贮藏】　密封,遮光贮于阴凉、干燥处。

非索非那定
(fexofenadine)

别名:非索那丁

本品是近年上市的组胺 H_1-受体拮抗药,为特非那定的活性代谢物。

【CAS】　83799-24-0

【ATC】　R06AX26

【理化性状】　1. 化学名:(±)-p-{1-Hydroxy-4-[4-(hydroxydiphenylmethyl)-piperidino]butyl}-α-methylhydratropic acid

2. 分子式:$C_{32}H_{39}NO_4$

3. 分子量:501.68

4. 结构式

盐酸非索非那定
(fexofenadine hydrochloride)

别名:特拉、瑞菲、Raltiva、Allegra

【CAS】　138452-21-8

【理化性状】　1. 本品为白色至米色晶状粉末,易溶于甲醇和乙醇,微溶于三氯甲烷和水,不溶于己烷。

2. 化学名:(±)-p-{1-Hydroxy-4-[4-(hydroxydiphenylmethyl)-piperidino]butyl}-α-methylhydratropic acid hydrochloride

3. 分子式:$C_{32}H_{39}NO_4 \cdot HCl$

4. 分子量:538.1

【药理作用】　本品为特非那定的主要活性代谢物,具有原药特非那定的特异性——拮抗组胺 H_1-受体和非镇静性质,但没有特非那定延长 Q-T 间期的不良反应,因而本品是理想的 H_1-受体拮抗药。本品两种对映体的抗组胺效应相似。研究证明,本品可抑制抗原诱导的致敏天竺鼠的支气管痉挛和大鼠腹膜肥大细胞的组胺释放,但尚不清楚此一发现的临床意义。动物实验中未观察到本品的抗胆碱或 a_1-肾上腺素的拮抗作用,另外也未观察到镇静或其他中枢神经系统的作用。放射示踪显示,实验大鼠组织分布的情况证明,本品不能通过血-脑屏障。

【体内过程】　1. 本品口服后快速吸收,1～3 h起效,作用可持续 12～24 h。单次服用本品 120 mg,达峰时间为 2.6 h。进食可延后本品的达峰时间,降低本品的血药峰值及生物利用度。

2. 本品血浆蛋白结合率为 60%～70%,主要与白蛋白和 α_1-酸糖蛋白结合。

3. 本品约有 5% 的总给药剂量可通过肝代谢清除。

4. 健康成人受试者,60 mg,2 次/日给药后平均消除 $t_{1/2}$ 为 14.4 h。人类物料平衡研究证明,分别有 80% 和 11% 的放射性物质分别在粪便和尿中被回收。生物利用度研究尚未进行。

5. 与健康受试者相比,轻(Ccr 为 41～80 ml/min)到中度(Ccr 为 11～40 ml/min)肾功能不全的患者本品血药浓度分别为肾功能正常者的 87% 和 111%,平均消除 $t_{1/2}$ 延长 59% 和 72%。

【适应证】　用于慢性特发性荨麻疹及花粉症,季节过敏性鼻炎、过敏性鼻炎、虫咬性皮炎、湿疹、皮肤瘙痒症等。

【不良反应】　1. 本品的不良反应较少,与其他抗组胺药物相比,本品的心脏毒性较小。由于本品并不透过血-脑屏障,对中枢神经系统的影响也较小。一般耐受良好,偶有头痛、多汗,口干及轻度胃肠道不适。

2. 心血管系统,可见 Q-T 间期延长、心室颤动。

3. 中枢神经系统,可引起头痛、疲劳(嗜睡)及视物模糊。与其他非镇静抗组胺药相比,本品镇静作用较弱。本品对精神运动技能(反应时间、决策及驾驶技能等)影响较小。

4. 泌尿生殖系统,可引起痛经。

5. 消化系统,可引见恶心、消化不良、胆红素浓度降低。

6. 其他不良反应可能出现病毒感染症状(感冒、流感),本品治疗 28 d 后未发现疗效降低。

7. 本品上市后罕有不良事件的报道,其中包括失眠、神经过敏、睡眠障碍或噩梦、超敏反应(过敏反应、荨麻疹、血管神经性水肿、胸部紧迫感、呼吸困难、面部潮红、瘙痒、皮疹)。

【妊娠期安全等级】　C。

【禁忌与慎用】　1. 已知对本品或制剂中任何成分过敏者禁用。

2. 妊娠期妇女只有潜在的益处大于对胎儿伤害的风险时才可使用。

3. 尚未明确本品是否经乳汁分泌,故哺乳期妇女使用本品应谨慎。

【药物相互作用】　1. 本品与红霉素、酮康唑合用,可升高本品的血药浓度,但对红霉素或酮康唑的药动学无影响,对 Q-T 间期也无影响,也不增加不良反应的发生率。

2. 本品和氟哌利多合用,二药的心脏不良反应相加,增加心脏毒性(Q-T 间期延长、尖端扭转型室性心动过速、心搏骤停)。

3. 本品与含铝、镁的抗酸药合用,可使本品疗效降低,在服用抗酸药前后不应服用本品。

4. 长期使用贯叶连翘对本品的影响极为轻微。

【剂量与用法】　1. 成人,用于慢性特发性荨麻疹,口服一次 60 mg,2 次/日。儿童,用于慢性特发性荨麻疹,6～11 岁儿童,一次 30 mg,2 次/日,也可一次 60 mg,1 次/日;12 岁及 12 岁以上儿童,一次 60 mg,2 次/日。

2. 用于花粉症,口服一次 60 mg,2 次/日,或者一次 180 mg,1 次/日。用于花粉症,6～11 岁儿童,一次 30 mg,2 次/日;12 岁及 12 岁以上儿童,一次 60 mg,2 次/日,或者一次 180 mg,1 次/日。

3. 肾功能不全及接受透析的成人患者,一次 60 mg,1 次/日。肾功能不全 6～11 岁的儿童,一次 30 mg,1 次/日;肾功能不全的 12 岁及 12 岁以上儿童,一次 60 mg,1 次/日。

【用药须知】　1. 本品过量有头晕、困倦、口干燥的报道。过量时,常规措施清除未吸收的药物,推荐对症支持治疗。血液透析不能有效地从血液中清除本品。

2. 与高脂饮食同时服用时,本品 C_{max} 及 AUC 降低,达峰时间延长。

3. 苹果汁、葡萄柚汁、橙汁等与本品合用时,可使本品疗效降低,可能与这些物质抑制了细胞膜上的阴离子转运多肽对有机阴离子的转运,导致本品吸收减少有关。

4. 本品分散片每 30 mg 含有 5.3 mg 苯丙氨酸。

【制剂】　①胶囊剂:60 mg。②片剂:30 mg;60 mg;180 mg。③分散片:30 mg。④混悬剂:30 mg/5 ml。

【贮藏】　20～25 ℃保存。

曲普利啶
(triprolidine)

别名:吡咯吡胺

本品为烷基胺衍生物。

【CAS】　486-12-4

【ATC】　R06AX07

【理化性状】　1. 化学名:(E)-2-[3-(Pyrrolidin-1-yl)-1-p-tolyl-prop-1-enyl]pyridine

2. 分子式:$C_{19}H_{22}N_2$

3. 分子量:278.39

4. 结构式

盐酸曲普利啶
(triprolidine hydrochloride)

别名:克敏、Actidilon、Actidil

【CAS】　550-70-9 (anhydrous triprolidine hydrochloride);6138-79-0 (triprolidine hydrochloride monohydrate)

【理化性状】　1. 本品为白色结晶性粉末,无臭或有令人不愉快的轻微臭味。溶于水(1:2.1),溶于乙醇(1:1.8),溶于三氯甲烷(1:1)。其水溶液能使碱性石蕊溶于变色。

2. 化学名:(E)-2-[3-(Pyrrolidin-1-yl)-1-p-tolyl-prop-1-enyl]pyridinehydrochloride-monohydrate

3. 分子式:$C_{19}H_{22}N_2 \cdot HCl \cdot H_2O$

4. 分子量:332.9

【药理作用】　本品具有抗组胺、抗毒蕈碱及轻度的镇静作用。在体内与组胺竞争效应细胞上的 H_1-受体,使组胺类物质丧失同 H_1-受体结合的机会,从而抑制过敏反应的发生。

【体内过程】　口服易吸收,10～15 min 生效,3 h 达血药峰值,持效 8～12 h,$t_{1/2}$ 约为 3～5 h。在肝内代谢为羧化衍生物,约用量的 50% 随尿液排出。本品可进入乳汁,不易透过血-脑屏障。

【适应证】　用于治疗各种过敏性疾病如荨麻疹、过敏性鼻炎、湿疹、瘙痒症等。

【不良反应】　1. 偶有恶心、乏力等症状。个别患者对本品过敏。

2. 参见抗组胺药引言中的不良反应。

【妊娠期安全等级】　C。

【禁忌与慎用】　1. 急性哮喘发作期内的患者、早产儿及新生儿、对本品过敏者禁用。

2. 眼内压增高、闭角型青光眼、甲状腺功能亢进、血管性疾患及高血压、支气管哮喘、前列腺增生、膀胱颈阻塞、消化道溃疡及 12 岁以下儿童,均需慎用。

3. 尚未明确本品是否可经乳汁分泌,哺乳期妇女使用时应暂停哺乳。

【药物相互作用】　服药期间不可同时服用 MAOIs、中枢性镇静或催眠药及含有酒精的饮品。

【剂量与用法】　成人 2.5～5 mg,2 次/日,总量<10 mg/d;小于 1 岁儿童 0.05 mg/kg,2 次/日,1～6 岁儿童用成人剂量的 1/3。

【用药须知】　1. 本品局部用于皮肤,可能引起过敏。

2. 用药期间不可驾车或操作机械。

【制剂】　①片剂:2.5 mg。②胶囊剂:2.5 mg。

【贮藏】　密封,遮光贮于<25 ℃。

咪唑斯汀
(mizolastine)

别名:皿治林、Mizollen、Mistamine

本品为无镇静作用的 H_1-受体拮抗药,于 2001 年 4 季度上市。

【CAS】　108612-45-9

【ATC】　R06AX25

【理化性状】　1. 本品为白色粉末,无臭。

2. 化学名:2-{1-[1-(4-Fluorobenzyl)-1H-benzimidazol-2-yl]-4-piperidyl(methyl)amino}pyrimidin-4(1H)-one

3. 分子式:$C_{24}H_{25}FN_6O$

4. 分子量:432.5

5. 结构式

【药理作用】　1. 本品具有独特的抗组胺和抗过敏性炎症的双重作用,是一种强效的、高度选择性组胺 H_1-受体拮抗药,可抑制活化的肥大细胞释放组胺及抑制炎性细胞的趋化作用。同时,还可抑制变态反应时细胞间黏附性分子-1 的释放。其抗过敏性炎症的作用机制为抑制 5-脂氧合酶,从而阻断花生四烯酸代谢生成的炎性介质如白三烯等。在抗组胺剂量下不产生抗毒蕈碱作用和镇静作用。

2. 单次给药的急性毒性很弱,大多数动物的最大非致死量达 500 mg/kg,对大鼠和非人类灵长类动物用 5 mg/(kg·d) 和 <5 mg/(kg·d) 的剂量,用药 1 年,耐受性良好。本品在生育毒性研究中,本品对大鼠[剂量为 5,25,125 mg/(kg·d)]和兔[剂量为 5,35,245 mg/(kg·d)]未产生任何胚胎毒性和致畸作用。本品无致突变和致癌性。

【体内过程】　本品口服后吸收迅速,1.5 h 可达血药峰值 276 ng/L,平均消除 $t_{1/2}$ 约为 13 h。生物利用度约为 65.5%,不受食物和乙醇的影响。蛋白结合率较高(约为 98.4%)。本品主要在肝内通过葡糖醛酸化进行代谢,也通过 CYP3A4 代谢,伴有活性的羟基化代谢物形成。仅有极少原药随尿液排出。血透不能清除本品。

【适应证】　适用于成人或大于 12 岁儿童所患过敏性鼻炎及荨麻疹。

【不良反应】　1. 可引起轻微的 Q-T 间期延长,尚未出现心律失常。

2. 偶有头痛、乏力、口干、胃肠功能紊乱(腹泻或消化不良)、低血压、焦虑和抑郁。

3. 白细胞计数、血糖和血电解质轻度异常极少发生。

【禁忌与慎用】　1. 对本品过敏者、妊娠期妇女(尤其头 3 个月)禁用。

2. 重症肝病、重症心脏病、心律失常(明显或可疑 Q-T 间期延长)和低血钾患者以及有晕厥病史者均应禁用。

3. 有心脏病病史者慎用。

4. 哺乳期妇女使用时应暂停哺乳。

5. 尚无小于 12 岁儿童安全用药的资料。

【药物相互作用】　1. 本品不能与咪唑类抗真菌

药或大环内酯类抗生素(如红霉素、醋竹桃霉素、克拉霉素或交沙霉素)同时合用。

2. 在同时使用西咪替丁、环孢素或硝苯地平时应特别注意,可能出现相互作用。

【剂量与用法】　成人和大于 12 岁儿童,口服 10 mg,1 次/日。老年患者用药同成人。

【用药须知】　1. 大多数服用本品的患者可以驾驶或完成需要精神集中的工作。但为了识别是否为常有药物反应的易感人群,建议在驾驶或进行复杂工作之前应先检查个体反应。

2. 用药过量者,应使用常规方法消除尚未被吸收的药物,并使用长程心电图予以监护。

3. 临床使用本品应注意其尚未发现的不良反应,累积用药经验。

【制剂】　缓释片:10 mg。

【贮藏】　低于 25 ℃干燥处贮存。

氯马斯汀
(clemastine)

本品为新型第二代 H_1-受体拮抗药。

【CAS】　15686-51-8

【ATC】　D04AA14;R06AA04

【理化性状】　1. 化学名:(＋)-(2R)-2-{2-[(R)-4-Chloro-α-methylbenzhydryloxy] ethyl }-1-methyl-pyrrolidine

2. 分子式:$C_{21}H_{26}ClNO$

3. 分子量:343.9

4. 结构式

富马酸氯马斯汀
(clemastine fumarate)

别名:克立马丁、吡咯醇胺、克敏停、维他静、Tavegyl、Mecloprodine、Tavegil、Meclast、Tavist、Tavist-1、Telgin、Antihist-1

【CAS】　14976-57-9

【理化性状】　1. 本品为类白色或白色结晶性粉末。几乎不溶于水,略溶于 70% 的乙醇,微溶于 50% 的乙醇和甲醇。10% 的水悬液的 pH 值为 3.2~4.2。

2. 化学名:(＋)-(2R)-2-{2-[(R)-4-Chloro-α-methylbenzhydryloxy]ethyl}-1-methylpyrrolidine hydrogen

fumarate

3. 分子式:$C_{21}H_{26}ClNO \cdot C_4H_4O_4$

4. 分子量:460.0

【药理作用】　本品作用强大,约为马来酸氯苯那敏的 10 倍。且具有抗毒蕈碱作用和中度镇静特性以及显著的止痒作用。

【体内过程】　本品口服后迅速且几乎完全被吸收,30 min 起效,2~4 h 可达血药峰值,持续时间长达 12 h,主要以原药或代谢物随尿液排出。

【适应证】　用于治疗过敏性鼻炎、荨麻疹、湿疹。

【不良反应】　1. 镇静、嗜睡、头昏、共济失调、乏力、精神错乱、烦躁、兴奋、神经过敏、震颤、神经紧张、失眠、欣快、感觉异常、视物模糊、复视、眩晕、耳鸣、急性迷路炎、癔症、神经炎和晕厥。

2. 上腹痛、食欲缺乏、恶心、呕吐、腹泻和便秘。

3. 鼻塞、胸紧、喘鸣和支气管分泌物变稠。

4. 尿频、排尿困难、尿潴留、经期提前。

5. 溶血性贫血、血小板减少和粒细胞减少。

6. 荨麻疹、药疹、过敏性休克、光敏反应、多汗、寒战、口干、鼻干、咽干。

7. 参见抗组胺药引言中的不良反应。

【妊娠期安全等级】　B。

【禁忌与慎用】　1. 对本品过敏者、抑郁患者禁用。

2. 新生儿、早产儿禁用。

3. 老年人和体质不佳者慎用。

4. 本品可经乳汁分泌,哺乳期妇女使用时应暂停哺乳。

5. 眼内压升高、甲状腺功能亢进、心血管及高血压病、溃疡病、前列腺肥大和尿路梗阻等慎用。

【药物相互作用】　1. 不可合用其他中枢神经系统抑制药(如巴比妥类药物、乙醇或苯二氮䓬类)。

2. MAOIs 可延长并增强本品的抗毒蕈碱作用。

【剂量与用法】　成人口服 1~2 mg,2 次/日;1~3 岁儿童 0.25~0.5 mg,2 次/日;3~6 岁 0.5 mg,2 次/日;6~12 岁 0.5~1 mg,2 次/日。

【用药须知】　用药期间不得驾车和高空作业。

【制剂】　①片剂:1 mg(以氯马斯汀计)。②糖浆剂:0.1 mg(以氯马斯汀计)/ml。

【贮藏】　密封,遮光贮于 25 ℃以下。

阿伐斯汀
(acrivastine)

别名:新敏乐、新敏灵、欣民立、Semprex
本品为非镇静抗组胺药,其结构类似曲普利啶。

【CAS】　87848-99-5

【ATC】　R06AX18

【理化性状】　1. 化 学 名：(*E*)-3-{6-[(*E*)-3-Pyrrolidin-1-yl-1-*p*-tolylprop-1-enyl　]-2-pyridyl　} acrylic acid

2. 分子式：$C_{22}H_{24}N_2O_2$

3. 分子量：348.4

4. 结构式

【药理作用】　本品是很强的组胺 H_1-受体拮抗药，服药后 30 min 起效，抗组胺作用可维持 12 h。无明显的镇静和抗毒蕈碱作用。

【体内过程】　成人口服 8 mg 后经胃肠道吸收完全，1.5 h 可达血药峰值（约为 150 μg/ml），血浆 $t_{1/2}$ 约为 1.5 h。蛋白结合率为 26%。服药 12 h 后，80% 的用量随尿液排出，13% 见于粪便中，其中 6/7 为原药。本品很难透过血-脑屏障。本品是否经乳汁分泌尚不明确。

【适应证】　用于治疗各种过敏性疾病如荨麻疹、过敏性鼻炎、湿疹、瘙痒症等。

【不良反应】　与一般非镇静抗组胺药的不良反应类似。

【妊娠期安全等级】　B。

【禁忌与慎用】　1. 对本品过敏者及 12 岁儿童禁用。

2. 肾功能不全患者慎用。

3. 哺乳期妇女使用时应暂停哺乳。

【药物相互作用】　与一般非镇静抗组胺药类似。

【剂量与用法】　成人和 12 岁以上儿童用量为 8 mg，1～3 次/日。

【用药须知】　服药期间应小心驾驶汽车或机械操作，尤在同时服用酒精及中枢神经抑制剂更应如此。

【制剂】　胶囊剂：8 mg。

【贮藏】　遮光，贮于 25 ℃干燥处。

依巴斯汀
(ebastine)

别名：开思亭、Kestine
本品为哌啶衍生物，非镇静抗组胺药。

【CAS】　90729-43-4

【ATC】　R06AX22

【理化性状】　1. 本品为类白色或白色结晶性粉末。熔点约 86 ℃。几乎不溶于水，微溶于甲醇，极易溶于二氯甲烷。

2. 化学名：4′-*tert*-Butyl-4-[4-(diphenylmethoxy) piperidino]butyrophenone

3. 分子式：$C_{32}H_{39}NO_2$

4. 分子量：469.7

5. 结构式

【药理作用】　本品选择性拮抗组胺 H_1-受体，无镇静作用及抗毒蕈碱作用。肝首过效应较强，代谢产物卡瑞斯汀(carebastine)具有更强的抗组胺活性。本品及代谢产物均不能透过血-脑屏障。

【体内过程】　口服给药后，本品被快速吸收，大部分在肝脏中初步代谢。其产物为一种酸性活性代谢产物卡瑞斯汀。单次口服 10 mg 后，其代谢产物的 C_{max} 为 80～100 ng/ml，达峰时间为 2.6～4 h，$t_{1/2}$ 为 15～19 h，1 次/日，一次 10 mg，3～5 d 后达稳态血药浓度，C_{max} 在 130～160 ng/ml 范围内。本品和卡瑞斯汀均与蛋白高度结合(＞95%)。给药剂量的 66% 以结合的代谢产物形式随尿液排出。

【适应证】　用于治疗过敏性鼻炎(季节性和常年性)，特发性慢性荨麻疹。

【不良反应】　1. 头痛、口干和乏力。少见腹痛、消化不良、咽炎、鼻出血、鼻炎、鼻窦炎、恶心和失眠。

2. 参见抗组胺药引言中的不良反应。

【禁忌与慎用】　1. 对本品过敏者、妊娠期妇女禁用。

2. Q-T 间期延长、低钾血症、肝、肾功能不全慎用。

3. 哺乳期妇女使用时应暂停哺乳。

【药物相互作用】　与 Q-T 间期延长或抑制 CYP3A 酶系的任何药物(如咪唑类抗真菌药及大环内酯类抗生素)合用，可使心律失常加重。

【剂量与用法】　1. 过敏性鼻炎，口服，10～20 mg/d；荨麻疹 10 mg/d。

2. 肝、肾功能不全患者不可＞10 mg/d。

【制剂】　片剂：10 mg。

【贮藏】　贮于 30 ℃以下干燥遮光处。

氮䓬斯汀
(azelastine)

本品为具有多种作用机制的抗组胺药。

【CAS】　58581-89-8

【ATC】　R01AC03；R06AX19；S01GX07

【理化性状】　1. 化学名：4-(p-Chlorobenzyl)-2-(hexahydro-1-methyl-1H-azepin-4-yl)-1（2H）-phthalazinone

2. 分子式：$C_{22}H_{24}ClN_3O$

3. 分子量：381.9

4. 结构式

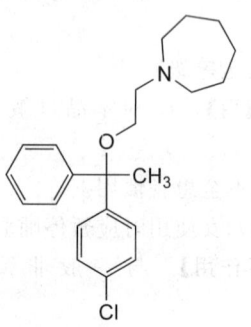

盐酸氮䓬斯汀
(azelastine hydrochloride)

别名：Azeptin、Optival、Rhinolast、Allergodil

【CAS】　79307-93-0

【理化性状】　1. 本品为类白色或白色结晶性粉末。微溶于水，能溶于二氯甲烷和无水乙醇。

2. 化学名：4-(p-Chlorobenzyl)-2-(hexahydro-1-methyl-1H-azepin-4-yl)-1（2H）-phthalazinone-monohydrochloride

3. 分子式：$C_{22}H_{24}ClN_3O \cdot HCl$

4. 分子量：418.4

【药理作用】　除有抗组胺作用外，本品尚有抑制肥大细胞释放炎性介质的作用，且强而持久。

【体内过程】　单剂量口服本品后，其血浆 $t_{1/2}$ 大约为 20 h，而其活性代谢产物 N-去甲基氮䓬斯汀约为 45 h。主要经粪便排泄。粪便中少量药物的持久排泄，表明药物可以进行肝肠循环。

本品滴眼液很少吸收，使用(4 次/日，一次每眼 1 滴)56 d，本品血药浓度为 0.02 ～0.25 ng/ml。

【适应证】　用于过敏性结膜炎、过敏性鼻炎、荨麻疹等过敏性皮肤病。

【不良反应】　1. 少数有嗜睡、乏力、手足麻木及胃肠道不适，偶可引起皮疹和血清 ALT 升高。

2. 滴眼偶然会产生轻微短暂的刺激反应(如灼热、眼痒、流泪)。少数人用药后有产生苦味的报道。若有苦味感觉，可饮用饮料(如果汁、奶类)予以消除。

3. 参见抗组胺药引言中的不良反应。

【妊娠期安全等级】　C。

【禁忌与慎用】　1. 对本品过敏者禁用。

2. 哺乳期妇女使用时应暂停哺乳。

3. 儿童慎用。

【剂量与用法】　1. 口服　成人 1～4 mg，2 次/日；6～12 岁儿童 2 mg，2 次/日。

2. 滴眼　2 次/日，早晚各 1 次，每眼 1 滴。症状严重者，剂量可增加至一日 4 次。在致敏原浓度特高的时期里，应在早上起床后立刻滴用本品滴眼液。在症状消失后，仍应持续滴用本品滴眼液，直至致敏原(例如花粉)消失。

【用药须知】　服药期间避免驾车和机械操作。

【制剂】　①片剂：0.5 mg；1 mg。②颗粒剂：0.2%(2 mg/g)。③滴眼液：30 mg/6 ml；4 mg/8 ml。

【贮藏】　密封，遮光贮存。

司他斯汀
(setastine)

【CAS】　64294-95-7

【理化性状】　1. 化学名：1-{2-[(p-Chloro-α-methyl-α-phenylbenzyl)oxy]ethyl}hexahydro-1H-azepine

2. 分子式：$C_{22}H_{28}ClNO$

3. 分子量：357.92

4. 结构式

盐酸司他斯汀
(setastine hydrochloride)

【CAS】　59767-13-4

【理化性状】　1. 化学名：1-{2-[(p-Chloro-α-methyl-α-phenylbenzyl)oxy]ethyl}hexahydro-1H-azepine hydrochloride

2. 分子式：$C_{22}H_{28}ClNO \cdot HCl$

3. 分子量：394.4

【简介】　本品为氯马斯汀的衍生物，作用及用途相同，但无镇静作用。成人口服 6 mg，1 次/日。不良反应同氯马斯汀。

左卡巴斯汀
(levocabastine)

本品是一种速效、强效、长效的抗组胺 H_1-受体药。

【CAS】 79516-68-0

【ATC】 R01AC02；S01GX02

【理化性状】 1. 化学名：(-)-*trans*-1-[Cis-4-cyano-4-(*p*-fluorophenyl) cyclohexyl]-3-methyl-4-phenyl-isonipecotic acid

2. 分子式：$C_{26}H_{29}FN_2O_2$

3. 分子量：420.51

4. 结构式

盐酸左卡巴斯汀
(levocabastine hydrochloride)

别名：立复汀、Livostin

〖CAS〗 79547-78-7

〖理化性状〗 1. 本品为类白色或白色粉末。不溶于水，微溶于乙醇和 2% 的氢氧化钠水溶液，略溶于甲醇。

2. 化学名：(-)-*trans*-1-[Cis-4-cyano-4-(*p*-fluorophenyl) cyclohexyl]-3-methyl-4-phenyl-isonipecotic acid hydrochloride

3. 分子式：$C_{26}H_{29}FN_2O_2 \cdot HCl$

4. 分子量：457.0

【药理作用】 本品高选择性拮抗组胺 H_1-受体，无抗 5-羟色胺、抗毒蕈碱和抗多巴胺作用。局部用药后起效快(3～5 min)，维持数小时。无中枢镇静作用，长期用药不产生急性耐受现象。

【体内过程】 一次鼻内喷雾，约有 30～40 μg 的本品被吸收，全身利用度约为 60%～80%，滴眼后为 30%～60%。其中主要以原药(约为吸收量的 70%)随尿液排出。血浆 $t_{1/2}$ 为 35～40 h。蛋白结合率约 55%。

【适应证】 用于治疗急慢性过敏性鼻炎、结膜炎。

【不良反应】 用本品后极少数人即刻出现短暂而轻微的局部刺激，鼻刺痛、烧灼感、鼻干、口干，其他有头痛、头晕、轻度困倦、诱发喷嚏、舌部麻木感及嗅觉减退等。

【禁忌与慎用】 1. 对本品过敏者、妊娠期妇女禁用。

2. 肾功能不全患者慎用。

3. 哺乳期妇女使用时应暂停哺乳。

【药物相互作用】 与苯二氮䓬类药物无相互作用，但不排除与乙醇有轻微的相互作用。

【剂量与用法】 1. 成人或儿童一次每鼻孔 2 吸，2 次/日，也可 3～4 次/日，连续用药至症状消失。

2. 0.05% 本品溶液可用于结膜炎，每眼点 1 滴，2 次/日。

【用药须知】 用药前必须摇匀。第 1 次吸药前，使气雾泵源充满，直至能很好地喷出气雾，再使用。每次吸药前必须清洗鼻道，以使药物顺利吸入。

【制剂】 ①鼻喷雾剂：5 mg/10 ml。②滴眼剂：0.05%。

【贮藏】 室温保存。

西替利嗪
(cetirizine)

本品系哌嗪衍生物，作用强而持久，起效较阿司咪唑快，选择性比特非那定高。

【CAS】 83881-51-0

【ATC】 R06AE07

【理化性状】 1. 化学名：2-[4-(4-Chlorobenzhydryl)piperazin-1-yl]ethoxyacetic acid

2. 分子式：$C_{21}H_{25}ClN_2O_3$

3. 分子量：388.89

4. 结构式

盐酸西替利嗪
(cetirizine hydrochloride)

别名：Zyrlex、仙特明、仙特敏、赛特赞、疾立静、比特力、西可韦、斯特林、Virlix、Zyrtek、Zyrtec、Alerlinsin、Formistin

〖CAS〗 83881-52-1

〖理化性状〗 1. 本品为类白色或白色粉末。易溶于水，不能溶液丙酮或二氯甲烷。5% 的水溶液的 pH 值约为 1.2～1.8。

2. 化学名：2-[4-(4-Chlorobenzhydryl)piperazin-1-yl]ethoxyacetic acid dihydrochloride

3. 分子式：$C_{21}H_{25}ClN_2O_3 \cdot 2HCl$

4. 分子量：461.8

【药理作用】　1.抑制组胺介导的早期变态反应,即抑制肠血管活性肽、P物质及神经肽的活性。

2.稳定肥大细胞,减少变态反应晚期相关的炎症细胞移行及介质释放。

3.对 H_1-受体的选择性高,无抗5-羟色胺和(或)毒蕈碱介导的平滑肌收缩作用。

【体内过程】　口服迅速吸收,相对生物利用度为99.9%。口服10 mg后20 min起效,30~60 min达血药峰值(约0.3 μg/ml)。蛋白结合率为93%,基本不在体内代谢,24 h内70%随尿液排出,10%随粪便排泄。肾清除率为30 ml/min,消除 $t_{1/2}$ 为7~10 h。

【适应证】　用于治疗过敏性鼻炎(季节性或常年性)、荨麻疹、皮肤瘙痒症、湿疹、花粉症和支气管哮喘。

【不良反应】　1.一般耐受良好,偶见轻微乏力、头痛、口干、恶心、激动。极少数可有过敏反应。

2.常用剂量下出现嗜睡的可能性小。

3.参见抗组胺药引言中的不良反应。

【妊娠期安全等级】　B。

【禁忌与慎用】　1.对本品过敏者禁用。

2.小于12岁儿童慎用。

3.动物实验显示本品可经乳汁分泌,哺乳期妇女使用时应暂停哺乳。

【药物相互作用】　慎与镇静剂合用。

【剂量与用法】　成人口服10~20 mg,1次/日;2~6岁儿童5 mg,1次/日。成人也可服滴剂20滴,1次/日;2~6岁儿童10滴,1次/日。

【用药须知】　1.本品无拮抗剂,超量者应使用常规方法消除尚未被吸收的药物,并严密观察病情变化。

2.可能影响驾驶和机械操作能力。

3.避免酒后服药。

4.动物实验证明,本品有抑制过敏性休克的作用。

【制剂】　①片剂:10 mg。②滴剂:10 mg/1 ml。

【贮藏】　贮于15~25 ℃。

氯雷他定
(loratadine)

别名:克敏能、诺那他定、开瑞坦、Clarityne、Claritin

本品属哌啶类衍生物,其结构类似阿扎他啶。

【CAS】　79794-75-5

【ATC】　R06AX13

【理化性状】　1.本品为白色至灰白色粉末。不溶于水,易溶于三氯甲烷、甲醇、丙酮或甲苯。

2.化学名:Ethyl 4-(8-chloro-5,6-dihydro-11*H*-benzo[5,6]cyclohepta[1,2-*b*]pyridin-11-ylidene)piperidine-1-carboxylate

3.分子式:$C_{22}H_{23}ClN_2O_2$

4.分子量:382.9

5.结构式

【药理作用】　1.高选择性地对抗外周组胺 H_1-受体。抗组胺作用强于阿司咪唑、特非那定。用药后30 min内起效,作用持续时间长达18~24 h。

2.本品无镇静作用,无毒蕈碱样作用。

【体内过程】　口服本品吸收迅速,1.5 h可达血药峰值,蛋白结合率约为98%。大部分在肝内通过CYP3A4,CYP2D6代谢,代谢产物脱羧乙氧基氯雷他定仍具有抗组胺活性。两者均可出现在乳汁中。50%药物于5 d后随尿液排出。不能透过血-脑屏障。

【适应证】　用于过敏性鼻炎、急性和慢性荨麻疹以及其他过敏性皮肤病。

【不良反应】　1.罕见嗜睡、乏力、头痛、体重增加、口干、恶心、过敏症。

2.参见抗组胺药引言中的不良反应。

【妊娠期安全等级】　B。

【禁忌与慎用】　1.对本品过敏者禁用。

2.哺乳期妇女使用时应暂停哺乳。

3.小于2岁儿童慎用。

【药物相互作用】　1.本品合用酶抑制剂如西咪替丁等,可使本品血药浓度上升。

2.合用其他通过上述肝酶代谢的药物,可能导致血药浓度改变,并可能产生不良反应。

【剂量与用法】　成人及体重>30 kg的儿童口服10 mg,1次/日。体重<30 kg儿童5 mg,1次/日。

【用药须知】　超量服用本品者,应使用常规方法消除尚未被吸收的药物,在支持疗法的同时,应严密监视病情。

【制剂】　片剂:10 mg。

【贮藏】　置于25~30 ℃。

地氯雷他定
(desloratadine)

别名:Desloratadin、Clarinex、地洛他定、吹必叮、

信敏汀

本品为氯雷他定的主要代谢产物。

【CAS】　100643-71-8

【ATC】　R06AX27

【理化性状】　1. 本品为白色至类白色粉末。微溶于水,但极易溶于乙醇和丙二醇。

2. 化学名:8-Chloro-6,11-dihydro-11-(4-piperidylidene)-5H-benzo[5,6]cyclohepta[1,2-b]pyridine

3. 分子式:$C_{19}H_{19}ClN_2$

4. 分子量:310.8。

5. 结构式

地氯雷他定枸橼酸钠

(desloratadine citrate sodium)

别名:枸地氯雷他定

【理化性状】　1. 化学名:8-氯-6,11-二氢-11-(4-亚哌啶基)-5H-苯并[5,6]环庚[1,2-b]吡啶枸橼酸氢二钠盐二水合物。

2. 分子式:$C_{25}H_{25}ClN_2O_7Na_2 \cdot 2H_2O$

3. 分子量:582.92

【药理作用】　1. 本品具有非镇静性抗组胺作用,其临床效应类似氯雷他定。

2. 本品为氯雷他定在体内的活性代谢产物,具有选择性对抗外周 H_1-受体的作用,且可抑制炎症介质的释放、超氧负离子的产生、Ca^{2+} 的外流、细胞因子与化学因子的释放、黏附分子的表达、嗜酸性粒细胞的移动和吸附等。

3. 本品与 H_1-受休的亲和力是氯雷他定的 10~20 倍,且无镇静作用和抗胆碱能作用。克隆人 H_1-受体放射性配体结合实验显示,本品对 H_1-受体的结合力比氯雷他定强(IC$_{50}$ 分别为 51 nmol/L 和 721 nmol/L),而对 H_2-和 H_3-受体的结合力非常弱。在豚鼠肺组织中,本品对 H_1-受体的结合力较氯雷他定强(IC$_{50}$ 分别为 840 nmol/L 和 3030 nmol/L)。在鼠卵巢细胞和人支气管平滑肌细胞上的实验表明,本品对 H_1-受体的拮抗作用强于特非那定、阿司咪唑、非索非那定、西替利嗪和氯雷他定。本品很少透过血-脑屏障,故不产生中枢镇静作用。

【体内过程】　1. 49 例健康男性志愿者分别服用单一剂量的本品(5 mg、7.5 mg、10 mg 和 20 mg)或安慰剂,在单剂量用药后经 3 d 清除期,再以相同的剂量连续服用 14 d。结果显示,单剂量给药后的 C_{max} 和 AUC$_{0\sim\infty}$ 值呈现剂量依赖性。表观分布容积为 114~201 L,$t_{1/2}$ 为 19~34.6 h。

2. 稳态药动学研究表明,本品的累积因子为 1.1~1.6,与消除半衰期和给药频率一致。多剂量和单剂量给药其表观分布容积与清除半衰期没有显著性差异。本品在不同种族和性别中的药动学研究显示,黑人的 AUC$_{0\sim\infty}$ 和 C_{max} 分别比白人高 32% 和 18%,而女性比男性分别高 3% 和 10%,这些差异没有统计学意义。

3. 本品的生物利用度不受食物的影响,与红霉素、酮康唑等 CYP3A4 酶抑制剂合用不存在药动学与药效学上的相互作用。

【适应证】　用于缓解过敏性疾病的症状,如鼻炎和荨麻疹。

【不良反应】　1. 临床试验中常见的不良反应为头痛、疲倦、病毒感染、头晕、咽炎、上呼吸道感染。

2. 本品上市后报道的不良反应(因果关系未确定)有心动过速、心悸、罕有超敏反应(皮疹、瘙痒症、荨麻疹、水肿、呼吸困难、过敏反应)、精神亢奋、运动失调(包括张力减退、抽搐、锥体外系反应)、癫痫发作、肝氨酶升高包括胆红素升高并罕有肝炎的报道。

【妊娠期安全等级】　C。

【禁忌与慎用】　1. 对本品和氯雷他定过敏者禁用。

2. 妊娠期妇女和哺乳期妇女、6 个月以下幼儿、肝功能不全患者慎用。

【药物相互作用】　1. 与一般非镇静抗组胺药的相互作用类似。

2. 参与本品代谢的酶尚未确定,CYP3A4 有可能参与本品代谢,故与 CYP3A4 抑制药合用时应谨慎。

【剂量与用法】　本品片剂口服给药,服药不受进食影响;糖浆剂推荐用标注刻度的滴管或注射器经口给药。

1. 慢性特发性荨麻疹、常年过敏性鼻炎及季节过敏性鼻炎成人,一次 5 mg,1 次/日。

2. 慢性特发性荨麻疹、常年过敏性鼻炎,12 岁以上儿童,一次 5 mg,1 次/日;6~11 岁者,一次 2.5 mg,1 次/日;1~5 岁儿童,一次 1.25 mg,

1 次/日；6～11 个月者，一次 1 mg，1 次/日。

3. 季节过敏性鼻炎成人和 12 岁以上儿童，一次 5 mg，1 次/日；6～11 岁儿童，一次 2.5 mg，1 次/日；2～5 岁儿童，一次 1.25 mg，1 次/日。

4. 肝、肾功能不全患者，在开始治疗时每隔日服用 5 mg。

【用药须知】 在作皮试前的大约 48 h 应停止使用本品，因抗组胺药能清除或减轻皮肤对所有变应原的阳性反应。

【制剂】 ①片剂：5 mg（以地氯雷他定计）。②糖浆剂：1 mg/5 ml（以地氯雷他定计）。③胶囊剂：5 mg（以地氯雷他定计）。

【贮藏】 25 ℃下遮光保存。

阿扎他定
(azatadine)

本品为长效抗组胺药，无明显嗜睡作用。

【CAS】 3964-81-6

【ATC】 R06AX09

【理化性状】 1. 化学名：6,11-Dihydro-11-(1-methyl-4-piperidylidene)-5H-benzo[5,6]cyclohepta[1,2-b]pyridine dimaleate

2. 分子式：$C_{20}H_{22}N_2$

3. 分子量：290.4

4. 结构式

马来酸阿扎他定
(azatadine maleate)

别名： Idulian、Optimine、Zadine

【CAS】 3978-86-7

【理化性状】 1. 本品为无臭的白色至浅乳酪色粉末。易溶于水、甲醇、乙醇或三氯甲烷，几乎不溶于苯和乙醚。

2. 化学名：6,11-Dihydro-11-(1-methyl-4-piperidylidene)-5H-benzo[5,6]cyclohepta[1,2-b]pyridine dimaleate

3. 分子式：$C_{20}H_{22}N_2 \cdot 2C_4H_4O_4$

4. 分子量：522.5

【药理作用】 类似赛庚啶。具有抗组胺、抗毒蕈碱及抗 5-HT 等作用，作用持续时间较长。

【体内过程】 本品可从胃肠道快速吸收，并部分被代谢，4 h 可达血药峰值，消除 $t_{1/2}$ 为 9～12 h，原药及代谢物随尿液排出。

【适应证】 用于花粉症、荨麻疹、皮肤瘙痒、昆虫叮咬反应和过敏性皮炎，也用于支气管哮喘。

【不良反应】 1. 轻度嗜睡。

2. 参见抗组胺药引言中的不良反应。

【妊娠期安全等级】 B。

【禁忌与慎用】 1. 青光眼、前列腺肥大者慎用。

2. 尚未明确本品是否可经乳汁分泌，哺乳期妇女使用时应暂停哺乳。

【药物相互作用】 与一般非镇静抗组胺药的相互作用类似。

【剂量与用法】 成人口服 1 mg，2 次/日；≥12 岁儿童剂量与成人相同。不推荐＜12 岁儿童使用。

【制剂】 ①片剂：1 mg。②糖浆剂：0.5 mg/5 ml。

【贮藏】 遮光保存。

美喹他嗪
(mequitazine)

别名： 甲噻吩嗪、波丽玛朗、Primalan、Metaplexan、Mircol、Vigigan

本品为吩噻嗪的衍生物，是组胺 H_1-受体拮抗药。

【CAS】 29216-28-2

【ATC】 R06AD07

【理化性状】 1. 化学名：10-(Quinuclidin-3-ylmethyl)phenothiazine

2. 分子式：$C_{20}H_{22}N_2S$

3. 分子量：322.5

4. 结构式

【药理作用】 本品可选择性地抑制外周 H_1-受体、抑制肥大细胞脱颗粒及调节迷走神经的紧张性，从 3 个方面达到抗过敏作用；并有轻度抗毒蕈碱作用，无明显中枢镇静作用。

【体内过程】 口服吸收迅速，6 h 可达血药峰值，其 $t_{1/2}$ 约为 18 h，在肝内代谢，原药及代谢物主要随胆汁排出。体内分布广泛，血管组织渗透性高，不易透过血-脑屏障。

【适应证】 用于治疗过敏性鼻炎、荨麻疹、过敏性结膜炎及各种皮肤瘙痒、湿疹。

【不良反应】 1. 偶有困倦、乏力、头痛、口干、胃肠不适、轻度视物模糊、转氨酶升高和血小板减少。

2. 参见抗组胺药引言中的不良反应。

【禁忌与慎用】 1. 对本品过敏者、妊娠期妇女禁用。

2. 癫痫、青光眼、前列腺增生及肝病患者慎用。

3. 哺乳期妇女使用时应暂停哺乳。

【药物相互作用】 不能与 MAOIs 合用,本品能增强拟交感胺的作用。

【剂量与用法】 成人口服 5 mg,2 次/日或睡前 10 mg。儿童 0.025 mg/(kg·d),2 次/日。

【用药须知】 增加剂量不改变药效,但可能会增加阿托品样副作用,如口干、视觉障碍等。

【制剂】 片剂:5 mg。

【贮藏】 遮光保存。

苯茚胺
(phenindamine)

本品为哌啶衍生物。

【CAS】 82-88-2

【ATC】 R06AX04

【理化性状】 1. 化学名:1,2,3,4-Tetrahydro-2-methyl-9-phenyl-2-azafluorene

2. 分子式:$C_{19}H_{19}N$

3. 分子量:261.36

4. 结构式

酒石酸苯茚胺
(phenindamine tartrate)

别名:抗敏胺、治肤宁、Thephorin

〖CAS〗 569-59-5

〖理化性状〗 1. 本品为类白色或白色的多孔性粉末,无臭或几乎无臭。略溶于水,微溶于乙醇,不溶于乙醚和三氯甲烷。1% 的水溶液的 pH 值为 3.4～3.9。

2. 化学名:1,2,3,4-Tetrahydro-2-methyl-9-phenyl-2-azafluorene hydrogen tartrate

3. 分子式:$C_{19}H_{19}N \cdot C_4H_6O_6$

4. 分子量:411.4

【药理作用】 本品为无镇静的抗组胺药,对中枢神经有轻度兴奋作用,局部应用有止痒效果。

【适应证】 1. 用于荨麻疹、花粉症,过敏性鼻炎。

2. 用于偏头痛、晕动病。

3. 油膏局部涂擦可减轻过敏性皮肤病的瘙痒。

4. 与其他药物合用治疗感冒和震颤麻痹。

【不良反应】 1. 头昏、口干、失眠、胃肠道反应和尿潴留。

2. 对黏膜有刺激,长期应用可致贫血。

3. 参见抗组胺药引言中的不良反应。

【禁忌与慎用】 司机、高空作业者不宜使用。

【药物相互作用】 勿与乙醇同时服用。

【剂量与用法】 成人口服 25～50 mg,3 次/日,6 岁以上儿童 75 mg/d,分次服用。5% 油膏涂擦患处。

【用药须知】 本品有中枢兴奋作用,下午 4 时后勿服用本品。服药时避免接触口腔黏膜。

【制剂】 ①片剂:25 mg。②软膏剂:5%。

【贮藏】 遮光保存。

左西替利嗪
(levocetirizine)

别名:左旋西替利嗪

本品为西替利嗪的 R-型异构体。

【CAS】 130018-77-8

【ATC】 R06AE09

【理化性状】 1. 化学名:2-(2-{4-[(R)-(4-Chlorophenyl)(phenyl)methyl]piperazin-1-yl}ethoxy)acetic acid

2. 分子式:$C_{21}H_{25}ClN_2O_3$

3. 分子量:388.9

4. 结构式

盐酸左西替利嗪
(levocetirizine dihydrochloride)

别名:优泽、迪皿、Xyzal

〖CAS〗 130018-87-0

【理化性状】 1. 本品为白色晶状粉末,能溶于水。

2. 化学名:2-(2-{4-[(R)-(4-Chlorophenyl)(phenyl)methyl]piperazin-1-yl}ethoxy)acetic acid dihydrochloride

3. 分子式:$C_{21}H_{25}ClN_2O_3 \cdot 2HCl$

4. 分子量:461.8

【药理作用】 1. 本品是西替利嗪的左旋体,药理作用与西替利嗪相似,但副作用更少。西替利嗪有轻度的中枢神经系统抑制作用。研究表明,此作用主要是其右旋体与脑内相关受体有一定亲和性。本品巧妙地避免了西替利嗪的镇静、嗜睡等中枢神经系统不良反应,但抗组胺活性仍与西替利嗪相似。

2. 本品抗过敏作用强于其他抗过敏药物,其药理机制较为广泛,除具有较强的拮抗 H_1-受体作用外,还具有其他的抗变态反应机制,与哮喘病相关的药理机制包括抑制气道内以嗜酸性粒细胞为主的炎性细胞的聚集和浸润、抑制肥大(嗜碱)细胞的脱颗粒反应、抑制迟发相哮喘反应和增强 β_2-受体激动剂的支气管扩张作用等。

【体内过程】 1. 成人健康受试者,治疗剂量范围内,本品药动学呈线性。口服给药后,快速广泛吸收。成人口服片剂后,0.9 h 达血药峰值。一日口服给药后 2 d 可达稳态,蓄积率为 1.12。单次给药或重复 5 mg,1 次/日给药后,峰浓度分别为 270 ng/ml 和 308 ng/ml。食物对本品片剂的 AUC 无影响,但脂肪餐后,本品的 T_{max} 延迟约 1.25 h,C_{max} 降低约 36%。本品是否与食物同服均可。

2. 5 mg 口服溶液剂和 5 mg 片剂的生物利用度相同。健康受试者口服 5 mg 溶液剂后,给药 0.5 h 后可达血药峰值。

3. 本品体外平均血浆蛋白结合率 91%～92%,无剂量依赖性。口服给药后,平均表观分布容积为 0.4 L/kg,提示全身体液中均有分布。

4. 本品小于 14% 的剂量在人体内代谢,因此,遗传多态性或受肝药酶的影响可忽略不计。主要代谢途径为芳香环的氧化、N-和 O-脱烷基作用和与牛磺酸的结合,脱烷基作用主要通过 CYP3A4,芳香环氧化的多种酶。

5. 健康受试者,本品口服溶液或片剂给药后,血浆 $t_{1/2}$ 为 8～9 h,平均全身清除率 0.63 ml/(kg·min)。本品及其代谢物主要随尿液排泄,约占给药剂量的 85.4%,仅 12.9% 随粪便排泄。随尿排泄主要为肾小球滤过和肾小管主动分泌。本品肾清除率与肌酐清除率有关,肾功能不全患者的清除率降低。

【适应证】 1. 成人和年龄≥2 岁儿童季节变应性鼻炎。

2. 成人和年龄≥6 个月儿童常年变应性鼻炎和慢性特发性荨麻疹。

【不良反应】 可见嗜睡、疲劳、无力、尿潴留。

【妊娠期安全等级】 B。

【禁忌与慎用】 1. 对本品、西替利嗪或本品制剂中任何成分过敏者,终末期肾脏疾病(Ccr<10 ml/min)或透析患者,6 个月到 11 岁肾功能不全的儿童禁用。

2. 本品能分泌到乳汁中,哺乳期妇女使用时应暂停哺乳。

【药物相互作用】 参见西替利嗪。

【剂量与用法】 1. 成人和 2 岁以上儿童,2.5～5 mg,1 次/晚,口服。

2. 6～11 岁儿童,2.5 mg,1 次/晚,口服,不可超量。

3. 6 个月～5 岁儿童,1.25 mg,1 次/晚,口服,不可超量。

4. 肝、肾功能不全患者的剂量调整:①轻度功能不全(Ccr＝50～80 ml/min),2.5 mg,1 次/日;②中度肾功能不全(Ccr＝30～50 ml/min),2.5 mg,隔日一次;③重度肾功能不全(Ccr＝10～30 ml/min),2.5 mg,每周 2 次(每 3～4 d 一次);④单纯的肝功能不全患者不必调整剂量,肝、肾功能双重不全时应调整剂量。

【用药须知】 1. 高空作业,驾驶或操纵机器期间慎用。

2. 本品应避免与镇静剂同服。

3. 酒后避免使用本品。

4. 本品成人过量会出现困倦,儿童最初表现为激动和坐立不安,随后出现困倦。无特异性解毒剂,一旦过量,对症支持治疗。透析无效,除非同时服用了可透析的药物。

【制剂】 ①片剂:5 mg。②口服溶液剂:2.5 mg/5 ml(0.5 mg/ml)。

【贮藏】 20～25 ℃保存。

卢帕他定
(rupatadine)

别名:Rupafin、Alergoliber、Rinialer、Pafinur、Rupax、Ralif

本品是一种新型、强效抗过敏药。

【CAS】 158876-82-5(free base);182349-12-8(fumarate)

【ATC】 R06AX28

【理化性状】 1. 本品富马酸氢盐为白色、晶状细粉,能溶于水。

2. 化学名：8-Chloro-6，11-dihydro-11-[1-[（5-methyl-3-pyridyl） methyl]-4-piperidylidene]-5H-benzo[5,6]cyclohepta[1,2-b]pyridine

3. 分子式：$C_{26}H_{26}ClN_3$

4. 分子量：416.0

5. 结构式

【药理作用】 1. 本品具有抗组胺和拮抗血小板活化因子（platelet activating factor，PAF）的双重作用。研究表明，过敏和炎症性疾病是由多种不同介质的生成和释放产生的多因素复杂过程。组胺即是在变态反应早期和这类疾病症状出现时含有的最多炎性介质，它是由被抗原激活的肥大细胞和嗜碱性粒细胞释放而产生的。这类疾病的症状如打喷嚏、鼻痒、流涕大多数都是由组胺 H_1-受体所导致的。而 PAF 则是气道炎症中又一重要炎性介质。

2. 像组胺一样，PAF 也可以引起支气管的收缩和血管通透性的增强，从而导致流涕和鼻充血。同时，它还能引起支气管敏感性的上升，从而诱发哮喘的发生。新的有关 PAF 的作用机制认为，PAF 间接作用于气道，使之阻塞以及高敏亢进，继而引发白三烯释放。PAF 和组胺的作用是互补的，组胺是从肥大细胞贮库中释放出的早期应答介质，而 PAF 则是重新合成的。本品为既具有抗组胺作用，又为拮抗 PAF 活性的抗过敏药。

【体内过程】 健康志愿者口服本品后吸收迅速，达峰时间（T_{max}）为 0.75～1 h。本品 10 mg 单剂和重复给药，血药峰值（C_{max}）分别为 2.3 ng/ml 和 1.9 ng/ml。健康志愿者的平均 $t_{1/2}$ 约为 6 h（4.3～14.3 h）。口服本品 40 mg 后，34.6％随尿液排泄，60.9％随粪便排泄。随胆汁排泄是本品最重要的消除途径。

【适应证】 适用于成人和年龄≥12 岁儿童的季节性和常年性过敏性鼻炎。

【不良反应】 本品为非镇静类抗组胺药，与其他同类相似，不良反应有嗜睡、头痛、疲劳。

【剂量与用法】 口服，一次 10 mg，1 次/日。

【制剂】 片剂：10 mg（富马酸氢盐）。

【贮藏】 遮光贮存。

比拉斯汀

（bilastine）

别名：Bilaxten

本品为选择性 H_1-受体拮抗药，由西班牙开发，欧洲批准。

【CAS】 202189-78-4

【ATC】 R06AX29

【理化性状】 1. 化学名：2-[4-(2-{4-[1-(2-Ethoxyethyl)-1H-benzimidazol-2-yl]-1-piperidinyl}ethyl)phenyl]-2-methylpropanoic acid

2. 分子式：$C_{28}H_{37}N_3O_3$

3. 分子量：463.6

4. 结构式

【药理作用】 本品为选择性组胺 H_1-受体拮抗药，效力与西替利嗪相似，优于非索非那定。可有效治疗与过敏有关的鼻部症状和疾病，包括鼻膜炎。另外，可改善生活质量和与过敏性鼻炎有关的鼻和眼部症状。

【体内过程】 本品禁食状态下吸收较快，单次或多次给药 1 h 后，平均血药峰值 220 ng/ml。高脂肪餐和果汁减少吸收，口服生物利用度约 60％。健康成人受试者中，2.5～220 mg 剂量范围，呈线性药动学，治疗 14 d 后无蓄积。本品表观分布容积 1.29 L/kg，消除 $t_{1/2}$ 为 14.5 h，血浆蛋白结合率 84～90％。本品在人类体内代谢不显著，大部分以原药随尿和粪便排泄，分别约占 1/3 和 2/3 的给药剂量。本品不易透过血-脑屏障，不通过肝脏代谢。96％的给药剂量在 24 h 内排泄。

【适应证】 用于治疗变应性鼻膜炎和荨麻疹。

【不良反应】 本品无心脏不良反应，不影响驾驶能力，心脏传导和警觉性。可能出现头痛和嗜睡。少见不良反应有异常 ECG、血液检查改变、肝脏相关血液学检查异常、头晕、疲劳、食欲增加、心律不齐、体重增加、恶心、焦虑、鼻干燥或不适、腹痛、腹泻、胃炎、眩晕、无力、口渴、呼吸困难、口干、消化不良、瘙痒、疱疹、发热、耳鸣、睡眠困难、肾脏相关血液学检查异常、血脂升高。

【药物相互作用】 与葡萄柚汁合用，本品全身暴露量显著降低。

【剂量与用法】 20 mg，1 次/日，口服。可快速起效。仅可用于成人和 12 岁以上儿童。

【制剂】 片剂：20 mg。

【贮藏】 密封保存。

司奎那定
(sequifenadine)

别名：赛喹非那定、必卡吩、Bicarphen

【CAS】 57734-69-7

【理化性状】 1. 化学名：1-Azabicylo[2.2.2]octan-8-yl-bis(2-methylphenyl)methanol

2. 分子式：$C_{22}H_{28}ClNO$

3. 分子量：357.92

4. 结构式

【简介】 本品具有抗组胺、抗 5-HT 及加速组织代谢的作用。无镇静作用。用于各种过敏性疾病。口服：一次 50～100 mg，2～3 次/日。预防剂量：一次 25～50 mg，1～2 次/日。大剂量时可出现口干，消化道不适，食欲增加。妊娠期妇女禁用，重度肝、肾功能不全患者禁用。片剂：50 mg。

地普托品
(deptropine)

别名：Brontina、Dibenzheptropine

【CAS】 604-51-3

【ATC】 R06AX16

【理化性状】 1. 化学名：3 a-[(10,11-Dihydro-5H-dibenzo[a,d]cyclohepten-5-yl)oxy]1aH,5aH-tropane

2. 分子式：$C_{23}H_{27}NO$

3. 分子量：333.5

4. 结构式

【简介】 本品具有抗组胺及明显的抗胆碱作用，用于过敏性哮喘及鼻炎。口服，一次 2 mg，2 次/日。片剂：2 mg。

卡比沙明
(carbinoxamine)

【CAS】 2338-05-8

【理化性状】 1. 化学名：2-[(4-Chlorophenyl)-2-pyridinylmethoxy]-N,N-dimethylethanamine

2. 分子式：$C_{16}H_{19}ClN_2O$

3. 分子量：290.79

4. 结构式

马来酸卡比沙明
(carbinoxamine maleate)

别名：Karbinal、Arbinoxa

〖CAS〗 3505-38-2

〖理化性状〗 1. 化学名：2-[(4-Chlorophenyl)-2-pyridinylmethoxy]-N,N-dimethylethanamine (Z)-2-butenedioate(1：1)

2. 分子式：$C_{16}H_{19}ClN_2O \cdot C_4H_4O_4$

3. 分子量：406.86

【药理作用】 本品为组胺 H_1-受体拮抗剂。

【体内过程】 口服本品的缓释剂型 16 mg，与服用常释剂型 8 mg，每 6 h 一次具有生物等效性。服用缓释剂型 16 mg 后 6.7 h 达 C_{max} 28.7±5.3 ng/ml，$t_{1/2}$ 为 17.0 h。

【适应证】 用于缓解下列疾病的过敏性症状。

1. 季节性及常年性过敏性鼻炎。

2. 血管舒缩性鼻炎。

3. 吸入或食物性过敏原引起的结膜炎。

4. 轻度、非复杂的皮肤过敏性表现，如荨麻疹、血管神经性水肿。

5. 皮肤划痕症。

6. 在控制急性症状后，与肾上腺素合用治疗过敏反应。

7. 改善血液或血浆引起的过敏反应。

【不良反应】 1. 整体感觉 荨麻疹、药疹、过敏性休克、光敏反应、大汗、口干、鼻干、喉干。

2. 心血管　低血压、头痛、心悸、心动过速、期前收缩。

3. 中枢神经系统　疲乏、意识混乱、不安、激动、神经质、震颤、易激惹、欣快感、感觉异常、视物模糊、复视、眩晕、耳鸣、急性迷路炎、癔症、神经炎、抽搐。

4. 胃肠道　食欲缺乏、恶心、呕吐、腹泻、便秘。

5. 血液　溶血性贫血、血小板减少、粒细胞缺乏。

6. 呼吸系统　胸闷、哮喘、鼻塞。

7. 泌尿系统　尿频、排尿困难、尿潴留、经期提前。

【妊娠期安全等级】　C。

【禁忌与慎用】　1. 对本品过敏的患者禁用。

2. 本品可增加婴儿的死亡率,哺乳期妇女使用时,应暂停哺乳。

3. ≤2 岁儿童使用本品的死亡率升高,≤2 岁儿童禁用。

4. 老年人使用本品可出现过度镇静、意识混乱、低血压等,应减量慎用。

【药物相互作用】　1. 本品禁与 MAOIs 合用,因可增加抗胆碱能作用。

2. 本品禁与乙醇、其他中枢神经系统抑制剂合用。

【剂量与用法】　1. 常释剂型　口服 4~8 mg,3~4 次/日。

2. 缓释剂型　口服 6~16 mg,每 12 h 一次。

【用药须知】　1. 本品制剂中含焦亚硫酸钠,可导致过敏反应。

2. 本品可损害患者的反应能力,服用本品的患者应避免从事危险性工作,如驾车,操作机械。

【制剂】　①片剂:4 mg。②口服液:4 mg/5 ml。③缓释混悬液:4 mg/ml。④糖浆剂:4 mg/ml。

【贮藏】　贮于 20~25 ℃,短程携带允许 15~30 ℃。

15.1.2　有中枢镇静作用的抗组胺药

本类药物为传统的抗组胺药,抗 H_1-受体选择性较差,容易透过血-脑屏障,作用时间短,有明显的中枢镇静作用,驾驶员及机械操作者均应慎用。然而本类药物心脏毒性小,因此,仍被临床医师广泛使用。

苯海拉明
(diphenhydramine)

别名:Restamin、苯那君、苯那坐尔、可他敏、Benadryl、Dimedrolum、Amidryl、Inadryl

本品为乙醇胺类抗组胺药,是问世最早的 H_1-受体拮抗药。

【CAS】　58-73-1

【ATC】　D04AA32;R06AA02

【理化性状】　1. 化学名:2-Benzhydry- loxy-NN-dimethylethylamine

2. 分子式:$C_{17}H_{21}NO$

3. 分子量:255.4

4. 结构式

枸橼酸苯海拉明
(diphenhydramine citrate)

〖CAS〗　88637-37-0

〖理化性状〗　1. 分子式:$C_{17}H_{21}NO \cdot C_6H_8O_7$

2. 分子量:447.5

二醋茶碱苯海拉明
(diphenhydramine diacefyllinate)

〖CAS〗　6888-11-5

〖理化性状〗　1. 化学名:$C_{17}H_{21}NO \cdot C_9H_{10}N_4O_4$

2. 分子量:731.8

盐酸苯海拉明
(diphenhydramine hydrochloride)

〖CAS〗　147-24-0

【理化性状】　1. 本品为类白色或白色结晶性粉末。极易溶于水,易溶于乙醇。5% 的水溶液的 pH 值约为 4.0~6.0。

2. 分子式:$C_{17}H_{21}NO \cdot HCl$

3. 分子量:291.8

【药理作用】　本品与组胺竞争细胞受体的结合位点而起抗组胺作用,其抗组胺作用弱于异丙嗪,持续时间短。能拮抗组胺引起的毛细血管扩张,通透性增加,支气管平滑肌收缩。镇静作用强,尚有抗毒蕈碱、止吐和局麻作用。

【体内过程】　口服吸收快而完全,首过效应明显,1~4 h 达血药峰值,广泛分布体内,包括中枢神经系统。98% 与血浆蛋白结合,24 h 内大部分以代谢物随尿液排出,原药极少。

【适应证】　1. 荨麻疹、过敏性鼻炎、皮炎和湿疹。

2. 放射病、手术后和药物引起的呕吐等。

3. 控制帕金森综合征、药物引起的锥体外系反应和催眠及手术前给药。

【不良反应】 1. 嗜睡、头晕、头痛、疲乏,偶可引起皮疹、粒细胞减少。

2. 长期应用(6个月以上)可引起贫血。

3. 过量可发生中毒性精神病。

4. 参见抗组胺药引言中的不良反应。

【妊娠期安全等级】 B。

【禁忌与慎用】 1. 新生儿和早产儿禁用。

2. 禁用于局麻,因可导致局部坏死。

3. 对本品或与本品结构类似药物过敏者禁用。

4. 驾驶员、机械操作者慎用。

5. 有支气管哮喘、眼内压升高、闭角型青光眼、甲状腺功能亢进、心血管疾病和高血压病史者慎用。

6. 哺乳期妇女使用时应暂停哺乳。

【药物相互作用】 不宜同时饮酒或服中枢神经抑制药,因可加重本药的中枢镇静作用。

【剂量与用法】 成人口服 25～50 mg,2～3 次/日;体重＞9 kg 的儿童一次 12.5～25 mg,2～3 次/日。严重者可肌内注射或静脉注射,20 mg,1～2 次/日。

【用药须知】 1. 不可皮下注射,避免刺激性。

2. 婴儿和儿童如不慎超量,可能引起幻觉、惊厥甚至死亡。

3. 儿童在使用本品中可能和成人一样,削弱警觉性;特别是幼儿,可能引起兴奋。

【临床新用途】 1. 失眠 睡前顿服 25～50 mg。

2. 氯氮平引起的流涎 口服本品 50 mg,1 次/日,服药 2 周,有效率达 93%。

【制剂】 ①片剂:12.5 mg;25 mg;50 mg。②注射液:10 mg/1 ml;20 mg/1 ml;50 mg/1 ml。③乳膏剂:2%,10 g/支。

【贮藏】 遮光、密封贮于室温下。

茶苯海明
(dimenhydrinate)

别名:苯海宁、曲拉明、乘晕宁、Diphenhydramine、Theoclate、Dramamine

本品系苯海拉明与8-氯茶碱的复合物。

【CAS】 523-87-5

【ATC】 R06AA02

【理化性状】 1. 本品为无色结晶或白色结晶性粉末。熔点 102～106 ℃。几乎不溶于水,易溶于乙醇。其饱和水溶液的 pH 值约为 7.1～7.6。

2. 化学名:Thediphenhydramine salt of 8-chloro-theophylline

3. 分子式:$C_{17}H_{21}NO \cdot C_7H_7ClN_4O_2$

4. 分子量:470.0

5. 结构式

【药理作用】 本品抗组胺作用较弱,抗运动病作用较强,其次是中枢镇静作用和抗毒蕈碱作用。

【体内过程】 口服易于吸收,15～60 min 起效,本品与蛋白结合率高,作用维持时间 3～6 h。

【适应证】 用于防治晕动病、放射病、手术后及药物引起的恶心、呕吐、梅尼埃综合征、迷路疾病引起恶心、呕吐的对症治疗。

【不良反应】 1. 嗜睡、注意力不集中、乏力、头昏。

2. 参见抗组胺药引言中的不良反应。

【妊娠期安全等级】 C。

【禁忌与慎用】 1. 对其他乙醇胺类药物过敏者禁用。

2. 妊娠期妇女、新生儿及早产儿禁用。

3. 老年人慎用。

【药物相互作用】 1. 本品与乙醇或其他镇静、催眠药合用有协同作用,应避免同时服用。

2. 本品能对短暂地影响巴比妥类等的吸收。

3. 本品与对氨基水杨酸合用时,后者的血药浓度会降低。

【剂量与用法】 1. 抗过敏治疗 成人口服 25～50 mg,3 次/日,1～6 岁儿童 12.5～25 mg。

2. 预防晕动病 成人在启程前半小时服用 25～50 mg,1～6 岁儿童 12.5～25 mg。

【用药须知】 1. 超量用药会发生呕吐、眩晕、惊厥,甚至昏迷、呼吸衰竭。可予输液、苯二氮䓬类药物对症治疗。

2. 用药期间不宜驾车和从事机械操作。

【制剂】 片剂:25 mg;50 mg。

【贮藏】 遮光、密封贮于室温下。

布克力嗪
(buclizine)

本品为哌嗪类衍生物。

【CAS】 82-95-1

【ATC】　R06AE01

【理化性状】　1.化学名：（*RS*）1-(4-*tert*-Butylbenzyl)-4-(4-chlorobenzhydryl)piperazine。

2.分子式：$C_{28}H_{33}ClN_2$

3.分子量：433.03

4.结构式

盐酸布克力嗪

(buclizine hydrochloride)

别名：安其敏、氯苯丁醇、Vibazine、Buclifen、Longifene

〖CAS〗　129-74-8

【理化性状】　1.本品为白色或浅黄色结晶性粉末。几乎不能溶于水或乙醇,略溶于三氯甲烷和丙二醇。

2.化学名：（*RS*）1-(4-*tert*-Butylbenzyl)-4-(4-chlorobenzhydryl)piperazine dihydrochloride

3.分子式：$C_{28}H_{33}ClN_2 \cdot 2HCl$

4.分子量：505.9

【简介】　本品为 H_1-受体拮抗药,其抗组胺、抗毒蕈碱、中枢镇静作用和止吐作用均较苯海拉明强而持久,可持续 16～18 h。用于防治晕动病及其他原因所致恶心、呕吐和过敏性疾病的对症治疗,还可用于偏头痛。不良反应有头痛、嗜睡、乏力、注意力不集中等;其余参见抗组胺药引言中的不良反应。口服常用 25～50 mg,3 次/日。与止痛药合并治疗失眠和焦虑。片剂:25 mg;50 mg。

美克洛嗪

(meclozine)

别名:氯苯苄嗪、meclizine、histametizine

〖CAS〗　569-65-3

【理化性状】　1.化学名：1-(4-Chlorobenzhydryl)-4-(3-methylbenzyl)piperazine

2.分子式：$C_{25}H_{27}ClN_2$

3.分子量:390.95

4.结构式

盐酸美克洛嗪

(meclozine hydrochloride)

别名:氯苯苄嗪、敏可静、美其敏、Meclizine、Bonamine、Histametizine、Postafen

〖CAS〗　104-22-9 (anhydrous meclozine hydrochloride); 31884-77-2 (meclozine hydrochloride monohydrate)

【理化性状】　1.本品为微黄白色或黄色结晶性粉末。微溶于水,能溶于乙醇或二氯甲烷。保存于密闭容器中。

2.化学名:1-(4-Chlorobenzhydryl)-4-(3-methylbenzyl)piperazine dihydrochloride

3.分子式：$C_{25}H_{27}ClN_2 \cdot 2HCl$

4.分子量:463.9

【简介】　本品为哌嗪类抗组胺药。其止吐作用强而持久,抗毒蕈碱作用及中枢镇静作用亦较强。主要用于防治晕动病,放射病,手术后、药物及妊娠引起的恶心、呕吐,梅尼埃综合征和其他迷路疾病的恶心、呕吐,也用于治疗皮肤过敏和瘙痒。不良反应有口干、视物模糊。预防晕动病可在临行前 1 h 服用 25～50 mg,6～12 岁儿童服成人半量。严重呕吐口服 2～50 mg,2～3 次/日。眩晕及迷路疾病给予 25～100 mg/d,分次服用。用药期间不宜驾驶车辆、操作机器及高空作业。

曲美苄胺

(trimethobenzamide)

〖CAS〗　138-56-7

【理化性状】　1.化学名：*N*-[4-(2-Dimethylaminoethoxy)benzyl]-3,4,5-trimethoxybenzamide

2.分子式：$C_{21}H_{28}N_2O_5$

3.分子量:388.46

4.结构式

盐酸曲美苄胺
(trimethobenzamide hydrochloride)

别名：Tebamide、Tigan、Emedur

【CAS】554-92-7

【理化性状】　1. 本品为微有酚臭的白色结晶性粉末。易溶于水,能溶于乙醇,微溶于三氯甲烷和乙醚,不溶于苯。

2. 化学名：N-[4-(2-Dimethylaminoethoxy)benzyl]-3,4,5-trimethoxybenzamide hydrochloride

3. 分子式：$C_{21}H_{28}N_2O_5 \cdot HCl$

4. 分子量：424.9

【简介】　本品为乙醇胺类抗组胺药。其抗组胺作用弱于苯海拉明,但止吐作用较强。主要用于治疗放射病、术后、药物引起的呕吐及梅尼埃综合征和迷路病引起的恶心、眩晕。不良反应有注射部位疼痛,直肠给药有刺激性。用法：①成人口服 250 mg,3～4 次/日;②肌内注射 200 mg,必要时可重复注射;③栓剂直肠内给药,儿童 15 mg/kg,>15 kg 者 100～200 mg,3～4 次/日。遮光,密封贮存。

赛克力嗪
(cyclizine)

别名：苯甲嗪、Motozina

【CAS】82-92-8

【ATC】R06AE03

【理化性状】　1. 本品为乳白色或白色结晶性粉末。不能溶于水,能溶于大多数稀酸或有机溶剂。熔点约为 107 ℃。其饱和水溶液的 pH 值约为 7.6～8.6。

2. 化学名：1-Benzhydryl-4-methylpiperazine

3. 分子式：$C_{18}H_{22}N_2$

4. 分子量：266.4

5. 结构式

盐酸赛克力嗪
(cyclizine hydrochloride)

【CAS】303-25-3

【理化性状】　1. 本品为白色结晶性粉末。微溶于乙醇或水,不溶于乙醚。2%的乙醇溶于和水体积

比(2∶3)的溶液的 pH 值约为 4.5～5.5。遮光保存于密闭容器中。

2. 分子式：$C_{18}H_{22}N_2 \cdot HCl$

3. 分子量：302.8

乳酸赛克力嗪
(cyclizine lactate)

【CAS】5897-19-8

【理化性状】　1. 分子式：$C_{18}H_{22}N_2 \cdot C_3H_6O_3$

2. 分子量：356.5

3. 配伍禁忌：乳酸赛克利嗪与盐酸土霉素、盐酸金霉素、青霉素和 pH 值在 6.8 或以上的溶液之间均存在配伍禁忌。

酒石酸赛克力嗪
(cyclizine tartrate)

【理化性状】　1. 分子式：$C_{18}H_{22}N_2 \cdot C_4H_6O_6$

2. 分子量：416.5

【药理作用】　本品属哌嗪类抗组胺药。具有抗组胺、抗毒蕈碱作用,止吐作用较强。镇静作用并不明显。临床用其盐酸盐,商品名 Marzine;尚有乳酸盐和酒石酸盐。

【体内过程】　本品可经胃肠道吸收,2 h 内起效。报道的作用维持时间为 4 h。本品经肝代谢后生成相对无活性的代谢产物去甲赛克利嗪。本品和去甲赛克利嗪的血浆消除 $t_{1/2}$ 约为 20 h。在 24 h 内,随尿液排泄的量不到总口服剂量的 1%。

【适应证】　1. 本品作为止吐药,用于多种原因引起的恶心和呕吐,包括晕动病、术后恶心和呕吐、放射治疗后以及药物引起的恶心和呕吐。

2. 用于治疗偏头痛发作的复方制剂中,常含有作为止吐药的本品和某些阿片类药物。

3. 对症治疗梅尼埃病和其他前庭功能疾病引起的眩晕。

【不良反应】　1. 本品可能会加剧重症心力衰竭。注射时可能引起低血压。

2. 由于本品具有欣快作用,因此,存在滥用本品或同时滥用本品和阿片类药物的情况。本品可口服或用于注射。有人提出,当本品和阿片类药物合用治疗慢性疼痛时可能导致依赖。

3. 对血液的影响 1 例患者使用本品 50 mg,3 次/日,治疗 6 周后出现粒细胞缺乏,一旦停用后,血细胞计数恢复正常。

4. 对心脏的影响有 1 项研究指出,11 例重症心力衰竭患者使用本品后产生了有害的血流动力学影响,包括体循环动脉和肺动脉压力增加、心室充盈压

增加,足以抵消二醋吗啡(即海洛因)的扩血管作用。有人提出,急性心肌梗死或重症心力衰竭患者,应禁用本品。

5.1 例报告 8 岁儿童在口服本品 25 mg 后出现了黄疸,作者认为"超敏性肝炎"是引起患者症状的原因。

【禁忌与慎用】　1. 对抗组胺药过敏者禁用。

2. 妊娠头三个月禁用。

3. 哺乳期妇女使用时应停止哺乳。

【药物相互作用】　1. 本品可能会中和阿片类药物的血流动力学的益处,因此,使用本品和一种阿片类镇痛药组成的复方制剂时应考虑这一点。

2. 本品术前给药与巴比妥类药物之间可能存在相互作用。

【剂量与用法】　1. 用于治疗恶心和呕吐时,口服给药的常用剂量为一次 50 mg,最多 3 次/日,但 24 h 内给药不超过 200 mg。

2. 用于晕动病预防时,首剂应在旅行前约 30 min 给予,6~12 岁儿童可给予 25 mg,最多 3 次/日。尽管在英国没有得到批准,但英国国家处方集建议 1 月龄~6 岁的婴儿和儿童可给予 0.5~1 mg/kg(最大剂量为 25 mg),一日最多 3 次/日;年长儿童可采用同样的给药剂量,至最大量为 50 mg,3 次/日。

3. 本品的乳酸盐可肌内或静脉给药。用药剂量同口服的盐酸盐。用于预防术后恶心呕吐时,首剂应在估计结束手术前约 20 min 给予。

4. 尽管本品在英国还没有得到批准,但对于实名登记的患者,还可以采用栓剂给药。英国国家处方集建议 2~6 岁儿童的直肠给药剂量为 12.5 mg;6~12 岁,25 mg;12~18 岁,50 mg。给药次数最多可 3 次/日。

5. 本品可作为止吐药与吗啡或地匹哌酮组成复方制剂,姑息治疗时可能需要这种固定配方的阿片类制剂,但不适合用于长期治疗。

【用药须知】　1. 本品过量可致欣快感和幻觉,心率加快,血压上升,瞳孔扩大。

2. 本品可降低血压,术后要慎用。

【制剂】　①片剂:50 mg。②注射液:25 mg/1 ml;50 mg/1 ml。

【贮藏】　遮光、密闭保存。

恩布拉敏
(embramine)

别名:溴甲苯醇胺

【CAS】　3565-72-8

【理化性状】　1. 化学名:2-(4-Bromo-α-methylbenzhydryloxy)-NN-dimethylethylamine

2. 分子式:$C_{18}H_{22}BrNO$

3. 分子量:348.28

4. 结构式

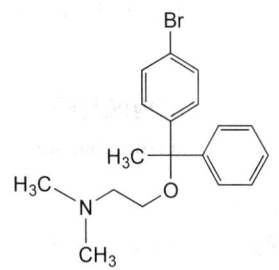

盐酸恩布拉敏
(embramine hydrochloride)

别名:Medrin、Bromadryl、Mebryl

〖CAS〗　13977-28-1

〖理化性状〗　1. 化学名:2-(4-Bromo-α-methylbenzhydryloxy)-NN-dimethylethylamine hydrochloride

2. 分子式:$C_{18}H_{22}BrNO \cdot HCl$

3. 分子量:384.7

【简介】　本品为乙醇胺类抗组胺药,抗组胺作用较苯海拉明强,但镇静作用弱,有镇吐作用。口服后 1.5~2 h 显效,持续 12 h。不良反应少,可有轻度嗜睡。口服:25 mg,2 次/日。片剂:25 mg。

丙酰马嗪
(propiomazine)

别名:Largon、Propavan、Serentin

【CAS】　362-29-8

【ATC】　N05CM06

【理化性状】　1. 化学名:1-[10-(2-Dimethylaminopropyl) phenothiazin-2-yl]propan-1-one

2. 分子式:$C_{20}H_{24}N_2OS$

3. 分子量:340.5

4. 结构式

盐酸丙酰马嗪
（propiomazine hydrochloride）

【CAS】　362-29-8（propiomazine）；1240-15-9（propiomazine hydrochloride）

【理化性状】　1. 分子式：$C_{20}H_{24}N_2OS \cdot HCl$

2. 分子量：376.9

马来酸丙酰马嗪
（propiomazine maleate）

【CAS】　3568-23-8

【理化性状】　1. 分子式：$C_{20}H_{24}N_2OS \cdot C_4H_4O_4$

2. 分子量：456.6

【简介】　本品虽属吩噻嗪类抗组胺药，但镇静作用及镇吐作用明显。常用于镇静、麻醉前及术中给药。不良反应同氯苯那敏。口服 25 mg，3～4 次/日，睡前可用 25～50 mg。术前、术中可用 20 mg 肌内注射或静脉注射。儿童 2～4 岁 10 mg，4～6 岁 15 mg。静脉注射有局部刺激，可产生血栓性静脉炎。肝病患者慎用。

溴马秦
（bromazine）

别名：溴苯海拉明、bromodiphenhydramine

【CAS】　118-23-0

【ATC】　R06AA01

【理化性状】　1. 化学名：2-(4-Bromobenzhydryloxy)-N,N-dimethylethylamine

2. 分子式：$C_{17}H_{20}BrNO$

3. 分子量：334.25

4. 结构式

盐酸溴马秦
（bromazine hydrochloride）

【CAS】　1808-12-4

【理化性状】　1. 本品为有轻微臭味的白色至浅黄色结晶性粉末。能溶于水（＞1∶1）、乙醇和三氯甲烷（1∶2）、异丙醇（1∶31）、乙醚（1∶3500），不能溶于石油醚。贮藏于密闭容器中。

2. 化学名：2-(4-Bromobenzhydryloxy)-N,N-dimethylethylamine hydrochloride

3. 分子式：$C_{17}H_{20}BrNO \cdot HCl$

4. 分子量：370.7

【简介】　本品为苯海拉明的衍生物，抗组胺作用和镇静作用均较强，常用于复方制剂中缓解咳嗽和普通感冒症状。口服：12.5～25 mg，4 次/日，最大剂量为 150 mg/d。片剂：25 mg。

氯苯那敏
（chlorphenamine）

别名：氯屈米通、氯苯吡胺、chlorpheniramine、chlortrimeton、chlortrimeton

本品为烃胺类抗组胺药，是最常用且作用较强的抗组胺药之一。

【CAS】　132-22-9

【ATC】　R06AB04

【理化性状】　1. 化学名：(±)-3-(4-Chlorophenyl)-NN-dimethyl-3-(2-pyridyl) propylamine

2. 分子式：$C_{16}H_{19}ClN_2$

3. 分子量：274.8

4. 结构式

马来酸氯苯那敏
（chlorphenamine maleate）

别名：扑尔敏、Chlorspan、Polaronil、Teledrin、Reston

【CAS】　113-92-8

【理化性状】　1. 本品为无臭的白色或类白色结晶性粉末。易溶于水，能溶于乙醇或三氯甲烷，微溶于苯和乙醚。遮光保存。

2. 化学名：(±)-3-(4-Chlorophenyl)-N,N-dimethyl-3-(2-pyridyl)propylamine hydrogen maleate

3. 分子式：$C_{16}H_{19}ClN_2 \cdot C_4H_4O_4$

4. 分子量：390.9

【药理作用】　1. 抗组胺作用强，镇静作用较弱，并有一定的抗毒蕈碱作用。

2. 近年来发现本品有免疫调节作用。

【体内过程】　口服后从胃肠道缓慢吸收，15～60 min 生效，持效 4～6 h。首过效应明显。2.5～6 h 可达血药峰值。生物利用度为 25%～50%。本品的药动学个体间差异很大，$t_{1/2}$ 为 2～43 h。蛋白结合率约为 70%。本品在体内广泛分布，包括中枢神经系统。在肝内代谢,代谢物及部分原药随尿液排出,粪便中仅有痕量。

【适应证】　1. 广泛用于过敏性疾病,如荨麻疹、过敏性鼻炎等,并能缓解虫咬所致皮肤瘙痒和水肿。

2. 与解热镇痛药配伍用于缓解感冒的症状。

【不良反应】　1. 头晕、嗜睡、口干、乏力,但中枢镇静作用较轻。可诱发癫痫。

2. 注射剂有刺激性,可能引起一过性低血压或使中枢神经系统产生兴奋。

3. 参见抗组胺药引言中的不良反应。

【妊娠期安全等级】　B。

【禁忌与慎用】　1. 癫痫患者、机械操作者、驾驶员禁用。

2. 哺乳期妇女、新生儿、早产儿、青光眼、高血压、甲状腺功能亢进、前列腺增生、幽门十二指肠梗阻等慎用。

【药物相互作用】　与镇静药、催眠药或乙醇饮料合用,可加强中枢抑制作用。延缓苯妥英钠的肝内代谢,使其血药浓度上升。

【剂量与用法】　成人口服 4 mg,2～3 次/日;小儿 0.35 mg/(kg·d)。肌内注射:10 mg,1 次/日。2～5 岁小儿可皮下注射。或稀释后缓慢静脉注射,剂量为一次 10～20 mg,24 h 内不得超过 40 mg。

【用药须知】　小儿过量会出现幻觉、不安和语无伦次,用水合氯醛处理可恢复。

【临床新用途】　1. 焦虑症　口服 12～24 mg/d,3～4 次分服,10 d 一疗程,停药 3～5 d。

2. 失眠　睡前顿服 8～10 mg。

【制剂】　①片剂:4 mg。②注射液:10 mg/1 ml;20 mg/2 ml。

【贮藏】　遮光密封贮存。

右氯苯那敏
(dexchlorpheniramine)

【CAS】　25523-97-1

【ATC】　R06AB02

【理化性状】　1. 化学名:(3S)-3-(4-Chlorophenyl)-N,N-dimethyl-3-(2-pyridyl)propylamine

2. 分子式:$C_{16}H_{19}ClN_2$

3. 分子量:274.79

4. 结构式

马来酸右氯苯那敏
(dexchlorpheniramine maleate)

别名:Polaramine

〖CAS〗　132-18-3

〖理化性状〗　1. 化学名:(3S)-3-(4-Chlorophenyl)-N,N-dimethyl-3-(2-pyridyl)propylamine hydrogen maleate

2. 分子式:$C_{16}H_{19}ClN_2 \cdot C_4H_4O_4$

3. 分子量:390.9

【药理作用】　参见氯苯那敏。

【体内过程】　口服本品后 C_{max} 约为 7 ng/ml,T_{max} 约为 3 h,蛋白结合率为 69%～72%,$t_{1/2}$ 为 20～24 h。24 h 内以原药及其代谢产物随尿液排泄给药剂量的 19%。

【适应证】　用于治疗季节性鼻炎,血管舒缩性鼻炎、过敏性结膜炎、荨麻疹、血管神经性水肿及其他过敏性疾病。

【不良反应】　参见氯苯那敏。

【剂量与用法】　成人口服本品缓释片 4～6 mg,睡前服或每 8～10 h 服用一次;6～12 岁儿童,4 mg,睡前服;2～5 岁小儿可用本品的糖浆剂,0.5 mg,4～6 次/日。

【制剂】　①缓释片剂:4 mg;6 mg。②糖浆剂:2 mg/5 ml。

【贮藏】　遮光,密封贮存。

二苯拉林
(diphenylpyraline)

别名:双苯拉啉、吡啶醇胺

【CAS】　147-20-6

【ATC】　R06AA07

【理化性状】　1. 化学名:4-Benzhydryloxy-1-methylpiperidine

2. 分子式:$C_{19}H_{23}NO$

3. 分子量:281.39

4. 结构式

盐酸二苯拉林
(diphenylpyraline hydrochloride)

别名:Hispril、Hystamin

〖CAS〗 132-18-3

【理化性状】 1. 本品为无臭或几乎无臭的白色或类白色粉末。易溶于水、三氯甲烷和乙醇,不能溶于乙醚。

2. 化学名:4-Benzhydryloxy-1-methylpiperidine hydrochloride

3. 分子式:$C_{19}H_{23}NO \cdot HCl$

4. 分子量:317.9

【简介】 本品为吡啶衍生物。具有抗组胺、抗毒蕈碱及镇静作用。用于各种过敏性疾患和支气管哮喘。复方制剂用于治疗感冒。不良反应同氯苯那敏。成人口服 5～10 mg,2 次/日,大于 6 岁儿童 5 mg/d,1～2 次分服。缓释胶囊剂:2.5 mg;5 mg。

高氯环秦
(homochlorcyclizine)

别名:苯甲庚嗪

〖CAS〗 848-53-3

【理化性状】 1. 化学名:1-(4-Chlorobenzhydryl) perhydro-4-methyl-1,4-diazepine

2. 分子式:$C_{19}H_{23}ClN_2$

3. 分子量:314.85

4. 结构式

盐酸高氯环秦
(homochlorcyclizine hydrochloride)

别名:Homoclomin、Homodamon、Sankumin

〖CAS〗 1982-36-1

【理化性状】 1. 化学名:1-(4-Chlorobenzhydryl) perhydro-4-methyl-1,4-diazepine dihydrochloride

2. 分子式:$C_{19}H_{23}ClN_2 \cdot 2HCl$

3. 分子量:387.8

【简介】 本品为哌嗪类抗组胺药,具有抗组胺作用和明显的抗毒蕈碱和抗 5-羟色胺作用,镇静作用弱。主要用于荨麻疹、药疹、皮肤瘙痒症,也可用于哮喘。不良反应较少,有嗜睡、口干和胃肠反应等。对本品过敏者禁用,妊娠期妇女、哺乳期妇女及

儿童慎用。口服 10～20 mg,3 次/日。片剂:10 mg。

美吡拉敏
(mepyramine)

别名:甲氧苄二胺、新安替根、Antallergan、Neo-Antergan、Anthisan、Mepyramin

〖CAS〗 91-84-9

【ATC】 D04AA02;R06AC01

【理化性状】 1. 化学名:N-p-Anisyl-$N'N'$-dimethyl-N-(2-pyridyl)ethyldimethylamine

2. 分子式:$C_{17}H_{23}N_3O$

3. 分子量:285.38

4. 结构式

盐酸美吡拉敏
(mepyramine hydrochloride)

〖CAS〗 6036-95-9

【理化性状】 1. 本品为白色结晶性粉末,无臭,味苦。易溶于水(1∶0.5)、乙醇(1∶2.5)。

2. 化学名:N-p-Anisyl-$N'N'$-dimethyl-N-(2-pyridyl)ethyldimethylamine hydrochloride

3. 分子式:$C_{17}H_{23}N_3O \cdot HCl$

4. 分子量:321.8

马来酸美吡拉敏
(mepyramine maleate)

〖CAS〗 59-33-6

【理化性状】 1. 本品为有轻微臭味的白色或浅微黄色结晶性粉末。易溶于水、乙醇、三氯甲烷。熔点为 99～103 ℃。2%的水溶液对石蕊显酸性。

2. 分子式:$C_{17}H_{23}N_3O \cdot C_4H_4O_4$

3. 分子量:401.5

【简介】 本品为乙二胺类抗组胺药。本品抗组胺作用持续时间短,镇静作用弱。用于治疗过敏性疾病,如荨麻疹、湿疹。不良反应有嗜睡和胃肠道反应,并可引起皮肤过敏。口服 25～50 mg,2～4 次/日。2%乳膏局部外用。片剂:25 mg;50 mg;乳膏:2%。

多西拉敏
(doxylamine)

别名：苯吡甲醇胺、Mereprime、Mereprine、Unisom

【CAS】　469-21-6

【ATC】　R06AA09

【理化性状】　1. 化学名：N,N-Dimethyl-2-[α-methyl-α-(2-pyridyl)benzyloxy]ethylamine

2. 分子式：$C_{17}H_{22}N_2O$

3. 分子量：270.37

4. 结构式

琥珀酸多西拉敏
(doxylamine succinate)

别名：Mereprime、Mereprine、Unisom

【CAS】　562-10-7

【理化性状】　1. 本品为近白色或白色粉末。易溶于水和乙醇。遮光保存。

2. 化学名：N,N-Dimethyl-2-[α-methyl-α-(2-pyridyl)benzyloxy]ethylamine hydrogen succinate

3. 分子式：$C_{17}H_{22}N_2O \cdot C_4H_6O_4$

4. 分子量：388.5

【简介】　本品为乙醇胺类抗组胺药。本品具有抗组胺、抗毒蕈碱作用和显著的镇静作用。用于各种过敏性疾病。也可用于失眠的短期治疗。不良反应有嗜睡、眩晕、口干和恶心。口服 12.5～25 mg，4 次/日；用于催眠时 25～50 mg。片剂：25 mg。

氯吡拉敏
(chloropyramine)

别名：氯苄吡二胺

【CAS】　59-32-5

【ATC】　D04AA09；R06AC03

【理化性状】　1. 化学名：N-(4-Chlorobenzyl)-N',N'-dimethyl-N-(2-pyridyl)ethyl-enediamine

2. 分子式：$C_{16}H_{20}ClN_3$

3. 分子量：289.8

4. 结构式

盐酸氯吡拉敏
(chloropyramine hydrochloride)

别名：Synopen、Halopyramine、Saprastin、Suprastin、Synpe

【CAS】　6170-42-9

【理化性状】　1. 化学名：N-(4-Chlorobenzyl)-N',N'-dimethyl-N-(2-pyridyl) ethyl-enediamine hydrochloride

2. 分子式：$C_{16}H_{20}ClN_3 \cdot HCl$。

3. 分子量：326.3

【简介】　本品为乙二胺类抗组胺药，抗组胺作用起效迅速，维持时间短，止痒效果好。用于过敏性皮肤病，支气管哮喘初期及过敏性鼻炎，可迅速减少分泌物，减轻黏膜水肿。成人口服 25～50 mg，3 次/日。肌内注射或静脉注射，20～40 mg。片剂：25 mg；注射剂（粉）：20 mg。

异丙嗪
(promethazine)

别名：非那根、Phenergan、抗荨胺、普鲁米近、Lergigan、Prometazin、Romergan

本品为吩噻嗪类抗组胺药。

【CAS】　60-87-7

【ATC】　D04AA10；R06AD02

【理化性状】　1. 化学名：Dimethyl(1-methyl-2-phenothiazin-10-ylethyl)amine

2. 分子式：$C_{17}H_{20}N_2S$

3. 分子量：284.4

4. 结构式

盐酸异丙嗪
(promethazine hydrochloride)

【CAS】　58-33-3

【理化性状】　1. 本品为白色或微显黄色的结晶性粉末。易溶于水、乙醇或二氯甲烷。水溶液对石蕊显酸性。遮光保存。

2. 分子式：$C_{17}H_{20}N_2S \cdot HCl$

3. 分子量：320.9

【药理作用】　1. 有抗组胺和中枢神经抑制作用，且作用强而持久。

2. 有安定、止吐和降温作用。

3. 有抗毒蕈碱、抗晕动和抗5-羟色胺作用。

4. 能增强麻醉药、催眠药、镇痛药和局麻药的作用。

【体内过程】　口服易吸收，起效时间约为20 min。静脉注射约为3～5 min。2～3 h可达血药峰值。首过效应明显，主要在肝内代谢，本品分布广，可透过血-脑屏障和胎盘屏障，并进入乳汁中。其消除 $t_{1/2}$ 为5～14 h。生物利用度约为25%。蛋白结合率高（76%～93%），抗组胺作用持续时间约为6～12 h，镇静作用可维持2～8 h。

【适应证】　1. 用于各种过敏性疾病（荨麻疹、血管神经性水肿、过敏性休克、对血液或血制品的过敏反应）。

2. 防治晕动病，镇静、催眠。

3. 与哌替啶或阿托品合用于麻醉前给药。

4. 治疗手术后、放射病或药物所致的呕吐。

5. 与哌替啶、氯丙嗪组成冬眠合剂，用于人工冬眠。

6. 与氨茶碱等合用治疗哮喘。

7. 作为复方止咳药的成分。

【不良反应】　1. 常见的有嗜睡、头晕、口干、光敏反应。

2. 偶有胃肠刺激症状、黄疸和锥体外系症状，罕见白细胞减少和粒细胞缺乏。

3. 注射给药常见心动过速或心动过缓，血压短暂性轻度升高，偶见低血压。

4. 剂量过大时可致惊厥，继而中枢抑制。

5. 参见抗组胺药引言中的不良反应。

【妊娠期安全等级】　C。

【禁忌与慎用】　1. 新生儿、早产儿、驾驶员和机械操作员等禁用。

2. 高血压、前列腺增生症状明显者、幽门或十二指肠梗阻、闭角型青光眼、痰黏稠不易咳出者、肝功能不全、癫痫患者慎用。

3. 哺乳期妇女使用时，应暂停哺乳。

【药物相互作用】　1. 本品注射液 pH 为4～5，因而不宜与氨茶碱、巴比妥类药物、青霉素钠、羧苄西林钠、肝素、氢化可的松琥珀酸钠、硫酸吗啡等碱性及生物碱类药物混合静滴或静脉注射。

2. 与其他吩噻嗪类化合物一样，与降压药合用时有协同作用。

3. 与三环类抗抑郁药合用，可相互升高彼此的血药浓度。

【剂量与用法】　1. 抗过敏　成人口服 25 mg，2～3 次/日；儿童 1～5 岁，5～15 mg；5～10 岁 10～25 mg。严重过敏可稀释药液缓慢静脉注射，速度不超过 25 mg/min。

2. 镇静催眠　成人口服 50 mg，儿童 1～5 岁 15～25 mg，6～10 岁 20～25 mg，睡前服用。

3. 麻醉前给药　25～50 mg。

4. 止吐　0.25～0.5 mg/kg，必要时每隔 4～6 h 给药 1 次，24 h 不得超过 100 mg，严重呕吐者可肌内注射。

5. 抗晕动病　于启程前 30 min 服用 25 mg。小于 5 岁儿童用成人半量。

【用药须知】　1. 静脉注射时局部刺激性大，一定要缓慢推注，避免药液漏出血管外。本品不宜皮下注射。

2. 避免与哌替啶或阿托品多次合用。

3. 用药期间，可使妊娠试验出现假阳性或假阴性。

【临床新用途】　1. 婴幼儿喘息性支气管炎　在基本治疗上加用本品 0.3～0.5 mg/kg，可提高疗效。

2. 寻常疣　用本品盐酸盐 2 ml，加 1% 普鲁卡因 0.25 ml，局部消毒后用 5 号针头于疣基底部交叉注射，根据疣体大小注入 0.1～0.4 ml 至疣体变白为止。或用本品 0.15 ml 注入疣基底部，未愈者 1 周后重复注射 1 次，治愈率 97.2%。

3. 胼胝　2.5% 本品 2 ml，注入胼胝，边推药边退针，5～10 h 后患部呈现紫黑色，1 d 后自行脱落；未脱落者用温水浸泡 30 min，胼胝即可脱落，局部创面常规换药，1 周左右可愈。

4. 迟发性运动障碍　口服本品 25～50 mg，3 次/日，7～15 d 为一疗程。

5. 口腔黏液囊肿　抽出囊液后注入本品（25 mg/ml）0.2～0.5 ml，2～3 次可愈。

【制剂】　①片剂：12.5 mg；25 mg。②注射液：25 mg/1 ml；50 mg/2 ml。

【贮藏】　遮光，密封贮存。

茶氯酸异丙嗪
(promethazine theoclate)

【CAS】　17693-51-5

【ATC】　D04AA10；R06AD02

【理化性状】　1. 本品为近乎无臭的白色或近白色粉末。不溶于乙醚,微溶于水,能溶于三氯甲烷,易溶于乙醇。遮光保存。

2. 化学名:The promethazine salt of 8-chlorotheophylline

3. 分子式:$C_{17}H_{20}N_2S \cdot C_7H_7ClN_4O_2$

4. 分子量:499.0

【简介】　本品属吩噻嗪类抗组胺药,为异丙嗪与 8-氨茶碱的复合盐。1.5 mg 本品相当于 1 mg 的异丙嗪。作用、用途及不良反应同异丙嗪,主要用于晕动病及各种原因引起的恶心、呕吐。成人口服 25 mg,6～12 岁儿童 12.5 mg,启程前 1～2 h 服用。片剂:25 mg。

二甲替嗪
(dimetotiazine)

别名:胺磺异丙嗪、磺酰异丙嗪

【CAS】　7456-24-8

【ATC】　N02CX05

【理化性状】　1. 化学名:10-(2-Dimethylaminopropyl)-NN-dimethylphenothiazine 2-sulfonamide

2. 分子式:$C_{19}H_{25}N_3O_2S_2$

3. 分子量:391.55

4. 结构式

甲磺酸二甲替嗪
(dimetotiazine mesylate)

别名:头痛灵、Banistyl、Migristene、Promaquid

〖CAS〗　7455-39-2

〖理化性状〗　1. 化学名:10-(2-Dimethylaminopropyl)-NN-dimethylphenothiazine-2-sulphonamide methanesulphonate

2. 分子式:$C_{19}H_{25}N_3O_2S_2 \cdot CH_4SO_3$

3. 分子量:487.7

【简介】　本品为吩噻嗪类抗组胺药。为组胺 H_1-受体拮抗药,抗 5-羟色胺作用较强,镇静作用不及异丙嗪。用于治疗偏头痛、头痛、花粉症、过敏性疾病、皮炎,止吐等。不良反应有乏力、眩晕、恶心、腹泻等。肝病患者慎用。成人口服 20 mg,3 次/日,

6～12 岁儿童 10 mg,2 次/日。片剂:20 mg。

美海屈林
(mebhydrolin)

别名:甲苄卡林、Fabahistin、Incidal、Omeril、Incidal、Omeril

【CAS】　524-81-2

【ATC】　R06AX15

【理化性状】　1. 化学名:5-Benzyl-1,2,3,4-tetrahydro-2-methyl-γ-carboline

2. 分子式:$C_{19}H_{20}N_2$

3. 分子量:276.4

4. 结构式

萘二磺酸美海屈林
(mebhydrolin napadisylate)

〖CAS〗　6153-33-9

〖理化性状〗　1. 分子式:$(C_{19}H_{20}N_2)_2 \cdot C_{10}H_8O_6S_2$

2. 分子量:841.0

【简介】　本品具有抗组胺、抗毒蕈碱及镇静作用,但比异丙嗪弱,维持时间短。主要用于过敏性皮炎的皮肤瘙痒。副作用有乏力、嗜睡、口干,偶致粒细胞减少或缺乏。成人口服 50～100 mg,3 次/日;小于 10 岁儿童 50～200 mg/d,分次服用。片剂:50 mg;混悬剂:50 mg/50 ml。

赛庚啶
(cyproheptadine)

别名:乙苯环庚啶
本品为六氢吡啶类抗组胺药。

【CAS】　129-03-3

【ATC】　R06AX02

【理化性状】　1. 化学名:4-(5H-Dibenzo[a,d]cyclohepten-5-ylidene)-1-methylpiperidine

2. 分子式:$C_{21}H_{21}N$

3. 分子量:287.4

4. 结构式

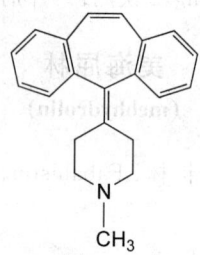

盐酸赛庚啶
(cyproheptadine hydrochloride)

别名:偏痛定、安替根、Peritol、Periactin、Antegan

〖CAS〗 969-33-5（anhydrous cyproheptadine hydrochloride）;41354-29-4（cyproheptadine hydrochloride sesquihydrate）

【理化性状】 1. 本品为白色或带微黄色的结晶性粉末。微溶于水中,略溶于乙醇,能溶于甲醇。遮光保存。

2. 化学名:4-(5H-Dibenzo[a,d]cyclohepten-5-ylidene)-1-methylpiperidine,hydrochloride sesquihydrate

3. 分子式:$C_{21}H_{21}N \cdot HCl \cdot 1/2H_2O$

4. 分子量:350.9

【药理作用】 1. 抗组胺与抗 5-羟色胺作用较氯苯那敏、异丙嗪强,并具有抗毒蕈碱与中枢镇静作用。

2. 可抑制下丘脑饱觉中枢,有刺激食欲的作用。

3. 本品可阻断钙通道作用,抑制醛固酮和促肾上腺皮质激素分泌。

【体内过程】 胃肠吸收后,在肝内代谢,代谢物主要随尿液排泄。

【适应证】 1. 治疗荨麻疹、湿疹、皮炎、皮肤瘙痒症、过敏性鼻炎等过敏性疾病。

2. 也用于治疗偏头痛、神经性食欲缺乏、反馈性垂体腺瘤综合征、库欣综合征、原发性醛固酮增多症、肢端肥大症等。

【不良反应】 1. 嗜睡、口干、乏力、头晕、恶心等;长期服药可使体重增加。

2. 参见抗组胺药引言中的不良反应。

【妊娠期安全等级】 B。

【禁忌与慎用】 1. 消化性溃疡、幽门梗阻、尿潴留、青光眼患者禁用。

2. 甲状腺功能亢进、支气管哮喘、高血压、年老体衰、对本品过敏者禁用。

3. 哺乳期妇女使用时,应暂停哺乳。

【药物相互作用】 不宜与中枢神经抑制剂、抗胆碱能药、乙醇及 MAOIs 合用。

【剂量与用法】 1. 成人口服 4 mg,3 次/日,2～

6 岁儿童,2 mg,2～3 次/日,7～14 岁,4 mg,2～3 次/日,2 岁以下儿童或体弱老人不宜应用。

2. 治疗偏头痛,口服 4 mg,30 h 后加服 4 mg,每隔 42 h 口服 4 mg。

3. 乳膏剂,2～3 次/日,涂擦于患处。

【用药须知】 可影响机动车驾驶、机械操作及高空作业者。

【临床新用途】 1. 库欣综合征口服本品 8 mg,3～4 次/日,可降低皮质激素水平,改善症状。

2. 2 型糖尿病黎明现象（清晨高血糖）晚 11 时口服本品 4 mg,连服 4 d,可见疗效。

【制剂】 ①片剂:2 mg;4 mg。②糖浆剂:4 mg/10 ml。③乳膏剂:0.5%。

【贮藏】 密封、遮光贮于室温下。

苯噻啶
(pizotifen)

别名:新度美安、Pizotyline、Sandomigran、Mosegor、Sanomigran、Sandomigrin

本品化学结构类似赛庚啶和阿米替林,其特点为毒性小,可长期服用。

【CAS】 15574-96-6

【ATC】 N02CX01

【理化性状】 1. 化学名:9,10-Dihydro-4-(1-methylpiperidin-4-ylidene)-4H-benzo[4,5]cyclohepta[1,2-b]thiophene

2. 分子式:$C_{19}H_{21}NS$

3. 分子量:295.4

4. 结构式

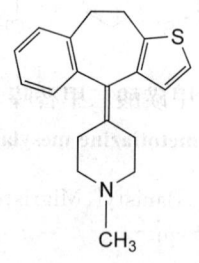

苹果酸苯噻啶
(pizotifen malate)

〖CAS〗 5189-11-7

【理化性状】 1. 本品为几乎无臭的白色或微黄色的结晶性粉末。难溶于水,微溶于乙醇和三氯甲烷,能溶于甲醇。

2. 分子式:$C_{19}H_{21}NS \cdot C_4H_6O_5$

3. 分子量:429.5

【药理作用】 本品为 5-羟色胺拮抗剂,并有抗组胺、抗色胺和抗毒蕈碱作用。

【体内过程】　口服后易于吸收，约 5 h 可达血药峰值。蛋白结合率＞99％。本品进行广泛代谢。用量的一半随尿液排出，主要为代谢物，其余随粪便排出。主要的代谢物（葡糖醛酸结合物）的 $t_{1/2}$ 约为 23 h。

【适应证】　1. 防止复发性血管性头痛，包括偏头痛。

2. 急、慢性荨麻疹和皮肤划痕症，并可用于血管神经性水肿、湿疹、皮炎等。

3. 可用于房性和室性早搏及红斑性肢痛病等。

【不良反应】　可引起嗜睡、乏力、食欲增加、体重增长，偶可出现恶心、头晕、面红、肌痛等，但常在开始服药的 1～2 周内出现，继续用药上述症状可见逐渐消退。

【禁忌与慎用】　妊娠期妇女、闭角型青光眼和前列腺增生者禁用。

【药物相互作用】　1. 与一般抗组胺药相同。

2. 不宜与 MAOIs 合用。

【剂量与用法】　成人口服 0.5～1 mg，1～3 次／日。

【用药须知】　1. 长期服药期间应注意血常规变化。

2. 用药期间不宜驾车和高空作业。

【制剂】　片剂：0.5 mg。

【贮藏】　密封、遮光贮于室温下。

奥沙米特
(oxatomide)

别名：苯咪唑嗪、天赐特、Tinset、Cobiona、Oxetal
本品为哌嗪类抗组胺药。

【CAS】　60607-34-3

【ATC】　R06AE06

【理化性状】　1. 化学名：1-[3-(4-Benzhydrylpiperazin-1-yl)propyl]benzimidazolin-2-one

2. 分子式：$C_{27}H_{30}N_4O$

3. 分子量：426.6

4. 结构式

【药理作用】　具有 H_1-受体拮抗作用，有较强的抗组胺作用，还有一定的抗 5-羟色胺、抗毒蕈碱、抗

慢反应物质(SRS-A)的作用和稳定肥大细胞，抑制其脱颗粒作用。作用强于氯苯那敏。

【适应证】　用于过敏性鼻炎、结膜炎、荨麻疹和其他过敏性疾病。

【不良反应】　有嗜睡、头痛、口干，大剂量可使体重增加。

【禁忌与慎用】　妊娠期妇女禁用。哺乳期妇女使用时，应暂停哺乳。

【剂量与用法】　成人口服 30～60 mg，2 次／日，5～14 岁儿童 15～30 mg，2 次／日，饭后服用。

【制剂】　片剂：30 mg。

【贮藏】　密封，遮光贮于室温下。

非尼拉敏
(pheniramine)

别名：苯吡丙胺
本品为丙胺类抗组胺药。

【CAS】　86-21-5

【ATC】　R06AB05

【理化性状】　1. 化学名：N,N-Dimethyl-3-phenyl-3-(2-pyridyl)propylamine

2. 分子式：$C_{16}H_{20}N_2$

3. 分子量：240.3

4. 结构式

氨基水杨酸非尼拉敏
(pheniramine aminosalicysate)

别名：Avil、Avillettes

【CAS】　3269-83-8

【理化性状】　1. 分子式：$C_{16}H_{20}N_2 \cdot C_7H_7NO_3$

2. 分子量：393.5

马来酸非尼拉敏
(pheniramine maleate)

别名：抗感敏、屈米通、Daneral、Trimeton

【CAS】　132-20-7

【理化性状】　1. 本品为白色结晶性粉末。易溶于水、甲醇、乙醇或二氯甲烷。熔点为 106～109 ℃。1％的水溶液的 pH 值约为 4.5～5.5。

2. 分子式：$C_{16}H_{20}N_2 \cdot C_4H_4O_4$

3. 分子量:356.4

【药理作用】　具有抗组胺、抗毒蕈碱作用,而镇静作用较弱。

【体内过程】　口服后 $1\sim2.5\,h$ 达血药峰值,静脉注射后终末 $t_{1/2}$ 为 $8\sim12\,h$,口服 $t_{1/2}$ 为 $16\sim19\,h$。随尿液排出的原药和代谢物,静脉给药为 $68\%\sim97\%$,口服则为 $70\%\sim83\%$。

【适应证】　用于皮肤黏膜过敏性疾病,对眼部过敏效果尤佳。也用于感冒和晕动症所致呕吐。

【不良反应】　1. 乏力、嗜睡及胃肠道刺激症状。

2. 参见抗组胺药引言中的不良反应。

【剂量与用法】　成人口服 $25\sim50\,mg$,均为 3 次/日。小于 1 岁儿童 $7.5\,mg$,$1\sim5$ 岁 $7.5\sim15\,mg$,大于 6 岁儿童 $15\sim22.5\,mg$。

【制剂】　①片剂:25 mg。②缓释片:75 mg。③复方抗过敏片:含本品 10 mg。

【贮藏】　遮光保存。

硫乙拉嗪
(thiethylperazine)

别名:Norzine、Torecan、Toresten

本品为具有哌嗪侧链的吩噻嗪衍生物。

【CAS】　1420-55-9

【ATC】　R06AD03

【理化性状】　1. 化学名:2-Ethylthio-10-[3-(4-methylpiperazin-1-yl)-propyl]phenothiazine

2. 分子式:$C_{22}H_{29}N_3S_2$

3. 分子量:399.6

4. 结构式

苹果酸硫乙拉嗪
(thiethylperazine malate)

〖CAS〗　52239-61-1

【理化性状】　1. 分子式:$C_{22}H_{29}N_3S_2 \cdot C_4H_6O_5$

2. 分子量:667.8

马来酸硫乙拉嗪
(thiethylperazine maleate)

〖CAS〗　1179-69-7

【理化性状】　1. 本品为无臭或微有臭味的微黄色颗粒状粉末。可溶于水或乙醇,微溶于甲醇,几乎不能溶于三氯甲烷和乙醚。0.1%的水溶液的 pH 值约为 $2.8\sim3.8$。遮光保存于密闭容器中。

2. 分子式:$C_{22}H_{29}N_3S_2 \cdot C_4H_4O_4$

3. 分子量:631.8

【药理作用】　本品对人的药效作用尚不十分清楚。不过动物实验证实,本品具有抑制中枢的作用。

【适应证】　用于减轻恶心和呕吐。

【不良反应】　1. 中枢神经系统　严重者可能出现惊厥。锥体外系症状可能发生,如肌张力紊乱、斜颈、眼动危象、静坐不能、步态不稳。其他还偶见头晕、头痛、发热和不宁腿综合征。在首次注射后可能发生嗜睡,这些不良反应一般在继续用药中减轻,或在减量后缓解。

2. 自主神经系统　口鼻干燥、视物模糊、耳鸣、流涎伴随味觉改变。

3. 内分泌系统　上臂、手、面部的周围性水肿。

4. 肝毒性　偶发胆汁淤积性黄疸。

5. 心脑血管系统　偶发脑血管痉挛、三叉神经痛。

6. 血液系统　粒细胞减少、白细胞减少、血小板减少、各类细胞减少、再生障碍性贫血,还可能出现嗜酸粒细胞性增多和白细胞增多。

7. 皮肤　红斑、接触性皮炎、剥脱性皮炎。

【禁忌与慎用】　1. 对任一吩噻嗪类药物过敏者禁用。

2. 妊娠期妇女禁用。

3. 本品不可供静脉注射。

4. 哺乳期妇女使用时,应暂停哺乳。

【药物相互作用】　吩噻嗪类药可能会增强中枢抑制药(如巴比妥类药物、麻醉药、阿片类和乙醇)以及阿托品和有机磷杀虫剂的作用。

【剂量与用法】　1. 成人口服 10 mg,3 次/日;肌内注射,一次 10 mg,$1\sim3$ 次/日;栓剂,塞入直肠,一次 10 mg,3 次/日。

2. 儿童的适合剂量尚未确定。

【用药须知】　1. 用药期间不可饮酒或合用中枢抑制药。

2. 用药期间,不可驾车或操作机械。

【制剂】　①片剂:10 mg。②注射剂(粉):10 mg。③栓剂:10 mg。

【贮藏】　遮光、贮于室温下。

溴苯那敏
(brompheniramine)

别名:溴苯吡丙胺

本品为丙胺类抗组胺药。

【CAS】　86-22-6

【ATC】　R06AB01

【理化性状】　1. 化学名：(±)-3-(4-Bromo-phenyl)-*N*,*N*-dimethyl-3-(2-pyridyl)propylamine

2. 分子式：$C_{16}H_{19}BrN_2$

3. 分子量：319.24

4. 结构式

马来酸溴苯那敏
(brompheniramine maleate)

别名：溴抗感敏、Dimegan、Dimetane

本品为丙胺类抗组胺药。

【CAS】　980-71-2

【理化性状】　1. 本品为近白色或白色结晶性粉末。能溶于水、甲醇、乙醇或二氯甲烷。1%的水溶液的pH值约为4.0～5.0。遮光保存。

2. 化学名：(±)-3-(4-Bromophenyl)-*N*,*N*-dimethyl-3-(2-pyridyl)propylamine hydrogen maleate

3. 分子式：$C_{16}H_{19}BrN_2 \cdot C_4H_4O_4$

4. 分子量：435.3

【药理作用】　本品抗组胺作用较强，而持续时间短，并有镇静作用。

【体内过程】　口服易于吸收，约 5 h 达血药峰值。消除 $t_{1/2}$ 为 25 h，原药和代谢物随尿液排出。

【适应证】　慢性荨麻疹、皮肤瘙痒症及湿疹。

【不良反应】　1. 同非尼拉敏，惟症状较轻。

2. 参见抗组胺药引言中的不良反应。

【禁忌与慎用】　脑损伤和癫痫患者禁用。

【剂量与用法】　①成人口服 4～8 mg，3～4 次/日。②缓释片：8～12 mg，1 次/8 h。小于 3 岁儿童，0.4～0.6 mg/(kg·d)，4 次/日；3～6 岁，1～2 mg，3～4 次/日。

【用药须知】　右溴苯那敏为溴苯那敏的右旋体，其抗组胺作用及不良反应与之相同，惟剂量仅需一半，常加入止咳合剂中应用。

【制剂】　①片剂：4 mg。②缓释片：12 mg。

【贮藏】　遮光，贮于室温下。

右溴苯那敏
(dexbrompheniramine)

本品为溴苯那敏的右旋体，临床用其马来酸盐。

【CAS】　132-21-8

【ATC】　R06AB06

【理化性状】　1. 化学名：3-(4-Bromophenyl)-*N*,*N*-dimethyl-3-pyridin-2-yl-propan-1-amine

2 分子式：$C_{16}H_{19}BrN_2 \cdot C_4H_4O_4$

3. 分子量：435.3

4. 结构式

【简介】　本品与溴苯那敏作用相同，唯其效应比溴苯那敏强一倍。口服一次 2～4 mg，3～4 次/日。用于皮肤黏膜、过敏性疾病，对眼部过敏性疾病疗效较好，但作用较强。还可用于慢性荨麻疹。余参见溴苯那敏。

羟嗪
(hydroxyzine)

本品为哌嗪类抗组胺药。

【CAS】　68-88-2

【ATC】　N05BB01

【理化性状】　1. 化学名：(*RS*)-2-{2-[4-(*p*-Chloro-α-phenylbenzyl)piperazin-1-yl]ethoxy}ethanol

2. 分子式：$C_{21}H_{27}ClN_2O_2$

3. 分子量：374.9

4. 结构式

双羟萘酸羟嗪
(hydroxyzine embonate)

别名：Ataraxone、Multipax、Equipose、Masmoran、Paxistil

本品为哌嗪类抗组胺药。

【CAS】　10246-75-0

【理化性状】　1. 本品为几乎无臭的浅黄色粉

末。不溶于甲醇,难溶于水、三氯甲烷或乙醚,能溶于乙醇,易溶于二甲基甲酰胺、10 mol/L 的氢氧化钠溶液。密闭容器中保存。

2. 分子式:$C_{44}H_{43}ClN_2O_8$

3. 分子量:763.27

盐酸羟嗪
(hydroxyzine hydrochloride)

别名:安泰乐、Atarax、Hizin

【CAS】 2192-20-3

【理化性状】 1. 本品为有吸湿性的近白色或白色结晶性粉末。能溶于乙醇、水、三氯甲烷,极微溶于丙酮,不能溶于乙醚。遮光保存于密闭容器中。

2. 分子式:$C_{21}H_{27}ClN_2O_2 \cdot 2HCl$

3. 分子量:447.8

【药理作用】 本品具有抗组胺、抗毒蕈碱、抗焦虑、止痒和镇吐等作用,作用时间较异丙嗪短。镇静作用强。

【体内过程】 口服吸收快,15~30 min 起效,持续 4~6 h,消除 $t_{1/2}$ 为 20 h,代谢物西替利嗪具有抗组胺活性。

【适应证】 慢性荨麻疹、瘙痒、焦虑症及手术前后的镇静和止吐。

【不良反应】 1. 嗜睡、精神活动低下、头晕和口干。

2. 参见抗组胺药引言中的不良反应。

【妊娠期安全等级】 C。

【禁忌与慎用】 1. 对本品过敏者及急性卟啉血症患者禁用。

2. 哺乳期妇女使用时应暂停哺乳。

【药物相互作用】 1. 与巴比妥类、类阿片或其他中枢抑制药合用,能增强其他中枢抑制药的作用,增强类阿片的镇痛和镇静作用,但不增加呼吸抑制作用。

2. 术前使用本品可延后麻醉药氯胺酮的麻醉恢复时间(延后约 30%~40%)。

【剂量与用法】 1. 过敏性疾病 成人口服 25 mg,3~4 次/日。大于 6 岁儿童 50~100 mg/d,小于 6 岁儿童 50 mg/d,分次服用。

2. 手术前后镇静 成人给予 50~100 mg,儿童 0.6 mg/kg。

3. 焦虑症 50~100 mg,4 次/日。如想迅速控制焦虑或激动,可肌内注射给药。

【制剂】 ①片剂:25 mg。②注射液:200 mg/1 ml。

【贮藏】 遮光,贮于室温下。

去氯羟嗪
(decloxizine)

别名:Rescupal、Dechlorohydroxizine、克敏嗪、克喘嗪、去喘羟嗪、克敏羟嗪

【CAS】 3733-63-9

【ATC】 R06AD07

【理化性状】 1. 化学名:1-Benzhydryl-4-(2-(2-hydroxyethoxy)ethyl)piperazine

2. 分子式:$C_{21}H_{28}N_2O_2$

3. 分子量:340.5

4. 结构式

盐酸去氯羟嗪
(decloxizine hydrochloride)

【CAS】 13073-96-6

【理化性状】 1. 本品为白色或微黄色粉末;无臭,味苦,具有引湿性。在水中极易溶解,在乙醇中易溶,在三氯甲烷中略溶,在丙酮中极微溶解,在乙醚中不溶。熔点:201~207 ℃,同时分解。

2. 化学名:1-[2-(2-Hydroxyethoxy)ethyl]-4-alpha-phenylbenzyl-diethylene-diamine dihydrochloride

3. 分子式:$C_{21}H_{28}N_2O_2 \cdot 2HCl$

4. 分子量:413.4

【药理作用】 本品属哌嗪类抗组胺药,为羟嗪衍生物。本品的 H_1-受体选择性拮抗作用较强,且作用时间也较长,属于中长效的抗组胺药,一日用药 2~3 次即可。本品除有拮抗 H_1-受体作用外,对于白三烯等过敏活性介质亦有一定的抑制作用,同时还有一定的中枢神经抑制作用及抗胆碱作用。

【体内过程】 本品经口服后由胃肠道黏膜吸收,进入血流,约 30~60 min 起效,2 h 后可达血药峰值,可维持药效 6~12 h,药物经肝脏首过代谢降解,随尿、粪便及汗液排出,用药时乳液及唾液中亦含有此药。

【适应证】 用于荨麻疹、血管神经性水肿、湿疹、支气管哮喘、喘息型支气管炎,但解痉效果不及氨茶碱,与其合用有协同作用。

【不良反应】　1. 本品不良反应同羟嗪类药物，主要表现在有明显的中枢神经抑制作用，服药后的困倦感较明显，并出现一定的抗胆碱能作用，用药后有口干，痰液变稠，大便秘结等反应。亦有少数患者于用药期间可出现兴奋、易激动、失眠等反常现象。

2. 久用突停时，少数人可见撤药综合征，如烦躁、失眠、心悸等。

【禁忌与慎用】　1. 对本品过敏者禁用。

2. 哺乳期妇女在用药期间宜暂停哺乳

3. 曾有报告妊娠期妇女于妊娠早期服用本品后出现胎儿畸形者，故妊娠期妇女慎用，对于早期妊娠期妇女尤应注意。

【药物相互作用】　与中枢抑制药合用及饮酒，可相互增强中枢抑制作用。

【剂量与用法】　成人口服 25～50 mg，3 次/日。儿童，不超过 2 mg/(kg·d)。对于 3 岁以下儿童，最好用氯苯那敏替代。对于呕吐恶心严重不能经口服药的患者，可将本品片剂，研细溶于 50～100 ml 温开水中，经直肠保留灌注。

【用药须知】　1. 长期连续用药一段时间后应适当更换品种，因长期持续用药常可产生耐药性使药效下降。

2. 在更换抗组胺药品种时，不宜选择与本品同类的药物，如羟嗪，应选用与本品在化学结构上不同的药品。

3. 本品在治疗皮肤及呼吸道变态反应时，宜在症状出现之早期即开始用药，不宜在发作后期用药。因本品为组胺 H_1-受体拮抗剂，一旦组胺已经释放，则本品并无直接拮抗组胺的作用。

4. 为防止过量用药及产生耐药性，本品亦可采用必要时用药的方法以代替常规定时服药。一般变态反应的皮肤或呼吸道症状均在晚间发作较重，故可采用临睡前服药一次的方法，既可有效控制症状，还可加强患者安眠作用，并可防止白天用药后的困倦感。

【制剂】　片剂：25 mg；50 mg。

【贮藏】　干燥，遮光，密闭保存。

二甲茚定
(dimetindene)

别名：二甲吡茚胺、吡啶茚胺、Dimethylpyrindene
本品为烃胺类抗组胺药。

【CAS】　5636-83-9

【ATC】　D04AA13；R06AB03

【理化性状】　1. 化学名：N,N-Dimethyl-2-{3-[1-(2-pyridyl)ethyl]-1H-inden-2-yl}ethylamine

2. 分子式：$C_{20}H_{24}N_2$

3. 分子量：292.42

4. 结构式

马来酸二甲茚定
(dimetindene maleate)

别名：Fenistil、Triten、Fengel、Triten

〖CAS〗　3614-69-5

【理化性状】　1. 本品为近白色至白色结晶性粉末。能溶于甲醇，微溶于水。

2. 化学名：N,N-Dimethyl-2-{3-[1-(2-pyridyl)ethyl]-1H-inden-2-yl}ethylamine hydrogen maleate

3. 分子式：$C_{20}H_{24}N_2 \cdot C_4H_4O_4$

4. 分子量：408.5

【药理作用】　抗组胺、抗过敏及抗毒蕈碱作用较强，但维持时间短。其缓释片为双层结构，外层在胃中吸收发挥速效，内层在肠道缓慢吸收发挥长效。

【适应证】　用于治疗皮肤瘙痒症和过敏性疾病。

【不良反应】　1. 一般反应较轻，常见有嗜睡、头昏等。

2. 参见抗组胺药引言中的不良反应。

【剂量与用法】　1. 成人口服 1～2 mg，3 次/日，或缓释片 2.5 mg，1～2 次/日。

2. ≥6 岁儿童口服 1 mg，3 次/日。

【制剂】　①片剂：1 mg。②缓释片：2.5 mg。

【贮藏】　遮光、贮于室温下。

阿利马嗪
(alimemazine)

别名：异丁嗪、Alimezin、Trimeprazine
本品属吩噻嗪类抗组胺药。

【CAS】　84-96-8

【ATC】　R06AD01

【理化性状】　1. 化学名：N,N-Dimethyl-2-methyl-3-(phenothiazin-10-yl)propylamine

2. 分子式：$C_{18}H_{22}N_2S$

3. 分子量：298.45

4. 结构式

酒石酸阿利马嗪
（alimemazine tartrate）

别名：Panectyl、Repeltin、Theralene

本品属吩噻嗪类抗组胺药。

【CAS】 4330-99-8

【理化性状】 1. 本品为无臭或几乎无臭的略乳白色或白色结晶性粉末。光照后变黑。极易溶于水和三氯甲烷，略溶于乙醇，微溶于乙醚。遮光保存于密闭容器中。

2. 化学名：N,N-Dimethyl-2-methyl-3-(phenothiazin-10-yl)propylamine tartrate

3. 分子式：$(C_{18}H_{22}N_2S)_2 \cdot C_4H_6O_6$

4. 分子量：747.0

【药理作用】 本品抗组胺和中枢镇静、镇吐作用较强，且止痒作用强而持久，并有一定的抗毒蕈碱作用。

【适应证】 用于各种原因引起的皮肤瘙痒症，止痒作用可维持 10 h。

【不良反应】 1. 嗜睡、头晕、口干，偶见锥体外系症状、粒细胞缺乏症，光敏反应和食欲增加。过量可见高热、惊厥、严重低血压伴心动过缓。

2. 参见抗组胺药引言中的不良反应。

【剂量与用法】 成人口服 10 mg，2～3 次/日，大于 2 岁儿童 2.5 mg，4 次/日。儿童术前给药，可减少腺体分泌，2 mg/kg，术前 90 min 服用。如同时应用巴比妥类药物和镇痛药时应减少本品剂量。

【制剂】 片剂：1.25 mg。

【贮藏】 遮光，贮于室温下。

克立咪唑
（clemizole）

别名：吡咯咪唑

本品属吩噻嗪类抗组胺药。

【CAS】 442-52-4

【理化性状】 1. 化学名：1-(4-Chlorobenzyl)-2-(pyrrolidin-1-yl-methyl)benzimidazole

2. 分子式：$C_{19}H_{20}ClN_3$

3. 分子量：325.84

4. 结构式

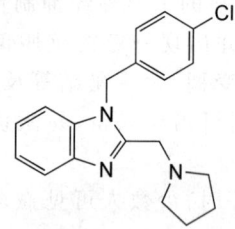

盐酸克立咪唑
（clemizole hydrochloride）

别名：克敏唑、Alercur、Histacur

本品属吩噻嗪类抗组胺药。

【CAS】 1163-36-6

【理化性状】 1. 化学名：1-(4-Chlorobenzyl)-2-(pyrrolidin-1-yl-methyl)benzimidazole hydrochloride

2. 分子式：$C_{19}H_{20}ClN_3 \cdot HCl$

3. 分子量：362.3

【简介】 本品具有抗组胺作用和中等度的镇静作用，止痒作用较强。应用范围同阿利马嗪。另外本品能延长心房肌有效不应期，有报道可用于治疗心房扑动。不良反应少见。成人口服 20～40 mg，2～3 次/日，也可皮下、肌内及静脉注射。片剂：10 mg；注射液：10 mg/1 ml；20 mg/2 ml。

曲吡那敏
（tripelennamine）

本品为乙二胺类抗组胺药。

【CAS】 91-81-6

【ATC】 D04AA04；R06AC04

【理化性状】 1. 化学名：N,N-Dimethyl-N-(phenylmethyl)-N-pyridin-2-ylethane-1,2-diamine

2. 分子式：$C_{16}H_{21}N_3$

3. 分子量：255.4

4. 结构式

枸橼酸曲吡那敏
（tripelennamine citrate）

别名：去敏灵，扑敏宁，苄吡二胺，PBZ

本品为乙二胺类抗组胺药。

【CAS】 6138-56-3（tripelennamine citrate）

【理化性状】　1. 化 学 名：N-Benzyl-N',N'-dimethyl-N-(2-pyridyl)ethylenediamine dihydrogen citrate

2. 分子式：$C_{16}H_{21}N_3 \cdot C_6H_8O_7$

3. 分子量：447.5

盐酸曲吡那敏
(tripelennamine hydrochloride)

别名：Azaron、Antamine、Pyribenzamine

【CAS】　154-69-8

【理化性状】　1. 本品为白色结晶性粉末。暴露于光照下会逐渐变黑。能溶于水、乙醇、三氯甲烷和丙酮，不能溶于苯、乙醚和乙酸乙酯。其水溶液对石蕊溶液显中性。遮光保存于密闭容器中。

2. 分子式：$C_{16}H_{21}N_3 \cdot HCl$

3. 分子量：291.8

【药理作用】　本品除具有抗组胺、抗毒蕈碱作用外，还有较强的局麻作用。其抗组胺作用强于苯海拉明，弱于异丙嗪。

【适应证】　用于过敏性鼻炎、皮炎、湿疹等，尤其适合用于过敏性疾病患者需作麻醉时。

【不良反应】　1. 胃肠道反应及轻微的嗜睡，偶见粒细胞减少。外用可引起皮炎。

2. 参见抗组胺药引言中的不良反应。

【剂量与用法】　成人口服 25～50 mg，每 4～6 h 一次，儿童 5 mg/(kg·d)，分 4～6 次服用。

【制剂】　片剂：25 mg；50 mg。

【贮藏】　遮光，贮于室温下。

巴米品
(bamipine)

苯胺哌啶、苄哌苯胺、Seventol

【CAS】　4945-47-5

【ATC】　D04AA15；R06AX01

【理化性状】　1. 化 学 名：N-Benzyl-N-(1-methyl-4-piperidyl)aniline

2. 分子式：$C_{19}H_{24}N_2$

3. 分子量：280.4

4. 结构式

【简介】　本品具有抗组胺作用和显著的镇静、局麻作用。主要用于过敏性皮肤病如荨麻疹和瘙痒症。副作用同曲吡那敏。成人口服 50 mg，3 次/日，本品及其乳酸盐、水杨酸盐均可供局部应用。片剂：50 mg。

氯苯沙明
(chlorphenoxamine)

别名：Phenoxene

【CAS】　77-38-3；562-09-4

【ATC】　D04AA34；R06AA06

【理化性状】　1. 化 学 名：{2-[1-(4-Chlorophenyl)-1-phenylethoxy]ethyl}dimethylamine

2. 分子式：$C_{18}H_{22}ClNO$

3. 分子量：303.8

4. 结构式

【简介】　本品具有抗组胺作用和抗胆碱作用，主要为止痒药和抗震颤麻痹药。可口服或局部给药，吸收良好，肝代谢，肾排泄。口服，50 mg，3 次/日。片剂：50 mg。在一些国家还有乳膏剂用于临床。

异西喷地
(isothipendyl)

【CAS】　482-15-5

【ATC】　D04AA22；R06AD09

【理化性状】　1. 化 学 名：N,N-dimethyl-1-(10H-pyrido[3,2-b][1,4]benzothiazin-10-yl)propan-2-amine

2. 分子式：$C_{16}H_{19}N_3S$

3. 分子量：285.4

4. 结构式

【简介】　本品为吩噻嗪衍生物。具有抗组胺作用，用于过敏性皮肤病。可能发生过敏反应。软膏剂：0.75%。

甲地嗪
（methdilazine）

别名：甲吡咯嗪、Dilosyn、Tacaryl

【CAS】 1982-37-2

【ATC】 R06AD04

【理化性状】 1. 化学名：10-[（1-Methylpy-rrolidin-3-yl）methyl]-10H-phenothiazine

2. 分子式：$C_{18}H_{20}N_2S$

3. 分子量：296.4

4. 结构式

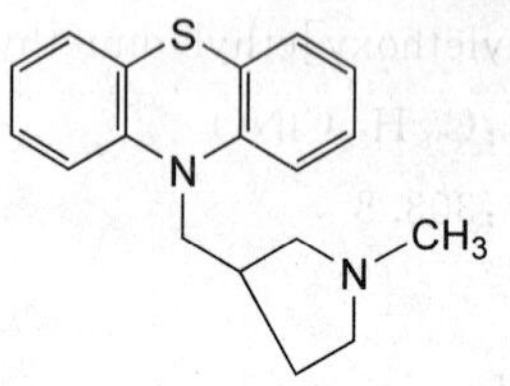

【简介】 本品为吩噻嗪类抗组胺药，具有镇静及抗毒蕈碱样作用。亦具有抗 5-HT 作用。用于各种过敏反应性皮肤病，也用于预防偏头痛。不良反应及注意事项同异丙嗪。用法及用量：口服，一次 8 mg，2~4 次/日。片剂：4 mg。

奥索马嗪
（oxomemazine）

【CAS】 3689-50-7

【ATC】 R06AD08

【理化性状】 1. 化学名：3-(5,5-Dioxido-10H-phenothiazin-10-yl)-N,N,2-trimethylpropan-1-amine

2. 分子式：$C_{18}H_{22}N_2O_2S$

3. 分子量：330.4

4. 结构式

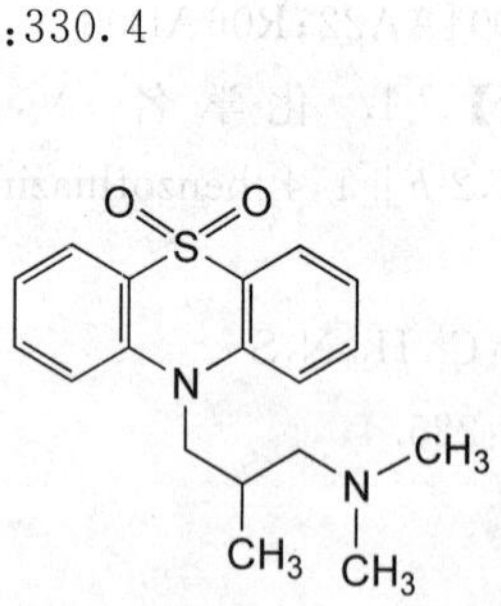

【简介】 本品为吩噻嗪类衍生物，为镇静类抗组胺药，可用于对症缓解超敏反应和瘙痒性皮肤病，本品也是对症治疗咳嗽和普通感冒复方制剂中的一种成分。口服给药，10~40 mg/d。也可采用直肠给药途径。

氯环力嗪
（chlorcyclizine）

别名：Di-Paralene、Mantadil、Pruresidine、Trihistan

【CAS】 82-93-9

【ATC】 R06AE04

【理化性状】 1. 化学名：1-[（4-Chlorophenyl）（phenyl）methyl]-4-methylpiperazine

2. 分子式：$C_{18}H_{21}ClN$

3. 分子量：300.8

4. 结构式

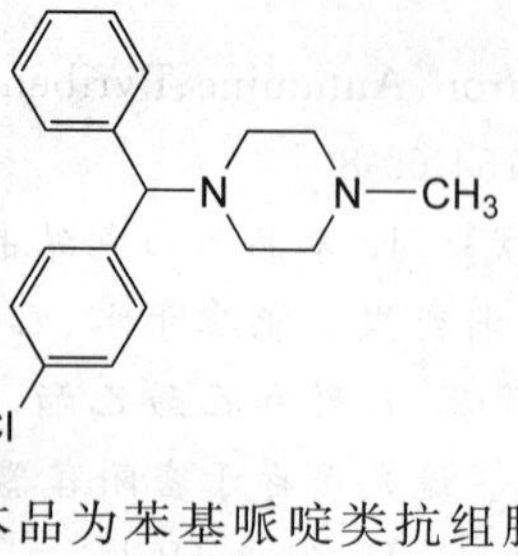

【简介】 本品为苯基哌嗪类抗组胺药。除具有抗组胺作用外，还具有弱的抗胆碱能、抗 5-HT 和局麻作用。主要用于过敏性疾病及镇吐。口服，一次 100 mg，1~2 次/日。片剂：50 mg。

托普帕敏
（tolpropamine）

别名：Pragman

【CAS】 5632-44-0

【ATC】 D04AA12

【理化性状】 1. 化学名：N,N-Dimethyl-3-(4-methylphenyl)-3-phenylpropan-1-amine

2. 分子式：$C_{18}H_{23}N$

3. 分子量：253.4

4. 结构式

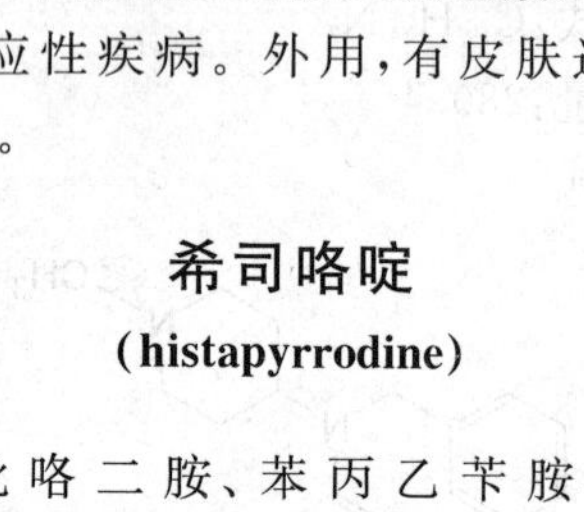

【简介】 本品为烷基胺类抗组胺药。常外用于皮肤过敏反应性疾病。外用，有皮肤过敏的可能。软膏剂：10%。

希司咯啶
（histapyrrodine）

别名：吡咯二胺、苯丙乙苄胺、苯吡乙苄胺、Domistan

【CAS】 493-80-1

【ATC】 R06AC02；R06AC52（combinations）

【理化性状】 1. 化 学 名：N-Benzyl-N-(2-pyrrolidin-1-ylethyl)aniline

2. 分子式：$C_{19}H_{24}N_2$

3. 分子量：280.4

4. 结构式

【简介】 本品为乙二胺类抗组胺药。用于治疗各种过敏性疾病。口服：50～150 mg/d，分 3～4 次服。片剂：25 mg；50 mg。

奥洛他定
（olopatadine）

别名：奥帕他定、帕坦洛

【CAS】 113806-05-6

【ATC】 S01GX09；R01AC08

【理化性状】 1. 化 学 名：{(11Z)-11-[3-(Dimethylamino) propylidene]-6，11-dihydrodibenzo[b ,e]oxepin-2-yl}acetic acid

2. 分子式：$C_{21}H_{23}NO_3$

3. 分子量：337.4

4. 结构式

【药理作用】 本品为相对选择性 H_1-受体拮抗剂及肥大细胞膜稳定药，能稳定肥大细胞膜，抑制炎症细胞因子和化学介质释放；同时还能拮抗组胺 H_1-受体，抑制血管扩张和局部水肿，并能减少花生四烯酸的释放，干扰磷脂酶 A_2 活性，减轻变态反应引起的血管通透性增加，炎性渗出，水肿等，但对 5-羟色胺或血小板激活因子所致血管通透性改变效果不明显。口服用于荨麻疹及其他皮肤过敏症（如湿疹、皮肤瘙痒、多型性渗出性红斑），哮喘和季节过敏性鼻炎。

【不良反应】 滴眼可见烧灼感、刺痛、眼干、异物感、充血、角膜炎、眼睑水肿和瘙痒。使用滴眼液前应摘掉隐形眼镜，并防止滴管污染。口服可见头痛、嗜睡、倦怠、感冒样症状、味觉异常等。

【剂量与用法】 1. 过敏性结膜炎 滴眼，1～2 滴/次，2 次/日（应间隔 6～8 h）滴患眼，6 周为一疗程。

2. 过敏性鼻炎、皮肤过敏症 一次口服 5 mg，1 次/日。

3. 防止哮喘 一次 10～20 mg，1 次/日。

【制剂】 ①片剂：5 mg；10 mg。②滴眼液：5 mg/5 ml。③胶囊剂：2.5 mg；5 mg。

【贮藏】 遮光，密闭保存。

尼普拉嗪
（niaprazine）

别名：Nopron

【CAS】 27367-90-4

【ATC】 N05CM16

【理化性状】 1. 化 学 名：N-{ 4-[4-(4-Fluorophenyl) piperazin-1-yl] butan-2-yl } pyridine-3-carboxamide

2. 分子式：$C_{20}H_{25}FN_4O$

3. 分子量：356.4

4. 结构式

【简介】 本品为哌嗪类抗组胺药，镇静作用明显。由于其良好的安全性和耐受性，亦无滥用的可能，多用于儿童和青少年作为镇静药。口服：1 mg/kg，夜间服。最初认为本品为抗组胺药和抗胆碱能药，随后发现本品结合到 H_1-或 mACh 受体（K_i ≥1 μmol/L）的作用不显著，而是 5-HT_{2A} 和 α_1-肾上腺素受体有效的拮抗剂（K_i 分别为 75 nmol/L 和 86 nmol/L）。对 5-HT_{1A}、5-HT_{2B}、D_2-和 β-肾上腺素能受体无活性，对血清素转运体（serotonin transporter，SERT）和囊泡单胺转运体（vesicular monoamine transporter，VMAT）亦无作用（K_i 均大于 1 μmol/L），但对 α_2-受体有弱亲和力（K_i = 730 nmol/L）。与曲唑酮和萘法唑酮代谢成 mCPP 相似，本品代谢成 pFPP。尚未明确 pFPP 在本品的临床效应中发挥何种作用。但动物实验证明，pFPP 无镇静作用，但有 5-羟色胺激动作用。

15.2　过敏反应介质阻释剂

这一组药物通过稳定肥大细胞膜、产生抑制炎性介质的释放和抑制炎性细胞的趋化，达到抗变态反应作用。这些药物有一个共同特点既可以用于皮肤过敏性疾病，又兼有抗过敏性哮喘的作用。这里仅对酮替芬予以专述，其他如色甘酸钠、扎鲁司特、曲尼司特等均已在其他章节中讨论。

酮替芬
(ketotifen)

别名：甲哌噻庚酮、噻喘酮、苯环庚噻盼
本品为抗变态反应药。
【CAS】　34580-13-7
【ATC】　R06AX17；S01GX08
【理化性状】　1. 化学名：4-(1-Methylpiperidin-4-ylidene)-4*H*-benzo［4，5］cyclohepta-［1，2-*b*］thiophen-10(9*H*)-one

2. 分子式：$C_{19}H_{19}NOS$

3. 分子量：309.43

4. 结构式

富马酸酮替芬
(ketotifen fumarate)

别名：Zaditor、Zaditen

【CAS】　34580-14-8

【理化性状】　1. 本品为白色至黄褐色的细微的结晶性粉末。能溶于水，微溶于甲醇，难溶于乙腈。

2. 化学名：4-(1-Methylpiperidin-4-ylidene)-4*H*-benzo[4，5]cyclohepta-[1，2-*b*]thiophen-10(9*H*)-one hydrogen fumarate

3. 分子式：$C_{19}H_{19}NOS \cdot C_4H_4O_4$

4. 分子量：425.5

【药理作用】　本品特点是既有很强的组胺 H_1-受体拮抗作用，有抑制过敏反应介质释放的作用。能抑制肥大细胞、嗜碱性、中性细胞和巨噬细胞的多种介质的释放，包括慢反应物质及其他活性介质，其抗过敏作用较色甘酸钠强。另一方面，其 H_1-受体拮

抗作用是氯苯那敏的 10 倍，并具长效。还有阻滞钙通道的作用，使支气管的敏感性降低，不易受外界因素刺激诱发哮喘，故可抑制支气管痉挛，缓解过敏性哮喘。

【体内过程】　本品口服后吸收良好，2 h 可达血药峰值，肝脏内药物分布最多，可进入乳汁。主要代谢物为葡糖醛酸结合物，60% 随尿液排出，40% 随粪便排出，4 d 累计排泄量为服药量的 60%。儿童较成人排泄快。

【适应证】　1. 用于治疗荨麻疹、湿疹、过敏性皮炎、瘙痒症、异位性皮炎、鼻炎、哮喘，最近有报道，治疗硬皮病有效。

2. 滴眼剂用于治疗过敏性结膜炎。

【不良反应】　1. 困倦、嗜睡、头晕、低血压、精神分散、肌无力、行动不协调等，但一般于服药几天后消失。

2. 可有头痛、耳鸣、口干、食欲和体重增加，中枢神经系统兴奋也有报道。

3. 少数糖尿病患者可致血小板减少，停药后恢复。

4. 滴眼时少数病例出现一过性刺痛感，不影响使用。

5. 滴眼时有时会出现眼睑炎、眼睑皮肤炎等，当出现这种症状时应终止用药。

6. 滴眼时有时会出现结膜充血，有刺激感，或者有极少的角膜糜烂等现象，当出现上述症状时终止用药。

【妊娠期安全等级】　C。

【禁忌与慎用】　1. 服用降糖药者禁用。

2. 车船驾驶、机械操作人员慎用。

3. 哺乳期妇女使用时应暂停哺乳。

【药物相互作用】　1. 同时服用安眠药时，应适当减少安眠药用量。

2. 乙醇或镇静催眠药可增强本品的中枢抑制作用。

3. 口服降血糖药与本品合用时，可能出现外周血白细胞数或血小板数下降。

【剂量与用法】　1. 口服，成人 1 mg，2 次/日；儿童 4~6 岁 0.8 mg/d；6~9 岁 1 mg/d；9~14 岁 1.2 mg/d，2 次分服。治疗硬皮病 3 mg，2 次/日。

2. 滴眼，1~2 滴/次，4 次/日（早、中、晚及睡前），或遵医嘱。

【用药须知】　1. 对急症患者无即刻作用。对哮喘患者的治疗开始后至少要持续 2 周。

2. 用于长期接受多种激素治疗的患者时，应在严密观察下缓慢减少激素用量。

3. 不良反应严重时,可暂将剂量减半,待不良反应消失后再恢复原剂量。

【制剂】　①片剂:1 mg。②胶囊剂:0.5 mg。③口服溶液:1 mg/5 ml。④滴眼液:2.5 mg/5 ml。

【贮藏】　遮光,贮于室温下。

15.3　其他抗变态反应药

这些药物为非特异性抗过敏药,通过不同途径产生抗过敏作用。

屋尘螨变应原制剂
(mites allergens ALK(503)D. p)

别名:Alutard SQ

【药理作用】　本品作用于免疫系统,抑制患者对屋尘螨特异性变应原的过敏反应,从而减轻鼻炎和哮喘的症状。

【体内过程】　本品为大分子量蛋白的混合物,吸附在氢氧化铝上,从而达到缓慢释放,长久刺激免疫系统的作用。因此维持阶段的注射间隔可以延长至(6±2)周。

【适应证】　用于有屋尘螨致敏史的过敏性哮喘和(或)过敏性鼻炎患者的脱敏治疗。

【不良反应】　1. 注射后 30 min 内可能出现注射部位周围局部肿胀,发红和瘙痒。迟发型局部反应一直到注射后 24 h 都可能出现,为弥散的局部肿胀,常伴中央皮肤弥散性发红。

2. 全身过敏症状,可出现眼周发红和肿胀。一直到注射后 24 h 有可能出现花粉症症状。一直到注射后 24 h 可出现荨麻疹或哮喘,可给予对症治疗。

3. 罕见严重过敏反应(呼吸困难、全身性荨麻疹,血管神经性水肿,喉水肿伴喘鸣、哮喘、低血压、恶心、呕吐、腹泻、腹痛、意识丧失、惊厥和昏迷),如出现过敏性休克,必须停止使用本品。

4. 注射部位皮下可能出现硬结。

【禁忌与慎用】　1. 患有(除了变态反应以外的)免疫性疾病,或慢性心、肺疾病,或肾功能不全的患者禁用。

2. 接受 β 受体拮抗药治疗的患者禁用。

3. 由于有出现过敏反应的风险,妊娠期间不应开始治疗。如患者在本品脱敏治疗期间妊娠,可继续治疗。

4. 哺乳期间可以使用本品。

5. 5 岁以下儿童用药的安全性及有效性尚未确定。

【药物相互作用】　1. 合并使用对症抗过敏药物如抗组胺药、皮质激素和肥大细胞稳定剂可以增加

对变应原注射的耐受水平。

2. 本品治疗期间应避免使用大量含铝药物。例如一些制酸剂。

【剂量与用法】　1. 起始治疗阶段剂量如下表。

起始治疗阶段剂量表

就诊时间	注射序号	注射瓶号	容量(ml)	脱敏疫苗浓度(SQ-U/ml)	剂量(SQ-U)
第 1 周	1	1	0.2	100	20
第 2 周	2	1	0.4	100	40
第 3 周	3	1	0.8	100	80
第 4 周	4	2	0.2	1000	200
第 5 周	5	2	0.4	1000	400
第 6 周	6	2	0.8	1000	800
第 7 周	7	3	0.2	10000	2000
第 8 周	8	3	0.4	10000	4000
第 9 周	9	3	0.8	10000	8000
第 10 周	10	4	0.1	100000	10000
第 11 周	11	4	0.2	100000	20000
第 12 周	12	4	0.4	100000	40000
第 13 周	13	4	0.6	100000	60000
第 14 周	14	4	0.8	100000	80000
第 15 周	15	4	1.0	100000	100000

2. 维持治疗阶段剂量,第 17 周、第 21 周注射与第 15 周剂量相同,继后每隔 6 周注射上述剂量,至第 51 周时止。

3. 如果需要降低剂量,调整后的剂量可以间隔半小时分两次注射。如果在起始治疗阶段必须降低剂量,则起始治疗阶段应延长。出现下述情况时应对剂量进行调整。

(1)上次注射出现全身反应　如果出现严重全身反应,只有与患者一起磋商后才能继续治疗。如果引起严重全身反应的原因显而易见而且将来可以避免,下次剂量减为引起反应剂量的十分之一。如果原因不明,必须终止治疗。

(2)迟发的局部反应　上次注射后注射局部肿胀数天,建议进行如下调整剂量:①5 岁以上的儿童,肿块直径小于 5 cm,成人肿块直径小于 8 cm,建议可以增加剂量。②5 岁以上的儿童,肿块直径 5~7 cm,成人肿块直径 8~12 cm,建议剂量不变。③5 岁以上的儿童,肿块直径 7~12 cm,成人肿块直径 12~20 cm,建议剂量退 1 步(按维持剂量表,下同)。④5 岁以上的儿童,肿块直径 12~17 cm,成人肿块直径大于 20 cm,建议剂量退 2 步。⑤5 岁以上的儿童,肿

块直径大于 17 cm,建议剂量退 3 步。

（3）超过时间间隔　①起始阶段:超过的时间间隔不到 2 周,建议可以增加剂量;超过的时间间隔为 2～3 周,建议剂量不变;超过的时间间隔为 3～4 周,建议剂量降低 50%;超过的时间间隔大于 4 周,建议重新开始调整剂量。②维持阶段:超过的时间间隔不到 8 周,建议剂量不变;超过的时间间隔为 8～10 周,建议剂量减少 25%;超过的时间间隔为 10～12 周,建议剂量减少 50%;超过的时间间隔为 12～14 周,建议剂量减少 75%;超过的时间间隔为 14～16 周,建议剂量减少 90%;超过的时间间隔大于 16 周,建议重新开始调整剂量。

【用药须知】　1. 本品一次注射后,患者必须观察至少 30 min。

2. 在注射当天患者应当避免体育运动、热水淋浴或饮酒。

3. 对前一次注射本品出现的任何过敏反应需引起注意并进行评估。

4. 本品仅供皮下注射,应避免任何其他使用途径。

5. 一次注射以前必须再次核对变应原、浓度、体积与上次注射的日期(剂量间隔)。

6. 本品只能在配备有完整的心肺复苏设备的医院或门诊注射。

7. 本品注射前的一周以及最后一次注射后的一周不应注射其他疫苗。

8. 治疗期间出现下列情况时应暂停注射或调整剂量:①发热或出现其他感染症状;②注射前有过敏反应发作;③肺功能显著下降;④异位性皮炎发作;⑤最近接触过大量变应原;⑥注射了其他疫苗。

【制剂】　注射液:100 SQ-U/5 ml;1000 SQ-U/5 ml;10000 SQ-U/5 ml;100000 SQ-U/5 ml。

【贮藏】　室温保存。启封后保存于 2～8 ℃,保存期不超过 6 个月。

粉尘螨过敏原提取物
(house dust mite allergen extract)

别名:Odactra

本品是粉尘螨过敏原提取物,美国 FDA2017 年 3 月批准上市。

【用药警戒】　1. 本品能引起致命的过敏反应,如速发型过敏反应和严重的咽喉阻塞。

2. 本品不能用于严重的、不稳定的和尚未控制病情的哮喘患者。

3. 初次使用本品后,要在室内至少观察患者 30 min。

4. 使用本品时,为患者开具自动注射肾上腺素,

要引导和指导患者正确使用,而且指导患者最需要使用自动注射肾上腺素时寻求紧急医疗救助。

5. 本品可能不适合具有某些潜在疾病的患者,可能因为一系列的过敏反应减少其生存能力。

6. 本品可能不适合对肾上腺素或应用支气管扩张剂无反应患者,如正在使用 β-受体阻断剂的患者。

【药理作用】　过敏原免疫疗法确切的作用机制尚未完全明确。

【适应证】　本品是为过敏原提取物,用于 18～65 周岁的成年人屋尘螨引发的过敏性鼻炎(伴随或不伴随结膜炎)的免疫治疗。

【不良反应】　1. 常见不良反应　咽喉刺激(发痒)、口腔瘙痒、耳朵发痒、悬雍垂肿胀、嘴唇肿胀、舌头肿胀、恶心、舌头疼痛、喉咙肿胀、舌头溃疡、胃痛、口腔溃疡(疼痛)、味觉改变。

2. 少见不良反应　口腔感觉异常、舌头瘙痒、口腔疼痛、口腔炎、消化不良、咽部红斑、眼睛瘙痒、口腔黏膜红斑、上呼吸道感染、打喷嚏、嘴唇瘙痒、吞咽困难、疲劳、口腔感觉迟钝、口咽痛、胸部不适、喉咙干、瘙痒、荨麻疹。

【禁忌与慎用】

1. 有严重的、不稳定的、病情尚未控制的哮喘者禁用。

2. 有严重全身过敏反应史者禁用。

3. 采取舌下过敏原免疫疗法后,有严重局部过敏反应史者禁用。

4. 有嗜酸性粒细胞食管炎史者禁用。

5. 对本品含的任何成分过敏者禁用。

6. 妊娠期妇女的安全性及有效性尚未明确。

7. 18 岁以下儿童的安全性尚未明确。

8. 65 岁以上老年人的安全性尚未明确。

【剂量与用法】　本品仅供舌下使用,一日 1 片。药片放在舌下 10 s 内会融化,1 min 内不要吞食。给予首剂时,要在具有丰富过敏性疾病诊断和治疗经验的医生指导下进行,且在诊室内观察至少 30 min。

【用药须知】　1. 给予首剂时,要在具有丰富过敏性疾病诊断和治疗经验的医生指导下进行,且要在室内观察至少 30 min。看患者是否有严重的全身或局部反应。如果患者耐受,剩余剂量可以在家进行,但要注意以下几点。

（1）用干燥的手从包装中取药。

（2）药片放在舌下 10 s 内会融化,1 min 内不要吞食。

（3）处理完药片后要洗手。

（4）使用本品时,不要同时服用食物和饮料。

（5）服用食物和饮料要在使用本品 5 min 后。

（6）漏服一剂本品重新服用的相关安全性数据

有限。临床实践中,中断治疗最长为 7 天。

(7) 接受本品治疗的患者需开具自动注射肾上腺素,所以要指导患者使用正确的自我注射肾上腺素的急救措施。

2. 本品可导致嗜酸性粒细胞性食管炎,一旦诊断,应立即停药。

3. 一旦患者出现哮喘或原有哮喘的症状加重,应立即停药。

4. 本品可引起口腔或咽喉不适,如果上述症状持续存在,应考虑停药。

5. 过量用药的症状可能包括过敏反应,例如全身性过敏反应和严重的局部过敏反应。严重的不良反应有血管神经性水肿、吞咽困难、呼吸困难、声音变化、感觉喉咙肿胀,此时要立即进行医疗救助,包括在适当时候使用肾上腺素。

【制剂】　舌下含片:含 12SQ－HDM(SQ 是标准化屋粉尘螨过敏原提取物中主要过敏成分的生物活性,HDM 是屋粉尘螨的缩写)。

【贮藏】　贮于 20～25℃。

粉尘螨
(dermatophagoides farinae)

【药理作用】　本品为特异性免疫治疗类药物。粉尘螨具有强致敏性过敏原,广泛存在于自然界,具有过敏体质的患者吸入微量的粉尘螨过敏原即能引起哮喘或其他过敏性疾病。本品能使对粉尘螨过敏的患者产生特异性的拮抗抗体和免疫耐受,从而使患者对粉尘螨的过敏反应减少,达到治疗的目的,是一种针对螨性过敏性疾病的病因治疗。

【适应证】　用于粉尘螨过敏引起的过敏性哮喘、过敏性鼻炎的脱敏治疗。

【不良反应】　1. 常见皮疹、流涕、哮喘发作、咳嗽、困倦、头痛、头晕。

2. 少数病例会出现胃肠道不适、轻度腹泻,或过敏症状加重;个别患者可激发轻型哮喘或荨麻疹。

3. 少数患者会在服药后感到疲劳。

【禁忌与慎用】　1. 呼吸道发热性感染或炎症禁用。

2. 哮喘发作期禁用。

3. 严重的急性或慢性病,炎症性疾病禁用。

4. 多发性硬化者禁用。

5. 自身免疫性疾病禁用。

6. 肺结核活动期禁用。

7. 严重的精神紊乱禁用。

8. 正在使用 β-受体拮抗药[例如在治疗高血压、青光眼(眼药水中)时]或 ACE 抑制剂者禁用。

9. 急性或慢性心血管功能不全患者慎用。

10. 重度肾功能不全患者禁用。

11. 妊娠期妇女不宜开始治疗。

12. 尚无 4 岁以下儿童应用本品的临床资料。

【药物相互作用】　若同时进行抗过敏症状治疗(例如,抗组胺剂、皮质激素、肥大细胞稳定剂)时,当这类药物停止使用时,应注意过敏性反应的发生,必要时调整剂量。

【剂量与用法】　1. 滴剂　一般应在过敏症状最轻微时开始治疗。在医师指导下使用。滴于舌下,含 1 min 后吞服。1 次/日,一般在每天的同一时间用药,最好是早饭前用药。若用药后偶尔出现疲劳症状,可将用药时间改为晚上。根据过敏反应的程度调节剂量。常用量分为递增量和维持量,递增量为 1 号,2 号,3 号,维持量为 4 号,5 号。

(1) 递增剂量见下表。

递增剂量方案表

规格	1 号	2 号	3 号
时间	第 1 周	第 2 周	第 3 周
第 1 d	1 滴	1 滴	1 滴
第 2 d	2 滴	2 滴	2 滴
第 3 d	3 滴	3 滴	3 滴
第 4 d	4 滴	4 滴	4 滴
第 5 d	6 滴	6 滴	6 滴
第 6 d	8 滴	8 滴	7 滴
第 7 d	10 滴	10 滴	10 滴

(2) 维持剂量　第 4 周起使用 4 号滴剂,1 次/日,3 滴/次,第 6 周起使用 5 号滴剂,1 次/日,2 滴/次。

2. 注射剂　皮下注射,每周 1 次,在医师指导下使用。

(1) 成人具体注射方案见下表。

成人用药方案表

周数	浓度	剂量	周数	浓度	剂量	周数	剂量	浓度
1	1:10 万	0.3 ml	6	1:1 万	0.6 ml	11	1.0 ml	1:5000
2	1:10 万	0.6 ml	7	1:5000	0.3 ml	12	1.0 ml	1:5000
3	1:10 万	1.0 ml	8	1:5000	0.6 ml	13	1.0 ml	1:5000
4	1:1 万	0.1 ml	9	1:5000	1.0 ml	14	1.0 ml	1:5000
5	1:1 万	0.3 ml	10	1:5000	1.0 ml	15	1.0 ml	1:5000

（2）儿童的具体注射方案见下表。

儿童用药方案表

周数	浓度	剂量	周数	浓度	剂量	周数	剂量	浓度
1	1：10万	0.1 ml	10	1：10万	1.0 ml	19	0.9 ml	1：1万
2	1：10万	0.2 ml	11	1：1万	0.1 ml	20	1.0 ml	1：1万
3	1：10万	0.3 ml	12	1：1万	0.2 ml	21	0.6 ml	1：5000
4	1：10万	0.4 ml	13	1：1万	0.3 ml	22	0.7 ml	1：5000
5	1：10万	0.5 ml	14	1：1万	0.4 ml	23	0.8 ml	1：5000
6	1：10万	0.6 ml	15	1：1万	0.5 ml	24	0.9 ml	1：5000
7	1：10万	0.7 ml	16	1：1万	0.6 ml	25	1.0 ml	1：5000
8	1：10万	0.8 ml	17	1：1万	0.7 ml			
9	1：10万	0.9 ml	18	1：1万	0.8 ml			

【用药须知】　1. 服用前先做粉尘螨皮肤点刺试验,明确诊断。

2. 如果同时进行抗病毒或细菌疫苗接种,在最近一次使用间隔半周再进行疫苗接种。疫苗接种后两周可以再继续本品的治疗。

3. 为避免其他过敏性不良反应,治疗期间应尽可能避免接触致病过敏原和那些与致病过敏原相互作用的物质。

4. 用药期间如果健康状况有变化,如感染传染性疾病、怀孕等都应及时告知医师。

5. 用药期间禁止饮酒。

6. 用药期间,如果变应原的组成由于患者的敏感程度发生变化而与原来的变应原组成有所不同,那么,治疗应该从最小浓度重新开始;这同样适用于那些曾经使用其他的产品(即使是口服制剂)进行脱敏治疗的患者。

7. 凡服用本品后 24 h 内有不良反应者,次日剂量宜减少 3 级(若在递增期,则次日剂量减少至最小剂量),耐受后再逐渐递增。

8. 停服两周以上(最长 4 周),例如在接种疫苗后再次服用时,减 3 级或从最小剂量开始,再逐渐递增;停服 4 周以上,再次服用时,应从最小剂量开始。

9. 用药期间应避免任何异常的过度疲劳。

10. 注射剂每次用微量注射器注射。注射前先用 1：10 万的药液(将 1：1 万的药液用 0.9％氯化钠注射液稀释 10 倍)0.03 ml 作皮内注射试验,观察半小时如风团反应直径大于 10 mm 则第 1 针剂量应比上述剂量再适量减少,治疗 5～10 次后再按上述剂量注射。

11. 一次注射后需在医院或治疗单位观察半小时。如遇休克,其处理方法与青霉素过敏反应相同,因此,使用本品时应配备肾上腺素等救治过敏性休克的药械设备,需要时使用。

12. 凡注射后 24 h 内有局部红肿皮疹或激发哮喘者,下次注射剂量宜减少一半或不增加。

【制剂】　①滴剂:递增剂量,1 号(蛋白浓度 2 μg/2 ml)、2 号(蛋白浓 20 μg/2 ml)、3 号(蛋白浓度 200 μg/2 ml);维持剂量:4 号(蛋白浓度 666 μg/2 ml),5 号(蛋白浓度 2000 μg/2 ml)。②注射液:0.1 mg/1 ml。

【贮藏】　遮光、密闭,在阴凉处保存。

钙剂

（calciums）

人体内钙的含量极为丰富,在各种元素中占第 5 位。钙在体内有很重要的生理功能,各种组织正常功能的实现都与一定浓度离解状态的钙有关。血钙离子浓度通常由分泌控制系统调节,骨钙与组织间液中的钙一直不停地进行着交换。药物、激素、维生素及其他因素都可改变其交换率,影响组织间液的钙水平和钙离子存在的状态。

【药理作用】　1. 降低毛细血管通透性,增加管壁致密度,减少渗出,故有消炎、消肿和抗过敏作用。临床用于荨麻疹、渗出性水肿和瘙痒性皮肤病。

2. 维持神经肌肉正常兴奋性。血钙降低可发生感觉异常、手足搐搦、喉痉挛、肌肉痉挛、惊厥等现象,静脉注射钙盐可以缓解这些症状。

3. 有增强心肌收缩力作用。

4. 与镁离子有拮抗作用,在镁中毒时钙剂可作为解毒剂。

5. 促进骨骼和牙齿的钙化,因此,钙剂可用于妊娠期妇女补钙和防治佝偻病。由于钙剂的吸收需维生素 D 的帮助,故口服钙剂往往需同时给予维生素 D。

6. 钙离子还有缓解平滑肌痉挛,参与血液凝固作用。

【不良反应】　1. 口服对胃肠道有刺激性,胃肠外给药时必须静脉注射,静脉注射时若渗漏在血管外,可引起剧烈疼痛,甚至组织坏死。

2. 静脉注射时可有全身发热感,宜缓慢推注,并注意患者的反应。

3. 必须缓慢注射,以免兴奋心脏引起心律失常,甚至心搏骤停于收缩期。

4. 钙剂与强心苷有协同作用,使强心苷的作用和毒性都明显增强,故在应用强心苷期间和停药 2周内禁止静脉注射钙剂。

【制剂】　1. 葡萄糖酸钙　葡萄糖酸钙中含有 9%的钙,具有钙剂的作用和用途。口服对胃肠道无刺激性,其 10%溶液制成的注射剂可肌内或静脉注射,比注射氯化钙安全。口服:成人 1～2 g,3 次/日;小儿,0.5 g,3 次/日。静脉注射:成人 1～2 g,1 次/日;用 25%葡萄糖注射液稀释后缓注,或加于 50～100 ml 的 5%葡萄糖注射液中静脉滴注,或直接用本品的 10%注射液进行臀部深部肌内注射,每侧 0.5 g;小儿 0.5～1 g,1 次/日,葡萄糖液稀释后缓慢静脉注射。小儿不宜肌内注射,以免肌内注射部位形成脓肿。片剂:0.1 g;0.3 g;0.5 g。注射液:1 g/10 ml。

2. 氯化钙　本品含有 27%的钙。具有钙剂的作用和用途。刺激性大,口服宜配成糖浆剂较好,0.3～1 g,3 次/日,不宜肌内注射。静脉注射:5%注射液 10～20 ml,用 25%葡萄糖注射液稀释后缓慢注射,速度不超过 1～2 ml/min。氯化钙注射液:0.2 g/10 ml;0.6 g/20 ml;0.5 g/10 ml;1 g/20 ml。氯化钙葡萄糖注射液:俗称葡萄糖酸钙,为 5%氯化钙加 25%葡萄糖的灭菌溶液。每支 10 ml 或 20 ml,常用于低血钙的手足搐搦、荨麻疹和血清反应等。静脉注射 10～20 ml,1 次/日或隔天(注意:防止与葡萄糖酸钙混淆,只用于静脉注射)。

3. 氯化钙溴化钙注射液(痒苦乐民注射液)　含氯化钙 2%、溴化钠 5%,每支 5 ml。用于皮肤瘙痒症,止痒作用强于葡萄糖酸钙注射液。静脉注射:5～10 ml,1～2 次/日,缓慢注入。不可做肌内注射用。

组胺免疫球蛋白
(histaglobin)

别名:组胺丙种球蛋白

【药理作用】　本品通过对 IgE 介导的嗜酸性细胞的反应性的抑制作用,使机体产生强有力的组胺抗体,对再次接触过敏原释放的组胺予以捕捉并中和作用。

【适应证】　用于治疗过敏性皮肤病、荨麻疹、过敏性鼻炎、支气管哮喘等。

【不良反应】　偶有过敏反应发生,但为一过性,继续减量使用可消失。

【禁忌与慎用】　IgA 缺乏者,哮喘急性发作者、生理期、正在使用激素类药物者、妊娠期妇女及极度衰弱者禁用。过敏体质者,首次用量减半。

【药物相互作用】　1. NSAIDs 可加强本品致溃疡作用。

2. 本品可增强对乙酰氨基酚的肝毒性。

3. 与两性霉素 B 或碳酸酐酶抑制剂合用,可加重低钾血症,长期与碳酸酐酶抑制剂合用,易发生低血钙和骨质疏松。

4. 与蛋白质同化激素合用,可增加水肿的发生率,使痤疮加重。

5. 与抗胆碱能药(如阿托品)长期合用,可致眼压增高。

6. 三环类抗抑郁药可使其引起的精神症状加重。

7. 与降糖药如胰岛素合用时,因可使糖尿病患者血糖升高,应适当调整降糖药的剂量。

8. 甲状腺激素可使其代谢清除率增加,故甲状腺激素或抗甲状腺药与其合用,应适当调整后者的剂量。

9. 与避孕药或雌激素制剂合用,可增加其治疗作用和不良反应。

10. 与强心苷合用,可增加其毒性及心律失常的发生。

11. 与排钾利尿药合用,可致严重低血钾,并由于水钠潴留而减弱利尿药的排钠利尿效应。

12. 与麻黄碱合用,可增强其代谢清除。

13. 与免疫抑制剂合用,可增加感染的危险性,并可能诱发淋巴瘤或其他淋巴细胞增生性疾病。

14. 可增加异烟肼在肝脏代谢和排泄,降低异烟肼的血药浓度和疗效。

15. 可促进美西律在体内代谢,降低血药浓度。

16. 与水杨酸盐合用,可降低水杨酸盐的血药浓度。

17. 与生长激素合用,可抑制后者的促生长作用。

【剂量与用法】　1. 成人肌内或皮下注射 1 支,1 次/(4～7 日),3～5 次为一疗程;儿童肌内注射 1 支,1 次/(7～10 日);3～5 次为一疗程。

2. 维持治疗,1 次/(3～4 月)。

【用药须知】　1. 制剂溶解后有浑浊、有异物、有摇不散的沉淀和安瓿有裂纹、制剂萎缩等均不能使用。

2. 本品仅供皮下或肌内注射使用,严禁静脉注射。

　　【制剂】　注射液:12 mg/2 ml。

　　【贮藏】　遮光,贮于2~8℃。

度匹鲁单抗

(dupilumab)

别名:Dupixent

本品为人白介素-4受体 α(IL-4α)抑制剂。本品是通过 DNA 重组技术由中国仓鼠卵巢细胞生产的单克隆抗体,分子量 147 kDa。

【CAS】　1190264-60-8

【药理作用】　本品为人单克隆 IgG4 抗体,选择性与 IL-4Rα 结合,从而抑制 IL-4 和 IL-13 的信号传导,阻止细胞因子诱导的反应,包括前炎性细胞因子、趋化因子、IgE 的释放。

【体内过程】

1. 吸收　皮下注射本品 600 mg,给药后约 7 d 可达 C_{max},平均值(±SD)为(70.1±24.1)μg/ml。首次皮下注射本品 600 mg,继后每 2 周皮下注射 300 mg,约 16 周达稳态血药浓度。皮下给药本品的生物利用度约为 64%。本品剂量 300 mg 皮下注射时的血药浓度是 75 mg 剂量时的 30 倍,本品的药动学呈非线性。高体重者谷浓度较低。

2. 分布　表观分布容积(Vz/F)平均值(±SD)为(4.8±1.3)L。

3. 消除　本品的代谢途径尚不清楚。作为人单克隆 IgG4 抗体,预计与内源性 IgG 的降解途径类似,通过分解代谢的途径被降解为小肽和氨基酸。皮下注射 300 mg,每 2 周 1 次,血药浓度下降至检测限以下的时间为 10 d;皮下注射 300 mg,每周 1 次,血药浓度下降至检测限以下的时间为 13 d。

【适应证】　用于治疗成人过敏性皮炎,供局部治疗失败或无其他治疗方法时使用,可与局部用药同时使用。

【不良反应】　发生率≥1%且高于安慰剂组的不良反应包括注射部位反应、结膜炎、睑炎、口腔疱疹、眼睛瘙痒、眼干、单纯性带状疱疹病毒感染,本品还可能发生过敏反应。

【禁忌与慎用】　1. 对本品过敏者禁用。

2. 妊娠期妇女使用本品的风险尚无相关数据。已知人 IgG 抗体可透过胎盘屏障,因此,本品可从母体转运至发育中胎儿。动物研究显示,孕猴自器官形成期至分娩皮下注射本品,剂量高达人最大推荐剂量的 10 倍,未观察到对出生婴儿发育有不良影响。

3. 本品是否经人乳汁排泌、对婴儿及产乳的影响均尚不清楚。临床若需使用,应慎重权衡利弊。

4. 儿童使用本品的安全性和有效性尚未确立。

【药物相互作用】　1. 使用本品治疗者避免使用活疫苗。

2. 慢性炎症期间,某些细胞因子(如 IL-1、IL-6、IL-10、TNFα、IFN)水平增加,可能会改变 CYP 酶的形成。本品可影响某些细胞因子的血清水平,因此,使用 CYP 底物,特别是治疗窗窄的药物,如需开始或停用本品,应注意监测药物疗效(如华法林)或浓度(如环孢素),并且考虑调整 CYP 底物的剂量。

【剂量与用法】　本品仅供皮下注射,起始剂量为 600 mg 皮下注射,继后,每隔一周,皮下注射 300 mg。如果忘记注射,在应该注射的时间 7 d 内,应尽快补充注射,如果超过 7 d,则不必注射,按原来的时间注射下一次剂量。

【用药须知】　1. 本品需在专业医生指导和监督下使用,如果医师许可且经过专业的皮下注射培训的患者可以自行注射。如果自行给药注射前应详细阅读用药方法,注射时注意无菌操作,保证足量注射。

2. 注射前应从冰箱中取出放置至室温(约需 45 min)。

3. 本品可能导致过敏反应,包括全身荨麻疹、血清病样反应、类血清病样反应,如发生严重的过敏反应,应停药并给予适当处置。

4. 本品治疗哮喘的有效性及安全性尚未明确,同时患有哮喘的患者应坚持使用治疗哮喘的药物。

5. 临床试验中排除了寄生虫感染的患者,故尚不清楚本品是否影响对寄生虫感染的免疫反应。

6. 请勿在有过敏、淤伤、红肿、硬结区域注射本品。

7. 注射部位可以选择大腿、腹部(肚脐周围 5 cm 以外区域)和上臂。

【制剂】　注射液:300 mg/2 ml,预灌封于注射器中。

【贮藏】　避光,贮于 2~8℃,避免振摇、冷冻和过热。

第16章　免疫系统药物
Drugs of Immunity System

免疫调节药是指用于调节和控制机体免疫功能的药物,包括免疫抑制剂和免疫增强剂两类。机体通过免疫反应可识别"非己"物质并排斥"非己"物质,从而保护内环境的安全和稳定。在正常生理状况下,机体的免疫系统将许多致病微生物、异体细胞和发生某种变化后的自身细胞视作"非己"物质,并通过一系列免疫反应清除这些"非己"物质。当机体免疫功能降低时,机体抵抗力就会下降,导致各种感染性疾病的发生;当机体对突变细胞的识别能力下降时,就会导致肿瘤的发生;当机体对"自身"的识别无能为力之时,就会出现多种自身免疫性疾病,如系统性红斑狼疮、类风湿关节炎、干燥综合征等。免疫调节剂可增强或抑制机体的免疫功能。因此,对感染性疾病(病毒、细菌、真菌、寄生虫)、自身免疫性疾病、肿瘤、器官移植和老年医学都有着很大的应用价值。但是,应当指出的是,免疫系统是一种非常复杂和精密的平衡系统,而使用药物对其调节和控制则是一个更为复杂的过程,临床用药必须准确适度地选用药物。

16.1　免疫抑制药

免疫抑制药是一类能抑制机体免疫反应(主要抑制正在建立的免疫过程)的药物,临床上用于:①抑制器官移植的排斥反应;②治疗变应性疾病,如药物性皮炎、支气管哮喘及过敏性休克;③自身免疫性疾病,缓解症状、延缓病变进展。

本类药物的不良反应较多,主要包括:①抑制造血功能,常引起贫血、白细胞减少或血小板减少等;②有致癌、致畸作用,并导致不育;③易导致感染,病原体除一般细菌外,多是病毒和真菌,使用较大剂量免疫抑制剂和抗菌药物,极易发生二重感染。使用本类药物时必须严格掌握适应证。妊娠初期 3 个月应禁止或慎用本类药物。

环孢素
(ciclosporin)

别名:山地明、Sandimmun、环孢菌素、环孢菌素 A、赛斯平、Acyclosporin A

本品是从真菌 *Cylindrocarpum lucidum* Booth 和 *Trichoderma polysporum* Rifai 代谢产物中提取得到的由 11 个氨基酸组成的环状多肽,现已能人工合成。

【CAS】　59865-13-3

【ATC】　L04AD01

【理化性状】　1. 本品为白色或类白色粉末。几乎不溶于水,溶于乙醇、丙酮、三氯甲烷、二氯甲烷、乙醚、甲醇,微溶于饱和烃。

2. 化学名:Cyclo {-[4-(*E*)-but-2-enyl-*N*,4-dimethyl-L-threonyl]-L-homoalanyl-(*N*-methylglycyl)-(*N*-methyl-L-leucyl)-L-valyl-(*N*-methyl-L-leucyl)-L-alanyl-D-alanyl-(*N*-methyl-L-leucyl)-(*N*-methyl-L-leucyl)-(*N*-methyl-L-valyl)-}

3. 分子式:$C_{62}H_{111}N_{11}O_{12}$

4. 分子量:1202.6

【药理作用】　本品为强效免疫抑制剂,能选择性地作用于 T 细胞,特别在其激活阶段,包括处于增殖和产生淋巴因子时。它显著抑制 T 细胞产生白细胞介素-2(IL-2)和干扰素 γ,并阻碍其表达 IL-2 受体。

【体内过程】　本品口服吸收慢而不完全。吸收过程与药物制剂组成、食物脂肪含量和胆汁分泌等有关。生物利用度为 20%～50%。口服后 3～4 h 可达血药峰值。血中药物 41%～58% 进入红细胞,10%～20% 进入白细胞,血浆蛋白结合率约 90%。本品主要在肝内代谢,经胆汁排出,仅 6% 由尿中排出。$t_{1/2}$ 为 10～27 h,儿童消除较快。

【适应证】　1. 用于防治肾、骨髓、肝、心、肺等同种异体器官或组织移植后的排异反应。

2. 用于治疗自身免疫性疾病,如类风湿关节炎、银屑病、鱼鳞病、系统性红斑狼疮和特异性皮炎、再生障碍性贫血、肾病综合征、多发性硬化、重症肌无力、1 型糖尿病、Behcet 综合征(眼、口、生殖器三联综合征)、慢性活动性肝炎、原发性胆汁性肝硬化、原因不明的散在性肉芽肿、眼色素膜炎等,但停药后易复发。

【不良反应】　1. 常见的不良反应有食欲缺乏、伴出血、疼痛(牙龈增生一般可在停药 6 个月后消失);约 1/3 用药者可出现血肌酐、尿素氮增高,肾小球滤过率减低等肾功能损害。慢性、进行性肾毒性多于治疗后约 12 个月发生。

2. 少见的不良反应有震颤、惊厥(可能与肾毒性及低镁血症有关),还可能引起 ALT 升高、胆汁淤积、高胆红素血症、高血糖、多毛症、高尿酸血症伴血小板减少和微血管病性溶血性贫血、四肢感觉异常、下肢痛性痉挛等。本品还可诱发血小板聚集和血栓形成。

3. 罕见的不良反应有胰腺炎、白细胞减少、雷诺综合征、糖尿病、血尿等。

4. 过敏反应一般在经静脉途径给药的患者中发生,表现为面颈发红、气喘、呼吸短促等。

【妊娠期安全等级】　C。

【禁忌与慎用】　1. 对本品过敏者禁用。

2. 有病毒感染时禁用本品,如水痘、带状疱疹等。

3. 老年人、肝功能不全、高钾血症、感染、肠道吸收不良及肾功能不全患者慎用。

4. 本品可分泌至乳汁中,哺乳期妇女应权衡本品对其的重要性,选择停药或停止哺乳。

【药物相互作用】 1. 雌激素、雄激素、西咪替丁、地尔硫䓬、红霉素和酮康唑,可增高本品的血浓度,增加肝、肾毒性。

2. NSAIDs 与本品合用,发生肾功能衰竭的危险性增加。

3. 保钾利尿剂和含高钾的药物与本品合用,可使血钾增高。

4. 肝药酶诱导剂可增加本品的代谢。

5. 肾上腺皮质激素、硫唑嘌呤、苯丁酸氮芥、环磷酰胺等免疫抑制剂与本品合用时,可能会增加感染和淋巴增生性疾病的危险性,故应谨慎。

6. 洛伐他汀与本品合用于心脏移植患者,可能增加横纹肌溶解症和急性肾功能衰竭的危险性。

【剂量与用法】 1. 口服

(1) 用于器官移植　于术前 4～12 h 给予 10～15 mg/kg,1 次/日,连用 1～2 周,然后每周减量 2 mg/(kg·d),直至维持量 2～6 mg/(kg·d)。与其他免疫抑制剂合用时均应适当减量。

(2) 用于自身免疫性疾病　开始 2.5～5 mg/(kg·d),缓解后可减量维持。

2. 静脉滴注　仅用于不能口服的患者,剂量为口服的 1/3。注射液用 5% 葡萄糖注射液稀释(1:20～1:100)后缓慢在 2～6 h 内给予。

【用药须知】 1. 本品的微乳制剂新山地明(Neoral)可大大改善吸收,但仍有较严重的肾毒性。

2. 肾功能不全或有持续负氮平衡者,应减量或停用本品。

3. 用药期间如发生感染,应加用抗生素,同时减量或停用本品。

4. 发生移植排斥反应时,应加大本品剂量。

5. 静脉滴注时滴速宜慢,控制在 2～6 h 或长至 24 h 滴完。

6. 本品常与糖皮质激素合用,亦可与其他免疫抑制剂合用。

【制剂】 ①口服液:50 g/500 ml。②胶囊剂:25 mg;100 mg。③注射液:50 mg/5 ml;250 mg/5 ml。④滴眼剂:40 mg/8 ml。

【贮藏】 密封、遮光贮存。

硫唑嘌呤
(azathioprine)

别名:依木兰、义美仁、Imuran、AZP

本品是 6-巯嘌呤的甲硝咪唑取代物,为具有免疫抑制作用的抗代谢剂。

【CAS】 446-86-6

【ATC】 L04AX01

【理化性状】 1. 本品为淡黄色粉末,不溶于水和乙醇;溶于碱性稀溶液;略溶于稀释的无机酸。

2. 化学名:6-(1-Methyl-4-nitroimidazol-5-ylthio)purine

3. 分子式:$C_9H_7N_7O_2S$

4. 分子量:277.3

5. 结构式

【用药警戒】 长期使用嘌呤类免疫抑制剂有增加新发肿瘤的风险。

【药理作用】 本品在体内能转化成 6-巯嘌呤(6-MP),具有干扰嘌呤生物合成的作用。本品能够抑制淋巴细胞增殖,对增殖相早期的淋巴细胞抑制作用较强,对增殖中期而未成熟淋巴细胞的作用则较弱。本品体液免疫的效力取决于抗原性、免疫球蛋白类型(IgG 较 IgM 易减少)和服用药物相对于接触抗原的时间。在接触抗原后 48 h 内给药可发挥显著抑制作用,在接触抗原前给药则往往无效。不同器官和组织的排异反应对本品的敏感性有较大差异。此外,本品还具有较强的非特异性抗炎作用。

【体内过程】 本品口服吸收良好,服药后 1 h 血药浓度达峰值,3～4 h 血中浓度降低一半,并广泛被代谢为巯嘌呤。本品和巯嘌呤的血浆蛋白结合率均为 30%。本品主要以代谢物形式,少量以原药和巯嘌呤随尿液排出。

【适应证】 1. 用于抑制肾移植的排异反应,常与糖皮质激素合用。

2. 用于治疗多种自身免疫性疾病,如类风湿关节炎、系统性红斑狼疮、多发性肌炎、多发性结节性动脉炎、慢性非特异性溃疡性结肠炎、慢性活动性肝炎、慢性肾炎、特发性血小板减少性紫癜和硬皮病等。

3. 用于治疗急、慢性白血病,对慢性粒细胞型白血病近期疗效较好,作用快,但缓解期短。

【不良反应】 1. 骨髓抑制表现为白细胞缺乏和血小板减少。

2. 长期服用本品者易患感染,恶性肿瘤的发病率也会增高。此外,可有口腔炎、皮炎、胰腺炎、发热、胃肠道反应、脱发、肝功能损害、畸胎等,偶见肌萎缩。

【妊娠期安全等级】　D。

【禁忌与慎用】　1. 对本品过敏患者和妊娠期妇女禁用。

2. 存在任何有病毒感染者慎用。

3. 白细胞减少、肝功能不全患者慎用。

4. 哺乳期妇女应权衡本品对其的重要性,选择停药或停止哺乳。

【药物相互作用】　1. 与其他具有肝毒性的药物合用,会使肝毒性明显加重。

2. 别嘌醇可抑制本品的代谢,合用时本品剂量应减量至 1/4 的常规剂量。

【剂量与用法】　1. 用于肾移植　成人于手术前 1～5 d 开始,口服 3～5 mg/(kg·d),手术后 1～2 mg/(kg·d)。也可缓慢静脉注射或滴注,开始可给予 3～5 mg/(kg·d),然后 1～3 mg/(kg·d)维持。

2. 用于自身免疫性疾病　开始 50 mg/d,2 周后增至 100～150 mg/d。

3. 儿童肾移植　口服、静脉注射或滴注,开始给予 3～5 mg/(kg·d),然后 1～3 mg/(kg·d)维持。

【用药须知】　1. 用药期间,应定期检查血常规和肝功能。

2. 用于静脉滴注,应以 0.9% 氯化钠和 5% 葡萄糖注射液稀释。

【制剂】　①片剂:50 mg;75 mg;100 mg。②注射剂(粉):100 mg。

【贮藏】　遮光、密封保存。

他克莫司
(tacrolimus)

别名:普乐可复、Prograf
本品为免疫抑制性大环内酯类抗生素。

【CAS】　104987-11-3（anhydrous tacrolimus）;109581-93-3(tacrolimus monohydrate)

【ATC】　D11AX14;L04AD02

【理化性状】　1. 本品为白色粉末或棱状结晶,几乎不溶于水,溶于多数有机溶剂如甲醇、乙醇、丙酮、乙酸乙酯、三氯甲烷。本品注射含聚氧乙烯氢化蓖麻油,外观为无色澄清液体。

2. 化学名:(-)-(3S,4R,5S,8R,9E,12S,14S,15R,16S,18R,19R,26 aS)-8-Allyl-5,6,8,11,12,13,14,15,16,17,18,19,24,25,26,26 a-hexadecahydro-5,19-dihydroxy-3-{(E)-2-[(1R,3R,

4R)-4-hydroxy-3-methoxycyclohexyl]-1-methylvinyl}-14,16-dimethoxy-4,10,12,18-tetramethyl-15,19-epoxy-3H-pyrido[2,1-c][1,4]oxaazacyclotricosine-1,7,20,21(4H,23H)-tetrone monohydrate

3. 分子式:$C_{44}H_{69}NO_{12} \cdot H_2O$

4. 分子量:822.0

5. 结构式

【药理作用】　本品具有与环孢素相似且更强的免疫抑制作用。用于防治肝移植的排异反应时,移植肝的存活率与用环孢素时的效果相似或更高;用于肾移植时,移植肾存活率与用环孢素时相似。本品常与糖皮质激素合用,但糖皮质激素有减量或停用的潜力,从而可使感染、血压升高等并发症的发生率减少。此外,本品已试用于一些难治性自身免疫性疾病和免疫介导的疾病。

【体内过程】　口服吸收无规律,生物利用度为 15%～20%。静脉给予后广泛分布至各组织中,以肝脏中的量最多,血中药物 80% 与红细胞结合。几乎全部在肝脏经 CYP 酶代谢,代谢产物经胆汁和尿排出。$t_{1/2}$ 为 35～40.5 h。

【适应证】　1. 主要用于防治器官移植的排异反应。

2. 可试用于一些难治性自身免疫性疾病和免疫介导性疾病。

【不良反应】　本品的肾毒性与环孢素相似且较重。其他不良反应有感觉异常、头痛、畏光、耳鸣、震颤、心悸、血压升高、胃肠功能紊乱、皮疹、肝功能和糖耐量受损等。

【妊娠期安全等级】　C。

【禁忌与慎用】【用药须知】　参见环孢素。

【药物相互作用】　1. 肝药酶诱导药和抑制药均可影响本品的血药浓度,使之降低或升高。

2. 勿与环孢素同时服用,以免引起严重肾毒性。

3. 使用本品者,应避免使用留钾利尿药。

【剂量与用法】　1. 静脉滴注　①肝移植:10～

50 μg/kg,在手术完成后 6 h 开始,滴注 24 h。②肾移植:一般采用口服给药,如行静脉滴注则为 50～100 μg/kg,滴注 24 h。

2. 口服　①肝移植:100～200 μg/(kg·d)。②肾移植:150～400 μg/(kg·d),2 次分用。服药期间须检测血药浓度,使保持在 0.5～2.0 μg/ml,并根据血药浓度调整剂量,使剂量个体化。

【制剂】　①注射剂:5 mg/1 ml;10 mg/2 ml。②胶囊剂:1 mg;5 mg。

【贮藏】　遮光,密封保存。

抗淋巴细胞球蛋白
(antilymphocyte globulins)

别名:抗淋巴细胞免疫球蛋白、抗人淋巴细胞免疫球蛋白、立复宁、Antilymphocyte immumoglobulins

本品用人淋巴细胞免疫动物(马或兔)后由动物血液制备获得,为抗人淋巴细胞的多克隆抗体。

【药理作用】　本品能与人淋巴细胞结合,在补体的共同作用下,裂解淋巴细胞,从而抑制细胞介导的免疫反应。

【适应证】　1. 常与糖皮质激素、硫唑嘌呤和环孢素合用于防治器官移植中的急性排异反应。

2. 防止骨髓移植时移植物抗宿主反应。

3. 治疗再生障碍性贫血。

4. 试用于治疗多种自身免疫性疾病。

【不良反应】　1. 变态反应表现为血清病,偶见过敏性休克。

2. 其他还有发热、寒战、恶心、心悸、头晕、头痛、关节痛、肌肉痛、呼吸困难和肾毒性。

3. 可能出现白细胞减少、血小板减少。

【禁忌与慎用】　高敏体质患者禁用。

【剂量与用法】　10～30 mg/(kg·d),溶于 0.9%氯化钠注射液中,以不超过 1 mg/ml 的浓度为宜,缓慢静脉滴注,时间应在 4 h 以上,连用 3 周或至症状消失。

【用药须知】　使用本品之前,须先做皮试。

【制剂】　注射剂(粉):250 mg。

【贮藏】　遮光,贮于 2～8 ℃条件下。

Rho(D)人免疫球蛋白(小剂量)
(Rho(D)immune globulin)(mini-dose)

别名:HyperRho S/D mini-dose

本品为低温乙醇分级分离法从人血浆中分离得到的。

【ATC】　J06BB01

【药理作用】　Rho(D)阴性的母亲怀有 Rho(D)阳性的胎儿时,在分娩、流产(自然或人工)、羊膜穿刺或腹部外伤时,如发生胎儿—母体间出血,可导致同种免疫反应。

【适应证】　如果胎儿及其父亲能确定为 Rho(D)阴性,则不必使用本品。假定胎儿的 Rho(D)为阳性时,供孕妇使用。

本品用于预防妊娠 12 周之内 Rho(D)阴性孕妇的自发性及人工流产而导致的同种免疫反应。使用本品必须同时满足以下 3 个条件。

1. 妊娠妇女必须是 Rho(D)阴性,且对 Rho(D)抗原过敏。

2. 不能确定胎儿的父亲是否 Rho(D)阴性。

3. 妊娠不超过 12 周。

【不良反应】　可见注射部位疼痛、轻度体温升高,罕见过敏反应。

【妊娠期安全等级】　C。

【禁忌与慎用】　1. 对免疫球蛋白过敏的患者禁用。

2. 本品含少量的 IgA,单纯性 IgA 缺乏的患者应权衡利弊使用,上述患者因体内存在 IgA 抗体,可能产生过敏反应。

3. 儿童用药的安全性和有效性尚未明确。

【药物相互作用】　本品可能影响疫苗接种的免疫反应,使用本品 3 个月内应避免接种活疫苗。

【剂量与用法】　本品仅供肌内注射。推荐注射于上臂三角肌或股外侧肌,应避免注射于臀部,以免损伤坐骨神经。

本品应在自发流产或人工流产后 3 h 内使用,每次 1 支。如不能在上述时间内使用,应尽可能在终止妊娠 72 h 内使用。

【用药须知】　1. 本品为血液制品,虽然采取各种方法去除病毒,但血液制品仍有传播病毒性疾病的可能。

2. 使用本品时,虽然罕见,但有导致过敏的可能,故应准备好抢救药品。

【制剂】　注射剂:含 Rho(D)抗体≥250IU。

【贮藏】　贮于 2～8 ℃。

Rho(D)人免疫球蛋白(全剂量)
(Rho(D) immune globulin)(full dose)

别名:HyperRho S/D full-dose

本品为低温乙醇分级分离法从人血浆中分离得到的。

【ATC】　J06BB01

【药理作用】　1. Rho(D)阴性的母亲怀有 Rho(D)阳性的胎儿时,在分娩、流产(自然或人工)、羊膜穿刺或腹部外伤时,就会发生胎儿—母体间出血,导致导致同种免疫反应。类似的免疫反应也可发生在Rho(D)阴性者输入了Rho(D)阳性红细胞时而产生抗Rho(D)抗体时,这种情况也可注射本品来预防。

2. 新生儿的Rh溶血性疾病是由于Rho(D)阴性的母亲的主动免疫作用,即母体在先前的分娩过程中、或流产、羊膜穿刺、或腹部外伤时,Rho(D)阳性红细胞进入刺母体的血液循环、或者是因输血,造成母体产生免疫反应。本品可以有效抑制Rho(D)阴性个体对Rho(D)阳性红细胞所产生的免疫反应。

【适应证】　预防因配偶间Rh因子不同而导致的流产及新生儿夭折。

【不良反应】　可见注射部位疼痛、轻度体温升高、罕见过敏反应。

【妊娠期安全等级】　C。

【禁忌与慎用】　1. 对免疫球蛋白过敏的患者禁用。

2. 本品含少量的IgA,单纯性IgA缺乏的患者,应权衡利弊使用上述患者因体内存在IgA抗体,可能产生过敏反应。

3. 儿童用药的安全性和有效性尚未明确。

【药物相互作用】　本品可能影响疫苗接种的免疫反应,使用本品3个月内应避免接种活疫苗。

【剂量与用法】　本品仅供肌内注射使用。推荐注射于上臂三角肌或股外侧肌,应避免注射于臀部,以免损伤坐骨神经。

1. 分娩后预防　分娩72 h内使用本品效果最佳,虽然超过72 h后使用本品的保护效果较差,但仍然可以给药。在分娩过程中使用的剂量应视胎儿-母体出血量的多寡而定,如进入循环系统的红细胞≤15 ml,使用一剂的本品,即可提供足够的抗体以防止Rh过敏反应。一旦怀疑有胎儿-母体间大量出血(全血30 ml或红细胞15 ml以上),可以采用已核准的检验技术(修改后的Kleihauer-Betke酸溶离染色技术)来计算胎儿的红细胞量,并据此决定所需本品的剂量。计算胎儿-母体间出血的红细胞体积,除以15 ml所得的数字就是需要使用本品的注射剂的数量。若怀疑超过15 ml或计算出的是分数,就以较大的整数作为需要给予的数量(例如算出的数字是1.4,就给2支本品的注射剂)。

2. 分娩前预防　妊娠28周时给予本品注射剂1支,如胎儿是Rh阳性,必须再追加一剂,最好在分娩后72 h内追加。

3. 有流产倾向的妊娠者,不论在妊娠的哪个阶段,都建议给予一剂。如果担心由于胎儿-母体间的出血,使得进入母体的红细胞超过15 ml,请按照在

上述(1)中的计算方法来计算需使用本品的注射剂的数量。

4. 妊娠13周以上发生流产、或中止妊娠时,建议给予本品一剂。如果担心由于胎儿-母体间的出血,使得进入母体的红细胞超过15 ml,请按照在上述(1)中的计算方法来计算需使用本品的注射剂的数量。

5. 妊娠15~18周、或在最后3个月时进行羊膜穿刺或者在妊娠中、后期发生腹部外伤,建议给予本品一剂。如果担心由于胎儿-母体间的出血,使得进入母体的红细胞超过15 ml,请按照在上述(1)中的计算方法来计算需使用本品的注射剂的数量。

如果因腹部外伤、羊膜穿刺或其他不利情况而需要在妊娠13~18周时使用本品,就应该在26~28周时再追加一剂。如果在最后一次给药后的3周内分娩,除非胎儿-母体间的出血超过15 ml红细胞,否则产后可以不必再给药。

【用药须知】　1. 本品为血液制品,虽然采取各种方法去除病毒,但血液制品仍有传播病毒性疾病的可能。

2. 使用本品时,虽然罕见,但有导致过敏的可能,故应准备好抢救药品。

【制剂】　注射剂:含Rho(D)抗体≥1500IU。

【贮藏】　贮于2~8 ℃。

抗胸腺细胞球蛋白
(antithymocyte globulin)

别名:ATGAM

【简介】　本品是用人胸腺淋巴细胞免疫马、兔、绵羊或山羊后,从这些动物的血清中提取的免疫球蛋白。使用本品后,与血循中的淋巴细胞结合,使淋巴细胞减少,T细胞免疫能力减弱。每天给予10~30 mg,加入0.9%氯化钠注射液中经大静脉或中心静脉滴注,于数小时内输完。其$t_{1/2}$为3~9 d。由于本品属于异性蛋白,可引起血清病和肾炎,其他可见发热、寒战、白细胞减少、血小板减少和皮疹。主要用于器官移植排斥反应的急性期,也可用于预防排斥反应。

糖皮质激素类
(glucocorticosteroids)

糖皮质激素是由肾上腺皮质束状带细胞合成的一类生物活性物质,包括氢化可的松、可的松等。其结构的特点是,在第17位上含有羟基或酯,在第11位上,作为羟基或酮基,还有一个氧原子,前者是糖

皮质激素作用的基本要素,后者则可进一步增加局部的抗炎作用。属于临床上使用较多的一类药物。

【药理作用】 1. 糖皮质激素对机体免疫反应形成过程中的多个环节均具有抑制作用:①抑制巨噬细胞的吞噬作用,阻止抗原进入巨噬细胞内接受加工。②抑制淋巴细胞增殖,促进胸腺中未发育成熟的 T 淋巴细胞解体,减少淋巴因子的产生。③降低血中 IgA,IgM 和 IgG(以 IgG 为主),减少抗原与抗体的结合。④对补体具有抑制作用。

2. 上述作用虽然使机体的防疫功能降低了,但却可以使免疫反应所造成的组织损伤获得减轻。因此,临床上早已将糖皮质激素用于治疗变态反应性疾病、自身免疫性疾病和器官移植后的排异反应,而且是使用最广、使用频率最高的免疫抑制剂。它在发生排异危象时应用特别有价值,因为可以充分加大剂量而不致引起骨髓抑制。

咪唑立宾
(mizoribine)

别名:优青糖苷、咪唑糖苷、布累迪宁、Bredinin

本品由优青霉菌属 *Eupenicillium brefeldianum* 的培养液中分离出的一种咪唑核苷。

【CAS】 50924-49-7

【理化性状】 1. 本品为白色结晶性粉末。可溶于水,稍溶于甲醇、乙醇、不溶于大多数有机溶剂。在水溶液中尚稳定。

2. 化学名:5-Hydroxy-1-β-D-ribofuranosylimidazole-4-carboxamide

3. 分子式:$C_9H_{13}N_3O_6$

4. 分子量:259.2

5. 结构式

【药理作用】 本品能选择性干扰淋巴细胞嘌呤核苷酸的合成。除能抑制淋巴细胞增殖外,还能对免疫应答中的多个阶段起作用,从而延长移植物的存活时间。

【体内过程】 本品口服后 2 h 可达血药峰值(2.83 μg/ml)。肾功能正常的患者 $t_{1/2}$ 约为 2.2 h,肾功能不全患者的消除 $t_{1/2}$ 显著延长。体内分布以肾脏和胃壁最多,肝脏、小肠壁、脾脏和胸腺次之。80% 以原药随尿液排出。

【适应证】 用于治疗自身免疫性疾病。

【不良反应】 1. 最常见的不良反应为骨髓抑制、胃肠道不耐受和感染,极少发生间质性肺炎和急性肾功能衰竭,但其程度远较硫唑嘌呤和环磷酰胺轻,可作代替药物使用。

2. 食欲缺乏、恶心、呕吐、腹痛、腹泻、腹胀、消化道出血、消化性溃疡、便秘、口炎和舌炎。

3. 皮疹、瘙痒和发热。

4. 高血糖、糖尿、血尿酸水平升高。

5. 眩晕、头痛、味觉异常。

6. 全身乏力、水肿、口渴、心悸、脱发、丙种球蛋白降低。

7. 有可能出现肾功能异常,甚至发生急性肾功能衰竭。

8. 可能出现肝功能异常。

【禁忌与慎用】 1. 对本品过敏者、妊娠期妇女和儿童禁用。

2. 老年人和肾功能不全患者慎用并减量。

3. 哺乳期妇女应权衡本品对其的重要性,选择停药或停止哺乳。

【剂量与用法】 口服,1～4 mg/(kg·d)。

【制剂】 片剂:25 mg;50 mg。

【贮藏】 遮光贮存。

雷公藤总苷
(tripterygium glycosides)

别名:雷公藤多苷、雷公藤苷、雷公藤内酯

本品由卫矛科植物雷公藤(*Tripterygium wilfordii* Hook f)的根中提取制得。

【药理作用】 本品能抑制体液免疫和细胞免疫反应,并具有较强的抗炎作用,能抑制炎症递质释放及炎症反应。

【适应证】 用于治疗多种自身免疫性疾病如类风湿关节炎、红斑狼疮、肾小球肾炎、肾病综合征、皮肌炎、白塞病。

【不良反应】 1. 胃肠道常见恶心、呕吐、食欲缺乏、腹部不适,一般可耐受。

2. 血液系统可出现白细胞及血小板减少。肝、肾功能可能受损。

3. 生殖系统可见月经紊乱及精子数量减少或消失,停药后可恢复,但偶有难恢复者。

4. 皮肤、黏膜反应较多,表现为色素沉着、皮疹、口腔溃疡、痤疮、指甲变软。

5. 少数出现头晕、头痛、耳鸣、脱发、乏力、失眠。

【禁忌与慎用】 1. 对本品过敏者、妊娠期妇女禁用。

2. 肝、肾功能不全患者、未婚或已婚无子女者慎用。

3. 哺乳期妇女应权衡本品对其的重要性,选择停药或停止哺乳。

【剂量与用法】　口服,一次 $10\sim20$ mg,3 次／日,1 个月为一疗程。病情控制后应减量或间歇给药。

【用药须知】　1. 用药期间,应定期检查血尿常规和肝、肾功能。

2. 老年患者应减量。

【制剂】　片剂:10 mg。

【贮藏】　密封、遮光贮存。

麦考酚酸
(mycophenolic acid)

别名:霉酚酸、MPA

【CAS】　24280-93-1

【ATC】　L04AA06

【理化性状】　1. 化学名:(E)-6-(4-Hydroxy-6-methoxy-7-methyl-3-oxo-5-phthalanyl)-4-methyl-4-hexenoic

2. 分子式:$C_{17}H_{20}O_6$

3. 分子量:320.3

4. 结构式

吗替麦考酚酯
(mycophenolate mofetil)

别名:霉酚酸酯、骁悉、MMF

本品为次黄嘌呤单核苷酸脱氢酶(IMPDH)抑制剂。

【CAS】　115007-34-6

【理化性状】　1. 本品为白色或近于白色结晶性粉末。熔点约为 96 ℃。几乎不溶于水,微溶于无水乙醇,易溶于丙酮。

2. 化学名:2-Morpholinoethyl(E)-6-(4-hydroxy-6-methoxy-7-methyl-3-oxo-5-phthalanyl)-4-methyl-4-hexenoate

3. 分子式:$C_{23}H_{31}NO_7$

4. 分子量:433.5

盐酸吗替麦考酚酯
(mycophenolate mofetil hydrochloride)

别名:盐酸霉酚酸酯

【CAS】　116680-01-4

【理化性状】　1. 化学名:2-Morpholinoethyl (E)-6-(4-hydroxy-6-methoxy-7-methyl-3-oxo-5-phthalanyl)-4-methyl-4-hexenoate hydrochloride

2. 分子式:$C_{23}H_{31}NO_7\cdot HCl$

3. 分子量:470.0

麦考酚酯钠
(mycophenolate sodium)

别名:霉酚酸钠酯钠

【CAS】　23288-62-2;37415-62-6

【理化性状】　1. 化学名:4(E)-6-(1,3-dihydro-4-hydroxy-6-methoxy-7-methyl-3-oxo-1,3-dihydro-isobenzofurany-5-1)-4-methylhex-4-enoate, sodium salt(1∶1)

2. 分子式:$C_{17}H_{19}NaO_6$

3. 分子量:342.32

【用药警戒】　1. 由于免疫抑制作用,本品可增加感染机会,也可引发起淋巴瘤。有免疫治疗和管理实体脏器移植经验的医师方可使用本品。使用本品的患者,应在具有资质的医疗机构内接受治疗。负责维持治疗的医师,应该不断完善患者的随访信息。

2. 可能生育的女性患者使用本品必须采取避孕措施。妊娠期使用本品可能增加流产和先天性畸形的风险。

【药理作用】　本品是霉酚酸(MPA)的 2-乙基酯类衍生物,脱酯化后形成具有免疫抑制活性的代谢产物-MPA。MPA 能作用于淋巴细胞增殖的后期,与类固醇或环孢素的免疫抑制部位完全不同。MPA 非竞争性、可逆性抑制 IMPDH,阻断鸟嘌呤核苷酸的经典合成途径,使鸟嘌呤核苷酸耗竭,从而阻断 DNA 和 RNA 的合成。T 和 B 淋巴细胞高度依赖经典合成途径合成鸟嘌呤核苷酸,而其他细胞却同时可通过补救途径合成。因此,MPA 可选择性作用于增殖后期的 T 和 B 淋巴细胞。

【体内过程】　1. MMF 口服后迅速被肠道吸收,经过肠壁、肝脏以及其他周围组织的脱酯化,迅速转化为 MPA。MMF 在健康人中的生物利用度为 93％,高于 MPA,有利于 MPA 释放入血。MMF 与脂肪或蛋白质类食物同服,对其 AUC 没有影响,但可使 MPA 的血浆峰值下降 40％。口服平均生物利用度为静脉注射的 94%。由于存在肠肝循环，服药后 6~12 h 将出现第 2 个血药峰值，不过，其峰值远比第 1 次的要小。口服 MMF 如同时给予考来烯胺(4 g,3 次/日),可使 MPA 的 AUC 减少约 40%,这表明通过肠肝循环的量很大。在临床有效浓度下,97% 的 MPA 与血浆蛋白结合。

2. MPA 的终末平均 $t_{1/2}$ 约为 17.9 h。口服后血浆清除率为 11.6 L/h(193 ml/min)。MMF 的代谢物主要通过肾小管分泌来排泄,随尿液排出者占 92.8%(其中原药占<1%),见于粪便者仅占 5.5%。血液透析极少或不会清除 MPA。

【适应证】　用于预防接受同种异体肾脏或肝脏移植患者的排斥反应。本品应该与环孢素或他克莫司和皮质激素同时应用。

【不良反应】　1. 与硫唑嘌呤相比,本品的最大优点是没有肝毒性。

2. 迄今也无证据表明本品具有肾毒性和骨髓抑制作用。

3. 常见血液系统反应(贫血和白细胞减少),贫血常发于用药 30 d 内,可能严重,但 1 周后常可好转。白细胞减少常发生于 30~180 d 之间,但粒细胞减少并不多见。

4. 胃肠道反应有腹痛、腹泻、肠炎和呕吐。

5. 可能发生机会感染、全身感染和尿路感染。

【禁忌与慎用】　1. 对本品过敏者、妊娠期妇女禁用。

2. 已有严重感染者慎用。

3. 哺乳期妇女应权衡本品对其的重要性,选择停药或停止哺乳。

【药物相互作用】　1. 本品合用考来烯胺的相互作用已于上述。

2. 同时服用抗酸药时,可使 MMF 吸收减少。

3. 阿昔洛韦对 PMA 的 AUC 和峰值没有影响,而 MPA 葡糖醛酸结合物的 AUC 和阿昔洛韦的 AUC 却分别升高 12.0% 和 21.9%。

4. 合用丙磺舒或其他经肾小管排泄的药物,可以与 MPA 葡糖醛酸结合物竞争,从而使两者的血药浓度升高。

【剂量与用法】　1. 预防排斥　应于移植 72 h 内开始服用 1 g,2 次/日。

2. 治疗难治性排斥　1.5 g,2 次/日。

3. 如发现中性粒细胞减少(绝对值为 $1.3 \times 10^3/\mu l$),应停药或减量。对有重度慢性肾功能不全的患者(肾小球滤过率<25 ml/min),用量不可超过 1 g,2 次/日(移植后即刻使用除外)。对此类患者应予密切观察。

4. 对移植后肾功能延期恢复的患者不必做剂量调整。

5. 根据肾脏移植后儿童的药动学和安全性数据,推荐剂量是吗替麦考酚酯口服 600 mg/m²(最大至 1 g),2 次/日。接受心脏或肝脏同种异体移植的儿童患者的安全性和有效性尚未确定。

【用药须知】　1. 本品常被采取联合用药方式,这会有增加淋巴瘤和其他恶性肿瘤(特别是皮肤癌)发生的危险,危险性与免疫抑制的强度和疗程有关,而与特定的免疫抑制剂无关。而免疫系统过度抑制也可能使患者对感染的易感性增加。

2. 应告知接受本品治疗的患者,在出现任何感染症状、意外青肿、出血或其他骨髓抑制表征时应立即汇报。

3. 临床试验中,本品已与以下药物合用:抗淋巴细胞球蛋白、环孢素和皮质激素,以预防排斥反应或治疗难治性排斥。

【制剂】　①片剂:500 mg。②胶囊剂:250 mg。

【贮藏】　遮光,贮于儿童接触不到的地方。

莫罗单抗-CD3
(muromonab-CD3)

别名:莫罗莫那-CD3、OKT3

本品是通过杂交瘤技术生产的一种单克隆抗体,为 T 细胞抑制药。

【CAS】　140608-64-6

【ATC】　L04AA02

【理化性状】　本品是一种鼠源性单克隆抗体,由纯化的免疫球蛋白 IgG$_{2a}$ 组成,具有一重链(分子量约 5 万道尔顿)及一轻链(分子量约 2.5 万道尔顿)。

【药理作用】　本品是针对人 T 淋巴细胞 T3(CD3)抗原的鼠单克隆抗体,能特异地与人 T 细胞的抗原(CD3)结合,而阻断 T 细胞的再生及其功能,起到免疫抑制作用,且对骨髓无影响。近期又证实,本品还可能通过其他更重要的作用途径,如以诱导已活化的 T 细胞发生凋亡的方式,调节机体的免疫反应。

【适应证】　治疗器官移植受体的急性同种异体移植物排斥反应。对肾移植的排斥反应效果较好,也适用于心、肝的移植。

【不良反应】　1. 可能发生包括发热、寒战、胃肠障碍、肌痛、震颤和呼吸困难在内的急性综合征,可能是由于细胞活素的释放所产生的。继续给药,不良反应的出现频率和严重性都会减轻。

2. 如使用糖皮质激素预防,可能减轻本品起始的不良反应。

3. 还可能发生脑病、脑水肿、类似无菌性脑膜炎的综合征,伴有头痛、发热、颈硬和畏光。

4. 可能发生癫痫和可逆性肾功能受损。

5. 高敏反应包括全身过敏反应,难以和细胞活素释放综合征区别。

6. 与其他一些强效免疫抑制药一样,使用本品也会增加感染的危险性和恶性肿瘤发生。

【妊娠期安全等级】　C。

【禁忌与慎用】　1. 对本品过敏者、妊娠期妇女和儿童禁用。

2. 已有发热的患者或对鼠源制品过敏者禁用。

3. 由于细胞活素释放综合征增加肺水肿的危险与液体超负荷有关,在治疗的前 1 周,如增加的体重已超过原体重的 3%,或有证据表明液体已超负荷的患者禁用。

4. 重复疗程通常较少有效,因针对本品的抗体已经产生。

5. 哺乳期妇女应权衡本品对其的重要性,选择停药或停止哺乳。

【剂量与用法】　1. 静脉滴注,5 mg/d,连用10～14 d。如合用其他任何免疫抑制剂,本品都应减量。

2. 在第 1 次给药后,应对患者严密监护 48 h。

3. 在给首剂之前 1～4 h,可先给予甲泼尼松龙琥珀酸钠 1 次,8 mg/kg。

4. 还可同时给予对乙酰氨基酚和抗组胺药,以减轻早期的不良反应。

【用药须知】　本品也可以用于预防。

【制剂】　注射液:5 mg/5 ml。

【贮藏】　遮光,贮于 2～8 ℃条件下。禁止冷冻,不可振摇。

西罗莫司
(sirolimus)

别名:雷帕霉素、雷帕鸣、Rapamycin、Rapamune

本品为免疫抑制药,于 1999 年 10 月在美国首次上市。

【CAS】　53123-88-9

【ATC】　L04AA10

【理化性状】　1. 本品为为白色结晶状固体,难溶于水,可溶于甲醇、乙醚、丙酮、三氯甲烷等有机溶剂。

2. 化学名:(3S,6R,7E,9R,10R,12R,14S,15E,17E,19E,21S,23S,26R,27R,34 aS)9,10,12,13,14,21,22,23,24,25,26,27,32,33,34,34 a-Hexadecahydro-9,27-dihydroxy-3-{(1R)-2-[(1S,3R,4R)-4-hydroxy-3-methoxycyclohexyl]-1-methyl-ethyl}-10,21-dimethoxy-6,8,12,14,20,26-hexamethyl-23,27-epoxy-3H-pyrido[2,1-c][1,4]oxaazacyclohentriacontine-1,5,11,28,29-(4H,6H,31H)-pentone

3. 分子式:$C_{51}H_{79}NO_{13}$

4. 分子量:914.17

5. 结构式

【用药警戒】　本品可增加感染机会也可能引发淋巴瘤。有免疫治疗和管理实体脏器移植经验的医师方可使用本品。使用本品的患者,应在具有一定资质条件的医疗机构内接受管理。负责维持治疗的医师,应该不断完善患者的随访信息。

【药理作用】　本品可抑制 T 淋巴细胞因抗原和细胞因子(IL-2,IL-4 和 IL-15)刺激反应引起的活化和增生作用,其作用机制与他克莫司和环孢素等其他免疫抑制剂完全不同,而且本品还可抑制抗体的产生。在细胞中,本品可与 FK 结合蛋白-12(FKBP-12)结合,该复合物对钙调神经磷酸酶(calcineurin)活性无影响,但可与本品的哺乳动物的靶点(mTOR,一种关键的调节激酶)结合并抑制其活性,这种抑制作用可抑制细胞因子,从而阻碍 T 细胞增生。本品与环孢素、皮质激素合用具有协同免疫抑制作用。

【体内过程】　本品口服吸收迅速,约 2 h 可达血药峰值,富含脂肪食物可显著降低本品的吸收速度和吸收量。口服生物利用度约为 14%。本品为 CYP3A4 和 P-糖蛋白的作用底物,在肝内经 O-去甲基化和水解大量代谢。肝功能不全患者的生物利用度可见增加,CL 减少,$t_{1/2}$ 延长。本品主要随粪便排泄,消除 $t_{1/2}$ 约为 72 h(男性)和 61 h(女性)。

【适应证】　用于预防器官移植的免疫排斥反应。

【不良反应】　1. 本品易增加感染和淋巴瘤的发生机会，可致高脂血症、高血压。

2. 引起肾小球滤过率降低、水肿、低钾血症。

3. 血小板减少和轻微贫血。

4. 还可致关节痛、痤疮、皮疹、上呼吸道感染、失眠和震颤。

【禁忌与慎用】　1. 对本品过敏者、妊娠期妇女禁用。

2. 有关节痛病史者慎用。

3. 哺乳期妇女应权衡本品对其的重要性，选择停药或停止哺乳。

4. 13 岁以下儿童患者应用本品的安全性和有效性尚未建立。

【药物相互作用】　1. 合用他汀类调血脂药可能会发生横纹肌溶解症。

2. 肝药酶诱导剂（如利福平等）可使本品的血药浓度降低。

3. 肝药酶抑制剂（如地尔硫䓬等）可使本品的血药浓度升高。

4. 合用环孢素会加重肾毒性。

【剂量与用法】　1. 本品宜加入水或水果汁中搅拌后立即服用，但不可加入葡萄柚汁，因后者会改变本品的药动学。

2. 成人开始口服负荷剂量为 6 mg/d，维持量为 2 mg/d。

3. >13 岁儿童的维持量为 1 mg/m²，最大不超过 2 mg/m²，其负荷为维持量的 3 倍。

【用药须知】　1. 女性至少停药 3 个月后才可怀孕。

2. 用药期间，应定期检查肾功能。

3. 合用环孢素 4 h 后再使用本品，可避免肾毒性加重。

4. 我国二类新药西罗莫司口服液已于 2002 年获准进入国内临床。

【制剂】　①口服液：25 mg/25 ml；50 mg/50 ml。②片剂：1 mg。③胶囊剂：0.5 mg。

【贮藏】　贮于 2～8 ℃。

醋酸格拉默
(glatiramer acetate)

别名：格拉替美、格拉替雷、Copaxone、Copolymer-1

本品为免疫抑制药。

【CAS】 147245-92-9

【ATC】 L03AX13

【理化性状】　1. 本品为含 L-谷氨酸、L-丙氨酸、L-酪氨酸和 L-赖氨酸的多肽。

2. 分子式：$(C_5H_9NO_4 \cdot C_3H_7NO_2 \cdot C_6H_{14}N_2O_2 \cdot C_9H_{11}NO_3)_x \cdot xC_2H_4O$

3. 分子量：5000～9000

4. 结构式

【药理作用】　本品的确切作用机制尚未完全明确，可能通过免疫调节而发挥作用。动物实验表明，本品在外周抑制 T 细胞的诱导和活化。实验研究表明，本品对多发性硬化（MS）及其动物模型即实验性自身免疫性脑脊髓炎（EAE）均有防治作用。

【体内过程】　皮下注射本品后，大部分在局部水解，但大分子片段可被本品的反应性抗体识别。原药或部分水解物可进入淋巴循环，到达局部淋巴结，部分可能以原药进入体循环。

【适应证】　对于不能耐受干扰素 β 治疗的 MS 患者，给予本品替代治疗，可降低疾病的复发率。

【不良反应】　1. 心血管系统　常见高血压、心悸、心动过速。

2. 呼吸系统　常见呼吸困难、喉头痉挛，少见过度换气、干草热。

3. 肌肉骨骼系统　常见关节痛、腰痛、关节炎，少见肌肉萎缩、骨痛、黏液囊炎、肾痛、肌肉障碍、肌病、骨髓炎、肌腱疼痛及腱鞘炎。

4. 免疫系统　过敏反应。

5. 神经系统　常见震颤、偏头痛、晕厥、语言障碍、异常做梦、情绪不稳定、精神恍惚，少见失语症、共济失调、痉挛、口周感觉异常、人格解体、幻觉、敌意、运动功能减退、注意力不集中、面瘫、性欲降低、躁狂、记忆力损害、肌阵挛、神经痛、偏执、截瘫、精神沮丧、一过性昏迷。

6. 消化系统　常见大便窘迫、口腔白色念珠菌病、唾液腺增大、龋齿、溃疡性口腔炎，少见口干、口腔炎、舌灼烧感、胆囊炎、食管溃疡、食管炎、胃肠癌、牙龈出血、肝肿大、食欲增加、黑便、口腔溃疡、胰腺功能障碍、胰腺炎、直肠出血、里急后重、舌染色及十二指肠溃疡。

7. 血液和淋巴系统　常见淋巴结病，少见白细胞减少、贫血、嗜酸性粒细胞增多、咯血、淋巴水肿、全血细胞减少及脾肿大。

8. 皮肤　常见皮疹、多汗、瘙痒、荨麻疹、湿疹、带状疱疹、脓疱、皮肤萎缩及疣,少见皮肤干燥、皮肤过度增生、皮炎、疖病、银屑病、血管神经性水肿、接触性皮炎、红斑、真菌性皮炎、斑状丘疹、色素沉着、良性皮肤肿瘤、皮肤癌、皮肤条纹、水泡性大疱疹。

9. 特殊感觉　常见复视、视野缺失,少见眼干、耳炎、眼睑下垂、白内障、角膜溃疡、瞳孔散大、视神经炎、畏光、味觉丧失。

10. 泌尿与生殖系统　常见尿急、闭经、血尿、阳痿、月经过多、子宫颈抹片检查可疑、尿频及阴道出血。

11. 其他　常见脓肿、鼻炎、支气管炎,少见注射部位出血、纤维化、满月脸、蜂窝织炎、全身水肿、疝气、注射部位脓肿、血清病、自杀企图、注射部位肿胀及色素沉着、脂肪瘤、光敏性反应、流感样综合征。

12. 上市后报道的不良反应　尚未知其发生频率,还未确定和本品因果关系的有败血症、系统性红斑狼疮、脑积水、腹部增大、过敏反应、超敏反应、血栓形成、周围血管病、心包积液、心肌梗死、深静脉血栓、冠状动脉闭塞、充血性心力衰竭、心肌病、心脏肥大、心律不齐、心绞痛、舌水肿、胃溃疡、胃出血、肝功能异常、肝损害、肝炎、嗳气、肝硬化、胆结石、血小板减少、淋巴瘤样反应、急性白血病、高脂血症、风湿性关节炎、全身痉挛、脊髓炎、脑膜炎、中枢神经系统肿瘤、脑血管意外、脑水肿、失语症、青光眼、失明、泌尿生殖系统肿瘤、尿异常、卵巢癌、肾病、肾功能衰竭、乳腺癌、膀胱癌、尿频。

【妊娠期安全等级】　B。

【禁忌与慎用】　1. 对本品及甘露醇过敏者禁用。

2. 妊娠期妇女用药的安全性尚未确立,仅在确有需要时方可使用。

3. 尚不清楚本品是否经乳汁分泌,哺乳妇女慎用。如确需使用,应选择停药或停止哺乳。

4. 儿童用药的安全性和有效性尚未建立。

5. 未对肾功能不全患者及老年人进行研究。

【药物相互作用】　已有临床试验结果未显示出本品和其他常用于 MS 治疗的药物间存在任何有意义的相互作用(包括皮质激素),与干扰素合用尚未进行评价。

【剂量与用法】　皮下注射 20 mg/d,注射部位包括手臂、腹部、臀部、大腿。

【用药须知】　本品仅推荐用于皮下给药,禁止静脉注射。

【制剂】　注射液:20 mg/1ml。

【贮藏】　遮光,在原容器中贮于 2～8 ℃条件下。

抗人 T 淋巴细胞免疫球蛋白
(anti-human T-lymphocyte immunoglobulin)

别名:抗淋巴细胞球蛋白、抗人淋巴细胞球蛋白、即复宁、ATG-Fresenius S

本品为从家兔或猪血液中提取的 T 淋巴细胞免疫球蛋白。

【药理作用】　本品是一种高效价抗人 T-淋巴细胞免疫球蛋白制剂,具有免疫抑制活性。是用人体 Jurkat 细胞系的 T-淋巴母细胞免疫兔或猪而获得的血清经分离而成。本品是抗 T-淋巴细胞的多克隆抗体溶液,对 T-淋巴细胞有直接作用,因此,滴注后会引起 T-淋巴细胞衰竭。

【体内过程】　本品在体液及组织中的分布情况不详,血浆水平因人而异,其 IgG 形式可通过胎盘并在乳汁中分布。

【适应证】　1. 兔源性的本品常与其他免疫抑制剂(皮质激素、硫唑嘌呤或环孢素等)联合使用,抑制免疫系统,进而预防器官移植排斥反应。常用于以下几种情况:器官移植后应立即与皮质激素、硫唑嘌呤或环孢素联合使用,可增强免疫抑制作用;在皮质激素治疗效果不佳的情况下,用于治疗急性排斥危象。

2. 猪源性的本品主要用于临床器官移植的免疫排斥预防及治疗,骨髓移植物抗宿主反应的预防,重型再生障碍性贫血、纯红再生障碍性贫血等病的治疗。也适用于自身免疫性溶血性贫血、原发性血小板减少性紫癜以及其他免疫病。

【不良反应】　最常见的不良反应是恶心、发热和眩晕。高热至 40 ℃或以上及寒战者均少见。和其他异种血清一样,应用本品治疗 8 d 至 14 d 后,可能发生血清病,但如果症状轻微并为可逆反应者,则无须停止治疗。少数患者可能在治疗初期、中段期间或使用后出现过敏反应,典型症状是体温升高、皮肤潮红(红斑)、水肿、呼吸困难、喘鸣和血压下降。在治疗期的前 3 d 内,发生过敏性休克的风险较大。

【妊娠期安全等级】　X。

【禁用与慎用】　1. 已知对兔蛋白过敏者,血小板严重减少的患者,如血小板少于 50×10^9/L 者(因本品可能引起血小板减少,有增加出血的危险),细菌、病毒或霉菌感染,尚未得到治疗控制者,妊娠期妇女禁用。

2. 哺乳期妇女应权衡本品对其的重要性,选择停药或停止哺乳。

【药物相互作用】　1. 与其他免疫抑制药(皮质激素、硫唑嘌呤、环孢素)合用,有增加感染、血小板减少和贫血的危险性。

2. 对使用本品的免疫抑制患者,不能使用减毒活疫苗,其他疫苗免疫效果不佳。

【剂量与用法】　除另有处方外,建议每天剂量如下:

1. 兔源性的本品

(1) 器官移植后的预防　0.1～0.25 ml(2～5 mg)/kg。疗程可根据患者状况,剂量和合用药情况而定,由器官移植当天起治疗期为5～14 d。

(2) 急性皮质激素抵抗排斥的治疗　0.15～0.25 ml(2～5 mg)/kg。治疗期长短的变化,主要取决于移植器官的情况。

2. 猪源性的本品

(1) 一次20～30 mg/kg,将本品稀释于250～500 ml 0.9%氯化钠注射液中(幼儿酌减稀释用的0.9%氯化钠注射液量),静脉滴注。开始速度5～10滴/分,如10 min后无反应,再逐渐加速,全量在1～2 h内输完。

(2) 用于器官移植和烧伤植皮时,为预防免疫排斥发生,可在手术前3 d开始注射。在发生排斥危象时,及时注射本品。注射次数视病情需要而定。

3. 在使用前或一个疗程完毕后,经过1～2周以上的时间,需要再用药时,均需用猪的正常免疫球蛋白进行皮试(用时以0.9%氯化钠注射液稀释1:100),皮试阴性者方可使用。

【用药须知】　1. 本品仅供静脉滴注用。

2. 滴注期间需对患者进行密切的临床症状及血液学检查,如红细胞、白细胞、血小板等,治疗1～2周后需进行肾功能检查。

3. 初用本品常可见循环淋巴细胞减少,故应特别注意防止患者感染。血小板和红细胞减少的情况不多见。故使用后前几天,发生这些症状时应暂时减少剂量。如发生在后期,应考虑是否由本品引起的症状,严重时应停用。

4. 在滴注本品时,应避免同时输用血液及血液制品。

5. 必须准备急救治疗设备以防治过敏性休克。

【制剂】　①兔源性注射液:100 mg/5 ml。②猪源性注射剂(粉):250 mg。

【贮藏】　遮光,贮于2～8 ℃。

重组人Ⅱ型肿瘤坏死因子受体-抗体融合蛋白

(recombinant human tumor necrosis factor-receptor Ⅱ-IgG Fc fusion protein)

别名:益赛普

本品为基因工程生产的Ⅱ型肿瘤坏死因子受体-抗体融合蛋白。

【药理作用】　本品可竞争性地与肿瘤坏死因子结合,抑制肿瘤坏死因子的活性,阻断免疫细胞的信号传递,从而调节炎症反应的过程。

【适应证】　1. 治疗中度及重度活动性类风湿关节炎。

2. 治疗≥18岁成人中度至重度斑块型银屑病。

3. 治疗活动性强直性脊柱炎。

【不良反应】　1. 常见不良反应是注射部位局部反应,包括轻至中度红斑、瘙痒、疼痛和肿胀等,注射部位反应通常发生在开始治疗的第1个月内,在随后的治疗中发生频率可见降低。注射部位反应平均持续3～5 d。

2. 其他不良反应包括头痛、眩晕、皮疹、失眠、咳嗽、腹痛、上呼吸道感染、血压升高、外周血淋巴细胞比例增高、鼻炎、发热、关节酸痛、肌肉酸痛、困倦、面部肿胀、转氨酶升高等。大部分无需处理。

3. 据国外文献报道,同类产品的不良反应还有如下报道。

(1) 感染　最常见的感染是上呼吸道感染。发生严重感染的患者除了患有RA外,还合并有其他问题(如糖尿病、充血性心力衰竭、活动性或慢性感染)。国内临床试验中没有发生严重感染的报道。

(2) 自身抗体　在国外的临床试验中,接受本品治疗的患者中有抗核抗体,抗双链DNA抗体新发阳性的报道,和甲氨蝶呤(MTX)组比较,新发自身抗体无明显差别。但长期应用本品对自身免疫性疾病的影响尚不清楚。

(3) 恶性肿瘤　国外在接受本品治疗的患者中,观察到有极个别淋巴瘤发生,发生率的高低和类风湿关节炎病情严重程度有关。另外还有少量其他类型肿瘤发生,最常见的是结肠、乳腺、肺和前列腺肿瘤,发生率和类型同正常人群类似。

【妊娠期安全等级】　X。

【禁用与慎用】　1. 败血症、活动性结核病患者、对本品或制剂中其他成分过敏者禁用。

2. 哺乳期妇女应权衡本品对其的重要性,选择停药或停止哺乳。

【剂量与用法】　皮下注射,注射部位可为大腿、腹部或上臂。成人推荐剂量为一次25 mg,每周2次,一次间隔3～4 d。注射前用1 ml注射用水溶解,溶解后密闭环境中可于2～8 ℃冷藏72 h。

【用药须知】　1. 国外上市同类品种的使用中发生过严重的感染(败血症、致死和危及生命的感染),因此,如果患者有反复发作的感染病史或者有易导致感染的潜伏性疾病时,在使用本品时应极为慎重。

2. 在使用本品过程中患者出现上呼吸道反复感

染或有其他明显感染倾向时,应及时到医院就诊,由医师根据具体情况指导治疗。

3. 当发生严重感染如糖尿病继发感染、结核杆菌感染等时,患者应暂停使用本品。

4. 在使用本品的过程中,应注意过敏反应的发生,包括血管神经性水肿、荨麻疹以及其他严重反应,因此,一旦出现过敏反应,应立刻中止本品的治疗,并予适当处理。

5. 由于肿瘤坏死因子可调节炎症及细胞免疫反应,因此,在使用本品时,应充分考虑到可能会影响患者的抗感染及抗恶性肿瘤的作用。

6. 目前尚无接受本品的患者在接种活疫苗后造成传播感染的数据,但在使用本品期间不可接种活疫苗。

7. 在同类品种上市后报道中发现有可能导致充血性心力衰竭的患者病情恶化,因此,对于有充血性心力衰竭病史的患者在使用本品时应极为慎重。

【制剂】　注射剂(粉):12.5 mg;25 mg。

【贮藏】　遮光,贮于 2~8 ℃。

阿法赛特
(alefacept)

别名:Amevive

本品为生物制剂类免疫调节药。

【CAS】　222535-22-0

【ATC】　L04AA15

【药理作用】　本品为一种重组的人融合蛋白,主要由可溶性白细胞功能相关抗原-3(LFA-3)的膜外区与人 IgG1 段组成,通过特异性与 T 淋巴细胞抗原 CD2 分子结合并抑制 LFA-3 与 CD2 的相互作用,从而干扰了 T 细胞的活化。体外资料表明本品可能会引起 T 细胞凋亡。

【体内过程】　中、重度慢性斑块型银屑病患者,静脉注射 1~2 个月起效,肌内注射 2 个月起效,达峰效应时间为 14 周,谷值为 1~6 μg/ml,持续时间为 3.5 月(静脉给药)及 2 月(肌内给药)。肌内注射生物利用度为 63%。静脉注射平均表观 V_d 为 94 ml/kg,平均 CL 为 0.25 ml/(kg·h),消除 $t_{1/2}$ 为 270 h。

【适应证】　用于治疗中至重度的慢性斑块型银屑病患者。

【不良反应】　1. 心血管系统　有引起心血管系统疾病(如心肌梗死、冠状动脉疾病等)的报道。

2. 呼吸系统　可见鼻咽炎、鼻炎、咳嗽增加。

3. 神经系统　可出现头晕、一过性头痛。

4. 肝脏　罕见 ALT 明显升高达正常值上限的

5~10 倍。

5. 胃肠道　可出现恶心。

6. 血液　淋巴细胞减少较多见,其中总淋巴细胞、CD4+ 和 CD8+ T 淋巴细胞计数均可低于正常值。

7. 皮肤　可出现瘙痒、注射部位反应(表现为疼痛、发炎、出血和水肿等)。

8. 过敏反应　少有过敏反应的报道,表现为血管神经性水肿和风疹等。

9. 其他　可有恶性肿瘤、感染和流感样症状(表现为头痛、发热、肌痛和寒战等)。

【妊娠期安全等级】　B。

【禁忌与慎用】　1. 对本品过敏者、HIV 感染者(本品诱导 CD4+ T 淋巴细胞计数减少)、CD4+ T 淋巴细胞计数低于正常值者禁用。

2. 有全身性恶性肿瘤病史者或恶性肿瘤高危人群,慢性、复发性感染患者,正使用免疫抑制药者慎用。

3. 尚未明确本品是否可经乳汁分泌,哺乳期妇女使用时应暂停哺乳。

4. 儿童用药的安全性及有效性尚未确定。

【药物相互作用】　本品属于窄治疗指数的 CYP 底物,本品开始或停药时,推荐监测合用药物的效应(如华法林)或浓度(如环孢素或茶碱),必要时调整剂量。

【剂量与用法】　1. 成人肌内注射,一次 15 mg 或静脉注射,一次 7.5 mg,均 1 次/周,12 周为一疗程。

2. 如 CD4+ T 淋巴细胞计数大于 250/ml,且与上疗程之间至少间隔 12 周后,则可再给予一疗程剂量。尚无治疗两个疗程以上的临床资料。

【用药须知】　1. 本品肌内注射,不能用于柔嫩、受伤或硬结的皮肤,并应轮换注射部位,且两注射部位之间至少间隔 2.54 cm。

2. 静脉注射时,应在 5 s 内注射完 0.5 ml 本品。注射后应用 3 ml 的 0.9% 氯化钠注射液冲洗注射器。

3. 本品溶液配制要求无菌操作,取 0.6 ml 稀释液后将注射针头沿西林瓶侧壁缓慢注入瓶中,轻旋西林瓶,使药物溶解,但不得摇晃西林瓶,以免过度起泡。溶解时间不得少于 2 min,所配的溶液浓度为 7.5 mg/0.5 ml 或 15 mg/0.5 ml。

4. 本品可呈剂量依赖性引起 CD4+ 和 CD8+ T 淋巴细胞计数减少,故在开始使用本品治疗之前及在 12 周疗程中,每间隔两周应检查一次 CD4+ T 淋巴细胞计数。患者如在开始治疗之前 CD4+ T 淋巴细胞计数低于正常值,则不应启动治疗。在治疗过程中 CD4$^+$ T 淋巴细胞计数 250/ml 时,则需控制药量并进行每周监测,如果 CD4$^+$ T 淋巴细胞计数低于此水平持续时间达到一个月时则应停止治疗。

【制剂】 注射剂(粉):15 mg。

【贮藏】 遮光,贮于 2～8 ℃。

巴利昔单抗

(basiliximab)

别名:巴西单抗、舒莱、Simulect

【CAS】 179045-86-4

【ATC】 L04AC02

【用药警戒】 仅限用于器官移植术后的免疫抑制治疗,且由有经验的医师使用。

【药理作用】 本品为鼠/人嵌合的单克隆抗体(IgGIK)。能定向拮抗 IL-2 受体 α 链(CD25 抗原),CD25 抗原在抗原的激发反应中,表达于 T-淋巴细胞表面。激活的 T-淋巴细胞对 IL-2 受体具极高的亲和力,本品通过特异性结合激活的 T-淋巴细胞上的 CD25 抗原,从而阻断 T-淋巴细胞与 IL-2 结合,亦即阻断了 T-细胞增殖信息的传导。当血药浓度超过 0.2 μg/ml 时,就能完全、稳定地阻断 IL-2 受体。当血药浓度降至 0.2 μg/ml 以下时,CD25 抗原的表达约在 1～2 周内回复到治疗前水平。本品不会导致细胞因子释放或骨髓抑制。

【体内过程】 1. 在肾移植患者中进行单剂量和多剂量的研究,其累积剂量为 15～150 mg。静脉注射本品 20 mg 后 30 min 内,C_{max} 为 (7.1±5.1)mg/L,C_{max} 及 AUC 随着单次给药剂量增加(最大量为 60 mg)均成比例的增加。对药物在体内部位的分布范围和程度尚未进行全面研究。稳态 V_d 为 (8.6±4.1)L,已有体外研究表明,本品仅与淋巴细胞、巨噬细胞或单核细胞结合。药物 CL 为 (41±19)ml/h。终末 $t_{1/2}$ 为 (7.2±3.2)d。

2. 动物实验未见本品对母体、胚胎产生毒性或致畸。体外试验也未见致突变倾向。

【适应证】 用于预防肾移植术后的早期急性器官排斥反应。常采用两联(与环孢素及皮质类固醇激素合用,成人及儿童均可)或长期三联免疫抑制药治疗方案(与环孢素、皮质激素、硫唑嘌呤/吗替麦考酚酯合用,仅限于成人)。

【不良反应】 1. 本品不会加重器官移植患者的基础疾病及增加免疫抑制药或与其他药合用所发生的不良事件。

2. 成人 在对照试验中,发生率高于 20% 的不良反应有便秘、尿道感染、疼痛、恶心、周围性水肿、高血压、贫血、头痛、高钾血症、高胆固醇血症、术后

伤口并发症、体重增加、血清肌酸酐升高、低磷血症、腹泻及上呼吸道感染。此结果与接受本品推荐剂量治疗所发生的不良反应相似。

3. 儿童 在对照试验中,发生率高于 20% 的不良反应有泌尿道感染、多毛症、鼻炎、发热、高血压、上呼吸道感染、病毒感染、败血症及便秘。

4. 在上市后的临床用药经验中,罕见(<1/1000)过敏反应,有以下报道:皮疹、荨麻疹、打喷嚏、气喘、支气管痉挛、肺水肿、心功能衰竭、呼吸功能衰竭及毛细血管渗漏综合征。

5. 在使用本品的患者中,其人体抗鼠抗体(HAMA)的反应罕见(3.5%)。但本品不影响随后使用鼠抗淋巴细胞抗体制剂的治疗。

6. 有报道,接受本品治疗的患者(>10%)在同时给予免疫抑制药和其他药物时,可出现血压升高、头晕、头痛、失眠、震颤、高血钾、低血钾、高血糖、低磷血症、低钙血症、高尿酸血症、高胆固醇血症、体重增加、酸中毒、呼吸困难、上呼吸道感染、咳嗽、鼻炎、咽炎,另有 3 例接受本品治疗的肾移植手术患者发生非心源性肺水肿(与严重急性肺损伤或成人呼吸窘迫综合征类似);可出现腿及背部疼痛,排尿困难、尿路感染、非蛋白氮(NPN)增加;恶心、呕吐、腹泻、腹痛、消化不良、便秘、胃肠道白色念珠菌病等;血液系统可出现贫血。另有个案报道,接受两联或三联免疫抑制药的患者使用本品后出现血栓形成(肾脏、深静脉),但尚未证实因本品所致。

7. 本品可出现严重的急性超敏反应,包括以血压降低、心动过速、心力衰竭、呼吸困难、喘息、肺水肿、呼吸衰竭、风疹、瘙痒和(或)打喷嚏为特点的过敏反应,以及毛细血管渗漏综合征和细胞因子释放综合征。

8. 部分接受本品治疗的患者加用三联免疫抑制药(环孢素、硫唑嘌呤、类固醇)后,出现 EB 病毒引起的淋巴组织增生病。

9. 有对照研究表明,用药后可出现感染。罕见针对巴利昔单抗的独特型抗体应答,且对本品的疗效无影响。

【妊娠期安全等级】 B。

【禁忌与慎用】 1. 对本品过敏者禁用;哺乳妇女在接受本品第 2 次治疗后的 8 周内不宜哺乳。

2. 因使用本品、达克珠单抗或其他单克隆抗体而致病的患者慎用。

【药物相互作用】 1. 理论上,松果菊(Echinacea)具有免疫系统刺激作用,可能降低本品的疗效,从而危及器官移植患者的生命,故两者应避免合用。

2. 与他克莫司合用,可使后者血浆谷浓度升高,

增加中毒的危险性,其作用机制可能因细胞因子引起 CYP3A4 介导的他克莫司代谢发生改变,故两者合用时,应在移植后 1～2 个月密切监测他克莫司血浆浓度,必要时据此调整剂量。

3. 有研究认为本品是一种免疫球蛋白,故不存在代谢后的药物相互作用。

【剂量与用法】 1. 成人 静脉给药推荐总剂量为 40 mg,分 2 次使用。首次 20 mg 于移植术前 2 h 内给予,剩余 20 mg 于移植术后 4 d 给予。如发生术后并发症(如移植物功能丧失等),应停止第 2 次给药。

2. 儿童 静脉给药用于 1～17 岁儿童。小于 35 kg 者,推荐剂量为 20 mg,分 2 次使用,一次 10 mg。首次 10 mg 于移植术前 2 h 内给予,剩余 10 mg 于移植术后 4 d 给予。如发生术后并发症(如移植物功能丧失等),应停止第 2 次给药。35 kg 或 35 kg 以上者,同成人给药。

【用药须知】 1. 配好的药液为等渗液,可一次性大剂量静脉注射,也可用 0.9% 氯化钠注射液或 5% 葡萄糖注射液稀释至 50 ml(20 mg),或稀释至 25 ml(10 mg)后静脉滴注 20～30 min。

2. 虽尚无本品与其他静脉用液体存在配伍禁忌的资料,但仍宜单独使用。

3. 静脉注射本品后,未出现细胞因子释放综合征,故无须使用激素预防。

4. 用药期间应观察是否出现中毒征象,如出现严重的过敏反应,须立即停药,不得再次使用。

5. 有临床试验表明,给予受试者单剂量 60 mg,并在 24 d 内累积剂量达 150 mg,尚未观察到不良反应。有动物(恒河猴)试验表明,给予一次 5 mg/kg,2 次/周,4 周后其血药浓度可达 170 μg/ml,但未观察到不良反应。推荐本品剂量用于人体时,其血药浓度一般低于 10 μg/ml。

6. 配制好的药液,在 2～8 ℃ 可保存 24 h,在室温下可保存 4 h,故宜尽早使用。

7. 用药期间应进行肾功能检查,疑似排斥反应的活组织检查。

【制剂】 注射剂(粉):10 mg;20 mg。

【贮藏】 2～8 ℃ 冷藏。

芬戈莫德
(fingolimod)

别名:Gilenya

本品是一种神经鞘氨醇 1-磷酸受体调节剂,临床用其盐酸盐。

【CAS】 162359-55-9(fingolimod);162359-56-0

(fingolimod hydrochloride)

【ATC】 L04AA27

【理化性状】 1. 本品的盐酸盐为白色至类白色粉末,易溶于水、乙醇或丙二醇。

2. 化学名:2-Amino-2-[2-(4-octylphenyl)ethyl] propan-1,3-diol hydrochloride

3. 分子式:$C_{19}H_{34}ClNO_2$

4. 分子量:343.93

5. 结构式

【药理作用】 1. 本品是由冬虫夏草(子囊菌亚门赤僵菌)培养液中提取的多球壳菌素经化学修饰而成的免疫调节剂。本品是鞘氨醇的结构类似物,具有与环孢素和他克莫司等传统免疫抑制剂完全不同的免疫抑制机制。

2. 本品在体内经神经鞘氨醇激酶转化(磷酸化)为具有活性的磷酸盐。本品磷酸盐是神经鞘氨醇 1-磷酸受体调节剂,与位于淋巴细胞上的神经鞘氨醇 1-磷酸受体(S1 PR)1、3、4 和 5 有着高度的亲和力。本品的磷酸盐通过改变淋巴细胞的趋化能力,阻断淋巴细胞从淋巴组织中释出,使淋巴细胞滞留在淋巴组织内,从而减少自身反应性淋巴细胞再次进入外周循环的概率,减少外周血液中的淋巴细胞数,防止这些细胞浸润中枢神经系统,从而达到免疫调节效果。其免疫调节过程是可逆的,停药后血循环中的淋巴细胞水平即可恢复正常。

3. 本品治疗多发性硬化(MS)机制尚不明确,可能与减少淋巴细胞迁移至中枢神经系统有关。

4. 临床研究表明,本品口服制剂对复发-缓解型多发性硬化(RRMS)的疗效确切,优于目前常用的 MS 治疗药物干扰素 β-1 a 注射剂(Avonex,现正在用作多发性硬化的临床治疗药物)。

【体内过程】 1. 吸收 本品的 T_{max} 为 12～16 h。表观绝对口服生物利用度为 93%,摄取食物不改变本品或本品磷酸盐的 C_{max} 或全身暴露量(AUC)。每天服药 1 次,1～2 个月内可达稳态,血药浓度可升至开始服药时的 10 倍以上。

2. 分布 本品广泛(86%)分布于红细胞内。其磷酸盐则较少被血细胞摄取(<17%)。本品及其磷酸盐的血浆蛋白结合率均>99.7%,肾或肝功能不全并不改变其蛋白结合率。本品广泛分布至机体各种组织内,分布容积约(1200±260) L。

3. 代谢 人体对本品的生物转化主要通过三条

途径:①通过可逆性立体选择性磷酸化作用转化为本品的磷酸盐的药理活性(S)-异构体。②通过 CYP4F2 氧化,再由脂肪酸类降解反应转化为无活性代谢物。③形成无活性的非极性神经鞘氨醇类似物。

本品主要通过 CYP4F2 代谢,CYP2D6、CYP2E1、CYP3A4 和 CYP4F12 居次。这些同工酶的抑制剂或诱导剂可能改变本品及其磷酸盐的暴露量,但是,由于多种 CYP 同工酶参与本品的氧化代谢,如果合用一种特异性 CYP 同工酶抑制剂时,本品的代谢将不会受到很大影响。

单剂量口服[^{14}C]标记的本品后,检测到血中主要相关成分为:本品原形(23.3%),本品的磷酸盐(10.3%)和无活性代谢物[M3 羧酸代谢物(8.3%),M29 神经鞘氨醇代谢物(8.9%),和 M30 神经鞘氨醇代谢物(7.3%)]。

4. 消除　本品血液清除率为(6.3 ± 2.3)L/h,平均表观终末 $t_{1/2}$ 为 6~9 d。本品的磷酸盐与本品在 AUC 的末端相平行下降,$t_{1/2}$ 相似。约 81% 口服剂量以非活性代谢物的形式随尿缓慢排泄。本品原形和其磷酸盐极少随尿而随粪便排泄,均小于剂量的 2.5%。透析或血浆置换均不能从体内清除本品。

5. 肾功能不全　在重度肾功能不全患者中,本品的 C_{max} 和 AUC 分别增加 32% 和 43%,而其磷酸盐的 C_{max} 和 AUC 则分别增加 25% 和 14%,表观消除 $t_{1/2}$ 无变化。因此,肾功能不全的患者更适于 0.5 mg 的给药剂量。两种代谢物(M2 和 M3)的全身暴露量分别增加 3 和 13 倍。这些代谢物的毒性特征尚不清楚。

6. 肝功能不全　在轻、中及重度肝功能不全的受试者中,均未观察到本品 C_{max} 的变化,但 AUC 分别增加 12%、44% 和 103%。轻度肝功能不全的受试者本品的表观消除 $t_{1/2}$ 无变化,但中、重度肝功能不全患者则延长约 50%。在重度肝功能不全的患者中,本品的磷酸盐 C_{max} 降低 22%,AUC 无明显变化。

7. 性别　性别对本品和其磷酸盐的药动学无显著影响。

8. 老年患者　本品的消除机制和群体药动学结果提示,老年患者不必调整剂量。但对>65 岁患者的临床经验有限。

【适应证】　本品适用于复发-缓解型多发性硬化患者的治疗,可以减少复发频率和延缓致残进展的速度。

【不良反应】　1. 临床研究发现的不良反应　头痛(25%)、ALT/AST 升高(14%)、病毒性流感(13%)、腹泻(12%)、背痛(12%)、咳嗽(10%)、疱疹病毒感染(9%)、支气管炎(8%)、呼吸困难(8%)、抑郁(8%)、头晕(7%)、鼻窦炎(7%)、高血压(6%)、肠胃炎(5%)、感觉异常(5%)、偏头痛(5%)、体重下降(5%)、皮肤真菌感染(4%)、心动过缓(4%)、视物模糊(4%)、淋巴细胞减少(4%)、脱发(4%)、虚弱(3%)、湿疹(3%)、瘙痒(3%)、眼痛(3%)、三酰甘油升高(3%)和白细胞减少(3%)。

2. 过量　6 例用药剂量高达 40 mg(推荐剂量的 80 倍)的受试者中有 5 例感觉胸闷不适。

3. 严重不良反应

(1)心动过缓　①本品初始治疗可致心率减缓,所有患者服药后均须观察 6 h,密切注意心动过缓的症状和体征,如发生心动过缓相关表现,应予对症处理。②有心动过缓和房室传导阻滞危险因素的患者,包括用抗心律失常药如β受体拮抗药和钙通道阻滞药的患者,首次服用前应检查心电图。③本品首剂给药后,心率在 1 h 内即减缓,在约 6 h 时减缓至最大程度。服第 2 剂时,心率与服第 2 剂前比较可能进一步减缓,但变化幅度比首剂要小。继续给药,通常 1 个月内心率恢复至基线水平。首剂给予 0.5 mg 后,6 h 平均心率减缓约 13 次/分,罕见心率低于 40 次/分者。该反应发生率约 0.5%。心动过缓者常无症状,但亦有轻至中度的眩晕、疲劳、心悸和胸痛症状者,治疗后均在 24 h 内缓解。

(2)房室传导阻滞　本品初始治疗可致短暂房室传导延迟。有临床试验报告首剂服用本品 0.5 mg 后一和二度房室传导阻滞(P-R 间期延长)的发生率均为 0.1%,安慰剂组未发生。另一项研究报告首剂量 0.5 mg 后,根据 24 h 的 Holter 监测资料,二度房室传导阻滞的发生率本品为 3.7%,安慰剂为 2%,多为 Mobitz 型 I(Wenckebach)。传导异常通常为短暂的,患者多无症状,24 h 内可缓解。偶有患者需要予阿托品或异丙肾上腺素治疗。值得注意的是,一项非对照研究曾报告 1 例患者首剂超量(1.25 mg)后发生昏厥和完全房室传导阻滞。此外,停药超过 2 周,重新开始服用本品时可能再次发生心动过缓和房室传导阻滞。

4. 感染　①由于本品的作用机制(可逆性阻隔淋巴细胞于淋巴组织中,减少其释放至外周),故可致剂量依赖性外周淋巴细胞计数降低,可降低 20%~30%。因此,服用本品可能增加患者感染甚至严重感染的风险。②开始使用本品治疗前,应评估患者 6 个月内全血细胞计数水平。如有可能发展为严重感染应推迟给药;再次拟开始治疗前仍须评估效益和风险。停药后本品的消除可能需要 2 个月,在此期间须继续监测感染迹象。存在活动性急、慢性感染的患者,感染痊愈前不应开始本品治疗。③在上市前研究中,服用 0.5 mg 本品的患者中无病毒感染发生死亡者;但有 2 例大于推荐剂量(1.25 mg,推荐剂量为 0.5 mg)且合用大剂量激素的患者死于疱疹病毒感染(播散性原发性带状疱疹和单纯疱疹脑炎各 1 例)。④在 MS 对照研究中,本品 0.5 mg 的总感染率(72%)和严重感染(2%)与安慰剂相似。支气管炎最常见,肺炎次之。⑤开始本品治疗前,无水痘史或无水痘、带状疱疹病毒(VZV)疫苗接种的患者,应检测 VZV 抗体,阴性应接种 VZV 疫苗,接种后 1 个月方可开始本品治疗。

5. 黄斑水肿　①接受本品 0.5 mg 患者中,黄斑水肿发生率为 0.4%。用药前和用药后 3~4 个月应进行眼科检查。如患者报告视觉障碍,应及时进行眼科检查。发生黄斑水肿的患者可能仅有视物模糊或视力下降,甚至没有自觉症状,只能依靠常规眼科检查诊断。停药后黄斑水肿多可改善,但部分患者残留视力丧失。尚未评价再次用药后黄斑水肿复发的风险。②有葡萄膜炎史或糖尿病患者在本品治疗期间可见黄斑水肿的风险增加(有或无葡萄膜炎史患者黄斑水肿的发生率分别为 20% 和 0.6%)。有糖尿病或葡萄膜炎史的 MS 患者接受本品治疗前应进行眼科评估,治疗期间应常规进行眼科随访。

6. 影响呼吸系统功能　①观察到本品治疗 1 个月的患者,1 秒钟用力呼气容积(FEV_1)和肺一氧化碳弥散量(DLCO)呈剂量依赖性降低。0.5 mg 剂量治疗至 24 个月时,FEV_1 从基线降低 3.1%,安慰剂为 2%;DLCO 从基线降低 3.8%,而安慰剂为 2.7%。FEV_1 的降低似乎在停药后可逆;DLCO 可逆性不确定。②在纳入 MS 患者的对照试验中,接受本品 0.5 mg 的患者发生呼吸困难约 5%,安慰剂为 4%。扩大研究(非对照)期间数例患者发生不能解释的呼吸困难而停药。用本品治疗期间如有临床指征应进行呼吸功能和 DLCO 的评估。

7. 肝脏毒性　①接受本品的患者中可能发生肝酶升高,开始治疗前应评估 6 个月内的 ALT 和胆红素水平。剂量 0.5 mg 的临床试验中有 8% 的患者发生 ALT≥3×ULN,安慰剂为 2%;升高≥5×ULN 者为 2%,而安慰剂为 1%。肝酶升高多发生在 3~4 个月内。部分患者再次用药,再发生肝酶升高,支持与本品相关。停药后约 2 个月内血清 ALT 水平恢复至正常。②用药过程中出现不能解释的恶心、呕吐、腹痛、乏力、食欲缺乏或黄疸和(或)深色尿应检测肝功能,如证实肝损伤应停用本品。肝病患者服用本品发生肝酶升高的风险增加。重度肝功能不全患者的本品暴露量可能加倍,风险较大,应严密监护。

8. 胎儿毒性　动物研究结果表明本品可能危害胎儿。本品从机体消除约需 2 个月的时间,故停药后 2 个月内育龄妇女应采取有效避孕措施。

9. 对血压的影响　在 MS 临床试验中,开始治疗约 2 个月,0.5 mg 本品平均增加收缩压约 2 mmHg 和舒张压约 1 mmHg,继续治疗则对血压的影响持续存在。另一项对照研究报告本品 0.5 mg 患者高血压发生率为 5%,而安慰剂为 3%。因此,用药期间应监测血压。

10. 停药后免疫系统效应　本品停药 2 个月内,仍维持一定的血药浓度和药效(包括降低淋巴细胞计数)。淋巴细胞计数一般在停药后 1~2 个月内恢复至正常范围。在此期间若开始其他免疫抑制剂的治疗,应考虑叠加作用。

【妊娠期安全等级】　C。

【禁忌与慎用】　1. 在怀孕大鼠和家兔观察到致胎儿畸形和死亡,最常见的内脏畸形为心脏动脉干永存和室间隔缺损,本品可能影响动物胚胎发育阶段的血管形成。

2. 尚不明确本品能否分泌至人乳汁,但在大鼠观察到其通过乳汁排泄,因此,哺乳妇女使用须权衡本品对其的重要性,选择停药或停止哺乳。

3. 可参见不良反应和药物相互作用中的相关内容。

【药物相互作用】　1. 在稳态时,给予酮康唑(强效 CYP3A 和 CYP4F 抑制剂)200 mg,2 次/日,单剂给予本品 5 mg 致本品和其磷酸盐的 AUC 增加 70%。

2. 本品可抑制其他药物代谢,如在人肝微粒体和特异性探针进行的体外抑制研究显示,当浓度最高达治疗浓度的 3 个数量级时,本品对下列 CYP 没有或仅有弱抑制作用:CYP1A2、CYP2A6、CYP2B6、CYP2C9、CYP2C19、CYP2D6、CYP2E1、CYP3A4/5 和 CYP4A9/11;本品磷酸盐对 CYP1A2、CYP2A6、CYP2C8、CYP2C9、CYP2C19、CYP2D6、CYP2E1 和 CYP3A4 没有或仅有弱抑制作用。据此认为,本品可能不降低主要经由上述同工酶代谢药物的清除率。本品抑制 CYP2C8 及其磷酸盐抑制 CYP2B6 的能力尚不清楚。

3. 本品或其磷酸盐具有自身诱导及诱导其他药物代谢,如诱导人 CYP3A4、CYP1A2、CYP4F2 和 MDR1(P-糖蛋白)的 mRNA 和诱导原代人肝细胞 CYP3A、CYP1A2、CYP2B6、CYP2C8、CYP2C9、CYP2C19 和 CYP4F2 活性的研究结果表明,本品不诱导上述各 CYP 和 MDR1 的 mRNA 或活性;故预期治疗浓度的本品对这些 CYP 同工酶或 MDR1 无临床上有意义的诱导作用;本品的磷酸盐诱导 CYP 同工酶的能力尚不清楚。

4. 推测本品或本品的磷酸盐在治疗浓度时,不会抑制合用药物的摄取和经 OATP1B1、OATP1B3 和 NTCP 的转运;亦不抑制合用药物经乳腺癌耐药相关蛋白(MXR)、胆盐外排泵(BSEP)、多药耐药相关蛋白 2(MRP2)和 MDR1 介导的外排和(或)生物转运。

5. 在稳态时本品与环孢素合用,两者药动学均不受影响。提示本品不降低经由 CYP3A4 代谢药物的清除率,也不是转运蛋白 MDR1、MRP2 的抑制剂,而 OATP-C 亦不影响本品的处置。

6. 同时给予异丙肾上腺素或阿托品,单剂本品或其磷酸盐的 AUC 未变。本品或其磷酸盐与阿替洛尔或地尔硫草合用时,阿替洛尔和地尔硫草稳态药动学及本品或本品的磷酸盐单剂量药动学均无变化。

7. 在 MS 患者中进行一项群体药动学研究表明,氟西汀和帕罗西汀(两种强效 CYP2D6 抑制剂)以及卡马西平(强效肝药酶诱导剂)对本品或其磷酸盐谷浓度无显著影响。此外,巴氯芬、加巴喷丁、奥昔布宁、金刚烷胺、莫达非尼、阿米替林、普瑞巴林和皮质激素对本品或其磷酸盐谷浓度亦无显著临床意义(<20%)。

8. 本品未在需用 Ia 类(如奎宁丁、普鲁卡因胺)或Ⅲ类(胺碘酮、索他洛尔)抗心律失常药进行治疗的患者中进行研究。Ia 类或Ⅲ类抗心律失常可在心动过缓的患者导致扭转型室速。因本品初始治疗可减慢心率,正在使用 Ia 类或Ⅲ类抗心律失常药的患者,使用本品时须密切监测。

【剂量与用法】　推荐剂量为口服 0.5 mg,1 次/日。餐前或餐后服用均可。首剂后应观察 6 h 以监护心动过缓的症状体征。增加本品剂量则不良反应发生率随之升高,但疗效并不相应增加。

【用药须知】　1. 首次用药后须观察 6 h。

2. 轻、中度肝功能不全的患者不必调整剂量,但重度肝功能不全的患者因不良反应的风险较大应予严密监护。

3. 老年患者通常不必调整剂量,但须密切监护。

【制剂】　胶囊剂:0.5 mg。

【贮藏】　防潮,贮存于 25 ℃,短程携带允许 15~30 ℃。

青霉胺
(penicillamine)

别名:Cuprimine、Depen、D-青霉胺二甲基半胱氨酸、青霉胺、D-青霉胺、D-盐酸青霉胺、二甲基半胱氨酸、Atamir、Cuprenil、Trolovol

本品为青霉素降解产物,系含巯基的氨基酸。

【CAS】　52-67-5 (penicillamine);2219-30-9 (penicillamine hydrochloride)

【ATC】　M01CC01

【理化性状】　1. 本品为白色或类白色结晶性粉末。易溶于水,微溶于乙醇,不溶于三氯甲烷及乙醚。其水溶液的 pH 值为 2~4 时较稳定。

2. 化学名:(2S)-2-Amino-3-methyl-3-sulfanyl-butanoic acid

3. 分子式:$C_5H_{11}NO_2S$

4. 分子量:149.2

5. 结构式

【用药警戒】　医师使用本品前,应熟知其毒性、特异剂量和治疗获益。本品不可随意使用。医师应持续监护每位患者用药情况,并告知当其出现任何毒性症状时应及时报告。

【药理作用】　1. 络合金属离子　其结构中的巯基能与铜、铅、汞、铬、锌、金与砷等金属离子形成水溶性络合物,并由尿中排出。实验证明,一个铜原子可以与两分子的本品相结合,因此,1 g 本品可与 200 mg 铜离子结合排出体外。临床上观察到每天服用 900 mg 的本品,24 h 内尿铜排出量可增加 20 倍。

2. 免疫抑制作用　本品可解聚免疫复合物,提高网状内皮细胞的吞噬功能,使血循环中的免疫复合物及 IgG、IgM、IgA 水平下降,减轻免疫病理过程。本品对类风湿因子的作用,可能与分子中的巯基促使巨球蛋白的二硫键断裂,使螺旋结构解聚有关。类风湿因子的减少可抑制类风湿关节炎的免疫反应。

3. 抑制胶原纤维的合成　胶原纤维的合成有赖于原胶原分子内或分子间的交叉连接,这种交叉连接是由胶原肽链中的赖氨酸氧化酶催化而形成的稳定的共价交联。由于赖氨酸氧化酶中含有 Ca^{2+},本品可与 Ca^{2+} 结合,从而抑制该酶的活性,并阻碍了这种交叉连接及胶原纤维合成。此外,本品也可抑制可溶性胶原纤维转变成不可溶性胶原纤维,即阻碍胶原纤维的成熟过程。

4. 非特异性抗炎作用　可抑制中性多形核细胞趋化,减轻病变炎细胞浸润,稳定细胞膜,阻止介质释放,从而减轻炎症。

5. 可与体内胱氨酸生成青霉胺-胱氨酸二硫化

物,其溶解度较胱氨酸大 50 倍,并随尿液排出。因此,可使体内胱氨酸结石减小并逐渐溶解。

【体内过程】　口服后可由胃肠迅速吸收,约 2 h 可达血药峰值。本品在肝内代谢,并可通过胎盘。本品吸收后数小时内可由尿中排出,24 h 可排出 50%,20% 随粪便排出。尿中排出的主要形式为二硫化物。进入体内的本品少量可储存于皮肤及血浆中。血浆中的本品的 $t_{1/2}$ 可达 90 h,停药 3 个月后,体内仍有残留。单次静脉注射本品,24 h 内可由尿排出 80% 的二硫化物;也有少量原药及胱氨酸结合的二硫化物。

【适应证】　1. 肝豆状核变性病　本品可促进铜的排出,使临床症状特别是神经症状得以缓解。作用比二巯基丙醇强。本病早期(3 个月)治疗效果较好,发病 2 年后治疗,往往疗效较差。

2. 胱氨酸尿症　正常人一日排出胱氨酸约 40～80 mg,但该症患者每天可排出超过 1 g,并可形成尿路结石。本品则可使患者胱氨酸的排泄量接近正常值,并可溶解结石或阻止结石形成,避免损害肾功能。

3. 类风湿关节炎　适于治疗有关节肿胀、血沉增高的活动性、早期风湿病患者,可减轻小关节变形和关节疼痛,消除肿胀与渗出,血沉降低,类风湿因子转阴等。对已有明显的、陈旧的关节变形的患者疗效较差。

4. 用于铅、汞、砷等金属或类金属中毒的治疗,其效果不及依地酸钙钠、二巯丙磺钠或二巯丁二钠。

5. 其他　青霉胺尚可用于结缔组织病如硬皮病、多发性肌炎、肺纤维化等;也用于治疗原发性胆汁性肝硬化、慢性肝炎等。

【不良反应】　不良反应发生率较高,多于用药初期。

1. 过敏反应　全身瘙痒、疱疹、荨麻疹、发热、淋巴结肿大,停药后可消失。重者可发生剥脱性皮炎。

2. 胃肠反应　食欲缺乏、上腹痛、恶心、呕吐、腹痛、腹泻、味觉减退、口腔溃疡、舌炎、龈炎等;少数患者出现肝功异常,减药或停药后可好转。

3. 肾损害　出现蛋白尿,一般较轻,少数人可出现肾病综合征,如 24 h 尿蛋白>1 g 时则应停药,约经 3～4 个月后可恢复。

4. 血液系统损害　白细胞减少,血小板减少,偶有再生障碍贫血,停药后可恢复。

5. 其他　可引起视神经炎(由于抗吡哆醛所致,可用维生素 B₆ 治疗)、肌无力、多发性肌炎等。长期用药(1～2 年)者可出现狼疮样综合征,面颊出现蝶形斑,血中可找到红斑狼疮细胞等。妊娠期妇女用量过大(2～3 g/d)可引起婴儿先天结缔组织缺乏症、婴儿发育异常、皮肤松弛、关节过度伸展,故妊娠期妇女一般应忌服本品。

【药物相互作用】　1. 本品可加重抗疟药、金制剂、免疫抑制药、保泰松对造血系统和肾脏的不良反应。

2. 口服铁制剂者,宜在服用铁制剂前 2 h 口服,以免减弱本品疗效。

3. 抗酸药或食物　一项单剂量研究以 6 名健康受试者为研究对象,进食或单剂量给予抗酸药混合物(氢氧化铝、氢氧化镁及二甲硅油)后立即口服本品,发现血药浓度分别为空腹时的 52% 及 66%。结果表明,本品血药浓度的降低与吸收减少相关。另一项研究表明,含铝或含镁抗酸药可引起本品的血药浓度降低,但碳酸氢钠却不会引发此反应。因此,这一不良反应的发生原因可能是螯合作用,而非 pH 值作用。

4. 有口服本品加重静脉给予的地西泮诱发静脉炎的报道。

【剂量与用法】　1. 治疗肝豆状核变性　成人 1～1.5 g/d,分 3 次服用,一般应长期用药,使尿铜排出维持在 2 mg/d 以上;待症状改善,血铜及铜蓝蛋白达正常时,可减半量,500～750 mg/d 或间歇给药。儿童用量为 20～25 mg/(kg·d)。

2. 治疗胱氨酸尿　成人常用量为 2 g/d,小儿剂量为 30 mg/(kg·d),分 4 次服用。开始剂量宜小,一般 250 mg/d,以后逐渐递增,以减少副反应。当治疗 6～12 个月时,可使结石体积减小,并最后溶解。治疗中应注意每天保持有较多的尿量。

3. 治疗金属急、慢性中毒　成人 1～1.5 g/d,分 3～4 次服用,5～7 d 为一疗程;停药 2 d 后,可开始下一疗程。根据体内毒物量的多少一般需 1～3 个疗程。

4. 用于自身免疫性疾病　0.5～1.0 g/d,分 3～4 次服。

【用药须知】　1. 有过敏体质、肝、肾、血液疾患者慎用本品,更不宜长期使用。

2. 青霉素过敏患者,对本品可能有过敏反应。

3. 首次用药前应做皮试,阴性者方可使用。

【制剂】　①片剂:0.1 g;0.125 g;0.25 g。②胶囊剂:0.125 g;0.25 g。

【贮藏】　密闭、阴凉干燥处保存。

来氟米特
(leflunomide)

别名:来氟洛米、爱诺华、乐瓦、Aravage、

HWA486、Arabloc、Arava、Lunava、Repso

本品为人工合成的异噁唑衍生物类及免疫抑制剂。

【CAS】 75706-12-6

【ATC】 L04AA13

【理化性状】 1. 本品为白色结晶型细粉末，无味，熔点 165 ℃，溶于乙醇和二乙基乙醚，不溶于水。

2. 化学名：5-Methyl-*N*-[4-(trifluoromethyl)phenyl]-isoxazole-4-carboxamide

3. 分子式：$C_{12}H_9F_3N_2O_2$

4. 分子量：270.2

5. 结构式

【用药警戒】 1. 妊娠期妇女或未采用可靠避孕措施的育龄妇女禁用。本品治疗后完成药物洗脱前应避免怀孕。

2. 本品有严重肝损害，包括致命肝功能衰竭的报道。先前有急性或慢性肝病或治疗前 ALT>2×ULN 患者禁用。慎与其他肝毒性药物合用。

【药理作用】 细胞生长过程中需要嘧啶以合成其所需的 DNA 和 RNA。本品为具有抗扩增活性的异噁唑类免疫调节剂，口服后经肝脏和肠壁的细胞质及微粒体迅速转化为具有活性代谢物 A771726（M1）发挥作用。A771726 抑制嘧啶生成过程中所需的二氢乳清酸脱氢酶（DHODH），主要针对增殖迅速的细胞如活化的 T 淋巴细胞。DHODH 被本品抑制后，活化的 T 淋巴细胞就停止生长在 G_1-S 期的细胞周期过程，无法继续扩增。在类风湿关节炎的关节中有大量活化的 T 细胞，它们需要大量嘌呤以维持其增殖和作用。当嘌呤合成因本品而受抑制后，关节中活化 T 细胞亦停止扩增。本品在实验动物中通过抑制 TNF 介导的 NF-κB 的活性，使许多致炎性细胞因子和基质金属蛋白酶（MMPS）得以抑制，因此，可能有一定的抗炎和抑制骨吸收，减少软骨、骨结构破坏的双重作用。

【体内过程】 本品为前药，口服后 95% 的药品在肝、肠壁和血浆转化为有活性的代谢物，A771726。其吸收不受食物的影响。A771726 在口服后 6～12 h 达到血浆最高浓度，其中 99.38% 与血浆蛋白结合，经肝肠胆道的多次循环，$t_{1/2}$ 约 2 周，停药后 2 年，血浆 A771726 始降到不能测出的水平。约 43% 的本品代谢物由尿中排出，48% 随粪便排出。静脉注射本品后在体内清除率为 0.031 L/h。年龄和性别对本

品的代谢无影响。在类风湿关节炎和肾功能不全患者其血浆 A771726 的游离浓度高于正常志愿者。为迅速达到血浆的稳定状态，在临床起始服用的 3 d，一日需服来氟米特 100 mg，至第 4 d 则减为一日 20 mg 的维持量。口服考来烯胺可以迅速降低血浆 A771726 的浓度（分别在 48 h 后下降 49%～65% 和 48%）。

【适应证】 用于治疗成人类风湿关节炎、系统性红斑狼疮等自身免疫性疾病，亦用于器官移植抗排异反应。

【不良反应】 1. 用于成人类风湿关节炎的治疗

（1）常见不良反应为腹泻、瘙痒、可逆性 ALT 和 AST 升高、脱发、皮疹等。

（2）临床试验中发生率≥3% 的不良反应包括乏力、腹痛、腰痛、高血压、食欲缺乏、腹泻、消化不良、胃肠炎、ALT 和 AST 升高、恶心、口腔溃疡、呕吐、体重减轻、关节功能障碍、腱鞘炎、头晕、头痛、支气管炎、咳嗽、呼吸道感染、咽炎、脱发、瘙痒、皮疹、泌尿系统感染等。

2. 用于狼疮性肾炎的治疗

（1）发生率≥3% 的不良反应包括脱发、血压升高、带状疱疹、ALT 升高、腹泻或稀便、白细胞下降、皮疹、月经不调、心悸、腹痛。

（2）发生率<3% 的不良反应包括恶心或呕吐、上呼吸道感染、血小板下降、乏力、胃灼热、食欲缺乏、发热、牙周疼痛、视觉异常、尿路感染、咽痛、巨细胞病毒感染、体重下降、多毛、肺部感染等。

【妊娠期安全等级】 X。

【禁忌与慎用】 1. 对本品及其代谢产物过敏者及重度肝功能不全的患者禁用。

2. 禁用于妊娠或即将妊娠的患者。

3. 哺乳期妇女应权衡本品对其的重要性，选择停药或停止哺乳。

4. 儿童应用本品的疗效和安全性尚未建立。

5. 免疫缺陷、未控制的感染、活动性胃肠道疾病、肾功能不全、骨髓发育不良的患者慎用。

6. 有肝脏损害和明确的乙肝或丙肝血清学指标阳性的患者慎用。

【药物相互作用】 1. 考来烯胺和活性炭可降低 M1 的血药浓度。

2. 本品和其他肝毒性药物合用可能增加不良反应，同时也应考虑到虽然中断本品治疗，但没有采取药物消除措施就接着服用这些药物，同样有可能增加不良反应。

3. M1 可使血浆游离双氯芬酸和布洛芬的浓度升高 13%～50%，临床意义尚不清楚。但在临床试

验中曾观察了许多和 NSAIDs 同时应用的病例,没有发现有特殊影响。

4. M1 可使血浆游离甲苯磺丁脲浓度升高 13%～50%,临床意义尚不清楚。

5. 本品和多剂量利福平联合使用,M1 峰浓度较单独使用本品高约 40%,由于随着利福平的使用,M1 浓度可能继续升高,因此,当两药合用时,应慎重。

【剂量与用法】　1. 成人类风湿关节炎　开始治疗的最初 3 d 给予负荷剂量 50 mg/d,间隔 24 h 口服,继后,根据病情给予维持剂量 10 mg 或 20 mg/d。在使用本品治疗期间可继续使用 NSAIDs 或低剂量皮质激素。

2. 狼疮性肾炎　根据病情选择适当剂量,推荐剂量 1 次/日,一次 20～40 mg,病情缓解后适当减量。可与糖皮质激素合用,或遵医嘱。

【用药须知】　1. 本品可引起一过性的 ALT 升高和白细胞下降,服药初始阶段应定期检查 ALT 和白细胞。检查间隔视患者情况而定。

2. 用药前及用药后每月检查 ALT,检测时间间隔视患者具体情况而定。如果用药期间出现 ALT 升高至正常上限的 2～3 倍,剂量减半,并密切观察,如减量后 ALT 继续升高或持续维持在正常上限的 2～3 倍,应停药;如果 ALT 升高超过正常上限的 3 倍,应停药,如 ALT 恢复正常,可恢复用药,同时加强护肝治疗及随访,多数患者 ALT 不会再次升高。

3. 服药期间出现白细胞下降,如白细胞不低于 $3.0×10^9$/L,继续服药观察;如白细胞在 $(2.0～3.0)×10^9$/L 之间,减半服药观察,继续用药期间,多数患者可以恢复正常;若复查白细胞仍低于 $3.0×10^9$/L,应停药;如白细胞低于 $2.0×10^9$/L,应停药。建议粒细胞计数不低于 $1.5×10^9$/L。

4. 准备生育的男性应考虑停药,同时服用考来烯胺(消胆胺)。

5. 在本品治疗期间接种免疫活疫苗的效果和安全性尚无临床资料,因此,服药期间不应使用免疫活疫苗。

6. 上市后罕见间质性肺炎的发生,有肺部疾患者,慎用或遵医嘱。

【制剂】　①片剂:10 mg;20 mg。②胶囊剂:10 mg。

【贮藏】　遮光,密封于阴凉处保存。

特立氟胺
(teriflunomide)

别名:Aubagio

本品为来氟米特的活性代谢物。美国 FDA 于 2012 年 9 月 13 日,欧洲于 2013 年 8 月 26 日批准其用于多发性硬化。

【CAS】　163451-81-8

【ATC】　L04AA31

【理化性状】　1. 本品为白色至类白色粉末。略溶于丙酮,微溶于聚乙二醇和乙醇,极微溶于异丙醇,几乎不溶于水。

2. 化学名:(2Z)-2-Cyano-3-hydroxy-N-[4-(trifluoromethyl)phenyl]but-2-enamide

3. 分子式:$C_{12}H_9F_3N_2O_2$

4. 分子量:270.2

5. 结构式

【用药警戒】　1. 肝毒性　本品治疗的患者有严重肝损害,包括致命性肝功能衰竭的报道。与其他肝毒性药物合用风险增加。本品治疗前 6 个月内应监测患者肝脏转氨酶和胆红素水平。开始治疗的 6 个月内每月监测。疑为药物引起的肝损害,停药,用考来烯胺或活性炭加速药物洗脱。

2. 致畸性　本品可致严重出生缺陷。妊娠期妇女或未采用可靠避孕措施的育龄妇女禁用。本品治疗后完成药物洗脱前避免怀孕。

【药理作用】　本品为抗炎免疫调节剂,抑制新生嘧啶合成的线粒体酶双氢乳清酸酯脱氢酶。本品抑制快速分裂细胞,如活化 T 细胞,该细胞被认为是 MS 发病的驱动器。但确切机制尚不清楚。可能与减少中枢神经系统中活化淋巴细胞的数目有关。亦可阻滞转录因子 NF-κB,在临床不用的高剂量也抑制酪氨酸激酶活性。

【体内过程】　1. 本品为来氟米特的主要活性代谢物。推荐剂量下本品与来氟米特二者的特立氟胺的血药浓度相似。

2. 本品口服给药后,平均达峰时间在 1～4 h,食物对其药动学无影响。

3. 本品与血浆蛋白(>99%)广泛结合,主要分布于血浆。单剂量静脉给药后,V_d 为 11 L。

4. 本品主要以原药直接通过胆汁排泄,代谢物也通过肾排泄。21 d 内,60.1% 的给药剂量随粪便(37.5%)和尿(22.6%)排泄。单剂量静脉给药后总体 CL 为 30.5 ml/h。

【适应证】　用于复发型多发性硬化。

【不良反应】 1. 严重不良反应包括肝毒性、骨髓抑制、感染、周围神经病、急性肾功能衰竭、高钾血症、严重皮肤反应、血压升高、间质性肺病。

2. 临床试验中最常见不良反应为 ALT 升高、脱发、腹泻、流行性感冒、恶心、感觉异常。对照临床试验中,脱发为导致停药的最常见不良反应。

【妊娠期安全等级】 X。

【禁忌与慎用】 1. 重度肝功能不全的患者禁用。

2. 妊娠期妇女禁用。

3. 动物实验显示本品可经乳汁分泌,哺乳期妇女应权衡利弊,选择停药或停止哺乳。

4. 儿童有效性及安全性尚未建立。

【药物相互作用】 1. 与通过 CYP2C8 代谢的药物,如瑞格列奈、紫杉醇、匹格列酮、罗格列酮合用,可能使这些药物暴露量增加。

2. 华法林与本品合用,推荐随访并密切监测国际标准化比率(INR)。

3. 本品重复剂量给药后,增加口服避孕药炔雌醇的 C_{max} 和 AUC_{0-24}。合用时,考虑避孕药的类型和剂量。

4. 本品可能降低通过 CYP1A2 代谢的药物,如度洛西汀、阿洛司琼、茶碱和替扎尼定的作用。

【剂量与用法】 推荐剂量为 7 mg 或 14 mg,1 次/日,口服。是否与食物同服均可。

【用药须知】 本品治疗前 6 个月内,每月检查血细胞计数(CBC),随后根据感染的体征和症状监测。

【制剂】 片剂:7 mg;14 mg。

【贮藏】 贮于 20～25 ℃。

胍立莫司
(gusperimus)

本品为化学合成的免疫抑制剂。

【CAS】 104317-84-2

【ATC】 L04AA19

【理化性状】 1. 分子式:$C_{17}H_{37}N_7O_3$

2. 分子量:387.5

3. 结构式

【简介】 本品确切作用机制尚未阐明。被认为干扰细胞内的信号事件,抑制免疫系统特定细胞的生长和分化。此种方式可能减轻面中线致死性肉芽肿的症状。2001 年欧委会指定本品为罕用药,用于治疗面中线致死性肉芽肿。本品为周期用药,日剂量、周期持续时间,间隔时间均取决于胍立莫司引发的白细胞和中性粒细胞减少程度。建议周期间和周期后频繁监测血细胞计数。不良反应有味觉障碍、药物诱导的白细胞减少(很常见)、治疗相关的严重感染。是否增加引起恶性病(淋巴瘤、非白血性白血病、实体瘤)风险尚不确定。与其他免疫抑制剂合用,感染机会增加;与骨髓毒性药物 6-MP 合用,骨髓损害风险增加;与一些非甾体抗炎药合用,增加肝毒性。注射剂:100 mg。可皮下或静脉给药。

贝拉西普
(belatacept)

别名:Nulojix

本品是一种选择性 T 细胞共刺激阻断剂。

【CAS】 706808-37-9

【ATC】 L04AA28

【理化性状】 1. 本品是从哺乳动物细胞表达系统中采用 DNA 重组技术生产的生物制剂。

2. 分子式:$C_{3508}H_{5440}N_{922}O_{1096}S_{32}$

3. 分子量:90kD

【用药警戒】 1. 本品仅供 EB 病毒血清反应阳性的患者使用。

2. 只有具有免疫抑制疗法和肾移植治疗经验的医师才有开具本品的处方权。

3. 不建议肝移植患者使用本品,以避免移植后的器官衰竭或死亡。

【药理作用】 本品与抗原递呈细胞上 CD80 和 CD86 结合,阻断 CD28 介导的 T 细胞共刺激信号传递,抑制 T 细胞活化,从而抑制免疫排斥反应。体外实验证实,本品可抑制 T 细胞增殖和细胞因子 IL-2、IFN-γ、IL-4 和 TNFα 的生成。

【体内过程】 1. 健康受试者,单次静脉滴注本品 1.0～20 mg/kg,其药动学呈线性,剂量与暴露量成正比,健康受试者的药动学参数与新进行肾移植者相近似。按照推荐的剂量用法,移植开始后本品初始期的血药浓度在第 8 周和在维持期中的第 6 个月可达稳态。给肾移植患者每月静脉滴注 1 次 10 mg/kg 和 5 mg/kg 后,本品的全身蓄积分别约为 20% 和 10%。

2. 根据 924 例肾移植患者移植后 1 年的群体药动学分析,移植后不同时期给予本品的药动学相似。在临床试验中,从移植后 6 个月至 3 年,本品的谷值一直恒定。随体重的增加,本品的清除率呈现升高的趋势。年龄、性别、种族及肾功能[用计算得到的肾小球滤过率(GFR)测定]、肝功能(用白蛋白衡量)不全、糖尿病和同时接受透析不影响本品的清除率。

3. 给予健康志愿者单剂量,在移植后第 12 周给予肾移植患者 10 mg 和第 12 月后每 4 周给予 1 次,一次 5 mg/kg 的药动学参数见下表。

接受本品后的药动学参数对照表

药动学参数	健康志愿者,10 mg/kg,单剂量 (n=15)	肾移植患者,10 mg/kg,多剂量 (n=10)	肾移植患者,5 mg/kg,多剂量 (n=14)
$C_{max}(\mu g/ml)$	300±77 (190～492)	247±68 (161～340)	139±28 (80～176)
AUC [($\mu g \cdot h)/ml$]	26398±5175 (18964～40684)	22252±7868 (13575～42144)	14090±860 (7906～20510)
终末 $t_{1/2}$(d)	9.8±2.8 (6.4～15.6)	9.8±3.2 (6.1～15.1)	8.2±2.4 (3.1～11.9)
全身清除率 [ml/(kg·h)]	0.39±0.07 (0.25～0.53)	0.49±0.13 (0.23～0.70)	0.51±0.14 (0.33～0.75)
分布容积(L/kg)	0.09±0.02 (0.07～0.15)	0.11±0.03 (0.067～0.17)	0.12±0.03 (0.09～0.17)

【适应证】　在巴利昔单抗诱导下,本品与吗替麦考酚酯和皮质激素联合,用于预防成年肾移植患者的急性排异反应。

【不良反应】　1. 严重不良反应包括移植后淋巴扩增疾病,主要是中枢神经系统淋巴扩增疾病,或其他的恶性肿瘤,严重感染,与 JC 病毒相关的进行性多灶性白质脑病,多瘤病毒性肾病。

2. 常见不良反应(≥10%)包括贫血、腹泻、泌尿道感染、上呼吸道感染、鼻咽炎、巨细胞病毒感染、流感、周围水肿、便秘、高血压、低血压、发热、自主神经功能障碍、咳嗽、呼吸困难、恶心、呕吐、腹痛、便秘、头痛、头晕、低血钾、高血钾、低血磷、低血钙、低血镁、血脂异常、TG 升高、高血糖、高尿酸、肌酐升高、血尿、蛋白尿、肾小管坏死、白细胞减少、关节痛、背痛、失眠、焦虑。

3. 少见不良反应(<10%)包括吉兰-巴雷综合征、疱疹病毒感染、口腔炎(包括口疮性口炎)、慢性移植物肾病、移植肾并发症(包括伤口裂开)、动静脉瘘血栓形成、中性粒细胞减少、肾受损(包括急性肾功能衰竭、肾动脉狭窄、尿失禁、肾积水)、血肿、淋巴囊肿、肌肉骨骼痛、脱发、多汗症、心房颤动。

【妊娠期安全等级】　C。

【禁忌与慎用】　1. 未进行 EB 病毒血清反应检查者或检查结果阴性的器官移植接受者禁用。

2. 妊娠期妇女只有潜在的益处大于对胎儿伤害的风险时才可使用。

3. 哺乳期妇女应权衡本品对其的重要性,选择停药或停止哺乳。

4. 18 岁以下儿童用药的安全性和有效性尚未确定。

【药物相互作用】　1. 细胞因子调节剂可影响 CYP 酶的活性。本品有影响经 CYP 酶代谢的药物的代谢的潜在可能。

2. 吗替麦考酚酯与本品合用,与合用环孢素相比,吗替麦考酚酯的 C_{max} 和 AUC_{0-12} 分别升高 20% 和 40%。

3. 同时接受吗替麦考酚酯的患者中从环孢素换为本品时或从本品换为环孢素后,吗替麦考酚酯暴露量也可能有变化。

【剂量与用法】　1. 初始期给药　在第 1 天(移植当日,移植手术前)和第 5 天(第 1 天给药后接近 96 h)和移植后第 2 和 4 周的末尾以及移植后第 8 和 12 周末,静脉滴注,剂量皆为 10 mg/kg。

2. 维持期给药　移植后第 16 周结束时给予 1 次,继后每 4 周(加或减 3 d)1 次,剂量为 5 mg/kg。

3. 为了准确地配制溶液剂量,本品的处方剂量必须被 12.5 整除,整除增量为 0、12.5、25、37.5、50、62.5、75、87.5 和 100。例如,一患者体重 64 kg。剂量为 10 mg/kg 时,应用剂量为 640 mg,被 12.5 整除后高于或低于 640 mg 最接近的剂量是 637.5 mg,所以患者实际处方剂量应该是 637.5 mg。

4. 本品的滴注总剂量应根据患者在移植时实际体重计算。体重变化小于 10%,不必调整剂量;体重变化大于 10%,可根据现体重调节重新调整剂量。

5. 应立即将配制好的溶液从安瓿转移至滴注袋或瓶中,必须在冻干粉配制后 24 h 内完成滴注。

6. 如不立即使用,配制好溶液可冷藏贮存,2～8 ℃ 可放置 24 h,可在室温(20～25 ℃)和室内光线下放置最长时间为 4 h,放置总时间不能超过 24 h。

7. 本品可用注射用水、0.9% 氯化钠注射液或 5% 葡萄糖注射液溶解,可用后两者稀释,但须与溶解时使用的注射液一致(溶解时使用注射用水,稀释使用两者均可;溶解使用 0.9% 氯化钠注射液,稀释液须用 0.9% 氯化钠注射液,5% 葡萄糖注射液同理)。溶解过程中避免剧烈振摇。

8. 配制、稀释和滴注过程中,应使用无硅酮的注射器和输液器,通过 0.2～1.2 μm 的低蛋白结合的滤器,经 30 min 静脉滴注。

【用药须知】　1. 本品仅用于静脉滴注,且患者不需要预先给药。

2. 本品不能超过推荐剂量或高于推荐频率给药。

3. 在使用本品前,应对结核和其他潜伏感染进行评估得到排除后才能开始使用本品治疗。建议移植后应严密防止感染巨细胞病毒和肺囊虫。

4. 使用包括本品在内的免疫抑制剂会增加罹患恶性肿瘤的风险。

5. 在使用包括本品在内的免疫抑制剂时,不应超过推荐剂量,以防止进行性多灶性白质脑病发生的可能。

6. 接受包括本品在内的免疫抑制剂治疗的患者,发生细菌、病毒、真菌和病原虫严重感染甚至致死的危险增高。

7. 给予健康受试者 20 mg/kg,无明显毒性反应。如在肾移植患者中给予较高累积剂量和增加给药频次,会导致中枢神经系统相关不良反应增加。如发生药物过量,建议监护患者不良反应症状和体征,并给予适当的对症治疗。

8. 本品治疗期间避免接种活疫苗。

【制剂】　注射剂(粉):250 mg(包装中附有一支无硅酮 12 ml 一次性使用的注射器)。

【贮藏】　原盒遮光,贮于 2~8 ℃。

依那西普

(etanercept)

别名:艾他西普、恩利、西那依普、依奈普特、依他西特、依坦奈塞、英利昔单抗、Enbrel

本品为肿瘤坏死因子(TNF)拮抗剂。

【CAS】　185243-69-0

【ATC】　L04AB01

【理化性状】　1. 分子式:$C_{2224}H_{3475}N_{621}O_{698}S_{36}$

2. 分子量:51234.90

【用药警戒】　1. 本品可增加患者出现严重机会性真菌感染的风险,用药期间和用药后应密切监测感染的症状和体征,严重感染者应停药。

2. 本品可增加青少年和儿童发生肿瘤的风险,可致命。

【药理作用】　1. 类风湿关节炎和强直性脊柱炎的关节病理多数是由前炎性分子介导的,这些分子与一个由 TNF 控制的网络相联系。TNF 是类风湿关节炎炎性反应中起主导作用的细胞因子。在强直性脊柱炎患者的血清和滑膜组织中也可见 TNF 水平升高。本品是细胞表面 TNF 受体的竞争性抑制剂,可以抑制 TNF 的生物活性,从而阻断 TNF 介导的细胞反应。本品可能还参与调节由 TNF 诱导或调节的其他下游分子(如细胞因子、黏附分子或蛋白酶)控制的生物反应。

2. TNF 是前炎性细胞因子,与两个不同的细胞表面受体(p55 和 p75)的肿瘤坏死因子受体(TNFR)结合。两种 TNFR 在自然状态下都以膜结合的和可溶的形式存在。可溶性 TNFR 被认为可以调节 TNF

的生物活性。

3. TNF 主要以同型三聚体的形式存在,它们的生物活性依赖于与细胞表面 TNFR 的交联。与受体单体相比,可溶性受体二聚体(如本品)对 TNF 具有更高的亲和力,被认为是对 TNF 结合于其细胞受体的更有效的竞争性抑制剂。除此之外,利用一个免疫球蛋白的 Fc 区域作为融合元件以使构建的二聚体受体得到更长的血清 $t_{1/2}$。

【体内过程】　1. 本品从皮下注射的部位缓慢吸收,在单次剂量后约 48 h 可达血药峰值。绝对生物利用度为 76%。在每周两次剂量情况下,预期稳态浓度约为单次剂量的两倍。单次皮下注射 25 mg 本品后,在健康志愿者中测得的平均血药峰值为 $(1.65±0.66)μg/ml$,AUC 为 $(235±96.6)(μg·h)/ml$。未正式对剂量反应比例进行测定,但在观察的剂量范围内,未发现明显的清除率饱和现象。

2. 本品的浓度时间曲线为双指数曲线。V_d 中间值为 7.6 L,而稳态 V_d 为 10.4 L。

3. 本品从体内清除缓慢。$t_{1/2}$ 长,约为 70 h。类风湿关节炎患者的 CL 约为 0.066 L/h,比健康志愿者中的观察值 0.11 L/h 略低。此外,本品的药动学在类风湿关节炎、强直性脊柱炎患者中类似。

4. 本品 50 mg 每周 1 次($n=21$)和 25 mg 每周 2 次($n=16$)治疗的类风湿关节炎患者中的稳态平均血药浓度为:C_{max} 分别为 2.4 mg/L 和 2.6 mg/L;C_{min} 分别为 1.2 mg/L 和 1.4 mg/L;AUC 分别为 297 $(mg·h)/L$ 和 316$(mg·h)/L$。

5. 虽然在给与患者与志愿者中注射放射标记的本品后,可以在尿液中测得放射性的排出,但是未观察到急性肾脏或肝脏功能衰竭的患者出现血药浓度升高。肾脏或肝脏功能不全不必进行剂量调整。男性和女性之间无明显药动学差异。

【适应证】　用于强直性脊柱炎、银屑病、银屑病关节炎和类风湿关节炎、多关节青少年特发性关节炎。

【不良反应】　1. 感染　常见包括上呼吸道感染、支气管炎、膀胱炎、皮肤感染;少见肺炎、蜂窝织炎、脓毒性关节炎、脓毒血症和寄生虫感染;罕见结核病和机会致病菌感染。

2. 肿瘤　少见非黑色素瘤皮肤癌;罕见黑色素瘤及淋巴瘤。

3. 心血管系统　有报道,本品可引起充血性心力衰竭或使心力衰竭恶化。亦有脓毒血症患者静脉注射后,引起低血压的报道,但与本品关系尚不确切。

4. 中枢神经系统　罕见中枢神经脱髓鞘的报

道。有使横贯性髓鞘炎、视神经炎和癫痫的新发或加重的报道,其因果关系尚不明确,但其他用于 MS 患者的 TNF 拮抗药证实与疾病活动性增加有关。

5. 代谢或内分泌系统　有引发糖尿病发作,引起一过性甲状腺功能亢进的报道。亦有引起甲状腺功能低下的个案报道。

6. 呼吸系统　可见起上呼吸道疾病,如普通感冒症状、咳嗽、鼻窦炎、咽炎、鼻炎。有本品促进结核发作的报道,少见间质性肺炎。

7. 肌肉骨骼系统　有引起败血症性关节炎的个案报道。

8. 胃肠道　在 69 名 4～17 岁幼年型类风湿关节炎患者中,用药后有 19 名出现腹痛,13 名出现呕吐等症状。亦有本品引起胆囊炎的个案报道。

9. 血液　可产生严重甚至致命的不良反应,如贫血、再生障碍性贫血、白细胞减少、中性粒细胞减少、全血细胞减少和血小板减少。亦有引起巨噬细胞活化综合征的报道。

10. 皮肤　可见血管性神经水肿、荨麻疹、皮疹、少见自身免疫性皮疹(如盘状狼疮、坏死性脉管炎、白细胞破碎性脉管炎、类风湿结节等)。皮下注射局部可见红斑、皮疹和疼痛。有导致系统性红斑狼疮的个案报道。

【妊娠期安全等级】　B。

【禁忌与慎用】　1. 对本品过敏者禁用。

2. 脓毒血症或有脓毒血症危险的患者禁用。

3. 中枢神经脱髓鞘病变患者、有明显的血液学指标异常史者、未能控制的或进展期糖尿病患者(有感染的危险)、同时并发活动性、慢性或局部感染者慎用。

4. 妊娠期妇女只有明确需要时方可使用。

5. 本品是否通过乳汁分泌尚不清楚,哺乳期妇女应权衡利弊,选择停药或停止哺乳。

【药物相互作用】　1. 用药时接种活疫苗,可能由于细胞免疫反应被改变而被活疫苗感染。不推荐使用本品的同时接种活疫苗。

2. 与阿那白滞素合用,可提高感染的风险,合用时应谨慎。

【剂量与用法】　1. 成人强直性脊柱炎、银屑病型关节炎、类风湿关节炎　起始剂量为皮下注射 50 mg,2 次/周,3 月后改为维持剂量皮下注射 50 mg,1 次/周。增加剂量并不增强疗效。

2. 斑块型银屑病　起始剂量为皮下注射 25～50 mg,1 次/周。疗效与剂量有关。

3. 幼年型风湿性关节炎　体重≥63 kg 者,皮下注射 50 mg,1 次/周;体重 < 63 kg 者,皮下注射

0.8 mg/kg,1 次/周。

【用药须知】　1. 同时使用免疫抑制治疗的患者慎用本品。

2. 注射液的配制　使用抑菌注射用水配制,取 1 ml 缓慢加入,配成 25 mg/ml 的注射液,勿震荡或搅拌以减少泡沫形成。轻轻旋转。溶解需要约 10 min。溶解液应无色澄清。在配制和给药时勿过滤。勿添加其他任何药物于配制好的注射液中,不得使用其他任何稀释液。

3. 在开始治疗前,应排除结核感染的可能(如进行结核菌素皮肤试验)。

4. 注射时应交替使用大腿、腹部、上肢等注射部位。新注射点与上次注射点至少相隔 2.5 cm,同时应避开有瘀伤、压痛、红肿或有硬结的皮肤。

5. 近期有明显水痘病毒暴露史者应暂停用药。出现上呼吸道感染症状者,应停药。

【制剂】　注射剂(粉):12.5 mg;25 mg;50 mg。

【贮藏】　密封,于室温保存。

利纳西普
(rilonacept)

别名:IL-1 Trap、Arcalyst

本品为 IL-1 拮抗药。

【CAS】　501081-76-1

【ATC】　L04AC04

【药理作用】　本品是靶向性长效型 IL-1 受体拮抗药。本品以水溶性诱饵受体的作用方式与 IL-1 β 结合,并阻止后者与细胞表面受体相互作用来阻滞 IL-1 β 的信号传递。同时,本品还与 IL-1 和 IL-1 受体拮抗药(IL-1 ra)结合以降低其亲和性。本品与 IL-1 β、IL-1 α 和 IL-1 ra 结合的平衡解离常数分别为 0.5、1.4 和 6.1 pmol/L。IL-1 与本品结合,无法与细胞表面的受体结合,继后均被排出体外。

【体内过程】　给冷吡啉相关周期性综合征 (CAPS)患者,每周皮下注射本品 160 mg,共 48 周,稳态时平均谷水平约 24 µg/ml。6 周可达稳态。

【适应证】　1. 用于治疗成人和 12 岁及以上儿童的 2 种冷吡啉相关周期性综合征,包括家族性寒冷型自主炎症综合征(FCAS)和穆-韦二氏综合征 (MWS)。

2. 用于治疗活动性全身型幼儿特发性关节炎 (JIA)。

3. 用于降尿酸治疗起始时的急性痛风发作预防。

【不良反应】　1. 严重不良反应为胞内分枝杆菌感染,胃肠道出血和大肠炎,鼻窦炎和支气管炎,肺

炎链球菌髓膜炎。

2. 最常报道的不良反应为注射部位反应,其次为上呼吸道感染。

【药物相互作用】 初步数据显示,与单用相比,本品与 TNF 抑制剂合用引起的严重感染和中性粒细胞减少症的发生率较高。应尽量避免与 TNF 抑制剂合用。本品可干扰患者对新的抗原如疫苗的正常免疫反应,因此,在使用本品期间接种疫苗无效。

【妊娠期安全等级】 C。

【禁忌与慎用】 1. 哺乳期妇女慎用。如确需使用,应选择停药或停止哺乳。

2. 12 岁以下儿童不推荐使用。

【剂量与用法】 1. 本品仅可用于皮下注射。

2. 年龄大于 18 岁成人,负荷剂量为 320 mg,分成 2 个 2 ml 皮下注射,同一天选择不同注射部位各注射 160 mg。此后,160 mg,1 次/周。

3. 12～17 岁儿童,以 4.4 mg/kg 的负荷剂量开始,一直到最大 320 mg。此后,2.2 mg/kg,1 次/周,直到最大 160 mg。

【制剂】 注射剂(粉):220 mg。

【贮藏】 原盒遮光,贮于 2～8 ℃。

聚乙二醇赛妥珠单抗
(certolizumab pegol)

别名:Cimzia

本品为聚乙二醇化人抗肿瘤坏死因子 α(TNF-α)抗体 Fab 片段。

【CAS】 428863-50-7

【ATC】 L04AB05

【理化性状】 本品为重组人抗体 Fab 片段与聚乙二醇(40 kDa)共价结合物,其 Fab 片段由一条含有 214 个氨基酸的轻链和一条含 229 个氨基酸的重链组成。总分子量约 91 kDa。

【用药警戒】 1. 患者使用本品会增加严重感染的风险,导致住院治疗甚至死亡,其中多数患者都同时使用了甲氨蝶呤、皮质激素等免疫抑制剂。为防止险情发生,用药前及用药过程中应严密监测。

2. 有报道表明,儿童及青少年患者在使用 TNF 抑制剂类药物后罹患淋巴瘤及其他恶性肿瘤的风险增加,其中部分肿瘤甚至有致命危险。

3. 乙型肝炎病毒复活,使用本品前应须测试 HBV 感染。治疗期间和几个月后监视 HBV 携带者,如发生复活,停用本品和开始抗病毒治疗。

【药理作用】 TNFα 的生物活性包括上调细胞黏附分子、细胞趋化因子、主要的组织相容性复合体 Ⅰ 和 Ⅱ 类分子,并直接活化白细胞。TNFα 可刺激下游炎症调节因子的产生,包括 IL-1、PG 类、血小板活化因子及 NO。TNFα 水平的升高与克罗恩病、风湿性关节炎的病理有关。本品与 TNFα 结合,抑制炎症介导的关键作用。TNFα 高度表达于克罗恩病(Crohn)所累及的肠壁,且粪便中 TNFα 的浓度可反映出的严重程度。本品治疗后克罗恩病患者的 C 反应蛋白(CRP)水平可见降低。风湿性关节炎患者的滑液中 TNFα 的水平增高,TNFα 在关节损伤中起着重要作用,是类风湿关节炎的特异性标志物。

【体内过程】 数据显示风湿性关节炎及患者中观察到的药动学参数与健康受试者一致。

1. 吸收 126 位健康受试者接受本品单剂给药,800 mg 皮下注射或 10 mg/kg 静脉注射,其消除 $t_{1/2}$ 为 14 d。风湿性关节炎患者,开始治疗时以及 2、4 周给予 400 mg 皮下注射,继后,每隔一周给予 200 mg,于第 5 周达 C_{max}(43～49 μg/ml),血药峰值出现在 54～171 h,生物利用度约为 80%(范围 76%～88%)。本品血药浓度与剂量成正比,给药剂量与 C_{max} 及 AUC 均呈线性相关。

2. 分布 稳态分布容积(V_{ss})为 6～8 L。

3. 代谢和排泄 动物实验数据表明,本品聚乙二醇部分与 Fab 片段部分分离后无进一步代谢过程,大部分直接随尿液排泄。清除率为 21.0 ml/h,个体间差异 30.8%(CV),药动学参数周期变异 22.0%。克罗恩病患者,CL 为 17 ml/h,个体间差异 38%(CV),药动学参数周期变异 16%。静脉注射,CL 为 9.21～14.38 ml/h。肾清除率减低、蛋白质水解及免疫原性均可延缓代谢和排泄。

【适应证】 1. 用于对常规治疗反应不佳、伴有中至重度活动性疾病的成年克罗恩病患者的治疗,以减轻体征和症状。

2. 用于成人的常规疗法无应答的中至重度活动性类风湿关节炎(RA)的治疗。

3. 用于治疗有活动性银屑病关节炎的成年患者。

【不良反应】 1. 严重不良反应包括感染、恶性肿瘤、心力衰竭。

2. 临床试验中最常见不良反应为上呼吸道感染(鼻咽炎、喉炎、病毒性感染)、皮疹、泌尿系感染(膀胱感染、菌尿症、膀胱炎)、头痛、腰痛、高血压、高热、急性支气管炎、疲乏。治疗中常见停药反应为腹痛、腹泻、肠梗阻;风湿性关节炎治疗中常见停药反应为肺结核、发热、荨麻疹、肺炎、皮疹。

3. 其他不良反应包括肺结核、机会致病菌感染、产生自身抗体、免疫原性和超敏反应、心血管疾病、皮肤病变、神经及血液系统疾病等。

【妊娠期安全等级】　B。

【禁忌与慎用】　1. 对于有慢性复发性感染、肺结核、机会性感染病史及潜在性感染概率者,用药前应仔细权衡本品的收益风险比。

2. 患者出现以下严重感染或败血症时,应立即停药。包括活动性结核病(包括潜伏性结核病的活动期)、侵袭性真菌感染、条件致病菌导致的感染。治疗期间及治疗结束后均应严密监测患者是否出现感染的体征及症状。

3. 出现超敏反应症状时应立即进行医疗处理,如荨麻疹、呼吸困难;脸、舌、唇及咽部肿胀;发热、盗汗、胃上部疼痛、恶心、瘀伤、小便赤黄、陶土色便、黄疸等。

4. 动物实验中未见本品有胎儿损害作用,但由于未进行人体试验,所以妊娠期妇女如非必要不宜使用。

5. 本品是否经人乳汁分泌尚不确定。由于很多药物可通过乳汁排泄,故考虑到本品可能对哺乳幼儿造成潜在的严重不良反应。哺乳期妇女应权衡对其的重要性,选择停药或停止哺乳。

6. 儿童用药的安全性及有效性尚未建立。

7. 临床试验未纳入足够数量的年龄在 65 岁及以上的老人,65 岁以上老人慎用。

【药物相互作用】　1. 虽然缺少本品与阿那白滞素、阿柏西普、利妥昔单抗及那他珠单抗合用的安全性及有效性研究数据,但通过其他 TNF 抑制剂与以上药物合用的临床研究数据可得,本品不推荐与以上药物联合应用,因会加重感染风险。

2. 本品治疗期间,不能接种活疫苗或减毒疫苗。不推荐本品与生物类改善病情抗风湿药物(DMARDs)及其他 TNF 抑制剂合用。

3. 研究结果显示,推荐治疗剂量的本品(200 mg,隔周注射)与甲氨蝶呤及非生物类 DMARDs 合用,以提高疗效。

【剂量与用法】　1. 推荐剂量用法　①成人患者于治疗开始时及第 2、4 周给药剂量为 400 mg(分两次,一次 200 mg 皮下注射),治疗生效后,维持剂量为每 4 周给予 400 mg。②成人风湿性关节炎患者于治疗开始及第 2、4 周给药剂量为 400 mg(分两次,一次 200 mg 皮下注射),继后的维持剂量为每隔一周给药 200 mg,也可考虑每 4 周给予 400 mg。

2. 配制方法及注意事项　①本品冻干粉针剂的配制及使用均应由专业护理人员进行,配制过程在无菌环境下进行。②配液前从冰箱中取出本品并在室温下放置一段时间使其回温后,用 1 ml 灭菌注射用水溶解。③轻轻旋转安瓿直至药物粉末与灭菌注

射用水混匀,禁止振摇。整个过程大约需要 30 min。④配制后的本品应为澄明有乳光的无色至淡黄色液体,其本质为游离微粒。⑤配制后的本品如不立即使用,可于 2~8 ℃环境下保存 24 h。本品禁止冷冻保存。⑥用前检视药液是否变色及混入不溶性颗粒,如有则不能使用。⑦本品不含防腐剂且为一次性使用制剂,剩余药液不得再用。⑧本品配制后于室温下放置不得超过 2 h,超时不可再用。

【用药须知】　1. 用药前需确定患者是否存在活动性及潜伏性结核感染,未被检出潜伏性结核感染者则需考虑其是否自结核感染高发区移民或旅游归来,以及是否与活动性结核病患者有密切接触。

2. 本品预充式注射剂在经医师允许后可自我给药。医师应指导患者正确的皮下注射技巧及针头处置方式等。多次注射应注意变换注射位点(腿、腹部),避开皮肤敏感、瘀紫、红肿或硬结部位。给药剂量为 400 mg(两次 200 mg 皮下注射)时,应分别于腿部或腹部的不同部位注射。

3. 患者的详细病史、过敏史及有无现症感染情况应由医师进行详细咨询后决定是否用药,尤其是感染易反复者、肿瘤病史者、肺结核患者。患者应在能保证医疗条件的环境下使用本品,以便对突发状况进行处理。

【制剂】　①注射剂(粉):200 mg。②预充式注射液:200 mg/1 ml。

【贮藏】　原包装密封遮光,贮于 2~8 ℃。

贝利木单抗
(belimumab)

别名:Benlysta

本品是由 IgG1 λ 和可溶性 B 淋巴细胞活化因子(BAFF)重组构成的全人源单克隆抗体。

【用药警戒】　严重的过敏反应或输液反应可能致患者死亡。为了防止险情发生,可以考虑事前用些抗过敏的药物。

【药理作用】　1. 本品不直接与 B 细胞结合,而是与 B 淋巴细胞刺激因子(BlyS)结合,抑制 B 细胞的存活,包括自体反应性 B 细胞,并且抑制 B 细胞分化成能产生免疫球蛋白的浆细胞。

2. 本品明显降低循环中 CD19$^+$、CD20$^+$、幼稚及活化的 B 细胞、浆细胞样细胞及系统性红斑狼疮(SLE)B 细胞亚群。幼稚及 SLE B 细胞亚群在治疗第 8 周时开始降低,并维持整个治疗周期。记忆细胞在治疗开始时升高,然后缓慢下降,52 周时降至基线水平。

3. 本品可降低 IgG 和抗双链 DNA,增加补体

(C3 和 C4),不过,这些指标正常化的临床意义尚未确定。

【体内过程】　静脉注射 1.0～20 mg/kg 剂量范围内药动学参数与剂量呈线性。本品(10 mg/kg)用于 563 名患者,得到的药动学参数为:C_{max} 为 313 μg/ml;$AUC_{0-\infty}$ 为 3083(μg·d)/ml;分布 $t_{1/2}$ 为 1.75 d;终末 $t_{1/2}$ 为 19.4 d;CL 为 215 ml/d;V_{ss} 为 5.29 L。

【适应证】　本品适用于治疗成人活动性、自身抗体阳性的 SLE。

【不良反应】　1. 临床试验中,使用本品者的死亡率高于安慰剂组。致死原因为感染、心血管疾病及自杀。

2. 可诱发严重感染,常见上呼吸道感染、尿道感染、鼻咽炎、鼻窦炎、支气管炎及流感。

3. 常见的不良反应有恶心、腹泻、胃肠炎、发热、鼻咽炎、咽炎、支气管炎、膀胱炎、失眠、抑郁、肢体疼痛、偏头痛和白细胞减少。

4. 严重的不良反应为患某些肿瘤的风险可能增加,严重的过敏反应或输液反应可能导致患者死亡。

【妊娠期安全等级】　C。

【禁忌与慎用】　1. 对本品过敏的患者禁用。

2. 未经控制的慢性感染患者禁用。使用本品治疗一旦出现感染,应停止继续用药,密切观察患者。

3. 本品与其他生物制品或环磷酰胺合用的情况尚未研究。

4. 儿童用药的安全性和有效性尚未确定。

5. 本品可通过乳汁分泌,哺乳期妇女使用本品应权衡利弊,选择停药或停止哺乳。

6. 临床试验未纳入足够数量的大于 65 岁以上老人,65 岁以上老人慎用。

7. 本品对严重的活动性狼疮性肾炎和狼疮性脑病患者的有效性尚未确定。

【药物相互作用】　1. 本品正式的药物相互作用的研究尚未完成。在 SLE 患者的临床试验中,本品与皮质激素、抗疟药、免疫调节剂、免疫抑制剂(包括硫唑嘌呤、甲氨蝶呤和麦考酚酯)、作用于血管紧张素系统的降压药、HMG-CoA(他汀类)抑制剂、NSAIDs 合用,均未对本品的药动学发生有意义的影响。

2. 肝炎疫苗应与本品应用时间间隔 30 d,因为贝利木单抗可能影响其免疫应答。

【剂量与用法】　1. 推荐的剂量用法　前 3 次用药每隔 2 周 1 次,一次 10 mg/kg,继后,每隔 4 周 1 次,一次 10 mg/kg,静脉滴注或皮下注射。

2. 配制方法及注意事项

(1) 从冰箱中取出本品,于室温下放置 10～15 min。用注射用水配制成 80 mg/ml。此浓度可用于皮下注射,用于静脉滴注需用 0.9%氯化钠稀释。

(2) 配制时注射用水水流应对着安瓿壁,尽量减少泡沫的产生。于室温下每 5 min,轻轻旋转安瓿 60 s,直至完全溶解,禁止振摇。一般 10～15 min 能完全溶解,最长可达 30 min。配制液应遮光。

(3) 如果使用机械设备(旋流器)配制,转速不能超过 500 转/分,时间不能超过 30 min。完全溶解后,配制液呈有乳白色光泽无颗粒的无色至淡黄色,允许有小的气泡存在,这是无法完全避免的。

(4) 本品与葡萄糖注射液不相容,只能用 0.9%氯化钠注射液 250 ml 稀释。根据患者所需剂量,弃去多余的体积,抽取配制液,加入 0.9%氯化钠注射液中,轻轻转动氯化钠注射液的瓶子或袋子,混合均匀。安瓿中剩余的药液必须丢弃。用前需检查稀释液是否有变色及颗粒物质,否则不能使用。

(5) 配制后的本品如不立即使用,应保存于 2～8 ℃,配制后至滴注完成,总时间不能超过 8 h。

(6) 未观察到与聚氯乙烯或聚烯烃容器存在不相容性。

【用药须知】　1. 本品需现用现配。

2. 本品不可静脉注射,且一次滴注时间应超过 1 h。

3. 如果患者出现输液反应,应减慢输液速度或中止输液。如果患者出现严重超敏反应或过敏反应,应立即停药。

4. 本品尚未对患有严重活动性狼疮肾炎或严重活动性中枢神经系统狼疮进行评估,故不推荐二者使用本品。

5. 本品不能与其他药物使用同一条输液管道,与其他药物的理化相容性尚不清楚。

【制剂】　注射剂(粉):120 mg;400 mg。

【贮藏】　密封,遮光贮于 2～8 ℃。

乌特津单抗
(ustekinumab)

别名:Stelara

本品为人源化单克隆抗体,与 IL-12 和 IL-23 的 p40 亚基结合后,可抑制 IL-12 和 IL-23 的生物活性。

【CAS】　815610-63-0

【ATC】　L04AC05

【理化性状】　1. 本品是一种全人源化 IgG1 κ 单克隆抗体,含有 1326 个氨基酸,分子量约为 148079～149690Da。

2. 本品的注射液每 1 毫升含有 90 mg 乌特津单

抗,有预充式注射剂和安瓿装注射剂两种。

3. 每 45 mg 注射剂还含有 L-组氨酸及 L-组氨酸盐酸盐水合物 0.5 mg,吐温-80 0.02 mg,蔗糖 38 mg,体积 0.5 ml。每 90 mg 注射剂还含有 L-组氨酸及 L-组氨酸盐酸盐水合物 1 mg,吐温-80 0.04 mg,蔗糖 76 mg,体积 1.0 ml。

【用药警戒】　本品可能引起感染、恶性肿瘤、可逆性后部白质脑病综合征(RPLS)。

【药理作用】　本品是一种全人源化的抗 TNFα IgG1κ 单克隆抗体,与细胞因子 IL-12 和 IL-23 的 p40 亚基结合,具有高亲和力和特异性。IL-12 和 IL-23 是自然存在的细胞因子,参与炎症和免疫反应,例如天然杀伤细胞的激活和 CD4$^+$ T 细胞的分化和激活。体外模型表明,本品通过阻断 IL-12 和 IL-23 与细胞表面受体链、IL-12 β1 的相互作用,从而阻断 IL-12 和 IL-23 介导的信号和细胞因子的级联反应。

【体内过程】　银屑病患者单剂皮下给予本品 45 mg 和 90 mg 后,中位 t_{max} 分别为 13.5 d 和 7 d;终末平均 V_d 分别为 (161 ± 65) ml/kg 和 (179 ± 85) ml/kg。银屑病患者单剂静脉给予本品后的中位全身 Cl 为 (1.90±0.28)~(2.22±0.63) ml/(d·kg)。银屑病患者静脉和皮下给予本品后的平均 $t_{1/2}$ 分别为 (14.9±4.6) d 和 (45.6±80.2) d。健康受试者单剂皮下给予本品 90 mg 后,中位 t_{max} 为 8.5 d。本品多剂量给药时,28 周达稳态。平均稳态血清谷浓度范围是 (0.31 ± 0.33) μg/ml (45 mg)~(0.64 ± 0.64) μg/ml (90 mg)。每 12 周皮下给予本品 1 次,其血药浓度无明显蓄积。本品的确切代谢途径尚不清楚。

【适应证】　用于 ≥18 岁中至重度、适合光线疗法或全身性治疗的斑块状银屑病患者。

【不良反应】　1. 严重不良反应　感染、恶性肿瘤(乳腺、结肠、头部和颈部、肾脏、前列腺及甲状腺肿瘤)、可逆性后部白质脑病综合征。

2. 发生率 ≥1% 的不良反应　鼻咽炎、上呼吸道感染、头痛、疲劳、腹泻、背痛、眩晕、咽喉痛、瘙痒、注射部位红斑、肌痛、抑郁。

3. 发生率 <1% 的不良反应　蜂窝织炎和某些注射部位反应(疼痛、肿胀、瘙痒、硬结、出血、擦伤和刺激)。临床试验中 1 例发生可逆性后部白质脑病综合征。

【妊娠期安全等级】　B。

【禁忌与慎用】　1. 本品可增加感染和潜伏性感染复发的危险。在接受本品的受试者中可能发生严重的细菌、真菌和病毒性感染,因此,患有任何有临床意义的活动性感染的患者不应使用本品,炎症消退或得到有效治疗后方可使用。存在慢性感染或多次感染史的患者亦应慎用本品。在银屑病进展期出现严重感染(包括蜂窝织炎、憩室炎、骨髓炎、病毒感染、胃肠炎、肺炎和泌尿道感染)需要住院治疗。

2. 活动性结核患者不应使用本品。在使用本品前要先治疗潜在性结核。既往有潜在性或活动性结核病史者,无法确定能完成足够疗程的患者,在使用本品前应考虑抗结核治疗。在接受本品治疗期间和治疗后,应严密监测患者活动性结核的体征和症状。

3. 本品是一种免疫抑制剂,可增加罹患恶性肿瘤的风险。已有报道在临床研究中接受本品的受试者中有恶性肿瘤发生。在啮齿动物模型中,对 IL-12/IL-23 p40 的抑制作用增加了患恶性肿瘤的风险。对有恶性肿瘤史或患有已知恶性肿瘤的患者使用本品的安全性尚未进行评估。

4. 正在使用本品治疗的患者不应接受活疫苗。与正在使用本品的患者密切接触的家人亦应慎用活疫苗。在本品治疗期间接受灭活疫苗,可能不产生足够的免疫反应以预防疾病。

5. 本品与免疫抑制剂或光线疗法联合使用的安全性尚未评估。在小鼠的遗传学研究中,由于缺乏 IL-12 和 IL-23 或单独缺乏 IL-12,紫外线诱导的皮肤癌发生的更早且更频繁。

6. 本品可分泌到猴子的乳汁中,哺乳期妇女应权衡本品对其的重要性,选择停药或停止哺乳。

7. 儿童用药的安全性和有效性尚未建立。

8. 临床试验表明老年人用药的安全性和有效性与年轻人没有差别。但临床试验纳入大于 65 岁以上老人的数量尚少。

9. 给予相同剂量本品,体重 >100 kg 受试者的血清药物浓度低于体重 ≤100 kg 的受试者。

10. 一旦过量,应监护本品效应和不良反应的任何体征或症状,并立即进行适当的对症治疗。

11. 尚未对使用本品 2 年以上患者的安全性和有效性进行评估。

【药物相互作用】　1. 尚未对本品的药物相互作用进行研究。

2. 本品不应与活疫苗同时使用。使用本品期间、治疗前 1 年或治疗后 1 年都不应使用卡介苗。

3. 本品与免疫抑制剂或光线疗法联合使用的安全性尚未确定。

4. 在慢性炎症期间,某些细胞因子(例如 IL-1,IL-6,IL-10,TNFα,IFN)水平的增加可能改变 CYP 酶的形成,因此,本品可使 CYP 酶的形成正常化。IL-12 和 IL-23 调节 CYP 酶的作用尚未见报道。然而,正在使用 CYP 的底物,尤其是那些治疗指数狭窄,应监测疗效(例如华法林)或浓度(例如环孢素)

的药物,开始使用本品时应慎重,并按照需要调整用药剂量。

【剂量与用法】　1. 体重≤100 kg的患者,推荐的剂量用法为:初始剂量45 mg,4周后45 mg,以后每12周45 mg,皮下注射。

2. 体重＞100 kg的患者,推荐的剂量用法为:初始剂量90 mg,4周后45 mg,以后每12周45 mg,皮下注射。对体重＞100 kg的受试者,45 mg亦显示有效,且90 mg疗效更好。

【用药须知】　1. 本品应在医师监督下皮下注射。

2. 本品给药前,应检查药液中是否有颗粒性物质和是否变色。本品为无色至淡黄色溶液,可能含有少量半透明或白色微粒。如果药液变色、浑浊或出现其他颗粒性物质,则不能使用。

3. 本品不含防腐剂,因此,药瓶和(或)注射器内的任何剩余药液都应丢弃。

4. 预装注射器上的针头盖含有干燥的天然橡胶(一种乳胶衍生物),对乳胶过敏的患者不应使用。

5. 推荐一次的注射部位都应与上次不同(例如上臂、臀部、大腿或腹部的任意四分之一的部位),并且避免在敏感、瘀斑、红斑和硬结等部位注射。使用单剂量安瓿装本品时,推荐使用27 G×0.5针头。

6. 本品最好由医务人员执行注射,只能用于处于严密监护下和有医师定期随访的患者。

7. 本品不可冷冻,不可振摇。

【制剂】　注射液:45 mg/0.5 ml;90 mg/1 ml。

【贮藏】　原包装直立存放,遮光贮于2～8 ℃。

卡那单抗

(canakinumab)

别名:卡那奴单抗、Ilaris

本品是重组人抗IL-1β单克隆抗体,属于IgG1κ同型亚类,本品是IL-1β阻断剂。在鼠类Sp2/0-Ag14细胞株中表达,包含两条447(或448)残基重链和两条214残基轻链,去糖基化时分子量为145157Da。其两条重链包含的低聚糖链与蛋白质主链在天门冬酰胺298处连接。

【CAS】　914613-48-2

【ATC】　L04AC08

【理化性状】　1. 本品为白色、无防腐剂、低压冻干粉末。

2. 分子式:$C_{6452}H_{9958}N_{1722}O_{2010}S_{42}$

3. 分子量:145200.00

【药理作用】　1. 冷吡啉相关周期性综合征(CAPS)是罕见的遗传性综合征,通常是由NLRP-3

(即核苷酸结合结构域,富含亮氨酸家族(NLR),pyrin结构域蛋白3)基因突变引起,也被称为寒冷诱导自身炎症综合征-1(CIAS-1)。CAPS病症是常染色体显性模式遗传,男性和女性子代等同受累。症状包括发热、荨麻疹样皮疹、关节痛、肌肉痛、疲劳和结膜炎。

2. NLRP-3基因编码冷吡啉蛋白是炎性体的一种重要组分。NLRP-3突变之所以导致炎性体的过度活化,是因为导致活化的IL-1β过量释放引起炎症所引起的。

3. 本品是一种与IgG1κ同型的人单克隆抗人IL-1β抗体。本品与人IL-1β结合并通过阻断与IL-1受体的相互作用而中和其活性,但它不会与IL-1α或IL-1受体拮抗药(IL-1 ra)结合。

【体内过程】　1. 成年CAPS患者皮下单剂量给予本品150 mg,大约7 d达峰值,C_{max}为$(16±3.5)$g/ml。平均终末$t_{1/2}$为26 d。皮下注射本品的绝对生物利用度约为70%。当静脉滴注本品0.30～10 mg/kg或皮下注射本品150～300 mg时,暴露量(如AUC和C_{max})的增加与剂量成正比。

2. 本品与血清IL-1β结合,V_{ss}和CL随体重变化,体重为70 kg的典型CAPS患者V_{ss}约为6.01 L,CL约为0.174 L/d。每8周皮下单剂量给予本品150 mg,6个月后预期累积率为1.3倍。

3. 没有证据显示重复给药后,本品的CL加速或药动学的性质与时间相关。校正体重后无性别或年龄相关的药动学差别。

4. 儿童患者皮下给予单剂量本品150 mg或2 mg/kg后2～7 d可达血药峰值,终末$t_{1/2}$为22.9～25.7 d,与成人药动学数据相似。

【适应证】　1. 用于治疗成年和≥4岁儿童的CAPS,包括家族寒冷型自身炎症性综合征(FCAS)和穆-韦综合征(MWS)。

2. 用于治疗全身型幼年特发性关节炎。

3. 肿瘤坏死因子受体相关周期性综合征(TRAPS)。

4. 高免疫球蛋白D综合征(HIDS)或甲羟戊酸(Mevalonate)激酶缺乏症(MKD)。

5. 家族性地中海热(FMF)。

【不良反应】　1. 常见的不良反应　鼻咽炎、腹泻、流感样征象、头痛、恶心、支气管炎、胃肠炎、咽炎、体重增加、肌肉骨骼痛、眩晕。

2. 严重的不良反应　眩晕、感染。

3. 注射部位反应　疼痛、红斑、肿胀、瘙痒、擦伤、炎症、皮炎、水肿、荨麻疹、水疱、出血。

【妊娠期安全等级】　C。

【禁忌与慎用】　1. 有活动性感染正在接受治疗的患者禁用本品。

2. 本品是否分泌到人乳中尚不明确,因为很多药物均可分泌到人乳中,故哺乳期妇女使用本品应谨慎。如确需使用,应选择停药或停止哺乳。

3. 临床试验表明,4～17 岁儿童使用本品(皮下给予 150 mg 或 2 mg/kg)的有效性和安全性与成人相当。4 岁以下儿童患者使用本品的安全性和有效性尚未确定。

4. 临床试验未纳入足够数量的大于 65 岁以上老人,65 岁以上老人慎用。

5. 肝、肾功能不全的患者皮下给予本品的药动学情况尚未正式研究。

【药物相互作用】　1. 本品与其他医药产品间的相互作用尚未进行正式研究。

2. 由于另外的 IL-1 拮抗药与 TNF 抑制剂(如依那西普、英利昔单抗、阿达木单抗)合用可引起严重感染和嗜中性白细胞减少症的发生率增加,因此,本品与 TNF 抑制剂合用,可引起相同的毒性反应,应避免合用。

3. 由于本品与重组人 IL-1 受体拮抗药(IL-1 ra)(如利纳西普、阿那白滞素)有潜在的毒理学交互作用,因此,应避免该药与其他阻滞 IL-1 或其受体的重组体药物合用。

4. 本品不应与活疫苗同时使用。建议在可能的情况下,使用本品治疗前,儿童和成年患者应完成所有免疫接种,包括肺炎球菌疫苗和灭活的流感疫苗。

5. 在慢性炎症期间,某些细胞因子(例如 IL-1)水平的增加可抑制 CYP450 酶的形成,细胞因子抑制剂(例如本品),可使 CYP450 酶的形成正常化。这对于治疗指数狭窄的 CYP450 底物有临床意义,需要个体化调整剂量(例如华法林)。正在使用这些药物治疗的患者,开始使用本品时,需监测疗效或药物浓度,并按照需要个体化调整用药剂量。

【剂量与用法】　1. 体重>40 kg 的 CAPS 患者,推荐剂量为 150 mg;体重为 15～40 kg 的 CAPS 患者,推荐剂量为 2 mg/kg;体重为 15～40 kg 反应不佳的儿童,剂量可增至 3 mg/kg。每 8 周给药 1 次,皮下注射。

2. 全身型幼年特发性关节炎患者,7.5 mg/kg,皮下注射,每 4 周 1 次。

3. 配制方法及注意事项　①在无菌条件下,用 18 G×2 针头的 1 ml 注射器将 1 ml 的无防腐剂无菌注射用水缓慢注入玻璃瓶中。倾斜 45°缓慢转动玻璃瓶 1 min,放置 5 min,然后轻轻将玻璃瓶上下倒置 10 次,避免用手指触橡皮塞,室温放置约 15 min 得

到澄明溶液。最终溶液总量 1.2 ml(150 mg/ml)。②不要振摇,溶液有颗粒物时不要使用。轻轻拍打玻璃瓶侧面去掉瓶塞上的残留液体。③配制好的溶液必须无颗粒,澄明至略微发乳白色。溶液应无色或略微有棕黄色,若溶液变为明显棕色则不应使用。

【用药须知】　1. 本品可增加严重感染风险。有感染的患者,有复发感染史或有感染倾向的患者使用本品时应特别小心。

2. 如果患者在接受本品时突发严重感染应停用本品。

3. 免疫抑制剂合用本品可能导致患恶性肿瘤的风险增加。

4. 溶液应遮光,若不能在配制后 60 min 内使用,应在冰箱内(2～8 ℃)贮存并在 4 h 内使用。溶液可产生轻微的泡沫。

5. 用无菌注射器小心吸取与给药量对应的容积(0.2～1 ml),用 27 G×0.5 的针头行皮下注射。

6. 避免在瘢痕组织内注射,否则可导致本品剂量不足。

7. 本品不含防腐剂,剩余药液都应丢弃。

【制剂】　注射剂(粉):180 mg。

【贮藏】　密封、遮光,贮于 2～8 ℃,不能冷冻。

依库珠单抗
(eculizumab)

别名:艾库组单抗、Soliris

本品为由鼠科动物骨髓细胞培养得到的 IgG24κ 单克隆抗体,是一种补体抑制药。

【CAS】　219685-50-4

【ATC】　L04AA25

【理化性状】　本品由含 448 个氨基酸的重链和含 214 个氨基酸的轻链组成,分子量约为 148 kDa。本品注射液为无菌、澄清、无色、无防腐剂的溶液。

【用药警戒】　1. 本品增加患者对严重脑膜炎双球菌感染[败血症和(或)脑膜炎]易感性。用本品治疗患者中曾发生危及生命和致死性脑膜炎双球菌感染。脑膜炎双球菌感染如不能被早期诊断与治疗,很快就会危及生命。

2. 可注射疫苗预防感染,接受免疫的患者至少两周后才能开始本品的治疗。监测患者早期感染的征象,如怀疑脑膜炎双球菌感染,应立即进行评估。

【药理作用】　本品能以高亲和力特异性结合至补体蛋白 C5,对其亲和力强,因而可抑制其裂解成 C5 a 和 C5 b,并阻止终端补体复合物 C5 b-9 的生成。在阵发性睡眠性血红蛋白尿(PNH)患者中本品抑制

终端补体介导的血管内溶血和在非典型溶血尿毒综合征(aHUS)患者中抑制补体介导的血栓性微血管病(TMA)。PNH 患者中遗传突变导致异常红细胞(称为 PNH 细胞)群的生成,原因是终端补体抑制剂不足,表现为 PNH 细胞对持久终端补体介导的破坏敏感。这种破坏和这些 PNH 细胞的丧失(血管内溶血)导致红细胞计数低(贫血)和疲乏、各种功能降低、疼痛、小便黄赤、气短和血凝块。在 aHUS 中,补体活性的调节损伤使点终端补体激活失控,导致血小板激活、内皮细胞损伤和血栓性微血管病。

【体内过程】 1.40 例 PNH 患者,按推荐方案治疗,符合标准一室模型。群体药动学分析,本品多次给药后的 CL 是 22 ml/h,V_d 是 7.7 L。$t_{1/2}$ 为 (272 ± 82)h(均数±SD)。在 26 周时,本品的平均血药峰值和谷值分别为 $(194\pm76)\mu g/ml$ 和 $(97\pm60)\mu g/ml$。

2. 第二个群体药动学分析来自 57 例 aHUS 患者,接受推荐方案,多次给药药动学数据用标准的一室模型进行。在本品的 CL 是 14.6 ml/h,V_d 是 6.14 L。消除 $t_{1/2}$ 是 291 h(约 12.1 d)。在血浆置换干预期间也要对本品的 CL 和 $t_{1/2}$ 进行评价。血浆置换增加本品的 CL 至 3660 ml/h,减低 $t_{1/2}$ 至 1.26 h。当接受滴注血浆或血浆置换的 aHUS 者给予本品时,建议追加剂量。

3. 未专门进行特殊人群的药动学评价,群体药动学显示,年龄、性别、种族及肾功能不影响本品的药动学参数。

【适应证】 1. 治疗 PNH 患者的细胞溶血。

2. 治疗 aHUS。

【不良反应】 1. 在 PNH 患者中的不良反应头痛、鼻咽炎、背痛、恶心、疲乏、咳嗽、单纯性疱疹感染、鼻窦炎、呼吸道感染、便秘、肌痛、四肢痛、流感样症状。

2. 在 aHUS 患者中的不良反应 高血压、上呼吸道感染、腹泻、头痛、贫血、呕吐、恶心、泌尿道感染、白细胞减少咳嗽、疲乏、外周水肿、发热、四肢痛、咽喉痛及眩晕。

3. 上市后发现的不良反应 严重脑膜炎双球菌感染。

【妊娠期安全等级】 C。

【禁忌与慎用】 1. 严重的脑膜炎双球菌感染治疗患者终止治疗。

2. 任何其他系统感染患者慎用。

3. 本品不用于与志贺细菌毒素相关的溶血尿毒症综合征。

4. IgG 分子能透过胎盘屏障,可增加新生儿畸形率和死亡率,只有在潜在的益处大于风险时,妊娠期妇女才可使用。

5. IgG 通过乳汁分泌,本品可能分泌于乳汁中,哺乳期妇女应权衡本品对其的重要性,选择停药或停止哺乳。

6. 18 岁以下 PNH 儿童患者的安全性及有效性尚未建立。

【剂量与用法】 处方医师必须经过风险评估和缓解策略培训。本品只能静脉滴注。一次给药应在规定的时间点,或 2 d 内的时间点。

1. 治疗 PNH 对 18 岁及以上患者,前 4 周 600 mg,每周 1 次,第 5 周 900 mg,其后 900 mg,每 2 周 1 次。

2. 治疗 aHUS 对患者 18 岁及以上患者,前 4 周 900 mg,每周 1 次,第 5 周 1200 mg,其后 1200 mg,每 2 周 1 次。

3. 小于 18 岁患者 根据体重按照下表所列方案给药。

小于 18 岁患者的推荐给药方案

患者体重	诱导期	维持期
>40 kg	900 mg,每周 1 次,4 周	第 5 周 1200 mg,然后 1200 mg,每 2 周 1 次
30～40 kg	600 mg,每周 1 次,2 周	第 3 周 900 mg,然后 900 mg,每 2 周 1 次
20～30 kg	600 mg,每周 1 次,2 周	第 3 周 600 mg,然后 600 mg,每 2 周 1 次
10～20 kg	600 mg,每周 1 次,1 周	第 2 周 300 mg,然后 300 mg,每 2 周 1 次
5～10 kg	300 mg,每周 1 次,1 周	第 2 周 300 mg,然后 300 mg,每 3 周 1 次

4. 后续支持疗法 (血浆去除术、血浆置换或输入鲜冻血浆)按下表追加剂量。

支持疗法后追加剂量表

干预类型	最后一次剂量	追加剂量	追加时间
血浆去除术或血浆置换术	300 mg	一次干预后追加剂量 300 mg	干预后 60 min 内给予
	>600 mg	一次干预后追加剂量 600 mg	
输入鲜冻血浆	>300 mg	每单位鲜冻血浆追加 300 mg	每单位鲜冻血浆输入前 60 min

5. 配制方法 ①从安瓿中抽取所需体积,弃去安瓿中剩余部分。②将抽取所需体积转移至输液袋中。③用 0.9% 氯化钠注射液、0.45% 氯化钠注射液、5% 葡萄糖注射液或林格注射液稀释本品至最终浓度 5 mg/ml。④轻轻转动输液袋,充分混匀,滴注

开始前,稀释液应放置至室温(18~25 ℃),不可用微波炉或其他热源加热,稀释前检视稀释液有无变色或颗粒。⑤本品不能进行静脉注射,仅可进行慢速滴注,时间不少于 35 min,稀释液在 2~8 ℃或室温下 24 h 内稳定。如输液过程中出现不良反应,根据反应轻重予以放慢滴速或停止注射。

【用药须知】　1. 未治愈的严重的奈瑟菌感染脑膜炎患者禁用。

2. 未接种脑膜炎奈瑟菌疫苗患者,只有在延迟本品治疗带来的风险高于发生脑膜炎双球菌感染的风险时,才可使用。

3. 至少应对停用本品后 PNH 患者监测 8 周,是否有溶血。

4. 至少应对停用本品后的 aHUS 患者监测 12 周,观察血栓性小血管病变的症状和体征。如有上述症状和体征发生考虑继续使用本品治疗、血浆治疗。

5. 尚未对正在使用抗凝药的患者停用本品的研究,因此,接受本品治疗的患者,不能随意改变抗凝药的治疗。

6. 治疗期间和停药后监测血小板计数、血浆低密度脂蛋白及肌酐。血栓性小血管病变的早期可出现血小板计数降低,血浆低密度脂蛋白及肌酐升高。

7. 尽管临床试验中未发现输液反应。由于本品为生物制品有可能引起过敏反应。

【制剂】　注射液:30 mg/30 ml。

【贮藏】　原包装遮光,保存于 2~8 ℃。不能冷冻,不可振摇。

戈利木单抗
(golimumab)

别名:Simponi Aria、Simponi

本品是一种新型全人源化的 TNFα 单克隆抗体。

【CAS】　476181-74-5

【ATC】　L04AB06

【理化性状】　本品分子量为 150~151 kDa。皮下注射液为澄明到具轻微乳光的无色到淡黄色溶液,pH 约为 5.5。滴注液为无色到淡黄色并具乳白光,pH 约为 5.5。

【用药警戒】　1. 严重感染　本品治疗引起严重感染的风险增加,导致住院或死亡。大多患者与甲氨蝶呤或皮质激素等免疫抑制剂合用。

2. 恶性肿瘤　TNF 阻滞剂包括本品治疗的儿童和青少年患者中有淋巴瘤和其他恶性肿瘤的报道。

【药理作用】　1. 本品是一种人抗 TNFα 单克隆抗体,能与可溶性和跨膜活性形式 TNFα 结合,阻止其与 TNF 受体结合,从而抑制 TNF 的生物活性。目前尚无本品与其他 TNF 家族配体结合的证据,特别是本品抗体不与人淋巴毒素结合或中和。血液、滑膜和关节中 TNFα 水平升高涉及多种慢性炎症的病理生理,如类风湿关节炎、银屑病关节炎和强直性脊柱炎。TNF 是关节炎症的重要递质,本品调节几种生物 TNF 介导的生物学效应,包括负责白细胞浸润的黏附蛋白表达(E-选择蛋白、ICAM-1 和血管细胞黏附分子-1)和促炎性细胞因子的分泌(IL-6、IL-18、粒细胞集落刺激因子和粒细胞巨噬细胞集落刺激因子)。

2. 临床试验中,类风湿关节炎(RA)、银屑病关节炎(PsA)和强直性脊柱炎(AS)患者,经本品治疗后,CRP、IL-6、基质金属蛋白酶 3(MMP -3)、CAM-1 和血管内皮生长因子(VEGF)降低。

3. 体外与可溶性人类 TNFa 的结合力本品与依那西普相似(18 pM vs 11 pM),明显高于英夫利西单抗(44 pM)和阿达木单抗(127 pM,$p = 0.018$)。

【体内过程】　1. 健康志愿者及活动性 RA 患者皮下注射后,T_{max} 2~6 d,健康志愿者皮下注射 50 mg 后,C_{max} 约 2.5 μg/ml。活动性 RA 患者静脉注射单剂量,0.1~10.0 mg/kg 的剂量范围内,药动学参数与剂量成比例,系统 CL 为 4.9~6.7 ml/(kg·d),平均 V_d 为 58~126 ml/kg。

2. 本品主要分布于循环系统,血管外分布有限。健康志愿者和活动性 RA、PsA 或 AS 患者,终末 $t_{1/2}$ 约 2 周。皮下注射绝对生物利用度约 53%。

3. 活动性 RA、PsA 或 AS 患者每 4 周皮下注射 50 mg,血浆浓度在 12 周后达稳态。与甲氨蝶呤合用,活动性 RA、PsA 或 AS 患者血清谷浓度分别为 0.4~0.6 μg/ml、0.5 μg/ml 和 0.8 μg/ml,与单用本品比较,血清谷浓度分别升高 52%、36% 和 21%。

4. 活动性 RA 患者,甲氨蝶呤的存在使抗戈利木单抗抗体发生率从 7% 降低至 2%,NSAIDs、口服皮质激素或柳氮磺胺吡啶不影响本品的 CL。

5. 群体药动学研究显示,体重有增加 CL 的趋势,但是对于 PsA 和 AS 人群未观察到体重对临床疗效有明显影响。对于 RA 患者也无须因体重调整剂量。无须根据性别、年龄调节剂量。未对肝、肾功能不全患者进行研究。

【适应证】　用于治疗 RA、PsA、AS 及溃疡性结肠炎。

【不良反应】　1. 临床试验中,导致停药的最常见不良反应为败血症(0.2%)。

2. 常见感染包括分枝杆菌感染、侵入性霉菌感染、细菌、病毒和其他机会致病菌感染。在使用本品过程中及之后,应监测患者的体征和症状,如有感染征象,应停止使用本品治疗。

3. 还可出现 ALT 升高（0.2%）、AST 升高（0.2%）。

4. 其他不良反应有注射部位红斑、高血压、支气管炎、眩晕、鼻窦炎、流感、咽炎、鼻炎、发热、口腔疱疹及感觉异常等。

【药物相互作用】 1. 不可与肝炎疫苗同时注射。

2. 在慢性炎症中,CYP 酶可能被升高的细胞因子（如 TNFα）抑制,因此,细胞因子抑制剂可能恢复 CYP450 酶的活性至正常。与环孢素、茶碱、华法林合用,监测临床反应,有条件的进行血药浓度监测。

【剂量与用法】 1. 静脉滴注　类风湿关节炎:2 mg/kg,第 0、4 周经 30 min 静脉滴注,随后每 8 周 1 次。本品需与甲氨蝶呤联合。其他非生物 DMARDs、皮质激素、NSAIDs 和（或）镇痛药,在本品治疗期间可继续使用。皮下给药和静脉给药转换的有效性和安全性尚未确立。

2. 本品静脉滴注给药指导

（1）按 2 mg/kg 剂量,据患者体重,计算所需药量,每 4 ml 含有 50 mg 本品。

（2）溶液中可能含有少许半透明细微颗粒,因为本品是一种蛋白质。如溶液不透明,有变色现象或存在其他颗粒应弃之不用。

（3）用 0.9% 的氯化钠注射液稀释本品总量至最终 100 ml。从 100 ml 输液袋和瓶中抽出与本品等同体积的 0.9% 氯化钠注射液,缓慢加入本品,总量为 100 ml。轻轻混合,丢弃药瓶中未用部分。

（4）滴注前检查本品稀释液有无不溶性微粒和变色,如有,丢弃不用。

（5）使用配备无菌、无热源、低蛋白结合过滤装置（孔径≤0.22 μm）的输液管路滴注。

（6）不可与其他药物共用同一输液管道滴注。

（7）本品稀释溶液经 30 min 静脉滴注。

（8）本品一旦稀释,稀释液室温保存不可超过 4 h。

3. 皮下注射液

（1）RA 患者　50 mg,皮下注射,每月 1 次;需与甲氨蝶呤合用。

（2）PsA、AS 患者　50 mg 皮下注射,每月一次,是否与甲氨蝶呤或其他 DMARDs 合用均可。

（3）中至重度活动性溃疡性结肠炎　第 0 周,皮下注射 200 mg,第 2 周 100 mg;维持治疗 100 mg,每 4 周 1 次。

4. 皮下用注射液的用药指导

（1）皮下给药前本品载药注射器和自动注射器,原盒取出,皮下给药前,室温放置 30 min。不可以任何方式加热。

（2）给药前通过观察窗目检溶液有无微粒或脱色现象。如有变色、浑浊或颗粒,丢弃不用。载药注射器或预装填自动注射器中任何不用部分均应丢弃不用。

（3）对胶乳过敏患者,不可接触载药注射器针盖或自动注射器帽内的载药注射器针盖,因其含有干燥的天然橡胶（乳胶的衍生物）。

（4）给药时,如需多针注射,身体不同部位给药。

（5）轮换部位注射,不可注射入皮肤有触痛、青肿、发红或硬结部位。

【用药须知】 本品开始治疗和期间周期监测活动性结核、潜伏性感染。本品开始治疗前检测乙型肝炎病毒感染。

【制剂】 ①SmartJect 自动注射器、预充注射器（皮下注射用）:50 mg/0.5 ml;100 mg/1 ml。②注射液（静脉滴注用）:50 mg/4 ml。

【贮藏】 原盒遮光,2～8 ℃保存。不可冻结和振摇。

依法珠单抗

(efalizumab)

别名:Raptiva

【CAS】 214745-43-4

【ATC】 L04AA21

【用药警戒】 1. 本品可导致进行性多灶性白质脑病（PML）,可致残,甚至危及生命,长期使用者风险高。应密切监测患者 PML 的症状和体征,一旦出现,立即停药,行 MR 进行诊断,如需要可对脑脊液进行分析,或行 JC 病毒 DNA 分析。

2. 使用本品治疗可引发严重感染,需住院治疗,甚至可导致死亡。应密切监测患者感染的症状和体征,如出现,应停药,给予相应治疗。

【药理作用】 本品是一种人源化的治疗性抗体,能与白细胞抗原（LFA-1）的 α 亚单位 CD_{11a} 结合,降低细胞表面 CD_{11a} 的表达,抑制 LFA-1 与细胞黏附微粒（ICAM-1）的结合,从而抑制白细胞与其他细胞的黏连。LFA-1 与 ICAM-1 的相互作用与多种过程的开始和持续有关:T 淋巴细胞激活、T 淋巴细胞与内皮细胞的黏着、T 淋巴细胞向激发部位（包括银屑皮肤组织）的迁移等,而淋巴细胞的激活及向皮肤的聚集导致了银屑病的发生。

【体内过程】　本品皮下注射生物利用度约为 50%。银屑病患者首次皮下注射本品 0.7 mg/kg,而后一次 1 mg/kg 连用 11 周,4 周后血清药物浓度达稳态,平均血浆谷浓度为 7 μg/ml,药物峰浓度为 12 μg/ml。本品代谢主要通过细胞内吞作用,本品与 CD_{11a} 细胞表面结合或通过细胞内吞作用后降解为小肽类、单分子氨基酸,最终通过肾小球滤过消除,平均 CL 为 24 ml/(kg·d),消除 $t_{1/2}$ 为 5.5～10.5 d,平均 25 d 后药物全部清除。

【适应证】　本品可用于治疗 18 岁以上成人中至重度慢性斑块状银屑病,对环孢素、甲氨蝶呤、光动力疗法(PUVA)等无效或不耐受的成人中、重度慢性斑块性银屑病有效。

【不良反应】　1. 不良反应主要包括头痛、非特异性感染(如普通感冒)、寒战、肌痛、恶心、无力、发热,所有这些不良反应均在用药 1～2 次后减弱。

2. 其他不良反应还有腰痛、关节痛以及四肢肿胀等外周水肿症状,尚未发现本品具有蓄积毒性。

3. 少数患者(0.7% 临床病例)在治疗过程中或停止用药后出现银屑病加重或出现新病灶。

4. 少数患者出现炎症(0.4%)、疼痛(0.4%)。

5. 极少数患者(0.3% 临床病例)治疗过程中可出现血小板减少。

【妊娠期安全等级】　C。

【禁忌与慎用】　1. 对本品及其中任何成分过敏者,18 岁以下患者,有活动性肺结核或其他严重感染患者,有恶性肿瘤史者,特殊类型银屑病如斑点状、脓疱型银屑病,免疫缺陷者禁用。

2. 尚未明确本品是否可经乳汁分泌,哺乳期妇女使用时应暂停哺乳。

【药物相互作用】　1. 用药过程中不能接种活疫苗和减毒活疫苗,接种前至少停用本品 8 周,接种后两周才能使用本品。

2. 与其他免疫抑制剂合用可能会对免疫系统造成严重损害。

【剂量与用法】　皮下注射,推荐起始剂量为单次 0.7 mg/kg,维持剂量为一次 1 mg/kg,每周 1 次,最大剂量不得超过 200 mg,可持续使用 12 周。

【用药须知】　1. 持续性感染或反复性感染患者,肝、肾功能不全患者慎用。

2. 本品为免疫抑制剂,可引起人体免疫功能降低而增加感染或肿瘤的潜在危险,治疗过程中应注意是否发生感染。

3. 极少数患者在治疗过程中可出现血小板减少,使用本品过程中如发现凝血障碍或易出血,应及时检测血小板计数。

4. 本品不能与其他药物混合注射。

5. 本品过量无特效解毒剂,应停药观察及对症治疗。

【制剂】　注射液:150 mg/1 ml。

【贮藏】　遮光,贮于 2～8 ℃。

那他珠单抗
(natalizumab)

别名:Tysabri

本品是从鼠类骨髓瘤细胞重组人源化的 IgG4 κ 单克隆抗体,为 α4 整合素拮抗剂。

【CAS】　189261-10-7

【ATC】　L04AA23

【理化性状】　本品含有人类框架区和鼠类抗体的互补性决定区,能结合到 α4-整合素。分子量为 149 kDa。本品注射液为无菌、无色、澄清到微乳白色溶液。

【用药警戒】　本品使进行性多灶性白质脑病的风险增加(PML),此病为一种脑的条件性病毒感染,通常导致死亡和重度残疾。

【药理作用】　本品产自小鼠骨髓瘤细胞,含有人体架构组织和互补决定区,为一鼠抗体与 α4 整合素的结合物,作用于中枢神经系统,具有免疫调节、免疫抑制和单克隆抗体的靶向作用。其作用机制是能直接拮抗 α4 整合素,从而阻止免疫细胞对血管内皮的黏附和淋巴细胞在组织中的趋化;通过抑制 α4 β7 整合素(除中性粒细胞外,所有白细胞均有表达)与血管细胞粘附分子(VCAM-1)的结合而减轻炎症反应;阻止炎症细胞穿过血-脑屏障,减轻对脑神经的损伤。有效诱导和维持克罗恩病临床缓解。其药效学主要是通过抑制白细胞向血管外转移而增加血液循环中的白细胞,如淋巴细胞、单核细胞、嗜酸性粒细胞、嗜碱性粒细胞等,但不增加中性粒细胞。

【适应证】　1. 多发性硬化(MS)　单一疗法治疗复发的 MS。

2. 克罗恩病(CD)　不可与免疫抑制药合用,包括硫嘌呤、硫唑嘌呤、环孢素或甲氨蝶呤,或 TNFα 抑制剂。

【体内过程】　药动学研究显示,本品有效治疗浓度为 3 μg/ml,多次静注 300 mg 的平均 T_{max} 为 45 min(0.7～2 h),C_{max} 为(98±34)μg/ml,稳态浓度为 30 μg/ml,AUC 为 9900(μg·h)/ml,V_d 为 (5.7±1.9)L/kg,消除 $t_{1/2}$ 为 11 d,CL 为(16±5)ml/h。

【不良反应】　通常会产生输液相关不良反应,包括头痛、头晕、疲乏、荨麻疹、瘙痒、僵直、恶心、低血压、脸红、呼吸困难和胸痛。也可发生严重超敏反应,如过敏反应。这些反应与那他珠单抗抗体有关。这些抗体的存在也与那他珠单抗的血药浓度及有效性降低有关。有增加感染的危险性,有少量的进行性多灶性白质脑病的病例报道。

【妊娠期安全等级】　C。

【禁忌与慎用】　进展性多灶性白质脑病(PML)或有此病史的患者,对本品过敏者,18 岁以下患者禁用。

【药物相互作用】　与抗肿瘤药、免疫抑制药、免疫调节药合用,能进一步增加本品相关性感染。

【剂量与用法】　1. 多发性硬化　300 mg,每 4 周 1 次,经由 1 h 静脉滴注(约 5 mg/min)。

2. 克罗恩病　300 mg,每 4 周 1 次。如治疗 12 周未受益,停药。长期口服皮质激素的患者,开始本品一旦受益后,皮质激素应逐渐减量。开始本品治疗 6 周内未停皮质激素,则停用本品。

3. 本品 15 ml 加入到 100 ml 的 0.9%氯化钠注射液中稀释,轻轻倒置使充分混合,不可振摇,最终浓度为 2.6 mg/ml。

4. 本品一旦稀释应立即给药,否则 2~8 ℃保存不超过 8 h。使用前先放置至室温再滴注。

5. 本品不可静脉注射或快速滴注,滴注结束后用 0.9%的氯化钠注射液冲管。

6. 本品滴注中或滴注结束后 1 h,应密切观察患者有无过敏反应的症状和体征。如有,应立即停药。

7. 本品给药是否需过滤装置尚不清楚。不可将其他药物注入本品滴注装置内给药。

【用药须知】　1. 本品治疗中发展为 PML 的危险因素包括免疫抑制剂使用史、抗-JCV 抗体存在。开始和继续治疗时应考虑这些因素。

2. 本品能增加 PML 危险性,其使用受到限制。只用于对其他治疗反应不佳或不能耐受的患者。为了区别 MS 和 PML 症状,在使用本品之前应进行 MRI 扫描。患者应在使用的第 3 及第 6 个月评价 PML 的体征和症状,继后,每 6 个月进行 1 次。

【制剂】　注射液:300 mg/15 ml。

【贮藏】　遮光,2~8 ℃保存,不可振摇和冷冻。

托西珠单抗
(tocilizumab)

别名:Atlizumab

本品为重组人源化的 IgG1 κ 抗人 IL-6 受体单克隆抗体,具有典型的多肽结构。

【CAS】　375823-41-9

【ATC】　L04AC07

【理化性状】　本品轻链和重链分别含有 214 和 448 个氨基酸。4 个多肽链分子内和分子间通过二硫键相连。分子量约为 148 kDa。注射液为无色到淡黄色,pH 值约为 6.5。

【用药警戒】　本品治疗中可使严重感染的风险增加,导致住院或死亡。进展为严重感染患者,大多与免疫抑制剂,如甲氨蝶呤或皮质激素合用有关。报道的感染病例有活动性结核、侵袭性霉菌感染、细菌、病毒或其他条件致病菌导致的感染。

【药理作用】　IL-6 与免疫和炎症反应的发展有关。自身免疫疾病如类风湿关节炎(RA),与异常的高 IL-6 水平有关。本品特异性与可溶性 IL-6 受体薄膜结合,妨碍 IL-6 发挥促炎症反应。

【体内过程】　1. 在健康受试者和 RA 患者中的药动学特征相似,清除率随剂量增加而降低。RA 患者本品 10 mg/kg 单剂量给药后,平均 CL 为 (0.29 ± 0.10) ml/(h·kg),平均终末 $t_{1/2}$ 为 (151 ± 59) h(6.3 d)。

2. 4 mg/kg 和 8 mg/kg,每 4 周 1 次,AUC 和 C_{min} 剂量成正比,其余药动学参数不随时间而改变。C_{max} 与剂量成正比。8 mg/kg 与 4 mg/kg 相比,稳态时,估计的 AUC 和 C_{min} 分别约高 2.7 和 6.5 倍。给药 104 周的长期研究,C_{min} 随时间持续不变。

3. RA 皮下给药　162 mg,每周 1 次给药后,平均 $AUC_{1周}$、C_{min} 和 C_{max} 分别为 (8200 ± 3600) $(\mu g·h)$/ml、(44.6 ± 20.6) μg/ml 和 (50.9 ± 21.8) μg/ml。AUC、C_{min}、C_{max} 蓄积比率分别为 6.83、6.37 和 5.47。12 周后达稳态。162 mg 隔周 1 次给药,$AUC_{2周}$、C_{min} 和 C_{max} 分别为 (3200 ± 2700) $(\mu g·h)$/ml、(5.6 ± 7.0) μg/ml 和 (12.3 ± 8.7) μg/ml。AUC 和 C_{min} 12 周后达稳态,C_{max} 在 10 周后达稳态。

4. 青少年原发性多关节性关节炎(PJIA)静脉给药　8 mg/kg,每 4 周给药 1 次,$AUC_{4周}$、C_{max}、C_{min} 分别为 (29500 ± 8660) $(\mu g·h)$ml、(182 ± 37) μg/ml 和 (7.49 ± 8.2) μg/ml。10 mg/kg,每 4 周给药 1 次,$AUC_{4周}$、C_{max} 和 C_{min} 分别为 (23200 ± 6100) $(\mu g·h)$/ml、(175 ± 32) μg/ml 和 (2.35 ± 3.59) μg/ml。10 mg/kg 和 8 mg/kg,$AUC_{4周}$ 蓄积比例分别为 1.05 和 1.16,C_{min} 分别为 1.43 和 2.22。C_{max} 未观察到蓄积。

5. 青少年原发性全身性关节炎(SJIA)静脉给药 8 mg/kg 或 12 mg/kg,每 2 周给药 1 次,平均 $AUC_{2周}$、C_{max} 和 C_{min} 分别为 (32200 ± 9960) $(\mu g·h)$/ml、(245 ± 57.2) μg/ml 和 (57.5 ± 23.3) μg/ml。C_{min} 蓄积比率为 (3.2 ± 1.3)。12 周或 12 周以后达稳态。

6. 吸收　RA 患者皮下注射（SC）给药后，吸收 $t_{1/2}$ 约 4 天，SC 形式的生物利用度为 0.8。

7. 分布　静脉内给药后，本品在循环中呈双相消除。类风湿关节炎患者中，中央室分布容积为 3.5 L，周围室 2.9 L。PJIA 儿童中，中央室分布容积为 1.98 L，周围室为 2.1 L。SJIA 儿童中，中央室分布容积为 0.94 L，周围室为 1.60 L。

8. 消除　本品总清除率呈浓度依赖性，是线性和非线性清除的总和。群体药代学分析，RA，本品线性 CL 为 12.5 ml/h，PJIA 儿童为 5.8 ml/h，SJIA 儿童为 7.1 ml/h。本品低浓度主要为浓度依赖性非线性清除。一旦非线性清除途径饱和，高浓度，本品线性清除起主要作用。

9. 本品 $t_{1/2}$ 具有浓度依赖性。静脉给药后，稳态时，RA，浓度依赖性 $t_{1/2}$ 在剂量 4 mg/kg 和 8 mg/kg，每 4 周 1 次时，分别为 11 d 和 13 d。SC 给药，RA 患者，浓度依赖性表观 $t_{1/2}$ 在剂量 162 mg，每周 1 次和隔周 1 次时，分别为 13 d 和 5 d。PJIA，稳态时，$t_{1/2}$ 为 16 d。在第 12 周，SJIA 儿童的 $t_{1/2}$ 为 23 d。

10. 特殊人群的药动学　成年 RA 患者，年龄、性别及种族对本品的药动学参数无影响。研究发现线性消除随体重增加而增加，给予 8 mg/kg，体重＞100 kg 者的暴露量较体重＜60 kg 者高 86%。活动性肝病和肝功能不全的患者不推荐使用，肾功能不全患者不必调整剂量。

【适应证】　1. RA　对一种或多种改善病情抗风湿药（DMARDs）反应不佳的成人中度至重度类风湿关节炎。

2. 2 岁及以上患者的 PJIA。

3. 在日本本品还用于治疗巨淋巴结增生症（Castleman's disease）。

4. 早期病例报道显示，本品对视神经脊髓炎可能有效。

【不良反应】　临床试验中，本品最常见的不良反应为上呼吸道感染（＞10%），鼻咽炎（感冒）、头痛和高血压（至少 5%）。在至少 5% 的患者中观察到 ALT 升高，但大多数病例并无症状。总胆固醇水平升高较为常见。其他较常见不良反应有头晕、多种感染、皮肤和黏膜反应，如皮疹、胃炎、口溃疡。罕见但严重不良反应有胃肠穿孔（6 个月发生率为 0.26%）和过敏反应（0.2%）。

【妊娠期安全等级】　C。

【禁忌与慎用】　1. 处于急性感染期的患者禁用；潜伏性结核病患者亦禁用。

2. 尚未明确本品是否可分泌到乳汁，哺乳期妇女应权衡本品对其的重要性，选择停药或停止哺乳。

3. ALT 升高，ALT 或 AST＞1.5×ULN 患者不推荐开始本品治疗；ALT 或 AST 升高＞5×ULN 患者不推荐继续本品使用。

4. 慢性或复发感染患者，开始本品治疗前应仔细评估利益与风险关系。如开始使用密切监测患者。

5. 中性粒细胞绝对计数（ANC）＜2000×10⁶/L，血小板计数＜100000×10⁶/L 或 ALT/AST＞1.5×ULN 患者不推荐开始本品治疗。

【药物相互作用】　1. 与其他药物无确定的药物相互作用。本品单次给药后，辛伐他汀血浆水平应降低 57%，但尚未知是否有临床相关性。可能机制是 RA 患者的 IL-6 水平会升高，并抑制多种细胞色素 P450 酶的生物合成，尤其是 CYP1A2、CYP2C9、CYP2C19 和 CYP3A4。本品可使 IL-6 降低，因此，可使 CYP 水平恢复正常，从而使辛伐他汀（和其他经 CYP 代谢的药物）的代谢加快。

2. 本品与其他生物类 DMARDs，包括 TNF 拮抗剂、IL-1 R 拮抗剂、抗 CD₂₀ 单克隆抗体和选择性共刺激调节剂合用，可能使免疫抑制和感染的风险增加，避免合用。

【剂量与用法】　1. RA　本品单药，或与甲氨蝶呤或其他非生物类 DMARDs 合用，静脉滴注或皮下注射。

（1）静脉给药　4 mg/kg，1 次/4 周，静脉滴注 60 min。此后根据临床反应可增加到 8 mg/kg，1 次/4 周；根据临床监测结果，如 ALT 升高、中性粒细胞减少和血小板减少，剂量可从 8 mg/kg 降低到 4 mg/kg；RA 患者一次滴注量不可超过 800 mg。

（2）皮下注射　体重＜100 kg，162 mg，隔周 1 次，据临床反应，随后可增加到 1 次/周；体重≥100 kg，162 mg，1 次/周。

（3）从静脉注射疗法改为皮下给药，第 1 剂皮下注射量应用既定的静脉给药量。

（4）剂量相关实验室检查异常患者，停药或从每周方案改为隔周 1 次。

2. PJIA 可单药或与甲氨蝶呤合用。推荐 1 次/4 周，经 60 min 静脉滴注剂量：体重＜30 kg，10 mg/kg；体重≥30 kg，8 mg/kg。当体重浮动时，不应仅根据单次测量的体重而调整剂量。出现剂量相关实验室检查异常时应停药。本品用于 PJIA，不可皮下给药。

3. 青少年原发性全身性关节炎　可单药或与甲氨蝶呤合用。推荐 1 次/2 周，经 60 min 静脉滴注：体重＜30 kg，12 mg/kg；体重≥30 kg，8 mg/kg。余参见 PJIA 给药。

4. 静脉滴注给药指导 本品给药前须稀释。体重<30 kg 的 PJIA 和 SJIA 患者:0.9% 氯化钠注射液 50 ml;体重≥30 kg 的成人 RA、PJIA 和 SJIA 患者:0.9% 氯化钠注射液 100 ml。然后遵从下列步骤 1 和 2。

步骤 1:从输液袋和瓶中抽出与本品所需量相同体积的 0.9% 氯化钠注射液。

步骤 2:从药瓶中抽取本品滴注量,缓慢加入到氯化钠注射袋或瓶中,轻轻倒置以充分混合,避免起泡。

5. 皮下注射给药指导 给药前目检载药注射器有无不溶性微粒、浑浊或变色,如有就弃之不用。注射全量 0.9 ml,含有 162 mg 本品。应轮换注射部位,不可注射入至痣、伤疤、皮肤敏感区域。

【用药须知】 1. 本品开始治疗后每 4~8 周监测 ALT 和 AST,此后每 3 个月监测一次。根据临床情况,其他肝功能试验,如胆红素也应考虑监测。并据 ALT 情况调整剂量。

2. 本品治疗会出现血脂水平异常,如总胆固醇、三酰甘油、低密度胆固醇、和(或)高密度胆固醇。

3. 开始本品治疗后每 4 周监测血脂参数,此后,间隔约 24 周监测 1 次。

4. 使用本品期间,如发展为严重感染,应停药至感染控制。

5. 稀释好的溶液应在 2~8 ℃保存,或室温遮光保存不超过 24 h。本品不含防腐剂,故不用部分应丢弃。

6. 本品稀释好后的溶液静脉滴注前应放置至室温。须经由 60 min 静脉滴注。不可静脉注射或快速注射。不可与其他药物共用同一管道滴注。

7. 本品完全稀释溶液与聚丙烯、聚乙烯和聚氯乙烯输液袋或聚丙烯、聚乙烯和玻璃输液瓶相容。

【制剂】 注射液:①单支包装:80 mg/4 ml;200 mg/10 ml;400 mg/20 ml。②预充式注射液:162 mg/0.9 ml。

【贮藏】 原盒遮光,2~8 ℃保存。不可冷冻。

英夫利西单抗
(infliximab)

别名:类克、因福利美、英利西单抗、英夫利昔单抗、Remicade、Revellex

本品是一种特异性阻断 TNFα 的人鼠嵌合型单克隆抗体。

【CAS】 170277-31-3

【ATC】 L04AB02

【理化性状】 1. 分子式:$C_{6428}H_{9912}N_{1694}O_{1987}S_{46}$

2. 分子量:144190.3

【用药警戒】 1. 本品可增加患者出现严重机会性真菌感染的风险,用药期间和用药后应密切监测患者感染的症状和体征,严重感染者应停药。

2. 本品可导致肺结核,为降低肺结核感染风险,用药前或用药期间需监测肺结核征兆。

3. 接受本品治疗的青少年患者,合用硫唑嘌呤或硫嘌呤可出现罕见且通常具侵袭性和致命性的肝脾 T 细胞淋巴瘤。

【药理作用】 1. TNFα 是一种炎性细胞因子,可诱导细胞因子,如 IL-1 和 IL-6;增加内皮层通透性和内皮细胞及白细胞表达黏附分子以增强白细胞迁移;活化中性粒细胞和嗜酸性粒细胞的功能活性,诱生急性期反应物和其他肝脏蛋白质及诱导滑膜细胞和(或)软骨细胞产生组织降解酶。本品为抗 TNFα 的人鼠嵌合单克隆抗体,能与 TNFα 的可溶形式和透膜形式以高亲和力结合,抑制 TNFα 与 P55/P75 受体的结合,从而使 TNFα 失去生物活性,但本品不抑制 TNFβ(淋巴毒素 α)的活性。

2. 在类风湿关节炎(RA)和强直性脊柱炎(AS)患者的相关组织和体液中可测出高浓度的 TNFα,对于 RA,本品可减少炎性细胞向关节炎症部位的浸润;减少介导细胞黏附的分子[内皮细胞选择素、细胞间黏附分子-1(ICAM-1)和血管细胞黏附分子-1(VCAM-1)]的表达;减少化学诱导作用[IL-8 和单核细胞趋化蛋白(MCP-1)]及组织降解作用[基质金属蛋白酶(MMP)1 和 3]。克罗恩病和 RA 患者经本品治疗后,血清中 IL-6 和 CRP 的水平均降低。

【体内过程】 单次静脉滴注本品 3 mg/kg 至 20 mg/kg,最大血清药物浓度与剂量呈线性关系。稳态时的 V_d 与剂量无关,说明本品主要分布于血管腔隙内。RA 治疗剂量为 3 mg/kg 至 10 mg/kg 和治疗剂量为 5 mg/kg 时的药动学结果显示,本品 $t_{1/2}$ 为 8.0~9.5 d。一次治疗中,在本品首剂给药后的第 2 周和第 6 周重复滴注,可得到预期的 AUC。继续重复给药,未出现全身蓄积。未发现 CL 和 V_d 在年龄或体质量分组中有明显差异,尚不知在不同性别或有明显肝脏或肾脏功能损害的患者中是否存在差异。

【适应证】 本品仅用于能在医师的密切监测下进行治疗并由医师进行定期随访的患者。

1. 用于治疗活动性强直性脊柱炎。

2. 用于常规治疗效果不佳的中、重度瘘管性克罗恩病。

3. 与甲氨蝶呤合用,治疗中至重度活动性类风湿关节炎。

4. 用于治疗中、重度慢性斑块型银屑病和关节病型银屑病。

5. 用于常规治疗效果不佳的溃疡性结肠炎。

【不良反应】 1. 心血管系统　可见颜面潮红、血肿、高血压、低血压、心悸、心动过缓、心包积液、脉管炎(如血栓性静脉炎)。

2. 代谢/内分泌系统　可见发热、乏力、潮热、寒战、水肿、出汗增加。

3. 呼吸系统　可见呼吸困难、鼻窦炎、胸膜炎、肺水肿、上呼吸道感染、下呼吸道感染(包括肺炎)、间质性肺炎、间质性肺纤维化。

4. 肌肉骨骼系统　可见肌痛、关节痛。

5. 泌尿生殖系统　可见泌尿道感染。

6. 免疫系统　可见产生自身抗体(罕见狼疮样综合征),可能与输液反应有关。

7. 神经系统　可见头痛、眩晕、胸痛、癫痫发作、神经性病变、横贯性脊髓炎、格林-巴利综合征、中枢神经系统脱髓鞘性疾病(如多发性硬化和视神经炎)。

8. 精神　可见失眠、嗜睡。

9. 肝脏　可见肝功能异常、肝细胞损害、黄疸、肝炎(自身免疫性肝炎)、乙型肝炎再活化和肝功能衰竭。

10. 胃肠道　可见消化不良、恶心、呕吐、腹痛、腹泻、便秘、肠梗阻。

11. 血液　可见贫血、败血症、血清病、淋巴结病、血细胞减少(如中性粒细胞减少),特发性血小板减少性紫癜、血栓性血小板减少性紫癜。

12. 皮肤　可见瘀斑、瘙痒、脱发、皮肤干燥、湿疹、荨麻疹、甲真菌病、真菌性皮炎、脂溢性皮炎。

13. 眼　可见结膜炎。

14. 过敏反应　可见过敏性休克,输液反应(为患者停药的主要原因)。

15. 其他　可见肿瘤、脓肿、结核病(临床常见播散性或肺外结核)、沙门菌病、蜂窝织炎、病毒性感染和条件性感染(如曲霉病、非结核性分枝杆菌病、球孢子菌病、隐球菌病、白色念珠菌病、组织胞浆菌病、李斯特杆菌病、肺囊虫病)、侵袭性真菌感染,有些甚至是致死性感染。

【妊娠期安全等级】 B。

【禁忌与慎用】 1. 对本品或鼠源蛋白质过敏者、有严重的临床活动性感染者、中至重度充血性心力衰竭(NYHA 分级为Ⅲ～Ⅳ级)者禁用。

2. 有慢性或复发性感染史者、老年患者、以往或新近患中枢神经系统脱髓鞘疾病的患者(可加重病

情)、有小鼠蛋白或其他单克隆抗体药物(鼠源或嵌合抗体)相关的过敏(或不良)反应史者、轻度充血性心力衰竭(NYHA 分级为Ⅰ～Ⅱ级)者、以往或新近癫痫发作患者(可加重病情)、有血清病样反应者(可导致复发)、处于地方性组织胞浆菌病疫区者、易形成自身抗体者(可能引起狼疮样综合征)慎用。

3. 儿童使用本品治疗类风湿关节炎的安全性和有效性尚未确定。

4. 妊娠期妇女只有明确需要时才可使用。

5. 尚不明确本品是否经乳汁分泌,哺乳妇女使用应权衡本品对其的重要性,选择停药或停止哺乳。

【药物相互作用】 1. 本品与免疫调节药(如硫唑嘌呤、氨甲蝶呤)可能有相加(或协同)作用,但需要进一步证实。

2. 与阿那白滞素合用,可增加严重感染的风险,故不建议本品与阿那白滞素合用。

3. 虽无资料显示本品与活疫苗合用会出现接种反应或感染,但不推荐用药期间接种活疫苗。

【剂量与用法】 本品仅供静脉滴注。

1. 强直性脊柱炎　①初始剂量:一次 5 mg/kg,第 2 周和第 6 周再分别给药 1 次。②维持剂量:一次 5 mg/kg,每隔 6 周 1 次。

2. 中、重度活动性、瘘管性克罗恩病　①初始剂量:一次 5 mg/kg,第 2 周和第 6 周再分别给药 1 次。②维持剂量:一次 5 mg/kg,每隔 8 周 1 次。疗效不佳者,可将一次剂量增加到 10 mg/kg。

3. 类风湿关节炎　应与甲氨蝶呤合用。①初始剂量:一次 3 mg/kg。第 2 周和第 6 周再分别给药 1 次。②维持剂量:一次 3 mg/kg,每隔 8 周 1 次。疗效不佳者,可将一次剂量增加到 10 mg/kg,或给药间隔调整为每 4 周 1 次。

4. 慢性重度斑块型银屑病　初始剂量为一次 5 mg/kg,第 2 周和第 6 周再分别给药 1 次。维持治疗每 8 周 1 次。

5. 银屑病性关节炎　可单独使用或与甲氨蝶呤合用。①初始剂量:一次 5 mg/kg,2 小时内滴注完,第 2 周和第 6 周再分别给药 1 次。②维持剂量:一次 5 mg/kg,每 8 周 1 次。

6. 6 岁及 6 岁以上儿童的中、重度克罗恩病及中、重度溃疡性结肠炎　①初始剂量:一次 5 mg/kg,第 2 周和第 6 周再分别给药 1 次。②维持剂量:一次 5 mg/kg,每 8 周 1 次。

【用药须知】 1. 治疗前,患者应接受结核菌素皮试。如有潜伏期结核病,应先进行抗结核治疗。

2. 本品静脉滴注时间不得少于 2 h,输液装置上

应配有内置的、无菌、无热源、低蛋白结合率的滤膜（孔径≤1.2 μm）。

3. 如患者出现狼疮样综合征征兆,应立即停药。

4. 对轻度充血性心力衰竭(NYUA 分级为Ⅰ～Ⅱ级)患者,应密切监测心脏状态;一旦出现新的心力衰竭症状与体征,或原症状与体征加重,应立即停止治疗。

5. 对有肝功能不全体征和症状患者,如其黄疸指数和(或)ALT 升高至正常范围上限的 5 倍以上,应停药并针对患者病情进行全面检查。乙肝病毒携带者,使用本品之前和使用本品过程中均应监测患者病情。

6. 本品过敏多数出现在输液过程中或输液后2 h 内,症状包括荨麻疹、呼吸困难和(或)支气管痉挛(罕见)、喉头水肿、咽部水肿和低血压。预防性使用对乙酰氨基酚和(或)抗组胺药可减少过敏反应的发生,对以前有过敏史的患者,可减慢输液速度。如一旦发生过敏,应立即采取治疗措施,病情严重时,应立即停药。

7. 如用药过量(单次给药 20 mg/kg 时未出现直接毒性反应),建议立即监测不良反应,并采取适当的对症治疗。

8. 注射液的配制

(1) 将 100 mg 本品用 10 ml 无菌注射用水溶解。将无菌注射用水沿本品瓶壁注入并轻柔旋转,使本品溶解(不得振荡),如溶解过程中出现泡沫,需静置 5 min,稀释后的溶液应为无色或淡黄色,泛乳白色光,可能会有半透明颗粒。

(2) 用 0.9%氯化钠注射液液稀释到 250 ml。滴注时本品的终浓度应在 0.4～4 mg/ml 之间。建议配制的溶液在 3 h 内使用。

【制剂】　注射剂(粉):100 mg。

【贮藏】　遮光,贮于 2～8 ℃,不可冷冻。

托法替尼
(tofacitinib)

本品为 Janus kinase(JAK)抑制剂。

【CAS】　477600-75-2

【ATC】　L04AA29

【理化性状】　1. 化学名:3-[(3R,4R)-4-Methyl-3-[methyl(7H-pyrrolo[2,3-d]pyrimidin-4-yl)amino]piperidin-1-yl]-3-oxopropanenitrile

2. 分子式:$C_{16}H_{20}N_6O$

3. 分子量:312.37

4. 结构式

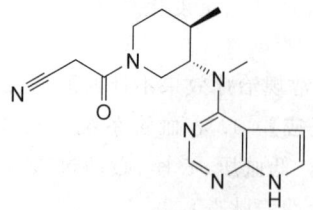

枸橼酸托法替尼
(tofacitinib citrate)

别名:Xeljanz、Jakvinus

【CAS】　540737-29-9

【理化性状】　1. 本品为白色至灰白色粉末,易溶于水。水中溶解度为 2.9 mg/ml。

2. 化学名:(3R,4R)-4 Methyl-3-(methyl-7H-pyrrolo[2,3-d]pyrimidin-4-ylamino)-ß-oxo-1-piperidine propanenitrile,2 hydroxy-1,2,3-propane tricarboxylate(1:1)

3. 分子式:$C_{16}H_{20}N_6O \cdot C_6H_8O_7$

4. 分子量:504.5

【药物警戒】　1. 本品会引发严重感染,可导致住院或死亡。发生严重感染者多合用了免疫抑制剂,如甲氨蝶呤或皮质激素,如发生严重感染,应暂停用药,直至感染被控制。慢性感染或复发感染的患者,使用本品应权衡利弊。使用过程中应密切监测感染的症状和体征。

2. 本品治疗的患者有发生淋巴瘤及其他恶性肿瘤的风险。与免疫抑制剂合用会增加与爱泼斯坦巴尔病毒感染相关的移植后淋巴增生性疾病的发生率。

【药理作用】　1. 本品是一种 JAK 抑制剂。JAK是一种细胞内酶,负责传递细胞膜上的细胞因子或相互作用的生长因子受体所产生的信号从而影响造血和免疫细胞的生理过程。在信号通路中,JAKs 磷酸化并激活一些信号传感器和转录激活因子(STATs),这类物质能够调节包括基因表达在内的细胞活性。本品能够作用于信号通路中的 JAKs,抑制信号传感器和转录激活因子(STATs)的磷酸化和激活。JAK 激酶通过配对的 JAKs 来传输细胞因子信号(如 JAK1/JAK3、JAK1/JAK2、JAK1/TyK2、JAK2/JAK2)。在体外试验中,本品对 JAK1/JAK2、JAK1/JAK3、JAK2/JAK2 组合的半数抑制浓度(IC_{50})分别为 406、56 和 1377 nmol/L。然而,本品对特定 JAK 组合的抑制作用与疗效的相关性尚不清楚。

2. 循环中 CD16 和 $CD56^+$ 天然杀伤细胞数量的降低与本品呈剂量依赖性。预计开始治疗后的 8～

10 周其数量降至最低,且停药后的 2～6 周会恢复。B 细胞数量的增加与本品亦呈剂量依赖性。循环中 T 淋巴细胞数,T 淋巴细胞亚群($CD3^+$、$CD4^+$ 和 $CD8^+$)数的变化较小而且不一致,这些变化的临床意义尚不清楚。

3. 本品治疗 6 个月后的类风湿关节炎(RA)患者血清中 IgG、IgM 和 IgA 的水平比对照组要低,然而这种差异较小并且不呈剂量依赖性。

4. 在 RA 患者接受本品治疗后,血清 CRP 迅速而持久的降低。这种变化在停药后 2 周内也不会完全恢复。

【体内过程】　1. 吸收　口服本品后,0.5～1 h 可达血药峰值,$t_{1/2}$ 为 3 h。在治疗浓度期间,血药浓度与剂量成正比。2 次/日给药,24～48 h 可达稳态,无明显的蓄积。本品口服生物利用度为 74%,高脂肪餐不影响 AUC,但 C_{max} 会降低 32%。

2. 分布　静脉给药后的 V_d 为 87 L,血浆蛋白结合率约为 40%。本品主要与清蛋白结合,(不与 α-酸性糖蛋白结合),在红细胞和血浆中均匀分布。

3. 代谢和排泄　本品约 70% 经肝脏代谢,30% 经肾排泄,肝脏代谢主要由 CYP3A4 介导,少量经 CYP2C19 代谢。8 种代谢产物在循环中占 35%,代谢产物无药理作用。

4. 中度肝功能不全及中、重度肾功能不全患者暴露量较正常者升高,应降低剂量。

【适应证】　用于治疗不能耐受甲氨蝶呤或应用甲氨蝶呤效果不佳的中至重度活动性类风湿关节炎。

【不良反应】　1. 最常见的感染为呼吸道感染、鼻咽炎和尿路感染。

2. 常见的严重感染包括肺炎、蜂窝织炎、带状疱疹、尿路感染。

3. 常见的恶性肿瘤为肺癌、乳腺癌、胃癌、结直肠癌、肾癌、前列腺癌、淋巴瘤、恶性黑色素瘤。

4. 其他不良反应包括贫血、脱水、失眠、感觉异常、呼吸困难、咳嗽、鼻窦充血、腹痛、消化不良、呕吐、胃炎、恶心、脂肪肝、皮疹、红斑、瘙痒、肌肉骨骼痛、关节痛、肌腱炎、关节肿大、发热、疲乏、外周水肿。

5. 实验室检查常见淋巴细胞减少、中性粒细胞减少、肝酶升高、血脂升高、肌酐升高。

【妊娠期安全等级】　C。

【禁忌与慎用】　1. 感染者禁用。

2. 低蛋白血症(<9 g/dl)患者禁用。

3. 妊娠期妇女只有在益处大于对胎儿伤害的风险时方可使用。

4. 动物实验本品可通过大鼠乳汁分泌,是否通过人类乳汁分泌尚未确定,哺乳期妇女应权衡本品对其的重要性,选择停药或停止哺乳。

5. 儿童的有效性尚未确定。

【药物相互作用】　1. 本品与强效 CYP3A4 抑制剂(如酮康唑)、中效 CYP3A4 抑制剂(如氟康唑)和强效 CYP2C19 抑制剂合用,血药浓度会升高。

2. 本品与强效 CYP3A4 诱导剂(如利福平)合用,血药浓度会降低,疗效随之减弱。

3. 本品与强效免疫抑制剂(如硫唑嘌呤、他克莫司、环孢素)合用,会增加发生严重感染和恶性肿瘤风险。

【剂量与用法】　1. 推荐剂量为 5 mg,2 次/日,口服。本品可单用,也可与甲氨蝶呤等非生物类改善病情抗风湿药(DMARDs)合用。

2. 根据血液学毒性调整剂量

(1) 淋巴细胞计数 $\geqslant 0.5 \times 10^9$/L 者,维持原剂量,淋巴细胞计数 $< 0.5 \times 10^9$/L(经重复监测确认)者暂停用药。

(2) 绝对中性粒细胞计数(ANC)$> 1 \times 10^9$/L,维持原剂量;如 ANC 反复在 $0.5 \sim 1 \times 10^9$/L,暂停用药,直至 ANC 恢复至 1×10^9/L 时,以 5 mg,2 次/日的剂量重新开始给药;如 ANC$< 0.5 \times 10^9$/L(经重复监测确认),应终止用药。

(3) 血红蛋白降低至 $\leqslant 20$ g/L,且血红蛋白 $\geqslant 90$ g/L,维持原剂量;如血红蛋白降低值 > 20 g/L,且血红蛋白 < 90 g/L,暂停用药,直至血红蛋白恢复正常。

3. 下列患者,本品的剂量应降低至 5 mg,1 次/日。①中、重度肾功能不全患者。②中度肝功能不全患者。③接受 CYP3A4 强效抑制剂(如酮康唑)治疗的患者。④接受一种中效 CYP3A4 抑制剂(如氟康唑)或强效 CYP2C19 抑制剂药物,或多种 CYP3A4 抑制剂和强效 CYP2C19 抑制剂药物联合用药的患者。

【用药须知】　1. 本品不能用于感染的患者,包括局部感染。下列患者使用本品的利弊应事先充分考虑。

(1) 有慢性或复发性感染的患者。

(2) 有肺结核病史的患者。

(3) 有严重或机会性感染病史的患者。

(4) 曾经居住或旅行到过一些具有典型的地区性肺结核或真菌病流行地域的患者。

(5) 处于有感染风险的环境中的患者。

在用药期间和用药完成后,都要对患者进行严密的感染观察。如果患者出现严重感染、机会性感染和败血症应立即停药。用药期间发生新的感染的患者,需要进行适合免疫力低下人群的及时和完整的诊断检查,并且在严密观察下采取适当的抗生素治疗。

2. 使用本品前应排除结核感染,包括潜伏性或活动性结核感染。使用本品前应先治疗结核感染。

3. 本品可导致病毒感染复发(如带状疱疹),对乙肝病毒的影响尚未确定。在开始本品治疗前应排除乙肝、丙肝病毒感染。

4. 临床试验中使用本品治疗的患者有发生非黑色素皮肤癌的报告,使用本品期间应定期进行皮肤检查。

5. 临床试验中使用本品治疗的患者有发生胃肠穿孔的报告,应慎用于胃肠道穿孔风险高的患者(憩室炎)。用药过程中应严密观察胃肠穿孔的症状和体征,以期早期发现。

6. 本品治疗期间应定期监测血细胞计数,包括淋巴细胞、中性粒细胞及血红蛋白、ALT 及血脂水平。

7. 本品对免疫接种反应的影响尚未确定,使用本品期间应避免接种活疫苗。

【制剂】　片剂:5 mg(相当于枸橼酸托法替尼 8 mg)。

【贮藏】　密封、遮光,贮于 20～25 ℃。

维多珠单抗
(vedolizumab)

别名:Entyvio
【CAS】　943609-66-3
【ATC】　L04AA33
【理化性状】　本品注射剂(粉)为白色到灰白色低压冻干饼。用 4.8 ml 无菌注射用水(USP)复溶后,pH 约为 6.3。

【药理作用】　1. 本品为人源化单克隆抗体,能特异性与整合素 a4 β7 结合,并阻止其与黏膜地址素细胞黏附分子-1(MAdCAM-1)相互作用,并抑制记忆 T-淋巴细胞穿越内皮进入胃肠道炎性实质组织的迁移。本品不与 a4 β1 和 aEβ7 结合并抑制其功能,亦不拮抗 a4 整合素与血管细胞黏附分子-1 的相互作用。

2. α4 β7 整合素表达于表面记忆 T-淋巴细胞的离散亚型,这种亚型优先迁移至胃肠道。黏膜地址素细胞黏附分子-1 主要表达于肠内皮细胞,对 T 淋巴细胞回归至肠道淋巴组织起重要作用。MAdCAM-1 与整合素 a4 β7 的相互作用对慢性炎症有重要作用,是溃疡性结肠炎(UC)和克罗恩病(CD)

的特异性标志物。

【体内过程】　1. UC 与 CD 患者的药动参数相似。经 30 min 静脉滴注 300 mg,第 2 周继续输入 300 mg,从第 6 周起,每 6 周 1 次,300 mg 静脉滴注。UC 患者第 0 周至第 6 周的谷浓度为(26.3±12.9)μg/ml,第 6 至 52 周的谷浓度为(11.2±7.2)μg/ml;CD 患者第 0 周至第 6 周的谷浓度为(27.4±19.2)μg/ml,第 6 至 52 周的谷浓度为(13.0±9.1)μg/ml。

2. 临床试验中有 8 名患者产生本品永久性抗体,使本品血药浓度在第 6 周和第 52 周低于检测限或水平低至可忽略不计。本品的清除依赖于非线性和线性两种途径。血药浓度升高,线性消除降低。群体药动学分析显示线性消除的 CL 约为 0.157 L/d,300 mg 剂量下血浆 $t_{1/2}$ 为 27 d,V_d 为 5 L。14 名健康志愿者单剂量静脉给予本品 450 mg(1.5 倍推荐剂量),脑脊液中未发现本品。群体药动学分析显示,疾病的严重程度、体重、是否曾使用 TNF 阻滞剂治疗、年龄、血浆蛋白、同服免疫抑制剂(包括硫唑嘌呤、硫嘌呤、甲氨蝶呤)、对氨基水杨酸对本品药动学无明显影响。未对肝、肾功能不全患者进行药动学研究。

【适应证】　用于治疗成人溃疡性结肠炎和成人克罗恩病。

【不良反应】　最常见不良反应(发生率≥3%且发生率高于安慰剂≥1%)有鼻咽炎、头痛、关节炎、恶心、发热、上呼吸道感染、疲乏、咳嗽、支气管炎、流感、背痛、皮疹、瘙痒、口咽痛和肢体疼痛。

【妊娠期安全等级】　B。

【禁忌与慎用】　1. 对本品或制剂中辅料有严重过敏(如呼吸困难、支气管痉挛、荨麻疹、面红、皮疹和心率增快)患者禁用。

2. 尚不知晓本品是否可分泌到乳汁中,哺乳期妇女慎用。如确需使用,应选择停药或停止哺乳。

3. 儿童用药的安全性和有效性尚未建立,儿童慎用。

【药物相互作用】　1. 避免与那他珠单抗合用,因可增加进行性多灶性白质脑病和感染的风险。

2. 与 TNF 阻滞剂合用增加感染的风险,应避免合用。

3. 除非潜在的益处大于风险,否则本品不可与活疫苗同时使用。

【剂量与用法】　1. 本品经 30 min 静脉滴注,不可静脉注射或快速注射。本品低压冻干粉饼须用灭菌注射用水复溶,给药前应用 250 ml 的 0.9% 的氯化钠注射液稀释。滴注完毕后,用 30 ml 的 0.9% 氯化钠注射液冲管。滴注中应谨慎本品的超敏反应。

2. 推荐剂量 300 mg，第 0、2、6 周静脉滴注，此后每 8 周 1 次。到第 14 周无证据证明治疗获益时，应停止治疗。

【用药须知】　1. 其他药物不可加入到本品滴注装置，本品亦不可与其他药物共用同一管道滴注。

2. 本品低压冻干粉饼室温下重建，一旦重建，应尽快使用。如必须，滴注液 2～8 ℃可保存 4 h。不可冷冻，不用部分应丢弃。

3. 本品制剂中含有组氨酸、L-组氨酸单盐酸、L-精氨酸盐酸盐、蔗糖和吐温 80。

【制剂】　注射剂（粉）：300 mg。

【贮藏】　原盒遮光，2～8 ℃保存。

布喹那
（brequinar）

别名：布利喹啉、BQR

【CAS】　96187-53-0

【理化性状】　1. 化 学 名：6-Fluoro-2-(2′-fluorobiphenyl-4-yl)-3-methylquinoline-4-carboxylic acid

2. 分子式：$C_{23}H_{15}F_2NO_2$

3. 分子量：375.37

4. 结构式

【简介】　本品为喹啉甲酸衍生物，可抑制线粒体的二氢乳清酸脱氢酶（DHODH），从而抑制嘧啶重新合成，属于嘧啶代谢抑制剂，是一种强力的免疫抑制药，已试用于预防和治疗器官和组织移植术后的排异反应，可与环孢素或他克莫司合用治疗超急性排异反应，也适用于治疗某些肿瘤、银屑病。口服：一次 12 mg/kg，一周 3 次。可见胃肠道反应、骨髓抑制、淋巴细胞减少等不良反应。片剂：100 mg。

羟氯喹
（hydroxychloroquine）

别名：oxychloroquine、Plaquenil、Quensyl

【CAS】　118-42-3

【ATC】　P01BA02

【理化性状】　1. 化 学 名：RS)-2-[{ 4-[(7-Cloroquinolin-4-yl) amino] pentyl } (ethyl) amino] ethanol

2. 分子式：$C_{18}H_{26}ClN_3O$

3. 分子量：335.87

4. 结构式

硫酸羟氯喹
（hydroxychloroquine sulphate）

〖CAS〗　747-36-4

〖理化性状〗　1. 本品为无色结晶性固体，易溶于水。

2. 分子式：$C_{18}H_{26}ClN_3O \cdot H_2SO_4$

3. 分子量：433.96

【药理作用】　本品的确切作用机制尚不完全清楚，可能包括与巯基的相互作用、干扰酶的活性（包括磷酸脂酶、NADH-细胞色素 C 还原酶、胆碱酯酶、蛋白酶和水解酶）和 DNA 结合、稳定溶酶体膜、抑制前列腺素的形成、抑制多形核细胞的趋化作用和吞噬细胞的作用、干扰单核细胞白介素 1 的形成和抑制中性粒细胞超氧化物的释放。

【体内过程】　本品口服后吸收迅速而完全。给予健康志愿者单次口服 0.4 g 后，其平均血药峰值在 53～208 ng/ml 范围，平均为 105 ng/ml。平均达峰时间为 1.83 h。原药和代谢物广泛分布于机体。本品主要在肝脏去甲基化代谢。原药和代谢产物主要随尿缓慢排泄，消除 $t_{1/2}$ 约为 32 d。

【适应证】　用于类风湿关节炎、青少年慢性关节炎、盘状和系统性红斑狼疮，以及由阳光引发或加剧的皮肤病变。

【不良反应】　1. 眼睛

（1）视网膜　可发生视网膜色素沉着变化和视野缺损，但罕见。早期停用本品后这些病变是可逆的。如果进一步发展，即使停止本品后仍有加重的危险。视网膜病变的患者早期可能没有症状，或者伴有旁中心暗点，中心周围环形缺损，颞侧缺损和异常色觉。

（2）角膜　有角膜变化的报道，包括角膜水肿和浑浊，可以无自觉症状或可引起诸如光晕、视物模糊或畏光。这些症状可能是暂时的或停药后会逆转。由于调节功能异常导致的视物模糊是剂量依赖性的，也可能是可逆的。

2. 皮肤　有时可发生皮疹、瘙痒、皮肤黏膜色素变化、头发变白，脱发也有报道发生。这些症状通常停药后容易恢复。有大疱疹包括非常罕见的多形性红斑和斯-约综合征,光敏感和剥脱性皮炎个案的报道。非常罕见的急性泛发性发疹性脓疱病(AGEP)病例,须与银屑病进行区别。

3. 胃肠道　可出现胃肠道功能紊乱,例如恶心、腹泻、食欲缺乏、腹痛,罕见呕吐。在减小剂量或停止治疗后,这些症状通常会立刻消失。

4. 中枢神经系统影　少见头晕、眩晕、耳鸣、听觉缺失、头痛、神经过敏和情绪不稳、精神病、惊厥。

5. 神经肌肉　有进行性虚弱和近端肌群萎缩的骨骼肌肌病或神经肌病的报道。停药后肌病可能恢复,但恢复需几个月。可能观察到伴有轻微的感觉变化,腱反射抑制和异常神经传导。

6. 心血管系统　心肌病罕有报道。当发现心脏传导异常(束支传导阻滞、房室传导阻滞)及双侧心室肥大时,应怀疑本品的慢性毒性。停药后可能恢复。

7. 血液　骨髓抑制的报道比较罕见。血液学的异常如贫血、再生障碍性贫血、粒细胞减少,白细胞减少症和血小板减少症都曾有报道。本品可能会促使或加重卟啉症。

8. 肝脏　有肝功能检测异常的个例报道,并有暴发性肝功能衰竭的病例报道。

9. 过敏反应　荨麻疹、血管神经性水肿和支气管痉挛均有报道。

【妊娠期安全等级】　C。

【禁忌与慎用】　1. 已知对 4-氨基喹啉类化合物过敏的患者、既往存在眼睛黄斑病变的患者、6 岁以下儿童禁用。

2. 患有半乳糖不耐受、Lapp-乳糖酶缺陷或葡萄糖-半乳糖吸收不良的、罕见的遗传性疾病的患者禁用。

3. 本品少量经乳汁分泌,哺乳期妇女使用时应停止哺乳。

4. 6 岁以下儿童禁用。

5. 对奎宁敏感的患者、G-6-DP 有缺陷的患者、服用本品会加剧迟发性皮肤卟啉症的患者,银屑病患者慎用。

【药物相互作用】　1. 有本品升高地高辛血药浓度的报道,接受联合治疗的患者应严密监测患者血清地高辛水平。

2. 尽管还没有专门的报道,本品也可能和氯喹发生药物相互作用。参见氯喹的药物相互作用。

【剂量与用法】　成年人(包括老年人)首次剂量为 400 mg/d,分 1～2 次服用。当疗效不再进一步改善时,剂量可减至 200 mg 维持。如果治疗效应有所

减弱,维持剂量应增加至 400 mg/d。应使用最小的有效剂量,一日剂量不应超过 6.5 mg/kg(理想体重而非实际体重算得)或 400 mg/d,甚至更小量。儿童应使用最小有效剂量,不应超过上述成人剂量。一次服药应同时进食或饮用牛奶。本品具有累积作用,需要几周才能发挥其治疗作用,而轻微的不良反应可能发生相对较早。如果风湿性疾病治疗 6 个月没有改善,应终止治疗。在治疗光敏感性疾病时,即紫外线过敏疾病时,只有存在暴露于强紫外线照射的情况下时,才考虑用药。

【用药须知】　1. 在长期大剂量服用本品的盘状和系统性红斑狼疮或类风湿关节炎的患者中可出现不可逆的视网膜损害。视网膜病变与剂量相关,在一日最大剂量不超过 6.5 mg/kg 体重情况下,发生视网膜损害的风险低。但超过推荐的一日剂量将会大大增加视网膜毒性的风险。

2. 当决定长期使用本品时,应开始(基线)并定期(每 3 个月)进行眼部检查(包括视觉灵敏度、裂隙灯检查、眼底镜以及视野检查)。有下列情况的患者,眼部检查的频次应该增加:一日剂量超过 6.5 mg/kg、肾功能不全、累计用药量超过 200 g、老年人以及视觉灵敏度受损。

如出现任何视觉灵敏度、视野异常,或视乳头区(如色素改变、中央凹反射消失)或任何视觉症状(如眼前闪光和划线),当上述情况不能用其他原因解释时应立即停止本品并密切观察病变的进展。视网膜改变(以及视力障碍)在停药后也可能进展。

3. 早期诊断本品相关的视网膜病变的方法包括以下几种:①眼底镜检查提示清晰的黄斑色素沉积或中央凹反射消失;②用小的红色视标检查旁中心暗点进行中心视野或视网膜红色阈值测定。任何眼部症状,包括眼前闪光或划线均应考虑为可能的视网膜病变。

4. 在治疗类风湿关节炎时,如果在 6 个月内仍无客观的病情改善(如关节肿胀减轻,活动度增加),应停用本品。本品在幼年类风湿患者使用的安全性尚未确定。

5. 银屑病的患者使用本品可能促使银屑病严重发作,卟啉病患者服用后可能导致病情恶化。上述情况应尽量避免使用本品,只有当医师判断患者接受该药治疗的益处大于可能的危害时才能进行处方用药。

6. 所有长期使用本品的患者均应定期接受随访并检查,包括膝和踝反射,以检查肌无力的证据。如发生肌无力应停药。

7. 本品可能引起皮疹,因此,对于既往发生药疹

的患者应给予适当观察。

8. 儿童对 4-氨基喹啉化合物特别敏感。有国外文献报道在意外服用氯喹后发生致命事件,有时为相对小的剂量。因此,强调父母应将本品放置于远离儿童的地方。

9. 如因药物过量或过敏导致严重中毒症状,可使用氯化铵(8 g/d,分次服用),每周 3～4 d,至治疗停止后数月,酸化尿液可增加本品从肾脏排泄的 20%～90%。但该方法用于肾功能不全和(或)代谢性酸中毒患者时必须谨慎。

10. 正在服用可能引起眼或皮肤不良反应药物的患者应谨慎使用本品。

11. 存在肝脏或肾脏疾病的患者,或那些正在服用已知可影响这些器官的患者以及患有严重胃肠、神经和血液异常的患者也应谨慎使用本品。对重度肝、肾功能不全的患者应进行血药浓度测定以便调节剂量。如出现与原发病无关的严重血液异常时应考虑停止该药。

12. 尽管骨髓抑制的风险很低,仍建议进行定期的血细胞计数,如出现异常应停用本品。

13. 有开始治疗后不久发生视力调节受损的报道。应提醒有关的驾驶和操作机器的人员。如果症状不能自限,应减少剂量或停止治疗。

【制剂】　片剂:0.1 g;0.2 g。

【贮藏】　遮光、密封保存。

阿伦珠单抗
(alemtuzumab)

别名:Campath、MabCampath、Lemtrada
本品为 CD52 单抗。
【CAS】　216503-57-0
【ATC】　L04AA34
【用药警戒】　1. 本品可导致严重的自身免疫性疾病,如自身免疫性血小板减少、抗肾小球基底膜病,有时可导致死亡。应定期全血细胞计数及分类、血清肌酐水平、尿液分析、尿细胞分析,直至本品治疗结束后 48 周。

2. 本品可引发严重的、致命的输液反应。使用本品时,应配备能熟练处理输液反应的医务人员及设备,输液结束后应继续观察患者 2 h,还要告知患者此观察期过后,也可发生输液反应。

3. 本品可增加发生恶性肿瘤的风险,包括甲状腺癌、黑色素瘤、淋巴增生性障碍。

【药理作用】　本品治疗多发性硬化的确切机制尚不明确,猜测是通过与存在于 T 细胞、B 细胞、自然杀伤细胞、单核细胞、巨噬细胞的表面抗原 CD52

结合,导致抗体依赖性细胞溶解和补体介导的细胞溶解。

【体内过程】　1. 吸收　第一疗程的第 5 d 滴注结束后可达 C_{max} 3014 ng/ml,第二疗程的第 3 d 滴注结束后可达 C_{max} 2276 ng/ml。

2. 分布　本品广泛分布于血液和细胞间隙,分布容积为 14.1 L。

3. 消除　本品的 $t_{1/2}$ 为 2 周,给药结束后 30 d,血药浓度低于检测限(60 ng/ml)。

【适应证】　用于治疗复发性多发性硬化。

【不良反应】　1. 临床试验中发现的不良反应包括皮疹、发热、头痛、鼻咽炎、恶心、尿道感染、疲乏、失眠、上呼吸道感染、疱疹病毒感染、荨麻疹、瘙痒、甲状腺疾病、真菌感染、关节痛、四肢痛、腰痛、腹泻、鼻窦炎、口咽痛、感觉异常、头晕、腹痛、潮红、呕吐、咳嗽、寒战、味觉障碍、流感、皮炎、呼吸困难、消化不良、心动过速、焦虑、肌无力、支气管炎、胸部不适、肌肉痉挛、肌痛、CD4+ 及 CD8+ 细胞降低、无力、T 细胞减少、红斑、外周水肿、鼻衄、颈痛、子宫异常出血。

2. 上市后报告的不良反应包括充血性心力衰竭、心肌病、降低心脏射血功能。

【妊娠期安全等级】　C。

【禁忌与慎用】　1. HIV 感染者禁用,本品可降低 CD4+ 细胞计数。

2. 动物实验显示,本品可经乳汁排泄,尚未明确本品是否可经人乳汁分泌,哺乳期妇女应权衡本品对其的重要性,选择停药或停止哺乳。

3. 17 岁以下儿童用药的安全性和有效性尚未确定。

【药物相互作用】　与抗肿瘤药、免疫抑制药合用可增强本品的免疫抑制作用。

【剂量与用法】　1. 第 1 疗程中,12 mg/d,连续静脉滴注 5 d。12 个月后开始第 2 个疗程中,12 mg/d,静脉滴注,连用 3 d。

2. 使用本品之前,先给予 1 g 甲泼尼龙(或等效的其他皮质激素),并在治疗开始的第 1 d 给予预防疱疹病毒药,至少给予 2 个月或至 CD4+ 细胞计数 ≥200/μl。

3. 本品注射液可用 0.9%氯化钠注射液或 5%葡萄糖注射液稀释,稀释后的注射液最多存放 8 h。本品仅供静脉滴注。

【用药须知】　1. 使用本品前应完成必需的免疫接种。

2. 使用本品可增加各种病原微生物感染的概率,包括细菌感染、病毒感染、真菌感染。在开始本品治疗前应排除潜在的感染(如结核),活动性感染患者先控制感染,应延迟给药。女性患者应每年检测一次,是否有人乳头状病毒。乙型肝炎和丙型肝炎病毒携带患者使用本品,有诱发感染的风险。

【制剂】　注射液:12 mg/1.2 ml。

【贮藏】　贮于 2～8 ℃,严禁冷冻和振摇。

达克珠单抗
(daclizumab)

别名:Zenapax

本品为人源化的 IgG1 单克隆抗体。

【CAS】　152923-56-3

【ATC】　L04AC01

【理化性状】　本品是通过 DNA 重组技术产生的,含 90% 人和 10% 的小鼠序列,人序列来源于 IgG1 的恒定域和 Eu 骨髓瘤抗体的可变框架区,小鼠序列来源于抗-Tac 抗体的互补决定区,分子量为 144 kDa。

【用药警戒】　本品只能由有免疫抑制治疗和处理器官移植经验的医师开具。本品应由经过培训的医务人员使用。

【药理作用】　本品为 IL-2 受体拮抗剂,能与高亲和力 IL-2 受体复合物的 Tac 亚单位结合,从而抑制其与 IL-2 的结合。Tac 亚单位表达于活化的淋巴细胞,而不表达于静息淋巴细胞。本品可抑制 IL-2 介导的淋巴细胞的活化,淋巴细胞的活化是细胞免疫产生排异反应的关键步骤。

【体内过程】　静脉滴注 1 mg/kg,间隔 14 d 给药一次,共 5 次。首剂给药后 C_{max} 为 $(21\pm14)\mu g/ml$,第 5 次给药后,C_{max} 为 $(32\pm22)\mu g/ml$,第 5 次给药前的谷浓度为 $(7.6\pm4.0)\mu g/ml$。群体药动学分析显示本品的系统清除率为 15 ml/h,中央室的分布容积为 2.5 L,外周室的分布容积为 3.4 L,终末半衰期为 20 d。

【适应证】　与环孢素和皮质激素合用,用于预防肾移植患者的急性排异反应。

【不良反应】　1. 常见(≥5%)不良反应

(1) 胃肠道　便秘、恶心、腹泻、呕吐、腹痛、胃灼热、消化不良、腹胀、与进食无关的上腹痛。

(2) 代谢和营养　四肢水肿、水肿。

(3) 神经系统　震颤、头痛、头晕、失眠。

(4) 泌尿系统　少尿、无尿、肾小管坏死。

(5) 整体感觉　创伤后疼痛、胸痛、发热、疲乏。

(6) 心血管系统　高血压、高血压恶化、低血压、心动过速、静脉血栓。

(7) 呼吸系统　呼吸困难、肺水肿、咳嗽。

(8) 皮肤及其附属物　伤口愈合不良、痤疮。

(9) 血液系统　出血。

(10) 淋巴　淋巴囊肿。

2. 上市后有导致急性过敏反应,甚至超敏反应的报道,表现为低血压、支气管痉挛、哮喘、喉头水肿、肺水肿、意识丧失、皮疹、荨麻疹、大汗、瘙痒、注射部位反应、细胞因子释放综合征。

【妊娠期妇女安全等级】　C。

【禁忌与慎用】　1. 对本品过敏者禁用。

2. 尚未明确本品是否可经乳汁分泌,哺乳期妇女使用时应暂停哺乳。

【药物相互作用】　本品与其他免疫抑制剂,包括环孢素、皮质激素、吗替麦考酚酯合用,患者的死亡率升高,特别是与抗淋巴细胞抗体合用或存在感染时危险性会升高。

【剂量与用法】　本品的推荐剂量为 1.0 mg/kg,稀释于 50 ml 的 0.9% 氯化钠注射液中,经中心静脉滴注,滴注时间为 15 min。共使用 5 次,首次应在移植手术后 24 h 内给予,余下 4 次应分别间隔 14 d 给药。

【用药须知】　1. 本品可导致超敏反应,甚至过敏反应,使用本品时应准备好抢救设备和药品。如发生严重过敏反应,应立即停药并进行适当治疗。发生严重过敏反应的患者不可再使用本品。

2. 本品与其他免疫抑制剂,包括环孢素、皮质激素、吗替麦考酚酯合用时,患者的死亡率会升高,在使用本品前应仔细权衡利弊。

【制剂】　注射液:25 mg/5 ml。

【贮藏】　遮光,贮于 2～8 ℃,不能冷冻和振摇。

奥克利珠单抗
(ocrelizumab)

别名:Ocrevus

本品是一种抗 B 细胞表达的 CD20 的单克隆抗体,分子量约 145 kDa。

【CAS】　637334-45-3

【ATC】　L04AA36

【药理作用】　本品治疗多发性硬化的药理机制尚未明确,本品能与存在于前 B 细胞和成熟的淋巴 B 细胞的细胞表面的抗原 CD20 结合,从而诱发抗体依赖的细胞溶解和补体介导的细胞溶解。

【体内过程】　1. 本品的药动学符合两室模型,呈时间依赖性清除。在多发性硬化患者的临床研究中,治疗复发型多发性硬化,本品的维持剂量为每 6 个月 600 mg;治疗原发进展型多发性硬化,本品的维持剂量为每 6 个月给予两次 300 mg,间隔 14 天。相应的平均 C_{max} 分别为 212 μg/ml 和 141 μg/ml。本品的药动学基本上呈线性,剂量 400～2000 mg 之间,药动学数据与剂量成正比。

2. 分布　中央室分布容积约为 2.78 L。外周室分布容积和隔室清除率约为 2.68 L 和 0.29 L/d。

3. 代谢　没有直接对本品的代谢过程进行研究,机体主要通过分解代谢清除本品。

4. 消除　恒定的清除率预计为 0.17 L/d,起始阶段时间依赖性清除率为 0.05 L/d,半衰期为 33 周。本品的终末消除半衰期是 26 d。

【适应证】　用于治疗成人患者的复发型或原发进展型的多发性硬化。

【不良反应】　1. 严重不良反应　输液反应、感染、恶性肿瘤。

2. 治疗复发型多发性硬化常见不良反应　上呼吸道感染、输液反应、抑郁、下呼吸道感染、腰痛、疱疹病毒相关感染、肢体疼痛。

3. 治疗原发进展型多发性硬化常见的不良反应　上呼吸道感染、输液反应、皮肤感染、下呼吸道感染、咳嗽、腹泻、外周水肿、疱疹病毒相关感染。

【妊娠期安全等级】　妊娠期妇女使用本品尚无足够数据。

【禁忌与慎用】　1. 活动性乙型肝炎患者禁用。

2. 对本品有危及生命的输液反应史的患者禁用。

3. 哺乳期妇女使用时应权衡本品对于母亲的重要性和对胎儿伤害风险的程度确定。

4. 儿童患者应用本品的安全性和有效性尚未确定。

5. 65 岁以上的老年患者应用本品的安全性和有效性尚未确定。

【药物相互作用】　本品与免疫抑制剂,包括免疫抑制剂量的糖皮质激素合用,会增加免疫抑制的风险。

【剂量与用法】

1. 第一次应用本品前需考虑的问题

(1) 乙型肝炎病毒筛查　HBsAg 和 HBV 抗体呈阳性的患者禁用本品。

(2) 接种疫苗　在本品治疗前 6 周完成必要的疫苗接种。

2. 每次输液前准备

(1) 评估感染情况　确定有感染情况要延迟注射。

(2) 治疗前用药法　滴注前 30 min 给予 100 mg 甲泼尼龙(或等效的其他皮质激素),以降低输液反应发生的频率和严重程度。滴注前 30～60 min 给予抗组胺药,可进一步降低输液反应发生的频率和严

重程度。还可以考虑添加一种解热镇痛药(如对乙酰氨基酚)。

3. 推荐剂量和应用管理

(1) 起始剂量　本品 300 mg 静脉滴注,2 周后给予第二剂 300 mg 静脉滴注(本品 300 mg 用 0.9% 氯化钠注射液 250 ml 稀释,起始滴注速度为 30 ml/h,如未发生输液反应,每 30 min 增加滴注速度 30 ml/h,最快滴注速度为 180 ml/h。本品 300 mg 至少需要滴注 2.5 h)。

(2) 后续剂量　本品每 6 个月单次 600 mg 静脉滴注(本品 600 mg 用 0.9% 氯化钠注射液 500 ml 稀释,起始滴注速度为 40 ml/h,如未发生输液反应,每 30 min 可增加到滴注速度 40 ml/h,最快滴注速度为 200 ml/h。本品 600 mg 至少需要滴注 3.5 h)。

(3) 每次输液完成后至少观察患者 1 h。

4. 若错过了滴注计划,要尽快给药,不必等到下一周期,并重新制定输液计划,2 次滴注间隔需大于 5 个月。

5. 依照输液反应的严重程度进行剂量调整。

6. 如果出现危及生命或致残的输液反应,应立即停止并永久停用本品。

7. 发生严重输液反应时,要根据情况中断输液并采取适当的治疗。当反应症状消失后可重新输液,但滴注速率要降到反应前的一半。

8. 发生轻、中度反应时,要将滴注速率降到反应前的一半并至少观察 30 min。

【用药须知】　1. 育龄妇女在接受本品治疗期间及治疗结束后 6 个月内需采取有效避孕措施。

2. 本品可导致输液反应,可于滴注后 24 h 后发生,患者如出现输液反应,应立即报告医生。

3. 本品可导致感染,患者应及时向医生报告感染的症状,如发热、寒战、持续咳嗽、带状疱疹的症状、生殖器疱疹等。

4. 建议患者在本品治疗前 6 个月完成所有的疫苗接种,本品治疗期间不能接种活疫苗,治疗结束后 B 细胞计数恢复正常后方可接种。

5. 本品可能会增加恶性肿瘤的发生率,建议患者定期进行乳腺癌筛查。

【制剂】　注射液:300 mg/10 ml;600 mg/20 ml。

【贮藏】　避光,贮于 2～8℃,切勿冷冻或振摇。

艾克珠单抗
(ixekizumab)

别名:Taltz

本品为针对白介素-17A 的单克隆抗体。

【CAS】　1143503-69-8

【理化性状】　本品是通过 DNA 重组技术由哺乳动物细胞表达的多肽,其含有 2 条由 229 个氨基酸组成的轻链和 2 条含 455 个氨基酸的重链,分子量为 146158 Da。

【药理作用】　本品是一种人源化 IgG4 单克隆抗体,与白介素 17A(IL-17A)细胞因子选择性地结合并抑制其与 IL-17 受体间的相互作用。IL-17A 是一种天然存在的细胞因子,与非感染性炎症和免疫反应有关。本品可抑制促炎细胞因子和趋化因子的释放。

【体内过程】　1. 吸收　斑块银屑病患者单次皮下注射本品 160 mg,4 d 后可达血药峰值(16.2 ± 6.6)μg/ml。然后每 2 周给药 80 mg,8 周后达到稳态谷值(9.3 ± 5.3)μg/ml。给药 12 周后,剂量改为每 4 周 80 mg,10 周后可达稳态谷值(3.5 ± 2.5)μg/ml。皮下注射本品的生物利用度为 60%～81%。在大腿皮下注射的生物利用度比在上臂和腹部等其他部位皮下注射的生物利用度高。

2. 分布　患者注射本品的稳态分布容积(CV%)为 7.11 L(29%)。

3. 消除　本品在体内的代谢的途径尚未确定。作为一种人源化 IgG4 单克隆抗体,预计其与内源性 IgG 以相同的分解代谢途径被降解为短肽和氨基酸。其全身清除率(CV%)为 0.39 L(37%),$t_{1/2}$ 为 13 d(40%)。

【适应证】　用于愿意接受全身或光学治疗的中度至重度斑块型银屑病成人患者的治疗。

【不良反应】　常见($\geqslant 1\%$)不良反应是注射部位反应、上呼吸道感染、恶心和真菌感染。少见中性粒细胞和血小板减少。

【禁忌与慎用】　对本品及其赋形剂过敏者禁用。

【药物相互作用】　1. 用本品治疗的患者应避免使用活疫苗。

2. 慢性炎症期间某些细胞因子(如 IL-1、IL-6、TNFα、IFN)的升高可改变 CYP 酶的形成。作为 IL-17A 拮抗剂的本品可使 CYP 酶的形成正常化。因此,对于正在使用 CYP 底物类药物,尤其是治疗指数窄的药物的患者,开始使用或者停用本品时,应监测药效(如华法林)或血药浓度(如环孢素),并考虑调整上述药物的剂量。

【剂量与用法】　皮下注射,起始剂量为 160 mg,接着在第 2、4、6、8、10 和 12 周均为 80 mg,然后每 4 周 80 mg。

【用药须知】　在每次皮下注射时,均须注意。

1. 本品必须在医师指导或监督下使用,患者经过培训后可以在不同的部位(如上臂、大腿或腹部的任何位置上),自行进行皮下注射,不可注射于有触痛、伤痕、红斑、硬结或受银屑病影响的部位,如注射于上臂外侧可由其他人员(医护人员或家属)注射。

2. 如果漏用应尽快补上,继后则按既定疗程给药。

3. 注射前应将药物从冰箱中取出,连同针帽放至室温(约需 30 min)下。

4. 本品可增加上呼吸道感染、口腔白色念珠菌病、结膜炎和真菌感染的风险,如出现慢性或急性感染的体征或症状时,患者应及时就医。如发生严重感染或对治疗无效应,应密切监护患者并停药,直至感染得到控制。

5. 使用本品前应对患者结核感染的情况进行评估。活动性结核感染的患者不能使用本品;潜伏结核感染应先行治疗;对有潜伏或活动性结核既往病史的患者,如不能确证其已经过适当治疗,则应先考虑抗结核治疗。使用本品期间或治疗后应严密监测活动性结核的体征和症状。

6. 如发生严重过敏性反应,应立即停药并进行适当治疗。

7. 本品可导致克罗恩病和溃疡性结肠炎并使其加重,用药期间应监测炎性肠病的发生或病情加重。

8. 用药前,应按照当前免疫接种的指导原则,考虑完成所有年龄段的免疫接种。正在用药的患者,应避免使用活疫苗。

【制剂】　①单剂量预装自动注射器,80 mg/1 ml。②单剂量预装注射器,80 mg/1 ml。

【贮藏】　遮光,贮于 2～8 ℃,不可冷冻和振摇。

博达路单抗
(brodalumab)

别名:Siliq

本品为人白介素 17A 受体(IL－17RA)抑制剂。

【CAS】　1174395-19-7

【ATC】　L04AC12

【理化性状】　本品为无色至淡黄色溶液,澄清至略带乳光,可能存在少许半透明至白色、无定形的蛋白质颗粒。由 1312 个氨基酸组成,分子量约为 144 kDa。注射液无菌,不含防腐剂,pH 为 4.8。

【用药警戒】　1. 使用本品治疗的患者曾出现自杀想法和实施自杀行为(包括自杀死亡)。因此,有抑郁和(或)自杀倾向和自杀行为病史的患者处方本品前,应仔细权衡利弊。新发生的或者自杀想法和自杀行为恶化者建议咨询精神心理医师。应建议患者和看护者,使用本品治疗时必须密切观察,如有自杀倾向和自杀行为,新发生抑郁、焦虑或其他情绪变化,或这些症状恶化,应立即就诊。

2. 只有通过严格的风险评估和缓解策略(即 SILIQ REMS 项目)者方可使用本品。

【药理作用】　本品为人单克隆 IgG2κ 抗体,选择性与 IL-17RA 结合,从而抑制它与细胞因子 IL-17A、IL-17F、IL-17C、IL-17A/F 异二聚体和 IL-25 的相互作用。IL-17RA 是一表达于细胞表面的蛋白,是被多个 IL-17 家族细胞因子利用的受体复合物所必需的组分。阻断 IL-17RA,可抑制 IL-17 细胞因子诱导反应,包括促炎性细胞因子和炎性趋化因子的释放,从而抑制银屑病相关炎症应答反应。

【体内过程】　1. 吸收　斑块状银屑病受试者单次皮下注射本品 210 mg,给药后约 3 d 可达 C_{max},平均值(±SD)为(13.4±7.3)μg/ml。AUC 平均值(±SD)为(111±64)(μg·d)/ml。每 2 周皮下注射本品 210 mg,多次给药后,约 4 周达稳态血浓。C_{max}(±SD)为(20.6±14.6)μg/ml,AUC(±SD)为(227±167)(μg·d)/ml。皮下给药本品的生物利用度约为 55%。

斑块状银屑病受试者皮下注射本品 140~350 mg(约推荐剂量的 0.67~1.67 倍),本品表现出非线性药动学特征,与相应的给药剂量相比,暴露量增加比例更高。体重较高的受试者谷浓度较低。

2. 分布　斑块状银屑病受试者单次皮下注射本品 210 mg,其表观分布容积(Vz/F)平均值(±SD)为(8.9±9.4)L。

3. 消除　本品的代谢途径尚不清楚。作为人单克隆 IgG2 抗体,预计与内源性 IgG 的降解途径类似,通过分解代谢的途径被降解为小肽和氨基酸。斑块状银屑病受试者单次皮下注射本品 210 mg,其表观清除率(CL/F)平均值(±SD)为(3.0±3.5)L/d。由于非线性消除,本品的清除率随剂量降低而增加。群体药动学分析表明年龄对本品的清除没有显著影响。

【适应证】　本品用于治疗适合系统治疗或光治疗且其他系统治疗无效的成年中至重度斑块状银屑病。

【不良反应】　1. 发生率 ≥1% 且高于安慰剂组的不良反应　关节痛、头痛、疲乏、腹泻、咽痛、恶心、肌痛、注射部位反应(疼痛、红斑、瘀青、出血、瘙痒)、流感、中性粒细胞减少、癣感染(足癣、花斑癣、股癣)。

2. 特殊不良反应　本品用于斑块状银屑病临床试验期间,发生自杀观念或行为的为 34/4464(0.37/100 受试者-每年)。10 名试图或完成自杀者,

其中 8 名有抑郁和(或)自杀观念或行为病史。

【禁忌与慎用】　1. 本品可导致克罗恩病加重。有克罗恩病者禁用本品,如用药期间发生克罗恩病应立即停用本品。

2. 妊娠期妇女使用本品的风险尚无相关数据。已知人 IgG 抗体可通过胎盘屏障,因此,本品可从母体转运至发育中胎儿。动物研究显示,孕猴自器官形成期至分娩皮下注射本品,剂量高达人最大推荐剂量的 26 倍,未观察到对出生婴儿发育有不良影响。

3. 本品是否经人乳汁排泌、对婴儿及产乳的影响均尚不清楚。短尾猴乳汁中可检测到本品。临床若需使用,应慎重权衡利弊。

4. 儿童使用本品的安全性和有效性尚未确立。

5. 临床试验显示 65 岁以上老年人使用本品的安全性和有效性与年轻人相比没有差异,但 ≥65 岁受试者数量还不足以确定老年人临床反应是否与年轻受试者不同。

6. 尚未进行试验评估肝肾功能不全对本品药动学的影响。

【药物相互作用】　1. 使用本品治疗者避免使用活疫苗。本品治疗对活或灭活疫苗引发免疫应答的能力尚无相关数据。

2. 慢性炎症期间,某些细胞因子(如 IL-1、IL-6、IL-10、TNFα、IFN)水平增加,可能会改变 CYP 酶的形成。本品可影响某些细胞因子的血清水平,因此,使用 CYP 底物,特别是治疗窗窄的药物,如需开始或停用本品,应注意监测药物疗效(如华法林)或浓度(如环孢素),并且考虑调整 CYP 底物的剂量。

3. 斑块状银屑病受试者单次皮下给予本品 210 mg,1 周后咪达唑仑(CYP3A4 底物)的暴露量增加 24%。

【剂量与用法】　分别在第 0、1 和 2 周皮下注射本品 210 mg,之后每 2 周注射 210 mg。

【用药须知】　1. 本品需在专业医师指导和监督下使用,如果医师许可且经过专业的皮下注射培训的患者可以自行注射。如果自行给药注射前应详细阅读用药方法,注射时注意无菌操作,保证足量注射。

2. 本品预充注射器为一次性使用。

3. 本品可使感染风险升高。存在慢性感染或复发感染病史者使用本品前应权衡利弊,患者用药期间如发生慢性或急性感染应立即就诊,如果出现严重感染或者常规抗感染治疗无效,应密切监测,停用本品直至感染症状消失。

4. 使用本品治疗前评估患者是否有结核(TB)

感染。活动性 TB 感染者请勿使用,潜伏性 TB 者用药前应先治疗。有潜伏或活动性 TB 病史者用药前给予抗 TB 治疗,这些患者适宜的治疗疗程尚未确定。使用本品治疗期间和治疗后应严密监测活动性 TB 的体征和症状。

5. 注射前将预充注射器放置使达到室温(约 30 min),不要用任何其他方法加温。复温时不要将注射器灰色针帽取下。

6. 请勿在有过敏、瘀伤、红、硬、厚、有鳞屑或银屑病累及区域注射本品。

7. 注射部位可以选择大腿、腹部(肚脐周围 2 英寸以外区域)和上臂。

8. 注射前方可将针头上的灰色针帽取下,取针帽时注意直接拔下,请勿扭转或者弯曲。

9. 如注射部位出血,可用棉球或纱布垫压在上面止血,请勿按摩注射部位,必要时可使用胶布绷带。

10. 本品不可冻结,请勿振摇。必要时,预充注射器可在 25℃ 以下室温贮存,在原包装中且避光和避热条件下最长可保存 14 d。一旦预充注射器放至室温,请勿再放回冰箱。在室温保存 14 d 后丢弃处理。

11. 由于使用本品治疗有可能导致患者出现自杀倾向和实施自杀行为,因此,如果治疗 12～16 周未获得适当的疗效,则应考虑停用。

【制剂】　注射液:210 mg/1.5 ml。

【贮藏】　避光贮于 2～8℃,不得冷冻。

固赛库单抗
(guselkumab)

别名:Tremfya

本品为人 IgG1λ 单克隆抗体,利用 DNA 重组技术经由哺乳动物细胞生成。

【CAS】　1428935-60-7

【药理作用】　本品能特异性与 IL-23 的 p19 亚单位结合,从而抑制 IL-23 与其受体的结合。IL-23 是人体自然存在的细胞因子,可参与炎症和免疫反应。本品通过抑制 IL-23,从而达到抑制促炎症细胞因子及趋化因子释放的作用。

【体内过程】　1. 吸收　本品的药动学呈线性。在第 0、4 周皮下注射,继后每 8 周皮下注射 100 mg,稳态谷浓度约为 1.2 μg/ml。皮下注射 100 mg,5.5 天后可达血药浓度峰值(8.09±3.68)μg/ml,皮下注射的生物利用度约为 49%。

2. 分布　斑块型银屑病患者平均表观分布容积为 13.5 L。

3. 代谢　本品的确切的代谢途径尚不清楚,推测本品与内源性 IgG 一样在体内被代谢为小分子肽和氨基酸。

4. 消除　在斑块型银屑病患者中,本品的清除率为 0.516 L/d,半衰期为 15～18 d。

【适应证】　用于愿意接受系统治疗或光疗法的斑块型银屑病患者。

【不良反应】　常见不良反应为上呼吸道感染、头痛、注射部位反应、关节痛、腹泻、皮肤真菌感染、单纯性疱疹病毒感染。

【禁忌与慎用】　1. 动物实验未见胚胎毒性,但尚无妊娠期妇女使用的经验。

2. 动物实验显示,本品可通过乳汁分泌,尚不清楚本品是否通过人乳汁分泌,哺乳期妇女应用本品时应权衡利弊。

3. 儿童患者使用本品的安全性和有效性尚未建立。

【相互作用】　1. 本品治疗期间,应避免接种活疫苗。

2. 慢性炎症期间,某些细胞因子(如 IL-1、IL-6、IL-10、TNFα)水平会升高,从而改变 CYP 酶的生成,临床试验中,发现本品与 CYP3A4、CYP2C9、CYP2C19、CYP1A2 的底物发生相互作用的可能性很小,但是不能排除与 CYP2D6 可能发生严重相互作用。与治疗指数窄的 CYP 的底物合用时,应注意监测,可能需要调整合用药物的剂量。

【剂量与用法】　本品推荐剂量为 100 mg,皮下注射,第 0、4 周注射,继后每 8 周皮下注射 1 次。

【用药须知】　1. 本品不能注射于皮肤破损、硬结、红肿处,也不可注射于银屑病患处。

2. 注射前,从冰箱中取出本品,放置至室温后皮下注射。

【制剂】　注射液:100 mg/1ml。

【贮藏】　避光,贮于 2～8℃,切勿冷冻或振摇。

苏金单抗
(secukinumab)

别名:Cosentyx

本品为首个针对白介素-17A 的单克隆抗体。

【CAS】　1229022-83-6

【理化性状】　本品是通过 DNA 重组技术由中国仓鼠卵巢细胞表达的 IgG1κ 单抗,分子量为 151 kDa。

【药理作用】【体内过程】【药物相互作用】【用药须知】　参见艾可珠单抗。

【适应证】　1. 用于愿意接受全身或光学治疗的

中度至重度斑块型银屑病成人患者的治疗。

2. 用于治疗活动性银屑病型关节炎。

3. 用于治疗强直性脊柱炎。

【不良反应】　1. 严重不良反应为感染、过敏性反应和炎症性肠病。

2. 常见(≥1%)不良反应包括鼻咽炎、腹泻、上呼吸道感染、口腔疱疹、咽炎、荨麻疹、鼻漏。

3. 少见不良反应包括鼻窦炎、脚癣、结膜炎、扁桃体炎、口腔白色念珠菌病、脓疱疮、中耳炎、外耳道炎、转氨酶升高、中性粒细胞减少。

【妊娠期安全等级】　B。

【禁忌与慎用】　1. 对本品及其赋形剂过敏者禁用。

2. 尚未明确本品是否可经乳汁分泌,哺乳期妇女慎用。

3. 儿童用药的安全性及有效性尚不明确。

【剂量与用法】　1. 用于斑块型银屑病　皮下注射 300 mg,每周 1 次,5 周后改为每 4 周注射 1 次。对于某些患者,150 mg 的剂量也可能有效。

2. 用于治疗活动性银屑病型关节炎　皮下注射 150 mg,每周 1 次,5 周后改为每 4 周注射 1 次;也可不给负荷剂量,直接每 4 周注射 1 次,一次 150 mg。如效果不佳,可升高剂量至一次 300 mg。

3. 用于治疗强直性脊柱炎　皮下注射 150 mg,每周一次,5 周后改为每 4 周注射 1 次;也可不给负荷剂量,直接每 4 周注射 1 次,一次 150 mg。

【制剂】　①单剂量预装自动注射器:150 mg/ml。②单剂量预装注射器:150 mg/ml。③注射剂(粉):150 mg。

【贮藏】　遮光,贮于 2～8 ℃,不能冷冻和振摇。

16.2　免疫增强药

卡介菌多糖核酸

(polysaccharide nucleic acid fraction of bacilus cuerin)

别名:斯奇康、RCG-PSN

本品系用卡介苗经热酚法提取多糖、核酸,以灭菌生理氯化钠溶液配制而成的无色透明液体针剂。

【药理作用】　1. 通过调节机体内的细胞免疫、体液免疫,刺激网状内皮系统,激活单核-巨噬细胞功能,增强自然杀伤细胞功能来增强机体的抗病能力。

2. 通过稳定肥大细胞,封闭 IgE 功能,减少脱颗粒细胞释放活性物质,并具有抗乙酰胆碱所致的支气管痉挛作用,达到抗过敏及平喘作用。

【适应证】　主要用于预防和治疗慢性支气管炎、感冒及哮喘等疾病。

【不良反应】　一般无不良反应。

【禁忌与慎用】　1. 对本品过敏者禁用。

2. 急性传染病、急性眼结膜炎、急性中耳炎患者禁用本品。

【剂量与用法】　肌内注射,一次 1 ml,每周 2～3 次。小儿酌减或遵医嘱。

【用药须知】　本品不应有摇不散的凝块及异物,安瓿有裂纹或有异物者不可使用。

【制剂】　注射液:1 ml(含卡介菌多糖 0.35 mg,核酸不低于 30 μg)。

【贮藏】　贮于 25 ℃ 以下,遮光干燥处保存和运输。

乌苯美司

(ubenimex)

别名:抑氨肽酶 B、抑氨肽酶素、Bestatin、BST

本品是从一种链霉菌(*Streptomyces ofivoreticuli*)的培养液中提取的对氨基肽酶 B 具有抑制作用的二肽化合物。

【CAS】　58970-76-6

【理化性状】　1. 化学名:(-)-N-[(2S,3R)-3-Amino-2-hydroxy-4-phenylbutyryl]-L-leucine

2. 分子式:$C_{16}H_{24}N_2O_4$

3. 分子量:308.4

4. 结构式

【药理作用】　本品能增强巨噬细胞功能,促进 IL-1、IL-2 释放,增强 T 淋巴细胞功能,使集落刺激因子的合成增加,促进骨髓细胞的再生和分化,增加抗体产生,激活 NK 细胞。能干扰肿瘤细胞的代谢,抑制肿瘤细胞增生,使肿瘤细胞凋亡,并激活人体细胞免疫功能,刺激细胞因子的生成和分泌,促进抗肿瘤效应细胞的产生和增殖。

【体内过程】　本品口服后易于吸收,约 1 h 可达血药峰值,24 h 几乎全部被清除。大量以原药,小量以代谢物随尿液排出。

【适应证】　1. 用于免疫功能低下、抗感染能力缺乏的患者。

2. 作为抗肿瘤化疗、放疗和手术治疗的辅助用药,用于白血病、多发性骨髓瘤、骨髓增生异常综合征及造血干细胞移植后,以及其他实体瘤患者。

【不良反应】　不良反应少且轻。偶见皮肤发红、皮疹、瘙痒、轻度脱发、恶心、呕吐、腹泻、头痛、口腔内不适、面部水肿和肝功能受损。

【禁忌与慎用】　1. 对本品过敏者禁用。

2. 高敏体质者慎用。

3. 妊娠期妇女或有妊娠可能的妇女应权衡利弊,慎重用药。

4. 动物实验表明本品可经乳汁分泌,哺乳期妇女应权衡本品对其的重要性,选择停药或停止哺乳。

【剂量与用法】　成人,30 mg/d,1 次(早晨空腹口服)或分 3 次口服;儿童酌减。症状减轻或长期服用,也可每周服用 2～3 次,10 个月为一疗程。

【制剂】　胶囊剂:10 mg;30 mg。

【贮藏】　贮于 2～8 ℃。

二硫卡钠
(ditiocarb sodium)

别名:二乙基二巯基氨基甲酸钠、依木硫、DTC、Imuthiol、Sodium diethyldithiocarbamate

【CAS】　148-18-5

【理化性状】　1. 分子式:$C_5H_{10}NNaS_2$

2. 分子量:171.3

3. 结构式

【药理作用】　1. 本品主要作用于 T 淋巴细胞,对 B 淋巴细胞无直接影响。它能增强 T 淋巴细胞有丝分裂原引起的淋巴细胞增殖,增加辅助性 T 淋巴细胞在 T 淋巴细胞亚群中的比值,促进抗体产生,增强巨噬细胞和 NK 细胞活性。其免疫增强作用可能与诱导肝脏产生特异性作用于 T 淋巴细胞的激素样物质有关。临床上适用于改善各种免疫功能低下状态,并能减轻环磷酰胺、硫唑嘌呤和氢化可的松等对免疫反应的抑制作用。

2. 本品也是一种螯合剂,可用于清除顺铂残弃物,还可用于治疗羰化镍中毒。

3. 本品还适用于艾滋病。

【适应证】　1. 用于肿瘤手术后。

2. 改善化疗或放疗引起的免疫抑制状况。

3. 用于某些慢性感染和自身免疫性疾病。

【不良反应】　1. 口服时可有上腹不适,饮酒后服药可引起全身不适。

2. 静脉注射速度过快可出现寒战、气急及上腹部疼痛。偶见血糖降低。

3. 由于代谢产物 CS_2 经肺部排出,故有大蒜样

异臭感。

【剂量与用法】　成人一次口服 2.5～10 mg/kg,1 次/周。

【用药须知】　必须注射给药时宜将药物溶于 0.9%氯化钠注射液 125 ml 中缓慢滴注。

【制剂】　①肠溶胶囊剂:125 mg;250 mg。②注射剂(粉):500 mg。

【贮藏】　贮于室温。

异丙肌苷
(inosine pranobex)

别名:异丙酯肌苷、Isoprinosine、Isoprinosina、Inosiplex、Viruxan、Delimmum、Methisoprinol

本品为肌苷与乙酰胺基苯甲酸二甲氨基异丙醇盐以 1∶3 组成的复合物。

【CAS】　36703-88-5

【ATC】　J05AX05

【理化性状】　1. 本品为白色粉末,无臭,无味。溶于水。熔点 81～83 ℃。

2. 化学名:Inosine with 1-(dimethylamino)-2-propanol 4-(acetylamino)benzoate(salt) (1∶3)

3. 分子式:$C_{52}H_{78}N_{10}O_{17}$

4. 分子量:1115.30

5. 结构式

【药理作用】　体外实验表明,本品能增强 PHA(植物血凝素)或抗原的免疫反应,促进 T 淋巴细胞的分化和增殖,且可激活辅助性 T 细胞或巨噬细胞而刺激 B 淋巴细胞分化并产生抗体。在体内具有抗肿瘤活性。本品能促进干扰素、淋巴毒素及辅助性因子的产生,并可增强淋巴因子与干扰素的作用。

【体内过程】　本品口服易吸收,血药浓度迅速下降,$t_{1/2}$ 约为 50 min。90%以上代谢成尿素和尿酸,随尿液排出。乙酰氨基苯甲酸和二甲氨基异丙醇分别代谢成葡糖醛酸结合物和氧化物随尿液排出。

【适应证】　1. 用于多种病毒感染,包括亚急性硬化性全脑炎、急性病毒性脑膜炎、带状疱疹、皮肤疱疹、流行性感冒及鹅口疮、疱疹病毒角膜炎、葡萄膜炎、获得性免疫缺陷综合征(艾滋病)、免疫缺陷病等。

2. 用于恶性淋巴瘤、骨髓瘤、早期恶性黑素瘤的辅助治疗。与手术合用治疗食管癌、胃癌、直肠癌、甲状腺癌术后患者。

【不良反应】　临床应用中未见明显不良反应,仅用大剂量时偶有恶心,对症处理即可。

【剂量与用法】　成人口服 1～1.5 g,2～3 次/日。

【用药须知】　1. 因该药的肌苷部分最后转变为尿酸,可使血清和尿中尿酸短暂升高。注意适当多饮水。

2. 用药前应行细胞免疫功能检查。

【制剂】　片剂:0.5 g。

【贮藏】　室温贮存。

白介素-2
(interleukin-2)

别名:IL-2、Proleukin、T 细胞生长因子

IL-2 为多肽类免疫增强剂,是一种淋巴因子,主要由辅助性 T 淋巴细胞产生。

【药理作用】　本品能刺激 T 淋巴细胞增殖,放大对抗原的免疫应答反应,并诱导 TNFα 产生,能刺激 B 淋巴细胞增殖促进抗体分泌,还能激活 NK 细胞。临床所用本品,系经基因重组技术制得。

【体内过程】　经静脉给药,其血药峰值与用药剂量大小成比例。静脉注射后,分布至肾脏的药量最多,其次为血浆、甲状腺、骨髓、脾脏、颌下腺、肺及肝中。本品体内消除迅速,主要随尿液排出。本品的清除呈双相,α 相的 $t_{1/2}$ 为 0.12～0.21 h,β 相的 $t_{1/2}$ 为 0.88～1.21 h。临床多采用连续滴注或间断滴注给药。

【适应证】　1. 用于多种癌症(特别是伴有转移的肾癌、黑色素瘤及癌性胸、腹腔积液)的免疫治疗。

2. 先天或后天免疫缺陷症,如艾滋病等。

3. 细菌、真菌及病毒感染,如慢性活动性乙型肝炎、慢性活动性 EB 病毒感染、麻风病、肺结核、白色念珠菌感染等。

【不良反应】　1. 本品可降低血管阻力和增加毛细血管通透性,引起低血容量、低血压和水钠潴留。

2. 肾功能不全患者可致尿少和氮质血症。

3. 胃肠功能紊乱表现为恶心、呕吐、腹泻、高胆红素血症、ALT 和血肌酐升高。

4. 其他反应有皮疹、贫血、发热、寒战、头痛、定向障碍、意识模糊和呼吸困难,甚至出现支气管痉挛、肺水肿和心律失常。

【禁忌与慎用】　1. 对本品过敏者、妊娠期妇女禁用。

2. 高敏体质及心、肺、肾疾病患者慎用。

3. 中枢神经系统疾病患者慎用或避免使用。

4. 哺乳期妇女应权衡本品对其的重要性,选择停药或停止哺乳。

【药物相互作用】　皮质激素可降低本品的抗癌活性,应避免合用。

【剂量与用法】　用灭菌注射水溶解,具体用法、剂量和疗程因病而异,一般采用下述几种方法(或遵医嘱)。

1. 全身给药

(1)皮下注射　60 万～150 万 IU/m^2,用 2 ml 注射用水溶解,皮下注射 3 次/周,6 周为一疗程。

(2)静脉滴注　40 万～80 万 IU/m^2,溶于 500 ml 0.9%氯化钠注射液中,滴注时间不少于 4 h,每周 3 次,6 周为一疗程。

(3)介入动脉灌注　50 万～100 万 IU/次,2～4 周一次,2～4 次为一疗程。

2. 区域与局部给药

(1)胸腔注入　用于癌性胸腔积液,100 万～200 万 IU/m^2 次,尽量抽去腔内积液后注入,1～2 次/周,2～4 周(或积液消失)为一疗程。

(2)肿瘤病灶局部给药　根据瘤灶大小决定剂量,每次用量不少于 10 万 IU,隔日一次,4～6 次为一疗程。

【用药须知】　本品的应用尚处于研究阶段,有关国外的用药方案,仅供我国临床使用参考。

【制剂】　①注射剂(粉):5 万 IU;10 万 IU;50 万 IU;100 万 IU;200 万 IU。

【贮藏】　置于阴凉、遮光处保存。

转移因子
(transfer factor)

本品主要成分为分子量小于 6000 Da 的多肽、氨基酸和多核苷酸混合物,系用健康猪或牛脾脏为原料,经去脂肪、细胞破碎、透析或超滤制成。

【药理作用】　转移因子是从致敏 T 细胞和单核细胞中抽提出来的可将供体的某种特定的细胞免疫功能特异地转移给受体,使受体也具有该种细胞免疫能力的可透析的非蛋白物质。过去认为本品有种属特异性,即从不同种类动物中制成的转移因子不能互相转移;现已证明,不仅从恒河猴、黑猩猩制备的本品对人类转移细胞进行免疫已获成功,连大白鼠的转移因子也可转移给人类。

【体内过程】　本品口服后,主要通过上消化道

吸收,并在血中停留较长时间(24 h 以上)。本品的免疫活性不受胃蛋白酶及胃酸的影响。口服或注射都能转移抗原依赖性细胞免疫效应。

【适应证】 1. 用于治疗病毒性或霉菌性细胞内感染(如带状疱疹、流行性乙型脑炎、白色念珠菌感染、病毒性心肌炎等)。

2. 对恶性肿瘤可作为辅助治疗剂(主要用于肺癌、鼻咽癌、乳腺癌、骨肉瘤等)。

3. 免疫缺陷病(如湿疹、血小板减少、多次感染综合征及慢性皮肤黏膜真菌病有较好的疗效)。

【不良反应】 1. 注射局部常有酸、胀、痛感。

2. 个别出现皮疹、瘙痒。

3. 罕见短暂发热。

4. 肝炎患者用药后偶见肝功能不全加重。

【禁忌与慎用】 对本品过敏者禁用。

【剂量与用法】 以下剂量以多肽计算。

1. 皮下注射 应注射于淋巴回流比较丰富的上臂内侧或腹股沟下端的皮下,亦可直接注射于淋巴结或病灶局部。一次 3 mg,1 次/周或 1 次/2 周。

2. 口服 一次 3~6 mg,2~3 次/日。

【制剂】 ①注射剂(粉):3 mg 多肽及 100 μg 核糖。②注射液:2 ml 含 3 mg 多肽及 100 μg 核糖。③口服液:10 ml 含 20 mg 多肽及 600 μg 核糖。④胶囊剂:3 mg 多肽及 100 μg 核糖;6 mg 多肽及 200 μg 核糖。

【贮藏】 密闭,在凉暗处(不超过 20 ℃)保存。

香菇多糖
(lentnus edodes mycelia polysacharide)

【药理作用】 1. 在一定剂量范围内,本品能激活巨噬细胞活性,诱导 B 淋巴细胞合成 IgG 和 IgM,提高巨噬细胞的吞噬功能,提高自然杀伤细胞活性,诱导干扰素的产生及白介素的分泌,从而达到恢复和提高机体免疫功能

2. 能降低肝损伤引起的转氨酶升高,并促进肝糖原生成,对肝脏起保护作用。

3. 抗肿瘤作用,通过增强宿主免疫系统 T 淋巴细胞介导的细胞免疫功能,改变淋巴细胞亚群比例,促进 B 淋巴细胞合成 IgM 的能力,伴有干扰素的分泌,达到杀伤肿瘤细胞的效果。

4. 调节机体免疫功能,增强机体抗菌、抗病毒和抗寄生虫感染的能力。

【适应证】 1. 主要用于急、慢性病毒性肝炎、慢性活动性肝炎、肝硬化、糖尿病及尖锐湿疣等。

2. 辅助肿瘤治疗,适用于胃癌及其转移及白血病、肺癌、肝癌等治疗。

【剂量与用法】 口服一次 15~30 mg,2 次/日。

【用药须知】 药理试验中发现本品有抗血小板凝聚作用,因而有出血症患者慎用。

【制剂】 片剂:2.5 mg;10 mg;15 mg。

【贮藏】 遮光、密闭、在阴凉干燥处保存。

云芝多糖
(krestin)

别名:云芝多糖 K、云星、云芝肝泰、Polysaccharide K、PS-K

本品是从云芝中提取的一种含有 15%~25% 蛋白质的蛋白多糖。

【药理作用】 本品为非特异性免疫增强药,能促进 T 细胞、NK 细胞和巨噬细胞的活力,增加 IFN、IL-1、IL-2 和 TNF 等淋巴因子分泌,从而抑制和消灭被感染的细胞,对正常细胞无影响。动物实验证实,本品可促进肝巨噬细胞的功能。可使 HBsAg 滴度下降,部分转阴,改善肝炎症状。

【适应证】 1. 用于慢性乙型病毒性肝炎。

2. 合用丝裂霉素、环磷酰胺、氟尿嘧啶或阿糖胞苷治疗胃癌、食管癌、结肠癌、直肠癌、肺癌、乳腺癌。

3. 适用于儿童反复呼吸道感染。

【不良反应】 本品在治疗剂量下无致突变作用,不良反应少。偶见皮疹、恶心、呕吐。

【剂量与用法】 1. 治疗慢性肝炎 口服胶囊剂 2 粒,3 次/日。

2. 辅助抗肿瘤 口服 1~3 g,3 次/日,3 个月或更长时间为一疗程。

【制剂】 ①片剂:0.1 g;0.5 g。②胶囊剂:0.5 g。

【贮藏】 密闭、在阴凉干燥处保存。

甘露聚糖肽
(mannatide)

别名:多抗甲素

本品为免疫增强药,是从 A 族链球菌培养液中提取的一种 α-肽甘露聚糖。

【药理作用】 本品具有增强机体免疫功能和激活吞噬细胞,升高外周白细胞的作用。能提高骨髓造血机能和机体应激能力。

【体内过程】 本品吸收快而安全,吸收后可被机体利用,参与机体的代谢活动。

【适应证】 用于免疫功能低下、反复呼吸道感染、白细胞减少症和再生障碍性贫血的辅助治疗;也可作为肿瘤辅助治疗,减轻放、化疗对造血系统的副作用和胃肠道反应。

【不良反应】　少数患者有一过性发热,偶见皮疹、胸闷、呼吸困难,有发生呼吸骤停的报告;注射局部疼痛。

【禁忌与慎用】　1.对本品过敏者、风湿性心脏病、支气管哮喘、气管炎患者禁用。

2.高敏体质者慎用。

【剂量与用法】　1.口服　成人5～10 mg(1～2片),3次/日,1个月为一疗程。儿童用量酌减或遵医嘱。

2.肌内注射　一次5～10 mg,1～2次/日,或隔日1次。

3.静脉滴注　一次5～10 mg,加入100 ml 0.9%氯化钠注射液中滴注,1次/日。

【制剂】　①片剂:5 mg。②注射剂:5 mg/2 ml。

【贮藏】　密闭、在阴凉干燥处保存。

草分枝杆菌

(mycobacterium moelleri)

别名:乌体林斯、Utilin"s"

本品系采用德国原菌液,并按照德国 Sanum-Kehlbeck 公司标准工艺生产的。

【药理作用】　灭活的草分枝杆菌进入人体后,T淋巴细胞受到刺激,释放出多种淋巴因子,如 MAF、MIF、MCF、MMF 等,这些因子作用于单核巨细胞系统,使之向病灶部位聚集、活化,对病原菌进行吞噬、杀伤和清除;同时,NK 细胞、B 淋巴细胞也活化、增多;IgM、IgG 增加或趋于正常,持久地介入人体的免疫过程,不断地调节机体免疫系统的免疫能力,特别是细胞免疫系统的功能,增强机体免疫能力。临床验证结果证明,在免疫功能检查中,T 淋巴细胞亚群,T3、T4、T8、T4/T8 明显增加,统计学具有显著差异(P<0.01),NK 和免疫球蛋白均明显变化,统计学具有显著差异(P<0.01)。说明本品具有显著免疫增强作用,能明显增加机体抵抗力,达到治疗、预防疾病的目的。

【适应证】　主治免疫功能低下的疾病。如肺和肺外结核、慢性支气管炎、支气管哮喘、支气管扩张、胸膜炎、风湿性关节炎、胃炎、肝炎、慢性扁桃体炎、直肠瘘、多发性硬化、红斑性狼疮以及乳腺癌、淋巴肉瘤、支气管源性癌、胃癌、黑色素瘤、肾上腺、白血病、上皮源性膀胱癌等。

【不良反应】　本品注射后,少数患者可能会出现疲倦或发热,局部可能出现红肿、硬结、疼痛,停药即可逐渐消散。

【剂量与用法】　本品供深部肌内注射。每2周注射1支。

【用药须知】　1.使用前充分摇匀。

2.高热患者禁用。

3.一次注射前,应认真观察注射部位的情况,如出现红肿、硬结、疼痛应更换注射部位或暂停注射,待红肿、硬结、疼痛消失后再注射。反之,若继续注射,极有可能出现注射部位无菌性坏死。

4.本品同其他药物及疫苗相容(疫苗注射后间隔2周再用本品为佳),但不可同时使用免疫抑制药。

【制剂】　注射液:1 ml(含 17.2 μg 草分枝杆菌)。

【贮藏】　在室温、干燥、阴暗处保存。

核糖核酸Ⅰ

(ribonucleic acid Ⅰ)

别名:太空碧莎甘泰Ⅰ号

本品为来源于动物肝脏的核糖核酸。

【CAS】　63231-63-0

【理化性状】　本品为白色或类白色块状物或粉末,易溶于水。

【药理作用】　肝炎辅助药,可提高机体细胞免疫功能,促进肝细胞合成蛋白质,降低 ALT。

【适应证】　用于慢性迁移性肝炎、活动性肝炎、肝硬化及其他肝脏疾病。

【不良反应】　荨麻疹、头晕、恶心、脉速、发热等反应。

【妊娠期安全等级】　C。

【禁忌与慎用】　任何类型结核病、糖尿病、异常消瘦、血液病、肾病、胰腺病、中枢神经系统器质性病变患者禁用。

【剂量与用法】　1.肌内或皮下注射　以2 ml 0.9%氯化钠注射液溶解,肌内或皮下注射,一次6 mg,隔日1次,3月为一疗程。

2.静脉滴注　3.0～5.0 mg/kg,1次/日或隔日1次。

【用药须知】　1.本品可引起全身反应,给药后10 min 内出现荨麻疹、头晕、恶心、脉速、体温升高者应停止使用。

2.注射部位可能产生直径1～10 cm 的红肿疼痛范围,持续1～3 d,红肿直径在10 cm 以上者应停止使用。

3.可使用1～2个疗程,使用2个疗程无明显疗效者应改用其他疗法。

4.本品注射剂溶解后出现浑浊不宜使用。

【制剂】　注射剂(粉):6 mg;10 mg。

【贮藏】　密闭,阴凉干燥处保存。

核糖核酸Ⅱ
(ribonucleic acid Ⅱ)

别名:BP素

本品为提取自动物胰脏的核糖核酸。

【CAS】　63231-63-0

【理化性状】　本品为白色或类白色块状物或粉末,易溶于水。

【药理作用】　本品具有提高机体细胞免疫功能和抑瘤作用。动物实验表明本品可明显抑制带瘤小鼠肿瘤的生长,使实体瘤体积缩小或消失,其抑瘤率为68.3%。病理组织学证实,本品能引起瘤细胞空泡样变性和液化性坏死,在其周围有大量增生纤维芽细胞、巨噬细胞和淋巴细胞,甚至以结缔组织代替瘤组织。

【适应证】　用于治疗胰腺癌、肝癌、胃癌、肺癌、乳腺癌、软组织肉瘤及其他癌症的辅助治疗,对乙型肝炎的辅助治疗有较好的效果。本品亦可用于其他免疫机能低下引起的各种疾病。

【不良反应】　1. 本品能引起头晕、恶心、胸闷、心悸以及荨麻疹、体温升高的全身反应。

2. 注射部位可能产生局部红肿疼痛,其范围直径约1~10 cm,反应约持续1~3 d。

【妊娠期安全等级】　C。

【禁忌与慎用】　对本品过敏者禁用,过敏性体质患者慎用。

【剂量与用法】　1. 静脉注射　以5%葡萄糖注射液或0.9%氯化钠注射溶解后静脉注射,100~300 mg,1次/日。

2. 肌内注射　以2 ml 0.9%氯化钠注射液或灭菌注射用水溶解后行肌内注射,50~100 mg,1次/日。

【用药须知】　1. 给药后10 min内如出现荨麻疹、体温升高者应停止使用。

2. 注射部位红肿直径在10 cm以上者应停止使用。

【制剂】　注射剂(粉):50 mg。

【贮藏】　密闭,阴凉干燥处保存。

核糖核酸Ⅲ
(ribonucleic acid Ⅲ)

本品为提取自动物脾脏的核糖核酸。

【CAS】　63231-63-0

【理化性状】　本品为白色或类白色块状物或粉末,易溶于水。

【药理作用】　本品能提高机体细胞免疫功能如

下:①能超越种属界限传递给患者免疫信息。②激活T淋巴细胞促使其分裂、增殖,调节抑制T细胞与辅助细胞的比例。③激活体内免疫细胞,杀伤肿瘤细胞及病毒细胞。④诱导体内产生内源性干扰素、TNF及多种免疫调节因子。

【适应证】　用于各种恶性肿瘤的辅助治疗;亦可用于支气管炎、支气管哮喘、银屑病、荨麻疹等的治疗。

【不良反应】　尚无报道。

【禁忌与慎用】　对本品过敏者禁用,过敏性体质患者慎用。

【剂量与用法】　1. 腋窝、腹股沟处皮下或肌内注射　用灭菌注射用水2 ml溶解,一次10~20 mg。

2. 各种恶性肿瘤　一般术后第2日开始用药,1次/日,一次20 mg,15 d为一疗程,三个疗程为佳。

3. 支气管炎,支气管哮喘　隔日1次(小儿每周1次),一次10 mg,20次为一疗程。

4. 银屑病、荨麻疹　2次/周,一次10 mg,3~5个月为一疗程。

【用药须知】　1. 给药后10 min内如出现荨麻疹、体温升高者应停止使用。

2. 注射部位红肿直径在10 cm以上者应停止使用。

【制剂】　注射剂(粉):10 mg。

【贮藏】　密闭,阴凉干燥处保存。

抗乙肝免疫核糖核酸
(iRNA-anti hepatitis B immune)

本品是用乙肝疫苗作抗原免疫动物的淋巴组织,以化学方法提取而成的生物制剂。

【药理作用】　本品可传递细胞免疫反应和体液免疫反应,可提高机体的免疫功能,发挥免疫核糖核酸的免疫作用。本品是通过mRNA和超抗原(Ag-iRNA复合物)而发挥作用。最近研究表明,注射本品8 h后,就可在体内诱生出高活性的内源性干扰素,24 h达高峰,最高效价为800~1000 U/ml,44 h后逐渐下降后消失。另一项本品对乙肝病毒前蛋白的调控研究表明,本品可抑制乙肝病毒前S蛋白的转录,从而阻止(或解离)乙肝病毒对肝细胞的吸附。

【适应证】　本品具有提高机体细胞免疫功能,能使乙肝抗原转阴,促使乙肝抗体形成之功效。用于治疗乙肝、乙肝病毒携带者、肝硬化、肝肿大、肝损伤、急慢性肝炎、迁延性肝炎、肝癌等。对乙肝抗原三阳者、特别是对乙肝抗原转阴效果最佳。

【不良反应】　可引起过敏反应,多数患者可有轻度发热、乏力及头痛,注射局部可引起疼痛、红肿、甚至硬块。严重者应停用。

【禁忌与慎用】　结核病患者、异常消瘦者、血液病患者、肾病患者、胰腺疾病患者、失代偿的心血管疾病患者、器质性中枢神经系统病变患者禁用。

【药物相互作用】　1. 与胸腺肽或转移因子合用，可增强本品的疗效。

2. 与精制人白细胞干扰素或基因工程干扰素合用，本品疗效更为明显。

【剂量与用法】　1. 淋巴结周围（腋窝下或腹股沟周围）、皮下或肌内注射　一次 2～4 mg，用 0.9% 氯化钠注射液或肝素 1 ml 溶解，第 1 月隔日注射 1 次，以后一周注射 2 次，3 个月为一疗程。

2. 静脉注射　一次 30～50 mg，一日或隔日 1 次。儿童剂量减半。

【用药须知】　1. 在给药后 10 min 内可出现荨麻疹、头晕、恶心、脉搏加快、体温升高等反应，出现时应停止使用本品。注射局部红肿直径在 10 cm 以上者也应停用。

2. 使用本品的第 1 个月可出现 ALT 增高，此为正常现象。继续用药，ALT 则会明显下降。

3. 使用 2 个疗程无明显疗效者，应改用其他疗法。

【制剂】　①注射液：2 mg/1 ml。②注射剂（粉）：1 mg；2 mg。

【贮藏】　密闭贮于 2～8 ℃。

抗乙肝转移因子
(transfer factor against hepatitis B)

【药理作用】　本品能传递乙型肝炎的特异性细胞免疫信息，具有调节和增强机体特异性抗乙型肝炎病毒感染的细胞免疫的功能。当其进入人体后，可使患者的正常 T 细胞转变成特异性致敏 T 细胞。致敏 T 细胞分为杀伤性致敏 T 细胞（TC）和迟发型超敏反应性 T 细胞（TDTH）两种。杀伤性致敏 T 细胞（TC）能对乙型肝炎病毒寄生的肝细胞实行特异性杀伤，迟发型超敏反应性 T 细胞（TDTH）则可释放出多种淋巴因子，介导炎症反应，增强杀伤病毒作用。同时释放的淋巴因子又可使机体内其他淋巴细胞致敏，形成更多的效应淋巴细胞，增强、扩大细胞免疫效应，从而达到调节人体特性免疫功能。

【适应证】　主要用于 HBeAg 和 HBV-DNA 阳性的慢性乙型肝炎患者。

【不良反应】　部分患者可发生轻度腹胀或原有腹胀加重，经给予胃动力药 2～3 d 后可缓解，部分患者也可自行缓解。

【禁忌与慎用】　对本品过敏或肝、肾功能和造血功能衰竭患者禁用。

【剂量与用法】　1. 空腹口服，1 次/日，一次 10 mg 或遵医嘱。一个疗程 3 个月，根据病情可服 1～3 个疗程。

2. 本品每支加入注射用水 2 ml 溶解，肌内注射，12 周为一疗程，第 1～4 周，1 次/日，一次注射 2 mg，第 5～12 周，1 次/2 日，一次注射 2 mg。

【制剂】　①口服液：10 mg/10 ml。②注射剂（粉）：2 mg。

【贮藏】　遮光、贮于 2～8 ℃。

细菌溶解产物
(bacterial lysates)

别名：泛福舒、Broncho-Vaxom

【药理作用】　本品为免疫增强药。在人体中，可加快 T 淋巴细胞的循环，提高唾液中分泌型免疫球蛋白 A(sIgA)的分泌水平，增进多克隆有丝分裂原的非特异性反应及增强混合的异源淋巴细胞的反应。动物实验表明：本品对实验感染的抵抗力有增强作用，对巨噬细胞和 B 淋巴细胞有刺激作用，并可增加呼吸道黏膜的免疫球蛋白分泌。

【适应证】　1. 用于预防反复呼吸道感染及慢性支气管炎急性发作。

2. 可作为急性呼吸道感染治疗的合并用药。

【不良反应】　临床试验表明，不良反应发生率为 3%～4%：最常见胃肠道紊乱（恶心、腹痛、呕吐）、皮肤反应（出疹、荨麻疹）、呼吸道不适（咳嗽、呼吸困难、哮喘）。其他可见发热、疲劳、过敏反应等。

【禁忌与慎用】　对本品过敏者禁用。

【剂量与用法】　1. 成人常规剂量（口服给药）

(1)预防和（或）巩固治疗　使用成人胶囊剂，7 mg/d，空腹服用，一月连用 10 d，连用 3 个月为一疗程（即连服 10 d，停 20 d；再服 10 d，停 20 d；再服 10 d）。

(2)急性期治疗　使用成人胶囊剂，一次 7 mg，1 次/日，空腹服用，至症状消失（但至少用 10 d）。如需使用抗生素，宜从治疗开始就合用。

2. 儿童常规剂量（口服给药）

(1)预防和（或）巩固治疗　6 个月至 12 岁儿童，使用儿童胶囊剂，3.5 mg/d，余参见成人给药。

(2)急性期治疗　6 个月至 12 岁儿童，使用儿童胶囊剂，一次 3.5 mg，1 次/日，余参见成人给药。

【用药须知】　1. 遇患者吞服胶囊剂困难时，可将胶囊剂打开，将其内容物加入饮料（果汁、牛奶等）中服用。用药期间，如出现持续胃肠道紊乱、长时间持续的皮肤反应及呼吸道不适，应中断治疗。目前尚未见药物过量的报道。

2. 药物对儿童的影响 根据目前资料,6个月以下儿童免疫系统发育尚不成熟,故不推荐服用本品。

3. 药物对妊娠的影响 尚未做妊娠期妇女对照试验。动物生殖试验未见对胚胎有影响。

4. 尚不知晓本品是否可分泌到组织中,哺乳期妇女慎用。如确需使用,应选择停药或停止哺乳。

【制剂】 胶囊剂:7 mg(成人);3.5 mg(儿童)。

【贮藏】 避热,15～25 ℃贮藏。

胸腺喷丁
(thymopentin)

别名:和信、替波定、欣复特、胸腺五肽、胸腺增生素、Immunox、Mepentil、Pentapeptide、Sintomodulina、Thymopoiefin、Thymopoietin Pentapeptide、Timopentin、Timunox。

本品为合成的促胸腺生成素的第 32～36 位五肽。

【CAS】 69558-55-0

【ATC】 L03AX09

【理化性状】 1. 本品为白色疏松块状物或粉末。

2. 化学名:L-arginyl-L-lysyl-L-α-aspartyl-L-valyl-L-tyrosine

3. 分子式:$C_{30}H_{49}N_9O_9$

4. 分子量:679.76

【药理作用】 本品具有与胸腺素相同的调节免疫系统的功能,可诱导前 T 细胞分化、成熟,调节成熟 T 细胞的免疫活性。对多种免疫失调,如先天无胸腺,胸腺切除、老年胸腺萎缩性功能减退、感染、肿瘤以及自身免疫性疾病中因不同 T 细胞亚群的比例和功能改变而引起的免疫功能低下等,本品都有使免疫反应趋向正常的调节作用。

【体内过程】 本品在人血浆中很快被蛋白酶和氨肽酶降解,$t_{1/2}$ 约为 30 s,而在腹腔存留时间比血浆长,可达 3.5～7 min。服药 10 min 后,人唾液中能保留 25% 不被降解。尽管本品代谢较快,但单次注射后,药物很快作用于靶细胞,通过第二信使作用,能使体内活性维持数日至数周。

【适应证】 1. 用于原发性或继发性免疫缺陷病的治疗,如 T 细胞缺陷病。

2. 可作为免疫功能增强剂,用于改善恶性肿瘤患者因放疗、化疗所致的免疫功能低下;也用于老年人及免疫功能低下患者。

3. 用于某些自身免疫性疾病,如类风湿关节炎、系统性红斑狼疮等。

4. 本品尚可用于 18 岁以上的慢性乙型肝炎患者。

【不良反应】 1. 常见的不良反应是注射部位疼痛和硬结。

2. 个别患者用药后可见恶心、发热、头晕、胸闷、无力,偶见嗜睡、倦怠,但不影响继续用药。

3. 慢性乙型肝炎患者使用时可见 ALT 水平短暂上升,如无肝功能衰竭预兆出现,仍可继续使用本品。

【禁忌与慎用】 1. 对本品过敏者、使用免疫抑制治疗的患者(如器官移植者)禁用。

2. 18 岁以下患者安全性和有效性尚未建立。

3. 目前尚不知道本品是否对人类胚胎有害,或是否影响生育能力,故本品只能在十分必要时才在妊娠期妇女中使用。

4. 尚不知晓本品是否可分泌到组织中,哺乳期妇女慎用。如确需使用,应选择停药或停止哺乳。

【药物相互作用】 1. 本品与 IFN 合用,对于改善免疫功能,有协同作用。

2. 本品与许多常用药物合并使用,未发现明确相互作用,其中包括 NSAIDs、抗生素、激素、镇痛药、降压药、利尿药、治疗心血管疾病的药物、中枢神经系统药物及避孕药。

【剂量与用法】 1. 原发性免疫缺陷 肌内注射,用前加灭菌注射用水 1 ml 溶解,开始时 0.5～1 mg/(kg·d),连续 2 周,维持量为一次 0.5～1 mg/kg,2～3 次/周。

2. 改善恶性肿瘤患者的免疫功能低下 溶于 0.9%氯化钠注射液 250 ml 中,缓慢静脉滴注。一次 1 mg,1～2 次/日,15～30 d 为一个疗程,或遵医嘱。

【用药须知】 1. 本品不宜与其他任何药物混合注射。

2. 使用前应做皮肤敏感试验(浓度 1∶100),过敏者禁用。

3. 目前尚无任何有关人体过量(治疗或意外)的报道。动物毒性实验显示在 10 mg/kg 剂量以下(目前研究所用最高量)没有任何不良反应发生。

4. 用药期间应监测免疫功能,并定期检查肝功能。

【制剂】 ①注射液:1 mg/1 ml;10 mg/1 ml。②注射剂(粉):1 mg;2 mg;4 mg;5 mg;10 mg;50 mg。

【贮藏】 密闭,在凉暗处保存。

胸腺肽

(thymosin)

别名:艾欣舒、安珐布、百扶太、迪赛、康司艾、路麦、奇莫欣、沙也金、万原、新状泰、胸腺素、胸腺因子,Thymopeptide

本品系自健康小牛胸腺中提取的分子量小于 10 kDa 的含有生物活性的多肽。

【药理作用】　本品可使由骨髓产生的干细胞转变为 T 淋巴细胞,因而可增强细胞免疫功能,对体液免疫的影响很小。其作用可能为:①能连续诱导 T 细胞分化发育的各个阶段;②具有调节机体免疫平衡的作用;③能增强成熟 T 淋巴细胞对抗原或其他刺激的反应。

【适应证】　用于治疗各种原发性或继发性 T 细胞缺陷病、某些自身免疫性疾病、各种细胞免疫功能低下的疾病以及肿瘤的辅助治疗。

1. 各型重症肝炎、慢性活动性肝炎、慢性迁延性肝炎及肝硬化等。

2. 带状疱疹、生殖器疱疹及尖锐湿疣等。

3. 支气管炎、支气管哮喘、肺结核,以及预防上呼吸道感染等。

4. 各种恶性肿瘤的辅助治疗。

5. 原发性胸腺免疫功能缺陷、过敏性哮喘、口腔干燥综合征、红斑狼疮、风湿性及类风湿疾病、强直性脊柱炎、吉兰-巴雷综合征等。

6. 再生障碍性贫血、白血病、血小板减少症等。

7. 病毒性角结膜炎、过敏性鼻炎等。

8. 老年性早衰、妇女更年期综合征等。

9. 多发性疖肿、面部皮肤痤疮、银屑病、扁平苔癣及上皮角化症等。

10. 儿童组织细胞增生症、儿童先天性免疫缺陷症等。

11. 适用于胸腺发育不全综合征、运动失调性毛细血管扩张症、慢性皮肤黏膜真菌病等免疫缺陷病。国内猪胸腺素适用于治疗复发性口疮、麻风、重症感染、慢性肾炎等伴有细胞免疫功能低下的患者。

【不良反应】　1. 常见的不良反应为发热。

2. 少数患者有荨麻疹等皮疹,个别患者可出现头昏等。

3. 偶见胸闷、注射部位红肿,一般可自行消失。

4. 本品注射液可能导致过敏性休克。

【禁忌与慎用】　1. 对本品过敏者、器官移植患者、细胞免疫功能亢进者、胸腺功能亢进或胸腺肿瘤患者禁用。

2. 过敏体质者慎用。

3. 尚不清楚本品对胚胎及生育能力是否有害,妊娠期妇女用药应权衡利弊。

4. 尚未证实本品可分泌入乳汁,但哺乳妇女用药应权衡利弊。如确需使用,应选择停药或停止哺乳。

【药物相互作用】　1. 与干扰素合用,对于改善免疫功能有协同作用。

2. 与抗生素合用,可增强抗菌作用。

3. 与化疗药合用,可减少化疗药的不良反应。

【剂量与用法】　1. 口服　①肠溶片,一次 5～30 mg,1～3 次/日。②肠溶胶囊剂,一次 5～15 mg,3 次/日,病情严重者可增至一次 30 mg,3 次/日。

2. 皮下注射或肌内注射　一次 10～20 mg,1 次/日。

3. 静脉滴注　一次 20～80 mg,溶于 0.9% 氯化钠注射液或 5% 葡萄糖注射液 500 ml 中静脉滴注,1 次/日。

【用药须知】　1. 使用前须做皮试,皮试阳性者不能使用。皮试阴性者应注意监测。

2. 出现皮疹等症状时应停药。

3. 治疗期间应定期检查肝功能。

【制剂】　①肠溶片:3 mg;20 mg;30 mg。②肠溶胶囊剂:5 mg;15 mg;30 mg。③注射液:2 mg/2 ml;5 mg/2 ml; 20 mg/2 ml; 40 mg/5 ml; 50 mg/5 ml;60 mg/10 ml;70 mg/10 ml;80 mg/10 ml。④大容量注射液:250 ml 含本品 60 mg 与氯化钠 2.25 g。⑤注射剂(粉):2 mg;4 mg;5 mg;10 mg;20 mg;50 mg;60 mg;80 mg。

【贮藏】　密闭,在干燥凉暗处(遮光且不超过 20 ℃)保存。

胸腺法新

(thymalfasin)

别名:日达仙、赛特定、胸腺肽 α_1、胸腺肽 7-α_1、重组人胸腺素 $\alpha1$、Recombinant Human Thymosin $\alpha1$、Zadaxin

本品为免疫增强药,为一乙酰化多肽。

【CAS】 62304-98-7

【理化性状】　1. 本品为白色疏松块状物。

2. 分子式:$C_{129}H_{215}N_{33}O_{55}$

3. 分子量:3108.28

【药理作用】　1. 本品治疗慢性乙型肝炎和增强免疫系统反应性的作用机制尚未完全阐明。多项体外试验显示,本品通过刺激周围血淋巴细胞丝裂原而促进 T 淋巴细胞的成熟,增加抗原或丝裂原激活后 T 细胞分泌干扰素-α、干扰素-γ、白介素-2(IL-2)、白介素-3 等淋巴因子,同时增加 T 细胞表面淋巴因子受体。本品还可通过激活 CD4 细胞,而增强异体和自体的人类混合淋巴细胞反应。本品可能增加前 NK 细胞的聚集,而干扰素可使其细胞毒性增强。体内试验显示,本品可以提高经刀豆蛋白 A 激活后小鼠淋巴细胞 IL-2 受体的表达,同时提高 IL-2 的分泌。

2. 此外,有研究认为,本品对预防恶性肿瘤患者化疗所致的不良反应有作用。已有研究结果显示,在化疗前 4 日,一日 1 次皮下注射 1.6 mg,化疗结束后一日 1 次皮下注射 1.6 mg,连用 2 日,6 次为一疗程,可减轻化疗所致的胃肠道反应(如恶心、呕吐、口腔炎等)、骨髓抑制、肝功能损害等不良反应。

3. 近年来,还有研究显示,在外科感染性疾病中使用本品可提高患者免疫功能。其可能的机制是胸腺肽能促进前 T 细胞表面抗原的表达,通过延迟自由基的产生和减少谷胱甘肽的消耗,拮抗淋巴细胞成熟过程中的凋亡而起作用。

【体内过程】　本品皮下注射吸收良好。单次皮下注射 1.6 mg,1.67 h 达血药浓度峰值,约为 37.51 ng/ml,AUC 约为 152.15(ng·h)/ml。在 900 μg/m^2 剂量下,皮下注射约 1 h 后血药浓度峰值为 25~30 ng/ml,峰浓度约持续 2 h,18 h 内可恢复到基础水平。本品反复给药无蓄积现象。约 60% 药物经肾随尿液排出,$t_{1/2}$ 约为 1.65 h。

【适应证】　1. 用于治疗慢性乙型肝炎。

2. 用于增强机体免疫,可增强免疫损害患者对病毒疫苗(如流感疫苗或乙肝疫苗)的免疫应答。

3. 还可用于治疗非小细胞肺癌及恶性黑色素瘤。

【不良反应】　1. 偶见注射部位红肿、不适。

2. 慢性乙型肝炎患者用药后,可出现血清 ALT 水平暂时波动至基础值 2 倍以上。

3. 在临床试验中可见发热和轻度恶心。

【禁忌与慎用】　1. 对本品过敏者、正在接受免疫抑制治疗者(如器官移植者)禁用。

2. 对其他胸腺激素过敏者、正在接受皮质激素治疗的患者慎用。

3. 18 岁以下患者用药的安全性和有效性尚未确定。

4. 本品对动物胎仔没有影响,但是否会对人类胚胎产生影响尚不明确。妊娠期妇女使用本品时应慎重。

5. 本品是否能经乳汁分泌尚不明确,哺乳期妇女使用本品时应慎重。如确需使用,应选择停药或停止哺乳。

【药物相互作用】　本品与干扰素联合使用,可增强免疫应答。

【剂量与用法】　本品仅能皮下注射。

1. 慢性乙型肝炎　常用剂量为一次 1.6 mg(或 0.9 mg/m^2),2 次/周,可持续治疗 1 年。

2. 丙型肝炎　本品剂量为一次 1.6 mg,2 次/周,同时联合使用干扰素 α-2 b(300 万 U/次,3 次/周),持续 6 个月。单用本品治疗无效。

3. 丁型肝炎　一次 0.9 mg/m^2,一周 2 次,持续用药 6 个月。此给药方案的疗效及安全性还需进一步确定。

4. 恶性黑色素瘤　采用本品、达卡巴嗪和 IL-2 联合治疗的方案。首日给予达卡巴嗪 850 mg/m^2,此后的第 4~7 d 给予本品 2 mg,皮下注射;第 8~12 d 给予 IL-2,一日 1800 万 U/m^2。每 3 周重复一个给药周期,最多使用 6 个周期。

5. 非小细胞肺癌　一次 0.9 mg/m^2,2 次/周,连续用药 1 年。

6. 作为慢性肾功能衰竭患者的免疫增强药,用于增强疫苗的免疫应答:①乙型肝炎疫苗:在一次疫苗接种后皮下注射本品 5 次(一次 0.9 mg/m^2,2 次/周)。②流行性感冒疫苗:在疫苗接种后皮下注射本品 8 次(一次 0.9 mg/m^2,2 次/周)。

7. 作为接受流行性感冒疫苗的免疫应答增强药,老年人一次 0.9 mg/m^2,2 次/周,皮下注射 8~10 次(4~5 周)。首剂应在接种流行性感冒疫苗后立即给予。77 岁以上患者的反应最佳。

8. 作为慢性透析患者的免疫增强药,用于增强疫苗的免疫应答。用法用量同肾功能不全时剂量。

【用药须知】　1. 为避免引起过敏反应,注射前或停药后再次注射时应根据产品说明书确定是否需进行皮试。

2. 用药前每瓶(1.6 mg)以 1ml 注射用水溶解后立即皮下注射,不应作肌内注射或静脉注射。

3. 本品不应与其他任何药物混合注射。

4. 慢性乙型肝炎患者用药期间若出现血清 ALT 水平波动,通常应继续使用,除非出现肝功能衰竭的征兆。

5. 乙型肝炎患者用药期间应定期(如每月)进行血清 ALT、AST、ALP、胆红素及乙型肝炎病毒抗原抗体检测。

【制剂】　注射剂(粉):1.6 mg。

【贮藏】　密封、遮光,贮于 2~8 ℃。

人免疫球蛋白

(human immunoglobulin)

【药理作用】　本品是用乙型肝炎疫苗免疫健康

人,取其血浆经低温乙醇法纯化并经病毒灭活处理制备的免疫球蛋白制剂,含有10%蛋白质,其中90%以上为免疫球蛋白,并含有一定量抗-HBs(RIA法≥6 IU/g蛋白质)及白喉抗体(PHA法≥3 HAU/g蛋白质)。主要用于预防麻疹和传染性肝炎。

【体内过程】 由于用健康人血浆或血清纯化制备,因而球蛋白中含有各种抗体,可在短期内为机体提供被动免疫,调节加强其免疫状态,从而起到预防及提高疗效的作用。

【适应证】 用于常见病毒性感染的被动免疫,主要用于预防麻疹发病或减轻症状,预防传染性肝炎,以及提高机体的免疫功能状态。

【剂量与用法】 1. 预防麻疹 可在与麻疹患者接触7 d内按每千克体重注射0.05~0.15 ml,或5岁以下儿童注射1.5~3 ml,6岁以上儿童最大量不超过6 ml。1次注射预防效果通常为2~4周。

2. 预防甲型肝炎 按每千克体重注射0.05~0.1 ml,或儿童一次注射1.5~3 ml,成人一次注射3 ml,一次注射通常效果为1个月左右。

【用药须知】 1. 如有摇不散的沉淀、异物或安瓿有裂纹、过期失效者均不可使用。

2. 安瓿打开后,制品应一次注射完毕,不得分次使用。

【制剂】 注射剂:蛋白质浓度为100 g/L。按分装量分为每瓶蛋白质装量为150 mg;300 mg。

【贮藏】 液体制剂应于2~8℃遮光保存和运输,冻干制剂应于8℃以下遮光保存和运输。自效价检定合格之日起,液体制剂有效期为3年,冻干制剂有效期为5年。

匹多莫德
(pidotimod)

别名:万适宁、金世力德、匹多莫特、吡酮莫特、普利莫、谱乐益、芙露饮、匹多替莫、Fuluyin、Adimod、Axil、Onaka、Pigtil、Polimod Poli

【ATC】 L03AX05

【理化性状】 1. 本品为白色结晶状粉末,无味,微溶于水,几乎不溶于三氯甲烷。注射液为无色或微黄色的澄明溶液,无臭。

2. 化学名:(4R)-3-(5-oxo-L-prolyl)-1,3-thiazolidine-4-carboxylic acid

3. 分子式:$C_9H_{12}N_2O_4S$

4. 分子量:244.3

5. 结构式

【药理作用】 本品为免疫促进剂,对非特异免疫反应和特异免疫反应均有促进作用。能加强巨噬细胞及中性粒细胞的吞噬活性,提高其趋化性。激活自然杀伤细胞,促进有丝分裂原引起的淋巴细胞增殖,使免疫功能低下时降低的辅助性T细胞($CD4^+$)与抑制性T细胞($CD8^+$)的比值升高,恢复正常。通过刺激IL-2和IFN-γ促进细胞免疫反应。本品并无直接的抗菌和抗病毒活性,是通过对机体的免疫功能的促进而发挥显著的抗菌及抗病毒作用。

【体内过程】 静脉或肌内注射给药的血浆$t_{1/2}$为1 h;口服给药吸收迅速,生物利用度37%~45%,$t_{1/2}$为4 h,血浆CL为5 L/h,V_d为30 L。

【适应证】 临床主要用于儿童反复发作的呼吸道感染、尿路感染(泌尿道感染);对慢性支气管炎亦有治疗效果;对病毒、流感及病毒性疱疹有效;还可用于双球菌肺炎及大肠埃希菌、铜绿假单胞菌、变形杆菌所致的感染。

【不良反应】 常见的不良反应有皮疹、恶心、呕吐、头痛、头晕等。

【禁忌与慎用】 妊娠前3个月内禁用。妊娠期妇女、2岁以下儿童不宜应用。哺乳期妇女如确需使用,应选择停药或停止哺乳。

【剂量与用法】 口服或肌内注射给药400 mg,1次/日;慢性支气管炎急性发作期一次给药800 mg,2次/日。

【制剂】 ①片剂:200 mg;400 mg。②口服液:200 mg/10 ml;400 mg/10 ml。③注射剂(粉):400 mg。

【贮藏】 密闭,室温保存。

灵杆菌素
(prodigiosin)

别名:灵菌素、灵菌红素、白细胞增多素、灵杆菌多糖、神灵杆菌脂多糖、灵菌脂多糖、精优升白欣

【药理作用】 本品是由神灵杆菌的菌体中提取的脂多糖,能增强特异免疫功能,并能激活机体非特异免疫防御系统,增强巨噬细胞活性,提高机体特异性免疫功能,并有激活脑下垂体-肾上腺皮质系统的作用。

【体内过程】　经动物实验表明:本品用[^{131}I]标记灵杆菌素后注入小鼠腹腔,结果显示:灵杆菌素在血中的 $t_{1/2}$ 为 20 min。注射碘标记灵杆菌素的小鼠在 1 h 处死,其各组织中的放射性比率是:肝 1.3、肺 0.44、胃 0.30、甲状腺 0.30。

【适应证】　本品适用于治疗和预防因肿瘤放、化疗引起的白细胞减少症及各种原因引起的白细胞减少、慢性支气管炎、支气管哮喘、慢性扁桃体炎等。

【不良反应】　少数患者可伴有一过性发热、全身酸痛等感冒样症状,停药后症状自行消失。

【剂量与用法】　肌内注射,50～100 μg/d。

【用药须知】　本品用药期间应隔日检查白细胞,升至正常值后可维持给药,2 d 后停药。妊娠期妇女慎用,冠心病、过敏性体质和中枢神经系统损伤者禁用。

【制剂】　注射液:50 μg/2 ml。

【贮藏】　遮光贮于 2～8 ℃。

脾多肽

(spleen polypeptides)

别名:保尔佳、斯普林、小牛脾提取物、脾氨肽、复可托、Polyerga、Calf Spleen Extract

【理化性状】　动物脾脏中提取的活性肽类。其片剂的成分为低分子量多肽,注射剂为分子量 1000～5000 Da 的糖肽。

【药理作用】　本品可激活免疫系统,提高 T 细胞的活性,促进干扰素释放,而使细胞分裂抑制素增加,提高整体的机体免疫力和抗癌作用。本品亦可抑制糖酵解,导致癌细胞能量代谢障碍,癌细胞由 G_0、G_1 期向 G_2、S 期转变过程遭到抑制,从而抑制肿瘤生长。

【适应证】　用于各种原发性转移性恶性肿瘤,可单独或与手术、放疗、化疗、生物治疗联合应用。亦可用于免疫缺陷病及免疫低下疾病。如各种急慢性肝病、肾病、病毒性心肌炎、血液病、免疫力低下的感染等。

【禁忌与慎用】　禁用于妊娠期妇女。

【剂量与用法】　1. 肌内注射　一次 2～8 ml,1 次/日。

2. 静脉滴注　一次 10 ml,加入 500 ml 0.9%氯化钠注射液或5%～10%葡萄糖注射液中,1 次/日。肌内注射,3 次/周,一次 30 mg(1 支),隔日注射;也可合并口服片剂,一次 100 mg,3 次/日。

【用药须知】　勿置于儿童可及之处。勿与蛋白分解酶类同时使用。

【制剂】　①注射液:2 ml;5 ml;10 ml(每毫升含多肽 4 mg,游离氨基酸 5 mg,核酸 1 mg,总糖不低于 100 μg)。②小牛脾提取物注射液:每毫升含多肽 5 mg、核糖 380 μg。脾氨肽口服溶液:10 mg/10 ml。③口服一次 2～4 mg,一次/日或隔日 1 次。儿童一次 2 mg。④散剂:2 mg。

【贮藏】　室温遮光保存。

罗莫肽

(romurtide)

别名:如胞肽、NOPIA、硬脂酰胞壁三肽、罗莫泰德、Muroctasin

【CAS】　78113-36-7

【理化性状】　1. 化学名:(2R)-2-{[(4R)-4-{[(2S)-2-{[(2R)-2-{[(3R, 4R, 5S, 6R)-3-(Acetylamino)-2, 5- dihydroxy-6-(hydroxymethyl) tetrahydro-2H-pyran-4-yl] oxy } propanoyl] amino } propanoyl] amino }-5-amino-5-oxopentanoyl] amino }-6-(octadecanoylamino)hexanoic acid

2. 分子式:$C_{43}H_{78}N_6O_{13}$

3. 分子量:887.11

【简介】　本品为胞壁酰二肽(MDP)的衍生物,本品作为一免疫调节剂,其免疫活性比 MDP 更高。它是几种细胞因子如 IL-1、IL-6、IL-12、CSF 和 IFN 的强诱导剂。亦可促使骨髓中造血干细胞的增殖与分化,使外周血中白细胞和血小板计数增多。激活中性粒细胞功能,增强对感染的非特异性抵抗力,增强抗生素的疗效。用于肿瘤患者放疗和化疗引起的白细胞减少。皮下或静脉注射:200 μg,连用 6 d。不良反应有短暂发热、关节痛、头痛、荨麻疹、皮疹、恶心及前胸壁痛等。注射液:200 μg/1 ml。

西佐喃

(sizofiran)

别名:裂桐多糖、裂褶多糖、西佐糖、西索菲兰、Sonifilam、Schizofilan

【CAS】　9050-67-3

【简介】　本品为裂殖菌培养所得的葡聚糖,能活化 Tc 细胞、NK 细胞、巨噬细胞活力,能促进 IL-1、IL-2、IL-3、IFN 各种淋巴因子的分泌。有增强免疫功能的作用。本品与放射疗法并用后,肿瘤部位可出现以淋巴细胞为主的高度细胞浸润,伴有纤维化的间质反应增强。用法及用量：肌内注射，一次 20 mg，2次/周；或一次 40 mg，1 次/周。本品可致发热、呕吐、皮疹、支气管哮喘。注射局部可见红肿、硬结。有过敏史者禁用。注射液：20 mg/2 ml。

人参多糖
（ginseng polysacchride）

别名：安尔欣、奥康莱

【简介】　用于肿瘤的辅助治疗，减轻肿瘤放疗、化疗引起的不良反应。肌内注射：一次 12 mg，2 次/日。不良反应及注意：可见局部红肿。对本品过敏者禁用。注射液：6 mg/2 ml。

替洛隆
（tilorone）

别名：泰洛伦、双二乙胺基芴酮、乙氨芴酮

【药理作用】　本品为低分子干扰素诱导剂，是一种广谱抗病毒药物，也是芴酮类同系药物中第一个进入临床研究的化合物，能保护小鼠不受病毒和葡萄球菌感染，对多种动物肿瘤有明显的抑制作用，能促进巨噬细胞吞噬作用，增强抗体的产生。本品用药后，残留于肺者较多，可能由于肺内吞噬细胞吞噬后，胞浆所形成的泡沫可阻止粉尘对细胞的毒性作用，从而抑制肺纤维化作用，可用于矽肺。不抑制造血功能。

【体内过程】　小鼠口服 250 mg/kg，6 h 后可检出干扰素，12 h 达高峰，2 d 后才消失。

【适应证】　临床用于治疗带状疱疹、小儿病毒性感染、矽肺；亦可用于恶性黑素瘤、皮肤转移癌、胃癌的辅助治疗。

【不良反应】　1. 神经系统反应　头痛、头晕、嗜睡、失眠、乏力。反应大者停药即可。

2. 胃肠道反应　恶心、呕吐、腹泻、腹痛。给予对症处理。

【剂量与用法】　口服，一次 0.3～0.5 g，1 次/日，可连服 7～10 d，一般每天不超过 10 mg/kg。

【用药须知】　剂量过大时对心脏可有一定毒性。应用前应做心电图等有关检查，注意保护心脏。

【制剂】　①胶囊剂：0.3 g；0.5 g。②片剂：0.5 g。

【贮藏】　低温保存。

细菌溶解物
（lantigen B）

别名：多价细菌抗原悬浮液、兰菌净

【药理作用】　本品为某些常引起呼吸道感染的细菌自溶所得到的多价细菌抗原提取物的悬浮液。舌下给药能激发局部免疫，通过口咽部黏膜对细菌抗原的吸收，导致黏膜下浆细胞产生分泌型免疫球蛋白 A（IgA-S），对呼吸道表面产生保护作用。

【适应证】　用于预防和治疗上呼吸道细菌感染，如鼻炎、鼻咽炎、鼻窦炎、扁桃体炎、支气管炎等。

【禁忌与慎用】　禁用于已知对本品成分过敏者。

【剂量与用法】　含服，成人和 10 岁以上儿童一次 15 滴，3 个月至 10 岁儿童一次 7 滴，早餐前和临睡前各一次，或早餐前 15 滴。1 疗程成人 2 瓶，10 岁以下儿童 1 瓶，停药 2～3 周后，为增强疗效，成人加服 1 瓶，10 岁以下儿童加服半瓶。

【用药须知】　给药时药液必须在口中保持几分钟，不要马上吞咽，以确保菌苗溶于唾液中并经口咽黏膜吸收。

【制剂】　滴剂：一瓶 18 ml（每毫升含：肺炎链球菌 3 型 63.2 抗原单位，酿脓性链球菌 A 组 126.2 抗原单位，卡他布兰汉姆菌 39.9 抗原单位，流感嗜血杆菌 b 型 50.2 抗原单位，肺炎克雷伯杆菌 39.8 抗原单位）

【贮藏】　遮光保存。

金葡素
（staphylococcal enterotoxin C）

别名：恩格菲

【药理作用】　本品是从金黄色葡萄球菌代谢产物中提取的含有 18 种氨基酸、蛋白质、多肽、血浆蛋白凝固酶等多种生物活性成分的新型生物制剂，对因放、化疗而致的白细胞减少有一定保护作用，能提高机体免疫功能；通过促使损伤、退变、坏死组织周围的毛细血管大量增生和血管内皮细胞的增殖来改善微循环，使血流量增加，加快血肿吸收和骨痂形成，能提供组织修复所需的营养物质；增加网状内皮细胞的吸附能力和白细胞的吞噬能力，使创面肉芽组织、纤维细胞迅速生长，加快机体组织的修复，从而使创面快速愈合。

【适应证】　用于恶性肿瘤患者放、化疗的辅助治疗及骨折延迟愈合和不愈合。

【不良反应】　少数患者注射局部红肿、硬结，发热 37.5～38.5 ℃，6～12 h 左右自行消退，严重者或持续不退热者予对症处理。

【剂量与用法】　1. 恶性肿瘤放、化疗患者　肌内注射，一次 2 ml，1 次/日，1 个月为一疗程或遵医嘱。可与放、化疗同时使用。

2. 骨折断端局部注射　一次 1～2 ml，1 次/5 日，1 个月为一疗程，根据病情可适当延长或缩短。

【用药须知】　1. 本品使用过程中，特别是初次使用，谨防过敏反应的发生。

2. 对陈旧性骨折应用粗针头刺入骨折断端或造成新创面后再注入药液。

3. 心、肾功能严重不全患者慎用。

【制剂】　注射液：2 ml，含血浆蛋白凝固酶≥400 μg。

【贮藏】　遮光，贮于 2～8 ℃。

溶链菌
(picibanil)

别名：溶血链球菌制剂、溶链菌素、溶链菌制剂

【药理作用】　本品是非特异性的免疫增强剂，对机体的免疫功能有多方面的作用，除具有直接破坏肿瘤细胞作用外，更重要的是加强免疫功能，被称为免疫化疗型药物。它可使 T 淋巴细胞数增多，T 淋巴细胞比率上升，对辅助性 T 淋巴细胞有激活作用，对 B 淋巴细胞数无影响。能提高原淋巴细胞转化率，并增强迟发型皮肤反应，也见 IgG、IgM 略有上升。还有促进单核-吞噬细胞系统功能的作用，能促进巨噬细胞的吞噬功能。与抗肿瘤药物联合应用时，可预防单核-吞噬细胞系统功能的降低。临床应用中还可使白细胞数增加。实验发现本品还可溶解肿瘤细胞，其机制可能抑制 RNA 和 DNA 的合成。

【适应证】　1. 用于多种肿瘤　消化道肿瘤（胃癌、原发性肝癌、胆道癌、大肠癌、直肠癌）、头颈部癌（上颌窦癌、咽喉癌、舌癌、甲状腺癌）、肺癌等恶性肿瘤，作联合治疗之用。

2. 肿瘤的辅助治疗剂。

3. 放疗、化疗引起的白细胞减少及癌性胸腹水。

【不良反应】　1. 本品虽是一种低毒变异株的制剂，其菌体仍具有细菌内毒素作用，多见有发热、寒战和注射部位疼痛，还有食欲缺乏、恶心、呕吐、倦怠、关节痛以及轻度贫血等症状。

2. 大剂量静脉注射可见寒战，继而高热，应予解热剂对症处理或停止用药。

3. 偶尔出现血中 ALP、ALT 升高，应停药。

4. 少见过敏性休克。由于含有痕量青霉素 G，偶尔也可引起过敏性休克。应密切观察，若有不适、口内异常感、眩晕、耳鸣等症状应立即停药。

5. 大剂量长期应用可能产生溶血性链球菌感染时所致的肾与心脏损伤。

【剂量与用法】　1. 皮下注射或肌内注射　一般开始时一次 0.2～0.5 KE（KE 表示临床单位，1 个临床单位相当于 0.1 mg 干燥菌体），一日 1 次或隔日 1 次，每 3～5 d 增量 1 次，渐增至 1～5 KE/d。维持量为一次 1～5 KE，1～3 次/周。

2. 静脉注射、静脉滴注　开始时一次 0.2～1 KE，2～3 次/周，视患者情况酌情增减，增量时可渐增至一次 1～3 KE，2～3 次/周。置 0.9%氯化钠注射液或 5%葡萄糖注射液内注入或置补液内滴注。

3. 局部注射　注入肿瘤内、肿瘤周围或浆膜腔内，一般一次 5～10 KE，溶入 0.9%氯化钠注射液后注入，每天或数天 1 次。

【禁忌与慎用】　对青霉素过敏者、过敏体质者、有心或肾疾病者、风湿病患者禁用。

【用药须知】　1. 应于注射前进行皮试，过敏体质者慎用。

2. 有心、肾疾患者慎用。

3. 妊娠期妇女慎用。

【制剂】　注射剂（粉）：0.2 KE；0.5 KE；1 KE；5 KE。

【贮藏】　遮光，贮于 2～8 ℃，不可冷冻。

铜绿假单胞菌
(pseudomonas aeruginosa preparation)

别名：假单孢菌、治疗用铜绿假单胞菌菌苗、绿慕安、佳代胞、Pesudomonas Aeruginosa MSHA Vaccine

【药理作用】　动物实验表明，本品具有免疫调节作用。可提高在荷瘤小鼠巨噬细胞和 NK 细胞活性，维持 T 辅助细胞与 T 抑制细胞比值处于正常水平，另外可提高小鼠对铜绿假单胞菌、变形杆菌、肺炎杆菌和大肠埃希菌感染致死的存活率。能调整人体体液及细胞免疫的不平衡状态，增加巨噬细胞和 NK 细胞活性，维持 T 细胞数量与比例，调节白介素-2、干扰素与抗体的协同作用。

【适应证】　用于恶性肿瘤患者的辅助治疗，改善机体免疫状况，降低感染的发生。

【不良反应】　注射后局部有轻度红肿，罕见低热症状。

【禁忌与慎用】　有过敏史或对本品任何成分有过敏反应者禁用。

【剂量与用法】　上臂皮下注射，成人第一次注射 0.5 ml，以后一次 1 ml；儿童减半，幼儿为成人的

四分之一量,隔日注射 1 次,30 次为一疗程。

【用药须知】　1. 应在医师指导下用药。

2. 须将冷藏药液恢复至室温并充分摇匀后使用。存放后有少量沉淀,但不应有摇不散的凝块或异物。

3. 不得与其他药液混合注射。

4. 尚无婴儿使用本品临床资料,需慎用。

【制剂】　注射液:1 ml(含菌 $1.6 \times 10^9 \sim 2.0 \times 10^9$)。

【贮藏】　遮光,2~8 ℃条件下贮存。

胞壁酰二肽
(muramyl dipeptide)

别名:莫拉二肽、胞壁二肽、卡介苗细胞壁骨架、努卡菌壁架、红色诺卡菌细胞壁、壁醛、胞必佳、BCC-cws、MDP、Nocadia rubra Cell Wall、N-CWS

【药理作用】　本品是结核分枝杆菌细胞壁中具有免疫佐剂活性的最小结构单位,与分枝杆菌相似,可促进机体对外源性抗原的特异性免疫反应,还能在一定程度上增强机体对感染和肿瘤的非特异性抵抗力,抑制肿瘤生长。本品可增强辅助性 T 细胞的功能,促进抗体形成,从而增强体液免疫功能。可促进淋巴细胞转化与增殖,促进单核-巨噬细胞趋化、黏附及释放大量过氧化物,进而杀伤病原体及肿瘤细胞。还能诱导内皮细胞和单核-巨噬细胞产生集落刺激因子,促进骨髓细胞性多能干细胞和脾粒细胞增殖,亦能增加 IL-1 的分泌。

【适应证】　用于各种肿瘤引起的胸腔积液、腹水的控制,也可用于恶性黑色素瘤、肺癌、子宫癌、膀胱癌、消化道癌、恶性淋巴瘤等术后辅助放疗或化疗。

【剂量与用法】　1. 皮下注射　在肿瘤术后一个月内,一次 $100 \sim 200\ \mu g$,注入两上臂皮下;或直接注入肿瘤内,一次 $200 \sim 500\ \mu g$,每周或隔周 1 次。一个月后每月 1 次。共 2~3 个月。

2. 腔内灌注　恶性胸腹水应在预先尽量抽空胸腔积液或腹水后,胸腔内一次注射 $600\ \mu g$(以 0.9% 氯化钠注射液 20 ml 稀释后注入);腹腔内一次注射 $800\ \mu g$(以 0.9%氯化钠注射液 50 ml 稀释后注入),1~2 次/周,共 2~4 次。

3. 膀胱保留灌注　膀胱癌术后,一次注入 $800\ \mu g$(以 0.9%氯化钠注射液 50 ml 稀释后注入),保留 2 h,1 次/周,连续 5~6 次,改为 1 个月 1 次;第 2 年改为 2 个月 1 次。

【不良反应】　可出现发热、注射部位皮肤发红、硬结、溃疡、肝功能异常等。

【制剂】　①注射液:2 mg/1 ml。②注射剂(粉):$200\ \mu g$。

【贮藏】　遮光,贮于 2~8 ℃。

羧甲淀粉钠
(carboxymethylstarch sodium)

【简介】　本品为免疫调节药。临床用于小儿反复呼吸道感染和由此诱发的支气管哮喘。①22.5 g/100 ml 的口服液:1~4 岁 7 ml;4~7 岁 10 ml;7~14 岁 7 ml。②45.0 g/100 ml 的口服液:1~4 岁 3 ml;4~7 岁 5 ml;7~14 岁 15 ml。以上均为一日剂量,分 3 次服用,3~6 个月为一疗程。不良反应少见,少数患者服用初期大便次数可能增多或成糊状。溶液剂:22.5 g/100 ml;45 g/100 ml。遮光,密闭保存。

干扰素
(interferons)

干扰素是人体或动物细胞对各种不同的刺激(包括接触病毒)的反应所产生的一些特殊的蛋白质或糖蛋白。本品还可以通过 DNA 重组技术生产出来。根据其不同的免疫作用,目前将其分为 3 型:IFNα、IFNβ 和 IFNγ。

重组干扰素 α-2a
(recombinant interferon alfa-2a)

别名:罗荛愫

【CAS】　76543-88-9

【ATC】　L03AB04

【用药警戒】　IFNα 包括本品可导致危及生命的神经病学、自身免疫、缺血性及感染性紊乱,患者应定期进行临床监测和实验室评价。出现上述症状持续或恶化,患者应撤出治疗。有些患者但不是所有患者停药后可恢复。

【药理作用】　本品具有天然 α 干扰素的多种活性。其抗病毒作用是通过在细胞内诱发抗病毒状态和调节免疫系统的效应,从而达到中和病毒或清除受病毒感染的细胞。本品抗肿瘤机制尚不明确,但能使人类肿瘤细胞 DNA、RNA 和蛋白合成减少并能抑制某些人类肿瘤细胞的体外增殖和在裸鼠体内的生长。

【体内过程】　1. 吸收　肌内注射本品后的吸收率可达80%，肌内注射3600万IU本品后，平均达峰时间为3.8 h，C_{max}为1500～2580 pg/ml（平均2020 pg/ml）。皮下注射本品3600万IU后，平均达峰时间为7.3 h，C_{max}为1250～2320 pg/ml（平均1730 pg/ml）。多次肌内注射，本品的蓄积率为2～4倍。

2. 分布　本品人体药动学在300万～19800万IU的剂量范围内，呈线性，在健康人中静脉滴注本品3600万IU后，稳态分布容积为0.22～0.75 L/kg（平均0.4 L/kg）。

3. 代谢和排泄　本品的总体清除率为2.14～3.62(ml·kg)/min。

【适应证】　1. 用于治疗淋巴或造血系统肿瘤。

2. 用于治疗毛细胞白血病。

3. 用于治疗多发性骨髓瘤。

4. 用于治疗低度恶性非霍奇金淋巴瘤。

5. 用于治疗皮肤T-细胞淋巴瘤。

6. 用于治疗慢性髓性白血病。

7. 用于治疗与骨髓增生性疾病相关的血小板增多。

8. 用于实体肿瘤的辅助治疗。

9. 用于治疗无机会性感染史患者的与艾滋病相关的卡波奇肉瘤。

10. 用于治疗复发性或转移性肾细胞癌。

11. 用于治疗转移性恶性黑色素瘤。

12. 用于治疗病毒感染性疾病。

13. 用于治疗伴有HBV-DNA、DNA多聚酶阳性或HBeAg阳性等病毒复制标志的成年慢性活动性乙型肝炎。

14. 用于治疗伴有HCV抗体阳性和ALT增高，但不伴有肝功能失代偿（Child分类A）的成年慢性丙型肝炎。

15. 用于治疗尖锐湿疣和单纯性疱疹。

16. 栓剂用于治疗阴道病毒性感染引起的慢性宫颈炎、宫颈糜烂、阴道炎，并预防宫颈癌。

【不良反应】　1. 一般症状　感冒样症状，如乏力、发热、寒战、食欲缺乏、肌痛、头痛、关节痛和出汗等。这些急性副作用可通过合用对乙酰氨基酚而使之减轻或消除，也可随着继续用药或调整剂量而渐减轻（虽然继续治疗可引起嗜睡、虚弱和乏力）。

2. 胃肠道　食欲缺乏、恶心、呕吐、味觉改变、口干、体重减轻、腹泻、腹痛、便秘、腹胀、肠蠕动增强、胃灼热，消化性溃疡复发及非威胁生命的胃肠道出

血也有个别报道。

3. 肝功能改变　特别表现在ALT增高，也伴有ALP、乳酸脱氢酶以及胆红素等增高，但一般来说不需要调整剂量。偶尔有导致肝炎的报道。对乙型肝炎患者而言，转氨酶的改变表明患者临床状况的改善。

4. 中枢神经系统　头昏、眩晕、视力障碍、智力降低、记忆力下降、抑郁、嗜睡、精神错乱、行为障碍，例如焦虑、神经过敏以及失眠等不太常见、自杀行为、严重嗜睡、惊厥、昏迷、脑血管的副作用、短暂的阳痿及缺血性视网膜病变等极少。

5. 外周神经系统　感觉异常、麻木、神经异常表现、瘙痒以及震颤等偶有发生。

6. 心血管及呼吸系统　短暂低血压、高血压、水肿、发绀、心律失常、心悸、胸痛、咳嗽及轻度呼吸困难少见。也有报道极少数病例发生肺水肿、肺炎、充血性心力衰竭、心跳呼吸骤停以及心肌梗死等。

7. 皮肤、黏膜及附件　反复发作性口唇疱疹、皮疹、瘙痒、皮肤、黏膜干燥、流涕和鼻溢液偶有报道。偶有轻至中度脱发，但中止用药后即可好转。

8. 肾脏与泌尿系统　肾功能降低极为少见；极少报道有肾功能衰竭的病例，主要发生在有肾病和（或）伴有危险因素的肾中毒性症状的癌症患者。电解质紊乱有所发生，一般与食欲缺乏和脱水有关。异常情况包括原发性蛋白尿，尿沉淀中细胞计数增加等。偶见血尿素氮，肌酐及尿酸增高。

9. 造血系统　短暂白细胞减少，但极少需要减少用药剂量。非骨髓抑制性患者中血小板减少较为少见。血红蛋白及红细胞压积偶有降低，骨髓抑制性患者中血小板减少及血红蛋白降低等较为多见。严重造血系统之异常改变通常在停用本品7～10 d后即可恢复至治疗前水平。

10. 其他　低血钙、血糖升高、注射部位的局部反应。

【妊娠期安全等级】　C。

【禁忌与慎用】　1. 对本品或本品制剂的任何成分有过敏史者禁用。

2. 患有严重心脏疾病或有心脏病史者禁用。尽管尚未发现本品对心脏可产生直接毒性作用，但似乎使用本品与之相关的急性，自限性毒性（如发热、发冷等），可能会加重已存在的心脏疾病。

3. 重度肝、肾或骨髓功能异常患者禁用。

4. 癫痫及中枢神经系统功能损伤患者禁用。

5. 伴有晚期失代偿性肝病或肝硬化的肝炎患者

禁用。

6. 正在接受或近期内曾接受过免疫抑制剂治疗的慢性肝炎患者禁用,短期"去激素"治疗者除外。

7. 即将接受同种异体骨髓移植的 HLA 抗体识别相关的慢性髓性白血病患者禁用。

8. 尚不明确本品是否可经乳汁分泌,哺乳期妇女使用时,应暂停哺乳。

9. 儿童用药的安全性及有效性尚未明确。

【药物相互作用】　本品可能会通过降低肝内微粒体 CYP 的活性,而影响氧化代谢过程。有报告证实,开始使用本品后,体内茶碱的清除率降低。在以前或近期服用过的药物所产生的神经毒性、血液毒性及心脏毒性,都会由于使用本品而使毒性增加。本品与具有中枢作用的药物合并使用时会产生相互作用。

【剂量与用法】　1. 毛细胞白血病　起始剂量为一日 300 万 IU,皮下或肌内注射,用 16～24 周。如耐受性差,则应将一日剂量减少至 150 万 IU,或者将用药次数改为每周 3 次,也可以同时减少剂量和用药次数。维持剂量为一次 300 万 IU,每周 3 次皮下或肌内注射。如耐受性差则将一次剂量减少至 150 万 IU,每周 3 次。疗程应用该药大约 6 个月以后,再由医师决定是否对疗效良好的患者继续用药或是对疗效不佳的患者中止用药。也有患者连续接受治疗达 20 个月的情况。目前尚未定出本品治疗毛细胞白血病的最佳疗程。

2. 多发性骨髓瘤　本品 300 万 IU,每周 3 次皮下或肌内注射。根据不同患者的耐受性,可将剂量逐周增加至最大耐受量(900 万～1800 万 IU),每周 3 次。除病情迅速发展或者耐受性极差外,这一剂量可持续使用。

3. 低度恶性非霍奇金淋巴瘤　本品作为化疗的辅助治疗(伴随或不伴随放疗),可以延长低度恶性非霍奇金淋巴瘤患者的无病生存期和无恶化生存期。

在常规化疗结束后(伴随或不伴随放疗),每周 3 次,一次 300 万 IU,皮下注射本品,至少维持治疗 12 周。本品的治疗应该在患者从放化疗反应中一恢复就立即开始,一般时间为放化疗后 4～6 周。本品治疗也可伴随常规的化疗方案(如结合环磷酰胺、泼尼松、长春新碱和阿霉素)一并进行。以 28 d 为一周期。在第 22～26 d,皮下或肌内注射本品 600 万 IU/m²。本品结合化疗进行治疗时,本品的使用应该和化疗同时进行。

4. 皮肤 T 细胞淋巴瘤(CTCL)　起始剂量,年满 18 岁或以上的患者,以本品皮下或肌内注射,逐渐增加剂量至每天 1800 万 IU,共用 12 周。

推荐逐渐增加剂量的方案如下:第 1～3 d,300 万 IU/d,第 4～6 d,900 万 IU/d,第 7～84 d,1800 万 IU/d。

患者必须接受治疗最少 8 周,要取得更好的疗效,至少需要治疗 12 周,然后再由医师决定是否对疗效良好的患者继续用药或对疗效不好的患者中止用药。为使疗效良好的患者获得病情完全和持续缓解的最大机会,最短疗程应为 12 个月。已有患者连续接受治疗达 40 个月。尚未定出本品治疗皮肤 T 细胞淋巴瘤的最佳疗程。

5. 慢性髓性白血病(CML)　本品适用于处于慢性期的费城染色体阳性的慢性髓性白血病患者,但尚不明确本品是否能被考虑作为一种可治愈性药物。60% 处于慢性期的慢性髓性白血病患者,不管是否曾接受其他治疗,接受本品治疗后可达到血液学缓解。2/3 这类患者在开始接受治疗最近 18 个月后可取得完全的血液学缓解。与细胞毒性化疗不同,本品能持续维持细胞遗传学缓解达 40 个月以上。

建议对年满 18 岁或以上的患者作本品皮下或肌内注射 8～12 周,推荐逐渐增加剂量的方案如下:第 1～3 d,300 万 IU/d,第 4～6 d,600 万 IU/d,第 7～84 d,900 万 IU/d。

患者必须接受治疗至少 8 周,要取得更好的疗效至少需要治疗 12 周,然后,再由医师决定是否对疗效良好的患者继续用药或对血液学参数未见任何改善者中止用药。疗效良好的患者应继续用药,直至取得完全的血液学缓解,或者一直用药最多到 18 个月。所有达到完全血液学缓解的患者,均应继续以一日 900 万 IU(最佳剂量)或以 900 万 IU 每周 3 次(最低剂量)进行治疗,以使其在尽可能短的时间内取得细胞遗传学缓解。尽管有见到开始治疗两年后达到细胞遗传学缓解者,但尚未定出本品治疗慢性髓性白血病的最佳疗程。本品治疗儿童慢性髓性白血病的安全性、药效及最佳剂量尚无定论。

6. 与骨髓增生性疾病相关的血小板增多

(1) 慢性髓性白血病中的血小板增多　推荐剂量是:第 1～3 d,300 万 IU/d,第 4～6 d,900 万 IU/d,第 7～84 d,900 万 IU/d。患者必须接受治疗至少 8 周,要取得更好的疗效至少需要治疗 12 周,然后再由医师决定是否对疗效良好的患者继续用药,或对血液学参数无任何改善者中止用药。

（2）慢性髓性白血病以外的骨髓增生性血小板增多 推荐剂量是：第1～3 d,300万 IU/d,第4～6 d,600万 IU/d。

7. 与艾滋病相关的卡波西肉瘤 ≥18岁的患者,以本品皮下或肌内注射,逐渐增加一日剂量至少1800万 IU,如有可能可将一日剂量增至3600万 IU,共用10～20周。推荐逐渐增加剂量的治疗方案如下：第1～3 d,300万 IU/d,第4～6 d,900万 IU/d,第7～9 d,1800万 IU/d,如耐受良好第10～84 d可增至3600万 IU/d。

判断疗效时必须考虑到肿瘤损害的演变。患者至少要接受10周治疗,要取得更好的疗效,至少需要治疗12周,然后再由医师决定是否要对疗效良好的患者继续用药;或对疗效不佳的患者中止用药。一般来说,患者接受大约3个月治疗后即能显示出较好的疗效。已有患者连续治疗20个月,如果已取得良好的疗效,应继续用药至少一直到未再发现肿瘤的证据为止。

8. 肾细胞癌

（1）本品单独治疗 应以本品皮下或肌内注射治疗,并逐渐增加到至少1800万 IU/d,如有可能可增加至3600万 IU/d,共用8～12周。剂量为3600万 IU 时,建议肌内注射。推荐逐渐增加剂量的治疗方案如下：第1～3 d,300万 IU/d,第4～6 d,900万 IU/d,第7～9 d,1800万 IU/d,如耐受良好第10～84 d可增至3600万 IU/d。

患者至少接受治疗8周,为了取得更佳的效果至少须接受治疗12周,然后再由医师决定是否对疗效良好的患者继续用药,或对疗效不佳的患者中止用药。已有患者连续接受治疗达16个月。尚未定出本品治疗晚期肾细胞癌的最佳疗程。

（2）本品和长春新碱联合用药 应以本品1800万 IU,每周3次皮下或肌内注射,共8～12周,应尽力保持以上剂量。但如耐受不好,则应以患者可耐受的最大剂量进行治疗。在此期间同时以长春新碱治疗,按其使用说明书,建议剂量应为0.1 mg/kg,每3周一次静脉注射。

患者应接受治疗至少8周,为取得更佳的效果至少要用12周,然后再由医师决定是否对疗效良好者继续用药或对疗效不佳者中止用药。已有患者连续接受治疗达17个月。

9. 恶性黑色素瘤 应以本品1800万 IU,每周3次皮下或肌内注射,共用8～12周。

患者至少接受治疗8周,为取得更佳的效果至少要12周,然后再由医师决定是否对疗效良好的患者继续用药,或对疗效不佳的患者中止用药。已有患者连续接受治疗24个月。

10. 慢性活动性乙型肝炎 本品适合治疗伴有HBV-DNA,HBeAg 及 DNA 多聚酶阳性等病毒复制标志的成年慢性活动性乙型肝炎患者。尚未定出治疗慢性活动性乙型肝炎的最佳治疗方案。通常以450万 IU,每周3次皮下注射,共用6个月。如用药一个月后病毒复制标志或 HBeAg 无下降,则可逐渐加大剂量并可进一步将剂量调整至患者能够耐受的水平,如治疗3～4月后没有改善,则应考虑停止治疗。

11. 慢性丙型肝炎 本品适合治疗 HCV 抗体阳性,ALT 增高和不伴肝脏失代偿（Child 分类的 A级）的成年慢性丙型肝炎患者。但没有临床和组织学方面长期好转的依据。以本品600万 IU,每周3次,皮下或肌内注射3个月作为诱导治疗。ALT 正常的患者需要再以本品300万 IU 每周3次,注射3个月作为完全缓解的巩固治疗。患者 ALT 异常者必须停止用本品治疗。

12. 尖锐湿疣 本品100万～300万 IU,每周3次,皮下或肌内注射,共1～2个月。

13. 阴道栓剂 置于阴道后穹窿处,1枚/次,隔日1次,睡前使用,6～10次为一个疗程。

14. 凝胶剂 局部涂抹给药,旋下瓶盖,用顶端刺破铝管封口,挤出凝胶涂抹患处。感染较重时4次/日,好转后可减少到2次/日,单纯性疱疹连续使用7 d,尖锐湿疣每2周为一个疗程可连续使用2～3个疗程。尖锐湿疣患者清除疣体后,预防复发,可连续使用2～8周。

【用药须知】 1. 本品必须在经验丰富的医师指导下使用,只有具备良好的诊断和治疗设施才可能进行恰当的治疗以及合理的处理其并发症。

2. 不仅要告诉患者治疗的益处,也应告诉患者可能的不良反应。如有轻到中度肝、肾功能不全者或骨髓功能低下时,需要密切监测这些功能,建议对所有接受治疗的患者定期进行仔细的神经、精神监测。在极少的接受本品治疗的患者中可能发生自杀行为,此类患者应停止治疗。

3. 用本品治疗已有严重骨髓抑制患者时,应极为谨慎,因为本品有骨髓抑制作用,使白细胞,特别是粒细胞、血小板减少,其次是血红蛋白的降低,从而增加感染及出血的危险性。应在以本品治疗之前及治疗中的适当时期对这些项目进行密切监测,并定期进行全血计数检查。

4. 由于本品能增强免疫功能,所以接受移植(如肾或骨髓移植等)的患者,其免疫抑制治疗的作用可能会被减弱。

5. 极少有患者使用本品后出现高血糖。有症状的患者应经常检查和随访血糖,糖尿病患者需要调整抗糖尿病治疗方案。

6. 极少数患者使用本品后会发生肝功能受损和肝功能衰竭。

7. 报道以本品治疗时,可出现不同的自身抗体。自身免疫疾病的临床表现多见于有发展为自身免疫疾病倾向的患者。接受本品治疗的患者极少出现自身免疫现象(如脉管炎、关节炎、溶血性贫血、甲状腺功能障碍和系统性红斑狼疮)。

8. 使用本品的男性与女性患者必须采取有效避孕措施。

9. 使用本品时,视剂量大小,用药时间长短,以及个体敏感等不同情况,可能会影响患者的反应速度,从而使诸如驾车,操作机器等能力减退。

10. 特别注意事项:含 1800 万 IU 的 3 ml 本品注射液可用于多剂量(但限单个患者)治疗。在抽出剂量前应先用消毒剂将 1800 万 IU 多剂量的玻璃瓶盖擦净,并将第一次抽出的剂量写在瓶标签的空白处。一次从多剂量瓶中抽取剂量都必须使用新的消毒注射器和针头。使用过的注射器和针不能再插入多剂量瓶中。

【制剂】 ①注射剂(粉):100 万 IU;300 万 IU;5000 万 IU;600 万 IU。②注射液:100 万 IU/1 m;300 万 IU/0.5 ml;450 万 IU/0.5 ml。③栓剂:50 万 IU/支。④凝胶剂:100 万 IU/5 g;200 万 IU/10 g。

【贮藏】 避光,贮于 2～8 ℃。

聚乙二醇干扰素 α-2a
(peginterferon alfa-2a)

别名:派罗欣

【CAS】 215647-85-1

【ATC】 L03AB11;L03AB61(in combinations)

【用药警戒】 IFNα 包括本品可导致危及生命的神经病学、自身免疫、缺血性及感染性紊乱,患者应定期进行临床监测和实验室评价。出现上述症状持续或恶化,患者应撤出治疗。有些患者但不是所有患者停药后可恢复。

【药理作用】 本品是聚乙二醇(PEG)与重组干扰素 α-2a 结合形成的长效干扰素。干扰素与细胞表面的特异性受体结合,触发细胞内复杂的信号传递途径并迅速激活基因转录,调节多种生物效应,包括抑制感染细胞内的病毒复制,抑制细胞增殖,并具有免疫调节作用。

【体内过程】 本品剂量在 90～270 μg 间,C_{max}、AUC 成非线性升高。T_{max} 为 72～96 h。用药达 48 周时,C_{min}(16 ng/ml,范围 4～28 ng/ml)出现在给药 168 h 时,比第 1 周时的 C_{min} 高 2 倍。每周 1 次给药,5～8 周可达稳态。系统清除率为 94 ml/h,为干扰素 α-2a 的百分之一。慢性乙肝患者皮下注射后,本品的 $t_{1/2}$ 为 160 h 范围 84～353 h。

【适应证】 1. 用于治疗成人慢性乙型肝炎,患者不能处于肝病失代偿期,慢性乙型肝炎必须经过血清标志物(转氨酶升高、HBsAg,HBV DNA)确诊。通常也需获取组织学证据。

2. 用于治疗之前未接受过治疗的慢性丙型肝炎成年患者,患者必须无肝脏失代偿表现,慢性丙型肝炎须经血清标记物确证(抗 HCV 抗体和 HCV RNA)。通常诊断要经组织学确证。治疗本病时本品最好与利巴韦林联合使用,在对利巴韦林不耐受或禁忌时可以采用本品单药治疗。尚未对转氨酶正常的患者进行本品单药治疗的研究。

【不良反应】 1. 血液和淋巴系统　淋巴结肿大、贫血和血小板减少。

2. 内分泌　甲状腺功能减退和甲状腺功能亢进。

3. 精神和神经系统　记忆力障碍、味觉改变、感觉异常、感觉迟钝、震颤、虚弱、情感障碍、情绪改变、神经过敏、攻击意识、性欲减退、偏头痛、嗜睡、感觉过敏、梦魇、晕厥。

4. 眼部　视物模糊、眼干、眼部炎症、眼痛。

5. 耳及内耳　眩晕、耳痛。

6. 心血管　心悸、外周水肿、心动过速、面部潮红。

7. 呼吸系统　上呼吸道感染、咽痛、鼻炎、鼻咽炎、鼻窦充血、肺充血、胸部紧缩感、劳累性呼吸困难、鼻出血。

8. 消化系统　胃炎、腹胀、口干、口腔溃疡、牙龈出血、牙龈炎、唇炎、便秘、口腔炎、吞咽困难、舌炎。

9. 皮肤和皮下组织　皮肤疾病、皮疹、湿疹、牛皮癣、荨麻疹、光敏反应、多汗、盗汗。

10. 骨骼肌肉　骨痛、背痛、颈部疼痛、肌肉痉挛、肌肉无力、骨骼肌疼痛、关节炎。

11. 生殖系统 阳痿。

12. 全身异常和注射局部反应 流感样症状、不适、嗜睡、寒战、潮热、虚弱、单纯性疱疹、胸痛、口渴。

13. 其他 高乳酸血症和(或)乳酸性酸中毒、流感、肺炎、情感不稳定、冷漠、耳鸣、咽喉疼痛、唇炎、获得性脂质营养不良和色素尿。

14. 与利巴韦林联合治疗时,非常罕见全血细胞减少症、脱水、多形性红斑、斯-约综合征、中毒性表皮坏死松懈症、单纯红细胞再生障碍性贫血(PRCA)、杀人意念、严重浆液性视网膜脱离、肝脏或者肾脏移植物排斥反应。

15. 实验室指标异常,包括 ALT 升高、电解质紊乱(低钾血症、低钙血症、低磷血症)、高血糖、低血糖和三酰甘油水平升高。

【妊娠期安全等级】 C,与利巴韦林合用 X。

【禁忌与慎用】 1. 对活性成分、α-干扰素或本品的任何赋型剂过敏的患者禁用。

2. 自身免疫性慢性肝炎患者禁用。

3. 重度肝功能不全或失代偿性肝硬化患者禁用。

4. 有严重心脏疾病史,包括 6 个月内有不稳定或未控制的心脏病患者禁用。

5. 有严重的精神疾病或严重的精神疾病史,主要是抑郁的患者禁用。

6. 尚未明确本品是否可经乳汁分泌,哺乳期妇女请权衡利弊,选择停药或停止哺乳。

7. 新生儿和 3 岁以下儿童禁用,因为本产品含有苯甲醇。

8. 当本品和利巴韦林合用时,请同时参阅利巴韦林说明书中的禁忌与慎用。

9. 已有使用 α-干扰素治疗导致自身免疫性疾病加重的报道。对伴有自身免疫性疾病的患者应慎用本品。

10. 使用 α-干扰素可引起银屑病的加重。伴有银屑病的患者应慎用,如果使用中出现银屑病复发和恶化征象,应考虑停药。

11. 接受器官移植的患者用药的安全性尚未明确。

【药物相互作用】 1. 在临床研究中,发现本品使茶碱的 AUC 升高 25%,表明本品可中度抑制 CYP1A2 的活性。如果同时使用本品和茶碱,应监测茶碱血药浓度并适当调整茶碱用量。茶碱和本品的最大相互作用估计出现在本品治疗 4 周以后。

2. 已发现干扰素可以增加之前使用或合并使用药物的神经毒性、血液毒性和心脏毒性。本品也不能排除会产生类似的相互作用。

3. 合用替比夫定 600 mg/d,会增加外周神经病变的风险,造成这些事件的机制尚不明确。

4. 利巴韦林可抑制次黄嘌呤单磷酸脱氢酶,从而干扰硫唑嘌呤的代谢并导致 6-甲基硫次黄嘌呤单磷酸盐(6-MTIMP)的积聚,这与经硫唑嘌呤治疗的患者出现骨髓毒性相关。利巴韦林与硫唑嘌呤同时给药在个别病例中益处大于其潜在的风险,在合并使用硫唑嘌呤时,建议密切监测血液学指标以识别骨髓毒性的体征,一旦发现,应停止用药。

【剂量与用法】 1. 慢性乙型肝炎 本品的推荐剂量为一次 180 μg,每周 1 次,共 48 周,腹部或大腿皮下注射。

2. 慢性丙型肝炎

(1)本品单药或与利巴韦林联合应用时的推荐剂量为一次 180 μg,每周 1 次,腹部或大腿皮下注射。联合治疗时同时口服利巴韦林。

(2)与本品联合治疗的利巴韦林的剂量取决于病毒的基因型:基因型 2/3 型剂量为一日口服 800 mg;基因型 1/4 型剂量为根据体重一日口服 1000～1200 mg。利巴韦林应在进餐时服用。与利巴韦林联合治疗慢性丙型肝炎的疗程决定于病毒基因型。HCV 基因型 1/4 型不论病毒载量如何均应治疗 48 周,HCV 基因型 2/3 型不论病毒载量如何应治疗 24 周。

3. 剂量调整

(1) 如 ANC < 0.75 × 10⁹/L,降低剂量至 135 μg,每周 1 次。

(2) 如 ANC<0.5×10⁹/L,暂停用药,待恢复至 ANC≥10×10⁹/L 后,重新以 90 μg 的剂量开始,每周 1 次。

(3) 如血小板<50×10⁹/L,降低剂量至 90 μg,每周 1 次。

(4) 如血小板<25×10⁹/L,应停止用药。

(5) 如 ALT 升高,降低剂量后仍升高,或伴胆红素升高,或有肝损害的症状,应停药。ALT 持续升高的患者,本品的剂量不能超过 135 μg,每周 1 次。

(6) 根据抑郁的严重程度,如下表调整剂量。

根据抑郁程度调整剂量表

抑郁严重程度	治疗前 4~8 周		8 周后		
	剂量调整方案	随访	抑郁严重程度稳定	抑郁严重程度改善	抑郁严重程度恶化
轻度	不必调整	每周 1 次,电话或见面随访	每周随访 1 次	正常随访	考虑请精神科医师会诊,成人降低剂量至 135 μg,儿科患者降低至 90 μg/1.73 m^3×BSA
中度	成人降低剂量至 135 μg,儿科患者降低至 90 μg/1.73 m^3×BSA	每周进行评价,至少每隔 1 周,患者应到医师办公室进行评价	考虑请精神科医师会诊,继续降低剂量	如症状改善,并且稳定 4 周,可正常随访,继续降低剂量或恢复原剂量	立即请精神科医师会诊,并永久停药
严重	永久停药	立即请精神科医师会诊	给予必要的治疗		

(7) 儿科患者如出现不良反应,根据下表调整剂量。

儿科患者根据不良反应调整剂量表

	实验室检查异常	推荐方案
中性粒细胞(ANC)	ANC 为(750~999)×10^6/L	第 1~2 周:立即降低至 135 μg/1.73 m^3×BSA 第 3~48 周:不必调整
	ANC 为(500~749)×10^6/L	第 1~2 周:延迟给药直至 ANC>750×10^6/L 后,以 135 μg/1.73 m^3×BSA 的剂量开始,每周检查 3 次,确保 ANC>750×10^6/L 第 3~48 周:立即降低至 135 μg/1.73 m^3×BSA
	ANC 为(250~499)×10^6/L	第 1~2 周:延迟给药直至 ANC>750×10^6/L 后,以 90 μg/1.73 m^3×BSA 的剂量开始 第 3~48 周:延迟给药直至 ANC>750×10^6/L 后,以 135 μg/1.73 m^3×BSA 的剂量开始
	ANC<250×10^6/L(或发热性中性粒细胞减少)	停止治疗
血小板	<50000×10^6/L	降低剂量至 90 μg/1.73 m^3×BSA
ALT	≥5×ULN,<10×ULN,	降低剂量至 135 μg/1.73 m^3×BSA,每周监测肝功能,如需要,可进一步降低剂量,直至 ALT 稳定或降低
	持续≥10×ULN	停止治疗

(8) 肾功能不全的成年患者,如 Ccr 为 30~50 ml/min,推荐剂量为 180 μg,每周 1 次;Ccr<30 ml/min,包括透析的患者,推荐剂量为 135 μg,隔周 1 次,如果出现严重不良反应或实验室异常,本品的剂量可降低至 90 μg,隔周 1 次,调整剂量后仍不能耐受,应停药。

【用药须知】 1. 使用干扰素治疗,包括使用本品,有可能出现严重的精神方面的不良反应。不论以往是否有精神疾病,使用者都有可能出现抑郁、自杀心态和自杀企图。有抑郁史的患者应慎用本品。医师应对所有出现抑郁征象的患者进行监控。在使用本品治疗前,医师应告知患者有可能出现抑郁,患者应随时向医师报告抑郁的任何症状,不可延误。严重时需停药,并给予精神药物治疗。

2. 心血管事件,如高血压、室上性心律失常、胸痛和心肌梗死,与 α-干扰素治疗有关。

因为心脏疾病可能被利巴韦林诱导的贫血而加重,本品和利巴韦林应慎用于有严重或不稳定心脏病的患者。患者在治疗前应进行相关检查,并在治疗中进行严密监测。如果出现心血管情况的恶化应暂停或终止利巴韦林的治疗。推荐有心脏疾病的患者在开始本品治疗前进行心电图检查。

3. 如果患者在治疗中出现了肝功能失代偿,应考虑停止本品的治疗并密切监测。与其他干扰素一样,在使用本品治疗过程中也能观察到 ALT 升高,包括出现病毒应答的患者。如果在降低了本品剂量后,ALT 仍呈进行性升高或伴胆红素升高,则应停药。

4. 与慢性丙型肝炎不同,慢性乙型肝炎患者在治疗中出现病情加重并不少见;病情的加重表现为一过性和血清 ALT 水平大幅度升高。在本品治疗 HBV 感染的临床试验中,转氨酶水平反跳常伴随其他肝功能指标轻微改变,而无肝功能失代偿的表现。在转氨酶反跳达正常值上限 10 倍以上的患者中大约一半减量或暂停使用本品,直到转氨酶水平下降,余下的治疗维持不变。建议加大对此类患者肝功能的监测频率。

5. 严重的急性过敏反应(包括荨麻疹、血管神经性水肿、支气管痉挛和过敏性休克)在 α-干扰素治疗中很少见到。如果出现此类反应,应停药,并立即给予适当的治疗。一过性皮疹不需要中断治疗。

6. 与其他干扰素一样,本品可能引起或加剧甲状腺功能减退及甲状腺功能亢进。对于甲状腺异常得不到充分治疗的患者应考虑中断本品的治疗。

7. 在使用 α-干扰素治疗时可能出现高血糖,低血糖及糖尿病。有以上症状且又无法得到有效药物控制的患者不应使用本品单药或与利巴韦林联合用药的治疗,如果在使用本品的治疗期间出现以上症状且又无法得到有效药物控制的患者应中断治疗。

8. 治疗前和治疗中定期检测血液学指标。

9. 有文献报道,在合并使用利巴韦林和硫唑嘌呤后的 3～7 周内,出现全血细胞减少症(红细胞,嗜中性粒细胞和血小板明显减少)和骨髓抑制。在停止 HCV 抗病毒治疗和硫唑嘌呤合并治疗的 4～6 周内,该骨髓毒性是可逆的,而且再单独进行两者中任一个治疗时没有出现复发。

10. 由于使用干扰素导致的流感样症状所伴有的发热是非常常见的,但在使用本品治疗过程中,应排除其他原因导致的发热,尤其是有中性粒细胞减少的患者。

11. 已有个别报道 α-干扰素治疗后出现眼科疾病,如视网膜出血、棉絮状渗出点、视乳头水肿、视神经病变、视网膜动脉或静脉阻塞,而且可能导致视力丧失。建议本品治疗前进行眼部检查,在本品治疗中患者如出现视力下降或视野缺失必须进行普通眼科检查。因为这些眼部表现也可见于其他情况,有糖尿病或高血压的患者在本品治疗中要定期进行眼部检查。出现新的眼科疾病或原有眼科疾病加重的患者应停止本品治疗。

12. 与其他 α-干扰素一样,已有用药期间出现肺部异常的报道,包括呼吸困难、肺浸润、肺炎、局限性肺炎。如果出现持续的或原因不明的肺浸润或肺功能异常,应停药。

13. 患者合并感染 HIV 并接受高活性的抗逆转录病毒治疗(HAART)时可增加乳酸酸中毒的危险性。因此,在 HAART 的同时给予本品和利巴韦林时要谨慎。合并感染并有晚期肝硬化的患者接受 HAART 的同时给予利巴韦林和干扰素(包括本品)联合治疗时出现肝脏失代偿的危险性增加并可能导致死亡。

14. 在治疗过程中,合并感染患者应该密切观察其肝脏失代偿的征兆和症状(包括腹水、脑病、静脉曲张出血、肝合成功能下降),即 Child-Pugh 分级 ≥ 7。Child-Pugh 分级可能受到与治疗相关因素的影响(即高间接胆红素血症,白蛋白下降),未必归于肝脏失代偿。一旦出现肝脏失代偿,立刻停止治疗。

15. 与基线水平相比,接受本品和利巴韦林合并治疗的儿童患者在治疗 48 周后出现了体重及身高增长延迟。年龄体重的 z 评分以及标准人群百分比,受试者的体重及身高在治疗期间有所降低。在治疗后 2 年的随访中,多数患者回到了体重和身高的基线标准生长曲线百分比。治疗结束时,按照标准生长曲线,43% 的患者体重百分比下降了 15% 或更多,25% 的患者身高下降了 15% 或更多。在治疗后 2 年时,16% 的患者体重仍低于基线体重曲线的 15% 或更多,11% 的患者身高仍低于基线身高曲线的 15% 或更多。

16. 在使用本品治疗前,建议所有患者进行血常规检查和生化检查。在开始治疗后,患者应在 2 周后进行血常规检查,在 4 周后进行生化检查。治疗期间应定期(至少每隔 4 周)进行上述检查。

17. 与其他干扰素一样,本品与其他有可能引起骨髓抑制的药物合用时要慎重。

18. 目前已有使用 α-干扰素(包括本品)导致的甲状腺功能异常或以前存在的甲状腺功能异常加重的报道。在慢性丙型肝炎患者使用本品之前应测量 TSH 水平。如果通过药物手段可以使 TSH 维持在正常范围也可以开始本品治疗。在治疗过程中如果患者出现甲状腺功能可能异常的临床症状,建议监测患者的 TSH 水平。如果出现甲状腺功能异常,而通过药物方法 TSH 维持在正常范围,则可以继续本品治疗。

19. 尚未对驾驶和操作机械的影响进行研究。但使用时应考虑本品的不良反应。对使用本品出现轻微头晕、意识模糊、嗜睡和疲劳的患者,应注意不要驾驶交通工具和操作机械。

【制剂】　注射液:180 $\mu g/0.5$ ml;135 $\mu g/0.5$ ml。

【贮藏】　避光,贮于 $2\sim8$ ℃。

重组干扰素 α-2b
（recombinant interferon alfa-2b）

别名:甘乐能、干扰能、利分能、安达芬、安福龙、迪飞、长生扶康、盖普、捷扶、捷抚、克冠、里亚美、利能、隆化诺、清菲、萨斯请、爽因洁、万复因、辛化诺、辛天力、龙靖安、尤尼隆、远策素

【CAS】　99210-65-8

【ATC】　L03AB05

【用药警戒】　1. 干扰素(IFN)α 包括本品可导致危及生命的神经病学、自身免疫、缺血性及感染性紊乱,患者应定期进行临床监测和实验室评价。出现上述症状持续或恶化,患者应撤出治疗。有些患者但不是所有患者停药后可恢复。

2. 与利巴韦林合用,参见利巴韦林的用药警戒。

【药理作用】　1. 抗病毒作用　但并非直接杀灭病毒,而是通过诱导细胞产生抗病毒蛋白而实现的。其程序是,在本品进入细胞后,与细胞表面的特异性膜受体结合,继而刺激细胞产生 $2',5'$-寡腺苷酸合成酶、dsR-NA-依赖性蛋白激酶和 Mx 蛋白等。这些产物可抑制病毒蛋白质的合成和病毒核酸密码转录,并分解蛋白的 RNA,从而阻断病毒的复制,断其繁殖之路。本品的抗病毒谱较广,对所有的 RNA 型病毒和 DNA 病毒型病毒均有抑制作用,但对患者的毒性却很弱。

2. 免疫调节作用　能增强致敏淋巴细胞的活力,增强 NK 细胞巨噬细胞的吞噬功能,增强细胞毒 T 细胞的杀伤作用。

3. 抗肿瘤作用　IFN 通过调动机体细胞免疫功能、促分化、抑制增殖及调控某些致癌基因的表达,对迅速分裂的肿瘤细胞有选择性抑制作用。据最近研究,IFN 对内皮细胞和血管生成具有特殊作用,能抑制内皮细胞生长,干扰素的抗肿瘤作用被认为与抑制血管生成有关,故常与抗癌药合用。

【体内过程】　本品口服不被吸收。皮下或肌内注射 IFNα 大于 80% 的剂量可被吸收。肌内注射后,本品或白细胞产生 IFNα 显示出相似的血浆浓度;一般 $4\sim8$ h 可达血药峰值。$t_{1/2}$ 为 $3\sim8$ h。静脉给药可产生更迅速的分布和清除,$t_{1/2}$ 为 $2\sim3$ h。本品不能透过血-脑屏障。本品通过肾进行分解和代谢,其在尿内的排泄量可被忽略。聚乙二醇化可降低本品的吸收速率和排泄速率。

【适应证】　1. 治疗病毒性肝炎,如乙肝、丙肝和丁肝。

2. 治疗小儿病毒性肝炎、小儿上呼吸道病毒性感染。

3. 治疗尖锐湿疣。

4. 合用抗肿瘤药物治疗某些恶性肿瘤,如毛细胞白血病、多发性骨髓瘤、非霍奇金淋巴瘤、慢性粒细胞白血病、T 细胞淋巴瘤、卡波西肉瘤、黑色素瘤、肾癌和喉乳头状瘤等。

5. 余参见 IFNγ 的适应证。

6. 滴眼液用于眼部急性或复发性单纯疱疹感染,特别是对树枝状角膜炎、盘状角膜炎、深层角膜炎并发虹膜睫状体炎等疗效较好。

【不良反应】　1. 最常见者为寒战、发热、乏力、肌肉酸痛、不思饮食、疲倦、无力等,类似流感样症状。如给予解热镇痛药可能会获得减轻。这些症状也可能在继续用药时得到缓解。

2. 常见的不良反应有恶心、呕吐、腹部隐痛、腹泻、高血压、精神紧张和抑郁。

3. 较为常见的有嗜睡、运动失调、瘙痒、皮疹。

4. 较为少见的有腰痛、腿痉挛、失眠、便秘、口唇疱疹、疱疹性皮疹、荨麻疹、潮热、口干、味觉改变、麻痹性肠梗阻、凝血功能减退、容易激动、咳嗽和视力异常。

5. 罕见的有直立性低血压、皮肤红斑、脱发、体重减轻、呼吸困难、单纯性疱疹、眼痛、心动过速、鼻充血、咽炎、喷嚏、注射部位反应、紫癜、胃肠胀气、唾液增多、高糖血症和口炎。

6. 可能引起免疫性溶血性贫血、血小板减少;免疫性血小板减少性紫癜患者使用干扰素 α 可能引起出血;重组干扰素 α 还可能导致血栓形成。

7. 还可引起 ALT、AST、LDH 和 ALP 升高,白细胞和血小板减少

8. 本品还可引起心肌病和雷诺综合征。

9. 报道 IFNα 可能引起 1 型糖尿病,使 2 型糖尿病恶化。

10. 还可引起口腔溃疡和口咽扁平苔癣。

11. 本品阴道栓剂给药后可能出现下腹部胀痛、腰酸、阴道烧灼感、刺痛、短暂性低热、白带增多,多在停药后消退。

【妊娠期安全等级】　C。

【禁忌与慎用】　1. 对本品或其他 IFN 过敏者,重度心、肝、肾功能不全患者,其他严重疾病不能耐受本品治疗者以及癫痫及其他神经系统疾病均应禁用本品。

2. 严重抑郁症有自杀倾向者、患有骨髓抑制者、糖尿病患者、甲状腺功能异常者、患有心肺疾病者以及肝、肾功能不全患者均应慎用。

【药物相互作用】　1. 本品合用高剂量的阿地白介素可增加高敏反应的风险。

2. 本品可抑制双香豆素的代谢，引起后者的凝血功能增强，从而增加血栓形成的风险。

3. 本品与齐多夫定合用，可对血液系统产生毒性，如发生贫血和中性粒细胞减少。

4. 本品如合用活疫苗，可能被活疫苗（如轮状病毒疫苗）感染。

5. 本品合用苯巴比妥，可能增加后者的血药浓度。

6. 本品可降低茶碱的清除率，导致后者中毒。

【剂量与用法】　1. 给药前的注意事项

（1）本品应使用注射用水溶解，如发现溶液中混有颗粒或絮状物，则不应使用。

（2）配制好的药液必须一次性用完，不可保存分次使用。

2. 针对疾病的成人给药方法

（1）慢性乙型、丙型肝炎　一次皮下注射 300 万～500 万 U/m²，一日或隔日 1 次，3～6 个月为一疗程。

（2）慢性丁型肝炎　一次皮下注射 300 万 U/m²，3 次/周，最少使用 3～4 个月。

（3）毛细胞性白血病或喉乳头状瘤　一次皮下注射 300 万 U/m²，3 次/周或隔日 1 次。

（4）慢性粒细胞性白血病　一次皮下注射 400 万～500 万 U/m²，1 次/日，至白细胞继续得到控制后，再给予最大耐受量维持治疗。如本品与阿糖胞苷合用，则先给予本品 1 次 500 万 U/m²，1 次/日，持续两周后再加用阿糖胞苷。如合用两药 8～12 周不见疗效即应停药。

（5）多发性骨髓瘤　一次皮下注射 300 万～500 万 U/m²，3 次/周（或隔日 1 次）。

（6）非霍奇金淋巴瘤　一次皮下注射 500 万 U/m²，3 次/周（或隔日 1 次）。与此同时，并合用化疗药物。

（7）与艾滋病相关的卡波西肉瘤　一次皮下注射 300 万 U/m²，3～5 次/周（或 1 次/日）。

（8）转移性类癌瘤　一次皮下注射 300 万 U/m²，3 次/周，或一日，或隔日 1 次。

（9）恶性黑素瘤　先予诱导治疗，先从静脉注射开始，1 次静脉注射 2000 万 U/m²，每周连用 5 次，共用 4 周；继后给予皮下注射，一次 1000 万 U/m²，每周 3 次，共用 48 周。

（10）肾细胞癌　单用本品，采用皮下或静脉给药，一次给药 300 万～400 万 U/m²，每周 3 次或 5 次，也可 1 次/日，根据耐受情况而定。

（11）尖锐湿疣　每周皮下注射 3 次，一次 100 万～300 万 U/m²，一般 1～2 个月为一疗程。

（12）喉乳头状瘤　在手术（激光）切除肿瘤后开始给药，一次皮下注射 300 万 U/m²，3 次/周，（或隔日 1 次），至少用药 6 个月。

（13）滴眼液　滴于眼睑内，2 次/日。先滴 1 滴于患眼内，至少隔 10 min 再滴入第 2 滴，取仰卧姿势。

【用药须知】　1. 过敏体质，尤其对抗生素过敏者，使用本品前应先做皮试（皮内注射本品 5000 U），结果阴性者方可按规定剂量给药。

2. 给药中如出现过敏反应或严重的超敏反应，应立即停止给药，并作适当处理。

3. 给药过程中如果出现重度甚至严重的不良反应，应减少用量或停药，并给予对症处理。

4. 使用本品时，应补充足量的液体。

5. 给药前 4 h 和给药后 24 h 内如给患者 1～2 次对乙酰氨基酚，可减轻头痛、肌痛、发热等不良反应。

6. 本品千万不能与 5% 葡萄糖注射液配制成注射溶液。

7. 在给药期间，当中性粒细胞 < 0.75×10^9/L 时，给药剂量应当减半；当血小板计数 < 50×10^9/L 时，剂量也应减半。当二者分别低于 0.5×10^9/L 和 25×10^9/L 时，则应停药。

8. 滴眼液治疗期间，不能戴隐形眼镜。

【临床新用途】　1. 银屑病　外涂皮损处，早、晚各 1 次，连续用药 2 月。

2. 喘憋性肺炎　本品 100 万 IU，肌内注射，1 次/日，以 3～5 d 为宜。

3. 瘢痕疙瘩　在瘢痕疙瘩和增生瘢痕内注射 IFNγ。

4. 轮状病毒性肠炎　用 IFNα-2 b 10 万 IU 肌内注射，1 次/日，连续 3 d。

5. 复发性单纯疱疹性角膜炎　本品 10 万 IU，3 日一次，球结膜下注射，3 次为疗程，并用无味消毒饮，1 剂/日，水煎服，药渣水煎熏眼。

6. 小儿病毒性咽炎　IFN 滴眼液 4～6 滴，2 次/日，雾化吸入，并用热毒宁注射液 0.5 ml/kg 加液体 100 ml 静脉滴注，1 次/日，3 d 为一疗程。

7. 儿童病毒性脑炎　于降温后用 IFN 10 万 IU/kg，1 次/日，肌内注射，并用退热、止惊、降颅压、维持水电解质平衡和支持疗法。

8. 丙型肝炎　苦参素胶囊剂一次 0.2 g，口服；本品 300 万 IU，3 次/周，肌内注射，6 个月为一疗程。

【制剂】　①注射剂（粉）：100 万 IU；300 万 IU；500 万 IU；1000 万 IU；1800 万 IU；3000 万 IU。②注

射液（多剂量笔）：180 万 IU/1 ml；180 万 IU/2 ml。③栓剂：50 万 IU/支。④滴剂：6 滴（0.05 ml）滴管装，2 滴内含本品 4.7 ng（150 IU）。

【贮藏】　贮于 2～8 ℃，切勿冰冻。

聚乙二醇干扰素 α-2b
（peginterferon alfa-2b）

别名：佩乐能

【CAS】　99210-65-8

【ATC】　L03AB10

【用药警戒】　1. IFNα包括本品可导致危及生命的神经病学、自身免疫、缺血性及感染性紊乱，患者应定期进行临床监测和实验室评价。出现上述症状持续或恶化，患者应撤出治疗。有些患者但不是所有患者停药后可恢复。

2. 与利巴韦林合用时应注意，利巴韦林可导致胎儿出生缺陷和死亡，女性患者，及男性患者的女性性伴侣应极度谨慎，避免怀孕。利巴韦林导致的贫血可能会使心脏病恶化。

【药理作用】　本品是聚乙二醇（PEG）与重组干扰素 α-2b 结合形成的长效干扰素。干扰素与细胞表面的特异性受体结合，触发细胞内复杂的信号传递途径并迅速激活基因转录，调节多种生物效应，包括抑制感染细胞内的病毒复制，抑制细胞增殖，并具有免疫调节作用。

【体内过程】　本品皮下注射后，吸收 $t_{1/2}$ 为 4.60 h，15～44 h 后达 C_{max}，且 C_{max} 会保持 48～72 h。C_{max} 和 AUC 随剂量增加而增加。多次皮下注射后，本品的生物利用度会升高。用药第 48 周时的 C_{min}（320 pg/ml，范围 0～2960）为第 4 周时（94 pg/ml，0～416）的 3 倍。本品的消除 $t_{1/2}$ 为 40 h（22～60 h），总体清除率约 22（ml·kg）/h，肾清除率约占总体清除率的 1/3。

【适应证】　用于治疗成人伴代偿性肝病的丙型肝炎。

【不良反应】　1. 单独用药

（1）最为常见（≥10% 的患者）的不良反应包括注射部位疼痛或炎症、疲乏感、寒战、发热、压抑感、关节痛、恶心、脱发、骨骼肌疼痛、易激动、流感样症状、失眠、腹泻、腹痛、虚弱、咽炎、体重下降、食欲缺乏、焦虑、注意力障碍、头晕及注射部位反应等。

（2）常见（≥2% 的患者）不良反应为瘙痒、皮肤干燥、不适感、出汗增加、右上腹疼痛、中性粒细胞减少、白细胞减少、贫血、皮疹、呕吐、口干、情绪不稳、精神紧张、呼吸困难、病毒感染、嗜睡、甲状腺功能失调、胸痛、消化不良、面红、感觉异常、咳嗽、激动

不安、副鼻窦炎、张力过强、感觉过敏、视物模糊、意识障碍、胃肠胀气、性欲减退、皮肤红斑、眼痛、情感淡漠、感觉减退、稀便、结膜炎、鼻充血、便秘、眩晕、月经过多、月经失调。

（3）精神方面的症状并不常见，危及生命的精神症状极少发生，这些反应包括自杀、企图自杀、自杀构想和幻觉。

（4）可发生粒细胞减少和血小板减少。

2. 联合用药

（1）常见不良反应包括心动过速、鼻炎、味觉异常、低血压、晕厥、高血压、泪腺失调、震颤、牙龈出血、舌炎、胃炎、胃溃疡、听力下降/丧失、耳鸣、心悸、口渴、攻击性行为、真菌感染、前列腺炎、中耳炎、支气管炎、呼吸异常、鼻出血、湿疹、发质异常、光敏性反应和淋巴结病。

（2）罕见不良反应包括痉挛、胰腺炎、高脂血症、心律不齐、糖尿病和外周神经病变、再生障碍性贫血。

3. 其他不良反应报告本品单独使用或和利巴韦林合用时可能会出现的不良反应有：视网膜病变（包括斑状水肿）、视网膜出血、视网膜动脉和静脉栓塞、眼底棉絮状渗出斑、视敏度和视野丧失、视神经炎和视神经乳头水肿。

4. 本品上市后报告的不良反应包括心肌缺血、心肌梗死、肉状瘤病或肉状瘤病恶化、多形性红斑、斯-约综合征、中毒性表皮坏死和注射部位坏死。

【妊娠期安全等级】　C，与利巴韦林合用 X。

【禁忌与慎用】　1. 对本品或任何一种干扰素或某赋形剂过敏者禁用。

2. 本品与利巴韦林的联合治疗禁用于配偶妊娠的男性患者。

3. 自身免疫性肝炎或有自身免疫性疾病病史者禁用。

4. 肝功能失代偿者禁用。

5. 与利巴韦林联合治疗时，肾功能不全患者慎用，重度肾功能不全患者（Ccr＜50 ml/min）禁用。

6. 血红蛋白病（重度地中海贫血、镰状细胞性贫血）禁用。

7. 哺乳期妇女使用时，应暂停哺乳。

8. 儿童用药的安全性和有效性尚未明确。

【药物相互作用】　1. 本品可抑制 CYP1A2 和 CYP2D6 的活性，与治疗窗窄的 CYP1A2 底物（咖啡因）或 CYP2D6 底物（硫利达嗪）合用时，应监测后者的血药浓度。

2. 本品与齐夫多定合用时，应监测全血细胞计数，评价合用时的骨髓抑制作用。

3. 与免疫抑制剂(环孢素、他克莫司、西罗莫司)合用时,应监测免疫抑制剂的作用。

4. 本品可升高美沙酮的血药浓度,与美沙酮合用,可能需要降低美沙酮的剂量。

【剂量与用法】 1. 与利巴韦林联合治疗　推荐剂量为 $1.5\,\mu g/kg$,每周 1 次,皮下注射,同时口服 $0.8\sim1\,g$ 利巴韦林,与食物同服。

(1)未经干扰素治疗的患者　HCV 基因 1 型的疗程为 48 周。或治疗 24 周时仍能检测到 HCV-RNA 的患者应停止治疗;对于基因 2 和 3 型的患者,疗程为 24 周。如与 HCV NS3/4A 蛋白酶抑制剂合用,参考其使用说明。

(2)曾用干扰素治疗的患者　应与 HCV NS3/4A 蛋白酶抑制剂合用,除非存在使用 HCV NS3/4A 蛋白酶抑制剂的禁忌证。所有 HCV 基因的疗程均为 48 周,或治疗 24 周时仍能检测到 HCV-RNA 的患者应停止治疗。

(3)儿科患者　本品的剂量 $60\,\mu g/m^2$,利巴韦林的剂量为每天 $15\,mg/kg$,分早晚两次服用。HCV 基因 1 型的疗程为 48 周,对于基因 2 和 3 型的患者,疗程为 24 周。

2. 本品单药治疗　推荐剂量为 $1\,\mu g/kg$,疗程 1 年,或治疗 24 周时仍能检测到 HCV-RNA 的患者应停止治疗。

3. 剂量调整

(1)根据抑郁程度调整剂量的方案见下表。

根据抑郁程度调整剂量表

抑郁严重程度	治疗前4~8周		8周后		
	剂量调整方案	随访	抑郁严重程度稳定	抑郁严重程度改善	抑郁严重程度恶化
轻度	不必调整	每周1次,电话或见面随访	每周随访1次	正常随访	参见中度或重度抑郁
中度	成人首次至 $1\,\mu g/kg$,第 2 次降低至 $0.5\,\mu g/kg$;儿科患者降低至 $40\,\mu g/m^2$,如需要进一步降低至 $20\,\mu g/m^2$	每周进行评价,至少每隔 1 周,患者应到医师办公室进行评价	考虑请精神科医师会诊,继续降低剂量	如症状改善,并且稳定 4 周,可正常随访,继续降低剂量或恢复原剂量	参见严重抑郁
严重	永久停药	立即请精神科医师会诊	给予必要的治疗		

(2)如出现血液学不良反应,根据下表调整剂量。

根据不良反应调整剂量表

实验室参数	出现后降低本品剂量①	如出现降低利巴韦林剂量②	出现后永久停药
白细胞	$1.0\sim<1.5\times10^9/L$	N/A	$<1.0\times10^9/L$
中性粒细胞	$0.5\sim<0.75\times10^9/L$	N/A	$<0.5\times10^9/L$
血小板	$25\sim<50\times10^9/L$(成人)	N/A	$<25\times10^9/L$(成人)
	$50\sim<70\times10^9/L$(儿童)	N/A	$<50\times10^9/L$(儿童)
肌酐	N/A	N/A	$>2\,mg/dl$(儿童)
血红蛋白(患者无心脏病史)	N/A	$8.5\sim<10\,g/dl$	$<8.5\,g/dl$
出现下列反应,本品的剂量降低一半,利巴韦林的剂量降低 200 mg/dl			
血红蛋白(患者心脏病史)*	任何 4 周内血红蛋白降低 $\geq20\,g/L$		$<85\,g/L$ 或降低剂量 4 周后 $<120\,g/L$

注①:联合治疗时,成人患者第 1 次降低剂量至 $1\,\mu g/kg$,每周 1 次,如需要降低至 $0.5\,\mu g/kg$,每周 1 次;成人患者弹药治疗时降低剂量至 $0.5\,\mu g/kg$,每周 1 次;儿科患者第 1 次降低至 $40\,\mu g/m^3$,每周 1 次,第 2 次降低剂量至 $20\,\mu g/m^3$,每周 1 次。

注②:成年患者第一次降低剂量 200 mg/d(服用 1400 mg 的患者需降低 400 mg/d),如需要进一步降低剂量,再降低 200 mg/d。服用 400 mg 剂量的患者,首次降低剂量至 12 mg/kg,分 2 次服用,第 2 次降低至 8 mg/kg,分 2 次服用。

* 有心脏病史的儿科患者,任何 4 周内血红蛋白降低 $\geq20\,g/L$ 应每周评价和检测。

（3）肾功能不全的患者,本品单药治疗时,如 Ccr 为 30～50 ml/min,本品的剂量减半,每周 1 次;Ccr<30 ml/min,包括透析的患者,本品的剂量降低 75%。如肾功能进一步恶化,应停用本品。

本品如与利巴韦林合用,慎用于肾功能不全的患者和 50 岁以上的患者,同时注意观察患者使用本品的症状和体征,禁用于 Ccr<30 ml/min 的患者。

【用药须知】　1. 使用干扰素治疗,包括使用本品,有可能出现严重的精神方面的不良反应。不论以往是否有精神疾病,使用者都有可能出现抑郁、自杀心态和自杀企图。有抑郁史的患者应慎用本品。医师应对所有出现抑郁表现的患者进行监控。在使用本品治疗前,医师应告知患者有可能出现抑郁,患者应随时向医师报告抑郁的任何症状,不要延误。严重时需停药,并给予精神治疗。

2. 对有充血性心力衰竭史、心肌梗死和(或)既往(或)目前有心律失常者,应用本品时治疗需要密切监测。建议对既往存在心脏异常的患者,在治疗开始前及治疗期间做心电图检查。心律失常(主要是室上性的)通常对常规治疗有效,但可能需要停用本品。

3. 罕见报告急性过敏反应(如荨麻疹、血管神经性水肿、支气管痉挛)。若用本品期间出现过敏反应,要立即停药并开始用适当药物治疗。一过性皮疹并不需中止用药。

4. 有肝功能失代偿体征(如凝血时间延长)的患者要中止本品治疗。

5. 尽管使用本品期间发热可能与常见的流感样综合征有关,但必须排除持续性发热的其他原因。

6. 由于某些患者在使用本品时可见与脱水有关的低血压,故患者应保持充足的水分,必要时补液。

7. 肺浸润、局限性肺炎和肺炎偶见于用 α-干扰素包括本品治疗的患者,甚至可危生命。对于有发热、咳嗽、呼吸困难或其他呼吸系统症状的患者应作胸部 X 线检查。如果胸部 X 线检查显示肺浸润或存在肺功能受损的证据,则应严密监护,必要时停药,并用皮质激素治疗似可使肺部不良反应消失。

8. 在使用各种 α-干扰素期间,有报道产生不同的自身抗体。在使用干扰素治疗期间,自体免疫性疾病更易发生在有自身免疫性疾病倾向的患者。

9. 已偶有报告,在用 α-干扰素治疗后出现眼科异常,包括视网膜出血、眼底棉絮状渗出斑、视网膜动脉或静脉阻塞。所有患者应进行基本的眼科检查。对主诉视力下降或视野缺损的患者必须进行及时全面的眼部检查。由于这些眼部异常也可同时发生于其他疾病时,因此建议对糖尿病或高血压患者进行定期的视觉检查。如果患者在治疗期间出现新的眼部异常或原有症状加重,建议停用本品。

10. 用 α-干扰素治疗慢性丙型肝炎的患者极少会出现甲状腺异常,即甲状腺功能低下或甲状腺功能亢进。在治疗期间,如果患者出现甲状腺功能紊乱的症状时,需测定促甲状腺素(TSH)水平。对于甲状腺功能障碍患者,只有当通过治疗促使甲状腺素(TSH)保持在正常范围内时,才可继续使用本品。

11. 本品可导致高脂血症,因此建议治疗期间监测血脂水平。

12. 有报道 α-干扰素可加重既往存在的银屑病和肉状瘤病,因此建议对于银屑病和肉状瘤病患者仅在效益大于潜在风险时才考虑应用本品。

13. 所有应用本品的患者在治疗前检查血常规、血液化学及甲状腺功能。下列基线指标可作为临床用药开始的指标:血小板 $\geqslant 100 \times 10^9/L$、中性粒细胞计数 $\geqslant 1.5 \times 10^9/L$、促甲状腺激素(TSH)水平必须在正常范围内。一般在治疗期的第 2 周和第 4 周进行实验室检查,随后根据临床需要定期监测。

14. 在本品治疗期间出现疲劳感、嗜睡或意识障碍的患者应告诫其避免驾驶或操作机器。

【制剂】　注射液:50 μg/0.5 ml;80 μg/0.5 ml;120 μg/0.5 ml;150 μg/0.5 ml。

【贮藏】　避光,贮于 2～8 ℃。

干扰素 β-1a
(interferon beta-1a)

别名:Avonex、Rebif

本品为含 166 个氨基酸的糖蛋白,是通过 DNA 技术有中国仓鼠卵巢细胞产生的。其糖化方式、氨基酸序列与内源性 IFNβ 完全一致。

【CAS】　145258-61-3

【ATC】　L03AB07

【药理作用】　本品具有广谱的抗病毒、抗肿瘤及免疫调节功能。本品与细胞表面受体结合,诱导细胞产生多种抗病毒蛋白,从而抑制病毒在细胞内的复制;可通过调节免疫功能增强巨噬细胞、淋巴细胞对靶细胞的特异细胞毒作用,有效地遏制病毒侵袭和感染的发生;可增强自然杀伤细胞活性,抑制肿瘤细胞生长,清除早期恶变细胞等。

【体内过程】　健康志愿者单次皮下注射本品 60 μg,注射后 16 h 血药浓度达最高峰(5.1± 1.7)IU/ml,清除 $t_{1/2}$ 为(69 ± 37)h。清除率为 33～55 L/h。重复给药本品有蓄积。

【适应证】　1. 主要用于复发缓解型多发性硬化,应在既往 2 年内至少有两次复发记录。其作用是降低发生率，并延缓机体功能的丧失。

2. 用于某些急、慢性病毒性感染，如生殖器疱疹、尖锐湿疣、扁平疣、全身性或局部带状疱疹、乳头瘤病毒感染、慢性活动性乙型肝炎和慢性活动性丙型肝炎。

3. 还可用于某些肿瘤，如宫颈上皮内肿瘤、毛细胞性白细胞、肿瘤性胸腔积液以及给予准备接受激素治疗的乳腺癌、子宫内膜癌患者进行甾体激素受体诱导。

【不良反应】　1. 常见的不良反应主要是流感样综合征，其表现有寒战、发热、乏力、头痛、肌痛、关节痛、恶心、嗜睡。这些症状在用药初期表现较为明显，随着用药时间延长，此综合征的发生率可见下降。

2. 常见注射部位的炎症反应，一般症状轻微，属于可逆性。

3. 可能出现高敏反应，常见血管神经性水肿及荨麻疹，较为少见的有食欲缺乏、呕吐、腹泻、头昏、焦虑、失眠、皮疹、皮肤潮红、心悸或心律不齐。

4. 偶发甲状腺功能障碍，尤以有甲状腺炎的患者在第一年用药期间较为多见，症状轻微。

5. 较少引起神经系统或精神方面的异常，如烦恼、抑郁、人格分裂、癫痫等。

6. 偶见黄疸型或无黄疸型肝炎病例报道。

7. 延长用药疗程，可能引起白细胞和血小板减少、贫血或凝血时间延长。

8. 罕见关节酸痛、嗜睡、低血压或脱发。

【妊娠期安全等级】　C。

【禁忌与慎用】　1. 以下为禁忌者　①对本品或其他 IFN 产品以及人清蛋白制品过敏者。②患有严重抑郁症尤其有自杀倾向的患者。③未被充分控制的癫痫患者或中枢神经系统功能受损者。④严重的心脏病患者。⑤重度肾功能不全患者。⑥已进入晚期失代偿肝硬化的慢性肝炎、近期或正在使用免疫抑制剂（除外短期使用过甾体类药物）以及自身免疫性肝炎患者。⑦接受常规治疗而未得到控制的甲状腺疾病患者。⑧妊娠期妇女及哺乳期妇女。

2. 以下为慎用者　①抑郁症患者或心脏病患者。②有肝炎病史近期有活动迹象且 ALT 高于正常上限 2.5 倍以上者。③严重骨髓抑制者或自身免疫性疾病患者。④有癫痫病史者。⑤嗜酒成瘾者。

【药物相互作用】　1. 合用活疫苗或轮状病毒疫苗可增加感染疫苗的机会。

2. 本品可抑制 CYP 酶的活性，因此，可使依赖该酶进行代谢消除的药物受到影响。

3. NSAIDs 如阿司匹林等以及干扰前列腺素代谢的药物可能削弱本品的生物活性，应避免合用。

4. 临床经验表明，在多发性硬化复发期间可以合用本品和皮质激素进行治疗。

5. 本品可降低齐多夫定的 CL，因此，可增加后者的毒性。

【剂量与用法】　1. 多发性硬化　一次皮下注射 44 μg（1200 万 U，12 MIU），3 次/周。

2. 生殖器疱疹、带状疱疹　肌内注射 200 万 U/次，1 次/日，连用 10 d。

3. 扁平和尖锐湿疣　皮下或病灶局部注射，100 万～300 万 U/d，连用 5 d 为一疗程，一次 1～3 个疗程。或者肌内注射，200 万 U/d，连用 10 d。

4. 慢性乙型肝炎　肌内注射一次 500 万 U/m²，3 次/周，连用 6 个月。

5. 慢性丙型及戊型肝炎　前两个月，一次肌内注射 600 万 U/m²，3 次/周；然后改为一次 300 万 U/m²，3 次/周，连用 3～6 个月。

6. 宫颈上皮内肿瘤　病灶内注射 300 万 U，1 次/日，连用 5 d。5 d 后改为隔日 1 次注射，连用 2 周。

7. 肿瘤性胸腔积液　胸穿后将 500 万 U（50 ml 0.9%氯化钠注射液稀释）的本品注入胸膜腔。若 7～15 d 后再次出现胸水，再做胸穿，注入本品 100 万 U（50 ml 生理盐水稀释）。若 15 d 后再复发，用 0.9%氯化钠注射液 50 ml 稀释 2000 万 U 药物注入胸膜腔。

8. 毛细胞性白细胞　向静脉内缓慢滴注，诱导剂量为 600 万 U/d，连用 7 d 为 1 个周期，共用 3 个周期，每个周期之间间隔 1 周。维持剂量为 600 万 U/次，2 次/周，连用 24 周。

9. 乳腺肿瘤和子宫内膜肿瘤的甾体激素受体诱导治疗　肌内注射 200 万～600 万 U/次，3 次/周（或隔日 1 次），共用两周。此方案在激素治疗期间每间隔 4 周可重复使用。

【用药须知】　1. 一般与 IFNα 相同。

2. 高剂量本品对胚胎有毒性，对灵长类可起到堕胎药的作用。

3. 本品冻干粉一经溶解，最好立即使用，或存于 2～8 ℃于 24 d 内使用。

【制剂】　①注射液：11 μg/2 ml（300 万 U = 3 MIU）。②注射液（预装式注射器）：22 μg/0.5 ml（600 万 U = 6 MIU）；44 μg/0.5 ml（1200 万 U = 12 MIU）。

【贮藏】　贮于 2～8 ℃，切勿冰冻。

干扰素 β-1b
(interferon beta-1b)

别名：Extavia

本品为影响免疫功能的药物。

【CAS】　145155-23-3

【ATC】　L03AB08

【理化性状】　本品为白色至类白色无菌冻干粉末。由 165 个氨基酸组成,分子量约为 18500 Da。

【药理作用】　IFNβ-1 b 通过与受体结合诱使蛋白表达,从而发挥生物活性。使用 IFNβ-1 b 的患者和健康志愿者血中可检测出多种蛋白(包括新蝶呤、β_2-微球蛋白、MxA 蛋白和 IL-10)。本品还通过增强抑制 T 细胞的活性、减少促炎症反应的细胞因子的产生、下调抗原呈递、抑制淋巴细胞向中枢神经系统转运而发挥免疫调节作用。这些作用是否是本品治疗多发性硬化(MS)的机制目前尚不明确。

【体内过程】　1. 健康志愿者单剂量或多剂量皮下注射本品 0.5 mg,血药浓度通常低于 100 U/ml,给药后 1～8 h 达峰,平均峰浓度为 40 U/ml。总剂量 0.5 mg 本品,分两次在不同部位皮下注射,生物利用度约为 50%。

2. 静脉注射本品 0.006～2.0 mg,健康志愿者和 MS 患者具有相似的药动学特征,血药浓度与剂量成正比。平均血浆 CL 为 9.4～28.9 ml/(min・kg),与剂量无关。平均终末消除 $t_{1/2}$ 为 8 min～4.3 h,平均稳态分布容积为 0.25～2.88 L/kg。每周 3 次静脉注射本品,连用 2 周,血浆中药物没有蓄积。

【适应证】　用于治疗复发性多发性硬化(MS),以降低其临床恶化频率。同时该药还可用于通过磁共振成像检查后,首次发现具有 MS 症状特征的患者。

【不良反应】　1. 在临床研究中,最严重的不良反应是抑郁、自杀倾向和注射部位坏死。最常见的不良反应有淋巴细胞减少(淋巴细胞 < 1.5×10^9/L)、注射部位反应、无力、流感样综合征、头痛和疼痛。最常报道的需要临床干预的不良反应有抑郁、流感样综合征、注射部位反应、白细胞减少、肝酶升高、乏力、肌张力亢进和肌无力。过敏和其他变态反应也有报道。与安慰剂相比,不良反应发生率≥2%的如下所述。

(1)血液和淋巴系统　淋巴细胞计数减少(< 1.5×10^9/L)、绝对中性粒细胞数减少(< 1.5×10^9/L)、白细胞计数减少(< 3.0×10^9/L)、淋巴结病。

(2)神经系统　头痛、失眠、动作失调。

(3)心血管系统　高血压。

(4)呼吸系统　呼吸困难。

(5)消化系统　腹痛。

(6)肝胆系统　ALT 和或 AST > 5 ULN。

(7)皮肤和附件　皮疹、皮肤病。

(8)肌肉骨骼和结缔组织　肌张力亢进、肌痛。

(9)泌尿系统　尿急。

(10)生殖系统　子宫出血、阳痿。

(11)全身及给药部位　注射部位反应、无力、流感样综合征、疼痛、发热、颤抖、外周水肿、胸痛、全身乏力、注射部位坏死。

2. 上市后发现的不良反应

(1)血液和淋巴系统　贫血、血小板减少。

(2)内分泌系统　甲状腺功能亢进、甲状腺功能减退、甲状腺功能不全。

(3)代谢和营养　低钙血症、高尿酸血症、总胆固醇、食欲缺乏、体重下降。

(4)精神系统　意识混乱、人格解体、情绪不稳。

(5)神经系统　共济失调、震颤、感觉异常、精神病症状。

(6)心血管系统　心肌病。

(7)呼吸系统　支气管痉挛、肺炎。

(8)消化系统　胰腺炎、呕吐。

(9)肝胆系统　肝炎、γ-GT 升高。

(10)皮肤及附件　瘙痒、皮肤变色、荨麻疹。

(11)泌尿系统　尿道感染、尿脓毒症。

(12)全身及给药部位　致死性的毛细血管渗漏综合征。

【妊娠期安全等级】　C。

【禁忌与慎用】　对天然或重组 IFNβ、白蛋白或本品中任一成分过敏者禁用。

【药物相互作用】　未进行正式的药物相互作用研究。

【剂量与用法】　皮下注射,一次 0.25 mg,隔日一次。通常初始剂量为 0.0625 mg(0.25 ml),隔日一次,1～2 周后剂量增加 0.0625 mg,6 周后达常规剂量 0.25 mg,隔日 1 次。

【用药须知】　1. 不要随意更改剂量或用药计划。

2. 本品应隔日皮下注射,不可 2 d 连续使用。

3. 注射前方可从包装中取出,如果包装已破损或过期后请勿使用。

4. 使用附带的稀释液溶解本品,溶解时注意轻轻地转动,请勿振摇。若溶液出现泡沫,应静置直至泡沫消失。

5. 注射前应仔细检查溶液是否澄清,若有颗粒或变色请勿使用。本品溶解后应立即注射,如不能立即注射,应放入冰箱冷藏,但应在 3 h 之内使用。

6. 注意注射部位轮换以减少注射部位发生严重皮肤反应的概率。注射部位最好选择皮肤松弛柔软又远离关节、神经和骨骼之处。注意不要连续两次在同一部位注射。若注射部位有肿块、肿胀、结疤、疼痛或皮肤颜色改变、凹陷或破溃请不要注射。

7. 使用本品可能会发生注射部位坏死，通常在开始治疗的前4个月内发生。坏死部位可能是单个的也可能是多发的，单个部位根据坏死的程度决定是否停药，多部位则须停药直至完全愈合。要注意掌握正确的注射方法和注射技巧，尤其是曾发生过注射部位坏死者。

8. 注射部位反应包括注射部位炎症、疼痛、过敏、坏死、硬结、水肿和非特异性反应。随着用药时间的推移，注射部位反应发生率会逐渐下降。患者如发生注射部位皮肤颜色变深蓝色、肿胀或有液体流出应及时告知医师。

9. 本品可增加抑郁和自杀的发生率，使用本品的患者如果有抑郁症状或自杀倾向应立即停药。

10. 本品可导致流感样综合征，开始给药后逐步增加剂量可减少发生率，随着用药时间的推移，发生率也会逐渐下降。解热镇痛药有助于缓解这些症状。

11. 用药期间应定期（给药后1、3、6个月）进行血液生化检查（全血细胞计数和分类、血小板计数、肝功能）。有甲状腺功能障碍病史者用药后6个月或根据临床需要监测甲状腺功能。骨髓抑制者监测全血细胞计数和分类、血小板计数频率应更加频繁。

12. 本品和其他IFNβ-1 b产品具有相同的生物活性，因此，不可同时使用。

13. 儿童用药的安全性和有效性尚未建立。

14. 尚缺乏老年患者用药的研究资料。

15. 除非利大于弊否则妊娠期妇女不建议使用本品。

16. 本品是否经乳汁分泌目前尚不明确，若确需使用时应停止哺乳。

【制剂】　注射剂（粉）:0.25 mg。

【贮藏】　25℃室温保存，短程携带允许15～30℃，不可冷冻。

干扰素 γ-1b
(interferon gamma-1b)

别名:Actimmune、IFNγ-1 b、Immune interferon

本品为含有140个氨基酸的单链多肽，来源于基因工程重组的大肠埃希菌。

【CAS】　82115-62-6;98059-61-1

【ATC】　L03AB03

【理化性状】　1. 化学名:N2-L-Methionyl-1-139-interferon γ（human lymphocyte protein moiety reduced）

2. 分子式:$C_{734}H_{1166}N_{204}O_{216}S_5$

3. 分子量:16465

【药理作用】　IFN与细胞表面特异性受体结合时能启动一系列细胞内部事件，从而加强基因表达。IFN主要有三种（α、β、γ），其部分生物活性是重叠的，包括抵御病原微生物、抑制细胞增殖和免疫调节等。IFN又分为两型，Ⅰ型IFN包括IFNα和IFNβ是由白细胞和成纤维细胞产生;Ⅱ型IFN，又称IFNγ或免疫IFN是由有丝分裂原刺激T淋巴细胞产生。本品为Ⅱ型IFN，其结合细胞表面受体后，表现效果不同于Ⅰ型IFN，包括增强巨噬细胞的氧化代谢、抗体依赖的细胞毒性（ADCC）、激活自然杀伤细胞（NK）和Fc受体和主要组织相容性抗原的表达等。

【体内过程】　24名健康男性受试者分别给予静脉注射、肌内注射、皮下注射单次给药100 $\mu g/m^2$。静脉给药后迅速清除(1.4 L/min);肌内注射和皮下注射吸收缓慢，生物利用度大于89%。健康男性受试者静脉注射给药100 $\mu g/m^2$后，平均消除$t_{1/2}$为38 min;肌内注射和皮下注射给药100 $\mu g/m^2$后，平均消除$t_{1/2}$分别为2.9 h和5.9 h。用酶联免疫吸附(ELISA)法测定肌内给药后4 h和皮下注射给药后7 h的血药浓度，分别为1.5 ng/ml和0.6 ng/ml。38名健康男性受试者进行多剂量皮下注射的药动学研究，连续12 d一日皮下注射给药100 $\mu g/m^2$后，未发现蓄积。尚未对慢性肉芽肿病患者药动学进行研究。本品静脉注射给予松鼠猴500 $\mu g/kg$后，在尿中检测到微量IFNγ-1 b;健康受试者在静脉注射、肌内注射、皮下注射给予100 $\mu g/m^2$后未检测到本品。利用兔肝脏和肾脏体外灌流研究表明，肝脏和肾脏能从灌流液中清除IFNγ-1 b。研究表明小鼠和松鼠猴肾切除后与切除前相比，IFNγ-1 b的清除减少。

【适应证】　1. 用于降低慢性肉芽肿病相关严重感染的发生频率和严重程度。

2. 用于延缓严重恶性骨硬化患者的疾病进程。

【不良反应】　1. 常见的不良反应有发热、头痛、皮疹、寒战、注射部位出现红斑或压痛、疲劳、腹泻、呕吐、恶心、肌痛、关节痛等。

2. 较少出现心血管系统不良反应，如低血压、晕厥、快速性心律失常、心脏传导阻滞、心力衰竭及心肌梗死等。

3. 可出现中枢神经系统不良反应，如精神状态下降、头晕、步态不稳等，较少出现精神错乱、定向力障碍、幻觉、帕金森症状、癫痫发作、短暂脑缺血发作等。

4. 可出现 ALT 升高,但具有可逆性。

5. 可导致白细胞减少、血小板减少等骨髓功能抑制现象,且呈一定的剂量相关性。

6. 可发生急性过敏反应。

【妊娠期安全等级】　C。

【禁忌与慎用】　1. 已知对 IFN 制品、大肠埃希菌来源的制品过敏者禁用。

2. 有心肌梗死、充血性心力衰竭或心律失常史的患者应慎用。

3. 癫痫和其他中枢神经系统功能紊乱者应慎用。

4. 骨髓抑制患者、肝病患者慎用。

5. 未满 1 岁婴幼儿和老年患者应定期监测肝功能。

6. 妊娠期和哺乳期用药应权衡利弊。

【药物相互作用】　1. 不宜与潜在抑制骨髓造血功能的药物合用,可能会引起或加重骨髓抑制。

2. 动物研究表明本品可降低肝脏 CYP 酶系活性,可能会影响经该酶代谢药物的血药浓度。

【剂量与用法】　体表面积大于 $0.5\ m^2$ 的患者推荐剂量为 $50\ \mu g/m^2$ ($10\ 万\ IU/m^2$);体表面积小于等于 $0.5\ m^2$ 的患者推荐剂量为 $1.5\ \mu g/kg$;皮下注射,3 次/周。注射的最佳部位为左右三角肌和大腿前部。若发生严重反应,可减量 50% 给药,并观察。

【用药须知】　1. 本品大于或小于推荐剂量 $50\ \mu g/m^2$ 的安全性和有效性尚未建立。

2. 不应与其他药物在同一注射器中混合使用。

3. 定期监测血常规、肝、肾功能,尤其是 1 岁以下婴幼儿应每月检测肝功能。

4. 过量使用本品常导致中枢神经系统的不良反应,包括精神状态下降、步态不稳、头晕等,尤其是癌症患者接受静脉注射或肌内注射剂量大于 $100\ \mu g/(m^2\cdot d)$ 时,但是这些异常情况随着降低剂量或停止治疗后几天内可逆。同时也会观察到可逆性的中性粒细胞减少,肝酶和总胆固醇的升高以及血小板减少症等。

【制剂】　注射液:$100\ \mu g$(200 万 IU)/0.5 ml。

【贮藏】　贮于 $2\sim8\ ℃$。

人巨细胞病毒免疫球蛋白
(human cytomegalovirus immunoglobulin)

别名:Cytotect biotest、施多特

本品每 1 毫升含人血白蛋白 100 mg,其中含免疫球蛋白$\geqslant95\%$,巨细胞病毒抗体 50 U。IgG_1、IgG_2、IgG_3、IgG_4,分别占 62.0%、34.0%、0.5%、3.5%。

【药理作用】　本品从人血液中提取的抗巨细胞病毒免疫球蛋白,可提高机体对巨细胞病毒的抵抗能力。

【适应证】　用于器官移植或免疫抑制治疗时预防巨细胞病毒感染。

【不良反应】　不良反应有恶寒、发热、头痛、恶心、呕吐、过敏反应、腰痛,个别患者可发生过敏性休克。

【禁忌与慎用】　对同类药物过敏者禁用,特别是缺乏 IgA 却存在 IgA 抗体的患者。

【药物相互作用】　1. 本品可能会降低活减毒疫苗的作用,如麻疹、腮腺炎、水痘,使用本品后 3 个月,才可接种活减毒疫苗,麻疹疫苗需要在使用本品 1 年后接种。

2. 本品可使血液中抗体一过性升高,导致一些血清学检查出现假阳性。

3. 本品可与 0.9% 氯化钠注射液混合,不能与其他输液混合。

【剂量与用法】　1. 放置本品至室温后,静脉滴注。推荐剂量为 $50\ IU/kg$,在移植前或移植当天使用。作预防用,特别是巨细胞病毒携带者,可在移植前 10 d 开始使用,至少在 $2\sim3$ 周滴注 6 次。

2. 起始注射速度为每小时 0.08 ml/kg,10 min 后,如能耐受,可增加至每小时 0.8 ml/kg。

【用药须知】　1. 本品有导致过敏反应的可能,在滴注过程中应注意观察患者。

2. 本品是从人的血浆中提取的,尽管采取了严格的去除病毒的措施,但也可能含有未知的病原体。

3. 严格按滴注速度给药,以免发生不良反应。

【制剂】　①注射液:500 IU/10 ml;1000 IU/20 ml;2500 IU/50 ml。

【贮藏】　贮于 $2\sim8\ ℃$。

第17章 维生素、肠内外营养药及矿物质类药物
Vitamins, Intra-interstinal Parenteral Nutritive Drugs and Mineral Drugs

维生素是人体维持正常的代谢和各种功能所必不可少的物质。大多数维生素来自我们日常的各种各样的食物,而不能在机体内合成。然而,它们并不存在体内各种组织,也不能提供能量,但缺少或过多都可给机体带来损害。

不论是胃肠内营养药,或者是胃肠外营养药都是给机体直接提供能量的。在人体不能正常进食各种食物时,就必须依靠这些营养药补充能量,维持机体的生理活动。但临床必须防止使用不当或滥用营养药。

矿物质是自然界形成和蕴藏的。人体的血液、骨骼和腺体等组织中所含有各种恒定的矿物质,在生理功能中起着极为重要的作用。与矿物质相比,体内所含的微量元素极微,但就是这些极微量的元素却是许多酶和维生素所必需的活性因子。某些激素的构成少不了它们,而且还参与了核酸、蛋白质、碳水化合物和脂肪的代谢,在机体的正常生理功能中起着重要的作用。

17.1　维生素

维生素为机体维持正常代谢和功能所必需的物质,是人体六大营养要素(糖、脂肪、蛋白质、盐类、维生素和水)之一。大多数维生素不能在体内合成,而必须从食物中摄取;仅少数可以在体内合成或由肠道细菌产生。

维生素不是构成机体各种组织的原料,也不能产生能量,但其中多属某些酶或辅基的组成成分,在体内代谢过程中起着重要的作用。人体一日对维生素的需求量虽然甚微,但在缺乏时却可引起一类特殊的疾病,称为"维生素缺乏症"或原发性维生素缺乏症。机体对维生素的吸收能力发生障碍,或对其需要量增加,或在某些药物的干扰作用下,均有可能导致继发性维生素缺乏症。

目前已发现的维生素有60多种,多能人工合成,但迄今被世界公认的维生素却只有14种。临床上主要用于治疗维生素缺乏症,提供机体的特殊需要,也可作为某些疾病的辅助用药,但不应把维生素视为营养品而不加限制地使用。在正常饮食情况下,摄入过多并无益处,有时甚至会危害机体健康。因此,应合理使用维生素,防止滥用。

17.1.1　脂溶性维生素

脂溶性维生素包括维生素 A、D 和维生素 E 3 种。

维生素 A

(vitamin A)

别名:维生素甲、甲种维生素、视黄醇、维生素 A 醇、抗干眼病维生素、Retinol、Antixerophthalmic vitamin、Oleovitamin A

【CAS】　68-26-8

【ATC】　A11CA01;D10AD02;R01AX02;S01XA02

【理化性状】　1. 维生素 A 包含许多在动物组织中发现的结构相似且具有相似生物活性的物质,其中最重要生物活性最强的是全-(E)视黄醇。维生素 A 通常以酯的形式使用(如醋酸酯、棕榈酸酯和丙酸酯)。视黄醇醋酸酯是熔点约为 60 ℃ 的淡黄色晶体。视黄醇棕榈酸酯为强黄色的油脂状固体。视黄醇丙酸酯为赤褐色的油状液体。几乎所有的视黄醇类都不溶于水,能溶于无水乙醇,可混合溶于有机溶剂。

2. 化学名:15-Apo-β-caroten-15-ol;3,7-Dimethyl-9-(2,6,6-trimethylcy-clohex-1-enyl)nona-2,4,6,8-tetraen-1-ol

3. 分子式:$C_{20}H_{30}O$

4. 分子量:286.5

5. 结构式

本品为不饱和的一元醇类,包括 A_1 和 A_2,A_2 的活性相当于 A_1 的 1/3。维生素 A 一般指 A_1 而言。鱼肝油中富含维生素 A_1,许多黄绿色植物如胡萝卜、番茄等含有维生素 A 原。胡萝卜含有 β-胡萝卜素,进入体内后,能转化为维生素 A。肝脏、蛋类、乳类及肉类中,均含有维生素 A。

本品在常温下为淡黄色油溶液,其化学性质活泼,易被氧化,遇光容易变质,但在油溶液中不易被空气氧化变质。

【药理作用】　本品具有诱导控制上皮组织分化和生长的作用,为维持上皮组织如皮肤、结膜、角膜等的正常结构和功能所必需。缺乏时上皮组织表面干燥、变厚、屏障性能降低,出现干眼症、牙周溢脓等。维生素 A 在视网膜转变为视黄醛,后者与视蛋白结合形成视紫红质,以维持弱光中人的视觉,维生素 A 缺乏时,视紫红质合成受阻,出现夜盲症。此外,维生素 A 还为胚胎发育,骨骼生长以及维持睾丸和卵巢功能所必需,并参与体内许多氧化过程,尤其是不饱和脂肪酸的氧化。

【体内过程】　口服极易吸收。食物中的脂肪、蛋白质、胆盐和维生素 E 对其吸收有着密切的关系,缺乏上述物质吸收可能降低。吸收后贮存于肝脏中,正常机体维生素 A 的贮存量足够机体利用数月。

本品几乎全部在体内代谢分解,随尿及粪便排出。本品不易透过胎盘,但乳汁中含量丰富。

【适应证】　主要防治维生素 A 缺乏症。还用于维生素 A 需要量增加或必须补充的状况,如肝硬化和肝内损害、妊娠期、哺乳期妇女和婴儿等;与维生素 D 合用于某些皮肤病;预防食管上皮癌、呼吸道癌有一定作用。

【不良反应】　1. 本品常用量无毒性,如 1 次服用特大量可引起急性中毒。长期过量使用可造成维生素 A 过多症。表现为疲劳不适、嗜睡、烦躁、精神抑郁、体重减轻、呕吐、体热、肝脾肿大、皮肤和嘴唇干裂、贫血、头痛、高血钙、骨和关节痛等。

2. 儿童慢性中毒表现为颅内压升高,严重的视力障碍,长骨肿痛等,停药后较快恢复正常。

【妊娠期安全等级】　A/X。

【药物相互作用】　1. 大剂量本品(25000 IU/d)应避免与口服抗凝药合用,因可增强后者降低凝血酶原的作用。

2. 与钙合用可能引起高钙血症。新霉素、矿物油、硫糖铝可干扰维生素 A 的吸收。

3. 维生素 E 可促进维生素 A 吸收、贮存和利用,但过量可能耗竭维生素 A 在体内的贮存。与异维 A 的合用可增加维生素 A 的毒性。

【剂量与用法】　1. 严重维生素 A 缺乏症　成人口服 10 万 IU/d,3 d 后改为 5 万 IU/d,给药两周,然后 1 万～2 万 IU/d,再用药 2 个月。吸收功能障碍或口服困难者可用肌内注射。成人 5 万～10 万 IU/d,3 d 后改为 5 万 IU/d,给药 2 周;1～8 岁儿童,0.5 万～1.5 万 IU/d,给药 10 d;婴儿,0.5 万～1 万 IU/d,给药 10 d。

2. 轻度维生素 A 缺乏症　3 万～5 万 IU/d,2～3 次分服,症状改善后减量。

3. 补充需要　成人 4000 IU/d;哺乳者 4000 IU/d;婴儿 600～1500 IU/d;儿童 2000～3000 IU/d。

【用药须知】　1. 长期应用大剂量可引起维生素 A 过多症,以 6 个月至 3 岁的婴儿发生率最高。

2. 成人 1 次剂量大于 100 万 IU,小儿 1 次剂量大于 30 万 IU,即可致急性中毒。不论成人或儿童,如连续口服 10 万 IU/d,超过 6 个月,可致慢性中毒。

3. 妊娠期妇女的维生素 A 用量不可超过 6000 IU/d。

【贮藏】　贮存于棕色瓶内,遮光保存。

【制剂】　①维生素 A 胶丸:5000 IU;2.5 万 IU。②维生素 AD 胶丸:含维生素 A 3000 IU,维生素 D300 IU。③浓维生素 AD 胶丸:含维生素 A 10000 IU,维生素 D1000 IU。④浓维生素 AD 滴剂:含维生素 A50000 IU/g,维生素 D 5000 IU/g。⑤维生素 AD 滴剂:含维生素 A5000 IU/g,维生素 D500 IU/g。

维生素 D
(vitamin D)

别名:维生素丁

本品包括一系列具有防治佝偻病作用的甾醇类化合物。常用的是维生素 D_2(又称麦角骨化醇、麦角钙化醇,vitamin D_2,ergocalciferol)和维生素 D_3(又称胆骨化醇,胆钙化醇,vitamin D_3,colecalciferol)。维生素 D 常与维生素 A 共存于鱼肝油中,此外也存在于鱼类的肝脏及脂肪组织、蛋黄、乳汁、奶油、猪肝、鱼子中。动物组织、人体皮肤均含有维生素 D_3 的前体 7-脱氢胆固醇,经日光或紫外线照射后可转变成维生素 D_3。植物油、酵母等含有麦角固醇,经紫外线照射后可能变成维生素 D_2。

【CAS】　41294-56-8

【ATC】　A11CC03

【理化性状】　1. 化学名:(5Z,7E)-9,10-Secocholesta-5,7,10(19)-triene-1 α,3 β-diol

2. 分子式:$C_{27}H_{44}O_2$

3. 分子量:400.6

4. 结构式

【药理作用】　本品可促进小肠黏膜对钙、磷的吸收,促进肾小管对钙、磷的吸收,促进骨的代谢,维持血钙、血磷的平衡。缺乏时,儿童可患佝偻病,骨骼出现畸形、骨质松软、多汗以及婴儿手足抽搐等症状;成人所患骨软化病。

【体内过程】　本品注射或口服均易吸收。口服时在肠道内吸收需有胆汁的协同,吸收后多以脂蛋白复合体形式在乳糜微粒中沿淋巴系统进入循环中;皮肤内合成的维生素 D_3 可经过微血管直接进入血液循环。维生素 D 随血流进入肝脏进一步转化或进入肌肉和脂肪中贮存,其血浆 $t_{1/2}$ 为 $19\sim20$ d。维生素 D 必须在肝内转化为 25-羟基维生素 D,再在肾脏中形成 1,25-二羟基维生素 D 后,才具有生物活性,发挥其生理作用。1,25-二羟基维生素 D 的生成除自身反馈调节外,还受血钙、血磷浓度以及甲状旁腺激素和降钙素的调节。维生素 D 及其代谢物主要从胆汁排泄,少量可随尿液或乳汁中排泄。

【适应证】 防治佝偻病、骨软化、老年性骨质疏松症。也用于甲状旁腺功能减退症和老年骨折的辅助治疗。

【不良反应】 1. 大量久服(儿童超过 20000 IU/d,成人超过 6000 IU/d 连续数月),可引起高钙血症,导致食欲缺乏、口干、恶心、头痛、无力、过敏、酸中毒、呕吐、腹泻,甚至软组织异位骨化等。

2. 肾功能不全患者,可出现多尿、蛋白尿、肾功能损害等。

3. 妊娠期妇女使用过量,可致胎儿瓣膜上主动脉狭窄、脉管受损、甲状旁腺功能抑制而使新生儿长期处于低血糖性抽搐。

4. 维生素 D 胶性钙可引起过敏性休克。

【妊娠期安全等级】 C。

【禁忌与慎用】 1. 对本品过敏者、吸收障碍综合征和维生素 D 中毒者禁用。

2. 肾结石、肾功能衰竭、心脏病和动脉粥样硬化症患者慎用。

【药物相互作用】 肝酶诱导剂如苯妥英钠和苯巴比妥等,可加速维生素 D 在肝内的灭活,长期应用这类药物者可引起维生素 D 缺乏。

【剂量与用法】 1. 治疗佝偻病　口服 $2500\sim5000$ IU/d,约 $1\sim2$ 个月后待症状开始消失时即可改用预防量。不能口服或重症患者,可肌内注射 30 万～60 万 IU。如需要,1 个月后再肌内注射 1 次,两次总剂量不可大于 90 万 IU,缺钙患者如大剂量使用维生素 D,应加服钙剂。

2. 婴儿手足搐搦症　口服 $2000\sim5000$ IU/d,1 个月后改为 400 IU/d。

3. 甲状旁腺功能减退症　口服 2.5 万～20 万 IU/d,肌内注射 30 万～60 万 IU/次,并加服钙。

4. 预防维生素 D 缺乏症　$400\sim800$ IU/d。

【用药须知】 1. 市售鱼肝油制剂中,内含大量维生素 A,长期大量使用,易引起维生素 A 慢性中毒,故在治疗佝偻病时,宜用纯维生素 D 制剂。

2. 注射本品比口服易中毒,特别是在长期口服基础上再注射给药。

【制剂】 ①维生素 D_2 胶性钙注射液:1 ml/10 ml。

每 1 毫升含维生素 D_2 5 万 IU,胶性钙 0.5 mg。②维生素 D_2 胶丸:1 万 IU。③维生素 D_2 片:5000 IU。④维生素 D_3 注射液:15 万 IU/0.5 ml;30 万 IU/1 ml;60 万 IU/1 ml。

【贮藏】 遮光、密封阴凉处保存。

骨化三醇
(calcitriol)

别名:罗钙全、1,25-Dihydroxycholecalciferol、Rocaltrol

【CAS】 32222-06-3(anhydrous);77326-95-5(monohy-drate)

【ATC】 A11CC04;D05AX03

【理化性状】 1. 本品为对热、光和空气敏感的近白色或白色晶体。不能溶于水,能溶于乙醇和脂肪油。在溶液中容易发生可逆的同分异构反应生成前骨化三醇,该反应取决于温度和时间。

2. 化学名:(5Z,7E)-9,10-Secocholesta-5,7,10(19)-triene-1 α,3 β,25-triol

3. 分子式:$C_{27}H_{44}O_3$

4. 分子量:416.6

5. 结构式

本品为维生素 D_3 经肝脏和肾脏羟化醇代谢为抗佝偻病活性最强的 1,25-双羟代谢物(即维生素 D 的活化型)。

【药理作用】 参见维生素 D_3。

【体内过程】 口服吸收快,$3\sim6$ h 可达高峰。$t_{1/2}$ 为 $3\sim6$ h。7 h 后尿钙浓度可升高。单次口服作用可维持 $3\sim5$ d。

【适应证】 用于甲状旁腺功能减退症及血液透析患者的肾性营养不良。

【不良反应】 一般无不良反应。用药过量可引起高钙血症,表现有眩晕、恶心、呕吐、腹病、肌无力、精神紊乱、烦躁、多尿、骨痛、肾结石、肾钙质沉着,严重者可致心律失常等。

【妊娠期安全等级】 C。

【禁忌与慎用】 与高钙血症相关的疾病禁用。

【药物相互作用】 1. 巴比妥类或苯妥英钠可加速本品代谢。

2. 考来烯胺可减少本品吸收。

【剂量与用法】 1. 血液透析患者的肾性营养不良 如果患者血钙浓度正常或略低,口服 $0.25\,\mu g/d$。如 $2\sim4$ 周内生化指标及病情无明显改变,可加量至 $0.5\,\mu g$。每周应测两次血钙浓度,随时调整剂量。大多数血透患者用量为 $0.5\sim1\,\mu g/d$。

2. 甲状旁腺功能低下 $1\sim5$ 岁的儿童,$0.25\sim0.75\,\mu g/d$;>6 岁儿童及成人,$0.5\sim2\,\mu g/d$(用量须个体化)。

【用药须知】 1. 用药过程中应定期测血钙、血磷浓度。

2. 不能与其他维生素 D 类同时应用。

【制剂】 胶囊剂:$0.25\,\mu g$;$0.5\,\mu g$。

【贮藏】 室温保存。

α-骨化醇
(alfa calcidol)

别名:1 α-Hydroxycholecalciferel
本品是骨化醇类似物。

【CAS】 41294-56-8

【ATC】 A11CC03

【理化性状】 1. 本品为对空气、热和光敏感的近白色或白色晶体。不能溶于水,能溶于乙醇和脂肪油。在溶液中容易发生可逆的同分异构反应生成前 α-骨化醇,该反应取决于温度和时间。

2. 化学名:$(5Z,7E)$-9,10-Secocholesta-5,7,10(19)-triene-1 α,3 β-diol

3. 分子式:$C_{27}H_{44}O_2$

4. 分子量:400.6

5. 结构式

【药理作用】 参见骨化三醇。

【体内过程】 口服易吸收,在肝内迅速代谢为具有活性的 1,25-二羟基维生素 D_3,$8\sim24$ h 可达血药峰值,大部分随尿、粪便排出,$t_{1/2}$ 为 $2\sim4$ d。

【适应证】 1. 治疗慢性肾衰合并骨质疏松症。

2. 治疗甲状旁腺功能减退。

3. 治疗抗维生素 D 的佝偻病。

【不良反应】 少数患者出现胃肠道反应、肝功能异常、神经系统和精神症状。

【剂量与用法】 1. 慢性肾功能衰竭合并骨质疏松 成人口服 $0.5\sim1.0\,\mu g$,1 次/日。

2. 甲状旁腺功能减退和抗维生素 D 的佝偻病 成人口服 $1.0\sim4.0\,\mu g/d$。

【用药须知】 1. 治疗期间应定期测血钙,按血钙浓度调整剂量。如出现高血钙应停药。血钙降至正常浓度后,应从低剂量重新开始。

2. 高磷酸盐血症者应用氢氧化铝凝胶可控制高磷酸盐血症。

【制剂】 胶囊剂:$0.25\,\mu g$;$05\,\mu g$;$1.0\,\mu g$。

【贮藏】 室温保存。

度骨化醇
(doxercalciferol)

别名:Hectorol 1 α-hydroxy vitamin D
本品是合成的维生素 D_2 的 1-羟化物。

【CAS】 54573-75-0

【理化性状】 1. 化学名:$(5Z,7E,22E)$-9,10-Secoer-gosta-5,7,10(19),22-tetraene-1 α,3 β-diol

2. 分子式:$C_{28}H_{44}O_2$

3. 分子量:412.6

4. 结构式

【药理作用】 参见维生素 D。

【体内过程】 参见阿法骨化醇。

【适应证】 用于治疗继发于慢性肾功能衰竭的甲状旁腺功能亢进引起的维生素 D 代谢异常。

【不良反应】 参见维生素 D。

【妊娠期安全等级】 B。

【禁忌与慎用】 1. 有高钙血症和高磷血症的风险和病史的患者禁用。

2. 本品可能对乳儿有潜在危险,因此,哺乳妇女需要停止哺乳或者停用本品。

3. 肝脏损害时,可能代谢不全,慎用。

【药物相互作用】 参见维生素 D。

【剂量与用法】　一般成人透析前、中、后，口服本品，每周 3 次（约隔日 1 次），可不考虑进食情况。使用本品一定要个体化，根据患者血浆甲状旁腺激素（PTH）浓度，调整剂量。开始剂量为 10 μg，若治疗效果不佳，可每过 8 周增加 2.5 μg，最大剂量不超过 20 μg。如果血清或血浆 PTH 浓度低于 100 pg/ml，停药 1 周，再以比最后 1 次剂量至少低 2.5 μg 的剂量重新开始。如果出现高血钙、高血磷，即停止使用本品，直至正常，再以比最后 1 次剂量至少低 2.5 μg 的剂量重新开始。

【用药须知】　1. 注意补钙或饮食调节。

2. 治疗前和使用过程中定期监测 PTH、钙、磷和 ALP。

【制剂】　胶囊剂：2.5 μg。

【贮藏】　室温保存。

双氢速甾醇
(dihydrotachysterol)

别名：二氢速甾醇

【CAS】　67-96-9

【ATC】　A11CC02

【理化性状】　1. 本品为有多态性的无色结晶、近白色或白色的结晶性粉末。不能溶于水，不易溶于乙醇中，在乙烷和丙酮中易溶。遮光保存于惰性气体环境的密闭容器中。

2. 化学名：(5E,7E,22E)-10 α-9,10-Secoergosta-5,7,22-trien-3 β-ol

3. 分子式：$C_{28}H_{46}O$

4. 分子量：398.7

5. 结构式

【药理作用】　本品化学结构与骨化三醇相似，在肝脏内转化为具有活性的 25-羟基双氢速甾醇，是 1,25-二羟基维生素 D 的类似物，其作用与维生素 D 类相似，特点是作用缓慢、持久，较长时间应用无耐受性。

【体内过程】　参见维生素 D。

【适应证】　用于甲状旁腺功能低下及手足搐

搦症。

【剂量与用法】　一般开始口服 0.2～2.5 mg/d，数天后改用维持量 0.2～1.0 mg/d，维持血钙正常，并据病情调整剂量。

【用药须知】　1. 本品停药后，其作用尚可持续 4 周。

2. 治疗量和中毒量差距较小，故用量须个体化。

【制剂】　油溶液：100 mg/100 ml。

【贮藏】　室温保存。

马沙骨化醇
(maxacalcitol)

别名：Oxarol

【CAS】　103909-75-7

【理化性状】　1. 本品为近白色或白色结晶。不能溶于水，能溶于乙醇。

2. 化学名：(+)-(5Z,7E,20S)-20-(3-Hydroxy-3-methylbutoxy)-9,10-secopregna-5,7,10（19）-triene-1 α,3 β-diol

3. 分子式：$C_{26}H_{42}O_4$

4. 分子量：418.6

5. 结构式

【药理作用】　本品化学结构同维生素 D 相似，对由慢性肾功能衰竭引起的继发性甲状旁腺功能亢进的患者，能抑制其甲状旁腺激素（PTH）的分泌。也可能改善骨代谢。

【体内过程】　同骨化三醇，$t_{1/2}$ 为 2～3 h。

【适应证】　继发性甲状旁腺功能亢进引起的维生素 D 代谢异常。

【不良反应】　主要为高钙血症，其次是瘙痒感、肌酸激酶（CK）上升、血清无机磷上升、淋巴细胞异常、嗜酸性粒细胞升高、失眠等。

【禁忌与慎用】　妊娠期妇女或可能妊娠的妇女、产妇及哺乳期妇女慎用。

【药物相互作用】　1. 本品与阿法骨化醇、骨化三醇合用时，有可能使血清钙上升。

2. 本品与洋地黄制剂地高辛等合用，可能增强洋地黄的作用，出现心律失常。

【剂量与用法】　通常成人透析结束前,在透析回路静脉侧注射本品 $2.5\sim10\ \mu g$,每周 3 次。当达不到改善甲状旁腺激素的效果时,在注意高钙血症出现的同时,上限剂量可渐增至一次 $20\ \mu g$。

【用药须知】　1. 一般由于老年患者生理功能下降,在用量上应注意,65 岁以上患者使用时如出现不良反应应停止用药。

2. 应根据血清 PTH 水平、血清钙及无机磷水平调整剂量。

【制剂】　注射液:$2.5\ \mu g/1\ ml$;$5\ \mu g/1\ ml$;$10\ \mu g/1\ ml$。

【贮藏】　室温保存。

帕立骨化醇

(paricalcitol)

别名:Zemplar、肾骨乐

本品为骨化三醇的类似物,属维生素 D 类抗甲状旁腺药。

【CAS】　131918-61-1

【ATC】　H05BX02

【理化性状】　1. 本品为白色结晶性粉末,不溶于水,溶于乙醇。

2. 化学名:(1R,3R,7E,17β)-17-[(1R,2E,4S)-5-hydroxy-1,4,5-trimethylhex-2-en-1-yl]- 9,10-secoestra-5,7-diene-1,3-diol

3. 分子式:$C_{27}H_{44}O_3$

4. 分子量:416.63

5. 结构式

【药理作用】　本品通过选择性激活维生素 D 的反应途径,抑制甲状旁腺素(PTH)的合成和释放,从而降低 PTH 水平。其抑制血 PTH 的疗效与均等剂量的骨化三醇同样有效。在安慰剂对照的研究中,本品诱导高钙血症和高磷血症的倾向性低。

【体内过程】　1. 健康受试者静脉快速注射单剂 $0.04\ \mu g/kg$、$0.08\ \mu g/kg$ 和 $0.16\ \mu g/kg$,注射结束时达血药峰值,分别为 256 pg/ml、664 pg/ml 和 1242 pg/ml。本品吸收良好,健康受试者口服 $0.24\ \mu g/kg$,3 h 达血药峰值 0.63 ng/ml,平均绝对生物利用度约为 72%,曲线下面积 ($AUC_{0\sim\infty}$) 为 5.25

(ng·h)/ml,食物对全身生物利用度无影响,但与饮食同服达峰时间延迟约 2 h。静脉给药的 AUC 为 14.51(ng·h)/ml。99% 以上的药物与蛋白结合,稳态分布容积为 $17\sim34$ L。本品经 CYP24、CYP3A4 和尿苷二磷酸葡糖醛酸转移酶(UGT)1A4 广泛代谢,检测到的代谢物为有活性的 24(R)-羟基帕立骨化醇。健康受试者中总体清除率为 $2.5\sim4$ L/h,经肾和粪便的排泄率分别为 $18\%\sim19\%$ 和 $63\%\sim74\%$,其原药的消除 $t_{1/2}$ 为 $4\sim7$ h,血液透析不能清除本品。

【适应证】　用于预防和治疗由 3 期和 4 期慢性肾功能衰竭引起的继发性甲状旁腺功能亢进。

【不良反应】　1. 心血管系统　可见心肌病、心肌梗死、心悸、胸痛、高血压、低血压(包括直立性低血压)、昏厥、水肿等,其中心悸和水肿与本品的因果关系尚未建立。

2. 代谢/内分泌系统　可见酸中毒、脱水、高钙血症、高磷血症、低钾血症。

3. 呼吸系统　可见支气管炎、肺炎、鼻炎、鼻窦炎、鼻出血、咳嗽(罕见干咳)。

4. 肌肉骨骼系统　可见关节炎、骨和(或)关节雅司病损害、腰痛、小腿痛性痉挛。

5. 泌尿生殖系统　可见肾功能异常、泌尿道感染。

6. 免疫系统　可见细菌或真菌感染、变态反应(瘙痒、皮疹、风疹、面部和口部水肿等)。

7. 神经系统　可见衰弱、头痛、眩晕、头昏目眩、抑郁、神经障碍。

8. 胃肠道　可见腹痛、腹泻、直肠病、恶心、呕吐、口干。也可出现胃肠道出血,但与本品的因果关系尚未建立。

9. 皮肤　偶见皮疹(四肢),可见皮肤溃疡。

10. 眼　可见弱视、视网膜疾病。

11. 其他　可见意外损伤、疼痛、发热、寒战和流感样症状,长期用药可能增加高钙血症和迁徙性钙化以及高磷血症的风险。

【妊娠期安全等级】　C。

【禁忌与慎用】　1. 对本品过敏者、高钙血症患者、维生素 D 中毒者禁用。

2. 儿童用药的安全性和有效性尚未建立。

3. 动物研究表明,本品对胎仔具有不良效应(致畸、死胎或其他)。尚缺乏妊娠期妇女使用本品的安全性数据,用药时应权衡利弊。

4. 本品可分泌至哺乳大鼠的乳汁中,尚无人类哺乳期间用药的安全性资料,建议哺乳妇女暂停用药或用药时暂停哺乳。

【药物相互作用】　1. 与CYP3A强效抑制药(如阿扎那韦、克拉霉素、茚地那韦、伊曲康唑、酮康唑、伏立康唑、奈法唑酮、奈非那韦、利托那韦、沙奎那韦、泰利霉素等)合用,可升高本品的血药浓度,导致PTH的过度抑制。可能机制为上述药物竞争性抑制CYP3A介导的本品的代谢。因此,应谨慎合用,应监测PTH和血钙浓度,并可能有必要调整本品的剂量。

2. 与洋地黄类化合物合用,可能出现高钙血症引起的洋地黄中毒。

3. 与考来烯胺合用,可降低本品的浓度。可能机制为考来烯胺可减少脂溶性维生素(包括本品)的吸收。因此,合用时应监测患者是否出现与维生素D缺乏相关的不良反应,如低钙血症和继发性甲状旁腺功能亢进的症状和体征。

【剂量与用法】　1. 静脉注射　推荐的初始剂量是一次0.04~0.1 μg/kg(2.8~7 μg),快速静脉注射,在血液透析过程中,不得超过每2日1次的给药频率。有资料显示,一次0.24 μg/kg(16.8 μg)的剂量可安全给药。剂量调整应根据全段甲状旁腺激素(iPTH)水平,间隔2~4周可增加剂量2~4 μg。

2. 口服

(1) 初始剂量根据基础PTH水平而定　①在采用1次/日给药方案时,如基础PTH不超过500 pg/ml,则初始剂量为一次1 μg;如基础PTH超过500 pg/ml,则初始剂量为一次2 μg。②在3次/周给药方案时,应不超过每2日一次的给药频率;如基础PTH不超过500 pg/ml,则初始剂量为一次2 μg;如基础PTH超过500 pg/ml,则初始剂量为一次4 μg。

(2) 间隔2~4周按下表调整剂量。

1次/日口服给药的剂量调整表

iPTH相对于基础值的水平	本品剂量调整
不变、升高及降低幅度小于30%	增加剂量1 μg
降低幅度30%~60%	维持当前剂量
降低幅度超过60%或iPTH低于60 pg/ml	减少剂量1 μg

3次/周口服给药的剂量调整表

iPTH相对于基础值的水平	本品剂量调整
不变、升高及降低幅度小于30%	增加剂量2 μg
降低幅度30%~60%	维持当前剂量
降低幅度超过60%或iPTH低于60 pg/ml	减少剂量2 μg

3. 研究表明,静脉给药后未见65岁以上和65岁以下患者中存在疗效和安全性之间的总体差异。

4. 血液透析对本品血浆水平的影响较小,给予本品时可不考虑血液透析的影响。

【用药须知】　1. 磷酸盐制剂或维生素D相关的化合物不能与本品合用。

2. 如出现下述情况,应减量或停药:iPTH降低至100 pg/ml以下、血钙水平超过11.5 mg/dl、钙磷积>75。

3. 如发生显著的高钙血症,建议立即减量或停药,并给予低钙饮食,撤除钙补充剂,进行腹膜透析或血液透析(避免使用含游离钙的透析液),评估电解质和液体参数,检查心电图是否异常(主要是接受洋地黄的患者)。

4. 用药期间监测是否出现高钙血症,在剂量调整阶段,应密切监测血清iPTH、钙和磷。

【制剂】　①注射液:2 μg/1 m。②胶囊剂:1 μg;2 μg;4 μg。

【贮藏】　贮于15~30 ℃。

维生素E

(vitamina E)

别名:生育酚、产妊酚天然、α生育酚,*RRR*α-生育酚,Tocopherol

维生素E广泛分布于动、植物组织中,麦胚油、豆油、玉米油中含量丰富。本品有α、β、γ、δ四种,活性以α最强。常用其醋酸盐。对热稳定,易被光线和氧化剂破坏。

d-α 生育酚

(d-alpha tocopherol)

〖ATC〗　A11HA03

〖CAS〗　59-02-9

【理化性状】　1. 本品为透明的、棕黄色黏稠油状液体,几乎不溶于水,易溶于无水乙醇、丙酮、二氯甲烷或动物油。遮光,贮于充满惰性气体的密闭容器中。

2. 化学名:(＋)-2,5,7,8-Tetramethyl-2-(4,8,12-trimethyltridecyl)chroman-6-ol

3. 分子式:$C_{29}H_{50}O_2$

4. 分子量:430.7

5. 结构式

dl-α 生育酚
(dl-alpha tocopherol)

【CAS】10191-41-0

【理化性状】1. 本品为透明的、棕黄色黏稠油状液体,几乎不溶于水,易溶于无水乙醇、丙酮、二氯甲烷或动物油。遮光,贮于充满惰性气体的密闭容器中。

2. 化学名:(±)-2,5,7,8-Tetramethyl-2-(4,8,12-trimethyltridecyl)chroman-6-ol.。

3. 分子式:$C_{29}H_{50}O_2$

4. 分子量:430.7

5. 结构式

d-α 生育酚醋酸盐
(d-alpha tocoferil acetate)

【CAS】58-95-7

【理化性状】1. 本品为无色或微黄色透明黏稠油状液体,几乎不溶于水,溶于乙醇,易溶于无水乙醇、丙酮、二氯甲烷或动物油。遮光,贮于密闭容器中。

2. 化学名:(+)-α-Tocopherol acetate

3. 分子式:$C_{31}H_{52}O_3$

4. 分子量:472.7

dl-α 生育酚醋酸盐
(dl-alpha tocoferil acetate)

【CAS】7695-91-2;52225-20-4

【理化性状】1. 本品为无色或微黄色透明黏稠油状液体,几乎不溶于水,易溶于无水乙醇、丙酮或动物油。遮光,贮于密闭容器中。

2. 化学名:(±)-α-Tocopherol acetate

3. 分子式:$C_{31}H_{52}O_3$

4. 分子量:472.7

d-α 生育酚酸式丁二酸盐
(d-alpha tocoferil acid succinate)

【CAS】4345-03-3

【理化性状】1. 本品为白色或类白色结晶性粉末。几乎不溶于水,易溶于无水乙醇或丙酮,极易溶于二氯甲烷。遮光。

2. 化学名:(+)-α-Tocopherol hydrogen succinate

3. 分子式:$C_{33}H_{54}O_5$

4. 分子量:530.8

dl-α 生育酚酸式丁二酸盐
(dl-alpha tocoferil acid succinate)

【CAS】17407-37-3

【理化性状】1. 本品为白色或类白色结晶性粉末。几乎不溶于水,可溶于无水乙醇或丙酮,极易溶于二氯甲烷。遮光。

2. 化学名:(±)-α-Tocopherol hydrogen succinate

3. 分子式:$C_{33}H_{54}O_5$

4. 分子量:530.8

【单位】尽管有时候维生素 E 制剂的效能依然要用单位来表示,但它的国际标准已于 1956 年被中断了。曾用的国际单位表示为含有 1 mg 的 dl-α 生育酚醋酸盐标准制剂的活性。USP 过去的版本明确说明使用生育酚产品表示维生素 E 的活性,以下是曾被使用的等值为 1 mg 的维生素 E。

1. d-α 生育酚,1.49 U。

2. dl-α 生育酚,1.1 U。

3. d-α 生育酚醋酸盐,1.36 U。

4. dl-α 生育酚醋酸盐,1 U。

5. d-α 生育酚酸式丁二酸盐,1.21 U。

6. dl-α 生育酚酸式丁二酸盐,0.89 U。

由于对膳食的考虑,维生素 E 的活性现在以 α 生育酚的等价物(α-TEs)的形式来表示,一个 α-TE 被表示为含有以下物质的活性。

1. 1 mg 的 d-α 生育酚(天然 α 生育酚,*RRR*α-生育酚)。

2. 1.4 mg dl-α 生育酚。

3. 1.1 mg d-α 生育酚醋酸盐。

4. 1.5 mg dl-α 生育酚醋酸盐。

5. 1.2 mg d-α 生育酚酸式丁二酸盐。

6. 1.7 mg dl-α 生育酚酸式丁二酸盐。

【药理作用】本品极易被氧化,具有抗氧剂的作用。能改善脂质代谢,缺乏时可使胆固醇、三酰甘油等的含量增加,导致动脉粥样硬化。在体内能阻止多价不饱和脂肪酸的过氧化反应,抑制过氧化脂质形成,从而减少对机体的损害。能抑制前列腺素的形成,抑制血小板聚集,防止血栓形成。能增强 δ-氨基 γ-酮基戊酸合成酶和脱氢酶的活性,促进血红素的合成。还具有调节内分泌激素,促进生殖功能的作用,使腺垂体促性腺激素分泌增加,促进精子生成和活动,促进卵泡生长发育,并促使排卵和黄体生成,使黄体分泌孕酮增加。

【体内过程】 口服易吸收,吸收过程需要胆汁存在。吸收后广泛分布于各组织,贮存于脂肪组织中,在肝脏代谢,与葡糖醛酸结合后,经胆汁排入肠道,由粪便排出。维生素E不易透过胎盘,但能进入乳汁。

【适应证】 1. 用于习惯性流产、先兆流产、不孕症及更年期障碍;进行性肌营养不良症、外阴萎缩症及外阴瘙痒症、早产儿溶血性贫血、小腿痉挛、间歇性跛行等。

2. 亦可用于冠心病、高脂血症、动脉粥样硬化症等的防治,但无肯定疗效。

3. 在性器官癌症放射治疗时,合用本品可能提高有效率。

4. 尚可用于延缓衰老,以及浸出性和炎症性皮肤病、皮肤角质化、脱毛症及脂肪吸收异常所引起的缺乏症等,但疗效未能肯定。

【不良反应】 维生素E不良反应较少见,但大剂量长期应用,易引起血小板聚集和血栓形成。部分病例出现恶心、头痛、疲劳、眩晕、视物模糊、月经过多、闭经等。个别患者有皮肤皲裂、唇炎、口角炎、胃肠功能紊乱、肌无力,停药后上述反应可逐渐消失。此外,偶可引起低血糖、血栓静脉炎、凝血酶原降低。小儿可导致脱水。外科应用,个别患者发生接触性皮炎,停药后即消失。

【妊娠期安全等级】 A/C。

【药物相互作用】 1. 本品可促进维生素A的吸收、利用和肝脏贮存,防止各种原因引起的维生素A过多症。同时可增加维生素AD的需要量。

2. 影响脂肪吸收的药物,如液状石蜡、新霉素等,可影响维生素E的吸收。

3. 考来烯胺因有吸附作用,可降低本品的吸收率。

4. 同雌激素合用,如用量较大,疗程较长,则可诱发血栓静脉炎。

5. 具有抗维生素K的作用,使凝血时间延长。与口服抗凝剂合用,增加抗凝作用。

6. 口服避孕药可以加速本品的代谢。

7. 同洋地黄合用,洋地黄的作用增强。

【剂量与用法】 1. 预防用药 口服,10～100 mg,2～3次/日。

2. 治疗用药 口服,100～400 mg,2～3次/日;肌内注射,5～50 mg,1～3次/日。

【制剂】 ①片剂:50 mg;100 mg。②胶囊剂:50 mg;100 mg。③注射液:5 mg/1 ml。

【贮藏】 遮光、密封保存。

17.1.2 水溶性维生素

水溶性维生素包括维生素B族和维生素C。

维生素 B_1 物质

(vitamin B_1 substances)

维生素 B_1 富含于酵母、猪肉(瘦)、米糠、麦麸、车前子、杨梅、花生等,粗粮比精白米、面粉含量多。现在主要由人工合成。临床上最常用其盐酸盐。

盐酸乙酰硫胺

(acetiamine hydrochlride)

别名:硫胺、硫胺素、Thiamine

【CAS】 299-89-8(acetiamine)

【理化性状】 1. 化学名:N-(5-Acetoxy-3-acetylthiopent-2-en-2-yl)-N-(4-amino-2-methylpyrimidin-5-ylmethyl)formamide hydrochloride monohydrate。

2. 分子式:$C_{16}H_{22}N_4O_4S \cdot HCl \cdot H_2O$

3. 分子量:420.9

4. 结构式

(acetiamine)

苯磷硫胺

(benfotiamine)

【CAS】 22457-89-2

【理化性状】 1. 分子式:$C_{19}H_{23}N_4O_6PS$

2. 分子量:466.4

双苯酰硫胺

(bisbentiamine)

【CAS】 2667-89-2

【理化性状】 1. 分子式:$C_{38}H_{42}N_8O_6S_2$

2. 分子量:770.9

焦磷酸硫胺

(cocarboxylase)

【CAS】 154-87-0(cocarboxylase chloride)

【理化性状】 1. 分子式:$C_{12}H_{20}N_4O_8P_2S$

2. 分子量:442.3

赛可硫胺

(cycotiamine)

【CAS】 6092-18-8

【理化性状】 1. 分子式:$C_{13}H_{16}N_4O_3S$

2. 分子量:308.4

辛硫胺
（octotiamine）

〖CAS〗　137-86-0

〖理化性状〗　1.分子式：$C_{23}H_{36}N_4O_5S_3$

2.分子量：544.8

双异丁硫胺
（sulbutiamine）

〖CAS〗　3286-46-2

〖理化性状〗　1.分子式：$C_{32}H_{46}N_8O_6S_2$

2.分子量：702.9

盐酸硫胺素
（thiamine hydrochloride）

〖CAS〗　59-48-3（thiamine）；67-03-8（thiamine hydrochloride）

〖理化性状〗　1.本品为有轻微的特征性臭味的近白色或白色的结晶性粉末或无色晶体。易溶于水中,可溶于甘油,稍微溶于乙醇。

2.分子式：$C_{12}H_{17}ClN_4OS·HCl$

3.分子量：337.3

〖药理作用〗　本品在体内与 ATP 反应生成焦磷酸酯,为 α-酮酸氧化脱羧酶系中的一种辅酶,参与糖代谢的中间产物丙酮酸氧化脱羧和酮基转移生成乙酰辅酶 A 的过程。此外,还能抑制胆碱酯酶的活性,减少乙酰胆碱的水解。缺乏本品时代谢发生障碍,丙酮酸不易进入三羧酸循环氧化分解,使体内酮酸和乳酸含量增高,同时能量供应减少,其症状主要表现在神经和心血管系统,出现感觉神经与运动神经均受影响的多发性周围神经炎、感觉异常、肌肉酸痛、乏力、食欲缺乏、消化不良,严重时可致水肿、心动过速及心力衰竭。

〖体内过程〗　口服在小肠吸收,吸收不完全并有一定限度,一日最多能吸收 8～15 mg,吸收后分布于各组织中,体内贮存有限,部分在体内代谢失活,代谢物及部分原形物经肾排出。肌内注射吸收快而完全。

〖适应证〗　1.防治脚气病。

2.用于多发性神经炎、周围神经炎、中枢神经损伤、心肌炎、营养和消化不良的辅助治疗。

3.用于肾或肝功能不全、甲状腺功能亢进、糖尿病、广泛性灼伤、药物成瘾、乙醇或铅中毒、慢性发热、带状疱疹、精神病、慢性腹泻等病的辅助治疗。

〖不良反应〗　1.口服维生素 B_1 毒性较低,偶有头痛、疲倦、烦躁、食欲下降、浮肿及心律失常。

2.肌内注射偶可发生过敏反应。

〖妊娠期安全等级〗　A/C。

〖药物相互作用〗　1.抗酸药如碳酸氢钠,碱性药物如苯巴比妥、氨茶碱等,均可同维生素 B_1 发生化学反应,引起本品分解变质。

2.乙醇可影响本品的吸收。

〖剂量与用法〗　1.口服　10～30 mg,3 次/日。

2.肌内注射　50～100 mg,1 次/日。

〖用药须知〗　1.肌内注射可发生过敏反应,注射前须先做皮肤过敏试验。

2.本品不宜静脉注射。

3.增加口服剂量,并不增加吸收量。

〖制剂〗　①片剂：5 mg；10 mg。②注射液：50 mg/1 ml；100 mg/1 ml。

〖贮藏〗　常温保存。

丙硫硫胺
（thiamine propyldisulfide）

别名：优硫胺、Neothiamine TPD

〖简介〗　本品系人工合成的新维生素 B_1 的一种。作用、适应证、体内过程同维生素 B_1,但吸收快,排泄缓慢,因不被硫胺酶所分解,故具有维持时间长、作用强的特点。毒性较维生素 B_1 大,主要有头晕、眼花、焦虑不安等。临产妇大量注射可引起出血不止。片剂：5 mg；注射液：10 mg/2 ml。

呋喃硫胺
（fursultiamine）

别名：Thiamine tetrahydrofuryl disulfide

〖CAS〗　804-30-8

〖理化性状〗　1.化学名：N-(4-Amino-2-methylpyrimidin-5-ylmethyl)-N-[4-hydroxy-1-methyl-2-(tetrahydrofurfuryldithio)but-1-enyl]formamide

2.分子式：$C_{17}H_{26}N_4O_3S_2$

3.分子量：398.5

4.结构式

〖简介〗　本品为维生素 B_1 的衍生物,在体内能迅速转变成活性硫胺,不为硫胺分解酶分解,与组织亲和力较强,脏器内浓度较高,血药浓度升高较快,维持时间较长。本品疗效较好,毒性较低,偶有头昏、乏力、恶心,停药后即消失。常用剂量:口服 75～150 mg/d,分 3 次饭后服;肌内注射 20～40 mg/d。片剂:25 mg。注射液:20 mg/2 ml。

维生素 B₂
（vitamine B₂）

别名:核黄素、维生素乙、Riboflavin、Vitamine G

本品的主要来源为酵母、肝、肾及肉类,乳类中亦含有少量。现临床多应用人工合成品。遇光易破坏。

【CAS】　83-88-5

【ATC】　A11HA04

【理化性状】　1. 本品为呈多形态的橘黄色或黄色结晶性粉末。几乎不能溶于水和乙醇。暴露于光线中易变质。

2. 化学名:7,8- Dimethyl-10-(1′-D-ribityl) isoalloxazine;3,10-Dihydro-7,8-dimethyl-10-(D-ribo-2,3,4,5-tetrahydroxypentyl)benzopteridine-2,4-dione

3. 分子式:$C_{17}H_{20}N_4O_6$

4. 分子量:376.4

5. 结构式

核黄素磷酸钠
（riboflavin sodium phosphate）

【CAS】　130-40-5

【理化性状】　1. 本品为有吸湿性的橙黄色或黄色结晶性粉末。易溶于水,几乎不溶于乙醇。1% 的水溶液的 pH 值约为 5.0～6.5。

2. 分子式:$C_{17}H_{20}N_4NaO_9P$

3. 分子量:478.3

【药理作用】　维生素 B₂ 在体内与 ATP 反应生成黄素单核苷酸和黄素腺嘌呤二核苷酸,为黄素酶类的两种辅酶,在生物氧化的呼吸链中起递氢作用,参与机体糖、蛋白质、脂肪的代谢。缺乏时,细胞呼吸功能减弱,物质代谢发生障碍,出现阴囊炎、舌炎、口角炎、唇炎和脂溢性皮炎。

【体内过程】　口服和注射均易吸收。口服后从

上部肠道吸收,吸收后分布于各组织中,但浓度较低,贮存量很少,摄入过多,以原形经肾排出。

【适应证】　1. 防治维生素 B₂ 缺乏症,如眼结膜炎、口角炎、唇炎、舌炎、阴囊炎等。

2. 防治本品缺乏引起的色觉障碍。

3. 治疗难治性低血红蛋白性贫血。

【剂量与用法】　1. 口服　5 ～ 10 mg,2 ～ 3 次/日。

2. 肌内注射　5～10 mg/d。

【用药须知】　1. 空腹口服本品吸收不如进食时服用,故宜在进食时或食后立即服用。

2. 不宜与甲氧氯普胺合用。

3. 服后尿呈黄绿色。

4. 治疗缺铁性贫血时,可与铁剂合用。

5. 因维生素 B₂ 缺乏时常伴有其他 B 族维生素不足,故需要同时给予其他 B 族维生素。

【制剂】　①片剂:5 mg;10 mg。②注射液:1 mg/1 ml;5 mg/2 ml;10 mg/2 ml;15 mg/5 ml。③注射剂(粉):5 mg;10 mg;15 mg;20 mg。④复合维生素 B 片剂:含维生素 B₁ 3 mg,维生素 B₂ 1.5 mg,维生素 B₆ 0.2 mg,烟酸胺 10 mg。⑤复合维生素 B 注射液:2 ml 含维生素 B₁ 20 mg,维生素 B₂ 2 mg,维生素 B₆ 2 mg,烟酰胺 30 mg。

【贮藏】　遮光保存。

长效核黄素
（riboflavin laurate）

别名:长效维生素 B₂、月桂酸核黄素

本品为核黄素月桂酸酯,在体内缓慢释放出游离型核黄素,从而发挥长效作用,注射 1 次在体内可维持有效血浓 60～90 d。可用于病后恢复期及因缺乏核黄素引起的各种疾病。常用量:肌内注射一次 150 mg。注射液:150 mg/1 ml。

核黄素四丁酸酯
（riboflavin tetrabutyrate）

本品为长效维生素 B₂。

【CAS】　752-56-7

【理化性状】　1. 本品为黄橙色晶体或结晶性粉末,有轻微异臭。几乎无味。熔点 145～147 ℃。几乎不溶于水和己烷。易溶于乙醇、三氯甲烷、丙酮和苯。

2. 化学名:Riboflavin,2′,3′,4′,5′-tetrabutanoate

3. 分子式:$C_{33}H_{44}N_4O_{10}$

4. 分子量:656.73

5. 结构式

【药理作用】　核黄素四丁酸酯具有长效维生素 B_2 的作用。核黄素在体内转化为黄素单核苷酸(FMN)和黄素腺嘌呤二核苷酸(FAD),均为组织呼吸的重要辅酶,参与碳水化合物、蛋白质及脂肪代谢和一些氧化还原过程,本品尚可激活维生素 B_6,将色氨酸转换为烟酸,并可能与维持红细胞的完整性有关。

【体内过程】　经体内水解,呈核黄素体内过程。

【适应证】　1. 用于防治血栓形成,动脉粥样硬化。

2. 也可用于维生素 B_2 缺乏、口腔溃疡、阴囊炎、脂溢性皮炎。

【剂量与用法】　1. 血栓栓塞性疾病　口服,一次 0.1～0.2 g,3 次/日。

2. 维生素 B_2 缺乏症　口服,一次 0.2 g,1 次/日。

【制剂】　①片剂:100 mg。②胶囊剂:200 mg。

【贮藏】　遮光保存。

烟酰胺

(nicotinamide)

别名:维生素 B_3、维生素 PP、尼克酰胺、Vitamin B_3、Vitamin PP、Nicotinic acid amide

本品与烟酸统称为维生素 PP,烟酰胺具有微弱的吸湿性。

【CAS】　98-92-0

【ATC】　A11HA01

【理化性状】　1. 化学名:Pyridine-3-carboxamide

2. 分子式: $C_6H_6N_2O$

3. 分子量:122.1

4. 结构式

【药理作用】　本品为辅酶Ⅰ和辅酶Ⅱ的组成部分,在体内生物氧化的呼吸链中起递氢作用,参与细胞呼吸,对维持正常组织特别是皮肤、消化道和神经系统的完整性和功能具有重要意义。缺乏时物质代谢发生障碍,可引起糙皮病,出现皮炎、口炎、胃肠功能减退和神经衰弱等症状。

【体内过程】　口服易服收,吸收后广泛分布于各种组织中,大部分在体内代谢转化为 N-甲基烟酰胺。代谢物及少量原药随尿液排出。

【适应证】　1. 防治糙皮病。

2. 防治心脏传导阻滞。

【不良反应】　1. 个别可引起头晕、恶心、上腹不适、食欲缺乏等,可自行消失。

2. 妊娠初期过量服用有致畸可能。

3. 肌内注射可引起疼痛,故少用。

【药物相互作用】　1. 异烟肼与烟酰胺化学结构相似,两者有拮抗作用,长期使用异烟肼应补充烟酰胺。

2. 本品与氯丙嗪合用于治疗精神分裂症,可加强氯丙嗪的疗效。

【剂量与用法】　1. 防治糙皮病　口服,50～200 mg,3 次/日。如口服吸收不良,可加入葡萄糖注射液中静脉滴注,25 mg,2 次/日,同时加服其他 B 族维生素及维生素 C。

2. 防治心脏传导阻滞　加入 10％葡萄糖溶液 250 ml 中静脉滴注,一次 300～400 mg,1 次/日,30 d 为一疗程。

【用药须知】　饭后服用可减少胃肠道反应。

【制剂】　①片剂:50 mg;100 mg。②注射液:50 mg/1 ml;100 mg/1 ml。③注射剂(粉):50 mg;200 mg。④大容量注射剂:250 ml 含烟酰胺 300 mg 与葡萄糖 25 g。

【贮藏】　密封保存。

维生素 B_6

(pyridoxine)

别名:吡哆辛、吡哆醇、Pyridoxine

维生素 B_6 包括吡哆醇、吡哆醛、吡哆胺,三者可以互相转化,它的三种形式以低浓度广泛分布于动物和植物的组织中,蔬菜中以吡哆醇为主;动物组织中以吡哆醛、吡哆胺为主。本品在碱性溶液中和遇光均易破坏。

【CAS】　65-23-6

【ATC】　A11HA02

【理化性状】　1. 化学名:3-Hydroxy-4,5-bis(hydroxymethyl)-2-picoline

2. 分子式: $C_8H_{11}NO$

3. 分子量:169.18

4. 结构式

盐酸维生素 B₆
(pyridoxine hydrochloride)

〖CAS〗 58-56-0

〖理化性状〗 1. 本品为近白色或白色的结晶性粉末。能溶于水,能稍微溶于乙醇。5%的水溶液的 pH 约为 2.5～3.0。

2. 化学名:3-Hydroxy-4,5-bis(hydroxymethyl)-2-picoline hydrochloride

3. 分子式:$C_8H_{11}NO_3 \cdot HCl$

4. 分子量:205.6

美他多辛
(metadoxine)

〖CAS〗 74536-44-0

〖理化性状〗 1. 分子式:$C_8H_{11}NO_3 \cdot C_5H_{11}NO_3$

2. 分子量:298.3

磷酸吡哆醛
(pyridoxal phosphate)

〖CAS〗 54-47-7

〖理化性状〗 1. 分子式:$C_8H_{10}NO_6P$

2. 分子量:247.1

盐酸吡哆胺
(pyridoxamine hydrochloride)

〖CAS〗 524-36-7

〖理化性状〗 1. 分子式:$C_8H_{12}N_2O_2 \cdot 2HCl$

2. 分子量:241.1

【药理作用】 本品在体内与 ATP 经酶作用生成具有活性的磷酸吡哆醛和磷酸吡哆胺。两者是氨基酸转氨酶和氨基酸脱羧酶的辅酶。它们经过互相转变的方式起氨基传递体的作用,参与氨基酸和脂肪的代谢,其中包括一些神经递质的形成,如 γ-氨基丁酸、儿茶酚胺和 5-羟色胺。

【体内过程】 口服易吸收,主要存于肝内,大部分代谢为吡哆酸,代谢物和少量原药随尿中排泄。

【适应证】 1. 防治大量或长期服用异烟肼、肼屈嗪、青霉胺等药物引起的中枢神经兴奋症状和周围神经炎。

2. 减轻放疗、化疗及其他药物引起的呕吐及妊娠呕吐等。

3. 治疗贫血和白细胞减少症。

4. 防治婴儿惊厥。

5. 辅助治疗脂溢性皮炎、肝炎、动脉粥样硬化等。

【不良反应】 1. 偶可发生过敏反应。

2. 长期用药可抑制抗凝系统。

【妊娠期安全等级】 A/C。

【药物相互作用】 1. 本品能增加左旋多巴的外周脱羧作用,降低左旋多巴的药效。

2. 本品可与青霉胺形成络合物而排泄增加。

3. 雌性激素可促进本品的排泄。

4. 本品可加速苯巴比妥在肝内的代谢速率。

【剂量与用法】 口服,10～20 mg,3 次/日。皮下、肌内注射或静脉注射,50～100 mg/d。

【制剂】 ①片剂:10 mg。②缓释片:50 mg。③注射液:25 mg/1 ml;50 mg/2 ml;100 mg/2 ml。④乳膏剂:每支含维生素 B₆ 12 mg。

【贮藏】 遮光保存。

泛酸
(pantothenic acid)

别名:维生素 B₅

泛酸是一种水溶性 B 族维生素,泛酸钙是泛酸的主要存在形式,D-泛醇是泛酸的乙醇酯形式。

【CAS】 79-83-4

【ATC】 A11HA30;D03AX03;S01XA12

【理化性状】 1. 泛酸有光学活性,只有右旋体有生物活性,为不稳定的,吸湿性,黏稠油状物。其易溶于水,常以泛酸钙形式存在。

2. 化学名:3-(2,4-Dihydroxy-3,3-dimethyl-butanamido)propanoic acid

3. 分子式:$C_9H_{17}NO_5$

4. 分子量:219.2

5. 结构式

泛酸钙
(calcium pantothenate)

〖CAS〗 6381-63-1

〖理化性状〗 1. 本品为轻微吸湿,无臭的白色粉末,味苦,易溶于水,几乎不溶于乙醇。

2. 化学名:3-(2,4-Dihydroxy-3,3-dimethyl-butanamido) propanoic acid(泛酸)

3. 分子式:$(C_9H_{16}NO_5)_2Ca$

4. 分子量:1010.28

D-泛醇
(D-panthenol)

别名:右泛醇、dexpanthenol

〖CAS〗　81-13-0;16485-10-2

〖理化性状〗　1. 本品为无色的黏稠液体或无色透明液体,略带特异臭。易溶于水、乙醇、甲醇和丙二醇。

2. 化学名:2,4-Dihydroxy-N-(3-hydroxypropyl)-3,3-dimethylbutanamide

3. 分子式:$C_9H_{19}NO_4$

4. 分子量:205.25

5. 结构式

〖药理作用〗　1. 在人体中,碳水化合物、蛋白质和脂肪的代谢需要外源性泛酸的参与。泛酸是辅酶A的前体,在糖异生中的乙酰化作用、碳水化合物释放能量过程、脂肪酸的合成和降解、皮质激素、卟啉类、乙酰胆碱及其他化合物的合成中是必需的。泛酸对维持正常的上皮功能也是必不可少的。

2. 除糙皮病和其他缺乏性疾病外,膳食中缺乏泛酸在人的临床上尚无法识别出作用之所在。试验结果表明,泛酸缺乏可导致嗜睡、疲劳、头痛、手、脚感觉异常,继而腿部反射亢进和肌无力,心血管功能不稳定,胃肠道功能紊乱,性情改变,并增加对感染的易感性。在动物中,膳食中泛酸缺乏导致不孕、流产、新生仔死亡、生长发育迟缓、神经肌肉疾病、胃肠道功能障碍、肾上腺皮质功能不全、猝死及皮肤、毛发和羽毛异常。

3. 已有报道称,在D-泛醇注射剂量较大时,本品可通过乙酰化作用使胆碱转化为乙酰胆碱,从而增强胃肠道的蠕动。然而,本品的有效性尚未被证实。

〖体内过程〗　1. 吸收　口服泛酸后很容易从胃肠道吸收。正常血清中的泛酸浓度为 $100\ \mu g/ml$ 或更高。

2. 分布　D-泛醇很容易转换成泛酸。泛酸主要以辅酶A的形式广泛分布于人体组织,肝脏、肾上腺、心脏和肾脏中的浓度最高。正常饮食的哺乳期妇女的乳汁中的泛酸浓度约为 $2\ \mu g/ml$。

3. 消除　口服剂量的泛酸约70%以原药随尿液排出,粪便中约占30%。

〖适应证〗　1. 泛酸可补充膳食中的此项不足。泛酸缺乏仅见于进食缺乏泛酸的食物的个体及接受泛酸代谢拮抗剂(ω-甲基泛酸)的个体。通过食物可以获得足够的泛酸。泛酸的食物来源包括肌肉、牛肉、土豆、燕麦谷物、番茄制品、肝、肾、酵母片、蛋黄、西兰花和全谷类。

2. 某些与怀孕或酗酒有关的周围神经炎、腿部肌肉痉挛、灼热足综合征及对其他维生素无效的舌炎患者,本品可能有效。

3. 在一项研究中,对无麸质饮食无效的乳糜泄患者给予泛酸后有改善作用。

4. 其他用途

(1) D-泛醇已经被用于刺激肠道蠕动(如腹部大手术后,以减轻术后或产后排气);然而,对照试验未能显示任何益处。

(2) D-泛醇用于局部止痒和促进各种轻微皮肤病的康复。

(3) 泛酸的任何治疗用途尚未被普遍接受,但其已用于链霉素的神经毒性、水杨酸毒性反应、白发、脱发、卡他性呼吸道症状、骨关节炎、糖尿病神经病变、精神性疾病及改善患先天性甲状腺功能低下(克汀病)患者使用甲状腺治疗过程中的不良症状。

〖不良反应〗　1. 泛酸即使在大剂量时通常也是无毒的。给予泛醇后已报道一例胃灼热及少数几例胃肠道痉挛。

2. D-泛醇偶有过敏反应的报道,但是这些反应尚未确定与泛醇直接相关。虽然有瘙痒、刺痛、呼吸困难、红斑、全身性皮炎、荨麻疹、一过性呼吸困难(给予琥珀胆碱 5 min 后给予泛醇注射液)、低血压、持续性腹泻(最长 10 d)及激动等与使用泛醇注射液有关的个别报道,但是与 D-泛醇的因果关系尚未确立。

〖禁忌与慎用〗　1. 泛醇可能延长出血时间,因此,血友病患者应谨慎使用。如果在使用本品的过程中出现过敏的迹象,应停止使用。

2. 本品是否通过乳汁分泌尚不清楚,D-泛醇注射液给予哺乳期妇女时应谨慎。

〖药物相互作用〗　1. 在理论上,生产商建议给予新斯的明或其他拟副交感神经药 12 h 内不能给予 D-泛醇。

2. 虽然在临床上的重要性尚未确定,据报道泛酸可能会增强抗胆碱酯酶眼用制剂(如碘化二乙氧膦酰硫胆碱,异氟磷)的缩瞳作用。

3. 据报道,D-泛醇延长琥珀胆碱的肌松作用,对照组未显示出这种作用。生产商建议,给予琥珀胆碱 1 h 内不要给予 D-泛醇。

4. 生产商还提醒说,罕见的、原因不明的过敏反应在 D-泛醇注射液与抗生素、阿片类、巴比妥类共用的过程中也有发生。

【剂量与用法】　1. 用法　每 10 mg 泛酸钙相当于 9.2 mg 泛酸。泛酸钙和泛酸通常口服给药；D-泛醇通常肌内注射给药，但可缓慢静脉滴注给药。D-泛醇也可以乳膏的形式局部给药。给成人静脉滴注时，D-泛醇注射液可加至 5% 葡萄糖或乳酸林格注射液中缓慢静脉滴注。

2. 剂量

(1)饮食和替代需求　目前推荐的适宜摄入量由美国国家科学院(NAS)提供，小于 6 个月的健康婴儿每天 1.7 mg(0.24 mg/kg)，6～12 个月的一日给予 1.8 mg(0.2 mg/kg)。美国国家科学院建议 1～3、4～8、9～13 岁的健康儿童一日剂量分别为 2 mg、3 mg、4 mg。年龄 14～18 岁的健康青少年，19～50 岁的成人及 51 岁以上的老人推荐剂量为 5 mg/d。NAS 建议妊娠期妇女适宜剂量为 6 mg/d，哺乳期妇女 7 mg/d。

(2)口服剂量　胃肠道吸收正常的患者口服 5～10 mg 泛酸作为膳食补充剂足够。

(3)非胃肠道给药剂量　为了刺激胃肠道蠕动，成人肌内注射给予 D-泛醇 250～500 mg。根据需要另在 2 h 内追加剂量且此后每 4～12 h 可重复给药。根据相同的安排，儿童肌内注射可给予 11～12.54 mg/kg。在成人静脉滴注时，D-泛醇 500 mg 应缓慢滴入。如果腹胀或肠梗阻未及时缓解，应考虑其他的治疗方法。

(4)外用剂量：2% D-泛醇霜可外用止痒或促进各种皮肤病的愈合，本品一日 1 次或 2 次直接用于患处，如有需要增加给药频率。

【用药须知】　1. D-泛醇注射液儿童用药的安全性和有效性尚未确立。

2. D-泛醇的致突变和致癌作用尚未确定。

3. 妊娠期妇女使用 D-泛醇后是否引起胎儿危害尚不清楚。只有当明确需要时怀孕期间才可使用 D-泛醇注射液。

4. 本品是否通过乳汁分泌尚不清楚，D-泛醇注射液给予哺乳期妇女时应谨慎。

5. D-泛醇注射液禁用于机械性肠梗阻的治疗；在这些患者中，治疗主要应消除阻塞。

6. 泛酸缺乏症除了合并其他复合维生素 B 缺乏症外，很少被识别。血清泛酸浓度低于 50 μg/ml 可辅助诊断泛酸缺乏症。只要有可能，应纠正不良的饮食习惯，一些临床医师建议，由于不良的饮食习惯导致维生素缺乏的患者给予含有泛酸的复合维生素制剂以弥补不足。

【制剂】　①泛酸钙：粉末。②D-泛醇注射液：250 mg/ml。③D-泛醇外用霜剂：2%。④泛酸片剂：100 mg；200 mg；250 mg；500 mg。

【贮藏】　①泛酸钙粉末和片剂应贮存在密闭容器内。②D-泛醇注射液应避免过热或冷冻。

维生素 C
(vitamin C)

别名：抗坏血酸、维生素丙、丙种维生素、丙素、Ascorbic acid

本品富含于新鲜蔬菜和水果中。临床上用的是人工合成品，热、光、钙、铁等均可促进其氧化变质。食物中的维生素 C，久置会逐渐损失。

【CAS】　50-81-7

【ATC】　A11GA01；G01AD03；S01XA15

【理化性状】　1. 本品为近白色或白色的结晶性粉末或无色晶体。暴露于空气中或置于潮湿环境中容易变色。易溶于水和乙醇。

2. 化学名：3-oxo-L-gulofur-anolactone；2,3-Didehydro-L-threohexono-1,4-lactone

3. 分子式：$C_6H_8O_6$

4. 分子量：176.1

5. 结构式

抗坏血酸钙
(calcium ascorbate)

〔CAS〕　5743-27-1

〔理化性状〕　1. 本品为淡黄色或白色的结晶性粉末。易溶于水，不易溶于乙醇。10% 的水溶液的 pH 值约为 6.8～7.4。

2. 分子式：$(C_6H_7O_6)_2Ca \cdot 2H_2O$

3. 分子量：426.3

抗坏血酸钠
(sodium ascorbate)

〔CAS〕　134-03-2

〔理化性状〕　1. 本品为无味的淡黄色或近白色的结晶性粉末或晶体。易溶于水，微溶于乙醇，不能溶于二氯乙烷。

2. 分子式：$C_6H_7NaO_6$

3. 分子量：198.1

【药理作用】　本品具有广泛的生理功能，主要参与体内许多物质的合成和分解，如细胞间质的形成、皮质激素和其他固醇化合物的合成和分解；各种有机药物或毒物生物转化等需要经过羟化反应，而该反应需要维生素 C 的参与。它还为血细胞发育成熟所需,维生素 C 能促进叶酸还原成四氢叶酸而参与叶酸的合成,促进消化道中的 Fe^{3+} 还原成 Fe^{2+} 而有利于其吸收,故对血细胞的成熟有影响,其中以血小板和红细胞较显著。此外,维生素 C 还能促进抗体形成,抑制色素在皮肤沉着,以及增强皮质激素和甲状腺素的作用。

维生素 C 可降低毛细血管的通透性,加速血液的凝固,刺激凝血功能。且具有抗组胺的作用及阻止致癌物质(亚硝胺)生成的作用。

【体内过程】　口服易于吸收,小肠对其吸收能力很强,一日可吸收 20 g。吸收后经血液分布于全身各组织中,主要代谢产物为草酸及其硫酸酯,代谢物及部分原药随尿液排出。

【适应证】　1. 防治坏血病。

2. 防治感染性疾病。

3. 治疗克山病急性发作。

4. 治疗肝脏疾病。

5. 其他可用于各种贫血、过敏性皮肤病、促进伤口愈合、某些癌症、高脂血症等。

【不良反应】　本品毒性很低,常用剂量无不良反应,长期大量服用可引起腹泻、皮疹、胃酸增加、胃液反流,有时可见泌尿系统结石,尿内草酸盐排出增多,深静脉血栓形成,血液内溶血或凝血等。有时可导致细胞吞噬能力降低。妊娠期妇女大量服用时,可产生婴儿坏血病。

【妊娠期安全等级】　C。

【药物相互作用】　1. 本品可能提高雌激素的生物利用度。

2. 本品不宜与碱性药物、核黄素、三氯叔丁醇、铜、铁离子溶液配伍。

3. 与肝素或华法林合用,可引起凝血酶原时间缩短。

4. 本品能影响氨苄西林的稳定性,故不宜配伍使用。

5. 可破坏食物中的维生素 B_{12},阻碍食物中的铜、锌离子的吸收,从而可能引起维生素 B_{12}、铜、锌缺乏症。

6. 本品能拮抗氯丙嗪的某些中枢抑制作用,缩短巴比妥类的催眠时间。

7. 不能同维生素 K_3 配伍,可发生氧化还原反应,两者疗效减弱或消失。

【剂量与用法】　1. 一般应用　口服(饭后)0.05~0.1 g,2~3 次/日;亦可静脉注射或肌内注射,0.25~0.5 g/d(小儿 0.05~0.3 g),必要时可酌情增量。

2. 治疗克山病　首次剂量 5~10 g,加入 25%~50% 葡萄糖注射液中静脉注射。

3. 治疗口疮　将本品 0.1 g 压碎,撒于溃疡面上,2 次/日。

【用药须知】　1. 大量长期服用突然停药,有可能出现坏血病症状,故宜逐渐减量停药。

2. 制剂色泽变黄不可应用。

【制剂】　①片剂:25 mg;50 mg;100 mg。②注射液:0.1 g/2 ml;0.25 g/2 ml;0.5 g/5 ml;2 g/10 ml。③注射剂(粉):1 g。④大容量注射剂:100 ml 含维生素 C 1.0 g 与葡萄糖 5.0 g;250 ml 含维生素 C 2.5 g 与葡萄糖 12.5 g;100 ml 含维生素 C 2 g 与葡萄糖 5 g。

【贮藏】　遮光、密封保存。

甲钴胺
(mecobalamin)

别名:弥可保、甲基钴胺素、钴宾酰胺、甲基维生素 B_{12}、Methycobal、Methylcobalamin

本品为维生素 B_{12} 衍生物。

【CAS】　13422-55-4

【ATC】　B03BA05

【理化性状】　1. 本品为暗红色结晶或结晶性粉末,无臭,几乎无味。本品难溶于水、甲醇、乙醇,几乎不溶于丙酮、乙醚和三氯甲烷。本品具有吸湿性,遇光发生变化。

2. 化学名称:(3 β)-17-(3-Pyridinyl)androsta-5,16-dien-3-yl acetate

3. 分子式:$C_{63}H_{91}CoN_{13}O_{14}P$

4. 分子量:1344.38

5. 结构式

【药理作用】 本品对神经元的传导有良好改善作用。可通过甲基转换反应促进核酸-蛋白质-脂质代谢。本品为甲硫氨酸合成酶的辅酶,可使高半胱氨酸转化为甲硫氨酸,还参与脱氧核苷合成胸腺嘧啶的过程。本品可促进核酸、蛋白质合成,促进轴索内输送和轴索的再生以及髓鞘的形成,防止轴突变性。注射液可促进正红母细胞的成熟、分裂,改善贫血。

【体内过程】 1. 口服后 3 h 后达血药峰值,给药 72 h 后,可从血液、肾、肾上腺、胰、肝、胃组织中依次检测出本品的浓度,且浓度较高,而肌肉、睾丸、脑神经等处的浓度则较低。给药 8 h 后,24 h 排泄总量的 40%～80%随尿液排出。

2. 健康人口服 1500 μg/d,连服 12 周,服药 4 周时,血药浓度约为给药前的 2 倍,12 周时可达 2.8 倍,而停止服药 4 周后,血药浓度约为给药前的 1.8 倍。

3. 健康人静脉注射给药,500 μg/d,连续 10 d,血药浓度不随给药日数增加而上升。初次给药,24 h 后血药浓度为(3.9±1.2)ng/ml,第 2 d 给药,24 h 后血药浓度为初次的 1.4 倍[(5.3±1.8)ng/ml],第 3 d 给药则为 1.7 倍[(6.8±1.5)ng/ml],此血药浓度可一直维持到给药结束。

【适应证】 1. 用于治疗多种外周末梢神经代谢功能障碍和自主神经病变,改善患者自觉症状,如麻木、自发性疼痛、感觉异常、直立性眩晕、多汗、口渴等。

2. 用于促进再植手指神经吻合,促进感觉恢复。

3. 可改善椎间盘突出症、坐骨神经痛、面瘫、带状疱疹等所致的神经症状,缩短恢复时间。

4. 用于治疗维生素 B_{12} 缺乏所致的巨幼细胞贫血。

【不良反应】 1. 口服给药偶有食欲缺乏、恶心、呕吐、腹泻等,少见过敏反应,如皮疹。

2. 注射给药偶见皮疹、头痛、出汗、发热等。

【禁忌与慎用】 1. 对本品过敏者禁用。

2. 妊娠期妇女及哺乳期妇女的安全性尚不明确。

【剂量与用法】 1. 口服 一次 500 μg,3 次/日,可根据年龄、临床症状酌情增减剂量。

2. 肌内注射 一次 500 μg,隔日 1 次。

【用药须知】 1. 避免在同一部位反复注射。

2. 从事汞及其化合物工作的人员,不宜长期大量服用本品。

3. 如用药 1 月以上仍无效者,应停药。

4. 本品见光易分解,应防止安瓿外露使药物见光分解,含量减低。注射液开封后应立即使用。

5. 若出现过敏反应,应立即停药。

6. 尚无用药过量的报道。如出现药物过量,应进行对症和支持治疗。

【制剂】 ①片剂 500 μg。②胶囊剂:500 μg。③注射液:500 μg/1 ml。

【贮藏】 遮光,密封保存。

17.2 氨基酸

氨基酸是在结构上有氨基和羧基一类的有机化合物之通称,是生物功能大分子蛋白质的基本组成单位,是构成动物营养所需蛋白质的基本物质。氨基连在 α-碳上的为 α-氨基酸。组成蛋白质的氨基酸均为 α-氨基酸。必需氨基酸(essential amino acid)是指人体(或其他脊椎动物)不能合成或合成速度远不适应机体的需要,必须由食物蛋白供给,这些氨基酸称为必需氨基酸。成人必需氨基酸的需要量约为蛋白质需要量的 20%～37%。8 种必需氨基酸为甲硫氨酸(蛋氨酸)、缬氨酸、赖氨酸、异亮氨酸、苯丙氨酸、亮氨酸、色氨酸、苏氨酸。

赖氨酸
(lysine)

本品为必需氨基酸。

【CAS】 70-54-2(DL-lysine);56-87-1(L-lysine)

【ATC】 B05XB03

【理化性状】 1. 化学名:L(＋)-2,6-Diaminohexanoic acid

2. 分子式:$C_6H_{14}N_2O_2$

3. 分子量:146.19

4. 结构式

盐酸赖氨酸
(lysine hydrochloride)

【CAS】 657-27-2
(lysine hydrochloride);10098-89-2
(L-lysine hydrochloride)

【理化性状】 1. 本品为白色结晶或结晶性粉末,无臭。本品在水中易溶,在乙醇中极微溶解,在乙醚中几乎不溶。

2. 化学名:L(＋)-2,6-Diaminohexanoic acid hydrochloride

3. 分子式:$C_6H_{14}N_2O_2 \cdot HCl$

4. 分子量：182.65

【药理作用】　本品能促进人体发育、增强免疫功能，并有提高中枢神经组织功能的作用。

【适应证】　1. 可用作静脉营养的一部分，以补充氨基酸。

2. 用于治疗颅脑外伤、慢性脑组织缺血、缺氧性疾病。

3. 口服用于赖氨酸缺乏所致的营养不良、食欲缺乏。

【不良反应】　少数患者出现轻度胃肠不适。

【禁忌与慎用】　1. 对本品过敏者禁用。

2. 肾功能不全患者慎用。

3. 急性缺血脑血管病患者慎用。

【剂量与用法】　1. 静脉滴注　成人 1 次/日，3 g/d，以 0.9% 氯化钠注射液或 5% 葡萄糖注射液 250 ml 稀释后，缓慢静脉滴注，20 次为一个疗程。

2. 口服　成人，一次 0.3 g，1～2 次/日，可溶于水、牛奶或稀粥中服用。

【用药须知】　过量使用可能出现严重的新陈代谢的中毒危险，一旦出现过量，应给予支持和对症治疗。

【制剂】　①注射剂（粉）：1.5 g；3 g。②注射液：3 g/10 ml。③大容量注射液：100 ml 含盐酸赖氨酸 3 g 与葡萄糖 5 g；250 ml 含盐酸赖氨酸 3 g 与葡萄糖 12.5 g。④片剂：0.15 g。⑤散剂：3 g。

【贮藏】　密闭，阴凉处（不超过 20 ℃）保存。

苯丙氨酸
（phenylalanine）

本品为必需氨基酸。

【CAS】　150-30-1（DL）；63-91-2（L）

【理化性状】　1. 本品为白色结晶或结晶性粉末固体，减压升华，溶于水，难溶于甲醇、乙醇、乙醚。

2. 化学名：2-Amino-3-phenylpropanoic acid

3. 分子式：$C_9H_{11}NO_2$

4. 分子量：165.19

5. 结构式

【简介】　本品在体内大部分经苯丙氨酸羟化酶催化作用氧化成酪氨酸，并与酪氨酸一起合成重要的神经递质和激素，参与机体糖代谢和脂肪代谢。

本品在生物体内可被辅酶四氢生物蝶呤不可逆地转化为 L-酪氨酸（L-tyrosine），后继续分解，经转氨基生成少量苯丙酮酸，但先天性苯丙氨酸羟化酶缺陷患者，苯丙氨酸不能羟化生成酪氨酸，苯丙酮酸生成就增多，在血和尿中出现苯丙酮酸，导致智力发育障碍，称为苯丙酮尿症（PKU），故此类患者禁用本品。与其他氨基酸合用治疗氨基酸缺乏。

丙氨酸
（alanine）

本品是组成人体蛋白质的 20 种氨基酸之一。

【CAS】　338-69-2（D）；56-41-7（L）；302-72-7（racemic）

【理化性状】　1. 本品为白色或类白色结晶性粉末。溶于水，微溶于乙醇，不溶于乙醚。

2. 化学名：2-Aminopropanoic acid

3. 分子式：$C_3H_7NO_2$

4. 分子量：89.09

5. 结构式

【简介】　本品可用于预防肾结石、协助葡萄糖的代谢，有助于缓和低血糖，补充身体能量。

半胱氨酸
（cysteine）

本品是一种生物体内常见的氨基酸，可由体内的蛋氨酸（甲硫氨酸，人体必需氨基酸）转化而来，可与胱氨酸互相转化。

【CAS】　52-90-4

【理化性状】　1. 化学名：2-Amino-3-sulfhydrylpropanoic acid

2. 分子式：$C_3H_7NO_2S$

3. 分子量：121.15

4. 结构式

盐酸半胱氨酸
（cysteine hydrochloride）

〖理化性状〗　1. 本品为白色结晶或结晶性粉末，有臭，味酸。本品在水中易溶，在乙醇中略溶，在丙酮中几乎不溶。

2. 化学名：2-Amino-3-sulfhydrylpropanoic acid hydrochloride monohydrate

3. 分子式：$C_3H_7NO_2S \cdot HCl \cdot H_2O$

4. 分子量：175.64

【简介】　本品与其他氨基酸合用,治疗氨基酸缺乏。

甲硫氨酸
（methionine）

别名:蛋氨酸

本品为必需氨基酸。

【CAS】　59-51-8;63-68-3(L);348-67-4(D)

【ATC】　V03AB26;QA05BA90;QG04BA90

【理化性状】　1. 本品为白色薄片状结晶或结晶性粉末。有特殊气味。味微甜。溶于水、稀酸或稀碱。易溶于 95%乙醇,极难溶于无水乙醇,几乎不溶于乙醚。

2. 分子式:$C_5H_{11}NO_2S$

3. 分子量:149.21

4. 结构式

【简介】　本品是体内胆碱生物合成的甲基供体,能放出活性甲基,促进磷脂酰胆碱合成,磷脂酰胆碱与积存在肝内的脂肪相互作用,变为易于吸收的卵磷脂,从而防止肝内脂肪蓄积,具有保肝、解毒的作用,能阻断自由基的连锁反应,保护抗氧化酶的活性;还可以增加胱甘肽氧化物的活性,增强机体抗氧化的能力。本品可用于肝硬化及脂肪肝等的辅助治疗,也可用于对乙酰氨基酚中毒以及乙醇和磺胺等药物引起的肝损害。酸中毒、肝昏迷者禁用。口服,一次 0.25~0.5 g,3 次/日。片剂:0.25 g。遮光,密闭保存。

精氨酸
（arginine）

本品为必需氨基酸

【CAS】　74-79-3

【ATC】　B05XB01

【理化性状】　1. 化学名:2-Amino-5-guanidino-pentanoic acid

2. 分子式:$C_6H_4N_4O_2 \cdot HCl$

3. 分子量:210.7

4. 结构式

盐酸精氨酸
（arginine hydrochloride）

别名:R-Gene 10

【CAS】　1119-34-2

【理化性状】　1. 本品为白色结晶或结晶性粉末,易溶于水,微溶于热的乙醇。10% 盐酸精氨酸注射液是高渗溶液(950 mOsm/L),pH 为 5.0~6.5。

2. 分子式:$C_6H_{14}N_4O_2 \cdot HCl$

3. 分子量:210.7

【药理作用】　1. 本品在人体内参与鸟氨酸循环,促进尿素的形成,使人体内产生的氨经鸟氨酸循环变成无毒的尿素,并通过尿液排出,从而降低血氨浓度。本品有较高浓度的氢离子,有助于纠正肝性脑病时的酸碱平衡。

2. 本品能刺激脑垂体释放生长激素和催乳素,胰腺释放胰高血糖素和胰岛素。本品的确切作用机制尚不清楚,但似乎与肾上腺素能的控制和血糖浓度变化无关。静脉注射本品后脑垂体功能正常者血浆中生长激素水平会明显升高,如果脑垂体功能受损,则升高的程度会减少或无变化。

3. 对于 N-乙酰谷氨酸合成酶(NAGS)、氨甲酰磷酸合成酶(CPS)、鸟氨酸氨甲酰基转移酶(OTC)、精氨酸琥珀酸合成酶(ASS)或精氨酸琥珀酸裂解酶(ASL)缺乏者而言,精氨酸是鸟氨酸循环的必需氨基酸,这些患者补充精氨酸有助于防止蛋白质分解代谢。

【体内过程】　1. 吸收　正常基础血浆精氨酸的浓度通常是 2 μmol/ml。成人静脉滴注 30 g 本品,开始注射后 20~30 min 血浆中精氨酸浓度达到峰值,约为 8 μmol/ml,血浆浓度维持在 4 μmol/ml 以上约 1 h。成人静脉滴注 30 g 本品,诱导的达峰时间分别为:血清胃泌素 10~20 min,血糖 20 min,血浆胰岛素 20~30 min,血浆中胰高血糖素 30~45 min,血浆中生长激素 1~2 h。本品口服吸收良好,达峰时间约 2 h。

2. 分布　妊娠期妇女静脉注射本品,胎儿体内可检测出低浓度的本品。

3. 本品参与多种生化途径,在肝脏代谢,通过精氨酸酶水解胍基将其分解为鸟氨酸和尿素。鸟氨酸可进入三羧酸循环等许多合成和代谢途径,最终可能通过磷酸烯醇丙酮酸系统产生葡萄糖。精氨酸在肾小球滤过,几乎完全由肾小管重吸收。

【适应证】　1. 本品可刺激脑垂体分泌生长激素,从而判断生长激素储备功能是否正常。适用于全垂体机能减退、垂体性侏儒症、嫌色细胞瘤、术后颅咽管瘤、垂体切除术、垂体创伤、肢端肥大症、巨人症以及生长和身材问题的辅助诊断。

2. 本品与苯乙酸钠和苯甲酸钠作为必要的组成成分,用来治疗尿素循环障碍者(如 CPS、OTC、ASS、ASL 缺乏)的急性高氨血症及相关脑病。

3. 口服盐酸精氨酸也被用作营养补充剂。

4. 静脉注射本品用于代谢性碱中毒。

【不良反应】　上市前研究约 3% 的患者出现的不良反应是恶心、呕吐、头痛、脸红、麻木和局部静脉刺激。上市后的不良反应有渗液导致烧灼样反应和(或)皮肤坏死、过敏反应、血尿。

【妊娠期安全等级】　B。

【禁忌与慎用】　1. 对本品中任何成分过敏者禁用。

2. 有机酸血症引起的高血氨者使用本品无效,禁用。

3. 精氨酸酶缺乏引起的尿素循环障碍者禁用。

4. 高氯酸性酸中毒者禁用。

5. 妊娠期妇女尚无足够的良好的对照试验,妊娠期妇女不推荐使用本品注射液。

6. 本品可使血浆中钾的浓度升高,肾衰患者使用本品可能会发生危及生命的高钾血症。因此,肾病或无尿患者慎用。

7. 哺乳期妇女慎用。

【药物相互作用】　1. 雌激素类、含有雌激素和孕酮的复方口服避孕药可使本品的生长激素样反应增强,刺激胰高血糖素和胰岛素分泌的反应降低。也有报道,醋酸甲羟孕酮可降低本品的生长激素样反应,炔诺酮可降低本品的胰岛素刺激反应。

2. 精氨酸刺激后,噻嗪类利尿剂、木糖醇和氨茶碱可使血浆中胰岛素浓度进一步升高。木糖醇和氨茶碱还可使本品的胰高血糖素刺激反应下降。

3. 长期使用磺酰脲类口服降糖药可抑制本品的胰高血糖刺激反应。一项研究表明苯妥英可减弱本品的胰岛素刺激反应。

4. 近期用过螺内酯的几例严重肝病患者使用本品治疗代谢性碱中毒,发生了严重的,甚至致死的高钾血症。本品与保钾利尿剂合用发生高钾血症的风险升高,因此,应避免合用。

5. 本品与苯乙酸钠和苯甲酸钠可在同一容器中混合,其他药品不可与本品混合。

【剂量与用法】　1. 生长激素储备试验　成人推荐剂量为 30 g(300 ml),儿童推荐剂量为 0.5 g/kg(5 ml/kg),总剂量最多 30 g。静脉滴注,一次静脉滴注时间 30 min 以上。

2. 急性高氨血症　根据缺乏的酶确定本品剂量,应通过中心静脉给药。儿童或成人 CPS 或 OTC 缺乏者,推荐的负荷剂量是 200 mg/kg,静脉滴注至少 90～120 min,维持剂量为每 24 h 200 mg/kg。儿童或成人 ASS 或 ASL 患者,推荐的负荷剂量是 600 mg/kg,静脉滴注至少 90～120 min,维持剂量为每 24 h 600 mg/kg。

3. 严重的代谢性碱中毒　估算公式为:剂量(g)＝所需的碳酸氢根离子浓度的降低值(mmol/L)×患者的体重(kg)/9.6。

【用药须知】　1. 本品可导致过敏反应,有过敏倾向者请勿使用本品。静脉滴注本品时应配备适当的医疗设备。用药期间如出现过敏反应应立即停用,并给予适当的支持治疗。

2. 本品注射液直接静脉滴注,请勿稀释。给药前应仔细检查,如有颗粒物、变色或外观有破损请勿使用。

3. 生长激素储备试验应在早上进行,测试前夜睡眠正常并禁食,测试期间禁食。静脉滴注前患者卧床休息至少 30 min,注意尽量减轻患者(特别是儿童)的紧张和恐惧。为获得更精确的结果,疑似生长迟缓的男性青少年患者可在生长激素储备试验前 2～3 d 服用己烯雌酚,一次 5 mg,2 次/日。

4. 评估生长激素储备不能仅依据单个激发试验,1 d 后还应再次使用其他方法测试。本品的假阳性率约为 32%,假阴性率约为 27%。尽管如此,本品仍比高血糖素和加压素的方法更可靠。胰岛素低血糖试验最可靠,但因耐受性差限制了其应用。本品可用于证实或推翻其他诊断方法的结果。

5. 本品为高渗溶液,仅可通过留置针或置于肘前静脉或其他合适静脉的软质针静脉给药,应从对侧手臂采集血样。分别在给药前 30 min,开始给药,给药后 30、60、90、120、150 min 采集血样。本品要求以恒速静脉滴注(可使用输液泵)。

6. 本品为高渗溶液,静脉滴注速率过快可导致局部刺激和脸红、恶心或呕吐。剂量不足或静脉滴注时间延长可减弱对脑垂体的刺激,导致激发试验无效。

7. 本品 100 ml 含有 47.5 mmol 的氯离子,电解质紊乱者若进行此项测试应考虑氯离子的影响。

8. 给予高剂量本品可能引起高氯血症性代谢性酸中毒,因此,用药期间应监测血浆中氯离子和碳酸氢盐的浓度,并给予适当剂量的碳酸氢盐。

9. 本品可被代谢为含氮产物,因此,肾功能不全患者应考虑急性氨基酸或氮负荷的影响。

10. 本品可改变细胞内与细胞外的钾的比率,血浆钾浓度升高可导致患者肾功能损害。因此,肾功能不全者使用本品可能引起危及生命的高血钾,肾病或无尿患者应慎用。

11. 儿童患者使用本品应慎重,曾有过量致死的报道。儿童患者使用本品过量可导致高氯性代谢性酸中毒、脑水肿或导致死亡。

12. 妊娠期妇女或者服用口服避孕药者生长激素水平会升高。

13. 没有足够的 65 岁以上患者的资料来判定老年人对本品反应是否不同。

14. 本品过量可导致一过性的代谢性酸中毒伴有过度呼吸,可导致死亡。大多情况下静脉滴注完毕后可自行纠正,如果症状持续,应确定和校正需要碱的剂量。

15. 本品开封后室温最多可保存 4 h,2～8 ℃冷藏最多可保存 24 h。

【制剂】　注射液:30 g/300 ml;5 g/20 ml。

【贮藏】　不超过 25 ℃遮光保存,切勿冻结。

甘氨酸
(glycine)

本品为非必需氨基酸。

【CAS】　56-40-6

【ATC】　B05CX03

【理化性状】　1. 本品为白色单斜晶系或六方晶系晶体,或白色结晶粉末。无臭,有特殊甜味。极难溶于乙醇,在 100 g 无水乙醇中约溶解 0.06 g。几乎不溶于丙酮和乙醚。

2. 化学名:Aminoethanoic acid

3. 分子式:$C_2H_5NO_2$

4. 分子量:75.07

5. 结构式

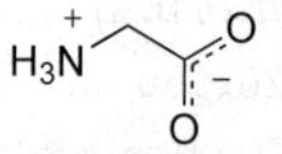

【简介】　作为生成非必需氨基酸的氮源,加入混合氨基酸注射液中。

酪氨酸
(tyrosine)

本品是 20 种用来合成蛋白质的蛋白氨基酸之一,属于非必需氨基酸。

【CAS】　609-36-9;344-25-2(R);147-85-3(S)

【理化性状】　1. 本品为无色至白色晶体或结晶性粉末,微臭,味微甜,极易溶于水,难溶于乙醇,不溶于乙醚和正丁醇。

2. 化学名:Pyrrolidine-2-carboxylic acid

3. 分子式:$C_5H_9NO_2$

4. 分子量:115.13

5. 结构式

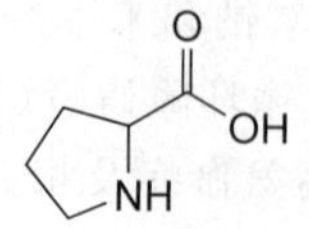

【简介】　本品属氨基酸类药。为复方氨基酸大输液的原料之一。用于营养不良、蛋白质缺乏症、严重胃肠道疾病,烫伤及外科手术后的蛋白质补充。

亮氨酸
(leucine)

别名:白氨酸

本品属于必需氨基酸。

【CAS】　61-90-5

【理化性状】　1. 本品为白色结晶或结晶性粉末,无臭,味微苦。本品在甲酸中易溶,在水中略溶,在乙醇或乙醚中极微溶解。

2. 化学名:2-Amino-4-methylpentanoic acid

3. 分子式:$C_6H_{13}NO_2$

4. 分子量:131.18

5. 结构式

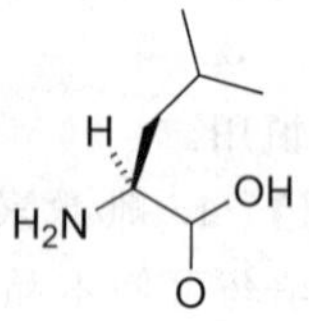

【简介】　本品为支链氨基酸,是复方氨基酸大输液原料之一。用于营养不良、蛋白质缺乏症、严重胃肠道疾病,烫伤及外科手术后的蛋白质补充。

异亮氨酸
(isoleucine)

别名:异白氨酸

本品属于必需氨基酸。

【CAS】　73-32-5

【理化性状】　1. 本品为白色结晶小片或结晶性粉末,略有苦味,无臭,溶于水,微溶于乙醇。

2. 化学名:2-Amino-3-methylpentanoic acid

3. 分子式:$C_6H_{13}NO_2$

4. 分子量:131.18

5. 结构式

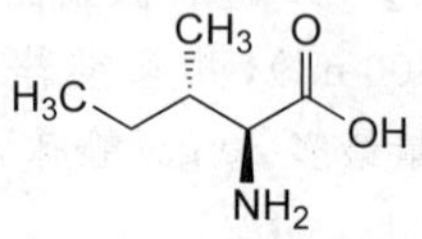

【简介】　本品为支链氨基酸,为婴儿正常发育

及成人的氮平衡所必需。存在四种异构体，仅 L-型能有生理功效。本品的作用包括与异亮氨酸和缬氨酸一起合作修复肌肉，控制血糖，并给身体组织提供能量。本品是复方氨基酸输液中的重要组成成分。

色氨酸
（tryptophan）

别名：β-吲哚基丙氨酸

本品属于必需氨基酸。

【CAS】　73-22-3

【ATC】　N06AX02

【理化性状】　1. 本品为白色或微黄色结晶或结晶性粉末，无臭，味微苦。水中微溶，在乙醇中极微溶解，在三氯甲烷中不溶，在甲酸中易溶，在氢氧化钠试液或稀盐酸中溶解。

2. 化学名：2-Amino-3-(1H-indol-3-yl) propanoic acid

3. 分子式：$C_{11}H_{12}N_2O_2$

4. 分子量：204.23

5. 结构式

【简介】　本品是人体中重要的神经递质——5-羟色胺的前体，是人体的必需氨基酸之一；用于妊娠期妇女营养补充剂和乳幼儿的特殊奶粉，用于烟酸缺乏症（糙皮病），作为安神药，可调节精神节律、改善睡眠。也是复方氨基酸大输液的原料之一。

脯氨酸
（proline）

本品是一种芳香族氨基酸，亦是 20 种用来合成蛋白质的蛋白氨基酸之一，属于非必需氨基酸。

【CAS】　60-18-4(L)

【理化性状】　1. 本品为白色结晶或结晶粉末，无味，易溶于甲酸，难溶于水，不溶于乙醇和乙醚。

2. 化学名：L-2-Amino-3-(4-hydroxyphenyl) propanoic acid

3. 分子式：$C_9H_{11}NO_3$

4. 分子量：181.19

5. 结构式

【简介】　本品是氨基酸输液及氨基酸复合制剂的原料，作营养增补剂。

苏氨酸
（threonine）

本品属于必需氨基酸。

【CAS】　80-68-2；72-19-5(L)

【理化性状】　1. 本品为白色结晶或结晶性粉末，无臭，味微甜。253 ℃熔化并分解。高温下溶于水，25 ℃溶解度为 20.5 g/100 ml。等电点 5.6。不溶于乙醇、乙醚和三氯甲烷。

2. 化学名：2-Amino-3-hydroxybutanoic acid

3. 分子式：$C_4H_9NO_3$

4. 分子量：119.12

5. 结构式

【简介】　本品是氨基酸输液及氨基酸复合制剂的原料，作营养增补剂。本品在机体内的代谢途径与其他氨基酸不同，唯有它不经过脱氢酶作用和转氨基作用，而是通过苏氨酸脱水酶（TDH）和苏氨酸脱酶（TDG）以及醛缩酶催化而转变为其他物质的氨基酸。途径主要有 3 条：通过醛缩酶代谢为甘氨酸和乙醛；通过 TDG 代谢为氨基丙酸、甘氨酸、乙酰辅酶 A；通过 TDH 代谢为丙酸和 α-氨基丁酸。

缬氨酸
（valine）

本品属于必需氨基酸。

【CAS】　516-06-3；72-18-4(L)；640-68-6(D)

【理化性状】　1. 本品为白色结晶或结晶性粉末，无臭，味苦。易溶于水，微溶于乙醇，不溶于乙醚。

2. 化学名：2-Amino-3-methylbutanoic acid

3. 分子式：$C_5H_{11}NO_2$

4. 分子量：117.15

5. 结构式

【简介】　本品 L-型的生理效应为 D-型的 2 倍。如体内缺乏可引起神经障碍、停止发育、体重下降、贫血等。作为营养增补剂，可与其他必需氨基酸共同配制氨基酸输液。

门冬氨酸
（aspartic acid）

别名：天门冬氨酸

本品属于非必需氨基酸,是构成蛋白质的 20 种氨基酸之一。

【CAS】　617-45-8;56-84-8(L);1783-96-6(D)

【理化性状】　1. 本品为白色结晶或结晶性粉末;无臭,味微酸。在热水中溶解,在水中微溶,在乙醇中不溶。在稀盐酸或氢氧化钠溶液中溶解。

2. 化学名:2-Aminobutanedioic acid

3. 分子式:$C_4H_7NO_4$

4. 分子量:133.10

5. 结构式

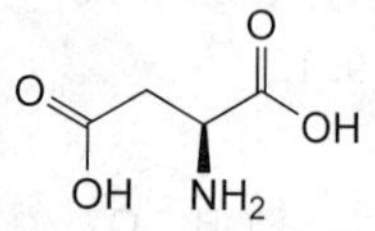

【简介】　本品参加多种生物合成,是体内赖氨酸、苏氨酸、异亮氨酸、蛋氨酸等氨基酸及嘌呤、嘧啶碱基的合成前体。可作为 K^+、Mg^{2+} 的载体向心肌输送电解质,从而改善心肌收缩功能,同时降低氧消耗,在冠状动脉循环障碍缺氧时,对心肌有保护作用。本品参与鸟氨酸循环,促进氨和二氧化碳生成尿素,降低血液中氨和二氧化碳的量,增强肝脏功能,消除疲劳。主要用于复方氨基酸制剂中,用于补充氨基酸。

丝氨酸
(serine)

别名:β-羟基丙氨酸

本品属于非必需氨基酸,是构成蛋白质的 20 种氨基酸之一。

【CAS】　56-45-1(L);302-84-1;312-84-5(D)

【理化性状】　1. 本品为白色结晶或结晶性粉末,味微甜,易溶于水和甲酸,不溶于乙醇和乙醚。

2. 化学名:2-Amino-3-hydroxypropanoic acid

3. 分子式:$C_3H_7NO_3$

4. 分子量:105.09

5. 结构式

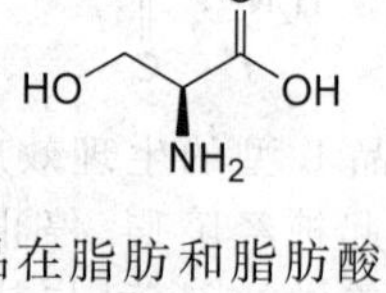

【简介】　本品在脂肪和脂肪酸的新陈代谢及肌肉的生长中发挥着作用,在细胞膜的制造加工、肌肉组织和包围神经细胞的鞘的合成中都发挥着作用。主要用于复方氨基酸制剂中,用于补充氨基酸。

组氨酸
(histidine)

【CAS】　71-00-1

【理化性状】　1. 本品为白色或类白色结晶或结晶性粉末,无臭,味微苦。本品在水中溶解,在乙醇中极微溶,在乙醚中不溶。

2. 化学名:2-Amino-3-(1H-imidazol-4-yl)propanoic acid

3. 分子式:$C_6H_9N_3O_2$

4. 分子量:155.16

5. 结构式

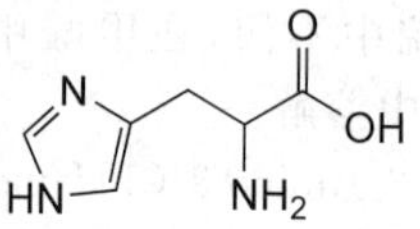

【简介】　在营养学的范畴里,本品被认为是一种人类必需氨基酸,主要是对儿童。在成年之后,人类开始可以自己合成本品。在慢性尿毒症患者的膳食中添加少量的组氨酸,氨基酸结合进入血红蛋白的速度增加,肾源性贫血减轻,所以本品也是尿毒症患者的必需氨基酸。在组氨酸脱羧酶的作用下,组氨酸脱羧形成组胺。组胺具有很强的血管舒张作用,并与多种变态反应及炎症有关。是氨基酸输液的重要成分。

胱氨酸
(cystine)

别名:双巯丙氨酸

本品为氨基酸类药。

【CAS】　56-89-3

【理化性状】　1. 本品为白色六角形板状结晶或白色结晶性粉末。溶于稀酸和碱溶液,极难溶于水,不溶于乙醇。

2. 化学名:3,3-Dithio-bis(2-aminopropanoic acid)

3. 分子式:$C_6H_{12}N_2O_4S_2$

4. 分子量:240.29

5. 结构式

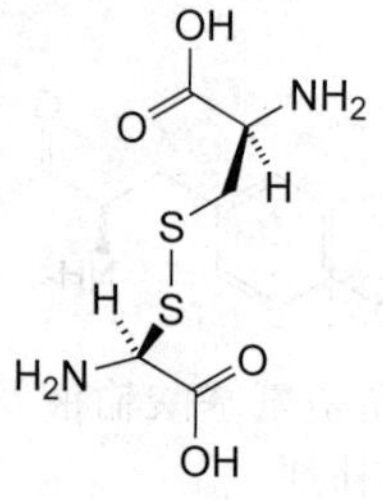

【简介】　本品能促进细胞氧化还原功能,使肝脏功能旺盛,并能中和毒素、促进白细胞增生、阻止病原菌发育。主要用于用于病后和产后继发性脱发症、慢性肝炎的辅助治疗。口服一次 50～100 mg,3 次/日。片剂:25 mg;50 mg。

左谷酰胺
(levoglutamide)

别名:L-谷氨酰胺、L-谷酸酰酯、安凯舒、谷氨酰胺、欣坤畅、新麦林、自维、左旋谷氨酰胺、Levoglutamine、L-Glutamide、L-Glutamidum。

本品为一种非必需氨基酸,在骨骼肌中由谷氨酸和谷氨酰胺合成酶催化生成,参与蛋白质、核苷酸和氨基酸的合成。

【CAS】　56-85-9

【ATC】　A16AA03

【理化性状】　1. 本品为白色针状结晶。熔点 184～185 ℃(分解)。溶于甲醇、乙醇、醚、苯、丙酮、三氯甲烷和乙酸乙酯。在中性溶液中稳定,在酸、碱或热水中易分解成谷氨酸,或内酯化为吡咯羧酸。无臭、有微甜香味。

2. 化学名:2-Amino-4-carbamoylbutanoic acid

3. 分子式:$C_5H_{10}N_2O_3$

4. 分子量:146.14

5. 结构式

【药理作用】　1. 本品为一种非必需氨基酸,在骨骼肌中由谷氨酸和谷氨酰胺合成酶催化生成,参与蛋白质、核苷酸和氨基酸的合成。本品可促进蛋白质的合成、抑制蛋白质的分解,还可调节胃肠细胞的生长、功能和再生。本品作为补充药,与与重组人生长激素(rhGH)及专用膳食(SOD)联合用于短肠综合征,可降低短肠综合征患者的静脉内胃肠外营养需求量,增加体质量和肌肉重量,减少身体脂肪。

2. 本品治疗镰状细胞病(SCD)的作用机制尚未完全明确。镰状细胞病(SCD)的病理生理学涉及氧化应激现象。镰状红细胞(RBCs)比正常红细胞更容易受到氧化损伤,这可能导致慢性溶血和与 SCD 相关的血管阻塞事件。吡啶核苷酸 NAD＋和其还原形式 NADH,发挥调节和阻止氧化损伤 RBCs 的作用。本品通过增加还原性谷胱甘肽的可用性,改善镰状红细胞中的 NAD 氧化还原反应。

【体内过程】　1. 吸收　0.1 g/kg 单剂量口服本品,平均 T_{max} 约 30 min,为 1028 μM(即 150 μg/ml)。多次口服给药后的药动学尚未明确。

2. 分布　单次静脉快速注射后,分布容积预计大约 200 ml/kg。

3. 消除　单次静脉快速注射后,$t_{1/2}$ 大约 1 h。

4. 代谢　预测本品会参与谷氨酸、蛋白质、核苷酸和氨基糖类的合成。

5. 排泄　代谢是本品主要的消除途径。虽然本品会被肾小球滤除,但几乎完全被肾小管吸收。

【适应证】　1. 与 rhGH 联合,用于短肠综合征的治疗。

2. 用于创伤和疾病引起的谷氨酸缺乏。

3. 用于成年患者和 5 岁及以上儿童患者,减少镰状细胞病的急性并发症。

【不良反应】　1. 常见不良反应　便秘、恶心、头痛、腹痛、咳嗽、肢体疼痛、腰痛、胸部疼痛。

2. 少见不良反应　脾功能亢进、腹痛、消化不良、烧灼感、潮热。

【妊娠期安全等级】　C。

【禁忌与慎用】　1. 对本品过敏者禁用。

2. 肝、肾功能不全患者慎用。

3. ＜5 岁以下儿童用药的安全性和有效性尚未建立。

4. 动物实验显示,本品有致畸、致死胎等作用,但尚无妊娠期妇女的对照研究,妊娠期妇女用药应权衡利弊。

5. 本品是否经乳汁排泌尚不清楚,哺乳期妇女慎用。

【剂量与用法】

口服,2 次/日,剂量请参照下表。

根据体重调整本品剂量表

体重 (kg)	单剂量 (kg)	日剂量 (kg)	粉剂单剂量 包装数	粉剂日剂量 包装数
＜30	5	10	1	2
30～65	10	20	2	4
＞65	15	30	3	6

【用药须知】　1. 漏服要在发现时立即补用,但剂量不能加倍。

2. 肝功能不全患者可能需要调整用量:但尚缺乏相关研究。

3. 老年患者更常出现肝、肾或心功能降低及伴发疾病,可能需要调整用量。

【用药须知】　用药前后及用药时应定期当检查或监测肝、肾功能。

【制剂】　①粉剂:5 g。②片剂:5 g。

【贮藏】　贮于 25 ℃,短程携带允许 15～30 ℃。

鸟氨酸
(ornithine)

【CAS】　70-26-8

【理化性状】　1. 本品为白色固体,但是由于难以结晶,往往形似浆状物。易溶于水或乙醇,微溶于乙醚,其溶液呈碱性。

2. 化学名:(＋)-(S)-2,5-Diaminovaleric acid

3. 分子式:$C_5H_{12}N_2O_2$

4. 分子量:132.16

5. 结构式

【简介】　本品是一种碱性氨基酸。虽在普通蛋白质中不能找到(不属于组成蛋白质的 20 种氨基酸),但存在于短杆菌酪肽、短杆菌肽 S 等的抗菌性肽中。主要参与尿素循环,对于体内氨态氮的排出有重要作用。多用于复方氨基酸输液中。

瓜氨酸
(citrulline)

【CAS】　627-77-0;13594-51-9(R);372-75-8(S).

【理化性状】　1. 本品为白色结晶或结晶粉末,有酸味,溶于水,不溶于乙醇和乙醚。

2. 化学名:2-Amino-5-(carbamoylamino) pentanoic acid

3. 分子式:$C_6H_{13}N_3O_3$

4. 分子量:175.19

5. 结构式

【简介】　本品是一种 α-氨基酸,是从鸟氨酸及氨基甲酰磷酸盐在尿素循环中生成,或是透过一氧化氮合酶(NOS)催化生成精氨酸的副产物。首先精氨酸会被氧化为 N-羟基-精氨酸,再行氧化成瓜氨酸并释出一氧化氮。瓜氨酸可以使人的血管获得松弛,用于增强男性性功能,以及治疗性功能障碍。

17.3　肠内营养药

肠内营养药用于经肠道对患者进行营养支持,提供热量和补充蛋白质消耗。应用肠内营养药的患者应是消化吸收功能未严重受损的患者。本类营养药可经口服、鼻饲或胃造口滴入。

氨基酸型肠内营养剂
(enteral nutrition of amino acid-type)

别名:爱伦多、高能要素、维沃、Elental、Vivonex、Vivonexten

本营养剂含氨基酸 15%、脂肪 2.5%、碳水化合物 82.2%。每 80 g 含蛋白质 11.5 g、亚油酸 0.6 g、脂肪 0.8 g、碳水化合物 61.7 g,可提供能量 1250 kJ(200 kcal)。

【药理作用】　本品为肠内营养剂,可为机体提供充分的热能和蛋白质,具有营养支持作用。本品中富含谷氨酰胺(24.15 g/kg),有助于肠黏膜细胞再生,减轻肠黏膜萎缩和肝胆系统的并发症,也可维护肠黏膜的免疫功能。本品标准配制后渗透压为 500 mOsm/L,有助于防止胃肠道不良反应。

【体内过程】　在体内完全吸收,粪便排出量很少。氨基酸、糖及脂肪等营养素在体内被利用,以供人体新陈代谢所需。

【适应证】　本品适用于重症代谢障碍及胃肠道功能障碍患者的肠内营养支持,如:短肠综合征患者、胰腺炎患者、慢性肾病患者、手术后患者、血浆白蛋白低下者(血浆白蛋白浓度低于 25 g/L)、发生放射性肠炎的癌症患者、消化道瘘管患者、克罗恩病患者、溃疡性大肠炎患者、消化不良综合征患者、大面积烧伤者以及不能接受含蛋白质的肠内营养剂的患者。

【禁忌与慎用】　1. 严重糖尿病患者或使用大量激素后出现糖代谢异常者禁用。

2. 10 岁以下儿童不推荐使用。

3. 肠道完全梗阻者,有高血糖倾向者(需同时应用胰岛素或降糖药,方可使用本品),肾功能衰竭未进行透析者,老年糖尿病患者慎用。

【不良反应】　本品不良反应少而轻,极少数患者出现 ALT、AST、尿素氮及血糖轻度升高。给药浓度过高或速度过快可引起腹泻、腹胀、恶心、腹痛等胃肠道反应。长期鼻饲患者偶有逆流现象。

【药物相互作用】　本品与活性炭等吸附剂或多价金属阳离子螯合剂(如四环素、诺氟沙星、环丙沙星)合用,两者疗效均减弱。

【剂量与用法】　1. 口服给药　将本品 80 g 溶解于 300 ml 温开水中口服,初始量为 60～80 g/d,根据病情逐渐加量,4～10 d 后达到标准剂量(480～640 g/d)。

2. 管饲给药　疾病早期的手术患者:将本品 80 g 溶解于 300 ml 温开水中,通过鼻饲管或胃管滴入,第 1 d,前 8 h 连续滴入速度为 40 ml/h,以后滴入速度为 60 ml/h;第 2 d 滴入速度为 80 ml/h,全日量为 1920 ml。

【用药须知】　1. 本品严禁静脉给药。

2. 肠道手术后患者易出现肠道吸收功能下降,故应在手术后逐步使用本品。

3. 本品已将脂肪含量控制在最小限度,故儿童患者或长期单用本品者可发生脂肪酸缺乏,必要时应补充脂肪。妊娠期妇女和儿童如需长期使用,还应补充相应的维生素和电解质。

4. 用药期间出现胃肠道反应时,应减少用量和(或)调整给药浓度及速度。如发生腹泻,应暂停使用,待腹泻停止后,改为小剂量使用。

5. 严格按标准配制,以防患者使用后出现高渗性腹泻。配制时应注意防止污染。大量配制时,药液总量不应超过容器的 3/4,并需长时间振摇,必要时可搅拌。配好的药液在室温下贮藏不得超过 8 h,可置冰箱中(4～8 ℃)贮藏 48 h。

【制剂】　粉剂:80 g。

【贮藏】　密闭,避潮,常温 5～25 ℃保存。

整蛋白型肠内营养剂
(enteral nutrition of intacted protein-type)

别名:安素、能全素

本品是一种白色无味的粉末,由麦芽糖糊精、酪蛋白、植物脂肪、矿物质、卵磷脂、维生素和微量元素等所组成。溶于水,形成一种似牛奶状的白色液体。pH 为 6.8,渗透压为 320 mOsm/L。

【药理作用】　本品是一种以酪蛋白、植物油和麦芽糖糊精为基质的肠内营养制剂,其营养素全面,容易消化,吸收完全,生物利用度高。其渗透压低可预防渗透性腹泻,适用于有胃肠道功能,无法正常进食的患者的肠内营养支持。

【体内过程】　同常规食物。

【适应证】　用于有胃肠道功能或部分胃肠道功能而不能或不愿吃足够分量的常规食物以满足机体营养需求的患者。

1. 食欲缺乏和其相关的疾病,如因应激状态、创伤或烧伤而引起的食欲缺乏。

2. 神经性疾病或损伤,意识障碍,心、肺疾病所造成的恶病质。

3. 癌性恶病质和癌肿治疗的后期。

4. 艾滋病病毒感染或艾滋病。

5. 机械性胃肠道功能紊乱,如颌面部损伤、头颈部癌肿、吞咽障碍、胃肠道阻塞。

6. 危重疾病如脓毒病、大手术后的恢复期。

7. 营养不良患者的手术前喂养。

【不良反应】　少数出现轻度腹胀,减慢管饲速度即可缓解。

【禁忌证】　1. 胃肠道功能衰竭,完全性肠梗阻,严重的腹腔内感染禁用。

2. 禁用于不能口服或肠内进食的情况,上述情况包括肠梗阻,严重的短肠综合征或高排泄量的瘘。

3. 半乳糖血症患者禁止使用。

4. 本品不适用于 1 岁以下的婴儿,也不能作为 1～5 岁以下儿童的单一营养来源。

【剂量与用法】　溶解后用于管饲喂养或口服。置入一根喂养管到胃、十二指肠或空肠上段。一般患者 1 听/日,高代谢患者 2 听/日。初次胃肠道喂养的患者,初始剂量为半听/日,在 2～3 d 内逐渐增加至需要量。正常滴速是 100～125 ml/min。

【用药须知】　1. 不可静脉内使用。

2. 在容器内注入 500 ml 的温开水,加入 1 罐本品混合并使其完全溶解,然后再加入温开水至 1500 ml,轻轻搅拌一下即可。调制好的溶液在冰箱内最多只能存放 24 h,如需要可以加温,但不能煮沸。

【制剂】　粉剂:每听 320 g;每听 400 g。

【贮藏】　密闭、干燥处保存。

短肽型肠内营养剂
(enteral nutrition of short-peptide -type)

别名:百普力、百普素、Peptison、Pepti2000 Variant

本品为复方制剂,其主要成分为水解乳清蛋白、麦芽糊精、植物油、矿物质、维生素和微量元素等。

【药理作用】　本品能补充人体日常生理功能所需的能量及营养成分。

【体内过程】　同常规食物。

【适应证】　本品适用于胃肠道功能有损伤,而不能或不愿进食足够数量的常规食物的患者,以满足机体营养需求,本品能用于糖尿病患者。

1. 代谢性胃肠功能障碍如胰腺炎、感染性肠道疾病、放射性肠炎及化疗、肠瘘、短肠综合征、艾滋病病毒感染。

2. 严重疾病如严重烧伤、创伤、脓毒症、大手术后的恢复期。

3. 用于营养不良患者的手术前喂养。

4. 用于术前肠道准备。

【不良反应】　个别患者有腹胀或腹泻症状。

【禁忌证】　1. 肠道功能衰竭禁用。

2. 完全性肠道梗阻及严重腹腔内感染禁用。

3. 顽固性腹泻等需要进行肠道休息处理的患者禁用。

【剂量与用法】 1. 一般患者,每天给予 2000 kcal(4 瓶或袋)即可满足机体对营养成分的需求。

2. 高代谢患者(烧伤、多发性创伤),每天可用到 2500 kcal(5 瓶或袋)以适应机体对能量需求的增加。

3. 对初次胃肠道喂养的患者,剂量最好从每天 1000 kcal(2 瓶或袋)开始,在 2~3 d 内逐渐增加至需要量。

4. 混悬液打开前先摇匀,静脉滴注前不必稀释。操作中注意洗手,避免交叉感染。

【用药须知】 1. 仅供胃肠内使用,严禁静脉内滴入。

2. 妊娠期妇女及哺乳期妇女用药具体使用由医师处方决定。不能用于五岁以内的婴幼儿。

3. 短肽型肠内营养混悬液给药时,如瓶盖为皇冠盖,则先卸去皇冠盖,插上专用胶塞及静脉滴注导管。连接一根喂养管到胃、十二指肠或空肠上端部分。

4. 粉剂给药时,在容器中注入 50 ml 温开水,加入 1 袋本品,充分混合。待粉剂完全溶解后,再加温开水至 500 ml,轻轻搅拌混匀即可。管饲喂养时,先置一根喂养管到胃、十二指肠或空肠上端部分。正常滴速为 100~125 ml/h(开始时滴速宜慢)。

【制剂】 ①混悬液:500 ml。②粉剂:每袋 125 g(500 kcal)。

【贮藏】 密闭、干燥处保存。

肠内营养乳剂(TPF-D)
(enteral nutritional emulsiion)TPF-D

别名:瑞代

本品通用名称中的 TPF-D 为英文 Total Protein and Fibre, indicated for Diabetes patients 的缩写,中文含义为整蛋白、纤维型,供糖尿病患者使用。

【药理作用】 本品的配方符合国际糖尿病协会的推荐和要求,提供的营养物质符合糖尿病患者的代谢特点,处方中碳水化合物主要来源于木薯淀粉和谷物淀粉,因此,能减轻糖尿病患者与糖耐受不良患者的葡萄糖负荷。丰富的膳食纤维含量有助于维持胃肠道功能。此外,本品不含牛奶蛋白,适用于对牛奶蛋白过敏的患者。

本品所含营养成分来源于天然食品,与正常人普通饮食成分相类似,对人体无毒性作用。

【体内过程】 同常规食物。

【适应证】 本品适用于糖尿病患者,为有以下症状的糖尿病患者提供全部肠内营养:咀嚼和吞咽障碍、食道梗阻、卒中后意识丧失、恶病质、食欲缺乏或疾病康复期、糖尿病合并营养不良、也可用于其他糖尿病患者补充营养。

【不良反应】 给药速度太快或过量时,可能发生恶心、呕吐或腹泻等胃肠道不良反应。

【禁忌与慎用】 1. 所有不适于用肠内营养的患者,如胃肠道张力下降、急性胰腺炎以及有严重消化和吸收功能障碍者,禁用本品。

2. 严重的脏器病症禁用,如肝功能不全、肾功能不全。

3. 对本品所含物质有先天性代谢障碍的患者禁用。对果糖有先天性不耐受的患者禁用。

【药物相互作用】 本品含维生素 K,对使用香豆素类抗凝剂的患者应注意药物相互作用。

【剂量与用法】 1. 本品通过管饲或口服使用,应按照患者体重和消耗状况计算一日用量。一般为 2000 ml(1800 kcal)/d。

2. 以本品补充营养的患者,根据患者需要使用,推荐剂量为 500 ml(450 kcal)/d。管饲给药时,应逐渐增加剂量,第 1 d 的速度约为 20 ml/h,以后逐日增加 20 ml/h,最大滴速 125 ml/h。

【用药须知】 1. 必要时按照本品的用法来适当调节降糖药用量,尤其是本品的用量和给予的时间有变化时。

2. 对非胰岛素依赖的糖尿病患者,最好采用持续管饲或将每天用量分成几个小部分的方法给药。

3. 对手术后或创伤后的糖尿病患者应作相应的代谢检查。

4. 应保证足够的液体补充,如饮水或输液。

5. 本品含钠较低,可以满足糖尿病患者的需要。但单用本品补充营养时,应适当补充钠。

6. 使用前摇匀,有效期内使用。

7. 处于妊娠期前 3 个月的妊娠期妇女和育龄妇女一日摄入维生素 A 不应超过 10000 IU。本品与含维生素 A 的其他营养制剂一起使用时,应考虑这一因素。

8. 本品根据成年人的营养需求量制定处方,主要应用于成年患者,较少儿童应用的临床经验。

【制剂】 口服乳剂:玻璃瓶装,每瓶 500 ml;塑料袋装,每袋 500 ml、1000 ml。

【贮藏】 密闭贮于 15~25 ℃。开启后最多可在冰箱内(2~10 ℃)保存 24 h。

肠内营养乳剂(TPF-T)
(enteral nutritional emulsiion)TPF-T

别名:瑞能

本品为复方制剂,其组分为:蛋白质、铬、脂肪、钼、碳水化合物、硒、纤维、维生素 A、水、维生素 D_3、钠、维生素 E、钾、维生素 K_1、氯、维生素 B_1、钙、维生素 B_2、镁、烟酰胺、磷、维生素 B_6、铁、维生素 B_{12}、锌、泛酸、铜、生物素、锰、叶酸、碘、维生素 C、氟、胆碱。

【药理作用】　本品是一种高脂肪、高能量、低碳水化合物含量的肠内全营养制剂,特别适用于癌症患者的代谢需要。本品所含 ω-3 脂肪酸以及维生素 A、维生素 C 和维生素 E 能够改善免疫功能、增强机体抵抗力。此外,膳食纤维有助于维持胃肠道功能。本品所含营养成分来源于天然食品,与正常人普通饮食成分相类似,对人体无毒性作用。

【体内过程】　同常规食物。

【适应证】　本品适用于营养不良的肿瘤患者,包括恶病质、食欲缺乏症、咀嚼及吞咽障碍等病况,也适用于脂肪或 ω-3 脂肪酸需要量增高的其他疾病患者,为患者提供全部营养或营养补充。

【不良反应】　给药速度太快或过量时,可能发生恶心、呕吐或腹泻等胃肠道不良反应。

【禁忌与慎用】　胃肠张力下降、急性胰腺炎、胃肠道功能衰竭、严重消化不良或吸收不良、肠梗阻、消化道出血、重度肝肾功能不全、对本品所含营养物质有先天性代谢障碍者禁用。

【药物相互作用】　本品含维生素 K,对使用香豆素类抗凝剂的患者应注意药物相互作用。

【剂量与用法】　1. 以本品为唯一营养来源的患者　非恶病质患者推荐剂量为按体重每天 20～25 ml(约 30 kcal)/kg。对于恶病质患者,推荐剂量为按体重每天 30～40 ml(40～50 kcal)/kg。

2. 以本品补充营养的患者　推荐剂量为每天 400～1200 ml(520～1560 kcal)。管饲给药时,应逐渐增加剂量,第 1 d 的速度约为 25 ml/h。以后逐日增加 20 ml/h,最大滴速为 100 ml/h。

【用药须知】　1. 处于妊娠期前 3 个月的妇女和育龄妇女一日摄入维生素 A 不应超过 10000 IU。本品与含维生素 A 的其他营养制剂一起使用时,应考虑这一因素。

2. 本品根据成年人的营养需求量制定处方,主要应用于成年患者,较少儿童应用的临床经验。

【制剂】　口服乳剂:200 ml;500 ml。

【贮藏】　密闭贮于 25 ℃以下,不得冰冻。

肠内营养乳剂(TP-HE)

(enteral nutritional emulsiion)TP-HE

别名:瑞高

本品为复方制剂,其组分为蛋白质、脂肪、饱和脂肪酸、多不饱和脂肪酸、中链三酰甘油、碳水化合物、糖、乳糖、水、钠、钾、氯化物、钙、镁、磷、铁、锌、铜、锰、碘化物、铬、钼、氟化物、硒、维生素 A、维生素 D_3、维生素 E、维生素 K_1、维生素 B_1、维生素 B_2、烟酰胺、维生素 B_6、维生素 B_{12}、泛酸、生物素、叶酸、维生素 C、胆碱。

【药理作用】　本品是一种高脂肪、高能量、低碳水化合物含量的肠内全营养制剂,特别适合于癌症患者的代谢需要。本品所含 ω-3 脂肪酸以及维生素 A、维生素 C 和维生素 E 能够促进免疫功能,增强机体抵抗力。此外,膳食纤维有助于维持胃肠道功能。

【体内过程】　同常规食物。

【适应证】　适用于需要高蛋白、高能量、易于消化的脂肪以及液体入量受限的患者,包括代谢应激患者,特别是烧伤患者,心功能不全患者的营养治疗,持续性腹膜透析患者,黏稠物阻塞症(胰纤维性囊肿病)。

【不良反应】　给药速度太快或过量时,可能发生恶心、呕吐或腹泻等胃肠道不良反应。

【禁忌与慎用】　1. 禁用肠内营养的疾病,如肠梗阻、小肠无力、急性胰腺炎禁用。

2. 重度肝、肾功能不全,蛋白质耐量下降者禁用。

3. 对本品所含营养物质有先天性代谢障碍者禁用。

【药物相互作用】　本品含维生素 K,对使用香豆素类抗凝剂的患者应注意药物相互作用。

【剂量与用法】　通过管饲或口服使用,应按照患者体重和营养状况计算一日用量。

1. 以本品为唯一营养来源的患者　推荐的平均剂量为按体重一天 20～30 ml(30～45 kcal)/kg。

2. 以本品补充营养的患者　每天使用 500 ml(750 kcal)。

3. 管饲给药时,应逐渐增加剂量,第 1 d 的速度约为 20 ml/h,以后逐日增加 20 ml/h,最大滴速 125 ml/h 或根据患者的耐受程度。

【用药须知】　1. 处于妊娠期前 3 个月的妇女和育龄妇女一日摄入维生素 A 不应超过 10000 IU。本品与含维生素 A 的其他营养制剂一起使用时,应考虑这一因素。

2. 对于以本品为唯一营养来源的患者,必须监测其液体平衡。

3. 应根据患者不同的代谢状况决定是否需要另外补钠。

4. 以本品提供长期营养时,只适用于禁用膳食纤维的患者。否则应选用含纤维的营养制剂。

5. 使用前摇匀、有效期内使用。

【制剂】　口服乳剂：200 ml；500 ml。

【贮藏】　25 ℃以下，不得冰冻，密闭保存。

肠内营养乳剂（TPF）
(enteral nutritional emulsiion) TPF

别名：瑞先

本品为复方制剂，其组分为每 1000 ml 含：蛋白质 56 g，脂肪 58 g，碳水化合物 188 g，膳食纤维 20 g，水 780 ml，钠 1 g，钾 2.07 g，氯 1.53 g，钙 670 mg，镁 240 mg

【药理作用】　本品是一种高能量的平衡的肠内全营养制剂，为不能耐受大容量喂养的患者或需要高能量的患者提供全部营养或营养补充。本品含膳食纤维，有利于维持胃肠道的生理功能。

【体内过程】　同常规食物。

【适应证】　本品可作为全部营养来源或营养补充剂提供给无法正常进食的患者，尤其是不能耐受大容量喂养或需要高能量的患者。适用于以下情况：高分解代谢状况、液体入量受限（如心功能不全患者）、恶病质、食欲缺乏症康复期、咀嚼或吞咽困难以及营养不良患者的术前准备。本品含丰富的膳食纤维，有利于维持患者肠道结构和功能，适于长期应用。

【不良反应】　给药速度太快或过量时，可能发生恶心、呕吐或腹泻等胃肠道不良反应。

【禁忌与慎用】　1. 胃肠道功能衰竭、严重消化不良或吸收不良、肠梗阻、急性胰腺炎、腹膜炎、重度肝肾功能不全患者禁用。

2. 对本品所含营养物质有先天性代谢障碍者禁用。

【药物相互作用】　本品含维生素 K，对使用香豆素类抗凝剂的患者应注意药物相互作用。

【剂量与用法】　本品通过管饲或口服使用，应按照患者体重和营养状况计算一日剂量。

1. 以本品为唯一营养来源的患者，一般能量需求，推荐剂量按体重一日 20 ml(30 kcal)/kg；高能量需求者，推荐剂量按体重一日 30 ml(45 kcal)/kg。

2. 以本品补充营养的患者，根据患者需要每天使用约 1 瓶。

3. 管饲给药时，应逐渐增加剂量，第 1 d 的速度约为 20 ml/h。以后逐日增加 20 ml/h，直至达到患者所需的一日剂量，最大滴速 125 ml/h。

【用药须知】　1. 处于妊娠期前 3 个月的妊娠期妇女和育龄妇女一日摄入维生素 A 不应超过 10000 IU。本品与含维生素 A 的其他营养制剂一起

使用时，应考虑这一因素。

2. 本品是高浓度营养液，使用过程中必须监测液体平衡。

3. 使用前摇匀、有效期内使用。

【制剂】　口服乳剂：200 ml；500 ml。

【贮藏】　25 ℃以下，不得冰冻，密闭保存。

肠内营养乳剂（TP-MCT）
(enteral nutritional emulsiion) TP-MCT

别名：康全甘

本品为复方制剂，其主要成分为水、麦芽糊精、乳清蛋白水解物、植物油、维生素、矿物质和微量元素等人体必需的营养要素。

【药理作用】　本品是一种高能量的平衡的肠内全营养制剂，为不能耐受大容量喂养的患者或需要高能量的患者提供全部营养或营养补充。本品含膳食纤维，有利于维持胃肠道的生理功能。

【体内过程】　同常规食物。

【适应证】　本品适用于有胃肠道功能或部分胃肠道功能而不能或不愿吃足够数量的常规的食物，以满足机体营养需求的肠内营养治疗的患者。主要用于：

1. 代谢性胃肠道功能障碍、胰腺炎、肠道炎性疾病、放射性肠炎和化疗、肠癌、短肠综合征、艾滋病。

2. 危重疾病、大面积烧伤、创伤、胀毒血症、大手术后的恢复期。

3. 营养不良患者的手术前喂养。

4. 肠道准备，本品能用于糖尿病患者。

【不良反应】　给药速度太快或过量时，可能发生恶心、呕吐或腹泻等胃肠道不良反应。

【禁忌与慎用】　1. 胃肠道功能衰竭、完全性小肠梗阻、严重的腹腔内感染者禁用。

2. 不适用于 1 岁以内的婴儿。

3. 不适用于 1～5 岁儿童的单一营养来源。

【药物相互作用】　不应将其他药物与本品相混合使用，以免本品因物理化学性质的改变而使稳定性发生变化。

【剂量与用法】　本品取来即可用于管道喂养。如瓶盖为皇冠盖，则先卸去皇冠盖，插上专用胶塞，插进输液导管；如瓶盖为输液瓶盖，则直接插进输液导管。连接前植入一根喂养管到胃、十二指肠或空肠上段部分，能量密度是 1 kcal/ml；正常速度是 100～125 ml/h(开始时速度宜慢)，剂量根据患者的需要，由医师处方而定。一般患者，每天给予 2000 kcal(4 瓶)用可满足机体对营养的需求。高代谢患者(烧伤，多发性创伤)，每天可用到 4000 kcal(8

瓶)以适应机体对能量需求的增加。对初次胃肠道喂养的患者,初始剂量最好从 1000 kcal 开始。

【制剂】　口服混悬液:500 ml。

【贮藏】　25 ℃以下,不得冰冻,密闭保存。

肠内营养混悬液(TP-SPA)
(enteral nutritional emulsiion)TP-TPSPA

本品为复方制剂,主要成分为:水、麦芽糊精、水解小麦蛋白(谷氨酰胺肽)、酪蛋白、中链脂肪酸三酰甘油、膳食纤维、L-精氨酸、鱼油、大豆磷脂、植物油、各种矿物质和维生素(包括 β-胡萝卜素)及微量元素等。

【药理作用】　本品是一种主要针对重症患者,尤其是 ICU 的重症监护患者的肠内营养配方制剂,能促进蛋白质合成,减轻负氮平衡,增强机体细胞和体液免疫力,减少并发症,加快伤口愈合,改善危重患者的预后。本品中的成分均为日常饮食中存在的营养要素。

【体内过程】　同常规食物。

【适应证】　因危重疾病不能或不愿正常进食而不能满足机体营养需求的患者,如外科重症患者(外科手术术后及相关并发症),如腹部手术、瘘口修复术、动脉瘤手术、肿瘤手术、心外科搭桥手术;内科重症患者,如肺部感染或慢性阻塞性肺病引起的呼吸衰竭;感染,如脑膜炎,败血症、心功能衰竭、急慢性肾功能衰竭、急性感染性多神经炎;创伤患者,如各种事故造成的创伤、中毒、烧伤。

【不良反应】　给药速度太快或过量时,可能发生恶心、呕吐或腹泻等胃肠道不良反应。

【禁忌与慎用】　1. 未经肾功能替代治疗的肾功能衰竭、完全性肠道梗阻、存在肝性脑病风险的肝功能衰竭、严重酸中毒者禁用。

2. 因有引起肝昏迷的风险,本品禁用于肝硬化的患者。

3. 因其胃肠道功能尚未发育完全,不可用于 1 岁以内的婴儿。

4. 因对维生素及微量元素的需求量不同,本品不适用于 1～5 岁儿童的单一营养来源。

5. 本品根据成人的营养需求量制定处方,主要应用于成年患者,较少儿童应用的临床经验。

【药物相互作用】　不应将其他药物与本品相混合使用,以免本品因物理化学性质的改变而使稳定性发生变化。

【剂量与用法】　本品取来即可用于管饲喂养。事前置入一根喂养管到胃,十二指肠或空肠上段部分。正常滴速是 100～125 ml/h(开始时滴速宜慢),

能量密度是 1.25 kcal/ml,非蛋白能量与氮的比值 79:1,剂量根据患者的需要,由医师处方而定。

1. 一般患者,每天给予 2000 kcal(大约 1500 ml)即可满足机体对营养的需求。对数日未进食的患者,初始剂量最好从 500～1000 ml/d 开始,在 2～3 d 内逐渐增加至需要量,最好使用肠内滴注泵以便控制滴注速率。

2. 本品在室温下使用,打开前先摇匀,操作过程须注意卫生,以保证产品不受污染。若制剂开封后,请在冰箱内保存,本品开封后请在 24 h 内用完,如有剩余,则丢弃。

【制剂】　口服混悬液:500 ml。

【贮藏】　室温,密闭贮藏。

17.4　肠外营养药

全胃肠外营养(TPN)是用完全的营养要素经胃肠外途径输入血液为患者提供营养成分。其中包括氨基酸、糖、脂肪、维生素和微量元素等,使不能正常进食或超高代谢及危重患者仍能维持一般营养状态,帮助度过危重病程,纠正负氮平衡,促进伤口愈合,提高抵抗力和存活率。

葡萄糖
(glucose)

别名:右旋糖、Dextrose

本品由淀粉分解制得。其无水葡萄糖亦称作 D-glucose。

【CAS】　50-99-7

【ATC】　B05CX01;V04CA02;V06DC01

【理化性状】　1. 本品为有甜味的白色结晶性粉末。易溶于水,稍微溶于乙醇。水溶液呈中性。

2. 分子式:$C_6H_{12}O_6$

3. 分子量:180.2

4. 结构式

【药理作用】　1. 本品是机体所需能量的主要来源,在体内被氧化成二氧化碳和水,同时供给能量,或以糖原形式贮存。

2. 本品对肝脏具有保护作用,并能增强肝脏解毒功能。

3. 对维持脂肪的正常代谢和蛋白质合成有重要作用。

4. 本品高渗溶液可提高血液渗透压,使组织脱水及短暂利尿。

【适应证】　1. 用于腹泻、呕吐、重伤、大失血等患者补充体液。

2. 用于各种高热、昏迷或不能进食的患者,补充机体所需热量,减少蛋白质消耗。

3. 促进肝脏解毒功能,用于有毒化学品、细菌毒素、妊娠毒血症的解毒。

4. 高渗溶液用于治疗脑水肿、肺水肿和降低眼压。

5. 用于低糖血症。

6. 与胰岛素合用,治疗高钾血症。

【不良反应】　1. 静脉注射高渗葡萄糖溶液时,若不慎使药液外溢,可引起局部疼痛、组织坏死。可能刺激静脉并产生血栓性静脉炎。

2. 高渗溶液治疗脑水肿时易发生"反跳"现象,即突然停药后,脑脊液可超过治疗前水平,颅内压回升。

3. 大量或快速使用高渗溶液可影响水和电解质平衡,出现低血钾、低血镁和低磷酸盐血症。

【妊娠期安全等级】　C。

【药物相互作用】　1. 酸性葡萄糖溶液可使丝裂霉素的效力降低。

2. 葡萄糖溶液不能与氨茶碱、巴比妥类、卡那霉素、新生霉素等混合静脉滴注。

【剂量与用法】　1. 补充热量和体液　静脉滴注5%或10%注射液,一次500～1000 ml,同时补充适量氯化钠,避免低钠血症。

2. 用于血糖过低或胰岛素过量　口服粉剂20～50 g,或静脉注射50%注射液40～100 ml。

3. 用于脱水　静脉注射25%或50%注射液一次40～100 ml。

4. 治疗高钾血症　静脉注射25%或50%注射液100 ml,2～4 h后重复1次。葡萄糖与胰岛素用量之比为2 g∶1 U。

5. 用于糖耐量试验,口服75 g。

【用药须知】　1. 本品有吸湿性,且易发霉,为细菌良好的培养基,必须注意消毒,严守无菌操作规程。

2. 冬季使用前须先将溶液加温至与体温相似,可避免引起血管痉挛。

3. 大量静脉滴注本品高渗溶液,应适当补钾,防止出现低血钾。

4. 高渗溶液应缓慢注射,谨防外溢。

【制剂】　①注 射 液:2 g/10 ml;5 g/20 ml;

10 g/20 ml;10 g/100 ml;12.5 g/250 ml;25 g/250 ml;25 g/500 ml;50 g/250 ml;50 g/500 ml;50 g/1000 ml;100 g/1000 ml;125 g/250 ml。②粉剂:每袋250 g,500 g。

果糖
(fructose)

别名:左旋糖、Levulose、Laevulase

本品为葡萄糖的异构体,具有左旋性。

【CAS】　57-48-7

【ATC】　V06DC02

【理化性状】　1. 本品为很甜的白色结晶性粉末。容易溶于水,能溶于乙醇。

2. 化学名:D-(-)-Fructopyranose

3. 分子式:$C_6H_{12}O_6$

4. 分子量:180.2

5. 结构式

【药理作用】　本品比蔗糖或山梨糖醇更甜,可用作糖尿病患者食物增加甜味。也可补充热量(包括糖尿病患者)。

【体内过程】　本品比葡萄糖更易从胃肠道吸收,也更迅速被代谢。主要在肝内被磷酸化,部分转化为葡萄糖,其他代谢物还有乳酸和丙酮酸。尽管本品的代谢并不依赖胰岛素,在转化为糖原的过程中也不需要胰岛素,但其代谢产物仍然需要有胰岛素的存在才能完成进一步的代谢。

【适应证】　1. 供给热量,但不适用于低血糖症。

2. 乙醇中毒的辅助治疗。

【不良反应】　1. 口服大量果糖可引起腹痛、腹泻。

2. 静脉注射可导致乳酸中毒和血中尿酸过多,偶有死亡发生。

【妊娠期安全等级】　C。

【禁忌与慎用】　1. 对本品具有遗传性不耐受的患者禁用。

2. 肾功能不全和重度肝功能不全的患者慎用。

【剂量与用法】　静脉注射或静脉滴注,常用量一次500～1000 ml。

【制剂】　注射液:50 g/500 ml。

【贮藏】　遮光保存。

木糖醇

(xylitol)

【CAS】　87-99-0(xylitol);16277-71-7(D-xylitol)

【理化性状】　1. 本品为近白色或白色结晶性粉末或晶体。熔点约为 92～96 ℃。极易溶于水,能稍微溶于乙醇。

2. 分子式:$C_5H_{12}O_5$

3. 分子量:152.1

4. 结构式

【简介】　本品在体内代谢不需要胰岛素参与,可直接进入细胞进行糖代谢。不增高血糖浓度,但可刺激胰岛释放胰岛素。木糖醇适宜用作糖尿病患者的糖代用品,对尿毒症患者、胰岛素抵抗者补充热量。口服吸收较差,过量可引起腹痛、腹胀、腹泻。静脉滴注浓度过高,速度过快,可发生代谢性酸中毒。低血糖患者禁用本品。常用量:口服 25～50 g/d 分次给予。经静脉滴注:一次 25～50 g。注射液:25 g/500 ml;50 g/500 ml。口服粉剂:一次 500 g。

复方氨基酸(3AA)

(compound amino acid)3AA

本品为复方制剂,由 3 种氨基酸配制而成。其组分为每 250 ml 含 L-缬氨酸 3.150 g、L-亮氨酸 4.125 g、L-异亮氨酸 3.375 g。

【药理作用】　缬氨酸、亮氨酸及异亮氨酸为支链氨基酸,进入体内后能纠正血浆中支链氨基酸和芳香氨基酸失衡,防止因脑内芳香氨基酸浓度过高引起的肝昏迷。能促进蛋白质合成和减少蛋白质分解,有利于肝细胞的再生和修复,并可改善低蛋白血症。直接在肌肉、脂肪、心、脑等组织代谢,产生能量供机体利用。

【适应证】　用于各种原因引起的肝性脑病、重症肝炎以及肝硬化,慢性活动性肝炎。亦可用于肝胆外科手术前后。

【不良反应】　静脉滴注过快可致心悸、恶心、呕吐、发热等反应,故静脉滴注不宜过快。

【禁忌与慎用】　重度肾功能不全患者及有氨基酸代谢障碍的患者禁用。

【剂量与用法】　静脉滴注,250～500 ml/d 或用适量 5%～10%葡萄糖注射液混合后缓慢静脉滴注。

不超过 40 滴/分。

【用药须知】　1. 使用前请详细检查,如发现药液不澄明、瓶身有破损、漏气、变色、沉淀、异物等变质现象时不能使用;本品一经开启,需一次性使用完毕,残留药液不得再用。

2. 使用本品时,应注意水和电解质平衡。

3. 重度食管静脉曲张患者使用本品时,应控制静脉滴注速度和用量,以防静脉压过高。

4. 患者有大量腹水、胸水时,应避免输入量过多。

5. 本品静脉滴注过快。可引起恶心、呕吐等反应,应及时减低给药速度,静脉滴注速度应控制在不超过 40 滴/分。

6. 本品遇冷易析出结晶,宜微温(40～50 ℃)振摇溶解后再用。

【制剂】　注射液:10.65 g(总氨基酸)/250 ml。

【贮藏】　贮于 25 ℃。

复方氨基酸(6AA)

(compound amino acid)6AA

本品为复方制剂,其组分为每 1000 ml 含 L-缬氨酸 12.2 g、L-亮氨酸 16.6 g、L-异亮氨酸 11.0 g、L-精氨酸 22.0 g、L-谷氨酸 18.6 g、L-门冬氨酸 4.6 g。

【药理作用】　本品为氨基酸类药,主要含亮氨酸、异亮氨酸、缬氨酸等三种支链氨基酸。

1. 缬氨酸、亮氨酸及异亮氨酸为支链氨基酸,进入体内后能纠正血浆中支链氨基酸和芳香氨基酸失衡,防止因脑内芳香氨基酸浓度过高引起的肝昏迷。

2. 能促进蛋白质合成和减少蛋白质分解,有利于肝细胞的再生和修复,并可改善低蛋白血症。

3. 直接在肌肉、脂肪、心、脑等组织代谢,产生能量供肌体利用。本品除支链氨基酸为主外,再加上精氨酸、谷氨酸及门冬氨酸,可以加强去氨作用。此外,肝功能不全时,补充本类氨基酸有利于肝组织的修复和肝细胞的再生,降低血浆非蛋白氮和尿素氮的含量,保持氮的正平衡。

【适应证】　可用于肝性脑病、慢性迁延性肝炎、慢性活动性肝炎及亚急性与慢性重型肝炎引起的氨基酸代谢紊乱。

【不良反应】　1. 静脉滴注速度过快可引起恶心、呕吐、头痛和发热等反应,尤其对危重和老年患者多见。

2. 反复应用,当再次使用时可引起过敏反应,临床表现为发热、恶心、呕吐、低血压、少尿、胸闷、呼吸急促、发绀、腹泻及皮疹;严重者可致过敏性休克,发生率低,但很难纠正。

【禁忌与慎用】　1. 重度肝、肾功能不全、严重尿毒症患者和对氨基酸有代谢障碍的患者禁用。

2. 严重酸中毒、充血性心力衰竭患者慎用。

【剂量与用法】　对紧急或危重患者,2 次/日,一次 250 ml,同时与等量 10% 葡萄糖稀释后缓慢静脉滴注,不超过 40 滴/分,病情改善后 250 ml/d,连用 1 周为一疗程;对于其他肝病引起的氨基酸代谢紊乱者,1 次/日,一次 250 ml,加等量 10% 葡萄糖注射液缓慢静脉滴注。

【用药须知】　1. 使用前应检查药液,如有浑浊,包装破裂等切勿使用。静脉滴注后剩余药液切勿保留,不能再用。

2. 有重度食道和胃底静脉曲张时,输入量不宜过多,速度一定保持在 40 滴/分以下,以免静脉压力过高而致破裂出血。

3. 严重腹水、胸水时,应注意水的平衡,避免输入量过多。

4. 本品不加稀释或静脉滴注速度过快时可引起患者胸闷、恶心、呕吐,甚至引起呼吸、循环衰竭,表现比较严重,故静脉滴注速度宜慢。

5. 本品遇冷易析出结晶,可微温溶解后再使用。

6. 非肝病使用氨基酸时要注意肝功能和精神症状的出现。

7. 使用本品时,应注意水和电解质平衡。

【制剂】　注射液:21.1 g(总氨基酸)/250 ml。

【贮藏】　密闭,置凉暗处保存,切勿横卧或倒置。

复方氨基酸(9AA)
(compound amino acid)9AA

本品为复方制剂,其组分为每 25 ml 含:L-组氨酸 0.625 g、L-异亮氨酸 1.400 g、L-亮氨酸 2.200 g、L-醋酸赖氨酸 2.250 g、L-甲硫氨酸 2.200 g、L-苯丙氨酸 2.200 g、L-苏氨酸 1.000 g、L-色氨酸 0.500 g、L-缬氨酸 1.600 g、L-盐酸半胱氨酸 0.025 g。

【药理作用】　氨基酸类药。可补充体内必需氨基酸,使蛋白质合成显著增加而改善营养状况。慢性肾衰时,体内大多数必需氨基酸血浆浓度下降,而非必需氨基酸血浆浓度正常或升高。本品可使下降的必需氨基酸血浆浓度恢复。如同时供给足够能量,可加强同化作用,使蛋白质无须作为能源被分解利用,不产生或极少产生氨的终末代谢产物,有利于减轻尿毒症的症状。亦有降低血磷,纠正钙磷代谢紊乱作用。

【适应证】　1. 用于急性和慢性肾功能不全患者

的肠道外支持。

2. 大手术、外伤或脓毒血症引起的严重肾功能衰竭以及急性和慢性肾功能衰竭。

【不良反应】　静脉滴注速度过快能引起恶心、呕吐、心悸、寒战等反应。应及时减慢给药速度(15 滴/分),老年人和危重患者尤要注意。

【禁忌与慎用】　氨基酸代谢紊乱、重度肝功能不全、心功能不全、水肿、低血钾、低血钠患者禁用。

【剂量与用法】　静脉滴注,成人 250 ~ 500 ml/d,缓慢静脉滴注。小儿用量遵医嘱。进行透析的急、慢性肾功能衰竭患者 1000 ml/d,最大剂量不超过 1500 ml。静脉滴注速度不超过 15 滴/分。

【用药须知】　1. 凡用本品的患者,均应低蛋白、高热量饮食。热量摄入应为 2000 kcal/d 以上,如饮食摄入量达不到此值,应给予葡萄糖等补充,否则本品进入体内转变为热量,而不能合成蛋白。

2. 应严格控制给药速度,不超过 15 滴/分。

3. 用药过程中,应监测血糖、血清蛋白、肾功能、肝功能、电解质、二氧化碳结合力、血钙、血磷等,必要时检查血镁和血氨。如出现异常,应注意纠正。

4. 注意液体平衡,防止血容量不足或过多。

5. 尿毒症患者宜在补充葡萄糖同时给予少量胰岛素,糖尿病患者应给以适量胰岛素,以防出现高血糖。

6. 尿毒症性心包炎、尿毒症性脑病、无尿、高钾血症等应首先采用透析治疗。

7. 使用本品前应详细检查药液有无浑浊,密封完好才能使用。若遇冷析出结晶,可置 50 ℃ 温水中溶解后再用。药液一经使用后,剩余药液切勿保存再用。

8. 本品渗透压摩尔浓度约 470 mOsm/kg。

【制剂】　注射液:21.1 g(总氨基酸)/250 ml。

【贮藏】　密闭,置凉暗处(遮光并不超过 20 ℃)保存。

复方氨基酸(14AA)
(compound amino acid)14AA

本品为复方制剂,其组分为每 1000 ml 含 L-异亮氨酸 7.66 g、L-缬氨酸 8.86 g、L-亮氨酸 13.78 g、L-丙氨酸 4 g、L-赖氨酸 4.1 g、L-精氨酸 5.8 g、醋酸赖氨酸 5.8 g、L-组氨酸 1.6 g、甲硫氨酸 2.50 g、L-丝氨酸 3.3 g、L-苯丙氨酸 3.20 g、L-脯氨酸 6.3 g、L-苏氨酸 2 g、甘氨酸 3.3 g。

【药理作用】　本品由 8 种人体必需氨基酸和 6 种非必需氨基酸组成,含有人体合成蛋白时可利用的各种氨基酸。经静脉给药后可防止氮的丢失,纠正负氮平衡及减少蛋白质的消耗。

【适应证】　用于改善手术前后患者营养状态,亦用于蛋白质消化和吸收障碍,蛋白质摄取量不足或消耗过多等所致的轻度营养不良。

【不良反应】　静脉滴注速度过快易产生心悸、胸闷、胃肠道反应、发热、头痛等。

【禁忌与慎用】　1. 严重酸中毒和充血性心力衰竭患者慎用。

2. 尿毒症、肝昏迷和代谢障碍患者禁用。

【剂量与用法】　1. 成人　静脉滴注,250～500 ml/d,严重消耗性疾病可增至 1000 ml。与高渗葡萄糖混匀后经中心静脉插管静脉滴注,或与 5%～10% 葡萄糖注射液混匀后经外周静脉缓慢静脉滴注。静脉滴注速度以 15～20 滴/分为宜。

2. 新生儿　20 ml/d,静脉滴注速度 15 滴/分或 2 h 滴完。

3. 婴幼儿　50～100 ml/d,静脉滴注速度 10～12 滴/分。

【用药须知】　1. 严格控制滴速。

2. 使用时应供给足量葡萄糖,以防止氨基酸进入体内后被消耗。

3. 使用期间应监测血电解质、pH 及肝功能,及时纠正代谢性酸中毒和肝功能异常。

4. 使用前应仔细检查药液,如发现外观异常,不能应用。药瓶开用后,剩余药液不可再使用。

【制剂】　注射液:21.2 g(总氨基酸)/250 ml。

【贮藏】　密闭,置凉暗处(遮光并不超过 20 ℃)保存。

复方氨基酸(15AA)
(compound amino acid)15AA

本品为复方制剂,其组分为每 250 ml 含 L-脯氨酸 2.000 g、L-丝氨酸 1.250 g、L-丙氨酸 1.925 g、L-精氨酸 1.500 g、L-组氨酸 0.600 g、L-色氨酸 0.165 g、L-缬氨酸 2.100 g、L-苏氨酸 1.125 g、L-亮氨酸 2.750 g、L-甲硫氨酸 0.250 g、L-异亮氨酸 2.250 g、L-苯丙氨酸 0.250 g、L-赖氨酸醋酸盐 2.150 g、L-半胱氨酸盐酸盐<0.050 g、甘氨酸 2.250 g。

【药理作用】　本品具有促进人体蛋白质代谢正常,纠正负氮平衡,补充蛋白质,加快伤口愈合的作用。

【适应证】　用于大面积烧伤、创伤及严重感染等应激状态下肌肉分解代谢亢进、消化系统功能障碍、营养恶化及免疫功能下降的患者的营养支持,亦用于手术后患者,改善其营养状态。

【不良反应】　静脉滴注过快可致心悸、恶心、呕吐等反应。

【禁忌与慎用】　1. 严重酸中毒和充血性心力衰竭患者慎用。

2. 尿毒症、肝昏迷和氨基酸代谢障碍者禁用。

【剂量与用法】　静脉滴注,250～500 ml,用适量 5%～10% 葡萄糖注射液混合后缓慢静脉滴注。静脉滴注速度不宜超过 20 滴/分。

【用药须知】　1. 使用时特别注意滴速,15～20 滴/分。若滴速过快,偶有恶心、呕吐、发热、头痛时,应立即减慢给药速度或暂停给药。

2. 本品遇冷可能有结晶析出,宜微温热溶解后再用。

3. 贮藏时请勿横卧倒置。若发现瓶身瓶口有细微裂痕、封口松动、溶液浑浊有异物等不能使用。

4. 药液启封后,应立即使用,如有剩余,切勿再用。

【制剂】　注射液:10 g(总氨基酸)/100 ml;20 g(总氨基酸)/250 ml;40 g(总氨基酸)/500 ml。

【贮藏】　密闭,置凉暗处(遮光并不超过 20 ℃)保存。

复方氨基酸(15-HBC)
(compound amino acid)15-HBC

本品为复方制剂,其组分为每 250 ml 含 L-异亮氨酸 1.195 g,L-缬氨酸 2.215 g,L-亮氨酸 3.445 g,L-丙氨酸 1.00 g,L-赖氨酸(醋酸赖氨酸 1.45 g)1.025 g,L-精氨酸 1.45 g,L-组氨酸 0.4 g,甲硫氨酸 0.625 g,L-丝氨酸 0.825 g,L-苯丙氨酸 0.80 g,L-脯氨酸 1.575 g,L-苏氨酸 0.50 g,甘氨酸 0.825 g,L-色氨酸 0.225 g,L-半胱氨酸盐酸盐 0.05 g。氨基酸总量:69 g/L(其中支链氨基酸为 45%,其他氨基酸为 55%)。总氮量:9.75 g/L。

【药理作用】　氨基酸是构成人体蛋白和菌类的基本单位,是合成激素的原料,参与人体新陈代谢和各种生理机能,在生命中显示特殊的作用。

【适应证】　用于大面积烧伤、创伤及严重感染等应激状态下肌肉分解代谢亢进、消化系统功能障碍、营养恶化及免疫功能下降患者的营养支持;以及用于手术后患者营养的改善。

【不良反应】　1. 静脉滴注过快或过浓时,可产生呕吐、发热等不良反应。

2. 由于含有抗氧化剂焦亚硫酸钠,因此,偶可诱发过敏反应(尤其哮喘患者)。

【禁忌与慎用】　1. 重度肝、肾功能不全、严重尿毒症患者和对氨基酸有代谢障碍的患者禁用。

2. 严重酸中毒、充血性心力衰竭患者慎用。

【剂量与用法】　1. 本品经中心静脉长时间应用时，应与葡萄糖（或脂肪乳）、维生素、电解质、微量元素等注射液合用，以期达到营养全面支持的目的。

2. 本品经外周静脉应用时，可用等量 5% 葡萄糖注射液稀释后，缓慢静脉滴注。

3. 外周静脉注射时，将药液稀释后，一般以 30～40 滴/分为宜；中心静脉输液时遵医嘱。

4. 静脉滴注量应以患者的年龄、体重、营养状态、病情不同而定，一般成人一日 250～1000 ml（按氨基酸含量计算为 0.5 g～1.5 g/kg）。

【用药须知】　1. 使用时应监测，肝功能明显异常时慎用；重度肝、肾功能不全的患者不宜使用。

2. 使用前应仔细检查药液，如有药液浑浊、生霉、瓶身和瓶口破裂、封口松动漏气等情况时切勿使用。

3. 药液应一次用完，剩余药液不可使用。

4. 本品遇冷析出结晶，用前可浸泡于 40～50 ℃ 温水中使其溶解，放至体温后再用。

【制剂】　注射液：17.25 g（总氨基酸）/250 ml。

【贮藏】　密闭，置凉暗处（遮光并不超过 20 ℃）保存。

复方氨基酸(15)双肽
(compound amino acids(15)and dipeptides)

本品为复方制剂，其组分为每 500 ml 含 L-丙氨酸 8.00 g、L-精氨酸 5.65 g、L-门冬氨酸 1.70 g、L-谷氨酸 2.8 g、一水合甘氨酰谷氨酰胺 15.135 g（相当于甘氨酸 5.135 g，谷氨酰胺 10.0 g）、二水合甘氨酰酪氨酸 1.725 g（相当于甘氨酸 0.47 g，酪氨酸 1.14 g）、L-组氨酸 3.40 g、L-异亮氨酸 2.80 g、L-亮氨酸 3.95 g、L-赖氨酸醋酸盐（相当于赖氨酸 4.5 g）6.35 g、L-蛋氨酸 2.80 g、L-苯丙氨酸 2.925 g、L-脯氨酸 3.40 g、L-丝氨酸 2.25 g、L-苏氨酸 2.80 g、L-色氨酸 0.95 g、L-缬氨酸 3.65 g。

【药理作用】　本品是含有 18 种必需和非必需氨基酸的肠外营养输液，其中 3 种氨基酸是以双肽甘氨酰-谷氨酰胺和甘氨酰-酪氨酸的形式存在于溶液中。本品不含电解质。

静脉滴注本品有助于蛋白质的合成和氮平衡的改善。为使所滴入的氨基酸和双肽得到最好的利用，在静脉滴注本品时，应给患者同时输入所需的能量（碳水化合物、脂肪）、电解质、微量元素和维生素等。

【适应证】　本品提供的氨基酸是肠外营养治疗的组成部分，适用于不能口服或经肠道补给营养不能满足需要的患者，尤其适用于中度至重度分解代谢状况的患者。

【不良反应】　当静脉滴注速度超过最大推荐速度，可能出现不耐受现象：恶心、呕吐、面部潮红、发汗。

【禁忌与慎用】　1. 先天性氨基酸代谢缺陷（如苯丙酮酸尿症），肝功能衰竭及肾功能衰竭禁用。

2. 全身循环衰竭状态（休克）、代谢性酸中毒、组织细胞缺氧、机体水分过多、低钠血症、低钾血症、高乳酸盐血症、血液渗透压增高、肺水肿、失代偿性心功能不足，以及对本品任一组分过敏者禁用。

3. 本品不适用于 2 岁以下儿童，因为本品的处方不适合这些患者的需求。

4. 2 岁以上的儿童亦无使用经验，为此不推荐儿童患者应用。

【剂量与用法】　1. 因本品的渗透压高于 800 mOsm，应从中心静脉滴注。使用剂量取决于人体对氨基酸的需求量。

2. 本品一般推荐剂量为按体重每天静脉滴注 7～14 ml/kg 或体重 70 kg 的患者每天静脉滴注 500～1000 ml，相当于按体重每天静脉滴注氨基酸/双肽 1～2 g/kg（即 0.17～0.34 g 氮）。

3. 推荐静脉滴注速度　按体重每小时 0.6～0.7 ml（相当于 0.08～0.09 g 氨基酸/双肽）/kg，相当于 70 kg 体重患者在 10～12 h 内静脉滴注本品 500 ml，或在 20～24 h 内静脉滴注 1000 ml。

4. 对于有肾脏或肝脏疾病的患者应单独调整剂量。

5. 在患者临床需要的情况下可连续静脉滴注本品。本品没有超过 2 周以上的使用经验。

6. 作为肠外营养的氨基酸溶液，应与提供能量的其他输液合用。同时，为提供完全的肠外营养，本品应与碳水化合物、脂肪、电解质、微量元素及维生素一并给予。

7. 本品与下列溶液混合具有相容性：本品 1000 ml 可与 20% 脂肪乳注射液 1000 ml、40% 葡萄糖注射液 1000 ml、氯化钠 80 mmol、氯化钙 5 mmol、氯化钾 60 mmol、多种微量元素注射液Ⅱ 10 ml、脂溶性维生素注射液Ⅱ 10 ml、注射用水溶性维生素 1 瓶混合后使用。添加时必须在无菌的条件下，混合后应立即进行静脉滴注。任何剩余药物均应丢弃。

【用药须知】　1. 本品不应作为其他药物的载体溶液。

2. 本品只能与可配伍的溶液混合。

3. 使用时应监测血清电解质、血液渗透压、液体平衡、酸碱平衡以及肝功能（ALP、AST、ALT）等。

4. 当静脉滴注速度超过最大推荐速度,可能出现不耐受现象:恶心、呕吐、面部潮红、发汗及肾脏排出氨基酸和双肽的量增加,一旦出现降低静脉滴注速率,必要时可中止静脉滴注。

【制剂】　注射液:67 g(总氨基酸/双肽)/500 ml。

【贮藏】　贮于 25 ℃以下。

复方氨基酸(17AA)
(compound amino acid)17AA

本品为复方制剂,其组分为每 1000 ml 含 L-异亮氨酸 2.10 g、L-组氨酸 1.75 g、L-亮氨酸 2.85 g、L-丙氨酸 13.00 g、L-赖氨酸醋酸盐 4.75 g、甘氨酸 7.80 g、L-蛋氨酸 2.70 g、N-乙酰-L-酪氨酸 0.49 g、L-苯丙氨酸 2.50 g、L-丝氨酸 7.00 g、L-色氨酸 1.05 g、L-脯氨酸 7.00 g、L-苏氨酸 2.70 g、L-谷氨酸 11.00 g、L-缬氨酸 2.30 g、N-乙酰-L-半胱氨酸 0.54 g、L-精氨酸 7.00 g。

【药理作用】　本品含必需氨基酸与非必需氨基酸比为 1:2.5,其中丙氨酸、脯氨酸含量较高,为创伤患者氨基酸代谢之必需。本品具有促进人体蛋白质代谢正常,纠正负氮平衡,补充蛋白质,加快伤口愈合的作用。

【适应证】　用于手术、严重创伤、大面积烧伤引起的严重氨基酸缺乏,以及各种疾病引起的低蛋白血症。

【不良反应】　静脉滴注本品过快可致心悸、恶心、呕吐等反应。

【禁忌与慎用】　重度肝、肾功能不全患者禁用。氮质血症、无尿、心力衰竭及酸中毒未纠正前禁用。

【剂量与用法】　中心静脉插管或由周围静脉滴注。常用量 250~1000 ml/d。成人滴速 40 滴/分,儿童、老人及重病者滴速宜更慢。应按年龄、病情和体重增减剂量。

【用药须知】　1. 本品不宜与磺胺类药物、对氨基水杨酸配伍使用。

2. 本品遇冷可能有结晶析出,宜微温溶解后再用。

3. 贮藏本品时请勿横卧倒置。若发现瓶身瓶口有细微裂痕、封口松动、溶液浑浊有异物等不能使用。

4. 药液启封后,应立即使用,如有剩余,切勿再用。

【制剂】　注射液:19.133(总氨基酸)/250 ml;38.26 g(总氨基酸)/500 ml。

【贮藏】　密闭,置凉暗处(遮光并不超过 20 ℃)保存。

复方氨基酸(17AA-Ⅰ)
(compound amino acid)17AA-Ⅰ

本品为复方制剂,其组分为每 250 ml 含:L-异亮氨酸 0.218 g、L-亮氨酸 0.295 g、L-盐酸赖氨酸 0.435 g、L-甲硫氨酸 0.28 g、L-苯丙氨酸 0.258 g、L-苏氨酸 0.28 g、L-色氨酸 0.108 g、L-盐酸精氨酸 0.875 g、L-缬氨酸 0.238 g、甘氨酸 0.808 g、L-盐酸组氨酸 0.245 g、L-酪氨酸 0.041 g、L-丙氨酸 1.333 g、L-脯氨酸 0.725 g、L-丝氨酸 0.725 g、乙酰-L-半胱氨酸 0.055 g、L-谷氨酸 0.57 g。

【药理作用】　本品含必需氨基酸与非必需氨基酸比为 1:2.5,具有促进人体蛋白质代谢正常,纠正负氮平衡,补充蛋白质,加快伤口愈合的作用。本品浓度较低,可避免对低营养、低蛋白血症患者急速进行静脉内营养可能引起的并发症。

【适应证】　用于手术、严重创伤、大面积烧伤引起的严重氨基酸缺乏以及各种疾病引起的低蛋白血症。

【不良反应】　静脉滴注本品速度过快引起面部潮红、多汗、恶心、呕吐、头痛和气喘,有可能导致血栓性静脉炎。肝、肾功能不全患者可导致高氮血症和血浆尿素氮升高。

【禁忌与慎用】　1. 重度肝、肾功能不全患者禁用。

2. 氮质血症、无尿、心力衰竭及酸中毒未纠正前禁用。

【剂量与用法】　中心静脉插管或静脉滴注。250~1000 ml/d;成人滴速 40 滴/分,儿童、老人及重病者滴速宜更慢。应按年龄、病情和体重增减剂量。

【用药须知】　1. 本品不宜与磺胺类药物、对氨水杨酸配伍使用。

2. 注射后剩余药液不能储存再用,用前必须详细检查药液,如发现瓶身破裂、漏气、变色、发霉、沉淀、变质等异常现象时绝对不能应用。

3. 本品遇冷能析出结晶,应微温溶解,待冷至 37 ℃,溶液澄明后方可使用。如药液发生浑浊、沉淀时不可再用。

4. 大量输入本品可能导致酸碱失衡;大量应用或合用电解质输液时,应注意电解质与酸碱平衡。

5. 当本品性状发生改变时禁止使用。

【制剂】　注射液:7.49 g(总氨基酸)/250 ml。

【贮藏】　密闭,置凉暗处(遮光并不超过 20 ℃)保存。

复方氨基酸(17AA-H)

(compound amino acid)17AA-H

本品为复方制剂,其组分为每 500 ml 含:L-异亮氨酸 4.6 g、L-亮氨酸 4.725 g、L-醋酸赖氨酸 1.975 g、L-蛋氨酸 0.22 g、L-苯丙氨酸 0.15 g、L-苏氨酸 1.07 g、L-色氨酸 0.35 g、L-缬氨酸 4.45 g、L-丙氨酸 4.2 g、L-精氨酸 7.685 g、L-门冬氨酸 0.1 g、L-组氨酸 1.55 g、L-脯氨酸 2.65 g、L-丝氨酸 1.3 g、L-酪氨酸 0.2 g、甘氨酸 2.7 g、L-半胱氨酸 0.125 g。

【药理作用】　本品是必需氨基酸和非必需氨基酸的复方制剂。氨基酸是合成人体蛋白质的主要成分,也是合成各种组织的氮源,系维持生命的基本物质。本品可提供营养支持,改善体内的氮平衡。

【体内过程】　将本品给予健康男子,检测其血浆氨基酸浓度和尿中的排泄量,结果显示血浆中总氨基酸浓度在给药结束时达到最高值,继后迅速下降,24 h 后恢复到给药前的水平。血浆氨基酸谱与复方中的氨基酸组成基本一致。至于尿中排泄,尿中含量高的氨基酸(苏氨酸、丝氨酸、甘氨酸、组氨酸、赖氨酸)的排泄量与给药量按比例增加。

【适应证】　用于治疗肝性脑病(亚临床、Ⅰ级、Ⅱ级)、高氨血症。

【不良反应】　1. 过敏　罕见发疹样过敏反应,如发生应中止给药。

2. 消化系统　偶见恶心、呕吐症状。

3. 循环系统　偶见胸部不适、心悸等症状。

4. 糖代谢　偶见低血糖症状。

5. 大量快速给药可引起酸中毒。偶见一过性血氨值的上升。

6. 其他　偶见乏力、头晕、畏寒、发热、发汗、给药部位疼痛症状。

【禁忌与慎用】　1. 重度肾功能不全或非肝功能不全导致的氨基酸代谢异常患者禁用。

2. 重度酸中毒患者和充血性心功能衰竭患者慎用。

【剂量与用法】　通常,成人 1 次/日,一次 500 ml,静脉滴注时间不应少于 180 min(45～55 滴/分)。用量可根据年龄、症状和体重适当增减。

【用药须知】　1. 本品中含有 100 mmol/L 的醋酸根离子,大量给药或与电解质合用时应注意电解质的平衡。

2. 给予本品可能会引起血氨浓度上升,若同时出现精神、神经症状的恶化,必须中止给药。

【制剂】　注射液:37.925 g(总氨基酸)/500 ml。

【贮藏】　遮光,密闭保存。

复方氨基酸(18AA)

(compound amino acid)18AA

本品为复方制剂,其组分为每 1000 ml 含 L-脯氨酸 1.00 g、L-丝氨酸 1.00 g、L-丙氨酸 2.00 g、L-异亮氨酸 3.52 g、L-亮氨酸 4.90 g、L-门冬氨酸 2.50 g、L-酪氨酸 0.25 g、L-谷氨酸 0.75 g、L-苯丙氨酸 5.33 g、L-精氨酸盐酸盐 5.00 g、L-赖氨酸盐酸盐 4.30 g、L-缬氨酸 3.60 g、L-苏氨酸 2.50 g、L-组氨酸盐酸盐 2.50 g、L-色氨酸 0.90 g、L-蛋氨酸 2.25 g、L-胱氨酸 0.10 g、甘氨酸 7.60 g。

【药理作用】　氨基酸输液在能量供给充足的情况下,可进入组织细胞,参与蛋白质的合成代谢,获得正氮平衡,并生成酶类、激素、抗体、结构蛋白,促进组织愈合,恢复正常生理功能。

【适应证】　用于蛋白质摄入不足、吸收障碍等氨基酸不能满足机体代谢需要的患者。亦用于改善手术后患者的营养状况。

【不良反应】　本品可致疹样过敏反应,一旦发生应停止用药。偶有恶心、呕吐、胸闷、心悸、发冷、发热或头痛等。

【禁忌与慎用】　1. 重度肝、肾功能不全、严重尿毒症患者和对氨基酸有代谢障碍的患者禁用。

2. 严重酸中毒、充血性心力衰竭患者慎用。

【剂量与用法】　静脉滴注,一次 250～500 ml。

【用药须知】　1. 注射后剩余药液不能储存再用,用前必须详细检查药液,如发现瓶身破裂、漏气、变色、发霉、沉淀、变质等异常现象时绝对不能应用。

2. 本品遇冷会析出结晶,应微温溶解,待冷至 37 ℃,溶液澄明后方可使用。如药液发生浑浊、沉淀时不可再用。

3. 大量输入本品可能导致酸碱失衡;大量应用或合用电解质输液时,应注意电解质与酸碱平衡。

4. 当本品性状发生改变时禁止使用。

【制剂】　注射液:25 g(总氨基酸)/250 ml。

【贮藏】　密闭,置凉暗处(遮光并不超过 20 ℃)保存。

复方氨基酸(18AA-Ⅰ)

(compound amino acid)18AA-Ⅰ

本品为复方制剂,其组分为每 1000 ml 含 L-谷氨酸 9.0 g、L-脯氨酸 8.1 g、L-丝氨酸 7.5 g、L-苯丙氨酸 5.5 g、L-亮氨酸 5.3 g、L-缬氨酸 4.3 g、L-门冬氨酸 4.1 g、L-异亮氨酸 3.9 g、L-赖氨酸盐酸盐 4.9 g、L-精氨酸 3.3 g、L-苏氨酸 3.0 g、L-丙氨酸 3.0 g、L-组氨酸 2.4 g、甘氨酸 2.1 g、L-甲硫氨酸 1.9 g、L-

半胱氨酸盐酸盐 0.145 g、L-色氨酸 1.0 g、L-酪氨酸 0.5 g。

【药理作用】   在能量供给充足的情况下,氨基酸输液可进入组织细胞,参与蛋白质的合成代谢,获得正氮平衡,并生成酶类、激素、抗体、结构蛋白,促进组织愈合,恢复正常生理功能。

【适应证】   用于改善手术前后患者的营养状况及各种原因所致低蛋白血症患者。

【不良反应】   静脉注射本品速度过快时,可产生恶心、呕吐、发热等反应。

【禁忌与慎用】   重度肝功能不全、重度肾功能不全及尿毒症患者、氨基酸代谢障碍者禁用。

【剂量与用法】   1. 周围静脉滴注时,成人一般 250～750 ml/d,缓慢静脉滴注。注射速度每 1 h 静脉滴注氨基酸相当 10 g 左右(本品 100 ml),25 滴/分缓慢静脉滴注。老人及重症患者更需缓慢静脉滴注。从氨基酸的利用考虑,应与葡萄糖液或脂肪乳剂合用。

2. 经中心静脉滴注时,成人 500～750 ml/d,按一般胃肠外营养支持的方法,与葡萄糖、脂肪乳剂及其他营养要素混合后经中心或周围静脉连续静脉滴注(16～24 h 连续使用),并应根据年龄、症状、体重等情况,按医嘱适当增减用量。

【用药须知】   1. 本品含 60 mmol/L 的醋酸,大量应用或合用电解质输液时,应注意电解质与酸碱平衡。

2. 外周静脉滴注时,因加有葡萄糖呈高渗状态,静脉滴注速度必须缓慢。

3. 用前必须详细检查药液,如发现瓶身有破裂、漏气、变色、发霉、沉淀、变质等异常现象时绝对不应使用。

4. 本品遇冷可能出现结晶,可将药液加热到 60 ℃,缓慢摇动使结晶完全溶解后再用。

5. 开瓶药液一次用完,剩余药液不宜贮存再用。

【制剂】   注射液:17.5 g(总氨基酸)/250 ml; 35 g(总氨基酸)/500 ml。

【贮藏】   密闭,置凉暗处(遮光并不超过 20 ℃)保存。

小儿复方氨基酸(18AA-Ⅰ)
(paediatric compound amino acid)18AA-Ⅰ

本品为复方制剂,其组分为每 1000 ml 含 L-异亮氨酸 3.1 g、L-丙氨酸 6.3 g、L-亮氨酸 7.0 g、L-脯氨酸 5.6 g、L-赖氨酸 5.6 g、L-精氨酸 4.1 g(L-醋酸赖氨酸 7.9 g)、L-丝氨酸 3.8 g、L-蛋氨酸 1.3 g、L-门冬氨酸 4.1 g、L-苯丙氨酸 2.7 g、L-谷氨酸 7.1 g、L-苏

氨酸 3.6 g、甘氨酸 2.1 g、L-色氨酸 1.4 g、L-酪氨酸 0.5 g、L-缬氨酸 3.6 g(N-乙酰 L-酪氨酸 0.6 g)、L-组氨酸 2.1 g、L-盐酸半胱氨酸 1.0 g。

【药理作用】   本品为静脉用完全胃肠外营养输液。为小儿机体提供充足的合成蛋白质的基本物质,本品的氨基酸组成模式符合 FAO/WHO 提出的营养模式。经临床研究表明,经本品的治疗,能有效地促使小儿血浆氨基酸组成达到健康生长小儿食乳后的水平,可有效地将小儿因创伤、手术或因消化道疾病等造成的负氮代谢,纠正为正氮;提高血浆白蛋白的浓度并使小儿体重有所增加;促进伤口愈合,有利于生理功能恢复及婴幼儿的生长发育。

【体内过程】   氨基酸为人体合成蛋白质和其他组织提供了氮源,是维持人类生命的基本物质。氨基酸除为合成蛋白质提供氮源外,部分经氧化分解可作为供能物质,另少量氨基酸还能转化变成一些生理活性物质从而维持一些组织的活动。各种氨基酸可通过血液在各组织之间转运,以保证各组织中的氨基酸代谢。

【适应证】   1. 用于早产儿、低体重儿及各种原因所致不能经口摄入蛋白质或摄入量不足的新生儿。

2. 用于各种创伤,如烧伤、外伤及手术后等超高代谢状态的小儿。

3. 用于各种不能经口摄食或不足的急、慢性营养不良的小儿,如坏死性小肠结炎、急性坏死性胰腺炎、化疗药物反应等。

【不良反应】   1. 全身性反应   寒战、发冷、发热。

2. 胃肠系统   恶心、呕吐。

3. 呼吸系统   胸闷、呼吸困难。

4. 中枢及外周神经系统   头晕、头痛。

5. 过敏反应   由于含有抗氧化剂焦亚硫酸钠或亚硫酸氢钠,因此可能会诱发过敏反应(尤其哮喘患者),表现为皮疹、瘙痒等,严重者可发生过敏性休克,如发生应立即停药。

6. 其他   心悸、面部潮红、多汗等。

7. 本品为高渗溶液,从周围静脉滴注或滴注速度过快时,有可能导致血栓性静脉炎和注射部位疼痛。

8. 过量或快速滴注可引起代谢性酸中毒,可影响肝及肾功能。

【禁忌与慎用】   氨基酸代谢障碍者禁用;重度肝、肾功能不全患者慎用。

【剂量与用法】   1. 采用中心静脉插管 24 h 衡

速静脉滴注或由周围静脉缓慢静脉滴注。

2. 一日 35～50 ml/kg 或遵医嘱。

3. 静脉滴注时每克氮应同时供给 628～837 kJ (150～200 kcal)非蛋白质(葡萄糖、脂肪乳),另加维生素、微量元素等。

【用药须知】　1. 使用本品时,需按时监测代谢、电解质及酸碱平衡等,防止并发症。

2. 药液开瓶后一次用完,切勿贮存。

3. 如发生浑浊或沉淀时,不可使用。遇冷析出结晶时,可置 50～60 ℃水浴中使其溶解并冷置 37 ℃澄明再用。

【制剂】　注射液:1.2 g/20 ml;6 g/100 ml;15 g/250 ml。

【贮藏】　密闭,置凉暗处(遮光并不超过 20 ℃)保存。

复方氨基酸(18AA-Ⅱ)
(compound amino acid)18AA-Ⅱ

本品为复方制剂,有 3 种浓度 5%、8.5%、11.4%,其组分为每1000 ml分别含L-丙氨酸7.2 g、12.2 g、16.3 g,L-精氨酸4.9 g、8.4 g、11.2 g,L-门冬氨酸 1.5 g、2.5 g、3.3 g,L-胱氨酸 0.2 g、0.2 g、0.2 g,甘氨酸 3.5 g、5.9 g、7.9 g,L-组氨酸 3.0 g、5.0 g、6.8 g,L-异亮氨酸 2.5 g、4.2 g、5.7 g,L-亮氨酸 3.4 g、5.9 g、7.9 g,L-醋酸赖氨酸 5.5 g、9.5 g、12.7 g,L-蛋氨酸 2.5 g、4.2 g、5.7 g,L-苯丙氨酸 3.5 g、5.9 g、7.9 g,L-脯氨酸 2.9 g、5.0 g、6.8 g,L-丝氨酸 1.9 g、3.4 g、4.5 g,L-苏氨酸 2.5 g、4.2 g、5.7 g,L-色氨酸 0.85 g、1.4 g、1.9 g,L-酪氨酸 0.2 g 0.2 g、0.3 g,L-缬氨酸 3.2 g、5.5 g、7.3 g。

【药理作用】　本品可提供完全、平衡的 18 种必需和非必需氨基酸,包括酪氨酸和胱氨酸,用以满足机体合成蛋白质的需要,改善氮平衡。

【适应证】　对于不能口服或经肠道补给营养不能满足需要的患者,可静脉滴注本品,以满足机体合成蛋白质的需要。

【不良反应】　1. 全身性反应　寒战、发冷、发热。

2. 胃肠系统　恶心、呕吐。

3. 呼吸系统　胸闷、呼吸困难。

4. 中枢及外周神经系统　头晕、头痛。

5. 过敏反应　由于含有抗氧化剂焦亚硫酸钠或亚硫酸氢钠,因此可能会诱发过敏反应(尤其哮喘患者),表现为皮疹、瘙痒等,严重者可发生过敏性休克,如发生应立即停药。

6. 其他　心悸、面部潮红、多汗等。

7. 本品为高渗溶液,从周围静脉滴注或滴注速度过快时,有可能导致血栓性静脉炎和注射部位疼痛。

8. 过量或快速滴注可能引起代谢性酸中毒,可影响肝及肾功能。

【禁忌与慎用】　1. 肝昏迷和无条件透析的尿毒症患者以及对本品过敏者禁用。

2. 肝、肾功能不全者慎用。

【剂量与用法】　1. 根据患者的需要,每 24 h 可静脉滴注本品 500～2000 ml。一日最大剂量:按体重,5% 为每天 50 ml/kg;8.5% 为每天 29 ml/kg;11.4% 为每天 23 ml/kg,约合每天输入 0.4 g 氮/kg。一般剂量为每天输入 0.15～0.2 g 氮/kg。

2. 5% 与 8.5% 的本品可经中心静脉或周围静脉滴注,11.4% 单独使用须经中心静脉滴注,但与其他营养制剂混合使用也可经周围静脉滴注。使用本品时静脉滴注速度应缓慢。一般本品 5% 1000 ml 的适宜静脉滴注时间为 5～7 h,约 35～50 滴/分;本品 8.5% 或 11.4% 1000 ml 的适宜静脉滴注时间为至少 8 h,约 30～40 滴/分。

3. 本品和脂肪乳注射液(如英脱利匹特)可通过 Y 型管混合后输入体内。两种输液通过同一输液管输入静脉时,可降低本品的渗透压,从而减少经周围静脉滴注而可能发生的血栓性静脉炎,同时应根据需要调整各溶液的滴速。

4. 为使氨基酸在体内被充分利用并合成蛋白质,应同时给予足够的能量(如脂肪乳注射液和葡萄糖注射液)、适量的电解质和微量元素以及维生素。一般情况下推荐的非蛋白热卡和氮之比为 150:1。

【用药须知】　药液开瓶后一次用完,切勿贮存。

【制剂】　注射液:12.5 g/250 ml;25 g/500 ml;21.25 g/250 ml; 42.5 g/500 ml; 28.5 g/250 ml;57 g/500 ml。

【贮藏】　密闭,置凉暗处(遮光并不超过 20 ℃)保存。

复方氨基酸(18AA-Ⅲ)
(compound amino acid)18AA-Ⅲ

本品为复方制剂,其组分为每1000 ml含L-异亮氨酸 5.60 g、L-亮氨酸 12.50 g、L-醋酸赖氨酸 12.40 g、L-甲硫氨酸 3.50 g、L-苯丙氨酸 9.35 g、L-苏氨酸 6.50 g、L-色氨酸 1.30 g、L-丝氨酸 2.20 g、L-缬氨酸 4.50 g、L-组氨酸 6.00 g、L-精氨酸 7.90 g、L-丙氨酸 6.20 g、L-门冬氨酸 3.80 g、L-半胱氨酸 1.00 g、L-谷氨酸 6.50 g、L-脯氨酸 3.30 g、L-酪氨酸 0.35 g、甘氨酸 10.70 g。

【药理作用】　氨基酸在能量供给充足的情况

下,可进入组织细胞,参与蛋白质的合成代谢,获得正氮平衡,并生成酶类、激素、抗体、结构蛋白,促进组织愈合,恢复正常生理功能。

【适应证】　氨基酸类静脉营养药,用于临床营养支持,用于外科。

【不良反应】　1. 全身性反应　寒战、发冷、发热。

2. 胃肠系统　恶心、呕吐。

3. 呼吸系统　胸闷、呼吸困难。

4. 中枢及外周神经系统　头晕、头痛。

5. 过敏反应　由于含有抗氧化剂焦亚硫酸钠或亚硫酸氢钠,因此可能会诱发过敏反应(尤其哮喘患者),表现为皮疹、瘙痒等,严重者可发生过敏性休克,如发生应立即停药。

6. 其他　心悸、面部潮红、多汗等。

7. 本品为高渗溶液,从周围静脉滴注或滴注速度过快时,有可能导致血栓性静脉炎和注射部位疼痛。

8. 过量或快速滴注可能引起代谢性酸中毒,可影响肝及肾功能。

【禁忌与慎用】　肝性脑昏迷或有肝性脑昏迷倾向的患者、肾功能衰竭或尿毒症的患者、氨基酸代谢障碍的患者禁用。

【剂量与用法】　1. 周围静脉滴注时,成人一般 250～750 ml/d,缓慢静脉滴注。注射速度每小时静脉滴注氨基酸相当 10 g 左右(本品 100 ml),约 25 滴/分缓慢静脉滴注。老人及重症患者更需缓慢静脉滴注。为了提高氨基酸的利用率,应与葡萄糖液或脂肪乳剂合用。

2. 经中心静脉滴注时,成人 750 ml～1000 ml/d,按完全胃肠外营养支持的方法,与葡萄糖、脂肪乳剂及其他营养要素混合后经中心静脉连续静脉滴注 (24 h 连续使用),并应根据年龄、症状、体重等情况,按医嘱适当增减用量。

【用药须知】　1. 本品含 60 mmol/L 的醋酸,大量应用或合用电解质输液时,应注意电解质与酸碱平衡。

2. 外周静脉滴注时,因加有葡萄糖已呈高渗状态,静脉滴注速度必须缓慢。

3. 用前必须详细检查药液,如发现瓶身有破裂、漏气、变色、发霉、沉淀、变质等异常现象时绝对不应使用。

4. 本品遇冷可能出现结晶,可将药液加热到 60 ℃,缓慢摇动使结晶完全溶解后再用。

5. 开瓶药液一次用完,剩余药液不宜贮存再用。

【制剂】　注射液:25.9 g/250 ml。

【贮藏】　密闭,置凉暗处(遮光并不超过 20 ℃)保存。

复方氨基酸(18AA-Ⅳ)
(compound amino acid)18AA-Ⅳ

本品为复方制剂,其组分为每1000 ml 含 L-异亮氨酸 1.87 g、L-亮氨酸 4.17 g、L-醋酸赖氨酸 4.13 g、L-甲硫氨酸 1.17 g、L-苯丙氨酸 3.11 g、L-苏氨酸 2.17 g、N-乙酰-L-色氨酸 0.52 g、L-缬氨酸 1.50 g、L-组氨酸 2.00 g、L-精氨酸 2.63 g、L-丙氨酸 2.07 g、L-门冬氨酸 1.27 g、L-谷氨酸 2.17 g、L-脯氨酸 1.10 g、L-丝氨酸 0.73 g、L-酪氨酸 0.116 g、甘氨酸 3.57 g、L-盐酸半胱氨酸 0.48 g。

【药理作用】　氨基酸是人体合成蛋白质的基本单位,也是合成其他组织的氮源,系维持生命的基本物质。葡萄糖是最符合人体生理需要的热量源,对危重患者有维持热量作用,与氨基酸一起输入后葡萄糖有明显改善氨基酸代谢作用,提供蛋白质合成的能量,并抑制氨基酸异生糖原的浪费,促使氨基酸的充分利用。

【适应证】　1. 改善外科手术前后患者的营养状态。

2. 适于各种疾病所引起的营养不良,补充营养。

【不良反应】　参见复方氨基酸(18AA-Ⅲ)。

【禁忌与慎用】　1. 肝昏迷或有肝昏迷先兆的患者、严重肾功能衰竭或尿毒症的患者、氨基酸代谢障碍的患者禁用。

2. 因本品含有葡萄糖(7.5％),糖尿病患者应慎用。

【剂量与用法】　成人,一般 500 ～ 1000 ml/d。由周围静脉缓慢静脉滴注。注射速度为每小时 100～200 ml。可根据年龄、症状、体重等情况按医嘱适当增减用量。

【用药须知】　1. 在本品用前必须详细检查药液,如发现瓶身有破裂、漏气、变色、发霉、沉淀、变质等异常现象时绝对不应使用。

2. 开瓶药液一次用完,剩余药液不宜贮存再用。

【制剂】　注射液:8.7 g/250 ml;17.4 g/500 ml。

【贮藏】　密闭,置凉暗处(遮光并不超过 20 ℃)保存。

复方氨基酸(18AA-Ⅴ)
(compound amino acid)18AA-Ⅴ

本品为复方制剂,其组分为每1000 ml 含 L-丙氨酸 6.20 g、L-精氨酸 7.90 g、L-门冬氨酸 3.80 g、L-半胱氨酸 1.00 g、L-谷氨酸 6.50 g、甘氨酸 10.70 g、L-组氨酸 6.00 g、L-异亮氨酸 5.60 g、L-亮氨酸

12.50 g、L-赖氨酸 8.80 g、L-蛋氨酸 3.50 g、L-苯丙氨酸 9.35 g、L-脯氨酸 3.30 g、L-丝氨酸 2.20 g、L-苏氨酸 6.50 g、L-色氨酸 1.30 g、L-酪氨酸 0.35 g、L-缬氨酸 4.50 g。

【药理作用】 氨基酸输液在能量供给充足的情况下,参与蛋白质的合成代谢,获得正氮平衡,并生成酶类、激素、抗体、结构蛋白,促进组织愈合,恢复正常生理功能。

【适应证】 主要适用于完全肠外营养的蛋白质缺乏症,以及手术、烧伤等各种原因引起的严重蛋白质丢失的患者。

【不良反应】 1. 全身性反应 寒战、发冷、发热。

2. 胃肠系统 恶心、呕吐。

3. 呼吸系统 胸闷、呼吸困难。

4. 中枢及外周神经系统 头晕、头痛。

5. 过敏反应 由于含有抗氧化剂焦亚硫酸钠或亚硫酸氢钠,因此可能会诱发过敏反应(尤其哮喘患者),表现为皮疹、瘙痒等,严重者可发生过敏性休克,如发生应立即停药。

6. 其他 心悸、面部潮红、多汗等。

7. 本品为高渗溶液,从周围静脉滴注或滴注速度过快时,有可能导致血栓性静脉炎和注射部位疼痛。

8. 过量或快速滴注可能引起代谢性酸中毒,可影响肝及肾功能。

【禁忌与慎用】 1. 肝、肾功能不全、严重尿毒症患者和对氨基酸有代谢障碍的患者禁用。

2. 严重酸中毒、充血性心力衰竭患者慎用。

【剂量与用法】 1. 静脉滴注时,成人 250～750 ml/d。为了提高氨基酸的利用率,应与葡萄糖液或脂肪乳剂合用。

2. 中心静脉滴注时,成人 500～750 ml/d,与脂肪乳剂及其他营养要素混合后经中心静脉连续静脉滴注(24 h 连续使用),并应根据年龄、症状、体重等情况,按医嘱适当增减用量。

【用药须知】 1. 大量应用或合用电解质输液时,就注意电解质与酸碱平衡。

2. 外周静脉滴注时,静脉滴注速度必须缓慢。

3. 用前须详细检查药液,如发现有异常现象时绝对不应使用。

4. 遇冷可能出现结晶,可将药液加热到 60 ℃,缓慢摇动使结晶完全溶解后再用。

5. 开启的药液应一次用完,剩余药液不宜贮存再用。

【制剂】 注射液:3.224 g(总氨基酸)与 5 g 木糖醇/100 ml;8.06 g(总氨基酸)与 12.5 g 木糖醇/250 ml;16.12 g(总氨基酸)与 25 g 木糖醇/500 ml。

【贮藏】 密闭,置凉暗处(遮光并不超过 20 ℃)保存。

复方氨基酸(18AA-Ⅶ)
(compound amino acid)18AA-Ⅶ

本品为复方制剂,其组分为每 200 ml 含 L-丙氨酸 1.42 g、L-精氨酸 1.80 g、L-门冬氨酸 0.20 g、L-半胱氨酸 0.07 g、L-谷氨酸 0.10 g、甘氨酸 1.40 g、L-组氨酸 1.00 g、L-异亮氨酸 1.82 g、L-亮氨酸 2.58 g、醋酸赖氨酸 2.00 g、L-苯丙氨酸 1.40 g、L-脯氨酸 1.00 g、L-丝氨酸 0.34 g、L-苏氨酸 1.50 g、L-色氨酸 0.26 g、L-酪氨酸 0.08 g、L-缬氨酸 2.80 g、甲硫氨酸 0.88 g。

【药理作用】 本品作为氨基酸补充剂,可调节氨平衡,并促进机体蛋白合成和创伤的愈合。

【适应证】 用于低蛋白血症、低营养状态、手术前后等状态时的氨基酸补充。

【不良反应】 1. 全身性反应 寒战、发冷、发热。

2. 胃肠系统 恶心、呕吐。

3. 呼吸系统 胸闷、呼吸困难。

4. 中枢及外周神经系统 头晕、头痛。

5. 过敏反应 由于含有抗氧化剂焦亚硫酸钠或亚硫酸氢钠,因此可能会诱发过敏反应(尤其哮喘患者),表现为皮疹、瘙痒等,严重者可发生过敏性休克,如发生应立即停药。

6. 其他 心悸、面部潮红、多汗等。

7. 本品为高渗溶液,从周围静脉滴注或滴注速度过快时,有可能导致血栓性静脉炎和注射部位疼痛。

8. 过量或快速滴注可能引起代谢性酸中毒,可影响肝及肾功能。

【禁忌与慎用】 1. 肝性脑病、重度肾功能不全、高氨血症或氨基酸代谢异常患者禁用。

2. 严重酸中毒患者、充血性心力衰竭患者、低钠血症患者慎用。

【剂量与用法】 1. 周围静脉给药 通常成人一次 200～400 ml,缓慢静脉滴注。每瓶静脉滴注时间不应少于 120 min(25 滴/分)。用量可根据年龄、症状、体重适当增减。小儿、老人、危重患者应减慢。本品最好与糖类输液同时静脉滴注以提高人体对氨基酸的利用率。

2. 中心静脉给药 通常成人为一次 400～800 ml。本品可与糖类等混合,由中心静脉 24 h 持续静脉滴注。根据年龄、症状、体重适当增减。

【用药须知】　1. 本品含醋酸根离子,大量给药或与电解质液合用时应注意电解质的平衡。

2. 有结晶析出时,应温热至 $50\sim60$ ℃溶解后,放冷至接近体温再使用。

3. 使用前应详细检查,药液不澄明或已变色时不得使用。

4. 本品应一次用完,残液不得再次使用。

【制剂】　注射液:20.65 g(总氨基酸)/200 ml。

【贮藏】　密闭,置凉暗处(遮光并不超过 20 ℃)保存。

复方氨基酸(20AA)
(compound amino acid)20AA

本品为复方制剂,其组分为每 1000 ml 含 L-丙氨酸 8.30 g、L-精氨酸 8.80 g、L-门冬氨酸 2.50 g、L-谷氨酸 5.70 g、甘氨酸 6.30 g、L-组氨酸 4.70 g、L-异亮氨酸 8.80 g、L-亮氨酸 13.60 g、醋酸赖氨酸 10.60 g、L-苯丙氨酸 1.60 g、L-脯氨酸 7.10 g、L-丝氨酸 3.70 g、L-苏氨酸 4.60 g、L-色氨酸 1.50 g、N-乙酰-L-酪氨酸 0.86 g、L-缬氨酸 10.60 g、甲硫氨酸 1.20 g、门冬酰胺 0.55 g、N-乙酰-L-半胱氨酸 0.80 g、盐酸鸟氨酸 1.66 g。

【药理作用】　本品为 20 种氨基酸组成的复方制剂,用于氨基酸补充。

【适应证】　用于重度肝功能不全和即将或者已经发展为肝性脑病患者的肠外营养以提供氨基酸。

【体内过程】　根据肝硬化患者对氨基酸代谢动力学的研究结果,确定了本品的氨基酸谱构成。这些患者出现的典型氨基酸失调,表现为支链氨基酸的浓度降低,芳香氨基酸的浓度和甲硫氨酸的浓度同时升高。这种失调被认为是肝硬化患者蛋白质耐受降低和肝昏迷发展的原因之一。本品成分中的支链氨基酸含量相对较高,适合于肝硬化患者的氨基酸和蛋白质代谢机制。使用本品可以调节病理状态下氨基酸谱的构成。

【不良反应】　可见恶心、呕吐、头痛、寒战、发热。

【禁忌与慎用】　1. 对本品任何活性物质或辅料过敏、非肝源性的氨基酸代谢紊乱、伴随重要功能受损的血流动力学不稳定状态(衰竭和休克状态)、组织缺氧、代谢性酸中毒、无法进行血液过滤或血液透析的重度肾功能不全、体液潴留、急性肺水肿、心功能不全失代偿期者禁用。

2. 尚无妊娠期和哺乳期使用本品的相关数据。因此,只有经判定为必需的情况下方可使用。

【药物相互作用】　1. 将氨基酸溶液与其他液体或药物混合,都会增加理化不相容和微生物污染的危险,混合过程应在无菌条件下进行,并且混合物之间应是相容的。

2. 为避免微生物污染和物理化学的配伍禁忌危险,不推荐向本品加入任何添加剂。但可适宜将本品加入到使用标准的碳水化合物或电解质溶液中。

【剂量与用法】　本品应经中心静脉滴注,根据个体需求给药。

1. 成人的标准剂量是一天 $7\sim10$ ml/kg,相当于一天 $0.7\sim1.0$ g 氨基酸/kg。最大剂量:一天 15 ml/kg,相当于一天 1.5 g 氨基酸/kg。

2. 对肝昏迷患者,建议治疗最初阶段滴速可加快,直到起效。例如体重 70 kg 的患者:第 $1\sim2$ h:150 ml/h[2 ml/(kg·h)];第 $3\sim4$ h:75 ml/h[1 ml/(kg·h)];从第 5 h 开始:45 ml/h[0.6 ml/(kg·h)]。

3. 对维持治疗/肠外营养,给予 $45\sim75$ ml/h 或 $0.6\sim1.0$ ml/(kg·h)。

【用药须知】　1. 对于适应证之外的情况使用,本品的成分可能引起严重的代谢紊乱,因此,应该严格避免在适应证之外使用本品。

2. 本品不应用于以下患者(如低渗性脱水、低钾血症及低钠血症),除非在给药前以上症状已被纠正。

3. 鉴于本品的处方,对伴随患有肾功能不全的患者,只有进行个体患者利益/风险评估后,方能使用本品。氨基酸的用量应根据血清尿素和肌酐的水平进行调整。此注意事项对于血清渗透压升高的患者同样适用。

4. 氨基酸治疗不能代替目前已经确定的肝性脑病治疗方法,如灌肠、乳果糖治疗和(或)肠道抗菌治疗。静脉滴注本品应当与适当的碳水化合物合用。应根据需要补充电解质。

5. 在静脉滴注时,应监测体液和电解质的平衡、血浆渗透压、酸碱平衡、血糖和肝功能。根据患者病情的严重程度和临床状况决定监测的项目和频率。

6. 对于全肠外营养治疗,为促进氨基酸的有效利用和合成代谢,宜同时补充非蛋白质能量物质(碳水化合物和脂肪乳)、电解质、维生素及微量元素。

7. 应每天检查静脉滴注部位是否出现炎症或感染的体征。请使用无菌输液器给药。连接了产品容器和输液器之后,应立即给药。本品为一次性独立包装。使用后的剩余部分请丢弃。

8. 如果本品溶液出现可见颗粒、浑浊或变色的情况,或是容器或容器封口出现破损的情况请不要使用。

9. 本品 1000 ml 单次剂量最高含有 2.3 mmol（53 mg）的钠，限钠饮食的患者需要关注这点。

10. 药物过量或静脉滴注速度过快会引起寒战、恶心、呕吐以及肾性氨基酸丢失等无法耐受的不良反应。一旦无法耐受的不良反应出现，应立即停止静脉滴注，恢复之后应以低速率静脉滴注。

【制剂】 注射液：50 g（总氨基酸）/500 ml。

【贮藏】 密闭，置凉暗处（遮光并不超过 20 ℃）保存。

复方 α-酮酸
(compound α-keto acid)

别名：开同、肾灵、Ketostedl

【药理作用】 1. 本品含有五种必需氨基酸（赖氨酸、苏氨酸、色氨酸、组氨酸和酪氨酸），以土豆-鸡蛋模型以及 α-酮酸（或带有碳链结构的 α-羟基酸）为比例设计。这种酮酸或 α-羟基酸以 4 种氨基酸相应的酮酸及羟甲基硫氨酸的钙盐形式存在，在酶的转氨基作用下，可合成相应的左旋氨基酸以分解尿素。

2. 在低蛋白饮食情况下，本品可补充必需氨基酸而不增加氮负荷。可重复利用含氮的代谢产物，促进蛋白质合成，同时降低血氨尿素氮，从而可改善氮平衡和血氨基酸的不平衡状态，也可降低血中钾离子和磷酸根离子浓度，进而改善尿毒症的症状，并可延迟某些肾功能不全患者开始使用透析治疗的时间。酮或羟氨基酸不引起残存肾单位的高滤过，可改善肾性高磷血症、继发性甲状旁腺功能亢进及肾性骨营养不良。

【体内过程】 α-酮酸为氨基酸的前体，与 L-氨基酸可相互转换，在体内经转氨基作用转化为相应的 L-氨基酸，为蛋白合成提供原料。健康者口服本品 10 min 后，酮或羟氨基酸血药浓度可升至初始水平的 5 倍（与相对应的氨基酸浓度同时升高，表明酮或羟氨基酸的转氨作用很快），20～60 min 后达峰浓度，90 min 后又降至正常水平。

【适应证】 配合低蛋白饮食，用于轻、中度慢性肾功能衰竭患者，可减轻症状，延缓病情进展，也可用于重度慢性肾功能衰竭者，改善其营养状况。

【不良反应】 尚未见明显不良反应的报道，偶有患者服药后出现中上腹饱满感。大量用药后可出现高钙血症。

【禁忌与慎用】 1. 高钙血症患者，氨基酸代谢紊乱者禁用。

2. 遗传性苯丙酮尿症患者慎用。

【药物相互作用】 1. 与氢氧化铝合用，可加重或加速低磷血症，故两者合用时，应减少氢氧化铝的摄入量。

2. 与其他含钙的药物合用，可能发生高钙血症，故应监测血钙水平，并据此调整用药剂量。

3. 与可络合钙的药物（如四环素类、环丙沙星等）合用，可影响本品的吸收，故与这些药合用的间隔时间至少为 2 h。

【剂量与用法】 口服，一次 2.52 ～ 5.04 g，3 次/日。

【用药须知】 1. 本品宜在进食时整片吞服。

2. 为确保本品在体内被充分利用，每天供给热量宜为 35～40 kcal/kg。

3. 低蛋白饮食要求成人每天蛋白质摄入量为 40 g 或低于 40 g。使用本品的同时，慢性肾功能衰竭代偿期伴有中度以上的尿素氮及肌酸酐潴留者，蛋白质摄入限制为每天 500～600 mg/kg；慢性肾功能衰竭失代偿期患者，限制为每天 300～400 mg/kg。

4. 配合低蛋白饮食，肾小球滤过率每分钟低于 25 ml 的患者可长期使用本品。

5. 用药期间应定期检查血钙、血磷浓度。

【制剂】 片剂：630 mg。本品为复方制剂，含 4 种酮氨基酸钙、1 种羟氨基酸钙和 5 种氨基酸。其组分为每片含消旋酮异亮氨酸钙 67 mg，酮亮氨酸钙 101 mg，酮苯丙氨酸钙 68 mg，酮缬氨酸钙 86 mg，消旋羟蛋氨酸钙 59 mg，L-赖氨酸醋酸盐 105 mg，L-苏氨酸 53 mg，L-色氨酸 23 mg，L-组氨酸 38 mg，L-酪氨酸 30 mg。

【贮藏】 25 ℃以下，防潮保存。

氨基酸葡萄糖
(amino acids and glucose)

别名：克灵麦

本品为肠外营养用药。

【药理作用】 作为肠外营养静脉注射液，本品可提供营养支持以维持复杂的氮能量平衡，营养不良和损伤会改变这种平衡。本品可提供生物可利用的氮（L-氨基酸）、碳水化合物（如葡萄糖）和电解质的来源。

【适应证】 适用于口服或肠内营养供给不能、不足或禁忌者。对长期肠外营养治疗的患者，可以在本品中加入脂肪乳以提供热量和必需脂肪酸。

【体内过程】 氨基酸、电解质和葡萄糖与单独静脉滴注的氨基酸、葡萄糖和电解质溶液在体内的分布、代谢和排泄的方式相同。

【不良反应】 可见恶心、呕吐、头痛、寒战、发热。

【禁忌与慎用】 1. 已知对本品中任何成分过敏者、未经血液透析、血液滤过及血液透析滤过治疗的肾功能衰竭患者、严重的肝脏疾病、氨基酸代谢紊乱、代谢性酸中毒及高乳酸血症、肾上腺功能不足、高渗性昏迷者禁用。

2. 肺水肿及失代偿性心功能不全患者禁用。

3. 本品不能用于高钾血症和高钠血症的患者。

【剂量与用法】 1. 剂量及静脉滴注速度应根据患者的代谢需要、能量消耗以及患者的临床状况选择剂量：

（1）成人 每日 0.16 g 氮/kg（约 1 g 氨基酸/kg）至 0.35 g 氮/kg（约 2 g 氨基酸/kg）。

（2）婴儿 每日 0.35 g 氮/kg（约 2 g 氨基酸/kg）至 0.45 g 氮/kg（约 3 g 氨基酸/kg）。

2. 根据患者的营养状况及分解代谢程度,热量的需求范围每日 25 kcal/kg 至 40 kcal/kg。对某些病例,建议向本品中加入脂肪乳。

3. 静脉滴注速度根据剂量、静脉滴注药液的性质、24 h 静脉滴注的总液量及静脉滴注时间调节。静脉滴注时间应长于 8 h。最大静脉滴注速度每小时 3 ml/kg 或 180～210 ml/h（对于体重 60 kg 至 70 kg 的患者来说）。一日最大剂量是 40 ml/kg 或 2400～2800 ml（对于体重 60 kg 至 70 kg 的患者来说）。

4. 本品应通过中心静脉滴注。通常与脂肪乳一起静脉滴注。渗透压高于 800 mOsm/L 的溶液或混合液应通过中心静脉给药。

【用药须知】 1. 在任何静脉滴注开始时都需要特殊的临床监护,若发现任何异常征兆,必须立即停止静脉滴注。

2. 如果通过外周静脉滴注高渗溶液会引起静脉刺激,根据混合液的渗透压选择通过外周静脉或中心静脉滴注。

3. 外周静脉通常可接受的渗透压限度约为 800 mOsm/L,但根据患者的年龄、一般情况及外周静脉情况而不同。

4. 静脉滴注期间应进行密切的临床评价及实验室检查,包括血糖、电解质及肝、肾功能。

5. 葡萄糖不耐受是严重应激反应患者的代谢并发症,肠外营养静脉滴注治疗的患者可能发生高糖血症,糖尿及高渗综合征。应常规监测血糖和尿糖,必要时应调整糖尿病患者的胰岛素剂量。

6. 治疗期间应监测液体平衡。

7. 应注意避免循环负担过重,尤其对心功能不全和（或）心力衰竭患者。

8. 对肝功能不全的患者,除常规肝功检查外,还应控制可能发生的高氨血症。

9. 血清电解质水平高的患者静脉滴注含这些电解质的溶液时要谨慎,特别是肾功能不全的患者。

10. 若不是在 24 h 内连续静脉滴注,应保持合适的静脉滴注速度。第 1 h 内可逐渐增加静脉滴注速度,最后 1 h 逐渐减慢输液速度,以避免出现异常血糖峰值。

11. 对肾功能衰竭的患者,最好给予特殊配方的氨基酸溶液。

12. 应给长期接受肠外营养的患者提供维生素和微量元素。

【制剂】 注射液：1 L 含 5.5％氨基酸-电解质溶液＋15％葡萄糖-氯化钙溶液 500 ml×2；2 L 含 5.5％氨基酸-电解质溶液＋15％葡萄糖-氯化钙溶液 1000 ml×2。

【贮藏】 密闭,置凉暗处（遮光并不超过 20 ℃）保存。

脂肪乳（C14～24）
(fat emulsion)C14～24

别名：英特利匹特、Intralipid、Infatmul

本品为大豆油加入一定量卵磷脂乳化而成的注射用乳剂。其中约 60％的脂肪酸是必需脂肪酸、本品粒径大小与生物特性与天然乳糜微粒相似。

【药理作用】 脂肪酸是人体的主要能源物质,脂肪酸氧化则是体内能量的重要来源。在氧供给充足的情况下,脂肪酸可在体内分解成 CO_2 及 H_2O 并释出大量能量,而以 ATP 形式供机体利用。除脑组织外,大多数体内组织均能氧化脂肪酸,尤以肝及肌肉最为活跃。某些不饱和脂肪酸机体自身不能合成,主要从植物油中摄取,它既是机体不可缺少的营养素（故称为必需脂肪酸）,又是前列腺素、血栓烷及白三烯等生理活性物质的前体。

【适应证】 作为能量补充药。本品是肠外营养的组成部分之一,为机体提供能量和必需脂肪酸,用于胃肠外营养补充能量及必需脂肪酸,以预防和治疗人体必需脂肪酸缺乏症,也为经口服途径不能维持和恢复正常必需脂肪酸水平的患者提供必需脂肪酸。30％的本品更适合输液量受限制和能量需求量高度增加的患者。

【不良反应】 1. 本品可引起体温升高,偶见发冷、畏寒以及恶心、呕吐。

2. 其他不良反应比较罕见,包括超敏反应（皮疹、荨麻疹）和过敏反应,呼吸影响（如呼吸急促以及循环影响（如高血压或低血压）。溶血、网织红细胞增多、腹痛、头痛、疲倦、阴茎异常勃起等。

3. 婴儿长期静脉滴注本品,可能发生血小板减少。另外,长期肠外营养时即使不用本品也会有短暂的肝功能检验数据的异常。偶可发生静脉炎,血管病及出血倾向。

4. 脂肪廓清能力减退时,尽管静脉滴注速度正常仍有可能导致脂肪超载综合征。脂肪超载综合征,偶尔也可发生于肾功能不全和感染的患者。脂肪超载综合征表现为高脂血症、发热、脂肪浸润、脏器功能紊乱等,但一般只要停止静脉滴注,上述症状即可消退。

【禁忌与慎用】 1. 严重急性肝损害及严重代谢紊乱特别是脂肪代谢紊乱(肾病综合征、严重高脂血症)患者禁用。

2. 肝脏疾病、贫血、肺部疾病和凝血异常者慎用。

3. 新生儿和未成熟儿伴有高胆红素血症或可疑肺动脉高压者应谨慎使用本品。

4. 因缺乏 30% 的本品用于婴儿和儿童的经验,所以 30% 的本品暂不推荐给婴儿和儿童使用。

【药物相互作用】 不可将电解质溶液直接加入脂肪乳剂,以防乳剂破坏而使凝聚的脂肪进入血液。

【剂量与用法】 1. 成人　静脉滴注,按脂肪量计,最大推荐剂量为每天 3 g(三酰甘油)/kg。本品提供的能量可占总能量的 70%。10%、20% 的本品 500 ml 的静脉滴注时间不少于 5 h;30% 的本品 250 ml 的静脉滴注时间不少于 4 h。

2. 新生儿和婴儿　10%、20% 的本品使用剂量为每天 0.5～4 g(三酰甘油)/kg,静脉滴注速度按体重不超过每小时 0.17 g/kg。最大用量按体重每天不超过 4 g/kg。只有在密切监测血清三酰甘油、肝功能、氧饱和度等指标的情况下,静脉滴注剂量才可逐渐增加至按体重每天 4 g/kg。早产儿及低体重新生儿,最好是 24 h 连续静脉滴注,开始时剂量按体重每天 0.5～1 g/kg,以后逐渐增加到每天 2 g/kg。

3. 必需脂肪酸缺乏者　为预防和治疗必需脂肪酸缺乏症(EFAD),非蛋白热卡中至少有 4%～8% 的能量应由本品来提供,以供给足够量的亚油酸和亚麻酸。当 EFAD 合并应激时,治疗 EFAD 所需本品的剂量也应相应增加。

4. 用法　本品可单独静脉滴注或用于配制成含葡萄糖、脂肪、氨基酸、电解质、维生素和微量元素等的"全合一"营养混合液。只有在可配伍性得到保证的前提下,才能将其他药品加入本品内。

5. 本品也可与葡萄糖注射液或氨基酸注射液通过 Y 型管道混合输入体内。该法既适用于中心静脉也适用于外周静脉。

【用药须知】 1. 长期使用本品,应注意脂肪排泄量及肝功能,每周应进行血常规、凝血时间、血沉、血小板计数等检验。如血浆有乳光或乳色出现,应推迟或停止应用。

2. 启封后应一次用完。

【制剂】 注射乳剂:100 ml 含 10 g(大豆油)和 1.2 g(卵磷脂);100 ml 含 20 g(大豆油)和 1.2 g(卵磷脂);250 ml 含 25 g(大豆油)和 3 g(卵磷脂);500 ml 含 50 g(大豆油)和 6 g(卵磷脂);250 ml 含 50 g(大豆油)和 3 g(卵磷脂);500 ml 含 100 g(大豆油)和 6 g(卵磷脂);250 ml 含 75 g(大豆油)和 3 g(卵磷脂)。

【贮藏】 贮于 25 ℃ 以下,不可冷冻。

中-长链脂肪乳(C6-24)

(medium and long chain fat emulsion)C6-24

别名:力能

本品为大豆油加入一定量卵磷脂乳化而成的注射用乳剂。

【药理作用】 1. 通过胃肠外营养,长链甘油三酸酯(LCT)和可快速转换的中链甘油三酸酯(MCT)满足机体能量的需要,其中长链甘油三酸酯(LCT)还可保证必需脂肪酸的需要。

2. 脂肪酸是人体的主要能源物质,脂肪酸氧化是人体内能量的重要来源。在氧供给充足的情况下,脂肪酸可在体内分解成 CO_2 及 H_2O 并释出大量能量,以 ATP 形式供机体利用。除脑组织外,大多数组织均能氧化脂肪酸,尤以肝及肌肉最活跃。某些不饱和脂肪酸,机体自身不能合成,需从植物油中摄取,是机体不可缺少的营养素,故称必需脂肪酸,又是前列腺素、血栓烷及白三烯等生理活性物质的前体。

3. 中链甘油三酸酯(MCT)分子量小,在代谢时进入线粒体不需要肉毒碱携带,氧化快而彻底,能以辅酶 A 和酮体的形式供能,中链脂肪酸不易于再酯化,发挥作用完全。因此,中/长链脂肪乳不仅具有长链脂肪乳的优点,同时进一步改善了脂肪乳的代谢,对有脂代谢障碍的患者尤其有利。

【体内过程】 正常人静脉滴注本品后的三酰甘油 $t_{1/2}$ 为 16 min,短于单纯静脉滴注长链脂肪乳后的三酰甘油 $t_{1/2}$(约 33 min)。

【适应证】 用于需要接受胃肠外营养和(或)必需脂肪酸缺乏的患者。

【不良反应】 1. 使用本品后可能发生的早期不良反应包括体温轻度升高、发热感,寒冷感、寒战、不正常的热感(红晕)或发绀,食欲下降,恶心、呕吐、呼

吸困难、头痛、腰痛、骨痛、胸痛、腰痛、阴茎异常勃起（少见）、血压升高或降低、过敏反应（例如过敏性样反应，皮疹）

如果出现这些不良反应，或输入脂肪乳时血清三酰甘油浓度高于 3 mmol/L，应停止静脉滴注，如果需要，应减低剂量后再静脉滴注。

2. 如果有显著的反应性血糖升高，也应停止静脉滴注。

3. 如果有严重的超剂量，并且没有同时给予碳水化合物，可能会发生代谢性酸中毒。

4. 要密切注意过载综合征的发生可能性。过载综合征可能由于不同病例的遗传因素导致代谢不同而引起，发生的快慢也不同；而且由于所患疾病的不同，发生的剂量也不同。过载综合征表现为如下症状：肝肿大，可能伴有或不伴有黄疸、脾肿大、肝功能异常、贫血、白细胞减少、血小板减少、出血倾向和出血、凝血检验数据的改变或下降（如出血时间、凝血时间、凝血酶原时间等）、体温升高、血脂升高、头痛、胃痛、疲倦。

【禁忌与慎用】　1. 严重凝血障碍、休克和虚脱、妊娠、急性血栓栓塞、伴有酸中毒和缺氧的严重脓毒血症、脂肪栓塞、急性心肌梗死和脑卒中、酮症酸中毒昏迷和糖尿病性前期昏迷者禁用。

2. 静脉滴注过程中出现三酰甘油蓄积时，以下情况也禁用：脂类代谢障碍、肝功能不全、肾功能不全、网状内皮系统障碍、急性出血坏死性胰腺炎。

3. 胃肠外营养的一般禁忌包括各种原因引起的酸中毒、未治疗的水电解质代谢紊乱（低渗性脱水、低血钾、水潴留）、代谢不稳定、肝内胆汁淤积。

4. 目前尚无将本品用于新生儿、婴幼儿或儿童的经验。

5. 对大豆或其他蛋白质高度敏感的患者慎用。

【药物相互作用】　不可将电解质溶液直接加入脂肪乳剂，以防乳剂被破坏而使凝聚脂肪进入血液。

【剂量与用法】　1. 除非另外规定或根据能量需要而定，建议剂量为每天静脉滴注 10% 的本品 10～20 ml/kg 或 20% 的本品 5～10 ml/kg，相当于 1～2 g（2 g 为最大推荐剂量）脂肪/kg。

2. 静脉滴注的速度应按体重每小时静脉滴注 10% 的本品 1.25 ml/kg 或 20% 的本品 0.625 ml/kg（相当于 0.125 g 脂肪/kg）执行。在开始使用本品进行肠外营养治疗时，建议用较慢的速度，即按体重每小时 0.05 g 脂肪/kg 进行静脉滴注。

3. 本品可单独静脉滴注或配制成"全合一"营养混合液进行静脉滴注。只有在可配伍性得到保证的前提下，才能将其他药品加入本品内。

4. 通过静脉滴注时，如果需要，本品可以与复方氨基酸注射液和葡萄糖注射液一起静脉滴注。本品与氨基酸和（或）糖溶液一起静脉滴注时，应使用单独的静脉滴注系统和静脉。如果本品要通过一个共同的最后静脉滴注通道时（旁路，Y 型管），必须保证所有溶液具有可配伍性。

5. 不能使用孔径为 0.2 μm 的滤过器，因为脂肪乳乳粒不能通过这些滤过器。使用前摇匀。

【用药须知】　1. 应定期检查血清三酰甘油、血糖、酸碱平衡、电解质、液体出入量及血常规，脂肪乳静脉滴注过程中，血清三酰甘油浓度不应超过 3 mmol/L。

2. 本品中如加入多价阳离子（如钙）可能发生不相容。只有当可配伍性得到证实时，本品才能与其他注射液、电解质浓缩液或药物混合。

3. 只有在溶液均匀和容器未损坏时使用。本品开瓶后一次未使用完的药液应予以丢弃，不得再次使用。

【制剂】　注射乳剂：250 ml 含大豆油 12.5 g 与中链甘油三酸酯 12.5 g 与卵磷脂 1.5 g，500 ml 含大豆油 25 g 与中链甘油三酸酯 25 g 与卵磷脂 3 g，250 ml 含大豆油 25 g 与中链甘油三酸酯 25 g 与卵磷脂 3 g，500 ml 含大豆油 50 g 与中链甘油三酸酯 50 g 与卵磷脂 6 g。

【贮藏】　贮于 25 ℃下，不可冷冻。

长链脂肪乳
(long chain fat emulsion)

本品主要成分为大豆油（长链三酰甘油）（LCT）、磷脂酰胆碱。

【药理作用】　1. 本品为静脉用营养药，含有注射用大豆油和注射用磷脂酰胆碱，其中约 60% 的脂肪酸是必需脂肪酸，其颗粒直径大小和生物特性与天然乳糜微粒相似。可提供机体所需的热量和必需脂肪酸。

2. 必需脂肪酸是机体不可缺少的营养素，又是前列腺素、血栓烷及白三烯等生理活性物质的前体。脂肪酸是人体的主要能源物质（脂肪酸氧化是体内能量的重要来源），在氧供给充足的情况下，脂肪酸可在体内分解成 CO_2 及 H_2O 并释出大量能量，并以 ATP 形式供机体利用。除脑组织外，大多数组织均能氧化脂肪酸，尤以肝脏及肌肉最活跃。

3. 磷脂是构成细胞生物膜（细胞膜、核膜、线粒体膜）脂双层的基本骨架，也是构成各种脂蛋白的主要组成成分，参与脂肪和胆固醇的运输。血浆中磷脂过低，则胆固醇/磷脂酰胆碱比值增大，易出现胆固醇沉积而引起动脉粥样硬化，故磷脂有抗高胆固醇血症的作用。此外,在胆汁中,磷脂与胆盐、胆固醇一起形成胶粒,有利于胆固醇的溶解和排泄。故本品可用于动脉粥样硬化、脂肪肝、小儿湿疹、神经衰弱等的辅助治疗。

4. 本品无氨基酸和糖类溶液所具有的高渗透压。

【体内过程】　1. 本品用于补充人体必需脂肪酸时,给药 1～2 周后起效;用于治疗皮肤损伤或增加体重时,给药 5～7 d 内起效。本品入血后与血浆载脂蛋白 C 结合,分布于全身各组织,主要是肌肉和皮下组织。在血液、骨骼肌中广泛代谢,代谢产物为无活性的游离脂肪酸,后者可被机体按通常的营养方式用作非蛋白质性热量。本品的血浆清除率取决于脂蛋白脂酶的浓度。机体在 80 min 内能清除约 80% 的药物,血清 $t_{1/2}$ 约为 30 min。高剂量时本品从肾脏排泄,但多数情况下不会出现脂肪尿。

2. 另外,磷脂与三酰甘油的比例(PL/TG)会影响脂肪的代谢,如果 PL/TG 的比值较低,脂肪乳的清除率就较快。浓度越高的脂肪乳 PL/TG 比值越低。不同浓度的脂肪乳 PL/TG 比值为:10% 脂肪乳为 0.12,20% 脂肪乳为 0.06,30% 脂肪乳为 0.04。有报道,摄入 PL/TG 比值较高的脂肪乳可引起血清胆固醇、三酰甘油及脱辅基蛋白 E 升高和磷脂蓄积;过低的 PL/TG 比值可能导致脂蛋白 X(一种异常的,有潜在毒性的脂蛋白)的生成。

【适应证】　用于必需脂肪酸缺乏及需补充能量的患者,如胃肠外营养、肾功能不全、限制蛋白质摄入但又需要大量热量、肿瘤患者等。

【不良反应】　1. 用药初期可见超敏反应(如皮疹、荨麻疹)、呼吸急促、高血压、低血压、阴茎异常勃起、头痛、疲倦、腹痛、溶血、网织红细胞增多等。还可见恶心、呕吐、畏寒、出血倾向、贫血、抑制淋巴细胞的活性。

2. 长期(超过 4 周)或大剂量使用时,可发生脂肪负荷过载综合征,表现为血脂升高(严重可致高脂血症)、脂肪浸润、发热、血小板减少、白细胞减少、肝脏单核-吞噬组织出现棕色沉淀(脂肪色素)以及肝肿大、脾肿大,出现可逆性氨基转移酶、ALP 及胆红素升高等。停药后可自行恢复。有个案报道,脂肪负荷过载综合征最初表现为神经系统并发症(即局部和全身性的癫痫发作),随后再出现全身性并发症。

3. 静脉给药时局部可出现静脉炎、血管疼痛、静脉血栓形成。

4. 静脉滴注速度过快,超过脂肪吸收的最大速度(成人为每小时 2～3 g/kg)时可产生急性症状,表现为恶心、呕吐、胸痛、呼吸困难、发绀、心动过速、低血压(偶尔血压升高)、畏寒、发热、腹泻、浮肿、荨麻疹、嗅觉异常、口腔油腻感。减慢静脉滴注速度,症状可消失。

【妊娠期安全等级】　C。

【禁忌与慎用】　1. 严重脂肪代谢紊乱(如严重高脂血症),严重凝血障碍,脂肪栓塞、急性血栓栓塞,急性心肌梗死、脑卒中,伴有酸中毒和缺氧的严重脓毒血症,酮症酸中毒昏迷和糖尿病性前期昏迷,休克患者禁用。

2. 肝功能不全,可疑肺动脉高压,甲状腺功能减退(伴有高脂血症),糖尿病酮症酸中毒,急性出血坏死性胰腺炎,败血症,单核-吞噬细胞系统疾病,多种原因引起的酸中毒,代谢不稳定、未经治疗的水电解质代谢紊乱(如低渗性脱水、低血钾、水潴留),肝内胆汁淤积患者慎用。

3. 婴儿对脂肪清除能力差,脂肪可能聚积于肺而致婴儿死亡。新生儿和未成熟儿(伴有高胆红素血症)用药应谨慎。

【剂量与用法】　1. 静脉滴注每天最大推荐剂量为 3 g/kg(按三酰甘油计)。10%、20% 注射液 500 ml 的静脉滴注时间不少于 5 h;30% 注射液 250 ml 的静脉滴注时间不少于 4 h。

2. 正常婴儿,10%、20% 注射液每天使用剂量为 0.5～4 g/kg(按三酰甘油计),静脉滴注速度不超过 0.17 g/(kg·h)。每天最大用量不应超过 4 g/kg。只有在密切监测血清三酰甘油、肝功能、氧饱和度等指标的情况下,静脉滴注剂量才可逐渐增加至每天 4 g/kg。

3. 早产儿及低体重儿,开始每天剂量为 0.5～1 g/kg,以后逐渐增加到每天 2 g/kg,宜 24 h 连续静脉滴注。

【用药须知】　1. 本品可单独静脉滴注或配制成"全合一"(含葡萄糖、脂肪、氨基酸、电解质、维生素和多种微量元素等)营养混合液。配制时需注意有无配伍禁忌。

2. 在本品中加入多价阳离子(如钙)可能发生不相容(特别是当钙与肝素结合时)。

3. 本品注射液中可直接添加脂溶性维生素。但不可将电解质溶液直接加入本品中,以防本品破坏使凝聚脂肪进入血液。

4. 每 1 ml 注射液中加入肝素 1～2 U,可加速对血脂的清除,减少高凝状态,降低静脉血栓发生率。

5. 有资料表明,在光照疗法的同时使用本品,因光所引起的脂质过氧化物不能被完全消除。故建议新生儿使用本品时应避免进行光照疗法。

6. 静脉滴注时,可通过 Y 形管从静脉滴注碳水化合物或氨基酸溶液的同一中心静脉或外周静脉输入本品。

7. 对大豆蛋白过敏者,用药前须做过敏试验。

8. 为预防和治疗必需脂肪酸缺乏症(EFAD),非蛋白热卡中至少有 4%～8% 的能量应由脂肪乳注射液来提供,以供给足够量的亚油酸和亚麻酸。当 EFAD 合并应激时,治疗 EFAD 所需脂肪乳注射液的量也应相应增加。

9. 成人用药时,开始 15～30 min 静脉滴注速度应为 0.5 ml/min,如无不良反应,可增加到 1 ml/min。年龄较大患儿,开始用药的 5～10 min,静脉滴注速度为 0.05 ml/min,如无不良反应,可按 0.5 ml/(kg·h)速度静脉滴注。

10. 美国疾病控制和预防中心(CDC)建议,因存在微生物生长的可能性,单独静脉滴注本品,悬挂的时间不应超过 12 h,但鉴于全营养混合物疗效较好,同时,为了提高脂肪的氧化作用和降低免疫抑制的可能性,现多采用 24 h 连续静脉滴注本品的方法。

11. 用药过量(血清三酰甘油水平超过 3 mmol/L),可导致不良反应发生,此时,应减少本品剂量,必要时可停止用药。

12. 用药严重过量,且未同时给予碳水化合物时,可能导致代谢性酸中毒。

13. 用药过程中,如出现显著的反应性血糖升高,应停止静脉滴注。

14. 温度过高或过低均可破坏本品。开启后应作一次性使用,发现有变色或沉淀、油滴漂浮时均不能使用。

15. 对蛋类或豆类过敏者可能对本品过敏。

16. 如本品未完全从血液中清除,则可干扰以下检验值,如血胆红素、乳酸脱氢酶、氧饱和度、血红蛋白等。

17. 用药前后及用药时应当检查或监测血常规、血小板计数、血沉、凝血功能等。用药 1 周以上须做脂肪廓清试验。长期用药应定期检测肝功能、血胆固醇、游离脂肪酸及三酰甘油。

【制剂】 注射液:100 ml(含大豆油 10 g、20 g、30 g 和卵磷脂 1.2 g);250 ml(含大豆油 25 g、50 g、75 g 和卵磷脂 1.5 g、3 g);500 ml(含大豆油 50 g、100 g 和卵磷脂 3 g、6 g)。

【贮藏】 25 ℃以下保存,避免冰冻。

长链脂肪乳(OO)
(long chain fat emulsion)OO

别名:克林诺

本品为每 100 ml 含纯化的橄榄油和大豆油 20.00 g(橄榄油 80%,大豆油 20% 的混合物),相当于必需脂肪酸含量 4.00 g。

【药理作用】 1. 本品可提供的脂肪酸大约比例如下:15% 的饱和脂肪酸(SFA)、65% 的单不饱和脂肪酸(MUFA)、20% 的不饱和必需脂肪酸(EPUFA)。

2. 适量的必需脂肪酸(EFA)有助于机体吸收。能形成适当的必需脂肪酸前期衍生物并纠正必需脂肪酸的不足。与大豆油对比,妊娠 28 周以上的早产儿治疗的 7 d,在橄榄油中 α-生育酚的高含量,可提高维生素 E 水平。对长期肠外营养 2 个月的儿童(每治疗组 8 例),更合理的维生素 E/EPUFA 比例可减少脂质的过氧化。上述特点在每天 1～3 g/kg 剂量范围时已得到证实。

【体内过程】 本品乳滴的体积与乳糜微粒接近,而与其具有相似的消除率。

【适应证】 适用于口服或肠内营养摄取不能、不足或禁忌的患者,进行肠外营养补充脂肪。

【不良反应】 1. 在静脉滴注初期,若出现下列任何不正常反应(出汗、颤抖、头痛或呼吸困难),应立即停止静脉滴注。

2. 在长期进行肠道外营养期间,有可能出现下列不良反应:ALP、转氨酶及胆红素增加,罕见肝肿大和黄疸、中度的血小板减少症。

【禁忌与慎用】 1. 已知对鸡蛋或大豆蛋白过敏的患者禁用。

2. 严重血脂异常、不可纠正的代谢紊乱包括乳酸性酸中毒和非代偿性糖尿病、严重脓毒血症、严重肝脏疾病、凝血障碍,血栓性静脉炎、急性或慢性肾功能衰竭(未作专属研究)、心肌梗死者禁用。

3. 对妊娠及哺乳期妇女静脉滴注本品的安全性尚未确证。因此,除特殊考虑外,本品不应用于妊娠及哺乳妇女。

4. 本品禁用于妊娠不足 28 周的早产儿。

【药物相互作用】 不可将电解质溶液直接加入脂肪乳剂,以防乳剂被破坏而使凝聚脂肪进入血液。

【剂量与用法】 1. 当作为全营养混合物(与葡萄糖和氨基酸)的一部分时,根据最终混合物的渗透压选择中心或外周静脉给药,在极少情况下,当单独作为口服或肠内营养的补充支持治疗,本品可通过外周静脉给药。

2. 剂量

(1) 成人 日剂量范围为 1～2 g 脂肪乳/kg。开始静脉滴注的 10 min 内静脉滴注速率必须缓慢且不超过每分钟 0.1 g(脂肪乳)或 0.5 ml(10 滴),随后逐渐增加直到半小时后达到要求的速率。最大静脉滴注速率不得超过每小时 0.15 g 脂质/kg(0.75 ml/kg)。

（2）儿童　本品应连续 24 h 静脉滴注给药。建议每天静脉滴注剂量不超过 3 g 脂质/kg，且静脉滴注速率为每小时 0.15 g 脂质/kg。在治疗第一周内逐渐增加一日剂量。

（3）早产儿和低体重的新生儿　起始一日剂量为 0.5～1.0 g 脂质/kg。该剂量可每 24 h 增加 0.5～1.0 g 脂质/kg，最高至一日剂量为 2 g 脂质/kg。

【用药须知】　1. 使用前检查乳剂的均一性，且瓶子无破损。

2. 若出现任何过敏反应的体征（如发热、寒战、皮疹和呼吸困难等），必须立即停止静脉滴注。

3. 应每日监测血浆三酰甘油水平。静脉滴注后血清三酰甘油浓度不应超过 3 mmol/L。应在血清三酰甘油水平回到基础水平后方可开始静脉滴注。

4. 在短期和长期静脉营养治疗期间，应根据患者健康状况，定期检查 ALP 及总胆红素水平。

5. 使用本品治疗前，应先纠正水电解质或代谢紊乱。

6. 脂肪乳应与碳水化合物和氨基酸同时静脉滴注，以避免代谢性酸中毒的发生。

7. 必须定期检查血糖、酸碱平衡、水及电解质平衡和血细胞计数。

8. 对于新生儿高胆红素（总血清胆红素＞200 μmol/L）的患儿应谨慎使用本品，应密切监测总胆红素水平。

【制剂】　注射乳剂：100 ml 含 20 g 脂肪与 1.2 g 磷脂；250 ml 含 50 g 脂肪与 3 g 磷脂；1000 ml 含 200 g 脂肪与 12 g 磷脂。

【贮藏】　置于 4～8 ℃。

结构脂肪乳（C6～24）
（structural fat emulsion）C6～24

别名：力文

结构三酰甘油是将等摩尔数的长链三酰甘油（LCT）和中链三酰甘油（MCT）混合后，在一定的条件下，进行水解和酯化反应后形成的混合物，其中约 75% 为混合链三酰甘油，即甘油所结合的三分子脂肪酸，既有长链脂肪酸（LCFA），又有中链脂肪酸（MCFA），LCFA 和 MCFA 呈随机分布；其余少部分为 LCT 和 MCT。每 1000 ml 本品含精制结构三酰甘油 200 g，精制卵磷脂 12 g。

【药理作用】　本品通过长链脂肪提供亚油酸和亚麻酸，防止必需脂肪酸缺乏症；通过长链脂肪酸和中链脂肪酸作为代谢底物，提供能量。

【体内过程】　健康志愿者的研究显示，本品的

清除速率快于长链脂肪乳剂。对患者研究的回顾分析显示，本品的清除速率快于只含长链脂肪乳以及长链脂肪乳和中链脂肪乳物理混合的脂肪乳剂。

【适应证】　作为肠外营养的组成部分，提供能量和必需脂肪酸。

【不良反应】　1. 临床研究中，可见恶心、头痛、体温升高等不良反应。也有静脉滴注过程中血清三酰甘油和酮体升高的报道。给予肠外营养期间，患者肝功能检测指标可能升高，但与肠外营养中是否含脂肪无关。

2. 静脉滴注过快，可能引起腰部疼痛，原因不明。

3. 可能出现的其他不良反应包括呼吸系统症状、寒战、头昏、腹泻、血压升高、心动过速、呕吐、斑疹等。

4. 患者清除三酰甘油能力受损后，在过量静脉滴注时，可能发生脂肪过载综合征。严重高脂血症患者，若其临床状况发生突变，如肾功能不全或感染，即使以推荐速度静脉滴注，也可能出现该综合征。

脂肪过载综合征的表现为高脂血症、发热、脂肪浸润、肝肿大、脾肿大、贫血、白细胞减少、血小板减少、凝血障碍及昏迷。只要停止静脉滴注，上述症状一般均能消失。

【禁忌与慎用】　1. 已知对鸡蛋或大豆蛋白高度过敏、严重高脂血症、重度肝功能不全、噬血细胞综合征、严重凝血障碍、急性休克、急性肺水肿、水中毒、失代偿性心功能不全等禁用。

2. 不推荐妊娠期妇女及哺乳期妇女使用本品。

【药物相互作用】　1. 某些药物，如胰岛素，可能干扰机体脂酶系统，但这种相互作用的临床意义十分微小。

2. 治疗剂量的肝素引起脂蛋白脂酶一过性释放入血，先导致血浆脂质水解增加而后继以三酰甘油清除能力短暂下降。

3. 大豆油天然含有维生素 K₁，但本品中因大豆油而含的维生素 K₁ 浓度很低，故本品对香豆素类药物的效应没有明显影响。

【剂量与用法】　静脉滴注，用于成年患者。根据患者临床状况及其清除脂肪的能力决定静脉滴注剂量和速度。

1. 推荐剂量　每天静脉滴注本品 5～7.5 ml/kg，相当于 1～1.5 g 三酰甘油/kg，一般于 10～24 h 内静脉滴注完毕。

2. 静脉滴注速度　不应超过按体重每小时 0.75 ml/kg，相当于 0.15 g 三酰甘油/kg。本品应作

为含葡萄糖注射液的肠外营养混合液的组成部分，与其他成分一起，通过中心静脉或周围静脉滴注。

【用药须知】　1. 出现任何过敏反应症状或体征，如发热、寒战、皮疹、呼吸困难等，均应立即停止静脉滴注。

2. 本品用于糖尿病、肾功能衰竭患者的临床经验缺乏。

3. 脂质代谢受损的患者，如肾功能不全、尚未控制的糖尿病、胰腺炎、肝功能不全、甲状腺功能减退（若伴有高脂血症）以及败血症等患者，慎用本品。

4. 应监测患者血清三酰甘油水平，若疑有脂质代谢紊乱，应每天监测。静脉滴注过程中，血清三酰甘油不应超过 3 mmol/L。血清三酰甘油恢复到基础值时，才能进行下一次静脉滴注。

5. 应定期检测血糖、血电解质、肝功能、液体平衡和血常规。怀疑或出现酸中毒时，还应进行酸碱平衡监测。

6. 为避免代谢性酸中毒，本品应与碳水化合物同时静脉滴注。

7. 静脉滴注本品后，若血清三酰甘油未被廓清之前采血，某些实验室指标（如胆红素、乳酸脱氢酶、氧饱和度、血红蛋白等）的检测可能受到干扰。大多患者的血清脂肪廓清时间为 5～6 h。

8. 只有在保证相容性的情况下，才能将其他药品加入到本品中。添加过程中必须保证无菌。

【制剂】　注射乳剂：结构三酰甘油 50 g/250 ml；结构三酰甘油 100 g/500 ml。

【贮藏】　贮于 25 ℃以下，不得冰冻。

ω-3 鱼油脂肪乳
(ω-3 fish oil fat emulsion)

【药理作用】　本品所含长链 ω-3 脂肪酸可作为血浆与组织脂质的组成部分，其中二十二碳六烯酸（DHA）是膜磷脂结构中重要的组成成分，二十碳五烯酸（EPA）则是二十烷类（如前列腺素、血栓烷、白介素及其他脂类介质）合成的前体物质，增加 EPA 衍生的介质类物质的合成能够促进抗凝和抗炎作用、调节免疫系统。甘油在体内或代谢后进入糖酵解用于产生能量，或与游离脂肪酸结合，重新酯化，主要在肝脏生成三酰甘油。卵磷脂在体内或水解或以原型构成细胞膜的重要组成成分。

【体内过程】　本品的乳粒大小、分布情况以及体内清除动力学与生理性乳糜微粒相似。男性健康受试者的数据表明，本品所含三酰甘油在体内的 $t_{1/2}$ 为 54 min。

【适应证】　口服或肠内营养不可能、功能不全或有禁忌时，为患者补充长链 ω-3 脂肪酸，特别是 DHA 与 EPA。

【不良反应】　1. 本品有可能造成患者出血时间延长及血小板聚集抑制。极少数患者可能感觉鱼腥味。

2. 静脉滴注脂肪乳可能出现的不良反应包括体温轻度升高、热感和（或）冷感、寒战、潮红或发绀、食欲缺乏、恶心、呕吐、呼吸困难、头痛、胸痛、腰背痛、骨痛、阴茎异常勃起（极为罕见）、血压升高或降低、过敏反应（如红斑）

3. 应注意脂肪过载综合征。此综合征可能是先天性个体代谢差异或者患者在疾病状况下不适宜的静脉滴注剂量和静脉滴注速度所致。本品与棉籽油脂肪乳合用时要特别注意。代谢超负荷可能有以下症状：肝肿大伴或不伴黄疸、凝血指标改变（如出血时间、凝血时间、凝血酶原时间、血小板计数）、脾肿大、贫血、白细胞减少、血小板减少、出血及出血倾向、肝功能病理性改变、发热、高脂血症、头疼、胃痛、疲劳、高糖血症。

如果出现这些不良反应，或输入脂肪乳期间三酰甘油的血浓度超过 3 mmol/L，应停止静脉滴注脂肪乳剂，如果需要继续静脉滴注，应减少剂量后再输入。

【禁忌与慎用】　1. 脂质代谢受损、严重出血性疾病、未经控制的糖尿病禁用。

2. 某些急症及危及生命的状况，如虚脱与休克、近期的心肌梗死、卒中、栓塞、不明原因的昏迷者禁用。

3. 由于缺少临床经验，本品不可用于重度肝功能或肾功能不全的患者。

4. 由于临床经验有限，本品不可用于早产儿、新生儿、婴儿以及儿童。

5. 胃肠外营养的一般禁忌证包括低钾血症、水分过多、低渗性脱水、代谢不稳定、酸中毒。

6. 本品不可用于对鱼或鸡蛋蛋白过敏的患者。

【药物相互作用】　1. 与多价阳离子（如钙离子）混合使用时，可能出现不相容性，尤其是与肝素共用时。

2. 使用本品有可能导致出血时间延长与血小板的凝集出现抑制，因此，同时接受抗凝治疗的患者，给予本品时要特别小心，可以考虑减少抗凝剂的使用量。

【剂量与用法】　1. 一日剂量　按体重每日静脉滴注本品 1～2 ml/kg，相当于鱼油 0.1～0.2 g。以体重 70 kg 患者为例，其一日静脉滴注量为 70～140 ml。

2. 最大静脉滴注速度 按体重每小时的静脉滴注速度不可超过 0.5 ml/kg,相当于不超过鱼油 0.05 g/kg。

3. 应严格控制最大静脉滴注速度,否则血清三酰甘油会出现大幅升高。本品连续使用时间不应超过 4 周。

4. 本品应与其他脂肪乳同时使用。脂肪静脉滴注总剂量为每天 1～2 g/kg,本品所提供的鱼油应占一日脂肪输入量 10%～20%。

5. 通过中心静脉或外周静脉滴注。使用前应摇匀。在相容性得到保证的前提下,本品混合其他脂肪乳剂后,可与其他输液(如氨基酸注射液、碳水化合物注射液)同时静脉滴注。

【用药须知】 1. 应一日检查血清三酰甘油水平。静脉滴注期间,血清三酰甘油浓度不应超过 3 mmol/L。

2. 应定期检查血糖、酸碱平衡、体液平衡、血清电解质、血细胞计数,接受抗凝治疗的患者还应定期检查出血时间。

3. 使用本品有可能延长出血时间,抑制血小板凝集,因此,接受抗凝治疗的患者应慎用本品。

4. 本品开启后应立即在无菌条件下与脂肪乳或含脂溶性维生素的脂肪乳混合。在 25 ℃以下,该混合液的物理与化学稳定性可保持 24 h 不变。本品一旦与脂肪乳、脂肪乳及脂溶性维生素混合后应尽早使用,配制后的混合液应在 24 h 内完成静脉滴注。

5. 开瓶后一次未配制完的药液应予以丢弃,未使用完的已配制的药液也应予以丢弃。

6. 当与其他脂肪乳同时使用或稀释使用时,本品所提供的鱼油应占一日脂肪提供量的 10%～20%。

7. 如有可能,静脉滴注过程中应使用不含邻苯二钾酸盐的设备。

【制剂】 注射乳剂:100 ml 含 10 g 精制鱼油及 1.2 g 卵磷脂。

【贮藏】 贮于 25 ℃以下,不得冰冻。

丙氨酰谷氨酰胺
(alany glutamine)

别名:多蒙特

【药理作用】 本品为肠道外营养的一个组成部分,本品可在体内分解为谷氨酰胺和丙氨酸,其特性可经由肠外营养输液补充谷氨酰胺。本品分解释放出的氨基酸作为营养物质各自储存在身体的相应部位并随机体的需要进行代谢。对可能出现体内谷氨酰胺耗减的病症,可应用本品进行肠外营养支持。

【适应证】 需要补充谷氨酰胺患者的肠外营养,包括处于分解代谢和高代谢状况的患者。

【体内过程】 本品静脉滴注后在体内迅速分解为谷氨酰胺和丙氨酸,其 $t_{1/2}$ 为 2.4～3.8 min(晚期肾功能不全患者为 4.2 min),血浆消除率为 1.6～2.7 L/min。这一双肽的消失伴随等克分子数的游离氨基酸的增加。它的水解过程可能仅在细胞外发生。当输液量恒定不变时,通过尿液排泄的本品低于 5%,与其他静脉滴注的氨基酸相同。

【不良反应】 当本品静脉滴注速度过快时,可出现寒战、恶心、呕吐,出现这种情况应立即停药。

【禁忌与慎用】 1. 重度肾功能不全 Ccr < 30 ml/min 或重度肝功能不全的患者禁用。

2. 由于妊娠期妇女、哺乳期妇女及儿童使用本品的临床资料不足,故不推荐使用。

【剂量与用法】 1. 本品是一种高浓度溶液,不可直接静脉滴注。在静脉滴注前,必须与可配伍的氨基酸溶液或含有氨基酸的输液相混合,然后与载体溶液一起静脉滴注。1 体积的本品应与至少 5 体积的载体溶液混合(例如:100 ml 本品应加入至少 500 ml 载体溶液),混合液中本品的最大浓度不应超过 3.5%。剂量根据分解代谢的程度和氨基酸的需要量而定。胃肠外营养每天供给氨基酸的最大剂量为 2 g/kg 体重,通过本品供给的丙氨酸和谷氨酰胺量应计算在内。通过本品供给的氨基酸量不应超过全部氨基酸供给量的 20%。

2. 一日剂量为 1.5～2.0 ml/kg,相当于 0.3～0.4 g/kg(例如:70 kg 体重患者一日需本品 100～140 ml)。

3. 当氨基酸需要量为一日 1.5 g/kg 时,其中 1.2 g 氨基酸乃由载体溶液提供,0.3 g 氨基酸则由本品提供。当氨基酸需要量为一日 2 g/kg 时,其中 1.6 g 氨基酸由载体溶液提供,0.4 g 氨基酸则由本品提供。静脉滴注速度依载体溶液而定,但不应超过每小时 0.1 g 氨基酸/kg。

4. 本品连续使用时间不应超过 3 周。

【用药须知】 1. 本品使用过程中应监测患者的 ALP、AIT、AST 和酸碱平衡。

2. 对于代偿性肝功能不全的患者,建议定期监测肝功能。

3. 将本品加入载体溶液时,必须保证它们具有可配伍性、保证混合过程是在洁净的环境中进行,还应保证溶液完全混匀。

【制剂】 ①注射液:10 g/50 ml;20 g/100 ml。②注射剂(粉):10 g。

【贮藏】 密闭,阴凉处(不超过 20 ℃)保存。

17.5　矿物质类药(含微量元素)

17.5.1　钙

钙在体内含量丰富,在各种元素中占第 5 位。正常人含钙总量约 1400 g,其中 99％以骨盐形式存在于骨中以保持骨的硬度,少量存在于细胞外。钙在体内有很重要的生理功能,各种组织正常功能的实现都与一定浓度离解状态的钙有关。血钙离子浓度通常由内分泌控制系统调节于一定的范围内,骨钙与组织间液中的钙始终进行着交换。药物、激素、维生素及其他因素可改变其交换率,影响组织间液钙水平和钙离子的存在形式。正常人一日随食物摄入钙约 0.5～1 g。以磷酸盐形式在空肠内吸收。肠内容物略带酸性、维生素 D 均可促进吸收,而碱性物能降低钙的溶解度,可减少其吸收。

氯化钙

(calcium chloride)

本品为白色半透明的坚硬碎块或颗粒,极易潮解。无臭,味稍苦。极易溶于水,易溶于乙醇。

【CAS】　10043-52-4(anhydrous calcium chloride);7774-34-7(calcium chloride hexahydrate);10035-04-8(calcium chloride dihydrate)

【ATC】　A12AA07;B05XA07;G04BA03

【理化性状】　1. 本品为吸湿性的白色晶状粉末。容易溶于水中,能溶于乙醇。

2. 分子式:$CaCl_2$

3. 分子量:110.0(anhydrous);147.0(dihydrate)

【药理作用】　1. 维持神经肌肉组织的正常兴奋性,促进神经末梢分泌乙酰胆碱。

2. 改善组织细胞膜的通透性,增加毛细血管壁致密度,使渗出液减少。有消炎、消肿和抗过敏作用。

3. 有增强心肌收缩力作用。

4. 与镁离子有竞争性拮抗作用。

5. 促进骨骼和牙齿的钙化形成。

6. 还有缓解平滑肌痉挛、参与血液凝固等作用。

【体内过程】　甲状旁腺素、维生素 D 的活性代谢产物维持血钙含量的稳定性,肾脏是机体排钙的主要器官。

【适应证】　1. 用于治疗血钙过低所致的手足搐搦症、碱血症、原发性或继发性甲状旁腺功能低下症以及肠绞痛、输尿管绞痛等。

2. 防止慢性钙缺乏症。常用于维生素 D 缺乏性佝偻病、软骨病、妊娠期妇女及哺乳期妇女钙盐的补充。

3. 治疗荨麻疹、血清病、血管神经性水肿、瘙痒性皮肤病等过敏性疾病。

4. 解救镁盐中毒。

【不良反应】　1. 静脉注射时可有全身发热感。

2. 浓度过高或静脉注射过快可产生心律失常,甚至室颤或心搏骤停于收缩期。

【禁忌与慎用】　在应用强心苷期间或停药后一周以内禁用本品。

【药物相互作用】　本品对心脏方面的作用与洋地黄有协同作用。

【剂量与用法】　1. 静脉注射　一次 0.5～1 g。一般应用 5％氯化钙注射液 10～20 ml,以等量 10％～25％葡萄糖注射液稀释后缓慢静脉推入,切忌过快。

2. 口服　一次 0.3～1 g,3 次/日。

【用药须知】　1. 本品对组织有刺激作用,不宜作皮下或肌内注射,也不可直接静脉注射。静脉注射对药液外漏可引起剧痛及组织坏死。此时应立即用 0.5％普鲁卡因局部封闭。

2. 口服有胃肠道刺激,宜配成糖浆剂。

【制剂】　①氯化钙注射液:0.3 g/10 ml;0.5 g/10 ml;0.6 g/10 ml;1 g/10 ml。②氯化钙葡萄糖注射液:俗称"葡萄糖酸钙",含 5％氯化钙及 25％葡萄糖,每支 20 ml。③痒苦乐民注射液(氯化钙-溴化钠注射液):每支 5 ml,含氯化钙 0.1 g,溴化钠 0.25 g。

【贮藏】　密闭,遮光保存。

氨基酸螯合钙

(calcium amino acid chelate)

别名:复方氨基酸螯合钙、钙氨基酸螯合物、乐力、乐力钙、Compound Calcium Amino Acid Chelate、Osteoform

【药理作用】　1. 本品是由钙及多种微量元素经配位键与氨基酸形成螯合物,并加以维生素 D_3、维生素 C 制成的复方制剂。其所含的钙及微量元素能在小肠绒毛上皮细胞主动转运氨基酸的同时被吸收入血。维生素 D_3 可促进人体吸收和利用钙。维生素 C 和微量元素则能促进骨基质生成,增强成骨功能。

2. 本品主要成分氨基酸螯合钙及其他氨基酸螯合成分均为可溶性有机矿物质,在酸性胃液及碱性肠液中能稳定溶解而不产生沉淀。由于氨基酸螯合钙在血浆中的持续解离,在体内形成的释钙周期长,故能提高组织细胞对钙的利用率。

【适应证】　1. 用于预防和治疗钙及微量元素缺乏导致的多种疾病,如骨质疏松症、儿童佝偻病、钙缺乏引起的神经痛和肌肉抽搐等。

2. 用于儿童、老人、妊娠期和哺乳期妇女补充钙和维生素 D_3。

【禁忌与慎用】 1. 肾功能不全患者,高钙血症者,洋地黄中毒或洋地黄化者禁用。

2. 心功能不全患者,对维生素 D 高度敏感者慎用。

3. 婴幼儿对维生素 D 的敏感性个体差异很大,故为防止维生素 D 过量,婴幼儿应慎用。

【剂量与用法】 1. 成人　口服 $1\sim2\ g/d$。

2. 6 岁以下儿童　口服 $0.5\ g/d$;6 岁以上儿童剂量同成人。

【用药须知】 1. 对于幼儿及吞服不便者,可打开本品胶囊剂以温水冲服。

2. 使用本品时间超过 2 周时,应监测血钙、血磷浓度。

【制剂】 胶囊剂:1 g（含氨基酸螯合钙 523.6 mg）。

【贮藏】 密闭,阴凉干燥处保存。

葡萄糖酸钙
（calcium gluconate）

别名:Calciofon、Calglucon、E-bucin、Glucal

【CAS】 299-28-5（anhydrous calcium gluconate）; 18016-24-5（calcium gluconate monohydrate）

【ATC】 A12AA03;D11AX03

【理化性状】 1. 本品为白色晶体或白色颗粒状粉末。易溶于沸腾的水中,略溶于水。

2. 化学名:Calcium D-gluconate monohydrate

3. 分子式:$C_{12}H_{22}CaO_{14}\cdot H_2O$

4. 分子量:448.4

【药理作用】 本品为钙补充剂。钙可以维持神经肌肉的正常兴奋性,促进神经末梢分泌乙酰胆碱。血清钙降低时可出现神经肌肉兴奋性升高,发生抽搐,血钙过高则兴奋性降低,出现软弱无力等。钙离子能改善细胞膜的通透性,增加毛细血管的致密性,使渗出减少,具有抗过敏作用。钙离子能促进骨骼与牙齿的钙化形成,高浓度钙离子与镁离子之间存在竞争性拮抗作用,可用于镁中毒的解救;钙离子可与氟化物生成不溶性氟化钙,用于氟中毒的解救。

【适应证】 1. 治疗钙缺乏,急性血钙过低、碱中毒及甲状旁腺功能低下所致的手足搐搦症。

2. 用于治疗过敏性疾患。

3. 用于镁中毒时的解救。

4. 用于氟中毒的解救。

5. 用于心脏复苏时（如高血钾或低血钙,或钙

通道阻滞引起的心功能异常）的解救。

【不良反应】 1. 静脉注射可有全身发热,静脉注射过快可产生心律失常甚至心跳停止、呕吐、恶心。可致高钙血症,早期可表现便秘、嗜睡、持续头痛、食欲缺乏、口中有金属味、异常口干等,晚期征象表现为精神错乱、高血压、眼和皮肤对光敏感,恶心、呕吐,心律失常等。

2. 口服偶见便秘。

【禁忌与慎用】 高钙血症、高钙尿症、含钙肾结石或有肾结石病史患者禁用。

【药物相互作用】 1. 本品不宜与洋地黄类药物合用。

2. 大量饮用含酒精和咖啡因的饮料以及大量吸烟,均会抑制钙剂的吸收。

3. 大量进食富含纤维素的食物能抑制钙的吸收,因钙与纤维素结合成不易吸收的化合物。

4. 本品与苯妥英钠及四环素类合用,二者吸收减少。

5. 维生素 D、避孕药、雌激素能增加钙的吸收。

6. 含铝的抗酸药与本品同服时,铝的吸收增多。

7. 本品与噻嗪类利尿药合用时,易发生高钙血症（因增加肾小管对钙的重吸收）。

8. 本品与含钾药物合用时,应注意心律失常的发生。

【剂量与用法】 1. 口服　成人 $0.5\sim2\ g$,3 次/日;儿童 $0.5\sim1\ g$,3 次/日。

2. 静脉注射:$1\sim2\ g$,1 次/日,加等量 $5\%\sim25\%$ 葡萄糖注射液稀释后缓慢静脉注射,速度不超过 2 ml/min。

【制剂】 ①片剂:0.1 g;0.5 g。②注射液:1 g/10 ml。③口服液:1 g/10 ml。④含片:0.1 g; 0.15 g;0.2 g。

【贮藏】 密闭保存。

乳酸钙
（calcium lactate）

别名:Calcinol

【CAS】 814-80-2（anhydrous calcium lactate）; 41372-22-9（hydrated calcium lactate）

5743-47-5（calcium lactate pentahydrate）;63690-56-2（calcium lactate pentahy-drate）

【ATC】 A12AA05

【理化性状】 1. 本品为近白色或白色晶体或结晶状粉末。能溶于水,易溶于沸水,几乎不溶于乙醇。

2. 化学名:Calcium 2-hydroxy-propionate.

3. 分子式：$C_6H_{10}CaO_6 \cdot xH_2O$

4. 分子量：218.2（anhydrous）；308.3（pentahydrate）；272.3（trihydrate）

【简介】　本品为白色颗粒或粉末，无臭，稍有味，微有风化性。缓慢溶于水，易溶于热水，几乎不溶于乙醇。其作用与氯化钙相似。因其水中溶解度较小，一般均供口服，无氯化钙的苦咸味及刺激性，但吸收较慢。用于防治钙缺乏症，如手足搐搦症、骨发育不全、佝偻病、结核以及妊娠和哺乳期妇女的钙盐补充。口服：1～4 g，2～3 次/日；小儿 0.3～0.6 g，3 次/日。须同时加服维生素 D（1 万单位/d），以防钙吸收不良。片剂：0.25 g；0.5 g。密封、干燥处保存。

果糖酸钙
（calcium laevulinate）

别名：乙酰丙酸钙、氯化酸钙、左旋糖酸钙、块茎糖酸钙、戊-4-酮酸钙，戊酮酸钙，Laevacalcin、Neocalcin、Calcium levulinate、Calcium levalate

【简介】　本品为白色结晶或粉末，味微苦涩，易溶于水，微溶于乙醇。其作用与葡萄糖酸钙相似，能提高血钙、降低毛细血管通透性。用于治疗低血钙、荨麻疹、血管神经性水肿等。静脉注射：一次 1 g，加等量葡萄糖注射液稀释后缓慢注入。静脉注射时，个别患者可有发热感。服用强心苷者慎用。注射液：1 g/10 ml。密封，遮光保存。

磷酸氢钙
（calcium hydrogenphosphate）

别名：二碱式磷酸钙、Dibasic calcium phosphate、Bicalcic phosphate、Secondary calcium phosphate、Dicalcium orthophosphate、Bibasic calcium phosphate

【简介】　本品为白色细粉或单斜形晶体，无臭、无味，无吸湿性。几乎不溶于水，不溶于乙醇，溶于稀盐酸。能够补充钙质的不足。用于治疗佝偻病、软骨病、骨发育不全，手足搐搦症等。本品宜与维生素 D 合用，亦作为药物片剂的赋形剂。口服：0.6～2 g，3 次/日，口服几乎无不良反应及毒性。制剂有 J 维钙片、含糖钙片、维他钙片、保健钙片等。密封，遮光阴凉处保存。

甘油磷酸钙
（calcium glycerophosphate）

别名：Calcium glycerinophosphate

【简介】　本品为白色或乳白色粉末，易溶于冷水（有的产品难溶）略溶于热水，溶于甘油，不溶于乙醇。神经滋补药，能增强神经组织的功能。临床上多配成复方制剂治疗神经衰弱、记忆力衰退和用于病后恢复期等。口服：0.2～0.6 g，3 次/日。饭后服。几乎无不良反应。制剂有甘油磷酸钙片、强力脑清素片（更年康片）等。密封，遮光保存。

枸橼酸钙
（calcium citrate）

【CAS】　813-94-5；5785-44-4
（tetrahydrate）

【ATC】　A12AA13

【理化性状】　1. 化学名：2-Hydroxy-1，2，3-propane- tricarboxylic acid calcium salt （2：3）

2. 分子式：$Ca_3(C_6H_5O_7)_2$

3. 分子量：498.43

【药理作用】　参见葡萄糖酸钙。

【适应证】　用于预防和治疗钙缺乏症，如骨质疏松、手足抽搐症、骨发育不全、佝偻病以及儿童、妊娠和哺乳期妇女、绝经期妇女、老年人钙的补充。

【不良反应】　常见便秘。

【禁忌与慎用】　高钙血症、高钙尿症、含钙肾结石或有肾结石病史患者禁用。

【药物相互作用】　参见葡萄糖酸钙。

【剂量与用法】　口服，一次 0.5～2 g，3 次/日。

【制剂】　片剂：0.5 g。

【贮藏】　密闭，遮光保存。

碳酸钙
（calcium carbonate）

【CAS】　471-34-1

【ATC】　A02AC01；A12AA04

【理化性状】　1. 本品为细小的白色粉末，不溶于水。

2. 分子式：$CaCO_3$

3. 分子量：100.09

【药理作用】　钙是维持人体神经、肌肉、骨骼系统、细胞膜和毛细血管通透性正常功能所必需。

【适应证】 1. 用于预防和治疗钙缺乏症,如骨质疏松、手足抽搐症、骨发育不全、佝偻病以及儿童、妊娠和哺乳期妇女、绝经期妇女、老年人钙的补充。

2. 缓解由胃酸过多引起的上腹痛,反酸、烧心感和上腹不适等。

【不良反应】 1. 常见嗳气、便秘。

2. 偶可发生奶-碱综合征,表现为高血钙、碱中毒及肾功能受损(因服用牛奶及碳酸钙,或单用碳酸钙引起)。

3. 过量长期服用可引起胃酸分泌反跳性增高,并可发生高钙血症。

【禁忌与慎用】 【药物相互作用】 参见葡萄糖酸钙。

【剂量与用法】 1. 用于补钙 口服,0.5~3 g/d,分次饭后服用。

2. 用于中和胃酸 饭后 1 h 或需要时按体重或年龄给药,2~5 岁,一次给予混悬液 5 ml;6~11 岁,一次给予混悬液 10 ml;成人一次 10~20 ml,不超过 3 次/日,连续服用最大推荐剂量不超过 14 d。

【制剂】 ①片剂:0.25 g;0.5 g。②胶囊剂:0.25 g。③口服混悬液:11.84 g/148 ml。⑤颗粒剂:0.625 g。

【贮藏】 密闭,遮光保存。

醋酸钙
(calcium acetate)

别名:乙酸钙、

【CAS】 62-54-4;5743-26-0(monohydrate)

【ATC】 A12AA12(anhydrous)

【理化性状】 1. 本品为白色松散细粉,无臭,味微苦,易吸潮。加热至 160 ℃分解成 $CaCO_3$ 和丙酮。易溶于水。微溶于乙醇。

2. 分子式:$Ca(CH_3COO)_2$

3. 分子量:158.17

【药理作用】 1. 钙是维持人体神经、肌肉、骨骼系统、细胞膜和毛细血管通透性正常功能所必需。

2. 本品与食物同服,可与饮食中的磷酸生成不溶性的磷酸钙,使磷酸随粪便排出,减少磷酸盐从胃肠道吸收。

【适应证】 1. 用于预防和治疗钙缺乏症,如骨质疏松、手足抽搐症、骨发育不全、佝偻病以及儿童、妊娠和哺乳期妇女、绝经期妇女、老年人钙的补充。

2. 用于终末期肾病的高血磷症。

【不良反应】 偶有恶心、高血钙。

【妊娠期安全等级】 C。

【禁忌与慎用】 【药物相互作用】 参见葡萄糖酸钙。

【剂量与用法】 1. 用于补钙 口服,一次 0.6 g,1 次/日。

2. 用于透析者的高磷血症 1.334 g,餐中服,缓慢增加剂量,使血磷低于 6 mg/dl。多数患者有效剂量为 2~2.668 g。

【制剂】 ①片剂:0.667 g。②胶囊剂:0.6 g。③颗粒剂:0.2 g;0.6 g。

【贮藏】 室温储存。

门冬氨酸钙
(calcium aspartate)

别名:天冬氨酸钙

【CAS】 10389-09-0

【理化性状】 1. 本品为白色粉末;无臭,味微苦;有引湿性。本品在水中易溶,在乙醇、三氯甲烷或乙醚中几乎不溶。

2. 化学名:L-Aspartic acid calcium salt

3. 分子式:$C_4H_5CaNO_4$

4. 分子量:302.3

5. 结构式

【药理作用】 钙离子能增加毛细血管的致密度,降低其通透性,减少渗出,而且钙在形成抗体的显微结构中具有重要意义,因此,它具有减轻炎症和非特异性抗过敏作用。门冬氨酸还是一种离子传递体,它具有选择性定向传递作用,二者结合而成的门冬氨酸钙在细胞内或通过细胞膜的选择性传递,使被作用的细胞膜产生皂化作用,从而阻碍有害物质进入,而营养成分及重要矿物质仍能通过。同时,由于门冬氨酸对成盐钙离子很少解离,且同步运转,可作为细胞代谢的基质优先在所需的地方释放钙,从而发挥出强有力的抗炎作用。

【体内过程】 本品在人体内分布迅速,几分钟内可充分发挥作用,经 3 h 可完全排泄。

【适应证】 1. 用于预防和治疗钙缺乏症,如骨质疏松、手足抽搐症、骨发育不全、佝偻病以及儿童、妊娠和哺乳期妇女、绝经期妇女、老年人钙的补充。

2. 用于变异反应性疾病,如湿疹、荨麻疹、渗出性多形性红斑等辅助治疗。

【不良反应】 注射时少数患者有灼热感、面部潮红,偶有头晕、恶心、心悸、胸闷等不良反应,一般可以耐受。

【妊娠期安全等级】　C。

【禁忌与慎用】【药物相互作用】　参见葡萄糖酸钙。

【剂量与用法】　1. 静脉注射,速度为 1 ml/min。1 次/日,5 次为一疗程。连续使用不超过两个疗程。

2. 口服,成人,0.6～1.2 g/d,分 2～3 次服用。

【用药须知】　1. 静脉注射宜慢,以免产生不良反应。

2. 如果发生心脏严重不适现象,立即停止,必要时可用门冬氨酸钾镁 10～20 ml 溶于 5% 葡萄糖液 500 ml,缓慢静脉滴注。

【制剂】　①片剂:0.2 g。②注射液:0.75 g/10 ml。

【贮藏】　密闭保存。

枸橼酸苹果酸钙
(calcium citrate malate)

别名:尤尼乐

【CAS】　142606-53-9

【理化性状】　1. 本品为白色固体,易溶于水。

2. 分子式:$(C_6H_7O_7)_x \cdot (C_4H_5O_5)_y \cdot (Ca^{2+})_z$

3. 结构式

【简介】　本品为水溶性钙,用于预防和治疗钙缺乏症,如骨质疏松、手足抽搐、骨发育不全、佝偻病以及妊娠和哺乳期妇女、绝经期妇女钙的补充。口服,一次 0.25～2.0 g,2～3 次/日。高钙血症、有肾结石病史者禁用。片剂:0.25 g。

17.5.2　磷

磷存在与人体所有细胞中,是维持骨骼和牙齿的必要物质,几乎参与所有生理上的化学反应。磷还是使心脏有规律地跳动、维持肾脏正常机能和传达神经刺激的重要物质。没有磷时,烟酸不能被吸收;磷的正常机能需要维生素 D 和钙来维持。

复合磷酸氢钾
(potassium hydrogen phosphate compound)

别名:复方磷酸氢钾

本品为无机盐磷补充剂。

【理化性状】　本品主要成分为磷酸氢二钾、磷酸二氢钾。

【药理作用】　磷参与糖代谢中的糖磷酸化,构成细胞膜磷脂质的重要成分,为细胞内 RNA、DNA 及许多辅酶的重要成分之一。磷还参与能量的转换、贮存、运输及体液 pH 缓冲的调节。

【适应证】　1. 用作全胃肠外营养疗法中磷的补充剂(如大型手术或其他创伤后需禁食 5 d 以上者)。

2. 也用于某些疾病所致的低磷血症。

3. 尚可用于配制缓冲溶液,以调节机体酸碱平衡。

【体内过程】　健康成人一日约需磷 0.9 g,与一日排泄量相当。所需的磷约 60% 由空肠迅速吸收,其余在肠道其他部位吸收。肾是调节磷平衡的主要器官,一日由尿排出的磷相当于摄取量的 90%,其余由胃肠及皮肤排泄。人体内磷总含量为 400～800 g,其中约有 35% 存在于骨骼内,6% 存在于肌肉组织内,9% 存在于其他组织内。

血磷内的无机磷酸盐约有 12% 与血浆蛋白结合,其中 33% 为复合型,44% 为碱式磷酸盐,11% 为酸式磷酸盐。

【不良反应】　1. 可导致高钾血症,表现为心律失常、口唇麻木或刺痛、四肢乏力等。

2. 可导致高磷血症,并诱发低钙血症,表现为手足麻木、搐搦、肌痉挛、呼吸困难等。

【禁忌与慎用】　1. 高磷血症患者、肾结石患者(磷酸盐结石)、重度肾功能不全患者禁用。

2. 下列情况慎用。

(1) 心脏病患者(尤其是使用洋地黄类药物时)。

(2) 可能出现高磷血症或低钙血症的情况,如甲状旁腺功能减退、慢性肾脏疾病、骨软化症、急性胰腺炎、佝偻病。

(3) 有高钾血症倾向的患者,如严重的肾上腺皮质功能减退、急性失水,严重的组织损伤(如重度烧伤或挤压伤)、先天性肌肉强直等。

(4) 急性肺水肿、高血压、高钠血症、妊娠高血压综合征等可能出现水肿的疾病。

3. 尚不清楚磷是否经乳汁分泌,妊娠期妇女慎用。

4. 对于妊娠期妇女缺乏临床对照研究,慎用。

【药物相互作用】　1. 本品与杏仁酸乌洛托品或马尿酸乌洛托品合用时,可增强后两者的抗菌活性。

2. 与肾上腺皮质激素(尤其是盐皮质激素)、促皮质素,雄激素等合用,可增加水钠潴留的发生率。

【剂量与用法】　每 1000 千卡热量加入 2.5 ml (相当于磷 8 mmol)。

【用药须知】　1. 本品与含钙注射液不宜配伍,因配伍时易析出沉淀。

2. 严禁直接静脉注射本品注射液,必须稀释200倍以上才能经静脉滴注,并应控制静脉滴注速度。

3. 本品仅限于不能进食的患者使用。

4. 药物过量可致高磷血症、低钙血症、胃肠道不适及肌肉震颤、痉挛等中毒表现,出现以上情况时应立即停药。

5. 用药前后及用药期间应当检查或监测肾功能、血磷、血钙、血钠及血钾浓度。

【制剂】 注射液:2 ml(每毫升含有磷酸氢二钾三水结晶物 319.5 mg、磷酸二氢钾 217.7 mg)。

【贮藏】 遮光,密闭保存。

甘油磷酸钠
(sodium glycerophosphate)

别名:格利福斯、天临、Glycophos

本品为静脉用磷补充药,是 α-甘油磷酸钠和 β-甘油磷酸钠的混合物。

【CAS】 154804-51-0

【ATC】 B05XA14

【理化性状】 1. 本品为无色结晶或白色结晶状粉末,无臭,味咸。本品在水中易溶,在乙醇或丙酮中不溶。

2. 分子式:$C_3H_7Na_2O_6P$

3. 分子量:216.04

4. 结构式

【药理作用】 本品可补充人体对磷的需要。磷参与骨质的形成和细胞膜磷脂的组成,同时磷还与许多代谢中的酶活性有关,在能量代谢中的作用至关重要。

【体内过程】 本品进入人体后,释放出磷离子,12%游离磷与血浆蛋白结合,约90%药物经肾排泄,10%药物从粪便排出。

【适应证】 防治低磷血症,可作为成人静脉营养的磷补充剂,以及用于磷缺乏患者。

【不良反应】 长期使用本品可导致高血磷、低血钙。

【禁忌与慎用】 1. 对本品过敏者、休克患者、脱水患者及重度肾功能不全患者禁用。

2. 轻、中度肾功能不全患者慎用。

【药物相互作用】 1. 维生素 D 可增加磷的吸收。

2. 降钙素可抑制磷的吸收。

【剂量与用法】 静脉滴注 通常一日 2.16 g(对接受静脉营养治疗者应根据实际需要酌情增减)加入复方氨基酸注射液或 5%(或 10%)葡萄糖注射液 500 ml 中(注射用甘油磷酸钠应先用注射用水 10 ml 溶解),在 4~6 h 内缓慢静脉滴注,滴速为每小时 1.7~2.5 mmol 或 360~540 mg。

【用药须知】 1. 用药前后及用药时应当检查或监测血磷,长期用药应监测血磷、血钙浓度。

2. 在体外配制营养液时,本品不易与其他电解质发生沉淀。

3. 本品注射液为高渗溶液,必须在使用前 1 h 内稀释后再使用,且稀释后应于 24 h 内用完,以避免发生污染。

4. 药物过量可致高磷血症、低钙血症、胃肠道不适及肌肉震颤、痉挛等中毒表现,出现以上情况时应立即停药。

【制剂】 注射液:2.16 g/10 ml(以无水甘油磷酸钠计,相当于磷 10 mmol、钠 20 mmol)。

【贮藏】 贮于 25 ℃ 以下,不得冰冻。

17.5.3 钾

钾是维持生命不可或缺的必需物质。它和钠共同作用,调节体内水分的平衡并使心跳规律化。钾对细胞内的化学反应很重要,对协助维持稳定的血压及神经活动的传导起着非常重要的作用。

缺钾会减少肌肉的兴奋性,使肌肉的收缩和放松无法顺利交替进行,还容易使人倦怠;此外,也会妨碍肠的蠕动,引起便秘;还会导致浮肿,半身不遂及心脏病发作。当人体钾摄取不足时,钠会带着许多水分进入细胞中,使细胞破裂导致水肿。血液中缺钾会使血糖偏高,导致高糖血症。另外,缺钾对心脏造成的伤害最为严重,缺钾,可能是人类因心脏疾病致死的最主要原因。

人体缺钾的主要症状是:心动过速、心律失常、肌肉无力、麻痹、易怒、恶心、呕吐、腹泻、低血压、精神错乱以及心情冷淡。

补钾的原则如下。

1. 积极处理低血钾的病因,以免继续失钾。

2. 采取总量控制,分次补给,边治疗边观察的治疗方法,每天补钾一般不超过 80 mmol(氯化钾 6 g,以每克氯化钾相等于 13.4 mmol 钾计算),力争 3~4 d 内纠正低钾。

3. 能口服者可口服钾剂补钾。

4. 静脉补充钾速度的限制,每 1 L 输液中的含钾量不得超过 40 mmol(相当于氯化钾 3 g),溶液应缓慢静脉滴注,输入钾量应控制在 20 mmol/h 以下。

5. 补钾禁用静脉注射法,因为细胞外液的钾总量仅 60 mmol,如果含钾溶液输入过快,血钾浓度可能短期内增高许多,将有致命的危险。

6. 如果患者伴有休克、少尿,应先输给晶体液及胶体液,尽快恢复其血容量;待尿量超过 40 ml/h 后,再静脉补充钾。

枸橼酸钾
（potassium citrate）

别名:柠檬酸钾、tripotassium citrate

【CAS】　866-84-2

【ATC】　A12BA02

【理化性状】　1. 本品为无色结晶或白色结晶性粉末,有微引湿性,易溶于水,缓溶于甘油,不溶于醇,味咸而凉。

2. 分子式:$C_6H_5K_3O_7$

3. 分子量:306.4

4. 结构式

【药理作用】　1. 口服本品后,吸收的枸橼酸盐经过代谢会产生碱负荷,从而使枸橼酸盐的清除率增加,尿枸橼酸盐浓度、尿 pH 值升高,但不会显著改变血枸橼酸浓度。本品可碱化尿液,使钙盐(草酸钙、磷酸钙和尿酸钙)的结晶不易析出,从而抑制尿结石的形成;尿中升高的枸橼酸与钙离子络合,从而降低钙离子活性,减少草酸钙饱和度。枸橼酸还能抑制草酸钙、磷酸钙自发成核。同时尿 pH 值的升高还可增加尿酸离子化,成为更易溶解的尿酸盐离子。

2. 本品含钾离子,可升高血钾。

【体内过程】　本品口服后可迅速被胃肠道吸收,约吸收给药量90%。钾离子主要分布于细胞外液中,细胞内液除呈离子状态外,一部分与蛋白质结合,另一部分与糖及磷酸结合,钾 90% 由肾脏排泄,10% 由粪便排出。服用本品可见尿中枸橼酸升高。

【适应证】　1. 用于防治各种原因引起的低钾血症。

2. 用于尿酸结石,低枸橼酸钙结石症和肾小管中毒症引起的钙结石症。

3. 用于碱化尿液,促进尿酸的排泄,预防痛风发作。

【不良反应】　1. 高钾血症,应用过量或原有肾功能不全时易发生,表现为软弱、乏力、手足口唇麻木、不明原因的焦虑、意识模糊、呼吸困难、心率减慢、心律失常、传导阻滞、甚至心搏骤停,心电图表现为高而尖的 T 波、并逐渐出现 PR 间期延长、P 波消失、QRS 波变宽、出现正弦波。

2. 口服可有胃肠道刺激症状,如恶心、呕吐、咽部不适、胸痛(食道刺激)、腹痛、腹泻、甚至消化性溃疡及出血。在空腹、剂量较大及原有胃肠道疾病者更易发生。

【禁忌与慎用】　1. 伴有少尿或氮质血症的重度肾功能不全患者,未经治疗的艾迪生病(Addison's disease)、急性脱水、中暑性痉挛、无尿、严重心肌损害、和各种原因引起的高血钾患者、心力衰竭或严重心肌损害者、消化性溃疡患者禁用。

2. 急性肾功能不全、慢性肾功能不全患者慎用。

3. 家族性周期性麻痹,低钾性麻痹应给予补钾,但需鉴别高钾性或血钾正常性周期麻痹。

4. 慢性或严重腹泻可致低钾血症,但同时可致脱水和低钠血症,引起肾前性少尿,应慎用。

5. 传导阻滞性心律失常,尤其应用洋地黄类药物时,慎用。

6. 大面积烧伤、肌肉创伤、严重感染、大手术后24 h 和严重溶血,上述情况本身可引起高钾血症,应慎用。

7. 肾上腺性异常综合征伴盐皮质激素分泌不足者慎用。

8. 正在使用保钾利尿药和其他能升高血钾的药物时慎用。

【药物相互作用】　1. 肾上腺糖皮质激素、肾上腺盐皮质激素和促肾上腺皮质激素(ACTH),因能促进尿钾排泄,合用时降低钾盐疗效。

2. 抗胆碱药物能加重口服钾盐的胃肠道刺激作用。

3. NSAIDs 可加重口服钾盐的胃肠道反应。

4. 合用库存血(库存 10 d 以下含钾 30 mmol/L,库存 10 d 以上含钾 65 mmol/L)、含钾药物和保钾利尿药时,发生高钾血症的风险增加,尤其是有肾功能不全者。

5. 血管紧张素转换酶抑制剂和环孢素能抑制醛固酮分泌,使尿钾排泄减少,故合用时易发生高钾血症。

6. 肝素能抑制醛固酮的合成,使尿钾排泄减少,合用时易发生高钾血症。另外,肝素可使胃肠道出血机会增多。

7. 缓释型钾盐能抑制肠道对维生素 B_{12} 的吸收。

【剂量与用法】　1. 常释剂型　一次 1.46 g,3 次/日。

2. 缓释剂型　与食物同服或餐后 30 min 内服

用。一次 1.62 g,2~3 次/日。

【用药须知】　排尿量低于正常水平的患者慎用。

【制剂】　①颗粒剂:1.46 g;2.92 g。②缓释片:0.54 g;1.08 g。③口服液:1.46 g/20 ml。

【贮藏】　密封,干燥处保存。

门冬氨酸钾
(potassium aspartate)

本品为补钾药。

【CAS】　14434-35-6

【理化性状】　1. 分子式:$C_4H_6KNO_4$

2. 分子量:171.19

3. 结构式

【药理作用】　钾是细胞内的主要阳离子,其浓度为 150~160 mmol/L。机体主要依靠细胞膜上的 Na^+,K^+-ATP 酶来维持细胞内外的 K^+、Na^+ 浓度差。体内的酸碱平衡状态对钾代谢有影响,如酸中毒时 H^+ 进入细胞内,为了维持细胞内外的电位差,K^+ 释出到细胞外,引起或加重高钾血症。而代谢紊乱也会引起酸碱平衡,正常的细胞内外钾离子及浓度差与细胞的某些功能有着密切的关系,如碳水化合物的代谢、糖原贮存和蛋白质代谢、神经、肌肉包括心肌的兴奋性和传导性等;门冬氨酸是草酰乙酸前体,在三羧酸循环中起着重要作用,并参与鸟氨酸循环,使 NH_3 和 CO_2 生成尿素;门冬氨酸对细胞的亲和力很强,可作为钾离子的载体并为其提供能量,使其重返细胞内,提高细胞内钾离子浓度。

【适应证】　1. 各种原因引起的低钾血症。

2. 低钾血症引起的周期性四肢麻痹。

3. 洋地黄中毒引起的心律失常。

【不良反应】　1. 静脉滴注浓度较高、速度较快或静脉较细时,易刺激静脉引起疼痛,甚至引起静脉炎。

2. 应用过量、速度较快或原有肾功能不全时易发生高钾血症。可表现为软弱、乏力、手足口唇麻木、焦虑、意识模糊、呼吸困难、心率减慢、心律失常、传导阻滞、甚至心搏骤停。心电图表现为高而尖的 T 波、PR 间期延长等

【禁忌与慎用】　参见枸橼酸钾。

【药物相互作用】　1. 本品与保钾利尿药和(或)血管紧张素转化酶抑制剂合用时,可能会发生高钾血症。

2. 与库存血(库存 10 d 以下含钾 30 mmol/L,库存 10 d 以上含钾 65 mmol/L)合用时,发生高钾血症的风险增加,尤其是有肾损害者。

【剂量与用法】　静脉滴注:1.71~5.14 g/d,溶于注射用水、5%葡萄糖溶液或生理盐水中,稀释成浓度为 0.68%(含钾 40 mmol/L)以下,每 1min 滴速不超过 8 ml,一日给药量不得超过 17.1 g(含钾 100 mmol)。补钾剂量、浓度和速度根据临床病情、血钾浓度及心电图缺钾图形改善而定。

【用药须知】　老年人肾脏清除钾能力下降,易发生高钾血症。

【制剂】　注射液:1.71 g/10 ml。

【贮藏】　遮光,密闭保存。

17.5.4　镁

镁是维持人体生命活动的必需元素,具有调节神经和肌肉活动、增强耐久力的神奇功能。镁缺乏可致血清钙下降,神经肌肉兴奋性亢进,低镁血症患者可有房室性早搏、房颤以及室性心动过速与室颤,半数有血压升高。镁对骨矿物质的内稳态有重要作用,镁缺乏可能是绝经后骨质疏松症的一种危险因素,少数研究表明镁耗竭可以导致胰岛素抵抗。

葡萄糖酸镁
(magnesium gluconate)

别名:包乐

【CAS】　3632-91-5

【ATC】　A12CC03

【理化性状】　1. 白色结晶性粉末,无臭味苦,无杂质,易溶于热水,几乎不溶于乙醇。

2. 化学名:Magnesium bis[(2R,3S,4R,5R)-2,3,4,5,6-pentahydroxyhexanoate]。

3. 分子式:$C_{12}H_{22}MgO_{14}$

4. 分子量:414.60

5. 结构式

【药理作用】　本品可升高血液和细胞外液中 Mg^{2+} 的浓度,从而直接扩张周围血管平滑肌和降低子宫平滑肌张力。

【体内过程】　口服 5 g 或 10 g 本品颗粒剂后,血清镁浓度 2 h 达到高峰,达峰时血镁浓度分别为 1.019 及 1.042 mmol/L。口服 5 g 颗粒剂后 6 h 血

镁浓度下降至用药前水平;口服 10 g 颗粒剂 6 h 后血镁浓度仍略高于用药前水平。

【适应证】 通过口服本品能增加血镁浓度及维持静脉滴注硫酸镁后的血镁浓度,用于妊娠高血压综合征的治疗。

【不良反应】 个别患者有腹泻现象,饭后服用或分次服用对减轻消化道症状有一定效果。

【禁忌与慎用】 1. 肾功能不全、低血压、呼吸抑制患者禁用。

2. 尿量<100 ml/4 h 者禁用。

3. 呼吸<16 次/分,膝腱反射消失者禁用。

【剂量与用法】 口服,一次 3～6 g,2 次/日。

【用药须知】 1. 本品应在医师指导下使用,避免与中枢神经抑制药合用。

2. 服用本品后若出现腹泻现象,应酌情减少剂量或停用。

3. 每次用药前,应检查呼吸及膝腱反射,若出现呼吸<16 次/分,膝腱反射消失时,应停止使用本品。

【制剂】 颗粒剂:3 g。

【贮藏】 密封,干燥处保存。

17.5.5 锌

锌对维持机体的正常生理功能起重要作用,目前已知锌存在于人体 70 种以上的酶系中,如呼吸酶、乳酸脱氢酶、碳酸酐酶、ALP、DNA 和 RNA 聚合酶、羧肽酶等,是人体必不可少的微量元素之一。锌与核酸、蛋白质的合成,与碳水化合物、维生素 A 的代谢以及胰腺、性腺和垂体的活动都有密切关系。锌具有促进生长发育、改善味觉等作用,缺乏时生长停滞、生殖无能、伤口不易愈合,机体衰弱,可有结膜炎、口腔炎、舌炎、食欲缺乏、慢性腹泻、味觉丧失、神经症状等。锌对儿童的生长发育关系重大。缺锌儿可见体瘦、发育迟缓、智力低下等。

葡萄糖酸锌
(zinc gluconate)

本品为锌补充剂。

【CAS】 4468-02-4

【ATC】 A12CB02

【理化性状】 1. 本品为近白色或白色的颗粒或粉末。能溶于水,几乎不能溶于乙醇。

2. 化学名:$C_{12}H_{22}O_{14}Zn$

3. 分子量:455.7

【药理作用】 为抗缺锌症药。能加速儿童生长发育,增进食欲,促进伤口愈合,有助于大脑发育和提高智力,促进性器官发育和增强性功能,提高机体免疫功能等。

【体内过程】 本品口服后主要由小肠吸收,血清锌浓度可于 1 h 达高峰,约 2 h 开始下降。能广泛分布于肝、肠、脾、胰、心、肾、肺、肌肉及中枢神经系统、骨骼等内。由粪便排泄,少量随尿、乳汁排泄。在含锌量相近的剂量下,本品的生物利用度约为硫酸锌的 1.6 倍。

【适应证】 用于缺锌引起的小儿食欲缺乏、生长发育迟缓、营养不良、食欲缺乏症、复发性口腔溃疡、痤疮等。老年缺锌者亦可用,可增强其免疫功能。

【不良反应】 本品不良反应轻微,较硫酸锌少。偶可引起恶心、胃内不适等消化道反应,一般减量或停药,即可减轻或消失。

【禁忌与慎用】 忌与牛奶、面包、植物酸多的食物(如芹菜、菠菜、韭菜、柠檬等)同服。

【药物相互作用】 忌与四环素、多价磷酸盐、青霉素等同时服用。

【剂量与用法】 口服剂量均以锌计算,饭后服。成人 2 次/日,一次 10～25 mg;小儿 2～3 岁,10 mg/d;3～4 岁 12.5 mg/d;4～6 岁,15 mg/d;6 岁以上 20 mg/d,均分 2～3 次服用。

【用药须知】 1. 应避免空腹服药。

2. 本品过量使用可影响铜、铁离子的代谢。应在确诊缺锌时使用;不可超量使用。

【制剂】 ①片剂:含锌 10 mg。②胶囊剂:含锌 25 mg。③口服液:每瓶 10 ml,含锌 10 mg。

【贮藏】 密闭、遮光保存。

甘草锌
(licorzinc)

本品主要成分为豆科植物甘草的根中提取得到的有效成分与锌结合的含锌药物。

【药理作用】 对大鼠缺锌整体模型有良好的补锌作用,且长期服用不引起体内主要脏器微量元素的改变,也不引起锌的蓄积。对大鼠慢性乙酸性胃溃疡、大鼠应激性胃溃疡、利血平诱发小鼠胃溃疡、幽门结扎引起的大鼠胃溃疡等四种模型均有一定保护和促进溃疡愈合的作用,甘草的抗溃疡成分能增加胃黏膜细胞的"己糖胺"成分,提高胃黏膜的防御力,延长胃上皮细胞的寿命,加速溃疡愈合;锌也有促进黏膜再生和加速溃疡愈合的作用。

【体内过程】 锌在十二指肠和近端小肠内吸收,主要排泄途径为肠道。口服本品 2～4 h 血锌即达最高浓度,6 h 后恢复正常,不会造成蓄积。

【适应证】 1. 治疗由于锌缺乏症引起的儿童食欲缺乏、异食癖、生长发育不良及成人锌缺乏症。

2. 治疗寻常型痤疮。

3. 用于口腔、胃、十二指肠及其他部位的溃疡症。可用于促进刀口、创伤、烧伤的愈合。

【不良反应】 在治疗胃溃疡时,由于用量较大,疗程又较长,个别人可能出现排钾潴钠和轻度浮肿,停药后症状可自行消失。必要时可通过限制钠盐摄入量或加服氢氯噻嗪和枸橼酸钾,或加服小剂量螺内酯等对症处理,可不妨碍继续使用本品。

【禁忌与慎用】 1. 对本品过敏者禁用。

2. 急性或活动性消化道溃疡者禁用。

【药物相互作用】 1. 本品勿与牛奶同服。

2. 本品勿与铝盐、钙盐、碳酸盐、鞣酸等同时使用。

3. 本品可降低青霉胺、四环素类药物的作用。

【剂量与用法】 1. 胶囊剂 1 岁以内,40 mg/次,2 次/日;1~3 岁,80 mg/d,2~3 次/日;3~5 岁,160 mg/d,2~3 次/日;5~10 岁,240 mg/d,3 次/日;10 岁以上,250 mg/d,3 次/日。

2. 颗粒剂

(1)成人 ①治疗青年痤疮及口腔溃疡及其他病症,一次 5 g,2~3 次/日。治疗青年痤疮一个疗程 4~6 周,愈后 5 g/d,再服 4~6 周,可减少复发。其他病症疗程酌情而定;②治疗消化性溃疡,一次 10 g,3 次/日,一个疗程 4~6 周,必要时可减半量,再服一个疗程,以巩固疗效。

(2)儿童 ①常用剂量为一日按体重 0.5~1.5 mg/kg 元素锌计算,分 3 次服用。也可按儿童包装规格使用:1~5 岁,一次 0.75 g,2~3 次/日;6~10 岁,一次 1.5 g,2~3 次/日;11~15 岁,一次 2.5 g,2~3 次/日,开水冲服;②保健营养性补锌,按儿童包装规格使用,一次 1.5 g,2~3 次/日。

【用药须知】 1. 应按推荐的剂量服用,不可过量服用。

2. 餐后服用,可减少锌剂的肠道刺激。

3. 心、肾功能不全或重度的高血压患者应慎用或遵医嘱。

4. 发生不良反应后,必要时可通过限制钠盐摄入量或加服氢氯噻嗪和枸橼酸钾,或加服小剂量螺内酯对症处理,不妨碍继续用甘草锌。

【制剂】 ①胶囊剂:0.25 g(相当于含锌 12.5 mg,甘草酸 73.5 mg)。②颗粒剂:1.5 g(相当于锌 3.6~4.35 mg,甘草酸 25.2 mg);5 g(含锌 12~14.5 mg,甘草酸不少于 83.4 mg)。

【贮藏】 密封,在阴凉(不超过 20 ℃)干燥处保存。

枸橼酸锌
(zinc citrate)

别名:柠檬酸锌

本品为有机锌补充剂。

【CAS】 546-46-3

【理化性状】 1. 本品为白色颗粒状结晶或结晶性粉末,无臭,无味,有风化性。本品在水中微溶,在盐酸溶液中溶解。

2. 化学名:1,2,3-Propanetricarboxylicacid,2-hydroxy-zinc salt

3. 分子式:$C_{12}H_{10}O_{14}Zn_3$

4. 分子量:574.37

5. 结构式

【药理作用】 锌为体内多种酶的组成成分,具有促进生长发育、改善味觉、加速伤口愈合等作用。

【适应证】 本品用于治疗因缺锌引起的儿童生长发育迟缓、营养不良、食欲缺乏症、异食癖。

【不良反应】 可见轻度恶心、呕吐和便秘等反应。

【禁忌与慎用】 急性或活动性消化道溃疡者禁用。

【药物相互作用】 参见甘草锌。

【剂量与用法】 口服,成人一次 25 mg,2 次/日;儿童,2~6 岁 12.5 mg/d,4~12 岁 25 mg/d,均分 2 次饭后服。

【用药须知】 参见甘草锌。

【制剂】 片剂:12.5 mg(以元素锌计)。

【贮藏】 密封,在阴凉(不超过 20 ℃)干燥处保存。

硫酸锌
(zinc sulfate)

别名:锌矾、矾、White vitrol、White copperas、Zinc vitriol、Zincate

【CAS】 7733-02-0(anhydrous zinc sulfate);7446-20-0(zinc sulfate heptahydrate)

【ATC】 A12CB01

【理化性状】 1. 本品为有风化性的白色结晶性粉末或无色透明的晶体。极易溶于水,几乎不溶于乙醇。5%的水溶液的 pH 值约为 4.4~5.6。于非金属的密闭容器中保存。

2. 分子式：$ZnSO_4 \cdot 7H_2O$

3. 分子量：287.5

【简介】　主要用途为外用，利用其收敛作用，治疗慢性结膜炎。0.25％滴眼液，3～4 次/日。口服用于老年缺锌患者，可增强其免疫力，对心脑动脉硬化等老年性疾病有一定的疗效。用法：200～300 mg/d，分 2～3 次服，1～2 周后血清锌可恢复至正常值，也可口服 200 mg/d，连服 4 d，然后停药 10 d 后再服。服片剂、胶囊剂或 10％溶液均可。由于内服易引起消化道反应，已较少用于其他疾病。

醋酸锌

(zinc acetate)

别名：Viberzi、dicarbomethoxyzinc、zinc diacetate

【CAS】　557-34-6

【理化性状】　1. 本品为白色结晶或颗粒，易溶于水和沸腾的乙醇，微溶于乙醇。

2. 分子式：$ZnC_4H_6O_4 \cdot 2H_2O$

3. 分子量：219.5

4. 结构式

【药理作用】　1. 肝豆状核变性（Wilson´s disease）是常染色体隐性遗传代谢性疾病，肝脏分泌铜进入胆管大幅减少，造成过多的铜蓄积于肝脏，并逐渐蓄积于其他器官，包括大脑、肾脏、眼睛、骨骼和肌肉。肝细胞中能储存铜，但超过其储存能力时，铜就会进入血液中，并被其他器官摄取，如大脑，造成运动障碍（共济失调、震颤、语言障碍）和精神障碍（激惹、抑郁、工作能力下降）。过多的铜重新分布，可导致肝细胞损伤，包括炎症、坏死，最后直至肝硬化。患者常出现肝脏、神经和精神症状。

2. 本品的有效成分为锌离子，其可在小肠部位阻止吸收来自饮食的铜，同时阻止内源性铜（来自唾液、胆汁、胃液）的重吸收。锌可诱导小肠上皮细胞产生金属硫蛋白，该蛋白可与铜结合，阻止其浆膜转运进入血液。结合的铜从上皮细胞脱落，随粪便排出。

【体内过程】　本品的作用部位在小肠，药动学参数不能预测本品疗效。试验中口服本品后的锌的血药浓度差异很大。进食可降低本品的吸收。

【适应证】　用于维持治疗肝豆状核变性，且已经开始使用螯合剂治疗的患者。

【不良反应】　本品的临床经验有限，使用硫酸锌治疗肝豆状核变性的不良反应包括胃刺激症状、ALP 升高、淀粉酶和脂肪酶升高。

【妊娠期安全等级】　A。

【禁忌与慎用】　1. 对本品过敏者禁用。

2. 10 岁以下儿童用药的安全性及有效性尚未确定。

3. 锌可经乳汁分泌，导致婴儿铜缺乏，哺乳期妇女使用本品时应暂停哺乳。

【剂量与用法】　1. 在成年中推荐剂量为 50 mg，3 次/日，空腹服用，在进餐前至少 1 h 或进餐后 2 h 后服用。

2. 10 岁以上儿童及妊娠期妇女，25 mg，3 次/日的剂量有效，如效果不好，可增加至 50 mg，3 次/日，空腹服用，在进餐前至少 1 h 或进餐后 2 h 后服用。

【用药须知】　1. 本品不用于有症状的肝豆状核变性患者初始治疗，因为锌诱导增加小肠上皮细胞金属硫蛋白和阻断铜的摄取需要一定的时间。有症状的患者应使用螯合剂开始治疗，在初始治疗过程中，因铜存储的动员，神经功能可能出现恶化。一旦初始治疗完成，患者病情稳定，即可开始本品的治疗，同时根据患者的情况，可继续或停止初始治疗。

2. 治疗过程中应监测患者的症状和 24 h 尿铜。尿铜可精确反映未经螯合剂治疗患者体内铜的状态。医师应知道，经螯合剂(青霉胺、曲恩汀)治疗的患者的尿铜常常升高，而足够的锌治疗可逐渐使尿铜水平降低至≤125 μg/24 h。

3. 适当的时候对神经精神情况（包括语言功能）、肝功能（包括转氨酶、胆红素）进行评价。

4. 如有可能，可给予患者[64CU]，口服后 1～2 h，随粪便排泄的放射性小于给药剂量 1.2％，说明患者治疗效果很好。

5. 24 h 尿锌水平可反应本品的治疗的效果。

【制剂】　胶囊剂：25 mg；50 mg（以锌计）。

【贮藏】　贮于 25 ℃以下，短程携带允许 15～30 ℃。

17.5.6　铜

铜存在于血浆铜蓝蛋白中，为体内多种重要酶系的成分，如多巴胺羟化酶，细胞色素 C 氧化酶，超氧化物歧化酶等，是氧化还原体系的有效催化剂，参与造血过程，还参与细胞色素 C、酪氨酸酶等的合成。铜缺乏可引起中性粒细胞减少症，贫血，继发性缺铁，单纯性骨质疏松，儿童发育迟缓，脑组织萎缩，灰质和白质退行性病变，神经元减少以及黑色素脱失症（白癜风、少白头）等。铜缺乏症常见于营养不良所致贫血和中性粒细胞减少症的儿童，镰刀状红细胞贫血,长期服用锌剂的成人,以及食用添加铁剂的婴儿食物的早产儿等。

17.5.7　铬

　　三价铬是胰岛素的一种必须辅助因子,为葡萄糖的正常代谢所必需。缺乏时,胰岛素的活性会受到抑制,出现糖尿病样症状,葡萄糖耐量降低运动失调,神经疾病和精神错乱等。铬还与脂肪代谢密切相关,缺铬易造成动脉粥样硬化、高血压、冠心病。

氯化铬
(chronic chloride)

　　【简介】　本品用于长期依赖静脉营养的患者补充铬盐。有较强的刺激性和腐蚀性。

　　一般口服 $1\sim2$ mg,3 次/日。过量摄入有毒性。儿童一日需要量(铬)为 $10\sim40\,\mu g$,成人 $50\sim200\,\mu g$。

17.5.8　钼

　　钼为黄嘌呤氧化酶、醛氧化酶、五硫酸氧化酶、亚硝酸还原酶等的组成成分,缺乏时可引起肾结石,土壤中钼含量高时能引起严重腹泻。钼能维持心肌的能量代谢,对心肌有保护作用,缺钼时可造成心肌坏死。钼尚有防龋作用。

　　临床上用其可溶性盐,如钼酸铵、磷钼酸铵和五氯化钼。主要用于长期依赖静脉营养的患者,静脉滴注。一日需要量(钼):儿童 $0.03\sim0.10$ mg,成人 $0.1\sim0.15$ mg。摄入过量的钼可引起不良反应,一日摄入量超过 0.5 mg,钼将增加铜从尿液排出;一日摄入量达 $10\sim15$ mg,则出现痛风样综合征。

17.5.9　硒

　　硒是谷胱甘肽过氧化物酶的必需组成成分,通过形成谷胱甘肽过氧化物酶分解脂质过氧化物,清除体内代谢所产生的自由基,防止对细胞膜的过氧化破坏而保护细胞膜。同时硒参与辅酶 A 和辅酶 Q 的合成,并可促进丙酮酸脱羧,增强 α 酮戊二酸氧化酶系的活性。此外硒在体内外还有拮抗和减低汞、镉、铊、砷以及钼、铬、铜等元素的作用。缺乏时,可能使心脏、关节等产生病变,引起克山病、大骨节病等。

亚硒酸钠
(sodium selenite)

　　【CAS】　10102-18-8

　　【ATC】　A12CE02

　　【理化性状】　1. 本品为有吸湿性的白色或近白色的结晶状粉末。不能溶于乙醇,能溶于水。

　　2. 分子式:$Na_2SeO_3 \cdot 5H_2O$

　　3. 分子量:263.0

　　【药理作用】　补充硒元素。

　　【适应证】　用于防治癌症、高血压(含妇女妊娠高血压)、冠心病、心肌炎、克山病、大骨节病等。

　　【不良反应】　过量的硒进入体内可出现急性或慢性中毒症状,如呕吐、腹痛、腹泻、麻痹、失明和呼吸困难以及秃发等。

　　【药物相互作用】　本品可加强维生素 E 的抗氧化作用。

　　【剂量与用法】　防治克山病,1 次/周,$1\sim5$ 岁 0.5 mg;$6\sim10$ 岁 1.0 mg;11 岁以上 2.0 mg,或每 10 d 一次,$1\sim5$ 岁 1.0 mg;$6\sim10$ 岁 2.0 mg;$11\sim15$ 岁 3.0 mg,16 岁以上 4.0 mg。宜饭后服用。

　　【制剂】　片剂:1 mg。

　　【贮藏】　密封保存。

硒酵母
(selenious yeast)

　　【药理作用】　硒是人体必需的微量元素,适量摄入硒能够提高体内硒水平,使体内谷胱甘肽过氧化酶(GSH-PX)活性增加。硒缺乏可影响人体抗氧化功能与免疫功能,并引起克山病。

　　【体内过程】　1. 硒在人体内经胃肠、呼吸道黏膜和皮肤吸收,硒酸盐、硒代蛋氨酸中硒的吸收优于亚硒酸钠,吸收率分别为 $92\%\sim94\%$、$75\%\sim97\%$ 和 $48\%\sim60\%$,硒吸收后通过血浆运载,主要由血浆中的蛋白等运送到全身各组织,人类不存在吸收的平衡机制,故安全范围较窄。

　　2. 硒在体内的含量分布,以肾含量最高,依次为肝、脾、胰、睾丸、心肌、肠、肺、肌肉、脑,肌肉组织中硒虽然较低,但在总体硒中所占比例最高。

　　3. 硒的排泄,主要随尿液和粪便排出,其排出速度与硒的化学形式有关,硒代蛋氨酸随尿和粪便中排泄少而易贮留于体内。此外,硒还可在体内转成甲基硒化物由肺呼出,经汗液、唾液排泄量很少。

　　【适应证】　用于低硒的肿瘤、肝病、心脑血管疾病患者或其他低硒引起的疾病。

　　【不良反应】　长期过量服用,可致肝损害、指甲变形和毛发脱落。

　　【药物相互作用】　本品可加强维生素 E 的抗氧化作用。

　　【剂量与用法】　口服,一次 $100\sim200\,\mu g$(以硒计,下同),$1\sim2$ 次/日。或遵医嘱。

　　【制剂】　①片剂:$50\,\mu g$。②胶囊剂:$100\,\mu g$。③混悬液:$5\,\mu g/ml$。

　　【贮藏】　密封保存。

17.5.10　锰

锰主要存在于垂体、肝、胰、肾和骨的线粒体中，为多种酶的组成成分，如多糖聚合酶、胆碱酯酶、精氨酸酶、丙酮酸羧化酶、超氧化物歧化酶等。锰为黏多糖、胆固醇和脂肪的合成所需要，亦参与造血过程，加速血红蛋白合成和红细胞的成熟。它能增强内分泌功能，维持甲状腺的正常功能，促进性激素的合成，调节神经的应激能力。缺乏锰时生长停滞，特别是长骨、肌腱、结缔组织发育不全；成年人则表现为食欲缺乏，体重下降，性激素水平降低，严重影响生殖功能，以及出现共济失调、平衡障碍等中枢神经系统症状。食物中锰含量丰富，在人类中尚未发现锰缺乏症。

【简介】　临床常用的锰盐有氯化锰、葡萄糖酸锰及硫酸锰。主要用于长期依赖静脉营养的患者。静脉滴注。一日需要量（锰）：儿童 $0.5\sim1.5$ mg，成人 $2.5\sim5$ mg。过量的锰可引起震颤麻痹样症状，可用左旋多巴缓解。

17.5.11　多种微量元素

多种微量元素
(multi-trace elements)

别名：安达美、灵流旷、易佳林、Addamel

【药理作用】　本品为微量元素的复方制剂，能满足成人对铬、铜、铁、锰、钼、硒、锌、氟、碘的日常需要。用作复方氨基酸注射液和葡萄糖注射液的添加剂，可发挥电解质及微量元素的特有作用，促进机体内有关生化反应的正常进行。

【适应证】　用于肠外营养时补充电解质及微量元素。

【禁忌与慎用】　1. 对果糖不耐受者禁用。

2. 微量元素代谢障碍者，胆道功能明显减退者，肾功能不全患者慎用。

【剂量与用法】　1. 注射液　推荐剂量为 10 ml/d，于 500 ml 复方氨基酸注射液或葡萄糖注射液中稀释后，静脉滴注 $6\sim8$ h，速度不超过 1 ml/min。

2. 注射剂（粉）　推荐剂量为1瓶/日，先用 10 ml 注射用水溶解后，再加入 500 ml 复方氨基酸或葡萄糖注射液中，静脉滴注 $6\sim8$ h，静脉滴注速度为每 1min 40 滴。

【用药须知】　1. 本品注射液渗透压较高，pH（2.2）较低，故未经稀释的本品不可供静脉滴注。

2. 本品经静脉滴注时，应在静脉滴注前 1 h 用复方氨基酸注射液或葡萄糖注射液稀释（经外周静脉滴注时，每 500 ml 复方氨基酸注射液或葡萄糖注射液最多稀释本品 10 ml），且不能加入其他药物，以避免发生沉淀，配制好的药液应于 12 h 内用完。

3. 本品静脉滴注速度不宜过快，须按推荐时间进行。

4. 长期用药时，应注意监测各种微量元素缺乏或过量的症状和体征，并做相应的剂量调整。

【制剂】　①注射液：10 ml（含氯化铬 53.3 μg、氯化锰 990 μg、氯化铁 5.4 mg、氯化锌 13.6 mg、氯化铜 3.4 mg、氟化钠 2.1 mg、钼酸钠 48.5 μg、碘化钾 166 μg、亚硒酸钠 105 μg、山梨醇 3.0 g）。②注射剂（粉）：每瓶含氯化铬 53.3 μg、氯化锰 990 μg、氯化铁 5.4 mg、氯化锌 13.6 mg、氯化铜 3.4 mg、氟化钠 2.1 mg、钼酸钠 48.5 μg、碘化钾 166 μg、亚硒酸钠 105 μg、山梨醇适量。

【贮藏】　遮光、密闭，于阴凉处不超过 20 ℃ 保存。

附　常用维生素、矿物质及微量元素的复方制剂表

多种维生素和多种微量元素组合制剂一览表

复方制剂名称	组　　分	剂型	用法用量
多种维生素-铁-氟化物	每毫升含维生素 A 1500 IU、维生素 C 35 mg、维生素 D 400 IU、维生素 E 5 IU、硫酸 0.5 mg、核黄素 0.6 mg、烟酸 8 mg、维生素 B$_6$ 0.4 mg、铁 10 mg、氟化物 0.25 mg	滴剂	一次 1.0 ml，1 次/日，直接滴入口中，或与谷类、果汁或其他食物混合后服用
复合维生素	水溶性和脂溶性维生素（不包括维生素 K）	注射剂	成人和年龄≥11 岁的儿童，一日 1 支（5 ml）
维生素和矿物质	维生素 A 8000 IU、维生素 E 50 IU、维生素 C 150 mg、硫酸锌 80 mg（干燥硫酸锌 50 mg）、硫酸镁 70 mg（干燥硫酸镁 50 mg）、烟酰胺 25 mg、维生素 B$_1$ 10 mg、D-泛酸钙 10 mg、维生素 B$_2$ 5 mg、二氯化锰 4 mg、叶酸 1 mg、维生素 B$_{12}$ 10 μg、维生素 B$_6$ 2 mg	胶囊剂	1 粒/次，1 次/日，或遵医嘱

续表

复方制剂名称	组　　分	剂型	用法用量
甘氨酸亚铁-多糖铁复合物	铁(元素)150 mg、酯化维生素 C 50 mg、琥珀酸 50 mg	胶囊剂	成人 1 或 2 粒/日
	铁(元素)50 mg、多糖铁 100 mg、琥珀酸 50 mg；维生素 C(维生素 C 钙)60 mg、苏糖酸 0.8 mg、叶酸 1 mg、维生素 B_{12} 25 μg	胶囊剂	成人 1 粒/日或遵医嘱
二甘氨酸亚铁螯合物和多糖铁复合物	二甘氨酸亚铁螯合物(元素铁)50 mg、多糖铁复合物(元素铁)150 mg、琥珀酸 50 mg、维生素 C 60 mg、叶酸 1 mg、维生素 B_{12} 25 μg、锌 10 mg、多库酯钠 50 mg	片剂	成人通常口服 1 片/日
多种维生素-矿物质	ω-3 脂肪酸 330 mg、DHA(二十二碳六烯酸)260 mg、EPA(二十碳五烯酸)40 mg、ALA(a-亚麻酸)30 mg、亚油酸 30 mg、维生素 C 25 mg、维生素 D_3 170 IU、维生素 E 30 IU、叶酸 1 mg、维生素 B_6 25 mg、钙 150 mg、羰基铁(元素铁)20 mg、螯合铁(元素铁)7 mg	胶囊剂	通常口服,1 粒/日
维生素 B_{12} 与含内因子的肝胃浓缩剂	特异性肝胃浓缩剂 240 mg、维生素 B_{12} 15 μg、铁元素(富马酸亚铁)110 mg、抗坏血酸(维生素 C)75 mg、叶酸 0.5 mg	胶囊剂	治疗贫血,包括恶性贫血和其他巨幼红细胞性贫血和缺铁性贫血。口服 2 次/日,1 粒/次
多种维生素(成人)	1 号瓶含:维生素 A 1 mg、维生素 D 5 mg、维生素 E 10 mg、维生素 K_1 50 mg、维生素 C 200 mg、烟酰铵 40 mg、维生素 B_2 3.6 mg、维生素 B_1 6 mg、维生素 B_5 6 mg、泛醇 15 mg 2 号瓶含:维生素 H 60 μg、叶酸 600 μg、维生素 B_{12} 5 mg	静脉输液剂	1. 本品不可直接给药,未稀释的静脉内注射液可能引起头晕、衰弱、组织刺激 2. 将 1 号瓶(5 ml)内容物和 2 号瓶(5 ml)内容物稀释于至少 500 ml 输液中,两瓶用于一次剂量给药。稀释后 4 h 内给药。1 次/日,直接加入到不少于 500 ml 输液中,首选 1000 ml,静脉用葡萄糖、盐或相似的大输液
多种维生素-矿物质	维生素 A 3000 IU、维生素 D 400 IU、维生素 E 10 IU、维生素 C 70 mg、叶酸 1 mg、维生素 B_1 1.5 mg、维生素 B_2 1.6 mg、维生素 B_6 2.2 mg、维生素 B_{12} 2.2 μg、烟酸 17 mg、钙 200 mg、碘 175 μg、铁 65 mg、镁 100 mg、锌 15 mg	片剂	口服,1 片/日,或遵医嘱
多种维生素(儿科用)	1 号瓶每 4 ml 含维生素 C 80 mg、维生素 A 2300 IU、维生素 D_3 400 IU、硫胺 1.2 mg、核黄素 1 mg、烟酰胺 17 mg、泛醇 5 mg、维生素 E 7 IU、维生素 K_1 0.2 mg 2 号瓶每 1 ml 含叶酸 140 μg、维生素 H20 μg、维生素 B_{12} 1 μg	注射液	1. 仅在稀释后用于静脉滴注 2. 未经稀释的本品不可直接给药,因其可引起头晕、虚弱和组织刺激 3. 转移 2 号瓶内容物至 1 号瓶以提供 1 个 5 ml 的剂量。抽取所需剂量直接加入到不少于 100 ml 葡萄糖、氯化钠或相似的注射液中 4. ①体重＜1 kg 的婴儿　日剂量为 1.5 ml. 不可超过此日剂量。低出生体重婴儿需补充维生素 A。②体重≥1 kg 且＜3 kg 婴儿　日剂量为 3.25 ml. 不可超过此日剂量。低出生体重婴儿需补充维生素 A。③婴儿和体重≥3 kg 到 11 岁儿童　日剂量为 5 ml,除非临床或实验室证据支持增加或减少剂量。均为 1 次/日
维生素 A、D、C 和氟化物	每毫升含维生素 A 1500 IU、维生素 D 400 IU、维生素 C 35 mg、氟化物 0.25 mg	滴剂	用于缺乏维生素 A、D 和 C 的婴儿。内含氟化物也用于预防龋齿。1.0 ml/d 或遵医嘱。用配备的滴管直接滴入口中或与谷类食品、果汁或其他食物混合后服用

复方制剂名称	组　　分	剂型	用法用量
复合维生素 B	每片含维生素 B_1 3 mg，维生素 B_2 1.5 mg，维生素 B_6 0.2 mg，烟酰胺 10 mg，泛酸钙 1 mg	片剂	口服，成人 1～3 片/次，儿童 1～2 片/次，3 次/日
维生素 E、C	每袋含维生素 E 100 mg，维生素 C 200 mg	颗粒剂	口服，成人 1 包/次，1 次/日。用水冲服或嚼服
维生素 AD	每粒含维生素 A 2000 IU、维生素 D_3 700 IU	滴剂（胶囊剂型）	口服，将软囊滴嘴开口后，内容物滴入婴儿口中[开口方法：建议采用将滴嘴在开水中浸泡 30 秒，使胶皮融化）。也可直接嚼服胶丸。1 岁以上小儿，1 粒/次，1 次/日
脂溶性维生素	①维生素 A 0.99 mg、维生素 D_2 5 μg、维生素 E 9.1 mg、维生素 K_1 0.15 mg ②维生素 A 棕榈酸酯 1940 μg（3300 IU）、维生素 D_2 5 μg（200 IU）、维生素 E 9100 μg（10 IU）、维生素 K_1 150 μg ③含维生素 A 0.69 mg、维生素 D_2 10 μg、维生素 E 6.4 mg、维生素 K_1 0.20 mg	注射剂	①和②成人和 11 岁以上儿童一日 1 支（10 ml）。在可配伍性得到保证的前提下，使用前在无菌条件下，将本品加入脂肪乳注射液 500 ml 内，轻轻摇匀后即可静脉滴注，并在 24 h 内用完。 ③适用于 11 岁以下儿童及婴儿，一日 1 ml/kg 体重，一日最大剂量 10 ml
水溶性维生素	硝酸硫胺 3.1 mg、核黄素磷酸钠 4.9 mg、烟酰胺 40 mg、盐酸吡哆辛 4.9 mg、泛酸钠 16.5 mg、维生素 C 钠 113 mg、生物素 60 μg、叶酸 0.4 mg、维生素 B_{12} 5.0 μg	注射剂	成人和体重 10 kg 以上儿童，1 瓶/日；新生儿及体重不满 10 kg 的儿童，按体重一日十分之一瓶/kg。 在无菌条件下，在可配伍性得到保证时本品可用下列溶液 10 ml 加以溶解：脂溶性维生素注射液、脂肪乳注射液、无电解质的葡萄糖注射液、注射用水，溶解后静脉滴注。用脂溶性维生素注射液溶解后需加入脂肪乳注射液中静脉滴注
多维元素（21）	每片含维生素 A 2500 IU、维生素 D 200 IU、维生素 E 5 mg、维生素 B_1 2.5 mg、维生素 B_2 2.5 mg、维生素 B_6 0.25 mg、维生素 B_{12} 0.5 μg、维生素 C 25 mg、烟酰胺 7.5 mg、泛酸钙 2.5 mg、重酒石酸胆碱 25 mg、肌醇 25 mg、铁 5 mg、碘 50 μg、铜 0.5 mg、锰 0.5 mg、锌 0.25 mg、磷酸氢钙 279 mg、镁 0.5 mg、钾 5 mg、L-赖氨酸盐 12.5 mg	片剂	口服，成人及 12 岁以上儿童 2 片/日，12 岁以下儿童 1 片/日，饭后服用
多维元素	每片含维生素 A 5000 IU、维生素 D 400 IU、维生素 E 30 IU、维生素 B_1 3 mg、维生素 B_2 3.4 mg、维生素 B_6 3 mg、维生素 B_{12} 9 μg、维生素 C 90 mg、烟酰胺 20 mg、叶酸 400 μg、泛酸 10 mg、生物素 30 μg、铁 27 mg、碘 150 μg、铜 2 mg、锰 15 mg、锌 15 mg、钙 40 mg、镁 100 mg、钾 7.5 mg、磷 31 mg、氯 7.5 mg、铬 15 μg、钼 15 μg、硒 10 μg	片剂	口服，成人 1 片/日，饭时或饭后服用
多维元素（29）	维生素 A（醋酸酯）4000 IU、叶酸 400 μg、锌 15 mg、β-胡萝卜素（相当于维生素 A）1000 IU、烟酰胺 20 mg、锰 2.5 mg、维生素 D 400 IU、泛酸 10 mg、碘 150 μg、维生素 E 30 IU、钙 162 mg、铬 25 μg、维生素 B_1 1.5 mg、磷 125 mg、钼 25 μg、维生素 B_2 1.7 mg、钾 40 mg、硒 25 μg、维生素 B_6 2 mg、氯 36.3 mg、镍 5 μg、维生素 C 60 mg、镁 100 mg、锡 10 μg、维生素 B_{12} 6 μg、铁 18 mg、硅 10 μg、维生素 K_1 25 μg、铜 2 mg、钒 10 μg、生物素 30 μg	片剂	口服，成人 1 片/日
多维元素	每片含维生素 A（醋酸酯），4000 IU、钾 80 mg、β-胡萝卜素、（相当于维生素 A）2000 IU、氯 72 mg、维生素 D 400 IU、镁 100 mg、维生素 E 45 IU、铁 9 mg、维生素 B 11.5 mg	片剂	50 岁以上患者，1 片/日

复方制剂名称	组　分	剂型	用法用量
多维元素	每片含维生素 A 5000 IU、维生素 C 50 mg、维生素 D 400 IU、叶酸 100 μg、维生素 B 11.5 mg、烟酰胺 20 mg、维生素 B_2 1.7 mg、泛酸 10 mg、维生素 B_6 2 mg 钙 162 mg、维生素 B_{12} 4 μg、磷 125 mg	片剂	儿童,1 片/日
多种维生素	每片含硝酸硫胺(维生素 B_1)2 mg、维生素 B_2 2 mg、烟酰胺 15 mg、维生素 B_6 2 mg、维生素 B_{12} 2 μg、泛酸钙 5 mg	片剂	口服,成人,1 片/日
赖氨酸维 B_{12}	每袋含赖氨酸 300 mg、维生素 B_{12} 15 μg 及肌醇 50 mg	颗粒剂	口服,1～5 岁,一次 5 g,1～2 次/日;6～12 岁,一次 10 g,13 岁以上一次 10～20 g,2～3 次/日,温开水冲服
五维赖氨酸	①颗粒剂每包 5 g,每 1 g 含盐酸赖氨酸 50 mg、维生素 B_1 1.2 mg、维生素 B_2 0.15 mg、维生素 B_6 0.075 mg、烟酰胺 2.4 mg、泛酸钙 0.1 mg ②口服液每 10 ml 含赖氨酸盐酸盐 60 mg、维生素 A 3000 IU、维生素 B_6 2 mg、维生素 C 50 mg、维生素 D_2 200 IU、烟酰胺 20 mg	颗粒剂 口服液	颗粒剂,1 岁以下,1 包/次,1 次/日;1 岁以上,1 包/次,2 次/日,温水冲服。 口服液,2 次/日,婴儿,一次 3～5 ml;儿童,一次 5～10 ml
复方赖氨酸颗粒	盐酸赖氨酸 2.7 g、葡萄糖酸钙 0.15 g、维生素 B_1 0.01 g、维生素 B_6 0.006 g	颗粒剂	温开水冲服,1 包/次,3 次/日(或遵医嘱)儿童酌减
小儿复方赖氨酸	其组分为盐酸赖氨酸 0.154 g、维生素 B_1 1.54 mg、维生素 B_2 0.92 mg、维生素 C 61.6 mg、磷酸氢钙 0.108 g、维生素 D_2 160 IU	颗粒剂	口服,3 岁以下,1/2 袋/次;4～7 岁,1 袋/次;8～14 岁,1～2 袋/次,1～2 次/日或遵医嘱。温开水冲服
赖氨肌醇维 B_{12}	每 5 ml 内含盐酸赖氨酸 300 mg、维生素 B_{12} 15 μg,肌醇 50 mg	口服液	口服,婴儿,一次 2.5 ml;儿童,一次 5 ml,2～3 次/日。也可用温水或牛奶稀释后服用
赖氨葡锌	每包含葡萄糖酸锌 35 mg、盐酸赖氨酸 125 mg	颗粒剂	口服,1～6 个月新生儿 0.5 包/日;7～12 个月儿童 1 包/日;1～10 岁儿童 2 包/日;10 岁以上儿童及成人,3 包/日;妊娠期妇女 4 包/日;哺乳期妇女 5 包/日
葡萄糖酸钙锌	每 10 ml 含葡萄糖酸钙 600 mg(相当于钙 54 mg)、葡萄糖酸锌 30 mg(相当于锌 4.3 mg)、盐酸赖氨酸 100 mg	口服液	口服,婴幼儿 5～10 ml/d,成人 20～30 ml/d,分 2～3 次,饭后服
维生素 D_2 磷葡钙	每片含葡萄糖酸钙 0.197 g、磷酸氢钙 0.139 g、维生素 D_2 100 IU	咀嚼片	嚼后服用,成人 2 片/次,3 次/日
维生素 D_2 乳酸钙	每片含乳酸钙 0.16 g、维生素 D_2 12.6 μg	片剂	口服,成人及小儿 1 片/次,1 次/日
磷维葡钙	每片含葡萄糖酸钙 160 mg(相当于钙 14.4 mg)、磷酸氢钙 9.2 mg(相当于钙 2.1 mg)、甘油磷酸钠 2 mg、维生素 B_2 0.096 mg、维生素 D_2 2.25 μg	咀嚼片	口服,1～2 片/次,3 次/日,嚼碎后服用
三维钙	每片含葡萄糖酸钙 150 mg(相当于钙 13.5 mg)、磷酸氢钙 100 mg(相当于钙 24 mg)、维生素 B_1 0.5 mg、维生素 B_2 0.5 mg、维生素 D_2 1.5 μg(60 U)	咀嚼片	口服,1～2 片/次,3 次/日;儿童 1 片/次,3 次/日,含服或嚼碎后服用
二维钙赖氨酸	每片含盐酸赖氨酸 50 mg、磷酸氢钙 150 mg(相当于钙 35 mg)、维生素 D_2 0.05 mg、维生素 B_1 0.05 mg	片剂	口服,2～4 片/次,3～4 次/日。嚼碎或研碎后加入牛奶或果汁中服用更佳
三合钙	每片含乳酸钙、葡萄糖酸钙、磷酸氢钙各 0.05 g(相当于钙总含量 22.6 mg)	片剂	嚼服或含服。2～4 片/次,3 次/日

续表

复方制剂名称	组　分	剂型	用法用量
三维葡磷钙	每片含葡萄糖酸钙 150 mg(相当于钙 13.5 mg)、磷酸氢钙 100 mg(相当于钙 24 mg)、维生素 B_1 0.5 mg、维生素 B_2 0.5 mg、维生素 D_2 1.5 μg(60 IU)	片剂	口服,成人 1～2 片/次,3 次/日;儿童 1 片/次,3 次/日,含服或嚼碎后服用
牡蛎碳酸钙	本品主要成分为牡蛎壳经高温煅烧、转化制得的以碳酸钙与氢氧化钙为主的钙化合物	片剂、咀嚼片、颗粒	口服。一次 100～200 mg(4～8 片)(以钙计),3 次/日
碳酸钙-维 D_3	每片含碳酸钙 1.5 g(相当于钙 600 mg)、维生素 D_3 125 IU	片剂	口服,1 片/次,1～2 次/日
碳酸钙-D_3	每袋或片含碳酸钙 0.75 g(相当于钙 300 mg)、维生素 D_3 100 IU	颗粒剂、咀嚼片	儿童,1 袋或 1 片/次,1 次/日
维生素 D_2-磷酸氢钙	含维生素 D_2 500 IU、磷酸氢钙 150 mg(相当于钙 36 mg)	片剂	口服。成人及儿童 1 片/次,1 次/日
赖氨酸磷酸氢钙	每片含盐酸赖氨酸 100 mg、磷酸氢钙 100 mg(相当于钙 22.8 mg) 每袋含盐酸赖氨酸 0.5 g、磷酸氢钙 0.5 g	片剂、颗粒剂	片剂,2～3 片/次,3～4 次/日,嚼碎后吞服或研细后加入牛奶中服用 颗粒剂,1 袋/次,2 次/日,温开水冲服
小儿四维葡钙	每 1g 含维生素 B_1 0.2 mg、维生素 B_2 0.1 mg、维生素 C 2.5 mg、维生素 D_2 70 IU、葡萄糖酸钙 150 mg(相当于钙 13.5 mg)、葡萄糖 150 mg	颗粒剂	口服,2～3 g/次,3 次/日
维 D_2 果糖酸钙	2 ml 含钙 1.0 mg、维生素 D_2 0.25 mg	注射液	肌内或皮下注射。一日或隔日注射一次,小儿 1ml/d,用前必须摇匀
复方钙铁锌	10 ml 含葡萄糖酸锌 30 mg、葡萄糖酸亚铁 100 mg、葡萄糖酸钙 400 mg、维生素 B_2 3 mg	口服液	口服,成人,3 次/日,一次 10 ml; 1～10 岁,2 次/日,一次 10 ml; 6～12 个月,10 ml/d;6 个月以下,5 ml/d
葡钙维 B_1	每片含葡萄糖酸钙 250 mg(相当于钙 22.5 mg),维生素 B_1 2 mg	片剂	口服,2～4 片/次,3 次/日。含服或嚼碎服用
五维赖氨酸	每包 5 g,每 1 g 含盐酸赖氨酸 50 mg、维生素 B_1 1.2 mg、维生素 B_2 0.15 mg、维生素 B_6 0.075 mg、烟酰胺 2.4 mg、泛酸钙 0.15 mg	颗粒剂	口服,1 岁以下,1 包/次,1 次/日;1 岁以上,1 包/次,2 次/日。温水冲服
小儿五维赖氨酸糖浆	每 5 ml 含盐酸赖氨酸 150 mg、泛酸钙 10 mg、维生素 B_1 2.5 mg、维生素 B_2 0.05 mg、维生素 B_6 0.2 mg、烟酰胺 8.5 mg		口服,4～5 岁儿童口服一次 5 ml,2 次/日,用温开水冲服。3 岁以下小儿剂量酌减
复方氨基酸	每粒胶囊剂含 L-亮氨酸 18.3 mg、L-异亮氨酸 5.9 mg、L-赖氨酸盐酸盐 25.0 mg、L-苯丙氨酸 5.0 mg、L-苏氨酸 4.2 mg、L-缬氨酸 6.7 mg、L-色氨酸 5.0 mg、L-蛋氨酸 18.4 mg、5-羟基邻氨苯甲酸盐酸盐 0.2 mg、维生素 A 2000 IU、维生素 D_2 200 IU、维生素 B_1 硝酸盐 5.0 mg、维生素 B_2 3.0 mg、烟酰胺 20.0 mg、维生素 B_6 2.5 mg、叶酸 0.2 mg、泛酸钙 5.0 mg、维生素 B_{12} 1.0 μg、维生素 C 20.0 mg、维生素 E 1.0 mg	胶囊剂	口服,1 粒/次,2 次/日
维 C 橙皮苷	每袋含维生素 C 100 mg、甲橙皮苷 60 mg	颗粒剂	1 袋/次,2～3 次/日温水冲服
维 B_1 乳酸钙	每片含乳酸钙 0.125 g、葡萄糖 0.95 g、维生素 B_1 1 mg	片剂	含化或咀嚼后服用,3 次/日。2～5 岁,1 片/次;5～9 岁,2 片/次;10 岁以上,3 片/次

第18章 调节水、电解质及酸碱平衡用药
Drugs Regulating Water Electrolyte And Acid-base Balance

水、电解质和酸碱平衡是人体细胞进行正常代谢所必需的条件，也是维持人体生命和各脏器生理功能所必要的条件。因疾病、创伤、感染、物理化学因素及不恰当的治疗而使平衡失调时，如果机体缺乏能力进行调节或超过了机体的代偿能力，将会出现水、电解质和酸碱平衡紊乱。水、电解质和酸碱平衡紊乱一旦发生，除了调整失衡，还须针对其原发病进行治疗，但是当疾病发展到一定阶段，水、电解质和酸碱平衡紊乱成为威胁生命的主要因素时，则必须及早发现和纠正以挽救患者的生命。

18.1　水电解质平衡调节药

氯化钠
(sodium chloride)

别名：食盐、Sea Salt、Table Salt、Common Salt

【CAS】　7647-14-5

【ATC】　A12CA01；B05CB01；B05XA03

【理化性状】　1. 本品为无色正方晶或白色结晶性粉末。可溶于水(1∶2.8)，溶于沸水(1∶2.7)，溶于甘油(1∶10)，微溶于乙醇。

2. 分子式：NaCl

3. 分子量：58.4

【药理作用】　正常人体内总钠量平均为150 g，大部分(44%)以氯化钠形式存在于细胞外液，小部分(约9%)存在于细胞内。机体内恒定的渗透压为维持生命所必需，细胞外液中 Na^+ 占阳离子含量90%。故钠是保持细胞外液渗透压和容量的重要成分。此外钠还以碳酸氢钠形式构成缓冲系统，对调节体液的酸碱平衡具有重要作用。血液中氯化钠的浓度经常保持于136~145 mmol/L(0.6%)的水平。此浓度的钠是维持细胞兴奋性、神经肌肉应激性的必要条件。体内大量丢失可引起低钠综合征。

【体内过程】　钠在胃肠道里通过肠黏膜细胞的主动转运，几乎全部吸收，钠主要由肾脏排泄，仅少部分由汗中排出(大量出汗时例外)。

【适应证】　1. 氯化钠注射液可补充血容量和 Na^+，用于各种缺盐性失水症(如大面积烧伤、严重吐泻、大量发汗、强利尿药、出血等引起)。在大量出血而又无法进行输血时，可输入氯化钠注射液以维持血容量，进行急救。

2. 暑天高温下劳动，大量出汗，丢失氯化钠量很大，常引起"中暑"，可在饮水中加以0.1%~1%的氯化钠，或以含盐清凉片溶于开水内饮用。

3. 还用于慢性肾上腺皮质功能不全(艾迪生病)治疗过程补充氯化钠，一日约10 g。

4. 外用0.9%氯化钠溶液可冲洗眼部、膀胱，洗涤伤口。

【不良反应】　1. 钠盐的不良反应可归因于钠过量所引发的电解质失衡；也有可能是由于某些特殊的阴离子的作用所引起的。

2. 人体钠的过量潴留通常是由于肾脏钠外排受到损伤而引起的。这将引发维持正常血浆渗透摩尔浓度的细胞外液产生蓄积，并导致肺及外周水肿，并造成相应的后果。

3. 高钠血症通常伴有水摄入不足，或水流失过量。治疗剂量的氯化钠极少导致高钠血症，但在用高渗氯化钠注射液作为洗胃法呕吐诱导剂或错误配方的婴儿食物后，曾发生过此类情况。不恰当的静脉注射高渗氯化钠注射液，也有可能导致高钠血症。

4. 高钠血症最严重的反应是大脑脱水，这将导致嗜睡及意识错乱，随后发展为惊厥、昏迷、呼吸衰竭及死亡。其他症状则包括口渴、唾液和眼泪分泌减少、发热、出汗、心动过速、高血压或低血压、头痛、眩晕、坐立不安、易激怒、无力以及肌肉颤搐和强直。

5. 急性口服高渗溶液或氯化钠过量所引发的胃肠道反应包括恶心、呕吐、腹泻以及腹部痛性痉挛。

6. 过量使用氯化物盐可能导致碳酸氢盐的流失，同时会出现酸化作用。

7. 羊膜内注射氯化钠高渗溶液曾被用于终止妊娠，但该疗法会伴随严重的不良反应，包括弥散性血管内凝血、肾坏死、颈脊神经和子宫损伤、出血、肺栓塞、肺炎以及死亡。

【妊娠期安全等级】　C。

【禁忌与慎用】　脑、肾、心脏功能不全及血浆蛋白过低者慎用；肺水肿患者禁用。

【剂量与用法】　1. 静脉注射　在严重的低钠血症时，可以连续2~3 h给予2~3 L 0.9%氯化钠注射液，继后放缓速度。缺水和低钠症同时发生，可使用1∶1的0.9%氯化钠和5%葡萄糖混合液治疗。尽管高渗氯化钠溶液可被用于某些患有严重急性稀释性低钠血症的患者，但纠正过速却可能引发严重的神经系统不良反应。

在伴有血容量不足的高钠血症中，可以使用0.9%氯化钠溶液维持血浆钠浓度，并扩大血容量。0.9%(或极少在高钠血症中使用的0.45%)氯化钠溶液被用于糖尿病酮症酸中毒的补液。

2. 口服，用于轻度急性胃肠患者恶心、呕吐不严重者。

在氯盐流失病例中，氯化钠的常规口服剂量为一日2.4~4.8 g(为40~80 mmol 钠)缓释制剂，与适量液体同服；在严重的病例中最高剂量可能要达到 12 g/d。口服补充剂也被用于在常规血透析中预防肌肉痛性痉挛的发生；推荐剂量为每个透析疗程使用 6～10 g 缓释制剂。葡萄糖能促进胃肠道对钠的吸收，因此，含有氯化钠和葡萄糖及其他电解质的溶液可用于治疗急性腹泻时的口服补液。

3. 其他　0.9％氯化钠溶液是等渗的，因此，是一种有效的无菌灌洗液。0.9％的溶液在其他药物的胃肠外给药中，被广泛用作载体或稀释剂。0.9％氯化钠滴鼻剂被用于缓冲鼻充血。含有氯化钠的漱口剂也可用于口腔卫生。

【用药须知】　1. 0.9％氯化钠注射液含有 Na^+、Cl^- 各 154 mmol，比血浆 Cl^- 的浓度高出 50％，如对已有酸中毒大量应用，可引起高氯性酸中毒。

2. 静脉滴注时要注意无菌操作，严防污染，夏季开瓶 24 h 后不宜再继续使用。

3. 如发生输液反应，应及时检查并对症处理，输入过量可引起组织水肿。

4. 轻微钠过量的患者，饮水并且控制钠摄入量就足够了；但是，对急性口服氯化钠过量的病例，在常规对症和支持疗法外，还应当洗胃。应当监测血清钠浓度，如果出现了严重的高钠血症，则应该处理该症状。

5. 对于患有高血压、心力衰竭、外周或肺水肿、肾功能不全、先兆子痫或其他与钠潴留相关疾病的患者，应当谨慎使用钠盐治疗。

6. 当经口服给予本品时，应当确保摄入足量的水。

7. 氯化钠溶液不应用于催吐，这种操作非常危险，并且有报道称，有由于引发高钠血症从而导致死亡的事件。

【制剂】　注射液：① 0.9％氯化钠注射液：100 ml；250 ml；500 ml。②浓氯化钠注射液：每支 1 g（10 ml）。临用前稀释。③冲洗液：0.9％，500 ml；1000 ml；2000 ml；3000 ml。

【贮藏】　密闭保存。

氯化钾
（potassium chloride）

【CAS】　7447-40-7

【ATC】　A12BA01；B05XA

【理化性状】　1. 本品为白色或类白色结晶性粉末，或无色结晶体。易溶于水，几乎不溶于无水乙醇。

2. 分子式：KCl

3. 分子量：74.6

【药理作用】　正常人体内总钾量平均为 120 g，其中仅约 2％存在于细胞外液中，其余几乎集中于细胞内。钾为细胞内主要阳离子，是维持细胞内渗透压的重要成分。钾通过与细胞外的氢离子交换调节体内的酸碱平衡。钾还参与糖、蛋白质的合成及将二磷酸腺苷转化为三磷酸腺苷的能量代谢。钾也参与神经冲动传导和神经末梢递质乙酰胆碱的合成。缺钾时心肌兴奋性增高，钾过多时则抑制心肌的自律性、传导性和兴奋性。因此，钾浓度的变化影响着洋地黄对心脏的作用。

【体内过程】　成人一日从食物摄取钾 2～4 g，大部分在短时间内由肠吸收，大部分分布于肌肉中，其次是皮肤、红细胞、内脏组织。K^+ 很快进入细胞内。细胞外液中的过量 K^+ 很快通过肾随尿液排出。

【适应证】　1. 用于钾摄入量不足，排出增多（如严重吐泻不能进食、长期应用排钾利尿剂），体内分布异常（如家庭性周期性麻痹）。

2. 亦可用于强心苷中毒引起的各种类型的心律失常。

【不良反应】　1. 滴注过量时可出现疲乏、肌张力减低、反射消失、周围循环衰竭、心率减慢甚至心脏停搏。

2. 口服对胃肠道有较强的刺激性，部分患者难以耐受。

3. 当患者服后出现腹部不适、疼痛等症状时，应予警惕，因服用氯化钾片等制剂时，有造成胃肠溃疡、坏死或狭窄等并发症的可能性。

【妊娠期安全等级】　A。

【禁忌与慎用】　1. 肾上腺皮质功能不全、心脏病、急性脱水、广泛组织破坏、接受保钾利尿剂治疗的患者慎用。

2. 重度肾功能不全尿少者慎用，无尿或血钾过高时禁用。

3. 老年人肾脏清除 K^+ 的能力下降，易致高钾血症，故应慎用。

【药物相互作用】　1. NSAIDs，抗毒蕈碱药物可加重口服钾盐的胃肠道反应。

2. 与血管紧张素转换酶抑制剂、环孢素或肝素合用易致高钾血症。

3. 肾上腺皮质激素能促进尿钾排泄，合用时降低其疗效。

【剂量与用法】　1. 成人

（1）口服，一次 1 g，3 次/日。

（2）低钾血症：①静脉滴注 10％的氯化钾注射液 10 ml，用 0.9％氯化钠注射液（或 5％～10％葡萄糖注射液）500 ml 稀释或根据机体缺钾程度酌定用量；②体内缺钾引起的严重快速室性心律失常，补钾浓度要高一点,应以 1.5 g/h(20 mmol/h)滴注,补钾量可达 10 g/d 或更高。如病情危急,补钾浓度和速度,可超过上述规定,但必须严密动态观察血钾及心电图等,防止高钾血症的发生。

2. 儿童

(1) 口服,宜用本品口服液,1~3 g/(m² · d),分次服用。

(2) 静脉滴注,一日 0.22 g/kg(3 mmol/kg)或 3 g/m²。

【用药须知】　1. 脱水病例一般先给不含钾的液体(也可给复方氯化钾液,因其含钾浓度低,不致引起高钾血症),等排尿后再补钾。

2. 静脉滴注时,速度宜慢,一般每小时不超过 1 g,否则不仅引起局部剧痛,且可导致心脏停搏。

3. 口服时,宜采用本品的 10% 水溶液稀释于饮料中在餐后服用,以减少刺激性。

4. 用于强心苷中毒时,最好同时适量补镁。

5. 本品切不可静脉注射,因可致心搏骤停。

6. 出现高钾血症时,应做如下处理:①停止补钾,避免进食高钾食物、含钾药物及保钾利尿药;②静脉滴注高浓度葡萄糖注射液和胰岛素,以促使钾进入细胞内(可每小时使用 10% 或 25% 葡萄糖注射液 300~500 ml,每 20 g 葡萄糖注射液中加入胰岛素 10 IU);③若伴有代谢性酸中毒,应立即使用 5% 碳酸氢钠注射液,对尚未伴有酸中毒或肝功能正常的患者,可使用 11.2% 的乳酸钠注射液,特别是 QRS 波增宽者;④应用钙剂对抗高 K^+ 的心脏毒性。当心电图提示 P 波消失、QRS 波变宽、心律失常但未使用洋地黄类药物时,可给予 10% 的葡萄糖酸钙注射液 10 ml 静脉注射,必要时,可间隔 2 min 重复使用;⑤口服聚磺苯乙烯钠以阻滞肠道对 K^+ 的吸收,促进肠道排 K^+;⑥伴有肾功能衰竭的严重高钾血症,可行血液透析或腹膜透析(血透速度较快且效果好);⑦应用祥利尿药,必要时应同时补充 0.9% 氯化钠注射液。

【制剂】　①片剂:0.25 g;0.5 g。②控释片:0.6 g。③微囊片:0.75 g。④注射液:1 g/10 mol;1.5 g/10 ml。⑤口服液:10 g/10 ml。⑥颗粒剂:1.6 g(相当于钾 0.524 g)。⑦复方氯化钾注射液:内含氯化钾 0.28%、氯化钠 0.42% 及乳酸钠 0.63%。

【贮藏】　密封、贮于阴凉干燥处。

聚磺苯乙烯
(polystyrene sulfonate)

别名:聚磺苯乙烯、降钾树脂、降血钾树脂、聚乙烯磺酸钠、聚磺苯乙烯钙、聚苯乙烯磺酸钙、可利美特 (Kalimate)、Polystyrene Sulfonate、Calcium Polystyrene Sulfonate、Kayex-alate、Reronium-A

本品与钠结合后称为聚苯乙烯磺酸钠,通常被称作降钾树脂。

【CAS】　28210-41-5

【ATC】　V03AE01

【理化性状】　1. 化学名:Poly(4-vinylbenzenesulfonic acid)

2. 分子式:$[C_8H_8SO_3]_n$

聚磺苯乙烯钠
(sodium polystyrene sulfonate)

别名:降钾树脂、聚苯乙烯磺酸钠、Sodium Polystyrene Sulfonate

【CAS】　9003-59-2

【理化性状】　本品为浅黄色细颗粒或粉末,无臭,无味。本品不溶于水。

聚苯乙烯磺酸钙
(calcium polystyrene suifonate)

【CAS】　37286-92-3

【理化性状】　本品为淡棕色细粉膏状物,含钙量为 6.5%~9.5%。以干燥物作为参照进行计算,每克可交换 1.3~3.2 mmol 钾。本品几乎不溶于水和乙醇。密封贮藏。

【药理作用】　本品经口服后在胃中转化为氢型。当此氢型树脂进入肠道后,就与肠道内的钾、铵离子进行交换,吸收钾后随粪便排出体外,达到降低血钾的目的。此种树脂的优点是,既不会加重酸中毒,又还能摄取尿毒症患者肠道内的铵离子,因此,可减少尿素的合成。高钾血症虽可使用透析法治疗,但因设备条件所限,仅在少数医院中才可施行。因此,本品为肾功能衰竭所致高钾血症提供了简易的治疗方法,具有一定的临床价值。

【体内过程】　经实验证明,本品口服后,其分子中的阳离子被氢离子置换。当其进入空肠、回肠和结肠时,血液中浓度较高的钾、铵离子透过肠壁而与其发生交换,继后这些离子又被树脂吸收后随粪便排出体外。肠胃道中各种离子与树脂的结合序和程度取决于它们的浓度及其各自与树脂的亲和力而定。已知 K^+ 与树脂的亲和力较强,故较易被树脂所吸附。本品本身在体内不被吸收,仅与 K^+ 进行交换。

【适应证】　1. 用于治疗各种原因引起的高钾血症,特别是急慢性肾功能衰竭时的高钾血症。

2. 本品适用于治疗急慢性肾功能衰竭(已有氮

质血症)、肾病综合征、狼疮性肾炎、肝、肾综合征等并发的高钾血症(血钾＞5.5 mmol/L者),有明显疗效,其血钾下降幅度为0.5～1 mmol/L或更多。

3. 文献证实,本品可用于锂中毒。

【不良反应】　少数患者可发生轻度恶心、呕吐、血压升高、便秘等症状。罕有结肠坏死的报道。可发生血电解质水平改变,如高血镁、高血钙、低血钾。

【禁忌与慎用】　1. 有严重高血压及心力衰竭者慎用。

2. 接受强心苷的患者慎用或不用本品。

3. 慎用于需限钠者。

【药物相互作用】　1. 与如抗酸药、缓泻剂、血管紧张素Ⅱ受体拮抗药、血管紧张素Ⅰ转化酶抑制药、潴钾利尿药等任一药物合用时可影响疗效。

2. 本品在胃肠道中,从树脂释放的Ca^{2+}可降低口服四环素类药的吸收。

【剂量与用法】　1. 口服　成人一次15～30 g,事先用水调匀,一日服1～2次或遵医嘱。若有便秘,可与甘露醇粉或山梨醇粉等量同时服用。儿童推荐剂量一天按1 g/kg计算。

2. 直肠给药　30 g,1～2次/日,用水或20％甘露醇100～200 ml混匀可供高位保留灌肠。

【用药须知】　1. 治疗期间经常测定血钾水平,避免血钾过低,血钾降至4.5 mmol/L时即应停药。

2. 对恶心、呕吐较严重者,可服用甲氧氯普胺或多潘立酮。

3. 本品也可给予高位灌肠,收效亦佳。

4. 本品起效慢,不宜急救用。

5. 不可使用含镁的泻药。

6. 本品持效可达2 d,注意血钾下降的趋势。

7. 新生儿、儿童直肠给药时,谨防发生嵌塞。

8. 本品钙盐不引起高钠血症和低钙血症。但偶可引起高钙血症。口服离子交换树脂在肠内易形成团块,产生便秘。

【制剂】　①粉剂(钠盐):每包15 g。②散剂(钙盐):5 g;10 g;300 g。

【贮藏】　密封保存。

司维拉姆
(sevelamer)

【CAS】52757-95-6

【ATC】V03AE02

【理化性状】　1. 化学名:Poly(allylamine-co-N,N′-diallyl-1,3-diamino-2-hydroxypropane)

2. 分子式:$[(C_3H_7N)_{a+b}(C_9H_{17}N_2O)_c]_m$・$(a+b)$:$c=9:1$

碳酸司维拉姆
(sevelamer carbonate)

别名:Renvela

【CAS】845273-93-0

【理化性状】　1. 本品为吸湿性粉末,不溶于水。

2. 化学名:Poly(allylamine-co-N,N′-diallyl 1,3-diamino-2-hydroxypropane)carbonate salt

盐酸司维拉姆
(sevelamer hydrochloride)

别名:Renagel

【CAS】152751-57-0

【理化性状】　1. 本品为吸湿性粉末,不溶于水。

2. 化学名:Poly(allylamine-co-N,N′-diallyl 1,3-diamino-2-hydroxypropane) hydrochloride

【药理作用】　本品是一种不会被人体吸收的聚合物,不含金属及钙。它携带多个氨基,由一个碳原子与聚合物骨架连接。这些氨基会在肠道内部分质子化,并以离子交换和氢键与磷酸分子结合。本品通过结合胃肠道中的磷,降低其吸收,达到降低血磷浓度的效果。

【体内过程】　本品不被吸收。

【适应证】　用于透析的慢性肾病患者降低血磷。

【不良反应】　主要为胃肠道反应,包括恶心、呕吐、腹泻、食欲降低、腹痛、胃肠胀气、便秘。

【妊娠期安全等级】　C。

【禁忌与慎用】　1. 肠梗阻患者禁用。

2. 妊娠期妇女只有在益处大于对胎儿伤害的风险时方可使用。

3. 儿童用药的安全性及有效性尚不明确。

【药物相互作用】　1. 本品可降低环丙沙星的生物利用度50％。

2. 本品对地高辛、华法林、依那普利、美托洛尔的药动学无影响。

3. 本品不影响铁剂的吸收。

4. 与左甲状腺素合用,罕见促甲状腺激素水平升高。

【剂量与用法】　1. 未服用其他磷酸盐结合剂的患者推荐剂量

(1) 血浆磷酸盐水平为5.5～7.5 mg/dl者,推荐剂量为800 mg,3次/日,与食物同服。

(2) 血浆磷酸盐水平为7.5～9.0 mg/dl者,推荐剂量为1200～1600 mg,3次/日,与食物同服。

(3) 血浆磷酸盐水平为≥9.0 mg/dl者,推荐剂量为 1600 mg,3 次/日,与食物同服。

2. 从醋酸钙转为本品的患者

(1) 原服醋酸钙 667 mg 者,服本品 800 mg;原服醋酸钙 1334 mg 者,服本品 1200~1600 mg。

(2) 原服醋酸钙 2000 mg 者,服本品 2000~2400 mg。

3. 根据血磷调整剂量

(1) 血浆磷酸盐水平为＞5.5 mg/dl 者,一次服用剂量间隔 2 周增加 400 mg。

(2) 血浆磷酸盐水平为 3.5~5.0 mg/dl 者,维持目前剂量。

(3) 血浆磷酸盐水平为＜3.5 mg/dl 者,一次服用剂量降低 400 mg。

【用药须知】　1. 使用本品过程中应监测体内碳酸盐和氯化物水平。

2. 长期使用本品应补充脂溶性维生素和叶酸。

【制剂】　片剂:400 mg;800 mg。

【贮藏】　防潮,贮于 25 ℃,短程携带允许 15~30 ℃。

碳酸镧

(lanthanum carbonate)

别名:Fosrenol、Lanthanum carbonate(2∶3)hydrate

慢性肾病患者常伴有高磷酸盐血症,继而可能导致继发性甲状旁腺功能亢进,使血磷酸钙水平升高并引发骨病(如骨痛、脆骨症、骨骼畸形)的患病率上升。高磷酸血症的治疗方法通常包括减少饮食中磷的摄入、透析以及使用磷酸盐结合剂,以抑制磷的吸收。常用的磷酸盐结合剂如氢氧化铝、醋酸钙和碳酸钙,可减少磷在胃肠道中的吸收。然而,治疗量的钙剂却可能会引起高钙血症以及相应的并发症;同样,铝制剂也会引起相关的不良反应。1998 年上市的司维拉姆,是一种可与磷酸盐结合的难吸收的阳离子聚合物,也是首次上市的钙、铝制剂的替代产品。该产品不会像钙、铝制剂那样引发高钙血症和其他不良反应。

碳酸镧属于存在于自然的稀土元素镧的碳酸盐制剂,是继司维拉姆之后上市的第 2 种治疗高磷酸盐血症的药物。

【CAS】　54451-24-0

【ATC】　V03AE03

【理化性状】　1. 分子式 $La_2(CO_3)_3,\times H_2O$

2. 分子量:457.8

【药理作用】　口服给药后,镧离子可在上消化道的酸性环境中释放出来,并可与食物消化后产生

的磷酸盐相结合。镧-磷酸复合物是高不溶性物质,不能被肠道吸收,因此可降低血磷及磷酸钙的浓度。

【体内过程】　本品口服给药后吸收很少,其生物利用度＜0.002％。它既不是 CYP 酶的底物,也不是其抑制剂,不能被代谢。

【适应证】　1. 因慢性肾病和肾功能衰竭所致的高磷酸血症。

2. 因高磷酸血症而继发的甲状旁腺功能亢进。

【不良反应】　本品常见的不良反应有恶心、呕吐、透析移植物阻塞和腹痛。

【孕期安全等级】　C。

【禁忌与慎用】　1. 本品不推荐儿童使用。

2. 患有急性消化性溃疡、溃疡性结肠炎、克罗恩病以及肠梗阻等患者中应慎用本品。

【药物相互作用】　1. 由于镧与磷酸盐在消化道可形成不溶性螯合物,它也有可能与一些特定的药物(如华法林、地高辛、呋塞米、苯妥英、美托洛尔、依那普利)结合形成不溶性物质,这已经在体外试验中得到证实,然而还没有和这些药物螯合的证据。

2. 研究发现,本品与地高辛、美托洛尔、华法林等药物在健康受试者中同时使用时,不会对这些药物的药动学产生不良影响。监测发现,在用药 6 个月的患者中,血清中的维生素 A,D,E 和 K 均未发生改变。

3. 易与抗酸剂发生相互作用的药物如氟喹诺酮、四环素类,不应在服用本品 2 h 之内服用。

【剂量与用法】　1. 本品须充分嚼碎后吞服。为达到与饮食中磷酸盐有最大程度的结合,建议本品在餐中或餐后立即服用。

2. 推荐的每日起始剂量为 750~1500 mg,进餐时分次服用。每 2~3 周调高 1 次剂量,通常每调高 1 次的日剂量可增加 750 mg,直到获得合适的血磷浓度为止。为使血磷浓度降至 6 mg/dl 以下,大部分患者的日剂量可能要达到 1500~3000 mg。

【用药须知】　1. 对正在接受血透或腹透的肾功能衰竭患者可同时使用本品,但应监测血磷水平,以便于调整本品的用量。

2. 本品必须充分嚼碎后始可咽下。

【制剂】　咀嚼片剂:250 mg,500 mg(以镧计算)。

【贮藏】　置于阴冷干燥处。

蔗糖铁氢氧化物

(sucroferric oxyhydroxide)

别名:Velphoro

【ATC】　V03AE05

【药理作用】 本品在胃肠道与食物中的磷结合后随粪便排出体外。

【体内过程】 本品不被溶解也不被胃肠道吸收,但其降解产物可释放小分子的铁而被人体吸收。

【适应证】 用于控制透析的慢性肾病患者的血磷。

【不良反应】 临床试验中报告的不良反应包括腹泻、粪便染色、恶心。

【妊娠期安全等级】 B。

【禁忌与慎用】 1. 本品几乎不被吸收,所以通过乳汁分泌的可能性极微。

2. 儿童用药的安全性及有效性尚未确定。

【药物相互作用】 多西环素应在服用本品前至少1 h服用。

【剂量与用法】 1. 本品只能咀嚼后服用,不能整片吞服,一次500 mg,3次/日,随餐服用。

2 根据血磷水平调整剂量,每天服用剂量增加500 mg,剂量调整间隔时间应为1周。

3. 如漏服,不必补服,下次服药时间按原剂量服用。

【用药须知】 长期用药应监测体内铁平衡。

【制剂】 咀嚼片:500 mg(以铁计)。

【贮藏】 防潮,贮于25 ℃,短程携带允许15～30 ℃。

复方电解质葡萄糖-MG3

(compound electrolytes and glucose-MG3)

本品为复方制剂。

【药理作用】 本品以补充体内所需水分和电解质为目的,为维持输液配有10%葡萄糖,其电解质组成,是根据正常人体对水分和电解质的平均需要量计算而得。

【适应证】 1. 用于经口服摄取水分和电解质发生困难时,借以补充热量和水分、电解质。用于低钾血症的高渗性脱水症。

2. 外科手术前及术后的水分和电解质补充。

【不良反应】 1. 急速给药时,可能出现肺水肿、脑水肿、肢体水肿、水中毒、高钾血症。

2. 偶可出现血栓静脉炎。

【禁忌与慎用】 1. 乳酸血症、高钾血症、尿少、艾迪生病、重症灼伤、高氮质血症患者禁用。

2. 肾功能不全伴高钾血症者、心功能不全患者、重度肝功能不全患者、因阻塞性尿路疾患而引起尿量减少的患者及糖尿病患者慎用。

【剂量与用法】 1. 成人 静脉滴注一次500～1000 ml。给药速度按年龄、体重及症状的不同可适量增减。

2. 小儿 静脉滴注一般用量为一次50～100 ml。给药速度按年龄、体重及症状的不同可适量增减。

【用药须知】 推荐患者的尿量为500 ml/d或20 ml/h以上时使用本品。

【制剂】 注射液:500 ml含氯化钠0.875 g,氯化钾0.75 g,乳酸钠1.12 g,葡萄糖50 g。

【贮藏】 密闭保存。

复方电解质葡萄糖-M3A

(electrolytes and glucose composition -M3A)

本品为复方制剂。每瓶1000 ml含氯化钠2.34 g,氯化钾0.75 g,乳酸钠2.24 g,葡萄糖27.00 g。用于补充体内所需水分和电解质。余参见复方电解质葡萄糖-MG3。

复方电解质葡萄糖-M3B

(electrolytes and glucose composition -M3B)

本品为复方制剂。500 ml中含氯化钠0.875 g,氯化钾0.75 g,乳酸钠1.12 g,葡萄糖13.5 g。用于补充体内所需水分和电解质。余参见复方电解质葡萄糖-MG3。

复方电解质葡萄糖-R2A

(electrolytes and glucose composition -R2A)

本品为复方制剂。每1000 ml中含氯化钠1.92 g,氯化钾1.00 g,乳酸钠2.80 g,氯化镁0.10 g,磷酸二氢钠0.14 g,磷酸氢二钾1.00 g,葡萄糖23.50 g。用于补充体内所需水分和电解质。余参见复方电解质葡萄糖-MG3。

复方电解质葡萄糖-R4A

(electrolytes and glucose composition -R4A)

本品为复方制剂。每瓶500 ml含氯化钠1.17 g,乳酸钠1.12 g葡萄糖40.00 g。用于手术后早期及婴幼儿手术后的水分和电解质的补充,以及可能有钾潴留时的水分和电解质的补充。余参见复方电解质葡萄糖-MG3。

转化糖电解质

(multiple electrolytes and invert sugar)

本品为复方制剂。

【用药警戒】 1. 过量使用或不正确使用,可引起危及生命的乳酸性酸中毒。

2. 遗传性果糖不耐受症患者使用本品时可有致命的危险。

【药理作用】　本品可为患者提供水、电解质及能量,并产生利尿作用和代谢性碱化作用,其所含乳酸根在肝代谢生成糖原,在 H^+ 参与下,最终生成 CO_2 和水。

【适应证】　用于需要非口服途径补充水分或能源及电解质的患者的补液治疗。

【不良反应】　1. 可能会引起脸红、皮疹、发热等过敏反应。

2. 大剂量、快速滴注可能导致乳酸中毒和高尿酸血症。

3. 长期单纯使用可引起电解质紊乱。

4. 有文献报道,肝病患者滴注果糖后出现乳酸中毒。若出现不良反应,应终止滴注。

5. 可能会引起体液或溶质负荷过量,从而导致血清电解质稀释、水分过多、血容量过多或肺水肿。

6. 肾功能不全的患者,应用本品时可能会引起钾或钠潴留。

【禁忌与慎用】　1. 遗传性果糖不耐受患者禁用。

2. 痛风和高尿酸血症患者禁用。

3. 充血性心力衰竭、重度肾功能不全以及存在钠潴留水肿者慎用。

4. 高钾血症、重度肾功能衰竭以及存在钾潴留情况者慎用。

5. 代谢性或呼吸性碱中毒患者、乳酸根离子水平增加,或因重度肝功能不全等原因导致乳酸利用能力受损者慎用。

6. 糖尿病患者及正接受皮质激素或促肾上腺皮质激素治疗者慎用。

【剂量与用法】　成人常用量为一次 250～1000 ml,滴注速度应低于每小时 0.5 g/kg(以果糖计)。根据患者年龄、体重、临床情况和实验室检测结果调整剂量。

【用药须知】　1. 本品注射剂含有亚硫酸氢钠,在某些人群中可能会引起过敏反应,其中哮喘患者敏感性较高。

2. 用药期间,特别是疗程延长时,应注意观测患者临床情况,并定期进行实验室检查以监测水、电解质和酸碱平衡情况,因大量应用本品可能会导致代谢性碱中毒。

3. 快速大剂量给药可能会引起血清尿酸浓度升高,滴注速度过快(至 500 ml/h)可引起上胸部或胸骨下疼痛或不适,以及腹部疼痛。

【制剂】　注射液:250 ml(含果糖 6.25 g,葡萄糖

6.25 g,乳酸钠 0.7004 g,氯化钠 0.3652 g,氯化钾 0.4660 g,氯化镁 0.0714 g,磷酸二氢钠 0.1875 g,亚硫酸氢钠 0.1301 g);500 ml(含果糖 12.5 g,葡萄糖 12.5 g,乳酸钠 1.4008 g,氯化钠 0.7305 g,氯化钾 0.9319 g,氯化镁 0.1428 g,磷酸二氢钠 0.3750 g,亚硫酸氢钠 0.2602 g)。

【贮藏】　密闭保存。

混合糖电解质
(carbohydrate and electrolyte)

本品为复方制剂。

【药理作用】　本品可为患者提供水、电解质及能量。

【适应证】　用于不能口服给药或口服给药不能充分摄取时,补充和维持水分和电解质,并补给能量。

【不良反应】　1. 大量急速给药可出现脑水肿、肺水肿、外周水肿、水中毒、高钾血症、静脉炎、肝功能受损和肾功能受损。

2. 可有皮疹和血管痛。

【禁忌与慎用】　1. 有重度肝功能不全和重度肾功能不全的患者禁用。

2. 电解质代谢异常的患者禁用。

3. 高钾血症(尿液过少、肾上腺皮质机能减退、严重灼伤及氮质血症等)患者禁用。

4. 高钙血症、高磷血症、高镁血症患者禁用。

5. 遗传性果糖不耐受患者禁用。

6. 心功能不全、因闭塞性尿路疾病引起尿量减少的患者慎用。

7. 肝、肾功能不全的患者慎用。

8. 糖尿病患者慎用。

【剂量与用法】　缓慢静脉滴注,成人一次 500～1000 ml。给药速度(按葡萄糖计)成人每小时不得超过 0.5 g/kg。根据年龄、症状及体重等不同情况可酌量增减。

【用药须知】　1. 对于只能通过使用胰岛素控制血糖的患者(胰岛素依赖性糖尿病),建议使用葡萄糖制剂。

2. 不能与含有磷酸盐及碳酸盐的制剂混合,因可产生沉淀。

3. 患者治疗前尿量最好在 500 ml/d 或 20 ml/h 以上。

【制剂】　注射液:500 ml(含葡萄糖(按无水物计)30 g,果糖 15 g,木糖醇 7.5 g,氯化钠 0.730 g,醋酸钠 0.410 g,氯化钙 0.185 g,氯化镁 0.255 g,磷酸氢二钾 0.870 g,硫酸锌 0.700 mg)。

【贮藏】　密闭保存。

复方电解质
(multiple electrolytes)

本品为复方制剂。

【药理作用】　本品的 pH 为 7.4，是水、电解质的补充源和碱化剂。其葡萄糖酸根和乙酸根在体内经氧化后最终代谢为二氧化碳和水。

【适应证】　本品可作为水、电解质的补充源和碱化剂。本品与血液和血液成分相容，可使用同一给药装置在输血前或输血后滴注（即作为预充液），可加入正在滴注的血液组分中，或作为血细胞的稀释液。

【不良反应】　1. 可能出现发热、注射部位局部感染、静脉栓塞、静脉炎、液体外渗和循环血容量过多。

2. 滴注过多或过快可导致血清电解质浓度降低、体内水分过多、充血、肺水肿。

【禁忌与慎用】　1. 心、肝、肾功能不全，高血钾、高血钠，代谢性或呼吸性碱中毒的患者慎用。

2. 对接受类固醇激素或促肾上腺皮质激素治疗的患者需慎用。

【剂量与用法】　缓慢静脉滴注，用量视患者年龄、体重、临床症状和实验室检查结果而定。

【用药须知】　对需长期注射治疗的患者，须根据临床症状和定期实验室检查监测其体液平衡、电解质平衡、酸碱平衡的变化。

【制剂】　注射剂：500 ml 含氯化钠 2.64 g，葡萄糖酸钠 2.51 g，醋酸钠 1.84 g，氯化钾 0.185 g，氯化镁 0.15 g。

【贮藏】　密闭保存。

复方乳酸钠山梨醇
(compound sodium lactate and sorbitol)

本品为复方制剂。

【药理作用】　本品可调节体液容量、渗透压，具有补充 K^+、Na^+、Ca^{2+} 及 Cl^- 的作用，并能供给热量。山梨醇进入人体后大部分转化为糖原供给热量。乳酸根离子可纠正代谢性酸中毒，使 K^+ 自细胞外液进入细胞内，当体内循环血液量及组织液减少时，本品可作为组织液的补充调整剂，对电解质紊乱及酸中毒有纠正作用。

【适应证】　用于代谢性酸中毒或有代谢性酸中毒并须要补充热量的脱水病例。本品尤适用于糖尿病患者。

【不良反应】　快速大量给药时，可能出现肺水

肿、脑水肿、肢体水肿。

【禁忌与慎用】　1. 乳酸血症患者及高钾血症、少尿、艾迪生病、重症烧伤、高氮血症及遗传性果糖不耐症患者禁用。

2. 肾功能不全、心功能不全、重度肝功能不全、因阻塞性尿路疾病引起尿量减少的患者慎用。

3. 妊娠期妇女有妊娠高血压综合征者可能加剧水肿、增高血压。

4. 老年患者常有隐匿性心肾功能不全，应慎用。

【剂量与用法】　静脉滴注，成人一次 500 ～ 1000 ml，按年龄、体重及症状不同可适当增减。成人给药速度为 300～500 ml/h。

【用药须知】　用药时根据临床需要可作下列检查及观察。

1. 血气分析或血二氧化碳结合力检查。

2. 血清 K^+、Na^+、Ca^{2+} 及 Cl^- 浓度测定。

3. 肾功能测定，包括血尿素氮、肌酐等。

4. 血压。

5. 心肺功能状态，如水肿、气急、发绀、肺部啰音、颈静脉充盈，肝-颈静脉返流等，按需要作静脉压或中心静脉压测定。

6. 肝功能不全表现，如黄疸、神志改变、腹水等。

【制剂】　注射液：500 ml 含乳酸钠 1.55 g，氯化钠 3.00 g，氯化钾 0.15 g，氯化钙（$CaCl_2 \cdot 2H_2O$）0.10 g，D-山梨醇 25.0 g。

【贮藏】　密闭保存。

血液滤过置换液
(hemofiltration replacement fluid)

本品为血液滤过的专用置换药。

【药理作用】　血液滤过系采用具有高效低阻力滤过膜的滤器，尿毒症患者血液通过滤器时在跨膜压作用下水分被清除到体外。随着水分清除，尿毒症患者体液中毒性溶质也随之被清除；由于一次被清除到体外的超滤量常达 10 L 以上，故须要同时补充平衡液（血液滤过置换液），以达到体内的体液平衡。该方法由于属等张脱水，故对血流动力学影响较少。对中分子尿毒症毒素的清除效果较好。

【适应证】　用于血液滤过疗法时置换体内的水分和电解质，替代肾脏的部分功能。

【不良反应】　1. 可发生输液反应，发热和寒战。

2. 由于补液过快或过慢、因超滤量与输液量置换不平衡引起容量过多（致血压升高）和容量不足（致血压降低）等。

3. 其他包括蛋白质、氨基酸丢失，体内生物活性

物质如生长激素、胰岛素丢失引起激素丢失综合征，微量元素丢失。

【禁忌与慎用】 乳酸不耐受、乳酸性酸中毒等禁用。

【剂量与用法】 仅作为血液滤过治疗时配合静脉补液用，使用前加热至37 ℃左右。

1. 治疗慢性肾功能衰竭 每周1～3次，一次4～5 h，一次超滤量为18～25 L，一次补充置换液量18～25 L。主要视体内有无体液潴留和尿量决定补充置换液量。

2. 治疗急性肾功能衰竭 根据一日超滤量决定一日输入置换液量。

【用药须知】 使用时随访检查：尿量；血压；电解质 K^+、Na^+、Cl^-、Ca^{2+}、Mg^{2+}；血氧分析；血肌酐、尿素氮、尿酸；血清蛋白；血糖。

【制剂】 注射液：每1000 ml中含氯化钠5.92 g，氯化钾0.149 g，氯化钙（$CaCl_2 \cdot 2H_2O$）0.276 g，乳酸钠3.78 g，氯化镁（$MgCl_2 \cdot 6H_2O$）0.152 g，葡萄糖（$C_6H_{12}O_6 \cdot H_2O$）1.5 g。每袋1000 ml；每袋2000 ml。

【贮藏】 密闭保存。

血液滤过置换基础液
(hemofiltration basic solution)

【药理作用】 本品加入氯化钾后与碳酸盐合用于连续性血液净化。在连续性血液净化中，置换液提供与患者血浆几乎相同的基础晶体液体环境，该晶体液中应包括 Na^+、Cl^-、Ca^{2+}、Mg^{2+}、K^+、葡萄糖及碳酸盐等。连续性血液净化依靠血液净化仪配套的超滤滤器过滤和净化血液，本品仅作为补充因净化过程中造成的体液减少，以及维持体液适当的离子浓度（包括 pH 值），因此，本品本身并不具备任何药效学作用。

【适应证】 本品为连续性血液净化专用药物，用于血液滤过治疗时置换体内的水分和电解质，替代肾脏的部分功能。

【不良反应】 本品可能因连续性血液净化清除血清物质而导致营养不良、低血压症等，应注意进行连续性血液净化的同时，严密检测患者血液检查中的各项指标。

【剂量与用法】 1. 本品中不含 K^+，有利于清除体内过多的 K^+，以维持正常血钾浓度，但当临床治疗有需要时，应根据患者的血液电解质分析的结果适量加入钾盐。本品每袋（4000 ml）中加入10%的氯化钾注射液1 ml，其 K^+ 浓度可增加0.335 mmol/L。

2. 本品加入钾盐后作为 A 液部分，配合碳酸氢钠注射液（B 液部分）联合用于连续性血液净化。在一般情况下，本品每袋（4000 ml）配合5%的碳酸氢钠注射液250 ml，并通过血液净化装置输入体内，其用量根据连续性血液净化的时间而定，一般每3～4 L/h。

【用药须知】 本品用于连续性血液净化，可导致血浆中药物、特别是血浆结合率低的药物，其被清除的速度会显著加快。

【制剂】 注射液：本品按照每4000 ml配合5%的碳酸氢钠注射液250 ml使用时，各组分浓度为：葡萄糖10 mmol/L、Cl^- 110 mmol/L、Mg^{2+} 0.75 mmol/L、Ca^{2+} 1.50 mmol/L、Na^+ 141 mmol/L、碳酸盐35 mmol/L。

【贮藏】 密闭保存。

复方乳酸钠葡萄糖
(compound sodium lactate and glucose)

【药理作用】 本品可调节体液容量、渗透压，具有补充 K^+、Na^+、Ca^{2+} 及 Cl^- 作用，并能供给热量。

【适应证】 用于代谢性酸中毒或有代谢性酸中毒倾向并须要补充热量的脱水患者。

【不良反应】 快速大量给药时，可能出现水钠潴留，引起水肿、血压升高、心率加快、胸闷、呼吸困难、甚至出现急性左心力衰竭。

【禁忌与慎用】 1. 乳酸血症患者及高钾血症、少尿、艾迪生病、重症烧伤、高氮血症患者及糖尿病患者禁用。

2. 水肿性疾病如肾病综合征、肝硬化腹水、充血性心力衰竭、急性左心力衰竭、脑水肿及特发性水肿慎用。

3. 急性肾功能衰竭少尿，慢性肾功能衰竭尿量减少而对利尿剂反应不佳者慎用。

4. 高血压患者慎用。

5. 妊娠期妇女有妊娠高血压综合征者可能加剧水肿、增高血压。

6. 老年患者常有隐匿性心肾功能不全，应慎用。

【药物相互作用】 1. 与其他药物合用时，注意药物（如大环内酯类抗生素、生物碱、磺胺类）因 pH 及离子强度变化而产生的配伍禁忌。

2. 由于本品含有 Ca^{2+}，与含有枸橼酸钠的血液混合时会产生沉淀。与含磷酸根离子及碳酸根离子的溶液混合时可能产生沉淀。

【剂量与用法】 静脉滴注，成人一次500～1000 ml，按年龄、体重及症状不同可适当增减。成人的给药速度为300～500 ml/h。

【用药须知】 应严格按照需要用药,防止体液形成新的不平衡。注意给药速度不能过快。用药时根据临床需要可作下列检查及观察。

(1) 血气分析或血二氧化碳结合力检查。

(2) 血清电解质浓度测定。

(3) 肾功能测定,包括血尿素氮、肌酐等。

(4) 血压。

(5) 心肺功能状态,如水肿、气急、发绀、肺部啰音、颈静脉充盈、肝-颈静脉返流等,按需行静脉压或中心静脉压测定。

(6) 肝功能不全表现,如黄疸、神志改变、腹水等。

【制剂】 注射液:500 ml 中含乳酸钠 1.55 g,氯化钠 3.00 g,氯化钾 0.15 g,氯化钙(CaCl₂·2H₂O) 0.10 g,无水葡萄糖 25.0 g。

【贮藏】 密闭保存。

葡萄糖氯化钠钾
(glucose and sodium chloride potassium chloride)

【药理作用】 本品可调节体液容量、渗透压,具有补充 K^+、Na^+、Cl^- 的作用,并能供给热量。

【适应证】 本品用于术后早期和婴幼儿手术后的水分、电解质补充。

【不良反应】 快速大量给药时,可能出现水钠潴留,引起全身水肿、血压升高、心率加快、胸闷、呼吸困难、甚至急性左心力衰竭。

【禁忌与慎用】 肾功能不全、高乳酸血症、心功能不全、重度肝功能不全、尿路梗阻引起的尿量减少、高钾血症、糖尿病等患者慎用。

【剂量与用法】 通常成人静脉滴注一次 500～1000 ml,给药速度为 300～500 ml/h,儿童给药速度为 50～100 ml/h。根据年龄,症状和体重作相应的增减。

【用药须知】 患者治疗前的尿量最可在 500 ml/d 或 20 ml/h 以上。

【制剂】 注射液:每 100 ml 含葡萄糖 8 g、氯化钠 0.18 g 和氯化钾 0.15 g。100 ml;200 ml;250 ml;500 ml。

【贮藏】 密闭保存。

口服补液盐
(oral rehydration salts)

【药理作用】 本品为枸橼酸钠、枸橼酸钾、氯化钠和葡萄糖等组成的口服电解质补充剂。

【适应证】 可用于补充呕吐或腹泻所致的水、电解质丢失,对急性腹泻脱水疗效显著,常作为静脉补液后的维持治疗用。

【不良反应】 偶有恶心呕吐,多为轻度,常发生于开始服用时。

【禁忌与慎用】 1. 严重失水,有休克征象者禁用。

2. 重度心肾功能不全患者禁用。

3. 肠梗阻、肠麻痹和肠穿孔者禁用。

【剂量与用法】 1. 散剂Ⅰ 临用时,将 1 袋(大、小各一包)溶于 500 ml 温水中,一般一日服用 3000 ml,直至腹泻停止。

2. 散剂Ⅱ 临用时,将本品 1 袋溶于 500 ml 温水中,一般一日服用 3000 ml,直至腹泻停止。

3. 散剂Ⅲ 临用前,将一袋量溶解于 250 ml 温开水中,随时口服。

成人开始时 50 ml/kg,于 4～6 h 内服完,儿童开始时 50 ml/kg,4 h 内服完,以后根据患者脱水程度调整剂量直至腹泻停止。婴幼儿应用本品时应少量多次给予。

4. 口服液 12 岁以下轻度脱水者为 50 ml/kg,中度脱水者为 100 ml/kg,于 4～6 h 内分次服用。

【用药须知】 患者治疗前尿量最好在 500 ml/d 或 20 ml/h 以上。

【制剂】 ①散剂Ⅰ:每包 14.75 g(大袋含葡萄糖 11 g 与氯化钠 1.75 g,小袋含氯化钾 0.75 g 与碳酸氢钠 1.25 g)。散剂Ⅱ:每包 13.95 g(氯化钠 1.75 g,氯化钾 0.75 g,枸橼酸钾 1.45,无水葡萄糖 10 g)。散剂Ⅲ:每包 5.125(氯化钠 0.65 g,枸橼酸钠 0.725 g,氯化钾 0.375 g 和无水葡萄糖 3.375 g)。②溶液剂:350 ml 含钠 45 mmol/L、钾 20 mmol/L、氯 35 mmol/L、枸橼酸 30 mmol/L、葡萄糖 25 g/L。

【贮藏】 密闭保存。

复方氯化钠
(compound sodium chloride)

【药理作用】 本品可补充并调节水和电解质平衡。

【适应证】 1. 各种原因所致的失水,包括低渗性、等渗性和高渗性失水。

2. 高渗性非酮症昏迷,应用等渗或低渗氯化钠可纠正失水和高渗状态。

3. 低氯性代谢性碱中毒。

【不良反应】 1. 静脉滴注过多、过快,可致水钠潴留,引起水肿、血压升高、心率加快、胸闷、呼吸困难,甚至导致急性左心力衰竭。

2. 不适当地给予高渗氯化钠可致高钠血症。

3. 过多、过快给予低渗氯化钠可致溶血、脑水肿等。

【禁忌与慎用】　1. 水肿性疾病,如肾病综合征、肝硬化、腹水、充血性心力衰竭、急性左心力衰竭、脑水肿及特发性水肿等慎用。

2. 急性肾功能衰竭少尿期,慢性肾功能衰竭尿量减少而对利尿药反应不佳者慎用。

3. 高血压患者慎用。

4. 低钾血症慎用。

【剂量与用法】　剂量视病情需要及体重而定。常用剂量,一次 500～1000 ml。

【用药须知】　使用时注意随查电解质、心肺功能。

【制剂】　注射液:氯化钠 0.85%、氯化钾 0.03%、氯化钙 0.033%。250 ml;500 ml。

【贮藏】　密闭保存。

灭菌注射用水
(sterile water for injection)

【简介】　注射用灭菌粉末的溶剂或注射液的稀释剂或各科腔镜手术冲洗剂。临用前,在无菌操作条件下,按需要量用无菌注射器吸取加入或量取加入或直接冲洗。本品不能直接静脉注射。注射液:0.6 ml;1 ml;1.5 ml;2 ml;5 ml;10 ml;20 ml;100 ml;250 ml;500 ml;1000 ml;3000 ml。密闭保存。

枸橼酸铁
(ferric citrate)

别名:Auryxia

【CAS】　2338-05-8

【理化性状】　1. 化学名:Iron（+3）, x(1,2,3-propanetricarboxylic acid, 2-hydroxy-),y(H_2O)

2. 结构式

x=0.70～0.87, y=1.9～3.3

【药理作用】　三价铁在胃肠道内可与磷酸盐结合生成难溶性的磷酸铁,而随粪便排出,通过降低磷酸盐的吸收,本品可降低血磷水平。

【体内过程】　尚未进行本品的药动学研究,口服给药后,可见三价铁被吸收。

【适应证】　用于慢性肾病须透析的患者控制

血磷。

【不良反应】　腹泻、恶心、便秘、呕吐、咳嗽。

【妊娠期安全等级】　B。

【禁忌与慎用】　1. 铁负荷综合征(如血色沉着病)的患者禁用。

2. 肠道炎性疾病和活动性胃肠出血的患者的安全性尚未明确。

3. 儿童用药的安全性及有效性尚未明确。

【药物相互作用】　1. 多西环素应在服用本品前 1 h 服用。

2. 环丙沙星应与本品间隔至少 2 h 服用。

【剂量与用法】　推荐剂量一次 1 g,3 次/日,进餐时服用。监测血磷,根据血磷调整本品的剂量,调整剂量的间隔时间不少于 1 周,本品的最大剂量为 12 g/d。

【用药须知】　本品可导致铁储备(血清铁蛋白、转铁蛋白饱和度)明显升高。开始本品治疗前应对铁储备进行评估,并在治疗过程中监测铁储备,同时使用的静脉补铁剂,可能须降低剂量或停用。

【制剂】　片剂:1 g,相当于三价铁 210 mg。

【贮藏】　贮于 20～25 ℃,短程携带允许 15～30 ℃。

18.2　酸碱平衡调节药

碳酸氢钠
(sodium bicarbonate)

别名:重碳酸钠、小苏打

本品为可供口服和静脉给药的弱碱性药物。

【CAS】　144-55-8

【ATC】　B05CB04;B05XA02

【理化性状】　1. 本品为白色晶状粉末。能溶于水,不能溶于乙醇。5% 本品的新鲜水溶液的 pH 值不应超过 8.6。干燥加热或加热其溶液,会逐渐转变为碳酸钠。

2. 分子式:$NaHCO_3$

3. 分子量:84.0

【药理作用】　1. 能使血浆内碳酸氢根浓度升高,中和氢离子,从而纠正酸中毒。

2. 对于酸碱平衡正常的机体,口服经尿排泄时可使尿液碱化。

3. 本品口服可中和胃酸,为传统抗酸药。

【体内过程】　口服或静脉滴入碳酸氢钠后,能直接增加机体的碱储备。如机体呈酸中毒时,碳酸氢离子与氢离子结合成碳酸,再分解为水和二氧化碳,后者自肺排出体外,如酸碱平衡者,则以碳酸氢盐的形式随尿液排出。

【适应证】　1. 治疗代谢性酸中毒。

2. 用于尿酸性肾结石的预防,减少磺胺类药物的肾毒性。

3. 口服治疗胃酸过多引起的症状。

4. 漱口可用于治疗口腔白色念珠菌病。

【不良反应】 1. 应用过量可致代谢性碱血症。

2. 口服中和胃酸时产生的二氧化碳,能引起嗳气和酸再生,大剂量时胃溃疡患者有产生胃穿孔的危险。

3. 长期应用本品可致尿频、尿急等。

4. 大剂量静脉注射本品可出现肌肉痉挛性疼痛,或引起低钾血症而致疲乏无力。长期应用可引起头痛。

5. 肾功能不全或剂量偏大时,可引起水肿、精神症状、肌肉疼痛或抽搐、口腔异味、呼吸缓慢等。主要由代谢性碱中毒所致。

【妊娠期安全等级】 C。

【禁忌与慎用】 1. 碱中毒、充血性心力衰竭,不明原因的腹痛,低钠饮食,肝硬化腹水,急、慢性肾功能衰竭,低钙血症和伴有二氧化碳潴留的患者慎用。

2. 口服与胃酸作用产生 CO_2,对有穿孔可能的溃疡病患者慎用。

3. 长期或大量使用本品可致代谢性碱中毒,且钠负荷过高可引起水肿等,故妊娠期妇女慎用。

4. 本品可分泌入乳汁,但对婴儿的影响尚不明确。

5. 因小儿对症状描述不清楚,易延误病情。

6. 6 岁以下儿童慎用。

【药物相互作用】 1. 可使抗凝药如华法林,H_2 受体拮抗药如西咪替丁、雷尼替丁等,口服铁剂的吸收减少。

2. 增加左旋多巴的口服吸收。

3. 减少苯丙胺、奎尼丁、麻黄碱经肾排泄。

4. 增加肾脏对锂制剂、水杨酸制剂的排泄。

5. 与含钙药物、乳及乳制品合用,可致乳碱综合征。

6. 与排钾利尿药合用,增加发生低氯性碱中毒的危险性。

7. 合用肾上腺皮质激素、促肾上腺皮质激素、雄激素时,易发生高钠血症和水肿。

【剂量与用法】 1. 抗酸或碱化尿液　成人口服 0.5～2 g,3～4 次/日;儿童 0.1～0.2 g,3～4 次/日。

2. 纠正代谢性酸中毒　治疗一般性酸中毒时,可稀释成 1.4% 的等渗液静脉滴注,用量视病情而定。治疗严重酸中毒,可直接用 5% 溶液静脉滴注,成人于 2 h 内可输入 200～300 ml;儿童 5～10 ml/kg。

3. 治疗口腔白色念珠菌病　用 2%～4% 的本品溶液擦拭口腔或漱口,病变在 2～3 d 内即可消失,但仍需继续用药数日,以预防复发。

【用药须知】 1. 本品呈弱碱性,对局部组织有刺激性,注射时勿漏出血管。

2. 口服本品后 1～2 h 内不宜服用任何药物。

3. 本品疗程不宜过长,以免发生代谢性碱中毒和钠大量潴留。

4. 应随访做以下检查:动脉血气分析、血清碳酸氢根离子浓度测定、肾功能、尿 pH。

【制剂】 ①片剂:0.3 g;0.5 g。②注射液:0.5 g/10 ml;1 g/20 ml;5 g/100 ml;12.5 g/250 ml。

【贮藏】 密封,贮于阴凉处。

乳酸钠
(sodium lactate)

别名:Sodium DL-lactate、Lactic Acid Sodium Salt、E325

【CAS】 72-17-3

【理化性状】 1. 本品为白色粉末,具轻微咸味。易溶于水。每 1 g 乳酸钠(无水)相当于 8.9 mmol 钠和乳酸根。4.88 g 乳酸钠(无水)相当于 1 g 钠。

2. 分子式:$C_3H_5NaO_3$

3. 分子量:112.1

4. 结构式

5. 配伍禁忌:据报道,本品与下列注射液存在配伍禁忌,如氨苄西林、锁苄西林、氯唑西林、依地酸钙二钠、肝素、亚胺培南西司他丁、甲氧西林、土霉素、碳酸氢钠、替卡西林、新生霉素钠、盐酸西环素、磺胺嘧啶钠。

【药理作用】 本品吸收后可在肝脏合成糖原或氧化代谢成碳酸氢盐,从而发挥纠正酸血症的作用。

【体内过程】 本品进入体内,在有氧条件下经肝脏乳酸脱氢酶的作用,转化为丙酮酸,再经三羧酸循环氧化脱羧而成 CO_2,进而转化为碳酸氢盐。

【适应证】 可用于纠正代谢性酸血症。由于作用不及碳酸氢钠迅速,现已渐少用。但在高钾血症或普鲁卡因胺等引起的心律失常伴有酸血症者,仍以应用本品为宜。

【不良反应】 如过量,会造成碱血症。

【禁忌与慎用】 1. 肝功能不全或缺氧时不宜使用,特别是重度肝功能不全、休克、右心心力衰竭或乳酸性酸血症禁用。

2. 患妊娠高血压综合征的妊娠期妇女使用本品可导致水肿加重,血压进一步升高,应慎用。

3. 本品对哺乳期妇女用药的安全性尚不明确。

4. 本品在儿童患者中的安全性和有效性尚未建立。

【药物相互作用】　糖尿病患者服用双胍类药物(尤其是二甲双胍),会阻碍肝脏对乳酸的利用,引起乳酸中毒。

【剂量与用法】　应根据二氧化碳结合力降低的情况计算静脉滴注的剂量,结合力降低 1%,所需 11.2%乳酸钠溶液为 0.3 ml/kg。一般以 5%葡萄糖液稀释成 1.87%等渗溶液(即 1/6 摩尔溶液)后进行滴注。成人一次量一般为 1.87%液 500～2000 ml。重症患者在无条件测定二氧化碳结合力时可以不稀释,首剂按 4～6 ml/kg 给予 11.2%乳酸钠溶液。

【用药须知】　1. 在一般情况下,不宜用 0.9%氯化钠注射液或其他含氯化钠溶液稀释本品,以免成为高渗溶液。

2. 轻至中度代谢性酸中毒,一般口服碳酸氢钠即可,一般不必静脉滴注乳酸钠。

3. 滴注速度不宜过快,以免发生碱中毒、低钾血症及低钙血症。

4. 嗜酒者可能发生乳酸性酸中毒,故不宜使用本品纠正酸中毒。

5. 过量使用本品可致碱中毒,钠潴留等。

【制剂】　注射液:2.24 g/20 ml;5.60 g/50 ml。

【贮藏】　密封贮于阴凉干燥处。

氨丁三醇
(trometamol)

别名:三羟甲基甲烷、缓血酸铵、Tromethamol、Tromethamine、 Tromethane、 Trishydroxymethyl Aminomethane、THAM、TRIS

【CAS】　77-86-1

【ATC】　B05BB03;B05XX02

【理化性状】　1. 本品为白色结晶性粉末或无色晶体。易溶于水,略溶于乙醇,微溶于乙酸乙酯。5%水溶液的 pH 为 10.0～11.5。

2. 化学名:2-Amino-2-hydroxymethyl-propane-1,3-diol

3. 分子式:$C_4H_{11}NO_3$

4. 分子量:121.1

5. 结构式

6. 配伍禁忌:有证据称,氟尿嘧啶在含有氨丁三醇缓冲液的制剂中,能降解产生心脏毒性化合物。

【药理作用】　本品为一氨基缓冲剂,能摄取氢离子而纠正酸血症,其作用较强,且能透过细胞膜,在细胞内外同时起作用。

【体内过程】　用药后 30～40 min 即可发挥作用,体内不代谢,以原药随尿液排出,每天排出约 60%。

【适应证】　常用于急性代谢性及呼吸性酸血症。

【不良反应】　本品可引起低血糖、低血压、恶心、呕吐,亦可抑制呼吸,甚至使呼吸停止。

【妊娠期安全等级】　C。

【禁忌与慎用】　慢性呼吸性酸血症及肾性酸血症患者禁用。

【剂量与用法】　用于急症一次滴注 7.28%溶液 2～3 mg/kg,于 1～2 h 内滴完,严重者可再用 1 次。

【用药须知】　1. 一般用 3.64%溶液滴注,可将 7.28%溶液(即 0.6 M 溶液)于临用前加等量 5%～10%葡萄糖注射液稀释后用,限制水分的患者可直接滴注 7.28%溶液。

2. 注射时勿溢出静脉外,以免局部坏死。

3. 可使肺泡通气量显著减少,故用于呼吸性酸中毒时,必须同时给氧。

4. 注射后常可在 30～40 min 内纠正酸度,亦有到 4～6 h 方见好转者。

5. 应避免剂量过大,滴注过快。

【制剂】　注射液:7.28%;10 ml;20 ml;100 ml。

【贮藏】　密封贮于阴凉干燥处。

乳酸钠林格
(sodium lactate Ringer's)

【药理作用】　与细胞外液的电解质组成相似,可用于补充电解质和水分。当大手术和休克时,由于出血而使循环血液量损失的同时丧失大量细胞外液,对如此大量丧失体液,使用和细胞外液的电解质组成相似的本品最为适宜,预后也良好。另外,本品中含有乳酸钠在体内经代谢生成 HCO_3^-,可调整酸中毒。

【适应证】　1. 调整体液、电解质、酸碱平衡。

2. 有预防酸中毒、失血、手术时失血、缺水症及电解质紊乱所致酸碱失衡。

【不良反应】　急速大量给药时,有可能出现脑水肿、肺水肿、周围水肿。

【禁忌与慎用】　1. 乳酸血症患者禁用。

2. 肾功能不全、心功能不全、重度肝功能不全、高渗性脱水症及因尿路阻塞性疾患而引起的尿量减少的患者慎用。

【药物相互作用】 同含碳酸离子、磷酸离子的溶液相混合可产生沉淀,不可配合使用。

【剂量与用法】 成人静脉滴注 1 次 500～1000 ml,按年龄、体重及症状的不同可适量增减。给药速度成人 300～500 ml/h。

【用药须知】 本品含有钙盐,与含枸橼酸钠血液混合时,会产生凝血,使用时应注意。

【制剂】 注射液:500 ml(每 1000 ml 含氯化钠 6.0 g、氯化钙 0.2 g、乳酸钠 3.1 g)。

【贮藏】 密闭,置于阴凉干燥处。

复方醋酸钠
(compound sodium acetate)

本品含氯化钠 5.85 g/L、氯化钾 0.3 g/L、氯化钙 0.33 g/L、醋酸钠 6.12 g/L(各院配方略有差异)。

【药理作用】 休克时由于存在着不同程度的循环障碍及组织灌注不足,当应用乳酸钠平衡液时,乳酸盐可因肝功能不全而代谢不全,除难以完全转化为 HCO_3 外,易使乳酸堆积而致乳酸血症。而醋酸钠可经肝外组织代谢,且耗氧量也较乳酸盐少,故适用于肝病、休克及婴幼儿以代替乳酸钠平衡液。

【体内过程】 复方醋酸钠是一种体液补充及调节体内水分和电解质平衡的药物。本品内含注射用水 Na^+、Cl^- 和 AC^- 及少量的 K^+、Ca^{2+}。钠和氯是机体重要的电解质,具有调节水、电解质平衡,维持体液容量和渗透压稳定的作用,本品还可补充少量 K^+ 和 Ca^{2+}。

【适应证】 用于肝病、休克及婴幼儿以代替乳酸钠平衡液。

【不良反应】 滴注或口服过多、过快,可致水钠潴留,引起水肿、血压升高、心率加快、胸闷、呼吸困难,甚至急性左心力衰竭。

【禁忌与慎用】 1. 本品禁用于:①水肿性疾病,如肾病综合征、肝硬化腹水、充血性心力衰竭、急性左心力衰竭,脑水肿及特发性水肿等;②急性肾功能衰竭少尿期,慢性肾功能衰竭尿量减少而对利尿药反应不佳者;③高血压;④低钾血症。

2. 老年人和小儿补液量和速度应严格控制。

【剂量与用法】 静脉滴注的常用剂量根据病情需要,500～1000 ml/d。

【用药须知】 1. 本品临用前须加等量的不同浓度的葡萄糖注射液稀释之。

2. 应随访检查:①血清钠、钾、氯浓度;②血液酸碱平衡指标;③肾功能;④血压和心肺功能。

3. 治疗脱水时,应根据其脱水程度、类型等,并决定补液量、种类、途径和速度。

【制剂】 注射液:250 ml;500 ml。

【贮藏】 遮光、密闭保存。

18.3 腹膜透析液

腹膜透析液
(pertoneal dialysis solutions)

别名:Dianeal PD-1、Dianeal PD-2

本品为无菌溶液,用于腹膜透析,有两种离子浓度的和含不同葡萄糖浓度的溶液供临床选用。

【药理作用】 1. 腹膜透析是一种可以用于补救清除本应由肾脏排出体外的有毒物质及代谢产物的过程,并协助调节体液和电解质的平衡。该透析是以腹膜为半透膜,在腹膜毛细血管与透析液之间进行水和溶质的交换的过程。电解质及小分子物质从浓度高的一侧向低的一侧移动(扩散作用),水分子则从渗透浓度低的一侧向渗透浓度高的一侧移动(渗透作用)。

2. 这个过程是通过导管灌注腹膜透析液进入腹腔完成。透析液中的电解质浓度按血浆电解质的浓度比例配制从而在腹腔膜内渗透和扩散(在患者的血液与透析液之间)。有毒物质和代谢产物在血液中浓度高,故可穿透腹膜进入到透析液中。透析液中的葡萄糖是用来产生溶液的高渗性,形成一个渗透梯度,有利于液体从患者血液中流入腹膜腔。经一段滞留时间后,液体就随着重力作用从腹腔排出。

【适应证】 1. 急性或慢性肾功能衰竭。

2. 电解质紊乱和酸碱平衡失调。

3. 急性药物中毒。

4. 毒物中毒。

5. 顽固性水肿、肝昏迷、高钙血症、高钾血症、氮质血症及尿毒症。

【不良反应】 1. 设备污染和导管放置不当操作问题引起不良反应包括腹部疼痛、出血、腹膜炎、在导管周围皮下感染、导管堵塞、体液流动交换困难和肠梗阻。

2. 透析液引起不良反应包括电解质和液体紊乱、低血容量、高血容量、高血压、低血压、平衡失调综合征和肌肉痉挛。

【妊娠期安全等级】 C。

【禁忌与慎用】 1. 广泛肠粘连及肠梗阻者禁用。

2. 严重呼吸功能不全患者禁用。

3. 腹部皮肤广泛感染禁用。

4. 腹部手术 3 d 以内,且腹部有外科引流者禁用。

5. 腹腔内血管疾患者禁用。

6. 腹腔内巨大肿瘤、多囊肾等禁用。

7. 高分解代谢者禁用。

8. 长期不能摄入足够蛋白质及热量者禁用。

9. 疝未修补者禁用。

10. 不合作或精神病患者禁用。

【剂量与用法】 1. 本品仅用于腹膜透析使用。

2. 间歇性腹膜透析(IPD)　急性肾功能衰竭患者的透析和慢性肾功能衰竭患者连续透析 8～36 h,根据患者的情况每周多次。慢性肾功能衰竭患者透析,维持性透析通常较短(8～14 h),每周 3～5 次。

3. 持续性非卧床腹膜透析(CAPD)和持续循环性腹膜透析(CCPD)。

(1) 对慢性肾功能衰竭竭维持性血液透析,采用 CAPD,透析液 1.5～3 L(取决于患者体重)慢慢灌注到成人的腹膜腔内,然后夹闭进入腹膜的通路。儿童可用 30～50 ml/kg,建议最大量 2 L。透析液在腹膜腔中的滞留时间为白天 4～8 h,夜间为 8～12 h。每个滞留期结束时,都要打开进入腹膜的通路,排出透析液,然后再注入新鲜的透析液。每天重复 3～5 次,每周 6～7 d。透析液交换量和交换的频率应该根据个体的生化指标和液体的体积进行调整。大部分交换是使用含 1.5% 或 2.5% 葡萄糖的腹膜透析液,在需要排除多余液体时,可使用含 3.5% 或 4.25% 的葡萄糖透析液。患者的体重也可作为是否须要液体排出的指标。

(2) CCPD 患者在夜间接受 3 或 4 次透析的交换全程,滞留时间为 2.5～3 h。自动腹膜透析机每个周期使用 1.5～2 L 透析液(取决于患者体重)。在夜间最后 1 次交换完成后,再次通过透析机注入透析液至腹膜时,应断开患者与仪器的连接,透析液滞留在腹膜腔里 14～15 h 直到下一个夜间透析周期。含 1.5% 或 2.5% 葡萄糖腹膜透析液通常用于夜间交换,而含 3.5% 或 4.25% 葡萄糖的透析液则用于白天,以清除额外的体液。患者体重作为须排出液体的指标,治疗应根据患者的需要个体化。

【用药须知】 1. 每当非口服制剂给药时,应检查透析液和容器是否有颗粒物和(或)变色。

2. 为了避免严重脱水、低血容量的风险和减少蛋白质流失,应合理地选择与液体流动交换需求量

相一致的低渗透压腹膜透析液(乳酸盐)。

3. 为了提高患者的舒适度,本品可加热至 37 ℃左右后再使用。不过,只能用于干热加热(例如加热垫)。

4. 透析液中添加肝素可有助于预防腹膜炎患者的导管阻塞(或当透析液中含有纤维蛋白或蛋白质物质时导致的导管阻塞),成人推荐每升透析液中含肝素 1000～2000 U。儿童推荐每 100 ml 透析液中含肝素 50 U。

5. 如果发生腹膜炎,抗生素的选择和剂量应依据微生物分离和敏感性结果而定。在分离出相关微生物之前可用广谱抗生素。

6. 接受腹膜透析的患者可能发生严重的蛋白质,氨基酸和水溶性维生素流失,须给予补充。

7. 腹膜透析对某些患者而言,应该非常谨慎,如腹部情况包括腹膜破裂或隔膜的手术或外伤、广泛性粘连、肠管曲张、未确诊的腹腔疾病、腹壁感染、疝气或烧伤,粪瘘或结肠造口术、张力性腹水、肥胖症和巨大多囊肾。其他还包括最近进行过主动脉人工血管置换术和严重的肺疾病。当确定腹膜透析在这样极端的情况下进行,必须权衡对患者的利弊与可能出现的并发症风险。

8. 必须准确记录患者体液平衡,仔细监测患者体重,以避免过度水化或水化不足导致严重的后果,包括充血性心力衰竭、脱水或休克。

9. 注意,腹膜透析治疗过程中过度使用含葡萄糖 3.5% 或 4.25% 的透析液能引起患者严重脱水。

10. 急性肾功能衰竭患者,在本品治疗过程中应定期监测血清电解质浓度。情况稳定的患者持续腹膜透析中应该定期进行常规检查血生化和血液因子,并对患者其他指标进行评估。

11. 本品不含钾,有利于清除体内过多的 K^+,维持正常血钾浓度。应仔细评估血清和体内的总钾,只有在医师的指导下才可加入氯化钾。每升腹膜透析液加 10% 氯化钾溶液 3 ml,其 K^+ 浓度接近 4 mmol/L。

12. 如果本品包装的密封用橡胶塞的丢失或部分缺损,则不能使用。除去外包装后,用力挤压容器检查微小的泄漏。如果发现有泄漏,应丢弃不用,因其不能保证本品的无菌性。

13. 0 ℃以下本品可冻结。冻结时不要弯曲或操作容器。在自然环境条件解冻并振摇使混合均匀。

【制剂】 腹膜透析液的具体规格、成分见下表。

Dianeal PD-1 的规格

	成分/100 ml					渗透压(mOsm/L)	pH	离子浓度(mEq/L)					规格(ml)
	无水葡萄糖	氯化钠(NaCl)	乳酸钠(C₃H₅NaO₃)	氯化钙(CaCl₂·2H₂O)	氯化镁(MgCl₂·6H₂O)			钠	钙	镁	氯	乳酸	
含1.5%葡萄糖的腹膜透析液	1.5 g	567 mg	392 mg	25.7 mg	15.2 mg	347	5.2(4.0~6.5)	132	3.5	1.5	102	35	2000 5000
含2.5%葡萄糖的透析液	2.5 g	567 mg	392 mg	25.7 mg	15.2 mg	398	5.2(4.0~6.5)	132	3.5	1.5	102	35	2000 3000 5000
含4.25%的腹膜透析液	4.25 g	567 mg	392 mg	25.7 mg	15.2 mg	486	5.2(4.0~6.5)	132	3.5	1.5	102	35	2000 5000

Dianeal PD-2 的规格

	成分/100 ml					渗透压(mOsm/L)	离子浓度(mEq/L)						规格(ml)
	无水葡萄糖	氯化钠(NaCl)	乳酸钠(C₃H₅NaO₃)	氯化钙(CaCl₂·2H₂O)	氯化镁(MgCl₂·6H₂O)		pH	钠	钙	镁	氯	乳酸	
含1.5%葡萄糖的腹膜透析液，AMBU-FLEX Ⅱ包装	1.5 g	538 mg	448 mg	25.7 mg	5.08 mg	346	5.2(4.0~6.5)	132	3.5	0.5	96	40	1000 2000 2500 3000 5000 6000
含1.5%葡萄糖的腹膜透析液，AMBU-FLEX Ⅲ包装	1.5 g	538 mg	448 mg	25.7 mg	5.08 mg	346	5.2(4.0~6.5)	132	3.5	0.5	96	40	250 500 750 1000 1500 2000 2500 3000 5000 6000
含2.5%葡萄糖的腹膜透析液 AMBU-FLEX Ⅱ包装	2.5 g	538 mg	448 mg	25.7 mg	5.08 mg	396	5.2(4.0~6.5)	132	3.5	0.5	96	40	1000 2000 2500 3000 5000 6000
含2.5%葡萄糖的腹膜透析 AMBU-FLEX Ⅲ包装	2.5 g	538 mg	448 mg	25.7 mg	5.08 mg	396	5.2(4.0~6.5)	132	3.5	0.5	96	40	250 500 750 1000 1000 1500 2000 2500 3000 5000 6000

续表

	成分/100 ml						离子浓度(mEq/L)						
	无水葡萄糖	氯化钠(NaCl)	乳酸钠($C_3H_5NaO_3$)	氯化钙($CaCl_2 \cdot 2H_2O$)	氯化镁($MgCl_2 \cdot 6H_2O$)	渗透压(mOsm/L)	pH	钠	钙	镁	氯	乳酸	规格(ml)
含3.5%葡萄糖的腹膜透析液	3.5 g	538 mg	448 mg	25.7 mg	5.08 mg	447	5.2(4.0~6.5)	132	3.5	0.5	96	40	2500
含4.25%葡萄糖的腹膜透析液 AMBU-FLEX Ⅱ 包装	4.25 g	538 mg	448 mg	25.7 mg	5.08 mg	485	5.2(4.0~6.5)	132	3.5	0.5	96	40	1000 2000 2500 3000 5000 6000
含4.25%葡萄糖的腹膜透析液 AMBU-FLEX Ⅲ 包装	4.25 g	538 mg	448 mg	25.7 mg	5.08 mg	485	5.2(4.0~6.5)	132	3.5	0.5	96	40	250 500 750 1000 1000 1500 2000 2500 3000 5000 6000

【贮藏】　密封保存。

第19章　骨调节药
Bone Modulating Drugs

骨的转换过程和机体钙的调节是紧密相连的。在正常情况下,除了通过对钙吸收和排泄的调节之外,还要通过正常的骨吸收和骨形成以及由此从骨骼中贮库中转移出钙和将血钙转移至骨骼中,才能使血浆内的钙水平保持在一个狭窄的范围内。

降钙素和双膦酸盐能抑制骨吸收,因而具有降低血钙的作用,故可用于治疗与骨吸收增加有关的疾病,如骨质疏松和 Paget's 病,还可治疗高钙血症,特别是恶性肿瘤引起的高钙血症。双膦酸盐对骨有高度的亲和力,使用放射活性物质标示的双膦酸盐可用作骨扫描药物。硝酸镓也可抑制骨吸收,已被用于治疗 Paget's 病和恶性肿瘤引发的高钙血症。

甲状旁腺具有增高血钙的作用,并能促进骨形成。过去曾用其鉴别诊断甲状旁腺功能减退和假甲状旁腺功能减退,但现在已被特立帕肽(一种诊断用药)所取代。

19.1　多肽激素

降钙素
(calcitonin)

别名:Calcimar、Cibacalcin

由于来源不同,降钙素(猪)[calcitonin(pork)]是从猪的甲状腺中获得的,另一种鲑鱼降钙素获自鲑鱼(商品名密盖息,Miacalcic)。人与鲑鱼降钙素在 18 位上的氨基酸不同,目前均可通过人工合成。

【CAS】　21215-62-3

【ATC】　H05BA01(salmon synthetic);H05BA02(pork natural);H05BA03(human synthetic)

【理化性状】　1. 分子式:$C_{151}H_{226}N_{40}O_{45}S_3$

2. 分子量:3417.8

人降钙素
(calcitonin human)

【CAS】　21215-62-3

【理化性状】　1. 分子式:$C_{151}H_{226}N_{40}O_{45}S_3$

2. 分子量:3417.8

猪降钙素
(calcitonin pork)

【CAS】　12321-44-7

鲑鱼降钙素
(calcitonin salmon)

【CAS】　47931-85-1

【理化性状】　1. 本品为白色或类白色粉末。溶于水。2~8 ℃保存。

2. 分子式:$C_{145}H_{240}N_{44}O_{48}S_2$

3. 分子量:3431.9

【药理作用】　1. 降钙素的分泌与流经甲状腺的血钙浓度有关。如血钙水平升高就可见到降钙素的分泌增加,骨吸收受到更大的抑制。降钙素与甲状旁腺激素一样,对体内钙的平衡起着调节作用。

2. 降钙素可直接抑制破骨细胞对骨的吸收,使骨骼释放的钙减少;与此同时,又可促进骨骼吸收血浆中的钙,导致血钙水平下降。本品还能对抗甲状旁腺激素对骨吸收的促进作用,使血磷下降。

3. 本品可抑制肾小管对钙和磷的重吸收,使尿钙和磷的排泄量增加,同时也可见到血钙水平下降。

4. 本品还可抑制肠道对钙的转运。

5. 对骨质疏松和恶性肿瘤引起的骨痛具有明显的镇痛作用。

【体内过程】　本品口服后迅速被灭活。注射后迅速被吸收,主要分布在肾脏,也分布在血液的周围组织,原药和失活的代谢物随尿液排出。人降钙素的 $t_{1/2}$ 约为 60 min,鲑鱼降钙素的 $t_{1/2}$ 为 70~90 min。本品还可通过鼻的和直肠的黏膜吸收。静脉注射本品后可立即发挥作用,持效时间为 0.5~12 h,皮下或肌内注射则在 15 min 后显效,最大作用时间为 4 h,持效 8~24 h。

【适应证】　1. Paget's 病　本品对中、重度该病患者给药后,大多数患者在治疗 2~8 周内可见到血碱性磷酸盐和尿羟基脯氨酸的浓度下降,骨痛获得减轻。在持续用药 6~9 个月后,临床症状和生化指标持续得到改善,最后可能停留在一个稳定的水平上。有资料表明用药 2~18 个月后,机体可能出现降钙素抗体,但无证据说明疗效会因此而下降。停药后几个月内生化指标可能恢复到原来未用药的水平,但一般疗效可持续 1 年或更久。

2. 高钙血症　多种原因引起的高钙血症早期,尤其高钙血症出现危象之时,应尽快使用本品,以迅速降低血钙水平。待导致高钙血症的病因确定后,再对原发疾病对症治疗。

3. 绝经后骨质疏松和恶性肿瘤引起的骨痛可使用本品,随血钙降低,骨吸收缓解,骨痛可见减轻。

【不良反应】　1. 可见恶心、呕吐、面红、手麻,可在继续用药中得到减轻。睡前给药,或事前使用止吐药物可使恶心、呕吐不出现或明显减轻。

2. 还可能出现皮疹、异味感、腹痛、尿频和震颤。

3. 注射局部可能出现炎症反应。

4. 其他还可能出现头痛、发冷、胸部压迫感、虚弱、头昏、鼻塞、眼痛、气促和下肢水肿。

5. 有时还会发生低血钙,表现为四肢抽搐。

【妊娠期安全等级】　C。

【禁忌与慎用】　1. 对本品过敏者禁用。

2. 对所含蛋白或明胶稀释液过敏者禁用。

3. 有过敏病史者应慎用。

4. 哺乳期妇女使用时,应暂停哺乳。

【药物相互作用】　1. 由于本品对血钙的影响,在接受强心苷的患者中用本品时有必要调整强心苷的剂量。

2. 和某些其他肽类药物一样,本品可能被吸收到静脉给药的塑料装置中,可在静脉输液中加入一些蛋白质,以阻止其吸收。

【剂量与用法】　1. Paget's 病　常用降钙素(猪)80 IU,皮下或肌内注射,每周 3 次或每天 160 IU,1 次注射或分次注射。骨痛或神经受压综合征患者可用 80~160 IU/d,连用 3~6 个月。使用鲑鱼降钙素则给予 50 IU,3 次/周到每天 100 IU,1 次注射或分次注射。使用人降钙素则给予 0.5 mg,2 次/周或 3 次/周到 0.5 mg/d,严重患者可给予 1 mg/d。

2. 高钙血症　可给予降钙素(猪)4 IU/(kg·d),严重患者可皮下或肌内注射鲑鱼降钙素 5~10IU/(kg·d),或 400 U,每 5 h 或 8 h 一次。一般认为再加大用量不会产生更大的效果。如遇高钙血症的急症患者可使用 5~10 IU/(kg·d)加入 0.9%氯化钠注射液 500 ml,至少在 6 h 内供缓慢静脉滴注。人降钙素也可供急性高血钙症使用,以 0.5 mg 进行滴注,每 6 h 一次。

3. 骨质疏松　每天或隔天皮下或肌内注射鲑鱼降钙素 100 IU,或 200 IU/d 喷入鼻内,每天喷 1 侧鼻孔。作为补钙,每天至少给予相当于 600 mg/d 的元素钙,必要时,并加服维生素 D 400 U。

4. 恶性肿瘤所致骨痛　可皮下或肌内注射鲑鱼降钙素 200 IU,每 6 h 一次或 400 IU,每 12 h 一次。

【用药须知】　1. 降钙素有 3 种不同的品种,使用剂量各不相同,必须予以弄清。

2. 本品为蛋白质制剂,可能出现过敏,应准备好严重过敏反应的抢救措施。

3. 降钙素(猪)可能含有微量的甲状腺素,但大多数患者没有临床反应。

【制剂】　①人降钙素注射液:0.5 mg。②鲑鱼降钙素注射液:40 IU/1 ml。③鲑鱼降钙素注射剂(粉):50 IU;100 IU。④喷鼻剂:4400 IU/2 ml。

【贮藏】　贮于 2~8 ℃。

依降钙素
(elcatonin)

本品为人工合成的鳗鱼降钙素多肽。

【CAS】　60731-46-6

【ATC】　H05BA04

【理化性状】　1. 分子式:$C_{148}H_{244}N_{42}O_{47}$

2. 分子量:3363.7

【药理作用】　本品的主要作用是抑制破骨细胞的活性,以减少骨的吸收,防止骨钙丢失,同时可降低正常动物和高钙血症动物的血清钙,对实验性骨质疏松有改善骨强度,骨皮质厚度,骨钙质含量,骨密度等作用。

【体内过程】　健康成年男性单次肌内注射本品20 单位时,21.7 min 后血浆中浓度即可达高峰,消除 $t_{1/2}$ 为 35.4 min。大鼠肌内注射 ^{3}H-依降钙素后,多分布于肾、胰、骨及胃中。主要在肾脏的微粒体进行部分代谢,120 h 内随尿、粪便及呼气中排泄 44.0% 的放射性物质。另外,用凝胶过滤方法分析尿中排泄物,结果尿中未见原药。

【适应证】　用于骨质疏松症。

【不良反应】　1. 常见恶心、颜面潮红、ALT 升高、AST 升高。

2. 严重不良反应

(1) 有时会引起休克、过敏样症状,故注意观察患者状态,若出现血压降低、情绪不佳、全身发红、荨麻疹、呼吸困难、咽肿等症状,应停药并适当处置。

(2) 会诱发低钙血症性手足搐搦,若出现症状,应停药并给予注射钙剂等进行适当处置。

(3) 可能诱发哮喘发作,故注意观察患者状态,若出现症状,应停药并适当处置。

(4) 可能出现伴有 AST、ALT、ALP 升高等的肝功能损害及黄疸,故注意观察患者状态,若出现异常,应停药并做适当处置。

【禁忌与慎用】　1. 尚未确立对妊娠期妇女、产妇、哺乳期妇女等用药的安全性,妊娠期妇女或可能妊娠的妇女及哺乳期妇女,应权衡利弊慎重用药。

2. 尚未确立对低出生体重儿、新生儿、乳儿、幼儿及小儿用药的安全性。

3. 过敏体质、有支气管哮喘史者慎用。

【药物相互作用】　与双膦酸盐合用可导致严重的低血钙。

【剂量与用法】　1 周肌内注射 1 次,一次 20 IU。

【用药须知】　1. 本品只能用于确诊为骨质疏松症的患者。本品用药以 6 个月为目标,不得长期使用。

2. 本品为多肽制剂,有时会引起休克,故应对过敏既往史及药物过敏症等进行详细问诊。

3. 大鼠大量皮下注射 1 年的慢性毒性实验,有增加垂体肿瘤发生率的报告,故不得长期无序用药。

【制剂】　注射液:20 IU/1 ml。

【贮藏】　贮于 20 ℃以下。

19.2　双膦酸盐

别名:二膦酸盐、Diphosphonates

双膦酸盐是焦磷酸盐的类似物,在焦磷酸盐的中心氧原子被碳原子所取代,另外还附带两个取代基。近 20 年来,上市的双膦酸盐接踵而至,如阿仑膦酸、氯膦酸、依替膦酸、伊班膦酸、亚甲膦酸、奈立膦酸、奥昔膦酸、帕米膦酸、利塞膦酸、替鲁膦酸和唑来膦酸。

【药理作用与适应证】　1.双膦酸盐可抑制骨吸收,因此,有降低血钙的作用。双膦酸盐是焦磷酸盐的类似物,对骨的羟基磷灰石具有高度的亲和力,通过破骨细胞抑制骨吸收;由于骨吸收和骨形成的偶合,就导致骨改建和骨转换的全面减少。

2.双膦酸盐抗吸收的能力差异极大。它们还能抑制羟基磷灰石结晶的形成和溶解,因此,具有干扰骨矿化的潜力。双膦酸盐抑制骨矿化的作用强度各不相同,在现在临床使用的双膦酸盐中,以依替膦酸二钠的抑制作用最强。

3.由于骨吸收可增加血钙浓度,所以双膦酸盐可用作治疗重症高钙血症的附加药,尤其在恶性肿瘤引起的时候。

4.双膦酸盐还可用于治疗过度骨吸收和骨转换引起的疾病,如 Paget's 病和骨质疏松症,还可用于骨转移。依替膦酸可用于防治异位骨化。

5.由于双膦酸盐对骨的亲和力,可用作骨扫描剂,标记放射活性物质用于诊断。

【体内过程】　双膦酸盐口服后极难吸收,空腹状态下的生物利用度约为 0.7%(阿仑膦酸,利塞膦酸)和 6%(依替膦酸,替鲁膦酸)。食物会减少药物的吸收,尤其是含钙或其他多价阳离子食物。与骨具有高度亲和力,约有 50% 吸收的药物与骨化组织结合,并在体内保留很长的时间。在体内不被代谢,原药随尿液排出。

【不良反应】　1.双膦酸盐可引起胃肠道障碍,如腹痛、恶心、呕吐、腹泻或便秘。既往存在的胃肠病可由于使用双膦酸盐而加重。

2.使用氨基双膦酸盐(如阿仑膦酸)可使腹痛更频繁地发生。阿仑膦酸还会引起食管炎。其他同类药口服时,亦可发生食管受损。

3.可能发生血清电解质失调,最常见者是低钙血症和低磷酸血症。

4.双膦酸盐可能引起肌肉骨骼痛和关节痛。

5.高敏反应已有发生,但罕见。表现为血管神经性水肿、皮疹和荨麻疹。

6.其他罕见的不良反应有血液病,如白细胞减

少、肝功能受损。

7.静脉滴注伊班膦酸和帕米膦酸常引起短暂发热和流感样综合征,也可能发生局部反应,如滴注时引起的血栓性静脉炎。

8.使用双膦酸盐会引起肾功能受损,特别是非胃肠给药时。

【禁忌与慎用】　1.对双膦酸盐过敏者、妊娠期妇女禁用。

2.中、重度肾功能不全患者禁用,轻度不全患者慎用。

3.患有急性上消化道炎症的患者禁用。

4.血清电解质失调的患者慎用。

5.本类药物可经乳汁分泌,哺乳期妇女使用时,应暂停哺乳。

6.儿童长期用药可能影响骨代谢,应慎用。

【药物相互作用】　1.食物会进一步阻碍双膦酸盐的吸收。

2.含有铝、铁、钙、镁,包括抗酸药和矿物补充剂以及某些渗透性泻药都有可能减少双膦酸盐的吸收。

3.合用 NSAIDs 可增加胃肠道和肾脏病的发病率。

4.合用氨基糖苷类可能加重低钙血症的作用。

阿仑膦酸
(alendronic acid)

别名:Marvil

临床用其钠盐。

【CAS】　66376-36-1

【ATC】　M05BA04

【理化性状】　1.化学名:4-Amino-1-hydroxy-butane-1,1-diylbis(phosphonic acid)

2.分子式:$C_4H_{13}NO_7P_2$

3.分子量:249.1

4.结构式

阿仑膦酸钠
(alendronate sodium)

别名:福善美、Fosamax、Alendros、Adronat

〖CAS〗　121268-17-5

【理化性状】　1.本品为白色或近白色的结晶性粉末。可溶于水,几乎不溶于二氯甲烷,微溶于甲

醇。1% 水溶液 pH 为 4.0～5.0。

2. 化学名：Sodium trihydrogen（4-amino-1-hydroxybutylidene）diphosphonate trihydrate.

3. 分子式：$C_4H_{12}NNaO_7P_2 \cdot 3H_2O$

4. 分子量：325.1

【药理作用与适应证】【体内过程】【药物相互作用】 参见双膦酸盐的引言。

【不良反应】 1. 参见双膦酸盐的引言。

2. 腹痛是最频繁发作的不良反应，不过一般较轻，且有自限性。

3. 消化性溃疡已有报道。

4. 严重的食管反应（如食管炎、糜烂和溃疡）已有发生。

【妊娠期安全等级】 C。

【禁忌与慎用】 1. 对本品过敏者、妊娠期妇女禁用。

2. 有食管畸形或其他可致食物延迟下流的因素，或者在服药后不能站立或坐位至少达到 30 min 的患者均禁用本品。

3. 胃肠道异常的患者应慎用本品。

4. 有消化道病史，如烧心、反酸、反流性食管炎、吞咽时疼痛或胸骨后疼痛的患者应慎用或不用本品。

5. 哺乳期妇女使用时，应暂停哺乳。

【剂量与用法】 1. 治疗骨质疏松症 可口服 10 mg/d，预防剂量为 5 mg/d。

2. 成人 Paget's 病 口服 40 mg/d，连用 6 个月；如有必要，间隔 6 个月可重复一个疗程。

【用药须知】 1. 双膦酸盐的不良反应较多，有的还比较严重，临床用药者必须掌握它的全部信息，并将有关注意事项告知患者。

2. 应选在每天早上起床、空腹，在早餐或服用任何药物之前 30 min 取坐立位，整片吞服本品，不可咀嚼，至少用 200 ml 的水送服，服后应保持站立或坐位至少 30 min，在当天进食第 1 餐之后半小时始可躺下，这是为了让药物尽可能不接触食管，避免损伤食管黏膜。此服药法也同样适用于其他口服双膦酸盐。

3. 在开始使用双膦酸盐之前，必须先纠正低钙血症。

4. 因为缺乏经验，较为严重的肾功能不全（Ccr<35 ml/min）者不宜使用。

【制剂】 ①片剂：10 mg。②复方片剂：含本品 70 mg 及维生素 D_3 2800 IU 或 5600 IU，每周服 1 次。

【贮藏】 密封、遮光贮存。

氯膦酸
(clodronic acid)

别名：氯屈膦酸

本品为骨代谢调节药，临床用其二钠盐。

【CAS】 10596-23-3

【ATC】 M05BA02

【理化性状】 1. 化学名：（Dichloro-phosphono-methyl）phosphonic acid

2. 分子式：$CH_4Cl_2O_6P_2$

3. 分子量：244.89

4. 结构式

氯膦酸二钠
(clodronate disodium)

别名：德维、迪盖纳、二氯甲双膦酸钠、固令、氯得膦酸、氯得膦酸二钠、氯甲双膦酸二钠、氯甲双膦酸钠、氯屈膦酸二钠、氯屈膦酸钠、洛屈、雅坤宇、Bonefos、Difosfonal、Ostac

【CAS】 22560-50-5

【理化性状】 1. 本品为白色结晶或白色固体，熔点 249～251 ℃。

2. 化学名：Disodium（dichloromethylene）diphosphonate tetrahydrate

3. 分子式：$CH_2Cl_2Na_2O_6P_2 \cdot 4H_2O$

4. 分子量：360.9

【药理作用】 本品可进入骨基质羟磷灰石晶体中，当破骨细胞溶解晶体时，本品被释放，可能通过抑制破骨细胞或巨噬细胞功能，最终导致破骨细胞发生形态学变化而抑制其破骨活性，防止高钙血症；同时也通过成骨细胞间接地抑制骨吸收。本品与机体的保护因子焦磷酸相似，可阻断磷酸钙在尿液和其他体液中沉积，使骨骼以外的其他组织不被钙化。本品尚可减少肿瘤对骨的直接浸润，可抑制前列腺素的生成，因而可减轻疼痛，减少病理性骨折的发生。

【体内过程】 本品口服吸收较少，且易受高钙食物的影响，口服后生物利用度为 1%～2%。血浆蛋白结合率较低，同时服用钙剂可影响本品蛋白结合率。单次静脉给药后，20%～40% 药物沉积在骨骼中。静脉给药后 48 h，60%～80% 以原药随尿液排泄，约 5% 随粪便排出。本品 $t_{1/2}$ 约为 2 h，在动物（大鼠）骨内 $t_{1/2}$ 至少为 3 个月。

【适应证】 1.用于骨转移癌、多发性骨髓瘤、Paget's 病,可预防或推迟恶性肿瘤溶骨性骨转移,减少溶骨性骨转移发生骨折的可能性,减轻或消除溶骨性癌转移引起的骨痛。

2.治疗因恶性肿瘤引起的高钙血症。

3.治疗骨质疏松症。

【不良反应】 1.代谢或内分泌系统 ①常见无症状性低血钙,罕见有症状性低血钙;②可见血清甲状旁腺素(PTH)水平升高(与血清钙水平降低有关);③有肝脏转移和骨转移的患者,血清 ALP 水平会升高。

2.神经系统 少数患者可出现眩晕和疲劳,但可随着治疗的继续而消失。

3.呼吸系统 对阿司匹林过敏的哮喘患者可发生呼吸功能损害,但非常罕见。过敏反应表现为呼吸系统症状。

4.肌肉骨骼系统 长期和大剂量用药,可能引起骨钙丢失而发生病理性骨折。

5.泌尿生殖系统 可见肾功能损害(血清肌酐升高和蛋白尿)和重度肾脏损害。

6.肝脏 常见氨基转移酶升高,罕见超过正常范围两倍的氨基转移酶升高,不伴有肝功能损害。

7.胃肠道 开始服用时,可出现轻度腹泻、腹痛、腹胀,但可随着治疗的继续而消失。也可发生恶心、呕吐,但多见于大剂量给药时。

8.皮肤 罕见过敏性皮肤反应。

【禁忌与慎用】 1.对本品或其他双膦酸盐类过敏者、重度肾功能不全患者、骨软化症患者禁用。

2.轻、中度肾功能不全患者慎用。

3.小儿长期用药可能影响骨代谢,应慎用。

4.本品对妊娠期妇女和哺乳期妇女的安全性尚不明确,故不宜使用。

【药物相互作用】 1.与氨基糖苷类药物合用有增加低钙血症的危险。

2.与 NSAIDs 合用有增加肾功能不全的危险。

3.本品可使雌莫司汀磷酸钠血浆浓度升达 80%。

4.与抗酸药、铁剂等含二价阳离子的药物合用时,因可形成难溶性复合物,本品的生物利用度将显著降低。

5.与钙剂合用,可影响本品的吸收,降低疗效。用药期间如需要补充钙剂,应分开给药,餐前 1 h 服用本品,进餐时服用钙剂。

6.含二价阳离子的食物(如牛奶等)可使本品的生物利用度显著降低。

【剂量与用法】 1.恶性肿瘤引起的高钙血症 口服 2.4 g/d,分 2～3 次,血钙正常者可减为 1.6 g/d;若伴有高钙血症者,可增加至 3.2 g/d。静脉滴注,0.3 g/d,连用 3～5 日,或单次给药 1.5 g。经静脉滴注使血钙正常后改为口服,0.4～0.6 g/d。

2.骨质疏松症 ①早期或未发生骨痛者,0.4 g/d,连用 3 个月为一疗程,必要时可重复疗程。②严重或已发生骨痛者,1.6 g/d,分两次服用。

3.Paget's 病 0.3 g/d,静脉滴注时间 3 h 以上,共用 5 d,以后改为口服给药;口服 0.8～1.6 g/d,连用 1～6 个月。

【用药须知】 1.本品口服制剂应于餐前 1 h 空腹服用。

2.用药期间应保持适量的液体摄入,尤其是静脉给药以及有高钙血症或肾功能衰竭的患者。

3.本品不宜静脉注射。静脉滴注时,每 0.3 g 稀释于 0.9%氯化钠注射液 500 ml 中,滴注 3～4 h。高钙血症伴脱水的患者,静脉滴注前应纠正水电解质紊乱。

4.本品不能与其他双膦酸盐合用。

5.用药期间应监测血常规、血钙及肝、肾功能。

【制剂】 ①片剂(以无水物计):0.2 g;0.4 g;0.8 g。②胶囊剂:0.3 g;0.4 g;0.6 g。③注射液:0.3 g/5 ml。

【贮藏】 防潮、密闭保存。

依替膦酸
(etidronic acid)

别名:羟乙膦酸
临床用其二钠盐。
【CAS】 2809-21-4
【ATC】 M05BA01
【理化性状】 1.化学名:1-Hydroxyethylidenedi(phosphonic acid)

2.分子式:$C_2H_8O_7P_2$

3.分子量:206.0

4.结构式

依替膦酸钠
(etidronate sodium)

别名:Didronel、Etidron
【CAS】 7414-83-7
【理化性状】 1.本品为白色或浅黄色吸湿性粉末。易溶于水;几乎不溶于乙醇或丙酮,微溶于甲醇。1%水溶液 pH 为 4.2～5.2。

2. 分子式：$C_2H_6Na_2O_7P_2$

3. 分子量：250.0

【药理作用】【适应证】【药物相互作用】　参见双膦酸盐的引言。

【体内过程】　本品口服后吸收不稳定，具有剂量依赖性。使用常用量可吸收 1%～6% 不等。吸收随同服的食物而减少。本品可从血中迅速消除，$t_{1/2}$ 为 1～6 h，本品在体内不被代谢，24 h 约随尿液排出 50% 原药，其余被骨吸收后再缓慢消除。本品在骨中的 $t_{1/2}$ 超过了 90 d。未被吸收的原药则随粪便排出。

【不良反应】　1. 参见双膦酸盐的引言。

2. 与其他双膦酸盐不同的是，本品在使用高剂量时可产生明显的骨矿化减弱。在 Paget's 病患者中，可见骨痛加重。而骨矿化减弱又可导致骨软化和骨折。

3. 在使用高剂量时还可发生高磷酸盐血症，一般在治疗后 2～4 周可消除。

4. 在静脉滴注本品时可发生口味改变或失去味觉。

【妊娠期安全等级】　C。

【禁忌与慎用】　1. 参见双膦酸盐的引言。

2. Paget's 病患者可选用其他双膦酸盐，而避免使用本品；或使用较低剂量的本品。

【剂量与用法】　1. 治疗 Paget's 病　开始口服 5 mg/(kg·d)，连用不超过 6 个月，高于 10 mg/(kg·d) 的用量只作为重症备用，且连用不超过 3 个月。最高可用到 20 mg/(kg·d)。使用本品时，效应迟迟才能获得，而停药后效应却可持续几个月。因此，重复疗程必须至少间隔 3 个月，除非已有复发的证据。再次给药一般不超过开始的疗程。

2. 治疗恶性肿瘤所致高钙血症　可予缓慢静脉滴注 7.5 mg/(kg·d)，连用 3 d。药物可用 0.9% 氯化钠注射液 250 ml 稀释，至少 2 h 输完。一旦血钙降至较合适的水平时，在最后一次滴注之后，接着开始口服 20 mg/(kg·d)，连用 30 d，持续口服最多可达 90 d。

3. 防治异位骨化　可口服 20 mg/(kg·d)，在术后可持续给药 3 个月。由于脊柱损伤所致异位骨化，可口服 20 mg/(kg·d)；连用 2 周后，减量为 10 mg/(kg·d)，再用 10 周。

4. 治疗骨质疏松　本品应与钙盐间断性或周期性地给药。本品口服 400 mg/d，连用 2 周，接着给钙盐相当于元素钙 500 mg/d，连用 76 d。大多数患者应持续用药 3 年，但最佳的疗程尚待确定。

【制剂】　①片剂：200 mg；400 mg。②注射液：300 mg/6 ml。

【贮藏】　密封、遮光贮存。

伊班膦酸
(ibandronic acid)

【CAS】　114084-78-5

【ATC】　M05BA06

【理化性状】　1. 化学名：［1-Hydroxy-3-(methylpentylamino)propylidene］diphosphonic acid

2. 分子式：$C_9H_{23}NO_7P_2$

3. 分子量：319.2

4. 结构式

伊班膦酸钠
(ibandronate sodium)

别名：Brondonat

【CAS】　138926-19-9

【理化性状】　1. 分子式：$C_9H_{22}NNaO_7P_2·H_2O$

2. 分子量：359.2

【药理作用】　本品为双膦酸盐类骨吸收抑制剂，可能主要通过与骨内羟磷灰石结合，抑制羟磷灰石的溶解和形成，从而产生抗骨吸收的作用。其作用机理可能还与本品直接改变破骨细胞的形态学或直接抑制成骨细胞介导的细胞因子等有关。

【体内过程】　健康志愿者和绝经期妇女的 AUC 和 C_{max} 在剂量 2、4 和 6 mg 时与剂量呈线性相关，单次静脉给药 4 mg 时，AUC 为 577(ng·h)/ml，C_{max} 为 159 ng/ml，$t_{1/2}$ 为 1.56 h，CL 为 84～160 ml/min。本品的主要排泄途径为肾脏，大部分药物以原药随尿排泄。中度肾功能不全者暴露量增加 55%，重度肾功能不全者暴露量可增加 2 倍以上。

【适应证】　1. 用于治疗绝经后骨质疏松症。

2. 用于治疗恶性肿瘤溶骨性骨转移引起的骨痛。

3. 用于治疗伴有或不伴有骨转移的恶性肿瘤引起的高钙血症。

【不良反应】　1. 参见双膦酸盐的引言。

2. 少数患者可出现体温升高，有时也会出现类似流感的症状，例如发烧、寒战、骨骼和（或）肌肉疼痛的。在大多数情况下，不需要专门治疗，几小时或几天之后，症状会自动消失。

3. 个别病倒还会出现胃肠道不适。

4. 由于肾脏钙的排泄减少，常伴有血清磷水平降低(通常不需治疗)。血清钙的水平可能会降至正常以下。

【妊娠期安全等级】　C。

【禁忌与慎用】　1. 对本品或其他双膦酸盐过敏者、儿童禁用。

2. 肝功能不全患者慎用。轻、中度肾功能不全患者不必调整剂量,重度肾功能不全患者(Ccr＜30 ml/min)不推荐使用。

3. 哺乳期妇女使用时,应暂停哺乳。

【药物相互作用】　本品与氨基糖苷类药物同用时,可能导致血钙水平长时间下降,同时可能还存在血镁过低的情况。

【剂量与用法】　1. 用于治疗骨质疏松。

(1) 口服,一次 150 mg,每月 1 次。

(2) 静脉注射,一次 3 mg,注射时间 15～30 s,每 3 个月 1 次。

(3) 静脉滴注,一次 2～3 mg,用不含钙离子的 0.9％氯化钠注射液或 5％葡萄糖注射液稀释至 500 ml,滴注时间不少于 2 h。

2. 用于治疗恶性肿瘤溶骨性骨转移引起的骨痛,一次 4 mg,每 3～4 周一次,用不含钙离子的 0.9％氯化钠注射液或 5％葡萄糖注射液稀释至 250 ml,滴注时间不少于 2 h。

3. 用于治疗高钙血症,应根据高钙血症的严重程度和肿瘤类型决定本品的剂量。在用本品治疗前就适当给予 0.9％氯化钠注射液进行水化治疗。在大多数重度高血钙的患者(经白蛋白纠正后血钙≥3 mmol/L 或 12 mg/dl),可单剂量给予 4 mg;在中度高血钙的患者(经白蛋白纠正后血钙[3 mmol/L 或≤12 mg/dl),2 mg 即为有效剂量。用不含钙离子的 0.9％氯化钠注射液或 5％葡萄糖注射液稀释至 500 ml,滴注时间不少于 2 h。

【用药须知】　1. 使用本品过程中,应注意监测血清钙、磷、镁等电解质水平及肝、肾功能。

2. 有心功能衰竭危险的患者应避免过度水化治疗。

【制剂】　①片剂:150 mg。②注射液:1 mg/1 ml; 2 mg/2 ml。

【贮藏】　遮光、密闭保存。

亚甲膦酸
(medronic acid)

【CAS】　1984-15-2

【理化性状】　1. 化学名:Methylenebis(phosphonic acid)

2. 分子式:$CH_6O_6P_2$

3. 分子量:176.0

亚甲膦酸二钠
(medronate disodium)

【CAS】　25681-89-4

【理化性状】　1. 分子式:$CH_4Na_2O_6P_2$

2. 分子量:220.0

【简介】　临床用其二钠盐,其作用、适应证等资料均类似双膦酸盐引言中所述。本品与氯化或氟化亚锡的复合物在放射活性^{99m}锝标示下可作为骨扫描药用于诊断。可供静脉给药。

奈立膦酸
(neridronic acid)

【CAS】　79778-41-9

【理化性状】　1. 化学名:(6-Amino-1- hydroxyhexylidene)diphosphonic acid

2. 分子式:$C_6H_{17}NO_7P_2$

3. 分子量:277.1

4. 结构式

【简介】　本品又称作膦酸氨基己烷,临床用其钠盐。其药理作用、适应证等资料均参见双膦酸盐引言中所述。本品可用于 Paget's 病和高钙血症,用其钠盐静脉给药。主要在意大利上市销售。

奥昔膦酸
(oxidronic acid)

临床用其二钠盐。

【CAS】　15468-10-7

【理化性状】　1. 化学名:(Hydroxymethylene)diphosphonic acid

2. 分子式:$CH_6O_7P_2$

3. 分子量:192.0

奥昔膦酸钠
(oxidronate sodium)

【CAS】　14255-61-9

【理化性状】　1. 化学名:Disodium (hydroxymethylene)diphosphonate

2. 分子式:$CH_4Na_2O_7P_2$

3. 分子量:236.0

【简介】　其药理作用、适应证等均参见双膦酸盐引言中所述。本品与放射活性^{99m}锝的螯合物可作为骨扫描药用于诊断。本品可静脉给药。

帕米膦酸
(pamidronic acid)

临床用其二钠盐。

【CAS】　40391-99-9

【ATC】　M05BA03

【理化性状】　1. 化学名:3-Amino-1-hydroxy-propylidene-bis(phosphonic acid)

2. 分子式:$C_3H_{11}NO_7P_2$

3. 分子量:235.1

4. 结构式

帕米膦酸二钠
(pamidronate disodium)

别名:信尔怡、Aminohydro-xypropylidene diphosphonate dis、APD、Aredia

〖CAS〗　109552-15-0 (pamidronate disodium pentahydrate);57248-88-1 (anhydrous pamidronate disodium)

〖理化性状〗　1. 本品为白色或类白色结晶性粉末。易溶于水;几乎不溶于二氯甲烷,略溶于稀无机酸。1‰水溶液 pH 为 7.8~8.8。

2. 化学名:Disodium 3-amino-1-hydroxypropylidenebisphosphonate pentahydrate

3. 分子式:$C_3H_9NNa_2O_7P_2 \cdot 5H_2O$

4. 分子量:369.1

【药理作用】【适应证】【药物相互作用】　参见双膦酸盐的引言。

【体内过程】　静脉给药后,72 h 内随尿液排出的原药占给药量的 20%~55%。其余的主要被骨吸收并缓慢消除。重度肾功能不全患者的肾消除减慢,因此,滴注的速度应减慢。本品很难从胃肠道吸收(约 1%~3%)。

【不良反应】　1. 参见双膦酸盐的引言。

2. 常见发热和流感样综合征(有时伴有不适、寒战、疲乏和面红),一般可自行消失。

3. 静脉注射后可致严重的局部反应和血栓性静脉炎。

4. 中枢神经系统的不良反应有共济失调、精神错乱、头晕、嗜睡和失眠,但罕见。少数患者可激发癫痫发作。

5. 低钙血症、低磷酸盐血症、低镁血症、高钠血症、高钾血症或低钾血症均有发生。

6. 低血压和高血压也有报道。

【妊娠期安全等级】　C。

【禁忌与慎用】　1. 参见双膦酸盐的引言。

2. 心脏病患者应慎用,因可能发生液体超负荷现象。

【剂量与用法】　1. 英国厂家建议静脉滴注的速度不可超过 60 mg/h(肾功能不全患者则不可超过 20 mg/h),60 mg 本品应加入 0.9% 氯化钠注射液 250 ml 中。本品也可供口服(当病情缓解后)。

2. 治疗恶性肿瘤所致高钙血症　在英国,根据血钙浓度,缓慢滴注 15~90 mg,所选定的总剂量可作为 1 次给予,或在 2~4 d 中分用。在美国,总剂量 60 mg 至少应在 4 h 内输完,90 mg 则应在 24 h 内输完。滴注药物后 4~48 h 血钙浓度开始下降,3~7 d 内恢复正常,如血钙浓度尚未恢复正常或恢复后又再发,可重复一个疗程。

3. 治疗多发性骨髓炎或骨转移(乳腺癌所致)引起的溶骨性病变和骨痛　每 3~4 周滴注 1 次 90 mg。

4. Paget's 病　在英国,建议缓慢静脉滴注 30 mg,每周 1 次,共用 6 周(总量为 180 mg);或者第 1 周给予 30 mg,然后每 2 周给予 60 mg,共 6 周(总量为 210 mg);疗程每 6 个月可以重复,如有必要,最高总量可达 360 mg。美国的方案是,4 h 内给予 30 mg,每天连续给药,使总用量达到 90 mg;当临床需要时,疗程可以重复。

【用药须知】　1. 治疗期间,应定期监测血常规、血电解质、钙和磷酸盐浓度。

2. 用药期间如出现头晕、嗜睡,患者不应驾车或操作机械。

【制剂】　①片剂:30 mg。②注射剂(粉):15 mg;30 mg;60 mg。③注射液:15 mg/5 ml;30 mg/10 ml。④大容量注射液:250 ml 含无水帕米膦酸二钠 30 mg 和葡萄糖 12.5 g。

【贮藏】　密封、遮光贮存。

利塞膦酸
(risedronic acid)

临床用其钠盐,商品名 Actonel。

【CAS】　105462-24-6

【ATC】　M05BA07

【理化性状】　1. 化 学 名:[1-Hydroxy-2-(3-

pyridinyl)ethylidene]diphosphonic acid

2. 分子式：$C_7H_{11}NO_7P_2$

3. 分子量：283.1

4. 结构式

利塞膦酸钠
(risedronate sodium)

〖CAS〗 115436-72-1

【理化性状】 1. 化学名：Sodium trihydrogen [1-hydroxy-2-(3-pyridyl)ethylidene]diphosphonate

2. 分子式：$C_7H_{10}NNaO_7P_2$

3. 分子量：305

【药理作用】【适应证】【药物相互作用】 参见双膦酸盐的引言。

【体内过程】 和其他膦酸一样，口服难吸收。在空腹状态下，平均生物利用度为 0.63%，在早餐前 1 h 给药下降 30%，在早餐前 1.5 h 给药则下降 55%。未吸收的药物以原药随粪便排出。24 h 未吸收的 50% 的原药随尿液排出。其余的原药则贮于骨骼中，缓慢消除。

【不良反应】 1. 可发生腰痛、胸痛、腹痛、肌痛、关节痛和非特异性疼痛。

2. 高血压、流感样综合征、周围水肿。

3. 恶心、呕吐、腹泻和便秘。

4. 头疼、头晕、抑郁、白内障、咽炎、鼻炎、尿路感染和非特异性感染。

【妊娠期安全等级】 C。

【禁忌与慎用】 1. 对本品过敏者禁用。

2. 儿童不宜使用。

3. 重度肾功能不全患者禁用。

4. 不能保持立位或坐位达 30 min 的患者不可使用本品。

5. 哺乳期妇女使用时，应暂停哺乳。

【剂量与用法】 1. 服药方法可参见阿仑膦酸。

2. 用药前，首先要纠正低钙血症和电解质失调。

3. 用于防治绝经期骨质疏松症 口服 5 mg/d。疗程最好不要超过 1 年，因超过 1 年疗程的安全性和有效性尚未确定。

4. 治疗 Paget's 病 可口服 30 mg/d，疗程 2 个月，必要时，2 个月后可重复疗程。

5. 老年人和肝功能不全患者不必调整剂量，轻、中度肾功能不全患者也可使用常用量。

【用药须知】 1. Paget's 病患者日常饮食如摄取不足，应补充钙和维生素 D。

2. 用药前，不论男性或女性，均应测定性激素水平，如水平低，应适当给予替代治疗。

【制剂】 片剂：5 mg；30 mg。

【贮藏】 密封、遮光贮存。

替鲁膦酸
(tiludronic acid)

临床用其二钠盐，商品名 Skelid。

【CAS】 89987-06-4

【ATC】 M05BA05

【理化性状】 1. 化学名：{[(p-Chlorophenyl)thio]methylene}diphosphonic acid

2. 分子式：$C_7H_9ClO_6P_2S$

3. 分子量：318.6

4. 结构式

替鲁膦酸钠
(tiludronate sodium)

〖CAS〗 149845-07-8 (anhydrous disodium tiludronate)；155453-10-4 (tiludronate disodium hemihydrate)

【理化性状】 1. 化学名：Disodium dihydrogen {[(p-chlorophenyl)thio]methylene}diphos-phonate hemihydrate

2. 分子式：$C_7H_7ClNa_2O_6P_2S \cdot H_2O$

3. 分子量：371.6

【药理作用】【禁忌与慎用】 参见双膦酸盐的引言。

【体内过程】 其他双膦酸盐一样，口服难吸收。空腹状态下的生物利用度为 6%，2 h 内进食则可下降 90%。约有一半的用药量被骨吸收，随尿缓慢排出。

【适应证】 1. 治疗变形性胃炎。

2. 试治绝经后的骨质疏松。

【不良反应】 1. 参见双膦酸盐的引言。

2. 文献曾报道 1 例大面积表皮坏死，可能与高敏反应有关。

【妊娠期安全等级】 C。

【药物相互作用】 1. 参见双膦酸盐的引言。

2. 吲哚美辛可使本品的生物利用度提高 2～4 倍,双氯芬酸无此作用。阿司匹林可降低本品生物利用度达 50%。

【剂量与用法】　治疗 Paget's 病可口服 400 mg/d,连用 3 个月,如有必要,3 个月后可重复疗程。

【用药须知】　采用类似阿仑膦酸钠的口服方法,极力避免药物损伤食管黏膜。

【制剂】　片剂:400 mg。

【贮藏】　密封、遮光贮存。

唑来膦酸
(zoledronic acid)

别名:择泰、Zometa
本品于 2000 年 10 月首次在加拿大上市。

【CAS】　118072-93-8(anhydrous zoledronic acid);165800-06-6(zoledronic acid monohydrate)。

【ATC】　M05BA08

【理化性状】　1. 化学名:(1-Hydroxy-2-imidazol-1-ylethylidene)diphosphonic acid

2. 分子式:$C_5H_{10}N_2O_7P_2$

3. 分子量:272.1

4. 结构式

唑来膦酸二钠
(zoledronate disodium)

〖CAS〗　165800-07-7

〖理化性状〗　1. 化学名:Disodium dihydrogen(1-hydroxy-2-imidazol-1-ylethylidene)diphosphonate tetrahydrate

2. 分子式:$C_5H_8N_2Na_2O_7P_2 \cdot 4H_2O$

3. 分子量:388.1

唑来膦酸三钠
(zoledronate trisodium)

〖CAS〗　165800-08-8

〖理化性状〗　1. 化学名:Trisodium hydrogen(1-hydroxy-2-imidazol-1-ylethylidene)diphosphonate hydrate(5:2)

2. 分子式:$C_5H_7N_2Na_3O_7P_2 \cdot 2H_2O$

【药理作用】　高钙血症常发于晚期恶性肿瘤,由恶性肿瘤的破骨细胞所引起。患高钙血症的患者,其破骨细胞加速骨吸收,将过多的钙释放入血。本品可抑制破骨细胞的异常活性,从而使血钙水平降低。

【体内过程】　本品的药动学呈剂量依赖性,静脉给药时呈三相消除,其 $t_{1/2\alpha}$ 约为 0.23 h,$t_{1/2\beta}$ 约为 1.75 h,$t_{1/2\gamma}$ 约为 167 h。在 24 h 内随尿液排出原药 $(44\pm18)\%$,其余则被骨组织吸收,然后缓慢消除。本品的蛋白结合率为 22%。

【适应证】　1. 用于恶性肿瘤引起的高钙血症。
2. 用于治疗绝经后妇女的骨质疏松症。
3. 用于治疗 Paget's 病。

【不良反应】　本品最常发生的不良反应为发热;常见的不良反应有各类血细胞减少、精神错乱、恶心、疲劳、关节痛、心动过缓、血肌酐升高、味觉障碍、口渴、低钙血症、低磷酸盐血症、便秘、呼吸困难,并有癌症恶化的可能。

【妊娠期安全等级】　C。

【禁忌与慎用】　1. 对本品或其他双膦酸盐过敏者禁用。
2. 参见双膦酸盐的引言。
3. 哺乳期妇女使用时,应暂停哺乳。

【药物相互作用】　1. 参见双膦酸盐的引言。
2. 本品不宜与氨基糖苷类合用。

【剂量与用法】　1. 推荐成人单剂量 4 mg,加入 0.9%氯化钠注射液 100 ml 于 15 min 静脉滴注完毕。根据血钙水平,必要时继续给予其他双膦酸盐口服。
2. 老年人不必调整剂量,儿童不宜使用,重度肾功能不全患者应权衡利弊决定用药与否。

【用药须知】　1. 文献报道,一日滴注本品 4 mg 与一日滴注帕米膦酸二钠 90 mg 的效果相当。
2. 本品的滴注时间只需 15 min,而其他双膦酸盐均需 2 h 或更长。
3. 本品 4 mg 的作用持续时间为 32 d,帕米膦酸二钠 90 mg 只达到 18 d。
4. 给予本品后,应监测血钙、镁和磷酸盐水平。

【制剂】　①注射剂(粉):4 mg。②注射液:1 mg/1 ml;4 mg/4 ml;4 mg/5 ml;5 mg/100 ml。

【贮藏】　密封、遮光贮存。

米诺膦酸
(minodronic acid)

别名:Recalbon、Bonoteo
本品是第三代口服含氮双膦酸盐类(BPs)抗骨

质疏松药。

【CAS】 127657-42-5

【理化性状】 1. 化学名：［1-Hydroxy-2-（imidazo［1，2-*a*］pyridin-3-yl）ethylidene］bisphosphonic acid

2. 分子式：$C_9H_{12}N_2O_7P_2$

3. 分子量：322.1

4. 结构式

米诺膦酸水合物
(minodronic acid hydrate)

〖CAS〗 155648-60-5

〖理化性状〗 1. 本品为白色至微红白色的结晶或结晶性粉末。本品极难溶于水，几乎不溶于乙醇，可溶于氢氧化钠试验溶液。熔点 250 ℃。

2. 化学名：［1-Hydroxy-2-（imidazo［1，2-a］pyridin-3-yl）ethylidene］bisphosphonic acid monohydrate

3. 分子式：$C_9H_{12}N_2O_7P_2 \cdot H_2O$

4. 分子量：340.16

【药理作用】 本品在破骨细胞内阻止焦磷酸法尼酯合成酶，抑制破骨细胞的骨吸收机能，从而降低骨代谢。并以此抑制骨密度及骨强度的降低，有效防止骨折发生。

【体内过程】 1. 吸收　本品的吸收率与年龄成正比。健康老年男性、非老年男性、老年女性、非老年女性各 10 人单剂量口服本品 1 mg，老年人 C_{max}、AUC 和 24 h 原形药物经肾排泄率分别为非老年人的 2.1、2.4 和 2.0 倍。6 名男性健康受试者一日口服本品 2 mg，连用 7 d。第 7 d 测得的 C_{max}、AUC 分别是第 1 d 的 1.1 和 1.3 倍。29 名男性健康受试者空腹单剂量口服本品 1 mg，给药后 1.2 h 血药浓度达峰值（0.39 ng/ml），$t_{1/2}$ 为 9.7 h。食物影响本品吸收，用餐前 30 min 口服本品，与空腹相比 C_{max}、AUC 分别降低约 0.5 和 0.3 倍；用餐前 1 h 或用餐后 3 h 口服本品，与空腹相比 C_{max}、AUC 分别降低约 0.3 和 0.1 倍。

2. 分布　血药浓度 5～500 ng/ml，本品的蛋白结合率为 61.2%～61.9%。

3. 代谢　当本品存在于人的肝脏和小肠微粒体

内时，不会产生任何代谢。体外研究表明本品对人细胞色素 P450 系统（CYP1A2、CYP2 C9、CYP2 C19、CYP2 D6 和 CYP3A4）没有抑制作用。

4. 消除　健康老年男性、非老年男性、老年女性、非老年女性各 10 人单剂量口服本品 1 mg，24 h 原药经肾排泄率分别是 0.74%、0.40%、0.75% 和 0.28%。

【适应证】 用于治疗骨质疏松症（暂在女性患者中使用）。

【不良反应】 截至批准时 1108 例受试者中有 206 例（18.6%）发生了不良反应（含临床检查值异常），主要不良反应为胃、腹部不适 35 例（3.2%）、腹痛 27 例（2.4%）、血钙降低 22 例（2%）、胃炎 15 例（1.4%）等。

1. 超敏反应　疹、瘙痒、过敏性皮炎。

2. 消化系统　反流性食管炎、恶心、呕吐、腹泻、便秘、腹胀、消化不良、食欲缺乏、口腔炎、唇炎。

3. 肝脏　AST、ALT、γ-GT、胆红素、ALP 升高。

4. 肾脏　BUN、尿酸、肌酐升高。

5. 肌肉骨骼　ALP 降低、肌酸磷酸激酶升高。

6. 精神神经系统　麻木、坐骨神经痛、头晕。

7. 其他　胸痛、胆固醇升高、秃发、膀胱炎、鼻窦炎、抑郁、血压升高、血磷酸盐升高或降低、颜面浮肿。

【禁忌与慎用】 1. 食管排空延迟（如食管狭窄或弛缓不能）的患者禁用。

2. 不能站立或坐直至少 30 min 者禁用。

3. 对本品任一组分过敏或对双膦酸盐类药物过敏者禁用。

4. 低钙血症者禁用。

5. 妊娠期妇女禁用，育龄妇女应仔细权衡利弊。本品进入循环系统的量与总剂量和疗程有关，自停药至受孕间期与风险的关系尚不清楚。

6. 哺乳期妇女如需使用本品，应暂停哺乳。

7. 儿童用药的安全性和有效性尚未建立。

8. 由于本品对上消化道黏膜有刺激作用并有可能加重潜在的疾病，故患有上消化道疾病如吞咽困难、食管炎、胃炎、十二指肠炎或溃疡者应慎用。

9. 重度肾功能不全患者慎用（排泄延迟）。

10. 本品用于男性患者有效性和安全性尚不清楚。

【药物相互作用】 1. 与除纯净水以外的饮料和食品，尤其是含钙量丰富的饮料和食品，如牛奶和奶酪同时服用会影响本品的吸收。

2. 本品与含多价离子（如钙、铁、镁、铝等）的产品联用会形成复合物从而影响本品的吸收，因此，与含有矿物质的维生素和抗酸剂联用应慎重。

【剂量与用法】　成人1次/日、一次1 mg。起床后与足量(约180 ml)的纯净水(或温水)一起服下。服药后至少30 min内不要躺卧或摄入食物(水除外)及其他口服药物。

【用药须知】　1. 饮料(包括钙、镁等含量较高的矿泉水)、食物和其他药物可能会降低本品的吸收,因此,本品应在晨起服用食品和饮料(水除外)之前至少30 min服用。

2. 患者不应该咀嚼或含服药片,以防口咽部刺激。

3. 就寝前或清早起床前不要服用本品。

4. 除雌激素缺乏和老年之外,若使用本品治疗还应考虑其他造成骨质疏松的原因。

5. 如食物中摄入不足,所有骨质疏松患者都应补充钙和维生素D。不过,由于含有钙、铝、镁的制剂可影响本品的吸收,因此,应错开时间服用。

6. 用药期间如发生食管疾病的症状(如吞咽困难或疼痛、胸骨后疼痛或新发胃灼热或胃灼热加重),应该停服本品并请医师诊断治疗。

7. 用药期间应注意监测十二指肠溃疡、胃溃疡等上消化道症状,若出现应停药并采取适当措施治疗。

8. 使用本品有可能发生低钠血症,低钠血症往往同时伴有惊厥、手足抽搐、麻木、定向障碍和QT间期延长等。用药期间应密切监测上述症状,一旦发生应立即停药并采取适当措施治疗。

9. 使用其他双膦酸盐治疗的患者曾发生重度肝功能受损和黄疸。因此,使用本品应密切监测,一旦出现异常应立即停药并采取适当措施治疗。

10. 使用双膦酸盐治疗的患者有可能会发生颌骨坏死或骨髓炎,大部分病例与牙科操作有关,如拔牙或局部感染。已知的颌骨坏死的危险因素包括恶性肿瘤、化疗、皮质激素治疗、放疗、口腔卫生不良和口腔疾病病史。使用本品治疗前应进行适当的口腔检查和治疗,用药期间应定期进行口腔护理和检查并避免接受侵袭性牙科治疗(如拔牙)。

11. 长期使用双膦酸盐治疗的患者,曾经有报道发生了股骨转子下非创伤性骨折及股骨干近端应力性骨折。在发生完全骨折前数周至数月,一些患者发生了受累区域的前驱疼痛,X线检查可发现皮质层变厚等影像学特点。如发生这些情况应采取适当的治疗措施,同时由于骨折往往是累及双侧的,若发生一侧骨折,也应该同时检查另一侧。

12. 药物过量可能会导致低钙血症和上消化道不良事件,如胃部不适、胃灼热、食管炎、胃炎或溃疡。应给予牛奶或含多价离子的抗酸剂以阻止本品

吸收,可考虑洗胃以清除尚未吸收的药物,可根据需要静脉注射钙剂以治疗低钙血症。

【制剂】　片剂:1 mg。

【贮藏】　室温保存。

19.3　其他

雷尼酸锶

(strontium ranelate)

别名:普特罗思、雷奈酸锶、雷奈赛锶

本品为一种双重作用的骨形成药(DABA)。

【CAS】　135459-87-9

【ATC】　M05BX03

【理化性状】　1. 化学名:Distrontium 5-[bis(2-oxido-2-oxoethyl)amino]-4-cyano-3-(2-oxido-2-oxoethyl)thiophene-2-carboxylate

2. 分子式:$C_{12}H_6N_2O_8SSr_2$

3. 分子量:513.5

4. 结构式

【药理作用】　1. 在体外,本品能够在骨组织培养物中促进骨形成,促进成骨前细胞的复制和胶原蛋白的合成;同时能够降低破骨细胞的分化和破骨能力,从而减少骨组织的吸收。这些作用导致骨循环的重建,使之有利于骨骼生长。

2. 动物实验表明,本品可以刺激新骨组织形成,降低骨的重吸收。可以抑制去卵巢大鼠的骨质量下降,提高骨质疏松动物的骨质量;能够增加健康大鼠椎骨的骨质量、骨数量和骨厚度,从而提高骨骼强度,增加骨的耐受力;可以促进健康小鼠的骨形成,并可以提高小鼠脊椎骨质量;可以提高大鼠脊椎、肱骨和髋骨骨质量,同时不影响骨的矿化。对成年猴的头盖骨研究表明,本品通过抑制骨吸收提高骨质量。

3. 在动物和人的骨组织中,锶主要被吸附在晶体表面,在新形成的骨磷灰石晶体中,仅有极少量的锶取代了钙。本品不改变骨的晶体特征,不对骨质量和骨矿化作用产生有害的影响。

【体内过程】　1. 吸收　口服本品2 g,锶的绝对生物利用度约为25%(范围19%~27%),单剂量口服2 g后,3~5 h血药浓度可达峰值,治疗2周后达到稳态。本品与食物或钙制剂共同服用的生物利用度,与雷尼酸锶餐后3 h服用的情况相比,锶的绝对

生物利用度降低 60％～70％。由于锶相对较低的吸收,应避免在摄取钙制剂或食物前后服用本品。服用维生素 D 对锶的吸收无影响。

2. 分布　锶的分布容积大约为 1 L/kg。锶与人血清蛋白结合率低(25％),而与骨组织有高亲和力。患者一日服用本品 2 g,疗程超过 60 个月,对其髂嵴骨组织活检,测量骨组织中锶的浓度,结果显示,经过 3 年的治疗,骨组织中锶的浓度将达到一个平台期。停止治疗后,骨组织中锶清除动力学的相关数据目前还无法得到。

3. 代谢　锶不被代谢,本品对 CYP 酶无抑制作用。

4. 排泄　锶的清除与时间和剂量无关。锶的有效 $t_{1/2}$ 约为 60 h。锶通过肾脏与胃肠道途径排泄。血浆清除率约 12 ml/min(CV 22％),肾清除率约 7 ml/min(CV 28％)。

5. 特殊临床条件下的药动学　在轻度至中度的肾功能不全患者(Ccr = 30～70 ml/min)中,锶清除率下降(大约下降 30％),因而导致血中锶浓度的升高。轻度至中度的肾功能不全患者(Ccr = 30～70 ml/min)服用本品,不必调整剂量。目前缺乏重度肾功能不全患者(Ccr＜30 ml/min)有关的药动学数据。无肝功能不全患者的药动学数据,由于锶的药动学特性,预计肝肝功能不全的患者服用本品不会有影响。

【适应证】　用于治疗妇女绝经后骨质疏松。

【不良反应】　1. 心血管系统　可增加静脉血栓栓塞(包括肺栓塞)的发生率。

2. 中枢神经系统　可引起头痛、意识障碍、记忆丧失和癫痫。

3. 肌肉骨骼系统　有肌酸激酶活性一过性、可逆性升高的报道。

4. 胃肠道　可见胃肠道功能紊乱。

5. 皮肤　可引起皮炎和湿疹。

【禁忌与慎用】　1. 有血栓性疾病风险或病史的患者慎用。

2. 仅用于绝经后妇女,妊娠期妇女不推荐使用。

3. 本品可分泌进入乳汁,哺乳期妇女禁用。

【药物相互作用】　1. 钙剂或含钙复合制剂可使本品的生物利用度降低 60％～70％,合用时应间隔 2 h 使用。

2. 与含铝或镁的抗酸药合用,本品的生物利用度降低,不应合用,抗酸药最好于服用本品后 2 h 给予。

3. 与氟喹诺酮类或四环素类药合用,可能因形成复合物而减弱疗效,故不应合用。

4. 与牛奶或其他食物同服,本品的生物利用度降低 60％～70％。

【剂量与用法】　口服,推荐剂量为 2 g/d,于夜间和餐后至少 2 h 服用。

【用药须知】　1. 锶可干扰血清钙和尿钙的某些检测方法。

2. 不适于儿童及青春发育期患者。

3. 被固定卧床或正在接受手术的患者,在长时间的治疗过程中,静脉栓塞(血液在腿部凝固)的风险可能会增加。

4. 本品含有芳杂环的氨基羧酸,可能会对苯丙酮尿症患者产生损害。

【制剂】　①口服混悬颗粒:每袋 2 g。②片剂:0.5 g。

【贮藏】　密闭贮于 25 ℃以下。

硝酸镓
(gallium nitrate)

本品为无机矿盐。

【CAS】　13494-90-1 (anhydrous gallium nitrate);135886-70-3(gallium nitrate nonahydrate)

【理化性状】　1. 分子式:Ga(NO$_3$)$_3$·9H$_2$O

2. 分子量:417.9

【简介】　本品为无机矿盐,具有降低血钙的作用。它通过破骨细胞减少骨吸收而发挥作用,其次,很可能间接地增加骨形成,结果就使血钙下降。本品可用于治疗由于恶性肿瘤所引起的高钙血症、Paget's 病。治疗高钙血症可使用本品 100～200 mg/(m² · d),连用 5 d,将药物加入 0.9％氯化钠注射液或 5％葡萄糖注射液 1000 ml 中,供 24 h 持续滴注。两周后,可重复疗程。在治疗前和治疗中均须补足液体,每天必须维持排尿量 2000 ml,并监测肾功能。本品具有严重的肾毒性,尤其在短时间内进行滴注更易发生。长时间地持续滴注,并充分补液,可能减少肾毒性的发生。对已有肾功能不全的患者,应减量给药。胃肠障碍、皮疹、金属味、视力减退、贫血、低磷酸盐血症和低钙血症均可能发生。

依普黄酮
(ipriflavone)

别名:固苏桉、双锐安、异普黄酮、伊普黄酮
本品属植物性促进骨形成药物。

【CAS】　35212-22-7

【ATC】　M05BX01

【理化性状】　1. 本品为白色至带黄白色结晶或结晶性粉末,无臭无味。易溶于三氯甲烷或二甲基甲酰胺,较易溶于乙腈、丙酮或乙酸乙酯,较难溶于

甲醇、无水乙醇或无水乙醚,极难溶于己烷,几乎不溶于水。

2. 化学名:2-Phenyl-7-(propan-2-yloxy)-4H-chromen-4-one

3. 分子式:$C_{18}H_{16}O_3$

4. 分子量:280.3

5. 结构式

【药理作用】　1. 本品可直接作用于骨骼,能改善骨质疏松症所致的骨量减少,具有雌激素样的抗骨质疏松特性,但无雌激素对生殖系统的影响,其抗骨质疏松的机制为:①促进成骨细胞的增殖、骨胶原合成及骨基质的矿化,增加骨量;②减少破骨细胞前体细胞的增殖和分化,抑制成熟破骨细胞活性,从而降低骨吸收;③通过雌激素样作用增加降钙素的分泌,间接产生抗骨吸收作用。

2. 动物实验表明,本品无致畸、致突变性。对模型大鼠(因摘除卵巢和泼尼松龙造成的实验性骨质疏松)有抑制骨量减少的作用。但缺乏临床有效性的随机对照临床研究报告的支持。

【体内过程】　本品口服后在小肠形成 7 种代谢物,并与原药一起被吸收,约 1.3 h 原药达峰浓度,其中 4 种代谢物具有生物活性。药物主要分布在胃、肠、肝及骨中,经门静脉进入肝脏代谢。口服给予单剂量 200 mg,AUC 为 632(ng · h)/ml,48 h 内肾排泄率为 42.9%(均为代谢产物形式),其 $t_{1/2}$ 为 9.8 h;如连续给药,600 mg/d,连服 6 d,血药浓度可达稳态,AUC 为 1455(ng · h)/ml,$t_{1/2}$ 为 23.6 h。继续服药后,原药及代谢物无体内蓄积,血药浓度不再升高。进餐时服药,可提高本品的生物利用度。

【适应证】　用于改善原发性骨质疏松症的症状,可能提高骨量减少者的骨密度。

【不良反应】　1. 中枢神经系统　偶见眩晕、轻微头痛等。

2. 代谢/内分泌系统　罕见男子乳腺发育。

3. 泌尿生殖系统　罕见尿素氮、肌酐升高。

4. 肝脏　严重的不良反应为黄疸(罕见)。偶见胆红素、ALT、AST、ALP、LDH 升高,罕见 γ-GT 升高。

5. 胃肠道　严重的不良反应为消化性溃疡、胃肠道出血或症状恶化(均罕见)。偶见口炎、口干、舌炎、味觉异常、恶心、呕吐、食欲缺乏、胃部不适、反酸、腹痛、腹胀、腹泻、便秘等。

6. 血液　偶见贫血、红细胞及白细胞减少。罕见粒细胞减少。

7. 过敏反应　偶见出疹、皮肤瘙痒等。

8. 其他　偶见水肿、倦怠感。罕见舌唇麻木。

【禁忌与慎用】　1. 对本品过敏者及低钙血症患者禁用。

2. 重度食管炎、消化性溃疡及有消化性溃疡史、胃炎及十二指肠炎、胃肠功能紊乱、中重度肝肾功能不全、老年患者慎用。

3. 儿童用药的安全性和有效性尚不确定,不宜服用本品。

4. 尚无妊娠期妇女使用的对照研究,如必须使用应权衡利弊。

5. 动物实验表明,本品可分泌入大鼠乳汁中,故哺乳妇女应慎用。

【药物相互作用】　1. 与茶碱、香豆素类抗凝药合用,可使以上药物的作用增强,故合用应谨慎,应减少以上药物的用量。

2. 对摘除卵巢的动物,合用雌酮,可增强雌激素的作用,故本品与雌激素制剂合用应谨慎。

3. 与他莫昔芬合用,可使后者的疗效降低,对雌激素敏感型乳腺癌患者,在绝经后服用他莫昔芬治疗时,应避免服用本品。可用其他药物替代本品以控制他莫昔芬的不良反应。

【剂量与用法】　口服,一次 200 mg,3 次/日,餐后服用,应根据患者的年龄及症状适当调整剂量。

【用药须知】　1. 用药后如出现消化性溃疡、胃肠道出血或症状恶化、黄疸、男子乳腺发育、皮疹及皮肤瘙痒等,应立即停药,必要时给予对症处理。

2. 服药期间需同时补钙。建议对绝经后骨质疏松症患者,可给予碳酸钙或葡萄糖酸钙 1 g/d。

3. 本品多用于预防绝经后骨质疏松,对男性骨质疏松症目前尚无用药经验。

4. 用药期间,应定期性监测全血细胞计数,如长期治疗应监测血生化。

【制剂】　①片剂:200 mg。②胶囊剂:200 mg。

【贮藏】　密封,于室温保存,开封后注意防潮。

四烯甲萘醌
(menatetrenone)

别名:Glakay

本品是维生素 K_2 的一种存在形式。

【CAS】　863-61-6

【理化性状】　1. 本品为淡黄色结晶,熔点 50～52 ℃。对光和碱都比维生素 K_1 稳定。难溶于水,易溶于有机溶剂。

2. 化学名:2-Methyl-3-[(2Z,6E,10E)-3,7,11,

15-tetramethylhexadeca-2，6，10，14- tetraen-1-yl］naphthoquinone

3. 分子式：$C_{31}H_{40}O_2$

4. 分子量：444.65

5. 结构式

【药理作用】 1. 促进骨形成　在人类成骨细胞培养体系中，本品单用或与 1,25-二羟基维生素 D_3 合用均可促进骨钙化，与 1,25-二羟基维生素 D_3 合用还可增加细胞层中的骨钙素含量。

2. 抑制骨吸收　在小鼠颅骨的器官培养体系中，本品可抑制白细胞介素-1α、前列腺素 E_2、甲状旁腺激素所引起的骨重吸收作用。在小鼠骨髓细胞培养体系中，本品可抑制 1,25-二羟基维生素 D_3 引起的破骨细胞的释放。

3. 影响血清骨钙素的水平　骨质疏松患者口服 45 mg/d，联用 2 年，患者血清中骨钙素升高，未羧化的骨钙素水平降低。

【体内过程】 单次口服 15 mg，t_{max} 为 (4.72 ± 1.52) h，C_{max} 为 (253.2 ± 82.4) ng/ml，AUC 为 $(870.7 \pm 149.6)(ng \cdot h)/ml$。高脂肪餐可促进本品的吸收。

【适应证】 用于骨质疏松症的骨量和疼痛的改善。

【不良反应】 1. 胃肠道　胃部不适、腹痛、腹泻、恶心、口腔炎、食欲缺乏、消化不良、便秘、口渴、舌炎和呕吐。

2. 皮肤　皮疹、瘙痒、皮肤发红。

3. 中枢神经系统　头痛、头晕、头部轻飘感、麻木。

4. 心血管　血压升高、心悸。

5. 肝脏　AST 及 ALT 升高，γ-GT 升高。

6. 泌尿系统　尿素氮升高、尿频。

7. 其他　水肿、眼睛异常、关节痛、不适。

【妊娠期安全等级】 尚无临床经验。

【禁忌与慎用】 1. 正在服用华法林的患者禁用。

2. 尚未明确本品是否可经乳汁分泌，哺乳期妇女使用时应停止哺乳。

3. 儿童用药的安全性及有效性尚未确定。

【药物相互作用】 本品为维生素 K_2 的一种存在形式，可拮抗华法林的作用，应避免合用。

【剂量与用法】 一次 15 mg，3 次/日，饭后口服。

【用药须知】 1. 出现皮疹、瘙痒及皮肤发红时，应停药。

2. 本品为脂溶性制剂，空腹吸收差，应在饭后服用，且告知患者，饮食中脂肪含量过少时本品的吸收也差。

【制剂】 片剂：15 mg。

【贮藏】 贮于 25 ℃以下，开封后应防潮，避免在高温处保存。

第 20 章　妇产科和计划生育用药
Drugs for Gynecology, Obstetrics and Family Planning

20.1　妇产科用药

妇产科属于临床医学中的一个专科,以其在解剖、生理、病理有别于男性,故有其专属性疾病发生。然而在绝大多数疾病的治疗上却存在着共性,例如妇产科的众多感染性疾病,根据其病原微生物的不同可以选用各具特点的抗感染药物。女性所患各种肿瘤虽因器官不同,组织各异,但却有着大量可供选用的抗癌药物。又如治疗妊娠高血压、子痫、各型休克和出血性疾病均已详述于各有关章节中。在此仅就妇产科比较具有专科治疗特点的几种药物分别着重讨论。

20.1.1　子宫收缩药

子宫收缩药能选择性地兴奋子宫平滑肌,因子宫生理状态和用药种类以及剂量的不同,可使子宫平滑肌产生节律性收缩或强直性收缩,产生节律性收缩的药物可用于催产或引产,产生强直性收缩的药物则用于产后止血或促进产后子宫复原。必须弄清两类药物不同的收缩作用,如选药不准或用量不当,往往会造成子宫破裂或胎儿窒息的严重后果。

缩宫素
(oxytocin)

别名:催宫素、Pitocin

本品以往系自猪等动物的脑垂体后叶中提取,现用其人工合成品。

【CAS】50-56-6

【ATC】H01BB02

【理化性状】　1.化学名:1-({{(4R,7S,10S,13S,16S,19R)-19-Amino-7-(2-amino-2-oxoethyl)-10-(3-amino-3-oxopropyl)-16-(4-hydroxybenzoyl)-13-[(1S)-1-methylpropyl]-6,9,12,15,18-pentaoxo-1,2-dithia-5,8,11,14,17-pentaazacycloicosan-4-yl}carbonyl)-L-prolyl-L-leucylglycina-mide

2.分子式:$C_{43}H_{66}N_{12}O_{12}S_2$

3.分子量:1007.19

4.结构式

【药理作用】　本品所引起子宫收缩的效应与妊娠期成正比。随着妊娠期的加长,子宫平滑肌上的缩宫素受体就会增多,本品小剂量可引起节律性收缩,大剂量则引起强直性收缩。还能刺激哺乳乳房的泌乳上皮平滑肌排乳,但不影响泌乳。其升压和抗利尿作用很弱。

【体内过程】　口服本品后立即被消化道中的酶所破坏。肌内注射吸收良好,3～5 min即可生效。鼻腔喷雾易被黏膜吸收。主要经肝、肾消除,血浆$t_{1/2}<10$ min,仅少量以原药随尿液排出。

【适应证】　用于引产、生产子宫收缩乏力、产后出血和子宫复原不全。

【不良反应】　1.偶有恶心、呕吐、心律不齐、骨盆血肿,严重的全身超敏反应或其他过敏反应也会发生。

2.过量或对本品敏感的妊娠期妇女可引起子宫剧烈收缩,导致子宫破裂和广泛的软组织撕裂、胎心过缓、不齐和窒息,甚至导致胎儿或母体死亡。

3.缩宫素常有加压素(抗利尿激素)样活性。大剂量长时间应用可出现低钠血症和水中毒,如肺水肿、抽搐、昏迷甚至死亡;还可因严重高血压和蛛网膜下腔出血而死亡。

4.有应用本品引起新生儿黄疸和视网膜出血的报道。

【禁忌与慎用】　1.对本品过敏者禁用。

2.前置胎盘、胎位不正、产道异常、经产妇或有剖宫产史者均应禁用。

3.如果用过前列腺素类的药物,由于两种药物的作用会增强,在阴道用前列腺素类药物的6 h内禁用。

【剂量与用法】　1.引产以本品5 U加入0.9%氯化钠注射液500 ml(优于葡萄糖注射液),稀释后缓慢静脉滴注,开始0.5～4 mU/min。以后逐渐增加1～2 mU/min。当滴速达到6 mU/min时,本品血药浓度一般与正常分娩相当,但也有需要20 mU/min的情况,这必须根据实际宫缩和胎心情况,在富有经验的医师指导下,逐步从6 mU/min开始加量,但切不可突然加至20 mU/min。一旦分娩开始,静脉滴注应缓慢撤停。

2.产后止血可肌内注射本品5 U,同时肌内注射麦角新碱0.5 mg;或静脉滴注10 U,滴速为20～40 mU/min。

【用药须知】　1.心血管病患者应用本品时静脉滴注液体量应适当减少,相应地,滴速必须减慢。较大剂量长时间应用时,液体容积也应小一些,静脉滴注液体须含电解质,以免发生水中毒。

2. 用药期间应持续仔细监测胎心和宫缩情况，随个体反应情况调整剂量更为稳妥。

3. 本品只能在医院有医护监测时才能给药。产前使用时禁止快速静脉注射和肌内注射。

4. 本品过量可引起高血压、子宫强烈收缩、子宫破裂。子宫胎盘灌注不足，可引起胎儿心率下降，缺氧甚或死亡。长期大剂量给药可引起水中毒伴抽搐。

【临床新用途】　1. 肺咯血　本品 10～25 U 加入 25％葡萄糖注射液 20 ml 静脉注射，1～2 次/日。

2. 术后胃肠功能弛缓症　本品 10 U 加入 5％葡萄糖注射液 500 ml，静脉滴注（20～30 滴/分）。高血压、冠心病患者和妊娠期妇女禁用。

3. 上消化道出血　本品 10～20 U 加入 10％葡萄糖 250～500 ml 给予静脉滴注，1 次/日。

4. 门脉高压致上消化道出血　小量出血用本品 0.2 U/min 以下的速度静脉滴注；大量出血用本品 0.4 U/min 的速度静脉滴注。

【制剂】　注射液：5 U/1 ml；10 U/1 ml。②注射剂（粉）：5 U；10 U（1 U 相当于人工合成缩宫素 1.7 μg）。

【贮藏】　置于 2～8 ℃贮存。

垂体后叶素
（pituitrin）

别名：Hypophysine

本品系由牛、羊、猪等动物的垂体后叶提取制得，内含缩宫素和加压素。

【药理作用】　1. 缩宫素小剂量可增强妊娠期子宫的节律性收缩，大剂量则可引起子宫强直性收缩，使子宫肌层内血管受压迫而起止血的作用。

2. 加压素有收缩小动脉和毛细血管、抗利尿及升高血压的作用。

3. 作用比麦角快但维持时间短（约半小时），常与麦角合用（维持时间可达 1 h）。

【适应证】　1. 用于产后出血、子宫复旧不全和不完全流产，偶用于引产和产时子宫收缩乏力（但因用量过大，或导致血压更趋上升而出现险情，必须慎用）。

2. 可用于肺咯血、食管及胃底静脉曲张破裂出血和尿崩症。

【不良反应】　1. 偶有发生过敏反应，包括过敏性休克。

2. 参见缩宫素及加压素的相关内容。

【禁忌与慎用】　1. 高血压、冠状动脉疾病、心力衰竭、肺源性心脏病患者禁用。

2. 胎位不正、骨盆过狭、软产道异常等均应禁用。

【剂量与用法】　1. 一般用量　肌内注射 5～10 U。

2. 产后出血　必须在胎儿和胎盘均已娩出后肌内注射 10 U，或在胎儿前肩娩出后肌内注射 10 U。

3. 临产宫缩乏力　偶也用于催产，以本品 5 U 加 0.9％氯化钠注射液 500 ml 稀释后缓慢静脉滴注，必须严密观察。

4. 肺咯血　可静脉注射或静脉滴注，将本品 5～10 U 加 0.9％氯化钠或 5％葡萄糖注射液 500 ml 稀释后缓慢静脉滴注。或加入 25％葡萄糖注射液 20 ml 缓慢静脉注射。必要时 6～8 h 后重复 1 次。极量为一次 20 U。

【用药须知】　1. 用药后，出现面色苍白、出汗、心悸、胸闷、腹痛、过敏性休克等应立即停药。

2. 自人工合成纯品缩宫素后，我国将本品用于妇产科者已渐少，而较多的用于内科。国外自有纯品加压素问世后，此种天然产品几乎已不再使用。

【制剂】　注射液：6 U/1 ml；10 U/1 ml。

【贮藏】　密封、遮光、冷藏（2～10 ℃）保存。

卡贝缩宫素
（carbetocin）

别名：Duratocin、Pabal、Lonactene

【CAS】　37025-55-1

【ATC】　H01BB03

【理化性状】　1. 化学名：(2S)-1-[(3S,6S,9S,12S,15S)-12-[(2S)-Butan-2-yl]-9-(2-carbamoylethyl)-6-(carbamoylmethyl)-15-[(4-hydroxy-phenyl)methyl]-16-methyl-5,8,11,14,17-pentaoxo-1-thia-4,7,10,13,16-pentazacycloicosane-3-carbonyl]-N-[(1S)-1-(carbamoylmethylcarbamoyl)-3-methyl-butyl]pyrrolidine-2-carboxamide

2. 分子式：$C_{45}H_{69}N_{11}O_{12}S$

3. 分子量：988.16

【药理作用】　本品与天然产生的缩宫素类似。像缩宫素一样,本品与子宫平滑肌的缩宫素受体结合,引起子宫的节律性收缩,在原有的收缩基础上,增加其频率和增加子宫张力。在非妊娠状态下,子宫的缩宫素受体含量很低,而在妊娠期间则见增加,分娩时可达高峰。因此,本品对非妊娠的子宫没有作用,但是对妊娠的子宫和刚生产的子宫具有有效的收缩作用。不论是静脉注射还是肌内注射本品后,子宫迅速收缩,可在 2 min 内达到一个明确强度。单剂量静脉注射本品对子宫的活性作用可持续大约 1 h,因此,足以预防刚生产后的出血。产后给予本品后,在收缩的频率与幅度方面都比缩宫素长。

【体内过程】　对非妊娠期妇女静脉给予本品 400 μg 后,其分布和清除半衰期分别为(5.5±1.6)min 和(41±11.9)min。本品从体内(全身和肾脏)的清除和分布容积无剂量依赖性,但 C_{max} 和 $AUC_{0-\infty}$ 则随剂量增加而呈比例地增加。约 0.7% 的本品以原药通过肾脏清除,说明它像缩宫素一样,主要由非肾脏途径清除。

【适应证】　本品适用于选择性硬膜外或腰麻下剖宫产术后,以预防子宫收缩乏力和产后出血。

【不良反应】　1. 常见不良反应包括恶心、腹疼、瘙痒、面红、呕吐、热感、低血压、头痛和震颤。

2. 少见不良反应包括腰疼、头晕、口中金属味、贫血、出汗、胸痛、呼吸困难、寒战、心动过速和焦虑。

【禁忌与慎用】　1. 相对于缩宫素,本品的作用时间长,由此而产生的子宫收缩就不能简单地通过终止给药而停止。所以在婴儿娩出前,不论任何原因都不能给予本品。

2. 本品不能用于对缩宫素和本品过敏的患者。

3. 本品不能用于有血管疾病的患者,特别是冠状动脉疾病,若必须使用则应非常的谨慎。

4. 本品不能用于儿童。

【剂量与用法】　单剂量静脉注射 100 μg/1 ml 本品,只有在硬膜外或腰麻下剖宫产术完成婴儿娩出后,缓慢地在 1 min 内一次性给药。可以在胎盘娩出前或娩出后给予均可。

【用药须知】　1. 单剂量注射本品后,在一些患者中可能没有产生足够的子宫收缩。对于这些患者,不能重复给药,但允许用其他子宫收缩药如缩宫素或麦角新碱进行更进一步的治疗。

2. 对持续出血的病例,须排除胎盘碎片的滞留、凝血疾病或产道损伤。

3. 尽管还没有胎盘部分滞留或胎盘截留的病例报道,但是如果在胎盘娩出前给予本品,从理论上

讲,上述情况仍有可能发生。

【制剂】　注射液:100 μg/1 ml。

【贮藏】　贮于 2～8 ℃,不能冻存。

去氨缩宫素
(demoxytocin)

别名:Sandopart、deaminooxytocin

【CAS】　113-78-0

【ATC】　H01BB01

【理化性状】　1. 化学名:2-[(1-{[13-(Butan-2-yl)-10-(2-carbamoylethyl)-7-(carbamoylmethyl)-16-[(4-hydroxyphenyl)methyl]-6,9,12,15,18-pentaoxo-1,2-dithia-5,8,11,14,17-pentaazacycloicosan-4-yl]carbonyl}pyrrolidin-2-yl)formamido]-N-(carbamoylmethyl)-4-methylpentanamide

2. 分子式:$C_{43}H_{65}N_{11}O_{12}S_2$

3. 分子量:992.17

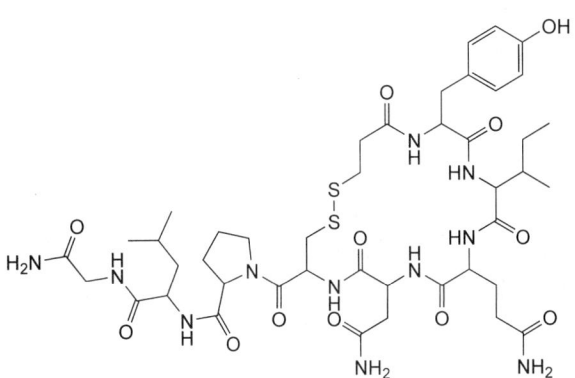

【简介】　本品为缩宫素类似物。用于预防产后乳腺炎。

麦角新碱
(ergometrine)

别名:Ergometrin

本品为寄生于黑麦或其他(*Secale cereale*)禾本科植物上一种真菌(*Claviceps purpurea*)所成的硬结块(菌核),提取而得。此真菌现已可人工培养生产。临床常用其马来酸盐,商品名 Ergotritine、Ergotrate。

【CAS】　60-79-7

【ATC】　G02AB03

【理化性状】　1. 化学名:(6a*R*,9*R*)-N-((*S*)-1-Hydroxypropan-2-yl)-7-methyl-4,6,6a,7,8,9-hexahydroindolo[4,3-*fg*]quinoline-9-carboxamide

2. 分子式:$C_{19}H_{23}N_3O_2$

3. 分子量:325.41

4. 结构式

【用药警戒】 本品不可用于催产或引产,因可引起子宫破裂和胎儿死亡。

【药理作用】 本品直接作用于子宫平滑肌,作用强而持久。妊娠子宫对本品比未妊娠子宫敏感,以产后子宫最为敏感,对子宫体和子宫颈都有很强的收缩作用,剂量稍大可引起强直性收缩。此时可压迫子宫壁血管而止血,但禁用于催产或引产,因可引起子宫破裂和胎儿死亡。

【体内过程】 口服后易被胃肠道吸收,1～2 h可达血药峰值。口服后 5～15 min 或肌内注射后2～3 min 出现子宫收缩。主要在肝内代谢消除。

【适应证】 用于产后子宫收缩乏力所致产后出血和子宫复原不全。

【不良反应】 1. 部分患者可有恶心、呕吐、出冷汗、面色苍白及血压升高,后者在静脉注射较快时尤易出现。

2. 本品极量与中毒量较接近,过量时产生的急性中毒症状有外周血管收缩引起的头晕、头痛、腹痛、腹泻、耳鸣、胸痛、心悸、心动过缓、惊厥、呼吸困难、呼吸衰竭和急性肾功能衰竭,此时应采取有力的对症治疗措施。

3. 偶有过敏反应发生。

【禁忌与慎用】 1. 胎儿及胎盘未娩出前禁用,以免发生子宫破裂及胎儿宫内窒息死亡,因此,本品不可用于催产或引产。

2. 严重或尚未控制的高血压、严重或持续的脓毒症、周围血管疾病、冠心病、甲状腺功能亢进和肝、肾功能不全患者均禁用。

【剂量与用法】 1. 口服 0.2～0.5 mg,1～2次/日。

2. 肌内注射或静脉注射 0.2～0.5 mg,极量一次 0.5 mg 或 1 mg/d。静脉注射时用 25% 葡萄糖注射液 20 ml 稀释。

3. 子宫壁注射 剖宫产时可直接注射 0.2 mg于子宫肌层。

4. 产后或流产后 可在子宫颈左右两侧各注射0.2 mg。

【用药须知】 行子宫颈注射时,必须两侧分别进行,切不可只在单侧注射。

【临床新用途】 偏头痛患者常有周围血管扩张表现。肌内注射本品 0.2 mg,一般可在 3～5 min

止痛。

【制剂】 ①片剂:0.2 mg;0.5 mg。②注射液:0.2 mg/1 ml;0.5 mg/1 ml。

【贮藏】 密封、遮光贮于 2～8 ℃。

甲麦角新碱
(methylergometrine)

别 名:Methylergonovine、Methylergobasin、Methergine、D-Lysergic acid 1-butanolamide

本品人工合成的麦角新碱类似物,临床用其马来酸盐。

【CAS】 113-42-8

【ATC】 G02AB01

【理化性状】 1. 化学名:9,10-Didehydro-N-[1-(hydroxymethyl)-propyl]-D-lysergamide

2. 分子式:$C_{20}H_{25}N_3O_2$

3. 分子量:339.43

4. 结构式

【药理作用】 参见麦角新碱,本品收缩子宫的作用强而持久。

【体内过程】 口服或肌内注射后吸收快而完全,口服后 6～15 min 起效,肌内注射后 2～5 min 起效,持续约 3 h。静脉注射几乎立即起效,持续约45 min。$t_{1/2}$ 为 0.5～2 h,经肝脏代谢失效,仅少量(低于 5%)经肾随尿液排出。

【适应证】 用于产后或流产后子宫收缩无力或恢复不佳引起的子宫出血。

【不良反应】 1. 静脉给药时可出现头痛、头晕、耳鸣、恶心、呕吐、腹痛、胸痛、呼吸困难、心悸、心动过缓以及突发性严重高血压。

2. 如使用不当,可能发生麦角样中毒,表现为持久腹泻、手和下肢皮肤苍白发冷、心搏弱、持续呕吐、惊厥等。

【禁忌与慎用】 1. 胎儿及胎盘娩出前(以免发生子宫破裂、胎儿宫内窒息死亡及胎盘嵌留宫腔内)禁用。

2. 妊娠期妇女禁用。

3. 对本品过敏者禁用。

4. 冠心病(血管痉挛时可造成心绞痛或心肌梗

死)、肝、肾功能损害,低血钙,闭塞性周围血管病,高血压,存在感染时(感染可增强本品的敏感性)慎用。

5. 本品可随乳汁分泌,使婴儿出现麦角样毒性反应,同时还可能抑制泌乳,哺乳妇女应权衡利弊后用药。

【药物相互作用】　1. 与升压药合用,有出现严重高血压,甚至脑血管破裂的危险。

2. 烟碱可使本品的血管收缩作用加剧,故用药期间不得吸烟。

【剂量与用法】　1. 口服　一次 0.2～0.4 mg,2～4 次/日,直到宫缩无力纠正和流血明显减少。一般 48 h 为一疗程。

2. 肌内注射　一次 0.2 mg,必要时每 2～4 h 一次,最多 5 次。

3. 静脉注射　用于子宫大出血时,剂量同肌内注射,稀释后缓慢注射,推注时间至少 1 min。

【用药须知】　1. 对其他麦角制剂过敏者,也可能对本品过敏。

2. 本品一次剂量不应超过 0.5 mg,且不宜以静脉注射作为常规使用。

3. 本品用量不得过大,用药时间不得过长,超量时可发生麦角样中毒及麦角性坏疽。

4. 对低钙血症者,本品的效应减弱,应谨慎静脉注射钙盐,以恢复宫缩。

5. 本品不得与其他麦角碱、血管收缩药(包括局麻药液中含有者)和洋地黄类药同用。

6. 用药后若出现突发性严重高血压,使用氯丙嗪可得到改善甚至消失。

【制剂】　①片剂:0.2 mg。②注射液:0.2 mg/1 ml。

【贮藏】　密封、遮光贮于 2～8 ℃。

麦角
(ergot)

【简介】　本品约含 0.05%～0.3% 的生物碱,主要为麦角毒碱(ergotoxine)、麦角胺、麦角新碱等。可刺激子宫平滑肌引起节律性收缩。主要用于产后出血,促使子宫早期复旧,并预防产后并发症。常用麦角流浸膏:约含生物碱(以麦角毒碱计算)0.06%。0.5～2 ml,3～4 次/日。至多连服 2 d。极量:一次 4 ml 或 12 ml/d。子宫复旧不全时,常伴宫腔轻度感染,单用麦角制剂可导致感染扩散,故应同时使用抗菌药物。贮藏时须严密封闭,遮光、热等,久置后效力渐减。

地诺前列酮
(dinoprostone)

别名:普洛舒定、普比迪、前列腺素 E_2、Pros-taglandin E_2、$PG\ E_2$、Prepidil、Cervidil

本品为白色至类白色结晶性粉末。熔点 65～69 ℃,溶于水和乙醇。

【CAS】　363-24-6

【ATC】　G02AD02

【理化性状】　1. 化学名:(5Z,11α,13E,15S)-7-[3-Hydroxy-2-(3-hydroxyoct-1-enyl)-5-oxo-cyclopentyl]hept-5-enoic acid

2. 分子式:$C_{20}H_{32}O_5$

3. 分子量:352.46

4. 结构式

【药理作用】　对各期妊娠子宫都有收缩作用,以妊娠晚期子宫最为敏感。静脉、阴道内、宫腔内或羊膜腔内给药,均能兴奋早、中、晚期妊娠子宫,产生足以导致流产或分娩的高频率和大幅度子宫收缩。

【体内过程】　本品吸收后,迅速在肺、肾、肝和其他组织中代谢,$t_{1/2}$ 仅几分钟。一次经过肺脏,可使 90% 的本品失活;一次经过肝、肾,可被除去 80%。本品在体内,先被 15-羟基脱氢酶代谢失活,在经过一系列代谢过程后主要随尿液排泄。

【适应证】　可用于中期妊娠引产、足月妊娠引产和治疗性流产,对妊娠高血压综合征、妊娠合并心肾疾病患者、过期妊娠、死胎不下、水泡状胎块、羊膜早破、高龄初产妇等均可应用。

【不良反应】　1. 常见腹泻、恶心、呕吐、发热(常在用药后 15～45 min 出现,停药或药栓取出后 2～6 h 恢复正常)。

2. 少见畏寒、头痛、颤抖;流产发生后第 3 d 可出现畏寒或颤抖、发热。

3. 用量过大或同时加用其他缩宫药,可致子宫痉挛或张力过高,甚至挛缩,因而导致宫颈撕裂、宫颈后方穿孔、子宫破裂或大出血。

4. 约 10% 妇女用药后舒张压可降低 20 mmHg,也可伴有血压升高。

【妊娠期安全等级】　C。

【禁忌与慎用】　1. 妊娠晚期头盆不称者,胎位异常者,羊膜已破或有子宫手术史者(如剖宫产或子宫切开术),怀孕期间不明原因阴道出血者,溃疡性结肠炎、青光眼患者,以及对前列腺素过敏者均禁用。

2. 有贫血史、哮喘史、癫痫病史、高血压史、糖尿病史、心血管病史、肝病及肾病史、活动性肺病、活动性心脏病、宫颈硬化、子宫纤维瘤、宫颈炎或阴道炎的患者慎用。

【剂量与用法】　1. 催产　用阴道栓，一次 10～20 mg 置于阴道后穹窿深处，6～8 h 后若无产程进展，可再放置一次。

2. 引产

(1) 阴道植入物　本品可以从一种水凝胶聚合物中缓慢且控制性释放，并带有可取出装置（终止带），在临产开始和出现不良反应时可立即取出，从而终止治疗。适用于需要引产的足月妊娠妇女，促使宫颈成熟或使宫颈继续成熟。一次 10 mg，置于阴道后穹窿深处平卧 2 h。定量释放本品 0.3 mg/h，可持续 12 h，12 h 后或出现规律性宫缩时取出。

(2) 凝胶剂　用于具有理想引产条件的足月或近产期妊娠妇女的引产。一次 1 mg，将整个注射器内的凝胶轻轻注入阴道后穹窿内，妊娠妇女需平卧至少 30 min，以减少药物流出。如果需要，6 h 后可再给予 1 mg（如有反应）或 2 mg（如无反应）。

(3) 宫颈内给药法　阴道凝胶用于足月或近足月妊娠妇女引产前，为促进宫颈成熟。将本品凝胶 3 g（含本品 0.5 mg）通过导管将注射器内的凝胶徐徐注入宫颈管内（低于宫颈内口，不要将凝胶注入子宫峡部），注射完毕后，应嘱妊娠妇女平卧 15～30 min，以减少凝胶流失。如宫颈/子宫对初次剂量无反应，可于 6 h 后重复给药，但 24 内最大累积剂量不可超过 1.5 mg。

【用药须知】　1. 用药前或同时服用止吐和止泻药，可降低胃肠道不良反应。

2. 用药后如果产程进展缓慢，可加用适量缩宫素（10 U 溶于 5％葡萄糖注射液 500 ml 中，缓慢静脉滴注），可加快产程进展，缩短产程时间，但应注意，因缩宫素可加强本品的作用而引起宫缩过强，故应在用药 6～12 h 后才可加用缩宫素。

3. 在催产、引产用药时须注意观察：①子宫收缩频率、时间、张力和强度等；②测量体温、脉搏和血压等。根据子宫收缩情况可随时调整给药剂量。若出现宫缩过强，则立即停药，必要时给予抑制宫缩药物，如利托君、特布他林等。

4. 流产或分娩后常规检查宫颈，及时发现宫颈裂伤，予以修补。

【制剂】　①阴道栓剂：10 mg；20 mg。②阴道用凝胶剂：0.5 mg/3 g。③阴道植入物：10 mg。

【贮藏】　凝胶：贮于 2～8℃。栓剂、阴道植入物：贮于 −20℃。

地诺前列素
(dinoprost)

别名：Prostaglandin F_2

【CAS】　551-11-1；38562-01-5

【ATC】　G02AD01

【理化性状】　1. 化学名：(Z)-7-[(1R,2R,3R,5S)-3,5-Dihydroxy-2-[(E,3S)-3-hydroxyoct-1-enyl]cyclopentyl]hept-5-enoic acid

2. 分子式：$C_{20}H_{34}O_5$

3. 分子量：354.48

4. 结构式

【药理作用】　本品可直接作用于子宫肌层，刺激妊娠子宫使子宫肌收缩，这种收缩与足月妊娠分娩时宫缩相似，足以导致流产。子宫对前列腺素的反应随着妊娠时间而逐渐增加，并可使子宫颈变软和扩张。

【体内过程】　羊膜腔内给药后吸收缓慢进入体循环，在羊水中的 $t_{1/2}$ 为 3～6 h，静脉注射时 $t_{1/2}$ 短于 1 min。羊膜腔内注射 40 mg 后，血药浓度峰值为 3～7 μg/ml，持续 6～10 h。在肺与肝内通过酶降解而代谢，代谢产物主要从肾脏排出，约 5％随粪排出。

【适应证】　1. 妊娠中期人工流产（16～20 周），也适用于过期流产、胎死宫内或较明显的胎儿先天性畸形的引产。

2. 低浓度药液静脉滴注可用于足月妊娠时引产。

3. 动脉造影时可作为血管扩张药动脉注射。

【不良反应】　参见地诺前列酮。

【禁忌与慎用】　参见地诺前列酮。

【剂量与用法】　1. 中期引产羊膜腔内给药一次注入量为 40 mg。

2. 中期引产羊膜腔外宫腔内给药一次注入 750 μg，2～3 h 一次，根据宫缩情况而调整用量。

3. 足月妊娠引产可用 5％葡萄糖注射液配成 50 μg/ml 的溶液静脉滴注，静脉滴注速度为 2.5 μg/min，总量 1～4 mg。

【用药须知】　1. 羊水抽出后如为血性，切勿用药。

2．如本品引产无效，要等待宫缩停止后才可改用其他方法引产。

3．在给药前，可同时给予止吐、止泻药，以减少胃肠道反应。

4．如妊娠 13～15 周时羊膜腔内注射困难，可以羊膜腔外宫腔内用药，缺点是需保留导管，如超过 36 h 容易发生宫腔感染。

5．如因胎儿死亡而流产或引产者，用药前须确知是否为过期流产或宫内死胎。

【制剂】　注射液：20 mg/4 ml；40 mg/8 ml。

【贮藏】　贮于 2～8 ℃。

卡前列素
(carboprost)

别名：Carboprostum、Hemabate、Tham

本品为 PGF$_{2\alpha}$ 类似物，为棕黄色透明油状物，冷后呈蜡状，微有特殊气味。

【CAS】　58551-69-2

【ATC】　G02AD04

【理化性状】　1．化学名：(5Z,13E)-(8R,9S,11R,12R,15S)-9,11,15-Trihydroxy-15-methyl-prosta-5,13-dienoic acid

2．分子式：$C_{21}H_{36}O_5$

3．分子量：368.5

4．结构式

卡前列素氨丁三醇
(carboprost trometamol)

别名：carboprost tromethamine

本品为白色至类白色结晶性粉末。熔点 95～105 ℃，室温下水中溶解度大于 75 mg/ml。

【CAS】　58551-69-2

【理化性状】　1．化学名：(15S)-15-Methyl prostaglandin F2α tromethamine salt

2．分子式：$C_{25}H_{47}O_8N$

3．分子量：489.64

卡前列甲酯
(carboprost methylate)

【CAS】　62776-96-9

【理化性状】　1．本品为白色或淡黄色固状物。本品在乙醚、乙醇中易溶，在水中微溶。

2．化学名：(15S)-15-Methyl prostaglandin F2α tromethamine salt

3．分子式：$C_{22}H_{38}O_5$

4．分子量：382.54

5．结构式

【药理作用】　本品对大鼠离体子宫及麻醉家兔在位子宫具有兴奋作用。本品阴道或皮下给药对小鼠有明显的抗早孕作用，与丙酸睾丸酮或复方地芬诺酯（复方苯乙哌啶）片合并使用有协同抗早孕作用。

【体内过程】　静脉、肌内给药，药物在血中的半衰期约为 30 min，停药后血药浓度迅速下降至对机体无反应的水平。栓剂给药可直接到达作用部位，同时有部分通过阴道黏膜吸收入循环系统，但血中浓度很低难以测出，给药后约 6～9 h 主要随尿液排出。

【适应证】　1．终止妊娠，不宜单独使用本品，须与米非司酮等序贯用，应用于终止早期妊娠。特别适合高危妊娠者，如多次人流史、子宫畸形、剖宫产后以及哺乳期妊娠者。

2．预防和治疗宫缩弛缓所引起的产后出血。

【不良反应】　1．主要为腹泻、恶心或呕吐、腹痛等，合用复方地芬诺酯（复方苯乙哌啶）片后，不良反应显著减少。停药后上述反应即可消失。

2．少数人面部潮红，很快消失，注意观察前列腺素可能引起的一般不良反应，如胃肠道、心血管系统症状等。

【妊娠期安全等级】　C。

【禁忌与慎用】　1．前置胎盘及宫外孕、急性盆腔感染、胃溃疡患者禁用。

2．心血管疾病，哮喘及严重过敏体质、青光眼患者禁用。

3．糖尿病，高血压及严重心、肝、肾功能不全患者慎用。

4．本品不能用作足月妊娠引产。

【剂量与用法】　1．终止早孕

（1）先口服孕三烯酮一日 9 mg（3 次分服）。共 4 d,停药 48 h 后阴道后穹窿放置卡前列素薄膜,每 2.5 h 一张（2 mg）,共 4 次,或放置 1 粒卡前列素栓剂（8 mg）,8 h 后如未流产,再肌内注射卡前列素 2 mg。

（2）先肌内注射丙酸睾酮,1 次/日,一次 100 mg,共 3 d,第 4 d 阴道后穹窿放置卡前列素海绵块 1 块（6 mg）,8 h 后如未流产,再肌内注射卡前列素 2 mg,若无效,2 d 后重复一疗程。放置卡前列素后需卧床休息 2～3 h,收集所有阴道排出物。

（3）天花粉过敏试验呈阴性者,肌内注射天花粉试探剂量 0.2 mg,经 2 h 如无反应,则肌内注射 5 mg。2 d 后开始给予卡前列素阴道薄膜或栓剂,然后再肌内注射,用法同（1）。

（4）空腹或进食 2 h 后,首剂口服 200 mg 米非司酮片 1 片后禁食 2 h,第 3 d 晨于阴道后穹窿放置卡前列甲酯栓 1 mg,或首剂口服 25 mg 米非司酮片 2 片,当晚再服一片,以后每隔 12 h 服一片。第 3 d 晨服 25 mg 米非司酮片后 1 h 于阴道后穹窿放置卡前列甲酯栓 1 mg。卧床休息 2 h,门诊观察 6 h,注意用药后出血情况。

2. 终止中孕（第 13～20 周）　可深部肌内注射卡前列素 250 μg,每 1.5～3.5 h 重复一次,此取决于子宫反应;必要时可增至 500 μg,但总量不得超过 12 mg。亦可羊膜腔内给予卡前列素氨丁三醇 3.25 mg（相当于卡前列素 2.5 mg）,需时 5 min 以上;如尚未出现流产,24 h 后重复 1 次。

3. 术前扩张宫颈　在手术前晚将本品栓剂 1 mg 置入阴道后穹窿处,12 h 后宫颈扩张。

4. 产后出血　深部肌内注射卡前列素 250 μg,间隔约 90 min,必要时间隔可缩短,但不得少于 15 min,总量不可超过 2 mg。

【用药须知】　心血管疾病患者用药时应监测动脉氧含量。本品不得使用静脉注射给药,亦不能用于诱导分娩。

【制剂】　①注射剂:卡前列素 1 mg、2 mg,卡前列素氨丁三醇 0.25 mg。②栓剂:卡前列甲酯 0.5 mg;1 mg。③薄膜剂:每张含卡前列素 2 mg。④明胶海绵:2 mg;3 mg;4 mg。

【贮藏】　注射液于 2～8 ℃ 条件下保存;栓剂于 −10 ℃ 条件下保存;明胶海绵密闭保存。

吉美前列素
（gemeprost）

本品为 PGE_1 类似物。

【CAS】　64318-79-2

【ATC】　G02AD03

【理化性状】　1. 化学名:Methyl(2E,11α,13E,15R)-11,15-Dihydroxy-16,16-dimethyl-9-oxoprosta-2,13-dien-1-oate

2. 分子式:$C_{23}H_{38}O_5$

3. 分子量:394.54

4. 结构式

【药理作用】　本品为合成的 PGE_1 类似物,作用比 $PGF_{2α}$ 强。本品稳定性好,选择性高。能强烈收缩子宫平滑肌,而对消化道平滑肌、血压等影响较小,并具有软化和扩张宫颈的作用。

【体内过程】　阴道给药后,约 1 h 达血药峰值,$t_{1/2}$ 约为 3 h。

【适应证】　用于终止早期和中期妊娠,术前扩张宫颈。

【不良反应】　1. 常见有恶心、呕吐和腹泻。

2. 有头痛、肌肉乏力、头晕、面部潮红、寒战、背痛、呼吸困难、胸痛、心悸和轻度发热的报道。阴道出血和子宫疼痛亦可能出现。

3. 偶有子宫破裂的报道,主要发生在经产妇和有子宫手术史的女性中。

【妊娠期安全等级】　C。

【禁忌与慎用】　1. 对前列腺素过敏者禁用。

2. 有呼吸道阻塞性疾病、心血管疾病、眼压升高。

3. 宫颈炎和阴道炎患者慎用。

【药物相互作用】　不能与缩宫素、其他前列腺素或 NSAIDs 合用。

【剂量与用法】　1. 终止早期妊娠可与米非司酮合用,一日口服米非司酮 150 mg,连服 4 d,然后阴道放置本品栓剂 1mg。术前扩张宫颈于负压吸引终止早期妊娠或子宫检查前 3 h 阴道放置吉美前列素栓 1 mg。

2. 终止中期妊娠可每隔 3 h 阴道放置本品栓剂 1 mg,最多使用 5 次,此疗程无效时,24 h 后可再进行一疗程。引产死胎时应只给予一疗程。

【用药须知】　使用本品终止妊娠,必须随访患者,以保证妊娠完全终止。

【制剂】　阴道栓剂:1 mg。

【贮藏】　贮于 −10 ℃。

硫前列酮
（sulprostone）

本品为合成的 PGE_2 类似物。

【CAS】　60325-46-4

【ATC】　G02AD05

【理化性状】　1. 化学名：(Z)-7-[(1R,3R)-3-Hydroxy-2-[(E,3R)-3-hydroxy-4-phenoxybut-1-enyl]-5-oxocyclopentyl]-N-methylsulfonylhept-5-enamide

2. 分子式：$C_{23}H_{31}NO_7S$

3. 分子量：465.56

4. 结构式

【药理作用】　本品对子宫平滑肌选择性较高，有较强的子宫收缩作用，且作用时间较长。其软化和扩张子宫颈的作用优于卡前列素。

【体内过程】　肌内注射吸收迅速，经 20～30 min 血药浓度可达峰值，从给药到宫缩开始时间仅 0.2～6 h，作用可维持 4～8 h。

【适应证】　1. 用于抗早孕、扩宫颈及中期引产。

2. 还用于胎死宫内、异常妊娠的引产。与米非司酮合用，可提高早孕完全流产率。

3. 对产后宫缩乏力所致出血也有良效，一般用药后 10 min 内出血停止。

【不良反应】　可有恶心、呕吐、子宫痛、腹泻等，偶有支气管痉挛、心动过缓等。另有诱导癫痫发作的报道。

【禁忌与慎用】　1. 对本品过敏者、哮喘、青光眼、严重高血压、严重肝、肾疾病者禁用。

2. 癫痫患者慎用。

【药物相互作用】　不能与缩宫素、其他前列腺素或 NSAIDs 合用。

【剂量与用法】　1. 抗早孕　与米非司酮合用，先每天口服米非司酮 50 mg，连服 4 d，于第 4 d 肌内注射本品 0.25 mg。

2. 扩张宫颈　于负压吸引终止早孕前数小时肌内注射或静脉滴注本品 0.25～0.5 mg。

3. 产后止血　肌内注射或子宫肌内注射或静脉滴注 0.5 mg。

4. 中孕期引产　可 0.1～0.5 mg/h 静脉滴注本品，但最大总剂量以 1.5 mg 为宜。12～24 h 后可重复。

【用药须知】　使用本品终止妊娠，必须随访患者，以保证妊娠完全终止。

【制剂】　注射剂(粉)：0.25 mg；0.5 mg；1 mg。

【贮藏】　贮于 $-8\ ℃$ 以下。

20.1.2　子宫舒张药

对妊娠子宫具有抑制作用的多种药物，通过不同的途径和作用方式都能达到舒张子宫的目的。其中包括维生素 E、孕激素类、$β_2$ 受体激动药、前列腺素合成抑制药、磷酸二酯酶抑制药、钙通道阻滞剂、硫酸镁和乙醇等。上述各种类型的药物有些已用于舒张子宫，有些如钙通道阻滞剂等尚有争议。本节将对比较公认的舒张子宫的药物进行阐述。

利托君
(ritodrine)

别名：雷托君、利托特灵、羟苄羟麻黄碱

本品为 $β_2$ 受体激动药。临床用其盐酸盐，商品名柔托扒、Yutopar。

【CAS】　26652-09-5

【ATC】　G02CA01

【理化性状】　1. 化学名：4-{2-[(1R,2S)-1-Hydroxy-1-(4-hydroxyphenyl) propan-2-ylamino]ethyl}phenol

2. 分子式：$C_{17}H_{21}NO_3$

3. 分子量：287.35

4. 结构式

【药理作用】　本品具有直接的拟交感作用，其 $β_2$ 受体作用表现突出，与沙丁胺醇类似。它能抑制子宫平滑肌张力，使子宫降低收缩力，以达到安胎作用。此外还可加速胎儿肺成熟。

【体内过程】　本品口服后可被迅速吸收，并进行明显的首过代谢。其生物利用度约为 30%。主要在肝内代谢，与葡糖醛酸和硫酸结合的代谢物和原药均随尿排除。用量的 70%～90% 于 10～12 h 被排泄。本品可透过胎盘。

【适应证】　预防妊娠 20 周以后的早产。

【不良反应】　1. 参见沙丁胺醇。

2. 可见心悸，面红、出汗、震颤、恶心、呕吐等，偶有肺水肿的报道。

3. 长期用药可能引起中性粒细胞减少。

【禁忌与慎用】　1. 禁用于妊娠不足 20 周的妊

娠期妇女。

2. 分娩前任何原因的大出血,特别是前置胎盘及胎盘剥落者禁用。

3. 子痫及严重的先兆子痫禁用。

4. 胎死腹中者禁用。

5. 绒毛膜羊膜炎禁用。

6. 妊娠期妇女有心脏病及危及心脏功能的情况、甲状腺功能亢进者禁用。

7. 肺性高血压禁用。

8. 未控制的糖尿病患者禁用。

9. 重度高血压禁用。

10. 对本品中任何成分过敏者禁用。

11. 心脏病、母体心率达 150 次/分者慎用。

【剂量与用法】　1. 静脉滴注　根据妊娠期妇女情况,滴注时要经常监测妊娠子宫收缩频率、心率、血压和胎儿的心率。取本品 100 mg 稀释为 100 mg/500 ml(0.2 mg/ml)的溶液,静脉滴注时应保持左侧姿势,以减少低血压危险。密切观察静脉滴注速度,使用可控制的静脉滴注装置或调整每分钟滴数。开始时应控制滴速使剂量为 0.05 mg/min(5 滴/分,20 滴为 1ml),每 10 min 增加 0.05 mg/min(增加 5 滴/分),直至达到预期效果,通常保持在 0.15~0.35 mg/min(15~35 滴/分),待宫缩停止,继续静脉滴注至少 12~18 h。

2. 口服　静脉滴注结束前 30 min 开始口服治疗,最初 24 h 口服剂量为每 2 h 给予 10 mg,此后每 4~6 h 给予 10~20 mg,一日总量不超过 120 mg。每天常用维持剂量在 80~120 mg 之间,平均分次给药。只要医师认为有必要延长妊娠时间,可继续口服用药。

【用药须知】　1. 正接受本品抑制早产的妊娠期妇女较易发生肺水肿,应予注意。

2. 静脉滴注期间,应持续监测母体心率,要求保持在 135~140 次/分,切不可超过 150 次/分。

3. 除糖尿病患者外,配制输液不可采用含钠盐的液体,因可导致肺水肿。

【制剂】　①片剂:10 mg。②注射液:50 mg/5 ml。③注射剂(粉):50 mg。

【贮藏】　室温保存(最好是 30 ℃以下)。

阿托西班
(atosiban)

别名:Tractocile、Antocin
本品为缩宫素拮抗剂。2000 年 3 月在奥地利首次上市。

【CAS】　90779-69-4

【ATC】　G02CX01

【理化性状】　1. 化学名:1-(3-Mercaptoprop-anoic acid)-2-(O-ethyl-D-tyrosine)-4-L-threonine-8-L-ornithine-oxytocin

2. 分子式:$C_{43}H_{67}N_{11}O_{12}S_2$

3. 分子量:994.2

4. 结构式

【药理作用】　本品为一合成多肽,是子宫内及蜕膜、胎膜上缩宫素受体竞争性拮抗剂。出现早产征兆的妊娠期妇女以 300 μg/min 静脉滴注本品 6~12 h。静脉滴注开始后 10 min 内,宫缩即明显减少,子宫很快得到舒缓。

【体内过程】　1. 本品静脉滴注后,血浆蛋白结合率为 46%~48%,可透过胎盘。胎儿和母体的血药浓度之比为 0.12。1 h 内可达稳态血药浓度,平均为(442±73)μg/ml。

2. 本品的主要代谢物 M_1,同样具有抑制缩宫素引起的宫缩作用。血浆中 M1 与本品的血药浓度之比,在静脉滴注后第 2 h 为 1.4,静脉滴注结束时为 2.8;尿液中本品浓度仅为 M_1 浓度的 1/50。M1 可在乳汁中排出。

3. 本品的血药浓度下降迅速,分布相 $t_{1/2\alpha}$ 和消除相 $t_{1/2\beta}$ 分别为(0.21±0.01)h 和(1.7±0.3)h,平均清除率为(41.8±8.21)L/h,平均分布容积为(18.3±6.8)L,本品的 $t_{1/2}$、清除率和分布容积与剂量无相关性。

【适应证】　用于 18 岁以上,孕龄 24~33 周,胎儿心率正常的妊娠期妇女。明显推迟即将出现的早产。

【不良反应】　最常见的不良反应(发生率>10%)为恶心。常见的(发生率为 1%~10%)有头痛、头晕、面红、呕吐、心悸、低血压、注射部位刺激感和高血糖症。少见的(发生率为 0.1%~1%)有发热、失眠、瘙痒和皮疹。

【禁忌与慎用】　1. 孕龄<24 周或>33 周、孕龄>30 周胎膜早破、宫内胎儿生长迟缓和胎儿心率异常、产前子宫出血、子痫和重度先兆子痫、可疑宫内胎儿死亡、疑有宫内感染、前置胎盘、胎盘剥离、继续怀孕对母亲或胎儿有危险及对本品过敏者均应禁用。

2. 当无法排除胎膜早破时，应该衡量延迟分娩的益处与潜在的绒膜羊膜炎的危险。

【剂量与用法】　初始剂量为 6.75 mg，采用本品 7.5 mg/ml 注射液注射给药；紧接着用本品 7.5 mg/ml 注射液持续 3 h 大剂量（300 μg/min）静脉滴注；然后以本品 7.5 mg/ml 注射液低剂量（100 μg/min）静脉滴注，最多达 45 h。持续治疗不应超过 48 h。整个疗程中，总剂量不宜超过 330 mg。

【用药须知】　1. 本品对多胎妊娠或孕龄在 24～27 周的疗效尚未确定。

2. 用药时应监测宫缩和胎心，应考虑到出现持续宫缩的情况，并应监测产后失血。

3. 治疗应在确诊早产后尽快开始，宫缩持续存在时应考虑替换疗法。

【制剂】　注射液：7.5 mg/1 ml；37.5 mg/5 ml。

【贮藏】　遮光，贮于 2～8 ℃。

20.1.3　促进子宫成熟的药物

普拉睾酮
(prasterone)

别名：普拉雄酮、去氧异雄甾酮、MYLIS

本品属同化激素类，为产雄激素和产雌激素的前体——肾上腺性雄激素。

【CAS】　53-43-0

【ATC】　A14AA07；G03EA03（combination with estrogen）

【理化性状】　1. 化学名：3β-Hydroxy-5-androsten-17-one

2. 分子式：$C_{19}H_{28}O_2$

3. 分子量：288.42

4. 结构式

【药理作用】　本品可使妊娠子宫颈胶原酶活性增加，引起胶原纤维分解，胶原束间隙扩大，宫颈伸展性增加。它在体内可转化为雄性激素，因此，宫颈组织脱氢表雄甾酮及雌激素含量增加，引起血管扩张，通透性增加，含水量增加，间质浮肿，使子宫颈管软化。雌激素还可增加基质成分或酸性黏多糖，导致颈管成熟，颈管变软，伸展性加强有利于分娩。可

缩短产程，防止过期产，不影响乳汁分泌，无子宫收缩作用。

【适应证】　对晚期妊娠子宫成熟不全（子宫口开大不全，颈管消退不全，颈管软化不全）有促进成熟作用。可用于晚期子宫颈管成熟不全。

【不良反应】　可有皮疹、恶心、呕吐、腹泻、眩晕、耳鸣、手指麻木和手浮肿发生。

【禁忌与慎用】　动物实验有致畸作用，故妊娠初期不宜使用本品。

【剂量与用法】　将本品 100～200 mg 溶于 5% 葡萄糖注射液 10 ml 中缓慢静脉注射，1 次/日，2～3 次/周。

【用药须知】　不能用 0.9% 氯化钠注射液溶解本品，因可产生浑浊。<20 ℃时难以溶解，可在 30～40 ℃条件下加温。临用时配制，并尽快使用。

【制剂】　注射剂（粉）：100 mg。

【贮藏】　遮光，密闭保存。

20.1.4　退乳药

本组药物通过不同途径拮抗催乳激素的作用，抑制乳汁分泌和闭经。雌激素中雌二醇、炔雌醇、己烯雌酚等也可用于退乳。

甲麦角林
(metergoline)

别名：麦角苄酯

本品为麦角衍生物，其作用类似溴隐亭。

【CAS】　17692-51-2

【ATC】　G02CB05

【理化性状】　1. 化学名：{[（8β)-1,6-Dimethylergolin-8-yl]methyl}carbamate

2. 分子式：$C_{25}H_{29}N_3O_2$

3. 分子量：403.52

4. 结构式

【药理作用】　具有激动多巴胺受体作用。此外还有抗 5-羟色胺及抗催乳素的作用。

【适应证】　用于抑制乳汁分泌。

【不良反应】　少数患者可见恶心、呕吐、失眠、

困倦和眩晕。

【剂量与用法】　预防或抑制乳汁分泌,口服 4 mg,3 次/日,一般 7 d 左右乳汁分泌停止。

【制剂】　片剂:4 mg。

【贮藏】　密闭保存。

20.1.5　阴道炎局部用药

阴道炎是妇产科最常见的疾病之一,除可全身用药外,最常用的还是局部用药。根据致病菌及病因的不同,可选用不同的药物进行局部治疗。

聚甲酚磺醛
(policresulen)

别名:爱宝疗、Albothyl、Polilen

本品为外用止血药和抗菌药。

【CAS】　101418-00-2

【ATC】　D08AE02;G01AX03;QG51AD02

【药理作用】　本品是一种强酸物质,它对坏死或病变组织具有选择性的作用,能够使病变组织凝结而易于排除,促进组织再生和上皮重新覆盖。柱状上皮的胞浆和胞核在接触此药后发生肿胀,几秒钟后皱缩,但对正常健康的鳞状上皮则不受影响。本品可以杀灭阴道内各种病原微生物(细菌、真菌和滴虫),同时保护生理性乳酸杆菌菌群(Doderlein 杆菌)的生长,维持阴道内的酸性环境,还具有收敛止血和促进创面愈合的功效。

【适应证】　用于宫颈糜烂、宫颈炎、各种阴道感染、外阴瘙痒、宫颈息肉或切片检查后的止血。

【不良反应】　开始用药时,可有局部刺激症状,但随后很快消失。

【禁忌与慎用】　1. 妊娠期尤其第 3 个月禁用。

2. 哺乳期妇女使用时应暂停哺乳。

【药物相互作用】　本品不能排除与其他药物的相互作用,故不能与其他药物同时使用。

【剂量与用法】　1. 阴道冲洗　应将本浓缩液以 1:5 的比例稀释后冲洗阴道,2 次/周。

2. 用本浓缩液局部涂抹或贴敷　先彻底清洁宫颈及宫颈管,将浸有本品的棉塞插入宫颈管,转动数次取出,再将浸有本品的纱布敷于病变处 1～3 min (1～2 min 止血)2 次/周。

3. 阴道栓　将其栓剂用水浸湿后插入阴道深部,1 次/2 日。以每晚睡前用药为宜,同时使用卫生巾,以免污染衣物等。

【用药须知】　1. 本品可加速伤口愈合,当坏死组织大片脱落时,不必惊恐。

2. 治疗期间避免性交,勿用刺激性肥皂清洗患

处。行经期间停用。

3. 本品如接触到棉织品或皮革制品,应立即用水洗净,必要时可用 1%～2% 的氢氧化钠浸泡。

4. 阴道栓上的斑点是基质的自然现象,不影响疗效。

5. 本品的浓缩液还可用于皮肤科,起消炎、加速愈合作用。

【制剂】　①栓剂:90 mg。②浓缩液:3.6 g/10 ml; 9 g/25 ml;18 g/50 ml。

【贮藏】　贮于 <25 ℃ 条件下。

乳杆菌活菌
(live lactobacillus)

【药理作用】　本品可直接补充阴道内正常生理细菌,调节阴道内菌群平衡,抑制并消除阴道中的有害细菌。

【体内过程】　本品所含乳杆菌活菌为健康妇女阴道内正常菌群,可定植于阴道并生长繁殖。其代谢产物乳酸和过氧化氢等物质能保持阴道正常酸性环境,抑制并消除有害菌的生长。

【适应证】　用于由菌群紊乱而引起的细菌性阴道病的治疗。

【药物相互作用】　本品对多种抗生素如 β-内酰胺类、大环内酯类、氨基糖苷类等敏感,如使用请错开用药时间。

【剂量与用法】　清洁外阴后,戴上指套,将本品胶囊剂放入阴道深部,一次 1 粒,每晚 1 次,连用 10 d 为一个疗程。

【用药须知】　1. 治疗期间应避免性生活。

2. 勿同时使用抗生素类药物。

3. 用药期间不可冲洗阴道。

4. 本品不能用于由滴虫、霉菌、淋球菌、衣原体等引起的非细菌性阴道病的治疗。

【制剂】　阴道用胶囊剂:0.25 g,每粒内含乳杆菌活菌应不低于 $0.25×10^6$ CFU。

【贮藏】　防潮,遮光贮于 2～8 ℃。

20.2　计划生育用药

实行计划生育是我国的一项基本国策,药物避孕是开展计划生育的重要措施之一。目前临床常用的主要是女用避孕药,本节根据避孕药影响的不同环节分为 5 个部分进行论述:①短效避孕药;②长效避孕药;③抗早孕药;④外用避孕药;⑤男性避孕药。

20.2.1　激素避孕药

20 世纪中叶人们就已发现黄体酮,雌、雄激素均可抑制啮齿动物排卵,但鉴于天然性激素抗排卵的

作用较弱,口服不仅无效且不良反应大,故未被临床所采用。直至人工合成了高效、可口服的雌激素和孕激素之后,才有卓有实效的避孕药问世。几十年的临床经验已经说明,如能规则地使用激素避孕药,其避孕效果几乎可达到100%。而生育能力在停药后就可很快恢复,且不会带来致畸作用。

【药理作用】　激素避孕药通过抑制排卵,改变子宫内膜状态,干扰受精卵着床和输卵管的功能,改变宫颈黏液的理化性质等多个环节,以达到避孕效果。

【不良反应】　1. 近期不良反应　在用药头1～2月出现,随用药次数增加而消失或更换剂型后消失。①最常见的为类早孕反应,如恶心、呕吐、头晕、水肿、乳房胀痛等;②月经紊乱:经期缩短或延长,经量减少或突破性出血,闭经,痛经减轻或消失,白带增多;③水肿,体重增加,性欲减退,也可能出现精神抑郁状态;④皮肤色素沉着,近视患者可有视力减退现象或不耐受佩戴隐形眼镜。

2. 远期不良反应

(1) 与血栓性疾病的关系　激素避孕药制剂中炔雌醇含量>50 μg/d时,有血栓栓塞性疾病发生率增高的危险,尤在血型为 A、B 或 AB 型者中多见。

(2) 对糖代谢的影响　激素避孕药制剂中的孕激素,尤其是左炔诺酮可使血糖耐量降低,虽然当今尚未证实避孕药会给正常人带来不良影响,但确可诱发血糖耐量欠佳或有妊娠期糖尿病史者发生糖尿病,并可升高血清胆固醇和三酰甘油浓度。所幸的是,新产品去氧孕烯则对脂质代谢有益,可升高高密度脂蛋白。

(3) 致癌作用　有报道激素避孕药可使宫颈癌发生率增高;也有报道可使卵巢癌和子宫内膜癌发生率降低;激素避孕药中的雌激素,尤其是剂量>50 μg/d时,乳腺癌发生率会增多。

【禁忌与慎用】　1. 重度肝功能不全,恶性肿瘤、糖尿病、血栓栓塞性疾病、脂代谢紊乱、卟啉症、严重偏头痛、未确诊的阴道出血、疑有妊娠或既往妊娠中发生过荨麻疹、疱疹或阻塞性黄疸者禁用。哺乳者不应服用激素避孕药。

2. 高血压、心肾功能不全、哮喘、精神抑郁、癫痫、偏头痛、静脉曲张、胆囊疾病和佩戴隐形眼镜者慎用。

3. 需进行外科手术时,应停药4～6周再施行。清除葡萄胎后的女性应在尿和血中促性腺激素恢复正常后再开始使用激素避孕药。

【药物相互作用】　1. 巴比妥类、扑米酮、苯妥英、卡马西平、利福平、氨苄西林、四环素和灰黄霉素等均可诱导同工酶,从而降低避孕药的药效,导致避孕失败。

2. 激素避孕药可降低抗凝血药(硝苄香豆素、苯茚二酮和华法林)、抗抑郁药、降糖药、降压药、利尿药和β受体拮抗药的活性。

【制剂与用法】　激素避孕药种类繁多,大多系孕激素和雌激素的不同配伍而成为单一孕激素。各种制剂按其作用快慢和维持时间长短分为三类,即速效、短效和长效。

1. 速效激素避孕药(探亲避孕药)　大剂量孕激素能迅速改变子宫内膜的发育和分泌,干扰孕卵着床;增加宫颈黏液黏稠度,阻碍精子穿透,而达到速效避孕的作用。如炔诺酮、甲地孕酮、甲基炔诺酮、孕三烯酮等。

2. 短效激素避孕药　由炔雌醇和炔诺酮、甲地孕酮、甲基炔诺酮、炔诺孕酮、去氧孕烯等孕激素配伍而成。在排卵前服用,对下丘脑-腺垂体-卵巢轴有很强的抑制促性腺激素分泌作用,从而抑制排卵:

(1) 复方炔诺酮片、膜或纸片(避孕片、膜或纸片一号)　每片含有炔诺酮 0.6 mg,炔雌醇 0.035 mg。从月经周期第 5 d 开始服药,1 片/日,晚饭后服用为宜(上夜班者早饭后服),连服 22 d,不能间断,服完等月经来潮后的第 5 d 再继续服药。

(2) 复方炔诺孕酮片 330　每片含炔诺酮 0.3 mg、甲基炔诺酮 0.3 mg、炔雌醇 0.03 mg。用法同(1)。

(3) 复方炔诺孕酮一号片(复甲一号)或复方炔诺孕酮滴丸(复方十八甲滴丸)　含炔诺孕酮 0.3 mg 和炔雌醇 0.03 mg。用法同(1)。

(4) 口服避孕片 0 号或口服避孕膜 0 号　含炔诺酮 0.3 mg、甲地孕酮 0.5 mg 和炔雌醇 0.035 mg。用法同(1)。

(5) 炔诺酮双相片(Ortho-Novum 10/11)　开始10 d,每片含炔诺酮 0.5 mg 和炔雌醇 0.035 mg,继后11 d,每片含相应药物 1 mg 和 0.035 mg。从月经开始第 5 d 每 d 1 片(先服开始的 10 片,随后服后 11 片),连服 21 d,服完后待月经来潮后的第 5 d 再开始下一周期服药。

(6) 炔诺酮三相片(Ortho-Novum7/7/7)　每个 7 d 每片含有的炔诺酮分别为 0.5,0.75,1 mg 和炔雌醇 0.035 mg。从月经开始第 5 d 每天服 1 片(先服开始的 7 片,随后服中间的 7 片,再服最后的 7 片),连服 21 d,服完后待月经来潮后的第 5 d 再开始下一周期服药。

(7) 复方甲地孕酮片、膜或纸片(避孕片、膜或纸片二号)　每片含甲地孕酮 1 mg 和炔雌醇

0.035 mg。用法同(1)。

(8) 复方甲基炔诺酮片　每片含甲基炔诺酮 0.3 mg,炔雌醇 0.03 mg。用法同(1)。

(9) 复方左炔诺孕酮片　每片含左炔诺孕酮 0.15 mg 和炔雌醇 0.03 mg。用法同(1)。

(10) 左炔诺孕酮双相片　开始 11 d 每片含左炔诺孕酮 0.05 mg 和炔雌醇 0.05 mg;以后 10 d 每片含相应药物 0.125 mg 和 0.05 mg。用法同(5)(只是先服 11 片,再服后 10 片)。

(11) 左炔诺孕酮三相片　开始 6 d 每片含左炔诺孕酮 0.05 mg 和炔雌醇 0.03 mg;中间 5 d 每片含相应药物 0.075 mg 和 0.04 mg;最后 10 d 每片含相应药物 0.125 mg 和 0.03 mg。用法同(6)(只是先服 6 片,随后服中间 5 片,再服最后 10 片)。

(12) 复方去氧孕烯片　每片含去氧孕烯 0.15 mg 和炔雌醇 0.03 mg 或 0.02 mg。用法同(1);

(13) 去氧孕烯双相片　开始 7 片每片含去氧孕烯 0.025 mg 和炔雌醇 0.04 mg,以后 14 片每片含相应药物 0.125 mg 和 0.03 mg。用法同(6)(只是先服 7 片,随后服 14 片)。

(14) 复方醋酸炔诺酮片　每片含醋酸炔诺酮 1.5 mg 和炔雌醇 0.03 mg。从月经开始的第 5 d 服药,1 片/日,连服 21 d,服完待月经来潮后的第 5 d 再继续服药。

3. 长效激素避孕药　为孕激素与长效雌激素配伍组成的长效口服避孕药和长效注射避孕药以及通过剂型的改变,达到长效避孕的目的。其作用方式都是通过抑制排卵、增加宫颈黏液黏稠度、影响子宫内膜发育和干扰孕卵着床达到避孕作用。

(1) 复方炔诺孕酮二号片(复甲二号)　每片含炔诺孕酮 10 mg 和炔雌醚 2 mg。用法:于月经开始的第 5 d 口服 1 片,第 25 d 再服 1 片,以后每隔 28 d 服 1 片。为保证避孕效果,头 3 个月,一次服药时应加服炔雌醚 0.3 mg。

(2) 复方炔雌醚片　每片含氯地孕酮 12 mg 和炔雌醚 3 mg。用法:于月经开始的第 5 d 口服 1 片,以后每隔 25 d 服 1 片。

(3) 三合一炔雌醚片　每片含氯地孕酮 6 mg、炔诺孕酮 6 mg 和炔雌醚 2 mg。用法:于月经开始的第 5 d 口服 1 片,隔 5 d 加服 1 片,以后每月按第 1 次服药日期服药。

(4) 复方次甲氯地孕酮片　每片含次甲氯地孕酮 12 mg 和炔雌醚 3 mg。用法:于月经开始的 5 d 服 1 片,第 20 d 服第 2 片,以后每隔 20 d 服 1 片。

(5) 复方己酸羟孕酮注射液(避孕针 1 号)　每支含己酸羟孕酮 250 mg,戊酸雌二醇 5 mg。用法:

于月经开始的第 5 d 注射 2 支,以后每月注射 1 支,于月经开始的第 10～12 d 注射(若月经周期短,宜在月经来潮的第 10 d 注射,以提高避孕效果)。必须按月注射。

(6) 庚炔诺酮注射液　每支含庚炔诺酮 200 mg。于月经开始第 5 d 肌内注射 1 支,以后每 2 个月注射 1 次。

(7) 复方庚炔诺酮一号注射液(复庚一号)　每支含庚炔诺酮 50 mg 或 80 mg,戊酸雌二醇 5 mg。于月经开始的第 5 d 肌内注射 2 支,以后每月于月经第 10 d 肌内注射 1 支。

(8) 复方庚炔诺酮二号注射液(复庚二号)　每支含庚炔诺酮 200 mg 和炔雌醚 0.5 mg。用法同(6)。

(9) 复方甲地孕酮注射液(美尔伊避孕注射液)　每支含甲地孕酮 25 mg 和雌二醇 3.5 mg。第 1 个月于月经开始的第 5 d 和第 10～12 d 各肌内注射 1 支,以后每月在月经开始的第 10～12 d 肌内注射 1 支。

(10) 微囊复方甲地孕酮注射液　每支含甲地孕酮 15 mg、戊酸雌二醇 5 mg。用法同(9)。

(11) 甲羟孕酮避孕注射剂(粉)　每支含微晶甲羟孕酮 150 mg。于月经开始的第 2～7 d 肌内注射 1 支,以后每 3 个月肌内注射 1 次。

(12) 复方甲羟孕酮注射液　每支含甲羟孕酮 25 mg,环戊丙酸雌二醇 5 mg。于月经开始的第 5 d 肌内注射 1 支,以后每月注射 1 次。

(13) D-炔诺孕酮的硅胶避孕环　每环外径为 55.6 mm,环管断面直径为 9.5 mm,药蕊含 D-炔诺孕酮 5 mg。于月经净后将本环置入阴道后穹窿处。每环使用 90 天,然后更换新环。

(14) 甲地孕酮硅胶避孕环(甲硅环)　每环外径 40 mm,环管断面直径为 4 mm,每环管内含甲地孕酮 200 mg 或 250 mg。用法同(13)。每环持续放置 1 年,月经期不必取出。

(15) D-炔诺孕酮埋植剂　Ⅰ型由 6 根埋植剂组成,每根硅胶囊剂管长 34 mm,外径 2.4 mm,内径 1.57 mm,每枚含 D-炔诺孕酮 36 mg;Ⅱ型由 2 根埋植剂组成,每根硅胶囊剂管长 44 mm,含 D-炔诺孕酮 70 mg。用法:在月经开始的第 7 d,于上臂或前臂内侧局麻后切开 3～4 mm 切口,用 10 号套针将 6 枚囊管呈扇形埋入皮下。注意不要深埋入肌肉或脂肪内,以免难于取出。每个埋植剂可避孕 3～5 年。

(16) 左旋甲基炔诺孕酮(曼月乐)　本品是以聚二甲基硅氧烷与左炔诺孕酮混合物的圆柱体,圆柱体表面覆盖调节左炔诺孕酮释放的聚二甲硅氧烷膜。每个圆柱体含左炔诺孕酮 52 mg。于月经净后将本品置于宫腔内,避孕可持续 5 年。

(17) 黄体酮节育器　每环含黄体酮 38 mg。用法同(16)。每环避孕 1 年。

20.2.2　外用避孕药

精子进入阴道后先通过宫颈达宫腔,再在子宫内游行,进入输卵管使卵子受精。杀精子药置入阴道后发挥杀精子作用,阻碍受精过程达到避孕目的。外用杀精子药,除醋酸苯汞外,目前临床常用的为非离子型表面活性剂,如壬苯醇醚、孟苯醇醚和烷苯醇醚等。此外,老药如苯扎氯铵(洁尔灭)作为杀精子药,临床也有满意效果。

壬苯醇醚
(nonoxinol)

别名:壬苯醇醚-9、Nonoxynol-9、Patentex、Semicid

本品为非离子型表面活性剂,是应用最广泛的一种杀精子药。

【药理作用】　本品通过降低精子脂膜表面张力、改变精子正常渗透压使精子不能游动无法进入宫颈口,直至破裂死亡。

【体内过程】　本避孕薄膜放入阴道后穹窿,约 5 min 溶解成凝胶体,作用保持 2 h;栓剂经 10 min 生效,作用保持 24 h。它们为子宫颈口的机械屏障,当精液与凝胶体或海绵接触即被吸收,同时释放杀精剂,达到避孕效果。

【适应证】　用于育龄女性避孕。

【不良反应】　阴道局部刺激反应,可出现阴道分泌物增多及烧灼感。

【禁忌与慎用】　可疑生殖道恶性肿瘤者以及有不规则阴道出血者禁用。

【剂量与用法】　1. 薄膜　女用时,于房事前 3～5 min,将薄膜揉成松软小团推入阴道深处;男用时,将薄膜折成双折,贴在阴茎头上,推入女方阴道深处,约 5 min 后进行房事。一次用新薄膜一张。

2. 海绵剂　临用时用清洁水浸湿,挤去过量水分,深置阴道中,房事后保留 6 h,但不超过 30 h,不能重复使用。

3. 栓剂　房事前 1 h 放入阴道中 1 粒(75 mg 或 100 mg)。

4. 凝胶剂　房事前阴道给药,一次 3 g。

【用药须知】　房事后 6～8 h 内不要冲洗阴道。

【制剂】　① 膜剂:50 mg。② 海绵剂(直径 5.5 cm×厚 2.5 cm):每块 1 g。③栓剂:75 mg;100 mg。④凝胶剂:5 g(4%)。

【贮藏】　密闭、阴凉干燥处保存。

盍苯醇醚
(menfegol)

别名:避孕灵、Menbenglycol Ether、Neo-Sampoon

本品为非离子型表面活性剂,有较强的杀精子作用。

【药理作用】　实验证明,0.2% 的本品溶液能使精子瞬即死亡。人 1 次全量精液仅需本品 2 mg 即可杀死全部精子,对阴道杆菌无不良影响。将药膜放入阴道后,迅即溶解并发挥杀精子作用,同时形成黏稠液,阻碍精子运动,增强避孕效果。环形片放入阴道后即产生浓厚泡沫,阻挡精子运动,也有利于提高避孕效果。

【适应证】　用于育龄女性避孕。

【剂量与用法】　一次同房前,由女方取 1 片(或 1 张)放入阴道推至深处,5 min 即可进行房事。一次性交须用新的药膜(片)。

【用药须知】　1. 开始使用时,男女双方生殖器可有发热感,使用几次后即能习惯。

2. 环形片较疏松,使用时注意折裂;并将瓶塞盖紧,防止吸潮。

3. 本品有效时间为 1 h,如放入超过 1 h 进行房事,须再放 1 片。

【制剂】　① 环形片剂:60 mg。② 膜剂:每张 60 mg。

【贮藏】　密闭、阴凉干燥处保存。

烷苯醇醚
(alfenoxynol)

别名:任浪漫、741

本品为非离子型表面活性剂,有很强的杀精子作用。

【药理作用】　外用本品能损害精子顶体,破坏精子的膜结构,使其丧失穿透卵子的能力,从而达到避孕作用。

【适应证】　用于育龄女性避孕。

【不良反应】　常见阴道分泌物增多、局部烧灼感、外阴痛痒等,随用药次数增加而逐渐减少。

【剂量与用法】　女用时,房事前将药膜揉成松软小团,将其推至阴道深处,约 10 min 进行房事。栓剂一次 1 粒,置阴道深处,经 5 min 再行房事。男用时,将药膜折成双折,贴在阴茎头上,推入女方阴道深处,约 5 min 进行房事。一次一张或一粒。

【制剂】　① 膜剂:每张 50 mg。② 栓剂:每个 100 mg。

【贮藏】　置阴凉干燥处保存。

醋酸苯汞
(phenylmercuric acetate)

别名:乙酸苯汞、苯醋酸汞、PMA

【CAS】 62-38-4

【理化性状】 1. 本品为白色无臭结晶性粉末。可溶于丙酮和水,微溶于乙醚。

2. 分子式:$C_8H_8HgO_2$

3. 分子量:336.7

4. 结构式

【药理作用】 本品药效受环境 pH 影响,在酸性环境中较强,碱性环境下(pH>7.2)减弱。常配成软膏、栓剂或片剂,作为外用避孕药。本品对细菌和真菌有抑菌作用和缓慢的杀菌作用。有机物会影响其活性。

【适应证】 1. 用于育龄女性避孕。

2. 0.001%~0.002%溶液用于皮肤、黏膜消毒;0.002%用作滴眼剂的抑菌剂。2%溶液用于器械消毒。

【不良反应】 较少,可有局部刺激反应。

【禁忌与慎用】 对汞过敏者禁用。

【剂量与用法】 房事前将软膏注入阴道中,一次约5 g。栓剂或片剂在房事前3~5 min放入阴道深处,一次1粒或1片。

【用药须知】 片剂不可口服。

【制剂】 ①避孕膏:每100 g含0.09 g。②避孕栓:每个1.5 mg。③外用避孕片:每片3 mg。

【贮藏】 置阴凉干燥处保存。

20.2.3　终止妊娠药

终止早期妊娠(3个月内)既往多采用负压吸引法,近几年来使用药物流产者已日益增多。如前列腺素类药物和抗孕激素药物。终止中期、晚期妊娠的药物随着前列腺素类药物和抗孕激素的应用也有广泛的前景。

米非司酮
(mifepristone)

别名:息百虑、息隐、含珠停、RU-486、RU-38486、Lunarette、Mifegyne

本品为炔诺酮的非甾体衍生物,具有较强的抗孕激素活性的作用。

【CAS】 84371-65-3

【ATC】 G03XB01

【理化性状】 1. 化学名:11β-[p-(Dimethylamino) phenyl]-17β-hydroxy-17-(1-propynyl) estra-4,9-dien-3-one

2. 分子式:$C_{29}H_{35}NO_2$

3. 分子量:429.6

4. 结构式

【药理作用】 本品能与孕酮受体及糖皮质激素受体结合,对子宫内膜孕酮受体的亲和力比黄体酮高5倍,是新型孕激素受体拮抗剂。在有效剂量下对皮质醇水平无明显影响。主要作用部位在子宫,能拮抗孕激素对子宫的作用,引起蜕膜退缩并与子宫壁分离。蜕膜坏死刺激内源性前列腺素释放,引起子宫收缩。它能增加子宫肌层对前列腺素的敏感性,同时具有软化和扩张子宫颈的作用。

【体内过程】 口服易吸收,约1.5 h达血药峰值,生物利用度约70%,血浆蛋白结合率98%。作用维持12 h,其消除呈二相,开始相缓慢,结束相则迅速,$t_{1/2}$约为18 h。代谢产物主要随粪便排出,仅少量见于尿中。

【适应证】 抗早孕,近年随国外用药趋势,我国临床也将本品用于中、晚期止孕;死胎宫内引产、与米索前列醇和依沙吖定配伍终止中晚期妊娠和妇产科经宫颈手术时,术前用药。

【不良反应】 有乏力、恶心、呕吐、腹痛和皮疹。少数患者有子宫出血,严重时需输血和刮宫。

【禁忌与慎用】 1. 对本品过敏者禁用;妊娠超过2个月或有可能为宫外孕及35岁以上吸烟女性避免服用。

2. 慢性肾上腺皮质功能减退、出血性疾病、肝功能不全、接受抗凝治疗者、哮喘、慢性呼吸道阻塞性疾病和心血管疾病的患者慎用。

【药物相互作用】 1. 不能与利福平、卡马西平、灰黄霉素、巴比妥类、苯妥英和肾上腺皮质激素并用。

2. 服用本品8~12 d避免用阿司匹林和其他NSAIDs。

【剂量与用法】 1. 抗早孕

(1) 停经<7周者,口服25 mg,2~4次/日,连

服 3～4 d。

(2) 停经在 7～9 周者,口服 100 mg,2 次/日,连服 4 d 或单次 600 mg,36～48 h 或阴道见红后肌内注射塞普酮 0.25 mg;或阴道放置吉美列素 1 mg 或卡前列甲酯 1 mg;或口服米索前列醇 400 μg。

(3) 停经 >9 周 <13 周者,口服 600 mg,如尚未流产,36～48 h 后阴道置入吉美列素 1 mg;有文献报道,与吉美列素合用时,本品 1 次口服 200 mg 也同样有效。

(4) 孕期在 13～20 周者,口服本品 600 mg,36～48 h 后 1 次口服米索前列醇 400 μg。

2. 终止中期(15～26 周)妊娠　口服 50 mg/12 h,共 4 次,于服药 24 h 后羊膜腔内注射依沙吖啶 100 mg。

3. 终止晚期妊娠　第 1 d 服 75 mg,2 次/日,次日羊膜腔内注射依沙吖定 100 mg,同时后穹窿置入米索前列醇 1～2 片(<27 周置 2 片,>27 周置 1 片),排胎后肛门塞入米索前列醇 2 片。

4. 中、晚期死胎引产　200 mg,2 次/日,或 600 mg,连服 2 d。

5. 扩张宫颈　口服 100～200 mg。

【用药须知】　1. 服药 8～12 d 应检查是否完全流产或止血。

2. 药物流产必须由有经验的妇产科医师施行。

【制剂】　片剂:5 mg;10 mg;12.5 mg;25 mg;100 mg;200 mg。

【贮藏】　遮光,密封保存。

天花粉蛋白
(trichosanthin)

本品是由葫芦科植物瓜蒌(trichosanthes kirilowii)中提取的蛋白成分。

【药理作用】　具有使胎盘绒毛合体滋养叶细胞变性坏死的作用,坏死细胞阻断胎盘血流,胎盘功能丧失,胎儿死亡,进而蜕膜细胞坏死,产生和释出大量前列腺素,引起子宫收缩而流产。

【适应证】　终止中期妊娠,亦可用于恶性葡萄胎。

【不良反应】　1. 常见有发热、头痛和关节痛,发热可达 38.5 ℃ 左右,48 h 后可缓解。

2. 肌内注射局部可有红、肿、痛。

3. 可能发生过敏反应,严重者可发生过敏性休克和喉头水肿,应及时抢救。

4. 宫腔内注射可出现剧烈腹痛。

【禁忌与慎用】　对本品过敏者,有心、肝、肾活动性疾病、出血性疾病、严重贫血和精神病者禁用。

【剂量与用法】　1. 终止中期妊娠　先以

0.1 μg/0.05 ml 本品进行皮内试验,皮试阴性者可深部肌内注射 0.05 mg 进行试探试验,2 h 内如无不良反应者,再深部肌内注射 1.2～2.4 mg。必要时可给予地塞米松 5 mg,2 次/日。

2. 抗早孕　花粉皮试及试探性治疗阴性者肌内注射 5 mg,2 d 后给予卡前列素阴道薄膜或栓,再肌内注射卡前列素 2 mg。

【用药须知】　本品应在有经验医师指导下使用。每次用药前必须做皮试和注射试探剂量。必须详细询问病史,用药后卧床休息并严密观察 48 h,不得使用静脉注射给药。

【制剂】　注射剂:注射液 1.2 mg/ml;皮试液 0.05 mg/ml。

【贮藏】　遮光,在阴凉处保存。

依沙吖啶
(ethacridine)

别名:利凡诺、雷佛奴尔、Rivanol

【药理作用】　1. 本品能刺激子宫平滑肌收缩,使子宫紧张度增加,用于中晚期妊娠引产,成功率达 95% 以上,胎儿排出快,效果满意。

2. 本品对革兰阳性菌、少数革兰阴性菌和产气荚膜杆菌作用强,但对芽孢无效。特点是抗菌效力不受脓、血和蛋白质影响,但作用缓慢。本品毒性低,

【适应证】　1. 用于中孕引产。

2. 与米非司酮及米索前列醇序贯给药用于晚期妊娠引产。

3. 常以 0.1%～0.2% 水溶液用于皮肤、黏膜感染创口的洗涤。

【不良反应】　常见有产后出血较多,为减少出血,应严格用于妊娠 16～24 周的引产。

【禁忌与慎用】　心肝、肾疾病患者禁用。

【剂量与用法】　1. 妊娠 14～18 周者,应先冲洗阴道,1 次/日,连用 3 d。再由导尿管向宫腔注入经稀释后的本品 50 ml(本品 1% 注射液 10 ml 加注射用水 40 ml),保留导尿管 24 h 取出。

2. 妊娠 18～24 周者,由下腹壁向羊膜腔内注射本品 1% 溶液,剂量控制在 100 mg 以内。妊娠 <20 周者用 50 mg;>20 周者用 100 mg。

3. 与米非司酮配伍终止 15～26 周的妊娠,可口服米非司酮 50 mg/12 h,共 4 次,于服药 24 h 后羊膜腔内注射本品 100 mg。

4. 晚期妊娠接受引产者,可于第 1 d 口服米非司酮 75 mg,2 次/日,次日向羊膜腔内注射本品 100 mg,同时于后穹窿放置米索前列醇 1～2 片(<

27 周置 2 片，＞27 周置 1 片），排胎后肛门塞入米索前列醇 2 片。

【用药须知】 1. 应严格掌握用药剂量，剂量过大（如＞1 g），可引起肾功能衰竭甚至致死。

2. 本品注射液应在临用前现配，必须用注射用水溶解，而不能用 0.9% 氯化钠溶液，也不能与含氯化物的溶液或碱性溶液配伍，以免析出沉淀。

【制剂】 注射液：100 mg/2 ml。

【贮藏】 遮光贮存。

附　妇科常备外用复方制剂一览表

妇科常备外用复方制剂一览表

药品名称	所含成分	剂型	适应证	剂量与用法
硝呋太尔-制霉素	每粒含硝呋太尔 500 mg，制霉素 20 万单位	阴道用软胶囊剂	细菌性阴道炎、滴虫性阴道炎、白色念珠菌性外阴阴道炎、阴道混合感染	阴道给药，1 次/日，于晚上临睡前清洗外阴后，将本品 1 粒放入阴道深处，连用 6 d 为一个疗程
甲硝唑-氯己定	每毫升含葡萄糖酸氯己定 1.2 mg、甲硝唑 0.2 mg	洗剂：180 ml；200 ml；300 ml	用于阴道炎、细菌性阴道炎、滴虫性阴道炎	阴道冲洗。一次 50 ml，2 次/日，7～10 d 为一疗程
复方甲硝唑	每片含甲硝唑 500 mg，人参茎叶皂苷 25 mg，维生素 E 40 mg	阴道泡腾片	用于滴虫性阴道炎及细菌性阴道病	临睡前，洗净外阴后，用手指将药栓放入阴道深部，每晚 1 次，7 d 为一疗程
复方甲硝唑	每粒含甲硝唑 0.45 g，制霉素 0.03 g，四环素 0.05 g	阴道栓	用于治疗滴虫性阴道炎、霉菌性阴道炎、细菌性阴道炎和老年性阴道炎、非特异性阴道炎及支原体感染、双球菌感染等病症	阴道用药，月经干净后，每晚临睡前清洗外阴后，仰卧，取一粒塞入阴道深处，1 次/日，连用 7～10 d
复方氯霉素	每片含氯霉素 100 mg、乙烯雌酚 0.1 mg	阴道泡腾片	用于各种阴道炎、宫颈糜烂和宫颈炎	阴道给药。月经干净 3～5 d 后，每晚坐浴后，用戴上塑料指套的手指自行放一片药于阴道深处，7 日为一疗程。停药 3～5 d 后，必要时再开始下一疗程
双唑泰	每片含甲硝唑 0.2 g，克霉唑 0.16 g，醋酸氯己定 0.008 g	阴道泡腾片	用于细菌性阴道病、霉菌性阴道病、滴虫性阴道炎，以及混合感染性阴道炎	用戴指套的手指将本品置于阴道后穹窿部，1 片/次，1 次/日。连用 7 d 为一个疗程，停药后第一次月经净后重复一疗程
氯喹那多-普罗雌烯	每片含氯喹那多 200 mg、普罗雌烯 10 mg	阴道片	除淋球菌感染外，任何原因引起的白带增多	将药片湿润后送至阴道深部，每晚 1 片，连续用 18 d，在月经期也连续用药。剂量可根据医嘱调整
复方米非司酮	每片含米非司酮 30 mg 与双炔失碳酯 5 mg	片剂	与米索前列醇片序贯合并使用，可用于终止停经 49 d 内的早期妊娠	一日上午空腹或进餐 2 h 后口服，服药后禁食 1 h。1 片/次，连服 2 d

第 21 章　眼科用药
Drugs for Ocular Diseases

眼科疾病用药有全身和局部两种给药方式。全身给药（如口服、肌内注射、静脉注射和静脉滴注）时，药物达到眼球壁、眼睑、结膜和眼眶组织内有一定浓度，可达到一定治疗作用。但眼球内部屈光间质（如房水、晶体、玻璃体）没有血管，故这些部位的药物浓度较低，往往达不到有效浓度。因此，尽管有些眼科疾病必须配合全身给药治疗，但局部给药应当放在主导地位上。

眼科的全身用药以抗感染药物的使用频率最高，可根据病情，选用合适的抗感染药物。青光眼、眼部葡萄膜炎和斜视等疾病的诊断、治疗和手术都会使用到自主神经系统药物和渗透性利尿药以及碳酸酐酶抑制药。

眼科局部给药方法主要有局部外用、局部注射、电离子透入、眼内注射。其中有些方法如眼内注射，技术要求高，风险较大，必须谨慎从事。

大多数眼科用药属于水溶液，局部外用具有使用方便，药物弥散迅速、直接接触眼部病患等优点。但由于其易被泪液稀释，且用量有限，保留时间不长，因此，疗效受到一定的影响，为了克服这些不足，现今已开发了多种新型眼用制剂，主要有凝胶制剂、药膜、软性接触镜、角膜胶原膜以及生物蚀解膜等。

21.1　抗感染药

这一节里介绍的均为专供眼科使用的抗微生物药物。在本书前面抗感染药物一章里，不少药物都可供作眼科用药，请予参考其详细阐述，本节从略。

21.1.1　抗菌药

贝西沙星
(besifloxacin)

本品属 8-氯氟喹诺酮类抗感染药物，配制成滴眼液使用。

【CAS】 141388-76-3

【ATC】 S01AX23

【理化性状】 1. 本品盐酸盐为白色至淡黄白色粉末，熔点大于 210 ℃。

2. 化学名：（＋）-7-[（3 R）-3-Aminohexahydro-1H-azepin-1-yl]-8-chloro-1-cyclopropyl-6-fluoro-4-oxo-1, 4-dihydroquinoline-3-carboxylic acid

3. 分子式：$C_{19}H_{21}ClFN_3O_3$

4. 分子量：393.84

5. 结构式

盐酸贝西沙星
(besifloxacin hydrochloride)

别名：Besivance

【CAS】 405165-61-9

【理化性状】 1. 本品盐酸盐为白色至淡黄白色粉末，熔点大于 210 ℃。

2. 化学名：（＋）-7-[（3R）-3-Aminohexahydro-1H-azepin-1-yl]-8-chloro-1-cyclopropyl-6-fluoro-4-oxo-1, 4-dihydroquinoline-3-carboxylic acid hydrochloride

3. 分子式：$C_{19}H_{21}ClFN_3O_3 \cdot HCl$

4. 分子量：430.30

【用药警戒】 与其他抗感染药物一样，长期使用本品可能导致包括真菌在内的耐药微生物生长。如发生了二重感染，应立即停止使用本品并制定替代疗法。根据临床诊断需要，可采用裂隙灯进行活组织检查等，必要时，还可采取角膜荧光染色检查。

【药理作用】 1. 本品是一种具有 N-1 环丙基的 8-氯氟喹诺酮，对细菌 DNA 螺旋酶和拓扑异构酶Ⅳ均具有抑制作用而对革兰阳性和革兰阴性细菌均具活性。

2. 体外研究表明，本品对金黄色葡萄球菌的耐药性发生率＜3.3×10^{-10}，对耐药的、肺炎链球菌的发生率＜7×10^{-10}。本品在体外和临床结膜感染的试验中，对下列大多数细菌如：棒状杆菌菌群 G、假白喉棒状杆菌、纹带棒状杆菌、流感嗜血杆菌、结膜炎摩拉菌、金黄色葡萄球菌、表皮葡萄球菌、溶血性葡萄球菌、路邓葡萄球菌、轻型链球菌群、口腔链球菌、肺炎链球菌及唾液链球菌分离株均有活性。

【体内过程】 成年细菌性结膜炎患者双眼滴入本品，3 次/日（共计 16 次），首次和末次给药后，患者的最高血药浓度均低于 1.3 ng/ml。平均 C_{max} 在第 1 d 和第 6 d 分别为 0.37 和 0.43 ng/ml。多次给药后血浆平均消除 $t_{1/2}$ 约为 7 h。

【适应证】 本品适用于治疗敏感菌引起的细菌性结膜炎。

【不良反应】 1. 最常见的不良反应为结膜充血，发生率约 2%。

2. 其他不良反应为视物模糊、眼痛、眼涩、眼痒和头痛等，发生率约 1%～2%。

3. 罕见严重过敏反应,但当引起红疹、瘙痒、肿胀(尤其发生在面部、舌、喉、眼球或眼睑等部位)时,应当引起关注。

【妊娠期安全等级】　C。

【禁忌与慎用】　1. 1 岁以下婴儿使用本品的安全性和有效性尚未确定;1 岁以上儿童眼部使用本品,未见对负重关节有任何不良影响。

2. 妊娠期用药应权衡本品对胎儿的利弊。

3. 哺乳期妇女应慎用。

【剂量与用法】　用药前倒转药瓶,并轻摇混匀后使用。3 次/日,患眼一次 1 滴,间隔 4 至 12 h,共用 7 d。

【用药须知】　1. 本品为局部眼科用药,不应结膜下注射,也不可直接注入至前房。

2. 在使用本品前应先洗手。为了避免污染,不要接触滴管尖,包括接触眼睛、手指或其他物体。切勿用水清洗滴管。一次使用后应拧紧滴管帽。

3. 如果正在使用另一种眼药(如滴眼液或药膏),至少应间隔 5 min,再使用其他药物。使用本品后才能使用其他眼药。

4. 勿与他人合用本品,使用期间不要戴隐形眼镜。

5. 本品仅用于患者目前的诊断进行治疗,不能用于其他感染的治疗,如果有其他感染,应另行治疗。

6. 如果错过给药时间可即时给予,如果接近下一次给药时间,则不必加量。

7. 症状改善后,继续完成疗程,若停药过快,有导致复发的可能。

【制剂】　混悬滴眼液:30 mg/5 ml。

【贮藏】　遮光、密闭,15~25 ℃干燥处保存。

磺胺醋酰钠

(sodium sulfacetamide)

别名:磺胺乙酰钠、磺醋酰胺钠、Bleph 10

本品为磺胺类抗菌药。

【CAS】　127-56-0;6209-17-2

【ATC】　S01AB04

【理化性状】　1. 本品为白色至浅黄色结晶粉末,无臭,极易溶于水,微溶于乙醇,不溶于三氯甲烷和乙醚。5%水溶液的 pH 值为 8.5~9.0。

2. 化学名:N'-[(4-Aminophenyl) sulfonyl]-acetamide,monosodium salt,monohydrate

3. 分子式:$C_8H_9N_2O_3NaS \cdot H_2O$

4. 分子量:254.2

【药理作用】　本品与细菌体内的对氨基苯甲酸(PABA)竞争,抑制二氢叶酸合成酶,从而阻碍细菌的生长、繁殖。

【适应证】　主要用于结膜炎、沙眼、角膜炎等。

【不良反应】　1. 常见眼睛局部刺激、刺痛及灼烧感,少见非特异性结膜炎、结膜充血、继发感染、角膜溃疡及过敏反应。

2. 罕见的严重的不良反应包括斯-约综合征、中毒性表皮坏死溶解症、暴发型肝坏死、粒细胞减少、再生障碍性贫血以及其他血液性疾病。

【妊娠期安全等级】　C。

【禁用与慎用】　1. 对磺胺类药物过敏者禁用。

2. 2 月以下儿童用药的安全性及有效性尚未确定。

3. 妊娠期妇女只有在潜在的益处大于对胎儿伤害的风险时才可使用。

4. 哺乳期妇女应权衡利弊,选择停药或停止哺乳。

【药物相互作用】　与含银离子的制剂不相容。

【用药须知】　1. 长期使用局部抗菌药可导致非敏感微生物的生长,包括真菌或耐药细菌。

2. 细菌对磺胺类药物有交叉耐药,且这种交叉耐药与用药途径无关。

3. 如发生过敏反应,应立即停药,并就医。

【剂量与用法】　滴于结膜囊内,一次 1~2 滴,3~5 次/日。

【制剂】　滴眼液:10%;15%。

【贮藏】　遮光贮于 8~25 ℃。如颜色变深,不可使用。

黄氧化汞

(yellow mercuic oxide)

本品为消毒防腐药。

别名:黄降汞、HOF

【CAS】　21908-53-2

【理化性状】　1. 黄色或橙黄色无定型细粉;质重,无臭,遇光色渐变深。几不溶于水、乙醇,溶解于稀盐酸和稀硝酸。

2. 化学名:Mercuic Oxide

3. 分子式:HgO

4. 分子量:216.6

【药理作用】　与组织接触后,能缓慢被组织蛋白和盐类溶解,不断释放出少量汞离子,产生抑菌作用,而且持续时间较长,但不能杀灭细菌。该离子能与蛋白质巯基结合,干扰巯基酶活性,较高浓度时可与蛋白质的羧基结合成为金属蛋白盐,使蛋白沉淀,浓度进一步增高,对人体组织产生收敛、刺激甚至腐蚀作用。

【适应证】　用于治疗疱疹性结膜炎、睑缘炎、巩膜炎以及角膜瘢痕性浑浊等,也用于睫毛阴虱的治疗。

【不良反应】　对眼有轻微刺激作用,可发生过敏反应。

【禁忌与慎用】　对汞过敏者、妊娠期妇女禁用。哺乳期妇女使用时,应停止哺乳。

【药物相互作用】　1. 应用本品时不要同时服用碘剂或溴剂,否则有可能在眼内形成碘化汞或溴化汞,对眼有刺激和腐蚀作用。

2. 不能与盐酸乙基吗啡(狄奥宁)同时应用,以避免刺激作用。

3. 本品遇光易分解,色渐变深,遇氯化物则生成氯化汞,不能同时用含氯化钠的眼用制剂。

4. 与铜铁等金属接触,则析出游离汞,故忌与铜铁等金属器皿接触。

【用药须知】　参见以上药物相互作用。

【制剂】　眼膏:1%。

【贮藏】　遮光保存。

21.1.2　抗病毒药

盐酸羟苄唑

(hydrobenzole hydrochloride)

本品为抗病毒药。

【CAS】　50-97-5

【理化性状】　1. 本品为白色或类白色晶性粉末,无臭。味微苦,水溶液性呈酸性,本品易溶于乙醇,略溶于水,在三氯甲烷或丙酮中几乎不溶。

2. 化学名:2-(Alpha-hydroxybenzyl) benzimidazol hydrochloride

3. 分子式:$C_{14}H_{12}N_2O \cdot HCl$

4. 分子量:260.76

5. 结构式

【药理作用】　本品能选择性抑制被感染细胞的微小 RNA 病毒聚合酶。在组织培养中,本品 $50\ \mu g/ml$ 能有效地抑制人类肠道病毒、柯萨奇病毒

和脊髓灰质炎病毒等多种株型;本品 $10\ \mu g/ml$ 能抑制急性流行性出血性结、角膜炎。本品抗微小 RNA 病毒作用机制,一般认为是在感染细胞内抑制病毒配码的依赖 RNA 的 RNA 聚合酶,使病毒 RNA 合成受阻,从而发挥抑制病毒作用。

【适应证】　主要用于流行性出血性角膜炎和其他病毒性角膜炎、结膜炎。

【不良反应】　有轻度刺激感。

【禁忌与慎用】　对本品过敏者禁用。

【剂量与用法】　滴于结膜囊内,一次 1～2 滴,1～2 次/h。病情严重者,3～4 次/h。

【制剂】　滴眼液:8 mg/8 ml。

【贮藏】　遮光保存。

碘苷

(idoxuridine)

别名:碘甙、疱疹净、碘去氧尿啶、5-碘去氧尿苷、碘脱氧尿苷、5-lodo-2′-deoxyuridine、IDU、IDUR

本品的主要成分为碘苷,为无色的澄明液体。

【CAS】　54-42-2

【ATC】　D06BB01;J05AB02;S01AD01

【理化性状】　1. 本品为白色结晶性粉末。在水、甲醇、乙醇或丙酮中微溶,在三氯甲烷或乙醚中几乎不溶;在氢氧化钠试液中易溶,在稀盐酸中微溶。熔点为 176～184 ℃。

2. 化学名:5-Iodo-2′-deoxyuridine

3. 分子式:$C_9H_{11}IN_2O_5$

4. 分子量:354.10

5. 结构式

【药理作用】　本品为嘧啶类抗病毒药,能与胸腺嘧啶核苷竞争性抑制磷酸化酶,特别是 DNA 聚合酶,从而抑制病毒 DNA 中胸腺嘧啶核苷的合成,或代替胸腺嘧啶核苷渗入病毒 DNA 中,产生有缺陷的 DNA,使其失去感染力或不能重新组合,使病毒停止繁殖或失去活性而得到抑制。

【体内过程】　在脱氨基酶和核苷酸酶的作用下迅速失去效应。本品很难穿透角膜,故对虹膜炎和深层角膜炎无效。

【适应证】　用于单纯疱疹性角膜炎、牛痘病毒性角膜炎和带状疱疹病毒感染。

【不良反应】　可有畏光、局部充血、水肿、瘙痒或疼痛等不良反应,也可发生过敏反应,如眼睑水肿。长期滴用,可引起接触性皮炎、点状角膜病变、滤泡性结膜炎、泪点闭塞等。

【妊娠期安全等级】　D。

【禁忌与慎用】　1. 对本品及碘制剂过敏的患者禁用。

2. 本品可穿透胎盘组织。动物实验可引起兔胎仔异常及鼠染色体畸变。在人体尚未经证实。能否从乳腺分泌也缺乏资料。因此,妊娠期妇女及哺乳期妇女不宜使用。

3. 儿童用药尚缺乏资料。本品一般不用于婴幼儿。

【剂量与用法】　滴于结膜囊内,每 1～2 h 一次,一次 1～2 滴。

【用药须知】　1. 本品对单纯疱疹病毒Ⅱ型感染无效。

2. 可与睫状肌麻痹剂、抗生素及肾上腺皮质激素合用。激素能促使病毒感染扩散,故禁用于浅层角膜炎,但可用于基质性角膜炎、角膜水肿或虹膜炎。

3. 本品可以阻止角膜组织 DNA 的合成,故长期使用能损伤角膜上皮,影响溃疡的修复,使用时一般不宜超过 3 周,痊愈后继续使用一般不宜超过 3～5 d。频繁滴眼可致角膜上皮点状剥脱,且不能避免复发。

4. 不能与硼酸,特别是硫柳汞合用,因可使本品失效及眼部毒性作用增强。

【制剂】　滴眼液:8 mg/8 ml;10 mg/10 ml(以碘苷计)。

【贮藏】　遮光、密闭,在凉处保存。

曲氟尿苷
(trifluridine)

别名:三氟胸苷、三氟胸腺嘧啶核苷、三氟尿苷、屈氟尿苷、氟苷、Trifeuothymidine、Viroptic

【CAS】　70-00-8

【ATC】　S01AD02

【理化性状】　1. 化学名:1-[4-Hydroxy-5-(hydroxymethyl)oxolan-2-yl]-5-(trifluoromethyl)pyrimidine-2,4-dione

2. 分子式:$C_{10}H_{11}F_3N_2O_5$

3. 分子量:296.2

4. 结构式

【药理作用】　本品结构与碘苷相似。对单纯疱疹病毒(HSV-1 和 HSV-2)作用最强,对腺病毒、牛痘病毒、巨细胞病毒、带状疱疹病毒亦具有一定的作用,对阿昔洛韦耐药的疱疹病毒也有效。其三磷酸衍生物可结合进入 DNA 并与三磷酸胸腺嘧啶脱氧核苷竞争性地抑制 DNA 多聚酶。但对病毒 DNA 和宿主细胞的 DNA 无选择性。

【体内过程】　本品水溶性比碘苷大 10 倍,局部用可经角膜吸收。血浆 $t_{1/2}$ 为 18 min。在酸性情况下稳定,在碱性或体液条件下迅速水解而失去抗病毒活性。

【适应证】　适用于单纯疱疹性角膜炎、结膜炎及其他疱疹性眼病。疗效与阿糖腺苷相似而优于碘苷。对碘苷无效或过敏者可试用本品。

【不良反应】　1. 局部刺激作用,如滴眼有轻度刺痛,灼热感,眼睑水肿或接触性皮炎等。

2. 全身不良反应有胃肠毒性和明显的骨髓抑制作用,对动物有致癌和致畸作用。

【妊娠期安全等级】　C。

【禁忌与慎用】　1. 对本品过敏的患者禁用。

2. 哺乳期妇女使用时,应暂停哺乳。

3. 儿童用药尚缺乏资料。本品一般不用于婴幼儿。

【剂量与用法】　滴于结膜囊内,2～3 h 一次。待病情好转后改为每 4 h 一次。

【用药须知】　本品不能用于全身治疗,外用不得超过 3 周。

【制剂】　滴眼液:1%。

【贮藏】　遮光、密闭,在凉处保存。

盐酸吗啉胍
(moroxydine hydrochloride)

别名:吗啉咪胍、吗啉双胍、病毒灵、ABOB
本品为抗病毒药。

【CAS】　3160-91-6

【理化性状】　1. 本品为无臭、味微苦的白色结晶性粉末,易溶于水,微溶于乙醇。

2. 化学名:N-N-(2-胍基-乙亚氨基)-吗啉盐酸盐

3. 分子式:$C_6H_{13}N_5O \cdot HCl$

4. 分子量:207.66

5. 结构式

【药理作用】　本品能抑制病毒的 DNA 和 RNA 聚合酶,从而抑制病毒繁殖。在体外,1% 浓度对 DNA 病毒(腺病毒、疱疹病毒)和 RNA 病毒(埃可病毒)都有明显抑制作用,对病毒增殖周期各个阶段均有抑制作用。对游离病毒颗粒无直接作用。

【适应证】　用于病毒性结膜炎。

【不良反应】　可引起出汗、食欲缺乏及低血糖等反应。

【妊娠期安全等级】　C。

【禁忌与慎用】　1. 对本品过敏者禁用。

2. <3 岁儿童用药的安全性尚未确定。

3. 哺乳期妇女慎用。

【剂量与用法】　成人和≥3 岁儿童滴眼,一次 1～2 滴,每 2 h 一次。

【用药须知】　使用本品时,不可戴隐形眼镜。

【制剂】　滴眼液:0.2 g/5 ml;0.32 g/8 ml(以盐酸吗啉胍计)。

【贮藏】　遮光、密封,在凉暗处(不超过 20 ℃)保存。

酞丁安
(ftibamzone)

别名:增光素、Phthiobuzon

【CAS】　210165-00-7

【理化性状】　1. 化学名:3-邻苯二甲酰亚氨基-2-氧代丁醛-1,2-双缩氨基硫脲

2. 分子式:$C_{14}H_{15}N_7O_2S_2$

3. 分子量:377.45

【药理作用】　本品为抗病毒药,对单纯疱疹Ⅰ型或Ⅱ型病毒、水痘带状疱疹病毒有抑制作用,其作用机制主要是抑制病毒 DNA(脱氧核苷酸)和蛋白质早期合成。对沙眼衣原体也有作用。

【体内过程】　涂布于皮肤,经透皮吸收,微量进入血液循环,在肝脏与葡糖醛酸结合经肾脏代谢排出体外。

【适应证】　1. 用于单纯疱疹感染性角膜炎、沙眼。

2. 用于单纯疱疹、带状疱疹。

【不良反应】　少数病例有局部瘙痒刺激反应,可出现皮肤红斑、丘疹及刺痒感。

【禁忌与慎用】　1. 对本品中任何成分过敏患者禁用。

2. 妊娠期妇女禁用。哺乳期妇女用药尚缺乏资料,不宜使用。

3. 儿童用药尚缺乏资料。一般不用于婴幼儿。

4. 育龄妇女慎用。

【剂量与用法】　1. 滴眼　滴于结膜囊内,一次 1～2 滴,2～3 次/日。

2. 外用　涂患处,2～3 次/日。

【用药须知】　外用涂布部位如有灼烧感、瘙痒、红肿等,应停止用药,洗净。

【制剂】　①滴眼液:8 mg/8 ml。②乳膏剂:1%;3%。③搽剂:0.5%。

【贮藏】　密闭保存。

21.2　皮质激素类药物

皮质激素因其在抗炎、抑制免疫方面有着显著的作用,在眼科使用广泛。可以减轻炎症早期的渗出、水肿、毛细血管扩张、白细胞浸润及吞噬反应,还可抑制炎症后期毛细血管和成纤维细胞增生,抑制免疫反应产生的病理变化,缓解疾病的症状。在严重感染时,与大剂量的抗生素合用,有良好的退热、抗炎、抗休克及促进炎症缓解等方面的作用。在治疗免疫性眼病、眼结缔组织病、眼部的各种严重的非化脓性炎症、眼球挫伤、角膜移植后免疫排斥反应的预防和治疗及各种内眼手术以及眼部肿瘤的辅助治疗等方面,有显著的作用。

醋酸阿奈可他
(anecortave acetate)

别名:Retaane

本品是一种新型的糖皮质激素。

【CAS】　7753-60-8

【ATC】　S01AD08

【理化性状】　1. 化学名:[2-[(8R,10S,13S,14R,17R)-17-Hydroxy-10,13-dimethyl-3-oxo-2,6,7,8,12,14,15,16-octahydro-1H-cyclopenta[a]phenanthren-17-yl]-2-oxo-ethyl]acetate

2. 分子式:$C_{23}H_{30}O_5$

3. 分子量:386.48

4. 结构式

【简介】　本品是合成的糖皮质激素(简称激素),其化学结构独特,具有较强的抑制血管生成的作用,并且无传统激素受体介导的活性,不具有免疫抑制和抗炎作用,也无类似其他激素的白内障和眼压(IOP)升高等不良反应。本品通过抑制细胞外蛋白酶的表达,抑制血管内皮细胞透过血管壁向组织基质的迁移过程,从而避免新生血管的生成。但它并不影响已有血管的渗透性,因而不能减少已有血管的渗漏。

给药方式为眼球后部近巩膜注射。给药时,将注射器(带 56°角度弯曲的钝尖插管)紧贴巩膜把药物混悬液注射到眼球后部的巩膜旁间隙,药物缓慢释放至黄斑区从而发挥作用。由于注射无须穿刺眼球,避免了眼内注射的风险(感染和视网膜脱离)。本品每 6 个月给药 1 次,是目前治疗间隔最长的治疗方法。

氯替泼诺
(loteprednol)

本品为一种新型的糖皮质激素类药物。

【CAS】　129260-79-3(loteprednol);82034-46-6 (loteprednol etabonate)

【ATC】　S01BA14

【理化性状】　1. 化学名:17a-Hydroxy-11β-hydroxy-3-oxoandrosta-1,4-diene-17-carboxylic acid chloromethyl ester

2. 分子式:$C_{24}H_{31}ClO_7$

3. 分子量:394.89

4. 结构式

依碳酸氯替泼诺
(loteprednol etabonate)

别名:Alrex、Lotemax

【CAS】　82034-46-6

【ATC】　S01BA14

【理化性状】　1. 本品为白色至类白色粉末。

2. 化学名:(11β,17α)-17-[(Ethoxycarbonyl)oxy]-11-hydroxy-3-oxoandrosta-1,4-diene-17-carboxylic acid chloromethyl ester

3. 分子式:$C_{24}H_{31}ClO_7$

4. 分子量:467.96

【药理作用】　本品进入体内后迅速被代谢,易被水解为无活性的有机酸,当用于眼睛后,可透过角膜在前房迅速转化为非活性代谢物,故全身毒性低。本品能与眼内糖皮质激素受体结合,易穿透角膜,故其抗炎作用强度大于地塞米松 1.5 倍,与醋酸氢化泼尼松相当,但本品在眼压升高方面比醋酸氢化泼尼松安全。

【体内过程】　健康志愿者局部使用本品 0.5% 滴眼液,每只眼一次 1 滴,8 次/日,共 2 d;或者用药 4 次/日,共 42 d,血药浓度均在检测限以下(1 ng/ml),说明本品局部用药后很少全身吸收。

【适应证】　1. 适用于季节性过敏性结膜炎。

2. 也用于眼睑和球结膜、角膜和眼球前部对甾体敏感的炎症的治疗,如过敏性结膜炎、红斑性角膜炎、浅层点状角膜炎、带状疱疹性角膜炎、虹膜炎、睫状体炎、选择性感染性结膜炎。

【不良反应】　1. 可发生视觉异常、视物模糊、滴药后烧灼感、结膜水肿、眼干、流泪、眼部异物感、瘙痒、充血、畏光。

2. 结膜炎、角膜异常、眼睑红斑、角膜结膜炎、眼部刺激、疼痛、不适、视乳头炎、葡萄膜炎、眼压升高。

3. 眼部以外的不良反应有头痛、鼻炎、咽炎。

【禁忌与慎用】　对本品过敏者禁用。

【剂量与用法】　滴于患眼,4 次/日,一次 1～2 滴。开始用药时可 1 次/h。

【制剂】　①滴眼液:2.5 ml;5 ml;10 ml;15 ml。②眼膏:5 mg/g。③眼霜:3.5 g(0.5%)。

【贮藏】　遮光,贮于 15～25 ℃。

利美索龙
(rimexolone)

别名:瑞美松龙、双甲丙烯酰龙、Vexol

本品为皮质激素类滴眼液。

【CAS】　49697-38-3

【ATC】　H02AB12;S01BA13

【理化性状】　1. 本品为白色不溶于水的粉末,25 ℃时在水中的溶解度为 0.2 μg/ml,在甲醇中溶解度为 2.96 mg/ml。滴眼液为微粉化的利美索龙无菌等渗混悬液,pH 为 6.0～8.0,渗透压为 260～320 mOsm/kg。

2. 化学名:11α-Hydroxy-16β,17β-dimethyl-17-propionylandrosta-1,4-diene-3-one

3. 分子式:$C_{24}H_{34}O_3$

4. 分子量:370.53

5. 结构式

【药理作用】　本品为合成的不含氟的皮质激素类药物。皮质激素能抑制因各种机械、化学或免疫学性质的刺激剂所引起的炎症反应,如水肿、细胞浸润、毛细血管扩张、成纤维细胞的增生、胶原蛋白沉积和疤痕形成等。安慰剂对照研究表明,本品 1% 混悬滴眼液对治疗白内障手术后前房炎症有效。

【体内过程】　与其他眼用制剂相似,本品可全身吸收。研究显示,健康志愿者清醒时双眼 1 h 给药 1 次,连用 1 周,血药浓度范围 80～470 pg/ml,平均血清浓度约为 130 pg/ml。给药后 5～7 h 血清浓度达到或接近稳态。第 2 周减为每 2 h 给药 1 次,平均血清浓度约为 100 pg/ml。

由于大量的样本含量低于定量检测限(80 pg/ml),本品的血清 $t_{1/2}$ 不能准确地估算。然而根据达到稳态所需的时间,$t_{1/2}$ 似乎很短(1～2 h)。

基于临床前体内和体外代谢的研究及体外人体肝脏模拟结果,本品主要经肝脏代谢。大鼠静脉注射放射性标记的本品,80% 以上的剂量以原药及其代谢产物形式随粪便排泄。人糖皮质激素受体结合测定证明,代谢产物比原药活性低或没有活性。

【适应证】　用于治疗眼部手术术后炎症和前葡萄膜炎。

【不良反应】　1. 眼用激素相关的不良反应包括眼压升高,可能伴有视神经损伤、视力和视野缺损、后囊下白内障形成、包括单纯疱疹病毒引起的眼部继发感染、角膜或巩膜变薄所致的眼球穿孔。

2. 临床研究中发生率 1%～5% 的不良反应包括视物模糊、眨眼、不适、眼部疼痛、眼压升高、异物感、充血和瘙痒。

3. 发生率<1% 的不良反应包括粘连的感觉、纤维蛋白升高、眼干、结膜水肿、角膜染色、角膜炎、流泪、畏光、水肿、刺激、角膜溃疡、眶上神经痛、眼睑边缘发硬、角膜水肿、浸润和糜烂。

4. <2% 的患者发生眼部以外的不良反应包括头痛、低血压、鼻炎、咽炎、味觉异常。

【妊娠期安全等级】　C。

【禁忌与慎用】　1. 上皮单纯疱疹性角膜炎(树枝状角膜炎)、牛痘、水痘和其他大多数病毒性角膜和结膜感染,眼部分枝杆菌感染、真菌感染,未治疗

的眼部其他微生物引起的急性化脓性感染者禁用。

2. 对本品任何成分过敏者禁用。

3. 妊娠期妇女使用本品尚无设计良好的对照试验,若须使用本品应仔细权衡利弊。

4. 尚不清楚局部用药是否可导致足够的全身吸收,因此,哺乳期妇女慎用。

5. 儿童使用本品的安全性和有效性尚未建立。

【药物相互作用】　尚无相关资料。

【剂量与用法】　用前摇匀。

1. 术后炎症　术后 24 h 开始给药,滴入患眼的结膜囊,一次 1～2 滴,4 次/日,持续 2 周。

2. 前葡萄膜炎　第 1 周,在清醒时 1 次/h,一次 1～2 滴,滴入患眼的结膜囊内。第 2 周清醒时每 2 h 一次,一次 1 滴。之后逐渐减量直至痊愈。

【用药须知】　1. 本品只能用于滴眼。手术后用药不推荐 2 只眼睛使用同一瓶滴眼药。

2. 用于治疗单纯疱疹病毒感染时应格外慎重,并经常进行裂隙灯检查。

3. 长期使用可导致眼压升高或青光眼、视神经损伤、视力和视野缺损及后囊下白内障形成。

4. 长期使用本品,因免疫抑制可继发眼部感染。

5. 眼部急性化脓性感染使用激素后可能掩盖病情或使病情恶化。这些疾病引起角膜或巩膜变薄,局部使用激素治疗已有眼球穿孔的报道。建议用药期间应经常检查眼压。

6. 长期局部应用激素特别容易出现角膜真菌感染。对于曾用过或正在使用激素治疗的患者如出现经久不愈的角膜溃疡,必须考虑真菌感染。

7. 初次使用或超过 14 d 而须再次使用本品者,应由医师检查后方可开具处方。用药 2 d 后若症状和体征没有改善应重新评估,若用药时间超过 10 d,应监测眼压。

【制剂】　混悬滴眼液:5 ml(1%);10 ml(1%)。

【贮藏】　密封贮于 2～25 ℃,直立放置,请勿冷冻。

21.3　免疫抑制剂

环孢素
(cyclosporin)

别名:Restasis

本品为一高效的免疫抑制剂,参见第 16 章本品项下。

【体内过程】　国外动物眼部药动学研究资料表明,本品作为中性亲脂性环寡肽,易于透过眼角膜和结膜上皮,蓄积于角膜基质。兔眼单次滴用 2% ³H-环孢

素 6 h 后，角膜内药物峰浓度达到 900～1400 ng/ml，维持 18 h 开始缓慢下降，48 h 仍有 600～900 ng/ml。本品在角膜各层中的药物含量为：角膜上皮 67%、基质 25%、内皮细胞 8%，兔眼单次滴用 2% 本品滴眼 1 h 后，房水药物浓度达到高峰，以后逐渐下降，在 48 h 再现一个峰值。眼部其他组织，如晶状体、玻璃体、葡萄膜和视网膜等，也有类似的反应。本品在角膜或眼其他组织中的峰值和达到峰值的时间，与所用药物的浓度、剂型、给药次数和方式等多种因素密切有关。Mosteller 等报道，兔眼涂用 10% 环孢素眼膏 1 次，3 h 后在角膜出现峰值，并持续至用药后 24 h。多数学者认为眼局部应用本品后血中环孢素浓度极低。国外文献报道应用 2% 的本品油溶液（橄榄油）治疗眼白塞氏（Behcet's）病，测定环孢素在血液、唾液、泪液、房水、玻璃体的分布，并与每天口服本品 5 mg/kg 进行比较。结果显示在给药 36 h，口服治疗的病例均有较高的药物浓度，为 300～700 μg/L，唾液、泪液中也可检测一定量药物，有些病例在房水和玻璃体中也有明显的药物吸收，而眼局部用 2% 本品的油溶液治疗的病例血液中均未检测出药物。

【适应证】　1. 1% 的滴眼液用于预防和治疗眼角膜移植术后的免疫排斥反应。

2. 0.5% 的滴眼液用于治疗干眼症。

【不良反应】　本品的临床试验过程中有部分患者出现眼部轻微刺激征或结膜轻度充血，有报道偶见睫毛脱落、角膜上皮缺损、眼周皮炎、过敏症、角膜上皮点状病变等症状，但停药后可自愈。

【妊娠期安全等级】　C。

【禁忌与慎用】　1. 对本品过敏者、对滴眼液中其他成分过敏者禁忌。

2. 本品口服可以通过胎盘，也可进入乳汁，对哺乳的婴儿可产生高血压、肾毒性、恶性肿瘤等不良作用的潜在危险性。眼局部用药仍有全身吸收，虽然浓度很低（<50 ng/ml），但尚不清楚是否可通过胎盘和人乳分泌，所以妊娠期妇女及哺乳妇女避免使用。如必须使用，应在使用前排除妊娠的可能性，哺乳妇女不应哺乳。

【剂量与用法】　1. 本品仅进行了与糖皮质激素联合应用预防角膜移植术后免疫排斥反应的临床试验，对本品单独应用预防角膜移植术后免疫排斥反应尚无临床数据支持。在与糖皮质激素联合应用时本品的用法用量为将药物滴入结膜囊内，4～6 次/日，一次 1～2 滴。

2. 治疗干眼症　滴眼，2 次/日，一次 1～2 滴。

【用药须知】　1. 角膜移植术后如发生植片排斥反应，临床医师可视排斥反应的轻重不同适当增加本品滴眼次数。

2. 与糖皮质激素联合应用时请注意逐渐调整糖皮质激素的给药剂量。

3. 本品不具有抗感染功效，若发生感染，应立即用抗生素治疗。

4. 本品放置儿童不易拿到的地方。儿童用药须在成人的监护下使用。

5. 本品低温贮存时，有凝固倾向，可呈轻微凝固状或有轻微烟雾状或见少量絮状物，如果出现这些情况，使用时将本品放置在室温下（25～30℃），并轻微振摇直至其消失成溶液状。本品发生凝固状或烟雾状或少量絮状物并不影响药物质量。

6. 本品临床应用根据治疗疾病的种类不同，用量有一定差异，必须在专业医师的指导下或遵医嘱用药。

【制剂】　滴眼液：1%；0.05%。

【贮藏】　本品应遮光密闭 2～8℃存放。药品包装开启后应在 2 周内用完。

21.4　维生素类药

维生素局部用于眼睛，多制成复方制剂，辅助其他药物治疗各种眼疲劳，缓解眼部过度劳累、损伤引起的不适。本节仅介绍维生素 B_{12} 和维生素 A。余参见其他眼用制剂。

维生素 B_{12}
(vitamin B_{12})

别名：氰基钴胺、VB_{12}、维他命 B_{12}、钴胺素、氰钴胺素、氰钴胺、Cyanocobalamin

【药理作用】　本品参与体内甲基转换及叶酸代谢，促使甲基丙二酸转变为琥珀酸，从而参与三羧酸循环，对神经髓鞘脂质的合成及维持有髓神经纤维功能的完整性有重要作用。

【适应证】　适用于眼疲劳等眼部不适症状。

【不良反应】　耐受性好，不良反应较少见，偶见过敏反应。

【妊娠期安全等级】　A。

【禁忌与慎用】　已知对维生素 B_{12} 过敏或以前发生过由于眼药引起过敏症（例如眼充血、瘙痒、红肿、出疹）者禁用，青光眼患者慎用。

【剂量与用法】　一次 2～3 滴，3 次/日，可根据年龄、症状，适当增减。

【用药须知】　1. 下述人员应在就诊后，在医师指导下使用。

（1）眼疼痛剧烈者。

（2）曾因眼药引起过敏者。

2. 使用时需注意的事项如下。

（1）用于小儿时，需在监护者的监督指导下使用。

（2）如果本品滴眼液出现浑浊，则不能使用。

（3）不得做软隐形眼镜的安装液或佩戴隐形眼镜时使用。

3. 使用时或使用后应注意的事项如下。

（1）因使用本品而出现的眼出血、瘙痒、肿胀等过敏症状时，需停止使用，并到医院就诊。

（2）使用本品症状未见改善时，停止使用，并到医院就诊。

【制剂】　滴眼液：2 mg/10 ml（以维生素 B_{12} 计）。

【贮藏】　遮光、密封，室温保存，置于儿童接触不到的地方。

维生素 A 棕榈酸酯
（vitamin A palmitate）

别名：维生素 A 十六酸酯、视黄醇棕榈酸酯

【CAS】　79-81-2

【理化性状】　1. 本品为黄色至琥珀色油状液体。不溶于水，溶于乙醇，易溶于乙醚、三氯甲烷、丙酮和油脂中。熔点 28～29 ℃。

2. 分子式：$C_{36}H_{60}O_2$

3. 分子量：524.87

【药理作用】　局部应用后会快速地分布在结膜及角膜上，形成一层具润滑和保护作用的薄膜，延长与角膜接触的时间。可维持泪膜的稳定长达 6 h。维生素 A 缺乏或供给不足会对角结膜上皮细胞造成损害。局部应用维生素 A 可以治疗干眼症中由于泪膜的不连续或维生素 A 代谢障碍造成的角膜角质化、角膜上皮损伤，可改善视力，促进角膜愈合。

【适应证】　替代泪液治疗角结膜炎干燥症、泪膜不稳定或角膜缺乏湿润所产生的干眼症。

【不良反应】　滴用后偶有短暂的烧灼感、视物模糊，极少发生过敏反应。

【妊娠期安全等级】　C。

【禁忌与慎用】　1. 已知对凝胶的任何成分过敏者禁用。

2. 尚无在人类妊娠期及哺乳期妇女应用本品的对照研究资料，只有潜在的益处大于对胎儿或婴儿的潜在危险时，妊娠期妇女及哺乳期妇女才可使用本品。

【剂量与用法】　一次 1 滴，3～4 次/日，或视需要，根据病情严重程度而度，保持药管垂直，滴 1 滴

于结膜囊内。

【用药须知】　1. 若与其他眼药并用，2 种药物需有 5 min 以上的用药间隔。本品须最后应用。

2. 用后旋紧盖子，开封后期限不可超过 1 个月。

【制剂】　眼用凝胶剂：5000 IU/5 g（以维生素 A 计）。

【贮藏】　贮于 15～25 ℃，置于儿童不能触及的地方。

21.5　润滑剂及灌洗液

本类药物主要为高分子的纤维素及其衍生物，制成滴眼液可防止眼泪的过度蒸发，并起到润滑作用，减轻眼睛刺激症状。

氯化钠
（sodium chloride）

别名：艾那多

【适应证】　用于暂时性缓解眼部干涩症状。

【剂量与用法】　滴眼，一次 1～2 滴，5～6 次/日。

【用药须知】　1. 本品只用于滴眼。

2. 用药后如发生眼部充血、红肿、瘙痒者应咨询医师或药师后再用。

3. 不得做隐形眼镜的安装液或冲洗液使用。

4. 当本品性状发生改变时禁用。瓶口如接触眼睑及睫毛，可能使药液污染，如发现本品浑浊，则不可使用。

5. 使用 2 周后症状未缓解应停药就医。

【制剂】　滴眼液：55 mg/10 ml。

【贮藏】　密闭、室温保存。

平衡盐
（balanced salt）

别名：Navstel

【理化性状】　1. 本品为不含任何防腐剂的无菌眼内灌洗液，用于相对较长时间的眼外科手术（玻璃体切割术和前段重建术）期间的眼内灌洗。由两部分组成，使用前混合。

2. 本品 1 号瓶为无菌溶液 240 ml 或 480 ml，含羟丙甲纤维素、氯化钠、氯化钾、磷酸氢二钠、碳酸氢盐、盐酸或氢氧化钠（用于调节 pH 值）。

3. 本品 2 号管状瓶是 1 号的补充剂，为无菌溶液 10 ml 或 20 ml，含氯化钙、氯化镁、葡萄糖和二硫化谷胱甘肽。

4. 本品 2 号加入 1 号瓶中后，含羟丙甲纤维素 1.25～1.73 mg、氯化钠 7.14 mg、氯化钾 0.38 mg、

氯化钙 0.154 mg、氯化镁 0.2 mg、磷酸氢二钠 0.42 mg、碳酸氢盐 2.1 mg、葡萄糖 0.92 mg、二硫化谷胱甘肽 0.184 mg，用于调节 pH 值盐酸或氢氧化钠。pH 约为 7.4，渗透压为 305 mOsm/kg，黏度 3 厘泊。

【用药警戒】　1. 本品不含防腐剂，每瓶仅限一名患者使用防止交叉感染。

2. 因为本品与正常房水具有相同的渗透压，所以糖尿病患者慎用，尤其是糖尿病患者在行玻璃体切割术期间应密切注意晶状体的变化。

【适应证】　本品作为眼内灌洗液，用于眼外科手术期间的眼内灌洗。

【不良反应】　本品最常见不良反应为眼内压升高，其他可见头痛、视觉不适、黄斑水肿、结膜充血、干眼、虹膜炎、视网膜出血、视物模糊、晶状体后囊浑浊。

【妊娠期安全等级】　C。

【禁忌与慎用】　本品为灌洗液，禁用于注射和静脉滴注。

【剂量与用法】　1. 配制方法

（1）去除 1 号瓶和 2 号瓶包装上的蓝色密封盖并用酒精棉球消毒。

（2）打开本品的真空转移设备包装，取出无菌转移装置。本装置在两溶液混合时可释放空气进入小瓶，进风口有过滤器，不能移除过滤器。

（3）移除白色塑料穿刺针头的保护套。

（4）紧握凸缘的后面将白色塑料穿刺针头插入直立的本品 2 号瓶的胶塞中。

（5）去除针头上的防护套。将管形瓶置于手掌心并用拇指和食指紧紧握住。

（6）反转管形瓶并把过滤针立即插入本品 1 号瓶的胶塞中。

（7）溶液自动从 1 号瓶向 2 号瓶发生转移，溶液转移完后立刻从 1 号瓶上拔除针头丢弃。

（8）重配的溶液如不立即使用应盖好无菌安全帽。轻微振摇使溶液混合均匀，记录重新配时间后开始使用。

（9）重新配制后超过 6 h 禁止使用。

2. 备选配制法　可使用 20 ml 注射器转移 2 号瓶中的溶液至 1 号瓶中。

【用药须知】　1. 本品在眼外科手术操作应用时必须严格执行标准操作规程和无菌操作。

2. 本品溶液出现变色或沉淀时必须丢弃。

3. 本品须在术前配制，使用时两种溶液必须充分混匀。

4. 使用时必须保证溶液澄清，瓶内真空且包装无损坏。

5. 本品使用温度为 15～25 ℃。重配后的溶液超过 6 h 禁止使用。

【制剂】　灌洗液：250 ml，其中 1 号瓶 240 ml，2 号瓶 10 ml；500 ml，其中 1 号瓶 480 ml，2 号瓶 20 ml。

【贮藏】　贮于 2～25 ℃。严禁冷冻。

羧甲基纤维素钠
(sodium carboxy methylcellulose)

别名：羧甲基醚纤维素钠盐、瑞新、亮视、Refresh Plus

本品为纤维素羧甲基醚的钠盐，属阴离子型纤维素醚，制成滴眼液供临床使用。

【CAS】　9004-32-4；117385-93-0；12624-09-8；198084-97-8；247080-55-3；37231-14-4；37231-15-5；404943-62-0；454679-81-3；50642-44-9；54018-17-6；55607-96-0；64103-90-8；654655-39-7；73699-63-5；80296-93-1；81209-86-1；82197-79-3；9045-95-8；9085-26-1

【理化性状】　1. 为白色或乳白色纤维状粉末或颗粒，几乎无臭、无味，具吸湿性。易于分散在水中成透明胶状溶液，在乙醇等有机溶媒中不溶。1% 水溶液 pH 为 6.5～8.5。

2. 化学名：Sodium salt of carboxymethyl ether of cellulose

3. 分子式：$[C_6H_7O_2(OH)_x(OCH_2COONa)_y]_n$（n 为聚合程度，x＝1.50～2.80，y＝0.2～1.50，x＋y＝3.0，y＝置换度）

4. 分子量：当置换度 0.2，分子量为 178.14；当置换度 1.5，分子量为 282.18；聚合分子量约 17000（n 约为 100）

5. 稳定性：在碱性溶液中很稳定，遇酸则易水解，pH 为 2～3 时会出现沉淀，遇多价金属盐也会反应出现沉淀。

【药理作用】　本品滴眼液能润湿眼部，并在一定时间内保持眼部的水分。

【适应证】　缓解眼部干燥或因暴露于阳光或风沙所引起的眼部烧灼，刺激症状。

【剂量与用法】　滴于结膜囊内，一次 2～3 滴，3～4 次/日。

【用药须知】　1. 为防止污染，勿将瓶嘴触及任何物体表面。

2. 如果应用时，感觉眼痛、视力减退、眼部持续充血或刺激感，或症状加重或症状持续 72 h 以上，则应停止用药并咨询医师。

3. 如果药液变色或浑浊,则不应使用。

【制剂】　滴眼液:2 mg/0.4 ml。

【贮藏】　密闭保存。

聚乙烯醇
(polyvinyl alcohol)

别名:乙烯基醇聚合体、瑞珠

本品为一种无色澄明的液体,为高分子聚合物。

【CAS】　9002-89-5

【药理作用】　本品具有亲水性,在适宜浓度下,可起到人工泪液的作用。

【适应证】　作为润滑剂预防或治疗眼部刺激症状,或改善眼部的干燥症状。

【不良反应】　偶有眼部刺激症状和过敏反应。

【剂量与用法】　滴眼,3～4 次/日,一次 1～2 滴。

【用药须知】　1. 本品仅供眼用。为避免本品受到污染,不要让滴头接触眼部,用后盖紧瓶盖。

2. 药液如已变色或浑浊,不应再使用。

3. 滴药后如发生眼痛、视物模糊、眼结膜持续充血或有其他刺激症状,应停止使用。

4. 佩戴隐形眼镜者不宜使用本品。

【制剂】　滴眼液:0.14 g/10 ml。

【贮藏】　密闭保存。

羟丙纤维素
(hydroxypropyl cellulose ophthalmic)

别名:Lacrisert

本品为纤维素衍生物,制成无菌、半透明的杆状水溶性眼用植入物供临床使用。

【CAS】　9004-64-2

【理化性状】　1. 本品为白色、无臭、无味粉状物。38 ℃以下可溶于水和大多数的有机溶剂如乙醇、丙二醇、二噁烷、异丙醇(95%)、二甲基亚砜和二甲基甲酰胺等

2. 化学名:2-Hydroxypropyl ether

3. 分子量:1×10^6

4. 结构式

$R=CH_2CHCH_3$
$\quad\quad\quad|$
$\quad\quad\quad OH$

【药理作用】　1. 本品通过稳定和加厚角膜前泪液膜并延长泪液膜破裂时间,从而改善干眼症患者症状。本品还可以润滑保护眼睛。

2. 本品可减少因中度至重度干眼综合征引起的体征和症状,包括结膜充血、角膜和结膜孟加拉玫瑰红染色、渗出、灼烧感、异物感、刺痛、畏光、眼干、视物模糊或视蒙。某些视力恶化的患者可迟缓恶化,使恶化停止,有时还可以逆转。

3. 在一项多中心交叉实验中,在清醒时给予本品 5 mg,1 次/日,与人工泪液≥4 次/日,比较,通过裂隙灯检查和角膜和结膜的玫瑰红染色法发现本品能更大程度的改善中度至重度干眼综合征患者的症状,眼睛的舒适感也强于人工泪液。

4. 通过观察大多数应用本品超过 1 年的干眼综合征患者,发现本品可以改善干眼综合征伴干性角膜结膜炎的大多数症状如灼烧感、撕裂感、异物感、瘙痒、畏光、视物模糊或视蒙。

【体内过程】　1. 本品为无生理活性的物质。在大鼠口服以[14C]示踪的本品喂养研究中证实,本品不通过胃肠道吸收而通过粪便排出。

2. 在家兔的溶解实验中,发现本品在植入结膜囊 1 h 内变得柔软。大部分在 14～18 h 内完全溶解,只有 1 例除外,其在植入 24 h 后才完全消失。长期给药(达 54 周)发现植入物具有相似的溶出度。

【适应证】　本品适用于经人工泪液治疗效果不佳的中度至重度干眼综合征,包括干性角膜结膜炎。也可用于暴露性角膜炎、角膜敏感性降低及复发型角膜糜烂。

【不良反应】　本品常见不良反应轻微,并呈一过性,常见短暂性视物模糊、眼部不适或刺激症状、结膜粘连、畏光、过敏反应、眼睑水肿或充血。

【禁忌与慎用】　1. 对本品过敏者禁用。

2. 儿童的有效性及安全性尚未确定。

3. 妊娠期应用应充分权衡利弊。

【药物相互作用】　非麻醉状态下的家兔实验证实,本品使用前 2 h 或使用后立即给予盐酸丙美卡因(0.5%)或去氧肾上腺素(5%),不会改变缩瞳药、局部角膜麻醉药或散瞳药活性的强度和(或)持续时间。本品使用后不会影响非麻醉状态下原发性眼葡萄膜炎的家兔使用地塞米松(0.1%)滴眼液的抗炎效果。

【剂量与用法】　本品必须植入于睑板下的下结膜穹窿处,禁止附着角膜和睑板。如果不能准确定位,本品可能掉入睑间裂缝并引起异物感。本品包装附有图解说明,在执业医师诊室,患者应该熟读本品说明书并在医师指导下能实现熟练植入和去除

本品。

本品常规用法为 1 次/日,一次双眼各植一片以减轻或缓解中度至重度干眼综合征的症状。个别患者可能需要灵活调整剂量,一些患者可能需要 2 次/日。

【用药须知】　1. 应用本品后可能出现短暂的视物模糊。因此,本品应用期间禁止驾车和一切需要清晰视力的操作活动直至视力清晰并确认可以安全操作。

2. 本品使用不当偶尔可滑出,尤其是浅结膜穹窿患者。患者应当被告知禁止揉眼睛,尤其是刚睡醒时,以免本品移位或滑出。如果需要,应重新植入本品。

3. 本品使用过程中个别患者可能出现短暂的视物模糊,此类患者可以暂时去除本品后几个小时后重新植入本品。

4. 本品使用后如果出现症状恶化,必须检查结膜囊以确定植入位置是否正确,根据情况进行调整。如果症状恶化持续,立即去除本品并告知医师。

5. 本品使用不当可导致角膜破损。

【制剂】　眼用植入物:5 mg,为直径大约 1.27 mm,长约 3.5 mm 的杆状物。

【贮藏】　贮于 30 ℃以下。

羟丙甲纤维素
(hypromelloese)

别名:羟丙基甲基纤维素、羟基丙酸甲基纤维素、HPMC

【CAS】　9004-64-2

【ATC】　S01KA02

【理化性状】　1. 本品为白色或类白色粉末。溶于水及大多数极性溶剂中和适当比例的乙醇/水、丙醇/水、二氯乙烷中,在乙醚、丙酮、无水乙醇中不溶,在冷水中溶胀成澄清或微浊的胶体溶液

1. 化学名:2-Hydroxypropylmethyl ether

2. 结构式

$R=H, CH_3 \text{ or } O$

【药理作用】　本品是纤维素的部分甲基和部分聚羟丙基醚,可溶于冷水中形成具有一定黏性的溶液,其性质与泪液中的黏弹性物质(主要是黏蛋白)接近,因此,可以作为人工泪液来使用。其作用机制为通过聚合物的吸附作用附着于眼球表面,而模拟结膜黏蛋白的作用,从而改善眼部黏蛋白减少的状态,并增加泪液减少状态下的眼球滞留时间。这种吸附作用不依赖于溶液的黏度,因此,就确保了很低黏度的溶液也能有一种很持久的润湿作用。另外,通过明显降低清洁的角膜表面接触角而增加角膜的润湿作用,还能增加角膜前泪膜的稳定性。

【适应证】　滋润泪液分泌不足的眼睛,消除眼部不适。本品可诱增泪液分泌,舒缓由于长期阅读、使用计算机、眼睛过度使用或置身于空调环境中而导致的眼疲劳和干涩。

【不良反应】　在极少数人中可能会引起眼部不适,如眼睛疼痛,视物模糊,眼球持续发红或出现刺激症状。如使用后眼部的上述症状持续超过 3 d,则应停止使用该药,必要时去医院检查。

【妊娠期安全等级】　未见本品在人体中引起生殖损害或其他问题的报道;哺乳期妇女使用该药时哺乳,也未见在婴儿中引起不良反应的报道。因此,妊娠期妇女和哺乳期妇女用药无特殊禁忌。

【禁忌与慎用】　本品禁用于对本品及其他辅料如苯扎氯铵等过敏者。

【剂量与用法】　成人及儿童均可使用。一次 1～2 滴,3 次/日,或遵医嘱。

【用药须知】　1. 用后如眼部持续刺激感,则停止使用。

2. 切勿将滴瓶头接触眼睑及其他物品,以防污染。

3. 本产品含有苯扎氯铵,佩戴隐形眼镜时不宜使用。

4. 开瓶一个月后,不宜再继续使用。

【制剂】　滴眼液:50 mg/10 ml;75 mg/15 ml(以羟丙甲纤维素计)。

【贮藏】　密闭保存,请放于儿童接触不到的地方。

右旋糖酐 70
(dextran 70)

别名:润齐

本品为高分子葡萄糖聚合物。

【CAS】　9004-54-0

【ATC】　B05AA05

【理化性状】　1. 本品为白色粉末,无臭、无味。

本品在热水中易溶,在乙醇中不溶。

2. 分子式:$[C_6H_{10}O_5]_n$

3. 分子量:64000~76000

【药理作用】 本品的滴眼液为拟天然泪液,能与泪液结合,并可替代泪膜,消除因眼球干燥引起的灼热,刺激感等不适。干眼症患者的角膜,上皮细胞间联结遭到破坏,致使角膜上皮通透性增高,本品滴眼液可使角膜上皮得以修复,通透性降至正常值。

【适应证】 用于减轻眼部干燥引起的灼热、刺激感等不适症状,保护眼球免受刺激,减轻由于暴露于风沙或阳光下造成的眼部不适。

【不良反应】 可能会有暂时性的视物模糊。

【禁忌与慎用】 1. 对本品过敏者禁用。

2. 运动员慎用。

【剂量与用法】 根据病情需要滴眼,一次 1~2 滴。

【用药须知】 1. 使用本品时,不可戴隐形眼镜。

2. 请勿接触瓶口,以防污染药液,用后盖紧瓶盖。

3. 药液变色或浑浊时请勿使用。

4. 使用后如果感到疼痛,视物模糊,持续充血及刺激感或病情加重持续 72 h 以上时,应停药并请医师诊治。

5. 打开瓶盖超过一个月后勿用。

6. 本品可用于扩充血容量,参见第 13 章。

【制剂】 滴眼液:5 mg/5 ml。

【贮藏】 密闭,遮光保存,贮于 4~30 ℃,放在儿童不宜触摸到的地方。

卡波姆
(carbomer)

别名:丙烯酸聚合物、聚羧乙烯、卡波普尔、Vidisic、唯地息

本品为丙烯酸键合烯丙基蔗糖或季戊四醇烯丙醚的高分子聚合物,制成滴眼液供临床使用。

【CAS】 54182-57-9;9003-01-4

【理化性状】 1. 本品为白色疏松状粉末;有特征性微臭;有引湿性。

2. 分子式:$(C_3H_4O_2)_n$

【药理作用】 本品滴眼液是含有 0.2%卡波姆的亲水凝胶,由固相基质和水相分散层组成,类似泪膜的二层结构即黏液层和水层,可黏着在角膜表面,并在眼球表面形成液体储库。其聚合物骨架与泪液中的电解质作用后可释放水分。本品的药理特性是增加基质的黏度,从而增加在眼球表面的黏着和保留时间。本品是触变性凝胶,受切应力(眨眼)作用

即可改变其稠度,呈凝胶状或形成水相。每眨眼一次,凝胶中的水分即可部分释放以补充泪液。因此,本品可有效地保护敏感的角膜和结膜上皮,防止干眼症的继发症状。

【适应证】 干眼症、泪液分泌减少的替代治疗。用于泪液产生不足的干眼症,如老年人激素内分泌失调,自身免疫性疾病(风湿性关节炎、系统性红斑狼疮等),血液系统疾病(血小板紫癜、淋巴瘤等),服用某些药物(如抗胆碱能药、抗组胺药、β受体拮抗药、抗帕金森症等)暴露性角膜炎、某些营养素缺乏(如维生素 A),恶劣气候、久视屏幕、视疲劳及佩戴隐形眼镜等导致的眼干症状。辅助治疗各种眼表疾病,包括角膜上皮的损伤,大疱及手术后创伤愈合等,也用于眼科检查(如三面镜、房角镜检查等)的润滑剂。

【不良反应】 即使正常应用本品时可有短暂视物模糊现象。因此,患者在驾车或操作机械前使用本品时应当谨慎,待对视力影响消除后再开始工作。

【禁忌与慎用】 对西曲溴铵过敏者禁用。

【剂量与用法】 依病情轻重度,3~5 次/日或更多次,一次 1 滴,滴入结膜囊内,睡前滴 1 次,一次 1 滴,症状严重可增加次数。

【用药须知】 戴隐形眼镜时不宜使用。驾车或操作机器时应谨慎使用。

【制剂】 ① 滴眼液:0.20%。② 眼膏剂:20 mg/10 g。

【贮藏】 贮于 25 ℃以下。

玻璃酸钠
(sodium hyaluronate)

【药理作用】 1. 本品为天然高分子化合物,是构成组织基质的重要成分,具有较好的黏弹性,对角膜具有保护作用;与纤维连接蛋白结合,促进角膜上皮细胞的连接和伸延,加快角膜创伤愈合。此外,本品分子具有强亲水能力和润滑作用,可稳定泪膜、防止角结膜干燥和减轻眼组织摩擦,缓解干眼症的不适症状。

2. 本品为广泛存在于动物和人体内的生理活性物质。在人皮肤、关节滑膜液、脐带、房水、眼玻璃体中均有分布。本品无抗原性,不引起炎症反应。本品溶液的高黏弹性及仿形性使它在手术中可作为保护工具和手术工具,广泛用于各种眼科手术。

术中可协助器械将组织轻柔地分离、移动和定位。在眼前节手术中,药液注入前房后,前房加深,便于手术操作,并可保护角膜内皮细胞及眼内组织,减少术后并发症,提高手术成功率。

3. 本品向关节腔注射可覆盖和保护关节组织、改善润滑功能、通过渗入变性的软骨,本品可抑制软骨的变性变化并改善变性软骨中的软骨代谢;此外本品通过抑制滑膜上疼痛介质的作用而显示缓解疼痛的效果。所以本品能缓解疼痛、改善患者日常活动及关节活动范围。

【体内过程】　1. 以$[^{14}C]$标记的 0.1% 本品滴眼液给家兔滴眼后,0.5 h 即可在结膜、外眼肌、巩膜检测到较强的放射性,在结膜的放射性最强,在角膜、视网膜、脉络膜可检测到微弱的放射性,而房水、虹膜、睫状体、晶体及玻璃体中则检不出放射性。结膜的放射性在 24 h 后降至阈值以下。

2. 健康人单眼第 1 d 给予 0.1% 的本品滴眼液滴眼,第 2 d 改用 0.5% 的本品滴眼液滴眼,一次 1 滴,5 次/日,第 3~9 d 继续用玻璃酸钠滴眼液滴眼,13 次/日,连续 7 d 滴眼,于开始滴眼前、第 3 d、第 9 d 及第 10 d 分别测定了血清中本品的浓度,均在检出限($10~\mu g/ml$)以下,与滴眼前无异。

3. 本品为眼科手术局部辅助用药,用量仅为 0.2 ml 左右,而且术后大部分仍被冲出或抽出,残余少量药液很快从房角随房水排出。

【适应证】　1. 滴眼液用于干燥综合征、斯-约综合征、眼干燥症等内因性疾患及各种外因性疾患(如手术、药物性、外伤、佩戴隐形眼镜等)所致的角结膜上皮损伤。尤其适用于干燥综合征和斯-约综合征需长期用药的患者。

2. 眼用注射液用于白内障囊内、囊外摘除术,青光眼手术,角膜移植手术等的辅助用药。

3. 关节内注射液用于变形性膝关节病、肩关节周围炎。

【不良反应】　1. 滴眼有时可出现瘙痒感、刺激感、充血、弥漫性表层角膜炎等角膜障碍,如出现上述症状,应立即停止用药。

2. 偶有发生眼睑炎、眼睑皮肤炎等过敏症状,如过敏,应立即停止用药。

3. 眼用注射液可导致一过性眼压升高。

【禁忌与慎用】　1. 尚未确立妊娠期妇女食用的安全性,妊娠期妇女慎用。

2. 动物实验显示本品可经乳汁排泄,尚不明确本品是否经人乳汁分泌,哺乳期妇女慎用。

【剂量与用法】　1. 滴眼液　一般一次 1 滴,5~6 次/日。可根据症状适当增减。一般用 0.1% 的制剂,在病症严重等效果不好的情况下,使用 0.3% 的制剂。

2. 眼用注射液　根据手术方式选择剂量,眼前节手术常用量为一次 0.2 ml 左右。前房内注射,术

毕根据手术需要清除残留药液。

3. 成人 1 支/次(以玻璃酸钠计 25 mg)、1 次/周、连续 5 次注入膝关节腔内或肩关节(肩关节腔、肩峰下滑液囊或肱二头肌长头腱腱鞘)内,按症状轻重适当增减给药次数。

【用药须知】　1. 滴眼时注意不要将滴眼瓶瓶口部与眼接触,用后请盖紧瓶盖。

2. 滴眼液不要在未取下软型隐形眼镜的情况下使用。

3. 眼用注射液使用前,必须先放置至室温。

4. 不要向眼内注入过量的本品注射液。

5. 对无晶状体的糖尿病患者,施行后术手术时,禁止使用大量本品眼用注射液。手术结束时,可采用注洗法或抽吸法清除残留的本品注射液。

6. 本品勿于含苯扎氯铵药物接触以免产生浑浊。

7. 当本品用于关节时需注意。

(1) 当关节有较严重的炎症时,注入本品有时会加重局部炎症反应。故以消除炎症后再用本品为宜。

(2) 注入本品,有时会引起局部疼痛,故给药后应使局部处于安静状态。

(3) 药液漏于关节腔外会引起疼痛,故必须准确注入关节腔内。

8. 本品注射液分眼用和关节内使用,应注意区分不可混用。

【制剂】　①滴眼液:5 mg/5 ml。②眼用注射液:25 mg/2.5 ml。③关节内注射液:5 mg/0.5 ml。

【贮藏】　遮光,2~8 ℃(防冻)保存。

硫酸软骨素
(chondroitin sulfate)

别名:润尔乐

【药理作用】　1. 硫酸软骨素和玻璃酸钠是从动物组织提取制备的酸性黏多糖类物质,分子中带有大量的阴电荷,具有调脂抗炎及弱的抗凝血、抗血栓生物活性,对维持细胞环境的相对稳定性和正常功能具有重要作用。是构成细胞间质的主要成分,对维持细胞环境的相对稳定性和正常功能具有重要作用。

2. 硫酸软骨素对角膜胶原纤维具有保护作用,能促进基质中纤维的增长,增强通透性,改善血液循环,加速新陈代谢,促进渗透液的吸收及炎症的消除,其聚阴离子具有强的保水性,能改善眼角膜组织的水分代谢,对角膜有较强的亲和力,能改善眼角膜组织的水分代谢,能在角膜表面形成透气保水膜,促

进角膜创伤的愈合,及改善眼部干燥症状。

3. 玻璃酸钠作为保湿增稠剂,在眼组织表面形成大分子网状屏障。阻止致炎物进入创面及病灶,并可明显提高药液黏稠度和附着力,使硫酸软骨素可长时间集中地留存于角膜表面,达到长效强效的作用,并可缓解眨眼时睑球机械摩擦所带来的剧痛。另外,玻璃酸钠可大大延长干眼症患者泪膜破裂时间。迅速缓解眼干燥症状。

【适应证】　角膜炎(干燥型,创伤型,病原型)、角膜溃疡、角膜损伤或其他化学因素所致的角膜灼伤等。

【剂量与用法】　滴眼,一次 1～2 滴,3～4 次/日。

【贮藏】　遮光、密闭保存。

21.6　生物制剂

本类药物包含重组的生长因子及动物蛋白提取物,能促进角膜损伤后的愈合。

重组人表皮生长因子衍生物
(recombinant human epidermal growth factor derivative)

别名:金因舒

本品为局部用重组人表皮生长因子(rh-EGF)衍生物。

【CAS】　62253-63-8

【药理作用】　1. 本品为局部用重组人表皮生长因子(rh-EGF)衍生物。rh-EGF 可促进角膜上皮细胞的再生,从而缩短受损角膜的愈合时间。临床结果显示,本品能加速眼角膜创伤的愈合。

2. 本品促进上皮细胞(表皮细胞、黏膜细胞、内皮细胞)、中性粒细胞、成纤维细胞等多种细胞向创面迁移,提供组织再生与修复的基础,缩短创面愈合时间。

3. 本品作用于细胞生长调节基因,促进 RNA 及 DNA 的复制和蛋白质的合成,调节细胞的糖酵解及 Ca^{2+} 浓度,促进创面细胞再上皮化,加速创面愈合速度。

4. 本品可促进胞外基质(透明质酸、纤维连接蛋白、胶原蛋白、糖蛋白和羟脯氨酸等)的合成。调节胶原蛋白的降解及更新、增强创面抗张强度,提高上皮细胞的完全再生程度和连续性,预防和减少疤痕形成,提高创面修复质量。

【适应证】　1. 各种原因引起的角膜上皮缺损,包括角膜机械性损伤、各种角膜手术后、轻度干眼症伴浅层点状角膜病变、轻度化学烧伤等。

2. 用于烧伤创面(包括浅Ⅱ度或深Ⅱ度烧伤创面)、残余小创面、各类慢性溃疡创面(包括血管性、放射性、糖尿病性溃疡)以及供皮区新鲜创面等,促进愈合。

【不良反应】　未观察到局部刺激现象及全身性不良反应。

【禁忌与慎用】　对天然和重组 hEGF、甘油、甘露醇有过敏史者禁用。

【剂量与用法】　1. 滴眼液　将本品直接滴入眼内,一次 1～2 滴,4 次/日,或遵医嘱。

2. 外用溶液　常规清创后,用本品局部均匀喷湿创面,1 次/日,约 4000 IU/$10×10$ cm²(每喷次约 200 IU),再根据创面需要情况作相应处理。

【用药须知】　1. 需根据病情,合并应用抗生素或抗病毒药物,针对病因进行治疗。

2. 使用过程中应避免污染。

3. 本品应在开启后一周内用完。

【制剂】　①滴眼液:15000 IU/3 ml。②外用溶液:(2000 IU/ml),5 ml;15 ml。

【贮藏】　干燥、遮光贮于 4～25 ℃。

重组牛碱性成纤维细胞生长因子
(recombinant bovine basic fibroblast growth factor)

别名:贝复济、贝复舒、bFGF、rb-bFGF

本品主要成分为重组牛碱性成纤维细胞生长因子。系由含有高效表达牛碱性成纤维细胞生长因子基因的大肠杆菌,经发酵、分离和高度纯化后制成。

【药理作用】　本品为外用重组牛碱性成纤维细胞生长因子(bFGF),对来源于中胚层和外胚层的组织具有促进修复和再生的作用。动物实验结果表明,本品对家兔碱烧伤后角膜上皮的再生、角膜基质层和内皮层的修复均有促进作用。未见增加角膜新生血管的生成。

【体内过程】　人体药动学研究结果显示,健康志愿者单次或多次给药,在房水和血清样本中均未检测到 bFGF,表明 bFGF 局部滴眼给药没有房水吸收和系统吸收。

【适应证】　1. 眼用制剂用于各种原因引起的角膜上皮缺损和点状角膜病变:复发性浅层点状角膜病变和轻、中度干眼症、角膜擦伤、轻、中度化学烧伤、角膜手术及术后愈合不良、地图状(或营养性)单疱性角膜溃疡和大疱性角膜病变等。

2. 外用溶液可用于促进多种创面如烧伤创面(包括浅Ⅱ度、深Ⅱ度、肉芽创面)、慢性创面(包括体表慢性溃疡等)和新鲜创面(包括外伤、供皮区创面、手术创面等)愈合。

【不良反应】　个别患者用药时可能会出现轻微

刺痛感,不影响治疗

【禁忌与慎用】　对本品或牛乳过敏者禁用。

【剂量与用法】　1. 滴眼液,一次 1～2 滴,滴入结膜囊内,4～6 次/日或遵医嘱;眼用凝胶,涂于眼部伤患处,每日早晚各 1 次。

2. 外用溶液直接喷于伤患处或在伤患处覆以适当大小的消毒纱布,充分均匀喷湿纱布(以药液不溢出为准),适当包扎即可。推荐剂量一次 262.5 IU/cm²,1 次/日,或遵医嘱。

【用药须知】　1. 本品为蛋白类药物,应避免置于高温或冰冻环境。

2. 对感染性或急性炎症期角膜病患者,须同时局部或全身使用抗生素或抗炎药,以控制感染和炎症。

3. 对某些角膜病,应针对病因进行治疗。如联合应用维生素及激素类等药物。

4. 高浓度碘酒、酒精、过氧化氢、重金属等蛋白变性剂可能会影响本品活性,因此,常规清创后,建议用生理盐水冲洗后再使用本品外用溶液。

【制剂】　①滴眼液:21000 IU/5 ml。②眼用凝胶:21000 IU/5 g。③外用溶液:35000 IU/8 ml;63000 IU/15 ml。

【贮藏】　2～8 ℃遮光保存和运输。

重组人表皮生长因子
(recombinant human epidermal growth factor)

别名:易孚、易见、康合素、rhEGF

【药理作用】　本品可促进动物皮肤创面组织修复过程中的 DNA、RNA 和羟脯氨酸的合成,加速创面肉芽组织的生成和上皮细胞的增殖,从而缩短创面的愈合时间。

【体内过程】　外用时机体对 rhEGF 可极微量吸收,并很快通过肾脏清除,对机体内 EGF 水平几乎无影响,无积蓄作用。

【适应证】　1. 眼用制剂用于角膜移植、翼状胬肉手术后等的治疗。

2. 外用可促进创面愈合,用于皮肤烧烫伤创面(浅Ⅱ度至深Ⅱ度烧烫伤创面)、残余创面、供皮区创面及慢性溃疡创面等的治疗。

【不良反应】　个别患者用药时可能会出现轻微刺痛感,但不影响治疗。

【禁忌与慎用】　对本品过敏者禁用。

【剂量与用法】　1. 滴眼液,一次 2～3 滴,4 次/日。

2. 用于皮区创面及慢性溃疡创面时,常规清创后,用生理氯化钠溶液清洗创面,取本品适量,均匀

涂于患处。需要包扎者,同时将本品均匀涂于适当大小的内层消毒纱布,覆盖于创面,常规包扎,1 次/日或遵医嘱。推荐剂量为每 100 cm² 创面使用本品 10 g(以凝胶重量计)。

【用药须知】　参见重组牛碱性成纤维细胞生长因子。

【制剂】　①滴眼液:20000 IU(40 μg)/2 ml;30000 IU(60 μg)/3 ml;40000 IU(80 μg)/4 ml。②眼用凝胶:50000 IU(50 μg)/5 g。③外用溶液:10000 IU/5ml)。

【贮藏】　2～8 ℃遮光保存和运输。

21.7　散瞳药

散瞳药是眼科检查和治疗中常用的药物,亦可用作眼科手术前及手术后的散瞳,目的是通过药物作用松弛眼部肌肉,使眼睛得以休息,防止并发症的发生。但严禁用于原发性青光眼或有眼压升高倾向者。

后马托品
(homatropine)

本品为合成的抗胆碱药。

【CAS】　87-00-3

【ATC】　S01FA05

【理化性状】　1. 化学名:8-Methyl-8-azabicyclo[3.2.1]oct-3-yl hydroxy(phenyl)acetate

2. 分子式:$C_{16}H_{21}NO_3$

3. 分子量:275.3

4. 结构式

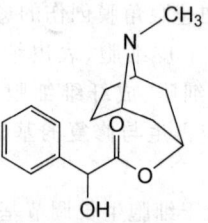

氢溴酸后马托品
(homatropine hydrobromide)

【CAS】　51-56-9

【理化性状】　1. 本品为白色至类白色结晶性粉末,易溶于水,略溶于乙醇。5% 的水溶液 pH 值为 5.5～6.5。

2. 化学名:8-Azoniabicyclo[3.2.1]octane, 3-[(hydroxyphenyl-acetyl)oxy]-8,8-dimethyl-hydrobromide salt

3. 分子式:$C_{16}H_{21}NO_3 \cdot HBr$

4. 分子量:356.25

溴甲后马托品
(homatropine methylbromide)

〖CAS〗　80-49-9

〖理化性状〗　1. 本品为白色至类白色结晶性粉末,无臭,暴露于光线下逐渐变黑。易溶于水,溶于乙醇。5%的水溶液 pH 值为 5.5~6.5。

2. 化学名:8-Azoniabicyclo〔3.2.1〕octane, 3-〔(hydroxyphenyl-acetyl) oxy〕-8,8-dimethylbromide

3. 分子式:$C_{16}H_{21}NO_3 \cdot HBr$

4. 分子量:355.25

〖药理作用〗　本品为合成的抗胆碱药,具有阻断乙酰胆碱的作用,使瞳孔括约肌和睫状肌麻痹引起散瞳和调节麻痹,比阿托品效力快而弱。

〖适应证〗　用于眼科检查及验光。

〖禁忌与慎用〗　青光眼患者禁用。

〖剂量与用法〗　1. 检查用散瞳　滴眼,次数依需要而定。

2. 验光配眼镜　常用滴眼液,10 min 一次需要滴 4~5 次。

〖制剂〗　①滴眼液:2%。②眼膏:2%。

〖贮藏〗　遮光,密闭保存。

阿托品
(atropine)

理化性状及其他用途参见第 7 章本品项下。

〖药理作用〗　本品阻断 M 胆碱受体,使瞳孔括约肌和睫状肌松弛,导致去甲肾上腺素能神经支配的瞳孔扩大肌的功能占优势,从而使瞳孔散大,瞳孔散大把虹膜推向虹膜角膜角,妨碍房水通过小梁网排入巩膜静脉窦,引起眼压升高。本品使睫状肌松弛,拉紧悬韧带使晶状体变扁平,减低其屈光度,引起调节麻痹,处于看远物清楚,看近物模糊的状态。

〖体内过程〗　引起的瞳孔散大和睫状肌麻痹作用,起效时间为 30 min,持续 12~14 d。本品可经眼结膜部分吸收。

〖适应证〗　1. 治疗急性虹膜炎、虹膜睫状体炎。

2. 治疗严重角膜溃疡、角膜实质炎、巩膜炎、调节痉挛。

3. 内眼手术后的治疗性散瞳、儿童斜视及验光等。

〖不良反应〗　1. 眼部用药后可能产生视物模糊,短暂的眼部烧灼感和刺痛、畏光,可因全身吸收出现口干、皮肤、黏膜干燥、发热、面部潮红、心动过速等现象。

2. 少数患者眼睑出现发痒、红肿、结膜充血等过敏现象,应立即停药。

〖禁忌与慎用〗　青光眼、前列腺肥大、儿童脑外伤、唐氏综合征、痉挛性瘫痪以及对本品过敏者禁用。

〖剂量与用法〗　滴眼,一次 1~2 滴,3~5 min 一次,连用 2~3 次。用药后 15 min 开始散瞳,30 min 达高峰,持续 2~5 d,经 7~10 d 瞳孔自行恢复。也可用眼膏涂眼,1~2 次/日。

〖用药须知〗　1. 滴眼时要压迫泪囊,以免药液流入鼻腔并吸收中毒。

2. 闭角型青光眼不宜用本品。

3. 阿托品类扩瞳药对正常眼压无明显影响,但对眼压异常或窄角、浅前房眼患者,应用后可使眼压明显升高而有激发青光眼急性发作的危险。故对这类病例和 40 岁以上的患者不应用本品滴眼。

4. 出现眼睑过敏反应或接触性皮炎应该立即停药。

5. 角膜穿孔或者即将穿孔的角膜溃疡患者慎用。

6. 用药后视物模糊,特别是看近物体,此时应该避免驾车、操作机器和进行其他任何有危险的活动。

7. 用药后瞳孔散大畏光,可在阳光和强烈灯光下戴太阳眼镜。

〖制剂〗　①滴眼液:0.5%~3%。②眼膏:1%。

〖贮藏〗　遮光,密闭保存。

21.8　非甾体抗炎镇痛药

当眼睛受到外界刺激时,眼组织会合成前列腺素。前列腺素是天然物质中最强有力的眼部致炎物质,即使极微量也可引起明显的生理学效应。前列腺素在眼部可导致血-房水屏障受损,从而使蛋白质及多种细胞、毒素、免疫复合体等成分渗透到房水中,导致眼组织发生炎性反应。前列腺素还会导致新生血管的形成,而且可增加痛觉感受器对缓激肽等致痛物质的敏感性。

非甾体抗炎药(NSAIDs)的作用机制是通过抑制环氧酶,阻止前列腺素的生物合成及释放,阻止炎症介质对眼部的刺激及损害,发挥抗过敏、缓解瘙痒、消炎及镇痛作用;而且 NSAIDs 还具有抑制手术诱发缩瞳的作用,在手术中能维持瞳孔扩大。

双氯芬酸钠
(diclofenac sodium)

本品为苯乙酸类 NSAIDs。理化性状及其他用途参见第 4 章。

〖药理作用〗　本品作用机制为抑制环氧化酶活性,从而阻断花生四烯酸向前列腺素的转化。同时,也能促进花生四烯酸与三酰甘油结合,降低细胞内游离的花生四烯酸浓度,而间接抑制白三烯的合成。动物实验证实,前列腺素是引起眼内炎症的介质之一,能导致血-房水屏障崩溃、血管扩张、血管通透性增加、白细胞趋化、非胆碱能机制性瞳孔缩小等。本品是 NSAIDs 中作用较强的一种,对前列腺素合成的抑制作用强于阿司匹林和吲哚美辛等。本品滴眼液对机械、化学、生物等刺激引起的血-房水屏障崩溃有较强的抑制作用。临床研究显示,0.1%本品滴眼液治疗白内障术后炎症,可降低前房闪辉和细胞数;应用于角膜放射状切开术或激光屈光角膜切削术的患者,能缓解术后疼痛和畏光,优于安慰剂。

【体内过程】 0.1%本品滴眼后,10 min 在房水中即可检测到药物,2.4 h 达到峰值,为 82 ng/ml;浓度保持在 20 ng/ml 以上的持续时间超过 4 h,而维持在 3～16 ng/ml 水平可超过 24 h;房水平均药物滞留时间为 7.4 h,如果一次滴眼多滴,房水药物水平将增加,达峰时间可提前至 1 h 左右。两眼同时滴 0.1%本品各 2 滴后,4 h 内未检测到血浆内药物(最低检测限为 10 ng/ml),表明药物滴眼后的全身吸收是非常有限的。

【适应证】 1. 用于治疗葡萄膜炎、角膜炎、巩膜炎,抑制角膜新生血管的形成,治疗眼内手术后、激光小梁成形术后或各种眼部损伤的炎症反应,抑制白内障手术中缩瞳反应。

2. 用于准分子激光角膜切削术后止痛及消炎。

3. 春季结膜炎、季节过敏性结膜炎等过敏性眼病,预防和治疗白内障及人工晶体术后炎症及黄斑囊样水肿,以及青光眼滤过术后促进滤过泡形成等。

【不良反应】 1. 眼局部不良反应 15%的患者有短暂的刺痛感和灼烧感,在白内障的临床试验中,接受本品滴眼液治疗的患者大约有 28%会导致角膜炎,并且绝大多数病例发生在药物治疗前期,15%的患者会引起眼内压升高,大多数病例发生在手术后和药物治疗前期。另外还会引起其他的眼疾病,比如前房反应及眼睛过敏。

2. 全身不良反应 1%的患者会出现恶心和呕吐。

【妊娠期安全等级】 C。

【禁忌与慎用】 1. 对本品过敏者禁用。

2. <3 岁儿童用药的安全性尚未确定。

3. 哺乳期妇女慎用。

【剂量与用法】 1. 一次 1 滴,4～6 次/日。

2. 眼科手术用药,术前 3、2、1 和 0.5 h 各滴眼一次,一次 1 滴。

3. 白内障术后 24 h 开始用药,4 次/日,持续用

药两周。

4. 角膜屈光术后 15 min 即可用药,4 次/日,持续用药 3 d。

【用药须知】 使用本品时,不可戴隐形眼镜。

【制剂】 滴眼液:5 mg/5 ml(以双氯芬酸钠计)。

【贮藏】 遮光,密封,在阴凉处(不超过 20 ℃)保存。

氟比洛芬
(flurbiprofen)

本品为用于眼局部炎症的 NSAIDs。

【CAS】 5104-49-4

【ATC】 R02AX01

【理化性状】 1. 化学名:(±)-2-(2-Fluoro-4-biphenylyl)propionate dihydrate

2. 结构式:$C_{15}H_{12}FO_2$

3. 分子量:244.26

4. 结构式

氟比洛芬钠
(flurbiprofen sodium)

别名:欧可芬、Ocufen

【CAS】 56767-76-1

【理化性状】 1. 本品为白色结晶性粉末,略溶于水,溶于乙醇,几乎不溶于二氯甲烷。

2. 化学名:Sodium (±)-2-(2-fluoro-4-biphenylyl)propionate dihydrate

3. 结构式:$C_{15}H_{12}FNaO_2 \cdot 2H_2O$

4. 分子量:302.27

【药理作用】 本品能抑制环氧酶活性,阻断花生四烯酸向前列腺素转化,解除内源性前列腺素的致炎作用。

【适应证】 用于抑制内眼手术时的瞳孔缩小及其术后抗炎,治疗镭射小梁成形术后的炎症反应和其他眼前段的炎症反应,预防及治疗 1 日术后的黄斑囊样水肿。

【不良反应】 1. 可有短暂烧灼、刺痛或其他轻微刺激症状。

2. 其他不良反应包括前房积血、瞳孔缩小、瞳孔散大、眼充血;可增加眼内手术出血倾向。

【妊娠期安全等级】 C。

【禁忌与慎用】　1. 对本品及其他成分过敏者禁用。

2. 当手术患者有出血倾向或服用其他使出血时间延长药物时,应慎用本品。

3. 该药可能与阿司匹林或其他非甾体消炎药存在交叉过敏,因此,对这些药物过敏者应慎用。

4. 儿童用药的安全性和有效性尚未确立。

5. 本品是否通过乳汁分泌尚不清楚,哺乳期妇女使用本品应权衡利弊,选择停药或停止哺乳。

6. 对妊娠期妇女尚无足够数据和对照试验,使用本品应权衡利弊。

【药物相互作用】　虽然临床及动物实验显示本品与氯乙酰胆碱及卡巴胆碱无相互影响,也无相互影响的药理基础,但有报告指出,外科患者在使用本品时,氯乙酰胆碱及卡巴胆碱无效。

【剂量与用法】　术前 2 h 开始滴眼,每半小时点 1 滴,共 4 次。

【用药须知】　1. 用药前告知医师或药师病史:阿司匹林敏感性哮喘、哮喘、鼻息肉、凝血问题、其他眼睛问题(如角膜问题、干眼综合征、眼外伤史)。

2. 因非甾体类抗炎药抑制血小板集聚增加出血时间,当眼部手术使用本品时可增加出血风险。

3. NSAIDs 和局部用皮质激素联用,可延缓愈合。

4. 过量一般不引起严重问题,如过量,饮水进行稀释。

【制剂】　滴眼液:2.5 ml(0.03%)。

【贮藏】　原盒贮存于 15～25 ℃。

普拉洛芬
(pranoprofen)

别名:普南扑灵、Niflan、Nifran、Y-8004

本品为 NSAIDs,是具有三环结构的丙酸类化合物。

【CAS】　52549-17-4

【理化性状】　1. 本品为白色到微黄色结晶性粉末,易溶于二甲基甲酰胺,溶于冰醋酸,略溶于甲醇,微溶于乙腈、乙醇和醋酐,几乎不溶于水。

2. 化学名:$5H$-[1]Benzopyrano[$2,3$-b]pyridine-7-acetic acid

3. 分子式:$C_{15}H_{13}NO_3$

4. 分子量:255.28

5. 结构式

【药理作用】　本品对注射牛血清蛋白而引起的家兔实验性葡萄膜炎具有抗炎作用。对大鼠实验性结膜炎有抗炎作用,对鹿角菜胶,花生四烯酸引起的大鼠实验性急性结膜水肿和由制霉菌素、芥子引起的实验性持续性结膜水肿显示明显的抗炎作用。另外,对于抗体血清引起的实验性过敏性结膜炎也显示出明显的抗炎作用。大鼠、豚鼠、家兔的体内及体外试验,证明本品具有抑制前列腺素的生成和稳定细胞膜的作用。

【体内过程】　对家兔双眼用 0.1%[^{14}C]-普拉洛芬滴眼液一次 0.01 ml,滴眼 4 次,一次间隔 3 min。过 30 min、1 h、2 h、4 h、6 h、8 h 后测定放射活性。滴眼 30 min 后眼组织的放射活性检测结果浓度递减顺序排列为:角膜、结膜、前部巩膜、外眼肌、房水、虹膜、睫状体、后部巩膜。另一方面,视网膜、脉络膜、晶状体、血液、肝脏中药物的分布很少,玻璃体中几乎没有。

【适应证】　外眼及眼前节炎症的对症治疗(眼睑炎、结膜炎、角膜炎、巩膜炎、浅层巩膜炎、虹膜睫状体炎、术后炎症)。

【不良反应】　1. 发生率为 0.1%～5% 的不良反应有刺激感、结膜充血、瘙痒感、眼睑发红、肿胀、眼睑炎、分泌物增多。

2. 发生率小于 0.1% 的有流泪、弥漫性浅层角膜炎、异物感、结膜水肿。

【妊娠期安全等级】　C。

【禁忌与慎用】　1. 对本品成分有过敏史的患者禁用。

2. 妊娠期妇女、有妊娠可能的妇女及哺乳期妇女,只有用药的益处大于危险时,才可使用。

3. 对早产儿、新生儿和婴儿给药时的安全性尚未明确。

【剂量与用法】　滴眼,一次 1～2 滴,4 次/日,根据症状可以适当增减次数。

【用药须知】　1. 注意本品只用于对症治疗而不是对因治疗。本品可掩盖眼部感染症状,因此,对于感染引起的炎症使用本品时,一定要仔细观察,慎重使用。

2. 在滴眼时,注意药瓶口不要接触眼部。在交给患者时,指导患者将药瓶遮光保存。

【制剂】　滴眼液:5 mg/5 ml。

【贮藏】　密闭,在凉暗处(遮光并不超过 20 ℃)保存。开封后必须遮光保存。

吲哚美辛
(indometacin)

别名:消炎痛

【药理作用】　本品系 NSAID，能抑制环氧酶活性，阻断花生四烯酸向前列腺素转化，解除内源性前列腺素的致炎作用。前列腺素是引起眼内炎症的介质之一，能导致血-房水屏障崩溃、血管扩张、血管通透性增加、白细胞趋化、非胆碱能机制性瞳孔缩小等。本品能抑制由花生四烯酸或前房穿刺引起的房水蛋白增加，在由 S 抗原诱发的大鼠葡萄膜炎中，本品可抑制白细胞游走和葡萄膜内前列腺素 E_2 增加。

【适应证】　用于眼科手术及非手术因素引起的非感染性炎症的抗炎治疗。

【不良反应】　滴眼有短暂烧灼、刺痛。

【禁忌与慎用】　对本品过敏者禁用。

【剂量与用法】　眼科手术前，术前 3、2、1 和 0.5 h 各滴眼 1 次，一次 1 滴。眼科手术后，1～4 次/日，一次 1 滴。

【用药须知】　尚不明确。

【制剂】　滴眼液：40 mg/8 ml。

【贮藏】　遮光，密封，在凉暗处（遮光并不超过 20 ℃）保存。

酮咯酸氨丁三醇
（ketorolac tromethamine）

别名：痛力克、痛力消、酮咯酸三羟甲氨基甲烷、酮洛来克、安贺拉、Toradel、Tcular

本品为 NSAID。

【药理作用】　本品眼部应用可降低房水内前列腺素 E_2 的水平。当眼部仅滴用本品的溶媒时，房水内前列腺素 E_2 的平均浓度为 80 pg/ml，当滴入本品滴眼液时，为 28 pg/ml，而对眼内压无明显影响。

【体内过程】　9 名患者于白内障摘除术前 12 h 及术前 1 h，给予 0.5% 本品滴眼液 0.1 ml 点眼，其中 8 名均能在眼中达到可测量水平，房水中可检测到的浓度为 40～170 ng/ml，平均浓度为 95 ng/ml，26 名健康志愿者给予 0.5% 本品滴眼液 0.05 ml 点眼，连续 10 d（3 次/日），仅 5 名受试者血浆中可检测到本品，血浆浓度为 10.7～22.5 ng/ml，全身给药（每 6 h 给予 10 mg）；血浆中本品稳态浓度值为 960 ng/ml。

【适应证】　本品适用于暂时缓解因季节性过敏性结膜炎引起的眼部瘙痒。也可用于治疗内眼手术后（如白内障摘除术）的炎症反应。

【不良反应】　1. 最常见的不良反应为用药后有一过性刺痛或灼热感。临床研究报告中使用本品患者中有 40% 出现此反应。小于 5% 的不良反应有过敏反应、眼刺激、浅层眼部感染及浅层角膜炎。

2. 偶有过敏反应、角膜水肿、眼干、视物模糊等

症状。

3. 罕见角膜溃疡、头痛、充血等反应。

【妊娠期安全等级】　C。

【禁忌与慎用】　1. 对 NSAIDs 过敏或对本品中任何成分过敏者禁用。

2. <3 岁儿童用药的安全性尚未确定。

3. 哺乳期妇女慎用。

【剂量与用法】　滴入眼睛内。治疗季节性过敏性结膜炎，一次 1 滴，4 次/日或遵医嘱。用于术后炎症，在术后 24 h 内一次 1 滴，4 次/日，持续 2 周。

【用药须知】　使用本品时，不可戴隐形眼镜。

【制剂】　滴眼液：25 mg/5 ml。

【贮藏】　遮光，密闭，在阴凉处保存。

奈帕芬胺
（nepafenac）

别名：Ilevro

本品为局部用 NSAIDs。

【CAS】　78281-72-8

【ATC】　S01BC10

【理化性状】　1. 本品为黄色结晶性粉末。

2. 化学名：2-Amino-3-benzoylbenzeneacetamide

3. 分子式：$C_{15}H_{14}N_2O_2$

4. 分子量：254.28

5. 结构式

【药理作用】　本品局部眼内给药后，被角膜吸收，被眼部组织水解酶水解成氨芬酸，本品及其代谢产物抑制前列腺素 H 合成酶，抑制前列腺素合成。

【体内过程】　0.3% 的本品滴双眼，1 次/日，给药的第 1 d 和第 4 d，本品及代谢物达峰时间分别约 0.5 h 和 0.75 h，平均稳态 C_{max} 分别为（0.847±0.269）ng/ml 和（1.13±0.491）ng/ml。

【适应证】　本品用于治疗白内障手术相关的疼痛和炎症。

【不良反应】　1. 严重不良反应包括出血时间延长、延期愈合、角膜炎、角膜溃疡甚至穿孔。

2. 白内障术后常见不良反应（5%～10%）为囊膜浑浊、视敏度降低、异物感、眼内压升高、黏感；其他眼部不良反应（1%～5%）为结膜水肿、角膜水肿、眼干、睑缘结痂、眼部不适、眼充血、眼痛、眼部瘙痒、畏光、撕裂状痛、玻璃体脱离。

3. 非眼部不良反应（1％～4％）包括头痛、高血压、恶心、呕吐、鼻窦炎。

【妊娠期安全等级】　C。

【禁忌与慎用】　1. 对本品或其他 NSAIDs 过敏者禁用。

2. 对妊娠期妇女研究尚缺乏资料，应权衡利弊。因其抑制前列腺素生物合成药物可影响胎儿心血管系统，妊娠晚期禁用。

3. 10 岁以下儿童用药的安全性和有效性尚未确立。

4. 本品是否通过乳汁分泌尚不清楚，哺乳期妇女应权衡利弊，选择停药或停止哺乳。

5. 戴隐形眼镜患者慎用本品。

【药物相互作用】　体外本品浓度达 3000 ng/ml，代谢物浓度达 1000 ng/ml，对 CYP1A2、CYP2C9、CYP2C19、CYP2D6、CYP2E1 和 CYP3A4 无抑制作用。

【剂量与用法】　1. 滴入患眼，一次 1 滴，1 次/日，术前 1 d 开始给药，直至术后 2 周，术前 30～120 min，再滴入 1 滴。

2. 与其他药物（β 受体拮抗药、碳酸酐酶抑制剂、α 受体激动药、睫状肌麻痹药、扩瞳剂）合用时，须间隔 5 min 以上。

【用药须知】　1. 局部应用 NSAIDs 可导致角膜炎，敏感患者可导致角膜上皮破裂、角膜变薄、角膜糜烂、角膜溃疡或角膜穿孔，如出现角膜上皮破裂，立即停药，用药时应监测角膜反应。

2. 外用的 NSAIDs 上市后的经验表明，复杂眼手术、角膜神经损伤、角膜上皮缺损、糖尿病、眼表疾病（如干眼综合征）、类风湿关节炎，或短期内重复眼部手术患者局部应用 NSAIDs，可增加角膜不良事件的风险，可能影响视力，应慎用。术前用药超过 1 d，或术后超过 14 d，可增加患者风险和严重角膜不良事件。

3. 局部 NSAIDs 和激素类药物合用，可使伤口延期愈合。

4. NSAIDs 因抑制血小板增加出血时间，手术时眼部应用此类药物，可导致眼部组织出血。应用本品时，有出血倾向或服用其他延长出血时间药物时慎用。

【制剂】　滴眼液：0.3％本品 1.74 ml 封装于 4 ml 瓶中。

【贮藏】　遮光贮存于 2～25 ℃。

溴芬酸
(bromfenac)

别名：Bromday

本品为眼科局部用 NSAIDs。

【理化性状】　1. 本品为黄色至橙色结晶性粉末。

2. 化学名：Sodium 2-amino-3-(4-bromobenzoyl) phenylacetate sesquihydrate

3. 分子式：$C_{15}H_{11}BrNNaO_3 \cdot 1.5H_2O$

4. 分子量：383.17

5. 结构式

【用药警戒】　1. 使用本品之前，患者应告知医师或药师是否对本品过敏、是否对阿司匹林或其他非甾体抗炎过敏（例如甲氧苯丙酸、塞来考希）、是否有其他任何过敏史、是否对本品所含非活性成分过敏（如亚硫酸钠），总之尽可能告知医师或药师详细的过敏史。

2. 如果确定存在阿司匹林敏感性哮喘（服用阿司匹林或其他 NSAIDs 后有流鼻涕/鼻塞加重等呼吸系统病史），应告知医师并禁用本品。

3. 本品使用之前应告知医师病史，尤其是伴出血障碍或其他眼部问题（例如干眼症、角膜病变等）。

【药理作用】　本品是一种 NSAID，具有抗炎活性。作用机制是通过抑制 COX1 和 COX2 来阻止前列腺素的合成。前列腺素在许多动物模型中已被证明是若干种眼内炎症的介质。在动物眼睛进行的研究中，前列腺素已被证明可瓦解血-房水屏障，舒张血管，增加血管通透性，导致白细胞增多及眼内压增高。

【适应证】　用于眼部手术后炎症和白内障手术后止痛。

【不良反应】　1. 白内障术后使用本品最常见的不良反应（2％～7％）包括眼部感觉异常、结膜充血、眼刺激（灼痛/刺痛）、目痛、瘙痒症、红眼、头痛、虹膜炎等。

2. 上市后发现的不良反应包括角膜溃疡、角膜穿孔、角膜变薄、上皮细胞破裂。

【妊娠期安全等级】　C。

【禁忌与慎用】　1. 慎用于对 NSAIDs 易感患者。

2. 禁用于佩戴隐形眼镜者。

3. 禁用于有出血倾向者。

4. 禁用于对 NSAIDs 过敏者。

5. 以下患者慎用本品：复杂的眼科手术、角膜去神经、角膜上皮缺损、糖尿病、眼表疾病（如干眼综合征)、类风湿关节炎、短时间内重复眼部手术。

【剂量与用法】 对于眼部炎症和白内障术后止痛,于手术前24 h滴患眼,一次1滴,1次/日,连用至术后14 d。

【用药须知】 1. 本品所含组分亚硫酸盐,可能引起过敏反应,在对亚硫酸盐敏感人群中可偶发生哮喘和危及生命的事件,这类人群数量很少但总体患病率尚不明确,对亚硫酸盐敏感的人群数量在哮喘患者中比例明显高于正常人。

2. 所有的NSAIDs均可减缓伤口愈合,局部应用同样可致减缓伤口愈合。

3. 阿司匹林、苯乙酸衍生物或其他NSAIDs有潜在的交叉敏感性,因此,本品慎用于对上述药物过敏的患者。

4. 本品与一些NSAIDs一样,由于干扰血小板聚集可致出血时间延长。已有报道,在行眼部手术时直接应用眼用NSAIDs可致眼部组织出血时间延长(包括眼前房出血)。建议本品慎用于具有出血倾向或正在应用具有延长出血时间药物的患者。

5. 局部应用NSAIDs可引起角膜炎。对于易感患者局部应用NSAIDs可引起上皮细胞破裂、角膜变薄、角膜糜烂、角膜溃疡或角膜穿孔。这些事件可危及视力。一经发现上皮细胞破裂证据应立即停止使用局部用NSAIDs,并密切监测角膜健康状态。

6. 与其他滴眼液至少间隔5 min使用。

【制剂】 滴眼液:1.7 ml(0.09%)。

【贮藏】 贮于15~25 ℃。

21.9 抗变态反应药和缓解充血药

本节所列药物主要为抗组胺药、肥大细胞稳定剂和血管收缩药,用于眼睛的过敏性症状,如眼红、流泪、充血等。

色甘酸钠
(disodium cromoglycate)

别名:润博、双朗、宁敏

本品为过敏反应介质阻滞剂,也称为肥大细胞稳定剂。

【药理作用】 作用机制是稳定肥大细胞膜,阻止肥大细胞释放组胺、白三烯、5-羟色胺、缓激肽及慢反应物质等致敏介质,从而预防过敏反应的发生。

【适应证】 用于春季过敏性结膜炎。

【不良反应】 偶有刺痛感和过敏反应。

【禁忌与慎用】 对本品过敏者、妊娠三个月以内的妇女禁用。

【剂量与用法】 滴于结膜囊内,一次1~2滴,一

日数次。在好发季节前2~3周开始使用。

【用药须知】 1. 使用后应将药瓶盖拧紧,以免瓶口污染。

2. 对本品过敏者禁用。

3. 用前应洗净双手。

4. 当本品性状发生改变时禁止使用。

5. 儿童必须在成人监护下使用。

6. 请将此药品放在儿童不能接触的地方。

【制剂】 滴眼液:20 mg/8 ml。

【贮藏】 遮光,密闭保存。

色羟丙钠
(sodium hydroxypropylcromate)

本品为过敏反应介质阻滞剂,也称为肥大细胞稳定剂,为色甘酸钠的异构体。

【药理作用】 本品系抗过敏药物,其作用机制是稳定肥大细胞膜,阻止肥大细胞释放组胺、白三烯、5-羟色胺、缓激肽及慢反应物质等致敏介质,从而预防过敏反应的发生。

【适应证】 1. 滴眼液用于预防春季过敏性结膜炎。

2. 片剂用于过敏性鼻炎、结膜炎,过敏性哮喘,日光性皮炎及其他过敏性反应。

【不良反应】 1. 滴眼液不良反应轻微,偶有不适,继续用药后可自行消失。

2. 滴鼻剂可见鼻刺痛、烧灼感、喷嚏、头痛、嗅觉改变,罕见鼻出血、皮疹等过敏反应。

【禁忌与慎用】 对本品过敏者禁用,过敏体质者慎用。

【剂量与用法】 1. 滴眼液 一次1~2滴,4次/日,重症可适当增加到6次/日。在好发季节前2~3周使用。

2. 片剂 成人,一次0.1~0.2 g,3~4次/日,饭前半小时服用。

3. 滴鼻剂 成人一次5~6滴,5~6次/日;儿童一次2~3滴,3~4次/日。

【用药须知】 1. 使用后应将药瓶盖拧紧,以免瓶口污染。

2. 用前应洗净双手。

3. 本品性状发生改变时禁止使用。

4. 儿童必须在成人监护下使用。

【制剂】 ①滴眼液:160 mg/8 ml。②片剂:0.1 g。③滴鼻剂:160 mg/8 ml。

【贮藏】 在阴凉处保存,置于儿童不能接触的地方。

曲尼司特
(tranilast)

别名:曲贝、肉桂氨茴酸、利喘平、Rizaben

本品属于过敏反应介质阻释药。

【药理作用】　1. 本品具有稳定肥大细胞和嗜碱粒细胞细胞膜的作用,阻止其脱颗粒,从而抑制组胺、5-羟色胺等过敏性反应物质的释放而起到抗过敏的作用。

2. 本品用于过敏性结膜炎模型动物后,可以剂量依赖性地抑制大鼠和豚鼠血管渗透性的增加,减轻炎性细胞对结膜组织的浸润,从而抑制过敏性结膜炎的发生。

【体内过程】　文献报道,6 名健康男性受试者单次点眼,每眼 2 滴,血药浓度约 1 h 后达峰(平均 17.8 ng/ml);4 次/日,连续 8 d,血药浓度峰值为 25 ng/ml。单次给药后,$t_{1/2}$ 为 3.6 h;重复给药后,血药浓度 $t_{1/2}$ 为 3.9 h。

【适应证】　用于治疗轻、中度过敏性结膜炎。

【不良反应】　少数患者出现眼刺痛、烧灼感、角膜上皮荧光素染色、头昏、胃部不适。

【妊娠期安全等级】　C。

【禁忌与慎用】　1. 对本品有过敏史者禁用。

2. 妊娠期妇女用药的安全性尚未明确,不可用于妊娠期妇女及有妊娠可能的妇女。

3. 早产儿、新生儿及哺乳期婴儿用药的安全性尚未明确。

【剂量与用法】　滴眼,一次 2 滴,4 次/日(早、中、晚及临睡前各一次)。

【用药须知】　1. 使用本品时,不可戴隐形眼镜。

2. 用药前应洗净双手。

3. 给药时滴眼液瓶口不可接触眼睛。

4. 使用后应及时将瓶盖拧紧,以免药液流出或被污染。

5. 对于严重的过敏性结膜炎患者,单用本品达不到足够疗效时,应合并使用其他抗过敏药或改用其他治疗方法。

【制剂】　滴眼液:5 mg/5 ml。

【贮藏】　遮光,密封保存。

依美斯汀
(emedastine)

本品为一种相对选择性的组胺 H_1 受体拮抗剂。

【CAS】　87233-61-2

【ATC】　S01GX06

【理化性状】　1. 化学名:1-(2-Ethoxyethyl)-2-(4-methyl-1,4-diazepan-1-yl)-benzoimidazole

2. 分子式:$C_{17}H_{26}N_4O$

3. 分子量:302.4

4. 结构式

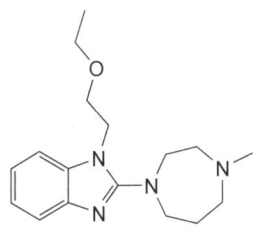

富马酸依美斯汀
(emedastine difumarate)

别名:Emadine、埃美丁

【CAS】　87233-62-3

【ATC】　S01GX06

【理化性状】　1. 本品为白色结晶性粉末,易溶于水。

2. 化学名:lH-Benzimidazole,1-(2-ethoxyethyl)-2-(hexahydro-4-methyl-1H-1, 4 diazepin-1-yl),(E)-2-butenedioate(1:2)

3. 分子式:$C_{17}H_{26}N_4O \cdot 2C_4H_4O_4$

4. 分子量:534.57

【药理作用】　一种相对选择性的组胺 H_1 受体拮抗剂。本品对组胺受体亲和力的体外试验表明,对组胺 H_1 受体具有相对选择性的作用。体内研究表明,本品抑制组胺引起的结膜血管渗透性的改变与浓度相关。本品对肾上腺素能受体、多巴胺受体和 5-羟色胺受体无作用。

【体内过程】　在人眼中滴用本品后,只有少量被全身吸收。在 10 例健康志愿者的研究中,双眼滴用 0.05% 的本品,2 次/日,持续 15 d,本品的血药浓度一般低于检测限(0.3 ng/ml)。可测量的样本中,本品浓度为 0.30~0.49 ng/ml。本品口服后血浆 $t_{1/2}$ 为 3~4 h。口服后 24 h,口服剂量的 44% 从尿中排泄,但只有 3.6% 以原形排出。两种主要代谢产物 5-和 6-羟依美斯汀可以游离和结合的形式从尿液排出。另外还可产生少量 5-和 6-羟依美斯汀的 5'-氧化类似物及氧化氮。

【适应证】　可用于暂时缓解过敏性结膜炎的症状和体征。

【不良反应】　在持续 42 d 的临床对照试验中,最常见的不良反应是头疼(11%)。小于 5% 的患者出现异梦、乏力、怪味、视物模糊、眼部灼热或刺痛、角膜浸润、角膜着染、皮炎、不适、眼干、异物感、充血、角膜炎、瘙痒、鼻炎、鼻窦炎和流泪。有些表现与疾病本身的症状相似。

【妊娠期安全等级】　B。

【禁忌与慎用】　1. 对本品过敏者禁用。

2. 妊娠期妇女只有明确需要时才可使用。

3. 哺乳期妇女慎用。

4. 3岁以下儿童使用本品的安全性和有效性尚未确定。

【剂量与用法】　推荐量为患眼一次1滴，2次/日，如需要可增加到4次/日。

【用药须知】　1. 为防止污染药瓶口和药液，不要使药瓶口接触眼睑和眼周部位。不用时应将药瓶口拧紧。如果药液变色，请勿再使用。

2. 佩戴隐形眼镜的患者，如果眼部充血，治疗期间建议其不要佩戴隐形眼镜，因为本品滴眼液中的防腐剂苯扎氯铵可被软隐形眼镜吸收。眼部不充血的患者，在滴药至少10 min后才能重新戴用隐形眼镜。不能使用本品治疗由隐形眼镜引起的眼部刺激症状。

【制剂】　滴眼液：2.5 mg/5 ml。

【贮藏】　贮于4~30 ℃。远离儿童，开盖一个月后应丢弃。

依匹斯汀
(epinastine)

别名：Elestat

本品属于抗组胺药和肥大细胞稳定剂，为具有局部活性的直接 H_1 受体拮抗药。

【CAS】　108929-04-0；80012-44-8

【ATC】　R06AX24；S01GX10

【理化性状】　1. 化学名：3-Amino-9, 13b-dihydro-1H-dibenz[c, f]imidazo[1,5-a]azepine

2. 分子式：$C_{16}H_{15}N_3$

3. 分子量：249.31

4. 结构式

盐酸依匹斯汀
(epinastine hydrochloride)

别名：Elestat

【CAS】　80012-43-7（epinastine）

【理化性状】　1. 化学名：3-Amino-9,13b-dihydro-1H-dibenz[c, f]imidazo[1,5-a]azepine hydrochloride

2. 分子式：$C_{16}H_{15}N_3 \cdot HCl$

3. 分子量：285.8

【药理作用】　本品可抑制肥大细胞释放组胺，对组胺 H_1 受体有选择性，而对组胺 H_2 受体具有亲和力。还对 α_1、α_2 和 5-HT_2 受体具有亲和力。本品不能透过血-脑屏障，因此，不会给中枢神经系统带来不良反应。

【体内过程】　14名志愿者接受本品的滴眼液，2次/日，一次1滴，治疗变态性结膜炎，连用7 d。在给药2 h后可达 C_{max}（0.04±0.014）ng/ml，提示很低的全身暴露。给予多剂量后未见全身吸收量增加，AUC值未见改变。本品的蛋白结合率为64%。总 CL 接近 56 L/h，终末血浆 $t_{1/2}$ 约为12 h。静脉给药后，本品主要以原药随尿液排出55%，随粪便排出30%，被代谢的原药仅占<10%。肾清除方式主要是经肾小管分泌。

【适应证】　1. 适用于成人所患的过敏性鼻炎、荨麻疹、湿疹、皮炎、皮肤瘙痒症、痒疹、伴有瘙痒的寻常性银屑病及过敏性支气管哮喘的防治。

2. 本品滴眼液用于防止过敏性结膜炎引起的瘙痒。

【不良反应】　1. 最常见眼内灼热感、滤泡症、充血、发痒。

2. 非眼的不良反应有感冒症状和上呼吸道感染、头痛、鼻炎、鼻窦炎、咽炎和咳嗽。

【妊娠期安全等级】　C。

【禁忌与慎用】　1. 对本品过敏者，<3岁儿童禁用。

2. 妊娠期妇女只有潜在的益处大于对胎儿伤害的风险时才可使用。

3. 本品是否通过乳汁排秘尚未确定，哺乳期妇女慎用。

【剂量与用法】　每眼滴入1滴，2次/日。

【用药须知】　1. 滴药时，不能佩戴隐形眼镜，因药液中的防腐剂会被镜片吸收。

2. 滴药时摘下隐形眼镜，滴药15 min后才可再戴上。

3. 眼药容器的瓶口不可接触眼部，以免污染药液，使眼受到感染。

4. 滴眼后，拧紧瓶口盖。

【制剂】　滴眼液：5 ml（0.05%）。

【贮藏】　贮于15~25 ℃。

贝他斯汀
(bepotastine)

别名：贝托斯汀、贝托司汀、泊司汀、Bepreve

本品为非镇静性、高选择性组胺 H_1 受体拮抗药。

【CAS】　125602-71-3；190786-43-7

【理化性状】　1. 本品为白色或淡黄色结晶粉末，其滴眼液浓度为 1.5%，pH 值 6.8。

2. 化学名：(＋)-4-{[(S)-p-Chloro-α-2-pyridyl-benzyl]oxy}-1-piperidinebutyric acid

3. 分子式：$C_{21}H_{25}ClN_2O_3$

4. 分子量：388.9

5. 结构式

苯磺酸贝他斯汀
(bepotastine besilate)

【CAS】　190786-44-8

【理化性状】　1. 分子式：$C_{21}H_{25}ClN_2O_3 \cdot C_6H_6O_3S$

2. 分子量：547.1

【药理作用】　1. 本品是一种局部起效、直接 H_1 受体拮抗药和肥大细胞释放组胺的抑制药。通过阻断引起过敏反应的天然物质组胺而发挥抗过敏作用。

2. 对小鼠和大鼠进行长期膳食研究评价本品的致癌潜能。小鼠接受本品 200 mg/(kg·d)共 21 个月，大鼠 97 mg/(kg·d)共 24 个月，没有显著诱发肿瘤。这些剂量分别相当于人局部眼用全身暴露约 350 和 200 倍。

3. Ames 试验、CHO 细胞(染色体畸变)、小鼠肝细胞(非程序 DNA 合成)以及小鼠微核试验均未见遗传毒性证据。

4. 雄性和雌性大鼠口服本品剂量高达 1000 mg/(kg·d)，生育力指数和生存胎儿略有降低。大鼠口服本品 200 mg/(kg·d)，约为人眼局部应用预期浓度 3300 倍，未见不孕。

【体内过程】　1. 吸收　12 名健康志愿者双眼都滴入 1% 或 1.5% 的本品 1 滴，4 次/日，共 7 d，血药浓度约在滴入双眼后 1~2 h 达到高峰。最高血药浓度分别为 (5.1 ± 2.5)ng/ml 和 (7.3 ± 1.9)ng/ml。滴入 24 h 后两个剂量组 11/12 志愿者血药浓度均低于可定量低限(2 ng/ml)。

2. 分布　本品的蛋白结合率约 55%，与其浓度无关。

3. 代谢　本品极少被 CYP450 同工酶代谢。体外研究显示，本品不影响通过 CYP3A4、CYP2C9 和 CYP2C19 代谢的底物。

4. 排泄　本品主要通过肾脏排泄，约 75%~90% 以原形排出。

【适应证】　用于治疗≥2 岁儿童至成人的过敏性结膜炎所致的眼部瘙痒。

【不良反应】　最常见的不良反应为 25% 受试者滴药后有轻微味道；2%~5% 受试者发生的其他不良反应是眼部刺激、头痛和鼻咽炎。

【妊娠期安全等级】　C。

【禁忌与慎用】　1. 因为妊娠期妇女中无良好对照研究，仅在权衡胎儿的利大于弊时给予本品。

2. 尚未确定本品是否通过乳汁排泄，哺乳期妇女应慎用。

3. 对 2 岁以下儿童患者的安全性和有效性尚未确定，2 岁以下儿童慎用。10 岁以下儿童患者疗效是从大于 10 岁儿童和从成年患者进行的临床试验向外推出的。

【剂量与用法】　2 次/日，一次 1 滴。

【用药须知】　1. 本品为局部眼科用药。

2. 在使用本品前，应先洗手，不要触碰滴管尖端。

3. 应告知患者，如果眼睛发红不要戴隐形眼镜。本品不用于治疗隐形眼镜相关刺激。患者滴眼前应取下隐形眼镜，因滴眼液中的防腐剂苯扎氯铵可经软性隐形眼镜吸收。滴入药液 15 min 后再戴隐形眼镜。

【制剂】　滴眼液：150 mg/10 ml。

【贮藏】　干燥，遮光贮于 15~25 ℃。

洛度沙胺
(lodoxamide)

本品为肥大细胞稳定剂。

【CAS】　53882-12-5

【ATC】　S01GX05

【理化性状】　1. 化学名：N,N'-(2-Chloro-5-cyano-m-phenylene)dioxamic acid

2. 分子式：$C_{11}H_6ClN_3O_6$

3. 分子量：311.6

4. 结构式

洛度沙胺氨丁三醇
(lodoxamide tromethamine)

别名：阿乐迈、Alomide

【CAS】 63610-09-3

【理化性状】 1. 本品为白色结晶，易溶于水。

2. 化学名：N,N'-(2-Chloro-5-cyano-m-phenylene) dioxamic acid tromethamine salt

3. 分子式：$C_{11}H_6ClN_3O_6 \cdot 2(C_4H_{11}NO_3)$

4. 分子量：553.91

【药理作用】 本品在动物和人活体内本品可抑制I型速发型变态反应。体外试验显示，本品能稳定肥大细胞，阻止特异性抗原所致的组织胺的释放。此外，本品还可阻止其他的肥大细胞炎性介质的释放（如 SPS-A，即过敏反应的慢反应物质，即白三烯）及嗜酸细胞的趋化性。体外试验还显示，本品通过阻止钙离子向受刺激的肥大细胞内转移，抑制组胺的释放。

【适应证】 1. 过敏性眼病，如春季卡他性结膜角膜炎、春季卡他性结膜炎、巨乳头睑结膜炎。

2. 由I型速发型变态反应（或肥大细胞）引起的非感染性炎性眼疾。

【不良反应】 眼部不适感，如灼热、刺痛、瘙痒和流泪。

【妊娠期安全等级】 B。

【禁忌与慎用】 1. 对本品过敏者禁用。

2. 只有当明确需要时，妊娠期妇女方可使用。

3. 尚不明确本品是否经乳汁分泌，哺乳期妇女慎用。

4. 2岁以下儿童的有效性及安全性尚不明确。

【剂量与用法】 成人和2岁以上儿童4次/日，一次1～2滴。用药后一旦症状减轻，应坚持用药至进一步改善，有时需持续治疗4周。如果治疗需要，本品可与肾上腺皮质激素类药物联合应用。

【用药须知】 1. 不要将滴眼液瓶口接触任何地方，以免污染药液。

2. 与所有含有苯扎氯铵的制剂一样，软性（亲水性）角膜接触镜佩戴者用药时勿佩戴角膜接触镜，需在中止滴药后数小时方可佩戴。

3. 勿要任意增加规定的滴药次数。

【制剂】 滴眼液：5 mg/5 ml。

【贮藏】 贮于15～27 ℃。置于儿童接触不到的地方。

羟甲唑啉
(oxymetazoline)

别名：甲酚唑啉、氧甲唑啉、羟间唑啉

本品为一种长效的眼局部血管收缩剂。

【CAS】 1491-59-4

【ATC】 R01AA05；R01AB07；S01GA04

【理化性状】 1. 化学名：6-$tert$-Butyl-3-(4,5-dihydro-1H-imidazol-2-ylmethyl)-2,4-dimethylphenol

2. 分子式：$C_{16}H_{24}N_2O$

3. 分子量：260.38

4. 结构式

盐酸羟甲唑啉
(oxymetazoline hydrochloride)

别名：甲酚唑啉、氧甲唑啉、羟间唑啉

本品为一种长效的眼局部血管收缩剂。

【CAS】 2315-02-8

【理化性状】 1. 分子式：$C_{16}H_{24}N_2O \cdot HCl$

2. 分子量：296.84

【药理作用】 本品为一唑啉类衍生物，是具有收缩血管作用的拟交感神经药物。其作用是直接刺激血管平滑肌上的 α_1 受体。具有作用迅速、疗效相对持久以及较低的反跳性倾向的特点。

【体内过程】 一项通过不同途径（鼻内、眼部、静脉）给新西兰白兔不同剂量的本品的研究显示，眼部使用本品后，其全身的吸收仅为静脉给药吸收的50%。眼部用药后无异常的全身作用。一项本品在雌性新西兰白兔眼部各组织中吸收及自眼中排出的研究显示，外眼组织（角膜、结膜、巩膜）对本品吸收良好，本品很难穿透角膜进入内眼组织。

【适应证】 1. 用于缓解过敏性结膜炎，非感染性结膜炎的眼部症状以及解除过敏、干眼、游泳、烟雾、佩戴接触镜、眼疲劳等因素引起的眼部充血。

2. 用于急慢性鼻炎、鼻窦炎、过敏性鼻炎。

【不良反应】 对某些过敏的患者可能引起瞳孔散大而导致眼内压升高。

【妊娠期安全等级】 C。

【禁忌与慎用】 1. 滴眼液禁用于一些不能散瞳的患者（如闭角型青光眼，重度窄角的患者），也禁用于对该药成分过敏的患者。

2. 未经控制的高血压，心律失常，高血糖（糖尿病），甲亢患者慎用。

3. 妊娠期妇女只有潜在的益处大于对胎儿伤害

的风险时才可使用。

4. 本品是否通过乳汁分泌尚未确定,妊娠期妇女慎用。

5. 滴鼻液萎缩性鼻炎及鼻腔干燥者禁用。

【剂量与用法】　1. 滴眼,4～6 次/日,一次 1～2 滴。

2. 滴鼻,一次 1～3 滴,4～6 次/日,一次间隔 4 h 以上,连续使用不得超过 7 d。

【用药须知】　1. 拟交感神经药应慎用于正在全身应用单胺氧化酶(MAO)抑制剂的患者,以免引起血压升高。

2. 为避免污染,滴眼时瓶口勿接触眼睑。

3. 使用本品前请将角膜接触镜去除。

【制剂】　①滴眼液:1.25 mg/5 ml;3.75 mg/15 ml。②滴鼻剂:5 mg/10 ml。

【贮藏】　遮光,密闭保存。

盐酸去氧肾上腺素
(phenylephrine hydrochloride)

别名:Neo-Synephrine、盐酸脱羟肾上腺素、盐酸新辛内弗林、盐酸苯肾上腺素

本品为合成的拟交感神经药,结构与肾上腺素和麻黄碱相似,用于眼科作为血管收缩剂和散瞳剂。

【用药警戒】　医师在使用之前必须十分熟悉本品详细用药信息。本品 10% 溶液罕见严重心血管事件如室性心律失常和心肌梗死。偶发的致命性心血管事件通常发生在有心血管病史的老年患者身上。

【药理作用】　1. 本品主要作用为 α-肾上腺素效应。可通过收缩眼部血管和睫状肌,在眼部主要起局部效应如收缩血管和扩瞳作用。

2. 本品应用于眼科,主要归功于其起效快、作用温和持久且不会引起代偿性血管舒张作用。本品因其浓度不同产生的不同效应见下表。

盐酸去氧肾上腺素不同浓度产生的效应

浓度(%)	扩瞳作用		调节麻痹
	最长(min)	恢复时间(min)	
2.5	15～60	3	极微量
10	10～60	6	轻度

【适应证】　本品滴眼液用于眼葡萄膜炎(虹膜后粘连)、开角性青光眼、检眼镜检查、诊断检查中以减轻眼部充血、收缩血管和散瞳。

【不良反应】　1. 可见急性血压升高,罕见室性心律失常和心肌梗死。

2. 变态反应包括呼吸困难,咽喉堵塞,唇、脸、舌肿胀,荨麻疹。

【妊娠期安全等级】　C。

【禁忌与慎用】　1. 闭角性青光眼患者禁用。

2. 本品 10% 的滴眼液禁用于婴幼儿患者和动脉瘤患者。

【药物相互作用】　1. 与其他所有的拟肾上腺素药一样,本品使用后 21 d 内慎用或调整 MAOIs 的剂量,以防血压升高。其他具有相似配伍作用包括三环类抗抑郁药、普萘洛尔、利血平、胍乙啶、甲基多巴、阿托品类似物等。

2. 据文献报道,本品 10% 滴眼液与全身性的 β 受体拮抗药合用可导致急性血压升高,另有一例致动脉血管瘤的患者的血管破裂。

【剂量与用法】　1. 收缩血管和散瞳　本品 10% 滴眼液可快速并强力起到散瞳和减轻毛细血管床充血。先使用 1 滴局麻药,数分钟后于上睑缘滴入本品 1 滴。局麻药可预防眼部刺激和防止刺激产生的泪液对本品的稀释作用。有时可能需要在 1 h 后重复滴入本品,并在滴入本品前先滴入局麻药。

2. 眼葡萄膜炎

(1) 虹膜后粘连　本品 10% 滴眼液可用于伴虹膜后粘连或可能发生虹膜后粘连的葡萄膜炎。可用本品 10% 滴眼液配合阿托品产生的扩瞳作用预防粘连形成。然而值得强调的是,本品的血管收缩作用可对抗葡萄膜炎的感染引起的血流增加。

(2) 对于新近形成的后虹膜粘连,本品 10% 滴眼液 1 滴,滴于角膜上表面,第 2 d 如需要继续可给药。在此期间,可进行热敷,3 次/日,一次 5～10 min,热敷前后用 1% 或 2% 的硫酸阿托品 1 滴。

3. 青光眼　在某些青光眼患者中,于角膜上表面滴入本品 10% 滴眼液 1 滴,可能通过收缩血管作用达到短暂的降低眼内压效应。如有必要治疗可以重复。

本品可用于使用缩瞳药的开角性青光眼患者,可减轻因瞳孔缩小导致的视野狭窄,本品可经常性使用以辅助缩瞳剂达到降低眼压的效应。本品与缩瞳剂合用可明显改善视力。

4. 手术前　眼外科手术需短效扩瞳时,手术前 30～60 min 给予本品 10% 或 2.5% 滴眼液 1 滴。

5. 屈光不正或进行屈光检查

(1) 对于已经确诊的屈光不正,本品 2.5% 滴眼液与后马托品、硫酸阿托品或后马托品与可卡因复合物合用可有效治疗。

(2) 对成年患者,首先给予双眼一种睫状肌麻痹剂各 1 滴,5 min 后于双眼滴本品 2.5% 溶液各 1 滴,10 min 后再次给予双眼睫状肌麻痹剂各 1 滴。50～60 min 后方可进行屈光检查。

（3）对于儿童患者,首先给予双眼 1％的硫酸阿托品各 1 滴,10～15 min 后给予双眼本品 2.5％滴眼液各 1 滴,5～10 min 后重复使用 1％硫酸阿托品,1～2 h 后方可进行屈光检查。

本品与睫状肌麻痹剂具有协同作用,可能是因为本品增加了睫状肌麻痹剂的浓度。

6. 验光　给予双眼本品 2.5％滴眼液各 1 滴,15～30 min 可达最大扩瞳效果,可持续 1～3 h。

7. 诊断操作

（1）闭角性青光眼激发试验　本品 2.5％溶液可用于疑似有潜在眼内压增加患者的激发试验。眼内压的测定分别在应用本品前和使用本品扩瞳之后,当水银柱上升 3～5 mm 可以诊断为闭角型青光眼。然而,此项试验不能作为排除闭角型青光眼的依据。

（2）视网膜镜检查（视网膜检影法）本品 2.5％滴眼液可单独用于未经睫状肌麻痹剂散瞳的瞳孔扩大患者的视网膜镜检查。

（3）转白试验　本品 2.5％滴眼液 1～2 滴可用于充血的眼睛,应用后 5 min 进行角膜缘周的转白试验,如果发生苍白,充血可能是眼睛表面的,而不是虹膜炎。

【用药须知】　1. 出现以下任何一种严重不良反应,请立即停药并采取急救措施或告知医师。

（1）变态反应包括呼吸困难,咽喉堵塞,唇、面部、舌肿胀,荨麻疹。

（2）心律不齐或加快,血压升高（剧烈头痛、视物模糊、皮肤潮红）。

2. 本品在强光照射下会发生氧化,药液变为棕色或发生沉淀后禁止使用。

3. 本品超剂量应用可导致创伤、眼部病变、术后眼睛及附件受损,抑制泪腺分泌。麻醉期间可因肾上腺素的吸收过量而导致血压升高。

4. 本品 10％滴眼液推荐剂量下罕见血压显著升高,因此,本品 10％滴眼液慎用于儿童、老年患者、胰岛素依赖型患者、高血压患者、甲状腺功能亢进患者、动脉硬化患者和心血管病患者。

5. 通常情况下,因本品偶可致眼内压升高,故青光眼患者禁用,然而,短暂的扩瞳作用和收缩眼血管效应对粘连患者利大于弊。

6. 报道本品应用 1 d 后,老年患者发生反跳性瞳孔缩小,可能是药物在散瞳时产生的重整作用。这可以作为临床一个重要的课题应用在视网膜剥离和白内障手术前。

7. 由于本品瞳孔开大肌的强力效应,老年患者在应用本品后 30～40 min 可出现短暂性的色素飞蚊症,

这种现象类似于前葡萄膜炎或轻微的眼前房出血。

8. 为预防疼痛,可在应用本品 10％溶液前使用表面麻醉剂。

【制剂】　滴眼液:5 ml(2.5％;10％)。

【贮藏】　贮于 15～30 ℃。

阿卡他定
(alcaftadine)

别名:Lastacaft

本品为 H₁ 受体拮抗剂,制成滴眼液,供临床使用。

【CAS】　147084-10-4

【理化性状】　1. 本品为白色至黄色粉末。其滴眼液 pH 值约为 7。

2. 化学名:6,11-Dihydro-11-(1-methyl-4-piperid-inylidene)-5 ♯-imidazo［2,1-b］［3］benzazepine-3-carboxaldehyde

3. 分子式:C₁₉H₂₁N₃O

4. 分子量:307.39

5. 结构式

【用药警戒】　1. 本品仅限于眼部的局部用药。

2. 佩戴隐形眼镜时不得使用本品,因而可引起眼红和刺激。

【药理作用】　阿卡他定是局部使用的 H₁ 受体拮抗剂,能抑制肥大细胞释放组胺,还能降低趋化性,抑制嗜伊红细胞的活性。

【体内过程】　本品双眼局部给药后,其平均 C_{max} 约为 60 pg/L,T_{max} 在给药后 15 min 出现。给药 3 h 后,本品的血药浓度低于定量限下限(10 pg/ml)。其活性羧酸代谢物在给药后 1 h 血药浓度可达峰值,平均 C_{max} 约为 3 ng/ml。给药 12 h 后羧酸代谢物血药浓度低于定量限下限(100 pg/ml)。一日眼睛局部给药后,未发现本品及其活性代谢物出现蓄积或改变现象。本品及其活性代谢物的蛋白结合率分别为 39.2％和 62.7％。本品通过非细胞色素 P450 细胞溶质酶代谢为活性羧酸代谢物。本品以羧酸代谢物的形式随尿排泄,眼睛局部用药后,羧酸代谢物的消除 $t_{1/2}$ 约为 2 h。

【适应证】　用于预防过敏性结膜炎引起的

瘙痒。

【不良反应】　1. 眼部不良反应,滴入时眼部刺激、灼烧感和(或)刺痛感、红眼、瘙痒,发生率<4%。

2. 非眼部不良反应,鼻咽炎、头痛、流行性感冒,发生率<3%。其中一些不良反应与患者潜在疾病相似。

【妊娠期安全等级】　B。

【禁忌与慎用】　1. 本品能否分泌到乳汁中尚未确定。由于多种药物可以分泌到人体乳汁,故哺乳妇女应慎用本品。

2. 2 岁以下儿童患者的安全性和有效性尚未确定。

【剂量与用法】　滴眼,一次 1 滴,1 次/日。

【用药须知】　1. 为减少滴眼瓶顶端和药液的污染,要避免瓶体顶端接触眼睑或周边区域。不使用时,务必盖紧瓶盖。

2. 患者眼睛发红时,不建议佩戴隐形眼镜。本品滴眼液不适用于佩戴隐形眼镜引起的刺激。佩戴隐形眼镜时不得滴入本品滴眼液,滴入本品滴眼液前需摘掉隐形眼镜,并在使用本品滴眼液 10 min 后可重新佩戴隐形眼镜。

【制剂】　滴眼液:7.5 mg/3 ml。

【贮藏】　贮于 15~25 ℃。

21.10　其他眼科用药

盐酸妥拉唑林
(tolazoline hydrochloride)

别名:妥拉苏林、苯甲唑啉、苄唑啉、普利司可
本品为血管扩张药。

【药理作用】　本品为 α 肾上腺能受体拮抗药,具有扩张外周血管的作用。

【适应证】　主要用于视网膜中央动脉痉挛或栓塞、中心脉络膜及视网膜炎、视网膜色素变性、黄斑变性、视神经炎、视神经萎缩、角膜翳、角膜炎、角膜溃疡、巩膜炎等;亦可用于青光眼激发试验。

【不良反应】　不良反应较多,常见者有潮红、寒冷感、心动过速、恶心、上腹疼痛、直立性低血压。

【禁忌与慎用】　1. 胃溃疡、心脏病、肾功能不全、已确诊的青光眼患者禁用。

2. 糖尿病患者慎用。

【剂量与用法】　1. 滴眼液　滴眼,3 次/日。

2. 注射液　①结膜下注射:一次 10 mg,每天或隔天 1 次。注射后定时测量眼压,如果眼压升高 9 mmHg 以上者,即可认为青光眼激发试验阳性。②球后注射:一次 12.5~25 mg,每天或隔天 1 次,多用于治疗视网膜中央动脉栓塞。③皮下或肌内注

射:一次 25 mg,1~2 次/日,治疗视网膜中央动脉栓塞。④静脉注射:一次 25~50 mg,治疗视网膜中央动脉栓塞、视神经萎缩等。

【制剂】　①滴眼液:5%~10%。②注射液:25 mg/1 ml。

普罗碘铵
(prolonium iodide)

别名:安妥碘、Entodon

【理化性状】　1. 本品为白色或类白色粉末;无臭;暴露空气中渐变黄色。在水中极易溶解,在乙醇或三氯甲烷中几乎不溶。

2. 化学名:二碘化(2-羟基-1,3-亚丙基)双(三甲铵)

3. 分子式:$C_9H_{24}I_2N_2O$

4. 分子量:430.11

5. 结构式

$$
\begin{array}{c}
\text{H}_3\text{C} \quad \text{CH}_3 \quad \text{OH} \quad \text{H}_3\text{C} \quad \text{CH}_3 \\
\underset{\text{H}_3\text{C}}{\overset{+}{\text{N}}} \underset{\quad}{\qquad} \underset{\text{CH}_3}{\overset{+}{\text{N}}} \quad 2\,\text{I}^-
\end{array}
$$

【药理作用】　本品能促进炎性分泌物和病变沉着物的吸收,促使肉芽组织软化消散。

【体内过程】　注射给药后吸收缓慢,大部分存在于脂肪组织及神经组织中,在体内逐渐分解为游离碘,分布于全身,作用缓慢而持久。

【适应证】　眼科用于中心性脉络膜视网膜病变、渗出性视网膜炎、虹膜睫状体炎、晚期脉络膜视网膜病变、眼底出血、玻璃体积血和浑浊及角膜翳的治疗。

【不良反应】　1. 偶发皮疹、恶心等症状。

2. 眼部注射有疼痛感。

【禁忌与慎用】　1. 对碘过敏者禁用。

2. 重度肝、肾功能不全患者、活动性肺结核、消化道溃疡隐性出血者禁用。

3. 甲状腺肿大及有甲状腺功能亢进家族史者慎用。

【药物相互作用】　本品若与汞剂配伍,可产生有毒的碘化高汞,故两者禁止配伍。

【剂量与用法】　1. 结膜下注射　一次 0.1~0.2 g,隔天 1 次。

2. 球后注射　一次 0.1~0.2 g,每 2~3 d 一次,5 次为一疗程。

3. 肌内注射　一次 0.4 g,每天或隔天 1 次,10 次为一疗程,一般用药 2~3 疗程,每疗程后休息 1~2 周。

【用药须知】　1. 眼部注射有疼痛感,可在注射液内加 2%普鲁卡因 1 ml。

2. 使用后,出现不良症状或轻度碘中毒时,暂停或减少剂量。

【制剂】　注射液：20 mg。

【贮藏】　遮光保存。

七叶洋地黄双苷

（esculin and digitalisglycosides）

别名：施图伦、Augentropfen Stulln Mono

【药理作用】　本品为从紫花洋地黄叶中提取的标准洋地黄苷的混合物。洋地黄苷对睫状肌与对心肌的作用相似：收缩力加强，特别是对伴有肌机能不全的情况。睫状肌和角膜中的组织浓度为外周血清浓度的3倍。这些结果证实洋地黄苷在水性滴眼液中释放出来，在睫状体中被重吸收。七叶亭苷能增强血管的封闭性，增加虹膜和睫状体中毛细血管的阻力。这两种成分的联合作用使视网膜的血流灌注得到改善。

【适应证】　眼底黄斑变性。所有类型的眼疲劳，包括眼肌性、神经性和适应性的。

【不良反应】　未见报告。

【剂量与用法】　1. 黄斑变性，3 次/日，一次1 滴，滴入眼结膜囊内（近耳侧外眼角）。

2. 眼疲劳，3 次/日，一次1 滴，滴入眼结膜囊内（近耳侧外眼角），延续一周或至病情好转后，改为2 次/日，一次1 滴。

【用药须知】　佩戴隐形眼镜时，滴药前请摘除，滴后至少15 min 后戴回。有新生血管膜患者请咨询医师。

【制剂】　滴眼液：0.4 ml，每支含洋地黄苷（按洋地黄毒苷计）0.006 mg，七叶亭苷 0.040 mg。

【贮藏】　遮光贮于 25 ℃以下。

乙酰半胱氨酸

（acetylcysteine）

本品为胶原酶抑制剂。理化性状及其他用途可参见第 10 章本品项下。

【药理作用】　胶原是构成角膜支架组织的主要有机成分，角膜溃疡的形成则主要是胶原溶解酶的作用。角膜胶原酶由上皮和基质所产生，胶原酶的活性和其结构中的二硫键有关，并依赖一定浓度的钙离子的存在。本品是胶原酶抑制剂，其一方面可以络合钙离子，间接抑制胶原酶，另一方面是其分子中的硫氢基还原胶原酶分子中的二硫键而使其失去活性，直接抑制了胶原酶，这种作用是不可逆的。所以本品对胶原酶有 100% 抑制效果，是治疗溃疡性角膜疾病最理想的药物。此外该眼药对眼球有浸润作用，能够提高细胞呼吸及组织营养，促进角膜上皮再生，改善眼部新陈代谢，延缓眼部细胞老化，具有减少眼部疲劳及抗衰老之功效。

【适应证】　用于点状角膜炎、单纯疱疹性角膜炎、疱疹性角膜炎、蚕食性角膜溃疡、细菌性角膜炎等眼病。

【不良反应】　尚不明确。

【禁忌与慎用】　1. 对本品过敏者禁用。

2. ＜3 岁儿童用药的安全性尚未确定。

3. 哺乳期妇女慎用。

【剂量与用法】　滴眼用。临用前，将粉末倒入溶剂瓶内，振摇溶解后使用。每 2 h 点一次。一次1～2 滴，2～4 周为一疗程，或遵医嘱。

【用药须知】　使用本品时，不可戴隐形眼镜。

【制剂】　滴眼液：80 mg/5 ml（以乙酰半胱氨酸计）。

【贮藏】　密闭，在阴暗处保存。

乙基吗啡

（ethylmorphine）

别名：狄奥宁、Dionine、Dionin

本品为吗啡衍生物。

【CAS】　76-58-4

【ATC】　R05DA01；S01XA06

【理化性状】　1. 本品为白色或类白色的结晶性粉末，在水或乙醇中溶解，在三氯甲烷或乙醚中微溶。本品的熔点为 120～123 ℃，熔融时同时分解。

2. 化 学 名：7, 8-Didehydro-4, 5-α-epoxy-3-ethoxy-17-methylmorphinan-6-α-ol

3. 分子式：$C_{19}H_{23}NO_3$

4. 分子量：313.39

5. 结构式

【药理作用】　本品系吗啡的衍生物，滴眼后可使结膜充血，使血液、淋巴循环加强，促进代谢，用以促进炎症产物或角膜浑浊的吸收。本品尚有镇痛作用，用于眼前部深层组织止痛。

【适应证】　用于促进角膜薄翳吸收、角膜炎、巩膜炎、虹膜睫状体的炎性产物吸收，角膜损伤后期的透明度恢复，早期白内障、玻璃体浑浊、视神经炎、视神经萎缩的治疗及结膜微循环的观察。

【不良反应】　个别患者眼部注射后，可引起全身反应，如恶心、呕吐、头痛等，较重者可引起呼吸缓慢、体温下降等。

【药物相互作用】【剂量与用法】　1. 滴眼

0.5%～5%溶液,浓度由低至高逐渐增加,4 次/日。

2. 球结膜下注射　1%～2%溶液,一次 0.2～0.5 ml,每周 2 次。

3. 球后注射　1%～2%溶液,一次 0.5 ml,用以治疗视神经疾患。

4. 诊断用药　滴 1%溶液于结膜内,0.5 h 后观察,异常者可见小渗血点,可能有坏血病,正常者则无。

5. 结膜微循环检查　结膜血管不清晰,滴 0.25%溶液后血管扩张,清晰可见。

【用药须知】　长期用药可致药物性皮炎,停药即愈。滴药后自觉有昏迷、微痛、刺激感、局部充血,若此类症状滴药后不出现,则表示不起作用,应增加浓度或暂停用药。角膜、结膜水肿明显者、结膜充血者、角膜新生血管明显者不宜用。青光眼患者慎用。

【制剂】　滴眼剂(盐酸盐):0.5%～5%。

【贮藏】　密闭贮存。

利非司特
(lifitegrast)

别名:Xiidra

本品为治疗干眼症用药,于 2016 年 7 月 11 日由美国 FDA 批准上市。

【CAS】　1025967-78-5

1. 化学名:(S)-2-(2-(Benzofuran-6-car-bonyl)-5,7-dichloro-1,2,3,4-tetrahy-droiso-quinoline-6-carboxamido)-3-(3-(methylsulfonyl)phenyl)propanoic acid

2. 分子式:$C_{29}H_{24}Cl_2N_2O_7S$

3. 分子量:615.5

4. 结构式

【药理作用】　淋巴细胞功能相关抗原(LFA-1)属于黏附分子家族,在细胞相互作用中发挥重要作用。LFA-1 是一种存在于淋巴细胞表面的蛋白,本品阻止 LFA-1 与其配体细胞黏附分子(ICAM-1)的结合。在干眼症中 ICAM-1 过度表达于结膜和结膜组织中。LFA-1 与 ICAM-1 之间的相互作用,形成免疫突触,而进一步导致 T 细胞活化并迁移至靶组织中。体外实验显示,本品可抑制 T 细胞黏附至 ICAM-1,并且抑制人外周血中单核细胞分泌炎症因

子。本品治疗干眼症的确切机制尚未完全明确。

【体内过程】　47 名患者,每眼 1 滴,2 次/日,180 d 和 360 d 后检测本品的血药浓度,仅用 7 名患者的谷浓度高于定量检测限 0.5 ng/ml,范围为 0.55～3.74 ng/ml。

【适应证】　用于治疗干眼症的症状和体征。

【不良反应】　常见眼部灼烧感、刺激感、结膜炎、头疼、泪液增多、分泌物增多、眼部不适、瘙痒、鼻窦炎。

【禁忌与慎用】　1. 妊娠期妇女的安全性尚未明确。

2. 尚未明确本品是否可经乳汁分泌,哺乳期妇女使用本品时应权衡利弊。

3. <17 岁儿童用药的安全性和有效性尚未明确。

【剂量与用法】　滴入结膜囊内,1 滴/次,每眼各 1 滴,2 次/日(间隔 12 h)。

【用药须知】　1. 使用本品前应摘掉角膜接触镜,使用本品 15 min 后可重新佩戴。

2. 使用本品时,避免滴管的头部与眼睛接触,以防止污染。

【制剂】　眼用混悬剂:0.2 ml(0.5%),供一次使用。

【贮藏】　贮于 20～25 ℃。

维四高丝
(viscose)

【简介】　本品为生物合成的高分子黏多糖制剂,作为眼科手术辅助用药,具有充填前房便于手术操作及保护角膜内皮的作用。本品无致炎性和致敏性。前房内注入一次 0.2～0.3 ml 和涂在人工晶体表面少许。本品需用洁净无菌的 1 ml 皮试针管及 16 号注射针头从安瓿中吸出,用洁净无菌的特制针头注入前房或人工晶体表面。使用本品植入人工晶体时,注意降低眼压,眼压较高时,本品会从前房流出,这时可重复注入。将本品注入前房和人工晶体表面后应迅速进行植入人工晶体等有关手术操作,延长时间会降低其效能。不良反应为暂时性眼压升高,可对症治疗。注射液:0.5 ml;0.75 ml。贮于 2～8 ℃。

21.11　抗青光眼药

青光眼是由于眼压增高而引起视乳头凹陷、视野缺损,最终可以导致失明的严重眼病。当今青光眼的激光和手术治疗已取得令人鼓舞的进步,但不可否认药物治疗依然是最重要、最基础的治疗手段,

具有无可替代的作用。但以往治疗青光眼药物的品种单一,且毒副作用较大,使临床应用受到很大限制。近20年来,抗青光眼药物研究发展迅速,临床中应用的抗青光眼药物品种繁多,为眼科医师治疗青光眼提供了更多的选择,但同时也增加了选择药物的难度。根据总用方式,抗青光眼药可分为、拟胆碱药、肾上腺素受体拮抗药、肾上腺素受体激动药、前列腺素衍生物及碳酸酐酶抑制剂。

阿可乐定
(apraclonidine)

别名:阿拉可乐定、安普乐定

本品为选择性 α_2 受体激动药。

【CAS】 66711-21-5

【理化性状】 1. 化学名:2-(4-Amino-2,6-dichloroanilino)-2-imidazoline

2. 分子式:$C_9H_{10}Cl_2N_4$

3. 分子量:245.11

盐酸阿可乐定
(apraclonidine hydrochloride)

别名:Iopidine

【CAS】 66711-21-5

【理化性状】 1. 化学名:2-(4-Amino-2,6-dichloroanilino)-2-imidazoline hydrochloride

2. 分子式:$C_9H_{10}Cl_2N_4 \cdot HCl$

3. 分子量:281.57

4. 结构式

【药理作用】 本品系可乐定的衍生物,其作用受体与可乐定相同,结构的改变使其角膜通透性下降,但通过结膜和巩膜进入睫状体的能力增强,1%溶液点眼能降低眼压,滴眼后 15～30 min 出现眼压下降,3～5 h 降眼压作用最大,可持续约 8 h。

【适应证】 0.5%滴眼液用于其他药物不能将眼压降到预定目标的某些青光眼患者。1%滴眼液主要用于某些眼科手术(如激光小梁成形术、激光虹膜切除术、Nd. YAG 激光后囊切开术等)的前后,防止手术诱发的急性眼压升高。

【不良反应】 1. 眼部 结膜血管收缩引起结膜苍白,但无反跳性结膜充血,由于 Muller 肌受刺激而引起眼睑退缩,轻度瞳孔散大,部分患者感到眼部不适、疼痛、烧灼感、异物感、眼睑瘙痒、眼睑炎、视力异

常、角膜炎、角膜染色或浸润等,大多可耐受,少数患者因此而停药。

2. 全身 最常见症状为口鼻干燥,与剂量有关。虽然本品脂溶性较低,全身吸收比可乐定少,但滴眼后仍然有一些全身不良反应发生,如疲劳、嗜睡、头痛、失眠、味觉和嗅觉异常、胃部不适、恶心、呕吐、腹痛、腹泻等,对全身的血压、心率和眼后节的血流影响轻微。

【妊娠期安全等级】 C。

【禁忌与慎用】 1. 本品禁用于对可乐定高度敏感的患者。

2. 有严重心血管疾病的患者禁用。

3. 使用 MAOIs 者禁用。

4. 妊娠期使用本品的安全性尚未确定,妊娠期妇女使用本品应权衡利弊,慎用。

5. 哺乳妇女在眼科手术前后滴用本品时要停止哺乳。

6. 小儿宜慎用。

7. 本品可能使抑郁症、心血管疾患和高血压患者的病情加重,应慎用。

8. 有精神压力所致的情绪紧张导致的苍白、恶心、出汗、心跳徐缓、突发和严重疲劳和虚弱等血管迷走神经症状发作史的患者,本品可能引起这些症状复发,应慎用。

【剂量与用法】 成人和≥3 岁儿童滴眼,一次 1～2 滴,2 次/日,其间相隔 6～8 h,6 周 1 疗程。

【用药须知】 使用本品时,不可戴隐形眼镜。

【制剂】 滴眼液:2.5 mg/2.5 ml;2.5 mg/5 ml;5 mg/10 ml。

【贮藏】 遮光,贮于 2～27 ℃。

溴莫尼定
(brimonidine)

本品属于 α_2 受体激动药。

【CAS】 59803-98-4

【ATC】 S01EA05

【理化性状】 1. 化学名:5-Bromo-6-(2-imidazolidinylideneamino)quinoxaline

2. 分子式:$C_{11}H_{10}BrN_5$

3. 分子量:292.1

4. 结构式

酒石酸溴莫尼定
(brimonidine tartrate)

别名：阿法根、Alphagan

【CAS】　70359-46-5

【理化性状】　1. 本品为白色至淡黄色粉末，pH值为 7.7 时溶于水。

2. 化学名：5-Bromo-6-(2-imidazolidinylideneamino)quinoxaline L-tartrate

3. 分子式：$C_{11}H_{10}BrN_5 \cdot C_4O_6H_6$

4. 分子量：442.24

【理化性状】　本品为一种 α 受体激动药。用药后 2 h 降眼压效果达到峰值。在动物及人体中用荧光光度测定法进行的研究表明，本品具有双重的作用机制，既减少房水的生成，又增加葡萄膜巩膜的外流。

【体内过程】　眼部给予 0.2% 溶液后，血药浓度于 1~4 h 内达到峰值，然后下降，全身的 $t_{1/2}$ 约为 3 h。在人体中，本品被广泛代谢。主要代谢部位为肝脏。原形药物及其代谢物主要经尿排泄。口服放射性标记的本品后，约 87% 的药物在 120 h 内被清除，尿中约占 74%。

【适应证】　本品适用于降低开角型青光眼及高眼压症患者的眼内压。

【不良反应】　1. 发生率 10%~30% 的不良反应，按降序排列，包括口干、眼部充血、烧灼感及刺痛感、头痛、视物模糊、异物感、疲乏、结膜滤泡、眼部过敏反应以及眼部瘙痒。

2. 发生率 10%~30% 的不良反应，按降序排列，包括角膜染色/糜烂、畏光、眼睑红斑、眼部酸痛/疼痛、眼部干燥、流泪、上呼吸道症状、眼睑水肿、结膜水肿、头晕、睑炎、眼部刺激、胃肠道症状、虚弱无力、结膜苍白、视物异常以及肌肉痛。

3. 发生率 3% 以下不良反应，包括眼睑痉挛、结膜出血、味觉异常、失眠、结膜分泌物增多、抑郁、高血压、焦虑、心悸、鼻干以及晕厥。

【妊娠期安全等级】　C。

【禁忌与慎用】　1. 严重心血管疾患的患者慎用。

2. 由于未进行肝或肾功能不全的患者使用本品的研究，故此类患者慎用。

3. 抑郁、大脑或冠状动脉机能不全、雷诺征、直立性低血压、血栓闭塞性脉管炎的患者慎用。

4. 妊娠期妇女只有潜在的益处大于对胎儿伤害的风险时才可使用。

5. 本品是否通过乳汁排泌尚不明确，哺乳期妇女应权衡利弊，选择停止哺乳或停药。

6. 儿童用药的安全性和有效性尚未确定。

【药物相互作用】　1. 虽然尚未对本品的药物间相互作用做过专门的研究，但与中枢神经系统抑制药(酒精、巴比妥类、鸦片制剂、镇静剂或麻醉剂)产生叠加作用或使之强化的可能性应予以考虑。

2. 临床研究中并未发现本品对脉搏或血压有明显影响，但由于 α 受体激动剂也有使脉搏减慢或使血压降低的可能。因此，在同时使用 β 受体拮抗药(眼局部用或全身用)，抗高血压药和(或)强心苷药物时，亦应予以注意。

3. 文献报道，三环类抗抑郁药可使全身用可乐定的降压作用减弱。同时使用这类药物是否会干扰本品的降眼压作用，尚不明确。滴用本品后是否影响循环中的儿茶酚胺水平亦无资料可寻。然而，当患者服用能影响循环中儿茶酚胺的代谢或摄取的三环类抗抑郁药时，应慎用本品。

【剂量与用法】　滴入患眼结膜囊内，2 次/日，一次 1 滴。眼内压在下午达高峰的患者或眼内压需额外控制的患者，下午可增加 1 滴。

【用药须知】　1. 对使用降眼压药物的患者，应按常规定期监测眼内压。

2. 本品中使用的防腐剂为苯扎氯铵，而苯扎氯铵有可能被软性接触镜吸收。因此，应向佩戴软性接触镜的患者说明，在滴用本品后至少等待 15 min 再佩戴。

3. 与各种 α 受体激动药一样，本品亦可使某些患者产生疲劳和(或)倦怠，因此，应提醒从事危险作业的患者使用本品有出现注意力下降的可能性。

【制剂】　滴眼液：5 mg/5 ml；10 mg/10 ml；15 mg/15 ml；10 mg/5 ml；20 mg/10 ml；30 mg/10 ml。

【贮藏】　贮于 15~25 ℃。

倍他洛尔
(betaxolol)

【CAS】　63659-18-7

【ATC】　C07AB05；S01ED02

【理化性状】　1. 化学名：(RS)-1-{4-[2-(Cyclopropylmethoxy)ethyl]-phenoxy}-3-(isopropylamino)propan-2-ol

2. 分子式：$C_{18}H_{29}NO_3$

3. 分子量：307.42

4. 结构式

盐酸倍他洛尔
(betaxolol hydrochloride)

别名：贝特舒、Betoptic、Betoptic S、Lokren、Kerlone

〖CAS〗 63659-18-7

【理化性状】 1. 化学名：(RS)-1-{4-[2-(Cyclopropylmethoxy) ethyl]-phenoxy}-3-(isopropylamino)propan-2-ol hydrochloride

2. 分子式：$C_{18}H_{29}NO_3 \cdot HCl$

3. 分子量：343.89

【药理作用】 本品为不具细胞膜稳定作用的 β_1 受体拮抗药，故不影响角膜的敏感性。

【体内过程】 本品滴眼后，降眼压的作用始于用药后 30 min 内，2 h 可达最大降压效果。一次点药后可使降压效果持续 12 h 之久。

【适应证】 1. 本品适用于降低开角型青光眼患者或高眼压患者的眼压。

2. 用于治疗高血压。

【不良反应】 1. 眼睛 可能会有暂时性的不适感。偶有视物模糊、点状角膜炎、异物感、畏光、流泪、瘙痒、干燥、炎症、分泌物增多、疼痛、视敏度降低、过敏反应、水肿、角膜敏感性降低及瞳孔大小不一。

2. 偶有以下全身性不良反应

(1) 心血管系统可见心动过缓、心脏传导阻滞及充血性心力衰竭。

(2) 呼吸系统可能会有因呼吸困难、支气管痉挛、气管分泌物浓稠、喘息或呼吸衰竭而产生胸压迫感。

(3) 中枢神经系统可见失眠、眩晕、头昏、头痛、抑郁、嗜睡。

(4) 其他有荨麻疹、中毒性表皮坏死、脱毛、舌炎。

【妊娠期安全等级】 C。

【禁忌与慎用】 1. 本品禁用于窦性心动过缓、一度以上房室传导阻滞、心源性休克或明显心力衰竭的患者。

2. 慎用于有心力衰竭或心脏传导阻滞病史的患者。本品在使用期间发现心脏衰竭的迹象时应终止治疗。

3. 慎用于肺功能严重障碍的青光眼患者。

4. β 受体拮抗药可能掩盖甲状腺功能亢进症的某些临床症状（如心动过速）。疑似进展性的甲亢患者慎用本品，以避免因 β 受体拮抗药的突然停药引起甲状腺危象。

5. 有报道 β 受体拮抗药能够加重肌无力与某些重症肌无力症状（如复视、眼睑下垂及全身乏力）。重症肌无力患者慎用。

6. 糖尿病患者慎用。

【药物相互作用】 1. 本品与其他口服 β 受体拮抗药配伍时，应当严密监测眼内压的累加效应或其他 β 受体拮抗药引起的全身反应。

2. 当接受利血平等儿茶酚胺耗竭药的患者在使用 β 受体拮抗药时应密切注意累加效应引起的低血压和（或）心动过缓。

3. 本品为肾上腺素能拮抗药，因此，慎用于正在接受肾上腺素能类抗精神病药物的患者。

【剂量与用法】 1. 推荐滴眼液的剂量为一次 1 滴滴入患眼，2 次/日。本品对某些患者的降眼压反应可能需要几个星期才能稳定。正如任何一种新的药物，必须严密监测患者反应。不建议同时使用两种局部用 β 肾上腺素能药物。

2. 用于治疗高血压，初始剂量为 10～20 mg，1 次/日，如病情需要，可酌情增加至 40 mg，1 次/日。

【用药须知】 1. 全身麻醉手术前应逐渐停止使用 β 受体拮抗药。

2. β 受体拮抗药应慎用于正在接受胰岛素或口服降糖药治疗的特发性低血糖或糖尿病患者（尤其是那些不稳定的糖尿病）。因为 β 受体拮抗药可能掩盖低血糖的急性症状和体征。

3. β 受体拮抗药可能会妨碍对过敏反应的治疗，常规剂量的肾上腺素可能得不到预期的疗效。

4. 本品在降低闭角型青光眼眼内压时，不能单独使用应该与缩瞳剂合用。

5. 治疗高血压很少使用本品，现多用于治疗青光眼。

【制剂】 ①滴眼液：0.5%（5 ml、10 ml、15 ml（以倍他洛尔计）。②片剂：20 mg。

【贮藏】 遮光，密闭保存。

左倍他洛尔
(levobetaxolol)

本品为选择性 β_1 受体拮抗药，制成无菌脂化混悬滴眼液供临床使用。

【CAS】 93221-48-8

【理化性状】 1. 化学名：(S)-1-[p-[2-(Cyclopropylemethoxy) ethyl] phenoxy] 3-(isopropylamino)-2-propanol

2. 分子式：$C_{18}H_{29}NO_3$

3. 分子量：307.42

4. 结构式

盐酸左倍他洛尔

(levobetaxolol hydrochloride)

别名：Betaxon

【CAS】 116209-55-3

【理化性状】 1. 本品为白色结晶状粉末。

2. 化学名：（S）-1-[p-[2-(Cyclopropyle-methoxy) ethyl] phenoxy] 3-(isopropylamino)-2-propanol hydrochloride

3. 分子式：$C_{18}H_{29}NO_3 \cdot HCl$

4. 分子量：343.89

【用药警戒】 局部应用 β 受体拮抗药可全身吸收。β 受体拮抗药在局部给药和全身给药可发生同样的不良反应。曾报道局部应用 β 受体拮抗药时的事件,例如严重的呼吸系统反应和心脏反应,包括哮喘患者由于支气管痉挛引起死亡,罕见与心力衰竭相关性死亡。

【药理作用】 1. 本品是一种心脏选择性 β_1 受体拮抗药,不具有明显的膜稳定（局部麻醉剂）活性,并且缺乏内在拟交感活性。动物研究表明左倍他洛尔（S-异构体）是倍他洛尔（外消旋体）的活性的对映体。

2. 本品经眼部滴入,具有降低升高的眼内压作用。眼压升高是青光眼视野缺损的主要危险因素。眼压水平较高,视神经损害和视野缺损的可能性就越大。

3. 通过压力描记器和房水荧光光度测定法证实,外消旋的倍他洛尔和其他的 β 受体拮抗药可通过减少房水的产生而降低眼内压,认定本品的作用机制与此是相似的。

【体内过程】 1. 消旋倍他洛尔的降眼压效果通常在 30 min 内,通常最大效应在局部给药后 2 h。推测本品降低眼内压的时间分布与此是相似的。单剂量给药降低眼压效应可维持 12 h。

2. 在 20 名健康志愿者的研究中,本品局部给药 7 d 达稳态血药浓度。本品最后一次给药后约 3 h 可见平均最大血药浓度（C_{max}）为（0.5 ± 0.14）ng/ml。平均 $t_{1/2}$ 约为 20 h。

【适应证】 本品适用于降低开角型青光眼患者或高眼压患者的眼压。

【不良反应】 1. 眼部 在临床试验中,本品最常见事件为瞬间眼部不适（11%）。短暂的视物模糊约 2%。其他已报道眼部事件少于 2%,包括白内障

和玻璃体疾病。

2. 本品全身反应发病率小于 2%。

（1）心血管系统 心动过缓、心脏传导阻滞、高血压、低血压、心动过速和血管异常。

（2）中枢神经系统 焦虑、头晕、肌张力过高和眩晕。

（3）消化系统 便秘和消化不良。

（4）内分泌 糖尿病和甲状腺功能减退。

（5）代谢和营养障碍 痛风、高胆固醇血症、高脂血症。

（6）肌肉骨骼系统 关节炎和肌腱炎。

（7）呼吸系统 支气管炎、呼吸困难、咽炎、肺炎、鼻炎和鼻窦炎。

（8）皮肤及附属物 脱发、皮炎和牛皮癣。

（9）特殊感觉 耳部疼痛、中耳炎、味觉异常、耳鸣。

（10）泌尿生殖系统 乳房脓肿和膀胱炎。

（11）其他 意外伤害、头痛和感染。

【妊娠期安全等级】 C。

【禁忌与慎用】【药物相互作用】 参见倍他洛尔。

【剂量与用法】 本品推荐剂量为一次 1 滴滴患眼,2 次/日。本品对某些患者的降眼压反应可能需要几周才能稳定。正如任何一种新的药物,必须严密监测患者反应。不建议同时使用两种局部用 β 肾上腺素能药物。

【用药须知】 参见倍他洛尔。

【制剂】 滴眼液：0.5%（5 ml、10 ml、15 ml）。

【贮藏】 遮光,2~25 ℃直立保存。

美替洛尔

(metipranolol)

别名：Opti Pranolol

本品为非选择性 β 受体拮抗药。

【CAS】 22664-55-7

【ATC】 S01ED04

【理化性状】 1. 本品为一种白色、无味、晶状粉末。

2. 化学名：（±）-1-(4-Hydroxy-2,3,5-trime-thylphenoxy)-3-(isopropylamino)-2-propanol-4-acetate

3. 分子式：$C_{17}H_{27}NO_4$

4. 结构式

【药理作用】 本品为非选择性β受体拮抗药,对β₁和β₂受体均有拮抗作用,无明显的内交感神经活性,具有弱局麻作用和心肌抑制活性。本品可降低正常和(或)青光眼的眼内压,对瞳孔和调节作用无影响,其降眼内压作用机制为减少房水形成。

【体内过程】 起效时间为 30 min,达峰时间为2 h,作用时间可达 24 h。

【适应证】 用于治疗眼高压或开角型青光眼患者的眼内压。

【不良反应】 1. 临床试验中本品可引起一过性不适。

2. 眼部不良反应包括视觉异常、眼睑炎、视物模糊、偏头痛、结膜炎、结膜水肿、眼睑皮炎、畏光、撕裂样疼痛、葡萄膜炎。

3. 全身不良反应包括过敏反应、咽峡炎、焦虑、关节炎、虚弱、心房颤动、心动过缓、支气管炎、咳嗽、抑郁、头晕、呼吸困难、鼻衄、头痛、高血压、肌痛、心肌梗死、恶心、神经质、心悸、皮疹、鼻炎、嗜睡。

【妊娠期安全等级】 C。

【禁忌与慎用】 1. 对本品或其他成分过敏者禁用。

2. 支气管哮喘或支气管哮喘史,轻、中、重度慢性阻塞性肺疾病、窦性心动过缓、一度以上房室传导阻滞患者禁用。

3. 有心衰病史的患者应用本品时,应密切监测。

4. 脑血管功能不全患者应慎用,如出现脑血流量减少症状和体征,停用。

5. 本品应慎用于糖尿病患者,因其可掩盖低血糖的症状。

6. 儿童用药的安全性和有效性尚未确立。

7. 本品是否通过乳汁分泌尚不清楚,哺乳期妇女使用本品应权衡利弊,选择停药或停止哺乳。

【药物相互作用】 1. 若患者正在口服β受体拮抗药时,因其潜在β受体拮抗作用叠加,应慎用本品。

2. 与消耗儿茶酚胺药物如利血平合用时,因累加效应,可出现低血压和(或)心动过缓,应密切监测患者。

3. β受体拮抗药如本品与口服或静脉用钙通道阻滞剂合用时,因可出现左心衰、低血压,应密切监测患者。

4. 心功能不全患者使用钙通道阻滞剂时,不宜与本品合用。

5. 与洋地黄、钙通道阻滞剂合用时,因累加效应、延长房室传导时间,应慎用。

6. 应谨慎与肾上腺素能药物合用。

【剂量与用法】 滴入患眼内,2 次/日,一次1滴。眼内压降低效果不佳,可多次给药或增大剂量。如仍无效,可联合用药,临床试验中,可与毛果芸香碱、肾上腺素或乙酰唑胺合用。

【用药须知】 1. 局部应用可引起全身不良反应,如严重呼吸障碍和心脏病,包括哮喘患者支气管痉挛、罕见致命性心衰。

2. 择期外科手术时,应逐渐减量;与激动剂如异丙肾上腺素、多巴胺、多巴酚丁胺、去甲肾上腺素合用,可逆转β受体拮抗药的药理作用。

3. 本品可掩盖甲状腺功能亢进症状体征,立即停药可引起甲状腺危象。

4. 可引起肌无力(症状如复视、上睑下垂、全身无力),应密切监测。

5. 对β受体拮抗药有严重过敏反应史者,出现过敏反应时常规剂量的肾上腺素无效。

6. 本品对瞳孔无作用或作用极小,因此,用于闭角型青光眼时,须与缩瞳剂合用。

7. 患者出现荨麻疹、呼吸困难、面部、唇、舌、喉水肿时,应及时就医。

8. 患者出现严重的眼睑肿胀、瘙痒、灼烧、发红、疼痛、眼周不适、流泪、眼分泌物增多、视力改变、畏光、支气管痉挛(喘鸣、胸部紧迫感、呼吸困难)时,应立即停药。

【制剂】 滴眼液:15 mg/5 ml;30 mg/10 ml。

【贮藏】 贮存于 15～30 ℃。

左布诺洛尔
(levobunolol)

别名:左旋布诺洛尔

本品为非选择性β受体拮抗药,临床用其盐酸盐。

【CAS】 47141-42-4

【ATC】 S01ED03

【理化性状】 1. 化学名:5-[(2S)-3-(tert-Butylamino)-2-hydroxypropoxy]-1,2,3,4-tetrahydronaphthalen-1-one

2. 分子式:$C_{17}H_{25}NO_3$

3. 分子量:291.38

4. 结构式

盐酸左布诺洛尔
(levobunolol hydrochloride)

别名：贝他根、Betagan

【CAS】　27912-14-7

【理化性状】　1. 化学名：5-[(2S)-3-(tert-Butylamino)-2-hydroxypropoxy]-1，2，3，4-tetrahydronaphthalen-1-one hydrochloride

2. 分子式：$C_{17}H_{25}NO_3 \cdot HCl$

3. 分子量：327.16

【药理作用】　1. 本品为非心脏选择性β受体拮抗药，对 β_1 和 β_2 受体具有同样的作用，本品的β受体作用比其右旋异构体强60倍，但直接心肌抑制作用相同，因此，临床用其左旋体。本品无明显局麻作用（膜稳定）或内在拟交感活性。

2. 本品在降低眼内压时与噻吗洛尔同样有效。不管是否伴有青光眼，本品对已有眼压升高和眼压正常患者同样具有降眼压作用。眼压升高是青光眼视野缺损的主要危险因素，眼压愈高，视神经及视野损害的可能性就愈大。

3. 本品降眼压最可能的主要机制是降低房水的产生量，本品降低眼压的同时不伴有缩瞳作用，与胆碱能类药物不同，应用本品时不出现与瞳孔缩小有关的视物模糊及夜盲。

【体内过程】　滴入1滴本品1 h内可检测到其药物作用，2～6 h作用达高峰，一次用药后，药物作用可维持24 h。

【不良反应】　1. 可见睑结膜炎、一过性眼烧灼感、刺激感、心率下降等，偶有报导本品可降低血压。

2. 非常罕见的不良反应包括心律变化、呼吸困难、虹膜睫状体炎、额痛、头痛、肝酶升高、嗳气、一过性共济失调、嗜睡、头晕、瘙痒及荨麻疹。

【妊娠期安全等级】　C。

【禁忌与慎用】　1. 本品禁用于支气管哮喘者或有支气管哮喘史者，或有严重慢性阻塞性肺疾病的患者。

2. 窦性心动过缓，二～三度房室传导阻滞，明显心衰，心源性休克的患者禁用。

3. 对本品任何成分过敏者禁用。

4. 妊娠期妇女只有潜在的益处大于对胎儿伤害的风险时才可使用。

5. 哺乳期妇女应权衡利弊，选择停药或停止哺乳。

6. 儿童有效性及安全性尚未明确。

7. 对其他β受体拮抗药过敏者慎用本品。

8. 已有肺功能低下的患者慎用。

9. 自发性低血糖及正在应用胰岛素或降血糖药物的糖尿病患者（尤其是不稳定的糖尿病患者）慎用。

【药物相互作用】　对应用全身性降血压药患者，本品有相加作用，这些可能的相加作用包括低血压，直立性低血压，心动过缓，头晕和（或）晕厥。反之，全身性应用β受体拮抗药对本品的降低眼压作用亦有相加作用。

【剂量与用法】　滴入眼睑内，常规剂量滴患眼一次1滴，1～2次/日。

【用药须知】　1. 已知存在全身β肾上腺素能拮抗剂禁忌证的患者应用本品应小心，包括异常心动过缓、一度以上的传导阻滞。充血性心功能衰竭应得到适当的控制后，才能使用本品。

2. 有明显心脏疾病患者应监测脉搏。

3. 本品含苯扎氯铵，戴隐形眼镜者不宜使用。

【制剂】　滴眼液：25 mg/5 ml。

【贮藏】　遮光，贮于15～25 ℃。

地匹福林
(dipivefrine)

别名：保目明、诺明、爱力根、Allergan、Depifrin
本品为肾上腺素前体药物。

【CAS】　52365-63-6

【ATC】　S01EA02

【理化性状】　1. 分子式：$C_{19}H_{29}NO_5$

2. 分子量：351.4

3. 结构式

盐酸地匹福林
(dipivefrine hydrochloride)

【CAS】　64019-93-8

【理化性状】　1. 本品为白色或类白色晶性粉末。易溶于水、乙醇或二氯甲烷，极易溶于甲醇。

2. 化学名：(RS)-4-[1-Hydroxy-2-(methy-lamino)ethyl]-o-phenylenedipivalate hydrochloride

3. 分子式：$C_{19}H_{29}NO_5 \cdot HCl$

4. 分子量：387.9

【药理作用】　本品进入眼组织(主要在角膜和前房)后在角膜脂酶的作用下,迅速水解成肾上腺素而产生生物效应——散瞳和降低眼压作用,其机制与肾上腺素相同,能减少房水生成并增加房水流出。本品具有亲水性和亲脂性,亲脂性高于肾上腺素,因而更易于渗入到前房。因其比肾上腺素更易于吸收,使用少量药物就可产生较大的疗效,且其不良反应较肾上腺素少而轻。本品还具有较好的抗过敏作用。

【体内过程】　本品滴眼后主要在角膜被水解,给药后 30 min 即可起到降眼压作用,$1\sim5$ h 的作用最强,眼压约可降低 5.9 mmHg,眼压下降率为 $20\%\sim27\%$,降眼压作用约可持续 12 h。2 次/日滴药,有 87% 的患眼的眼压可控制在 22.5 mmHg 或更低。本品滴眼后可进入胃肠道,并通过胃肠壁吸收入血。给药后 $1\sim4$ h 可达 C_{max}。代谢物有 3-甲氧基肾上腺素、二羟基扁桃酸和二羟基苯基乙二醇,大部分随尿液排出,小部分随粪便排出。

【适应证】　1. 主要用于治疗原发性开角型青光眼和高眼压症。

2. 对闭角型青光眼虹膜切除后的高眼压,继发性开角型青光眼(如青光眼睫状体炎综合征)、新生血管性青光眼和色素性青光眼等也有疗效。

3. 还可用于散瞳、术中止血、减少局麻药的吸收以及抗药物过敏。

【不良反应】　1. 与肾上腺素相比,本品的不良反应明显较少且较为耐受。

2. 偶发心律失常、心动过速和血压升高。

3. 可见眼部烧灼感、刺激感、畏光感、瞳孔轻度散大、视物模糊、前额痛、结膜充血、睑结膜炎、一过性头痛和角结膜色素沉着。

4. 无晶体患者滴药后可能发生黄斑囊样水肿。

5. 偶见枕部疼痛、心悸、面色苍白和出汗。

【禁忌与慎用】　1. 未经手术的闭角型青光眼禁用。

2. 甲状腺功能亢进、高血压、冠状动脉供血不全、心律不齐、糖尿病等患者禁用。

3. 对本品过敏者禁用。

4. 妊娠期及哺乳期使用本品的安全性尚未确立,妊娠期妇女或哺乳期妇女应权衡利弊,在医师指导下方可使用。

【药物相互作用】　1. 与 β 受体拮抗药合用有协同作用。

2. 与毛果芸香碱合用可能引起一过性近视程度加重。

【剂量与用法】　成人经眼给药,1~2 次/日,一

次 1~2 滴,滴眼后用手指按压内眦泪囊部 3~5 min。

【用药须知】　老年人根据身体状况慎用。

【制剂】　滴眼液:5 mg/5 ml;12.5 mg/5 ml;8 mg/8 ml;10 mg/10 ml。

【贮藏】　遮光、密闭,贮于阴凉处。

碘依可酯
(ecothiopate iodide)

别名:碘磷灵、Phospholine Iodide
本品为不可逆的胆碱酯酶抑制剂。

【CAS】　6736-03-4 (ecothiopate); 513-10-0 (ecothiopate iodide)

【ATC】　S01EB03

【理化性状】　1. 本品为白色结晶型固体,有吸湿性,有轻微硫醇样气味,溶于水、乙醇、甲醇,不溶于其他有机溶剂。水溶液 pH 值为 4。

2. 化学名:(2-Mercaptoethyl) trimethylammonium iodide O,O-diethyl phosphorothioate

3. 分子式:$C_9H_{23}INO_3PS$

4. 分子量:383.2

5. 结构式

$$\left[(CH_3)_3N^+CH_2CH_2-S-\overset{\overset{O}{\uparrow}}{P}\overset{OC_2H_5}{\underset{OC_2H_5}{}} \right] \quad I^-$$

【药理作用】　本品为胆碱酯酶抑制剂。

【适应证】　用于原发性青光眼、慢性单纯性(开角)青光眼、调节性内斜视。

【不良反应】　1. 长期应用可引起白内障。

2. 过量吸收时可出现急性痉挛性腹痛,甚至支气管痉挛等。

【妊娠期安全等级】　C。

【禁忌与慎用】　1. 活动的眼色素膜的炎症禁用。

2. 闭角型青光眼禁用。

3. 对本品及制剂成分过敏者禁用。

【剂量与用法】　滴眼,视病情选用 $0.03\%\sim0.06\%$ 滴眼液。必要时,可提高至 $0.125\%\sim0.25\%$,1~2 次/日,每眼 1~2 滴。

【用药须知】　过量时,由于强烈的缩瞳和调节痉挛,可致前额头痛、眼睑抽搐。

【制剂】　滴眼液:$0.03\%\sim0.25\%$。

【贮藏】　遮光、密闭,贮于阴凉处。

呋索碘铵

（furtrethonium iodide）

别名:青光胺、碘三甲糠胺、碘化糖三甲铵、四甲铵呋喃、Furanol、Furamon

【CAS】　541-64-0

【理化性状】　1. 化学名:2-Furanmethanaminium,N,N,N-trimethyl-iodide(1∶1)

2. 分子式:$C_8H_{14}NOI$

3. 分子量:267.1

4. 结构式

【药理作用】　本品系拟胆碱药,缩瞳较快。

【适应证】　用于各种类型青光眼。特别对急性发作患者可及时控制眼压,预防失明。

【剂量与用法】　滴眼,次数根据病情而定。一般为 4～6 h 一次,病情紧急时可 1 次/30 分,共 2 h。以后 3～5 次/日。

【不良反应】　1. 本品可引起显著的调节痉挛、视力减退、头痛等。

2. 偶可见眼结膜炎样充血、水肿、流泪、泪道阻塞。用激素滴眼液处理后,可改善症状。

【制剂】　滴眼液:2.5%;5%。

【贮藏】　遮光、密闭,贮于阴凉处。

地美溴铵

（demecarium bromide）

别名:溴化癸二胺苯酯、溴化地美卡林
本品为胆碱酯酶抑制剂。

【CAS】　56-94-0

【ATC】　S01EB04

【理化性状】　1. 本品为白色或淡黄色、微有吸湿性的、结晶性粉末。易溶于水和乙醇,略溶于丙酮,溶于乙醚。1%的水溶液 pH 值为 5.0～7.0。

2. 化学名:3,3'-[1,10-Decanediylbis[(methylimino)carbonyloxy]]bis[N,N,N-trimethylbenzen-aminium]dibromide

3. 分子式:$C_{32}H_{52}Br_2N_4O_4$

4. 分子量:716.60

5. 结构式

【药理作用】　本品为长效胆碱酯酶抑制剂,局部点眼后,可引起瞳孔强烈收缩,睫状肌收缩。并伴睫状体和虹膜的毛细血管通透性增加。

【适应证】　1. 用于短效缩瞳剂无效的开角型青光眼。

2. 阻碍房水流出性疾病,如粘连形成,可用缩瞳剂治疗。

3. 虹膜切除术后。

4. 调节性内斜视。

【不良反应】　1. 眼部可见刺激感、灼烧感、眼睑肌肉抽搐、结膜及眼睑红肿、眉痛、头痛、近视伴视物模糊。激活潜在的虹膜炎和葡萄球膜炎,偶见视网膜剥离。

可致虹膜囊肿形成、扩大并影响视力,儿童发生率高,停药后可有一定恢复,罕见囊肿破裂。晶状体浑浊、眼内压升高,长期使用可见结膜增厚及鼻泪管阻塞。

2. 全身性反应少见,主要为增加胆碱能反应,包括恶心、呕吐、腹部疼挛、腹泻、尿失禁、唾液分泌增加、出汗、呼吸困难、心动过速或心律不齐。

【妊娠期安全等级】　X。

【禁忌与慎用】　1. 禁用于对本品及所含成分过敏者。

2. 妊娠期妇女及即将怀孕者禁用。

3. 活动性葡萄膜炎、虹膜睫状体炎导致的青光眼禁用。

【药物相互作用】　与琥珀胆碱或其他抗胆碱酯酶药可能有相互作用。

【剂量与用法】　1. 患者取仰卧位,将本品滴于结膜囊,按压鼻泪管数秒钟,以减少全身吸收,用后立即洗手。初始剂量应个体化,以达到最大治疗效果,应密切监测患者,如 24 h 内无明显反应,应采取其他措施。患者以采用最小频次给药,特别是儿童,以减少虹膜囊肿的发生。

2. 青光眼可滴药于患眼,一次 1～2 滴,数小时后眼内压应降低,监测患者眼压,至少 1 h 一次,至少持续 3～4 h,以确保眼内压无立即升高。起效时间因人而异。剂量可从一次 1～2 滴,2 次/日至一次 1～2 滴,2 次/周。通常 0.125% 的滴眼液一日 2 次可控制眼内压的生理性变化,此剂量适合大部分开角型青光眼患者。

3. 斜视　1 滴/日,2 周,随后 1 滴/2 日,连用 2～3 周。双眼视力相同是本品斜视治疗成功的关键。对屈光不正或弱视导致的简单斜视,本品滴双眼,每天同一时间使用,一次不超过 1 滴,连用 2～3

周,随后,降低剂量至每隔 1 天 1 滴,3～4 周后重新评价患者。

【用药须知】　1. 使用本品前,应行前房角镜检查。

2. 慎用于慢性闭角型青光眼患者,可造成瞳孔阻塞增加房角堵塞。

3. 存在眼内炎症时,持续强烈缩瞳应谨慎。

接受胆碱酯酶抑制剂者,包括本品,在全身麻醉使用琥珀胆碱时应非常谨慎。

重症肌无力者使用本品应非常谨慎。

如果出现唾液分泌增加、尿失禁、腹泻、大汗、肌无力、呼吸困难、休克或心脏节律紊乱,应立即停药。

长期使用本品可导致血管扩张,增加眼科手术中前房积水的可能性,故术前应停用本品。

【制剂】　滴眼液:5 ml(0.125%、0.25%)。

【贮藏】　遮光保存,避免过热,不可冷冻。

曲伏前列素

(travoprost)

别名:苏为坦、曲伏前列腺素、Travatan、舒压坦
本品为合成的前列腺素 F(PF)类似物。

【CAS】　157283-68-6

【ATC】　S01EE04

【理化性状】　1. 本品为无色澄清的至淡黄色油状液体,易溶于乙腈、甲醇、辛醇和三氯甲烷,几乎不溶于水。

2. 化学名:[1R-[lα(Z),2β(lE,3R*),3α,5α]]-7-[3,5-Dihydroxy-2-[3-hydroxy-4-[3-(trifluoromethyl)phenoxy]-1-butenyl]cyclopen-tyl]-5-heptenoicacid,1methylethylester

3. 分子式:$C_{26}H_{35}F_3O_6$

4. 分子量:500.55

5. 结构式

【药理作用】　本品为选择性的 FP 前列腺类受体激动剂,据报道 FP 前列腺素类受体激动剂可通过增加葡萄膜巩膜通路房水外流的机制来降低眼压。至今尚未清楚其准确的作用机制。

【体内过程】　1. 吸收　本品通过角膜吸收,被

水解为具有生物学活性的游离酸。研究显示,2/3 患者的游离酸的血浆浓度低于 0.01 ng/ml(定量分析的检测限)。在可定量血药浓度的受试者中,平均血浆 C_{max} 为(0.018 ± 0.07)ng/ml(范围 0.01～0.052 ng/ml),并在 30 min 内达到峰值。本品的血浆 $t_{1/2}$ 为 45 min。第 1 d 和第 7 d 间的血药浓度无差异,显示本品达稳态较早且无显著蓄积现象。

2. 代谢　本品是异丙酯前体,能很快被角膜酯酶水解为具有生物学活性的游离酸,在全身代谢中,曲伏前列素游离酸能被氧化代谢为非活性代谢产物。生物转化包括 a(碳酸)链的 β-氧化产生 1,2-二醇和 1,2,3,4-四醇的类似物、15-羟基部分氧化,及 13,14 双键还原作用。

3. 排泄　曲伏前列素游离酸从血浆中的排泄非常迅速,通常在给药后的 1 h 内就会低于检测限。终末 $t_{1/2}$ 从 17 min 到 86 min(平均为 45 min)。在眼局部用药后,有低于 2% 的曲伏前列素游离酸在 4 h 内从尿液排出。

【适应证】　降低开角型青光眼或高眼压症患者升高的眼压,这些患者对使用其他降眼压药不耐受或疗效不佳(多次给药后不能达到目标眼内压)。

【不良反应】　1. 最常见眼部不良反应是眼充血,发生率 35%～50%。大约 3% 的患者因结膜充血停止用药。

2. 发生率 5%～10% 的眼部不良反应包括视力下降、眼部不适、异物感、疼痛、瘙痒。

3. 发生率 1%～4% 的眼部不良反应包括视力异常、眼睑炎、视物模糊、白内障、炎性细胞、结膜炎、干眼、眼部不适、房闪、虹膜异色、角膜炎、睑缘结痂、畏光、结膜下出血和流泪。

4. 非眼部不良反应占 1%～5%,包括外伤、心绞痛、焦虑、关节炎、背痛、心动过缓、气管炎、胸痛、感冒综合征、抑郁、消化不良、胃肠功能紊乱、头痛、高胆固醇血症、高血压、低血压、感染、疼痛、前列腺功能紊乱、鼻窦炎、尿失禁和尿道感染。

【妊娠期安全等级】　C。

【禁忌与慎用】　1. 对本品、苯扎氯铵或本品制剂中的任何成分过敏者禁用。

2. 目前尚未在妊娠期妇女中进行充分和良好的对照研究。只有潜在的益处大于对胎儿伤害的风险时,妊娠期妇女才可使用。

3. 未对儿童应用的安全性和有效性进行研究。

4. 本品局部给药,本品及其代谢物是否可通过乳汁分泌尚不清楚,哺乳期妇女慎用。

5. 急性眼部感染的患者应禁止使用本品。

【剂量与用法】　推荐用量每晚 1 次,一次 1 滴滴

入患眼。剂量不能超过 1 次/日,因为频繁使用会降低药物的降眼压效应。本品的降眼压作用大约在用药 2 h 后开始出现,在 12 h 达到最大。本品可以和其他眼局部用药一起用于降眼压。同时使用不止一种眼药时,每种药物的滴用时间至少间隔 5 min。

【用药须知】 1. 据报告多剂量包装的眼局部用药在使用过程中,可引发细菌性角膜炎。

2. 眼药瓶可能不经意的被患者污染,而多数患者常常伴发角膜疾病或角膜上皮缺损。

3. 患者虹膜棕色素可能逐步增加,这种改变可能在数月或数年都不被发现。在多色素虹膜患者中,眼部颜色的改变最明显,例如棕-蓝、棕-灰、棕-黄和棕-绿;然而这种改变也出现在棕色眼睛的患者中。根据文献报道,这种颜色的改变是由于虹膜基质色素细胞内容物增加的结果,但目前对其作用机制尚未清楚。通常棕色素从受影响眼的瞳孔周围向外周呈向心性分布,整个虹膜或部分虹膜颜色会变深。患者应根据情况定期进行检查。如果色素沉着发生应停止治疗。具有眼部感染史(虹膜炎/葡萄膜炎)患者应谨慎使用本品。

4. 前列腺素 $F_{2\alpha}$ 类似物在治疗期间有黄斑水肿包括黄斑囊样水肿的报道。这些主要见于无晶体患者,晶体后囊膜破裂的人工晶体患者或有黄斑水肿危险因素的患者慎用。

5. 尚未对本品治疗闭角型、炎症性或新生血管性青光眼进行评价。

6. 在佩戴隐形眼镜期间应禁止使用本品滴眼液。本品含有的苯扎氯铵可能被接触性镜片吸收,因此,在使用本品前应将接触性镜片摘除。在滴入本品 15 min 后再重新戴入隐形眼镜。

【制剂】 滴眼液:0.06 mg/1.5 ml;0.1 mg/2.5 ml。

【贮藏】 贮于 2~25 ℃。远离儿童,开盖 6 周后应丢弃。

拉坦前列素
(latanoprost)

别名:适利达、Xalatan

本品为合成的前列酰胺类似物,可降低眼压。

【CAS】 130209-82-4

【ATC】 S01EE01

【理化性状】 1. 化学名:(Z)-7-{(1R,2R,3R,5S)-3,5-Dihydroxy-2-[(1E,3S)-3-hydroxy-5-phenyl-1-pentenyl]cyclopentyl}-N-ethyl-5-heptenamide

2. 分子式:$C_{26}H_{40}O_5$

3. 分子量:432.59

4. 结构式

【药理作用】 本品为前列腺素 $F_{2\alpha}$ 的类似物,是一种选择性前列腺素 FP 受体激动剂,能通过增加房水流出而降低眼压。在人类中,降低眼压约从给药后 3~4 h 开始,8~12 h 达到最大作用。降眼压作用至少可维持 24 h。动物和人类的研究均显示该药主要作用机制为松弛睫状肌,增宽肌间隙,而增加房水的葡萄膜巩膜旁路流出,在人类也有报道轻微增加了房水流出的便利度(减少引流阻力)。

【体内过程】 1. 本品为异丙酯化的前药,无活性。当水解转化为拉坦前列素酸以后才具有生物活性。前药可通过角膜很好地吸收,进入房水的药物在透过角膜时已全部被水解。

2. 人体研究显示,在局部用药后约 2 h 房水中药物达到峰值。猴子局部用药后,拉坦前列素主要分布于前房、结膜和眼睑,只有很少量的药物到达眼后房。

3. 拉坦前列素酸在眼内几乎没有代谢。代谢主要发生在肝脏。人血浆 $t_{1/2}$ 为 17 min。主要代谢产物 1,2-二去甲和 1,2,3,4-四去甲代谢物在动物实验中没有或仅有微弱的生物活性,且主要从尿中排泄。

【适应证】 用于降低开角型青光眼和高眼压症患者升高的眼压。

【不良反应】 1. 常见的眼部不良反应有虹膜色素沉着、轻至中度结膜充血、眼睛刺激(灼烧感、有沙砾感、瘙痒、刺痛和异物感)、睫毛和毫毛变化(变长、变粗、色素沉着、睫毛数量增加)(大多数为日本的患者)、暂时性点状上皮糜烂(大多无症状)、睑炎、眼痛。少见眼睑水肿、干眼、角膜炎、视物模糊、结膜炎;罕见虹膜炎/葡萄膜炎(许多患者具有伴随的诱因)、黄斑水肿、有症状的角膜水肿和糜烂、眶周水肿、倒睫毛有时引起眼睛刺激,在睑板腺腺体开口处双排睫毛(双行睫毛)、虹膜囊肿疱、疱疹性角膜炎、眼睑局部皮肤反应、眼睑皮肤变暗。

2. 全身性不良反应包括头疼、头晕、加重心脏病患者的心绞痛、心悸、哮喘、哮喘加重和呼吸困难、皮疹、中毒性表皮坏死溶解症、肌痛,关节疼痛。

【妊娠期安全等级】 C。

【禁忌与慎用】 1. 对本品过敏者禁用。

2. 急性眼炎患者、无晶状体患者或装有人工晶状体患者、晶状体囊后部撕裂的患者、有黄斑水肿危险因素的患者均应慎用本品。

3. 妊娠期妇女只有潜在的益处大于对胎儿伤害的风险时才可使用。

4. 哺乳期妇女慎用。

5. 儿童用药的安全性与有效性尚未建立。本品不推荐用于儿童。

【剂量与用法】 1. 成人推荐剂量（包括老年人），1次/日，一次1滴，滴于患眼。晚间使用效果最好。本品不可超过每天使用1次，因为用药次数增加会削弱降眼压效果。

2. 如果忘记用药，在下次用药时仍应按常规用药。

3. 与其他滴眼液相同，一次滴眼后应立即按压内眼角处泪囊1 min以减少全身性吸收（闭塞泪点）。

【用药须知】 1. 不推荐联合使用两种或两种以上前列腺素、前列腺素类似物（包括本品）。有报道显示，每天使用此类药物1次以上，可能会降低本品的降眼压效果，引起异常的眼压升高。

2. 使用本品滴眼前应摘除角膜接触镜（隐形眼镜），并在使用15 min后才可重新佩戴。如果还需使用其他眼用药物，至少应间隔5 min用药。

3. 本品可能会增加虹膜棕色色素的数量而逐渐引起眼睛颜色改变。决定治疗前应告知患者眼睛颜色改变的可能性。单侧治疗可导致永久性的虹膜异色症。

4. 本品用于慢性闭角型青光眼、植入人工晶体的开角型青光眼和色素性青光眼的经验有限。本品尚无用于炎性和新生血管性青光眼，炎症性眼睛疾病或先天性青光眼的经验。本品对瞳孔无作用或作用很小，但本品尚无用于闭角型青光眼急性发作的经验。所以，在获得更多经验以前，建议在以上情况时应慎用本品。

5. 本品用于白内障手术围术期的研究数据有限，应慎用于此类患者。

6. 有疱疹性角膜炎病史的患者慎用本品，对于炎症活动期单纯疱疹性角膜炎的患者和有复发性疱疹性角膜炎病史的患者应避免本品，尤其和其他前列素类似物合用。

7. 本品应慎用于无晶状体、人工晶体伴晶状体后囊袋撕裂或植入型前房人工晶体，或者已知有黄斑囊样水肿危险因素的患者。

8. 存在虹膜炎或葡萄膜炎易感危险因素的患者应谨慎。

9. 哮喘患者使用本品经验有限，目前有一些上市后使用本品出现哮喘和（或）呼吸困难恶化的报告。所以，在获得足够经验以前，这些患者应慎用。

10. 已观察到眶周皮肤颜色改变，多数为日本人群的报道。目前的经验表明，眶周皮肤颜色改变不是永久性的，有些患者继续使用本品治疗后此改变消失。

11. 本品可能会逐渐改变被治疗眼的眼睑和毫毛及其周围区域，这些变化包括变长、变粗、变深、睫毛或体毛数量增加和倒睫。睫毛的变化在停药后是可逆的。

12. 本品含有苯扎氯铵，用作防腐剂。有报告称苯扎氯铵会导致点状角膜病和（或）毒性溃疡性角膜病，可能会导致眼激惹，并且会使隐形眼镜脱色。干眼患者或角膜免疫功能低下的患者需要长期或者频繁使用本品时应密切关注。隐形眼镜可能会吸收苯扎氯铵，故在使用本品前应先摘除，并在使用15 min之后才可佩戴。

13. 与其他眼部用药相似，滴入药液可能引起一过性视物模糊。建议患者在症状消失后再驾驶及操作机器。

【制剂】 滴眼液：125 μg/2.5 ml。

【贮藏】 贮于2～25 ℃。

他氟前列素
(tafluprost)

别名：Zioptan

本品为前列腺素F2α的氟化类似物，制成滴眼液供临床使用。

【CAS】 209860-87-7

【ATC】 S01EE05

【理化性状】 1. 本品为无色到浅黄色黏性固体，难溶于水。本品制成的眼用无菌溶液，pH为5.5～6.7，摩尔渗透压浓度为260～300 mOsm/kg。

2. 化学名：1-Methylethyl(5Z)-7-{(1R,2R,3R,5S)-2-[(1E)-3,3-difluoro-4-phenoxy-1-butenyl]-3,5-dihydroxycyclopentyl]5-hepte-noate

3. 分子式：$C_{25}H_{34}F_2O_5$

4. 分子量：452.53

5. 结构式

【药理作用】 本品是一种选择性FP类前列腺素受体激动剂，通过促进房水从葡萄膜巩膜途径排出,从而降低眼内压。确切的作用机制目前尚不清楚。

【体内过程】　1. 本品滴眼液滴入眼结膜囊后,通过角膜吸收,水解为一种有活性的酸性代谢物——他氟前列素酸。

2. 一日将 1 滴 0.0015% 溶液滴入到健康志愿者的单眼内,在第 1 d 和第 8 d,他氟前列素酸的血药浓度的达峰时间均为 10 min。他氟前列素酸在第 1 d 和第 8 d 的平均 C_{max} 分别为 26 pg/ml 和 27 pg/ml。他氟前列素酸的平均血浆 AUC 分别为 394(pg · min)/ml 和 432(pg · min)/ml。

3. 本品是一种酯类前体药物,在眼内水解成具有活性的酸性代谢产物,后者进一步通过脂肪酸 β-氧化和 Ⅱ 相结合代谢。

4. 在眼部应用本品 0.0015% 滴眼液 30 min 后,他氟前列素酸的平均血药浓度低于定量检测限(10 pg/ml)。

5. 在 24 个月的临床研究中,对开角型青光眼、高眼压和眼压为 23～26 mmHg 的患者每晚给药 1 次,在第 3 个月和第 6 个月,患者的眼内压分别下降为 6～8 mmHg 和 5～8 mmHg。

【适应证】　用于降低开角型青光眼或高眼压症患者升高的眼压。

【不良反应】　1. 含有防腐剂或不含防腐剂的 0.0015% 本品滴眼液在 905 例患者中进行了为期 24 个月的对照临床试验。最常见(4%～20%)的不良反应为结膜充血。约 1% 的患者因为眼睛不良反应而停止治疗。

2. 临床试验中,报道的 ≥2% 的眼部不良反应包括眼睛刺痛、眼睛瘙痒症(包括变应性结膜炎)、白内障、干眼症、眼痛、眼睑毛色素沉着、睫毛生长和视物模糊。

3. 2%～6% 的非眼部不良反应包括头痛,普通感冒,咳嗽,泌尿道感染。

4. 上市后报道的不良反应有眼周组织改变包括眼睑沟加深。

【妊娠期安全等级】　C。

【禁忌与慎用】　1. 本品滴眼液有引起色素组织改变的报道。报道的最频繁的改变为虹膜、眶周组织(眼睑)和睫毛色素沉着。本品一旦给药就会发生色素沉着增加。色素沉着是因为黑色素细胞中黑色素物质增加,而非黑色素细胞数量增加。在本品停止给药后,虹膜色素沉着不可逆,但在一些患者中,有眶周组织(眼睑)和睫毛色素沉着可逆的报道。

2. 本品可能逐渐改变治疗眼睛的睫毛和毫毛,包括变长、变色、增厚、形状和数目改变。停止治疗后睫毛改变常可逆。

3. 眼内炎症(如虹膜炎/眼葡萄膜炎)活动期患者应慎用,因本品可能会加重炎症。

4. 前列腺素 F2α 类似物治疗中有黄斑水肿,包括黄斑囊样水肿的报道。无晶状体的患者,人工晶状体眼患者伴有撕裂的晶状体后囊,或已知存在黄斑水肿风险的患者应慎用。

5. 动物胚胎发育研究表明,静脉注射本品会使胎儿致畸。虽然在妊娠期妇女中尚无足够、良好对照的研究报告,建议妊娠期间不要应用本品,除非潜在的益处大于对胎儿的潜在风险。

6. 本品会随兔乳汁分泌,但尚不明确是否会随人的乳汁分泌。因此,哺乳期妇女慎用。

7. 不建议儿童应用本品,因为长期使用可能会导致色素沉着。

8. 老年患者与成年患者在安全性和有效性方面总体上没有明显差异。

【剂量与用法】　1. 推荐的剂量:每晚 1 次,一次 1 滴,滴入患眼的结膜囊内。

2. 本品给药不能多于 1 次/日,因为有证据显示,频繁给予前列腺素类似物可削弱降低眼压的作用。

3. 本品首次给药后 2～4 h 开始发挥降眼压作用,12 h 后达到最大效果。

4. 本品可以与其他局部眼用药物制剂联合降低眼内压,如果联用其他眼用药物制剂,每种应至少间隔 5 min 给药。

5. 单支包装的本品打开后应立即使用,用于单眼或双眼给药。因为单支本品的独立包装一旦打开即不能保持无菌,给药后应立即丢弃。

【用药须知】　1. 本品为眼部用药,不可口服。

2. 对于出现眼部炎症(如外伤或感染)、视力突然下降或者眼部手术后以及眼部出现反应的患者,需咨询医师是否可以继续使用本品。

3. 本品以单支独立包装的半透明低密度聚乙烯瓶供应,10 支无菌药液的聚乙烯瓶成套包装于一个箔袋内。每支含有 0.3 ml 滴眼液,相当于 0.0045 mg 本品。一旦药袋打开,在药袋上记下打开药袋的日期。打开药袋 28 d 后,丢弃所有未用本品。

4. 本品的使用步骤为:洗手→打开箔袋,取出一次性容器瓶→除去容器外的包装→将取下的外包装放在箔袋内,将袋折叠密封→将容器直立,确保药物在底部→拧下瓶帽,打开滴眼液瓶→倾斜头部或者躺下→将容器靠近眼睛,但是小心不要碰到眼睛。→下拉下眼睑,向上看→轻轻挤压容器,将 1 滴本品滴入眼内,如果药物从眼中流出就再滴一次。

【制剂】 滴眼液：0.0015%（0.015 mg/ml），0.3 ml。

【贮藏】 防潮贮于2~8℃，原始箔袋内储存。一旦药袋打开，单支包装的本品应在20~25℃保存，不可超过28 d。

比马前列素
（bimatoprost）

别名：Lumigan、卢美根、贝美前列素

本品为前列腺素类似物，制成滴眼液供临床使用。

【CAS】 155206-00-1

【ATC】 S01EE03

【理化性状】 1. 本品为粉末，微溶于水，易溶于甲醇和乙醇。

2. 化学名：(Z)-7-[$(1R,2R,3R,5S)$-3,5Dihydroxy-2-[$(1E,3S)$-3-hydroxy-5-phenyl-1-pentenyl]cyclopentyl]-5-N-ethylheptenamide

3. 分子式：$C_{24}H_{37}NO_4$

4. 分子量：415.58

5. 结构式

【药理作用】 本品为一种合成的前列酰胺，是具有降低眼内压活性的前列腺素结构类似物，选择性地模拟了天然存在的前列酰胺的作用。目前认为本品是通过增加房水经小梁网及葡萄膜巩膜两条外流途径而降低眼内压（IOP）的。高眼压是导致青光眼性视野缺损的主要因素。眼内压越高，视神经受损及视野缺损的危险性越大。

【体内过程】 1. 吸收　15名健康受试者双眼1次/日，一次各1滴本品，连续2周，给药后10 min内药物达到血药峰值，且大多数受试者给药后1.5 h内血药浓度降至检测限（0.025 ng/ml）以下。第7 d和第14 d时的C_{max}和AUC_{0-24h}的平均值相似，分别约为0.08和0.09（ng·h）/ml，表明药物在给药后的第1周就达到了稳态。本品无明显的分全身蓄积现象。

2. 分布　本品以中等速度分布到体内的各组织中，稳态分布容积为0.67 L/kg。人血中，本品主要分布在血浆中。约有12%的本品游离存在于血浆中。

3. 代谢　本品通过眼部给药进入全身循环系统后，主要以原药的形式进行循环。之后通过氧化、N-去乙基化和葡糖醛酸化生成不同的代谢物。

4. 消除　6名健康受试者静脉注射放射性标记的本品（3.12 μg/kg），原药的最大血药浓度为12.2 ng/ml，之后迅速降低，消除$t_{1/2}$为45 min。总清除率1.5 L/(h·kg)。近67%的药物通过尿液排出，25%的药物可以在粪便中回收。

【适应证】 本品用于降低对其他降眼压制剂不能耐受或不够敏感（多次用药无法达到目标眼内压值）的开角型青光眼及高眼压症患者的眼内压。

【不良反应】 1. 临床试验中，有15%~45%的患者使用本品曾分别出现不良反应，最常见的不良反应按发生的概率降序排列为结膜充血、睫毛增生、眼部瘙痒。大约有3%的患者因结膜充血而中断治疗。

2. 有3%~10%的患者曾出现如下的眼部不良反应，按发生的概率降序排列为眼睛干涩、视觉障碍、眼部烧灼感、异物感、眼睛痛、眼周皮肤色素沉着、睑缘炎、白内障、浅层点状角膜炎、眼睑红斑、眼部刺激和睫毛颜色变深。

3. 约有1%~3%的患者曾有如下的不良反应，按发生的概率降序排列为眼睛分泌物、流泪、畏光、过敏性结膜炎、视疲劳、虹膜色素沉着增加和结膜水肿。报道有不到1%的患者曾出现眼内炎症，如虹膜炎。

4. 全身性不良反应为感染、头痛、肝功能异常、乏力和多毛症。

【妊娠期安全等级】 C。

【禁忌与慎用】 1. 本品禁用于对本品中其他任何成分过敏者。

2. 有活动性内眼炎症（如葡萄膜炎）的患者须慎用本品。

3. 无晶状体患者、晶状体后囊撕裂的人工晶体植入患者或已知有黄斑水肿危险的患者应慎用本品。

4. 妊娠期妇女只有在潜在的益处大于对胎儿伤害的风险时才可使用。

5. 动物实验本品可通过乳汁分泌，是否可通过人类乳汁分泌尚未确定，哺乳期妇女慎用。

6. 儿童患者使用本品的安全性和有效性尚未确立。

【药物相互作用】 本品可以与其他滴眼液同时使用以降低眼内压。如果同时使用多种治疗药物，则每两种药物的使用应至少间隔5 min。

【剂量与用法】 推荐剂量为1次/日，每晚1滴滴于患眼。一日使用本品的次数不得超过1次，因

为有资料表明频繁使用本品可导致其降眼压效果减弱。首次滴用本品约 4 h 后眼内压开始降低,约于 8～12 h 之内作用达到最大。

本品可以与其他滴眼液同时使用以降低眼内压。如果同时使用多种治疗药物,则每两种药物的使用应至少间隔 5 min。

【用药须知】　1. 有报道患者因使用多剂量包装的滴眼液而致细菌性角膜炎。大多数情况下,包装容器是由于患者同时患有角膜疾病或角膜破损而被污染的。

2. 患者虹膜褐色素沉着的变化是逐渐发生的,可能在数月内至数年内也不会有明显变化。通常,褐色素沉着以瞳孔为中心向外围进行扩散,但是整个虹膜或部分虹膜的褐色也会加深。应该经常检查患者眼睛的颜色变化,如果色素沉着继续则应停止用药。停止用药后虹膜的褐色素不会再增加,但已改变的颜色可能是永久性的。虹膜上的痣和斑点不受治疗的影响。

3. 本品治疗闭角型、炎性及出血性青光眼尚无评价。

4. 佩戴有隐形眼镜时不应使用本品。

【制剂】　滴眼液:0.0015%(0.015 mg/ml)。

【贮藏】　贮存于 2～25 ℃。

布林佐胺

(brinzolamide)

别名:Azopt、派立明
本品为碳酸酐酶抑制药。

【CAS】　138890-62-7

【ATC】　S01EC04

【理化性状】　1. 本品为白色粉末,不溶于水,易溶于甲醇,可溶于乙醇。

2. 化学名:(R)-(＋)-4-Ethylamino-2-(3-methoxypropyl)-3,4-dihydro2H-thieno[3,2-e]-1,2-thiazine-6-sulfonamide-1,1-dioxide

3. 分子式:$C_{12}H_{21}N_3O_5S_3$

4. 分子量:383.5

5. 结构式

【药理作用】　1. 碳酸酐酶(CA)存在于包括眼睛在内的很多身体组织内。碳酸酐酶催化二氧化碳的水化成碳酸,以及碳酸脱水这个可逆反应。抑制眼部睫状体的碳酸酐酶可以减少房水的分泌。可能是通过减少碳酸氢盐离子的生成从而减少了钠和水的转运,最终降低眼压。

2. 眼压升高是青光眼视神经损害和青光眼性视野缺损的重要危险因素。本品主要抑制眼组织中占优势的碳酸酐酶 2 型同工酶,体外试验中,50% 的有效抑制浓度是 3.2 mmol/L,对碳酸酐酶 2 型同工酶的 K_i 值是 0.13 mmol/L。

【体内过程】　眼睛局部给药后,本品吸收进入全身循环。由于其与 CA-Ⅱ 的高度亲和力,本品广泛分布于红细胞中,并在全血中显示出很长的 $t_{1/2}$(约为 111 d)。在人体中,形成代谢物 N-脱乙基布林佐胺,其结合至 CA 上且在红细胞中聚积。在本品存在下,其代谢物主要结合至 CA-Ⅰ 上。在血浆中,本品和 N-脱乙基布林佐胺的浓度低且通常低于定量检测限(＜10 ng/ml)。与血浆蛋白结合率约 60%。本品主要以原形药物从尿液排出。在尿中还发现了 N-脱乙基布林佐胺及微量的 N-脱甲基丙基和 O-去甲基代谢物。

本品口服的药动学研究在健康受试者中进行,受试者给予 1 mg,2 次/日,持续 32 周。测定红细胞的 CA 活性以评价全身 CA 抑制的程度。本品对红细胞 CA-Ⅱ 活性的抑制在 4 周内达到饱和。红细胞中 N-脱乙基布林佐胺在 20～28 周达稳态,浓度范围为 6～30 μmol/L。在稳态时对 CA-Ⅱ 活性的抑制率约为 70%～75%。

【适应证】　用于高眼压或开角型青光眼患者眼压升高的治疗。

【不良反应】　1. 发生率 5%～10% 的不良反应为视物模糊、味觉改变(口苦或异味)。

2. 发生率 1%～5% 的不良反应为眼睑炎、皮炎、眼干、异物感、头痛、充血、眼分泌物黏性增高、眼部不适、眼角膜炎、眼痛、眼瘙痒和鼻炎。

3. 发生率低于 1% 的不良反应为过敏反应、脱发、胸痛、结膜炎、腹泻、复视、眩晕、口干、呼吸困难、消化不良、眼疲劳、肌张力增高、角结膜炎、角膜病变、肾区疼痛、睑缘结痂或黏感、恶心、咽炎、眼睛撕裂状痛和荨麻疹。

【妊娠期安全等级】　C。

【禁忌与慎用】　1. 本品禁用于已知的对本品中任何成分过敏的患者。

2. 已知对磺胺过敏者禁用。

3. 本品是否会分泌至母乳中尚不明确。因为许多药物排泄至人乳汁中且本品有在哺乳期婴儿中造成严重不良反应的可能性,应权衡药物对母亲的重要性选择哺乳或停药。

4. 妊娠期妇女只有潜在益处大于对胎儿潜在风险才可使用。

【药物相互作用】 1. 口服碳酸酐酶抑制剂和眼部使用本品可能导致已知的全身效应的累加,不建议本品与口服碳酸酐酶抑制剂同时使用。

2. 碳酸酐酶抑制剂可能产生酸碱及电解质变化,这些变化在本品的临床试验中未见报道。然而,口服碳酸酐酶抑制剂的患者,在高剂量水杨酸盐治疗的情况下罕见的酸碱改变。因此,接受本品的患者应考虑这样的药物相互作用。

【剂量与用法】 一次1滴,滴于患眼,3次/日。

【用药须知】 1. 在角膜内皮细胞的细胞质和质膜周围观察到碳酸酐酶的活性,低内皮细胞计数的患者有发生角膜水肿的可能,这些患者使用时应注意。

2. 本品在重度肾功能不全患者中的研究尚未进行,由于本品及其代谢物主要由肾排泄,因此,不建议此类患者使用本品。

3. 治疗急性闭角型青光眼除了降眼压药物之外,还须要治疗性干预,本品在急性闭角型青光眼患者中作用尚未研究。

4. 本品的防腐剂苯扎氯铵可以被隐形眼镜吸收。使用本品时应摘去隐形眼镜,15 min后可重新佩戴。

5. 如果同时使用一种以上的局部眼用药物,药物间应至少间隔10 min。

6. 老年人和年轻患者之间未观察到安全性和有效性的总体差别。

7. 虽然尚无人的过量的资料,口服过量的本品后可能导致电解质紊乱,酸中毒状态的进展及神经系统的影响。应监测血清电解质水平和血液pH水平。

8. 如果有眼部感染或损伤或有眼部手术,与医师协商是否应该继续使用当前使用的药液。

9. 用药后视力可能暂时模糊或不稳定,请勿驾车。

【制剂】 眼用混悬液:0.1%(5 ml、10 ml、15 ml)。

【贮藏】 贮于4~30 ℃。

多佐胺
(dorzolamide)

本品属于碳酸酐酶抑制剂,临床用其盐酸盐。

【CAS】 120279-96-1

【ATC】 S01EC03

1. 化学名:(4S-trans)-4-(Ethylamino)-5,6-dihydro-6 methyl-4H-thieno [2,3-b] thiopyran-2-

sulfonamide 7,7-dioxide

2. 分子式:$C_{10}H_{16}N_2O_4S_3$

3. 分子量:324.44

4. 结构式

盐酸多佐胺
(dorzolamide hydrochloride)

别名:Trusopt、舒净露

【CAS】 120279-36-9

【理化性状】 1. 本品为白色至类白色结晶性粉末,易溶于水,微溶于甲醇和乙醇。熔点264 ℃。

2. 化学名:(4S-trans)-4-(Ethylamino)-5,6-dihydro-6 methyl-4H-thieno [2,3-b] thiopyran-2-sulfonamide 7,7-dioxide monohydrochloride

3. 分子式:$C_{10}H_{16}N_2O_4S_3 \cdot HCl$

4. 分子量:360.9

【药理作用】 其作用类似布林佐胺,是强效抑制CA-Ⅱ抑制剂。

【体内过程】 1. 吸收 局部给药后,本品可进入循环中,长期使用,因与CA-Ⅱ结合,本品在红细胞中蓄积。N-去甲基代谢产物,对CA-Ⅱ的抑制作用不如原药,但对CA-Ⅰ有抑制作用,代谢产物也在红细胞中蓄积。本品及其代谢产物血药浓度一般低于检测限。

2. 本品与血浆蛋白结合率为33%。

3. 本品主要以原药从尿中排泄,代谢产物亦从尿中排泄,停药后,本品从红细胞中成非线性释放,初始快速释放,之后缓慢消除,$t_{1/2}$约为4个月。

【适应证】 用于高眼压或开角型青光眼患者眼内压升高的治疗。

【不良反应】 1. 常见不良反应有眼灼烧感、刺痛或不适、口苦、浅层点状角膜炎、过敏反应、少见结膜炎及眼睑反应、视物模糊、眼红、流泪、眼干、畏光、头痛、恶心、疲乏/无力、罕见皮疹、尿路结石、虹膜睫状体炎。

2. 上市后有过敏样反应的报道,表现为血管神经性水肿、支气管痉挛、瘙痒、荨麻疹。其他包括斯-约综合征、中毒性表皮坏死溶解症、头晕、感觉异常、眼痛、一过性近视、滤过性手术后脉络膜剥离、眼睑结硬皮、呼吸困难、皮炎、鼻衄、口干及咽喉刺激症状。

【妊娠期安全等级】 C。

【禁忌与慎用】　1. 对本品及本品滴眼液中任何成分过敏的患者禁用。

2. 重度肾功能不全患者禁用。

3. 重度肝功能不全患者慎用。

4. 本品是否会分泌至母乳中尚不明确。因为许多药物排泄至人乳汁中且本品有在哺乳期婴儿中造成严重不良反应的可能性,应权衡药物对母亲的重要性选择哺乳或停药。

5. 妊娠期妇女只有潜在益处大于对胎儿潜在风险才可使用。

【药物相互作用】　1. 不推荐与口服 CA 抑制剂合用。

2. 与水杨酸盐合用有增加电解质紊乱的风险。

【剂量与用法】　点患眼,一次 1 滴,3 次/日。

【用药须知】　1. 本品为磺胺类药物,局部使用可全身吸收,如出现过敏症状,应立即停用。

2. 与其他眼用制剂至少相隔 5 min 使用。

3. 使用本品前,摘下隐形眼镜,使用本品后至少 15 min 才可重新佩戴。

【制剂】　滴眼液:200 mg/10 ml。

【贮藏】　遮光,贮于 15~30 ℃。

21.12　治疗白内障药

早期白内障可口服维生素 C、维生素 B_2、维生素 E 等,也可用一些药物延缓病情发展,如吡诺克辛钠、苄达赖氨酸等滴眼液滴眼。手术治疗是目前世界公认的、白内障唯一确切有效的治疗方法。尤其是对于中、晚期白内障,尚无特效药物能使浑浊的晶体恢复透明,手术仍是治疗白内障的主要方法。

吡诺克辛钠

(pirenoxine sodium)

别名:卡他灵、睛明、白内停酸、banitini、catalin、berneitine sodium、cataract

本品为白内障治疗药。

【CAS】　1043-21-6

【理化性状】　1. 化学名:1-Hydroxy-5-oxo-5H-pyrido[3,2-a]phenoxazine-3-carboxylicacid

2. 分子式:$C_{16}H_8N_2O_5$

3. 分子量:308.25

4. 结构式

【药理作用】　本品通过保持和改善晶状体膜的功能、阻止多元糖醇的积累而防止或减少晶状体浑浊。

【适应证】　主要治疗初期老年性白内障、轻度糖尿病性白内障或并发性白内障等。

【不良反应】　极少数患者可有轻微眼部刺痛。

【禁忌与慎用】　眼外伤及严重感染时,暂不使用,或遵医嘱。对本品过敏者禁用,过敏体质者慎用。

【剂量与用法】　将吡诺克辛钠 0.8 mg 放入配套专用溶剂中使溶解,滴入结膜囊内。一次 1~2 滴,3~4 次/日。

【用药须知】　1. 使用本品时,不可戴隐形眼镜。

2. 使用前须将 1 片药片投入 1 瓶溶剂中,待药物完全溶解后,方可使用。片剂溶解入溶剂后,应连续使用,在 20 d 内用完。

3. 糖尿病引起的白内障患者,应在使用本品的同时,在医师指导下结合其他方法治疗。

4. 滴眼时请勿使瓶口接触手和眼睛,避免污染瓶内眼药水。

5. 本品宜遮光保存;使用后请拧紧瓶盖,以防污染。

【制剂】　滴眼液:0.8 mg/15 ml(以吡诺克辛计)。

【贮藏】　遮光,贮于 4~30 ℃,放在儿童不能触及的地方。

法可林

(phacolysin)

别名:瑞眸明、治障宁、睛可明、Phacolin

本品为蛋白质分解酶激活剂,有促进蛋白质分解的作用。

【CAS】　3863-80-7

【理化性状】　1. 化学名:5,12-Dihydro-quinoxalino[2,3-b]phenazine sulfonate sodium salt

2. 分子式:$C_{18}H_{10}N_4Na_2O_6S_2$

3. 分子量:488.41

4. 结构式

【药理作用】　本品为蛋白分解酶激活剂,有激活蛋白分解的作用,滴眼后能渗透到晶状体内,使变性的蛋白分解并被吸收,具有维持晶状体透明,改善眼组织的新陈代谢,阻止白内障病情发展的作用。

【适应证】　用于治疗老年性白内障初发期、外伤性白内障、先天性白内障、继发性白内障。

【不良反应】　个别患者用后出现结膜充血及过敏反应。

【禁忌与慎用】　1. 化脓性眼病患者禁用。

2. 对本品过敏者禁用。

【剂量与用法】　滴眼,一次1～2滴,3～5次/日。

【用药须知】　本品一般不用于婴幼儿。如应用本品后能改善症状,可长期连续应用,同时可配合口服维生素C。

【制剂】　滴眼液:1.5 mg/10 ml(以法可林计)。

【贮藏】　遮光,密闭保存。

氨碘肽
(amiotide)

别名:克胜

本品系采用猪全眼球和甲状腺经胰酶和霉菌蛋白酶水解提取而成的生化制剂,含有机碘和谷氨酸、胱氨酸、甘氨酸、天氨酸、冬氨酸、赖氨酸等十八种氨基酸、多肽、核苷酸和多种微量元素等。每1 ml中含有甲状腺特有的有机化合碘为0.025～0.040 mg。

【药理作用】　本品能改善眼部血液循环和新陈代谢,促进玻璃体浑浊吸收,促进组织修复再生,阻止白内障发展,提高视觉功能。

【适应证】　本品用于早期老年性白内障,玻璃体浑浊等眼病的治疗。

【不良反应】　少数病例滴眼后有局部刺激感和(或)结膜囊分泌物增多,一般在继续用药过程中症状会减退或消失,极少数特异性过敏体质的患者使用本品后可能出现结膜、眼睑充血和严重不适感。

【禁忌与慎用】　1. 对本品特异过敏者禁用。

2. 眼部有严重炎症或溃疡者应禁用。

3. 与汞制剂无论是内服或眼用均应禁用。因二药配伍使用后可产生对角膜有强烈腐蚀性的二碘化汞。

【剂量与用法】　滴眼,一次1滴,3次/日。

【用药须知】　1. 患者应严格遵照本说明书规定的用法和用量,切勿过量使用。

2. 如用药后有持续性结膜充血或刺痛不适感,应停药就诊。

3. 眼部有慢性炎症使用本品或合并使用其他药物,请咨询医师。

4. 甲状腺功能亢进者和低血压或其他内分泌紊乱者慎用。

5. 本品开启使用后要避免污染,如发现药液浑浊,切勿再用。用毕后密闭存放与阴凉遮光处。

6. 为维持疗效,本品宜长期使用。

7. 当药品性状发生改变时禁止使用。

【制剂】　滴眼液:1 ml中含有甲状腺特有的有机化合碘为0.025～0.040 mg/5 ml。

【贮藏】　遮光、密闭,在凉处(20 ℃以下)保存。

眼氨肽
(ocular extractives)

别名:眼宁、眼明、眼清、眼生素

本品系从健康牛或猪眼球消毒后以乙醇提取除去蛋白质的灭菌水溶液,主要成分含有多种氨基酸、多肽、核苷酸及微量钙、镁,其pH值控制在7.0～7.4之间,渗透压相当于0.9％NaCl溶液的渗透压,内含促进药液吸收的透明脂酸钠。

【药理作用】　本品含有多种氨基酸、多肽、核苷酸及微量钙、镁等,有促进眼组织的新陈代谢、伤痕愈合、吸收炎性渗出,并能促进眼角膜上皮组织的再生。

【体内过程】　未进行该项试验且无可靠参考文献。

【适应证】　滴眼液用于角膜炎、视力疲劳及青少年假性近视;注射液用于非化脓性角膜炎、虹膜睫状体炎、中心视网膜炎、玻璃体浑浊、巩膜炎等眼疾。

【不良反应】　尚未见有关不良反应的报道。

【禁忌与慎用】　1. 对本品过敏者禁用。

2. 化脓性眼病,局部禁用。

【剂量与用法】　1. 滴眼液　滴眼,一次2～3滴,3～4次/日。

2. 注射液

(1) 皮下或肌内注射　一次1 ml,1次/日,15～30 d为一疗程。

(2) 球结膜下注射　一次0.5 ml,1次/日,12～15天为一疗程。

(3) 眼浴　将本品用生理盐水稀释5倍,用眼杯洗眼,1～2次/日。

【用药须知】　1. 使用本品滴眼液时,不可戴隐形眼镜。

2. 滴眼液开启后,10 d内用完。

【制剂】　①滴眼液:12.5 g/5 ml(1 ml相当于鲜牛眼球2.5 g)。②注射液:1 g/ml。

【贮藏】　遮光、密闭,在凉暗处(不超过20 ℃)保存。

苄达赖氨酸
(bendazac lysine)

别名:百达克、莎普爱思

本品为醛糖还原酶抑制剂。

【CAS】　81919-14-4

【理化性状】　1. 本品为白色或类白色结晶性粉末,无臭,味苦。

2. 化学名:L-Lysine-(1-benzyl-1H-indazol-3-yloxy)acetic acid

3. 分子式:$C_6H_{14}N_2O_2 \cdot C_{16}H_{14}N_2O_3$

4. 分子量:428.46

5. 结构式

【药理作用】　本品为醛糖还原酶(AR)抑制剂,对晶状体 AR 有抑制作用,达到预防或治疗白内障的目的。

【体内过程】　兔静脉注射后,在眼组织和血浆中能测得原药及其代谢物—5-羟苄达酸(5-BDZ),其中虹膜浓度最高,其他依次为睫状体、视网膜、角膜、泪液、房水、玻璃体和晶状体。血浆和房水、玻璃体、睫状体、视网膜的消除 $t_{1/2}$ 分别为 2.47、4.56、3.59 和 3.22 h,而晶状体中 $t_{1/2}$ 为 17.1 h,明显长于其他组织。采用 0.5%[^{14}C]标记的本品滴眼液,一次滴用后,眼部各组织中均可检测到药物,在晶状体中停留时间最长。

【适应证】　早期老年性白内障。

【不良反应】　一过性灼烧感、流泪等反应,但能随着用药时间延长而适应。极少可能有吞咽困难、恶心、呕吐、腹泻、流泪、接触性皮炎等。

【禁忌与慎用】　1. 眼外伤及严重感染禁用。

2. 对本品过敏者禁用,过敏体质者慎用。

【药物相互作用】　本品含硫柳汞,禁与含碘、溴的制剂合用。

【剂量与用法】　滴眼,3 次/日,一次 1～2 滴或遵医嘱。

【用药须知】　1. 滴眼时请勿使管口接触手和眼部,避免污染瓶内眼药水。

2. 使用后请拧紧瓶盖,以防污染。

3. 部分病例出现一过性刺激感,如灼热感、刺痛等,但不影响使用。实验证明本品经冰箱冷藏(4 ℃左右)后可以降低刺激性的发生率和强度。建议使用时有刺激的患者,将本品放入冰箱冷藏后使用以降低刺激。若发现药水污染或浑浊请弃去不用。

4. 据报道,一过性刺激的发生率和强度与眼部的其他感染或炎症有关,建议眼部有感染或炎症的白内障患者在使用本品时,最好在医师指导下同时治疗上述眼疾。

【制剂】　滴眼液:25 mg/5 ml。

【贮藏】　遮光,密封保存,放在儿童不能接触的地方。

21.13　治疗黄斑变性药

眼部新生血管是多种眼部疾病的共同病理改变,如糖尿病视网膜病变、年龄相关性黄斑变性和中心性渗出性脉络膜视网膜病变等,是导致视力障碍的重要原因之一。新生血管的形成是一个复杂的过程,涉及多种细胞因子的调控,其确切机制目前仍不清楚。目前眼科常用的光动力治疗药物、抗血管新生药为血管内皮生长因子拮抗剂,贝伐单抗(阿瓦斯汀)——美国 FDA 批准适应证为直肠癌,目前多为超适应证用药,阿柏西普也可用于眼科治疗。

维替泊芬
(verteporfin)

别名:Visudyne

本品是第 1 个光动力治疗药物,可用作光动力治疗的有血管闭合作用的光敏化剂。本品是两种结构异构体的混合物。

【CAS】　129497-78-5

【ATC】　S01 LA01

【理化性状】　1. 化学名:9-Methyl(Ⅰ) and 13-methyl(Ⅱ) $trans$-(±)-18-ethenyl-4,4a-dihydro-3,4-bis(methoxycarbonyl)-4a,8,14,19-tetramethyl-23H,25H-benzo[b]porphine-9,13-dipropanoate

2. 分子式:$C_{41}H_{42}N_4O_8$

3. 分子量:718.8

4. 结构式

【药理作用】　本品是一种细胞毒、光敏感药物,在一定波长的低强度、无热激光照射下被激活,激活后,会产生反应强、作用时间短的单电子键氧和氧的反应介质,引起局部的细胞毒作用,对新生血管内皮产生局部损害,导致血管阻塞,本品可优先作用于新生血管,包括脉络膜新生血管。

【体内过程】　本品在血浆中主要由脂蛋白载

运,少量经肝和血浆脂酶的作用代谢成二元酸代谢物,这种代谢物具有与本品类似的药理学活性。本品主要以原药经粪便排泄。

【适应证】 治疗以典型的视网膜中央凹下脉络膜新生血管形成为主要症状的、渗出性、年龄相关性黄斑变性。

【不良反应】 1. 注射部位有痛感、水肿、炎症、出血等反应。

2. 常见视力异常、视力下降、视野缺损。

3. 滴注时有背痛、恶心、水肿、炎症、出血、皮肤瘙痒感和高胆固醇血症。

4. 约 3% 的患者常在用药后 24 h 内光敏性增强。

【妊娠期安全等级】 C。

【禁忌与慎用】 1. 肝功能不全或胆管阻塞患者慎用。

2. 妊娠期妇女应衡量利弊后再使用。

3. 卟啉症及过敏者禁用。

【药物相互作用】 本品与四环素、磺胺类、降糖药、吩噻嗪类药物、噻嗪类利尿剂合用时,可能会增加光敏反应的发生。

【剂量与用法】 应用本品可分为两步骤。

第一步:按 6 mg/m²(体表面积)将药粉稀释加入 30 ml 输液中,于 10 min 内静脉滴注完毕。

第二步:滴注本品后 15 min,以非发热性激光照射眼睛,对本品进行光活化。

患者应每 3 个月做一次疗效评价。对复发性脉络膜新生血管形成(CNV)渗出者,一年内使用本品次数不宜超过 4 次。

【用药须知】 1. 患者在滴注本品后 48 h 内光敏感性增加,应避免皮肤、眼或身体其他部位直接受阳光或明亮的室内光线照射。

2. 鼓励患者照射安全的室内光线以快速通过皮肤消除药物。

3. 治疗后 1 周内视力严重下降者,不应再次使用本品。

4. 超剂量使用可能会导致严重的视力下降以及光敏感期延长。

【制剂】 注射剂(粉):15 mg。

【贮藏】 包装产品必须在室温下(25 ℃)避光保存。冻干粉溶解后应避光并在 4 小时内使用。

奥克纤溶酶
(ocriplasmin)

别名:Jetrea。

本品为重组短链人纤溶酶,制成玻璃体内注射的注射液供临床使用。

【CAS】 851199-59-2

【理化性状】 1. 本品在毕赤酵母表达系统通过 DNA 重组技术获得,分子量为 27.2 kDa。

2. 本品的玻璃体内注射液为无菌、澄清的无色液体,一次性使用玻璃瓶内的 0.2 ml 注射液含有 0.5 mg 本品,0.21 mg 柠檬酸,0.75 mg 甘露醇、氢氧化钠(调节 pH)及注射用水。注射液的 pH 为 3.1。

【药理作用】 1. 玻璃体视网膜交界面的粘连主要依靠层粘连蛋白、纤维粘连蛋白等细胞外基质成分的作用。黄斑粘连患者的玻璃体视网膜的层粘连蛋白、纤维粘连蛋白数量明显高于正常,降低层粘连蛋白、纤维连接蛋白水平能起到非手术治疗黄斑粘连的作用。

2. 本品是一种蛋白酶,能水解玻璃体及玻璃体视网膜界面的蛋白成分(如层粘连蛋白、纤维蛋白及胶原蛋白),因此,能溶解引起玻璃体黄斑粘连蛋白质成分,使玻璃体黄斑粘连得以松解,用于治疗症状性黄斑粘连。大鼠试验中表明,本品可显著降低玻璃体与视网膜界面的层纤维连接蛋白和层粘连蛋白的水平。

【体内过程】 1. 择期行玻璃体切割术的手术患者,单次玻璃体内注射本品 0.125 mg,分别在玻璃体切割术前不同的时间点给予,玻璃体内本品水平 (μg/ml),5～30 min 时为(12±7.6),31～60 min 时为(8.1±5.2),2～4 h 为(2.6±1.6),(24±2) h 为(0.5±0.3),(7±1) d<0.27。

2. 玻璃体内注射最小的推荐剂量 0.125 mg 后,在血循环中检出的本品低于检测限。

3. 本品进入内源性蛋白通路,快速被蛋白酶抑制剂 α₂ 抗纤维蛋白溶酶或 α₂ 巨球蛋白灭活。

【适应证】 用于治疗症状性黄斑粘连。

【不良反应】 1. 临床试验中最常见的(5%～20%)不良反应 玻璃体浮游物、结膜出血、眼痛、闪光感、视物模糊、黄斑裂孔、视力敏锐度减退、视力损害及视网膜水肿。

2. 发生率 2%～5% 的不良反应 黄斑水肿、眼内压升高、畏光、玻璃体脱离、眼睛不适、虹膜炎、流泪、眼干、视物变形、结膜充血及视网膜变性及色觉障碍。

【妊娠期安全等级】 C。

【禁忌与慎用】 1. 对于妊娠期妇女尚无足够的良好对照的临床研究,只有在确实需要时,妊娠期妇女才能使用。

2. 本品是否分泌至乳汁尚不明确,哺乳期妇女慎用。

3. 儿童用药的安全性与有效性尚未确定。

【剂量与用法】　1. 本品使用前必须稀释,仅用于眼睛玻璃体内注射,必须由有资历的医师进行注射。推荐剂量为 0.125 mg(0.1 ml 稀释液),注射于患眼玻璃体内,一次性使用。

2. 配制方法

(1) 把玻璃瓶从冰箱中取出,室温下解冻(需几分钟)。

(2) 在无菌操作下,加入 0.9％氯化钠注射液 0.2 ml 至本品玻璃瓶中,轻轻转动玻璃瓶,直至混合均匀。

(3) 检视有无颗粒,只有澄清、无色的无颗粒的溶液才能使用。用 19G 针头(轻微倾斜玻璃瓶以利抽取)抽取溶液后弃去针头,不能用此针头进行玻璃体内注射。

(4) 换上 30G 针头,小心排出气泡和多余药物,调节至注射器 0.1 ml 刻度。本品不含防腐剂,稀释后应立即注射。弃去玻璃瓶及未使用的溶液。

3. 注意事项

(1) 玻璃体内注射应在无菌条件下进行,包括使用无菌手套、无菌布、无菌的开睑器,应给予足够的麻醉和广谱抗菌药物。

(2) 注射针头应朝向玻璃腔的中心自角膜缘后 3.5～4.0 mm 插入,避开水平子午线。将 0.1 ml 的配制好的药液注射于中部玻璃体内。注射后立即评估眼内压。给予适当监测,包括检查视神经乳头的灌注并监测眼压。

应告知患者注射后立即报告眼内炎症或视网膜玻璃体的不适症状(如眼痛、眼睛发热、畏光、视物模糊及视力下降)。

(3) 每只注射液仅供 1 只眼睛使用,如对侧眼睛亦需治疗,应使用新的本品注射液,无菌环境、针头、无菌手套、无菌布、无菌的开睑器等也需更换。不推荐 7 d 内对另一只眼睛进行治疗,以便监测注射后的效应(包括注射后眼睛的视力下降)。

【用药须知】　1. 本品可导致视力下降,最佳矫正视力可降低 3 行以上。大部分视力降低是由于牵引的进展造成的,可能需要外科干预,并给予患者适当监护。

2. 可能发生与玻璃体注射相关的眼内炎症或感染、眼内出血和眼内压增高。炎症常为轻度和一过性。

3. 有一例晶状体半脱位的报道,是给患者玻璃体内注射本品 0.175 mg(推荐剂量的 1.5 倍)造成的。动物实验中,给予推荐剂量的 1.5 倍,可致晶状体半脱位。猴子在 28 d 后给予第 2 剂,全部发生晶状体半脱位。

4. 临床试验中,玻璃体内注射本品,可致视网膜剥离、视网膜裂伤,多发生于玻璃体切割术中或术后。

5. 色觉障碍(常为黄视)的发生为率 2％,约半数色觉障碍的病例视网膜电流扫描也出现改变(a 及 b 波振幅降低)。

【制剂】　注射液:0.5 mg/0.2 ml。

【贮藏】　贮于 20～25 ℃,短程携带允许 15～30 ℃。

雷珠单抗
(ranibizumab)

别名:兰尼单抗、诺适得、Lucentis

本品为一种重组人源化单克隆抗体。

【CAS】　347396-82-1

【ATC】　S01 LA04

【理化性状】　本品为大肠埃希菌(E. coli)在含四环素的培养液经 DNA 重组技术获得的单克隆抗体。

2. 分子式:$C_{2158}H_{3282}N_{562}O_{681}S_{12}$

3. 分子量:48349.61

【药理作用】　血管内皮生长因子 A(VEGF-A)可促进新生血管生成和渗漏,被认为是导致湿性老年黄斑病变的原因。本品与 VEGF-A 结合防止并阻碍了血管受体(VEGFR1 和 VEGFR2)在血管内皮细胞表面的相互作用,阻止血管内皮增生,减少了视网膜黄斑区血管的渗漏和视网膜新血管(CNV)的生成。

【体内过程】　1. 动物实验表明,玻璃体内注射雷珠单抗后 1 d 血药浓度达峰值,消除 $t_{1/2}$ 为 3 d,血清与玻璃体内的药物浓度同步降低(后者浓度高于前者 2000 多倍)。

2. 湿性老年黄斑病变患者每月注射本品 0.5 mg,其血浆浓度极低,远远低于体外细胞增生法测得的 VEGF-A 的 50％抑制浓度。在每眼 0.05～1.0 mg 的剂量范围内,血清峰浓度与剂量呈正比。群体药动学表明,每眼 0.5 mg 注射后 1 d 达血清峰浓度,最小稳态浓度为 0.22 ng/ml。玻璃体内平均 $t_{1/2}$ 约为 9 d。人玻璃体药物浓度高于血清浓度 90000 倍。

3. 尚未在肾功能不全的患者中进行本品药动学的正式研究。在患者群体药代动力学分析中,54％(389/725)为肾功能不全的患者(39％为轻度,12％为中度,2％为重度)。在肾功能不全的患者中,本品清除率的下降无临床显著意义。因此,不需要进行剂量调整。

4. 尚无有关本品在肝功能不全的患者中药动学的正式研究。

【适应证】 用于治疗湿性(新生血管性)年龄相关性黄斑变性(AMD)。

【不良反应】 1. 心血管系统　可见血压升高、血栓栓塞性疾病。

2. 呼吸系统　可见咳嗽、鼻咽炎、鼻窦炎、上呼吸道感染、支气管炎。

3. 肌肉骨骼系统　可见关节疼痛、背部疼痛。

4. 神经系统　可见脑血管意外、头痛。

5. 胃肠道　可见口腔金属味、恶心。

6. 眼部　可见异物感、眩光感、眼分泌物增多、流泪增加、眼刺激症状、瘙痒、疼痛、干眼症、视觉异常(如视物模糊)或视力障碍、视敏度下降、眼睑黄色瘤、角膜擦伤或糜烂、角膜弓形类脂环、虹膜萎缩、结膜出血或充血、结膜水肿、玻璃体脱离、玻璃体漂浮物或出血、星状玻璃体变性、核性白内障、视网膜病变(如黄斑病变、视网膜出血或撕裂、分层剥离)、视网膜中央静脉闭塞、视网膜动脉血栓形成、视网膜下纤维化、眼内压升高(注射后 60 min 内即可能出现)或青光眼、瞳孔散大、睑缘炎、浅层巩膜炎、角膜炎、干燥性角结膜炎、传染性结膜炎、虹膜炎、虹膜睫状体炎、眼内炎或感染性眼内炎、葡萄膜炎、玻璃体炎、注射部位出血、疼痛或红斑等。

7. 其他　可见流行性感冒。

【妊娠期安全等级】 C。

【禁忌与慎用】 1. 对本品过敏者禁用。

2. 活动的或怀疑的眼部或眼周感染的患者禁用。

3. 对于妊娠期妇女尚无足够的良好对照的临床研究,只有在确实需要时,妊娠期妇女才能使用。

4. 本品是否分泌至乳汁尚不明确,哺乳期间避免使用。

5. 儿童用药的安全性与有效性尚未确定。

【剂量与用法】 1. 本品应在有资质的医院,并由眼科医师使用。医院应具备该疾病诊断和治疗所需的相关仪器设备和条件,眼科医师应具备确诊湿性年龄相关性黄斑变性的能力和丰富的玻璃体内注射经验。

2. 本品经玻璃体内注射给药。推荐剂量为一次 0.5 mg(相当于 0.05 ml 的注射量),每月 1 次。如果不能长期每月注射给药,也可在初始 3 个月连续每月注射 1 次给药之后,按每 3 个月注射给药 1 次。与持续每月注射相比,在初始 3 个月,连续每月注射之后的 9 个月治疗中,如果按每 3 个月给药 1 次,则视力改善将平均减少约 5 个字母(ETDRS 视力或

Snellen 视力表 1 行)。

治疗期间应每月监测患者视力变化情况,如果出现显著的视力下降,需进一步接受本品注射治疗。两次注射之间的间隔时间不得小于一个月。

3. 给药方法

(1) 在玻璃体内注射给药前,应对患者的既往病史进行全面的评估,以评估其发生超敏反应的可能性。

(2) 本品必须在无菌条件下进行玻璃体内注射,其中包括采用外科手术的手部消毒、无菌口罩、无菌手套、无菌手术单和无菌开睑器(或类似器具)。注射前必须给予患者适当的麻醉剂和眼局部用广谱抗生素。注射前消毒眼周皮肤、眼睑和眼球表面。应指导患者在一次注射前后 3 d 自行滴注抗生素滴眼液,4 次/日。

(3) 采用无菌技术,通过与 1 ml 无菌注射器相连的 18G(5 μm)滤过针头抽取本品瓶内的所有(0.2 ml)内容物。滤过针头不得用于玻璃体内注射,抽取瓶内容物后必须丢弃。滤过针头必须替换为无菌 30G 针头,用于玻璃体内注射。必须排空注射器内空气,直至注射器内芯尖端对准注射器上 0.05 ml 的刻度线。

(4) 注射针头应于角巩膜缘后 3.5～4.0 mm 处,对准眼球中心,向玻璃体内进针,避水平进针。缓慢推送 0.05 ml 注射液,应注意在之后的注射时改变巩膜注射部位。

(5) 注射后必须监测患者的眼内压和眼内炎。监测应包括注射后立即检查视神经乳头的血流灌流、30 min 内测眼内压及 2～7 d 后进行检眼镜、裂隙灯和眼底检查。需指导患者立即向其医师报告任何出现的眼内炎的症状。

(6) 每瓶注射液仅用于治疗一只眼的单次注射。如果对侧眼也需要治疗,必须使用新的一瓶注射液,并在向另一只眼注射本品前更换无菌区、注射器、手套、手术单、开睑器、滤过针头和注射针头。

【用药须知】 1. 本品注射时必须采用合格的无菌注射技术。此外,注射后一周内应监测患者的情况,从而早期发现感染并治疗。应指导患者在出现任何提示有眼内炎的症状或任何上述提到的事件时,应立即报告给医师。

2. 本品注射后 60 min 内可观察到眼压升高。因此,须同时对眼压和视神经乳头的血流灌注进行监测和适当治疗。

3. 玻璃体内使用血管内皮生长因子(VEGF)抑制剂后,存在潜在的动脉血栓栓塞事件的风险。有既往卒中病史或短暂性脑缺血发作史的患者风险更

大。因此,主治医师应对这些患者谨慎评价本品治疗是否合适,以及治疗益处是否超过了潜在的风险。

4. 与所有治疗用蛋白质药物一样,本品有潜在的免疫原性。尚未研究双眼同时使用本品治疗的安全性与有效性。如果双眼同时接受治疗,可能会使全身暴露量升高,从而导致全身不良事件的风险升高。

5. 本品不得与其他抗血管内皮生长因子(VEGF)药物同时使用(全身或局部使用)。

6. 出现下述情况,应暂停给药,且不得在下次计划给药时间之前恢复给药。

(1) 与上次的视力检查相比,最佳矫正视力(BCVA)的下降≥30字母。

(2) 眼内压≥30 mmHg。

(3) 视网膜撕裂。

(4) 涉及中心凹中央的视网膜下出血,或出血面积占病灶面积的50%或更多。

(5) 在给药前后的28 d已接受或计划接受眼内手术。

7. 接受抗-VEGF治疗湿性AMD之后,视网膜色素上皮撕裂的风险因素包括大面积的和(或)高度隆起的视网膜色素上皮脱离。在具有这些视网膜色素上皮撕裂风险因素的患者中开始本品治疗时应谨慎。

8. 在孔源性视网膜脱离3级或4级黄斑裂孔患者中应中断治疗。

9. 本品治疗可引起短暂的视觉障碍,可能影响驾驶或机械操作的能力,在这些暂时性的视觉障碍消退前不能驾驶或进行机械操作。

【制剂】 注射液:2 mg/0.2 ml。

【贮藏】 贮于2～8 ℃,不得冷冻。置于儿童不可触及的地方。

哌加他尼钠

(pegaptanib sodium)

别名:Macugen

本品为选择性血管内皮生长因子(VEGF)拮抗药,可单用或与维替泊芬光动力疗法联用。

【CAS】 222716-86-1

【ATC】 S01 LA03

【理化性状】 1. 化学名:RNA, ((2′-Deoxy-2′-fluoro) C-G_m-G_m-A-A-(2′-deoxy-2′-fluoro) U-(2′-deoxy-2′-fluoro) C-A_m-G_m-(2′-deoxy-2′-fluoro) U-G_m-A_m-A_m-(2′-deoxy-2′-fluoro) U-G_m-(2′-deoxy-2′-fluoro) C-(2′-deoxy-2′-fluoro) U-(2′-deoxy-2′fluoro) U-A_m-(2′-deoxy-2′-fluoro) U-A_m-(2′-deoxy-2′-fluoro) C-A_m-(2′-deoxy-2′-fluoro) U-(2′deoxy-2′-fluoro) C-(2′-deoxy-2′-fluoro) C-G_m-(3′→3′)-dT) 5′-

ester with α, α′-[4,12-dioxo-6[[[5-(phosphoonoxy) pentyl] amino], carbonyl]-3, 13-dioxa-5, 11-diaza-1, 15 penta-decanediyl] bis [ω-methoxypoly (oxy-1, 2-ethanediyl)], sodium salt

2. 分子式:$C_{294}H_{342}F_{13}N_{107}Na_{28}O_{188}P_{28}[C_2H_4O]_n$, n约为900

3. 分子量:50 kDa

【药理作用】 本品为选择性血管内皮生长因子(VEGF)拮抗药,VEGF可刺激脉络膜新生血管的生成,导致炎症和血管渗透性增加,促使年龄相关性黄斑变性(湿性)的发生。本品可与VEGF结合,抑制血管生成,使黄斑变性(湿性)所致的失明延缓。

【体内过程】 本品单眼给予3 mg(推荐剂量的10倍)后,在1～4 d内的平均血药浓度约80 ng/ml,并可缓慢吸收至系统循环。经核酸内切酶和核酸外切酶代谢,以原形和代谢物形式随尿液排出,$t_{1/2}$约10 d。

【适应证】 用于渗出性(湿性)年龄相关性黄斑变性。

【妊娠期安全等级】 B。

【禁忌与慎用】 1. 对本品过敏、眼或眼周感染患者禁用。

2. 炎症性眼病患者、高眼压患者慎用。

3. 尚未确定儿童用药的安全性和有效性。

4. 妊娠期妇女用药应权衡利弊。

5. 尚不明确本品是否经人乳分泌,哺乳期妇女慎用。

【不良反应】 1. 心血管系统 可见高血压。

2. 中枢神经系统 可见疲乏。

3. 肌肉骨骼系统 静脉注射后有肌无力的报道。

4. 皮肤 静脉注射后可见荨麻疹。

5. 眼部 临床试验中,治疗2年的患者中有10%～40%出现前房炎症、视物模糊、白内障、结膜出血、角膜水肿、流泪、眼刺激感、眼痛、眼内压增加、眼部不适、点状角膜炎、视敏度减退、视觉障碍、玻璃体漂浮物和玻璃体浑浊。

【剂量与用法】 眼部注射推荐剂量为一次0.3 mg,每6周一次,患侧玻璃体内注射。

【用药须知】 1. 双眼同时用药的安全性和有效性尚未确定。

2. 注射前应充分麻醉,并给予广谱抗生素。

3. 用药前后及用药时应当定期检测视敏度和眼内压。

【制剂】 注射液:0.3 mg/90 μl。

【贮藏】 贮于2～8 ℃,避免冷冻和剧烈振摇。

康柏西普

(conbercept)

别名:朗沐

本品是中国自主发明的一类新药。是通过中国仓鼠卵巢细胞产生的重组融合蛋白。

【药理作用】　本品是血管内皮生长因子(VEGF)受体-抗体重组融合蛋白,能竞争性抑制 VEGF 与受体的结合,并阻止 VEGF 家族受体的激活,从而抑制内皮细胞增殖和血管新生。

【体内过程】　本品注射于玻璃体腔后,主要分布于局部,很难透过正常的血眼屏障。

【适应证】　用于治疗湿性年龄相关性黄斑病变。

【不良反应】　1. 常见不良反应　注射部位出血、结膜充血和眼压升高。

2. 少见不良反应　结膜炎、玻璃体混浊、视觉灵敏度减退、前房性闪光、虹膜睫状体炎、虹膜炎、葡萄膜炎、白内障、角膜上皮缺损、视网膜破裂、眼充血、眼内炎等。

【禁忌与慎用】　1. 对本品过敏者、眼部或眼周感染、活动性眼内炎患者禁用。

2. 本品应避免用于妊娠期妇女,除非预期的效益大于对胎儿伤害的风险。

3. 哺乳期妇女在治疗期间应暂停哺乳。

4. 儿童用药的安全性和有效性尚未建立。

【剂量与用法】　1. 本品应在有资质的医院内,由受过玻璃体腔注射技术培训的眼科医生进行注射。

2. 推荐剂量为每只眼睛一次 0.5mg,1 个月一次,3 个月后改为每 3 个月一次。

3. 抽吸本品注射液时应用 0.5μm 的滤膜过滤。抽吸药液的针头不能用于玻璃体腔注射,应换用 30G 的针头。

4. 玻璃体腔注射

(1)嘱患者向远离注射部位的方向注视。

(2)在距角巩膜缘 3.5~4.0mm 的地方进针,倾斜缓慢刺入巩膜,针尖朝向眼球中心(注意避免损伤晶状体)。

(3)缓慢推入本品注射液;拔出针头,用棉签压迫穿刺部位以防药液流出。

【用药须知】　1. 治疗期间应监测患者视力的变化,如出现明显的视力下降,应评估者继续本品治疗的必要性。

2. 两次治疗期间至少间隔 1 个月。

3. 注射结束后可于结膜囊滴入抗菌药物。患者如出现眼部疼痛或不适、眼红加重、畏光、视力下降等症状时,应及时就医。

4. 本品注射时必须采用合格的无菌注射技术。此外,注射后一周内应监测患者的情况,从而早期发现感染并治疗。应指导患者在出现任何提示有眼内炎的症状或任何上述提到的事件时,应立即报告给医生。

5. 本品注射后 60min 内可观察到眼压升高。因此,须同时对眼压和视神经乳头的血流灌注进行监测和适当治疗。

6. 玻璃体内使用血管内皮生长因子(VEGF)抑制剂后,存在潜在的动脉血栓栓塞事件的风险。有既往卒中病史或短暂性脑缺血发作史的患者风险更大。因此,主治医生应对这些患者谨慎评价本品治疗是否合适,以及治疗益处是否超过了潜在的风险。

7. 与所有治疗用蛋白质药物一样,本品有潜在的免疫原性。尚未研究双眼同时使用本品治疗的安全性与有效性。如果双眼同时接受治疗,可能会使全身露量升高,从而导致全身不良事件的风险升高。

8. 本品不得与其他抗血管内皮生长因子(VEGF)药物同时使用(全身或局部使用)。

9. 出现下述情况,应暂停给药,且不得在下次计划给药时间之前恢复给药。

(1)与上次的视力检查相比,最佳矫正视力(BCVA)的下降≥30 字母。

(2)眼内压≥30mmHg。

(3)视网膜撕裂。

(4)涉及中心凹中央的视网膜下出血,或出血面积占病灶面积的 50% 或更多。

(5)在给药前后的 28d 已接受或计划接受眼内手术。

10. 接受抗-VEGF 治疗湿性 AMD 之后,视网膜色素上皮撕裂的风险因素包括大面积的和(或)高度隆起的视网膜色素上皮脱离。在具有这些视网膜色素上皮撕裂风险因素的患者中开始本品治疗时应谨慎。

11. 在孔源性视网膜脱离 3 或 4 级黄斑裂孔患者中应中断治疗。

12. 本品治疗可引起短暂的视觉障碍,可能影响驾驶或机械操作的能力,在这些暂时性的视觉障碍消退前不能驾驶或进行机械操作。

【制剂】　眼用注射液:2mg/0.2ml

【贮藏】　避光,贮于 2~8℃,禁止冷冻。

附　复方眼用制剂一览表

复方眼用制剂一览表

通用名称	成分	适应证	用法用量	剂型与规格
新霉素-多黏菌素 B-杆菌肽锌	每 1 g 含 3.5 mg 新霉素、多黏菌素 B10000 U,杆菌肽 400 U	敏感性细菌引起的眼外部及其附件浅表感染的局部治疗,包括结膜炎、角膜炎和角膜结膜炎、睑缘炎和睑缘结膜炎	根据感染的严重程度,每 3 h 或 4 h 一次,使用 7～10 d	眼膏:3.5 g
复方炉甘石	每 1 g 含炉甘石 106 mg、冰片 30.4 mg、硼砂 5 mg、无水硫酸铜 2.7 mg、硫酸氢小檗碱 2 mg、白芷浸膏 1 mg	用于眼红肿、痛痒、刺痛等眼疾	3～4 次/日,一次适量,涂眼	眼膏:1 g
复方硫酸锌	每 1 ml 含盐酸小檗碱 1 mg、硫酸锌 3 mg 与硼酸 20 mg	用于治疗慢性结膜炎、角膜炎、睑缘炎及沙眼等	滴眼,一次 1～2 滴,2～4 次/日	滴眼液:10 ml
四环素-可的松	1 g 含四环素 2.5 mg 与醋酸可的松 2.5 mg	用于敏感病原菌所致结膜炎、眼睑炎、角膜炎、沙眼及过敏性结膜炎等	涂于眼睑内,3～4 次/日。	眼膏:1 g
硫酸锌-尿囊素	含尿囊素和硫酸锌各 0.1%	防治结膜炎、球结膜下出血、结膜充血、角膜损伤、视疲劳、戴隐形眼镜引起的不适及眼病(如在游泳、海水浴过程中有异物、污水进入结膜囊内)	滴眼,5～6 次/日,一次 2～3 滴	滴眼液:8 ml
庆大霉素-双氯芬酸钠	含双氯芬酸钠 1 mg/ml,庆大霉素 3 mg/ml	有细菌性感染可能的眼前段炎症,例如眼部手术后	滴入结膜囊内,滴用后立即盖上瓶盖。成人,一次 1 滴,4 次/日。连用一般不超过 2 周	滴眼液:5 ml
复方碘苷	本品 1 g 含碘苷 5 mg 和新霉素 5 mg(500 单位)	用于疱疹性角结膜炎及其他疱疹性眼部感染	涂眼,每 4 h 一次	眼膏:1 g
妥布霉素-地塞米松	每 1 g 含妥布霉素 3 mg,地塞米松 1 mg	用于对肾上腺皮质激素敏感的眼部疾患及外眼部细菌感染	①眼膏　3～5 次/日,一次取约 1～1.5 cm 长的药膏点入结膜囊中。②滴眼液每 4～6 h 一次,一次 1～2 滴滴入结膜囊内。在最初 1～2 d 剂量可增加至每 2 h 一次。根据临床症状的改善逐渐减少用药的频次,注意不要过早停止治疗	①眼膏:3 g;②滴眼液:5 ml
庆大霉素-氟米龙	每 1 ml 硫酸庆大霉素 0.5 万 IU 与氟米龙 1 mg	用于庆大霉素易感的细菌引起的眼前段细菌性感染(如细菌性结膜炎);眼前段炎症,有发生细菌性感染的危险(如眼科术后治疗)	每天点用 5 次,一次 1 滴滴入结膜囊内。严重者可在 1～2 d 内,每小时点用 1 滴	滴眼液:5 ml
新霉素-多黏菌素 B-地塞米松	每 1 ml 含新霉素 3.5 mg 多黏菌素 B 10000 IU, 地塞米松 0.1%	适用于适合用对皮质激素治疗有反应,且存在细菌感染或存在眼部细菌感染风险的眼部炎症	根据严重程度,每 3 或 4 h 涂患眼 1 次。必要时可多次点眼	眼用混悬液:7.5 ml
新霉素-多黏菌素 B-杆菌肽锌-氢化可的松	每 1 g 含新霉素 3.5 mg、多黏菌素 B 5000 IU、杆菌肽锌 400 IU、氢化可的松 10 mg(1%)	适用于适合用皮质激素治疗的炎症反应,并且存在细菌感染或存在眼部细菌感染风险的眼部炎症	根据严重程度,每 3 或 4 h 涂患眼 1 次	眼膏:3.5 g

通用名称	成分	适应证	用法用量	剂型与规格
氯替泼诺碳酸乙酯-妥布霉素	含 5 mg/ml 氯替泼诺碳酸乙酯,3 mg/ml 妥布霉素	适用于适合用皮质激素治疗的炎症反应,并且存在细菌感染或存在眼部细菌感染风险的眼部炎症	每 4～6 h 1～2 滴,滴入患眼的结膜囊内。起始治疗的 24～48 h,可增加剂量到每 1～2 h 一次。有临床改善的证据时,应逐渐减小剂量。过早停止治疗时应慎重	眼用混悬液:5 ml;10 ml
磺胺醋酰-泼尼松	①滴眼液:10%/0.2%;②眼膏:10%/0.2%	主要用于敏感菌所致浅表性结膜炎、角膜炎、睑缘炎和沙眼的治疗,也可用于眼外伤、慢性泪囊炎、结膜、角膜及内眼手术的预防感染	滴于结膜囊内,一次 1～2 滴,3～5 次/日	① 滴眼液:5 ml; 10 ml。②眼膏:3.5 g
羟糖苷	每 1 ml 含 1 mg 右旋糖酐 70,3 mg 羟丙甲纤维素-2910 和 2 mg 甘油	减轻由于泪液分泌不足或暴露在风沙、阳光下、久视屏幕等原因所引起的眼部干涩、刺痛等不适症状,保护眼球免受刺激	根据需要滴入患眼,一次 1～2 滴	滴眼液:5 ml
聚乙二醇	含聚乙二醇 400(0.4%)和丙二醇(0.3%)	用于暂时缓解由于眼睛干涩引起的灼热和刺痛症状	根据病情需要滴眼,一次 1～2 滴,使用前摇匀	滴眼液:5 ml
右旋糖酐-羟丙甲基纤维素	每 1 ml 含 1 mg 右旋糖酐-70(0.1%)、3 mg 羟丙基甲基纤维素-2910(0.3%)	减轻各种原因造成的眼部干涩、灼热或刺激等不适症状,减轻由于暴露于风沙、电脑或阳光下造成的眼部不适	根据病情需要滴眼,一次 1～2 滴	滴眼液:15 ml
复方硫酸软骨素	每 1 ml 含硫酸软骨素 1 mg、维生素 E 0.1 mg、维生素 B_6 0.1 mg、尿囊素 2 mg、牛磺酸 2 mg	用于眼疲劳、眼干燥症	滴入眼内,4～6 次/日,或有需要时滴眼,一次 2～3 滴	滴眼液:10 ml
色甘那敏	每 1 ml 含色甘酸钠 10 mg,马来酸氯苯那敏 0.15 mg	用于过敏性结膜炎	滴眼,一次 1～2 滴,3～4 次/日	滴眼液:10 ml
萘敏维	每 1 ml 含萘甲唑林 0.02 mg,马来酸氯苯那敏 0.2 mg,维生素 B_{12} 0.1 mg	用于缓解眼睛疲劳、结膜充血以及眼睛发痒等症状	滴眼,一次 1～2 滴,3～4 次/日	滴眼液:7 ml;10 ml
马来酸非尼拉敏-盐酸萘甲唑啉	每 1 ml 中含马来酸非尼拉敏 3 mg,盐酸萘甲唑啉 0.25 mg	主要用于缓解因尘埃、感冒、过敏、揉眼、佩戴角膜接触镜、游泳以及眼睛疲劳等引起的眼睛充血、瘙痒、灼热感以及其他刺激症状	滴眼,1～2 滴/次,每 3～4 h 一次。可根据症状缓解情况而减少滴眼次数	滴眼液:15 ml
复方门冬维甘	每 1 ml 含门冬氨酸 7.8 mg、维生素 B_6 0.5 mg、甘草酸二钾 1 mg、盐酸萘甲唑林 0.03 mg、甲硫酸新斯的明 0.05 mg、马来酸氯苯那敏 0.1 mg	用于抗眼疲劳,减轻结膜充血症状	滴眼,一次 1～2 滴,4～6 次/日	滴眼液:10 ml

续表

通用名称	成分	适应证	用法用量	剂型与规格
复方尿维氨	每 1 ml 含硫酸软骨素 1 mg、尿囊素 2 mg、维生素 E 0.015 mg、维生素 B_6 0.15 mg、牛磺酸 2 mg	1. 用于治疗慢性结膜炎、角膜损伤、结膜充血、预防眼病(游泳后、尘埃吹进或汗水流入眼睛)引起的不适,紫外线或受其他光线影响的眼炎、眼睑炎 2. 缓解因佩戴隐形眼镜引起的不适、眼睛疲劳、眼痒、眼朦胧等症状 3. 还用于眼部调节功能下降、屈光不正的辅助治疗	滴眼,一次 2～3 滴,4～6 次/日	滴眼液:15 ml
拉坦前列素-马来酸噻吗洛尔	每 1 ml 含 50 μg 拉坦前列素和 6.8 mg 马来酸噻吗洛尔(相当于噻吗洛尔 5 mg)	降低开角型青光眼和高眼压患者升高的眼压。适用于 β 受体拮抗药局部治疗效果不佳的患者	成人推荐剂量(包括老年人)一次 1 滴,1 次/日,滴于患眼。一日剂量不可超过每眼 1 滴。使用本品滴眼前应摘除角膜接触镜(隐形眼镜),并在使用 15 min 后才可重新佩戴。如果还需使用其他眼用药品,应至少间隔 5 min	滴眼液:2.5 ml
比马前列素-马来酸噻吗洛尔	每 1 ml 含 0.3 mg 比马前列素和 6.8 mg 马来酸噻吗洛尔(相当于噻吗洛尔 5 mg)	降低开角型青光眼和高眼压患者升高的眼压。适用于 β 受体拮抗药局部治疗效果不佳的患者	成人推荐剂量(包括老年人)一次 1 滴,1 次/日,滴于患眼。一日剂量不可超过每眼 1 滴。使用本品滴眼前应摘除角膜接触镜(隐形眼镜),并在使用 15 min 后才可重新佩戴。如果还需使用其他眼用药品,应至少间隔 5 min	滴眼液:3 ml
多佐胺-马来酸噻吗洛尔	每 10 ml 含 20 mg 多佐胺(22.26 mg 盐酸多佐胺)及 0.55 mg 噻吗洛尔(0.683 mg 马来酸噻吗洛尔)	用于原发性开角型青光眼、原发性闭角型青光眼以及高眼压症,特别适用于单独使用 β 受体拮抗药或毛果芸香碱治疗无法控制或效果不佳的青光眼	2 次/日,间隔约 12 h 滴入患眼 1 滴。如同时使用其他眼用制剂应至少间隔 10 min	滴眼液:10 ml
酒石酸溴莫尼定-马来酸噻吗洛尔	含溴莫尼定 0.2%,噻吗洛尔 0.5%	用于一种药物降低眼内压不理想的青光眼和高眼压患者的降眼压治疗	2 次/日,间隔约 12 h 滴入患眼 1 滴。如同时使用其他眼用制剂应至少间隔 5 min	滴眼液:5 ml; 10 ml
硝酸毛果芸香碱-马来酸噻吗洛尔	每 1 ml 含马来酸噻吗洛尔 5 mg、盐酸毛果芸香碱 20 mg	适用于原发性开角型青光眼、原发性闭角型青光眼以及高眼压症,特别适用于单独使用 β 受体拮抗药或毛果芸香碱治疗无法控制或效果不佳的青光眼	滴眼。一次 1 滴,2 次/日,早、晚各一次。滴眼后压迫内眦鼻泪管并闭眼 5 min	滴眼液:5 ml
盐酸毛果芸香碱-盐酸美替洛尔	每 1 ml 含盐酸毛果芸香碱 2 mg,盐酸美替洛尔 1 mg	单纯用毛果芸香碱或 β 受体拮抗药不能充分降低眼内压的各型青光眼,包括开角型和闭角型青光眼	滴入结膜囊内,4 次/日,一次 1 滴	滴眼液:10 ml
甲状腺素-碘塞罗宁	1 mg/ml(以甲状腺粉提取物计)	治疗老年性白内障	使用前充分摇匀,一次 1 滴,4 次/日;长期使用者一次 1 滴,1～2 次/日或遵医嘱	滴眼液:3 ml

续表

通用名称	成分	适应证	用法用量	剂型与规格
复方托吡卡胺	每 1 ml 含托吡卡胺 5 mg 与盐酸去氧肾上腺素 5 mg	用于诊断及治疗为目的的散瞳和调节麻痹	散瞳检查,本品滴入结膜囊,一次 1 滴,间隔 5 min 再滴第 2 次。本品滴眼后 5～10 min 开始散瞳,15～20 min 瞳孔散得最大。约维持 1.5 h 后开始缩瞳,5～10 h 瞳孔恢复至滴药前水平 屈光检查,每 5 min 滴眼 1 次,连续滴 4 次,20 min 后可作屈光检查,考虑残余调节力的存在,故不太适于 12 岁以下的少年儿童散瞳验光	滴眼液:5 ml;10 ml
复方消旋山莨菪碱	每 1 ml 消旋山莨菪碱 0.2 mg,硫酸软骨素 20 mg	用于屈光不正、青少年假性近视	滴眼,2 次/日,一次 1～2 滴,滴后闭眼 1 min,1 个月为一疗程	滴眼液:8 ml
复方樟柳碱	每 1 ml 含氢溴酸樟柳碱 0.1 mg,盐酸普鲁卡因 10 mg	用于缺血性视神经、视网膜、脉络膜病变	患侧颞浅动脉旁皮下注射,1 次/日,一次 2 ml(1 支)(急重症者可加球旁注射,1 次/日),14 次为一疗程。据病情需要可注射 2 至 4 疗程	注射液:2 ml

第 22 章 皮肤科用药
Drugs for Dermatopathy

皮肤是保护人体的第一道体表防线,外来的各种刺激或攻击(如细菌、真菌、病毒、寄生虫类及各种理化因素等)和内在的各种因素(如精神、情绪、心理及机体表层的病变)均可引起多种多样的皮肤病。总体上,皮肤病大致可分为感染性和非感染性两大类。有些皮肤病,尤其是感染性皮肤病,常常需要配合全身治疗,甚至要以全身治疗为主;然而,另一些皮肤病终究是以皮损为主要表现,故局部用药在治疗上必然会占据着主导而重要的地位。根据这一特点,本章着重论述有关各种皮肤病的局部治疗药物和用药方法。

皮肤科用药包括外用和内服两个途径,而大量外用药物在皮肤病的治疗和预防上都占有十分重要的地位,它们的各种作用可直接而快速地通过皮肤(或受损的皮肤)和皮肤附属组织产生。局部药物浓度高,效果明显,也可避免口服药的体内代谢过程难以避免的不良反应,因而经皮肤的用药量一般高于全身给药量。由于外用药物需要透过皮肤吸收后才能发挥更好的作用,药物的经皮吸收也应遵循药物吸收的一般规律,但在经皮吸收的过程上及其影响因素也与口服药物存在一定的差别。

22.1　局部抗感染药

感染性皮肤病常由疥虫、毛虫、稳翅虫、螨类寄生虫,以及细菌、真菌、病毒、螺旋体等微生物侵袭所引起的,治疗严重的皮肤感染可以采用全身用药的方式,有关的各种抗感染药物可参见第 1 章相关内容。本章主要介绍局部使用的抗感染药。为了预防细菌耐药性的产生,应提倡不过多外用抗菌药物。

22.1.1　治疗虱、疥、螨感染的药物

虱虫是一种靠吸人血作为营养的传染性寄生虫,分头虱、衣虱(体虱)和阴虱。

疥疮是一种由疥虫引起的慢性接触性传染性皮肤病。好发于皮肤薄嫩皱褶处,常见粟粒大小红斑丘疹,奇痒难忍,夜间瘙痒明显,疥疮传染性极强,蔓延迅速,全身均可发病,常导致全家感染或造成集体流行。

寄生人体的螨虫(蠕形螨)有毛囊形螨和脂形螨两种,近年的研究认为:人体皮肤螨虫与人体面部出现的问题,如毛囊炎、脂溢性皮炎、脱发、睑缘炎、外耳道瘙痒等,特别是与痤疮、酒渣鼻的发生关系十分密切。

本节介绍的药物多既可杀灭虱虫又能杀灭疥虫,故合并叙述。此类药物多为杀虫药,有毒,使用过程中宜注意,避免大剂量长期使用,避免误服。

马拉硫磷
(malathion)

别名:Ovide

本品为有机磷杀虫药。

【CAS】　121-75-5

【ATC】　P03AX03;QP53AF12

【理化性状】　1. 化学名:(±)-[(Dimethoxy-phosphinothioyl)-thio]butanedioic acid diethyl ester

2. 分子式:$C_{10}H_{19}O_6PS_2$

3. 分子量:330.36

4. 结构式

【药理作用】　本品为胆碱酯酶抑制药。

【适应证】　用于治疗虱感染,包括头虱病和阴虱病。

【不良反应】　可有局部灼烧感。

【妊娠期安全等级】　B。

【禁忌与慎用】　1. 妊娠期妇女只有明确需要时方可使用。

2. 哺乳期妇女慎用。

3. 6 岁以下儿童用药的安全性及有效性尚未确定。

4. 禁用于对本品过敏者。

【剂量与用法】　用本品洗液润湿头发,自然风干,8~12 h 后,洗净头发。用梳子梳理头发,去除虱尸及虫卵。如未清除干净,7~9 d 后可再用一次本品,一般仅需两次即可。家庭其他成员如果有感染,应同时治疗。

【用药须知】　1. 本品洗剂易燃,应远离火源,使用时请勿吸烟。

2. 用后及时洗手。

3. 儿童应在成人监护下使用。

4. 如不慎入眼,应立即用无菌水清洗。

【制剂】　洗剂:0.5%,59 ml。

【贮藏】　遮光、贮于 20~25 ℃,本品含 78% 的乙醇,应远离热源和明火。

注:本品可用于杀灭蚊、蝇、虱、臭虫、蜱、螨等,参见第 30 章。

多杀菌素
(spinosad)

别名:多杀霉素

本品为放线菌属刺糖多胞菌发酵液中提取的大环内酯类抗生素,是多杀菌素 A 和多杀菌素 D 5∶1 的混合物。

【CAS】　168316-95-8(A);131929-60-7(D)

【理化性状】　1. 分子式:$C_{41}H_{65}NO_{10}$(A);$C_{42}H_{67}NO_{10}$(D)

2. 分子量:731.46(A);745.48(D)

3. 结构式

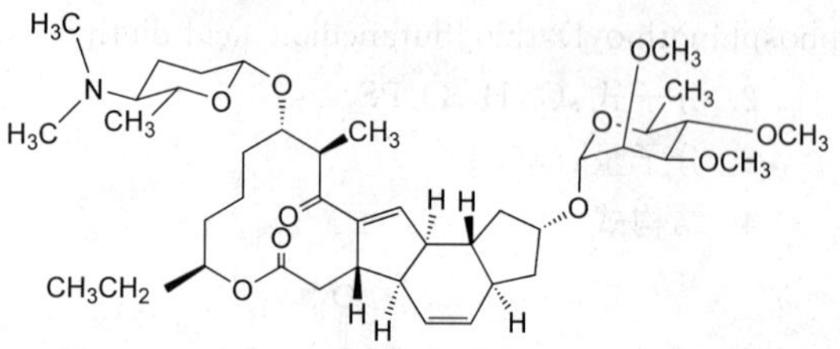

多杀菌素A

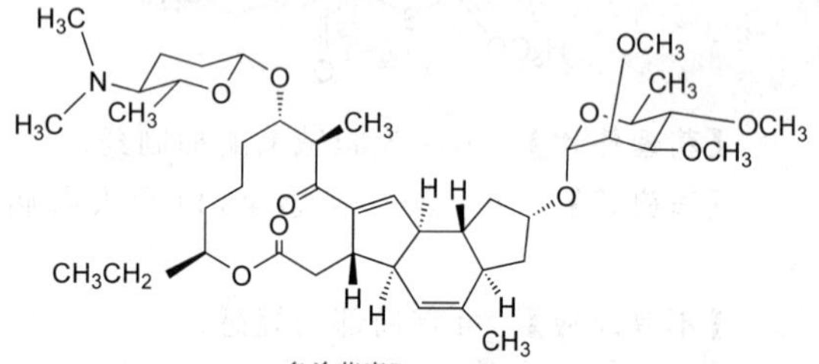

多杀菌素B

【药理作用】　本品可导致昆虫过度兴奋,继而麻痹、死亡。人局部使用,体内血药浓度低于检测限。

【适应证】　用于治疗 4 岁以上患者的头虱感染。

【不良反应】　皮肤刺激感、红斑。

【妊娠期安全等级】　B。

【禁忌与慎用】　1. 妊娠期妇女只有明确需要时方可使用。

2. 哺乳期妇女慎用。

3. 4 岁以下儿童用药的安全性及有效性尚未确定。

【剂量与用法】　用前摇匀,用本品洗液润湿头发,10 min 后,洗净头发。用梳子梳理头发,去除虱尸及虫卵。如头虱未清除干净,7 d 后可再用一次。

【用药须知】　1. 本品制剂中含苯甲醇,禁用于 6 个月以下新生儿。

2. 用后及时洗手。

3. 儿童应在成人监护下使用。

4. 如不慎入眼,请立即清洗。

【制剂】　混悬洗剂:1.08 mg/120 ml。

【贮藏】　常温储存。

苯甲酸苄酯
(benzyl benzoate)

别名:苯甲酸苄、苯甲酸甲苯、安息香酸苯甲酯

【CAS】　120-51-4

【ATC】　P03AX01;QP53AX11

【理化性状】　1. 本品为白色晶体,熔点 21 ℃。沸点 324 ℃。不溶于水。微溶于丙二醇,溶于油、乙醇、乙醚。具有清淡的类似杏仁的香气,味辣。

2. 分子式:$C_{14}H_{12}O_2$

3. 分子量:212.24

4. 结构式

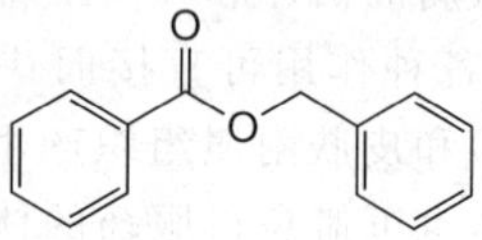

【药理作用】　本品为抗寄生虫药。高浓度时能杀灭疥虫,杀疥作用较硫黄为优,无刺激及油腻感。

【适应证】　用于治疗疥疮和头虱、体虱及阴虱。

【不良反应】　偶有皮肤刺激反应。

【禁忌与慎用】　1. 对本品过敏者禁用。

2. 小儿、妊娠期妇女及哺乳期妇女慎用。

【剂量与用法】　外用。使用前先以温热水和肥皂洗净,擦干后,将本品涂搽全身或患处(面部除外),24 h 后洗去,连续使用 3～5 次。用于头虱及阴虱时,则应将头发或阴毛剃去后,同上法用药。

【用药须知】　1. 本品不能用于破损及有炎症的皮肤,并应避免与眼、耳、唇、鼻等部位接触。

2. 若出现皮肤过敏反应,应立即停药。

3. 本品若过量使用可能产生全身过敏反应、中枢神经系统刺激反应和痉挛等。

【制剂】　凝胶剂:28%。

【贮藏】　遮光、密闭,在阴凉处保存。

苯甲醇
(benzyl alcohol)

【CAS】　100-51-6

【理化性状】　1. 分子式:C_7H_8O

2. 分子量:108.14

3. 结构式

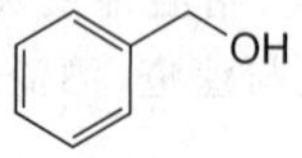

【药理作用】　1. 本品可关闭虱虫的气孔,使虱窒息死亡。

2. 具有局部止痛作用,兼具防腐作用。

【体内过程】　局部使用 5% 的洗剂,仅有 21% 的患者体内可测得本品(1.63～2.99 μg/ml),3 h 后所有患者的血药浓度均低于检测限。吸收入血的本品可氧化为苯甲酸,后者与甘氨酸结合形成马尿酸。

【适应证】　1. 用于治疗 6 个月以上患者的头虱感染。

2. 用于局部止痛及制剂(许多注射剂中含本品)的防腐。

【不良反应】　1. 外用可见接触性皮炎和过敏反应,局部可有刺激感、麻木、感觉迟钝。

2. 注射给药易形成难以吸收的硬结。

【妊娠期安全等级】　B。

【禁忌与慎用】　1. 妊娠期妇女只有明确需要时方可使用。

2. 哺乳期妇女慎用。

3. 6 个月以下婴儿禁用。

【剂量与用法】　1. 用本品洗液润湿头发,10 min 后,洗净头发。用梳子梳理头发,去除虱尸及虫卵。如未清除干净,7 d 后可再用一次。

2. 本品注射剂用作注射用盐酸大观霉素等的溶剂,以减少注射时的疼痛,用量根据所需溶解的药物决定。

【用药须知】　1. 本品禁用于 6 个月以下新生儿。新生儿注射可发生喘息性综合征;外用虽然很少吸收,但亦应警惕。

2. 用后及时洗手。

3. 儿童应在成人监护下使用。

4. 如不慎入眼,请立即清洗。

5. 本品注射剂不可作青霉素的溶剂应用。

【制剂】　① 洗剂:3 g/60 g。② 注射液:40 mg/2 ml。

【贮藏】　贮于 20～25 ℃,置于儿童不易接触的地方。

除虫菊脂
(pyrethrin)

别名:百灭灵、Acticin、Elimite
本品为人工合成的杀虫剂。

【CAS】　52645-53-1

【ATC】　P03AC04;QP53AC04

【理化性状】　1. 本品为黄色至黄棕色固体或黏稠液体。

2. 化学名:Pyrethroid 3-(2,2-dichloroethenyl)-2,2-dimethylcyclopropanecarboxylic acid,(3-phenoxyphenyl)methyl ester

3. 分子式:$C_{21}H_{20}Cl_2O_3$

4. 分子量:391.29

5. 结构式

【药理作用】　本品作用于神经细胞膜,干扰负责细胞膜极化的钠通道电流,导致虫体麻痹。

【体内过程】　使用本品乳膏涂抹身体,约吸收给药剂量的 2%,本品迅速被水解成无活性的代谢产物,随尿液排出体外。

【适应证】　用于治疗疥、螨感染。

【不良反应】　1. 主要为局部反应,如瘙痒、红斑、皮疹、刺痒。

2. 上市后发现的不良反应包括头晕、头痛、发热、腹痛、恶心、呕吐。

【妊娠期安全等级】　B。

【禁忌与慎用】　1. 妊娠期妇女只有明确需要时方可使用。

2. 哺乳期妇女使用应停止哺乳。

3. 2 个月以下婴儿的安全性及有效性尚未确定。

4. 对本品过敏者禁用。

【剂量与用法】　将本品乳膏从头到脚涂抹全身,8～12 h 后洗净。如感染未完全清除,14 d 后可重复一次。一般成人涂抹一次需 30 g。

【用药须知】　本品可使原有的瘙痒、红斑等皮肤问题恶化。

【制剂】　乳膏剂:1.5 g/30 g;3 g/60 g。

【贮藏】　贮于 15～30 ℃。

林旦
(lindane)

别名:六氯化苯、Gammaxene、Gammallin
本品为人工合成的杀虫剂。

【CAS】　58-89-9

【ATC】　P03AB02;QP53AB02;QS02QA01

【理化性状】　1. 本品为白色结晶性粉末;微臭。本品在丙酮、乙醚中易溶,在无水乙醇中溶解,在水中不溶。

2. 化学名:(1R,2R,3S,4R,5R,6S)-1,2,3,4,5,6-Hexachlorocyclohexane

3. 分子式:$C_6H_6Cl_6$

4. 分子量:290.83

5. 结构式

【用药警戒】　本品仅用于不能耐受其他药物或其他药物治疗无效的疥疮和阴虱病。长期使用可导致癫痫发作和死亡。老年人、儿童、低体重者及有其他皮肤疾病的患者发生神经毒性的风险高,应慎用。禁用于小儿和有癫痫病史者。应指导患者正确使用,疥虫、阴虱被杀死后亦会出现瘙痒,不是重复用药的指征。

【药理作用】　本品与疥虫和阴虱体表直接接触后,透过体壁进入体腔和血液,引起神经系统麻痹而致死。

【体内过程】　局部用药,只有少量经皮肤吸收。

【适应证】　用于疥疮和阴虱病。

【不良反应】　1. 可有局部刺激症状,数日后消退。

2. 擦药后偶有头晕,1～2 d后消失。长期大量使用后,也可能由于药物经皮肤吸收后,对中枢神经系统产生较大的毒性作用,如癫痫发作等。

3. 少数患者可出现荨麻疹。

【妊娠期安全等级】　C。

【禁忌与慎用】　1. 对本品过敏及有癫痫病史者禁用。

2. 妊娠期妇女使用本品尚缺乏临床资料,因此,妊娠期妇女只有明确需要时方可使用。

3. 本品吸收后是否经乳汁分泌也缺乏临床资料,因此,哺乳期妇女若使用本品,需停药 4 d后方可哺乳。

4. 4 岁以下婴幼儿禁用。4 岁以上儿童应减量使用。

【剂量与用法】　1. 疥疮　自颈部以下将药均匀擦全身,无皮疹处亦需擦到。成人一次不超过 30 g。擦药后 24 h 洗澡,同时更换衣被和床单。首次治疗 1 周后,如未痊愈,可进行第 2 次治疗。

2. 阴虱病　剃去阴毛后涂擦本品,3～5 次/日。

【用药须知】　1. 擦药前勿用热水和肥皂洗澡,以免增加药物吸收。

2. 避免眼和黏膜与药物接触。

3. 使用中若出现过敏症状或中枢神经系统产生不良反应,应立即停药。

【制剂】　①乳膏剂:0.1 g/10 g。②洗液:0.2 g/20 g。

③洗发液:0.6 g/60 ml。

【贮藏】　密闭,置阴凉处(不超过 20 ℃)保存。

注:本品可用于杀灭蚊、蝇、虱、臭虫、蟑螂等害虫。

硫黄
(sulfur)

别名:升华硫

本品为杀虫药。

【CAS】　7704-34-9

【理化性状】　本品为浅黄色,质地柔软、质轻的粉末,有臭味。不溶于水但溶于二硫化碳。

【药理作用】　本品对疥虫、细菌、真菌均有杀灭作用,并能除去油脂及软化表皮、溶解角质,其作用机制是硫黄与皮肤及组织分泌物接触后,生成硫化氢和连五硫酸等。

【适应证】　用于疥疮、头癣、痤疮、脂溢性皮炎、酒渣鼻、单纯头皮糠疹、慢性湿疹。

【不良反应】　偶见皮肤刺激、瘙痒和烧灼感。

【禁忌与慎用】　对本品过敏者禁用,过敏体质者慎用。

【药物相互作用】　1. 本品不可与铜制品接触,防止变质。

2. 本品与其他治疗痤疮药、脱屑药、清洁剂、维A酸,以及其他含乙醇的制剂合用,可增加对皮肤的刺激,使皮肤干燥。

3. 不得与含汞(水银)制剂共用,否则易变质,且增加刺激性。

【剂量与用法】　外用,涂于洗净的患处,1～2次/日。用于疥疮,将药膏涂于颈部以下的全身皮肤,尤其是皮肤褶皱处,每晚 1 次,3 d为一疗程,换洗衣服、洗澡。需要时停用 3 d,再重复第 2 个疗程。

【用药须知】　1. 本品浓度较高,对儿童刺激性大,使用时应咨询医师。

2. 不得与其他外用药物合用。

3. 避免接触眼和其他黏膜(如口、鼻等)。

4. 用药部位如有烧灼感、红肿等情况应停药,并将局部药物洗净,必要时向医师咨询。

【制剂】　软膏剂:1 g/10 g。

【贮藏】　贮于 30 ℃以下。

克罗米通
(crotamiton)

别名:优力肤、优乐散、优力斯

本品为杀虫药。

【CAS】　483-63-6

【ATC】　QP53AX04

【理化性状】　1. 本品为无色至浅黄色油状液体,有微弱的氨味。可与乙醇和甲醇混溶。

2. 化学名:N-Ethyl-N-(o-methylphenyl)-2-butenamide

3. 分子式:$C_{13}H_{17}NO$

4. 分子量:203.28

5. 结构式

$$CH_3CH=CHCONCH_2CH_3$$

【药理作用】　本品作用于疥虫的神经系统,使疥虫麻痹而死亡。此外尚有轻微的局部麻醉作用而起到止痒效果。

【适应证】　用于治疗疥疮及皮肤瘙痒。

【不良反应】　可引起接触性皮炎,偶见过敏反应。

【禁忌与慎用】　1. 婴幼儿慎用。

2. 对本品过敏者禁用,过敏体质者慎用。

【剂量与用法】　1. 用于疥疮时,治疗前洗澡、擦干,将本品从颈以下涂搽全身皮肤,特别是皱褶处、手足、指(趾)间、腋下和腹股沟;24 h 后涂第 2 次,再隔 48 h 后洗澡将药物洗去,穿上干净衣服,更换床单;配偶及家中患者应同时治疗。1 周后可重复一次。

2. 用于止痒时,局部涂于患处,3 次/日。

【用药须知】　1. 避免接触眼和其他黏膜(如口、鼻等)。

2. 用药部位如有烧灼感、红肿等情况应停药,并将局部药物洗净,必要时向医师咨询。

3. 儿童必须在成人监护下使用。

【制剂】　乳膏剂:1 g/10 g。

【贮藏】　贮于 30 ℃ 以下。

22.1.2　抗细菌感染的药物

多种细菌都可以感染皮肤,最主要的有葡萄球菌和链球菌。在医院、诊所、公园或在水池、湖泊、海洋游泳,都可被少见的细菌感染。许多可供全身使用的抗菌药物均可供皮肤科临床选用。本节仅介绍供体表局部使用的抗菌药物。

乙酸
(acetic acid)

别名:醋酸

【CAS】　64-19-7

【ATC】　G01AD02;S02AA10

【理化性状】　1. 分子式:CH_3COOH

2. 分子量:60.05

3. 结构式

$$
\begin{array}{ccc}
 & H & O \\
 & | & \| \\
H & -C & -C-OH \\
 & | & \\
 & H &
\end{array}
$$

【药理作用】　本品对细菌和真菌均有杀灭作用。

【适应证】　1. 用于外耳道浅表性感染。

2. 维持阴道的正常酸性。

3. 用于防止膀胱内敏感菌的生长,特别是产氨的细菌。

【不良反应】　外用可有灼烧感和刺激感。膀胱灌洗可出现系统性酸中毒、疼痛及血尿。

【禁忌与慎用】　幼儿的安全性和有效性尚未确定。

【剂量与用法】　1. 外用溶液　用棉棒蘸取本品溶液,润湿感染部位,4 ~ 6 gtt/d,以维持感染部位湿润。

2. 阴道用凝胶　用送药器送入阴道深部,早晚各一次。

3. 膀胱灌洗　用量和用法由医师根据患者的情况而定。

【用药须知】　本品不可口服。

【制剂】　①外用溶液:0.3 g/15 ml;0.6 g/30 ml。②阴道用软膏:含乙酸 0.921%,硫酸羟喹啉 0.025%,蓖麻油酸 0.7%,甘油 5%。③膀胱灌洗液:2.5 g/1000 ml。

【贮藏】　贮于 30 ℃ 以下。

硼酸
(boric acid)

别名:Hydrogen borate、Boracic acid、Orthoboric acid、Acidum boricum

【CAS】　10043-35-3

【ATC】　S02AA03;D08AD

【理化性状】　1. 本品为白色粉末状结晶或三斜轴面鳞片状光泽结晶,有滑腻手感,无臭味。溶于水、乙醇、甘油、醚类及香精油中,水溶液呈弱酸性。

2. 分子式:H_3BO_3

3. 分子量:61.83

4. 结构式

【药理作用】　本品对细菌和真菌有弱的抑制作用。虽不易穿透完整皮肤,但可从损伤皮肤、伤口和黏膜等处吸收。本品有耳内消炎止痛作用。

【适应证】　1.用于冲洗小面积创面与黏膜面。

2.用于轻度、小面积急性湿疹、急性皮炎、脓疱疮、压疮。

3.用于耳底、耳塞、耳内流黄水等症。

【不良反应】　偶有刺激感。

【禁忌与慎用】　对本品过敏者禁用,过敏体质者慎用。

【药物相互作用】　不宜与聚乙烯醇和鞣酸配伍。

【剂量与用法】　1.外用溶液　外用冲洗或湿敷。湿敷时,用6～8层纱布浸于本品冷溶液中,轻轻挤压后,敷于患处,5～10 min后更换,连续使用1 h。一日重复上法4次。

2.软膏剂　取适量本品涂于患处,1～2次/日。

3.滴耳液　滴耳,2～3滴/次,2～3次/日。

【用药须知】　用药部位如有烧灼感、瘙痒、红肿等情况,应停药,并将局部残留药物洗净。

【制剂】　①洗液:1.5 g/250 ml。②软膏剂:0.5 g/10 g;1 g/20 g。③滴耳液:0.72 g/8 ml。

【贮藏】　贮于30 ℃以下。

鱼石脂
(ammonium bituminosulfonate)

别名:依克度、Ichthyol、Ichthammol、Albichthyol

【CAS】　8029-68-3

【理化性状】　本品为棕黑色的黏稠性液体,有特臭。在水中溶解。

【药理作用】　本品为消毒防腐药,具有温和的刺激性消炎防腐作用,可消炎、消肿、抑制分泌。

【适应证】　用于疖肿。

【不良反应】　可引起接触性皮炎。

【禁忌与慎用】　对本品过敏者禁用,过敏体质者慎用。

【药物相互作用】　本品遇酸生成树脂状团块,与碱性物质配伍可放出氨气,故忌与酸、碱、生物碱和铁盐等合用

【剂量与用法】　涂于患处,2次/日。

【用药须知】　1.不得用于皮肤破溃处。

2.避免接触眼和其他黏膜(如口、鼻等)。

3.连续使用一般不超过7 d,如症状不缓解,请咨询医师。

4.用药部位如有烧灼感、红肿等情况,应停药,并将局部药物洗净。

【制剂】　软膏剂:1 g/10 g;2.5 g/25 g。

【贮藏】　密闭保存。

卡地姆碘
(cadexomer iodine)

别名:Iodosorb

本品是一种外用杀菌剂,是碘和卡地姆的络合物。

【CAS】　94820-09-4

【ATC】　D03AX01

【药理作用】　本品与创伤渗出物接触,形成非粘连的保护层并释放抗菌性的碘。

【适应证】　用于治疗渗出性和感染性创伤,如静脉性溃疡。

【不良反应】　1.用药部位疼痛、红肿、刺痒。

2.可出现过敏反应。

【禁忌与慎用】　1.禁用于对本品过敏者。

2.桥本甲状腺炎或有非毒性结节性甲状腺肿、毒性弥漫性甲状腺肿病史者禁用。

3.妊娠期妇女及哺乳期妇女慎用。

4.儿童的安全性及有效性尚未确定。

【剂量与用法】　在消毒纱布上,涂布一层本品的凝胶,覆盖治疗部位,用后应洗净双手,除非手也是治疗部位。用于治疗静脉性溃疡,可加压包扎。在凝胶变为棕色时,更换消毒纱布,步骤同前。

【用药须知】　1.不可接触眼、口、鼻,不慎接触后,立即用冷水洗净。

2.除非有特别医嘱,使用本品不能超过3个月。

3.本品有可能影响甲状腺功能测试结果。

【制剂】　凝胶剂:含碘0.9%。

【贮藏】　贮于室温。

那氟沙星
(nadifloxacin)

别名:依尤宁、Acuatim、Nadiflox、Nadoxin、Nadixa、Activon

本品为局部用喹诺酮类药。

【理化性状】　1.化学名:(*RS*)-9-Fluoro-8-(4-hydroxy-piperidin-1-yl)-5-methyl-1-oxo-6,7-dihydro-1*H*,5*H*-pyrido[3,2,1-ij]quinoline-2-carboxylic acid

2.分子式:$C_{19}H_{21}FN_2O_4$

3.分子量:360.38

4.结构式

【药理作用】　本品为 DNA 拓扑异构酶抑制剂，通过阻碍细菌 DNA 的复制而发挥杀菌作用。本品对痤疮丙酸杆菌、表皮葡萄球菌、革兰阴性及厌氧菌均有较强抗菌活性，且抗菌谱广。本品对耐药和不耐药的金黄色葡萄球菌有同样抗菌活性；对产 β-内酰胺酶的细菌有良好抗菌活性；本品与已有的新抗菌药间未发现有交叉耐药性。体内试验显示，本品对皮下感染表皮葡萄球菌等细菌的小鼠模型有较好的治疗效果。

【体内过程】　在健康人背部用本品 10 g 单次涂抹后的最高血药浓度为 1.7 ng/ml，$t_{1/2}$ 为 19.4 h。涂抹本品后 48 h，尿中的排泄率为 0.09%。本品 5 g，2 次/日，连续 7 d。反复涂抹后的血药浓度在第 5 d 以后基本保持不变，最后一次涂抹后的血药浓度在涂抹后 8 h 达到最高血药浓度为 4.1 ng/ml，$t_{1/2}$ 为 23.2 h，第 7 d 尿中的排泄率为 0.16%。

【适应证】　用于脓疱疮、毛囊炎、寻常痤疮。

【不良反应】　少数患者有皮肤瘙痒、刺激感、潮红、丘疹、面部发热、接触性皮炎、皮肤干燥，上述不良反应的发生率小于 1%。

【禁忌与慎用】　1. 对本品过敏者禁用。

2. 新生儿、婴儿、幼儿用药的安全性尚未明确。

3. 妊娠期妇女及哺乳期妇女用药的安全性尚未明确。

【剂量与用法】　本品适量，2 次/日，清洁后涂于患处。

【用药须知】　1. 为防止出现耐药菌株，本品在治疗痤疮 4 周内，治疗毛囊炎 1 周内无效时应停用；另外在痤疮、炎症性皮疹消失后也应停止使用。

2. 本品只限皮肤使用，眼角膜、结膜请勿使用。

【制剂】　软膏剂：0.1 g/10 g。

【贮藏】　密闭保存。

磺胺噻唑
(sulfathiazole)

本品为局部用磺胺类药。

【CAS】　72-14-0

【ATC】　D06BA02；J01EB07；QJ01EQ07

【理化性状】　1. 化学名：4-Amino-N-(1,3-thiazol-2-yl)benzenesulfonamide

2. 分子式：$C_9H_9N_3O_2S_2$

3. 分子量：255.3

4. 结构式

【药理作用】　本品为磺胺类药，能抑制细菌的二氢叶酸合成酶，阻碍细菌的叶酸合成，抑制细菌生长和繁殖，对溶血性链球菌、肺炎杆菌、淋球菌、葡萄球菌、脑膜炎球菌、大肠埃希菌及痢疾杆菌等有抗菌作用。

【适应证】　用于敏感菌引起感染的痈、疖等。

【不良反应】　1. 偶有溶血性贫血、再生障碍性贫血、粒细胞减少及过敏性紫癜，严重者可发生剥脱性皮炎。

2. 有恶心、呕吐、眩晕、皮疹、药物热等不良反应。

【禁忌与慎用】　1. 对磺胺类药过敏者禁用。

2. 重度肝、肾功能损害者禁用。

3. 妊娠期妇女禁用。

4. 2 个月以下幼儿禁用。

【剂量与用法】　本品适量，2 次/日，清洁后涂于患处。

【制剂】　软膏剂：0.1 g/10 g。

【贮藏】　遮光、密闭保存。

磺胺嘧啶银
(silver sulfadiazine)

别名：Silvadene

本品为局部用磺胺类药。

【CAS】　22199-08-2

【ATC】　D06BA01

【理化性状】　1. 本品为白色或类白色的结晶性粉末，遇光或遇热易变质。该品在水、乙醇、三氯甲烷或乙醚中均不溶解。

2. 化学名：Silver [(4-aminophenyl)sulfonyl](pyrimidin-2-yl)azanide

3. 分子式：$C_{10}H_9AgN_4O_2S$

4. 分子量：357.14

5. 结构式

【药理作用】　本品为磺胺类抗菌药，具有磺胺嘧啶和银盐的双重作用。对多数革兰阳性菌和革兰阴性菌均有抗菌活性,且具有收敛作用,可使创面干燥、结痂和早日愈合。

【适应证】 用于预防和治疗轻度烧烫伤继发的创面感染。

【不良反应】 1. 常见有局部刺激、皮疹、皮炎、药物热、肌肉疼痛、血清病样反应等过敏反应。

2. 由于本品局部外用可能有部分吸收,因此,可能出现粒细胞和血小板减少、再生障碍性贫血、炎症、肝功能减退、恶心、呕吐和腹泻等。

【禁忌与慎用】 1. 对磺胺类药物及银盐过敏者禁用。

2. 妊娠期妇女及哺乳期妇女慎用。

3. 本品可能引起新生儿贫血和胆红素脑病,故新生儿不宜使用。

4. 肝、肾功能不全者慎用。

【剂量与用法】 局部外用,直接涂于创面或将乳膏制成油砂布敷用。1次/日。

【用药须知】 1. 用量不宜过大,以免增加吸收中毒。

2. 治疗过程中应定期检查血常规和尿常规。

【制剂】 ① 软膏剂:5 g/500 g。② 乳膏剂:0.1 g/10 g; 0.2 g/20 g; 0.4 g/40 g; 0.5 g/50 g; 5 g/500 g。③散剂:50 g。

【贮藏】 遮光、密封,在阴凉处保存。

磺胺嘧啶锌
(zinc sulfadiazine)

别名:Silvadene
本品为局部用磺胺类药。

【药理作用】 本品属局部应用磺胺药,具有磺胺嘧啶和锌两者的作用,对多数革兰阳性菌、革兰阴性菌、酵母菌和其他真菌均有良好的抗菌作用。且不为对氨基苯甲酸所拮抗,其中锌因能破坏细菌的DNA结构,亦具有抑菌作用。烧伤患者体内锌大量丧失,使用本品可补偿损失,并有增强机体抵抗感染和创面愈合的能力。

【体内过程】 当本品与创面渗出液接触时缓慢代谢,部分药物可自局部吸收入血,磺胺嘧啶血药浓度约可达10～20 mg/L,当创面广泛,用药量大时,吸收增加,血药浓度可更高。血清锌浓度4～8 h达高峰,而后逐渐下降,并随尿液排泄,18～24 h内尿液中锌排出浓度高,48 h后呈下降趋势。

【适应证】 用于预防及治疗Ⅱ、Ⅲ度烧伤继发的创面感染,包括对本品呈现敏感的肠杆菌科细菌、铜绿假单胞菌、金黄色葡萄球菌、肠球菌属、白色念珠菌等真菌所致者。

【不良反应】 应用本品后部分患者可引起接触性皮炎,表现为短暂性疼痛和皮疹。本品自局部吸收后偶可发生与磺胺药全身应用时相同的各种不良反应,包括以下几种。

1. 过敏反应较为常见,可表现为药疹,严重者可发生渗出性多形性红斑、剥脱性皮炎和大疱表皮松解萎缩性皮炎等;也有表现为光敏反应、药物热、关节及肌肉疼痛、发热等血清病样反应。

2. 中性粒细胞减少或缺乏症、血小板减少症及再生障碍性贫血。患者可表现为咽痛、发热、苍白和出血倾向。

3. 溶血性贫血及血红蛋白尿。这在缺乏 G6DP 的患者应用磺胺药后易发生,在新生儿和小儿中较成人为多见。

4. 由于磺胺药与胆红素竞争蛋白结合部位,可致游离胆红素增高。新生儿肝功能不完善,故较易发生高胆红素血症和新生儿黄疸,偶可发生胆红素脑病。

5. 可发生黄疸、肝功能受损,严重者可发生急性重型肝炎。

6. 可发生结晶尿、血尿和管型尿。偶有患者发生间质性肾炎或肾小管坏死的严重不良反应。

7. 恶心、呕吐、胃纳减退、腹泻、头痛、乏力等。一般症状轻微,不影响继续用药。偶有患者发生艰难梭菌肠炎,此时需停药。

8. 甲状腺肿大及功能减退偶有发生。

9. 中枢神经系统毒性反应偶可发生,表现为精神错乱、定向力障碍、幻觉、欣快感或抑郁感。一旦出现均需立即停药。

【禁忌与慎用】 1. 对磺胺类药物过敏者禁用。

2. 妊娠期妇女禁用。

3. 2个月以下婴儿禁用。

4. 肝、肾功能不全者禁用。

5. 缺乏 G6DP、血卟啉症、失水、休克和老年患者慎用。

6. 哺乳期妇女使用时,应暂停哺乳。

【药物相互作用】 1. 本品与尿碱化药合用时可增加本品在碱性尿中的溶解度,使排泄增多。

2. 本品不能与对氨基苯甲酸合用,对氨基苯甲酸可代替本品被细菌摄取,两者相互拮抗。也不宜与含对氨苯甲酰基的局部麻醉药如普鲁卡因、苯佐卡因、丁卡因等合用。

3. 本品与口服抗凝药、口服降血糖药、甲氨蝶呤、苯妥英钠和硫喷妥钠合用时,上述药物需调整剂量,因本品可取代这些药物的蛋白结合部位,或抑制其代谢,以致药物作用时间延长或发生毒性。

4. 本品与骨髓抑制药合用时可能增强此类药物潜在的不良反应。如有指征需两类药物合用时,应严密观察可能发生的毒性反应。

5. 本品与避孕药(雌激素类)长时间合用可导致避孕的可靠性减少,并增加经期外出血的机会。

6. 本品与溶栓药合用时可能增大其潜在的毒性作用。

7. 本品与肝毒性药物合用时可能引起肝毒性发生率的增高。对这类患者尤其是用药时间较长及以往有肝病史者应进行严密的监测。

8. 本品与光敏性药物合用时可能发生光敏作用相加。

9. 接受本品治疗者对维生素 K 的需要量增加。

10. 本品不宜与乌洛托品合用,因乌洛托品在酸性尿液中可分解产生甲醛,后者可与本品形成不溶性沉淀物,使发生结晶尿的危险性增加。

11. 本品可取代保泰松的血浆蛋白结合部位,两者合用时可增加保泰松的作用。

12. 因本品有可能干扰青霉素类药物的杀菌作用,最好避免与此类药物同时应用。

13. 磺吡酮与本品合用时可减少本品自肾小管的分泌,其血药浓度升高且持久,从而产生毒性反应,因此,在应用磺吡酮期间或应用其治疗后可能需要调整本品的剂量。

【剂量与用法】 用消毒溶液清洁创面后,本品可直接涂于创面,然后用无菌纱布覆盖包扎,或将软膏涂于无菌纱布上,贴于创面,再覆盖无菌纱布包扎,或将涂有软膏的无菌纱布直接放入脓腔引流脓液,软膏用量随创面的大小及感染情况而定,一日用量不超过 500 g。

【用药须知】 1. 对呋塞米、砜类、噻嗪类利尿药、磺脲类、碳酸酐酶抑制药呈现过敏的患者,对磺胺药亦可过敏。

2. 应用本品期间多饮水,保持高尿流量,以防结晶尿的发生,必要时亦可服药碱化尿液。

3. 治疗中须注意以下检查。

(1) 全血常规,对接受较长疗程的患者尤为重要。

(2) 定期检查尿液以发现长疗程或高剂量治疗时可能发生的结晶尿。

(3) 肝、肾功能。

【制剂】 ①软膏剂:1 g/20 g;2 g/40 g。②散剂:20 g。

【贮藏】 遮光、密封,在阴凉处保存。

硝酸银

(silver nitrate)

本品为局部银制剂。

【CAS】 7761-88-8

【ATC】 D08AL01

【理化性状】 1. 本品为无色透明斜方晶系片状晶体,易溶于水和氨水,溶于乙醚和甘油,微溶于无水乙醇,几乎不溶于浓硝酸。其水溶液呈弱酸性。

2. 分子式:$AgNO_3$

3. 分子量:169.87

【药理作用】 本品具有杀菌、收敛和促进创面愈合的作用,作用强度与浓度和作用时间成正比。本品对淋病奈瑟菌特别敏感,对化脓性肺炎球菌、金黄色葡萄球菌、铜绿假单胞菌、变形杆菌、感冒杆菌及沙眼衣原体具有较强的抗菌活性。本品作用机制是银离子与蛋白质结合,抑制酶系统,破坏细胞核,使细菌蛋白质凝固而死亡。本品几乎不吸收进入体循环。

【适应证】 主要用于防止浅II度烧伤创面的感染。

【不良反应】 可出现局部红斑、充血、烧灼感等皮肤刺激症状。

【剂量与用法】 均匀涂布于创面,厚 0.2~0.4 cm,1~2 次/日,一次不超过 500 g。

【注意事项】 1. 本品不能涂于眼内。

2. 换药前必须将创面上原有的药膏清除干净。

3. 如刺激性强烈持久应停止应用。

4. 长期应用本品可产生银沉着症。

5. 本品腐蚀性较强,使用时勿与健康组织接触。

6. 本品见光易析出金属银,故应遮光保存。

【制剂】 软膏剂:0.5 g/50 g。

【贮藏】 遮光、密闭保存。

呋喃西林

(nitrofural)

别名:Furacin

【CAS】 59-87-0

【ATC】 B05CA03;D08AF01;D09AA03(敷料) P01CC02;S01AX04;S02AA02;QG01AX90;QP51AC02

【理化性状】 1. 化学名:5-Nitro-2-furaldehyde semicarbazone

2. 分子式:$C_6H_6N_4O_4$

3. 分子量:198.14

4. 结构式

【药理作用】 本品是合成抗菌药,对革兰阳性、阴性菌均有抑制作用。其作用机制为干扰细菌氧化酶系统而起抑菌作用。

【适应证】　1. 软膏剂和凝胶剂用于轻度化脓性皮肤病。

2. 贴剂和止血膏布用于局部止血、消炎、护创等。适用于割伤、碰伤及擦伤等。

【不良反应】　偶见皮肤刺激如烧灼感，或过敏反应如皮疹、瘙痒等。

【禁忌与慎用】　对本品过敏者禁用，过敏体质者慎用。

【剂量与用法】　1. 软膏剂和凝胶剂　外用，适量涂患处，2～3次/日。

2. 贴剂　撕去两端隔离纸（隔离膜），将呋喃西林纱布对准清洁后的创面，用两端压敏胶贴于健康皮肤上。

3. 止血膏布　撕去覆盖薄膜，将中间黄纱布贴在创伤处，两端橡皮膏固定位置。

【用药须知】　1. 皮肤破损处不宜使用。

2. 避免本品接触眼和其他黏膜（如口、鼻等）。

3. 用药部位如有烧灼感、瘙痒、红肿等情况应停药，并将局部药物洗净。

4. 在伤口污染的情况下，应首先对伤口进行无菌处理后使用本品贴剂。

5. 对血管喷射性出血，应先予缝扎止血后使用本品贴剂。

【制剂】　① 软膏剂：10 mg/10 g。② 凝胶剂：20 mg/20 g。③ 贴剂：18 mm×70 mm；18 mm×24 mm；50 mm×75 mm；24 mm×50 mm。④ 医用膏布：2 cm×7 cm。⑤ 呋喃西林止血纱布 2 cm×2.5 cm。

【贮藏】　遮光保存。

乳酸依沙吖啶
(ethacridine lactate)

别名：利凡诺、Rivanol
【CAS】　1837-57-6
【ATC】　B05CA08；D08AA01
【理化性状】　1. 化学名：7-Ethoxyacridine-3,9-diamine；2-hydroxypropanoic acid

2. 分子式：$C_{15}H_{15}N_3O \cdot C_3H_6O_3$

3. 分子量：343.37

4. 结构式

【药理作用】　1. 本品对革兰阳性球菌有明显的抑菌作用。

2. 本品经羊膜腔内给药和宫腔内给药，可引起子宫内蜕膜组织坏死而产生内源性前列腺素，引起子宫收缩。本品直接对子宫肌肉也有兴奋作用。

【适应证】　1. 外用用于敏感革兰阳性菌及革兰阴性菌引起的浅表皮肤感染，如创伤性创口感染、化脓性皮肤感染等。

2. 注射剂为中期妊娠引产药，用于终止 12～26 周妊娠。

【不良反应】　1. 外用偶见皮肤刺激如烧灼感，或过敏反应如皮疹、瘙痒等。

2. 注射液

（1）中毒时表现为少尿、无尿及黄疸，肝、肾功能严重损害。

（2）有 3%～4% 妊娠期妇女发热达 38 ℃以上。

（3）出血，本品引产容易发生胎盘滞留或部分胎盘、胎膜残留而引起大量出血。

（4）软产道损伤发生率为 0.5%～3%，常见为宫颈撕裂或宫颈管前壁或后壁穿孔。

（5）极个别妊娠期妇女有过敏反应。

【禁忌与慎用】　肝、肾功能不全患者严禁使用本品注射剂。

【剂量与用法】　1. 软膏剂及外用溶液　适量涂于患处，1次/日或数次，外用灭菌纱布覆盖固定。对于创伤性创口感染，应先消毒创口周围皮肤，用 0.9% 氯化钠注射液棉球清洁创面后再用。

2. 贴剂　外用，撕去隔膜纸，将黄色纱布贴敷伤口。

3. 注射液

（1）羊膜腔内给药　排空膀胱后，妊娠期妇女取仰卧位，选择宫体最突出部位，羊水波动明显处为穿刺点，用纱布持 7 号腰穿针垂直刺入腹壁，进入羊膜腔时有落空感，再继续进针 0.5～1 cm 后拔出针芯，有羊水涌出后，将装有本品 100 mg 溶液的注射器接在穿刺针上，再回抽羊水证实无误后将药液缓缓注入，拔针前须回抽羊水。拔针前将针芯插入针内快速拔针后，敷盖消毒纱布，轻压针眼。

（2）宫腔内羊膜腔外注药　妊娠期妇女排空膀胱后取膀胱截石位，常规外阴、阴道、宫颈消毒后，用宫颈钳夹住宫颈前唇，将橡皮导管沿宫颈向宫腔送入，将已配制的本品溶液（内含 100 mg 药物，用注射用水稀释）100 ml 注入导管。导管下端双折用线扎紧，卷折在阴道内，塞纱布一块以固定，术后 24 h 取出纱布和导管。

【用药须知】　1. 羊膜腔内注药不良反应轻，但必须在妊娠 16 周以后,经腹壁能注入羊膜腔内者才可使用此种给药途径。

2. 妊娠小于 16 周,常用宫腔内注药,将导管经阴道放入宫腔内羊膜腔外,经导管将药物注入,这种途径不良反应较大,感染发生率也较高,故现已少用。

3. 本品的安全剂量为 50～100 mg,极量为 120 mg,中毒剂量为 500 mg,一般用量为 100 mg 以内。

4. 用本品引产同时,慎用其他引产药(如缩宫素静脉滴注),以免导致软产道损伤。

5. 如出现体温 39 ℃ 以上,白细胞计数超过 2 万/mm³ 时,应给以抗生素。

【制剂】　①软膏剂:0.2 g/20 g。②外用溶液:0.1 g/100 ml。③注射液:50 mg/2 ml;100 mg/2 ml。

【贮藏】　遮光、密闭保存。

氯化氨基汞

(mercuric amidochloride)

别名:白降汞、氯化铵汞、氯化汞铵

【CAS】　10124-48-8

【ATC】　D08AK01

【理化性状】　1. 本品为白色或类白色粉末,无臭,遇光易分解。本品在水或乙醇中不溶,在热盐酸、热硝酸或热醋酸中易溶。

2. 分子式:$HgNH_2Cl$

3. 分子量:252.06

【药理作用】　本品与黄降汞同属不溶性汞化合物,有刺激、收敛和防腐功能,无腐蚀性。本品与组织接触后,能被组织的蛋白质和盐类缓慢溶解,不断释放汞离子,而保持较长时间的抑菌作用。

【适应证】　1. 2.5% 的软膏用于治疗脓疱疮、葡萄球菌感染所致的皮肤病及皮肤真菌感染。

2. 5% 软膏用于湿疹、牛皮癣,各种皮肤癣症,由于蛲虫引起的肛门瘙痒、疥癣等症。

【不良反应】　本品可致过敏,长期使用会引起局部皮肤和眼睑肤色加深。摄入后可引起腹痛、恶心、腹泻。频繁、长期大面积应用或用于破损皮肤、黏膜可引起汞中毒。

【禁忌与慎用】　皮肤破溃者禁用。

【药物相互作用】　为避免形成有腐蚀作用的碘化汞或溴化汞,故不应同时服碘剂或溴。

【剂量与用法】　取适量涂抹在患处,2 次/日。

【用药须知】　1. 本品不宜大面积使用。

2. 本品不宜用于婴儿。

3. 避免接触眼和其他黏膜(如口、鼻等)。

【制剂】　软膏剂:2.5%;5%。

【贮藏】　遮光、密封保存。

聚维酮碘

(povidone iodine)

别名:Furacin

【CAS】　25655-41-8

【ATC】　D08AG02;D09AA09(敷料 1);D11AC06;G01AX11;R02AA15;S01AX18;QG51AD01

【理化性状】　1. 化学名:2-Pyrrolidinone,1-ethenyl-,homopolymer,compound with iodine

2. 分子式:$(C_6H_9NO)_n \cdot xI$

3. 结构式

【药理作用】　本品接触创面或患处后,能解聚释放出所含碘发挥杀菌作用。特点是对组织刺激性小,适用于皮肤、黏膜感染。

【适应证】　1. 局部用于化脓性皮炎、皮肤真菌感染、小面积轻度烧烫伤,也用于小面积皮肤、黏膜创口的消毒。

2. 栓剂用于白色念珠菌性外阴阴道病、细菌性阴道病及混合感染性阴道炎。也可用于痔。

【不良反应】　极个别病例用药时创面黏膜局部有轻微短暂刺激,片刻后即自行消失,不需特别处理。

【禁忌与慎用】　1. 妊娠期妇女及哺乳期妇女禁用。

2. 对本品过敏者禁用,过敏体质者慎用。

【药物相互作用】　本品不得与碱、生物碱、鞣酸、淀粉、酚、硫代硫酸钠等合用或接触。

【剂量与用法】　1. 本品乳膏剂外用溶液　取适量涂抹于患处,1～2 次/日。

2. 栓剂　阴道或直肠给药,每晚睡前 1 次,1 枚/日,7～10 d 为一疗程。

【用药须知】　1. 避免接触眼和其他黏膜(如口、鼻等)。

2. 用药部位如有烧灼感、红肿等情况应停药,并将局部药物洗净。

3. 本品能完全杀灭精子,治疗妇科疾病时不能受孕。停药 3 d 后即可正常受孕。

4. 使用本品治疗妇科疾病时应避开月经期。

【制剂】　①乳膏剂:10%。②外用溶液:1%;

5％;7.5％;10％。③栓剂:20 mg。

【贮藏】　贮于 25 ℃以下。

莫匹罗星

(mupirocin)

别名:百多邦、Bactroban、Centany

【CAS】　12650-69-0

【ATC】　D06AX09;R01AX06

【理化性状】　1. 化学名:9-[(E)-4-[(2S,3R,4R,5S)-3,4-Dihydroxy-5-[[(2S,3S)-3-[(2S,3S)-3-hydroxybutan-2-yl]oxiran-2-yl]methyl]oxan-2-yl]-3-methylbut-2-enoyl] oxynonanoic acid

2. 分子式:$C_{26}H_{44}O_9$

3. 分子量:500.62

4. 结构式

【药理作用】　对与皮肤感染有关的各种革兰阳性球菌有很强的抗菌活性,对耐药金黄色葡萄球菌也有效。对某些革兰阴性菌有一定的抗菌作用。与其他抗生素无交叉耐药性。

【适应证】　本品为局部外用抗生素,适用于革兰阳性球菌引起的皮肤感染,如脓疱病、疖肿、毛囊炎等原发性皮肤感染及湿疹合并感染、不超过 10 cm×10 cm 面积的浅表性创伤合并感染等继发性皮肤感染。

【不良反应】　偶见局部烧灼感、蜇刺感及瘙痒等。一般不需停药。偶见对本品或其软膏基质产生皮肤过敏反应。已有报道显示本品软膏引起全身性过敏反应,但非常罕见。

【禁忌与慎用】　1. 对本品或其他含聚乙二醇软膏过敏者禁用。

2. 有中度或重度肾功能不全患者慎用。

3. 妊娠期妇女慎用。

4. 哺乳期妇女涂药时应防止药物进入婴儿眼内。如果是在乳头区域使用请在哺乳前彻底清洗。

【剂量与用法】　局部涂于患处,必要时,患处可用敷料包扎或敷盖,3 次/日,5 d 为一疗程。必要时可重复一疗程。

【用药须知】　1. 本品仅供皮肤给药,请勿用于眼、鼻、口等黏膜部位。

2. 本品误入眼内时用水冲洗即可。

3. 如使用一疗程后症状无好转或加重,应立即去医院就医。

4. 感染面积较大者,去医院就医。

5. 本品辅料为聚乙二醇,大量聚乙二醇可能引起肾损害。因此当皮肤大面积破损,特别是合并肾脏疾病的患者,应避免使用本品,并去医院就诊。

6. 本品请勿用于身体插管处附近的皮肤。

【制剂】　软膏剂:2％。

【贮藏】　密封,贮于 25 ℃以下。

瑞他帕林

(retapamulin)

别名:Altabax、瑞他莫林

本品是半合成的截短侧耳素类抗菌药。

【CAS】　224452-66-8

【ATC】　D06AX13

【理化性状】　1. 本品为白色至淡黄色结晶性固体。

2. 化学名:Acetic acid, [[(3-exo)-8-methyl-8-azabicyclo[3.2.1]oct-3-yl]thio]-(3aS,4R,5S,6S,8R,9R,9aR,10R)-6-ethenyldecahydro-5-hydroxy-4,6,9,10-tetramethyl-1-oxo-3a,9-propano-3a-H-cyclopentacyclooocten-8-yl-ester

3. 分子式:$C_{30}H_{47}NO_4S$

4. 分子量:517.78

5. 结构式

【药理作用】　本品通过与细菌核糖体 50 S 亚基的氨酰基位点上相互作用,选择性地抑制细菌蛋白质合成,而不同于其他抗生素的作用机制。这个结合位点包括核糖体蛋白 L3,核糖体 P 位点及肽基转移酶中心区。因为结合到此部位,截短侧耳素抑制肽基转移,拦阻肽基部位相互作用,阻止活性 50 S 核糖体亚基的正常形成。在体外最低抑制浓度(MIC)下,本品对于金黄色葡萄球菌和酿脓链球菌有抑菌作用,在 1000 倍的体外 MIC 下,对上述病菌为杀菌剂。虽然本品与其他抗菌药物(如克林霉素和噁唑烷酮)之间存在交叉耐药性,但对其他抗菌药物的耐药株可能对本品敏感。

在体外,细菌核糖体蛋白 L3 突变、Cfr rRNA 甲基转移酶或外排机制的存在可导致细菌对本品的敏感性降低。

【体内过程】　1. 健康成人受试者,用本品 1％的软膏,1 次/日,涂于未受损皮肤(800 cm² 表面积)和受损的皮肤(200 cm² 表面积),连用 7 d。在未受损的皮肤,第 1 d 后,血浆中本品低于定量检测限(0.5 ng/ml),第 7 d 血浆中平均 C_{max} 为 3.5 ng/ml(1.2～7.8 ng/ml)。在破损的皮肤局部涂擦本品,第 1 d 血浆中的平均 C_{max} 为 11.7 ng/ml(5.6～22.1 ng/ml),第 7 d 平均 C_{max} 为 9.0 ng/ml(6.7～12.8 ng/ml)。

2. 本品血浆蛋白结合率约 94% 且与浓度无关,其表观分布容积尚未确定。

3. 体外研究显示,本品主要通过单氧化和双氧化途径代谢。在肝微粒体中,本品广泛被代谢为多种代谢产物,其中主要代谢途径为单氧化和 N-去甲基化,对本品代谢起主要作用的酶为 CYP3A4。

4. 因本品局部使用,系统暴露量太低,未进行人的消除研究。

【适应证】　9 个月以上儿童及成年患者局部使用治疗金黄色葡萄球菌(甲氧西林敏感菌株)或酿脓链球菌引起的脓疱病。

为了减少耐药菌生长和维持本品和其他抗菌药物的有效性,本品只用于治疗或预防被证实或强烈怀疑是由敏感细菌引起的感染。

【不良反应】　1. 成年人(≥18 岁)不良反应(≥1%)　头痛、用药部位刺激、腹泻、恶心、肌酸磷酸激酶增加、鼻咽炎。

2. 儿童(9 个月至 17 岁)不良反应(≥1%)　用药部位刺激、瘙痒、腹泻、鼻咽炎、湿疹、头痛、发热。

3. 其他不良反应(<1%)　应用部位疼痛、红斑和接触性皮炎。

4. 上市后报道　应用部位灼烧感、超敏反应包括血管神经性水肿。

【妊娠期安全等级】　B。

【禁忌与慎用】　1. 本品在黏膜表面的疗效和安全性尚未建立,已报道鼻黏膜内使用本品,会导致鼻出血。本品不能用于摄入或口腔、鼻、眼或阴道内使用。

2. 9 个月到 17 岁的儿童患者,在脓疱病治疗中,本品的安全性和有效性已建立。9 个月以上的儿童患者与成人患者使用本品的安全性和疗效相似。<9 个月的儿童患者,本品的安全性和有效性尚未建立。

3. 没有关于妊娠期妇女足够的对照研究,只有效益大于风险时才可使用。

4. 尚不明确本品是否通过乳汁排泌。由于许多药物可从人类乳汁中排出,哺乳期妇女应谨慎使用本品。本品哺乳期的安全性尚未建立。

5. 小于 9 个月的婴儿的安全性尚未确定。

6. 65 岁以上患者,本品有充足的对照研究。在本品的有效性和安全性上,老年患者和年轻患者没有整体差异性。

7. 无过量的临床报道,不管是局部使用还是误服过量,应对症治疗。

【药物相互作用】　1. 与酮康唑合用:皮肤擦伤的成年健康男性局部使用 1% 本品,同时口服酮康唑 200 mg,2 次/日,可使本品的平均 $AUC_{(0～24)}$ 和 C_{max} 升高 81%。2 岁以上儿童及成年患者局部使用本品,因系统暴露量很低,与 CYP3A4 抑制剂如酮康唑合用,不必调节本品的剂量。本品很低的暴露量,也不会影响 CYP450 底物的代谢。2～24 个月婴儿全身暴露量较>2 岁者增加,不建议 2 岁以下儿童将本品和强效 CYP3A4 抑制剂合用。

2. 尚未对与其他局部用药在皮肤同一区域同时使用进行研究。

【剂量与用法】　成年人或≥9 个月儿童,在患处涂一薄层(成年人涂布总面积最多 100 cm²,9 月龄以上儿童为体表面积的 2%),2 次/日,连续 5 d,如需要可用无菌绷带或纱布包扎覆盖。

【用药须知】　1. 本品只供外用,不能用于口服或口腔、鼻、眼或阴道内使用,用于黏膜的安全性还不清楚。有报道用于鼻黏膜可导致鼻出血。

2. 如由本品引起致敏或严重的局部刺激,应停止使用,擦掉药膏,并且给予适当的替代治疗。

3. 抗生素可促进不敏感生物体的生长,治疗过程中可发生二重感染,应采取适当措施。如缺少证据或强烈怀疑是由敏感菌引起的感染,使用本品对患者无益并增加产生耐药菌的风险。

4. 本品用无菌绷带或纱布包扎时,有助于婴儿和年幼的儿童避免接触或舔伤口部位。包扎时,防止其移动。

5. 使用本品 3～4 d,如症状无缓解,应咨询医师。

【制剂】　软膏剂:0.15 g/15 g;0.3 g/30 g。

【贮藏】　贮于 25 ℃,短程携带允许 15～30 ℃。

22.1.3　抗真菌感染的药物

本节介绍的药物主要用于皮肤浅表性真菌感染,如甲癣、头癣、体癣、股癣及花斑癣等。

二氯羟嗪
(chloroxine)

别名:Capitrol

【CAS】　773-76-2

【理化性状】　1. 化学名:5,7-Dichloro-8-hydroxyquinoline

2. 分子式：$C_9H_5Cl_2NO$

3. 分子量：214

4. 结构式

【药理作用】　本品对细菌、真菌及原生动物均有抑制作用。

【适应证】　用于头皮屑和头部脂溢性皮炎。

【不良反应】　头发干燥，头皮刺痒。

【妊娠期安全等级】　C。

【禁忌与慎用】　1. 禁用于对本品过敏者。

2. 哺乳期妇女只有本品的潜在益处大于对胎儿伤害的风险时方可使用。

3. 头皮有破损时禁用。

4. 儿童的有效性尚未确定。

【剂量与用法】　用本品洗发，揉至起泡，停留3 min后洗净。每周两次。

【用药须知】　不可接触眼，不慎入眼，用冷水洗净。

【制剂】　洗发液：2%。

【贮藏】　贮于室温。

十一烯酸
（undecylenic acid）

本品是一种脂肪酸，抗真菌药。

【CAS】　112-38-9

【ATC】　D01AE04

【理化性状】　1. 本品为淡黄色至黄色液体；色泽受光与空气影响，遇冷则变成乳白色结晶性团块，有特臭，几乎不溶于水，能与乙醇、三氯甲烷、乙醚、挥发油或脂肪油任意混合。凝固点不低于21℃。

2. 化学名：Undec-10-enoic acid

3. 分子式：$C_{11}H_{20}O_2$

4. 分子量：184.28

5. 结构式

【药理作用】　本品能抑制真菌的繁殖。

【适应证】　用于皮肤真菌感染，如脚气、股癣、尿布性皮炎、痱子、腹股沟因过度出汗导致的瘙痒和

烧灼感。

【不良反应】　1. 用药部位疼痛、红肿、刺痒。

2. 可出现过敏反应。

【禁忌与慎用】　1. 禁用于对本品过敏者。

2. 禁用于用纱布或绷带包裹的部位。

【剂量与用法】　1. 气溶胶　喷于患处，2次/日。

2. 酊剂　涂擦患处，2次/日。

【用药须知】　1. 不可接触眼、口、鼻及外阴，不慎接触后，立即用冷水洗净。

2. 治疗部位不能使用其他药物，包括化妆品。

3. 本品需4周才能起效。

【制剂】　① 酊剂：2 g/20 ml。② 气溶胶：29.5 mg/59 ml；62.5 mg/125 ml。

【贮藏】　贮于阴凉处，远离火源。

托萘酯
（tolnaftate）

别名：发癣退、杀癣灵、Tinactin

本品为合成的硫代氨基甲酸酯，为抗真菌药。

【CAS】　2398-96-1

【ATC】　D01AE18

【理化性状】　1. 化学名：O-2-Naphthyl methyl（3-methylphenyl）thiocarbamate

2. 分子式：$C_{19}H_{17}NOS$

3. 分子量：307.41

4. 结构式

【药理作用】　本品为最早上市的硫代氨基甲酸酯类抗真菌药，能抑制真菌麦角固醇合成途径中的角鲨烯环氧化酶，造成麦角固醇的合成受阻。麦角固醇是真菌细胞膜中的重要组分。

【适应证】　本品为局部抗菌药，可用于治疗脚癣、花斑癣、红癣、体癣等各种癣症。当白色念珠菌感染时，本品同制霉素合用，但不适用于甲床或头发小囊等处的深层感染。

【不良反应】　罕见局部红斑，过敏发生率低。

【禁忌与慎用】　1. 禁用于对本品过敏者。

2. 2岁以下幼儿的有效性及安全性尚未确定。

【剂量与用法】　外用，一日喷涂2~3次。

【用药须知】　本品不可接触眼、口、鼻，不慎接触后，立即用冷水洗净。

【制剂】　① 喷雾剂：1 g/100 g。② 乳膏剂：1 g/100 g。

【贮藏】　遮光,贮于阴凉处。

利拉萘酯
(liranaftate)

别名:利那夫特、Zefnart

本品为合成的硫代氨基甲酸酯,为抗真菌药。

【CAS】　88678-31-3

【理化性状】　1. 化学名:O-(5,6,7,8-Tetrahydro-2-naphthyl)6-methoxy-N-methylthio-2-pyridinecarbamate

2. 分子式:$C_{18}H_{20}N_2O_2S$

3. 分子量:328

4. 结构式

【药理作用】　本品为角鲨烯环氧化酶抑制剂和细胞壁合成抑制剂,结构与托萘酯相似。本品通过抑制真菌细胞的角鲨烯环氧化反应,阻遏细胞膜构成成分麦角固醇的合成,从而发挥抗真菌活性。本品活性为托萘酯的 8 倍,抗皮肤癣菌的效果较克霉唑更好。本品对毛发癣菌属(MIC<0.05 mg/ml)、小孢子菌属和絮状表皮癣菌特别有效。对托萘酯耐药的曲霉菌属对本品也敏感,但对大多数双态性真菌和酵母菌无效。

【体内过程】　在健康成年人背部涂抹 2% 本品的乳膏 5 g,单次或连续给药 7 d,用气相色谱法连续测定血浆和尿液中的原药浓度(检测限:1 ng/ml),结果显示,单次和连续 7 d 给药结果相同,即给药后 336 h 在血浆和尿液中均检不出原药。

【适应证】　适用于皮肤癣菌的局部治疗,如头癣、手癣、脚癣、甲真菌病(甲癣)、体癣和股癣等。

【不良反应】　主要为接触性皮炎、瘙痒、发红、红斑、疼痛、刺激感。少见的不良反应有皮炎、自身敏感性皮炎及潮红。

【禁忌与慎用】　1. 对利拉萘酯及本品所含其他化学成分有过敏史者禁用。

2. 对其他外用抗真菌药物有过敏史者慎用。

3. 临床上与皮肤白色念珠菌病、汗疱疹、掌跖脓疱病、脓皮病及其他皮肤炎症难以鉴别的患者禁用。

4. 妊娠期妇女的安全性尚不明确,应慎用。

5. 尚无儿童用药的数据,儿童慎用。

【剂量与用法】　外用,1 次/日,涂于患处。

【用药须知】　1. 本品禁用于角膜、结膜等部位。

2. 本品不慎入眼时,请用大量水冲洗,并立即到医院接受医师检查。

3. 本品禁用于明显糜烂部位。

4. 涂布本品的部位如出现接触性皮炎、瘙痒、发红、红斑、疼痛、刺激感等,应停止用药,并采取适当措施,必要时向医师咨询。

【制剂】　乳膏剂:2 g/10 g。

【贮藏】　室温,密封保存。

他瓦博罗
(tavaborole)

别名:Kerydin

本品为合成的噁唑硼类抗真菌药,2014 年 7 月美国 FDA 批准上市。

【理化性状】　1. 本品为白色至类白色粉末,微溶于水,易溶于乙醇和丙二醇。

2. 化学名:5 Fluoro-1,3-dihydro-1-hydroxy-2,1-benzoxaborole

3. 分子式:$C_7H_6BFO_2$

4. 分子量:151.93

5. 结构式

【药理作用】　本品通过抑制氨酰基转移核糖核酸合成酶的活性,抑制真菌蛋白质的合成。

【体内过程】　在健康成年人涂抹 5% 本品的洗剂,显示本品及代谢产物的结合物主要随尿液排泄。

在 24 例有趾甲真菌病(至少 4 个趾甲包括至少一个大趾甲)者,在两周期间每天单次剂量和局部应用 200 μl 的 5% 的本品溶液至所有趾甲和每个趾甲的周围 2 mm 皮肤后,研究本品的药动学。在给药后 14 d 可达稳态。在单剂量给药后,本品的平均 C_{max}(±标准差)为(3.54±2.26) ng/ml(21 名患者可测到血药浓度,范围为 0.618~10.2 ng/ml,最低检测限为 0.5 ng/ml),平均 AUC 为(44.4±25.5)(ng·h)/ml($n=21$)。在每天给药两周后,平均 C_{max} 为(5.17±3.47) ng/ml($n=24$,范围为 1.51~12.8 ng/ml),平均 AUC 为(75.8±44.5)(ng·h)/ml。

【适应证】　用于红色毛癣菌或须癣毛癣菌感染的趾甲真菌病的局部治疗。

【不良反应】　用药部位表皮脱落、嵌趾甲、红斑、皮炎。

【妊娠期安全等级】　C。

【禁忌与慎用】　1. 妊娠期妇女的安全性尚不明确,应慎用。

2. 尚无儿童用药的数据,儿童慎用。

【药物相互作用】 本品在治疗浓度CYP酶既无抑制也无诱导作用。

【剂量与用法】 涂患甲,1次/日,需治疗48周。

【用药须知】 避免接触眼、口、鼻、阴道等部位。

【制剂】 外用溶液:43.5 mg/10 ml。

【贮藏】 贮于20～25 ℃,短程携带允许15～30 ℃。

环吡酮胺
(ciclopirox)

别名:Batrafen、Loprox、Rejuvenail、Mycoster、Penlac、Stieprox

【CAS】 29342-05-0

【ATC】 D01AE14;G01AX12

【理化性状】 1. 化学名:6-Cyclohexyl-1-hydroxy-4-methyl-2(1H)-pyridinone

2. 分子式:$C_{12}H_{17}NO_2$

3. 分子量:207.27

4. 结构式

【药理作用】 本品通过与Fe^{2+}和Al^{3+}螯合从而抑制真菌金属离子依赖的过氧化物酶,导致真菌细胞完整性被破坏,发挥抗菌作用。本品为广谱抗真菌药,对皮肤癣菌、酵母菌、霉菌等具有较强的抗菌作用,渗透性强。

【体内过程】 局部使用后本品凝胶剂全身吸收高于乳膏剂,使用5 g凝胶剂的血药峰值为(25.02±20.6)ng/ml,而相同剂量下的乳膏剂的血药峰值为(18.62±13.56)ng/ml。给药后48 h随尿液中排除约3%的给药剂量,肾清除$t_{1/2}$为5.5 h。

15名严重股癣的患者,每天使用15 g本品凝胶剂14.5 d,第1 d的C_{max}为(100±42)ng/ml,第15 d的C_{max}为(238±144)ng/ml,给药的首日,约10%的给药剂量随尿液排泄。

【适应证】 1. 用于浅部皮肤真菌感染,如体、股癣,手、足癣(尤其是角化增厚型),花斑癣、皮肤白色念珠菌病,也适用于甲癣。

2. 用于脂溢性皮炎。

【不良反应】 偶见局部发红、瘙痒、刺痛或烧灼感等刺激症状,偶可发生接触性皮炎。

【妊娠期安全等级】 B。

【禁忌与慎用】 1. 对本品过敏者禁用,过敏体质者慎用。

2. 妊娠期妇女只有明确需要时方可使用。

3. 尚不明确本品是否经乳汁分泌,哺乳期妇女慎用。

4. 16岁以下儿童的有效性及安全性尚未确定。

【剂量与用法】 1. 凝胶剂、乳膏剂、软膏剂 取本品适量涂于患处,1～2次/日,疗程2～4周。治疗甲癣,先用温水泡软甲板,尽可能把病甲削薄,将药膏用胶布固定在患处,1次/日,疗程3～6个月。

2. 阴道栓 采用仰卧位,两腿微屈,用手指将阴道栓尽量送入阴道深处,为避免重复感染,阴部和肛门周围涂抹本品软膏。每晚用1枚,一般3～6 d为一疗程。

3. 洗发液 取5～10 ml,湿润头发,揉至起泡,停留3 min后洗净,每周两次,间隔至少3 d,应持续治疗4周。

4. 洗液 涂于患处,2次/日。

5. 外用溶液 仅用于治疗甲癣,涂患甲,1次/日。

【用药须知】 本品应避免接触眼、口、鼻、阴道等部位。

【制剂】 ①乳膏剂:0.77%,15 g。②凝胶剂:0.77%,30 g。③洗剂:0.77%,30 ml。④洗发液:1%,120 ml。⑤外用溶液:8%,3.3 ml;6.6 ml。⑥阴道栓:0.1 g。

【贮藏】 遮光,密闭,在阴凉(不超过20 ℃)处保存。

阿莫罗芬
(amorolfine)

别名:Amorolfin、Amorolfina

【CAS】 78613-35-1

【ATC】 D01AE16

【理化性状】 1. 化学名:(±)-(2$R*$,6$S*$)-2,6-Dimethyl-4-{2-methyl-3-[4-(2-methylbutan-2-yl)phenyl]propyl}morpholine

2. 分子式:$C_{21}H_{35}NO$

3. 分子量:317.5

4. 结构式

盐酸阿莫罗芬
(amorolfine hydrochloride)

别名:Curanail、Loceryl、Locetar、Odenil

〖CAS〗 78613-38-4

〖理化性状〗 1. 分子式:$C_{21}H_{35}NO \cdot HCl$

2. 分子量:354.0

【药理作用】 本品为吗啉的衍生物,是一种新型广谱抗真菌药物。通过干扰真菌细胞膜中麦角甾醇的生物合成,从而实现抑菌及杀菌的作用。

【体内过程】 局部外用。即使长期治疗后有效成份的血浆浓度仍低于 0.5 ng/ml。

【适应证】 由皮肤真菌引起的皮肤真菌病,如足癣、股癣、体癣。

【不良反应】 极少数患者会发生轻度皮肤刺激(红斑、瘙痒或轻度灼烧感)。

【禁忌与慎用】 1. 对本品过敏者禁用,过敏体质者慎用。

2. 由于缺乏足够的临床试验数据,儿童(尤其是婴幼儿)应避免使用本品。

3. 由于缺乏足够的临床经验,本品不应大面积用于怀孕及哺乳期妇女的严重腐蚀或炎症明显的皮肤,且不应用包封疗法。哺乳期妇女不应将本品用于胸部。

【剂量与用法】 取本品适量涂于患处,1 次/日,每晚使用。应持续使用本品直至观察到临床病况痊愈,此后再坚持使用数天。通常治疗阶段不应少于两周,不应超过 6 周。

【制剂】 ①乳膏剂:12.5 mg/5 g;25 mg/10 g;37.5 mg/15 g。②搽剂:0.125 g/2.5 ml。

【贮藏】 贮于 30 ℃以下。

吡硫翁钠
(pyrithione sodium)

别名:吡硫霉净、吡利硫钠

【简介】 本品为吡啶硫酮类广谱抗真菌药,对多种皮肤癣菌、酵母菌、白色念珠菌等致病菌有较强的抑制和杀灭作用。同时对大肠埃希菌、痢疾杆菌和伤寒杆菌,福氏、志贺菌等也有很强的抗菌力。用于手癣、足癣、体癣、股癣等真菌感染引起的各种皮肤癣症的治疗。外用,涂抹患处,2～3 次/日。乳膏剂:1%。遮光、密闭,在阴凉处保存。

氯碘羟喹
(clioquinol)

别名:Iodochlorhydroxyquin

【CAS】 130-26-7

【ATC】 D08AH30;D09AA10;G01AC02;P01AA02;S02AA05

【理化性状】 1. 化学名:5-Chloro-7-iodoquinolin-8-ol

2. 分子式:C_9H_5ClINO

3. 分子量:305.5

4. 结构式

【药理作用】 本品为卤代 8-羟喹啉衍生物,可直接杀灭阿米巴滋养体,局部外用,对细菌、真菌也有杀灭作用。

【适应证】 1. 主要用于皮肤、黏膜真菌病,如头癣、股癣、体癣、足癣及皮肤擦烂型白色念珠菌病的治疗。

2. 用于细菌感染性皮肤病,如毛囊炎和脓皮病治疗。

3. 用于肛门生殖器瘙痒和湿疹类炎性皮肤病,以及这类疾病伴发的感染。

【不良反应】 偶有轻度刺激,红斑,灼痛感。

【禁忌与慎用】 1. 肝、肾功能不全者,对碘过敏者及甲状腺肿大者禁用。

2. 2 岁以下儿童禁用。

3. 妊娠期妇女及哺乳期妇女慎用。

【剂量与用法】 外用于患处,2～3 次/日,或遵医嘱。

【用药须知】 1. 应清洁皮损后涂药。

2. 本品可引起衣物染色。

【制剂】 乳膏剂:0.3 g/10 g。

【贮藏】 密封贮存。

水杨酸
(salicylic acid)

【CAS】 69-72-7

【ATC】 A01AD05;B01AC06;D01AE12;N02BA01;S01BC08

【理化性状】 1. 本品为白色针状晶体或毛状结晶性粉末。溶于水,易溶于乙醇、乙醚、三氯甲烷。

2. 化学名:2-Hydroxybenzoic acid

3. 分子式:$C_7H_6O_3$

4. 分子量:138.12

5. 结构式

【药理作用】 局部应用具有角质溶解作用,是一种角质软化剂。但因制剂的浓度不同而作用各异。1%～3%浓度有角化促成和止痒作用;5%～10%有角质溶解作用,能将角质层中连接鳞屑的细胞间黏合质溶解,并由此亦可产生抗真菌作用。

【适应证】　用于头癣、足癣及局部角质增生。

【不良反应】　可有刺激感或接触性皮炎。大面积使用吸收后可出现水杨酸全身中毒症状,如头晕、神志模糊、精神错乱、呼吸急促、持续耳鸣、剧烈或持续头痛、刺痛。

【禁忌与慎用】　对本品过敏者禁用,过敏体质者慎用。

【药物相互作用】　本品与肥皂、清洁剂、痤疮制剂如含有过氧苯甲酰、间苯二酚、硫黄、维 A 酸等,或含有乙醇的制剂、药用化妆品等合用,会增加刺激或干燥作用。

【剂量与用法】　局部外用,取适量本品软膏涂于患处,2 次/日。

【用药须知】　1. 避免接触眼和其他黏膜(如口、鼻等)。

2. 用药部位如有烧灼感、红肿等情况应停药,并将局部药物洗净,必要时向医师咨询。

3. 本品不得用于皮肤破溃处及有炎症或感染的皮肤。

4. 本品可经皮肤吸收,不宜长期使用,特别是年幼患者。

5. 本品不宜大面积使用,以免吸收中毒。

6. 儿童必须在成人监护下使用。

【制剂】　软膏剂:0.25 g/5 g;0.5 g/10 g。

【贮藏】　密闭,在 30 ℃以下保存。

奥昔康唑
(oxiconazole)

【CAS】　64211-45-6

【ATC】　D01AC11;G01AF17

【理化性状】　1. 化学名:2′, 4′-Dichloro-2-imidazol-1-ylacetophenone (Z)-[O-(2, 4-dichlorobenzyl) oxime]

2. 分子式:$C_{18}H_{13}ON_3Cl_4$

3. 分子量:429.13

4. 结构式

硝酸奥昔康唑
(oxiconazole nitrate)

别名:Oxistat、Oxizole

【CAS】　64211-46-7

【理化性状】　1. 本品为近白色结晶性粉末,溶于甲醇,难溶于乙醇、三氯甲烷和丙酮,微溶于水。

2. 化学名:2′, 4′-Dichloro-2-imidazol-1-ylacetophenone (Z)-[O-(2, 4-dichlorobenzyl) oxime], mononitrate

3. 分子式:$C_{18}H_{13}ON_3Cl_4 \cdot HNO_3$

4. 分子量:492.15

【药理作用】　本品为咪唑类抗真菌药。

【适应证】　本品局部用于因红色毛癣菌、须癣毛癣菌或者絮状表皮癣菌感染所致的足癣、股癣、体癣,因糠秕孢子菌所致的糠疹。

【不良反应】　偶见瘙痒、烧灼感、刺激和过敏性皮炎、毛囊炎、红斑、丘疹、潮红、刺痛和结节。

【禁忌与慎用】　1. 对本品过敏者禁用,过敏体质者慎用。

2. 妊娠期妇女及哺乳期妇女慎用。

【剂量与用法】　1. 体癣,股癣　1～2 次/日,疗程 2 周。

2. 足癣　1～2 次/日,疗程 4 周。

3. 糠疹　1 次/日,疗程 2 周。

【用药须知】　1. 避免接触眼和其他黏膜(如口、鼻等)。

2. 治疗白色念珠菌病,需避免密封包扎,否则可促使致病菌生长。

3. 用药部位如有烧灼感、红肿等情况,应停药,并将局部药物洗净。

【制剂】　软膏剂:0.15 g/15 g。

【贮藏】　密闭,在 30 ℃以下保存。

咪喹莫特
(imiquimod)

别名:Aldara

【CAS】　99011-02-6

【ATC】　D06BB10

【理化性状】　1. 化学名:4-Amino-1-isobutyl-1H-imidazo[4,5-c]quinoline

2. 分子式:$C_{14}H_{16}N_4$

3. 分子量:240.3

4. 结构式

【药理作用】 本品治疗生殖器疣或肛周疣的作用机制尚不清楚。其对培养细胞没有直接的抗病毒作用。对鼠皮肤研究显示,本品诱导包括 α-干扰素在内的细胞因子的产生。然而,这些发现的临床相关性尚不清楚。

【适应证】 用于治疗成人外生殖器疣、肛周疣、尖锐湿疣。

【不良反应】 1. 用药部位反应 疣部位的反应(烧灼、色素减退、刺激、瘙痒、疼痛、潮红、敏感、刺痛、触痛)。

2. 远端部位反应 流血、烧灼、瘙痒、疼痛、触痛、足癣。

3. 全身反应 疲劳、发热,类似感冒症状。

4. 中枢和周围神经系统 头痛。

5. 胃肠道 腹泻。

6. 肌肉骨骼 肌痛。

【妊娠期安全等级】 B。

【禁忌与慎用】 1. 对本品过敏者禁用。

2. 儿童用药的安全性和有效性尚未建立。

3. 尚不明确本品是否经乳汁分泌,哺乳期妇女慎用。

【剂量与用法】 本品每周应用 3 次,于睡前外用,药物在皮肤上保留时间为 6～10 h,然后用肥皂或清水清洗用药部位。每周 3 次的使用程序是星期一、星期三、星期五,或星期二、星期四、星期六,均于睡前使用。红斑是常见的,如果患者出现不适或严重的局部皮肤反应,应停用几天,当反应消退后再继续治疗。当出现反应时应穿透气性的衣物如棉纱、纯棉内衣裤。给予适当剂量的治疗可以达到本品的最大治疗效果。建议用药前后要洗手。本品包装在一次性使用的袋内,含有足以覆盖 20 cm² 的乳膏剂,应避免过量使用。指导患者如何把乳膏应用于生殖器或肛周疣的皮损上。在疣表面涂上一薄层,然后按揉直至不再看见乳膏剂为止。用药部位不必包扎。

【用药须知】 1. 本品尚未进行治疗尿道、阴道、宫颈、直肠内的人类乳头瘤病毒感染的评估,因而不推荐用于这些情况的治疗。

2. 本品仅供外用,避免接触到眼。

3. 治疗部位不能包扎。

4. 当皮肤上有药物时应避免性接触(生殖器、肛周、口)。

5. 建议使用本品 6～10 h 后,用温和肥皂或水清洗治疗部位。

6. 患者用药部位或邻近部位皮肤出现诸如红斑、糜烂、皮肤脱落及水肿等局部反应是常见的。大多数反应为轻至中度,若出现严重的皮肤反应应立即通知医师。

7. 未进行包皮环切的男性在治疗包皮下疣时,应将包皮翻起,并每天清洗。

8. 患者应了解在治疗过程中可能会有新的疣出现,因为本品并不能治愈疣。

【制剂】 乳膏剂:12.5 mg/250 mg。

【贮藏】 密封贮存。

22.1.4 抗病毒感染的药物

抗病毒药外用可治疗皮肤病毒性感染,如单纯性疱疹、尖锐湿疣等。本节只介绍仅供外用的抗病毒药,其余可参见第 1 章。另外,氟尿嘧啶软膏有治疗乳头瘤病毒感染而致的扁平疣的作用,可参见第 2 章"氟尿嘧啶"项下。

二十二烷醇
（docosanol）

别名:正二十二烷醇、廿二烷醇、多可消诺、阿拜利瓦、Abreva、Behenyl alcohol

本品为饱和脂肪醇,抗病毒药。

【CAS】 661-19-8

【ATC】 D06BB11

【理化性状】 1. 分子式:$C_{22}H_{46}O$

2. 分子量:326.60

3. 结构式

【药理作用】 感染疱疹病毒会在上、下唇引起水疱,而压力、发热、疲倦与日晒等为导致唇疱疹的致病因子。本品的作用机制较独特,经由皮肤渗透,通过改变健康皮肤的皮肤细胞膜,阻碍其与单纯性疱疹病毒细胞的细胞膜结合,从而阻止病毒细胞进入人体正常细胞,并能抑制病毒细胞的复制,阻碍病毒在健康细胞中扩散,从而对疱疹病毒感染的皮肤起到保护作用。本品可以在感染的早期阶段发挥最大的效果,因此,可以缩短患者因唇疱疹而产生的不适时间。

【体内过程】　涂布于皮肤,经透皮吸收,微量进入血液循环,在肝脏与葡萄醛酸结合经肾代谢排出体外。

【适应证】　外用于复发性口面部单纯性疱疹病毒感染。

【不良反应】　可出现发热、皮肤粉刺、干燥、皮疹、瘙痒、肌肉酸痛等症状。

【禁忌与慎用】　禁用于过敏性皮肤。

【剂量与用法】　尽快在疱疹感染的症状(如疼痛,发热或水疱)开始出现以后使用该药物,只需将该乳膏轻轻涂抹于感染区,5 次/日,直到感染愈合。

【用药须知】　本品不可用于眼四周及外生殖器周围。

【制剂】　乳膏剂:0.3 g/3 g。

【贮藏】　贮于 30 ℃以下。

鬼臼根树脂

(podophyllum resin)

别名:普达非洛、疣必治、Podocon-25

鬼臼根树脂是树脂类混合物,提取自盾叶鬼臼,一种多年生植物,生长于美国中部和北部。本品制成 25%的安息香酊剂供临床使用。

【CAS】　9000-55-9

【理化性状】　本品为无定型浅棕色至黄绿色或灰褐色粉末,有特异性臭味,对眼和黏膜有刺激性,溶于乙醇,溶液带轻微乳光。

【用药警戒】　1. 如出现下列过敏症状(如荨麻疹,呼吸困难,面部、唇、舌及咽喉肿胀),应立即呼叫紧急救护。

2. 如出现下列严重不良反应(如涂擦本品后皮肤出现严重烧灼感、刺痛、瘙痒、红肿,或皮肤改变、麻木、疼痛或刺激感、易瘀伤、出血、虚弱、发热、严重便秘或胃痉挛),应立即就医。

3. 本品只供外用,避免入眼,如不慎入眼,立刻用大量清水冲洗并向中毒控制中心求助。

【药理作用】　本品是一种抗有丝分裂和具有腐蚀性的细胞毒性药剂,也有通便作用。确切的局部治疗由人类乳头瘤病毒(HPV)引起外生性疣的机制尚未阐明,但可能与普达非洛(鬼臼毒素,树脂中的主要成分,是生物活性木聚糖)抗有丝分裂效应有关。普达非洛具有抗有丝分裂活性,与秋水仙碱于中期阻止有丝分裂方式相似,普达非洛在与秋水仙碱结合位点相同或重叠的位点上可逆性结合微管蛋白(纺锤体微管蛋白亚基),从而防止微管蛋白聚合成微管。

【体内过程】　尚无资料。

【适应证】　用于局部寻常疣治疗,也用于由 HPV 引起的外生殖器疣、肛周疣和尿道 HPV 疣的治疗(尖锐湿疣)。但不推荐用于阴道、宫颈、肛门或直肠 HPV 疣,也不应用于治疗亚临床生殖器 HPV 感染(没有外生性疣)。

【不良反应】　1. 局部使用本品可导致的局部反应,包括红斑、触痛、瘙痒、灼热、疼痛、肿胀,周围皮肤刺激、局部糜烂、溃疡和形成瘢痕的可能性。

2. 局部使用本品有发生潜在严重全身不良反应的报道。如果本品用于易破损、出血或最近进行过活检的皮肤,或如果药物不经意地应用于正常皮肤和黏膜周围。可能会增加全身毒性的风险。本品全身毒性最初的表现有头晕、嗜睡、恶心、呕吐、腹痛、腹泻(有时是严重的和长期的)。中枢神经系统的不良反应时有发生,会延迟发病并且持续较长时间。

3. 神经毒性表现为轻度混乱到昏迷的感觉中枢改变。其影响可能会持续 7～10 d,在此期间,脑电图显示非显著性放缓。其他神经系统不良反应包括视听幻觉、妄想、急性精神病发作、神志不清、精神错乱和谵妄、共济失调、肌张力低下,也会发生反射消失且好转速度比在感觉中枢上的影响要慢得多。

迟发的神经系统毒性涉及外周神经系统,用药后两周左右可发生感觉运动神经病变,可能会有持续 3 个月的逐步恶化,并可能持续长达 9 个月或更长的时间。

电生理测定(神经传导和肌电图描记法)出现轴突性神经病指证。外周神经病变,包含自主神经病变,包括麻痹性肠梗阻、尿潴留、窦性心动过速、直立性低血压症状、四肢感觉异常、踝反射消失,手套袜子式感觉、四肢无力和疼痛刺激反应减退。

4. 其他的神经系统的不良反应包括昏迷、脑脊液蛋白含量增加、过度通气、呼吸减弱、呼吸暂停、激动、嗜睡和癫痫发作。

5. 本品局部用药后还可能发生血液系统的不良反应,例如白细胞减少,血小板减少症。尤其在大面积使用时。也有关于本品局部使用后出现肾衰竭和肝毒性(乳酸脱氢酶、ALT、AST 和 ALP 升高)的报道。

【妊娠期安全等级】　X。

【禁忌与慎用】　1. 糖尿病、循环不畅、使用糖皮质激素患者和妊娠期妇女禁用。

2. 尚不清楚局部使用本品后是否经乳汁排泌,哺乳期妇女使用时应暂停哺乳。

【剂量与用法】　由人类乳头瘤病毒(HPV)引起的外生殖器及肛周外生性疣局部治疗,为尽量减少全身吸收和对全身的潜在不良影响,一次治疗用药总面积应小于 10 cm²,用药量少于 0.5 ml。本品应用之前,病变部位应彻底清洗,使用提供的涂抹器谨慎均匀地把药液涂在病变部位,避免接触正常组织,允许风干。到规定治疗时限后(通常是 1～4 h),应立即使用乙醇或肥皂水彻底地清除干燥后的药物。必须确保所有的药物都被清除。建议初次使用 30～40 min 后清除,以确定患者对药物的敏感性;随后使用,药物在达到需要效果(最少时间)后清除(通常是 1～4 h)。疣通常在用药几小时后变得苍白,24～48 h 内坏死。72 h 后,皮损开始脱落并逐渐消失而不留瘢痕。

【用药须知】 1. 由于潜在的全身吸收及全身毒性,本品不应阴道内使用且亦未推荐本品作为阴道内疣的治疗。大面积或数目众多的疣不应集中在一次治疗。

2. 宫颈疣的治疗应咨询专家,因其存在高度鳞状上皮内病变的可能,宫颈疣治疗前应先进行诊断排除。

3. 使用本品前,病变区域相邻的皮肤可先用凡士林或弹性火棉胶进行涂抹保护。应避免大量使用本品,因可能发生全身毒性。只在无损伤(无出血)病变部位使用。

4. 本品具有较大腐蚀性和严重刺激性,局部使用可发生局部不良反应并有潜在的严重系统性不良反应风险,包括对胃肠道、血液和中枢神经系统的影响。已有至少一例因外用本品治疗 HPV 引起的大面积外生疣而产生全身毒性死亡的病例。因此,本品应在密切的医疗监护下使用并应采取措施确保避免接触正常皮肤或黏膜。避免大面积和过量使用,并在规定时限内(通常是 1～4 h)清除本品。

5. 免疫功能低下的个体,包括 HIV 感染患者,生殖器和肛周疣的治疗反应可能要低于免疫功能正常的个体,并且应注意治疗后有反复发作的可能性。此外,免疫低下的个体可能需要更频繁地进行活组织检查以鉴别 HPV 疣,因这些患者的生殖器疣更易转变为鳞状细胞癌。

6. 患者应被告知,本品不能彻底治愈疣病,治疗期间或之后可能会滋生新疣。本品局部用药对传播 HPV 的影响尚不清楚。

7. 如果疣或周围的组织发炎或引起发炎则禁用本品。亦不要使用本品于出血疣、痣、胎记或有毛发生长其中的异常疣。

【制剂】 25% 局部使用溶液(安息香酊):包括 15 ml 的药瓶和连接于瓶帽上的锥形涂抹器。

【贮藏】 密闭、遮光贮于 15～30 ℃。

鬼臼毒素
(podophyllotoxin)

别名:Podofilox、Condylox、Wartec

本品是从小蘖科鬼臼属植物华鬼臼(又称鸡苔素)的根和茎中提取到的木脂类成分。

【CAS】 518-28-5

【ACT】 D06BB04。

【理化性状】 1. 本品为白色针状结晶粉末。易溶于三氯甲烷、丙酮、乙酸乙酯或苯,可溶于于乙醇,乙醚,不溶于水。

2. 化学名:(5R,5aR,8aR,9R)-5,5a,6,8,8a,9-Hexahydro-9-hydroxy-5-(3,4,5-trimethoxyphenyl) furo[3'4':6,7]naphtho[2,3-d]-1,3-dioxol-6-one

3. 分子式:$C_{22}H_{22}O_8$

4. 分子量:414.4

5. 结构式

【药理作用】 体外、体内试验已获证明,本品有抗肿瘤活性,能抑制微管聚合,抑制细胞核有丝分裂,使其停止于中期。本品口服不易吸收,且有严重毒副反应,因而系统应用受限。外用治疗尖锐湿疣的体外药效试验证明本品能抑制培养的正常人皮肤角质形成细胞和宫颈癌上皮细胞的脱氧核苷掺入和 DNA 合成,阻碍其分裂和增殖。经本品外涂治疗后,可抑制人乳头瘤病毒(HPV)感染所导致疣状增殖的上皮细胞的分裂和增生,使之发生坏死、脱落,从而起到治疗尖锐湿疣的作用。

【体内过程】 涂搽后,本品全身吸收的量很低,C_{max} 为 1.0～4.7 ng/ml,最长滞留时间为 0.5～36 h。

【适应证】 用于治疗男、女外生殖器及肛门周围部位的尖锐湿疣。

【不良反应】 1. 多数患者用药后涂药部位可出现不同程度烧灼感或刺痛感,以及红斑、水肿等。

2. 疣体脱落后局部可出现红斑或浅表糜烂,以上均为常见的局部反应,不必停药。

3. 个别患者局部反应严重,可用消炎、收敛药液冷湿敷或护肤霜、乳剂、糊剂处理,可很快显著减轻症状,对于局部出现严重溃疡、水肿、剧烈疼痛者必要时可停止治疗。

【禁忌与慎用】　1. 对本品过敏者、妊娠期妇女，以及手术后未愈合创口禁用。

2. 目前尚缺乏儿童用药方面的试验资料，建议儿童不宜用药。

3. 哺乳期妇女使用时，应暂停哺乳。

【剂量与用法】　1. 涂药前先用消毒、收敛溶液（如高锰酸钾溶液等）清洗患处、擦干。

2. 用特制药签将软膏涂遍疣体，并尽量避免药膏接触正常皮肤和黏膜。

3. 一日用药 2 次，连续 3 d，停药观察 4 d 为一疗程。如病灶尚有残留可重复 1 个疗程，但最多不超过 3 个疗程。

【用药须知】　1. 本品仅供外用，不可口服。

2. 本品不能接触眼部。若不慎进入眼部要立即用清水冲洗净。

【制剂】　① 酊剂：15 mg/3 ml；25 mg/5 ml；40 mg/8 ml。②软膏剂：25 mg/5 g。

【贮藏】　密闭、遮光贮于 15～30 ℃。

斑蝥素
（cantharidin）

【CAS】　56-25-7

【理化性状】　1. 本品为斜方形鳞状晶体，难溶于水，易溶于丙酮、三氯甲烷、乙醚及乙酸乙酯。

2. 化学名：Hexahydro-3aα,7aα-dimethyl-4β,7β-epoxyisoben-zofuran-1,3-dione

3. 分子式：$C_{10}H_{12}O_4$

4. 分子量：196.2

5. 结构式

【药理作用】　体外试验结果表明，本品对疱疹病毒、脊髓灰质炎病毒等具有明显抑制作用。体内试验亦表明，本品有一定的抗病毒作用。

【体内过程】　本品易经皮肤吸收。动物实验结果表明，本品在血液、肝、胆、消化道、肺有较高的药物浓度，本品经胆道从肠道排出体外。

【适应证】　用于治疗尖锐湿疣。

【不良反应】　用药局部有轻微灼痛或灼热感。疣体脱落处有浅表糜烂，可自愈，无瘢痕形成。

【禁忌与慎用】　心、肾功能不全患者慎用。

【剂量与用法】　将乳膏在疣体表面均匀涂抹一

薄层（1 g 乳膏涂布面积应为 200～300 cm²），涂药前将上次涂药的残留物清洗干净，1 次/日，连用 10 d 为一疗程。成人一日乳膏用量不应大于 3 g。

【用药须知】　1. 疣体脱落或因涂药太厚出现的糜烂部位，暂停涂药。

2. 治疗期间疣体周围的正常皮肤要加以保护。

3. 不要在脐凹部及破损皮肤涂布，误入眼内应及时清洗干净。

4. 如果在皮肤或黏膜的凹陷处堆积太厚，2～3 h 后可出现局部烧灼痛、发红，甚至发生水疱，疱破后出现糜烂面，2～3 d 可自愈。因此，皮肤及黏膜易因运动而使药膏聚积的部位，应细心涂布，以防局部因涂药不匀或太厚而出现不良反应。

5. 若重复多疗程使用，应注意其对肾功能的影响。

6. 尖锐湿疣有恶变的可能，用药时应注意观察。

【制剂】　乳膏剂：4 mg/1 g。

【贮藏】　密闭，置阴凉干燥处保存。

22.2　治疗银屑病和痤疮的药物

银屑病为自身免疫性疾病，全身用药可参见免疫系统用药，治疗银屑病的药物常可用来治疗痤疮，所以合并叙述。

维 A 酸
（tretinoin）

别名：维生素 A 酸、维甲酸、Vitamine-A acid

【ATC】　D10AD01；L01XX14

【理化性状】　1. 本品为黄色或淡橙色结晶性粉末。

2. 化学名：*all-trans*-Retinoic acid

3. 分子式：$C_{20}H_{28}O_2$

4. 分子量：300.44

5. 结构式

【药理作用】　本品为维生素 A 在体内代谢的中间产物。本品常作外用，通过降低微小粉刺形成的角化（即痤疮的最初损害），使皮脂易于排泄。由于桥粒细胞脱落、张力微丝降低、角化细胞自体溶解增加和糖原的细胞内沉淀而使囊状角质细胞不易粘着。1986 年，临床首次报道了本品可治疗光照损伤性皮肤病，并进一步为临床医学和组织学两方面试验所证实。

【体内过程】　口服吸收良好,2～3 h 达血药峰值。吸收后与维生素 A 在体内的主要代谢产物和活性形式相同,主要是在葡糖醛酸转移酶的催化下生成葡糖醛苷代谢物而排出体外。本品主要在肝代谢,由胆汁和尿液中排出。

【适应证】　1. 用于治疗寻常痤疮、鱼鳞病、毛发红糠疹、毛囊角化病、掌跖角化病、汗孔角化病、银屑病、扁平苔藓、寻常疣和皮肤基底细胞癌。

2. 用于急性早幼粒细胞性白血病的治疗。

【不良反应】　1. 口服给药可出现头痛、头晕、耳鸣、听力下降、口干、唇炎、皮肤脱屑等,并有较强的致畸性。

2. 外用可导致局部红斑、脱皮、灼伤感和刺激症状。这些作用是可逆的。发生光敏性可能导致光灼伤。但局部治疗血药浓度较低,一般不发生胎儿畸形,但宜慎用。

【禁忌与慎用】　1. 妊娠期妇女禁用;育龄妇女在用药前后半年内应避孕。

2. 湿疹、急性皮炎处禁用。

3. 肝、肾功能不全患者慎用。

4. 哺乳期妇女使用期间应停止哺乳。

【药物相互作用】　不能与四环素及维生素 A 同时使用。

【剂量与用法】　1. 口服　治疗皮肤病,10 mg,2～3 次/日;治疗急性早幼粒细胞性白血病,40～80 mg/d,分 2～3 次服用。

2. 外用　涂搽患处,2 次/日。

【用药须知】　1. 外用药浓度不得＞3%。慎用于皮肤较薄的皱褶处。

2. 服药期间应监测肝功能和血脂。

3. 餐时或餐后立即服用,吸收较好。

4. 日光可加重本品对皮肤的刺激,动物实验提示本品可增强紫外线致癌能力,因此,本品最宜在晚间及睡前应用,治疗过程应避免日晒,或采用遮光措施。

【制剂】　①片剂、胶囊剂:5 mg;10 mg;20 mg。②乳膏剂、软膏剂:3.75 mg/15 g;7.5 mg/15 g;5 mg/10 g;10 mg/10 g。

过氧化苯甲酰
(benzoyl peroxide)

【CAS】　94-36-0

【ATC】　D10AE01;QD11AX90

【理化性状】　1. 化学名:Dibenzoyl peroxide

2. 分子式:$C_{14}H_{10}O_4$

3. 分子量:242.23

【药理作用】　本品的作用机制尚不完全明了,但认为主要是由于它对痤疮丙酸杆菌有杀菌能力。另外,用本品治疗的患者表现出脂质和游离脂肪酸降低和轻度脱屑(干燥和脱皮)作用,同时粉刺和痤疮皮损减少。

【体内过程】　尽管已知本品经皮肤吸收后代谢成苯甲酸,然后从尿中以苯甲酸盐方式排泄,但对本品经皮吸收、代谢和排泄仍知之甚少。未见本品引起全身毒性的报道。

【适应证】　寻常痤疮的局部治疗。

【不良反应】　可能出现过敏性接触性皮炎和干燥现象。

【妊娠期安全等级】　C。

【禁忌与慎用】　1. 对本品过敏者禁用,过敏体质者慎用。

2. 妊娠期妇女只有明确需要时才可使用。

3. 哺乳期妇女慎用。

4. 12 岁以下儿童的有效性及安全性尚未确定。

【剂量与用法】　用温和的香皂和清水清洗患处后涂抹,2～3 次/日。

【用药须知】　1. 避免本品与眼、眼睑、唇和黏膜接触。如不慎接触,请用清水清洗。

2. 本品和有色物质接触(包括头发和织物)可能导致漂白或褪色现象发生。

3. 本品如出现严重刺激,应立即停药并向医师咨询。

【制剂】　凝胶剂:0.5 g/10 g;0.75 g/15 g。

【贮藏】　贮于 20～25 ℃,短程携带允许15～30 ℃。

壬二酸
(azelaic acid)

别名:杜鹃花酸、Finacea、Azelex

【CAS】　123-99-9

【ATC】　D10AX03

【理化性状】　1. 本品为无色至淡黄色晶体或结晶粉末。微溶于冷水,溶于热水、乙醚,易溶于乙醇。

2. 化学名:Nonanedioic acid

3. 分子式:$C_9H_{16}O_4$

4. 分子量:188.22

5. 结构式

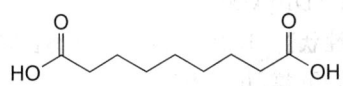

【药理作用】　本品的确切作用机制尚未明了。

在体外,本品对痤疮丙酸杆菌和表皮葡萄球菌有抗菌活性,其原理可能为抑制微生物的蛋白合成。本品能使毛囊漏斗部的角化过程转为正常,对受试者的皮肤标本进行电子显微镜和免疫组织化学研究后,还发现治疗后有皮肤角质层变薄、角质透明蛋白颗粒减少与变小、表皮层中丝角蛋白(filaggrin,角质透明蛋白的一个组分)含量与分布减少等现象,这些变化可能与本品抑制粉刺形成有关。

【体内过程】 本品外用吸收量可忽略不计。体外实验本品主要以原药随尿液排泄,少量的经 β-氧化代谢。

【适应证】 适用于轻、中度炎性寻常痤疮的局部治疗。

【不良反应】 1. 不良反应一般皆较轻微而且短暂。可有瘙痒、灼热、刺激和刺痛感。

2. 其他不良反应有红斑、皮肤干燥、皮疹、脱屑、刺激、皮炎及接触性皮炎等。

3. 本品有引起变态反应的潜在可能性。

4. 极少数报告,使用本品而引起哮喘加重、皮肤色素减少、白斑、多毛、发红(毛囊角化病的征兆)及复发性嘴唇疱疹恶化。

【妊娠期安全等级】 B。

【禁忌与慎用】 1. 对本品过敏者禁用。

2. 妊娠期妇女只有明确需要时才可使用。

3. 哺乳期妇女慎用。

4. 儿童的有效性及安全性尚未确定。

【剂量与用法】 清洗皮肤并擦干后,将本品在痤疮处涂抹成薄层,2 次/日,早、晚各 1 次,须用力涂搽,务使深入皮肤,涂后洗手。

【用药须知】 1. 使用本品时如出现过敏或严重刺激性反应,应立即停药,做适当处理。

2. 按处方规定的疗程用药。

3. 用药部位不要作封闭性包扎。

【制剂】 ①凝胶剂:7.5 g/50 g。②乳膏剂:6 g/30 g;10 g/50 g。

【贮藏】 贮于 25 ℃,短程携带允许 15～30 ℃。

阿达帕林
(adapalene)

别名:达芙文、Differin、Teva、Pimpal、Gallet、Adelene、Adeferin

【CAS】 106685-40-9

【ATC】 D10AD03

【理化性状】 1. 本品为白色至类白色粉末。溶于四氢呋喃、甲醇,几乎不溶于水。

2. 化学名:6-[3-(l-Adamantyl)-4-methoxyphenyl]-2-naphthoic acid

3. 分子式:$C_{28}H_{28}O_3$

4. 分子量:412.53

5. 结构式

【药理作用】 本品是新合成的外用维 A 酸类药物,具有维 A 酸的生物活性,并具有独特的生化特性。与维 A 酸一样,本品可结合特异性的核心维 A 酸受体,但不同的是,它不与胞浆维 A 酸结合蛋白结合。外用本品具有溶解粉刺作用,并能纠正表皮的异常角化和分化,从而抑制寻常痤疮的发生。作用机制主要是通过调节毛囊上皮细胞的分化,减少微粉刺的形成。同时可以抑制人类多形核白细胞的趋化,抑制花生四烯酸经脂质氧化生成炎症介质,具有抗炎作用,可改善炎性皮损,使痤疮消退。

【体内过程】 本品外用,透皮吸收极少,血药浓度低于检测限。

【适应证】 适用于以粉刺、丘疹和脓疱为主要表现的寻常型痤疮的治疗。亦可用于治疗面部、胸和背部的痤疮。

【不良反应】 1. 常见的不良反应为红斑、干燥、鳞屑、瘙痒、灼伤或刺痛,在程度上多为轻、中度。

2. 少见不良反应有晒伤、皮肤刺激、皮肤不适的烧灼和刺痛。

3. 罕见不良反应包括痤疮、红肿、皮炎和接触性皮炎、眼水肿、结膜炎、红斑、瘙痒、皮肤变色、红疹和湿疹等。

【妊娠期安全等级】 C。

【禁忌与慎用】 1. 对本品过敏者禁用。

2. 妊娠期妇女只有明确需要时才可使用。

3. 哺乳期妇女慎用。

4. 12 岁儿童的有效性及安全性尚未确定。

【剂量与用法】 涂患处,每晚 1 次。

【用药须知】 1. 如果产生过敏或严重的刺激反应,应停止用药。

2. 在使用本品期间,如果暴露在日光下,包括发出紫外线的太阳灯,应将剂量降低到最小用量。对于经常暴露在强日光下和自身对阳光过敏的患者,在户外锻炼时应特别注意。当在阳光下是不可避免时,建议在治疗区域上使用防晒产品和防护服;当气候极端异常时,如有大风或寒冷,对接受本品治疗的患者也可能产生刺激性。

3. 本品应避免接触眼、唇、口腔、鼻黏膜、内眦和其他黏膜组织,本品不应用在刀伤、擦伤、湿疹或晒伤的皮肤上,亦不得用于十分严重的痤疮患者,或患有湿疹样的皮肤创面。当用其他维生素 A 酸类药物或使用"蜡质"脱毛方法时,应避免使用本品进行治疗。

【制剂】　①凝胶剂:15 mg/15 g;30 mg/30 g。②洗剂:59 mg/59 ml。

【贮藏】　贮于 20～25 ℃,短程携带允许15～30 ℃。

异维 A 酸
(isotretinoin)

别名:异维甲酸、异维生素 A 酸、13-顺式维 A 酸、保肤灵、泰尔丝、13-Cis Retinoic acid、Roaccutane

【CAS】　4759-48-2

【ATC】　D10AD04

【理化性状】　1. 本品为黄橙色结晶性粉末。

2. 化学名:13-cis-Retinoic acid

3. 分子式:$C_{20}H_{28}O_2$

4. 分子量:300.44

5. 结构式

【用药警戒】　本品可致严重的出生缺陷,妊娠期妇女禁用。即便只是短期服用,都有极高的风险导致严重出生缺陷的可能。育龄期妇女及其配偶服药前后 3 个月内与服药期间应严格避孕。

【药理作用】　本品具有缩小皮脂腺组织,抑制皮脂腺活性,减少皮脂分泌,减轻上皮细胞角化及毛囊皮脂腺口的角质栓塞,并抑制痤疮丙酸杆菌数的生长繁殖。

【体内过程】　1. 吸收　由于其高度的亲脂性,本品与高脂餐同服时可见吸收增加。一项交叉性研究中,74 名健康成年受试者分别在禁食及进餐条件下单次口服 80 mg 本品,标准化高脂饮食后服用,本品的 C_{max} 及 AUC 均较禁食时增加两倍以上,但消除 $t_{1/2}$ 未发生变化,而 T_{max} 可见延长,这可能与更长的吸收时相有关。因此,本品应与食物同服。临床研究显示,本品在结节性痤疮患者与皮肤正常的健康受试者之间的药动学没有差异。

2. 分布　本品与血清白蛋白的结合率达 99.9% 以上,其中主要与白蛋白结合。

3. 代谢　口服本品后,人体血浆中至少检测出三种代谢产物:4-氧-异维 A 酸、维 A 酸及 4-氧-维 A 酸。维 A 酸与 13-顺-维 A 酸(异维 A 酸)为几何异构体并可进行可逆性的相互转化。服用其中的一种异构体可引起另一种含量的增加。本品也可不可逆地氧化为 4-氧-异维 A 酸,其几何异构体为 4-氧-维 A 酸。

成年囊肿性痤疮患者多次口服本品后,进食及禁食条件下达到稳态时 4-氧-异维 A 酸的浓度约为原药的 3.4 倍。

体外研究显示,涉及本品代谢的主要为 CYP2C8、CYP2C9、CYP3A4 及 CYP2B6。原药及其代谢产物进一步代谢为共轭复合物,随粪便及尿液排泄。

4. 排泄　口服 ^{14}C 标记的本品混悬液 80 mg 后,^{14}C 的活性在血中 90 h 衰减一半。本品的代谢产物及代谢终产物(共轭复合物)以相对均等的量随尿液及粪便中排泄(占总量 65%～83%)。74 名健康成年受试者进食条件下单次口服 80 mg 后,原药及 4-氧-异维 A 酸的消除 $t_{1/2}$ 分别为(21.0±8.2)h 及(24.0±5.3)h。囊肿性痤疮患者单次及多次用药后,本品的蓄积率为 0.90～5.43。

【适应证】　适用于重度难治性结节性痤疮(结节性痤疮,即直径≥5 mm 的炎性损害,结节可能化脓或出血)。由于使用本品后有明显的不良反应,故应该在其他常规治疗(包括系统性抗生素治疗)无效时才能考虑。

【不良反应】　1. 全身性损害　过敏反应(包括脉管炎、全身过敏反应)、水肿、疲乏、淋巴结病、体重下降。

2. 心血管系统　心悸、心动过速、血栓形成、卒中。

3. 内分泌或代谢　高脂血症,血糖波动。

4. 消化系统　炎症性肠病、肝炎、胰腺炎、牙龈出血、牙龈炎、结肠炎、食管炎或食管溃疡、回肠炎、恶心及其他非特异性胃肠道症状。

5. 血液系统　贫血、血小板减少、中性粒细胞减少症,罕见有粒细胞缺乏症的报道。

6. 肌肉骨骼系统　骨质增生、肌腱及韧带的钙化、骨骺闭合过早、骨密度降低,肌肉骨骼症状(部分为重度)包括腰痛、肌痛、关节痛、一过性胸痛、关节炎、肌腱炎及其他骨异常,肌酸磷酸激酶升高/罕见横纹肌溶解的报道等。

7. 神经系统　良性颅内压升高（又称假性脑瘤）、头晕、困倦、头痛、失眠、嗜睡、不适、神经过敏、感觉异常、癫痫发作、卒中、晕厥、无力。

8. 精神　自杀意念、自杀倾向、自杀、抑郁、精神错乱、攻击行为、暴力行为。在抑郁的相关报道中，部分患者停药后抑郁症状减轻，但再次用药后会重新出现抑郁。

9. 生殖系统　月经紊乱。

10. 呼吸系统　支气管痉挛（有或无哮喘史）、呼吸道感染、声音改变。

11. 皮肤及皮肤附属物　痤疮暴发、脱发（部分患者停药后持续存在）、瘀斑、唇炎、口干、鼻干、皮肤干燥、鼻生血、多形性红斑、面部潮红、皮肤脆性增加、多毛症、色素沉着及色素减退、感染（包括弥散性单纯疱疹）、甲营养不良、甲沟炎、掌跖脱皮、光敏反应、斯-约综合征、中毒性表皮坏死松解症、瘙痒、化脓性肉芽肿、皮疹（包括面部红斑、脂溢性皮炎和湿疹）、荨麻疹、脉管炎（包括 Wegener's 肉芽肿病）、伤口愈合延迟。

12. 其他感觉　听觉损害、耳鸣、角膜浑浊、停药后可能持续的夜间视力下降、白内障、色盲、结膜炎、眼干、眼睑炎、角膜炎、视神经炎、畏光、视物障碍。

13. 泌尿系统　肾小球肾炎。

14. 实验室检查　三酰甘油升高，高密度脂蛋白（HDL）降低，血清胆固醇升高，ALP、ALT、AST、γ-GT 或 LDH 升高，空腹血糖升高，CPK 升高，血尿酸增高，红细胞计数降低，白细胞计数下降（包括严重中性粒细胞减少症及罕见的粒细胞缺乏症），血沉加快，血小板计数升高，血小板减少，尿中出现白细胞、蛋白尿，显微镜下或肉眼血尿。

【妊娠期安全等级】 X。

【禁忌与慎用】 1. 对本品任何成分过敏者禁用。

2. 本品禁用于妊娠或即将妊娠的妇女。

3. 哺乳期妇女，肝、肾功能不全，维生素 A 过量患者禁用。

4. 糖尿病、肥胖症、酗酒者及脂代谢异常或家族性脂代谢异常患者慎用。

5. 尚未对 12 岁以下儿童使用本品进行过研究。药物过量可发生骨结构的改变，包括儿童骨骺盘早熟融合。在对 12~17 岁重度难治性结节性痤疮儿童患者，尤其当已知其合并有代谢或骨骼方面疾病时，使用异维 A 酸治疗时应慎重。

【药物相互作用】 1. 本品与四环素类药物合用，可导致"假性脑瘤"产生而引起良性颅内压升高，临床表现为伴有头痛的高血压、眩晕和视觉障碍。

2. 与维生素 A 同时使用，可能增加本品的毒性，且可出现与维生素 A 超剂量时相似的症状。

3. 与卡马西平同时使用，可导致卡马西平的血药浓度下降，与华法林同时使用，可增强华法林的治疗效果，和甲氨蝶呤同时使用，可因甲氨蝶呤的血药浓度增加而增加对肝脏的损害。

4. 本品是否影响激素类口服避孕药的效果尚不清楚。因此，强烈建议使用本品的育龄妇女同时使用两种以上的有效避孕方法。

5. 本品与部分病例发生的抑郁有相关性。应告诫患者不要擅自使用含贯叶连翘的制剂进行治疗，因有研究显示贯叶连翘与性激素类避孕药同服可发生相互作用，有关于在使用贯叶连翘时服用避孕药却妊娠的报道。

6. 本品并不会改变苯妥英的药动学，该结果与体外试验结果一致。已知苯妥英可致软骨病，但尚无正式的临床试验评价本品与苯妥英在骨质流失方面是否有相互作用，故两者合用时应谨慎。

7. 使用全身性皮质激素可导致骨质疏松。但尚无正式的临床试验研究本品与全身性皮质激素在骨质流失方面是否有相互作用，故两者合用时应谨慎。

【剂量与用法】 1. 口服治疗的剂量应因人而异，从 0.1~1 mg/(kg·d) 不等，一般建议开始剂量为 0.5 mg/(kg·d)，分两次与食物同时服用。治疗 2~4 周后可根据临床效果及不良反应酌情调整剂量。6~8 周为一疗程。因未与食物同服可显著降低药物吸收，故在上调剂量前应详细询问患者服药时与食物同服的依从性。尚未确定本品一日一次给药的安全性，故不推荐一日一次用药。

2. 停药后两个月以上，且皮损持续存在或出现重度结节性痤疮复发，则可考虑进行第 2 个疗程治疗。因有经验显示，停药后短期内仍可持续改善症状，故如需要第 2 个疗程治疗，则两个疗程之间应间隔 8 周以上。骨骼未发育完全的患者的最佳治疗间隔时间尚不清楚。

3. 外用　将凝胶涂搽患处，1~2 次/日，连用 6~8 周。

【用药须知】 1. 尚未对长期使用本品（即使小剂量使用）进行过研究，不推荐长期使用。本品长期使用对于骨流失的影响尚不清楚。

2. 育龄期妇女在服药前应排除妊娠，治疗期间及治疗结束后 3 个月应采取有效避孕措施。

3. 服药期间应定期（每周或每两周）进行血糖、血脂、肝功能和肌酸磷酸激酶的检查。

4. 若出现抑郁、躁动、精神异常或攻击性行为的情况，患者应立即停药，患者或其家属与处方医师及时联系。

5. 本品应避免与四环素类药物同时服用,如患者出现假性脑瘤(良性颅内压增高)的症状,如视盘水肿、头痛、恶心、呕吐及视物模糊,应立即停药,并进行视神经检查,必要时由神经科专家做进一步诊断治疗。

6. 可能患骨质疏松的患者(如老年人或既往有骨质疏松、骨软化及其他骨代谢异常患者)应谨慎使用。伴有神经性食欲缺乏症及在合并使用其他可导致药物性骨质疏松、骨软化和(或)影响维生素 D 代谢药物的患者也应注意。

7. 轻度不良反应可不必停药,可减量使用;如出现以下重度不良反应,应立即停药,并去医院由医师作相应处理,包括:高脂血症不能控制至可接受的水平、胰腺炎、严重皮肤不良反应(如斯-约综合征、中毒性表皮坏死松解症)、耳鸣、听力损害、肝酶持续增加,或怀疑发生肝炎、腹痛、直肠出血或严重腹泻、视物困难、严重过敏反应等。

8. 本品应避免与含维生素 A 的维生素补充制剂同时使用。

9. 避免在阳光及紫外线下长时间照射。

10. 用药期间及停药后 3 个月内不得献血。

11. 治疗初期痤疮症状或许有短暂性加重现象,若无其他异常情况,可在严密观察下继续用药,不宜同时服其他角质分离剂或表皮剥脱性抗痤疮药。

12. 必要时可用温和的外用药作辅助性治疗。

13. 本品应由具有执业医师资格且具有丰富临床经验的医师处方使用。

【制剂】 ①胶囊剂或胶丸剂:2.5 mg;5 mg;10 mg;20 mg。②凝胶剂:5 mg/10 g;15 mg/30 g。

【贮藏】 贮于阴凉干燥处。

吡硫翁锌
(pyrithione zinc)

别名:适今可、Skin-Cap
【CAS】 13463-41-7
【ATC】 D11AX12
【理化性状】 1. 化学名:bis(2-Pyridylthio)zinc 1,1'-dioxide

2. 分子式:$C_{10}H_8N_2O_2S_2Zn$
3. 分子量:317.7

【药理作用】 本品可有效抑制表皮角质形成细胞的过度增殖,并能抑制皮脂过度分泌,有抑菌作用,可减轻皮损处的炎性反应,缓解皮损处的瘙痒及疼痛。

【适应证】 用于银屑病、脂溢性皮炎、皮脂溢出

及其他鳞屑性皮肤病。

【不良反应】 偶见过敏反应。

【禁忌与慎用】 对本品过敏者禁用。

【剂量与用法】 使用前用力振摇,喷洒时手持喷雾器正对皮损处 15 cm,尽量保持喷雾器头向上的垂直位置。喷洒量以薄层药液覆盖皮损区为度。一日在皮损区使用 2～3 次,一次喷洒 1～3 s,用量相当于 1 ml 气雾剂溶液,在症状消失后继续治疗 1 周左右。

【用药须知】 1. 避免与眼接触,若发生此情况,应马上用大量冷水冲洗。

2. 本品几乎不经皮肤吸收,妊娠期妇女可以安全使用。

【制剂】 气雾剂:每瓶总量 75.5 g/100 ml,内含吡硫翁锌 0.14 g。

【贮藏】 密封保存。

依曲替酯
(etretinate)

别名:维 A 酸乙酯、芳香维 A 酸、阿维 A 酯、Tegison
【CAS】 54350-48-0
【ATC】 D05BB01
【理化性状】 1. 化学名:Ethyl 9-(4-methoxy-2,3,6-trimethyl-phenyl)-3,7-dimethyl-nona-2,4,6,8-tetraenoate

2. 分子式:$C_{23}H_{30}O_3$
3. 分子量:354.48
4. 结构式

【药理作用】 本品的确切机制尚不清楚,但有抑制表皮细胞增生、改善分化、抗角化等作用。可使银屑病患者的鳞屑、红斑及厚度减少。组织病理学显示为表皮分化正常、角质层厚度减少、表皮和真皮炎症消退。

【体内过程】 本品从小肠吸收,并以高浓度储存在脂肪组织(特别在肝和皮下组织)中。99% 以上与血浆蛋白(主要为脂蛋白)结合。在一次 25mg,1～4 次/日的长期治疗患者中,本品达峰值时间为 2～6 h,血药峰值为 102～389 ng/ml。本品大部分以代谢物形式经肝胆排出,少量由肾排泄。

【适应证】 用于治疗银屑病(尤其是脓疱型银屑病、红皮病型银屑病、斑块型银屑病)、严重顽固口腔扁平苔癣、难治性角化异常性疾病(如鱼鳞病、毛

囊周角化病、掌跖角化病等）、毛发红糠疹、掌跖脓疱病等。

【不良反应】 1. 精神神经系统　常见头痛、疲乏；少见头晕；罕见遗忘、焦虑、精神萎靡、抑郁。

2. 呼吸系统　常见唇皲裂、鼻干燥、鼻出血；少见口干。

3. 肌肉骨骼系统　较常见骨或关节疼痛、压痛或僵直。

4. 泌尿生殖系统　可出现丙酮尿、管型尿、糖尿、血红蛋白尿、显微镜下血尿、蛋白尿、脓尿。

5. 肝脏　少见肝炎。

6. 实验室检查　常见 γ-GT、ALP、胆红素、尿素氮、肌酐、肌酸磷酸激酶、三酰甘油、胆固醇、ALT、AST、LDH、氯化物、空腹血糖、凝血酶原时间、钠、静脉 CO_2 浓度升高，白细胞计数可增加或减少，部分患者凝血激酶时间增加，高密度脂蛋白降低，白蛋白和总蛋白降低，血钙、血磷、血钾升高，血小板计数增加或减少，网织红细胞计数升高，血红蛋白升高，血沉加快。

7. 胃肠道　少见恶心。

8. 皮肤　较常见皮肤干燥、发红、脱屑、瘙痒、皮疹、对日光敏感性增加、指尖及掌跖皮肤脱屑。偶见皮肤变薄，有时会出现鳞屑。

9. 眼　较常见眼睑异常（烧灼、发红、瘙痒、干燥、疼痛、压痛、溢泪等）、对角膜接触镜的敏感性增加；少见视物模糊、复视或其他视力变化；罕见视网膜出血、虹膜炎、白内障、畏光。

10. 耳　罕见耳部感染。

11. 其他　较常见上腹部绞痛、头发稀薄；少见发热，指、趾甲松离，甲沟炎等；罕见牙龈出血或炎症、假性脑肿瘤。

【妊娠期安全等级】 X。

【禁忌与慎用】 1. 对本品过敏者、肾功能不全患者、正使用维生素 A 治疗者、妊娠期妇女禁用。

2. 心血管疾病或有家族史者、糖尿病或有家族史者、肝病或有家族史者、高脂血症者、酗酒者、肥胖症患者慎用。

3. 本品可导致骨骺过早闭合，小儿慎用。

4. 哺乳期妇女使用时，应暂停哺乳。

【剂量与用法】 口服，开始剂量一日 0.75～1 mg/kg，分 2～3 次用。疗程为 2～4 周，最大剂量不得超过 75 mg/d。治愈即停药。

【用药须知】 1. 育龄妇女治疗前应排除妊娠。治疗期间采取有效避孕措施。治疗结束后数年不能妊娠。

2. 治疗前、治疗期间每隔 1～2 周监测血脂、肝功能、血糖。

3. 定期检查骨 X 线片，包括踝、膝和骨盆，因长期或多疗程治疗可发生骨肥厚。

4. 如出现假性脑瘤的早期症状（如重度或持续头痛、恶心、呕吐、视物模糊等），应检查是否出现视盘水肿。

5. 使用本品治疗的患者即使停药后也不能献血。

6. 服药期间应避免日光暴晒。

7. 由于用药后可突然发生夜间视力减退，故服药期间不能驾驶、操作机器或进行危险作业。

8. 治疗期间和治疗后数周内可发生眼干及对角膜接触镜的耐受性降低，需滴润滑剂。若发生口干，可用无糖饮料或唾液代用品。

9. 在银屑病的治疗过程中，开始症状可加剧，须连续服药 2～3 个月，才能见效。

10. 过量用药会引起黏膜干燥或发炎、口渴及流汗。少数患者会出现皮肤变薄、氨基转移酶及 ALP 短暂性升高，尤其患糖尿病、肥胖、酗酒、脂代谢不良者更易发生。

【制剂】 胶囊剂：10 mg；25 mg；50 mg。

【贮藏】 密闭，阴凉处保存。

他扎罗汀
(tazarotene)

别名：Tazorac、Avage、Zorac、Fabior

【CAS】 118292-40-3

【ATC】 D05AX05

【理化性状】 1. 化学名：Ethyl 6-[2-(4,4-dimethylthiochroman-6-yl)ethynyl]nicotinate

2. 分子式：$C_{21}H_{21}NO_2S$

3. 分子量：351.46

4. 结构式

【药理作用】 本品为皮肤外用的维生素 A 酸类的前体药，具有调节表皮细胞分化和增殖及减少炎症等作用。在动物和人体中通过快速的脱酯作用而被转化为他扎罗汀酸，该活性产物可相对选择性地与维 A 酸受体的 β 和 γ 亚型结合，但其治疗银屑病和寻常痤疮的确切机制尚不清楚。

【体内过程】 外用本品，其结构中的酯被水解生成活性代谢物他扎罗汀酸,在血浆中几乎不能检测出原药。他扎罗汀酸与血浆蛋白高度结合(>99%)。本品和他扎罗汀酸最终代谢为砜、亚砜及其他极性化合物,所有这些代谢物均通过尿液和粪便排泄。无论健康人、银屑病、寻常痤疮患者外用本品时,他扎罗汀酸的 $t_{1/2}$ 相似,均为 18 h。

【适应证】　治疗寻常性斑块型银屑病及寻常痤疮。

【不良反应】　1. 银屑病　本品外用后,主要不良反应为瘙痒、红斑和灼热,少数患者(10%以下)有皮肤刺痛、干燥和水肿,有的出现皮炎、湿疹和银屑病恶化。

2. 寻常痤疮　用药后主要的不良反应有脱屑、皮肤干燥、红斑、灼热,少数患者(1%~5%)出现瘙痒、皮肤刺激、疼痛和刺痛。

【妊娠期安全等级】　X。

【禁忌与慎用】　1. 妊娠期妇女及近期有生育愿望的妇女禁用。

2. 对本品或其他维甲酸类药物过敏者禁用。

3. 酗酒者慎用。

4. 对 18 岁以下的银屑病患者及 12 岁以下的痤疮患者使用本品的疗效和安全性资料尚未建立。

5. 哺乳期妇女使用时,应暂停哺乳。

【药物相互作用】　1. 患者在同时服用具有光敏性药物时(如四环素、氟喹诺酮、吩噻嗪、磺胺),应小心使用,因为本品可增加光敏性。

2. 应避免同时使用能使皮肤变干燥的药物和化妆品。

【剂量与用法】　1. 银屑病　外用,每晚临睡前半小时将适量本品涂于患处。用药前,先清洗患处,待皮肤干爽后,将药物均匀涂布于皮损上,形成一层薄膜。涂药后应轻轻揉擦,以促进药物吸收,之后再用肥皂将手洗净。

2. 痤疮　清洁面部,待皮肤干爽后,取适量(2 mg/cm^2)乳膏涂于患处,形成一层薄膜,每晚用药 1 次。

【用药须知】　1. 女性患者服药期间及停药后半年内应采取严格避孕措施。

2. 治疗期间,应避免强烈日光或紫外光过度照射。

3. 育龄妇女在开始治疗前两周内,必须进行血清或尿液妊娠试验,确认为妊娠试验阴性后,在下次正常月经周期的第 2 d 或第 3 d 开始治疗。

4. 避免药物与眼、口腔和黏膜接触,并尽量避免药物与正常皮肤接触。如果与眼接触,应用水彻底冲洗。

5. 如出现瘙痒等皮肤刺激现象,尽量不要搔抓,可涂少量润肤剂;严重时,建议患者停用本品或隔天使用一次。

6. 本品不宜用于急性湿疹类皮肤病。

【制剂】　软膏剂:15 mg/15 g。

【贮藏】　遮光、密封,在阴凉干燥处保存。

卡泊三醇
(calcipotriol)

别名:钙泊三醇、达力士、代维尼克、Calcipotriene、Dovonex、Dovobex、Sorilux

【CAS】　112965-21-6

【ATC】　D05AX02

【理化性状】　1. 化学名:$(1R,3S,5E)$-5-{2-[$(1R,3aS,4Z,7aR)$-1-[$(2R,3E)$-5-Cyclopropyl-5-hydroxypent-3-en-2-yl]-7a-methyl-octahydro-1H-inden-4-ylidene] ethylidene }-4-methylidenecyclohyytyexane-1,3-diol

2. 分子式:$C_{27}H_{40}O_3$

3. 分子量:412.6

4. 结构式

【药理作用】　本品是在侧链上带有双键和环结构的 1,24-二羟维生素 D_3 类似物。1994 年开始外用治疗银屑病。具有 1,25-二羟维生素 D_3 的作用。与细胞内受体(该受体为包括甾类化合物、甲状腺激素和视网膜样受体基因的基因超族成员)结合,形成复合物再结合到调整和控制转录的 DNA 特定的基因上,抑制皮肤角质形成细胞的过度增生和诱导其分化。

本品在体内迅速转变成无活性的代谢物。其引起高尿钙和高血钙症的作用较 1,25-二羟维生素 D 低 200 倍,而对维生素 D 受体的亲和力与 1,25-二羟维生素 D 相当。

【适应证】　用于寻常型银屑病、斑状硬皮病、低分化的霍奇金淋巴瘤。

【不良反应】　1. 常见有涂药局部的皮肤刺激反

应,如红斑、脱屑等,一般较轻,不必停药。

2. 罕见高血钙症。

【禁忌与慎用】　1. 对本品过敏者禁用。

2. 妊娠期妇女、儿童慎用。

【剂量与用法】　局部涂药,2次/日。1～2周内病情改善,最大的临床有效期在6～8周。多数患者有所改善,约15％的患者完全治愈。通常需维持治疗,不发生快速耐受。

【用药须知】　1. 本品避免用于面部和擦伤部位,涂药后应洗手。

2. 勿与水杨酸制剂合用。

3. 搽剂每周不可＞60 ml,软膏每周不可＞100 g。

4. 搽剂含可燃成分,应避免火源。

【制剂】　①软膏剂:0.75 mg/15 g;1.5 mg/30 g。②搽剂:1.5 g/30 ml。

【贮藏】　贮于室温。

地蒽酚

(dithranol)

别名:蒽林、蒽三酚、二羟蒽酚、DAnthralin、Dioxyanthranol、Anthralin

【CAS】　1143-38-0

【ATC】　D05AC01

【理化性状】　1. 化学名:1,8-Dihydroxy-9,10-dihydroanthracen-9-one

2. 分子式:$C_{14}H_{10}O_3$

3. 分子量:226.23

4. 结构式

【药理作用】　本品为人工合成的柯桠素类似物。外用通过对细胞代谢酶的调节,阻碍有丝分裂,抑制DNA的合成;同时还可使角质形成细胞内的线粒体形态发生变异,功能受到影响;另外还可抑制聚胺的合成,抑制调钙蛋白活性,使表皮中cGMP下降,通过多种途径减缓表皮细胞分裂的增殖速率。作用比柯桠素大3～5倍,对真菌亦有杀灭作用。

【适应证】　用于非进行期的银屑病、神经性皮炎、扁平苔藓、慢性湿疹、白癜风、皮肤增殖型体癣等。

【不良反应】　1. 本品对皮肤有刺激,大量吸收可致中毒;5％煤焦油或0.1％曲安奈德与本品合用可减少对皮肤的刺激。

2. 本品对皮肤和衣服着色,形成特有的紫棕色污点。

【禁忌与慎用】　1. 对本品过敏者禁用。

2. 头面部、损伤皮肤、手及黏膜忌用或慎用,切勿接触眼部。

3. 肝、肾功能异常者慎用。

【剂量与用法】　外用,涂搽患处,1次/日,皮肤洗干净后,涂搽本品,视银屑病斑块的厚薄程度和皮肤的耐受情况酌情掌握涂搽时间一般保留10～30 min后擦掉。常用0.1％～1％软膏、乳膏局部涂搽。皮损过大者,宜分批分次涂搽。

【用药须知】　1. 本品可与凡士林胶、锌糊和水杨酸配成较高浓度(3％)。

2. 可与皮质激素类乳膏或软膏混合使用,以减少其刺激性。

【制剂】　乳膏剂、软膏剂、糊膏剂:0.02 g/20 g;0.1 g/20 g;0.2 g/20 g。

【贮藏】　遮光,密闭,室温保存。

他卡西醇

(tacalcitol)

别名:Curatoderm、Bonalfa

本品为人工合成的维生素 D_3 类似物

【CAS】　57333-96-7

【ATC】　D05AX04

【理化性状】　1. 化学名:1S,3R,5Z,7E,24R)-9,10-Secocholesta-5,7,10-triene-1,3,24-triol

2. 分子式:$C_{27}H_{44}O_3$

3. 分子量:416.6

4. 结构式

【药理作用】　1. 对表皮细胞的增殖抑制作用对白鼠表皮培养细胞及正常或银屑病病灶来源的人表皮培养细胞,本品有抑制DNA合成及抑制细胞增殖作用。

TPA(12-O-季葵酰基磷脂)涂抹而引起刺激细胞增殖的无毛白鼠的表皮上,本品抑制细胞增殖指标 DOC(鸟氨酸脱羧酶)的活性。并且给银屑病患者4 周涂抹软膏可产生抑制 DNA 合成及抑制细胞分裂、S 期细胞减少、抑制表皮细胞增殖作用。

2. 对表皮细胞的分化诱导作用　对白鼠表皮培养细胞,本品有促进细胞内角化细胞膜套的形成,有使转谷氨酰胺酶活性上升的作用。对正常人培养表皮细胞,本品促进细胞内角化细胞膜套的前驱蛋白质包壳的合成。

另外,用电子显微镜观察银屑病患者涂抹后的病灶部位的皮肤,发现角质层蛋白模型的形成及表皮透明角质蛋白颗粒层的形成等,倾向于正常角化。

3. 对表皮细胞的 $1\alpha,25-(OH)_2D_3$ 的特异蛋白受体有亲和性对白鼠及正常人表皮细胞中的受体,本品有较强的亲和性。

【体内过程】　对健康成年男子及银屑病患者,以本品的软膏进行一次 $20\sim80$ mg 或进行 $40\sim80$ mg/d 连续 7 d 经皮给药试验,健康成年男子 12 例中有 3 例的血清中检出本品($26\sim33$ pg/ml),对银屑病患者($n=17$)均在检测限以下(25 pg/ml)。

【适应证】　用于寻常性银屑病。

【不良反应】　1. 主要有瘙痒、皮肤发红、刺激感、微痛感等。

2. 实验室检查可出现 AST、ALT、ALP 升高。

【禁忌与慎用】　1. 对本品过敏者禁用。

2. 妊娠期妇女或可能妊娠的妇女避免大量或长期大面积的使用。

3. 出生低体重儿、新生儿、乳儿的安全性尚未确立。

【剂量与用法】　取适量涂抹在患处,2 次/日。

【用药须知】　1. 维生素 D 及其衍生物、α-骨化醇、骨化二醇、骨化三醇、马沙骨化醇等,可能使血清钙值上升。

2. 切勿使本品接触眼部。

【制剂】　软膏剂:$20\ \mu g/10\ g$。

【贮藏】　遮光、密闭、室温保存。

雷公藤内酯

(triptolide)

别名:雷公藤甲素、雷公藤内酯醇

本品为是从卫矛科植物雷公藤的根、叶、花及果实中提取的一种环氧二萜内酯化合物。

【CAS】　38748-32-2

【理化性状】　1. 本品为白色针状晶体,熔点 $226\sim227$ ℃,难溶于水,溶于甲醇、乙酸乙酯、三氯甲烷等。

2. 化学名:($3bS,4aS,5aS,6R,6aR,7aS,7bS,8aS,8bS$)-6-Hydroxy-8$b$-methyl-6$a$-(propan-2-yl)-3$b$,4,4$a$,6,6$a$,7$a$,7$b$,8$b$,9,10-decahydrotrisoxireno[6,7:8a,9:4b,5] phenanthro [1,2-c] furan-1(3H)-one

3. 分子式:$C_{20}H_{24}O_6$

4. 分子量:360.4

5. 结构式

【药理作用】　本品具有较强的抗炎及免疫抑制作用。在抗炎作用方面,它能拮抗和抑制炎症介质的释放及实验性炎症的反应程度,在免疫抑制作用方面,它能抑制 T 细胞功能,抑制迟发型变态反应,抑制白介素-1 的分泌,抑制分裂原及抗原刺激的 T 细胞分裂与增殖。

【适应证】　用于银屑病(牛皮癣)的治疗。

【不良反应】　具有明显的刺激症状,表现为用药后第 $2\sim3$ d 局部皮肤潮红、灼烧感、起小水疱、糜烂及有渗液或疼痛,停药 $1\sim2$ d 则自然消退,再用药刺激症状可逐渐减轻至可耐受。

【禁忌与慎用】　1. 对本品过敏者禁用。

2. 银屑病进行期应慎用,以防止疾病加重。

3. 不宜用于脓疱性银屑病和红皮病性银屑病。

4. 儿童慎用,应在家长监护下使用。

【药物相互作用】　不可与其他细胞毒类药同时使用,亦不宜与刺激性外用药合用。

【剂量与用法】　取适量涂抹在患处,2 次/日。

【用药须知】　切勿接触眼部。

【制剂】　软膏剂:$200\ \mu g/10\ g$;$400\ \mu g/20\ g$。

【贮藏】　密闭,在凉处保存。

抗人白介素-8 鼠单抗

(mouse monoclonal antibody against human interleukin-8)

【药理作用】　白介素-8 对中性粒细胞具有趋化作用。据文献报道,银屑病、湿疹病灶皮肤中的白介素-8 浓度高于正常水平,推测其可能是病灶早期形成的因素之一。动物实验结果提示,本品的作用机制是通过中和局部组织中的白介素-8,降低中性粒细胞的聚集,从而减轻皮肤炎性反应。

【适应证】　用于寻常型银屑病、亚急性湿疹的治疗。

【不良反应】　1. 寻常型银屑病患者使用本品后,第 1 周约 4% 患者可见局部瘙痒、烧灼感、红斑等皮肤刺激反应,一般不影响治疗。

2. 亚急性湿疹患者使用本品后,不良反应发生率 4.42%,主要表现为轻至中度瘙痒、瘙痒加重、丘疱疹、红斑、红斑加重、局部灼热、局部疼痛等,多数可缓解,不影响治疗。

【禁忌与慎用】 1. 对本品过敏者禁用。

2. 肾、心功能异常者,妊娠期妇女、哺乳期妇女应慎用本品。

【剂量与用法】 1. 寻常型银屑病的治疗 清洗病变部位皮肤,尽量去除皮屑后,将本品适量涂于皮损处,揉搓数分钟,2 次/日,一日用药总量 10 g,每周用药总量为 40~70 g,连用 6 周为一疗程。

2. 亚急性湿疹的治疗 用药前可用温水清洗患处,将药物均匀涂于患处,轻揉数分钟。一日早晚各外用一次,连续用药 3 周为一疗程。

【用药须知】 1. 本品为鼠源性抗人白介素-8 单抗,在局部外用的情况下也可能产生局部过敏反应,应密切观察。

2. 本品最大涂药面积不得大于自身体表面积的 20%。

【制剂】 乳膏剂:0.45 mg/10 g。

【贮藏】 遮光、密闭贮于 2~8 ℃。

维胺酯
(viaminate)

别名:维甲酰胺

【CAS】 53839-71-7

【理化性状】

1. 本品为黄色结晶性粉末。

2. 化学名:Ethyl 4-[[(2E,4E,6E,8E)-3,7-dimethyl-9-(2,6,6-trimethylcyclohexen -1-yl) nona-2,4,6,8-tetraenoyl]amino]benzoate

3. 分子式:$C_{29}H_{37}NO_3$

4. 分子量:447.6

5. 结构式

【用药警示】 本品有致畸性,即将妊娠的妇女和妊娠期妇女禁用本品。

【药理作用】 本品为维 A 酸衍生物。口服具有调节和控制上皮细胞分化与生长,抑制角化,减少皮脂分泌,抑制角质形成细胞的角化过程,使角化异常恢复正常,抑制痤疮丙酸杆菌的生长,并有调节免疫及抗炎作用。

【适应证】 治疗重、中度痤疮,对鱼鳞病、银屑病、苔癣类皮肤病,及某些角化异常性皮肤病也有一定疗效。

【不良反应】 1. 口服给药常见的不良反应包括皮肤干燥、脱屑、瘙痒、皮疹、皮肤脆性增加、掌跖脱皮、瘀斑、继发感染等;口腔黏膜干燥、疼痛、结膜炎、角膜混浊、视力障碍、视乳头水肿、头痛、头晕、精神症状(抑郁)、良性脑压增高、骨质疏松、肌无力、疼痛、胃肠道症状、鼻衄等。

2. 妊娠期服用本品可导致自发性流产及胎儿发育畸形。

3. 实验室检查可见血沉加快、肝酶升高、血脂升高、血糖升高、血小板下降等。

4. 外用可导致局部红斑、脱皮、灼烧感和刺激症状。这些作用是可逆的。发生光敏性可能导致光灼伤。但局部治疗血药浓度较低,一般不发生胎儿畸形,但宜慎用。

【禁忌与慎用】 1. 妊娠期妇女禁用;育龄妇女在用药前后半年内应避孕。

2. 肝肾功能严重不全的患者慎用。

3. 重症糖尿病、脂质代谢障碍者禁用。

4. 酗酒者慎用。

5. 哺乳期妇女使用期间应停止哺乳。

6. 儿童适用本安全性及有效性尚未确定。

【药物相互作用】 不能与四环素、维生素 A、甲氨蝶呤合用。

【剂量与用法】 1. 口服 成人一次 25~50 mg,每日服 2~3 次。治疗痤疮疗程为 6 周,治疗脂溢性皮炎疗程为 4 周。

2. 外用 涂搽患处,1~2 次/日,睡前用效果更好。

【用药须知】 1. 外用避免接触眼睛和其他黏膜(如口、鼻等)。

2. 用药部位如有烧灼感、瘙痒、红肿等情况应停药,并将局部药物洗净,必要时向医师咨询。

3. 治疗前后应定期监测肝功能。

4. 应避免同其他潜在的肝毒性药物合用。

5. 服药期间不得驾驶机、车、船、从事高空作业、机械作业及操作精密仪器。

6. 如出现视觉障碍,建议尽早进行眼科检查。

【制剂】 ①胶囊剂:25 mg;50 mg。②维胺酯维生素 E 乳膏剂（15 g）：维胺酯 45 mg 与维生素 E 75 mg。

【贮藏】　遮光，密闭，在阴凉干燥处保存。

克瑞沙泊
(crisaborole)

别名：Eucrisa

【CAS】　906673-24-3

本品为局部用磷酸二酯酶抑制剂。

【理化性状】　1. 本品易溶于有机溶剂，如异丙醇、丙二醇，不溶于水。

2. 化学名：5-(4-Cyanophenoxy)-1,3-dihydro-1-hydroxy-[2,1]- benzoxaborole

3. 分子式：$C_{14}H_{10}BNO_3$

4. 分子量：251.1

5. 结构式：

【药理作用】　本品为磷酸二酯酶 4(PDE-4)抑制药，它通过抑制 PDE-4 而使 cAMP 的水平升高。但本品治疗异位性皮炎的确切机制尚不清楚。

【体内过程】　1. 吸收　轻、中度异位性皮炎患者，每天使用本品软膏剂 3 mg/cm²，连用 8 d，血药浓度可达稳态。C_{max} 和 AUC_{0-12} 分别为(127±196)ng/ml 和(949±1240)(ng · h)/ml。蓄积率约为 1.9 倍。

2. 分布　体外研究显示，本品的蛋白结合率为 97%。

3. 代谢　本品大部分被代谢为非活性代谢产物。经水解形成 5-(4-氰基苯氧)-2-羟基苯甲醇(代谢产物 1)，此代谢产物进一步代谢为多种代谢产物，其中 5-(4-氰基苯氧)-2-羟基苯甲酸(代谢产物 2)亦为主要代谢产物。两种代谢产物在第 8 天的蓄积率分别为 1.7 和 6.3 倍。

4. 消除　本品主要以代谢产物的形式随尿排泄。

【适应证】　用于治疗 2 岁以上患者的异位性皮炎。

【不良反应】　常见用药部位疼痛，少见荨麻疹。

【禁忌与慎用】　1. 对本品 过敏的患者禁用。

2. 本尚无妊娠期妇女使用的安全性资料，妊娠期妇女只有明确需要时方可使用。

3. 哺乳期妇女应权衡利弊后使用。

4. <2 岁的儿童用药的安全性和有效性尚未建立。

【剂量与用法】　涂于患处一薄层，2 次/日。

【用药须知】　本品可导致过敏反应，表现为用药部位或较远处的荨麻疹、肿胀、红斑，如出现上述症状，应立即停药，并给予适当治疗。

【制剂】　软膏剂：1.2 g/60 g；2 g/100 g。

【贮藏】　贮于 20～25 ℃，短程携带允许 15～30 ℃。

22.3　治疗白癜风的药物

治疗白癜风的药物包括口服补骨脂素及其衍生物、大剂量维生素、硫酸铜溶液、免疫调节剂等。

甲氧沙林
(methoxsalen)

别 名：Xanthotoxin、Oxsoralen、Deltasoralen、Meladinine

本品为补骨脂素类似物。

【CAS】　298-81-7

【ATC】　D05AD02；D05BA02

【理化性状】　1. 化学名：9-Methoxy-7H-furo[3,2-g][1]-benzopyran7-one

2. 分子式：$C_{12}H_8O_4$

3. 分子量：216.19

4. 结构式

【药理作用】　本品为补骨脂素的衍生物，为光敏剂。与表皮细胞结合的本品，易被波长在 320～400 nm 的长波紫外线激活，形成甲氧沙林 DNA 光合物，产生光毒反应，抑制表皮细胞的 DNA 合成及有丝分裂，表皮细胞更新速度减缓，从而对银屑病发挥治疗作用。光敏反应的结果还使黑色素细胞中的酪氨酸酶活力增加，促使黑色素形成；还促使毛囊中的黑色素细胞向表皮中移动，从而使皮肤上出现色素沉着，从而治疗白癜风。

【体内过程】　本品口服约 95% 从胃肠道吸收，与血浆蛋白结合，与表皮细胞有较强的结合力。光敏作用在服药后 1.5～3 h 达到高峰，可持续 8 h。本品在肝脏代谢，24 h 内 95% 的代谢物从肾排出。

【适应证】　用于银屑病及白癜风的治疗。

【不良反应】　1. 配合长波紫外线照射后常见的不良反应是红斑，常在照射 24～28 h 出现；皮肤色素沉着，瘙痒。若照射剂量过大或时间过长，照射部位皮肤上可出现红肿、水疱、疼痛、脱屑,如有红肿、水疱等可暂时停用,待恢复后再用。

2.个别患者口服后可能会出现皮肤瘙痒、红斑等光过敏症状,通常症状会慢慢减轻或消失,也可在医师指导下服用抗过敏药物。少数患者口服后可能出现轻微的恶心、头痛等不适反应,与食物或牛奶同服,或减少服用量,可减轻不适反应。

【禁忌与慎用】　1.12岁以下儿童、年老体弱者禁用。

2.妊娠期妇女禁用。

3.严重肝病患者禁用。

4.白内障或其他晶状体疾病患者禁用。

5.有光敏性疾病患者如红斑狼疮、皮肌炎、卟啉症、多形性日光疹、着色性干皮病等患者禁用。

6.对本品过敏者禁用。

7.有皮肤癌病史、有日光敏感家族史、新近接受放射线或细胞毒治疗及有胃肠道疾病者应慎用。

8.哺乳期妇女使用时,应暂停哺乳。

【药物相互作用】　治疗期间不得服用其他光敏性药物。本品与吩噻嗪类药物合用可加剧对眼脉络膜、视网膜和晶状体的光化学损伤。

【剂量与用法】　1.外用

(1)1‰的溶液用于银屑病,0.05‰,0.75‰,0.1‰溶液和搽剂用于白癜风,患处涂擦1~2 h后,用长波紫外线照射患处。照射时光距为10~30 cm,照射30 min左右。1次/日。一般1个疗程为1个月。治愈后,每周或隔周照射1次以巩固疗效。如未治愈应继续治疗。如两个疗程结束,皮损仍无明显消退,可停止治疗。治愈后如有复发,重复治疗仍然有效。

(2)全身性或弥散性患者除用药方法同上外,需在医师指导下用黑光机照射治疗。

(3)局限性白癜风或初起的白癜风患者患处涂擦药液后,应照射紫外线。

2.口服

(1)口服,2 h后配合日晒或黑光照射,每周至少2~3次(至少相隔48 h)。

(2)白癜风患者,按体重0.5 mg/kg计算,成人一次服用量为25~30 mg,一周2~3次;银屑病,按体重0.6 mg/kg计算,成人一次服用量为30~35 mg,每周2~3次。

(3)日光照射(日晒),首次照射时间为15~25 min,浅肤色一般为15 min,中等肤色为20 min,深肤色25 min,以后治疗可适当增加5 min的照射时间。黑光照射,照射治疗时间为照射出现红斑反应时间的一半。

【用药须知】　1.照射紫外线时及照射后8 h内应戴墨镜,并用黑布覆盖正常皮肤。

2.治疗期间不得服用含有呋喃香豆素的食物,如酸橙、无花果、香菜、芥菜、胡萝卜、芹菜等。

3.治疗期间应戒酒,不宜吃过于腥辣的食物。

4.治疗银屑病,需8~10次治疗后出现较明显疗效。治疗白癜风则疗效出现更慢。

5.口服本品片剂同时外用甲氧沙林溶液,疗效更显著,但必须在医师指导下用药。

【制剂】　①外用溶液:0.2 mg/10 ml;0.3 mg/30 ml。②片剂:5 mg;10 mg。③搽剂:0.18 g/24 ml。

【贮藏】　密闭、遮光,在阴凉(不超过20 ℃)处保存。

三甲沙林
(trioxsalen)

别名:三甲基补骨脂素、三甲呋豆素、三甲补骨脂内酯、三甲呋苯吡酮、Trimethylpsoralen、Trioxysalen、Trisoralen

本品为补骨脂素类似物。

【CAS】　3902-71-4

【ATC】　D05AD01;D05BA01

【理化性状】　1.本品为白色或类白色结晶性小粒。溶于液状石蜡、异丙醇、二氯甲烷、十六烷基醇,略溶于乙醇,不溶于水等。

2.化学名:2,5,9-Trimethyl-7H-furo[3,2-g]chromen-7-one

3.分子式:C$_{14}$H$_{12}$O$_3$

4.分子量:228.24

5.结构式

【药理作用】　本品可能增加功能性黑色素细胞并活化静止的细胞。也可引起一种炎性反应。能增加黑色素体的合成及酪氨酸酶的活性,酪氨酸酶为酪氨酸转变成左旋多巴所必需,而左旋多巴是黑色素的前体。其活性要依赖功能性黑色素细胞的存在和借助人工或阳光之紫外光辐射的活化作用。

【体内过程】　口服后,皮肤对紫外线辐射的敏感度在2 h内达最高点,在8 h内消失。局部用产生一种迅速的敏感性。

【适应证】　用于治疗银屑病及白癜风。

【不良反应】　1.局部外用有皮肤刺激、红斑、水疱。

2. 口服可有胃肠不适、神经过敏、失眠、抑郁、红斑、瘙痒、紫外线引起严重灼伤。

【禁忌与慎用】　参见甲氧沙林。

【剂量与用法】　1. 局部外用　每周 1 次,用于患处,然后暴露于紫外光下 1 min。随后暴露的时间要小心地逐渐延长。

2. 口服　20～40 mg,2～4 h 后暴露紫外光下 5 min,然后逐渐增加暴露时间至 30～35 min。

【用药须知】　1. 注意过量或过度暴露引起严重水疱及烧灼。不可超过处方剂量或暴露的时间。

2. 不能调配局部外用制剂供家庭用。必须在专业人员监视下用。严格控制光照情况。

3. 指示患者接受局部外用制剂时要保护患部,免于阳光照射,除非想要暴露久些,因为若治疗的部分暴露于额外的紫外光下,会发生严重的烧伤。

4. 本品会损伤肝功能。

5. 12 周后开始着色,但有意义的再着色需要 6～9 个月。

6. 不可增加口服剂量。

7. 治疗期间定期进行肝功能试验,若出现肝损伤应立即停药。

【制剂】　① 洗剂:1%。② 片剂:5 mg;10 mg。③ 胶囊剂:15 mg。

【贮藏】　密闭、遮光、防潮保存。不可冷冻。

莫诺苯腙
(monobenzone)

别名:对苄氧酚、氢醌苄基醚、对苯二酚二苄醚、氢醌单苄醚、Benoquin、Benzyl hydroquinone、Benzyl p-hydroxyphenyl ether、Hydroquinone benzyl ether、Hydroquinone monobenzyl ether、Monobenzyl ether hydroquinone

本品为皮肤脱色剂,制成软膏剂及乳膏供临床使用。

【CAS】　103-16-2

【ATC】　D11AX13

【理化性状】　1. 本品为白色,几乎无味的结晶性粉末,在乙醇中溶解,水中几乎不溶,对光敏感。

2. 化学名:4-(Benzyloxy)phenol

3. 分子式:$C_{13}H_{12}O_2$

4. 分子量:200.23

【药理作用】　1. 给动物局部应用本品后,可增加黑色素从黑色素细胞中排出,此作用被认为在人类皮肤脱色作用中充当着重要角色。一些药理学家认为本品也可能妨碍黑色素的生成,主要作用机制是抑制邻苯二酚氧化酶,阻止多巴氧化成多巴胺进而形成黑色素。在一些患者中,本品可导致黑色素细胞破坏和永久性脱色。

2. 本品的脱色作用尚不稳定,只能达到现存的黑色素消失,角质层得以正常蜕皮,形成并又增加新生成的黑色素排出,这可能需要 1～4 个月才能完成整个过程。着色过度的皮肤比正常皮肤脱色更迅速,日光下暴露会降低本品的脱色作用。

【体内过程】　尚无本品吸收,分布,代谢和排泄的研究数据。

【适应证】　本品软膏剂局部外用于播散性(>50% 人体表面积)原发性白癜风患者白斑损伤周围的正常皮肤永久性脱色。

【不良反应】　局部应用后会有轻度,暂时性的皮肤刺激感和致敏作用,包括出现红斑和湿疹。虽然这些反应常为一过性的,但如果发生刺激、灼热感、皮炎应停止本品治疗。

【剂量与用法】　1. 本品以 20% 乳膏局部应用。不可口服给药。

2. 用于白斑损伤周围正常皮肤的脱色,2～3 次/日,均匀地涂布一薄层于需脱色的皮肤上,并揉擦使之吸收。治疗期间应避免长时间日光照射,或使用防晒霜。

3. 本品治疗 1～4 个月后常达到脱色作用,如果 4 个月治疗后效果不满意,应停药。4 个月治疗后达到预期的脱色效果,本品应按需应用以维持脱色作用(常用仅需每周 2 次给药)。

【禁忌与慎用】　本品是一种强效脱色剂,不是一种化妆用的皮肤增白剂。播散性白癜风外的任何应用均为禁忌。

【用药须知】　1. 因为本品常引起不可逆的脱色作用,不可作为对苯二酚的替代品应用。

2. 本品不推荐用于

(1) 祛除雀斑。

(2) 使用一些香料后由于光敏作用引起的色素沉着(香料皮炎)。

(3) 黄褐斑。

(4) 由于皮肤炎症导致的色素沉着。

3. 本品治疗咖啡牛乳色斑、色素痣、恶性黑素瘤,由于颜料(如胆汁、银、人工色素)而不是黑色素引起的色素沉着无效。

4. 本品的急性毒性的资料有限,但据报道 50～500 mg/kg 口服剂量可致命。

【制剂】 乳膏剂:20%。

【贮藏】 密闭容器中贮存;避免暴露于温度高于 30 ℃的环境下。

22.4 治疗头屑、脂溢性皮炎的药物

脂溢性皮炎多认为与遗传、皮脂代谢改变、微生物寄生、神经功能障碍及饮食习惯等因素有关,曾推测本病的发生是由于皮脂分泌增多和化学成分的改变,使原存在于皮肤上的正常菌群大量生长繁殖侵犯皮肤所致。外用抗真菌药、皮质激素均有治疗效果,有关资料可参见有关章节。本节主要介绍煤焦油和二硫化硒。

煤焦油
(coal tar)

别名:全煤焦油、泽发、泽它、煤馏油、Coal tar、Whole coal tar、Zetar、Tar acids

【ATC】 D05AA

【理化性状】 1. 粗制煤焦油是在烟煤干馏时作为副产品获得的。煤焦油是钢铁和天然气行业在煤炼焦过程中产生的。煤焦油为近似黑色的比水重的黏稠液体,并特有与萘相似的气味,弱碱性,放在舌上有剧烈的烧灼感。煤焦油微溶于水,部分溶于丙酮、乙醇、二硫化碳、三氯甲烷、乙醚、甲醇和己烷溶剂;大部分溶于苯,剩下只有约 5% 未溶解的成分,而且几乎完全溶于硝基苯,只有少量未溶解的物质悬浮于溶液中。

2. 煤焦油通常可进一步精炼得到提取物、煤焦油外用液和精馏煤焦油。只有煤焦油(粗制煤焦油)、煤焦油外用液和煤焦油软膏是 USP 的官方制剂。由于煤焦油成分的复杂和不详,由各种方法精制获得的最终产品的药物活性成分可能在数量和质量上有所不同。一些专家认为,煤焦油的精炼程度影响着不同煤焦油产品的有效性。

【药理作用】 煤焦油具有角质促成性和轻微的局部刺激性。当用于治疗头皮屑、脂溢性皮炎、银屑病时煤焦油制剂可降低表皮细胞生成的数量和大小。煤焦油发挥治疗作用的确切机制尚不清楚。有人认为,煤焦油从皮肤提取氧气,从而抑制细胞繁殖(有丝分裂)并导致生发层和角质层细胞的大小和数目降低。煤焦油中的一些多酚类物质和过氧化物与表皮的疏基发生反应对皮肤产生影响,其类似于暴露在阳光下的反应,理论上这种效应可以减少表皮增殖和皮肤渗透。

【适应证】 煤焦油单独应用或合用其他药物(如水杨酸、硫黄等)用于控制头屑、脂溢性皮炎和银屑病,有效去红、止痒、抑制皮屑剥落。

【不良反应】 1. 长时间使用煤焦油制剂可能导致皮炎,有时还很严重。皮炎在本质上可能是由于过敏或刺激引起的。刺激效果随着浓度增加而增加。局部应用煤焦油制剂过敏的患者可能引起脓疱疹或角膜细胞反应。长期使用高浓度煤焦油制剂可能产生一种无痛的慢性毛囊炎(焦油痤疮)。煤焦油制剂引起的毛囊炎通常会在停药或降低使用频率后消除。煤焦油制剂有恶臭,经常使皮肤和头发染色(尤其患者是金发、漂白的、染色的或灰白色头发),所以患者可能难以接受。煤焦油制剂也可能污染衣服。

2. 煤焦油已被证明在人的局部接触后有致癌性。长期暴露于工业煤焦油浓溶液与皮肤癌相关;然而,个体暴露的平均周期是 20~24 年。大多数患者皮肤癌发生在肛门-生殖器区域。因此,煤焦油制剂一般不应局部使用在肛门与生殖器区域。

【妊娠期安全等级】 妊娠期使用的安全性尚不明确。

【禁忌与慎用】 1. 由于有光敏性反应的风险,煤焦油制剂通常不应该用于治疗一些疾病,如红斑狼疮、多形性皮疹或其他有光敏性特征的疾病。

2. 煤焦油制剂不应该用于严重炎症或破损皮肤或感染病灶,除非临床医师建议。

3. 煤焦油制剂不应该用于银屑病恶化全身表皮脱落的患者。

4. 对煤焦油制剂过敏或对这些制剂中任何成分过敏的患者禁用。

【药物相互作用】 没有已知的药物相互作用的报道。建议煤焦油制剂不应与具有潜在光毒性药物(如四环素、制斑素、维 A 酸的外用制剂)合用。

【剂量与用法】 1. 煤焦油制剂用作洗发水在头皮局部使用或皮肤沐浴,煤焦油制剂有香皂、乳膏、凝胶、乳液、软膏或溶液。煤焦油制剂仅供外用。

2. 由于目前没有这些特殊制剂的统一标准,所以不同的煤焦油制剂量并不确定。

3. 为缓解瘙痒和头皮剥落与头皮屑;头皮脂溢性皮炎引起的瘙痒,刺激和皮肤剥落;银屑病相关的头皮瘙痒,红肿。煤焦油制剂用作洗发水应该用于湿发并用力按摩头皮。然后,彻底冲洗头皮,重复应用洗剂和清水清洗。煤焦油制剂用作洗发水通常每周使用两次。

4. 当煤焦油制剂用作缓解银屑病相关的症状、体征或躯体脂溢性皮炎或躯体的其他皮肤状况时,煤焦油在温水浴缸里用水稀释用于沐浴。煤焦油的制剂与浴缸里的水应该彻底混合。患者应该沉浸入

浴,浸泡 10~20 min。用煤焦油制剂洗澡应该每隔 3 日一次,通常的治疗时间是 30~45 d。

5. 如果医师使用 Goeckerman 疗法治疗银屑病,煤焦油制剂应在睡前应用,一日 1 或 2 次和(或)在紫外线辐射之前至少 30~60 min 使用。所有的煤焦油制剂应该在辐射之前从皮肤清除。紫外线辐射的剂量需由医师根据每个患者的情况进行个体化制定。

6. 当煤焦油制剂直接用于皮肤,缓解银屑病的症状、体征或躯体脂溢性皮炎或躯体的其他皮肤状况时,煤焦油制剂通常是在受累部位局部使用 1~4 次/日。当煤焦油制剂应用 1 次/日时,最好是在睡前应用。使用煤焦油制剂应该在应用部位轻轻按摩。几分钟后,应该去除多余的制剂。一旦症状被控制,就可减少使用频率到每周 2 或 3 次。如果在使用凝胶时出现皮肤干燥,可在使用煤焦油凝胶或煤焦油提取物凝胶 1 h 后在治疗区域应用润肤剂。

【用药须知】　1. 煤焦油制剂仅供外部使用。

2. 煤焦油制剂不应眼周围使用,如果不慎接触到眼,应该用水彻底冲洗。

3. 煤焦油制剂用于自我药疗时,在正常规律使用后病情恶化或无好转,应停用并咨询临床医师。煤焦油治疗期间如果皮肤刺激加重,建议患者停药并咨询医师。

4. 应用煤焦油制剂后至少在 24 h(一个制造商建议 72 h),由于可能发生光敏性反应,患者应该避免暴露在阳光直射下或日光灯(UVA 和 UVB 光),(如在 Goeckerman 疗法治疗银屑病时)。除非另有临床医师建议。

5. 暴露于阳光之前,煤焦油制剂应该从皮肤上完全清除,除非另有临床医师建议。

6. 煤焦油制剂不应该应用于或接近肛门-生殖器区域,除非另有医师建议。

7. 煤焦油制剂在儿科应用的安全性和有效性尚未确定。

8. 尚不明确煤焦油制剂是否可经乳汁分泌,哺乳期妇女使用时,应暂停哺乳。

【制剂】　1. 粗制煤焦油制剂　①乳膏剂:2%。②沐浴液:2.5%。③凝胶剂:5%。④洗发剂:0.5%;2%。

2. 煤焦油制品　①块状香皂:0.5%。②洗发剂:0.5%,并含 2% 水杨酸和升华硫。

3. 精馏煤焦油制剂　①沐浴用浓缩液:2%(相当于煤焦油 0.8%)。②洗发剂:3%(相当于煤焦油 1.2%)。③浓缩液(配制用):40%。

4. 煤焦油提取物制剂　洗发剂,2%(相当于煤焦油 0.5%);4%(相当于煤焦油 0.5%)。

5. 煤焦油外用液制剂　①沐浴液:7.5%(相当于煤焦油 1.5%)。②凝胶:7.5%(相当于煤焦油 1.75%)。③洗剂:5%(相当于煤焦油 1%)。④软膏:10%(相当于煤焦油 2%)。⑤洗发剂:1%;2%;3%。⑥浓缩溶液:20%。

6. 煤焦油复方制剂　洗发剂,2%,含水杨酸 2%。

【贮藏】　贮于密封容器中并防止冻结。

二硫化硒
(selenium disulfide)

【CAS】　7488-56-4

【ATC】　D01AE13

【理化性状】　1. 分子式:SeS_2

2. 分子量:143.09

【药理作用】　本品具有抗皮脂溢出作用,还具有一定的抗真菌作用。

【适应证】　用于去头屑、防治皮脂溢出、头皮脂溢性皮炎、花斑癣(汗斑)。

【不良反应】　偶可引起接触性皮炎、头发或头皮干燥、头发脱色。

【剂量与用法】　1. 治疗头皮屑和头皮脂溢性皮炎

(1) 先用肥皂清洗头发和头皮。

(2) 取 5~10 g(半杯至 1 杯)药液于湿发及头皮上,轻揉至出泡沫。

(3) 待 3~5 min 后,用温水洗净,必要时可重复一次。

(4) 每周 2 次,1 个疗程 2~4 周,必要时可重复 1 个或 2 个疗程。

2. 治疗花斑癣

(1) 洗净患处。

(2) 根据病患面积取适量药液涂抹。

(3) 保留 10~30 min 后用温水洗净。

(4) 每周 2 次,1 个疗程 2~4 周,必要时可重复 1 个或 2 个疗程。

【用药须知】　1. 婴幼儿用药安全性未确定。

2. 避免药液直接接触眼及生殖器,以免引起不必要的刺激。

3. 本品剧毒,不可接触口、眼和受损的皮肤。

【制剂】　洗剂:2.5 g/100 g。

【贮藏】　密封,在凉暗处保存。

22.5　治疗皮炎及湿疹的药物

用于治疗皮炎及湿疹的药物还有很多外用皮质激素,可参见 14 章。

不管是皮炎还是湿疹,都是日常生活中比较多见的一种皮肤病,可发生于人的任何年龄阶段,其发病缓慢,发病时以剧烈瘙痒为主要表现症状。急性湿疹可局部用 0.9％氯化钠注射液、3％硼酸或 1∶2000～1∶10000 高锰酸钾溶液冲洗、湿敷,炉甘石洗剂收敛、保护。亚急性、慢性湿疹应用合适的糖皮质激素外用制剂、焦油类制剂或免疫调节剂。抗组胺药对过敏性皮炎有治疗作用,可参见相关章节。他克莫司软膏、多塞平软膏均可用于治疗皮炎。

樟脑
(camphorae)

本品为从樟科植物樟的枝、干、叶及根部经提炼制得的。

【CAS】　76-22-2

【理化性状】　1. 本品为白色的结晶性粉末或为无色透明的硬块,粗制品则略带黄色,有光亮,在常温中易挥发,火试能发生有烟的红色火焰而燃烧。若加少量乙醇、乙醚或三氯甲烷则易研成白粉。具窜透性的特异芳香,味初辛辣而后清凉。

2. 分子式:$C_{10}H_{16}O$

3. 分子量:152.23

4. 结构式

【药理作用】　本品对皮肤有刺激作用,可促进皮肤局部血液循环以缓解肿胀,并有轻微的止痛止痒作用。

【体内过程】　身体各个部位都可吸收,在肝内羟化形成羟化樟脑代谢产物。与葡糖醛酸结合从肾排出。

【适应证】　用于肌肉痛、关节痛、神经痛及皮肤瘙痒。

【不良反应】　偶见皮肤过敏反应。

【禁忌与慎用】　1. 对樟脑和乙醇过敏者禁用。

2. 妊娠期妇女及哺乳期妇女慎用

【剂量与用法】　局部外用,取适量涂搽于患处,并轻轻揉搓,2～3 次/日。

【用药须知】　1. 本品不得用于皮肤破溃处。

2. 本品避免接触眼和其他黏膜(如口、鼻等)。

3. 用后拧紧瓶盖。

4. 用药部位如有烧灼感、红肿等情况应停药,并将局部药物洗净。

5. 老人和小儿避免采用高浓度、大面积应用。

【制剂】　醋剂:2 g/20 ml;50 g/500 ml。

【贮藏】　遮光,密闭贮于 2～10 ℃。

氧化锌
(zinc oxide)

别名:Zinc White、Calamine、Philosopher's Wool、Chinese White、Flowers of zinc

本品为局部用收敛剂。

【CAS】　1314-13-2

【理化性状】　1. 本品为白色粉末或六角晶系结晶体。无嗅无味,无砂性。受热变为黄色,冷却后重又变为白色加热至 1800 ℃时升华。溶于酸、氢氧化钠、氯化铵,不溶于水、乙醇和氨水。

2. 分子式:ZnO

3. 分子量:81.4

【药理作用】　本品对皮肤有弱收敛、滋润和保护作用,还有吸着及干燥功能。

【适应证】　用于急性或亚急性皮炎、湿疹、痱子及轻度、小面积的皮肤溃疡。

【不良反应】　偶见过敏反应。

【禁忌与慎用】　对本品过敏者禁用,过敏体质者慎用。

【剂量与用法】　外用,2 次/日,涂搽患处。

【用药须知】　1. 本品避免接触眼和其他黏膜(如口、鼻等)。

2. 用药部位如有烧灼感、红肿等情况应停药,并将局部药物洗净,必要时向医师咨询。

【制剂】　软膏剂:3 g/20 g。

【贮藏】　密封保存。

醋酸铝
(aluminium acetate)

别名:乙酸铝

【CAS】　139-12-8

【理化性状】　1. 本品为白色无定形固体粉末。溶于水并水解析出胶体沉淀,不溶于苯。

2. 分子式:$C_6H_9AlO_6$

3. 分子量:204.1

【简介】　本品可用于急性渗出性皮炎、湿疹,涂搽患处,1～2 次/日。外用溶液:0.5％。

吡美莫司
(pimecrolimus)

别名:爱宁达、Elidel

【CAS】　137071-32-0

【ATC】　D11AH02

【理化性状】　1. 本品为白色至类白色细小结晶性粉末,溶于甲醇和乙醇,不溶于水。

2. 化学名:(3S,4R,5S,8R,9E,12S,-14S,15R,16S,18S,19R,26aS)-3-{(E)-2-[(1R,3R,4S)-4-Chloro-3-methoxycyclohexyl]-1-methylvinyl}-8-ethyl-5,6,8,11,12,13,14,-15,16,17,18,19,24,25,26,26a-hexadecahydro-5,19-dihydroxy-14,16-dimethoxy-4,10,12,18-tetramethyl-15,19-epoxy-3H-pyri-do[2,1-c][1,4]oxaazacyclotricosine-1,7,20,21(4H,23H)-tetrone

3. 分子式:$C_{43}H_{68}ClNO_{11}$

4. 分子量:810.45

5. 结构式

【用药警戒】　1. 长期使用钙依赖性磷酸酶抑制剂(包括本品),可增加发生恶性肿瘤的风险(皮肤癌及淋巴癌),本品应短期局部使用,尽量缩小使用面积。

2. 2岁以下患者的有效性及安全性尚未确定。

【药理作用】　1. 本品是亲脂性抗炎性的子囊霉素巨内酰胺的衍生物,可选择性地抑制前炎症细胞因子的产生和释放。本品与 macrophilin-12(也称为 FK-506 结合蛋白或 FKBP-12)有高亲和性,能抑制钙依赖性磷脂酶神经钙蛋白。因此,能阻断 T 细胞内的炎症细胞因子的合成。

2. 在皮肤炎症的动物模型中,局部或全身性用药后,本品均表现出强抗炎活性。在过敏性接触性皮炎的猪模型中,外用本品与强效皮质激素作用相当。与皮质激素不同的是,本品不引起猪的皮肤萎缩,也不影响鼠皮肤的朗格汉斯细胞。

【体内过程】　1. 对 12 名患有异位性皮炎的成人进行了本品全身吸收情况的研究,患者一日使用本品乳膏剂2次,为期3周。受累皮肤面积(BSA)范围为 15%~59%。77.5%的患者的血药浓度低于

0.5 ng/ml,99.8%的患者的血药浓度低于 1 ng/ml。仅见于在一名患者的最高血浓度为 1.4 ng/ml。

2. 40 名成人患者使用本品乳膏剂治疗1年,基线状态时受累皮肤面积为 14%~62%,98%的患者的血浓度低于 0.5 ng/ml。测得的最高血浓度为 0.8 ng/ml,仅见于治疗第6周的两名患者。此后,在12个月的治疗中,任何一名患者的血药浓度都没有升高。在8名成人异位性皮炎患者中对 AUC 水平进行了定量,$AUC_{0\sim12h}$ 的值为 2.5~11.4(ng·h)/ml。

3. 在 58 名年龄为3个月至14岁的儿童中进行了本品的系统吸收情况的研究,患者受累皮肤面积为 10%~92%,使用本品乳膏剂,2次/日,为期3周,其中5名患者治疗达1年。在此组患者中,本品的血浓度持续较低,且与皮疹的面积或治疗时间无关。血药浓度变化范围与成年患者相似。

4. 本品外用后血浓度非常低。因此,局部用药后,无法测定本品的代谢。健康受试者单次口服放射标记的本品后,原药为血中主要活性成分,另有许多具有中等极性的次要代谢产物,可能是氧-脱甲基化和氧化产物。主要随粪便排出(78.4%),只有一小部分(2.5%)随尿液排出。尿液中检测不到原药,粪便中仅有不足9%的原药。在人皮肤的体外研究中未发现本品的代谢物。

【适应证】　适用于无免疫受损的2岁及2岁以上轻度至中度异位性皮炎(湿疹)患者。

【不良反应】　1. 常见的不良反应为用药部位烧灼感、刺激、瘙痒和红斑、皮肤感染(毛囊炎)。

2. 少见疖、脓疱疮、单纯疱疹、带状疱疹、单纯疱疹样皮炎(疱疹样湿疹)、传染性软疣、皮肤乳头状瘤、用药局部不适,如皮疹、疼痛、麻木、脱屑、干燥、水肿和病情加重。

【妊娠期安全等级】　C。

【禁忌与慎用】　1. 对本品或其他聚内酰胺类药物过敏或对任何一种赋形剂过敏者禁用。

2. 2岁以下幼儿禁用。

【药物相互作用】　1. 本品全部通过 CYP3A4 代谢。由于外用时吸收很少,不可能发生与其他系统用药之间的相互作用。

2. 目前资料显示,本品可与抗生素、抗组胺药和皮质激素(口服、鼻腔给药、吸入)合用。

3. 由于吸收很少,不可能发生本品与系统性接种疫苗之间的相互作用。不过还未对这种相互作用进行研究。因此,受累皮肤面积大的患者,建议在非治疗期进行疫苗接种。

4. 对于与其他外用抗炎制剂(包括皮质激素)联合用药尚未进行研究,因此,本品乳膏剂不应与外用

的皮质激素和其他抗炎制剂合用。

5. 尚未对本品乳膏剂与异位性湿疹的免疫抑制疗法(如长波紫外线、中波紫外线、光化学疗法、硫唑嘌呤和环孢素 A)联合应用方面的经验。

6. 动物实验证实本品无光致癌性。然而由于尚不知道在人体的情况,因此,在使用乳膏治疗期间,应避免皮肤过度光暴露,包括日光、长波紫外线、中波紫外线、光化学疗法。

【剂量与用法】 1. 成年患者 在受累皮肤局部涂一薄层本品乳膏剂,2 次/日,轻柔地充分涂擦患处。每处受累皮肤都应上药,直至皮疹消退,方可停药。

乳剂膏可用于全身皮肤的任何部位,包括头面部、颈部和擦破的部位,但不能用于黏膜。不宜用于封包疗法。应用本品乳膏剂后,可立即使用润肤剂。

2. 儿童患者 儿童(2~11 岁)和青春期患者(12~17 岁)的用药剂量和方法与成人相同。

【用药须知】 1. 本品不能用于急性皮肤病毒感染部位(单纯性疱疹、水痘)。

2. 本品对于临床治疗中感染的异位性皮炎治疗的疗效和安全性尚未得到评价,因此,在用本品进行治疗前,应清除治疗部位的感染。

3. 异位性皮炎的患者易患浅表皮肤感染,包括疱疹性湿疹(Kaposi 水痘样疹),本品治疗也许会使皮肤单纯疱疹病毒感染或疱疹性湿疹(表现为水疱和糜烂快速播散)发生的危险性增加。当出现皮肤单纯疱疹病毒感染时,应暂时中止在感染部位使用本品,待病毒感染清除后方可重新使用。

4. 与赋形剂组相比,尽管用本品治疗的患者皮肤细菌感染率较低,但是在本品治疗期间严重异位性皮炎的患者的皮肤细菌感染(脓疱疮)的发生率有所增加。

5. 用本品治疗时在用药局部会发生轻度和一过性反应,如发热和(或)烧灼感。如果用药局部反应严重,则应重新评价治疗的危险/受益比。

6. 应避免药物接触眼和黏膜。如果不慎进入这些部位,应彻底擦去乳膏剂,并用水冲洗。

7. 未进行本品乳膏剂用于封包疗法的研究。不推荐采用封包疗法。

8. 由于尚无本品治疗红皮病患者的安全性报道,对这些患者不推荐采用本品进行治疗。

9. 尚无本品治疗内塞顿综合征(Netherton's syndrome)的研究。鉴于有可能增加本品的系统吸收,因此,不推荐本品用于治疗内塞顿综合征。

10. 建议患者采取适当的防晒措施,如尽可能减少日晒时间、涂抹防晒霜和穿合适的衣服遮盖皮肤。

11. 尚无本品对在免疫受损患者和皮肤恶性肿瘤患者应用本品的临床研究,没有资料支持本品可用于这些患者。

12. 本品乳膏含有十六烷基乙醇和硬脂酰基乙醇,该成分可引起局部皮肤反应。

【制剂】 软膏剂:30 mg/3 g;0.6 g/60 g;1 g/100 g。

【贮藏】 密封,在凉暗处保存。

22.6 皮肤保护药及促进伤口愈合药

本节介绍的药物有保护皮肤免受干燥、紫外线伤害的作用,另有些药物为生物制剂可促进皮肤伤口的愈合。

尿素
(urea)

别名:Aqua Care、Nutraplus、Carmol、Ureacin、Gordon's Urea、Rea-Lo、Ultra Mide、Carmol HC

本品为原料药,制成软膏及供临床使用。

【CAS】 57-13-6

【ATC】 D02AE01

【理化性状】 1. 本品为无色至白色,菱晶或白色晶状粉末,易溶于水,可溶于乙醇,具有凉、苦涩、令人不愉快的味道,本身无味,但是长期放置会散发轻微的氨味。本品的溶解作用是一个吸热反应,为了缩短溶解时间,稀释剂与尿素混合前应在水浴中加温至 60 ℃。

2. 分子式:CH_4N_2O

3. 分子量:60.06

4. 结构式

$$O\!=\!\!\begin{array}{c} NH_2 \\[2pt] \\ NH_2 \end{array}$$

5. 稳定性:敞开放置、加热、遇酸或碱,本品水解成氨水和二氧化碳。本品溶液不稳定,不能通过加热灭菌。

【药理作用】 本品可使角质蛋白溶解变性,增进角质层水合作用,从而使皮肤柔软,防止干裂。

【适应证】 1. 尿素局部可用于治疗皮肤干燥。

2. 尿素局部应用具有止痒作用,在高浓度时(例如 40%),是一种蛋白质变性药。

3. 尿素还可作为利尿药或催产药。

【不良反应】 适当剂量局部应用本品软膏剂,具有极低毒性。可能出现暂时的螫刺感,尤其用于颜面、破溃或炎性皮肤。

【禁忌与慎用】 1. 尿素局部用制剂仅供外用。应谨慎用于颜面、破溃或炎性皮肤。

2. 不可在眼周使用。

3. 一些含有亚硫酸盐的尿素制剂,在一些易感个体可能引起过敏类型的反应,包括过敏反应或危及生命的严重程度较低的哮喘偶发事件。对亚硫酸盐敏感的一般人群的总发病率尚不明确,但很可能较低,这种敏感性在哮喘个体比非哮喘个体更常发生。

4. 尿素制剂在用药过程中如出现刺激或皮疹应停止使用。

【剂量与用法】　本品制成乳膏或洗剂局部应用。涂抹于洗浴或浸泡过的皮肤可以增加其补水功能。将尿素制剂局部涂抹于受损部位,1～3 次/日或遵医嘱。

【制剂】　①整装散剂:粉末或结晶。②乳膏剂:10%;20%;22%;30%;40%。③洗剂:10%;15%;25%。④复方尿素制剂:10%尿素及 1%醋酸氢化可的松。

【贮藏】　置于密闭容器内贮存。

乳酸铵
(ammonium lactate)

别名:Lac-Hydrin

【理化性状】　1. 分子式:$C_3H_9O_3N$

2. 分子量:107.06

3. 结构式

【药理作用】　乳酸为皮肤组织的正常成分,乳酸及其盐可保持皮肤水分,影响皮肤角质层的水化作用,还可降低细胞的黏附性。但本品确切的作用机制尚未明确。

【适应证】　用于寻常型鱼鳞病和皮肤干燥。

【不良反应】　可见有烧灼感及刺痛感、皮炎。

【妊娠期安全等级】　C。

【禁忌与慎用】　1. 对本品过敏者、12 岁以下儿童禁用。

2. 妊娠期妇女只有明确需要时才可使用。

3. 尚不明确本品是否经乳汁分泌,哺乳期妇女慎用。

【剂量与用法】　将本品乳膏涂患处,并充分按揉,2 次/日。

【用药须知】　治疗区域应避免阳光照射。

【制剂】　乳膏剂:34.6 g/280 g。

【贮藏】　贮于 15～30 ℃。

三乙醇胺
(triethanolamine)

【CAS】　102-71-6

【理化性状】　1. 本品为无色至淡黄色透明黏稠液体,微有氨味,低温时成为无色至淡黄色立方晶系晶体。露置于空气中时颜色渐渐变深。易溶于水、乙醇、丙酮、甘油及乙二醇等,微溶于苯、乙醚及四氯化碳等,在非极性溶剂中几乎不溶解。

2. 化学名:Tris(2-hydroxyethyl)amine

3. 分子式:$C_6H_{15}NO_3$

4. 分子量:149.19

5. 结构式

【药理作用】　本品制成三乙醇胺的独特水包油性乳膏供临床使用,通过渗透和毛细作用原理,起到清洁和引流的双重作用。本品具有深部水合作用,可增加皮肤血流速度,帮助排出渗出物,还可改变白细胞介素Ⅰ和白细胞介素Ⅵ之间的比例,刺激成纤维细胞增生,增加胶原的合成。

【体内过程】　大鼠实验的研究显示,本品施于烧伤的皮肤之后,可通过契合效应减少局部创伤皮肤的水分丢失(约 75%),并可将本品中的部分水分(约 42%)转移至皮肤表层。对豚鼠的研究显示,本品可加快皮肤的微循环速度,2 h 潜伏期过后,血流在 2 h 之内增加 25%,在 24 h 之内增加 50%。

【适应证】　用于放射治疗引发的继发性红斑。Ⅰ度、Ⅱ度烧伤和尚未感染的皮肤创伤。

【不良反应】　敷用后可能会发生轻微的、暂时性(15～30 min)的疼痛(刺痒)。在极少数情况下,可能发生接触性过敏反应。

【禁忌与慎用】　1. 对本品过敏者禁用。

2. 禁用于出血性伤口、感染性伤口。

3. 妊娠期妇女及哺乳期妇女慎用。

【剂量与用法】　1. 放疗引起的皮肤损伤　遵照医嘱,一日敷用 2～3 次,一次敷用间隔相等,轻轻按摩以使皮肤吸收。

2. Ⅱ度烧伤和其他皮肤创伤　有必要咨询医师的意见。在清洁创伤后,于创伤表面敷上一厚层药物,重复敷用以使创伤处有足量的药物。若需要,请使用湿润的敷布包扎好。请勿使用干性吸水敷布包扎。

3. Ⅰ度烧伤　敷上一厚层直至皮肤不再吸收药

物为止,并轻轻按摩。2~4 次/日。若烧伤面积较大,请咨询医师。

【用药须知】 1. 若发生由烧伤引起的水疱,大面积烧伤或较深或面积较大的伤口,在敷用本品之前有必要咨询医师的意见。

2. 本品不能作为防晒霜使用。

【制剂】 乳膏剂:0.67%,46.5 g;93 g。

【贮藏】 密闭,置阴凉干燥处保存,但贮藏温度不宜低于 0 ℃。

重组人粒细胞巨噬细胞刺激因子
(recombinant human granulocyte/
macrophage colony-stimulating factor)

别名:金扶宁

【药理作用】 1. 人粒细胞巨噬细胞刺激因子作用于造血祖细胞,促进其增殖和分化,其主要作用是刺激粒细胞、单核巨噬细胞成熟,促进成熟细胞向外周血释放,并能促进巨噬细胞及嗜酸性细胞的多种生理功能。

2. 动物药效实验结果显示,本品可缩短大鼠皮肤烫伤及小鼠Ⅲ度烧伤创面的愈合天数;同时,可降低小鼠Ⅲ度烧伤的感染率及病死率。

【适应证】 促进创面愈合,用于深Ⅱ度烧伤创面。

【不良反应】 偶见局部红肿、疼痛等过敏反应,停药后自行消失。

【禁忌与慎用】 1. 对本品任何成分过敏者禁用。

2. 18 岁以下儿童的有效性及安全性尚未确定。

3. 对妊娠期妇女尚无研究资料。

【药物相互作用】 1. 本品遇到乙醇、碘酒、甲紫和过氧化氢等,可能会使本品活性降低,因此,常规清创消毒后,应再次使用 0.9%氯化钠注射液清洗创面后,方可使用本品。

2. 含可能使蛋白质变性成分(如含重金属、鞣酸、生物碱等)的外用药物建议不与本品同时使用。

【剂量与用法】 常规清创后,用 0.9%氯化钠注射液清洗创面,再将适量本品均匀涂于患处。如需包扎,仅可在直接接触创面的消毒纱布内层上均匀地涂布适量本品,即可常规包扎。用量视创面大小而定,推荐剂量为 100 cm² 面积 10 g,1 次/日,疗程 7~28 d。

【用药须知】 1. 本品为无菌包装,可作为手术室用药。

2. 没有感染创面使用经验,伴有严重感染的创面需同时应用抗生素治疗或停用本品。

3. 使用本品前洁净双手;操作时避免污染;用毕

即时旋紧管口。

4. 本品应 2~8 ℃冷藏保存,不可冷冻保存。本品性状发生改变时禁用。打开包装后,须在 7 d 内用完。

5. 请置于儿童不可及处。儿童必须在成人监护下使用

6. 如出现严重过敏症状,请立即停用本品,并及时就医。

【制剂】 凝胶剂:100 μg/10 g。

【贮藏】 遮光、密闭贮于 2~8 ℃。

鼠表皮生长因子
(lyophilized mouse epidermal
growth factor)

【药理作用】 1. 胚胎学和细胞学研究表明 鼠表皮生长因子(mEGF)是一种强有力的广谱细胞分裂促进剂,极微量外源 mEGF 即能刺激外胚层和内胚层起源的各种细胞增殖。

2. 受体结合研究表明 mEGF 能与特异的跨膜受体结合,激活蛋白酪氨酸激酶,通过信息传导系统引起细胞内一系列生化变化,促进小分子化合物从细胞外环境主动运输,活化糖酵解作用,刺激细胞外大分子透明质酸的分泌,活化 RNA 和蛋白质,启动 DNA 合成,使静止的细胞进入分裂周期,促进细胞增殖,其对细胞增殖的促进作用经过一段时间后即可达到生命平衡,细胞不再无限增殖,同时 mEGF 尚可促进血管内皮细胞的迁移。因此,mEGF 能加快受损皮肤和内上皮的再生修复,减少皮肤的畸形。

【适应证】 本品用于下述创面,以促进创面愈合。

1. 深Ⅱ度烧伤创面。

2. 慢性溃疡创面(包括外伤后残余创面、糖尿病溃疡、血管性溃疡和压疮)。

【禁忌与慎用】 本品禁用于皮肤肿瘤患者及皮肤肿瘤引起的溃疡坏死等。妊娠期妇女使用的安全性尚不明确,因此,妊娠期妇女禁用为妥。

【剂量与用法】 本品为外用药,使用时应将本品溶于 0.9%氯化钠注射液,配制成一定浓度。

1. 烧烫伤、灼伤 创面经清创、除痂后外敷一层浸有本品的消毒纱布,其上敷一层油纱布或 1%磺胺嘧啶银乳膏,以防蒸发或流失,半暴露或行包扎。也可把本品调至磺胺嘧啶银糊剂中,直接敷于创面上,浓度为 1~2 μg/ml,用药后 3 d 内一日更换敷料,以后隔日一次,直到创面愈合。如大面积烧伤,可结合自身微粒皮肤移植和整张异体皮覆盖术,效果更佳。

2. 新鲜创面、供皮区创面 创口常规处理后外

敷一层浸有本品的纱布,覆以油纱布,再行常规包扎,3 d 换药一次,浓度为 5 μg/ml。

3. 角膜外伤、溃疡、电光性眼炎　用浓度为 5 μg/ml 的本品溶液滴眼,4 次/日。

4. 皮肤溃疡、糖尿病足坏疽　外敷浓度为 5 μg/ml,隔日一次。用本品时与庆大霉素或氯霉素等抗生素配伍效果更佳。

5. 口腔溃疡　用浓度 1～5 μg/ml 本品溶液直接涂抹或漱口,3～4 次/日。

6. 疮痈类疾病　用浓度 10 μg/ml 本品溶液与抗菌药物或消炎、镇痛药配伍外敷,3 d 换药一次。

【用药须知】　1. 清创一定要彻底,一方面减少感染,另一方面有利于充分发挥本品的细胞增殖作用。

2. 创面根据情况外用抗菌药物,因本品不具有抗感染作用,故一般本品应与抗菌药物配伍,或单独应用抗生素液湿敷创面后,再用本品。

3. 慢性顽固性溃疡创面血运差,故彻底清创后,先用山莨菪碱液湿敷 5～10 min,以改善局部循环,然后再用本品,能获得更好的疗效。

4. 若发现瓶内本品已融化变色应停止使用,溶解后不能及时用完部分宜 4℃ 保存,或冰冻保存,但避免反复冻融。

5. 应用本品时,应清除有机溶剂、重金属离子、生物碱、脱水药、强氧化剂等一切可引起蛋白质变性的因素。

【制剂】　外用冻干粉:1 万 IU;10 万 IU。

【贮藏】　遮光 4℃ 存放,有效期一年半;−20℃ 存放,有效期 3 年;用 0.9％ 氯化钠注射液溶解后 4℃ 存放,有效期 3 个月。

重组人酸性成纤维细胞生长因子
(lyophilized recombinant human acidic fibroblast growth factor)

别名:艾夫吉夫

【药理作用】　本品有促进组织生长的作用。

【适应证】　本品用于下述创面,以促进创面愈合。

1. 深Ⅱ度烧伤创面。

2. 慢性溃疡创面(包括外伤后残余创面、糖尿病溃疡、血管性溃疡和压疮)。

【不良反应】　偶有瘙痒、皮疹、轻微发热和创面疼痛,停药后并加抗过敏药物治疗,瘙痒和皮疹均消失。

【禁忌与慎用】　对本品中任何成分过敏者禁用。妊娠期妇女使用的安全性尚不明确。

【剂量与用法】　1. 用法　将本品包装中所配置的 10 ml 溶媒倒入装有本品冻干粉的瓶中,盖(卡)上包装中所配置的喷雾器头后,即可开始使用。将药液直接喷于清创后的伤患处,或在伤患处覆以适当大小的消毒纱布,将药液均匀滴加于纱布,适当包扎即可。一日换药一次,或遵医嘱。对于烧伤创面,用药时间最长不宜超过 3 周;对于慢性溃疡创面,用药时间最长不宜超过 6 周。

2. 用量　本品最适用量约为 100 U/cm²。

【用药须知】　1. 本品溶解过程中应避免污染。

2. 碘酒、乙醇、过氧化氢、重金属等蛋白变性剂可能会影响本品活性。因此,常规清创后,建议以 0.9％ 氯化钠注射液冲洗后再使用本品。

【制剂】　外用冻干粉:25000 U。

【贮藏】　遮光贮于 2～8℃。

胶原酶
(collagenase)

【药理作用】　1. 因为胶原蛋白占皮肤干重的 75％,胶原酶在生理 pH 和温度下,具有水解天然胶原蛋白的作用,它具有消化坏死组织中天然与变性胶原的独特作用。如果将创面基底部被自身胶原固定的坏死组织清除掉,创面的愈合就会加快。胶原酶是唯一能够分解自身胶原的蛋白水解酶。胶原酶可使创面的坏死组织分解,促进创面肉芽组织和上皮组织的形成,创面周围的正常上皮、肉芽组织、脂肪组织和肌肉等健康组织就不会受到损害。而在细菌感染性创面,坏死组织被酶降解使细菌失去了生长的培养基,从而减轻了创面感染。

2. 在创面愈合过程中,内源性胶原酶的数量和活性受到影响,因此,有必要补充外源性的胶原酶。胶原酶的分解作用不但可使坏死组织变得疏松而易于去除,从而使创面可以正常生长和修复,同时胶原降解后产生的肽链分子又可以进一步趋化成纤维细胞、炎症细胞等,加速角质细胞的增殖和移动从而加速了创面愈合。

【适应证】　用于烧伤创面的酶学清创和促进创面的愈合。

【不良反应】　可能出现的不良反应有局部疼痛、烧灼或刺痛感。

【禁忌与慎用】　对本品所含成分有局部和全身过敏者禁用。妊娠期妇女使用的安全性尚不明确。

【药物相互作用】　洗涤剂、防腐剂中银和汞能降低本品活性。

【剂量与用法】　一日或隔日 1 次。使用方法如下。

1. 在用药之前,将患处用0.9%氯化钠注射液轻轻洗净。

2. 出现感染时,患处可以使用合适的抗菌药物,然后再敷用本品:如果感染继续,暂停敷用本品,感染消除后,继续敷用本品。

3. 本品可直接涂于患处,也可涂在纱布上,敷在患处。

【用药须知】　1. 本品活性的最佳 pH 为 6~8,过高或过低 pH 都降低本品的活性,所以应引起适当的注意。

2. 酶的活性同样受到去污剂、重金属离子的影响,例如,酶活性受一些防腐剂中使用的汞和银的抑制。当怀疑已经接触了这些时,在使用本品前应该用0.9%氯化钠注射液仔细地反复冲洗患处。

3. 患处还应避免含有金属离子和酸性溶液的浸泡,因为这样的溶液带有金属离子及 pH 会偏低。

4. 清洁剂如过氧化氢溶液、次氯酸钠溶液、0.9%氯化钠注射液与本品可配伍使用。

5. 因为理论上酶清创可能增加染菌的危险,所以应该密切关注重症患者的全身细菌感染。

6. 当不慎将本品涂于伤口之外的周围组织时,偶尔出现轻微的暂时性红斑,所以应将软膏小心涂抹在伤口上。

【制剂】　软膏剂:3750 U/15 g。

【贮藏】　遮光,密闭贮于 2~10 ℃。

22.7　其他皮肤科用药

本节介绍的药物包括脱毛剂、去除雀斑药、止汗药和光敏剂。

氯化铝六水化物
(aluminum chloride hexahydrate)

本品是一种止汗药。

【CAS】　7446-70-0 (anhydrous);10124-27-3 (hydrate);7784-13-6(hexahydrate)

【ATC】　D10AX01

【理化性状】　1. 为白色或淡黄白色结晶性粉末,几乎无臭,味甜而极涩。极易溶于水,易溶于乙醇,溶于盐酸,不溶于乙醚和甘油。

2. 分子式:$AlCl_3 \cdot 6H_2O$

3. 分子量:170.5

【药理作用】　本品能机械性阻塞外分泌腺的汗腺导管,可能通过铝离子与外分泌腺的顶端汗管部分形成沉淀复合物而起作用。长期应用本品可能会导致汗腺内的分泌细胞膨胀和萎缩。本品对顶质分泌腺无影响。

【体内过程】　局部使用本品很少吸收。手掌应用 20% 的本品溶液后,48 h 内可使汗液减少,停止治疗 48 h 内止汗的效果消失。吸收的铝主要通过肾排泄。肾功能不全患者对铝的清除率可能会降低。

【适应证】　本品主要用于治疗多汗症,包括原发性和继发性多汗症。作为一线药物治疗轻、中度原发性局部多汗症,包括腋窝、掌-足多汗症。

【不良反应】　皮肤刺激性,可产生灼烧感、针刺感、瘙痒、麻刺感。

【禁用与慎用】　1. 妊娠期妇女和哺乳期妇女不推荐使用本品。

2. 对本品或本品中任一成分过敏者禁用。

3. 婴儿和儿童使用本品存在较大的风险,原因是肾功能发育不全。

4. 肾功能不全患者在使用本品时存在较大的风险,在使用前应咨询医师。

【剂量与用法】　1. 本品制剂仅供外用,常用溶液制剂。本品仅用于干燥完整的皮肤,禁用于易激惹、破损或刚刚剃毛的皮肤。用本品前可用吹风机将皮肤吹干。治疗区域不可用其他除臭剂或止汗药。若想要达到最佳效果,最好在睡前应用,此时汗液分泌最少。可采用手指、棉球或随带的涂药器进行涂擦。为减少刺激性,涂擦后应等待本品溶液中的乙醇挥发(患者可用吹风机用常温吹干腋下治疗部位),皮肤上会形成一层薄膜,为防止薄膜脱落,建议腋下治疗的患者穿 T 恤衫,头皮治疗的患者戴塑料浴帽,手掌治疗的患者戴手套,足底治疗的患者应穿袜子,不可使用胶带。但有些医师认为,密封治疗部位无必要,且增加皮肤刺激的风险。6~8 h 后(经常是第 2 d 早晨),移除衣物或塑料浴帽,为减少刺激性,用水和肥皂或洗发露彻底清洗治疗部位,用毛巾擦干。一些医师建议用碳酸氢钠清洗,以减轻刺激。

2. 腋窝、掌-足、颜面多汗症,如腋窝、手掌、足底、头皮部位,每天临睡前用,1 次/日。应至少连续 2 晚使用直至达到无汗的效果。继后,应根据需要每周再使用 1~2 次。

3. 腋窝多汗可自行用药,仅用于两臂下的腋窝,用前保证皮肤干燥。可重复使用本品直至达到想要达到的效果。继后,应每隔 1 d 或根据需要再使用。

【用药须知】　1. 应按照正确的方法使用本品,自行用药仅限于腋下。

2. 本品溶液具有可燃性,使用时应远离明火。

3. 本品避免接触眼,若不小心溅入眼中,应用大量的水冲洗。

4. 若皮肤出现红疹或其他反应,应及时停药并咨询医师。

5. 肾功能不全患者在开始使用和继续使用前应先咨询医师。

6. 本品溶液可对针织物或金属产生损害,在治疗 6～8 h 后应将残留物冲洗干净,以免对衣物造成损坏。

7. 本品应在肉毒素注射、离子导入法、局部切除、抽脂术及交感神经切除术之前使用。

【制剂】 ①滚珠式涂药器:12%。②溶液剂:6.25%;20%。

【贮藏】 室温保存,远离明火,置于儿童接触不到的地方。

依洛尼塞
(eflornithine)

别名:依氟鸟氨酸

本品为脱毛剂。

【CAS】 70052-12-9;67037-37-0

【ATC】 D11AX16;P01CX03

【理化性状】 1. 化学名:(±)-2-(Difluo-romethyl)ornithine

2. 分子式:$C_6H_{12}F_2N_2O_2$

3. 分子量:182.2

4. 结构式

盐酸依洛尼塞
(eflornithine hydrochloride)

别名:依洛尼新

【CAS】 96020-91-6

【理化性状】 1. 化学名:(±)-2-(Difluo-romethyl)ornithine monohydrochloride monohydrate

2. 分子式:$C_6H_{12}F_2N_2O_2 \cdot HCl \cdot H_2O$

3. 分子量:236.65

【药理作用】 本品对鸟氨酸脱羧酶具有不可逆转的抑制作用,该脱羧酶是聚胺生物合成中的一种限制酶。本品可抑制细胞的分裂和合成功能,影响毛发的生长。

【体内过程】 局部使用本品的吸收量<1%,本品乳膏一次 0.5 g,2 次/日外用,4 d 后达稳态,消除 $t_{1/2}$ 约为 8 h,C_{max} 为 10 ng/ml,C_{min} 为 5 ng/ml,AUC_{12h} 约 92(ng·h)/ml。主要以原药随尿液排泄。

【适应证】 用于女性面部脱毛。

【不良反应】 1. 常见痤疮、皮肤刺激感、灼烧感、头痛、皮肤瘙痒、皮肤干燥、皮肤刺痛感、食欲缺乏、脱发、毛囊炎、毛发向内生长、皮疹、头晕、面部水肿、头晕、恶心、无力。

2. 少见皮肤出血、接触性皮炎、唇肿胀、单纯性疱疹、酒渣鼻。实验室检查可见转氨酶升高。

【妊娠期安全等级】 C。

【禁忌与慎用】 1. 对本品过敏者禁用。

2. 哺乳期妇女、妊娠期妇女慎用。

3. 12 岁以下儿童用药的安全性及有效性尚未确定。

【剂量与用法】 涂于面部,并按揉至吸收,至少停留 4 h。2 次/日,至少间隔 8 h 使用。如需要,可与其他脱毛方法合用,至少在其他方法使用后 5 min 后使用本品。

【用药须知】 1. 本品仅供外用。

2. 本品不能用于皮肤有挫伤、外伤处。

【制剂】 乳膏剂:13.9%(以无水物计)。

【贮藏】 贮于 25 ℃,短程携带允许 15～30 ℃。

对苯二酚
(hydroquinone)

别名:氢醌、Melquin-3、Quinol

本品为皮肤褪色剂。

【CAS】 123-31-9

【ATC】 D11AX11

【理化性状】 1. 本品白色针状结晶,见光变色易溶于热水、乙醇及乙醚,微溶于苯。

2. 化学名:Benzene-1,4-diol

3. 分子式:$C_6H_6O_2$

4. 分子量:110.11

5. 结构式

【药理作用】 本品的作用机制是通过抑制酪氨酸转化为 3,4-二羟苯丙氨酸(多巴)的酶氧化作用和抑制其他的黑色素细胞代谢过程而产生可逆性的皮肤褪色。

【适应证】 用于黄褐斑、雀斑及炎症后色素沉着斑的治疗。

【不良反应】 可见有烧灼感;偶见有局部过敏反应(如局部接触性皮炎),此种情况应立即停药,并给予治疗。

【妊娠期安全等级】 C。

【禁忌与慎用】 1. 对本品过敏者、12 岁以下儿童及妊娠期妇女禁用。

2. 妊娠期妇女只有明确需要时才可使用。

3. 尚不明确本品是否经乳汁分泌，哺乳期妇女慎用。

【剂量与用法】　每天早晚各一次，适量外搽斑处，一般要搽数周，色斑才会减轻；如果病变无改善仍持续用药几周。当色斑恢复至正常肤色时，应渐渐减少用药。用药时如治疗 2 个月后仍未出现去斑或色素变浅效果，应停用该药或遵医嘱。

【用药须知】　1. 用前对其敏感性进行皮试，可在无损皮肤涂用 24 h，如出现少量红斑，则不必禁用该药。但如用药部位出现瘙痒、水疱或特殊的炎症反应，则建议停用该药。

2. 一次使用面积不宜过大。

3. 本品不可用于眼部和伤口周围的斑变。

4. 用药后避免阳光照射，阳光照射过多会发生雀斑。

5. 只可用于病变部位，勿涂抹于正常皮肤。

6. 乳膏一旦变色，禁止使用。

【制剂】　①乳膏剂：0.2 g/10 g。②外用溶液：3%。

【贮藏】　密闭、遮光，在阴凉（不超过 20 ℃）处保存。

氨基酮戊酸
(aminolevulinic acid)

别名：氨基乙酰丙酸

本品是为内源性原卟啉Ⅸ的前体，是一种感光剂。临床用其盐酸盐，商品名：Levulan。

【CAS】　106-60-5

【ATC】　L01XD04

【理化性状】　1. 本品为白色至类白色结晶性粉末，无臭，极易溶于水，易溶于乙醇、甲醇，几乎不溶于二氯甲烷、己烷和矿物油。

2. 化学名：5-Amino-4-oxopentanoic acid

3. 分子式：$C_5H_9NO_3$

4. 分子量：131.13

5. 结构式

【药理作用】　1. 由甘氨酸和琥珀酰辅酶 A 形成氨基酮戊酸是血红素合成途径的第一步，最后一步是结合铁进入原卟啉Ⅸ以形成血红素，这是在亚铁螯合酶的作用下完成的。正常情况下，本品的合成是通过氨基酮戊酸酶的反馈抑制严密控制的，推测中，是由细胞内血红素浓缩而成。因此，当局部使用盐酸氨基酮戊酸时就可向细胞提供氨基酮戊酸，由于亚铁螯合酶将原卟啉Ⅸ转变成血红素的能力有限，于是，原卟啉Ⅸ就聚集起来。

2. 当暴露在适宜波长和能量的光下，上述聚集的原卟啉Ⅸ就会产生光效学反应，细胞毒的进程依赖于同时存在的光和氧。通过原卟啉Ⅸ的光吸收产生分子的兴奋状态和细胞毒单线氧原子的下代，这种氧原子进一步对过氧化物和羟基起反应。这种组织局部应用本品增加了外源性氨基乙酰丙酸的浓度，抑制了原卟啉Ⅸ转换成亚铁血红素，使原卟啉Ⅸ堆积。当暴露于波长和能量适当的光线时，累积的原卟啉Ⅸ产生光动力学反应，这是一种需要光线和氧气同时存在的细胞毒作用。原卟啉Ⅸ所致的光吸收可激活分子，产生细胞毒性单电子键氧原子，后者再经进一步反应形成过氧化物和氢氧根基团。盐酸氨基乙酰丙酸局部应用和光照射作用引起的特异性组织反应，是光化性角化病的光动力疗法的基础。

【适应证】　治疗面部或头皮的非过度角化的光化性角化病。治疗此病，除局部使用本品之外，还要结合使用蓝色光光效应疗法照明（BLU-U）。

【不良反应】　接受本品治疗者都会发生一过性局部刺痛和（或）灼痛、瘙痒、红斑和水肿。至少 50% 的患者发生一个或多个病灶严重刺痛和（或）灼痛；约 3% 的患者因刺痛和（或）灼痛而中断蓝光治疗；接受短期治疗者，红斑和水肿的发生率分别为 99% 和 35%。

【禁忌与慎用】　对波长为 400～450 nm 光敏感、卟啉症或对本品过敏者禁用。哺乳期妇女慎用。

【妊娠期安全等级】　C。

【药物相互作用】　1. 尚未进行正式的药物相互作用研究。

2. 已知光致敏药物，如灰黄霉素、噻嗪类利尿药、磺酰脲类、吩噻嗪类、磺胺类和四环素类可能会增加本品的光敏反应。

【剂量与用法】　1. 本品的配制　本品制剂的涂药器为塑料制品，装有药液的玻璃安瓿置于其中，通过压迫涂药器的厚纸板袖，就可以将安瓿折破。将涂药器帽向上，手指加压，将涂药器推到适当的位置。在玻璃安瓿弄破以后，要轻轻摇动涂药器至少 3 min，让药物完全溶解。

2. 用法　溶液一旦配好，要立即使用，因为活化后的产品性质不稳定，药液应在 2 h 内用完，并将涂药器丢弃。下次用药时，用新的涂药器配制。涂药前，要将治疗病灶清洁并使其干燥。将药液用湿的涂药器顶端的斜口轻轻地直接涂到病灶上。用足够的药液浸湿病灶表面，但不要让药液流淌到其他部位。等药物干后,再以同样方法涂药 1 次。

3. 剂量　本品治疗光化性角化病包括两个步骤:先用本品处理病灶(如上所述),14～18 h 后用 BLU-U 照射进行蓝光光动力治疗,时间 1000s(16 分 40 秒),剂量 10 J/cm²。在行蓝光照射治疗时,患者和医师都要戴上防蓝光的防护眼镜。一般每个病灶治疗 1 次。8 周后未痊愈者,可行第 2 次治疗。

【用药须知】　1. 用本品治疗后,局部对光特别敏感,要保持病灶干燥和遮光。患者接触阳光或户内光线之前,要戴不透光线的宽边遮阳帽,或者类似的头部防晒物或穿防光照的防护服,以保护病灶不被光线照射。遮光剂不能阻止可见光线引起的光敏感反应。

2. 本品不能由患者自己使用,应由具备资格的专业人员给药。

3. 治疗后,病灶周围皮肤可能会发生不同程度的发红、肿胀和皮肤剥落。这些变化是暂时的,4 周后会完全消失。

4. 如果正在或打算同时接受其他药物治疗,患者要告诉医师。女性患者已经或计划妊娠,或者正在哺乳,也要告知医师。

5. 在临床实验中,随访时间都未超过 12 个月。因此,目前尚不清楚 12 个月以后的复发率和进一步的疗效如何。

【制剂】　局部使用溶液为 20%,塑料容器中包括 2 个安瓿,一支含有 1.5 ml 赋形剂,另一支装有本品 354 mg。

【贮藏】　遮光贮于 2～8 ℃。

氯乙烷
(ethyl chloride)

别名:氯化乙烷、氯代乙烷、Aethylchloride、Chloroethane、Hydrochloric ether

本品为冷冻皮肤的局部麻醉药。

【CAS】　75-00-3

【ATC】　N01BX01

【理化性状】　1. 本品为无色易燃气体,有类似醚样的气味,在低温或低压下是无色液体。在 12～13 ℃之间极易挥发,与 5%～15%的空气混合具有爆炸性,微溶于水,易溶于乙醇和乙醚。沸点 12.5 ℃,相对密度 0.92,辛醇/水分配系数 1.43。

2. 化学名:1-Chloroethane

3. 分子式:C₂H₅Cl

4. 分子量:64.52

5. 结构式

【用药警戒】　本品为易燃气体,注意防火。

【药理作用】　1. 本品喷于皮肤表面后,快速蒸发使表面组织冻结到-20 ℃,从而导致外围神经末梢感觉迟钝,而起到局部麻醉作用。

2. 本品在小切口手术如痈或疖和去除局部增生时作为局部麻醉药。

3. 本品在手术治疗中应限制使用,但因为麻醉持续时间非常短,解冻过程会引起疼痛,且冻结可能降低细胞对感染的抵抗能力并延迟愈合。

【体内过程】　1. 本品喷雾冷冻麻醉通常保持长达 1 min。

2. 本品也有烃吸入麻醉药的药理学作用。

【适应证】　1. 局部使用缓解肌内注射、静脉注射、静脉穿刺、小手术(如疖、切口和小脓肿的切开引流)的疼痛。

2. 用于减轻与烧伤和昆虫叮咬及擦伤、割伤、擦伤、肿胀、轻微扭伤和轻微运动损伤引起的疼痛。

3. 本品可用于辅助治疗癣病变和匐行疹。作为一个抗刺激剂,本品用于缓解肌筋膜和内脏疼痛综合征。

【不良反应】　1. 皮肤过敏反应罕见,冷冻偶尔可致皮肤色素沉着。

2. 尽管厂家声明没有慢性中毒病例报道,但本品可经皮肤吸收,且有肝、肾毒性,长期接触可引起肝、肾损害。

【禁忌与慎用】　1. 对本品过敏者禁用。

2. 妊娠期妇女如确有用药指征时方可使用。

3. 尚不清楚本品是否经乳汁分泌,哺乳期若需使用请仔细权衡利弊。

【药物相互作用】　尚无相关资料。

【剂量与用法】　1. 注射前局部麻醉　准备好注射器,消毒操作部位,喷雾器喷头距离目标皮肤 8～23 cm,持续喷雾 3～7 s(气溶胶 4～10 s)。直到喷雾皮肤变白,不要冻伤皮肤,迅速注射。其他注射操作,如静脉注射和静脉穿刺,与上述方法相同。

2. 小手术局部麻醉　对手术部位清洁消毒,应用凡士林保护邻近部位。如上操作喷雾后迅速切口。本品的麻醉作用持续几秒到 1 min。

3. 暂时缓解轻度运动损伤所致疼痛　应使用产生预期效果的最小剂量。本品的麻醉效果极少能持续超过几秒钟至 1 min,这么短的时间间隔对帮助降低或缓解最初的创伤引起的疼痛常常不足,此时必需紧急判断受伤的程度(如骨折、扭伤等)。给药的方法是将琥珀瓶装喷雾剂对准目标区域,距离表皮8～23 cm,喷射 3～7 s(听装喷雾剂 4～10 s),直至喷射区域刚刚发白,不要冻伤皮肤。

4. 本品喷雾剂可用于对抗肌筋膜疼痛、运动受限及肌肉紧张,包括腰部痛(由于肌肉紧张)、急性斜颈、斜颈、肩部急性滑囊炎、腿筋抽搐、踝关节扭伤、咬肌紧张、因扳机点刺激引发的牵扯痛等。疼痛的缓解有利于肌肉功能的恢复。喷雾和拉伸技术是系统的治疗方法,包括评估、喷雾和拉伸 3 个环节。

如经评估患者存在活动性因扳机点刺激引发的疼痛,可让患者采取舒适体位,如喷射接近面部,遮盖患者眼睛、鼻及口,离目标区域 30～46 cm,直接平行清扫喷射,每间隔 1.5～2 cm,速度 10 cm/s,直至覆盖整个肌肉,喷雾的数量根据肌肉的大小而定。

喷射应覆盖肌肉附件至扳机点,通过并覆盖牵扯区域。在喷射时,伸展肌肉,逐渐增加连续喷雾的力度。当肌肉松弛时,协助延伸肌肉伸缩长度,有必要使肌肉伸展到完全的正常长度,扳机点完全缓解,疼痛完全解除。为使效果持续,消除触发因素,治疗后可湿热敷 10～15 min,使肌肉复温,如有必要,重复上述操作。

【用药须知】　1. 本品只供外用,请勿喷入眼里,不应用于破损的皮肤或黏膜。当用于局部组织冷冻时,毗邻地方应涂凡士林进行保护。

2. 冷冻后的融化过程可能很痛,冷冻还可能降低局部抗感染能力和延迟愈合。

3. 请勿吸入本品,因其可产生镇静和全身麻醉作用,出现深度麻醉或伴随呼吸或心脏骤停的致命性昏迷。

4. 本品为易燃品,不应该在有明火或电烙设备附近使用。

5. 若不慎吸入本品,中毒的患者应远离氯乙烷所在地,将患者安置好并给予对症治疗,密切观察患者肝、肾毒性的延迟反应。

6. 如发生以下可能性虽然不大但却严重的不良反应(如皮肤颜色持续改变、皮肤融化疼痛、给药部位感染和伤口愈合延迟)时,应及时告知医师。

7. 如发生以下罕见但严重的不良反应(如尿量改变、眼或皮肤发黄、黑尿、胃或腹部疼痛、持续恶心或呕吐、异常疲劳)时,请及时告知医师。

8. 严重的过敏反应可能性不大,但若发生应立即就诊。包括皮疹、瘙痒或肿胀(尤其是面部、舌、喉咙)、严重头晕、呼吸困难。

【制剂】　喷雾剂:①细流喷雾剂,3.5 盎司/玻璃瓶;②中流喷雾剂,3.5 盎司/玻璃瓶;③薄雾喷雾剂,

3.5 盎司/听。

【贮藏】　因容器内有压力,应在阴凉处(15～30 ℃,不超过 50 ℃)、遮光,密封保存。远离明火,禁放于热物体表面。放在儿童接触不到的地方。

去氧胆酸
(deoxycholic acid)

别名:Kybella

本品是一种细胞溶解药,供皮下注射。

【CAS】　83-44-3

【理化性状】　1. 化学名:$(3\alpha,5\beta,12\alpha,20R)$-3,12-Dihydroxycholan-24-oic acid

2. 分子式:$C_{24}H_{40}O_4$

3. 分子量:392.57

4. 结构式

【药理作用】　本品是一种细胞溶解药,当注入身体组织后,就会物理性地破坏细胞膜并引起溶解。

【体内过程】　1. 吸收　皮下注射本品后被迅速吸收,与血浆蛋白广泛地结合(98%)。单次最大推荐治疗剂量(100 mg)给药后,观察到注射后的平均 T_{max} 为 18 min,平均 C_{max} 为(1024±304)ng/ml,且是未给予本品期间观察到的 24 h 平均内源性基线 C_{max} 值的 3.2 倍。最大推荐单次治疗剂量(100 mg)后,平均 AUC_{0-24} 为(7896±2269)(ng·h)/ml,且是内源性暴露量的 1.6 倍。治疗后 24 h 内本品的血药浓度降至内源性范围。按计划治疗用药,预期不会引起蓄积。

2. 代谢和排泄　内源性的去氧胆酸是胆固醇代谢的产物,并随粪便以原形排泄。在正常条件下,本品不被代谢。本品在肠肝循环中被吸收进入内源性胆汁酸池,并与内源性的去氧胆酸一并被排泄。

【适应证】　用于改善成年人中颏下脂肪中度至严重凸起或丰满样外观。

【不良反应】　1. 最常见的不良反应(>20%受试者)为注射部位反应,包括水肿、肿胀、血肿、疼痛、麻木、红斑和硬结。

2. 其他不良反应包括注射部位出血、注射部位变色、预示晕厥或晕厥、淋巴结肿大、注射部位荨麻疹和颈痛、头痛、注射部位损伤、高血压、恶心、吞咽

困难。

3. ＞10％且持续＞30 d 不良反应包括注射部位麻木（42％）、注射部位水肿/肿胀（20％）、注射部位疼痛（16％）和注射部位硬结（13％）。

【妊娠期安全等级】　尚无相关研究，但在动物生殖研究中，大鼠在器官形成期给予剂量为人推荐剂量的 5 倍时，未观察到对胎鼠的危害。

【禁忌与慎用】　1. 禁用于存在感染的部位。

2. 尚无人乳汁中合成去氧胆酸的存在对婴儿影响的相关资料。应用本品前应同时考虑母乳对婴儿发育的影响和母亲对本品临床需求获益及对两者潜在的不良影响。

3. 小于 18 岁患者中安全性和有效性尚未确定，不建议儿童或青少年使用。

4. 本品的临床试验未包含足够数量年龄≥65 岁的受试者，因为不能确定他们的反应是否较年轻受试者不同。一般来说，老年患者的剂量选择应谨慎，考虑到老年人的肝、肾或心脏功能降低，且通常伴有其他疾病或正在使用其他类药物治疗的情况更频繁，通常应以小剂量开始。

5. 本品给药后可能发生颏下血肿或瘀伤。正在用抗血小板或抗凝剂治疗及有凝血异常的患者慎用。

【药物相互作用】　体外研究的结果表明，在治疗浓度下的本品并不抑制或诱导 CYP 酶。也不抑制以下转运蛋白：P-gp、BCRP、MRP4、MRP2、OATP1B1、OATP2B1、OATP1B3、OCT1、OCT2、OAT1、OAT3、NTCP 和 ASBT。

【剂量与用法】　每点皮下注射 0.2 ml，间隔 1 cm，一次最多注射 50 个点（共 10 ml）。一次治疗的间隔时间≥1 个月，最多治疗 6 次。

【用药须知】　1. 本品应由专业卫生保健人员使用，检查患者颏下凸起或丰满时排除其他潜在原因（如甲状腺肿大和淋巴结肿大）。

2. 仔细考虑本品在其他患者中的使用是否会使颏下脂肪减少从而导致过多的皮肤松弛，突出颈阔肌带或可能的非预期整容结果。

3. 在既往曾有颏下区手术或整容治疗的患者中慎用。解剖学及解剖标志变化或瘢痕组织的存在都可能影响本品使用的安全性或最终须获得的美容效果。

4. 建议不要稀释或与其他化合物混合使用。

5. 避免注射接近下颌缘神经的区域。

6. 本品的安全和有效使用依赖于使用正确剂量和注射位置、适当的进针位置和给药技术。

7. 专业卫生保健人员给予本品前，必须了解相

关颏下解剖学和涉及区域关联的神经、肌肉组织的结构及患者以前手术或美容所致解剖学的变化。

8. 相对于下颌骨的置针位置非常重要，因为可减少损伤下颌缘神经（一个面神经运动分支）的可能性。由于唇降肌麻痹，面神经损伤可导致不对称的微笑。

9. 避免对下颌缘神经的损伤。

（1）不要注入下颌骨下缘以上。

（2）不要注入颏下缘以下 1～1.5 cm 的区域内（从下颌角至下颚）。

（3）本品仅注射在目标颏下脂肪治疗区内。

10. 避免注入颈阔肌　每次治疗前，触诊颏下区确保充足的颏下脂肪并鉴定目标治疗区内在真皮和颈阔肌（前颈阔肌脂肪）间的皮下脂肪。注射数量和治疗的次数应因个体患者的颏下脂肪分布和治疗目标而特定调整。

11. 注入治疗区　使用冰或冷敷，局部或注射局部麻醉（如利多卡因）可提高患者的舒适感。

用手术笔画出计划治疗区的轮廓和绘出 1 cm 注射网格标记注射部位。不要在已确定区域外注射本品。

（1）采用大口径针，抽吸 1 ml 的本品至 1 ml 无菌注射器内并排出注射器中的气泡。

（2）让患者紧张颈阔肌。捏住颏下脂肪，用 30 号（或更小）针，注入 0.2 ml 的本品至前颈阔肌脂肪，依次注射标记的注射部位，垂直于皮肤进针。

（3）注射太浅（至真皮）可能导致皮肤溃疡。注射过程中不要从皮下脂肪将针退出，因为这可能会增加皮内暴露和潜在的皮肤溃疡的风险。

（4）避免在中部至皮下脂肪层位置因注射本品至脂肪组织而注射到后颈阔肌脂肪。

（5）任何时间若进针遇到阻力，这表明可能接触到筋膜或非脂肪组织，针头必须撤退到注射给药之前的适当深度。

（6）避免注射至其他组织，例如肌肉、唾液腺或淋巴结。

（7）在撤针时，对每个注射部位可能需要加压以尽可能减少出血，可应用黏合敷料。

12. 如患者发生下颌缘神经麻痹体征（如不对称微笑、面肌无力）、吞咽困难，或任何症状恶化，应告知其专业卫生保健人员。

13. 使用本品可能发生吞咽困难。可使已有的吞咽困难加重。

14. 在临床试验中，给药部位可能发生反应使吞咽困难，如疼痛、肿胀和颏下区硬结。咽下困难的病症可自动愈合（时间为 1～81 d，平均 3 d）。

15. 目前或既往有吞咽困难病史者不应接受排除临床试验。目前或既往有吞咽困难病史可因本品导致吞咽病情恶化,故应避免使用本品。

16. 在临床试验中,72%本品受试者的注射部位会出现血肿或瘀伤。

17. 本品会增加组织损伤风险,避免在易损解剖结构及附近使用本品。

18. 本品禁止在唾液腺、淋巴结及其肌肉和紧密邻近(1～1.5 cm)部位使用,避免可能的组织损伤。

【制剂】　注射液:20 mg/2 ml。

【贮藏】　贮于20～25 ℃,短程携带允许15～30 ℃。

阿菲赛尔-T
(azficel-T)

别名:Laviv

本品是一种自体细胞产品,系成纤维细胞悬浮在不含酚红的达尔伯克改良伊格尔培养基中生成的。取自耳后皮肤的成纤维细胞经无菌培养而成,冷藏于不含蛋白含二甲基亚砜的溶液中。

【药理作用】　本品可改善鼻唇沟皱纹外观的机制尚不清楚。

【适应证】　用于改善成人中、重度鼻唇沟皱纹。除鼻唇褶皱区以外,本品的安全性和有效性尚未确定。

【不良反应】　1. 临床试验中发生率≥1%的不良反应为注射部位反应,包括发红、瘀青、肿胀、疼痛、出血、水肿、结节、丘疹、刺激、皮炎和瘙痒。发生率<1%的不良反应有痤疮、面部或眼睑水肿、注射部位皮肤感觉超敏或减低、使用后不适(头痛、牙痛和颚痛)、唇疱疹、注射部位色素沉着、注射部位缺血、基底细胞癌和白细胞破碎性血管炎。80%以上的不良反应为局限性的,不必治疗。86%的注射部位不良反应可在1周内痊愈。

2. 一项观察组织反应和组织学水平的本品不良反应的皮肤活检研究显示,末次注射后3个月,其组织学检查显示试验组50%有炎性细胞浸润,安慰剂组或未处理组为7%;在6个月时,试验组27%可见到炎性细胞浸润,与之相比,安慰剂组仅为12%。所有29例受试者,均未见到异常成纤维细胞、显著瘢痕形成或细胞外基质异常的组织学证据,也未观察到表(真)皮厚度或细胞间质有差异。

【妊娠期安全等级】　C。

【禁忌与慎用】　1. 严禁同种异体使用,否则可发生严重的免疫反应。

2. 已知对本品所含成分过敏者禁用,对庆大霉素、两性霉素、二甲基亚砜或牛源性材料过敏者请勿使用本品。

3. 面部范围活动性感染者禁用。

4. 尚未进行本品的动物生殖研究,妊娠期妇女使用本品的安全性尚不清楚,若需使用请仔细权衡利弊。

5. 儿童用药的安全性和有效性尚未确立。

6. 没有足够数量的65岁以上的受试者参与研究,还无法判定老年人对本品的效应是否与年轻人不同。

【药物相互作用】　服用阿司匹林、NSAIDs或抗凝剂可能增加在活检时和(或)注射部位瘀伤或出血的发生率。

【剂量与用法】　1. 仅可自身皮内注射,经过培训被批准的卫生保健人员方有资格注射本品。剂量0.1 ml/cm,注射进入鼻唇沟皱纹。推荐的治疗方案应分为3次给予,一次最多可给予本品2 ml(2瓶),两次之间应间隔3～6周。

2. 配制方法

(1) 确保本品瓶上独特的患者身份识别标识与接受注射的患者一致。

(2) 用前应放置至室温。

(3) 检查本品有无渗漏、破损或污悬浮在介质中,打开前轻敲瓶顶以防其沾留。本品不可稀释。

(4) 注射前,至少准备4套无菌注射器和针头。为更好控制注射,建议使用小容量注射器(如0.5 ml注射器)。为减少细胞损伤,应使用一可拆卸的大口径针头(如21号)从瓶中抽吸。

(5) 无菌操作,每个注射器从瓶中吸出0.5 ml本品,注意总体积。注射前将21号针头换为30号针头。为了更好控制注射和减少炎性反应,建议用短且锐利的针头(如30号,半英寸针头)。

3. 给药

(1) 确定注射范围,确保注射区没有化妆品、毛发或面部饰品。

(2) 评估是否需要外用局部麻醉药,如给予,应在注射前从面部完全清除局部使用的麻醉药。请勿使用注射用局部麻醉药。

(3) 注射前用无菌溶液清洗治疗区。

(4) 使患者处于适于注射角度的舒适体位(如卧位)。

(5) 用30号针头将本品注入浅表真皮,剂量0.1 ml/cm。当针头插入至正确的平面(即延着各鼻唇沟皱纹),通过表皮应可以看见针头。

(6) 通过外观发白和注射部位液泡确认皮内注射。避免将本品注入血管、皮下或肌肉内。

(7) 根据需要采取多次注射以覆盖整个鼻唇

沟皱纹。注射区域略微重叠,否则注射部位末端几毫米可能没有本品覆盖。为防止本品从注射部位渗出,应确认针头末端略微接近前次注射的地方。

(8) 注射后,保持注射区域不受干扰。不要摩擦、按摩或按压注射区域。可冷敷 2～3 min,但不要直接将冰袋置于皮肤上。

(9) 剩余的本品和注射材料按生物危害性废料处理。

(10) 提醒患者细心护理注射部位。

【用药须知】　1. 使用本品治疗有可能发生超敏反应。

2. 使用本品可能发生注射部位出血和瘀伤。患者服用阿司匹林、NSAIDs 或抗凝血药,以及患有凝血方面的疾病,发生严重出血或瘀伤的风险更大。

3. 使用本品治疗后曾有患者发生白细胞碎裂性血管炎、唇疱疹。

4. 化疗药物可能影响本品的作用,需要进行治疗的恶性肿瘤患者不应使用本品。此外,患者化疗时通常免疫力会被抑制,因而增加感染的风险。在临床试验中曾报道一名患者治疗后 7 个月存在临近注射部位发生基底细胞癌。尽管病因未确定,仍不推荐已知有皮肤癌病史的患者使用本品。

5. 使用本品需要耳后皮肤 3 次活检和鼻唇褶皱内多次注射。这些操作损伤皮肤,可能导致瘢痕疙瘩或易感个体形成过度增生的瘢痕。尽管临床试验未观察到过度瘢痕或瘢痕疙瘩形成,但由于研究人数以及不同的皮肤类型太少,建议有瘢痕疙瘩或过度瘢痕史的患者不要使用本品。

6. 患有影响皮肤成纤维细胞、正常胶原基质或其他皮肤组分形成的疾病的患者,对本品可能发生异常反应。因此,建议有如下遗传疾病者不要使用本品:Ehlers-Danlos 综合征、软骨发育不全、成骨不全、大疱性表皮松解症、马方综合征和共济失调毛细血管扩张症。

7. 有活动性自身免疫性疾病或接受免疫抑制治疗的患者使用本品可能更容易发生感染且难以愈合。本品是自身细胞产品,尚不清楚有自身免疫性疾病的患者使用本品的安全性和有效性。

8. 本品不会进行外源性病毒检测,操作全程应注意综合预防。

9. 原材料通过无菌检验和最终产品通过革兰染色检测阴性后予以发送。本品全部无菌检测结果需要在产品生产 14 d 后才能获得。如产品已发出后检出微生物污染,产品公司将通知卫生保健人员并给予适当的建议。

10. 用前 15～30 min 从冰箱取出使产品达到室温。

11. 注射本品后,不要将冰袋置于面部。为缓解肿胀和不适可根据需要冷敷 2～3 min。

12. 注射部位至少 24 h 内不可清洗。注射区域至少 72 h 内不可擦洗、摩擦或推拿,也不可使用任何产品(如化妆、面霜、防晒霜)。

13. 注射后可能会出现轻至中度的皮肤发红、肿胀、浮肿或瘀青。

14. 不要冻结、消毒或培养本品,否则可导致产品失活。

【制剂】　注射液:1800 万成纤维细胞/1.2 ml,一套两瓶。

【贮藏】　遮光,贮于 2～8 ℃,请勿冻结。

甲胂酸
(cacodylic acid)

别名:卡可基酸、二甲次胂酸

本品为含砷化合物,临床用其钠盐。

【CAS】　75-60-5(cacodylic acid);124-65-2(sodium cacodylate)

【理化性状】　1. 化学名:Dimethylarsinic acid

2. 分子式:$C_2H_7AsO_2$

3. 分子量:138.0

4. 结构式

$$\underset{H_3C}{\overset{O}{\underset{}{}}}\!As\!\overset{OH}{\underset{CH_3}{}}$$

【简介】　用于慢性湿疹等皮肤病。肌内或皮下注射,50～100 mg/d,极量 200 mg/d。注射液:50 mg/1 ml;100 mg/1 ml。密封保存。

22.8　治疗性传播疾病的最新推荐方案

随着人际间交往日益频繁,观念的逐渐改变,30 年前几乎已经绝迹的性传播疾病又从世界各地卷土重来,其危害的程度正在逐年上升。由于病原微生物的耐药性日益严重,致使各种性病的治疗方案不断在进行调整。现综合 WHO 和美国 2014 年公布的性病用药方案(列表如下),以期达到合理用药、提高疗效的目的。

各种性传播疾病的治疗选择方案

疾病类型或分期	可供选择的方案	备选方案
衣原体感染及相关症状[1] 尿道炎或子宫颈炎(除外性病淋巴肉芽肿)	阿奇霉素[2]，1 g，顿服 或多西环素[2,4,6,7]100 mg，口服，2 次/日×7 d	左氧氟沙星[3,4,5,6]500 mg，口服，1 次/日×7 d 或红霉素[8]500 mg，口服，4 次/日×7 d
妊娠期妇女感染	阿奇霉素 1 g，顿服	阿莫西林 500 mg，3 次/日×7 d 或红霉素[8]500 mg，口服，4 次/日×7 d
新生儿眼部或肺部感染	红霉素[9,10]12.5 mg/kg，口服，4 次/日×14	阿奇霉素 20 mg/kg，1 次/日×3 d[11]
性病淋巴肉芽肿	多西环素[4,7]100 mg，口服，2 次/日×21 d	红霉素 500 mg，口服，4 次/日×21 d
淋病[12] 尿道炎、子宫颈炎或直肠炎	头孢曲松 250 mg 单次肌内注射加多西环素[4,7]100 mg，口服，2 次/日×7 d	头孢克肟[13]400 mg 顿服加阿奇霉素 1 g 顿服 或多西环素[4,7]100 mg，口服，2 次/日×7 d
咽炎	头孢曲松 250 mg 单次肌内注射加阿奇霉素 1 g 顿服或多西环素[4,7]100 mg，口服，2 次/日×7 d	阿奇霉素 2 g 顿服[14]
新生儿眼部感染	头孢曲松 25～50 mg/kg，静脉注射或肌内注射(最大剂量 125 mg)	阿奇霉素 2 g 顿服
附睾炎	头孢曲松 250 mg 单次肌内注射加多西环素[7]100 mg，口服，2 次/日×10 d	氧氟沙星[3,5,14,15]300 mg，口服，2 次/日×10 d 左氧氟沙星[3,6,14,15]500 mg，1 次/日×10 d
急性直肠炎	头孢曲松 250 mg 单次肌内注射加多西环素[7]100 mg，口服，2 次/日×10 d	
盆腔感染性疾病		
非胃肠道给药	头孢替坦 2 g，静脉滴注，每 12 h 一次[16]或头孢西丁 2 g，静脉滴注，每 6 h 一次[16]加多西环素[4,7]100 mg，口服，2 次/日×14 d 或克林霉素 900 mg[16]，静脉滴注，每 8 h 一次加庆大霉素 2 mg/kg，静脉滴注或肌内注射，然后 1.5 mg/kg[16,17]加多西环素[4,7]100 mg，口服，2 次/日×14 d[18]	氨苄西林/舒巴坦 3 g，静脉滴注，每 6 h 一次[16]加多西环素[4,7]100 mg，口服，2 次/日×14 d
口服或肌内注射	头孢曲松 250 mg 单次肌内注射加多西环素[4,7]100 mg，口服，2 次/日×14 d±甲硝唑 500 mg 口服，2 次/日×14 d 头孢西丁 2 g 单次肌内注射加丙磺舒 1 g 顿服加多西环素[4,7]100 mg，口服，2 次/日×14 d±甲硝唑 500 mg 口服，2 次/日×14 d	左氧氟沙星[4,5,14]500 mg 1 次/日×14 d±甲硝唑 500 mg，口服，2 次/日×14 d±阿奇霉素 2 g 顿服[19]
细菌性阴道炎	甲硝唑 500 mg 口服，2 次/日×7 d 或 0.75% 甲硝唑软膏 5 g，阴道内给药，1 次/日×5 d 或 2% 克林霉素乳膏[20]5 g 阴道内给药，睡前用	替硝唑[4]2 g，口服，1 次/日×2 d 替硝唑[4]1 g，口服，1 次/日×5 d 克林霉素 300 mg，口服，2 次/日×7 d 克林霉素阴道用胶囊剂 100 mg，阴道内给药，睡前用 3 日
滴虫病[21]	甲硝唑 2 g 顿服或替硝唑[4]2 g 顿服	甲硝唑，500 mg，口服，2 次/日×7 d[22] 奥硝唑，1～1.5 g，口服，1 次/日×5 d
梅毒[23] 一期、二期或潜伏早期(低于 1 年)	苄星青霉素 G 2～4 MU 单次肌内注射	多西环素[4,7,24]100 mg，口服，2 次/日×14 d
潜伏晚期或三期	苄星青霉素 G 2～4 MU 肌内注射，1 次/周×3 周	多西环素[4,7,24]100 mg，口服，2 次/日×28 d
新生儿梅毒包括眼睛梅毒	水溶性青霉素 G 2～4 MU 静脉滴注，每 4 h 一次或 18～24 MU 持续静脉滴注×10～14 d	普鲁卡因青霉素 G 2～4 MU 肌内注射，1 次/日×(10～14) d 加丙磺舒 500 mg，4 次/日×(10～14)d 头孢曲松[24]2 g 肌内注射或静脉注射，1 次/日×(10～14)d

续表

疾病类型或分期	可供选择的方案	备选方案
软下疳	阿奇霉素 1 g 顿服 或头孢曲松 250 mg 肌内注射	环丙沙星[4,5] 500 mg,口服,2 次/日×3 d 红霉素 500 mg,口服,3 次/日×7 d
生殖器疣 　感染提供者	三氯乙酸,1 次/周,直至恢复 或二氯乙酸 80%～90%,1 次/周,直至恢复 液氮冷冻疗法或探针冷冻[25]	外科手术切除 激光手术
被感染者	5%咪喹莫特[4,20],3 次/周×16 周,睡前用 或 3.75%咪喹莫特,1 次/日×56 d,睡前用 或 0.5%鬼臼毒素[4],2 次/日×3 d 休息 4 d, 重复 4 个疗程 或 15%茶多酚软膏[4,20],3 次/日,可达 16 周	
生殖器疱疹 　首次发作	阿昔洛韦 400 mg,口服,3 次/日×(7～10)d 或泛昔洛韦 250 mg,口服,3 次/日×(7～10)d 或伐昔洛韦 1 g,口服,2 次/日×(7～10)d	
复发[26,27]	阿昔洛韦 800 mg,口服,2 次/日×5 d 或 800 mg,口服,3 次/日×2 d 或 400 mg 口服,3 次/日×5 d 或泛昔洛韦 1 g,口服,2 次/日×1 d 或 125 mg 口服,2 次/日×5 d 或 500 mg 顿服,继后,250 mg,2 次/日×2 d 或伐昔洛韦 500 mg 口服,2 次/日×3 d 或 1 g,1 次/日×5 d	
抑制以防复发[28,29]	阿昔洛韦 400 mg,口服,2 次/日 或泛昔洛韦 250,口服,2 次/日 或伐昔洛韦 500 mg 至 1 g,口服,1 次/日	

1. 包括非淋菌性尿道炎及宫颈炎。
2. 对于持续或复发的非淋菌性尿道炎病例,应以阿奇霉素与多西环素开始,反之亦然。一些专家推荐加用单剂量替硝唑或甲硝唑 2 g 同时治疗滴虫病。莫西沙星治疗非淋菌性尿道炎有效,但对支原体感染无效。
3. 仅用于除外淋球菌的感染。
4. 不推荐用于妊娠期及哺乳期。
5. 氟喹诺酮类不推荐用于小于 18 岁者。
6. 对支原体感染效果不如阿奇霉素。
7. 多西环素市场少见。
8. 琥乙红霉素 800 mg 可用红霉素 500 mg 代替,依托红霉素禁用于妊娠期妇女。
9. 小于 5 周(35 日)的婴儿,口服红霉素可导致肥厚性幽门狭窄。
10. 红霉素或依托红霉素。
11. 肺炎中的有效性尚无数据。
12. 对淋病推荐同时使用两种抗菌药物,无论是否存在支原体感染。
13. 仅用于不能注射头孢曲松的情况,头孢克肟对咽部淋病无效。
14. 如对青霉素或头孢菌素严重过敏。
15. 用于肠道革兰阴性菌感染,患者应检查支原体和淋病。
16. 非胃肠道给药可于症状改善 24 h 后停用,口服多西环素应完成 14 日的治疗。
17. 每天 3～5 mg/kg 的剂量可能有效,但未对盆腔感染性疾病进行研究。
MU=100 万单位。
18. 或克林霉素 450 mg 口服,4 次/日,完成 14 日治疗。
19. 仅用于不能静脉给予头孢菌素,且可能是非淋菌性感染者。
20. 可导致乳胶避孕套或阴道隔膜避孕效力降低。
21. HIV 阳性女性的滴虫感染,以甲硝唑 500 mg 口服,2 次/日,治疗 7 d。
22. 如果治疗失败且排除再次感染。
23. 妊娠期妇女梅毒感染应用青霉素治疗,剂量根据疾病分期而定,如对青霉素过敏,推荐青霉素脱敏疗法。
24. 有效性尚未确定,仅用于确实对青霉素过敏者,确保依从性。
25. 外生殖器推荐治疗方案,液氮冰冻治疗也可用于阴道口或尿道口及肛门疣,三氯乙酸或二氯乙酸可用于阴道口及肛门疣。
26. 对复发感染抗病毒治疗效果差异性大,只有早期治疗有效。
27. HIV 阳性患者的生殖器单纯疱疹病毒感染,用伐昔洛韦 1 g,2 次/日,泛昔洛韦 500 mg 2 次/日,或阿昔洛韦 400 mg,3 次/日,治疗 5～10 d。
28. 一些文献推荐每年停药 1～2 个月,重新评价复发率。
29. 免疫抑制患者复发率小于 10 次/年者剂量为 500 mg,1 次/日,大于 10 次/年者,500 mg,2 次/日,或 1 g,1 次/日;HIV 感染者,500 mg,2 次/日。

附　市售皮肤科用复方制剂

市售皮肤科用复方制剂

药品名称	所含成分	剂型与规格	适应证	用法用量
复方醋酸地塞米松	每克含醋酸地塞米松 0.75 mg,樟脑 10 mg,薄荷脑 10 mg	乳膏剂:20 g 凝胶剂:20 g 软膏剂:20 g	局限性瘙痒症、神经性皮炎、接触性皮炎、脂溢性皮炎及慢性湿疹	1~2 次/日,取少量涂于患处,并轻揉片刻
醋酸氟轻松-冰片	含醋酸氟轻松 0.01%、冰片 0.5%	乳膏剂:10 g	皮炎、湿疹、银屑病、非特殊性肛门、生殖部位瘙痒等	涂于患处,2 次/日,封包治疗仅适用于慢性肥厚或掌跖部位的皮损
尿素-维 E	每克含尿素 150 mg,维生素 E 10 mg	乳膏剂:10 g;25 g;50 g	手足皲裂。也可用于角化型手足癣引起的皲裂	2~3 次/日,直接涂在患处,并加以搓擦
咪康唑氯倍他索	每克含硝酸咪康唑 20 mg,丙酸氯倍他索 0.5 mg	乳膏剂:10 g	真菌引起的皮炎、湿疹、手足癣、股癣及过敏性皮炎	1~2 次/日,均匀涂敷患处
氟轻松-维 B₆	每克本品含维生素 B₆ 1.5 mg,含醋酸氟轻松 0.01 mg	乳膏剂:10 g;25 g;30 g;40 g	1. 急慢性湿疹,婴幼儿湿疹、神经性皮炎、接触性皮炎、过敏性皮炎、脂溢性皮炎、虫咬性皮炎等 2. 皮肤瘙痒症、外阴瘙痒症 3. 丘疹性荨麻疹、冻疮红斑、白色糠疹等	2~3 次/日,取适量涂患处,按摩片刻,助其渗透。病愈后继续使用 1 周,以减少复发
曲安奈德-益康唑	每克含硝酸益康唑 15 mg,曲安奈德 1.5 mg	乳膏剂:10 g;15 g	皮肤、黏膜的真菌感染和湿疹等	一日早晚各 1 次。挤压少许乳膏,以手指涂擦患部,随后轻轻按摩,以利药物渗入皮肤
醋酸曲安奈德-尿素	每克含醋酸曲安奈德 1 mg,尿素 100 mg	乳膏剂:10 g	用于扁平苔癣的对症治疗	涂患处,2~3 次/日
复方硫黄乳膏	每克内含硫黄 42 mg,硼砂 4.2 mg	乳膏剂:100 g;250 g	主要用于疥癣、湿疹等皮肤病及脂溢性皮炎	涂患处(或加适量温水溶化后洗涤患处)。3~4 次/日,数分钟后用温水洗净。本品亦可用于洗澡、洗头
复方水杨酸苯胺甲酯	每克含水杨酰苯胺 0.05 g,水杨酸甲酯 0.01 g,冰片 0.01 g	乳膏剂:10 g	用于头癣、手癣、足癣及体癣等	1~2 次/日,涂于患处
复方联苯苄唑	每克含联苯苄唑 0.01 g,克罗米通 0.05 g,利多卡因 0.02 g,甘草次酸 0.005 g 及 L-薄荷醇 0.02 g	乳膏剂:10 g	用于头癣、手癣、足癣及体癣等	1 次/日,最好在睡觉前使用。首先清洁患处,在患处薄薄地涂抹一层,并轻轻按摩局部皮肤,使药物透入皮内
复方酮康唑	1. 软膏剂、乳膏剂每克含酮康唑 10 mg 和丙酸氯倍他索 0.5 mg 2. 发用洗剂:每克含酮康唑 15 mg,丙酸氯倍他索 0.25 mg	乳膏剂:7 g;15 g 软膏剂:10 g 发用洗剂:5 ml/袋;50 ml/瓶	1. 软膏剂乳膏剂用于体癣,手、足癣,股癣 2. 发用洗剂用于头皮糠疹(头屑)、脂溢性皮炎和花斑癣	1. 乳膏剂、软膏剂:涂于患处,2 次/日 2. 取本品发用洗剂约 5 ml,涂于患处或已湿润的头发上,轻轻搓揉,让其与头皮充分接触,待 3~5 min 后,用清水冲洗干净。脂溢性皮炎和头皮糠疹,每周 2 次,连用 2~4 周,花斑癣 1 次/日,连用 5 日;预防用药,每 1~2 周一次

续表

药品名称	所含成分	剂型与规格	适应证	用法用量
曲咪新	每克含硝酸咪康唑 10 mg,醋酸曲安奈德 1 mg,硫酸新霉素 3000 U	乳膏剂:15 g	用于皮肤湿疹、接触性皮炎、脂溢性皮炎、神经性皮炎、体癣、股癣、手足癣等症	涂擦于皮肤患处,2～3 次/日
樟脑-薄荷-柳酯	每克含樟脑 5 mg,薄荷脑 5 mg,水杨酸甲酯 5 mg	乳膏剂:15 g	用于头痛、头晕,虫咬、蚊叮,消肿、止痛	头痛、头晕时涂于太阳穴处,鼻塞时涂于鼻腔内,其他则涂在患处,3～4 次/日
维胺酯-维 E	每克含维胺酯 3 mg,维生素 E 5 mg	乳膏剂:15 g	用于痤疮	1～2 次/日,先将患部用温水洗净擦干后,均匀涂搽一层,睡前使用更佳
新霉素-氟轻松	每克含硫酸新霉素 3500 U,醋酸氟轻松 0.25 mg,冰片 5 mg	乳膏剂:10 g	用于过敏性皮炎、亚急性慢性湿疹、阴囊湿疹、皮肤瘙痒症和外阴瘙痒等	涂于皮肤患处,2～3 次/日
复方吲哚美辛	吲哚美辛、马来酸氯苯那敏、度米芬、鞣酸苦参碱、甘草、适量乙醇	酊剂:25 ml;50 ml;60 ml。	用于日光性皮炎、接触性皮炎、丘疹性荨麻疹、湿疹、神经性皮炎、脂溢性皮炎及皮肤瘙痒症、痤疮、蚊虫叮咬等	用棉球蘸取适量药液涂搽于局部患处,并稍加按摩效果更佳,2～3 次/日
复方克霉唑	1. 乳膏剂每克含克霉唑 10 mg,二丙酸倍他米松0.643 mg 2. 软膏剂每克含克霉唑 0.015 g 及尿素 0.15 g	乳膏剂:15 g 软膏剂:20 g;40 g	用于体癣、股癣、手癣、足癣、花斑癣、头癣,以及白色念珠菌性甲沟炎和白色念珠菌性外阴阴道炎	适量均匀涂抹于患处,2～3 次/日
复方倍氯米松樟脑	每克含薄荷脑 35 mg,合成樟脑 56 mg,水杨酸甲酯 30 mg,冰片 5 mg,麝香草酚 2.5 mg,丙酸倍氯米松 0.1 mg	乳膏剂:10 g	虫咬皮炎、丘疹性荨麻疹、湿疹、接触性皮炎、神经性皮炎、皮肤瘙痒	涂于患处及周围,2～3 次/日
硫黄-硼砂	每克含硫黄 30 mg,硼砂 50 mg	乳膏剂:10 g;25 g;100 g;250 g	用于脂溢性皮炎、疥疮、痤疮及湿疹	1～2 次/日,涂擦患处并轻轻搓揉数分钟,用水洗净即可
苯西卤铵	每克含苯扎氯铵 1 mg 与西曲溴铵 2 mg	乳膏剂:55 g	用于缓解尿布疹,可与婴儿清洁护理剂同时使用,用于尿布疹的预防	应用本品前,应清洗并擦干患处。建议定期涂药
克霉唑-尿素	每克含克霉唑 0.015 g 及尿素 0.15 g	乳膏剂:20 g;40 g	1. 白白色念珠菌所致的皮肤白色念珠菌病 2. 红色毛癣菌、须癣毛癣菌、絮状表皮癣菌和犬小孢子菌所致的足癣、股癣和体癣 3. 糠秕马拉色菌所致的花斑癣 4. 亦可用于治疗甲沟炎、须癣和头癣	取本品适量,均匀涂抹于患处,2～3 次/日。经阴道给药用于阴道炎,一次 0.15 g,每晚 1 次,连用 7 日
复方樟脑	每克含樟脑 40 mg,薄荷脑 30 mg,水杨酸甲酯 20 mg,苯海拉明 10 mg,葡萄糖酸氯己定 2 mg,甘草次酸 3 mg	乳膏剂:30 g	用于虫咬皮炎、湿疹、瘙痒症、神经性皮炎、过敏性皮炎、丘疹性荨麻疹等,也可用于肩胛酸痛、肌肉痛及烫伤后的皮肤疼痛	2～3 次/日,涂擦患处
酮康他索	每克含酮康唑 10 mg,丙酸氯倍他索 0.25 mg	乳膏剂:10 g	皮肤浅表真菌感染,如手癣、足癣、体癣、股癣等	取适量均匀涂擦患处,2 次/日,一般体股癣连续用药 2 周,手足癣连续用药 3 周为宜
复方间苯二酚	每克含间苯二酚 15 mg,醋酸曲安奈德 0.16 mg	乳膏剂:10 g	用于头部脂溢性皮炎及由此引起的瘙痒和脱屑,对脂溢性脱发和斑秃也有一定疗效	涂擦于头皮患处,一次 1～2 g,1～2 次/日

药品名称	所含成分	剂型与规格	适应证	用法用量
复方间苯二酚水杨酸	每毫升含水杨酸 50 mg,间苯二酚 50 mg,水杨酸甲酯 0.01 ml	酊剂:20 ml	用于角化型手足癣	2 次/日,用棉签浸取药液,涂于患处
复方乳酸乳	每克含乳酸 0.12 g,尿素 0.15 g	乳膏剂:10 g	用于治疗手足皲裂症和鱼鳞病	涂擦于用温水洗净的患处,一日早晚各一次,疗程 4 周
复方克罗米通	每克含克罗米通 50 mg,苯海拉明 10 mg,维生素 E 5 mg,甘草次酸 2 mg	乳膏剂:15 g;50 g;90 g	用于治疗神经性皮炎、皮肤瘙痒症、昆虫叮咬、荨麻疹、湿疹等皮肤非感染性疾病	取适量涂于患处,2～3 次/日
桉油-尿素	每克含尿素 0.1 g,桉油 0.01 ml,薄荷油 0.005 ml	乳膏剂:10 g	用于手足皮肤皲裂,也可用于角化型手足癣所引起的皲裂	涂擦患处并轻轻搓擦,3 次/日
复方氨基酸脂质	每 1000 g 含 L-异亮氨酸 0.766 g,L-亮氨酸 1.378 g,L-醋酸赖氨酸 0.58 g,L-蛋氨酸 0.25 g,L-苯丙氨酸 0.32 g,L-苏氨酸 0.2 g,L-色氨酸 0.09 g,L-缬氨酸 0.886 g,L-丙氨酸 0.4 g,L-精氨酸 0.58 g,L-组氨酸 0.16 g,L-脯氨酸 0.63 g,L-丝氨酸 0.33 g,甘氨酸 0.33 g	凝胶剂:10 g	用于促进Ⅱ度烧伤(包括浅Ⅱ度、深Ⅱ度)等创面愈合	常规清创后,将本品均匀涂布于纱布上(涂药量约 50～100 mg/cm²,相当于 5 g 凝胶涂用 50～100 cm²),将涂药后的纱布覆盖于创面上,半暴露或包扎。或直接涂敷创面。隔日换药一次
林可霉素-利多卡因	每克含林可霉素 5 mg,利多卡因 4 mg	凝胶剂:10 g	用于轻度烧伤、创伤及蚊虫叮咬引起的各种皮肤感染	涂擦患处,2～3 次/日
复方肝素钠尿囊素	每克含洋葱提取物 0.1 g,50 IU 肝素钠,0.01 克尿囊素	凝胶剂:10 g;20 g	肥厚性瘢痕和瘢痕疙瘩,继发于手术、截肢、烧伤、痤疮及其他意外后产生的限制活动并影响美观的瘢痕;由于杜普伊特伦挛缩症(Dupuytren's 挛缩症)导致的挛缩;外伤导致的肌腱挛缩和瘢痕性狭窄	将本品涂在瘢痕部位,3～4 次/日,并轻揉直到药物完全吸收。对于陈旧性瘢痕和质地硬的瘢痕,可以在涂药后用敷料封包过夜,使药物充分发挥作用。根据瘢痕或挛缩的大小不同,疗程常需数周至数月不等。在治疗急性瘢痕时,应避免一些物理刺激,如过度寒冷、UV 照射或剧烈地按摩
红霉素-醋酸锌	每克含红霉素 40 mg,醋酸锌 12 mg	凝胶剂:10 g 软膏剂:10 g	用于脓疱疮等化脓性皮肤病、小面积烧伤、溃疡面的感染和寻常痤疮	涂擦患处,2～3 次/日
复方维 A 酸	维 A 酸 0.025%,红霉素 4%	凝胶剂:10 g	用于治疗寻常痤疮,主要为黑头粉刺、丘疹性痤疮、脓疱性痤疮。对大部分严重的聚合性痤疮无效,对Ⅳ度痤疮无效	用药部位先彻底用中性肥皂和水清洗晾干后,再用指尖轻涂本品于该处,1 次/日,最好于睡前使用,不要揉擦
异维 A 酸-红霉素	每克含异维 A 酸 0.5 mg,红霉素 2 万单位	凝胶剂:10 g;30 g	用于轻、中度寻常性痤疮的局部治疗,对炎性和非炎性皮肤损均有效	本品适量涂抹在整个患处,一日 1 次或 2 次
复方磺胺嘧啶锌	每克含磺胺嘧啶锌 0.02 g,磺胺嘧啶银 0.01 g	凝胶剂:30 g;150 g;250 g	用于烧、烫伤所致的Ⅰ度、Ⅱ度、深Ⅱ度清洁创面及外伤性创面	1. 直接、均匀、涂布于清洁皮肤创面,1 次/日,厚度 0.15～0.35 mm,表皮完整的区域约 10 min 后成膜,无表皮创面 30～120 min 后成膜。因运动致膜破损处可用本品补充涂膜完整 2. 包扎疗法:将药物膏体均匀涂布于纱布敷料上敷于创面,1～2 日换药一次

药品名称	所含成分	剂型与规格	适应证	用法用量
				3. 换药时,可用蒸馏水或无菌 0.9% 氯化钠注射液冲洗创面涂膜层
复方薄樟桉油	薄荷脑、桉叶油、薄荷油、樟脑、麝香草酚、丁香油、桂皮油	外用溶液:8 ml	具有清凉作用,用于头痛、皮肤瘙痒、蚊叮等	需要时涂于太阳穴或患处
桉氨	每毫升含桉叶油 0.03 ml,浓氨溶液 0.2 ml,乙醇 0.58 ml	外用溶液:8 ml	用于蚊叮虫咬、蜂蜇后的止痛止痒	直接涂于患处
复方氧化锌	每克含氧化锌 200 mg,苯酚 20 mg,樟脑 54 mg,水杨酸甲酯 10 mg	软膏剂:20 g	用于轻度烧伤、脓疱疮、疖肿等	涂搽患处,1~2 次/日
复方磺胺氧化锌	每克含氧化锌 0.05 g,硼酸 0.05 g,炉甘石 0.035 g,磺胺 0.03 g,水杨酸甲酯 0.005 g	软膏剂:13 g	用于毛囊炎、疖肿、脓疱疮等感染性皮肤病	涂搽患处,2~3 次/日
双磺沙棘桉青	含磺胺醋酰钠 10%,磺胺 1%,沙棘籽油 20%	软膏剂:30 g	用于烧伤、烫伤、化学品灼伤的治疗	将本品挤在压舌板上,轻轻均匀涂于创面,厚度约 1 mm,2~3 次/日
复方十一烯酸锌	每克含十一烯酸锌 0.2 g,十一烯酸 0.05 g	软膏剂:30 g	用于手癣、足癣、体癣及股癣	一次挤少许涂于洗净的患处,2~3 次/日
鱼石脂-氧化锌	每克含鱼石脂 0.2 g,氧化锌 0.3 g,薄荷油 0.02 g	软膏剂:10 g	用于各种皮肤炎症、湿疹、疖疮及局部消炎	外用,涂布患处
复方新霉素	每克含新霉素 2000 单位,杆菌肽 250 单位	软膏剂:10 g	用于脓疱疮等化脓性皮肤病及小面积烧伤、溃疡面的感染	涂患处,2~3 次/日
复方薄荷脑	每克含水杨酸甲酯 3.33 mg,樟脑 90 mg,薄荷脑 13.5 mg,松节油 0.83 mg	软膏剂:28 g	用于伤风感冒所致的鼻塞,昆虫叮咬,皮肤皲裂,轻度烧烫伤,擦伤、晒伤及皮肤瘙痒	伤风感冒涂于鼻下;昆虫叮咬或皮肤皲裂等,涂于患处,3~4 次/日
复方地蒽酚	含地蒽酚 0.5%,水杨酸 1.5%	软膏剂:20 g	地蒽酚 0.5%,水杨酸 1.5%	将药膏涂于洗净的患处,并轻揉片刻,(不要擦于正常皮肤上),1~3 次/日
硼酸-氧化锌-冰片	每克含硼酸 0.02 g,氧化锌 0.18 g,冰片 5 mg	软膏剂:10 g	用于湿疹及亚急性皮炎,也可用于浅表创伤、烧伤及压疮的辅助治疗	取适量涂搽患处
达克罗宁-氯己定-硫	每克含升华硫 100 mg,盐酸达克罗宁 5 mg,醋酸氯己定 0.5 mg	软膏剂:10 g	用于疥疮	外用(外搽颈部以下皮肤,包括所有的皮肤褶皱部位、指、趾部)。每晚 1 次,3 日为一疗程,疗程结束时当晚洗澡,若无效,次日再重复第 2 疗程
水杨酸-氧化锌	每克含水杨酸、氧化锌各 23.2 mg,硼酸 15.5 mg,水杨酸甲酯(冬青油)9.3 μl	软膏剂:10 g	用于手癣、足癣等皮肤真菌感染	将患处洗净后涂搽,并轻揉 1~2 min,1~2 次/日
复方珊瑚姜溶液尿素咪康唑软膏复合制剂	本品由复方珊瑚姜溶液和尿素咪康唑软膏组成 溶液每毫升含复方珊瑚姜酊 0.5 ml,冰片 10 mg,水杨酸 150 mg,甘油 20 mg,醋酸 10 mg;软膏剂每克含尿素 0.3 g 硝酸咪康唑 0.02 g	软膏剂:5 g 溶液剂:30 ml	用于手足癣	涂于患处,2~3 次/日

续表

药品名称	所含成分	剂型与规格	适应证	用法用量
复方水杨酸冰片	每克含苯甲酸 120 mg,水杨酸 60 mg,冰片 10 mg	软膏剂:15 g	用于治疗手癣、足癣、体癣、烂脚丫、脚汗、脚臭	涂抹患部,1～3 次/日
水杨酸-苯佐卡因	每克含水杨酸 50 mg,苯佐卡因 50 mg	软膏剂:15 g	用于手、足皲裂及真菌引起的皮肤病	涂患处,1～2 次/日。必要时可包扎,为防止复发,愈后可每隔 2～4 日涂药一次
复方鱼肝油氧化锌软膏	每克含氧化锌 200 mg,鱼肝油 80 mg,呋喃西林 1 mg	软膏剂:10 g	用于急慢性皮炎、湿疹、冻疮、轻度烧伤、烫伤等	涂患处,2～3 次/日
硼酸-氧化锌	每克含硼酸 50 mg,氧化锌 50 mg	软膏剂:10 g	用于湿疹及慢性皮炎,也可用于小面积浅表创伤、烧伤及压疮的辅助治疗	涂患处,1～2 次/日
复方愈创蓝油烃	每克含愈创蓝油烃 3 mg,水杨酸苯酯 10 mg	软膏剂:25 g	用于烫伤、灼伤、皲裂、冻疮、防辐射热	烫伤灼伤,清洁创面,敷上油膏,3 次/日;防辐射热,高温操作前,面部手部涂敷油膏,2～3 次/日;皲裂冻疮,热水洗净,敷上油膏,1～2 次/日
复方维生素 B₁₂ Ⅰ 号	每克含维生素 B_{12} 0.5 mg,硫酸庆大霉素 800 U,啤酒花浸膏 0.2 g	软膏剂:10 g	Ⅱ度、Ⅲ度慢性放射性皮肤损伤 Ⅲ度、Ⅳ度急性放射性皮肤损伤	严格按外科换药原则换药,采用无菌纱布四层,涂 1 g 软膏至 2.0 cm× 2.0 cm,1～2 次/日
复方维生素 B₁₂ Ⅱ 号	每克含维生素 B_{12} 0.5 mg,硫酸庆大霉素 800 U	软膏剂:10 g;50 g	Ⅰ～Ⅱ度急性放射性皮肤损伤、慢性放射性皮肤损伤恢复期	严格按外科换药原则换药,采用无菌纱布四层,涂 1 g 软膏至 2.0 cm× 2.0 cm,1～2 次/日
钙泊三醇-倍他米松	每克含钙泊三醇 50 μg,倍他米松 0.5 mg	软膏剂:15 g	用于适合局部治疗的稳定性斑块状银屑病	每天用于患病皮肤一次。推荐 4 周为 1 个疗程。1 个疗程结束后,在医学监测下可重复进行此疗程。每天最大剂量不超过 15 g,每周最大剂量不超过 100 g,治疗面积不应超过体面积的 30%
复合水杨酸	粉剂每包中含水杨酸、苯甲酸及硼酸均为 5 g,液剂每瓶中含乳酸为 5.5 g	15 g/包与 6 g/瓶	用于真菌感染引起的手、足癣	使用时将粉剂 1 包(15 g) 与溶液剂 6 g(1 瓶)同时倾入 1000 ml 沸水中溶解,待温热后,将患手或患足置入药液浸泡 30 min,晾干即可,一次 1 剂,1 次/日,连用 2 d
炉甘石	每毫升含炉甘石 0.15 g,氧化锌 0.05 g,甘油 0.05 ml	洗液:100 ml	用于急性瘙痒性皮肤病,如湿疹和痱子	局部外用,用时摇匀,取适量涂于患处,2～3 次/日
复方醋酸氟轻松	每毫升含醋酸氟轻松 0.4 mg,水杨酸 50 mg,冰片 20 mg	酊剂:20 ml;50 ml	适用于神经性皮炎。对银屑病也有一定疗效	皮肤外用。涂于患处,2 次/日。用于头部时,应将该药用 75% 乙醇按 1∶1 的比例稀释后再使用

续表

药品名称	所含成分	剂型与规格	适应证	用法用量
复方水杨酸	每毫升含水杨酸 80 mg,苯酚、间苯二酚各 20 mg,水杨酸甲酯 0.02 ml	酊剂:20 ml	用于手癣、足癣、体癣、股癣	1～2 次/日,用药棉蘸取少量涂于患处
复方苯甲酸	每毫升含苯甲酸 100 mg,水杨酸 80 mg,碘 6 mg	酊剂:10 ml;20 ml	用于手癣、足癣、体癣、股癣	2～3 次,涂搽患处。皮癣消退、痒感消失后,仍应继续用药 3 次,避免复发
复方间苯二酚水杨酸	每毫升含水杨酸 50 mg,间苯二酚 50 mg,水杨酸甲酯 0.01 ml	酊剂:20 ml	用于足癣、手癣	2 次/日,涂于患处
复方苯海拉明克罗米通	每毫升含盐酸苯海拉明 0.05 g,克罗米通 0.05 g,盐酸达克罗宁 0.005 g 及挥发油	酊剂:3 ml	用于昆虫叮咬后止痒、消肿,也可用于局部皮肤瘙痒及清凉油所适用的头痛、头晕等症	涂于昆虫叮咬红肿处或太阳穴
鞣柳硼三酸	每包 48 g 内含鞣酸 18 g,水杨酸 18 g,硼酸 12 g	散剂:48 g	用于手癣、足癣	每晚 1 次。先将每包药物均分 8 份(每份约 6 g),用时取 1 份溶于约 1000 ml 热水中,稍温后浸泡患处,边浸泡边揉搓(约 30 min)即可
复方炉甘石	每 100 g 含炉甘石 58 g,血竭 2.2 g,铜绿 1.2 g,乳香 2.0 g,自然铜 2.0 g,紫草 3.0 g,朱砂 2.5 g,磺胺嘧啶银 4.0 g,冰片 3.0 g,氧化锌 20 g,儿茶 2.0 g,麝香 0.1 g	散剂: 1 g; 3 g; 50 g;100 g	用于皮肤及伤口感染,渗出性湿疹,体表慢性顽固性溃疡及烧伤、烫伤等	撒于患处,每 1～2 日换药一次
阿达帕林-过氧化苯甲酰	含阿达帕林 0.1% 和过氧化苯甲酰 2.5%	凝胶剂:45 g	用于痤疮	洗净后涂于患处,1 次/日
克痤隐酮	每克含丹参酮粉 1.5 mg,甲氧苄啶 1.5 mg,维生素 A 3 mg,维生素 E 3 mg	凝胶剂:15 g	用于黑头、白头粉刺及脓疱型痤疮	涂敷患处,2 次/日
猪胆粉-薄荷脑	每克含猪胆粉以猪去氧胆酸($C_{24}H_{40}O_4$)计,不少于 90.0 mg	软膏剂:10 g	适用于疔、疖、痈肿等。对软组织化脓性炎症亦有一定疗效	涂敷适量于患处,1 次/日。溃疡疮深者可用纸捻黏本品插入疮内
曲安奈德-氯霉素-盐酸萘甲唑林	每毫升药液含醋酸曲安奈德 1 mg,氯霉素 15 mg,盐酸萘甲唑林 0.5 mg	外用溶液:10 ml	用于虫咬、小儿丘疹性荨麻疹、各种皮炎及湿疹。亦可用于急慢性中耳炎、外耳道炎及耳部湿疹	1. 外用,2～3 次/日,涂患处 2. 中耳炎、外耳道炎等症,一次 2～3 滴(小儿 1 滴),滴入患耳内,2 次/日
鞣酸-水杨酸-硼酸	每包内含鞣酸 18 g,水杨酸 18 g,硼酸 12 g	外用散剂:48 g	用于手癣、足癣	每晚 1 次。先将每包药物均分 8 份(每份约 6 g),用时取 1 份溶于约 1000 ml 热水中,稍温后浸泡患处,边浸泡边揉搓(约 30 min)即可
桉油-尿素-薄荷油	每克含尿素 0.1 g,桉油 0.01 ml,薄荷油 0.005 ml		用于手足皮肤皲裂,也可用于角化型手足癣所引起的皲裂	涂搽患处并轻轻搓擦,1～3 次/日
桉叶油-氨	每毫升含桉叶油 0.03 ml,浓氨溶液 0.2 ml,乙醇 0.58 ml		用于蚊叮虫咬、蜂蜇后的止痛止痒	涂于患处

第23章　耳鼻咽喉科用药
Drugs for Ear, Nose and Throat

耳鼻咽喉科是临床医学的一个分支,由于其解剖上的特点,在临床用药上分为全身和局部两种方式,前者根据疾病的性质和病因,可在本书的各章中选择合适的药物,在此不做赘述。本章主要介绍耳鼻咽喉的局部常用药物。该类药物主要通过血管收缩、抗感染、抗过敏、消毒防腐、刺激与硬化黏膜及腐蚀组织等作用而达到治疗的目的。

耳鼻咽不同部位所罹患的各种微生物所引起的炎症,必须考虑抗微生物药物的局部治疗和全身治疗。

耳鼻咽部的过敏性症状,可局部或全身使用皮质激素、抗组胺药等,在相关章节已有专门的论述,可参考。

本章仅介绍局部使用的耳鼻咽喉科用药。

过氧化氢

(hydrogen peroxide)

别名:双氧水

【CAS】　7722-84-1

【ATC】　A01AB02;D08AX01;S02AA06

【理化性状】　1. 纯过氧化氢是淡蓝色的黏稠液体,可任意比例与水混合。

2. 分子式:H_2O_2

3. 分子量:34.01

【药理作用】　在过氧化氢酶的作用下迅速分解,释出新生氧,对细菌组分发生氧化作用,干扰其酶系统而发挥抗菌作用。但本品作用时间短暂。有机物质存在时杀菌作用降低。局部涂抹冲洗后能产生气泡,有利于清除脓块、血块及坏死组织。

【不良反应】　1. 高浓度对皮肤和黏膜产生刺激性灼伤,形成疼痛、白痂。

2. 以本品连续应用漱口可产生舌乳头肥厚,属可逆性。

3. 本品溶液灌肠时,可发生气栓或(和)肠坏疽。

【药物相互作用】　不可与还原剂、强氧化剂、碱、碘化物混合使用。

【适应证】　适用于化脓性外耳道炎和中耳炎、文森口腔炎、齿龈脓漏、扁桃体炎及清洁伤口。

【用法】　清洗患处,2~3 次/日。

【制剂】　溶液:3%。

【贮藏】　贮于阴凉干燥处。

盐酸萘甲唑啉

(naphazoline hydrochloride)

【CAS】　835-31-4(naphazoline);550-99-2(naphazoline hydrochloride)

【ATC】　R01AA08;S01GA01

【理化性状】　1. 化学名:2-(Naphthalen-1-ylmethyl)-4,5-dihydro-1*H*-imidazole

2. 分子式:$C_{14}H_{14}N_2$

3. 分子量:210.27

4. 结构式

【药理作用】　本品为咪唑啉类衍生物,具有直接激动血管 α_1 受体作用而引起血管收缩,从而减轻炎症所致的充血和水肿。

【不良反应】　1. 滴药过频易致反跳性鼻充血,久用可致药物性鼻炎。

2. 少数人有轻微烧灼感、针刺感、鼻黏膜干燥及头痛、头晕、心率加快等反应。

3. 罕见过敏反应。

【禁忌与慎用】　1. 对本品过敏者禁用。

2. 小儿、妊娠期妇女、高血压、冠心病及甲状腺功能亢进患者慎用。

【适应证】　鼻炎、鼻充血等。

【剂量与用法】　滴鼻,1~2 滴/次,4~6 次/日,一次间隔 4 h 以上,连续使用不得超过 7 日。

【用药须知】　1. 使用本品时不能同时使用其他滴鼻剂。

2. 儿童必须在成人监护下使用。

【制剂】　滴鼻剂:0.1%。

【贮藏】　遮光,密闭保存。

盐酸赛洛唑啉

(xylometazoline hydrochloride)

别名:Otrivin

【CAS】　526-36-3

【ATC】　R01AA07;S01GA03

【理化性状】　1. 化学名:2-[(4-*tert*-Butyl-2,6-dimethylphenyl)methyl]-4,5-dihydro-1*H*-imidazole

2. 分子式:$C_{16}H_{24}N_2$

3. 分子量:244.38

4. 结构式

【药理作用】【不良反应】【禁忌与慎用】 参见萘甲唑啉。

【适应证】 用于减轻急、慢性鼻炎,鼻窦炎等所致的鼻塞症状。

【剂量与用法】 专用于成人,2～3 滴/次,2 次/日。

【用药须知】 参见萘甲唑啉。

【制剂】 滴鼻剂:10 mg/10 ml。

【贮藏】 遮光、密闭保存。

六氢脱氧麻黄碱
(propylhexedrine)

别名:Benzedrex、Obesin

【CAS】 3595-11-7

【理化性状】 1. 化学名:(RS)-N,α-Dimethyl-cyclohexylethylamine

2. 分子式:$C_{10}H_{21}N$

3. 分子量:155.29

4. 结构式

【药理作用】 本品作用类似苯丙胺,主要兴奋 α受体,对 β 受体作用较弱。局部使用可使扩张的动脉收缩,使鼻腔血流减少,减轻充血。

【体内过程】 鼻腔局部使用后,0.5～5 min 可产生血管收缩作用,持续 30～120 min。本品在肝代谢,原药和代谢产物随尿液排出。

【不良反应】 1. 过量使用可使鼻黏膜反跳性充血。

2. 可见头痛、高血压、神经质、心动过速。

【妊娠期安全等级】 C。

【禁忌与慎用】 1. 甲状腺疾病、心脏病、高血压及糖尿病患者慎用。

2. 小于 6 岁的儿童用药的安全性及有效性尚未确定。

【药物相互作用】 MOAIs 可增加本品的全身性不良反应,应谨慎合用。

【适应证】 用于缓解花粉症、感冒及过敏所致的鼻塞症状。

【剂量与用法】 6 岁以上儿童及成人,鼻腔吸入,每鼻孔各两次,吸入剂一次释放 0.4～0.5 mg本品,3～5 min 后按揉鼻部。至少间隔 2 h 使用。

【用药须知】 参见萘甲唑啉。

【制剂】 鼻腔吸入剂:250 mg。

【贮藏】 贮于 15～30 ℃。

酒石酸醋酸铝
(aluminium acetotartrate)

别名:Alsol

【CAS】 15930-12-8

【ATC】 S02AA04;C05AX01

【理化性状】 1. 本品为无色至黄色结晶,易溶于水,但溶解缓慢,不溶于乙醇和乙醚。

2. 化学名:(Acetato-κO)[2,3-dihydroxybutan-edioato(2-)-κO1,κO4] aluminium

3. 分子式:$C_6H_7AlO_8$

4. 分子量:234.10

5. 结构式

【简介】 本品 0.5%～2% 的溶液可冲洗鼻腔,用于预防呼吸道感染;1%～3% 的洗液用于治疗冻疮和龟头炎。

环喷他明
(aluminium acetotartrate)

别名:Clopane、Cyclonarol、Cyclosal、Cyklosan、Nazett、Sinos

【CAS】 102-45-4

【ATC】 R01AA02

【理化性状】 1. 化学名:(RS)-1-Cyclopentyl-N-methyl-propan-2-amine

2. 分子式:$C_9H_{19}N$

3. 分子量:141.25

4. 结构式

【简介】 本品为拟交感的烷基胺,主要在欧洲和澳大利亚用于减轻鼻黏膜充血。现已少用。

四氢唑林
(tetryzoline)

别名:四氢萘唑啉、Tetrahydrozoline

【CAS】 84-22-0

【ATC】　R01AA06;S01GA02

【理化性状】　1. 化学名:(RS)-2-(1,2,3,4-Tetrahydronaphthalen-1-yl)-4,5-dihydro-1H-imidazole

2. 分子式:$C_{13}H_{16}N_2$

3. 分子量:200.28

4. 结构式

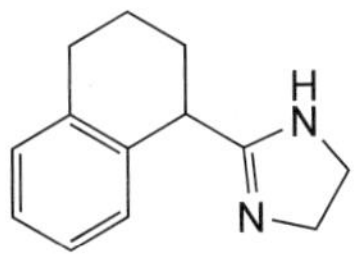

【简介】　本品为咪唑啉衍生物,作用与萘甲唑啉相同,其滴鼻剂用于缓解鼻黏膜充血,滴眼液用于缓解结膜充血。

曲马唑啉
(tramazoline hydrochloride)

别名:四氢萘唑啉、Tetrahydrozoline

【CAS】　1082-57-1(tramazoline);3715-90-0(tramazoline hydrochloride)

【ATC】　R01AA09

【理化性状】　1. 化学名:N-(5,6,7,8-Tetrahydronaphthalen-1-yl)-4,5-dihydro-1H-imidazol-2-amine

2. 分子式:$C_{13}H_{17}N_3$

3. 分子量:215.29

4. 结构式

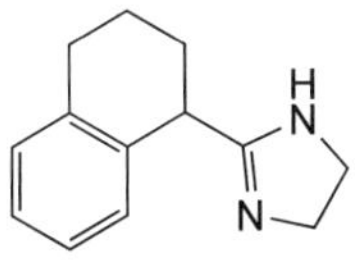

【简介】　本品为咪唑啉衍生物。作用与萘甲唑啉相同,其滴鼻剂用于缓解鼻黏膜充血。主要在澳大利亚和欧洲上市销售。

盐酸美替唑啉
(metizoline hydrochloride)

别名:Ellsyl

【CAS】　17692-22-7(metizoline);5090-37-9(metizoline hydrochloride)

【ATC】　R01AA10

【理化性状】　1. 化学名:2-[(2-Methyl-1-benzothien-3-yl)methyl]-4,5-dihydro-1H-imidazole

2. 分子式:$C_{13}H_{14}N_2S$

3. 分子量:230.33

4. 结构式

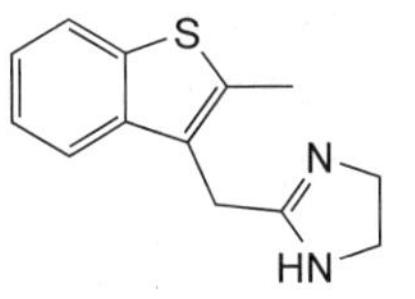

【简介】　本品为咪唑啉衍生物。作用与萘甲唑啉相同,其滴鼻剂用于缓解鼻黏膜充血。

异庚胺
(tuaminoheptane)

别名:Tuamine

【CAS】　123-82-0;6240-90-0(R);44745-29-1(S)

【ATC】　R01AA11;R01AB08

【理化性状】　1. 化学名:Heptan-2-amine

2. 分子式:$C_7H_{17}N$

3. 分子量:115.22

4. 结构式

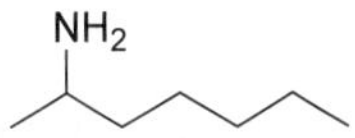

【简介】　本品为拟交感神经兴奋药和血管收缩药,其滴鼻剂用于缓解鼻黏膜充血。不良反应包括心动过速、高血压和气短。

非诺沙唑啉
(fenoxazoline)

别名:Aturgyl、Nasofelin、Nebulicina

【CAS】　4846-91-7

【ATC】　R01AA12

【理化性状】　1. 化学名:2-[(2-Propan-2-ylphenoxy)methyl]-4,5-dihydro-1H-imidazole

2. 分子式:$C_{13}H_{18}N_2O$

3. 分子量:218.2

4. 结构式

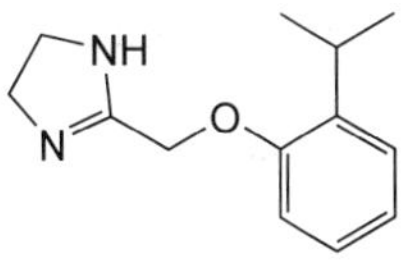

【简介】　本品用于缓解鼻黏膜充血。在巴西上市销售。

泰马唑啉
(tymazoline)

别名:Aturgyl、Nasofelin、Nebulicina

【CAS】　24243-97-8

【ATC】　R01AA13

【理化性状】　1. 化学名:2-[(5-Methyl-2-propan-

2-ylphenoxy)methyl]-4,5-dihydro-1*H*-imidazole

2. 分子式:$C_{14}H_{20}N_2O$

3. 分子量:232.32

4. 结构式

【简介】 本品具有抗组胺作用和拟交感兴奋作用,用于缓解鼻黏膜充血。

司谷氨酸
(spaglumic acid)

别名:*N*-Acetylaspartylglutamic acid

【ATC】 R01AC05;S01GX03

【理化性状】 1. 化学名:2-[(2-Acetamido-4-hydroxy-4-oxobutanoyl)amino]pentanedioic acid

2. 分子式:$C_{11}H_{16}N_2O_8$

3. 分子量:304.25

4. 结构式

【简介】 本品为肽神经递质,其滴鼻剂、滴眼液用于鼻、眼的过敏症状。

松齐拉敏
(thonzylamine)

别名:Neohetramine

【CAS】 91-85-0;63-56-9

【ATC】 D04AA01;R01AC06;R06AC06

【理化性状】 1. 化学名:*N*-(4-Methoxybenzyl)-*N'*, *N'*-dimethyl-*N*-pyrimidin-2-ylethane-1,2-diamine

2. 分子式:$C_{16}H_{22}N_4O$

3. 分子量:286.37

4. 结构式

【简介】 本品为乙二胺类抗组胺药,用于鼻过敏反应性疾病。主要在意大利上市销售。

卡法醇胺
(cafaminol)

别名:Rhinetten、Rhinoptil

【CAS】 30924-31-3

【理化性状】 1. 化学名:8-[(2-Hydroxyethyl)(methyl)amino]-1,3,7-trimethyl-3,7-dihydro-1*H*-purine-2,6-dione

2. 分子式:$C_{11}H_{17}N_5O_3$

3. 分子量:267.28

4. 结构式

【简介】 本品为黄嘌呤类血管收缩药,其滴鼻剂用于缓解鼻黏膜充血,在德国上市销售。

利硫美坦
(ritiometan)

别名:Nécyrane

【CAS】 34914-39-1

【ATC】 R01AX05

【理化性状】 1. 化学名:2,2',2''-(Methanetriyltrisulfanediyl)triacetic acid

2. 分子式:$C_7H_{10}O_6S_3$

3. 分子量:286.35

4. 结构式

【简介】 本品在法国以喷鼻剂上市销售,用于鼻部感染。

附　市售耳鼻咽喉科用复方制剂

市售耳鼻咽喉科用复方制剂

药品名称	所含成分	制剂与规格	适应证	用量和用法
呋喃西林-麻黄素	每毫升含呋喃西林 0.2 mg, 盐酸麻黄碱 10 mg	滴鼻液：10 ml	用于缓解急、慢性鼻炎的鼻塞症状	滴鼻，1～3 滴/次，3～4 次/日
安替比林-苯佐卡因	每毫升含安替比林 55 mg, 苯佐卡因 14 mg	滴耳液：14 ml	用于缓解耳部各种疼痛	1. 急性疼痛：用本品沿耳道壁灌满耳道，用蘸湿本品的棉签插入耳道预防液体流出，每 1～2 h 一次 2. 取耵聍：用本品沿耳道壁灌满耳道，3 次/日，使耵聍与耳道分离，易于取出。取出后按急性疼痛的处理方法，可减轻疼痛和不适
乙酸-安替比林-苯佐卡因-普利醇	每毫升含乙酸 0.01%, 苯佐卡因 1.4%, 安替比林 5.4%, 普利醇 0.01%	滴耳液：15 ml	用于缓解耳部疼痛，辅助治疗耳部感染，有助于耵聍取出	参见安替比林-苯佐卡因
安替比林-苯佐卡因-苯肾上腺素		滴耳液：15 ml	用于缓解耳部疼痛	参见安替比林-苯佐卡因
氯二甲苯酚-普莫卡因		滴耳液：15 ml	用于外耳道感染及瘙痒	
硫酸多黏菌素-硫酸新霉素-通佐溴胺-醋酸氢化可的松	每毫升含多黏菌素 3 mg, 新霉素 3.3 mg, 通佐溴胺 0.5 mg, 醋酸氢化可的松 10 mg	滴耳液：5 ml	用于外耳道感染、乳突切开术、开窗术后的感染	滴入患耳，5 滴/次，3～4 次/日
硫酸多黏菌素-硫酸新霉素-氢化可的松	每毫升含多黏菌素 3.5 mg, 新霉素 10000 U, 氢化可的松 10 mg	滴耳液：5 ml	用于外耳道感染	滴入患耳，4 滴/次，3～4 次/日
氢化可的松-新霉素	每毫升含硫酸新霉素 0.25 万单位，氢化可的松 0.5 mg	滴耳液：5 ml	用于外耳道感染	2 次，滴耳
硼酸-冰片	含硼酸 9%, 冰片 0.4%	滴耳液：8 ml	用于耳底、耳塞、耳内流黄水等症	2～3 滴，2～3 次/日
氮䓬斯汀-氟替卡松	每喷含盐酸氮䓬斯汀 137 μg, 丙酸氟替卡松 50 μg	鼻喷剂：120 喷	用于季节性鼻炎	每鼻孔 1 喷，2 次/日
复方熊胆薄荷	每片含三氯叔丁醇 0.6 mg, 熊胆粉 3.0 mg, 薄荷脑 3.3 mg, 薄荷油 0.002 ml	含片	用于缓解咽喉肿痛、声音嘶哑等咽喉部不适	含服，1 片/次，5～7 次/日
薄荷桉油	每片含薄荷油 0.0007 ml, 桉油 0.0008 ml, 薄荷脑 1.0 ml	含片	用于缓解急、慢性咽炎及改善口臭	含服，1～2 片/次
碘化铵	每片含碘化铵 1.5 mg, 薄荷油 4.4 mg	含片	用于喉炎、咽炎、扁桃体炎等	1～2 片/次，每 1 h 一次，含服

续表

药品名称	所含成分	制剂与规格	适应证	用量和用法
薄荷茴桉苯甲酸钠	每片含苯甲酸钠 5 mg,薄荷油 4 mg,茴香油 0.8 mg,桉叶油 0.6 mg	含片	用于急、慢性咽炎及咽喉肿痛	每小时含服 1 次
复方西吡氯铵	每片含西吡氯铵 1.5 mg,盐酸丁卡因 0.1 mg,维生素 C 50 mg	含片	急性咽炎、慢性咽炎急性发作的辅助治疗。建议在咽喉疼痛不太严重、无发热、无口疮、口腔中无小伤口的情况下使用	成人,含服,4～6 次/日,1 片/次,间隔时间至少 2 h;6～15 岁儿童,含服 2～3 次/日,1 片/次,间隔时间至少 h
地喹氯铵-短杆菌素	每片含地喹氯胺 0.25 mg,短杆菌素 1 mg	含片	用于急、慢性咽喉炎,口腔黏膜溃疡及牙龈炎	含服 1～2 片/次,每 2～3h 一次

第 24 章　口腔科用药
Drugs fot Stomatology

口腔科为临床医学的一个专科,与眼科和耳鼻喉科一样,其临床用药分为全身用药和局部用药,前者根据疾病的特定表现,选择合适的全身用药,可参见本书各相关章节;后者的临床用药有其特殊性,将在本章中予以重点叙述。

氢氟酸十八烯胺

(dectaflur)

【CAS】 36505-83-6

【理化性状】 1. 化学名:9-Octadeceyl-amine hydrofluoride

2. 分子式:$C_{18}H_{38}FN$

3. 分子量:287,5

4. 结构式

【简介】 本品为氟化物,用于保护牙齿和牙齿脱敏,常与奥拉氟合用。

奥拉氟

(olaflur)

【CAS】 6818-37-7

【ATC】 A01AA03

【理化性状】 1. 化学名:N,N,N'-Tris(2-hydroxyethyl)-N'-octadecylpropane-1,3-diamine dihydrofluoride

2. 分子式:$C_{27}H_{60}F_2N_2O_3$

3. 分子量:498.77

4. 结构式

【简介】 本品为氟化物,用于保护牙齿和牙齿脱敏,常与氢氟酸十八烯胺合用。

氟化亚锡

(stannous fluoride)

【CAS】 7783-47-3

【ATC】 A01AA04

【理化性状】 1. 本品为白色单斜晶系结晶。熔点 215 ℃,沸点 850 ℃。溶于冷水和氢氟酸中。在水

中易水解和氧化。

2. 分子式:SnF_2

3. 分子量:156.69

【简介】 本品为氟化物,用于保护牙齿和牙齿脱敏,常加于牙膏内使用。

氟化钠

(sodium fluoride)

【CAS】 7681-49-4

【ATC】 A01AA01;A12CD01;V09IX06(^{18}F)

【理化性状】 1. 白色单斜晶系结晶。熔点 215 ℃,沸点 850 ℃。溶于冷水和氢氟酸中。在水中易水解和氧化。

2. 分子式:NaF

3. 分子量:41.99

【药理作用】 氟离子结合于牙及骨骼的磷灰石结晶,使其稳定,附着于牙釉质表面,增加抗酸及防龋能力。使脱钙或钙化不全的釉质再矿化,促进牙釉、骨骼的坚度及钙、磷的利用。

【体内过程】 本品于胃肠道内吸收,进入机体后贮存于骨骼及生长的牙齿内,在唾液、指甲、头发中含有少量。血中的氟经肾排泄,少量随粪便、汗排出。本品可经胎盘转运。

【适应证】 1. 用于饮水中缺乏氟化物地区的儿童预防龋齿。可与钙、磷酸盐、维生素 D_2 及雌激素合用治疗妇女绝经后骨质疏松。

2. 与甘油糊剂联合用于防治牙颈部过敏和龋齿。

【不良反应】 1. 摄入氟化钠 4~20 mg 可引起胃肠道不适,成人一次摄入本品 5~10 g,儿童摄入 0.5 g,就有可能致死。急性氟过量可出现柏油样便、血性呕吐物、腹泻、嗜睡、晕厥、唾液分泌增多。慢性氟过量亦可有上述黑便、呕吐血性物、便秘、食欲缺乏、恶心、呕吐、骨痛、肢体僵硬、体重减轻及牙齿出现白、棕或黑色斑点。

2. 偶有过敏性皮疹、口唇黏膜溃疡。氟过量的治疗可给予静脉注射葡萄糖注射液、0.9%氯化钠注射液及石灰水洗胃,可沉淀氟化物。

【药物相互作用】 1. 与氢氧化铝合用,可减少本品吸收,增加经肠排出。

2. 钙离子可减少氟化物的吸收。

【剂量与用法】 1. 片剂　饮水内含氟 0.7 ppm 以上时,不必补充氟化钠;饮水含氟＜0.3 ppm 的地区,出生后至 2 岁应补给氟离子 0.25 mg/d(每 2.2 mg 氟化钠相当于 1 mg 氟离子);2~3 岁 0.5 mg/d;3~13 岁 1 mg/d。饮水含氟 0.3~0.7 ppm 地区,出生至 2 岁期间不需补充氟;2~3 岁

0.25 mg/d；3～13 岁 0.5 mg/d。

2. 甘油糊剂　用小棉球或适当器械蘸取本品糊剂反复摩擦于患部 1～2 min，每周 1 次，每 4 次为 1 个疗程。

【用药须知】　1. 摄入过量的氟可能会导致死亡。

2. 本品有一定毒性，配制和使用糊剂时须仔细慎重，以防中毒。

3. 本品能缓慢腐蚀玻璃，故须密闭遮光储存于内壁涂有石蜡层的广口玻璃瓶中。

【制剂】　①片剂：0.5 mg；1 mg。②甘油糊剂：20 g 含氟化钠 15 g 与甘油 5 g。

【贮藏】　密闭贮藏，避免儿童取用。

氢氧化钙
(calcium hydroxide)

【CAS】　1305-62-0

【理化性状】　1. 本品为细腻的白色粉末，微溶于水，其水溶液俗称澄清石灰水，且溶解度随温度的升高而下降。不溶于醇，能溶于铵盐、甘油，能与酸反应，生成对应的钙盐。

2. 分子式：$Ca(OH)_2$

3. 分子量：74.09

【药理作用】　本品糊剂中的氢氧化钙具强碱性，可中和炎症时产生的酸性产物，置于牙髓上，其钙离子能与组织中的碳酸根离子结合形成碳酸钙，对牙髓具有保护作用。其碱性还对牙髓有一定的刺激，能促进牙髓细胞 ALP 基因的表达并激活 ALP，诱导牙髓细胞和牙本质细胞分化。亦能催化有机磷酸化合物水解，释放无机磷酸盐，促进牙本质修复。

【适应证】　用于填充前盖髓、护髓、切髓后活髓保存，根管充填等。

【剂量与用法】　本品应由口腔科专业医师掌握使用。临用前将散剂、溶液剂调成糊状，置于牙髓暴露处或窝洞底部。

【制剂】　糊剂：本品由两部分组成：一为氢氧化钙散剂 5 g；二为溶液剂，是丙二醇和水 6 ml。

【贮藏】　遮光、密闭保存。

西吡氯铵
(cetylpyridinium chloride)

【CAS】　123-03-5；6004-24-6（monohydrate）

【ATC】　B05CA01；D08AJ03，D09AA07（dressing）；R02AA06

【理化性状】　1. 化学名：1-Hexadecylpy-ridinium chloride

2. 分子式：$C_{21}H_{38}ClN$

3. 分子量：339.99

【药理作用】　本品对多种口腔致病和非致病菌均有抑制和杀灭作用。含漱后能减少或抑制牙菌斑的形成。具有保持口腔清洁、消除口腔异味的作用。

【适应证】　1. 本品对牙菌斑的形成有一定抑制作用，用于口腔疾病的辅助治疗，也可用作日常口腔护理及清洁口腔。

2. 适用于治疗敏感细菌引起的轻、中度细菌性结膜炎。

【不良反应】　滴眼液可引起部分患者的轻度不适，如眼部干涩感、灼热感、眼红，有发生过敏反应的风险，也可能刺激局部皮肤出现红斑或色素沉着，如出现，应停止治疗。

【禁忌与慎用】　1. 对本品过敏者禁用，过敏体质者慎用。

2. 有接触性雀斑者避免使用。

3. 妊娠期妇女及哺乳期妇女，无相关资料，一般不建议使用。

【剂量与用法】　1. 含漱液　刷牙前后或需要使用时，一次 15 ml，强力漱口 1 min，每天至少使用 2 次。

2. 含片　3～4 次/日，1 片/次，在口中慢慢溶解。

3. 滴眼液　3～4 次/日，1 滴/次，治疗持续时间不超过 7 d。

【用药须知】　1. 本品含漱液，含漱后吐出，不得咽下。

2. 6 岁以下儿童不宜使用本品含漱液。

3. 本品的含片应逐渐含化，切勿嚼碎口服。

4. 不能将滴眼液滴管触及眼部。

5. 疗程不应超过 7 d，禁止延长使用期。

6. 滴眼液每支开启后请于当次用完，不应保存至下次使用。

7. 使用滴眼液期间，不建议佩戴角膜接触镜。

【制剂】　①含片：2 mg。②含漱液：200 mg/200 ml。③滴眼液：0.1 mg/0.4 ml。

【贮藏】　密闭，在阴凉处（不超过 20 ℃）保存。

西地碘
(cydiodini)

本品的主要活性成分为分子碘。

【药理作用】　本品在唾液作用下迅速释放出分子碘，直接卤化菌体蛋白质，杀灭各种微生物。

【适应证】　适用于慢性咽炎、复发性口腔溃疡、糜烂型扁平苔癣、白色念珠菌感染性口炎、慢性牙龈炎及牙周炎。

【不良反应】　个别口腔溃疡较重的患者含药后可出现一过性刺激感，但不影响疗效。罕见不良反应有口干、胃不适、头晕和耳鸣。

【禁忌与慎用】　1. 有碘过敏史的患者禁用。

2. 因碘吸收后可通过胎盘屏障，并从乳汁中排出，故妊娠期妇女或哺乳期妇女避免应用。

【剂量与用法】　慢性牙龈炎、牙周炎口含 2 片，4 次/日；其他病种均为 1 片，4 次/日。复发性口腔溃疡，每周为 1 个疗程；慢性牙周炎和牙龈炎，2 周为 1 个疗程；慢性咽炎、白色念珠菌感染性口炎和糜烂型扁平苔癣，2~4 周为 1 个疗程。

【用药须知】　正在测试甲状腺功能的患者，应考虑可能会因碘的吸收而影响测试结果。

【制剂】　片剂：1.5 mg。

【贮藏】　密封，在凉处保存。

地喹氯铵
（dequalinium chloride）

别名：克菌定、泰乐奇

【ATC】　D08AH01；G01AC05；R02AA02

【理化性状】　1. 本品为乳白色粉末，微溶于水，略溶于沸水，遇光易变质。

2. 化学名：1,1′-Decane-1,10-diylbis（4-amino-2-methylquinolinium） decyl]-2-methyl-4-quinolin-1-iumamine dichloride

3. 分子式：$C_{30}H_{40}Cl_2N_4$

4. 分子量：527.57

【药理作用】　本品为一种阳离子表面活性剂，能吸附于细菌的细胞壁上，改变其通透性，使菌体内的酶、辅酶和代谢中间产物外漏，妨碍了细菌的呼吸和糖酵解过程，并使菌体蛋白变性，从而发挥其杀菌作用。本品的药理作用特点是杀菌范围广、作用快、效力强，几乎无毒性和刺激性，而且其杀菌性能不会

因血清等有机物的存在而降低。

【适应证】　用于急、慢性咽喉炎，口腔黏膜溃疡、牙龈炎。

【不良反应】　偶见恶心、胃部不适，罕见皮疹。

【禁忌与慎用】　对本品过敏的患者禁用。

【药物相互作用】　不能与阴离子表面活性剂、肥皂、苯酚、氯甲酚等合用。

【剂量与用法】　含服，每 1~3 h 给予 0.25~0.5 mg。

【用药须知】　本含片含于口中缓缓溶解，勿嚼服。

【制剂】　含片：0.25 mg。

【贮藏】　遮光、密封保存。

溶菌酶
（lysozyme）

【CAS】　9001-63-2

【药理作用】　本品是在生物体内广泛分布的一种黏多糖水解酶，能液化革兰阳性菌细胞壁的不溶性多糖，将其水解成可溶性黏肽，是一种具杀菌作用的天然抗感染物质，具有抗菌、抗病毒、抗炎、增强抗生素疗效及加快组织恢复的作用。

【体内过程】　口服容易吸收，血中有效浓度可维持 10~12 h。

【适应证】　用于急慢性咽喉炎、口腔溃疡、水痘、带状疱疹和扁平疣等。

【不良反应】　口服不良反应少，偶见过敏反应，有皮疹等表现。

【禁忌与慎用】　对本品过敏的患者禁用。

【剂量与用法】　口服，一次 50~100 mg，3 次/日；含服，一次 20 mg，4~6 次/日。

【用药须知】　1. 连续使用 3 d 后炎症仍未消除，应向医师咨询。

2. 请将本品放在儿童不能触及的地方，儿童须在成人监护下使用。

【制剂】　①片剂：50 mg。②含片：20 mg。

【贮藏】　密闭，阴凉处保存。

度米芬
（lysozyme）

别名：杜灭芬

本品为表面活性剂。

【CAS】　538-71-6

【ATC】　A01AB06

【理化性状】　1. 本品为无色或略带黄色的晶状絮片，易溶于水（1：1）、乙醇（1：2），可溶于丙酮

（1∶30）。1%水溶液 pH 为 6.4～7.6。

2. 化学名：N,N-Dimethyl-N-(2-phenoxyethyl) dodecan-1-aminium bromide

3. 分子式：$C_{22}H_{40}BrNO$

4. 分子量：414.46

5. 结构式

【药理作用】 本品是一种季铵盐阳离子表面活性剂，对革兰阳性和阴性菌均有杀灭作用，对真菌也有效，作用与苯扎氯铵相似。

【体内过程】 口服容易吸收，血中有效浓度可维持 10～12 h。

【适应证】 用于鹅口疮、口腔溃疡、咽炎。

【不良反应】 偶见过敏反应。

【禁忌与慎用】 对本品过敏者禁用，过敏体质者慎用。

【剂量与用法】 含服，0.5～1 mg，每隔 2～3 h 含服一次。

【用药须知】 1. 本品为含片，勿咀嚼或吞服。

2. 连续使用本品 3 d 后，若症状未缓解应停药就医。

【制剂】 含片：0.5 mg。

【贮藏】 密闭，阴凉处保存。

氯己定
(chlorhexidine)

别名：洗必泰、双氯苯双胍己烷、Avagard、BactoShield CHG、Betasept、ChloraPrep、Chlorostat、Corsodyl、Dyna-Hex、Hibiclens、Hibistat、Peridex、PerioChip、PerioGard

【CAS】 55-56-1

【ATC】 A01AB03；B05CA02；D08AC02；D09AA12（敷料）；R02AA05；S01AX09；S02AA09；S03AA04

【理化性状】 1. 本品为白色粉末，味微苦，微溶于水，溶于乙醇。

2. 化学名：N,N''1,6-Hexanediylbis［N'-(4-chlorophenyl)(imidodicarbonimidic diamide)］

3. 分子式：$C_{22}H_{30}Cl_2N_{10}$

4. 分子量：505.45

5. 结构式

醋酸氯己定
(chlorhexidine acetate)

【CAS】 56-95-1

【理化性状】 1. 本品为白色结晶性粉末。熔点 154～155 ℃。20 ℃在水中溶解度为 1.9 g/100 ml，溶于乙醇。

2. 分子式：$C_{22}H_{30}Cl_2N_{10} \cdot 2(C_2H_4O_2)$

3. 分子量：625.55

葡萄糖酸氯己定
(chlorhexidine gluconate)

【CAS】 18472-51-0

【理化性状】 1. 本品为无色或淡黄色几乎透明略为黏稠的液体，无臭或几乎无臭。本品能与水混溶，在乙醇或丙酮中溶解。

2. 分子式：$C_{34}H_{54}Cl_2N_{10}O_{14}$

3. 分子量：897.75

【药理作用】 本品为双胍类化合物，对部分葡萄球菌、变异链球菌、唾液链球菌、白色念珠菌、大肠埃希菌、厌氧菌呈高度敏感；对嗜血链球菌中等度敏感，对变形杆菌属、假单胞菌属、克雷伯杆菌属和革兰阴性球菌（如韦永球菌属）低度敏感。本品吸附在细菌胞浆膜的渗透屏障，使细胞内容物漏出，低浓度抑制细菌，高浓度可杀灭细菌。

【适应证】 1. 口腔含漱用于口腔疾病（如牙龈炎、口腔溃疡、咽炎等）的防治。

2. 软膏外用用于疖肿、小面积烧伤、烫伤、外伤感染和脓疱疮。

3. 外用溶液用于皮肤及黏膜的消毒；创面感染、阴道感染和宫颈糜烂的冲洗。

4. 阴道栓剂用于宫颈糜烂、化脓性阴道炎、真菌性阴道炎，也适用于滴虫性阴道炎等。

5. 直肠栓剂用于痔。

【不良反应】 1. 偶见过敏反应或口腔黏膜浅表脱屑。

2. 长期使用能使口腔黏膜表面或牙齿着色、舌苔发黑、味觉改变。

【禁忌与慎用】 对本品过敏者禁用，过敏体质者慎用。

【药物相互作用】 不得与碳酸氢钠（小苏打）、碘化钾并用。

【剂量与用法】 1. 含漱液 饭后含漱，成人一次 10 ml；儿童一次 5 ml，一次含漱 2～5 min 后吐弃。

2. 软膏剂 将患部清洗干净，再取适量本品涂于患处，1 次/日或隔日 1 次。

3. 外用溶液剂 皮肤、黏膜消毒,可用药棉蘸取少量药液涂搽;阴道冲洗可用灌洗器将 10 ml 药液灌入阴道内,保留 3～5 min 后倾出即可。

4. 阴道用栓剂 先将外阴部洗净,然后把栓剂送入阴部深部。宫颈糜烂,月经后 1 枚/日,连用 7 枚为一疗程;阴道炎,1 枚/日,连用 5 枚为一疗程。

5. 直肠栓剂 塞入直肠,1 枚/次,1～2 次/日。

【用药须知】 1. 避免接触眼。

2. 妊娠期妇女哺乳期妇女应在医师指导下使用。

3. 含漱液,含漱后吐出不得咽下;儿童如误服,可出现酒精中毒症状,应送急症处理。

【制剂】 ①含漱液:50 ml。②软膏剂:0.2%。③外用溶液剂:0.02%;0.05%。④阴道栓剂:20 mg。⑤直肠栓剂:20 mg。

【贮藏】 遮光、密闭保存。

碘甘油
(iodine glycerol)

本品为碘的甘油溶液。

【药理作用】 本品为消毒防腐剂,其作用机制是使菌体蛋白质变性、死亡,对细菌、真菌、病毒均有杀灭作用。

【适应证】 用于口腔黏膜溃疡、牙龈炎及冠周炎。

【不良反应】 偶见过敏反应。

【禁忌与慎用】 1. 对本品过敏者禁用,过敏体质者慎用。

2. 新生儿慎用。

【药物相互作用】 本品不得与碱、生物碱、水合氯醛、苯酚、硫代硫酸钠、淀粉、鞣酸同用或接触。

【剂量与用法】 外用,用棉签蘸取少量本品涂于患处,2～4 次/日。

【注意事项】 1. 本品仅供口腔局部使用。如误服中毒,应立即用淀粉糊或米汤灌胃,并送医院救治。

2. 用药部位如有烧灼感、瘙痒、红肿等情况应停药,并将局部药物洗净。

【制剂】 外用甘油溶液:1%。

【贮藏】 遮光、密闭保存。

碘仿
(iodoform)

别名:黄碘

【CAS】 75-47-8

【ATC】 D09AA13

【理化性状】 1. 本品为黄色有光泽的结晶或结晶性粉末。有特臭,触摸时有滑腻感。难溶于水,能溶于醇、醚、三氯甲烷、甘油等有机溶媒中。遇光、热可游离出碘,使色泽加深。

2. 化学名:三碘甲烷

3. 分子式:CHI_3

4. 分子量:393.73

【药理作用】 本身无杀菌作用,但通过醇、醚、脂肪和某些细菌的代谢产物便能缓慢地分解并产生游离碘(化脓创面中渗出物有大量脂肪酸可促进游离碘的释放),使菌体发生氧化和卤化而呈现杀菌作用,但有机物的存在可影响其疗效。

【适应证】 本品为创面良好的消毒剂和除臭剂。其消毒作用持久,可吸收创面的渗出物,保持创面干燥,促使肉芽组织生长,并加速创面愈合,适用于化脓性感染。本品可直接用于局部,或与其他药物合用,可作为感染根管、感染拔牙窝、手术后的感染上颌窦、砷性牙周坏死和砷性根尖周炎的治疗。

【不良反应】 本品对组织无刺激性,偶有过敏反应。

【剂量与用法】 1. 碘仿纱条和碘仿海绵用于干槽症牙槽窝和脓腔排脓后的无效腔填塞。

2. 碘仿糊剂可用于感染根管充填。

3. 碘仿氢氧化钙糊剂亦可用于切髓术后的盖髓等。

【用药须知】 1. 本品仅供外用,不可口服,成人口服致死量约为 2 g。

2. 遇热、光不稳定,不宜高温处理。

【制剂】 粉剂:100 g;500 g。

【贮藏】 遮光、密闭保存。

糠甾醇
(rice bran sterol)

别名:牙周宁

本品为米糠油中提取的不皂化物。

【药理作用】 本品不皂化物总量不少于 90%,其中甾醇量不少于 60% 另含有烃、高级脂肪酸、三萜烯醇及维生素等。本品中甾醇有防氧化及抑制牙周细菌生长,从而起到改善牙齿病理性松动、抗牙龈出血作用。

【适应证】 用于牙周病引起的牙龈出血、牙周脓肿等病症。

【剂量与用法】 口服,治疗量为 240～480 mg,3 次/日。维持量为 80～160 mg,3 次/日。

【用药须知】 1. 牙周炎症状控制后需继续服用一定时期的维持量以巩固疗效。

2. 本品虽有治疗牙周病的作用,但须与牙周病局部治疗同时进行,方能根治牙周病。

【制剂】 片剂:40 mg。

【贮藏】 遮光、密闭保存。

附　口腔科用复方制剂

口腔科用复方制剂

药品名称	所含成分	剂型与规格	适应证	剂量与用法
氯己定-甲硝唑	每毫升含葡萄糖酸氯己定 1.2 mg,甲硝唑 0.2 mg	含漱液:200 ml	用于牙龈炎、冠周炎、口腔黏膜炎等引致的牙龈出血、牙周脓肿、口腔黏膜溃疡等的辅助治疗	漱口,一次 10~20 ml,早晚刷牙后含漱,5~10 d 为 1 个疗程
复方硼砂	每毫升含硼砂、碳酸氢钠各 150 mg,液化酚和甘油各 0.003 ml	含漱液:200 ml	用于口腔炎、咽炎等的口腔消毒防腐	含漱。10 ml 加 5 倍量的温开水稀释后含漱,一次含漱 5 min 后吐出,3~4 次/日
丁硼乳膏	每克含丁香罗勒油适量(相当于丁香酚 7 mg),硼砂 25 mg	乳膏剂:65 g	用于急慢性牙龈炎、口腔炎等引起的牙痛、牙龈出血、肿痛、溃疡、溢脓等症状	将乳膏涂抹于患处,一次 1 g(长 1~1.5 cm),3~4 次/日。在患处滞留 3~5 min 后用清水漱口洗去。也可将乳膏挤于牙刷上刷牙。睡前使用效果较好
复方庆大霉素	每片(10 cm²)含硫酸庆大霉素 1000 U,盐酸丁卡因 4 mg,醋酸地塞米松 mg	膜剂:10 cm²	用于复发性口疮、创伤性口腔溃疡	取略大于溃疡面之药膜贴于溃疡面上(药膜不分正反面),3~4 次/日
三维樟柳碱	每片含维生素 A 125 单位,维生素 E 0.5 mg,维生素 U 0.5 mg,氢溴酸樟柳碱 0.02 mg	膜剂:10 cm²	用于扁平苔癣、白斑和盘状狼疮的口腔损害	贴患处,3 次/日,临睡前贴效果较好
复方氯己定地塞米松	每片贴膜含盐酸氯己定 1.5 mg,维生素 B₂ 1 mg,地塞米松磷酸钠 0.05 mg,盐酸达克罗宁 0.75 mg	膜剂:10 cm²	用于口腔黏膜溃疡	4 次/日,一次一片贴于口腔黏膜溃疡处
谷固醇-达克罗宁	每片贴膜含谷固醇 5 mg,盐酸达克罗宁 0.25 mg	膜剂:5 mg×12 格	用于复发性口腔溃疡及皮肤黏膜溃疡的辅助治疗	一次 1 格,6 次/日,贴于溃疡处
复方四环素泼尼松	每片含盐酸四环素 10 mg,盐酸丁卡因 1.2 μg,醋酸泼尼松 1 mg,氢溴酸樟柳碱 0.2 mg	膜剂:10 cm²	用于复发性口疮,扁平苔癣,多形性红斑,口腔血泡感染等口腔疾病	贴患处,3 次/日,临睡前用效果较好
氯己定-苯佐卡因	每片含盐酸氯己定 5 mg,苯佐卡因 0.5 mg	含片	用于口腔溃疡	含服,1 片/次,4~5 次/日
复方三氧化二砷	每克含三氧化二砷 0.548 g,盐酸普鲁卡因 0.274 g,麝香草酚 54.8 g	糊剂:2 g	用于牙髓失活	取约粟米大小一点,置于露髓处,严密封闭,封药时间 24~48 h 内,必须及时取出
甲醛-甲酚	每毫升含甲酚 0.43 g,甲醛 0.54 g	溶液剂:20 ml	适用于感染根管的消毒,也可用于断髓后的残髓固定	本品需由口腔科专业医师掌握使用。扩大根管并冲洗干燥后,用消毒棉捻或纸尖蘸少量液体并以另一个棉球吸干多余液体后放入根管作暂封
樟脑-苯酚	每毫升含樟脑 0.6 mg,苯酚 0.3 g	溶液剂:20 ml	用于牙髓炎、龋齿窝及牙根管消毒	用棉球蘸药置龋洞或根管中

药品名称	所含成分	剂型与规格	适应证	剂量与用法
人工牛黄甲硝唑	每粒含甲硝唑 0.2 g,人工牛黄 5 mg	胶囊剂	用于急性智齿冠周炎、局部牙槽脓肿、牙髓炎、根尖周炎等	口服,2 粒/次,3 次/日
甲硝唑-芬布芬	每粒含甲硝唑 100 mg,芬布芬 75 mg	胶囊剂	用于牙龈炎、牙周炎等疾患。对口腔炎、舌炎等亦有一定疗效	口服,2 粒/次,3 次/日

第 25 章 解毒药
Antidotes

由毒物引起的疾病称为中毒,临床上按中毒发病的经过,分为急性、亚急性和慢性中毒。凡能解除毒物对人体毒性作用的药物称为解毒药。解毒药包括一般解毒药和特殊解毒药。一般解毒药特异性小,作用面广,但解毒效力低,主要通过物理和化学作用如吸附、保护、凝固、沉淀、氧化、中和等发挥解毒作用,适于大多数毒物中毒;特殊解毒药是对某些毒物具有高度专属性的解毒药物,解毒效力高,但有一定的毒性和不良反应,当前特殊解毒药很有限。

处理急性中毒的基本原则:首先迅速排出或破坏毒物,然后给予解毒药并进行对症治疗。特殊解毒药应在临床明确诊断后尽快应用,争取时间是治疗成功的关键。在使用解毒药时应注意:解毒药不是万能的,在应用解毒药的同时必须采取相应的其他治疗措施;解毒药使用剂量也要适当,不要认为剂量越大越好,以免引起新的毒性和不良反应,使病情更趋复杂化。

25.1　金属及类金属中毒解毒药

本类解毒药多为金属络合剂,具有两个或更多的供电子基团(氮、氧、硫等),能与金属或类金属离子结合成稳定的络合物(螯合物),从而改变原来金属的特性,生成低毒或无毒的可溶性化合物被排出体外。

二巯丙醇

(dimercaprol)

别名:二巯基丙醇、巴尔、双硫代甘油、Britsh anti-lewisite、BAL、Dimercaptopropanol

本品为络合剂。

【CAS】　59-52-9;16495-08-2

【ATC】　V03AB09

【理化性状】　1. 本品为无色或几乎无色的黏稠液体。1 g 本品可溶于 13 ml 水并同时分解,生成二硫化物。溶于乙醇、甲醇、苯甲酸及植物油。有类似的葱蒜样的气味。在空气中易氧化,在乙醇中密封可长期保存。

2. 化学名:2,3-Disulfanylpropan-1-ol

3. 分子式:$C_3H_8OS_2$

4. 分子量:124.22

5. 结构式

【药理作用】　某些金属化合物进入人体后,与体内含巯基的酶系统结合,抑制酶的活性,产生一系列临床中毒症状。本品分子中含有两个巯基,与金属离子亲和力强,能夺取已与组织中酶系统结合的金属,形成较稳定的水溶性复合物,随尿液排出,使巯基酶恢复活性,从而解除金属引起的中毒症状。

【体内过程】　本品口服不吸收,肌内注射 30 min 后,体内可达血药峰值,$t_{1/2}$ 短,吸收及解毒于 4 小时内完成,在体内易被氧化,由肾排出。

【适应证】　1. 主要用于治疗砷、汞、金和锑中毒。

2. 肝豆状核变性。

3. 其软膏外用可治疗砷、铬所致眼或皮肤损害。

【不良反应】　1. 肌内注射本品约 50% 患者可出现不良反应,如血压升高、心动过速。

2. 其他常见的有恶心、呕吐、头痛、口咽部烧灼感、流涎、腹痛、视物模糊、手麻和疼痛。

3. 儿童约 30% 出现发热,停药后消失,亦有一过性多形核白细胞减少。

4. 对肝、肾有一定的损害作用。

【妊娠期安全等级】　C。

【禁忌与慎用】　1. 对本品过敏者、肝功能不全患者禁用。

2. 禁用于铁、镉、硒和铀中毒解毒。

3. 肾功能不全患者慎用。

4. 哺乳期妇女使用时应停止哺乳。

【药物相互作用】　本品与铁、镉、硒和铀可形成有毒的复合物。

【剂量与用法】　1. 治疗砷、汞、锑和金中毒:成人深部肌内注射,第 1 天、第 2 天 2~3 mg/kg,4 小时一次,第 3 天改为 6 小时一次,第 4 天后减少到 12 小时一次。

2. 砷、铬所致的眼部或皮肤损害:本品软膏剂局部外用。

【用药须知】　1. 本品属竞争性解毒剂,因此,必须尽早给予足量。由于本品与金属形成的络合物在体内还可以产生一定的解离,故有必要反复用药。

2. 除钋外,对放射性元素中毒无效。

3. 对锑中毒的作用因化合物的不同而异,它能减轻酒石酸锑钾的毒性,却又能增加锑波芬与新斯锑波散等的毒性。

4. 本品能减轻镉对肺的损害,但增加镉对肾的损害。

5. 本品对体内酶系统(如过氧化氢酶、过氧化物酶)的活性有抑制作用,其氧化物还能抑制巯基酶,应注意使用剂量。

6. 本品具有潜在的肾毒性,应保持尿液碱化,以保护肾脏。

7. 具有 G6PD 缺乏的患者应注意使用本品,常查血常规,防范产生溶血性贫血。

8. 在使用依地酸钙钠治疗铅中毒时,本品可用作辅助治疗。

【制剂】　注射剂常规(油):100 mg;200 mg。

【贮藏】　密封、遮光保存。

二巯丁二钠
(sodium dimercaptosuccinate)

别名:二巯琥钠、二巯琥珀酸钠、二巯基丁二酸钠、DMS

本品系我国研制的解毒药,水溶液不稳定,久置毒性大。

【CAS】　71799-86-5

【理化性状】　1. 本品为带有硫臭的白色粉末,易吸水潮解。在水中易溶。水溶液无色或微红色,不稳定,常变为浑浊或呈土黄色。

2. 化学名:Sodium 3-carboxy-2,3-disulfanylpropanoate

3. 分子式:$C_4H_5NaO_4S_2$

4. 分子量:204.2

5. 结构式

【药理作用】　同二巯丙醇,但对酒石酸锑钾的解毒效力较之强 10 倍。

【体内过程】　本品进入血液后迅速消除,4h 排出用量的 80%,在体内不参与代谢,组织内含量很低,重复使用无蓄积作用。

【适应证】　1. 用于治疗锑、铅、汞、砷的中毒。

2. 预防钴、镍中毒。

3. 对肝豆状核变性(Wilson 病)有驱铜和改善症状的效果。

【不良反应】　1. 常见不良反应有口臭、头痛、恶心、乏力、四肢酸痛。

2. 少数患者出现皮疹。

3. 个别患者出现 ALT 轻度升高。

【禁忌与慎用】　1. 妊娠期妇女、重度肝功能不全患者禁用。

2. 患有肝脏疾病者慎用。

3. 哺乳期妇女使用时应停止哺乳。

【剂量与用法】　1. 急性、亚急性中毒　首次 2 g,用注射用水 10～20 ml 稀释后静脉注射,以后一次 1 g,1 小时一次,可连用 4～5 次。

2. 慢性中毒　①一次 1 g,用注射用水 10～20 ml 稀释后静脉注射,1 次/日,5～7 d 一疗程,停药 5～7 d,可间断用 2～3 个疗程;②肌内注射,一次 0.5 g,2 次/日,连用 3 d,停药 4 d;或隔日用药,亦可用 2 天停 2 天。

【用药须知】　1. 针剂溶解后立即使用,不可久置,不可加热。正常为无色或微红色,如呈土黄色或浑浊,不可使用。

2. 本品应缓慢静脉注射,不宜静脉滴注。

【制剂】　注射剂(粉):0.5 g;1 g。

【贮藏】　密闭凉暗处保存。

二巯丙磺钠
(sodium dimercaptosulfonate)

别名:二巯基丙磺钠、Unithiol

本品亦为络合物。

【理化性状】　1. 本品为白色结晶性粉末,易溶于水,水溶液无色透明,不溶于乙醇,具有轻微硫化氢臭味。

2. 化学名:2,3-二巯基丙磺酸钠盐

3. 分子式:$C_3H_7NaO_3S_3$

4. 分子量:210.3

5. 结构式

【药理作用】　参见二巯丙醇。同时还有促进胆汁排泄和利尿作用,有利于毒物的排泄。

【体内过程】　本品肌内注射 30 min 后可达血药峰值,口服 2 h 血药浓度最高,吸收后迅速分布各组织器官中,血浓度降低迅速,血中药物 24 h 完全消失。主要经肾排泄。

【适应证】　用于治疗砷、汞、铋、铬等重金属中毒。

【不良反应】　1. 不良反应较二巯丙醇少,但静脉注射速度过快时,有恶心、头晕、心悸、口唇发麻等反应。

2. 个别患者发生皮疹、寒战、发热、结膜充血甚至剥脱性皮炎及过敏性休克。

【禁忌与慎用】　1. 对本品过敏者、妊娠期妇女、肾功能不全患者禁用。

2. 哺乳期妇女使用时应停止哺乳。

【剂量与用法】　本品可供皮下、肌内注射、静脉注射。

1. 急性中毒　一次 5 mg/kg,第 1 昼夜,每 6 h 一次。第 2 天 2～3 次,以后 1～2 次/日,7d 为一疗程。

2. 慢性中毒　肌内注射 200 mg/d,分 1～2 次注

射,连用 3～4 d,休息 3～4 d 为一疗程,可用药 5～7
个疗程。

【用药须知】 1. 本品不适用于铅中毒。

2. 若出现重度不良反应或过敏反应,应停药并
对症治疗。

【制剂】 注射液:125 mg/2 ml。

【贮藏】 遮光,密闭保存。

青霉胺
(penicillamine)

别名:二甲基半胱氨酸、3-巯基缬氨酸、
Cuprimine、Depen

本品系青霉素的分解产物,临床用其盐酸盐。

【CAS】 52-67-5

【ATC】 M01CC01

【理化性状】 1. 本品为白色或类白色结晶性粉
末。有臭味,性质稳定,极易溶于水(1∶1),在乙醇
中微溶,在三氯甲烷或乙醚中不溶。1% 水溶液的
pH 为 4.0～6.0。

2. 化学名:(2S)-2-Amino-3-methyl-3-sulfanyl-
butanoic acid

3. 分子式:$C_5H_{11}NO_2S$

4. 分子量:149.21

5. 结构式

【药理作用】 本品为含硫的氨基酸,对金属离
子有较强的络合作用。其对金属离子的亲和力排序
为汞＞镍＞铜＞锌＞镉＞铅,对锑、铋、金、铁亦有络
合作用。因其对铜离子有络合作用,使单胺氧化酶
失活,阻断胶原的交叉联结,可用于结缔组织增生疾
病。此外还能减少类风湿因子,抑制免疫反应。

【体内过程】 本品口服易吸收,血液中浓度很
快达到高峰,药物分布全身各组织,80% 的药物 24 h
内排出,其余贮存于皮肤及血浆中。主要经肾排出。

【适应证】 1. 铅、汞等重金属中毒。

2. 肝豆状核变性(Wilson 病)。

3. 类风湿关节炎。

4. 胱氨酸尿。

5. 慢性活动性肝炎及肝硬化。

6. 其他如硬皮病、洋地黄中毒、肺纤维化等。

【不良反应】 本品不良反应较多,发生率
20%～30%。

1. 常见有恶心、呕吐、食欲缺乏、味觉障碍、头

晕、乏力等。

2. 严重者可出现发热、皮疹、白细胞减少、粒细
胞减少及肾病综合征等。

3. 偶见狼疮样反应、肺出血、重症肌无力等。

4. 过敏反应。

【妊娠期安全等级】 C。

【禁忌与慎用】 1. 对本品过敏者、哺乳期妇女
禁用。

2. 肾功能不全患者禁用。

【剂量与用法】 1. 治疗铅、汞中毒　1.0 g/d,
4 次分服。5～7d 为一疗程,停药 2d,开始下一疗程,
一般可用 1～3 个疗程。

2. 治疗免疫性疾病(慢性活动性肝炎或类风湿
关节炎)　1.5～1.8 g/d,分 3～4 次口服,可用 6 个
月以上。

3. 治疗肝豆状核变性　开始每天 20 mg/kg,分
3 次服,缓解后间断给药。

【用药须知】 1. 本品能影响维生素 B_6 的代谢,
同时应服用维生素 B_6。

2. 使用本品前必须做过敏试验。

【制剂】 片剂:0.125 g;0.25 g。

【贮藏】 密封保存。

盐酸半胱胺
(cysteamine hydrochloride)

别名:巯乙胺、β-巯基乙胺、MEA、Cystaran、
Mercaptamine、

本品是一种胱氨酸耗竭剂。

【CAS】 60-23-1

【ATC】 A16AA04

【理化性状】 1. 本品白色块状物或白色粉末状
结晶,具有吸湿性,溶于水、乙醇。

2. 化学名:2-Aminoethane-1-thiol hydrochloride

3. 分子式:$C_2H_7NS \cdot HCl$

4. 分子量:113.61

5. 结构式

【药理作用】 1. 本品具有解除金属离子对体内
细胞酶系统的损伤作用,能与金属离子结合,还具有
抗氧化性质。

2. 本品的作用如同一个胱氨酸耗竭剂,通过将
胱氨酸转换为半胱氨酸和半胱氨酸-半胱胺混合二硫
化物和减低角膜胱氨酸结晶积蓄。

【适应证】 1. 治疗急、慢性铅中毒。

2. 防治 X 线和放射治疗引起的损害。

3. 用于胱氨酸病患者角膜胱氨酸结晶的聚积。

【不良反应】　可引起恶心、呕吐、嗜睡,偶可发生呼吸抑制、腹部不适、面部潮红、白细胞减少等。

【妊娠期安全等级】　C。

【禁忌与慎用】　1. 在妊娠期妇女中没有眼科半胱胺的适当和对照良好的研究。妊娠期间只有潜在获益胜过对胎儿潜在风险时才可使用。

2. 口服本品是否排泄至人乳汁中尚不明确,哺乳期妇女慎用。

3. 肝、肾功能不全患者禁用本品口服制剂。

【剂量与用法】　1. 治疗急性铅中毒　0.2～0.4 g/d,静脉注射或加入 5％ 葡萄糖注射液 250～500 ml 静脉滴注。

2. 治疗慢性铅中毒　肌内注射,0.2 g/d,10～20 d 为一疗程。

3. 防治放射病　于首次照射之前 10～30 min,静脉注射 0.1～0.2 g,必要时,5～7 d 重复一次,5～7 次为一疗程。

4. 治疗角膜胱氨酸结晶　在清醒时,1 h 一次,每只眼 1 滴,滴入结膜囊内。使用 1 周后丢弃未用完部分。

【用药须知】　1. 使用本品时应避免与金属接触,应使用玻璃注射器和不锈钢针头。

2. 若出现呼吸抑制,可给氧及注射咖啡因进行对症治疗。

3. 尽量减少滴眼剂滴管尖端及溶液污染,应注意瓶的尖端不要触碰眼睑或周边区域。不用时盖紧瓶盖。

4. 曾有报道称口服本品与良性颅内压增高(或假瘤)相关,且已通过加入利尿药解决。也有眼科使用导致上述不良反应的相关报道。

5. 本品滴眼药含有苯扎氯铵,其可通过软性隐形眼镜吸收。用药前应取出隐形眼镜,给药后 15 min 重新佩戴。

【制剂】　①注射剂(粉):0.2 g。②滴眼剂:0.44％,15 ml。

【贮藏】　①注射剂遮光保存。②滴眼剂贮于 −25～15 ℃的冰箱中,解冻 24 h 后方可使用。解冻的药品在 2～25 ℃可保存,不能重新冷冻,1 周后丢弃。

依地酸钙钠
(edetate calcium disodium)

别名:依地酸钙二钠、依地酸二钠钙、乙二胺四乙酸钙二钠、Calcium disodium versenate、

本品为重金属螯合剂。

【ATC】　V03AB03

【CAS】　23411-34-9

【理化性状】　1. 本品为白色结晶性或颗粒状粉末,略有吸湿性,无臭,有淡淡的咸味,易溶于水,极微溶于乙醇。

2. 化学名:[[N , N'-1, 2-Ethanediyl-bis [N-(carboxymethyl)-glycinato]](4-)-N, N', O, O', O^N, $O^{N'}$]-disodium,hydrate,(OC-6-21)-calciate(2⁻)

3. 分子式:$C_{10}H_{12}CaN_2Na_2O_8 \cdot xH_2O$

4. 分子量:374.27(无水物)

5. 结构式

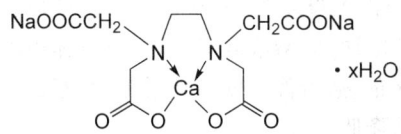

6. 配伍禁忌:推荐本品注射液用 5％ 葡萄糖或 0.9％ 氯化钠注射液稀释后静脉内给药。据报道本品与 10％ 葡萄糖、10％ 转化糖、10％ 转化糖的 0.9％ 氯化钠注射液、乳酸林格注射液、林格注射液和 1/6 M 乳酸钠注射液、两性霉素 B 和盐酸肼苯哒嗪的注射剂不相容。

【警示】　1. 本品可产生致命的毒性。成人铅中毒性脑病相对罕见,但常发生于儿科患者,这些患者可能处于发病初期,常被忽视,因此,儿科患者的病死率一直居高不下。铅中毒性脑病和脑水肿患者静脉滴注后可能会发生致命的颅内压升高,这些患首选肌内注射途径。如果必须静脉注射,应避免快速滴注。应按时给药,任何时候均不可超过推荐剂量。

2. 出现过敏反应的症状,如荨麻疹、呼吸困难、面部、舌、唇或咽喉肿胀,请立即寻求紧急医疗帮助。

3. 出现下列严重不良反应,如尿量减少或无尿、困倦、意识混乱、情绪改变、口渴感增加、丧失食欲、恶心、呕吐、肿胀、体重增加、感觉气短、濒死感,心率快、慢或不稳定,请立即与医护人员联系。

【药理作用】　1. 本品对二价和三价金属,尤其是铅,可形成稳定的可溶性螯合物,继而随尿液排出。本品除了能与铅、锌、镉、锰、铁形成稳定的螯合物之外,而且还可从分子中置换钙,但对锰和铁的动员量并不显著。不能动员铜,也不能与汞进行螯合作用,因为汞与体内的配基结合紧密或其贮存于无法进入的体内隔间。静脉给予本品后,排泄的钙增加并不明显,而锌的排泄量则有很大增加。与依地酸二钠不同的是,本品中经螯合的钙呈饱和性,因此,相对大剂量的静脉滴注并不可能引起血清或全身钙浓度的较大变化。

2. 从理论上讲,虽然 1 g 依地酸钙钠可自体内解离 620 mg 的铅,但静脉给药后,具有症状性的急性

铅中毒,平均只有 3～5 mg 的铅随尿液排出。本品口服给药可以增加铅在体内保留,所以不推荐口服使用。

3. 本品可大大提高锌随尿液的排泄量,并可较小程度地提高镉、锰、铁、铜、铀、钚、钇和一些其他放射性同位素的排泄。虽然体外汞可置换本品中的钙,但本品对汞中毒患者却无效。

4. 被本品螯合的铅主要来自于骨骼,当螯合作用停止时软组织中的铅又重新分布到骨骼中。本品的螯合疗法后,肾脏中的铅水平也有部分降低。

5. 动物实验表明,单剂量给药后尿液中铅的排出量就见增加,血铅浓度降低,但由于体内的铅又重新进行分布,脑铅曾一度显著增加,所喜的是,5 d 后脑铅终见降低。

【体内过程】 1. 本品肌内注射或皮下注射吸收均良好。静脉注射治疗铅中毒,约 1 h 后尿液开始排泄螯合铅,螯合铅的排泄峰值出现于给药后 24～48 h。铅中毒引起的腹部绞痛可在 2 h 内缓解,肌无力和肌颤动在治疗后 4～5 d 内消失,粪卟啉尿(即尿中有粪卟啉)和斑点状红细胞通常在治疗开始后 4～9 d 降低。

2. 本品很少被胃肠道吸收。血液中所有的药物都存在于血浆中。本品不能渗入细胞,主要分布到细胞外液中,脊髓液中的药物浓度为血浆药物浓度的 5%。

3. 本品不在人体内被代谢,主要通过肾排泄。注射给药后,原药或金属螯合物迅速经肾小球滤过随尿排出。静脉给药后,约 50% 的剂量于 1 h 内被排泄,24 h 内排泄量超过 95%。据报道,本品静脉注射后的血浆 $t_{1/2}$ 为 20～60 min,肌内注射后为 1.5 h。尿的流量和(或)尿的 pH 变化不影响本品的排泄,但肾功能不全则可降低肾小球滤过率,延迟药物的排泄,从而可能加重本品的肾毒性。

【适应证】 1. 本品能降低小儿和成人的铅中毒(急性和慢性)和铅毒性脑病患者的血铅水平和体内的残存铅。但螯合疗法并不能替代其他有效措施以消除或减少进一步的铅暴露。

2. 用于治疗如钚、钍、铀、钇的放射性和核裂变产物中毒。本品治疗也对其他重金属如铬、锰、镍、锌或钒中毒有益。但对汞、金或砷中毒无治疗功效。

3. 本品还可用于诊断可疑的铅中毒(通过依地酸钙钠动员或诱发试验)。

【不良反应】 本品的不良反应包括肌内注射部位痛,发热、寒战、不适、疲乏、肌痛、关节痛、低血压、心律不齐、近端小管急性坏死(可能导致致命性肾病),罕见远端小管和肾小球变化、糖尿、蛋白尿、镜

下血尿和尿中沉淀大量的上皮细胞,震颤、头痛、麻木、麻刺感、唇损害,恶心、呕吐、食欲缺乏症、过度口渴、ALT 和(或)AST 轻度升高,组胺样反应(喷嚏、鼻充血、流泪)、皮疹,一过性骨髓抑制、贫血、锌缺乏、高血钙综合征。

【妊娠期安全等级】 B。

【禁忌与慎用】 1. 无尿期患者,肾脏疾病或肝炎活动期患者禁用。

2. 轻、中度肾脏疾病患者使用本品应极为谨慎,并应减量使用。

3. 虽然美国 FDA 声明,本品可用于消除体内重金属(如汞)和毒素,治疗冠状动脉疾病,或其他应用,但厂家说明书中对以上用途的安全性和有效性尚未建立。

4. 尚不知道本品是否可分泌到人类乳汁,哺乳期妇女慎用。

【药物相互作用】 尚无已知的药物能干扰本品标准的临床检验。皮质激素增加本品对动物的肾毒性,本品通过螯合锌干扰锌胰岛素制剂的作用。

【剂量与用法】 1. 一旦确定铅中毒来源,患者应尽可能远离铅污染源。无论静脉或肌内注射给药,无症状的、血铅水平 > 20 μg/dl(20 μg/dl 为 WHO 推荐的许可上限)至 < 70 μg/dl 的成人和儿科患者,本品的剂量为一日 1000 mg/m²。

2. 静脉滴注 将本品日总剂量(1000 mg/m²)加入到 250～500 ml 的 5% 葡萄糖或 0.9% 氯化钠注射液中[最终浓度为 2～4 mg/ml(0.2%～0.4%)]。日总剂量滴注时间应大于 8～12 h(一日单次剂量静脉给药,日剂量常于 12～24 h 输完;滴注较适宜的时间至少为 8 h)。当本品连续静脉滴注时,测定血铅浓度 1 h 前,应中止滴注,以避免测量值假性升高。

3. 肌内注射 本品日总剂量(1000 mg/m² 应分成等份每 8～12 小时给药 1 次。本品注射液可加入利多卡因或普鲁卡因以降低注射部位疼痛。每 5 ml 本品注射液加入 0.25 ml 的 10% 利多卡因注射液或每毫升本品注射液加入 1 ml 的 1% 利多卡因注射液或普鲁卡因注射液。利多卡因或普鲁卡因的最终浓度为 5 mg/ml(0.5%)。当单独给药时,不论采用何种途径给药,本品均不可超过推荐剂量使用。

4. 成人铅中毒性肾病,应每隔 1 个月重复下述治疗方案。

(1)血清肌酐水平 ≤ 2 mg/dl 的患者,每 24 h 1 g/m²,给药 5 d。

(2)血清肌酐水平 2～3 mg/dl 的患者,每 24 h 500 mg/m²,给药 5 d。

(3)血清肌酐水平 3～4 mg/dl 的患者,每 48 h

500 mg/m²,给药 3 次。

（4）血清肌酐水平＞4 mg/dl,每周 500 mg/m²。

5. 本品单独使用,可加重高血铅水平患者的症状。当血铅水平＞70 μg/dl 或临床症状符合铅中毒表现时,推荐本品与二巯丙醇(BAL)联合使用。二巯丙醇,一次 4 mg/kg,每 4～6 h 一次,疗程 3～5 d。

6. 本品治疗成人和儿科患者铅中毒应连续给药 5 d。然后中断治疗 2～4 d,等待铅再分布,注意预防锌和其他必需金属元素严重衰竭。常需 2 个疗程,但取决于铅中毒的严重程度和患者对药物的耐受性。

7. 本品静脉滴注与肌内注射等效。肌内注射适用于明显的铅中毒性脑病患者,一些幼龄的儿科患者优先选择此给药途径。

8. 急性发病的患者可能由于呕吐而脱水。因为本品几乎全部随尿液排泄,应在首次给予本品前先行静脉补液,以增加尿流量;但要注意脑病患者须避免过度补液,一旦尿流建立后,必须避免摄入多余液体,静脉补液应该限制为补给基础水并符合电解质要求。尿流停止应停药,以避免组织中的药物水平过高。轻度肾功能不全患者须降低剂量。

9. 本品用于铅动员试验评估体内贮量的利弊尚有争议。依地酸钙钠动员试验不可用于有中毒症状或血铅水平＞55 μg/dl 且有适当疗法治疗的患者。本品非口服药物注射之前,如果稀释溶液和容器已做好准备,就应目检溶液中有无颗粒沉着和脱色。

10. 铅中毒的诊断

（1）成人的动员试验　可给予 500 mg/m²(最大剂量 1 g)1 h 静脉滴注或肌内注射。用特殊的无铅尿收集装置收集给药后 24 h 尿液,分析铅含量。肾功能不全患者可能需要收集 3～4 d。如果排泄到尿中铅的微克值与本品给药毫克值的比率＞1,动员试验结果即为阳性。

（2）儿童的动员试验　单剂量注射 500 mg/m²(最大剂量 1 g),静脉滴注超过 1 h 或肌内注射;或每 12 h 给予 2 剂 500 mg/m² 更为理想;收集给药后首个 24 小时的尿液,分析铅含量。如果排泄到尿中铅微克值与本品给药毫克值的比率＞1,动员试验结果即为阳性。

也可选择 6～8 h 的方法,该方法可能更有效和方便,尤其在低龄的儿童患者。此期间尿液收集的可靠性同 24 h 法。单次肌内注射剂量 500 mg/kg(最大剂量 1 g),收集给药后 6～8 h 尿液分析铅含量。如果排泄到尿中的铅 μg 值与本品 mg 值的比率＞0.5,或尿铅浓度＞1 mg/L,动员试验结果即为阳性。

【用药须知】　1. 应在每个治疗期前进行尿沉渣分析,检查肝、肾功能和血清电解质是否低于标准,严重患者在治疗中每天,非严重患者在治疗后的第 2 天和第 5 天进行监测。在首次出现肾毒性症状时必须停药。尿沉渣中存在大量肾上皮细胞或血红细胞数目增加或蛋白尿增加,也可应立即停药。ALP 值常会降低(可能由于血清锌水平降低),但在治疗停止后 48 h 内可恢复正常。

2. 本品能引起与铅中毒相同的肾损害,如蛋白尿和镜下血尿。治疗引发的肾毒性呈剂量依赖性,开始治疗前如能确保足够的利尿就能降低肾毒性。整个治疗过程都应监测尿流,一旦发展为无尿或严重少尿,就必须停药。从前已存在轻度肾脏疾病的患者应减小剂量。静脉注射治疗期间应对患者的心律不齐和其他 ECG 改变进行监测。

3. 全血红细胞原卟啉水平增高(＞35 μg/dl),表明需要进行静脉血铅测试。如果全血铅浓度在 25～55 μg/dl,应考虑进行铅动员试验。

4. 尿粪卟啉增高(成人＞250 μg/dl,低于 36 kg 的儿科患者＞75 μg/dl)和尿中氨基乙酰丙酸(ALA)[成人＞4 mg/d,儿科患者＞3 mg/(m²·d)]与血铅水平＞40 μg/dl 相关。晚期患者和严重亚铁血红素不可再生的、铁耗竭儿科患者的尿粪卟啉可能会出现假阴性。生长期儿科患者长骨 X 线显示的铅线和腹部的 X 线表现出腹部有射线不能传透的物质,可能有助于评估铅的暴露量。

5. 据报道,本品可用于由烃基铅化合物(如四乙基铅)引起的中毒,但应联合适当的支持治疗措施。

6. 本品和依地酸二钠(在美国不再上市)曾发生过致死性的投药差错,应用时应注意。尽管本品和依地酸二钠都是重金属拮抗剂,但两药最初通过 FDA 审批时,却具有不同用途和作用。FDA 曾批准依地酸二钠用于特定患者的高血钙综合征的紧急治疗或控制与强心苷毒性相关的室性心律失常。依地酸二钠的使用可能会导致严重的,往往致命的血清钙浓度降低。2008 年 6 月,评价了其风险/利益后,出于安全考虑,FDA 撤回已批准上市的依地酸二钠。

7. 本品已用于所有年龄段患者的铅中毒治疗,包括儿科患者。本品在儿童患者静脉滴注中有死亡病例出现,一些临床医师认为,儿童患者肌内注射较好。然而,大多数专家推荐如有可能还是静脉滴注。儿科群体发生的铅中毒常较成人严重。较小的儿科患者应首选肌内注射。若必须采取静脉给药途径,应避免快速滴注。治疗全程应监测尿流;一旦发展为无尿或严重少尿,应停药。

8. 曾有报道,因不慎给予血铅含量 56 μg/dl 的无症状的 16 月龄患者 5 倍推荐剂量,静脉滴注超过 24 h,未引起任何不良作用。本品能加重严重铅中毒症状,因此,大多数的毒性反应(脑水肿,肾小管坏死)与铅中毒有关。因为脑水肿,铅中毒性脑病的成人或儿科患者的治疗剂量可能为致命的,因为较高剂量的本品可能产生较严重的锌缺乏。治疗脑水肿应给予多次剂量的甘露醇。皮质激素会增加本品在动物中的肾毒性,因此,不推荐合用。需监测锌水平。维持满意的尿排出量,因为利尿可增加药物的消除。尚不明确本品是否可透析清除。

【制剂】　注射液:1 g/5 ml。

【贮藏】　贮于室温 15～30 ℃。

喷替酸钙钠
(calcium trisodium pentetate)

别名:促排灵、五醋三胺钠钙、二乙撑三胺醋酸钠钙、Calcium trisodium DTPA、DTPA-Ca Na、Ditripentat-Heyl

【CAS】　12111-24-9

【理化性状】　1. 化学名:Calcium sodium 2,2′, 2″,2‴,2′‴-(ethane-1,2-diylnitrilo)pentaacetate(1∶ 3∶1)

2. 分子式:$C_{14}H_{21}CaN_3Na_3O_{10}$

3. 分子量:500.38

4. 结构式

【药理作用】　参见依地酸钙钠。由于分子中存在 N 和 O,结合能力更强,稳定性更高。

【体内过程】　本品口服不易吸收,注射后吸收迅速,随尿排出,2 h 排出 30%～40%,4 h 排出 50%～70%,24 h 内排出 90%左右。主要分布于细胞外液中,肝脏分布最多。

【适应证】　1. 治疗铅、铁、锌、钴、铬中毒。

2. 治疗钚、铀、锶、钇等放射性元素对机体的损害。

【不良反应】　1. 可引起皮炎、轻度头晕、无力、恶心、食欲缺乏。

2. 大剂量可引起腹泻。

【禁忌与慎用】　肾病患者慎用。

【剂量与用法】　1. 静脉滴注　0.5～4 g/d,溶于 0.9%氯化钠或 5%葡萄糖注射液中,剂量逐渐增大,每周 2～3 次,间歇应用。

2. 肌内注射　0.25～0.5 g/日,2 次/日,3 d 为一疗程。

【制剂】　注射剂(粉):0.2 g;0.5 g;1 g。

【贮藏】　遮光保存。

去铁胺
(deferoxamine)

别名:甲磺酸去铁敏、去铁敏

本品为对三价铁高亲和的螯合剂。

【CAS】　70-51-9

【ATC】　V03AC01

【理化性状】　1. 化学名:N'-{5-[Acetyl (hydroxy)amino]pentyl}-N-[5-({4-[(5-aminopentyl) (hydroxy)amino]-4-oxobutanoyl}amino)pentyl]-N-hydroxysuccin amide

2. 分子式:$C_{25}H_{48}N_6O_8$

3. 分子量:560.68

4. 结构式

【药理作用】　本品可与三价铁离子螯合成稳定无毒的螯合物,并迅速从尿液和胆汁中排出。

【体内过程】　本品口服吸收 15%以下,多以注射给药。吸收的去铁胺经血浆酶代谢,迅速随尿液排出。

【适应证】　1. 用于急性铁中毒。

2. 用于慢性铁蓄积。

3. 用于终末期肾衰竭患者的铁超负荷。

【不良反应】　1. 口服给药主要不良反应为胃肠道刺激症状,如恶心、腹部不适、腹泻等。

2. 肌内注射可引起局部疼痛、全身发红、荨麻疹等。

3. 静脉给药除上述不良反应外,可有低血压、心悸、惊厥、休克等。

【禁忌与慎用】　1. 严重肾病患者、肝病患者慎用。

2. 妊娠期妇女在妊娠前 3 个月禁用。

【剂量与用法】　1. 肌内注射　开始 1 g，以后一次 0.5 g，每 4 h 一次，用 2 次后，根据临床情况，每 4 h 或 12 h 一次，1 日总量不超过 6 g。

2. 静脉注射　剂量同肌内注射，速度不得超过 15 mg/(kg·h)。

3. 口服　治疗急性铁中毒可用 8～12 g 溶于注射用水口服。

【用药须知】　静脉注射不宜太快。

【制剂】　注射剂（粉）：0.5 g。

【贮藏】　遮光密闭，4 ℃以下保存。

去铁酮
(deferiprone)

别名：Ferriprox

本品为对三价铁高亲和的螯合剂。

【CAS】　30652-11-0

【ATC】　V03AC02

【理化性状】　1. 化学名：3-Hydroxy-1, 2-dimethylpyridin-4(1H)-one

2. 分子式：$C_7H_9NO_2$

3. 分子量：139.15

4. 结构式

【药理作用】　本品为铁螯合剂，临床试验证实，本品可有效促进铁排除，阻止输血依赖的珠蛋白生成障碍性贫血患者血清铁负荷的蓄积。

【体内过程】　1. 吸收　本品在上消化道快速吸收。患者空腹服用本品，血药峰值出现在 45～60 min；餐后服用，达峰时间延长至 2 h。给予 25 mg/kg 剂量，尽管与食物同服并不降低吸收总量，但餐后服用的血药浓度比空腹服用低。

2. 代谢　本品主要通过葡糖醛酸化代谢，使 3-羟基团失活，使其失去结合铁的能力。葡糖醛酸化代谢物的血药峰值在服用本品 2～3 h 后出现。

3. 消除　本品主要通过肾消除，在服用后 24 h，总剂量的 75%～90% 随尿液排出（以原药、葡糖醛酸化代谢产物及铁-去铁酮复合物形式排出），有少量随粪便。多数患者的消除 $t_{1/2}$ 为 2～3 h。

【适应证】　用于治疗的铁负荷过多的珠蛋白生成障碍性贫血患者。

【不良反应】　1. 最常见不良反应是淡红色或棕色尿，是由于铁-去铁酮复合物的排出所致。

2. 一般不良反应包括恶心，呕吐，腹痛和食欲增强。多在服用去铁酮治疗的早期出现，且大多数患者在继续治疗数日或数周后会自行缓解。

3. 有服用本品的患者出现关节症状的报道。关节症状从一个到多个关节的轻度疼痛直至出现严重的关节炎。多数患者在继续治疗后上述症状会自行缓解。

4. 偶有 ALT 升高。绝大多数患者的 ALT 升高是无症状的和一过性的，在未停药也未降低剂量的情况下，其 ALT 可恢复正常。一些患者随着本身铁负荷的升高或丙型肝炎的感染而出现肝纤维化的进展。

5. 少数患者出现血浆锌水平降低，可口服补锌。

6. 在临床试验中报道的最严重的不良反应是粒细胞缺乏症和中性粒细胞减少症，出现的患者为 6.5%（3.5 例/100 患者/年）。这样的发生率，应考虑珠蛋白生成障碍性贫血患者本身具有的能够促使中性粒细胞减少的原有病变基础，特别是那些伴发脾功能亢进的患者。

【禁忌与慎用】　1. 对活性成分或处方中的任何成分过敏、有复发的中性粒细胞减少症史、有粒细胞缺乏症史、妊娠期妇女禁用。

2. 哺乳期妇女使用时，应停止哺乳。

3. 6 岁以下儿童用药的安全性和有效性尚未确定。

【药物相互作用】　1. 尚无本品和其他药物相互作用的报告。但是由于本品会与金属阳离子结合，所以本品与含三价阳离子的药物，例如含铝离子的抗酸剂，会存在潜在的药物相互作用。

2. 尚无本品与维生素 C 同服的安全性的正式研究。基于同服本品和维生素 C 有出现不良的相互作用的报道，应慎重对待同服这两种药物。

【剂量与用法】　口服，一次 25 mg/kg，3 次/日。

【制剂】　片剂：500 mg。

【贮藏】　30 ℃以下保存。

地拉罗司
(deferasirox)

别名：去铁斯若

本品为对三价铁高亲和的螯合剂。

【CAS】　201530-41-8

【ATC】　V03AC03

【理化性状】　1. 化学名：4-[(3Z,5E)-3,5-Bis(6-oxo-1-cyclohexa-2,4-dienylidene)-1,2,4-triazolidin-1-yl] benzoic acid

2. 分子式：$C_{21}H_{15}N_3O_4$

3. 分子量：373.36

4. 结构式

【用药警戒】　本品可引起急性肾竭，甚至死亡，尤其是晚期血液病的患者。治疗初期应经常监测肌酐清除率，继后每月至少检测 1 次。

【药理作用】　本品为铁螯合剂，临床试验证实，本品可有效促进铁排除，阻止依赖输血的地中海贫血患者血清铁负荷的蓄积。

【体内过程】　1. 吸收　口服本品后在上消化道快速吸收。患者空腹服用本品，血药峰值出现在 45～60 min；餐后服用，达峰时间延长至 2 h。给予 25 mg/kg 剂量，尽管与食物同服并不降低吸收总量，但餐后服用的血药浓度比空腹服用低。

2. 代谢　本品主要通过葡糖醛酸化代谢，使 3-羟基团失活，使其失去结合铁的能力。葡糖醛酸化代谢物的血药峰值在服用本品 2～3 h 后出现。

3. 消除　本品主要通过肾消除，在服用后 24 h，总剂量的 75%～90% 随尿液排出，以原药、葡糖醛酸化代谢产物及铁-去铁酮复合物形式排出，有少量随粪便排出。多数患者的消除 $t_{1/2}$ 为 2～3 h。

【适应证】　用于因需要长期输血而引致铁质积聚的患者（如患有珠蛋白生成障碍性贫血症或其他罕见的贫血症），适用于 2 岁以上儿童及成人服用。

【不良反应】　1. 最常见不良反应是淡红色或棕色尿，是由于铁-去铁酮复合物的排出所致。

2. 一般不良反应包括恶心，呕吐，腹痛和食欲增强。多在服用去铁酮治疗的早期出现，且大多数患者在继续治疗数日或数周后自行缓解。

3. 有服用本品的患者出现关节症状的报道。关节症状从一个到多个关节的轻度疼痛直至严重的关节炎。多数患者在继续治疗后上述症状会自行缓解。

4. 偶有 ALT 升高。绝大多数患者的 ALT 升高是无症状的和一过性的，在未停药也未降低剂量的情况下，其 ALT 可恢复正常。一些患者随着本身铁

负荷的升高或丙型肝炎的感染而出现肝纤维化的进展。

5. 少数患者出现血浆锌水平降低，可口服补锌。

6. 在临床试验中报道的最严重的不良反应是粒细胞缺乏症和中性粒细胞减少症，出现的患者为 6.5%（3.5 例/100 患者·年）。这样的发生率，应考虑珠蛋白生成障碍性贫血患者本身具有的能够促使中性粒细胞减少的原有病变基础，特别是那些伴发脾功能亢进的患者。

【禁忌与慎用】　1. 对活性成分或处方中的任何成分过敏、有复发的中性粒细胞减少症史、有粒细胞缺乏症史、妊娠期妇女禁用。

2. 哺乳期妇女使用时，应停止哺乳。

3. 6 岁以下儿童用药的安全性和有效性尚未确定。

【药物相互作用】　1. 尚无本品和其他药物相互作用的报道。但是由于本品与金属阳离子结合，所以本品与含三价阳离子的药物，例如含铝离子的抗酸剂，会存在潜在的药物相互作用。

2. 尚无本品与维生素 C 同服的安全性的正式研究。基于同服本品和维生素 C 有出现不良的相互作用的报告，当同服这两种药物时应慎重。

【剂量与用法】　口服，一次 25 mg/kg，3 次/日。

【制剂】　片剂：500 mg。

【贮藏】　30 ℃ 以下保存。

25.2　氰化物中毒解毒药

氰化物一般分为无机氰化物和有机氰化物，前者如氰化钾、氢氰酸，后者如乙腈、丙烯腈等。氰化物作为化工原料应用广泛。此外，某些植物果实如苦杏仁、桃仁、枇杷仁中含有氰苷。所以氰化物中毒是常见和严重的中毒。氰化物中毒的重要发病机制：氰化物进入体内释放出氰离子（CN^-），与细胞色素氧化酶中的 Fe^{3+} 结合，阻断氧化过程中的电子传递，使细胞组织不能利用氧，引起一系列病理变化，导致临床上出现各种中毒的表现。治疗氰化物中毒解毒药的作用机制：①药物同氰离子结合，或从受抑制的酶中夺取氰离子与之结合，恢复酶活性；②促进氰离子体内代谢。

亚硝酸钠
（sodium nitrite）

别名：Diazotining salts、Erinitrit
本品为氧化剂。
【CAS】　7632-00-0
【ATC】　V03AB08

【理化性状】　1. 本品为白色至浅黄色粒状、棒状或粉末。有吸湿性。加热至 320 ℃ 以上分解。在空气中慢慢氧化为硝酸钠。遇弱酸分解放出棕色三氧化二氮气体。溶于 1.5 份冷水、0.6 份沸水,微溶于乙醇。水溶液呈碱性,pH 约为 9。

2. 分子式:$NaNO_2$

3. 分子量:69.0

【药理作用】　本品能使血红蛋白中的 Fe^{2+} 氧化为 Fe^{3+},形成高铁血红蛋白。高铁血红蛋白中的 Fe^{3+} 与氰化物 CN^- 结合力比氧化型细胞血素氧化酶的 Fe^{3+} 更强,使其重新释放,恢复酶的活性,解除氰离子的毒性。

【体内过程】　本品口服后吸收迅速,15 min 即可起效,可持续 1 h,约 60% 在体内代谢,其余以原药随尿液排泄。静脉注射立即起效。

【适应证】　用于治疗氰化物中毒。

【不良反应】　1. 有恶心、呕吐、头晕、头痛、出冷汗、发绀、气急、低血压。

2. 严重者可发生抽搐、休克。

【禁忌与慎用】　1. 对本品过敏者、妊娠期妇女、哺乳者禁用。

2. 老年人慎用。

【剂量与用法】　成人静脉注射 3% 溶液,10～15 ml/次;儿童一次 6～10 mg/kg。

【用药须知】　1. 使用本品后,形成的氰化高铁血红蛋白数分钟后又逐渐分离,释放出 CN^-,因此,应立即注射硫代硫酸钠。

2. 本品不能与硫代硫酸钠混合注射,因两者均能降压。

3. 注射本品不宜过快,速度按 2 ml/min。

【贮藏】　遮光保存。

【制剂】　注射液:0.3 g/10 ml。

亚硝酸异戊酯
(amyl nitrite)

别名:亚硝酸酯、Isoamyl nitrite、Isopentyl nitrite

【简介】　本品是治疗心绞痛最常用的一种急救药,也是治疗氰化物中毒最常用的急救药。作用同亚硝酸钠。由于本品为挥发性液体,可吸入应用,起效快,但维持时间短。氰化物中毒者应立刻吸入本品,每分钟 1 次,1～2 支/次,直至开始静脉注射亚硝酸钠为止。然后再静脉注射硫代硫酸钠 25%～50% 溶液 50 ml。青光眼慎用,脑外伤、脑出血、急性冠脉栓塞患者禁用。制剂:吸入剂:0.2 ml。

硫代硫酸钠
(sodium thiosulfate)

别名:大苏打、海波、次亚硫酸钠、Hypo、Sodiun Hyposulfate、Sodium Subsulfide

【CAS】　7772-98-7;10102-17-7(五水化物)

【理化性状】　1. 本品为单斜晶系白色结晶性粉末,易溶于水,不溶于醇。

2. 分子式:$Na_2S_2O_3$

3. 分子量:158.11

【药理作用】　本品在酶的参与下能同体内游离的(或与高铁血红蛋白结合的)氰离子相结合,形成无毒的硫氰酸盐排出体外。在体内还能同砷、铋、汞、铅等金属结合,形成无毒的硫化物排出体外。

【体内过程】　本品不易从消化道吸收,静脉注射后迅速分布到各组织的细胞外液,$t_{1/2}$ 约为 0.65 h,随尿液排泄。

【适应证】　1. 用于氰化物中毒。

2. 用于砷、汞、铋、铅中毒。

3. 用于治疗皮肤瘙痒症、慢性荨麻疹。

【不良反应】　有头晕、乏力。静脉注射过快,可引起血压下降。

【药物相互作用】　勿与氧化剂如高氯酸盐、硝酸盐、高锰酸钾及重金属配伍。

【剂量与用法】　1. 治疗氰化物中毒　于亚硝酸钠注射完毕后,以每分钟 2.5～5.0 g 的速度缓慢静脉注射 50% 本溶液 50 ml。必要时,1 h 后,再重复注射半量或全量。此外,氰化物口服中毒者,可用 10% 本品溶液洗胃。

2. 重金属中毒　成人静脉注射一次 0.5～1 g;儿童一次 10～20 mg/kg。

3. 治疗皮肤瘙痒症　静脉注射本品 5% 溶液 10～20 ml,1 次/日,10～14 d 为一疗程。

【用药须知】　1. 静脉注射不宜过快,以免引起血压下降。

2. 不宜与亚硝酸钠混合应用。

【临床新用途】　1. 防治氨基糖苷类耳毒性　以本品 0.32～0.64 g 加入 0.9% 氯化钠注射液 200 ml,静脉滴注,2 次/日,10 d 为一疗程。

2. 抗癌药渗漏　立即用 0.5 mmol 本品溶液局部注射并冷敷,可防止组织坏死。

【制剂】　① 注射液:0.5 g/10 ml;1 g/20 ml。② 注射剂(粉):0.32 g;0.64 g(无水物,相当于含结晶水合物 1 g)。

【贮藏】　密闭保存。

亚甲蓝
(methylthioninium chloride)

别名：美蓝、次甲蓝、Methylene blue、Methylenum coeruleum、Rember

本品为吩噻嗪染料。

【CAS】 61-73-4

【理化性状】 1. 本品为绿色结晶或深褐色粉末。溶于水，溶液为天蓝色。溶于热乙醇及三氯甲烷，不溶于乙醚、苯。

2. 化学名：3,7-bis(Dimethylamino)-phenothiazin-5-ium chloride

3. 分子式：$C_{16}H_{18}ClN_3S$

4. 分子量：319.85

5. 结构式

【药理作用】 本品为氧化还原剂，随剂量的不同，产生不同的作用。低浓度时，在还原辅酶Ⅰ脱氢酶的作用下，还原为还原型亚甲蓝，能将高铁血红蛋白还原为正常血红蛋白。高浓度时，由于不能使本品全部变成还原型，氧化型亚甲蓝量增多，使血红蛋白被氧化为高铁血红蛋白，后者同氰离子结合力强，使被抑制的细胞色素氧化酶活性恢复。

【体内过程】 本品口服吸收不良，多行静脉给药。吸收后本品在组织中还原为无色美蓝，随尿液和胆汁缓慢排出。

【适应证】 1. 治疗亚硝酸盐、硝酸盐等中毒引起的高铁血红蛋白血症。

2. 治疗氰化物中毒。

【不良反应】 1. 静脉注射剂量过大，可引起头晕、恶心、呕吐、胸闷、腹痛、心前区痛、头痛、神志不清等反应。

2. 用药后尿呈蓝色，排尿时尿道口有刺激感。

【禁忌与慎用】 1. 肾功能不全患者慎用。

2. 肺水肿患者禁用。

【剂量与用法】 1. 治疗亚硝酸盐中毒　静脉注射一次 $1\sim2$ mg/kg，或用1%注射液 $5\sim10$ ml，稀释于25%葡萄糖液 $20\sim40$ ml 中缓慢静脉注射。$30\sim60$ min 后可重复给药。

2. 治疗氰化物中毒　静脉注射一次 $5\sim10$ mg/kg，或用1%注射液 $50\sim100$ ml，加入葡萄糖注射液静脉注射，然后，再注射硫代硫酸钠。

【用药须知】 1. 治疗亚硝酸盐中毒时，切忌剂量过大，否则使症状加重。

2. 不可作皮下、肌内注射或鞘内注射，以免造成损害。

【制剂】 注射液：20 mg/2 ml；50 mg/5 ml；100 mg/10 ml。

【贮藏】 遮光保存。

羟钴胺
(hydroxycobalamin)

别名：Vitamine B_{12} forte

【简介】 本品为维生素 B_{12} 的前体物质，系由羟基取代维生素 B_{12} 的氰基而成。本品在体内能与氰离子结合形成氰钴胺而起解毒作用。可作为氰化物解毒剂。用量和其他内容参见维生素 B_{12}。

依地酸钴
(cobalt edetate)

别名：依地酸二钴、Dicobalt edentate

【简介】 本品是一种螯合剂，与氰基的结合力比细胞色素氧化酶强，因此，可将氰基从酶中夺过来，从而恢复酶活性。本品同氰离子结合后，形成氰钴酸盐，最后转化为氰高钴酸盐，排出体外。本品作用快而强，治疗指数大，无降压作用。临床用于严重氰化物中毒。治疗氰化物中毒时，静脉注射1.5%溶液，$5\sim15$ mg/kg，用50%葡萄糖注射液稀释至 50 ml，可重复使用。

25.3　有机磷、有机氟中毒解毒药及其他解毒药

有机磷农药是农业、林业生产中使用较广的杀虫剂，毒性剧烈，如果生产、使用及保管不当都有中毒的危险。有机磷酸酯类农药经皮肤、消化道、黏膜、呼吸道等途径进入体内后，会与胆碱酯酶结合，形成磷酰化胆碱酯酶，从而丧失催化乙酰胆碱水解的能力，引起乙酰胆碱蓄积，表现出胆碱能受体过度兴奋，出现一系列中毒表现，包括 M 样作用、N 样作用及中枢神经系统症状。有机磷中毒发生急骤，进展很快，因而必须抓紧时机抢救。除采用一般措施外，宜及早使用特效解毒药。有机磷农药中毒解毒药主要有两类：一类是 M 受体拮抗药，主要拮抗 M 样症状，以阿托品为代表；另一类是胆碱酯酶复活剂，使被抑制的胆碱酯酶恢复活性，以解磷定、氯磷定为代表。

有机氟农药是一类高效、剧毒的杀虫剂和杀鼠剂。有机氟中毒的机制一般认为其进入机体后，中

断糖代谢三羧酸循环,并使柠檬酸聚集,丙酮酸代谢受阻,妨碍正常的氧化磷酸化过程,使三磷酸腺苷的生成受阻,引起中毒,出现神经系统、消化系统和心血管系统的中毒症状。救治有机氟中毒,除对症治疗外,还应使用特殊中毒剂,如乙酰胺。

碘解磷定

(pralidoxime iodide)

别名:解磷定、派姆、碘磷定、磷敌、2-PAM、Pyraloxime methiodide、Pyridine

本品为胆碱酯酶复活剂。

【CAS】　6735-59-7 (pralidoxime);　94-63-3 (pralidoxime iodide)

【ATC】V03AB04

【理化性状】　1. 本品为黄色颗粒状结晶或结晶性粉末;无臭,味苦;遇光易变质。溶于水(25 ℃) 48 mg/ml;水溶液稳定,在碱性溶液中易破坏。

2. 化学名:2-Hydroxyiminomethyl-1-methylpyridinium iodide

3. 分子式:$C_7H_9IN_2O$

4. 分子量:264.06

【药理作用】　本品具有强而迅速的复活胆碱酯酶的作用。进入体内后,其分子中带正电荷的季铵氮与磷酰化胆碱酯酶的阴离子部位以静电引力相结合,进而形成复合物,然后裂解成磷酰化碘解磷定,由尿液排出。同时使胆碱酯酶游离出来,恢复其水解乙酰胆碱的活性,从而解除中毒症状。此外,本品还能与体内游离的有机磷直接结合,形成无毒的磷酰化碘解磷定,经肾排泄,从而避免中毒过程继续发展。

【体内过程】　本品主要分布于肝、肾、脾和心,经肝代谢,排泄较快。静脉注射时 $t_{1/2}$ 小于 1 h,不易透过血-脑屏障。

【适应证】　用于中、重度有机磷酸酯类中毒的治疗。

【不良反应】　1. 注射过速或 1 次剂量过大,可产生轻度乏力、视物模糊、眩晕,有时出现恶心、呕吐和心动过速等。

2. 偶有咽痛、腮腺肿大及碘反应。

【禁忌与慎用】　禁用于碘过敏患者。

【药物相互作用】　碱性条件下,本品易水解生成氰化物,故不能与碱性药物配伍。

【剂量与用法】　1. 轻度中毒　一次 0.4 g,以 0.9% 氯化钠或 5% 葡萄糖注射液 10~20 ml 稀释后缓慢静脉注射,必要时 2 h 后重复给药,儿童用量为 15 mg/kg。

2. 中度中毒　首次缓慢静脉注射 0.8~1.0 g,以后每 2 h 0.4~0.8 g。或者静脉滴注 0.4 g/h,共用 4~6 h。

3. 重度中毒　首次缓慢静脉注射 1~1.2 g, 30 min 后可重复注射,以后静脉滴注 0.4 g/h,病情好转后延长给药间隔时间,逐渐停药。儿童用量 30 mg/kg。

【用药须知】　1. 本品对已"老化"的酶难以恢复其活性,所以用药越早越好。

2. 由于本品代谢快,$t_{1/2}$ 不到 1 h,故须重复给药。

3. 应同时合用阿托品以控制症状。

4. 剂量过大时,本品反而可抑制胆碱酯酶,加重中毒反应。

【制剂】　①注射液:0.4 g/20 ml。②注射剂(粉):0.4 g。

【贮藏】　遮光贮存。

氯解磷定

(pralidoxime chloride)

别名:氯磷定、Pyraloxime chloride、2-PAM chloride

【CAS】51-15-0

【ATC】V03AB04

【理化性状】　1. 本品为黄白色结晶性粉末;无臭。极易溶于水,微溶于乙醇,在三氯甲烷或乙醚中几乎不溶。。

2. 化学名:2-Hydroxyiminomethyl-1-methyl-pyridinium chloride

3. 分子式:$C_7H_9ClN_2O$

4. 分子量:172.61

5. 结构式

【药理作用】　参见碘解磷定。作用较碘解磷定强。

【体内过程】　本品口服吸收慢,肌内注射或静脉注射可迅速达到血药峰值,不与血浆蛋白结合,不易进入中枢神经系统,可以原药或代谢产物迅速随尿液排出,$t_{1/2}$ 约为 1.5 h。

【适应证】　用于治疗有机磷农药中毒。

【不良反应】　1. 肌内注射局部有轻微疼痛。

2. 静脉注射过速,可引起乏力、视物模糊、复视、头痛、恶心及心动过速。

3. 静脉注射过量,可引起抽搐、昏迷、呼吸抑制。

【禁忌与慎用】 1. 对本品过敏者禁用。

2. 由于磷、无机磷酸盐或有机磷酸盐(而无抗胆碱酯酶作用)引起的中毒禁用。

3. 肾功能不全患者慎用。

【药物相互作用】 1. 不能与碱性药物混合或同时注射。

2. 吩噻嗪类有抗胆碱酯酶活性,禁与本品合用。

【剂量与用法】 1. 轻度中毒　肌内注射 0.25～0.5 g,必要时 2～4 h 重复 1 次。

2. 中度中毒　肌内注射或静脉注射 0.5～0.75 g,每 2 h 可重复 1 次,共 2～3 次。

3. 重度中毒　首次 1 g,用注射用水或 0.9% 氯化钠注射液 10～20 ml 稀释后缓慢静脉注射。30～60 min 后重复给药,以后每 6 h 滴注 0.4 g。

【用药须知】 1. 本品对乐果、马拉硫磷、丙胺氯磷等疗效差或无效。

2. 中毒发生 48～72 h 后,给药无效。

3. 必须合用阿托品。

【制剂】 注射液:0.25 g/1 ml;0.5 g/2 ml。

【贮藏】 遮光,密闭,在阴凉处保存(不超过 20 ℃)。

双复磷

(obidoxime chloride)

别名:氯化双异烟醛肟甲醚、Toxogonin、DMO₄

【CAS】 114-90-9

【ATC】 V03AB13

【理化性状】 1. 化学名:1,1′-(Oxydimethylene)bis(pyridinium-4-carbaldoxime)dichloride bis(4-formylpyridiniomethyl)ether dioxime

2. 分子式:$C_{14}H_{16}Cl_2N_4O_3$

3. 分子量:359.21

4. 结构式

【药理作用】 同氯磷定。但作用比解磷定、氯解磷定强而持久。且能透过血-脑屏障。

【体内过程】 本品口服不易吸收。皮下、肌内注射或静脉注射吸收迅速,24 h 84% 原药随尿液排出。

【适应证】 用于有机磷农药中毒的治疗。

【不良反应】 1. 不良反应常见的有口周、四肢及全身发麻及恶心、呕吐、面色潮红、脉搏增快及血

压波动,一般不严重,可自行消失。

2. 剂量过大,除可引起神经肌肉传导阻滞和抑制胆碱酯酶外,还可引起室性期前收缩和传导阻滞,甚至心室颤动。

3. 偶可引起中毒性黄疸。

【剂量与用法】 1. 轻度中毒　肌内注射一次 0.125～0.25 g,必要时 2～3 h 重复 1 次。

2. 中度中毒　首次 0.5 g,肌内注射或静脉注射,2～3 h 后再注射 0.25 g,一般用药 2～4 次。

3. 重度中毒　首次 0.5～0.75 g,缓慢静脉注射,2～3 h 后再给 0.5 g,一般用药 5～6 次。

【用药须知】 1. 本品对有机磷慢性中毒效果不佳。

2. 本品对乐果、敌敌畏中毒无效。

【制剂】 注射液:0.25 g/2 ml。

【贮藏】 遮光、密闭,在阴凉处保存(不超过 20 ℃)。

盐酸戊乙奎醚

(penehyclidine hydrochloride)

【CAS】 151937-76-7

【理化性状】 1. 化学名:3-(2-环戊基-2-羟基-2-苯基乙氧基)奎宁环烷盐酸盐

2. 分子式:$C_{20}H_{29}NO_2 \cdot HCl$

3. 分子量:351.92

4. 结构式

【药理作用】 本品的作用与阿托品相似,既有较强的中枢抗 M 和 N 胆碱受体作用,也有较强的外周抗 M 受体作用,且选择性作用于 M_1 和 M_3 受体亚型,对 M_2 受体亚型无明显作用,消除 $t_{1/2}$ 较长,可达 10 h。

【体内过程】 肌内注射后本品吸收迅速,于 20～30 min 达血药峰值,1 h 后血药浓度缓慢下降,24 h 降至血药峰值的 1.3/10。24 h 总排泄率为给药量的 94.17%,主要以无活性的代谢产物随尿液排出,其次是胆汁,随粪便排出最少。

【适应证】 用于有机磷毒物(农药)中毒急救治疗和中毒后期或胆碱酯酶老化后维持阿托品化。

【不良反应】 与阿托品基本相同,但口干、皮肤干

燥和中枢神经系统症状比阿托品明显,持续时间较长。

【禁忌与慎用】　青光眼患者禁用。

【药物相互作用】　本品与其他抗胆碱药(阿托品、东莨菪碱和山莨菪碱等)合用时有协同作用,应酌情减量。

【剂量与用法】　肌内注射,根据中毒程度选用首次用量。

(1)轻度中毒　1～2 mg,必要时合用氯解磷定 500～750 mg。

(2)中度中毒　2～4 mg,同时合用氯解磷定 750～1500 mg。

(3)重度中毒　4～6 mg,同时合用氯解磷定 1500～2500 mg。

(4)首次用药 45 min 后,如仅有恶心、呕吐、出汗、流涎等毒蕈碱样症状时,就只应用本品 1～2 mg;仅有肌颤、肌无力等烟碱样症状或胆碱酯酶活力低于 50％时,就只应用氯解磷定 1000 mg,无氯解磷定时可用解磷定代替。如上述症状均有时应同时使用本品和氯解磷定,剂量为首次剂量的一半,可重复 1～2 次。中毒后期或胆碱酯酶老化后可用本品 1～2 mg 维持阿托品化,每 8～12 h 一次。

【用药须知】　1. 本品对心脏 M_2 受体无明显作用,故对心率无明显影响。

2. 当用本品治疗有机磷农药中毒时,不能以心跳加快来判断是否已"阿托品化",而应以口干和出汗消失或皮肤干燥等症状判断"阿托品化"。

3. 心率不低于正常值时,一般不需合用阿托品。

4. 本品消除 $t_{1/2}$ 较长,一次用药间隔时间不宜过短,剂量不宜过大。

5. 本品对前列腺肥大的老年患者可加重排尿困难,用药时应严密观察。

【制剂】　注射液:1 mg/1 ml。

【贮藏】　密闭保存。

乙酰胺
(acefamide)

别名:解氟灵、Acetamidum、Ethanamide

【CAS】　60-35-5

【理化性状】　1. 分子式:C_2H_5NO

2. 分子量:59.07

3. 结构式

【药理作用】　本品由于与有机氟类杀虫剂氟乙酰胺化学结构相似,故能竞争某些酶(如酰胺酶)使

氟乙酸不能产生,从而消除氟乙酸对机体三羧酸循环的毒性作用。因此,具有延长中毒潜伏期,减轻发病症状或制止发病的作用。

【适应证】　用于氟乙酰胺中毒的治疗。

【不良反应】　1. 肌内注射产生局部疼痛。

2. 大量应用可引起血尿。

【剂量与用法】　肌内注射:一次 2.5～5 g,2～4 次/日。严重病例一次可用至 10 g。一般可连用 5～7 d。

【用药须知】　1. 所有氟乙酰胺中毒患者,包括可疑患者,不管发病与否,都应及时给予本品。尤其在早期,应给予足量。

2. 一次注射应加普鲁卡因 20～40 mg,以减轻局部疼痛。

【制剂】　注射液:1 g/2 ml;2.5 g/5 ml。

氟马西尼
(flumazenil)

别名:Flumazepil

【CAS】　78755-81-4

【ATC】　V03AB25

【理化性状】　1. 本品为白色或类白色结晶性粉末,无臭,无味。在三氯甲烷或冰醋酸中易溶,在甲醇中略解,在水中几乎不溶。熔点为 198～202 ℃,熔融时同时分解。

2. 化学名:Ethyl 8-fluoro-5,6-dihydro-5-methyl-6-oxo-4H-imidazo[1,5-a][1,4] benzodiazepine-3-carboxylate

3. 分子式:$C_{15}H_{14}FN_3O_3$

4. 分子量:303.29

5. 结构式

【药理作用】　本品是一种苯二氮䓬类受体拮抗剂,它通过竞争性抑制苯二氮䓬类与其受体反应从而特异性阻断其中枢神经作用。

【体内过程】　本品为一种亲脂性药物,血浆蛋白结合率约为 50％,所结合的血浆蛋白中 2/3 为白蛋白。本品广泛分布于血管外,稳态时的平均分布容积(Vss)为 0.95 L/kg。本品主要在肝代谢。在血浆和尿中的主要代谢物为羧酸代谢物,该主要代谢物没有苯二氮䓬类受体激动剂或拮抗剂的活性。本

品几乎完全(99%)通过非肾途径消除。消除 $t_{1/2}$ 为 50~60 min。

【适应证】 1. 终止用苯二氮䓬类药物诱导及维持的全身麻醉。

2. 作为苯二氮䓬类药物过量时,中枢作用的特效逆转剂。

3. 用于鉴别诊断苯二氮䓬类、其他药物或脑损伤所致的不明原因的昏迷。

【不良反应】 1. 少数患者在麻醉时用药,会出现面色潮红、恶心和(或)呕吐。在快速注射本品后,偶尔会有焦虑、心悸、恐惧等不适感。这些副作用通常不需要特殊处理。

2. 有癫痫病史或重度肝功能不全的人群中,尤其是在有苯二氮䓬类长期用药史或在有混合药物过量的情况下,使用本品,有癫痫发作的报道。

3. 在混合药物过量的情况下,特别是三环类抗抑郁药过量,使用本品来逆转苯二氮䓬类的作用,可能引起不良反应(例如惊厥和心律失常。)

4. 有报道本品对有惊恐病史的患者可能诱发惊恐发作。

5. 对长期应用苯二氮䓬类药物并在本品给药前刚停药或数周前停药的患者,注射本品过快,可能会出现苯二氮䓬类的戒断症状。缓慢注射 5 mg 地西泮或 5 mg 咪达唑仑后,这些症状将会消失。

【禁忌与慎用】 1. 对本品过敏患者禁用。

2. 对使用苯二氮䓬类药物以控制对生命构成威胁的情况(例如用于控制严重头部损伤后的颅内压改变或癫痫情形)的患者禁用。

3. 严重抗抑郁药中毒者禁用。

4. 妊娠初期 3 个月内,不得使用本品,哺乳期妇女慎用本品。

5. 儿科患者的有效性及安全性尚未确定。

【剂量与用法】 可用 5% 的葡萄糖注射液、乳酸林格氏液或 0.9% 氯化钠注射液稀释后注射,稀释后应在 24 h 内使用。

1. 终止用苯二氮䓬类药物诱导及维持的全身麻醉　推荐的初始剂量为 15 s 内静脉注射 0.2 mg。如果首次注射后 60 s 内清醒程度未达到要求,则追加给药 0.1 mg,必要时可间隔 60 s 后再追加给药一次,直至最大总量 1 mg,通常剂量为 0.3~0.6 mg。

2. 作为苯二氮䓬类药物过量时中枢作用的特效逆转剂　推荐的首次静脉注射剂量为剂量为 0.3 mg。如果在 60 s 内未达到所需的清醒程度,可重复使用直至患者清醒或达总量 2 mg。如果再度出现昏睡,可以每小时静脉滴注 0.1~0.4 mg,滴注的速度应根据所要求的清醒程度进行个体调整。在重症监护情况下,对大剂量和(或)长时间使用苯二氮

草类药物的患者只要缓慢给药并根据个体情况调整剂量并不会引起戒断症状。如果出现意外的过度兴奋体征,可静脉注射 5 mg 地西泮或 5 mg 咪达唑仑并根据患者的反应小心调整用量。

3. 用于鉴别诊断苯二氮䓬类、其他药物或脑损伤所致的不明原因的昏迷　如果重复使用本品后,清醒程度及呼吸功能尚未显著改善,必须考虑到苯二氮䓬类药物以外的其他原因。

【用药须知】 1. 不推荐用于长期接受苯二氮䓬类药物治疗的癫痫患者。

2. 使用本品时,应对再次镇静、呼吸抑制及其他苯二氮䓬类反应进行监控,监控的时间根据苯二氮䓬类的用量和作用时间来确定。

3. 勿在神经肌肉阻断药的作用消失之前注射本品。

4. 不推荐用于苯二氮䓬类的依赖性治疗和长期的苯二氮䓬类戒断综合征的治疗。

5. 对于 1 周内大剂量使用过苯二氮䓬类药物,以及(或)较长时间使用苯二氮䓬类药物者,应避免快速注射本品,否则将引起戒断症状,如兴奋、焦虑、情绪不稳、轻微混乱和感觉失真。

6. 使用本品最初 24 h 内,避免操作危险的机器或驾驶机动车。

【制剂】 注射液:0.2 mg/2 ml;0.5 mg/5 ml; 1 mg/5 ml。

【贮藏】 遮光、密闭保存。

甲吡唑

(fomepizole)

别名:Antizol、4-甲基吡唑

本品为乙醇脱氢酶的竞争性抑制剂。

【CAS】 7554-65-6

【ATC】 V03AB34

【理化性状】 1. 室温下本品为无色至黄色液体,熔点 25 ℃,溶于水,易溶于甲醇、乙醚及三氯甲烷。

2. 化学名称:4-Methyl-1H-pyrazole。

3. 分子式:$C_4H_6N_2$

4. 分子量:82.10

5. 结构式

【药理作用】 乙醇脱氢酶催化乙醇氧化代谢为乙醛,也催化乙二醇和甲醇的代谢形成毒性代谢产物的初始步骤,本品通过抑制乙醇脱氢酶,抑制乙二

醇和甲醇的初始代谢,可阻断其神经毒性(精神状态改变昏迷、癫痫发作、视物障碍)、心血管毒性及肾毒性反应。

【体内过程】　静脉滴注后可迅速分布至全身体液,分布容积 $0.6\sim1.02$ L/kg。主要在肝代谢,代谢物主要为 4-羧基吡唑(占给药剂量的 $80\%\sim85\%$),另有 4-羟甲基吡唑及以上两者的 N-葡糖醛酸共轭物,均经尿排泄。仅 $1\%\sim3.5\%$ 的原药从尿液中排泄。本品消除 $t_{1/2}$ 随剂量而变化。本品的消除符合米氏动力学方程,在治疗浓度($100\sim300$ μmol/L,$8.2\sim24.6$ mg/L),消除呈饱和状态。多剂量给药后本品快速诱导自身代谢,$30\sim40$ h 后可见清除率明显增加,诱导后,消除符合 1 级消除。

【适应证】　用于乙二醇中毒、甲醇中毒。

【不良反应】　1. 常见不良反应为头痛、恶心、头晕、困倦、口腔金属味。

2. 少见不良反应,按系统分类如下。

(1) 整体感觉　腹痛、发热、多器官衰竭、注射时疼痛、注射部位炎症、背痛、醉酒感。

(2) 心血管系统　罕见心动过缓、心动过速和低血压,亦有静脉硬化的报道。

(3) 胃肠道　恶心、腹泻、消化不良、食欲缺乏、胃灼热、一过性转氨酶升高。

(4) 血液/淋巴系统　嗜酸性粒细胞增多、淋巴管炎、弥散性血管内凝血、贫血。

(5) 神经系统　常见头晕、癫痫发作、烦躁不安、醉酒感、面部潮红、眩晕、眼球震颤、焦虑感觉陌生、对周围环境的警觉降低。

(6) 呼吸系统　呃逆和咽炎。

(7) 皮肤　注射部位皮疹。

(8) 特殊感觉　口腔异味、语言或视觉障碍、一过性视物模糊、耳鸣。

(9) 泌尿生殖系统　无尿。

【妊娠期安全等级】　C。

【禁忌与慎用】　1. 对本品或其他吡唑类药过敏者禁用。

2. 肝病患者、肾功能不全患者慎用。

3. 儿童用药的安全性和有效性尚未确立。

4. 妊娠期妇女只有在明确需要时才可使用。

5. 尚不明确本品是否进入乳汁,哺乳期妇女慎用。

【药物相互作用】　1. 本品可降低与乙醇的清除 40%,而乙醇也可降低本品代谢(约 50%),故应避免两者合用。

2. 抑制或诱导 CYP 酶活性的药物(如苯妥英、卡马西平、西咪替丁、酮康唑)可能与本品有相互作用。

【剂量与用法】　乙二醇及甲醇的代谢产物可导致代谢性酸中毒、恶心、呕吐、癫痫、昏迷、草酸钙结晶尿、急性肾小管性肾炎、失眠及死亡。治疗包括使用阻止毒性代谢产物生成的乙醇脱氢酶抑制剂、纠正代谢异常,严重者可行血液透析,以清除乙二醇、甲醇及其代谢产物。

1. 首次给予负荷剂量 15 mg/kg,每 12 h 10 mg/kg,4 次,继后,每 12 h 15 mg/kg,直至乙二醇或甲醇浓度低于 20 mg/dl 或监测不到,血液 pH 正常。一次滴注时间不少于 30 min。

2. 血液透析时的剂量

(1) 血液透析开始离上次给药在 6 h 以内,不得再给药;反之,可给予下次剂量。

(2) 血液透析过程中,每 4 h 一次。

(3) 血液透析结束离上次给药的间隔时间小于 1 h,不得在血液透析结束时给药;若间隔时间为 $1\sim3$ h,可给予下次剂量的半量;若间隔时间大于 3 h,可给予下次剂量。

【用药须知】　1. 本品注射液需稀释后使用,且不得快速静脉注射。

2. 本品在室温下可凝固,如在使用前发现凝固,可用温水加热,或握于手中融化。

3. 治疗过程中,经常监测血气、血液 pH、电解质、血肌酐、尿素氮及其他实验室参数。

【制剂】　注射液:1.5 g/1.5 ml。

【贮藏】　贮于 $20\sim25$ ℃。

舒更葡萄糖钠
(sugammadex sodium)

别名:Bridion

本品为首个批准用于临床的肌松药结合剂,2008 年 7 月欧盟批准其上市。

【CAS】　343306-79-6

【ATC】　V03AB35

【理化性状】　1. 化学名称:Cyclooctakis-(1->4)-[6-S-(2-carboxyethyl)-6-thio-α-D-glucopyranosyl]

2. 分子式:$C_{72}H_{104}Na_8O_{48}S_8$

3. 分子量:2178

【药理作用】　本品为选择性肌松药结合剂,在体内与肌松药(罗库溴铵、维库溴铵)结合成复合物,使肌松药失去作用,肌肉恢复正常功能,包括帮助呼吸的肌肉。

【体内过程】　1. 本品快速静脉注射,在 $1\sim16$ mg/kg 的剂量之间药动学呈线性,稳态分布容积为 $11\sim14$ L。本品及本品与肌松药形成的复合物均不与血浆蛋白结合。

2. 本品不被代谢,以原药随尿液排出。肾功能不全患者暴露量增加。

【适应证】　用于逆转罗库溴铵、维库溴铵等肌松药的神经肌肉阻滞作用。

【不良反应】　1. 本品可致超敏反应,表现为皮肤反应或严重的全身反应(如过敏性休克)。

2. 常见不良反应包括潮红、恶心、食欲缺乏。

【禁忌与慎用】　1. 对本品过敏者禁用。

2. 妊娠期妇女慎用。

3. 虽然乳汁中可见微量本品,但本品口服几乎不吸收,不致对婴儿产生影响,哺乳期妇女可以使用。

【剂量与用法】　本品应在麻醉师的监护下使用,剂量根据肌松药的阻滞作用而调整。推荐剂量为 2～4 mg/kg,快速静脉注射。如需快速逆转肌松药的阻滞作用,最高可给予 16 mg/kg 的剂量。

【用药须知】　本品对苄异喹啉类肌松药无拮抗作用。

【制剂】　注射液:100 mg/1 ml;200 mg/2 ml;500 mg/5 ml。

【贮藏】　贮于 30 ℃ 以下,切勿冷冻。

地高辛免疫 Fab 片段
(digoxin immune Fab)

别名:DigiFab、Anti-digoxin antibody fragment

本品是用地高辛与人体白蛋白的结合物使羊免疫的方法制得 Fab 片段。

【ATC】　V03AB24

【药理作用】　本品与地高辛特异性结合,使地高辛失去与细胞上作用位点的结合能力。地高辛和本品形成的复合物蓄积于血液中,最后通过肾脏排出体外。本品与地高辛的结合力高于 ATP 酶与地高辛的结合力 100 倍。

【体内过程】　给狒狒静脉注射本品后,本品随尿液排泄,$t_{1/2}$ 为 9～13 h,正常肾功能的人的 $t_{1/2}$ 为 15～20 h。注射本品后地高辛中毒的症状在半小时缓解。分布容积约为血浆的 2 倍。

【适应证】　1. 用于解救危及生命的地高辛中毒。

2. 用于解救危及生命的洋地黄毒苷过量。

【不良反应】　1. 罕见过敏反应,对抗生素有过敏史者风险高。

2. 其他不良反应为强心苷撤出治疗导致的心输出量降低、充血性心力衰竭恶化、低血钾,心房颤动患者可能会出现快速室性心律失常。

【妊娠期安全等级】　C。

【禁忌与慎用】　1. 对本品过敏者禁用。

2. 妊娠期妇女只有明确需要时,方可使用。

3. 尚不明确本品是否经乳汁分泌,哺乳期妇女慎用。

【剂量与用法】　1. 本品的剂量应根据需中和的地高辛或洋地黄毒苷的量而定。临床试验中平均剂量为 380 mg。

2. 用于未知服用剂量的急性中毒　一般来说,对于成人及儿童 760 mg 足够解救危及生命的中毒,但是对于儿童单次给予 760 mg 会导致高热,推荐先给予 380 mg,密切观察,如需要再给予 380 mg。

3. 长期治疗出现中毒　228 mg 足以解救大多数的中毒患者,婴儿给予 38 mg 的剂量即已足够。

4. 剂量计算

(1) 本品 38 mg 中和地高辛(或洋地黄毒苷)0.5 mg。

(2) 成人根据地高辛稳态血药浓度计算本品用量的方法见下表。

成人根据地高辛稳态血药浓度估算本品用量(mg)

患者体重 (kg)	地高辛血药浓度(ng/ml)						
	1	2	4	8	12	16	20
40	19	38	76	114	190	266	304
60	19	38	114	190	266	380	456
70	38	76	114	228	342	418	532
80	38	76	114	266	380	494	608
100	38	76	152	304	456	608	760

(3) 儿童根据地高辛稳态血药浓度计算本品用量的方法见下表。

儿童根据地高辛稳态血药浓度估算本品用量(mg)

患者体重 (kg)	地高辛血药浓度(ng/ml)						
	1	2	4	8	12	16	20
1	0.4	1	1.5	3	5	6	8
3	1	2	5	9	14	18	23
5	2	4	8	15	23	30	38
10	4	8	15	30	46	61	76
20	8	15	30	61	91	122	152

(4) 每 38 mg 本品用 4 ml 注射用水溶解,溶解后应立即使用,如不能及时使用,在 2～8 下本品的溶液只能保存 4 h。溶液可用 0.9% 氯化钠注射液进一步稀释至适当的体积后,经 30 min 静脉滴注。推荐使用 0.22 μm 的终端滤器。在心脏停搏的紧急情况,可快速静脉注射。

(5) 以上计算方法是基于人群的平均水平,个别患者可能需要更高的剂量。如首次给予本品后,经数小时后,地高辛的毒性未完全解除或毒性复发,应根据临床症状再次给予本品。

(6) 如已给予足够剂量,患者无反应,应考虑患者并非地高辛(或洋地黄毒苷)中毒。

【用药须知】 1. 如患者系自杀服用地高辛或洋地黄毒苷,抢救时,应考虑多种药物中毒的可能性。

2. 如出现过敏反应,应停药,给予氨茶碱、吸氧、扩容、抗组胺药、皮质激素等,如需要可开放气道。给予肾上腺素时应权衡利弊。

3. 解救危及生命的地高辛中毒,可不进行过敏试验,以免耽误时机。过敏反应风险高的患者,侧重过敏体质者或曾使用过本品者。

4. 过敏试验方法 38 mg 本品用 4 ml 注射用水溶解,取 0.1 ml 稀释至 10 ml 0.9% 氯化钠注射液中,取此稀释液(95 μg/ml)0.1 ml 皮内注射,20 min 后观察结果;或取此稀释液(95 μg/ml)1 滴滴于皮肤表面,用针头作一 1/4 英寸的划痕,20 min 后观察结果。进行过敏试验如发生过敏反应,应在试验部位上端用止血带包扎,并按过敏反应的急救进行处理。

【制剂】 注射剂(粉):38 mg。

【贮藏】 贮于 2~8 ℃,在 30 ℃可保存 30 天。

还原型谷胱甘肽
(reduced glutathione)

别名:益视安、得视安、乃奇安、L-谷胱甘肽、谷胱甘胜、绿汀诺、阿拓莫兰

【CAS】 70-18-8

【ATC】 DB00143

【理化性状】 1. 本品为白色多孔的块状或粉末,微有特臭,有引湿性。本在水中易溶,在乙醇中几乎不溶。

2. 化学名称:(2 S)-2-Amino-4-{[(1 R)-1-[(carboxymethyl)carbamoyl]-2-sulfanylethyl]carbamoyl}butanoic acid

3. 分子式:$C_{10}H_{17}N_3O_6S$

4. 分子量:307.32

5. 结构式

【药理作用】 1. 本品是人类细胞质中自然合成的一种肽,由谷氨酸、半胱氨酸和甘氨酸组成,含有巯基(-SH),广泛分布于机体各器官内,是维持细胞生物功能的重要物质。本品是甘油醛磷酸脱氢酶的辅基,又是乙二醛酶及丙糖脱氢酶的辅酶,参与体内三羧酸循环及糖代谢。本品能激活多种酶[如巯基(-SH)酶等],从而促进糖、脂肪及蛋白质代谢,并能影响细胞的代谢过程;它可通过巯基与体内的自由基结合,可以转化成容易代谢的酸类物质从而加速自由基的排泄,有助于减轻化疗、放疗的毒副作用,对化疗、放疗的疗效无明显影响,如保护肾小管免受顺铂损害的主要机制为肾小管细胞内含谷胱甘肽解毒时所需的 γ-GT,而癌细胞却无此酶,故在不影响本品的细胞毒效应同时保护了正常组织和器官。且对放射性肠炎治疗效果较明显;对于贫血、中毒或组织炎症造成的全身或局部低氧血症患者应用,可减轻组织损伤,促进修复。通过转甲基及转丙氨基反应,本品还能保护肝脏的合成、有解毒、灭活激素等功能,并促进胆酸代谢,有利于消化道吸收脂肪及脂溶性维生素(A、D、E、K)。

2. 试验证实本品可改善角膜损伤(过敏性角膜炎、由农药而引起的眼损伤、放射性角膜炎),能防止白内障的进展(二硝基酚白内障、放射性白内障)。

【体内过程】 给大鼠静脉注射本品,5 h 后达 C_{max}。注射 1 h 后,放射性标记的本品可出现在肾、肝、肌肉和脑组织中,$t_{1/2}$ 为 24 h。

【适应证】 1. 用于防治药物(如化疗药物、抗结核药物、抗精神病药物、对乙酰氨基酚)、放射治疗、乙醇和有机磷等引起的组织细胞损伤,对各种原因引起的肝脏损伤具有保护作用。

2. 用于角膜溃疡、角膜上皮脱离、角膜炎、初期老年性白内障。

【不良反应】 1. 静脉给药偶见皮疹,停药后即消失。

2. 口服偶有食欲缺乏、恶心、呕吐、上腹痛等症状。

3. 滴眼偶有刺激感、极少数会有瘙痒感、结膜充血、一过性视物模糊等,如有上述症状出现,即停止用药。

【禁忌与慎用】 对本品过敏者禁用。

【药物相互作用】 本品注射剂不得与维生素 B_{12}、维生素 K_3、甲萘醌、泛酸钙、乳清酸、抗组胺制剂、磺胺药及四环素等混合使用。

【剂量与用法】 1. 注射剂 本品可经肌内注射,也可缓慢静脉注射,或加入输液中静脉滴注,0.6~1.2 g/d。

2. 片剂 一次 0.4 g,3 次/日,疗程 12 周。

3. 滴眼剂 将本品专用片剂 1 片,溶解于所附的 5 ml 专用溶剂中,即为还原型谷胱甘肽滴眼液,溶解后的滴眼液为无色透明的液体,还原型谷胱甘肽

的浓度是 2%。3～5 次/日,1～2 滴/次,滴眼用。

【用药须知】 1. 本品滴眼剂双铝包装内含专用片剂 1 片和干燥剂 1 包,临用前将药片放于专用溶剂中,振摇溶解后滴眼;干燥剂仅用于防止吸潮,请不要放入溶剂中使用。

2. 溶解后低温(2～10 ℃)保存,应在 3 周内使用,过期不得使用。

3. 本品用于妊娠期妇女、哺乳期妇女、儿童、老年人至今未发现有问题的病例报道。

【制剂】 ① 注射剂:0.6 g;0.9 g;1.0 g;1.2 g;1.5 g;1.8 g;2.5 g。② 片剂:0.1 g。③ 滴眼液:0.1 g/5 ml。

【贮藏】 密封,置阴凉(不超过 20 ℃)干燥处保存。

谷卡匹酶
(glucarpidase)

别名:Voraxaze

本品通过 DNA 重组技术由大肠埃希菌产生的酶。是含有 390 个氨基酸的二聚体蛋白,分子量 83 kD。

【CAS】 9074-87-7

【ATC】 V03AF09

【药理作用】 本品是基因重组的细菌酶,能从叶酸和经典抗叶酸药(如甲氨蝶呤)上水解羧基端的谷氨酸残基。本品可将甲氨蝶呤转化为 AMPA(4-去氧-4-氨基-N-10-甲基蝶酸)和谷氨酸,为甲氨蝶呤的清除提供了一种非肾脏清除的途径。给予本品后 15 min 内,甲氨蝶呤血药浓度降低至≥97%,并使血药浓度降低至>95%的状态维持 8 d。

【体内过程】 本品的 $t_{1/2}$ 为 5.6 h,C_{max} 为 3.3 μg/ml,AUC_{0-INF} 为 23.3(μg·h)/ml,清除率为 7.5 ml/min,分布容积为 3.6 L,显示本品主要分布于血浆中。

【适应证】 用于治疗因肾功能不全导致甲氨蝶呤清除延迟而致的中毒(血药浓度>1 μmol/L)。

【不良反应】 临床试验中发现的不良反应包括感觉异常、潮红、恶心、呕吐、低血压、视物模糊、腹泻、过敏反应、高血压、皮疹、咽喉刺激感、震颤。

【妊娠期安全等级】 C。

【禁忌与慎用】 尚未明确本品是否可经乳汁分泌,哺乳期妇女慎用。

【药物相互作用】 1. 亚叶酸是本品的底物,在是本品应与亚叶酸钙至少相隔 2 h 使用。

2. 其他本品的底物可能包括还原型叶酸和抗叶酸代谢药。

【剂量与用法】 本品的推荐剂量为 50 U/kg,用 1 ml 0.9% 氯化钠注射液溶解后快速静脉注射,给予本品前后均须冲洗输液管路。

【用药须知】 1. 本品可导致严重的过敏反应,滴注过程中,密切监测患者过敏反应的症状和体征,如出现急性过敏反应,应立即停药,并给予适当处置。

2. 使用本品 48 h 内,不能用免疫法测定甲氨蝶呤的血药浓度,因为使用本品后甲氨蝶呤的无活性代谢产物 AMPA 应使用层析法测定。

【制剂】 注射剂(粉):1000 U。

【贮藏】 贮于 2～8 ℃,严禁冷冻。

贝佐妥单抗
(bezlotoxumab)

别名:Praxbind

本品为难辨梭状芽孢杆菌中和药。

【CAS】 1246264-45-8

【ATC】 J06BB21

【理化性状】 本品是 IgG1 单克隆抗体,分子量约为 148.2 kDa。

【药理作用】 本品能特异性地与难辨梭状芽孢杆菌毒素 B 结合,从而中和其毒性。

【体内过程】 难辨梭状芽孢杆菌患者,单剂量静脉输注 1 mg/kg,平均 AUC_{0-INF} 和 C_{max} 分别为 53000(μg·h)/ml 和 185 μg/ml。平均清除率为 0.317 L/d(41%),平均分布容积为 7.33 L(16%),$t_{1/2}$ 约为 19 d(28%)。体重增加本品的清除率随之增加。本品通过异化作用代谢。

【适应证】 用于 18 岁及以上难辨梭状芽孢杆菌感染者,降低复发的风险,这些患者接受针对性的抗菌治疗,但是复发的风险高。

【不良反应】 常见恶心、发热、头痛。少见心力衰竭、室性心动过速。

【禁忌与慎用】 1. 尚无动物及人体孕期使用经验。

2. 尚未明确本品是否可经乳汁分泌,哺乳期妇女使用时应权衡利弊。

3. 儿童用药的安全性及有效性尚未明确。

4. 临床试验中,本品有导致心力衰竭的报道,有心力衰竭病史者应充分权衡利弊后慎用。

【剂量与用法】 推荐剂量为 10 mg/kg,经 60 min 静脉输注,重复用药的有效性及安全性尚未明确。本品输注应经 0.5～5 μm 滤器过滤。可经外周静脉或中心静脉输注,但不可静脉注射。

【用药须知】　1. 本品不是抗菌药物,不可单独用于难辨梭状芽孢杆菌感染,必须与针对性抗菌药物合用。

2. 本品注射剂从冰箱中取出后应立即稀释,可用 0.9％氯化钠注射液或 5％葡萄糖注射液稀释,最终浓度 1～10 mg/ml。稀释过程中禁止振摇。稀释后的本品在室温下可保存 16 h,在 2～8 ℃下可保存 24 h。

【制剂】　注射液:1000 mg/40 ml。

【贮藏】　避光贮于 2～8 ℃。禁止冷冻或振摇。

依达芦珠单抗
(idarucizumab)

别名:Praxbind

本品为达比加群酯的特异性拮抗药。

【CAS】　1362509-93-0

【理化性状】　本品是单克隆抗体片段,能直接拮抗凝血酶抑制剂达比加群酯的作用。本品是由一条含 219 个氨基酸的轻链和一条含 225 个氨基酸的重链通过二硫键共价结合组成,分子量为 47766。

【药理作用】　本品能特异性地与达比加群酯及其酰基葡萄糖酸苷结合,从而阻止达比加群酯与凝血酶结合,从而中和达比加群酯的抗凝作用。

【体内过程】　1. 吸收　单独使用本品或在给予达比加群酯后使用,其血药浓度无明显变化,尿液中排泄的原药与给药剂量成正比。

2. 分布　本品显示多室分布的药动学特征,血管外分布有限,静脉滴注 5 g 后,稳态分布容积为 8.9 L。

3. 代谢　本品属于抗体,可经多种途径代谢,如多肽和氨基酸的代谢,然后被吸收进入全身蛋白合成系统。

4. 消除　本品从体内快速清除,清除率为 47.0 ml/min,初始 $t_{1/2}$ 为 47 min,终末 $t_{1/2}$ 为 10.3 h。静脉给药后 6 h 内,尿中回收 32.1％给药剂量,在此之后 18 h 仅回收不足 1％。余下的剂量猜测可能在肾被分解代谢。

【适应证】　用于逆转达比加群酯的抗凝作用,如急诊手术或急诊操作、危及生命或不能控制的出血。

【不良反应】　1. 严重不良反应包括增加血栓栓塞性风险、过敏反应,本品所含赋形剂山梨醇导致乳糖不耐受者出现的严重反应。

2. 临床试验中报道的不良反应包括头痛、低血钾、谵妄、便秘、发热、肺炎。

【禁忌与慎用】　1. 妊娠期妇女的安全性尚不明确,只有明确需要时方可使用。

2. 尚未明确本品是否可经乳汁分泌,哺乳期妇女慎用。

3. 儿童用药的安全性及有效性尚未明确。

【剂量与用法】　本品的推荐剂量为一次 5 g,静脉滴注或快速静脉注射。注射前后应使用 0.9％氯化钠注射液冲洗输液管道。

【用药须知】　1. 本品可增加血栓栓塞性疾病的风险,当条件允许时,应尽快恢复抗凝治疗。

2. 本品可导致严重的过敏反应,一旦出现过敏反应,应立即停药,并及时给予处置。

【制剂】　注射液:2.5 g/50 ml。

【贮藏】　贮于 2～8 ℃。禁止冷冻和振摇。

阿片受体拮抗剂
(opioid receptor antagonists)

本类药物分中枢性拮抗剂和外周拮抗剂两类。纳洛酮和烯丙吗啡等可拮抗阿片类药物的镇痛和呼吸抑制作用,可用于阿片药物中毒的解救,阿维莫潘和溴化甲基纳曲酮为外周阿片受体拮抗剂,用于治疗阿片类药物导致的便秘。

纳洛酮
(naloxone)

别名:丙烯吗啡酮、Narcan、Nalonee

本品结构类似吗啡,为一特异性阿片类受体拮抗剂。

【CAS】　465-65-6

【ATC】　V03AB15

【理化性状】　1. 化学名:(-)-(5R,14S)-9a-Allyl-4,5-epoxy-3,14-dihydroxy-morphinan-6-one

2. 分子式:$C_{19}H_{21}NO_4$

3. 分子量:327.37

4. 结构式

盐酸纳洛酮
(naloxone hydrochloride)

〖CAS〗　357-08-4 (anhydrous naloxone hydrochloride);51481-60-8 (naloxone hydrochloride dihydrate)

〖理化性状〗 1. 本品为白色或淡灰白色粉末。可溶于水、稀酸溶液及强碱溶液，微溶于乙醇，几乎不溶于三氯甲烷及乙醚。

2. 化学名：(-)-(5R,14S)-9a-Allyl-4,5-epoxy-3,14-dihydroxy-morphinan-6-one hydrochloride dihydrate

3. 分子式：$C_{19}H_{21}NO_4 \cdot HCl \cdot 2H_2O$

4. 分子量：399.9

5. 配伍禁忌：本品注射液不可与含有重亚硫酸盐、偏亚硫酸氢钠、长链或大分子阴离子的制剂或碱性溶液混合。

【药理作用】 本品为纯阿片受体的特异性拮抗剂，能竞争性拮抗各型阿片受体，作用强度依次为 μ 受体＞κ 受体＞δ 受体。不具有其他阿片受体拮抗剂的"激动性"或吗啡样效应；不引起呼吸抑制、拟精神病反应或缩瞳反应，能解除阿片类药物过量中毒和术后持续的呼吸抑制，还可对吸毒者进行鉴别诊断。

【体内过程】 本品口服后虽可被吸收，但由于广泛的首过代谢，其所发挥的作用仅及静脉注射给药的 1/100。静脉注射本品后 2 min 即可显效，维持作用很短（30～60 min）。皮下、肌内注射、舌下或气管内给药，比静脉注射起效稍迟。$t_{1/2}$ 约为 1 h。其表观分布容积为 2.77 L/kg。在肝内代谢失活。

【适应证】 1. 阿片类药物过量中毒。

2. 解除阿片类药物麻醉的术后呼吸抑制及其他中枢抑制症状。

3. 阿片类药物成瘾者的鉴别诊断。

4. 解救急性酒精中毒。

【不良反应】 1. 常见恶心、呕吐。

2. 有些不良反应与阿片类戒断有关。

3. 术后使用本品有可能发生低血压、高血压、心律失常和肺水肿。

4. 很少发生癫痫。

【妊娠期安全等级】 B。

【禁忌与慎用】 1. 对本品过敏者禁用。

2. 对阿片类药物有躯体依赖性者或已经接受大剂量阿片类药物者必须慎用，因可激发急性戒断综合征。

3. 也可能对依赖阿片类的母亲生下的新生婴儿激发戒断综合征。

4. 心脏病患者或正在接受具有心脏毒性药物的患者应慎用本品。

5. 尚未明确本品是否可经乳汁分泌，哺乳期妇女使用时应暂停哺乳。

【药物相互作用】 1. 本品可拮抗阿片类药物（包括喷他佐辛）的作用。

2. 本品可解除阿片类药物术后的呼吸抑制作用。

3. 利用本品与多种可成瘾药物的相互作用，对成瘾者进行鉴别诊断，如系成瘾者，使用本品后即会出现戒断症状。

4. 丁丙诺啡与阿片受体的结合率低、分离速度慢决定了其作用时间长，因此，在拮抗丁丙诺啡的作用时应使用大剂量的本品，对丁丙诺啡的拮抗作用需要逐渐增强逆转效果，缩短呼吸抑制的时间。

5. 甲己炔巴比妥可阻断本品诱发阿片成瘾者出现的急性戒断症状。

6. 不应把本品与含有硫酸氢钠、亚硫酸氢钠、长链高分子阴离子或任何碱性制剂混合。在将药物或化学试剂加入本品溶液中以前，应首先确定其对溶液的化学和物理稳定性的影响。

【剂量与用法】 1. 用于阿片类药物过量或中毒 成人可静脉注射 0.4～2 mg，或经鼻喷入 4 mg，必要时，2～3 min 后可重复。如总用量已达到 10 mg 仍未见效，应考虑患者并非使用了阿片类药物。如疑及患者已为成瘾者，应将用量减至 0.1～0.2 mg，以免激发戒断综合征。儿童可静脉注射 10 μg/kg，必要时，可用到 100 μg/kg。

2. 用于术后呼吸抑制 可静脉注射 1.5～3.0 μg/kg，重复给药至少间隔 2 min。

3. 用于鉴别诊断 可予肌内注射本品 0.4 mg。20～30 min 如无反应，再给 0.4 mg，无反应可认为是非成瘾者，但阴性反应并不能排除阿片成瘾者。

4. 解救重度酒精中毒 0.8～1.2 mg，1 h 后重复给药 0.4～0.8 mg。

【用药须知】 1. 对成瘾者的阿片类药物过量或中毒，不可大量使用本品，小量为宜，适可而止。如误以为中毒深，而给予大量本品解毒，必将引发严重的戒断综合征。

2. 必须严格掌握儿童用量。

3. 治疗阿片类过量和术后呼吸抑制，以静脉注射为宜。

4. 有时阿片类药物的作用持续时间会超过本品的作用持续时间，在给药后应注意观察，是否还应补充本品的剂量。

【临床新用途】 1. 多种原因所致休克 在常规治疗下，静脉注射本品 0.4～1.2 mg，数分钟可见血压回升，并维持 45 min 以上。

2. 防治麻醉低血压 特别对脑动脉硬化者有效，用法同上。

3. 可乐定所致低血压 静脉注射本品 2 mg，可见血压回升。

4. 急性酒精中毒　重度静脉注射 0.8～1.2 mg，中度 0.4～0.8 mg，平均 20～40 min 可清醒。

5. 巴比妥酸盐类、氯丙嗪、苯二氮䓬类、抗精神病药及抗癫痫病药中毒：静脉注射或肌内注射 0.4～1.2 mg，均有效。总之，对天然和合成的麻醉镇痛药吗啡、哌替啶等所引起的呼吸抑制有效。

6. 心绞痛　可增加心肌血流量，保护心肌。

7. 心肺复苏　先静脉注射 0.02 mg/kg，然后以 0.02 mg/(kg·h) 滴注维持。

8. 肺心脑病　本品 0.8 mg 加入 5% 葡萄糖注射液 40 ml，于 3 min 以上静脉注射，6 次用药神志仍不清醒者，应撤药。

9. 脑缺血、脑卒中、脑血栓形成　静脉注射本品 0.8～1.2 mg，均有改善大脑缺氧状态。

10. 新生儿窒息　本品 0.03 mg/kg，皮下、肌内注射或静脉注射，亦可加入 5% 葡萄糖 100 ml 静脉滴注。

11. 难治性呃逆　肌内注射本品 0.4 mg，立即缓解。

12. 麻醉催醒　静脉注射本品 0.4～0.8 mg（儿童 8～10 μg/kg），1～3 min 起效，肌内注射 5～10 min 起效。

13. 急性呼吸衰竭　静脉注射本品 0.4～0.5 mg，1～2 h 一次，稳定后，再以本品 0.8～2.0 mg 加入输液 500 ml 缓慢滴注，1 次/日，高血压引起的室性心动过速、心室颤动及肺水肿，心功能不全患者慎用或不用。

14. 一氧化碳中毒　在常规处理下，轻症者肌内注射 0.4 mg；中度者静脉注射 0.8 mg 加入 50% 葡萄糖注射液 40 ml，2 h 可重复；重症先静脉注射 0.8 mg，然后以 1.6 mg 加入输液 500 ml 中滴注。

15. 肺水肿（包括高原肺水肿）　以本品 0.8 mg 加 10% 葡萄糖注射液 10 ml 静脉注射（5 min），1 h 后再用 1 次。

16. 佐治支气管炎并心力衰竭　静脉注射本品 0.01～0.02 mg/kg，1～2 次/日，2～4 d 为一疗程，早用疗效更好。

17. 中暑　常规处理下，以本品 1.2 mg 加入输液 500 ml 中滴注，催醒作用强，无不良反应。

【制剂】　①注射剂（粉）：0.2 mg；0.4 mg；0.8 mg；1.0 mg；1.2 mg；2 mg；4 mg。②注射剂：0.4 mg/1 ml；1 mg/1 ml；2 mg/2 ml；4 mg/10 ml；2 mg/1 ml。③鼻喷剂：每喷 4 mg/0.1 ml。

【贮藏】　密封、遮光保存。

纳曲酮
（naltrexone）

别名：纳屈酮

本品为类似纳洛酮的特异性阿片类拮抗剂。

【CAS】　16590-41-3

【ATC】　N07BB04

【理化性状】　1. 化学名：17-(Cyclopropylmethyl)-4,5α-epoxy-3,14-dihydroxymorphinan-6-one

2. 分子式：$C_{20}H_{23}NO_4$

3. 分子量：341.4

4. 结构式

盐酸纳曲酮
（naltrexone hydrochloride）

别名：诺欣生、Nalorex、Depade、Trexan、Revia、Nemexin

【CAS】　16676-29-2

【理化性状】　1. 本品为白色或类白色结晶粉末，无臭，无味。易引湿，易溶于水，微溶于乙醇，几乎不溶于二氯甲烷。

2. 分子式：$C_{20}H_{23}NO_4 \cdot HCl$

3. 分子量：377.9

【药理作用】　作用类似纳洛酮，对 κ_1 受体的拮抗作用比纳洛酮强，对阿片依赖者，可产生戒断综合征；还有解除乙醇成瘾的作用。

【体内过程】　本品口服后吸收迅速而完全，1 h 可达血药峰值，但广泛在肝内首过代谢，进入血循环中者仅 5%。蛋白结合率为 20%。稳态分布容积为 16.1 L/kg。总清除率约为 94 L/h。主要代谢物 6-β-纳曲醇（6-β-naltrexol）具有轻微的拮抗作用。原药和代谢物主要随尿液排出。未见蓄积现象。

【适应证】　1. 作为阿片类依赖者脱毒后预防复吸的辅助药物。

2. 辅助治疗酒精依赖者。

【不良反应】　1. 可见恶心、呕吐、食欲缺乏、肌肉关节痛、头痛、腹痛、乏力、失眠、抑郁、焦虑不安和皮疹。

2. 还可能出现腹泻、便秘、头晕和性功能障碍。

3. 有些不良反应可能与戒断症状有关。

4. 偶见血小板减少性紫癜。

5. 高剂量可能引起肝细胞损伤。

【妊娠期安全等级】　C。

【禁忌与慎用】　1. 对本品过敏者禁用。

2. 急性肝炎或肝功能衰竭者禁用,肝功能不全患者慎用。

3. 肾功能不全患者慎用。

4. 有血小板减少史者或性功能减退者慎用。

5. 动物实验本品及其代谢产物可经乳汁分泌,哺乳期妇女使用时应暂停哺乳。

6. 儿科患者有效性及安全性尚未确定。

【剂量与用法】　1. 治疗阿片类成瘾者,须在停用阿片类药物 7～10 d 后开始使用本品,以免意外催瘾。

(1) 准备期　尿吗啡检测和纳洛酮激发试验均为阴性,才可给予本品,直接使用本品会激发严重的戒断症状。

(2) 诱导期　在住院时进行,治疗开始应小心、慢慢增加本品的剂量。第 1 d 口服本品 2.5～5 mg,第 2 d 口服 5～15 mg,3～5 d 内逐日增至 40～50 mg/d。

(3) 维持期　口服 40～50 mg/d,顿服,或隔日口服 100 mg。必须连续服药至少 6 个月。

2. 治疗酒精成瘾　口服 50 mg/d,连用 2 周。

【用药须知】　1. 本品治疗酒精成瘾的作用机制尚不清楚。

2. 含有阿片类药物的止泻或止咳的复方制剂,对接受本品治疗的患者无效。

3. 本品的安全剂量与产生肝毒性剂量之比为 1 : 5。

【制剂】　片剂:50 mg。

【贮藏】　密封、遮光保存。

溴化甲基纳曲酮

(methylnaltrexone bromide)

别名:Relistor

本品为作用于外周的阿片 μ 受体拮抗剂。

【CAS】　73232-52-7

【ATC】　A06AH01

【理化性状】　1. 化学名称:(R)-N-(Cyclopropylmethyl)noroxymorphone methobromide。

2. 分子式:$C_{21}H_{26}NO_4Br$

3. 分子量:436.36

4. 结构式

【药理作用】　1. 阿片类药物在临床上有着广泛的应用,通过与中枢神经系统(CNS)内大脑和脊髓的 μ 受体特异性作用而缓解疼痛。但是阿片类药物可与中枢神经系统以外(如胃肠道内)的 μ 受体作用而引起恶心、便秘等不良反应。本品是纳曲酮的四价衍生物,为 μ 受体的阿片样物质结合的选择性拮抗剂,选择性拮抗肠道上的 μ 受体,从而缓解阿片类镇痛药所引起的便秘症状。由于本品具有独特的季胺基,通过人体血-脑屏障的能力有限。只能与外周的阿片受体作用,降低阿片类物质的致便秘作用,而不会影响阿片类药物介导的中枢神经系统的镇痛作用。

2. 本品对 μ 受体的亲和力比 κ 型受体强 18 倍,且不与 δ 型及其他受体群结合。在离体的新生大鼠胃-脑干复合体中,本品可竞争性地对抗 μ 型受体激动剂产生的肠胃抑制效应。在体内,本品可以改变吗啡对胃肠的作用,而对中枢无作用。吗啡可延长活性炭在大鼠肠内的通过时间,但是皮下注射本品可完全防止这种现象。通过脑室内给药可以对抗吗啡的镇痛效果。

【体内过程】　1. 本品皮下注射后迅速吸收,约 0.5 h 达峰浓度(C_{max}),给予剂量 0.15 mg/kg、0.30 mg/kg 和 0.50 mg/kg 时,C_{max} 分别为 117 $\mu g/L$、239 $\mu g/L$ 和 392 $\mu g/L$,AUC_{24h} 分别为 175$(\mu g \cdot h)/L$、362$(\mu g \cdot h)/L$ 和 582$(\mu g \cdot h)/L$,与给药剂量成正比。

2. 稳态分布容积(V_{ss})约为 1.1 L/kg,血浆蛋白结合率为 11.0%～15.3%。

3. 在体内代谢的主要途径是转变为甲基-6-纳曲酮异构体(总计 5%)和硫酸甲基纳曲酮(1.3%),由甲基纳曲酮脱甲基生成纳曲酮的途径并不显著(0.06%)。本品主要以原形消除(85% 的放射性),约 50% 经尿液排泄,少部分经粪便排泄,终末 $t_{1/2}$ 约为 8 h。

4. 0.30 mg/kg 单剂量皮下注射,肾功能不全对本品的肾排泄有显著影响。重度肾功能不全患者本品的肾清除率降低 8～9 倍,AUC 增加 2 倍,C_{max} 改变不明显。

5. 肝功能不全(Child-Pugh ClassA、B)的患者与健康受试者对比的药动学研究结果显示,肝功能不全对本品的 AUC 或 C_{max} 无明显影响。尚未研究重度肝功能不全对本品药动学的影响。

【适应证】　用于治疗接受姑息治疗(palliative care)的晚期疾病患者(如癌症、晚期心肺疾病或艾滋病等)使用阿片类药物引起的,使用缓泻剂治疗效果不理想的便秘。使用本品超过 4 个月的研究尚未进行。

【不良反应】　1. 临床试验中的不良反应包括腹痛、胃胀、恶心、头晕、腹泻、多汗。

2. 上市后稀有病例中有胃肠的穿孔的报道，尚未知与用药的确切因果关系。

【妊娠期安全等级】　B

【禁忌与慎用】　1. 确定或可疑的机械性胃肠梗阻患者禁用。机械性肠梗阻的症状有呕吐、胃痛、腹胀。一旦有以上症状要确诊是否与机械性肠梗阻有关。

2. [³H]-标记的本品动物实验结果显示，本品可通过家兔的乳汁排泌。尚未知是否可通过人类乳汁排泄。因为许多药物可通过乳汁排泄，哺乳期妇女应慎用。

3. 妊娠期（包括母亲、胎儿、产程和分娩）的安全和有效性试验尚未建立，应谨慎使用。家兔皮下注射本品高至 25 mg/(kg·d)剂量后未观察到对母兔、胎儿、分娩或对幼仔存活或生长有影响。

4. 儿童用药的安全性及有效性尚未建立。

【药物相互作用】　1. 体外研究发现本品对 CYP1A2、CYP2A6、CYP2C9、CYP2C19 或 CYP3A4 无明显抑制作用，是 CYP2D6 弱抑制剂。对健康成年男性受试者临床药物相互作用研究中，皮下注射 0.30 mg/kg 的本品，对 CYP2D6 底物右美沙芬的代谢作用影响不明显。

2. 尚未研究人类体内本品与主要通过肾排泄药物间的相互作用。

【剂量与用法】　1. 本品仅可用于皮下注射。本品应在上臂、腹部或大腿部注射。注射于腹部或大腿部位时，患者可为自己或他人注射，上臂仅当由他人注射时使用。

2. 通常给药方案为隔日 1 次，皮下注射，如需要，可以缩短给药间隔，但用药间隔不可短于 24 h。

3. 推荐剂量　体重 38～62 kg 者，8 mg，注射液体积为 0.4 ml；体重 62～114 kg 者，12 mg，注射液体积为 0.6 ml。体重不在此范围者，0.15 mg/kg，注射液体积为 0.0075 乘以患者体重，计算出的注射液体积接近 0.1 ml 时向上舍入。

4. 轻、中度肾功能不全不必调整剂量。重度肾功能不全患者(Ccr<30 ml/min)剂量降低为推荐剂量的 1/2。尚未进行肾衰竭需要透析患者的研究。

5. 轻、中度肝功能不全患者不必调整剂量。尚无重度肝功能不全患者用药剂量的数据。

6. 注射前检查注射液中有无微粒和变色现象，如有，应丢弃不用。一旦将药物转入注射器后，如不能立即给药，室温条件保存，并于 24 h 内给药。本品管

型瓶仅一次性使用，即使瓶中仍有药品剩余也不能再用。本品备有专用的一次性注射器和针头，不可重复使用。避免针头损伤，不可使用修复过的针头。

【用药须知】　1. 临床试验中，30% 的患者给予本品 1 个剂量后 30 min 内排便。建议患者给药后做好排便的准备。

2. 警惕严重或持续性的腹泻，如本品治疗期间出现严重或持续腹泻，建议患者中断治疗并到医院就诊。

3. 在晚期疾病可能并发局限或弥散的完整胃肠壁结构损害患者（如癌症、消化性溃疡、假性结肠梗阻）中罕见病例报道胃肠穿孔。穿孔可能涉及胃肠道不同区域（如胃、十二指肠、结肠）。已有确定或可疑胃肠道损害患者应用本品时需谨慎。如果患者经历严重、持续和（或）恶化的腹部症状，建议中止本品治疗并立即到医院就诊。

4. 患者如不再使用阿片类止痛疗法，应中止本品治疗。

5. 尚未进行本品在进行腹膜透析患者中使用的研究。

6. 临床试验中本品皮下注射，无过量报道。健康受试者(n=41)，单剂量 0.50 mg/kg 皮下注射给药，耐受性良好。一项对健康受试者研究中，静脉注射 0.64 mg/kg 剂量后观察到直立性低血压。无本品过量治疗的资料可参考。一旦过量，采用常规的支持疗法。需要监测直立性低血压的体征或症状，并于适当时进行治疗。

7. 如果停止服用镇痛药，应先与医师沟通再决定是否继续使用本品。

8. 将本品包装内所有药品、针头、注射器放置在儿童不能触及的地方。

9. 本品为处方药。无医师处方情况下不可使用。不可将本品给予其他人使用，即使有相同的症状。

【制剂】　注射液（皮下注射）：12 mg/0.6 ml。

【贮藏】　遮光，贮于 20～25 ℃，短程携带允许 15～30 ℃，不可冷冻。

烯丙吗啡
(nalorphine)

别名：纳洛芬

本品为阿片受体激动-拮抗剂，可拮抗 μ 受体和 δ 受体而激动 κ_1 和 κ_3 受体。

【CAS】　62-67-9

【ATC】　V03AB02

【理化性状】　1. 化学名：(-)-(5 R,6 S)-9a-

Allyl-4,5-epoxymorphin-7-en-3,6-diol

2. 分子式：$C_{19}H_{21}NO_3$

3. 分子量：311.4

4. 结构式

氢溴酸烯丙吗啡
(nalorphine hydrobromide)

〖CAS〗　1041-90-3

【理化性状】　1. 分子式：$C_{19}H_{21}NO_3 \cdot HBr$

2. 分子量：392.3

盐酸烯丙吗啡
(nalorphine hydrochloride)

别名：Lethidrone

〖CAS〗　57-29-4

【理化性状】　1. 分子式：$C_{19}H_{21}NO_3 \cdot HCl$

2. 分子量：347.8

【药理作用】　本品小剂量具有阻断吗啡的作用，可使吗啡成瘾者出现戒断症状，使用大剂量时显示有一定的镇痛作用，但也出现烦躁和焦虑等精神反应。在应用纳洛酮前，本品不作为镇痛药，而作为吗啡过量的解毒药。

【适应证】　1. 用作吗啡、芬太尼、哌替啶、二氢埃托啡等过量时的对抗药。

2. 分娩前防止由于使用吗啡类或哌替啶引起的新生儿呼吸抑制。

【不良反应】　1. 可见眩晕、烦躁、焦虑、血压降低和出汗。

2. 大剂量可引起呼吸抑制和幻视，偶有恶心。

【剂量与用法】　1. 静脉注射或肌内注射，成人可用 5～10 mg，必要时，10～15 min 以后可重复，总量不应超过 40 mg。

2. 吗啡类药物引起的新生儿呼吸抑制，可予肌内注射 0.2 mg，必要时可再给 1 次（0.2～0.3 mg）。

【用药须知】　1. 本品对麻醉药或巴比妥类所引起的呼吸抑制无效，不可错用。

2. 本品可加重乙醇或其他非阿片类药物所引起的呼吸抑制。

【制剂】　注射剂（粉）：5 mg；10 mg。

【贮藏】　密封、遮光保存。

纳美芬
(nalmefene)

本品为纳曲酮的衍生物，是 1995 年上市的新阿片受体拮抗体。

〖CAS〗　55096-26-9

【理化性状】　1. 化学名：17-(Cyclopropyl-methyl)-4,5α-epoxy-6-methylenemorphinan-3,14-diol

2. 分子式：$C_{21}H_{25}NO_3$

3. 分子量：339.4

4. 结构式

盐酸纳美芬
(nalmefene hydrochloride)

别名：Revex

〖CAS〗　58895-64-0

【理化性状】　1. 分子式：$C_{21}H_{25}NO_3 \cdot HCl$

2. 分子量：375.9

【药理作用】　本品具有拮抗吗啡类药物引起的呼吸抑制、中枢抑制所致的昏睡和低血压。其作用类似纳洛酮，且作用持续时间更长。如为了快速起效，可予静脉注射，皮下和肌内注射起效较慢。

【体内过程】　本品口服可被吸收，但由于有明显的首过代谢，其生物利用度很低。主要在肝内代谢成失活的葡糖醛酸化合物，并随尿液排出。有一部分用量经胆道排出，并进行肠肝循环。其消除 $t_{1/2}$ 约为 10 h。

【适应证】　主要用于拮抗阿片类药物的作用及用于阿片类药物中毒的解救。

1. 用于逆转手术后的中枢抑制。

2. 用于已知或疑有阿片类药物过量。

【不良反应】　1. 可见恶心、呕吐、心动过速、高血压、发热和头晕。

2. 使用较高剂量或后来才发现患者是阿片类成瘾者就会出现戒断综合征。

【妊娠期安全等级】　B。

【禁忌与慎用】　1. 对本品过敏者禁用。

2. 心脏病或高血压病患者慎用。

3. 对阿片类药物依赖者应慎用本品，谨防发生戒断综合征。

4. 本品及其代谢产物均可通过乳汁分泌,且浓度较血药浓度高,哺乳期妇女使用时应暂停哺乳。

【剂量与用法】　1. 治疗手术后的中枢抑制 开始静脉注射 100 μg/ml 的本品 0.25 μg/kg,2～5 min 后再给予 0.25 μg/kg,直至逆转达到满意的程度。累积剂量在 1 μg 以上并不会产生更好的效用。患者如处于可能增加心血管疾病的情况下,应使用 50 μg/ml 的本品 0.1 μg/kg。

2. 治疗已知或疑有阿片类超量者 开始给予 0.5 mg(以体重 70 kg 为准),如必要,可在 2～5 min 以后再给 1 mg。如总用量达到 1.5 mg 仍未见效,再增加用量也不会产生更好的效果。如怀疑患者是成瘾者,建议开始的剂量应当是 0.1 mg,如 2 min 内未出现戒断综合征的症状,才能使用常用量。

【用药须知】　参见纳洛酮。

【制剂】　注射液:0.1 mg/1 ml。

【贮藏】　密封、遮光保存。

阿维莫潘
(alvimopan)

别名:Entereg、阿维莫泮、爱维莫潘
本品为外周 μ 型阿片受体拮抗药。

【CAS】　156053-89-3;170098-38-1(alvimopan dehydrate)

【ATC】　A06AH02

【理化性状】　1. 本品为白色至浅米黄色粉末,水中及 pH 3.0～9.0 的缓冲液中溶解度<0.1 mg/ml。pH 为 1.2 时,溶解度为 1～5 mg/ml,0.1 N 氢氧化钠溶液中溶解度为 10～25 mg/ml,在生理 pH 下本品为两性离子。

2. 化学名:[[2(S)-[[4(R)-(3-Hydroxyphenyl)-3(R),4-dimethyl-1-piperidinyl] methyl]-1-oxo-3-phenylpropyl]amino]acetic acid dihydrate

3. 分子式:$C_{25}H_{32}N_2O_4 \cdot 2H_2O$

4. 分子量:460.6

5. 结构式

【用药警戒】　本品只能在已经注册和满足获取支持和教育(E. A. S. E.)计划所有要求的医院内短期使用(15 个剂量),且只能应用于住院患者。因为本品长期使用与心肌梗死风险有关。

【药理作用】　1. 本品是一种选择性的外周 μ 型阿片受体拮抗药,Ki 为 0.4 nM(0.2 ng/ml)。[³H]-阿维莫潘从 μ 阿片受体上解离的速度低于从其他阿片配体解离的速度,和其与受体高度亲和力一致。在本品浓度为 1～10 μM 时,对超过 70 种中的任何一种非阿片受体、酶或离子通道均无活性。

2. 腹腔手术或非腹腔手术后的肠梗阻可损伤胃肠蠕动功能。术后肠梗阻可影响胃肠道的所有部位,可持续 5～6 d 甚至更长时间,这将延缓肠道功能恢复和延长住院时间。其特点是腹胀、胀气、恶心、呕吐、疼痛、肠内气体和液体的积聚和延迟排气、排便时间。术后肠梗阻为多种因素导致,包括抑制交感神经传入、激素、神经递质和其他介质(例如内源性阿片物质)的释放。也包括炎性反应和阿片类镇痛药的作用。吗啡及其他 μ 阿片受体激动剂广泛用于急性术后疼痛的治疗,然而众所周知其对胃肠动力有抑制作用,可延长术后肠梗阻的持续时间。

3. 口服后,本品拮抗阿片类药物的外周作用,可竞争性结合胃肠道 μ 阿片受体,恢复胃肠道动力及胃肠道分泌。在豚鼠离体回肠的实验证实,本品竞争性拮抗吗啡对收缩力的影响明显。这种选择性拮抗不反转 μ 阿片受体激动药中枢镇痛作用。

【适应证】　1. 可加速局部大肠或小肠部分切除一期吻合术后患者上、下消化道功能的恢复。

2. 可加速腹腔骨盆手术后的肠胃功能恢复。

【体内过程】　1. 吸收　本品经口服给药后,在体内循环中出现一种酰胺水解物,一般将这种酰胺水解物当作是本品的代谢产物,但实际上它是肠内菌群代谢的特有产物,同时它也是一种 μ 阿片受体拮抗剂,Ki 为 0.8 nM(0.3 ng/mL)。

本品给予健康受试者,T_{max} 为 1.5～3.0 h,$t_{1/2}$ 为 1.3 h。血药浓度在口服后 2 h 达峰值,一日 2 次,一次 12 mg 给药体内无明显蓄积。连续给药 5 d 后平均血药浓度为(10.98±6.43)ng/ml,平均 $AUC_{0\sim12h}$ 为(40.2±22.5)(ng·h)/ml。绝对生物利用度 6%(范围 1%～19%)。本品血药浓度在给药剂量为 6～18 mg 时呈比例增加,升高的幅度在剂量为 18～24 mg 时小于剂量的增加。

单剂量口服本品后其代谢产物的出现延迟,T_{max} 为 36 h,代谢产物个体差异大,即便同一个体也有比较大的差异。多剂量给予本品后,代谢产物蓄积。口服本品 12 mg,一日 2 次,共 5 d,代谢产物的 C_{max} 为(35.73±35.29)ng/ml。

本品及其代谢产物的血药浓度,术后感染患者明显高于健康人群,浓度分为 1.9 倍和 1.6 倍。

高脂饮食会影响本品口服吸收的程度和速度,其 C_{max} 和 AUC 会因此而分别降低大约 38% 和 21%,

T_{max} 延长 1 h 左右。

2. 分布　本品稳态分布容积为 (30 ± 10) L。本品及其代谢物血浆蛋白结合率与血药浓度呈非依赖性，分别为 80% 和 94%，与白蛋白结合而不与 α_1-酸性糖蛋白结合。

3. 代谢　未吸收的本品和从胆汁排出的原形药物被肠道菌群水解为代谢产物，代谢产物主要通过粪便和尿液消除，主要为代谢产物、葡糖苷酸共轭代谢产物及少量的其他代谢产物。

4. 排泄　本品平均血浆清除率为 (402 ± 89) ml/min。胆汁分泌是主要的清除途径，肾排泄约占总体清除率的 35%，无证据显示其经肝清除。多剂量给药后本品的终末 $t_{1/2}$ 10～17 h，代谢产物为 10～18 h。

5. 年龄、性别及种族对本品药动学无明显影响活动期或休眠期克罗恩病患者药动学参数变异性增加，休眠期的患者较活动期患者暴露量高 1 倍。克罗恩氏病患者代谢产物的血药浓度较低。

【剂量与用法】　本品仅限于住院患者短期使用。成人推荐给药方案为：术前 30 min 至 5 h 口服 12 mg，术后第 1 天开始，一次 12 mg，2 次/日，连续给药 7 d 或至患者出院，但最多服用 15 次。

老年患者、肝肾功能不全患者不必调节剂量。

【不良反应】　在临床试验中，本品发生率≥3% 的不良事件主要包括贫血、胃胀气、消化不良、便秘、低血钾、腰痛和尿潴留等。

【妊娠期安全等级】　B。

【禁忌与慎用】　1. 轻、中度肝功能不全患者血药浓度可能升高，但无必要调节剂量，应密切监测可能发生的不良反应（如腹泻、胃肠痉挛性疼痛），如发生不良反应，应停止使用本品。禁用于重度肝功能不全患者。

2. 轻至重度肾功能不全患者血药浓度可能升高，但无必要调节剂量。本品禁用于终末期肾病患者。

3. 本品禁用于完全性肠梗阻矫正术患者。

4. 大鼠乳汁中检测到本品及其代谢产物，是否通过人类乳汁分泌未知，很多药物均可通过乳汁排泄，哺乳期妇女慎用。

5. 儿童用药的安全性及有效性尚未确定。

6. 禁用于连续使用 7 d 及以上治疗剂量的阿片类药物的患者。

7. 本品用慎用于克罗恩病患者。

【药物相互作用】　1. 体外研究显示本品及其代谢产物不是 CYP1A2、CYP2C9、CYP2C19、CYP3A4、CYP2D6 及 CYP2E1 的抑制剂，也不是 CYP1A2、CYP2B6、CYP2C9、CYP2C19 及 CYP3A4 的诱导剂，本品及其代谢产物也无 P-糖蛋白抑制作用，因此，其与 CYPP 酶和 P-糖蛋白的底物、抑制剂或诱导剂之间不太可能存在具有临床意义的相互作用。

2. 未进行本品与强效 P-糖蛋白的抑制剂（如维拉帕米、环孢素、胺碘酮、伊曲康唑、奎宁丁、奎宁、螺内酯、地尔硫草、苄普地尔）合用的临床研究。

3. 群体药动学研究显示，本品药动学不受抗酸药或抗生素的影响，但本品代谢产物的血药浓度在服用抗酸药或术前口服抗菌药物的患者中明显下降（分别降低 49% 和 81%）。由于代谢产物对临床疗效影响不大，因此，上述患者无须改变给药剂量。

4. 静脉注射吗啡后，本品对吗啡及其代谢产物吗啡-6-葡糖醛酸苷的药动学参数影响不大，无必要调节吗啡静脉注射的剂量。

【用药须知】　1. 一项为期 12 个月的阿片类药物治疗慢性疼痛的研究中，本品 0.5 mg，2 次/日，心肌梗死发生率高于安慰剂组，未观察到在其他临床试验中出现这种情况，本品与心肌梗死的因果关系不明。

2. 本品仅限于住院患者短期内使用，且不超过 7 d，如患者出院，不能再给予本品。

3. 近期使用过阿片类药物的患者，对包括本品在内的 μ 受体拮抗剂的敏感性升高，本品仅作用于外周，增高的敏感性可能仅限于胃肠道（如腹痛、恶心、呕吐、腹泻）。术前 1 周内接受过 3 剂阿片类药物的患者未纳入临床试验，因此，该类患者应慎用本品。

【制剂】　胶囊剂：12 mg。

【贮藏】　遮光、防潮贮于 25 ℃。短程携带允许 15～30 ℃。

纳洛昔醇
（naloxegol）

别名：Movantik

本品为聚乙二醇化纳洛酮衍生物。

【CAS】　854601-70-0

【ATC】　A06AH03

【理化性状】　1. 本品为白色至类白色粉末，易溶于水。

2. 化学名：(5α,6α)-17-Allyl-6-(2,5,8,11,14,17,20 heptaoxadocosan-22-yloxy)-4,5-epoxymorphinan-3,14-diol oxalate

3. 分子式：$C_{34}H_{53}NO_{11} \cdot C_2H_2O_4$

4. 分子量：742

5. 结构式

【药理作用】　本品为外周 μ 受体拮抗药,在胃肠道与 μ 受体结合后改善阿片类药物导致的便秘。

【体内过程】　1. 吸收　口服后,T_{max} 小于 2 h,第 2 个血药峰值出现于首个血药峰值后 0.4～3 h。C_{max} 和 AUC 与剂量成正比或近似正比。高脂肪餐增加本品吸收的速度和程度。

2. 表观分布容积为 968～2140 L/kg,蛋白结合率低(约为 4%)。

3. 代谢　本品主要经 CYP3A 代谢,血浆、粪便及尿液中共检出 6 种代谢产物。主要经 N-脱烷基作用、O-脱甲基作用、氧化或失去部分聚乙二醇链代谢。

4. 排泄　口服放射性标记的本品,粪便和尿液中分别回收 68% 和 16% 的放射性物质。粪便和尿液中排泄的原药分别约占给药剂量的 16% 和 6%。半衰期为 6～11 h。

【适应证】　用于慢性非癌性疼痛患者长期使用阿片类药物导致的便秘。

【不良反应】　可见腹痛、恶心、呕吐、腹胀、腹泻、头痛、多汗。

【妊娠期安全等级】　C。

【禁忌与慎用】　1. 肠梗阻患者禁用。

2. 对本品过敏者禁用。

3. 未对重度肝功能不全患者进行研究,此类患者不推荐使用。

4. 尚不清楚本品是否经乳汁分泌,哺乳期妇女应权衡利弊选择停药或停止哺乳。

【药物相互作用】　1. 强效 CYP3A4 抑制剂(如酮康唑、伏立康唑、克拉霉素)可明显升高本品的血药浓度,应禁止合用。避免与中效 CYP3A4 抑制剂(地尔硫䓬、维拉帕米、红霉素)合用,如必须合用,本品的剂量应降至 12.5 mg。

2. 强效 CYP3A4 诱导剂(卡马西平、利福平、苯妥英)可明显降低本品的血药浓度,应避免合用。

3. 西柚或西柚汁可明显升高本品的血药浓度,治疗期间应避免饮用西柚汁或食用西柚。

4. 本品可增加其他阿片拮抗剂的作用,易出现戒断症状,应避免合用。

【剂量与用法】　开始本品治疗前停用泻药,如果用本品治疗不理想,可在使用本品 3 d 后加用泻药。本品应在早餐前 1 h 或早餐后 2 h 服用。如果停用阿片类药物,本品亦应停用。推荐剂量为 25 mg,不能耐受者可减量至 12.5 mg。Ccr<60 ml/min 者推荐剂量为 12.5 mg。

【用药须知】　其他作用于外周的阿片受体拮抗剂有导致胃肠穿孔的报道,原有胃肠道疾病(消化性溃疡病、肠梗阻、憩室病、浸润性胃肠道肿瘤、肿瘤腹膜转移)者在治疗前应权衡使用本品治疗的利弊。

【制剂】　片剂:12.5 mg;25 mg。

【贮藏】　贮于 20～25 ℃,短程携带允许 15～30 ℃。

第 26 章　酶类及生物制品
Enzymes And Biologicals

酶又称为生物催化剂,是由活体细胞产生、在体内(或体外)能起到催化作用的一类特殊的蛋白质。酶作为药物,既可用于诊断,也可用于治疗,有很强的特异性。具有较强特异性的酶已分别列入各有关章节中,如链激酶、尿激酶和阿替普酶,是溶血栓的重要药物。

活体内的多种生化物质(广义地说,酶也归属于生化物质)也可供作药用,有些治疗作用特异的生化制剂如肝素则列入抗凝血药一类中。

这里所列出的生物制品主要指疫苗、菌苗、类毒素和抗毒素,在防治一些传染病方法起着极为重要作用。

26.1 酶类

胰蛋白酶
(trypsin)

别名:Tryptar、Parenzyme、Trypure
本品是从牛的胰腺中分离获得的。

【CAS】 9002-07-7

【药理作用】 1. 本品能选择性地水解精氨酸或赖氨酸构成的肽链,消化溶解变性蛋白,但对正常组织不起作用,这是因为血清中含有非特异性胰蛋白酶抑制物。

2. 在临床应用中,本品能使脓液、瘤液、血凝块被分解变稀,使引流通畅,创面加速净化,新生肉芽组织生长。

3. 多种毒蛇(如竹叶青、银环蛇、眼镜蛇、蝮蛇等)的毒液都属于蛋白质,本品对之具有分解破坏的作用。

【适应证】 1. 不易抽吸的脓胸、血胸等腔内的稠液,外科的炎症、溃疡、创伤产生的局部水肿、血肿、脓肿及瘘管堵塞均可应用本品。

2. 用于呼吸道疾病,可使浓稠痰液被稀释而易于咳出。

3. 用于解蛇毒。

【不良反应】 1. 本品肌内注射后可引起组胺释放,表现为发热、寒战、头晕、头痛、胸痛、腹痛、呼吸困难、心率加速。使用抗组胺药和解热药一般可以消除这些反应。

2. 少数使用者还可能发生荨麻疹、血管神经性水肿,极少发生过敏性休克。

【禁忌与慎用】 1. 不可用于急性炎症部位、出血空腔、肺出血1周以内。

2. 肝、肾功能不全,凝血机制异常和有出血情况的患者禁用。

3. 妊娠期妇女、哺乳期妇女及儿童用药的安全性尚未确立。

【剂量与用法】 1. 用于抗炎、消肿,可肌内注射本品1000～5000 U/d,用所附灭菌缓冲液溶化,并适量加入普鲁卡因,可减轻注射部位疼痛。

2. 局部使用可配制成 pH 7.6～8 的溶液剂、喷雾剂、粉剂或软膏,可供体腔内注射、患部注射、喷雾、湿敷或体表涂搽。

3. 治疗毒蛇咬伤,可用本品2000～6000 U加入适量注射用水或0.25％普鲁卡因注射液稀释后在咬伤周围行浸润注射,也可在肿胀部位上方行环状封闭1～2次,必要时可重复注射。患处明显肿胀,可在注射本品30 min后切开伤口排毒减压(严重出血除外),也可在肿胀部位采用针刺方法排毒减压。如果伤口已坏死或溃烂,用1％本品湿敷患处。

【用药须知】 1. 用药前先用针头蘸本品溶液作皮肤划痕试验。显示阴性反应,方可注射。

2. 本品在水溶液中不稳定,溶解后效价下降较快,故应在临用前配制溶液。

3. 本品不可静脉注射。

【制剂】 注射剂(粉):1000 U;2000 U;5000 U;10000 U(各附灭菌缓冲液1瓶)。

【贮藏】 遮光、贮于2～8 ℃。

糜蛋白酶
(chymotrypsin)

别名:α-糜蛋白酶、α-otrypsin
本品是从牛胰腺中分离提纯的一种蛋白水解酶。

【ATC】 9004-07-3

【药理作用】 本品的作用类似胰蛋白酶,所不同之处是,本品分解蛋白质的作用点在酪氨酸和苯丙氨酸的羧端链上。相比之下,本品较胰蛋白酶的分解能力强,毒性较低,副作用较轻。

【适应证】 1. 有助于创伤和术后创面愈合,辅助治疗炎症、局部水肿、积血、扭伤血肿、乳房术后肿痛、中耳炎、鼻炎、鼻窦炎。

2. 用于白内障摘除术中,减少囊膜破裂和视网膜损伤。

【不良反应】 1. 可引起组胺释放,产生过敏反应,可用抗组胺药治疗。

2. 肌内注射时偶可引起过敏性休克。

3. 眼科手术中使用本品,可引起暂时性眼压升高和角膜水肿。

【禁忌与慎用】 1. 本品对视网膜毒性大,所以玻璃体应属于禁用区。

2. 不满 20 岁或先天性白内障、高玻璃体压和玻璃体不固定的创伤性白内障患者禁用。

3. 妊娠期妇女、哺乳期妇女及儿童用药的安全性尚未确立。

【剂量与用法】 1. 将本品 5 mg 溶于 0.9％氯化钠注射液,使成 1 mg/ml,肌内注射或患部注射,1～2 次/日。

2. 湿敷、喷雾吸入或滴入,可配成 0.5 mg/ml 溶液使用。

3. 用于白内障摘除术时,将本品配成 1∶5000 的溶液,由瞳孔注入房后,经 2～3 min,见到晶状体浮动后则以 0.9％氯化钠注射液冲洗,即可取出晶状体。

【用药须知】 1. 肌内注射前先用 0.1 ml 作皮试(皮试液 0.5 mg/ml)。

2. 本品水溶液极不稳定,必须现配现用。

【制剂】 注射剂(粉):1 mg(800 U);5 mg(4000 U)。

【贮藏】 密封、遮光,贮于 2～8 ℃条件下。

糜胰蛋白酶
(trypsin chymotrypsin)

本品是从猪胰腺中提取的糜蛋白酶和胰蛋白酶的共结晶体,两者比例 3∶2。

【适应证】 1. 具有糜蛋白酶和胰蛋白酶协同水解蛋白质肽链的作用,其用途包括两者单独使用的用途。

2. 不同之处是,来自猪胰中的胰蛋白酶活力接近牛胰蛋白酶,而猪糜蛋白酶活力则比牛的高 2～3 倍,且抗原性较小。

3. 本品适用于对牛胰蛋白酶和糜蛋白酶过敏的患者,不宜使用甾体激素或抗菌药物治疗的炎症患者。

4. 本品可用于辅助治疗炎症、炎症水肿、血肿、术后组织粘连、溃疡、血栓等。

5. 本品与抗菌药、抗肿瘤药合用,有助于后者渗入病灶,增加疗效。

【不良反应】 1. 常见注射部位红肿、疼痛。

2. 个别可见恶心、头晕、荨麻疹。

【禁忌与慎用】 过敏体质者慎用。

【剂量与用法】 1. 以本品 5 mg 溶于 2 ml 苯甲醇溶液或 0.9％氯化钠注射液中供肌内注射,1～2 次/日,连用 10～20 d。

2. 其他用法可参见糜蛋白酶的用法。

【制剂】 注射剂(粉):1 mg;5 mg。

【贮藏】 密封、遮光,贮于 2～8 ℃。

菠萝蛋白酶
(bromelains)

别名:菠萝酶、Bromelin、Plant protein concentrate
本品是菠萝汁中提取制备的一种蛋白水解酶。

【药理作用】 本品能选择性地水解纤维蛋白,对凝血所必需的纤维蛋白原的作用甚微,所以不影响正常的血液凝固。本品还能水解酪蛋白血红蛋白,故可使纤维蛋白和血凝块溶解,促成局部循环改善,增加组织通透性,有利于炎症和水肿消退。

【适应证】 用于手术后感染、骨关节急性炎症、乳腺炎、腮腺炎、蜂窝织炎、慢性血栓静脉炎、支气管炎、肾盂肾炎的辅助治疗。

【不良反应】 1. 口服常引起恶心、呕吐、腹泻、胃痛、胃酸增多、胃溃疡等。

2. 罕见鼻出血、月经过多、痛经和子宫出血。

【禁忌与慎用】 重症肝、肾疾病患者或血凝功能减退者禁用。

【剂量与用法】 1. 口服一次 6 万～12 万 U,3～4 次/日。

2. 外敷可用本品 0.1％～0.2％由 0.9％氯化钠注射液配制的溶液,1～2 次/日。

【用药须知】 口服时不可嚼碎。

【制剂】 片剂:3 万 U。

【贮藏】 密封保存。

芦笋菠萝蛋白酶
(asparagus and bromelins)

别名:菠萝酶、Bromelin、Plant protein concentrate
【简介】 本品为复方制剂。用于乳腺囊性增生病和男性乳腺发育症。口服,4～6 粒/次,3～4 次/日。肾炎、胃溃疡病者慎用。胶囊剂:每粒含芦笋粉 0.25 g,菠萝蛋白酶 1.5 万 U。密闭,阴凉干燥处保存。余参见菠萝蛋白酶。

舒替兰酶
(sutilains)

别名:枯草杆菌蛋白酶、Travace
本品是从枯草杆菌(bacillus subtilis)培养基中提取的一种蛋白水解酶。

【药理作用】 本品能溶解创面的坏死组织。

【适应证】 1. 清除皮肤表面的坏死组织和积脓。

2. 处理Ⅱ～Ⅲ度烧伤、外伤、化脓性创口、压疮及周围血管病引起的溃疡。

【不良反应】　1. 可能引起过敏反应。

2. 常见局部疼痛、感觉异常、皮炎和出血。

【禁忌与慎用】　1. 本品不可与眼接触,如不慎接触,应以大量 0.9%氯化钠溶液进行冲洗。

2. 露出骨、软骨、肌腱、筋膜的创伤及体腔或神经组织的创口均不可使用本品。

【剂量与用法】　清创后,以本品软膏涂薄层于创面上,3～4 次/日,如 24～48 h 无明显效果,即应停用本品。

【制剂】　软膏剂:酪蛋白 82000 U/g。

【贮藏】　密封、遮光贮存。

玻璃酸酶
(hyaluronidase)

别名:透明质酸酶、玻糖酸酶、Hyalase、Wydase
本品由哺乳动物睾丸中提取。

【ATC】　37326-33-3

【药理作用】　玻璃酸为组织基质中具有限制水分及其他细胞外物质扩散作用的成分,本品则是分解此酸的酶,当玻璃酸被玻璃酸酶水解后,就会提高组织间隙的通透性,从而加快细胞外物质的扩散。

【适应证】　1. 本品主要用作药物扩散剂,常与局部麻醉药、某些抗生素或化疗药合用进行皮下或肌内注射,以促进扩散作用,加快药物吸收,同时可减轻注射部位的疼痛。

2. 也可用于术后或外伤引起的局部水肿或血肿,使肿胀消退,疼痛减轻。此外,本品还可用于肠粘连。

【不良反应】　可引起过敏反应和局部反应。

【妊娠期安全等级】　C。

【禁忌与慎用】　有过敏病史、心力衰竭、急性感染或休克患者禁用。

【剂量与用法】　1. 一次皮下或肌内注射 1500 U,1～2 次/日,先用 0.9%氯化钠注射液稀释,再与其他注射药合用。

2. 本品与局部麻醉药合用时,每 10 ml 后者加入本品 150 U,如再加入肾上腺素,则可延长局部麻醉作用的持续时间。

【用药须知】　1. 本品不可静脉注射。

2. 本品使用前应先做皮试。

【制剂】　注射剂(粉):150 U;1500 U。

【贮藏】　密封、遮光贮于 2～8 ℃。

脱氧核糖核酸酶
(deoxyribonuclease)

别名:DNA 酶、DNAase

本品是从牛胰腺中分离制得(称为胰道酶),也可由溶血性链球菌培养基中提取获得,称为链道酶。

【药理作用】　脓液和黏痰中含有 30%～70%的脱氧核糖核酸和脱氧核糖核蛋白,两者都是使脓液和黏痰增大的重要原因之一。本品可使以上两者解聚,黏度下降。

【适应证】　1. 主要用于支气管扩张和肺脓肿,通过吸入或肌内注射,使稠痰转稀易于咳出。

2. 局部用于脓肿、血肿或渗出性炎症。

【不良反应】　注射给药可引起乏力、胃肠道障碍,偶见皮疹。

【禁忌与慎用】　急性化脓性蜂窝织炎或有支气管胸腔瘘者禁用。

【药物相互作用】　禁与肝素或枸橼酸盐配伍。

【剂量与用法】　1. 治疗支气管扩张和肺脓肿可用:①吸入法,可予 5 万～10 万 U 溶于 2～3 ml 丙二醇或 0.9%氯化钠注射液作为 1 次用药,3～4 次/日;②肌内注射 100 万 U,每 2 d 一次。

2. 局部可向体腔内注射本品,1 次可用 5 U。

【制剂】　注射剂(粉):5 万 U;10 万 U。

【贮藏】　密封、遮光,贮于 2～8 ℃。

双链酶
(streptokinase/streptodornase)

别名:链激酶-链道酶、SK-SD

本品是从溶血性链球菌培养液中提取的链激酶和链道酶的复合物。

【药理作用】　链道酶即上面所叙述的脱氧核糖核酸酶。

【适应证】　两者协同,可溶解血栓、血块,清洁创面,清除炎症,稀释痰液。

【不良反应】　1. 可能发生胃肠道反应。

2. 可见发热、头痛、寒战、皮疹、关节痛、肾炎、白细胞减少和出血时间延长。

【禁忌与慎用】　急性化脓性蜂窝织炎、有支气管胸腔瘘者、脑出血及大量出血者禁用。

【药物相互作用】　呋喃西林、汞溴红等杀菌剂及重金属制剂均不可合用本品,因可使酶失活。

【剂量与用法】　1. 撒粉或湿敷　用于各种伤口及术后感染,一般化脓性疾病。创口清洗后在湿润状态下撒一薄层药粉,覆以湿纱布或凡士林纱布;或将外用片 1 片溶于冷开水 10 ml 中,采用湿敷、滴注等方法用于患部,并覆以湿纱布或凡士林纱布。

2. 口服　一次含 1 片,4 次/日。

3. 局部注射　如球后注射、球结膜下注射,用于眼前房出血、玻璃体积血等。一次 1000～2000 U,一周 2～3 次。

【用药须知】　1. 使用时,如大量出血即应暂停使用,必要时给予止血药。

2. 由外用片或注射剂制备的溶液,需置冰箱中保存,药效可保持 24 h。

3. 不能作静脉注射。

【制剂】　①外用粉剂:每克含有 SK 1 U,SD 5000 U 和适量磺胺。②外用片剂:SK10000 U, SD5000 U。③口含片:SK 10000 U 和 SD 5000 U。④注射剂(粉):SK,SD 各 2500 U 或各 5000 U。

【贮藏】　密封、遮光贮于 2～8 ℃。

胰激肽原酶
(pancreatic kininogenase)

别名:怡开、胰激肽释放酶、Pancreaatic kallikrein

本品属于内切蛋白水解酶,为血管扩张药。

【药理作用】　1. 本品能降解激肽原生成激肽,激肽作用于血管平滑肌,使小血管和毛细血管扩张,增加毛细血管通透性和血流量,改善微循环。

2. 本品能激活纤溶酶,降低血黏度;通过激肽促使血管内皮细胞产生环前列腺素,抑制血小板聚集,防止血栓形成。

3. 本品通过激肽激活磷酸酯酶 A_2,促使肾髓质分泌前列腺素 E_2,增加肾血流,改善肾功能,减少尿蛋白。

4. 能降低外周阻力,促进水钠排出,有稳定血压的作用;同时能减少心肌的氧耗,改善左心室的舒张功能,防止心肌缺血缺氧性损伤。

【体内过程】　用酶联法测知,晨空腹给药 168 U 后 4 h 可达血药峰值。$t_{1/2}$ 约为 7 h。

【适应证】　1. 糖尿病并发血管病变,如糖尿病性肾病、眼底病变、神经病变。

2. 脑动脉硬化、脑血栓、脑意外康复期。

3. 冠心病、心肌梗死,轻、中度原发和继发性高血压。

4. 血栓闭塞性脉管炎、闭塞性动脉硬化、结节性血管炎、多发性大动脉炎、慢性下肢溃疡。

【不良反应】　可能发生胃肠不适、倦怠,偶见皮疹、瘙痒等过敏现象。

【禁忌与慎用】　1. 脑出血及其他出血性疾病急性期禁用。

2. 妊娠期妇女、哺乳期妇女及儿童用药的安全性尚未确定。本品注射剂含苯甲醇,禁止用于儿童肌内注射。

【药物相互作用】　1. 本品与蛋白酶抑制剂不能同时使用。

2. 本品与血管紧张素转化酶抑制剂(ACEI)有协同作用。

【剂量与用法】　1. 空腹服用,一次 120～240 U, 3 次/日。

2. 临用前,加灭菌注射用水或 0.9％氯化钠注射液 1.5 ml 溶解,肌内注射,10～40 U/日,1 次/日或隔日 1 次。

【用药须知】　本品的肠溶衣片,应整片吞服以防药物在胃中被破坏。

【制剂】　①片剂(肠溶):120 U。②注射剂(粉):10 U。

【贮藏】　密封、遮光,在阴凉干燥处保存。

牛培加酶
(pegademase bovine)

别名:Adagen

本品为单甲氧基聚乙二醇与腺苷脱氨酶的共价结合物,腺苷脱氨酶提取自牛肠。

【CAS】　9026-93-1

【理化性状】　1. 本品注射剂为无菌、无热源、等渗的无色澄清液体,pH 为 7.2～7.4。

2. 化学名:(Monomethoxypolyethylene glycol succinimidyl)11-17-adenosine deaminase

【用药警戒】　如出现严重不良反应,如过敏反应——呼吸困难,咽喉阻塞,唇、舌或面部肿胀和感染的征象——咽喉痛、发热或充血,应停止使用本品,寻求紧急治疗或立即就医。

【药理作用】　1. 与腺苷脱氨酶(ADA)缺乏相关的重症联合免疫缺陷病(SCID)是一种罕见的、遗传性、经常会成为致命性的疾病。缺乏 ADA 时,可使嘌呤基底腺苷和 2-脱氧腺苷出现蓄积,导致代谢异常,从而对淋巴细胞直接产生毒性。

2. 免疫缺陷是可以通过骨髓移植治愈的。如无合适的骨髓捐献者或骨髓移植失败,可定期输入经照射过的红细胞以起到非选择性 ADA 的替代治疗作用,但这样可有感染病毒和铁过载的严重风险,且长期输入仅对部分患者有效。本品可直接提供特异性酶缺乏的补充,但对其他原因导致的免疫缺陷则无效。ADA 缺乏的患者,严格坚持按时注射,可消除由于 ADA 缺乏而产生的有毒代谢物,并可提高免疫功能。在本品治疗期间必须监测血浆 ADA 的活性。监测红细胞中三磷酸脱氧腺苷(dATP)的水平,这将有助于确定本品剂量是否足够。

【体内过程】　肌内注射后血浆 ADA 活性于 2～3 d 可达峰值,即使是同一个儿童,血浆 ADA 的消除半衰期也会出现很大的变异(范围 $3 \sim >6$ d)。按 15 U/kg 计,1 周注射 1 次,血浆 ADA 活性的谷值为 $20 \sim 25$ μmol/(h·ml)。

【适应证】　本品用于酶替代疗法治疗 ADA 缺乏导致的 SCID,不能进行骨髓移植者或骨髓移植失败者。一旦诊断可从出生开始或任意年龄开始。不能用于人类白细胞抗原(HLA)相同的骨髓移植的替代治疗,亦不能用于替代正在进行的持续密切监测、诊断试验和其他治疗(如抗菌药物、营养、吸氧、丙种球蛋白)。

【不良反应】　迄今,本品临床经验很有限,临床试验中仅报道 1 例头痛,2 例注射部位疼痛。上市后报道的不良反应有血液学事件、溶血、自身免疫性溶血性贫血、血小板增多,发生频率及与本品的相关性尚不清楚。另外可出现注射部位红斑及荨麻疹。

【妊娠期安全等级】　C。

【禁忌与慎用】　1. 本品是否对胎儿造成伤害或影响生育能力尚不清楚,妊娠期妇女只有在确实需要时,才能使用。

2. 本品是否排泌至乳汁中尚不清楚,哺乳期妇女慎用。

【药物相互作用】　1. 本品与其他药物的相互作用尚不清楚。

2. 阿糖腺苷是 ADA 的底物,喷司他丁(2-脱氧助间型霉素)是 ADA 的强效抑制剂,本品与上述药物合用,会相互影响活性。

【剂量与用法】　1. 本品注射剂给药前应检视是否存在颗粒或变色,如有则不能使用。本品不能稀释后或与其他药物混合使用,不能静脉给药。

2. 本品应肌内注射,每 7 d 一次,剂量应个体化,推荐首剂 10 U/kg,第 2 剂 15 U/kg,第 3 剂 20 U/kg。常用维持剂量 20 U/kg,如需要每周可增加 5 U/kg,但最大剂量不超过 30 U/kg。每周注射 2 次(一次 20 U/kg),个别患者血浆 ADA 水平高于正常上限 [35 μmol/(h·ml)]的 2 倍,1 名患者持续数周之久,未见不良反应。ADA 高于 35 μmol/(h·ml),未见临床益处。

增加剂量时应密切监测患者,根据患者血浆 ADA 活性水平和 ADA 缺乏的生物学标记物(主要为红细胞 dATP 浓度)确定每位患者的理想剂量和用药时间表。免疫功能的提高,迟于代谢纠正。每个患者的维持剂量应以达到下列生物标记物水平为目标:①维持血浆 ADA 活性水平于 $15 \sim 35$ μmol/(h·ml)(37 ℃);②降低红细胞 dATP$\leqslant 0.005 \sim 0.015$ μmol/ml,总红细胞腺嘌呤核苷酸(ATP+dATP)$\leqslant 1\%$,注射本品前 ATP 水平正常。另外持续监测原发性免疫缺陷病患者免疫功能和临床状态非常重要,使用本品的患者应持续进行免疫功能和临床状态监测。

【用药须知】　1. 开具本品前医师应非常清楚本品的处方信息。

2. 治疗最初 $8 \sim 12$ 周,每 $1 \sim 2$ 周监测血浆 ADA 活性(注射前)以建立本品的有效剂量。2 个月维持治疗后,红细胞 dATP 水平应降至$\leqslant 0.005 \sim 0.015$ μmol/ml,dATP 的正常值低于 0.001 μmol/ml。一旦 dATP 降低至足够水平,第 1 年剩余的时间内应监测 $2 \sim 4$ 次,第 2 年监测 $2 \sim 3$ 次。治疗第 $3 \sim 9$ 个月应每月监测 2 次,第 $18 \sim 24$ 个月,每月监测 1 次。成功维持 2 年后,每 $2 \sim 4$ 个月监测血浆 ADA1 次,红细胞 dATP 每年监测 2 次。如果治疗中断,或出现血浆 ADA 活性的清除率增加,须增加监测频率。

3. 血浆 ADA 活性已达到有效水平后,出现血浆 ADA 水平低于 10 μmol/(h·ml)(不能是因为错误的剂量、取样错误或抗体形成),接受该剂量的患者应在下次注射前测定血浆 ADA 活性。

4. 免疫功能包括抗体生成的能力,在治疗 $2 \sim 6$ 个月后提高,需更长时间恢复正常。与自然 ADA 缺乏导致的联合免疫缺乏疾病比较,接受本品的患者机会感染的频率及并发症有降低的趋势。但免疫功能的提高迟于代谢异常的矫正,机会感染的频率及并发症降低的趋势在患者间差异较大,可从数周至 6 个月。患者总临床状态逐步改善,但在第 1 年治疗末期应有明显的改善。

5. 患者可产生针对本品的抗体。可能造成本品清除增加。如果注射本品前持续血浆 ADA $<$ 10 μmol/(h·ml),排除其他原因(如非正确贮存本品,如冷冻或长时间贮于 8 ℃以上或不正确运送血样,如重复冷冻和在运送至实验室时融化),应怀疑产生抗体,应进行 ADA 及本品的特异性抗体分析。

6. 本品治疗的患者,发生免疫功能降低,机会感染及注射的并发症的风险增加,可能造成血浆 ADA 活性水平维持不足(不管是否由于抗体形成、剂量计算错误、贮存不当致使活性丧失)。如果血浆 ADA 活性水平持续降低,应密切监测免疫功能及临床状态,降低感染的风险,如果发现 ADA 或本品的抗体引起血浆 ADA 水平持续降低,调整本品剂量,并检测其他诱导耐受性的原因,恢复足够的 ADA 活性。

7. 无本品过量的临床经验,大鼠腹膜内注射 50000 U/kg 时,体重降低 9%。

【制剂】　注射液:375 U/1.5 ml。

【贮藏】　贮于 $2 \sim 8$ ℃,不能贮于室温。不能冷冻,冷冻后不能使用。

艾度硫酸酯酶
(idursulfase)

别名:艾杜硫酶、Elaprase

【CAS】　50936-59-9

【ATC】　A16AB09

【用药警戒】　本品滴注过程中或滴注 24 h 后有发生危及生命过敏反应的报道。症状包括呼吸窘迫、缺氧、低血压、癫痫、荨麻疹、咽喉或舌的血管神经性水肿。

【药理作用】　本品是外源性酶,为艾杜糖醛酸-2-硫酸酯酶的纯化形式。亨特综合征(黏多糖贮积症Ⅱ型,MPSⅡ)为一种 X 连锁隐性遗传病,由于缺乏将硫酸皮肤素和硫酸类肝素降解的艾杜糖醛酸-2-硫酸酯酶所致,使多种细胞溶酶体中黏多糖进行性蓄积,导致细胞、组织和器官功能障碍。本品被细胞溶酶体摄取,与细胞表面的低聚糖链中残余的甘露糖-6-磷酸(M6P)受体特异性结合,使酶经细胞吞噬至细胞内溶酶体,增强蓄积黏多糖的分解代谢。

【体内过程】　患者(7.7～27 岁)每周给予 0.5 mg/kg 滴注 3 h,第 1 周和第 27 周的药动学参数值无明显差异:C_{max} 为 1.1～1.5 μg/ml,AUC 为 169～206($\mu g \cdot$ min)/ml,稳态表观分布容积为 21%～25%,消除率为 3～3.4 ml/min,半衰期为 44～48 min。患者单次滴注本品 1 h,给药剂量从 0.15 mg/kg 增至 1.5 mg/kg,AUC 增加的程度超过剂量成比例增加的程度。

【适应证】　用于治疗 MPSⅡ,本品可改善患者的行走能力。

【不良反应】　1. 常见不良反应有过敏反应,包括头痛、皮疹、瘙痒、荨麻疹。

2. 严重不良反应包括缺氧、心律失常、肺栓塞、发绀、呼吸衰竭、感染、关节痛。

3. 其他不良反应包括腹泻、骨骼肌肉痛、头痛、咳嗽、皮疹、潮红、疲乏、心动过速、寒战、恶心、头晕、呕吐、红斑、低血压、肺炎、支气管炎、发热。

【妊娠期安全等级】　C。

【禁忌与慎用】　1. 呼吸系统疾病、急性发热患者禁用。

2. 小于 5 岁儿童用药的安全性和有效性尚不确定。

3. 妊娠期妇女只有明确需要时才可使用。

4. 动物实验可见本品随乳汁分泌,哺乳期妇女慎用。

【用法与用量】　静脉滴注一次 0.5 mg/kg,一周一次。加入至 0.9% 氯化钠注射液 100 ml 中,初始 15 min 内滴注速度为 8 ml/h。若能较好耐受,滴注速度可每隔 15 min 增加 8 ml/h。但滴注速度不得超过 100 ml/h。5 岁及 5 岁以上儿童同成人用法用量。

【用药须知】　1. 本品禁止与其他药物配伍。

2. 本品为静脉滴注的浓溶液,应用 0.9% 氯化钠注射液 100 ml 稀释,轻轻混匀但不得振荡。稀释后的溶液应立即使用。若不能立即使用,应在配制后 8 h 内将其于 2～8℃冷藏,不得超过 48 h,或在室温下 8 h 内使用。

3. 配制好的溶液应在 1～3 h 内滴注完毕。对有输液反应的患者应延长滴注时间,但不得超过 8 h。

4. 对本品产生 IgG 抗体的患者,其输液反应(包括变态反应)的发生率增加,药效减弱。

5. 用药后可能出现双相过敏反应,发生初始严重或难治性反应的患者需延长观察时间。需对呼吸功能不全和急性呼吸系统疾病的患者进行监护,因其发生输液反应时可能会导致呼吸功能不全的急性加剧。对伴有急性呼吸系统疾病和(或)发热的患者,应推迟用药,发生严重反应时应酌情减慢滴注速度或停药。

6. 在用药前先用抗组胺药和(或)皮质激素缓慢给药,有严重症状出现时及早停药。发生双相过敏反应,可使用肾上腺素、吸入性 β 受体激动药和皮质激素进行治疗。

7. 尚无人类用药过量的经验。

【制剂】　注射液:6 mg/3 ml。

【贮藏】　遮光,贮于 2～8℃,不可冷冻或振摇。

沙克罗酶
(sacrosidase)

别名:Sucraid

本品是从酵母中得到的一种蔗糖酶。

【CAS】　85897-35-4

【ATC】　A16AB06

【理化性状】　1. 化学名:β, D-Fructofuranoside fructohydrolase

2. 分子量:100000(66000～116000)

【药理作用】　本品是从酵母中得到的一种蔗糖酶(一种高度糖基化的 β-呋喃果糖苷酶),可水解蔗糖,对麦芽糖或其他低聚麦芽糖没有影响。

【体内过程】　口服给药 0.5～3 h 后,氢呼气试验显示呼气氢排出减少。本品在胃肠道中降解为肽和氨基酸成分(作为营养成分吸收);增加胃内 pH、与食物蛋白(胃蛋白酶的底物)同服可减少胃酶降解。

【适应证】 用于先天性异麦芽糖酶缺乏。

【不良反应】 1. 免疫系统 罕见过敏反应,在哮喘儿童中有呼吸困难的个例报道。

2. 神经系统 可见失眠和头痛。

3. 胃肠道 可见腹痛、腹泻、呕吐、恶心、便秘和脱水,但腹泻和腹痛也是蔗糖酶缺乏相关的症状。

【妊娠期安全等级】 C。

【禁忌与慎用】 1. 对本品、酵母或甘油过敏者禁用。

2. 糖尿病患者慎用。

3. 5个月以下儿童不宜使用。

4. 动物实验表明,本品对胎仔有致畸、致死胎或其他不良反应,但尚无人类研究资料。妊娠期妇女用药应权衡利弊。

5. 本品是否经乳汁分泌尚不清楚,哺乳妇女应权衡利弊停止哺乳。

【药物相互作用】 果汁可减弱本品药效,因果汁的酸度可能减弱本品的活性,故本品不能和果汁同服,应将本品与水、牛奶或婴儿配方制品混合后服用。

【剂量与用法】 体重超过15 kg的患者,于每餐或一次加餐时口服1.7万U(在进餐前服用一半剂量,在进餐结束时服用另一半剂量)。体重低于15 kg的儿童,于每餐或一次加餐时服用8500 U,在进餐前服用一半剂量,在进餐结束时服用另一半剂量。体重超过15 kg的儿童,用法用量同成人。

【用药须知】 1. 由于本品不提供异麦芽糖酶,所以应限制饮食中淀粉的摄入。

2. 由于本品可能发生严重过敏反应,在最初使用时应在有治疗抢救措施的医疗机构附近服用。

3. 本品应与食物蛋白(胃蛋白酶的底物)同服,以减少胃蛋白酶对本品的降解。

4. 本品在冷藏条件下性质稳定、相对能够耐受pH变化。为避免细菌生长,本品容器开启后应避热、遮光,建议在2~8℃冷藏条件下贮藏,但不超过4周。

【制剂】 口服溶液:118 ml(8500 U/ml)。

【贮藏】 贮于2~8℃。

α 半乳糖苷酶
(alpha Galactosidase)

别名:α-D-Galactosidase、α-Galactosidase A、α-D-Galactoside Galactohydrolase

本品是一种内源性酶。

半乳糖苷酶 β
(agalsidase beta)

〖CAS〗 104138-64-9(protein moiety)

〖ATC〗 A16AB04

【药理作用】 本品可取代典型Fabry病中缺乏的酶(α半乳糖苷酶A),通过取代酶溶酶体水解而减少鞘糖脂的累积,校正异常的鞘糖脂代谢,从而改善相关临床症状。

【体内过程】 1. 静脉滴注本品1 mg/kg和3 mg/kg后,在滴注结束时可达血药峰值,分别约为6 μg/ml和12 μg/ml。给予0.3 mg/kg、1 mg/kg和3 mg/kg后,AUC的平均值分别为80(μg·min)/ml、500(μg·min)/ml和4000(μg·min)/ml。

2. 本品的分布容积为80~330 ml/kg,总体清除率为1~4 ml/(kg·min),消除半衰期为45~120 min。

【适应证】 用于治疗弥漫性躯体血管角质瘤(Fabry病)。

【不良反应】 1. 心血管系统的严重不良反应包括心脏停搏、心脏肥大、血管意外,其他可见高血压、低血压和水肿。

2. 呼吸系统 鼻炎、咽炎。

3. 肌肉骨骼系统 骨痛和关节病。

4. 泌尿生殖系统 睾丸痛。

5. 精神和神经系统 头痛、眩晕、感觉异常、焦虑、抑郁。

6. 胃肠道系统 恶心、消化不良。

7. 输液反应 主要表现有发热和僵直,其他反应还有心动过速、高血压、唇部或耳部水肿、咽喉发紧、胸痛或呼吸困难、恶心、呕吐、腹痛、瘙痒、风疹块、皮疹。

【妊娠期安全等级】 B。

【禁忌与慎用】 1. 对本品过敏者禁用。

2. 对本品有过敏史者,发热、心功能不全、肾功能不全患者慎用。

3. 儿童用药的安全性和有效性尚未确立。

4. 本品是否经乳汁分泌尚不明确,哺乳妇女应权衡利弊,选择停药或停止哺乳。

【剂量与用法】 1. 成人静脉滴注,一次1 mg/kg,每2周一次。

2. 起始输液速度不得低于0.25 mg/min(相当于15 mg/h)。如患者可以耐受,以后一次给药时可将输液速度按0.05~0.08 mg/min(相当于3~5 mg/h)增加剂量。

【用药须知】 1. 每次用药前,先给予苯海拉明25~50 mg和对乙酰氨基酚1 g,可减少输液反应。

2. 本品注射剂需用灭菌注射用水溶解,进一步用 0.9％氯化钠注射液稀释后静脉注射。

【制剂】　注射剂(粉):5.5 mg;37 mg。

【贮藏】　贮于 2～8 ℃。

梭状芽孢杆菌胶原酶
(clostridial collagenase)

别名:溶组织梭菌胶原酶、Collagenase clostridium histolyticum、Xiaflex

本品为一蛋白酶,可使胶原水解破坏。

【CAS】　9001-12-1

【ATC】　M09AB02

【理化性状】　1. 本品是一种生物制剂,内含纯化溶组织梭状芽胞杆菌胶原酶,该胶原酶是由溶组织梭菌发酵分离及纯化而获得的两种微生物胶原酶(胶原酶 AUX-Ⅰ 和胶原酶 AUX-Ⅱ)按固定比例组成,胶原酶 AUX-Ⅰ 是一个由约 1000 个已知序列的氨基酸组成的多肽单链,表观分子量 114 kDa,属于Ⅰ型溶组织梭状芽胞杆菌胶原酶;胶原酶 AUX-Ⅱ 是一个由约 1000 个推理序列氨基酸组成的多肽单链,表观分子量 113 kDa,属于Ⅱ型溶组织梭状芽胞杆菌胶原酶。

2. 分子式:$C_{5632}H_{8679}N_{1481}O_{1785}S_{17}$(AUX-Ⅰ);$C_{5220}H_{7993}N_{1353}O_{1617}S_{25}$(AUX-Ⅱ)

【用药警戒】　临床试验中本品可导致阴茎断裂、阴茎血肿,如出现阴茎损伤的症状,应立即进行评价,必要时需外科手术治疗。

【药理作用】　本品为一蛋白酶,在生理条件下特有的三条螺旋构象可水解胶原,Dupuytren 挛缩症患者条索状结构主要成分是胶原,注射后 AUX-Ⅰ 和 AUX-Ⅱ 协同发挥作用使条索结构被酶破坏从而缓解挛缩症状。

【体内过程】　20 名患者注射本品 0.58 mg,注射后 30 d 内血浆中始终未检测出本品(AUX-Ⅰ 或 AUX-Ⅱ)。

【适应证】　本品用于治疗可触及条索状结构的成人 Dupuytren 挛缩(掌腱膜挛缩症)。

【不良反应】　1. 最常见不良反应是外周水肿(主要是手注射部位肿胀)、淤血或挫伤、注射部位反应(红斑、炎症、刺激疼痛和发热)、注射部位出血和疼痛、轻度过敏反应(瘙痒)、淋巴结肿胀疼痛和腋下疼痛。本品注射剂的严重的并发症包括腱断裂或严重的韧带损伤,可能导致无法完全弯曲手指,需要手术来纠正并发症。

2. 尽管目前尚未观察到药物严重过敏反应,但由于本品是一种可引发免疫系统反应的异种蛋白,

所以不能排除相关可能性。

3. 某些患者在经手指伸展训练后会发生血管迷走神经性晕厥。

【妊娠期安全等级】　B。

【禁忌与慎用】　1. 尚无 18 岁以下的儿童使用本品的安全性和有效性资料。

2. 尚未明确本品是否可经乳汁分泌,哺乳期妇女慎用。

【药物相互作用】　使用抗凝血药的患者慎用本品(低剂量阿司匹林除外)。

【剂量与用法】　将本品 0.58 mg 注射到掌指(MP)关节或近侧指间(PIP)关节挛缩的胶原束内,注射后约 24 h,若挛缩持续存在则进行手指伸展训练,必要时,间隔 4 周后,可再注射 1 次(每个部位最多注射 3 次)。一次只能注射一个部位。疗效的主要指标均为患者最后一次注射后 30 d,手指完全伸展时挛缩程度减轻至 0°～5°。

【用药须知】　1. 使用前先将本品及稀释剂从冰箱中取出置于室温 15～60 min。

2. 配置前进行消毒,仅可使用乙醇消毒。

3. 必须使用专用的稀释剂配制,稀释剂为 0.9％氯化钠,内含本品活性必需的钙(0.3 mg/ml 氯化钙二水合物)。MP 关节注射需抽取 0.39 ml 稀释剂,PIP 关节注射需抽取 0.31 ml 稀释剂。溶解时应轻轻地摇动使之溶解,避免倒置或振摇。

4. 溶解后的溶液室温(20～25 ℃)可保存 1 h,冰箱(2～8 ℃)可保存 4 h。

5. 注射前检查溶液是否有沉淀或变色,溶液应澄清无色。

6. 注射前不建议局部麻醉。

7. 注射部位使用抗菌药并保持干燥。

8. 注射后建议患者限制患手运动并适当抬高。

9. 凝血功能障碍,包括正在使用抗凝血药(低剂量阿司匹林除外)的患者慎用。

10. 由于本品可能导致肌腱断裂,所以应由专业人士进行注射。

11. 临床研究表明老年患者与年轻患者在疗效和不良反应方面没有差别。

12. 动物研究表明本品对生殖力和早期胚胎发育没有损害,尚未进行长期使用致癌作用的动物研究。

13. 本品可能不适合以下情况:对本品有过敏反应、有出血问题、妊娠或计划妊娠及哺乳的妇女。

14. 药物过量的处理:药物过量的影响尚不清楚,如果过量建议采取对症支持治疗。

【制剂】　注射剂(粉):0.9 mg。

【贮藏】　本品及其稀释剂应储存在 2～8 ℃冰箱里,不得冻结。

伊米苷酶

（imiglucerase）

别名:伊米格西酶、思而赞、Cerzyme

本品是基因重组技术生产的葡萄糖脑苷脂酶的类似物,为具有 497 个氨基酸的糖蛋白,含有 4 个 N-环连接的糖基化位点。

【CAS】　143003-46-7

【ATC】　A16AB02

【药理作用】　本品通过催化葡萄糖脑苷脂水解使其降解成葡萄糖和神经酰胺,改善贫血和血小板减少症状,使肝和脾体积减小。

【体内过程】　静脉滴注本品 1 h(7.5 U/kg、15 U/kg、30 U/kg、60 U/kg),30 min 后血浆酶浓度达稳态。停止滴注后血浆酶浓度迅速降低,半衰期为 3.6～10.4 min,血浆清除率为 9.8～20.3 ml/(min·kg),表观分布容积为 0.09～0.15 L/kg。对本品产生了 IgG 抗体的患者,本品分布容积和清除率降低,消除半衰期延长。

【适应证】　用于治疗 I 型戈谢病（Gaueher disease)导致的贫血、血小板减少、骨骼疾病和肝脾大。

【不良反应】　1. 过敏反应发生率为 6.6%,包括瘙痒、面红、荨麻疹、血管神经性水肿、胸部不适、发绀、低血压,也有类过敏反应报道。可在使用本品前使用抗组胺药或肾上腺皮质激素以防止过敏反应的发生。

2. 少见不良反应包括恶心、腹痛、腹泻、面红、疲乏、头痛、发热、头晕、寒战、腰痛、心动过速等。

3. 2～12 岁儿童常见不良反应为呼吸困难、发热、恶心、脸红、呕吐、咳嗽,而成人常见不良反应为头痛、瘙痒、药疹。

【妊娠期安全等级】　C。

【禁忌与慎用】　1. 对本品过敏者禁用。

2. 对阿糖苷酶有抗体形成或过敏反应者慎用。

3. 妊娠和哺乳期妇女慎用。

【剂量与用法】　1. 最初剂量一次 2.5 U/kg,静脉滴注 1～2 h,3 次/周,患者出现疗效后减少剂量,剂量个体化。

2. 稀释后的溶液可通过与输液管相连的 0.2 μm 滤器膜过滤（该滤器膜不吸附蛋白或吸附程度甚微)。重新配置溶解后如出现不透明颗粒物或变色,则不能使用。

给药当天,确定患者使用剂量后,取出相应数量的小瓶,按下表用无菌注射用水重新配制。下面为最终浓度和给药体积。

(1) 200 U/瓶　配制用无菌水 5.1 ml,配制后最终体积 5.3 ml,重新配制后的浓度为 40 U/ml,可抽取的体积为 5.0 ml。

(2) 400 U/瓶　配制用无菌水 10.2 ml,配制后最终体积 10.6 ml,重新配制后的浓度为 40 U/ml,可抽取的体积为 10.0 m。

3. 从每 200 U 小瓶抽取 5.0 ml（400 单位小瓶取 10.0 ml),用 0.9%氯化钠溶液最终稀释到 100～200 ml。由于本品不含任何防腐剂,配制后应立即稀释,不得放置用于以后使用。本品配置后在室温(25 ℃)及 2～8 ℃可稳定 12 h。经稀释后,在 2～8 ℃可稳定 12 h。

【用药须知】　1. 迄今为止,约 15%的患者在第 1 年治疗期间出现本品的 IgG 抗体。其中大多数出现于治疗 6 个月的期间内,治疗 12 个月后出现抗体者罕见。约 46%的 IgG 抗体阳性的患者出现过敏症状。

出现本品抗体的患者发生过敏性反应的风险较高。但并不是所有出现过敏症状的患者都能检出 IgG 抗体。建议在第 1 年治疗期间内定期监测患者的 IgG 抗体形成。

2. 出现本品过敏症状的患者在进行本品治疗时应谨慎。已在不到 1%的患者人群中报道有过敏样反应。进一步接受本品治疗时应谨慎。多数患者在降低滴注速率及采用抗组胺药和（或）皮质激素预治疗后可成功地继续进行治疗。

3. 治疗期间可出现肺动脉压过高和肺炎。肺动脉压过高和肺炎为戈谢病的已知并发症,在接受过或未接受过本品的患者中都曾发现。尚不清楚本品和这些症状的因果关系。应对无发热的呼吸道症状的患者进行检查判断是否存在肺动脉压过高。

【制剂】　注射剂（粉）:200 U;400 U。一次性使用安瓿,仅供静脉滴注用。

【贮藏】　贮于 2～8 ℃,应在失效期前使用。

维拉葡酶 α

（velaglucerase alfa）

别名:Vpriv

本品的活性成分是水解性溶酶体特异性葡萄糖脑苷脂酶,可用于治疗儿童和成人 I 型戈谢病。

【理化性状】　1. 本品是由成纤维细胞通过基因激活技术生成的含 497 个氨基酸的糖蛋白,分子量接近 63 kDa。其氨基酸序列与天然存在的人葡萄糖脑苷脂酶相同,含有 5 个潜在的 N-连接糖基化位点,其中 4 个被聚糖链占据。本品主要含有高甘露糖型 N-联聚糖链。高甘露糖型 N-联聚糖链能被巨噬细胞表面的甘露糖受体特异性识别并由此进入巨噬细胞内部的溶酶体,在溶酶体中催化蓄积的葡萄糖脑苷脂水解成为葡萄糖和神经酰胺。

2. 注射用维拉葡酶 α 制剂中含有枸橼酸、枸橼酸钠、聚山梨醇-20 和蔗糖等非活性成分,不含防腐剂。

【药理作用】　戈谢病是一种葡萄糖脑苷脂酶基因(GBA 基因)突变引起的常染色体隐性遗传病,导致溶酶体 β-葡萄糖脑苷脂酶的缺乏。葡萄糖脑苷脂酶催化神经鞘脂质葡萄糖脑苷脂转化为葡萄萄糖和神经酰胺。葡萄糖脑苷脂酶缺乏引起主要在巨噬细胞的溶酶体隔室内葡萄糖脑苷脂的蓄积,产生泡沫细胞或称为戈谢细胞。这种溶酶体贮存紊乱(LSD),临床特点表现为戈谢细胞在肝、脾、骨髓和其他器官积蓄。肝和脾中戈谢细胞的积蓄导致器官肿大。骨髓和脾中存在戈谢细胞就会导致临床上严重贫血和血小板减少。本品能催化葡糖脑苷脂的水解,减低葡萄糖脑苷脂的蓄积量。

【体内过程】　1. 一项在儿童($n = 7, 4 \sim 17$ 岁)和成年($n = 15, 19 \sim 62$ 岁)Ⅰ型戈谢病患者进行的多中心研究中,在第 1 和 37 周每隔 1 周 60 min 静脉滴注本品 60 单位/kg 后进行药动学评价。给药后血清浓度迅速下降,平均半衰期 $11 \sim 12$ min。平均清除率为 $6.72 \sim 7.56$ ml/(kg·min)。平均稳态时分布容积 $82 \sim 108$ ml/kg(体重的 $8.2\% \sim 10.8\%$)。但是,因为缺乏足够的分析方法,目前不能获得准确的药动学参数。$1 \sim 37$ 周每隔 1 周多次给予 60 U/kg 剂量未观察到积蓄或药动学改变。

2. 根据有限资料,男性和女性患者间无显著的药动学差异。年龄对本品药动学的影响尚无结论。

3. 药物抗体形成对本品药动学参数的影响尚不明确。

【适应证】　本品是水解溶酶体的特异葡萄糖脑苷脂酶,用于儿童和成人 1 型戈谢病的长期酶补充治疗(ERT)。

【不良反应】　1. 常见不良反应($\geqslant 10\%$)　头痛、头晕、腹痛、恶心、背痛、(膝)关节痛、上呼吸道感染、活化部分凝血激酶时间延长。

2. 临床研究中与输液相关不良反应最为常见(51.9%)症状　头痛、头晕、低血压、高血压、恶心、疲劳虚弱和发热。

3. 少见不良反应　骨痛、心动过速、皮疹、荨麻疹、面红、高血压、低血压。

4. 儿童患者(4~17 岁)较成人多发的不良反应

上呼吸道感染、皮疹、活化部分凝血激酶时间延长及发热。

【妊娠期安全等级】　B。

【禁忌与慎用】　1. 4 岁以下患者安全性不明确。

2. 所有发生于成人的不良反应均可发生于 4~17 岁儿童。成人不良反应在儿童患者中更为常见的($\geqslant 10\%$)包括上呼吸道感染、皮疹、活化部分凝血激酶时间延长和发热。

3. 免疫原性

(1) 所有治疗用的蛋白质均存在产生免疫原性潜在可能。临床研究中,首次用本品治疗的 54 位患者中有一位产生了抗本品的 IgG 抗体。该患者的抗体可在体外分析中被中和,且无输液相关的不良反应。

(2) 抗本品的 IgG 抗体出现是否伴随着较高的输液反应风险尚不清楚。更换为本品治疗并对其他酶补充疗法有免疫应答反应的患者应持续进行抗体检测。

(3) 免疫原性分析结果更多地取决于检测灵敏度及特异性。另外,在分析中观察到的抗体阳性发生率可能受若干因素影响,包括分析方法、样品处理和隐性疾病。综上原因,比较本品与其他药品抗体的发生率可能会产生误导。

4. 本品存在通过乳汁的风险,哺乳期妇女慎用。

5. 尚无足够 $\geqslant 65$ 岁的患者使用本品治疗的研究资料,老龄患者的剂量应当综合考虑各种情况慎重选择。

【药物相互作用】　尚未进行药物相互作用研究。

【剂量与用法】　1. 推荐剂量为每隔 1 周给药 1 剂,剂量为 60 U/kg,静脉滴注 60 min。

2. 正在用伊米苷酶治疗戈谢病的患者可转用本品,建议在转用本品时,既往使用稳定剂量伊米苷酶治疗的患者在换用本品时应用相同剂量开始治疗。

3. 医师可根据治疗目标给患者调整剂量。临床研究评定每隔 1 周 $15 \sim 60$ U/kg 的剂量范围。

4. 本品必须在专业人员的指导下使用。

【用药须知】　1. 本品的输液反应普遍较轻,常见于初次治疗开始的 6 个月内,随着时间的推移更为少见。静脉滴注任何蛋白质制剂都可能发生过敏反应,有患者对本品发生过敏反应的报道。如发生严重反应,遵照当前医疗急救规程救治。输液反应的处理应基于反应的严重程度,例如减缓输液速度、用抗组胺药物治疗、退热药和(或)皮质激素、停药或延长输液时间。

2. 在需要对症治疗的案例中,用抗组胺药或(和)皮质激素预先处置可以预防继发的不良反应。

3. 在临床研究中,患者在滴注本品前并不需要常规性的预先给药。

4. 本品需现用现配,一经配制立刻使用;若不能立刻使用,配制好的或已经稀释的药品可以在 2～8 ℃贮存 24 h。遮光,不可冷冻,一经滴注应在 24 h 内完成,否则应弃用。

5. 本品需要配制和稀释,配制时轻轻混合,不要振摇。从适当数量的安瓿中抽取计算好体积的药液,稀释至 100 ml 0.9%氯化钠注射液中,轻轻混合,不可振摇。滴注前仔细检查瓶中溶液,应为澄清至微乳白色或无色,若变色或有异源颗粒物存在请勿使用。

6. 本品滴注时间需在 60 min 左右,不可与其他药品使用同一输液管径。药液应通过低蛋白结合率的 0.2 μm 终端过滤器的输液器给药。

【制剂】　注射剂(粉):200 U/瓶;400 U/瓶。一次性使用安瓿,仅供静脉滴注用。

【贮藏】　贮于 2～8 ℃,应在失效期前使用。

他利葡苷酶 α
(taliglucerase alfa)

别名:Elelyso

本品为神经酰胺合成酶抑制剂。2014 年 8 月美国 FDA 批准上市。

【CAS】　37228-64-1

【ATC】　A16AB11

【理化性状】　1. 本品是利用 DNA 重组技术,由植物细胞(胡萝卜)培养出的含 4 个糖基化位点的糖蛋白。与内源性葡萄糖苷酶的差异在于,在 N 端有两个氨基酸不同,在 C 端有 7 个氨基酸不同。

2. 分子式:$C_{2580}H_{3918}N_{680}O_{727}S_{17}$

3. 分子量:56637.94

【药理作用】　本品是葡萄糖苷酶的类似物,可降低葡萄糖脑苷脂的蓄积。

【适应证】　用于 1 型戈谢病的酶替代疗法。

【不良反应】　1. 常见关节痛、头痛、四肢痛。

2. 少见疲乏、恶心、头晕、腹痛、呕吐、皮疹、瘙痒、荨麻疹、潮红。

【妊娠期安全等级】　B。

【禁忌与慎用】　1. 尚不明确本品是否经乳汁分泌,哺乳期妇女应慎用。

2. 4 岁以下患者的临床资料有限。

【剂量与用法】　1. 4 岁以上患者推荐剂量为

60 U/kg,经 60～120 min 静脉滴注,每周 1 次。

2. 从伊米苷酶转为本品的患者,可按同等剂量给予本品,根据治疗反应,调整剂量。

3. 本品注射剂先用注射用水溶解,继后用 0.9%氯化钠注射液稀释至 100～200 ml 静脉滴注。溶解过程中避免振摇。

4. 本品用于儿童时,稀释后最终体积应为 100～120 ml,起始滴注速度为 1 ml/min,如能耐受可增加滴注速度,但最大滴注速度不超过 2 ml/min。本品用于成人时,稀释后最终体积应为 130～150 ml,起始滴注速度为 2 ml/min,如能耐受可增加滴注速度,但最大滴注速度不超过 2.2 ml/min。

【用药须知】　本品可导致过敏反应甚至超敏反应,应准备好抢救设备和药品。

【制剂】　注射剂(粉):200 U。

【贮藏】　遮光,贮存于 2～8 ℃,切勿冷冻。

枸橼酸依利格鲁司特
(eliglustat tartrate)

别名:Cerdelga

本品为神经酰胺合成酶抑制剂。2014 年 8 月美国 FDA 批准上市。

【CAS】　491833-29-5(eliglustat)

【ATC】　A16AX10

【理化性状】　1. 化学名:N-((1R,2R)-1-(2,3-dihydrobenzo[b][1,4]dioxin-6-yl)-1-hydroxy-3-(pyrrolidin-1-yl)propan-2-yl)octanamide(2R,3R)-2,3-dihydroxysuccinate

2. 分子式:$C_{23}H_{36}N_2O_4 + \frac{1}{2}(C_4H_6O_6)$

3. 分子量:479.59

4. 结构式

【药理作用】　戈谢病是溶酶体酶酸性 β-葡萄糖苷酶缺乏所致。酸性 β-葡萄糖苷酶催化神经鞘脂类葡萄糖脑苷脂转化为葡萄糖和神经酰胺。酶的缺乏致葡萄糖苷脂酰鞘氨醇(GL-1)在巨噬细胞的溶酶体隔室蓄积,产生泡沫细胞称戈谢细胞。本品是一种特异性葡萄糖神经酰胺合酶抑制剂(IC_{50}=10 ng/ml),用于 1 型戈谢病的酶替代治疗。在临床试验中,本品可使肿大的肝和脾缩小,并改善贫血和血小板减少。

此溶酶体贮存疾病(LSD),临床特点是戈谢细胞在肝、脾、骨髓和其他器官积蓄。戈谢细胞在肝、脾和骨髓的积蓄导致器官肿大和骨骼疾病。在骨髓和脾中存在戈谢细胞导致临床上显著贫血和血小板减少。

【体内过程】　本品全身暴露量（C_{max}和 AUC）依赖于 CYP2D6 表型。在 CYP2D6 泛代谢者和中介代谢者，本品的药动学呈时间依赖性，全身暴露量以大于剂量增加的方式增加。在泛代谢者中，多次口服剂量 84 mg，2 次/日达稳态后，本品的全身暴露量（$AUC_{0\sim12}$）约为首次剂量后（$AUC_{0\sim\infty}$）的 2 倍。在 CYP2D6 乏代谢者中，本品的药动学为线性，与时间无关。与泛代谢者比较，在乏代谢者中 84 mg，2 次/日的稳态全身暴露量要高 7～9 倍。

1. 吸收　在 CYP2D6 泛代谢者中，84 mg，2 次/日，T_{max} 为 1.5～2 h。C_{max} 为 12.1～25.0 ng/ml。AUC_{tau} 为 76.3～143（ng·h）/ml。在中介受试者接受多剂量 84 mg，2 次/日，C_{max} 和 AUC_{tau} 分别为 44.6 ng/ml 和 306（ng·h）/ml。由于显著的首关代谢，在泛代谢者中单剂量口服 84 mg 后口服生物利用度较低（＜5%）。

在乏代谢者中，T_{max} 为 3 h。C_{max} 和 AUC_{tau} 分别为 113～137 ng/ml 和 922～1057（ng·h）/ml。

在泛代谢者中未对口服 84 mg，1 次/日进行研究。利用基于生理学药动学（PBPK）模型预计的 C_{max} 和 $AUC_{0\sim24h}$ 分别为 75 ng/ml 和 956（ng·h）/ml。

脂肪餐导致 C_{max} 降低 15% 但 AUC 无变化。食物对本品的药动学无临床意义的影响。

2. 分布　本品与人血浆蛋白中度结合（结合率为 76%～83%），主要分布于血浆中，不进入红细胞。在 CYP2D6 泛代谢者静脉给药后，本品的分布容积是 835 L，提示广泛分布于组织中。

3. 代谢和消除　本品被广泛地代谢，清除率高，主要地通过 CYP2D6 代谢，其次通过 CYP3A4 代谢。本品主要代谢途径涉及辛醇部分的序贯氧化随后通过 2,3-双羟基-1,4-哌氧环烷部分的氧化，或两个途径的组合，生成多个氧化代谢物。尚未鉴定活性代谢物。

在给予 [14C] 标记的本品 84 mg 后，给药剂量大部分随尿液排泄（41.8%）和粪便排泄（51.4%），主要为代谢物。健康 CYP2D6 泛代谢者静脉给予 42 mg 后，本品的总体清除率均数（CV%）为 88 L/h（8.8%）。多次口服 84 mg，2 次/日后，在泛代谢者中本品的终末消除半衰期约为 6.5 h 和在乏代谢者中约为 8.9 h。

【适应证】　用于长期治疗 CYP2D6 泛代谢者、中介代谢者及乏代谢者的 1 型戈谢氏病。不适于用于治疗 CYP2D6 超快代谢者，因达不到所需的血药浓度。

【不良反应】　1. 常见关节痛、头痛、偏头痛、腹胀、恶心、口咽痛。

2. 少见疲乏、腰痛、腹泻、无力、头晕、咳嗽、呼吸困难、便秘、皮疹。

【妊娠期安全等级】　C。

【禁忌与慎用】　1. 本品可延长 P-R、Q-Tc 及 QRS 间期，心脏疾病（充血性心力衰竭、新发急性心肌梗死、心动过缓、传导阻滞、室性心律失常）者不推荐使用。

2. 尚不明确本品是否经乳汁分泌，哺乳期妇女应权衡利弊选择停药或停止哺乳。

3. 儿童用药的安全性及有效性尚未确定。

4. 尚未对中、重度肾损害者进行评价，不推荐上述人群使用。

5. 未对肝功能不全者进行评价，肝功能不全者不推荐使用。

【药物相互作用】　1. 本品是 CYP3A 及 CYP2D6 的底物，CYP3A 及 CYP2D6 抑制剂可升高本品的血药浓度，导致 P-R 间期 Q-Tc 间期或 QRS 间期延长，出现心律失常。

2. 已明确的相互作用及剂量调整方案见下表。

已明确的他利葡苷酶α相互作用及剂量调整方案

合用的 CYP 抑制剂	临床评价及推荐剂量调整方案	
	泛代谢者	中介代谢者
中效或强效 CYP2D6 抑制剂同时合用中效或强效 CYP3A 抑制剂	禁止合用	禁止合用
强效 CYP2D6 抑制剂，如帕罗西汀	84 mg，1 次/日	84 mg，1 次/日
中效 CYP2D6 抑制剂，如特比萘芬	84 mg，1 次/日	84 mg，1 次/日
强效 CYP3A 抑制剂，如酮康唑	84 mg，1 次/日	禁止合用
中效 CYP3A 抑制剂，如伏立康唑	84 mg，1 次/日	不推荐合用

3. 对于 CYP2D6 乏代谢者，本品禁与 CYP3A 抑制剂，包括弱效的 CYP3A 抑制剂，如雷尼替丁合用。

4. 强效 CYP3A 诱导剂（如利福平、苯巴比妥、苯妥英、贯叶连翘、西柚汁）可明显降低本品的血药浓度，导致治疗失败，禁止合用。

5. 本品是 CYP2D6 和 P-糖蛋白的抑制剂，可升高地高辛的血药浓度，需降低地高辛的剂量 30%，并密切监测地高辛的血药浓度。

6. 对于治疗窗窄的 CYP2D6 的底物(如三环类抗抑郁药、吩噻嗪类抗精神病药、美托洛尔),与本品合用应监测血药浓度。

7. 不推荐与 Ⅰa 及 Ⅲ 类抗心律失常药合用。

【剂量与用法】 1. CYP2D6 泛代谢者及中介代谢者推荐剂量为 100 mg,2 次/日;乏代谢者推荐剂量为 100 mg,1 次/日。

2. 本品应整粒吞服,是否与食物同服均可。

3. 如漏服 1 剂,不必补服,按预定时间服下一剂。

4. 对于正在服用伊米苷酶、他利葡苷酶或阿葡糖苷酶的患者如转为本品,在服用上述酶制剂 24 h 后开始服用本品。

【用药须知】 使用期间注意监测患者心电图。

【制剂】 胶囊剂:100 mg(相当于依利格鲁司特 84 mg)。

【贮藏】 贮存于 20～25 ℃,短程携带允许 15～30 ℃。

链霉蛋白酶
(pronase)

本品为灰色链霉菌(*Streptomyces griseus*)产生的蛋白水解酶。

【药理作用】 1. 本品为蛋白分解酶,通过切断胃黏液的主要成分黏蛋白的肽键,溶解去除胃黏液。本品在 pH 为 7.0～10.0 的范围内具有降低明胶和黏蛋白黏度的作用,与其他蛋白分解酶相比,降低胃黏液中黏蛋白的作用最强。

2. 犬的胃内镜检查结果显示,胃黏膜表面附着的黏液减少量及胃黏膜影像的清晰度均与本品的用量呈正相关性。当用量为 20000 U 时,在全胃范围内均未见黏液附着,胃黏膜影像清晰,易于识别黏膜表面的细微状况。

3. 100 及 300 U/ml 的本品分别可以使患者的胃黏液黏度降低 43.1% 和 68.3%。

【体内过程】 本品为酶类制剂,几乎不吸收入血。动物实验结果显示,SD 大鼠口服本品 20000 U/kg,T_{max} 为 30 min,C_{max} 为 0.00196 U/ml,AUC 为 0.0059(U·h)/ml。

【适应证】 用于胃镜检查时溶解去除胃内黏液。

【不良反应】 1. 可能出现休克、过敏症状(呼吸困难、全身潮红、水肿等),发生频率不明。遇到此情况需仔细观察,确认后停止用药,及时适当处置。

2. 其他不良反应,胃出血(胃溃疡部位、息肉等病变部位出血),发生率小于 0.1%;偶见皮疹、发红等。

【禁忌与慎用】 1. 胃内活动性出血患者及对本品过敏者禁用。

2. 疑有胃内出血的患者,凝血异常的患者,重度肝、肾功能不全的患者慎用。

【剂量与用法】 在胃镜检查前的 15～30 min,将 20000 U 的本品(1 袋)和 1 g 碳酸氢钠加入 50～80 ml 饮用水(20～40 ℃)中,振摇溶解后,口服。

【用药须知】 1. 本品在进行内镜检查前可作为常规服用。

2. 本品在酸性条件下不稳定,需和 1 g 碳酸氢钠同时服用。

3. 在服用本品后将体位变换成卧位,可以使效果更佳。

【制剂】 颗粒剂:20000 U。

【贮藏】 10～25 ℃ 密封保存。

米格鲁司特
(miglustat)

别名:美格鲁特、Zavesca

本品为神经酰胺合成酶抑制剂。2003 年 7 月美国 FDA 批准上市。

【CAS】 72599-27-0

【ATC】 A16AX06

【理化性状】 1. 本品为白色至类白色粉末,味稍苦,易溶于水。

2. 化学名:1,5-(butylimino)-1,5-dideoxy-D-glucitol

3. 分子式:$C_{10}H_{21}NO_4$

4. 分子量:219.28

5. 结构式

【药理作用】 本品为神经酰胺合成酶的可逆性竞争性抑制剂,能降低鞘糖脂的生物合成,从而降低鞘糖脂底物至很低的水平,使葡萄糖脑苷脂酶酶的残余活性更有效。

【体内过程】 1. 吸收　口服 100 mg,T_{max} 为 2～2.5 h。血药浓度成双指数下降,表现为短的分布半衰期伴较长的清除半衰期,有效半衰期为 6～7 h。1.5～2 d 达稳态。

进食可导致 C_{max} 降低 36%，T_{max} 延迟 $2\,h$，AUC 降低 14%。空腹状态下服用本品胶囊剂的相对生物利用度为 97%（相对口服液）。

2. 分布　本品与人血浆蛋白不结合。本品的分布容积 $83 \sim 105\,L$，脑脊液中的浓度为血药浓度的 $31\% \sim 67.2\%$，提示本品可透过血-脑屏障。

3. 代谢和消除　在给予 $[^{14}C]$ 标记的本品 $100\,mg$ 后，给药剂量大部分随尿液排泄（83%）和粪便排泄（12%），$72\,h$ 内随尿液排泄 67% 的给药剂量，尿中的代谢产物主要为本品的葡萄糖酸苷，约占给药剂量的 5%

【适应证】　用于治疗轻、中度 1 型戈谢病。

【不良反应】　1. 严重的不良反应包括周围神经病、震颤、腹泻和体重降低、血小板降低。

2. 常见不良反应按系统分列如下。

（1）消化系统　腹泻、腹痛、腹胀、恶心、呕吐、食欲缺乏、消化不良、上腹痛。

（2）代谢和营养　体重减轻。

（3）神经系统　头痛、震颤、头晕、腿部疼挛、感觉减退、偏头痛。

（4）肌肉与骨骼　疼挛。

（5）血液系统　血小板减少。

（6）生殖系统　月经异常。

【妊娠期安全等级】　C。

【禁忌与慎用】　1. 胃肠道疾病，如感染性腹泻的患者慎用。

2. 尚不明确本品是否经乳汁分泌，哺乳期妇女应权衡利弊选择停药或停止哺乳。

3. 儿童用药的安全性及有效性尚未确定。

4. 尚未对中、重度肾损害者进行评价，不推荐上述人群使用。

【药物相互作用】　本品可降低伊米苷酶的清除率 70%。

【剂量与用法】　1. 推荐剂量为 $100\,mg$，3 次/日，出现震颤或腹泻的患者可降低至 $100\,mg$，$1 \sim 2$ 次/日。

2. 轻度肾功能不全者（Ccr 为 $50 \sim 70\,ml/min$），推荐剂量为 $100\,mg$，2 次/日；中度肾功能不全者（Ccr 为 $30 \sim 49\,ml/min$），推荐剂量为 $100\,mg$，1 次/日。

3. 如漏服 1 剂，不必补服，按预定时间服下一剂。

【用药须知】　1. 监测患者周围神经病的症状，如出现疼痛、无力、麻木、刺痛等症状，应重新评价本品治疗的益处与风险，可考虑停止本品的治疗。

2. 治疗前及治疗期间应定期监测血小板计数。

【制剂】　胶囊剂：$100\,mg$。

【贮藏】　贮存于 $20 \sim 25\,℃$，短程携带允许 $15 \sim 30\,℃$。

阿斯福特酶 α

(asfotase alfa)

别名：Strensiq

【理化性状】　本品是由 2 个含 726 个氨基酸的肽链组成的可溶性糖蛋白。分子量为 $161\,kDa$。

【药理作用】　低磷酸酯酶症是因为 ALP（TNSALP）缺乏活性而导致的疾病。TNSALP 缺乏活性可导致其底物，包括无机焦磷酸盐的蓄积，细胞外焦磷酸盐水平升高可阻止羟磷灰石晶体生长，从而抑制骨骼矿化，最终导致未矿化的骨基质蓄积，表现为婴儿或儿童佝偻病、骨骼变形，一旦生长板关闭就可出现软骨病伴肌无力，本品为替代性酶，可降低 TNSALP 底物的水平。

【体内过程】　剂量在 $0.3 \sim 3\,mg/kg$，本品的药动学呈线性，并呈时间依赖性。给药 3 周后可达稳态血药浓度，皮下注射后本品的 $t_{1/2}$ 约为 $5\,d$，见下表。

每周 3 次皮下注射 $2\,mg/kg$ 后的药动学参数

	研究 1	研究 2
n	14	6
年龄（岁）	$3.4 \pm 2.1 (0.2, 6.2)$	$8.6 \pm 2.2 (6.1, 12.6)$
体重（kg）	11.2 ± 5.0 (2.9, 17.1)	21.2 ± 7.9 (11.4, 35.4)
$T_{last}(h)$	48.1 ± 0.1 (47.9, 48.3)	48.0 ± 0.1 (48.0, 48.1)
$T_{max}(h)$	14.9 ± 10.4 (0, 32.2)	20.8 ± 10.0 (11.9, 32.2)
$C_{max}(ng/ml)$	1794 ± 690 (856, 3510)	2108 ± 788 (905, 3390)
$AUC[(h \cdot ng)/ml]$	66042 ± 25758 (27770, 119122)	89877 ± 33248 (37364, 142265)
蓄积率	1.5	3.9

群体药动学分析显示，本品的清除率与体重相关。同样的剂量下，本品的给药的浓度高（$80\,mg/0.8\,ml$），而暴露量比低浓度（$18\,mg/0.45\,ml$；$28\,mg/0.7\,ml$；$40\,mg/ml$）却降低 25%。

【适应证】　用于围产期婴儿、幼儿及青少年的低磷酸酯酶症发作。

【不良反应】　1. 严重不良反应包括过敏反应、脂肪代谢障碍和异位性钙化。

2. 临床试验中报道的不良反应包括注射部位反应(红斑、染色或色素减退、疼痛、瘙痒、肿胀、硬结、斑点、瘀斑、结节)、脂肪代谢障碍、注射部位萎缩、注射部位肥大、呕吐。

3. 少见低血钙、肾结石、慢性肝炎。

【妊娠期安全等级】 动物实验未发现毒性。

【禁忌与慎用】 1. 尚未明确本品是否可经乳汁分泌,哺乳期妇女慎用。

2. ≥65岁的老年人用药的安全性及有效性尚未明确。

【剂量与用法】 本品的推荐剂量为2 mg/kg,皮下注射,一周3次;或1 mg/kg,皮下注射,一周6次。对于围产期婴儿、幼儿,可根据治疗效应增加至3 mg/kg,皮下注射,一周3次。

【用药须知】 1. 本品可导致过敏反应,如出现严重过敏反应,应立即停药,并给予适当处置。出现过敏反应者再次使用时应权衡利弊。

2. 注射部位可出现脂肪代谢障碍,注射时应轮换注射部位。不能注射于有感染或红肿、挫伤的部位。

3. 本品可导致异位性钙化,常见于结膜、角膜和肾脏。治疗前及治疗期间应定期行眼科检查和肾脏超声检查。

【制剂】 注射液:18 mg/0.45 ml;28 mg/0.7 ml;40 mg/ml;80 mg/0.8 ml。

【贮藏】 遮光贮于2～8 ℃。

加硫酶
(galsulfase)

别名:Naglazyme、Arylsulfatase B

本品是美国FDA批准的首个适用于Ⅵ型黏多糖贮积症(MPS Ⅵ)的酶替代治疗药物。本品是通过DNA重组技术由中国仓鼠卵巢细胞产生的酶。是含495个氨基酸的糖蛋白,分子量56 kDa。

【药理作用】 黏多糖贮积症(MPS)是一类较为罕见的遗传病,它主要是由于患者体内缺乏葡萄糖胺聚糖(GAG)正常分解代谢所必需的特定溶酶体——水解酶所致。MPS Ⅵ(亦称Maroteaux Lamy综合征)的特点是患者体内 N-乙酰半乳糖胺-4-硫酸酯酶缺乏或明显减少,进而导致GAG的底物硫酸皮肤素(dermatan sulfate)在体内积聚,最终引起全身细胞、组织和器官的功能障碍。本品可以为MPS Ⅵ患者提供可被溶酶体吸收的外源性水解酶,提高GAG分解代谢的能力。

【体内过程】 3名MPS Ⅵ患者应用本品(1 mg/kg,每周1次,共24周)后,在第1周和第24周测得其

C_{max}分别为0.8 μg/ml和1.5 μg/ml;AUC分别为2.3(μg·h)/ml和4.3(μg·h)/ml;$t_{1/2}$分别为9 min和26 min;清除率分别为7.2(ml·kg)/min和3.7(ml·kg)/min;表观分布容积分别为103 ml/kg和69 ml/kg。

【适应证】 用于黏多糖贮积症的酶替代疗法。可改善患者的行走及楼梯爬行能力。

【不良反应】 1. 临床试验中发现的不良反应包括输液反应、腹痛、耳痛、关节痛、结膜炎、呼吸困难、皮疹、寒冷、胸痛、咽炎、反射消失、角膜浑浊、胃炎、高血压、心神不安、鼻塞、脐疝、听力损害。

2. 上市后报道的过敏反应包括休克、低血压、支气管痉挛、呼吸衰竭。

【妊娠期安全等级】 B。

【禁忌与慎用】 尚未明确本品是否可经乳汁分泌,哺乳期妇女慎用。

【剂量与用法】 1. 对于成人、青少年、≥5岁儿童MPS Ⅵ患者,本品的推荐剂量为1 mg/kg,溶于0.9%氯化钠注射液中行静脉滴注,使用输液泵控制速度。每周静脉滴注1次,一次滴注时间至少4 h。在滴注给药的头1 h中,输液速度应保持在6 ml/h。若发生输液反应,滴注时间应延长到20 h。在开始滴注本品之前,建议给予抗组胺药物(可加用退热药)以预防输液反应。

2. 对于体重≤20 kg者或液体负荷过重的患者,可考虑将输液的体积减少至100 ml,同时减慢滴注速度,以保证滴注时间不少于4 h。

【用药须知】 1. 本品可导致超敏反应或严重的过敏反应,滴注过程中,密切监测患者过敏反应的症状和体征,如出现急性过敏反应,应立即停药,并给予适当处置。

2. 使用本品可发生免疫介导的膜性肾小球肾炎,如发生应停药,并给予适当治疗,再次使用本品时应权衡利弊。

3. 对疑有液体负荷过重的患者应密切观察,因可造成急性心肺衰竭,使用本品过程中应给予监护。

4. MPS Ⅵ患者常发生呼吸暂停,在滴注本品前给予抗组胺药增加呼吸暂停的发生率。使用本品前应评价患者呼吸道的通畅程度,睡眠时须吸氧或正压通气的患者,在滴注本品期间应保证上述设备可用。急性发热或肺病的患者应推迟给药。

5. 脊柱或脊髓压迫导致的脊髓病是MPS Ⅵ的严重并发症,上市后有报道,使用本品可使上述病症加重,甚至须行脊髓减压术,使用本品过程中应注意观察患者脊柱或脊髓压迫的症状和体征,并给予适当处置。

【制剂】　注射液:5 mg/5 ml。

【贮藏】　贮于 2～8 ℃,严禁冷冻和振摇。

艾洛硫酶 α
(elosulfase alfa)

别名:Vimizim

本品为经 DNA 重组技术,由中国仓鼠卵巢细胞产生的酶。本品为糖基化的蛋白二聚体,由两条低聚糖链组成,每条多肽链由 496 个氨基酸组成,本品的分子量约为 110 kDa。

【CAS】　9025-60-9

【ATC】　A16AB12

【用药警戒】　某些患者在静脉滴注过程中,可发生超敏反应,表现为咳嗽、红斑、喉头发紧、荨麻疹、潮红、面色苍白、低血压、呼吸困难、皮疹、胸部不适、胃肠道症状(如恶心、腹痛、呕吐),滴注本品过程中应密切监测患者,告知患者如出现上述症状,应立即呼叫医护人员。急性呼吸道疾病的患者,可能会出现呼吸道疾病的严重恶化,此类患者更应密切监测。

【药理作用】　黏多糖贮积症(MPS)是一组溶酶体贮存疾病,缺乏特异性的溶酶体酶分解代谢葡糖氨基葡聚糖。Ⅳ A 型黏多糖贮积症(MPS Ⅳ A,Morquio A syndrome),是 N-乙酰氨基半乳糖-6-硫酸酶的活性缺乏或减低,造成 GAG 底物 KS 和 C6 S 的蓄积于身体各部位细胞的溶酶体隔室,从而造成各个器官、组织、系统的功能障碍。本品可提供外源性的 N-乙酰氨基半乳糖-6-硫酸酶,本品被溶酶体摄取后,可增加 GAG 底物 KS 和 C6 S 的代谢。本品被细胞摄取进入溶酶体,是通过本品的甘露糖-6-磷酸-末端低聚糖链与甘露糖-6-磷酸受体结合而实现的。

【体内过程】　经 4 h 静脉滴注 2 mg/kg 后,每周 1 次,共用 22 周,第 0 周时 AUC_{0-t} 为 (238 ± 100) $(min \cdot \mu g)/ml$,C_{max} 为 $(1.49 \pm 0.534) \mu g/ml$,$T_{max}$ 为 $(172 \pm 75.3) min$,CL 为 $(10.0 \pm 3.73)(ml \cdot kg)/min$,$V_{dss}$ 为 $(396 \pm 316) ml/kg$,$t_{1/2}$ 为 $(7.52 \pm 5.48) min$;第 22 周时 AUC_{0-t} 为 $(577 \pm 416)(min \cdot \mu g)/ml$,$C_{max}$ 为 $(4.04 \pm 3.24) \mu g/ml$,T_{max} 为 $(202 \pm 90.8) min$,CL 为 $(7.8 \pm 13.0)(ml \cdot kg)/min$,$V_{dss}$ 为 (650 ± 1842) ml/kg,$t_{1/2}$ 为 $(35.9 \pm 21.5) min$。

【适应证】　用于治疗 MPS Ⅳ A。

【不良反应】　可见过敏反应、发热、头痛、恶心、腹痛、寒战、疲乏。

【妊娠期安全等级】　C。

【禁忌与慎用】　1. <5 岁儿童使用本品的安全性和有效性尚未确定。

2. >65 岁的老年人使用本品的安全性尚未明确。

【剂量与用法】　1. 推荐剂量为 2 mg/kg,经 3.5～4.5 h 静脉滴注。用 0.9% 氯化钠注射液稀释至 100 ml(体重<25 kg)或 250 ml(体重>25 kg)后静脉滴注。

2. 滴注本品时应使用低蛋白结合的输液器,并配备 0.2 μm 的终端滤器。

3. 体重<25 kg 的患者起始滴注速度为 3 ml/min,如能耐受,15 min 后可增加至 6 ml/min,如仍能耐受,可每小时增加 6 ml/min,最大滴注速度不超过 36 ml/min。

4. 体重>25 kg 的患者起始滴注速度为 6 ml/min,如能耐受,15 min 后可增加至 12 ml/min,如仍能耐受,可每小时增加 12 ml/min,最大滴注速度不超过 72 ml/min。

5. 本品应稀释后尽快使用,如不能立即使用,应遮光贮于 2～8 ℃,不可冷冻,可保存 24 h,并在 48 h 内全部滴完。

【用药须知】　1. 本品可导致过敏反应,滴注本品前应准备好抢救药品和设备,可在滴注前给予抗组胺药,在滴注过程中如发生过敏反应,应根据反应的严重程度给予适当处置。

2. 急性发热或呼吸道疾病的患者发生危及生命的过敏反应的风险高,给予本品前应排除上述疾病,在上述疾病治愈后再使用本品。

3. 睡眠呼吸暂停综合征是 MPS Ⅳ A 患者常见的症状,开始本品治疗前,应评价患者气道的通畅程度,吸氧的患者、睡眠时须连续正压通气的患者,应准备好吸氧设备和通气设备。

4. 脊髓压迫是 MPS Ⅳ A 患者严重的并发症,使用本品的患者,应监测脊髓压迫的症状和体征,如出现,应给予适当治疗。

【制剂】　注射液:5 mg/5 ml。

【贮藏】　遮光,贮于 2～8 ℃。不可冷冻或振摇。

舍利普酶 α
(cerliponase alfa)

别名:Brineura

本品为中国仓鼠卵巢细胞系通过重组 DNA 技术生产的纯化酶。活性部分是重组人三肽基肽酶 1 (rhtpp1),为溶酶体外肽酶。此酶的主要活性是使氨基末端的三肽从蛋白质中裂解。本品由 554 个氨基酸组成,分子量为 59 kDa。

【CAS】　151662-36-1

【药理作用】　神经元蜡质褐质病 2 型(CLN2)

是由溶酶体酶的三肽酶 1(TPP1)缺乏引起的神经退行性疾病,三肽基肽酶 1(TPP1)是多肽在中枢神经系统中的代谢酶。TPP1 活性缺失使中枢神经系统中的溶酶体蓄积,导致运动功能逐渐下降。本品是一种酶原,通过阳离子甘露糖-6-磷酸受体(ci-mpr,又名 M6P/IGF2 受体)被靶细胞从中枢神经系统中被转运到溶酶体。本品在溶酶体中被活化,活化后的本品具有蛋白水解活性,可从蛋白质的 N 端裂解三肽。

【体内过程】　本品剂量为 30 mg、100 mg、300 mg 时,在脑脊液中的暴露量增加小于剂量增加的比例。本品的剂量为 300 mg,每隔 1 周 1 次时,在脑脊液或血浆中本品无蓄积。

本品的药动学具有个体差异和个体自身差异。在脑室内注射 300 mg 本品,在第 1 天、第 5 周和第 13 周,脑脊液和血浆中的药动学参数见下表。

【适应证】　用于减缓 3 岁及以上的晚期婴儿神经元蜡质褐质病 2 型(CLN2)导致的行走能力丧失。

【不良反应】　1. 严重不良反应包括脑室内注射相关并发症、心血管不良反应和过敏反应。

2. 临床试验中报告的不良反应包括发热、心电图异常、脑脊液蛋白降低、呕吐、过敏反应、血肿、头痛、易怒、脑脊液淋巴细胞增多、输注设备相关性感染、心动过缓、焦躁不安、低血压。

【妊娠期安全等级】　尚未进行动物和人类孕期使用的安全性研究。

【禁忌与慎用】　1. 急性脑室接入设备相关性并发症(如泄漏、设备故障或设备相关性感染)禁用。

2. 脑室-腹腔分流术的患者禁用。

3. 尚不明确本品是否经乳汁分泌,哺乳期妇女使用时应权衡利弊。

4. <3 岁患儿使用的安全性和有效性尚未确定。

【药物相互作用】　尚未进行研究。

【剂量与用法】　1. 3 岁以上患儿的推荐剂量为 300 mg,脑室内灌注,每隔 1 周给药 1 次。输入本品后应以每 2.5 ml/h 的输注速率输注电解质。整个输注过程,包括电解质输注,约 4.5 h。

2. 推荐在输注本品前 30～60 min 给予抗组胺药,解热镇痛药和皮质激素给或不给均可。

本品应当由专业医生或在其指导下进行脑室内输注。

3. 本品通过外科手术植入储液器和导管注射到脑脊液中(脑室注入装置),本品拟通过 Codman® Holter rickham 储液器(部分规格:82-1625,82-1621,82-1616)与 Codman® 脑室导管(规格:82-1650)。在第一次输注前必须植入上述脑室内通路装置。建议在设备植入后至少 5～7 d 开始使用本品。

4. 本品应通过 B Braun Perfusor® 空间输液泵系统给药。本品对于输液泵的要求如下。

(1) 给药速率为 2.5 ml/h,给药精度为 ±1 ml/h。

(2) 可配套使用本品注射剂随带的 20 ml 注射器。

(3) 阻塞报警设定≤281 mmHg。

(4) 输注本品时推荐使用 0.2 μm 的在线滤器。

5. 脑室内输注,输注时应注意无菌操作。

脑室内输注本品的药动学参数(300 mg,隔 1 周 1 次,输注时间约 4.5 h)

参数		中间值(最小,最大)		
		第 1 天	第 5 周	第 13 周
脑脊液	N	13	14	13
	T_{max}(h)	4.5[4.3,5.8]	4.3[3.8,4.5]	4.3[4.0,4.5]
	C_{max}(μg/ml)	1260[359,4380]	1630[376,4670]	1390[1110,2340]
	AUC_{0-t}[(μg·h)/ml]	9290[3660,19000]	12400[4620,26200]	10500[7000,18200]
	V_{ss}(ml)	245[78.4,909]	196[85.4,665]	186[131,257]
	CL(ml/h)	32.3[15.8,81.9]	24.2[11.4,64.9]	28.7[16.5,42.9]
	$t_{1/2}$(h)	6.2[5.5,16.3]	7.4[3.3,9.5]	7.7[5.1,9.4]
血浆	N	12	12	9
	T_{max}(h)	12.0[4.3,24.5]	12.0[7.5,24.2]	12.3[4.3,75.9]
	C_{max}(μg/ml)	1.3[0.2,3.9]	1.9[0.2,4.3]	1.0[0.03,2.6]
	AUC_{0-t},[(μg·h)/ml]	16.2[1.1,69.9]	40.1[11.1,78.9]	9.5[0.2,51.6]
脑脊液与血浆的比值	N	11	12	9
	C_{max}	1200[305,4530]	809[202,9370]	1320[541,51200]
	AUC_{0-t}	393[115,1910]	340[126,1780]	1330[167,38900]

（1）在无菌条件下制备本品的注射器输注。无菌带针头注射器上标有"Brineura"标签。从 2 个本品注射剂安瓿上中移开绿色的保护盖。使用"Brineura"标记的注射器从安瓿中总共抽出 10 ml 液体。不要稀释本品注射剂。不得将本品与任何其他药物混合。

（2）将含有本品注射剂的注射器与延长线连接。然后用一个 0.2 μm 的在线过滤器连接延长线到输液器上。

（3）检查是否有输注通路泄漏或故障的迹象，以及潜在的感染情况。

（4）将端口针插入脑室内接入设备。

（5）连接一个空的一次性使用带鲁尔锁的无菌注射器，容量不超过 3 ml（本品不附带）。取 0.5～1 ml 的脑脊液，检查输注通路是否通畅，并送培养标本，进行脑脊液感染监测。不要将抽出的脑脊液返回到脑室输液管路内。

（6）将配有 0.2 μm 在线过滤器的输液器连接到端口针上。

（7）把含有本品注射液的注射器连接到输液泵，并设置 2.5 ml/h 的输注速率，设置阻塞报警，设置压力≤281 mmHg 时警报。详情请参见输液泵操作手册。禁止大剂量或手动给药。

（8）在开始输注前，输注中和输注后，定期监测生命体征（血压、心率）。在输注过程中定期检查输注系统是否有泄漏或运输故障的迹象。

（9）以 2.5 ml/h 的速率注入本品。

（10）当本品输注完成后，从泵上拆下空的注射器并断开输液管路。进行脑室内电解质输注。

（11）在配制脑室电解质输注应在无菌条件下进行。将一个无菌注射器贴标为"脑室电解质"，并附上注射器针头。从电解质注射液抽取 2 ml 的注射液。丢弃剩余未使用部分。

（12）将注射器连接到延长线，将装有电解质注射液的注射器放入输液泵中，以 2.5 ml/h 的速度输注。在输注过程中定期检查输注系统是否有泄漏或输注失败的迹象。

（13）电解质输注完成后，从泵中取出注射器并断开与输液管的连接，拔下针头。结合护理标准，使用温和的压力和绷带包扎输注部位。根据卫生管理部门要求，处理输注部件、针头、未使用的溶液和其他废物。

【用药须知】　1. 将本品和电解质注射液安瓿放在室温下 60 min 进行融化，不要用任何其他方式解冻或是加热安瓿，不要摇晃安瓿，在解冻期间会发生冷凝现象。不要再次冷冻装有本品或电解质的安瓿

或是注射器。

2. 本品融化后应立即使用，如果不立即使用，注射器内药品在冰箱 2～8 ℃时最多可保存 4 h。

3. 注射本品必须在无菌条件下进行以减少感染的风险。医护人员应检查头皮的皮肤是否完整，以确保在每次输注前不妨碍注射设备进入。与设备有关的感染的症状和体征可能不明显，因此，应常规检查脑脊液样本以检测亚临床设备相关性感染。脑室注射装置大约经 105 次穿刺后，可能会发生脑室内贮器的物质降解。脑室注射设备可能需要更换，或更早更换。105 次使用，相当于常规使用约 4.3 年。

4. 在输注前、输注过程中、输注后定期监测生命体征（血压、心率）。有心动过缓、传导障碍，或有结构性心脏病病史的患者在输注过程中，应监测心电图，如 CLN2 疾病的一些患者可能出现传导障碍或心脏病。对于无心脏异常的患者，每 6 个月进行常规的 12 导联心电图评估。

5. 本品治疗的患者在输注过程中或输注完成后 24 h 内可发生过敏反应。症状和体征包括发热、呕吐、白细胞增多或易怒。在本品输注之前，可预防性使用抗组胺药，解热镇痛药、皮质激素可选择性给予。如果发生过敏反应，立即停止输注并开始适当的治疗。在输注过程中和输注后密切观察患者。告知患者过敏反应的症状和体征，并告知患者在出现症状和体征时立即就医。

【制剂】　注射液：150 mg/5 ml，附带 5 ml 电解质注射液。输注设备包括 1 个 20 ml 注射器、2 个注射用针头（21 G，25.4 mm），1 根延长线、1 套配备 0.2 μm 过滤器的输液器、1 个端口针（22 G，16 mm）。

【贮藏】　药品避光，贮于－25～－15 ℃；输注设备不能冷冻。

26.2　生物制品

本节收载的生物制品包括：①疫苗；②菌苗；③抗血清；④类毒素；⑤免疫球蛋白；⑥诊断用生物制品；⑦其他生物制品。

26.2.1　疫苗

疫苗是由病毒或立克次体接种于动物或鸡胚，或经由组织培养后加以处理制成。其中分死毒疫苗，如乙型脑炎疫苗、狂犬疫苗等；减毒活毒疫苗，如脊髓灰质炎活疫苗、麻疹疫苗等。

乙型脑炎减毒活疫苗
(Japanese encephalitis vaccine, live)

本品系用流行性乙型脑炎病毒 SA14-14-2 减毒株接种原代地鼠肾细胞，经培养、收获的病毒。

【适应证】　8月龄以上健康儿童及由非疫区进入疫区的儿童和成人,接种本疫苗后,可刺激机体产生抗乙型脑炎病毒的免疫力。用于预防流行性乙型脑炎。

【不良反应】　少数儿童可能出现一过性发热反应,一般不超过2 d,可自行缓解。偶有散在性皮疹出现,一般不需特殊处理,必要时可对症治疗。

【禁忌与慎用】　1. 发热,患急性传染病、中耳炎、活动性结核或心脏、肾脏及肝脏等疾病者禁用。

2. 体质衰弱、有过敏史或癫痫史者禁用。

3. 先天性免疫缺陷者,近期或正在进行免疫抑制剂治疗者禁用。

4. 妊娠期妇女禁用。

5. 对庆大霉素过敏者禁用。

【剂量与用法】　1. 按标示量(0.5 ml)加入稀释液,待完全复溶后使用。

2. 于上臂外侧三角肌下缘附着处皮下注射。

3. 8月龄儿童首次注射0.5 ml;于2岁再注射0.5 ml,以后不再免疫。

【用药须知】　1. 注射疫苗过程中,切勿使消毒剂接触本品。

2. 本品复溶后有摇不散的块状物、复溶前疫苗变红、疫苗瓶有裂纹或瓶塞松动者,均不得使用。

3. 复溶后立即使用完。

4. 本品为减毒活疫苗,不推荐在该疾病流行季节使用。

【制剂】　注射剂(粉):按标示量复溶后每瓶0.5或2.5 ml,每人次剂量为0.5 ml,含乙脑活病毒应不低于5.4 lgPFU。

【贮藏】　遮光,贮于2~8 ℃。

乙型脑炎灭活疫苗
(Japanese encephalitis vaccine, inactivated)

本品系将流行性乙型脑炎病毒接种地鼠肾细胞,经培育后收获病毒液,加入甲醛溶液将病毒杀死后制成灭活的死疫苗。本品接种后的人群保护率在70%以上,主要用于流行地区针对6个月至10岁儿童预防流行性乙型脑炎。

【不良反应】　1. 个别出现注射部位红肿、发热、头晕、头痛和荨麻疹。多能自行消退。

2. 有时在大规模接种后出现全身性皮疹、高热、神经系统反应和过敏性休克。多数与疫苗中所含致敏原有关。

【剂量与用法】　1. 皮下注射于上臂外侧三角肌附着处。

2. 6个月至7周岁儿童,第1针、第2针、加强针

均给予0.5 ml;7周岁以上,三次均给予1.0 ml。

3. 第1针与第2针之间隔7~10 d,加强针于次年给予;7岁以下儿童,待上小学后再加强注射1次。

【用药须知】　1. 如在疫苗中加入0.1 ml的亚硫酸氢钠,摇匀,中和甲醛,由红色变为黄色,可减少注射时的疼痛。

2. 发热、急性病、严重的慢性病、神经系统疾病、有过敏病史、妊娠期妇女、月经期妇女均禁用本品。

3. 本品不可合用伤寒、副伤寒甲乙三联菌苗。

4. 哺乳期妇女使用时,应暂停哺乳。

【制剂】　注射液:0.5 ml。

【贮藏】　贮于2~8 ℃。

森林脑炎疫苗
(forest encephalitis vaccine)

别名:春季脑炎疫菌、伐木工脑炎疫苗

本品系用森林脑炎病毒接种地鼠肾细胞,经培养后以甲醛溶液灭活制成死疫苗。

【药理作用】　接种本品后1.5~2个月抗体水平可达高峰,接种者的免疫力可维持1年左右。接种的主要对象是林区工作人员和外来伐木工人。此种脑炎于每年5月份开始流行,故应在3月份以前接种。

【适应证】　用于预防森林脑炎。

【不良反应】　少数人接种后,出现发热、头晕,极个别甚至发生皮疹、晕厥。

【禁忌与慎用】　1. 发热,急性疾病及严重慢性疾病、神经系统疾病、过敏性疾病及既往对抗生素、生物制品有过敏史者,妊娠期妇女均不可注射。

2. 哺乳期妇女使用时,应暂停哺乳。

【剂量与用法】　1. 皮下注射于上臂外侧三角肌处。

2. 每5 ml本品加入亚硫酸氢钠液0.1~0.2 ml,可减轻注射部位的疼痛。

3. 剂量安排见下表。

森林脑炎疫苗按年龄的剂量分配表(ml)

针次		2~6岁	7~10岁	11~15岁	>16岁
第1年	第1针	0.5	1.0	1.5	2.0
第2年	第2针	0.5	1.0	1.5	3.0
以后每年注射1次		0.5	1.0	1.5	3.0

【用药须知】　为减轻疫苗中所含甲醛的刺激性,临注射前须在每5 ml疫苗中加入附带的亚硫酸氢钠0.1 ml,使疫苗由红色变为黄色后再注射。

【制剂】　注射液:5 ml。

【贮藏】　贮于 2～8℃。

A 群脑膜炎球菌多糖疫苗
(group A meningococcal polysaccharide vaccine)

本品系有 A 群脑膜炎奈瑟菌培养液,经提取获得的荚膜多糖抗原,纯化后,加入适宜稳定剂冻干制成。

【适应证】　接种本疫苗后,可使机体产生体液免疫应答,用于预防 A 群脑膜炎球菌引起的流行性脑脊髓膜炎。

【不良反应】　本疫苗反应轻微,偶有短暂低热,局部稍有压痛感,可自行缓解。

【禁忌与慎用】　1. 有癫痫、惊厥及过敏史者禁用。

2. 患脑部疾患、肾脏病、心脏病及活动性结核者禁用。

3. 患急性传染病及发热者禁用。

4. 妊娠期妇女禁用。

5. 哺乳期妇女使用时,应暂停哺乳。

【剂量与用法】　1. 本品于上臂外侧三角肌附着处皮下注射 0.5 ml(含多糖不低于 30 μg)。

2. 基础免疫注射 2 针,从 6 月龄开始,每针间隔 3 个月;3 岁以上儿童只需注射 1 次。接种应于流脑流行季节前完成。

3. 根据需要,每 3 年复种 1 次。在遇有流行的情况下,可扩大年龄组做应急接种。

【用药须知】　1. 应按规定人份(剂量)一次用完,不得分多次使用,剩余的疫苗应废弃。

2. 应备有肾上腺素等药物,以备偶有发生严重过敏反应时急救用。接受注射者在注射后应在现场休息片刻。

【制剂】　注射液:0.5 ml(每一人次剂量)含多糖 30 μg;1 ml(2 人次剂量),含多糖 60 μg,每一人次剂量含多糖应不低于 30 μg;5 ml(10 人次剂量),含多糖 300 μg;每一人次剂量含多糖不低于 30 μg。

【贮藏】　贮于 2～8℃。

A 群及 C 群脑膜炎球菌多糖疫苗
(group A＋C meningococcal polysaccharide vaccine)

本品系用 A 群及 C 群脑膜炎奈瑟球菌培养液,经提取获得 A 群及 C 群多糖抗原,纯化后,加入乳糖冻干制成。

【适应证】　接种本疫苗后,可使机体产生体液免疫应答,用于预防 A 群及 C 群脑膜炎球菌引起的流行性脑脊髓膜炎。

【不良反应】　偶有短暂发热,局部稍有压痛感,一般可自行缓解。如有严重反应及时诊治。

【禁忌与慎用】　1. 有癫痫、惊厥及过敏史者禁用。

2. 患脑部疾病、肾脏疾病、心脏病及活动性结核者禁用。

3. 患急性传染病及发热者禁用。

4. 妊娠期妇女禁用。

5. 哺乳期妇女使用时,应暂停哺乳。

【剂量与用法】　2 周岁以上儿童及成人,在流行区的 2 岁以下儿童可进行应急接种。于上臂外侧三角肌附着处皮下注射。接种应于流行性脑脊髓膜炎流行季节前完成,3 年内无须再次接种。

【用药须知】　应按规定人份(剂量)一次用完,不得分多次使用,剩余的疫苗应废弃。

【制剂】　注射剂:复溶后 0.5 ml/1 人份,含多糖 100 μg(其中 A 群及 C 群脑膜炎球菌多糖各 200 μg),复溶后 2 ml/4 人份,含多糖 400 μg(其中 A 群及 C 群脑膜炎球菌多糖各 50 μg)。

【贮藏】　贮于 2～8℃。

A、C、Y、W135 群脑膜炎球菌多糖疫苗
(meningococcal polysaccharide vaccine,Group A/C/Y/W135)

本品系分别用 A、C、Y、W135 群脑膜炎奈瑟菌培养液,经提取获得的荚膜多糖抗原,纯化后加入适宜稳定剂冻干制成。

【适应证】　用于预防 A、C、Y、W135 群脑膜炎球菌引起的流行性脑脊髓膜炎。

【不良反应】　主要为接种部位红肿、硬结和疼痛,可自行缓解。偶有短暂低热。

【禁忌与慎用】　1. 对疫苗的成分过敏者。

2. 癫痫、脑部疾病及有过敏史者。

3. 肾脏病、心脏病、活动性结核患者及 HIV-1 感染者。

4. 急性传染病及发热者。

5. 本疫苗未在妊娠期妇女中及实验动物中进行生殖毒性试验,是否对胎儿有影响未知,因此,妊娠期妇女应禁用此疫苗,尤其是妊娠的前 3 个月。

6. 哺乳期妇女使用时,应暂停哺乳。

【剂量与用法】　1. 启开西林瓶的铝塑复合盖,加入无菌无热源注射用水 0.6 ml 溶解,摇匀后立即使用。

2. 将上臂外侧三角肌附着处的皮肤消毒后皮下注射。

3. 一次 1 人用剂量 0.5 ml。接种应于流脑流行季节前完成。

4. 再次接种　传染地区的高危个体,特别是第一次接种小于 4 岁的儿童,如果持续处于高危状态,应考虑初次免疫 2～3 年后再次接种;尽管还未确定大龄儿童和成人是否有再次接种的必要性,但如果疫苗接种 2～3 年后抗体水平快速下降,则应考虑初次免疫 3～5 年内进行再次接种。

【用药须知】　1. 本品溶解后,应按规定剂量一次用完,不得分多次使用。如未立即使用,放置时间不超过 30 min。

2. 应特别注意避免疫苗被注射入皮内、肌内或静脉内,因上述三种注射途径临床研究还未被确定是否是安全和有效的。

3. 由于内毒素量的叠加,该疫苗不得与百日咳菌体疫苗和伤寒菌体疫苗同时接种。

4. 尚未确定本品是否会随人乳排出。因为许多药物会随人乳排出,给哺乳期妇女使用本疫苗要特别谨慎。

5. 如果本品接种给免疫抑制患者或正在进行免疫抑制治疗的患者,则无法获得免疫应答。

6. 本品不能用于已经感染脑膜炎奈瑟菌者的治疗;不能保护其他感染原包括 B 群奈瑟脑膜炎球菌在内导致的脑脊髓膜炎;不能对婴幼儿和 2 岁以下的儿童提供短期预防,但对 3 个月和以上的婴幼儿可提供 A 群的短期保护;与其他疫苗一样,不可能对易感人群提供 100% 的保护。

7. 注射本品时需要必要的安全监测措施,如出现过敏反应,肾上腺素注射 1∶1000 必须能立即进行。

【制剂】　注射剂(粉):200 μg,含 A、C、Y、W135 群脑膜炎球菌多糖各 50 μg。

【贮藏】　贮于 2～8 ℃。

麻疹疫苗
(meales vaccine)

别名:麻疹活疫苗、麻疹减毒活疫苗

本品是用在鸡胚细胞培养中生长的麻疹病毒减毒株制成的无菌冻干品。

【药理作用】　本品具有极强的主动免疫作用,接种 1 个月后,血清抗体阳性率大于 95%。1 次接种的保护作用可保持 10 年以上。本品除可激发体液免疫反应之外,还可刺激细胞免疫反应。我国规定初种年龄为出生后 8 个月。

【适应证】　用于预防麻疹。

【不良反应】　1. 少数人于接种后出现发热、皮疹,持续 5～10 d。个别高热可能发生惊厥。

2. 易感者可出现咽炎、鼻炎和咳嗽。

3. 严重的不良反应有脑炎、血小板减少性紫癜,但罕见。

【禁忌与慎用】　1. 发热或患有急性传染病的患者应推迟使用本品。

2. 妊娠期妇女禁用本品,接种后 3 个月内不宜妊娠。

3. 哺乳期妇女使用时,应暂停哺乳。

【剂量与用法】　1. 皮下注射于上臂外侧三角肌处,剂量为 0.2 ml。

2. 其冻干品用注射用水 1 ml 充分溶化后使用,应于半小时内用完,残余溶液不可再用。

【用药须知】　1. 有个人或家族发热惊厥史的儿童在接种本品后应采取预防发热的治疗措施。

2. 对鸡蛋蛋白有严重过敏史者或本品皮试阳性者,可采取脱敏方法接种。

3. 已经接受过丙种球蛋白的人,应间隔 2 个月后再接种本品,因前者会影响后者的免疫效力。

【制剂】　注射剂(粉):复溶后每瓶 0.5 ml;1.0 ml;2.0 ml。0.5 ml 中含麻疹活病毒应当不低于 3.0 lgCCID$_{50}$。

【贮藏】　贮于 2～8 ℃。

脊髓灰质炎减毒疫苗
(poliovirus vaccine,live)

别名:Sabin Vaccine、OPV、TOPV

本品是减毒脊髓灰质炎病毒疫苗,用于预防脊髓灰质炎。

【ATC】　J07BF01

【理化性状】　本品含有减毒活脊髓灰质炎病毒(菌株 1、2 和 3 型),在猴肾细胞培养的减毒病毒颗粒经提纯精制而成。本品为澄清、粉红色的灭菌混悬液,若在干冰中储存运输颜色可能为黄色。

【药理作用】　口服本品可刺激免疫系统产生抗脊髓灰质炎 1 型、2 型和 3 型病毒的抗体。活病毒在胃肠道内会保持 4～6 周,诱导产生黏膜和血清抗脊髓灰质炎抗体,具有调理、中和和补体激活作用,类似于自然发生的脊髓灰质炎再次感染或疫苗株增强本品产生的体液免疫。特异性的抗体与抗原结合,中和病毒防止其进入中枢神经系统。

【体内过程】　本品口服后 7～10 d 产生抗体刺激,达峰时间约 3 周。脊髓灰质炎抗体可分布于乳汁中,是否会透过胎盘尚不清楚。多数个体在第 1 剂后即获得保护作用,大多数接种者在两剂后获得保护作用。免疫力持续时间尚不清楚,但在儿童中进行的研究显示 95% 的接种者在接种后 5 年仍有对全部 3 种病毒类型的保护性抗体。几项研究显示肠道抵抗力可持续到接种后 6 年。

【适应证】 用于 6～12 周的婴儿、18 岁以下所有未免疫儿童和高风险的成人预防脊髓灰质炎。

【不良反应】 1. 接种本品与低发生率的麻痹性脊髓灰质炎有关。当然,与最近接种疫苗者密切接触的个体也有小的发生麻痹型脊髓灰质炎的风险。免疫受损者也容易发生这种不良反应。脊髓灰质炎的发生率为每 2.6 百万～5 百万使用本品者可发生 1 例。

2. 给药后有罕见的病例发生了吉兰-巴雷综合征,但两者间的因果关系尚未确定。

3. 过敏性休克罕见,临床表现有荨麻疹、瘙痒、皮肤红斑、结膜炎和突发或严重的乏力。细胞介导的迟发型过敏反应(瘙痒和皮疹)也有发生,但不严重。

4. 接受注射剂型的脊髓灰质炎疫苗者中约 5% 出现发热。

【妊娠期安全等级】 C。

【禁忌与慎用】 1. 对本品过敏者禁用。

2. 免疫缺陷者及其家属和与之密切接触的卫生保健人员禁用本品。包括原发性免疫缺陷(细胞免疫缺陷、低丙种球蛋白血症、丙种球蛋白异常血症)、人免疫缺陷病毒感染、白血病、淋巴瘤、其他恶性肿瘤、骨髓和淋巴系统疾病、某些血液恶病质和接受免疫抑制治疗者。除非对接种者的免疫状态已进行评估,否则有免疫缺陷家族史者禁用本品。

3. 有病毒感染证据(腹泻、呕吐)的患者不应使用本品,因为一些肠道里的肠病毒能通过阻止本品的复制而抑制其免疫性。同理,发热或严重呼吸道感染的患者应推迟接种本品。但一些小的疾病不妨碍接种。

4. 除非利大于弊,否则妊娠期妇女不建议使用本品。

5. 6 周龄以下的婴儿不建议使用本品。

6. 有新霉素或链霉素过敏史者慎用,因为制备过程中可能使用了这些药品。有迟发型过敏反应史者不是本品的绝对禁忌证。

【药物相互作用】 1. 与免疫抑制剂(皮质类固醇、烷化剂、抗代谢药、放疗)同时给药能降低本品的免疫应答,并可能导致病毒复制。如可能,应推迟本品免疫接种直至免疫抑制治疗完成。

2. 当在 1 个月内与其他活病毒疫苗(如麻风腮疫苗)同时给予时,可能本品不会产生恰当的免疫应答。接种本品和其他活病毒疫苗应至少间隔 1 个月。本品可与乙型肝炎疫苗、免疫球蛋白、D.P. 流感疫苗(裂解或整体)、多糖疫苗(b 型嗜血杆菌、脑膜炎球菌、肺炎球菌疫苗)和灭活疫苗同时使用。但是,本品与霍乱疫苗、伤寒疫苗或鼠疫疫苗同时给药可引起严重不良反应,应避免同时使用。

【剂量与用法】 1. 口服液

(1) 本品应口服给药。可以用生产商提供的单剂量吸量管直接口服,或者与蒸馏水或不含氯的水、糖浆、牛奶混合,或涂抹在面包、饼干或糖块上服用。如一次剂量没有吞咽进去、吐出,或在给药后不久(如 5～10 min 内)大部分反流或呕吐出,应再服一次。如第 2 次给药仍未成功,不要记入任何一次剂量,在下次就诊时重新给药。

(2) 成人 初始口服 0.5 ml,8 周后重复一次,第 2 剂之后 8～12 个月给予第 3 剂。若免疫力获得前时间少于 4 周,可单剂口服 0.5 ml 本品。

(3) 婴儿 婴儿年龄在 6～12 周时第 1 次口服 0.5 ml,第 1 剂给药 8 周后再口服 0.5 ml,6 月龄时口服第 3 剂 0.5 ml。如未按此时间服用,第 3 剂最迟应在 18 月龄时给予。

(4) 18 岁以下儿童 初始口服 0.5 ml,第 2 剂最好在第 1 剂 8 周后给药,第 3 剂应在第 2 剂 8～12 个月之后给药(如脊髓灰质炎风险增加青少年和年长的儿童可在第 2 剂后 6～8 周使用第 3 剂)。4～6 岁或入学前再加强免疫 1 次,若基础免疫中的第 3 剂在 4 周岁后给予则不必加强免疫。

2. 糖丸

(1) 婴儿于第 2、4、6 个月时各服 1 丸。

(2) 1.5～2 岁、4 岁和 7 岁儿童再各服 1 丸。直接含服或以冷开水溶化后服。

【用药须知】 1. 本品应多次给药以保证对三种类型的脊髓灰质炎病毒都有免疫力。

2. 成人一般应接受灭活脊髓灰质炎疫苗(IPV)。

3. 若本品被冻结,使用前应完全融化。

4. 老年人或正处于免疫抑制状态的患者(先天性、后天性或医源性)应用本品可能不产生免疫性。此外,还可能产生病毒颗粒复制。所以这些个体不推荐使用本品。HIV 感染者应避免使用 OPV,可接受 IPV 或增强效价型 IPV。

5. 若免疫缺陷者家属或与之密切接触者接种本品,接种后 4～6 周应避免密切接触。

6. 与接种本品者密切接触有小的发生脊髓灰质炎的风险,若暴露于最近接种免疫者的粪便或唾液时应仔细清洗双手。

7. 发生麻痹型脊髓灰质炎的风险与在麻痹发病前 30 d 肌内注射药物有关,接种本品后至少 30 d 内应避免肌内注射药物,尤其是抗生素类,与接种者接触而患病者应在 60 d 内避免肌内注射。

8. 由于脊髓灰质炎病毒抗体可经乳汁分泌,因此,婴儿接种本品后 2～3 h 不建议哺乳。

【制剂】 ①糖丸:1 g/粒,含脊髓灰质炎活病毒总量应不低于 5.95 lgCCID$_{50}$,其中 I 型应不低于 5.80 lgCCID$_{50}$,II 型应不低于 4.80 lgCCID$_{50}$,III 型应不低于 5.30 lgCCID$_{50}$。②液体:每瓶 1.0 ml,每一人次剂量为 2 滴(相当于 0.1 ml),所含脊髓灰质炎活病毒总量应不低于 6.15 lgCCID$_{50}$,其中 I 型应不低于 6.0 lgCCID$_{50}$,II 型应不低于 5.0 lgCCID$_{50}$,III 型应不低于 5.5 lgCCID$_{50}$。③口服液:0.5 ml。

【贮藏】 贮于 2～8 ℃。

脊髓灰质炎灭活疫苗
(poliovirus vaccine inactivated)

别名:爱宝维、Imovax Polio

本品系采用脊髓灰质炎病毒 I 型(Mahoney 株)、II 型(MEF-1 株)、III 型(Saukett 株)分别接种于 Vero 细胞培养并收获病毒,经浓缩、纯化后,用甲醛灭活,按比例混合后,制成的 3 价液体疫苗。

【适应证】 接种本品,可以诱导机体产生主动免疫,预防由脊髓灰质炎 1 型、2 型和 3 型病毒导致的脊髓灰质炎。本疫苗可用于婴幼儿、儿童和成人。

【不良反应】 1. 常见注射部位局部反应,包括疼痛、红斑(皮肤发红)、硬结、一过性的发热。

2. 罕见的不良反应 过敏反应(风疹、血管神经性水肿、过敏性休克)、一过性关节痛和肌痛、惊厥(伴或不伴发热)。

3. 接种后 2 周内可能出现头痛、中度和一过性的感觉异常(主要位于下肢);接种后最初几小时或几天可能出现兴奋、嗜睡和易激惹,但很快会自然消失。

【禁忌与慎用】 1. 对本品中的活性物质、任何一种非活性物质或生产工艺中使用物质,如新霉素、链霉素和多黏菌素 B 过敏者,或以前接种本品时出现过敏者。

2. 发热或急性疾病期患者应推迟接种本品。

3. 目前未知妊娠期妇女接种本疫苗是否会影响胎儿,只有在非常必要时,妊娠期妇女才可接种本品。

4. 尚不明确本疫苗是否通过乳汁分泌。因为多种药物可通过乳汁分泌,哺乳妇女接种本疫苗时应该格外谨慎。

【剂量与用法】 1. 本品推荐最佳注射途径是肌内注射。婴幼儿肌内注射的最佳部位是大腿前外侧中部,儿童、青少年和成人则为三角肌。注射部位也可参考国家计划免疫程序的推荐意见。

2. 根据本品在国内的临床试验结果,推荐常规免疫接种程序:2、3、4 月龄进行基础免疫,一次 0.5 ml。18 月龄加强免疫(即第 1 次加强),一次 0.5 ml。

3. 对从未接种过本疫苗的成人,推荐连续接种 2 次(间隔 1～2 个月,建议 2 个月),一次 0.5 ml。

4. 加强免疫 对于 1～2 岁的儿童,第 4 次接种(即第 1 次加强)应在第 3 次接种后 1 年进行。

5. 对于成人,第 3 次接种(即第 1 次加强)应在第 2 次接种后 8～12 个月进行。

6. 对于儿童和青少年,每 5 年应加强接种 1 次;对于成人,每 10 年应加强接种 1 次。

【用药须知】 1. 本品严禁血管内注射,应确保针头没有进入血管后才能注射。

2. 患有血小板减少症或者出血性疾病者,肌内注射本品后可能会引起出血。

3. 正在接受免疫抑制剂治疗或免疫功能缺陷的患者,接种本疫苗后产生的免疫反应可能减弱。接种应推迟到治疗结束后或确保其得到了很好的保护。对慢性免疫功能缺陷的患者,例如 HIV-1 感染者,即使基础疾病可能会导致有限的免疫反应,也推荐接种本品。

4. 同任何疫苗一样,预防接种本品有可能不能保护 100% 的个体。

【制剂】 注射液:0.5 ml;5 ml。本品每一人次剂量为 0.5 ml,含有脊髓灰质炎病毒 1 型 40DU、脊髓灰质炎病毒 2 型 8DU、脊髓灰质炎病毒 3 型 32DU。

【贮藏】 贮于 2～8 ℃。

甲型肝炎减毒活疫苗
(hepatitis A vaccine, live)

本品由甲型肝炎减毒株在人二倍体细胞上培养后制得。

【药理作用】 接种本疫苗后,可刺激机体产生抗甲型肝炎病毒的免疫力,用于预防甲型肝炎。

【适应证】 用于 1 岁半以上的甲型肝炎易感者,预防甲型肝炎。

【不良反应】 少数可能出现局部疼痛、红肿,一般在 72 h 内自行缓解。偶有皮疹出现,不需特殊处理,必要时,可对症治疗。

【禁忌与慎用】 1. 身体不适,腋温超过 37.5 ℃者。

2. 急性传染病或其他严重疾病者。

3. 免疫缺陷或接受免疫抑制剂者。

4. 过敏体质者。

5. 妊娠期妇女慎用。

【剂量与用法】　于上臂外侧三角肌附着处皮下注射 1.0 ml。

【用药须知】　1. 开启疫苗瓶和注射时,切勿使消毒剂接触疫苗。

2. 本品浑浊、有异物或瓶有裂纹者,不得使用。

3. 注射免疫球蛋白者,应间隔 1 个月以上再接种本品。

4. 严禁冻结。

【制剂】　注射液:1.0 ml。每一人次剂量为 1.0 ml,含甲型肝炎活病毒量应不低于 $6.5\ \lg\ CCID_{50}$。

【贮藏】　遮光,贮于 2～8 ℃。

甲型肝炎灭活疫苗
(inactivated hepatitis A vaccine)

本品系用甲型肝炎病毒株接种人胚肺二倍体细胞,经培养繁殖、收获、提纯、甲醛灭活后和氢氧化铝吸附制成。

【药理作用】　接种本疫苗后,可刺激机体产生抗甲型肝炎病毒的免疫力,用于预防甲型肝炎。

【适应证】　用于 1 岁以上的甲型肝炎易感者,预防甲型肝炎。

【不良反应】　局部不良反应多为疼痛,偶有红肿、硬结;全身不良反应有头痛、发热、恶心等,持续时间不超过 24 h,一般可自行缓解。如出现过敏反应,应及时作对症治疗。

【禁忌与慎用】　1. 患有肝炎或其他严重疾病者禁用。

2. 已知对本品任何一种成分过敏者禁用。

3. 免疫缺陷或接受免疫抑制剂者。

4. 过敏体质者慎用。

【剂量与用法】　上臂三角肌肌内注射,初次免疫用一支本品,间隔 6 个月加强免疫一支疫苗,16 岁以上用成人剂量;1～15 岁用儿童剂量。

【用药须知】　1. 注射前充分摇匀。

2. 容器有裂纹、疫苗变质或有摇不散的块状物不得使用。

3. 发热患者应推迟接种。

【制剂】　①成人规格为 1.0 ml/支(瓶),每一人次剂量为 1.0 ml,含甲肝病毒抗原 500 U。②儿童规格为 0.5 ml/支(瓶),每一人次剂量为 0.5 ml,含甲肝病毒 250 U。

【贮藏】　遮光,贮于 2～8 ℃。

乙型肝炎疫苗
(hepatitis B vaccine)

本品的研制先后经历了血源性疫苗和基因工程疫苗阶段。目前,基因工程乙肝疫苗技术已相当成熟,中国自行研制的疫苗经多年观察证明安全有效,亦已批准生产。

血源性的本品是以乙型肝炎表面抗原携带者的血液为原料,加工提纯得到的直径为 22 nm 的小颗粒,乙型肝炎表面抗原颗粒,经甲醛灭活处理,加入氢氧化铝吸附制成。

基因重组的本品是由重组酵母或重组 CHO 工程细胞表达的乙型肝炎表面抗原,经纯化、灭活及加入佐剂吸附制成。

【适应证】　接种本疫苗后,可刺激机体产生抗乙型肝炎病毒的免疫力,用于预防乙型肝炎。

【不良反应】　1. 常见不良反应　注射局部疼痛、红肿或中、低度发热,一般不需要特殊处理,可自行缓解,必要时可对症治疗。

2. 罕见不良反应　过敏性休克、脱髓鞘病变、过敏性皮疹、血小板减少性紫癜、神经系统疾病、急性肾小球肾炎和肝、肾疾病。

【禁忌与慎用】　1. 患有发热、急性或慢性严重疾病者过敏者禁止使用。

2. 对酵母成分过敏者禁用本品酵母表达的产品。

3. 妊娠期妇女慎用。

【剂量与用法】　1. 一般新生儿、儿童、成人接种 $10\ \mu g$,按 0、1、6 月免疫,三角肌肌内注射。

2. 高危人群,尤其是 HBsAg 阳性母亲的新生儿接种 $20\ \mu g$,按 0、1、6 月免疫,三角肌肌内注射。

3. HBsAg 和 HBeAg 阳性母亲的新生儿联合使用乙型肝炎免疫球蛋白(HBIG)与本品 $20\ \mu g$。即在出生后 6 h 内,肌内注射 1 支 HBIG(100 IU/ml),2～4 周后开始注射第 1 针本品,第 2、3 针间隔与一般新生儿相同。

【用药须知】　1. 用药前摇匀。

2. 玻璃瓶破裂或有摇不散块状物时不能使用。

3. 应备有肾上腺素,以防偶有过敏反应发生时使用。

【制剂】　注射液:$5\ \mu g/0.5\ ml$;$10\ \mu g/0.5\ ml$;$10\ \mu g/1\ ml$;$20\ \mu g/1\ ml$。

【贮藏】　贮于 2～8 ℃。

狂犬病疫苗
(antirabic vaccine)

本品是将狂犬病固定病毒置于适当组织细胞中

培养后,经灭活处理,加入氢氧化铝吸附剂制成。

【适应证】　主要用于暴露后接种预防,凡被狂犬或其他疯动物(如猫)咬伤或抓伤者,均应立即注射。本品也可用于暴露前接种(预防性基础免疫),对象主要是感染狂犬病风险大的健康人,如畜牧人员、实验室工作人员。

【不良反应】　局部红肿、疼痛、硬结、发热、头痛、不适和皮疹。

【剂量与用法】　1. 被咬伤者应立即用20％的肥皂水反复冲洗伤口,再用碘酊消毒,并立即注射本品。一般不可少于5次,即咬伤后第0、3、7、14、30天各注射1支(2 ml)。采用肌内注射,在注射第1剂量疫苗的同时还要注射狂犬病血清或狂犬病免疫球蛋白,但不可与疫苗在同一部位注射。

2. 暴露前预防性接种可于第0、7、14天各注射1支,此后每年须加强1次。

【用药须知】　1. 疫苗瓶壁有裂纹、标签不清及有异物者均不可使用。

2. 切忌饮酒、浓茶等刺激性食物及剧烈运动等。

3. 本品供上臂三角肌肌内注射,儿童应在大腿前侧区肌内注射。禁止臀部注射。

【制剂】　①注射液:1 ml,含狂犬病疫苗效价不低于2.5 IU。②注射剂(粉):每剂一安瓿,临用前用所附稀释液1支溶化本品冻干粉。

【贮藏】　贮于2～8 ℃。

肾病综合征出血热纯化疫苗
(haemorrhagic fever with renal syndrome purified)

本品系用Ⅰ型、Ⅱ型或Ⅰ型和Ⅱ型肾病综合征出血热病毒接种原代沙鼠肾细胞,经培养、收获病毒液、灭活病毒,加入氢氧化铝佐剂制成。

【适应证】　用于肾病综合征出血热疫区的居民及进入该地区的人员,主要对象为10～60岁的高危人群。接种该疫苗后,可刺激机体产生抗Ⅰ型、Ⅱ型或Ⅰ型和Ⅱ型肾病综合征出血热病毒的免疫力。用于预防相应类型的肾病综合征出血热。

【不良反应】　个别有发热、头晕、皮疹者应注意观察,必要时给予适当治疗。因疫苗含有氢氧化铝佐剂,少数人在注射后局部可出现硬结、轻度肿胀和疼痛,一般在1～3 d内自行消退。

【禁忌与慎用】　1. 发热,患急性疾病、严重慢性病、神经系统疾病者禁用。

2. 患过敏性疾病、既往对抗生素或生物制品有过敏史者禁用。

3. 妊娠期妇女禁用。

4. 哺乳期妇女使用时,应暂停哺乳。

【剂量与用法】　于上臂外侧三角肌肌内注射,基础免疫为3剂,于第0天、第7天、第28天各注射一次,基础免疫后1年应加强免疫一次,每次1.0 ml。

【用药须知】　1. 注射前应充分摇匀。

2. 疫苗异常浑浊、变色、有异物及摇不散的块状物者,疫苗瓶有裂纹者,均不得使用。

3. 应备有肾上腺素等药物,以备偶有发生严重过敏反应时急救用,接受注射者在注射后应在现场休息片刻。

4. 严禁冻结。

【制剂】　注射剂:Ⅰ型、Ⅱ型或双价疫苗均为每瓶1.0 ml,每一人次剂量为1.0 ml。

【贮藏】　遮光,贮于2～8 ℃。

水痘减毒活疫苗
(varicella vaccine, live)

本品为水痘病毒(OKA株)在人二倍体细胞上繁殖而获得的冻干制品。

【适应证】　用于以前从未感染过水痘的个体进行主动免疫,以预防感染水痘病毒。适用于下列人群。

1. 12个月以上的健康个体。

2. 高危患者

(1) 急性白血病患者　急性白血病患者感染水痘后具有特殊的危险性,如果这些患者无既往感染史或血清抗体阴性时应接种疫苗。

当对急性期白血病患者进行免接种,维持化疗的患者应在接种前1周及接种后1周停止化疗。同样,接受放射治疗的患者一般在治疗期间不予免疫接种。

一般情况下,患者处于血液学完全缓解期时可以接种疫苗,但受种者淋巴细胞总计数应至少要在1200/mm³或没有细胞免疫功能缺陷的明显征兆。

(2) 接受免疫抑制剂治疗的患者　由于恶性实体瘤或严重慢性疾病(如慢性肾衰竭、自身免疫性疾病、胶原病、严重支气管哮喘)而接受免疫抑制剂治疗(包括皮质类固醇治疗)的患者易感染严重水痘。一般情况下,当患者处于血液学完全缓解期时可以接种疫苗,但接种者淋巴细胞总计数应至少在1200/mm³或没有细胞免疫功能缺陷的明显征兆。

(3) 器官移植患者　如果考虑进行器官移植(如肾脏移植),应在进行免疫抑制治疗前几周进行疫苗接种。

(4) 慢性疾病患者　慢性疾病(如代谢和内分泌紊乱、慢性肺部和心血管疾病、囊肿性纤维和神经肌肉异常)的患者可能也易患严重水痘。

3. 健康密切接触者　为减少把病毒传播给高危患者的危险性,易感的健康密切接触者应接种疫苗。包括高危患者的父母和兄弟姐妹、医务人员、医学辅助人员和其他与水痘患者和高危患者有密切接触的人员。

【不良反应】　1. 感染和侵袭性感染　少见上呼吸道感染、咽炎。

2. 血液和淋巴系统　少见淋巴结病。

3. 精神系统　少见易激惹。

4. 神经系统　少见头痛、嗜睡。

5. 眼部　罕见结膜炎。

6. 呼吸道、胸部和纵隔　少见咳嗽、鼻炎。

7. 胃肠道　少见恶心、呕吐,罕见腹痛、腹泻。

8. 皮肤和皮肤附属组织　常见皮疹,少见水痘样皮疹、瘙痒,罕见荨麻疹。

9. 骨骼肌肉和关节　少见关节痛、肌痛。

10. 全身和注射部位症状　很常见疼痛或局部发红;常见注射部位水肿、发热(口温、腋温≥37.5 ℃或肛温≥38.0 ℃);少见发热(口温、腋温＞39.0 ℃或肛温＞39.5 ℃)、疲劳、不适。

【禁忌与慎用】　1. 禁用于淋巴细胞总数少于$1.2×10^9$/L 或表现有细胞免疫功能缺陷的个体,如白血病活动期、淋巴瘤、恶病质、HIV 临床发病期或正在接受免疫抑制治疗(包括应用高剂量皮质醇激素)的患者。

2. 禁用于已知对新霉素全身超敏的个体,但对新霉素有接触性皮炎史者不是禁忌证。

3. 妊娠期间禁用。另外,免疫后 3 个月内应避免妊娠。

【药物相互作用】　1. 接受免疫球蛋白或输血治疗的个体,应至少推迟 3 个月接种本品。因为有可能导致免疫失败。

2. 本品接种后 6 周内应避免使用水杨酸盐;已有报道,自然感染水痘病毒后因使用水杨酸盐导致雷耶综合征的发生。

【剂量与用法】　1. 12 月龄至 12 岁的儿童需要接种 1 剂疫苗。

2. 13 岁及 13 岁以上的个体需要接种 2 剂疫苗,两剂之间要间隔 6～10 周。

3. 以上免疫程序适用于健康个体及高危患者。13 岁及以上的高危患者也需要接种 2 剂疫苗。

4. 对于高危患者,免疫后定期测定水痘抗体以确证他们是否需要再免疫。

5. 本品仅用于皮下注射,不应皮内注射且严禁静脉注射。

【用药须知】　1. 急性发热性疾病的个体,应推迟接种本品。然而,对于健康个体,轻微感染不是免疫禁忌证。

2. 同其他水痘疫苗一样,在曾经接种过水痘减毒活疫苗的个体中出现了水痘突发病例。这些水痘突发病例均很轻微,与未接种疫苗的个体相比,皮肤损伤、发热和咳嗽均较轻。

3. 在血清学阴性的受种者的接触者中,水痘疫苗 Oka 病毒传播的发生率很低。但受种者未出现伴随接种的皮肤损伤则不能证实发生病毒的传播。

4. 和注射其他疫苗一样,应随时准备肾上腺素处理,以防注射疫苗后发生罕见的过敏反应。一般情况下,接受免疫者应在接种疫苗后接受 30 min 的医疗监护。

5. 虽然疫苗病毒的传播仅在极罕见的情况下发生。但所有可能感染水痘的人,特别是接种后 2～3 周内出现皮肤反应者,应避免与妊娠妇女及易患严重水痘的白血病患者和接受免疫抑制剂治疗者接触,尤其是避免接触妊娠前 3 个月的妇女。如果不能避免接触上述人群,则需要权衡疫苗病毒引起传播的潜在危险与自然感染水痘病毒的危险。

6. 将装于注射器或小瓶中的稀释液加入装有冻干疫苗的小瓶中,充分振摇以确保疫苗小丸完全溶解,然后,将液体吸回注射器中。pH 的微小变化可导致复溶疫苗颜色呈澄明桃红色至粉色,但不会改变疫苗质量。

7. 乙醇和其他消毒剂可灭活疫苗中的减毒病毒,因此,要确保消毒剂从皮肤上完全挥发后再立即接种疫苗。

【制剂】　注射剂(粉):2000 PFU/人份。

【贮藏】　遮光,贮于 2～8 ℃。

吸附白喉疫苗
(diphtheria vaccine adsorbed)

本品系高纯度精制白喉类毒素经氢氧化铝吸附制成。

【适应证】　用于 6 个月至 12 岁的儿童预防白喉。

【不良反应】　注射本品局部可有红肿、疼痛、发痒,或有低热、疲倦、头痛等,一般不需处理即行消退。

【禁忌与慎用】　1. 有严重疾病、发热者禁用。

2. 对本品过敏者禁用。

3. 注射白喉类毒素后发生神经系统反应者禁用。

【剂量与用法】　于上臂三角肌肌内注射,第 1

针注射 0.5 ml,间隔 4～8 周再注射第 2 针 0.5 ml。第 2 年注射 1 针 0.5 ml,3～5 年后加强免疫,注射 1 针 0.5 ml。

【用药须知】 应备肾上腺素,当偶有发生休克时急救用。

【制剂】 注射液:0.5 ml。

【贮藏】 遮光,贮于 2～8 ℃。

流行性感冒疫苗
(influenza vaccine)

流感疫苗有灭活疫苗和减毒疫苗两种。

1. 流感病毒有甲、乙、丙三型,其中以甲型最易引起流行,对人群的危害也最大。由于流感病毒的主要表面抗原 H(血凝素)和抗原 N(神经氨酸苷酶)的抗原极不稳定,表现在流感病毒的抗原性一直发生着周期性变化,使原来使用的疫苗失去了免疫的效果,导致流感的周期性大流行或小范围流行。因此,更新疫苗总是等待联合国卫生组织的一次新建议予以酌情改变,以便将最新确定的变异株的抗原包括在内。

2. 流感的灭活疫苗分为全病毒疫苗、裂解病毒疫苗和亚单位疫苗三种。一般将甲、乙两型病毒制成二价疫苗,也有制成单价、三价的。

鼻内用流感病毒活疫苗(季节性)
(influenza virus vaccine live intranasal,seasonal)

本品为鼻喷式流感病毒疫苗。

【用药警戒】 1. 如出现以下过敏症状和体征应立即呼叫紧急救护:荨麻疹、呼吸窘迫(如哮喘、咽喉肿胀)、头晕等。

2. 如出现下列症状,应立即停药,并立即就医:血管神经性水肿、心血管变化(如低血压)或胃肠道症状(如恶心、呕吐)等。

【理化性状】 本品是预充于喷雾剂中的一次性使用的无色或者淡黄色的、有轻微浑浊的液体。

【药理作用】 用于预防季节性流感,含有活性疫苗的减毒(低温)流感病毒甲和乙型,流感病毒疫苗通过滴鼻后,疫苗病毒在鼻咽上皮细胞复制,诱导保护性免疫。

【适应证】 预防季节性流感。

【不良反应】 1. 严重不良反应有血管神经性水肿、呼吸窘迫(如哮喘、喉咙肿胀)、头晕、心血管系统变化(如低血压),或胃肠道症状(如恶心、呕吐)。

2. 成人常见的不良反应主要为流鼻涕(44%)、头痛(40%)、喉咙痛(28%)、疲劳/无力(26%)、肌肉疼痛(17%)、咳嗽(14%)、发冷(9%)、鼻塞(9%)、鼻

窦炎(4%)。儿童使用本品常见流鼻涕或鼻塞(58%)、食欲缺乏(21%)、易怒(21%)、发热(16%)、嗜睡(14%)、咽喉痛(11%)、头痛(9%)、肌肉疼痛(6%)和发冷(4%)。

【妊娠期安全等级】 B。

【禁忌与慎用】 1. 对鸡蛋蛋白、庆大霉素、明胶或精氨酸过敏者禁用。

2. 未满 24 个月的婴儿禁用。

3. 有哮喘或复发性哮喘者慎用。

4. 近期发生哮喘的 5 岁以下儿童慎用。

5. 尚无格林-巴利综合征患者应用本品的资料,因此,使用本品应该考虑潜在的风险。

6. 应用阿司匹林治疗或者在治疗药物中含有阿司匹林成分的儿童禁用。

【药物相互作用】 1. 本品与抗流感病毒药物同时使用,可能会降低流感疫苗的疗效。由于抗流感病毒药物会减少流感病毒的复制,这些药物可以降低流感病毒疫苗的免疫活性。

2. 2～17 岁少年儿童同时使用本品与阿司匹林可能诱发雷耶综合征。

3. 免疫抑制剂(如烷化剂、抗代谢药、糖皮质激素、辐射)可能降低抗体对流感病毒疫苗的反应,且可增加不良反应。通常接受高剂量糖皮质激素的患者或使用皮质激素导致全身性免疫抑制者禁止接种活病毒疫苗。美国防接种咨询委员会(ACIP)建议疫苗的接种通常推迟至停用免疫抑制治疗至少 3 个月后,包括化疗或放疗的白血病、恶性肿瘤或其他造血实体肿瘤或实体器官移植者。

4. 本品与免疫球蛋白类疫苗同用时会影响前者效果,如乙肝免疫球蛋白(HBIG)、狂犬病免疫球蛋白(RIG)、破伤风免疫球蛋白(TIG)、水痘带状疱疹免疫球蛋白(VZIG)。

【剂量与用法】 1. 本品应在每年流感季节来临前接种,仅供鼻腔喷雾使用,禁止肌内注射或静脉注射。

2. 9 岁以上儿童及 50 岁以下成人,使用 1 剂(0.2 ml 的一次性鼻喷式流感疫苗),每个鼻孔 0.1 ml。不建议在 50 岁以上成年人(包括老年人)使用。

3. 2～8 岁儿童使用 2 剂,至少间隔 4 周。

【用药须知】 1. 有哮喘病史或复发性气喘或最近有过 1 次哮喘发作(12 个月之内)者,不能接种本品,以防哮喘发作。

2. 已有使用本品产生鼻塞、流鼻涕、头痛、疲劳、嗜睡等不良反应的报道,建议使用本品者不要驾驶机动车、操作重型机械、高空作业等精神高度集中的

工作。如果反应严重应即就医。

3. 尚无同时使用其他鼻内制剂的报道,建议使用本品前后停止使用其他鼻内制剂。

4. 儿童应在医师,家长监护下使用本品。

5. 如果接种者在接种时打喷嚏不必重新接种。

【制剂】　预装一次性喷雾器:0.2 ml。

【贮藏】　贮于2～8 ℃。不应冷冻。一次性使用。

裂解灭活流感病毒疫苗
(inactivated influenza vaccine,split virion)

本品是建立在流感全病毒灭活疫苗的基础上,通过选择适当的裂解剂和裂解条件裂解流感病毒,去除病毒核酸和大分子蛋白,保留抗原有效成分 HA 和 NA 及部分 M 蛋白和 NP 蛋白,经过不同的生产工艺去除裂解剂和纯化有效抗原成分制备而成。

【药理作用】　接种本品后,可以诱导机体产生针对血凝素和神经氨酸酶表面抗原的抗体,这些抗体可以中和流感病毒。血清中的血凝素抑制滴度不少于1:40时被认为有保护。具有保护性抗体的浓度通常在2～3周内获得。由疫苗产生的对于疫苗相同株或类似株的免疫保护持续时间有所不同,通常为6～12个月。

【适应证】　用于成人和6个月以上儿童预防流感。

【不良反应】　1. 神经系统　头痛。

2. 皮肤和皮下组织　出汗。

3. 骨骼肌和结缔组织　肌肉痛、关节痛。

4. 全身反应　高热、感觉不适、寒战、疲倦。

5. 注射部位局部反应　发红、肿胀、疼痛、皮肤出血、硬结。

6. 血液和淋巴系统　暂时性血小板减少症、暂时性淋巴结肿大。

7. 免疫系统　罕见休克和血管神经性水肿等过敏反应。

8. 神经系统　神经痛、感觉异常、热性惊厥、神经障碍如脑脊髓炎、神经炎和吉兰-巴雷综合征。

9. 血管　血管炎,罕见情况下会同时暂时影响到肾脏。

10. 皮肤和皮下组织　全身皮肤反应,包括瘙痒、荨麻疹或非特异性皮疹。

【妊娠期安全等级】　B。

【禁忌与慎用】　参见流感病毒活疫苗。

【药物相互作用】　1. 接种该疫苗与其他疫苗之间不需要时间间隔。如果完全不同的疫苗需要同时接种,应选择不同的接种部位。

2. 免疫抑制药物包括免疫抑制剂、化疗药、抗代谢药物、烷化剂、细胞毒素类药物、皮质类固醇类药物等,可能会降低机体对本品的免疫应答。

【剂量与用法】　流感病毒裂解疫苗应于流感季节开始以前接种,或根据流行病学的需要使用。每年应按年龄重复注射适当的剂量或更新的抗原组分。本品可肌内注射或皮下注射,血小板减少症或其他出血性疾病患者应于皮下接种,因为肌内注射可能使这些患者发生出血。

1. 成人和3岁以上的儿童、青少年　接种1次,注射0.5 ml。

2. 6个月至3岁的儿童　接种1次,注射0.25 ml。

3. 对以前没有接种过的儿童,应接种2剂,间隔至少4周。

【用药须知】　1. 同其他注射疫苗一样,为防止发生极罕见的过敏反应,应随时准备相应的急救处理设备(肾上腺素、皮质激素、抗组胺药)。

2. 本品在任何情况下不能静脉注射。

3. 对于自身或由于治疗引起免疫抑制的患者,注射本品后产生的免疫应答可能不足(低免疫反应由疾病或药物引起)。

4. 本品含有微量的硫柳汞并有可能引起过敏反应。

5. 本品含有的痕量硫酸庆大霉素在非常罕见的情况下可能会引起过敏反应。

【制剂】　注射液:0.5 ml。

【贮藏】　贮于2～8 ℃。不应冷冻。一次性使用。

亚单位流感病毒疫苗
(subunit influenza vaccine)

别名:Polyvalent Virosomal Influenza Vaccine、Influenza vaccine surface antigen,inactivated

本品是将流感病毒株经受精的鸡胚培养繁殖,再经甲醛灭活后制备的流感病毒表面抗原(血凝素和神经氨酸酶)。

【药理作用】　接种本品后,可以诱导机体产生针对血凝素和神经氨酸酶表面抗原的抗体,这些抗体可以中和流感病毒。

【适应证】　用于成人和6个月以上儿童预防流感。

【不良反应】　1. 常见不良反应,包括注射部位反应(红肿、疼痛、红斑、硬结)、发热、不适、寒战、疲劳、头痛、出汗、肌痛、关节痛。上述不良反应通常在1～2 d内消失,无须治疗。

2. 少见皮肤反应,包括瘙痒、荨麻疹,非特异性皮疹。

3. 罕见神经痛(敏感神经的神经区域疼痛)、感觉异常(异常的感觉如烧灼、麻木、刺痛等)、惊厥、一过性血小板减少症(血小板减少)。一过性的淋巴结肿大(短暂的脖颈、腋窝腹股沟腺体肿大)。

4. 在极个别情况下造成休克。严重过敏反应包括严重和突发性低血压,心跳加速或减慢,异常疲乏或羸弱,焦虑,神经紧张,意识丧失,呼吸和吞咽困难,瘙痒(特别在足部或手掌),伴随或不伴随血管神经性水肿的皮疹(肿胀和瘙痒的皮肤区域多见于末端、外生殖器和面部,特别是眼和唇周围),皮疹(特别是耳部周围),恶心,呕吐,胃绞痛,腹泻,都曾有报道。

5. 极罕见脉管炎,伴有短暂的肾损害,神经系统紊乱,如脑髓炎、神经炎和格林-巴利综合征。

【禁忌与慎用】【药物相互作用】 参见流感裂解疫苗。

【剂量与用法】 1. 成人和3岁以上的儿童、青少年 接种1次,注射0.5 ml。

2. 6个月至3岁的儿童 接种1次,注射0.25 ml。

3. 对以前没有接种过的儿童 应接种2剂,间隔至少4周。

【用药须知】 参见流感裂解疫苗。

【制剂】 注射液:0.5 ml。

【贮藏】 贮于2~8℃。不应冷冻。一次性使用。

流感全病毒灭活疫苗
(influenza vaccine whole virion, inactivated)

【简介】 本品系由甲1型、甲3型和乙型之当前流感病毒流行株,经鸡胚培养、灭活、纯化后三型等量混合制成。用于12岁以上儿童、成人及老年人预防流感。对于12岁以下儿童不良反应较多,安全性不如裂解疫苗和亚单位疫苗。于上臂三角肌肌内注射1.0 ml。12岁以下儿童及妊娠期妇女禁用,其余材料参见流感裂解疫苗。注射液:1.0 ml。

流感病毒灭活吸附疫苗
(pandemic influenza vaccine inactivated, adjuvanted)

【简介】 本品系采用世界卫生组织(WHO)推荐并提供的疫苗病毒株接种鸡胚,经培养、收获病毒液、灭活病毒、纯化和氢氧化铝吸附后制成。用于18~60岁人群的预防接种。在大流行流感发生时或紧急情况下,由国家启动用于大流行流感的预防接种。

于上臂三角肌肌内注射,推荐本疫苗基础免疫接种2针,每剂0.5 ml,间隔28 d。在大流行期间接种无禁忌证。注射液:0.5 ml。其余材料参见流感裂解疫苗。

甲型 H_1N_1 流感病毒裂解疫苗
(H_1N_1 Influenza A vaccine split virion, inactivated)

【简介】 本品系采用世界卫生组织(WHO)推荐的甲型 H_1N_1 流感病毒株(疫苗生产株)接种鸡胚,经病毒培养、收获病毒液、灭活病毒、浓缩、纯化、裂解后制成。本品用于3~60岁人群的预防接种,用于预防甲型 H_1N_1 流感。

于上臂三角肌肌内注射,接种1针,每剂0.5 ml。注射免疫球蛋白者应至少间隔1个月以上接种本疫苗,以免影响免疫效果。妊娠期妇女及哺乳期妇女应权衡利弊后使用。其余材料参见流感裂解疫苗。注射液:0.5 ml;1 ml。

B型流感嗜血杆菌结合疫苗
(haemophilus B conjugate vaccine)

别名:贺新立适、Hiberix

本品是一种预防B型流感嗜血杆菌引起的感染性疾病的活疫苗。

【ATC】 J07AG01

【药理作用】 流感嗜血杆菌为革兰阴性杆菌,其中大多数菌株为B型流感嗜血杆菌,可以引起如败血症和脑膜炎等侵袭性疾病。已证实磷酸多核糖基核糖醇抗体(anti-PRP)水平与预防B型流感嗜血杆菌引起的侵袭性疾病有关。具有预防作用的抗体最小浓度为0.15 μg/ml,浓度≥1.0 μg/ml预防这些疾病至少1年,抗体水平可用来评估B型流感嗜血杆菌疫苗的有效性。

【适应证】 B型流感嗜血杆菌引起的侵袭性疾病加强免疫,适用年龄15个月至4岁。本品尚未被批准用于初次免疫。

【不良反应】 临床研究中发现的不良反应如下。

1. 局部反应 局部红、肿、痛。

2. 全身反应 发热、烦躁、躁动、食欲缺乏、嗜睡、腹泻、呕吐。

3. 严重不良反应 1008例受试者中有2例发生严重不良反应,均在加强接种后30 d内发生,一例是双侧肺炎,另一例是乏力。

上市后不良反应如下。

1. 全身和注射部位反应 接种肢体广泛肿胀、注射部位硬结。

2. 免疫系统 过敏反应(过敏和过敏样反应)、

血管神经性水肿。

3. 神经系统　抽搐（伴或不伴发热）、低张力低应答发作、嗜睡、晕厥、血管迷走神经反应。

4. 呼吸、胸腔和纵隔疾病　呼吸暂停。

5. 皮肤和皮下组织疾病　皮疹、荨麻疹。

【妊娠期安全等级】　C。

【禁忌与慎用】　1. 已知对疫苗中任何成分有过敏史者及既往接种 B 型流感嗜血杆菌疫苗或破伤风类毒素后有过敏症状者禁用。

2. 如果以往使用疫苗（包括破伤风类毒素）后 6 周内出现过格林-巴利综合征，若使用本品应权衡利弊，谨慎使用。

3. 注射液瓶塞含有天然乳胶成分，乳胶过敏者使用本品可能会发生过敏反应。

【药物相互作用】　1. 实验室检查　接种 B 型流感嗜血杆菌结合疫苗后，在尿液中曾发现荚膜多糖成分。因此，接种疫苗后 1～2 周尿抗原检测对是否感染 B 型流感嗜血杆菌可能没有诊断价值。

2. 临床研究证明，本品与 DTaP（白百破三联疫苗）、DTaP-IPV（白百破、脊髓灰质炎疫苗）、DTaP-HBV-IPV（白百破、乙肝、脊髓灰质炎疫苗）或 DTaP-HBV（白百破、乙肝疫苗）同时接种，对所测试的各单一抗原产生的免疫反应没有影响，但还缺乏足够的数据证实本品不影响同用的其他疫苗的免疫应答。

3. 放疗、抗代谢药、烷化剂、细胞毒类药物和大于生理剂量的糖皮质激素的免疫抑制治疗，会降低本品的免疫应答。

【剂量与用法】　本品溶解后肌内注射，单次剂量 0.5 ml。注射部位：大腿外侧或三角肌处。

【用药须知】　1. 使用前详细询问患者是否有疫苗过敏史，接种本品后若出现过敏反应，应迅速给予肾上腺素和其他适当的药物进行治疗。

2. 本品在免疫抑制儿童中的疗效和安全性尚不确定，免疫抑制儿童或正接受免疫抑制治疗的儿童接种本品后可能无法获得应有的免疫反应。

3. 在接种包括本品在内的 B 型流感嗜血杆菌疫苗后 1～2 周内，尿抗原检测对是否感染 B 型流感嗜血杆菌可能没有诊断价值。

4. 本品不能代替常规破伤风疫苗的免疫接种。

5. 在接种前，应仔细观察稀释液及溶解后的疫苗是否有外来颗粒物和变色，如有则不能使用。

6. 本品溶解后在 2～8 ℃冰箱冷藏不得超过 24 h。如溶解后不能马上使用，注射前应充分振摇。

7. 本品仅供肌内注射，请勿静脉、皮下或皮内给药。

8. 本品仅用于已接种过初次免疫儿童的加强免疫。

9. 本品与其他疫苗同用时，应注意切勿混合，应使用不同注射器且在不同部位注射。

10. 5～16 岁或小于 15 个月的小儿使用本品的疗效和安全性尚未确立。

11. 本品的致癌、致畸、致突变作用尚未评估。

【制剂】　注射剂（粉）：每个剂量含 10 μg 荚膜多糖、25 μg 破伤风类毒素、12.6 μg 乳糖、≤0.5 μg 残留甲醛。本品不含防腐剂。

【贮藏】　遮光，2～8 ℃冷藏保存。不得冷冻。

水痘带状疱疹疫苗
(raricella-aoster vaccine)

【简介】　水痘的病原体是水痘-带状疱疹病毒，它通过皮肤损害的小液滴气雾化而传播，其病程具有自限性。

水痘疫苗上市者较多，其中有 20 世纪 70 年代日本通过豚鼠和人细胞培养传代减毒而获得的 OKA 株制成的减毒活疫苗，已进行过较为广泛的人体试验，证明其能够诱发体液和细胞免疫应答，对水痘和带状疱疹的预防有效。日本、韩国已广泛应用此产品。

牛痘苗
(smallpox vaccine)

别名：痘苗、天花疫苗

【简介】　牛痘苗一直用来预防天花，效果达 100％。1980 年，世界卫生组织宣布世界上已无天然状态的天花。目前，此种痘苗仅用于可能感染痘病毒的实验室工作人员。然而，在世界局势不稳定的情势下，保存着此种疫苗是有必要的。

伤寒 Vi 多糖疫苗
(Vi polysaccharide typhoid vaccine)

本品系用伤寒沙门菌培养液纯化的 Vi 多糖，经用磷酸盐缓冲液稀释制成，为无色澄明液体。

【适应证】　主要用于部队、港口、铁路沿线的工作人员，下水道、粪便、垃圾处理人员，饮食业、医务防疫人员及水上居民，或有本病流行地区的人群。接种本疫苗后，可使机体产生体液免疫应答。用于预防伤寒。

【不良反应】　1. 常见不良反应　个别受种者可出现短暂低热，局部稍有压痛感，一般可自行缓解，不需特殊处理。

2. 极罕见不良反应　个别受种者可出现过敏性

皮疹,应及时就诊。

【禁忌与慎用】 1.已知对该疫苗的任何组分过敏者禁用。

2.患急性疾病、严重慢性疾病、慢性疾病的急性发作期和发热者禁用。

3.妊娠期妇女禁用。

4.家族和个人有惊厥史者、患慢性疾病者、有癫痫史者、过敏体质者、哺乳期妇女慎用。

【剂量与用法】 上臂外侧三角肌肌内注射,注射1针,剂量为0.5 ml。

【用药须知】 1.疫苗瓶有裂纹、标签不清或失效者、疫苗瓶有异物均不得使用。

2.疫苗开启后应立即使用,如需放置,应置2～8 ℃,并于1 h内用完,剩余均应废弃。

3.应备有肾上腺素等药物,以供偶有发生的严重过敏反应时急救用,接受注射者在注射后应在现场观察至少30 min。

4.注射过免疫球蛋白者,应间隔1个月以上再接种本疫苗,以免影响免疫效果。

5.严禁冻结。

【制剂】 注射液:每瓶5 ml(10人次剂量)、1 ml(两人次剂量)或0.5 ml(一人次剂量);每一人次剂量0.5 ml,含伤寒Vi多糖应不低于30 μg。

【贮藏】 遮光,贮于2～8 ℃。

口服 Ty2la 伤寒疫苗
(typhoid vaccine live oral Ty21a)

别名:Vivotif

本品系伤寒沙门菌 Ty21a 减毒活疫苗。

【适应证】 用于6岁以上儿童及成人预防伤寒。本品不作常规预防使用,仅用于旅行去疫区、伤寒密切接触者及实验室接触伤寒沙门菌者。

【不良反应】 常见腹痛、恶心、头痛、发热、腹泻、呕吐及皮疹。

【妊娠期安全等级】 C。

【禁忌与慎用】 1.急性肠道疾病者禁用。

2.6岁以下儿童禁用。

3.妊娠期妇女只有明确需要时才可使用。

4.尚不明确本品是否经乳汁分泌,哺乳期妇女慎用。

【药物相互作用】 1.抗疟药,如甲氟喹、氯胍、氯喹可影响本品的免疫反应。

2.磺胺类药物及抗生素可影响本品的免疫反应。

【剂量与用法】 口服。在第1、3、5、7 d进餐时服用。用不超过37 ℃的水送服。本品应在接触感染者

或感染源前至少7 d服用。

【用药须知】 呕吐、腹泻的患者应推迟给药。

【制剂】 胶囊剂:含有繁殖能力的伤寒沙门菌Ty21a(2.0～10.0)×10⁹CFU,无繁殖能力的伤寒沙门菌(5～50)×10⁹CFU。

【贮藏】 遮光,贮于2～8 ℃。

黄热病疫苗
(yellow fever vaccine)

别名:YF-VAX

本品为预防黄热病的减毒活疫苗。

【理化性状】 本品系由减毒的黄热病毒17D-204株接种鸡胚,并加适宜稳定剂后冻干制成。配制后的疫苗呈现淡乳白兼橙黄色。在有效期内每0.5 ml剂量含有噬斑形成单位(PFU)应不少于4.74 log10。

【药理作用】 黄热病是一种经蚊虫传播的急性病毒性疾病。本品系用减毒的黄热病病毒17D株制备,疫苗注射后可刺激机体产生中和抗体,从而预防黄热病毒感染及黄热病的发生。

【适应证】 用于年龄在9个月及以上人群的主动免疫接种以预防黄热病。

【不良反应】 1.本品的不良反应包括轻度头痛、肌痛、低热或其他次要症状,可持续5～10 d。局部反应包括注射部位水肿、过敏、疼痛或肿块。以皮疹、荨麻疹和(或)哮喘为特征的速发型过敏反应罕见,且主要发生在鸡蛋过敏史者。

2.疫苗相关的神经系统疾病,以前被定义为接种疫苗后脑炎,是本品已知的罕见的严重不良反应。年龄小于9个月和免疫抑制是已知危险因素。其他曾报道的非常罕见的神经病学症状和体征包括吉兰-巴雷综合征、癫痫发作和局部神经缺损。

3.疫苗相关的嗜内脏疾病,以前被定义为多器官系统衰竭,是本品已知的罕见的严重不良反应。两者之间的因果关系尚不明确。

【妊娠期安全等级】 C。

【禁忌与慎用】 1.对本品任一组分(包括明胶)急性过敏者禁用。

2.对鸡蛋或鸡蛋制品急性过敏者禁用。对鸡蛋或羽毛轻微过敏或有局部过敏症状不是本品的禁忌证,通常不用进行皮试。一般来说,可以食用鸡蛋或鸡蛋制品的人可接种本品。

3.如果有急性疾病或发热,应延期接种;低热则不必推迟接种。

4.患有可导致免疫抑制疾病(如艾滋病或其他人免疫缺陷病毒感染表现、白血病、淋巴瘤、胸腺疾

病、全身肿瘤)者,或免疫被药物(如皮质类固醇、烷化剂或抗代谢药物)或放疗抑制者接种本品有发生脑炎或其他严重不良事件的风险,应禁用。

5. 9 个月以下婴儿禁用。

6. 哺乳期妇女使用时,应暂停哺乳。

7. 65 岁以上老年人接种本品发生全身不良反应的风险增加。如确实需要时,接种前必须评估患者的健康状态,接种后 10 日内应注意监测。

【药物相互作用】　1. 本品与其他疫苗的相互作用资料有限。麻疹(schwartz 株)疫苗、白百破三联疫苗(DTP)、甲肝疫苗和乙肝疫苗、脑膜炎球菌疫苗、伤寒疫苗曾与本品在不同部位同时注射。尚无证据表明本品与狂犬病疫苗或日本脑炎疫苗之间有影响。

2. 一项前瞻性研究显示应用免疫球蛋白对本品的免疫应答没有改变。

3. 抗疟疾药氯喹曾与本品同时使用。

4. 口服泼尼松或其他全身性皮质类固醇治疗因免疫抑制作用可能会降低本品的免疫原性,使不良事件的风险增加。关节内、黏液囊内、腱内注射泼尼松或其他皮质激素类则不会增加这些风险。

5. 无症状且免疫系统功能适当的 HIV 感染者,若需接种本品应监测可能的不良事件,这些患者的血清转化比率可能会降低。

【剂量与用法】　于上臂外侧三角肌处皮下注射 0.5 ml。

1. 首次免疫　针对适宜人群,单剂皮下注射 0.5 ml。免疫性在注射后的第 10 天形成。

2. 追加剂量　对那些持续有暴露风险和国际健康组织要求的人群推荐每 10 年用 17D 疫苗再次接种一次。尽管有研究认为黄热病疫苗的免疫力可持续至少 30～35 年,甚至终身,但再次接种可增加抗体滴度。流行病学数据提示野生株单一感染终生具有免疫力。

3. 脱敏治疗　如患者有严重的鸡蛋过敏史且疫苗皮试阳性,但又必须接种,可按脱敏程序注射。先注射 0.05 ml 的 1:10 稀释液,然后依次给予全量的 0.05 ml、0.10 ml、0.15 ml、0.20 ml,全部剂量在 15～20 min 内给予。

【用药须知】　1. 使用前详细询问患者接种史、机体状态、用药史和是否有疫苗过敏史。医务人员应仔细询问有无胸腺疾病史,包括重症肌无力、胸腺瘤或胸腺切除术。

2. 本品禁用于对鸡蛋或鸡肉蛋白过敏者。如怀疑过敏接种前可进行划痕或针刺试验,如试验结果阴性,应进行皮试。皮试阳性者如确需接种,可进行脱敏注射。

3. 瓶塞含有天然乳胶,可能导致过敏反应。

4. 本品与其他疫苗同时给药的资料有限,连续的免疫接种应间隔 4 周。如确需同时应用,应选择不同部位注射。

5. 接种本品后可能会发生过敏反应,甚至对疫苗组分无过敏史者也可能发生。为以防万一应备好肾上腺素注射液(1:1000)。

6. 脱敏注射必须在有经验的医师监护下执行,且有必要的急救设施。

7. 只能使用药品包装所附的稀释剂复溶疫苗(每剂量疫苗用 0.6 ml 氯化钠注射液溶解)。溶解时应静置 1～2 min,然后轻轻转动直至混合均匀,避免剧烈振摇形成泡沫。配好的疫苗请勿稀释。

8. 配好的本品应在 60 min 内注射,如有颗粒物或变色请勿使用。

9. 除非临床必须,否则妊娠期妇女请勿使用本品。妊娠时本品的血清转化比率明显降低。

【制剂】　注射剂(粉):1 套(本品 1 个剂量、0.6 ml 稀释剂、注射器和针头)。

【贮藏】　2～8 ℃保存,不可冷冻。

人乳头瘤病毒疫苗
(human papillomavirus vaccine)

别名:加德西、Gardasil

【药理作用】　本品为一种基于 L_1 主要衣壳蛋白的非感染性、亚单位病毒疫苗。当在真核细胞中表达时,L_1 蛋白能够自行组装入与真正的病毒粒非常相似的病毒样颗粒(VLP)中,诱导产生高滴度抗体,从而预防天然病毒粒的感染。VLP 可在酵母细胞和杆状病毒感染的昆虫细胞中产生。基于 VLP 的疫苗具有型特异性,因此,可靶向针对最常与子宫颈癌发生相关的 HPV 基因型。

【体内过程】　本品肌内注射后 6 个月起效。有效血药浓度为 1510 mMU/ml。

【适应证】　用于预防下列疾病:宫颈癌、宫颈原位腺癌、1～3 级宫颈上皮内瘤样病变、2～3 级阴道上皮内瘤样病变、2～3 级外阴上皮内瘤样病变(VIN)、生殖器疣。

【不良反应】　1. 有临床试验表明,女性使用 HPV-16 型疫苗,最常见注射部位疼痛。

2. 在女性接种疫苗的对照临床试验中,双价 HPV-16,18 型疫苗可引起一过性注射部位症状,如疼痛、肿胀和发红。

3. 给予 HPV-18 型病毒样颗粒疫苗后,可观察到 41% 女性出现注射部位红斑。

【妊娠期安全等级】　B。

【禁忌与慎用】　1. 对本品过敏者禁用。

2. 免疫抑制或免疫缺陷者(可能无法获得期望的免疫应答反应)、出血性疾病患者慎用。

3. 妊娠期妇女仅在明确需要时方可使用。

4. 尚不明确本品及产生的抗体是否分泌入人乳中,哺乳期妇女应慎用。

【剂量与用法】　肌内注射,在第 0、2 和 6 个月时注射 0.5 ml。

【用药须知】　1. 男性(包括成人与青少年)患者使用本疫苗的有效性尚未确定。

2. 26 岁以上患者及 9 岁以下儿童使用本品的安全性和有效性尚未评估。

3. 应检查是否产生 HPV 抗体。

【制剂】　①二价 HPV-16,18 型病毒样颗粒疫苗每支含 HPV-16 L1 病毒样蛋白 20 μg、HPV-18 L1 病毒样蛋白 20 μg。②四价 HPV-6,11,16,18 型重组疫苗:0.5 ml 含 HPV6 L1 蛋白约 20 μg,HPV11 L1 蛋白 40 μg,HPV16 L1 蛋白 40 μg,HPV18 L1 蛋白 20 μg。

【贮藏】　贮于 2～8 ℃。

水痘病毒疫苗
(varicella virus vaccine)

别名:Varivax

本品是将 Oka 或 Merck 株的水痘病毒在 MRC-5 二倍体细胞中培养繁殖而获得的减毒活病毒疫苗。

【ATC】　J07BK01

【用药警戒】　用于皮下给药,请勿血管内注射。

【药理作用】　本疫苗可刺激机体产生抗水痘病毒的免疫力,用于预防水痘。

【适应证】　用于 12 月龄以上的易感者接种预防水痘。

【不良反应】　1. 1～12 岁的儿童

(1) 常见不良反应包括发热,注射部位出现酸痛、红肿、皮疹、瘙痒、血肿、硬结、僵硬等不适症状及水痘样皮疹。

(2) 其他常见的不良反应(按发生频率递减排序)包括上呼吸道疾病、咳嗽、神经过敏、疲乏、睡眠障碍、痢疾、食欲缺乏、呕吐、耳炎、尿布疹、头痛、出牙、全身乏力、腹痛、其他皮疹、恶心、眼部不适、恶寒、淋巴结病、下呼吸道疾病、肌痛、过敏反应(包括过敏性皮疹、荨麻疹)、落枕、痱子、关节痛、湿疹、便秘、瘙痒。

(3) 少见肺炎,罕见热性惊厥。

2. 青少年和成年人

(1) 常见不良反应与儿童相同。

(2) 其他常见的不良反应(按发生频率递减排序)包括上呼吸道疾病、头痛、疲乏、咳嗽、肌痛、睡眠障碍、恶心、全身乏力、痢疾、落枕、神经过敏、淋巴结病、恶寒、眼部不适、腹痛、食欲缺乏、关节痛、耳炎、瘙痒、呕吐、皮疹、便秘、下呼吸道疾病、过敏反应(包括过敏性皮疹、荨麻疹)、接触性皮肤、口腔溃疡。

3. 上市后不良反应　包括过敏反应(包括过敏性休克)、血管神经性水肿、面部水肿、外周性水肿、脑炎、脑血管意外、横贯性脊髓炎、吉兰-巴雷综合征、面神经麻痹(又称贝尔麻痹)、共济失调、非细菌性脑膜炎、头晕、感觉错乱、咽炎、肺炎、斯-约综合征、多形性红斑、过敏性紫癜(又称亨诺-许兰紫癜)、继发性皮肤软组织感染(包括小脓疱疹和蜂窝织炎)、带状疱疹。

【妊娠期安全等级】　C。

【禁忌与慎用】　1. 对本品中任何成分过敏,对新霉素过敏者禁用。

2. 患有血质不调、白血病、淋巴瘤、恶性骨髓瘤或淋巴瘤、获得性免疫缺陷综合征、23 细胞免疫缺陷病、未治愈的肺结核、任何发热性的呼吸系统疾病或传染病及正接受免疫治疗、有先天性或遗传性免疫缺陷病家族病史者禁用。

3. 妊娠期间及妊娠前 3 个月禁用本品。

4. 有些病毒可通过乳汁分泌,故哺乳期妇女慎用。

5. 幼儿使用本品的安全性和有效性尚不明确,不推荐 1 周岁以下的婴儿使用。

【药物相互作用】　1. 本品与血液、血浆、人免疫血清球蛋白、水痘带状疱疹免疫球蛋白需间隔 5 个月以上使用。

2. 接种本品 6 周内不可使用水杨酸类药物,以防发生雷耶综合征。

3. 临床研究表明本品可与麻疹-流行性腮腺炎-风疹减毒活疫苗、B 型流感嗜血杆菌偶联疫苗-重组乙肝疫苗或四联疫苗同时使用。

4. 部分实验数据表明本品可与白喉、破伤风和非细胞性百日咳疫苗和 B 型嗜血杆菌偶联疫苗同时使用,但须用不同的注射器在不同的部位注射。

【剂量与用法】　1. 用注射器抽取 0.7 ml 稀释液注入疫苗瓶内,轻摇至溶液均匀后,吸取瓶中全部溶液(约 0.5 ml)进行皮下注射。注射部位宜选择上臂三角肌外侧或大腿前外侧。

2. 本品需在平均温度不高于 -15 ℃条件下冷冻储存,配置成溶液后应立即注射以保证其药效,如未在 30 min 内注射,须丢弃。

3. 12 月龄到 12 岁的儿童皮下注射 0.5 ml,如需二次接种,应在 3 个月后按最小剂量注射 0.5 ml。

4. 13 岁以上的接种者皮下注射 0.5 ml 后,此后 4~8 周再次注射 0.5 ml。

【用药须知】　1. 如发生过敏样反应立即注射肾上腺素(1∶1000)。

2. 本品的免疫持续时间尚不明确。

3. 尚不清楚在接触到天然水痘病毒后再注射本品是否还能产生免疫作用。

4. 本品与血液、血浆、人免疫血清球蛋白、水痘带状疱疹免疫球蛋白需间隔 5 个月以上使用。

5. 接种本品 2 个月内,除非必要情况,尽量避免使用任何免疫球蛋白,包括水痘带状疱疹免疫球蛋白。

6. 接种本品 6 周内不可使用水杨酸类药物,以防发生雷耶综合征。

7. 本品对感染人免疫缺陷病毒的儿童和青年的安全性和有效性尚不明确。

8. 医护人员应询问接种者接种疫苗后的反应,了解其免疫史。

9. 对于有先天性或遗传性免疫缺陷家族史的患者,须在对其免疫系统进行评估后方能接种本品。

10. 本品不可静脉注射,注射器和针头不可重复使用,以防传染。

11. 本品的水痘病毒可在健康易感者和健康接种者尤其是接种后出现水痘样皮疹者之间传播,所以在接种疫苗后的 6 周内应尽量避免与高危易感者有密切接触。高危易感者包括免疫功能不全患者、无水痘感染史的妊娠期妇女及无水痘感染史的母亲产下的新生儿。

【制剂】　注射剂(粉):1500 PFU。

【贮藏】　−15 ℃ 以下遮光可保存 24 个月;2~8 ℃ 条件下,可保存 72 h;室温条件下配制好后,可保存约 30 min。

腮腺炎减毒活疫苗
(mumps attenuated live vaccine)

本品是由选定的减毒腮腺炎病毒毒株,经鸡胚细胞培养制成的活疫苗。它可刺激机体产生特异性的中和抗体,其抗体水平虽较自然感染时所产生的低,但持续时间却较长,免疫力可维持 8~10 年,一般 12 岁以上儿童均应接种此疫苗。

【剂量与用法】　用规定量的注射用水溶解本品,皮下注射 0.5 ml 于上臂外侧三角肌处。

【不良反应】　1. 可见轻微的局部和全身反应。

2. 偶见腮腺炎、过敏反应和极为罕见的中枢神经系统损害。

【禁忌与慎用】　1. 妊娠期妇女、发热、血液病、淋巴瘤和涉及骨髓或淋巴系统的恶性肿瘤患者,免疫受损者、低或异常丙种球蛋白血症患者,均禁用本品。

2. 对鸡蛋制品过敏者慎用。

【用药须知】　本品溶化后应在 1 h 内用完,过时而余下的不可留用。

【制剂】　注射剂(粉):复溶后每瓶 0.5 ml。每一人次剂量为 0.5 ml,含腮腺炎活病毒不低于 3.7 lgCCID$_{50}$。

【贮藏】　贮于 2~8 ℃。

风疹减毒活疫苗
(rubella vaccine, live)

本品是由适当组织细胞培养生长的减毒风疹病毒悬液冷冻干燥制成。目前上市的有兔肾细胞和人二倍体细胞培养的。本品接种后 4~6 周内,95% 接受者均能检出相应的抗体,并可持续 16 年。青春期及所有高龄妇女均应接种本品。易感妊娠期妇女分娩后,应立即接受本品免疫。原则上说,所有儿童、成人(尤其妇女)当被认为是易感者时都应接受本品免疫。

【适应证】　用于 8 月龄以上的风疹易感者预防风疹。

【不良反应】　注射后一般无局部反应。在 6~11 d 内,个别人可能出现一过性发热反应及轻微皮疹,一般不超过 2 d 可自行缓解;成人接种后 2~4 周内,个别人可能出现轻度关节反应,一般不需要特殊处理,必要时可对症治疗。

【禁忌与慎用】　1. 妊娠期妇女禁用。

2. 患严重疾病、发热者禁用。

3. 有过敏史者慎用。

【剂量与用法】　用注射用水溶化本品冻干粉,皮下注射 0.5 ml 于上臂外侧三角肌处。

【用药须知】　1. 开启疫苗瓶和注射时,切勿使消毒剂接触疫苗。

2. 复溶不完全、疫苗瓶有裂纹或者标签不清者,不得使用。

3. 疫苗复溶后如不能立即用完,应放置在 2~8 ℃ 并于 1 h 内用完。剩余的疫苗应废弃。

4. 育龄妇女注射本疫苗后至少避孕 3 个月。

5. 注射过免疫球蛋白者,应间隔 1 个月后方可接种本疫苗。

6. 在使用其他活疫苗前后各 1 个月,不得使用本疫苗,但与麻疹和腮腺炎活疫苗可同时接种。

【制剂】　注射剂(粉):复溶后每瓶(支)0.5 ml,

每一人次剂量为 0.5 ml,含风疹活病毒应不低于 3.2 lg CCID$_{50}$。

【贮藏】 贮于 2~8 ℃。

钩端螺旋体疫苗
(leptospira vaccine)

【适应证】 流行地区 7~60 岁的人群接种后,可使机体产生免疫应答。用于预防钩端螺旋体病。

【用药须知】 1. 疫苗开启后应立即使用,如需放置,应置 2~8 ℃,并于 1 h 内用完,剩余均应废弃。

2. 应备有肾上腺素等药物,以供偶有发生的严重过敏反应时急救用,接种者在注射后应在现场观察休息至少 30 min。

3. 接种本品和注射免疫球蛋白应至少间隔 1 个月以上,以免影响免疫效果。

4. 月经期妇女暂缓注射。

5. 应在流行季节前完成免疫接种。

【剂量与用法】 1. 上臂外侧三角肌附着处皮下注射。

2. 共注射两针,第 1 针 0.5 ml,第 2 针 1.0 ml,间隔 7~10 d。7~13 周岁用量减半。必要时,7 周岁以下儿童酌量注射,但不超过成人量之 1/4。

【不良反应】 1. 全身及局部反应一般轻微,偶有发热及局部疼痛、红肿,一般可自行缓解。

2. 个别患者可出现过敏性皮疹,应及时治疗。

【禁忌与慎用】 1. 已知对该疫苗的任何组分过敏者禁用。

2. 患急性疾病、严重慢性疾病、慢性疾病的急性发作期和发热者禁用。

3. 妊娠期妇女禁用。

4. 哺乳期妇女使用时,应暂停哺乳。

5. 对脑病、未控制的癫痫和其他进行性神经系统疾病者禁用。

6. 家族和个人有惊厥史者、患慢性疾病者、有癫痫史者、过敏体质者慎用。

【制剂】 注射液:5 ml。

【贮藏】 贮于 2~8 ℃。

口服轮状病毒活疫苗
(rotavirus vaccine for oral,live)

本品系用轮状病毒减毒株(LLR 株)接种新生小牛肾细胞,经培养、收获病毒液并加入蔗糖和乳糖保护剂制成。

【适应证】 主要用于 2 个月至 3 岁婴幼儿,预防婴幼儿 A 群轮状病毒引起的腹泻。

【不良反应】 口服后一般无不良反应;偶有低

热、呕吐、腹泻、皮疹等轻微反应,多为一次性,一般无须特殊处理,必要时给予对症治疗。

【禁忌与慎用】 1. 身体不适、发热、腋温 37.5 ℃以上者禁用。

2. 急性传染病或其他严重疾病者禁用。

3. 免疫缺陷和接受免疫抑制治疗者禁用。

【剂量与用法】 开启瓶盖,用吸管吸取本疫苗,直接喂于婴幼儿。用量为每人一次口服 3 ml。每年应服一次。

【用药须知】 1. 包装容器有裂纹、标签不清、超过有效期或液体浑浊者均不可使用。

2. 包装容器开启后,疫苗应在 1 h 内用完。

3. 使用本疫苗前、后需与使用其他活疫苗或免疫球蛋白间隔 2 周以上。

4. 请勿用热开水送服,以免影响疫苗免疫效果。

5. 本疫苗为口服疫苗,严禁注射。

6. 本品为活疫苗,不推荐在该疾病流行季节使用。

7. 应备有肾上腺素等药物,以备偶有发生的严重过敏反应时急救用。服苗者在服苗后应在现场观察至少 30 min。

【制剂】 口服液:3 ml,每一人次剂量为 3 ml。每 1 ml 疫苗所含活病毒量应不低于 5.5 lgCCID$_{50}$。

【贮藏】 遮光,贮于 2~8 ℃。

重组戊型肝炎疫苗(大肠埃希菌)
(recombinant hepatitis E vaccine,E. coli)

本品系由基因工程大肠埃希菌中表达的戊型肝炎病毒结构蛋白经纯化、复性并加铝佐剂混合后制成。

【适应证】 本品适用于 16 岁及以上易感人群预防戊型肝炎。推荐用于戊型肝炎病毒感染的重点高风险人群,如畜牧养殖者、餐饮业人员、学生或部队官兵、育龄期妇女、疫区旅行者等。

【不良反应】 注射部位肿痛、瘙痒、发热、疲倦和头痛,一般可自行缓解。

【禁忌与慎用】 1. 对本品制剂中任何成分过敏者禁用。

2. 接种其他疫苗有过敏史者禁用。

3. 患血小板减少或其他凝血障碍者禁用。

4. 对卡那霉素或其他氨基糖苷类抗生素过敏者禁用。

5. 患严重疾病、急性或慢性感染、发热者禁用。

6. 未控制的癫痫或其他进行性神经系统疾病禁用。

【剂量与用法】 上臂三角肌肌内注射,于第 0、

1、6 个月注射 3 次,一次 0.5 ml。

【用药须知】　接种后观察至少 30 min 才能让患者离开。

【制剂】　注射剂:0.5 ml。每一人次剂量 0.5 ml,含纯化重组戊型肝炎病毒抗原 30 μg。

【贮藏】　贮于 2～8 ℃。

皮肤划痕布氏菌活疫苗
(brucllosis vaccine live for percutaneous scarification)

本品系布氏菌弱毒菌冻干制剂。

【适应证】　与布氏菌病传染源有密切接触者,用于预防布氏菌病。布氏菌素反应阳性者可不予接种。

【不良反应】　1. 接种后局部反应轻微,少数人划痕处会出现轻度浸润,一般不影响劳动。个别人体温稍有增高,一般可自行消退。

2. 如因使用途径错误,出现类似急性布氏菌病症状者,要按急性布氏菌病进行彻底治疗。

【禁忌与慎用】　1. 患严重疾病、免疫缺陷症者及用免疫抑制剂治疗者禁用。

2. 妊娠期前 6 个月禁用。

3. 哺乳期妇女使用时,应暂停哺乳。

【剂量与用法】　1. 每瓶加入 0.5 ml 0.9％氯化钠注射液溶解,复溶后的疫苗应在 3 h 内用完。剩余的疫苗应废弃。

2. 上臂外侧三角肌上部皮上划痕接种。在接种部位滴加疫苗,每一人次剂量 0.05 ml,再用消毒针划痕。划痕长度为 1～1.5 cm,应以划破表皮微见血迹为宜。划痕处用针涂压 10 余次,使菌液充分进入痕内。接种后局部应裸露至少 5 min。

3. 10 岁以下儿童及复种者疫苗滴于一处划 1 个"井"字,10 岁以上初种者疫苗滴于两处划两个"井"字,间隔 2～3 cm。

【用药须知】　1. 本品仅供皮上划痕用,严禁注射。

2. 开启疫苗瓶和接触时,切勿使消毒剂接触疫苗。

【制剂】　注射剂(冻干粉):复溶后,每一人次剂量活菌数应不低于 $3.0×10^9$。

【贮藏】　遮光,贮于 2～8 ℃。

皮肤划痕鼠疫活疫苗
(plague vaccine live for percutaneous scarification)

本品系鼠疫菌弱毒菌株冻干制剂。

【适应证】　用于疫源地或通过疫源地的人员接种后预防鼠疫。

【不良反应】　接种后局部反应轻微,少数人划痕处会出现轻度浸润,一般不影响劳动。个别人体温稍有增高,一般可自行消退。

【禁忌与慎用】　1. 患严重疾病、免疫缺陷症者及用免疫抑制剂治疗者禁用。

2. 妊娠期前 6 个月禁用。

【剂量与用法】　1. 疫苗按所载人份量加 0.9％入氯化钠注射液溶解。每安瓿 20 人份者加入 1.0 ml,10 人份者加入 0.5 ml,溶解后应在 3 h 内用完。

2. 在上臂外侧三角肌上部皮上划痕接种。在接种处用酒精棉消毒,待酒精干后滴上疫苗(每人份滴 0.05 ml)。用消毒针划成"井"字,划痕长度为 1～1.5 cm,应以划破表皮稍见血迹为宜。划痕处用针涂压 10 余次,使菌液充分进入痕内。接种后局部应裸露至少 5 min。

3. 14 周岁以下儿童,疫苗滴 2 处划两个"井"字,14 周岁以上者疫苗滴于 3 处划 3 个"井"字。"井"字间隔 2～3 cm。

4. 接种人员每年应免疫一次。

【用药须知】　本品仅供皮上划痕用,严禁注射。

【制剂】　注射剂(冻干粉):复溶后,每一人次剂量含活菌数不低于 $2.0×10^8$。

【贮藏】　遮光,贮于 2～8 ℃。

皮肤划痕炭疽活疫苗
(anthrax vaccine live for percutaneous scarification)

本品系弱毒炭疽芽孢杆菌株的 50％甘油活菌悬液。

【适应证】　本疫苗接种后,可使机体产生体液免疫应答和细胞免疫应答,用于预防炭疽。

【不良反应】　接种后局部可出现微红,不需处理;极个别人可出现低热,能自行消退,如出现持续性体温升高,而局部出现脓肿者,应给消炎药或由医师治疗。

【禁忌与慎用】　患严重疾病、免疫缺陷症、严重皮肤病患者,用免疫抑制剂治疗者,有严重过敏史者禁用。

【剂量与用法】　1. 用消毒注射器吸取疫苗,在消毒过的上臂外侧三角肌上部滴疫苗两滴,相距 3～4 cm。划痕时用手将皮肤绷紧,用消毒划痕针在每滴疫苗处作"井"字划痕,每条痕长 1～1.5 cm。划破表皮以出现间断小血点为度。

2. 用同一划痕针反复涂压,使疫苗充分进入划痕处。接种后局部应裸露至少 5～10 min,然后用消毒干棉球擦净。

3. 接种后 24 h 划痕部位无任何反应者应重新接种。

【用药须知】　1. 本品仅供皮上划痕用,严禁注射。

2. 凡制品内有摇不散的菌块或安瓿有裂纹、过失效期等均不能使用。

3. 用前应将疫苗充分摇匀。消毒皮肤只用酒精,不用碘酒。

4. 安瓿启开后,应于 3 h 内用完。

5. 剩余疫苗、空安瓿及用具,需用 3‰ 碱水煮沸消毒 30 min。

【制剂】　溶液剂:每一人次剂量活菌数应不低于 8.0×10^7。

【贮藏】　遮光,贮于 2~8 ℃。

吸附炭疽疫苗
(anthrax vaccine adsorbed)

别名:Biothrax
本品是减毒炭疽疫苗,用于预防炭疽病。

【ATC】　J07AC01

【理化性状】　本品是无菌的乳白色混悬液,系无毒无荚膜炭疽杆菌菌株经微需氧培养后获得无细胞(即不含死亡或活的细菌)滤液而成。

【药理作用】　炭疽病是由炭疽芽孢杆菌引起的疾病,炭疽芽孢杆菌是革兰阳性菌,在环境中主要以芽孢形式存在,感染后出芽并进入血液导致败血症。其毒力包括一个抗吞噬的多肽帽和三个蛋白,分别为保护性抗原(PA)、致死因子(LF)和水肿因子(EF),单个蛋白并没有细胞毒作用,但是 PA 与 LF 或 EF 结合后,就可以产生具有细胞毒作用的致死毒素或水肿毒素。注射本品后刺激机体主动免疫,包括体液免疫和细胞介导的免疫,产生抗 PA 抗体,可有效中和这些毒素,从而发挥保护作用。

【适应证】　用于年龄 18~65 岁且有较高的暴露风险者的主动免疫接种以预防炭疽杆菌。因为普通人群炭疽感染的风险低,不推荐常规免疫接种。

【不良反应】　1. 临床研究中最常见的局部不良反应(≥10%)是注射部位压痛、疼痛、红斑和手臂运动受限。常见的(≥5%)全身不良反应是肌痛、头痛和疲劳。其他发生率(≥2%)且高于安慰剂的不良反应有鼻咽炎、咽喉痛、背痛、腹泻、痛经、鼻窦炎、恶心、过敏、颈痛、窦性头痛、寒战、上呼吸道感染、流感样疾病、淋巴结病、皮疹、关节扭伤、瘙痒。

2. 上市后观察到本品可导致严重的过敏反应,如过敏性休克。其他不良反应如下。

(1)血液和淋巴系统　淋巴结病。

(2)免疫系统　过敏反应(包括过敏性反应、血管神经性水肿、皮疹、荨麻疹、瘙痒、多形红斑、过敏样反应和斯-约综合征)。

(3)神经系统　头痛、感觉异常、晕厥、颤动、尺神经病。

(4)肌肉骨骼和结缔组织　关节痛、关节病、肌痛、横纹肌溶解、脱发。

(5)全身及给药部位　注射部位反应(包括疼痛、结节、水肿、硬结、红斑、热感、瘙痒、蜂窝织炎)、疲乏、发热、流感样综合征。

【妊娠期安全等级】　D。

【禁忌与慎用】　1. 对本品过敏或有过敏样反应史者禁用。

2. 有炭疽感染病史者禁用。

3. 除非利大于弊,否则有格林-巴利综合征病史者禁用。

4. 妊娠期妇女不建议使用。

5. 有乳胶过敏史者慎用。

【药物相互作用】　1. 尚未进行本品与其他疫苗同时使用的前瞻性临床对照研究。如需要与其他疫苗同时注射,应选择不同的注射部位。本品不可与其他疫苗混合。

2. 免疫抑制治疗,包括化疗、糖皮质激素(大剂量使用且超过两周时间)和放疗可能会减弱本品的免疫应答。接受短期免疫抑制治疗者应在停止治疗后 3 个月再接种,接受长期免疫抑制治疗者可在治疗期间进行接种,治疗结束后再加强 1 次。

【剂量与用法】　肌内注射,整个免疫接种共需 5 剂,分别在第 0、1、6、12 和 18 个月时各接种 1 剂。每次选择不同的部位注射。具有感染风险者建议每年肌内注射 0.5 ml 本品加强免疫。如果患者凝血障碍或正在使用抗凝药(如华法林),本品可皮下注射。

【用药须知】　1. 接种前,应详细告知医师或药剂师疾病史,尤其是目前正在发热或生病、免疫系统疾病(如 HIV 感染)、出凝血障碍(如血友病、血小板减少症)。

2. 接种前,应详细了解患者的免疫接种史,确定是否存在免疫接种的禁忌证。

3. 如果对本品或乳胶过敏,或者有任何其他变态反应,接种疫苗前应告知医师或药剂师。本品瓶塞含有天然橡胶,可能会引起过敏反应。

4. 本品不可与任何其他产品混合。在抽取溶液前用力摇晃,确保混合均匀。使用前检查外观,如果出现变色或有可见的颗粒物质请勿使用。

5. 本品不可静脉注射或皮内注射。注射后轻轻按摩以促进药物吸收。

6. 首次接种后如果发生严重的过敏反应,包括不适、疲乏、寒战和(或)发热等全身反应,请勿再次使用本品。

7. 尽管本品导致的过敏反应极其罕见,但仍应备有适当的医疗设施以应对可能发生的过敏反应。

8. 暴露后接种本品的有效性和安全性尚未确定。

9. 有炭疽感染病史者可能会增加本品导致严重的局部不良反应的风险。

10. 中、重度发热性疾病应延迟接种,轻度疾病,如轻度上呼吸道感染(伴或不伴低热)可根据炭疽暴露风险程度考虑接种。

11. 只在潜在的益处大于可能对胎儿的危险的情况下,方可在妊娠期间使用本品。如妊娠期间接种本品,或患者接种期间妊娠,应将胎儿潜在危险告知患者。

12. 本品是否经乳汁分泌尚不清楚,哺乳期慎用。

13. 儿童使用本品的安全性和有效性尚未建立。

14. 没有足够的 65 岁以上患者的资料来判定老年人对本品反应是否不同。亚组分析表明 50 岁以上者免疫反应会降低,但无统计学意义。

15. 本品并不能对所有接种者提供保护作用。5 次接种全部完成后才能有效免疫,在全部免疫接种完成之前本品产生的保护程度尚不清楚。

16. 基础免疫时如果初次和第 2 剂接种时间间隔超过两年,建议重新进行免疫接种。其他三剂如果未按时接种,发现后应尽快接种,并根据最后 1 剂微调接种计划。

【制剂】　注射液:5 ml。

【贮藏】　2~8 ℃保存,不得冻结。

重组 B 亚单位/菌体霍乱疫苗
(recombinant B-subunit/inactivated cell oral cholera vaccine)

本品主要成分为重组霍乱毒素 B 亚单位及灭活的霍乱弧菌菌体。

【适应证】　本品用于预防霍乱。建议在 2 岁或 2 岁以上的儿童、青少年和有接触或传播危险的成人中使用。

【不良反应】　口服本品后一般无反应,有的可有腹痛、荨麻疹、恶心、腹泻等,均属轻度,一般不需处理,可自愈。如有严重反应,应及时诊治。

【禁忌与慎用】　1. 发热、严重高血压,心、肝、肾脏病、艾滋病及活动性结核禁用。

2. 妊娠期妇女及 2 岁以下婴幼儿禁用。

【剂量与用法】　本品供口服。初次免疫者需服本品 3 次,分别于 0、7、28 d 口服,一次 1 粒。接受过本品免疫的人员,可视疫情于流行季节前加强一次,方法、剂量同上。可参照包装盒上"第二及第三次服用日期指示"服用,谨防漏服。

【用药须知】　1. 为取得更好效果应于餐后 2 h 服苗,服苗后 1 h 勿进食。

2. 服用本品后 2 d 内忌食生冷、油腻、酸辣食品。

3. 本品忌冻结,在低温冻结后不能使用。胶囊剂经密封处理,裂开后不能使用。过期失效,出现异味后不能使用。

4. 任何急性感染或发热性疾病都需推迟口服本品,除非医师认为不服用会导致更大的危险。

5. 由于肠溶胶囊剂质地较脆,取用时请从铝箔无字面沿椭圆形边缘轻启,将胶囊剂取出,谨防胶囊剂破损。

【制剂】　胶囊剂:每粒胶囊剂装量 240 mg,含灭活霍乱弧菌 5.0×10^{10} 个,重组霍乱毒素 B 亚单位 1 mg。

【贮藏】　防潮,贮于 2~8 ℃。

疖病疫苗
(furunculosis vaccine)

【适应证】　本品为疖、毛囊炎、睑腺炎等急性软组织化脓性感染的常见致病菌金黄色葡萄球菌和白葡萄球菌以甲醛溶液灭活后制成的死菌苗,人体接种后,可产生主动免疫,对疖、毛囊炎和睑腺炎具有预防和治疗作用,主要用于反复患疖、痈、痤疮等慢性感染的患者。

【不良反应】　不良反应轻微,偶有局部红肿、浸润。

【禁忌与慎用】　发热、活动性结核、肝炎、肾炎等患者禁用。

【剂量与用法】　皮下注射,每周 1 次,首次 0.5 ml,以后一次 1 ml,10 次为一疗程。儿童每周 1 次,首次 0.3 ml,以后一次 0.5 ml,5 次为一疗程。

【制剂】　注射液:每毫升含金黄色葡萄球菌 7 亿个,白色葡萄球菌 3 亿个。

【贮藏】　贮于 2~8 ℃。

气管炎疫苗
(furunculosis vaccine)

本品系是用呼吸道细菌(甲型溶血性链球菌、白色葡萄球菌和奈瑟双球菌)经培养后,取菌体以甲醛溶液杀菌,用磷酸盐缓冲液稀释而成。

【适应证】　主要用于预防上呼吸道感染及由此

而引发的支气管哮喘、哮喘性支气管炎、慢性支气管炎等病症。

【剂量与用法】 1. 上臂外侧三角肌附着处皮下注射或臀部肌内注射。

2. 一般在发作季节前 1 个月开始注射,初次剂量从 0.1～0.5 ml 开始,一般每周注射 1 次,一次增加 0.1～0.5 ml,最后维持在 0.5～1 ml,3 岁以下者不超过 0.5 ml 可注射一个发作季节,也可全年注射或遵医嘱。

【不良反应】 注射本品后可能有发热、过敏反应。注射局部有不同程度疼痛、红肿或硬结。必要时可对症处理。

【禁忌与慎用】 1. 发热 38 ℃以下,活动性结核、活动性肝炎和湿疹患者禁用。

2. 高血压、心脏病及支气管扩张患者慎用。

【用药须知】 1. 注射后引起哮喘发作或发热,则下次注射剂量不可增加,或将疫苗用 0.9％氯化钠注射液稀释 2～5 倍后,按原注射量注射。

2. 哮喘发作时,在其他药物控制下,仍可注射本疫苗,但严重发作时,可暂停一次或适当减少剂量。

3. 严重肺气肿或长期应用激素者使用本品时应遵医嘱。

4. 制品有异物、安瓿有裂纹或曾经冻结者不得使用。

5. 本品久藏会凝结成块,用前必须用力摇散。

【制剂】 注射液:1 ml。

【贮藏】 遮光,贮于 2～8 ℃。

白葡奈氏菌
（staphylococcus and neisseria）

别名:气管炎溶菌疫苗

本品主要成分为白色葡萄球菌、卡他球菌及枯草芽胞杆菌三种细菌的灭活菌体。

【药理作用】 1. 卡他球菌的细胞壁上含有脂多糖成分,能诱生干扰素,可以直接激活补体 C_3 途径,调动机体的网状内皮系统功能活跃,白细胞吞噬功能增强,提高机体非特异性免疫和呼吸道黏膜的特异性免疫功能,增强机体抵抗力。

2. 白色葡糖球菌和枯草杆菌细胞壁上含有丰富的胞壁酸,它能直接作用与延脑的咳嗽中心,抑制咳嗽反射,具有明显的镇咳作用。调节自主神经功能,抑制呼吸道黏膜腺体的分泌,能使痰量明显减少。

【适应证】 本品用于慢性气管炎及喘息性气管炎。

【禁忌与慎用】 对本品过敏者禁用。

【剂量与用法】 口服。成人,预防用量一次

0.3～0.6 mg,2 次/日;治疗用量一次 0.6～1.2 mg,2～3 次/日。

【用药须知】 用药期间禁烟、酒和辛辣等刺激性食物。

【制剂】 片剂:0.3 mg。

【贮藏】 密闭,在阴凉干燥处保存。

13 价肺炎球菌结合疫苗
（pneumococcal 13-valent conjugate vaccine）
［diphtheria CRM197 protein］

别名:肺炎球菌 13 价结合疫苗、Prevnar 13

13 价肺炎球菌结合疫苗(结合白喉 CRM197 蛋白)是一种灭菌肺炎链球菌 1、3、4、5、6A、6B、7F、9 V、14、18C、19A、19F 和 23F 血清型荚膜抗原的糖类混悬液,各自与无毒性的白喉 CRM197 蛋白链接。

【用药警戒】 与所有疫苗一样,本品不能用于感染的治疗,不可能保护接种疫苗的所有个体免于罹患由肺炎球菌导致的严重侵袭性疾病。包括本品在内的所有疫苗均存在风险。对疫苗任何成分,包括白喉类毒素的过敏是疫苗使用中的禁忌证。

【药理作用】 本品由肺炎球菌多糖与载体蛋白结合而成,诱导 T 细胞依赖性免疫应答反应。特异性的载体蛋白 T 细胞为 B 细胞的成熟反应提供需要的信号。

WHO 建议所有肺炎球菌血清型抗体浓度 ≥ 0.35 μg/ml,则可以预测疫苗具有预防侵袭性肺炎球菌疾病的效果。婴儿接种本品 3 剂后的 1 个月可测到抗体浓度 0.35 μg/ml。

【适应证】 1. 6 周龄到 5 周岁的儿童

(1) 用于主动免疫,预防由 13 种(1、3、4、5、6A、6B、7F、9V、14、18C、19A、19F 与 23F)肺炎球菌血清型导致的侵袭性疾病。

(2) 可用于预防由 7 种(4、6B、9V、14、18C、19F 与 23F)肺炎球菌血清型导致的中耳炎(耳部感染)。目前尚无预防 1、3、5、6A、7F 与 19A 血清型导致中耳炎的有效性资料。

2. 成人(50 岁或以上) 用于主动免疫,预防肺炎和由 13 种(1、3、4、5、6A、6B、7F、9V、14、18C、19A、19F 与 23F)肺炎球菌血清型导致的侵袭性疾病。尚缺接种本品后肺炎和由 13 种肺炎球菌血清型导致的侵袭性疾病的发生率数据,所以这些适应证仅基于本品产生的免疫应答目标。

【不良反应】 1. 在所有的临床试验中,本品与其他推荐使用的儿童疫苗联合接种,最常见的不良反应是注射部位的局部不良反应和发热。在基础免疫或强化免疫期间,重复接种未见持续增加的局部

或全身不良反应。

2. 按国际医学科学组织委员会(CIOMS)不良反应发生率的分类法,分为常见(≥1%而<10%),偶见(≥0.1%且<1%),罕见(≥0.01%而<0.1%),非常罕见(<0.01%)。

3. 各系统的不良反应如下。

(1) 注射部位的局部反应　常见注射部位硬结、肿胀或红斑直径大于 2.4 cm,有疼痛或触痛,妨碍活动。

(2) 全身反应　常见发热。常见轻度(≥38 ℃而≤39 ℃);罕见中度(>39 ℃而≤40 ℃);极罕见重度(>40 ℃)。

(3) 消化系统　常见腹泻、呕吐。

(4) 代谢及营养障碍　常见食欲缺乏。

(5) 神经系统　常见疲倦,睡眠中断、增加或减少;罕见惊厥(包括热性惊厥)、低张力-低反应性发作。

(6) 精神系统　常见易激惹、哭闹。

(7) 皮肤及皮下组织　罕见注射部位皮炎、注射部位荨麻疹和瘙痒;非常罕见多形性红斑。

(8) 血液和淋巴系统　非常罕见局限于注射部位的淋巴结炎。

(9) 免疫系统反应　罕见过敏性或过敏样反应,包括休克、血管神经性水肿、呼吸困难或呼吸暂停、支气管痉挛、支气管炎、面部水肿。

以上大多数症状为轻度,不良反应的发生率在第 1 剂接种后最高,第 2 剂和第 3 剂接种后不同程度减少。

本品的严重不良反应大多发生在与其他疫苗同期使用期间,且多为接种本品 1 个月后,报道最多的严重不良反应为感染性和侵袭性系统:支气管炎、胃炎或肺炎。

(10) 据报道(2000 年)本品可致婴儿猝死综合征(SIDS),应用本品发生 3 例(0.063%)死亡事件,其他肺炎球菌疫苗发生 1 例(0.036%)死亡事件。

【妊娠期安全等级】　B。

【禁忌与慎用】　1. 对本品任何成分,包括白喉类毒素的过敏者禁用。

2. 以下人群不推荐使用。

(1) 正在辐射治疗期,使用皮质激素、抗代谢药、烷化剂(抗肿瘤药)和细胞毒素剂者。

(2) 未建立本品在免疫妥协人群中(先天性或获得性脾脏功能异常者、HIV 感染者、恶性肿瘤者、造血干细胞移植者和肾病综合征患者)应用的安全性和有效性。此人群因为其本身的免疫系统受损从而影响免疫应答反应。

(3) 已证实本品在早产儿中应用可引起呼吸暂停,故而本品在早产儿中应用时应该充分权衡利弊。

(4) 尚未明确本品在妊娠期妇女中应用对胎儿和妇女生育能力的影响,只有在确实需要才能使用。

(5) 尚不明确本品在哺乳期、小于 6 周龄婴儿和大于 6 周岁的儿童中应用的有效性及安全性。

【剂量与用法】　1. 本品仅供肌内注射,禁止静脉内、皮下或皮内注射,使用前应充分摇匀,发现不溶性颗粒和颜色变化应禁止使用。

2. 本品禁止与其他任何一种疫苗在同一注射器中混合使用。

3. 首选部位为婴儿的大腿前外侧区域(股外侧肌)或儿童的上臂三角肌。肌内注射剂量为 0.5 ml,注意不要注射到周围神经干和血管中。再者,本品不能注射于臀部。

4. 小于 6 月龄婴儿应接种 4 剂,每剂 0.5 ml,首次接种最好在 6 周龄前,4、6 月龄再各注 1 剂,推荐两次接种的间隔时间为 4~8 周。建议在 12~15 月龄间接种第 4 剂,第 3、4 剂给药至少间隔 2 个月。

5. 7~11 月龄婴儿应接种 3 剂、每剂 0.5 ml,一次接种至少间隔 1 个月。建议在 12 月龄以后接种第 3 剂,与第 2 次接种至少间隔 2 个月。

6. 12~23 月龄幼儿应接种两剂,每剂 0.5 ml,一次接种至少间隔 2 个月。

7. 24 月龄至 5 岁儿童应接种 1 剂。

8. 成人(50 岁或以上)可接种 1 剂。

【用药须知】　1. 本品使用前,医师应告知患者监护人接种本品的益处与风险,并告知患者、患者父母、监护人或其他责任人应被告知本品的任何可能的不良反应和禁忌证。

2. 患者、患者父母、监护人或其他责任人在发现接种本品后出现的任何可疑的过敏反应时应告知其医师。

3. 临床试验已证实,接种对象为婴儿和学步初期者,本品在前 3 剂可与白喉、破伤风和非细胞性百日咳疫苗、安尔宝(B 型流感嗜血杆菌多糖与破伤风类毒素蛋白结合物)同期使用;在第 4 剂可与 B 型嗜血杆菌偶联疫苗、麻疹-流行性腮腺炎-风疹减毒活疫苗、水痘病毒疫苗、甲肝纯化灭活疫苗同期使用。

4. 接种对象为成人者,本品在流感季节可与流感疫苗同期使用。尚未证实本品与含白喉类毒素的疫苗、接种对象为 50 岁或≥50 岁人群同期使用的安全性。

5. 本品在与其他疫苗同期使用时禁止混合在同一注射器中,并且应该避免在同一注射部位注射。

6. 本品引起急性过敏反应时,应立即给予肾上腺素或其他恰当的抗过敏药物。

7. 本品对不包括的肺炎链球菌肺炎类型,无预防作用。

8. 23 价肺炎疫苗接种后不足 5 年者,接种本品的效果尚未明确。

【制剂】　预装注射器,每剂 0.5 ml 含每种荚膜多糖(链球菌性肺炎血清分型 1、3、4、5、6A、7F、9V、14、18C、19A、19F、23F 各 2.2 μg,6B 型 4.4 μg,34 μg,CRM197 载体蛋白,100 μg)。

【贮藏】　贮于 2～8 ℃,但严禁冷冻凝结。本品如被冷冻凝结应丢弃,禁止再次使用。

23 价肺炎球菌多糖疫苗
(23-valent pneumococcal polysaccharide vaccine)

别名:肺炎球菌 23 价结合疫苗、Prevnar 23

本品系采用 23 种最广泛流行、最具侵袭性的血清型肺炎球菌,包括血清型 1、2、3、4、5、6B、7F、8、9N、9V、10A、11A、12F、14、15B、17F、18C、19A、19F、20、22F、23F 和 33F,经培养,提纯制成的多糖疫苗。

【药理作用】　1. 本品由肺炎球菌多糖与载体蛋白结合而成,诱导 T 细胞依赖性免疫应答反应。特异性的载体蛋白 T 细胞为 B 细胞的成熟反应提供需要的信号。

2. WHO 建议所有肺炎球菌血清型抗体浓度≥0.35 μg/ml,则可以预测疫苗具有预防侵袭性肺炎球菌疾病的效果。婴儿接种本品三剂后的 1 个月可测到抗体浓度 0.35 μg/ml。

【适应证】　用于免疫预防该疫苗所含荚膜菌型的肺炎球菌疾病。南非和法国的对照试验和病例对照研究证实,本品在预防肺炎球菌性肺炎和肺炎球菌性菌血症方面具有有效性。

【不良反应】　1. 全身反应　蜂窝织炎、虚弱、发热、寒战、不适。

2. 消化系统　恶心、呕吐。

3. 血液或淋巴系统　淋巴腺炎、淋巴结病、慢性特发性血小板减少性紫癜患者血小板减少症,患有其他血液病患者的溶血性贫血、白细胞升高。

4. 过敏反应　血清病、血管神经性水肿。

5. 肌肉骨骼系统　关节痛、关节炎、肌痛。

6. 神经系统　头痛、感觉异常、神经根神经病、吉兰-巴雷综合征、热性惊厥。

7. 皮肤　皮疹、荨麻疹、多形性红斑

【妊娠期安全等级】　B。

【禁忌与慎用】　1. 对本品任何成分过敏者。本品任何成分引起急性过敏反应时,应立即注射(1:1000)肾上腺素。

2. 哺乳期妇女慎用。

3. 2 岁以下幼儿的安全性和有效性尚未确定。

【药物相互作用】　建议在接种流感疫苗的同时接种肺炎球菌疫苗(需分别注射于不同手臂),这样不会增加不良反应或降低各自的抗体应答。

【剂量与用法】　1. 单次皮下或肌内注射本品 0.5 ml(建议注射于三角肌或大腿中外侧),不得注射入血管内。

2. 通常不推荐已接种本品的免疫功能正常者再次接种。然而,对 2 岁以上且存在严重肺炎球菌感染高危因素的接种者、首次接种肺炎球菌疫苗已超过 5 年且肺炎球菌抗体水平可能快速下降者,建议再接种一次。

高危人群包括功能性或解剖性无脾(如镰状细胞病或脾切除)、HIV 感染、白血病、淋巴瘤、霍奇金病、多发性骨髓瘤、恶性肿瘤转移、慢性肾衰竭、肾病综合征患者,或者其他伴有免疫抑制状况(如器官或骨髓移植)及正在接受免疫抑制性化疗(包括长期使用全身性皮质激素类)的个体(见免疫程序和剂量,接种时间)。

对再接种时年龄为 10 岁以下并处于严重肺炎球菌感染高危因素的儿童(例如:功能性或解剖性无脾的儿童,包括镰状细胞病者,或脾切除者,或包括由肾病综合征、肾功能衰竭或肾移植引起的首次接种后抗体水平迅速降低者),建议在前次接种 3 年后考虑再接种。

3. 所有在 5 年内未接种疫苗的 65 岁及 65 岁以上老年人(包括前次接种时不到 65 岁者)应再次接种疫苗。

4. 由于接种 3 次或更多次肺炎球菌多糖疫苗的安全性数据不充分,一般不建议在第 2 次接种后再接种。

【用药须知】　1. 皮内注射可能引起严重的局部反应。

2. 对于心血管和(或)肺功能严重受损的个体,接种疫苗的全身反应可引起严重危险;慎用本品并加以适当护理。

3. 若有发热性呼吸系统疾病或其活动期感染,应推迟使用本品;除非医师认为不接种疫苗会造成更大危险时方可使用。

4. 对需用青霉素(或其他抗生素)预防肺炎球菌感染的患者,接种本品后不应停止抗生素预防。

5. 同任何疫苗一样,不是所有接种本品者都能获得百分之百的保护。

6. 至少在脾切除前两周接种肺炎球菌疫苗。

7. 对于计划进行肿瘤化疗或其他免疫抑制治疗（如霍奇金病、器官或骨髓移植）的患者,接种疫苗和开始免疫抑制治疗之间至少应间隔两周。

应避免在化疗或放疗期间接种疫苗。可在化疗或放疗结束后数月内接种肺炎球菌疫苗。霍奇金病患者接受加强化疗（伴或不伴放疗）后,对疫苗的免疫应答在两年或更长时间内可能不够理想。对于一些完成化疗或其他免疫抑制治疗（伴或不伴放疗）的患者,在随后的两年时间中可观察到其对抗体的应答有明显提高,特别是在治疗结束和接种本品间隔延长的情况下。

8. 对于无症状或有症状的 HIV 感染者,应在确诊后及早接种本品。

【制剂】　注射液:0.5 ml 内含 23 种肺炎球菌荚膜型多糖（每种均为 25 μg）。

【贮藏】　贮于 2~8 ℃,但严禁冷冻凝结;本品如被冷冻凝结应丢弃,禁止再次使用。

7 价肺炎球菌结合疫苗
(pneumococcal 7-valent conjugate vaccine)

【药理作用】　本品由肺炎球菌多糖与载体蛋白结合而成,诱导 T 细胞依赖性免疫应答反应。

【适应证】　本品用于 3 月龄至 2 岁婴幼儿、未接种过本疫苗的 2~5 岁儿童免疫预防该疫苗所含荚膜菌型的肺炎球菌疾病。

【不良反应】　1. 注射部位的局部反应　常见注射部位红肿、硬结/肿胀、疼痛/触痛或红斑。

2. 消化系统　常见腹泻、呕吐。

3. 全身反应　常见发热。

4. 代谢及营养障碍　常见食欲缺乏。

5. 神经系统　常见疲倦、睡眠中断,罕见惊厥（包括热性惊厥）、低张力-低反应性发作、易激惹。

6. 皮肤及皮下组织　注射部位皮炎、注射部位荨麻疹和瘙痒。

【禁忌与慎用】　1. 对本疫苗中任何成分过敏,或对白喉类毒素过敏者禁用。

2. 肝炎、结核等传染病及严重心脏病、严重营养不良或有免疫缺陷、严重佝偻病禁用。

3. 本品不宜用于成年人。

4. 妊娠和哺乳期间接种疫苗的安全性尚不明确。

5. 本品在年龄小于 6 周的婴儿及 10 周岁以后的儿童中的安全性和有效性尚不明确。

【药物相互作用】　临床研究期间,本品同时接种的疫苗包括白喉破伤风百日咳疫苗（DTP）或白喉破伤风无细胞百日咳疫苗（DTaP）、B 型流感嗜血杆菌疫苗（Hib）、口服脊髓灰质炎疫苗（OPV）或灭活的脊髓灰质炎疫苗（IPV）、乙肝疫苗、脑膜炎球菌血清群 C 结合疫苗、麻疹-腮腺炎-风疹疫苗（MMR）及水痘疫苗。

【剂量与用法】　1. 肌内注射。注射部位首选婴儿的大腿前外侧区域（股外侧肌）或儿童的上臂三角肌。

2. 常规免疫接种程序　3、4、5 月龄进行基础免疫、12~15 月龄加强免疫。

3. 根据儿童首次接种月龄,分别采用以下接种程序。

(1) 3~6 月龄婴儿　基础免疫接种 3 剂,每剂 0.5 ml;首次接种在 3 月龄,免疫程序为 3、4、5 月龄各一剂,一次接种至少间隔 1 个月。建议在 12~15 月龄接种第 4 剂。

(2) 7~11 月龄婴儿　基础免疫接种 2 剂、每剂 0.5 ml,一次接种至少间隔 1 个月。建议在 12 月龄以后接种第 3 剂,与第 2 次接种至少间隔 2 个月。

(3) 12~23 月龄幼儿　接种 2 剂,每剂 0.5 ml,一次接种至少间隔 2 个月。

(4) 24 月龄至 5 岁儿童　接种 1 剂。

【用药须知】　1. 空腹或饥饿情况下不宜注射,以防血糖过低引起严重反应

2. 感冒、腹泻、发热,呕吐,有严重皮肤病时,待病痊愈后再及时接种

3. 过敏体质的婴儿（如有药物过敏史、哮喘病、荨麻疹等）对预防接种很容易产生不良反应。

4. 本品仅供肌内注射。

5. 本疫苗可能不会对接种疫苗的所有个体都有保护作用。

6. 高风险婴幼儿或儿童接种本品应基于个体化接种的考虑。目前本疫苗对患镰状红细胞病婴幼儿或儿童用药的安全性和免疫原性资料有限;尚未获得本疫苗对患肺炎球菌侵袭性疾病的其他高危婴幼儿/儿童（如患先天性和获得性脾功能障碍、HIV 感染、恶性肿瘤、肾病综合征等）的安全性和免疫原性资料。

7. 接种本品对于 24 月龄以下幼儿（包括高危婴幼儿在内）应使用与其年龄相对应的免疫程序和剂量。在年龄≥24 个月患有肺炎链球菌所致侵袭性疾病高风险的患儿（如镰状红细胞病、无脾、HIV-1 感染、慢性病或免疫功能受损）中,使用本结合疫苗并不能代替 23 价肺炎球菌多糖疫苗。

8. 比较轻微的疾病,如伴或不伴低热的轻度呼吸道感染,一般不是接种疫苗的禁忌证。患急性发热性疾病的婴幼儿应暂缓接种本疫苗。

9. 同所有其他注射用疫苗一样,接种本品应常备有相应的医疗及抢救措施(如 1∶1000 肾上腺素等)以防接种后出现罕见的过敏性事件。

10. 尽管免疫接种本疫苗可出现一定的白喉毒素抗体反应,但并不能替代常规的预防白喉的免疫接种。

11. 除非受益明确高于接种风险,否则对患有血小板减少症、任何凝血障碍或接受抗凝治疗的婴幼儿禁止肌内注射接种本品。

12. 因遗传性缺陷、HIV 感染、使用免疫抑制药物(包括放射药物、皮质激素、抗代谢药物、烷化剂和细胞毒药物),或其他原因导致的免疫应答受损的婴幼儿,对本品主动免疫的抗体应答反应可能下降。

13. 所有接种本品的同时也接种含全细胞百日咳疫苗的儿童,建议预防性使用退热药。接种本品时,对惊厥发作风险高于普通人群的婴幼儿或儿童应考虑使用退热药物。

14. 除了疫苗中包含的肺炎链球菌血清型,本品不能预防肺炎链球菌其他血清型的感染,也不能预防其他微生物引起的侵袭性疾病,如菌血症、脑膜炎和肺炎,也不能预防这些病原菌所致的非侵袭性感染,如中耳炎。

15. 和所有注射用儿童疫苗一样,早产儿初种时要考虑到有呼吸暂停的潜在风险。接种疫苗时仍在住院的每个早产儿(出生时≤30 孕周),接种后都要监测至少 48 h。因为这类婴儿接种疫苗的受益很大,所以要按时接种,不能推迟。

16. 注射器柱塞垫圈和注射器针头保护帽含有干的天然橡胶,已知对乳胶过敏或可能对乳胶过敏的人接触或注射该产品时,可能会引起过敏反应。

17. 本疫苗不宜用于成年人。

18. 本疫苗是含有佐剂的混悬液。因此,用前要在疫苗容器内用力摇匀。如果摇晃后容器内的疫苗混悬液不均匀,则不能使用。

【制剂】 注射液:0.5 ml 内荚膜多糖,4、9V、14、18C、19F 和 23F 各 2 μg,6B 4 μg。

【贮藏】 贮于 2～8 ℃,但严禁冷冻凝结;本品如被冷冻凝结应丢弃,禁止再次使用。

口服福氏、宋内氏冻干痢疾双价活疫苗
(live Sh. Flexneri 2a and Sh. Sonnei combined vaccine, oral, freeze dried)

【适应证】 服用本疫苗后,可使机体产生分泌性抗体。用于预防细菌性痢疾。

【不良反应】 偶有恶心,腹部不适等轻微反应,均为一过性,不治自愈。

【禁忌与慎用】 1. 有免疫缺陷或免疫功能不全;胃肠道及心、肝、肾病患者。

2. 急性传染病和发热者忌服。

【剂量与用法】 1. 全程免疫服用 3 次,一次间隔 5～7 d,成人首次服用半支,第 2、3 次各 1 支。

2. 6～13 岁儿童服成人半量;5 岁以下儿童服成人 1/3 量。

3. 用 50 ml 凉开水溶化 1 包稀释剂,制成稀释液。

4. 取装有制品的安瓿并开启,用所配吸管吸取稀释液少许,加入安瓿溶化疫苗,将溶化后的疫苗液倒入或吸入稀释液中,混匀后服用。

【用药须知】 1. 本品应在空腹或半空腹时服用。

2. 启开安瓿和服用时,切勿使消毒剂接触疫苗。

3. 安瓿有裂纹、标签不清者,不可使用。

4. 安瓿开启后,疫苗应及时用完。

【制剂】 注射液:2 ml,含菌 2000 亿(2×10^{11} CFU)。

【贮藏】 遮光,贮于 2～8 ℃,但严禁冷冻凝结;本品如被冷冻凝结应丢弃,禁止再次使用。

百日咳疫苗
(pertusis vaccine)

本品为死菌苗,经接种后能使机体产生多种抗体,包括凝集素、补体结合抗体、血凝抑制抗体、中和抗体和杀菌抗体。在基础免疫 4 周后,血液中就出现了凝集素和抗毒素,从而起到免疫保护作用,一般可保持免疫力 1～2 年。百日咳多发于 5 岁以下儿童,死亡则多见于 1 岁以内的婴儿,因此,联合国卫生组织规定 3 个月至 6 岁儿童应给予本品的基础免疫,经验指出,应尽早使用为好。

【不良反应】 1. 注射后可出现局部炎性反应,全身反应有发热、寒战、头痛和嗜睡,一般可自行消退。

2. 本品或其他含有本品的疫苗制剂也可能发生严重反应,如局部大面积红肿、变硬,甚至延及前臂;接种 48 h 内出现 39.5 ℃ 以上的高热、长时间无法慰止的啼哭、低张性反应减弱,甚至出现热性惊厥,严重脑病反应也偶有报道。

【禁忌与慎用】 1. 有惊厥史者应慎用本品。

2. 中、重度发热,急性传染病患者禁用。

3. 接种后如发生过敏反应,48 h 内出现的高热、虚脱或休克,异常的高音啼哭,3 h 内发生的惊厥及 7 d 内发生的脑病,不可继续免疫注射。

【剂量与用法】 皮下注射于上臂外侧三角肌

处,基础免疫 3 针分别为 0.5、1.0、1.0 ml。间隔 3～4 周。1 年后,加强免疫 1 次,剂量 1 ml。

【用药须知】　1. 为减少不良反应,日本已生产出无细胞菌苗,于 1981 年常规用于婴幼儿接种。

2. 目前,又在进一步采用 DNA 重组技术研究百日咳灭活毒素。

【制剂】　注射液:5 ml,每一人次剂量为 0.5 ml,含百日咳疫苗效价应不低于 4.0 IU。

【贮藏】　贮于 2～8 ℃。

吸附无细胞百日咳疫苗
(acellular pertussis vaccine,adsorbed)

本品系由百日咳杆菌培养物中提取的百日咳毒素(PT)、丝状血凝素(FHA),经脱毒氢氧化铝吸附后制成。

【适应证】　用于百日咳暴发流行时对 3 月龄至 6 周岁儿童进行免疫接种,预防百日咳。

【不良反应】　注射本品后一般无反应,有的接种部位可有轻度红晕、发痒、硬结或有低热,一般无须特殊处理,即行消退,如有严重反应及时诊治。

【禁忌与慎用】　1. 癫痫、神经系统疾患者及有惊厥史者禁用。

2. 急性传染病(包括恢复期)及发热者,暂缓注射。

【剂量与用法】　1. 臀部外上方 1/4 处或上臂外侧三角肌附着处皮肤经消毒后肌内注射。

2. 基础免疫接种　自 3 月龄开始免疫,至 12 月龄完成三针免疫,一次注射 0.5 ml,每针间隔 3～8 周。

3. 加强免疫接种　通常在基础免疫后 18～24 月龄进行,注射剂量为 0.5 ml。

【用药须知】　1. 注射后局部可能有硬结,可逐步吸收。注射第 2 针时应更换另侧部位。

2. 应备肾上腺素,供偶有发生休克时急救用。

3. 注射第 1 针后出现高热、惊厥等异常情况者,不得再注射第 2 针。

【制剂】　注射液:5 ml(10 人次剂量)。每一人次剂量 0.5 ml,含无细胞百日咳免疫原 15～18 μgPN/ml,含百日咳疫苗效价应不低于 4.0 IU。

【贮藏】　贮于 2～8 ℃。

卡介苗
(bacillus calmette guerin vaccine)

别名:结核活菌苗、卡介苗、结核菌苗、BCG

本品是由牛型结核分枝杆菌减毒制成的活菌苗,对人具有抗原性,而无致病性。可刺激机体产生特异性抗体。接种后 4～8 周产生免疫力,并可维持

3～5 年。由于本品可非特异性地刺激单核吞噬细胞系统,提高体液和细胞免疫水平,因而又可作为免疫增强剂使用。

【不良反应】　1. 一般注射局部反应较重,接种两周后可见局部红肿、浸润、化脓,有时还可形成溃疡,应予适当对症处理。

2. 淋巴结炎、疤瘩样瘢痕、骨髓炎也罕见发生。

3. 播散性 BCG 感染也有个别报道,主要见于儿童和免疫受损者。

【禁忌与慎用】　凡患有结核病、急性传染病、心脑肾器质性疾病、重度营养不良、湿疹或其他皮肤病及 HIV 感染者均不可接种。

【剂量与用法】　接种对象为新生儿和结核菌素试验阴性的婴儿、儿童和成人。于上臂外侧三角肌处皮内注射 0.1 ml 菌苗。

【用药须知】　3 个月以上的婴儿和成人均须先做结核菌试验,只有在阴性反应的情况下才接种本品。

【临床新用途】　1. 带状疱疹　用本品 40 mg,溶于注射用水中,晨空腹口服,连用 2 次,12～48 h 起效,3～6 d 疼痛消失。

2. 慢性荨麻疹　活卡介苗防治本病的有效率达 95%。用法:活卡介苗 150 mg,饭后 2 h 用冷糖水 150～450 ml 冲服,禁食 4 h,每月一次,共用 3 次。

【制剂】　注射剂:①按标示量复溶后每瓶 1 ml(10 次人用剂量),含卡介菌 0.5 mg。②按标示量复溶后每瓶 0.5 ml(5 人次用剂量),含卡介菌 0.25 mg。每 1 mg 卡介菌含活菌数应不低于 1.0×10^6 CFU。

【贮藏】　贮于 2～8 ℃。

肠道病毒 71 型灭活疫苗
(enterovirus type 71 vaccine,inactivated)

别名:益尔来福、Inlive

本品为我国自主研发的新药。目前国内上市的肠道病毒 71 型(EV71)疫苗有两种:其一为 EV71 疫苗(vero 细胞),另一为 EV71 疫苗(人二倍体细胞)。本品系肠道病毒 71 型(EV71 H07 株)经培养,收获病毒液,灭活病毒,浓缩、纯化后,用氢氧化铝吸附制成的疫苗。本品为白色混悬液,可因沉淀而分层。

【药理作用】　本品可刺激机体产生抗 EV71 的免疫力。

【适应证】　用于 6 个月至 3 岁[EV71 疫苗(vero 细胞)],或 6 个月至 5 岁[EV71 疫苗(人二倍体细胞)]的易感者,预防 EV71 感染所致的手足口病。

【不良反应】　1. 全身反应　常见发热、腹泻、食欲缺乏、烦躁、恶心、呕吐、疲倦、乏力、变态反应,偶

见皮疹、咳嗽、流涕、流感样症状。

2. 局部反应　常见红肿、注射部位硬结、疼痛、瘙痒。

【禁忌与慎用】　1. 对本品任何成分及硫酸卡那霉素(人二倍体 EV71 灭活疫苗)或庆大霉素(Vero 细胞 EV71 灭活疫苗)过敏者禁用。

2. 发热、急性疾病期患者及慢性疾病急性发作的患者禁用。

3. 严重慢性疾病、具有过敏体质者禁用。

4. 下列患者禁用。

(1) 患有血小板减少症或出血性疾病患者,肌内注射可导致出血。

(2) 正在接受免疫抑制治疗或免疫功能有缺陷的患者,接种本品后产生的免疫反应会减弱。

(3) 未控制的癫痫患者和其他进行性神经系统疾病(如吉兰-巴雷综合征)的患者。

【药物相互作用】　1. 尚未进行与其他疫苗同时接种的研究。

2. 免疫抑制剂、化疗药物、皮质激素等可降低机体对本品的免疫应答程度。

3. 接种本品与注人免疫球蛋白应至少间隔 1 个月。

【剂量与用法】　肌内注射,注射于上臂三角肌内,注射前摇匀药液,基础免疫程序为 2 剂,一次间隔 1 个月,一次接种剂量为 0.5 ml。

【用药须知】　1. 本品严禁静脉注射。

2. 本品在使用前应充分摇匀,开启和注射时,切勿使消毒剂接触疫苗。

3. 本品严禁冷冻,开启后必须立即使用。

【制剂】　注射液:0.5 ml,含 EV71 中和抗体不低于 3.0EU。

【贮藏】　遮光,贮于 2~8 ℃。

26.2.2　类毒素

吸附精制白喉类毒素
(adsorbed purified diphtheria toxoid)

别名:精白类、白喉类毒素

【药理作用】　本品是由白喉棒状杆菌产生的外毒素以甲醛溶液解毒后经提纯精制,然后再加氢氧化铝或磷酸铝吸附而成,接种后可刺激机体的体液免疫反应,产生抗毒素,从而中和白喉杆菌的外毒素。其免疫力可维持 3~5 年。接种对象为 6 个月至 12 岁儿童。

【不良反应】　常见注射局部发生红斑、硬结、压痛,一般较轻。全身反应有发热、嗜睡、不适、呕吐、啼哭不止。

【剂量与用法】　于三角肌处皮下或肌内注射一次 0.5 ml,基础免疫 2 针,间隔 4~8 周,第 2 年(6~12 个月以后)加强 1 针。7 岁以上儿童和成人在注射本品前要做锡克试验,阳性者表示体内无抗体,可以注射本品。需要说明的是,本单价白喉类毒素已少被使用,7 岁以下儿童一般用百白破进行初免和强化注射,然后以吸附精制白喉破伤风二联类毒素进行加强免疫。

【用药须知】　2 岁以下婴儿的不良反应发生率较低,7 岁以上儿童和成人接受本品或含有本品的制品应降低用量。

【制剂】　注射液:0.5 ml。

【贮藏】　贮于 2~8 ℃。

吸附精制破伤风类毒素
(adsorbed tetanus toxoids)

别名:破伤风类毒素

【药理作用】　本品是用含有破伤风毒素的破伤风杆菌的培养液,经甲醛溶液处理脱毒后,再加氢氧化铝吸附剂制成的,接种后可产生体液和细胞双重免疫反应,产生大量破伤风类毒素抗体,对破伤风有主动免疫作用。

【不良反应】　主要有注射处红斑、硬结、压痛及轻而短暂的发热、不适等全身反应。

【剂量与用法】　1. 在上臂外侧三角肌处皮下或肌内注射,至少需注射三次,初免 2 针,间隔 4~8 周,第 2 年加强 1 针,以后每 10 年加强 1 针,一次剂量均为 0.5 ml。

2. 为达到破伤风的主动免疫,应从 2 个月婴儿开始。7 岁以下儿童初免一般选用百白破混合制剂,对百日咳菌苗禁忌者,可用白喉破伤风类毒素混合制剂。

3. 7 岁以上儿童和成人的初免可选用白喉破伤风类毒素二联制剂,这样可同时对两病获得免疫力。

4. 创伤后是否需要破伤风类毒素,需看伤口情况和患者的免疫记录,一般认为距最后一次注射超过 3 年,应立即加强注射 1 针;如患者完成加强免疫未超过 10 年,只有在认为破伤风危险性极大的情况下,方可给予加强注射,超过 10 年者则必须注射。

【用药须知】　1. 应避免本品的注射次数过多,因过多产生的抗体与不溶性抗原结合成抗原抗体复合物,可能引起过敏反应。

2. 25 岁以上成人的不良反应发生率较高。

【制剂】　注射液:10 ml;15 ml(50 U/ml)。

【贮藏】　贮于 2~8 ℃。

26.2.3　抗血清和免疫球蛋白

精制白喉抗毒素
（purified diphtheria antitoxin）

别名:白喉抗毒素、精白抗

本品是由白喉类毒素或类毒素与毒素联合免疫的马血清经酶处理、盐析等提制的抗体无菌制剂。

【适应证】　本品能中和感染部位及血中游离的白喉毒素,但对已与细胞结合的毒素则无作用,对已受损的皮肤或上皮组织亦无治疗效果,本品能防治白喉,欲获较好疗效,应在病程早期应用。主要用于配合抗生素治疗白喉,一般不用于预防,但有些专家认为,未经主动免疫的白喉接触者,应使用本品预防。

【不良反应】　可能会引起过敏反应,包括过敏性休克(注射后数秒钟就可能发生)和血清病(出现麻疹、发热、瘙痒、全身不适和关节痛,多于注射后7~14 d 发生)。

【剂量与用法】　1.用于治疗　应尽早、足量,可肌内注射或缓慢静脉注射,用量视感染部位、病情轻重和病程长短而定。用前必须做过敏试验。对轻、中度患者,可肌内注射 1 万~3 万 U,严重者,可增至4 万~10 万 U。有些国家使用更高剂量。应在肌内注射无异常反应时方可缓慢静脉注射。

2.用于预防　皮下或肌内注射 1000~2000 U,免疫力可维持 20 d 左右,在给予抗毒素的同时,亦应在不同部位注射类毒素进行主动免疫。

【用药须知】　1.用前必须了解患者以前是否使用过动物血清,有无哮喘及过敏史。过敏试验阳性者使用以下脱敏方法注射。

2.过敏试验方法　将本品 20 倍稀释注射于前臂掌侧皮内,使成一小丘状,30 min 后观察,如丘疹增大,红肿直径超过 1 cm,即为阳性,表示过敏,使用本品应采用脱敏法。

3.脱敏方法　患者按以下剂量依次注射,一次注射后观察 30 min,如本次未发生局部或全身反应,方可进行下一次注射:①1:10 稀释液 0.05 ml,皮下注射;②1:10 稀释液 0.1 ml,皮下注射;③1:10 稀释液 0.3 ml,皮下注射;④未经稀释的本品 0.1 ml,皮下注射;⑤未经稀释的本品 0.2 ml,肌内注射;⑥未经稀释的本品 0.3~0.5 ml 肌内注射;⑦剩余剂量一次性肌内注射。脱敏注射应在严密监护下进行。

4.应备有 1:1000 肾上腺素,以便及时抢救过敏性休克。

【制剂】　①注射液:2000 U;3000 U;4000 U;1 万 U。②注射剂(粉):1 万 U/g;3 万 U/g;4 万 U/g。

【贮藏】　贮于 2~8 ℃。

精制破伤风抗毒素
（purified tetanus antitoxin）

别名:抗破伤风免疫血清

【药理作用】　本品系用破伤风毒素或类毒素免疫的马血浆或血清精制而成,富含破伤风毒素抗体,可中和创伤部位及血中游离的破伤风毒素。可预防和治疗破伤风,但不能中和已经与神经细胞结合的毒素,故应尽早使用。

【不良反应】　参见精制白喉抗毒素。

【剂量与用法】　1.预防　凡在 5 年内没有接受过破伤风类毒素接种的开放性外伤患者,尤其创口深、污染重者,应立即皮下或肌内注射本品一次1500~3000 U,伤势严重者可酌情加倍,每隔 1 周重复注射 1 次,直至感染风险解除始可停止给药。在使用抗毒素的同时,应开始破伤风类毒素的免疫接种,但应在不同部位。如在 5 年内已接受过类毒素全程免疫者则不必使用本品,只注射类毒素 1 针加强免疫即可。

2.治疗　新生儿破伤风,出生 24 d 内肌内注射2 万~10 万 U,一次或分次注射,严重者可静脉注射。成人和儿童,一次 5 万~20 万 U 肌内注射,剂量及间隔时间视病情严重程度而定,病情严重者可将抗毒素加入 5% 葡萄糖注射液内缓慢静脉注射或滴注,但又可用于经肌内注射后无异常反应者,但应置于严密监护之下。除以上全身用药外,亦可同时注射适量于伤口周围组织。

【制剂】　注射液:1500 U;3000 U;1 万 U;3 万 U。

【贮藏】　贮于 2~8 ℃。

精制抗狂犬病血清
（purified antirabies serum）

别名:抗狂犬病血清

本品由狂犬病固定病毒免疫的马血浆制得的免疫球蛋白制剂。

【适应证】　本品能中和人体血液中游离状态的狂犬病毒素,和狂犬病疫苗合用,用于已积压或怀疑接触狂犬病毒者进行预防注射。曾接受过狂犬病疫苗的全程免疫,且血中抗体呈阳性者,则不必应用本品。

【不良反应】　本品可引起过敏反应、过敏性休克,多于注射后几十分钟内发生,故门诊患者注射后须观察 30 min 后方可离去。还可引起血清病,可见荨麻疹、发热、淋巴结肿大、关节痛、蛋白尿等,一般于注射后 7~14 d 内发生。

【剂量与用法】 可用于受伤部位浸润注射或肌内注射 40 U/kg,1~2 d 内分数次注射。

【用药须知】 1. 本品注射前必须了解过敏史并进行过敏试验,有过敏反应者应在脱敏处理后才能使用(参见白喉抗毒素)。

2. 本品应尽早注射,如果因某种原因抗血清的注射延迟,则在首剂狂犬病疫苗注射后 8 d 内仍可注射本品,超过 8 d,则疫苗已能使机体产生抗体,此时,已无必要注射本品。

3. 本品和狂犬病疫苗不可在同一部位上应用。

【制剂】 ①注射液:700 U。②注射剂(粉):700 U(用注射用水溶解)。

【贮藏】 贮于 2~8 ℃。

精制肉毒抗毒素
(purified botulism antitoxin)

别名:肉毒中毒抗毒素

本品系用 A 型、B 型或 E 型肉毒素分别免疫马,所得血浆或血清经胃蛋白酶消化后,用硫酸铵盐析法制成的抗毒素球蛋白制剂。

【适应证】 本品可中和肉毒杆菌产生的血循环中的游离毒素,但毒素和组织一旦结合后,抗毒素即不能发挥作用,故吃进污染食品或以其他原因(伤口肉毒中毒)而获得毒素的人,应尽早用,以争取防止病情的发展。但对已经出现的征象,抗毒素则不可能使之好转。

【不良反应】 和其他马血清制品一样,本品也可能会引起过敏反应或血清病。

【剂量与用法】 1. 一般多使用多价抗毒素进行预防或治疗,如中毒型已明确,则只注射同型抗素素即可。

2. 预防 皮下或肌内注射,每型可给予一次1000~2000 U。

3. 治疗 肌内注射或稀释后滴注,每型给予一次 1 万~2 万 U。

【用药须知】 使用本品前,必须了解患者的过敏史,并做过敏试验,呈阳性者,应行脱敏疗法。

【制剂】 ①注射剂:A、B、E 型单价,分别含 1 万U。②多价注射剂:A、B、E 型各 1 万 U。

【贮藏】 贮于 2~8 ℃。

多价精制气性坏疽抗毒素
(mixed gas gangrene antoxin purified)

别名:气性坏疽抗毒素

本品系用产气荚膜杆菌、水肿杆菌、脓毒杆菌和溶组织杆菌等气性坏疽菌的类毒素分别免疫马后,采集血清,经胃酶消化后,用盐析法制取的抗毒素球蛋白,按一定比例混合而成。

【适应证】 本品具有中和气性坏疽毒素的作用,用于配合抗生素治疗和预防气性坏疽。

【剂量与用法】 1. 预防 皮下或肌内注射,一次 1 万 U,如有必要,可隔 5~10 d 重复注射 1 次。

2. 治疗 肌内注射一次 3 万~5 万 U,根据病情每 4~12 h 重复注射,紧急情况下可采用静脉注射或滴注,一次 3 万~5 万 U。也可同时注射适量于伤口周围健康组织内。开始静脉注射宜缓慢(不超过 1 ml/min),以后慢慢加快,但不可超过 4 ml/min,一次静脉注射不得超过 40 ml,儿童不应超过 0.8 ml/kg。

【用药须知】 参见精制白喉抗毒素。

【制剂】 注射液:1 万 U/10 ml,其中各单价抗毒素单位比例为荚膜:水肿:败毒:溶组织=2:2:1:1。

【贮藏】 贮于 2~8 ℃。

蛇毒抗血清
(snake venom antisera)

别名:抗蛇毒血清

本品是用各种蛇毒如五步蛇毒、眼镜蛇毒、银环蛇毒、蝮蛇毒等免疫马所得的血浆或血清,分别经胃蛋白消化,用硫酸铵盐析法制成不同品种的球蛋白制剂,可中和相对应的蛇毒。本品久置可析出少量能摇散的沉淀。

【简介】 1. 国内产品有:①精制抗五步蛇毒血清,每毫升含抗五步蛇毒血清不少于 180 U,皮下、肌内注射或静脉注射,一次 800 U;②精制抗眼镜蛇毒血清,每毫升含抗眼镜蛇毒血清不得少于 100 U,皮下、肌内注射或静脉注射,一次 2000 U;③精制抗银环蛇毒血清,每毫升含抗银环蛇毒血清不得少于 800 U,皮下、肌内注射或静脉注射,一次 1 万 U;④精制抗蝮蛇毒血清,每毫升含抗蝮蛇毒血清不得少于 500 U,除蝮蛇外,本品对五步蛇、烙铁头蛇、竹叶青蛇的毒素亦有一定的中和作用,皮下、肌内注射或静脉注射,一次 6000~12000 U。

2. 国外产品有:①多价抗蛇毒素(响尾蛇)(美国),适用于特定响尾蛇类咬伤所致毒液中毒,包括响尾蛇、铜头蛇和水生噬鱼蝮蛇(蝮蛇属),如朝鲜和日本珊瑚蝮蛇、大具窍蝮蛇和双线纹蝮蛇,以及中南美的"丛林王"等。本品对珊瑚蛇毒液无效。首剂使用本品视中毒严重程度可自 20~150 ml 或更多开始,首剂给予后,视临床反应和病情,必要时可再给予 10~50 ml。②北美珊瑚蛇抗蛇毒素(美国),能中和东方珊瑚蛇、得克萨斯珊瑚蛇毒。每支 10 ml 中含量足可中和约 250 只小鼠 LD_{50} 或东方珊瑚蛇毒液约 2 mg,但对亚利桑那或索诺兰珊瑚蛇无效。使用本品 30~50 ml 应加入 250~500 ml 0.9%氯化钠注射液中滴注。③欧洲蝰蛇抗血清(英国),可中和多种蝰蛇毒素。

因蛇毒抗血清一般均为马血清制品,故易引起过敏反应及血清病。一般 2 安瓿应以 0.9%氯化钠注射液稀释 2~3 倍后静脉注射,如未见临床症状好转,1~2 h 后可重复注射。使用这类制品,用前须做过敏试验,方法同白喉抗毒素,阴性者始可直接注射。为尽快取得治疗效果,一般采用静脉注射,亦可皮下或肌内注射,也可取部分剂量于伤肢向心端皮下或肌内注射,但切勿注入手指及脚趾,静脉注射一般先用 0.9%氯化钠注射液稀释,开始速度宜慢,不超过 1 ml/min,无过敏迹象出现时,再以较高速度继续滴注,但最快不宜超过 4 ml/min。抗蛇毒血清的应用应尽快和足量,儿童与成人剂量相同。

对皮试可疑阳性者,可预先注射苯海拉明 20 mg 或马来酸氯苯那敏 10 mg,15 min 后再注射本品。对阳性者应采用脱敏注射法(参见白喉抗毒素)。

对毒蛇咬伤的处理,除尽快、足量使用抗蛇毒血清外,还应包括破伤风防治和支持疗法。

精制抗炭疽血清
(purified anti-anthrax serum)

别名:抗炭疽血清

【简介】 本品系用炭疽杆菌活菌苗免疫的马的血清或血浆精制而成,主要用于配合抗生素治疗炭疽病,亦用作预防。预防时,肌内注射一次 20 ml,治疗:第 1 d 肌内注射或皮下注射 20~30 ml/d,直至好转。本品的不良反应和注意事项与其他马血清制品相同。

破伤风免疫球蛋白
(tetanus immunoglobulin)

别名:人抗破伤风免疫球蛋白

本品是由经破伤风类毒素免疫的成人血浆制备而成的球蛋白无菌溶液,用于破伤风的被动免疫。

【适应证】 由于本品是用人血浆制备的,所以发生过敏反应的概率甚微,而且保护性抗体在血液循环中停留的时间更长(比马抗毒素消除慢),肌内注射本品 250 U,能维持免疫球蛋白保护水平(0.01 U/ml)4 周左右。用于预防和治疗破伤风,比

使用马抗素为优。凡有易致破伤风的创口的患者,如果过去未以破伤风类毒素完成初免,或其免疫状况难以肯定,或完成破伤风接种已达 10 年以上者,均可使用本品进行被动免疫。

【不良反应】 与其他丙种球蛋白类似,注射部位可发生疼痛和红肿,过敏反应发生率极低。

【剂量与用法】 本品仅供肌内注射,用于成人和儿童预防的剂量为 250~500 U(同时在另一部位注射破伤风类毒素),保护作用可维持 4 周。治疗维持剂量为成人 3000~6000 U,分多个部位肌内注射;儿童为 500~3000 U。部分剂量可用于创口周围组织注射。

【用药须知】 本品不可静脉注射,同时注射破伤风类毒素时不得使用同一注射器,亦不可在同一位置。

【制剂】 注射液:破伤风抗体效价应当不低于 50 U/ml,蛋白含量 10%~18%,其中丙种球蛋白含量不少于 90%,并含少量甘氨酸作为蛋白稳定剂。

【贮藏】 贮于 2~8 ℃。

马破伤风免疫球蛋白 F(ab′)2
(equine anti-tetanus F(ab′)2)

本品为破伤风抗毒素的升级产品。

【适应证】 用于预防和治疗破伤风梭菌感染的短期被动免疫。

【不良反应】 1. 过敏性休克 可在注射中或注射后几分钟至数十分钟内突然发生。患者突然表现为沉郁或烦躁、脸色苍白或潮红、胸汗、恶心或腹痛、脉搏细速、血压下降,重者神志昏迷、虚脱,如不及时抢救可以迅速死亡。轻者注射肾上腺素后即可缓解;重者需输液输氧,使用升压药维持血压,并使用抗过敏药物及肾上腺皮质激素等进行抢救。

2. 血清病 主要症状为荨麻疹、发热、呼吸困难、淋巴结肿大、局部水肿,偶有蛋白尿、呕吐、关节痛,注射部位痒及水肿。肾炎、心肌炎、神经炎、多发性关节炎及葡萄膜炎等极罕见血清病并发症也有报道。一般系在注射后 7~14 d 发病。亦有在注射后 2~4 d 发病,称为加速型。对血清病应对症疗法,可使用钙剂或抗组胺药物,一般数日至十数日即可痊愈。

【禁忌与慎用】 过敏试验为阳性反应者慎用,详见脱敏注射法。

【药物相互作用】 免疫球蛋白制品中的抗体可能干扰活病毒疫苗(如麻疹、腮腺炎、脊髓灰质炎和疱疹疫苗)的反应,所以建议应在注射本品大约 3 个月后才使用这些疫苗。

【剂量与用法】 外伤的常规治疗不应使用本品,应优先使用破伤风人免疫球蛋白。如果不可获得破伤风人免疫球蛋白,需要使用本品,可参考以下用法用量。

1. 用法 皮下或上臂、臀部肌内注射,不得用作静脉注射。使用前必须先做过敏试验。皮下注射应在上臂三角肌附着处。肌内注射应在上臂三角肌中部或臀大肌外上部。

2. 用量 单次皮下或肌内注射1500~3000 IU,儿童与成人用量相同;伤势严重者可增加用量1~2倍。经5~6 d,如破伤风感染危险未消除,应重复注射。

3. 脱敏注射法 在一般情况下2 ml用0.9%氯化钠注射液将抗毒素稀释10倍,分小量数次作皮下注射,一次注射后观察30 min。第1次可注射10倍稀释的抗毒素0.2 ml,观察无发绀、气喘或显著呼吸短促、脉搏加速时,即可注射第2次0.4 ml,如仍无反应则可注射第3次0.8 ml,如仍无反应即可将安瓿中未稀释的抗毒素全量作皮下或肌内注射。有过敏史或过敏试验强阳性者,应将第1次注射量和以后的递增量适当减少,分多次注射,以免发生剧烈反应。

【用药须知】 1. 本品为液体制剂。制品浑浊、有摇不散的沉淀、异物或安瓿有裂纹、标签不清、过期失效者均不能使用。安瓿打开后应一次用完。

2. 一次注射须保存详细记录,包括姓名、性别、年龄、住址、注射次数、上次注射后的反应情况、本次过敏试验结果及注射后反应情况、所用抗毒素的生产单位名称及批号等。

3. 注射用具及注射部位应严格消毒。注射器宜专用,如不能专用,用后应彻底洗净处理,最好干烤或高压蒸汽灭菌。同时注射类毒素时,注射器须分开。

4. 使用抗毒素须特别注意防止过敏反应。注射前必须先做过敏试验并详细询问既往过敏史。凡本人及其直系亲属曾有支气管哮喘、花粉症、湿疹或血管神经性水肿等病史,或对某种物质过敏,或本人过去曾注射马血清制剂者,均须特别提防过敏反应的发生。

5. 过敏试验方法。用0.9%氯化钠注射液将本品稀释10倍(0.1 ml的本品加0.9 ml 0.9%氯化钠注射液),在前掌侧皮内注射0.05 ml,观察30 min。注射部位无明显反应者,即为阴性,可在严密观察下直接注射本品。如注射部位出现皮丘增大、红肿、浸润,特别足形似伪足或有痒感者,为阳性反应,必须用脱敏法进行注射。如注射局部反应特别严重或伴

有全身症状,如荨麻疹、鼻咽刺痒、打喷嚏等,则为强阳性反应,应避免使用。如必须使用时,则应采用脱敏注射,并做好抢救准备,一旦发生过敏休克,立即抢救。无过敏史者或过敏反应阴性者,也并非没有发生过敏休克的可能。为慎重起见,可先注射小量于皮下进行试验,观察30 min,无异常反应,再将全量注射于皮下或肌内。

6. 门诊患者注射抗毒素后,需观察30 min方可离开。

【制剂】 注射液:1500 IU/0.75 ml。

【贮藏】 贮于2~8 ℃。

乙型肝炎免疫球蛋白
(hepatitis B immunoglobulin)

别名:抗乙肝免疫球蛋白、HBIG

本品系由经乙型肝炎疫苗免疫,并含有一定乙型肝炎抗体效价的健康人血浆或血清制备提取的特异性免疫球蛋白。

【适应证】 本品可中和乙型肝炎病毒,可起到避免其侵袭的作用。用于乙型肝炎的被动免疫。乙型肝炎病毒意外暴露者如针刺、吸入或溅及黏膜而接触乙肝病毒者及HBsAg阳性妊娠期妇女所生婴儿即需HBIG进行接触后预防。与HBsAg阳性者有性接触时,亦应使用本品预防。

【不良反应】 注射部位局部疼痛和压痛,极少数发生荨麻疹和血管神经性水肿。

【剂量与用法】 1. 用于预防,一次肌内注射100 U,应于接触后尽快(7 d内,最迟不超过10 d)注射,同时使用乙肝疫苗者,不必注射第2针,否则30 d后可给予第2针。继续与HBsAg阳性者保持性接触者,90 d后重复注射。

2. HBsAg阳性妊娠期妇女所生婴儿,应于出生24 h内注射100 U,隔1、2及6个月再分别注射乙肝疫苗30 μg。

【用药须知】 急性传染病及发热者不能注射。

【制剂】 注射液:1 ml。

【贮藏】 贮于2~8 ℃。

水痘-带状疱疹人免疫球蛋白
(varicella-zoster immune globulin)

别名:Vzig

【简介】 本品是由富含水痘-带状疱疹抗体而乙肝表面抗原阴性健康成人的血浆,经冷乙醇沉淀、离析制成的免疫球蛋白制剂。蛋白含量16%~18%,其中IgG含量不少于99%,另有微量IgA和IgM。

本品主要用于对水痘-带状疱疹易感者,如免疫

缺陷者、白血病或淋巴瘤患者、接受免疫抑制治疗者、母亲患水痘后 5～6 d 出生的新生儿等,或因与水痘病毒有明显接触史而有水痘感染高度风险者,接触后应尽快开始治疗(接触后 96 h 内注射)。

本品只可肌内注射,不可静脉注射,每一部位只能肌内注射 125 U(2.5 ml)。体重 10 kg 者,给予注射 125 U,10.1～20 kg 者 250 U,20.1～30 kg 者 375 U,30.1～40 kg 者 500 U,>40 kg 者 625 U。对持续或反复接触水痘者的接触后预防,建议每 3 周应用 1 次。

巨细胞病毒免疫球蛋白
(cytomegalovirus immunoglobulin)

【简介】　本品是用人血浆制备的含有高水平抗巨细胞病毒(CMV)特异性抗体的免疫球蛋白。用于 CMV 感染的被动免疫,可预防性或治疗性地用于接受移植的患者。有静脉注射和肌内注射用制剂,不良反应类似一般免疫球蛋白。迄今本品在肾、心脏、骨髓及肝移植患者中对 CMV 感染的预防和治疗效果已进行了初步评估,但确切疗效有待进一步评估。

目前,人单克隆巨细胞病毒免疫球蛋白对免疫缺陷患者 CMV 感染的预防和治疗效果也处于试用中。

狂犬病免疫球蛋白
(rabies immunoglobulin)

【简介】　本品是以预选经过狂犬病疫苗免疫且血中已成高滴度狂犬病抗体的成人的血清或血浆提取制成的富含特异性抗狂犬病抗体的人免疫球蛋白液体或冻干制剂,平均含量 150 U/ml。其作用、用途及使用方法均与狂犬病抗病毒血清相同,剂量为 20 U/kg。因本品引起血清病及其他不良反应的概率远小于狂犬病抗病毒血清,所以以选用本品为优。

白喉免疫球蛋白
(diphtheria immunoglobulins)

【简介】　本品系由人血浆制备的具有高水平抗白喉杆菌毒素特异性抗体的免疫球蛋白,用于在不可能进行白喉主动免疫接种和适当抗生素治疗的情况下,对未经白喉主动免疫的白喉接触者进行被动免疫保护。肌内注射 250 U,不良反应与一般免疫球蛋白类似。

牛痘免疫球蛋白(人源性)
(vaccinia immune globulin,human)

别名:Vigiv、CNJ-016

本品是一种从接种牛痘疫苗(Dryvax©)成人血浆中提纯的免疫球蛋白 G(IgG)。

【理化性状】　本品为牛痘免疫球蛋白的无菌注射液,主要包括 IgG,痕量的 IgA 和 IgM。

【药理作用】　本品为牛痘病毒的特异性抗体,可直接对抗牛痘病毒。

【体内过程】　31 名健康受试者给予 6000 U/kg 本品,平均 C_{max} 为 161 U/ml,T_{max} 为 2 h,$t_{1/2}$ 为 30 d (13～67 d),分布容积为 6630 L。药动学参数是通过酶联免疫吸附试验测定的抗体浓度计算的。本品静脉滴注 5 d 后,其结合抗体及中和抗体的能力,至少不低于其他给药方式。肌内注射本品 5 d 后,血清中的牛痘抗体浓度可达峰值。尚无肌内注射本品药动学的数据可供参考。

【适应证】　本品可用于以下治疗和(或)改善。

1. 牛痘性湿疹。

2. 进展性牛痘。

3. 严重的全身性牛痘。

4. 牛痘感染性皮肤疾病,如灼烧感、脓疱疮、水痘-带状疱疹或接触性皮炎;或有活动性或广泛性皮肤损害而导致的湿疹性皮肤损伤。

5. 牛痘病毒引起的异常感染,包括眼、口或其他部位的意外定植(单纯性角膜炎除外),这些部位感染可造成特别的危害。

【不良反应】　1. 临床试验中,最常见不良反应为头痛、恶心、眩晕、多汗、感觉酷热、感觉寒冷、寒战。

2. 一过性不良反应(≥5%)包括全身不适、眼不适、胃肠道不适、恶心、呕吐、口干、注射部位不适、寒战、感觉寒冷、疼痛、虚弱、感觉酷热、发热、疲劳、精力增加、食欲缺乏、背痛、肌肉痉挛、头痛、头晕、感觉异常、震颤、多汗、血管疾病、皮肤苍白。

3. 其他不良反应有腰痛、非特异性疼痛、发热、呕吐、肌肉痛性痉挛、肌肉紧缩感和肌肉痉挛。1 名患者静脉滴入本品 9000 U/kg 时出现晕厥。本品滴注速度 2 ml/min(60%)的不良反应发生率低于 4 ml/min(86%)。值得注意的是,临床试验中,在给予本品或安慰剂的受试者于前一晚开始禁食,临床试验中未发生严重不良事件。未见到因不良事件而停药或减少剂量或降低滴注速度的事件发生。

4. 使用其他注射用免疫球蛋白,治疗 1～2 d 后曾发现患者血清肌酐和血尿素氮升高。其他严重肾损害事件包括急性肾衰竭、急性肾小管坏死、近端肾小管病、渗透性肾病。

5. 上市后经验

(1)常见不良反应有发绀、低氧血症、肺水肿、呼吸困难、支气管痉挛、血栓栓塞、低血压、癫痫、震颤、溶血、Coombs 试验假阳性、发热、寒战、背痛、肝功能紊乱、腹痛。

（2）罕见不良反应有呼吸暂停、急性呼吸窘迫综合征（ARDS）、输血相关性肺损伤（TRALI）；大疱性皮炎、表皮松解症、多形性红斑、斯-约综合征、心搏骤停、血管性虚脱、昏迷、意识丧失、全血细胞减少症、白细胞减少症。

【妊娠期安全等级】　C。

【禁忌与慎用】　1. 禁用于单纯性牛痘角膜炎。

2. 禁用于有过敏反应史或以前滴注本品或其他人免疫球蛋白制品出现过严重全身反应的患者。

3. 本品含痕量的 IgA，有选择性 IgA 缺陷患者中可形成 IgA 抗体，因此，当输入含有 IgA 血液制品时（包括本品）可引起过敏反应，应禁用。

4. 年龄≥65 岁，服用肾损伤药物、糖尿病、血容量不足、副蛋白血症、败血病患者慎用。

【药物相互作用】　1. 免疫球蛋白可降低减毒活疫苗的效力，如麻疹、风疹、腮腺炎、水痘等。给予本品 3 个月后才可接种活病毒疫苗。接种活病毒疫苗不久后给予本品，应于 3 个月后再次接种活病毒疫苗。

2. 现无本品与其他药物合用的资料。推荐本品与其他药物分开滴注。如需用已存在的静脉通路，加入本品前须用 0.9％氯化钠注射液冲洗输液器。本品的相容性仅限于 0.9％氯化钠注射液，与其他如葡萄糖注射液的相容性尚未研究。

3. 使用本品后，患者血液中经被动转运的抗体可一过性增加，导致血清学试验（如乙型肝炎表面抗体）结果呈现假阳性。

【剂量与用法】　1. 推荐剂量如下。

（1）治疗严重牛痘接种并发症时，一旦出现症状或确诊为牛痘相关并发症，本品推荐剂量为 6000 U/kg。是否重复给药，取决于患者症状的严重程度和治疗效应，目前缺乏重复给药的临床资料。

（2）当患者对起始剂量 6000 U/kg 无效应时，可给予较高的本品剂量（如 9000 U/kg）。

2. 配制方法及注意事项如下。

（1）用药前检查本品是否有不溶性颗粒和变色。

（2）勿摇晃，避免起泡。

（3）移开管型瓶帽，用 70％乙醇或同等药物消毒橡皮塞。

（4）本品应通过专门静脉管路输入，并配备专用给药装置，包括孔径 22 μm 的过滤器，用控制滴注装置（如微量泵或类似装置）。本品应以≤2 ml/min 的速度，体重<50 kg 的患者，推荐以<0.04 ml/min（每分钟 133.3 U/kg）的速率输入。最大速度为 4 ml/min。

老年人和儿童输入剂量和速度尚不清楚。当患者出现轻微不良反应，或有血栓/血栓栓塞和（或）肾功能不全等危险因素时，滴注速度应更加缓慢。

（5）本品无防腐剂，配制后应在 6 h 内开始滴注，12 h 内滴注完成，剩余本品应丢弃。

（6）本品仅溶于 0.9％氯化钠注射液，在输入本品前，应以 0.9％氯化钠注射液冲洗预先存在的输液管路。本品稀释应≤1∶2(v/v)。

【用药须知】　1. 本品仅供静脉使用，溶液浑浊时禁用。

2. 不良反应与滴注速度相关，应严格按推荐速度给药。在输液过程中及之后，密切监测患者和其生命体征，仔细观察任何症状。

3. 严重速发型过敏反应在血浆制品中很少发生，当患者患有罕见疾病如 IgA 缺乏或对人球蛋白过敏时仍可发生。在给予本品时，应有专业抢救设备和专业人员在场。一旦出现低血压或过敏反应，应立即停药，并给予对症治疗。

4. 有报道免疫球蛋白产品可引起肾功能不全、急性肾功能衰竭、渗透性肾病变、近端肾小管病变、死亡。虽然这些肾功能不全、急性肾衰竭的发生与许多批准的静脉用免疫球蛋白产品有关，但这些产品均使用蔗糖作为稳定剂，且 Ig 一日剂量≥400 mg/kg。本品并不用蔗糖做稳定剂，且推荐剂量小于 400 mg/kg。急性肾衰竭易感人群包括肾功能不全、糖尿病、液体耗竭、脓毒血症、副蛋白血症、年龄≥65 岁或使用着肾损害的药物的患者及有血栓形成和血栓栓塞事件风险的患者，应以可能的最低浓度和最慢速度滴注。

5. 无菌性脑膜炎与静脉注射用免疫球蛋白有关。如患者在使用后几小时到 2 d 内出现症状，其症状和体征包括剧烈头痛、颈项强直、困倦、发热、畏光、眼球运动疼痛、恶心和呕吐。如出现上述症状，应进行全面神经系统检查以排除其他引起脑膜炎的原因。总剂量过高（2 g/kg）与 AMS 的发生相关（作为对照，本品推荐剂量 6000 U/kg 时，患者最高蛋白暴露量为 0.12 g/kg）。停止注射用本品后，AMS 在几天内可缓解，且无并发症。

6. 本品可导致发生非心源性肺水肿［指输血相关性肺损伤（TRALI）］，表现为严重呼吸窘迫、肺水肿、低氧血症、左心室功能正常、发热，典型发生于输液后 1～6 h。应给予吸氧，保证充分的通气支持。本品使用过程中应密切监测肺部不良反应，如怀疑 TRALI，应进行适当检测，产品和患者血清中是否存在抗中性粒细胞抗体。

7. 本品可能含有血型抗体，其作为溶血素，在体内可诱导免疫球蛋白包裹红细胞，引起直接抗球蛋白阳性反应,但罕见溶血。但红细胞被隔离加重可形成溶血性贫血。使用本品时应注意监测溶血的症状与体征,如出现,应进行适当的实验室检查。

8. 有报道本品可发生血栓事件,危险因素包括动脉粥样硬化(存在多种心血管危险因素)、老年、心输出量减少、高凝性疾病、凝血时间延长和(或)已知或怀疑高黏血症。应用本品时,应权衡其潜在风险和益处。预先评估患者血液黏度,考虑是否存在高黏血症风险,包括冷球蛋白血症、空腹乳糜微粒血症、严重高脂血症或单克隆丙种球蛋白病。

【制剂】　注射液:≥50000 U/15 ml。

【贮藏】　贮于 2~8 ℃,本品如冻结,应先在 2~8 ℃融化,60 d 内使用。

人源性丙种球蛋白
(human normal immunoglobulin)

别名:丙种球蛋白、IG

本品由甲型肝炎疫苗免疫的健康人血浆或血清提取制成,其中丙种球蛋白90%以上,含有常见病原体(如甲型肝炎、麻疹、流感、流行性腮腺炎等)的保护性抗体。

【药理作用】　本品可用于常见病毒感染的被动免疫,其 $t_{1/2}$ 为 18~20 d。

【适应证】　1. 预防麻疹　使用本品可以预防或减轻麻疹病情,尤其是免疫缺陷和有症状的 HIV 感染的儿童,接触麻疹后应立即给予本品预防。

2. 预防甲型肝炎　接触前(如拟前往甲型肝炎高发区旅行)或接触者(如感染者家属、性接触者等)或在甲型肝炎潜伏期使用本品均有保护作用,可预防发病或减轻症状,一次注射预防效果可维持 1 个月左右。接触后,预防应尽早使用,而对已有肝炎临床征象或接触已两周以上者则无必要使用本品。

3. 免疫球蛋白缺乏　各种免疫球蛋白缺乏症患者,应用本品可预防严重可能感染。

4. 除上述用途外,本品尚可用于免疫功能缺陷者防治及改善水痘病毒感染、易感妇女接触风疹后预防及接触后发生风疹而又拒绝流产的妊娠期妇女等。

【不良反应】　注射部位疼痛,偶有过敏反应,表现为荨麻疹、喉头水肿等,严重者可能发生过敏性休克,但发生率很低。

【剂量与用法】　本品仅供肌内注射,由于剂量表示方法各异(有的以蛋白质量 mg 表示,有的以容积 ml 表示),显得较为混乱。

中国药典规定剂量如下。

1. 预防麻疹　0.05~0.15 ml/kg。

2. 预防甲型肝炎　0.05~0.1 ml/kg。

3. 治疗丙种球蛋白缺乏症　用量遵医嘱。

【用药须知】　本品与静脉注射用丙种球蛋白的制备方法,成分含量均有所不同。因为本品所含的免疫球蛋白可发生凝聚,静脉注射后会引起类似过敏性休克的反应,故本品仅供肌内注射,不能静脉注射或滴注。

【制剂】　①注射剂(粉):0.3 g。②注射液:150 mg/10 ml;300 mg/3 ml。

【贮藏】　贮于 2~8 ℃。

静脉注射用免疫球蛋白
(immune globulin intravenous)

别名:静脉注射丙种球蛋白,IGIV

本品是由混合人血浆(WHO 规定每批制品至少从 1000 人以上的混合血浆中提取)制备的含有丙种球蛋白的血浆蛋白无菌溶液,以胃蛋白酶处理至酸性,通过析滤或超滤及层析等方法制成,专供静脉注射用。

【药理作用】　本品一般蛋白含量为 3%~6%,其中免疫球蛋白含量不少于 90%,包括 IgG 的所有亚型和微量 IgA、IgM,而且 IgG 的亚型分布也应与正常人相同,IgG_1 占 60%,IgG_2 占 29.4%,IgG_3 占 6.5%,IgG_4 占 4.1%。本品直接静脉注射,可立即使血循环中免疫球蛋白水平提高。本品对自身免疫性疾病具有治疗作用。

【体内过程】　本品的半衰期与正常人相同,$IgG_{1,2,4}$ 为 18~23 d,IgG_3 较短,为 7~9 d。免疫缺陷患者 IgG 的生成和代谢能力不同,因而在免疫缺陷者中,本品的半衰期变异较大。多数患者的 $IgG_{1,2,4}$ $t_{1/2}$ 为 30~40 d,IgG_3 为 20~24 d。

【适应证】　1. 原发性免疫球蛋白缺乏症,如 X 联锁低免疫球蛋白血症,常见变异性免疫缺陷病、免疫球蛋白 G 亚型缺陷病等。

2. 继发性免疫球蛋白缺陷病,如重症感染、新生儿败血症等。

3. 自身免疫性疾病,如原发性血小板减少性紫癜、川崎病。

【不良反应】　1. 本品的不良反应发生率很低,免疫缺陷者接受本品的不良反应发生率低于 5%,严重反应约为 1/6000。

2. 不良反应可分过敏及非过敏反应。过敏反应极其罕见,但有时极其严重,典型表现为滴注后数秒至几分钟出现面部潮红、水肿、呼吸急促、胸闷、低血压、甚至休克或死亡,多为抗 IgA 的 IgG 抗体介导。曾有选择性 IgA 缺乏或类特异性抗 IgA 者,均禁用本品。

3. 非过敏反应较为常见,如出现于滴注 30 min 内的轻度腰背痛、肌痛、皮肤潮红、轻度畏寒、头晕、周身不适等。少数人可出现支气管痉挛或哮喘,极少数发生溶血性贫血、高渗性肾损害、无菌性脑膜炎,继发性感染乙、丙型病毒性肝炎等。

4. 治疗的头 1 h 内不良反应多见,故治疗开始时滴速宜慢。

【剂量与用法】　1. 用灭菌注射用水将本品溶解至 IgG 含量为 5% 静脉滴注或以 5% 葡萄糖溶液稀释 1～2 倍作静脉滴注,开始滴注速度为 1.0 ml/min (约 20 滴/分)持续 15 min 后若无不良反应,可逐渐加快速度,最快滴注速度不得超过 3.0 ml/min(约 60 滴/分)。

2. 原发性免疫球蛋白缺乏或低下症　首次剂量为 400 mg/kg;维持剂量 200～400 mg/kg,给药间隔时间视患者血清 IgG 水平和病情而定,一般每月一次。

3. 原发性血小板减少性紫癜　一日 400 mg/kg 体重,连续 5 日,维持剂量一次 400 mg/kg,间隔时间视血小板计数和病情而定,一般每周 1 次。

4. 重症感染　一日 200～300 mg/kg,连用 2～3 日。

5. 川崎病　发病 10 日内应用,儿童治疗剂量 2.0 g/kg,一次滴注。

【用药须知】　应定时监测血清 IgG 水平,作为调整用量的依据。

【制剂】　① 注射液:0.5 g/10 ml;1 g/20 ml;2.5 g/50 ml;1.25g/25 ml。② 注射剂(粉):1.25 g;2.5 g;5 g。

【贮藏】　贮于 2～8 ℃。

26.2.4　其他生物制品

人血白蛋白
(human albumin)

本品系由健康人血液或胎盘血液中提取制成的。

【药理作用】　1. 增加循环血容量和维持血浆渗透压　白蛋白占血浆胶体渗透压的 80%,主要调节组织与血管之间水分的动态平衡。由于白蛋白分子量较高,与盐类及水分相比,透过膜内速度较慢,使白蛋白的胶体渗透压与毛细管的静力压抗衡,以此维持正常与恒定的血容量;同时在血循环中,1 g 白蛋白可保留 18 ml 水,每 5 g 白蛋白保留循环内水分

的能力约相当于 100 ml 血浆或 200 ml 全血的功能,从而起到增加循环血容量和维持胶体渗透压的作用。

2. 运输及解毒　白蛋白能结合阴离子也能结合阳离子,可以输送不同物质,也可将有毒物质输送到解毒器官。

3. 营养供给　组织蛋白和血浆蛋白可互相转化,在氮代谢障碍时,本品可作为氮源为组织提供营养。

【适应证】　1. 治疗失血创伤及烧伤等引起的休克。

2. 治疗脑水肿及大脑损伤所致的颅内压升高。

3. 防治低蛋白血症。

4. 治疗肝硬化或肾病引起的水肿或腹水。

5. 治疗新生儿高胆红素血症。

6. 用于心肺分流术、烧伤的辅助治疗、血液透析的辅助治疗和成人呼吸窘迫综合征。

【不良反应】　使用本品一般不会产生不良反应,偶可出现寒战、发热、颜面潮红,皮疹、恶心、呕吐等症状。

【禁忌与慎用】　1. 对白蛋白有严重过敏者禁用。

2. 未经控制的高血压患者、急性心脏病者,正常血容量及高血容量的心力衰竭者禁用。

3. 严重贫血患者禁用。

4. 妊娠期妇女或即将怀孕的妊娠期妇女慎用。

【药物相互作用】　本品不宜与血管收缩药,蛋白水解酶或含乙醇溶剂的注射液混合使用。

【剂量与用法】　1. 用法　一般采用静脉滴注或静脉推注。为防止大量注射时机体组织脱水,必要时可用 5% 葡萄糖注射液或氯化钠注射液稀释做静脉滴注(宜用备有滤网的输血器),在开始 15 min 内应特别注意速度缓慢,逐渐加速至滴注速度每分钟不超过 2 ml(约 60 滴)。

2. 用量　使用剂量由医师酌情考虑,一般因严重烧伤或失血等所致休克,可直接注射本品 5～10 g,隔 4～6 h 重复注射 1 次。在治疗肾病及肝硬化等慢性白蛋白缺乏症时,可一日注射本品 5～10 g,直至水肿消失、白蛋白含量恢复正常为止。

【用药须知】　因本品有高渗作用,过量注射后,可造成脱水、机体循环负荷增加、充血性心力衰竭和肺水肿。

【制剂】　注射液:5 g/100 ml,10 g/50 ml;12.5 g/50 ml;25 g/500 ml。

【贮藏】　贮于 2～8 ℃。

水解蛋白
(protein hydrolysate)

【药理作用】　在能量供给充足的情况下,可进入组织细胞,参与蛋白质的合成代谢,获得正氮平衡,并生成酶类、激素、抗体、结构蛋白,促进组织愈合,恢复正常生理功能。

【适应证】　用于手术严重创伤、大面积烧伤引起的严重氨基酸缺乏,以及各种疾病引起的低蛋白血症。

【不良反应】　1. 静脉滴注可致疹样过敏反应,一旦发生应停止用药。偶有恶心、呕吐、胸闷、心悸、发冷、发热或头痛等。

2. 大剂量服用时可出现轻度肿胀、畏食等,停药后症状可消失。

【禁忌与慎用】　1. 重度肝、肾功能不全,严重尿毒症患者和对氨基酸有代谢障碍的患者禁用。

2. 严重酸中毒者禁用。

3. 充血型心力衰竭患者慎用。

【药物相互作用】　本品不宜与血管收缩药、蛋白水解酶或含乙醇溶剂的注射液混合使用。

【剂量与用法】　1. 静脉滴注　50～100 g/d。

2. 口服　一般患者,一次 5～15 g,重症患者及手术前后的患者,一次 15～30 g,3 次/日,加适量温开水稀释后服用。进食困难的患者,一次 5～20 g,加等量温开水稀释后管饲。

【用药须知】　1. 应严格控制滴注速度。

2. 用前必须详细检查药液,如发现瓶身有破裂、漏气、变色、发霉、沉淀、变质等异常现象时绝对不应使用。

3. 开瓶药液一次用完,剩余药液不宜储存再用。

【制剂】　① 注射液:25 g/500 ml。② 口服液5 g/10 ml;15 g/30 ml;50 g/100 ml。③ 口服粉剂:5 g;10 g;15 g。

【贮藏】　密闭、遮光,置阴凉处保存。

肉毒素 A
(botulinum toxin A)

本品是由梭状芽孢肉毒杆菌产生的一种神经毒素。因提取方法不同目前上市销售的的有三种,即欧那肉毒素 A、英可肉毒素 A 和阿伯肉毒素 A。

【CAS】　93384-43-1

【ATC】　M03AX01

【用药警戒】　上市后的报道表明本品和所有肉毒素类产品一样,都有可能从注射部位扩散,从而引起肉毒杆菌素中度的相关症状。这些症状包括乏力、全身肌肉无力、复视、视物模糊、眼睑下垂、吞咽困难、发音困难、构音障碍、小便失禁和呼吸困难。通常在注射后的数小时至数周内发生,其中吞咽和呼吸困难可危及生命,且已有死亡的报道,儿童患者出现这些症状的风险最高。

【药理作用】　1. 本品通过抑制外周胆碱能神经末梢释放乙酰胆碱,起到阻断神经肌肉接头处胆碱能传递的作用。神经毒素首先与胆碱能神经末梢结合,进而内化进入神经末梢,随之毒素分子的轻链部分进入神经末梢细胞液,最后由 SNAP25 酶裂解(SNAP25 是乙酰胆碱释放所必需的突触前靶蛋白),然后由新神经末梢重建神经传导。

2. 患者肌内注射本品后 3～4 个月随着神经末梢新生与肌肉终板重新连接,麻痹症状缓解。

欧那肉毒素 A
(onabotulinumtoxin A)

别名:保妥适、Botox

本品是经过透析和一系列的酸化过程得到的。

【适应证】　1. 预防成年慢性偏头痛患者中(头痛持续 4 h 或更长每月≥15 d)的头痛发作。

2. 用于成年患者中上肢痉挛状态的治疗。

3. 用于成年患者中颈部张力障碍的治疗,减轻头部位置异常的严重症状和颈痛。

4. 用于在成年患者中不适宜用局部药物处理的严重腋部多汗症的治疗。

5. 用于≥12 岁患者中眼睑痉挛伴随肌张力障碍的治疗。

6. 用于≥12 岁患者中斜视的治疗。

7. 眼睑痉挛、面肌痉挛及相关局灶性肌张力障碍。

8. 暂时改善 65 岁及 65 岁以下成人因皱眉肌或降眉间肌活动引起的中度至重度皱眉纹。

【剂量与用法】　1. 慢性偏头痛　推荐总剂量155 U,每个部位为 0.1 ml(5 U)注射至 7 条头颈肌肉。

2. 上肢痉挛状态　根据受累肌肉、肌肉活动的严重性、既往对治疗的反应和不良事件史和肌电图选择剂量。

3. 颈部张力障碍　给药根据患者的头和颈部位置、疼痛位置、肌肉肥大、患者反应和不良事件史选择剂量,未经治疗的患者中用较低初始剂量。

4. 腋部多汗症　每腋部 50 U。

5. 斜视　初始每条肌肉 1.25～2.5 U。

6. 眼睑痉挛、面肌痉挛及相关局灶性肌张力障碍。

(1) 用无菌、27～30 G(直径0.40～0.30 mm)的针头注射配制后的本品在上眼轮匝肌的内、外侧部和下眼轮匝肌的外侧部。推荐初始剂量为每点1.25～2.5 U,不一定需要肌电图引导。避免在上睑提肌附近注射,这样可减少眼睑下垂的并发症;避免在下眼睑内、中侧注射,以减少向下斜肌的扩散,可减少复视的并发症。

(2) 一般注射后3 d之内起效,1～2周达高峰。一次疗效持续约3个月,以后可按需要进行重复治疗。重复治疗时,如果认为初始治疗剂量不足(疗效持续时间不到两个月),可增加注射剂量,甚至两倍。通常情况下,一个注射位点剂量超过5.0 U不会有更好的疗效,每眼初始治疗剂量应不超过25 U,大于每3个月一次的治疗频率对患者无益。

面肌痉挛或第Ⅶ对脑神经功能异常患者,治疗同单侧眼睑痉挛患者,同时根据需要可注射其他受累面肌,如皱眉肌、颧大肌、口轮匝肌,定位口周肌肉可用肌电图引导。

每两个月的累计总剂量不应超过200 U。

7. 暂时改善65岁及65岁以下成人因皱眉肌和(或)降眉间肌活动引起的中度皱眉纹。

(1) 用21G(gauge)的针头配制/稀释本品(100 U/2.5 ml),然后用30G(gauge)的针头注射。5个注射位点各注射0.1 ml(4 U),每侧皱眉肌有2个注射位点,降眉间肌有1个注射位点,总剂量为20 U。

(2) 注射前,拇指或示指应稍用力放在眼眶下侧以避免注射液向眼眶下渗透,在注射过程中,针头保持向上向内侧的方向。

(3) 下列措施可减少眼睑下垂并发症的发生:①避免在上睑提肌附近注射,尤其在降眉肌粗大患者中;②注射皱眉肌时应在距骨性眶上嵴以上至少1 cm;③确保注射的容积或剂量精确,并尽可能使用最小的有效剂量;④不要在眉毛中心上方1 cm内注射本品。

皱眉纹通常在治疗后1～2 d开始出现改善,在最初的1周疗效增加。大多数患者疗效持续时间为3～4个月,也有报道一些患者可持续长达6个月。

【制剂】　注射剂(粉):50 U;100 U。

【贮藏】　遮光,贮于2～8 ℃条件下。

英可肉毒素A
(incobotulinum toxin A)

别名:Xeomin

本品主要成分为发酵提纯得到的A型肉毒杆菌素,分子量约为150 kDa。

【适应证】　1. 颈部肌张力障碍　本品通过减轻颈部肌张力失调,降低未经肉毒毒素初始治疗和复治患者头部位置异常的严重程度和颈部疼痛。

2. 眼睑痉挛　本品用于既往用肉毒素A(Botox)治疗过的成人眼睑痉挛。

3. 皱眉纹　本品用于成年患者与皱眉肌和(或)降眉间肌有关的中、重度皱眉纹的暂时缓解。

【剂量与用法】　1. 肌内注射　最佳剂量和肌内注射部位由个体而定。

2. 颈部肌张力障碍患者　总推荐剂量是120 U。

3. 眼睑痉挛患者　用药剂量、数量和注射部位应根据既往给予的欧那肉毒素A(Botox,另一种肉毒素制剂)剂量而定。在既往Botox剂量未知时推荐初始剂量是1.25 ～2.5 U。

4. 皱眉纹患者　总推荐剂量为20 U,分为5个部位肌内注射,每个部位4 U。

阿伯肉毒素A
(abobotulinum toxin A)

别名:Dysport

本品为沉淀、透析及层析提纯得到的A型肉毒杆菌素,分子量约为350 kDa。

【适应证】　1. 用于颈部肌张力障碍。

2. 用于皱眉纹。

【剂量与用法】　1. 肌内注射:最佳剂量和肌内注射部位由个体而定。

2. 颈部肌张力障碍:总剂量500 U,分别注射于所涉及的肌肉。

3. 皱眉纹患者:总推荐剂量为50 U,分为5个部位肌内注射,每个部位10 U。

【制剂】　注射剂(粉):300 U;500 U。

【贮藏】　贮于2～8 ℃。

【不良反应】　1. 可引起注射部位灼热感,软弱无力,易致挫伤。

2. 注射部位不当或注射较深可引起附近肌肉群麻痹,超剂量注射还可引起远处的肌肉麻痹。

3. 常见的不良反应是在把药物注射到眼周围肌肉以治疗面部偏侧痉挛、眼睑痉挛的斜视时,表现为上睑下垂、流泪、畏光、复视和眼内刺激。

4. 报道的不良反应还有睑外翻、睑内翻。

5. 患者的眨眼次数减少,这可能导致眼干、角膜炎和角膜受损。

6. 闭角型青光眼已有报道。

7. 治疗斜视期间对眼施行针穿刺可引起玻璃体和眼球后出血。

8. 将本品注射进入颈肌治疗斜颈时最常引起吞咽困难，这可能进一步导致涎液大量集结，吸入气道，甚至发生窒息。

9. 还可能发生口干、声带麻痹、颈肌软弱无力。

10. 全身无力、不适、恶心和视物障碍也有报道。

11. 其他罕见的不良反应有嗜睡、僵硬和头痛。

12. 使用大剂量本品，偶然也引起呼吸困难。

13. 超剂量可能引起广泛的麻痹。

14. 过敏反应如皮疹、流感样综合征已有报道。

15. 在注射本品进入下肢时可引起足痛、全身衰弱无力、嗜睡和下肢痛性痉挛。

【妊娠期安全等级】　C。

【禁忌与慎用】　1. 对本品过敏者、哺乳期妇女禁用。

2. 重症肌无力者禁用。

3. 注射部位存在感染者禁用。

【药物相互作用】　本品不应合用氨基糖苷类抗生素、林可霉素、多黏菌素类、四环素类和其他肌肉松弛药。

【用药须知】　1. 本品的检测方法为其特有，因此，其生物活性单位与其他的 A 型肉毒毒素的检测评估单位不能相互转换。

2. 本品重复治疗的频率应该由临床反应来确定，但一般不应超过每 12 周一次。

3. 本品使用前应用无菌、无防腐剂的 0.9％氯化钠溶解。

4. 使用时密切注意肉毒素效应的传播。

5. 眼睑痉挛的患者眼轮匝肌内注射本品可导致眨眼动作减少和角膜暴露，且可能导致溃疡或穿孔。并且若在先前注射肉毒杆菌毒素时出现复视，则不应反复进行下眼睑注射。

6. 儿童使用本品的风险较大，应谨慎使用。

7. 本品含有人血制品，有传染某些疾病的可能。

肉毒素 B
(botulinum toxin B)

别名：Myobloc

本品属于神经肌肉阻断药。肉毒梭菌 B（Bean 菌株）发酵可产生神经毒素，与血红胞凝集素和非血细胞凝集素蛋白非共价结合形成神经毒素复合物。由发酵液提取神经毒素复合物，并经一系列沉淀和色谱步骤纯化，最终可获得本品。

【药理作用】　业已证实，本品可特异性地分解突触囊泡相关膜蛋白的 VAMP（小突触泡蛋白）。

VAMP 是担负供突触囊泡与突触前膜对接并融合（神经递质释放必不可少的步骤）的蛋白复合物质的成分之一。

【适应证】　用于颈张力障碍的治疗，减轻与颈力障碍有关的颈痛和头部位置异常（斜颈）。

【不良反应】　1. 参见肉毒素 A。

2. 口干和吞咽困难常使治疗不得不中止。吞咽困难的发生率随注入胸锁乳头肌的剂量增加而升高。口干的发生率则与注入头夹肌、斜方肌和胸锁乳头肌的剂量呈正相关。

【妊娠期安全等级】　C。

【禁忌与慎用】　1. 对本品过敏者、哺乳期妇女禁用。

2. 重症肌无力者禁用。

【药物相互作用】　参见肉毒素 A。

【剂量与用法】　对于曾对本品耐受的患者，首剂可给予 2500～5000 U；无耐受史者应给予较低剂量。

【用药须知】　参见肉毒素 A。

【制剂】　注射液：2500 U/0.5 ml；5000 U/1 ml；10000 U/2 ml。

【贮藏】　遮光，贮于 2～8 ℃条件下。

脑蛋白水解物
(cerebroprotein hydrolysate)

本品是用猪脑蛋白经酶水解所制造的一种肽制剂。每毫升本品中含有 215.2 mg 猪脑蛋白水解物。

【药理作用】　经大量临床、动物实验证实，本品能加快小鸡大脑发育，推论本品有利于神经细胞的蛋白质合成及其呼吸链，并可同时刺激有关激素产生。实验亦表明本品能有效地保护中枢神经系统免受有毒物质的侵害。事先注射本品可提高大鼠的抗病能力。用药后，由电-光学均数证实，几日龄大鼠大脑的成熟显著加快，而在迷路实验时的识别能力亦增强。

用于放疗性低血糖患者，本品有明显的催醒作用，并有相应的脑电图正常化。本品亦可作为电休克治疗的辅助用药，可使患者更迅速地从健忘的困扰中恢复；1 个疗程本品治疗可使难治性内源性抑郁症患者对抗抑郁治疗起反应。与抗癫痫药合用治疗癫痫患者，会更易收到治疗效果。

【适应证】　用于脑外伤及脑血管病后遗症伴有的记忆减退及注意力集中障碍的症状改善。

【不良反应】　不良反应轻微。静脉注射过快会有轻度热感，极少数患者会出现寒战，轻度发热，多与患者体质有关。尚未发现用药后持久的不良反应或危及生命的问题。

【禁忌与慎用】　1. 对本品过敏者、妊娠期妇女禁用。

2. 癫痫持续状态禁用。

3. 癫痫大发作间歇期因易诱导发作,亦应禁用。

4. 重度肾功能不全患者禁用。

5. 哺乳期妇女使用时,应暂停哺乳。

【药物相互作用】　1. 合用抗抑郁药治疗可发生不良相互作用,导致精神紧张,此时建议减少抗抑郁药剂量。

2. 同时应用 MAOIs 有相加作用。

【剂量与用法】　1. 一般情况下,皮下注射不超过 2 ml,肌内注射不超过 5 ml,静脉推注不超过 10 ml。

2. 严重病例,尤其是伴有脑血管代偿不足者,可用 10~30 ml 本品稀释于 5% 葡萄糖注射液中滴注。若每天给药,则 10~14 d 为一疗程。

3. 轻微病例或经大剂量用药后为保持疗效者,可肌内注射、皮下或静脉注射,开始 1 次/日,一次 1~5 ml,连用 10~20 次,以后每周 2~3 次,可重复几个疗程,直至临床表现不再改善为止。

4. 本品可与右旋糖酐、维生素及任何需用的心血管药合用。

【制剂】　注射液:1 ml;2 ml;5 ml;10 ml。

【贮藏】　遮光、室温贮存。

三磷酸腺苷

(adenosine triphosphate)

别名:三磷酸腺苷、腺三磷、ATP

本品是以次黄嘌呤核苷酸为底物,经生物发酵的技术制得的高能化合物,临床用其二钠盐。

【CAS】　56-65-5

【理化性状】　1. 化学名:Adenosine 5'-(tetrahydrogen triphosphate)

2. 分子式:$C_{10}H_{16}N_5O_{13}P_3$

3. 分子量:507.18

4. 结构式

【药理作用】　1. 本品是参与体内脂肪、蛋白质、糖、核酸和核苷酸代谢的一种辅酶,与组织的生长、修补和再生有着密切的关系,而且又是体内能量的主要来源,临床将其用于细胞损伤后酶释放减少引起的疾病。

2. 动物实验发现本品对心肌细胞电生理具有明显作用,可抑制慢反应细胞的钙离子内流,阻断和延长房室结折返环路的前向传导,大剂量尚可阻断房室旁道的折返性,具有增强迷走神经的变时性效应。

【适应证】　辅助治疗心肌炎、心肌梗死、心力衰竭、急性脊髓灰质炎、脑动脉硬化、进行性肌萎缩和病毒性肝炎。国内不少文献认为,外源性 ATP 不易透过细胞,而每天临床应用的治疗量远超过机体每天的需求量,提出疗效是可疑的。然而,用其治疗心律失常屡见效果的报道也是事实,国外也有报道。

【不良反应】　1. 可见头痛、头晕、出冷汗、胸闷、低血压等。

2. 偶可见关节酸痛、荨麻疹等。

【禁忌与慎用】　1. 对本品过敏、脑出血急性期、病态窦房结综合征禁用。

2. 心肌梗死和脑出血患者在发病期慎用。

【剂量与用法】　静脉注射或肌内注射一次 20 mg,3 次/日。

【临床新用途】　1. 阵发性室上性心动过速　将本品 10~20 mg 加入 0.9% 氯化钠注射液 10 ml 或 5% 葡萄糖注射液 15 ml 中,于 5 s 内快速静脉注射,如无效,可在 2 min 后静脉注射 2 剂(20~30 mg),最大剂量为 40 mg,<1 岁儿童 3~5 mg,2~12 岁 10~15 mg,冠心病、病态窦房结综合征及正在使用普萘洛尔、双嘧达莫和地西泮的患者不宜使用本品。严重慢性气管炎、哮喘病和高敏体质患者禁用,老年人避免使用。最好不要合用降低心率的药物。如用药期间发生心搏骤停,可静脉注射阿托品,行心脏按压。

2. 急性心源性休克　将本品 80 mg 加入 25% 葡萄糖注射液 20 ml,于 15 min 左右静脉注射,可使血压回升,继续给予本品和辅酶 A 稳定血压。

3. 慢性阻塞性肺疾病　将本品 1~2 μmol/kg 加入 0.9% 氯化钠注射液 100 ml,于 40 min 内缓慢滴注,2~3 次/日,可降低肺动脉高压 14%,降低阻力 25%。

【用药须知】　静脉注射宜缓慢,以免引起头晕、头胀、胸闷及低血压等。

【制剂】 ①注射液:10 mg/1 ml;20 mg/2 ml。②注射剂(粉):20 mg。

【贮藏】 遮光,贮于 2~8 ℃条件下。

三磷酸胞苷

(cytidine triphosphate)

本品为核苷酸的衍生物,临床用其二钠盐。

【CAS】 65-47-4

【理化性状】 1. 化学名:[(2R,3S,4R,5R)-5-(4-Amino-2-oxopyrimidin-1-yl)-3,4-dihydroxyoxolan-2-yl] methyl (hydroxy-phosphonooxyphosphoryl) hydrogen phosphate

2. 分子式:$C_9H_{16}N_3O_{14}P_3$

3. 分子量:483.16

4. 结构式

【药理作用】 本品是核苷酸的衍生物,在体内参与磷脂类合成代谢。能够穿过血-脑屏障,它是脑磷脂合成与核酸代谢的中间产物和能量来源,也能提高神经细胞膜性结构的稳定性和重建能力、支持神经细胞存活、延缓细胞衰老死亡、提高神经细胞抗损伤能力、促进神经突起生长。本品可以有效地防止神经细胞损伤或缺血后的继发死亡,还可以稳定肝细胞膜,促进肝细胞损伤后修复,对于血管硬化引起的心肌和脑组织有营养、促进再生和修复作用。

【适应证】 用于脑震荡及后遗症、脑出血后遗症、自主神经紊乱、神经官能症及心功能不全、进行性心肌萎缩、肝炎等疾病的辅助治疗。

【不良反应】 1. 偶有发热、皮疹,停药后消失。

2. 极少数患者出现一过性轻度 ALT 升高,停药后恢复正常。

3. 本品对窦房结有明显抑制作用。

【禁忌与慎用】 1. 病态窦房结综合征、窦房结功能不全患者禁用。

2. 对本品过敏者禁用。

3. 妊娠期妇女禁用。

4. 重度肝、肾功能不全患者慎用。

5. 癫痫患者慎用。

6. 心肌梗死和脑出血急性期患者慎用。

7. 哺乳期妇女慎用。

【剂量与用法】 1. 肌内注射 一次 20 mg,1~2 次/日。

2. 静脉滴注 临用前,加 0.9%氯化钠注射液溶解,20 mg 加入 5%葡萄糖液或 0.9%氯化钠注射液 250 ml 中缓慢滴注。

【用药须知】 1. 严禁静脉推注。

2. 滴速不可过快,以免引起头晕、头胀、胸闷及低血压等。

【制剂】 ①注射液:20 mg/2 ml;40 mg/5 ml。②注射剂(粉):20 mg;40 mg。

【贮藏】 密封,在阴凉干燥处保存。

泛癸利酮

(ubidecarenone)

别名:辅酶 Q_{10}、癸烯醌、Co-Q_{10}、Enzyme Q_{10}、Ubiquinone-10

本品是一种天然产生的辅酶。

【CAS】 303-98-0

【ATC】 C01EB09

【理化性状】 1. 分子式:$C_{59}H_{90}O_4$

2. 分子量:863.34

3. 结构式

【药理作用】 本品在人体内呼吸链的质子移位和电子传递中起作用。本品不仅可作为细胞代谢和细胞呼吸的激活剂,还可作为重要的抗氧化剂和非特异性的免疫增强剂,可促进氧化磷酸化反应,保护生物膜结构的完整性。其主要作用有:①可防止急性缺血时的心肌收缩力减弱,磷酸肌酸与三磷腺苷含量减少,能保持缺血心肌细胞线粒体的形态结构,同时使实验性心肌梗死范围缩小,对缺血的心肌有一定的保护作用;②增加心输出量,降低外周阻力,具有抗心力衰竭作用,还能抑制醛固酮的合成与分泌,阻断其对肾小管的效应;③抗心律失常作用,在缺氧条件下灌流离体心室肌时,可使动作电位持续时间缩短,电刺激测定其产生室性心律失常阈值较对照组低,冠状动脉开放后,阈值恢复亦较快;④降压作用,使外周血管阻力下降,并有抗醛固酮作用。此外,还有对抗多柔比星的心脏毒性及保肝作用。

【适应证】　可作为充血性心力衰竭、冠心病、高血压、心律失常的辅助治疗药物。亦用于原发性和继发性醛固酮增多症、脑血管障碍、出血性休克及肝炎辅助用药。

【不良反应】　可出现恶心、胃部不适、食欲缺乏,但不必停药。偶见荨麻疹及一过性心悸。

【剂量与用法】　口服 10～15 mg,3 次/日,饭后服,2～4 周为一疗程。可适当加大剂量,或延长疗程。

【制剂】　①片剂:5 mg。②胶囊剂:5 mg;10 mg;15 mg。

【贮藏】　遮光贮存。

辅酶 I
(nadide)

别名:烟酰胺腺嘌呤二核苷酸、Nicotinamide adenine dinucleotide、NAD、Coenzyme I

本品是从新鲜面包的酵母中提取,经分离精制所得的。由烟酰胺、腺嘌呤、二核苷酸等组成,平均含量 73.32%。对热不稳定。

【CAS】　53-84-9;58-68-4(NADH)

【理化性状】　1. 分子式:$C_{21}H_{27}N_7O_{14}P_2$

2. 分子量:663.43

3. 结构式

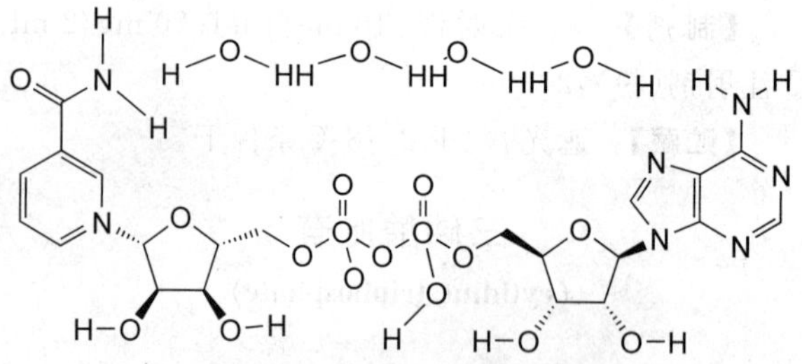

【药理作用】　本品是生物体内必需的一种辅酶,在生物氧化过程中起着传递氢的作用,能活化多种酶系统,促进核酸、蛋白质、多糖的合成及代谢,增加物质转运和调节控制。

【适应证】　辅助治疗冠心病,可改善冠心病胸闷、心绞痛的程度。

【不良反应】　偶见口干、头晕和恶心。

【剂量与用法】　用本品 5 mg,溶于 0.9%氯化钠注射液 2 ml,肌内注射 1 次/日,14 d 为一疗程。大多应用 2 个疗程。

【制剂】　注射剂(粉):5 mg。

【贮藏】　遮光,贮于 2～8 ℃条件下。

辅酶 A
(coenzyme A)

本品自鲜酵母中提取,由泛酸、腺嘌呤、核糖、半胱氨酸及磷酸组成。

【CAS】　85-61-0

【理化性状】　1. 分子式:$C_{21}H_{36}N_7O_{16}P_3S$

2. 分子量:767.5

3. 结构式

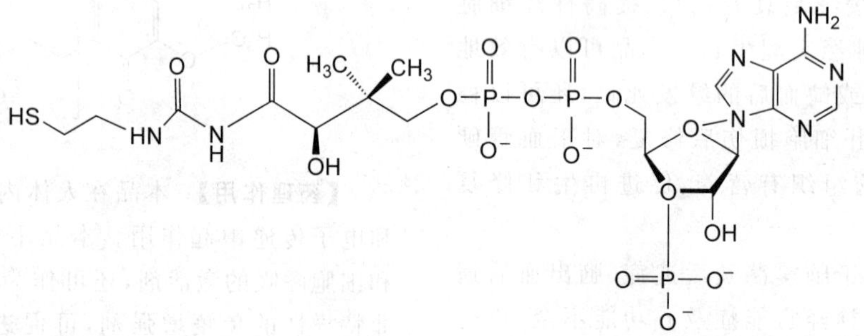

【药理作用】　本品为体内乙酰反应的辅酶,对糖、脂肪及蛋白质的代谢起着重要的作用,体内乙酰胆碱的合成、肝糖原的积存、胆固醇量的降低及血浆脂肪含量的调节等,均与本品有密切关系。

【适应证】　本品主要用于白细胞减少症、原发性血小板减少性紫癜、功能性低热等,对脂肪肝、肝昏迷、急慢性肝炎、冠状动脉硬化、慢性动脉炎、心肌梗死、慢性肾功能减退引起的肾病综合征、尿毒症等,可作为辅助治疗药。但对其治疗作用一直存在争议,认为疗效可疑。

【剂量与用法】　1. 静脉滴注　50～100 U,用 0.9%氯化钠注射液或 5%～10%葡萄糖注射液 500 ml 溶解稀释后滴注,1～2 次/日。

2. 肌内注射　用 0.9%氯化钠注射液溶化,一次 50～100 U,1 次/日。一般 7～14 d 为一疗程。

【用药须知】　临床上对急慢性肝炎、肝硬化、急慢性肾炎和慢性心功能不全等常使用能量合剂(含辅酶 A 50 U,三磷腺苷 20 mg,胰岛素 4 U),配合其他药物,以增进食欲,增强体质,缩短病程,减小病况恶化。每天使用 1～2 剂。以 0.9%氯化钠注射液溶化后肌内注射,或溶于 5% 葡萄糖注射液 500 ml 中给予滴注,也可溶于 25% 葡萄糖注射液 20 ml 供缓慢静脉注射。本合剂不宜空腹使用。

【制剂】　注射剂(粉):50 U;100 U。

【贮藏】　遮光,贮于 2~8 ℃ 条件下。

细胞色素 C
(cytochrome C)

本品是从猪心中提取的一种细胞呼吸激活剂。

【药理作用】　本品在有酶存在的情况下,对组织的氧化还原起着迅速的促酶作用,为生物氧化过程中的电子传递体。当组织处于缺氧状态时,本品进入细胞内可起到矫正细胞呼吸、促进物质代谢的作用。

【适应证】　可用于机体缺氧的急救辅助治疗,如一氧化碳中毒、催眠药中毒、新生儿窒息、各种休克期、脑缺氧、高山病、心肺功能不全时的缺氧及全身麻醉药引起的呼吸困难。不过,有时疗效不确切。

【不良反应】　1. 可能出现过敏反应,用前必须先做皮试。

2. 治疗用药一经中断,如再次使用,仍应(甚至更有必要)再做皮试。

【剂量与用法】　1. 本品可溶于 25% 葡萄糖注射液 20 ml 中供缓慢静脉注射,也可溶于 0.9% 氯化钠注射液或 5%~10% 葡萄糖注射液中给予滴注。

2. 成人 15~30 mg,1~2 次/日,儿童用量酌减。

【制剂】　① 注射液:15 mg/2 ml。② 注射剂(粉):15 mg。

【贮藏】　遮光,贮于 2~8 ℃。

卡介菌纯蛋白衍生物
[purified protein derivative of BCG(BCG-PPD)]

【药理作用】　本品系由卡介菌培养物中提取的蛋白制剂,经皮内试验后,对已接种卡介苗或曾受结核菌感染者可引起特异性局部皮肤变态反应(迟发型超敏反应)。

【适应证】　用于结核病的临床诊断、卡介苗接种对象的选择及卡介苗接种后机体免疫反应的监测。

【不良反应】　一般无不良反应。曾患过重结核病者或过敏体质者,局部可出现水疱、浸润或溃疡,可出现不同程度的发热,一般能自行消退或自愈。偶有严重者可作局部消炎或退热处理。

【禁忌与慎用】　患急性传染病(如麻疹、百日咳、流行性感冒、肺炎等)、急性眼结合膜炎、急性中耳炎、广泛皮肤病患者及过敏体质暂不宜使用。

【剂量与用法】　吸取本品 0.1 ml(5 IU),采用孟都法注射于前臂掌侧皮内。于注射后 72 h 检查注射部位反应。测量应以硬结的横径及纵径的毫米数记录之。反应平均值直径应不低于 5 mm 为阳性反应。凡有水疱、坏死、淋巴管炎者均属强阳性反应,应详细注明。

【用药须知】　本品开启后应在 30 min 内使用。

【制剂】　注射液:1 ml。每一人次剂量为 0.1 ml,含 5 IU BCG-PPD

【贮藏】　遮光,贮于 2~8 ℃。

卡介菌多糖核酸
(BCG polysaccharide and nucleic acid)

本品是从卡介菌中提取的一种具有免疫调节功能的物质。

【药理作用】　1. 本品通过调节机体内的细胞免疫、体液免疫、刺激网状内皮系统,激活单核巨噬细胞功能,增强自然杀伤细胞功能来增强机体抗病能力。

2. 通过稳定肥大细胞,封闭 IgE 功能,减少脱颗粒细胞释放活性物质,以及具有抗乙酰胆碱所致的支气管痉挛作用,达到抗过敏及平喘作用。

【适应证】　用于慢性支气管炎、哮喘、感冒、慢性感染(如慢性肾炎)、过敏性疾病(如荨麻疹、过敏性皮炎)、免疫复合物疾病(如肾小球肾炎)、系统性红斑狼疮、风湿性关节炎、免疫功能缺陷、肿瘤、神经性皮炎、尖锐湿疣等。

【不良反应】　1. 偶见红肿、结节,热敷后 1 周内自然消退。

2. 偶见皮疹和低热。

3. 罕见过敏反应。

【禁忌与慎用】　患急性传染病(如麻疹、百日咳、肺炎等)、急性眼结膜炎、急性中耳炎及对该品过敏史者暂不宜使用。

【剂量与用法】　肌内注射。一次 1 ml,一周 2~3 次。3 个月为一疗程。小儿酌减或遵医嘱。

【制剂】　注射液:1 ml 含卡介菌多糖 0.35 mg,核酸不低于 30 μg。

【贮藏】　25 ℃ 遮光干燥保存。

人胎盘组织液
(human placenta lipopolysaccharide)

【简介】　本品的活性成分为人胎盘组织经酸水解后的混合物。本品所含脂多糖是一种非特异免疫制剂,具有增强机体对多种细菌和病毒的非特异免疫力的作用。本品主要用于治疗妇科、皮肤科一些慢性炎症;手术后粘连、瘢痕挛缩及气管炎等慢性病。肌内注射,一般一日或隔日注射一次,一次 1～2 ml,30 次为一疗程,每疗程之间相隔 1 周(或遵医嘱)。注射剂:1 ml;2 ml。2～8 ℃以下遮光干燥保存。

胎盘多肽
(placenta polypeptide)

【简介】 用于细胞免疫功能降低或失调引起的疾病、术后愈合、病毒性感染引起的疾病及各种原因所致的白细胞减少症。肌内注射或静脉滴注。1 次/日,一次 1～2 支。10 d 为一疗程。注射液:4 ml。密封,在凉暗处(不超过 20 ℃)保存。

治疗用布氏菌制剂
(brucella vaccine for therapeutic use)

本品为灭活的弱毒牛布氏菌。

【药理作用】 本品能刺激机体产生体液免疫应答。

【适应证】 用于治疗亚急性、慢性布氏菌病。

【不良反应】 1. 注射后,体温可有升高,有的高达 40 ℃左右,个别人伴有休克样反应,应对此类反应密切注意,及时处理或治疗。

2. 肌内注射部位可出现脓肿,要注意避免肌肉坏死。

【禁忌与慎用】 1. 严重心脏病;心肌损害;显著的心血管硬化;心内膜炎;急性实质性肝炎及其他有肝功能不全的疾病;急性或慢性肾炎;活动性结核;妊娠后期禁用。

2. 极度衰弱及重症贫血者;免疫功能低下者禁用。

3. 消化道及呼吸道有反复出血者禁用。

4. 重症布氏菌病患者禁用。

5. 有骨骼损害者;布氏菌病性脊椎炎、骨髓炎、髋关节炎、脓漏者禁用。

【药物相互作用】 用药期间,用药前、后 1 个月内均不能接受免疫抑制剂治疗。

【剂量与用法】 1. 根据需要按标明的菌液浓度,用 0.9%氯化钠注射液进行稀释。

2. 静脉注射 注射部位为肘部正中静脉,每针注射分两次注入,间隔 1.5～2 h。如患者可以耐受,可酌情加大下一次注射剂量。例如:第 1 次 1、2 针剂量均为含菌 3.0×10^4,第 2 次 1、2 针可分别加至含菌 1.0×10^5 和 1.5×10^5。但最后 1、2 针最大剂量分别不应超过含菌 1.0×10^6 和 1.5×10^7。每个疗程可包括数次以至十余次注射不等,一次间隔 3 d、5 d 或 7 d。所有剂量及注射间隔应视反应及效果决定。

3. 肌内注射 注射处以臀部为宜,可在臀部两侧肌内交替注射。每个疗程为 6～10 次。第 1 次可注射含菌 1.0×10^8,渐次增大,最后可用含菌 1.0×10^9。间隔 2 d、3 d 或 5 d。

4. 使用前需用力振摇安瓿使疫苗均匀,凡有摇不散的凝块、异物,安瓿有裂纹,标签不清者不得使用。

5. 本品不含防腐剂,若安瓿开封后一次用不完应予废弃。

6. 使用本品的患者应住院治疗。治疗室应备有急救药品。

【制剂】 注射液:1 ml,含菌 3.0×10^9。

【贮藏】 遮光贮于 2～8 ℃。

小牛血去蛋白提取物
(deproteinized calf blood extract)

别名:爱维治、奥德金、菲克维兹、鸿源、丽珠宝乐、欧瑞、人福尔、帅奇、素高捷疗、索科酰、韦司喜、维能康、新雪元、血活素、怡活素、幼牛血清、幼牛血清去蛋白质超滤提取物、Actovegin、Deproteinised Calf Blood Jelly、Solcoseryl

【理化性状】 本品含有 70%的无机物(如电解质和微量的必需元素)及 30%的有机物(如寡糖、核酸衍生物、氨基酸、低分子多肽、糖脂类、糖和类脂代谢的中间产物等)。

【药理作用】 1. 本品为不含蛋白质的小牛血液提取物。能改善氧和葡萄糖的吸收及利用,从而提高 ATP 在体内的运转,为细胞提供较高的能量。在脑功能降低(低血氧)和能量需求增加(修复、再生)等情况下,本品可促进与能量有关的功能代谢,改善细胞功能,增加血供。

2. 本品软膏能激发皮肤毛细血管形成,改善微循环及患处的营养,促进组织细胞再生和患处的肉芽组织生长,从而加速上皮愈合。还能激发胶原纤维的形成,使胶原纤维重组,减少或避免瘢痕形成。

3. 本品口腔膏涂于口腔患处后,遇唾液即形成有弹性的膜状,紧贴于患处黏膜面,既利于药物在局部发挥作用,又利于保护伤口或溃疡面,加速伤口或溃疡面的愈合。用药后 3～5 min 即可发挥显著止痛作用,作用可持续 3～5 h。

【体内过程】 本品是非单一活性成分药,且其活性成分是生理物质,因此,难以对其进行药动学研究。然而,动物实验表明,静脉内给本品后 5 min 即开始起作用(血糖水平开始降低),给药后 180 min,这种作用达到高峰。

【适应证】 1. 全身给药可用于脑部血液循环障

碍和营养障碍性疾病(如脑卒中、脑外伤等),并改善因其所致的神经功能损伤。还可用于末梢循环障碍及其所致的动脉血管病、腿部溃疡等。

2. 全身给药或软膏局部给药可用于皮移植术、烧伤、烫伤、糜烂、创伤、压疮的伤口愈合,以及放射所引起的皮肤、黏膜损伤。

3. 眼膏用于创伤性及感染性角膜炎、角膜溃疡免疫及神经营养性因素所致的角膜、结膜病变,多种眼科手术后。

4. 口腔膏用于口腔黏膜、牙龈及唇的损伤、炎症或溃疡;假牙托压疮等;也可作为拔牙术及牙石刮除术后的敷料。

【不良反应】　1. 罕见过敏反应,如荨麻疹、皮肤潮红、药物热、休克等。

2. 较大剂量用药可引起胃部不适。

3. 本品软膏有刺激纤维母细胞生长的作用,初用时患处偶有烧灼感及分泌物增多。

【禁忌与慎用】　1. 对本品或同类药过敏者、重度肾功能不全患者禁用。

2. 糖尿病患者慎用。

3. 儿童用药的安全性及有效性尚未确定。

4. 尚缺乏老年患者用药的详细研究资料。

5. 妊娠期妇女及哺乳期妇女慎用本品。

【剂量与用法】　1. 口服　一次 200～400 mg,3 次/日,整片吞服,4～6 周为一疗程。

2. 肌内注射　腿部或其他慢性溃疡、烧伤,5 ml/次,1 次/日或一周数次,根据病情可加用本品局部治疗。

3. 静脉注射

(1) 腿部或其他慢性溃疡、烧伤　一次 10 ml,其余同肌内注射。

(2) 放射引起的皮肤、黏膜损伤的防治　在放疗期间,5 ml/日。

(3) 动脉血管病　一次 20～50 ml,一周数次,4 周为一疗程。

4. 静脉滴注

(1) 缺血性脑损害　一次 20～30 ml,1 次/日,连用 2～3 周。

(2) 动脉血管病　一次 20～50 ml,1 次/日,4 周为一疗程。

5. 外用　先清洗伤口或溃疡面,然后外敷软膏。轻症患者,1 次/日;重症患者,2～6 次/日。整容、整形或矫形手术后的患者　可根据切口愈合情况,一日数次。

6. 口腔给药　用口腔膏涂抹患处,3～5 次/日,其中一次在睡前涂用。由假牙托引起的损伤,可在

干燥洁净的假牙托上涂口腔膏,然后装上假牙托。

7. 膀胱灌注　放射性膀胱炎,经尿道联合抗生素灌注治疗,每天 10 ml。

8. 眼用　将适量凝胶滴于眼部患处,一次 1～2 滴,3～4 次/日,或遵医嘱。

【用药须知】　1. 本品不宜与其他药物混合滴注。

2. 使用软膏时若出现分泌物增多,可酌情增加敷料的更换次数。为防止患周皮肤被浸软,可在患周皮肤上涂氧化锌糊剂。患处上皮生成后,还应继续用药 2～3 周,以巩固疗效。

3. 本品注射液是高渗溶液,用于肌内注射时应缓慢,一次不超过 5 ml。静脉滴注时必须加等渗溶液。

4. 本品注射液可用于静脉注射、动脉注射、肌内注射,也可以加入滴注液中(如 5% 葡萄糖注射液或 0.9% 氯化钠注射液 250 ml 中)静脉滴注。一般静脉注射或静脉滴注给药。输速每分钟应小于 2 ml。

5. 如出现过敏反应,应立即停药,并按需要给予抗组胺药或皮质激素等。

6. 如用药过量出现不良反应,需进行对症和支持治疗。

【制剂】　①片剂:200 mg。②注射液:80 mg/2 ml;200 mg/5 ml;400 mg/10 ml;800 mg/20 ml。③大容量注射液:250 ml 含氨基酸 30 mg(以总氮计为 18.75 mg)与氯化钠 2.25 g。④注射剂(粉):5 mg(以氨基酸计);400 mg;800 mg(总固体)。⑤软膏剂:2 g/20 g。⑥眼用凝胶剂:1g/5 g。⑦口腔膏:0.25 g/5 g。

【贮藏】　遮光、密闭,于凉暗处保存。

小牛血清去蛋白
(deproteinised calf blood serum)

别名:奥德金

【药理作用】　本品能促进细胞对葡萄糖和氧的摄取与利用。在低血氧及能量需求增加等情况下,本品可以促进能量代谢。增加供血量。

【适应证】　1. 改善脑部血液循环和营养障碍性疾病(缺血性损害、脑外伤)所引起的神经功能缺损。

2. 用于末梢动脉、静脉循环障碍及其引起的动脉血管病,腿部溃疡。

3. 用于皮肤移植术;皮肤烧伤、烫伤、糜烂;愈合伤口(创伤、压疮);放射所致的皮肤、黏膜损伤。

【不良反应】　过敏反应极为罕见(例如荨麻疹、皮肤潮红、药物热、休克等)。如发生过敏反应立即停药,并给予抗过敏处理。

【禁忌与慎用】　对本品或同类药品过敏者禁用。

【剂量与用法】　1. 口服　口服,3 次/日,一次 20 mg,持续两周,继后为维持剂量,3 次/日,一次 10 mg/次,疗程视病情持续 2~4 周。

2. 本品可以用于静脉注射、动脉注射、肌内注射,静脉滴注时加入 200~300 ml 5% 葡萄糖或 0.9% 氯化钠注射液中静脉滴注,滴注速度约 2 ml/min。

(1) 脑部缺血性损害　静脉滴注一次 20~30 ml,1 次/日,连用 2~3 周。

(2) 动脉血管病　静脉滴注一次 20~50 ml,1 次/日,或一次 20~50 ml,动脉或静脉注射,每周数次,4 周为一疗程。

(3) 腿部或其他慢性溃疡、烧伤　一次 10 ml,静脉注射,或一次 5 ml,肌内注射,1 次/日或每周数次,按愈合情况可加用本品局部治疗。

(4) 放射引起的皮肤、黏膜损伤的预防和治疗　在放疗期间,一次 5 ml,1 次/日,静脉注射。

3. 尿道给药治疗放射性膀胱炎　10 ml/日,联合抗菌药物治疗经尿道给药。

【用药须知】　1. 本品不宜与其他药物混合滴注。

2. 本品为高渗溶液,肌内注射时要缓慢,注射量不超过 5 ml。

3. 本品如果发生沉淀或浑浊,禁止使用。

【制剂】　①胶囊剂:5 mg。②注射液:200 mg/5 ml; 400 mg/10 ml; 800 mg/20 ml。③眼用凝胶剂: 25 g/50 g。

【贮藏】　遮光、密闭,于凉暗处保存。

小牛脾提取物

(deproteinized calf blood extractives)

本品系由健康乳牛(出生 24 h 内)脾为原料提取而成的无菌水溶液,其主要成分为多肽及核糖。

【药理作用】　本品具有激活机体非特异性免疫功能的作用。并能刺激骨髓干细胞的增殖,有助于造血功能提高。

【适应证】　用于提高机体免疫力。可在治疗再生障碍性贫血、原发性血小板减少症、放射线引起的白细胞减少症、各种恶性肿瘤、改善肿瘤患者恶病质时配合使用。

【不良反应】　个别人可能对本品过敏。

【剂量与用法】　1. 肌内注射　2~8 ml/d,1 次/日或遵医嘱。

2. 静脉滴注　一次 10 ml,溶于 500 ml 的 0.9% 氯化钠注射液、5% 或 10% 的葡萄糖注射液中,1 次/日或遵医嘱。

【制剂】　注射剂:5 mg/2 ml。

【贮藏】　密闭,在凉暗处(遮光并不超过 20 ℃)保存。

牛痘疫苗接种家兔炎症皮肤提取物

(vaccinia vaccination of rabbits
inflammation of the skin extract)

别名:神经妥乐平、恩再适、Neurotropin、Analgecine

本品含有从牛痘疫苗接种后的家兔炎症皮肤组织中提取分离的非蛋白性生理活性物质

【药理作用】　1. 本品具有轻度镇痛作用,对反复寒冷应激复合诱导的痛觉过敏具有明显的镇痛作用,本品的镇痛作用是通过激活中枢神经系统下行抑制系统来实现的。

2. 体内、体外试验显示本品具有改变丘脑下部神经元散发活动的作用,提示本品对感觉神经元散发活动方式异常具有修补调节作用,此种异常被认为是导致神经痛和知觉异常的原因。动物实验提示本品有改善末梢血液循环的作用。

3. 体内、体外试验提示本品能通过调节中枢自主神经活动,改善自主神经失调症状。对于因 SART 应激,以及束缚浸水应激负荷造成的游离十二指肠的乙酰胆碱反应力降低,或者亢进两方面,本品均具有使其恢复正常状态的治疗作用。对于因 SART 应激负荷引起的脑内(丘脑下部、基核)乙酰胆碱神经元的兴奋、十二指肠乙酰胆碱含量的上升、毒蕈碱 M 乙酰胆碱受体密度的降低,本品均具有使其恢复正常状态的治疗作用。本品对于束缚应激负荷引起的脑内(丘脑下部、扁桃体、中脑)去甲肾上腺素能神经的兴奋也有改善作用。

4. 本品对于因使用氯碘喹啉所出现低温负荷后的皮肤升温迟缓具有改善作用。本品对于角叉菜胶炎症足的水肿虽然无效,但在炎症足的血液停滞方面有改善作用。同时,对于短暂性的痛觉过敏也具有改善作用。对于因 SART 应激负荷所引起的皮肤血流量上升,以及胃部血流量的下降均具有改善作用。

5. 本品对于因被动型过敏反应、致敏肠系膜巨噬细胞的抗原刺激引起的脱颗粒,以及通过致敏肺切片的抗原刺激所引起的组胺释放等 I 型变态反应,本品均有抑制作用。本品对因副交感神经兴奋药物所致鼻汁分泌亢进有抑制作用。此外,对鼻黏膜 M 乙酰胆碱受体密度的上升有抑制作用(SART 应激豚鼠)。本品对于鼻变态反应患者,以及诱发性鼻变态反应症状中出现的鼻黏膜 M 乙酰胆碱受体密度的上升具有显著改善作用。此外,本品对于肾上腺素性 α_1、β 受体密度的下降不产生影响。本品对于花粉变态反应患者在布里克试验(Prick test)中对花粉抗原的反应具有显著抑制作用。本品对 P 物质皮内给药所致的红斑具有减轻作用。

6. 本品对于长时间隔离饲养动物的攻击性行为具有轻度驯服作用。在以大鼠的皮肤电反射的变化为指标情况下,发现对于各种外来刺激所引起的情感性兴奋状态具有镇静作用。

7. 本品对疼痛性疾病患者患部皮温下降有改善作用。对于足趾压迫刺激引起的缓激肽类物质释放具有抑制作用。本品不阻碍前列腺素的生化合成。

【体内过程】　对 SART 应激小鼠口服给药,给药后 60 min 可见剂量依赖性镇痛活性作用高峰。

【适应证】　用于治疗腰痛、颈肩腕综合征、症状性神经痛、皮肤疾病(湿疹、皮炎、荨麻疹)伴随的瘙痒、过敏性鼻炎、亚急性视神经脊髓病(SMON)后遗症的冷感、麻木感、疼痛、异常知觉。

【不良反应】　1. 片剂的不良反应包括胃部不适感、恶心、反胃、食欲缺乏、腹泻、软便、胃痛、腹痛、口渴、皮疹。

2. 注射剂

(1) 过敏反应　偶尔会出现发疹、荨麻疹、红斑、瘙痒等过敏症状,在该情况下应停止给药。

(2) 循环系统　偶尔会出现血压上升、心动过速等症状。

(3) 消化系统　偶尔有恶心、反胃、口渴、食欲缺乏、腹痛、腹泻等症状。

(4) 神经系统　有时会出现困倦,偶尔出现头晕、头痛、头重感、颤抖、痉挛、麻木、感觉异常、冷感、红斑、潮红、出汗、冷汗、意识障碍、发呆等症状。

(5) 肝脏　偶尔会出现 AST,ALT 值上升。

(6) 其他　有时出现面部潮红,偶尔出现感觉不适、疲劳、无力感、一过性不适、面颊红热、水肿、肿胀、发烧、恶寒、发冷、寒战等症状。

(7) 注射部位　偶尔出现注射部位的疼痛,发红、肿胀、硬结。

【禁忌与慎用】　1. 对妊娠期妇女、有妊娠可能的妇女,以及哺乳期妇女,仅在判断治疗上的有益性大于危险性的条件下方可使用。

2. 尚未确立早产婴儿和新生儿的给药安全性。

【药物相互作用】　1. 与地西泮或盐酸阿米替林注射剂混合时,因会产生沉淀,故不宜混合配伍。

2. 在与麻醉性镇痛药(吗啡等)、非麻醉性镇痛药(镇痛新等)、弱镇静药(地西泮等)、解热镇痛药(吲哚美辛等)、局部麻醉药(盐酸利多卡因等)等药物合用时,会出现叠加效应,应注意减少该药用量,慎重使用。

【剂量与用法】　1. 注射剂　通常成人一日 1 次通过皮下、肌内或者静脉内注射 3.6 单位(1 支)。对 SMON 后遗症的冷感、疼痛、异常知觉,通常成人一日 1 次通过静脉内注射 7.2 单位(2 支)。

2. 片剂　通常成人一日 4 片,分早、晚 2 次口服。另外,根据年龄和症状应酌量增减。

【用药须知】　1. SMON 病后遗症的冷感、疼痛、异常知觉的给药期一般以 6 周为标准。如给药开始 2 周后仍未见任何效果,应注意不要任意继续用药。

2. 注射时应避开神经走行部位,注射针刺入后,若患者主诉疼痛剧烈或发现有回血现象,应立即拔出针,更换部位后注射。注射部位有时可出现疼痛、硬结。

3. 片剂应整片吞服。

【制剂】　①注射液:3.6 U/3 ml。②片剂:4 U。

【贮藏】　密闭,在凉暗处(遮光并不超过 20 ℃)保存。

垂体前叶肾上腺皮质提取物
(porcine anterior pituitary and adrenal cortex extracts)

本品主要成分系猪脑垂体前叶与肾上腺素皮质提取物的活性物,含有垂体前叶多种激素(ACTH、GH、TSH、LH)、肾上腺素皮质多种激素及多肽、氨基酸、核糖核酸与多种微量元素。

【药理作用】　本品具有抗炎、抗风湿、调节代谢及人体细胞免疫功能作用。与糖皮质激素抗炎药比较,本品免疫抑制作用不明显,也无肾上腺萎缩、蛋白异化副作用,停药后无反跳现象,说明本品的药效与本品各活性成分相互协调作用有关。

【适应证】　用于治疗风湿性关节炎、类风湿关节炎。

【不良反应】　本品一般耐受性良好,少数患者有局部发痒、疼痛、硬结,经热敷后消失。

【禁忌与慎用】　1. 对本品过敏者禁用。

2. 严重的精神病、癫痫、骨折、重症高血压患者禁用。

【药物相互作用】　1. 本品可加强糖皮质激素的致溃疡作用。

2. 与降糖药如胰岛素合用时,可使糖尿病患者血压升高,应适当调整降糖药剂量。

3. 与排钾利尿药合用可致低血钾。

【剂量与用法】　深部肌内注射,一次 2 ml,2 次/日。

【用药须知】　1. 与强心利尿药合用,应注意补钾。

2. 中、老年长期应用本品时,可适当补充蛋白质、维生素 D 和钙盐。

【制剂】 注射液:16 mg/2 ml;25 mg/2 ml。
【贮藏】 在凉暗处保存。

希普白西-T
(Sipuleucel-T)

别名:普鲁文格,provenge

本品提取自患者自身的免疫细胞,一次用药 3 d 前,患者需到细胞收集中心,进行标准的白细胞去除术,收集的细胞被送到专门的生产中心,进行配制,供静脉滴注用,为自体细胞免疫疗法。

【药理作用】 1. 本品的细胞成分依赖于患者白细胞去除术所得的细胞组分。除抗原递呈细胞(antigen presenting cells,APCs)外,最终产品含 T 细胞、B 细胞、自然杀伤(NK)细胞及其他细胞。每个剂量的本品所含细胞数量和组分不尽相同,每剂本品含最少 5 千万自体同源的被 PAP-GM-CSF[包括前列腺酸性磷酸酶(PAP)、表达于前列腺癌组织的抗原与人粒细胞巨噬细胞集落刺激因子相连]活化的 $CD54^+$ 细胞,混悬于 250 ml 乳酸林格注射液。

2. 本品的确切机制尚未完全清楚。设计原理为抗原重组体靶向抗原递呈细胞,对前列腺酸性磷酸酶(PAP)产生免疫应答。PAP 表达于大部分前列腺癌细胞。与 PAP-GM-CSF 体外培养期间,APCs 摄取并促使重组的靶向抗原形成肽类,表达于 APC 表面。

【适应证】 用于治疗无症状或轻微症状的转移性和去势抵抗性(或称激素难治性)前列腺癌的治疗。

【不良反应】 1. 临床试验中,≥15% 常见的不良事件为寒战,疲劳,发热,背痛,恶心,关节痛。

2. ≥2% 的 3～5 级不良事件为背痛和寒战。

3. 严重不良事件包括急性输液反应、脑血管事件,以个例报道的不良事件为嗜酸粒细胞增多、横纹肌溶解症、重症肌无力症、肌炎和肿瘤恶化。

4. 其他不良反应包括柠檬酸中毒、感觉异常、呕吐、贫血、便秘、四肢痛、头晕、肌肉痛、虚弱、流感样症状、呼吸困难、外周水肿、体重减轻、皮疹、腹泻、潮红、血尿、肌痉挛、高血压、食欲缺乏、骨痛、上呼吸道感染、失眠、胸痛、咳嗽、颈痛、泌尿道感染、多汗及震颤。

【禁忌与慎用】 1. 无禁忌证。

2. 使用本品前应慎重评估是否减少或中止免疫抑制剂治疗。

【药物相互作用】 尚无研究资料。

【剂量与用法】 1. 只可用于自体同源疗法。

2. 不可使用细胞过滤器。

3. 超过有效期禁止滴注。约 60 min 内将输液袋内液体全部静脉滴注完毕。一次注射完毕后观察患者至少 30 min。

4. 推荐治疗周期:约两周的间隔期内给予本品 3 个完整剂量。对照临床试验中,本品的中位给药间隔为两周(范围:1～15 周)。最大给药间隔时间尚未确定。如任何原因,患者不能接受预定的疗法,并且以后仍需继续治疗,在重新开始治疗前此患者仍需要进行白细胞分离术。

5. 为使急性输液反应如寒战、疲劳、恶心和关节痛发生率降低到最小,推荐在给予本品约 30 min 前口服对乙酰氨基酚和组胺抑制剂苯海拉明。出现输液反应,根据反应的严重程度中断或减慢给药速度。可适当予以对症药物治疗。临床试验中,应对急性输液反应的药物包括对乙酰氨基酚,静脉给予组胺 H_1、H_2 抑制剂,低剂量哌替啶。如必须中断滴注,输液袋室温保存超过 3 h 就不可继续使用。

6. 本品不做常规的传染病监测,因此,患者的白细胞去除术得到的物质及本品对医护人员有传染疾病的可能,在运输、配制过程中应适当防护。

7. 在使用前才能把本品的输液袋从绝缘聚氨酯容器中取出。

8. 根据绝缘聚氨酯容器外面标签,确认所收到的产品。在输液开始前,核对细胞产品配置表上患者信息是否与患者本人信息一致。

9. 从绝缘聚氨酯容器取出输液袋,检查是否有裂缝,如有,不能输液。输液袋内容物微浑浊,呈奶白色至粉红色,轻轻混合,使内容物再次混悬,检查是否有结块。微小的结块可轻轻混合,以便使其分散。如运输过程中造成输液袋裂缝或结块不能分散,就不能给患者输液。

【用药须知】 1. 警惕急性输液反应。

2. 尚未进行试验以测试本品是否可传播传染性疾病。因此,应通过专业处理方式处理本品及患者的白细胞分离等操作中用过的材料。

3. 如患者不能提供足够的静脉进行白细胞去除术或输入本品,可采取中心静脉插管,但应注意与插管相关的不良反应。

【制剂】 每一剂本品包含最少 $5×10^7$ 个被 PAP-GM-CSF 活化的 $CD54^+$ 细胞,混悬于 250 ml 标准的乳酸林格注射液中。密闭保存于患者专用的输液袋中。

【贮藏】 直到使用时才可将本品输液袋取出聚氨酯绝热包装。不可将此容器移出纸板箱外。

血浆蛋白组分

(plasma protein fraction)

别名:Plasmanate

本品是从健康供体混合血浆中挑选的蛋白质制得的 0.5% 无菌溶液,为一种蛋白质胶体,具有类似于其主要成分白蛋白的药理学性质。

【理化性状】 本品为透明,几乎无色至浅棕色,无味的液体,在储存过程中有轻微粒状或片状沉淀出现。

【药理作用】 本品的药理学性质与其主要成分白蛋白类似。静脉内给予白蛋白溶液引起液体从细胞间隙进入循环系统并轻度增加血浆中的蛋白浓度。在健康志愿者中的研究表明,本品导致的血容量升高可持续长达 48 h。

【适应证】 1. 本品用于扩张血容量,治疗某些类型的休克,包括由于烧伤、挤压伤、腹部突发疾病或其他任何原因引起的血浆丢失(而不是红细胞丢失)。

2. 本品也可用于由于出血导致的急性休克。急性期后,根据血液丢失的严重程度可滴注全血或血红细胞。

3. 在婴幼儿中,本品对脱水和感染导致休克的初始治疗有效。

【不良反应】 1. 本品不良反应很少,可能包括面红、心动过速、红斑、荨麻疹、恶心、呕吐、畏寒、发热、头痛、腰痛及唾液分泌过多。

2. 低血压也可能发生,尤其是在快速静脉滴注时(滴速超过 10 ml/min)或在体外循环动脉内给药时。给予本品的过程中应监测血压的变化,如果出现突发性低血压应减慢滴注速度或停止滴注。滴注减慢或终止后的血压可自发地恢复正常,也可以用升压药来纠正低血压。

【禁忌与慎用】 1. 禁用于体外循环手术的患者;此类患者给予本品后有严重低血压的报道。

2. 严重贫血、充血性心力衰竭或血容量增加的患者禁用本品。

3. 肝或肾功能衰竭的患者应慎用本品,因为可使蛋白质、液体及钠负荷增加。

4. 在儿童患者中,本品的安全性和有效性尚未确定,不过,已经发现蛋白质胶体对脱水或感染导致休克的初始治疗非常有益。

5. 妊娠期妇女使用本品是否对胎儿造成伤害尚不清楚,且蛋白质胶体只有在确实需要时孕期才能使用。

【剂量与用法】 1. 本品通过静脉滴注给药,滴注点优选在离感染和创伤位置较远的地方。如其他血容量扩张药一样,应根据患者的临床效应和血压的变化调整给药速率。当血容量接近正常值时,本品的滴注速率不应超过 5~8 ml/min,且应该监控患者出现高血容量的体征,包括呼吸困难、肺水肿、血压或中心静脉压异常升高。

给予本品前在溶液及容器许可的情况下检视是否有微粒及变色。

2. 本品的剂量取决于患者的病情和治疗效应。在治疗成人低血容量性休克时,最小的有效剂量为 250~500 ml(12.5~25 g 蛋白质)。在治疗婴幼儿低血容量性休克时,建议初始剂量为 6.6~33 ml/kg(蛋白质 0.33~1.65 g/kg),滴注速率可达 5~10 ml/min。随后的剂量根据患者的病情确定。

【用药须知】 1. 本品治疗过程中应监测血压变化,如果突发低血压应减慢或停止静脉滴注。

2. 本品快速静脉滴注可引起血管超负荷(特别是循环量正常或升高的患者)。应观察所有患者高血容量的迹象,如肺水肿或心力衰竭。

3. 限制钠摄入的患者应注意每千克的本品约含有 145 mg 当量的钠。

4. 外伤或术后给予本品后血压快速上升提示可能有出血点出现,这在较低的血压时候不明显;应密切观察患者以防止出血和随后的休克。

5. 本品不含凝血因子,因此,不能被用来纠正凝血功能障碍。

6. 本品含有微量的 A 组和 B 组血凝素;但是,在使用本品时这些水平较低,应该对常规血型鉴定无影响。

7. 由于本品是采用混合人血浆制备,有传播血源性传染性病原体、克-雅病及西尼罗河病毒的风险。

8. 本品不含防腐剂,蛋白质胶体出现浑浊、首次开封超过 4 h 或瓶破裂或损坏时不应继续使用。

9. 本品与全血、浓缩红细胞及用于静脉内给药的标准碳水化合物和电解质溶液相容。然而,本品不应与蛋白质水解物和含醇溶液混合。据报道,重酒石酸去甲肾上腺素与本品不相容。

10. 虽然在治疗休克时本品与 5% 人血白蛋白可以互换使用,但白蛋白溶液更佳,因为其白蛋白含量高,且更纯净,不大可能引起低血压反应。

11. 本品已出现冻结不应继续使用。

【制剂】 注射液:50 mg/ml。

【贮藏】 室温下不超过 30 ℃贮藏,不可冷冻。

流行性腮腺炎皮试抗原

(mumps skin test antigen)

别名:Msta

本品为灭活腮腺炎病毒的灭菌混悬注射液

【CAS】　49281-240-10

【理化性状】　本品为提取自感染病毒的鸡胚胎的胚胎外液,经差速离心分离提纯得到。使用1:1000的甲醛将病毒灭活,然后用0.9%氯化钠溶液稀释。本品含0.012分子甘氨酸,低于1/8000的甲醛,1/1000的硫柳汞作为防腐剂,每毫升皮试抗原含至少40补体结合单位,振摇后具轻微乳白色。

【药理作用】　1.本品皮试可用于临床评价细胞的免疫应答。阳性皮试反应显示患者之前曾暴露于抗原,T细胞具活性及能完整地对炎症做出应答,并可用于评估细胞免疫反应的完整性。

2.本品用于皮试可检测迟发型过敏反应。由于大多数人群(除非特别小的幼儿)都曾接触或感染过腮腺炎,只有以前接触过抗原,才会产生细胞介导的免疫应答,如果受试者细胞免疫系统足够,就会对本品产生迟发型过敏反应。

3.在单盲安慰剂对照研究中,90名癌症患者使用本品、破伤风类毒素液、混合呼吸道疫苗和结核菌素纯蛋白(Tubersol),注射后48～72 h检查注射部位,结果显示对本品呈阳性反应的人数要远多于其他抗原,并且没出现糜烂、坏死、脓肿的不良反应。这表明本品能使免疫功能健全的人产生迟发型过敏反应,而对于免疫功能低下者阳性率降低。在受试者中,对其他抗原呈阳性反应的,对本品也呈阳性反应;有一部分受试者对本品产生迟发型过敏反应,而对其他抗原则无此反应。

【适应证】　与其他抗原联用,用于检测迟发型过敏反应,进而评估细胞介导免疫的状态,特别是用于营养不良、接受外科手术或癌症患者。皮试抗原用于筛选试验,仅用于指示有无细胞介导免疫。

本品尚未对接种过活性腮腺炎疫苗的人进行研究,所以对此类患者的安全性和有效性尚不明确。

【不良反应】　1.局部反应主要包括压痛、瘙痒、起疱和皮疹。如迟发型过敏反应异常显著则可能伴随出现蜕皮、坏死、脓肿形成和(或)局部淋巴结肿大。

2.全身性不良反应包括恶心、食欲缺乏、头痛、平衡感差、嗜睡、出汗、温觉和淋巴结病。上述不良反应在临床研究中并不明显。

3.如出现意外的超敏反应和其他过敏反应,应及时注射肾上腺素。

【妊娠期安全等级】　C。

【禁忌与慎用】　1.有过敏史,特别是对鸡蛋及蛋制品过敏者禁用,对硫柳汞过敏者禁用。

2.如出现过敏反应,应及时注射肾上腺素(1:1000)来对抗。

3.对妊娠期妇女及其生育能力的影响尚不清楚,故妊娠期妇女只有在明确需要时方可使用。

4.本品是否经乳汁分泌尚不清楚,哺乳期妇女慎用。

5.对儿童及接种腮腺炎疫苗的青年的安全性和有效性尚不明确,应慎用。

【药物相互作用】　本品尚未对接种过活腮腺炎疫苗的人进行研究,所以对此类患者的安全性和有效性尚不明确。

【剂量与用法】　1.使用前应检查药品性状,如出现外源性不溶性颗粒物或变色,不得使用。使用前要振摇药瓶,对每个患者只能单次使用无菌注射器和针头,以防肝炎或其他传染源在患者间传播。针头使用完毕应按医源性污染物处理,不得重复使用。

2.于前臂曲面肌皮内注射0.1 ml,注射前先对注射部位消毒。注射后48～72 h检查皮试结果,硬结的平均直径(最长的长度加上最宽的宽度除以2)≥5 mm,表明迟发型过敏反应为阳性,小于5 mm反应呈阴性,表明免疫效能低下或是灵敏度低下。如对卵蛋白高度敏感,则可出现假阳性反应。

【用药须知】　1.医务工作人员应对使用本品的安全性和有效性及患者对天然固体胶敏感性多加留心。瓶塞含有天然固体胶成分,过敏者注意。

2.随时准备注射肾上腺素(1:1000),以备发生过敏反应。

3.使用时谨防注射入血管。

4.只许皮内注射,如皮下注射则无反应或出现不可靠的反应。

5.本品不宜用于腮腺炎病毒感染的免疫、诊断和治疗或免疫状态的测定。

6.不适用于免疫接种、诊断或治疗。不可用于诊断对腮腺炎的免疫性。

7.几乎所有的生物制品都可导致神经系统性疾病如脑病、周围神经系统性疾病或过敏反应。

【制剂】　注射用混悬液:1 ml(10人份)。

【贮藏】　贮于2～8 ℃,不可冷冻。

响尾蛇多价免疫羊 Fab 片段
[crotalidae polyvalent immune Fab(ovine)]

别名:Crofab

本品是从羊血液中提取的抗北美响尾蛇毒素的

Fab 片段。

【ATC】　J06AA03

【理化性状】　本品是免疫球蛋白 Fab 片段,提取自健康绵羊,接种毒液分别来自于西部菱斑响尾蛇、东部菱斑响尾蛇、莫哈韦沙漠响尾蛇、棉口蛇(美国水蛇),最终产品为 4 种抗蛇毒血清混合物。

【药理作用】　1. 本品是一种特异性毒蛇毒液免疫球蛋白 G(IgG)的 Fab 片段,通过结合和中和蛇毒毒素,从而促进毒素从靶组织的再分配并从体内清除。

2. 在小鼠致死实验中,本品有效中和 10 种重要的北美响尾蛇的毒液,对于一些中东和北非蛇的毒液具有抗原交叉反应,但尚无临床数据以证实。

【体内过程】　在有限的 3 例患者的数据中,得到消除半衰期的为 12～23 h。通过类似生产过程的取自绵羊地高辛免疫 Fab,可增加半衰期的药动学估值的准确性。静脉注射 1 mg 地高辛后给予等摩尔中和剂量的地高辛免疫 Fab(绵羊)76 mg,得到分布容积为 0.3 L/kg,系统清除率为 32 ml/min[约 0.4 ml/(min·kg)],消除半衰期约为 15 h。

【适应证】　本品用于轻度或中度的北美响尾蛇咬伤毒液蜇入。建议早期(6 h 以内)应用本品来防止病情恶化和发生系统性凝血异常。

【不良反应】　本品的不良反应多为轻度或中度。最常见的不良反应是荨麻疹和皮疹。

本品临床研究中发现不良反应包括背痛、胸痛、蜂窝织炎、伤口感染、寒战、过敏反应、血清病、荨麻疹、皮疹、瘙痒症、皮下结节、低血压、哮喘、咳嗽、痰量增加、恶心、食欲缺乏症、凝血功能障碍、瘀斑、肌痛、口周围感觉异常、整体感觉异常、神经紧张。

【妊娠期安全等级】　C。

【禁忌与慎用】　1. 对木瓜和木瓜蛋白酶有过敏史的患者禁用。只有在益处大于风险情况下可使用。

2. 本品是否能引起胎儿损害或影响生殖能力尚不明确。只有在妊娠期妇女明确需要时才可使用。

3. 本品含有从硫柳汞中提取的以乙基汞形式存在的汞,高剂量会引发神经和肾脏中毒,发育中的胎儿和儿童易受其影响,用药存在很大的风险。

4. 尚未知本品是否可以分泌到乳汁,哺乳期妇女慎用。

5. 被毒蛇咬伤可能引起凝血功能障碍,因此,以下情况慎用:癌症、胶原病、充血性心力衰竭、腹泻、体温升高、肝脏疾病、甲状腺功能亢进、营养不良、脂肪痢和维生素 K 缺乏症。

【剂量与用法】　本品注射剂需要先用 10 ml 的灭菌注射用水溶解,然后再用 0.9% 的氯化钠注射液 250 ml 稀释并摇匀,本品稀释后应在 4 h 内使用。

本品应该在患者被蛇咬后出现毒液蜇入体内的症状(如局部损伤加重、凝血功能异常等)后马上使用,临床研究显示本品在患者被蛇咬后 6 h 内使用有效。

本品的用量取决于患者本身的反应,但是根据临床试验,建议初始剂量为 4～6 支,患者应该在首次用药后 1 h 内观察蜇入的毒液是否得到控制(局部症状完全局限、凝血试验和全身体征恢复正常),如未得到控制,应继续使用 4～6 支直到毒液蜇入综合征得以控制。继后的用量是每 6 h 用 2 支,共用 18 h(即 3 次剂量)。18 h 之后的剂量尚未确定,但可根据患者的临床反应,如有必要可增加 2 支。

初始剂量需用 250 ml 的 0.9% 氯化钠稀释,静脉滴注 60 min。但在开始的 10 min 应以 25～50 ml/h 的速度滴注并观察是否出现过敏反应,如果没有任何反应可将滴注速度提高至 250 ml/h 直到完成,期间需对患者密切监测。

【用药须知】　1. 本品含从硫柳汞中提取的以乙基汞形式存在的汞,最终产品中每支含 104.5 μg 汞,即单剂量不超过 1.9 mg(临床研究最大剂量是 18 支)。尚无数据显示乙基汞有毒,有文献表明可能与甲基汞毒性相当。

2. 凝血功能障碍是许多被毒蛇咬伤患者的并发症,起因是蛇毒液妨碍血液的凝固能力。在临床试验中,复发性凝血功能障碍(在抗蛇毒血清治疗成功后再出现凝血功能异常)表现为纤维蛋白原下降,血小板减少和凝血酶原时间增加,这些情况在大约 50% 的患者身上发生。这些复发的异常现象的临床意义尚不明确。首次住院期间出现凝血功能障碍的患者会复发凝血功能障碍,完全有效地防止复发的剂量尚未确定。由于本品在血液中停留时间短暂,但蛇毒却能持续很长时间,因此,有必要重复给药以防止复发。

3. 复发性凝血功能障碍可持续 1～2 周甚至更久。患者在被蛇咬后住院 1 周或更长时间内,医师需谨慎监测复发性凝血功能障碍的症状,在此期间,医师应仔细评估是否需重复使用本品及使用抗凝剂或抗血小板药物。

4. 人体应用异种动物蛋白可能存在的风险和副作用包括超敏及类超敏反应、迟发性过敏反应(晚期血清反应或血清病)及对由动物抗体和毒液形成的免疫复合物可能出现发热反应。虽然临床研究中未出现严重的超敏反应,但是仍有发生的可能性。应告知患者可能出现超敏反应,并且建议在注射期间密切监测患者并准备静脉注射肾上腺素和盐酸苯海拉明。在注射过程中如出现超敏反应,应马上停药并做适当的治疗。对绵羊蛋白过敏的患者会增加过敏反应的风险。

所有使用抗蛇毒血清的患者应该仔细监测急性过敏反应的症状和体征(比如荨麻疹、瘙痒、红斑、血管神经性水肿、支气管痉挛伴随喘息和咳嗽、喘鸣、喉头水肿、低血压和心跳过速)并且给予适当的紧急治疗(比如静脉注射肾上腺素、抗组胺药或沙丁胺醇)。

所有患者应继续观察迟发性过敏反应和血清病(比如皮疹、发热、肌痛和关节痛),必要时进行适当治疗。

文献指出使用其他抗体疗法,在注射过程中的反应如发热、腰痛、喘息和恶心通常与滴注速度有关,可降低速度以降低上述不良反应的发生。

5. 木瓜蛋白酶是用来将全抗体裂变为 Fab 和 Fc 片段的,本品含微量的木瓜蛋白酶或灭活木瓜蛋白酶。对木瓜蛋白酶、木瓜凝乳蛋白酶、其他木瓜提取物及菠萝蛋白酶过敏的患者,使用本品存在发生过敏反应的风险。另外,有文献指出,一些尘螨过敏原和乳胶过敏原与木瓜蛋白酶有共同的抗原结构,因此,对这些过敏原过敏的患者可能也对木瓜蛋白酶过敏。

【制剂】　注射剂(粉):含小鼠 LD_{50} 中和单位数分别不低于西部菱斑响尾蛇 1350、东部菱斑响尾蛇 800、莫哈韦沙漠响尾蛇 5210、棉口蛇(美国水蛇)460。

【贮藏】　贮于 2~8 ℃,禁止冷冻,稀释后必须在 4 h 内使用。

刺尾蝎属蝎毒免疫球蛋白 F(ab′)₂(马源性)
(dentruroides scorpion immune F(ab′)₂,Equine)

别名:Anascorp
本品由蝎毒免疫马后的血浆制成。

【用药警戒】　1. 本品可致过敏反应及超敏反应,使用中应密切监护,保证静脉注射肾上腺素、糖皮质激素和苯海拉明的治疗措施随时可以进行,若发生过敏反应,应立刻停药并对症救治。

2. 本品可致延迟超敏反应和血清病反应,Ⅲ型血清病是一种由抗原抗体复合物引起的延迟性过敏反应。轻微的症状可能包括瘙痒、恶心、荨麻疹、低热、不适;严重的表现包括持久荨麻疹、呕吐、关节痛、肌痛、晕厥、血管神经性水肿。患者应按需接受对症治疗(如糖皮质激素、抗组胺药、镇痛药、退热药)。

3. 因本品从马血浆中制备,可能含有传染性病原体,包括病毒。

4. 本品每只安瓿在生产过程中会带有痕量的甲酚(少于 0.41 mg),可致局部注射反应和全身肌痛。

【药理作用】　1. 本品为多价抗毒素 IgG F(ab′)₂ 片段,能特异性与刺蝎属毒蝎的毒液结合,并中和其毒性。使毒液从靶组织重新分布并排出体外。

2. 在前瞻性,双盲,随机,安慰剂对照的研究中,本品相比安慰剂组降低了中毒症状的持续时间,15 名中毒发生全身神经毒性接受重症监护的儿童随机接受本品(3 剂)或安慰剂治疗,同时使用咪达唑仑缓解抽搐。其中接受本品治疗的全部 8 名患者治疗成功,而安慰剂组只有 1 例(14.3%)成功(4 h 内中毒症状消退)。另外,使用本品治疗的患者咪达唑仑的总用量也低于安慰剂组。

3. 本品临床治愈率估计为 95%~100%,相比之下,对照组未接受本品,采用镇静药和支持疗法的 97 名儿童中,仅有 3.1% 患者在 4 h 内其中毒症状才消退。

4. 在临床试验中,从用药至症状消退的平均时间为 1.4 h(范围 0.2~21 h)。症状消退时间成人(1.9 h)比儿童(1.3 h)略长。

5. 本品通过中美毒蝎、南美沙漠木蝎、南美沙漠毒蝎、黑汁刺尾蝎的毒素在马体内的免疫后提取。虽然未使用树皮蝎毒,但体内试验显示,本品与之的亲和力和与其他同类毒素的亲和力相似,并有高度的交叉效应性。

【体内过程】　8 名健康志愿者(6 名男性和 2 名女性,年龄 17~26 岁)接受静脉滴注 47.5 mg 的本品。采集血样品直至给药后 504 h(21 d),用非房室分析法估算药动学参数。$AUC_{0-\infty}$ 为 $(706\pm352)(\mu g \cdot h)/ml$,清除率为 $(83.5\pm38.4)ml/h$,半衰期为 $(159\pm57)h$,V_{ss} 为 $(13.6\pm5.4)L$。

【适应证】　用于有临床症状的蝎毒中毒的治疗。

【不良反应】　1. ≥2% 的不良反应包括呕吐、发热、皮疹、恶心、瘙痒。

2. ≥2% 的不良反应包括头痛、疲乏、咳嗽、腹泻、流鼻涕、肌痛及嗜睡。

3. 无患者因严重不良反应而死亡或终止参加研究。8 例患者诊断血清病(Ⅲ型超敏性),3 例患者用全身皮质激素治疗和其他 5 例未进行治疗或仅接受对症治疗。

4. 严重不良反应例如呼吸窘迫、吸气、缺氧、共济失调、肺炎和眼肿胀,是否与本品有关尚不清楚。

5. 上市后报道的不良反应包括胸闷、心悸、皮疹和瘙痒,是否与本品有关尚不清楚。

【妊娠期安全等级】 C。

【禁忌与慎用】 1. 妊娠期妇女只有明确需要时才可使用。

2. 本品是否经乳汁排泌尚不清楚,哺乳期妇女慎用。

【剂量与用法】 1. 本品仅供静脉使用。

2. 推荐成人和儿童初始剂量为 3 瓶。用 0.9% 氯化注射液 5 ml 溶解,迅速加入至 0.9% 氯化注射液 50 ml 中,经 10 min 静脉滴注。注射完成后,密切监护 1 h,以确定中毒症状是否缓解。

3. 1 h 后,如未完全缓解,可按需每 30~60 min 追加一瓶剂量,稀释方法和给药方法同上。

【用药须知】 1. 蝎毒中毒患者出现临床重要指征后(如咽肌失控、飘忽或异常眼动、口齿不清、呼吸窘迫、唾液分泌过度、口吐白沫、呕吐),应尽可能迅速使用本品治疗。

2. 出院后 14 d 内如果发生延迟过敏反应或血清病的表现(如皮疹、瘙痒、关节疼痛、肌痛、发热、淋巴结病、不适),立即联系临床医师或寻求紧急治疗。

【制剂】 注射剂(粉):含不超过 120 mg 的总蛋白和不低于 150 LD_{50}(鼠)中和单位。

【贮藏】 室温保存,短程携带允许不超过 40 ℃。

鼠神经生长因子

(mouse nerve growth factor)

本品主要成分为从小鼠下颌下腺中提取的神经生长因子,是一种分子量为 13.5 kDa 的活性蛋白。另外还含有非活性成分甘露醇和人血白蛋白。

【药理作用】 体内试验结果显示本品可改善由己二酮和丙烯酰胺造成的大鼠中毒性周围神经病所致的运动功能障碍,缩短神经-肌肉动作电位潜伏期,并提高神经-肌肉动作电位幅度。组织病理学检查结果显示,本品有减轻动物胫神经的髓鞘肿胀发生率和降低变性胫神经纤维数量等作用。以上结果提示本品可能有促进损伤神经恢复的作用。

【体内过程】 鼠肌内注射给予本品,$t_{1/2}$ 为 2.2 h,T_{max} 为 0.5 h,平均血浆清除率为 0.3(L·kg)/h,表观分布容积为 1.3 L/kg。神经节、甲状腺、肾脏、肾上腺等组织分布较高,主要随尿液和粪便排泄。尚无人体药代动力学资料。

【适应证】 用于治疗视神经损伤。

【不良反应】 可见注射局部疼痛,偶见荨麻疹及中性粒细胞增加。

【禁忌与慎用】 1. 对本品过敏者禁用。

2. 过敏体质者慎用。

3. 妊娠期妇女、哺乳期妇女及儿童用药的安全性和有效性尚未确定。

【剂量与用法】 临用前每瓶用 2 ml 0.9% 氯化钠注射液(或灭菌注射用水)溶解,肌内注射,一次 30 μg,1 次/日,3~6 周为一疗程。

【制剂】 注射剂(粉):每瓶含鼠神经生长因子(mNGF)30 μg,生物活性≥15000 AU。

【贮藏】 于 2~8 ℃遮光保存。

肌氨肽苷

(muscular amino acids and peptides and nucleosides)

本品是由健康家兔肌肉和心肌提取的含有多肽、氨基酸、核苷及核苷酸等混合物。

【药理作用】 本品有促进机体代谢作用。能扩张心、脑、肾血管,增加重要器官的血流量,改善血供营养及氧的利用;抑制自由基生成,改善卒中患者脑的葡萄糖代谢,保护脑细胞免受缺血性损伤;对心脑细胞具有膜稳定保护作用,明显减轻心脑缺血再灌注损伤作用;修复和营养已损伤的心脑及神经细胞;增加肾血流量,具有较强的利钠利尿作用。

【适应证】 1. 用于脑功能紊乱,脑卒中、脑供血不足所致脑功能减退。

2. 高血压病及其所致的冠状动脉供血不足。

3. 糖尿病微血管病变、脑动脉硬化症、充血性心力衰竭等。

4. 放、化疗及中毒因素引起的肝、肾功能损伤和营养支持。

5. 神经衰弱综合征、血管神经性水肿、周围神经疾病。

6. 各种急、慢性缺血或出血性损伤的组织修复。

【不良反应】 个别患者静脉滴注 3~4 h 出现发冷、发热、体温略有升高、头晕、烦躁,调慢滴注速度或停药后症状可消失。

【禁忌与慎用】 1. 对本品过敏者禁用。

2. 过敏体质者慎用。

3. 妊娠期妇女、哺乳期妇女及儿童用药的安全性和有效性尚未确定。

【剂量与用法】 1. 肌内注射 加无菌注射用水溶解,一次 3.5~7.0 mg(以多肽计),1~2 次/日或遵医嘱。

2. 静脉滴注 一次 7.0~17.5 mg(以多肽计),加无菌注射用水或输液溶解,溶解后加入 500 ml 0.9%氯化钠注射液或 5%~10%葡萄糖注射液中,缓慢滴注(滴注速度 2 ml/min),1 次/日,2 周为一疗程。

【制剂】　①注射剂（粉）：4 mg（多肽 3.5 mg 与次黄嘌呤 0.5 mg）；8 mg（多肽 7.0 mg 与次黄嘌呤 1.0 mg）；10 mg（多肽 8.75 mg 与次黄嘌呤 1.25 mg）。②注射液：4 mg/2 ml；10 mg/5 ml；20 mg/10 ml。

【贮藏】　密闭，在凉暗处保存。

脑苷肌肽
(cattle encephalon glycoside and ignotin)

本品系由健康家兔肌肉提取物和牛脑神经节苷脂提取物制成的复方制剂。

【药理作用】　1. 本品具有神经修复与再生作用，其所含的多种神经节苷脂可参与神经元细胞膜合成，促进神经干细胞分化、轴突生长和突触形成，还可调节腺苷酸环化酶、ATP 酶、蛋白激酶等酶的活性，维持有效的神经代谢，促进神经组织修复。

2. 本品具有神经保护作用，可保护神经细胞膜结构的完整，保持膜 Na^+，K^+-ATP 酶、Ca^{2+}，Mg^{2+}-ATP 酶活性，可拮抗兴奋性氨基酸过度释放，能抑制病理性脂质过氧化反应，减少自由基产生，从而减轻脑水肿和神经细胞损伤。

3. 本品具有营养与供能作用，其所含的多肽、游离氨基酸等成分能够透过血-脑屏障，激活和促进神经细胞蛋白质合成，提供和补充神经代谢所需的特异性营养物质，促进脑神经新陈代谢，为生命活动及组织修复提供能量补充和营养支持。

【适应证】　1. 用于治疗脑卒中、老年性痴呆、新生儿缺氧缺血性脑病、颅脑损伤、脊髓损伤及其他原因引起的中枢神经损伤。

2. 用于治疗创伤性周围神经损伤、糖尿病周围神经病变、压迫性神经病变等周围神经损伤。

【不良反应】　有个别患者静脉滴注 3～4 h 出现发冷、体温略有升高、头晕、烦躁；个别病例可引起过敏性皮疹，调慢滴注速度或停药后症状可自行消失。

【禁忌与慎用】　1. 对本品过敏者、神经节苷脂贮积病（如黑矇性家族痴呆症）患者禁用。

2. 肾功能不全患者慎用。

3. 妊娠期妇女、哺乳期妇女的安全性和有效性尚未确定。

【剂量与用法】　1. 成人

（1）肌内注射　一次 2～4 ml，2 次/日。

（2）静脉滴注　一次 5～20 ml，加入 0.9%氯化钠注射液或 5%葡萄糖注射液 250 ml 中缓慢滴注，1 次/日，2 周为一疗程。

2. 儿童

（1）肌内注射　儿童按体重一次 0.04～

0.08 ml/kg，2 次/日。

（2）静脉滴注　儿童按体重一次 0.1～0.4 mg/kg，加入 0.9%氯化钠注射液或 5%葡萄糖注射液 250 ml 中缓慢滴注，1 次/日，2 周为一疗程。

【制剂】　注射液：2 ml；5 ml；10 ml。每毫升含多肽 3.2 mg、神经节苷脂（以脂结合唾液酸计）50 μg、游离氨基酸 1.65 mg、总氮 0.925 mg、核酸 0.3 mg。

【贮藏】　密闭，在凉暗处（遮光且不超过 20 ℃）保存。

短棒杆菌制剂
(corynebacterium parvum)

本品系灭活的短棒状杆菌。

【药理作用】　本品具有免疫调节及抑瘤等活性。

【适应证】　1. 主要用于癌性胸水，结合手术治疗早、中期肺癌。

2. 可配合常规治疗方法进行乳腺癌、鼻咽癌、晚期肺癌、黑色素瘤及癌症的体表转移灶的治疗。

3. 本品对牛皮癣（银屑病）、再生障碍性贫血、女阴白斑、感染性哮喘等也有一定疗效。

【不良反应】　注射局部常有肿痛、硬结，持续约两周，有时出现一过性发热。胸腔注射可有一过性反应加重及发热，可对症处理。

【禁忌与慎用】　1. 发热 38 ℃以上，重症心血管患者，肝、肾功能不全患者禁用。

2. 妊娠期妇女、哺乳期妇女的安全性和有效性尚未确定。

【剂量与用法】　一般为皮下或肌内注射。腔内注射以 0.9%氯化钠注射液进行适当稀释。

1. 瘤内或瘤周采用下述剂量，多点注射以减轻局部反应。初次注射 0.5～1.0 ml，以后可酌情逐次增加 0.5 ml，直至 2 ml。

2. 肌内、腔内及多点注射可酌情增量，最多 4.0 ml（皮下不宜超过 2.0 ml）。

女阴白斑等可在患部涂抹，1 次/日，一次 1.0～2.0 ml；如症状减轻，可根据需要，延长用药间隔。

【用药须知】　治疗前后，宜作血、尿常规及免疫指标等检查，出现血、尿常规检查不正常或免疫指标持续下降者停用，注射当日勿过度疲劳。

【制剂】　注射液：6.0×10^9 个菌/1 ml；1.2×10^{10} 个菌/2 ml。

【贮藏】　2～8 ℃遮光保存。

α₁-人蛋白酶抑制剂

(alpha₁-proteinase inhibitor,human)

别名:Zemaira、Alpha₁-antitrypsin

本品是从人血浆中提纯的 α₁-人蛋白酶抑制剂（α₁-PI）。

【药理作用】 1. α₁-PI 缺乏是一种慢性常染色体共显性遗传性疾病,严重者可致命,临床表现为血中 α₁-PI 水平降低导致严重的进展性肺气肿,在 30～40 岁时可出现临床症状。尚未明确 α₁-PI 缺乏的患者发生肺气肿的概率。吸烟是发生肺气肿的重要危险因子,其他危险因子包括肝病和肝硬化。

2. 通过静脉滴注增加功能性蛋白酶抑制剂的水平是治疗 α₁-PI 缺乏的有效方法。理论上可通过纠正嗜中性粒细胞弹性酶和蛋白酶抑制剂之间的不平衡对下呼吸道提供保护。尚未在证据充分的随机对照临床试验中证实,使用本品或任何 α₁-PI 产品得以真正保护肺组织以避免损伤。曾有说法认为,维持血 α₁-PI(抗原测定)血清水平高于 11 μM,可提供有临床意义的对抗嗜中性粒细胞弹性酶的保护作用,但这一论点尚未得到证实。

3. α₁-PI 缺乏与肺病,特别与肺气肿有关。α₁-PI 是存在于下呼吸道的主要抗蛋白酶,可抑制中性粒细胞弹性蛋白酶。正常人能够产生足够的 α₁-PI 以控制活化的中性粒细胞产生的中性粒细胞弹性酶,可阻止中性粒细胞弹性蛋白酶对肺组织的蛋白水解作用。中性粒细胞出现聚集或活化的情况,如感染或吸烟,会升高中性粒细胞弹性蛋白酶的水平,严重内源性 α₁-PI 不足的个体,无法提供足够的抗蛋白酶保护,导致肺泡壁被蛋白水解,诱发慢性肺病。本品为 α₁-PI 补充剂,可补充和维持血浆和肺上皮层 α₁-PI 的水平。

【体内过程】 单剂量静脉滴注 60 mg/kg 后,AUC 为 144 mM·d(SD=27),C_{max} 为 44.1 M(SD=10.8),清除率为 603 ml/d(SD=29),终末 $t_{1/2}$ 为 5.1 d(SD=2.4)。

【适应证】 用于长期补充和维持治疗由于 α₁-PI 的先天性缺乏,并有肺气肿的临床症状的成年患者。

【不良反应】 1. 发生率≥0.4% 的不良反应包括上呼吸道感染、鼻窦炎、注射部位出血、咽喉痛、支气管炎、无力、发热、鼻炎、疼痛、支气管痉挛、胸痛、咳嗽增加、皮疹、感染。

2. 发生率为 0.2%～0.4% 的不良反应包括腹痛、腹泻、瘀斑、头晕、肌痛、荨麻疹、血管舒张、意外损伤、腰痛、呼吸困难、消化不良、注射部位反应、偏头痛、恶心、感觉异常。

【妊娠期安全等级】 C。

【禁忌与慎用】 1. 对本品成分过敏者禁用。

2. 存在 IgA 抗体的 IgA 缺乏患者不推荐使用。

3. 尚未明确本品是否可经乳汁分泌,哺乳期妇女慎用。

4. 儿童使用本品的安全性和有效性尚未确定。

【剂量与用法】 推荐剂量为 60 mg/kg,滴注速度为每分钟 0.08 ml/kg。本品注射剂放置至室温后,用灭菌注射用水溶解后行静脉滴注,约 15 min 滴完。

【用药须知】 滴注过程中,密切监测患者过敏反应的症状和体征,如出现急性过敏反应,应立即停药,并给予适当处置。

【制剂】 注射剂:含量见每瓶的标签,附 20 ml 灭菌注射用水。

【贮藏】 贮于 25 ℃。

瑞西巴库单抗

(raxibacumab)

本品为 IgG1 λ 单克隆抗体。是通过 DNA 技术而由小鼠细胞表达系统产生的,分子量为 146 KD。

【CAS】 565451-13-0

【ATC】 J06BB18

【药理作用】 本品可特异性地与炭疽毒素的保护性抗原(PA)结合,解离常数为(2.78±0.9)nmol/L。本品可抑制炭疽毒素的保护性抗原与其受体结合,阻止炭疽致死性因子和水肿因子进入细胞内。

【体内过程】 单次静脉注射 1～40 mg/kg,本品的药动学呈非线性,单次静脉注射 40 mg/kg,本品的 C_{max} 和 AUC_{inf} 分别为(1020.3±140.6)μg/ml 和(15845.8±4333.5)(μg·d)/ml。分布容积大于人体血浆总体积,提示有一定的组织分布,总体清除率大大低于肾小球滤过率,提示本品基本不经肾清除。

【适应证】 与其他抗菌药物合用,治疗或预防儿童和成人吸入性炭疽。

【不良反应】 1. 临床试验中发现的常见不良反应包括皮疹、四肢痛、瘙痒、困倦。

2. 少见的不良反包括贫血、白细胞降低、淋巴结病、心悸、眩晕、疲乏、注射部位疼痛、外周水肿、肌酸磷酸激酶升高、淀粉酶升高、腰痛、肌肉痉挛、血管迷走性晕厥、失眠、潮红、高血压。

【妊娠期安全等级】 B。

瑞西巴库单抗的剂量、溶剂、滴注的体积及滴注速度

体重(kg)	准备			给药	
	剂量(mg/kg)	静脉滴注液体总量(ml)	输液类型	滴注速度(ml/h) 前20 min	滴注速度(ml/h) 剩余
≤1		7		0.5	3.5
1.1~2		15		1	7
2.1~3	80	20	0.45%或 0.9% NaCl	1.2	10
3.1~4.9		25		1.5	12
5~10		50		3	25
11~15		100		6	50
16~30	60	100		6	50
31~40		250	0.9% NaCl	15	125
41~50		250		15	125
>50	40	250		15	125

【禁忌与慎用】 尚未明确本品是否可经乳汁，虽然单克隆抗体可经乳汁分泌，但单克隆抗体不经胃肠道吸收。

【剂量与用法】 1. 成人 本品的推荐剂量为40 mg/kg，用0.9%氯化钠注射液稀释至250 ml后，经135 min静脉滴注。在滴注本品前1 h内应给予苯海拉明25~50 mg，静脉注射或口服均可，应根据距离滴注本品的时间决定给药途径。

2. 儿童 体重>50 kg，本品的剂量与成人相同；体重15~50 kg，本品的剂量为60 mg/kg；体重<15 kg，本品的剂量为80 mg/kg。经2 h静脉滴注，继后用0.9%氯化钠注射液冲洗15 min，液体总量及滴注速度参见上表。在滴注本品前应给予苯海拉明，静脉注射或口服均可。

3. 静脉输液的配制 根据体重计算所需本品注射液的体积，选择相应的输液袋，抽出与本品注射液相同的容积，加入本品注射液，轻轻转动输液袋，使之混合均匀，稀释后的本品在室温下可稳定8 h。

【用药须知】 使用本品时可能会发生输液反应，表现为皮疹、瘙痒及荨麻疹，如出现上述反应，应暂停或减慢滴注速度，并给予适当处置。

【制剂】 注射液：1700 mg/34 ml。

【贮藏】 遮光，贮于2~8 ℃。

黑寡妇蜘蛛抗毒血清
（black widow spider antivenin）

本品是由免疫的健康马血浆中提取的能特异性中和黑寡妇蜘蛛（*Latrodectus mactans*）毒素的球蛋白。

【药理作用】 人体被黑寡妇蜘蛛咬伤后15 min至数小时内可开始出现局部肌肉痉挛，继后常导致针刺样疼痛。本品能特异性中和黑寡妇蜘蛛毒素。

【适应证】 用于缓解被黑寡妇蜘蛛咬伤后的症状。

【不良反应】 本品可导致过敏反应、血清病，还可导致肌肉痉挛。

【妊娠期安全等级】 根据其作用机制，本品可能引起胎儿损害。

【禁忌与慎用】 1. 对本品过敏的患者禁用。

2. 哺乳期妇女用药期间应停止哺乳。

3. 老年人、肝功能不全、肾功能不全患者的安全性和有效性尚未明确。

【药物相互作用】 尚不明确。

【剂量与用法】 1. 本品注射剂用2.5 ml注射用水溶解后肌内注射，推荐注射于大腿前侧，以便出现系统性不良反应时，可以用止血带结扎。一般症状在1~3 h内缓解。一般本品仅注射1次即可，个别病例也可再次注射。

2. ≤12岁儿童或休克患者也可采用静脉滴注的方式给药，本品1支溶于0.9%氯化钠注射液10~50 ml中，经15 min静脉滴注。

【用药须知】 1. 本品提取自马的血浆，可导致血清病，甚至死亡，在使用本品前，应详细询问患者是否对来自马血浆的制品过敏。还应进行皮肤敏感性试验或结膜敏感性试验。

2. 皮肤敏感性试验方法是向皮内注射本品附带的正常马血清(1：10)0.02 ml，10 min后观察结果，出现荨麻疹样鞭痕周围伴红斑为阳性反应，同时应用0.9%氯化钠注射液作阴性对照。

3. 结膜敏感性试验方法 ①成人将本品附带的正常马血清(1：10)1滴滴入结膜囊内；②儿童稀释10倍后的1滴滴入结膜囊内，10 min内出现眼刺痒、结膜发红为阳性反应。

4. 使用本品后8~12 d内应注意血清病的发生。

5. 如咬伤危及生命，尽管过敏试验阳性，亦应采取脱敏注射的办法注射本品，但须准备好抢救药品，

包括肾上腺素。

6. 使用本品前,首先用0.9%氯化钠注射液配制1∶10及1∶100的本品注射液,一次注射之间应间隔15～30 min。先注射1∶100的注射液0.1ml、0.2ml和0.5 ml,继后再依次注射1∶10的注射液0.1ml、0.2ml和0.5 ml,最后注射未经稀释的本品,如注射未经稀释的本品0.5 ml无反应,15 min后将剩余未经稀释的本品一次注射。

7. 如在任何一次注射时发生过敏反应,在注射部位的远端结扎止血带,给予1∶1000的肾上腺素(皮下注射0.3～1.0 ml,或静脉注射0.05～0.1 ml),注射部位应在止血带的近端或对侧肢体。30 min后可再次注射本品,注射剂量为未出现反应的上次剂量。

【制剂】　注射剂(粉):6000 U,附带1 ml正常马血清(1∶10)供过敏试验用。

【贮藏】　贮于2～8 ℃。

Rho(D)人免疫球蛋白(小剂量)
(Rho(D)immune globulin,mini-dose)

别名:HyperRho S/D mini-dose
本品为低温乙醇分级分离法从人血浆中分离得到的。

【ATC】　J06BB01

【药理作用】　Rho(D)阴性的母亲怀有Rho(D)阳性的胎儿时,在分娩、流产(自然或人工)、羊膜穿刺或腹部外伤时,如发生胎儿-母体间出血,可导致同种免疫反应。

【适应证】　如果胎儿及其父亲能确定为Rho(D)阴性,则不必使用本品。假定胎儿的Rho(D)为阳性时,供妊娠期妇女使用。

本品用于预防妊娠12周之内Rho(D)阴性妊娠期妇女的自然性及人工流产而导致的同种免疫反应。使用本品必须同时满足以下三个条件。

1. 妊娠期妇女必须是Rho(D)阴性,且对Rho(D)抗原过敏。

2. 不能确定胎儿的父亲是否Rho(D)阴性。

3. 妊娠不超过12周。

【不良反应】　可见注射部位疼痛、轻度体温升高,罕见过敏反应。

【妊娠期安全等级】　C。

【禁忌与慎用】　1. 对免疫球蛋白过敏的患者禁用。

2. 本品含少量的IgA,单纯性IgA缺乏的患者应权衡利弊使用,上述患者因体内存在IgA抗体,可能产生过敏反应。

3. 儿童用药的安全性和有效性尚未明确。

【药物相互作用】　本品可能影响疫苗接种的免疫反应,使用本品3个月内应避免接种活疫苗。

【剂量与用法】　本品仅供肌内注射。推荐注射于上臂三角肌或股外侧肌,应避免注射于臀部,以免损伤坐骨神经。

本品应在自然流产或人工流产后3 h内使用,一次1支。如不能在上述时间内使用,应尽可能在终止妊娠72 h内使用。

【用药须知】　1. 本品为血液制品,虽然采取各种方法去除病毒,但血液制品仍有传播病毒性疾病的可能。

2. 使用本品时,虽然罕见,但有导致过敏的可能,故应准备好抢救药品。

【制剂】　注射剂:含Rho(D)抗体≥250 IU。

【贮藏】　贮于2～8 ℃。

Rho(D)人免疫球蛋白(全剂量)
(Rho(D)immune globulin,full dose)

别名:HyperRho S/D full-dose
本品为低温乙醇分级分离法从人血浆中分离得到的。

【ATC】　J06BB01

【药理作用】　1. Rho(D)阴性的母亲怀有Rho(D)阳性的胎儿时,在分娩、流产(自然或人工)、羊膜穿刺或腹部外伤时,就会发生胎儿-母体间出血,导致同种免疫反应。类似的免疫反应也可发生在Rho(D)阴性者输入了Rho(D)阳性红细胞时而产生抗Rho(D)抗体时,这种情况也可注射本品来预防。

2. 新生儿的Rh溶血性疾病是由于Rho(D)阴性的母亲的主动免疫作用,即母体在先前的分娩过程中,或流产、羊膜穿刺,或腹部外伤时,Rho(D)阳性红细胞进入了母体的血液循环,或者是因输血,造成母体产生免疫反应。本品可以有效抑制Rho(D)阴性个体对Rho(D)阳性红细胞所产生的免疫反应。

【适应证】　预防因配偶间Rh因子不同而导致的流产及新生儿夭折。

【不良反应】　可见注射部位疼痛、轻度体温升高,罕见过敏反应。

【妊娠期安全等级】　C。

【禁忌与慎用】　1. 对免疫球蛋白过敏的患者禁用。

2. 本品含少量的IgA,单纯性IgA缺乏的患者,应权衡利弊使用上述患者因体内存在IgA抗体,可能产生过敏反应。

3. 儿童用药的安全性和有效性尚未明确。

【药物相互作用】　本品可能影响疫苗接种的免疫反应,使用本品3个月内应避免接种活疫苗。

【剂量与用法】　本品仅供肌内注射使用。推荐注射于上臂三角肌或股外侧肌,应避免注射于臀部,以免损伤坐骨神经。

1. 分娩后预防　分娩 72 h 内使用本品效果最佳,虽然超过 72 h 后使用本品的保护效果较差,但仍然可以给药。在分娩过程中使用的剂量应视胎儿-母体出血量的多寡而定,如进入循环系统的红细胞≤15 ml,使用一剂的本品,即可提供足够的抗体以防止 Rh 过敏反应。一旦怀疑有胎儿-母体间大量出血(全血 30 ml 或红细胞 15 ml 以上),可以采用已核准的检验技术(修改后的 Kleihauer-Betke 酸溶离染色技术)来计算胎儿的红细胞量,并据此决定所需本品的剂量。计算胎儿-母体间出血的红细胞体积,除以 15 ml 所得的数字就是需要使用本品的注射剂的量。若怀疑超过 15 ml 或计算出的是分数,就以较大的整数作为需要给予的数量(例如算出的数字是 1.4,就给 2 支本品的注射剂)。

2. 分娩前预防　妊娠 28 周时给予本品注射剂一支,如胎儿是 Rh 阳性,必须再追加一剂,最好在分娩后 72 h 内追加。

3. 有流产倾向的妊娠者,不论在妊娠的哪个阶段,都建议给予一剂。如果担心由于胎儿-母体间的出血,使得进入母体的红细胞超过 15 ml,请按照在上述 1. 中的计算方法来计算需使用本品的注射剂的数量。

4. 妊娠 13 周以上发生流产或中止妊娠时,建议给予本品一剂。如果担心由于胎儿—母体间的出血,使得进入母体的红细胞超过 15 ml,请按照在上述(1)中的计算方法来计算需使用本品的注射剂的数量。

5. 妊娠 15～18 周,或在最后 3 个月时进行羊膜穿刺,或者在妊娠中、后期发生腹部外伤,建议给予本品一剂。如果担心由于胎儿-母体间的出血,使得进入母体的红细胞超过 15 ml,请按照在上述 1. 中的计算方法来计算需使用本品的注射剂的数量。

如果因腹部外伤、羊膜穿刺或其他不利情况而需要在妊娠 13～18 周时使用本品,就应该在 26～28 周时再追加一剂。如果在最后一次给药后的 3 周内分娩,除非胎儿-母体间的出血超过 15 ml 红细胞,否则产后可以不必再给药。

【用药须知】　1. 本品为血液制品,虽然采取各种方法去除病毒,但血液制品仍有传播病毒性疾病的可能。

2. 使用本品时,虽然罕见,但有导致过敏的可能,故应准备好抢救药品。

【制剂】　注射剂:含 Rho(D)抗体≥1500 IU。

【贮藏】　贮于 2～8 ℃。

附　常用联合疫苗一览表

常用联合疫苗

药品名称	所含成分	适应证	剂型	规格	剂量与用法
麻疹、腮腺炎、风疹减毒活疫苗	0.5 ml 含麻疹活病毒应不低于 3.0 lgCCID$_{50}$,含腮腺炎活病毒应不低于 4.3 lg CCID$_{50}$,含风疹活病毒应不低于 3.0 lg CCID$_{50}$	用于预防麻疹、流行性腮腺炎和风疹	注射剂	0.5 ml	按标示量加灭菌注射用水 0.5 ml,待冻干疫苗完全溶解并摇匀后使用。于上臂外侧三角肌下缘附着处皮下注射 0.5 ml
吸附白喉破伤风联合疫苗	含白喉类毒素效价应不低于 30 IU;破伤风类毒素效价应不低于 40 IU	用于 12 岁以下儿童经吸附百日咳、白喉破伤风联合疫苗全程免疫后的儿童的白喉和破伤风加强免疫	注射剂	0.5 ml	上臂三角肌肌内注射 0.5 ml
甲型、乙型肝炎联合疫苗	每毫升含灭活甲型肝炎病毒抗原 500 μg、HBsAg 10 μg	儿童规格适用于 1～15 岁(包括 15 岁)无免疫力和有感染甲型肝炎和乙型肝炎危险的婴幼儿和少年。不得用于新生儿母婴阻断接种 成人规格适用于无免疫力和有感染甲型肝炎和乙型肝炎危险的成人和 16 岁以上(包括 16 岁)青少年	注射剂	儿童规格为 0.5 ml,成人规格为 1 ml	1. 上臂三角肌肌内注射 2. 基础免疫标准接种程序为 3 剂。首剂于选定日期接种 1 剂疫苗,1 个月及 6 个月后接种第 2、3 剂疫苗。接种开始后,整个基础免疫接种需使用同一种疫苗 3. 高危人群中的抗体水平可以通过定期检查而测定。如抗体滴度低于最低保护水平(10 mIU/ml),则需要加强接种 4. 1～15 岁人群用儿童剂量,16 岁以上人群用成人剂量

药品名称	所含成分	适应证	剂型	规格	剂量与用法
吸附无细胞百日咳、白喉、破伤风联合疫苗	0.5 ml 剂量疫苗包含不少于 30 IU 的白喉类毒素、40 IU 的破伤风类毒素、25 μg 的 PT、25 μg 的 FHA 和 8 μg 的百日咳杆菌黏附素	用于预防百日咳、白喉、破伤风	注射剂	0.5 ml	1. 臀部外上方 1/4 处或上臂外侧三角肌附着处皮肤经消毒后肌内注射 2. 基础免疫自 3 月龄开始，至 12 月龄完成三针免疫，一次 0.5 ml，每针间隔 4～6 周。加强免疫通常在基础免疫后 18～24 月龄内进行，注射剂量为 0.5 ml
吸附白喉破伤风联合疫苗	0.5 ml 含白喉类毒素效价应不低于 30 IU；破伤风类毒素效价应不低于 40 IU	用于经吸附百日咳、白喉破伤风联合疫苗全程免疫后的 12 岁以下儿童的白喉和破伤风加强免疫	注射剂	0.5 ml；1.0 ml；2.0 ml；5.0 ml	上臂三角肌肌内注射 0.5 ml
伤寒、副伤寒甲联合疫苗	每毫升含含伤寒菌和副伤寒菌各 1.5×10^8	预防伤寒及副伤寒甲	注射剂	5 ml	1. 于上臂外侧三角肌附着处皮下注射 2. 初次注射本疫苗者，需注射 3 次，一次间隔 7～10 d 3. 注射剂量如下 (1) 1～6 周岁：第 1 针 0.2 ml，第 2 针 0.3 ml，第 3 针 0.3 ml (2) 7～14 周岁：第 1 针 0.3 ml，第 2 针 0.5 ml，第 3 针 0.5 ml (3) 14 周岁以上：第 1 针 0.5 ml，第 2 针 1.0 ml，第 3 针 1.0 ml
伤寒、副伤寒甲、乙联合疫苗	每 1.0 ml 含伤寒沙门菌 1.5×10^8，副伤寒甲型沙门菌、副伤寒乙型沙门菌各为 7.5×10^7	预防伤寒及副伤寒甲、副伤寒乙	注射剂	5 ml	1. 于上臂外侧三角肌附着处皮下注射 2. 初次注射本疫苗者，需注射 3 次，一次间隔 7～10 d 3. 注射剂量如下 (1) 1～6 周岁：第 1 针 0.2 ml，第 2 针 0.3 ml，第 3 针 0.3 ml (2) 7～14 周岁：第 1 针 0.3 ml，第 2 针 0.5 ml，第 3 针 0.5 ml (3) 14 周岁以上：第 1 针 0.5 ml，第 2 针 1.0 ml，第 3 针 1.0 ml 加强注射剂量与第 3 针相同
麻疹腮腺炎联合减毒活疫苗	每 0.5 ml 含麻疹活病毒量应不低于 3.0 lgCCID$_{50}$，腮腺炎活病毒量应不低于 3.7 lgCCID$_{50}$	用于年龄为 8 个月以上的麻疹和腮腺炎易感者预防麻疹和腮腺炎	注射剂	1.0 ml	按瓶签标示量加灭菌注射用水，待完全溶解摇匀后使用。上臂外侧三角肌附着处皮肤用 75％乙醇消毒，待干后皮下注射 0.5 ml

药品名称	所含成分	适应证	剂型	规格	剂量与用法
B型嗜血杆菌结合物（脑膜炎球菌蛋白结合物）和乙型肝炎病毒（重组体）联合疫苗	每0.5 ml含流感嗜血杆菌PRP（磷酸多核糖基核糖醇）7.5 μg、脑膜炎双球菌OMPC（外膜蛋白结合物）125 μg、乙肝表面抗原（HBsAg）5 μg	预防B型嗜血杆菌引起的感染性疾病和乙型肝炎	注射用混悬液	0.5 ml	1. 肌内给药，不可静脉内、皮内或皮下注射 2. 推荐方案：①HBsAg阴性母亲产下的婴儿，应接种3个0.5 ml的剂量，理想接种时间为出生后第2、4个月和12～15月龄。如果未依从推荐方案，前两次剂量应至少间隔6周，第2次和第3次剂量应尽可能间隔8～11个月；②HBsAg阳性母亲产下的婴儿应在出生时接受乙型肝炎免疫球蛋白和乙肝疫苗，并应依照特定的方案完成乙型肝炎接种系列；③HBsAg阳性/阴性不详的母亲产下的婴儿应在出生时接受乙肝疫苗，并应依照特定的方案完成乙型肝炎接种系列；④年龄小于8周龄的婴儿不可接种本品 3. 婴儿选择大腿前外侧肌内注射。数据显示臀部注射经常进入脂肪组织而不是肌肉，臀部注射时血清转换比率（乙肝疫苗）比预期的要低。推荐使用能达到肌肉组织的长的针头使疫苗能在肌内沉积 4. 疫苗按供应品直接注射，不需再处置。使用前充分振摇。一定要彻底搅动使疫苗维持悬浮状态。彻底搅动后本品为一种稍不透明的白色混悬液
白喉-破伤风类毒素-吸附无细胞百日咳-灭活脊髓灰质炎病毒	每0.5 ml含白喉类毒素25 Lf、破伤风类毒素10 Lf、灭活PT 25 μg、FHA 25 μg、百日咳杆菌黏附素8 μg、脊髓灰质炎病毒1型（Mahoney）40 D-抗原单位（DU）、2型（MEF-1）8 DU、3型（Saukett）32DU	用于4～6岁（7周岁前）儿童预防白喉、百日咳、脊髓灰质炎	注射用混悬液	0.5 ml	1. 剧烈地振摇以得到均匀、白色混悬液。如果剧烈振摇后未发生重悬浮，不可使用 2. 推荐剂量和方案：肌内注射，一次0.5 ml。首选注射部位为上臂三角肌。不可经静脉内、皮内或皮下注射给药 3. 本品可作为DtaP免疫系列的第5针和IPV免疫系列的第4针，用于4～6岁（7周岁前）儿童接种
麻疹-流行性腮腺炎-风疹-水痘（Oka/Merck）病毒活疫苗	每0.5 ml含麻疹病毒不少于3.00 lgTCID$_{50}$、流行性腮腺炎病毒4.30 lgTCID$_{50}$、风疹病毒3.00 lgTCID$_{50}$、ka/Merck水痘-带状疱疹病毒最低3.99 lgPFU（菌斑形成单位）	用于12个月至12岁儿童预防麻疹、腮腺炎、风疹和水痘	注射剂（低压冻干品）	0.5 ml（复溶后）	1. 单剂量0.5 ml皮下注射。含有麻疹疫苗如M-M-R Ⅱ和ProQuad 2次剂量应间隔至少1个月。任何原因下需要给予第2剂含有水痘疫苗，两剂之间至少应间隔3个月

续表

药品名称	所含成分	适应证	剂型	规格	剂量与用法
麻疹-流行性腮腺炎-风疹-水痘（Oka/Merck）病毒活疫苗	每 0.5 ml 含麻疹病毒不少于 3.00 lgTCID$_{50}$、流行性腮腺炎病毒 4.30 lgTCID$_{50}$、风疹病毒 3.00 lgTCID$_{50}$、ka/Merck 水痘-带状疱疹病毒最低 3.99 lgPFU（菌斑形成单位）	用于 12 个月至 12 岁儿童预防麻疹、腮腺炎、风疹和水痘	注射剂（低压冻干品）	0.5 ml（复溶后）	2. 制备注意：防腐剂、消毒剂、去污剂和其他抗病毒物质可使疫苗失活。只能使用不含上述物质的无菌注射器重建和注射 ProQuad。将全部容积的供应稀释剂抽入注射器。仅可使用供应的稀释剂重建。将注射器内全部内容物注入含有药物粉末的药瓶内。轻轻振荡使其完全溶解。将全部容量的重建疫苗从药瓶中抽入相同的注射器内，全部注射完毕。为减少效能丢失，重建后立即给药。30 min 内未使用就应丢弃不可再用 3. 给药方法：皮下给药。不可血管内注射。选择上臂的三角肌区的外部或大腿较高的前外侧区域皮下注射疫苗 4. 如果与其他疫苗同时给药，应使用不同的注射部位
白喉-破伤风-无细胞吸附百日咳-乙型肝炎病毒-灭活脊髓灰质炎病毒疫苗	每 0.5 ml 含白喉类毒素 25 Lf、破伤风类毒素 10 Lf、灭活的 PT25 μg、FHA25 μg、百日咳杆菌黏附素 8 μg、HBsAg10 μg；脊髓灰质炎病毒 1 型 40DU、2 型 8DU、3 型 32DU	用于 6 周龄以上儿童预防白喉、破伤风、百日咳、乙型肝炎、脊髓灰质炎	注射用混悬液	0.5 ml	1. 用力振摇以获得均匀、白色混悬液。如果有凝胶样物质存在或强力振摇后不可发生重悬浮，不能使用 2. 推荐方案：基础免疫程序为 3 针，一次 0.5 ml，肌内注射给药，间隔 6～8 周（最好为 8 周）。常在 2 个月大时给予第 1 针，但也可在 6 周龄大时给予。<1 岁儿童的首选给药部位为大腿前外侧。较大儿童，三角肌常足够大可用于肌内注射。不可注射入臀部区域或存在主要神经干的区域。不可皮下或静脉内给药，不可给予年龄小于 6 周龄的婴儿

第 27 章　放射性药物
Radiopharmaceuticals

放射性药物是指用于体内诊断和治疗而具有放射性核素及其标记的化合物。一般由两部分构成：一部分是放射性核素，另一部分属于普通药物。放射性核素具有放射性，有以下用途。

1. 利用仪器探测其在体内的吸收、分布、转运及排泄情况，以反映某一脏器的形态和功能状态，供临床对潜在的疾病进行诊断。

2. 利用其放射性标记各种单克隆抗体而用于检测恶性肿瘤的存在与否。

3. 还可标记某一药物自体内被清除的情况。

4. 使用一定量的放射性核素进行照射，能抑制或破坏某些组织或细胞，用于治疗某些肿瘤及某些疾病。

在核医学中，用于诊断的放射性药物几乎要占 95%，而用于治疗的仅占极少数，有些放射性药物既可用于诊断，也可用于治疗，如胶体金[^{198}Au]注射液、碘[^{131}I]、碘[^{123}I]化钠等。

此类药物只能在具有《放射性药品使用许可证》的医疗单位使用，贮存、运输、排放应符合国家有关规定。

放射性碘化钠
(radioactive sodium iodide)

别名：Hicon

本品根据碘的放射性同位素的不同分为碘(^{123}I)化钠、碘(^{125}I)化钠、碘(^{131}I)化钠。

【CAS】　7681-82-5；13517-06-1(dihydrate)

【ATC】　V09FX02［sodium iodide(^{123}I)］；V09FX03［sodium iodide(^{131}I)］；V09FX04［sodium iodide(^{124}I)］

【药理作用】　1. 碘能被甲状腺摄取，参与甲状腺素的合成。可测出甲状腺摄取放射性碘的数量及甲状腺摄取和分泌速度，从而了解甲状腺功能。同时由于碘的放射性同位素衰变时会发出 γ 射线，释放的能量能被功能亢进的甲状腺组织吸收，在电离辐射的作用下发生变性坏死，最后被结缔组织代替，从而达到治疗目的。由于 γ 射线在甲状腺内的射程仅几毫米，一般不至于损伤甲状腺周围组织。

2. 本品标记的各种单克隆抗体可用于检测恶性肿瘤。

【体内过程】　在正常情况下，口服本品后 3～6 min，即开始被胃肠道所吸收，1 h 后可吸收 75%，3 h 以后则几乎全部被吸收。一般成年人一日自胃肠道吸收的碘化钠为 100～300 μg。本品被吸收后进入血液内，正常人的甲状腺能摄取本品 10%～25%，甲状腺内碘量约占全身总碘量的 1/5（约 8 mg）。口服本品 24 h 后，甲状腺内的有效 $t_{1/2}$ 为

7.6 d。大部分碘随尿液排出体外。

【适应证】　1. 确定甲状腺大小、位置、形态；鉴别颈部肿块的性质；寻找甲状腺癌转移病灶。

2. 诊断各种甲状腺疾病。

3. 治疗甲状腺功能亢进症、甲状腺癌转移病灶。

【不良反应】　1. 少数患者可出现恶心、呕吐、腹泻、口干等放射性胃肠道反应，甲状腺功能亢进的患者可出现永久性甲状腺功能减低症。

2. 转移病灶部位疼痛。

3. 常出现轻微骨髓抑制。

【妊娠期安全等级】　C。

【禁忌与慎用】　1. 妊娠期妇女只有在益处大于对胎儿伤害的风险时方可使用。

2. 碘可通过乳汁分泌，哺乳期妇女应权衡本品对母亲的重要性，选择停药或停止哺乳。

3. 儿童用药的安全性和有效性尚不明确。

【剂量与用法】　1. 甲状腺扫描　口服，一次 1.85～3.70 MBq(50～100 μCi)。口服后 6 h 检查。

2. 甲状腺功能测定　空腹口服，一次 74～185 kBq(2～5 μCi)。

3. 治疗甲状腺功能亢进　口服，一次 370～555 MBq(10～15 mCi)。如果需要可在 2～3 个月后再服 1 次。

4. 治疗甲状腺癌转移灶　口服，一次 3700～5550 MBq(100～150 mCi)。

【用药须知】　1. 扫描检查前禁碘（包括含碘食物和药物）和影响甲状腺功能的药物。

2. 用药患者必须隔离，直到体内存留量低于 370 MBq 后，方可解除隔离。

3. 用药患者的尿液应收集在专门容器内，待衰变到一定程度后稀释排放。

【制剂】　① 胶囊剂：333 kBq。② 口服液：925 MBq；1850 MBq；3700 MBq；7400 MBq。

【贮藏】　置铅容器内，密闭保存。铅容器表面辐射水平应符合规定。

碘[^{131}I]人血清白蛋白
［(iodine^{131})I human serum albumin］

别名：^{131}I-HAS

【ATC】　V09GB02

【药理作用】　本品进入血液循环，成为血流动力学的示踪物，通过连续测定可以计算出心输出量、循环血量、循环时间。本品还可注入蛛网膜下隙或脑室，随同脑脊液循环，通过不同时相扫描，可反映脑脊液动力学变化，显示颅内蛛网膜下隙或脑室形态、大小。

【适应证】　1. 用于测定心输出量、循环血容量及循环时间。

2. 用于胎盘定位、血池扫描等。

【不良反应】　1. 甲状腺炎、甲状腺肿瘤患者可致严重甲状腺肿大。

2. 年轻者偶致白血病和甲状腺癌。

3. 少数甲状腺癌症患者可产生甲状腺功能减退。

【禁忌与慎用】　1. 20 岁以下者、妊娠期妇女及肾功能不全者禁用。

2. 哺乳期妇女使用时,应暂停哺乳。

【剂量与用法】　1. 心输出量测定　快速静脉注射 0.37～1.11 MBq。

2. 血容量测定　静脉注射 0.074～0.74 MBq。

3. 胎盘定位　静脉注射 1.85 MBq,第 1、3、6、24 h 进行扫描。

4. 血池扫描　静脉注射 740 MBq。

【用药须知】　1. 本品为蛋白制剂,绝对避免细菌污染。

2. 脑、脊髓扫描应用时,宜先服用复方碘溶液,5 滴/次,3 次/日,共用 3 日,以封闭甲状腺。

3. 用于测定心输出量、循环血量、循环时间时,检查前 1 个月停服含碘药物和食物,以及甲状腺素、抗甲状腺药、激素类、磺胺类、抗结核药等。

【制剂】　注射剂:74 MBq;185 MBq;370 MBq。

【贮藏】　置铅容器内,在 2～10 ℃密闭保存。铅容器表面辐射水平应符合规定。

邻碘[131I]马尿酸钠
(sodium iodohippurate 131I)

别名:131I-OIH

【ATC】　V09CX02

【药理作用】　本品在体内通过肾小管吸收,从尿液中排泄,用仪器扫描能使肾脏显影,或测定本品在肾内的动态曲线,判断两侧肾脏的血流、分泌及排泄功能。

【适应证】　1. 用于肾脏扫描。了解尿路是否畅通,判断肾脏的位置、大小及形态是否正常。

2. 测定肾有效血浆流量。

【不良反应】　参见碘[131I]人血清白蛋白。

【剂量与用法】　1. 肾脏扫描　静脉注射 3.7～11.1 MBq,立即进行检查。

2. 肾功能测定　静脉注射一次 370 MBq。

【用药须知】　检查前患者排空膀胱。

【制剂】　注射剂(粉):37 MBq;111 MBq;185 MBq;370 MBq。

【贮藏】　置铅容器内,在 2～10 ℃密闭保存。铅容器表面辐射水平应符合规定。

碘苄胍[123I]
(iobenguane 123I)

别名:AdreView

本品为静脉内注射的放射性诊断药品。

【CAS】　139755-80-9

【CAS】　V09IX02

【理化性状】　1. 本品为无菌、无热源的放射性静脉注射液,每毫升含有 0.08 mg 硫酸碘苄胍,74 MBq(2 mCi)的[123I](以硫酸碘苄胍计)。[123I]是一个由粒子回旋加速器生产的放射性核素,通过电子俘获衰变成[123Te],物理 $t_{1/2}$ 为 13.2 h。[123I]主要的辐射发射数据:放射线为 γ 射线,能级 159 kev,丰度 83%。

2. 化学名:123I meta-Iodobenzlyguanidine sulfate

3. 分子式:$C_{16}H_{22}IN_6O_4S$

4. 分子量:644.2

5. 结构式

【药理作用】　1. 本品在结构上与抗高血压药胍乙啶和神经递质去甲肾上腺素(NE)相似。因此,本品与 NE 有相同的摄取和蓄积路径。本品通过肾上腺素能神经末梢的 NE 运载体摄取,贮存于突触前的存储泡囊。本品在肾上腺素能神经支配的组织如肾上腺髓质、唾液腺、心、肝、脾、肺和来源于神经管嵴的肿瘤组织中蓄积。通过同位素[123I]标记的本品,在有放射性药品蓄积的器官和组织可得到影像。

2. 本品为放射性诊断药品,含少量的碘苄胍,不产生药效学效应。为使甲状腺吸收的辐射剂量降低到最小,本品给药前需有效防护甲状腺。由于本品主要通过肾排泄,重度肾功能不全患者的放射线暴露量增加,可能会影响成像的结果。给药后为使膀胱的辐射剂量降低到最小,鼓励频繁地排尿。

【体内过程】　1. 本品注射后从血液迅速清除,蓄积于肾上腺素能神经支配的组织。

2. 本品剂量的大部分以原形通过肾血管小球滤过排泄。初期血液循环中本品迅速被消除,随后本品从其他隔室释放出来时消除缓慢。正常肾功能患者,4 d 内在尿液中以原形回收 70%～90%给药量。剩余的放性大部分以放射性碘化代谢产物碘马尿酸

（≤10%）和游离的放射碘（≤6%）形式从尿液中回收，酶对此代谢过程的的作用尚未确定，未对代谢产物的药理学活性进行过研究，仅小部分（＜1%）的注射剂量随粪便排除。

【适应证】　本品辅助其他诊断方法，用于初发或转移的嗜铬细胞瘤或神经母细胞瘤的诊断性检查。

【不良反应】　1. 临床试验中未发现本品严重的不良反应。所有不良反应均为轻度到中度，包括头晕、皮疹、瘙痒症、面红或注射部位出血。

2. 上市后罕见超敏反应报道。

【妊娠期安全等级】　C。

【禁忌与慎用】　1. 对本品或硫酸碘苄胍过敏者禁用。

2. 本品可通过乳汁分泌。哺乳期妇女应用须权衡利弊。基于[^{123}I]的物理 $t_{1/2}$，为使风险降低到最小，哺乳期妇女在给予本品后应考虑中断哺乳 6 d。

3. 已经建立本品在 1 个月到 16 岁儿科患者中的安全性和有效性。尚未确定年龄在＜1 个月儿科患者的安全和有效性。

4. 本品临床试验中纳入年龄≥65 岁受试者的数目有限，未能确定他们对本品反应是否与年轻受试者有差异。一般而言，老年患者的剂量选择应谨慎，常从剂量范围的低限开始，因老年患者常出现肝、肾或心脏功能降低和其他并发症。本品通过肾排泄，重度肾功能不全的患者，不良反应风险，辐射剂量增强和影像结果假阴性的发生的可能性较大。因老年患者肾功能降低的可能性较大，在剂量选择和图像解释上应谨慎。老年患者给药前应对肾功能进行评估。

【药物相互作用】　1. 下列药物能够降低去甲肾上腺素的摄取并引起影像结果出现假阴性，如耗竭去甲肾上腺素储存或抑制其再摄取的抗高血压药（如利血平、拉贝洛尔）、能够抑制去甲肾上腺素运载体功能的抗抑郁药（如阿米替林及其衍生物，丙米嗪及其衍生物，选择性 5-羟色胺再摄取抑制剂），拟交感神经胺类（如去氧肾上腺素、苯丙醇胺、伪麻黄碱和麻黄碱）和可卡因。

2. 临床研究尚未确定，哪种特异性药物能够造成假阴性结果，也未确定在某一药理分类的所有药物有产生影像学假阴性的相同趋势。增加本品的剂量亦不能掩盖这类药物的潜在的摄取限制效应。本品给药前，在临床耐受情况下，中断（至少 5 个半衰期）已知或可能降低去甲肾上腺素摄取的药物。

【剂量与用法】　1. 辐射安全性　本品可发出射线，必须采取适当安全措施使对临床工作人员和患者的射线暴露量减少到最低。放射性药物由经过安全使用和处理放射核素专业特殊训练和培训的医师使用或在其监督下使用，且其培训和经验须经过授权的政府机构认可并发给放射核素使用许可证。本品剂量依据放射性强度给药，给药前采用适当的校正系统确定。

为减少对膀胱的辐射，本品给药前建议水化作用，鼓励患者频繁排尿。鼓励患者给予本品后的前 48 h 内频繁排尿。

2. 甲状腺防护　本品给药前，给予碘化钾口服液或复方碘溶液（对于成人相当于 100 mg 碘，儿童按体重调整）或高氯酸钾（成人 400 mg，儿童按体重调整）来阻断患者甲状腺对[^{123}I]的吸收。本品给药前至少 1 h 给予上述防护剂。

3. 准备和给药　给药前检查本品管型瓶内是否有微粒和变色。给药时使用无菌操作和防辐射注射器。1～2 min 内静脉注射完毕。给药后注射 0.9% 氯化钠注射液以保证全部剂量进入静脉。

4. 成人剂量　成人（≥16 岁）推荐剂量为 10 mCi（370 MBq）。

5. 儿童剂量　体重≥70 kg 的儿科患者（＜16 岁,）推荐剂量为 10 mCi（370 MBq），对于年龄＜16 岁、体重＜70 kg 儿童患者应严格按照体重计算给药剂量，体重在 3 ～ 68 kg 的给药剂量为 37 ～ 366.3 MBq。本品注射剂含有苯甲醇，对早产儿或低体重婴儿可发生严重不良反应，不可不慎。

6. 成像指导方案　本品给药（24±6）h 后就可开始全身平面闪烁照相术成像，在之后的适当时间就可进行单光子发射计算体层摄影（SPECT）。

【用药须知】　1. 本品给药后有过敏反应的报道。给药前，询问患者对碘、含碘造影剂或其他含碘产品的过敏史。如患者对上述产品有确定或高度可疑的过敏反应，应权衡应用本品的效益与风险。

2. 本品注射剂含有 10.3 mg/ml 的苯甲醇。苯甲醇在早产儿和低体重婴儿中能引起致命的"喘息综合征"。过高的苯甲醇暴露能引起毒性反应（低血压、代谢性酸中毒），尤其在新生儿中，增加胆红素脑病的发生率，特别是早产儿，有引发死亡的报道。

本品给药后应密切观察婴儿出现苯甲醇毒性的体征或症状。尚未建立本品在新生儿（年龄＜1 个月的儿科患者）中的有效性和安全性。

3. 本品通过肾小球滤过清除，但不可被透析清除。严重肾功能不全患者的辐射剂量可能由于药物消除延迟而增加。本品消除延迟也可能降低靶目标与背景的比值，并降低闪烁法的影像质量。这些风险可能降低本品在严重肾功能不全患者的诊断价值。尚未建立本品在上述人群中的安全性和有效性。

4.本品给药前应给予甲状腺封闭药物。如无防护措施可导致甲状腺素瘤形成的长期风险。

5.本品能干扰可使去甲肾上腺素的摄取或滞留的药物作用，从而降低本品在神经内分泌肿瘤中的摄取，继而导致影像结果出现假阴性。当医学上可行时，本品给药前停止这些药物并监测患者撤药反应的发生，尤其在血循环中的儿茶酚胺类及其代谢物水平偏高的患者。

6.给本品前和给本品药后的30 min应评估患者脉搏和血压。本品可增加去甲肾上腺素从嗜铬颗粒中释放出来，会产生短暂的高血压偶发事件。尽管并未在临床试验中观察到上述情况，但在本品给药前，仍应确保做好紧急强心剂和抗高血压治疗的准备。

7.增加射线暴露量主要风险为长期存在肿瘤形成的风险。

【制剂】　注射液:5 ml(校准时浓度为2 mCi/ml)。

【贮藏】　以适当厚度的铅容器密封。贮于20～25 ℃，短程携带允许15～30 ℃。

碘[131I]胆甾醇
(iodocholesterol 131I)

【CAS】　37414-03-2

【CAS】　V09XA02

【理化性状】　1.化学名:(3S,8S,9S,10S,13R,14S,17R)-10-(Iodomethyl)-13-methyl-17-[(2R)-6-methylheptan-2-yl]-2,3,4,7,8,9,11,12,14,15,16,17-dodecahydro-1H-cyclopenta[a]phenanthren-3-ol

2.分子式:$C_{27}H_{45}IO$

3.分子量:512.55

4.结构式

【简介】　胆固醇是合成肾上腺皮质激素的前体，用[131I]标记的胆固醇，可参与皮质激素的合成而被肾上腺皮质摄取，增生的肾上腺皮质或腺瘤对[131I]标记的固醇有较强的浓集作用，故可作扫描剂，获得肾上腺显像。用于诊断肾上腺疾病，特别是原发性醛固酮增多症腺瘤病变的鉴别和定位。

药物内含有少量乙醇，有时还有微量的胆固醇

微粒，注射本品后可出现面部潮红、胸闷、心悸等反应。缓慢静脉注射:一次74～111 MBq，注射后第3、5、7、9 d进行显像检查。为减少肠道内放射性干扰，于扫描前1晚口服缓泻剂，或检查前做清肠处理。检查前，须服复方碘溶液，直至扫描结束，以封闭甲状腺。

碘[131I]玫瑰红钠
(iodine 131I rose bengal sodium)

别名:131I-RB

【简介】　本品能被肝多角细胞摄取，经胆系排入肠内。经静脉注射后，在一定时间内，均匀分布于正常肝脏，当肝实质细胞受损或胆道阻塞时，肝脏的放射性呈现局部稀疏区或缺损区。用于肝胆显像和肝功能测定。用于肝胆显像:静脉注射一次7.4～18.5 MBq，于用药后20 min开始检查。用于肝功能测定:静脉注射一次0.37～1.11 MBq。

碘[131I]美妥昔单抗
(iodine 131I metuximab)

别名:利卡汀

【药理作用】　本品是一种用于导向放射治疗肝癌的[131I]标记的新型单抗。美妥昔单抗-HAb18F(ab')₂可与分布在肝癌细胞膜蛋白中的HAb18G抗原结合，将其荷载的放射性碘[131I]输送到肿瘤部位，从而产生抗肿瘤作用。

【体内过程】　原发性肝癌患者，经肝动脉插管注入本品18.5 MBq/kg、27.75 MBq/kg、37.0 MBq/kg剂量，5～10 min内给药完毕，结果显示本品代谢符合二室模型，代谢产物主要以游离[131I]的形式通过肾排泄，注入本品后120 h内尿液的放射性占注入剂量的47.70%～51.16%。生物学分布研究显示，本品明显被肝癌组织摄取，早期主要浓聚于肝癌组织及肝组织中，体内其他组织的分布甚少。随着时间的延长，肝癌组织的放射性碘的浓聚持续增强，而肝脏摄取的放射性碘则逐渐减少;在显像期间(8 d)，除肝外的其他正常组织的靶/非靶比值(T/NT)为1.04～3.79，而肝脏的T/NT值随时间推延而增加，至第8 d时为1.09。

【适应证】　不能手术切除或术后复发的原发性肝癌，以及不适宜作动脉导管化学栓塞(TACE)或经TACE治疗后无效、复发的晚期肝癌患者。

【不良反应】　常见不良反应为血小板减少(25.24%)、ALT升高(21.36%)、AST升高(21.36%)、白细胞降低(18.45%)、直接胆红素升高(14.56%)、血红蛋白减低(13.59%)、中性粒细胞减少(8.74%)、蛋白

尿(8.74%)、总胆红素升高(8.74%)、HAMA 反应(3.88%)、体温升高(2.91%)。

【妊娠期安全等级】　X。

【禁忌与慎用】　1. 对本品及所含任何成分过敏者、排异反应阳性者、曾用过鼠源性抗体者、不能耐受甲状腺封闭药物的患者禁用。

2. 不推荐妊娠期妇女及哺乳期妇女使用。[131 I]可能损伤胎儿的甲状腺,有文献表明,放射性碘可能通过脐带对婴儿造成严重的不可逆转的甲状腺功能减退。

【剂量与用法】　1. 给药方法

(1) 封闭甲状腺　治疗前 3 d 开始口服复方碘溶液,0.5 ml/次,3 次/日,连续 10 d。

(2) 皮试　用药前,需先进行皮试,阴性者方可使用。

方法:取皮试制剂 1 瓶,加入 0.9% 氯化钠注射液 1 ml 溶解后,抽取溶解液 0.1 ml,前臂皮内注射,15 min 后观察结果,注射点皮丘红晕直径>0.5 cm 或其周围出现伪足者为阳性。

(3) 经肝动脉插管达固有动脉或肿瘤供血动脉后注入指定剂量的本品注射液,5~10 min 内完成注射,立即用 0.9% 氯化钠注射液 10 ml 冲洗插管,以确保治疗药物全部进入。

2. 推荐剂量　一般为 27.75 MBq/kg(0.75 mCi/kg),一次用药时间至少间隔 4 周以上。本品最佳用药次数尚不明确。临床研究结果表明,多数患者第 2 周期时在瘤体缩小方面与第 1 周期相比未见明显变化。第 1 周期和第 2 周期的核素显像、甲胎蛋白变化、体力状态评分也基本一致。

【用药须知】　1. 本品必须在具有相关资质条件的医院由有经验的医师使用。

2. 应严格按照本说明书中推荐的适应证和用法用量范围使用本品,不得随意更改适应证和用法用量。

3. 本品使用过程应严格按照放射性药物管理的有关条款进行。

(1) 放射性药品在使用过程中除注意公众防护外,还应注意工作人员本身的防护,尽量减少对工作人员的辐射剂量,防止污染环境。

(2) 减少不必要的接触射线的时间,一次受到辐射剂量的大小与接触时间成正比,接触时间愈长,受到辐射剂量愈大,所以应尽量缩短操作过程,减少与放射性药品接触时间,是个人防护重要的一环。

(3) 辐射剂量与距离平方成正比。增大操作人员与放射源间的距离,可以大大减少操作人员的辐射剂量。

(4) 采用适当的屏蔽。

4. 放射性污染的用品须放置于有防护屏蔽的容器中进行衰变后处理。

5. 本品应置于铅制容器中运送。

【制剂】　注射剂:5 mg。

【贮藏】　①皮试制剂存放于 2~8 ℃,遮光,过期后勿用;②注射剂应置铅容器内,低温冷冻密封保存,铅容器表面辐射水平应符合规定。

碘[123 I]氟潘
(ioflupane 123 I)

别名:DaTSCAN

【CAS】　155797-99-2

【ATC】　V09AB03

【理化性状】　1. 化学名:Methyl(1R,2S,3S,5S)-3-(4-iodophenyl)-8-(3-fluoropropyl)-8-azabicyclo [3.2.1] octane-2-carboxylate

2. 分子式:$C_{18}H_{23}FINO_2$

3. 分子量:427.28

4. 结构式

【简介】　本品与突触前多巴胺转运体有很强的亲和性,用于脑成像,协助诊断疑似帕金森综合征的成年患者。推荐剂量为 185 MBq,静脉注射,注射后 36 h 进行脑成像。用药前及之后需用碘封闭甲状腺。

碘[123 I]非他胺
(iofetamine 123 I)

别名:Perfusamine、SPECTamine

【CAS】　75917-92-9;85068-76-4(non-labeled);95896-48-3(123 I-labeled)

【ATC】　V09AB01

【理化性状】　1. 化学名:1-[4-(123 I)Iodophenyl]-N-isopropyl-2-propanamine

2. 分子式:$C_{12}H_{18}$ 123 IN

3. 分子量:299.28

4. 结构式

【简介】 本品可抑制 5-羟色胺和去甲肾上腺素的再摄取,同时本品具有高脂溶性,可快速穿透血-脑屏障。用于辅助诊断非腔隙性脑梗死、部分癫痫发作和早期诊断阿尔茨海默症。

氟替他莫[¹⁸F]
(flutemetamol ¹⁸F)

别名:Vizamyl

本品为 PET 造影剂由美国 GE 公司推出,2013 年 11 月在美国上市。

【ATC】 V09AX04

【理化性状】 1. 化学名:2-[3-(¹⁸F)Fluoro-4-(methylamino)phenyl]-1,3-benzothiazol-6-ol

2. 分子式:$C_{14}H_{11}{}^{18}FN_2OS$

3. 分子量:273.32

4. 结构式

【药理作用】 本品能特异性地与大脑内 β-淀粉样斑块结合,[¹⁸F]发出正电子信号,能被 PET 扫描捕捉。

【体内过程】 静脉注射 185 MBq(5 mCi)后,20 min 内血药浓度降低 75%,180 min 时降低 90%。注射后 30~120 min 内可进行 PET 扫描。肾排泄 37%,胆囊排泄 52%,主要为代谢产物。

【适应证】 用于成人患者阿尔茨海默病(AD)和痴呆症评价时的脑部 PET 成像,评价 β-淀粉样蛋白神经板块的密度。

【不良反应】 可见潮红、血压升高、头痛、头晕、恶心。

【妊娠期安全等级】 C。

【禁忌与慎用】 1. 妊娠期妇女只有益处大于对胎儿伤害的风险时方可使用。

2. 尚未明确本品是否经乳汁分泌,哺乳期妇女应权衡利弊选择停药或停止哺乳。

3. 儿童用药的安全性及有效性尚未确定。

【剂量与用法】 185 MBq(5 mCi)/10 ml,经 40 s 快速静脉注射,之后用 5~15 ml 0.9%氯化钠注射液冲洗。

【用药须知】 1. 本品可致过敏反应,应准备好抢救设备和药品。

2. 本品为放射性药品,长期暴露有致癌风险。

【制剂】 注射液:1500 MBq/10 ml;

4500 MBq/30 ml。

【贮藏】 置铅容器内,密闭保存。铅容器表面辐射水平应符合规定。

氟罗他匹[¹⁸F]
(florbetapir ¹⁸F)

别名:Amyvid

本品为 PET 造影剂,2011 年 1 月在美国上市。

【CAS】 956103-76-7

【CAS】 V09AX05

【理化性状】 1. 化学名:(E)-4-(2-(6-(2-(2-(2[¹⁸F]fluoroethoxy)ethoxy)ethoxy)pyridine-3-yl)vinyl)-N-methylbenzamine

2. 分子式:$C_{20}H_{25}{}^{18}FN_2O_3$

3. 分子量:359

4. 结构式

【药理作用】 1. 本品能特异性与 β-淀粉质斑块结合,[¹⁸F]产生的正电子信号可被 PET 扫描捕获。在体外,尸检后含 β-淀粉质斑块的脑浆测得的解离常数为(3.7±0.3)nmol/L。

2. 静脉给予本品后,能穿透血-脑屏障,在大脑中产生放射信号。随后脑灌注降低,脑中本品的浓度也降低。β-淀粉样蛋白聚集的部位与缺乏 β-淀粉样蛋白的部位对本品的保留时间不一样,本品的时间-强度曲线,阳性患者扫描信号从给药 0 时起至 30 min 呈持续增加,然后呈稳态,至少 90 min 后才开始降低。大脑不同部位信号强度的不同作为影像判读的依据。

【体内过程】 给予健康志愿者快速静脉注射 370 MBq(10 mCi)本品后 20 min,低于 5%的放射性[¹⁸F]分布全身,45 min 后放射性低于 2%,30~90 min 成像窗口内放射性[¹⁸F]在循环中主要以极性[¹⁸F]的代谢产物为主。全身扫描显示,注射后 4 min 放射性[¹⁸F]主要在肝脏里蓄积,然后通过胆道、消化道消除,而在膀胱内仅检测到极低的放射性[¹⁸F]。

【适应证】 用于成年患者阿尔茨海默症和痴呆症评价时的脑部 PET 成像,评价 β-淀粉样蛋白神经板块的密度。

【不良反应】 主要不良反应包括头痛、肌肉骨骼痛、疲乏、恶心、焦虑、腰痛、血压升高、幽闭恐惧症、发冷、失眠及颈痛。

第 27 章　放射性药物

【妊娠期安全等级】　C。

【禁忌与慎用】　1. 妊娠期妇女只有益处大于对胎儿伤害的风险时方可使用。

2. 尚未明确本品是否可经乳汁分泌,哺乳期妇女使用本品后应停止哺乳 24 h(大于 10 个半衰期),并吸取乳汁弃去。

3. 禁用于儿童患者。

【药物相互作用】　临床研究中,疑似阿尔茨海默病患者服用下列药物:多奈哌齐、加兰他敏、美金刚,平均皮质标准化摄取值与未服药者无差异。体外实验未发现乙酰胆碱酯酶抑制剂多奈哌齐、加兰他敏、他克林等对本品与受体的结合有影响。

【剂量与用法】　370 MBq(10 mCi),快速静脉注射,之后用 0.9% 氯化钠注射液冲洗输液管路。给药后 30~50 min,行 10 min PET 检查,患者用药后需仰卧,PET 扫描野中磁头置于脑中部(包括小脑),以束带固定头部,以减少移动。

【用药须知】　本品为放射性药品,长期暴露有致癌风险。

【制剂】　注射剂:500~1900 MBq/ml,10 ml;30 ml;50 ml。

【贮藏】　置铅容器内,密闭贮于 25 ℃。铅容器表面辐射水平应符合规定。

氟脱氧葡萄糖[^{18}F]

(fludeoxyglucose ^{18}F)

别名:FDG

【CAS】　105851-17-0

【CAS】　396785

【理化性状】　1. 化学名:2-Deoxy-2-[^{18}F] fluoroglucose

2. 分子式:$C_6H_{11}{}^{18}FO_5$

3. 分子量:181.26

4. 结构式

【药理作用】　本品是放射性标记的葡萄糖类似物,静脉给药后,迅速分布于全身各器官。本品通过与葡萄糖相同的转运载体 Glut-1 转运进入细胞,在胞浆内经己糖激酶Ⅱ催化生成 6-磷酸-FDG 后,与葡萄糖代谢途径不同的是,其不被果糖-1-激酶识别和催化,无法生成相应的二磷酸己糖参加的有氧和无氧糖代谢,而是停留聚集在胞浆里,因此,本品的摄取和清除可以反映出该组织器官中葡萄糖转运蛋白和己糖激酶的活性。肿瘤组织因缺氧,葡萄糖转运蛋白和己糖激酶活性的增高,就会使得本品被摄取的量增加,同样炎性细胞也会摄取本品,但一般来说,两者对本品利用率和随时间的变化过程有所不同。心肌缺血时,游离脂肪酸的氧化代谢会降低,外源性葡萄糖就成了心肌的主要能量来源,表现为心肌对本品的摄取量增加;正常情况下,葡萄糖是脑的主要能量来源,癫痫发作期病灶局部呈现葡萄糖代谢增加,而发作间期则葡萄糖代谢则相对减低。

【体内过程】　本品静脉注射后,血中放射性[^{18}F]以三指数模型被清除,$t_{1/2}$ 分别为 0.2~0.3 min,10~13 min 和 80~95 min,在心肌中的清除需 96 h 以上,在肝、肺和肾中清除快,并大多以原药随尿液排出。本品不能被肾小管重吸收。注射后 33 min,尿液中放射性[^{18}F]为注射剂量的 3.9%,膀胱中放射性[^{18}F]在注射后 2 h 为注射剂量的20.6%。本品与血浆蛋白的结合程度尚不明确。

【适应证】　1. 用于肿瘤 PET 显像,评估疑似或确诊病例肿瘤的恶性程度。

2. 用于冠状动脉疾病和左心室功能不全 PET 显像。与其他心肌灌注显像联用,用于评估左心室功能不全病例左心室的心肌活性与心肌收缩功能的可恢复性。

3. 用于确定与不正常葡萄糖代谢相关的癫痫患者的癫痫病灶。

【不良反应】　偶见一过性低血压、低血糖、高血糖、一过性 ALP 升高。

【妊娠期安全等级】　C。

【禁忌与慎用】　1. 妊娠期妇女只有在益处大于对胎儿伤害的风险时方可使用。

2. 尚未明确本品是否可经乳汁分泌,哺乳期妇女慎用。

【剂量与用法】　1. 静脉注射给药　一般情况下,空腹给予本品将增加脑、肿瘤对本品的摄取,所以患者应在检查前禁食 4~6 h。对于检查心肌而言,可根据检查的目的采用禁食或进食糖负荷条件下给药。

2. 本品推荐剂量　对成人(70 kg)可给予 185~370 MBq(5~10 mCi),最大剂量为 10 mCi。本品的最佳给药速度和安全剂量的上限尚无定论。两次给药间的时间间隔应长至足以使先前的给药衰变。儿童推荐剂量为 2.6 mCi。

【用药须知】　1. 注射本品一般要求至少禁食 4~6 h 以上(除水和治疗用药外),以减少人体正常组织器官的葡萄糖生理利用(如心脏、肌肉等),并保证肿瘤组织对本品的优先摄取。如果怀疑患者心脏周围存在原发性癌症或关键性的转移病症,可建议患者禁食 12 h 以上,以减少心肌摄取的可能性。高血糖水平不仅会降低肿瘤组织对本品的摄取率,而且会增加正常组织(如肌肉、心脏等)对本品的生理性摄取和利用,因此在注射本品时要使患者的空腹血糖浓度在正常范围内。注射本品 20 min 后,患者可适量饮水。

2. 若必要,可在注射前采用指尖采血一次法测定患者血糖。在 120 mg/dl 以下为最佳,若 > 150 mg/dl,则考虑应用胰岛素。但一般情况尽量不用胰岛素,因为胰岛素会引起肌肉摄取本品增加,增加本底噪声,对肿瘤病变的检出有一定影响,糖尿病患者血糖水平必须稳定至少 2 d。

3. 注射本品前后,嘱咐患者尽量保持放松体位和静息状态,避免不必要的运动和言谈。

4. 如疼痛必须用药者,PET 检查前应继续用药,预约 PET 检查时应向患者说明携带检查当日所需的镇痛药。

5. 注射本品一般取病灶的对侧上肢静脉或下肢静脉作为注射点。上肢置有静脉导管者,也应取对侧上肢静脉或下肢静脉作为注射点。

6. 诊断癫痫时,儿童推荐剂量为低于 96.2 MBq (2.6 mCi)。

【制剂】　注射液:$0.37 \sim 3.7$ GBq/ml($10 \sim 100$ mCi/ml)。

【贮藏】　贮于 25 ℃。短程携带允许 $15 \sim 30$ ℃,密闭于铅容器中,安瓿应直立放置。

锝[^{99m}Tc]依替菲宁
(technetium(^{99m}Tc)etifenin)

别名:^{99m}Tc-EHIDA

本品为 ^{99}Tc 标记的 N-亚氨二乙酸的无菌溶液。

【药理作用】　本品无生理作用。静脉注射后迅速被肝细胞吸收,随即分泌进入毛细血管,经胆总管排进肠道。在这一过程中,持续动态观察,就可以了解到肝胆系统各部位的功能情况、形态和胆管是否畅通。

【适应证】　本品可供作肝胆显像剂。可用于以下情况。

1. 急性胆囊炎的诊断。

2. 黄疸的鉴别诊断。

3. 先天性胆管系统病变的诊断(如先天性胆管闭锁、胆管畸形、异位胆囊)。

4. 慢性胆囊炎、胆结石的辅助诊断。

【剂量与用法】　1. 一次静脉注射本品 $185 \sim 370$ MBq($5 \sim 10$ mCi)。注射后 5 min、10 min、15 min、20 min、25 min、30 min、45 min 和 60 min 各采集图像 1 次。必要时,可延迟至 $2 \sim 24$ h。

2. 正常肝脏清晰显影时间<10 min,胆囊及胆总管显影<30 min,肠出现放射性<60 min。

【用药须知】　1. 当血清胆红素$>205~\mu mol/L$时,很难显影,黄疸鉴别诊断有时需延迟影像,甚至延迟 24 h 以上。

2. 妊娠期妇女禁用。

3. 药液变色或浑浊,不应使用。

【制剂】　注射剂:按所需剂量制备。

【贮藏】　置铅容器内,密闭保存。铅容器表面辐射水平应符合规定。

锝[^{99m}Tc]甲氧异腈
(technetium ^{99m}Tc methoxy isobutyl isonitrile)

别名:锝[^{99}mTc]司它比

【药理作用】　1. 心肌摄取本品为被动扩散过程,被动摄取的过程与药物的膜通透性和血管床的表面积有关。心肌的摄取决定于心肌的血流量和线粒体的功能。心肌的潴留机制仍未完全明了。心肌内的分布基本上与氯化亚铊[^{201}Tl]一致,本品存在于有活性的心肌内,梗死的部位无聚集。应激试验(运动或药物扩张血管)下本品的浓聚主要与心肌血流量有关,因此,缺血(如狭窄血管的供应部位)浓聚较少。

2. 甲状旁腺及甲状腺显像的肿瘤定位的详细机制仍不清楚。本品被动性地通过细胞膜,主要定位于细胞浆和线粒体内,因为癌细胞的代谢率增加,因此,可增加细胞内的浓聚。甲状腺功能亢进时,血流量及线粒体数目增多,故本品聚集于肿大的甲状腺内。

【体内过程】　本品静脉注射后,血液内清除迅速,$t_{1/2}$ 为 4.3 min(静态)。注射后 5 min 约 8% 的注入剂量潴留在血液循环内,心肌内放射性[^{99m}Tc]在静脉给药 1.5 h 及 6 h 后,分别占全身剂量的 4% 和 2%。正常心肌的浓聚主要与血流量成正比,无再分布现象。注药后 1 h,心/肺值大于 2.5,心/肝值大于 0.5,本品主要从肝胆排泄。在鉴别心肌缺血和梗死及负荷试验时,必须进行两次注射。静息状态注射后,本品在心肌和肝脏的生物 $t_{1/2}$ 分别为 6 h 和 30 min,负荷试验时心肌和肝脏中的生物 $t_{1/2}$ 分别为 3 h 和 28 min。

【适应证】　1. 用于冠状动脉疾病(心肌缺血、心肌梗死)的诊断与鉴别诊断,并指导治疗,有助于了解溶栓治疗后的效果。

2. 采用电路控制显像软件,可同时测定全心和局部射血分数,评估局部室壁运动,较全面地了解心脏功能。

3. 用于甲状旁腺增生成腺瘤的定位诊断及甲状腺癌的定位(如髓样癌、淋巴瘤、Hurthle 细胞癌)诊断。

【不良反应】　可出现口中异腈臭味,伴口苦,偶有面部潮红,但均自行消退。第 2 次注射后 2 h 偶见较重过敏反应,包括呼吸困难、低血压、心悸、无力与呕吐。

【禁忌与慎用】　妊娠期妇女禁用。哺乳期妇女用后应停止哺乳 24 h。

【剂量与用法】　静脉注射 370～1110 MBq(10～30 mCi)。心肌显像时如做一天法检查可以区别缺血和梗死,第 1 次检查用小剂量 259 MBq(7 mCi)做静息显像,2 h 后再注射大剂量 925 MBq(25 mCi)做负荷试验,所得结果与两天法相似。儿童用量酌减。

【用药须知】　1. 应使用新鲜的锝[^{99m}Tc]发生器洗脱液制备本品。

2. 负荷显像时必须有心脏内科医师在场,并备急救措施。

3. 本品如发生浑浊、变色、沉淀应停止使用。

4. 在鉴别心肌缺血和梗死做负荷试验时,必须进行两次注射。

5. 做运动和双嘧达莫负荷显像时必须与心内科医师共同进行,并备急救措施。

6. 最佳显像时间为注射后 60～90 min 内。

7. 本品限一次性使用。

【制剂】　注射剂:用前按所需剂量配制。

【贮藏】　置铅容器内,密闭保存。铅容器表面辐射水平应符合规定。

锝[^{99m}Tc]喷替酸盐
(technetium ^{99m}Tc pentetate)

【药理作用】　本品呈高度水溶性,可经肾随尿液排出。腰椎穿刺注入蛛网膜下隙后在脑脊液中扩散和泳动,最后仍经肾小球滤过排出。口服不被食管和胃黏膜吸收。

【适应证】　用于肾动态显像,脊髓、蛛网膜下隙和脑池显像。

【剂量与用法】　1. 肾动态显像　静脉注射本品 111～296 MBq 后,用 γ 相机快速连续采集包括双肾和部分膀胱区域的放射影像。

2. 脊髓、蛛网膜下隙和脑池显像　在腰部脊髓蛛网膜下隙内注入本品 74 MBq,24 h 内间断显像。

3. 测定食管通过时间、胃排空时间和胃食管反流　吞咽本品 37 MBq 后,连续摄取食管内放射性动态显像,计算通过食管的时间。如在药液完全通过胃内后,在胃部逐渐加压,观察食管有无放射性出现,以及与压力大小关系,此项检查可确定有无胃食管反流。

【用药须知】　药液浑浊或变色,不能使用。

【制剂】　注射剂:按所需剂量制备。

【贮藏】　置铅容器内,密闭保存。铅容器表面辐射水平应符合规定。

锝[^{99m}Tc]亚乙双半胱氨酸
(technetium ^{99m}Tc ethylene dicysteine)

【药理作用】　本品进入体内后,在肾实质中聚集,由肾小管上皮细胞吸收、分泌,随尿液排出。

【适应证】　主要用于肾动态显影。

【剂量与用法】　静脉注射本品 111～296 MBq 后,用 γ 相机快速连续采集包括双肾和部分膀胱区域的放射影像,就可获得双肾动态影响。

【用药须知】　药物变色或浑浊,不可使用。

【制剂】　注射剂:按所需剂量制备。

【贮藏】　置铅容器内,密闭保存。铅容器表面辐射水平应符合规定。

高锝[^{99m}Tc]酸钠
(sodium pertechnetate ^{99m}Tc)

【理化性状】　本品系从 ^{99}钼-^{9m}锝(^{99}Mo-^{99m}Tc)发生器用生理盐水淋洗而得到的无色澄明的等渗溶液。

【药理作用】　高锝酸根离子[^{99m}TcO$_4^-$]的半径和电荷与 I$^-$ 相同,进入体内后能迅速地在细胞外液中分布,并能积聚于甲状腺、唾液腺、脉络丛及胃黏膜。正常状况下,^{99m}TcO$_4^-$ 不能透过血-脑屏障进入脑组织,故正常脑组织中放射性浓度很低,扫描图像上呈放射性空白区或稀疏区。当脑部病变时,血-脑屏障受到破坏,^{99m}TcO$_4^-$ 可透过血-脑屏障而在病灶部位浓集,扫描图像上显示为异常放射性浓聚区。

另外,本品还可以标记多种化合物,标记后的化合物体内过程取决于被标记化合物的特性,^{99m}Tc 仅为示踪作用。

【适应证】　1. 用于诊断脑瘤、硬膜下血肿、脑脓肿。

2. 用于诊断甲状腺内外肿块,估计甲状腺重量。

3. 用于诊断唾液腺肿块性质、异位唾液腺。

4. 用于梅克尔憩室显像。此病多发生在回盲部,为一种胃黏膜异位症。若回盲部或脐周围出现固定的放射性浓聚区,可诊断此症。

【剂量与用法】　1. 脑显像　静脉注射一次 370～740 MBq，用药后 30 min 即可显像检查。

2. 甲状腺显像　静脉注射一次 37～111 MBq，用药后 30 min 即可显像检查。

3. 唾液腺显像　静脉注射一次 37～111 MBq，用药后 30 min 即可显像检查。

4. 梅克尔憩室显像　静脉注射一次 185～370 MBq，用药 1 h 内多次显像检查。

【用药须知】　1. 脑显像检查前 1 h 口服高氯酸钾 400 mg，以减少脉络丛、唾液腺和甲状腺对 $^{99m}TcO_4^-$ 的摄取。

2. 甲状腺显像时，若显示无功能结节，为避免误诊，应再做一次 $[^{131}I]$ 显像。

【制剂】　注射剂：3.7 GBq；7.4 GBq；18.5 GBq；29.6 GBq；37 GBq。

【贮藏】　置铅容器内，密闭保存。铅容器表面辐射水平应符合规定。

锝[^{99m}Tc]亚甲基二磷酸盐
(technetium ^{99m}Tc methylene diphosphonate)

别名：^{99m}Tc-MDP

【药理作用】　^{99m}Tc-MDP 能亲和骨骼的无机质部分。当出现肿瘤、炎症、骨折等病变时，由于病灶血供增加、代谢加快、成骨细胞活跃和新骨形成，病变局部会显示为异常放射性浓聚区。

【体内过程】　静脉注射后，自血液中清除为三室模式，$t_{1/2}$ 分别为 (6.13±1.06) min、(46.8±9.2) min 及 (398±71) min。自血液至骨骼的转移速率为 (0.0163±0.0038)/min，骨骼至血液的转移速率为 (0.0043±0.0019)/min，骨骼至软组织的迁移速率为 (0.0497±0.0061)/min，软组织至血液的迁移速率为 (0.0515±0.0064)/min，血液至尿的迁移速率为 (0.0133±0.0031)/min。静脉注射后 3 h 骨骼内的聚集量可达到峰值，为注射剂量的 40%～50%，并持续 2 h 以上，在骨的 $t_{1/2}$ 约 24 h。软组织内的聚集量于 30 min 达到峰值，然后逐渐下降，因此，最理想的显像时间为静脉注射后 3 h 左右。它与血浆蛋白和红细胞结合少，加速了尿排泄与骨骼摄取，增加了骨骼/软组织的比值。注射后 3～6 h 内随尿液排出 50% 以上，基本不经肠道排泄。

【适应证】　本品为骨显像剂，用于诊断外伤性骨折、骨骼炎症、代谢性骨病、骨肿瘤等；监测移植骨的存活情况。

【禁忌与慎用】　1. 由于本品的放射性 $[^{99m}Tc]$ 分布于全身，妊娠期妇女及哺乳期妇女使用应谨慎，妊娠期内一般不用，必须使用时，建议终止妊娠。

2. 哺乳期妇女必须用本品时，应停止哺乳 24～48 h。

3. 儿童慎用。

【药物相互作用】　1. $[^{99m}Tc]$ 发生器洗脱液中的铝离子、药盒中亚锡过多，能影响肾脏、肝脏、脾脏对本品的摄取。

2. 长春新碱、环磷酰胺、氢氧化铝、硫酸亚铁、转移癌、胃癌、多囊性疾病、肾梗阻疾病、血清 pH 碱性、血钙增高及外科病变等能影响骨的摄取。

3. 维生素 D_3、血管钙化性疾病、室壁瘤、心肌梗死、不稳定型心绞痛等能影响心脏吸收。

4. 氢氧化铝、硫酸亚铁、葡萄糖酸亚铁、血钙增高症、血清铁增高症、非钙化性肝脏淀粉样变性、转移性疾病、原发性肿瘤、血清 pH 碱性及外科病变可影响肝脏摄取。

5. 剧烈运动、外科病变能影响肌肉摄取。

6. 原发性癌、男子女性型乳房可影响乳腺摄取。

7. 氢氧化铝、镰状细胞性贫血、霍奇金病及外科病变可影响脾脏摄取。

8. 维生素 D_3、右旋糖酐铁、碘化物抗菌药及钙化淀粉样变性能影响软组织摄取。

【剂量与用法】　静脉注射一次 740～110 MBq，注射用药后 2～3 h 检查。

【用药须知】　1. 因本品由泌尿道和肠道排泄，故扫描检查前需清洁灌肠并排空膀胱，以减少因膀胱内具放射性而掩盖盆腔骨骼病变。

2. 使用本品后，鼓励患者多饮水，以加速被骨骼吸收的放射性药物的清除。

3. 判定骨骼病变不是根据局部示踪剂浓聚量的绝对值大小，而是根据与相应健康部位或其邻近正常骨骼相比较对照。

【制剂】　注射剂：按所需剂量制备。

【贮藏】　置铅容器内，密闭保存。铅容器表面辐射水平应符合规定。

锝[^{99m}Tc]二巯丁二酸
(technetium ^{99m}Tc dimercaptosuccinic acid)

别名：^{99m}Tc-DMSA

【药理作用】　本品静脉注射后，即可与血浆蛋白结合，并被肾小管上皮细胞吸收和浓集，滞留于肾皮质，排泄较慢，可使肾皮质显影。

【适应证】　肾显像剂，主要用于以下情况。

1. 判断肾脏的位置、大小和形态是否正常。

2. 检查肾脏有无占位性病变。

3. 尿路梗阻的诊断和鉴别诊断。

4. 腹部肿块的鉴别诊断。

5. 肾移植术后的监测。

【剂量与用法】　临用前,将$^{99m}TcO_4^-$淋洗液 2～4 ml 注入二巯基丁二酸钠和氯化亚锡冻干品瓶中,振摇 1～2 min 即得本品。静脉注射 74～185 MBq/次,用药后 1～3 h 内进行检查。

【用药须知】　$^{99m}TcO_4^-$淋洗液加入二巯基丁二酸钠与氯化亚锡冻干品瓶中,如呈微红色,不可使用。

【制剂】　注射剂:临用前按需配制。

【贮藏】　置铅容器内,密闭保存。铅容器表面辐射水平应符合规定。

锝[^{99m}Tc]植酸盐
(technetium ^{99m}Tc phytate)

【药理作用】　本品经静脉注射后,与血液中的Ca^{2+}螯合,形成^{99m}Tc植酸钙胶体,其颗粒的大小为 20～40 nm,被肝脾网状内皮细胞摄取,故可进行肝脾显影。

【体内过程】　静脉注射后,与血液中的钙离子螯合形成[^{99m}Tc]植酸钙胶体,正常时约 90% 被肝脏库普弗细胞作为异物吞噬,其余部分被脾、淋巴结、骨髓等部位的单核吞噬细胞吞噬。胶体颗粒被吸收后,不从细胞内排出,未与植酸盐结合的[^{99m}Tc]和少量从胶体颗粒脱落下来的^{99m}Tc随尿液排出,24 h 内约排出 11%。

【适应证】　1. 肝显像剂,主要用于以下情况。
(1) 诊断肝内占位性病变。
(2) 右上腹包块的鉴别。
(3) 诊断恶性肿瘤是否肝内转移。
(4) 肝脏活检或肝脓肿引流前的定位。
(5) 肝癌手术、化疗或放疗后疗效观察。
2. 用于急性消化道出血部位的诊断。

【禁忌与慎用】　1. 妊娠期妇女禁用。
2. 哺乳妇女及儿童慎用。

【剂量与用法】　静脉注射一次 74～111 MBq,注射后 10～15 min 即可进行显像检查。

【制剂】　注射剂:111 MBq。

【贮藏】　置铅容器内,密闭保存。铅容器表面辐射水平应符合规定。

锝[^{99m}Tc]二乙三胺五乙酸
(technetium ^{99m}Tc diethylene triamine pentaacetic acid)

别名:^{99m}Tc-DTPA

【药理作用】　本品几乎全部由肾小球滤过而不通过肾小管分泌,也不被肾小管重吸收,因此能直接反映肾小球滤过功能。另外,通过连续摄像显影,可了解肾脏血供情况。此外,本品可透过已有病变的血-脑屏障,进入脑组织,在脑病变部位积聚,故可供脑静态显像。

【适应证】　1. 肾脏显像剂,主要用于以下情况。
(1) 了解肾脏形态、功能。
(2) 诊断肾内占位性病变性质。
(3) 诊断肾动脉狭窄。
(4) 诊断尿路畅通与否。
(5) 监测肾脏手术疗效。
2. 脑静态显像剂,主要用于诊断脑肿瘤、脑梗死、脑膜下血肿和脑脓肿等。

【剂量与用法】　临用前,将$^{99m}TcO_4^-$淋洗液 1～5 ml 加入氯化亚锡二乙三胺五乙酸冻干品瓶中,轻轻振摇,即得本品。
1. 用于肾脏显像:肘静脉快速注射一次 370～555 MBq,用药后立即检查。
2. 脑静态显像:静脉注射一次 555～740 MBq,注射后 15～30 min 行多体位检查。

【制剂】　注射剂:按所需剂量制备。

【贮藏】　置铅容器内,密闭保存。铅容器表面辐射水平应符合规定。

锝[^{99m}Tc]右旋糖酐 105
(technetium ^{99m}Tc dextranum 105)

别名:^{99m}Tc-Dx105

【药理作用】　本品为高分子化合物,颗粒直径较大,皮下注射后,不能直接通过毛细血管壁进入血液,而能通过淋巴管壁经淋巴毛细血管清除,因而可使淋巴系统显像。

【适应证】　淋巴显像剂,用于以下情况。
1. 确定恶性肿瘤的淋巴结转移灶及放疗范围。
2. 了解术前淋巴转移情况。

【剂量与用法】　临用前将$^{99m}TcO_4^-$淋洗液 2～4 ml 注入本品中,混匀静置 5 min 即得本品。
根据拟显示部位及淋巴回流途径确定注射部位。皮下注射一次 74～148 MBq,注射后 30 min 进行检查。

【制剂】　注射剂:按所需剂量制备。

【贮藏】　置铅容器内,密闭保存。铅容器表面辐射水平应符合规定。

锝[^{99m}Tc]双半胱氨酸乙酯
(technetium ^{99m}Tc Bicisate)

别名:^{99m}Tc-ECD、[^{99m}Tc]比西酯

【CAS】　V09AA02

【药理作用】　本品为脂溶性化合物,易通过血-脑屏障,静脉注射后可迅速被脑组织所摄取。其沉

积和潴留在脑组织的量与血流量成正比,灰质/白质摄取比为 4.5:1。注射后 5 min,脑摄取达注射剂量的 6.5%。放射性药物按双指数方式从脑中清除,$t_{1/2}$ 为 1.3 h(40%)和 42.3 h(60%)。本品在脑中的滞留是由于其脂基在神经元水解成酸,成为非扩散的化合物(一价酸和二价酸)。

【体内过程】　本品静脉注射后迅速从血中清除,注射后 2 h 和 4 h 血中的放射量分别是注射后 1 min 的 28.5% 和 2.8%。本品在脑中聚积快,静脉注射后 1 min 达峰值,5 min 后有 5%~8% 定位于脑组织内,10 min 稳定,15 min 下降 10% 左右,45 min 时脑定位率仍达 7.4% 左右。未进入脑的本品经肝、肾代谢成为水溶性物质,从肾排泄。

【适应证】　用于各种脑血管性疾病(梗死、出血、短暂性缺血发作等)、癫痫和痴呆等疾病的脑血流灌注显像。

【不良反应】　偶见面部轻度潮红,可自行消退。其他少见的有心绞痛、呼吸困难、幻觉、高血压、皮疹、激动或焦虑、眩晕、头晕、恶心、嗜睡和嗅觉倒错等。

【禁忌与慎用】　妊娠期妇女、哺乳期妇及儿童慎用。

【剂量与用法】　静脉注射。成人一次用量为 370~740 MBq,最大注入量不得超过 5 ml。儿童酌减。

【用药须知】　1. 本品限一次使用。

2. 本品如发生浑浊、变色或沉淀,应停止使用。

3. 声光等刺激及思维活动可引起相应部位血流量的改变,因此,检查前后应保持安静状态,避免声、光等的刺激。

【制剂】　注射剂:用前按所需剂量配制。

【贮藏】　置铅容器内,密闭保存。铅容器表面辐射水平应符合规定。

锝[^{99m}Tc]聚合白蛋白
(technetium ^{99m}Tc albumin aggregated)

别名:^{99m}Tc-MAA

【ATC】　V09GA04

【药理作用】　本品经静脉注射后,随血流灌注到肺,绝大部分被肺小动脉和毛细血管捕获,分布取决于颗粒大小,1~10 μm 颗粒将被网状内皮系统所吞噬,10~90 μm 颗粒暂时被肺小动脉或毛细血管捕获,从而实现肺灌注显像。

【体内过程】　1. 本品静脉注射后,90% 以上的颗粒阻留在肺毛细血管网络中。大部分首次通过肺时从血中清除。滞留在肺中的颗粒,由于呼吸运动,

颗粒降解,通过肺毛细血管,进入体循环,被网状内皮系统清除。其有效半排期为 3.9~5 h。单次注射的颗粒不会产生血流动力学效应。

2. 在 48 h 以内,50%~60% 的放射性通过肾排泄,而有 1.5%~3% 排入乳汁。

【适应证】　用于肺灌注显像、肺梗死及肺疾患的诊断和鉴别诊断。

【不良反应】　可能出现过敏反应,皮肤发绀(紫色),肺部紧缩感、喘息或呼吸困难,常见面部潮红,出汗增多或恶心较少见。

【禁忌与慎用】　1. 心脏右到左分流患者、妊娠期妇女、有明显过敏史者或过敏体质者禁用。

2. 肺动脉高压患者及肺血管床极度损伤者慎用。

3. 哺乳期妇女使用时,应暂停哺乳。

【剂量与用法】　静脉注射,一次注射的颗粒数应控制在 20 万~120 万,儿童酌减,一般不超过 50 万。放射性活度应为 37~111 MBq。

【用药须知】　1. 本品如颗粒分散不均匀,颗粒结集成絮状,应停止使用。

2. 静脉注射必须缓慢,患者取仰卧位,遇有不良反应应停止注射。

3. 静脉注射时不应抽回血,以免在注射器内形成血栓,影响肺部显像结果。

4. 注射本品前 15 min,患者应休息、吸氧,以减少肺血管痉挛。

【制剂】　注射剂:用前按所需剂量配制。

【贮藏】　置铅容器内,密闭保存。铅容器表面辐射水平应符合规定。

锝[^{99m}Tc]替曲膦
(technetium ^{99m}Tc tetrofosmin)

别名:Myoview

【CAS】　127455-27-0

【ATC】　V09GA02

【理化性状】　1. 分子式:$C_{36}H_{80}O_{10}P_4Tc$

2. 分子量:895.81

3. 结构式

【简介】　本品可迅速被心肌组织摄取,给药5 min达峰值,给药后48 h内排泄55%(尿液中排泄40%,粪便中排泄26%)。用于应激状态和休息状态的心肌闪烁成像,以测量心肌不可逆缺血和梗死部位的面积。也可用于药物性应激后(腺苷、瑞加德松、多巴酚丁胺、双嘧达莫)检查冠状动脉的灌注;也可用于评价左心室功能。推荐剂量为185~1221 MBq。

锝[99mTc]双半胱氨酸

(technetium 99mTc N,N′-ethylenedicysteine)

【ATC】　V09CA06

【药理作用】　本品静脉注射后,肾的首次通过清除率高,可在肾中迅速聚积,分别为肝及血放射量的6.6倍和2.4倍,故可用于探测肾局部血流灌注的改变。

【体内过程】　本品经静脉注射后,在肾中迅速聚积。注射后1 min,肾、肝、血的放射量(% LD/organ)分别为(19.14±2.34)、(2.9±0.28)、(8.04±0.85),本品排泄也快,30 min时,肾、肝、血的放射量分别为(0.97±0.21)、(1.43±0.14)、(0.18±0.04)。其血浆蛋白的结合率为(31±7)%。血液清除率为邻碘[131I]马尿酸钠的(75±5)%。

【适应证】　用于诊断各种肾脏疾病引起的肾脏血液灌注、肾功能变化和了解尿路通畅性。

【禁忌与慎用】　妊娠期妇女禁用,哺乳期妇女使用时应暂停哺乳。

【剂量与用法】　静脉注射　成人一次用量148~370 MBq,儿童酌减,最大注入体积不得超过6 ml。

【用药须知】　本品需在制备后6 h内使用。

【制剂】　注射剂:用前按所需剂量配制。

【贮藏】　置铅容器内,密闭保存。铅容器表面辐射水平应符合规定。

锝[99mTc]喷替酸盐

(techmetium 99mTc pentetate)

【药理作用】　本品静脉注射后,经肾小球过滤迅速从血中清除。注射后数分钟内采集的肾显像图代表血池,而后续采集的图像则显示集合系统和肾盂中尿的放射性强度。

【体内过程】　1.静脉注射后1 h,肾中滞留注射剂量的7%,24 h内注射剂量的95%排入膀胱。既不被肾小管排泄,也不被肾小管重吸收,肝胆排泄和清除可忽略。在血浆中,2%~6%的放射性与蛋白结合。血浆 $t_{1/2}$ 为25 min。

2.如果血-脑屏障被损坏,本品在脑损伤部位浓聚。不在脉络丛中浓集。

【适应证】　用于肾动态显像、肾功能测定、肾小球滤过率测量和监测移植肾等。

【禁忌与慎用】　妊娠期妇女禁用,哺乳期妇女使用时应暂停哺乳。

【剂量与用法】　静脉快速注入370~740 MBq。儿童酌减。

【用药须知】　1.本品如发生浑浊、变色或沉淀,应停止使用。

2.本品严禁鞘内注射用于脑池显像。

【制剂】　注射剂:用前按所需剂量配制。

【贮藏】　置铅容器内,密闭保存。铅容器表面辐射水平应符合规定。

锝[99mTc]依沙美肟

(technetium 99mTc exametazime)

别名:Ceretec

【ATC】　V09AA01;V09HA02(labeled leucocytes)

1.化学名:[[(3RS,3′RS)-3,3′-[(2,2-Dimethyltrimethylene)diimino][di-2-butanone]dioximato](3-)-N,N′,N″,N‴]oxotechnetium(99mTc)

2.分子式:C₁₃H₂₅N₄O₃Tc

3.分子量:384.36

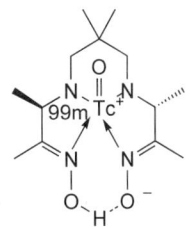

【药理作用】　本品为小分子量、电中性的亲脂络合物。静脉注射后能通过血-脑屏障,被脑组织,主要是被脑灰质摄取。在正常脑组织的分布与局部脑血流成正比。其摄取机制尚不清楚,可能与血流及脑组织中的谷胱甘肽含量有关。进入脑组织里的药物在代谢作用下失去亲脂性,因而不能通过血-脑屏障返回血流,从而滞留在脑内。

【体内过程】　静脉注射后本品迅速从血中清除,1 min之内给药量的3.5%~7%进入脑组织,随后的2 min排出进入量的15%。以后的24 h几乎不再从脑组织内排出。未被脑摄取的药物主要分布在肌肉和软组织内。48 h 之内 50% 由胆道系统排出，其余大部分由肾脏排出。

【适应证】　脑血流灌注显像剂，用于脑血管疾病、脑外伤、癫痫、痴呆症、脑死亡的诊断；用于精神疾病的脑功能及正常脑生理功能活动的研究。

【不良反应】　偶有过敏反应及血压升高。

【妊娠期安全等级】　C。

【禁忌与慎用】　妊娠期妇女、哺乳期妇女慎用。

【剂量与用法】　静脉注射成人 370～740 MBq，儿童 5～10 MBq/kg，最小用量 185 MBq。注射后 10 min 之内可做动态显像，10 min 至 6 h 可做静态显像。

【用药须知】　1. 本品的标记过程应在 15～25 ℃ 常温下进行。

2. 应在标记后半小时内使用。

3. 本品发生变色或沉淀，应停止使用。

【制剂】　注射剂：用前按所需剂量配制。

【贮藏】　制备好的注射液于室温（15～25 ℃）下保存，并于制备后的 30 min 内使用。盛注射液的容器应有适当的辐射屏蔽。

锝[^{99m}Tc]硫索单抗

(technetium ^{99m}Tc sulesomab)

别名：LeukoScan

【CAS】　167747-19-5（unlabelled）

【CAS】　V09HA04

【简介】　本品为放射标记的单克隆抗体，用于怀疑骨髓患者的感染部位的成像。2005 年 1 月 27 日在加拿大上市。

锝[^{99m}Tc]替马诺塞

(technetium ^{99m}Tc tilmanocept)

别名：Lymphoseek

【ATC】　V09IA09

【理化性状】　1. 化学名：Technetium (^{99m}Tc) dextran 3-[（2-aminoethyl）thio] propyl-17-carboxy-10，13，16-tris（carboxymethyl)-8-oxo-4-thia-7，10，13，16-tetraazaheptadec-1-yl 3-[[2-[[1-imino-2-（D-mannopyranosylthio）ethyl] amino]ethyl]thio]propyl ether complexes

2. 分子式：$[C_6H_{10}O_5]n(C_{19}H_{28}N_4O_9S^{99m}Tc)_b$ $(C_{13}H_{24}N_2O_5S_2)_c(C_5H_{11}NS)_a$

3. 分子量：15281～23454

4. 结构式

【药理作用】　1. 本品是一种合成的大分子，含有多个甘露糖和二乙烯三胺五醋酸（diethylene triamine penta acetic acid，DTPA）片段，甘露糖可以识别甘露糖受体，起精确定位作用，DTPA 可以螯合 ^{99m}Tc，起放射显影作用。

2. 本品能与淋巴网状内皮细胞表面甘露糖受体（mannose receptor，CD206）特异性结合，精确检测原发肿瘤（乳腺癌、黑色素瘤）向淋巴转移的情况，即检测前哨淋巴结（sentinel lymph node，SLN）。前哨淋巴结是原发肿瘤引流区域中的特殊淋巴结，是原发肿瘤发生淋巴结转移所必经的第一站，寻找到前哨淋巴结是手术中的一个重要环节。

【体内过程】　注射后 $t_{1/2}$ 为 1.8～3.1 h，肝、肾、膀胱中的放射性在注射后 1 h 达峰值，为注射剂量的 1%～2%。

【适应证】　用于乳腺癌和黑色素瘤患者定位淋巴结，辅佐手术切除肿瘤引流淋巴结。

【不良反应】　偶有注射部位刺激和疼痛。

【妊娠期安全等级】　C。

【禁忌与慎用】　1. 妊娠期妇女只有在益处大于对胎儿伤害的潜在风险时方可使用。

2. 哺乳期妇女使用本品应停止哺乳 60 h。

3. 18 岁以下儿童患者的安全性及有效性尚未确定。

【剂量与用法】　一次注射 18.5 MBq（0.5 mCi），15 min 后进行检查。注射方法与肿瘤的位置和准备采取的操作有关，可皮下注射、皮内注射、癌周注射等，可单次注射，也可多次注射。

【制剂】　注射剂：用前按所需剂量配制。

【贮藏】　贮于 20～25 ℃，短程携带允许 15～

30 ℃。容器应有适当的辐射屏蔽。

锝[⁹⁹ᵐTc]阿西莫单抗
(technetium ⁹⁹ᵐTc arcitumomab)

别名:CEA-Scan
【CAS】 154361-48-5(arcitumomab)
【CAS】 V09IA06
【简介】 本品为放射性[⁹⁹ᵐTc]标记的鼠源性单克隆抗体,是 IMMU-4 的片段。本品能识别癌胚抗原,95% 以上的结肠直肠癌存在癌胚抗原的过度表达,本品聚集于肿瘤部位,通过 SPECT 可以定位肿瘤,呈现肿瘤的进展和转移情况。本品禁用于对本品过敏者及妊娠期妇女,哺乳期妇女使用本品应停止哺乳 24 h。不良反应可见一过性嗜酸粒细胞增多、瘙痒和发热。

磷[³²P]酸钠
(sodium phosphate ³²P)

【理化性状】 本品溶液剂为无色澄明液体,pH6.0~8.0,物理 $t_{1/2}$14.3 h。
【药理作用】 磷酸根为组织细胞代谢必需物质。肿瘤组织由于增生迅速,代谢旺盛,故对[³²P]的摄取增多,其组织内的聚积量比正常组织高,且恶性肿瘤多于良性肿瘤,可用此差异判断浅表肿块的性质。同时血液的病态及肿瘤细胞对本品产生的 β 射线较正常组织敏感,给予一定量的[³²P],通过 β 射线对病态及肿瘤细胞的局部照射,可以抑制或破坏其生长,以达到治疗的目的。
【体内过程】 口服本品后,胃肠道平均吸收73.8%,静脉注射后,在最初 24 h 内有 5%~10% 随尿液排出,4~6 d 内约 25% 随尿液排出,随粪便排出极少,其有效 $t_{1/2}$ 约为 8 d。当[³²P]进入人体内无机磷代谢库以后,开始数日内均匀分布于体内,以后则主要聚集在骨、骨髓、肝、脾和淋巴结内,其浓度可较其他组织高 10 倍。
【适应证】 1. 用于真性红细胞增多症、原发性血小板增多症、慢性粒细胞白血病、慢性淋巴细胞白血病的治疗。
2. 用于浅表肿块性质鉴别。
3. 敷贴治疗某些皮肤病和眼科疾病。如神经性皮炎、慢性湿疹、毛细管瘤、瘢痕疙瘩、翼状胬肉、角膜新生血管、浆细胞瘤等。
【禁忌与慎用】 1. 20 岁以下患者、妊娠期妇女、脑出血急性期、活动性肺结核禁用。
2. 如红细胞计数少于 $2.5×10^9$/L 应特别注意。当网织红细胞低于 0.2%、白细胞低于 $3.0×10^9$/L

或血小板少于 $8.0×10^9$/L 时,应禁用。
3. 重度肝、肾功能不全者禁用。
4. 哺乳期妇女使用时,应暂停哺乳。
【剂量与用法】 1. 治疗真性红细胞增多症 口服,每疗程 148~222 MBq。2 周至 3 个月后根据病程需要可再给 111~148 MBq(3~4 mCi)。
2. 慢性白血病 静脉注射,每疗程 148~185 MBq。
3. 诊断浅表性肿块性质 口服,7.4~11.1 MBq。
4. 敷贴治疗 通常采用分次照射,根据病情而定治疗剂量。
【用药须知】 1. 宜空腹口服,治疗前后均需低磷饮食 1 周,并且禁用含磷药物。
2. 重复治疗至少间隔两个月,其用量应少于首次治疗量。
【制剂】 ①溶液剂:370 MBq;740 MBq;1850 MBq;3700 MBq。②注射剂:185 MBq;370 MBq;925 MBq;1850 MBq。
【贮藏】 置适宜的屏蔽容器内,密闭保存。容器表面辐射水平应符合规定。

胶体磷[³²P]酸铬
(chroium phosphate ³²P colloid)

【药理作用】 将本品注入体腔内,胶体颗粒附着在体腔壁和肿瘤细胞表面,利用其发射的 β 射线,直接对肿瘤细胞进行照射,浆膜内的小血管和淋巴管也因受辐射而纤维化,闭塞其管腔,从而控制和破坏肿瘤细胞的增殖和扩散,减少渗出液的形成。
【体内过程】 注入体腔后不被吸收,最初 1 h 内基本滞留在体腔内,以后由于吞噬细胞吞噬及流入淋巴管和血液而迅速下降,至 24 h 时,停留在体腔内者仅 10% 左右,大多数聚集在肝、脾内,尿中排出量为 5%。
【适应证】 1. 用于控制癌性胸腔积液和腹腔积液及某些恶性肿瘤的辅助治疗。
2. 防止手术切除肿瘤后的转移和复发,消除残留病灶。
【不良反应】 腔内放射性胶体治疗很少出现全身反应。偶有乏力、头晕或恶心等胃肠道反应,并发症有白细胞减少,误入肠道和粘连包裹腔时可引起放射性肠炎或局限性放射性炎症。
【禁忌与慎用】 1. 癌肿晚期极度恶病质者禁用。
2. 胸腹腔术后已有一定时间,形成局限性粘连或包裹性积液者禁用。
3. 伤口渗液或因引流无法暂时关闭体腔者禁用。

4. 白细胞、血小板明显下降,重度肝、肾功能不全者禁用。

5. 妊娠期妇女、儿童禁用。

【剂量与用法】　1. 胸腔内注射　一次 185～277.5 MBq。

2. 腹腔内注射　一次 370～555 MBq。

【用药须知】　1. 注药时要注意避免误入肠道和脏器内。

2. 注入后 24 h 内,要经常变换体位,以保证药液在胸腹腔均匀分布。注入放射性药物前,先抽出体腔积液,以免稀释药物。

3. 一般在术后两周内,伤口已愈合而腔内无粘连时才能注入使用。

【制剂】　注射剂:185 MBq;370 MBq。

【贮藏】　置铅容器内,密闭保存。铅容器表面辐射水平应符合规定。

铬[^{51}Cr]酸钠
(sodium chromatate ^{51}Cr)

【药理作用】　本品与红细胞混合,能迅速进入红细胞,并在红细胞内还原成正三价的 ^{51}Cr 离子,并形成稳定的 ^{51}Cr 红细胞。正三价的 ^{51}Cr 离子则不能穿过红细胞膜,但易与血浆蛋白结合。故将一定量的 ^{51}Cr 红细胞和 ^{51}Cr 血浆蛋白注入静脉后,可利用稀释法原理分别测定红细胞容量和血浆容量。另外通过观测 ^{51}Cr 红细胞或 ^{51}Cr 血小板在循环血液中的清除速率,可测定红细胞和血小板的寿命。此外,脾脏网状内皮细胞具有选择性摄取和破坏受损红细胞的功能,因此 ^{51}Cr 红细胞热变性后能在脾脏积聚,通过扫描而使脾脏显影。

【体内过程】　静脉注射后,10 min 在全身循环血液中均匀分布,主要分布于肾、膀胱,给药 3 h 内几乎注射量的 80% 从血中清除,经肾随尿液排出体外,而心、肺、肝、胃、肠等脏器均不保留放射性 ^{51}Cr。未结合的三价[^{51}Cr]随尿液排泄。正常人随粪便一日约排泄 1%。

【适应证】　1. 用于脾脏显影。

2. 用于测定血循环中的红细胞容量和红细胞、血小板寿命。

【禁忌与慎用】　妊娠期妇女禁用,儿童慎用。

【剂量与用法】　1. 脾脏显影　静脉注射 ^{51}Cr 热变性红细胞一次 5.55～9.25 MBq。

2. 测定红细胞容量　静脉注射 ^{51}Cr 红细胞一次 1.11～1.85 MPq。

3. 测定红细胞、血小板容量　静脉注射本品一次 3.7～14.8 MBq。

【制剂】　注射剂:37 MBq;185 MBq。

【贮藏】　置铅容器内,密闭保存。铅容器表面辐射水平应符合规定。

钴[^{57}Co],钴[^{58}Co]标记维生素 B$_{12}$
(vitamine B$_{12}$ marked ^{57}Co or ^{58}Co)

【简介】　维生素 B$_{12}$ 分子中含有 Co 原子,应用放射性[^{57}Co]或[^{58}Co]标记维生素 B$_{12}$,然后测量患者维生素 B$_{12}$ 的吸收、分布、运转及排泄情况,诊断恶性贫血。用于巨幼红细胞性贫血的诊断。口服,[^{57}Co](或[^{58}Co])标记维生素 B$_{12}$ 一次 18.5 kBq。本品物理 $t_{1/2}$ 较长,注意排泄物的收集处理,以防止污染环境。

钴[^{57}Co]博莱霉素
(cobalt ^{57}Co bleomycin)

【简介】　博莱霉素在肿瘤细胞中的含量较高,因此本品具有趋附肿瘤的特性,能作为恶性肿瘤阳性显影剂,对肺、脑、胃、食管、胰腺等部位的肿瘤有诊断价值。静脉注射一次 18.5 MBq。因物理 $t_{1/2}$ 较长,患者尿液必须收集处理,以防污染。

枸橼酸镓[^{67}Ga]
(gallium ^{67}Ga citrate)

【药理作用】　^{67} 镓能在许多软组织肿瘤部位及炎症组织内浓聚,其浓聚程度与细胞活性有关,增殖活跃的肿瘤细胞浓聚多,坏死的癌组织内浓聚少,可作为肿瘤阳性显影剂。

【体内过程】　静脉注射后,[^{67}Ga]大部分与血浆蛋白相结合,特别是与血浆中的转铁蛋白、肝球蛋白及白蛋白相结合。[^{67}Ga]的血液清除曲线为双相,快速清除相的 $t_{1/2}$ 为 7 h,缓慢清除相的 $t_{1/2}$ 为 6.5 d,在各脏器内的 $t_{1/2}$ 为 162～850 h,有效 $t_{1/2}$ 为 53～74 h,生物 $t_{1/2}$ 为 2～3 周。静脉注射后 1 d,[^{67}Ga]自肾排泄约 12%,以后随粪便排泄较明显,为 10%～15%。注入量的 1/3 在第 1 周内排出体外;1/3 分布在肝(6%)、脾(1%)、肾(2%)、骨骼和骨髓(24%);其余 1/3 聚集在软组织内(34%)。另外,唾液腺、泪腺及鼻咽部也可见到放射性浓聚现象,其他脏器如肾上腺、肠道及肺部浓聚亦较高。妇女妊娠或哺乳期,可见乳腺有放射性浓聚,哺乳妇女的乳腺含[^{67}Ga]量比非哺乳期者高 4 倍。

【适应证】　主要用于肺、肝、乳腺、脾及淋巴系统肿瘤诊断。

【禁忌与慎用】　妊娠期妇女禁用,儿童慎用,哺乳期妇女使用时应暂停哺乳。

【药物相互作用】　1.硝酸镓、化学治疗及血液透析影响骨骼对本品的摄取。

2.苯巴比妥、右旋糖酐铁及铁缺乏症影响肝脏摄取。

3.硫代二苯胺、溢乳及男子女性型乳房影响乳腺摄取。

4.淋巴管造影剂影响淋巴摄取。

5.顺铂、博来霉素、长春碱、多柔比星影响胃、肾脏摄取。

6.克林霉素及假膜性结肠炎影响结肠摄取。

7.外科病变、放射治疗影响软组织摄取。

8.长春碱、盐酸氮芥、泼尼松治疗 5～7 个月及恶性肿瘤都可较多滞留。

【剂量与用法】　静脉注射一次 74～185 MBq,用药后 24～72 h 进行显像检查。

【用药须知】　1.胃、肝、脾、肾等正常组织也能浓集 ^{67}Ga,有时能掩盖这些部位的肿瘤病灶,对诊断有一定影响。

2.化脓性炎症病灶亦有浓集 ^{67}Ga 的作用,出现假阳性结果。

3.用药后 24 h 可给缓泻剂,以排出大便中的放射性物质,减少对肠道的放射性照射。

【制剂】　注射剂:185 MBq;370 MBq;740 MBq。

【贮藏】　置铅容器内,密闭保存。铅容器表面辐射水平应符合规定。

硒[^{75}Se]蛋氨酸
(selenomethionine ^{75}Se)

【药理作用】　胰腺在合成消化酶的过程中,要吸收氨基酸,硒的化学性质与硫相似,可用于标记蛋氨酸,硒[^{75}Se]蛋氨酸注入体内后在胰腺有较多聚集,因而可以作为胰腺显像剂。另外,硒[^{75}Se]蛋氨酸对某些肿瘤组织有亲和作用,故可作为肿瘤阳性显像。

【适应证】　1.用于胰腺显像。

2.用于肿瘤阳性显像(对肝癌、甲状腺癌、淋巴内瘤及精原细胞瘤有一定诊断价值)。

【剂量与用法】　1.用于胰腺显像:静脉注射一次 9.25～11.1 MBq,用药后 0.5～2 h 进行显像检查。

2.用于肿瘤阳性显像:静脉注射一次 9.25～11.1 MBq,再缓慢注射促胰酶素 100CHR-U,15 min 后进行显像检查。

【用药须知】　[^{75}Se]的 $t_{1/2}$ 较长,辐射剂量较大,应注意选择病例。

【制剂】　注射剂:按所需剂量制备。

【贮藏】　置铅容器内,密闭保存。铅容器表面辐射水平应符合规定。

氯化铯[^{131}Cs]
(cesium chloride ^{131}Cs)

【药理作用】　[^{131}铯]与钾有相似的生物学特性,进入血液后可浓集在正常心肌中,能使心肌显影。在心肌缺血或梗死部位,由于心肌血流量减少或心肌细胞功能受损,则呈现放射性稀疏或缺损区。同时[^{131}铯]亦可被甲状腺癌细胞所浓集,故亦可作为甲状腺癌显像,对甲状腺癌诊断有价值。

【适应证】　1.用于心肌灌注显影。

2.用于甲状腺癌阳性显影。

【剂量与用法】　静脉注射一次 18.5 MBq,用药 2 h 后进行显像检查。

【用药须知】　当[^{131}I]或 $^{99m}TcO_4^-$ 显像提示甲状腺肿块为"冷结节",为鉴别其性质,再做[^{131}Cs]甲状腺癌阳性显影。若"冷结节"处有[^{131}Cs]浓集,说明甲状腺癌的可能性很大,符合率可达 70%～80%;若无[^{131}Cs]集聚,则可能为良性。

【制剂】　注射剂:按所需剂量制备。

【贮藏】　置铅容器内,密闭保存。铅容器表面辐射水平应符合规定。

氯化亚铊[^{201}Tl]
(thallous ^{201}Tl chloride)

【药理作用】　Tl^+ 与 K^+ 有相似的生物学特性,能被正常的心肌细胞选择地摄取,而在供血不良、坏死或有瘢痕形成的心肌处,由于摄取不良出现显影缺损。[^{201}Tl]在心肌的分布是一个动态过程,正常心肌于运动的高峰时,摄取[^{201}Tl]最多,随后从心肌清除,放射性逐渐减少,3 h 后达到平衡;缺血心肌由于局部血流减少,运动高峰时[^{201}Tl]的摄取也减少,故表现为局部病灶呈放射性稀疏或缺损区。由于缺血心肌[^{201}Tl]清除明显减慢,故 3～4 h 再显像时,局部放射性强度可能与正常心肌接近,表现为放射性再"充填",这是心肌缺血的特点,而梗死或瘢痕组织对[^{201}Tl]无摄取功能,运动中和运动后均表现为放射性缺损区。

【适应证】　用于心肌梗死和心肌缺血的诊断和定位,冠状动脉旁路移植术后的随诊等。

【剂量与用法】　静脉注射一次 74～185 MBq。用药后 5～10 min 开始进行各体位心肌平面显像及断层显像,以获得负荷时图像,休息 3～4 h 后再进行上述检查,以获得静息图像。

【用药须知】 1. 本品如发生变色或沉淀,应停止使用。

2. 氯化铊[²⁰¹Tl]同本品的作用与用途相同。

【制剂】 注射剂:185 MBq;370 MBq;740 MBq。

【贮藏】 密封于铅罐中室温贮存。

氯化锶[⁸⁹Sr]
(strontium chloride ⁸⁹Sr)

【药理作用】 本品是一种纯 β-放射剂,最大 β-射线能量为 1.46 MeV。体内生物 $t_{1/2}$ 为 50.5 d,组织中本品 β 射线最大穿透能力为 8 mm。本品化学性质与钙相似,是一种亲骨剂。静脉给药后定位于骨的无机物基质并通过肾脏排泄。本品被骨吸收后优先到达活性骨生成部位(原发性骨肿瘤和转移灶),这些部位的累积量较正常骨组织高,骨转移灶吸收量至少为正常骨组织吸收量的 10 倍。与正常骨组织比较,本品在转移部位的保留时间也较长,体内放射性核素的保留量与骨转移程度高度相关。本品用于缓解骨骼转移患者的疼痛,其机制尚不清楚,该疼痛可能是由于破骨细胞增殖及骨重建引起的。

【体内过程】 注入体内后的分布与钙相似,并与体内钙离子存在相互竞争作用。给药后浓集于骨损伤部位,存留时间比[⁸⁹Sr]的 $t_{1/2}$ 长,骨损伤接受的辐射剂量为正常骨的 10 倍左右,骨髓接受的辐射剂量约为 2 cGy/MBq,而骨损伤部位接受的辐射剂量为 6~61 cGy/MBq。给药 3 个月后全身残留量在 10%~88%,约 90% 从肾排泄,其余少量随粪便排出。

【适应证】 本品为转移癌性骨痛的治疗剂,主要用于前列腺癌、乳腺癌等晚期恶性肿瘤继发骨转移所致骨痛的缓解,是转移癌性骨痛止痛的一种疗法。

【不良反应】 有轻度的骨髓抑制表现,治疗开始的 1 周内出现疼痛加剧。

【禁忌与慎用】 1. 妊娠期妇女、儿童患者禁用。

2. 放、化疗后造血功能已经损害的患者(血小板≤8.0×10¹⁰/L,白细胞≤3.5×10⁹/L)禁用。

3. 重度肝肾功能不全的患者禁用。

4. 尚未证明骨转移灶确实存在的患者不推荐使用。

5. 脊椎转移造成脊髓压迫者或瘫痪的患者不推荐使用。

6. 进行过细胞毒治疗的患者不推荐使用。

7. 哺乳期妇女使用时应暂停哺乳。

【剂量与用法】 开封后 3 min 内将药品一次性缓慢静脉注射进入患者体内,不必稀释。剂量为

1.48 MBq/kg(40 μCi/kg)或 92.5~137 MBq/人(2.5~4.0 mCi/人)。

【用药须知】 1. 应用本品前,应先证明患者骨转移灶确实存在。

2. 本品为骨转移癌性骨痛的治疗药。

3. 使用本品前应对患者做血液学检查,使用指标:白细胞计数>3.5×10⁹/L,血小板计数>80×10⁹/L;如达不到使用指标可以调理或遵医嘱用药达到上述指标并稳定 1/2~1 个月后再使用本品。

4. 使用后有可能会出现造血组织抑制(白细胞及血小板总数会有一定下降),可逐渐恢复;需定期做血液学复查,周期为 1/2~1 个月/次或遵医嘱治疗。

5. 给药后数天,部分患者可能会出现短期疼痛加剧症状,一般持续时间短于 1 周,这是正常的一过性反应,可暂时用止痛药减轻或遵医嘱治疗。

6. 患者可接受再次治疗,间隔时间应遵医嘱。

7. 本品为放射性药物,必须在专业医师指导下使用。

8. 即使没有明确的骨髓抑制毒性,在 4 周内接受过放疗或化疗的患者亦应慎用。

【制剂】 注射剂:150 MBq(4 mCi)/4 ml。

【贮藏】 密封于铅罐中室温贮存。

氙[¹³³Xe]
(xenon ¹³³Xe)

【理化性状】 临床常用其生理盐水注射液,为无色澄明溶液,pH 4.0~7.0,物理 $t_{1/2}$ 为 5.3 d。

【药理作用】 [¹³³Xe]为一种放射性惰性气体,不参与体内的代谢过程,适合于肺功能测定。[¹³³Xe] 0.9% 的氯化钠注射液自肘静脉注射后,立即用 γ 照相机动态摄影,可见右心像和肺灌注像,直至两肺完整显像,然后进入肺通气像,[¹³³Xe]变成气体自毛细血管逸出至肺泡内,随呼吸排出体外。

【适应证】 用于肺灌注显像剂。用于测定肺血流量及肺功能,鉴别肺栓塞和 COPD。

【剂量与用法】 肘静脉注射一次 111~370 MBq,立即进行显像检查。

【用药须知】 严重肺动脉高压及血管床极度受损的患者,最好采用[³³Xe]注射液,它不会阻断肺毛细血管,比较安全,禁用放射性颗粒物质的患者可接受进行此项检查。

【制剂】 注射剂:37~740 MBq。

【贮藏】 密封于铅罐中室温贮存。

胶体金[^{198}Au]

(gold ^{198}Au colloid)

【药理作用】　静脉注射本品胶体颗粒后,大部分被肝脏网状内皮细胞所摄取,能较长时间停留于肝组织内,如肝内有病变,丧失摄取能力,则扫描图出现放射性稀疏区或缺损区,以诊断肝脏占位性病变。若一定量本品注入体腔,绝大部分迅速附着于浆膜表面,放出 β 射线直接破坏渗出液内的癌细胞及浆膜上的粟粒样转移灶,减少液体的渗出,可用于控制癌性胸腹水。本品亦可通过超声雾化吸入,沉积于呼吸道的不同部位,通过扫描检查,可以了解呼吸道是否有阻塞病灶和大气管病变情况。

【适应证】　1. 用于肝脏扫描。

2. 用于腔内治疗。

3. 用于肺扫描。

【剂量与用法】　1. 肝脏扫描　静脉注射 5.55～11.1 MBq,用药后 5～20 min 进行扫描检查。

2. 腔内治疗　胸腔注射一次 1850～2590 MBq。腹腔注射一次 3700～5550 MBq。

3. 吸入肺扫描　雾化吸入 37 MBq,立即开始检查。

【用药须知】　1. 本品在肝内 $t_{1/2}$ 较长,可行多体位、多次重复扫描,缺点是辐射剂量较大。

2. 雾化吸入进行肺扫描时,对哮喘病可加入少量解痉药。同时剂量可根据患者的情况调整,以不引起患者咳嗽为原则。

【制剂】　注射剂:185 MBq;370 MBq;740 MBq;1440 MBq。

【贮藏】　置铅容器内,密闭保存。铅容器表面辐射水平应符合规定。

喷地肽铟[^{111}In]卡罗单抗

(Indium ^{111}In capromab pendetide)

别名:ProstaScint

本品为铟^{111}标记的单克隆抗体。

【CAS】　151763-64-3(capromab);148805-91-8(pendetide)

【ATC】　V09IB04

【药理作用】　本品是鼠源性单克隆抗体 7E11-C5.3,前列腺特异性膜抗原(PSMA)表达于原发性或转移性前列腺癌病变中,体外免疫组织学研究显示,7E11-C5.3 与＞95％的前列腺腺癌有反应。本品可识别 PSMA 的抗原决定部位,并定位于原发性或转移性前列腺癌组织中。

【体内过程】　本品的 $t_{1/2}$ 为(67±11)h,静脉注射后 72 h 内,约 10％的放射性同位素从尿中排泄。血浆清除率为(42±22)ml/h,分布容积为(4±2.1)L。

【适应证】　1. 用于新诊断的活检证实的前列腺癌的成像,经标准临床评价(如 X 线胸片、骨扫描、CT 扫描或 MRI)认为肿瘤为局限性者,但有盆腔淋巴结转移的高风险者。

2. 前列腺切除术后前列腺特异性抗原(PSA)升高,临床评价阴性或可疑的,但具有高度转移风险的患者的成像诊断。

【不良反应】　1. 常见不良反应包括胆红素升高、低血压、高血压。

2. 少见不良反应包括瘙痒、皮疹、发热、头痛、肌痛、无力、大腿部灼烧感、气短、味觉改变。

【禁忌与慎用】　1. 禁用于女性。

2. 禁用于儿童患者。

3. 对本品过敏者禁用。

【药物相互作用】　1. 激素阻断可增加肿瘤表达 PSMA,同时降低 PSA 表达,激素阻断的患者不适合使用本品。

2. 本品可影响免疫分析法的测定结果,包括地高辛和 PSA。

【剂量与用法】　一次 5 mCi(0.5 mg),经 5 min 静脉注射。72～120 h 内,通过装有平行孔介质能量准直器的大视野 γ 射线相机成像。

【用药须知】　1. 本品只能有经过培训的医师解释本品的扫描结果。

2. 本品为鼠源性单克隆抗体,可致过敏反应,应做好抢救准备。

【制剂】　注射液:0.5 mg/1 ml。

【贮藏】　贮于 2～8 ℃。禁止冷冻,安瓿应直立放置。

钐[^{153}Sm]来昔决南

(samarium ^{153}Sm lexidronam)

别名:Quadramet、^{153}Sm-EDTMP、^{153}钐-乙二胺四亚甲基膦酸。

【CAS】　V10BX02

【理化性状】　1. 化学名:Samarium^{153}-ethylene diamine tetramethylene phosphonate

2. 分子式:$C_6H_{12}N_2Na_5O_{12}P_4$^{153}Sm

3. 分子量:695.93

4. 结构式

【药理作用】　本品为 β 放射性核素（钐）和亚乙基二胺四亚甲基磷酸（EDTMP）组成的螯合试剂，和骨有较好的亲和性，在与羟磷灰石有关的骨更新区域有较高的浓度。

【体内过程】　1. 本品注射后很快从血液清除，$0 \sim 0.5$ h 内随尿液排出 16.9%，$0 \sim 3$ h 内排出 51.6%，$0 \sim 6$ h 内排出 59.1%，6 h 以后全身存留稳定在 40% 左右，其中 90% 被骨摄取，10% 被肌肉摄取，肝摄取很少（<1%），其他脏器和组织摄取更微。骨转移病灶摄取越多，骨摄取的放射性[^{153}Sm]就越多。

2. 本品的蛋白结合率<0.5%。在生理 pH 下，90% 以上的本品以 ^{153}Sm[EDTMP]$^{-5}$ 的形式存在，其余以 ^{153}Sm[EDTMP]$^{-4}$ 的形式存在。

3. 血液中的放射性[^{153}Sm]以双指数动力学被清除。开始 30 min 内，血液中的放射性降到注射剂量的 15%（±8%），$t_{1/2}$ 为 5.5 min。30 min 后，血液中的放射性清除变缓，$t_{1/2}$ 为 65.4 min。注射后 5 h，血液中的放射性[^{153}Sm]低于注射剂量的 1%。

4. 静脉注射的本品随尿液排泄。6 h 排泄量达注射剂量的 34.5%（±15.5%）。一般骨转移病灶内的[^{153}Sm]数量与排泄量成反比。注入的本品以原药形式排泄。在人体内未检测到本品的代谢产物。性别不影响本品的血流动力学、尿液排泄和骨摄取。

【适应证】　用于患有成骨性骨转移，核素骨扫描显示有放射性浓聚灶患者疼痛的治疗。

【不良反应】　部分患者的死亡和不良反应似乎都与原有疾病相关，但不易分清晚期疾病、癌细胞的骨髓浸润、既往骨髓毒性治疗与本品毒性之间的关系。轻度的和自限性的疼痛加剧，可用镇痛药控制。

【禁忌与慎用】　1. 对本品或双膦酸盐过敏者禁用。

2. 妊娠期妇女禁用。

3. <16 岁患者的安全性和疗效尚未建立。

4. 哺乳期妇女使用时应暂停哺乳。

【剂量与用法】　组织学证实或临床确诊的恶性肿瘤患者，近期由 ^{99m}Tc-MDP 全身骨显像证实存在多发性成骨转移灶，骨转移灶与对称性部位计数比值大于 2，且有明显的骨转移灶部位疼痛，患者的白细胞不低于 4.0×10^9/L，血小板不低于 120×10^9/L

（治疗前 $1 \sim 2$ 周内尽量重复测定两次）。一次给药前 1 周内检查血常规（以观察白细胞数和血小板数为主）。静脉注射，注射剂量为 $(0.5 \sim 1.0) \times 37$ MBq/kg，注射前患者应饮 500 毫升水。给药后 $12 \sim 24$ h 用 SPECT 进行前后位及后前位全身骨显像。

【用药须知】　1. 除非有临床特征，一般不主张与体外照射治疗或化疗同时应用。注射前，应该注意患者当时的临床和血液学状态及对骨髓毒性治疗药的骨髓响应情况。前列腺癌和其他癌的转移常伴有弥漫性血管内凝血（DIC），在治疗血小板计数降低或有弥散性血管内凝血征兆的患者时，要特别小心。

2. 应用时需充分水化以促进尿排泄。

3. 本品不适用于脊髓压迫患者的治疗。

4. 治疗有效患者，疼痛在注射后 1 周就开始缓解。最大缓解程度一般发生在注射后 $3 \sim 4$ 周，应该鼓励疼痛缓解的患者减少镇痛药的剂量。

【制剂】　注射剂：$1.85 \sim 5.55$ GBq（$50 \sim 150$ mCi）。

【贮藏】　置铅容器内，密闭保存。铅容器表面辐射水平应符合规定。

碳[^{14}C]尿素
(carbon ^{14}C urea)

【药理作用】　哺乳动物细胞中是不存在尿素酶的，而人胃中存在的尿素酶就成为幽门螺杆菌存在的证据。因为在胃里尚未发现有其他种类的细菌。为了检测胃幽门螺杆菌，患者口服尿素后，如果胃中有幽门螺杆菌，其产生的尿素酶就能迅速将尿素分解为二氧化碳和氨气，二氧化碳经血液进入肺而排出体外，将排出的 ^{14}CO$_2$ 收集后在仪器上测量，即可判断胃内有无感染幽门螺杆菌。

【体内过程】　本品口服后吸收迅速，0.11 h 即可达血药峰值，清除较快，消除相 $t_{1/2}$ 为 5.15 h，肾清除率为 0.617(L·kg)/h。本品排泄很快，以尿液为主，24 h 随尿液、粪便排出达 65%。动物实验所测的心、肝、肺、肾、肌肉、胃、肠、骨、脑、脂肪、生殖腺等 12 种组织内未见特异性积累。尿素从体内其余部分向膀胱排泄的生物 $t_{1/2}$ 为 6 h。

【适应证】　用于诊断胃内幽门螺杆菌（Hp）感染。

【禁忌与慎用】　妊娠期妇女、哺乳期妇女不宜做此试验。

【剂量与用法】　1. 本品需与呼气试验药盒中的试剂或相应测量仪器中的流程性材料配套使用。

2. 受试者应在早上空腹时或进食 2 h 以后受试，受试前漱口。

3. 用约 20 ml 凉饮用水送服胶囊一粒后，静坐 25 min。

4. 按药品使用说明书及医疗器械使用说明书收集呼出的二氧化碳气体。

5. 气体样品收集完毕,在集气样品上做好标记编号,送检。

【用药须知】　1. 胶囊应整个吞服,不得咀嚼。

2. 如下因素可能影响该试验的诊断结果。

(1) 1 个月以内使用过抗生素、铋制剂、质子泵抑制剂等 Hp 敏感药物。

(2) 上消化道急性出血期可使 Hp 受抑制,有可能造成试验假阴性,应予注意。消化道出血 1 周以上,则不影响诊断。

(3) 部分胃切除手术可能造成同位素从胃中快速排空或患者胃酸缺乏。

3. 一次取胶囊后应随即盖紧盖子,避免造成胶囊潮解粘连。

4. 胶囊如有破损,不得使用。

【制剂】　胶囊剂:27.8 kBq(0.75 μCi)。

【贮藏】　密封,2～8 ℃保存。

胆碱[^{11}C]
(choline ^{11}C)

本品为放射性诊断药物。

【CAS】　62-49-7

【理化性状】　1. [^{11}C]是回旋加速器产生的放射性核素,可被正电子发射衰变为 B^{11}。其物理半衰期为 20.4 min。

2. 分子式:^{11}C$_4$CH$_{14}$NOCl$^-$

3. 分子量:138.63

4. 结构式

$$\left[H_3^{11}C-\underset{\underset{CH_3}{|}}{\overset{\overset{CH_3}{|}}{N^+}}-CH_2-CH_2-OH \right] Cl^-$$

【药理作用】　本品是放射标记的胆碱。胆碱是合成细胞膜的重要成分。并且介导跨细胞膜的信号传导。肿瘤细胞的增殖和转移与磷脂的合成增加(即增加胆碱的摄取)密切相关。

【体内过程】　1. 分布　本品注射后主要分布于前列腺、肾、肝、脾、结肠。尿中排泄的放射性很低,主要为肾本身组织分布的放射性,而不是放射性通过肾排泄。

2. 代谢　静脉注射后,本品就形成主要代谢产物[^{11}C]-甜菜碱,注射后约 25 min,[^{11}C]-甜菜碱、[^{11}C]-胆碱达 C_{max},其中[^{11}C]-甜菜碱占 82%±9%。

在给药 40 min 时,血样中[^{11}C]-胆碱仅占很少量。

3. 消除　静脉注射后 1.5 h 内,随尿液排泄的[^{11}C]-胆碱<2%,尿液中[^{11}C]-胆碱的清除率为 0.014 ml/min。

【适应证】　用于怀疑前列腺癌复发的 PET、尚无信息的骨扫描、CT、MRI 的成像。

【不良反应】　注射部位可有轻度反应。

【妊娠期安全等级】　C。

【禁忌与慎用】　1. 本品禁用于女性。

2. 儿童用药的安全性及有效性尚未明确。

【药物相互作用】　雄激素阻断治疗药物可干扰 PET 扫描的结果。

【剂量与用法】　本品的推荐剂量为 370～740 MBq(10～20 mCi),静脉快速注射,注射前应空腹至少 6 h,并充分水化,检查结束后尽快排尿。

【用药须知】　1. 阴性结果不能除外复发性前列腺癌,同样阳性结果也不能确定是复发性前列腺癌。本品对前列腺癌及其他肿瘤的诊断缺乏特异性。

(1) PSA<2 ng/ml 者,在 PET 扫描中易出现假阳性或假阴性结果。

(2) 组织炎症或前列腺肥大,在 PET 扫描中易出现假阳性结果。

2. 本品可导致过敏反应,应准备好抢救药品和设备。

3. 本品为放射性药品,长期暴露可致癌,患者和医务人员均应适当防护,减少放射暴露。

【制剂】　注射剂:148～1225 MBq(4～33.1 mCi)/10 ml 0.9%氯化钠注射液。

【贮藏】　贮于 25 ℃,短程携带允许 15～30 ℃。

碘[^{125}I]密封籽源
(iodine ^{125}I brachytherapy source)

【理化性状】　1. 籽源结构:外包壳材料钛管外径 0.8 mm,长度 4.5 mm,壁厚 0.05 mm,内核材料银丝尺寸(0.5 mm×3 mm),银丝表层镀有碘[^{125}I]同位素。

2. 碘[^{125}I]的半衰期:59.6 d。

3. 主要发射光子能量:27.4 keV 和 31.4 keV X 射线;35.5 keV γ 射线,属低能辐射。

4. 铅半值层:0.025 mm。

5. 细胞组织半值层:20 mm。

【药理作用】　可长期、间歇地作用于不可切除、未浸润、生长速率慢而对放射线敏感低、中度的肿瘤,通过植入射线而杀伤周围的肿瘤细胞。

【体内过程】　本品属于密封放射源,在整个治疗过程中不参与人体代谢。

【适应证】 1. 对于浅表、胸腹腔内的肿瘤（如头颈部肿瘤、肺癌、胰腺癌、早期前列腺癌），如果其为不能切除、局部、生长缓慢、对放射线低度或中度敏感时，可适用本品进行治疗。

2. 本品也可用于经放射线外照射治疗残留的肿瘤及复发的肿瘤。

【不良反应】 1. 植入部位可有短时烧灼感。

2. 理论上的不良反应是主要与靶组织的性质和部位有关组织的辐射损伤。以前列腺癌近距治疗的不良反应为例进行说明，前列腺癌经会阴植入本品进行内照射治疗，治疗后会短暂的伴有植入处出血，阴囊下部有发热感，或尿中带血等。植入后短期照射伴有排尿障碍，如尿频、尿急或排尿不适感，尿不畅或尿滞留现象，可能持续几周至几个月。一般是暂时的，当射线衰减，这种影响会自动缓解，不需要进一步治疗。

【禁忌与慎用】 1. 治疗局部情况不佳（如有溃疡形成）者禁用。

2. 妊娠期妇女禁用。

3. 哺乳期妇女使用时应停止哺乳。

4. 16 岁以下儿童用药的安全性及有效性尚未明确。

【剂量与用法】 1. 本品植入前，必须先行灭菌，推荐使用热高压灭菌法。

2. 制订本品的植入计划 本品通过 18 号注射针（或使用配有 18 G 或更大规格注的植入器）经皮植入或手术中放置于肿瘤部位达到治疗的目的。治疗剂量取决于肿瘤体积、肿射针瘤位置及接受放射治疗史。实际操作时其植入量应建立在植入的总活度计算、组织内植入的确切部位和放射剂量的分布评价的基础上。每个籽源的剂量分配并非相同，这种差别应该在计算用量时加以考虑，同时应考虑本品的半衰期（59.6 d）。根据 B 超或 CT 扫描获得的靶区图像，用计算机模拟出粒子植入的空间分布，同时决定须植入本品数量及其活度（一般植入活度为 $0.4 \sim 0.7$ mCi；1 mCi 能产生 182 Gy 的吸附剂量）和总活度[肿瘤所需总活度（mCi）＝期望肿瘤吸收剂量（Gy）×肿瘤重量（g）/182]，了解靶区及周围危险器官的剂量分布情况，并调整专用植入器及植入位置，以获得最佳的剂量分布。

3. 本品的永久植入 通过 B 超或 CT 确定准确位置后，用专用植入器按治疗计划植入已经灭菌的本品。

4. 质量验证 植入完成后，通过 X 线平片和 CT 断层扫描，确定各层面植入的本品的分布及个数，如有遗漏应立即补种，使其与植入前治疗计划相符。

【用药须知】 1. 本品系长期植入。

2. 不要强行放入或从植入用的试管、针头或籽源夹中取出籽源，否则会损坏外壁或籽源的焊接处，这样会造成[^{125}I]释放入环境或进入人的体液。如发现籽源已经损坏，应将籽源密封，并且按放射性废物的处理方法尽快处理，同时要检查周围的环境是否被污染。无论在什么情况下，任何损坏的籽源都不能植入人体内，为了保证籽源的密封性未受破坏，建议使用者在使用之前用擦拭实验来检验。步骤为：用一张干的滤纸彻底地擦拭其表面，然后测量一下滤纸的活度。如果小于 5 nCi，那就说明籽源没有泄漏。

3. 本品的钛合金包壳在正常使用情况下有很好的防腐性能。但籽源不能接触浓度超过 1 N 的浓酸或碱。籽源不受一般溶剂的影响，如丙酮、乙醇或温和的去污剂。

4. 本品有放射性，操作时必须有适当的防护。只有经过训练，有安全使用放射性物质经验，并通过国家权威政府机构认证有资格操作放射性同位素的人员才能够操作。下面再加以说明：

（1）植入程序的所有步骤要事先设计好，使之对人的辐射影响减小到最低。对操作人员要进行辐射剂量监测，人员必须佩戴照射剂量测定软片或放射剂量计。

（2）对本品的操作应该经足够厚的屏蔽后进行。铅对^{125}I 射线的屏蔽半厚层为 0.025 mm，组织为 20 mm。因此，0.25 mm 厚的铅层能够降低 99.9% 以上的辐射。用镊子操作时，操作者和籽源应保持一定的距离。轻轻夹取，以便使籽源不被损坏。籽源不能直接用手拿取。如果不使用防护隔离，操作者必须保持一定的距离且用最快的速度完成，将辐射影响减少到最低程度。

（3）虽然本品有很强的结构完整性，但是在不当的操作下，或经过挤压，都会使籽源释放出的^{125}I。如果发生了这种情况，就要把损坏的籽源放入密封的容器中，要限制人员的走动，防止放射污染扩散。有关人员和区域按制定的程序消除污染。对事故现场及周围人员应进行甲状腺检查。由于籽源很小，用眼观察一般很难找到掉落的籽源。当操作本品时，应配备能监测到 30 keV 的放射线检测器。如发生籽源遗失或其他意外事故，应立即通知相关部门。

5. 所有的患者及其家属都应该被告知植入的本品的特性和采取适当防护措施的必要性。应该告知所有的患者，在治疗的过程中由于肿瘤萎缩变小，一粒或几粒的籽源可能会脱离。无论何时何地发现了籽源,应该用勺子把它捡起来,放在密封的罐子或其他容器中,然后放到家中不易被碰到的地方。并立即通知医院。

6. 本品出厂时,是未经消毒的,所有的籽源和器具在使用前应该消毒,灭菌温度不超过 200 ℃,操作中应防止籽源散漏。

7. 本品属于 5 类低活度放射源,其包装纳入 A 型货包,外包装表面最大辐射水平低于国家允许值 5 μGy/h,原则上可与非放射性物体一起携带。由于籽源发射低能光子,使用者穿薄型的橡皮铅围裙即可防止辐射,并尽量采用距离防护,对患者无须特别防护。

8. 对未使用的剩余本品,如果需要处理,应该运到授权的放射性废物处理公司,而不能当作普通的垃圾处理。

【制剂】 植入剂:平均放射性活度为 11.1～37.0 MBq,标示活度见标签。

【贮藏】 置于铅罐内室温保存,容器表面辐射水平应符合规定。

第28章 诊断用药物
Drugs Used for Diagnosis

在这一章里集中讨论用于协助临床诊断的各类药物。半个世纪以来,为了更深入更精确地了解各种疑难疾病的真相,掌握诸多疾病的演变和转归,各种协助临床诊断的技术始终与医学科学的发展同步进展着。为了完成诸多特殊的检查项目,就少不了必须配套于检查的许多药物;在这些药物中,虽然也要进入机体,但和治疗用药决然不同的是,它们不会被机体摄取和利用,毫无临床治疗作用,当完成检查任务后,就会全部被排出体外。试验诊断中很大一部分工作虽然是在体外进行的,但所使用的各种试验诊断药物也一并列入本章中讨论。

28.1　X线造影剂

各种人体软组织构成的器官对X线的吸收能力大致相同,形成不了天然的对比,这就必须向某一器官注入某种与组织密度不同的物质,供组织与外来物质之间形成人为的对比,这就是造影技术的起始。

造影剂分阴性和阳性两种,阴性造影剂都属于气体,如空气、氧、氧化亚氮、二氧化碳等常用于对某些体腔的充气造影。本节主要讨论阳性造影剂,根据其性能不同分类如下。

1. 难溶性固体造影剂。

2. 经肾排泄的造影剂。

3. 排泄性胆道造影剂。

4. 油溶性造影剂。

任何造影都必须要通过X线,这对妊娠期妇女来说是具有潜在危害性的,尤其是在孕期的头3个月中,会带来致畸的危险性,因此,应予特别关注。

28.1.1　难溶性固体造影剂

硫酸钡
(barium sulfate)

【CAS】　7727-43-7

【ATC】　V08BA01

【理化性状】　1. 本品为白色细粉末状,无砂质粒子,无臭。几乎不溶于水、有机溶剂及酸碱溶液。10%的混悬液的pH为3.5~10。

2. 分子式:$BaSO_4$

3. 分子量:233.4

【药理作用】　钡盐能吸收较多量X线,进入食管、胃肠道等腔道后与周围组织结构在X线图像上形成密度对比,从而显示出这些腔道的位置、形态、表面结构和功能活动情况。

如将硫酸钡粉制成高浓度、低黏稠度、涂布性良好的钡胶浆,与低张剂、产气剂、消泡剂配合应用,就能使显影更清晰,更能显示微小的病变。

【体内过程】　本品口服或灌入胃肠道后不被吸收,以原药随粪便排出,如不慎进入支气管,大部分被咳出,少量入肺泡,沉积于肺泡壁,或被吞噬细胞吞噬运送到肺间质和淋巴系统,但速度十分缓慢。

【适应证】　用于食管、胃、肠道的X线检查。

【不良反应】　口服钡剂可引起恶心、便秘或腹泻。钡剂大量进入肺后,可造成机械性刺激和炎症反应,早期引起异物巨细胞、上皮样细胞和单核细胞浸润,以后在沉着的钡盐周围产生纤维化,形成钡结节。

【禁忌与慎用】　1. 下列情况禁用钡剂做检查。

(1) 急性胃肠道穿孔。

(2) 食管气管瘘和疑似先天性食管闭锁。

(3) 近期食管静脉破裂大出血。

(4) 结肠梗阻。

(5) 咽麻痹。

2. 下列情况慎用钡剂做检查。

(1) 急性胃、十二指肠出血者。

(2) 小肠梗阻。

(3) 习惯性便秘。

(4) 巨结肠。

(5) 溃疡性结肠炎。

(6) 60岁以上老人和心脏病患者。

【剂量与用法】　1. 食管检查　口服60%~250%钡剂15~60 ml,可立即观察食管的形象及其蠕动情况。在服钡剂之前,先服产气的药物,可进行食管双对比检查。

2. 胃及十二指肠双对比检查　禁食6 h以上,口服产气药物使胃内出现300~500 ml CO_2气体,再口服200%~250%钡剂(黏度为150~300 mPa/s)70~100 ml,令患者翻转数圈,让钡剂均匀涂布于胃黏膜即可检查。

3. 胃肠单对比随访检查　禁食6 h以上,口服浓度为40%~120%钡剂240~480 ml。连续多次检查胃、十二指肠、小肠和回肠的形态和蠕动情况。

4. 小肠灌肠检查　禁食8~12 h将浓度30%~80%钡剂800~2400 ml经特制导管直接导入十二指肠或近段空肠,行逐段小肠检查。

5. 结肠灌肠检查　检查前1~3 d,进食流汁或半流汁,并于检查前1 h清洁肠道。经肛门插管入结肠,注入浓度为20%~60%钡剂充盈整个大肠,进行透视和摄片;然后排出大部分钡剂,再注入气体充盈大肠,进行双对比造影。

6. CT胃肠道增强检查　做腹部CT检查前30~120 min,口服1%~2%钡剂500~1000 ml,于检查前10~15 min,再服500 ml钡剂,即可开始检查。

【用药须知】　X 线造影用硫酸钡必须纯净,不得含有其他可溶性钡盐或硫化物。

【制剂】　①粉剂:200 g。②干混悬剂:200 g;250 g;300 g。③混悬液:70%;100%;120%;130%;160%。

【贮藏】　遮光贮存。

28.1.2　经肾排泄的造影剂

泛影酸
(amidotrizoic acid)

【CAS】　117-96-4(anhydrous amidotrizoic acid);50978-11-5(amidotrizoic acid dihydrate)

【ATC】　V08AA01

【理化性状】　1. 本品为近白色或白色结晶性粉末。极微溶于水或乙醇,能溶于稀碱性溶液。

2. 化学名:3,5-Diacetamido-2,4,6-tri-iodobenzoic acid

3. 分子式:$C_{11}H_9I_3N_2O_4 \cdot 2H_2O$

4. 分子量:649.9

5. 结构式

泛影酸钠
(sodium amidotrizoate)

别名:泛影钠、双醋碘苯酸钠、Sodium diatrizoate、Hypaque-76

本品为离子型单体碘造影剂。

〖CAS〗　737-31-5

〖理化性状〗　1. 本品为近白色或白色粉末。易溶于水,微溶于乙醇,不溶于丙酮。50% 水溶液的 pH 为 7.5～9.5,按干燥品计算含碘 59.9%。

2. 分子式:$C_{11}H_8I_3N_2NaO_4$

3. 分子量:635.9

【药理作用】　碘能吸收较多量 X 线,将其引入体内后与周围组织在 X 线下形成密度对比而显影。用直接引入法造影时,将其直接注入血管或其他腔道后,能显示其管腔形态。用生理吸收法造影时,可通过受损的血管内皮或受损的血-脑屏障进入病变组织而显示病灶。经肾排泄时可显示尿路形态。

【体内过程】　本品口服吸收差,但偶可达到尿路显影程度。注入血管约 5 min 即分布到全身各组织的细胞外液中,其浓度与血浆浓度接近;不透过正常的血-脑屏障,但当脑膜有病变时则可透过血-脑屏障。$t_{1/2}$ 为 30～60 min,重度肾功能不全者可达 20～140 h。血浆蛋白结合率较低。主要以原药随尿液排泄,1%～2% 经胆汁或肠黏膜分泌到粪便中排出。

【适应证】　适用于泌尿系造影、心血管造影、其他脏器和周围血管造影。

【不良反应】　1. 如出现过敏反应,甚至过敏性休克,应及时抢救。

2. 少数患者注射后出现恶心、呕吐、流涎、眩晕、荨麻疹等反应,应减慢注射速度;反应严重者应停止注射。

【禁忌与慎用】　肝肾功能不全、活动性肺结核、多发性骨髓瘤及甲状腺功能亢进患者、对碘过敏者及妊娠期妇女禁用。

【剂量与用法】　1. 泌尿系造影　静脉注射,20～40 ml(50%),儿童酌减。

2. 逆行肾盂、输尿管造影　经导管注入,单侧 15 ml(20%)。

3. 心血管或主动脉造影　经导管注入 10～40 ml(50%)。

【用药须知】　1. 由于碘过敏试验不能预测造影剂是否会发生严重或致命的反应,所以不建议进行碘过敏试验。

2. 不能用于脑室和脊髓造影。

3. 药液如有结晶析出,应加热至 37 ℃,待溶解后再用。

4. 注射后有过敏反应及低血压时,可用肾上腺素抢救。

【制剂】　①注射液:10 g/20 ml。②注射剂(粉):10 g;62.5 g。

【贮藏】　遮光贮存。

泛影葡胺
(meglumine diatrizoate)

别名:双醋碘苯酸葡胺、Angiografin、Urografin S

本品含碘 47.1%,为离子型单体碘造影剂。

【CAS】　131-49-7

【ATC】　V08AA01

【理化性状】　1. 本品为无臭的白色粉末。易溶于水。

2. 化学名:N-Methylglucamine 3,5-diacetamido-2,4,6-triiodobenzoate

3. 分子式:$C_{11}H_9I_3N_2O_4 \cdot C_7H_{17}NO_5$

4. 分子量:809.1

【药理作用】【体内过程】　参见泛影酸钠。

【适应证】　常用于泌尿系造影、心血管造影和周围血管造影,也可用于脑血管造影、关节腔造影和CT增强扫描。

【不良反应】　主要为过敏反应,可见轻度的血管神经性水肿、结膜炎、咳嗽、瘙痒、鼻炎、打喷嚏和荨麻疹,这些反应可能是休克的先兆而与造影剂的用量及给药方式无关。这时必须立即停止注入本品,必要时,可进行针对性的静脉给药治疗。需要急救的重度反应可表现为伴有外周血管舒张及继发性低血压的循环紊乱、反射性心动过速、呼吸困难、躁动,少见低血压、支气管痉挛和喉痉挛或水肿,罕见迟发性过敏反应。

【禁忌与慎用】　1. 妊娠或急性盆腔炎症时,禁行子宫输卵管造影。

2. 急性胰腺炎时,禁行内镜逆行性胰胆管造影(ERCP)。

3. 禁用于脊髓造影、脑室造影或脑池造影,因可能诱发神经中毒症状。

【药物相互作用】　1. 经肾排泄的血管内X线造影剂的使用可以引起一过性的肾功能损伤。可以导致服用双胍类药物的患者发生乳酸性酸中毒。双胍类药物应在造影剂使用前48 h停止使用,直至造影剂使用后至少48 h,待肾功能恢复正常后才能重新服用双胍类药物。

2. 接受β受体拮抗药的患者,特别是有支气管哮喘的患者,过敏反应可能加重。此外,应认识到接受β受体拮抗药的患者可能对用β受体兴奋药治疗过敏反应的标准治疗不敏感。

3. 接受白介素治疗的患者对造影剂迟发反应(如发热、皮疹、流感样症状、关节疼痛和瘙痒)的发生率较高。

4. 使用含碘造影剂后,甲状腺组织摄取诊断甲状腺异常的放射性同位素的能力降低可达两周,个别病例甚至更长。

5. 急性或慢性酒精中毒可以增加血-脑屏障的通透性,因而使得造影剂容易进入脑组织,可能引发中枢神经系统反应。

【剂量与用法】　1. 泌尿系造影　静脉注射20 ml(60%~76%),婴幼儿的肾单位尚未成熟,肾的浓缩功能在正常生理状况下较差,因此,需要相对大剂量的造影剂:1 岁以下 8~12 ml;1~2 岁 12~15 ml;2~6 岁 15~20 ml;6~10 岁,20~25 ml;10~15 岁 25~30 ml。

2. 心血管造影　经导管注入 40 ml(60%~76%),儿童剂量酌减。

3. 周围血管造影　经皮穿刺注入 10~40 ml(60%~76%)。

4. 脑血管造影　经导管或直接穿刺注入颈动脉或椎动脉内 8~10 ml(60%),需要时可重复。

5. 关节腔内造影　关节腔穿刺注入 5~10 ml(60%),颞颌关节 0.5 ml(60%)。

6. CT增强扫描　静脉滴注,50~150 ml(60%)。

【用药须知】　1. 对有过敏、哮喘和对含碘制剂有过不良反应的患者应特别注意。这些病例可考虑使用预防用药,如皮质激素,H_1组胺受体拮抗药等。

2. 使用本品后发生严重不良反应的风险很小。但是,碘造影剂可激发过敏样反应或其他过敏反应。因此,应预先进行急救措施的训练和预备必需的抢救药物和器械,以应付可能出现的严重反应。

3. 鉴于过敏试验对非离子型造影剂引起的过敏反应预测的准确性极低,以及试验本身也可能导致严重的过敏反应,因此,不建议采用过敏试验来预测碘过敏。

4. 在整个X线检查的过程中,应始终保持静脉输液通路畅通。

5. 体外试验中,非离子型造影剂对凝血系统的影响较离子型造影剂为轻。在施行血管造影术时,应十分小心在血管内的技术操作,用肝素化的 0.9%氯化钠注射液灌洗导管以减少与操作技术相关的血栓形成和栓塞。

6. 在用造影剂前后必须保证体内有足够的水分。这一点尤其适合患有多发性骨髓瘤、糖尿病、肾功能不全的患者及婴幼儿和老年人。小于 1 岁的婴儿,特别是新生儿易引起电解质紊乱和血流动力学失调。对有严重心脏病和肺动脉高压的患者应特别注意。因为他们易发展为血流动力学失调和心律失常。

7. 对于急性脑梗死、急性颅内出血及有血-脑屏障受损、脑水肿或急性神经脱髓鞘的患者,血管内注入造影剂应特别谨慎。颅内肿瘤或转移及有癫痫病史的患者,注入含碘造影剂后,惊厥发作的发病率可见升高。因脑血管疾病、颅内肿瘤或转移、变性或炎性病变而引发的神经症状可因注入造影剂而恶化。动脉内注射造影剂可以引起血管痉挛和继发的脑局部缺血。有症状的脑血管疾病、最近有卒中或频发的短暂脑缺血发作的患者,发生神经系统并发症的危险性增加。

8. 为预防使用造影剂后的急性肾衰竭,对已有肾功能不全和糖尿病的患者需要特别注意,因为他们的危险性较大。异型球蛋白血症(多发性骨髓瘤病和 Waldenstrom 巨球蛋白血症)的患者危险性也较大。

9. 为防止乳酸性酸中毒,在对使用二甲双胍的糖尿病患者血管内注射含碘造影剂之前,必须先测定血清肌酐水平。对于血清肌酐或肾功能正常的患者,在注射造影剂时必须停用二甲双胍并在 48 h 内不能恢复用药,或直至肾功能或血清肌酐达正常值。对于血清肌酐或肾功能不正常的患者,必须停用二甲双胍并将使用本品检查推迟至 48 h 后。只有在肾功能或血清肌酐水平恒定后才能恢复二甲双胍的用药。对有些肾功能不正常或是还未清晰了解病情的急救病例,医师必须评估使用造影剂检查的利弊,并应采取预防措施,包括停用二甲双胍,给患者充足的水分,监测肾功能和仔细观察乳酸性酸中毒的症状。

10. 使用本品存在发生暂时性肝功能异常的潜在风险。重度肝、肾功能不全的患者需特别注意,因为这些患者清除造影剂的时间明显延长。血透的患者在接受造影剂检查后应立即进行血液透析。

11. 含碘造影剂可加重重症肌无力的症状。嗜铬细胞瘤患者在介入治疗时应给予预防高血压危象的 α 受体拮抗药。甲状腺功能亢进患者也须特别注意。多发性结节性甲状腺肿的患者在使用碘造影剂后有发展成甲状腺功能亢进的可能。还应清楚地认识到早产儿在使用造影剂后有短暂性甲状腺功能减退的可能。

12. 造影剂外渗时偶然会引起局部疼痛和水肿,但会逐渐消退,不留后遗症。不过,偶可见发生炎症甚至组织坏死的病例。常规处理方法为抬高患肢和局部冷敷。一旦发生隔室综合征应手术减压。

13. 使用造影剂后的患者应至少观察 30 min 以上,因为大多数的严重不良反应都发生在这段时间。不过,仍有发生延迟反应的可能。

14. 本品对细胞膜的通透性和对血-脑屏障的损害较小,故其毒性(特别是神经毒性)较低。但黏度比泛影酸钠高,不便于快速注射。

【制剂】　①注射液:12 g/20 ml;15.2 g/20 ml;60 g/100 ml;76 g/100 ml。②复方泛影葡胺注射液(含 10%泛影酸钠与 66%泛影葡胺):15.2 g/20 ml。

【贮藏】　遮光,贮存于 15～35 ℃。

碘他拉酸
(iotalamic acid)

本品含碘约 62%。

【CAS】　2276-90-6

【ATC】　V08AA04

【理化性状】　1. 本品为近白色或白色粉末。稍微溶于乙醇和水,可溶于稀碱溶液。遮光保存于 15～30 ℃下。

2. 化 学 名:5-Acetamido-2,4,6-tri-iodo-N-methylisophthalamic acid

3. 分子式:$C_{11}H_9I_3N_2O_4$

4. 分子量:613.9

5. 结构式

碘他拉葡胺
(meglumine iotalamate)

别名:碘酞葡胺、康瑞、Conray

本品含碘 47.1%,为泛影葡胺的同分异构体。

【CAS】　13087-53-1

【理化性状】　1. 分子式:$C_{11}H_9I_3N_2O_4 \cdot C_7H_{17}NO_5$

2. 分子量:809.1

碘他拉酸钠
(sodium iotalamate)

【CAS】　17692-74-9;1225-20-3

【理化性状】　1. 分子式:$C_{11}H_8I_3N_2NaO_4$

2. 分子量:635.9

【药理作用】　本品与泛影葡胺作用相似,其优点为黏度较泛影葡胺低,不良反应较少。

【体内过程】　参见泛影酸钠。

【适应证】　主要用于泌尿系造影,也适用于心血管造影、脑血管造影、静脉和四肢动脉造影,也可用于 CT 增强扫描。

【不良反应】　不良反应较泛影葡胺少见,但也有恶心、呕吐、荨麻疹、咽喉痒及灼热感等。

【剂量与用法】　1. 泌尿系造影　静脉注射 20 ml(60%)。

2. 脑血管造影　静脉注射 10 ml(60%)。

3. 逆行肾盂造影　静脉注射 5～20 ml(60%)。

4. 周围血管造影　静脉注射 20～40 ml(60%)。

5. 四肢动脉造影　静脉注射 20～40 ml。小儿用量酌减。

6. 下肢静脉造影　足背外侧静脉穿刺后快速注射,成人常用量 30～100 ml(30%)。

7. 上肢静脉造影　前臂或手浅静脉穿刺后快速

注射,成人常用量 20～40 ml(60%)。

8. CT 扫描 静脉注射 50～150 ml(60%)。

【用药须知】 参见泛影葡胺。

【制剂】 ①注射液:6 g/10 ml;12 g/20 ml;30 g/50 ml;60 g/100 ml;6 g/20 ml。

【贮藏】 遮光贮存。

碘卡明酸
(iocarmic acid)

【CAS】 10397-75-8

【ATC】 V08AA08

【理化性状】 1. 化学名:3-(5-{[3-Carboxy-2,4,6-triiodo-5-(methylcarbamoyl)phenyl]carbamoyl}pentanamido)-2,4,6-triiodo-5-(methylcarbamoyl)benzoic acid

2. 分子式:$C_{24}H_{20}I_6N_4O_8$

3. 分子量:1253.86

4. 结构式

碘卡明葡胺
(meglumine iocarmate)

别名:双碘肽葡胺、Myelotrast

本品含碘 46.3%,为离子型二聚体碘造影剂。

【CAS】 54605-45-7

【理化性状】 1. 化学名:5,5'-(Adipoyldiimino)bis(2,4,6-triiodo-N-methylisophthalamic acid)compound with 1-deoxy-1-(methylamino)-D-glucitol(1:2)

2. 分子式:$C_{38}H_{54}I_6N_6O_{18}$

3. 分子量:1644.29

【药理作用】 其作用与泛影葡胺等离子型单聚体造影剂相似,由于其渗透压低,因此,对神经组织及血-脑屏障的损害轻,其毒性低,造影清晰。

【体内过程】 参见泛影葡胺。

【适应证】 适用于脑室及腰椎以下椎管造影,尤其适宜于脑室系统阻塞而脑室扩大不严重的病例及腰段椎管占位性病变、椎间盘突出、椎管狭窄症等的造影。此外,也可用于膝关节造影。

【不良反应】 1. 少数患者可有轻度反应,包括头痛、腰痛、恶心、呕吐、寒战、发热、下肢肌肉痉挛。

2. 偶见低血压和晕厥。

【禁忌与慎用】 1. 对碘过敏、气喘、癫痫、低血压者禁用。

2. 老年人及心血管疾病患者慎用。

【剂量与用法】 1. 脑室造影 通过颅骨钻孔,穿刺导管抽出脑脊液 5 ml,与本品(60%)5 ml混合后注入,必要时可用到 10 ml。

2. 椎管造影 腰椎穿刺放出脑脊液 5 ml,与本品(60%)5 ml 混合后注入。注入药液时,应变动患者头位与体位,以使药液分布均匀。

3. 双重对比膝关节造影 4 ml(60%)注入膝关节,在用药前后同时注入空气。

【用药须知】 1. 应避免过量造影剂进入颅内或颈、胸段的蛛网膜下隙。

2. 忌与其他药物混合使用。

3. 腰椎椎管造影时,要避免造影剂上行刺激脊髓。

【制剂】 注射液:3 g/5 ml。

【贮藏】 遮光贮存。

碘普罗胺
(iopromide)

别名:优维显、Ultravist

本品含碘 48.1%,为非离子型造影剂。

【CAS】 73334-07-3

【ATC】 V08AB05

【理化性状】 1. 本品为白色至淡黄色粉末。易溶于水和二甲亚砜,几乎不溶于乙醇、乙醚和丙酮。

2. 化学名:N,N'-Bis(2,3-dihydroxypropyl)-2,4,6-triiodo-5-[(methoxyacetyl)amino]-N-methyl-1,3-benzenedicarboxamide

3. 分子式:$C_{18}H_{24}I_3N_3O_8$

4. 分子量:791.1

5. 结构式

【用药警戒】 本品禁用于鞘内注射。鞘内给药可能会导致死亡、惊厥、脑出血、昏迷、瘫痪、蛛网膜炎、急性肾衰竭、心搏骤停、抽搐、横纹肌溶解症、高热和脑水肿、化学性脑膜炎、假性脑膜炎。

【药理作用】 本品特点为在水中不发生解离反应,渗透压低,具有良好的耐受性。本品既不与带电荷的蛋白质和膜成分结合,也不引起电解质紊乱,因而对红细胞、内皮细胞和体液平衡的影响极小。

【体内过程】 静脉注射后迅速分布于细胞外液中,24 h 后几乎全部以原药随尿液排出,极少量从粪便排出。

【适应证】 用于血管造影、尿路造影,包括 CT、数字减影血管造影(DSA)及小体腔造影。适用于有造影剂反应高危因素患者的造影检查,但不用于鞘内给药的造影检查。

【不良反应】 可见颜面潮红,罕见恶心、呕吐等不良反应,但均为一过性。

【妊娠期安全等级】 B。

【禁忌与慎用】 1. 对含碘造影剂过敏及明显的甲状腺功能亢进患者禁用。

2. 妊娠及急性盆腔炎患者禁行子宫输卵管造影。

3. 急性胰腺炎时,禁行 ERCP(内镜逆行性胰胆管造影)。

4. 妊娠期间应尽可能避免接触辐射,无论是否使用造影剂,都应仔细权衡任何 X 线检查的利弊。

5. 尚未进行本品对接受哺乳婴儿的安全性研究,哺乳期妇女慎用。

【药物相互作用】 1. 急性肾衰竭或重度慢性肾脏疾病患者清除双胍类药物的能力降低,能够引起药物蓄积并导致乳酸性酸中毒。使用本品可能引起肾损伤或使肾损伤加重,因此,对于接受二甲双胍治疗的患者可能发生乳酸性酸中毒的风险增高,特别是对于已经存在肾损伤的患者。

2. 应在使用本品前 48 h 停用双胍类药物,并一直持续到给予本品后的 48 h。仅在基线肾功能恢复后才重新使用双胍类药物。

3. 与精神安定药和抗抑郁药合用,可以降低癫痫发作的阈值,因而增加癫痫发作的危险性。

4. 发生过敏反应的患者如同时服用 β 受体拮抗药,可能对 β 受体激动药的治疗发生抵抗作用。

5. 既往白介素-2 的治疗(长达数周)与对本品发生迟发性反应的风险增加有关。

6. 由于本品可使甲状腺对放射同位素摄取减少,在给予本品数周内,放射性同位素对甲状腺异常的诊断和治疗作用可能被降低。

【剂量与用法】 1. 至检查前 2 h 可以维持正常饮食。检查前 2 h 以内,患者应禁食。

2. 血管内使用造影剂前后必须给予充足的水

分。尤其对于多发性骨髓瘤、糖尿病、多尿症、少尿症、高尿酸血症的患者,以及新生儿、婴儿、幼儿和老年患者。

3. 常规血管造影

(1) 主动脉弓造影 用 50～80 ml 碘普罗胺 300。

(2) 选择性血管造影 用 6～15 ml 碘普罗胺 300。

(3) 胸主动脉造影 用 50～80 ml 碘普罗胺 300 或 370。

(4) 腹主动脉造影 用 40～60 ml 碘普罗胺 300。

4. 动脉造影

(1) 上肢 用 8～12 ml 碘普罗胺 300。

(2) 下肢 用 20～30 ml 碘普罗胺 300。

5. 心血管造影

(1) 心室 用 40～60 ml 碘普罗胺 300。

(2) 冠状动脉内 用 5～8 ml 碘普罗胺 370。

6. 静脉造影

(1) 上肢 用 15～30 ml 碘普罗胺 300。

(2) 下肢 用 30～60 ml 碘普罗胺 300

7. 静脉 DSA 静脉注射 30～60 ml 碘普罗胺 300 或 370(注射速度:肘静脉为 8～12 ml/s,腔静脉为 10～20 ml/s),仅推荐用于躯干大血管的显影。然后立即注射 0.9% 氯化钠注射液以减少静脉内的造影剂量并用于诊断。成人用 30～60 ml 碘普罗胺 300 或 370。

8. 动脉 DSA 可以减少常规血管造影的剂量和浓度用于动脉 DSA。

9. 计算机 X 线体层扫描(CT) 本品应尽可能地静脉注射,最好使用高压注射器。只有使用慢速扫描机时才注射总剂量的一半,然后将剩余的剂量在 2～6 min 内注入以确保相对连续的(尽管不是最大的)血药浓度。

CT 所需的造影剂用量和注射速度取决于检查部位、诊断目的,尤其是所用扫描机的不同扫描及重建影像的时间。

10. 头颅 CT 成人用 1.0～2.0 ml/kg 的碘普罗胺 300 或 1.0～1.5 ml/kg 的碘普罗胺 370。

11. 静脉尿路造影 婴儿肾单位尚未成熟,生理性浓缩功能不足,需要相对较高剂量的造影剂。推荐剂量如下。

(1) 新生儿(<1 个月) 1.2 g 碘/kg,等于 4.0 ml/kg 碘普罗胺 300 或 3.2 ml/kg 碘普罗胺 370。

(2) 婴幼儿(1 个月至 2 岁) 1 g 碘/kg,等于

3.0 ml/kg 碘普罗胺 300 或 2.7 ml/kg 碘普罗胺 370。

（3）儿童（2～11 岁）　0.5 g 碘/kg，等于 1.5 ml/kg 碘普罗胺 300 或 1.4 ml/kg 碘普罗胺 370。

（4）青少年和成人　0.3 g 碘/kg，等于 1.0 ml/kg 碘普罗胺 300 或 0.8 ml/kg 碘普罗胺 370。

12. 关节腔造影和子宫输卵管造影过程中，应通过荧光透视监测造影剂的注射过程。

单次检查的推荐剂量：剂量变化根据患者的年龄、体重和一般状况而定，也依赖于临床情况、检查技术和检查部位。下面所给的剂量仅作为推荐并且代表一个正常成年人的平均剂量：关节腔造影 5～15 ml 碘普罗胺 300 或 370。子宫输卵管造影 10～20 ml 碘普罗胺 300。

13. ERCP　剂量通常依赖于临床情况和需要显影结构的大小。

【用药须知】　1. 不推荐使用小剂量做过敏试验，因为这没有预测价值。此外，过敏试验本身偶尔也会引起严重甚至致命的过敏反应。

2. 本品不能用于脊髓造影或脑室造影。

3. 造影剂应尽可能在患者仰卧时注入血管内。

4. 有明显的肾或心血管功能不全及一般状况很差的患者，必须使用尽可能低的本品剂量。对这些患者，建议检查后监测肾功能至少 3 d。

5. 剂量应依据年龄、体重、临床情况和检查技术来进行调整。

6. 本品有严重过敏反应的可能，用药后应对患者进行观察。如发生过敏反应，应立即停药，如有必要可静脉给药进行抢救。抢救药品和设备及人员应能立即到位。如果患者为急性过敏样反应的高危人群，可在注射本品前给予皮质激素预防过敏反应的发生。

7. 本品可致肾毒性，以肾功能的暂时性损伤为表现，可以发生在血管内给予本品之后。在罕见的病例中可能发生急性肾衰竭。

8. 心脏瓣膜疾病和肺动脉高压的患者使用本品可以引起明显的血流动力学改变。老年患者和以前有心脏病的患者发生缺血性心电图改变和严重心律失常的反应更常见。心力衰竭的患者血管内注射本品可以突发肺水肿。

9. 对于已知或怀疑有甲状腺功能亢进或甲状腺肿的患者，应进行仔细的风险/收益评估，这是因为含碘造影剂有可能在这些人中引起甲状腺功能亢进和甲状腺危象。对于已知或怀疑有甲状腺功能亢进的患者应考虑在给予本品前检测甲状腺功能和（或）预防性应用稳定甲状腺的药物。

10. 有中枢神经系统异常的患者发生神经系统合发症的危险性可能增高。

11. 急性或慢性酒精中毒可以增加血-脑屏障的通透性。这使得本品容易进入脑组织，而可能引发中枢神经系统反应。

12. 嗜铬细胞瘤患者有发生高血压危象的风险，建议预先应用 α 受体拮抗药。

13. 含碘造影剂的使用可以加重重症肌无力的症状。

14. 有报道在曾患自身免疫疾病的患者中发生严重的脉管炎、斯-约综合征。

15. 进行子宫输卵管造影前，必须排除妊娠的可能性。

【制剂】　注射液：①碘普罗胺 240（含碘 240 mg/ml）：12 g/50 ml。②碘普罗胺 300（含碘 300 mg/ml）：6 g/20 ml；15 g/50 ml；30 g/100 ml。③碘普罗胺 370（含碘 370 mg/ml）：18.5 g/50 ml；37 g/100 ml；74 g/200 ml。

【贮藏】　遮光，贮于 30 ℃以下，远离电离辐射。

碘海醇
(iohexol)

别名：碘苯六醇、欧乃派克、Omnipaque
本品含碘 46.4%，为非离子型单体碘造影剂。

【CAS】　66108-95-0

【ATC】　V08AB02

【理化性状】　1. 本品为有吸湿性的白色至灰白色的无臭粉末。极易溶于水和甲醇，几乎不溶于乙醚、三氯甲烷和二氯甲烷。

2. 化学名：N, N'-Bis（2，3-dihydroxypropyl）-5-[N-2, 3-dihydroxypropyl] acetamido]-2, 4, 6-tri-iodoisophthalamide

3. 分子式：$C_{19}H_{26}I_3N_3O_9$

4. 分子量：821.1

5. 结构式

【药理作用】　本品的渗透压较普通离子型造影

剂低,对神经系统毒性较低,故适用于脊髓造影和有造影剂反应患者的造影检查。

【体内过程】　口服不吸收,静脉注射后的分布容积接近于细胞外液,但不通过正常的血-脑屏障。本品几乎不与体内蛋白结合,不在体内被代谢,主要以原药经肾小球滤过排泄,注射给药后 24 h 内几乎接近 100% 被排出。鞘内注射后,药液随脑脊液弥散至中枢神经系统。本品在脑脊液的 $t_{1/2}$ 约为 45 min,数小时内从脑脊液中消除。

【适应证】　广泛用于脊髓造影、尿路造影,也可用于血管造影及 CT 增强扫描。

【不良反应】　1. 常见的不良反应为轻度的感觉异常,如热感或暂时性的金属味觉。腹部不适或疼痛很罕见。

2. 胃肠道反应如恶心、呕吐也很少见。

3. 过敏反应较少见,通常表现为轻度的呼吸道和皮肤反应,如呼吸困难、皮疹、红斑、荨麻疹、瘙痒和血管神经性水肿,可在注射后立即出现也可在几天后出现。严重的反应如喉头水肿、支气管痉挛或肺水肿非常少见。严重甚至毒性的皮肤反应已有报道。过敏样反应可能与剂量和用药途径无关。严重反应的最初症状可能仅是轻微的过敏症状,必须马上停药,必要时应立即通过血管给药进行相应的治疗。

4. 使用 β 受体拮抗药的患者,其过敏反应的症状可能不典型,容易误为迷走神经反应。迷走神经反应可引起低血压和心率过缓,很少见。

5. 可能发生头痛或发热。偶可发热伴寒战。

6. 碘中毒或"碘中毒性腮腺炎"是一种罕见的与使用碘造影剂有关的并发症,表现为腮腺肿胀和触痛,可在检查后持续达 10 d。

7. 鞘内给药可引起头痛、恶心、呕吐、注射部位局部疼痛、颈痛、放射痛、出汗、血压不稳、发热、虚脱、耳鸣、麻痹、癫痫、蛛网膜炎、脑膜炎等不良反应。

8. 淀粉酶水平略有升高比较常见。ERCP 检查后偶可在肾内见到造影剂,此情况提示 ERCP 后胰腺炎的危险性大为增加。也有发生坏死性胰腺炎的个案报道。

9. 口服造影剂偶可发生胃肠道不适。

10. 子宫输卵管造影常有下腹部短暂性轻度疼痛。

11. 关节腔造影后疼痛比较常见。症状明显的关节炎罕见,此种患者应考虑感染性关节炎的可能。

12. 疝造影后疼痛较常见。

【妊娠期安全等级】　B。

【禁忌与慎用】　1. 有严重的甲状腺毒症表现的患者禁用。

2. 对本品有严重过敏史者禁用。

3. 在妊娠的任何时候都应避免 X 射线的照射,所以在考虑对妊娠期妇女使用造影检查时必须慎重权衡利弊。

4. 造影剂在人的乳汁中排出极少,通过胃肠道吸收的量也极少。因此,对婴儿损害的可能性很小。

【药物相互作用】　1. 使用含碘造影剂可能会导致短暂性肾功能不全,可使服用二甲双胍的糖尿病患者发生乳酸性酸中毒。

2. 两周内用白细胞介素-2 治疗的患者其延迟反应的危险性会增加(感冒样症状和皮肤反应)。

3. 所有的碘造影剂都会影响甲状腺功能的测定,甲状腺碘结合能力下降会持续几周。

4. 血清和尿中高浓度的造影剂会影响胆红素、蛋白或无机物(如铁、铜、钙和磷)的实验室测定结果。在使用造影剂的当天不应做这些检查。

【剂量与用法】　1. 脊髓造影　①腰及胸段椎管造影,腰椎穿刺给药 10～15 ml(180 mg/ml),8～12 ml(240 mg/ml)。②颈段椎管造影,腰椎穿刺给药 10～12 ml(240 mg/ml),7～10 ml(300 mg/ml);颈侧面穿刺给药 6～10 ml(240 mg/ml),6～8 ml(300 mg/ml)。③CT 脑池造影,腰椎穿刺给药 5～15 ml(180 mg/ml),4～12 ml(240 mg/ml)。④儿童椎管造影,腰椎穿刺给药:<6 岁,2～8 ml(180 mg/ml);>6 岁,6～12 ml(180 mg/ml)。

2. 尿路造影　成人静脉注射 40～80 ml(300～350 mg/ml);儿童按 2～4 ml/kg(240～300 mg/ml)给药,最大剂量不应超过 40 ml。

3. 动脉造影　穿刺或通过导管注入,各种动脉造影用量取决于检查项目,一般在 10～40 ml(300～350 mg/ml)。

4. 下肢静脉造影　经皮穿刺足背或外侧浅静脉快速注入 20～100 ml(240～300 mg/ml)。

5. 心血管造影　经导管注入每次 30～60 ml(300～350 mg/ml);冠状动脉造影的使用量每次为 4～8 ml(350 mg/ml)。

6. 数字减影动脉造影　动脉内给药每次为 11～15 ml(180～300 mg/ml);静脉内给药每次为 20～60 ml(300～350 mg/ml)。

7. CT 增强扫描　静脉快速注射 50～150 ml(300～350 mg/ml);静脉滴注 100～150 ml(180～240 mg/ml)。

8. 子宫输卵管造影　用导管经子宫颈口导入 15～50 ml(240 mg/ml),15～25 ml(300 mg/ml)。

9. 关节造影　采用关节腔穿刺,注入 5～20 ml

(240 mg/ml),5～15 ml(300 mg/ml)。

【用药须知】 1. 有过敏、哮喘和对含碘制剂有过不良反应者应特别注意。对这些病例可考虑使用预防用药,如皮质激素,组胺 H_1 受体拮抗药等。

2. 使用本品后发生严重不良反应的风险很小。但是,碘造影剂可激发过敏样反应或其他过敏反应的表现。因此,应预先进行急救措施的训练和预备必需的抢救药物和器械以应付可能出现的严重反应。

3. 鉴于过敏试验对非离子型造影剂引起的过敏反应预测的准确性极低,以及试验本身也可能导致严重的过敏反应,因此,不建议采用过敏试验来预测碘过敏。

4. 在整个 X 线检查过程中应始终保持静脉输液通路畅通。

5. 体外试验中,非离子型造影剂对凝血系统的影响较离子型造影剂为轻。在施行血管造影术时,应十分小心在血管内的技术操作,用肝素化的 0.9% 氯化钠注射液灌洗导管以减少与操作技术相关的血栓形成和栓塞。

6. 在用造影剂前后必须保证体内有足够的水分。这一点尤其适合患有多发性骨髓瘤、糖尿病、肾功能不全的患者及婴幼儿和老年人。小于 1 岁的婴儿,特别是新生儿易引起电解质紊乱和血流动力学失调。对有严重心脏病和肺动脉高压的患者应特别注意。因为他们易发展为血流动力学失调和心律失常。

7. 急性脑病、脑瘤或有癫痫病史的患者要预防癫痫发作并需特别的注意。酗酒和吸毒者其癫痫发作和神经系统反应危险性大为增加。少数患者在椎管造影后发生短暂性听力丧失或耳聋,这可能是腰穿后脑脊液压力下降所致。

8. 为预防使用造影剂后的急性肾衰竭,对已有肾功能不全和糖尿病的患者需要特别注意,因为他们的危险性较大。异型球蛋白血症(多发性骨髓瘤病和 Waldenstrom 巨球蛋白血症)的患者危险性也较大。

9. 为防止乳酸性酸中毒,在对使用二甲双胍的糖尿病患者血管内注射含碘造影剂前,必须测定血清肌酐水平。对于血清肌酐或肾功能正常的患者,在注射造影剂时必须停用二甲双胍并在 48 h 内不能恢复用药,或直至肾功能或血清肌酐达正常值。对于血清肌酐或肾功能不正常的患者,必须停用二甲双胍并将使用本品检查推迟至 48 h 后。只有在肾功能或血清肌酐水平恒定后才能恢复二甲双胍的用药。对有些肾功能不正常或

未知的急救病例,医师必须评估使用造影剂检查的利弊,并需采取预防措施,包括停用二甲双胍、给患者充足的水、监测肾功能和仔细观察乳酸性酸中毒的症状。

10. 使用本品存在发生暂时性肝功能异常的潜在风险。重度肝、肾功能不全的患者需特别注意,因为这些患者清除造影剂的时间明显延长。血透的患者在接受造影剂检查后应立即进行血液透析。

11. 含碘造影剂可加重重症肌无力的症状。嗜铬细胞瘤患者在介入治疗时应给予预防高血压危象的 α 受体拮抗药。甲状腺功能亢进患者也需特别注意。多发结节性甲状腺肿的患者在使用碘造影剂后有发展成甲状腺功能亢进的可能。应清楚地认识到早产儿在使用造影剂后有短暂性甲状腺功能减退的可能。

12. 造影剂外渗时偶然会引起局部的疼痛和水肿,它们会逐渐消退,不留后遗症。不过,偶可见发生炎症甚至组织坏死的病例。常规处理方法为抬高患肢和局部冷敷。一旦发生隔室综合征需手术减压。

13. 使用造影剂后的患者应至少观察 30 min 以上,因为大多数的严重不良反应都发生在这段时间。不过,仍有发生延迟反应的可能。

14. 在椎管造影后,患者应休息 1 h,头、胸抬高 20°。然后可小心下床行走但不要弯腰。如仍躺在床上,应保持头胸抬高位 6 h。对癫痫发作阈较低的患者在此期间应密切观察。门诊患者最初的 24 h 内不能独处。

15. 在椎管内注射后 24 h 内不应驾驶和操作机器。

【制剂】 注射液:①2.7 g/15 ml(含碘 180 mg/ml)。②4.8 g/20 ml(含碘 240 mg/ml)。③30 g/100 ml(含碘 300 mg/ml)。④35 g/100 ml(含碘 350 mg/ml)。

【贮藏】 遮光,贮于 15～30 ℃。

碘佛醇
(ioversol)

别名:安射力、Optiray
本品为非离子型单体碘造影剂。
【CAS】 87771-40-2
【ATC】 V08AB07
【理化性状】 1. 本品为细小的白色非结晶状粉,无臭,易溶于水。

2. 化学名:1-N,3-N-Bis(2,3-dihydroxypropyl)-

5-[2-hydroxy-*N*-(2-hydroxyethyl)acetamido]-2,4,6-triiodobenzene-1,3-dicarboxamide

3. 分子式：$C_{18}H_{24}I_3N_3O_9$

4. 分子量：807.11

5. 结构式

【药理作用】　本品通过放射线有效性的增加而增强扫描。密度增强的程度与注射剂量中的含碘量直接相关。

【体内过程】　1. 静脉注射后，本品的药动学为开放的二室模型，按一级动力学消除（快速的药物分布 α 相和较缓的药物消除 β 相）。$t_{1/2}$ 为 1.5 h，并无证据显示不同的剂量有不同的排泄率。

2. 本品主要通过肾排泄。肾功能障碍患者的排泄 $t_{1/2}$ 会延长。肾功能正常时，使用 50 ml 剂量后的平均尿排泄 $t_{1/2}$ 为 118 min（105～156 min），使用 150 ml 剂量后的平均尿排泄 $t_{1/2}$ 为 105 min（74～141 min）。给药 2 h 后，尿中药物浓度达峰值，24 h 后排泄超过 95％ 的注射剂量，随粪便排除可忽略不计。

3. 本品不与血浆蛋白结合，无明显的代谢、去离子作用或生物转化。本品可能通过简单扩散通过胎盘屏障。经静脉注入本品后，造影剂流经的血管将变成不透 X 光，内部组织从而可在 X 线上显影，直至发生明显的血液稀释。

【适应证】　1. 用于心血管系统的血管造影，适用范围包括脑动脉、冠状动脉、外周动脉、内脏和肾动脉造影、静脉造影、主动脉造影和左心室造影。

2. 用于头部和体部 CT 增强扫描及静脉排泄性尿路造影。

【不良反应】　1. 心血管系统　少见心绞痛、低血压、血压波动、冠脉痉挛、心动过缓、传导阻滞、高血压、一过性心律不齐、假性动脉瘤。

2. 消化系统　常见恶心；少见呕吐、口干。

3. 神经系统　常见头痛；少见脑梗死、视物模糊、头晕、幻视、血管迷走神经性反应、定向障碍、感觉异常、言语困难、晕厥、肌肉痉挛。

4. 呼吸系统　少见喉头水肿、肺水肿、打喷嚏、鼻塞、咳嗽、气喘、低氧血症。

5. 皮肤　少见眶周水肿、荨麻疹、瘙痒、面部水肿、潮红、红斑。

6. 其他　少见血肿、寒战、味觉改变、全身疼痛、发热、尿频、尿潴留。

【妊娠期安全等级】　B。

【禁忌与慎用】　1. 甲状腺疾病患者、对本品有严重反应的既往史者禁用。

2. 对本品有严重过敏史者禁用。

3. 在妊娠的任何时候都应避免 X 射线的照射，所以在考虑对妊娠期妇女使用造影检查时必须慎重权衡利弊。

4. 尚未明确本品是否可经乳汁分泌，哺乳期妇女使用时应暂停哺乳。

【药物相互作用】　参见碘海醇。

【剂量与用法】　1. 脑血管造影　普通颈动脉或椎动脉造影的成人剂量为 2～12 ml（可用含碘 240、300 或 320 mg/ml 的注射液），如必要，可重复注射，主动脉弓注射同时显影 4 根血管需 20～50 ml。总剂量通常不超过 200 ml。

2. 外周血管造影　通常各种外周动脉造影的一般成人剂量为：主动脉、髂动脉及以下分支 60 ml（20～90 ml）（可用含碘 300、320 或 350 mg/ml 的注射液）；髂总动脉、股动脉 40 ml（10～50 ml）；锁骨下动脉、肱动脉 20 ml（15～30 ml）。必要时可重复注射，通常总剂量不超过 250 ml。

3. 主动脉和各种内脏动脉的一般注射剂量　主动脉 45 ml（10～80 ml）（可用含碘 320 mg/ml 的注射液）；腹动脉 45 ml（12～60 ml）；肠系膜上动脉 45 ml（15～60 ml）；肾动脉或肠系膜下动脉 9 ml（6～15 ml）。如需要，可重复注射。通常总剂量不超过 250 ml。

4. 冠状动脉造影和左心室造影的单次注射剂量　左冠状动脉 8 ml（2～10 ml）（可用含碘 320 或 350 mg/ml 的注射液）；右冠状动脉 6 ml（1～10 ml）；左室造影 40 ml（30～50 ml）。必要时可重复注射，总剂量通常不超过 250 ml。

5. 儿童心血管造影　一般单次心室注射本品剂量为 1.25 ml/kg（1～1.5 ml/kg）（可用含碘 320 或 350 mg/ml 的注射液），给予多次注射时，总剂量不超过 5 ml/kg，总量不超过 250 ml。

6. 静脉造影　通常剂量为 50～100 ml（可用含碘 240、300、320 或 350 mg/ml 的注射剂），根据情况有所增减。

7. CT 增强扫描（可用含碘 240、300、320 或

350 mg/ml 的注射液)。

(1) 头部　本品的一般剂量为 50～150 ml,扫描通常在静脉注入后立即进行。本品的剂量通常不超过 150 ml。建议儿童使用本品的剂量为 1～3 ml/kg 体重。

(2) 体部　本品快速注射 25～75 ml,静脉滴注 50～150 ml。本品的剂量通常不超过 150 ml。儿童建议使用本品剂量为 1～3 ml/kg 体重,一般剂量为 2 ml/kg 体重。

8. 动脉数字减影血管造影　根据扫描部位的不同,一次注射剂量通常为 30～50 ml(可用含碘 160 mg/ml 的注射液)。必要时可重复。总剂量不得超过 250 ml。

9. 静脉数字减影血管造影　根据扫描部位的不同,一次注射剂量通常为 30～50 ml(可用含碘 350 mg/ml 的注射液)。必要时可重复。总剂量不得超过 250 ml。

10. 静脉排泄性尿路造影　常规排泄性尿路造影的常用剂量为 15～20 ml/kg(可用含碘 240、300、320 或 350 mg/ml 的注射液)。当认为使用常规剂量不能得到预期结果时(如老年患者或肾功能不全患者)则可使用高剂量造影剂以获得更好的造影效果。但最高剂量不得超过 150 ml。儿童,0.5～3 ml/kg 体重的本品可使尿路显影满足诊断要求。一般儿童剂量为 1～1.5 ml/kg。婴儿和儿童剂量应根据年龄和体重比例调整。给予的总剂量不应超过 3 ml/kg。

【用药须知】　参见碘海醇用药须知 1～13 项。

【制剂】　注射液:①(含碘 160 mg/ml):2.4 g/15 ml; 3.2 g/20 ml; 4.8 g/30 ml; 8 g/50 ml。② (含碘 240 mg/ml):12 g/50 ml; 24 g/100 ml; 36 g/150 ml; 48 g/200 ml。③(含碘 300 mg/ml):15 g/50 ml; 30 g/100 ml; 45 g/150 ml; 60 g/200 ml。④(含碘 320 mg/ml):6.4 g/20 ml; 9.6 g/30 ml; 16 g/50 ml; 24 g/75 ml; 32 g/100 ml; 48 g/150 ml; 64 g/200 ml。⑤(含碘 350 mg/ml):17.5 g/50 ml; 35 g/100 ml; 43.75 g/125 ml;52.5 g/150 ml;70 g/200 ml。

【贮藏】　遮光贮存。

碘帕醇
(iopamidol)

别名:碘异肽醇、碘必乐、Iopamiro、Niopam
本品含碘 49%,为非离子型单体碘造影剂。

【CAS】　60166-93-0;62883-00-5

【ATC】　V08AB04

【理化性状】　1. 本品为类白色或白色粉末。易溶于水,几乎不溶于乙醇和二氯甲烷,极微溶于

甲醇。

2. 化学名:(S)-N,N'-Bis[2-hydroxy-1-(hydroxy-methyl)ethyl]-2,4,6-triiodo-5-lactamidoisophthalamide

3. 分子式:$C_{17}H_{22}I_3N_3O_8$

4. 分子量:777.1

5. 结构式

【药理作用】　本品因其渗透压低,适用于脊髓造影和有造影剂反应高危因素患者的造影检查。

【体内过程】　经静脉注射后,扩散速度慢于泛影葡胺,但仍能很快从血浆扩散至细胞间隙,几乎不与蛋白结合,本品以原药从肾小球滤出,排泄速率较碘海醇快,因此,尿路造影的图像更佳。本品鞘内给药的药动学特征与碘海醇相似。

【适应证】　同碘海醇。其中本品 370 mg/ml 可代替碘海醇 350,200 mg/ml 可代替碘海醇 180。

【不良反应】【禁忌与慎用】【药物相互作用】【用药须知】　参见碘海醇。

【剂量与用法】　根据检查项目和给药途径,可采用含有本品 26.1%～75.5% 的溶液(等于 128～370 mg/ml 碘)。

【制剂】　注射液:①(含碘 200 mg/ml):2 g/10 ml。②(含碘 300 mg/ml):3 g/10 ml; 30 g/100 ml。③(含碘 370 mg/ml):18.5 g/50 ml; 37 g/100 ml。

【贮藏】　遮光贮存于 15～30 ℃。

碘曲仑
(iotrolan)

别名:伊索显 300、Isovist 300
本品含碘 46.8%,为第一个非离子型二聚体碘造影剂。

【CAS】　79770-24-4

【ATC】　V08AB06

【理化性状】　1. 本品为有吸湿性的白色或微带黄色的粉末。极易溶于水,易溶于二甲亚砜,几乎不溶于乙醇。

2. 化学名:N,N',N'',N'''-Terakis(2,3-dihydroxy-1-hydroxymethyl-propyl)-2,2',4,4',6,6'-hexaiodo-5,5'-(N,N'-dimethylmalonyl-di-imino)

di-isophthalamide

3. 分子式: $C_{37}H_{48}I_6N_6O_{18}$

4. 分子量: 1626.2

5. 结构式

【药理作用】 本品的渗透压几乎与血浆、脑脊液相等;其高度亲水性的大侧链可使其毒副作用降低到极小程度。因其不带电荷,神经组织对本品的耐受性极佳。

【体内过程】 本品口服后不吸收。血管内给药和鞘内给药的药代动力学特征与碘海醇相似。蛋白结合率仅<3%。静脉给药后几乎均匀分布于细胞外液中,24 h 尿排出率近 100%。本品基本不抑制酶系,也不降低血清补体活性。鞘内给药后,药物缓慢扩散至血液,血药浓度平均为给药量的 6%,1~2 h 达高峰,$t_{1/2}$ 为 4 h。3 d 后 90% 用量随尿液排出,1% 随粪便排出。

【适应证】 主要用于椎管造影、脑室造影及各种瘘管腔道造影。

【不良反应】 1. 本品的不良反应极为轻微,偶尔可出现轻度头痛、恶心、呕吐。

2. 极少数患者可发生轻微的肌肉紧张或功能异常,这种症状的发生率并不高于单纯进行腰椎穿刺的患者。

【妊娠期安全等级】 B。

【禁忌与慎用】 1. 明显的甲状腺功能亢进者禁用。

2. 妊娠期和急性盆腔炎患者禁行子宫输卵管造影。

3. 脑性抽搐为蛛网膜下隙造影的相对禁忌证。如有必要做此检查,应事先将抗惊厥的设备和药品备好。由于精神抑制药和抗抑郁药可降低癫痫发作阈值,故应在检查前 48 h 停用。因嗜酒者和吸毒者可能有类似情况,应加以注意。

【药物相互作用】 1. 使用含碘造影剂可能会导致短暂性肾功能不全,可使服用二甲双胍的糖尿病患者发生乳酸性酸中毒。

2. 两周内用白细胞介素-2 治疗的患者其延迟反应的危险性会增加(感冒样症状和皮肤反应)。

3. 所有的碘造影剂都会影响甲状腺功能的测定,甲状腺碘结合能力下降会持续几周。

【剂量与用法】 1. 胸腰段椎管造影 腰椎穿刺给药,7~12 ml(240 mg/ml)。

2. 胸段椎管造影 腰椎穿刺给药,10~15 ml(240 mg/ml)、8~12 ml(300 mg/ml)。

3. 全椎管造影 腰椎穿刺给药,10~15 ml(300 mg/ml)。

4. 颈段椎管造影 颈部穿刺给药,8~12 ml(240 mg/ml)、7~10 ml(300 mg/ml)。

5. 脑室造影 腰椎穿刺给药,3~5 ml(240~300 mg/ml)。

6. CT 脑池造影 腰椎穿刺给药,4~12 ml(240 mg/ml)。

7. 关节造影 腰椎穿刺给药,2~15 ml(240~300 mg/ml)。

8. 子宫输卵管造影 导管经子宫颈口导入,7~25 ml(240~300 mg/ml)。

【用药须知】 1. 如发生抽搐,应立即缓慢静脉注射地西泮 10 mg,抽搐停止后 20~30 min 肌内注射苯巴比妥 0.2 g 以防止复发。当出现反射亢进或肌肉颤抖时应立即静脉注射地西泮。其快速的作用可预防严重颤抖发生。

2. 经验表明,有过敏体质者较易发生过敏反应,也不能排除发生包括休克在内的过敏反应,但只要按适应证选择病例,过敏反应罕见。为能及时处理紧急情况,应准备好适当的药物、气管内插管及呼吸机。

3. 对含碘造影剂过敏者、隐匿性甲状腺功能亢进者和甲状腺结节患者使用本品应慎重。

【制剂】 注射液:①2.4 g/10 ml(含碘 240 mg/ml)。②3 g/10 ml(含碘 300 mg/ml)。

【贮藏】 遮光贮存。

碘克沙醇
(iodixanol)

别名: Visipaque

【CAS】 92339-11-2

【ATC】 V08AB09

【理化性状】 1. 本品为无臭有吸湿性的白色至米白色的无定形粉末。

2. 化学名:5,5'-[2-Hydroxytrimethylene)bis(acetylimino)]bis[N,N'-bis(2,3-dihydroxypropyl)-2,4,6-triiodoisophthalamide]

3. 分子式: $C_{35}H_{44}I_6N_6O_{15}$

4. 分子量:1550.2

5. 结构式

【药理作用】　本品含碘量 49.1% 为新型非离子型二聚体碘造影剂。

【体内过程】　本品在体内快速分布,平均分布 $t_{1/2}$ 约为 21 min。表观分布容积与细胞外液量(0.26 L/kg 体重)相同,这表明本品仅分布在细胞外液。平均排泄 $t_{1/2}$ 约为 2 h。本品主要由肾小球滤过,经肾排泄。健康志愿者经静脉注射后,约 80% 的注射量在 4 h 内以原形从尿液中排出,97% 在 24 h 内排出。只有约 1.2% 的注射量在 72 h 内从粪便中排泄。最大尿药浓度在注射后约 1 h 内出现。

【适应证】　适用于椎管内造影、心脑血管造影、尿路造影。

【不良反应】　1. 常见的不良反应为轻度的感觉异常,如热感或冷感。外周血管造影常会引起热感,而远端疼痛偶尔发生。

2. 腹部不适或疼痛非常罕见,胃肠道反应如恶心、呕吐也很少见。

3. 偶有过敏反应,通常表现为轻度的呼吸道和皮肤反应,如呼吸困难、皮疹、红斑、荨麻疹、瘙痒和血管神经性水肿,可在注射后立即出现也可在几天后出现。可能发生低血压或发热。曾有报道发生严重甚至毒性皮肤反应。严重的反应如喉头水肿、支气管痉挛或肺水肿和过敏样休克非常罕见。

4. 过敏样反应的发生与剂量和用药途径无关,严重反应的最初症状可能仅是轻微的过敏症状,必须马上停药,必要时应立即通过静脉给药进行相应的治疗。使用 β 受体拮抗药的患者其过敏反应的症状可能不典型,容易误为迷走神经反应。迷走神经反应可引起低血压和心动过缓,但很少见。

5. 碘中毒或"碘中毒性腮腺炎"是一种罕见的与使用含碘造影剂有关的并发症,表现为腮腺的肿胀和触痛,可持续至检查后 10 d。

6. 短暂性肌酐上升也很常见,但通常无临床意义。肾衰竭非常罕见,不过在高危患者组有致死病例的报道。

7. 冠状动脉、脑或肾动脉注射后会引起动脉痉挛并导致局部缺血。

8. 神经系统反应非常罕见,可表现为头痛、眩晕、癫痫发作或短暂性运动或感觉障碍。偶可在随访的 CT 扫描时见到造影剂通过血-脑屏障为脑皮质摄取,有时可伴短暂性意识模糊或皮质盲。

9. 心脏并发症如心律失常、心功能减退或心肌缺血都很少见。

10. 可能会发生高血压。

11. 静脉造影后的血栓性静脉炎和静脉内血栓形成很少见。曾有极个别关节痛的病例报道。

【禁忌与慎用】　1. 未经控制的甲状腺功能亢进患者及既往对本品有严重不良反应史的患者禁用。

2. 在妊娠的任何时候都应避免射线的照射,所以无论使用造影剂与否,在对妊娠期妇女进行 X 线检查前必须慎重权衡利弊。本品不应用于妊娠期妇女,除非利大于弊。

3. 尚未明确本品是否经乳汁分泌,使用本品前应停止母乳喂养,并持续到至少 24 h 后。

【剂量与用法】　1. 动脉内使用

(1) 动脉造影　①选择性脑动脉造影:浓度为 270 或 320 mg/ml,用量为一次注射 5～10 ml。②选择性脑动脉 DSA:浓度为 150 mg/ml,用量为一次注射 5～10 ml。③主动脉造影:浓度为 270 或 320 mg/ml,用量为一次注射 40～60 ml。④外周动脉造影:浓度为 270 或 320 mg/ml,用量为一次注射 30～60 ml。⑤外周动脉 DSA:浓度为 150 mg/ml,用量为一次注射 30～60 ml。⑥选择性内脏动脉 DSA:浓度为 270 mg/ml,用量为一次注射 10～40 ml。

(2) 心血管造影　①左心室与主动脉根注射:浓度为 320 mg/ml,用量为一次注射 30～60 ml。②选择性冠状动脉造影:浓度为 320 mg/ml,用量为一次注射 40～80 ml。③儿童:浓度为 270 mg/ml 或 320 mg/ml,用量应根据年龄、体重和病理情况确定,推荐最大总剂量为 10 ml/kg。

2. 静脉内使用

(1) 尿路造影　①成人:浓度为 270 mg/ml 或 320 mg/ml,用量为 40～80 ml。②儿童<7 kg:浓度为 270 mg/ml 或 320 mg/ml,用量为 2～4 ml/kg。③儿童>7 kg:浓度为 270 mg/ml 或 320 mg/ml,用量为 2～3 ml/kg。④儿童所有剂量均根据年龄、体重及病理情况调整(最大剂量为 50 ml)。

(2) 静脉造影　浓度为 270 mg/ml 或 320 mg/ml,用量为 50～150 ml。

(3) CT 增强　①成人:头部 CT 的浓度为 270 mg/ml 或 320 mg/ml,用量为 50～150 ml。②成人:体部 CT 的浓度为 270 mg/ml 或 320 mg/ml,用

量为 75～150 ml。③儿童：头、体部 CT 的浓度为 270 mg/ml 或 320 mg/ml，用量为 2～3 ml/kg，可达到 50 ml（少数病例可至 150 ml）。

【用药须知】　参见碘海醇。

【制剂】　注射液：①（含碘 150 mg/ml）：7.5 g/50 ml；30 g/200 ml。②（含碘 270 mg/ml）：5.4 g/20 ml；13.5 g/150 ml；27 g/100 ml。③（含碘 320 mg/ml）：6.4 g/20 ml；；16 g/50 ml；32 g/100 ml。

【贮藏】　遮光贮存。

碘克沙酸
(ioxaglic acid)

【CAS】　59017-64-0

【ATC】　V08AB03

【理化性状】　1. 本品为有吸湿性的类白色或白色粉末。几乎不溶于水和二氯甲烷，微溶于乙醇，可溶于稀碱溶液。

2. 化学名：N-(2-Hydroxyethyl)-2,4,6-tri-iodo-5-[2′,4′,6′-tri-iodo-3′-(N-methylamido)-5′-methylcarbamoylhippuramido]isophthalamic acid

3. 分子式：$C_{24}H_{21}I_6N_5O_8$

4. 分子量：1268.9

5. 结构式

碘克沙酸葡胺
(meglumine ioxaglate)

别名：Hexabrix

本品含碘约 52%。

【CAS】　59018-13-2

【理化性状】　1. 分子式：$C_{24}H_{21}I_6N_5O_8 \cdot C_7H_{17}NO_5$

2. 分子量：1464.1

碘克沙酸钠
(sodium ioxaglate)

【CAS】　67992-58-9

【理化性状】　1. 分子式：$C_{24}H_{20}I_6N_5NaO_8$

2. 分子量：1290.9

【药理作用】【不良反应】　参见泛影葡胺。

【体内过程】　经血管给药后，碘克沙盐迅速分布到整个细胞外液中。其蛋白结合率很低。约有 90% 用量中的原药于 24 h 内随尿液排出。消除 $t_{1/2}$ 约 90 min，肾功能损伤消除 $t_{1/2}$ 可见延长。碘克沙盐可通过胎盘，并被分布进入乳汁。血透和腹透均可消除本品。

【适应证】　可用于血管造影、关节腔造影、子宫输卵管造影和泌尿系造影，还用于 CT 增强扫描。

【剂量与用法】　根据给药途径和检查项目确定使用本品的剂量和浓度，常用含有 39.3% 的碘克沙葡和 19.65% 碘克沙酸钠溶液（相当于 320 mg/ml 碘）或 24.56% 的碘克沙葡和碘克沙酸钠 12.28% 溶液（相当于 200 mg/ml 碘）。

【用药须知】　参见泛影葡胺。

【制剂】　复方碘克沙葡胺注射液：①含 39.30% 碘克沙葡胺和 19.65% 碘克沙酸钠。②含 24.56% 碘克沙葡胺和 12.28% 碘克沙酸钠。

【贮藏】　遮光贮存。

甲泛影酸
(metrizoic acid)

【CAS】　1949-45-7

【ATC】　V08AA02

【理化性状】　1. 化学名：3-(Acetylamino)-5-[acetyl(methyl)amino]-2,4,6-triiodobenzoic acid

2. 分子式：$C_{12}H_{11}I_3N_2O_4$

3. 分子量：627.94

4. 结构式

甲泛葡胺
(metrizamide)

别名：室椎影、阿米派克、Amipasque、Meteizamide

【CAS】　31112-62-6

【理化性状】　1. 化学名：3-Acetamido-2,4,6-triiodo-5-(N-methylacetamido)-N-[(3R,4R,5S,6R)-2,4,5-trihydroxy-6-(hydroxymethyl)oxan-3-yl]benzamide

2. 分子式：$C_{18}H_{22}I_3N_3O_8$

3. 分子量：789.1

4. 结构式

甲泛影酸钠
(sodium metrizoate)

〖CAS〗 7225-61-8

〖理化性状〗 1. 分子式：$C_{12}H_{10}I_3N_2NaO_4$

2. 分子量：649.92

【药理作用】 本品特点为渗透压低且无钠离子影响。其36％溶液（含碘17％）与脑脊液等渗，60％溶液（含碘28％）的渗透压约为脑脊液的1.6倍，约为同浓度泛影葡胺的1/3。因此，本品对血-脑屏障及神经组织的损害较小，毒性低。适用于神经系统造影。

【体内过程】 鞘内给药后能迅速进入脑脊液和中枢神经系统。数小时内大部分药物从中枢神经系统消除。进入血液后主要随尿液排出。肾功能正常者在48 h内至少随尿液排出60％。极少量药物通过胆汁分泌排出。本品几乎不与血浆蛋白结合。

【适应证】 可用于蛛网膜下隙造影、脑室造影、脑池造影和冠状动脉造影。

【不良反应】 1. 常见不良反应为头痛，在用药后3～8 h出现，持续数小时到2 d，脱水状态下较易发生严重头痛，常伴恶心、呕吐。恶心、呕吐在用药后3～8 h出现，持续数小时到1 d，少数病例呕吐频繁，并可持续2～3 d，需要对症处理，但应用吩噻嗪类止吐药可能诱发癫痫发作。

2. 少见不良反应包括发热（一般轻到中度）、颈项强直（脑脊膜刺激引起）、腰臀部疼痛、原有神经症状加重、视物障碍、眩晕、精神错乱、幻觉、耳鸣、语言障碍、战栗和不安等。

3. 严重不良反应如癫痫发作，较少发生，多出现在用药后4～12 h，既往有癫痫病史者，用药过量和在用本品同时使用吩噻嗪类止吐药或其他可降低癫痫发作阈值的药物者较易发生。大量本品不慎进入颅腔而引起的癫痫可在给药后2 h内即发生。癫痫发作者应及时进行抗癫痫治疗，如肌内注射或慢速静脉滴注地西泮10 mg。癫痫发作虽已停止，但未给予治疗者在20～30 min内仍应给予预防性治疗，以防复发。

4. 本品血管内给药可引起下列反应。

（1）热感、皮肤潮红较常见。

（2）恶心、呕吐、荨麻疹、鼻塞、流涕、颜面肿胀、胸闷、呼吸困难、喘鸣、心律失常、血压下降等反应可能是严重过敏反应的先兆，应严密观察和及时处理。

（3）有报道使用本品后数分钟内出现心脏停搏或休克。

5. 冠状动脉内注药可出现 P-R 间期轻度延长、血压下降等，一般无临床意义，严重不良反应较少发生。

6. 周围血管内注药常出现热感，可能有轻度疼痛，静脉造影后个别病例形成血栓。

【禁忌与慎用】 1. 对本品过敏者禁用。有哮喘史或其他过敏性疾病者，严重肝、肾疾病或重度肾功能不全，存在失水情况者（尤其在糖尿病、严重血管疾病、肝或肾疾病、婴幼儿和老年人中易引起急性肾衰竭，鞘内给药时易发生头痛等症状）慎用。

2. 慢性酒精中毒、严重心血管疾病、脑血管疾病、有癫痫发作史者（易致癫痫发作，为相对禁忌证，必须使用本品检查时应先用地西泮或其他抗癫痫药物预防）、多发性硬化等在鞘内给药时慎用。

3. 严重高血压、心脏代偿功能不全、甲状腺功能亢进、多发性骨髓瘤、嗜铬细胞瘤、镰状细胞病等在血管内给药时慎用。

4. 本品在蛛网膜下隙内常规给药后2 d内可在乳汁中发现，哺乳期妇女使用时应权衡利弊。

5. 老年人及婴、幼儿使用本品易引起或加重脱水，应用前应充分补足水分。

【药物相互作用】 1. 与金刚烷胺、苯丙胺、咖啡因、哌甲酯（利他林）、呋喃唑酮、丙卡巴肼及吩噻嗪类药合用，可使癫痫发作的阈值降低，增加癫痫的危险，宜在使用本品前48 h及使用本品后24 h内停用。

2. 鞘内注射糖皮质激素类药品可能增加发生蛛网膜炎的危险。禁与其他药物配伍使用。

【剂量与用法】 1. 椎管内蛛网膜下隙造影

（1）腰段 腰椎穿刺注入，使用含碘170～190 mg/ml的溶液。成人10～15 ml；小儿2个月以下2～3 ml，2个月至2岁2～4 ml，3～7岁4～8 ml，8～12岁7～9 ml，13～18岁8～10 ml。

（2）胸段 腰椎穿刺注入，成人12 ml（含碘200～220 mg/ml）；小儿使用含碘170～190 mg/ml的溶液，用量同腰段造影。

（3）颈段

①腰椎穿刺注入：成人10 ml（含碘250～300 mg/ml）；小儿2个月以下2～3 ml，2个月至2岁2～4 ml（含碘170～210 mg/ml），3～7岁4～8 ml（含碘170～210 mg/ml），8～12岁7～9 ml（含碘170～230 mg/ml），13～18岁8～10 ml（含碘170～230 mg/ml）。

②经颈1/2侧路穿刺注入：成人7～10 ml（含碘

220 mg/ml);8 岁以下小儿酌情选用,8~18 岁 3~5 ml(含碘 200~220 mg/ml)。

③经小脑延髓池穿刺注入:成人 5 ml(含碘 300 mg/ml)。

2. 脑池造影 经腰椎穿刺注入,使用含碘 170~190 mg/ml 的溶液,小儿 2 个月至 2 岁 2~3 ml,3~7 岁 3~5 ml,8~12 岁 5~6 ml。

3. CT 脑池扫描增强 经腰椎穿刺注入,使用含碘 170~190 mg/ml 的溶液,成人 4~6 ml;小儿 3 岁以下酌情选用,3~18 岁 3~5 ml。

4. 脑室造影 经腰椎穿刺注入,2 岁以下儿童 2~3 ml(含碘 170~220 mg/ml)。直接穿刺注入,2 岁以下 2~3 ml,3~12 岁 2~4 ml(含碘 170~220 mg/ml),13 岁~18 岁 2~5 ml(含碘 190~220 mg/ml)。

5. CT 脑室扫描增强 经腰椎穿刺注入,使用含碘 170~220 mg/ml 的溶液,3~7 岁 3 ml。直接穿刺注入,2 岁以下 2 ml,3~7 岁 3 ml。

6. 心血管造影 小儿按体重 1.5 ml/kg(含碘 370 mg/ml)。

7. 冠状动脉造影 成人一次 6~8 ml(含碘 370 mg/ml)。

8. 脑血管造影 成人一次 5~10 ml(含碘 300 mg/ml)。

【用药须知】 1. 本品给药浓度以每 1 ml 内含碘量表示。

2. 检查室内须备有急救用的药品和器材。在给药时和给药后数小时内要严密观察患者反应,并及时给予处理。

3. 在注射本品前宜口服或静脉补充液体。鞘内给药的各种造影应在给药前 2 h 内禁食,但可饮水。

4. 有癫痫史而未用抗癫痫药治疗者,在造影前可给予巴比妥类药物或苯妥英钠预防发作,正在治疗者应继续用药。

5. 本品注入蛛网膜下隙后浓度迅速下降,造影操作必须熟练、迅速而稳妥,超过 30 min 摄片将因造影剂浓度过低而不能满足临床诊断要求。

6. 胸段以上椎管内蛛网膜下隙造影应在透视监视下注药,并调整体位,以控制造影剂流向和充盈平面,并尽量避免造影剂流入颅内。

7. 蛛网膜下隙造影后应取坐位数分钟,使造影剂沉降在腰骶段,以后保持头高足低位卧床 6 h,并静卧休息 24 h。术后 12 h 内应严密观察。对疑有高浓度药液进入颅内者或超限量应用后可给予苯巴比妥或地西泮预防癫痫。

【制剂】 注射剂(粉):3.75 g,另附 0.005%碳酸氢钠注射液作为溶剂。

【贮藏】 遮光贮存。

碘达胺
(iodamide)

【CAS】 440-58-4

【ATC】 V08AA03

【理化性状】 1. 化学名:3-Acetamido-5-(acetamidomethyl)-2,4,6-triiodobenzoic acid

2. 分子式:$C_{12}H_{11}I_3N_2O_4$

3. 分子量:627.94

4. 结构式

【简介】 本品为含碘造影剂。

碘羟拉酸
(ioxitalamic acid)

别名:台利显、Telebrix

【ATC】 V08AA05

【理化性状】 1. 化学名:3-Acetamido-5-[(2-hydroxyethyl)carbamoyl]-2,4,6-triiodobenzoic acid

2. 分子式:$C_{12}H_{11}I_3N_2O_5$

3. 分子量:643.94

4. 结构式

【简介】 本品为水溶性造影剂,作用与泛影酸相近。临床用碘羟拉酸葡胺,用于尿路造影,除大脑动脉外的血管造影、CT 扫描。甲状腺功能亢进、重度肝肾功能损害、活动性肺结核及对含碘造影剂过敏患者禁用,禁用于骶椎骨造影。可有恶心、呕吐、流涎、眩晕、潮红、肌颤、荨麻疹等反应。尿路造影,1 ml/kg;血管造影,各部位血管所需剂量不同,重复注射最大剂量为 4.5 ml/kg,一次不超过 100 ml。注射剂:含碘量 38%,20 ml;40 ml;100 ml;200 ml。

碘格利酸

（ioglicic acid）

【CAS】49755-67-1

【ATC】V08AA06

【理化性状】　1. 化学名：3-Acetamido-2,4,6-triiodo-5-{[（methylcarbamoyl）methyl］carbamoyl}benzoic acid

2. 分子式：$C_{13}H_{12}I_3N_3O_5$

3. 分子量：670.96

4. 结构式

【简介】　本品为水溶性造影剂，作用与泛影酸相近。

醋碘苯酸

（acetrizoic acid）

别名：乙碘苯酸

【CAS】85-36-9

【ATC】V08AA07

【理化性状】　1. 化学名：3-Acetamido-2,4,6-triiodobenzoic acid

2. 分子式：$C_9H_6I_3NO_3$

3. 分子量：556.86

4. 结构式

【简介】　本品为水溶性含碘造影剂，临床用其钠盐。用于静脉尿路造影，心脏大血管造影及周围血管造影。具有毒性小、黏度低、显影效果好的特点。尿路造影，用30%的本品25 ml；周围血管造影用30%或70%的本品，10～25 ml；关节内造影，用30%的本品3～5 ml。高浓度快速注射时，对神经系统毒性较大，用于脑室造影，不良反应和并发症较多见。注射液：碘含量30%，25 ml；碘含量70%，25 ml。

碘甲磺钠

（methiodal sodium）

【CAS】126-31-8

【ATC】V08AA09

【理化性状】　1. 化学名：Sodium iodomethane sulfonate

2. 分子式：CH_2INaO_3S

3. 分子量：243.98

4. 结构式

【简介】　本品为水溶性含碘造影剂。

碘奥酮

（diodone）

【CAS】206-089-4

【ATC】V08AA10

【理化性状】　1. 化学名：（3,5-Diiodo-4-oxo-1（4H）-pyridinyl）acetic acid

2. 分子式：$C_7H_5I_2NO_3$

3. 分子量：404.93

4. 结构式

【简介】　本品为水溶性含碘造影剂。临床用其二乙醇胺盐。用于静脉尿路造影、心脏造影。显影效果尚好，毒性及刺激性较小，唯有黏度稍高。静脉注射前如有固体析出，可用温水使之溶化。尿路造影用35%的本品20 ml；心脏造影用70%的本品30～45 ml。肝肾疾病、甲状腺功能亢进、严重尿毒症及对碘过敏者禁用。注射后可能有暂时不适，如血压过低时可给予适量肾上腺素。注射液：碘含量35%、70%，20 ml。

碘喷托

（iopentol）

别名：伊玛派克、Imagopaque、Ivepaque

【CAS】89797-00-2

【ATC】V08AB08

【理化性状】　1. 化学名：1-N,3-N-bis（2,3-dihydroxypropyl）-5-[N-（2-hydroxy-3-methoxypropyl）acetamido]-2,4,6-triiodobenzene-1,3-dicarboxamide

2. 分子式:$C_{20}H_{28}I_3N_3O_9$

3. 分子量:835.16

4. 结构式

【简介】 本品为水溶性含碘造影剂。用于静脉尿路造影、心脏造影。与泛影酸盐一样安全有效,耐受性良好。

碘美普尔
(iomeprol)

别名:典迈伦

【CAS】 78649-41-9

【ATC】 V08AB10

【理化性状】 1. 化学名:1-N,3-N-bis(2,3-Dihydroxypropyl)-5-(2-hydroxy-N-methylacetamido)-2,4,6-triiodobenzene-1,3-dicarboxamide

2. 分子式:$C_{17}H_{22}I_3N_3O_8$

3. 分子量:777.09

4. 结构式

【药理作用】 本品为三碘化非离子型水溶性 X 线造影剂,与其他非离子型造影剂相比具有非常低的渗透压及黏滞度。

【体内过程】 血管内注射本品的药动学可以用二室模型描述,药物分布迅速,消除缓慢。在 18 名健康志愿者中,分布相和消除相的平均 $t_{1/2}$ 分别为(23±14)min 和(109±20)min,50%剂量在给药后的 2 h 内经尿路排出。本品主要通过肾小球过滤从肾排泄。对患有轻度肾功能不全的患者其平均消除 $t_{1/2}$ 为 3.67 h,中度肾功能不全的患者为 6.9 h,重度肾功能不全的患者为 15.1 h。

轻度及中度肾功能不全的患者,注射药量的 50%在 4~8 h 内由肾排出。重度肾功能不全的患者,50%的注射剂量要经过 16~84 h 排出体外。对肾损伤患者,本品还可经胆汁排出。注射后 120 h 内在粪便中发现的排泄药物,在肾功能正常者占注射剂量的 1.6%,而在重度肾功能不全的患者中最高达 7.2%。

【适应证】 用于静脉尿路造影(成人和儿童)、外周静脉造影、CT(脑和躯干)、海绵体造影、静脉 DSA、常规血管造影、动脉 DSA、心血管造影(成人和儿童)、常规选择性冠状动脉造影、介入性冠状动脉造影、ERCP、关节造影、子宫输卵管造影、瘘管造影、椎间盘造影、乳管造影、胆管造影、泪囊造影、涎管造影、逆行尿道造影、逆行肾盂输尿管造影、脊髓造影。

【不良反应】 1. 过敏反应 可以表现为各种各样的症状,但很少在一名患者身上出现所有症状。比较典型的是,在 1~15 min 内(但也有长至 2h),患者主诉感觉异样、焦虑、潮红、热感、出汗、眩晕、泪液增加、鼻炎、心悸、感觉错乱、瘙痒、头部跳痛、喉痛和嗓子紧、吞咽困难、咳嗽、打喷嚏、荨麻疹、红斑、轻度局部水肿或血管神经性水肿,并可因舌及咽喉部水肿而导致呼吸困难,或伴有气喘和支气管哮喘的喉头痉挛。较少患者会出现恶心、呕吐、腹痛和腹泻。

出现不良反应后必须立即停止给药,如果需要应紧急通过静脉通路给予对症治疗。更为严重的不良反应可累及心血管系统,包括外周血管扩张,伴有明显的低血压、心动过速或心动过缓、发绀、意识模糊,甚至呼吸和(或)心跳停止而导致死亡。这些反应可能发生很快,需要立即采取心肺功能复苏的抢救治疗。

2. 临床试验中出现的不良反应如下:

(1)免疫系统 极罕见过敏样反应。

(2)精神系统 少见焦虑;罕见意识模糊。

(3)神经系统 常见头痛;少见眩晕、麻痹、意识丧失、晕厥;罕见震颤、昏迷;有视野缺损、吞咽不能、惊厥的个案报道。

(4)心脏 少见心动过缓、心动过速;罕见紫绀。

(5)血管(主要发生在心血管/介入等诊断治疗程序后)常见苍白;少见高血压、低血压;罕见循环性虚脱。

(6)呼吸、胸及纵隔 少见呼吸困难、鼻塞、喉头水肿。

(7)胃肠道 常见恶心;少见呕吐。

(8)皮肤及皮下组织 少见红疹、红斑、风团、瘙痒、出汗增加。

(9)骨骼肌肉及结缔组织 少见背痛;罕见肌肉痉挛。

(10)肾及泌尿系 少见肾功能不全;罕见少尿、

蛋白尿。

(11) 全身及注射部位　常见热感;少见胸痛、寒战、注射部位出血、发热、注射部位热痛;罕见虚弱。

(12) 实验室检查　罕见血清肌酐水平增高。

3. 上市后收集到的不良反应如下:

(1) 血液及淋巴系统　罕见血小板减少。

(2) 免疫系统　罕见过敏样反应。

(3) 代谢及营养　罕见食欲缺乏。

(4) 精神系统　罕见紧张、运动功能亢进综合征。

(5) 神经系统　罕见味觉异常、脑病、眼球运动神经麻痹、感觉异常、构语障碍、眩晕、一过性缺血性休克、嗅觉倒错、记忆缺失、嗜睡、脑血管异常;有瘫痪、脑水肿的个案报道。

(6) 眼　罕见视物障碍、结膜炎、泪液增加、闪光幻觉、畏光;有一过性失明的个案报道。

(7) 心脏　罕见心跳停止、心肌梗死、心绞痛、期外收缩、心室颤动或心房颤动、心律不齐、心动过速、心悸、房室阻滞、心力衰竭;有冠脉导管插入术后发生冠状动脉栓塞的个案报道。

(8) 血管　罕见休克、潮热、潮红。

(9) 呼吸、胸和纵隔　罕见呼吸停止、急性呼吸窘迫综合征(ARDS)、支气管痉挛、哮喘、喉头水肿、喘鸣、鼻炎、咳嗽、过度换气、缺氧、咽部不适、喉头不适、肺水肿、发音困难。

(10) 胃肠道　罕见急性胰腺炎、腹泻、腹痛、唾液分泌过量、下咽困难;有肠梗阻、大便失禁的个案报道。

(11) 皮肤及皮下组织　罕见血管神经性水肿、湿疹、荨麻疹、风团、冷汗。

(12) 骨骼肌肉及结缔组织　罕见关节痛、肌肉僵硬。

(13) 肾及泌尿系统　罕见尿失禁。

(14) 全身及注射部位　罕见局部不适、冷感、注射部位反应;有疲劳、口渴的个案报道。

(15) 实验室检查　罕见心电图 ST 段升高;有ECG 异常、血尿增加、肝功检查异常的个案报道。在ERCP 后较常见一些淀粉酶类水平的增高,极少病例报道胰腺炎。

【禁忌与慎用】　1. Waldenstrom 异常蛋白血症、多发性骨髓瘤和重度肝、肾功能不全及已知对本品及其所用辅料过敏的患者禁用。

2. 当怀疑或确定为妊娠时,以及在急性炎症期间,禁止对女性生殖器官进行放射学检查。

【药物相互作用】　1. 为避免在肾功能不全的患者及正在接受口服双胍类药物降糖治疗的患者中发生乳酸性酸中毒,必须在使用造影剂 48 h 前停止服用双胍类药物,且只能在肾功能恢复后才能重新服用。

2. 苯二氮䓬类精神抑制剂或抗焦虑药可以降低癫痫的发作阈值,因此,应在注射造影剂 48 h 前停药,且检查结束后 24 h 才可重新用药。一定不能中止抗惊厥药治疗,且应保证最佳疗效剂量。

3. 在接受免疫调节药物治疗的患者中,更易发生造影剂的过敏样反应,且可能表现为迟发型。如应用白介素-2 或干扰素。

4. 在应用含碘造影剂后,甲状腺组织摄取用于诊断甲状腺疾病的放射性同位素的能力降低,可持续达两周,个别病例甚至时间更长。

5. 血清和尿中高浓度的造影剂可干扰胆红素、蛋白或无机物质(如铁、铜、钙、磷)的实验室检查结果。

【剂量与用法】　1. 静脉尿路造影　浓度为 250、300、350 或 400 mg/ml,成人 50~150 ml;新生儿 3~4.8 ml/kg;婴儿(≤1 岁)2.5~4 ml/kg;儿童(>1岁)1~2.5 ml/kg。

2. 灌注性尿路造影　浓度为 150 mg/ml,成人10~100 ml,必要时重复。

3. 外周静脉造影　浓度为 200、250 或 300 mg/ml,成人,10~100 ml,必要时重复,但不得超过 250 ml。单次注射的体积取决于所要检查的血管面积(上肢10~50 ml,下肢 50~100 ml)。

4. 数字减影静脉造影　浓度为 150 或 200 mg/ml,成人 10~100 ml,必要时重复,但不得超过 250 ml。单次注射的体积取决于所要检查的血管面积(上肢10~50 ml,下肢 50~100 ml)。

5. 脑 CT　浓度为 150、200、250 或 300 mg/ml,成人 50~200 ml;儿童根据体重和年龄确定用量。

6. 躯体 CT　浓度为 150、200、250、300、350 或400 mg/ml,成人 100~200 ml;儿童根据体重和年龄确定用量。

7. 海绵体造影　浓度为 150、200、300 mg/ml,成人最高 100 ml。

8. V 静脉 DSA　浓度为 250、300、350 或400 mg/ml,成人 100~250 ml;儿童根据体重和年龄确定用量。

9. 常规血管造影

(1) 上肢动脉造影、降主动脉造影　浓度为 300或 350 mg/ml,成人不得超过 250 ml。单次注射的体积取决于所要检查的血管面积。

(2) 盆腔和下肢动脉造影、腹部动脉造影　浓度为 300、350 或 400 mg/ml,成人不得超过 250 ml。单次注射的体积取决于所要检查的血管面积。

（3）肺血管造影　浓度为 300、350 或 400 mg/ml，成人最大剂量为 170 ml。

（4）脑血管造影　浓度为 300 或 350 mg/ml，成人最大剂量为 100 ml。

（5）儿科动脉造影　浓度为 300 mg/ml，儿童最大剂量为 130 ml。

（6）介入性动脉造影　浓度为 300、350 或 400 mg/ml，成人不得超过 250 ml。单次注射的体积取决于所要检查的血管面积；儿童根据体重和年龄确定用量。

10. 动脉 DSA

（1）脑血管造影　浓度为 150、200、300 或 350 mg/ml，成人用于全面观察时 30～60 ml；用于选择性造影时 5～10 ml；儿童根据体重和年龄确定用量。

（2）胸部　浓度为 200 或 300 mg/ml，成人不得超过 250 ml。单次注射的体积取决于所要检查的血管面积。用于主动脉时 20～25 ml，必要时重复；用于支气管动脉时 20 ml。

（3）主动脉弓、腹部、主动脉造影　浓度为 150、200、300 或 350 mg/ml，成人不得超过 350 ml。

（4）经腰部主动脉造影　浓度为 150、200 或 300 mg/ml，成人不得超过 250 ml。单次注射的体积取决于所要检查的血管面积。

（5）外周动脉造影　浓度为 150、200、250 或 300 mg/ml，成人用于选择性注射时 5～10 ml，最大剂量 250 ml；儿童根据体重和年龄确定用量。

（6）介入性治疗　浓度为 150、200 或 300 mg/ml，成人用于选择性注射时 10～30 ml，最大剂量 250 ml；儿童根据体重和年龄确定用量。

（7）心血管造影　浓度为 300、350 或 400 mg/ml，成人不得超过 250 ml。单次注射的体积取决于所要检查的血管面积，儿童 3～5 ml/kg。

11. 常规选择性冠状动脉造影　浓度为 300、350 或 400 mg/ml，成人每支动脉 4～10 ml，必要时重复。

12. ERCP　浓度为 150、200、300 mg/ml，成人最大剂量 100 ml。

13. 关节造影　浓度为 200、300 或 350 mg/ml，成人一次注射最达剂量为 10 ml。

14. 子宫输卵管造影　浓度为 200、300 或 350 mg/ml，成人最大剂量 35 ml。

15. 瘘管造影　浓度为 300、350 或 400 mg/ml，成人最大剂量 100 ml。

16. 椎间盘造影　浓度为 300 mg/ml，成人最大剂量 4 ml。

17. 乳管造影　浓度为 300、350 或 400 mg/ml，

成人用于注射时 0.15～1.2 ml。

18. 泪囊造影　浓度为 300、350 或 400 mg/ml，成人用于注射时 2.8～8 ml。

19. 涎管造影　浓度为 300 或 400 mg/ml，成人用于注射时 1～3 ml。

20. 逆行胆管造影　浓度为 200、300 或 350 mg/ml，成人最大剂量 60 ml。

21. 逆行输尿管造影　浓度为 200 或 300 mg/ml，成人 20～100 ml。

22. 逆行肾盂输尿管造影　浓度为 200 或 300 mg/ml，成人用于注射时 10～20 ml。

23. 脊髓造影　成人　浓度为 200 mg/ml 用量 13～22 ml；浓度为 250 mg/ml 用量 10～18 ml；浓度为 300 mg/ml 用量 8～15 ml。

24. 排尿性膀胱尿道造影　浓度为 150 mg/ml，成人 100～250 ml；儿童 40～210 ml。

【用药须知】　参见碘海醇。

【制剂】　注射液（以碘计）：12.5 g/50 ml；17.5 g/50 ml；20 g/50 ml；22.5 g/75 ml；25 g/100 ml；30 g/100 ml；35 g/100 ml；40 g/100 ml；50 g/200 ml；60 g/200 ml；80 g/200 ml。

【贮藏】　遮光保存。虽然本品对 X 线的敏感性低，仍建议将本品保存于电离性射线的范围之外。

碘比醇
(iobitridol)

别名：Xenetix

【CAS】　136949-58-1

【ATC】　V08AB11

【理化性状】　1. 化学名：1-N,3-N-bis（2,3-Dihydroxypropyl)-5-[3-hydroxy-2-(hydroxymethyl)propanamido]-2,4,6-triiodo-1-N,3-N-dimethylbenzene-1,3-dicarboxamide

2. 分子式：$C_{20}H_{28}I_3N_3O_9$

3. 分子量：835.16

4. 结构式

【药理作用】　本品为非离子型、低渗透压并溶于水的含碘造影剂。

【体内过程】　本品注射后分布在血管内和间质中。通过肾小球的过滤,以原药快速从尿液中排出(8 h达98%),$t_{1/2}$为1.8 h。肾衰竭患者,经胆道途径排出。本品可通过透析清除。

【适应证】　(X线)尿路静脉造影、动脉造影、头颅和全身计算机断层扫描(CT)、静脉血管数字减影。

【不良反应】　1. 呼吸系统　咳嗽、感觉呼吸抑制。

2. 消化系统　恶心、呕吐。

3. 神经系统　发热、焦虑、激动、头痛,罕见手足抽搐、抽搐、昏迷。

4. 皮肤　面色潮红、皮肤瘙痒、局部或全身风疹、皮疹、眼睑水肿。

5. 过敏反应　呼吸困难、血压降低,罕见过敏性休克、支气管痉挛、喉头水肿、肺水肿、血管神经性水肿。

6. 心血管功能紊乱　心律失常、面色苍白、发绀,罕见引起心力衰竭和心血管萎缩。

【禁忌与慎用】　1. 禁用于骨髓X线造影术。

2. 对于妊娠期妇女来说,在整个怀孕期间,应避免所有X线的照射。

3. 本品通过乳汁分泌的量极小,不会对婴儿造成任何影响。

【药物相互作用】　1. 如果利尿药引起脱水,将增加急性肾衰竭的危险,特别是使用大剂量碘造影剂时。在服用碘造影剂前应多饮水。

2. 糖尿病患者使用本品前48 h必须停止使用二甲双胍,并且只能在完成放射学检查2 d后才能重新开始。

【剂量与用法】　所使用的剂量必须依据检查的方法、部位、体重及肾功能的情况确定,尤其是儿童。建议使用的平均剂量见下表。

【用药须知】　1. 含碘造影剂可以引起轻微的、严重的甚至致命的过敏反应,不良反应通常在给药初期发生,但有时也可能在后期出现。这些不良反应是不可预知的,但通常是发生于有过敏史的患者身上。如风疹、哮喘、花粉热、湿疹,以及多种食物或药物过敏,或既往用碘造影剂检查期间就已有显著过敏史者。不过,碘过敏试验有时也不能预测过敏反应。

2. 检查应在禁食的情况下进行,对怀疑有肾功能不全的患者应先测定血浆肌酐值,以便确定给药剂量。

3. 检查期间应由医师进行监护,必须维持一条静脉管路通畅,特别要注意患有严重的呼吸衰竭或充血性心力衰竭的患者。

4. 检查前应避免脱水现象,特别是婴儿。有肾衰竭、糖尿病、多发性骨髓瘤、高尿酸血症、幼儿和老年性动脉粥样硬化的患者须维持充分的尿液排出。

5. 使用本品的医院必须具备出现危险时急救和复苏的设备,特别是患者服用β受体拮抗药、确诊或怀疑黑色素细胞瘤时。

6. 患有甲状腺功能亢进或良性甲状腺结节的患者使用本品应特别谨慎。

使用碘比醇的平均剂量

适应证		250 mg/ml		300 mg/ml		350 mg/ml	
		平均剂量(ml/kg)	总剂量(ml)	平均剂量(ml/kg)	总剂量(ml)	平均剂量(ml/kg)	总剂量(ml)
静脉尿路造影	快速静脉注射	2.6	150～200	1.2	50～100	1	50～100
	慢速静脉注射	2.6	150～200	1.6	100	1	50～100
CT扫描	头颅	2.0	95～170	1.4	20～100	1	40～100
	胸部	2.0	95～170	1.4	20～100	1	40～100
	全身	2.0	95～170	1.9	20～150	1.8	90～180
静脉血管数字减影		3.1	75～360	1.7	40～270	2.1	95～250
动脉造影	脑部			1.8	42～210		
	外周			1.8	42～210	2.2	105～205
	下肢			2.8	85～300	1.8	80～190
	腹部			2.8	85～300	3.6	155～330
心血管造影	成人			1.1	70～125	1.9	65～270
	儿童					4.6	10～130

7. 尿路造影或血管造影前必须先进行甲状腺核素扫描或放射性碘检查,因为本品中的碘会短暂地滞留在甲状腺中。

【制剂】　注射液:①(含碘量 250 mg/ml):12.5 g/50 ml;25 g/100 ml。②(含碘量 300 mg/ml):15 g/50 ml;22.5 g/75 ml;30 g/100 ml。③(含碘量 350 mg/ml):17.5 g/50 ml;26.25 g/75 ml;35 g/100 ml。

【贮藏】　遮光,贮于 25 ℃以下。

碘昔兰
(ioxilan)

别名:Oxilan

【CAS】　107793-72-6

【ATC】　V08AB12

【理化性状】　1. 化学名:N-(2,3-Dihydroxy-propyl)-N'-(2-hydroxyethyl)-5-[N-(2,3-dihydroxy-propyl)acetamido]-2,4,6-triiodoisophthal-amide

2. 分子式:$C_{18}H_{24}I_3N_3O_8$

3. 分子量:791.11

4. 结构式

【药理作用】　本品为非离子型、水溶性的含碘造影剂。

【体内过程】　本品注射后呈双相一级药动学过程。主要分布于血液中,女性分布容积为(7.2±1.0)L,男性为(1.00±2.4)L,女性和男性的总体清除率分别为(95.4±11.1)ml/min 和(101.0±14.7)ml/min,肾清除率分别为(89.4±13.3)ml/min 和(94.9±16.6)ml/min。男性和女性初始快速分布相的 $t_{1/2}$ 分别为(13.1±4.2)min 和(23.5±15.3)min,消除相的 $t_{1/2}$ 分别为(102.0±16.9)min 和(137±35.4)min。本品与血浆蛋白的结合可忽略不计。给药 24 h 内给药剂量的 93.7% 以原药随尿液排泄。

【适应证】　脑动脉造影、冠状动脉造影、左心室造影、内脏血管造影、主动脉造影、外周动脉造影、排泄性尿路造影、头颅和躯体 CT 强化造影。

【不良反应】　1. 整体感觉　少见头痛、发热、注射部位出血、寒战;罕见过敏反应、无力、颈部水肿、面部水肿、外周水肿、胸痛。

2. 心血管系统　少见心绞痛、高血压、心动过缓、低血压;罕见心动过速、期前收缩、心房颤动、晕厥。

3. 消化系统　少见恶心、呕吐、腹泻;罕见便秘、食欲降低、食欲缺乏、消化道出血、肠梗阻、肝功能衰竭。

4. 神经系统　少见头晕;罕见肌张力减退、眼球震颤、感觉异常、困倦、眩晕。

5. 皮肤　少见荨麻疹、皮疹;罕见瘙痒、出汗。

6. 其他　罕见弱视、结膜炎、视觉异常、味觉异常、少尿、无尿、血尿、泌尿道感染、肾衰竭。

【妊娠期安全等级】　B。

【禁忌与慎用】　1. 禁用于鞘内注射。

2. 对于妊娠期妇女来说,在整个妊娠期间,应避免所有 X 线的照射。

3. 尚未明确本品是否可通过乳汁分泌,哺乳期妇女使用时应暂停哺乳。

4. 儿童用药的安全性及有效性尚未确定。

【药物相互作用】　1. 肝功能不全者口服胆囊造影剂后再使用本品可出现肾毒性,上述患者应推迟给药。

2. 给予本品后对甲状腺功能测定的影响可持续约 16 d。

【剂量与用法】　所使用的剂量必须依据检查的方法、部位、体重及肾功能的情况确定,尤其是儿童。建议使用的平均剂量如下。

1. 动脉造影和心室造影

(1) 冠状动脉造影　①左右冠状动脉造影:用 350 mg/ml 的本品 2～10 ml。②左心室造影:用 350 mg/ml 的本品 25～50 ml,总剂量不超过 250 ml。

(2) 主动脉造影和选择性内脏动脉造影　根据血管和病理特性选择剂量,用 350 mg/ml 的本品,总剂量不超过 250 ml。

(3) 外周动脉造影　①主动脉远端径流的分支:用 350 mg/ml 的本品 45～100 ml,锁骨下动脉或股动脉注射,总剂量不超过 250 ml。被注射的动脉应有搏动。②脑动脉造影:一次注射 300 mg/ml 的本品 8～12 ml,总剂量不超过 150 ml。

2. 静脉造影

(1) 静脉注射排泄性尿路造影　肾功能正常者用 300 或 350 mg/ml 的本品,用量约 250～390 mg/kg,总剂量不超过 100 ml。

(2) CT 增强扫描　①头部:用 300 mg/ml 的本品 100～200 ml 或 350 mg/ml 的本品 86～172 ml,静脉注射后立即扫描。②躯体:用 300 mg/ml 的本品 50～200 ml 或 350 mg/ml 的本品 42～172 ml。

【用药须知】 1. 含碘造影剂可以引起轻微的、严重的或致命的过敏反应,不良反应通常是在给药初期发生,但有时也可能在后期发生。这些不良反应是不可预知的,但通常发生于有过敏史的患者。如风疹、哮喘、花粉热、湿疹、多种食物或药物过敏,或在既往用碘造影剂检查期间有特殊敏感史。碘过敏试验不能预测过敏反应。

2. 检查期间必须由医师进行监护,必须维持一条静脉管路通畅,特别注意患有严重的呼吸衰竭或充血性心力衰竭的患者。

3. 检查前应避免脱水,特别是婴儿。有肾衰竭、糖尿病、多发性骨髓瘤、高尿酸血症、幼儿和老年性动脉粥样硬化的患者须维持充分的尿液排出。

4. 必须具备出现危险时可用于急救和复苏的设备,特别是患者服用 β 受体拮抗药、确诊或怀疑黑色素细胞瘤时。

5. 患有甲状腺功能亢进或良性甲状腺结节的患者使用应特别谨慎。

【制剂】 注射液:①(含碘量 300 mg/ml):15 g/50 ml;30 g/100 ml;45 g/150 ml;60 g/200 ml。②(含碘量 350 mg/ml):17.5 g/50 ml;35 g/100 ml;52.5 g/150 ml;70 g/200 ml。

【贮藏】 遮光,贮于 15～25 ℃,禁止冷冻。

28.1.3 胆管造影剂

胆影酸

(adipiodone)

【CAS】 606-17-7

【ATC】 V08AC04

【理化性状】 1. 本品为几乎无臭的白色结晶性粉末。几乎不溶于水、乙醚和三氯甲烷,微溶于乙醇。15～30 ℃贮藏。

2. 化学名:3,3′-Adipoyldiaminobis(2,4,6-triiodobenzoic acid)

3. 分子式:$C_{20}H_{14}I_6N_2O_6$

4. 分子量:1139.8

5. 结构式

胆影葡胺

(meglumine iodipamide)

别名:胆影酸葡甲胺,Meglumine adipiodone

本品含碘 49.8%,为离子型二聚体碘造影剂。

〖CAS〗 3521-84-4

〖理化性状〗 1. 分子式:$C_{20}H_{14}I_6N_2O_6 \cdot (C_7H_{17}NO_5)_2$

2. 分子量:1530.2

【药理作用】 其作用机制参见泛影葡胺。

【体内过程】 本品口服吸收不佳。静脉注射后能迅速广泛分布到各组织的细胞外液中。其蛋白结合率很高,结合物不能通过肾小球滤过,而经肝胆排泄。未与蛋白结合的部分随尿液排出,故静脉注入较大剂量后可见尿路显影。

静脉注射后 10～15 min 总肝管和胆总管均能显影,40～80 min 达高峰,胆汁内造影剂浓度为血药浓度 30～100 倍。含造影剂的胆汁进入胆囊后 1～2 h 内,因尚未与不含造影剂的胆汁混合均匀,故胆囊显影密度常不均匀;3～4 h 后,两者混合均匀,显影密度随之均匀。肝功能正常者在 3～4 d 内随粪便排出 52%～72%;肝、肾功能都正常者 24 h 内随尿液排出约 10%;肝功能不全者随尿液排出增多。

【适应证】 主要用于胆管、胆囊造影。用药后显影迅速,可用于急诊。

【不良反应】 1. 静脉注射必须缓慢,注射时间不应少于 5 min,以减少不良反应,增加显影效果。

2. 注射过快可有胸闷、不安、恶心、呕吐、血压下降、潮红、瘙痒。

3. 偶有寒战、抽搐、休克甚至死亡。

4. 余参见泛影葡胺。

【禁忌与慎用】 1. 重度肝功能不全、甲状腺功能亢进、心血管功能不全及碘过敏者禁用。

2. 有过敏体质或过敏性疾病(如哮喘等)病史者,婴幼儿和老年人,肝、肾功能不全,严重高血压,活动性结核患者慎用。

3. 本品能通过胎盘,可引起婴儿的蛋白结合碘升高,甚至持续数年,偶可致先天性甲状腺功能减退。此外,在造影时腹部多次接受 X 线照射对胎儿不利(孕期头 3 个月可能致畸)。虽然本品尚未见有关临床或动物实验报道,但妊娠期妇女应用时仍应权衡利弊。

4. 尚未明确本品是否可经乳汁分泌,哺乳期妇女使用时应停止哺乳。

【剂量与用法】 1. 静脉缓慢注射,成人可用 20 ml(50%);小儿 0.3～0.6 ml(50%)/kg,不超过 20 ml。

2. 静脉滴注,0.6 ml(50%)/kg,加入 5%葡萄糖注射液 150 ml,缓慢滴注 30 min 以上。

【用药须知】 参见泛影葡胺。

【制剂】　注射液:6 g/20 ml(30%);10 g/20 ml(50%)。

【贮藏】　遮光贮存。

碘番酸

(iopanoic acid)

别名:三碘氨苯乙基丙酸、Biliopaco、Cistobil、Colegraf

本品含碘 66.7%,为有机碘化合物。

【CAS】　96-83-3

【ATC】　V08AC06

【理化性状】　1. 本品为白色或微带黄色的白色粉末。几乎不溶于水,溶于甲醇和无水乙醇,溶于稀碱溶液。

2. 化学名:2-(3-Amino-2,4,6-tri-iodobenzyl)butyric acid

3. 分子式:$C_{11}H_{12}I_3NO_2$

4. 分子量:570.9

5. 结构式

【药理作用】　本品进入体内后,比周围软组织结构吸收更多 X 线,在 X 线下形成密度对比而显影。

【体内过程】　本品口服后在胃内不溶解,在碱性肠液中溶解,通过肠黏膜吸收。进入血液后与血浆蛋白有较高结合率。在肝脏代谢成葡糖醛酸结合物而进入胆道系统。药物进入胆管和胆囊之初,由于浓度较低,不足以使之显影,经过胆囊浓缩后,胆囊则显影;浓缩的含造影剂的胆汁进入胆总管内,可使胆总管显影。正常人口服后 4 h 可在胆囊内出现造影剂,14~19 h 胆囊显影最佳。本品主要由肝代谢,经肠道或肾排泄,取决于药物与血浆蛋白结合率和肝、肾功能状态。代谢物随胆汁排入肠道后不再被吸收,一般 24 h 内可排出 50%,5 d 可排完。

【适应证】　本品为口服胆囊和胆管造影剂。

【不良反应】　1. 口服本品,可出现恶心、呕吐、胃部烧灼感、腹绞痛、腹泻及排尿灼痛或困难等症状,严重者需对症治疗。

2. 少数患者出现瘙痒、皮疹、荨麻疹、皮肤水肿及其他碘过敏反应,需及时处理。

3. 偶见急性肾衰竭,主要发生在严重肝脏病变、胆管阻塞、失水、超剂量服用或同时使用其他造影剂时。

4. 有引起血小板减少和紫癜的报道。

【禁忌与慎用】　1. 对碘制剂过敏者、急性肾炎、肾衰竭、尿毒症、急性胃肠功能失调者禁用。

2. 有过敏体质或过敏性疾病(如哮喘等)病史者、重度肝功能不全、肾功能不全、失水(尤其是老年人或肝、肾疾病患者)、冠心病、甲状腺功能亢进、胆管炎、高尿酸血症(有增加产生尿酸结石和肾功能减退的危险,可给足量水分补充,并使尿液碱化预防)者慎用。

3. 近期胃肠功能障碍者不宜使用本品(影响药物吸收)。

4. 妊娠期妇女(尤其孕期前 3 个月)应尽量避免暴露于 X 线下。

5. 虽少量可随乳汁分泌,但美国儿科学会认为哺乳期妇女可安全使用。

【药物相互作用】　考来烯胺为一种碱性阴离子交换树脂,有强烈吸附作用。在服用本品同时使用考来烯胺可阻碍本品从肠道吸收,导致胆囊显影淡薄,甚至不显影。服用本品前至少停用考来烯胺 12 h 以上。

【剂量与用法】　1. 成人　口服,一次 3 g,在造影前一天晚餐后服用。服药当天中餐宜吃高脂肪食物,晚餐进食宜少(忌食脂肪)。胆囊显影后可给患者进食脂肪餐或注射胆囊收缩药,以观察胆囊收缩情况,并观察胆总管情况。

2. 小儿常用量　体重＜13 kg,口服,一次 150 mg/kg;体重 13~23 kg,口服,一次 2 g;体重≥23 kg,口服,一次 3 g。

【用药须知】　1. 中度肝功能不全、胆管及胆囊管阻塞者不能显影,故不宜采用。

2. 服用本品前一天,应停用考来烯胺等影响本品吸收的药物;造影当天可用开塞露通便,可减少 X 线片中的粪便影像,有利于观察胆囊影像。

【制剂】　片剂:0.5 g。

【贮藏】　遮光贮存。

碘泊酸

(iopodic acid)

【CAS】　5587-89-3

【ATC】　V08AC08;V08AC10

【理化性状】　1. 化学名:3-(3-Dimethylaminomethyleneamino-2,4,6-tri-iodophenyl)propionic acid

2. 分子式:$C_{12}H_{13}I_3N_2O_2$

3. 分子量:598.0

4. 结构式

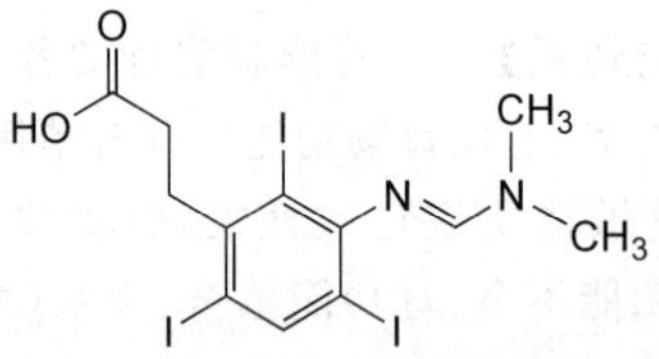

碘泊酸钙
(calcium iopodate)

〖CAS〗　1151-11-7

【理化性状】　1. 分子式：$(C_{12}H_{12}I_3N_2O_2)_2Ca$

2. 分子量：1234.0

碘泊酸钠
(sodium ipodate)

别名：胆影脒钠、Sodinm iopodate

本品含碘61.4%，为有机碘化合物。遮光贮存。

〖CAS〗　1221-56-3

【理化性状】　1. 本品为无臭的白色或米色细微的结晶性粉末。易溶于甲醇，较易溶于水和乙醇，溶于二甲基乙酰胺、二甲基甲酰胺和二甲亚砜，几乎不溶于三氯甲烷。

2. 分子式：$C_{12}H_{12}I_3N_2NaO_2$

3. 分子量：619.9

【药理作用】　参见碘番酸。

【体内过程】　本品经胃肠道吸收，并迅速在肝脏被转化成葡糖醛酸结合物进入胆囊。服药后10 h胆囊内可达峰浓度。24 h内约有口服剂量的一半随尿液排出。其钙盐的吸收速度比钠盐更快一些。

【适应证】　本品为口服胆道造影剂。因显影较快，适用于门诊患者常规检查。

【剂量与用法】　1. 一般胆囊、胆道造影　造影前一天晚餐后服3 g，次日造影前3 h再服3 g。

2. 快速胆囊造影　造影前3～5 h口服3～6 g，患者不需做造影前准备。

【制剂】　胶囊剂：0.5 g。

【贮藏】　遮光贮存。

碘西他酸
(iocetamic acid)

别名：Cholebrin

〖CAS〗　16034-77-8

【ATC】　V08AC07

【理化性状】　1. 化学名：2-[N-(3-Amino-2,4,6-tri-iodophenyl)acetamidomethyl]-propionic acid

2. 分子式：$C_{12}H_{13}I_3N_2O_3$

3. 分子量：614.0

4. 结构式

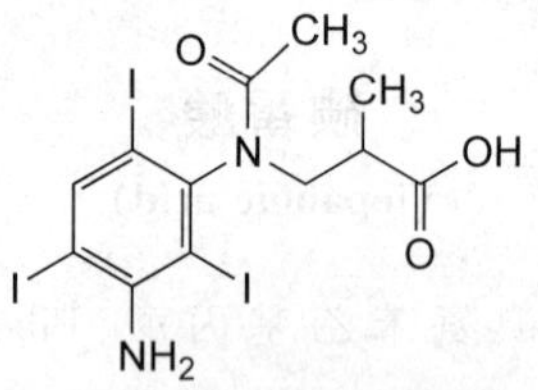

【简介】　本品含碘62%，属含碘有机化合物，为口服胆管和胆囊造影剂。其作用与用途与碘番酸相同。本品在胃肠道吸收，在肝脏转化为葡糖醛酸结合物后分泌于胆道，浓集于胆囊。48 h内约62%随尿液排泄。不良反应和其他资料参见碘番酸。在造影前一天晚餐后，口服3.0～4.5 g；如显影不佳，可在检查当晚再服3.0～4.5 g，次日再行造影检查。遮光贮存。

碘曲西酸
(iotroxic acid)

本品含碘约62.6%。

【CAS】　51022-74-3

【ATC】　V08AC02

【理化性状】　1. 化学名：3,3'-(3,6,9-Trioxaundecanedioyl-di-imino) bis (2,4,6-tri-iodobenzoic acid)

2. 分子式：$C_{22}H_{18}I_6N_2O_9$

3. 分子量：1215.8

4. 结构式

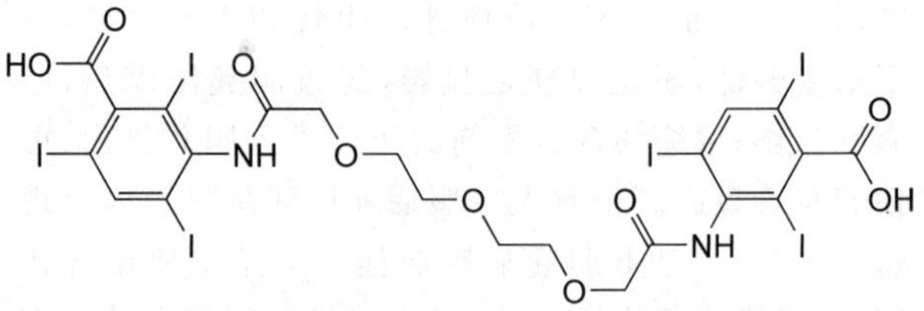

碘曲西葡胺
(meglumine iotroxate)

别名：Biliscopin

本品含碘约47.4%。

【CAS】　68890-05-1

【理化性状】　1. 分子式：$C_{22}H_{18}I_6N_2O_9 \cdot 2C_7H_{17}NO_5$

2. 分子量：1606.2

【简介】　本品含碘47.4%，为离子型二聚体碘造影剂。其作用与用途同胆影葡胺，但其显影效果较优,且细小的胆管也能显影。主要用于胆管、胆囊造影。静脉缓慢注射 30 ml(38%);或者静脉滴注,100 ml(10.5%),在 15 min 以上滴完。注射剂:11.4 g/30 ml(38%);10.5 g/100 ml(10.5%)。遮光贮存。

碘甘卡酸

(ioglycamic acid)

【CAS】 2618-25-9

【ATC】 V08AC03

【理化性状】 1. 化学名:3-(2-{[(3-Carboxy-2,4,6-triiodophenyl) carbamoyl] methoxy} acetamido)-2,4,6-triiodobenzoic acid

2. 分子式:$C_{18}H_{10}I_6N_2O_7$

3. 分子量:1127.71

4. 结构式

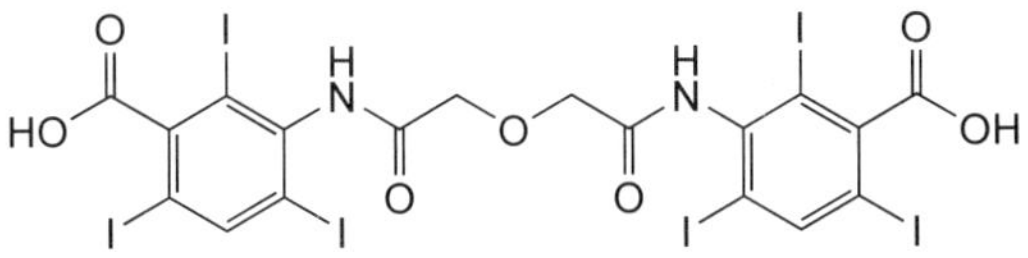

【简介】 本品为有机碘造影剂。用于胆囊造影。

碘沙酸

(iodoxamic acid)

【CAS】 31127-82-9

【ATC】 V08AC01

【理化性状】 1. 化学名:3-{1-[(3-Carboxy-2,4,6-triiodophenyl) carbamoyl]-3,6,9,12-tetraoxapentadecan-15-amido}-2,4,6-triiodobenzoic acid

2. 分子式:$C_{26}H_{26}I_6N_2O_{10}$

3. 分子量:1287.92

4. 结构式

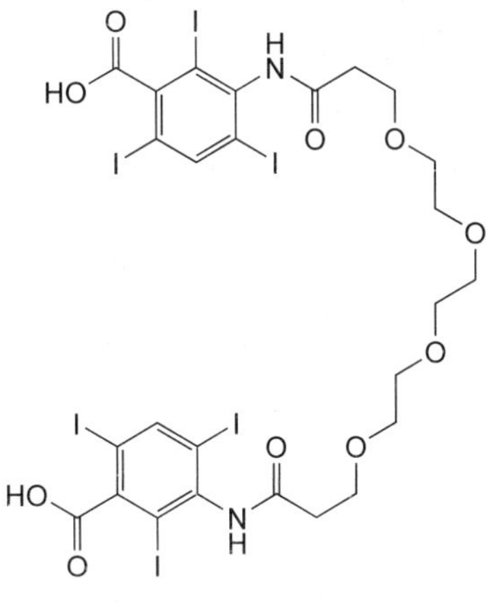

【简介】 本品为有机碘造影剂,含碘量高,亲水性好。用于胆囊造影。

碘苯扎酸

(iobenzamic acid)

【CAS】 3115-05-7

【ATC】 V08AC05

【理化性状】 1. 化学名:3-[1-(3-Amino-2,4,6-triiodophenyl)-N-phenylformamido]propanoic acid

2. 分子式:$C_{16}H_{13}I_3N_2O_3$

3. 分子量:662.0

4. 结构式

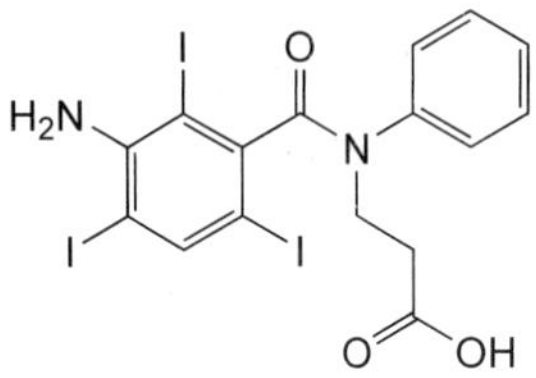

【简介】 本品为有机碘造影剂,用于胆囊造影。

丁碘苄丁酸

(tyropanoic acid)

别名:Bilopaque、Lumopaque、Tyropaque、Bilopac

【CAS】 27293-82-9

【ATC】 V08AC09

【理化性状】 1. 化学名:2-[(3-Butanamido-2,4,6-triiodophenyl) methyl]butanoic acid

2. 分子式:$C_{15}H_{18}I_3NO_3$

3. 分子量:641.02

4. 结构式

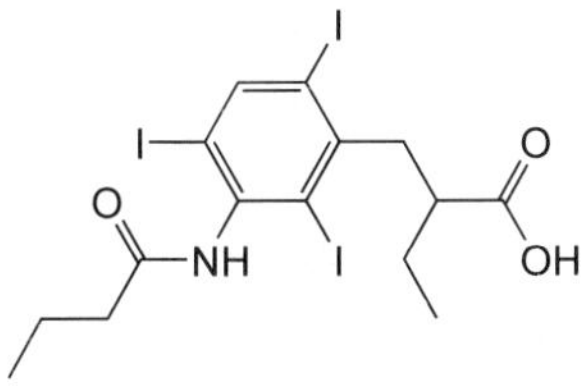

【简介】 本品为有机碘造影剂,用于胆囊造影。

28.1.4　油溶性造影剂

碘化油

(iodinate oil)

别名:Iodatol

【CAS】 8001-40-9 (iodised oil);8008-53-5 (ethiodized oil)

本品含碘 37%~41%,由不饱和脂肪酸皂化后,再与碘分子结合而成。

【药理作用】 本品注入体内后,由于其比周围组织吸收更多的 X 线,因而在 X 线照射下形成密度对比，显影出所有腔道的形态。

【体内过程】　口服后在肠道被碱性肠液分解而析出游离碘，被吸收后经肾排泄。口服的碘化油，主要存于甲状腺和脂肪组织内，其他脏器含量较少。肌内注射本品后主要贮存于原处，经缓慢释碘入血后，再分布至甲状腺和脂肪组织内。本品口服，$t_{1/2}$为1.6个月。肌内注射则为5.7个月。口服后最初几天从尿液和粪便中排泄较快，48 h内以无机碘形式随尿液排出约48%，1周后趋于相对稳定；肌内注射后排泄较缓，1周左右达排泄高峰，然后迅速减慢，至7~10周趋于稳定。注入支气管内的本品在3~4 h内有60%~80%从气管咳出，在24~48 h内基本排完。注入子宫输卵管内的本品大部分经阴道排出，小部分进入腹腔缓慢吸收、消除。

【适应证】　1. 用于支气管造影　子宫输卵管造影、鼻窦和腮腺管及其他腔道和瘘管造影。也用于肝恶性肿瘤的栓塞治疗。

2. 用于预防和治疗地方性甲状腺肿、地方性克汀病。

【不良反应】　1. 偶见碘过敏反应，在给药后即刻或数小时发生，主要表现为血管神经性水肿、呼吸道黏膜刺激、肿胀和分泌物增多等症状。

2. 本品对组织刺激轻微，一般不引起局部症状，但进入支气管可刺激黏膜引起咳嗽，析出游离碘后刺激性增大，且易发生碘中毒。

3. 碘剂可促使结核病灶恶化。

4. 本品进入肺泡、腹腔等组织内可引起异物反应，生成肉芽肿。

5. 子宫输卵管造影有可能引起本品进入血管，发生肺动脉栓塞和盆腔粘连、结核性盆腔脓肿恶化等。

【禁忌与慎用】　1. 对碘过敏者禁用。

2. 甲状腺功能亢进，老年结节性甲状腺肿，甲状腺肿瘤，有严重心、肝、肺疾病，急性支气管炎症和发热患者禁用。

3. 下列情况禁做支气管造影　近期大咯血、急性呼吸道感染或肺炎、高热、肺功能严重低下或体质极度衰弱。

4. 下列情况禁做子宫输卵管造影　月经期或其他子宫出血的情况、妊娠（可致流产）。

5. 活动性肺结核，有对其他药物、食物过敏史或过敏性疾病者慎用。

6. 下列情况慎做子宫输卵管造影　子宫癌（有导致扩散的可能）、子宫结核（易引起碘化油反流入血管产生肺动脉碘油栓塞）。

7. 本品不宜用做羊膜囊造影，因可能引起胎儿甲状腺增生。

【剂量与用法】　1. 支气管造影　经气管导管直接注入气管或支气管腔内，成人单侧15~20 ml，双侧30~40 ml，宜加入5~10 g磺胺类药物（对磺胺类过敏者禁用）调匀后用。

2. 子宫输卵管造影　经宫颈管直接注入子宫腔内5~20 ml。

3. 各种腔室和窦道、瘘管造影　依据病灶大小确定用量，直接注入。

4. 肝癌栓塞治疗　在肝肿瘤供血动脉进行选择性插管，或向肝总动脉插管，将与抗癌药品混匀的本品5~10 ml注入导管。

5. 防治地方性甲状腺肿

（1）深部肌内注射　成人常用量，1000 mg碘或3 ml；小儿常用量，1岁以下125 mg碘，1~4岁250 mg碘，5~9岁750 mg碘，10岁以上按成人剂量使用。注射一次可维持药效5年。

（2）学龄前儿童服用一次0.2~0.3 g，学龄期至成人服用0.4~0.6 g，每1~2年服一次。

【用药须知】　1. 支气管造影前要进行支气管表面麻醉。为避免本品进入细支气管以下呼吸单位，干扰诊断和引起肉芽肿，除在灌注时控制用量和灌注速度外，还常在本品注射液内加入研磨成细末的磺胺粉，调匀以增加稠度，一般每20 ml本品注射液中加5~10 g，视原有制品稠度和室温适当增减，对磺胺制剂过敏者禁用。本品对组织刺激轻微，一般不引起局部症状，但进入支气管可刺激黏膜引起咳嗽，析出游离碘后刺激性增大，且易发生碘中毒。造影结束后利用体位引流并鼓励患者咳出造影剂，不能咽下。若有大量碘化油误入消化道宜采用机械刺激催吐或洗胃吸出，以免碘中毒。

2. 子宫输卵管造影时要控制注射量和压力，在透视下进行，要避免挤破血窦引起肺血管油栓，对子宫结核宫腔粘连者尤应注意。

3. 肌内注射要注入深部肌肉组织，并避免损伤血管引起油栓。

4. 本品注射液较黏稠，注射时需选用较粗大的针头，避免用塑料注射器。

5. 支气管造影后本品残留肺部可影响X线胸部检查，宜在造影前先做胸部X线观察；盆腔肿块需要观察钙化者，亦宜在子宫输卵管造影前先摄取盆腔区域X线平片，以免受进入腹腔的本品干扰。

6. 少数患者对碘发生过敏反应，在给药后立刻或数小时后发生，主要表现为血管神经性水肿、呼吸道黏膜刺激、肿胀或分泌物增多等症状。用本品做支气管造影、子宫输卵管造影，应先做碘过敏试验

（瘘管、窦道等造影,因碘化油不在体内潴留,故不做过敏试验）。

【制剂】 ①注射液:10 ml。②胶丸:0.1 g;0.2 g。③软胶囊剂:0.05 g;0.1 g;0.2 g。

【贮藏】 遮光贮存。

乙碘油
(ethiodized oil)

别名:Lipiodol

本品含碘 480 mg/ml,是碘与罂粟籽油的脂肪酸中的乙酯结合而成。

【用药警戒】 本品仅用于淋巴管内、子宫内和选择的肝动脉内注射,本品误注入血管可导致肺栓塞和脑栓塞,在影像监测下缓慢注射,不能超过推荐剂量使用。

【药理作用】 本品注入体内后,由于其比周围组织吸收更多的 X 线,因而在 X 线照射下形成密度对比,显影出所有腔道的形态。

【体内过程】 本品肝动脉注射后滞留于肝薄壁组织,继后被枯否细胞吞噬,经 2～4 周通过肝脏淋巴系统排泄。在肝细胞癌,肿瘤组织对本品的滞留延长,因而 4 周以后可以再次成像。

【适应证】 1. 用于成人子宫输卵管造影。

2. 用于成人及儿童淋巴造影。

3. 肝细胞癌患者选择肝动脉使用,用于肿瘤成像。

【不良反应】 不良反应包括甲状腺功能亢进、甲状腺功能减退、甲状腺炎、视网膜静脉血栓形成、恶心、呕吐、腹泻、发热、疼痛、肉芽肿、肝静脉血栓形成、过敏反应、脑栓塞、肺栓塞、呼吸困难、咳嗽、急性呼吸窘迫综合征、肾功能不全。

【妊娠期安全等级】 C。

【禁忌与慎用】 1. 对含碘造影剂过敏者禁用。

2. 妊娠期妇女、急性盆腔炎、严重的宫颈柱状上皮异位、子宫颈内膜炎、月经期前后或在 30 d 内进行过刮宫或宫颈锥切术者禁止进行输卵管造影。

3. 从右到左心脏分流的患者、晚期肺病、组织创伤或出血、晚期肿瘤预计已堵塞淋巴者、此前手术干扰到淋巴系统者、要检查的区域经过放疗的患者禁止用本品进行淋巴造影。

4. 治疗区域肝胆管扩张未进行引流者,禁用本品进行选择性肝动脉注射。

【剂量与用法】 1. 子宫输卵管造影可经宫颈管直接注入子宫腔内,以 2 ml 为增量,直至看清输卵管。患者如出现不适应停止注入,并于 24 h 后再次

检查,以排除本品进入腹腔的可能性。

2. 在影像指引下,注入淋巴管,上肢单侧淋巴造影用 2～4 ml,下肢单侧淋巴造影用 6～8 ml;阴茎淋巴管造影 2～3 ml;颈部淋巴管造影用 1～2 ml。儿童可酌情减量,最大剂量不超过 0.25 ml/kg。

3. 选择性肝动脉注射 剂量根据肿瘤的大小、肿瘤位置的血流情况而定。用量为 1.5～15 ml,最大剂量不超过 20 ml。

【用药须知】 1. 使用前应排除妊娠、子宫出血和子宫颈内膜炎、急性盆腔炎、月经期前后或在 30 d 内进行过刮宫或宫颈锥切术者。

2. 本品可滞留体内长达数月,可影响甲状腺功能测定长达 2 年,并可降低 [131]I 的治疗效果。

3. 本品肝动脉使用可使慢性肝病恶化,如门静脉压升高、出血、发热、转氨酶升高等。

4. 本品可导致过敏反应,在给药后即刻或数小时后发生,应准备好输液管路、抢救设备、药品和训练有素的医务人员。

【制剂】 注射液:10 ml。

【贮藏】 遮光,贮于 15～30 ℃。

丙碘酮
(propyliodone)

别名:Dionosil

【CAS】 587-61-1

【ATC】 V08AD03

【理化性状】 1. 化学名:Propyl 2-(3,5-diiodo-4-oxo-1,4-dihydropyridin-1-yl)acetate

2. 分子式:$C_{10}H_{11}I_2NO_3$

3. 分子量:447.0

4. 结构式

【简介】 用于支气管造影,较易吸收和排空完全,不良反应较碘化油少。支气管造影用 12～18 ml 注入造影部位。水混悬剂有一定的刺激性,偶有咳嗽、血痰、发热等。油混悬剂 60%,9 g/15 ml;水混悬剂 50%,10 g/20 ml。

碘苯酯
(iofendylate)

【CAS】 99-79-6

【ATC】 V08AD04

【理化性状】 1. 本品为无色或微黄色带黏性的油状液体,微有酯类的特臭。在乙醇、三氯甲烷或乙醚中极易溶解,在水中不溶。

2. 化学名:Ethyl 10-(4-iodophenyl)undecanoate

3. 分子式:$C_{19}H_{29}IO_2$

4. 分子量:416.34

5. 结构式

【药理作用】 本品注入体内后,由于其比周围组织吸收更多的 X 线,因而在 X 线照射下形成密度对比,显影出所有腔道的形态。

【体内过程】 本品注入椎管内蛛网膜下隙后吸收缓慢,渗入神经根管与蛛网膜下隙内狭小间隙,改变体位可影响分布,慢慢排入血液中,排除速度与蛛网膜下隙中本品的量有关,(一年平均排除 1 ml)。试验结果表明,用量的 80%～100% 可用吸引术自蛛网膜下隙清除。注入腹腔内也能被缓慢吸收。

【适应证】 1. 用于椎管内蛛网膜下隙造影(脊髓造影),也用于脑室和脑池造影。

2. 用于瘘管造影、手术后 T 形引流管胆道造影及淋巴管造影。

【不良反应】 1. 少数患者出现过敏反应,常见为荨麻疹和血管神经性水肿等症状。

2. 脑室造影后出现头痛、轻、中度发热和呕吐等症状,进入颅内蛛网膜下隙可致脑神经刺激症状。个别报道可引起脑弥漫性坏死。

3. 椎管蛛网膜下隙造影后出现下列症状。原有神经症状加剧(如瘫痪和腰臀部疼痛加重)、坐骨神经痛、尿潴留、性功能减退等。10%～30% 患者出现头痛、呕吐和轻度发热。症状均属暂时性,少数患者出现脑梗死。

4. 本品长期潴留在体内可致慢性荨麻疹,反复发生过敏反应、局限性癫痫等症状,抽去残留药液后症状可缓解或消失。迟发反应有蛛网膜炎、神经根炎、肉芽肿、粘连和脑神经功能障碍,这种反应在血性脑脊液时更趋严重。个别报道可导致甲状腺功能亢进和致盲,后者发生在脊髓造影后 35 d,并发现本品可沿视神经分布。

【禁忌与慎用】 1. 对碘或本品过敏者禁用。

2. 有脑脊髓疾病患者禁用。

3. 妊娠期妇女禁用。

4. 下列情况禁用本品做蛛网膜下隙造影。

(1) 禁止进行腰椎穿刺的各种情况。

(2) 中枢神经系统炎症。

(3) 蛛网膜下腔出血。

(4) 两周内做过腰椎穿刺者(可致本品漏出蛛网膜下隙,影响诊断和引起椎管内油质瘤或肉芽肿和粘连等并发症)。

(5) 疑似或确诊患有多发性硬化者。

5. 有哮喘史或其他过敏性疾病史者慎用。

【剂量与用法】 1. 椎管内蛛网膜下隙造影(脊髓造影) 经腰椎穿刺抽得脑脊液后缓慢注入。成人常用量:腰段,3～12 ml;胸段,9～12 ml;颈段,6 ml;椎管阻塞者用量酌减。

2. 脑池造影 经腰椎穿刺抽得脑脊液后缓慢注入,常用量为 1～1.5 ml,采用体位和姿势使药液上行进入颅内并充盈桥池侧突和内听道。

3. 脑室造影 脑室穿刺后经导管注入 2～3 ml,利用变换体位和头位,先使造影剂存于前角,再使之流向前角底,经室间孔进入第三脑室、中脑导水管和第四脑室。

【用药须知】 1. 本品注入血管内,可引起血管栓塞。

2. 对碘发生过敏者对本品也可过敏。因此,使用造影剂前应先做碘过敏试验。

3. 本品密度较脑脊液大,注入蛛网膜下隙后不与脑脊液混和,向低处流动。可以利用改变患者体位和姿势控制造影剂的流向和分布部位,以显示病变节段。但本品表面张力大,易在脑脊液中分散成油珠或节段状,影响诊断。为避免药液分散,翻动患者或改变体位时宜十分缓慢。

4. 本品对脑脊膜有慢性刺激,存留在体内可反复引起过敏反应、无菌性蛛网膜炎和粘连等,造影后要尽可能抽出药液。脑室或脑池造影后可采取体位将本品引流至骶部盲囊后抽出或在手术中吸出。

5. 腰椎穿刺时要尽量避免损伤血管,防止血液进入蛛网膜下腔内。

6. 造影后要取头高足低位卧床 24 h 以上,并补充水分,可减轻术后头痛。

【制剂】 注射液:2 ml;3 ml;5 ml。

【贮藏】 遮光、密闭保存。

28.2 磁共振成像造影剂

磁共振成像造影剂与 X 线造影剂不同,后者的造影作用由本身对 X 线的阻挡作用直接造成,而 MRI 造影剂本身不产生信号,信号来源于组织中的氢原子核,即质子。当 MRI 造影剂接近有关质子后,就会影响这些质子的弛豫时间,间接地改变这些质子所形成信号的强度。使用 MRI 造影剂的目的在于显示出微小病灶,以及 T_1、T_2 弛豫时间与正常时结构相仿的病灶。因此,MRI 造影剂应具备以下条件。

1. 能改变质子的弛豫时间。

2. 理化性质稳定。

3. 与机体尽量不发生药理作用,无毒性。

4. 给药方便、价格不昂贵。

MRI 造影剂均系磁性物质,或磁性物质与普通药物螯合构成。根据其磁性大小,大致可分为以下 3 类。

1. 顺磁性螯合物　如钆喷酸葡胺、钆双胺等。有磁性,可缩短 T_1、T_2 的弛豫时间。

2. 铁磁颗粒　有较大磁性,可极大缩短 T_2 的弛豫时间。目前,虽有人试图开发,但尚无正式商品出现。

3. 超顺磁性颗粒　如氧化铁微粒等,磁性更大,可明显缩短 T_2 的弛豫时间。

钆喷酸
(gadopentetic acid)

【CAS】　80529-93-7

【ATC】　V08CA01

【理化性状】　1. 化学名:Dihydrogen(N,N-bis｛2-[bis(car-boxymethyl)amino]ethyl｝glycinato(5-)) gadolinate(2-); a complex of gadolinium with diethylenetriamine penta-acetic acid

2. 分子式:$C_{14}H_{20}GdN_3O_{10}$

3. 分子量:547.6

4. 结构式

钆喷葡胺
(meglumine gadopentetatate)

别名:钆喷酸葡胺、马根维显、磁显葡胺、Dimaglumine gadopentetate、Magnevist、Gd-DTPA

本品渗透压为 1940 mmol/L,pH 6.5～8.0。其注射液为无色至微黄色或微黄绿色的澄明液体。

〖CAS〗　86050-77-3

〖理化性状〗　1. 分子式:$C_{14}H_{20}GdN_3O_{10} \cdot (C_7H_{17}NO_5)_2$

2. 分子量:938.0

【用药警戒】　1. 含钆造影剂(GBCAs)有增加高风险人群发生肾源性系统纤维化(NSF)的风险,因此,除非患者必须进行磁共振(MRI)诊断且必须使用造影剂增强,否则该人群应尽量避免使用。NSF 损害皮肤、肌肉及内脏器官,可影响生命功能或造成致命的伤害。

2. NSF 高风险人群包括如下。

(1) 急、慢性重度肾功能(肾小球滤过率<30 ml/min)不全。

(2) 重度肾功能不全或由肝、肾综合征及肝移植围术期引发的急性肾功能不全。

3. 使用前应筛查急性肾功能不全的患者或其他可能导致肾功能降低的情况(如年龄>60 岁,患有高血压或糖尿病),检测肾小球滤过率。使用时不得超剂量用药,且两次给药间隔应足够长,以确保药物在体内排泄完全。

【药理作用】　钆(GD^{3+})具有 7 个不成对电子,为一顺磁性很强的金属离子,能显著缩短 T_1、T_2 的弛豫时间,尤以 T_1 更为明显。在浓度 0～1 mmol/L 内弛豫时间呈直线下降,从而影响 MRI 的信号强度。

【体内过程】　本品为葡甲胺的螯合物,体内过程与葡甲胺有关。静脉给药后很快弥散到体内各组织的细胞外液内,不在体内代谢,其大部分(90%)经肾小球滤过以原药排出。少量经胃肠道随粪便排出。本品可通过受损的血-脑屏障进入病变组织。少量可分布进入乳汁。$t_{1/2}$ 约为 1.6 h。血透可清除本品。

【适应证】　用于增强磁共振成像(MRI),包括神经系统、心肌、肝、乳腺、骨骼、肾等器官和组织的增强检查。

【不良反应】　1. 本品不良反应显著低于碘造影剂。有轻微的一过性头痛(8.7%)。

2. 其次为注射部位的冷感或热感、恶心、呕吐、味觉障碍、头晕。

3. 注射部位烧灼感、局部水肿、乏力、胸闷、局部淋巴结炎、低血压。

4. 腹痛、胸痛、流涎、焦虑、惊厥、喉痒、咳嗽、皮疹、口干、出汗、流泪等。

5. 可能发生惊厥、变态反应和休克,但罕见。

6. 血清铁和胆红素一过性升高。

【禁忌与慎用】　重度肾功能不全、癫痫、低血压和有哮喘及其他过敏史者应慎用本品。

【剂量与用法】　静脉注射,0.1 mmol/kg。注射后 5 min 增强成像,其增强效果可维持 45 min。

【用药须知】　1. 应事先备好严重不良反应的抢救措施。

2. 防止注射时药液外溢，以免引起局部组织受损。

3. 本品可干扰血清铁和胆红素的浓度测定。

【制剂】　注射液：9.38 g/20 ml(0.5 mol/L)。

【贮藏】　遮光贮存。

钆贝酸
(gadobenic acid)

【CAS】　113662-23-0

【ATC】　V08CA08

【理化性状】　1. 化学名：(4RS)-[4-Carboxy-5，8，11-tris（carboxymethyl)-1-phenyl-2-oxa-5，8，11-triazatridecan-13-oato(5-)]gadolinate(2-)dihydrogen

2. 分子式：$C_{22}H_{28}GdN_3O_{11}$

3. 分子量：667.72

4. 结构式

钆贝葡胺
(gadobenate dimeglumine)

别名：MultiHance

【CAS】　113662-23-0

【理化性状】　1. 化学名：(4RS)-[4-Carboxy-5，8，11-tris（carboxymethyl)-1-phenyl-2-oxa-5，8，11-triazatridecan-13-oato(5-)]gadolinate(2-)dihydrogen compound with 1-deoxy-1-(methylamino)-D-glucitol (1：2)

2. 分子式：$C_{22}H_{28}GdN_3O_{11} \cdot 2C_7H_{17}NO_5$

3. 分子量：1058.2

4. 结构式

【用药警戒】　1. 以钆为基础的造影剂（GBCAs）有增加高风险人群发生肾源性系统性纤维化（NSF）的风险，因此除非患者必须进行磁共振（MRI）诊断且必须使用造影剂增强，否则该人群应尽量避免使

用。NSF 对皮肤、肌肉及内脏可造成致命的或衰弱化的伤害。

2. NSF 高风险人群包括如下。

（1）急、慢性重度肾功能（肾小球滤过率＜30 ml/min)不全。

（2）重度肾功能或由肝肾综合征及肝移植围术期引发的急性肾功能不全。

3. 使用前应筛查急性肾功能不全的患者或其他可能导致肾功能降低的情况（如年龄＞60 岁，患有高血压或糖尿病），检测肾小球滤过率。使用时不得超剂量用药，且两次给药间隔应足够长，以确保药物在体内排泄完全。

【药理作用】　本品为钆螯合物，可以缩短人体组织氢质子的纵向弛豫时间（T_1），并在较小程度上同时缩短横向弛豫时间（T_2）。

【体内过程】　1. 静脉注射本品，其分布和清除 $t_{1/2}$ 分别为 0.085～0.117 h 和 1.17～1.68 h。分布容积为 0.170～0.248 L/kg，分布于血浆及细胞外。

2. 钆贝酸离子快速从血浆中清除，并且主要从尿中排出，很少量的从胆汁中排出。在 24 h 内，注射剂量 78%～94% 的钆贝酸离子以原药从尿中排出。血浆清除率为 0.098～0.133 L/(h·kg)，肾清除率从 0.082～0.104 L/(h·kg)，由肾小球过滤排出。给药剂量的 2%～4% 可从粪便中检出。

3. 血浆浓度和曲线下面积（AUC）与给药剂量呈线性关系，钆贝酸离子不能穿过完整的血-脑屏障。因此，它不会在正常的脑组织中或具有正常血-脑屏障的损伤脑组织中蓄积。然而，当血-脑屏障遭到破坏或血管不正常时则允许钆贝酸离子渗入到损伤的部位中。

【适应证】　1. 用于肝脏和中枢神经系统的诊断性 MRI。

2. 用于探测已知或怀疑患有原发性肝癌（如肝细胞癌）或转移性癌患者的局灶性肝损伤。

3. 用于脑和脊柱的 MRI 增强检查，可以增强损害的检出，与未增强的磁共振影像相比，可以提供更多的诊断信息。

【不良反应】　1. 常见不良反应（＞1%）包括头痛、注射部位反应、血管舒张。

2. 其次为高血压、感觉异常、眩晕、口干、味觉异常、皮疹。

3. 少见不良反应（＜0.5%）有面部水肿、无力、发热、感染、寒战、胸痛、背痛、疼痛、注射部位疼痛、感染或注射剂渗漏、心动过速、心房颤动、心律不齐、动静脉堵塞、室性期外收缩、窦性心动过缓、低血压、晕厥、心肌缺血、不正常心电图、Q-T 或 P-R 间期延

长、腹泻、呕吐、便秘、消化不良、感觉过敏，震颤，多涎、呼吸困难、鼻炎、喉炎、瘙痒、荨麻疹、出汗、嗅觉障碍、耳鸣、尿频。

4. 过敏反应中有出现喉痉挛、胰腺坏死、肺水肿、颅内高压及偏瘫等个别严重事件的报道。

5. 有过敏(过敏样)或超敏性反应的报道。这些反应表现的严重程度不同，可累及一个或多个器官系统，最常见呼吸、心血管和(或)皮肤黏膜组织，严重者可致过敏性休克和死亡。

【禁忌与慎用】 1. 尚无本品用于肾功能损伤(Ccr≤30 ml/min)患者的研究。因此，不建议在此患者群中使用。

2. 尚未在妊娠期妇女和哺乳期妇女中确定本品的安全性和有效性。因此，不建议在妊娠期和哺乳期使用本品。

3. 在贮藏过程中，本品注射剂会释放少量苯甲醇(0.2%)，因此，不适合用于有苯甲醇过敏史的患者。

4. 未在 18 岁以下患者群中进行本品的安全性和有效性试验。因此，不建议在此患者群中使用。

【剂量与用法】 1. 肝脏 成年患者的推荐剂量为 0.2 ml/kg。造影剂快速注射后可以立刻作对比成像。在肝脏，依据个体需要，可以在注射后 40～120 min 之间进行延迟成像。

2. 中枢神经系统 对成年患者的建议剂量是 0.2 ml/kg。本品应在未经稀释的情况下以快速注射或缓慢注射(10 ml/min)的形式静脉给药，并随之注入至少 5 ml 0.9%的氯化钠注射液冲洗。

【用药须知】 1. 对于那些对任何组成成分呈高度敏感，或有气喘史，或有其他过敏性疾病史的患者，应认为有可能出现包括严重的、威胁生命的、致命的、过敏性的或其他特异性的反应。

2. 对于其他药物有过敏史或高敏的患者，应用本品时应在严密观察下使用并在用药后观察数小时。

3. 本品的使用应限制在具有心肺复苏设备及处理紧急情况能力的医护人员在场的医院或诊所内。

4. 肾功能正常的患者两次用药间隔至少 7 h，以便使本品从体内正常清除。

【制剂】 注射液:5.290 g/10 ml(相当于钆贝酸 3.340 g，葡甲胺 1.950 g);7.935 g/15 ml(相当于钆贝酸 5.010 g，葡甲胺 2.925 g);10.58 g/20 ml(相当于钆贝酸 6.680 g，葡甲胺 3.900 g)。

【贮藏】 遮光，贮于 15～30 ℃，切勿冷冻。

钆膦维司三钠

(gadofosveset trisodium)

别名:钆磷维塞三钠、Vasovist

本品为含钆的常磁性 MRI 造影剂。

【CAS】 193901-90-5

【理化性状】 1. 本品的注射剂应为澄清的无色至淡黄色液体，pH 为 6.5～8.0。

2. 化学名:Trisodium-{(2-(R)-[(4,4-diphenylcyclohexyl) phosphonooxymethyl]-diethylenetriaminepentaacetato)(aquo)gadolinium(Ⅲ)

3. 分子式:$C_{33}H_{40}GdN_3Na_3O_{15}P$

4. 分子量:975.88

5. 结构式

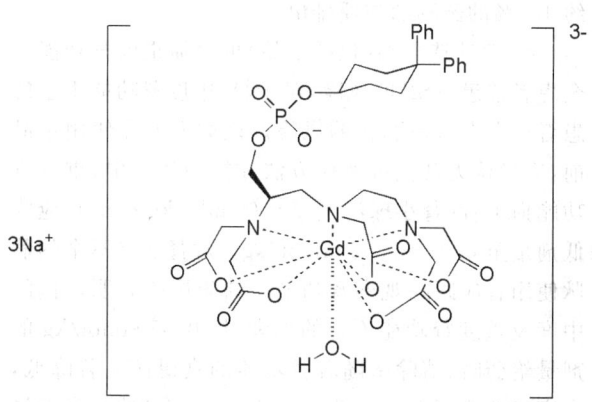

【用药警戒】 1. 含钆造影剂(GBCAs)有增加高风险人群发生肾源性系统纤维化(NSF)的风险，因此，除非患者必须进行磁共振(MRI)诊断且必须使用造影剂增强，否则该人群应尽量避免使用。NSF 损害皮肤、肌肉及内脏器官可影响生命功能或造成致命的伤害。

2. NSF 高风险人群包括如下。

(1) 急、慢性重度肾功能(肾小球滤过率＜30 ml/min)不全。

(2) 重度肾功能不全或由肝、肾综合征及肝移植围术期引发的急性肾功能不全。

3. 使用前应筛查急性肾功能不全的患者或其他可能导致肾功能降低的情况(如年龄＞60 岁，患有高血压或糖尿病)，检测肾小球滤过率。使用时不得超剂量用药，且两次给药间隔应足够长，以确保药物在体内排泄完全。

【药理作用】 1. 本品可逆性地与内源性血清白蛋白结合，在血管中比非蛋白结合类造影剂的停留时间更长，磁共振弛豫效能增强，质子的弛豫时间(T_1)缩短，从而增强血液的信号强度。

2. 本品静脉注射后，可显著缩短血液的 T_1 值，最大可达 4 h。当剂量大于 0.05 mmol/kg 时,血浆的弛豫效能测量值为 33.4~45.7 mM^{-1}s^{-1}(0.47 T)。

【体内过程】 1. 本品静脉给药的药动学为两室开放模型。注射后 3 min,平均血药浓度为 (0.43±0.04)mmol/L,注射后 1 h,平均血药浓度为 (0.24±0.03)mmol/L。分布相 $t_{1/2}$ 为 (0.48±0.11)h,消除相 $t_{1/2}$ 为 (16.3±2.6)h。以 0.03 mmol/kg 的剂量给药时,平均总体清除率为(6.57±0.97)ml/(h·kg)。

2. 本品稳态表观分布容积为(148±16)ml/kg,与细胞外液大致相当。本品在血液循环中易与血浆蛋白结合,以 0.03 mmol/kg 的剂量给药后 0.05、0.5、1 和 4 h,血浆蛋白结合率为 79.8%~87.4%。

3. 本品在体内不被代谢,注射后 14 d 内 83.5% 经由尿液排泄,其中 94% 在给药后 72 h 内排泄。大约 4.7% 的药物随粪便排出。

4. 含钆造影剂(包括本品)可增加重度肾功能不全患者罹患 NSF 的风险,对于轻、中度肾功能不全的患者亦存在病情恶化的风险。该类人群在使用本品前,应确认无其他可替代方法才能使用。中、重度肾功能损害者(肾小球滤过率<60 ml/(kg·m^2)),应降低剂量至 0.01~0.02 mmol/kg。对肾功能不全的静脉使用者应跟踪观察肾功能。临床试验表明,对轻、中度及重度肾功能不全的患者,按 0.05 mmol/kg 的剂量给药时,清除率随着肾功能的衰退而显著降低,中度肾功能不全(Ccr 为 30~50 ml/min)的全身性暴露量(AUC)增加 1.75 倍,重度肾功能不全(Ccr<30 ml/min)的全身性暴露量(AUC)则达 2.25 倍。消除 $t_{1/2}$ 正常人为 19 h,中度肾功能不全为 49 h,重度肾功能不全为 70 h。肾功能不全不会影响本品的稳态表观分布容积和血浆蛋白结合率,但会使药物经粪便排泄量有所增加。

5. 使用高通量过滤器进行血液透析时,本品可被分离出血液。

6. 中度肝损伤不影响本品的药动学及与血浆蛋白结合率,但可使药物经粪便排出量略微增加。

7. 性别和年龄均不影响本品的药动学参数,未对儿童患者进行研究。

【适应证】 本品为 MRI 造影剂,用于评估存在或是怀疑存在周围血管疾病的成年人的主髂动脉闭塞症。

【不良反应】 常见(≥2%)不良反应主要有瘙痒、恶心、血管扩张、感觉异常、注射部位青肿、味觉异常、灼烧感、静脉穿刺部位青肿、高血压、头晕及寒冷感。

【妊娠期安全等级】 C。

【禁忌与慎用】 1. 对含钆造影剂有过敏史者禁用。

2. 肾功能不全者慎用。必要时,在医师指导下使用。

3. 本品尚无在妊娠期妇女中的临床试验数据,但动物实验表明高剂量会对胎儿造成伤害,妊娠期妇女使用时应谨慎权衡利弊。

4. 虽然进入母乳的药量非常少(0.01%~0.04% 的给药量),但哺乳期妇女仍应尽量避免使用。

5. 本品对 18 岁以下儿童用药的安全性和有效性尚未明确,由于本品经肾消除,因此,可能会对肾功能发育尚不完全的儿童造成特定的伤害。

【药物相互作用】 由于本品能与血浆蛋白结合,所以可能会干扰其他同样能与血浆蛋白结合的药物的药效,但未经临床试验证实。临床试验表明,长期服用华法林的患者接受单剂量的本品,不影响华法林的抗凝活性。

【剂量与用法】 1. 静脉注射,手动或自动加压注射均可,一次 0.12 ml/kg(0.03 mmol/kg),30 s 注射完毕,然后用 25~30 ml 0.9% 氯化钠注射液冲洗。

2. 完成成像分为两个阶段,动态和稳态显像阶段。动态成像在注射后即可用以评估从静脉分布到动脉系统的过程;稳态成像发生在动态成像完成之后,一般在注射后 5~7 min,用以评估分布到整个血液系统的情况。在临床试验中观察到,稳态成像在注射后约一个小时内即可完成。

3. 使用前仔细检查本品注射剂,如存在变色或有不溶性微粒,禁止使用。本品开瓶后应立即一次性用完,如有剩余,须丢弃。不得与其他注射类药物及肠外营养液同时注射使用,不可与其他药物使用同一静脉通路。

【用药须知】 1. 重度肾功能不全或由肝肾综合征及肝移植围术期引发的急性肾功能不全者,使用本品时,可增加罹患 NSF 的风险。

2. 重度肾功能不全者反复使用含钆造影剂,特别是在上一次服用的药品尚未排泄完全之时使用,可促进 NSF 的发展。

3. 注射部位可出现发红、轻微的灼热感、疼痛、暖感或冷感。

4. 注射后会出现瘙痒、恶心的不良反应。

5. 如患者有以下情况,建议在用药前告知医师,医师亦应经常关注患者的动向。

(1) 妊娠及哺乳期妇女。

(2) 对造影剂有过敏史,支气管哮喘及过敏性呼吸系统疾病。

(3) 有肾病和(或)肝病史。

（4）近期使用过含钆造影剂。

（5）有心律失常或心脏病史。

（6）正在服用任何处方药或非处方药。

【制剂】 注射液：2.44 g/10 ml；3.66 g/15 ml。

【贮藏】 遮光贮于 25 ℃，短期携带允许 15～30 ℃，不可冷冻。

钆塞酸二钠
(gadoxetate disodium)

别名：Eovist、Primovist、伽岛二钠

本品是一种含钆的 MRI 造影剂。

【CAS】 135326-22-6

【ATC】 V08CA10

【理化性状】 1. 化学名称：（4S）-4-（4-Ethoxybenzyl）-3,6,9-tris（carboxylatomethyl）-3,6,9 triazaundecanedioic acid，gadolinium complex，disodium salt

2. 分子式：$GdC_{23}H_{28}N_3O_{11}Na_2$

3. 分子量：725.72

4. 结构式

【用药警戒】 1. 含钆造影剂（GBCAs）对药物消除胃功能受损的患者可增加发生肾源性全身纤维化（NSF）的风险。该类人群应避免使用，除非诊断至关重要，且不能进行非造影 MRI 或其他检查。NSF 可导致致命的或影响生命功能的纤维化，对皮肤、肌肉及内脏均有影响。

2. NSF 高风险人群包括：

（1）慢性重度肾功能损伤（肾小球滤过率＜30 ml/min）。

（2）急性肾功能损伤。

3. 使用前应筛查急性肾功能不全的患者或其他导致肾功能降低的情况（如年龄＞60 岁，高血压或糖尿病），并检测肾小球滤过率。

4. NSF 高风险患者不得超剂量用药，且两次给药间隔时间应足够长，确保药物在体内完全排泄。

【药理作用】 1. 本品为顺磁性化合物，在强磁场下产生磁矩，形成相当强烈的磁场，增强邻近顺磁剂水质子弛豫率（缩短弛豫时间），导致血液和组织信号强度增加（亮度增加）。

2. 在 MRI，正常组织与病理组织的可视化，部分依赖于射频信号强度，与下列有关。

（1）不同质子的密度。

（2）自旋-晶格弛豫时间或称纵向弛豫时间的不同（T_1）。

（3）自旋-自旋弛豫时间或称横向弛豫时间的不同（T_2）。在磁场中，本品降低目标组织的 T_1 和 T_2 的弛豫时间，在推荐剂量下，观察到 T_1 加权的 MRI 序列最大的敏感性。本品被肝细胞选择性地摄取，导致肝组织信号强度升高。

【体内过程】 1. 静脉注射后，本品血浆浓度时间曲线呈二次方指数幂下降。稳态分布容积为 0.21 L/kg（细胞间隙），血浆蛋白结合率＜10%。本品不通过未受损的血-脑屏障及胎盘屏障。

2. 本品经过肾脏和肝脏同等消除，22～39 岁健康志愿者本品（0.01～0.1 mmol/kg）的平均消除 $t_{1/2}$ 为 0.91～0.95 h，随着年龄增长，清除率轻度降低。药动学与剂量呈线性关系，一直到剂量加大到 0.4 ml/kg（0.1 mmol/kg）（推荐剂量的 4 倍）。

3. 总血清清除率为 250 ml/min，而肾清除率为 120 ml/min，与健康志愿者的肾清除率相当。

4. 本品不被代谢。

【适应证】 用于成人肝脏 T_1 加权的 MRI，对成人已知或疑似肝脏局灶性病损进行检测和定性。

【不良反应】 1. 发生率≥0.5% 的不良反应为恶心、头痛、头晕、燥热、后背疼痛。

2. 发生率≥0.1% 的不良反应为呕吐、血压升高、注射部位反应（包括疼痛、灼热感、寒冷、静脉渗出、刺激症状）、味觉异常、感觉异常、面部潮红、呼吸困难、疲劳、胸痛、头晕、口干、畏寒等。

3. 发生率＜0.1% 的不良反应为震颤、静坐不能、束支传导阻滞、心悸、口腔不适、唾液分泌增加、斑丘疹、多汗、抑郁等。

4. ≥1% 的患者用药后出现一过性的血清铁和胆红素升高，但不超过正常上限的 2～3 倍，1～4 d 后恢复正常。

5. 上市后报道的不良反应有过敏反应，包括休克、低血压、喉头水肿、荨麻疹、颜面水肿、鼻炎、结膜炎、腹痛、感觉迟钝、打喷嚏、咳嗽、苍白、心动过速、烦躁不安。

【妊娠期安全等级】 C。

【禁忌与慎用】 1. 无充分证据表明可通过妊娠期妇女胎盘屏障，但其他钆造影剂可通过胎盘影响胎儿，故妊娠期妇女只有对母体的效益大于对胎儿伤害的风险时才可使用。

2. 尚未明确本品是否通过哺乳期妇女的乳汁分

泌,但多数药物分泌在乳汁中,慎用于哺乳期妇女,停用本品 10 h 后可恢复哺乳。

3. 尚未建立儿科用药的安全性和有效性。

【药物相互作用】 有机阴离子转运肽(organican ion transporting polypeptide,OATP)抑制剂红霉素,不影响本品的药动学。未进行与其他药物的临床相互作用研究。

【剂量与用法】 1. 静脉注射,推荐剂量为 0.1 ml/kg(相当于 0.025 mmol/kg)。

2. 使用前检视是否有颗粒或变色,如有,则不能使用,不能与其他药物混合,本品为一次性使用,打开后立即使用,橡胶瓶塞不能穿刺一次以上。本品静脉注射速度约 2 ml/s,注射完成后,用 0.9%氯化钠注射液冲洗管路。弃去剩余药液。

3. 通过增强前影像和给予本品后得到的动态和肝细胞成像期的影像监测和定性肝损伤。在动态成像期,用本品静脉注射暂时增强和冲刷方式评估损伤。可通过动态成像期,本品在肝脏的蓄积方式进一步评价损伤。注射本品完毕 15～25 s 后,先进行增强前 MRI,动态成像包括动脉期、波尔图静脉(约 60 s)期及血平衡期。20 min 后进行肝细胞成像期,可于 120 min 内进行。

4. 胆红素水平(>3 mg/dl)或铁蛋白升高可降低本品肝脏的对比效果。这些实验室指标异常的患者,应在给予本品后不少于 60 min 进行 MRI,包括透析引起的铁蛋白升高的患者。

5. 肝功能正常或轻度肝功能不全(包囊、同质蜕变、原发性肝细胞癌)一般不引起本品的聚集,高分化肝细胞癌可能包含功能性肝细胞,在肝细胞成像期可表现为有一定的增强,需要其他临床证据诊断肝细胞癌。

【用药须知】 1. 含钆造影剂可增加肾消除受损患者发生肾源性系统纤维化的风险,避免在该人群中使用,除非诊断信息非常必要,且无非强化 MRI 或其他诊断方法。

2. 药物过量 磁成像的最大剂量为 0.4 ml/kg(0.1 mmol/kg)。临床试验未发现药物过量病例,重度肾功能和(或)肝功能不全的患者一旦过量,可用血液透析清除。

3. 过敏反应可累及心血管、呼吸及皮肤等系统,严重程度从轻度至重度,包括休克,在给予本品后罕见发生。大多数过敏反应发生于给药后半小时,迟发型反应(数小时至数天)也可能发生。在给予本品前评估所有对造影剂过敏、有支气管哮喘病史和(或)过敏史的患者。这些患者发生过敏反应的风险大,应权衡本品的益处与发生过敏风险后再使用。

4. 在注射前确认注射器针头在静脉中,注射液溢出可造成局部组织反应。禁止肌内注射,因可引起肌肉细胞坏死和炎症。

5. 在给予本品过程中及之后,均应密切观察患者过敏反应的症状和体征。以准确地处理药物过敏反应。

6. 严重肾衰竭或肝功能衰竭可影响本品的成像。终末期肾病患者因血清铁蛋白水平升高,肝脏对比明显降低。胆红素>3 mg/dl 者,肝脏对比也明显降低。如果上述人群使用本品,应在给予本品后 60 min 内完成 MRI,用配对的非对比和对比成像进行诊断。

【制剂】 注射液:1.8143 g/10 ml(相当于 0.25 mmol/ml)。

【贮藏】 贮于 20～25 ℃,短程携带允许 15～30 ℃。

钆布醇
(gadobutrol)

别名:加乐显、Gadovist
本品是一种含钆的 MRI 造影剂。
【CAS】 138071-82-6
【ATC】 V08CA09
【理化性状】 1. 化学名:10-[(1SR,2RS)-2,3-Dihydroxy-1-hydroxymethylpropyl]-1,4,7,10-tetraazacyclododecane-1,4,7-triacetic acid, gadolinium complex

2. 分子式:$C_{18}H_{31}GdN_4O_9$

3. 分子量:604.72

4. 结构式

【用药警戒】 1. 含钆造影剂(GBCAs)对药物消除肾功能受损的患者可增加发生肾源性全身纤维化(NSF)的风险。该类人群应避免使用,除非诊断至关重要,且不能进行非造影 MRI 或其他检查。NSF 可导致致命的或影响生命功能的纤维化,对皮肤、肌肉及内脏均有影响。

2. NSF 高风险人群包括如下。

(1)慢性重度肾功能损伤(肾小球滤过率< 30 ml/min)。

(2)急性肾功能损伤。

3. 使用前应筛查急性肾功能不全的患者或其他导致肾功能降低的情况(如年龄>60 岁,高血压或糖尿病),并检测肾小球滤过率。

4. NSF 高风险患者不得超剂量用药,且两次给药间隔时间应足够长,以确保药物在体内完全排泄。

【药理作用】　参见钆塞酸二钠。

【体内过程】　静脉注射后,本品快速分布至细胞外液。静脉注射本品 0.1 mmol/kg 后 2 min 血药浓度为 0.59 mmol/L,60 min 后为 0.3 mmol/L。本品不被代谢,主要以原药通过肾排泄。肾清除率为 1.1~1.7 ml/(min·kg),给药 2 h 内随尿液排出给药剂量的 50%,12 h 内排出 93%。肾外排泄可忽略不计,本品不与血浆蛋白结合。本品不能通过未受损的血-脑屏障。$t_{1/2}$ 为 1.66~2.91 h。

【适应证】　1. 颅脑和脊髓磁共振成像(MRI)的对比增强。

2. 对比增强磁共振血管造影(CE-MRA)。

【不良反应】　1. 常见不良反应为头痛、恶心、注射部位反应、味觉异常和热感。

2. 少见不良反应包括意识丧失、惊厥、嗅觉倒错、心动过速、心悸、口干、倦怠和感觉冷。

3. 严重不良反应有心脏停搏、呼吸停止和过敏性休克。

【妊娠期安全等级】　C。

【禁忌与慎用】　1. 对本品的组成成分过敏者禁用。对其他钆螯合物有过敏反应或可疑过敏反应史的患者也不应使用本品。

2. 无充分证据表明本品可通过妊娠期妇女胎盘屏障,但其他钆造影剂可通过胎盘影响胎儿,故妊娠期妇女只有对母体的效益大于对胎儿伤害的风险时才可使用。

3. 尚未明确本品是否通过哺乳期妇女的乳汁分泌,但多数药物分泌在乳汁中,慎用于哺乳期妇女,停止本品 18 h 后可恢复哺乳。

【药物相互作用】　本品可能增加其他药物如西沙必利、红霉素、抗精神病药和三环类抗抑郁药的延长 Q-T 间期作用。

【剂量与用法】　1. 颅脑和脊髓磁共振成像　成人推荐给药剂量为 0.1 mmol/kg,相当于 0.1 ml/kg 的本品注射液。如果 MRI 增强扫描未见异常而临床仍高度怀疑有病灶存在,或更精确的信息会影响患者的治疗时,可在第一次给药后的 30 min 内再注射至多 0.2 mmol/kg 的本品注射液,来提高诊断的准确率。

2. 对比增强磁共振血管造影(CE-MRA)

(1) 单个观察视野的成像　体重低于 75 kg 者,使用 7.5 ml;体重大于或等于 75 kg,使用 10 ml(相当于 0.1~0.15 mmol/kg)。

(2) 多于一个观察视野的成像　体重低于 75 kg,使用 15 ml;体重大于或等于 75 kg,使用 20 ml(相当于 0.2~0.3 mmol/kg)。

3. 儿童　对于未接受过心电图检查的儿童,在给予本品之前必须排除先天性长 Q-T 间期综合征的可能。对于上述适应证,在 2 岁及以上的儿童和青少年中的推荐剂量为 0.1 mmol/kg(相当于 0.1 ml/kg)。对于儿童和青少年不应给予 >0.1 ml/kg 的剂量。

【用药须知】　1. 含钆造影剂可增加肾消除受损患者发生肾源性全身纤维化的风险,避免在该人群中使用,除非诊断信息非常必要,且没有非强化的 MRI 或其他诊断方法可替代。

2. 过敏反应可累及心血管、呼吸及皮肤等系统,严重程度从轻度至重度,包括休克,在给予本品后罕见发生。大多数过敏反应发生于给药后半小时,迟发型反应(数小时至数天)也可能发生。在给予本品前评估所有对造影剂过敏、有支气管哮喘病史和(或)过敏史的患者。这些患者发生过敏反应的风险大,权衡本品的益处与发生过敏风险后再使用。

3. 在给予本品过程中及之后,均应密切观察患者过敏反应的症状和体征。以准确的处理药物过敏反应措施治疗。

【制剂】　注射液:604.72 mg/ml(1 mmol/ml);2 ml;4.5354 g/7.5 ml;6.0472 g/10 ml;9.0708 g/15 ml。

【贮藏】　贮于 25 ℃下,短程携带允许 15~30 ℃。

钆特酸

(gadoleric acid)

本品是一种含钆的 MRI 造影剂。

【CAS】　72573-82-1

【ATC】　V08CA02

【理化性状】　1. 化学名:1, 4, 7, 10-Tetraazacyclododecane-1, 4, 7, 10-tetraacetic acid, gadolinium complex

2. 分子式:$C_{16}H_{25}GdN_4O_8$

3. 分子量:558.64

4. 结构式

钆特酸葡胺

(gadoleric acid meglumine salt)

别名:多它灵

【CAS】 92943-93-6

【理化性状】 1. 化学名:Gadolinium 2,2′,2″-[10-(carboxymethyl)-1,4,7,10-tetraazacyclodecane-1,4,7-triyl]triacetate 1-deoxy-1-(methylamino)-D-glucitol(1∶1)

2. 分子式:$C_{23}H_{42}GdN_5O_{13}$

3. 分子量:753.86

【用药警戒】 1. 含钆造影剂(GBCAs)对药物消除功能受损的患者可增加发生肾源性全身纤维化(NSF)的风险。该类人群应避免使用,除非诊断至关重要,且不能进行非造影 MRI 或其他检查。NSF 可导致致命的或影响生命功能的纤维化,对皮肤、肌肉及内脏均有影响。

2. NSF 高风险人群包括如下。

(1) 慢性重度肾功能损伤(肾小球滤过率<30 ml/min)。

(2) 急性肾功能损伤。

3. 使用前应筛查急性肾功能不全的患者或其他导致肾功能降低的情况(如年龄>60 岁,高血压或糖尿病),并检测肾小球滤过率。

4. NSF 高风险患者不得超剂量用药,且两次给药间隔时间应足够长,确保药物在体内完全排泄。

【药理作用】 参见钆塞酸二钠。

【体内过程】 经静脉注射后,钆特酸主要分布于体内细胞外液,不与血清白蛋白结合或透过未受损的血-脑屏障。在肾功能正常时,血浆 $t_{1/2}$ 约为 90 min。本品经肾小球滤过作用,以原药排出体外,肾功能不全患者血浆清除率会降低。在乳汁中分泌量很小,可以缓慢通过胎盘。

【适应证】 用于大脑及脊柱病变、脊柱病变及其他全身性病理检查(包括血管造影)的磁共振检查。

【不良反应】 1. 头痛和感觉异常,很常见(>10%),注射部位热、冷或疼痛,恶心、呕吐和皮肤反应如红疹和瘙痒常见(1%~10%)。

2. 罕见过敏反应,该反应可能非常严重甚至致命,尤其是有过敏史的患者。

【妊娠期安全等级】 C。

【禁忌与慎用】 1. 对本品的组成成分过敏者禁用。对其他钆螯合物有过敏反应或可疑过敏反应史的患者也不应使用本品。

2. 妊娠期妇女只有对母体的效益大于对胎儿伤害的风险时才可使用。

3. 极少量的本品可通过乳汁分泌,慎用于哺乳期妇女,建议停药几天后再恢复哺乳。

4. 对 18 岁以下的儿童,不推荐使用本品用于血管造影。因为目前缺乏该产品针对该人群的相关有效性和安全性数据。

【剂量与用法】 推荐剂量为成人、儿童及婴儿均可按 0.1 mmol/kg,即 0.2 ml/kg 静脉注射。根据检查结果的显示情况,如有必要,可进行二次给药。特殊情况下,如脑膜瘤的鉴别或游离性转移的确认,可以按 0.2 mmol/kg 进行二次注射。本品仅供静脉注射。

【用药须知】 1. 本品仅可供静脉注射。如有血管外渗出,可能会引起局部不耐受反应,这时应作局部处理。

2. 本品禁用蛛网膜下隔(或硬膜外)注射。

3. 与其他含钆造影剂一样可发生过敏反应,大多数发生在注射造影剂半小时内,也可发生在注射后几天。鉴于这些风险,在注射前必须询问每个患者是否有过敏史(如花粉过敏、荨麻疹、哮喘等)和(或)有造影剂过敏史,这类患者会增加发生严重不良反应的概率。这类患者使用前必须权衡利弊。

4. 本品应避免用于急、慢性重度肾功能不全(GFR≤30 ml/min)的患者和由于肝肾综合征导致的各种程度的急性肾功能不全或肝移植手术前后的患者,除非该诊断信息是必需的,且不能用其他手段获得。

5. 对正在接受透析的患者,使用本品后立即进行血液透析,可帮助清除体内的本品,但尚不知这样能否终止 NSF。因此,不宜将立即进行血液透析作为一项预防措施来使用。

6. 当给予钆类造影剂时,不应超过推荐剂量并且应在下次给药前留出足够的时间,以便本品从体内清除。

7. 使用含钆造影剂和其他造影剂一样,用于造影剂敏感的患者时应采取密切监测等特别预防措施。必须事先准备所有必要的设备和药品以处理可能出现的严重不良反应。

【制剂】 注射液(以钆特酸葡胺计):377 mg/ml,3.77 g/10 ml;5.655 g/15 ml;7.54 g/20 ml。

【贮藏】 遮光保存。

钆特醇

(gadoteridol)

别名:ProHance

本品是一种含钆的 MRI 造影剂。

【CAS】 120066-54-8

【ATC】 V08CA04

【理化性状】 1. 化学名：10-(2-Hydroxy-propyl)-1，4，7，10-tetraazacyclododecane-1，4，7-triacetic acid

2. 分子式：$C_{17}H_{29}GdN_4O_7$

3. 分子量：558.68

4. 结构式

【用药警戒】 1. 含钆造影剂（GBCAs）对药物消除功能受损的患者可增加发生肾源性全身纤维化（NSF）的风险。该类人群应避免使用,除非诊断至关重要,且不能进行非造影 MRI 或其他检查。NSF 可导致致命的或影响生命功能的纤维化,对皮肤、肌肉及内脏均有影响。

2. NSF 高风险人群包括如下。

(1) 慢性重度肾功能损伤（肾小球滤过率<30 ml/min）。

(2) 急性肾功能损伤。

3. 使用前应筛查急性肾功能不全的患者或其他导致肾功能降低的情况（如年龄>60 岁,高血压或糖尿病）,并检测肾小球滤过率。

4. NSF 高风险患者不得超剂量用药,且两次给药间隔时间应足够长,确保药物在体内完全排泄。

【药理作用】 参见钆塞酸二钠。

【体内过程】 经静脉注射后,符合二室开放型药动学模型,分布 $t_{1/2}$ 为（0.20±0.04）min,消除 $t_{1/2}$ 为（1.57±0.08）min。静脉注射后 24 h 内随尿液排出 94.4±4.8% 的给药剂量。尚不清楚本品在体内的生物转化过程。分布容积(204±58)ml/kg,与细胞外液的体积相似。肾清除率为(1.41±0.33)ml/(min·kg),血浆清除率为(1.50±0.35)ml/(min·kg),显示本品主要经肾清除。

【适应证】 用于中枢神经系统、头及颈部的磁共振检查。

【不良反应】 1. 心血管 P-R 间期延长、低血压、心率加快、房室结性心律、心脏停搏、心动过缓、高血压、与既往心血管病相关的死亡。

2. 消化系统 舌水肿或刺痒、牙龈炎、口干、稀便、呕吐、吞咽困难。

3. 神经系统 焦虑、头晕、感觉异常、精神状态下降、上臂配合失调、凝视、癫痫发作、晕厥、昏迷、震颤、意识丧失。

4. 呼吸系统 呼吸困难、气管炎、咳嗽。

5. 皮肤及其附属物 瘙痒、皮疹、斑丘疹、荨麻疹、麻刺感、出汗、皮肤苍白。

6. 特殊感觉 耳鸣。

7. 整体感觉 全身水肿、喉部水肿、不适、过敏反应、声音改变、一过性耳聋。

8. 泌尿生殖系统 尿失禁。

【妊娠期安全等级】 C。

【禁忌与慎用】 1. 对本品的组成成分过敏者禁用。对其他钆螯合物有过敏反应或可疑过敏反应史的患者也不应使用本品。

2. 妊娠期妇女只有对母体的效益大于对胎儿伤害的风险时才可使用。

3. 尚未明确本品是否通过乳汁分泌,慎用于哺乳期妇女。

4. 对 2 岁以下儿童用药的安全性及有效性尚不确定。

【剂量与用法】 推荐剂量为 0.1 mmol/kg (0.2 ml/kg),快速静脉滴注（10～60 ml/min）或静脉注射（>60 ml/min）。肾功能正常的成人,如怀疑增强不够,可在 30 min 内再次给予 0.2 mmol/kg (0.4 ml/kg)。18 岁以下者剂量不超过 0.1 mmol/kg。用于颅外和椎管内的安全性尚无经验。

【用药须知】 1. 与其他含钆造影剂一样可发生过敏反应,大多数发生在注射造影剂半小时内,也可发生在注射后几天。鉴于这些风险,在注射前必须询问每个患者是否有过敏史（如花粉过敏、荨麻疹、哮喘等）和（或）有造影剂过敏史,这类患者会增加发生严重不良反应的概率。这类患者使用前必须权衡利弊。

2. 本品应避免用于急、慢性重度肾功能不全（GFR≤30 ml/min）的患者和由于肝肾综合征导致的各种程度的急性肾功能不全或肝移植手术前后的患者,除非该诊断信息是必需的,且不能用其他手段获得。

3. 使用含钆造影剂和其他造影剂一样,用于造影剂敏感的患者时应采取密切监测等特别预防措施。必须事先准备所有必要的设备和药品以处理可能出现的严重不良反应。

【制剂】 注射液：279.3 mg/ml,1.3965 g/5 ml；2.793 g/10 ml；4.1895 g/15 ml；4.7481 g/17 ml；5.586 g/20 ml。

【贮藏】 遮光,贮于 25 ℃,短程携带允许 15～30 ℃。

钆弗塞胺

（gadoversetamide）

别名：安磁力、OptiMARK

本品是一种含钆的 MRI 造影剂。

【CAS】 131069-91-5

【ATC】 V08CA06

【理化性状】 1. 化学名：［8，11-bis（Carboxymethyl）-14-［2-［（2-methoxyethyl）amino］-2-oxoethyl]-6-oxo-2-oxa-5，8，11，14-tetraazahexadecan-16-oato（3-）］gadolinium

2. 分子式：$C_{20}H_{34}GdN_5O_{10}$

3. 分子量：661.77

4. 结构式

【用药警戒】 1. 含钆造影剂（GBCAs）对药物消除功能受损的患者可增加发生肾源性全身纤维化（NSF）的风险。该类人群应避免使用，除非诊断至关重要，且不能进行非造影 MRI 或其他检查。NSF 可导致致命的或影响生命功能的纤维化，对皮肤、肌肉及内脏均有影响。

2. NSF 高风险人群包括如下。

（1）慢性重度肾功能损伤（肾小球滤过率＜30 ml/min）。

（2）急性肾功能损伤。

3. 使用前应筛查急性肾功能不全的患者或其他导致肾功能降低的情况（如年龄＞60 岁，高血压或糖尿病），并检测肾小球滤过率。

4. NSF 高风险患者不得超剂量用药，且两次给药间隔时间应予足够长，以确保药物在体内完全排泄。

【药理作用】 参见钆塞酸二钠。

【体内过程】 经静脉注射后，符合两室开放型药动学模型，分布 $t_{1/2}$ 为（13.3±6.8）min，消除 $t_{1/2}$ 为（103.6±19.5）min。静脉注射后 24 h 内随尿液排出 95.5±17.4% 的给药剂量。本品在体内不被转化，亦不与血浆蛋白结合。分布容积为（162±25）ml/kg，大体与细胞外液的体积相似。肾清除率为（69±15.4）ml/（min·kg），血浆清除率为（72±16.3）ml/（min·kg），显示本品主要经肾消除。透析可清除本品。

【适应证】 1. 用于血-脑屏障异常或脑血管异常、脊柱和相关组织异常的磁共振增强检查。

2. 用于肝脏的磁共振增强检查。

【不良反应】 1. 心血管 血管舒张、低血压、高血压、心律失常、胸痛、心悸、心动过缓、晕厥、血管痉挛。

2. 消化系统 恶心、腹泻、腹痛、味觉异常、食欲缺乏、便秘、口干、呃逆、呕吐、流涎、口渴。

3. 代谢和营养 肌酐升高、血钾升高、水肿。

4. 神经系统 头痛、头晕、激惹、焦虑、意识混乱、复视、肌张力障碍、张力亢进、感觉减退、困倦、震颤、无力。

5. 呼吸系统 咳嗽、呼吸困难、喉头痉挛、咽炎、鼻窦炎、声音改变。

6. 皮肤及其附属物 多形性红斑、瘙痒、皮疹、血栓性静脉炎、荨麻疹、皮肤苍白。

7. 特殊感觉 味觉倒错、耳鸣。

8. 泌尿生殖系统 少尿。

9. 上市后有发生 NSF、过敏反应及癫痫的报道。

【妊娠期安全等级】 C。

【禁忌与慎用】 1. 对本品的组成成分过敏者禁用。对其他钆螯合物有过敏反应或可疑过敏反应史的患者也不应使用本品。

2. 妊娠期妇女只有对母体的效益大于对胎儿伤害的风险时才可使用。

3. 本品可通过乳汁分泌，哺乳期妇女使用本品后应停止哺乳至少 72 h。

4. 儿童用药的安全性及有效性尚不确定。

5. 严重慢性、急性肾功能损伤者（GFR＜30 ml/min）禁用。

【剂量与用法】 推荐剂量为 0.1 mmol/kg（0.2 ml/kg），静脉注射，注射速度为 1～2 ml/s。注射后 1 h 内完成成像。

【用药须知】 参见钆布醇。

【制剂】 注射液：330.9 mg（0.5 mmol）/ml，1.6545 g/5 ml；3.309 g/10 ml；4.9635 g/15 ml；6.618 g/20 ml；9.927 g/30 ml。

【贮藏】 遮光，贮于 20～25 ℃，切勿冷冻。

钆双胺

（gadodiamide）

别名：Omniscan、Gd-DTPA-BMA

【CAS】 131410-48-5（anhydrous gadodiomide）；122795-43-1（gododiamide hydrate）

【ATC】　V08CA03

【理化性状】　1. 本品为无臭的白色粉末。易溶于水和甲醇,溶于乙醇,微溶于丙酮和三氯甲烷。

2. 分子式：$C_{16}H_{26}GdN_5O_8$

3. 分子量：573.7

4. 结构式

【简介】　本品渗透压为 789 mmol/L,pH 5.5～7.0。其作用与钆喷葡胺相同。体内过程与钆喷葡胺相似。经静脉给药后,迅速分布于细胞外液,然后于肾脏浓缩,以原药排出;少量经胃肠道随粪便排出,本品的器官残留量高于钆喷葡胺,可能与其较高亲脂性有关。其用途与不良反应,用药须知均同钆喷葡胺。静脉注射 0.1 mmol/kg。注射后立即施行增强扫描。注射液：5.74 g/20 ml(0.5 mol/L)。遮光贮存。

锰福地吡
(mangafodipir)

本品是一种含锰的 MRI 造影剂。

【CAS】　119797-12-5

【ATC】　V08CA05

【理化性状】　1. 化学名：Hexahydrogen(OC-6-13)-((N, N'-ethylenebis (N-((3-hydroxy-5-(hydroxymethyl)-2-methyl-4-pyridyl) methyl) glycine)5,5'-bis(phosphato))(8-))manganate(6-)

2. 分子式：$C_{22}H_{28}MnN_4O_{14}P_2$

3. 分子量：689.36

4. 结构式

锰福地吡三钠
(mangafodipir trisodium)

别名：泰乐影、Teslascan

〖CAS〗　140678-14-4

〖理化性状〗　1. 化学名：Trisodium trihydrogen (OC-6-13)-((N, N'-1,2-ethanediylbis(N-((3-hydroxy-2-methyl-5-((phosphonooxy)methyl)-4-pyridinyl)methyl) glycinato))(8-))manganate(6-)

2. 分子式：$C_{22}H_{27}MnN_4Na_3O_{14}P_2$

3. 分子量：757.32

【药理作用】　1. 本品为含金属锰的螯合物,锰有顺磁性并且在磁共振造影中可增强造影效果,配体是福地吡。正常的肝实质优先摄取锰,所以能够产生异常组织与正常肝脏组织间的对比增强。

2. 在进行磁共振造影时,本品的作用是缩短靶组织的纵向弛豫时间(T_1),加强信号强度(亮度),例如肝脏实质信号强度的加强。肝脏的增强约在注射结束后 4 h 达到最大,对诸如转移性及肝细胞癌这类与增强相关的病变,可以在 24 h 内检出。临床研究表明;本品有利于这类患者的肝内病灶的检出。

【体内过程】　1. 静脉注射后,本品经去磷酸代谢后,锰离子通过与血浆锌(主要)交换,从锰福地吡中释放出来。锰和配体(福地吡)的药动学不同,两者通过不同的途径排泄。

2. 锰的初期平均血浆 $t_{1/2}$ 为 20 min 或更短,被肝、胰腺、肾和脾大量摄取。螯合体的最初血浆 $t_{1/2}$ 为 50 min 左右。锰的分布容积在 0.5～1.5 L/kg,福地吡为 0.17～0.45 L/kg。随其代谢,几乎所有的配体(福地吡)在 24 h 内通过尿液排泄,仅很少部分通过粪便排出。15％～20％的锰在最初 24 h 内经尿液排泄,其余大多数在随后的 4 d 内经粪便排出。

3. 在体外人血中,锰的蛋白结合率约为 27％,而福地吡的蛋白结合率可忽略不计。

【适应证】　用于疑有转移性或肝细胞癌等肝脏病变的核磁共振增强检查。

【不良反应】　1. 常见热感或潮红、头痛、恶心、呕吐、其他胃肠道症状(如腹痛、腹泻、胃肠胀气)和味觉症状。

2. 过敏反应(如皮肤反应、鼻炎、咽炎)、眩晕、心悸、胸痛、高血压和注射引起的不适较少发生。很少有视觉紊乱、发热和麻痹的报道。

3. 能引起短暂的胆红素和肝脏转氨酶的上升及短暂的血浆锌的下降。

【妊娠期安全等级】　X。

【禁忌与慎用】　1. 对本品或其成分过敏、嗜铬细胞瘤、中度肝功能不全(Child-Pugh C 级),特别是严重的肝胆管阻塞性疾病、重度肾功能不全及妊娠期妇女禁用。

2. 尚未明确本品是否经乳汁分泌。在注射本品后的 14 d 内,哺乳期妇女应停止哺乳。

3. 18 岁以下儿童用药的安全性及有效性尚未明确。

【剂量与用法】　1. 本品仅供单次静脉内使用。必须作为静脉输液,其注射速率应为 2~3 ml/min。

2. 一般可观察到开始给药后的 15~20 min 正常肝实质增强接近峰值,并且持续约 4 h。

3. 推荐剂量是 0.5 ml/kg(5 μmol/kg)。对体重 70 kg 者其剂量相当于 35 ml。体重超过 100 kg 的,50 ml 就足以得到良好的影像诊断效果。

【用药须知】　1. 过敏反应(荨麻疹和其他可能的过敏现象)较少发生。使用其他造影剂时所观察到的过敏反应在使用本品时也不能排除。

2. 必须准备好抢救过敏反应的设备和药品及熟练的医务人员。

3. 密切监测严重的心脏病、血-脑屏障损伤和严重的脑部疾病患者。

4. 长期使用非肠道营养锰补充会引起锰在基底神经节的积聚,当接受这类治疗的患者注射本品时应予以注意。

【制剂】　注射液:7.57 mg(0.01 mmol)/ml,50 ml。

【贮藏】　遮光,25 ℃ 以下室温贮藏。

超顺磁性氧化铁
(superparamagnetic ferumoxides)

别名:菲立磁、Feridex I. V.。

【药理作用】　本品为 MRI 造影剂,可被网状内皮系统的细胞所摄取。

【体内过程】　静脉给药后,由于本品的颗粒小于血细胞,故可通过肺、脑、心、肾的血管床,而后被库普弗细胞吞噬分布于全身的网状内皮系统,其中肝脏的库普弗细胞可吞噬给药量的 80%,并被代谢成可被红细胞和血红蛋白利用的铁离子。本品在血中的 $t_{1/2}$ 为 3~4 d,肝脾 MRI 信号恢复正常需 3~7 d。

【适应证】　1. 用于静脉给药的 MRI T_2 加权造影剂。

2. 用于伴有网状内皮系统改变的肝脏病变的检出和定性评价。

【不良反应】　1. 发生率≥5% 的不良反应有恶

心、后背痛、腿痛、头痛、胸痛、血管扩张等。

2. 不良反应<5% 的如下。

(1) 消化系统　腹泻、呕吐、食欲缺乏。

(2) 整体感觉　腹痛、颈痛、乏力、发热。

(3) 心血管　高血压、低血压、心绞痛。

(4) 神经系统　眩晕、感觉异常。

(5) 皮肤及其附属物　瘙痒、出汗。

(6) 特殊反应　视觉异常、味觉异常。

(7) 呼吸系统　咳嗽、鼻出血、鼻炎。

【妊娠期安全等级】　C。

【禁忌与慎用】　1. 对已知注射用铁剂、右旋糖酐、右旋糖酐铁和多聚糖铁前体过敏或高敏者禁用。

2. 妊娠期妇女只有在益处大于对胎儿伤害的风险时方可使用。

3. 尚未明确本品是否经乳汁分泌,哺乳期妇女慎用。

【剂量与用法】　1. 推荐剂量为 0.56 mg/kg 的铁稀释于 5% 葡萄糖溶液 100 ml 中,注射时间 >30 min,速率为 2~4 ml/min。

2. 增强图像可以在注射本品后即开始采集和注射后的 0.5 h 开始。T_2 加权可获得最好的增强效果。

【用药须知】　1. 部分患者注射后会出现过敏或低血压反应。发生率约为 0.5%,包括呼吸困难、其他呼吸系统症状、血管神经性水肿、风疹和低血压等,应给予治疗。

2. 一些患者发生急性严重的后背、腿部或腹股沟疼痛,发生率约为 2.5%。疼痛可单独发生或与呼吸困难、低血压同时发生,应分别给予治疗。

3. 自身免疫性疾病的患者注射铁剂有较高的不良反应发生率。

4. 如果发生高血压或中、重度疼痛,注射需要停止,并给予对症治疗。

【制剂】　注射液:56 mg/5 ml。

【贮藏】　遮光贮存。

28.3　超声检查用药

全氟丙烷人血白蛋白微球
(perfluoropropane-albumin microsphere)

本品为 1% 人血白蛋白包裹全氟丙烷的白蛋白微球。

【CAS】　76-19-7

【理化性状】　1. 化学名:Octafluoropropane

2. 分子式:C_3F_8

3. 分子量:188.02

4. 结构式

【药理作用】　本品是含惰性气体的微球制剂,可显著增强超声诊断仪检测的声反射信号。经外周静脉注射后可实现左心超声显影增强,未见对血流动力学及心电图产生不良影响。

【适应证】　用于常规超声心动图显影不够清晰者,增强左心室腔内膜边界的识别。

【不良反应】　1. 常见头痛(5.4%)、恶心呕吐(4.3%)、潮热感或面红(3.6%)及头晕(2.5%)。

2. 其他不良反应包括畏寒、流感样症状、不适、虚弱、乏力、胸痛、呼吸困难、腹泻、注射部位不适、红斑、味觉改变,还可出现心率和血压轻微改变。

3. 发生率小于 0.5% 的不良反应包括关节痛、背痛、身体或肌肉疼痛、硬化、风疹、口干、心悸、感觉异常、畏光、室性期前收缩、瘙痒、皮疹、易怒、过敏、耳鸣、震颤、视物模糊、气喘、咳嗽、注射部位变色及眼灼烧感。

【禁忌与慎用】　1. 对白蛋白和其他血制品过敏史者禁用。

2. 二尖瓣狭窄、先天性心脏病伴心内分流患者慎用。对于先天性心脏病患者,本品可不经肺的过滤直接进入动脉循环,应特别谨慎使用。

3. 心功能Ⅳ级、严重心律失常者禁用。

4. 重度肺动脉高压、肺气肿、肺部脉管炎、肺动脉栓塞、哮喘、成人呼吸窘迫综合征及呼吸衰竭患者禁用。

5. 肝、肾功能异常者慎用。

6. 精神病和癫痫病患者慎用。

7. 妊娠期妇女及哺乳期妇女慎用。

8. 尚无儿童用药的安全性及有效性资料,儿童用药应慎重。

【剂量与用法】　1. 外周静脉注射,推荐剂量为一次 0.01 ml/kg。

2. 经检查外观合格后,将药品混匀,不可用力振摇以免微球破裂及产生泡沫。为保持压力恒定以免微球破裂,在抽取药液时须在药瓶胶塞上另插入一个注射针头通大气以保持压力恒定,然后将混悬液吸入注射器。

3. 患者取左侧卧位(便于心脏超声检查),将带有三通的头皮针插入右上肢手背静脉或肘正中静脉。用 10 ml 注射器抽取 0.9%氯化钠注射液 10 ml 接三通的一端,用 1 ml 或 2 ml 注射器抽取混匀的本品注射液接三通的另一端,以约 1 ml/s 的注射速度注射,随即用 0.9%氯化钠注射液 5～10 ml 注射使管内的造影剂全部进入血循环,在注射过程中完成超声检查。如效果不

理想,可将注射剂量加大至 0.02 ml/kg 予以注射,但注射次数总计不宜超过两次。

【用药须知】　1. 本品必须严格按照说明书并在医师全面掌握操作程序和安全性的情况下,才可使用。

2. 任何时候含蛋白制品应用于人体时,都可能发生过敏反应,应备有肾上腺素,抗组胺药及糖皮质激素等药物以便出现过敏时予以紧急治疗。

3. 使用前本品应先放置至室温。

【制剂】　注射液:3 ml。

【贮藏】　遮光,贮于 2～8 ℃,切勿冷冻。

半乳糖-棕榈酸

(galactose and almitic acid)

别名:利声显、Levovist

【药理作用】　本品是一种超声造影剂,经外周静脉注射后,使左右心腔和全身血管的超声回声短时间增强。当本品半乳糖微粒溶于注射用水时,微米大小的微泡附着在半乳糖表面,棕榈酸则作为微气泡的保护膜。注射入静脉后,微气泡可引起超声回声的增强。在棕榈酸的保护下,本品可以耐受心肺循环和接下来的全身血管壁压力,保持几分钟稳定,然后在血流中溶解。本品适用于所有超声仪器,在有两次谐波成像软件时,更可以观察心肌灌注。

【体内过程】　本品经注射用水解聚后微粒子迅速溶解并释放出微气泡,经静脉注射后,可增强左右心腔和全身血管的多普勒信号。半乳糖在肝脏代谢,$t_{1/2}$ 为 10～11 min,棕榈酸为人体内生理存在的物质,与血浆蛋白结合,$t_{1/2}$ 为 1～3 min。

【适应证】　用于一维、二维和三维多普勒超声波血流成像检查时,加强多普勒信号。也可用于 B 型超声心动声学的造影。

【不良反应】　1. 在注射过程中或稍后,注射部位偶尔有一过性疼痛和冷热感。

2. 个别病例曾报道有味觉改变、呼吸困难、血压或脉搏改变、恶心、呕吐、头痛、头晕和皮肤反应等。

3. 由于本品的高渗性,可能发生一过性的非特异性血管内皮刺激。

4. 意外注射于血管外时,可引起疼痛和组织刺激。

5. 偶有注射部位的一过性疼痛或冷热感。

【禁忌与慎用】　半乳糖血症者禁用。

【剂量与用法】　1. 一维、二维和三维多普勒超声检查、血管多普勒超声　多普勒信号一般,但作为诊断不够满意,用 10～16 ml,浓度为 200 mg/ml。多普勒信号弱,如探查小血管,低速血流或检查不顺利的条件下,用 5～10 ml,浓度为 300 mg/ml。多普勒信号很弱或未能检测出时,用 5～8 ml,浓度为 400 mg/ml。应持续静

脉注入(约 0.5 ml/s)以保持多普勒信号均匀增强。对一些特殊病例,需重复注入本品。例如,为了检查几个切面,剂量可以增加,可通过选择浓度高的本品,以获得更强的效果或更长时间的增强,持续时间通常为 2~4 min。最大推荐剂量:一次注射 1 支,最多 6 次。

2. 左右心腔的多普勒超声心动造影 用 10~16 ml,浓度为 200 mg/ml。多普勒信号非常弱或未能检出及诊断二尖瓣关闭不全,用 5~10 ml,浓度为 300 mg/ml。仅右心腔检查,用 4~10 ml,浓度为 200 mg/ml。

3. B 型超声心动声学造影 用 10 ml,浓度为 300 mg/ml。在不利的超声传导条件下和负荷超声心动检查,用 5~8 ml,浓度为 400 mg/ml。仅右心腔检查,用 4~10 ml,浓度为 300 mg/ml。

4. 静脉注射应予快速注射,如需要(如定量评价),可在给药后立刻注入 5~10 ml 0.9%氯化钠注射液,以确保所有造影剂发挥作用。最大推荐剂量,一次注射 1 支,最多 6 次。

【用药须知】 对于严重心血管功能不全的患者(如 NYHA 四级),必须谨慎考虑由于注射本药而造成的总渗透负荷。

【制剂】 微粒注射剂:浓度分别为 200 mg/ml;300 mg/ml;400 mg/ml;2.5 g/瓶。

【贮藏】 遮光,贮于 2~8 ℃,切勿冷冻。

六氟化硫

(sulphur hexafluoride)

别名:声诺维、SonoVue

【CAS】 2551-62-4

【ATC】 V08DA05

【理化性状】 1. 分子式:SF_6

2. 分子量:146.06

3. 结构式

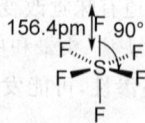

【药理作用】 本品是一种可以通过肺循环的超声心动图造影剂,在用于已确诊或怀疑为心血管疾病的患者时可以增强心脏腔室的浑浊度,从而清楚地描绘出左心室心内膜边缘线,可以提高多普勒信噪比,从而提高发现及排除脑动脉、颅外颈动脉或外周动脉疾病的准确性。

本品可以提高多普勒成像质量,在门静脉方面还可以延长有临床意义的信号增强时间;增强肝脏和乳腺病变血管形成的显像效果,从而可以更准确地定性。

【适应证】 用于超声检查提高血液回波率,从而提高信噪比。只有在不使用造影剂增强,就无法得出结论的患者中使用。

【不良反应】 不良反应轻微、短暂且可以自行恢复并无遗留效应。临床试验中,最常报道的不良反应是头痛及注射部位疼痛和注射部位反应,包括注射部位青肿、灼热和感觉异样。

【禁忌与慎用】 1. 对本品或制剂中其他组分有过敏史的患者禁用。

2. 禁用于近期急性冠脉综合征或临床不稳定型缺血性心脏病的患者,包括正渐变为或进行性心肌梗死;过去 7 d 内,安静状态下出现典型性心绞痛;过去 7 d 内,心脏症状出现明显恶化;刚接受了冠脉介入手术或其他提示临床不稳定的因素,如最近心电图、实验室或临床所见提示的恶化;急性心力衰竭Ⅲ~Ⅳ级及严重心律失常。

3. 伴有右向左分流的心脏病患者、重度肺动脉高压的患者、未控制的系统高血压患者和成人呼吸窘迫综合征患者禁用。

4. 尚未确立妊娠期妇女及哺乳期妇女使用本品安全性及有效性。因此,妊娠期妇女及哺乳期妇女不应当使用本品。

5. 尚未确立 18 岁以下患者应用本品的安全性及有效性。

【剂量与用法】 1. 本品仅供具有超声影像诊断经验的医师使用。

2. 在使用前向小瓶内注入 0.9%氯化钠注射液 5 ml,然后用力振摇,直至冻干粉末完全分散。将微泡混悬液抽吸至注射器后应立即注入外周静脉。混悬液配制后 6 h 内的任何时候都可将所需容量抽吸到注射器中使用。一次注射后,应随之应用 0.9%氯化钠注射液 5 ml 冲注。

3. 心脏 B 型超声成像(常规或负荷检查)时的用量为按上述方法配制的注射液 2 ml,血管多普勒成像时用量为 2.4 ml。在单次检查过程中,如果医师认为有必要,可以第 2 次注射推荐剂量。

【用药须知】 1. 由于负荷超声心动检查模拟了心肌缺血的状态,有可能增加应用本品的风险。因此,当患者需要施行本品增强的负荷超声心动检查时,必须确认患者状态稳定,可以通过在检查前的 2 d 内无心电图改变或无胸痛症状等方法判别。

2. 对那些正在进行药理学负荷试验如用多巴酚丁胺的患者用本品增强超声心动图检查时,应进行心电图和血压的监测。同样,对临床确认的高危患者亦应行心电图监测。

3. 用于缺血性心脏疾病时要非常小心,因为在该类患者身上如果发生过敏样和(或)血管扩张反应,可能会导致生命危险。

4. 在使用过程中,必须备有抢救设备并对相关人员进行培训。对有临床意义的肺部疾病,包括严重的慢性阻塞性肺病的患者应谨慎用药。

【制剂】　注射用微泡:59 mg。

【贮藏】　遮光,贮于 2～8 ℃,切勿冷冻。

28.4　器官功能检查用药

通过患者使用某些药物在体内的过程,可以判定体内某器官的功能。这项工作属于实验室检查,临床则依据其作为实验诊断。

28.4.1　肝功能检查用药

磺溴酞钠
(sulfobromophthalein sodium)

别名:酚四溴酞钠、溴碘酞钠、Bromsulphthalein sodium、BSP、SBP

【CAS】　297-83-6(sulfobromophthalein);71-67-0(sulfobromophthalein sodium)

【ATC】　V04CE02

【理化性状】　1. 化学名:Disodium 2-hydroxy-5-[4,5,6,7-tetrabromo-1-(4-hydroxy-3-sulfonatophenyl)-3-oxo-1,3-dihydro-2-benzofuran-1-yl]benzene-1-sulfonate

2. 分子式:$C_{20}H_8Br_4Na_2O_{10}S_2$

3. 分子量:838.0

4. 结构式

【药理作用】　本品静脉注射后,几乎全部由肝排泄于胆汁。肝功能不全时,本品的清除速度减慢,致使在注射后经过一定时间测定其血浆中的滞留量增高。故可了解其清除速度,借以反映肝的排泄功能是否正常。

【体内过程】　本品静脉注射后迅速与血浆蛋白结合,肝功能正常者,本品当即在肝脏脱离血浆蛋白,与谷胱甘肽等结合,并快速通过胆汁排泄。肝功能正常时本品的 $t_{1/2}$ 约为 5.5 min。任何影响肝血流

量,肝细胞摄取、结合和排泄本品的过程都可延缓其从血中清除的速度。

【适应证】　常用于肝功能检查,检测肝对本品的排泄功能。

【不良反应】　1. 有药物过敏史者禁用,注射药物前应先做过敏试验。

2. 静脉注射偶可引起血栓性静脉炎。

【剂量与用法】　静脉注射,5 mg/kg BSP 滞留试验,于注射后 30 或 45 min 从对侧肘静脉抽血;BSP 清除试验,可分别于注射后 5,10,15 和 20 min 从对侧肘静脉抽血检查。

【用药须知】　1. 黄疸、肝癌、肝脂肪变性、肝硬化患者均不宜做此检查。

2. 注射药液宜缓慢,不可漏出血管外,以免引起刺激并影响检查。

3. 血样如发生溶血、浑浊,不可供做检测。

4. 本品在寒冷条件下保存易析出结晶,加温溶解后仍可供使用。

【制剂】　注射液:150 mg/5 ml。

【贮藏】　遮光贮存。

吲哚菁绿
(tricarbocyanine)

别名:吲哚青绿、吲哚菁绿、靛花青绿、三碳菁、IC-GREEN

本品为水溶性三碳吲哚染料。

【CAS】　3599-32-4

【理化性状】　1. 本品为暗绿色或暗棕红色粉末;无臭;遇光与热易变质,溶于水,几乎不溶于乙醇。

2. 化学名:1H-Benz[e]indolium,2-[7[1,3-dihydro-1,1-dimethyl-3-(-4-sulfobutyl)-2H-benz[e]indo-2-ylidene]-1,3,5-heptatrienyl]-1,1-dimethyl-3-(4-sulfobutyl)-,hydroxide,innersalt,sodium;2-[7-[1,1-Dimethyl-3-(4-sulfobuttyl)benz[e]indolin-2-ylidene]-1,3,5-heptatrienyl]-1,1-dimethyl-3-(4-sulfobutyl)-1 hbenz[e]indolium hydroxide,inner salt,sodium salt

3. 分子式:$C_{43}H_{47}N_2NaO_6S_2$

4. 分子量:774.96

5. 结构式

【药理作用】 静脉注射后,本品迅速与血浆蛋白结合,无明显的肝外或肠肝循环,同时肾、外周、肺或脑脊髓对本品摄取可忽略不计,本品主要被肝薄壁细胞摄取,从胆管分泌。如胆管阻塞,则从肝淋巴中出现,提示胆管黏膜可完全阻止本品的扩散,尽管其可使胆红素扩散。这样的作用可使本品对肝功能起到指示作用。

【体内过程】 在体内无代谢产物,以原形排出。

【适应证】 用于心输出量、肝功能及肝血流测定及眼血管造影。

【不良反应】 可发生过敏反应及荨麻疹,如发生给予适当治疗,如去甲肾上腺素、抗组胺药和皮质激素。

【妊娠期安全等级】 C。

【禁忌与慎用】 1. 本品制剂中含碘化钠,对碘过敏者禁用。

2. 尚无足够的本品用于妊娠期妇女的研究,妊娠期妇女仅在有明确需要时才能使用。

3. 尚未明确本品是否会分泌到人的乳汁中。因为许多药物都可分泌到乳汁中,故哺乳期妇女慎用。

4. 本品用于儿童的安全性和有效性尚未建立。

【药物相互作用】 1. 含硫酸氢钠的肝素制剂会降低本品的吸收峰。

2. 血样不能使用肝素作为抗凝血药。

3. 放射性碘摄取试验应在使用本品后至少1周进行。

【剂量与用法】 1. 用于评价心输出量 通常剂量为5 mg,通过心脏导管快速注射;儿童剂量为2.5 mg,婴儿为1.25 mg;需多次注射以获得一系列稀释曲线来判断心输出量,但总剂量不得超过2 mg/kg。

2. 用于检测肝功能 通常剂量为0.5 mg/kg,静脉注射。

3. 用于血管造影术(简称ICG) 与荧光素眼底血管造影类似。用于使脉络膜和视网膜血管成像。与荧光造影相比,ICG对脉络膜血管的分辨率较好,而对视网膜血管分辨率较差。通常剂量0.5 mg/kg,静脉注射。

【用药须知】 本品水溶液不稳定,溶解后应在6 h内使用,在血浆和全血中稳定,血样可在数小时后检验。

【制剂】 注射剂(冻干粉):25 mg,附带溶剂10 ml。

【贮藏】 贮于15~25 ℃。

28.4.2 肾功能检查用药

菊糖

(inulin)

别名:菊粉、Alantstarch

【CAS】 9005-80-5

【ATC】 V04CH01

【药理作用】 人体内不含菊糖,静脉注射后,不被机体分解、结合、利用和破坏。经肾小球滤过,通过测定血中和尿中的菊糖含量就可以准确计算肾小球的滤过率。

【体内过程】 本品注入人体内,主要分布于细胞外液里,并不进入细胞内。经静脉注入血流后,由肾小球滤过,以原药随尿液排出。肾小管对它既未重吸收,也不被分泌。胆汁中仅有痕量存在。给分娩期妇女静脉注射后,可通过胎盘,出现于羊水、脐血和胎儿的尿液中。其 $t_{1/2}$ 为0.53~1.7 h。

【适应证】 采用菊糖清除试验测量肾小球滤过率(GFR),也可用于测定细胞外液容量。

【不良反应】 本品一般无毒副作用。制剂不纯,有时可引起热原反应。

【剂量与用法】 静脉滴注5~7.5 g,加入0.9%氯化钠注射液500 ml中,以恒速滴注,分别于滴注前后抽血和留尿供检查。

【用药须知】 1. 抽两次血,收集两次尿液,计算两次清除值,有助于判断清除试验是否成功。

2. 甘露醇、硫代硫酸钠均可代替菊糖进行肾清除试验。

【制剂】 注射剂(粉):5 g。

【贮藏】 贮于25 ℃。

对氨马尿酸钠

(sodium para-aminohippurate)

别名:对氨基马尿酸钠、PAH、PAHA、Sodium 4-aminohippurate

【CAS】 61-78-9;94-16-6(sodium salt)

【ATC】 V04CH30

【理化性状】 1. 化学名:2-[(4-Aminobenzoyl) amino]acetic acid

2. 分子式:$C_9H_{10}N_2O_3$

3. 分子量:194.19

4. 结构式

【药理作用】 本品在机体内不被代谢,以原药迅速随尿液排泄。通过抽血和留尿测出其中本品的含量,以计算出肾血流量和肾小管分泌量等。

【体内过程】 给正常肾功能者静脉注射本品,经肾很快排泄于尿液中,其中约20%经肾小球滤过,约80%经肾小管分泌排出,$t_{1/2}$约10.2 min。本品蛋白结合率为17%,游离型约占83%。

【适应证】 用于测定有效肾血浆流量(ERPF)、肾小管最大分泌量等。

【不良反应】 快速滴注可引起恶心、呕吐、血管舒缩障碍、潮红、耳鸣、痉挛和激动。患者在滴注后可发生大小便紧迫感。

【妊娠期安全等级】 C。

【禁忌与慎用】 1. 对本品过敏者禁用。

2. 妊娠期妇女只有在明确需要时才可使用。

3. 尚未明确本品是否经乳汁分泌,哺乳期妇女慎用。

4. 儿童患者的安全性及有效性尚未确定。

【药物相互作用】 1. 试验前2d应停用磺胺类药,因为它们会严重干扰本品的比色测定。

2. 试验前停用其他经由肾小管分泌排泄的药物,以避免这些药物与本品竞争肾小管分泌,导致本品的清除率降低。

3. 丙磺舒可以抑制本品的排泄,导致测定结果偏低。

【剂量与法】 1. 为测定ERPF,本品的血药浓度应维持在2 mg/100 ml,可给予6～10 mg/kg的初始剂量,然后以10～24 mg/min的速度维持滴注。

2. 为了测得本品的最大排泄速度,本品的血药浓度应使肾小管分泌细胞达到饱和的程度,常需要达到40～60 mg/ml的水平。

3. 计算

ERPF =本品尿中的浓度(mg/ml)×尿液排泄率(ml/min)/本品的血药浓度(mg/ml)。男性正常值(675±150)ml/min,女性(595±125)ml/min。

本品的最大排泄速度=本品尿中的浓度(mg/ml)×尿液排泄率(ml/min)－[GFR×本品的血药浓度(mg/ml)×0.83]。正常值为80～90 mg/min。

【用药须知】 1. 心脏储备低的患者慎用,因大量液体输入可导致充血性心力衰竭。

2. 本品应避免与丙磺舒合用。

【制剂】 注射液:2 g/10 ml;10 g/50 ml。

【贮藏】 遮光贮存。

酚磺酞
(phenolsulfonphthalein)

别名:苯酚磺酞、酚红、Phenol red、PSP

【CAS】 143-74-8

【ATC】 V04CH03

【理化性状】 1. 本品为鲜红至深红色结晶或细小结晶性粉末,在空气中稳定;1 g溶于约1300 ml水、约350 ml乙醇、500 ml丙酮;易溶于氢氧化碱或碳酸碱溶液中呈红色,与锌粉共沸褪色;几乎不溶于乙醚和三氯甲烷;最大吸收波长557(360)nm。

2. 化学名:4, 4'-(1, 1-Dioxido-3H-2, 1-benzoxathiole-3,3-diyl)diphenol

3. 分子式:$C_{19}H_{14}O_5S$

4. 分子量:354.38

5. 结构式

【药理作用】 本品是对人体无害的染料,进入人体后,80%经肾排出。根据尿内药物排泄的快慢来测定肾功能是否正常。

【体内过程】 本品经静脉注射后,约有80%与血浆蛋白结合;80%经肾排出,其中主要经肾小管分泌排泄,也有部分经肾小球滤过;20%以下经胆汁排出。本品经口服后也能被吸收,2 h可出现在尿中。

【适应证】 1. 用于肾功能检查,测试肾小管的分泌排泄功能。

2. 残留尿试验 测试儿童膀胱残留尿的定性法。

【不良反应】 偶可发生过敏反应,如皮疹、瘙痒等。

【剂量与用法】 1. PSP排泄试验 静脉注射,一次6 mg。于注药后15 min、1 h、2 h收集尿液,测定本品的含量。肾功能正常者15 minPSP排泄率至少25%,1 h>50%,2 h>75%。若1 h<40%,2 h<55%,表示肾功能有损害;下降到20%～30%属中度损害,常见于慢性肾炎;低于10%表示严重损害,如尿毒症。

2. 残留尿试验 静脉注射本品6 mg后3 h收集尿液,膀胱功能正常者本品应几乎全部排出,此后再收集尿液,尿中基本不含染料,表示没有残留尿。

【用药须知】 1. 注入量必须准确,药物切勿漏出血管外。

2. 心力衰竭、水肿、休克、脱水等由于尿量减少,都会影响检查结果。

3. 患者使用青霉素、丙磺舒及其他磺胺类或水杨酸盐可影响本品的排泄。

4. 试验前和试验中不能饮茶、咖啡等饮料。不能使用酚酞、大黄、阿司匹林、青霉素等药物。

5. 准时留尿,留尿后应尽早比色。

【制剂】　注射液:6 mg/1 ml。

【贮藏】　遮光贮存。

靛胭脂钠
(indigotin disulfonate sodium)

别名:Indigo carmine、靛蓝二磺酸钠、靛蓝胭脂红、靛红

本品为染色剂。

【CAS】　860-22-0

【理化性状】　1. 本品为深蓝色有金属光泽的细小结晶或粉末。1 g 本品溶于约 100 ml 水(25 ℃),0.05%水溶液呈深蓝色,久置因氧化而褪色,加氢氧化钠呈绿至黄绿色。溶于甘油、丙二醇,微溶于乙醇,不溶于油脂。遇浓硫酸呈深蓝紫色,稀释后呈蓝色。

2. 化学名:$1H$-Indole-5-sulfonicacid, 2-(1, 3-dihydro-3-oxo-5-sulfo-$2H$-indol-2-ylidene)-2,3-dihydro-3-oxo-,sodium salt(1∶2)

3. 分子式:$C_{16}H_8N_2Na_2O_8S_2$

4. 分子量:466.35

5. 结构式

【药理作用】　本品为蓝色染料。主要通过肾排泄。根据尿内药物排泄速度来测定肾功能是否正常。

【体内过程】　本品主要经肾排出,静脉注射后 10 min 内开始,约 10%的剂量在 1 h 内排除,肌内注射本品消除延迟。

【适应证】　本品最初用于肾功能检查,现在主要用于膀胱镜检查及尿道插管中定位输尿管口及染色记号以确诊输尿管阻塞部位和尿道瘘。

【不良反应】　1. 出现特异质反应如皮疹、瘙痒、支气管收缩,可给予抗组胺药或肾上腺素。

2. 其他不良反应包括升压反应、心动过缓、恶心及呕吐,大剂量可导致婴儿、儿童及体重不足的患者皮肤变色。

【妊娠期安全等级】　C。

【禁忌与慎用】　1. 尚未明确本品是否对胎儿有害,妊娠期妇女只有在明确需要时才可使用。

2. 尚未明确本品是否可通过人类乳汁排泄,因为许多药物均可分泌到人类乳汁中,哺乳期妇女使用应谨慎。

【剂量与用法】　常用剂量为 40 mg,肌内注射可能需要更大剂量,婴儿、儿童及体重不足的患者需减少剂量,以防皮肤染色。

【用药须知】　本品可干扰尿液比色法分析。

【制剂】　注射液:40 mg/5 ml。

【贮藏】　遮光,贮于 15~30 ℃。

刚果红
(congo red)

【CAS】　573-58-0

【理化性状】　1. 本品为棕红色粉末,溶于水呈黄红色,溶于乙醇呈橙色,极微溶于丙酮,几乎不溶于乙醚。

2. 化学名:Disodium 4-amino-3-[4-[4-(1-amino-4-sulfonato-naphthalen-2-yl) diazenylphenyl] phenyl] diazenyl-naphthalene-1-sulfonate

3. 分子式:$C_{32}H_{22}N_6Na_2O_6S_2$

4. 分子量:696.7

5. 结构式

【药理作用】　本品易与淀粉样病变组织结合,通过测定其发出的荧光可确定淀粉样病变的部位。

【体内过程】　正常人静脉注射本品 1 h 内血浆中染料消失不超过 40%,尿中排泄也不显著。如血浆中消失量超过 60%,尿中排泄仍不显著者,可能是淀粉样病变。如尿中有大量染料排出。表示可能有肾小管脂肪性病变或类似病变。

【适应证】　诊断淀粉样病变。

【不良反应】　重复给药可使皮肤变色。大剂量静脉注射过快,可引起致命的栓塞性病变和其他严重不良反应。

【剂量与用法】　缓慢静脉注射,一次 0.1 g。

【制剂】　注射液:0.1 g。

【贮藏】　遮光贮存。

28.4.3　消化功能检查用药

五肽胃泌素
(pentagastrin)

别名:Gastrodiagnost、Peptavlon

本品为合成的多肽。

【CAS】　5534-95-2

【ATC】　V04CG04

【理化性状】　1. 本品为类白色或白色粉末。极微溶于水,微溶于乙醇,溶于二甲基甲酰胺和 5 mol/L 的氨水。

2. 化学名:N-(*tert*-Butoxycarbonyl)-β-alanyl-L-tryptophyl-L-methionyl-L-α-aspartyl-L-phenylalaninamide

3. 分子式:$C_{37}H_{49}N_7O_9S$

4. 分子量:767.9

5. 结构式

【药理作用】　本品具有与天然胃泌素相同的药理作用,能促进胃肠蠕动,刺激胃酸、胃蛋白酶和内源因子的分泌,并促进胰腺分泌胰腺酶增加。本品促进胃酸分泌的作用相当于天然胃泌素的 1/4,但强于磷酸组胺。

【体内过程】　肌内注射本品后 20～40 min 可出现胃酸分泌高峰。

【适应证】　主要用于胃酸分泌机能的检查。

【不良反应】　本品可引起恶心、呕吐、头晕、头痛、腹部痉挛、潮红和低血压。

【剂量与用法】　皮下或肌内注射,一次 6 μg/kg。

【用药须知】　对本品过敏及严重消化道溃疡者禁用。有胰、肝、胆疾病者慎用。

【制剂】　注射液:250 μg/2 ml;400 μg/2 ml。

【贮藏】　遮光贮存。

组胺

(histamine)

【CAS】　51-45-6

【ATC】　V04CG03

【理化性状】　1. 化学名:2-(Imidazol-4-yl)ethylamine

2. 分子式:$C_5H_9N_3$

3. 分子量:111.1

4. 结构式

盐酸组胺

(histamine hydrochloride)

【CAS】　56-92-8

【理化性状】　1. 本品为无色或白色的有吸湿性的结晶性粉末。极易溶于水,微溶于乙醇。5％水溶液的 pH 为 2.85～3.06。

2. 分子式:$C_5H_9N_3 \cdot 2HCl$

3. 分子量:184.1

磷酸组胺

(histamine phosphate)

别名:磷酸组织胺、Histamine acid phosphate、HAP

【CAS】　51-74-1(anhydrous histamine phosphate)

【理化性状】　1. 本品为无色无臭的长棱柱状晶体。易溶于水,微溶于乙醇。5％水溶液的 pH 为 3.75～3.95。

2. 分子式:$C_5H_9N_3 \cdot 2H_3PO_4 \cdot H_2O$

3. 分子量:325.2

【药理作用】　本品能刺激许多内分泌腺,特别是胃腺,使胃液分泌增强。此种促胃酸分泌的作用不受 H_1 受体拮抗药的影响。此外,本品能刺激平滑肌,特别能使细支气管收缩,小动脉和毛细血管扩张而降低血压。

【体内过程】　本品口服给药,很快在胃中失活。皮下、肌内注射或静脉注射给药,产生作用快速、短暂。本品经甲基化和氧化代谢,其代谢产物随尿液排出。

【适应证】　主要用于胃液分泌功能的检查,以鉴别恶性贫血时绝对胃酸缺乏和胃癌时相对胃酸缺乏。

【不良反应】　注射后可有面部潮红、心率加快、血压下降、支气管收缩、呼吸困难、头痛、视物障碍、呕吐和腹泻等副作用。

【剂量与用法】　空腹时,皮下注射 0.25～0.5 mg。每隔 10 min 抽一次胃液检查。

【用药须知】　1. 用药前需做过敏试验。如发生过敏性休克,可用肾上腺素解救。

2. 妊娠期妇女、支气管哮喘、有变态反应史者及老年人慎用。

【制剂】　注射液:1 mg/1 ml。

【贮藏】　遮光贮存。

倍他唑

(betazole)

别名:氨乙比唑、Ametaxole

本品为组胺的同分异构体。临床用盐酸盐。

【CAS】　105-20-4

【ATC】　V04CG02

【理化性状】　1. 化学名：2-(2H-Pyrazol-3-yl)ethanamine

2. 分子式：$C_5H_9N_3$

3. 分子量：111.15

4. 结构式

【药理作用】　参见磷酸组胺。

【体内过程】　本品刺激胃酸分泌的作用比组胺缓慢、明晰而持久，高峰时间一般在注射后 45～75 min。体内过程与组胺相似。

【适应证】　主要用于胃分泌功能的检查。

【不良反应】　本品引起的不良反应与组胺相似。但其严重性次于组胺。约 20% 患者面部潮红，3% 患者有头痛、荨麻疹，罕见晕厥。

【剂量与用法】　皮下或肌内注射 0.5 mg/kg。

【制剂】　注射剂：50 mg。

【贮藏】　遮光贮存。

促胰酶素
(pancreozymin)

别名：缩胆囊肽、Choleystokinin、CCK-PZ

本品是从猪的十二指肠黏膜制备的一种消化道激素。

【ATC】　V04CK02

【适应证】　本品通常与胰泌素联合使用，作为胰腺功能试验和胆囊功能试验的诊断剂。

【不良反应】　注射过快可出现皮肤潮红。偶可出现变态反应。由于本品有收缩胆囊作用，故可引起胆绞痛。

【剂量与用法】　缓慢静脉注射，1～2 CHRU/kg。一般在注射胰泌素 3 min 后使用。

【制剂】　注射剂(粉)：100 CHRU。

【贮藏】　遮光贮存。

胰泌素
(secretin)

别名：SecreFlo

本品是从猪的十二指肠黏膜制得的消化道激素。现已有基因重组产品上市，商品名 ChiRhoStim。

【CAS】　16034-35-4（porcine）；108153-74-8(human)

【ATC】　V04CK01

【理化性状】　1. 分子式：$C_{130}H_{220}N_{44}O_{41}$

2. 分子量：3055.5

3. 氨基酸序列：

H-His-Ser-Asp-Gly-Thr-Phe-Thr-Ser-Glu-Leu-Ser-Arg-Leu-Arg-Asp-Ser-Ala-Arg-Leu-Gln-Arg-Leu-Leu-Gln-Gly-Leu-Val-NH$_2$

【药理作用】　本品是十二指肠上端黏膜接触胃酸、脂肪酸或氨基酸后正常分泌的一种激素，由肠黏膜的肠色素细胞分泌，其受体已证实存在于胰腺、胃、肝、结肠和其他组织。在胰管细胞上胰泌素与其受体结合，使囊性纤维化跨膜通道调节因子(CFTR)呈开放状态，导致胰管分泌大量富含碳酸氢盐的胰液。本品通过刺激迷走-迷走神经通路释放碳酸氢盐和阿托品以刺激胰脏分泌胰泌素而使其发挥作用。

【体内过程】　12 名正常受试者，快速静脉注射本品 0.4 μg/kg，血药浓度在 90～120 min 内快速降至基线水平。清除 $t_{1/2}$ 45 min，清除速率为 (580.9 ± 51.3)ml/min，表观分布容积为 2.7 L。

【适应证】　1. 刺激胰腺分泌，包括碳酸氢盐的分泌，辅助诊断胰外分泌功能障碍。

2. 刺激胃泌素分泌，辅助诊断胃泌素瘤。

3. 用于内镜检查胆管胰造影术，使胰管套管插入简易化。

【不良反应】　临床试验中报道的不良反应为恶心、颜面潮红、腹痛、呕吐、心率增加、轻度胰腺炎、胃肠不适、焦虑、胃灼痛、皮肤湿冷、氧饱和度降低、腹泻、眩晕、低血压、口腔分泌物增加、镇静、心率减慢、腿部刺痛感、反应迟钝、腹部温热、颜面温热。

【妊娠期安全等级】　C。

【禁忌与慎用】　1. 急性胰腺炎发作期禁用。

2. 妊娠期妇女只有明确需要时才可使用。

3. 尚未明确本品是否经乳汁分泌，哺乳期妇女慎用。

4. 儿童用药的安全性及有效性尚未确定。

【剂量与用法】　1. 刺激胰腺分泌(包括碳酸氢盐辅助诊断胰腺功能障碍)、典型胰腺外分泌功能障碍伴慢性胰腺炎的诊断、胰脏功能测试的内镜检查(诊断为典型的胰腺外分泌功能障碍伴慢性胰腺炎)、内镜检查胆管胰造影术检查十二指肠胆道口壶腹和附属乳头使胰管套管插入术简易化(附属乳头口中明显可见分泌的胰液，此可帮助套管插入术实施) 按 0.2 μg/kg 静脉注射，时间不得少于 1 min。

2. 刺激胃泌素释放试验以辅助诊断胃泌素瘤按 0.4 μg/kg 静脉注射，时间不得少于 1 min。注射后每 1、2、5、10、30 min 收集 1 次血清样本以测定血清胃泌素值。给药后患者的血清胃泌素浓度超过基线水平 110 pg/ml 则确诊为胃泌素瘤。

【用药须知】　1. 使用本品有可能发生过敏反应,一旦出现急性过敏反应,应立即对症处理。

2. 与抗胆碱能药物合用,会使本品反应性降低和产生拮抗作用。

3. 迷走神经切断或炎性肠病患者对本品反应性会降低,饮酒或肝病患者对本品的反应性会加重,上述患者应慎用本品。

【制剂】　注射剂(粉):16 μg;40 μg。

【贮藏】　遮光,贮于−20 ℃。

苯替酪胺
(bentiromide)

别名:苯酪肽、胰功肽、BT-PABA

本品是由苯甲酸、酪氨酸、对氨基苯甲酸组成的化合物。

【CAS】　37106-97-1

【ATC】　V04CK03

【理化性状】　1. 化学名:4-(N-Benzoyl-L-tyrosytamion)benzoic acid

2. 分子式:$C_{23}H_{20}N_2O_5$

3. 分子量:404.4

4. 结构式

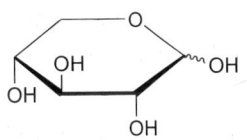

【药理作用】　本品能被十二指肠中的糜蛋白酶分解成对氨基苯甲酸。如胰腺功能障碍,胰腺分泌的糜蛋白酶量减少,则本品不能被完全分解,于是尿中的对氨基苯甲酸的排出量就会减少。

【体内过程】　本品口服后,被小肠中糜蛋白酶分解成对氨基苯甲酸而吸收,通过肝脏代谢,并随尿液排出。

【适应证】　用于慢性胰腺炎、胰腺癌及其他胰腺外分泌功能障碍的诊断。

【剂量与用法】　空腹口服,一次 0.5 g,同时饮水 300 ml。

【用药须知】　1. 肝、肾功能不全和小肠吸收功能不良患者不宜应用本品。从检查前一天晚饭后到服药后 6 h 内禁食,但可饮水。

2. 本品几乎未见不良反应。

【制剂】　①胶囊剂:0.5 g。②口服液:0.5 g/10 ml。

【贮藏】　遮光、防潮贮存。

木糖
(xylose)

别名:D-木糖、D-xylose

【CAS】　58-86-6;6763-34-4;41247-05-6

【理化性状】　1. 本品为类白色或白色的结晶性粉末或者无色的针晶。易溶于水,可溶于热的乙醇。

2. 化学名:α-D-Xylopyranose

3. 分子式:$C_5H_{10}O_5$

4. 分子量:150.1

5. 结构式

【药理作用】　为胃肠道吸收功能诊断剂。口服后在胃肠道不完全吸收。被吸收的本品,部分在体内代谢成 CO_2 和 H_2O,其余的以原药随尿液排出。口服后 5 h,排出 17%~35%;静脉注射后 5 h 排出 45%~50%。

【适应证】　临床用于诊断胃肠道吸收不良症。口服本品后,测定尿中含量可得知胃肠道吸收情况。

【不良反应】　部分患者可引起腹部不适和腹泻。

【剂量与用法】　一次可口服 5 g 或 25 g,同时饮水 500 ml。

【用药须知】　在木糖试验期间,服用吲哚美辛和阿司匹林会影响其吸收和排泄。

【制剂】　粉剂(供口服用):5 g;25 g。

【贮藏】　遮光,防潮贮存。

辛卡利特
(sincalide)

别名:Kinevac

本品属于非消化道给药的胃肠胆囊胰管肽类激素,为人工合成的 C 端八肽胆囊收缩素。

【CAS】　25126-32-3

【理化性状】　1. 本品为白色粉末,极微溶于水,几乎不溶于乙醇。

2. 化学名:L-aspartyl-L-tyrosyl-L-methionylglycyl-L-tryptophyl-L-methionyl-L-aspartylphenyk-alaninamide hydrogen sulfate

3. 分子式:$C_{49}H_{62}N_{10}O_{16}S_3$

4. 分子量:1143.27

5. 结构式

【用药警戒】 1. 出现过敏症状和体征,如荨麻疹,呼吸困难,面部、唇、舌或喉肿胀,应立即抢救。

2. 如出现如下严重的不良反应,如胃痛或不适、恶心、呕吐、腹泻、头痛、感觉头重脚轻或气短、出汗、潮红(温暖、发红或刺痛感)、打喷嚏、轻微皮疹,应立即就医。

【药理作用】 1. 本品药理作用与胆囊收缩素相似。可引起胆囊收缩导致胆囊体积缩小和胆汁排出。并且引起肠内通过时间减少,降低食管括约肌紧张性,抑制胃液分泌,使胃排空延迟。

2. 静脉注射后,本品虽然会使胆囊收缩导致胆囊的容积极大地减小,但胆汁排出的量却类似于内源性胆囊收缩素的生理性应答。静脉注射(快速注射)引起胆囊迅速收缩,5～15 min 出现最大效应。相比之下,脂肪餐刺激胆囊收缩是一个渐进过程,大约 40 min 后才出现最大效应。一般来说,虽然一些患者放射摄影范围胆囊会缩减 60%～70%,但最佳缩量为 40%。

3. 与胆囊收缩素相似,本品可刺激胰腺分泌,与肠促胰液素合用,胰腺分泌量和腺体排出碳酸氢盐和蛋白质(酶)的量均增加。肠促胰液素与本品合用,可通过测量和分析十二指肠抽吸物来评估特定的胰脏功能。常用分泌物的量、碳酸氢盐浓度、淀粉酶含量(胰蛋白酶和总蛋白)来分析。

4. 刺激肠道蠕动,并可能导致幽门收缩从而延缓胃排空。

【体内过程】 本品的药动学尚未确定。静脉给予常规剂量后 5～15 min 出现胆囊收缩的最大效应,在 1 h 内恢复原有大小。

【适应证】 1. 刺激胆囊收缩,用于胆囊造影术或超声检查对胆囊进行评估;或通过十二指肠抽吸术获得浓缩胆汁样本分析其胆固醇、胆盐、磷脂、晶体。

2. 刺激胰腺分泌(特别是与肠促胰液素合用)获得十二指肠抽吸物来分析酶的活性、组分和细胞学,从而诊断胰腺疾病。

3. 加速钡餐在小肠的通过,从而减少联合应用的肠道荧光镜透视检查和 X 光检查辐射的时间和程度。

【不良反应】 1. 本品的不良反应一般温和且持续时间短。最常见的不良反应是腹部不适或疼痛、恶心;快速静脉注射 0.04 $\mu g/kg$,产生可预料的短暂的腹部绞痛。这些现象通常为本品的生理学作用的表现,包括胃排空延迟、肠道蠕动增加。此类反应发生于大约 20% 的患者,除非有其他临床或影像学证据,否则不能解释为胆道异常。

2. 其他发生率<1%的不良反应包括呕吐、面部发红、出汗、皮疹、低血压、高血压、气短、排便冲动、头痛、腹泻、打喷嚏、麻木。大约 2% 的患者有头晕的报道。注射速度较慢时这些症状通常会减弱。

【妊娠期安全等级】 B。

【禁忌与慎用】 1. 对本品过敏的患者禁用。

2. 肠梗阻患者禁用。

3. 本品用于妊娠期妇女的研究尚无足够的信息。本品会影响平滑肌,可能导致自然流产或过早引产,因此,在怀孕期间只有明确的需要时才能使用。

4. 尚未明确本品是否会在人类乳汁中分泌。因为许多药物都可分泌到乳汁中,哺乳期妇女慎用。

5. 本品在儿童中的安全性和有效性尚未建立。

【药物相互作用】 尚无相关信息。

【剂量与用法】 1. 溶解和贮存　本品溶解前室温放置。无菌操作下在药瓶内加入 5 ml 灭菌注射用水,再用 0.9% 的氯化钠注射液进一步稀释。溶液可以室温放置,需在 24 h 内使用,超过 24 h 应弃去不用。非消化道给药药物制剂只要溶液和包装允许,给药前均应检视有无微粒或变色现象。

2. 30～60 s 内,静脉注射 20 ng/kg 的本品,胆囊迅速收缩。如果在 15 min 内未发生满意的胆囊收缩,可给予第 2 次剂量,40 ng/kg。为减少肠道副作用,可静脉滴注,剂量为 120 ng/kg,溶于 100 ml 的 0.9% 氯化钠注射液,速率为 2 ml/min;也可选择肌内注射,剂量为 100 ng/kg。当本品注射后每 5 min 进行胆囊造影、X 线摄影。用于胆囊管显像,可能需要在第 1 次注射后 5 min 内每隔 1 min 进行一次 X 射线照相。

3. 测试胰腺功能,患者接受为时 60 min 的静脉滴注,每 1 kg 体重 0.25 个单位的肠促胰液素。肠促胰液素开始静脉滴注 30 min 后,再单独静脉滴注总剂量为 20 ng/kg 的本品,输注时程需大于 30 min。例如,70 kg 患者,本品的总剂量为 1400 ng。因此,用 30 ml 0.9%氯化钠注射液稀释 1.4 ml 经过初溶的本品,给药速率为 1 ml/min。

4. 钡餐通过近端空肠后,给予本品可加速钡餐通过小肠。本品类似胆囊收缩素,可能引起幽门收缩。本品的推荐剂量为 30～60 s 内静脉注射 40 ng/kg(2.8 μg/70 kg)。如果 30 min 内钡餐通过情况不满意,可给予第 2 剂 40 ng/kg。为减少副作用,可 30 min 静脉滴注给予本品 120 ng/kg(8.4 μg/70 kg),用 0.9%氯化钠注射液稀释至约 100 ml。

【用药须知】 1. 有小胆囊结石的患者刺激胆囊收缩可能会使结石从胆囊排出,导致结石阻塞在胆囊管或胆总管。这一风险极低,因为本品通常并不会引起胆囊的完全收缩。

2. 虽然尚无过量的报道,胃肠道症状(腹部痉挛性疼痛、恶心、上吐下泻),可能发生伴眩晕或晕厥的低血压。应在短期内对症治疗过量的症状。

3. 本品用于当胆囊充满口服胆囊造影剂时的胆囊排空,排空后用于胆囊造影术。然而,胆囊造影术期间的胆囊收缩的诊断价值尚有争论,一些患者对本品无反应。本品应在医师认为有必要进行胆囊造影术,但避免使用脂肪餐刺激胆囊时应用。虽然尚未进行公开的对照试验,一些临床医师认为,本品刺激胆囊效果优于脂肪餐,因其效应产生迅速且反应较稳定。

4. 排空后胆囊造影术,以胆囊缩减 40% 为最佳。对本品有反应的患者,20 ng/kg 剂量静脉给药 5～15 min 内产生胆囊最大收缩,而脂肪餐需 30～60 min。少数患者对 20 ng/kg 剂量无反应,但对 40 ng/kg 剂量可能有反应。剂量大于 20 ng/kg 常常不引起胆囊进一步缩小,胆囊体积缩小可能是因为胆囊颈收缩和妨碍排空所致。迄今研究证明,47%～88%接受本品常用量以行排空后胆囊造影术的患者能清楚地呈现胆囊和胆总管。

5. 在胆囊运动障碍患者中,由于本品可刺激胆囊,因而可诱发胆囊疼痛,故可用于诊断胆囊功能障碍。然而检测的准确性尚有争论。

【制剂】 注射剂(冻干粉):5 μg。

【贮藏】 贮于 15～30 ℃。

28.4.4 内分泌功能检查用药

美替拉酮
(metyrapone)

【CAS】 54-36-4

【ATC】 V04CD01

【理化性状】 1. 本品为有特殊臭味的白色至淡琥珀色的极细的晶体粉末。熔点为 50～53 ℃。微溶于水,溶于甲醇和三氯甲烷。溶于稀的无机酸中形成水溶性盐。

2. 化学名:2-Methyl-1,2-di(3-pyridyl)propan-1-one

3. 分子式:$C_{14}H_{14}N_2O$

4. 分子量:226.3

5. 结构式

【药理作用】 本品能抑制参与合成糖皮质激素、氢化可的松及醛固酮的 11β-羟化酶的作用。随着这些物质在血浆中的浓度下降,将刺激垂体腺产生更多的 11-脱氧类固醇和其他类似物,它们会在肝代谢,并排泄在尿中,通过测定尿中 11-脱氧皮质醇的变化,可以评估由垂体引起的肾上腺皮质功能情况。

【适应证】 可用于鉴别由垂体引起的肾上腺皮质功能不全。

【不良反应】 本品可引起恶心、呕吐、上腹部痛、头痛、眩晕等。

【剂量与用法】 口服一次 500～700 mg,每 6 h 一次,连用 1～2 d。分别收集服药前 24 h,服药后 24 h,或 48 h 的尿液,对照测定。

【用药须知】 垂体功能不全者慎用。

【制剂】 片剂、胶囊剂和注射剂:125 mg;250 mg。

【贮藏】 遮光贮存。

普罗瑞林
(protirelin)

本品为合成的促甲状腺素释放激素,作为诊断用药。

【CAS】 24305-27-9

【ATC】 V03AE03

【理化性状】 1. 化学名:L-Prolinamide,5-oxo-L-prolyl-L-histidyl

2. 分子式:$C_{16}H_{22}N_6O_4$

3. 分子量:362.38

酒石酸普罗瑞林

（protirelin tartrate）

别名：Ceredist

〖理化性状〗　1. 化学名：L-Prolinamide,5-oxo-L-prolyl-L-histidyl-,monotartrate,monohydrate

2. 分子式：$C_{16}H_{22}N_6O_4 \cdot C_4H_6O_6 \cdot H_2O$

3. 分子量：530.49

【药理作用】　本品刺激垂体前叶分泌促甲状腺素（TSH）及泌乳素（PRL）。用药后血中 TSH 浓度升高。根据血中 TSH 浓度升高的幅度（$\triangle$TSH）可进行诊断。

参考值：

正常人　$\triangle$TSH：$1.6\sim9.2\,\mu$IU/ml，达峰时间 Tp＝30 分。

活跃反应　$\triangle$TSH：＞$9.2\,\mu$IU/ml，Tp＝30 分。

弱反应　$\triangle$TSH：$0.5\sim1.6\,\mu$IU/ml，Tp＝30 分。

无反应　$\triangle$TSH：＜$0.5\,\mu$IU/ml，Tp＝30 分。

【体内过程】　正常人静脉注射本品 15～30 min 后，TSH 达峰值，为基础值的 2～3 倍以上。

【适应证】　1. 诊断 Graves 病。

2. 鉴别诊断甲状腺功能低下的病变部位（原发性或继发性垂体功能不足）。

3. 判断下丘脑-垂体-甲状腺轴功能，测验垂体分泌的贮备功能。

【不良反应】　1. 可出现头痛、头晕、面部潮红、恶心及口腔奇腥味道。心悸、胸闷、心率增快。

2. 偶可致血压升高或低血压。

【妊娠期安全等级】　C。

【禁忌与慎用】　妊娠期妇女及哺乳期妇女慎用。

【药物相互作用】　其对 TSH 的调节受多巴胺及去甲基肾上腺素影响，α 受体拮抗药和左旋多巴胺均可对其发生抑制，溴隐亭也影响其作用。

【剂量与用法】　1. 成人　给予 $500\,\mu$g，溶于 0.9% 氯化钠注射液 2 ml 静脉注射。

2. 儿童　$7\,\mu$g/kg，最大剂量 $500\,\mu$g。

【用药须知】　1. 卧位姿势给药可减少低血压发生。

2. 明显心功能不全，支气管哮喘及严重垂体功能不足者须小心。

3. 试验前停用生长激素、肾上腺皮质激素、左旋甲基多巴、前列腺素、生长激素抑制激素及女用避孕药。

【制剂】　注射剂（粉）：$500\,\mu$g。

【贮藏】　遮光、密闭保存。

28.5　其他

纳米炭

（carbon nanoparticles）

别名：卡纳琳

本品为炭黑处理精制而得的注射剂。

【药理作用】　本品为淋巴示踪剂，具有淋巴系统趋向性，注射到恶性肿瘤周缘组织中，被巨噬细胞吞噬，迅速进入淋巴管，聚集滞留到淋巴结，使淋巴结染成黑色，实现肿瘤区域引流淋巴结的活体染色。本品用于手术中胃癌区域引流淋巴结的示踪，利于手术中肉眼辨认和清除区域引流淋巴结，从而减少组织损伤、缩短手术时间、增加淋巴结的清除数量，达到彻底清扫淋巴的目的，减少恶性肿瘤复发的概率。

【体内过程】　本品注射到恶性肿瘤周缘组织内后，很快到达肿瘤的区域引流淋巴结，并随肿瘤切除和淋巴结清扫而消除。本品使用后不进入血液循环，也无可行的检测手段，故无法了解其全部药动学特性。根据文献报道，进入体内的少量微小炭颗粒被巨噬细胞捕获后，在数月内最终通过肺和肠道排泄而消除。

【适应证】　用于胃癌区域引流淋巴结的示踪。

【不良反应】　不良反应罕见，偶有注射后低热，一般能耐受，不需特殊处理。

【禁忌与慎用】　对本品任何成分过敏者禁用。

【药物相互作用】　其对 TSH 的调节受多巴胺及去甲基肾上腺素影响，α 受体拮抗药和左旋多巴胺均可对其发生抑制，溴隐亭也影响其作用。

【剂量与用法】　手术中使用。在暴露术野后，取本品 1 ml（50 mg），用皮试针头在肿瘤周缘分 4～6 点浆膜下注射，每个点缓慢注射 0.1～0.3 ml，约 3 min 推完。

【用药须知】　1. 为防止渗漏，针头应在组织中潜行一段距离后再缓慢推注，抽出针头时用纱布轻压注射点。

2. 禁止直接注入血管。

3. 注射时应缓慢，量不宜过多，且不与其他药混合使用。

【制剂】　注射液（混悬液）：50 mg/1 ml。

【贮藏】　密闭保存。

瑞加德松

（regadenoson）

别名：Lexiscan

本品为具有扩张冠状动脉作用的 A_{2A} 腺苷受体激动剂。

【CAS】　313348-27-5（瑞加德松）；875148-45-1（瑞加德松一水化物）

【ATC】　C01EB21

【理化性状】

1. 化学名：1-{6-Amino-9-[(2R,3R,4S,5R)-3, 4-dihydroxy-5-(hydroxymethyl)oxolan-2- yl]-9H-purin-2-yl}-N-methyl-1H-pyrazole-4-carboxamide

2. 分子式：$C_{15}H_{18}N_8O_5$

3. 分子量：390.35

4. 结构式

【药理作用】　1. 本品是 A_{2A} 腺苷受体的一种低亲和力激动剂（Ki≈1.3 μmol/L），与 A_1 腺苷酸受体的亲和力相比要至少低 10 倍（后者的 Ki>16.5 μmol/L），与 A_{2B} 和 A_3 腺苷受体即使有亲和力，也很低。本品激活 A_{2A} 腺苷酸受体后，能使冠状动脉扩张、增加冠状动脉血流量（CBF）。

2. 本品增加冠状动脉血流量迅速而短暂。在施行冠状动脉导管插入术的患者中，采用脉冲多普勒超声检查，测量给予本品前和给药 30 min 冠状动脉血流量的平均峰值流速（APV）。给药后 30 s，平均 APV 可增加超过基线值 2 倍；在 10 min 内，平均 APV 低于基线值 2 倍。

3. 心肌摄取的放射性药物量与 CBF 呈正比。由于本品增加正常冠状动脉的血流量，而对狭窄动脉几乎没有作用，因此，会使狭窄动脉供应区域的心肌摄取的放射性药物量相对减少。在给予本品后，正常冠脉供血区的心肌灌注成像强度相对大于狭窄动脉供血区。

【体内过程】　1. 吸收与分布　在健康志愿者中，本品的血浆浓度-时间曲线呈多指数性，符合 3 室模型特征。本品注射后 1~4 min 可达血浆峰值，时间与药效反应平行，初始相的半衰期大约为 2~ 4 min，中间相的半衰期平均为 30 min，同时伴随药效的丧失，终末相中血药浓度下降，半衰期约为 2 h。健康受试者的用药剂量在 0.3~20 μg/kg 时，清除率、终末半衰期或分布容积均与剂量无关。

包括受试者和患者的群体药动学分析证实，本品清除率的下降与肌酸清除率的下降平行，清除率随体重增加而增加。年龄、性别和种族对本品的药动学影响较小。

2. 代谢　尚不明确本品在人体内的代谢情况。用大鼠、狗和人肝微体以及人肝细胞作培养，未检出本品的代谢物。

3. 排泄　健康志愿者，约 57%（19%~77%）的本品以原药随尿液排出，平均血浆清除率大约为 450 ml/min，也就是说，超过了小球滤过率，提示肾小管分泌在本品的排出中起到了一定的作用。

【适应证】　用作放射性核素心肌灌流成像（MPI）时的应激药，用于不能耐受运动试验的患者。

【不良反应】　1. 临床试验中报告的不良反应包括呼吸困难、头痛、面部潮红、胸部疼痛（不适）、头晕、心绞痛、恶心、腹部不适、味觉障碍、感觉发热、心电节律（传导）异常。

2. 上市后报告的不良反应包括心脏传导阻滞、心脏停搏、明显的高血压、症状性低血压伴一过性缺血、癫痫、晕厥、震颤、腹痛、恶心、呕吐、肌痛、腹泻、骨骼肌痛、呼吸困难、喘息。

【妊娠期安全等级】　C。

【禁忌与慎用】　1. 二或三度房室传导阻滞或窦房结功能障碍的患者禁用本品，除非已安置了人工起搏器。

2. 尚未在妊娠妇女中进行足够的、良好的对照研究。只有潜在的益处大于对胎儿的潜在危险时，孕妇才可使用。

3. 尚不明确本品是否分泌到人乳汁中，根据药动学资料，本品用药后 10 h 被清除。因此，哺乳妇女用药后，要考虑中断哺乳 10 h。

4. 尚未确定儿童患者年龄<18 岁）使用本品的安全性和有效性。

【药物相互作用】　1. 甲基黄嘌呤类药物（如咖啡因和茶碱）是非特异性的腺苷受体拮抗剂，可能会干扰本品的扩血管作用。在给予本品之前，停用任何含甲基黄嘌呤类及茶碱类的药物至少 12 h。可以使用氨茶碱以减轻本品的严重的或持续的不良反应

2. 在临床研究中，给予正在接受其他作用于心脏的药物（即 β 受体拮抗药、钙通道阻滞药、ACE 抑制药、硝酸盐、强心苷类、血管紧张素受体拮抗药）的受试者使用本品时，未报告不良反应或对本品的主

要作用有明显影响。

3. 双嘧达莫可能会改变本品的效应,在可能的情况下,于使用本品前,应停用双嘧达莫至少 2 d。

4. 本品对 CYP1A2、CYP2C8、CYPC9、CYP2C19、CYP2D6 或 CYP3A4 无抑制作用,提示本品不大可能改变经上述酶代谢的药物的药动学。

【剂量与用法】 推荐的本品静脉注射剂量是 5 ml(0.4 mg)。用 22 号标准规格或较粗的导管或针头,在大约 10 s 内快速注射到周围静脉内。注射本品之后,立即用 5ml 0.9% 氯化钠注射液冲管。冲管之后 10~20 s 内,直接经同一导管给予心肌灌流成像的放射性核素。

【用药须知】 1. 由应激药引起的心肌缺血可引起致命的心脏停搏,出现危及生命的室性心律失常和心肌梗死。在使用本品之前,一定要准备好心脏复苏的设备。如果本品引起严重的不良反应,可使用氨茶碱以缩短本品引起的冠脉血流量增加的持续时间。

2. 包括本品在内的腺苷酸受体激动药都会抑制窦房结和房室结,可能会引起一度、二度或三度的房室传导阻滞,或者需要干预的窦性心动过缓。

3. 本品会引起动脉舒张和血压降低。患有自主神经功能紊乱、血容量不足、冠状动脉左主干狭窄、心脏瓣膜狭窄、心包炎或心包腔积液、伴脑血管功能不全的颈动脉狭窄等疾病的患者发生严重低血压的风险可能更大。上市后还观察到晕厥、短暂性缺血性发作和癫痫发作。

4. 有些患者接受本品治疗后,可能会引起血压升高。据观察,血压上升出现在给予本品后的数分钟内。大多数患者的血压升高会在 10~15 min 内恢复,不过,某些患者要在给药后 45 min 才会出现血压升高。

5. 本品可引起支气管收缩和呼吸功能受累。对已知或怀疑有支气管收缩性疾病、慢性阻塞性肺病(COPD)或者哮喘的患者,在使用本品治疗前,可给予适当的支气管扩张药治疗,并准备好复苏设备。

6. 本品过量用药后可能会导致严重的不良反应。在健康志愿者进行的一项研究中,当本品的剂量大于 0.02 mg/kg 时,出现了无法忍受的面红、眩晕和心率过快等症状。

7. 可以缓慢静脉注射(以每 30~60 s 50~100 mg 的速度)50~250 mg 的氨茶碱,以缓解本品严重的和持续的不良反应。

【制剂】 ①注射液:0.4 mg/5 ml。②带锁定接头的预灌注射器:0.4 mg/5 ml。

【贮藏】 贮于 15~30℃。

第 29 章 消毒防腐药
Disinfectants And Antiseptics

消毒药是指作用强能杀灭有害细菌、芽胞或能抑制有害病原微生物,使其失去感染能力的某些药物。理想的消毒药应达到性质稳定,无腐蚀性,无刺激性。消毒的方式可分为液相和气相两种,前者以乙醇为代表,后者则以甲醛溶液为代表。防腐药是指能抑制病原微生物生长繁殖的药物,用以防止物质腐败或发酵。选用防腐药的原则是用量小、无毒、无刺激性。消毒药和防腐药两者之间并无严格的界限,其杀菌或抑菌效应主要取决于药物浓度和作用时间以及其他一些因素。消毒药在低浓度时也起抑菌作用,而防腐药在高浓度时也能起杀菌作用,故将两者统称为消毒防腐药。两者都与抗菌药物不一样,没有严格的抗菌谱,更无特异的选择性,不论是灭菌浓度也好,抑菌浓度也好,往往对机体带来或多或少的损害。这是与治疗药物的基本不同点。

影响消毒防腐药效果的因素如下。

1. 消毒防腐剂本身的因素

(1) 药物特点　包括抗菌谱、作用强度、起效快慢和不良反应等。

(2) 配方　溶媒不同可影响药物的抗菌效能和对组织的刺激性。

(3) 浓度和作用时间　一般来说,随着消毒剂浓度的增加和作用时间的延长,消毒效果也将会提高。

2. 环境因素

(1) 有机物　消毒防腐药应用中遇到的有机物如血清、脓液、痰液、粪便等可减弱某些药物的消毒作用。

(2) pH 值　应用环境 pH 值的变化可改变消毒剂的溶解度、解离程度。

(3) 温度和湿度　消毒速度一般随温度的升高而加快;湿度对许多气体消毒剂的作用有显著影响。

3. 微生物的敏感性　生长繁殖期的细菌对消毒防腐药较为敏感,细菌芽胞较难被杀灭。病毒对碱性药物较敏感。

4. 消毒防腐药应根据使用对象选择合适的药物

(1) 皮肤消毒　应选择作用强而快的药物,如碘酊、乙醇、苯扎溴铵、过氧化氢、氯己定等。

(2) 黏膜消毒　应选用对创面刺激性小,吸收少,且作用受脓液和分泌物影响小的药物,如依沙吖啶(利凡诺)、蛋白银溶液、硼酸、碘甘油等。

(3) 排泄物和分泌物消毒　应选用作用不受脓液及分泌物影响而且价廉的药物,如氯化石灰等。

(4) 环境消毒　应选用能喷洒的酚类或能熏蒸的甲醛等。

(5) 器械消毒　宜选用对金属无腐蚀的醇类、酚类、苯扎溴铵等。

一些消毒防腐药可用于眼科、皮肤、耳鼻喉及口腔科疾病的治疗中,并已在第 22、23、24、25 章介绍过,此处不再赘述。

29.1　醇类

醇类是使用较早的消毒剂,主要用于杀灭细菌繁殖体。其作用机制是使蛋白质变性。具有作用快、性质稳定、无腐蚀性、低毒等特点。可与其他药物配成酊剂,起增效作用。缺点是对芽胞作用弱;蛋白质对其活性影响较大。

乙醇
(alcohol)

别名:酒精、Ethanol、Ethyl alcohol

本品能与水、甘油、三氯甲烷或乙醚以任意比例混合。是最常用的消毒防腐药。

【CAS】　64-17-5

【ATC】　D08AX08;V03AB16;V03AZ01

【理化性状】　1. 本品为无色、澄清、流动易挥发、有特殊臭和烈味、易燃的液体;沸点为 78 ℃左右;与水和几乎所有的有机溶剂能混溶。应密封贮存。

2. 分子式:C_2H_5OH

3. 分子量:46.1

4. 结构式

【药理作用】　本品为一元脂肪族醇,可使蛋白质凝固变性、溶于脂肪、干扰细胞膜代谢、破坏酶的作用,使细菌胞膜破裂,细胞质、氨基酸与核酸等成分析出,具有抑菌或杀菌作用。本品可杀灭葡萄球菌、链球菌、铜绿假单胞菌和各种肠道杆菌等细菌繁殖体,亦可杀灭结核杆菌。对呼吸道与肠道病毒(包括甲型肝炎病毒),以及皮肤癣菌、曲霉菌和酵母类病原真菌等亦有良好杀灭作用。

【适应证】　1. 注射液

(1) 用于破坏神经组织,治疗无法手术治疗的肿瘤导致的慢性疼痛、三叉神经痛、舌咽神经痛、心绞痛、周围血管损伤引起的跛行。

(2) 40%～50%的本品注射液硬膜外或运动神经内注射用于控制脑性麻痹、痉挛性截瘫。

(3) 用于腹腔神经丛阻滞,治疗上下消化道肿瘤引起的疼痛。

(4) 皮内或皮下注射用于治疗难治性瘙痒。

2. 溶液剂　主要用于消毒降温,可作为配制制剂的溶剂。

【不良反应】　1. 本品在消毒应用中,基本无毒。但对伤口及黏膜有较强的刺激甚至引起暂时性的剧烈疼痛。且有个别患者较长时间接触本品可引起过敏反应,出现皮疹、心跳加速、头痛等症状。脓、血、蛋白质等有机物可降低本品的消毒作用。

2. 本品注射液的不良反应包括神经炎导致永久性疼痛、感觉过敏、感觉异常、蛛网膜下腔神经阻滞崩溃、腰交感神经节阻滞、运动麻痹、大小便失禁、角膜感觉缺失、颅神经损伤。

【妊娠期安全等级】　C。

【禁忌与慎用】　正在使用抗凝药的患者禁用。

【剂量与用法】　1. 注射液

(1) 神经或神经节阻滞　每个腔隙剂量为0.05～0.5 ml,三叉神经痛剂量为0.05～1 ml,注射至蛛网膜下腔,确保注射针头精确定位,注射应缓慢。

(2) 运动神经阻滞　用45%的本品注射液2 ml。

(3) 儿童痉挛型大脑麻痹　用45%的本品注射液1.5～4 ml。

(4) 腹腔神经丛阻滞　用50%本品注射液50 ml。

(5) 肾囊肿　在 B 超引导下,穿刺肾囊肿,吸出囊中液体,再注入等量的无水乙醇,15 min 后抽出乙醇,可使囊壁组织闭合。

(6) 腱鞘囊肿　皮肤消毒后,抽出囊肿内滑液,注入无水乙醇0.3～0.5 ml,30 min 后再抽出乙醇。

2. 溶液剂

(1) 消毒　本品75%的水溶液杀菌力最强,常用于皮肤消毒,但对芽孢几乎没有作用。浓度过高可使菌体表层蛋白凝固,使其向菌体的渗透受阻,灭菌作用减弱。70%乙醇溶液常用于术前泡手和医疗器械的浸泡消毒(时间5～60 min)。

(2) 预防压疮　40%～50%的乙醇水溶液涂搽长期卧床患者的皮肤可预防压疮。

(3) 降温　20%～30%的乙醇水溶液涂擦皮肤,可扩张血管,促进血液循环,用于高热患者降温。

(4) 健胃、祛风、助消化　年老体虚者口服少量本品,有健胃、祛风、助消化作用。

(5) 急救　晕厥或虚脱患者在缺少急救的情况下,灌烈性酒一小杯,可反射性兴奋呼吸和循环中枢而苏醒。

(6) 水蛭钻进体表、鼻腔或其他孔道,用乙醇涂搽水蛭体部,可见水蛭立即脱落。

(7) 寻常疣　用极少许苯酚点在母疣上,等数分钟或不耐疼痛时,用95%乙醇棉签吸干苯酚,几天后如法再治1次,可使疣干枯萎缩。

【用药须知】　1. 本品浓度过高,杀菌作用反而下降,故勿以本品原液直接进行消毒。

2. 本品可使蛋白质凝固形成保护层,影响杀菌作用,故不宜用于消毒被大量血、脓、粪便污染的表面。

3. 必须用本品消毒伤口时,应先向患者说明可引起疼痛,以使其思想上有所准备。

4. 消毒时,勿带入过多的水至消毒液中,以免将其稀释而失效。

5. 使用中注意防火,勿使接近火源而引起燃烧。

6. 本品为有机溶剂,涂抹时勿使接触可被其溶解的物质,如某些醇溶性涂料等。

7. 本品易挥发和吸收空气中的水分,配好的消毒液应放于有盖容器中,用后即盖严,以防浓度下降。

8. 可使易被溶解的窥镜镜头黏合剂失效,橡胶、塑料老化,故不宜多次或长时间用于对该类物品的消毒。

【制剂】　①溶液剂:70%～80%;96%。②注射液(无水乙醇):1 ml;5 ml。

【贮藏】　①临床科室只宜保存少量日常所需的乙醇。原药应装于密闭棕色玻璃瓶中,避高温和日光直晒,防碰碎,按对易燃物品的要求保存。

②大量乙醇应储藏于易燃危险品仓库中。

异丙醇

(isopropyl alcohol)

【CAS】　67-63-0

【ATC】　D08AX05

【理化性状】　1. 本品为透明、无色、流动、易挥发、易燃的液体,有特殊臭。可与水、乙醇、三氯甲烷和乙醚混溶。远离热源。

2. 化学名:Propan-2-ol

3. 分子式:$(CH_3)_2CHOH$

4. 分子量:60.1

5. 结构式

$$\underset{H}{\overset{OH}{\underset{|}{\overset{|}{H_3C-C-CH_3}}}}$$

【简介】　本品杀菌效果较乙醇强,但对芽孢无效。最佳消毒浓度为70%。用于皮肤消毒,亦可涂擦皮肤以防压疮。本品显著的脱脂特性限制应用。

本品也用作溶剂,特别是化妆品、香水和药物制剂,还是其他的消毒化合物的溶媒。本品为轻度有毒物质,空气中超过一定浓度,对呼吸道黏膜与眼结膜有刺激作用。有机物可减弱其杀菌能力。胃肠道易吸收本品,但完整皮肤吸收少。肺能吸收本品蒸汽,本品比乙醇代谢慢,大约摄入的 15％代谢为丙酮。本品比乙醇的毒性强,二者的中毒症状相似,本品中毒除了开始不表现为欣快感外,突出表现为胃炎、出血、疼痛、恶心和呕吐。报道的成人口服的致死量为 120～240 ml,但是,少至 20 ml 也会引起中毒症状。由于血液循环中的主要代谢产物为丙酮,常发生酮症酸中毒和酮尿。有吸入本品蒸汽出现昏迷的报道。皮肤应用异丙醇会引起干燥和刺激;必须采取适当的措施预防皮肤吸收异丙醇,尤其是婴儿。其他注意事项参见乙醇。本品应密封、遮光、冷藏。

三氯叔丁醇

(chlorbutanol)

别名:三氯丁醇、Chlorbutol、Trichlorbutanol

【CAS】　57-15-8 (anhydrous chlorobutanol);6001-64-5(chlorobutanol hemihydrate)

【ATC】　A04AD04

【理化性状】　1. 本品为白色结晶,有樟脑气味,常温下易挥发。可溶于水(1：130),易溶于乙醇(1：0.6)、三氯甲烷、甘油、脂肪油。在酸性环境中稳定,在碱性环境中易分解。密封,贮于 8～15 ℃。

2. 化学名:1,1,1-Trichloro-2-methylpropan-2-ol

3. 分子式:$C_4H_7Cl_3O$

4. 分子量:177.5

5. 结构式

6. 配伍禁忌和稳定性:其他化合物和包装材料对本品的活性有不利影响。三硅酸镁、膨润土、羧甲纤维素、聚乙烯以及用于软隐形眼镜的多羟基-甲基丙烯酸乙酯都能吸收三氯叔丁醇。加热或 pH 升高时,本品的稳定性和活性降低。

【简介】　本品可杀灭细菌和真菌,0.5％溶液常用于注射剂、滴眼剂及化妆品中防腐。5％～10％软膏或 1％～2％扑粉用于治疗皮肤瘙痒。1％的液状石蜡液用于治疗鼻炎。本品用于轻度镇静和局部麻醉,但不作为首选药。本品是抗炎制剂中的成分,也用于耳和口咽部位的疼痛。本品急性中毒会抑制中枢神经系统,症状为衰弱,意识丧失,呼吸抑制。

苯乙醇

(phenethyl alcohol)

【CAS】　60-12-8

【理化性状】　1. 本品为无色液体带玫瑰臭。溶于水(1：60),溶于乙醇、三氯甲烷、乙醚、苯甲酸苄酯和酞酸二乙酯(<1：1),溶于 50％的乙醇(1：2),极易溶于甘油、丙二醇和不挥发性油,微溶于液状石蜡。

2. 化学名:2-Phenylethanol

3. 分子式:$C_8H_{10}O$

4. 分子量:122.2

5. 结构式

6. 配伍禁忌:苯乙醇与氧化剂和蛋白质不相容。非离子型表面活性剂或低密度聚乙烯容器的吸收会降低本品活性。

【简介】　本品是一种芳族醇,广泛存在于自然界中,在多种植物挥发油中存在,如玫瑰、康乃馨、风信子、地中海白松、香橙花、香水树、天竺葵、橙花油和黄兰花。本品对革兰阴性菌的杀菌作用较对阳性菌强。对眼有刺激性,非离子型表面活性剂减弱本品的作用。0.25％～0.5％本品常作为香水、药水的防腐剂。

苯氧乙醇

(phenoxyethanol)

【CAS】　122-99-6

【理化性状】　1. 本品为无色略微黏稠的液体。20 ℃时,比重为 1.105～1.110。可与乙醇、丙酮和甘油混溶,微溶于水、花生油和橄榄油。

2. 化学名:2-Phenoxyethanol

3. 分子式:$C_8H_{10}O_2$

4. 分子量:138.2

5. 结构式

6. 配伍禁忌:苯氧乙醇与非离子型表面活性剂相互作用,活性降低,也可能被 PVC 吸收。

【简介】　本品杀菌作用弱,而对铜绿假单胞菌的杀灭作用极强。本品作为保存剂用于化妆品和局部用制剂,浓度为 0.5％～1％。本品常与其他防腐剂合用,一般是羟苯酸酯类,以期获得更广的抗菌谱。2％的溶液或乳剂用于创伤、灼伤和脓肿的铜绿假单胞菌感染。在热水中摇匀本品,直至溶解,然后冷却定容,配制水溶液。丙二醇有助于苯氧乙醇溶液的配制。

二碘异丙醇

(diiodohydroxypropane)

【CAS】 534-08-7

【ATC】 D08AG04

【理化性状】 1. 化学名:1,3-Diiodopropan-2-ol

2. 分子式:$C_3H_6I_2O$

3. 分子量:311.89

4. 结构式

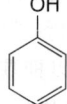

【简介】 本品为消毒防腐药。

29.2 酚类

酚类化合物中苯酚(石炭酸)是最早用于临床消毒的。后来人们在苯酚的基础上合成了大量卤化或烷基化的酚衍生物,增加其脂溶性从而增强了杀菌能力。酚类对革兰阴性和革兰阳性细菌均有杀菌作用,但对芽胞、病毒无效。主要是使菌体内蛋白变性而产生杀菌作用。酚可扩散渗进组织,穿透力较强,应用于人体时不仅影响表皮皮肤而且可向深部组织渗透。目前常用于临床的酚类消毒剂为煤酚皂溶液。

苯酚

(phenol)

别名:酚、石炭酸、Phenic acid、Carbolic Acid、Hydroxybenzene

【CAS】 108-95-2

【ATC】 C05BB05;D08AE03;N01BX03;R02AA19

【理化性状】 1. 本品为无色或淡粉红色,交织的或分开的针状结晶,或白色至淡粉红色的晶状团块,有特殊臭。暴露于光线和空气中时,颜色逐渐变暗。溶于水(1:1.5),极易溶于乙醇、三氯甲烷、乙醚、甘油、不挥发油和挥发油。溶于液状石蜡(1:70)。溶于水(1 g:15 ml),溶液澄清,石蕊试纸呈中性或酸性。

2. 化学名:Hydroxybenzene

3. 分子式:C_6H_6O

4. 分子量:94.1

5. 结构式

6. 配伍禁忌:本品与碱性盐类和非离子型表面活性剂不相容。升高 pH、与血液或其他有机物质结合,本品的抗菌活性均会降低。

【药理作用】 本品可杀灭细菌及部分真菌,对芽胞和病毒无效,不受脓液及其他有机物的影响。本品作用于组织局部对神经末梢有麻醉作用,故可止痒、止痛;作用于物体,能使菌体蛋白发生变性而发挥抑菌和杀菌作用。

【适应证】 1. 低浓度时用于皮肤止痛、止痒。

2. 适用于化脓性中耳炎的治疗。

3. 治疗皮肤真菌感染,如手癣,脚癣,汗疱症(汗疱疹)等。

4. 用于雀斑、黄褐斑的脱色治疗。

5. 用于器械和房屋的消毒。

【不良反应】 本品对皮肤、黏膜有刺激性,可引起刺麻感,使皮肤发白或产生红斑;高浓度溶液(20%以上)有腐蚀作用,可使局部组织发生皮炎和坏死。个别人对其较敏感。破损皮肤、黏膜及婴幼儿不宜应用本品。

【禁忌与慎用】 1. 鼓膜穿孔、化脓者禁用本品。

2. 本品禁用于膀胱镜等的消毒。

【药物相互作用】 1. 本品与水合氯醛、樟脑、薄荷脑、冰片、间苯二酚、麝香草酚共研即软化或液化,所形成的混合物可减少苯酚的刺激性。

2. 本品遇碘、溴即生成沉淀,遇碱式醋酸铝溶液即发生白色沉淀,如溶液中含甘油,则可阻止沉淀发生。

【剂量与用法】 1. 止痛、止痒 1%溶液或2%软膏用于皮肤杀菌和止痒;按一定比例配制樟脑酚液,用于牙科止痛。

2. 中耳炎及外耳道炎 1%~2%甘油溶液滴耳,可有消炎、止痛作用。

3. 皮肤消毒 10%水溶液涂拭阑尾残端,烧灼、消毒小的溃疡面。

4. 皮肤真菌感染 手、足癣、汗疱疹等用5%~10%酊剂局部涂擦。

5. 脱色治疗 雀斑、黄褐斑等可用95%苯酚溶液局部点拭。

6. 物品消毒 3%~5%的水溶液用于器械、室内、排泄物消毒。

7. 防腐 0.5%溶液用于生物制剂防腐。

【用药须知】 1. 对皮肤黏膜有刺激性,高浓度有腐蚀作用,因此,使用本品进行脱色治疗时,应小心涂点于患处,待局部皮肤变白时立即涂丙二醇中和。

2. 本品对组织的穿透力强,长期或大面积应用可经皮吸收,引起全身中毒反应。

3. 本品毒性大,不宜用作食物或食具的消毒。

4. 多次使用可使织物变黄、橡胶制品变脆、油漆剥蚀等。

5. 本品呈酸性,浸泡器械时应加入碳酸氢钠与甘油,以防器械生锈。

【制剂】 ①溶液剂:1%～10%。②油剂:1%～2%。③酊剂:5%～10%。④软膏剂:2%。

甲酚
(cresol)

别名:煤酚、甲苯酚、Cresylol、Cresylic acid

【CAS】 1319-77-3;95-48-7(o-cresol);108-39-4(m-cresol);106-44-5(p-cresol)

【理化性状】 1. 本品为无色、淡黄色至黄褐色的,或粉红色的,有强折射的液体,随着时间的延长或暴露于光亮处时颜色变暗,类似酚,有时有焦臭。比重为 1.030～1.038。略溶于水,通常是浑浊的溶液;可与乙醇、乙醚和甘油混溶,可溶于固定氢氧化物碱。饱和水溶液石蕊试纸呈中性或弱酸性。

2. 化学名:Methylphenol

3. 分子式:C_7H_8O

4. 分子量:108.1

5. 结构式

【简介】 为煤焦油中分馏而得的甲酚异构体的混合物。杀菌力比苯酚强 3 倍,毒性及腐蚀性则较小。适用于手、皮肤及器械的消毒;也适用于环境及排泄物的消毒。为了增加其水溶性,本品常配成甲酚皂溶液(来苏儿,Lysol),使临床应用较为方便。抗菌作用为苯酚 3～10 倍,而毒性较弱,故使用广泛。2%溶液经 10～15 min 能杀死大部分致病细菌,2.5%溶液 30 min 能杀灭结核杆菌。1%～2%水溶液用于手和皮肤消毒。对皮肤、黏膜有腐蚀性,需稀释后应用。口服吸收可发生中毒。

氯甲酚
(chlorocresol)

别名:4-氯-3 甲苯酚、Chlorkresol、PCMC

【CAS】 59-50-7

【理化性状】 1. 本品为无色或几乎无色的晶体或结晶性粉末,有特异的非焦油臭,蒸气易挥发。熔点为 63～66 ℃。溶于水(1∶260),热水溶解度更大,溶于乙醇(1∶0.4);可溶于乙醚、萜、不挥发油、脂肪油、甘油和氢氧化物碱性溶液(如肥皂水)。水溶液置空气中或遇光变黄。

2. 化学名:4-Chloro-3-methylphenol

3. 分子式:C_7H_7ClO

4. 分子量:142.6

5. 结构式

6. 配伍禁忌:长期以来,认为氯甲酚与许多化合物不相容,包括氯化钙、磷酸可待因、盐酸二醋吗啡、阿片全碱、盐酸奎宁、甲基纤维素、非离子表面活性剂(如聚乙二醇 1000 单鲸蜡基醚和聚山梨酯 80)。

【简介】 本品为高效低毒杀菌剂,对革兰阳性和阴性菌都有抗菌活性,对真菌也有效,但对芽孢无效。在酸性环境中杀菌力强。常用作液体制剂、霜剂的防腐剂,浓度为 0.05%～0.2%。毒性较苯酚低,部分人可有过敏反应,不可与磷酸可待因、盐酸海洛因、阿片浓浸膏、盐酸奎宁、甲基纤维素等联合应用。pH 升高,油、脂肪及非离子型表面活性剂均可降低本品活性。

六氯酚
(hexachlorophene)

别名:双三氯酚、灭菌酚、Hexachlorophane

【CAS】 70-30-4

【ATC】 D08AE01

【理化性状】 1. 本品为白色或淡褐色的结晶性粉末,无臭或有轻微的酚臭。不溶于水,易溶于乙醇、丙酮和乙醚,能溶于三氯甲烷和稀碱性氢氧化物溶液。

2. 化学名:2,2'-Methylenebis(3,4,6-trichlorophenol)

3. 分子式:$C_{13}H_6Cl_6O_2$

4. 分子量:406.9

5. 结构式

6. 配伍禁忌:血液和其他有机材料会降低本品的活性。在有皂类的情况下,本品仍能保持部分活性。有报道,碱性介质和非离子型表面活性剂(如聚山梨酯80)会降低本品的活性。本品对金属离子特别敏感,为了避免由于本品洗涤剂溶液里痕量的金属而导致物品脱色,建议掺和多价螯合物,如依地酸钠。

【简介】　本品对革兰阳性菌抑菌效果较对革兰阴性菌好,对结核杆菌和芽胞无效。本品能溶解在皮肤的脂肪内,不易被水洗去,在肥皂存在的情况下仍有抗菌作用。有机物可降低本品活性。对皮肤刺激性小,但反复应用有光敏性。本品可经创面吸收,引起恶心、呕吐、腹痛、腹泻和中枢神经中毒症状。常用0.23%～3%浓度加入肥皂、软膏、乳剂及洗剂中,用于手术前消毒和化脓性皮肤病、毛囊炎等,有时可用于新生儿葡萄球菌感染;涂膜气雾剂喷射创面,可代替敷料,用于烧伤、外科切口,但一般制剂因可吸收中毒,不宜用于创面。

对氯酚
(parachlorophenol)

别名:对氯苯酚、P-Chlorophenol

【CAS】　106-48-9

【理化性状】　1. 本品为白色或粉红色的结晶,略带特殊的酚臭。熔点为42℃;冻凝温度为42～44℃。略溶于水和液状石蜡,极易溶于乙醇、三氯甲烷、乙醚、甘油以及不挥发油和挥发油,能溶于凡士林。1%的水溶液石蕊试纸呈酸性。

2. 化学名:4-Chlorophenol

3. 分子式:C_6H_5ClO

4. 分子量:128.6

5. 结构式

【简介】　本品的性能类似苯酚,但抗菌效力更强。常用0.25%氯化钠水溶液冲洗窦腔,5%～20%甘油溶液治疗颊黏膜和牙齿根管感染;1%～2%软膏治疗丹毒。

间苯二酚
(resorcinol)

别名:雷锁辛、Resorcin、Resorzin

【CAS】　108-46-3

【ATC】　D10AX02;S01AX06

【理化性状】　1. 本品为白色或几乎白色的针状结晶体或粉末,有轻微的特殊臭。熔点109～111℃。本品暴露于空气中或在光照下可变成粉红色。溶于水和乙醇,均为1:1;微溶于三氯甲烷;易溶于乙醚和丙三醇。5%的间苯二酚水溶液用石蕊检测呈中性或酸性。

2. 化学名:Benzene-1,3-diol

3. 分子式:$C_6H_6O_2$

4. 分子量:110.1

5. 结构式

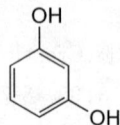

6. 配伍禁忌:本品与三价铁盐不能配伍。

【简介】　细菌和真菌对本品敏感,同时有溶解角质和止痒作用。0.25%～1%为角质促成剂,5%为角质松解剂,20%～40%为角质剥脱剂,40%以上为腐蚀剂。2%～10%的软膏或洗剂可治疗湿疹、癣、痤疮、脂溢性皮炎等。也用于创伤和尿道洗涤。本品对皮肤刺激性小,可经破损皮肤吸收,引起黏液水肿。禁与亚硝酸乙酯醑、铁盐、苛性碱配伍。

三氯生
(triclosan)

别名:二氯苯氧氯酚

【CAS】　3380-34-5

【ATC】　D08AE04;D09AA06

【理化性状】　1. 本品为细微带白色的晶状粉末。熔点为57℃。几乎不溶于水,可溶于乙醇、丙酮和甲醇,微溶于石油醚。

2. 化学名:5-Chloro-2-(2,4-dichlorophenoxy)phenol

3. 分子式:$C_{12}H_7Cl_3O_2$

4. 分子量:289.5

5. 结构式

【简介】　本品为双酚抗菌剂,对革兰阳性菌、大多数阴性菌和真菌有抗菌作用。常以2%浓度加于肥皂、霜剂和溶液中,用于手、伤口及皮肤消毒。也常加入口腔卫生制品中。有时可引起接触性皮炎。

麝香草酚
（thymol）

别名:百里酚、麝香草脑、异丙基间甲酚、Timol

【CAS】　89-83-8

【理化性状】　1. 本品为无色,常为大块状的晶体或白色结晶性粉末,芳香族的麝香草臭。熔点为 48~51 ℃。熔化后在很低温度时保持液态。溶于水(1:1000),溶于乙醇和三氯甲烷均为(1:1),溶于乙醚(1:1.5),溶于橄榄油(1:2),可溶于冰醋酸、不挥发油和挥发油。

2. 化学名:2-Isopropyl-5-methylphenol

3. 分子式:$C_{10}H_{14}O$

4. 分子量:150.2

5. 结构式

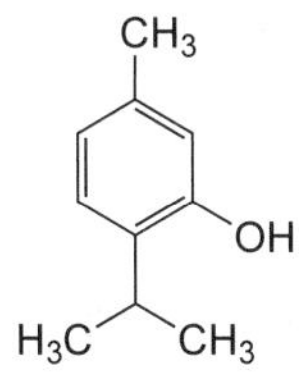

6. 配伍禁忌:与蛋白结合,会降低麝香草酚的抗菌活性。

【简介】　本品杀菌作用优于苯酚,尤对真菌、放线菌作用强。蛋白质可明显降低其杀菌力。本品的漱口剂可除臭,软膏或油剂用于皮肤感染。外用:2~3 次/日,涂患处。其复方制剂用于牙科止痛、消毒。对胃肠黏膜有腐蚀性,对伤口也有刺激性。本品易被氧化剂或空气中的氧氧化,变成红色或棕色。吐温类表面活性剂可使本品减效或失效。制剂有粉剂、软膏剂、乳膏剂、酊剂(0.5%~1%)。

对氯二甲苯酚
（chloroxylenol）

【CAS】　88-04-0

【ATC】　D08AE05

【理化性状】　1. 本品为白色或无色结晶,有微弱酚的气味。溶于醚、苯、烯醇、烯烃、聚乙二醇和强碱水溶液。

2. 化学名:4-Chloro-3,5-dimethylphenol

3. 分子式:C_8H_9ClO

4. 分子量:156.61

5. 结构式

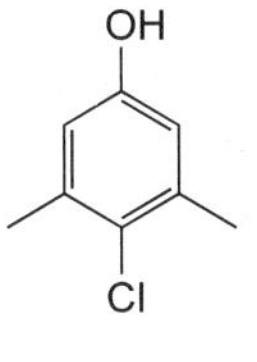

【简介】　本品是高效、安全、广谱的杀菌剂。显示了独特的杀菌和防腐性两者的结合,高效且无毒性。能加在一些药用粉剂、肥皂、卫生用品和去屑香波中。

邻苯基苯酚
（2-phenylphenol）

别名:2-羟基联苯、2-苯基苯酚、o-phenylphenol

【CAS】　90-43-7

【ATC】　D08AE06

【理化性状】　1. 本品为白色或浅黄色或淡红色粉末、薄片或块状物,具有微弱的酚味。熔点 55.5~57.5 ℃,沸点 283~286 ℃(0.1 MPa),相对密度 1.213(20 ℃),闪点 123.9 ℃。微溶于水,易溶于甲醇、丙酮、苯、二甲苯、三氯乙烯、二氯苯等有机溶剂。

2. 分子式:$C_{12}H_{10}O$

3. 分子量:170.21

4. 结构式

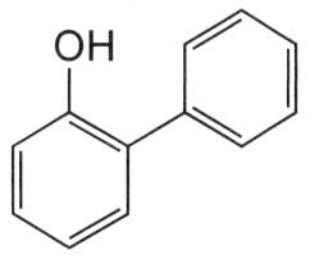

【简介】　本品有广谱的杀菌除霉能力,而且低毒无味,是较好的防腐剂,可用于水果蔬菜的防霉保鲜,特别适用于柑橘类的防霉,也可用于处理柠檬、菠萝、瓜、果、梨、桃、西红柿、黄瓜等,可使腐烂降到最低限度。英、美、加拿大等国被允许使用的水果范围更大,包括苹果等。本品或其钠盐也用于化妆品、杀菌皂、杀菌除臭洗剂等。

29.3　醛类

醛类消毒防腐剂能与菌体蛋白质的氨基结合,使蛋白质变性沉淀。对细菌、芽胞、真菌和病毒都有杀灭作用。最早的醛类消毒剂为甲醛,后经广泛筛选,发现饱和双醛也具有杀菌作用。其中戊二醛作用最强,庚二醛效果最差。

甲醛
（formaldehyde）

别名:蚁醛

【CAS】　50-00-0

【理化性状】　1. 本品溶液澄清,为具有强烈刺激性臭味的无色气体或几乎无色的液体,可与水和乙醇混溶。溶液静置生成低聚甲醛而浑浊,特别是放置在寒冷的环境,加热后浑浊消失。

2. 分子式：CH_2O

3. 分子量：30.0

4. 结构式

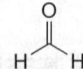

5. 配伍禁忌：甲醛与蛋白反应而减弱抗菌活性。

【简介】 甲醛溶液是含有本品 34%～38% 的水溶液,通常称作福尔马林(Formalin,Formol)。对细菌繁殖体、芽胞、分枝杆菌、真菌、病毒都有极强的杀灭作用。用于皮肤有收敛止汗作用。甲醛对皮肤、黏膜有刺激作用,可引起流泪、咳嗽甚至支气管炎,皮肤可有角化变黑,少数患者可有过敏性皮炎、湿疹等。本品对黏膜的损伤用 2% 碳酸氢钠溶液冲洗;皮肤接触者用水或肥皂水冲洗;吸入中毒者,应迅速脱离现场并给氧;经消化道中毒者应尽早洗胃。本品含有 10%～15% 的甲醇为稳定剂,防止甲醛聚合为多聚甲醛,应用前应进行稀释。2%～8% 的本品溶液用于无生命物品消毒如手术器械和医疗物品,浸泡 1～2 小时;室内空气消毒,以 1～2 ml/m³ 的本品加等量水加热蒸发;固定标本和保存尸体用 10% 溶液;治疗脚汗和腋臭用 5%～10% 溶液。

多聚甲醛
(paraformaldehyde)

别名：三聚甲醛、Paraform

【CAS】 30525-89-4

【理化性状】 1. 化学名：Polyoxymethylene

2. 分子式：$(CH_2O)_n$

3. 结构式

$$HO \left[\begin{array}{c} H \\ | \\ C \\ | \\ H \end{array} \right]_{8\text{-}100L} O \!-\! H$$

【简介】 本品为甲醛的固体聚合物。是消毒剂和防腐剂。热水中可溶解变为甲醛。不溶于冷水、乙醇、乙醚。性质类似甲醛,是生产甲醛的原料。多聚甲醛加热产生的蒸汽用于房间消毒。用于此用途的多聚甲醛片剂必须添加适当的蓝色染料着色。因有止痛作用,常制成糊剂作为牙科止痛,并可使牙髓坏死后无菌干化。

戊二醛
(glutaral)

别名：Glutaraldehyde、Glutaric diadehyde

【CAS】 111-30-8

【ATC】 D08AX09

【理化性状】 1. 本品为无色或淡黄色油状液体,可溶于水或乙醇。pH 为 2.7～3.7;其水溶液呈弱酸性(pH 4～5),随 pH 升高,聚合速度加快,其聚合物无活性。

2. 化学名：Pentane-1,5-dial

3. 分子式：$C_5H_8O_2$

4. 分子量：100.1

5. 结构式

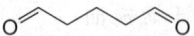

6. 稳定性：2% 碱性戊二醛溶液(加 0.3% 碳酸氢钠激活剂,pH8.5)在室温下具有强大杀芽胞作用,放置 2 周,溶液稳定性下降,杀菌作用明显减弱;若 pH 增至 9,则迅速聚合,丧失杀菌力。用非离子表面活性剂(聚氧乙烯脂肪醇醚 0.25%)配制 2% 的强化酸性戊二醛 pH 3.4,室温可贮存 18 个月,稀释后的消毒液仍可用 4 周。中性戊二醛(由酸性强化戊二醛加碳酸氢钠调 pH 至 7.0),用升高室温温度 3～4 ℃ 来增强其杀菌作用,要达到杀灭芽胞,浸泡时间需 3 h。

【药理作用】 本品因其刺激性和腐蚀性小、低毒、水溶液稳定等优点,是近年来应用最为广泛的一种高效、广谱、快速消毒剂。对细菌繁殖体、芽胞、结核杆菌、真菌均有良好的杀灭作用,对病毒包括 B 型肝炎病毒和人类免疫缺陷病毒(HIV)也有作用。

【适应证】 用于内镜、人工心肺机、血液透析机、麻醉装置、橡胶与塑料制品以及热敏,耐湿贵重光学仪器和各种医疗器械的浸泡消毒,微生物操作防护箱。

【不良反应】 本品对人和动物的皮肤及黏膜有刺激,但比甲醛轻,偶有过敏反应发生,全身毒性反应轻微。

【禁忌与慎用】 禁用于面部、肛门、生殖器官等部位。

【剂量与用法】 2% 水溶液(pH 7.5～8.5)用作医疗器械消毒,浸泡 15～20 min,消毒肝炎病毒需 1～2 h,杀灭芽胞需 3 h。工作台表面和大型仪器等,可用本品擦拭消毒。不能浸泡消毒的物品,可放入密闭的消毒箱内用戊二醛气体气溶胶消毒。0.65% 溶液(以 pH 7.4 磷酸缓冲液配制),可用于人造心脏消毒。5%～10% 溶液可治疗疣,2 次/日,但不能用于面部和阴、肛部疣。

【用药须知】 1. 本品一般不损坏不锈钢和内镜的胶泥。但浸泡时间过长,器械上可沉积戊二醛多聚体,难以去掉。浸泡手术刀等碳钢器材时,必须先加缓冲剂,再加亚硝酸钠(0.5%)防锈。对铝制品有腐蚀作用。

2. 将需要消毒的器械用水冲洗干净后,放入2%碱性戊二醛溶液中。各种物品经戊二醛消毒后,放置2小时以上未用时,需重新消毒后使用。

3. 0.2%戊二醛加0.5%苯扎溴铵,制成湿性消毒纸或消毒液,用于医务人员手的消毒,预防院内交叉感染。

4. 有报道本品用于尖锐湿疣效果甚佳。

【制剂】 溶液剂:20%(浓);1.8%～2.2%(稀)。

29.4 酸类

具有消毒防腐作用的主要是有机酸,通过使菌体蛋白质变性或沉淀而起抑菌或杀菌作用。这类药物主要有水杨酸、醋酸、苯甲酸、乳酸、硼酸、山梨酸等。主要用作防腐剂及皮肤黏膜疾病的治疗。

苯甲酸
(benzoic acid)

别名:安息香酸、苯蚁酸、Corboxybenzene、Phenylformic acid、Dracrylic acid

【CAS】 65-85-0

【理化性状】 1. 本品为白色晶体,鳞屑或针状物,略微臭。溶于水(1∶300),溶于乙醇(1∶3),溶于三氯甲烷(1∶5),溶于乙醚(1∶3);蒸气易挥发。冰点为121～123 ℃。

2. 分子式:$C_7H_6O_2$

3. 分子量:122.1

4. 结构式

【简介】 本品有抑菌作用,尤对霉菌作用强。在酸性环境中(pH<5)作用最佳。毒性低,对皮肤刺激性小。常用作药品和食品的防腐剂,浓度0.1%～0.3%;与水杨酸配伍制成软膏和涂剂(本品12%,水杨酸6%),既有本品的抗真菌作用,又有水杨酸的角质溶解作用,用于治疗头癣、脚癣等。禁用于破损及糜烂的皮肤黏膜。本品溶液遇铁、铅及汞盐发生沉淀;遇软皂开始软化,逐渐游离出脂肪酸;不能与薄荷脑、酚、氨基比林配制(易潮解或液化);硼砂、枸橼酸的碱金属盐及磷酸钠能增加本品在水中的溶解度。

苯甲酸钠
(sodium benzoate)

别名:安息香酸钠、Natrii Brenzoas

【CAS】 532-32-1

【理化性状】 1. 本品为白色、无臭、颗粒状或晶状的粉末。溶于水(1∶2),溶于乙醇(1∶75),溶于90%的乙醇(1∶50)。

2. 分子式:$C_7H_5NaO_2$

3. 分子量:144.1

4. 配伍禁忌:苯甲酸及其盐与四元化合物、钙盐、三价的铁盐以及重金属盐不相容。非离子型表面活性剂,或者由于白陶土吸收,会减弱苯甲酸及其盐的活性;pH>5时也没有活性。

【简介】 本品作用同苯甲酸,其特点为水溶性比苯甲酸大,替代其作防腐剂,尤其用于中性或微碱性食品、药剂的防腐。常用浓度0.1%～0.5%,含漱本品可治疗口腔炎和咽喉炎。忌与铁盐、钙盐及重金属盐类配伍。密封保存。

乳酸
(lactic acid)

别名:α-羟基丙酸,α-Hydroxypropionic acid

【CAS】 50-21-5;79-33-4 ((+)-lactic acid);10326-41-7 ((-)-lactic acid);598-82-3 ((±)-lactic acid)

【ATC】 G01AD01

【理化性状】 1. 本品为乳酸和乳酸盐的混合物,相当于$C_3H_6O_3$的含量为88%～92%(w/w)。本品从糖的乳酸发酵物中获得或化学合成。糖发酵获得的乳酸为左旋体,化学合成者为外消旋体。无色或黄色,具引湿性,几乎无臭,糖浆样液体。煮沸浓缩时形成乳酸盐。易与水、乙醇和乙醚混合;不溶于三氯甲烷。

2. 化学名:2-Hydroxypropionic acid

3. 分子式:$C_3H_6O_3$

4. 分子量:90.1

5. 结构式

【简介】 本品对细菌和病毒有杀灭作用。5%阴道栓或1%溶液冲洗阴道治疗滴虫性阴道炎;每立方米用本品1 ml稀释10倍后加热熏蒸30分钟,可用于空气消毒;本品1份加水杨酸1份用于治疗寻常疣和鸡眼。本品对皮肤黏膜有刺激性和腐蚀性,避免接触眼睛。

硼砂

(borax)

别名:硼酸钠、四硼酸二钠、重硼酸钠、Sodium borate

【CAS】 1330-43-4(anhydrous borax);61028-24-8(anhydrous borax);1303-96-4(borax decahydrate)

【ATC】 S01AX07

【理化性状】 1. 本品为无色无味透明的结晶或结晶性粉末。它的水溶液呈碱性可使酚酞变色。在干燥的热空气中可以风化。溶于水(1:16);溶于沸水(1:1);溶于甘油(1:1);在乙醇中不溶。4%水溶液的 pH 为 9~9.6。

2. 分子式:$Na_2B_4O_7 \cdot 10H_2O$

3. 分子量:381.4

4. 结构式

【简介】 本品为天然硼酸钠,为无刺激性的防腐剂,有一定抑菌作用。毒性极低。可用以冲洗溃疡、脓肿,特别是黏膜发炎,如结膜炎、胃炎等,因其为碱性,可使黏膜去垢,口服用于尿道杀菌,特别尿为酸性时,可使之成碱性。1%~5%溶液用于口腔炎、扁桃体炎、咽喉炎、结膜炎和咽部术前消毒,也可冲洗膀胱、阴道。配成复方硼砂溶液供含漱用。勿与其他防腐药合用。内服宜慎。勿与酸性药合用。

山梨酸

(sorbic acid)

别名:花楸酸、己二烯酸

【CAS】 22500-92-1

【理化性状】 1. 本品为具有良好流动性的白色晶状粉末,有特征性臭。溶于水(1:1000),溶于乙醇(1:10),溶于无水乙醇(1:8),溶于三氯甲烷(1:15),溶于乙醚(1:30),溶于甲醇(1:8),溶于丙二醇(1:19)。

2. 化学名:(E,E)-Hexa-2,4-dienoic acid

3. 分子式:$C_6H_8O_2$

4. 分子量:112.1

5. 结构式

山梨酸钾

(potassium sorbate)

【CAS】 590-00-1;24634-61-5

【理化性状】 1. 本品为白色的晶体或粉末,有特征性臭。溶于水(1:4.5),溶于乙醇(1:35),溶于三氯甲烷和溶于乙醚(<1:1000)。

2. 化学名:Potassium(E,E)-hexa-2,4-dienoate

3. 分子式:$C_6H_7KO_2$

4. 分子量:150.2

5. 配伍禁忌:山梨酸钾能被氧化灭活,在某种程度上能被非离子型表面活性剂和塑料灭活。pH 值升高,山梨酸活性降低。

【简介】 山梨酸和山梨酸钾有抗菌和抗真菌作用,对霉菌和酵母菌效果尤佳,在 pH>6.5 环境中作用下降。主要用作药品制剂、食品、化妆品的防腐剂。本品有腐蚀性,可致接触性皮炎。有报道山梨酸可引起过敏性皮肤反应。山梨酸和山梨酸钾,作防腐剂一般用浓度 0.05%~0.2%。山梨酸钾稳定性差,常与其他抑菌防腐剂合用,以便起到协同作用。山梨酸钾较山梨酸水溶性好,使用时较方便。本品应遮光、密闭保存,储存温度不能超过 40 ℃。

29.5 羟苯甲酸酯类

本类药物是对羟苯甲酸的烷基酯类,包括甲酯、乙酯、丙酯、丁酯。其抗菌活性随烷基碳链延长而增强,但水溶性随之降低。共同特点为抗细菌、抗真菌和抗酵母菌作用,在酸性环境中(pH3~6)性质稳定,作用强,pH>8 时作用减弱。两种酯类合用有协同作用,与丙二醇合用可增加活性。常用作口服、局部用药和食品的防腐。

羟苯甲酯

(methyl hydroxybenzoate)

别名:尼泊金甲酯、尼泊金 M、对羟基苯甲酸甲酯、Methylparaben、Nipagin M

【CAS】 99-76-3

【理化性状】 1. 本品为无色结晶或白色粉末。溶于水(1:400),溶于 80 ℃的水(1:50),溶于乙醇(1:3),溶于三氯甲烷(1:40)或乙醚(1:10),易溶于甲醇或氢氧化钠溶液。熔点为 125~128 ℃。

2. 化学名:Methyl 4-hydroxybenzoate

3. 分子式:$C_8H_8O_3$

4. 分子量:152.1

5. 结构式

6. 配伍禁忌及稳定性:参见羟苯丁酯。

【简介】　本品常用浓度为 0.05%～0.25%。甲酯与丙酯合用作为某些注射液的防腐剂。少数人有延迟性过敏反应发生,主要表现为接触性皮炎,荨麻疹和支气管痉挛偶有发生。与非离子型表面活性剂合用可降低本品的抗菌活性。

羟苯乙酯
(ethyl hydroxybenzoate)

别名:尼泊金乙酯、尼泊金、对羟基苯甲酸乙酯、羟苯甲酸乙酯、Aethylparaben、Nipagin A

【CAS】　120-47-8

【ATC】　D01AE10

【理化性状】　1. 本品为细小的无色结晶或白色粉末。微溶于水和甘油,易溶于乙醇、丙酮、乙醚和丙二醇。

2. 化学名:Ethyl 4-hydroxybenzoate

3. 分子式:$C_9H_{10}O_3$

4. 分子量:166.2

5. 结构式

6. 配伍禁忌及稳定性:参见羟苯丁酯。

【简介】　本品为防腐剂,抗真菌效果显著,对细菌效果较差。对羟基苯甲酸酯中的烷基链较长者效果更好,但溶解度低,应用时受到一定限制。在 pH 7～9 时有效。人体内羟苯甲、乙、丙酯总耐受量每天约为 10 mg/kg。本品性状、作用、用途类似羟苯甲酯,常用浓度为 0.03%～0.15%。0.1%滴眼剂可用于治疗真菌性角膜溃疡。0.2%溶液作为食物的防腐剂,0.3%浓度作为各种酶制剂的防腐剂。本品可引起接触性皮炎、荨麻疹、血管神经性水肿,接触眼睛可引起疼痛和刺激。接触口唇可有发麻的感觉。与非离子型表面活性剂合用可降低本品的抗菌活性。不同烷基的酯之间存在着交叉敏感。遇铁变色,遇强酸、强碱易水解。

羟苯丙酯
(propyl hydroxybenzoate)

别名:尼泊金丙酯、尼泊索、Propylparaben、Nipasol

【CAS】　94-13-3

【理化性状】　1. 本品为细小的无色结晶或白色的粉末。溶于水(1:2500),溶于沸水(1:400),溶于乙醇(1:1.5),溶于乙醚(1:3)。熔点 96～99 ℃。

2. 化学名:Propyl 4-hydroxybenzoate

3. 分子式:$C_{10}H_{12}O_3$

4. 分子量:180.2

5. 结构式

6. 配伍禁忌及稳定性:参见羟苯丁酯。

【简介】　本品性状、作用和用途类似羟苯甲酯,使用浓度 0.02%～0.08%。

羟苯丁酯
(butyl hydroxybenzoate)

别名:尼泊金丁酯、Nipabutyl、Butylparaben

【CAS】　94-26-8

【理化性状】　1. 本品为细小无色结晶或白色粉末。极微溶于水和甘油,易溶于乙醇、丙酮、乙醚和丙二醇。熔点为 68～71 ℃。

2. 化学名:Butyl 4-hydroxybenzoate

3. 分子式:$C_{11}H_{14}O_3$

4. 分子量:194.2

5. 结构式

6. 配伍禁忌及稳定性:其他辅料或活性成分对羟苯酸酯的活性有不利的影响。三硅酸镁、硅酸镁铝、滑石、聚山梨酯 80、羧甲纤维素钠或者塑料等物质会吸收羟苯酸酯。非离子型表面活性剂会降低羟苯酸酯的活性,精油也会。其他报道的配伍禁忌物质包括阿托品、铁、山梨醇、弱碱以及浓酸。添加保存剂羟苯酸酯的糖浆和许多化合物不相容。有报道,在胰岛素制剂,特别是可溶性胰岛素制剂中,0.1%羟苯甲酯用作弱的防腐剂。加热和 pH 值升高会降低羟苯酸酯的稳定性和活性;冷冻干燥会导致其活性丧失。

【简介】　本品性状、作用和用途类似羟苯甲酯,使用浓度为 0.01%。

29.6　氧化剂类

氧化剂类消毒剂包括过氧化物类和高锰酸钾等

强氧化剂,氧化能力强,能释放出新生态氧或直接氧化细菌的某些成分而发挥杀菌作用,本类氧化剂大多为灭菌剂。过氧化物消毒剂包括过氧化氢和过氧乙酸。其分解产物无毒;易溶于水,使用方便;但性质不稳定,易分解;对物品有漂白和腐蚀作用。

过氧化氢
(hydrogen peroxide)

别名:双氧水、二氧化氢、Genoxide、Perhydrol、Pyrozone、Superoxol

本品为强氧化剂。

【CAS】 7722-84-1

【ATC】 A01AB02;D08AX01;S02AA06

【理化性状】 1. 本品为无色、无臭液体,可溶于水,遇氧化物或还原物可迅速分解为水和氧,久贮、遇光、加热、振摇均可加速分解。

2. 分子式:H_2O_2

3. 分子量:34.01

4. 配伍禁忌:过氧化氢溶液与还原剂,包括有机物和氧化物、部分金属、金属性盐、碱碘化物、高锰酸盐以及其他的强氧化剂不相容。

5. 稳定性:过氧化氢溶液放置会逐渐分解,变成碱性。光、搅动和加热会加速过氧化氢溶液的分解。不相容的物质也会促其分解。在略微偏酸的情况下溶液相对稳定。浓溶液比稀溶液更稳定。

【药理作用】 过氧化氢酶可使本品释放出氧,破坏蛋白质的分子结构,发挥杀菌作用。对细菌、病毒、芽孢都有效,具有消毒、防腐、除臭的功效。但作用时间短,穿透力不强。

【体内过程】 过氧化氢进入血液循环或与组织相遇,可立即发生作用,但作用时间维持很短,且易受有机质的影响,故清洁创面时,作用很弱。

【适应证】 1. 常用于清洗创伤、烧伤、溃疡、脓窦、耳内脓液等;亦可作漱口剂,用于扁桃体炎、口腔炎、白喉、咽炎等。

2. 涂擦治疗面部褐斑。

【不良反应】 1. 本品对皮肤和黏膜有腐蚀性,形成白色焦痂。

2. 用于清洁创面时,因过氧化氢产气过速,在深部腔道中有引起栓塞和扩大感染的危险。

【禁忌与慎用】 深部脓腔慎用。

【剂量与用法】 1. 含漱 1%水溶液作为漱口剂。

2. 清创 3%溶液冲洗或湿敷。

3. 其他 在非典型肺炎流行期间,在室内有人的情况下,本品可用作空气消毒剂。3%本品可喷雾

$20\sim40$ ml/m^3,作用 60 分钟,每天上下午各消毒 1 次。

【制剂】 溶液剂:30%。

过氧乙酸
(peracetic acid)

别名:过醋酸、过氧醋酸、过乙酸、Peroxyacetic acid、Acetyl Hydroperoxide、PAA

【CAS】 79-21-0

【理化性状】 1. 本品为无色透明液体,弱酸性,易挥发;易溶于水和有机溶剂(如乙醇、乙醚、醋酸等)。本品常温下会自然分解,遇热、重金属离子、强碱、有机物则加速分解。浓度>45%时经碰撞或加热可爆炸,<40%时无此危险。

2. 化学名:Peroxyacetic acid

3. 分子式:$C_2H_4O_3$

4. 分子量:76.05

5. 结构式

【药理作用】 本品为强氧化剂,接触有机物放出新生态氧产生氧化杀菌作用。灭菌效力大大优于其他酸和过氧化物。对细菌、芽胞、真菌和病毒均有高效杀灭作用。制成气溶胶或加热形成蒸气也有一定杀菌作用。

【适应证】 本品杀菌力强,毒性小,应用范围广。使用方法有多种,耐腐蚀,可浸泡的小件物品可用浸泡法灭菌;不可浸泡物品可用喷雾法灭菌;不耐热、干燥、易褪色的物品宜用熏蒸法灭菌。

【不良反应】 过氧乙酸溶液浓度过高对皮肤有较强的腐蚀性,甚至引起烧伤;对诸如铁、高碳钢、铝、锌、合金钢等物品也有腐蚀性;对棉织品、毛毯和纸张有腐蚀和漂白作用。洗手消毒,个别人发生暂时性脱皮。

【剂量与用法】 0.04%~0.2%溶液用于器械和皮肤消毒,0.5%溶液用于空气消毒,1%溶液可治疗灰指甲,浸泡 20 分钟,2~3 次/日。另外,在非典型肺炎流行期间,本品可在无人的情况下进行空气消毒,可用 0.5%本品喷雾 20~30 ml/m^3,作用 30 min,0.1%本品可用于拖地。0.2%~0.5%本品可用于物体表面消毒(如桌、椅、门、窗、病历夹和医用器材)。

【用药须知】 本品作用与温度有关,低于 10 ℃时应延长消毒时间,遇热不稳定,加热可发生爆炸。

【制剂】 溶液剂:20%;30%;40%。

【贮藏】　本品应贮于阴凉通风处;临用时配制成稀溶液,后者更易分解,在 15～25 ℃ 可保存 2 天,4 ℃ 可保存 10 天。

高锰酸钾
(potassium permanganate)

别名:过锰酸钾、灰锰氧、锰强灰、Kalii permanganas、PP

【CAS】　7722-64-7

【ATC】　D08AX06;V03AB18

【理化性状】　1. 本品为黑紫色、细长的菱形或颗粒结晶。光线下几乎不透光,反射光下带有蓝色金属光泽;其颜色有时像黑色青铜样。溶于水(1:15),溶于沸水(1:3.5)。其水溶液呈紫色,不稳定,常温下迅速分解。遇有机物或还原剂,易发生燃烧或爆炸。

2. 分子式:$KMnO_4$

3. 分子量:158.0

4. 配伍禁忌:高锰酸钾与碘、还原剂和大多数有机物不相容。

【简介】　本品为强氧化剂,低浓度就可杀灭细菌、真菌和病毒,并有收敛作用;高浓度、长时间可杀灭细菌芽胞。但高浓度对皮肤、黏膜有刺激作用并可使物品和容器染色(可以草酸或亚硫酸去除)。本品应贮于密闭容器内,勿与甘油、乙醇、木炭、硫黄等还原剂接触。本品应在临用时配制成水溶液,久置或加温后会还原失效。0.01%～0.02%溶液用于黏膜消毒如洗胃、腔道冲洗,外阴冲洗。0.1%溶液用于皮肤消毒,还可用于浸泡食具、蔬菜、水果,持续10～60 min。0.1%～1%溶液可用于除臭。本品与甲醛合用可产生甲醛气体进行熏蒸消毒。本品固体成分禁止与还原剂如甘油、碘等混研,以防爆炸。本品误服 10 g 即可致死,急救时可用温水加 3% 过氧化氢溶液 10 ml 洗胃,然后服用牛奶。

过氧化锌
(zinc peroxide)

本品为过氧化锌和氢氧化锌的混合物,含过氧化锌 60%。

【CAS】　1314-22-3

【理化性状】　1. 本品为白色或黄白色粉末,不溶于水和有机溶剂。

2. 分子式:ZnO_2

3. 分子量:97.4

【简介】　本品的作用与过氧化氢相似,但其遗留的氧化锌有收敛作用。用于皮肤、创面、溃疡面的消毒、除臭,可促进创面愈合。5%～10%的洗剂和10%～25%的软膏局部外用。

乳酸依沙吖啶
(ethacridine lactate)

别名:雷佛奴尔、利凡诺、Rivanol、Acrinol

本品属于碱性染料类。

【CAS】　442-16-0(ethacridine);1837-57-6(ethacridine lactate);6402-23-9(ethacridine lactate monohydrate)

【ATC】　B05CA08;D08AA01

【理化性状】　1. 本品为黄色结晶粉末。略溶于水,极微溶于乙醇。几乎不溶于二氯甲烷。2%水溶液的 pH 为 5.5～7.0。遇光渐变色。

2. 化学名:6,9-Diamino-2-ethoxyacridine lactate

3. 分子式:$C_{15}H_{15}N_3O \cdot C_3H_6O_3$

4. 分子量:343.4

5. 结构式

(ethacridine)

【简介】　本品对革兰阳性菌、少数革兰阴性菌和产气荚膜杆菌作用强,但对芽胞无效。特点是抗菌效力不受脓、血和蛋白质影响,但作用缓慢。本品毒性低,常以 0.1%～0.2%水溶液用于皮肤、黏膜感染创口的洗涤;1%软膏用于治疗化脓性皮肤病及湿疹、皮炎的继发感染;0.2%醇溶液滴耳治疗化脓性中耳炎;0.1%溶液滴鼻治疗鼻窦炎;1%溶液羊膜腔内注射 100 mg 用于妊娠中期引产。禁用 0.9%氯化钠溶解本品,因易析出结晶。不宜与碱、碘液配伍,以免沉淀析出。

盐酸氨吖啶
(aminoacridine hydrochloride)

别名:Aminacrine hydrochlororide

【CAS】　90-45-9(aminoacridine);134-50-9(anhydrous aminoacridine hydrochloride)

【ATC】　D08AA02

【理化性状】　1. 本品为淡黄色结晶,具强烈荧光。

2. 化学名:9-Aminoacridine hydrochloride monohydrate

3. 分子式:$C_{13}H_{10}N_2 \cdot HCl \cdot H_2O$

4. 分子量:248.7

5. 结构式

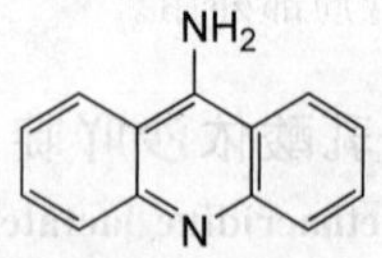

(aminoacridine)

【简介】　本品作用与其他吖啶类似,0.2％溶液用于阴道感染。近年报告,本品不染色,可作为滴眼剂治疗和预防浅部眼感染。禁与无机酸碱、肥皂、阴离子乳化剂、硫酸盐及浓度超过 0.5％的盐溶液配伍。

硫酸原黄素
(proflavine hemisulfate)

别名:硫酸普鲁黄素、硫酸二氨基吖啶黄

【CAS】　92-62-6(proflavine)

【理化性状】　1. 本品为棕红色结晶粉末,易吸湿。可溶于甘油(1：35),微溶于水和乙醇,不溶于三氯甲烷和乙醚。饱和水溶液 pH 6～8。

2. 化学名:3,6-Diaminoacridine sulphate dihydrate

3. 分子式:$(C_{13}H_{11}N_3)_2 \cdot H_2SO_4 \cdot 2H_2O$

4. 分子量:552.6

5. 结构式

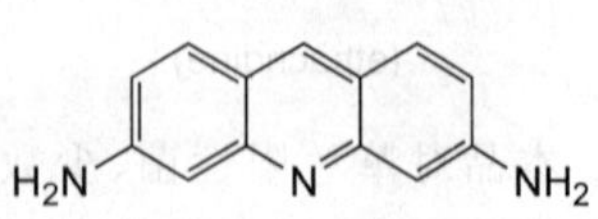

(proflavine)

【简介】　本品作用与依沙吖啶类似,碱性环境活性增强。0.1％～0.3％溶液用于创面、皮肤、黏膜的消毒,也可用于耳部、口腔、咽喉等局部感染。个别可发生过敏反应。

甲紫
(methyl violet)

别名:龙胆紫、结晶紫、Methylrosanilinium chloride、Gentian violet、Crystal violet

【CAS】　548-62-9

【ATC】　D01AE02;G01AX09

【理化性状】　1. 本品为墨绿色、吸湿性的发光粉末。含有不超过 10％的五甲基对氯品红。也称为结晶紫和龙胆紫。略溶于水,易溶于乙醇和二氯甲烷。

2. 化学名:4-[4,4′ Bis(dimethylamino)benzhydryli-dene]cyclohexa-2,5-dien-1-ylidenedimethylammonium chloride。

3. 分子式:$C_{25}H_{30}ClN_3$

4. 分子量:408.0

5. 结构式

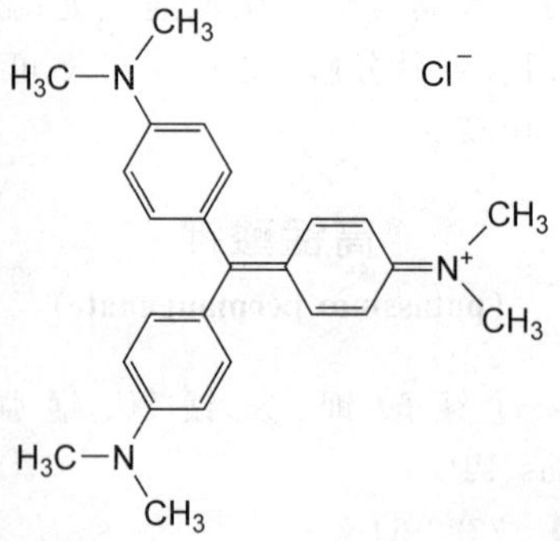

6. 配伍禁忌:pH 降低或与有机物结合,均会降低甲紫的抗菌活性。

【简介】　本品对革兰阳性菌作用强,尤其是葡萄球菌;对真菌,如白色念珠菌和表皮癣菌有效;对革兰阴性菌、耐酸菌和芽胞作用差。pH 值升高,活性增强。本品毒性小,无刺激性,且有收敛作用。0.5％～1％溶液或 1.2％～1.6％软膏用于皮肤和黏膜化脓性感染、烧伤。0.5％溶液加 0.5％亮绿用于手术前皮肤消毒,1％～2％溶液外涂用于手足癣、甲癣。本品屡有致癌的报道,体外诱导细菌及细胞突变,现已少用。

亮绿
(brilliant green)

别名:煌绿、Viride nitens

本品为三苯甲烷染料。

【CAS】　633-03-4

【理化性状】　1. 本品为为金黄色闪光结晶;可溶于水和乙醇。

2. 化学名:4-(4-Diethylaminobenzhydrylidene)cyclohexa-2,5-dien-1-ylidenediethylammonium hydrogen sulphate

3. 分子式:$C_{27}H_{34}N_2O_4S$

4. 分子量:482.6

5. 结构式

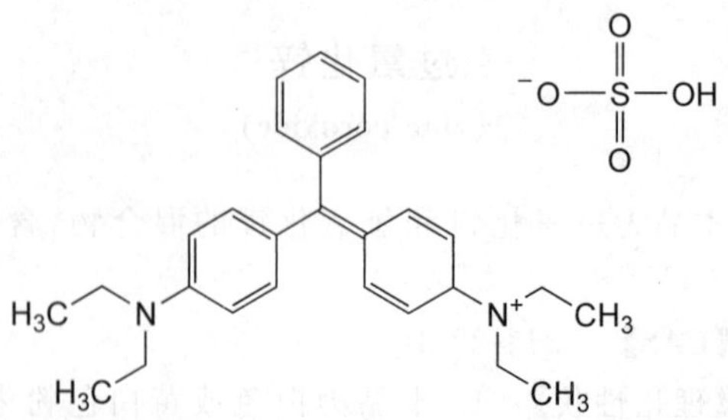

【简介】　本品的抗菌防腐作用与甲紫类似,有机物可极大降低其活性。0.05％～0.1％溶液用于创口感染和烧伤;0.5％的乳酸凝胶用于治疗溃疡,本品与氯化汞配成的溶液(0.5％：0.5％)治疗甲沟炎。

29.7　卤素类

卤素类消毒剂主要是含碘、含氯消毒剂。两者在应用时，前者释放游离状态的碘，后者产生次氯酸。碘和次氯酸都是具有活性的元素或基团，直接卤化菌体蛋白质，且渗透性强，侵入细菌体内与蛋白质发生作用。

碘是一种古老的消毒剂，作用强，用途广，将碘与表面活性剂结合形成碘伏类物质如聚维酮碘，在溶液中缓慢释放出碘，可保持较长时间的杀菌作用。

含氯消毒剂几乎可杀灭所有致病微生物，使用方便，并能漂白、腐蚀物品，有的种类不稳定，有效氯易丢失，尤其是无机氯，近年来发现二氯异氰尿酸钠，性质稳定，易储存，低毒，含有效氯 $60\% \sim 64\%$，水溶解度达 25%，消毒效果优于漂白粉。

碘
（iodine）

本品是室温下唯一为固体的卤素，是广谱灭菌剂。

【CAS】　7553-56-2

【ATC】　D08AG03

【理化性状】　1. 本品为紫灰色、有金属光泽的脆片状或细小的结晶。在室温下能缓慢挥发。极微溶于水，可溶于乙醇，微溶于甘油，极易溶于浓碘化合物溶液中。碘化钾可增加其溶解度，在醋酸、四氯化碳和三氯甲烷中任意溶解。

2. 分子式：I_2

3. 分子量：253.8

【简介】　本品对大部分细菌、病毒、真菌、阿米巴原虫以及细菌芽胞均有杀灭作用，作用迅速而强大。碘酊对皮肤和黏膜均有刺激性，可形成"碘烧伤"，导致脱皮，故碘酊消毒后，应用乙醇进行脱碘。个别人对碘有过敏反应，甚至发生严重的全身性反应，伴发热和各种皮疹。碘酊不宜与红汞同时使用以免产生碘化汞而腐蚀皮肤。常用 $1\% \sim 2\%$ 碘甘油消毒咽喉、齿龈、口腔黏膜；2% 碘酊消毒皮肤，涂擦 1 分钟后，再用 75% 乙醇擦尽剩余的碘；2% 碘酊 $2 \sim 4$ 滴加入 500 ml 水中，持续 15 分钟，可作饮水消毒。复方碘溶液：5% 碘与 10% 碘化钾的水溶液，口服 $0.1 \sim 0.5$ ml，$0.3 \sim 0.8$ ml/d，治疗甲状腺危象和甲状腺功能亢进术前准备；碘喉片（含 2% 碘酊 0.032 ml，酚 6 mg，薄荷脑 22 mg）用于急慢性咽喉炎。

含氯石灰
（chlorinated lime）

别名：漂白粉、氯石灰、氯化石灰、Bleaching powder

本品为次氯酸钙、氢氧化钙和氯化钙的混合物，含有效氯不得少于 30%。

【CAS】　7778-54-3

【理化性状】　本品为暗白色的粉末，略带特征性臭，含有不超过 30%（w/w）的有效氯。暴露于空气中时会变潮湿并逐渐分解，可吸收二氧化碳，释放出氯气。部分可溶于水和乙醇。

【简介】　本品的混合物中的次氯酸钙在水中形成的次氯酸具有杀菌作用。对细菌、病毒、真菌及芽孢均有杀灭作用。作用迅速但时间短暂，因与有机物接触后，有效氯迅速被耗尽。临床常用 $0.03\% \sim 0.15\%$ 溶液用于饮水消毒；0.5% 溶液用于非金属用具消毒；$1\% \sim 3\%$ 溶液用于喷洒浴室、厕所；$10\% \sim 20\%$ 乳状液用于排泄物消毒；还可与甲醛合用，产生甲醛蒸气进行熏蒸消毒。本品对皮肤有刺激性，消毒手部只能用其稀释溶液（$1\% \sim 2\%$）。含氯石灰和硼酸各 1.25% 配成的溶液（优琐），为传统的外用防腐剂。消毒液宜现配现用。禁用于金属制品及有色织物，不能与酸、硫及许多有机物合用。避免接触眼睛。

氯胺 T 钠
（tosylchloramide sodium）

别名：氯胺、氯亚明、Chloramine T、Cloramina、Mianin

【CAS】　144-86-5（tosylchloramide）；127-65-1（tosylchlo-ramide sodium）

【ATC】　D08AX04

【理化性状】　1. 本品为白色或淡黄色晶状粉末。易溶于水，可溶于乙醇，不溶于三氯甲烷、乙醚。5% 水溶液的 pH 为 $8.0 \sim 10.0$。在水、醇溶液中可缓慢分解。密封容器中贮藏，温度为 $8 \sim 15 ℃$，遮光。

2. 化学名：Sodium N-chlorotoluene-p-sulphonimidate trihydrate

3. 分子式：$C_7H_7ClNNaO_2S \cdot 3H_2O$

4. 分子量：281.7

5. 结构式

【简介】　本品抗菌谱和作用方式同含氯石灰，但温和而持久，毒性低，对皮肤的刺激小，易于清除。本品在酸性环境中杀菌力增强。$1\% \sim 2\%$ 溶液用于创口消毒；0.5%～1%溶液用于食具和各种器皿的消毒；0.1%～0.5%溶液用于眼、耳鼻腔和口腔等黏膜的冲洗消毒；0.05%～0.1%用于蔬菜水果消毒；0.0004%用于饮水消毒。在本品溶液中加入半量或等量活化剂（如氯化铵）可增加溶液酸度，使本品迅速释放大量活性氯，消毒作用增强。

哈拉宗
（halazone）

别名：清水龙、净水龙、净水片、海氯宗
本品含有的有效氯为 52%。

【CAS】　80-13-7

【理化性状】　1. 本品为白色结晶性粉末，有氯臭。溶于水和三氯甲烷（>1：1000），溶于乙醇（>1：140），溶于乙醚（>1：2000），能溶于冰醋酸。哈拉宗盐能溶于碱性氢氧化物和碳酸盐溶液。

2. 化学名：4-(Dichlorosulphamoyl) benzoic acid

3. 分子式：$C_7H_5Cl_2NO_4S$

4. 分子量：270.1

5. 结构式

【简介】　本品的作用及抗菌谱同含氯石灰，杀菌效力强而持久，且较稳定。氯化钠、碳酸氢钠或硼酸能增加其水中的溶解度。用于饮水消毒，一片（4 mg）在 30～60 min 内可消毒 1000 ml 水，也用于手、创口的消毒、清洗和器械消毒。

次氯酸钠
（sodium hypochlorite）

本品杀菌作用同含氯石灰。

【CAS】　7681-52-9

【ATC】　D08AX07

【理化性状】　1. 本品为含有不少于 8% 的有效氯。应用前稀释。贮藏温度不超过 20 ℃，远离酸。遮光。

2. 分子式：$NaOCl \cdot 5H_2O$

3. 分子量：164.5

4. 结构式

5. 配伍禁忌：有机材料存在时，次氯酸钠的抗菌

活性迅速降低。尽管次氯酸钠在碱性 pH 中稳定，但是其活性与 pH 相关，在酸性 pH 中活性升高。次氯酸钠溶液不能与浓酸和氨水混合，后继的反应分别释放出氯气和氯胺 T 钠气体。

6. 稳定性：pH 升高，次氯酸钠溶液稳定；pH 值为 10 或更大时溶液最稳定。

【简介】　本品用于食品、奶瓶、日用设备、排泄物、水源等的快速消毒。碱性环境中稳定，但酸性环境中抗菌活性增强。低浓度溶液（含有效氯 0.5%）可用于皮肤和伤口消毒。有机物能降低本品抗菌活性，对皮肤有一定的刺激，并可溶解局部血栓导致出血症状。禁止口服。

二氯异氰尿酸钠
（sodium dichloroisocyanurate）

别名：优氯净、Sodium troclosene、Fichlor 60 s、ACL160、CDB63

【理化性状】　本品为白色晶状粉末，水中溶解度为 25%，有效氯近 60%。

【简介】　本品杀菌谱广，对细菌、病毒、真菌及细菌芽孢均有较强作用，并可灭活乙型肝炎表面抗原。在 3 ppm 的有效氯时，作用 30 min 可杀灭大肠杆菌 99.9% 以上，对细菌芽孢作用 5～30 min 可全部杀灭。本品在 pH 6～10 有抗菌活性，有机物对本品的影响较小。饮水消毒：本品 1 片（含氯 17 mg）可消毒 1000 ml 水，需时 30 min。本品水溶液可喷洒、浸泡、擦拭被污染的用具。用具消毒：对结核杆菌、肝炎病毒，选 2.5% 浓度；对芽孢细菌，选 5%～10% 浓度；对一般细菌与病毒，选 0.5%～1% 浓度，浸泡 15～60 min。用干粉可直接处理污物。本品对金属、天然纤维纺织品有腐蚀作用，对颜色有漂白作用。在进行饮水或餐具消毒时，按规定的浓度与方法使用是安全的。本品的干粉可吸潮。久贮应检测有效氯含量，必要时烤干后使用。干粉剂：含有效氯达 60%。

羟氯生
（oxychlorosene）

别名：氧氯苯磺酸
本品是次氯酸的复合物，由脂肪族的烃的苯磺酸盐衍生物混合而成。

【CAS】　8031-14-9

【理化性状】　1. 化学名：4-Tetradecyl-benzenesulfonic acid-hypochlorous acid(1：1)

2. 分子式：$C_{20}H_{34}O_3S \cdot HOCl$

3. 分子量：407.0

4. 结构式

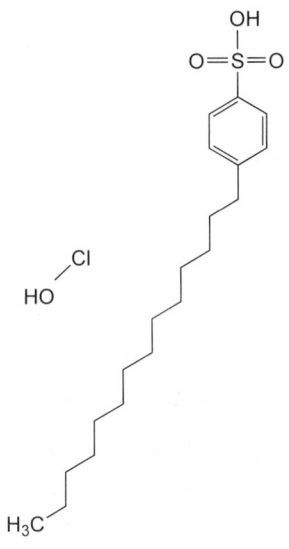

羟氯生钠
（oxychlorosene sodium）

〖CAS〗　52906-84-0

【简介】　本品是释放氯的防腐剂,具有氯的一般特性,能杀灭细菌、部分真菌、病毒和原虫。0.2%～0.4%的钠盐用于创面处理及术前皮肤消毒,0.1%～0.2%溶液可用作泌尿科和眼科消毒。

29.8　表面活性剂

表面活性剂中以阳离子表面活性剂具有杀菌作用,而以季铵盐类为代表。

季铵盐类消毒剂的杀菌机制如下。

1. 改变细胞膜的渗透性,使胞内物质外渗。

2. 发挥表面活性作用,聚集于菌体表面,影响细菌新陈代谢。

3. 使蛋白质变性。

4. 灭活细菌体内的脱氢酶、氧化酶等多种酶系统。在有效浓度下能杀死细菌,但对革兰阴性菌和假单胞杆菌属(包括铜绿假单胞菌)作用弱,对细菌芽胞无效。

本类消毒剂亦能杀死某些病毒,但对流行性乙型脑炎病毒、脊髓灰质炎病毒、柯萨奇病毒等亲水性病毒无效。对某些真菌也有效。本类消毒剂主要用于皮肤和黏膜的消毒,不能用于外科器械和注射器消毒。在中性和稍偏碱性的溶液中,消毒效果最佳,酒精可增强其活性。阴离子洗净剂(如肥皂)、有机物质(如血清)均能降低本品的杀菌效力。季铵盐溶液较易被微生物污染,应在使用前按推荐浓度现配现用。反复使用同一溶液消毒疏松多孔材料时,可因吸附作用使药物浓度降低到杀菌浓度以下。

苯扎溴铵
（benzalkonium bromide）

别名:新洁尔灭、溴苄烷铵、Prorhinel、Bromogeraminum

本品为溴化二甲基苄基烃铵的混合物。按无水物计算,含烃铵盐($C_{22}H_{40}BrN$)应为 95.0%～105.0%。

【CAS】　7281-04-1

【理化性状】　1. 本品在常温下为黄色胶状体,低温时可逐渐形成蜡状固体。其水溶液呈碱性反应,震摇时会出现大量泡沫。耐热,耐光,可长期贮存。

2. 化学名:N-Dodecyl-N,N-dimethyl-bromide

3. 分子式:$C_{21}H_{38}BrN$

4. 分子量:384.4

5. 结构式

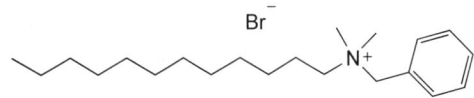

【药理作用】　本品为灭菌剂,对革兰阳性菌作用强,但高浓度也能杀灭革兰阴性菌,假单胞菌和结核杆菌对本品耐药,对芽胞无效。某些真菌和病毒对本品亦敏感。本品作用迅速,有一定的穿透作用,还具有除污、溶解角质和乳化作用。

【适应证】　主要用于皮肤、黏膜、伤口、物品表面和室内环境消毒。不适用于皮革类物件及膀胱镜、眼科器械、合成橡胶制品的消毒。

【不良反应】　本品毒性低,刺激性小,但反复应用个别人可出现过敏反应。本品为外用消毒剂,不可内服。如误服可发生胃肠刺激、烦躁不安、肌无力、发绀、痉挛等症状,严重者可因呼吸麻痹而死亡。亦有关于引起变态反应性结膜炎、视力减退和接触性皮炎等的报道。中毒时,宜用低浓度肥皂水洗胃,并进行人工呼吸,给氧。如出现痉挛可注射巴比妥类及采用其他对症疗法。

【药物相互作用】　不宜与碘、过氧化物、枸橼酸盐、硝酸盐、高锰酸盐、酒石酸盐、水杨酸盐、银盐、硫酸锌合用。在使用过程中由于吸附、与有机物结合或 pH 降低,其抗菌活性下降。

【剂量与用法】　0.1%溶液用于皮肤黏膜消毒和器械浸泡消毒(为防金属器械生锈可加入 0.2%的亚硝酸钠);0.05%～0.1%溶液用于手术前洗手浸泡消毒(5 min);0.01%溶液用于创面消毒;<0.005%溶液可用于膀胱和尿道灌洗。

【用药须知】　1. 本品与肥皂和其他阴离子表面

活性剂、碘化物、硝酸盐、枸橼酸盐、高锰酸盐、水杨酸盐、银盐、酒石酸盐、生物碱、过氧化氢、含水羊毛脂等有配伍禁忌,故不宜合用。

2. 配制溶液用水硬度过高,能降低本品杀菌效力。宜将水质预先处理,或将溶液浓度提高 1.5～2.0 倍以上使用。

3. 血液等有机物存在时,可使杀菌效力减弱,因此,消毒前宜尽量先去除物品上的有机物。

4. 不宜用于皮革类物品、膀胱镜、眼科器械,以及合成橡胶制物品的消毒。

5. 不适用于痰液、粪便、呕吐物、污水及饮用水的消毒。

6. 可腐蚀铝制品,勿置该类器皿中存放。

【其他用途】 1. 脚癣 用 1/1000 本品溶液每晚泡脚 30～60 min,1 周一疗程,治愈率达 96%。

2. 神经性皮炎 用 5% 本品溶液轻擦皮损处,1 次／日,连用 20～60 次,有效率达 98%。

3. 头皮屑 50% 本品溶液 5 ml,加水至 2000 ml,洗头 3～5 min,然后用清水洗净,即可。一般可持效 6～8 个月。

【制剂】 溶液剂:50%～60%。使用时可根据需要稀释为 0.005%～0.5% 溶液。

【贮藏】 密闭、遮光保存。

溴化正十四烷甲基吡啶
(myristylpicolinium bromide)

别名:消毒净、Tetradecyl methylpyridinum bromide

【简介】 本品为类白色结晶性易吸湿粉末。易溶于水(1∶0.8)、乙醇,微溶于丙酮;不溶于乙醚、苯。水溶液易起泡。其抗菌谱与苯扎溴铵相似,而杀菌作用较苯扎溴铵强,刺激性小。常用 0.1%～0.5% 水溶液涂抹或浸泡用于皮肤消毒;0.02% 溶液用于黏膜消毒;0.1%～0.5% 水溶液喷洒、浸泡或擦拭被污染的表面消毒,时间 10～60 min。0.1% 溶液用于器械浸泡消毒(30 min),可加入 0.1%～0.3% 亚硝酸钠防止生锈。注意事项参见苯扎溴铵。

苯扎氯铵
(benzalkonium chloride)

别名:洁尔灭、氯化苯甲烃铵、氯化苄烷铵、氯化烃基二甲基代苯甲胺、阳性皂、苄烷铵、邦迪、Alpagelle、Benzaltex、Zephiran chloride

本品为一种阳离子表面活性剂。是偶数烷基链氯化二甲基苄基烃铵的混合物。

【CAS】 8001-54-5

【ATC】 D08AJ01;D09AA11;R02AA16

【理化性状】 1. 本品为白色或黄白色无定型粉末或胶片状物质。溶于丙酮,极易溶于水和乙醇。不溶于乙醚。水溶液呈碱性。含有不少于 15% 的水。摇动时富有泡沫。

2. 化学名:N-Alkyl-N-benzyl-N,N-dimethylammonium chloride

3. 结构式

$$n=8,10,12,14,16,18$$

5. 配伍禁忌:本品与肥皂、阴离子表面活性剂、枸橼酸盐、碘化物、硝酸盐、过锰酸盐、银盐、酒石酸盐、氧化锌和硫酸盐不相容。与商用橡胶和塑料混合也不相容。

【简介】 本品对革兰阳性菌和阴性菌、某些真菌、阴道滴虫都有效。用途和不良反应与苯扎溴铵相似。0.01%～0.1% 溶液用于皮肤、黏膜和创面消毒。0.02%～0.05% 溶液用于阴道、尿道的冲洗。0.0025% 溶液可用作膀胱留置灌洗。0.2%～0.5% 溶液作为洗发剂用于脂溢性皮炎。0.01% 溶液可用于某些滴眼剂防腐。本品也可用作杀精子药和治疗单纯疱疹。

29.9　重金属化合物

重金属化合物包括银、汞、铜、锌等的化合物,游离的重金属低浓度与蛋白质的羟基结合,干扰巯基酶的活性,高浓度能与蛋白质结合,形成沉淀而发挥杀菌作用。随着药物浓度的提高,对人体组织有收敛、刺激甚至腐蚀作用。

强蛋白银
(strong silver protein)

别名:蛋白银、普鲁他哥、Protargol

本品为胶体金属银,其中包含蛋白。含银量为 7.5%～8.5%。

【CAS】 9015-51-4

本品呈绿色和深蓝色,为有金属光泽的片状或粉末状固体。具吸湿性,为棕色粉末。可溶于水(1∶2),微溶于三氯甲烷、乙醚,不溶于乙醇或二氯甲烷。水溶液呈中性。溶于水中生成胶状溶液,缓慢释放 Ag^+。

【简介】 本品的抗菌作用较硝酸银弱而较弱蛋白银强。常用 2%～10% 的滴眼剂或滴鼻剂治疗结膜炎、角膜炎和预防新生儿脓漏眼和鼻黏膜的感染。

浓度＜10％时刺激较小。本品须现配现用或加 1％甘油作稳定剂用。

弱蛋白银
(mild silver protein)

别名:阿及罗、蛋白素银、Argyro
本品含银量为 19％～23％。

【理化性状】　本品为胶体金属银,其中包含蛋白。呈绿色和深蓝色,具吸湿性,为有金属光泽的片状或粉末状固体。易溶或可溶于水,微溶于乙醇、三氯甲烷、乙醚。不溶于乙醇和二氯甲烷。

【简介】　本品水溶液中的银离子解离度低,故抗菌作用较弱。无刺激性,10％～20％溶液用于结膜炎、眼睑炎、预防新生儿脓漏眼、慢性鼻炎。5％～10％溶液可用于妇科尿道口消毒。本品应现配现用,久置失效,且有刺激性。

升汞
(mercuric chloride)

别名:汞、氯化高汞、二氧化汞、Corrosive sublimate

【CAS】　7487-94-7
【ATC】　D08AK03
【理化性状】　1. 本品为无色或白色结晶性粉末。可溶于水(1:15)、乙醇(1:3)、乙醚或甘油。水溶液呈酸性。

2. 分子式:$HgCl_2$
3. 分子量:271.5

【简介】　本品的杀菌力强,但对芽胞、病毒无作用。0.1％～0.2％溶液用于对非金属器械、聚乙烯类制品或棉花纱布等的消毒。本品具有剧毒,刺激性大,不能直接用于伤口,也不宜用于金属消毒(因有腐蚀性)。不可与生物碱、碱、醋酸铅、硝酸银等配伍。

硫柳汞
(thiomersal)

别名:硫汞柳酸钠、乙汞硫水杨酸钠、Thimerosal、Merthiolate sodium、Mercurothiolate

【CAS】　54-64-8
【ATC】　D08AK06
【理化性状】　1. 本品为乳黄色结晶性粉末。溶于水(1:1)、乙醇(1:8);不溶于乙醚和苯。1％的水溶液 pH 为 6～8。

2. 分子式:$C_9H_9HgNaO_2S$
3. 分子量:404.8

【简介】　本品为有机汞药物,有抑制细菌和霉菌的作用,杀菌作用比汞溴红强,比升汞弱。刺激性和毒性小。常用 0.1％溶液、酊剂、乳膏作为皮肤和创面消毒,0.01％～0.02％溶液用于眼、鼻、咽喉、生殖器黏膜感染及药剂防腐。眼膏用于治疗结膜炎和角膜溃疡。不宜用于手术器械消毒,对汞过敏者禁用。

硝甲酚汞
(nitromersol)

别名:米他芬、Metaphen
【CAS】　133-58-4
【理化性状】　1. 本品为棕黄色到黄色颗粒或粉末。微溶于水、乙醇、丙酮、三氯甲烷、乙醚;可溶于碱。

2. 分子式:$C_7H_5HgNO_3$
3. 分子量:351.7

【简介】　本品抗菌谱和应用范围类似汞溴红。0.5％酊剂用于手术前皮肤消毒,0.2％溶液用于小伤口的消毒。避免接触铝和铜。

醋酸苯汞
(phenylmercuric acetate)

别名:乙酸苯汞、苯醋酸汞、PMA
【CAS】　62-38-4
【理化性状】　1. 本品为白色无臭结晶性粉末。可溶于丙酮和水;微溶于乙醚。

2. 分子式:$C_8H_8HgO_2$
3. 分子量:336.7

【简介】　本品对细菌和真菌有抑菌作用和缓慢的杀菌作用。有机物影响其活性。0.001％～0.002％溶液用于皮肤、黏膜消毒;0.002％用作滴眼剂的抑菌剂。2％溶液用于器械消毒。栓剂、药膏用于避孕。偶有过敏反应。大面积皮肤剥落者不能长期使用本品(原因参见汞溴红)。

硝酸苯汞
(phenylmercuric nitrate)

别名:苯硝酸汞、硝基苯酚汞、Merphenyl nitrate basic

【CAS】　8003-05-2(C_6H_5HgOH,$C_6H_5HgNO_3$);55-68-5($C_6H_5HgNO_3$)

【ATC】　D09AA04
【理化性状】　1. 本品为白色片状固体或结晶性粉末。微溶于水和乙醇,易溶于甘油和脂肪油。

2. 分子式:$C_6H_5HgOH \cdot C_6H_5HgNO_3$
3. 分子量:634.4

【简介】 本品的作用及抗菌谱类似于醋酸苯汞。0.1%～0.2%醇溶液用于皮肤、黏膜消毒，0.002%用作滴眼剂的防腐剂，0.001%～0.1%溶液用于器械消毒。

硼酸苯汞
(phenylmercuric borate)

别名：Merfen

【CAS】 102-98-7

【ATC】 D08AK02

【理化性状】 1. 分子式：$C_6H_7BHgO_3$

2. 分子量：338.52

3. 结构式

【简介】 硼酸苯汞可代替醋酸苯汞或硝酸苯汞作抗菌防腐剂。其溶解度大于硝酸苯汞，据报道，硼酸苯汞的刺激性小于醋酸苯汞和硝酸苯汞。眼用制剂中的抗菌剂：0.002%～0.004%；注射剂中的抗菌剂0.002%。

汞溴红
(phenylmercuric borate)

别名：2,7-二溴-4-羟汞基荧光红双钠盐、红汞、Mercurochrome、Merbromine、Sodium mercurescein、Asceptichrome、Supercrome、Brocasept、Cinfacromin

【CAS】 129-16-8

【ATC】 D08AK04

【理化性状】 1. 本品带有绿色或蓝绿赤褐色的小片或颗粒。无气味。有吸湿性。易溶于水，微溶于乙醇和丙酮，不溶于三氯甲烷和乙醚。其水溶液呈樱红色或暗红色，稀释时显绿色荧光，遇稀无机酸则析出沉淀

2. 化学名：2,7-Dibromo-4-hydroxymercurifluoresceine disodium salt

3. 分子式：$C_{20}H_8Br_2HgNa_2O_6$

4. 分子量：750.65

5. 结构式

【简介】 其溶液通常称红药水，内含红汞 2%。以其解离出汞离子而起杀菌作用。防腐作用较弱、刺激性小，可用于皮肤、小创面消毒，不可与碘酊同时涂用。红汞会与碘反应生成有毒的碘化汞，过多会造成汞中毒，因作用差及易中毒，现已少用。

氯化锌
(zinc chloride)

【CAS】 7646-85-7

【ATC】 B05 XA12

【理化性状】 1. 本品为白色、易潮解的颗粒，可溶于水(4.23:1)、乙醇(1:1.3)。可与丙酮混溶。

2. 分子式：$ZnCl_2$

3. 分子量：136.3

【简介】 本品的腐蚀和收敛作用较强，其低浓度溶液可用作收敛剂，高浓度溶液则用作腐蚀剂，常用1%溶液漱口，10%溶液可用作牙质脱敏剂。

29.10 其他

这类消毒防腐剂通过不同途径对病原微生物起抑制或杀灭作用，其毒性低、抗菌谱广、杀菌力强，是临床上常用的消毒防腐剂。

环氧乙烷
(ethylene oxide)

别名：氧化乙烷、一氧三环、氧丙烷、Epoxyethane、Anprolene

【CAS】 75-21-8

【理化性状】 1. 在室温和大气压下，本品为无色的可燃气体。当温度<10.8 ℃时，气体液化为无色透明的液体，可与水任意混溶，也能溶于有机溶剂和油脂。

2. 分子式：C_2H_4O

3. 分子量：44.1

4. 结构式

【药理作用】 本品能使微生物的蛋白质、DNA和 RNA 的活性基团(如羧基、氨基、硫氢基和羟基)发生非特异性烷基化，使其正常的生化反应和新陈代谢受阻，导致微生物死亡。穿透力强，可达物品深部。可杀灭大多数病原微生物，包括细菌、芽孢、病毒和真菌，是一种广谱、高效的杀菌消毒剂。气体和液体均有较强的杀菌作用，以气体作用更强，故常用其气体。本品经水解可转化成乙二醇，后者也有一

定的杀菌作用。

【适应证】　常用于食料、纺织品及对热不稳定的药品和外科器材等进行气体熏蒸消毒,如皮革、棉织品、化纤织物、精密仪器、生物制品、纸张、书籍、文件、某些药物、橡皮制品等。

【剂量与用法】　常用消毒方法有固定容器消毒法、消毒袋消毒法、塑料棚幕消毒法和自动控制消毒箱消毒法。上述各种方法都必须保证灭菌的可靠性、可重复性和对操作人员没有明显的危害性。消毒效果与时间、温度、湿度、污染微生物类型和数量及本品在消毒容器中的分压有关。温度升高增强杀菌作用,对热不稳定的物品常用温度约为 55 ℃。干燥微生物必须给予水分湿润才能被杀灭,常用的消毒剂浓度为 40%～60%。消毒时间为 6～24 h。

【用药须知】　本品的毒性比四氯化碳和三氯甲烷高,同氨气类似。

1. 对眼、呼吸道的腐蚀性,可致呕吐、恶心、腹泻、头痛、中枢抑制、呼吸困难、肺水肿等,还可出现肝、肾损害和溶血现象。

2. 皮肤接触本品溶液有灼烧感,产生水疱、皮炎等,并可经皮肤吸收出现全身反应。本品属烷化剂,有致癌的可能。

3. 本品可破坏食物中的某些成分,如维生素 B_1、维生素 B_2、维生素 B_6 和叶酸,消毒后食物中组氨酸、蛋氨酸、赖氨酸等含量下降。

4. 链霉素经本品灭菌后效力下降 35%,青霉素经灭菌后则未见活力降低。

5. 本品可致红细胞溶解、补体灭活和凝血酶原破坏,故不能用作血液灭菌。

6. 本品易燃易爆,空气中浓度超过 3% 可引起燃烧爆炸。一般使用 90% CO_2 或卤烷作稀释剂,以防燃烧爆炸。消毒时必须在密闭容器内进行。

【贮藏】　存放于远离火源的阴凉通风处,禁止吸烟和明火。

氯己定碘络盐
(chlorhexidine iodine)

别名:洗必泰碘络盐

【简介】　本品为氯己定和碘结合成的络盐,抗菌谱广,作用强。适用于各种浅表伤口的换药及多种皮肤感染的治疗。其气雾型涂膜剂(含本品 1%)可用于小面积烧伤创面感染,但不用于渗出物较多的创面。

普罗帕脒
(propamidine)

【CAS】　104-32-5;140-63-6(isethionate)

【ATC】　D08AC03;S01AX15

【理化性状】　1. 化学名:4,4'-[Propane-1,3-diylbis(oxy)]dibenzenecarboximidamide

2. 分子式:$C_{17}H_{20}N_4O_2$

3. 分子量:312.37

4. 结构式

【简介】　本品为消毒防腐药,用于棘阿米巴感染。

己脒定
(hexamidine)

本品为新型消毒防腐药。临床用其羟乙磺酸盐。

【CAS】　3811-75-4

【ATC】　D08AC04;R01AX07;R02AA18;S01AX08;S03AA05

【理化性状】　1. 化学名:4,4'-[Hexane-1,6-diyl*bis*(oxy)]dibenzenecarboximidamide

2. 分子式:$C_{20}H_{26}N_4O_2$

3. 分子量:354.45

4. 结构式

【简介】　本品为消毒防腐药,对革兰阳性菌、阴性菌及霉菌均有很好的杀菌作用。对引起痤疮的丙酸杆菌有很好的抑制作用。常用于化妆品中作防腐剂。

聚己缩胍
(Polihexanide)

别名:聚己双胍、聚己胍、Polyhexamethylene biguanide

本品为新型消毒防腐药。临床用其盐酸盐。

【CAS】　28757-47-3;32289-58-0(HCl)

【ATC】　D08AC05

【理化性状】　1. 分子式:$(C_8H_{17}N_5)_n$

2. 结构式

【简介】 本品为消毒防腐药,对细菌繁殖体和细菌芽胞具有良好的杀菌效果。

8-羟基喹啉
(8-Hydroxyquinoline)

别名:8-氢氧化喹啉、8-羟基氮萘、邻羟基氮(杂)萘

【CAS】 148-24-3

【ATC】 G01AC30;A01AB07;D08AH03;R02AA14

【理化性状】 1. 本品为白色或淡黄色结晶或结晶性粉末,不溶于水和乙醚,溶于乙醇、丙酮、三氯甲烷、苯或稀酸,能升华。腐蚀性较小,低毒。

2. 化学名:1-Azanaphthalene-8-ol

3. 分子式:C_9H_7NO

4. 分子量:145.16

5. 结构式

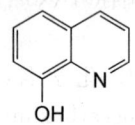

【简介】 化妆品中最大允许含量(质量分数)为

0.3%,防晒产品和3岁以下儿童用品(如爽身粉)禁用。在处理病菌感染的皮肤和细菌性传染湿疹时,乳液中本品的质量分数为0.001%～0.02%。它也用作消毒剂、防腐剂和杀菌剂,其防霉菌作用强。8-羟基喹啉硫酸钾用于护肤膏霜和乳液中含量(质量分数)为0.05%～0.5%。

奥替尼啶
(octenidine)

别名:奥克太啶

【CAS】 71251-02-0;70775-75-6(Octenidine dihydrochloride)

【理化性状】 1. 化学名:N,N'-(Decane-1,10-diyldipyridin-1-yl-4-ylidene) dioctan-1-amine dihydrochloride

2. 分子式:$C_{36}H_{64}Cl_2N_4$

3. 分子量:623.83

【简介】 对抗革兰阳性、阴性菌和真菌,本品显示广谱抗菌效力。这种效力不会受干扰物(如血液、黏液)影响。本品在皮肤有很强的残存效应,应用24 h后仍可以观察得到。

第 30 章　杀虫、灭鼠及灭螺药
Pesticide Rodenticide
and Molluscacide

有害昆虫蚊、蝇、蟑螂、蚤、虱等和钉螺、鼠类是多种传染病的主要传播媒介。杀虫、灭鼠及灭螺是有效切断传染源、预防许多传染病的重要手段之一，是保障人们身体健康的首要举措。

30.1　杀虫药

利用杀虫药是消灭害虫的主要方法。剂型有粉剂、可湿性粉剂、喷射剂、气雾剂、烟雾剂、挥发剂、毒饵等，作用方式亦有多种。①触杀作用：药物直接接触虫体体表，透入虫体引起中毒致死。②胃毒作用：药物经口进入虫体消化道引起中毒而死。③熏杀作用：药物熏蒸，或烟雾经体表气孔进入虫体引起中毒。④内吸作用：药物先经家畜、植物吸收，当虫叮吸家畜血液或植物茎叶液汁时进入虫体而引起中毒死亡。另外还有驱避作用、昆虫生长调节作用等。

杀虫药对高等动物的急性毒性，依卫生部标准，对大白鼠经口 LD_{50} 小于 50 mg/kg 者为高毒，在 50～500 mg/kg 为中毒，大于 500 mg/kg 者为低毒。使用杀虫药，应选择毒性小的药物，以保证人、畜安全。

30.1.1　有机氯类杀虫药

该类药物以触杀为主，杀虫谱广，持效长，适于滞留喷洒。但是，其化学性质稳定，难以降解破坏，在自然界蓄积会造成严重污染。另外，人、畜吸收后有蓄积毒性。长期使用已使昆虫产生了严重抗药性。因此，有机氯杀虫剂已逐渐被淘汰。目前仅有三氯杀虫酯、林旦等几种毒性低，污染相对较小的品种用于家庭卫生。

三氯杀虫酯
(acetofenate)

别名：蚊蝇净、7504、Acetophenate、Penfenate、MEB

本品为 DDT 类似物，为白色结晶，无特殊气味。不溶于水，易溶于丙酮等有机溶剂。

【性能与作用】　本品以触杀为主，直接影响昆虫神经系统传导，使虫体麻痹死亡，杀灭蚊蝇作用比 DDT 快而强，对其他有机氯或有机磷产生耐药性的蚊蝇也能杀灭，对其他害虫亦有良效。

【用法】　1. 灭子孓　蚊虫孳生地用 0.5～1 μl/L 喷洒处理，24 h 可全部杀死子孓。

2. 灭蚊、蝇　乳油剂稀释后滞留喷洒，2 g/m²。残效约 1 个月。或 1% 本品加 0.15% 胺菊酯，室内喷雾，每立方米房屋喷洒 2 秒。

【用药须知】　本品在体内降解迅速，无蓄积作用，因此，对人毒性极低，同时对环境污染较小。

【制剂】　①粉剂：3%。②乳油：25%。③气雾剂：20 g/L。④油基喷射剂：10 g/L。

【贮藏】　储存于阴凉、通风的库房。远离火种、热源。防止阳光直射。包装密封。应与氧化剂、碱类分开存放，切忌混储。配备相应品种和数量的消防器材。

林旦
(lindane)

【性能与作用】　本品为有机氯农药六六六的活性体，杀虫谱广，效力快而强大，是 DDT 的 10 倍以上，有触杀、熏杀、胃毒等多种作用。主要用于杀灭蚊、蝇、虱、臭虫、蟑螂等害虫。

【用法】　1. 灭室内蚊蝇　用乳剂稀释成 0.5% 浓度喷洒；1～2 g/m² 燃烟熏杀。

2. 灭子孓　用可湿性粉剂稀释成 0.3%～1% 浓度表面喷洒，50～100 ml/m²。

3. 灭虱　0.5%～1% 粉剂撒布。灭臭虫、蟑螂：1% 粉剂撒布。

【用药须知】　1. 本品接触皮肤有刺激性，可引起斑疹、红肿，吸收后可损害肝脏，故使用时应防止污染皮肤或食物。

2. 禁止与碱性药物及铁器接触。

【制剂】　①粉剂：2%。②可湿性粉剂：20%；25%；80%。③乳剂：10%；20%。④烟雾剂：20%；50%。

【贮藏】　本品应密封保存。该物质对环境可能有危害，对水体应给予特别注意，保持干燥。

30.1.2　有机磷类杀虫药

有机磷类杀虫药具有广谱、高效、残效期较短等特点，其兼具触杀、胃毒、熏杀、内吸作用，少数品种有很强选择性。有机磷化合物在自然界及动物体内易被分解，较少污染环境，对人体不会引起蓄积中毒。但此类药一般毒性较大，易造成人、畜中毒。

敌敌畏
(dichlorvos)

别名：Dichlorophos、DDVP、Nuvan、Vapona

本品挥发性强，有异臭，水溶液易分解，分解后成无毒化合物，属高毒级杀虫药。

【CAS】　62-73-7

【理化性状】　1. 化学名：2,2-Dichlorovinyl dimethyl phosphate

2. 分子式：$C_4H_7Cl_2O_4P$

3. 分子量：221.0

4. 结构式

【性能与作用】 本品具有强大的难逆性抗胆碱酯酶作用,杀虫作用快,效力强,范围广,具有胃毒、触杀、熏杀多种作用方式,杀虫效力比美曲膦酯高8～10倍。用于防治蚊、蝇、蚤、虱、臭虫、蟑螂等,亦可杀灭对有机氯耐药的蚊蝇。

【用法】 1. 室内灭蚊蝇 0.1%～0.2%溶液喷雾;0.5%溶液喷洒;用后关闭门窗1 h以上;每间用3～5 ml布条浸液悬挂,保效3～7 d。

2. 灭蛆、孑孓 原液0.25～0.5 ml/m²,用水稀释500倍,洒入粪坑或水面。

3. 灭虱、臭虫 用1%溶液喷洒衣被或涂刷缝隙,衣被闷置2～3 h。

【用药须知】 本品属高毒级杀虫药,对高等动物胆碱酯酶抑制作用是部分可逆的,若误食、皮肤大量接触或吸入过多,均可产生中毒症状,因此,使用本品应注意以下内容。

1. 注意防护,勿污染食物及食具,勿接触皮肤,勿吸入本品气体。

2. 室内应用后应及时开启门窗换气。

3. 贮存或使用本品禁止接触碱性物质。

4. 须严格掌握用量。

【制剂】 ①乳剂:50%;80%。②油剂:0.3%。

【贮藏】 贮存于阴凉、通风的库房。远离火种、热源。保持容器密封。应与氧化剂、碱类、食用化学品分开存放,切忌混储。配备相应品种和数量的消防器材。

马拉硫磷
(malathion)

别名:马拉松、4049、Malathon、Prioderm
本品属低毒级杀虫药。

【性能与作用】 本品为非可逆性胆碱酯酶抑制药,主要是触杀和胃毒作用,兼有熏杀作用,杀虫效力中等,击倒速度没有敌敌畏快,但残效期较长,与敌敌畏1:1配合使用灭蝇效果明显增强。用于杀灭蚊、蝇、虱、臭虫、蜱、螨等。

【剂量与用法】 1. 灭蚊蝇 1～2 g/m²,配成0.1%～0.5%溶液,室内喷洒。

2. 灭虱 50%乳油浸粉笔,在衣服上划"井"字。

3. 野外灭蚊 50%乳油50～100 ml/亩(1亩=670 m²)喷洒。

4. 野外可灭蜱、螨,室内可灭蚤 3%粉剂50～100 g/m²喷粉。

【用药须知】 1. 本品属低毒级,在人和其他哺乳动物体内可转化为无活性代谢物,在杀虫浓度下对人畜低毒,但对鸟、蜜蜂、鱼类毒害较大。

2. 本品不得与碱性药物混用,不得用铁等金属容器贮放。

3. 本品50%乳油500 ml中加入过氧化苯甲酰5 g可除臭味。

【制剂】 ①乳剂:50%。②粉剂:3%;10%。③可湿性粉剂:5%。

【贮藏】 本品易燃,在运输、贮存过程中注意防火,远离火源。

倍硫磷
(fenthion)

别名:百治屠、番硫磷、拜太斯、Baycid、Talodex、MPP

本品挥发性小,对光、热稳定性好,遇强碱则分解,属中毒级杀虫剂。

【性能与作用】 本品以触杀和胃毒为主要作用,杀虫谱广,是杀灭臭虫的首选药物。对昆虫击倒速度慢,残效期长,可维持30～35 d。用于杀灭蚊、蝇、臭虫、蚤等害虫。

【用法】 1. 灭臭虫、跳蚤 2%粉剂加2倍水调成糊状物涂刷;1%水溶液喷洒。

2. 灭虱 2%粉剂撒布栖息处。

3. 灭蚊 50%乳剂滞留喷洒,0.5～1.5 g/m²。

4. 灭孑孓 2%颗粒剂撒布。

【用药须知】 1. 本品在人体内无蓄积,不会引起慢性中毒。

2. 本品对鱼类、蜜蜂毒性大。

3. 本品对十字花科花卉易起药害。

4. 不得同碱性药物混用。

【制剂】 ①粉剂:2%。②可湿性粉剂:40%。③颗粒剂:2%。④乳油:50%。

【贮藏】 储存于阴凉、通风的库房。远离火种、热源。防止阳光直射。保持容器密封。应与氧化剂、酸类、碱类分开存放,切忌混储。配备相应品种和数量的消防器材。

替美磷
(temefos)

别名:双硫磷、替美福司、硫双苯硫磷、Temephos、Biothion、Abaphos、abate

本品化学性质稳定,不溶于水,遇强酸强碱易分解,属低毒性杀虫药。

【CAS】 3383-96-8

【理化性状】 1. 化学名：O,O'-(Thiodip-phenylene O,O,O',O'-tetramethyl bis(phosphorothioate)

2. 分子式：$C_{16}H_{20}O_6P_2S_3$

3. 分子量：466.5

4. 结构式

【性能与作用】 本品对蚊蚴有较强的触杀作用，是WHO推荐的杀灭蚊蚴的首选药物，持效达半年之久。对抗敌敌畏的蚊蚴也有较好灭杀效果。但对成蚊、蚊蛹杀灭作用较差。主要用于杀灭蚊蚴。

【用法】 将乳剂稀释为0.2%浓度喷洒，或将其他制剂按1∶200万比例加入水中，1 h后蚊蚴可全亡。

【用药须知】 1. 本品对人、畜、家禽、鱼类、青蛙无毒害。

2. 对鸟、蜜蜂、虾有一定毒性。

【制剂】 ①乳剂：60%。②可湿性粉剂：1%；2%；5%。③颗粒剂：5%。④粉剂：2%。

【贮藏】 储存于阴凉、通风的库房。远离火种、热源。防止阳光直射。保持容器密封。应与氧化剂、酸类、碱类分开存放，切忌混储。配备相应品种和数量的消防器材。

杀螟松
(fenitrothion)

别名：苏米松、速灭虫、杀螟硫磷、苏米硫磷、诺发松、Accothion、Agrothion、Cyfen、Cytel、MEP

本品属低毒性杀虫剂。

【CAS】 122-14-5

【理化性状】 1. 本品为棕黄色液体，不溶于水，碱性条件下易分解。

2. 化学名：O,O-Dimethyl O-4-nitro-m-tolyl phosphorothioate

3. 分子式：$C_9H_{12}NO_5PS$

4. 分子量：277.2

5. 结构式

【性能与作用】 本品以触杀为主，兼具胃毒及内吸杀虫作用，对刺吸式和咀嚼式口器昆虫及蛀食性害虫均有杀灭作用。主要用于杀灭蚊、蝇、蟑螂、臭虫、螨等害虫。

【用法】 1. 灭蚊 2 g/m² 滞留喷洒。

2. 灭臭虫 1%～2%粉剂撒臭虫出没的缝隙，或2 g/m²喷洒。

3. 灭螨 2 g/m²喷洒。

【用药须知】 1. 对人及哺乳动物毒性极低。

2. 不能用金属容器贮放。

3. 高温下残效短。

4. 本品与击倒速度快的拟除虫菊酯复合配制效果较好。

【制剂】 ①乳油：50%。②粉剂：5%。③可湿性粉剂：40%；50%。④颗粒剂：3%；5%。

【贮藏】 储存于阴凉、通风的库房。远离火种、热源。防止阳光直射。保持容器密封。应与氧化剂、酸类、碱类分开存放，切忌混储。配备相应品种和数量的消防器材。

敌匹硫磷
(dimpylate)

别名：地亚农、二嗪农、Basudin、Diazinon、Neocide、DBD

本品难溶于水，为无色或棕色液体，在碱性条件下稳定，水中和酸性条件下易分解。属中毒级杀虫药。

【CAS】 333-41-5

【理化性状】 1. 化学名：O,O-Diethyl O-(2-isopropyl-6-methylpyrimidin-4-yl)phosphorothioate

2. 分子式：$C_{12}H_{21}N_2O_3PS$

3. 分子量：304.3

4. 结构式

【性能与作用】 本品有触杀、胃毒、熏杀作用，灭蚊蝇击倒速度快，杀死力强，持效长，系WHO推荐的卫生杀虫剂。主要用于杀灭蚊、蝇、蟑螂等害虫。

【用法】 1. 灭蚊蝇 0.5%水溶液或可湿性粉剂，0.25～0.5 g/m² 滞留喷洒；0.5% 油剂，0.002 g/m³喷雾。

2. 灭蚊蚴 与喹硫磷1∶1复配，0.5 μl/L喷洒。

3. 灭蟑螂、臭虫 0.5%水溶液，50～100 ml/m²，喷涂于栖息处。

4. 灭蜱 0.05%水溶液喷雾。

【用药须知】　本品对蜜蜂、鸭、鹅有毒性。

【制剂】　①粉剂：2％。②颗粒剂：5％。③可湿性粉剂：25％；40％。④乳剂：50％；60％。

【贮藏】　储存于阴凉、通风的库房。远离火种、热源。防止阳光直射。保持容器密封。应与氧化剂、酸类、碱类分开存放，切忌混储。配备相应品种和数量的消防器材。

肟硫磷
(phoxim)

别名：辛硫磷、倍腈松、Valexon、Volaton

本品为浅黄色液体，难溶于水，中性，在酸性条件下不稳定，碱性条件下易分解，对光、紫外线不稳定，属低毒级广谱高效杀虫药。

【CAS】　14816-18-3

【理化性状】　1. 化学名：2-(Diethoxy-phosphinothioyloxyimino)-2-phenylacetonitrile

2. 分子式：$C_{12}H_{15}N_2O_3PS$

3. 分子量：298.3

4. 结构式

【性能与作用】　本品具有强烈触杀作用，兼具胃毒作用，对蚊蚴、蛹作用强。用于杀灭蚊、蝇、臭虫、虱、蚤等害虫。

【用法】　1. 灭蚊蚴　$0.5\sim1\ \mu l/L$，喷洒。

2. 灭蚊蝇　$2\ g/m^2$，滞留喷洒，或与除虫菊酯配合喷雾。

3. 灭臭虫、蟑螂　$2\ g/m^2$，涂布或喷洒。

【用药须知】　1. 对人畜毒性低，对鱼类毒性亦很低。

2. 遮光保存，忌与碱性药物配伍。

3. 对光不稳定，持效短，宜在傍晚或夜间使用。

【制剂】　①颗粒剂：5％；10％。②乳油：50％。

【贮藏】　储存于阴凉、通风的库房。远离火种、热源。防止阳光直射。保持容器密封。应与氧化剂、酸类、碱类分开存放，切忌混储。配备相应品种和数量的消防器材。

30.1.3　氨基甲酸酯类杀虫药

20 世纪 50 年代发展起来的氨基甲酸酯类杀虫剂，其杀虫机制同有机磷一样，均是抑制胆碱酯酶活性。特点是对昆虫选择性强，高效，低残毒，对人畜毒性很低，不污染环境。多用来防治居室卫生昆虫及家畜体外寄生虫。

胺甲萘
(carbaryl)

别名：西维因、卡巴立、甲萘威、Sevin、Carbaril、Bugmaster、Dicarbam

本品纯品为白色晶体，难溶于水，对光、热、酸较稳定，遇碱易分解失效，属低毒类广谱、高效杀虫药。

【CAS】　63-25-2

【理化性状】　1. 本品为白色至米色或浅灰色粉末。置于光下就会变黑。极微溶于水，可溶于乙醇或丙酮。

2. 化学名：1-Naphthyl methylcarbamate

3. 分子式：$C_{12}H_{11}NO_2$

4. 分子量：201.2

5. 结构式

【性能与作用】　本品主要以触杀作用为主，兼有胃毒和熏杀作用，能快速击倒蚊、蝇，但有复苏现象。对耐有机磷、有机氯的昆虫，防效尤为突出。主要用于杀灭蚊、蝇、臭虫、跳蚤等害虫。

【用法】　1. 灭蚊、臭虫　$2\ g/m^2$，可湿性粉剂、乳剂稀释后滞留喷洒；$1\ g/m^2$ 烟熏灭蚊。

2. 灭虱　5％颗粒剂撒于内衣上。

3. 灭蚤　2％～5％颗粒剂撒布。

【用药须知】　1. 本品对人畜安全，体内无蓄积，但大量误食仍有中毒致死危险。

2. 本品对鱼类安全，但对蜜蜂高毒。

3. 本品不得与碱性药物混用。

4. 本品易降解，不污染环境。

5. 本品中毒可用阿托品治疗，但禁用胆碱酯酶复活剂。

【制剂】　①粉剂：5％。②可湿性粉剂：25％。③颗粒剂：5％。④乳剂：15％。⑤烟雾剂：60％。

【贮藏】　储存于阴凉、通风的库房。远离火种、热源。应与氧化剂、碱类、食用化学品分开存放，切忌混储。配备相应品种和数量的消防器材。

速灭威
(tsumacide)

别名：MTMC、Metacrate、Tumacide

本品纯品为白色晶体,难溶于水,中性及偏酸性条件下稳定,碱性条件下易分解,分解率随温度升高而增加,本品属中毒级杀虫药。

【性能与作用】 本品主要起触杀和熏杀作用,抑制虫体胆碱酯酶活性,使之乙酰胆碱堆积中毒而死亡。本品杀虫选择性强,杀死力高,速效,残效短,在较低温度下(10 ℃)杀虫作用不减。主要用于杀灭蚊蝇,亦可用于杀灭蚰蜒。

【用法】 1. 室内灭蚊、蝇 $0.2 g/m^2$,喷雾;$0.03 g/m^2$ 烟熏。

2. 灭蚰蜒 2%粉剂撒布。

【用药须知】 1. 切忌入口,防止吸入,若发生头晕、恶心、呕吐等中毒症状,可用阿托品解毒。

2. 本品对中华按蚊效果差。

3. 本品忌与碱性药物混用。

【制剂】 ①粉剂:1.5%;2%。②乳油:30%。③可湿性粉剂:50%。

【贮藏】 储存于阴凉、通风的库房。远离火种、热源。应与氧化剂、碱类、食用化学品分开存放,切忌混储。配备相应品种和数量的消防器材。

混灭威

(dimethacarb)

本品为棕黄色油状物,不溶于水,碱性条件下易水解失效,属中毒级杀虫药。

【性能与作用】 本品以触杀为主,兼有熏杀作用,选择性强,击倒速度快,杀死力强,残效短。主要用于杀灭中华按蚊。

【用法】 $2 g/m^2$,滞留喷洒灭中华按蚊。

【用药须知】 1. 若人中毒可用阿托品治疗,禁用解磷定解毒。

2. 本品对蜜蜂毒性大,有乐果作用。

3. 本品禁止同碱性药物混用。

4. 本品对蚊蚴效果差。

【制剂】 ①粉剂:3%。②乳剂:50%。

【贮藏】 储存于阴凉、通风的库房。远离火种、热源。应与氧化剂、碱类、食用化学品分开存放,切忌混储。配备相应品种和数量的消防器材。

残杀威

(propoxur)

别名:Baygon、Suncide、Arprocarb

本品为结晶性粉末,难溶于水,碱性条件下易分解失效,属中毒级广谱、高效、低残留杀虫药。

【CAS】 3114-26-1

【理化性状】 1. 化学名:2-Isopropoxyphenyl methylcarbamate

2. 分子式:$C_{11}H_{15}NO_3$

3. 分子量:209.2

4. 结构式

【性能与作用】 本品具有触杀、胃毒及熏杀多种作用方式,持效时间长,特别适合同拟除虫菊酯配伍用于室内喷洒杀灭蚊、蟑螂等,为 WHO 推荐家用卫生杀虫剂。用于杀灭蚊、蝇、蟑螂等害虫。

【用法】 1. 灭蚊 $2 g/m^2$,滞留喷洒。

2. 灭蟑螂 1%乳剂局部喷洒。

3. 本品亦可 0.2%与拟除虫菊酯复配后室内喷洒,或与拟除虫菊酯复配后做成蚊香点燃熏蒸杀蚊。

【用药须知】 1. 使用本品禁止接触皮肤,污染食品及食具。

2. 本品中毒可用阿托品治疗。

3. 本品对蜜蜂有高毒。

【制剂】 ①可湿性粉剂:50%。②颗粒剂:5%。③乳油:20%。

【贮藏】 储存于阴凉、通风的库房。远离火种、热源。应与氧化剂、碱类、食用化学品分开存放,切忌混储。配备相应品种和数量的消防器材。

恶虫威

(bendiocarb)

别名:Ficam、Gervox

本品为无色结晶,无腐蚀性,不污染,难溶于水,碱性条件下易分解失效,属中毒级广谱杀虫药。

【CAS】 22781-23-3

【理化性状】 1. 化学名:2,3-Isopropylidenedioxyphenyl methylcarbamate

2. 分子式:$C_{11}H_{13}NO_4$

3. 分子量:223.2

4. 结构式

【性能与作用】 本品具有触杀和胃毒作用,是可逆性胆碱酯酶抑制剂,击倒速度快,持效时间长,为 WHO 推荐的家庭害虫防治药。主要用于杀灭和防治室内蚊虫、苍蝇、蟑螂、蚂蚁等害虫。

【用法】　1. 灭蟑螂　0.125%～0.5%浓度药液喷洒，0.25 g/m²，持效数周，无驱避作用。

2. 灭蚊　0.5 g/m²药液喷洒，对淡色库蚊持效 6 个月。

3. 灭蚊　0.1 g/m²粉剂撒布，持效 9 个月。

4. 灭臭虫　0.25%～0.5%粉剂撒布或溶剂喷洒。

5. 灭蚤　0.25%溶剂喷洒。

【用药须知】　1. 本品对蜜蜂有高毒，有乐果样作用。

2. 人若中毒，可用阿托品治疗。

【制剂】　①可湿性粉剂：20%；50%；80%。②粉剂：1%；2%。③喷雾剂：500 g/L 浓悬液。④油剂：250 g/L 悬浮液。

【贮藏】　储存于阴凉、通风的库房。远离火种、热源。应与氧化剂、碱类、食用化学品分开存放，切忌混储。配备相应品种和数量的消防器材。

二恶威
(dioxacarb)

别名：二氧威、法灭威、一路灵、Famid、Gamid、Elacron、Elocron

本品为白色结晶，微溶于水，遇强酸强碱易分解失效，属中毒级杀虫剂，是 WHO 推荐的家庭卫生杀虫药。

【性能与作用】　本品具有触杀和胃毒作用，击倒速度快，持效期长，对各种卫生害虫和仓储害虫均有效，对耐有机氯、有机磷的蟑螂杀灭效果较好。用于杀灭和防治蟑螂、蚊、蝇、臭虫、跳蚤等。

【用法】　0.5～2 g/m²，粉剂或液剂撒布，喷洒于墙壁，有效期 6 个月。

【用药须知】　1. 本品在人体内无蓄积作用，对人畜低毒，不污染环境。

2. 本品对鸟、鱼、野生动物毒性低，但对蜜蜂高毒。

3. 禁止同强酸、强碱性药物混用。

【制剂】　①粉剂：3%；5%。②可湿性粉剂：50%。③液剂：40%。

【贮藏】　储存于阴凉、通风的库房。远离火种、热源。应与氧化剂、碱类、食用化学品分开存放，切忌混储。配备相应品种和数量的消防器材。

仲丁威
(fenobucarb)

别名：巴杀、BPMC、Brodan

【CAS】　3766-81-2

【理化性状】　1. 本品为白色结晶，难溶于水，遇强酸和碱均不稳定，易分解失效，属中毒级杀虫药。

2. 化学名：(2-Butan-2-ylphenyl) N-methylcarbamate

3. 分子式：$C_{12}H_{17}NO_2$

4. 分子量：207.27

5. 结构式

【性能与作用】　本品兼具触杀和熏杀作用，对蚊、蝇具有良好的杀灭作用，最大特点是灭蚊蚴速度快，杀蛹能力强，是目前较理想的灭蚊蚴、灭蛹药物。与八氯二丙醚或胺菊酯合用，能大大提高毒效及击倒速度。用于杀灭蚊、蝇、蟑螂、蚊蚴等害虫。

【用法】　1. 灭蝇　1%乳剂，1 mg/m³喷雾，20 min 击倒，12 h 内全部死亡。

2. 灭蚊　10 mg/m²，配成 1%～5%乳剂，喷雾。

3. 灭蚊蚴　4～5 μL/L 乳剂，孳生地喷洒。

【用药须知】　1. 本品易代谢分解，无蓄积中毒，对人、畜低毒，无残留，不污染环境。

2. 本品对中华按蚊、三带喙库蚊毒效差。

3. 禁与碱性和强酸性药物混用。

【制剂】　①粉剂：2%。②微粒剂：3%。③乳剂：1%。④乳油：25%；50%。⑤超低容量液剂：50%。⑥其他混配制剂。

【贮藏】　储存于阴凉、通风的库房。远离火种、热源。应与氧化剂、碱类、食用化学品分开存放，切忌混储。配备相应品种和数量的消防器材。

30.1.4　拟除虫菊酯类杀虫药

这是一类以天然除虫菊酯的化学结构为基础，人工合成的杀虫剂，具有高效、广谱、杀灭快，对高等动物毒性低，对环境无毒和经济社会效益高的特点，在农业生产及家庭卫生害虫防治方面作用越来越大。拟除虫菊酯类杀虫剂可分为对光不稳定和对光稳定两类，分别称为第一代和第二代菊酯。第二代菊酯杀虫活性高，光稳定好，持效长，但毒性亦较高。第二代菊酯多含有氰基，挥发时有明显的刺激性，不宜作蚊香及烟雾剂，同时昆虫对第二代容易产生耐药性。此类药物虽对人及其他哺乳动物高度安全，但一旦中毒，无特效解毒药，只能依靠及时的对症处理。

丙烯菊酯

（allethrin）

别名：丙烯除虫菊酯、烯丙菊酯、毕那命、Pynamin、Pallethrine

本品为浅黄色油状物，不溶于水，遇酸、碱均易分解失效。本品为外消旋顺反异构体，其中 1R-顺反异构体为右旋丙烯菊酯（d-allethrin，商品名为强力毕那命，Pynamin forte），药效为丙烯菊酯的 2 倍；其 1R-反式异构体为 ES-生物丙菊酯（商品名为益必添、杀蚊灵、EBT），药效为丙烯菊酯的 4 倍。

【性能与作用】　本品具有熏杀、触杀作用，对蚊虫还有很好的驱避作用，特别适合用于蚊香、电烤蚊香原料。另外，同其他农药复配，可以防治其他飞行、爬行害虫及动物体外寄生虫。本品对害虫杀死力、持效力稍差。主要用于防治室内蚊、蝇。

【用法】　1. 蚊香　通常含丙烯菊酯为 0.1％～0.6％或 d-丙烯菊酯 0.1％～0.3％，或者 ES-生物丙烯菊酯 0.05％～0.15％，点燃。

2. 电烤蚊香　丙烯菊酯：80 mg/片；d-丙烯菊酯：40 mg/片；ES-生物丙烯菊酯：20 mg/片。电加热熏蒸，使用面积 10～15 m²，每片维持 10 h 左右。

3. 气雾剂　①EBT0.25％，溴氯菊酯 0.01％，增效醚 1％；②d-丙烯菊酯 0.25％，胺菊酯 0.25％。室内喷雾，关闭门窗 15 min。

4. 喷射剂　①EBT0.01％～0.04％，溴氰菊酯 0.02％，增效醚 0.05％～0.7％，室内喷洒，关闭门窗 15 min；②d-丙烯菊酯 0.1％，胺菊酯 0.2％，氯菊酯 0.1％，室内喷洒，关闭门窗 15 min；③d-丙烯菊酯 5％，d-苯醚菊酯 5％，乳化剂（1211）22％，灭蚊蝇时稀释 50～100 倍，灭蟑螂时稀释 20 倍，室内喷洒，关闭门窗 15 min。

【用药须知】　1. 本品对人、畜毒性极低，使用浓度下绝对安全。但对人有一定刺激，使用后应及时通风。

2. 本品对观赏鱼、蜜蜂毒性高。

3. 禁止同酸性、碱性药物混用。

【制剂】　①EBT 乳油：40％，专用于蚊香。②强力毕那命浓缩乳油：80％，专用于蚊香。③强力毕那命油剂：40％，专用于电烤蚊香。④K-4F 粉：含 d-丙烯菊酯 2.2％，专用于蚊香。⑤K-4 粉：含丙烯菊酯 4％，专用于蚊香。⑥EBT 原油：≥98％，用于电烤蚊香、气雾剂、喷射剂。

【贮藏】　贮于阴凉干燥处。

胺菊酯

（tetramethrin）

别名：四甲司林、诺毕那命、Neo-Pynamin

【CAS】　7696-12-0

【ATC】　P03BA04

【理化性状】　1. 本品为白色结晶，不溶于水，遇强酸、强碱易分解。

2. 化学名：Cyclohex-1-ene-1, 2-dicarboximido-methyl（1RS, 3RS）-（1RS, 3SR）-2, 2-dimethyl-3-（2-methylprop-1-enyl）cyclopropanecarboxylate。

3. 分子式：$C_{19}H_{25}NO_4$

4. 分子量：331.4

5. 结构式

【性能与作用】　本品主要具有触杀作用，对蚊、蝇等飞行昆虫有十分强大的快速击倒作用，但杀死力不强，容易复苏，对蟑螂等爬行昆虫有很大的驱赶作用，能使昆虫兴奋，提高昆虫同药剂的接触机会，充分发挥触杀作用。本品杀死力差，一般复配作用加大。用于家庭、公共卫生、仓库等处蚊、蝇、蟑螂、臭虫、虱子、米虫的防治。

【用法】　1. 防治蟑螂　气雾剂室内喷雾；乳剂稀释 10 倍，喷洒；酊剂喷洒，关闭门窗 15 min。

2. 灭蚊、蝇　0.2～0.3 ml/m³，油剂喷射。酊剂喷洒，关闭门窗 15 min。

3. 防治孑孓、蛆　乳剂稀释 100 倍，喷洒。

【用药须知】　1. 本品对光不稳定，多用于室内。

2. 禁止用碱性药物混用。

【制剂】　（1）气雾剂：①胺菊酯 0.2％，氯菊酯 0.67％。②胺菊酯 0.19％，氯菊酯 0.24％，增效醚 0.96％。③胺菊酯 0.1％，DDVP 0.45％。④胺菊酯 0.3％，苯醚菊酯 0.075％。⑤胺菊酯 0.14％，d-苄呋菊酯 0.015％。

（2）油剂：胺菊酯 0.25％，戊菊酯 1％。

（3）乳剂：胺菊酯 0.5％，杀虫冥松 5％。

（4）酊剂：胺菊酯 0.5％，氯菊酯 0.3％，乙醇 85％。

【贮藏】　遮光，贮于阴凉通风处。

苄氯菊酯

(permethrin)

别名:氯菊酯、二氯苯醚菊酯、扑灭司林、除虫精、百灭灵

【CAS】 52645-53-1

【ATC】 P03AC04

【理化性状】　1. 本品为淡黄至琥珀色黏稠液体。在二甲苯、丙酮、甲醇、乙醇、二氯甲烷、乙醚中溶解度均>50%,乙二醇中溶解度为3%。在酸性介质中稳定,但在碱性介质中水解较快。

2. 化学名:3-Phenoxybenzyl(1RS,3RS)-(1RS,3SR)-3-(2,2-dichlorovinyl)-2,2-dimethylcyclopropanecarboxylate

3. 分子式:$C_{21}H_{20}Cl_2O_3$

4. 分子量:391.3

5. 结构式

【性能与作用】　本品为第一个对光稳定的拟除虫菊酯,对蚊、蝇、蟑螂杀死力强,是杀死型菊酯的主要代表药物。本品可防治体外寄生虫,无刺激性,持效长,但击倒速度慢,常与击倒型菊酯复配使用。本品挥发性差,不能用于蚊香及电烤蚊香。用于杀灭室内外飞行及爬行昆虫。

【用法】　1. 灭蚊蚴　1 μl/L,1 g/亩。

2. 灭蚊成虫　空间喷雾:3 mg/m³。超低容量喷雾:5~10 g/亩。

3. 灭蝇　油剂0.4%,1 ml/m³,喷雾。气雾剂1%,0.2 ml/m³,喷雾。

4. 灭蟑螂　0.3%~0.5%,喷雾;0.3%,7 mg/m²,滞留喷洒。

5. 灭臭虫　0.5%,2 mg/m²,滞留喷洒。

6. 灭白蚁　120 μl/L,30 mg/m²,滞留喷洒。

【用药须知】　禁止同碱性药物混用。

【制剂】　①气雾剂:氯菊酯0.62%,胺菊酯0.2%。②喷射剂:Ⅰ氯菊酯0.20%,d-丙烯菊酯0.1%,胺菊酯0.2%;Ⅱ氯菊酯0.35%,胺菊酯0.15%;Ⅲ氯菊酯0.3%,胺菊酯0.1%。③乳剂:10%;20%。④可湿性粉剂:20%。

【贮藏】　遮光,贮于干燥、阴冷处。

氯氰菊酯

(cypermethrin)

别名:灭百可

本品为外消旋顺反异构体混合物,顺式氯氰菊酯为活性体。难溶于水,碱性条件下易分解。属中毒级杀虫药。

【CAS】 52315-07-8

【ATC】 P03BA02

【理化性状】　1. 化学名:(RS)-α-Cyano-3-phenoxybenzyl(1RS,3RS)-(1RS,3RS)-3-(2,2-dichlorovinyl)-2,2-dimethylcyclopropanecarboxylate

2. 分子式:$C_{22}H_{19}Cl_2NO_3$

3. 分子量:416.3

4. 结构式

and onantionar plus epimer at c*

α-氯氰菊酯

(alpha-cypermethrin)

【CAS】 67375-30-8

【理化性状】　1. 化学名:(SR)-α-Cyano-3-phenoxybenzyl(1RS,3RS)-3-(2,2-dichlorovinyl)-2,2-Dimethylcyclopropanecarboxylate

2. 分子式:$C_{22}H_{19}Cl_2NO_3$

3. 分子量:416.3

4. 结构式

and enantioner(对映异构体)

【性能与作用】　本品具有触杀作用,对蚊、蝇、蟑螂高效,杀死力强,持效性好,有一定的击倒作用。用于家庭、医院、列车及其他特殊行业的蚊、蝇、蟑螂、蚂蚁的防治。

【用法】　1. 灭蚊、蝇　可湿性粉剂、乳剂喷洒,0.01~0.02 g/m²;气雾剂室内喷雾,关闭门窗15 min。

2. 灭蟑螂　可湿性粉剂喷洒,0.05~0.02 g/m²。

3. 灭蚂蚁　可湿性粉剂喷洒,0.015~0.03 g/m²。

【用药须知】　1. 室内使用注意通风,避免接触食品、误食。

2. 禁止与碱性药物混用。

3. 本品对家蚕高毒。

【制剂】　①可湿性粉剂：12.5％；20％。②乳油：5％；10％。③气雾剂：氯氰菊酯 0.24％，胺菊酯 0.19％，增效醚 0.96％。

【贮藏】　遮光，贮于阴凉处。

溴氰菊酯
(decamethrin)

别名：敌杀死、凯素灵、Decis、K-Othrin

本品为白色固体，不溶于水，对光、热、空气稳定，碱性条件下易分解，属中毒级杀虫药。

【CAS】　52918-63-5

【ATC】　P03BA03

【理化性状】　1. 本品为白色至浅黄色晶状粉末。不溶于水，溶于乙醇或丙酮。

2. 化学名：(S)-α-Cyano-3-phenoxy-benzyl(1 R, 3 R)-3-(2, 2-dibromovinyl)-2, 2-dimethylcyclopropane-carboxylate

3. 分子式：$C_{22}H_{19}Br_2NO_3$

4. 分子量：505.2

5. 结构式

【性能与作用】　本品具有触杀和胃毒作用，是菊酯中杀灭活性最高的品种，具有极强的杀死、击倒效力。本品持效性好，很适合滞留处理。虽然蒸气压很低，但由于生物活性极大，对虽未接触药剂的昆虫也能击倒，特别适合室内、室外害虫防治，主要用于杀灭蚊、蝇、蟑螂等所有飞行或爬行害虫。

【用法】　1. 灭蚊蚴　0.67 g/亩，水面喷洒。

2. 灭蚊成虫　0.17～0.33 g/亩，空间喷雾；10～20 mg/m²，滞留喷洒。

3. 灭蝇　5～10 mg/m²，滞留喷洒。

4. 灭臭虫　5 mg/m²，滞留喷洒。

5. 灭蟑螂　30～100 μl/L，接触喷射。3～5 mg/m²，滞留喷洒。

6. 灭大蚊　0.01％，毒饵。

7. 灭仓储寄生虫　0.25～1 g/t(粮食)。

【用药须知】　1. 经口毒性较大，使用浓度下十分安全，切忌误服。

2. 本品对观赏鱼、蜜蜂高毒。

3. 禁止与碱性药物混用。

【制剂】　①气雾剂：溴氰菊酯 0.01％，EBT0.25％，增效醚 1％。②微型乳剂：溴氰菊酯

0.02％，EBT0.01％～0.04％，增效醚 0.05％～0.2％。③溴氰菊酯粉笔：0.03％～0.05％。④杀蟑药膏：0.25％g/m²。⑤防蚊帐：15～20 mg/m²。⑥超低容量喷雾剂：1％(用量 0.5～1 g/hm²)。

【贮藏】　储存于阴凉、通风的库房。远离火种、热源。防止阳光直射。密封包装。应与氧化剂、碱类、食用化学品分开存放，切忌混储。

甲醚菊酯
(methothrin)

别名：甲苄菊酯

本品为无色油状液体。不溶于水，对光不稳定，碱性条件下易分解失效。属低毒级杀虫药。

【性能与作用】　本品挥发性大，具有熏蒸及触杀作用，可作蚊香、电烤蚊香的原料，击倒作用中等，杀死作用与丙烯菊酯相似。主要用于防治室内蚊、蝇等害虫。

【用法】　室内防治蚊蝇　蚊香、电烤蚊香熏蒸或喷雾剂室内喷洒。

【用药须知】　1. 本品对人和牲畜安全，对皮肤黏膜无刺激性。

2. 对光不稳定，适宜室内使用。

3. 禁止同碱性药物混用。

【制剂】　①蚊香：0.35％。②电烤蚊香：每片35 mg。③喷射剂：0.2％。

【贮藏】　贮于干燥、遮光和通风良好的仓库。

苯醚菊酯
(phenothrin)

别名：苯氧司林、速立灵、Sumithrin

本品属无毒级杀虫药。

【CAS】　26002-80-2

【ATC】　P03AC03

【理化性状】　1. 本品为无色或浅黄色黏稠油状液体，难溶于水，对光不稳定，碱性条件下易分解失效。

2. 化学名：3-Phenoxybenzyl(1RS,3RS)-(1RS,3SR)-2,2-dimethyl-3-(2-methylprop-1-enyl)cyclopropanecarboxylate

3. 分子式：$C_{23}H_{26}O_3$

4. 分子量：350.5

5. 结构式

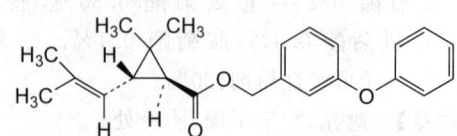

【性能与作用】　本品对害虫杀死力强，持效长，

为杀死型菊酯,但击倒力差,故多同击倒型胺菊酯复配,主要用于防治室内蚊、蝇、蟑螂、虱、臭虫等害虫。

【用法】　1. 灭蚊、蝇　气雾剂或油剂喷雾。

2. 灭蟑螂　乳剂稀释喷洒。

3. 灭体虱　粉剂涂抹。

【制剂】　①油基气雾剂:苯氧司林 0.15% ～ 0.2%,胺菊酯 0.2% ～ 0.3%。②水基气雾剂:苯氧司林 0.075% ～ 0.2%,胺菊酯 0.2% ～ 0.3%。③油剂:苯氧司林 10%,胺菊酯 10% ～ 20%。④乳剂:苯氧司林 5%,胺菊酯 5% ～ 10%。⑤粉剂:苯氧司林 0.4%。

【贮藏】　贮于干燥、遮光和通风良好的仓库。

苯氰菊酯
(cyphenothrin)

别名:苯醚氰菊酯、高克蝿、Gokilaht
本品属中毒级杀虫药。

【CAS】　39515-40-7

【理化性状】　1. 本品是浅黄色黏稠油状物,不溶于水,碱性条件下易分解失效。

2. 化学名:Cyano(3-phenoxyphenyl)methyl 2,2-dimethyl-3-(2-methylprop-1-en-1-yl) cyclopropane-carboxylate

3. 分子式:$C_{24}H_{25}NO_3$

4. 分子量:375.46

5. 结构式

【性能与作用】　本品为杀死型菊酯,杀死力强,持续有效期和击倒的速度为中等,对蟑螂具有强烈的驱赶作用和杀死作用。主要用于防治室内的蚊、蝇、蟑螂。

【用法】　气雾剂喷雾,烟熏剂点燃烟熏。

【用药须知】　禁止同碱性药物混用。

【制剂】　①气雾剂:苯氰菊酯 0.15%,胺菊酯 0.15% ～ 0.3%。②烟熏剂:苯氰菊酯 0.15%,胺菊酯 0.15% ～ 0.2%。

【贮藏】　贮于干燥、遮光和通风良好的仓库。

氟氯氰菊酯
(cyfluthrin)

别名:百治菊酯、百树菊酯、Baythroid
本品属低毒性杀虫药。

【CAS】　68359-37-5

【ATC】　P03BA01

【理化性状】　1. 本品为部分结晶性黏稠液体,不溶于水,对光热稳定,碱性条件下易分解失效。

2. 化学名:(RS)-α-Cyano-4-fluoro-3-phenoxybenzyl (1RS,3RS;1RS,3SR)-3-(2,2-dichlorovinyl)-2,2-dimethylcyclopropanecarboxylate

3. 分子式:$C_{22}H_{18}Cl_2FNO_3$

4. 分子量:434.3

5. 结构式

(1S,3S-isomer)

【性能与作用】　本品具有触杀和胃毒作用,稍有渗性但无内吸活性,持效较长,为杀虫活性很高的菊酯,杀虫谱较广,作用迅速。因挥发性低,多用于滞留喷洒杀虫。用于防治蚊、蝇、蟑螂等。

【用法】　气雾剂滞留喷洒。

【用药须知】　1. 本品对皮肤黏膜有刺激性,使用时注意防护。

2. 禁止同碱性药物混用。

【制剂】　气雾剂:0.04%。

【贮藏】　贮于干燥、遮光和通风良好的仓库。

30.1.5　驱虫药

驱虫药又称驱避药,本身无杀虫作用,依靠其自然挥发或借助载体挥发的气味,使吸血昆虫嗅到后产生忌避而不接近人体,达到预防叮咬和侵袭,保障人体健康的目的。

避蚊胺
(diethyltoluamide)

别名:二乙甲苯酰胺、Off、DEET、Deet、Detamine、Delphene、Metadelphene

【CAS】　134-62-3

【ATC】　P03BX01

【理化性状】　1. 本品为有香味的无色液体。几乎不溶于水或甘油,极易溶于乙醇、二硫化碳、三氯甲烷、乙醚或异丙醇。

2. 化学名:NN-Diethyl-m-toluamide

3. 分子式:$C_{12}H_{17}NO$

4. 分子量:191.3

5. 结构式

【简介】 本品不溶于水,比较稳定,为高效、广谱,使用最广泛的驱避剂,对蚊、蠓、蚋、虻、蜱、螨、旱水蛭等均有良好的驱避作用,是公认的最好的驱避剂,被用作驱避剂标准。本品属低毒级,使用安全,无油腻感,不堵塞汗毛孔,浓度高时对人体皮肤有轻微灼热感。使用时,将酊剂1～2 ml均匀涂于身体暴露处,或将气雾剂0.5～1 ml均匀喷于身体暴露处。制剂:① 原油:95%。② 酊剂:3%～5%。③ 气雾剂:30%。

驱蚊灵
(dimelone)

别名:驱蚊油67号

【简介】 本品为无色或浅黄色油状物,不溶于水,有芳香味。驱蚊灵为从柠檬桉树中分离提取,可用于驱蚊、旱水蛭等,同样浓度下,驱避时间比DEET长。本品毒性很低,使用安全,对皮肤刺激性小,使用时,将20%～50%药液涂抹于身体暴露部位,3～6 h进行一次,禁涂于皮肤破损处及眼结膜。酊剂:50%;30%;20%。

酞酸二甲酯
(dimethyl phthalate)

别名:邻苯二甲酸二甲酯、防蚊酯、驱蚊油、DMP、Avolin、Sketofax

【CAS】 131-11-3

【ATC】 P03BX02

【理化性状】 1. 本品为无色或微黄色液体,无臭或几乎无臭。微溶于水,可溶于乙醇、乙醚或大多数有机溶剂。

2. 化学名:Dimethyl benzene-1,2-dicarboxylate

3. 分子式:$C_{10}H_{10}O_4$

4. 分子量:194.2

5. 结构式

【简介】 本品为无色或淡黄色油状液体,不溶于水,碱性条件下易分解失效,属低毒级驱避药。对蚊、蠓、蚋、白蛉等吸血昆虫有一定驱避作用,效果不如DEET,对蚊、白蛉有效时间为1～6 h,对蚋、蠓有效时间为0.5～1 h,对虻驱避较差。本品有油腻感,可堵塞汗毛孔,对黏膜刺激性大,勿使药液进入眼内。使用时,将1～2 g药物涂抹暴露部位。制剂:

① 酊剂2%。② 霜剂40%。本品亦可与驱蚊醇及驱蚊酮按6：2：2混用。

驱蚊宁

别名:驱蚊剂42号、对䓑烯二醇

【简介】 本品为白色片状结晶,在热水中有一定溶解度,有芳香味,属低毒级驱避剂。本品对蚊、蠓、蚋、旱水蛭等具有较好驱避效果,对按蚊、库蚊有效时间为4～5 h,对伊蚊有效时间为1.5～2 h。对人毒性很小,使用安全,使用时,取适量涂于暴露部位,每3 h一次。不宜涂于皮肤破损处及眼结膜。

30.1.6　昆虫生长调节药

昆虫生长调节剂是一类用量少、活性高、对人畜低毒、易降解、不污染环境,对耐其他药物昆虫也有效的卫生害虫防治药物。此类药物并不直接杀死昆虫,而是干扰其正常发育过程,具有昆虫脱皮激素活性,抑制表皮几丁化,阻碍内表皮形成,从而不能正常脱皮,或模拟昆虫保幼激素活性,抑制幼虫变蛹过程和成虫羽化作用,最后导致昆虫死亡。此类药物缺点是只局限于昆虫一定发育阶段,作用缓慢。

二氟脲
(diflubenzuron)

别名:敌灭灵、灭幼脲1号、除虫脲、Dimilin、TH-6040

【CAS】 35367-38-5

【理化性状】 1. 化学名:1-(4-Chlorophenyl)-3-(2,6-difluorobenzoyl)urea

2. 分子式:$C_{14}H_9ClF_2N_2O_2$

3. 分子量:310.7

4. 结构式

【简介】 本品为淡黄色油状液体,难溶于水,对光热不稳定,本品属发育抑制药,具有抗脱皮激素生物活性,抑制体内几丁质合成而使昆虫变态受阻,从而杀死昆虫或灭蚴虫,对人畜毒性极低,对不脱皮益虫无害,主要具有胃毒作用,注意遮光使用。灭蝇:1～10 μl/L,化蛹率随浓度增高而降低;作用二龄幼虫效果优于三龄虫,持效达1个月,对三龄末期幼虫无效。灭蚊蚴:1 μl/L,稻田持效12～18 d,水坑中持效18～24 d。

苏脲 I 号

【简介】 本品药效略逊于敌灭灵,但成本较低。高浓度下幼虫 1 d 左右死亡,低浓度下持效长,使家蝇蛹畸形难以羽化,本品为控制蚊蝇孳生地较理想药物。灭蝇:10 μl/L,20 d 内二龄家蝇全部死亡。灭蚊:1 μl/L,水田持效 13~19 d。

甲氧普烯
(methoprene)

别名:烯虫酯、甲氧普林、Altocid、Cevrin、ZR-515

【CAS】 40596-69-8

【理化性状】 1. 化学名:Isopropyl 11-methoxy-3,7,11-trimethyldodeca-2(E),4(E)-dienoate

2. 分子式:$C_{19}H_{34}O_3$

3. 分子量:310.5

4. 结构式

【简介】 本品为无色液体,对光和热不稳定。作用类似昆虫保蛹激素作用,阻碍昆虫蛹虫转变为蛹,从而发挥杀虫作用,用于防治蚊、蝇。灭淡色库蚊:0.1 μl/L,有效期 7 d。灭蝇:1 μl/L,施药期必须在幼龄末期,一定要使药液与虫体接触。本品对人、畜无毒。

30.1.7 生物杀虫药

在应用化学杀虫药对环境污染及耐药性越来越严重、耐药品种越来越多的情况下,利用病原微生物来防治卫生害虫的生物杀虫药得到较快发展,其中有使用价值的是苏云金杆菌和球状芽胞杆菌两类,最大特点是对抗药品系虫体有效。作用机制是当毒株芽胞和体胞晶体被蚊蛹吞食后,芽胞和体胞晶体在蚊蛹胃内溶解,释放出毒素,破坏胃壁,侵入中肠,阻碍蚊虫细胞对 K^+ 通透性,使上皮细胞片层脱落,虫体死亡。

苏云金杆菌
(bacillus thuringiensis)

【简介】 本品对库蚊、伊蚊较敏感,对淡色库蚊 LC_{50} 为 0.27~0.33 μl/L,对三龄致倦库蚊 LC_{50} 为 0.36~1.2 μl/L,灭蚊蛹效力达 90% 左右,但持效较差,对中华按蚊效果亦不理想。灭蚊蛹:现场大面积,非流动水 1%,100 ml/m² 水面喷洒;流动水 2%,

100 ml/m² 水面喷洒,灭效达 90%。水池:0.6 μl/L。稻田:2 μl/L,持效 3~5 d。

球状芽孢杆菌
(bacillus sphaericus)

【简介】 本品在污水中 $t_{1/2}$ 为 10.4~11 d,长于清水体系。本品对库蚊甚佳,其次是按蚊,对伊蚊无效。目前开发的毒株和剂型较多,对蚊虫毒效不一。①BS-1593 株:中华按蚊 LC_{95} 为 2.02 μl/L;三带喙库蚊 LC_{95} 为 2.68~2.98 μl/L;淡色库蚊 LC_{95} 为 0.51~1.73 μl/L;伊蚊无效。现场使用 0.1~2 μl/L,控制污水中淡色库蚊,有效 5 d。②BS-2562 水悬浮液:淡色库蚊 LC_{95} 为 0.0127 μl/L,现场使用 0.5~3.5 μl/L,持效 7 d。③BS-2536 株:100~200 g/亩,对稻田蚴虫防效 14 d。

30.2 灭鼠药

鼠类不仅与人类争食,而且是多种疾病的主要传媒之一,严重危害人类身体健康。灭鼠有捕杀、毒杀、生物灭鼠等方法。但由于捕杀范围有限,生物灭鼠效果不稳定,因此,毒饵灭鼠目前仍是广泛使用的、有效的灭鼠方法。毒饵灭鼠是将毒鼠药加入食物制成毒饵,使鼠食后中毒而死。毒鼠药主要可分为速效和缓效两类,前者作用快,鼠食毒饵 1 次即可杀灭,但对人、畜不安全,且鼠类易拒食。后者作用慢,不会产生急性毒症状,鼠类多次进食后,药物在体内蓄积中毒致死,对人、畜较安全,鼠类接受性亦较好。此外还有熏蒸灭鼠法,是使鼠类吸入毒物产生的毒气而死亡,但由于使用的药物毒性大,不安全,目前已少用。

30.2.1 抗凝血药

二苯茚酮
(diphenadione)

别名:敌鼠钠、敌鼠、双苯杀鼠酮钠、Diphacine-Na、Diphacinone、Diphacine sodium

本品是我国近年使用较多的杀鼠药,无腐蚀性,稳定性较好,长期保存不变质。是抗凝血杀鼠药,属缓效类。

【CAS】 82-66-6

【ATC】 B01AA10

【理化性状】 1. 化学名:2-(Diphenylacetyl)indan-1,3-dione

2. 分子式:$C_{23}H_{16}O_3$

3. 分子量:340.4

4.结构式

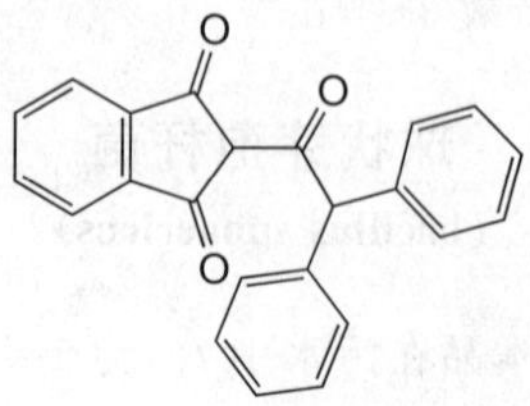

【性能与作用】　本品作用在于破坏凝血功能,损伤毛细血管,增加管壁通透性,引起内脏和皮下出血。此药鼠易接受,不易拒食,鼠中毒症状轻,除竖毛、衰弱、皮下出血外,少见其他症状,不易引起同类惊恐,效果较好。一般情况下需多次投药,适当提高浓度且投饵量足够时,1次投药也可得到较好的效果。目前有抗药种群出现,应注意。

【用法】　通常制成毒饵(浓度0.05%～0.1%),毒水(浓度0.1%～0.5%)使用。在住宅区、畜禽较集中处,可采用低浓度,多次投饵,连投3 d。在粮库灭鼠用毒水效果较好。

【用药须知】　1.人对本品敏感,易中毒,应特别警惕。

2.本品对鸡、猪、牛、羊比较安全,猫、狗、兔较敏感。

3.中毒时维生素 K_1 是有效解毒剂;但必须明确,维生素 K_3 无效。

4.本品不适合疫区使用。

【制剂】　粉剂:1%。

【贮藏】　密封遮光保存。

溴鼠灵
(brodifacoum)

别名:溴鼠隆、溴联苯杀鼠迷、大隆

【CAS】　56073-10-0

【理化性状】　1.化学名:3-[3-(4'-Bromobiphenyl-4-yl)-1,2,3,4-tetrahydronaphthalen-1-yl]-2-hydroxy-4H-chromen-4-one

2.分子式: $C_{31}H_{23}BrO_3$

3.分子量:523.42

4.结构式

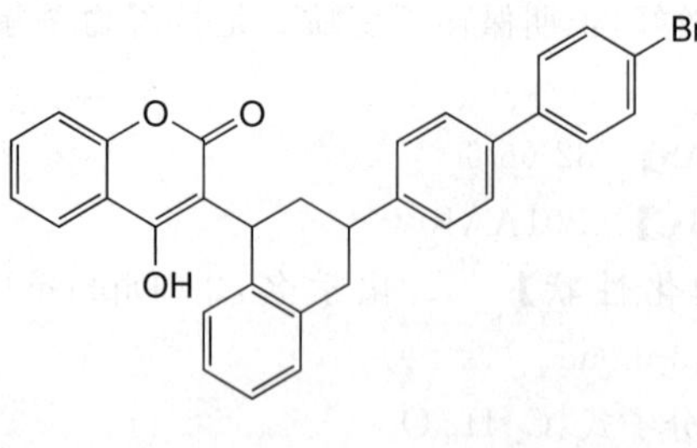

【性能与作用】　本品作用为阻止维生素 K 的代

谢,抑制凝血酶原的合成,使鼠内脏出血致死。本品口感很好,具有极高的杀鼠效力,可单剂量1次投毒使用,对第一代抗凝血杀鼠药产生耐药性的鼠种亦具杀效,使用浓度很低,具有高效安全的特点。

【用法】　通常制成浓度为 $50 \mu l/L$ 的粉状毒饵投放于鼠出没处。

【用药须知】　1.使用浓度下,对人、畜、禽毒性很小,但对兔敏感。

2.本品毒性较大,注意安全配药。

【制剂】　粉剂:0.1%。

【贮藏】　遮光,防潮,密封保存。

溴敌隆
(bromadiolone)

本品为第二代抗凝血药。

【CAS】　28772-56-7

【理化性状】　1.化学名:3-[3-[4-(4-Bromophenyl)phenyl]-3-hydroxy-1-phenylpropyl]-2-hydroxychromen-4-one

2.分子式: $C_{30}H_{23}BrO_4$

3.分子量:527.41

4.结构式

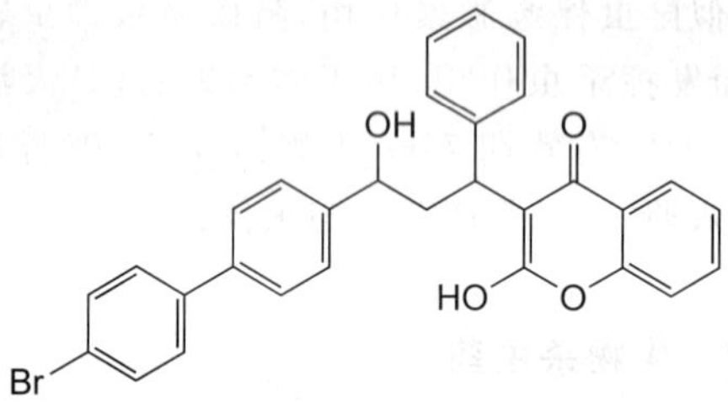

【性能与作用】　本品是一种适口性好、毒性大、靶谱广的高效杀鼠剂。它不但具备敌鼠钠盐、杀鼠醚等第一代抗凝血剂作用缓慢、不易引起鼠类惊觉、容易全歼害鼠的特点,而且还具有急性毒性强的突出优点,单剂量使用对各种鼠都能有效地防除。同时,它还可以有效地杀灭对第一代抗凝血剂产生抗性的害鼠。对鱼类、水生昆虫等水生生物有中等毒性。

【用法】　常制成0.005%毒饵投放于鼠出没处。

【用药须知】　1.在试验剂量内对动物无致畸、致突变、致癌作用。中毒时,可引起皮肤和脏器出血。

2.维生素 K_1 为本品特效解毒剂。

【制剂】　毒饵:0.005%。

【贮藏】　储存于阴凉、通风的库房。远离火种、热源。防止阳光直射。密封包装。应与氧化剂、食用化学品分开存放,切忌混储。

氟鼠灵

(flocoumafen)

别名：氟鼠酮、杀它仗、Stratagem○R

本品为第二代抗凝血药。

【CAS】　90035-08-8

【理化性状】　1. 化学名：2-Hydroxy-3-[3-[4-([4-(trifluoromethyl)phenyl]methoxy)phenyl]-1,2,3,4-tetrahydronaphthalen-1-yl] chromen-4-one

2. 分子式：$C_{33}H_{25}F_3O_4$

3. 分子量：542.54

4. 结构式

【性能与作用】　本品为新型第二代抗凝血性杀鼠剂。老鼠一次取食即达致死剂量，21 d 达到彻底灭鼠的效果。其独特配方，适口性佳，易于老鼠迅速取食。独特的颗粒毒饵，能准确控制用量，减少浪费。不会产生二次中毒，对人及环境安全。

【用法】　在鼠洞、墙洞、下水道口，鼠类活动路线和经常出没处，每隔 2～5 米处设堆，每堆 5～40 g 毒饵。每隔 7～10 d，补饵 2～3 次。

【用药须知】　维生素 K_1 为本品特效解毒剂。

【制剂】　蜡块毒饵：0.005%，4 g/粒；20 g/粒。

【贮藏】　密闭保存，置于儿童接触不到的地方。

氯鼠酮

(chlorophacinone)

别名：氯敌鼠、鼠顿停

本品为茚满二酮衍生物。

【CAS】　3691-35-8

【理化性状】　1. 本品为浅黄色晶体，能迅速溶于甲醇、乙醇、丙酮、醋酸、乙酸乙酯、苯和油，微溶于己烷和乙醚，溶于碱形成盐，非常稳定，不易风化。

2. 化学名：2-[2-(4-Chlorophenyl)-1-oxo-2-phenylethyl]indane-1,3-dione

3. 分子式：$C_{23}H_{15}ClO_3$

4. 分子量：374.82

5. 结构式

【简介】　本品为易溶于油的抗凝血杀鼠剂，药液易浸入饵料中，自然界应用，毒饵受雨淋风吹减弱毒性缓慢，适合田间灭鼠使用。稳定性不受温度影响，在酸性条件下稳定，适口性好，不易产生拒食性。靶谱广，对人畜安全，作用缓慢，灭鼠效果好。用黏附法、混合法配制毒饵，或同其他杀鼠剂配用，使用浓度 50 mg/kg。

30.2.2　磷化物灭鼠药

磷化锌

(zinc phosphide)

别名：Zinophos、Talpan

本品为使用最早的灭鼠药，黑色粉末，有似大蒜的气味，对环境无污染。

【性能与作用】　本品被鼠进食后，与胃液作用产生磷化氢，作用于神经系统，破坏代谢功能。本品毒力发挥较快，具有强大杀死能力，鼠多在 24 h 内死亡。中毒鼠常出现后肢麻痹，死鼠常腹部贴地，后肢向后伸开。本品残效期较长，毒饵放置半月，仍保持相当毒性。鼠类对磷化锌接受性较好，若未中毒死亡，可长期拒食本品。

【用法】　1. 灭家鼠　配制成 2%～5% 的食饵或糨糊使用。

2. 灭野鼠　用玉米、高粱、谷、大米等配制成 3%～10% 的毒饵，或者用草木灰、细糠、滑石粉配制成 10%～20% 的毒粉，布于鼠洞或鼠出没处。

3. 粮库灭鼠　配制成 0.5% 的毒水，加少量食糖，诱鼠喝水，有效期 1～3 d。

【用药须知】　1. 本品对人、畜、家禽毒性较强，配药、用药必须注意安全。

2. 死鼠应深埋，以免发生二次中毒。

3. 毒饵使用必须足量，若药量不足而鼠未中毒死亡，则可长期拒食本品。

4. 中毒时可口服硫酸铜催吐，可使其转化为无毒的磷化铜沉淀而阻止其吸收。但禁用牛奶、鸡蛋、油类等脂肪食物以免加速磷的溶解，促进其吸收，加重中毒症状。

【制剂】　原粉：含量＞90%。

【贮藏】　储存于阴凉、干燥、通风良好的库房。远离火种、热源。防止阳光直射。包装必须密封，切勿受潮。应与氧化剂、酸类、食用化学品等分开存放，切忌混储。

毒鼠磷
（gophacin）

别名：Gophacide、Bayer 38819

【CAS】　4104-14-7

【理化性状】　1. 纯品为白色粉末，工业品为浅粉色或黄色粉末。不溶于水；易溶于丙酮等。化学性质较稳定。

2. 化学名：N'-[bis（4-Chlorophenoxy）phosphorothioyl] ethanimidamide

3. 分子式：$C_{14}H_{13}Cl_2N_2O_2PS$

4. 分子量：375.2

5. 结构式

【性能与作用】　本品为有机磷灭鼠药，主要是抑制胆碱酯酶活力，使乙酰胆碱堆积中毒而死亡。鼠类对此药接受性较好，再遇拒食不明显。残效期长，毒饵放置野外，2周后仍有毒力。灭效好，鼠食毒饵多在12～24 h内死亡。

【用法】　配制成毒饵使用，使用浓度0.5%～10%，毒饵投放量每堆1～2 g。

【用药须知】　1. 本品对人畜毒性大，切忌入口，毒饵应加警戒色。

2. 本品具有较大的接触毒性，运输、使用时要严格各项安全措施。

【制剂】　原粉。

【贮藏】　密封阴凉处保存。

30.3　灭螺药

钉螺是日本血吸虫唯一的中间宿主，消灭钉螺是防止血吸虫病流行、治疗血吸虫病的重要措施。药物灭螺是灭螺的主要方法之一，常用施药方法有浸杀法、铲草皮沿边药浸法和喷洒法。

五氯苯酚钠
（sodium pentachlorophenate）

别名：Santobrile、Santobrite、PCP-Na

本品纯品为白色针状或鳞片状结晶，工业品为灰色或淡红色鳞片状结晶。有刺激性气味。300 ℃时分解。易溶于水、甲醇、乙醇。水溶液呈碱性，经日光照射后呈深红色或棕色。有毒。对皮肤有刺激性。

【性能与作用】　本品具有较强的触杀作用，对成螺、幼螺、螺卵及血吸虫卵、毛蚴、尾蚴，均有杀灭作用。灭效良好，使用方便，是我国广泛使用的灭螺药。主要用于稻田灭螺和综合灭螺。

【用法】　1. 浸杀法　适用于沟渠、小河，按15～20 g/m² 施药，均匀泼洒于水面，药浓度保证在15～20 μg/L，2～3 d后可见钉螺死亡，灭效良好。

2. 铲草皮沿边浸杀法　按河道长度施药，用药量10 g/m²，将草皮和药一起铲入河边水线以下，土中药物在水中逐渐释放出来，在一定时间内使局部保持有效浓度。灭螺率可达90%。

3. 喷洒法　按5～10 g/m²，稀释配成1%～2%溶液喷洒。

【用药须知】　1. 本品对人皮肤、黏膜有刺激性，使用不当可自皮肤吸收中毒，甚至死亡，使用过程中，一定要严格遵守各项安全措施，若皮肤或黏膜染药，应立即用清水冲洗干净。

2. 本品对鱼毒性较强，使用浓度能杀死鱼类，故应捉鱼之后灭螺，禁止在养鱼塘内清洗灭螺施药用具。

3. 刚施药处，水及草禁止人、畜、禽食用。

4. 本品对农作物有毒性，水田灭螺施药后2～3 d方可插秧。

【制剂】　可湿性粉剂：80%。

【贮藏】　防潮保存。

氯硝柳胺
（niclosamide）

别名：血防-67、贝螺杀、Yomesan、Baylusid

【性能与作用】　本品对钉螺、螺卵及毛蚴、尾蚴均有强大杀灭作用，作用缓慢而持久，20 ℃以上灭效更好。

【用法】　1. 浸杀法　根据水的容积，按2 g/m³施药，与五氯酚钠合用灭效更好。

2. 铲草皮沿边药浸法　2 g/m，沿河边施药，然后将草皮和药一起铲入河边水线以下，7 d后灭螺率为80%以上。

3. 喷洒法　2 g/m²，配成0.2%溶液喷洒，7 d后灭螺率86%以上。

【用药须知】　1. 本品对人、畜、农作物无害，但对鱼类毒性大，鱼塘禁用，施药稻田水也不能放入鱼塘内。

2. 本品几乎不溶于水，水溶液放置一定时间后，有沉淀现象，用时应先搅匀。

【制剂】　粉剂：500g。

附　　录

附录1 临床用药基本知识

余传隆 撰写

一、药物的基本概念

关于药物的名称和含义众说纷纭,现将有关的名称和含义概述如下。

(一) 药、药物、药品

1. 药 "药"字,最早见于青铜器时代的铭文中,字体类似甲骨文,古代《尚书》中,有"若药弗瞑眩,厥疾弗瘳"一说。其含义就是:即吃药不到头昏眼花的时候,疾病是不会好的。说明上古时代,约在商周后期,已明确"药"是治病之物。以后药这一名称就被广泛应用,直到现今。

2. 药物 药既然是治病之物,自然就产生了药物一词,《左传·昭公十九年》有"君子曰:尽心力以事君,舍药物可也"一语,说明在春秋时期,药物一词就已常用。

3. 药品 药品一词,唐代孙思邈早在《千金翼方》中已多次使用。南宋《梦粱录》卷三记载:五月五日天中节,"此日采百草或修制药品,以为辟瘟疾等用"。卷十八《物产》中,有"物之品"的专项记载。说明药品一词很早就被使用。对其含义,世界卫生组织和许多国家在法律上有不同的解释。世界卫生组织对药品的定义是:药品(drug)是一种用于治疗、缓解、预防或诊断人和动物的疾病,身体异常或症状的,或者恢复、矫正或改变人和动物的器官功能的单一物质或混合物。我国对其定义为,药品是用于预防、治疗、诊断人的疾病,有目的地调节人的生理功能并规定有适应证或者功能主治、用法、用量和注意事项的物质,包括中药材、中药饮片、中成药、化学原料药及其制剂、抗生素、生化药品、放射性药品、血清疫苗、血液制品和诊断药品等。美国的解释是,药品的含义包括以下几项:①法定的《美国药典》《美国顺势疗法药典》或《国家处方集》以及增补本所认可的任何物质;②用于诊断、治疗、缓解、预防人或其他动物疾病的物质;③影响人体或其他动物的结构和功能的物质(食品除外);④作用①、②、③项中所规定的物品的成分之一,但不包括器械或其组成部分、零部件或附件。需要说明的是:我国《药品管理法》中规定的药品仅指人用药;世界卫生组织、美国、日本、英国、瑞典、新加坡等法规中的药品均包括人用药和兽用药;各国要求上市的药品均应具有安全性、有效性、质量可控性和用药顺应性。

(二) 毒药

我国古文字中的"蛊"字,即令人致死的"毒"。《说文解字》《汉语大辞典》等对"毒"字有多种解释,其中重要的一条是"毒""药"相连。我国有句俗语:"是药三分毒",有两种含义,即"凡是药,必有毒素成分,只看运用得恰当与否。"亦指"凡是药,多有毒副作用,必须小心使用。"我国汉代医圣张仲景有一句名言:"药以治病,因毒为能","药也,其实葽也",说明只有毒药,才是最佳,毒葽就是药(葽,即毒葽、紫葽)。

中医素有以毒攻毒(use poison as an antidote to poison)的说法,由来已久并屡建奇功。

在英文中,"Toxin"一词称"毒素、毒质","Poison"称"毒物、毒药","Venom"称为"毒液",但在国外文献中并未分得那么严格。英国一位著名医生 P. M. Latham(1789~1875)这样论述毒物和药物的关系:"Poison and medicines are often times the same substances given with different intents",意即毒物和药物往往是用于不同作用的同一物质。根据笔者的体会,毒物与药物犹如孪生兄弟,紧密相连,只因剂量和用途的不同,而发挥着不同的临床作用。过量为"毒",适量为"药"。用于此为"毒",用于彼为"药"。

但是,这种凡药皆有毒,药物即毒药的笼统概念,不利于认识药物的毒性作用,只能导致"若药弗瞑眩,厥疾弗瘳"的消极影响。所以,《黄帝内经》在接受药物即毒药的概念的同时,开始根据药物的毒性大小有无,将药物分为大毒、常毒、小毒、无毒四类,并在《素问·五常政大论》中指出"大毒治病,十去其六;常毒治病,十去其七;小毒治病,十去其八;无毒治病;十去其九"的用药原则。《神农本草经》的序录中也按无毒、无毒有毒、多毒,把 365 种药物分为上、中、下三品:"上药无毒,多服久服不伤人;中药无毒有毒,斟酌其宜;下药多毒,不可久服"。也提出"若用药疗病,先起如黍粟,病去即止;不去倍之,不去十之,取去为度"的用药原则。所以,毒药的概念到汉代已发生了明显变化,是指作用峻猛、能够"伤人"正气的药物。

现在,毒药的概念,也是指那些作用峻猛、治疗剂量与中毒剂量接近、使用不当能对人体器官和功能带来严重损害的药物,也主张给药从小剂量开始,或间断性给药。

(三) 医药一词的沿革

医药一词追述很早,战国时期已用。李悝《法经》一书规定,下人疾病,"主司不为请给医药救疗者",要负刑事责任。唐代司马贞所著《史记·补三皇本纪》载:"神农氏以赭鞭鞭草木,始尝百草,始有医药"。那时处在原始社会,人们在觅食过程中,逐渐发现一些植物食后能够解除某些疾苦,属于发现药物的萌芽。到了宋代,官办的成药生产、销售机构,一度称名"医药合剂局""医药惠民局",医药就是指医疗用药。到了明代,医药学家陈嘉谟说:"医药贸易多在市家"。

综上所述,古代医药之称,就有了医学与药学合称之含义。

到了近代,特别是中华人民共和国成立后,医药一词的概念,除了包含供医疗使用的药品、医学与药学全称的两重含义之外,还包含中药和西药的内容。1978年,我国成立国家医药管理总局时,对医药的概念有了新的提法。医药包含着中西药品和医疗器材的生产、供应、科研、应用以及经营管理等内容,其中既有工业和农副业,又有商业和服务业。药品和医疗器材,是防病、治病、卫生、保健、计划生育不可缺少的、重要的专用物资,质量必须精良、安全有效,是一种特殊的商品。这种特殊的商品的生产、流通和应用,既是社会主义的经济事业,同时又是人民的保健福利事业,担负着保障人民身体健康、保护和发展生产力的责任。

二、药物在临床治疗和国民经济中的地位和作用

药物(drug)或药品是用于预防、治疗、诊断疾病和控制生育的一种重要物质;是保障人体健康繁育和同疾病作斗争的有利"武器";是医疗、卫生、保健工作的重要组成部分;是维护人的生命和延缓衰老(或延长寿命)最基本的条件之一。药物也是一种商品,但它是一种与人的生命和健康密切相关的特殊商品,在国民经济中占有重要的地位。

(一)药物在临床治疗中的地位和应用

药物能够治病,也能致病。

1. 药物能够治病　历史发展证明,许多严重危害人体健康和生命的疾病,由于药物的发现和应用而被控制,使人的健康得到恢复和生命得到延续。例如,有统计资料表明,早在 1931～1935 年英格兰和威尔士的儿童死亡率为 300/100000 以上,当磺胺类及青霉素类药物问世以后,1975 年的死亡率则下降到 36/100000。又如曾被称为"十痨九死"的结核病,在异烟肼未发现以前,1948 年的死亡率为 1000/100000,异烟肼发现以后,1992 年,我国城市居民患肺结核的死亡率已降低到 6.36/100000。大家非常熟悉的白求恩大夫为伤病员手术时被细菌感染,因当时没有青霉素治疗而去世。自从有了青霉素后,细菌感染性疾病基本得到控制。在旧中国,在那"万户萧疏鬼唱歌"的年代,各种传染病,如疟疾、结核病,尤其是一些烈性传染病,如天花、鼠疫、霍乱,以及一些地方病,如麻风病、克山病、血吸虫病等,严重威胁着人民的生命和健康。中华人民共和国成立后,由于医药、卫生事业的发展,这些疾病基本得到控制,有的已经被消灭。20 世纪 30 年代,占人类死亡原因首位的急性传染病,在许多国家中已从主要疾病死亡原因统计中消失,并导致了医疗保健卫生工作重点和策略的改变或调整。随着人民物质生活水平的提高和医药卫生事业的发展,现在威胁人的生命和健康的不是天花、鼠疫、疟疾和结核病,而是心脑血管疾病、癌症、艾滋病、一些老年疾病(如痴呆、帕金森病等)和新生的一些疾病(如非典、禽流感、埃博拉)等。由于威胁人的生命和健康病种的变化,药物研发的方向和重点也发生了变化,已转移到向心脑血管疾病、癌症和艾滋病等疾病作斗争方面来,并在征服这些疾病方面取得了很大的成果。这些成果的取得虽然不能完全归功于药物的发展,但是药物确实在保障人民的生命和健康中发挥了巨大的关键性的作用,它在日常临床治疗中的地位和作用,以及其重要意义,更为人们体会和熟知。

2. 药物也能致命　药物也能致命也有药物本身的原因,就是药物不良反应,不仅给机体带来伤害,而且也能导致生命的危险(相关内容在以后内容中会详细介绍)。

除了药物本身的毒副作用外,还有人为因素。二十世纪五、六十年代,一直到七、八十年代,医药界常说的一句话:"药品是治病救人的,搞不好则是图财害命"。也就是说,药品安全问题,是人为因素造成的。也可以说,人可以控制或减少药品事故的发生,提醒研发、生产和经营单位及广大医药工作者要研制、生产安全有效的药品,为人民的身体健康服务。为了杜绝药品安全事故的发生,医药行政部门也采取各种措施和办法,加大对药品的监管。

(二)药物在国民经济中的地位和作用

药物在社会中的地位和作用,不仅体现在医疗保健和维护人民健康方面,而且还体现在整个国民经济发展方面。它是国民经济的重要组成部分,除了用于防病治病、康复保健、计划生育和战备救灾外,部分药品还用于食品卫生、饲料工业和化妆品工业。药物的产业的发展呈现以下一些特征。

1. 医药产业是知识技术密集的产业　特别是化学药物的研发和生产与化学工业基本相似,属于精细化工,所以技术复杂、门类繁多,属于高新技术产业,市场容量大,附加值高。

2. 医药产业较其他产业受世界经济的影响较小,保持持续、稳定、快速的发展　近年来,世界 GDP 的增长在 1%～2%,而医药产业仍以年均 7%、8%的速度增长,大大高于世界 GDP 的增长速度,至 2008 年全球医药市场规模为 7400 亿美元,保持了快速增长的势头。近年来,我国医药产业已超过与世界同步发展的速度,从 1998～2017 年的 20 年间保持在 9.8%～31.8%的增长速度,年均增长率为 18.89%,至 2017 年工业总产值达 35699 亿元人民币,商业销售额达 21467 亿元人民币。

3. 医药产品更新换代较快　医药产品更新换代较快的原因:一是由于长期使用一种药品会产生抗药性,促使药品不断更新;二是企业竞争的需要,企业依靠新产品来提高企业的竞争力;三是新的疾病不断被发现和诊断,如艾滋病、甲型 H_1N_1 流感、埃博拉等疾病的出现,要求治疗新产品的研发和生产。

4. 产业利润高,附加值大　根据 2001 年全球排名的 15 家医药企业的财务分析,利润在企业的销售额中占的比例平均达 17.6%,有的企业比例高达 24.14%(如

辉瑞公司）。由此可见,医药产业是一个高回报的产业。

5. 新药开发投入大,但回报产出也大　一般来说,一个企业开发一种新药投入费用占企业总销售额的 10%～20%,但一种新药研制成功,在一到两年内便可把所有研发成本收回,而新药的专利保护期可长达 15～20 年。因此,企业投入虽然门槛很高,一旦成功,收回的高额利润可使一个小企业变成一个大公司。

6. 企业集中度不断提高　企业集中度不断提高,是出于市场竞争的需要。

综合上述情况,由于医药与人民身体健康的切身利益相关,同时它的发展又给整个国民经济的发展带来实惠,所以各国政府都非常重视医药产业的发展。

三、药物的作用

（一）药物作用的概念

药物在机体（包括病原微生物）的影响下所发生的生理功能、生化反应和形态结构的变化称为药物的作用（action）。若药物这些作用有利于临床防治疾病,则称为治疗作用（therapeutic action）,这就是一般所说的药理作用（pharmacological action）,是一种化学物质能成为药物的先决条件。

药物的作用,包括药物对机体的作用和机体对药物的作用两个方向,前者在药理上属于药物效应动力学（简称药效学,pharmacodynamics）范畴,后者属于药物代谢动力学（简称药动学,pharmacokinetics）范畴。

机体的生理和病理的状况十分复杂,需要的药物种类很多,而各种药物对机体各系统和器官的作用性质和强度也不尽相同,在一定剂量的范围内药物仅对某个系统或某器官组织发生作用,称为药物作用的选择性（selectivity）或称药物的选择作用（selective action）。

药物按其作用的特点和临床防治疾病的需要可分为若干类别,便于医药工作者对药物的认识、掌握和运用。

不管药物的种类如何繁多,或药物作用如何复杂,最后势必导致机体原有的生理或生化功能产生两种结果:一种是功能增强,能使功能增强者称为兴奋（excitation）;一种是功能减弱,能使功能减弱者称为抑制（inhibition,depression）。这两种作用为药物的基本作用（basic action）。

（二）药物作用的特点

药物作用的特点,在于药物的选择性。药物的选择性,是指一种药物对于机体各器官组织的作用并不是一样的,往往是对某一个或几个器官组织的某些功能影响特别明显,而对其他器官组织的影响并不突出。如洋地黄能选择性地直接作用于心脏,增强心肌的收缩力;苯

巴比妥口服或注射后,脑组织内浓度最高,这些都是选择作用。但选择作用一般说来是相对的,而非绝对的。也就是说,一种药物往往同时对几个组织或器官的功能都产生影响,只不过其作用强度有量的区别而已。一种药物只有一种作用的情况是很少见的。选择性高的药物,往往不良反应较少、疗效较好,临床应用可以有针对性地治疗某种疾病。有些药物小剂量时只选择作用于个别器官,大剂量时则引起较广泛的全身性毒性反应,故应注意剂量的掌握。药物作用的选择性对指导临床选药、提高疗效、减少不良反应的发生具有重要的指导意义。

（三）选择药物的基本原则

1. 选择疗效最好的　针对某一种疾病选择治疗药物,首先要看药物针对这种疾病的疗效如何。当然首选疗效最好的药物。例如治疗伤寒,许多能杀灭革兰阴性菌的药物都可选用,但氯霉素疗效最好,因此,氯霉素为首选药物。

2. 防止引起的不良反应　任何药物都有两面性,即它有治疗疾病的一面,又有引起不良反应的一面,只不过不良反应有轻有重、有多有少而已。例如上述的氯霉素,其治疗伤寒极为有效,尽管它能引起再生障碍性贫血,但发生率较低,其危险远比伤寒为小,故可采用;但对于其他感染性疾病,则尽量不用氯霉素。有些药物虽然疗效较好,由于其能引起不良反应或不良反应较重,不得不改用其他疗效较差但不良反应较轻的药物,如治疗菌痢时,多不用氯霉素而用呋喃妥因、盐酸小檗碱等。

3. 充分考虑药物的适应证和禁忌证　在掌握药物的适应证方面,包括某一类药物的共同适应证和各个药物的具体适应证,例如,多种洋地黄制剂均可用于治疗充血性心力衰竭,必须选择作用快的制剂如西地兰静脉注射,而作用较慢的制剂适用于轻症心衰或用于维持治疗。

对药物的禁忌证更应充分考虑,否则将可导致严重的后果。例如青霉素过敏者禁用青霉素,因发生的过敏性休克有生命危险。许多药物在妊娠期禁用,因其具有致畸作用。

4. 注意药物的相互作用　现在治疗疾病一药单用少见,多数情况下是多药合用,其目的往往是为了获得疗效上的协同或不良反应的拮抗。但事实上,疗效的协同作用仅见于少数药物之间,如抗高血压药,抗结核药;不良反应的拮抗,也只在少数场合下才能实现,药物的作用很少能完全彼此抵消。因此,一般情况下,用药应尽量少而精,以免因多药合用而导致药物的相互作用使不良反应增加。

5. 依据患者生理和疾病特点选择剂型　不同年龄的患者应选择不同的剂型,如小儿多选用糖浆剂;而病情不同的患者用药制剂也不相同,如不能口服的患者,

必须改用注射剂等等。

6. 选择合适的给药途径　给药途径常是根据病情的缓急、用药的目的及药物本身的特性决定的。例如，危重患者或患者有昏迷、呕吐时，宜用静脉注射或静脉滴注；药物口服不能被吸收或容易被胃肠道破坏时，也应该采用注射给药，一般采取皮下或肌内注射给药，也较安全；但若病情危急或药物的局部刺激性较强时，可采用静脉注射。静脉注射时，药液不能漏出血管之外，以免引起局部组织坏死；油溶液或油/水混悬液不能静脉注射，以免引起血管栓塞。

某些药物发挥吸收作用后，若药效较高则应当采用口服给药法，以便药物能被吸收。有些药物虽不期望其被吸收而发挥作用，但需要在肠道内有一定的浓度，亦可采用口服给药法，如治疗肠道感染、胃炎、胃溃疡时。治疗菌痢，可在口服给药外再加灌肠。治疗阴道滴虫病，可采取阴道直接给药。治疗气管炎、哮喘，可在全身给药的基础上，辅以气雾吸入，常能获得更好的疗效。

7. 考虑年龄、性别和个体的差异　小儿、老年人及月经期、哺乳期妇女由于各自的生理特点，用药时有一定的特殊性。个体之间的差异对用药也有明显影响。例如，抗高血压药在不同个体所需的剂量可相差几十倍之多。事实上，不同的个体对药物的敏感性极不相同，有些表现特别敏感，称为高敏性（hypersensitivity）或高反应性（hyperresponsiveness）；特别不敏感的称为耐受性（tolerance）或低反应性（hyporresponsiveness）。

有些患者服用某种药物后，常出现一般患者不会出现的反应，如荨麻疹、血管神经性水肿等等，或应用较少剂量的药物后，可出现较为剧烈的反应，这种现象称为过敏反应。例如，某些患者对青霉素、破伤风抗毒素可出现过敏性休克，这种过敏反应有时仅需很小剂量如皮试时或闻到青霉素药物的气味时就可发生，因此，应用此类药物之前，必须先做过敏试验，一旦出现过敏反应，以后就应避免再用这种药物。如果是对青霉素过敏，可换用其他抗生素；如果是对破伤风抗毒素或白喉抗毒素过敏，可进行脱敏注射。

8. 考虑药理性配伍禁忌　两药配伍应用后，由于机体内生理、生化作用的相互拮抗使疗效互相抵消或降低，而毒性增加的反应时，则为药理性配伍禁忌。药理作用互相对抗的药物不应配伍使用，如中枢兴奋剂与中枢抑制剂、升压药与降压药、扩瞳剂与缩瞳剂、止血药与抗凝血药之间不宜配伍。此外，还有一些其他的药理性配伍禁忌，如单胺氧化酶抑制剂优降宁若与麻黄碱、胍乙啶、甲基多巴等合用，可导致高血压危象；优降宁与麻醉药合用或手术前服过优降宁手术时使用麻醉药，可使麻醉药分解减慢；苯巴比妥具有酶促作用，如与香豆素、多西环素、苯妥英钠等合用，可使后者的分解加速药效减弱。

9. 考虑理化性配伍禁忌　两药合用后，可以产生物理的或化学的变化，如沉淀、中和、分解等使得药效降低或完全丧失，则为理化性配伍禁忌。例如，阿司匹林与碱类药物配成散剂，在潮湿时易引起分解、生物碱盐溶液遇碱性药物，可使生物碱析出，维生素 C 溶液与苯巴比妥配伍，可使苯巴比妥析出，维生素 C 部分分解。静脉滴注液也存在配伍禁忌，如四环素族（盐酸盐）与青霉素钠（钾）配伍，使后者分解生成青霉素酸析出，青霉素与普鲁卡因、异丙嗪、氯丙嗪等配伍，可产生沉淀等。

10. 选择使用新药要慎重　任何新药，无论介绍的多么有效，都不应盲目迷信和滥用，必须正确对待。因为新药还未经过长时间的临床实践，有些治疗效果或不良反应尚未完全显现出来。所以，在使用当中应注意观察疗效及远近期毒性反应。

（四）药物作用的方式

药物应用于机体时，根据其作用部位的不同，可分为"局部作用（local action）"和"吸收作用（absorption）"。前者系指药物在用药部位所呈现的作用，如普鲁卡因的局部麻醉作用；后者也称全身作用，指药物被机体吸收经血液循环而分布到机体有关部位发挥的作用，如口服阿司匹林后产生的退热、镇痛作用。

药物作用有两种方式：一种是直接作用（direct effect）；另一种是间接作用（indirect effect）。直接作用是指药物直接对所接触的器官、细胞产生的作用，及药物与机体接触后，在用药局部所表现的效果，也称局部作用，或源发作用。如局麻药对局部组织感觉神经末梢的麻醉作用。间接作用是指通过机体反射机制或生理性调节产生的作用，也叫全身作用，即药物进入血液循环，随血液分布到全身和某些器官组织后所发生的作用。全身作用也叫吸收作用，如肌内注射青霉素，对某些局部组织或脏器内感染灶的抑菌作用。

但是，生活的机体是一个完整的生命过程，存在广泛的神经反射和体液联系。因此，药物的作用不一定仅表现为与药物接触组织或器官的作用，往往也会引起远隔器官的功能变化，这种影响称为间接作用或继发作用。如静脉注射去甲肾上腺素，其直接作用是使血管收缩、血压上升，间接作用是通过神经反射使心率减慢。

（五）药物作用的部位

药物的作用部位是指药物初始作用的器官、组织或细胞，可分两种类型。

1. 细胞外作用部位　细胞外作用部位，指药物在细胞外起反应，如依地酸钙钠（EDTA Na-Ca）治疗铅中毒，就是由于它能与铅结合成络合物自尿中排出。用碳酸氢钠治疗胃酸过多症，是因为它能中和胃液中的胃酸。这种作用常是化学反应的结果。

2. 细胞作用部位　大多数药物是通过细胞内成分或细胞膜发挥其作用的。如有些药物可以改变膜的通透性，或是通过膜成分而影响细胞内某些物质的浓度或含量，从而调节细胞的功能或代谢状况。

（六）药物作用的机制

药物作用的机制（mechanism of drug actions）是阐明药物作用的原因。对绝大多数药物来说，引起的效应是药物低分子与机体大分子相互作用的结果。药物作用的机制主要是研究药物效应的起始反应的中间环节，这是药效动力学的重要方面。它不但有助于阐明药物作用的选择性、药物治疗作用和不良反应的本质，提高药效，而且也能为设计新药和深入了解生命现象提供有益的参考。

药物作用的机制是一个复杂的过程，可从以下几个方面进行阐述。

1. 药物的构效关系　多数药物是通过化学反应而引起药理效应的。药理作用的特异性取决于药物的化学结构，包括药物的基本骨架、立体构型、活性基团及侧链长短等。药理作用与药物的化学结构间的这种关系称为构效关系，主要表现如下。

（1）药物作用相同的化合物中有时可具有相同的化学基团或官能团，如许多碳氢化合物具有麻醉作用，醇类化合物可以催眠。

（2）同系化合物的主要结构相同，作用性质也大体相同，药物作用则随系列上升而逐渐增加，达到高峰后又下降。如雌酚类同系物的雌激素活性随碳链加长而变化，见附表1-1。

附表1-1　雌酚类同系物的雌激素样活性

R_1	R_2	大鼠单位（g）
H	H	140
H	C_2H_5	5000
CH_3	CH_3	40000
CH_3	C_2H_5	1000000
C_2H_5	C_2H_5	3000000
C_2H_5	C_3H_7	300000
$CH(CH_3)_2$	$CH(CH_3)_2$	20000

注：大鼠单位，每单位相当于 0.0001 mg 标准品苯甲酸雌二醇。

（3）药物作用与药物分子电子密度的分布有明显关系，即如果药物分子中某一原子的电子密度特别低，成为正电中心，则这一中心的正电荷越强，药理作用也越强，如全身麻醉药氯代甲烷，随氯原子数目的增加，碳原子的电子密度越低，形成的正电中心的正电荷越高，全身麻醉作用也越强，其强度依次为：$CH_4 < HC_3Cl < CH_2Cl_2 < CHCl_3$。

（4）药物的立体结构对药物作用具有重要意义。在光学异构体中，多数药物的左旋体具有药理作用而右旋体则几无作用，如左旋多巴、左旋咪唑；也有少数药物右旋体或消旋体具有较高的药理活性或左、右旋体的药理作用不同，如消旋莨菪碱（阿托品）有明显的药理作用，而右旋体莨菪碱极不稳定；左旋奎宁抗疟作用较强，而其右旋体奎尼丁有较强的抗心律失常作用；几何异构体也可影响药理作用，有些药物以顺式异构体的作用强，如雌二醇的雌激素样作用约为其差向异构体的40倍。但有的药物以反式异构体的作用较强。

药物的化学结构与药理作用的关系即构效关系，构效关系为研究药物作用的机制奠定了基础。因为很多药物的作用是由于药物与细胞特殊成分的结合而发生的，这种结合必然受药物的分子结构和细胞成分的分子结构影响，也必然反映药物作用的性质和强弱。结合的方式有以下几种：①共价键和配价键形式的化学结合；②氢键的结合；③正负电荷的静电引力；④基团间的范德华引力。

药物的生物活性与化学结构关系密切者称为特异性药物或结构特异性药物；生物活性与化学结构关系较小者称为非特异性药物或非结构特异性药物。但任何药物的作用都是与该药的化学结构特点分不开的，只不过关系大小不同而已。大多数药物属于特异性药物，能与机体细胞的特殊大分子结合，引起一系列的生理、生化改变或结构改变。这类药物大部分作用于酶和受体。如常用的抗生素、抗肿瘤药、激素等。在这类药物中，有些化学结构非常近似的药物，常能与同一受体结合，其中，与同一受体或酶相结合引起相似的药物，称为拟似药；与同一受体或酶相结合，引起相反作用或阻断拟似药作用的药物，称为拮抗药。

2. 药物作用的受体学说

（1）受体的概念　受体（receptor）是在生物进化过程中形成的，是能与药物特异性结合并能传递信息和引起特殊生理效应的细胞成分，在体内有特定的分布，其本质为存在于细胞膜上或细胞质内的大分子蛋白质（糖蛋白或脂蛋白）。

目前，已知的受体有20多种，而且大多数位于细胞膜，如胆碱受体、肾上腺素受体、阿片受体等；少数受体存在于细胞质内，如肾上腺皮质激素受体、性激素受体等。从生物学观点来看，体内的药物受体绝不会是专为外源性药物而存在的，事实上机体内存在内源性配体（配基，ligand）可与相应的受体结合并引起特定的生理效应。内源性配体一般为激素、神经递质或自体活性物质等。脑组织内有内源性阿片肽〔包括脑啡肽（enkephalin，EK）、内啡肽（endorphin，EP）及强啡肽（dynorphin，Dyn）等〕，与脑组织中阿片受体相结合并使之激动，是维持正常痛阈的一个重要因素。受体分子可准确识别其配体及化学结构类似物。一般认为，确定某一药物受体的存在，作用于该受体的药物必须具备下列特点：①高效和高度的生物特异性；②高度的化学结构特异性；③存在特异竞争性拮抗剂。所以，受体又可称为特异性受体。

（2）受体的性质　其表现在两个方面：一是化学性质。受体多为蛋白质，其中一些是酶类（如二氢叶酸还原酶、Na^+，K^+-ATP 酶），还有一些是其他蛋白质，如涉及转运过程的胞膜蛋白、涉及细胞运动功能的微管蛋白等；也有一些受体为非蛋白物质，如抗恶性肿瘤药的受体多是核酸，而全身麻醉药则是通过与细胞膜相互作用，改变细胞膜中类脂质的结构和功能而产生效应的。二是功能性质。有些受体可与配体或药物结合直接发挥效应，如烟碱型胆碱受体，它与胆碱能激动剂结合后，使细胞膜的通透性改变，Na^+ 向膜内运动，K^+ 向膜外运动，另一些受体与相应配体或药物结合后，影响酶的活性，通过生物放大系统，最终导致组织或细胞的功能变化，产生兴奋性或抑制性效应。如肾上腺素与其相应受体结合后，可激活腺苷酸环化酶，使细胞内 cAMP 的浓度升高，引起连锁反应，最终使血糖升高、糖代谢加速、细胞活动的能量供应增加等。

根据药物与相应受体结合后对受体功能性质的影响，可分为激动剂（兴奋剂）、拮抗剂（阻断剂）及部分激动剂（部分拮抗剂）。凡与受体相互作用直接改变受体功能性质而产生药理效应的药物，称为激动剂（agonist）；若药物与相应受体相互作用的结果不引起受体功能性质的变化，亦即不产生效应，但可阻断或抑制特异激动剂与受体的结合及其效应，称为拮抗剂（antagonist）；还有一类药物在无激动剂的情况下，单独与受体作用时是弱激动剂，而当有激动剂存在时，则与之争夺受体，表现为拮抗剂，这类药物称为部分激动剂（partial agonist）。

（3）药物与受体的相互作用——受体学说　多年以前，有人就曾提出，药物所以能够发生作用，是由于它与集体效应器的某一部位相结合，这一部位当时被称为"接受物质"，以后又被称为"受体"（receptor）或"受点"（receptor site）。现已确知"受体"是位于细胞膜或细胞内的一种蛋白质，能同体内神经传导介质、激素及其他内源性活性物质或某些药物相结合，从而引起一系列生化反应，变现为细胞或组织器官功能的兴奋或抑制。受体有高度的特异性，如和乙酰胆碱结合的受体，称为"胆碱受体"。受体还可有其亚型，如胆碱受体分成毒蕈碱型（M）和烟碱型（N）两类。前者可以分为 M_1、M_2、M_3、M_4、M_5 等类；后者又分为两型：1 型（N_1，又称 N_N 型）和 2

型（N_2，又称 N_M 型）。

已知的受体有胆碱受体、肾上腺素受体、多巴胺受体、5-羟色胺受体、吗啡受体（阿片受体）、组胺受体（包括组胺 H_1 受体和 H_2 受体），以及各种激素（如肾上腺皮质激素、性激素、胰岛素等）的受体等。

既具有与受体结合的亲和力，又具有内在活性的药物，可以与相应的受体结合，并激动受体，继而产生一定的生物效应（如心脏收缩、腺体分泌等），这类药物称为受体激动剂（agonist），如乙酰胆碱，可与胆碱受体结合并激动之。只具有与受体结合的亲和力，但不具有内在活性的药物，可以与相应的受体结合，但不能激动受体，甚至可以阻滞激动剂与之结合而发生效应，这类药物称为受体拮抗剂（antagonist）或阻滞剂（blocker），如阿托品，可以与胆碱受体结合而阻断乙酰胆碱与之结合从而拮抗乙酰胆碱的效应。

药物与受体结合后，通过信号传导系统引起细胞的反应，是一种重要的药物作用机制。

细胞膜上受体的数目或反应性可受其周围的生物活性物质或药物（激动剂或拮抗剂）的作用或浓度的影响而发生改变。上述药物或药物浓度高、作用过强或长期激动受体，可使受体数目减少，称为衰减性或向下性调节。反之，可使受体数目增多，称为上增性或向上调节。向下调节与机体对长期应用激动剂或产生耐受性有关，如哮喘患者久用异丙肾上腺素治疗可以导致疗效降低；而向上调节则与长期应用拮抗剂后敏感性增加或撤药症状有关，如高血压患者应用普萘洛尔时突然停药可引起反跳现象。

（4）受体学说与临床用药　药物治疗是临床治疗手段中最为普遍、最为广泛的一种。在临床用药过程中，既要充分发挥药物的疗效，又要避免毒副作用，以保证用药者的安全。

1）药物疗效与受体的关系：凡是通过特异性受体产生效应的药物，其疗效取决于受体的数目和亲和力。例如，在乳腺癌的治疗中，除手术和放射治疗外，激素治疗也是重要的辅助治疗手段。但不同患者用激素治疗的效果有很大的差异。究其原因，是由于瘤细胞的雌激素受体存在差别造成的。若瘤细胞的雌激素受体为阳性，则该瘤细胞易同雌激素结合并受到影响，疗效较好，可有半数以上患者肿瘤消退，生命得到延长。而雌激素受体为阴性者，激素治疗见效者少见。另近有报道，若黄体酮受体和雌激素受体为阳性，用激素治疗者可有 3/4 得到缓解。所以，测定乳腺癌细胞上述两种激素的受体，可以较好地估计激素的疗效，避免盲目用药。

患者对特异性药物不敏感可能与受体的改变有关。如用胰岛素治疗糖尿病，可有不等程度的低敏感或不敏感者。这可能是由于血液中存在抗胰岛素的自身免疫抗体，使得胰岛素与其受体的亲和力下降，因而不敏感。也可能是细胞表面胰岛受体的密度极低下,尽管血液中胰岛素水平可正常或偏高,但由于受体数目严重不足,因此对内源性和作为药物的外源性胰岛素敏感性均极低。

患者对药物的高敏状态可能受疾病本身的影响,但常见于长期使用拮抗药引起的受体向上调节(up-regulation),即拮抗剂使受体的数目增加,这时出现的毒副作用和开始用药或偶然用药过量时不同。如氯丙嗪类药物治疗精神分裂症的初期,出现的不良反应是帕金森症,其症状以震颤为主,这是由于药物在阻滞边缘系统多巴胺受体的同时也阻滞了纹状体的多巴胺受体所致。但长期服用此类药物的患者,可出现刻板式运动障碍,此是锥体外系统多巴胺受体的高敏性的表现,即由于长期应用这类拮抗剂产生了受体的向上调节。再例如,长期应用普萘洛尔的患者治疗期间很多组织的 β 受体数目代偿增加,在撤除药物时,突触后 β 受体处于高敏状态,可出现肾上腺素能神经功能亢进的部分症状,如心脏对儿茶酚胺的高敏反应等。

长期应用受体激动剂治疗过程中产生的对药物耐受,可能是由于激动剂使受体数目和功能下降,即产生所谓“向下调节”(down-regulation)的结果。这可能是不少药物产生耐受的作用机制,例如,长期使用肾上腺素或选择性 $β_2$ 受体激动剂治疗支气管哮喘的过程中,可出现对药物的耐受。但是,并非所有激动剂的耐受都是受体向下调节的结果,如阿片类药物产生耐受时,其受体的数目和亲和力并未改变。

2) 药物不良反应的产生与受体的关系:这可能是一种药物阻滞多种受体的结果,也可能是作用于同一受体的多种亚型的结果。前者如氯丙嗪,除阻滞多巴胺受体外,还有阻滞乙酰胆碱、去甲肾上腺素、5-羟色胺等受体的作用,由此产生直立性低血压、口干、嗜睡、淡漠、反应迟钝等不良反应;后者如盐酸普萘洛尔,除阻滞 $β_1$ 受体外,还可同时阻滞支气管平滑肌的 $β_2$ 受体,可能诱发哮喘,这是由于盐酸普萘洛尔对 $β_1$、$β_2$ 受体选择性差所致。

3) 受体学说对新药的研究与开发的指导作用:如开发和使用对 $β_2$ 受体有选择性的激动剂治疗支气管哮喘,可减轻或消除心悸等不良反应;使用单组分胰岛素可减少抗胰岛素抗体的生成及过敏反应的发生(从牛或猪胰脏提取的结晶胰岛素,含胰岛素原 1%～5%),免疫原性强;使用人胰岛素(以基因工程生产),则免疫原性最弱,因而最安全、有效。对内源性阿片肽类物质和对阿片受体各亚型的研究表明 κ 受体与镇痛有关,而 μ 受体除与镇痛有关外还是引发成瘾的因素。如果作用于 κ 受体产生镇痛作用且又不易成瘾,那么可循此途径去寻找新的镇痛药。

3. 改变细胞周围的理化条件 如抗酸药多是弱无机碱类;通过简单的化学中和可降低胃液的酸度治疗溃疡病。应用无化学活性的高渗甘露醇,能迅速提高血浆渗透压,使组织间水分向血浆转移,达到消除脑水肿和

利尿的目的。

4. 参与或干扰细胞物质代谢过程 如用补充疗法治疗某些物质缺乏症,就是供给机体缺乏的物质参与正常生理生化代谢过程。或用某些化学结构与正常代谢十分相似的药物,使其参与代谢,达到抑制或阻断代谢的目的,因此这类药物又叫作抗代谢药。如磺胺药与对氨基苯甲酸竞争参与叶酸代谢,而表现抑菌作用。

5. 对酶的抑制或促进作用 许多药物是通过促进酶的活性或抑制酶的作用而发挥其药理效应的。如胰岛素促进己糖激酶的活性,新斯的明抑制胆碱酯酶的作用等等。有些药物本身就是酶或是酶的辅基,如溶菌酶、维生素等。还有些药物能诱导酶的产生,如巴比妥类药物可诱导肝微粒体酶等。

6. 直接作用于细胞膜 有些药物是通过改变生物膜的通透性发挥作用的。如局麻药可抑制神经细胞膜的钠通道而使神经传导发生障碍。

7. 改变体内活性物质的释放或分泌 某些药物是通过改变生理递质的释放、储存或激素的分泌而发挥作用的。如麻黄碱促进肾上腺素能神经末梢释放去甲肾上腺素。大量的碘可抑制甲状腺素释放。甲苯磺丁脲促进胰岛素分泌。

药理作用过程是一系列生理生化过程的反应。机体的机能十分复杂,药物的种类又是如此繁多,因此,药物作用的原理也是多种多样的。上述几种作用机制也不是截然分开,互不相干的。如有些药可先与受体结合,改变酶的活性或改变细胞膜的通透性,从而影响细胞的代谢,发挥其调节功能的效应,应当明确指出的是:药物不能产生新的效应,即药物不能赋予细胞新的功能,只是调节细胞原有的功能。

四、影响药物治疗作用的因素

药物治疗疾病的疗效受多方面如患者的年龄、性别、病理状态、个体差异、遗传因素和精神因素等的影响。药物的剂量和剂型、给药途径、给药的时间和次数以及反复用药等均可从客观上影响药物作用的强度,甚至会改变机体对药物的敏感性。临床上常常同时应用多种药物,这时药物相互作用,也会从正反两个方面影响药物作用的强度,甚至产生不良反应。

(一) 机体方面的因素

药物在体内的表观分布容积与体重体液和脂肪含量具有密切的关系,用药应考虑不同人群的这些生理特点。

1. 年龄 患者的年龄可能是药物效力差别的原因,对极幼和极老的患者在药物剂量选择上有特殊性。极幼者各器官的成熟不一致,而极老者各器官的衰退也不一致。这两个极端年龄组的吸收排泄动力学、分布容积和受体敏感性都和年轻人有所不同。

（1）儿科患者　为儿科患者选择最恰当的药物和决定其剂量有许多困难。儿科患者一般分为以下年龄组：早产婴儿（孕龄 36 周以内）；足月婴儿（孕龄 36～40 周）；新生儿（出生第 1 个月内）；婴儿（5～52 周）；儿童（1～12 岁）；青少年（12～16 岁）。只有通过研究与实践，才能确定某种药物在婴儿和儿童是否有和成人相同的效力，实际上，已知他们对许多药物的反应是不同的。在这些患者中，个体的年龄和身材大小以及疾病状态都影响剂量。

许多药物的药动学随着几项生理功能的不断发育而改变。早产儿和新生儿的许多代谢功能尚未充分发育，如果按传统的标准剂量给药，药物就会积累到中毒的浓度。事实上，出生 1 周以内的婴儿与 1 岁儿童对药物反应的差别，总的来说要比 1 岁儿童与成人的差别还大。

（2）老年患者　在选择某些药物的剂量时，对老年患者需要特别考虑，因为老年患者在使用药物时，往往需使用两种以上药物，因此选择恰当的药物和剂量甚为重要。虽然不能确定具体年龄，但一般包括 60 岁或 65 岁以上的患者。然而应当明确，实足年龄并不一定与生理年龄密切吻合。体内各系统都逐渐衰退，但就某个人而言，有些器官会比其他器官受累更重。同龄人之间的差别十分大，老年人的特点是生物性差别增大，每个患者都应个别对待。

为老人处方时，要特别注意下列一般原则：①医生应该明确患者正在服用哪些药物，包括不凭处方亦可出售的药物（OTC）。老人常服许多药，有些是不需要的，应当停用。患者应该尽量减少用药；②用药的剂量表应当尽量简化，所用的剂型应易于自己给药，患者应当了解用药的说明；③应该密切随访患者遵守医嘱情况、药效以及不良作用；④必须考虑所有可能影响剂量和效果的生理和病理改变。然而，常常很难查明这些因素。现有的证据表明衰老可引起多种生理功能变化，可能会影响某些药物的作用。

2. 性别　性别的不同也会影响药物的作用。在生理功能方面，女性有月经、妊娠、分娩、哺乳期等特点，用药时应注意。妊娠期中，应禁用剧泻药，以免引起流产或早产。在妊娠的头 3 月内用药更应特别谨慎，免致畸胎或死胎。临产前禁用吗啡，以免抑制胎儿的呼吸。哺乳期用药也应考虑是否影响乳儿。另外妇女体重较轻，用药量比男子相对小些。女性体内的脂肪所占体重的百分率高于男性，而体液总量占体重的百分率则低于男性，这都会影响药物的分布。

3. 病理状态　患者生病时，在病理条件下可受两个方面的影响：一是疾病对药动学的影响，即对药物的吸收、分布、代谢、排泄等方面带来的影响。例如，对药物代谢的影响：肝脏中存在药物代谢最主要的一种微粒体酶系统。因而肝脏疾病可导致微粒体酶活性的降低而使药物效应发生改变。如许多药物是通过肝微粒体酶代谢而失活的，当发生肝脏疾病时，由于药物的血浆半衰期延长，可使药效增强或出现毒性反应。患肝病时可延长半衰期的药物见附表 1-2。又例如，对药物排泄的影响：肾脏是药物排泄的重要器官，任何一种损伤肾脏功能的疾病，都对药物的肾脏排泄有影响，因此，临床上需要予以高度的重视。附表 1-3 列出一些肾功能衰竭时需注意调整剂量、甚至禁用的药物。患者的功能状态可影响药物的作用，如强心苷可治疗慢性心功能不全，使心肌收缩力加强，心率减慢，但对正常心肌并无明显作用。解热镇痛药只对发热患者有退热作用，对正常体温无影响。重度肝功能不全时可用甲苯磺丁脲、氯霉素等，由于肝脏对药物的生物转化速率减慢，因而作用加强，且持续时间延长，而可的松、泼尼松需要在肝脏经生物转化后才有效，故肝功能不全者作用减弱。肾功能不全时可使庆大霉素等主要经肾排泄的药物排速减慢，$t_{1/2}$ 延长，可引起蓄积中毒，此时，应减少用药剂量或延长给药间隔时间，以防蓄积中毒。二是疾病对药效学的影响。药物只有与机体细胞上的受体相结合才能发挥药理效应，因此，受体的数目和类型的改变必然导致药物效应的改变。许多疾病可影响体内环磷酸腺苷（cAMP）的含量，而 cAMP 是信息传递的第二信使，所以，cAMP 含量的改变可间接地影响受体的功能，进而影响药物效应。

附表 1-2　肝病时可延长半衰期的药物

病种	药物
急性病毒性肝炎 肝硬化	哌替啶、地西泮、氢化泼尼松、醋氯酚、苯巴比妥、氨茶碱、氢化可的松、甲苯磺丁脲、氨苄西林、氯霉素
慢性肝病	异烟肼、利福平、异戊巴比妥

附表 1-3　肾功能不全的程度对用药的影响

病变程度	需变更剂量的药物	应避免使用的药物
轻度	庆大霉素、卡那霉素、链霉素、四环素、美沙酮、氯贝丁酯	
中度	庆大霉素、胰岛素、磺胺甲噁唑、甲氧苄啶、氨苄西林、羧苄西林、新霉素、环磷酰胺、甲氨蝶呤、氟尿嘧啶、地高辛、甲丙氨酯、别嘌醇、阿司匹林类、吩噻嗪类、保泰松、甲基多巴	氨基水杨酸类、孟德立胺、氯磺丙脲、丙磺舒、苯偶氮吡啶
重度	头孢噻吩、头孢噻啶、青霉素 G、甲氧西林、林可霉素、秋水仙碱、硫唑嘌呤、新斯的明、巴比妥、奎宁、甲苯磺丁脲	对乙酰氨基酚、乙酰唑胺、螺内酯、依他尼酸、吩噻嗪类、苯乙双胍

4. 营养状况　营养不良者体重较轻,蛋白质合成减少,使药物与血浆蛋白结合率降低,血中游离型药物增多。其肝微粒体酶活性也会降低,使药物代谢减慢。又因体内脂肪组织减少而影响药物的储存。这些情况综合起来可使药物半衰期延长,甚至引起毒性反应。

5. 个体差异　在基本条件相同的情况下,多数患者对药物的效应是相似的。但有少数患者对药物的反应有所不同,称为个体差异(individual variation)。这种差异有量的差别,甚至还有质的不同。少数人对药物特别敏感,称为敏感性强或高度敏感,英文多用hypersensitivity表达;还有少数患者对药物特别不敏感,属于耐受性(tolerance)强。如一般人服用奎宁 1 g以上才出现头痛、耳鸣等中毒反应,而高度敏感的患者仅用 0.3 g 即可出现。除敏感程度高低以外,产生个体差异的主要原因是患者对药物的吸收、分布、生物转化和排泄等存在差异。相同剂量的药物在不同个体中的有效血药浓度、作用强度和作用持续时间可能存在差异。因此,临床用药必须根据个体情况选择适当的药物剂量,才能达到预期效果并减少不良反应,此即剂量个体化(individulization)。

过敏反应(anaphylactic reaction)实际系指变态反应,是临床常见的一种病理表现和生理功能紊乱,其个体差异更大,与上面所说的高度敏感(hypersensitivity)是不同的。有的人一生中无过敏反应史,有的人对好几种药有过敏史的记录,还有的患者在做青霉素皮试时,当即发生过敏性休克,甚至不治身亡。人与人之间在这方面的差异程度很大。因此,对一些容易引起过敏性休克的药物必须进行皮试。

药动学参数有个体特异性差别见附图 1-1、附图 1-2。

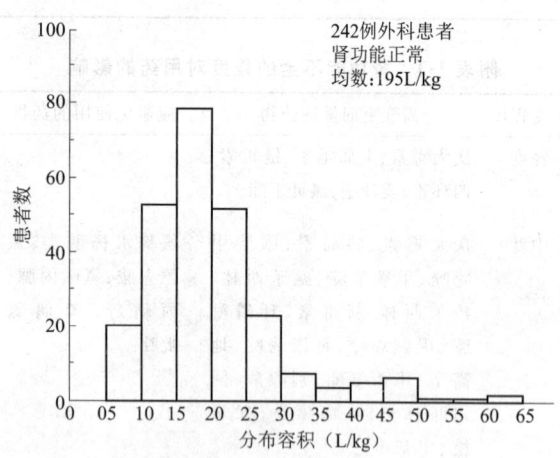

附图 1-1　患者个体特异性差别举例(一)
图示 242 例外科患者的庆大霉素分布量的巨大差别,
患者的血清肌酐测定均正常

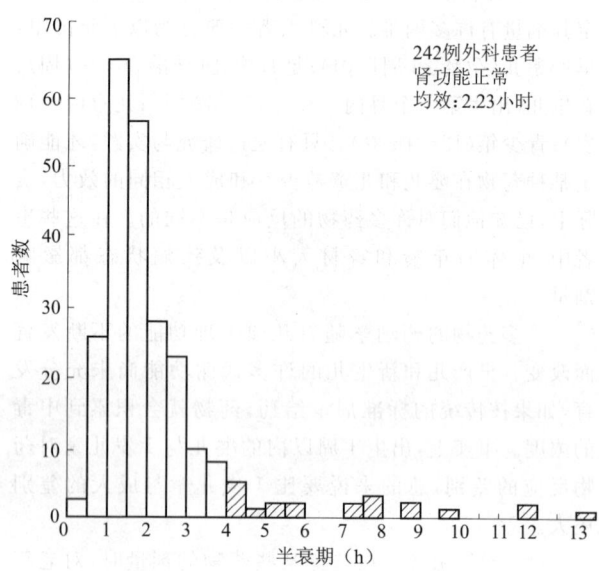

附图 1-2　患者个体特异性差别举例(二)
图示 242 例外科患者的庆大霉素半衰期的巨大差别。
测得血清肌酐均低于 1.5 mg/dl

6. 遗传因素　药物遗传学(pharmacogenetics)是为了研究和确定药物反应遗传学依据的学科,换言之,就是研究机体的遗传因素对药物反应的影响,有些人对某一药物极为敏感,而另一些人却极不敏感,导致这种差异的原因正是人类不同基因组所形成的人与人之间显示出来的遗传学差异,遗传因素最终必然在药效学上表现出来。

(1)生物转化过程的异常　乙酰化是许多药物如异烟肼、对氨基水杨酸、肼屈嗪、普鲁卡因胺、磺胺类药等在体内灭活的重要代谢途径。其消除速度和能力取决于肝脏乙酰基转移酶的多少。代谢快者,口服单剂量异烟肼后的血浆半衰期为 45～100 min,血药浓度为 1 μg/ml;但某些因遗传性引起的酶缺乏,代谢减慢,血浆 $t_{1/2}$ 为 2～4.5 h,血药浓度达 4～5 μg/ml;爱斯基摩人、日本人及中国人代谢快者占大多数;白种人相反,代谢慢者占多数。通过药动学的测定发现代谢异常者,对慢乙酰化型患者只有减少该药用量,或延长给药的间隔时间,才可减少本类遗传变异导致的不良反应。

(2)遗传性高铁血红蛋白血症　患此症的患者缺乏高铁血红蛋白还原酶,不能使高铁血红蛋白还原成血红蛋白而出现紫绀,这种患者应尽量避免使用硝酸盐、亚硝酸盐及磺胺类等药物。

(3)药物吸收和分布的异常　少年型恶性贫血是由于胃内缺乏内在因子,使维生素 B$_{12}$ 在肠内不被吸收,如果组织中运铁蛋白(transferrin)过度饱和,就会在组织内蓄积,使皮肤出现色素沉着,称为原发性血色素沉着病(hemochromatosis)。

(4)蚕豆病及药物引起的溶血性贫血　这是一种缺

乏红细胞葡萄糖-6-磷酸脱氢酶（G6PD）的遗传性生化缺陷。G6PD 的缺乏引起还原性谷胱甘肽减少，这类患者即使服用治疗量的对乙酰氨基酚、阿司匹林、奎宁、伯氨喹、磺胺类药、呋喃妥因、维生素 K 或蚕豆后也可能引起溶血性贫血。

（5）单基因遗传变异　单基因遗传变异是指一个等位基因发生变异而影响药物代谢。这种变异造成代谢异常在人群中占有一定的比例，因此，临床上用药时需予以足够的重视，常见或典型的单基因遗传变异所致代谢异常见附表 1-4。

（6）受体部位异常（如华法林耐受）　患此病的患者可能是由于肝脏中维生素 K 环氧化物还原酶受体部位出现异常，致使与抗凝剂的亲和力降低而产生耐受性。患者一次性大剂量口服或静脉注射华法林后

血浆中的药物浓度、分布容积、血浆半衰期均与正常人一样，但要达到抗凝效果，其剂量必须高于普通剂量的 20 倍。而患者维生素 K 的代谢和依赖维生素 K 的凝血因子均正常，因此，故认为这是遗传引起受体异常导致药理效应改变的一个典型例子，此病的遗传方式为常染色体显性遗传。

（7）组织细胞代谢障碍（G6PD 缺乏症）　G6PD 可催化 6-磷酸葡萄糖脱氢，使谷胱甘肽变成还原型谷胱甘肽（GSH）。GSH 可保护血红蛋白不被氧化，而 G6PD 缺乏症的患者，可导致 GSH 缺乏，当服用伯氨喹等有氧化作用的药物时，可使血红蛋白内部的巯基被氧化，导致血红蛋白变性，形成 Heinz 小体，有 Heinz 小体的红细胞通过脾窦时被破坏而发生溶血，此种缺陷属 X 连锁不完全显性遗传，男性发病率高于女性。

附表 1-4　单基因遗传变异所致的药动学异常

动力学异常名称	药物	酶异常部位	临床表现	遗传方式	发生率
慢乙酰化	异烟肼、磺胺二甲嘧啶、苯乙肼、氨苯砜、肼屈嗪、普鲁卡因胺	肝乙酰基转移酶	有关药物半衰期延长、作用与毒性增大	常染色体隐性	中国人 22%
异喹胍羟化障碍	异喹胍、胍生、去甲替林	CYP2D6	药物血浓度增高，药效与毒性增加	常染色体隐性	白种人 6%～8%，埃及人 5%，尼日利亚人 15%，加纳人 6.3%
缺过氧化氢酶	过氧化氢	红细胞及组织过氧化氢酶	无过氧化氢酶血症	常染色体隐性	日本人 0.26%，瑞士人 0.7%
琥珀酰胆碱水解障碍（非典型伪胆碱酰酯酶）	琥珀酰胆碱	血浆中伪胆碱酯酶	呼吸机麻痹时间延长	常染色体隐性	欧美人 1：(1500～2500)
苯妥英钠慢羟化	苯妥英钠	缺肝微粒体氧化酶	苯妥英钠蓄积中毒	常染色体隐性连锁显性	三个家族
非那西丁脱乙基障碍	非那西丁	缺肝微粒体氧化酶不能脱乙基，变为脱乙酰基	高铁血红蛋白症、溶血性贫血	常染色体隐性	一个家族
香豆素过敏	香豆素	缺肝微粒体氧化酶羟化作用	抗凝血作用延长	—	一个家族
肝葡糖醛酸转移酶缺乏	水杨酸类、薄荷脑、皮质激素	肝葡糖醛酸转移酶	肝胆红素血症、有关药物代谢障碍	常染色体隐性	少数病例
次黄嘌呤-鸟嘌呤磷酸核苷转移酶（HGPRT）完全缺乏及部分缺乏	别嘌醇、巯嘌呤、氮鸟嘌呤、硫唑嘌呤	HGPRT 缺乏	高尿酸血症，0.5% 痛风患者不能代谢有关药物而致中毒。且药物无活性	性连锁隐性	0.5% 痛风患者缺乏（不能将有关药物代谢为有活性的代谢物）
异戊巴比妥羟化障碍	异戊巴比妥	肝细胞色素 P450	药物半衰期延长 3 倍	常染色体隐性	加拿大 2%

（8）恶性高热　有此遗传缺陷者，当用全身吸入性麻醉剂氟烷或乙醚及肌松剂琥珀酰胆碱之后，可突发高烧（达 42℃）、肌肉强直、心动过速、心律失常、换气过度、酸中毒、电解质紊乱、血清中肌酸磷酸激酶（GPK）升高。

发作后多数患者死于心脏停搏。

（9）解剖学异常　如遗传性主动脉下阻塞对洋地黄反应异常。遗传因素对药理效应的影响见附表 1-5。

附表 1-5　遗传因素对药理效应的影响

遗传异常名称	产生异常名称药物	异常部位	临床表现	遗传方式	发生率
G6PD 缺乏症	抗疟药：伯氨喹、扑疟灵、戊喹、奎宁、米帕林、氯喹 解热镇痛药：乙酰苯胺、阿司匹林、非那西丁、安替比林、氨基比林 抗菌药：磺胺类与呋喃类多种、氯霉素、对氨基水杨酸 其他：维生素 K、亚甲蓝、苯肼、奎尼丁、硝基甲苯、萘、甲苯、丙磺舒	G6PD 已知有 163 种变异，多系一个氨基酸被置换	溶血	X 连锁不完全显性	全世界 1 亿人口
苯硫脲（PTC）味盲	含 N—C=S 基团的 PTC 及甲基硫氧嘧啶和丙基硫氧嘧啶、杀鼠药、安妥	未明	味盲	常染色体隐性	白种人 31.5%，日本人、中国人 10%～12%，蒙古人 7.8%
恶性高热	吸入性麻醉药（氟烷等）及琥珀酰胆碱	未明	高热，肌强直	常染色体显性	1:（6000～70000）
华法林耐受	华法林	酶受体与华法林亲和力降低	华法林药效降低	常染色体显性	两个大家系
不稳定血红蛋白（血红蛋白 H）	同 G6PD 缺乏症	由 4 个 β 链组成 Hb	溶血	常染色体隐性	曼谷 1:300
血红蛋白	磺胺类、伯氨喹等	Hbβ 链第 63 氨基酸精氨酸取代组氨酸	溶血	常染色体显性	两个小家系
血红蛋白 M	磺胺类、亚硝酸盐、异烟肼、丙卡巴肼、伯氨喹、奎宁、亚甲蓝、醌类、苯胺、非那西丁等	Hb 中氨基酸置换	高铁血红蛋白形成	常染色体显性	低
NADH-高铁血红蛋白还原酶缺乏症	同 G6PD 缺乏症	黄递酶变异	紫绀	常染色体隐性	约 1% 为杂合子携带者
肝性血卟啉症	口服避孕药、巴比妥类药物、磺胺类、苯妥英钠、灰黄霉素、乙醇、氯喹等	卟胆原合成酶缺乏，使 δ-氨基酮戊酸合成酶活性增加	腹痛、肌麻痹、精神障碍	常染色体显性	南非 1%
慢性单纯性青光眼	皮质激素	未明	眼内压高	常染色体隐性	美国 5%
抗维生素 D 性佝偻病	维生素 D	肾小管吸收磷与肠道吸收钙降低	佝偻病	X 连锁显性	低
先天愚型（21 三体综合征）	对阿托品、毛果芸香碱、麻黄碱敏感	21 号三体型染色体	药物敏感	—	1:（600～800）
家族性自主神经障碍	对去甲肾上腺素敏感，皮内注射组胺无反应	未明	未明	常染色体显性	犹太人中多见
羟基犬尿酸原尿症	维生素 B₆ 为犬尿酸原酶辅酶，缺陷者需维生素 B₆ 量增加	犬尿酸原酶缺乏	糙皮病	常染色体隐性	低
戊糖尿症	氨基比林、巴比妥、三氯叔丁醇	L-木酮糖还原酶缺乏	木酮糖排泄增加	常染色体隐性	犹太人中 1:（2000～5000）

（10）遗传性不同的个体对常用的治疗剂量可能会　　毫无反应或发生不良反应　改变患者药物效应的遗传

性疾病见附表 1-6。

附表 1-6　改变患者药物效应的遗传性疾病

疾病	影响的药物	酶及位置	频率
过氧化氢酶缺乏症	过氧化氢	红细胞过氧化氢酶	主要发生于日本及瑞士(日本某些地区发生率占人口的 1%)
不典型假胆碱酯酶	琥珀酰胆碱	血浆假胆碱酯酶	2500 人中有 1 人
慢速乙酰化者	异烟肼、磺胺甲基嘧啶、苯乙肼、氨苯砜、肼屈嗪、普鲁卡因胺	肝乙酰化酶	约 50% 美国人口
苯妥英中毒	苯妥英	对位羟化苯妥英的双功能氧化酶	仅有一个小家系
异戊巴比妥 N-羟基化作用缺陷	异戊巴比妥	N-羟基化异戊巴比妥的肝微粒体多功能氧化酶	仅有一个小家系;筛查 100 多名无关的健康志愿者,发现近 2% 为纯合子性受累
华法林抗药性	华法林	肝内受体或酶有改变,维生素 K 亲和性升高	两个大家系
G6PD 缺乏	多种药物	G6PD	全世界约 1 亿人;疟疾流行区高发
Zurich 血红蛋白	磺胺类	血红蛋白 β 链第 63 位的组氨酸被精氨酸取代	两个小家系
血红蛋白 H	多种药物	四条 β 链组成的血红蛋白	—
眼内压对类固醇的异常反应所致青光眼	皮质激素	不详	约 5% 美国人口
恶性高热	多种麻醉药,尤为氟烷	不详	2 万麻醉患者中约有 1 人
高铁血红蛋白还原酶缺乏	多种药物	高铁血红蛋白还原酶	100 人中约有 1 人为杂合子携带者
卟啉症	多种药物	血红蛋白合成途径中酶的缺乏	—
异喹胍(debrisoquine)脱甲基作用多态性	多种药物	肝内异喹胍脱甲基作用	约 5% 的人口

引自:王贤才主译. 临床药物大辞典. 青岛:青岛出版社,1995。

7. 精神因素　患者的精神状态和思想情绪可影响药物的疗效,如情绪激动可使血压升高,亦可引起失眠。患者如对疾病思想负担很重,对治疗不配合,往往会影响药物的疗效。试验证明,暗示可起到心理治疗作用。

8. 种属间的差异　不同种属的动物对同一药物反应可能有很大差异,有时可表现为质的差异,在进行药物临床前的药理研究工作时,应考虑动物的种属间差异(speciesvariation)以及选择哪种动物比较适宜,如在哺乳动物中,吗啡对人、犬、大鼠及小鼠表现行为抑制;但对猫、马、虎则呈现兴奋,显然这是质的差异,但在大多数情况下表现为量的差异,即作用的强弱与维持时间的长短不同,如哌替啶在人体的消除速率为每小时约 17%,镇痛作用可持续 3~4 h;但在犬的消除速率为每小时 70%~90%,且镇痛作用弱,不易产生耐受性和成瘾性,这些种属间药物代谢速率的差异亦见于其他药物。以上结果提示,在药理研究中不能把动物实验资料随意直接搬用于人。

(二)药物方面的因素

1. 药物化学结构及理化性质　药物化学结构改变所致的理化性质的改变,可影响药物在机体内的吸收、分布与排泄而间接地影响药物作用。化学结构相似的药物,其药理作用也相似;但也不尽然,有些化学结构相似的药物其药理作用相反。前者如苯乙胺类药物,皆具有拟肾上腺素作用,引起血管收缩及血压上升;后者如对氨基苯甲酸与磺胺类药物,两种药物因化学结构相似,而能发生竞争性对抗作用,正是利用这一特点,磺胺药得以发挥其抗菌作用。

2. 药物的剂量和剂型　同样的药物在不同剂量或浓度时作用强度有量的差别。小剂量的催眠药可产生镇静作用,增加剂量有催眠作用,剂量再增大可有抗惊厥作用。药物的剂型也可影响药物的吸收及消除,如注射液的水溶液吸收较油剂和混悬剂为快,而作用维持时间较短。口服时的吸收率:水溶液>散剂>片剂。缓释制剂可使药物缓慢释放而被吸收,延长药效。如药物上接一载体,使药物导向分布到肿瘤靶细胞,可提高疗效,减少不良反应。给患者口服不同剂型而相等剂量的阿司匹林后,在同一时间内其血药浓度可相差几倍,见附图1-3。

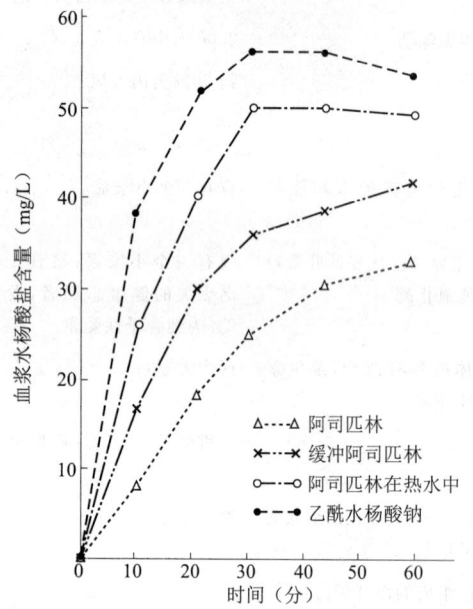

附图1-3　不同剂型的640 mg阿司匹林口服后的浓度曲线

3. 药物的制备工艺　药物的制备工艺不同对药物效应可能也不同,同一药物,即使剂型相同、剂量相等,而制备工艺不同或同一厂家但不同批号的产品,药物的血药浓度及药物效应可能不同。

4. 给药途径　不同的给药途径可影响药物的作用。如口服硫酸镁作为剧泻药,而肌内注射后有降压及抗惊厥作用。药效出现时间从快到慢,依次为静脉注射、肌内注射、皮下注射、口服。

5. 给药时间和次数　许多药物应在适当的时间用药。一般情况下,饭前服药吸收较好,发挥作用较快,饭后服药吸收较差,显效也较慢。有刺激性的药物宜饭后服用,可减少对胃肠道的刺激作用。催眠药宜在临睡前服用。用药的次数应根据病情的需要,以及药物在体内的消除速率而定。对半衰期短的药物给药次数要相应增加。对毒性大或消除慢的药物应规定一日用量和疗程。在肝、肾功能不全时应减少药物剂量或延长给药的间隔时间。

在昼夜间不同时段,机体的生理状态对药物的敏感性也随之不同,即昼夜节律(circadian rhythm)。研究生物活动的时间节律周期已成为药理学的一个新分支,称为时辰药理学(chronopharmacology)。近10余年,许多文献证实,人体在午夜后胃内的酸度增高,据此,睡前给溃疡患者服用2粒雷尼替丁(0.25 g)的疗效优于日间服用。又如人的肾上腺皮质激素分泌有明显的昼夜节律,清晨为分泌高峰,午夜最低。因此激素一日量早晨1次

服用,可减轻对垂体前叶抑制的不良反应。此外,正常人的体温亦有昼夜节律,下午最高,夜间最低。高血压患者早晨血压高,心绞痛、关节炎和哮喘患者夜间较易发病等。

6. 反复用药产生的影响　在连续用药一段时间后,药效逐渐减弱,需加大剂量才能出现应有的药效,称为耐受性(tolerance),在停药一段时间后机体又可恢复原有的敏感性,如在短时间内连续用药数次后,立即产生耐受性,称为快速耐受性(tachyphylaxis)。如麻黄碱、加压素很易产生快速耐受性。有些药物如苯巴比妥,当其被反复使用后,因其属于酶诱导剂,不仅加速了自身的代谢,也加速了其他药物(如香豆素类抗凝剂、四环素类、洋地黄毒苷类、皮质激素、甾体激素类、氯霉素、卡马西平、叶酸、奎尼丁、氨基比林等)的代谢。

在抗感染治疗中,出现了越来越严重的病原体耐药性(resistance)问题。临床在使用抗感染药物时要特别关注合理选用这类药物,有力地控制耐药问题的不断扩展。

药物依赖性(drug dependency)是指药物与机体间相互作用所造成的一种特有的精神状态(精神依赖性)和身体状态(生理依赖性),表现出对某些药物的迫切渴求,非定时并长期使用不可,否则就会引起不舒适和其他异常反应。药物依赖性可能并存或不并存药物耐受性。引起药物依赖性的药物有:①阿片类,包括天然的阿片,吗啡及其类似物和人工合成的阿片样药品,如哌替啶、二氢埃托啡、芬太尼、美沙酮等;②乙醇和一些镇静催眠药;③苯丙胺类,包括当前非法制品冰毒等;④可卡因,包括古柯叶;⑤致幻剂,包括麦角酰二乙胺(LSD)等;⑥大麻;⑦挥发性化合物,包括三氯甲烷、丙酮等;⑧烟碱,包括烟草制品。

精神依赖性(psychicdependency)也称作心理依赖性(psyehological dependency),一般在反复定期地使用某种药物后产生了习惯性,到了特定的时候就使人想到该重复使用某药的时候了,获得了某药就会产生愉快满意轻松之感,未获得就会出现不适感、萎靡感,心里有说不出的难受滋味。若硬性切断这种依赖性,不会出现戒断综合征,引起这种精神依赖的药物主要包括苯丙胺类、可卡因和大麻。烟、酒、催眠药也属之。

生理依赖性(physical dependency)亦称作生理依赖性,一般习惯说"成瘾"。表明嗜好者已从精神依赖上升到更为严重的地步,已达到生理上非定期反复使用某"瘾物"不可,获得就欣快不已,未获得就百般难受,痛苦绝望。已达到此种依赖性的患者,几乎或深或浅地表现出人格扭曲,为了获得"瘾物",行为越轨,无所不用其极,如被迫断药,就会出现戒断综合征,神经系统处于反常的兴奋、失眠、流泪、流涕、出汗、震颤、呕吐、腹泻、虚脱和惊厥,甚至危及生命。如给予治疗量

的吗啡,症状立即停止。引起这种生理依赖性的药物多属阿片类。

7. 药物相互作用的影响 各种药物单独作用于人体可产生各自不同的药理效应,当多种药物联合作用时,由于它们的相互作用,可使药效增强或作用减轻,也可能使药效减弱或出现不应有的毒副作用,甚至可能出现一些奇特的不良反应,危害患者。

(三)食物与环境化学品方面的因素

影响药效的化学品包括食物、其他药物和其他异型生物质(xenobiotics)(与家用产品、偶然环境接触、职业和社会活动有关的化学品)。

1. 食物 食物会影响药物的吸收、分布、代谢和消除。严重的维生素与蛋白质缺乏可以影响药物结合、生物转化或患者的反应。食物脂肪能影响脂溶性药物(如灰黄霉素)的吸收。

大多数食物与药物相互作用都使药物吸收速度或程度降低。有些在临床上有意义(如四环素与乳类),但大多数并无意义。空腹服药同时饮入适量(150～200 ml)液体,可以减少吸收的差异。但是在少数情况下,进食时服药能减少对胃肠的刺激(如铁剂、甲硝唑、呋喃妥因、钾盐、NSAIDs),甚至可增加吸收(如灰黄霉素、异维A酸)。

食物与药物也能发生不良的相互作用,如服用单胺氧化酶抑制剂(MAOIs)[异卡波肼(isocarboxazid)、苯乙肼(phenelzine)]的患者进食富含酪胺的食物(如干酪、鸡肝、肉类、酒、蚕豆)会发生头痛,偶尔可发生高血压危象。

2. 非药物性化学品 一般人通过食品添加剂和食品污染接触许多非药物性化学品,还有些职业者通过口、皮肤和呼吸道接触化学品时,有时会带来治疗失效或药物不良反应。比如接触氰酰胺(cyanamide)或双硫胺甲酰(tetramethylthiuram disulfide)的工人对含乙醇的制剂可发生不良反应——双硫仑(disulfiram)样反应。

纸烟的烟雾中含有多环碳氢化合物,能诱导肝脏双功能氧化酶,尤其是在年幼者中更易发生反应。这种代谢的加强要求在使用茶碱时须加大剂量。吸烟者血浆中丙米嗪和安替比林的浓度也降低。其他一些碳氢化物[如杀虫剂DDT和林丹(lindane)中的氯化碳氢化合物、阻燃剂多氯联二苯(polychlorinatedbiphenyls)和碳烤肉中的多环碳氢化合物]也都能增加安替比林和茶碱的生物转化。

乙醇有改变多种药物效应的作用。由于乙醇应用广泛,所以它具有非食物、非药物性化学品中临床意义最大的药物相互作用能力。急性饮酒能抑制药物的生物转化。长期饮酒(200 g/d以上)则诱导代谢多种药物的微粒体氧化酶。无急性中毒时,慢性嗜酒者代谢某种物质(如巴比妥类药物)较快,因而呈现对这些物质有耐受性。然而晚期肝硬化时,慢性嗜酒者变为对依赖肝脏代谢排出的药物敏感。

(四)生物节律性方面的因素

药物的药理作用在生理敏感性[时间感觉(chronesthesy)]及药物处置[时间药动学(chronopharmacokinetics)]上受内在生物节律的影响。时间药理学研究与生物节律相关的药物作用。生物性节律以日(昼夜节律)、周(周节律)、月(月节律)和年(年节律)的间隔(称为周期)重复,而以与周期相关的高峰时间[峰相(acrophase)]、周期内的差异幅度(amplitude)以及该周期的平均数来表示。

时间药理学有重要的临床意义,已对人进行过阿司匹林、茶碱、去甲替林、乙醇、顺铂(cisplatin)、苯妥英及皮质激素等的时间药动学研究。曾发现对患者在上午7时和晚上11时给予皮质激素,比一日3次随进食给药更能取得所希望的效果。在下午5～6时给予顺铂,可能会减少该药对肾脏的毒性;在早晨6时给药时多柔比星(doxorubicin)的毒性最小。患急性淋巴细胞性白血病的儿童在已达到完全缓解之后,如在清晨给予维持治疗药物(一日给予6-巯基嘌呤和每周给予甲氨蝶呤),复发的危险比在晚间给药大4.6倍。

(五)疾病方面的因素

疾病方面的因素表现在以下一些方面。

1. 肾功能不全 肾功能不全能够改变药物的分布、代谢和排泄。即使不由肾脏排出的药物,肾功能不全也会引起代谢产物蓄积。

(1)分布 药物的分布受以下因素的影响:①全身的pH改变,如尿毒症的酸中毒,或严重失钾后的碱中毒;②肾病综合征所致的低白蛋白血症,尿毒症时蓄积的内源性配取代药物,以及此时白蛋白构型的改变等造成的蛋白结合的改变;③其他一些尚未十分了解的因素。这些药物分布的改变可分为两类,能影响药物(如苯妥英、华法林、地高辛)血浆总浓度的改变和不影响血浆总浓度,但影响游离部分的改变[氯甲苯噻嗪(diazoxide)、水杨酸、苯巴比妥、硫喷妥]。

在肾脏病终末期,地高辛的分布容积减少,因而小于正常的冲击量就能达到一般治疗范围的血药浓度。在尿毒症或低白蛋白血症,一些药物(如苯妥英、华法林、地西泮、氨苯蝶啶、磺胺药、青霉素)的蛋白结合率均下降。可以想到由此引起的未结合药物增多,能够加强药理学作用或造成中毒,但通常会发生代偿性清除加强。例如苯妥英的治疗量虽然不变,但血药浓度可能是肾功能正常者的1/3～1/2。

全身性酸中毒会增加水杨酸类及苯巴比妥在中枢神经系统的通透,从而增加毒性,但不影响这些药物的血药浓度。同样,蛋白结合率的下降会增加氯甲苯噻嗪及硫喷妥的效应。尚未明确对其他药物的敏感性升高是否因类似的分布改变(如尿毒症患者大量注射青霉素后发生的脑病变;慢性肾功能衰竭患者使用阿托品,可降低心动加速效应)。

(2)代谢 肾脏疾病有时会影响肝脏代谢。依赖 CYP 氧化的大多数药物的排出仍正常,但有些氧化作用加速。正常情况下与白蛋白高度结合的药物(如苯妥英)的清除,在尿毒症患者会增加。这些患者依赖肝脏乙酰化酶或血浆酯酶功能的药物的排出较缓慢。进行血液透析的患者肝脏代谢正常或增强,可能由于血液透析管的增塑剂溢出,诱导酶而造成的。

(3)排泄 在肾功能不全的患者,有些药物给予正常量也会引起不良反应,这是些经肾脏排出大部分为原型的药物(如氨基糖苷类、头孢菌素类、某些磺胺药、地高辛、锂剂、乙胺丁醇、甲氨蝶呤等),以及由肾脏排出其有药理活性代谢产物的药物[如别嘌醇(allopurinol)、氯贝丁酯(clofibrate)、普鲁卡因胺、哌替啶、异戊巴比妥、某些口服的磺酰脲]。为避免血浆内药物或其代谢物浓度升高造成的蓄积及毒性,必须降低给药速度。可以减少剂量但维持给药间隔,也可延长间隔而使用标准剂量。对于氨基糖苷类,一般主张给予标准剂量但延长间隔,以防止出现毒性或亚治疗性峰值浓度,或出现高谷浓度毒性。

如果肾功能不及正常的一半,或以原型排出的药物比例超过一半,或活性代谢物大量由肾排出,调整剂量就很重要。当肾功能降低,肾排出药物的百分比下降时,肾外(胆道及代谢)排出途径的重要性相应地更为重要。如果肾外的排出途径亦受影响,则必须进一步考虑肾功能下降而调整剂量。

2. 肝功能不全 肝血流的变化会改变肝的清除。肝坏死时代谢能力减小,在某些药物或环境化学品造成的微粒体酶的诱导下,代谢能力增强;乙醇亦产生不同程度的影响。胆汁排出障碍影响主要经胆道分泌的药物的清除率,这类药物多数是高分子量物质(如利福平)。

为肝病患者给药时所要考虑的因素有:给药途径、排出途径(包括酶限制性及血流限制性)、治疗指数,以及肝病的严重程度。遇以下情况须减少剂量:给药方式为口服时;广泛被肝所代谢(及血流限制性)时;治疗指数窄而肝功能显著不足时。

3. 其他疾病状态 降低心排血量及肝脏血流的疾病,都可使清除受灌流影响的药物排出减少。充血性心力衰竭患者利多卡因的清除率可减少 50%。水肿可改变许多部位的转运过程。充血性心力衰竭患者的胃肠黏膜水肿,可使奎尼丁、呋塞米、普鲁卡因胺和氢氯噻嗪等的吸收明显下降。

肺部疾患(肺源性心脏病、急性缺氧)可引起肾、肝血流量减少的血流动力学变化,因而减少依赖血流的药物的清除。早产新生儿有缺氧时,氨基糖苷类的半衰期明显延长;在严重呼吸功能不全的患者,茶碱的清除可减少 75%。缺氧能够影响药物的代谢途径和代谢程度(如氟烷更多地释出有肾毒性的氟离子)。

甲状腺功能减退和甲状腺功能亢进可以影响药物的生物利用度(如维生素 B_2)。

妊娠能显著降低药物与蛋白质的结合,能加强药物的肾排泄,并不同程度地影响药物代谢。例如,妊娠末 3 个月时苯妥英与血清蛋白的结合显著下降,从而加速苯妥英清除,降低血药浓度,影响对癫痫发作的控制。关于妊娠时大多数药物的处置尚未进行研究。

肥胖时,增多的脂肪组织和身体的非脂性成分使分布容积增大,亲水性药物(如氨基糖苷类)的半衰期延长,而亲脂性药物[如苯二氮䓬类(benzodiazepines)]的半衰期延长尤为显著。地高辛、西咪替丁、普鲁卡因胺的分布容积在肥胖者并无改变。

已有报道肥胖者的血浆酸性糖蛋白浓度升高,因此有些碱性药物[利多卡因、普萘洛尔、丙吡胺(disopyramide)]的蛋白结合有所改变,血浆白蛋白浓度相对无改变。因此,很少有资料可以作为这些患者的一般剂量指导。

对于某些药物则建议根据实际体重计算负荷剂量,维持剂量可根据理想体重计算。理想体重的计算公式为:

理想体重(男)= 50 kg + 2.3 kg/超过 5 英尺后的英寸数

理想体重(女)= 45 kg + 2.3 kg/超过 5 英尺后的英寸数

对某种药物的药效学反应也受某些疾病的影响。例如,因破坏乙酰胆碱受体部位(重症肌无力)而造成的药物受体敏感性降低,及多巴胺能神经元的丢失(帕金森病),都使药物疗效降低。受体的功能也会升高。例如,在急性去神经(软组织外伤、重度烧伤、脊髓横断)1~2 周后,琥珀酰胆碱可使受累的肌肉中释放出大量钾,引起心脏骤停。药效学反应在许多疾病的作用仍不详,但它很可能是造成药效学差异的重要因素。

五、药物的不良反应

药物的不良反应系指正常剂量的药物用于预防、诊断、治疗疾病或调节生理功能时出现的有害的及与用药目的无关的反应。具体来说指合格药品在正常用法用量下出现的与用药目的无关的有害反应。该定义排除有意的或意外的过量用药及用药不当引起的反应。药物不良反应与药物本身的特性和机体的反应特性有关,一般很难避免。因此在制定治疗方案时应充分考虑药物的治疗作用和不良反应,权衡利弊得失,制定合理的用药方案。

（一）药物不良反应的种类

药物的不良反应有多种分类方法,通常按其与药理作用有无关联而分为 A 型和 B 型两类。A 型药物不良反应,又称为剂量相关的不良反应,该反应为药理作用增强所致,常和剂量有关,可以预测,发生率高而死亡率低,如抗凝血药所致的出血症状。B 型药物不良反应,又称剂量不相关的不良反应,它是一种与正常药理作用无关的异常反应,一般和剂量无关联,难以预测,发生率低而死亡率高,如青霉素引起的过敏性休克。在药物不良反应中,副作用、毒性反应、继发反应、后遗效应等,属于 A 型反应范畴;而药物变态反应、特异质反应属于 B 型反应。

1. 副作用　药物在治疗剂量时引起的与防治目的无关的作用称为副作用(side-effect),这是药物本身所固有的,多是一些可以恢复的功能性变化,一般危害不大。产生副作用的药理基础是药物作用选择性低,作用范围广。当某一效应被用为治疗目的时,其他效应就成了副作用。如阿托品兼具有松弛平滑肌和抑制分泌两种作用,利用其解除平滑肌痉挛以治疗平滑肌绞痛时常有口干及皮肤干燥等副作用,而利用其治疗多汗症时,排尿困难、便秘等平滑肌松弛又成了副作用。有些药物的副作用可设法消除。如抗高血压药利血平可减慢心率,肼屈嗪可以加快心率,两者联合应用,加强了降压作用,而副作用可互相抵消。

2. 毒性反应　毒性反应(toxicity)系指药物引起生理、生化机能和结构的病理变化,不同的药物各不相同。主要是由于用药剂量过大或用药时间过久所产生。因此企图增加剂量或延长用药时间以增强药物的疗效是有限度的,有时甚至是十分危险的。控制药物剂量或给药时间,是防止毒性反应的重要措施,必要时可停药或改用他药。根据毒性反应发生的时间,又可分为急性毒性反应和慢性毒性反应,前者是在用药后立即发生的毒性反应,后者指药物长期蓄积后逐渐产生的毒性反应。此外,某些药物可能有致癌、致畸胎、致突变等作用,必须高度警惕。

3. 变态反应或过敏反应　变态反应或过敏反应(allergic reaction or anaphylaxis)指机体对药物产生的生理性免疫反应。这种反应与药物本身的药理作用、剂量无关,只发生于少数过敏体质的患者,并且不可预知,应该引起高度重视。导致变态反应的原因,是药物本身或其代谢产物或其中的杂质。变态反应的临床表现有药物热、皮疹、哮喘、溶血性贫血等,严重时还可引起过敏性休克,甚至死亡。

4. 后遗效应　后遗效应(after-effect)指停药后血药浓度降至阈浓度以下而残存的药理效应。如晚上服用巴比妥类药物催眠药,特别是长效巴比妥类药物后,次日早晨仍有头晕、困倦、乏力的"宿醉"现象。

5. 继发效应　继发效应(secondary effect)又称治疗矛盾,是由治疗效应所带来的不良后果,如长期服用广谱抗生素后引起的二重感染即肠内敏感菌被抑制或杀灭后使一些不敏感菌如白色念珠菌等大量繁殖,导致继发性白色念珠菌性肠炎。

6. 特异质反应　特异质反应(idiosyncratic reaction)指少数特异体质的患者对某些药物特别敏感,可能与先天性遗传异常有关,如某些患者红细胞内缺乏 G6DP,服用伯氨喹后易发生溶血性贫血;遗传性血浆假性胆碱酯酶活性降低,患者在使用骨骼肌松弛药琥珀胆碱时由于其代谢受到抑制可产生呼吸肌麻痹或窒息等严重特异质反应。特异质反应严重程度与剂量有关,药理性拮抗药可能救治。

附表 1-7 为英国药物不良反应监测中心列出的各种严重不良反应。

附表 1-7　英国药物不良反应监测中心列出的
各种严重不良反应

机体系统	药物严重不良反应
血液系统	骨髓病、血凝固病(凝血病)、溶血性贫血
心血管系统	心律失常、心脏停搏、心力衰竭、心肌病、循环衰竭、高血压、低血压、心肌缺血/梗死、猝死
中枢神经系统	神经性厌食、紧张症(木僵症)、脑血管破裂、昏迷、意识模糊、依赖性、抑郁、癫痫、锥体外系反应、幻觉、高热、颅内高压、肌无力、神经阻滞剂恶性综合征、神经病、戒断综合征
消化系统	结肠炎、胃肠出血、胃肠穿孔、肝硬化、肝功能异常、肝纤维化、胰腺炎、腹膜炎、肠梗阻、假性肠梗阻
免疫系统	过敏反应、动脉炎、药物热、移植器官排斥反应、狼疮综合征、结节性多动脉炎、脉管炎
恶性肿瘤	各类肿瘤
代谢系统	酸中毒、肾上腺功能障碍、高钙血症、高钾血症、低钾血症、低钠血症、垂体功能障碍、甲状腺功能障碍
骨骼肌肉系统	关节炎、无菌性骨坏死、骨软化、病理性骨折、肌病
泌尿系统	肾功能损害、尿潴留
生殖系统	流产、产前出血、先天性异常、子痫、不孕症、子宫出血、子宫穿孔
呼吸系统	过敏性肺纤维化、支气管哮喘(包括窒息)、肺炎、呼吸衰竭、肺栓塞
皮肤	大疱疹、表皮坏死松解、表皮脱落(全身性)
特殊感觉器官	白内障、角膜浑浊、青光眼、耳聋、前庭功能障碍、视力丧失

（二）药物不良反应的发生因素

药物不良反应发生的原因很多,而且十分复杂,但不外乎与药物、抗体和给药方法三个方面因素有关。

1. 药物方面的因素　主要表现在以下几个方面。

（1）药理作用　有些药物在应用一段时间后，由于其药理作用，而产生一些不良反应。例如，长期大量使用肾上腺皮质激素，可引起类肾上腺皮质功能亢进症，出现水、电解质、糖、蛋白质和脂肪等代谢紊乱，表现为向心性肥胖、满月脸、皮肤（上出现）紫纹、高血压、糖尿病等。再例如，强效利尿剂如呋塞米，由于大量利尿，Na^+、K^+ 丢失过多，可出现低钠血症和低钾血症，长期用药由于 Cl^- 丢失过多，可引起低氯性碱中毒等。

（2）药物中的杂质　药物生产过程中可能混入微量高分子杂质或赋形剂、染料等，可能会引起不良反应。如链霉素引起的急性毒性反应，可能与药物中所含的毒性较高的杂质如甲醛链霉素、甲醛链霉胍、二链霉胺等有关，这些杂质可以同体内钙离子络合。青霉素的过敏反应与制品中所含的微量青霉烯酸、青霉噻唑酸及青霉素聚合物有关，这些物质进入体内后，由半抗原转变成全抗原，刺激机体产生抗体，当这些抗原再次进入时，即可产生过敏反应。胶囊的染料常会引起固定性药疹。

（3）药物的污染　由于生产过程中或保管、使用不当，使药物受到污染，常可引起严重的反应。如水解蛋白、氨基酸输液、血液制品，均为优良的细菌培养基，容易染菌，使用受污染的上述药品，可引起严重感染。

（4）药物的剂量　用量过大，可致中毒，甚至引起死亡。如小儿误服硫酸亚铁 1 g 以上可致急性中毒。2 g 以上可能引起死亡。强心苷过量可引起心律失常、房室传导阻滞、窦性心动过缓等心脏毒性，以及恶心、呕吐、腹泻等胃肠道反应和眩晕、头痛、视色障碍等中枢神经毒性的反应。

2. 机体方面的因素　主要表现在以下方面。

（1）性别　动物实验发现，许多药物对雌、雄动物的毒性有明显区别。药物引起的不良反应，有些亦与性别有关，如药物性皮炎以男性多见；洋地黄、灰黄霉素、氯丙嗪等可引起男性乳房发育；保泰松和氯霉素引起的粒细胞缺乏症及氯霉素引起的再生障碍性贫血均以女性为多。

（2）年龄　由于不同年龄阶段机体的生理特点不同，故药物不良反应的发生也与年龄有一定关系。一般说来，儿童和老年人对药物的耐受性差，易发生不良反应，如早产儿或新生儿，氯霉素一日用量若大于 100 mg/kg 时，往往会出现呕吐、腹胀、进行性面色苍白、呼吸不规则、紫绀、循环衰竭等症状，称为灰婴综合征。老年人肾脏排泄功能减退，给予主要经肾排泄的药物如地高辛、氨基糖苷类抗生素等时，若不减量，可致蓄积中毒。

（3）个体差异　不同个体对同一药物的同一剂量的反应可有不同，即具有生物学差异性。药物的不良反应也同样具有这种差异。有时，个体差异可影响到药物作用的性质，例如，催眠剂量的巴比妥类药物，对大多数人可以催眠，但对个别人，不但不引起催眠作用，反而可产生焦躁不安，使其不能入睡。此外，过敏反应的发生也与个体差异有关。

（4）种族差别　正如不同种属的动物对同一药物毒性的感受性可有明显差别一样，不同种族的人群对药物的感受性也可有相当的差别，如抗高血压药甲基多巴所引起的溶血性贫血，在高加索人较高（直接 Coombs 试验阳性率可达 15％），而在我国及印度则较少见。斯堪的那维亚（Scandinavia）半岛和智利的妇女应用口服避孕药后，特别容易发生胆汁淤积性黄疸。

（5）病理状态　病态机体常有一种或几种生理功能障碍，不但会影响药物治疗作用，也会影响药物不良反应。例如，腹泻患者，肠道吸收功能差，口服药物后吸收少，治疗作用小。但同时由药物吸收引起的全身不良反应亦少。肝病患者，应用主要经肝代谢的药物如普萘洛尔时，由于肝脏的首过效应降低，而使该药生物利用度增加，药效增强，不良反应也随之增多。

（6）营养状况　营养不良或缺乏某些物质可能使一些药物的不良反应易于发生。低蛋白血症患者可使血浆蛋白结合率高的药物血中游离药物浓度增加，药效加强，甚至呈现毒性反应。抗结核药异烟肼，对于维生素 B_6 缺乏的患者引起的周围神经损害，较正常情况下更为多见而且严重。

3. 给药方法的因素　主要表现在以下方面。

（1）用药途径　给药方法不同，药物的吸收、分布速度也不同，不但影响药效的发生、强度及持续时间，而且也会影响不良反应的发生率及严重程度。例如，静脉注射给药，较易发生不良反应；口服刺激性药物可引起恶心、呕吐等。

（2）用药持续时间　长期用药时，不良反应易于发生。有些药物可在体内蓄积而引起中毒，如洋地黄苷等。

（3）药物相互作用　联合用药不当，可由于药物的相互作用而产生不良反应。联合用药的种类越多，不良反应发生率越高。据报道，当联合应用 7～8 种时，不良反应发生率可达 7％～10％。因此，从用药的安全性出发，能用一种药物治疗的疾病，尽量不用多种药物，以减少因联合用药不当而发生的不良反应。

（4）药物的误用或滥用　包括医生处方不当和患者擅自用药两方面。如用药前不注意了解患者的用药史、药物反应史、家族史等，可能会对曾患过敏反应者再次给予致敏药物；或者忽视患者重要脏器的功能状态，如给予肝病患者对肝脏有毒性的药物等。患者擅自用药或简单地按照药物说明书用药，或改变用药剂量和方法等，均可增加不良反应发生的概率。

（5）减量或停药不当　有些药物长期应用后可产生依赖性，减量和停药应按照一定的步骤进行，并应密切观察有无反应。如果减量过快或骤然停药，可能会引起不良反应发生。如长期应用肾上腺皮质激素的患者，减量过快或突然停药可产生反跳现象和停药症状,或出现类肾上腺皮质功能减退症。

药物不良反应的发生机制较为复杂可以归纳为两类:一类是以药动学为基础,如可由于在一定时间内药物浓度异常增高,药理作用增强而引起,其特点为:与药物剂量有关,可以预测,发生率虽较高但死亡率低。例如,抗高血压药胍乙啶吸收程度个体差异很大(自3%~20%不等),吸收较多的个体降压作用明显,不良反应如副交感神经的优势症状及直立性低血压等发生率也随之增高。氯喹对黑色素亲和力高,因此可沉积在眼的色素膜,引起视网膜变性。利多卡因主要在肝消除,其速度与肝血流量大小有关,当心衰时或静脉滴注缩血管药物如去甲肾上腺素时,由于肝血流减少,可降低利多卡因的清除率。此时若没有相应减少用量,则可能会产生不良反应;另一类药物不良反应与药物正常药理作用完全无关,其特点为:难预测,常规毒理学筛选不能发现,发生率较低但死亡率较高。这类不良反应主要由药物的异常性及患者的异常性而引起。前者包括药物有效成分的分解产物、添加剂、增溶剂、稳定剂、着色剂、赋形剂以及药物制备过程中产生的杂质等。如降解的四环素可引起类范科尼综合征,链霉素中的杂质如二链霉胺与急性毒性反应有关。

患者的异常性主要与患者的特异性遗传素质有关。如红细胞 G6PD 缺乏,遗传性高铁血红蛋白症、血卟啉症、氯霉素诱发的再生障碍性贫血、周期性麻痹及口服避孕药引起的胆汁瘀积性黄疸等。药物引起的过敏反应亦与机体的异常性有关。

(三)常见的不良反应

1. 药物的毒副反应

(1)消化道反应 毒副反应主要以消化道反应最为常见。据统计住院患者发生率为20%~40%。由于药物对胃肠道黏膜或迷走神经感受器的刺激,影响了胃肠道的运动功能,刺激或抑制消化腺的分泌,及影响胃肠道血流和肠道菌群等而引起胃肠道反应。

(2)肝脏毒性反应 肝脏很容易受到药物的损害,因为其是药物代谢的主要器官。不同药物可引起不同类型的损害。药物可使肝中毒,产生实质性损伤,这可能是由于特异性物质反应如过敏反应,或由于药物代谢异常而产生的结果。

(3)泌尿系统反应 如在使用抗生素类药物时出现的泌尿系统的许多反应。有些抗生素,如多黏菌素类、氨基糖苷类、杆菌肽、万古霉素、头孢噻吩、头孢噻啶、两性霉素 B 等,均可引起肾脏损害,主要为近端或远端肾小管损害,引起电解质紊乱和酸碱平衡失调,严重者可出现急性肾小管坏死和急性肾功能衰竭。

(4)神经系统及精神反应 药物的神经系统反应既可为中枢性,也可为外周性;可以是短暂的功能性变化,

也可能是疾病或退行性变化。这主要与药物毒性作用有关,也可能是过敏反应引起的。

(5)造血系统反应 药物引起的血液及造血系统的不良反应,表现在多个方面,如白细胞数量的改变、红细胞及血小板改变、血液凝固性改变等。

(6)循环系统反应 过量使用强心苷类可导致心律失常,室性期前收缩是洋地黄中毒最为常见的表现,可形成二联律,室性心动过速甚至室颤;也可引起各种房性心律失常包括房扑和房颤,房室交界性心律失常以及窦房传导阻滞、病窦综合征等。奎尼丁可引起心房内和各种程度的房室传导阻滞、束支传导阻滞、室性期前收缩、阵发性室速和室颤。在治疗过程中,由于发作性室扑或室颤,患者可能会突然晕倒,即"奎尼丁晕厥"。静注普鲁卡因胺可引起低血压、窦性心动过缓等,偶见心脏停搏。静脉滴注钾盐过量或过快可引起周围循环衰竭、心率减慢甚至心脏停搏,出现"阿-斯综合征"。维拉帕米(异搏停)也可引起心律失常,如室性期前收缩、室速、室颤、静脉给药可导致心搏骤停;与强心苷或 β 受体拮抗药合用时危险性增大,也可引起房室传导阻滞。异丙肾上腺素和肾上腺素可引起室性心动过速、心室颤动及心绞痛;麻黄碱、苯丙胺、去氧肾上腺素、多巴胺、酚妥拉明等可引起心律不齐。新斯的明可使心率减慢、血压下降乃至休克。利血平可致窦性心动过缓,长期应用可致心力衰竭。肼屈嗪可引起窦性心动过速、心绞痛。吩噻嗪类、卡马西平、左旋多巴、碳酸锂均可引起心律失常,排钾利尿剂如氢氯噻嗪、呋塞米可加重洋地黄的毒性作用。

(7)其他毒副反应 皮质激素可引起骨质疏松,好发部位为胸椎下部、腰椎及骨盆。长期使用肝素可导致骨质疏松,并可伴发骨折。抗癫痫药长期应用可引起骨软化症或佝偻病。维生素 D 过量可引起囊性骨质疏松症,伴有骨外钙化。长期大量口服氟化物可引起氟中毒,表现为牙齿及骨骼的改变。儿童应用四环素可与钙络合沉积于牙齿和骨骼,造成牙齿呈现黄棕色斑点及骨生长障碍。

除氨苯蝶啶和螺内酯外,其他常用的利尿剂如噻嗪类、氯噻酮、呋塞米与依他尼酸、碳酸酐酶抑制剂均可导致高尿酸血症,可诱发痛风。小剂量阿司匹林和保泰松可使尿酸滞留,大剂量则可增加尿酸排泄。吡嗪酰胺、安妥明、青霉素等亦可引起高尿酸血症。

普鲁卡因胺、肼屈嗪、异烟肼、三甲双酮、苯妥英钠、甲基多巴、利血平、氯丙嗪、卡马西平、保泰松、丙硫氧嘧啶、青霉素等均可诱发红斑性狼疮或使其加重,或单纯出现抗核抗体阳性和红斑狼疮细胞试验阳性,但不伴临床症状。

吗啡、可待因、哌替啶、地西泮、巴比妥类药物、萘啶酸等可抑制呼吸;新霉素、卡那霉素、庆大霉素、多黏菌素、链霉素等可使呼吸肌麻痹。长期应用白消安、甲氨

蝶呤、呋喃妥因、青霉胺等可导致肺间质纤维化。

2. 过敏反应 药物引起的过敏反应是一种异常免疫反应。药物或其代谢产物作为抗原或半抗原,刺激机体产生抗体或致敏淋巴细胞;当这些抗原物质再次进入机体时,即可与相应的抗体或致敏淋巴细胞作用,引起过敏反应,造成组织损伤或生理功能紊乱。

药物引起的过敏反应有以下特点:①只发生在用药人群中的少数人,与特异性体质因素有关;②与药物剂量无线性关系,很小剂量即可能发生严重反应;③过敏反应的症状与药物的药理作用或毒性反应无关;④停止用药后,过敏反应可自行消失,再次用药,症状会重现;⑤常见表现有发热、皮疹、血管神经性水肿,血清病综合征、哮喘及嗜酸性细胞增多等,严重者可发生过敏性休克。

过敏反应可分为速发型和迟发型两类:速发型又可分为Ⅰ型、Ⅱ型(细胞毒型)、Ⅲ型(免疫复合物型),均由抗体介导;迟发型又称为Ⅳ型过敏反应,由致敏淋巴细胞和相应抗原结合而引起,抗体或补体均不参与,一般要经48~72 h才会发生。

3. 致畸与致癌作用

(1) 致畸作用主要是指妊娠期妇女用药时对胎儿的影响。妊娠早期,是在妊娠前3个月,由于此期胚胎各器官和脏器正处于分化阶段,各系统尚未完全形成,因而最易受到药物的影响,常可导致畸形。由于妊娠不同的阶段胚胎发育特点有所不同,药物致畸作用也各不相同。妊娠超过90 d后,胎儿的各器官已经形成,这时先天畸形较少发生。因此妊娠期妇女在最初的3个月内应慎用或禁用下列一些药物,主要包括:链霉素、利福平、乙硫异烟胺、甲氧苄啶、磺胺、磺胺甲氧嗪、格鲁米特、乙醇、甲硝唑、大麻、美克洛嗪、布克立嗪、羟基脲、苯甲哌嗪、毛果芸香碱、毒扁豆碱、大剂量水杨酸盐、氯喹酮、避孕药、甲状腺激素、维生素A、烟碱、烟酰胺及偶氮染料等。具有或可能具有致畸作用的药物种类繁多,数量较大,如果注意不到,将会产生严重后果。

(2) 致癌作用 药物的致癌作用是一个有特殊意义的问题,尤其对于需要长期大量服药的慢性病患者来说至关重要。

抗肿瘤药物中的烷化剂如环磷酰胺、塞替派、苯丁酸氮芥、白消安等可诱发某些肿瘤,从而使接受治疗的肿瘤患者易患第二种肿瘤。有报道萘氮芥和环磷酰胺可诱发膀胱癌,美法仑用于治疗骨髓瘤时,某些患者可引起白血病。抗代谢药如甲氨蝶呤、氟尿嘧啶、巯嘌呤等也可诱发某些肿瘤。长期过量服用非那西丁可增加肾盂癌及膀胱癌的发生率。氯霉素可引起再生障碍性贫血,而白血病可继发于再生障碍性贫血。己烯雌酚可引起女性生殖道腺癌,并可能通过胎盘使胎儿致癌。另有一些药物有致癌的可能,如保泰松、苯丙胺、苯妥英钠、利血平、苯巴比妥、氯贝丁酯、黄体酮、煤焦油软

膏、异烟肼、灰黄霉素等。有些药物如氨基比林、土霉素等在酸性介质中能产生致癌的二甲基亚硝胺;某些中草药成分如农吉利碱、某些鞣质等也可能有致癌性。

4. 药物依赖性 药物依赖性是指某药物反复足量应用后,机体产生的一种精神或行为的反应,此时若一旦停用药物就会产生明显的不适,从而迫使病人要求连续地或周期性地应用这些药物。药物依赖性可分为精神依赖性和生理依赖性两种:前者为得到精神上的欣快和安慰,要求继续用药;后者一旦停药,可产生严重的生理功能障碍,出现戒断症状。一般说来,镇静药、催眠药、安定药、抗抑郁药、镇痛药、中枢兴奋药以及所有具有精神影响作用的药物,反复足量应用后均可产生药物依赖性。

(四) 如何判断药物不良反应

1. 出现了与药物治疗目的无关的反应,而且出现时间与服药的时间有"因果"关系。

2. 出现的反应与该药说明书(或医生交代说明)中的不良反应相符。当然若不相符也不能完全排除嫌疑,也许是该药所致的新的、未被发现的不良反应。

3. 用药的反应不能用原有疾病或其他影响因素来解释。

4. 停用药物或减少用药剂量后,反应消失或减轻。

5. 再次服用同类药物后,出现同样的反应。一般来说,对已怀疑会出现不良反应的药物,不主张再次使用。

6. 药物不良反应的症状,往往不同于原有疾病的症状;但有时却有些类似临床症状,应予以区别。

(五) 发生药物不良反应后应对的措施

1. 出现严重的不良反应,如尿量明显减少、黄疸、乏力等,可能是因药物引起肝肾功能损害、血细胞减少等,患者应立即停药,并及时就医。

2. 对药物产生过敏反应,或者由于遗传因素造成的特异性反应,如过敏性休克、过敏性药疹、磺胺药引起的溶血性黄疸等,一经发现,应立即停药。因为这一类不良反应与用药的剂量无关,而且反应的严重程度难以预料。

3. 不良反应的产生与服药剂量有关,而且反应较重,难以耐受者需减量或改用其他药物。

4. 药物不良反应较轻,按病情不允许停药时,可继续用药,同时作对症处理。

六、药源性疾病

药源性疾病(drug-induced disease)又称药物诱发性疾病,是由药物引起的人体功能或结构的损害,并有临床过程的疾病,其实质是药物不良反应的结果。如庆大

霉素引起的神经性耳聋,肼屈嗪引起的红斑狼疮等。不过,药源性疾病一般不包括药物超过极量所引起的急性中毒。

在各类药品中,相对言之,化学合成药物所造成的药源性疾病比动植物性天然药物更为普遍与严重。

(一)药源性疾病类型

按临床表现,大致可分为4种类型。

1. 1型:量效关系密切型 特点是剂量依赖性,可预测性,病理改变可在动物模型中复制,发生率较高,但死亡率不一定高。其发生受下列因素的影响。

(1)药动学因素 由于遗传、生理、病理、环境因素以及药物相互作用等诸多因素影响药物体内过程,使药物吸收增加,或药物分布容积减少,或药物血浆蛋白结合率降低,致使游离型药物浓度升高,或药物代谢或排泄速度减慢,这些因素均可导致药物或其代谢物的体内浓度异常升高,使药效增强,引起有关器官的损害;其持续作用,可导致量效关系密切型药源性疾病。4种因素为:①遗传因素。如遗传决定的乙酰化表型的差异,慢乙酰化表型患者服用异烟肼血药浓度升高,容易产生周围神经病,而快乙酰化表型患者服用异烟肼易产生单乙酰肼而出现肝损害的发生率则较高。在假胆碱酯酶有遗传缺陷的患者,应用肌松药琥珀酰胆碱后,易有窒息的危险;②生理因素。小儿各器官系统及解毒机制未发育完善,老年人各器官系统尤其肾排泄功能的衰退,妊娠期妇女则各器官系统的负荷加重,因而对药物治疗的毒性反应较敏感。如小儿的牙齿骨骼系统发育过程中应用四环素易致牙釉质发育不全,牙齿黄染,骨发育受影响。初生儿对氯霉素可因解毒功能不全而致灰婴综合征。老年人用药易出现肝、肾功能损害及肝、肾外毒性等;③病理因素。肝肾功能不全时,机体对药物的代谢解毒或排泄减慢。充血性心力衰竭时,可使肝、肾的血液循环阻滞,影响肝、肾对药物处置的能力,均可使药物血药浓度升高,使药物不良反应增加。甲状腺功能亢进时可通过改变药物的分布容积或消除速率等机制使药物血药浓度改变,如在甲状腺功能亢进时地高辛血药浓度升高,甲状腺功能低下时也可使某些药物,如卡比马唑、普萘洛尔、甲苯磺丁脲和氢化可的松等代谢减慢,使这些药物血药浓度升高;④合用药物因素。特别是合用某些可影响药物代谢的药物可使药物浓度明显升高。

(2)药效学因素 ①患肝脏疾病时,所产生的凝血因子减少,对抗凝血药特别敏感,易致出血,肝硬化患者合并食管静脉曲张时,用抗凝血药、皮质激素及致溃疡药如NSAIDs,可诱发上消化道大出血。肝昏迷前期,大脑对镇静药非常敏感,应用阿片类、镇静和催眠药如苯巴比妥、哌替啶、氯丙嗪等易诱发或加重肝性脑病。严重肝病时,用袢利尿剂,可致低钾性碱

中毒而使血氨上升,诱发肝性脑病;②低血钾和高血钙能增强强心苷的药效。低血钾能延长肌松药筒箭毒碱的作用,体液的消耗可增强抗高血压药的降压效应。

(3)药剂学因素 由于制剂工艺处方内容的改变,使药物的生物利用度改变而影响血药浓度,如苯妥英钠的赋形剂从硫酸钙盐改为乳糖,其生物利用度可大大增加,致血药浓度升高。

2. 2型:量效关系不密切型 2型是药物引起而与其正常药理作用完全无关的异常反应,其特点是难预测,与剂量关系不密切,常规药物毒理学筛选不能发现,动物模型不能复制,发生率低,但死亡率却比1型高。这种类型的药源性疾病与遗传因素和免疫反应异常有密切关系。药物本身或其分解产物以及添加剂(增溶剂、赋形剂、稳定剂等)均可引致本类药源性疾病。本型涉及:①遗传药理学变异。遗传的特异质反应多由某些生化缺陷所致,造成机体对某些药物高度敏感。例如G6PD酶缺乏的患者对呋喃妥因、非那西丁、伯氨喹、磺胺类、丙磺舒等过敏,易诱发出血。某些患者血红蛋白合成异常,对氯氮䓬、格鲁米特(导眠能)、灰黄霉素、苯妥英钠、甲基多巴、磺胺类等药物敏感,易诱发急性间歇性卟啉症(一种过敏反应);②免疫反应异常。药物变态反应是用药后在少数人身上产生的,与药物的药理特性无关,很少剂量就可引起明显的过敏反应,一经停药反应即可消失。可表现为速发型、细胞毒型、免疫复合物型、迟发型等4种类型。其临床表现各异,可引起皮疹、红斑、血清病、荨麻疹、哮喘、血管神经性水肿、剥脱性皮炎、结缔组织病或造血系统障碍等。产生变态反应的原因可从药物和患者两方面分析。药物的大分子如蛋白质(疫苗等)、多肽(胰岛素)、多糖类和右旋糖酐等本身就具有免疫原性,有些小分子物质(相对分子量500~1000)可以作为半抗原与蛋白质结合成为抗原,引致机体的免疫反应。具有苯环或嘧啶核的化合物抗原性较强。青霉素类的抗原决定簇主要是其分子中的β-内酰胺环打开后所产生的青霉噻唑化合物。某些人容易发生变态反应,原因是患者为过敏体质(有哮喘、花粉症、皮疹史者)。有些患者发生过敏反应与遗传因素如基因决定的组织相容性抗原(HLA)等有关,如果存在HLADR-4组织型的患者或慢乙酰化的患者,服用肼屈嗪就容易发生红斑狼疮,尤以女性多见。

3. 3型:长期用药致病型 与用药剂量、时间及机体的适应性、依赖性,或药物与某些组织的亲和力、蓄积性有关。往往是用药不当或药物滥用造成的后果。其表现:①药物依赖型。前面已有叙述,此处不赘述;②反跳现象。某些药物如抗高血压、抗心律失常药突然停药后出现原来疾病加重的反跳现象,长期应用肾上腺皮质激

素类药物,一旦停药可产生明显的反跳现象,这是由于长期用药后反馈性抑制了丘脑-垂体-肾上腺皮质系统,结果造成丘脑和垂体对血中低浓度的皮质激素的反应性下降、肾上腺萎缩,突然停用可引起急性肾上腺功能不全症;③其他方面。有些药物与某些组织有特别的亲和力,长期应用导致组织药物蓄积或慢性病理改变。如氯喹容易与黑色素及角膜结合,30%～70%患者应用氯喹1～2个月后即产生角膜病,如存留在视网膜上则发生色素性视网膜病。服用丙磺舒一日超过500 mg,也容易产生上述病变。长期服用非那西丁或含非那西丁的镇痛药,累积药量>6 kg的患者易发生慢性间质性肾炎,其发生率高达50%～85%,累积药量2 kg以上者,尸检者70%可见肾损害。其病理表现为肾乳头坏死,并伴有肾小管萎缩,进而发展为退行性和纤维性病变,甚至引起广泛性间质性肾炎。临床表现为腰痛、血尿、高血压,甚至肾功能衰竭。中年女性患者多见。

4. 4型:药物后效应　这类药源性疾病的特点是停用药物若干时间后才出现的药物不良反应。如放射性[131]I治疗甲状腺功能亢进症多年后可发生甲状腺功能低下,还有的药物致癌作用及生殖毒性(不育或致畸)发生在若干年之后。

(1)药物致癌作用　国际癌症研究机构(IARC)报道,有足够证据认为与人体恶性肿瘤有因果关系的药物有4种:环磷酰胺、己烯雌酚、美法仑(melphalan)和结合型雌激素类。可能有致癌性的药物有:苯丁酸氮芥、塞替派、硫唑嘌呤、右旋糖酐铁、羟甲烯龙(oxymetholone)。此外,下列药物亦可能对人有致癌作用,如丙卡巴肼、多柔比星、抗代谢类药物如甲氨蝶呤、灰黄霉素、苯妥英、硝基呋喃类等。根据文献报道,可致癌药物远不止此。药物致癌性成为难题的主要原因是其发病机制大多尚未完全弄清。一般认为有3种可能:①药物致DNA分子结构的改变。是致癌过程中启动的关键,可致基因突变,影响基因表达,引起细胞异常生长。烷化剂如环磷酰胺等具有典型的DNA损伤作用,长期应用可增加膀胱癌和非淋巴细胞白血病发生的危险性;②免疫功能。尤其是细胞免疫功能受抑制,机体不能识别突变细胞,增加各种癌症的发生率。如患者接受免疫抑制剂,如硫唑嘌呤合并皮质激素药物治疗,发生淋巴瘤的危险性大大增加。长期接受免疫抑制治疗的患者也易发生肝癌、膀胱癌、支气管腺癌、皮肤鳞癌及黑色素瘤等肿瘤;③甾体激素类药物干扰内分泌平衡或直接作用于靶或非靶器官而诱发癌变。如雌激素治疗更年期综合征或需长期应用(如人工周期)有增加妇女子宫内膜癌、乳腺癌的可能。前列腺癌患者长期应用雌激素治疗可诱发男性乳腺癌。怀孕期间服己烯雌酚可明显地增加女性婴儿阴道腺癌的发生。

(2)药物的生殖毒性　有些药物可损伤卵巢细胞或精原细胞而使卵子、精子生成障碍导致可逆或不可逆性抗生育反应。呋喃妥因、单胺氧化酶抑制剂、抗疟药等造成的抗生育作用是可逆的。烷化剂等具有不可逆性不育作用。致畸作用:有些药物通过胎盘而影响胎儿,尤其是妊娠早期,特别在怀孕的2～8周,影响器官发育分化及成熟,造成胎儿畸形。即使药物经过动物实验未发现致畸性,却仍有可能引起人类畸胎的发生,这是由于种属差异的缘故。沙利度胺(反应停)就是一个典型的例子。

(二)药源性疾病表现

1. 药源性肝脏疾病　由于药物和(或)其代谢物在肝中浓度往往较高,故易影响肝脏的功能,甚至造成药源性疾病。对已有肝脏疾病的患者尤为敏感。另一方面,肝脏的生理和病理状态影响药物的代谢。药源性肝脏疾病的临床特点:①量效关系密切型,又称可预测性肝损害,是药物和(或)其代谢物通过直接或间接方式(如通过干扰某一代谢过程等)使肝内细胞受损所致;②量效关系不密切型,又称难预测性肝损害,是由于代谢途径异常,导致毒性代谢物产生,或免疫反应异常所致;③药物后效应型,用药很久后可能出现肿瘤。药源性肝损害的发生率约为10%。

(1)直接或间接的肝损害

1)肝细胞型。组织学上可表现为:①肝小叶中心或带状坏死,基本无炎症表现,如四氯化碳等卤烃类、黄磷或鞣酸所致者;②广泛性坏死,兼有炎症表现如异烟肼、辛伐他汀、硫嘌呤、磺胺甲氧嗪等所致者。这两种类型血清转氨酶值高度升高,浊度试验异常,碱性磷酸酶略高(>15单位),胆固醇值不高,类似肝炎,易造成临床误诊。亦有兼具碱性磷酸酶升高者,称"混合型肝细胞性黄疸";③脂肪变性,如四环素所致者,转氨酶升高不及前两类。浊度试验异常不明显。

2)肝细胞胆管型,又称胆管炎型。在胆汁淤积基础上兼有门脉区炎症细胞浸润,以嗜酸粒细胞为主。如氯丙嗪所致者,碱性磷酸酶值明显升高;胆固醇也增高,而转氨酶增高不显著。

3)胆汁淤积型,又称胆小管阻塞型。主要病变为胆小管充满胆汁圆柱体,而肝实质无明显变化。如甲基睾酮所致者,血液生化指标无明显异常。

(2)药物引起肝脏的特异性变化　表现为:①静脉闭塞性疾病。应用双稠吡咯啶类生物碱(如野百合碱等)、硫唑嘌呤、达卡巴嗪等可引起静脉闭塞性疾病。服用口服避孕药偶致肝大静脉闭塞;②肝窦扩张。使用口服避孕药或同化激素偶致肝窦扩张、淤血;③肝硬化。砷剂、维生素A偶致门静脉或肝窦旁纤维增厚,导致门脉高压;④肿瘤。同化激素及口服避孕药偶致肝细胞腺瘤,二氧化钍可致肝细胞癌或胆管癌。

(3)药物引起的免疫性肝损害　药物可作为半抗原与蛋白质结合成全抗原,导致肝脏免疫性毒性反应。慢性活动性肝病是其典型表现,有报道长期服用双醋酚丁和甲基多巴可致此病变。一般潜伏期为6个月到2年。再次用药后毒性症状迅速出现。临床表现为乏力、黄疸、ALT升高、肝脾肿大、血清中可测出相应的抗体。可致类似毒性反应的药物还有氯丙嗪、呋喃妥因、阿司匹林等。

2. 药源性肾脏疾病 药物被肾小球过滤后,可能随着水、盐不断地被重吸收,在肾髓质细胞间液中达到很高浓度,形成损害。肾毒性与尿中药物浓度及所接触的时间长短具有密切关系,其损害较多见于大量和(或)长期用药者,属于量效关系密切型药源性肾病。严重者可致急性肾功能衰竭。其主要表现为:①噻嗪类利尿药久用于高血压病,能抑制肾小球滤过率,引起氮质血症,原有肾功能不全者更甚,可致无尿,停药后可恢复;②氨基糖苷类抗生素、头孢噻啶、多黏菌素B等均能引起近曲小管坏死,用量愈大,用药时间愈长,血药浓度愈高,所致肾毒性也愈大。表现为非无尿性急性肾功能衰竭,血尿素氮与肌酐升高。严重者可致少尿性肾功能衰竭。抗癌药顺铂、汞化合物、金、铋等金属制剂以及依他酸盐亦能引起近曲小管坏死;③过期四环素(含差向去水四环素)、水杨酸盐可损害近曲小管重吸收功能,引起范科尼综合征,表现为精神萎靡、恶心、呕吐、烦渴、多尿、蛋白尿、肾性糖尿、氨基酸尿、低血钾及酸中毒;④两性霉素B可引起远曲小管变性、坏死,使尿浓缩能力降低,导致肾性尿崩症。严重者可致永久性肾损害;⑤锂盐可引起集合管功能障碍(对抗利尿素反应减低),导致尿崩症。地美环素与多西环素亦可使集合管浓缩功能降低,导致低渗尿、多尿;⑥非那西丁、阿司匹林、对乙酰氨基酚、米诺环素(二甲胺四环素)等药物长期服用易引起间质性肾炎,发生率与用药量有关。

(1)免疫性肾损害 药物以半抗原方式与体内大分子物质如蛋白质结合成全抗原,使机体产生抗体并形成免疫复合物,沉积于肾小球基底膜上,引起局部炎症反应,造成肾损害。药物也可通过其他免疫机制造成肾损害,属量效关系不密切型药源性肾损害。其表现见附表1-8。

附表1-8 引起免疫性肾损害的药物

损害	很可能引起	可能有关
蛋白尿肾病综合征	青霉胺、金剂、汞剂	三甲双酮、乙甲双酮、苯妥英、卡托普利
类红斑狼疮肾炎	肼屈嗪、普鲁卡因胺	青霉胺、苯妥英、乙琥胺、三甲双酮、硫氧嘧啶类
急性间质性肾炎	青霉素类、头孢噻吩	羧苄西林、苯唑西林、头孢噻啶、利福平、磺胺类、噻嗪类、呋塞米
全身性血管炎所致肾损害	布洛芬、萘普生、青霉素	别嘌醇、类毒素

(2)阻塞性肾损害 这类肾损害与药物使用剂量的关系较为密切。表现为:①磺胺类、大剂量甲氨蝶呤可使肾小管内浓度增高,超过溶解度,即可在肾小管内形成结晶,产生刺激和阻塞作用,引起结晶尿、血尿,甚至尿闭而致尿毒症;②乙酰唑胺与维生素D可引起磷酸钙结石。噻嗪类利尿药引起尿酸性结石。巯嘌呤等使白血病细胞崩解,导致原尿中尿酸过多,可形成尿酸结晶,阻塞肾小管。合用维生素A与碳酸钙可引起碳酸钙结石;③氨基己酸与氨甲苯酸(止血芳酸)可引起输尿管内血块阻塞。

3. 药源性血液病

(1)粒细胞减少症 此乃最多见的药源性血液病。凡可造成粒细胞生成减少、寿命缩短,或破坏加快超过其代偿能力的药物均可致粒细胞减少症,其主要表现为:

1)直接引起粒细胞核碎裂、造成造血干细胞损伤:①如氮芥类可破坏DNA的结构和功能;②巯嘌呤、阿糖胞苷等能阻断DNA的合成,并可抑制细胞分裂,多数抗癌药均能引起明显的粒细胞减少;③氯霉素、氯丙嗪、丙米嗪、三甲双酮、丙硫氧嘧啶、地巴唑、卡马西平、磺胺类药物亦能引起粒细胞减少症,它们的毒理机制,可能是由于干扰DNA或蛋白质合成所致。

2)由免疫反应所致。例如氨基比林,是一种半抗原,在敏感者体内能与白细胞蛋白结合成为全抗原而刺激人体产生白细胞抗体IgG或IgM。若再次给予氨基比林,可在中性粒细胞表面产生抗原-抗体反应,引起粒细胞凝集解体。半合成青霉素类、左旋咪唑也可引起粒细胞减少症。有报道,在老年人应用氨苄西林可致粒细胞减少症而继发感染造成死亡。

(2)再生障碍性贫血 药物引起再生障碍性贫血前往往先出现粒细胞减少症。导致这一药源性疾病的代表药物是氯霉素,可分为两种类型:①量效关系密切,是由于大量给药所致。一般认为发生的原因可能是由于氯霉素阻碍了骨髓干细胞线粒体的蛋白质合成,因而往往先出现白细胞及血小板减少。此型是可逆的,发生率为1/430000;②量效关系不密切,由于特异质反应所致。尽管发生率低,为1/60000,但为不可逆性,死亡率高,5年死亡率达70%。

能引起再生障碍性贫血的药物多达数十种,较常见的有:巯嘌呤、白消安、美法仑、秋水仙碱、长春新碱等抗癌药均可引起骨髓抑制导致再生障碍性贫血。此外,还有有机砷剂、三甲双酮、扑米酮、卡马西平、氯磺丙脲等也可引起本病。

(3)血小板减少 可引起血小板减少的药物有:各种抗肿瘤药、磺胺类、链霉素、头孢菌素类、异烟肼、氢氯噻嗪、雌激素、苯妥英、甲基多巴、奎尼丁、利福平、阿司匹林、对氨基水杨酸、保泰松、肝素等。药物引起血小板减少的机制是:①抑制骨髓和其中的巨核细胞的功能;②直接破坏血小板;③通过诱导变态反应而使血小板破坏,常发生于用药后几小时或几天内,绝经期后的妇女发生率较高。

（4）溶血性贫血　具有量效关系不密切的特征,主要见于如下情况。

1）遗传缺陷所致。如 G6PD 的缺乏所致的溶血性贫血。G6PD 酶缺乏患者应用伯氨喹、氯喹、奎宁、呋喃唑酮、磺胺类、水杨酸类、非那西丁、安替比林、氯霉素类、合成维生素 K 等,易致急性溶血,因为这些药物(氧化性)可致高铁血红蛋白(Met-Hb)症,而 G6PD 缺乏者,不能产生足够的还原型辅酶Ⅱ(NADPH)及还原型谷胱甘肽(GSH)来还原 Met-Hb,于是含有 Met-Hb 的红细胞就会形成。Heinz 小体在脾内被吞噬,发生溶血。

2）免疫性溶血性贫血。分为三型:①自身免疫型,又称甲基多巴型。药物与红细胞膜上的蛋白结合或作用于抗体形成细胞,产生抗自身红细胞抗体。多于用药 3～6 个月形成,溶血发生于服药后 3 个月～4 年间。此型贫血有自限倾向。引起这种贫血的药物有:α-甲基多巴、左旋多巴、氯氮草、苯妥英钠、非那西丁、氯丙嗪等;②青霉素型。青霉素的降解产物有很强的免疫原性,大剂量(一日 1000 万 U)应用时可牢固地结合在红细胞膜上,由抗药物-红细胞复合物抗体引起溶血。引起这型溶血的药物有:青霉素、氨苄西林、羧苄西林、链霉素、头孢菌素类等;③奎宁型,亦称"无事旁观者"型。由于奎宁等诱发机体产生直接抗药物的抗体,与药物复合物结合成激活补体而引起溶血。此型溶血性贫血发生突然,病情进展快而严重。肾功能衰竭多见。引起此型溶血反应的药物有:奎宁、奎尼丁、保泰松、磺胺二甲嘧啶、异烟肼、对氨基水杨酸、氯磺丙脲等。

（三）引发药源性疾病的原因

引发药源性疾病的原因很多,一方面与患者本身状况有关,如年龄、营养状况、精神状态、生理周期、病理状况等。另一方面与医药人员用药不当有关,如过量长期用药、不恰当使用药品、多种药品的混用等。目前许多统计资料显示,引发药源性疾病最主要原因还是不合理用药。近年,许多专家学者呼吁临床医生要提高对用药的合理性、安全性的认识,减少不合理用药。但是,受药物依赖性的影响或沿袭已久的观念,或受经济利益驱使,药物滥用现象非但没得到有效控制,反而愈演愈烈,甚至不少患者自持"久病成医",没有医生指导,长期、大量地使用处方药,导致越来越多的患者成为药源性疾病的受害者。据 WHO 统计,全世界每年死亡的病例中,约 25% 死于各种药源性疾病。

关于药源性疾病的预防措施,主要有以下三条:①充分重视药物作用的两重性,在用药过程中要严密观察毒物反应,以便及时调整剂量或调换治疗药物;②做到合理用药,选药要有明确的指征,注意药物之间联合应用可能引起的不良反应,新药使用需慎重,应熟悉有关的药效学与药动学知识;③加强新药生产与使用过程

的监督。总之,医务人员一定要重视各类药物可能产生的药源性疾病,合理使用药物,争取把药源性疾病的发生减少到最低限度。

七、药物的体内过程

从药物进入机体到药物从机体消除的过程,称为药物的体内过程。药物进入机体后,在机体的影响下,可以发生一系列的运动和体内过程:如药物自用药部位被吸收进入(静脉注射则直接进入)血液循环,然后分布于各器官组织、组织间隙或细胞内;有些药物则在血浆、组织中与蛋白质结合,或在各组织(主要是肝脏)发生化学反应而被代谢;最后,药物可通过各种途径离开机体(排泄);即药物的吸收、分布、代谢和排泄过程。可归纳为两大方面:一是药物在体内位置的变化,即药物的转运,如吸收、分布、排泄;二是药物的化学结构的改变,即药物的转化(又称生物转化),亦即狭义的代谢。由于转运和转化引起药物在体内量或浓度(血浆内、组织内)的变化,而且这一变化可随用药后的时间移行而发生动态变化。众所周知,药物对机体的作用或效应是依赖于药物的体内浓度,因而上述各过程对于药物的作用也就具有重要的意义。

药物在机体内的转运过程,包括药物的吸收、分布、代谢和排泄等方面及其相互关系,见附图 1-4,而跨膜转运则贯穿于整个体内过程之中。

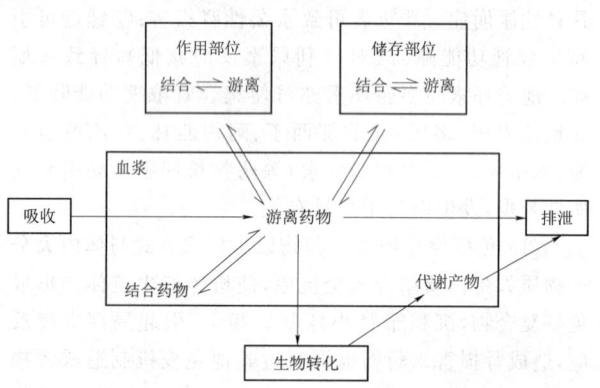

附图 1-4　药物在体内的转运过程

（一）药物的吸收

吸收(absorption)是指药物从用药部位进入血液循环的过程。除直接静脉注射外,药物吸收的快慢和多少,与药物的理化性质、给药途径、吸收环境等密切相关。

1. 药物吸收的部位

（1）胃肠道吸收　药物口服后从胃肠道黏膜吸收,主要是通过被动转运。分子越小、脂溶性越大或非解离型比值越大,越易吸收。胃液在 pH0.9～1.5 时,弱酸性药可从胃中吸收,但因胃吸收表面积较小,且药物在胃内滞留时间较短,所以许多药物在胃内的吸收量很

少。吸收的主要部位是小肠,小肠表面有绒毛,吸收面积大,肠蠕动快,血流量大,肠腔内在 pH4.8～8.2 时,肠段愈下 pH 值愈高,对弱酸及弱碱药均易溶解吸收,除简单扩散外,还有易化扩散、主动转运等方式均有利于药物的吸收。从胃肠道吸收后的药物,须沿门静脉先进入肝脏,再转入血液循环。舌下或直肠给药在后面"给药途径"中叙述。

(2) 注射部位吸收 皮下或肌内注射药物,先沿结缔组织扩散,再经毛细血管和淋巴内皮细胞进入血液循环。毛细血管具有微孔,常以简单扩散及滤过方式转运。药物的吸收速率常与注射部位的血流量以及药物的剂型有关。肌肉组织的血流量比皮下组织丰富,故肌内注射时吸收比皮下注射快。当患者处于休克状态时,全身微循环都很差,必须采用静脉注射。静脉注射时药物直接进入血液,无吸收过程。

(3) 呼吸道吸收 小分子脂溶性、挥发性的药物或气体,如乙醚、亚硝酸异戊酯等可从肺泡上皮细胞迅速吸收。气雾剂为分散在空气中的微细液滴或固体颗粒,可从肺泡吸收。

(4) 皮肤和黏膜吸收 完整的皮肤吸收能力较差,破损的皮肤吸收度较快,吸收量较大,外用药物主要发挥局部作用。黏膜的吸收能力远较皮肤为强,鼻腔黏膜的吸收面积大且血管丰富,但要注意防止过量吸收中毒。杀虫药如有机磷酸酯类、DDT、六六六等可从皮肤及呼吸道黏膜吸收而引起中毒,应注意防护。

2. 药物吸收的方式 跨膜转运。跨膜转运的方式主要有被动转运、主动转运和膜动转运。

(1) 被动转运 脂质双分子层的内部是疏水的,带电荷的物质(离子)极难通过。药物跨膜转运的扩散率主要取决于药物分子量的大小、在脂质中相对可溶性和膜的通透性。药物分子中只能由浓度高的一侧扩散到浓度低的一侧,其转运速度与膜两侧药物的浓度差(浓度梯度)成正比。浓度梯度愈大,扩散愈容易。此种转运不需消耗 ATP,只能顺应浓度差而转运,不存在饱和现象,可包括简单扩散、滤过和易化扩散。

1) 简单扩散(simple diffusion):又称脂溶扩散(lipid diffusion),脂溶性药物可溶于脂质而通过细胞膜。药物的脂/水分配系数(lipid/aqueous partition coefficient)愈大,在脂质层的浓度愈高,跨膜转运速度愈快。大多数药物的转运方式属简单扩散。其扩散速率 R 与药物的扩散常数 D'、膜的面积 A 以及药物的浓度梯度(C_1-C_2)成正比;而与膜的厚度 X 成反比,最主要的是浓度梯度。

$$R = D' \times A(C_1 - C_2)/X$$

简单扩散受药物解离度的影响很大。多数药物是弱有机酸或弱生物碱,在体液中可部分解离。解离型药物极性大,脂溶性小,难以扩散;而非解离型药物的极性小,脂溶性大,容易跨膜扩散。非解离型药物的多少,取决于药物的解离常数(K_a)和体液的 pH。可用

Henderson-Hesselbach 公式说明。式中 pK_a 是解离常数的负对数值。

弱酸性药物

$$HA \rightleftharpoons H^+ + A^-$$

$$K_a = [H^+][A^-]/[HA]$$

$$pK_a = pH + \lg([HA]/[A^-])$$

[非解离性弱酸]/[解离性弱酸]=

$$[HA]/[A^-] = \lg^{-1}(pK_a - pH)$$

弱碱性药物

$$BH^+ \rightleftharpoons H^+ + B$$

$$K_a = [H^+][B]/[BH^+]$$

$$pK_a = pH + \lg[(BH^+)/[B]]$$

[非解离性弱酸]/[解离性弱酸]=

$$[BH^+]/[B] = \lg^{-1}(pK_a - pH)$$

$$当 pH = pK_a 时, [HA] = [A^-]$$

$$或 [BH^+] = [B]$$

pK_a 是弱酸性或弱碱性药物的溶液在 50% 解离时的 pH 值。根据药物的 pK_a 值和环境的 pH 值之差,可算出简单扩散达到动态平衡时,解离型和非解离型药物的比值。

例如,具有弱酸的阿司匹林,其 pK_a 为 3.5,它在 pH1.4 的胃液中被解离约 0.8%;但在 pH7.4 的血浆中几乎完全被解离(约为 99.99%)。这就说明阿司匹林在酸性环境中,解离型少,可通过胃黏膜被吸收到血浆中。

再举利血平为例,它具有弱碱性,其 pK_a 为 6.6,如果胃液的 pH 为 1.4,肠液的 pH 为 7.4,按照以上公式,就可以分别求出利血平在胃液中及肠液中非解离型药物的含量:

$$\frac{[BH^+]}{[B]} = \lg^{-1}(pK_a - pH)$$

$$胃中 \frac{[BH^+]}{[B]} = \lg^{-1}(6.6 - 1.4) = \lg^{-1}(5.2)$$

$$= 1.58 \times 10^3$$

$$非解离型药物含量 = \frac{1}{(1.58 \times 10^5 + 1)}$$

$$= 6.3 \times 10^{-6}$$

故含量极少

$$肠中 \frac{[BH^+]}{[B]} = \lg^{-1}(6.6 - 7.4) = \lg^{-1}(-0.8)$$

$$= 0.16$$

可见,弱酸性药在酸性环境中不易解离,而在碱性中容易解离。弱碱性药则相反,在酸性环境中大部分解离,而在碱性中解离少。常用药物的 pK_a 值可从有关文献上查到。

在生理性 pH 变化的范围内,强酸、强碱,以及极性强的季铵盐可全部解离,不易透过生物膜,难以吸收。弱酸性或弱碱性药物则大多数是非解离型,被动扩散较快。一般而言,pK_a3～7.5 的弱酸及 pK_a7～10 的弱碱药受 pH 影响较大。

2）滤过(filtration)或水溶扩散(aqueous diffusion)：相对分子量小于100、不带电荷的极性分子,如水,尿素、乳酸等水溶性小分子药物,O_2、CO_2 等气体分子可通过水溶扩散跨膜转运,但甘油则较难通过,葡萄糖几乎不能通过。滤过是指由外力促进的扩散,如肾小球滤过。其相对扩散率与该物质在膜两次的浓度差成正比。

3）易化扩散 (facilitated diffusion) 或载体转运 (carrier transport)：扩散要通过细胞膜中某些特异性蛋白质通透酶的帮助,如葡萄糖进入红细胞需要葡萄糖通透酶,铁剂转运需要转铁球蛋白,胆碱进入胆碱能神经末梢等,分别通过特异性通透酶的帮助,将分子或离子顺其浓度梯度或电化学梯度扩散。不需供应ATP,易化扩散速率比简单扩散快得多。每一种通透酶只能转运一种分子或离子,或与这种分子或离子非常相似的基团。当药物浓度过高时,载体可被饱和,转运率可达最大值。载体可被类似物质占领,表现出竞争性抑制作用。

另一种易化扩散是膜上存在多种离子通道蛋白(ion channel protein),可选择性地分别与 Na^+、K^+、Ca^{2+} 结合,形成各自的通道,允许相应的离子迅速依其浓度差移动。各种离子通道蛋白可被特异性阻断剂所抑制,如四乙基铵在膜内侧阻断 K^+ 通道;河豚毒在膜外侧选择性阻断 Na^+ 通道。如离子通道蛋白的开放和关闭主要受膜两侧电位差的影响,就称为电压依赖性通道;如主要受化学物质所决定,则称为化学依赖性通道。

（2）主动转运　主动转运的特点是需要消耗ATP,分子或离子可由低浓度或低电位的一侧向较高一侧转运,故又称逆流转运(countercurrent transport)。这种转运需要膜上的特异性载体蛋白,如 Na^+,K^+-ATP 酶(钠泵)、Ca^{2+},Mg^{2+}-ATP 酶(钙泵)、质子泵(氢泵)和儿茶酚胺再摄取的胺泵等。此种转运对药物在体内的不均匀分布及肾脏排泄影响较大,而与吸收的关系较小。转运过程有饱和现象。由同一载体转运的两种以上药物间可出现竞争性抑制作用。

（3）膜动转运　大分子物质的转运都伴有膜的运动,其方式有两种：①胞饮(pinocytosis),又名吞饮或入胞。某些液态蛋白质或大分子物质可通过生物膜的内陷形成的小胞吞噬而进入细胞内,如脑垂体后叶粉剂,可从鼻黏膜给药吸收;②胞吐(exocytosis),又名胞裂外排或出胞。某些液态大分子物质可从细胞内转运到细胞外,如腺体分泌及递质的释放等。

3. 影响药物吸收的因素　下面从药途径、药物理化性质、剂型、机体的生理病理等因素对药物吸收的影响。

（1）给药途径　在影响药物吸收的所有因素中,给药途径是一个重要因素。在临床上常常根据需要选择给药途径,主要采用以下一些途径。

1）注射给药(injection administration)：注射给药有许多优点,如吸收快,起效迅速,生物利用度高,是危症抢救中不可缺少的措施之一。但也存在着不少缺点,如肌注时剂量受到一定的限制,局部疼痛,甚至偶有无菌性脓肿形成。静脉给药有一定的配制过程,费用较高,有些药物对血管有刺激,引起疼痛,有时出现血栓性静脉炎;有些药液溢出血管,可导致局部组织坏死。因此,凡口服可吸收,又不属于抢救用药应尽可能不用注射给药方法。注射给药有以下几种：

静脉注射：水溶性药物可供静脉注射,可避开影响药物吸收的各种因素,迅速达到血药峰值,且迅速起效。但推注不可太快,以免血药浓度突然上升而引起严重的不良反应。

静脉滴注：欲在一段时间内保持稳定的血药浓度,可以采用持续静脉滴注。通过调整溶液的浓度和(或)滴注的速度就可将血药浓度控制在预期范围内。

有些注射液,特别是某些细胞毒抗癌注射液,在静脉注射或滴注时,偶尔会溢出血管外引起皮下组织坏死。所以应熟练掌握这一注射方法,以防有害情况发生。

我国有些医院已经建立了静脉药物配置中心,这对合理用药(尤其是抗生素合理应用)和安全用药,避免污染起到极为重要的作用。

肝素锁(heparin locks)是一种间断性输液的常用方法。蝴蝶型注射针头的末端有一个橡皮管闭锁装置,它可以接受重复滴注。一次输完药物之后,可用少量的肝素稀释液冲洗输液管,使静脉保持开放的状态。这样就可使患者获得比用传统的静脉滴注方法大得多的活动机会。

希克曼导管(Hickman catheters)通过皮下穿刺方法插入外侧颈静脉中。患者可从此途径接受化疗、完全胃肠外营养(TPN)、抗生素和血液制品。如欲保留静脉通道可用 5％葡萄糖注射液慢速滴注。

肌内注射：水溶性或油溶性药物(一般不超过 3 ml)均可做深部肌内注射,药物由肌肉间隙穿越毛细血管的内皮细胞进入血流,吸收十分迅速。无论是离子状态或非离子状态的药物,均能快速透过毛细血管壁,不呈现膜屏障作用。油性注射剂如丙酸睾酮则吸收缓慢,为避免形成硬块,必须深部肌内注射。

皮下注射：与肌内注射一样,皮下注射的药液应无刺激性。毛细血管对水溶性药物无论是非电离型或电离型,均无屏障效应。但 1 次用量不可超过 2 ml。某些局麻药液中加入少量肾上腺素使血管收缩,可延长局麻效应。

其他注射途径：①动脉注射。目的在于使某一靶器官或组织中的药物浓度达到最高程度,相比之下循环于全身的药物浓度达到最低水平。这既能加强疗效,也可减少不良反应的发生,如抗肿瘤的靶向药物治疗,不过有时会引起动脉痉挛及坏疽;②椎管内注射。使药物不受血脑屏障的阻隔,直接进入蛛网膜下腔作用于中枢神经系统;③体腔内注射。为了治疗的需要,也可以向胸腔、腹腔或关节腔内注射药物。如有意识地向胸腔内注射四环素,也可向浆膜腔内注射抗肿瘤药物或抗感染药物。

2) 胃肠道给药(gastro-intestino tract administration)

口服药物吸收的主要部位:弱酸性药物在胃液中呈非电离型,增加脂溶性,在胃内易被吸收。吸收率还取决于其他因素,如吸收表面积。小肠上部由于有绒毛及微绒毛存在,极大地增加了药物的吸收面积,即使肠内容物的 pH 有所上升,使弱碱性药物在较高 pH 环境中非电离型减少,但吸收面积却仍在增加,有效地代偿了由于脂溶性下降所致穿透生物膜的能力减弱。例如 10 min 内吸收率:乙醇在胃内吸收 6.3%,小肠内 64%。苯巴比妥(弱酸药物)在胃内吸收 2.8%,小肠 52%。两者在小肠内的吸收率分别为胃内吸收率的 10 倍和 18 倍。由此可见,绝大多数药物均在小肠内被大量吸收。

胃排空及肠道运动对吸收的影响:胃内容物排空的 $t_{1/2}$ 一般为 20~60 min,一片未崩解的药片从胃内排空的时间是 15 min~7 h 不等。胃排空对药物吸收的影响较大,大多数药物只把胃当作暂时的贮所。弱碱性药物在胃内酸性环境中吸收迟缓。弱酸性药物如水杨酸在胃中迅速吸收。药片的溶出速率也是影响吸收的关键因素。小肠蠕动可加速片剂的溶出速率,因此,片剂进入小肠后其吸收速率就会大大加速。一般来说,缩短胃排空的时间,可加速药物的吸收。使胃排空迟缓的药物有:苯丙胺、吗啡、抗胆碱能药;反之,空腹、轻度活动、冷饮、稀酸溶液、甲氧氯普胺、多潘立酮和向右侧卧位,均可加速胃排空。胃溃疡患者的胃排空比无溃疡病者快。溶出速率缓慢的药物有肠溶片及缓释药片,加速胃肠运动可使片剂在肠道内加快通过从而使吸收减少。胃部分切除后,会减少地高辛、左旋多巴、磺胺类、乙胺丁醇、乙琥胺、铁或叶酸的吸收,而对氨水杨酸仍然吸收良好。服用任何药物时,应避免同时使用改变胃肠运动的药物,以防前者的吸收受到影响。有些药遇酸而失活,有些不易经胃吸收,还有些药对胃有强烈刺激,这些药都不宜经口服用。但要肯定的是,绝大多数药物是可以通过口服而发挥良好疗效的。口服优点是简便、价廉、不良反应较轻、安全性相对最好。

3) 舌下含服(sublingual administration):口腔黏膜吸收药物的优点是使药物避免因接触胃液或肠液而失活,还可避免首过效应而降低生物利用度。甲基睾酮舌下给药的吸收率比口服高 40%~50%,药物在口腔内吸收需要较大的油-水分布系数。刺激性大的药物不宜经此途径给药。硝酸甘油、缩宫素及异丙肾上腺素均可通过舌下给药。

4) 直肠给药(rectum administration):药物栓剂或小容量药液保留灌肠可经直肠黏膜吸收。优点是,可以避免药物被胃酸或消化酶破坏。如给药部位恰当,药物吸收后,可由直肠中、下静脉和肛管静脉绕过肝脏直接进入血液循环,可减少首过效应。适用于昏迷患者或不能口服的患者,具有异味的药物,也可制成栓剂使用,如吲哚美辛栓剂。不过,直肠内无绒毛,吸收面积小,使吸收不完全或不规则是栓剂的不足之处。此外,还应考虑此种用药方法对直肠黏膜的刺激性。

5) 吸入给药(inhale administration):由于肺泡的巨大面积($60 m^2$),肺泡毛细血管中血液循环迅速和肺泡上皮细胞的通透性强,药物可经由气管吸入而达肺泡,使肺成为极好的吸收药物的器官。吸入给药可作为全身给药的途径之一,如乙醚吸入麻醉所起到的全麻作用。亚硝酸异戊酯的吸入能瞬间控制心绞痛发作。吗啡及 4-氢大麻醇亦较易经肺吸收。吸入给药更多用于呼吸道阻塞性疾患,常用的有气雾剂以及微粒固体粉末(色甘酸钠)。药物进入呼吸道的深度取决于药物粒径大小等诸多因素,通常雾化微粒以 0.5 μm 为最佳。如能配合张口深吸气,可促使药物穿入较深部位。气雾吸入有 90% 在接触口腔及咽壁后被咽下,仅 10% 可达细支气管。色甘酸钠是微细粉末吸入,咽下的颗粒不被吸收。吸入的异丙肾上腺素于咽下后,在肠道中被破坏或经肝首过效应而失活。

随着支气管的不断分支,管腔的内径愈来愈小。故气雾小滴愈接近肺泡、流动的速度愈慢。只有直径小于 2 μm 的药物小滴始可进入最小的细支气管及肺泡。

6) 透皮给药(transdermal administration):药物制成软膏剂、乳膏剂涂布或透皮贴剂贴于皮肤,除在患处起到局部治疗作用外,还可吸收入血,发挥全身治疗作用。

透皮剂型的优点:①可避免口服药物被消化道中的酸、酶等破坏,免受食物吸附及消化道功能等影响;②无首过效应;③无注射给药的不便,1 次用药代替几次给药;④药物贮库释药持久,使 $t_{1/2}$ 短的药物明显延长药效;⑤并可随时中止给药。

透皮剂型的缺点:①对皮肤有刺激性和局部过敏反应;②可能产生耐受性,如硝酸甘油;③制作工艺较繁琐,价格较贵。

硝酸甘油透皮贴于前胸,其释药率达 5~10 mg/24 h。东莨菪碱的透皮膜为 2.5 cm^2,贴于耳后,3 d 释药 1.5 mg。

透皮给药的吸收途径:皮肤表层是药物通过的一个屏障。油-水分配系数大的脂溶性药物,可透过皮肤表层。真皮层对药物并无屏障作用。药物由 3 种途径通过角质层:①由汗腺导管的开口,仅占皮肤表面面积的 0.04%;②经由毛根、毛囊透过,占皮肤表面的 0.2%,上述两个部位是覆盖皮肤表层角质的不连续处;③角质层,由连续无缝的角质层透入皮下,而达毛细血管。

影响透皮吸收的因素:药物透入身体各部位皮肤的速率各不相同。其快慢顺序为:耳后、皮肤、阴囊、头皮、趾间、前臂和足底。

当皮肤的完整性遭破坏时,药物透皮吸收率就明显增加。正常皮肤的吸收率为$1\%\sim2\%$,刮去表层后,吸收率可增加到$78\%\sim90\%$。婴儿的透皮吸收率比老年人高得多。

当角质层湿润时,可提高透皮吸收率;用塑料薄膜覆盖皮肤,表层水分可由10%增加到50%,使皮质激素的吸收率增加100倍,全身效应明显增加。氮酮(azone)等透皮促进剂,可使原药的透皮吸收率明显增加。

传递体(transfersome)为一种新型透皮药物的载体,是在普通脂质体磷脂的双分子层中加入表面活性剂(如胆酸钠,这种载体除具有一般脂质体和皮肤之间的良好亲和力,安全无毒之外,还具有高度的柔韧性和渗透性。透皮药物有了这种传递体,就很容易透过皮肤角质层到达真皮层,继而进入血管和淋巴管)。

使用硝酸甘油透皮制剂(Nitrodur Ⅱ),在12 h内测血药浓度,以求吸收部分(FA)对t作图。按0级动力学,k_0是单位时间内透皮吸收药量。精确测定稳态血浓C_{ss}及AUC_∞得:

$$k_0/FA = C_{ss}/AUC_\infty$$

透皮药物FA的斜率取决于C_{ss}及AUC_∞。

7) 贮库制剂给药(depot preparation administration)

贮库注射剂:肌注后药液沉着于组织中,宛如贮药库,缓慢释放药物。此种剂型早有开发,如胰岛素锌悬液或鱼精蛋白锌胰岛素;维生素B_{12}与鞣酸锌结合等。

药物贮库亦可固定在体外,如美国 Alza 生产的AR/MED 静脉给药装置。贮药筒装药液 25 ml,注射速度为 0.4～2 ml/h,按需要可增加到 3 ml/h。此装置缚于患者体表,定时定量自行给药,也可中止给药。患者可从事室内轻工作,连续滴注数日到数月。

植入给药方法:可植入皮下,多为内分泌制剂,长效避孕药等。炔雌醇 23 mg 的胶囊,可供植入下腹部,皮下释药 45 μg/d,用于治疗前列腺癌。植入 2 个胶囊可使 6 个月内血浆睾酮下降到去势水平,相当于长期使用普通制剂。

生物可降解的控释植入制剂。由 β-磷酸三钙制成多孔陶瓷小片吸附广谱抗生素硫酸庆大霉素(0.4～1.5 mg)及软脂酸-硬脂酸-甘油(5.4%～13.8%),植入慢性骨髓炎病灶附近,可使局部浓度升高有利于控制感染。小片上的孔径控制释药速率,可连续释药 2～3 周,释药呈一级动力学过程。

8) 靶向给药方法(targeted drug delivery system):靶向给药方法是某种特异的靶向制剂通过局部或血液循环送到指定的靶区。所谓"靶区"就是特指的某一病变部位。该部位可以是某一器官,也可以是某一组织,也可以是某类细胞。其特点是利用载体将药物选择性地集中于作用部位(即病区或靶区)而发挥治疗作用。其优点是用药量小,因而全身毒副作用轻;用药量虽小,但

由于药物可浓集于病灶,从而发挥强力的治疗作用。尤其是抗癌的细胞毒药物更适于采用此种靶向给药方法。

使用靶向给药方法少不了靶向制剂。此种新型制剂好比装上了弹头的导弹。导弹是一种载体,靶向制剂也有载体部分(如乳剂、脂质体、微囊、微球和纳米囊)。弹头命中攻击点发挥毁灭作用,药物就好比弹头,在靶区根除病变,发挥治疗作用。成功的靶向制剂应具备三大要素,即定位蓄积、控制释药和无毒可生物降解。按其作用特点可分为局部靶向、机械靶向、生物物理靶向、化学靶向和生物靶向。按靶向功能程度又可分为三级靶向,即:①一级靶向:药物的转运限于作用部位的毛细血管;②二级靶向:药物能选择性地被转运到靶细胞上;③三级靶向:药物连同载体一并通过胞饮进入靶细胞内,经酶解使药物从载体中释放出来,直接作用于靶细胞核。目前认为,带有单克隆抗体的含药脂质体或毫微球的靶向作用极高,可望对癌症治疗产生优异的效果。

9) 其他给药途径(other route of administration):眼内给药,有液体型、半固体型、膜剂等。眼用制剂应无菌,对眼的毒性及刺激性低。大部分药物滴入眼内后,停留在结膜囊内。由于毛细管现象扩散及瞬目反射而扩至角膜前的薄膜层中。药物通过角膜至前房而达虹膜。

阴道与子宫内的贮库制剂有阴道栓、阴道片、乳膏、凝胶、溶液、海绵、冲洗剂等,均属阴道内给药范畴。

(2) 药物的理化性质

1) 药物的溶解性:药物的溶解性和溶解速率都能影响药物的吸收过程。溶出速率快的药物,吸收速率也快;反之则慢。药物的晶形、溶解性、颗粒的表面积及药物分子的水合状态等,都可改变药物的溶解速率。晶形不同的同种药物,其溶解度各不相同,无定形状态药物的溶解度总是大于结晶形药物。水溶性低的药物,自固体中溶解出的速率慢,吸收较困难。药物的颗粒大小同样可影响吸收速率。对一定量的药物来说,其颗粒越小,总表面积就越大,溶解速率越高,易于被吸收。药物分子本身的水合状态可影响药物本身的物理、化学和生物特性。无水型的有机化合物比有水型的更易溶解。固体药物只有溶解后才能由胃肠上皮吸收,但有些药物困难溶于水,从固体制剂中溶出缓慢,从而使溶解成了吸收过程的限速步骤。此时,溶解速度能直接影响药物显效时间、作用强度及持续时间。

2) 药物吸收的 pH 分布理论:主要是阐述药物吸收与药物脂溶性、酸解离常数(pK_a)及周围环境的 pH 之间的关系。如大多数酸性药物,在胃的酸性环境中多呈非解离型,脂溶性较高而易于被吸收;弱碱性药物在小肠内以非解离型为主,因而也易于被吸收。药物本身油/水分配系数越大,脂溶性越高,透膜吸收速率也越大。弱酸或弱碱性药物在胃肠道的吸收,受其本身 pK_a 和周围环境 pH 的影响已如前述。

（3）药物剂型 同一药物的不同剂型吸收速率不同。注射剂中水溶液吸收快,而油溶液或混悬液在注射局部形成一个小型储库,因而吸收较慢,但作用持久。口服制剂中,水溶液吸收最快,其后依次为乳剂、混悬剂、软胶囊剂、片剂、糖衣片及肠衣片等。

（4）机体的生理及病理因素

1）胃肠运动:胃排空加快,多能增加药物的肠道吸收,因多数药物在小肠有最大的吸收效率。胃蠕动加速了药物进入小肠,故可促进小肠吸收。肠蠕动的快慢与强弱也影响药物的吸收。在一定范围内,肠蠕动增加可促进固体制剂的崩解与溶解,并增加药物与黏膜的接触进而增加吸收。但对那些溶解度小或以主动转运吸收的药物,肠蠕动加快可缩短药物在小肠的停留时间,反而可减少吸收。

2）胃肠内容物:食物对口服吸收的影响常常是间接的,即通过影响胃肠道的运动能力来影响药物的吸收。如液体食物可加速胃排空,而脂肪类食物则可使之减慢。同时食物的性质也可促进或减慢某些药物的吸收,如脂肪性食物可增加脂溶性维生素的吸收等。

3）吸收部位的病理改变:胃肠道疾患如炎症、淤血、水肿可影响药物的吸收。如慢性充血性心力衰竭时,由于胃肠道淤血,口服药物常吸收不良。有些疾病可使胃肠运动或胃肠内容物成分改变（如胆汁缺乏）,从而改变某些药物的吸收。

4）药物在胃肠道内的相互作用:有些药物在胃肠道内可以发生相互作用,进而影响吸收。例如,当含有多价金属阳离子如 Mg^{2+}、Fe^{2+}、Ca^{2+} 的药物与四环素族同服时,二者可形成不溶性的络合物,减少四环素族的吸收。

5）用药部位的血流量与血流速度:注射部位血流量增加,血流速度加快可促进药物的吸收,反之则吸收减少。浅表组织发炎时,因血流量较正常增多,吸收药量也增加。

（二）药物的分布

所给的药物吸收后,溶解或以微粒子形式分散在体液中,随着体液的流动,特别是血液的循环而分布到各组织中。一定的药物在血中的浓度和组织中的浓度保持着一定的比例关系。在不同组织中,药物浓度有差别,甚至差别非常显著,如洋地黄苷在心脏浓集,又如 $[I^{131}]$ 标记的碘化钠注射后 $15\sim20$ min,大部分集中在甲状腺。这种差别取决于药物通过某一屏障的能力以及某一组织与药物之间亲和力的大小。

组织细胞与药物的亲和性是药物分布的重要因素,药物的水溶性和脂溶性也是影响药物分布的重要因素。如脂肪族的麻醉药乙醚、三氯甲烷,由于它们的脂溶性,可大量集中于脂肪组织和脑组织,也可通过胎盘进入胎儿体内。某些脂溶性高的药物能在脂肪组织中积蓄,产生一定的积蓄作用（包括治疗作用和毒性作用）。有些药物很难通过某一屏障,当然就很难分布到其中去了。

一般情况,药物分布在作用部位的浓度高于其他部位。但也有相反的例子,分布于作用部位的浓度低于其他部位的浓度,如卵泡激素在子宫的浓度就不大,又如吗啡在脑、脊髓中浓度也很小,相反大量分布于肌内、肾脏、肝脏等组织。不过由于这些药物对那些组织敏感度很高,即使浓度不大,其作用也很显著。

1. 影响药物分布的主要因素

（1）药物的理化性质 如药物分子大小、脂溶性、极性、pK_a 与组织的亲和力和稳定性等。脂溶性高的药物如乙醚、硫喷妥钠等,易为富有类脂质的神经组织所摄取,从而迅速呈现出麻醉作用;右旋糖酐由于分子量大,难以通过血管壁,因而静脉给药后可较长时间地保留于血液中,以维持渗透压和血容量。

（2）局部器官的血流量 药物与组织成分的结合大多为可逆性,组织与血液间药物分布保持动态平衡。分布达到平衡的速率,取决于局部组织的血流量。单位时间、单位重量血流量大的器官,药物向该器官的转运速度也大。人体各器官的血流量差别甚大,如脑的血流量为 70 ml/（min·100 g 组织）,而脂肪组织血流量仅约 1 ml/（min·100 g 组织）。除脑外,肝、肾血流量也较大,药物的浓度也较高,故在药物中毒时,这些器官往往首先受害。

（3）药物贮库 药物在某一组织的蓄积可使其作用持续时间延长。药物在体内的蓄积场所即为药物的可能贮库。如果贮存的药物与血浆的药物达到平衡,并随血药浓度降低而从贮库中释放,则血药浓度及作用部位的药物浓度就可维持较长时间,药效随之延长。药物贮库包括以下几种:

1）与血浆蛋白结合:药物进入血液后或多或少地（差异甚大）将与血浆蛋白（主要是白蛋白）结合。结合型药物活性暂时消失。这种结合遵守质量作用定律,且是可逆的,游离型药物与结合型药物处于动态平衡之中,当血中游离型药物浓度下降时,结合型药物可与血浆蛋白解离,释放出游离型药物。因此,可把药物与血浆蛋白的结合看成是药物在体内的一种暂时储存形式。药物与血浆蛋白结合,主要是与白蛋白结合的药物类型很广,而与血浆蛋白的其他成分,如 α、β、γ 蛋白结合的药物种类不多,见附表 1-9。

附表 1-9 药物与各种蛋白的结合

蛋白成分	可结合的药物
白蛋白	钙、铜、锌、胆红素、尿酸、腺苷、维生素 C、水杨酸、对氨基水杨酸、磺胺类、巴比妥类药物、四环素类、链霉素、青霉素、组胺、洋地黄毒苷、酸性色素、脂肪酸类等

续表

蛋白成分	可结合的药物
α_1	甾体激素、维生素 B_{12}、甲状腺素
α_2	铜、锌、脂肪、维生素（A、D、E、K）、胆固醇、血红蛋白
β_1	铜、锌、脂肪、维生素（A、D、E、K）、胆固醇
β_2	锌、脂肪、维生素（A、D、E、K）、胆固醇

药物与血浆蛋白结合，可提高药物在血浆中的表观溶解度。有些药物与血浆蛋白结合后，溶解度激增。例如，香豆素在血浆中的溶解度为在 0.9％氯化钠溶液中的 1000 倍。非结合型药物吸收入血后，由于迅速与血浆蛋白结合，使得血中非结合型药物浓度降低，有利于继续吸收。结合后的药物不易穿透毛细血管壁、血脑屏障及肾小球，限制其进一步转运，延缓药物从血液中消失，从而减少药物的代谢和排泄。例如，洋地黄苷约 90％与血浆蛋白结合，其血浆半衰期长达 6.9 d，作用时间较长，而地高辛只有 25％与血浆蛋白结合，其半衰期仅约 42 h，故药物自血浆中消失较快，作用维持时间较洋地黄苷短。但药物与血浆蛋白结合不影响主动转运过程（如肝细胞摄取或肾小管分泌）。例如普萘洛尔及青霉素与血浆蛋白结合率虽分别高达 90％与 65％，但它们在肝、肾的清除率几乎和该器官的血流量相等，这是由于药物的快速消除降低了非结合型药物的浓度，从而加速了结合型药物的解离。

药物与蛋白结合是一种可逆的结合，而发挥药理作用是游离型的药物。在一般情况下，药物与蛋白结合的结合率恒定，但在某些情况下，结合率可发生改变，如肾功能衰竭伴有尿毒症的患者，血清蛋白结合药物能力下降，又如在两种以上药物合并应用时，与蛋白质结合强的药物（如保泰松），可使其他药物的结合率大大降低。在这种情况下，血中游离药物浓度增高，而通常由于游离药物浓度增高，就可能出现毒性反应。蛋白结合率改变，还可引起药物分布容积、半衰期改变。这些改变也易引起血药浓度与疗效关系的改变。

各种药物与蛋白结合率高低相差悬殊。高度结合的药物有：①强心苷、抗心律失常药物，如洋地黄苷、奎尼丁、普鲁卡因胺；②抗凝药，如香豆素、华法林；③安定药，如氯丙嗪；④巴比妥类药物，如硫喷妥、环己巴比妥、司可巴比妥、戊巴比妥；⑤抗疟药，如氯喹；⑥抗炎药，如保泰松、水杨酸盐；⑦降血糖药，如甲苯磺丁脲、氯磺苯脲；⑧磺胺类，如磺胺甲氧嗪、磺胺二甲氧嘧啶、磺胺苯吡唑；⑨抗生素，如青霉素、双氯西林、苯唑西林、甲氧西林、金霉素；⑩色素，如磺溴酞、甲基橙。

体内还有很多内源性物质，也是高度结合的物质，如：①胆汁成分；②维生素；③脂质；④激素；⑤电解质。这些物质除电解质外，多数为脂溶性物质。

血浆蛋白与药物结合是非特异性的，但其结合能力

有一定限度。升高血药浓度可使血浆蛋白的结合部位饱和，继续增加剂量，非结合型药物浓度就会迅速上升而引起毒性反应。当同时应用两种或几种与血浆蛋白结合率较高的药物时，如果它们与血浆蛋白的同一部位相结合，则相互间会发生竞争性抑制现象，即一种药物从血浆蛋白结合点把另一药物排挤出来，使其药理作用增强甚至引起中毒反应。对于少数血浆蛋白结合率高、分布容积小、消除慢的药物，这一相互作用具有重要的临床意义。例如，香豆素类口服抗凝血药，与血浆蛋白的结合率约为 99％，如同时合用保泰松（血浆蛋白结合率约 98％）就会抑制香豆素与血浆蛋白的结合，使游离的香豆素类药物浓度增高，抗凝作用加强，甚至出血不止。但对于一般药物，被排挤出来的非结合型药物将会向组织间液转移或被消除，血浆非结合型药物浓度难以明显提高，因而临床意义不大。药物也可与内源性代谢产物竞争与血浆蛋白结合，例如磺胺药抑制胆红素与血浆白蛋白结合，可能加重新生儿生理性黄疸甚至导致新生儿核黄疸。对于某些与血浆蛋白结合率高的药物，快速静脉注射时的效应与缓慢静脉注射时不同。因快速静脉注射可使药物在短期内超过血浆蛋白结合能力，使血中非结合型药物浓度提高，药效加强。例如，静脉用麻醉药硫喷妥钠常用此法给药。

2）与细胞结合，又称为药物的细胞贮库：许多药物在某些组织中的浓度高于血浆游离型药物浓度，细胞内药物浓度高于细胞外，称为药物在组织的定域。多数药物在组织的定域是可逆的，组织和血浆中的药物浓度比例恒定，因此可看作是药物的贮库。例如，碘在甲状腺的浓度比在血浆及其他组织的高 1 万倍，皮肤中的黑色素细胞能摄取氯丙嗪和其他吩噻嗪类；氯喹为眼色素细胞摄取可致视网膜病变；米帕林能与细胞核和核糖体的核酸牢固结合，静脉注射后在肝、胰和白细胞中的浓度为血浆浓度的 100 倍以上。

3）脂肪贮库：脂肪组织是脂溶性药物的巨大贮库，许多脂溶性药物以溶解状态贮存于中性脂肪中。肥胖人脂肪含量可达体重 50％，消瘦者也可达 10％，加之脂肪组织血流量少，故为一稳定的药物贮库。如高脂溶性的硫喷妥钠静脉注射后 3 h，约 70％分布于脂肪组织。

2. 体内屏障

（1）血脑屏障　对一般组织来说，血浆中游离型药物均可通过毛细血管的内皮细胞向组织细胞外液自由地扩散，毛细血管的内皮细胞和组织内皮细胞之间，一般可使半径在 0.1 nm 左右的物质自由出入。而脑血管的内皮细胞不同于一般的细胞的内皮细胞，药物只能从毛细血管进入脑组织外液向星状细胞运行，而不能通过内皮细胞、基底膜进入神经胶质细胞。神经胶质细胞富有髓磷脂（脑磷脂），其主要成分是脂质成分。因此，由于这样的结构特点，对外来物质具有选择性的摄取作用，除

了小分子的物质，如水、葡萄糖、氨基酸等可以由内皮细胞进入脑外，其他较大的分子物质则难以进入脑组织。这种脑组织对外来物质有选择性的摄取能力就叫血脑屏障。

药物通过血脑屏障受药物脂溶性的影响。脂溶性高的药物容易通过血脑屏障，如硫喷妥是脂溶性很高的药物，故易通过血脑屏障。脂溶性低的药物难以通过，如尿素为脂溶性低的药物故不易通过。还有些药物水溶性很高，也难通过血脑屏障，在脑及脊液中的浓度很低，但是由于这些系统对那种药物感受性高，所以低浓度也能表现出很强的中枢作用。

药的结构决定药物的脂溶性，从而也能影响其通过血脑屏障的能力。如肾上腺素分子结构含有多个羟基，它难以进入脑内；而引入一个甲基，去掉两个羟基的麻黄碱则可进入脑内；去掉羟基，侧链还有两个甲基的 N-甲基-2-苯基异丙胺的脂溶性很高，则更容易进入脑内，发挥药效。

（2）胎盘屏障　胎盘屏障存在于母体循环系统与胎儿循环系统之间，是母体和胎儿之间控制内外物质流通的机构，也是药物由母体进入胎儿的流通机构。胎盘屏障有类似于血脑屏障的性质，非离子型的、脂溶性高的药物易于通过，而脂溶性低、易解离的药物则较难以通过。与血清蛋白结合的药物也易于通过屏障，进入胎儿。小分子的水溶性的物质，如水、葡萄糖、氨基酸、维生素等则以扩散的形式进入胎儿。

（3）血眼屏障　吸收入血的药物在房水、晶状体和玻璃体等眼组织的浓度远低于血液中的浓度，这表明血-眼之间存在着阻碍药物通过的屏障。与其他屏障一样，血眼屏障仅允许脂溶性或小分子药物通过。药物经血液进入房水有两条途径：①经睫状体以被动或特殊转运方式进入后房；②经虹膜通过被动转运进入前房。药物离开房水可经巩膜静脉窦入血。由于血眼屏障的存在，所以作用于眼的药物多以局部应用。

3. 分布与作用的关系　药物的组织分布和药物的药理作用有关，如强心药洋地黄苷类只会在心脏富集，碘主要在甲状腺浓集，这类药物主要在其富集部位发生药性作用。就药物的毒副作用来说，一般药物易浓集部位（药物含量高组织）容易出现其毒性作用。如许多药物在多次给药以后，肝中药物浓度过高，出现药物中毒，除引起肝功能的改变外，还会引起组织学的改变，出现空泡变性，甚至坏死。

用放射自显影技术研究药物的分布，能确定一些药物在组织中的含量，证明其作用和不良反应与药物的分布有关，如氯丙嗪，在服用后出现的网膜色素病，是与药在眼睛内的网膜内积蓄有关。长期服用四环素的小孩牙齿生长不好，是与四环素类药物可产生骨骼、牙齿钙化障碍有关。

肾、输尿管、膀胱、唾液腺、胰腺等是与药物排泄有关的脏器，这些部位药物的浓度与作用有直接的关系，而且药物的代谢、排泄和积蓄是直接影响药物在组织的分布的。如治疗泌尿系统感染，往往采用在肾、输尿管、膀胱能有较高浓度的药物。

（三）药物的代谢

药物的代谢即药物的生物转化或药物转化，即药物在体内发生的化学结构的改变。这种改变的结果，可使药物形成水溶性的解离的代谢物从肾或胆道排出，也可使药物失活。即使初步的代谢物具有活性，机体也能通过进一步代谢将其灭活。因此，药物转化可以看作是机体对药物这种异物的防御反应。

药物发生生物转化后其生物活性有四种变化：①由活性药物变成无活性的代谢物；②由无活性药物变成活性代谢物，如环磷酰胺转化后释放出氮芥发挥其抗癌活性；③由活性药物变成仍具有活性的代谢物，如附表 1-10 所示的药物；④由无毒或毒性小的药物变成毒性代谢物，如异烟肼转化成对肝具有较大毒性的代谢物。

附表 1-10　某些具有药理活性的代谢物

原药	活性代谢物
阿司匹林	水杨酸盐
非那西丁	对乙酰氨基酚
可待因	吗啡
地西泮	去甲羟地西泮
水合氯醛	三氯乙醇

1. 药物结构转化类型　药物进入体内后，有些在体内不发生化学结构的改变，以原型发挥药理作用，并可以原型被排泄到体外，但大多数药物在体内均经不同程度的结构转化。体内药物代谢是机体对药物的一种防卫技能，药物的结构转化是药物与机体相互作用的结果。

药物在体内转化的反应形式，不外乎是氧化、还原、缩合、分解等几大类，都必须具备适当的药物代谢酶才能发生反应。药物的结构转化发生在肝、肾、消化道、肺等部位，而肝是药物代谢的主要器官，在药物代谢中占有重要的位置。

药物结构的转化形式，分类介绍如下。

（1）氧化　氧化是体内代谢转化的重要反应，如芳香环的羟基化、氨基氧化、醇醛氧化、烷基氧化、硫氧化、去烷基化等反应，皆为氧化反应的形式。

1）芳香环的羟基化：

2）芳香胺氨基的羟基化：

（苯胺 NH_2 → $NHOH$）

3）芳香环氧化开环：

（苯 → 邻苯二酚 OH OH → 顺丁烯二酸 $COOH$ $COOH$ → 己二烯二酸）

4）烷基化：

$$C_{16}H_{32} \longrightarrow C_{16}H_{36}COOH$$

5）醇氧化：

$$R-CH_2OH \rightarrow R-CHO \rightarrow R-COOH \rightarrow CO_2+H_2O$$
$$R-CH_2OC_6H_9O_6 \qquad R-COOC_8H_9O_6$$

6）硫氧化：

$$R-S-R' \rightarrow R-\overset{O}{S}-R' \quad （如氯丙嗪）$$

7）胺氧化并脱氨基：

$$R-CH_2NH_2 \rightarrow R-CH=NH+H_2O$$
$$\rightarrow R-CHO+NH_3 \quad （如5-羟色酸）$$

8）N-去烷基：

$$R-N(CH_3)_2 \longrightarrow R-NHCH_3 + HCHO（如氨基比林）$$

9）O-去烷基：

（非那西汀 $NHCOCH_3$, OC_3H_5 → $NHCOCH_3$, OH + CH_3CHO）

（2）还原　还原也是体内代谢物转化的一类重要反应，如硝基还原，醇、酮还原，偶氮化合物还原等反应均属这类反应。

1）硝基还原：

（NO_2 / $COOH$ → NH_2 / $COOH$）

2）醇还原：

$$Cl_3(CHCOH)_2 \longrightarrow Cl_3CCHO + H_2O$$
（水合氯醛）

3）酮还原：

$$R-COR' \rightarrow R-\underset{OH}{CH}-R'$$

4）偶氮化合物还原：

（H_2N 、NH_2 苯环 $-N=N-$ 苯环 $-SO_2NH_2$ →）

（→ H_2N、NH_2 苯环 $-NH_2$ + H_2N 苯环 $-SO_2NH_2$）

5）羟氨还原：

（$NHOH$ → NH_2）

6）砷的还原：

（AsO_3H / NH_2 → AsO / NH_2）

（3）水解　水解是药物在体内的分解反应之一。酯类药物水解生成酸和醇就是例子，如普鲁卡因的水解。

（H_2N 苯环 $COOCH_2CH_2N(C_2H_5)_2$ → H_2N 苯环 $COOH+HOC_2HCH_2N(C_2H_5)_2$）

（4）结合　结合反应是体内普遍发生的反应。许多药物可直接与体内物质结合、如与葡糖醛酸缩合、与氨基酸缩合、乙酰化、磺化等。有许多药物不能直接发生结合反应，需经过氧化或还原或分解等反应后，再发生结合反应，结合反应与药物解毒有密切的关系。

1）与葡糖醛酸缩合：如非那西汀水解后生成对乙酰氨基酚则与葡糖醛酸缩合，生成毒性低、水溶性大的葡萄糖酸苷由尿排出。

（$NHCOCH_3$/OC_2H_5 —水解→ $NHCOCH_3$/OH —UDP-$C_8H_9O_6$→ $NHCOCH_3$/$OC_8H_9O_6$）

2）硫酸酯或磺酸盐的形成：上例的非那西汀水解而成的对乙酰氨基酚可生成硫酸酯随尿排泄。

（$NHCOCH_3$/OH → $NHCOCH_3$/OSO_2H）

3）乙酰化：乙酰化反应需在乙酰辅酶 A 存在下才能发生，如对氨基苯磺酰胺的乙酰化。

4）与氨基酸缩合：氨基酸是体内普遍存在的物质，许多有机物或其中间代谢产物在体内均可与氨基酸缩合。如苯甲酸与甘氨酸缩合，生成马尿酸，溴苯、对硝基氯苯与巯基丙胺酸缩合。

各种药物可按不同途径进行结构转化而生成不同的代谢产物。如磺胺药物就可发生四种以上的转化反应，生成四种以上代谢产物，而且这些代谢产物的生成比例有较大差异，有的代谢产物可进一步转化。

一般来说，药物在人体内的代谢分为两个阶段（或叫作二期），第一阶段代谢反应包括氧化、还原和水解三大类反应，第二阶段代谢反应为结合反应，包括葡糖醛酸化、硫酸酯化、甲基化、乙酰化等反应。而往往药物的第一阶段代谢反应与药物的活性有关，通过这些反应使其活化或失活，而第二阶段的代谢反应则多与药物的解毒排泄有关。第一阶段代谢所得的中间代谢产物，与体内水溶性物质结合变成毒性低的、水溶性的代谢产物，便于排泄，达到解毒的目的。但也有少数例外，如乙酰化反应，使代谢产物的水溶性降低，毒性增大。

2. 药物代谢与药效及毒性的关系　药物进入体内后，会出现一定的药效（通常指药理作用），在达到一定剂量时，也可能出现不同程度的毒性作用。而且药物进入人体内后，还要经一定途径代谢，发生结构转化。药物经过生物转化后所产生的中间代谢产物或最终代谢产物与原型药物比较，其药效和毒性也会出现质或量的改变。在药效方面，药物在微粒体或非微粒体代谢酶系统的催化下，发生氧化、还原、水解或结合等代谢反应，经过生物转化，有的药物被活化，使无活性的原型药物（如 6-巯基嘌呤）变成有活性的代谢产物或中间代谢物（如 6-巯基嘌呤核苷），有的药物被灭活，使有活性的原药（如吗啡）变成无活性的代谢产物或中间代谢产物（如吗啡葡萄糖酸苷）。在毒性方面，经过代谢，有的代谢产物的毒性比原药小，有的则毒性增加。了解药物代谢与药效和毒性的关系，有助于指导临床用药和新药的研究。

3. 药物代谢酶及其抑制和诱导　酶是生物体内的组织物质之一，是构成体内细胞与组织成分的一类特殊蛋白质，有生物催化作用，一切代谢反应必须有赖于酶的催化作用。药物在人体内发生化学反应也均须有酶的参加才能完成。机体组织的酶种类很多，依其催化作用类型可分成五大类：氧化还原、分解、合成、异构化和转移酶。酶具有蛋白质的特性，催化反应要有适宜温度和 pH 环境，其活性可被某些物理因素或化学因素所抑制，也可被某些物质诱导激活，对作用物有一定选择性等等，这些都是我们熟悉的事实。下面着重介绍影响药物代谢的酶系统。

许多药物进入机体后也与进入机体的营养物质一样，可被不同的酶催化发生代谢，一般来说这些药物的分子结构与正常代谢的中间物质有关，这样的反应方可进行，否则就不能被正常代谢酶系统催化。例如普鲁卡因和琥珀胆碱可被血浆中的非特异性的胆碱酯酶水解，苯甲胺可被氧化酶氧化都是正常代谢酶系统催化的代谢反应。一个物质不但可被一种酶催化，也可被另一种酶催化，如丙酮酸可在转氨酶催化下生成丙氨酸，也可被乳酸脱氢酶催化生成乳酸。但是也有很多药物只能被另一些酶系统催化发生生物转化，而不能被正常代谢酶系统催化。这样的酶系统似乎不参与正常机体的中间代谢过程，它主要存在于肝细胞微粒体内，称之为肝微粒体药物代谢酶，简称药物代谢酶，或"药酶"。肝微粒体药物代谢酶催化的反应类型极为广泛，其活性受某些药物或化学物质影响而抑制或诱导。

4. 影响药物代谢的因素　药物进入体内后发生多种多样的生物转化，变成不同形式的代谢产物，这是药物转化的必然规律。

在临床用药时发现，有些患者对特定的药物不能显示预期效果，其代谢速度可能超越或落后于正常状态。这种现象应考虑到个体因素对代谢的影响，这些个体因素包括遗传因素，年龄、性别的差异，病理、生理状态的差异。另外,在合并用药时,一个药物可影响另一个药物或多个药物的代谢。这里主要讨论的是个体因素的影响。

(1)药理遗传因素　可通过以下两方面来说明。

1)血清胆碱酯酶异常:琥珀胆碱是由胆碱酯酶分解代谢的一个短效肌松剂,血清胆碱酯酶活性异常,对药物的作用出现很大差别。在200人中就有1人血清胆碱酯酶活性异常,注射给药后,由于其活性低下,分解代谢就会迟缓,肌松作用延长,可出现呼吸麻痹,甚至无呼吸状态。血清胆碱酯酶的异常与遗传有关。

2)异烟肼的烷基化:抗结核药异烟肼在体内被烷基化而失去活性。而烷基化能力与民族(种族)有关。日本人烷基化能力多数较高,而白种人则相反。附表1-11所列异烟肼的代谢速度与遗传的关系,即可看出药理遗传因素对药物代谢的影响,后代对异烟肼的代谢速度受亲缘型式(前代)的影响,前代对异烟肼代谢慢的,后代的代谢也慢;前代对异烟肼代谢快的,后代的代谢也快。对异烟肼代谢快和慢结合所育后代的代谢,主要受代谢快的前代所支配。

附表1-11　异烟肼代谢与遗传

亲缘型式	结婚数	后代数	所育后代的代谢表现			
			快		慢	
			期待值	实测值	期待值	实测值
慢×慢	16	51	0	0	51	51
快×慢	24	70	40.6	42	29.4	28
快×快	13	38	31.3	31	6.7	7

(2)年龄因素　临床实践很早就发现,许多药物对儿童的感受性比成人高。同样在动物实验上也得到了证实。

乳幼动物肝微粒体的药物代谢能力低,对中枢神经系统药物的感受性比成熟动物要高得多,老年动物的药物代谢能力也同样较成熟动物低下。乳幼动物对中枢神经系统药物的感受性高,与其血脑屏障的不完善也有关系。附表1-12所列戊巴比妥的麻醉剂量,马钱子碱和八甲磷(OMPA)的死亡率的差异,就明显看出年龄的影响,乳幼动物和老年动物的戊巴比妥麻醉时间都比成熟动物长,马钱子碱的毒性也大。OMPA是一个代谢活化的药物,药物代谢能力强的动物显示的毒性就大,所以老年动物的死亡率反而比成熟动物的死亡率低。

根据年龄因素对药物代谢的影响,在临床用药时就必须严格掌握老年人、婴幼儿的用药剂量。

附表1-12　不同年龄动物药物作用的差异

	剂量(mg/kg)	大白鼠		
		10日龄	100日龄	600日龄
戊巴比妥麻醉时间(min)	30	358±40	142±8	234±27
马钱子碱死亡率%	1.6	—	25	70
OMPA死亡率%	35	0	100	20

(3)性别因素　个体对一些药物的感受性存在性别差异,这点在临床实践和实验动物中已证明。附表1-13中的戊巴比妥的麻醉剂量,马钱子碱和OMPA的LD$_{50}$差异,就可以看出雌雄动物对药物反应性的差异。这种差异来源于不同性别动物肝微粒体药物代谢酶活性的不同,戊巴比妥麻醉90 min所需剂量和马钱子碱的半数致死剂量,雄性动物大于雌性动物,而OMPA由于代谢活化关系,雄性动物其半数致死剂量则小于雌性动物。两种不同性别的动物同时用SKF525 A时,这种差异就消失,这是因为SKF525 A对雌雄动物肝微粒体的药物代谢酶均被抑制的缘故。这种性别差异出现在40日龄后的动物(大白鼠),考虑与雄性激素有关,雄性激素可使肝微粒体的CYP功能增强。

附表1-13　性别对药物反应性的影响

	戊巴比妥麻醉90 min所需剂量(mg/kg)	马钱子碱的LD$_{50}$(mg/kg)	OMPA的LD$_{50}$(mg/kg)
雌性大白鼠	25.8	1.63	24.0
雄性大白鼠	34.2	2.96	5.5
雌性大白鼠+SKF525 A	19.6	1.33	62.0
雄性大白鼠+SKF525 A	20.5	1.38	58.0

（4）种系因素　不同种系动物对药物的反应性存在差异,但对药物代谢影响的探讨是近十几年来的事情。附图1-5绘出人、猴、犬之间羟布宗的血药浓度变化的结果,从图可见人、猴、犬对其代谢速度相差很大,犬代谢最快,猴次之,人最慢。

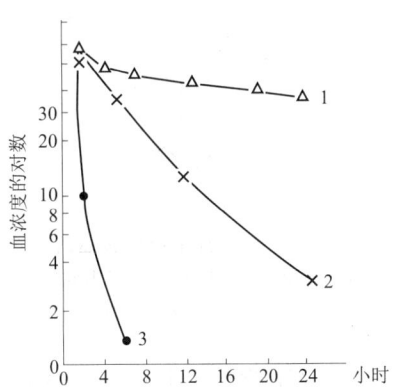

附图1-5　人、猴、犬羟布宗的血浓度
1. 人:10mg/kg(im);　2. 猴:25mg/kg(iv);
3. 犬:50mg/kg(iv)

（5）机体营养状况和病理状态对代谢的影响　机体营养状态,包括饥饱状态、维生素供给的差别等,均能影响药物代谢。

体内和体外试验均证明,饥饿能使肝微粒体催化氧化反应的酶活性降低,而不影响还原反应的进行。如饥饿36～48 h,可抑制小鼠肝匀浆经离心的上清液对很多药物的氧化反应,从而延长药物作用时间。对饥饿动物肝脏的电子显微镜观察,发现与微粒体相关的内质网结构有明显改变。可见,在研究工作中出现代谢上的个体差异,有时可能是由于饥饿所造成的。

许多维生素是酶的辅基或辅酶的组成部分。如泛酸是乙酰化酶的辅酶——辅酶 A 的组成部分,乙酰化酶可促进磺胺药物在体内发生乙酰化反应,又如维生素 C 是若干生理作用中的辅酶,在脱氨基过程中所需辅酶是维生素 C 的复合物,它在动物体内也是生物氧化过程中的一种递氢体。因此在动物摄取维生素有障碍,或维生素供给不足时就可能影响药物代谢。

肝脏病理改变是明显影响药物代谢的病理因素,主要影响药物代谢酶的活性。这方面研究很多,而且也引人注意。研究者发现很多能影响肝脏网状内皮细胞结构的因素,可以改变肝微粒体药物代谢酶的活性。如大鼠肝脏部分切除后,迅速生长的再生肝脏,药物代谢酶活性显著降低,代谢环己巴比妥、氯丙嗪和对氯苯甲酸的能力就低得多。呈恶性生长的动物肝癌细胞的微粒体药物代谢酶,几乎无转化这些药物的活性,肝癌细胞微粒几乎无侧链氧化、羟基化和去烷基化的活性。家兔阻塞性黄疸肝脏转化速度也很慢,注射环己巴比妥以后,睡眠时间比正常动物显著延长,这可能是由于胆酸抑制肝细胞微粒体药物代谢酶所致。因此对于不同因素引起的肝脏病患者,在患病期间和恢复期间,用药都

应慎重。有些药物作出对肝脏患者禁忌或小心使用的说明,除了药物对肝脏的直接毒性外,肝脏的病理状态影响药物代谢能力也是重要原因。

除肝脏本身疾病外,其他疾病对药物代谢也有影响,如实验性糖尿病动物,药物代谢酶活性也低。这种低下现象认为是由肝糖原急速下降,引起肝细胞结构改变,酶含量降低所引起的。

5. 药物代谢酶系　药物代谢酶系可分为微粒体酶系和非微粒体酶系。

（1）微粒体酶系　又称混合功能氧化酶系（mixed function oxidases）或单加氧酶系（monoxygenases）。由于这些代谢酶能催化药物等外源性物质的代谢,故简称作药酶。此酶系存在于肝细胞内质网上,微粒体是肝细胞匀浆超速离心后的沉淀物,实际上是内质网碎片形成的微粒,其中主要的氧化酶系是细胞色素 P450,其结构中有以 Fe 为中心的血红素,故与血红蛋白相似。由于它与 CO 结合后的吸收主峰在 450 nm 处,故将其称为 P450 酶系。药酶氧化药物的过程有:①复合。药物可与氧化型细胞色素 P450（P450 Fe^{3+}）结合成复合物;②还原。P450 Fe^{3+}药物接受还原型辅酶Ⅱ（NADPH）提供的电子,由辅酶Ⅱ-细胞色素 C 还原酶（F$_{pa}^{r}$）传递,还原为 P450 Fe^{2+}药物;③接受一分子氧。药酶中的低铁血红素能与分子氧结合;④再接受还原。O$_2$-P450- Fe^{2+}药物再接受两个电子,由 NADPH 提供或由还原型辅酶Ⅰ（NADH）供给,NADH-细胞色素 b^5-还原酶（b$_5^r$）传递,激活分子氧成为两个离子氧（O$_2^{-2}$）;⑤氧化。一个离子氧使药物氧化,另一个与氢结合成水同时,P450-Fe^{2+}失去一个电子,还原再生成 P450-Fe^{3+},被反复利用而起催化作用。由于细胞色素 P450 存在于肝细胞内质网的脂质中,只能催化脂溶性高的药物,特异性不高,能催化许多结构不同的药物,是药物代谢的主要酶系。

（2）非微粒体酶　少数脂溶性低,水溶性较大的药物,结构与体内正常代谢物相类似,可在其他组织被非微粒体酶催化破坏,如细胞质中的醇脱氢酶、醛氧化酶、黄嘌呤氧化酶等。后者能使抗癌药巯嘌呤及硫唑嘌呤受到破坏。线粒体中的单胺氧化酶使儿茶酚胺类、5-羟色胺等自身活性物质,外源性胺类（酪胺等）脱氨基氧化成醛。血浆中假性胆碱酯酶可使局部麻醉药盐酸普鲁卡因和神经肌肉松弛药琥珀酰胆碱水解而失活。

6. 药物对肝药酶的影响　有些药物可使肝药酶的活性增强,反之,有些药物则可使之减弱,临床合并用药时应特别注意。

（1）药酶诱导（induction of microsomal enzyme activity）　可使肝药酶降解减慢或使药酶合成加速的药物有:苯巴比妥、水合氯醛、苯妥英、利福平等,特别是苯巴比妥的药酶诱导作用很强,连续用药可使香豆素类抗凝血药代谢加速,使凝血酶原时间缩短,因而减弱抗凝血的作用。此外,利用此种酶诱导作用,可让妊娠期妇

女在产前 2 周连续服用苯巴比妥 30 mg,2～3 次/日,借以诱导新生儿肝微粒体酶,促进血中游离胆红素与葡糖醛酸结合后随胆汁排出,能预防新生儿核黄疸。药酶诱导作用可用来解释连续用药产生的耐受性、交叉耐受性、停药敏化现象、药物相互作用、遗传差异、个体差异及性别差异等。

(2) 药酶抑制(inhibition of microsomal enzyme activity)　可明显抑制肝药酶活性的药物有:氯霉素、对氨基水杨酸、异烟肼、保泰松等,如氯霉素与苯妥英钠同时合用,可使苯妥英钠在肝内的生物转化减慢,血药浓度升高,甚至引起毒性反应。随着药物品种不断上市,不良反应也随之增多,而许多不良反应正是两种药物之间的相互作用所产生的。更值得注意的是,不少相互作用又是由于药物对肝药酶的影响所造成的。因此,合用两种以上药物时,必须弄清楚每种药物的代谢方式。

临床用药时,经常会遇到以上的药酶诱导或药酶抑制现象,且由此而出现药物相互作用会对临床治疗产生正面或负面的效果,甚至出现毒性反应,切不可忽视。

(四)药物的排泄

药物以其原型(主要是水溶性药物)或代谢产物(脂溶性药物)从体内消除的过程,称为排泄。

药物的作用一方面取决于药物剂量和吸收的速度,另一方面也取决于药物的清除速度。药物的排泄是药物自体内清除的一种形式。药物排泄途径,包括药物代谢产物的排泄途径,主要也就是体内正常代谢产物的排泄途径,其中以肾、胆汁和肺排泄为主要。肾脏是药物排泄的主要器官,一般药物在体内一部分经结构转化,形成代谢产物通过肾脏随尿排泄,但也有少数药物在体内代谢转化很少,主要以原药形式通过肾脏来清除。有些药物口服后不被吸收或于胆汁排泄又不经肠道重吸收的代谢产物,则可部分通过胆汁进入肠道,随粪便排出体外。麻醉气体和麻醉蒸气等挥发性气体主要经肺排泄。汗腺、唾液腺、乳腺也可排泄少量的药物。药物随乳汁排泄其重要性在于它可能成为对婴儿产生不良反应的潜在来源。

1. 肾脏排泄　肾脏是药物排泄的主要器官。药物自血液进入尿中,以及再由尿返回血液的方式主要有肾小球滤过、肾小管分泌和重吸收三种。这三种方式可用附图 1-6 的模式来表示。药物排泄速度取决于药物通过这三种方式转运的速度。肾小球滤过和肾小管分泌到原尿中的药物的一部分,可由肾小管重吸收再回到血液中。

(1) 肾小球滤过　肾小球的血管富有膜孔,孔径 70～100 Å,分子在 4 万以下的物质一般均可滤过。若药物与血浆蛋白结合则难以滤过。磺胺类药与尿酸结合后,也使滤过速度降低。肾小球的滤过受药物与蛋白的结合率影响很大,如华法林有 98% 与蛋白结合,其半

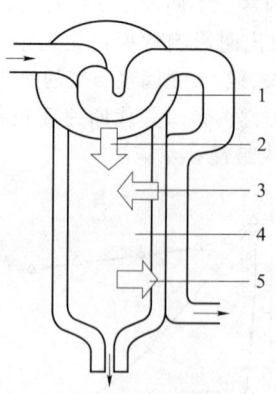

附图 1-6　药物在肾单位中转运的模式
1. 肾小球;2. 肾小球滤过;3. 肾小球分泌;
4. 肾小管;5. 肾小管重吸收

衰期为 18.4 h,当与保泰松合并应用时与蛋白结合率由 98% 降为 96%,其滤过速度就为单用华法林时的 2 倍,半衰期缩短为 9.6 h。

(2) 肾小管分泌　肾小管上皮细胞为类脂质的屏障。药物通过肾小管的转运,包括分泌和重吸收都涉及生物膜的转运机制,经研究发现,简单扩散和特殊转运过程都存在。已经研究发现能经肾小管分泌的物质很多,总的来说可分为弱酸和弱碱两大类药物(附表 1-14)。这两大类物质的转运机制有其共同点,具有特殊转运过程的特征。这种转运,取决于被转运物质对转运机构的亲和力的大小,也就是说转运机构对被转运物质的化学结构有一定的要求。

附表 1-14　肾小管分泌的药物

弱酸类	对氨基马尿酸、水杨酸、对氨基水杨酸、3,5-二碘酪氨酸、氮杂尿嘧啶核苷、酚红、硝基呋喃、奋乃静、磺胺类、普鲁本辛、泛酸、吲哚乙酸、乙酰唑胺、对氨基苯-δ-氨基戊酸、青霉素、苯磺酸酯、氯噻嗪、保泰松、草酸、乳清酸、千金藤素、靛胭脂、氨苯砜、氯磺丙脲、乙酰己酰胺、香豆素
弱碱类	四乙胺、四丁铵、六甲季铵、胆碱、N-甲基烟酰胺、维生素 B₁、胰岛素、呱乙啶、苄唑啉、潘必啶、美卡拉明、普鲁卡因、米帕林

(3) 肾小管重吸收　肾小管上皮为类脂质膜,因为许多药物的重吸收也是通过脂溶机制进行的,如硫喷妥的脂溶性高,经肾小球滤过后,几乎全部通过肾小管被重吸收而返回血液,所以自尿排泄很小。相反,一些季铵类脂溶性很低,几乎不被重吸收,所以能迅速地自尿排泄。药物在体内经结构转化变成代谢产物后,脂溶性降低、极性增大,容易被肾排泄,重吸收少也是其原因之一。也就是说,药物未解离,脂溶度大,易被重吸收。相反,药物解离后,极性增大,脂溶度减小,就不易被重吸收。药物重吸收量的大小,取决于肾小管管腔液中分子型药物和离子型药物的比例,而影响这种比例的因素是

药物的 pK_a 和肾小管管腔液(原尿)的 pH。

对强酸性药物：pH－pK_a＝lg(离子型浓度/分子型浓度)

对弱碱性药物：pH－pK_a＝lg(分子型浓度/离子型浓度)

从以上两公式来看,影响药物重吸收的因素主要是尿的 pH。一个药物与能影响尿 pH 的药物合并应用时,就能改变重吸收率,改变排泄速度。例如多西环素的排泄在酸性尿和碱性尿中就差别很大,碱性尿可加速多西环素的排泄(附图 1-7)。又如苯巴比妥的排泄,碱性尿大于酸性尿 5 倍以上。普鲁卡因、美卡拉明则在酸性尿中排泄较快。

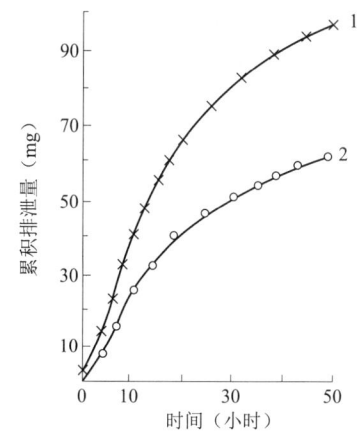

附图 1-7 多西环素的排泄(8 人平均值)
1. 碱性尿;2. 酸性尿

2. 胆道排泄 某些药物经肝生物转化成为极性高的水溶性代谢物后向胆管转运,而后经胆道排泄。药物自胆道排泄是一主动转运过程,肝脏有三个主动转运系统:一是转运有机酸类药物,如对氨基马尿酸、磺溴酞、青霉素等;二是转运有机碱类药物,如奎宁、红霉素等;三是转运中性化合物如强心苷类。三个系统中,同类药物相互间有竞争抑制,如丙磺舒抑制噻嗪类从胆道的排泄。

经肝脏主动转运的药物自胆道排泄可使胆道内药物浓度较高,某些抗菌药物,如四环素、红霉素和利福平从胆道排泄较多,适用肝胆系统疾病的治疗。自胆汁排入十二指肠的药物,可直接随粪便排出。部分(且较常见的是)药物重新吸收入血,再从尿中排泄。这时,机体又重新利用了排泄的药物,这种小肠、肝脏、胆汁间的循环称作肠肝循环(entero hepatic circulation),见附图 1-8。肠肝循环能延长药物的作用时间,因此在此类药物中毒时,可设法阻断肠肝循环以减少吸收而达到解毒的目的。如用考来烯胺解除洋地黄类中毒,就是利用其能在肠中与强心苷络合,阻断肠肝循环加速其排泄的作用。

3. 乳腺排泄 某些药物可经乳汁排泄。这个过程是被动扩散转运。由于乳汁与血浆相比,偏酸性,碱性

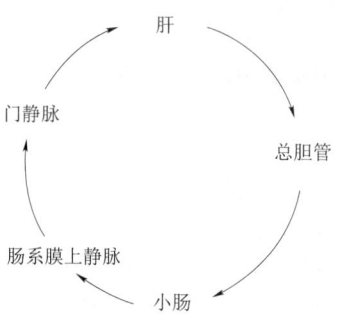

附图 1-8 肠肝循环

药物如奎宁、吗啡等易于进入乳汁,可达到比血浆高数倍的浓度。弱酸性药物虽也可自血浆中扩散到乳汁,但乳汁中的浓度远低于血浆。非电解质如乙醇和尿素易进入乳汁,达到与血浆中同样的浓度。药物自乳汁排泄,可能对乳儿产生不良影响。母亲服用过量药物,可引起乳儿中毒。附表 1-15 是可进入乳汁的部分药物。临床用药时应予以足够的注意。

附表 1-15 乳汁中的药物分布

药物	M/P
阿司匹林	0.6～1.0
乙醇	0.9～0.95
卡马西平	0.6～0.7
氯霉素	0.5～0.6
氯丙嗪	0.3～.0.5
去甲金霉素	0.7
地高辛	0.6～0.8
红霉素	2.5～3.0
乙醚	1.0
^{131}碘	65
异烟肼	1.0～1.6
苯巴比妥	0.21～0.71
硫喷妥	1.0
苯妥英	0.12～0.24
利福平	0.2～0.6
硫酸链霉素	0.5～1.0
庆大霉素	2.0
钙	1.0
维生素 A	1.0

M/P:乳汁中药物与母体血浆中药物浓度比值。

4. 其他排泄途径 从数量上说,药物经汗液、唾液和泪液的排泄并不重要,而且不是主要的排泄途径,但却具有一定的临床意义。经汗液排泄的某些药物,如 Br^-、I^- 可引起皮炎;某些药物在唾液中的浓度可与血浆中的浓度相平行,因而唾液可作为非损伤性监测血药浓

度的体液,某些药物如重金属盐类尚可通过毛发排泄,这在法医学上具有重要意义。

5. 影响药物排泄的因素　影响药物排泄的因素有以下两方面。

(1) 受肝脏功能与药物代谢转化的影响　药物代谢的几个结合反应(附表 1-16)主要在肝脏进行。药物经代谢,多数经羟基化后,与葡糖醛酸结合,使其水溶性增加。水溶性增加排泄就加快。如果药物很难形成水溶性的代谢产物,其排泄必然就很困难,同时要达到解毒和减少水不溶性药物的不良反应也很困难。由于各种药物的结构不同,其代谢途径和结合反应进行的速度就有很大差别。例如皮下注射 10 mg 吗啡,24 h 内排泄 9 mg,其中有 8 mg 是随尿排泄的,仅 1 mg 随胆汁、粪便排泄,而且尿中主要代谢产物是葡糖醛酸的结合物。肝功能不全的患者葡糖醛酸化的能力极度低下,其排泄速度就显著减慢,肾脏只能排泄极少量的原药,而大量的未代谢的药物在体内积蓄,并持续很长的时间。

附表 1-16　代谢结合的类型

结合类型	结合的功能团
葡糖醛酸结合	—OH　—COOH　—NH₂ —NH₂　—NH　—SH
硫酸结合	(化学结构图)
氨基乙酸(甘氨酸)结合	(化学结构图)
乙酰化	(化学结构图) R—NH₂　—SO₂　—NH₂
甲基化	(化学结构图) —NH₂　—NH　—SH

有一些结合反应,如乙酰化反应,药物经乙酰化后形成乙酰化代谢物,其水溶性反而降低,排泄反而减慢。如磺胺药在肝脏乙酰化,不仅抗菌作用消失,而且水溶性降低,容易对肾产生毒性。肾功能不全患者在服用磺胺药时应慎重,防止由于乙酰化引起对肾脏的进一步损伤。

(2) 肾功能的影响　药物代谢产物由肾排泄,单位时间的排泄量:

$$Q_e = C \times GFR + Q_t$$

Q_e 为单位时间的排泄量(mg/min),C 为血药浓度(mg/ml),GFR 为肾小球滤过速度(ml/min),Q_t 为肾小管分泌量(mg/min)。链霉素的排泄主要取决于肾小球

滤过,当滤过功能差时,其排泄速度就慢,药物就易在体内积蓄。氯霉素主要在肝经葡糖醛酸化后由肾排泄,肝脏的结合能力与肾的排泄能力都会影响药物的排泄。肾小球滤过差,其排泄就延迟,在肾排泄延迟的情况下,其排泄通过胆汁→消化道→粪便途径来代偿,若肝脏葡糖醛酸化能力差,药物也易在体内积蓄。附表 1-17 列出一些药物的代谢转化途径和排泄途径,青霉素主要由肾排泄,少量由胆汁排泄。而肾排泄中 90% 是靠肾小管分泌,仅 10% 是由肾小球滤过。

附表 1-17　代谢和排泄

药品	肝代谢	排泄途径
阿司匹林	葡糖醛酸化	肾
氯霉素	葡糖醛酸化	肾、胆汁
洋地黄毒苷	葡糖醛酸化	肾、胆汁
甲基汞	不变	肾、胆汁
吗啡	葡糖醛酸化	肾、胆汁
链霉素	不变	肾、胆汁
磺胺	乙酰化	肾、胆汁
华法林	羟基化	肾、胆汁
青霉素	不变	肾、胆汁

应用抗生素进行抗感染治疗时,既须保持有效的血浓度,又不能使之过高而中毒,这不仅与药物剂量有关,与肾功能也有关。在同等剂量下,由于肾功能的差异,药物在体内持续时间长短相当悬殊,生物半衰期及不良反应也都不同。如链霉素在正常人的生物半衰期为 2～4 h,但用于肾功能差者可长达 100 h 以上,可出现耳聋,甚至肌无力等不良反应。所以,用药时要详细掌握患者的肾功能状况,恰当地选择用药剂量和时间。

八、药物相互作用

药物相互作用(drug interaction)是指两种或两种以上的药物,无论通过什么途径,包括相同或不同的途径,同时或先后联合使用,在人、实验动物、离体器官、组织细胞或细胞内通过生化反应而产生的相互影响。表现为一种药物改变其他药物的吸收、分布、排泄、代谢和药理作用。联合用药时,由于药物的相互作用,可使药效加强或不良反应减轻,也可使药效减弱或出现毒副作用,甚至带来严重的致命后果。所以有关药物的相互作用应引起高度重视。

(一) 药物相互作用分类

药物相互作用分类分为两种,一种是按相互作用的性质分类,一种是按相互作用机制分类。

1. 按药物相互作用性质分类　药物相互作用按作用的性质分为 3 种,即药物的物理和化学相互作用、药效学相互作用和药动学的相互作用。药物的物理和化

学相互作用是指药物制剂由于理化性质相互影响而发生的配伍禁忌;药效学的相互作用是指药物相互作用使药物效应发生改变或出现毒副反应;药动学的相互作用是指联合用药,使药物在体内的吸收、分布、生物转化和排泄等过程发生变化。在临床上表现出两种不同效能:一是有益的相互作用,这是指合并用药后可使药效增强、不良反应减轻的相互作用。如:①左旋多巴加用苄丝肼。抗震颤麻痹作用得到加强,对周围的不良反应减弱;②阿托品和解磷定合用抢救有机磷中毒。阿托品有对抗乙酰胆碱的作用,而解磷定可使胆碱酯酶复活,水解乙酰胆碱以减少乙酰胆碱的蓄积;③联合应用磺胺甲噁唑和甲氧苄啶,可大幅度提高抗菌效能。二是不良的相互作用。药物联合应用后,疗效降低或不良反应增强,则为不良的相互作用。如:①磺胺与普鲁卡因合用使抗菌效能降低;②甲氧氯普胺和阿托品合用,可使作用相互抵消;③氨基糖苷类抗生素与呋塞米合用致使耳毒性增强等等。应当注意的是,在众多的药物相互作用中,有益的相互作用很少,不良的相互作用和有争议的相互作用却较为普遍,而大多数不良的药物相互作用尚未引起人们的察觉,其所引起的不良反应和意外事件却往往是很严重的。因此,不良的相互作用和有争议的相互作用是更值得关注的。按照药物相互作用发生的原理,可分为药效学相互作用和药动学相互作用两大类。这两类相互作用都可以引起药物作用的性质或强度发生变化。此外,还有一种掩盖不良反应的相互作用,此种相互作用不涉及药物的正常治疗作用,只起到掩盖某些药物的不良反应或毒性的临床表现,形成一种安全假象。

(1) 药效学的相互作用　药效学相互作用可能把药物作用的发挥视为它和机体的效应器官、特定的组织、细胞受体或某些生理活性物质(如酶等)相互作用的结果。如不同性质的药物对"受体"可起激动(兴奋)或阻断(拮抗、抑制)作用。两种药物作用于同一"受体"或同一生化过程中,就可发生药效学相互作用。

一般地说,作用性质相同的药物联合作用,可产生效应增强(相加、协同),作用性质相反的药物联合,其结果是药效减弱(拮抗)。联合用药作用增加的协同作用(synergism)分为四种。

1) 相加作用。这里说的相加作用指的是合用的两种药物必须要作用于同一个作用点或受体,其各自产生的效应量不完全相等,但效应的药理依据是相同的。例如硫酸镁和氨基糖苷类均有阻断外周神经肌肉接头的作用,都可能引起呼吸抑制,各自分用时,作用可能不明显,合用时就有可能出现呼吸抑制。相加作用常易与协同作用混淆。协同作用在下面"药物相互作用的同化作用"中谈到。

2) 增强作用。两药合用的效应大于两药分别效应的代数和,称增强作用(potentiation)。如青霉素与丙磺舒合用,可使青霉素的抗菌作用增强;SMZ 与 TMP 合用可见前者的抗菌活性增加。

3) 增敏作用。是指一药可使组织或受体对另一药的敏感性增强,称增敏作用(sensitization)。如可卡因可抑制交感神经末梢对去甲肾上腺素的再摄取,出现去甲肾上腺素或肾上腺素作用增强。

4) 拮抗作用。两药合用的效应小于分别作用的总和,称为拮抗作用(antagoism),如:①药理性拮抗。当一药物与特异性受体结合,阻止激动剂与其受体结合,称药理性拮抗(pharmacological antagoism)。如 H_1 组胺受体拮抗剂苯海拉明可阻断 H_1 组胺受体激动剂的作用,β 受体拮抗剂普萘洛尔可拮抗异丙肾上腺素的 β 受体激动作用;②生理性拮抗。人体内一些生化物质都有其固有的生理作用,如有两种生化物质具有各自的受体激动作用,分别产生的生理作用恰好是相反的,可称作生理性拮抗(physiological antagonism)。如组胺可作用于 H_1 组胺受体,引起支气管平滑肌收缩,使小动脉、小静脉和毛细血管扩张,毛细血管通透性增加,血压剧烈下降,甚至发生休克。肾上腺素可作用于 β 肾上腺素受体,使支气管平滑肌松弛,同时也可使小动脉及毛细血管前括约肌收缩,迅速缓解休克,故可用于抢救过敏性休克;③生化性拮抗。如巴比妥能诱导肝微粒体 P450 酶系,使保泰松、苯妥英钠的代谢加速,效应降低。这种类型的拮抗称为生化性拮抗(biochemical antagonism);④化学性拮抗。如重金属或类金属中毒用二巯基丙醇解救,因两者可形成络合物而排泄。肝素是一大分子多糖硫酸酯,带强大的负电荷,过量可引起出血,静脉注射鱼精蛋白注射液可解救。因后者是带强大正电荷的蛋白,能与肝素形成稳定的复合物,使肝素的凝血作用迅速消失。这种类型的拮抗,称为化学性拮抗(chemical antagonism)。

(2) 药动学的相互作用　某一种药物的吸收、分布、代谢、排泄、清除速率等常可因合用其他药物而受到影响,从而使体内血药浓度上升或降低,药效随之增强或减弱,这就是药动学相互作用。

这种相互作用可以是单向的,也可以是双向的。药物 A 和药物 B 合用时,A 使 B 的吸收、分布、代谢或消除发生变化,而 B 对 A 无影响,此属单向的相互作用。如在 A 影响 B 的同时,B 也影响 A,这就是双向的相互作用。以下式表示:

单向:A→B(药效↑或↓)

双向:A(药效↑或↓)⇌B(药效↑或↓)

上式中,横向箭头表示作用方向;括号中的箭头示效应的增强或降低。

药动学相互作用,根据发生机制的不同,还可进一步分为:

1) 影响药物吸收的相互作用,此类相互作用发生于消化道中。经口服给予的药物,其吸收可受到种种因素的影响。此类相互作用尚可进一步分为：①加速或延缓胃排空。加速胃肠蠕动的药物如西沙必利等可使胃中的其他药物迅速入肠，使其肠道的吸收提前。反之，抗胆碱药则抑制胃肠蠕动，使同服药物在胃内滞留而延缓肠中的吸收；②影响药物与吸收部位的接触。某些药物在消化道内有固定的吸收部位，如核黄素和地高辛只能在十二指肠和小肠的某一部位吸收，多潘立酮能增强胃肠蠕动，使肠内容物加速移行，使同服药物加快离开吸收部位，吸收量下降、疗效减弱。反之，抗胆碱药可减缓胃肠蠕动，使同服药物在吸收部位停留的时间延长，吸收量随之增加，疗效得到增强，而左旋多巴则可因并用抗胆碱药延迟而入肠减缓吸收，因而降低疗效；③消化液分泌及其 pH 改变。消化液是某些药物吸收的重要条件，如硝酸甘油（舌下含服）需要充分的唾液帮助其崩解和吸收。若使用抗胆碱药，由于唾液分泌减少而使之降效。许多药物在 pH 较低的条件下吸收较好，并用制酸药则妨碍吸收。抗胆碱药、H_2 受体拮抗药及质子泵抑制剂均减少胃酸分泌，也起阻断吸收的作用。大环内酯类抗生素在 pH 较高的肠液中吸收差。麦迪霉素肠溶片，虽然可减少在胃中被胃液破坏，但实际上进大肠道崩解后，在 pH≥6.5 环境中吸收极差。故现已不再生产该肠溶片而改制胃溶片。

2）竞争血浆蛋白：许多药物在血浆内可与血浆蛋白结合。例如药物本来是有活性的，而当其与蛋白结合形成大分子后，不能透过膜进入作用部位，就变成无活性的。不过这种结合具有可逆性，药物又可重新恢复其活性，如下式：

$$药物＋蛋白 \rightleftharpoons 药物与蛋白的结合物$$

各种药物与蛋白的结合率高低不等，如氨基比林为 15%，卡马西平为 75%，利福平为 80%，吲哚美辛为 90%，福美坦为 85%，华法林为 95%，磺胺多辛 95%，甲苯磺丁脲为 95%。

如果由于某些原因（如白蛋白低下），药物不能充分与之结合或由于药物相互作用使结合率降低，则体内未结合型药物的比率相应升高，而药物的组织分布随之增多，使得药物效应增强，药物的消除也往往加快。

上面已经说过，各种药物与血浆蛋白的结合率高低不等，两药合用时，结合力强的药物分子（以 A 表示）占据了大部分血浆蛋白分子，使结合力较弱的药物分子（以 B 表示）完全失去（或减少）了与血浆蛋白结合的空间，而且后使用的结合力强者会使弱者从结合物中被置换出来，使结合力较弱、处于游离状态的药物在血中的浓度升高，临床效应明显增强。

不过，这种竞争血浆蛋白的现象必须发生在有较高蛋白结合率的药物分子之间才有临床意义。如甲苯磺丁脲的正常结合率为 95%，游离型占 5%。如有另一药物与之竞争蛋白结合，使其结合率下降为 90%，那么游离型就升高为 10%，即血药浓度升高了 1 倍，药效可明

显增强。如果某蛋白集合率为 30%，游离型占 70%，置换 20% 出来使该药的游离型增高为 90%，游离型比原来增高 20%，其药效的提高程度远不如前者显著。

特别值得注意的是，凡是蛋白结合率较高的药物如果与口服降糖药、抗凝药、抗肿瘤药（如甲氨蝶呤）等合用，可使被合用药物的血药浓度升高，容易导致意外。

3）酶抑制作用：药物在体内的代谢一般是经酶的催化，使药物由有活性转为无活性的代谢物。也有少数药物（前体药物）在体内转化为有活性的药物而起作用。体内酶活性的变化必然会对药物代谢产生影响，而使其疗效相应出现变化。一种药物可延缓和抑制另一药物的代谢，可使另一药物的消除减慢，血药浓度升高，药效增强，甚至还可引起毒性反应。附表 1-18 中列出某些酶抑制药引起的相互作用。

附表 1-18　常见的酶抑制药引起的相互作用

酶抑制药	代谢降低活性增强的底物
阿昔洛韦	环孢素
别嘌醇	硫唑嘌呤、硫嘌呤、硫鸟嘌呤
胺碘酮	阿普林定、华法林、右美沙芬
阿扎丙宗	甲苯磺丁脲
氯霉素	双香豆素、对乙酰氨基酚、苯妥英、甲苯磺丁脲
皮质激素	环孢素、去甲替林
环孢素	泼尼松龙
达那唑	环孢素
右丙氧酚	阿普唑仑
香豆素	氯磺丙脲、苯妥英、甲苯磺丁脲
地尔硫䓬	卡马西平、环孢素、胺碘酮、利多卡因、洛伐他汀、咪达唑仑、硝苯地平、辛伐他汀、他莫昔芬、他克莫司、特非那定
苯海拉明	替马西泮
双硫仑	苯妥英、华法林
多西环素	环孢素
依诺沙星	茶碱
红霉素	卡马西平、环孢素、茶碱、华法林、特非那丁、伊曲康唑 、酮康唑
胍法辛	环孢素
丙米嗪	环孢素
拉氧头孢	环孢素
哌甲酯	巴比妥类药物、双香豆素、苯妥英、扑米酮
甲基睾酮	环孢素
甲硝唑	华法林
单胺氧化酶抑制剂	胰岛素、磺酰脲类降糖药
尼卡地平	环孢素

续表

酶抑制药	代谢降低活性增强的底物
炔诺酮	环孢素
口服避孕药	环孢素、哌替啶
吩噻嗪类	三环类抗抑郁药
非尼拉多	香豆素
波尼松	环磷酰胺
普萘洛尔	利多卡因
磺胺异噁唑	甲苯磺丁脲
磺胺苯吡唑	甲苯磺丁脲、双氯芬酸、布洛芬、氯沙坦、苯妥英、华法林
维拉帕米	卡马西平、辛伐他汀、右美沙芬、环孢素、茶碱、他莫昔芬、他克莫司、特非那丁
华法林	环孢素、甲苯磺丁脲
西咪替丁	乙醇、苯二氮䓬类、卡马西平、环孢素、氟卡尼、地西泮、氟尿嘧啶、利多卡因、吗啡、美沙酮、去甲替林、哌替啶、苯巴比妥、苯妥英、普萘洛尔、茶碱、三唑仑、华法林、吗氯贝胺
呋喃茶碱	咖啡因
氟伏沙明	非那西丁、茶碱、甲苯磺丁脲
氟康唑	布洛芬、苯妥英、氯沙坦、甲苯磺丁脲、华法林
氟西汀	地西泮、右美沙芬、三环类抗抑郁药、吗氯贝胺、奥美拉唑、氯胍、甲苯磺丁脲、氟哌啶醇、美托洛尔、去甲替平
酮康唑	吗氯贝胺、硝苯地平、环孢素、奥美拉唑、氯胍、尼卡地平、维拉帕米
奎尼丁	可待因、美西律、右美沙芬、氟哌啶醇、美托洛尔、去甲替林
孕二烯酮	利多卡因、胺碘酮、环孢素、洛伐他汀、咪达唑仑、硝苯地平、辛伐他汀、他莫昔芬
普罗帕酮	美托洛尔
氟卡尼	三环类抗抑郁药
抗精神病药物	三环类抗抑郁药
咪康唑	甲苯磺丁脲
奥美拉唑	地西泮、吗氯贝胺、苯妥英
5-HT 再摄取抑制剂	吗氯贝胺
西柚汁	环孢素、二氢吡啶类、辛伐他汀、特非那定、伊曲康座、酮康唑、洛伐他汀、蛋白酶抑制剂

4）酶促进作用：和酶抑制作用恰好相反，某些药物具有酶诱导作用，能促使酶的活性增强，使得底物的代谢加速而活性则减弱（附表 1-19），如果底物为前体药物，具有酶诱导作用的药物（酶促药物）则可使其加速转化为具有活性的成分而发挥作用。

附表 1-19　酶诱导药与底物的相互作用

酶诱导药	代谢加速活性减弱的底物（或加速前药的转化）
乙醇	巴比妥类药物、氯磺苯脲、苯妥英、甲苯磺丁脲、华法林、对乙酰氨基酚
巴比妥类药物	氯霉素、皮质激素、环孢素、洋地黄毒苷、安乃近、多西环素、双氯芬酸、灰黄霉素、甲硝唑、口服避孕药、保泰松、苯妥英、布洛芬、氯沙坦、甲苯磺丁脲、睾丸素、三环类抗抑郁药、华法林和其他香豆素类抗凝剂
卡托普利	环孢素
卡马西平	环孢素、多西环素、口服避孕药、华法林、胺碘酮、利多卡因、洛伐他汀、咪达唑仑、硝苯地平、辛伐他汀、他莫昔芬、他克莫司、特非那定
水合氯醛	香豆素
格鲁米特	安乃近、华法林和其他香豆素类抗凝剂
灰黄霉素	溴隐亭、口服避孕药、华法林
异烟肼	环孢素、茶碱
萘夫西林	华法林
保泰松	氨基比林、皮质激素
苯妥英	皮质激素、环孢素、丙吡胺、多西环素、美沙酮、美西律、米安舍林、口服避孕药、哌替啶、茶碱
利福平	氯霉素、环孢素、口服降血糖药、口服避孕药、泼尼龙、维拉帕米、华法林、双氯芬酸、布洛芬、咪达唑仑、洛伐他汀、氯沙坦、苯妥英、胺碘酮、利多卡因、硝苯地平、辛伐他汀、他莫昔芬、他克莫司、特非那丁
利福喷丁	安替比林、6-β 羟基可的松
丙戊酸钠	环孢素
磺胺二甲嘧啶＋甲氧苄啶	环孢素
茶碱	苯妥英
地塞米松	胺碘酮、环孢素、利多卡因、洛伐他汀、咪达唑仑、硝苯地平、辛伐他汀、他莫昔芬、他克莫司、特非那定
苯巴比妥*	苯巴比妥

*有的文献报道，本品除对其他药物具有酶诱导作用外，也能促进本身加速代谢；但也有报道指出，尚未获得确切证据。

5）竞争排泄：许多药物和（或）其代谢产物通过肾脏排泄。其中有些是通过肾小球滤过进入原尿的，有些是通过肾小管而进入原尿的，有时这两种排泄途径可能同时存在。有些进入原尿的原药可能又有一部分通过肾小管被重新吸收入血。

当合用两种或两种以上通过相同途径排泄的药物

时,就可能在同一排泄途径中发生竞争。此时易于排泄的药物就会主要占用排泄通道,而相比之下不易排泄的药物就会受排斥,使之较长时间地留在体内,导致持效时间延长。如丙磺舒可减少青霉素和头孢菌素类的排泄而使后两者增效;甲氨蝶呤排泄减少则可能加剧其毒性反应。

6)影响药物的重吸收:药物进入原尿后,伴随尿液浓缩,相当多的水分、溶质(包括部分药物)能透膜重新进入血流。多数药物是以被动转运方式透膜而重吸收的。被动透膜与药物分子的电离状态有关。离子状态的药物因其脂溶性差且易为细胞膜所吸附而不能以被动转运方式透膜,只有分子态的药物才能透膜被重吸收。

人体血浆 pH 为 7.4,此值相对稳定。当有外来的酸或碱进入血液,血浆缓冲系统就加以调节。多余的酸或碱可排泄进入尿液而影响其 pH(5～8 不等)。某些食物也可影响尿的 pH。

酸类药物在溶液中有下列平衡:

$$HA \rightleftharpoons H^+ + A^-$$

H^+ 浓度对这一平衡起重要作用。在 pH 较低(H^+ 较多)时,这一平衡向左移动,即其中弱酸分子增多而离子(盐)减少。反之,在 pH 较高(即 H^+ 较少)的溶液中,平衡向右移动,弱酸较多以盐的形式存在,而游离酸(分子)相对减少。

弱碱在溶液中有如下平衡:

$$BH^+ \rightleftharpoons B + H^+$$

上式中,BH^+:微弱碱盐(离子);B:微弱碱(分子)。即随 H^+ 增多(pH 下降)则弱碱的离子态部分相应增多,而 H^+ 减少(pH 上升)则分子态部分相应增多。弱电解质类药物的透膜取决于膜两侧体液的 pH 差。pH>血液 pH 时,弱酸加速排出,弱碱重吸收增多而潴留。pH<血液 pH 时,弱碱加速排出,而弱酸潴留。

(3)掩盖不良反应　掩盖不良反应并不是真正的药物相互作用,而是当使用某种药物出现不良反应时,同时使用的其他药物可掩盖前者不良反应的症状。掩盖不良反应并非削弱了前者的不良反应,他只能给患者以虚假的自我良好感觉。如:①β受体拮抗药可掩盖降糖药引起低血糖反应(出汗、心悸等),并不能升高血糖水平;②抗组胺药可掩盖氨基糖苷类抗生素所引起的眩晕,并不减轻其耳毒性;③掩盖不良反应可能助长不良反应的加重,造成更严重的后果。

(4)药动学与药效学结合的基本概念　临床药效学是研究药物在人体内所产生的效应与药物浓度的关系,从而比较精确地预测所欲获得的效应与其相对应的药物剂量。临床药效学的应用使合理用药从临床药动学发展到药动学-药效学结合模式阶段,将药物的治疗学提高到了一个更高的水平。以下几种给药方案及药物效应各有特点。

1)间歇性给药:皮质激素应用于不同的疾病时,给药方案不尽相同。如对患有暂时性动脉炎的患者,1 次/日的效应比隔日 1 次要好,但频繁给药会使不良反应增多。肾病综合征时,隔日 1 次比 1 次/日要好,不良反应少。抑制胃酸分泌可加速十二指肠的愈合,常用平均酸分泌来预估溃疡的愈合程度,因此,应用西咪替丁治疗溃疡病时,1 次/日给药方案的效果弱于 4 次/日等剂量给药。因此,一旦酸分泌全部被抑制时,高浓度并不能提高疗效。但 1 次/日的方案易为患者接受,究竟采用何种给药方案,临床要全面权衡。

2)连续给药:使用化疗药物时,连续静脉滴注比间歇给药时毒性小;治疗指数高时,大剂量间歇法给药也比较安全。镇痛药与抗心律失常药一样,存在阈值问题,尽管疼痛强度的分级法已经建立,但疼痛的现象与镇痛治疗主要是个定性问题,将血药浓度保持在刚超过阈值时既安全又有效。

3)靶浓度:为了获得所需效应,需要一个相应的浓度,这就是靶浓度,在选择最优浓度时,必须同时考虑效应与不良反应。茶碱的有效血药浓度范围为 10～20 mg/L,因此,初始靶浓度可选在 10～20 mg/L 之间,精确的靶浓度应根据治疗的结果来确定。如果先应用了沙丁胺醇吸入剂,茶碱的靶浓度就要降低。临床使用地高辛主要是为了减慢房室结的传导和增强心肌收缩力,需要的靶浓度分别为 2 μg/L 和 1 μg/L。为了尽快减慢心率,可使靶浓度控制在 2 μg/L,然后降至 1 μg/L,既增强了心肌收缩力,又减少不良反应。

2. 按药物相互作用机制分类　药物相互作用机制可分为以下几类。

(1)理论性质上的配伍禁忌。

(2)在同一受体部位或相同的生理系统上的拮抗和协同。

(3)改变体内的液体或电解质平衡。

(4)在不同部位上产生协同或拮抗。

(5)干扰药物的吸收。

(6)干扰药物的分布及影响主动地转运机制。

(7)干扰药物的代谢。

(8)干扰药物的排泄。

(9)在病原体上的相互作用。

(二)药物相互作用机制

1. 药动学机制　药动学机制是指一种药物影响另一种药物的吸收、分布、代谢及排泄等体内过程,从而改变血浆中药物浓度及其产生的作用强度。包括以下几个环节。

(1)胃肠道吸收过程中的相互作用　在胃肠道吸收过程中的相互作用出现三种情况:一是胃肠道内 pH 的改变影响药物胃肠道的吸收。由于药物的 pK_a 是固有的,因此,药物的吸收最终还是取决于溶媒的 pH。口服药物,多为弱酸或弱碱性药物,它们都有其自身最佳的pH吸收范围。如弱酸性药物阿司匹林,在pH2.5的胃液中,脂溶性最大,因而在胃中容易吸收,此时若同时使用能升高胃液pH的碱性药物,则可降低其在胃中的吸收,故弱酸性药物不宜与碱类药物联合应用。相反,弱碱性药物在胃的酸性环境中解离型较多而不易吸收,需在肠道的碱性环境中才能吸收,此时,若同服抗酸药,则可升高胃肠道的pH而增加其吸收,同服弱酸性药物,可减少其吸收;二是有些药物同服时在胃肠道内相互结合而妨碍其吸收。如抗酸药常含有某些金属离子,如钙、铁、铝等,当与四环素类药物同服时,可形成难以被吸收的结合物,铁制剂与四环素类药物同服时,也产生同样的反应;三是胃肠道功能的改变影响药物的吸收。即任何能延缓胃排空或加速肠蠕动的药物,均可妨碍其他药物在胃肠道的吸收速度和程度。

(2) 药物与血浆蛋白结合的竞争　药物吸收后,每一种药物与血浆蛋白的结合大致有一定比例。凡能改变药物与血浆蛋白结合能力的因素或药物,都可因增加或减少游离型药物的浓度而使药效增加或减弱。

药物与蛋白分子的结合能力是有限的。如果合用两种性质相似且都与血浆蛋白结合的药物时,由于它们能在蛋白结合部位发生竞争性相互置换现象,可使结合能力较强的药物将结合能力较弱的药物从血浆蛋白结合部位上置换出来,结果使结合能力较弱的药物的游离型增多,药理作用增强,同时,引起中毒的危险也增大。

(3) 药物的生物转化　对药效的影响主要是依靠肝脏的微粒体酶系统,因此,该酶系的活性直接影响许多药物在体内的代谢。某些药物反复使用时,可诱导肝微粒体酶的活性增加,因而使得许多与其合用的药物或诱导剂在肝内代谢,导致药效减弱。相反,有些药物反复应用时,可抑制肝微粒体酶的活性(酶抑制作用),它们与其他药物合用时,可减慢其他药物的代谢速率,导致药效增加,药物作用时间延长,同时,也有引起中毒的危险。

除肝微粒体外,还有其他酶系也参与药物的生物转化。如抑制黄嘌呤氧化酶的别嘌呤醇与被黄嘌呤氧化酶灭活的硫唑嘌呤合用,可升高后者的血药浓度,产生严重的骨髓抑制而致死。

(4) 联合用药在肾脏排泄过程对血药浓度的影响　药物在肾脏的排泄过程,包括肾小球滤过、肾小管分泌和重吸收三个过程。无论影响三个过程中的哪一步,都可导致药物排泄数量的增加或减少,从而引起血药浓度的改变。①药物在肾小球部位的相互作用:能从肾小球滤过的药物多为游离型药物,结合型药物则难以滤过。某些药物因能从血浆蛋白结合部位置换出另一种药物,使后者在血浆中的游离型增多而从肾小球滤过增多。还有些药可通过改变肾小球的滤过功能减少其他药物

在肾小球部位的滤过量;②药物在肾小管部位的相互作用:肾小管的主动分泌也是许多药物排泄的重要途径,经肾小管主动分泌排泄的药物主要有:丙磺舒、青霉素、水杨酸盐(酯)、噻嗪类利尿剂、依他尼酸、保泰松和吲哚美辛等。如果这类药物合用,可发生药物对肾小管分泌系统的竞争作用,使这一种药物的排泄受到其他药物的影响,导致一些药物的血浆浓度升高或降低。肾小管也可主动重吸收一些药物。当具有肾小管主动重吸收作用的药物联合应用时,可发生竞争性相互作用,结果导致某种药物重吸收减少,从尿中的排泄量增加;③改变尿液pH对排泄的影响:有些药物自尿中的排泄量受尿液pH的影响。这是因为尿液pH可以改变药物在肾小管滤液中的解离程度。酸性药物如水杨酸盐(酯)、磺胺类及巴比妥类药物等,在酸性尿液中,大部分不解离呈非离子化状态,因而脂溶性较大,易被肾小管重吸收而排泄减少。在碱性尿液中,其离子化程度增大,脂溶性较少而排泄增加。碱性药物则与上述情况相反;④降低尿液pH的药物相互作用:酸化尿液的药物与碱性药物合用时,可使其排泄加速。维生素C是较强的酸性药物,可降低尿液的pH,与碱性的氨茶碱、苯丙胺和阿托品药物合用时,使得这些碱性药物在肾小管滤液中离子化程度增大,排泄增加,血药浓度下降,临床作用减弱;⑤增加尿液pH的药物相互作用:碱化尿液的药物如与某些酸性药物合用,可使后者的肾脏排泄加速。此在解救某些药物中毒时,具有极重要的临床意义。例如苯巴比妥中毒后,碱化尿液可加速其排泄。甲氨蝶呤也为酸性药物,对机体毒性较大,当其过量时,也可通过碱化尿液而加速其排泄。水杨酸盐(酯)类药物中毒,碱化尿液的功效更为明显,尿液每升高一个pH单位,其清除率可增加4倍。

2. 药效学机制　药效学机制主要是指一种药物改变了另一种药物的药理效应的机制。主要是影响药物与受体作用的各个环节。各种药物单用时,都表现出独特的药理作用和药效;当两种药物合用时,发生的相互作用可使药效改变或出现毒副作用。产生有益于治疗作用的称为药物相互作用的同化作用;产生不利于治疗的作用则为药物相互作用的异化作用。

(1) 药物相互作用的同化作用　同化作用可分为三种。①总和作用:药物联合使用时,所产生的作用等于所用药物作用的总和;②相加作用:是指合并使用的两种药物具有相同的药理作用,作用部位一致或作用于同一受体,并对这个部位受体作用的内在活性相互作用的相加。相加作用是各药加倍剂量的作用,即等效剂量的两种药物合用所产的效应,等于应用各药双倍剂量的效应。凡能产生相加作用的两药合用时,须将各项剂量减半使用,否则可能产生药物中毒。例如,抗胆碱药(阿托品等)与具有抗胆碱作用的其他药物(氯丙嗪、抗组胺药)合用时,可致胆碱能神经功能低下的中毒症状;③协

同作用:两种不同药物分别作用于不同的作用部位或受体,引起的相同作用,这种作用远大于各药单用时作用的总和称为协同作用。例如,当镇静催眠药与抗精神病药合用时,由于两类药物的协同作用,可使中枢抑制作用相互加强。

(2)药物相互作用的异化作用　异化作用是药物相互作用的一种复杂反应,可分为两种情况:①敏化作用:一种药物可使另一种药物对其相应的组织或受体的亲和力增强,即一种药物可增加组织或受体对另一种药物的敏感性。如排钾利尿药和强心苷联合应用时,由于血钾降低,可使心肌对强心苷的敏感性增强,而易致心律失常或强心苷中毒。利血平和胍乙啶能导致肾上腺素受体发生类似去神经性超敏感现象,从而使直接作用于受体的去甲肾上腺素和肾上腺素等拟肾上腺素药的升压作用增强;②拮抗作用:两种或两种以上的药物联合应用时可引起药效下降,这种现象称为拮抗作用。这种相互作用产生的药理效应低于各药单用产生的效应。拮抗作用主要有以下几种形式:第一种形式是竞争性拮抗作用。作用相反的两种药物,共同竞争同一受体或作用部位,这种相互作用称为竞争性拮抗作用。竞争性拮抗作用是可逆的,给予等效剂量时,亲和力大的药物其作用较亲和力小的药物明显,而且有时效关系。如果不增大剂量,其作用持续时间随时间延长而下降;第二种形式是非竞争性拮抗作用。两种不同作用的药物不是作用于同一受体部位,而是与受体的不同部位结合,任何一种药物的存在不影响另一种药物的结合,但拮抗剂的存在可干扰激动剂的作用,且加大激动剂的剂量不能使这种拮抗作用逆转;第三种形式是化学拮抗作用。对组织或受体起兴奋作用和抑制作用的药物相互作用时,形成的无活性的配合物可抵消兴奋药物的作用,此即为化学拮抗作用。第四种形式是生理或功能性拮抗作用。作用明显相反的两种药物合用时出现的拮抗作用为生理性拮抗,或称为功能性拮抗。

九、生物利用度

(一)生物利用度的概念

生物利用度(bioavailability)是表示某种剂型的药物被吸收进入血液循环的性能的药动学参数。衡量药物吸收可以有两个指标,即药物由给药部位进入体循环的速度(即吸收速率)和药物进入体循环的相对量(即吸收程度)。对于单次用药,吸收速率的大小对反映药物总效应的动力学更有意义。但在多次用药时,药物的吸收程度则比吸收速率更重要。因此广义的生物利用度应包括药物吸收速率和药物吸收程度两个指标。但一般的生物利用度往往指药物被吸收入血循环的相对量。

生物利用度可分为绝对生物利用度和相对生物利用度两种,以公式表示为:

绝对生物利用度 = 进入体循环的药量/给药剂量×100%

相对生物利用度 = 受检品的吸收量/标准品的吸收量×100%

相对生物利用度是相对于标准品而言,即以标准品的吸收量为100%,测定受检药品的吸收程度。不论哪一种药物,其合格制剂的相对生物利用度均应为100%±5%,绝对生物利用度是测定实际吸收药量占给药剂量的百分比,它可因药物的种类或剂型的不同而不同。例如,地高辛及洋地黄毒苷的合格片剂,相对生物利用度均为95%～105%,但二者的绝对生物利用度则不同,地高辛为60%～70%,洋地黄毒苷为90%～100%,而且地高辛不同制剂的吸收百分率变异很大,即使是同一剂量的同一药物,由于剂型不同,其吸收利用程度和利用速率也可能出现差异,甚至一个药厂生产的同一剂型不同批号的产品,有时也会出现生物利用度的差异,至于不同厂家的同类产品,就更难免出现差异。如某种药物的剂型虽异,而AUC(时量曲线下面积,即药物吸收入血液循环量的指标)相同时,就要考虑药物进入血循环的速率,速率快的制剂,其血药峰值可能超过治疗窗的上限,导致毒性反应;速率中等的制剂,血药峰值出现稍晚,而幅度降低恰好在有效血药浓度的上下限之间;速率慢的制剂,血药峰值低平,且出现又晚,以至无法达到有效的血药浓度。由此可见,制剂学与药物生物利用度密切相关,而生物利用度则是药物发挥作用的重要因素之一。

附表1-20列出一些生物利用度变异较大的药物,供临床使用时参考。

附表 1-20　不同制剂生物利用度变异很大的药物

氨苄西林	氢化可的松	保泰松
地高辛	泼尼松	华法林
对氨基水杨酸钠	呋喃妥因	氨苯蝶啶
氯霉素	非那西丁	螺内酯
灰黄霉素	甲苯磺丁脲	苯妥英钠
氢氯噻嗪	青霉素 V	苯茚双酮

(二)曲线下面积的计算

时量曲线下面积(AUC)是表示药物吸收进入血液循环的最好指标。在药动学研究中,特别是测定生物利用度时常常用到曲线下面积。

计算AUC的最常用方法是梯形面积法,即在坐标纸上绘出时量曲线,并将曲线纵向分割成若干个长方条,以各个区间的梯形面积近似等于该区间曲线下面积,而将各梯形面积总和作为曲线下面积的近似值(附图1-9)。计算公式为:

$$AUC_{0 \sim t} = \int_0^t C dt$$

$$\approx \sum \left[(t_n - t_{n-1})(C_n + C_{n-1}) \right] / 2 \cdot \frac{C_n}{K_e}$$

式中，t_n、t_{n-1} 为相邻两次采血时间，C_n、C_{n-1} 为相邻两次的血药浓度，K_e 为消除速率常数。

亦可用称重法，即将曲线下面积剪下进行称量比较。近年来，电子计算机的应用为曲线下面积计算提供了快速、准确的手段。

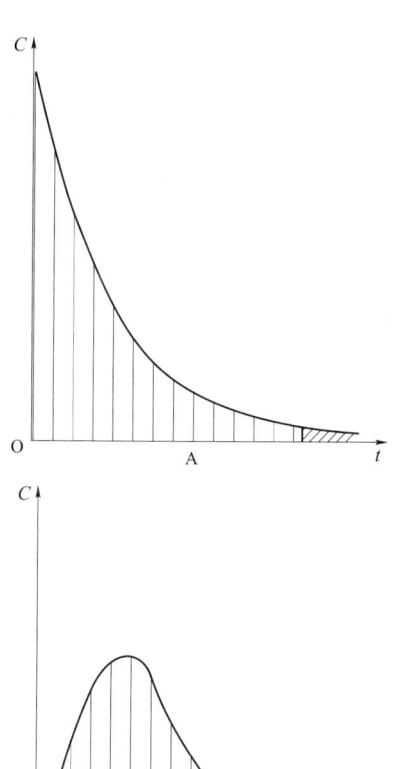

附图 1-9　梯形法计算 C-T 曲线下面积
A. 静脉注射用药；B. 血管外途径用药

（三）生物利用度的计算

生物利用度可从血药浓度或尿药浓度求得。

1. 应用血药浓度计算生物利用度　规定静脉用药时的生物利用度为 100%，则口服（或肌注）的时量曲线下面积（$AUC_{血管外}$）与静脉注射用药的曲线下面积（$AUC_{静脉}$）之比，为表观生物利用度。即：

$$表观生物利用度 = AUC_{血管外} / AUC_{静脉}$$

$$AUC_{0 \to \infty}(血管外) = \int_0^\infty C dt = F \cdot \frac{X_0}{V_d K_e}$$

$$AUC_{0 \to \infty}(静注) = \int_0^\infty C dt = \frac{X_0}{V_d K_e}$$

上式中，F 为绝对生物利用度；X_0 为用药量；V_d 为

表观分布容积；K_e 为消除速率常数。这样，表观生物利用度又可表达为：

$$表观生物利用度 = F \cdot \left(\frac{X_0}{V_d K_e} \right)(血管外) / \left(\frac{X_0}{V_d K_e} \right)(静注)$$

由此可见，只有静注剂量与血管外用药剂量相等，且 V_d、K_e 与用药途径无关时，从时量曲线下面积求得的表观生物利用度才等于绝对生物利用度，实际工作中，在同一个体进行测定即可消除 V_d 的影响，对半衰期变化引起的 AUC 改变加以校正，即可求出绝对生物利用度 F。

$$F = \frac{\left(\int_0^\infty C dt \right)(血管外)}{\left(\int_0^\infty C dt \right)(静注)} \times \frac{t_{1/2}(静注)}{t_{1/2}(血管外)}$$

比较同一药物的若干剂型的相对生物利用度可用以下公式：

$$相对物生利用度 = \frac{\left(\int_0^\infty C dt \right)(检品)}{\left(\int_0^\infty C dt \right)(标准品)} \times \frac{t_{1/2}(标准品)}{t_{1/2}(检品)}$$

2. 应用尿药浓度计算生物利用度　比较静脉注射及血管外途径用药后尿液中原型药物总量亦可求得药物绝对生物利用度和相对生物利用度。

$$表观生物利用度 = \frac{X_u^\infty(血管外)}{(X_u^\infty)(静注)} \times 100\%$$

式中，X_u^∞ 为尿中原型药物排泄总量。

$$X_u^\infty(血管外) = \frac{F X_0 K_r}{K_e} = \frac{F X_0 V_d K_r}{V_d K_e}$$

式中，K_r 为肾脏药物清除速率常数；$K_r V_d$ 为药物肾清除率，等于 $\dfrac{(X_u)_{t_1}^{t_2}}{\int_{t_1}^{t_2} C dt}$。故血管外用药的尿中原型药物总量（$C$ 为血药浓度）可表达为：

$$X_u^\infty(血管外) = \frac{F X_0}{V_d K_e} \cdot \left[(X_u)_{t_1}^{t_2} \right] / \int_{t_1}^{t_2} C dt(血管外)$$

同理：

$$X_u^\infty(静注) = \frac{X_u}{K_e V_d} \cdot \left[(X_u)_{t_1}^{t_2} \right] / \int_{t_1}^{t_2} C dt(静注)$$

在消除了各种因素的影响并以半衰期校正后可得：

$$绝对生物利用度 = \frac{(X_u^\infty)(血管外)}{(X_u^\infty)(静注)} \times \frac{t_{1/2}(静注)}{t_{1/2}(血管外)}$$

$$\times \left(\frac{\int_{t_1}^{t_2} C dt}{(X_u)_{t_1}^{t_2}} \right)(血管外)$$

$$\times \left(\frac{(X_u)_{t_1}^{t_2}}{\int_{t_1}^{t_2} C dt} \right)(静注)$$

$$相对生物利用度 = \frac{(X_u^\infty)(检品)}{(X_u^\infty)(标准品)} \times \frac{t_{1/2}(标准品)}{t_{1/2}(检品)}$$

$$\times \left(\frac{\int_{t_1}^{t_2} C dt}{(X_u)_{t_1}^{t_2}} \right)(检品)$$

$$\times \left[\frac{(X_{u})_{t_1}^{t_2}}{\int_{t_1}^{t_2} C\mathrm{d}t}\right] (标准品)$$

应用尿药数据计算生物利用度时,除需反复多次收集尿液外,也需要了解血药浓度,不如单用血药数据方便、精确。

但是,通过尿排泄量数据计算药物排泄速率和累计总排泄量,可作为生物利用度比较的尺度。如服用两种制剂后,尿中药物排泄速率和累计排泄量相同,则可认为这两种制剂具有相同的生物利用度;如有不同,则表示生物利用度有差异。但因药物的尿排泄量大小受多种因素的影响,应用该指标比较生物利用度时应注意机体的条件是否一致,否则难以说明问题。

(四)影响生物利用度的因素

1. 吸收前的药物降解　胃内 pH 低,一些药物如青霉素、甲氧西林、红霉素及地高辛在酸性胃液中化学性质不稳定,逐渐水解成为无活性物质,降低了生物利用度。若降低胃液的酸度,或缩短胃内停留时间,均可改善这些药物的生物利用度。改变剂型,减少药物在胃内崩解,亦可提高药物的生物利用度。

小肠液中的酯酶可降解氯霉素琥珀酸酯、匹氨西林(pivampicillin)及阿可匹林等。但肠壁中酯类药物的酶解作用可能更加重要。

2. 药物吸收后的首过代谢　口服药物除吸收前的降解之外,还必须依次通过胃肠壁、门静脉及肝脏进行体循环前的代谢后才进入体循环,位于肠壁及肝内的一些酶可使药物降解,从而减少具有活性的药物进入体循环。整个消化道只有口腔的黏膜以及直肠下部黏膜的静脉回流可绕过肝脏,直接汇入血循环,所以有些药物经该处吸收的生物利用度高。

进入血循环前的药物代谢又称首过代谢(first-pass metabolism)。可分为:

(1)肠壁内药物首过代谢　测定门静脉内口服药物的代谢产物,可反映出药物通过肠壁吸收时的首过代谢,经十二指肠给予门脉高压患者以氟西泮(flurazepam)后,门脉血液中很快就出现了去乙基氟西泮。炔雌醇经肠壁吸收后约有 44% 药物在肠壁内与硫酸结合形成代谢物,另有 25% 在通过肝脏时被代谢。口服异丙肾上腺素后,在尿内与硫酸结合形成的代谢物达 80%,而静脉注射后尿中无硫酸盐结合物。特布他林(terbutaline)亦可有明显的肠壁内首过代谢。

(2)肝内药物首过代谢　前已述及,许多药物均经肝内首过代谢,如 β 受体拮抗(普萘洛尔、美托洛尔)、抗抑郁药(丙米嗪、去甲替林)、抗心律失常药(利多卡因、维拉帕米)以及镇痛药(右丙氧芬、哌替啶)等。

镇痛药喷他佐辛(pentazocine)具有明显的肝内首过代谢。口服 100 mg 的血药浓度低于静脉注射 30 mg,它的生物利用度是 11%~32%。许多药物的药效表现出明显的个体差异,有的是源于个体间肝内首过代谢的差异。不同的患者在服用某药同一剂量后,稳态血药浓度相差可达 14 倍。稳态血液的个体差异与药物清除率的变异无关,而直接与药物在肝内的首过代谢相关。

(五)生物利用度与临床用药剂型的选择

根据生物利用度的大小,可以预测某一药物制剂的生物效应如何。需要进行生物利用度测定的药物主要有以下几类。

1. 治疗指数窄的药物　治疗指数为半数致死量(浓度)与半数有效量(浓度)之比。治疗指数窄的药物制剂如苯妥英钠片、地高辛片,若生物利用度不一致,过高可引起中毒,过低则达不到治疗浓度。

2. 水溶性低的药物　对于水中溶解度低于 5 mg/ml 的药物,如果剂型设计不当或制剂处方不妥,均可使生物利用度降低,而使药效减弱。

3. 溶解速度慢的药物　在整个吸收过程中,溶解速度为限速步骤。药物剂型因素对这类药物制剂的生物利用度有显著的影响。

4. 在胃肠道中生物转化或在胃肠道中不稳定的药物

5. 具有特殊理化性质的药物,如多晶型药物等　临床用药时,应根据用药目的和生物利用度选择合适的药物或剂型。因为不同生物利用度的药物或剂型,所产生的药物疗效有差异。许多事实表明,不仅不同剂型的生物利用度有区别,就是同一剂型不同厂家生产的制剂,甚至同一厂家生产的不同批号的同一剂型,其生物利用度也不尽相同。

从制剂考虑生物利用度,口服固体剂型除药物本身外,制剂与需要的辅助成分如填充剂、润滑剂、黏合剂、崩解剂等以及制剂的工艺过程,都可能影响药物的释放溶解,从而影响血药峰值、达峰时间及有效血药浓度的维持时间等。此外,药物在胃肠道内受理化因素、酶或微生物作用而发生分解代谢,以及肝脏和胃肠壁的首过消除作用,均可使生物利用度降低。

从生物利用度考虑临床用药的另一方面是机体的给药条件。因为机体的许多因素可影响药物的体内过程,同一药物的同一制剂,给予不同的用药对象(如肝、肾的功能状态不同),可出现生物利用度的差异。因此,临床选择药物或制剂,既要考虑药物本身又要考虑机体的状态。

(六)制剂的生物等效性

两个制剂的生物利用度相等,称为生物等效(bioequivalence),可认为这两种制剂将产生相似的治疗效果。两个制剂的生物利用度不等,称为生物不等效(bioeinequivalent),将会出现不等的治疗效果。但这并非绝对的。血药浓度与药效的相关性,还要取决于斜率的陡峭或平坦。斜率小的药物,血药浓度即使在较大范围内波动也并不导致药效的明显增减。此外,药效强弱还取决于作用在受体之间的亲和力、受体的数目、受体周围的电解质成分及酸碱度等因素。因此,药物制剂生物利用度的差异导致药效显著差别的临床实际发生率,尚不甚清楚。但是,对同一药物不同厂家生产的制剂生物等效性的控制,仍是十分重要的。新药上市时,必须明确地标明生物利用度。

制剂中的某些因素如药物颗粒大小、药物晶型、盐及所加赋形剂等均会影响生物利用度。

常有报道同一药物不同制剂间的生物利用度的差异很大。如乙酰唑胺缓释剂型的生物利用度仅及速释剂型的50%。阿司匹林肠溶片中药物仅吸收25%。氯霉素的四种不同制剂,口服0.5 g后测定尿中累计排出的总硝酸盐化合物,求得相对生物利用度分别为100%、71%、83%及39%。

地高辛的血药浓度与药效的曲线斜率较陡,制剂生物利用度的差异很明显地反映在治疗效果的差异上,因而引起较广泛的生物利用度研究。片剂的溶出速率影响生物利用度不仅与口服后的峰浓度相关,而且还影响连服8～10 d后所达到的血药浓度。某一厂家改变了地高辛片剂的配方,提高了溶出速率,使一个病区3个月内发生15例地高辛中毒病例。而在此之前,该病区并无地高辛中毒的发生。

帕金森患者服用左旋多巴胶囊剂可显著地改善僵直及震颤,报道由胶囊剂改换成片剂后,病情却出现恶化,不得不增加药物剂量,由原先胶囊剂3 g/d增加至片剂4 g/d,才使药效相仿。这些都充分说明制剂的不同

可能会带来不相等的生物利用度,因此,选用制剂时一定要注意。

十、生物半衰期

生物半衰期(biological half-life),是指某一药物浓度减少一半所需要的时间。血浆半衰期(plasma half-life)是指药物的血浆浓度下降一半所需时间。药动学中提到的半衰期,一般是指血浆半衰期,某些药物也采用血清或全血半衰期。一般来说,代谢快、排泄快的药物,其半衰期短,而代谢慢、排泄慢的药物半衰期长。

消除半衰期是指消除相对血浆药物浓度降低一半所需的时间,可以表示药物在体内(包括尿排出、代谢或其他途径)的消除速度。经过5～6个半衰期,体内药物基本消除干净。然而,半衰期可因用药剂量、年龄、蛋白结合率、合并用药、疾病(特别肝和肾)、影响尿排泄的pH等因素而改变,因此,药物消除半衰期对调整用药剂量和用药间隔时间有重要指导意义。血浆半衰期可用下式计算:

$$t_{1/2} = 0.693/k$$

k 为一室模型消除速率常数。

$$t_{1/2\beta} = 0.693/\beta$$

β 为二室模型消除相消除速率常数。

从以上两个公式可见,在一级动力学消除的药物消除半衰期与其血药浓度水平无关,即药物浓度降低一半的时间是常数。

附表 1-21 列出了一些药物生物半衰期的数字。从表可以看出各种药物的生物半衰期有极大的差别。对于药物来说,这种差别也是属于药理性质的差别。

附表 1-21 药物的生物半衰期

药物	$t_{1/2}$	药物	$t_{1/2}$
青霉素 G	30～50 min	胆红素	60 min
头孢噻吩	40 min	扁桃酸	2 h
头孢噻啶	90 min	对氨基水杨酸	45 min～1 h
氨苄西林	1 h	异烟肼	2～3 h
链霉素	2～3 h	磺胺二甲基嘧啶	7 h
杆菌肽	77 min	磺胺噻唑	3 h50 min
红霉素	2～3 h	磺胺苯吡唑	10 h
利福霉素	1.5 h	乙酰磺胺	7 h
卡那霉素	4 h	磺胺嘧啶	17 h
四环素	8～10 h	磺胺	9 h
土霉素	9 h12 min	磺胺甲基嘧啶	24 h
金霉素	2～3 h	磺胺甲氧吡嗪	60 h
吡咯四环素	4～4.5 h	磺胺甲氧嗪	35 h
氯霉素	4 h	磺胺二甲氧嘧啶	41 h
新生霉素	1～3 h	磺胺嘧啶	17 h

药物	$t_{1/2}$	药物	$t_{1/2}$
白霉素	4.5～5.5 h	甲苯磺丁脲	3.5 h
维生素 A	8 h	苯乙双胍	6 h
维生素 D	40 d	氯磺丙脲	34.5 h
维生素 B_1	20 min	磺胺丁脲	40 h
叶酸	40～45 min	溴	7.5 d
抗坏血酸	16 d	碘	6.5 d
菊糖	30 min	钙	3 h
磺溴酞钠	5.5 min	铅	70 d
靛绿	2.7 min	铁	1～1.5 h
阿司匹林	20 min	利多卡因	75 min
水杨酸	4～4.5 h	喷他佐辛	2 h
非那西汀	45～90 min	降麻黄碱	4 h
安替比林	10～15 h	麻黄碱	3～4 h
保泰松	3 d	甲基麻黄碱	4～5 h
羟基保泰松	3 d	甲氧苯胺	8～15 h
氨基比林	3 h	右旋苯丙胺	6～7 h
对乙酰氨基酚	95～170 min	（＋）甲基苯丙胺	12～14 h
巴比妥	4～5 d	（＋）乙基苯丙胺	13～17 h
苯巴比妥	3.5 d	（＋）异丙基苯丙胺	2～3 h
丁基巴比妥	30～45 h	（＋）二甲基苯丙胺	5.5～6 h
戊巴比妥	42 h	苯丁胺	19～24 h
硫喷妥	16 h	甲苯丁胺	17～18 h
己巴比妥	17 h	氯苯丁胺	37～38 h
导眠灵	10 h	哌苯甲醇	22～27 h
三聚乙醛	7.5 h	降冰片烷二甲胺	10～12 h
苯妥英	9 h	咖啡因	3.5 h
甲丙氨酯	11～14 h	麦角酰胺	3 h
地西泮	27～28 h	丙米嗪	3.5 h
香豆乙酯	1～2 h	去甲丙米嗪	30～35 h
双香豆素	32 h	米帕林	5 d
华法林	30～40 h	筒箭毒	12～15 min
肝素	60～90 min	六甲季铵	1.5 h
洋地黄毒苷	4～6 d	琥珀酰胆碱	3.5 min
地高辛	40～50 h	那可丁	40～45 min

药物作用时间很大程度上取决于给药剂量和生物半衰期。在生物半衰期 3.3 倍时间以后,药物消失 90％,6.7 倍时间以后,药物在体内仅存 1％。在药物吸收和分布比消失快得多的条件下,生物半衰期实际上仅是消失速度的尺度。因此,在影响药物释放时,测定药物的半衰期就无意义。如发现文献上青霉素的钠盐和钾盐的半衰期比较混乱,就是这样的情况引起的。如果药物与血浆蛋白结合率很大,生物半衰期就随给药剂量的不同而不同。

十一、药物警戒

（一）药物警戒

1. 药物警戒的定义、内容、范围和含义　药物警戒,也称医药警戒,是指人们在药物研发、生产和使用生命周期全过程的安全实践活动、行为、信息和风险管理。其内容包括药物不良反应监测、药品误用与滥用、信息收集与交流,药物在临床和临床前研究阶段的监测及在临床上选择准确的治疗方案,药监部门可根据有关数据制订药品安全管理规范,以及风险管理等。涉及范围很广,从广义角度来说,药物警戒所警戒的绝不只是ADRS(ADR signal,药物不良反应信号),一切为了预防和治疗疾病的物质都应当属于药物警戒的目标,看它们是否会给人类带来安全性问题。人们对药物警戒的认识和对其他新生事物一样,总是在逐步加深的。现在,药物警戒的目标范围已经扩展到:①各个国家甚至各个民族的传统药物;②已经向世界拓展的草药(植物药);③血液制品;④生物制品(包括所有预防药品),还应包括WHO文件的文题中所提及的医药产品(medicinal products),这自然要包括所有的医疗器械、运动器材和卫生材料。

换言之,一切与医疗、预防工作具有关联的物质都应当被囊括到药物警戒中来。因此,药物警戒还要包括:①药物误用(misuse),由于处方错误、配药错误和患者自用药物所造成各种错误;②药物滥用(abuse),医生的处方和患者的不良习惯或依赖性所造成;③假药和劣药(中、西药物均存在这一问题);④药物和器械(器材)的用法错误;⑤过期药品(我国药监部门近年来已查处多起);⑥药品用量过大或偏低(过量引起的急性中毒或慢性蓄积中毒,偏低导致无效);⑦无足够科学依据拓展药物的适应证;⑧不良的药物相互作用(包括食物和药品之间的相互作用,如近年来屡有报道的西柚与药物之间的相互作用);⑨与药品相关的死亡率。在药物警戒的不断实践中,还有可能扩展其警戒的目标。

药物警戒的含义,似乎只是一种概念,但概念只是反映客观事物的本质特征和一般属性的思维形式。实质上药物警戒不仅只是一种思维形式,而是客观事物映入大脑后会继而产生应答反应,这反应已经超越了思维形式而成为带有实质性的思维活动,警戒正是这种活动的表达。药物不良反应(ADR)初始出现时被称为的所谓信号(signal)就是客观事物,而反应正是药物警戒。警戒也好,警惕也好,就是要我们对医疗工作中所出现的任何不良事件机敏地、快速地察觉出来。因此,药物警戒的目标是ADR,而不是监测,所以不能说ADR监测属于药物警戒的一个部分,而只能说ADR监测是药物警戒的一个方面。检出和确认不良事件是药物警戒的首要任务,而在确认后又凸显出了防范的重要性,没有严密的防范措施就将失去药物警戒的意义。从发展的眼光看,药物信息交流和咨询必将成为防范不良事件重现的重要一环。如今警戒的范围已经扩大到了生物制品、器械等,若仍延用药物警戒这一术语,似乎又嫌其涵盖不足,如译为“医药警戒”似乎较为合适。

药物警戒是在发现和逐步认识药物不良反应过程中演变出来的,是防范药物安全事故发生的行为准则,是检验和确认药物不良事件发生的首要任务,是指导各国药品监督部门制定防范药品安全措施的指南,是指导科研、生产药品质量安全和医疗单位和人们安全用药行为一种强有力的武器,为防范和杜绝药物不良事件和用药安全事故的发生,为保障人民大众的健康发挥着重要的作用。

2. 药物警戒的起源和发展　由于历史上药品安全事故不断发生,使得人们对用药安全不断重视,并促使药品监督法规的建立和完善。早在1901年,美国发生了13名圣路易斯儿童因使用破伤风芽孢污染的抗毒素而死亡的事件,促成了美国早期药品监管法律《生物制品管理法》(1903年)的建立。1937年,Massengill公司将磺胺片剂改为以二甘醇溶解的酏剂时因未做毒性试验而直接导致107人死亡,促成了1938年美国《联邦食品、药品和化妆品法》的建立。到了20世纪30年代后,由于制药业的蓬勃发展,新药不断涌现,安全问题也随之频繁出现,其中最有代表性的是“反应停”事件,使得人们觉察到药品安全问题往往只有在大规模人群的实践临床应用中才能得以发现。基于这种世界各国相继建立了药物不良反应监测制度。标准化的不良反应报告制度被认为是发现药品在现实应用中相关问题的可行手段,从此揭开了现代药物安全科学的先河。

继后,在深入认识药物不良反应的基础上,1974年,法国科学家首次提出“药物警戒”一词,当时虽未作出明确的定义,但其含意与同期人们对药品不良反应监测体系的理解基本一致,因此,药物警戒最初曾被认为是“评估和改善上市药物的安全的过程”,与药品不良反应监测几乎同义。

随着药物警戒的不断深化,促使制药企业尽管也勤勉地遵从药品监管法规,但药源性疾病依然在各类疾病中占了相当比重。有研究表明,不良反应导致的住院人数占到总住院人数的5%。20世纪90年代,多起由于紧急安全进而引发的药品撤市事件,使得药品监管部门备受责难,公众和媒体也对药品安全空前关注。另一方面,进入21世纪后,新药研发难度越来越大,费用越来越高,而真正成功的新药却逐渐减少,不仅使制药企业蒙受巨大损失,广大患者也得不到及时安全有效的治疗。这些问题呼唤强化药物警戒成为政府、制药企业、医药工作者和公众的共同愿望和迫切需要。

对药物警戒的研究,早在20世纪90年代初对其内容的覆盖范围,1992年,欧盟专家认为,药物警戒除了包括不良反应外,还应包括药品误用与滥用信息的收集,法国药物流行病学家Begaud认为还应包括药物在临床甚至临床前研究阶段的监测。到了2002年WHO正式将药物警戒的定义扩展为“有关发现、评估、理解和预防不良反应或任何其他药物相关问题的科学和活动”。同时,药物警戒也更多的强调主动地、系统地、持续地进行风险管理,即在产品生命周期的全过程中主动地综合运用科学手段来发现、评估、沟通风险信息和使风险最小化,以建立或维持良好的受益/风险关系。

综合上述:药物警戒的安全活动贯穿药品研发、生产和使用生命周期的全过程。

3. 药物警戒产生的历史背景和机构的建立 20 世纪 30 年代后,由于制药业的蓬勃发展,新药不断涌现,安全问题也随之频频发生,特别是 1961 年的"反应停事件"的发生,才引起国际一致对药品的安全性问题足够的重视。1963 年,WHO 召开了第 16 界世界卫生大会,并通过一项决议(WHO63.16),重申对 ADR 信息的快速传播必须尽早实施。此后,又于 1968 年成立了 WHO 国际药品监测小规模研究项目。这一项目的目的,是为了建立一个可在国际上的应用系统,以便提前察觉到一些尚不明确或很少了解的 ADR。1971 年又出现了一个 WHO 技术报告。由于上述这些工作,促使了药物警戒这一医药产品安全性系统工程的产生。继后 WHO 设立在瑞典的乌普萨拉监测中心(WHO Collaborating Centre for International Drug Monitoring,UMC)陆续不定期出版了"signal"和"phaemacovigilance",对全球的药物警戒工作起了很大的推动作用。到 2002 年,世界已有 63 个国家成立了药物警戒中心。

在 UMC 工作的推动和鼓舞下,1984 年创建了国际药物流行病学协会(ISPE),1992 年又成立了欧洲药物警戒协会(ESOP),后改称为 ESOP 国际协会,这些都足以说明药物警戒已经正式进入学术研究领域,也逐步为临床工作者所接受,使其对既往的药物监测常规进行了及时的补充。在这一阶段中,美国进行了许多临床对照研究,美国和加拿大建立了记录链接系统(record linkage system),新西兰和英国成立了处方事件监测系统(PEM)。至此,药物警戒活动已经显露出有组织、成系统的管理功能。20 世纪 80 年代早期,在 WHO 的密切配合下,国际医学科学机构理事会(The Council of International Organizations of Medical Sciences,CIOMS)对药物的开发和使用制定出一个纲要。这个纲要是针对各国的政策制定者、医药产品制造商、政府的相关官员和相关的学术研究者,为他们提供讲坛,交流医药产品的生产和安全使用信息。在这次会上,采纳了许多建议,对 20 世纪 90 年代的国际药物系统管理具有显著的影响。

4. 推广药物警戒的目的和意义 WHO 文件中提出目的有三个:①以实例介绍药物警戒的重要性;②记录药物警戒的成长过程和潜在的作用,因为它在医学科学中是作为一种有意义的纪律存在的;③描述其对患者福利和公共卫生的影响。

为了达到以上目的,文件特别强调要对现有药物警戒系统的强项和薄弱环节进行关键性的核查,以便加强其影响力。文件还提前制定了对策,以应对今后 10 年

间可能遭遇到的各种挑战。对不同国家的特殊需要所采取的特殊方法应予以支持和扶助。为了达到以上所提到的 3 个目的,各个地方、各个区域以及有关国际机构的各个层面均须密切沟通与合作,发挥强大的集体智慧和力量。

WHO 文件还提出了几个药物警戒的特定目的:①在涉及药物利用和所有医疗及辅助医疗干预中改善对患者的关爱和安全性;②在涉及药物利用中改善公众健康和安全性;③有助于评估药物的益处、害处、有效性和安全性;④促进对药物警戒的理解、教育和临床训练以及其有效的公共交流。

目前,药物警戒已经得到发展,而且在继续发展中,以回应 WHO 项目的需要。对于这种有利的势态应当予以扶持和鼓励,这是创造力的源泉,有利于许多国家制定适合本国国情的制度。

药物警戒的最终目的是帮助我们制定决策,包括临床上选择准确的治疗方案,药监部门可据此确定是否准可该药品做出管理规划。

通过药物警戒的推行实施,不仅可以在最大程度上减少或杜绝药品安全事件和安全用药事故的发生,而且可以减少新药开发的盲目性、杜绝撤市、获得安全有效的新产品投放市场,以取得最大的经济效益,在确保医疗单位和广大公众安全用药,监管部门药品监管和保障人民健康发挥着重要的作用,有着十分重要的意义。

5. 群策群力做好药物警戒工作 群策群力做好药物警戒工作应包括以下人员参与:①制定医疗保健政策的各级管员,尤其是药品政策的制定者;②具有国家药品调整权限的职员和顾问医师(我国的新药评审专家组可能属此);③包括医生、护士和药师在内的卫生工作者;④制药企业的主管人员和科学家;⑤国家药物警戒中心的专业人员;⑥医药科学杂志(似应包括医药卫生报刊);⑦卫生流行病学家;⑧卫生经济学家(似应包括药物经济学者);⑨毒品和药品信息中心的专业人员;⑩卫生部门的管理人员(似应包括各级医疗机构的主管人员);⑪消费者群体和患者群体;⑫医疗法律顾问;⑬有关的非专业人员。

在临床药理学和一些药学机构的共同努力下,已经把药物警戒作为一门临床学科在全球范围内推广,许多医学院校对这一学科似乎较少支持,至今对这一学科不够重视,不做研究,更不培养研究生。

药物警戒必须和临床工作结合起来,如何才能结合好,使药物警戒在药物流行病学方法的推动下得到充分执行,首先要靠各级医院的积极领导,着力推动,充分督促,严格检查。从 ADR 监测入手,充分发挥药物警戒的重大作用,各级医疗机构应该把 ADR 监测当作医疗质量的一项重要保证。

任何自发报告系统的成功或失败都是根据报告者参与此项工作的积极程度来决定的。卫生工作者应当是整

个药物警戒过程中可疑 ADRs 病理报告的主要提供者，一般说来，有独到见解的内科医生可以依据患者在治疗中出现的新症状确定 ADR 是由疾病引起的还是由药物引起的。但一个人的认识往往存在局限性，片面确定的 ADR 报告常常带来争议。因此，凡参与用药过程和观察患者的医生、药师和护士都应当参加一个集体的评定小组，以这种方式对 ADR 判定的准确度一定会高一些，可使混杂因素降到最低，自发报告系统工作既是各专业的一般处方者，也包括某些专家专用的一些特殊药品，而罕用药物(orphan drug)也应包括在内，参与自发报告系统的机构应当包括公立医院、私立医院、一般私人诊所、小型疗养院、传统医药诊所(我国的中医门诊部和私办中医坐堂医生)和零售中、西药药房。所有这些大小医疗(药)机构对上报 ADR 都有不可推卸的责任。

患者是 ADR 的直接受害者，有时，患者也是 ADR 的最先察觉者。但当不良反应和疾病症状不易区分甚至搅混在一起的时候，病人常常不会想到 ADR。因此，临床医师、临床药师和护理人员都有责任向患者预先介绍某一药品可能发生的 ADR，特别要对上市的新药作更详细的介绍，不仅所有专业人员要随时想到新药可能出现的新的 ADR，而且还要向患者说明要对任何异常感受、异常现象保持警戒，并且将其警戒所获及时向医护人员报告，使 ADR 尽早予以遏阻，不至于演变成大灾难。

其他参与药物安全工作的还应当包括媒体、律师和拥护这项工作的团体，他们的作用也须要得到承认。所谓媒体应当包括一些医药专业报刊，还应特别重视一般新闻报纸快速报道的特点，广播、电视更是快速报道的佼佼者，近年来广泛兴起的电子网络更是无处不在、无处不到。每当出现一种药物安全性同题，各种媒体无不争先报道，例如"拜斯亭事件"一经因果关系确定。一、两天内消息就布满到全世界每个角落，停用、撤药立即付诸实施，从而快速地避免了这一事件的重演。可见媒体在公众中宣传、鼓动药物警戒和在贯通药物安全的重要性上所发挥出的巨大作用。

各国的医、药学会或协会都在拥护、支持国家中心的各项政策和法规，在拟定各项政策和法规中，这些民间团体中的一些相关专家正是工作的参与者和支持者，没有这些团体，仅靠官方发布文件去推动药物警戒是难以收效的。

药物警戒的目标是药物应用中的安全性问题，而当已经出现了不安全的情况时，除了通过药物流行病学方法判定事件的因果关系外，涉及责任问题和保险理赔事宜，就该轮到律师的头上了。因此律师必须熟悉一般的医疗业务，懂得 ADR 是怎么回事，药物警戒涉及范围有多大，具备了这些知识，才能判定事件责任方应负多大责任。保险公司应如何处理善后。律师处理虽然是事件后的最后一环，但他们却维护了事件受害一方的权益，而责任一方及其同事们则因此而获得教训，反向地

促使人们更加重视药物警戒。

6. 药物警戒和医药产品管理工作 当考虑疾病给社会带来的费用时，分析时应该包括 ADR、各种检查、防止和处理 ADR 等所有的费用。在卫生预算中，药物已经成为日益突出的项目，为了控制费用和压缩处方中药物，医生的作用显得越来越重要。在提出和节省医疗费用中，药物警戒具有越来越明显价值。在发展中国家里处理 HIV/AIDS 是这一问题的例证，由于药品价格和知识产权引起的争论，导致一些发展中国家由于资源匮乏转而广泛采用具有潜在毒性的药物。所幸的是，WHO 已经批准 9 种 AIDS 的专利药品可以作为非专利品生产并提供给发展中国家使用。这不仅扩大了抗 AIDS 药物的生产，增加了抗病的资源，也为降低药价创造了有利的条件。更具有意义的是，给千万 AIDS 患者带来了福音。然而，抗逆转录病毒治疗方案中通常会涉及 2～3 种具有潜在毒性的药物。在这种情况下，应定期作肝功能、血液学、CD_4 细胞计数(确定病毒的耐药程度)和病毒负荷等的实验室检查。此外，由于以上治疗所产生的严重而常见的不良反应，如皮肤、肝脏、血液、代谢和神经系统障碍，必须接受再治疗，这将有必要进一步追加卫生预算。

药物警戒活动正向全世界扩展，这反映在近几年建立的国家药物警戒中心数目日益增多；不过迄今仍有不少国家尚未建立正式的药物警戒系统，为了保证现有的警戒中心具有作用，他们必须在公共卫生和卫生费用上是可以测算的，所获得益处是可以得到证明的；不切实际的工作形同虚设，是被公众所唾弃的。唯有可见到的实效，药物警戒中心才能受到纳税公众的拥戴。

7. 我国药物警戒与世界同步 随着全球医药产业快速发展，我国的药品监管能力也同步提升，国内关于药物检测的法律法规不断完善，技术标准基本实现与国际接轨，药品安全性检测日益加强。我国的药物警戒与监测、评估水平已经迈入国际行列，并且得到了国际社会的高度认可。截止到 2013 年全国药品不良反应监测网络共收到《药品不良反应/事件报告表》1317 万份，较 2012 年增长 9%，其中，新的和严重药品不良反应/事件报告 29.1 万份，占比为 22.1%。按类别看，化学药占 81.3%，中药占 17.3%，生物制品占 1.4%。我国作为传统药品生产、消费和国际贸易大国，在包括中草药等植物药在内的传统药不良反应监测领域发挥重要作用。中国是植物药物警戒协调工作的牵头国家。

我国在药物警戒方面做了大量有效的工作，总计 900 万个相关报告由我国提供。目前，WHO 正在着手将其翻译成英文版，以便录入全球数据库。

加强全球和区域合作已成为搞好药物警戒的一个重要方面。目前，WHO 的工作重点主要有三个方面：一是加强公共卫生领域监测。公众如何获取高质量、安全的药品，是 WHO 工作的重点之一。疟疾的耐药性、肺结核的抗药性等都是引起极大重视的问题，加强区域合作可

以做到信息互通和经验互补。二是拓宽药物警戒范围。生产过程和使用不当带来的药品不良反应,并不单纯是药品化学性质的问题。一些非洲国家长期使用植物药,也会产生一些不良反应,还是由于混用一些其他药物而引起的,目前并不明确。而在西方国家,医生一般不会询问患者是否正在使用草药,这样就有可能导致处方药和自用药的种类重复和剂量叠加,进而产生一系列药品的不良反应。所以在未来指南应加入对此的提醒。三是制定植物药的药物警戒法规。WHO有一个专门负责植物药的药物警戒工作的部门,WHO曾发布过一些植物药的使用指南,但内容不够全面,包括法规、基本框架都不是很明确。为此,WHO已经向148个国家发放了调查问卷,其中91个国家已提供反馈。基于这些反馈信息,WHO将会制定更加详细的关于植物药物的药物警戒法规。

上述这些工作的发展,都离不开全球各个成员国的参与。中国此前的工作,无疑在许多方面起了牵头作用,影响不容忽视。我国作为亚洲地区有影响的国家之一,以及传统药物广泛使用的国家,更应注意和邻国的沟通与合作,为做好植物药物警戒作出更大的贡献。

(二)药物不良反应监测

药物不良反应监测(adverse drug reactions surveillance)始于20世纪60年代,是药物警戒的基础工作,对于安全用药的实践,指导药品不良反应的防范和监控的活动以及评价此类活动的后果至关重要。

1. 监测的含义　监测(surveillance)原为法语,"sur"意为"从上往下","veiller"意为"重视"。拿破仑战争时被引入英语,意为对某人或对某团队保持密切的观察以发现任何危险倾向。

2. 药物不良反应监测定义　药物不良反应监测,是指一项以药物不良反应为目标的公共卫生项目,由一整套持续地、系统性地收集、归档、分析和阐释药物对人体的危害方面的数据(包括相关的报告、电子医疗记录和实验室记录等),并及时向所有该知道的人(监管部门、医务人员或/和公众)反馈的过程组成。其目的,是通过这些收集来的数据来认识药品安全问题的分布特征和变化趋势,鉴别、评价、认识和交流药品非预期的有害工作,进一步认识药品的获益-风险属性,防范减少或杜绝药品的有害作用,或使药品的有害作用最小化。

3. 药物不良反应监测与药物警戒的关系　药物警戒前面已做了全面论述,其含义按照WHO简单称为"有关不良作用或任何其他可能与药物相关问题的发现、评估、认识和防范的科学和活动。"按药物警戒的含义,它的科学和活动与药物不良反应是相关的,是以药品不良反应监测为基础,而不仅仅是限于药品不良反应监测,还包含对评价药品的获益和风险可能有影响的误用和滥用的信息,而且从药品上市前就开始,即启动于药品研发,贯穿于药品整个生命周期,而药物不良反应监测仅是药物警戒众多方面之一。它们的区别与关系见附表1-22。

4. 药物不良反应监测与药物流行病学的关系　流行病学家认为,监测包括流行病学调查和研究,在广义上是流行病学同义词。监测是流行病学的一般实践或流行病学的情报工作,监测数据的流动可能引发研究调查的兴趣,但是研究的实际执行与监测属不同的功能。监测与流行病学的区别见附表1-23。

监测与研究的区别在于数据的收集,而收集的数据是用于鉴别和控制用药安全问题,或提升药物安全监管质量的数据和知识。研究收集数据的目的是验证假设,提升药物的获益-风险属性的认知。

监测在本质上是描述,即描述药物不良反应的发生及其在人群中的因素。而药物流行病学除了研究药物安全问题的分布,还应用分析性的方法研究药物安全问题的决定因素,而且,其分析性研究在设计上是实验性的,其目的是通过比较和对照,检验假设。

附表1-22　药物警戒与药物不良反应监测的区别与关系

术语	对象范围	时间范围	方法	目的
药物不良反应监测	药品质量合格,在正常用法用量情况下出现的与用药目的无关的有害反应	药品上市后	系统性地、及时地、持续地收集、分析、阐释、反馈和传播数据	发现药物安全问题的分布和趋向;收集非预期药品不良反应的信号,尽早发现尚未能发现的药品不良反应;进一步获知药品的收益-风险的属性;为药物上市后的研究提供线索和数据源;为药物上市后的安全监管提供依据,使决策制订者更有效地处理公众用药安全的问题
药物警戒	主要是药品在正常使用情况下出现的有害反应,还包括药品误用、药物滥用等其他药物相关的安全问题	从药品研发开始,全过程	被动监测(志愿报告);强化报告;主动监测;比较性的观察性研究;定向临床调查;描述性研究等	提高与患者用药以及所有与医疗、辅助医疗干预相关的水平和安全性;增进公众健康,增进与用药相关的安全性;发现与药品应用相关的问题,并就其发现及时地进行交流和沟通;对药品的获益、危害、有效性及风险进行评估,进而防范伤害,使获益最大化;促使药品安全、合理、更有效(包括成本-效应)地使用;加强对药物警戒的认识、教育和临床培训,增进与公众之间在药物警戒方面的有效沟通

附表 1-23 药品不良反应监测与药物流行病学研究的区别

	药品不良反应监测	药物流行病学研究
收集数据的起因	发现问题;描述问题 鉴别供流行病学研究的病例;可能是监管或法律的要求;监测反应出现的空间和时间的趋向性	验证假设;描述问题
收集数据的持续时间	持续	通常有时间限制
收集数据的方法	有既定的系统和程序,数据出于报告者对药物和可疑反应的临床关注,报告者或收集者自己鉴别病例;涉及许多人员;传统有赖于志愿提供的报告,和(或)直接从医疗一线提供的 EHR	根据假设或问题确定具体的程序;涉及的人员较少;有赖于资金,监督人员
每一病例数据收集的量	通常是最低限度	相当多,通常详尽
收集的数据的完整性	常常不完整	通常完整
数据分析	通常是简单的、描述性的,或借用流行病学方法;通常与历史比较 及时;定期;药品安全监管机构审核;目标是药品	可以是复杂的;验证假设常常需要统计学的方法;同时对照
数据的传播	监管部门、医疗管理部门和卫生专业人员	不及时;散发;外部审核;目标是学术界以及药品监管部门、医疗管理部门和专业卫生人员
数据应用	鉴别非预期的不良反应的信号以及药物安全问题的分布和趋向;提出假设;常常用于评价项目;引起干预	详尽地描述问题;提供病因学信息;验证假设,提出新的假设;很少用于评估项目

在时间顺序上,一般是监测在前,研究、制定监管决策、实施监管在后。

虽然两者目标不同,但它们都与药物警戒密切相关。两者在许多数据资源分析时,常常方法互用。药物不良反应监测系统在分析、阐述监测数据时,有时采用药物流行病学的分析方法。药物不良反应监测又是药物流行病学研究药物安全问题分布的方法之一。但是,应用药物流行病学的方法对监测的数据进行分析,并将分析的结果向监管部门报告,并不等于药物流行病学研究和药品安全监管就属于药物不良反应监测的范畴。

十二、合理用药

合理用药(rational use of drugs)是指患者得到其临床所需的适当药品,并且剂量符合个体要求,在足够长的时间内,能以合理的价格保持供给患者及其所在社区达到既防范疾病又经济的目的。由此看出,合理用药实际包括两个方面的内容:一是指临床意义上的合理用药,即保证药品的有效性和安全性;另一方面则是从经济学的角度考虑,即达到防治疾病目的的前提下,应尽

可能地降低医疗成本。

(一)合理用药的重要性

药物在疾病的防治中占有相当重要的地位,但它又具有"双重性",一方面它可以防治疾病,另一方面使用不当会引起严重不良后果,不但不能治病,反而致命。药物效果如何,是有益还是有害取决于是否合理应用。合理用药可以取得良好的治疗效果;不合理用药,轻则疗效不佳,延误诊断和治疗;重则加重病情,甚至导致死亡。随着医药生产的发展,药物品种越来越多,给人类健康带来福音。但是在使用众多的药品中由于使用不当给人类带来极大的危害。近百年来世界上致死、致残的药害事件屡屡发生,我国近年来药害事件的频发也令人担忧。造成这些危害,虽不完全由于不合理用药所致,但是,不合理用药是很重要方面,应引起我们足够的重视。

(二)不合理用药的危害性

合理用药是临床用药遵循的基本原则,不遵循这个基本原则,就失去用药的意义。不合理用药问题普

遍存在并十分严重。WHO 2006 年安全公报数据显示:除正常和疾病致死外,2005 年全球人类主要的非正常死因中,药品不良反应和不良事件排在第一位(附表 1-24)。

附表 1-24 2005 年全球人口非正常死亡排序

序号	死亡原因	死亡总数(万人)	占总死亡数的比例
1	药品不良反应和不良事件	201.0	30%
2	工伤	110.0	16.4%
3	自杀	101.2	15.1%
4	道路交通事故	99.9	14.9%
5	暴力冲突与事件	56.3	8.4%
6	战争	50.2	7.5%
7	艾滋病	31.2	4.7%
8	职业事故	21.0	3.1%
1~8	各项总数	670.8	100.1%

WHO 的报道中还提到:全世界 50% 以上的药品以不恰当的方式处方、调配和销售,有 50% 的患者未能正确使用药品。全球死亡患者中有三分之一并不是由于自然疾病,而是死于不合理用药;有七分之一的患者住院不是由于疾病本身的需要,而是不合理用药的体现。

我国国家不良反应监测中心近几年来接收到的全国药品不良反应病例报告(附图 1-10)表明,2009~2013 年的 5 年间,药品不良反应报告总量增长了 2 倍。其中新的和严重药品不良反应/事件报告 29.1 万份,占同期报告总数的 22.1%,呈显著的增长趋势。据不完全统计,错用药物或药物毒副作用致死人数是传染病死亡人数的 10 倍!许多患者家属只知道患者是病死的,而不知其实很大一部分是"药"死的!

不合理用药造成的后果是多方面的,主要表现为:降低药物治疗效果、浪费医疗资源、酿成药疗事故、产生

药物不良反应及药源性疾病等。其原因表现为:用药不当、用药剂量不当和不适当的合并用药。药物合用不当造成的不合理用药比例最大(附表 1-25)。

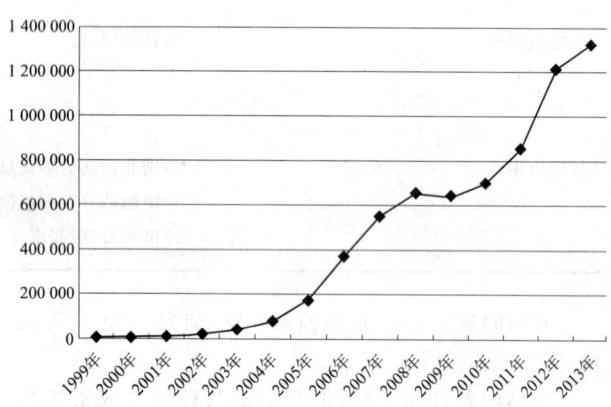

附图 1-10 1999~2013 年全国药品不良反应报告量

附表 1-25 不合理用药原因

用药方法	例数	占不合理用药处方的百分比(%)	占调查处方的百分比(%)
重复使用	28	14.14	0.62
联合不当	106	53.54	2.36
用法错误	32	16.16	0.71
5 种以上中西药物混用	66	33.33	1.47
合计	232	117.17	5.16

(三) 合理用药的基本概念

合理用药指的是患者所得到的药物刚好适合其疾病治疗的需要,剂量相当,疗程相宜,且对本人及社会来说费用又最低廉。其科学定义,国际药学界学者认为:以当代药物和疾病的系统知识和理论为基础,安全、有效、经济、适当地使用药物。其目的是让药最大限度地发挥治疗或预防效能,将不良反应(为了预防、诊断、治疗疾病或改变人体的生理功能,人们在正常用法,正常用量下服用药品所出现的非期望的有害反应)降低到最小限度,以使患者得到有效合理的预防或治疗,并且医疗成本最小化。

1997 年 WHO 和 MSH(美国卫生管理科学中心)从生物医学的角度,对合理用药制定了以下 7 条标准:①药物正确无误;②用药指征适宜;③药物的疗效、安全性、使用及价格对患者适宜;④剂量、用法、疗程妥当;

⑤对患者没有禁忌证,可预见的不良反应最小;⑥药品调配及提供给患者的药品信息无误;⑦患者遵医嘱情况良好。有专家认为,用药时还应做到:①对所使用的药物,特别是有一定风险的药物,一定要进行用药前的风险评估,然后作出用药决策;②在合理用药基础上,在用药的全过程,始终要高度警惕 ADR,并加强监护、监测与用药护理;③对患者用药期间出现的各种可能的不良反应进行分析,及时发现问题,采取有效措施;④必要时修订原定治疗用药方案,做到用药用得有根据,停药停得有道理。然而纵然做到了这一切,仍然会有极个别患者出现严重 ADR,这就是所谓的难以或不可预测的 ADR。所以用药前医师一定要把用药风险及其评估结果充分告知患者或家属,并取得他们的理解和同意。

(四)合理用药的原则

医务人员或患者在使用药物时必须遵循安全、有效、经济、适当等合理用药的精神。

1. 安全性 药品的安全是相对的。药品在使用过程中,往往隐藏着各种风险,轻则疗效不佳,延误诊断和治疗,重则加重病情甚至致残致命。若药物安全无保证,则药物治疗也就无从谈起,所以在治疗过程中首先强调的是安全。合理用药的前提是确保药物的安全性。

2. 有效性 根据患者的严重程度及治疗的不同阶段,人们对药物的有效性的要求也大不相同。人们在使用药物时就是为了在不同的治疗阶段发挥药物具有的维持健康所需的作用,因此,药物的有效性直接关系药物存在的价值,没有有效性,就会失去治疗的价值,也会失去药物存在的价值。在保证安全的前提下,如何更好地更有效地发挥疗效以达到用药的目的,是实现合理用药的关键。

3. 经济性 经济性是合理用药的另一个重要标准。经济性不仅仅指尽量少用药品或使用廉价药品,而是要求尽可能减少药费成本换取尽可能大的治疗效果。

4. 适当性 如何选择适当的药物是合理用药的第一步。合理用药强调适当性,要求药物在使用过程中能按照客观现实,抛弃不切实际追求高水平的药物治疗的作法,能真正达到将适当的药品以适当的剂量在适当时间内,经适当的途径、适当的疗程给适当的患者使用,以便达到适当的治疗目的。

(五)合理用药的注意事项

1. 严格掌握适应证,严禁滥用 如急腹症在未明诊断之前不要轻率应用止痛药,以免延误诊断;又如氯霉素可引起再生障碍性贫血,一般普通炎症不要轻率使用。

2. 尽量不用,可用可不用时不要应用;应用时,要有明确的指征 例如,轻度单纯性骨折、早期轻度的糖尿病,首先可以不要采取药物治疗;如遇到发热时不能轻易使用解热药,只有有下列明显指征时才可适当选用,如:①发热过高,危及生命,特别是小儿高热;②体温虽然不太高,但常伴有头痛、失眠,妨碍患者休息或疾病恢复时;③某些未能控制的长期发热等。

3. 掌握药物不良反应,权衡利弊 例如氯霉素用于治疗伤寒极其有效,虽然它可引起再生障碍性贫血,但其发生率极低,危险性远比伤寒小,故可酌情使用。

4. 对症下药,因人施治 在用药之前,必须明确诊断,针对病因和症状选择有效的药品。同时应根据患者的具体情况,分析影响药物疗效的各种因素,如年龄、性别、种族、体重、病情、机体各器官功能状况等,根据其个体差异分别选用适当的药物,采取合理的用量、用法和配伍。

5. 根据年龄和病情不同选择药物剂型 不同年龄的患者应选择不同的剂型,如小儿选用糖浆剂,而病情不同的患者用药制剂也不相同,如不能口服的患者,必须改用注射剂等等。

6. 防止蓄积中毒 某些药物在体内的代谢及排泄速度较慢,而药物的毒性又较大,如洋地黄、士的宁,使用时一定注意当用到一定量后应停药或改用维持量;肝、肾功能不全的患者应避免使用这类药物以防蓄积中毒。一般规定,此类药物连续给药一定次数或一定时间作为一个疗程,一个疗程治疗以后,若需重复给药,则应在停药一段时间后再开始下一个疗程。

7. 选择合适的给药方法 给药方法常是根据病情的缓急、用药目的及药物本身的特性决定的。例如,危重患者或患者有昏迷、呕吐时,宜用静脉注射或静脉滴注;药物口服不能被吸收或容易被胃肠道破坏时,也应该采用注射给药,一般以皮下或肌内注射给药较安全,但若病情危急或药物的局部刺激性较强时,可采用静脉注射。静脉注射时,药液不能漏出血管之外,以免引起局部组织坏死;油溶液或油/水混悬液不能静脉注射,以免引起血管栓塞。

某些药物发挥吸收作用后,药效较高就应当采用口服给药法,以便药物能被吸收。有些药物虽不期望其被吸收而发挥作用,但需要其在肠道内有一定的浓度,亦可采用口服给药法,如治疗肠道感染、胃炎、胃溃疡时。治疗菌痢,可在口服给药外再加灌肠。治疗阴道滴虫病,可用阴道直接给药。治疗气管炎、哮喘,可在全身给药的基础上,辅以气雾吸入,常能获得更好的疗效。

8. 正确考虑单用和合用 现在治疗疾病一药单用很少,多数情况下是多药合用,其目的往往是为了获得疗效上的协同或不良反应的拮抗。但事实上,疗效的协同作用仅见于少数药物之间,如抗高血压药、抗结核药;不良反应的拮抗,也只在少数场合下才能实现,药物的作用很少能完全彼此抵消。因此,一般情况下,用药应尽量少而精,以免因多药合用而导致药物的相互作用使不良反应增加,要根据实际情况,有目的地联合用药。

9. 制订切实可行的用药方案　在治疗疾病时,应将时间药理学及时间生物学的原则应用到临床,综合考虑时间因素,制订更合理的给药方案。

10. 正确运用药物的时间疗法　①肾上腺皮质激素常规用法是将一天剂量分 3～4 次服,但研究证明,将全天剂量在激素分泌期(上午 8 时左右)1 次或 2 次给药,所起到的作用高于等量多次给药;②抗肿瘤药物传统的给药方法是将全天的剂量均分成几份给药,节律性给药则是根据药物敏感性昼夜差异,将全天给药剂量分成不均等若干份,敏感时给予小剂量,敏感差时给予大剂量,以获得安全、稳定的治疗效果;③各类抗心绞痛药物也有昼夜节律性差异。有实验证明,硝酸甘油在清晨 6 时给药可预防患者运动性心绞痛发作及 ECG 异常。在下午 3 时给药效果较差;④β 受体拮抗药可有效地降低白昼的血压和心率,但对患者后半夜及凌晨血压迅速上升、心率加快等症状作用不佳,而这时是患者容易发生中风、栓塞最危险的时间,故 β 受体拮抗药对防止中风、栓塞作用并不理想。

11. 使用新药时更慎重　使用新药时,预先应熟悉其药效学和药动学方面知识。价格昂贵的药物不一定对各种疾病都有好的疗效。临床实践证明,很多老药或价格低的药物,只要合理对症,不仅疗效好,而且可避免造成不必要的浪费。现在发现许多老药新用途(称"老药新用",如阿司匹林,临床上发现许多新用途)。所以,在一般情况下切忌偏用、滥用贵重新药。

12. 掌握好药物的合理停药　合理停药可以防止蓄积中毒,及时停药可以防止对药物的依赖性和成瘾性的发生,可防止药源性疾病,合理延长给药时间可以巩固疗效,防止疾病复发。

停药的方法可以采取逐渐减量停药或定期间断性停药以防止停药反应。例如催眠药、降压药等长期应用之后不能突然停药,突然停用可引起症状反跳,长期服用皮质激素后肾上腺皮质发生萎缩,如果突然停药则导致肾上腺危象。故在长时期用药后不可突然停药,均应采取逐渐减量停药方法。

(六) 特殊人群的安全用药问题

所谓特殊人群指的是包括新生儿和婴幼儿在内的儿童、老年人、妊娠期妇女及患某些特殊疾病人群。由于这些人群的生理功能各具特点,使得各群体的药动学和药效学与一般成年人有着较大或很大的差异。因此,在使用药品的种类、剂量、适应证和禁忌证方面也就形成了各个特殊人群独具的规律。为了解决好这些特殊人群的安全用药问题,探讨并熟悉各个人群的这些规律是有必要的。

1. 老年人的安全用药问题　随着生活状况和医疗条件的改善,我国国民的平均寿命较 20 年前已显著延长而且还在上升中。如将 65 岁定为老年期的起点(过

去为 60 岁),现在我国的老年人占总人口的 10%～12%。众所周知,老年人的患病率大大高于年轻人,而且常常同时患有多种慢性病,由于用药品种较多,常常使用数种,甚至超过十多种,持续用药时间一般较长。在此情况下,不仅单一药物所致不良反应多见,而且多药合用产生不利的相互作用也不少见。总的说,不良反应发生率与用药种数和用药时间呈正比。据报道,在住院患者中,＞80 岁老年人不良反应发生率为 25%,41～50 岁为 11.8%,10～30 岁仅 3%。可见药害已成为维护老年人健康生活的一大难题,把老年人群的安全用药放在首位是有必要的。

实际年龄的老化与生理学年龄的老化常常并不一致;也就是说,实际年龄相同的老年人所表现出来的老化程度一般都存在着差异。这就给确定某一老人适合的用药方案带来很大困难,也是对老年患者用药时总是以低剂量开始的原因。

(1) 老年人的药动学改变(elderly pharmacokinetic changes)　随着老年人生理、生化功能的一系列改变,其药动学的各个环节必然随之改变,进而影响血液及各种组织中的药物浓度。一般说,组织中的药物浓度决定着药物作用位点上的药物浓度和药效的强弱。老年人的药动学改变常常导致血药浓度偏高,因此,应当了解药物在老年人体内的全过程以及各个阶段的特点,以便掌握机体对药物效应的影响,制定出合理的用药方案。

1) 药物的吸收:老年人在胃肠道生理和生化方面的改变一定会影响胃肠道对药物的吸收;不过,药物的吸收一般是被动扩散吸收过程。从理论上讲,其吸收取决于浓度梯度与油水分布系数,似乎不会因为老化的进程而改变。以下原因可能延缓或减少药物的吸收:①饮水量少或胃酸缺乏会使胃液的 pH 上升,影响药物的溶解度,如苯巴比妥或地高辛就会因此而致吸收速度减慢,药物起效时间后延。又如苯二氮䓬类药物在 pH 上升时,由于其水解转化减少,血药浓度降低,AUC 减小,生物利用度下降,从而影响药物效应。这或许就是有些老年人服一片(1 mg)艾司唑仑即可入睡,而另一同龄人都要服 2～3 片才能入梦的原因;②从物理学角度看,老年人的胃排空速率减缓,导致药物延迟进入十二指肠,这就增加了胃酸破坏药物的机会,随之吸收量减少,延迟了达到有效血药浓度的时间;③小肠血流量和吸收细胞数量的减少也会影响药物的吸收。但另一说法却认为老化的小肠黏膜对药物的屏障作用比年轻人要弱,使药物吸收量加大,个体间的差异似乎说明这两种因素可能同时存在于一个机体中,达到平衡可能只是一种理想,这也正是实现用药个体化,以及实行治疗药物监测(TDM)的必要性;④口服药与进餐同时或同时服用其他药物也会影响药物吸收量,后者还会产生相互作用。

研究资料表明,并非所有药物的吸收都有年龄上的差异,如阿司匹林、对乙酰氨基酚、保泰松等吸收的速率

和程度,老年人和年轻人之间就没有区别。

2) 药物的分布:①老年人的循环功能较差,心输出量减少,循环周期延长。患心血管疾病的老年患者,其循环功能更差,影响药物的转运和分布;②由于老年人体液的总量减少(主要是细胞功能低下导致细胞内液明显减多,而细胞外液改变不大),又使水溶性药物(如水杨酸盐类)易使老年人产生毒性反应;③老年人体内的脂肪组织逐渐增长,而非脂肪组织则相对减少,此现象男性较女性明显。由于脂肪组织增多,会使脂溶性药物(如巴比妥类药物、苯二氮䓬类和吩噻嗪类)在老年人体内的分布容积增大,易于积蓄产生毒性反应;④老年人体内与药物结合的血浆蛋白逐年减少,如患有慢性肝肾疾病,其减少的程度则更为明显;此外,老年人蛋白结合率往往下降。此双重原因必将导致血药浓度升高、表观分布容积增大、药物效应增强,易导致不良反应的发生。此外,老年人常同时服用多种药物,如某种药物能从血浆中与另一种已经和血浆蛋白结合的药物进行竞争而将其置换出来,这就会使得另一种药物的血浆浓度迅速升高,产生毒性反应。此为药物相互作用的一种形式,是合理用药必须注意的问题;⑤老年人的血脑屏障较易透过,因而有可能使药物对中枢神经系统的毒性增加;⑥有几种药物如哌替啶、喷他佐辛(镇痛新)、地西泮等可与红细胞结合,老年人比年轻人的结合力要低,差异最大的是哌替啶,年轻人的红细胞与之结合可达 50%,老年人则仅有 20%。

3) 药物的代谢:老年人的肝血流量减少,凡是主要经肝代谢的药物其消除的量就会减少,使血药浓度上升,易致不良反应。再者,老龄化可能降低肝酶的活性,使代谢能力降低。在老年人经常合用的药物中,有些药物本身就具有酶诱导作用,使另一依赖此酶代谢的药物增加首过代谢,导致后者血药浓度降低,影响该药的疗效;还有一些药物本身就具有酶抑制作用,使依赖该酶代谢的药物首过代谢减少,导致血药浓度上升,产生毒性反应。

4) 药物的排泄:多数药物及其代谢产物是经肾排泄的,老年人的肾排泄药物的能力下降是导致药物蓄积发生不良反应的主要原因。引起肾排泄药物能力下降的原因有:①老年人的肾血流量仅及年轻人的 40%～50%,故使肾小球滤过速率降低;②由于老龄化,功能性肾小管数目可能减少;③由于老年人常患高血压和动脉硬化,使肾功能的损害更为加重。

(2) 老年人的药效学改变(elder pharmacodynamic changes)　药效学指的是药物有效血药浓度在特定的作用部位所显现出来的生理效应、作用强度和所持续的时间。老年人的药效学改变很复杂,可能与老年人各个器官结构的老化、适应力减退与内环境稳定调节能力下降、药动学改变带来的血药浓度改变、受体数目及其反应性的改变有关。这些更要引起临床医生重视。老年人在使用以下药品时应特别注意其不良反应。

1) 氨基糖苷类抗生素:氨基糖苷类抗生素对肾和耳端前庭的毒性在老年人身上体现得更明显。与肾毒性相反,其对耳蜗前庭的损害往往是不可逆的。这种损害表现为重听和有时是不可逆的共济失调,因此已有耳蜗前庭损害的老年人和耳聋者禁用氨基糖苷类抗生素。由于已经有了其他毒性较小的抗生素,因此,除非患有严重感染性疾病,特别是由铜绿假单胞菌或革兰阴性杆菌引起的疾病才使用氨基糖苷类抗生素,且疗程应尽量缩短。对有肾功能不全,在接受治疗前已使用过氨基糖苷类抗生素,同时使用血管紧张素转换酶抑制药或呋塞米的患者,应在非用不可时才考虑再使用氨基糖苷类抗生素。治疗前应进行肾功能常规检查,应根据肌酐清除率相适地调整剂量。

2) 抗胆碱能药物:对多种适应证的许多药物具有抗胆碱能作用:如奥昔布宁(oxybutynin)、苯二氮䓬类药、三环类抗抑郁药、抗帕金森病(震颤麻痹)药、抗组胺药、丙吡胺(抗心律失常药)等。具有抗胆碱能作用的药物所引起的不良反应有:尿潴留、眼压增高、调节肌麻痹、幻觉、便秘等,老年人还可能出现神志障碍,尤其是老年痴呆者。使用苯二氮䓬类药的同时一般不宜同时使用抗帕金森病药。患有前列腺增生症的老年人如疏忽而用了抗胆碱能药物就会使尿潴留加重。

3) 口服抗凝药:由于对血液凝固性病理症象的定义和用药标准有了新的进展,目前口服抗凝药的使用再次引起关注。在多数情况下,按国际标准化比率测定的血凝固性过低值比以前测定值更低,从而为使用该类药提供了更大的安全性。然而老年人出血的危险性较大,主要是由于多种治疗方法的使用和各药物间的相互作用。这就必须在治疗前检查患者的整个治疗方案,稍有疑问就应该查阅有关文献。对于营养不良的患者应特别慎重,开始使用口服抗凝药时剂量要小。临床使用广谱抗生素常常是治疗失调的一个因素。对常常摔跤或难以进行观察的老年患者(尤其是记忆障碍或神经错乱者),不应使用口服抗凝药。只能对受过教育和易于进行临床和生化观察的患者才建议使用该药。严禁自行服用阿司匹林(OTC 除外)、NSAIDs 和巴比妥类药物。

4) 抗抑郁药:对老年人进行抗抑郁的单一治疗是符合准则的,没有专治老年抑郁症的特殊药物。不论使用何种抗抑郁药都不可能立即见效,必须要有几周的疗程,因此在 4 周之前不能做出治疗无效的结论。任何抗抑郁药不是对所有患者都有效的,当抑郁症状持续时可以试用新的抗抑郁药治疗。目前的倾向是将治疗的疗程提高到 6 个月以上,即便是首次发生抑郁症。当抑郁状态与身体疾病或辨认力障碍同时存在和当病情严重或复发时,治疗时间将更长,必须长期观察。化学疗法不是治疗抑郁症的唯一疗法,心理治疗很重要,主治医生应与患者定期谈话,同情患者。

老年人使用三环类抗抑郁药引起的不良反应比青年人更常见,因此要严格遵守某些用药方法并提高警惕性。三环类抗抑郁药的不良反应主要是抗胆碱能作用(尤其是尿潴留和眼压过高)、低血压尤其是直立性低血压和心脏毒性。精神错乱综合征主要表现在老年人身上,这是由于同时服用多种作用于精神的药物或因患有痴呆症。在开始使用三环类抗抑郁药治疗之前,为了发现潜在的心律紊乱和传导方面的障碍,应先对患者做心电图检查。老年人使用三环类抗抑郁药的首次剂量应为成年人的三分之一,逐渐缓慢增加剂量,一般需几天甚至几周的时间,以便能确定最有效的药量和最大的药量。然而不应因担心不良反应而将患者转给别的医生,那将更易造成用药的混乱局面。

5)中枢性抗高血压药:这类药物对老年人的主要不良反应是直立性低血压,甚至有发生晕厥的危险,因而应该慎用,尤其是糖尿病性神经病、帕金森病、严重的下肢静脉曲张或同时服用其他可能引起直立性低血压的药物,如左旋多巴、利尿药、三环类抗抑郁药、吩噻嗪类、硝酸酯类血管扩张药以及其他抗高血压药时更应慎重。在开始长期治疗前应测量卧式和立式血压并定期复查。可乐定及其衍生物不应用于难以进行观察的老年患者,因为突然停药可能引起交感神经的反跳现象。

6)NSAIDs:老年患者使用 NSAIDs 更容易引起胃肠道和肾脏并发症。NSAIDs 带来的消化道不良反应较多见,如溃疡、穿孔和小肠出血。肠憩室病患者也有较高的风险。若出现糜烂性或溃疡性胃病,治疗应立即停止。已证明米索前列醇在预防和治疗由 NSAIDs 引起的胃镜下病变具有疗效。

7)β受体拮抗药滴眼剂:β受体拮抗药滴眼剂常用于眼内压长期性升高的老年患者,应了解其临床上的全身作用。老年人使用此类药主要会出现心脏失代偿、心律和传导紊乱、慢性阻塞性气管炎。对β受体拮抗药易引起全身不良反应的患者应特别慎用,如窦性心动过缓、房室传导紊乱、潜伏性左心衰竭、慢性呼吸衰竭、使用胰岛素或磺酰脲类降糖药治疗糖尿病的患者。同时应考虑药物间相互作用的危险。对正在使用钙通道阻滞剂(苄普地尔、地尔硫䓬,特别是维拉帕米)、洋地黄药和β受体拮抗药或抗心律失常药(胺碘酮、丙吡胺、奎尼丁)的患者不宜使用β受体拮抗药类的滴眼剂。

8)利尿药:利尿药对老年患者非常有用,但易引起三方面严重的医源性不良后果:水钠代谢紊乱、钾离子失调和急性肾功能不全。

引起水代谢紊乱的因素很复杂,可能是单纯的细胞外脱水(血钠正常)或伴有低血钠(以上两种情况都表明机体的钠含量减少),还有可能是由于水中毒引起的低钠血症(输进大量低钠液体)。通常只有糖调节紊乱的患者出现大量脱水以及高血钠时,可发生高渗性昏迷。这些紊乱所表现的症状不明显,往往会导致误诊。

应警惕在服用强心苷和抗心律失常药患者中出现低血钾,以及在服用保钾药的老年患者中出现的高血钾。糖尿病、代谢性酸中毒和肾功能不全可诱发高钾血症。绝对不要同时服用升高血钾药和血管紧张素转换酶抑制药(ACEI),以免导致严重的高钾血症。对正在服用利尿药的老年患者使用 NSAIDs 和 ACEI 有引起少尿性急性肾功能不全的危险。

所有这些不良反应要求在对老年人使用利尿药时特别慎重。严格的低盐饮食与使用利尿药相结合是非常必要的。但其弊端是使食欲下降,并增加低血糖和水中毒的危险。

最后,当老年患者有行动困难或出现膀胱括约肌松弛时,利尿药可能会引起尿失禁。如必须用药,最好在早晨服用,以免夜间摔倒。

9)吗啡:在姑息与终末疗法中,对于没有癌性疼痛而只有焦虑或肌腱挛缩的患者,吗啡仍有很好的治疗作用。现在已有吗啡缓释片上市,为老年人治疗提供了更好的选择用药机会。因用吗啡而出现便秘者应常规服用泻药。在治疗初期出现半睡眠状态,这往往是一种恢复性睡眠。如果这种半睡眠状态持续不断,就应减少吗啡剂量。恶心、呕吐很少见,可用小剂量氟哌啶醇治疗。慢性呼吸功能不全并非吗啡的绝对禁忌证。

10)抗精神病药:老年人使用抗精神病药后经常出现不良反应,因此应该限制使用适应证。开始治疗时用药量在仔细的临床观察下逐渐增加剂量。痴呆症的发病率随着人口老龄化而增加,促使医生对这种病理现象使用精神抑制药。对于带有危险性的行为错乱、被迫害妄想或幻觉的痴呆患者使用抗精神病药是完全正确的。在这些患者身上所表现的不良反应往往是虚假的(如精神错乱综合征),因此开处方医师要高度警惕。患痴呆症患者的用药量应比精神病患者的用药量少得多,例如,氟哌啶醇的剂量为 0.5～3 mg/d。

老年人即使使用很小剂量的抗精神病药,也会发生不容忽视的不良反应:①直立性低血压和由此引起的晕厥;②精神错乱综合征;③由于同时使用阿片类其他作用于精神的药物或饮酒均可引起过度镇静,尤其对痴呆患者,这种镇静可导致进食和饮水的减少,并有可能很快出现严重脱水的高渗性体克,应告知患者的家属引起注意;④帕金森病,小步走、锥体外系反应加重、震颤;⑤抗胆碱能作用,这种作用在同时联合使用合成的抗震颤麻痹药时更为常见,因此不能经常联合使用(参见抗胆碱能药);⑥迟发性口面肌随意运动障碍;⑦抗精神病药恶性综合征。三类抗精神病药、吩噻嗪类、丁酰苯类和苯酰胺类可用于老年人。吩噻嗪类的不良反应主要是直立性低血压、精神错乱综合征和抗胆碱能作用。而丁酰苯类尤其是氟哌啶醇较易导致帕金森综合征。苯酰胺类很少引起锥体外系反应,但多出现乳溢。

11)磺酰脲类降糖药:治疗老年人与治疗青年人的

糖尿病的目标不同。对老年人而言无明显症状的 2 g/L 左右的空腹高血糖是可以接受的。

用药过量和(或)严格控制饮食会产生严重的医源性低血糖,这种情况在老年人中更为常见和严重。产生低血糖的主要因素是进食减少、肾功能不全、药物相互作用、错误处方(治疗不合理或对糖尿病的控制过严)及饮酒。

如果老年人在服用磺酰脲类降糖药后,出现一些神经或精神方面的症状,如脑血管意外、不适感、精神错乱、癫痫等,应考虑是低血糖,这是十分重要的。

为了避免医源性低血糖,应该注意以下几点:①禁食时,即使是几个小时(如没有吃饭、发热等),或消化道紊乱(呕吐),应告知患者停止服药,忘了服的药也不要补服;②遇有重度肾功能衰竭者就需格外谨慎;③不要使用长效性药物,特别是氯磺苯脲和磺胺丁脲;④开始治疗时的药量应只相当于成年人剂量的一半,晚上服药易引起夜间低血糖;⑤注意脱水的情况,这是导致肾功能衰竭和药物蓄积的根源;⑥反复查看有关磺酰脲类适应证的规定。对于某些老年患者如果难以观察或效果不佳,可采取护士上门一日注射中效胰岛素的疗法。

(3) 老年人处方原则(prescriptive principle of elders)　老年人出现的药物不良反应是一个公共卫生问题,可能是由医生或患者造成的,但这两种情况都直接涉及医务工作者的责任。

在老年人中,由药物引起的医源性疾病的高发病率可由多种因素造成:①老年人的多种病理情况经常结合在一起,从而导致多种药物并用;②老年人的药动学和药效学也随着年龄的增加而有所改变;③老年人感觉神经功能的衰退妨碍对药效的观察;④不同医生处置疾病的观点并不总是一致的。

药物不良反应对老年人尤为重要。只要在开处方时遵循以下几原则,同时切记药物不可能代替全部的治疗,那么药物引起的医源性疾病是可以避免的。

1) 尽量避免多药合用

第一步:明确诊断。开始一个长疗程之前必须先进行深入的诊查。衰老表现与多种病理现象的交织加大了对老年性疾病诊断的难度。因此治疗前应对患者做反复认真的检查。

第二步:对每一种病理现象估计一下治疗的利弊关系。

第三步:确定优先治疗项目。

老年人身上所有伴发的病理现象往往不能同时治疗,因为同时使用多种药物治疗有增加药物相互作用的极大危险,并妨碍观察效果。因此,当遇到急性疾患时,应重新审核一下所开的所有药品,有些不是优先治疗的药品可以暂时停用。

第四步:经常修订治疗方案。

老年疾病病理的一个特殊性就是疾病的连锁反应性。在无器质性心脏病的情况下,失血性贫血可引起老

人心功能不全,因此可用强心利尿药治疗。但在输血以后,长期维持这种治疗就没有必要了。

医生容易放松对长期使用而耐受性好的药物进行临床及生物学方面的监测。因此在炎热的夏季,那些长期服用利尿药的老人往往会发生严重的脱水。

2) 选择最合适的药物:同时使用的药品种类越多,对老年患者发生相互作用的危险也就越大。要首先选用最合适的治疗急性病的药物,不能同时治疗几种疾病就应区分轻重缓急。不能大处方一哄而上。在开处方之前,应充分考虑可能发生的药物相互作用,对于刚上市的药品尤其要倍加注意。

3) 选择适当的剂量:某些药物的代谢动力学会在肾功能不全的患者中发生变化,这类患者的用药注意事项同样适用于老年人。这些药主要包括:地高辛、磺酰脲降糖药、ACEI 和氨基糖苷类抗生素。

处方时应考虑的另一个因素是老年人的中枢神经系统对抗精神病类药的敏感性增强,因而减少安定药、抗焦虑药和催眠药和抗抑郁药的剂量是很重要的,这样可以避免出现过度镇静、精神错乱及跌倒等情况。

然而,不应因担心出现用药事故而将患者推给别的医生治疗,或处方的药物剂量特别小,尤其是降压药和抗抑郁药。

4) 其他处方注意事项:很多生理上的缺陷会影响服药,对视力较差的患者应避免给予需用滴管计量的药品,对行动协调障碍者不要给予不易打开的药物包装,必须整片服用的药片(如缓释药片)不能给吞咽困难的患者,对记忆力差或老年痴呆综合征患者的用药,必须向第三者(亲友或护士)说明服药方法。老年人必须要服用多种药物时,应规定服用先后顺序及具体服药时间,要特别注意配伍禁忌,以免降低药效或产生毒副作用,这样很容易引起医源性事故。

2. 妊娠期妇女的安全用药问题　自 20 世纪 60 年代初发生了震惊全球的"反应停事件"(海豹肢畸形)给人类造成极为沉痛的灾难之后,人们已不再仅仅限于考虑保全胎儿得以足月产下,而开始关注到药物对胎儿的致畸问题以及对新生儿的不良影响。

(1) 妊娠期妇女的药动学特征　孕期中,母体各系统发生了一系列生理变化,形成了母体独具的药动学特点(附表 1-26)。

附表 1-26　妊娠期药动学特点

生理变化	对药动学的影响	血浆浓度
胃肠系统活动和 pH 变化	吸收生物利用度↓	↓
血浆容积↑	分布容积↑	↓
细胞外液↑		
脂肪组织↑		

续表

生理变化	对药动学的影响	血浆浓度
白蛋白↓	蛋白结合↓	↑
球蛋白↑（α₁-糖蛋白）		
肝脏代谢↑	排出↑↓	↑↓
肾廓清率↑	↑	↓

注：↑为增加，↓为减少。

（2）早孕期中的安全用药问题　一般将妊娠期前3个月定为早孕期，在此期中，正值胚胎形成，也是器官和肢体形成的时期。孕期的安全用药无疑主要是针对胎儿的正常成长而言的。既往对妊娠期妇女用药，多数只注意到药物可能造成的流产和早产，因而，凡能直接作用于子宫平滑肌的药物（如麦角制剂、垂体后叶素、缩宫素、奎宁等），有导泻作用的药物（如硫酸铁、硫酸钠、蓖麻油等），有峻泄、理气、活血化瘀的一些中药（如大黄、大戟、芫花、甘松、五灵脂、麝香、红花、砂仁、三棱、莪术、益母草等）均属忌用。自发生"反应停事件"后，妊娠期妇女的安全用药已不仅局限保护胎儿，防止流产和早产，更重要的是早孕期中防止药物的致畸和致突变作用。

（3）妊娠期妇女用药指南　肾上腺皮质激素类：时常见到警惕妊娠期使用皮质激素的报道。这种报道是基于在动物试验中发现的致畸作用（主要是腭裂），尤其与动物的种类有关。事实上，目前从人类得到的数据可以排除短期或持续应用皮质激素疗法的致畸作用，特别是兔唇或腭裂。尽管极少见，妊娠后期持续大量的皮质激素可能造成新生儿肾上腺功能不足，这也是为什么要对母亲在妊娠后期大量使用皮质激素治疗的新生儿进行肾上腺功能检查的原因。

喹诺酮类：对于妇女妊娠使用喹诺酮类药物的危害性的认识还很有限。迄今为止，这类药尚未被列入有致畸危险药物的行列。幼小动物应用喹诺酮类在停药后会导致退行性关节软骨病变。但至今从未观察到通过胎盘给药时发生这类病变。然而出于安全考虑，如有可能用其他治疗方法替代时，最好不给妊娠期妇女使用喹诺酮类药物。

四环素类：妊娠期使用四环素类药物的危险取决于给药的时期。闭经10周内给药尚未发现任何致畸作用。因此，如不小心在此期间服用了四环素类药物则不必过多担忧。妊娠中、晚期服用四环素类药物可能对乳牙有不良影响，造成乳牙变黄（不影响恒牙）。此种危险理论上是从闭经14周开始，而实际上只是在妊娠6个月以后使用四环素类才能观察到这种病变。

抗癫痫药：在所有接受抗癫痫药治疗的妇女的后代中，致畸总发生率高出普通人2～3倍（2%～3%）。尽管我们观察到因多种疗法而使致畸的危险性增大，但是

对于药物和疾病各自的致畸因素尚未完全认识。最常见的畸变是兔唇和心血管畸形。具有致畸危险的抗癫痫药物卡马西平，最近一些资料显示该药可能在1%的病例中造成神经管关闭异常（脊柱裂、脊髓脊膜膨出），还有待于证实。曾提出用苯妥英可能发生额面异常、末节指异常、子宫内生长缓慢、智力发育迟缓的特殊综合征，目前对该综合征与苯妥英的因果关系还未完全弄清。各种研究结果互相矛盾，如果说妊娠头三个月使用苯巴比妥有致畸危险的话，其发生率也是相当低的。约有1%使用丙戊酸钠的病例可能出现神经管关闭异常（脊柱裂、脊髓脊膜膨出），这已由专家对出生前胎儿的监测得到证实。

由于妊娠前3个月使用乙琥胺治疗的妊娠期妇女数量很少，因此不能由此得到准确的结论。考虑缺乏人类及动物致畸作用的信息，妊娠期妇女以不用为好。

接受具有酶诱导作用的抗癫痫药（如苯巴比妥、扑米酮、卡马西平、苯妥英等）的母亲所生下的新生儿，在出生24 h后可能发生出血综合征。为此，妊娠期妇女分娩前一个月可使用维生素 K_1（10～20 mg/d），然而对刚出生的新生儿静脉注射1～10 mg作为进一步的预防措施，一般认为有效。

妊娠的前3个月是胚胎组织的发育阶段，组织器官系统正在分化形成，对药物和其他影响因素极为敏感，在这时期内应绝对避免应用致畸药物及接触其他物理化学因素如射线、化工产品等，以免给胎儿发育造成不利影响，尤其是药物更应注意。现列出部分对妊娠前3个月有危害的药物，见附表1-27。

附表1-27　部分对妊娠前3个月有危害的药物

药物名称	应用危害
氟胞嘧啶	对某些动物胚胎有毒性及致畸作用
间羟胺	禁用，可减少胎盘灌注量
氯贝丁酯	禁用，可降低胆固醇而干扰胚胎发育
灰黄霉素	对动物胚胎有毒性及致畸作用
己烯雌酚	禁用，可致女婴阴道癌和泌尿生殖系统异常
甲氟喹	对妊娠早期用药的小鼠有致畸作用
甲氧苄啶	拮抗叶酸，有致畸的危险
乙醇	影响胎儿发育
麦角及麦角胺衍生物碱	可诱发子宫收缩，引起早产或急产
奎尼丁	大剂量使用时可致早产
喹诺酮类抗菌药	可致未成熟动物骨关节损害
利福平	有动物胚胎毒性
氯米芬	对动物胚胎有致畸作用，禁用
氯喹	大剂量可引起胎儿神经系统异常

续表

药物名称	应用危害
米索前列醇	可诱发子宫收缩及出血
普伐他汀	禁用,有致畸作用
青霉胺	避免使用
去甲肾上腺素	禁用,可减少胎盘灌注量
他莫昔芬	对胎儿发育有不良影响
噻嗪类利尿药	可引起新生儿血小板减少及电解质紊乱
碳酸锂	可致新生儿甲状腺肿、心脏病、肌张力低下、肺动脉高压等
碳酸氢盐	大剂量应用时可导致代谢性酸中毒
维 A 酸	禁用,有致畸作用
卡马西平	可能有微弱的致畸危险,使新生儿神经管缺陷的发病率增加
辛伐他汀	禁用,有致畸作用
雄性激素类	可致女性胎儿男性化
液体石蜡	阻止脂溶性维生素的吸收
乙琥胺	可能致畸
异维 A 酸	禁用,有致畸作用
疫苗	可致先天性畸形
孕激素	大剂量有致畸作用
氨酰甲苯胺	在动物试验中对母体及胎儿有毒性作用,对人类的影响尚未明确
奥曲肽	禁用,可影响胎儿发育
巴比妥类药物	禁用,新生儿可出现戒断反应、出血、低血压、呼吸功能减退及低体温
苯巴比妥	先天畸形,胎儿乙内酰脲综合征
苯妥英钠	先天畸形,胎儿乙内酰脲综合征
苯二氮䓬类	可致新生儿萎靡及戒断症状
苯扎贝特	禁用,可降低胆固醇而干扰胚胎发育
丙戊酸钠	新生儿神经管缺陷的发病率增加,可发生新生儿出血及肝脏损害
阿苯达唑	对动物有致畸作用
达那唑	有轻微雌激素样作用,可致女胎男性化
放线菌素 D	对动物有致畸作用
放射性碘	禁用,可致永久性甲状腺功能低下
非那雄胺	禁用,可引起男性胎儿女性化
肝素	妊娠期长期使用可致母亲骨质疏松症

（4）妊娠期妇女用药的安全等级　根据美国出版的 *Physicians' Desk Reference* 和 *FDA Pregnancy Categor-Ies*。该分类的划分标准分列于下：

A 级：临床对照实验证实，在整个孕期中对胎儿无

危害，胎儿受损害的可能性极低。

B 级：动物生殖研究尚未证实对胎儿的危害，但并未进行妊娠期妇女的对照研究；或动物生殖研究显示的某种不良反应（不是生育能力降低）并未获得妊娠期妇女前 3 个月的对照研究进一步确定，而且以后的孕期中也无危害的证据。

C 级：动物实验显示对胎儿具有不良反应（畸形、死胎或其他）和尚未进行妊娠期妇女的对照研究，或者妊娠期妇女和动物的研究均尚未进行。如果认为药物对胎儿的益处超过了危害才可以考虑妊娠期妇女用药。

D 级：对人胎的危害有可靠的证据，尽管有危害（如：假若妊娠期妇女处在危及生命的情况下或由于某一严重疾病不能使用更安全的药物或该药物无效），但在妊娠期妇女在拟用的药物中所获得的益处可能是满意的。

X 级：对人或动物实验均证实可导致胎儿异常，或根据人和（或）动物的经验证实对胎儿有危害，以及妊娠期妇女用药后产生的危害明显超过了任何可能的益处。这种药物不仅妊娠期妇女禁用，而且备孕的女性也应禁用。

根据以上所述，对妊娠期妇女来说，绝对安全的药物几乎没有，因此，在早孕的前 3 个月内，除非必要，且在专科医生仔细论证无害并严密观察下，一般认为，以不用任何药物为上策。

3. 哺乳期妇女的安全用药问题　许多药物可以从乳汁中部分排出，哺乳时幼儿可间接成为用药者。因此，哺乳期妇女用药时必须考虑到药物对幼儿的危害。药物能否分泌到乳汁取决于药物的剂量、蛋白结合率、pH 及脂溶性等，一般相对分子量大于 500 的药物难以进入乳汁，碱性药物易进入乳汁，非离子型的脂溶性药物易进入乳汁，另外药物在母体内的浓度较高时也可促使乳汁中的含量增加。

哺乳期妇女在用药时首先应遵循这一原则：假如药物可以安全地应用于婴儿，那么一般来说哺乳期妇女也是安全的。如果出于治疗疾病的目的，母亲不得不使用对婴儿有害的药物或无安全资料的新药，最好、最简单的办法就是停止母乳喂养而采用其他代替品，不要让婴儿冒任何可能受到伤害的危险。

有时候，药物从乳汁中分泌也有其有利的一面，比如对于缺钙而又不适合用药的儿童，可以让母亲服用适量的维生素 D 和钙制剂，利用药物可以从乳汁中分泌的特点间接补充婴儿的钙质，这对产后哺乳的妇女也常常是必要的。（不适合哺乳期妇女使用的药物，详见附录 6）

4. 新生儿和儿童的安全用药问题　儿童，尤其新生儿（出生后 28 天内）正处于不断发育时期，身体各种构成成分和器官的生理功能都很不成熟。因此，大多数药物的药动学、药效学和不良反应，在儿童与成人之间有着显著性差异，即使在不同年龄组的儿童间也存在一定

的区别。对于儿童的安全用药问题,除了首先选准药物,准确计算用药剂量之外,还应针对各类药物在儿童体内的药动学特点和可能带来的危害做出全面的预估;对某些毒性较大的药物,如必须使用,应进行治疗药物监测,以策安全。

(1) 儿童药动学特点　和老年人相似,儿童机体也有其不同的生理、生化特点,特别是新生儿,与成年人的差异更为悬殊。吸收能力和分布的不同,药物代谢能力低以及血脑屏障发育不全,都影响药效的发挥。

药物吸收的速度和程度取决于给药途径和药物的理化特性,后者有客观资料作为依据,因此,这里主要讨论给药途径,这对新生儿和婴幼儿来说,就格外显得重要。口服吸收主要取决于胃液的酸度,新生儿和婴幼儿的胃液酸度过低,出生几小时后胃液 pH 由 6～8 迅速降至 1～3,10 d 左右又慢慢恢复到中性。随后胃酸分泌逐渐增加,直到两三岁左右才达到成人一样的水平;不过,儿童期的首过消除能力强,因此,首过消除率较高的药物如普萘洛尔、美托洛尔等的生物利用度低。脊髓灰质炎疫苗是一种高分子量蛋白质,婴幼儿胃液的 pH 高,对其破坏较少,加之其肠壁薄、通透性高,故口服后能被充分吸收。所有对酸不稳定的药物如青霉素、氯苄西林、阿莫西林等,新生儿口服后,其吸收率均>60%,成人则仅 30%,新生儿一旦有病多住入监护病房,由于病情危急,多经静脉给药,且常常多种药物同时输入脉管中,除应注意药物相互作用外,还应特别关注近年来新认识的高渗药物导致高渗血症的危险性。据报道,高渗血症可引起致命的颅内出血和坏死性肠炎,某些刺激性药物还可致血栓性静脉炎,即使是短期大量输入也会带来严重后果。

儿童经皮肤或黏膜给药也会因过量吸收而致严重反应,穿戴樟脑丸包裹的衣服也可能因萘透皮吸收使 G6PD 缺乏的婴儿产生溶血性贫血和黄疸,这是因为婴幼儿皮肤细嫩、角化层薄,药物易于穿透所致。

(2) 药物的分布　小儿的解剖和生理特性决定了不同于成年人的药物分布,其原因为:①体液量大。早产儿和足月儿细胞外液容积与体重的比例分别为 50% 和 45%,1 个月时为 40%(为成人的两倍),到青春期才接近成人的比例。这就使水溶性药物的分布容积增大,导致血药峰值降低、排泄减慢。针对这一特点,当小儿脱水或水肿时,就应调整剂量,过低会降低疗效,过高则危及安全。②脂肪含量低。早产儿体脂含量仅占 3%,足月儿 12%,1 岁时达到 30%,约在 6 岁后才逐渐增加至青春期。体脂小使脂溶性药物不能与之充分结合,分布容积小,血药浓度上升,易致毒性反应,新生儿和婴幼儿脑组织含脂量远远高于成人,加上小儿血脑屏障尚未完善,使大量脂溶性药物透入脑内,易致中枢不良反应。③蛋白结合率低。由于新生儿及婴幼儿的蛋白结合率偏低,因此,不少新生儿、婴幼儿容易产生过高的血药浓

度引起不良反应。有不少酸性药物如水杨酸类、磺胺类、维生素 K₃ 等能从血浆白蛋白中将已与白蛋白结合的胆红素竞争性地置换出来,从而导致严重的高胆红素血症。因此,新生儿应禁止用以上药物。

(3) 药物的代谢　婴儿出生后,与药物代谢有关的酶活性低,如肝、肾中的葡糖醛酸转移酶仅及成人的 1%。因此,出生后的前 4 周内应慎用或减量使用苯二氮䓬类、苯妥英、巴比妥类药物和洋地黄毒苷等,以免发生毒性反应,新生儿发生的“灰婴综合征”就是由于该酶活性低,致使一般剂量的氯霉素就足以引起此严重反应。

(4) 药物的排泄　肾脏是药物排泄的主要器官,年龄越小,不发挥作用的肾单位也越多,因此,肾浓缩、稀释能力明显低于成人,这会导致经肾排出的药物趋缓。由于肾功能不足,新生儿和婴幼儿对水与电解质的调节能力差,应用利尿剂易出现酸碱及水电解质失衡。有些药物则主要经肝代谢灭活达到消除,因此,药物代谢灭活和排泄的总结果是药物作用的消除,肝、肾则共同担负着消除药物的任务。药物消除半衰期是反映药物在体内消除的重要参数之一,须根据药动学参数来确定小儿的用药方案,确保在最小有效剂量下安全用药。

5. 运动员的安全用药问题　运动员是比较特殊的用药人群,进行疾病治疗的时候必须避免使用国际奥委会指定的禁用药品,尤其是正在或即将参加比赛的时候,以避免因用药失误而使运动员受到意外的处罚,或者影响体育成绩。

运动员以提高成绩为目的的应用“禁用药品”违背了体育精神和医学道德,很多药品在提高成绩的同时也严重损害了运动员的身心健康。国际奥委会禁用的药品主要包括兴奋剂、麻醉剂、蛋白同化激素、利尿药及肽类和其他激素等。下面列举一些临床较常用的有代表性的禁用药品,以明确禁用的原因。

兴奋剂:可提高运动员的警觉性、竞争意识和对抗情绪,减轻疲劳。拟交感神经胺类兴奋剂包括麻黄碱、伪麻黄碱和苯丙醇胺等,治疗感冒的药品中常包括这些成分,大剂量应用时可引起神经兴奋、心率加快、血压高和血流量增加等。在治疗哮喘及其他呼吸道疾病时,常用到 β_2 受体拮抗药,它们无论口服还是注射都有强大的兴奋和同化作用,在所有 β_2 受体拮抗药中,只允许使用沙丁胺醇、沙美特罗和特布他林,而且只能使用气雾吸入剂,由于许多复方制剂中含有这类成分,所以给运动员开处方时须谨慎。

麻醉剂:指麻醉性镇痛药,主要治疗严重的疼痛,这些药物有成瘾性,已被某些运动员滥用,包括吗啡、海洛因、美沙酮、哌替啶和喷他佐辛等。允许使用的有:可待因、二氢可待因、乙基吗啡、福尔可定、地芬诺酯和右丙氧芬等弱成瘾性药物。

蛋白同化激素:这类药物包括睾酮及在结构上相关

的药物,包括氯司替勃、去氢表雄酮、美雄酮、司坦唑醇、诺龙和美替诺龙等,可促使肌肉更加发达,是最常被滥用的药物,其不良反应也非常严重,可有肝脏、皮肤、心血管及内分泌系统的不良反应,使女性出现男性化体征,使男性睾丸缩小、精子数目减少。

利尿药:运动员滥用利尿药的目的是通过大量排尿来迅速降低体重,以在有体重级别划分的体育项目中占到便宜。也有通过应用利尿药来稀释尿中兴奋剂浓度的。常用的利尿药有呋塞米、依他尼酸、螺内酯、氨苯蝶啶、布美他尼等。

肽类及糖蛋白激素等:绒促性素可使男性体内的内源性雄性激素分泌增加,可取得与服用外源性睾酮相当的效果;皮质激素可影响体内皮质激素的产生,获得精神欣快感;生长激素和促红细胞生成素可帮助运动员较快获得体力和耐力的增加,同时也带来一系列不良反应。

6. 肾功能不全者的安全用药问题 肾功能不全对用药的影响:肾脏不仅是药物及其代谢产物的重要排泄器官,也是人体仅次于肝脏的代谢器官。例如水杨酸盐、胆碱、吗啡、儿茶酚胺、胰岛素等均可在肾小管内进行代谢,在肾脏疾病或肾功能不全时,这些药物的代谢转化就会受到影响。

肾功能低下时,主要由肾排泄的药物消除缓慢、半衰期延长,可致体内药物蓄积,使药物作用增强甚至产生毒性反应。肾脏疾病常伴有小肠对氨基酸的吸收障碍,容易造成低蛋白血症,又因蛋白的结构发生改变,与药物的亲和力下降,使蛋白与药物的结合减少,游离型药物的浓度增加。肾功能低下时由于内源性芳香氨基酸、肽类等在体内潴留,抑制酸性药物与血浆结合,可使巴比妥类药物、水杨酸类及氨苄西林等酸性药物在血中的游离浓度增加。

肾功能不全时应对药物的给药方案进行调整,主要考虑三方面因素:肾功能的损伤程度、原型药物从肾脏排出的比例和药物的治疗指数。如果药物从肾脏排出的比例超过给药剂量的 1/4,治疗指数又比较小,就必须调整给药方案。最简单的办法是基于患者的内生肌酐清除率,算出患者的剂量调整系数,可由下式求得:

$$剂量调整系数 = 1 - F(1 - Ccr/100)$$

式中,F 是肾性功能正常时由肾脏排出的药物分数;Ccr 是患者肌酐清除率。

肾功能不全患者调整后的给药剂量,等于正常人的给药剂量与剂量调整系数的乘积。

7. 肝功能不全者的给药原则 肝功能不全时对药物体内过程的影响可以从两个方面考虑:①肝细胞基数量的减少,并伴有药物代谢酶绝对的减少;②肝内血循环(血流量)的改变(如肝硬化)。

已经证明,肝脏实质性疾患可能影响某些药物的半衰期,却不影响其他同样由肝细胞代谢清除的药物(附

表 1-28)。

这可能与肝脏实质的破坏程度和剩余部分所保留的药物代谢功能强弱之间的对比情况有着重要的关系。此外药物与血浆蛋白结合率或(和)分布容积等因素也有一定关系。

附表 1-28 肝实质性疾患对各种药物清除半衰期的影响

$t_{1/2}$ 延长的药物	$t_{1/2}$ 不变的药物
对乙酰氨基酚	氯苄西林
异戊巴比妥	氯丙嗪
羧苄西林	秋水仙碱
氯霉素	SMZ-Co
盐酸克林霉素	香豆素
地西泮	洋地黄毒苷
利多卡因	地高辛
林可霉素	劳拉西泮
异烟肼	甲苯磺丁脲
哌替啶	保泰松*
格鲁米特	奥沙西泮
戊巴比妥*	苯巴比妥*
苯巴比妥	苯妥英*
保泰松	泼尼松
苯妥英*	水杨酸
泼尼松	
普鲁卡因胺	
茶碱	
甲苯磺丁脲*	

* 不同研究中有的报道半衰期延长,有的则不延长。

通过肝血流模式(hepatic blood flow pattern)也难以准确定量。已经建立的药动学模型可以解释肝血流和肝摄取药物的关系,按照这一模型已经证明肝脏对某些药物如普萘洛尔、哌替啶、丙氧芬和利多卡因具有很高的清除率,通过肝脏一次即可从血浆和红细胞中清除所有的药物;而对另外一些药如安替比林、华法林、甲苯磺丁脲、地西泮、保泰松和苯妥英则清除率较低,而且只能清除未结合部分。每通过肝一次清除的比例称为清除率(extraction ratio),例如利多卡因的清除率为 0.9,而安替比林仅为 0.1。对于清除系数高的药物,肝对药物的清除要依赖具有功能细胞的血流量,血流量已有改变,如心力衰竭或肝硬化时的门(脉)分流,均可显著影响药物的清除;反之,对清除率低的药物来说,血流量变化对其影响则不太明显。此外蛋白结合率的变化对药物半衰期也有影响。普萘洛尔的清除率很高,但当非结合型比例增加时,非结合型的普萘洛尔可以分布到其他组织中去。分布的增加导致表观分布容积增大。由于到肝脏中的药量减少,故半衰期也相应延长。当药物通

过肝脏时,仅非结合型可被清除时,此时分布容积小的药物(如苯妥英和华法林)或非结合型比例增加,则可导致肝脏清除增加,因而半衰期缩短。现已证实,肝功能异常可因药动学变化导致不良反应(如哌替啶、地西泮和巴比妥类药物)。肝实质疾患可以导致药物的半衰期延长和稳态血药浓度较正常人增高。肝功能异常的患者如必须使用主要在肝脏代谢的药物,为安全起见,必须进行血药浓度监测,根据药动学参数随时调整剂量。但是对治疗指数较大的药物来说,即使半衰期延长,也不一定会出现临床问题。

十三、药物的用法和用量

(一) 药物的用法

药物的用法即注射给药、胃肠道给药、舌下含药、直肠给药、吸入给药、透皮给药、贮库制剂给药、靶向给药等用药方法。每种药品的用药方法都有具体规定,必须严格遵守,同样一种药经不同的途径所产生的药物效果完全不同,同一种药物经不同途径所采用的剂量也有很大的差别。如果不严格遵守就可造成严重的后果。除了要严格遵守规定的用药途径外,药物的合理用法还应特别注意用药的间隔时间、用药时辰以及用药与进食和其他药物的先后顺序等关系。

1. 间歇性用药　采用间歇性给药不仅可以减少频繁用药的麻烦,降低药品消耗,而且可以提高疗效和不良反应。如抗结核药由原来每天服药 3 次改为每天给药 1 次;有些抗癌药小剂量长期连续给予效果不佳,而且不良反应大,改为大剂量间断给予,不仅不良反应减轻,而且疗效更好。如环磷酰胺可以一次 1500 mg/m²,静脉滴注 3 h,每 3 周一次;利尿剂连续给予时,利尿效果很不明显,并引起水电解质紊乱,而采取给药 2~4 d、停 2~3 d 的方法可显著增强疗效,并可减轻不良反应。血小板的寿命为 10 d,新生血小板需要 3 d 才会有生理功能。因此,用于防治心肌梗死所用的阿司匹林可采取隔日 1 次,皮质激素一天剂量 1 次服比分 3 次服的不良反应少,疗效好。

2. 按时辰规律服用　机体对药物的敏感性及药动学等存在明显的周期性变化,根据其变化规律设计合理的给药方法可提高疗效和减少不良反应。

一般来说,在时辰上可以分为以下几个阶段服用。

(1) 空腹服用(清晨)　可使药物迅速入肠,并保持较高浓度,如驱肠虫药四氯乙烯、槟榔、南瓜子等;容积性泻药如硫酸钠、硫酸镁等可迅速入肠发挥作用;对于食物可减少吸收的药物如青霉素胺等,亦宜空腹服用。

(2) 饭前服用(进食前 30~60 min)　苦味健胃药如龙胆、大黄等的制剂,可增加食欲和胃液分泌,宜饭前 10 min 左右服用;收敛止泻药如鞣酸蛋白,饭前服用可较快地通过进入小肠,发挥止泻作用;药用碳、次碳酸铋

宜饭前服用。利胆药如硫酸镁、胆盐等宜饭前服用,以免胃内容物将其过分稀释而影响疗效;胃壁保护药如氢氧化铝、三硅酸镁等饭前服用,可使药物与胃壁充分作用;抗酸药如碳酸氢钠、氧化镁、碳酸镁、碳酸钙等饭前服用易于生效,由于饮食可使生物利用度降低的药物宜饭前 1 h 或饭后 2 h 服用;对消化道刺激性小的抗菌药物也可饭前服用,以便充分吸收,迅速入血;人参酊、鹿茸精等饭前服用吸收较快,肠溶制剂饭前服用可较快进入肠腔。

(3) 饭时服用　助消化药如稀盐酸、胃蛋白酶、淀粉酶、胰酶等应在饭时服用,以使药物及时发挥作用;有些对胃肠刺激性特别强的药物如硫酸亚铁、左旋多巴等,也可在饭时服用。

(4) 饭后服用　绝大多数药物可在饭后服用。特别是对胃肠有刺激性的药物如阿司匹林、水杨酸钠、保泰松、吲哚美辛、硫酸亚铁、金属卤化物(如碘化钾、氯化铵、溴化钠等)、洋地黄、小檗碱、醋酸钾等,油类食物有助于灰黄霉素吸收,宜饭后服用。

(5) 睡前服用　一般指睡前 15~30 min 服用。作用缓慢的导泻药如大黄、酚酞、双醋酚汀服后 8~12 h 见效,故睡前服药,次日上午排便;催眠药(如水合氯醛、巴比妥类药物等)、苯二氮䓬类药宜睡前服用,以便适时入睡;驱肠虫药如驱蛔灵、使君子以及抗肿瘤药氮芥、甲氧芳芥等亦宜睡前服用。

(6) 其他时间服用　如抗癌药以中午用药毒性最小,夜间应用毒性最大。降压药上午服药作用最强,但易致直立性低血压,故在上午服用应当减量。吲哚美辛的吸收率以上午 7 时最高,晚上 7 时最低,但是前列腺素酶晚间活性较高,因此吲哚美辛晚间给药较好。铁剂的吸收率以晚上 7 时最高,上午较低,以晚间服用较好。氨茶碱的吸收率以上午 7 时较高,故以上午 7 时服用较好。阿司匹林在上午 6 时服半衰期较长、消除慢、药效高,晚上 6 时服药疗效较差。利多卡因下午 3 时皮下注射可维持麻醉 52 min,在早晨 7 时或晚上 11 时其作用只维持 20~25 min。

呼吸道对乙酰胆碱、组胺的反应峰时间为夜间 0~2 时之间,因此哮喘容易在凌晨发作。抗组胺药早晨给药虽起效慢,但持效时间可长一倍,故早晨给药可起到事半功倍的作用。肾上腺皮质激素在上午 8 时服用疗效较好,不良反应也较轻。

3. 交替给药　有些药物采取交替给药法可防止发生耐药,维持疗效,减少不良反应。如心功能不全及高血压的治疗可交替应用扩血管药、利尿剂及 ACEIs。因为单纯的扩血管药可引起抗利尿素及醛固酮分泌增加,引起水钠潴留,从而加重心脏负担,使扩血管药改善心功能和降压的作用减弱。为此可应用利尿剂治疗水钠潴留以维持降压作用;但是利尿剂可增强体内肾素-血管紧张素的活性而引起血压升高,使治疗作用减退,对此

可应用 ACEIs 以抑制肾素-血管紧张素的活性,降低血压,改善心功能。

4. 局部作用给药　临床上有时希望药物仅在局部位置发挥作用而达到治疗的目的。此时局部用药常常不希望药物吸收,如皮肤、黏膜表面用药等等,但这些给药方法都能或多或少地吸收一些药物,有时甚至可能引起中毒,故临床上应加以注意。

(1) 皮肤黏膜表面用药　将药物用于皮肤或黏膜,使之在局部发挥作用。尤其是完整的皮肤,其吸收能力很差,故用药常以局部作用为治疗目的,如皮肤疾患使用软膏、洗剂、搽剂等治疗。而黏膜的吸收能力强,常用的黏膜给药途径包括:眼结膜、鼻腔、口腔、咽喉腔、尿道、阴道等处,给予抗菌药、消毒药、收敛药、润滑药以治疗局部疾患时应注意防止药物吸收中毒的可能。

(2) 离子通入法　完整的皮肤吸收带电荷的药物的能力较差,水溶性药物中的阴、阳离子不易透入组织,若施加电流,可通过排斥作用使药物离子随电流透入组织内,到达安置电极的局部组织深处,并可维持有效浓度较长时间。此法也能使药物小量吸收,主要缺点是难以控制透入体内的药量,加上电流本身可干扰药物效应,故限制了此法的应用。

(3) 椎管内给药或硬膜外给药　是将药物注入蛛网膜下腔或硬膜外间隙,以产生局部作用。如将局麻药注入产生的局部麻醉作用,应用此法时,必须注意药液浓度与剂量,并注意麻醉平面,以免刺激蛛网膜及中枢神经系统而造成严重不良反应。

(4) 其他部位给药　常用的局部给药方法还有关节腔、胸腔、腹腔、鞘内等注射,可通过药物的局部作用而达到治疗目的。

此外,尚有其他的给药途径如动脉注射、心内注射、喷雾注射、皮下持续输入等,至于选择哪种给药途径,应根据用药目的、药物本身的性质及特点、患者的生理、病理状况及经济情况等全面综合考虑后做出决定。

(二) 药物的用量

在使用药物时,每一种药品都规定一定的常用量,但要根据每个患者的具体情况具体对待。因为机体对药物的反应性、耐受性、吸收、代谢等受年龄、体重、性别、种族、遗传和病情等诸多因素的影响,而存在很大的个体差异,因此,药物的合理用量需要个体化,指导个体化用量的方法有以下几种。

1. 药物浓度监测　在应用一些治疗指数较窄的药物时应进行药物浓度监测。如地高辛、普鲁卡因胺或利多卡因,其血浆清除率若有 20% 的改变就可产生严重不良后果;又如华法林正常的血浆蛋白结合率为 99%,但是这种结合率只要有 1% 的改变就会导致严重的中毒。

2. 酶学检查　对药物代谢的个体差异是与体内酶的活性不同有关。体内酶的异常可严重影响药物的代谢,通过对酶的检测而决定药物的剂量非常重要。例如使用琥珀胆碱前进行胆碱酯酶的检测。在使用有潜在溶血性的药物时,如奎宁类药物之前,应作 G6PD 酶试验。

3. 根据用药后尿中代谢物水平、临床症状及体征的变化调整剂量　如测量尿中乙酰异烟肼的含量可确定患者是属快型乙酰化,还是属慢型乙酰化,以便确定异烟肼的用量和用法;根据临床症状调整剂量是最重要和最基本的方法,如根据血压变化调整影响血压变化的药物(如各种降压药、升压药)的剂量及间隔时间,根据心率变化调整影响心率变化的药物(如阿托品、洋地黄、β 受体拮抗剂、甲状腺素等)的剂量。最佳剂量是以达到最好疗效和最小副作用为原则。有些药物可先用小剂量,然后根据临床反应调整剂量,或缓慢加量,直至出现满意疗效而无不良反应为止。但有些药物,如抗微生物药多采用首次大剂量,使血药浓度迅速达到理想的治疗浓度,以利于杀灭或抑制微生物。如果开始采用小剂量不仅不利于抗感染和迅速控制症状,还会容易使微生物产生耐药。

4. 控制好药物的剂量　药物的剂量是指使用药物的份量。治疗疾病时,不但应选择适当的药物,而且也应控制好剂量。剂量控制得好,可以使药物发挥良好的治疗作用;如果剂量控制不好,则会无效,或者使人中毒。剂量可按大小分为以下几种(附图 1-11)。

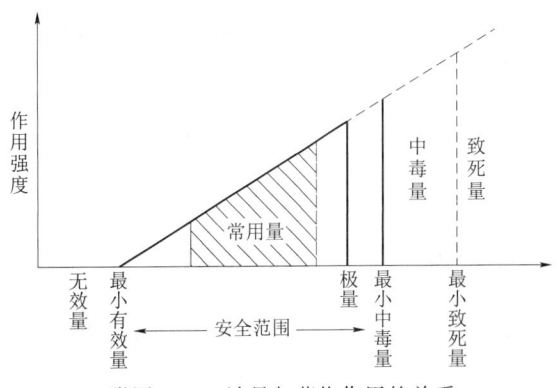

附图 1-11　计量与药物作用的关系

(1) 无效量　指用药量小于最小有效量,此时体内达不到最小有效浓度,不能引起明显的药理作用。

(2) 最小有效量　至刚达到治疗作用的剂量,药物的体内浓度达到最低有效水平。

(3) 治疗量　在最小有效量和极量之间,既可产生治疗效果又不易中毒的剂量。但在临床用药时,为了使治疗效果既明显又安全,常在治疗量中采用比最小有效量大些、比极量小些疗效显著的那部分作为"常用量"

(4) 极量　又称为最大治疗量,是治疗量增加的极限值,超过极量就可能引起中毒。《中国药典》对毒剧药的极量均有规定。

（5）最小中毒量　超过极量就有引起中毒的可能，恰能引起中毒反应的剂量称为最小中毒量。

（6）中毒量　指介于最小中毒量和最小致死量之间的剂量，可引起明显的毒性反应。

（7）最小致死量　指中毒量增加至恰能引起死亡的剂量。

（8）致死量　指大于最小致死量的剂量。

临床用药时，不应采取"无效量"，因其不产生疗效；《中国药典》中一般均有常用量的规定，可作为临床用药剂量的参考；从最小有效量到极量之间的范围和幅度，称为安全范围和治疗宽度，在此范围内，用药剂量可按患者的个体差异及病情需要进行适当的增减。至于极量，除特殊需要外，一般不采用，因极量已接近最小中毒量；中毒量与致死量在临床治疗上没有实用意义；但在研究药物毒性时，可用半数致死量（LD_{50}）作为毒性大小的指标，也可用作计算治疗指数的参数。

（9）临床用药时，还会用到以下几个剂量概念

1）突击量：又称为负荷量，即为了使药物在体内迅速达到较高的有效浓度，在首次给予的较大剂量。例如，多种磺胺类药物，常首次剂量加倍，以便迅速达到坪浓度，产生较强的抑菌作用，达到提高疗效和减少抗药性目的。

2）全效量：又称为饱和量，即为了使药物在体内迅速达到最高的有效浓度，常首先分几次给予较大和充足剂量，称为全效量。如强心苷类药常首先给予全效量。

3）维持量：当药物给予突击量或全效量之后，还需要按一定时间给予适当的剂量以维持体内的有效浓度，称为维持量。维持量大小常根据药物自体内的排泄速度而定。

4）疗程总量：即一个治疗过程中所用药物的总剂量。如血吸虫病、黑热病等的治疗均有疗程总量。

（10）药物剂量计算方法

1）药物计量单位：药物计量单位统一使用国家法定的计量单位，统一采用国际符号标示。

① 长度：米（m），分米（dm），厘米（cm），毫米（mm），微米（μm），纳米（nm）

$1\,m = 10\,dm = 10^2\,cm = 10^3\,mm = 10^6\,\mu m = 10^9\,nm$

② 体积：升（L），毫升（ml），微升（μl）

$1\,L = 10^3\,ml = 10^6\,\mu l$

③ 质（重）量：千克（kg），克（g），毫克（mg），微克（μg），纳克（ng）

$1\,kg = 10^3\,g = 10^6\,mg = 10^9\,\mu g = 10^{12}\,ng$

④ 压力：帕（Pa），千帕（kPa）

$1\,Pa = 10^{-3}\,kPa$

$1\,atm = 760\,mmHg = 101.3\,kPa$

$1\,mmHg = 0.13332\,kPa = 133.32\,Pa$

$1\,cmH_2O = 0.09807\,kPa = 98.07\,Pa$

⑤ 密度：kg/m^3

⑥ 剂量单位：mg/kg（按体重计）、mg/m^2（按体表面积计）

有的药物采用"单位"计量，"IU"代表国际单位（如维生素），"U"指生物制品（包括酶活力），"U"一般用于抗生素。

2）老年人及儿童患者用药剂量计算方法

①按体重（kg）计算法　先根据年龄估计体重，再由体重计算剂量：

$1\sim6$ 个月儿童体重（kg）＝月龄×0.6＋3

$7\sim12$ 个月儿童体重（kg）＝月龄×0.5＋3

1 岁以上儿童体重（kg）＝月龄×2＋8

儿童用药剂量＝估计体重（kg）×成人剂量/60 kg（成人体重）

②按年龄计算法　见附表 1-29。

附表 1-29　按年龄用药计算法

年龄	相当于成人用量的比例
初生～1 岁	$1/24\sim1/12$
1～2 岁	1/8
2～4 岁	1/6
4～6 岁	1/4
6～8 岁	1/3
8～12 岁	1/2
12～15 岁	3/5
15～18 岁	$3/4\sim1$
60 岁以上	3/4

③按体表面积（m^2）计算剂量法　有些药物的使用剂量是根据体表面积计算的，体表面积可以通过附图 1-12 和附图 1-13 确定。在身高和体重的相应点上画一根横切体表面积标尺的直线，切点上的数据即是所求的体表面积。

十四、药物的剂型和贮存

（一）药物的剂型

制剂即剂型，是指药物根据医疗需要经过加工制成便于保存与使用的一切制品。制剂约有几十种，现介绍如下。

1. 液体制剂及半液体制剂

（1）水剂（芳香水剂）（water）　一般是指挥发油或其他挥发性芳香物质的饱和或近饱和水溶液。如薄荷水。

（2）溶液剂（liquor solution）　一般为非挥发性药物的澄明水溶液，供内服或外用，如亚砷酸钾溶液。一些由中药复方提制而得的口服溶液，称为"口服液"（oral liquid）。

（3）注射剂（injection）　也称"注射液"，俗称"针剂"，是指供注射用药物的灭菌溶液、混悬剂或乳剂。还有供临时制配溶液的注射用灭菌粉末，有时称"粉针"，如青霉素钠粉针。供滴注用的大容量注射剂俗称"大输液"。

（4）煎剂（decoction）　是生药（中草药）加水煮沸所得的水溶液，如槟榔煎。中药汤剂也是一种煎剂。

（5）糖浆剂（syrup）　为含有药物或芳香物质的近饱和浓度的蔗糖水溶液，如远志糖浆。

（6）合剂（mixture）　是含有可溶性或不溶性固体粉末药物的透明液或悬浊液，一般用水作溶媒，多供内服，如复方甘草合剂。

（7）乳剂（emulsion）　是油脂或树脂质与水的乳状悬浊。若油为分散相（不连续相），水为分散媒（连续相），水包于油滴之外，称"水包油乳剂"（油/水），反之则为"油包水乳剂"（水/油）。水包油乳剂可用水稀释，多供内服；油包水乳剂可用油稀释，多供外用。

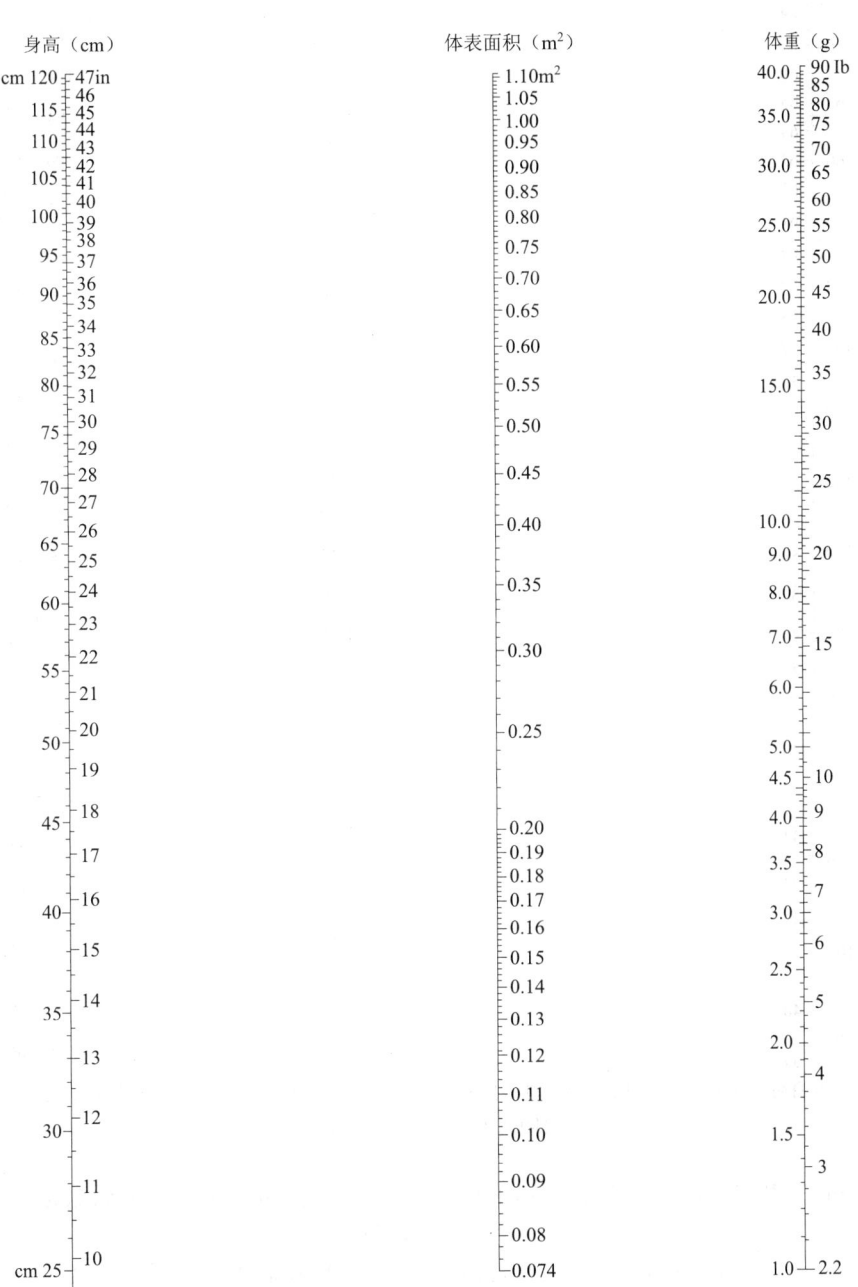

在身高和体重的相应点上画一根直线，横断体表面积的标尺，其切点上的数据即所求体表面积

附图 1-12　儿童体表面积

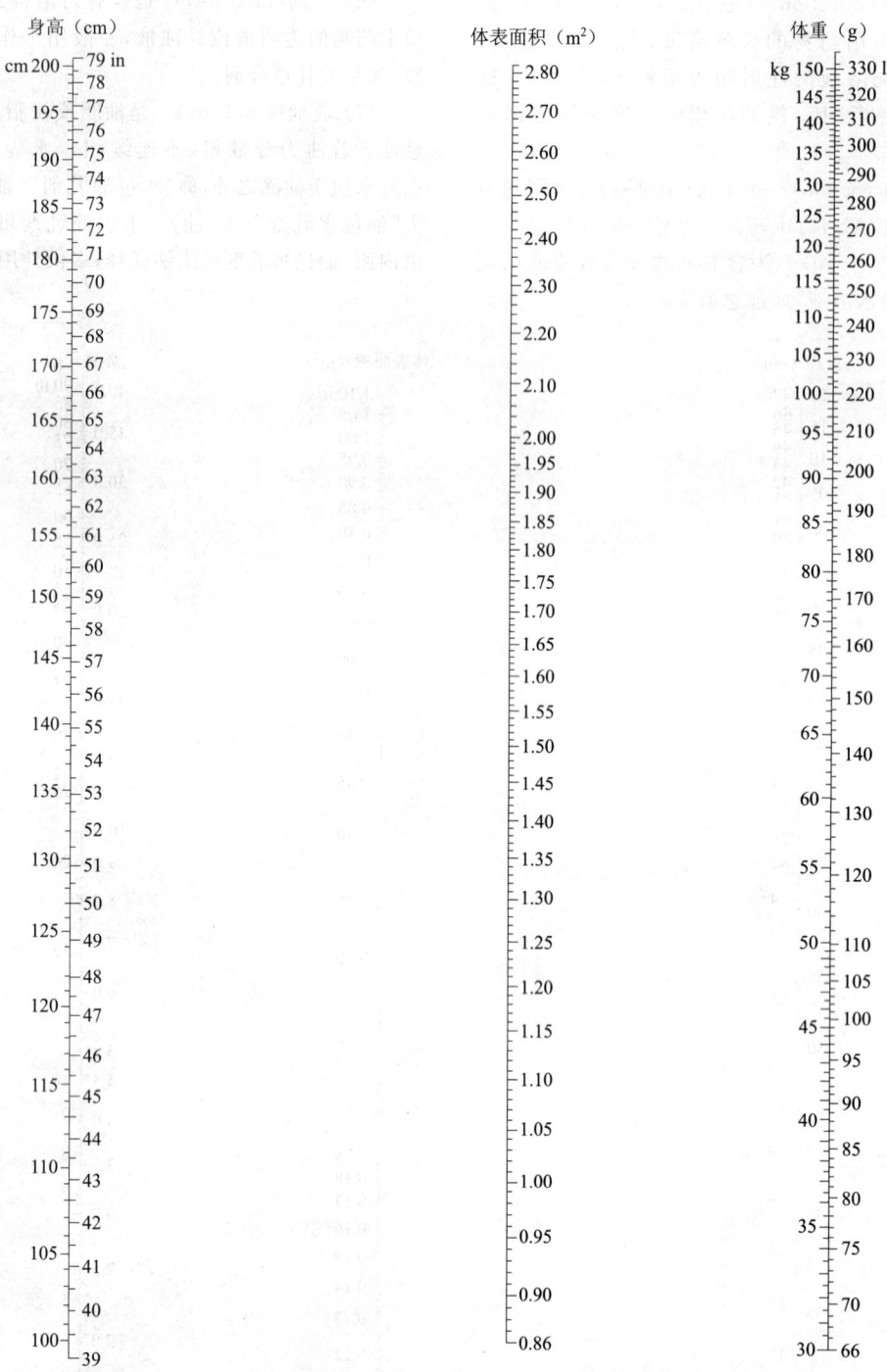

身高（cm）　　　　　体表面积（m²）　　　　　体重（g）

在身高和体重的相应点上画一根直线，横断体表面积的标尺，其切点上的数据即所求体表面积

附图 1-13　成人体表面积

（8）醑剂（spirit）　是挥发性物质的醇溶液，如樟脑醑。

（9）酊剂（tincture）　是指用不同浓度的乙醇浸出或溶解而得的醇性溶液，如橙皮酊。

（10）流浸膏（liquid extract）　将生药的醇或水浸出液浓缩（低温）而得，通常每 1 ml 相当于原生药 1 g，如甘草流浸膏。

（11）洗剂（lotion）　是一种悬浊液，常含有不溶性药物，专供外用（如洗涤创面、涂抹皮肤等），如炉甘石洗剂。

（12）搽剂（liniment）　专供揉搽皮肤的液体制剂，有溶液型、混悬型、乳化型等，如松节油搽剂。

（13）其他　浸剂（infusion）、凝胶剂（gel）、胶浆剂（mucilage）、含漱剂（gargarism）、灌肠剂（enema）、喷雾剂（spray）、气雾剂（aerosol）、吸入剂（inhalation）、甘油剂（glycerin）、滴眼剂（eye drops）、滴鼻剂（nasal drops）、滴

耳剂(ear drops)等。

2. 固体制剂及半固体制剂

(1) 散剂(powder)　为一种或一种以上的药物均匀混合而成的干燥粉末状剂型,供内服或外用,如痱子粉。

(2) 颗粒剂　或称"冲剂",系将生药以水煎煮或以其他方法进行提取,再将提取液浓缩成稠膏,以适量原药粉或蔗糖与之混合成为颗粒状,服时用开水或温开水冲服,如抗感冒颗粒。

(3) 浸膏(extract)　将生药的浸出液浓缩(低温)使成固体状后,加入固体稀释剂适量,使每 1 g 与原生药 2～5 g 相当,如颠茄浸膏。

(4) 丸剂(pills)　系由药物与赋形剂制成的圆球状内服固体制剂,分糖衣丸、胶丸、滴丸、肠溶丸等。滴丸是一种新剂型,由药物与基质加热熔化混匀后滴入不相混溶的冷凝液中经收缩、冷凝而制成,如氯霉素耳用滴丸(耳丸)。中药丸剂又分蜜丸、水丸等。

(5) 片剂(tablets)　系由一种或多种药物与赋形剂混合后制成颗粒,用压片机压制成圆片状分剂量的制剂,如苯巴比妥片。新的剂型中尚有多层片、缓释片、泡腾片等。

(6) 膜剂(pellicles,film;membrance)　又称薄片剂(lamellae)是一种新剂型,有几种形式,一种系指药物均匀分散或溶解在药用聚合物中而制成的薄片;一种是在药物薄片外两面再覆盖以药用聚合物膜而成的夹心型薄片;再一种是由多层药膜叠合而成的多层薄膜剂型。按其用途分有:眼用膜剂、皮肤用膜剂、阴道用膜剂、口服膜剂等,如毛果芸香碱膜、硝酸甘油膜、冻疮药膜、外用避孕药膜等。

(7) 胶囊剂(capsules)　系将药物装于空胶囊内制成的制剂,如吲哚美辛胶囊。

(8) 微型胶囊(microencapsulation)　简称"微囊",系利用高分子物质或聚合物包裹于药物(固体或液体,有时是气体)的表面,使成极其微小的密封囊(直径一般为 5～400 μm),起遮盖或保护膜的作用,能掩盖药物的苦味、异臭,增加药物的稳定性,防止挥发性药物的挥散,如维生素 C 微囊。

(9) 栓剂(suppository)　系供纳入人体不同腔道(如肛门、阴道等)的一种固体制剂,形状和大小因用途不同而异,熔点应接近体温,进入腔道后能熔化或软化。一般在局部起作用,也有一些栓剂,如吲哚美辛栓,经过直肠黏膜吸收而发挥全身作用。

起全身作用的栓剂,已受到国内外重视,有了一些进展。它具有如下优点:①通过直肠黏膜吸收,有 50%～75% 的药物不通过肝脏而直接进入血循环,可防止或减少药物在肝脏中的代谢以及对肝脏的不良反应;②可避免药物对胃的刺激,以及消化液的酸碱度和酶类对药物的影响和破坏作用;③适于不能吞服药物的患者,尤其是儿童;④比口服吸收快而有规律;⑤作用时间

长,但亦有使用不方便、生产成本比片剂高、药价较贵等缺点。

(10) 软膏剂(ointment)　系药物与适宜的基质均匀混合制成的一种易于涂布在皮肤或黏膜上的半固体外用制剂、如白降汞软膏。

(11) 眼膏剂(eye ointment)　为专供眼用的灭菌软膏,如四环素可的松眼膏。

(12) 乳膏　又称"乳霜""冷霜""霜膏",系由脂肪酸与碱或碱性物质作用而制成的一种稠厚乳状剂型,状如日用品中的雪花膏,较软膏易于吸收,不污染衣服(因本身含皂类,较易洗去)。根据需要有时制成油包水型,但多为水包油型,如氟氢可的松乳膏。

(13) 糊剂(paste)　为大量粉状药物与脂肪性或水溶性基质混合制成的制剂,如复方锌糊。

(14) 其他　还有硬膏剂(plaster)、泥罨剂(cataplasma)、海绵剂(sponge)、煎膏剂、胶剂、脂质体、固体分散体等等。

3. 控制释放的制剂　近年来有一类新发展起来的可以控制药物释放速率(缓慢地、恒速或非恒速)的制剂。制备时将药物置入一种人工合成的优质惰性聚合物中,制成内服、外用、植入等型。使用后,药物在体内或在与身体接触部位缓缓释放,发挥局部或全身作用。药物释放完毕,聚合物随之溶化或排出体外。本类剂型按其释放速率可分为缓释制剂及控释制剂。缓释制剂是指药后可缓慢地非恒速释放;控释制剂是指用药后可缓慢地恒速或近恒速释放。

(1) 口服缓释或控释制剂　例如缓释片或控释片,其外观与普通片剂相似,但在药片外部包有一层半透膜。口服后,胃液通过半透膜,进入片内溶解部分药物,形成一定渗透压,使饱和药物溶液通过膜上的微孔,在一定时间内(例如 24 h)恒速或非恒速排出。其特点是,释放速度不受胃肠蠕动和 pH 变化的影响,药物易被机体吸收,并可减少对胃肠黏膜的刺激和损伤,因而减少药物的不良反应。血药浓度平稳、持久。

此外,还可运用控释技术,将药制成缓释或控释糖浆、缓释或控释微粉剂,撒在软食物上(如果酱、米粥等)上服用,为小儿或咽下困难的患者服药提供方便。

(2) 控释透皮贴剂　这是一种用于贴在皮肤上的小膏药,其所含药物能以恒定速度透过皮肤,不经过胃肠道和肝脏直接进入血流。这种制剂属于透皮治疗系统(transdermal therapeutic system),它由几种不同的层次组成:最外面是包装层,向内是药物贮池,再向内是一层多孔的膜,里面是一黏性附着层,此层上附有一保护膜,临用前撕下。贴膏贴上后,通过多孔膜,控制药物释放的速度。也可将药物混于聚合物之中,通过扩散作用缓缓释放出药物。目前这种治疗系统还只用于小分子药物(例如东莨菪碱、硝酸甘油)。如含东莨菪碱的贴膏,贴一次可在 3 天之内防止晕动病(恶心,呕吐等)有效。

改变了过去由于东莨菪碱口服吸收快,易引起不良反应,不便用于防治晕动病的状况。

(3) 眼用控释制剂　如控释眼膜,薄如蝉翼,大小如豆粒,置于眼内,药物即可定量地均衡释放。国内近年试制的毛果芸香碱控释眼膜,置入 1 片于眼内,可以维持 7 d 有效,疗效比滴眼剂显著,并且避免了频繁点药的麻烦,不良反应也少见。氯霉素控释眼丸为我国首创的一种控释制剂,系根据我国传统药"龙虱子"设计的薄型固体小圆片,用先进的滴丸工艺制成。放入眼内后,能恒速释药 10 d,维持药物有效浓度,相当于 10 d 内每8.4 min 不间断地滴眼药水一次,因此避免了频繁用药、使用不便的缺点。

4. 医院制剂　医疗单位的制剂室或药厂,只有取得了《制剂许可证》或《药品生产企业许可证》的,亦即确实具备有生产条件、确能保证产品质量的,才能进行药房制剂的生产,否则就不符合《中华人民共和国药品管理法》的规定,就是违法。

制剂质量的优劣,直接关系患者的健康,甚至生命安全,尤其是一些抢救危重患者的药剂更是如此。当患者已处在死亡边缘上,如果及时应用质量好的制剂,往往可以转危为安;相反,如果用了质量差的制剂,轻则使疾病恶化,重则危及生命。所以制剂人员在配制各种制剂时,务必以对人民负责的精神,认真准确地按照操作规程进行操作,以确保质量,并需按照有关规定逐项进行检查,合格者方可提供临床使用。

(二) 药物的贮存

为保证药品在贮存期间不变质,一定要按规定的方法贮存。一般包装上均注明贮存方法,应予注意。

1. 密闭保存　这类药品宜用玻璃瓶密闭保存,用磨口瓶塞塞紧瓶口或用软木塞加石蜡熔封。开启后应立即封固。这类药品包括:

(1) 易因引湿而变性的药品　如氢氧化钠、氢氧化钾、氯化钙、乳酸、铬酸、浓硫酸、酵母片、复方甘草片、肝浸膏片、干燥明矾、碘化钠、碘化钾、溴化钠、溴化钾、溴化铵、毛果芸香碱、毒扁豆碱、苯巴比妥、苯酚、枸橼酸钠、枸橼酸钾、硫代硫酸钠、氯化钠、氯化钴、苯妥英钠片、维生素 B_1 片、颠茄浸膏片,以及各种胶丸、胶囊、浸膏等。

(2) 易吸潮而变质的药品　如阿司匹林、硫酸亚铁、胃蛋白酶、胰酶、淀粉酶等。

(3) 易风化的药品　如硫酸铜、枸橼酸、结晶硫酸钠、硫酸亚铁、醋酸铅、硫酸镁、硫酸锌、硫酸阿托品、磷酸可待因、枸橼酸钠、硫代硫酸钠、硫酸奎宁、明矾、硼砂等。

(4) 易于挥发的药品　如薄荷油、各种香精、乙醇、丁香油、芳香水、乙醚、三氯甲烷、氯乙烷、碘、浓氨溶液、亚硝酸乙酯醑、水合氯醛、樟脑及各种制剂等。这类药

品应密闭并在 30℃ 以下保存。

(5) 在空气中易氧化或吸收　易氧化而变质的药品:如脂肪酸易氧化而酸败、鱼肝油或鱼肝油精易氧化而变红;氢氧化钙、氢氧化钾、氢氧化钠易吸收二氧化碳而成碳酸盐;醋酸铅易吸收二氧化碳而成碱式醋酸铅、氨茶碱吸收二氧化碳而成茶碱;氧化镁吸收二氧化碳而形成碳酸镁等。

2. 低温保存　这类药品应放置在 $2 \sim 8℃$ 的低温处。

(1) 易受热而变质的药品　如人血丙种球蛋白、胎盘球蛋白、促皮质素、三磷酸腺苷、辅酶 A、胰岛素、缩宫素、麦角新碱、肝素、垂体后叶素注射剂各种生物制品(如脊髓灰质炎疫苗、破伤风抗毒素、旧结核菌素等)。

(2) 易燃易爆易挥发的药品　如乙醚、无水乙醇、各种挥发油、芳香水、浓氨溶液、过氧化氢溶液、亚硝酸异戊酯、氯乙烷、三氯甲烷等。这些药品除应低温存放外,还应密闭。

(3) 易因受热而变形的药品　如甘油栓、对乙酰氨基酚栓等。

3. 避光保存　有些药物见光易分解或变质。这些药品大量时应装在遮光容器内,置于阴暗处或不见光的柜内;小量时可装在有色瓶中,必要时用黑纸包好。针剂应放在遮光的纸盒内,这类药品包括:利多卡因、毛花强心丙(毛花苷 C)、去甲肾上腺素、氢化可的松、醋酸可的松、维生素C、解磷定、硝酸银、哌替啶、普萘洛尔、甲氧氯普胺、氨茶碱、肾上腺素注射剂、焦性没食子酸、碘仿、奎尼丁、间苯二酚等。

4. 冷冻保存　有些生物制品须在冷冻条件下保存,以保证药效,如肉毒素。

5. 防止过期　有些稳定性较差的药品如抗生素、缩宫素、含糖胃蛋白酶、胰岛素、细胞色素C、绒促性素等,在贮存期间药效可能降低,毒性可能增高,有的甚至不能供药用。为了保证用药的安全和有效,对这类药品都规定了有效期。

药品的"有效期"是指药品在一定的贮存条件下,能够保持质量的期限。药品的有效期应根据药品的稳定性不同,通过稳定性实验研究和留样观察,合理制订。

药品有效期的计算是从药品的生产日期(以生产批号为准)算起,药品标签应列有效期的终止日期。

到效期的药品,应根据《中华人民共和国药品管理法》规定,过期不得再使用。药品生产、供应和使用单位对有效期的药品,应严格按照规定的贮存条件进行保管,要做到近效期先出,近效期先用,调拨有效期的药品要加速运转。

生产厂在产品质量提高后,认为有必要延长有效期时,可向当地(省、自治区、直辖市)卫生行政部门提出申请,经管理部门批准后,可延长改订本厂产品的有效期。

对于有效期的药品应定期检查以防止过期失效;账

卡和药品上均应有特殊标记,注明有效期,以便于查找。

贮存药品时,除应注意以上所举各点外,还要注意:从原包装分出的药品,强酸要用玻璃塞瓶装;三氯甲烷不要用橡胶塞(以防橡胶塞中部分物质被溶出);标签一定要明显清楚,应有必要的检查,以防万一贴错;大输液不宜横放倒置等,以确保药品质量和用药安全有效。

十五、药品的管理

为了确保用药安全,按照国家有关规定,医院药房、药店、经营单位的库房应对麻醉药品、精神药品、毒性药品及放射性药品进行严加管理,管理内容应包括以下方面。

(一)麻醉药品和精神药品的管理

1. 麻醉药品、第一类精神药品 品种目录可参见附录10。

2. 经营资质 医疗机构需要使用麻醉药品和第一类精神药品的,应当经所在地设区的市级人民政府卫生主管部门批准,取得麻醉药品、第一类精神药品购用印鉴卡(以下称印鉴卡)。医疗机构应当凭印鉴卡向本省、自治区、直辖市行政区域内的定点批发企业购买麻醉药品和第一类精神药品。

设区的市级人民政府卫生主管部门发给医疗机构印鉴卡时,应当将取得印鉴卡的医疗机构情况抄送所在地设区的市级药品监督管理部门,并报省、自治区、直辖市人民政府卫生主管部门备案。省、自治区、直辖市人民政府卫生主管部门应当将取得印鉴卡的医疗机构名单向本行政区域内的定点批发企业通报。

医疗机构取得印鉴卡应当具备下列条件:

(1)有专职的麻醉药品和第一类精神药品管理人员。

(2)有获得麻醉药品和第一类精神药品处方资格的执业医师。

(3)有保证麻醉药品和第一类精神药品安全储存的设施和管理制度。

3. 处方资质 医疗机构应当按照国务院卫生主管部门的规定,对本单位执业医师进行有关麻醉药品和第一类精神药品使用知识的培训、考核,经考核合格的,授予麻醉药品和第一类精神药品处方资格。执业医师取得麻醉药品和第一类精神药品的处方资格后,方可在本医疗机构开具麻醉药品和第一类精神药品处方,但不得为自己开具该种处方。

医疗机构应当将具有麻醉药品和第一类精神药品处方资格的执业医师名单及其变更情况,定期报送所在地设区的市级人民政府卫生主管部门,并抄送同级药品监督管理部门。

4. 处方管理 医疗机构应当对麻醉药品和精神药品处方进行专册登记,加强管理。麻醉药品处方至少保存3年,精神药品处方至少保存2年。为门(急)诊患者开具的麻醉药品注射剂,每张处方为一次常用量;控、缓释制剂,每张处方不得超过7d常用量;其他剂型,每张处方不得超过3d常用量。

第一类精神药品注射剂,每张处方为一次常用量;控、缓释制剂,每张处方不得超过7d常用量;其他剂型,每张处方不得超过3d常用量。哌醋甲酯用于治疗儿童多动症时,每张处方不得超过15d常用量。

第二类精神药品一般每张处方不得超过7d常用量;对于慢性病或某些特殊情况的患者,处方用量可以适当延长,医师应当注明理由。

为门(急)诊癌症疼痛患者和中、重度慢性疼痛患者开具的麻醉药品、第一类精神药品注射剂,每张处方不得超过3d常用量;控、缓释制剂,每张处方不得超过15d常用量;其他剂型,每张处方不得超过7d常用量。

为住院患者开具的麻醉药品和第一类精神药品处方应当逐日开具,每张处方为1d常用量。

对于需要特别加强管制的麻醉药品,盐酸二氢埃托啡处方为一次常用量,仅限于二级以上医院内使用;盐酸哌替啶处方为一次常用量,仅限于医疗机构内使用。

医疗机构应当要求长期使用麻醉药品和第一类精神药品的门(急)诊癌症患者和中、重度慢性疼痛患者,每3个月复诊或者随诊一次。

药师应当对麻醉药品和第一类精神药品处方,按年月日逐日编制顺序号。

(二)毒性药品的品种与管理

毒药系指毒性极大,用量稍大即可危及生命的药品,剧药的毒性仅次于毒药,多服亦易中毒;限剧药是指剧药中较毒而又常用的品种。毒性药品使用不当,会致人中毒或死亡,因此,必须遵照有关规定严加管理。化学药品类的毒性药品包括去乙酰毛花苷丙、阿托品、洋地黄毒苷、氢溴酸后马托品、三氧化二砷、毛果芸香碱、升汞、水杨酸毒扁豆碱、亚砷酸钾、氢溴酸东莨菪碱、士的宁。

医疗单位供应和调配毒性药品,凭医师签名的正式处方。一次处方剂量不得超过2d极量。

调配处方时,必须认真负责,计量准确,按医嘱注明要求,并由配方人员及具有药师以上技术职称的复核人员签名盖章后方可发出。

(三)放射性药品的管理

放射性药品是指用于临床诊断或者治疗的放射性核素制剂或者其标记化合物。放射性药品与其他药品的不同之处在于,放射性药品含有的放射性核素能放射出射线。医疗单位设置核医学科、室(放射性核素室),必须配备与其医疗任务相适应的并经核医学技术培训的技术人员。非核医学专业技术人员未经培训,不得从事放射性药品使用工作。医院必须取得《放射性核素使用许可登记证》才能使用放射性药品。

1. 放射性药品的保管　放射性药品应由专人负责保管。

（1）收到放射性药品时，应认真核对名称、出厂日期、放射性浓度、总体积、总强度、容器号、溶液的酸碱度以及物理性状等，注意液体放射性药品有否破损、渗漏，注意发生器是否已作细菌培养、热原检查。做好放射性药品使用登记。贮存放射性药品容器应贴好标签。

（2）建立放射性药品使用登记表（册），在使用时认真按项目要求逐项填写。并做永久性保存。

（3）放射性药品应放在铅罐内，置于贮源室的贮源柜内，平时有专人负责保管，严防丢失。常用放射药品应按不同品种分类放置在通风橱贮源槽内，标志要鲜明，以防发生差错。

（4）发现放射性药品丢失时，应立即追查去向，并报告上级机关。

2. 放射性药品的使用

（1）用于患者前，应对其品种和用量进行严格的核对，特别是在同一时间给几个患者服药时，应仔细核对患者姓名及给药剂量。

（2）放射性药品在使用过程中除注意公众防护外，还应注意工作人员本身的防护，尽量减少对工作人员的辐射剂量，防止污染环境。

（3）发生意外事故（放射性药品的撒、漏等）应及时封闭被污染的现场和迅速切断污染的来源，防止事故的扩大，对受污染人员及时采取必要的去污措施，若污染严重须报告上级有关部门和领导；若发生放射性药品源丢失或被盗，应立即追查去向并向主管部门报告。

3. 放射性废物的处理　放射性药品使用后残留和剩下部分被称为放射性废物。放射性废物有固体、液体和气体三种，故称"放射性三废"。"三废"处理不当会造成周围环境的放射性污染，影响工作人员和周围居民的健康。因而妥善处理放射性"三废"是十分重要的。

（1）固体废物的处理　主要采用放置法。被放射性药物污染的固体物质应存在固定的指定地点并采用适当的屏蔽物加以防护，待其自然衰变后，当作非放射性废物处理即可。如为过期的发生器吸附柱应标明日期并用塑料袋包装后置于贮源室，待其自然衰变后再处理。

（2）液体废物的处理　应根据放射性物质的最大容许浓度、化学性质、放射性强度、废液的容积以及下水道的排水设备等情况进行不同的处理。一般采用放置法，半衰期短的也可由稀释法达到容许排放水平。放射性强度低的废水也可直接排入下水道，但其放射性浓度不得超过露天水源中限制尝试的 100 倍。不能直接排入下水道的放射性废液，可采用衰变池贮存十个半衰期后排入下水道。

（3）气体废物的处理　易产生气体的放射性药物在开瓶、分装时应在通风橱内于通风条件下操作。通风橱排气口应高出周围 50 m 以内的屋顶 3 m 或 4 m，以使放射性废气直接排入高空。通风橱排气口的过滤装置，应视使用情况定期更换。

（四）药品有效期管理

药品的有效期是指药品在一定的贮存条件下，能够保持药品质量的期限。部分药品，尤其是抗生素类、生物制品、脏器制品，由于其本身不稳定以及受外界因素的影响，会逐渐发生药效降低、毒性增加，有的甚至不能供药用。为了确保药品的质量和用药安全，对这些药品均规定了在一定贮存条件下的有效期限，应严格遵守特定的贮存条件，并在有效期限内使用，两者均不可忽视。

药品批号一般均由六位数字组成，前两位表示年份，中间两位表示月份，末两位表示日期。如批号为 830203，则表明此产品是 1983 年 2 月 3 日生产的。有的药厂在产品批号上不但包括年、月、日还包括分号。如 811011-4 中的 4 即为分号，以短横线连于年、月、日号之后，表明该产品是 1981 年 10 月 11 日生产的第 4 批。进口药品批号、制造日期、失效日期的缩写和原文如下：

批号：Bat. No.（Batch Number）

1 ot. No.（Lot Number）

制造日期：Date of manufacture

Mft. date（Manufacture date）

Manuf. date（Manufacture date）

失效日期：Exp. date（Expiration date 或 Expiry date）

从制造之日起 × 年内有效：× years from date of manufacture

在×年×月之前使用：Use before；month, year. 如 Use before：Nov. 2016，即在 2016 年 11 月之前使用。

英、德、法等国的药品常常以日/月/年的顺序排列；美国药品有些是以月/日/年顺序排列；日本药品则常以年/月/日顺序排列。

有效期与失效期的含义不同，二者区别为：标失效期为 1989 年 12 月者，系指该药品用到 1989 年 11 月底为止；标有效期为 1989 年 12 月者，系指用到 1989 年 12 月底为止。对有失效期限的药品，应按效期分别存放，并按月挂牌示意，使用及发放时应掌握"近期先出，陈货未尽，新货不出"的原则。凡有失效期的药品均有不稳定因素，因此应注意质量检查。

已到期的药品，如需延长使用，应送请当地药检部门检验后，根据检验结果，确定延长使用期限。

有效期药品品种及有效期限请参阅相关规定文件或药品说明书。

（五）危险性药品的管理

危险性药品系指受光、热、空气等影响可引起爆炸、自燃或具有强腐蚀性、刺激性、剧毒性的药品。对于这类药品,必须严格管理,以防发生火灾、爆炸、毒害事故,确保人员及物资安全。

易燃液体药品均具有挥发性,其蒸气与空气混合后即可成为易燃、易爆的气体(有些蒸气还有毒性)。对于这类药品,包装应紧密,库房必须通风,不可接近炉火或受日光曝晒,容器也不宜装满(不应超过容器容积的95%),以免因受热膨胀,造成容器渗漏或爆裂。常用易燃液体危险药品有:乙醚、乙醇、丙酮、苯、甲苯、石油醚、松节油、火棉胶等。

腐蚀性药品滴落于皮肤上,可引起灼伤,严重者能使组织坏死。有些还可产生刺激性的蒸气,损害呼吸道。这类药品必须严密包装,于干燥阴凉处存放,轻取轻放,防止碰击,切勿将可相互起化学反应的药品放在一起,以免引起爆炸和火灾。酸液不得露天存放,应避免阳光和雨雪。常见强腐蚀性药品有:盐酸、硫酸、硝酸、冰醋酸、溴、氢氧化钠、氢氧化钾等。

氧化剂具有强烈的氧化性能,其本身虽不燃烧,但在空气中遇酸类或受潮湿、强热,或与易燃物、可燃物接触,即可分解引起燃烧和爆炸;易爆炸品在受到高热、摩擦、冲击或与其他物质接触发生作用后即可发生剧烈反应,产生大量气体和热量,引起爆炸。因此,氧化剂和爆炸性药品必须严密装封,置于干燥、阴凉、通风处,与有机物、易燃物隔离,严防碰撞,避免日晒雨淋。下列药品,若混合在一起经碰击、摩擦、加热等均可发生猛烈爆炸。

1. 高锰酸钾与甘油或其他有机物混合。
2. 高锰酸钾与硫或硫酸混合。
3. 氯酸盐与浓盐酸或硫酸混合。
4. 氯酸盐与镁或铝或磷混合。
5. 硝酸与碘化氢混合。
6. 硝酸铵与锌粉和水混合。
7. 过氧化物与锌或镁或铝混合。
8. 金属钠或钾与水混合。
9. 硫与氧化汞混合。
10. 硝酸银与氨水混合。

常见的氧化剂及爆炸性药品有:高锰酸钾、氯酸钾、硝酸钾、硝酸钠、硝酸铵、苦味酸等。

自燃药品是指那些虽未与明火接触,但在适当温度的空气中能发生氧化作用,产生热量,当内部积热达到燃烧点时而引起燃烧的危险性药品。因此,自燃药品必须严防与空气接触,存放在盛水的密闭容器内,并远离热源。遇水放出热量并引起燃烧的药品,此类药品必须隔离置于干燥处,容器应密封,严防与水接触。常见低温自燃及遇水燃烧的药品有:金属钠、钾、钙、黄磷、白磷、过氧化钠等。

易燃固体药品引火点较低,受到冲击、摩擦、受热或与氧化剂接触后可引起燃烧或爆炸。这类药品应放置在阴凉通风处,与氧化剂隔离,远离火源。搬运时应轻取轻放。常见的易燃固体药品有:硫黄、赤磷、樟脑等。

附录 2　药物相互作用

药物相互作用(drug interation)是指≥两种的药物同时应用时所发生的药效变化。即产生协同(增效)、相加(增加)、拮抗(减效)作用。合理的药物相互作用可以增强疗效或减少药物的不良反应;反之,可导致疗效降低或毒性增加,还可能发生一些异常反应,干扰治疗,加重病情。为了方便查找特将常见药物之间的相互作用介绍如下,供参考。标有"⌧"符号者为严重的相互作用,须警惕。

5-HT₁ 受体激动剂(曲坦类)

⌧抗菌药:①依来曲坦的血药浓度可被克拉霉素和红霉素升高,从而增加中毒的风险,应避免合用;②佐米曲坦的代谢可能会受到喹诺酮类的抑制,须减少佐米曲坦的给药剂量。

⌧抗抑郁药:①舒马曲坦与西酞普兰、艾司西酞普兰、氟西汀、氟伏沙明或帕罗西汀合用可增加中枢神经系统的毒性;②福伐曲坦的代谢会受到氟伏沙明的抑制;③佐米曲坦的代谢可能会受到氟伏沙明的抑制(须减少佐米曲坦的给药剂量);④舒马曲坦与舍曲林合用可见中枢神经系统的毒性报道;⑤5-HT₁受体激动剂与度洛西汀或文拉法辛合用可能会增加 5-羟色胺能效应;⑥佐米曲坦与 MAOIs 合用会增加中枢神经系统的毒性;⑦利扎曲坦或舒马曲坦与 MAOIs 合用可增加中枢神经系统的毒性(在停用 MAOIs 治疗至少 2 周后才能使用利扎曲坦或舒马曲坦);⑧佐米曲坦与吗氯贝胺合用可增加中枢神经系统的毒性,须减少佐米曲坦的给药剂量;⑨5-HT₁受体激动剂与贯叶连翘合用可能增加 5-羟色胺能效应,应避免合用。

⌧抗真菌药:依来曲坦的血药浓度可被伊曲康唑或酮康唑升高,增加毒性,应避免合用;阿莫曲坦的血药浓度可被酮康唑升高,增加中毒的风险。

⌧HIV 蛋白酶抑制剂:依来曲坦的血药浓度可被茚地那韦、奈非那韦或利托那韦升高,增加中毒的风险,应避免合用。

·β受体拮抗药:利扎曲坦的血药浓度可被普萘洛尔升高,建议利扎曲坦的给药剂量减半,并在停用普萘洛尔治疗 2 h 后使用。

·多巴胺能药:5-HT₁受体激动剂应避免与舍曲林合用。

⌧麦角生物碱:依来曲坦、福伐曲坦或那拉曲坦与麦角胺或美西麦角合用,可增加血管痉挛的风险(麦角胺和美西麦角应在依来曲坦、福伐曲坦或那拉曲坦停用 24 h 后使用,依来曲坦、福伐曲坦或那拉曲坦应在麦角胺或美西麦角停用 24 h 后使用);阿莫曲坦、利扎曲坦、舒马曲坦或佐米曲坦与麦角胺或美西麦角合用可增加血管痉挛的风险(麦角胺和美西麦角应在阿莫曲坦、利扎曲坦、舒马曲坦或佐米曲坦停用 6 h 后使用,阿莫曲坦、利扎曲坦、舒马曲坦或佐米曲坦应在麦角胺和美西

麦角停用 24 h 后使用)。

·锂剂:舒马曲坦与锂剂合用可能会增加锂中毒的风险。

·H₂受体拮抗药:佐米曲坦的代谢可受到西咪替丁的抑制,须降低佐米曲坦的给药剂量。

⌧维拉唑酮:曲坦类与维拉唑酮合用可发生 5-羟色胺综合征,合用时,尤其是在开始服用和剂量增加时应仔细观察。

⌧沃替西汀:曲坦类与沃替西汀合用,可发生5-羟色胺综合征。如合用,应密切监测 5-羟色胺综合征的症状和体征。如发生 5-羟色胺综合征,应立即停用沃替西汀及合用药物。

⌧氯卡色林:曲坦类与氯卡色林合用时应非常谨慎。

⌧达泊西汀:曲坦类不能与达泊西汀合用,也不能在停用曲坦类后 14 d 内服用。同样地,在停用达泊西汀后 7 d 内也不能服用曲坦类。

5-HT₃受体拮抗剂

·曲马多:昂丹司琼可能会拮抗曲马多的镇痛效应。

·利福霉素类:昂丹司琼的代谢可被利福平加速,从而导致其效应降低。

·抗癫痫药:昂丹司琼的代谢可被卡马西平和苯妥英加速,从而导致其效应降低。

⌧伊卢多啉:伊卢多啉应避免与可导致便秘的阿洛司琼合用。

·特立氟胺:阿洛司琼的作用可被特立氟胺降低。

ACEIs(血管紧张素转换酶抑制剂)

·乙醇:ACEIs 与乙醇合用可使降压效应增强。

·白介素-2:ACEIs 与白介素-2 合用可使降压效应增强。

·别嘌醇:ACEIs 与别嘌醇合用可增加白细胞减少症或超敏反应的风险,尤其是对已有肾功能不全的患者。

·α受体拮抗药:ACEIs 与 α 受体拮抗药合用可使降压效应增强。

·全身性麻醉药:ACEIs 与全身性麻醉药合用可使降压效应增强。

·镇痛药:ACEIs 与 NSAIDs 合用可增加肾功能损害的风险,也可降低 ACEIs 的降压效应。

·血管紧张素Ⅱ受体拮抗剂:ACEIs 与血管紧张素Ⅱ受体拮抗剂合用可增加高钾血症的风险。

·抗酸药:ACEIs 与抗酸药合用可能会减少 ACEIs 如卡托普利、依那普利、福辛普利钠的吸收。

·抗菌药:①咪达普利活性代谢物的血药浓度可被利福平降低,从而降低咪达普利的抗高血压效应;②喹那普利片因含有碳酸镁,故可减少四环素的吸收;③ACEIs 与甲氧苄啶合用可能会增加高钾血症的风险。

• 抗凝血药:ACEIs 与肝素合用可能会增加高钾血症的风险。

• 抗抑郁药:ACEIs 与 MAOIs 合用可增强降压效应。

• 抗糖尿病药:ACEIs 可增强胰岛素、二甲双胍和磺脲类的降糖效应。

• 抗精神病药:ACEIs 与抗精神病药合用可增强降压效应。

• 抗焦虑与催眠药:ACEIs 与抗焦虑与催眠药合用可增强降压效应。

• 硫唑嘌呤:①卡托普利与硫唑嘌呤合用可能会增加贫血和白细胞减少症的风险,尤其是对已有肾功能不全的患者;②依那普利与硫唑嘌呤合用可能会增加贫血的风险,尤其是对已有肾功能不全的患者。

• β 受体拮抗药:ACEIs 与 β 受体拮抗药合用可增强降压效应。

• 钙通道阻滞剂:ACEIs 与钙通道阻滞剂合用可增强降压效应。

• 强心苷类:卡托普利可升高地高辛的血药浓度

☞环孢素:ACEIs 与环孢素合用可增加高血钾的风险。

• 可乐定:①ACEIs 与可乐定合用可增强降压效应;②卡托普利的降压效应可因患者之前服用过可乐定而被延缓。

• 皮质激素:ACEIs 的降压效应可被皮质激素减弱。

• 二氮嗪:ACEIs 与二氮嗪合用可增强降压效应。

☞利尿药:①ACEIs 与利尿药合用可增强降压效应;②ACEIs 与保钾利尿药或醛固酮拮抗剂合用可增加高钾血症的风险,心力衰竭患者在应用保钾利尿药或醛固酮拮抗剂时应监测血钾浓度。

• 多巴胺能药物:ACEIs 与左旋多巴合用可增强降压效应。

☞锂剂:ACEIs 可减少锂剂的排泄,从而使其血药浓度升高。

• 甲基多巴:ACEIs 与甲基多巴合用可增强降压效应。

• 莫西赛利:ACEIs 与莫西赛利合用可增强降压效应。

• 莫索尼定:ACEIs 与莫索尼定合用可增强降压效应。

• 肌松药:ACEIs 与巴氯芬或替扎尼定合用可增强降压效应。

• 硝酸酯类:ACEIs 与硝酸酯类合用可增强降压效应。

• 雌激素:ACEIs 的降压效应可被雌激素药物拮抗。

☞钾盐:ACEIs 与钾盐合用可增加严重高钾血症的

风险。

• 丙磺舒:卡托普利的排泄可被丙磺舒减少。

• 前列腺素类:ACEIs 与前列地尔合用可增强降压效应。

☞金硫苹果酸钠:据报道 ACEIs 与金硫苹果酸钠合用会导致患者出现面部潮红和低血压。

• 血管舒张药:ACEIs 与肼屈嗪、米诺地尔或硝普钠合用可增强降压效应。

☞沙库必曲-缬沙坦:ACEIs 避免与沙库必曲-缬沙坦合用,以免导致肾素-血管紧张素系统的双重阻断。

☞尤瑞克林:ACEIs 与尤瑞克林有协同降血压作用,合并用药可能导致血压急剧下降。

• 艾替班特:ACEIs 可减弱艾替班特的作用。

H_2-受体拮抗剂(替丁类)

☞α 受体拮抗药:西咪替丁和雷尼替丁可拮抗妥拉唑林的效应。

• 镇痛药:西咪替丁可抑制阿片类镇痛药的代谢,升高其血药浓度。

☞抗心律失常药:①西咪替丁可升高胺碘酮和普罗帕酮的血药浓度;②西咪替丁可抑制氟卡尼的代谢,升高其血药浓度;③西咪替丁可升高利多卡因血药浓度而增加中毒的风险。

• 抗菌药:①H_2-受体拮抗剂可减少头孢泊肟的吸收;②西咪替丁可升高红霉素的血药浓度而增加中毒及耳聋的风险;③西咪替丁可抑制甲硝唑的代谢而升高其血药浓度;④西咪替丁的代谢可被利福平加速,从而导致其血药浓度降低。

☞抗凝血药:西咪替丁可抑制香豆素类的代谢,增强其抗凝效应。

• 抗抑郁药:①西咪替丁可升高西酞普兰、艾司西酞普兰、米氮平和舍曲林的血药浓度;②西咪替丁可抑制阿米替林、多塞平、丙米嗪和去甲替林的代谢,升高这些药物的血药浓度;③西咪替丁可升高吗氯贝胺的血药浓度,两者合用时吗氯贝胺的给药剂量应减半;④西咪替丁可能会升高三环类抗抑郁药的血药浓度。

• 抗糖尿病药:①西咪替丁可减少二甲双胍的排泄而升高其血药浓度;②西咪替丁可增强磺脲类的降糖效应。

☞抗癫痫药:西咪替丁可抑制卡马西平、苯妥英和丙戊酸盐的代谢,升高这些药物的血药浓度。

☞抗真菌药:①H_2-受体拮抗剂可减少伊曲康唑和酮康唑的吸收;②H_2-受体拮抗剂应避免与泊沙康唑合用,因两者合用时泊沙康唑的血药浓度可能会降低;③西咪替丁可降低泊沙康唑的血药浓度;④西咪替丁可升高特比萘芬的血药浓度。

• 抗组胺类药:西咪替丁可能会升高氯雷他定的血药浓度。

☞抗疟药:①西咪替丁应避免与蒿甲醚-苯芴醇合

用;②西咪替丁可抑制氯喹、羟氯喹和奎宁的代谢,升高这些药物的血药浓度。

• 抗精神病药:西咪替丁可能会增加氯丙嗪和氯氮平的效应。

🔲 HIV 蛋白酶抑制剂:①H₂-受体拮抗剂可降低阿扎那韦的血药浓度;②H₂-受体拮抗剂可能会升高拉替拉韦的血药浓度,应避免合用;③西咪替丁可能会升高沙奎那韦的血药浓度;④H₂-受体拮抗剂可降低利匹韦林的血药浓度,H₂-受体拮抗剂应在服用利匹韦林前至少 12 h 或服用利匹韦林至少 4 h 后服用。

• 抗焦虑与催眠药:①西咪替丁可抑制地西泮、氯美噻唑和扎来普隆的代谢,使这些药物的血药浓度升高;②西咪替丁可升高褪黑素的血药浓度。

• β 受体拮抗药:西咪替丁可升高拉贝洛尔、美托洛尔和普萘洛尔的血药浓度。

• 钙通道阻滞剂:①西咪替丁可能会抑制钙通道阻滞剂的代谢,升高其血药浓度;②西咪替丁可升高伊拉地平的血药浓度,两者合用时伊拉地平的给药剂量应减半。

🔲 环孢素:西咪替丁可能会升高环孢素的血药浓度。

🔲 氯吡格雷:西咪替丁可能会降低氯吡格雷的抗血小板效应。

🔲 细胞毒性药:①西咪替丁可能会增加卡莫司汀和洛莫司汀的骨髓抑制作用;②西咪替丁可升高表柔比星的血药浓度;③西咪替丁可抑制氟尿嘧啶的代谢,升高其血药浓度;④法莫替丁可能会降低达沙替尼的血药浓度;⑤西咪替丁、法莫替丁、尼扎替丁应避免与厄洛替尼合用;⑥雷尼替丁可降低厄洛替尼的血药浓度,如需合用时厄洛替尼应于雷尼替丁使用前至少 2 h 或使用后 10 h 应用;⑦雷尼替丁可降低吉非替尼的血药浓度;⑧H₂-受体拮抗剂可能会减少拉帕替尼的吸收。

• 多巴胺能药:西咪替丁可减少普拉克索的排泄而升高其血药浓度。

🔲 麦角生物碱:西咪替丁与麦角胺或美西麦角合用可增加麦角中毒的风险,应避免合用。

• 组胺:H₂-受体拮抗剂在理论上可拮抗组胺的效应,应避免合用。

• 激素拮抗剂:西咪替丁的吸收可能会被奥曲肽延缓。

• 5-HT₁ 受体激动药:西咪替丁可抑制佐米曲坦的代谢,两者合用时应减少佐米曲坦的给药剂量。

• 甲苯达唑:西咪替丁可能会抑制甲苯达唑的代谢而升高其血药浓度。

• 罗氟司特:西咪替丁可抑制罗氟司特的代谢。

• 西地那非:西咪替丁可升高西地那非的血药浓度,两者合用时建议减少西地那非的给药剂量。

🔲 茶碱:西咪替丁可抑制茶碱的代谢而升高其血药浓度。

浓度。

• 甲状腺激素:西咪替丁可减少左甲状腺素的吸收。

🔲 乌利司他:H₂-受体拮抗剂应避免与乌利司他合用,因为乌利司他的血药浓度可能会降低。

• 来地帕韦-索氟布韦:H₂-受体拮抗剂与来地帕韦-索氟布韦应间隔 12 h 服用,H₂-受体拮抗剂的剂量不超过相当于法莫替丁 40 mg,2 次/日。

NSAIDs(非甾体抗炎药)

注:另见阿司匹林的相互作用,局部使用的 NSAIDs 的相互作用未列出。

• ACEIs:①NSAIDs 与 ACEIs 合用可增加肾损害的风险,ACEIs 的降压作用可被拮抗;②酮咯酸与 ACEIs 合用可增加高血钾的风险。

• 肾上腺素能神经阻滞剂:NSAIDs 可拮抗肾上腺素能神经阻滞剂的降压作用。

• α 受体拮抗药:NSAIDs 可拮抗 α 受体拮抗药的降压作用。

🔲 镇痛药:①NSAIDs 之间或与阿司匹林应避免合用,以免增加不良反应;②NSAIDs 与酮咯酸应避免合用,以免增加不良反应风险或导致出血;③布洛芬可能会减弱阿司匹林的抗血小板作用。

• 血管紧张素 Ⅱ 受体拮抗剂:①NSAIDs 与血管紧张素 Ⅱ 受体拮抗剂合用可增加肾损害的风险,血管紧张素 Ⅱ 受体拮抗剂的降压作用可被拮抗;②酮咯酸与血管紧张素 Ⅱ 受体拮抗剂合用可增加高血钾的风险。

• 抗酸药:二氟尼柳的排泄可被抗酸药降低。

🔲 抗菌药:①吲哚美辛可能会升高新生儿阿米卡星和庆大霉素的血药浓度;②依托考昔的血药浓度可被利福平降低;③NSAIDs 与喹诺酮类合用可能会增加惊厥的风险。

🔲 抗凝血药:①静脉注射的双氯芬酸与抗凝血药合用可增加出血的风险,故应避免合用;②NSAIDs 可能会增强香豆素类和苯茚二酮的抗凝作用;③酮咯酸与香豆素类合用可增加出血的风险,应避免合用;④静脉注射的双氯芬酸与肝素(包括小剂量肝素)合用可增加出血的风险,应避免合用;⑤NSAIDs 与肝素或达比加群酯合用可能会增加出血风险;⑥酮咯酸与肝素(包括小剂量肝素)合用可增加出血风险,应避免合用;⑦双氯芬酸可增强苯茚二酮的抗凝作用,静脉注射的双氯芬酸与苯茚二酮合用也会增加出血的风险,应避免合用;⑧酮咯酸可增强苯茚二酮的抗凝作用,增加出血风险,应避免合用;⑨NSAIDs 与地西卢定合用增加出血的风险,开始地西卢定治疗前停用 NSAIDs;⑩NSAIDs 与阿昔单抗合用可能增加出血的风险;⑪NSAIDs 与依替巴肽合用增加出血风险;⑫NSAIDs 长期与阿哌沙班合用,可增加出血的风险。

🔲 吲哚布芬:NSAIDs 与吲哚布芬合用,吲哚布芬的游离血药浓度升高,有引起出血的危险,应减量慎用。

☞抗抑郁药:NSAIDs 与 SSRIs(选择性 5-羟色胺再摄取抑制剂)或文拉法辛合用可增加出血的风险。

☞抗糖尿病药:NSAIDs 可能会增强磺酰脲类的降糖作用。

☞抗癫痫药:NSAIDs 可能会增强苯妥英的作用。

• 唑类抗真菌类:①帕瑞昔布的血药浓度可被氟康唑升高,两药合用时须降低帕瑞昔布的剂量;②塞来昔布的血药浓度可被氟康唑升高,两药合用时塞来昔布的剂量应减半。

• 抗精神病药:①吲哚美辛与氟哌啶醇合用可能出现严重的嗜睡;②NSAIDs 与维拉唑酮合用上消化道出血的风险增加。

☞抗病毒药:①吡罗昔康的血药浓度可被利托那韦升高,有中毒的风险,应避免合用;②NSAIDs 的血药浓度可被利托那韦升高;③NSAIDs 与齐多夫定合用可增加血液毒性。

• β 受体拮抗药:NSAIDs 可拮抗 β 受体拮抗药的降压作用。

• 双膦酸盐:吲哚美辛可升高替鲁膦酸的生物利用度。

• 钙通道阻滞剂:NSAIDs 可拮抗钙通道阻滞剂的降压作用。

• 强心苷类:NSAIDs 可能会升高强心苷类的血药浓度,也可能使心力衰竭恶化和肾功能减退。

☞环孢素:①NSAIDs 与环孢素合用可增加肾毒性;②双氯芬酸的血药浓度可被环孢素升高,两药合用时双氯芬酸的剂量应减半。

• 氯压定:NSAIDs 与氯压定合用可增加出血风险。

• 氯吡格雷:NSAIDs 与氯吡格雷合用增加出血风险。

• 皮质激素类:NSAIDs 与皮质激素类合用可增加胃肠出血和溃疡的风险。

☞细胞毒性药:①NSAIDs 如双氯芬酸、布洛芬、吲哚美辛、酮洛芬、美洛昔康和萘普生一定程度上可降低甲氨蝶呤排泄而增加中毒的风险,除非用于风湿性疾病中,否则避免合用;②NSAIDs 与厄洛替尼合用可增加出血的风险。

• 去氨加压素:吲哚美辛可增强去氨加压素的作用。

• 二氮嗪:NSAIDs 可拮抗二氮嗪的降压作用。

☞利尿药:①NSAIDs 与利尿药合用时肾毒性会增加,利尿药的作用也可被拮抗;②吲哚美辛与氨苯蝶啶合用偶有肾功能减退的报道,应避免合用;③NSAIDs 与保钾利尿药或醛固酮拮抗剂合用可能会增加高血钾的风险。

• 伊洛前列素:NSAIDs 与伊洛前列素合用可增加出血的风险。

• 调脂药:美洛昔康的排泄可被考来烯胺增加。

☞锂剂:NSAIDs 可降低锂剂的排泄而增加中毒的风险,应避免合用。

• 甲基多巴:NSAIDs 拮抗甲基多巴的降压作用。

• 米非司酮:米非司酮生产商建议避免与 NSAIDs 合用。

• 莫索尼定:NSAIDs 可拮抗莫索尼定的降压效应。

• 肌松药:NSAIDs 可能会降低巴氯芬的排泄,增加中毒的风险。

• 硝酸酯类:NSAIDs 可拮抗硝酸酯类的降压作用。

• 雌激素:依托考昔可升高炔雌醇的血药浓度。

• 青霉胺:NSAIDs 与青霉胺合用可能会增加肾毒性。

☞己酮可可碱:NSAIDs 与己酮可可碱合用可能会增加出血的风险,应避免合用。

• 丙磺舒:①吲哚美辛、酮咯酸、酮洛酚和萘普生可被丙磺舒降低排泄而使其血药浓度升高,应避免合用。

• 孕激素:NSAIDs 与屈螺酮合用可增加高血钾的风险,在第一疗程时因注意监测血钾。

• 西布曲明:NSAIDs 与西布曲明合用可增加出血风险。

☞他克莫司:NSAIDs 与他克莫司合用可能会增加肾毒性。

• 血管舒张药:NSAIDs 可拮抗肼屈嗪、米诺地尔和硝普钠的降压作用。

☞沙库必曲-缬沙坦:在老年患者、液体耗竭的患者(包括使用利尿剂),NSAIDs(包括 COX-2 抑制剂)与沙库必曲-缬沙坦合用,会增加肾功能损害的风险,甚至可导致急性肾功能衰竭。

• 利鲁唑:双氯芬酸可能会降低利鲁唑的清除率。

☞舍雷肽酶:NSAIDs 与舍雷肽酶合用可导致皮肤黏膜眼综合征及中毒性表皮坏死松解症、间质性肺炎、嗜酸性细胞肺浸润综合征、休克。禁止合用。

• 曲司氯铵:西咪替丁可升高曲司氯铵的血药浓度。

α₂受体激动剂

详见阿可乐定、溴莫尼定、可乐定和甲基多巴。

α 受体拮抗药

• ACEIs:α 受体拮抗药与 ACEIs 合用可增强降压效应。

• 肾上腺素能神经阻滞剂:α 受体拮抗药与肾上腺素能神经阻滞剂合用可增强降压效应。

• 乙醇:①吲哚拉明与乙醇合用可增强镇静效应;②α 受体拮抗药的降压效应会被乙醇增强。

• 白介素-2:α 受体拮抗药与白介素-2 合用可增强降压效应。

☞全身性麻醉药:α 受体拮抗药与全身性麻醉药合用可增强降压效应。

• 镇痛药:α 受体拮抗药的降压效应可被 NSAIDs 减弱。

• 血管紧张素 Ⅱ 受体拮抗剂:α 受体拮抗药与血管紧张素 Ⅱ 受体拮抗剂合用可增强降压效应。

▣ 抗抑郁药:α 受体拮抗药与 MAOIs 合用可增强降压效应,故应避免与 MAOIs 合用。

• 唑类抗真菌药:阿呋唑嗪的血药浓度可被酮康唑升高。

• 抗精神病药:α 受体拮抗药与抗精神病药合用可增强降压效应。

▣ HIV 蛋白酶抑制剂:阿呋唑嗪的血药浓度可被利托那韦升高,应避免合用。

• 抗焦虑与催眠药:α 受体拮抗药与抗焦虑与催眠药合用可增强降压效应和镇静效应。

▣ β 受体拮抗药:α 受体拮抗药与 β 受体拮抗药合用可增强降压效应,如与突触后 α 受体拮抗药哌唑嗪合用会增加首剂低血压风险。

▣ 钙通道阻滞剂:α 受体拮抗药与钙通道阻滞剂合用可增强降压效应,如与突触后 α 受体拮抗药哌唑嗪合用会增加首剂低血压风险。

• 强心苷类:哌唑嗪可升高地高辛的血药浓度。

• 可乐定:α 受体拮抗药与可乐定合用可增强降压效应。

• 皮质激素:皮质激素对抗 α 受体拮抗药的降压效应。

• 二氮嗪:α 受体拮抗药与二氮嗪合用可增强降压效应。

• 利尿药:α 受体拮抗药与利尿药合用可增强降压效应,如与突触后 α 受体拮抗药哌唑嗪合用增加首剂低血压风险。

• 多巴胺能药:受体拮抗药与左旋多巴合用可增强降压效应。

• 甲基多巴:α 受体拮抗药与甲基多巴合用可增强降压效应。

▣ 莫西赛利:α 受体拮抗药与莫西赛利合用可能会引起严重的直立性低血压。

• 莫索尼定:α 受体拮抗药与莫索尼定合用可增强降压效应。

• 肌松药:α 受体拮抗药与巴氯芬或替扎尼定合用可增强降压效应。

• 硝酸酯类:α 受体拮抗药与硝酸酯类合用可增强降压效应。

• 雌激素:雌激素可对抗 α 受体拮抗药的降压效应。

• 前列腺素类:α 受体拮抗药与前列地尔合用可增强降压效应。

▣ 西地那非:α 受体拮抗药与西地那非合用可增强降压效应,应间隔 4 h 以上分开服用。

▣ 拟交感神经药:妥拉唑林应避免与肾上腺素或多巴胺合用。

▣ 他达那非:α 受体拮抗药与他达那非合用可增强降压效应;多沙唑嗪与他达那非合用可增强降压效应(避免合用)。

▣ H₂-受体拮抗剂:妥拉唑林的效应可被西咪替丁或雷尼替丁拮抗。

▣ 伐地那非:α 受体拮抗药与伐地那非合用可增强降压效应,应间隔 6 h 以上分开服用

• 血管舒张药:α 受体拮抗药与肼屈嗪、米诺地尔或硝普钠合用可增强降压效应。

• 达泊西汀:α 受体拮抗药与达泊西汀合用,增加直立性低血压的风险。

α 和 β 半乳糖苷酶

• 抗心律失常药:α 和 β 半乳糖苷酶的效应可能会被胺碘酮抑制,应避免合用。

• 抗菌药:α 和 β 半乳糖苷酶的效应可能会被庆大霉素抑制,应避免合用。

• 抗疟药:α 和 β 半乳糖苷酶的效应可能会被氯喹和羟氯喹抑制,应避免合用。

β-拟交感神经药

• 阿托西汀:非胃肠道给药的沙丁胺醇与阿托西汀合用可增加心脏方面的不良反应。

• 强心苷类:沙丁胺醇可能会降低地高辛的血药浓度。

• 皮质激素:大剂量的 β₂-拟交感神经药与皮质激素合用可增加低血钾的风险。

• 利尿药:大剂量的 β₂-拟交感神经药与乙酰唑胺、袢利尿药、噻嗪类及相关的利尿药合用可增加低血钾的风险

• 甲基多巴:非胃肠道给药的沙丁胺醇与甲基多巴合用有发生急性低血压的报道。

• 肌松药:班布特罗可增强氯琥珀胆碱的作用。

• 茶碱:大剂量的 β₂-拟交感神经药与茶碱合用可增加低血钾的风险。

▣ 替拉瑞韦:替拉瑞韦可能升高沙美特罗的血药浓度,可增加心血管方面的不良反应,包括 Q-T 间期延长、窦性心动过速等,不推荐合用。

β 受体拮抗药

▲注意:因为局部眼用 β 受体拮抗药后会引起全身吸收,尤其与维拉帕米合用时,可能发生相互作用,应谨记。

• ACEIs:β 受体拮抗药与 ACEIs 合用可增强降压效应。

• 肾上腺素能神经阻滞剂:β 受体拮抗药与肾上腺素能神经阻滞剂合用可增强降压效应。

• 乙醇:β 受体拮抗药与乙醇合用可增强降压效应。

• 白介素-2:β 受体拮抗药与白介素-2 合用可增强

降压效应。

　　■α 受体拮抗药:β 受体拮抗药与 α 受体拮抗药合用可增强降压效应,也可增强突触后 α 受体拮抗药哌唑嗪的首剂低血压效应。

　　•全身性麻醉药:β 受体拮抗药与全身性麻醉药合用可增强降压效应。

　　■局部用麻醉药:普萘洛尔可增加布比卡因的中毒的风险。

　　•镇痛药:①β 受体拮抗药与 NSAIDs 合用可增强降压效应;②艾司洛尔的血药浓度可被吗啡升高。

　　•血管紧张素 II 受体拮抗剂:β 受体拮抗药与血管紧张素 II 受体拮抗剂合用可增强降压效应

　　抗心律失常药:①β 受体拮抗药与抗心律失常药合用可增加心力衰竭的风险;②β 受体拮抗药与胺碘酮合用可增加心动过缓、AV 传导阻滞和心力衰竭的风险;③索他洛尔与胺碘酮、丙吡胺和决奈达隆合用均可增加室性心律失常的风险,应避免合用;④美托洛尔和普萘洛尔的血药浓度可能会被决奈达隆升高;⑤β 受体拮抗药与氟卡尼合用可增加心力衰竭和心动过缓的风险;⑥普萘洛尔可增加利多卡因中毒的风险;⑦美托洛尔和普萘洛尔的血药浓度可被普罗帕酮升高。

　　■抗菌药:①索他洛尔与莫西沙星合用可增加室性心律失常的风险,应避免合用;②利福平可加速比索洛尔和普萘洛尔的代谢(血药浓度显著降低);③卡维地洛、塞利洛尔和美托洛尔的血药浓度可被利福平降低。

　　■抗抑郁药:①美托洛尔的血药浓度可被西酞普兰和艾司西酞普兰升高;②普萘洛尔的血药浓度可被氟伏沙明升高;③美托洛尔可能被帕罗西汀升高血药浓度而效应增强;④拉贝洛尔和普萘洛尔可升高丙米嗪的血药浓度;⑤β 受体拮抗药与 MAOIs 合用可增强降压效应;⑥索他洛尔与三环类抑郁药合用可增加室性心律失常的风险。

　　•抗糖尿病药:①β 受体拮抗药可能掩盖低血糖的症状(例如震颤);②β 受体拮抗药可增强胰岛素的降糖效应。

　　■抗组胺类药:索他洛尔与咪唑斯汀合用可增加室性心律失常的风险,应避免合用。

　　■抗疟药:①美托洛尔、索他洛尔避免与蒿甲醚-苯芴醇合用;②β 受体拮抗药与甲氟喹合用可增加心动过缓的风险。

　　■抗毒蕈碱药:索他洛尔与托特罗定合用可增加室性心律失常的风险。

　　■抗精神病药:①索他洛尔与氟哌利多或珠氯噻醇合用可增加室性心律失常的风险,应避免合用;②索他洛尔与氟哌啶醇合用可能会增加室性心律失常的风险,应避免合用;③普萘洛尔与氯丙嗪合用两药的血药浓度均见升高;④索他洛尔与氨磺必利、吩噻嗪类、匹莫齐特或舒必利合用可增加室性心律失常的风险;⑤β 受体拮

抗药与吩噻嗪类合用可增强降压效应;⑥索他洛尔避免与伊潘立酮、齐西拉酮合用。

　　■HIV 蛋白酶抑制剂:①索他洛尔与沙奎那韦合用可增加室性心律失常的风险,应避免合用;②为防止美托洛尔引起心力衰竭,应避免与替拉那韦合用。

　　•抗焦虑与催眠药:β 受体拮抗药与抗焦虑与催眠药合用可增强降压效应。

　　■阿托西汀:索他洛尔与阿托西汀合用可增加室性心律失常的风险。

　　•巴比妥类药物:①美托洛尔和噻吗洛尔的血药浓度可被巴比妥类药物降低;②普萘洛尔的血药浓度可能会被巴比妥类药物降低。

　　■钙通道阻滞剂:①β 受体拮抗药与钙通道阻滞剂合用可增强降压效应;②β 受体拮抗药与硝苯地平合用可能会引起严重的低血压和心力衰竭;③β 受体拮抗药与地尔硫䓬合用可增加 AV 传导阻滞和心动过缓的风险;④β 受体拮抗药与维拉帕米合用可引起心搏暂停、严重的低血压和心力衰竭。

　　•强心苷类:β 受体拮抗药与强心苷类合用可增加 AV 传导阻滞和心动过缓的风险。

　　■环孢素:卡维地洛可升高环孢素的血药浓度。

　　■可乐定:β 受体拮抗药与可乐定合用可增加高血压停药综合征的风险(应在缓慢停用可乐定数天之前停用 β 受体拮抗药)。

　　•皮质激素:皮质激素可拮抗 β 受体拮抗药的降压效应。

　　■细胞毒性药:索他洛尔与三氧化二砷合用可增加室性心律失常的风险。

　　•二氮嗪:β 受体拮抗药与二氮嗪合用可增强降压效应。

　　■利尿药:①β 受体拮抗药与利尿药合用可增强降压效应;②索他洛尔的室性心律失常的风险可因髓袢利尿药、噻嗪类和利尿相关药引起的低血钾而增加。

　　•多巴胺能药:β 受体拮抗药与左旋多巴合用可增强降压效应。

　　•麦角生物碱:β 受体拮抗药与麦角胺和美西麦角合用可增强外周血管的收缩。

　　•5-HT$_1$ 激动剂:普萘洛尔可升高利扎曲坦的血药浓度(利扎曲坦的生产商建议:在应用普萘洛尔 2 h 内避免应用利扎曲坦或其使用剂量减半)。

　　■伊伐布雷定:索他洛尔与伊伐布雷定合用可增加室性心律失常的风险。

　　•甲基多巴:β 受体拮抗药与甲基多巴合用可增强降压效应。

　　■莫西赛利:β 受体拮抗药与莫西赛利合用可引起严重的直立性低血压。

　　•莫索尼定:β 受体拮抗药与莫索尼定合用可增强降压效应。

- 肌松药:①普萘洛尔增强肌松药的效应;②β受体拮抗药与巴氯芬合用可增强降压效应;③β受体拮抗药与替扎尼定合用可能会增强降压效应和导致心动过缓。
- 硝酸酯类:β受体拮抗药与硝酸酯类合用可增强降压效应。
- 雌激素:β受体拮抗药的降压效应可被雌激素拮抗。
- 拟副交感神经药:①普萘洛尔可拮抗新斯的明和吡斯的明的效应;②β受体拮抗药与毛果芸香碱合用可增加室性心律失常的风险。
- 前列腺素类:β受体拮抗药与前列地尔合用可增强降压效应。
- ✉雷诺嗪:索他洛尔应避免与雷诺嗪合用。
- ✉拟交感神经药:①非心脏选择性的β受体拮抗药与肾上腺素合用可增加严重高血压和心动过缓的风险,同时患者对肾上腺素的反应性可能会降低;②非心脏选择性的β受体拮抗药与多巴酚丁胺合用可增加严重高血压和心动过缓的风险;③非心脏选择性的β受体拮抗药与去甲肾上腺素合用可能会增加高血压和心动过缓的风险。
- 甲状腺激素:普萘洛尔的代谢可被左甲状腺素加速。
- H₂-受体拮抗剂:拉贝洛尔、美托洛尔和普萘洛尔的血药浓度可被西咪替丁升高。
- 血管舒张药:β受体拮抗药与肼屈嗪、米诺地尔或硝普钠合用可增强降压效应。
- ✉阿莫达非尼:普洛萘尔的清除时间可被阿莫达非尼延长,与阿莫达非尼合用时须调整剂量和监测毒性。
- ✉帕比司他:美托洛尔、奈必洛尔的血药浓度可被帕比司他升高,应避免合用,如必须合用,应监测后者的血药浓度和患者的不良反应。
- 特利加压素:非选择性β受体拮抗药与特利加压素合用会加强对门静脉的降压作用。
- ✉司替戊醇:普萘洛尔、卡维地洛、噻吗洛尔的血药浓度可被司替戊醇升高,发生不良反应的风险增加,合用时应谨慎。建议监测血药浓度及不良反应,必要时进行剂量调整。
- ✉匹莫范色林:索他洛尔与匹莫范色林合用,Q-T间期延长作用相加,禁止合用。
- 米拉贝隆:米拉贝隆可升高美托洛尔的血药浓度。

阿巴卡韦

另见蛋白酶抑制剂。

- 阿片类镇痛药:阿巴卡韦可能会降低美沙酮的血药浓度。
- 利福霉素类:阿巴卡韦的血药浓度可能会被利福平降低。
- 抗癫痫药:阿巴卡韦的血药浓度可能会被苯妥英

降低。

- ✉抗病毒药:①阿巴卡韦可能会降低利巴韦林的效应;②阿巴卡韦的血药浓度可能会被替拉那韦降低。
- 巴比妥类药物:阿巴卡韦的血药浓度可能会被巴比妥类药物降低。

阿柏西普

- 阿达木单抗:阿柏西普和阿达木单抗合用可增加不良反应的发生率。
- ✉赛妥珠单抗:阿柏西普应避免与赛妥珠单抗合用。
- ✉依那西普:阿柏西普应避免与依那西普合用。
- ✉戈利木单抗:阿柏西普应避免与戈利木单抗合用。
- ✉英夫利昔单抗:阿柏西普应避免与英夫利昔单抗合用。
- 疫苗:阿柏西普应避免与活疫苗合用。

阿比特龙

- ✉硫利达嗪:阿比特龙是CYP2D6的抑制剂,应避免与治疗指数窄的CYP2D6底物(如硫利达嗪等)同服。
- ✉利福霉素类:阿比特龙的血药浓度可被贯叶连翘降低,应避免合用。
- ✉抗癫痫药:阿比特龙的血药浓度可被苯巴比妥、苯妥英、卡马西平降低,应避免合用。
- ✉大环内酯类:阿比特龙的血药浓度可被克拉霉素升高,应避免合用。
- ✉唑类抗真菌药:阿比特龙的血药浓度可被唑类抗真菌药升高,应避免合用。
- ✉贯叶连翘:阿比特龙的血药浓度可被贯叶连翘降低,应避免合用。
- ✉HIV蛋白酶抑制剂:阿比特龙的血药浓度可被HIV蛋白酶抑制剂升高,应避免合用。

阿达木单抗

- 阿柏西普:阿达木单抗与阿柏西普合用可增加不良反应。
- ✉阿那白滞素:阿达木单抗应避免与阿那白滞素合用。
- ✉疫苗:阿达木单抗应避免与活菌疫苗合用。
- ✉卡那单抗:阿达木单抗与卡那单抗合用可引起严重感染和中性粒细胞减少症的发生率增加,应避免合用。
- ✉托西珠单抗:阿达木单抗与托西珠单抗合用,可能使免疫抑制和感染的风险增加,避免合用。
- ✉维多珠单抗:阿达木单抗与维多珠单抗合用增加感染的风险,应避免合用。

阿德福韦

- 阿德福韦:阿德福韦避免与替诺福韦合用。

阿法赛特

- 茶碱:阿法赛特开始或停药时,推荐监测茶碱的血药浓度,必要时调整剂量。

• 环孢素:阿法赛特开始或停药时,推荐监测环孢素的血药浓度,必要时调整剂量。

• 华法林:阿法赛特开始或停药时,推荐监测 INR,必要时调整剂量。

阿伐斯汀

见抗组胺类药。

阿芬太尼

见阿片类镇痛药。

阿呋唑嗪

见 α 受体拮抗药。

阿戈美拉汀

☞抗菌药:阿戈美拉汀应避免与环丙沙星同时应用。

☞抗抑郁药:阿戈美拉汀的代谢可被氟伏沙明抑制,而导致其血药浓度升高。

☞抗疟药:阿戈美拉汀避免与蒿甲醚和苯芴醇合用。

• 托莫西汀:阿伐美拉汀与托莫西汀合用增加惊厥发生的风险。

☞乙醇:阿伐美拉汀不能与乙醇合用。

阿卡波糖

见抗糖尿病药。

阿可乐定

• 抗抑郁药:阿可乐定应避免与 MAOIs、三环类或三环类相关的抗抑郁药合用。

阿立哌唑

见抗精神病药。

阿利吉仑

• 镇痛药:阿利吉仑的降压效应可能被 NSAIDs 减弱。

• 血管紧张素 II 受体拮抗剂:阿利吉仑的血药浓度可能会被厄贝沙坦降低。

• 抗凝血药:阿利吉仑与肝素合用会增加高血钾风险。

• 唑类抗真菌药:阿利吉仑的血药浓度可被酮康唑升高。

• 钙通道阻滞剂:阿利吉仑应避免与维拉帕米合用。

☞环孢素:阿利吉仑的血药浓度可被环孢素升高,避免合用。

• 利尿药:①阿利吉仑可降低呋塞米的血药浓度;②阿利吉仑与保钾利尿药或醛固酮拮抗剂合用增加高钾血症的风险。

• 钾盐:阿利吉仑与钾盐合用增加高钾血症的风险。

☞沙库必曲-缬沙坦:在糖尿病患者或肾功不全的患者中,阿利吉仑禁与沙库必曲-缬沙坦合用。

阿利马嗪

见抗组胺类药。

阿仑膦酸

见双膦酸盐。

阿伦珠单抗

☞细胞毒性药:阿伦珠单抗与细胞毒性药合用,可增强阿伦珠单抗的免疫抑制作用。

☞免疫抑制药:阿伦珠单抗与免疫抑制药合用,可增强阿伦珠单抗的免疫抑制作用。

阿米卡星

见氨基糖苷类。

阿米洛利

见利尿药。

阿米替林

见三环类抗抑郁药。

阿莫达非尼

☞抗癫痫药:①阿莫达非尼抑制 CYP2C19 活性,使苯妥英清除时间延长,合用时须调整苯妥英的剂量并监测毒性;②阿莫达非尼的血药浓度可被卡马西平、苯巴比妥降低。

☞普萘洛尔:阿莫达非尼抑制 CYP2C19 活性,使普萘洛尔清除时间延长,合用时须调整普萘洛尔的剂量并监测毒性。

☞奥美拉唑:阿莫达非尼抑制 CYP2C19 活性,使奥美拉唑清除时间延长,合用时须调整奥美拉唑的剂量并监测毒性。

☞氯米帕明:阿莫达非尼抑制 CYP2C19 活性,使氯米帕明清除时间延长,合用时须调整氯米帕明的剂量并监测毒性。

☞环孢素:阿莫达非尼可诱导 CYP3A 活性,故可能会减弱环孢素的药效,合用时应监测环孢素的血药浓度并须调整剂量。

☞雌激素:阿莫达非尼可诱导 CYP3A 活性,故可能会减弱炔雌醇的药效,合用时应监测炔雌醇的血药浓度并须调整剂量。

☞抗焦虑与催眠药:阿莫达非尼可能会减弱咪达唑仑、三唑仑、地西泮的药效,合用时应监测抗焦虑与催眠药的血药浓度并须调整剂量。

• 利福霉素类:阿莫达非尼的血药浓度可被利福平降低。

• 唑类抗真菌药:阿莫达非尼的血药浓度可被酮康唑升高。

• 大环内酯类:阿莫达非尼的血药浓度可被红霉素升高。

☞MAOIs:阿莫达非尼与 MAOIs 的相互作用尚不明确,两药合用时应谨慎。

• 华法林:阿莫达非尼与华法林联用,对右旋和左旋华法林的药动学参数无显著影响,但不能排除药效学相互作用。故阿莫达非尼与华法林联用时,应经常监测凝血酶原时间或国际标准化比值。

　　▣乙醇:阿莫达非尼与乙醇的相互作用尚不明确,用药期间避免饮酒。

阿莫曲坦
　　见 5-HT₁ 受体激动剂。

阿莫西林
　　见青霉素类。

阿莫西林-克拉维酸钾
　　见青霉素类。

阿那白滞素
　　▣阿达木单抗:阿那白滞素应避免与阿达木单抗合用。

　　▣塞妥珠单抗:阿那白滞素应避免与赛妥珠单抗合用。

　　▣依那西普:阿那白滞素应避免与依那西普合用。

　　▣戈利木单抗:阿那白滞素应避免与戈利木单抗合用。

　　▣英夫利昔单抗:阿那白滞素应避免与英夫利昔单抗合用。

　　▣疫苗:阿那白滞素应避免与活疫苗合用。

　　▣卡那单抗:阿那白滞素与卡那单抗有潜在的毒理学交互作用,应避免合用。

　　▣托西珠单抗:托西珠单抗与阿那白滞素合用,可能使免疫抑制和感染的风险增加,避免合用。

阿那格雷
　　▣西洛他唑:阿那格雷应避免与西洛他唑合用。

　　▣磷酸二酯酶 3 抑制剂:阿那格雷应避免与依诺昔酮、米力农合用。

阿哌沙班
　　▣利福霉素类:阿哌沙班的血药浓度可被利福霉素类明显降低。

　　▣抗癫痫药:阿哌沙班的血药浓度可被苯巴比妥、苯妥英、卡马西平明显降低。

　　▣唑类抗真菌药:阿哌沙班的血药浓度可被唑类抗真菌药明显升高。

　　•阿司匹林:阿哌沙班与阿司匹林合用,可增加出血的风险。

　　•抗血小板药:阿哌沙班与抗血小板药合用,可增加出血的风险。

　　•溶栓药:阿哌沙班与抗溶栓药合用,可增加出血的风险。

　　•肝素:阿哌沙班与肝素合用,可增加出血的风险。

　　•NSAIDs:阿哌沙班长期与 NSAIDs 合用,可增加出血的风险。

阿片类镇痛药
　　•乙醇:阿片类镇痛药与乙醇合用可增强降压和镇静作用。

　　•抗心律失常药:阿片类镇痛药可延缓美西律的吸收。

　　•抗菌药:①阿芬太尼的血药浓度可被红霉素升高;②环丙沙星在手术预防性应用时,避免术前与阿片类镇痛药合用(环丙沙星的血药浓度会降低);③美沙酮代谢可被利福平加速而减弱作用。

　　▣抗凝血药:右丙氧酚可能会增强香豆素类的抗凝作用。

　　▣抗抑郁药:①美沙酮的血药浓度可能会被氟伏沙明升高;②哌替啶与度洛西汀合用可能会增强 5-羟色胺能作用;③阿片类镇痛药与 MAOIs 合用可能会增强中枢神经兴奋或抑制作用(升高血压或降低血压),停用 MAOIs 2 周内应避免使用阿片类镇痛药;④阿片类镇痛药与吗氯贝胺合用可增强中枢神经兴奋或抑制作用(升高血压或降低血压),应避免合用;⑤阿片类镇痛药与三环类抗抑郁药合用可能会增强镇静作用。

　　▣抗癫痫药:①美沙酮的血药浓度可被卡马西平降低;②右丙氧酚可增强卡马西平的作用;③美沙酮代谢可被苯妥英加速从而导致美沙酮的作用减弱,并有出现戒断症状的风险。

　　▣抗真菌药:①丁丙诺啡的代谢可被酮康唑抑制,故两药合用时须降低丁丙诺啡的剂量;②阿芬太尼的代谢可被氟康唑抑制,会有延长或加强呼吸抑制的风险;③阿芬太尼的代谢可能会被伊曲康唑抑制;④美沙酮的血药浓度可被伏立康唑升高,两药合用时应考虑降低美沙酮的剂量。

　　•抗精神病药:阿片类镇痛药与抗精神病药合用可增强降压和镇静作用。

　　▣抗病毒药:①美沙酮的血药浓度可能会被阿巴卡韦和奈韦拉平降低;②美沙酮的血药浓度会被安泼那韦、依法韦仑、奈非那韦、利托那韦降低;③右美沙芬的血药浓度会被利托那韦升高,而有中毒的风险,应避免合用;④阿片类镇痛药的血药浓度(美沙酮除外)可能会被利托那韦升高;⑤哌替啶的血药浓度可被利托那韦降低,但哌替啶的毒性代谢物的血药浓度会被升高,应避免合用;⑥芬太尼的血药浓度可被利托那韦升高;⑦美沙酮可能会升高齐多夫定的血药浓度;⑧美沙酮的血药浓度可能被替拉瑞韦降低,初始治疗不必调节美沙酮剂量,但在维持期某些患者需调节剂量。

　　•抗焦虑与催眠药:阿片类镇痛药和抗焦虑与催眠药合用增加镇静作用。

　　▣阿托西汀:美沙酮与阿托西汀合用可增加室性心律失常的风险。

　　•β受体拮抗药:吗啡可能会升高艾司洛尔的血药浓度。

　　•钙通道阻滞剂:阿芬太尼的代谢可被地尔硫草抑制,有延长或增强呼吸抑制的风险。

　　•多潘立酮:阿片类镇痛药可拮抗多潘立酮的

效应。

🔲多巴能药物：①右美沙芬应避免与雷沙吉兰合用；②哌替啶与雷沙吉兰合用有发生中枢神经中毒风险的报道，在应用雷沙吉兰后2周内避免使用哌替啶。

🔲美金刚：右美沙芬与美金刚合用可增加中枢系统的毒性，美金刚生产商建议避免合用。

• 甲氧氯普胺：阿片类镇痛药可拮抗甲氧氯普胺的效应。

🔲羟丁酸钠：阿片类镇痛药可增强羟丁酸钠的作用，应避免合用。

• H_2-受体拮抗剂：阿片类镇痛药的代谢可被西咪替丁抑制，使其血药浓度升高。

• 氟班色林：阿片类镇痛药与氟班色林合用可增加中枢神经系统抑制的风险，应与处方医师讨论合用的可行性。

🔲帕比司他：右美沙芬的血药浓度可被帕比司他升高，应避免合用；如必须合用，应监测后者的血药浓度和患者的不良反应。

🔲罗拉吡坦：右美沙芬的暴露量可被罗拉吡坦升高3倍。

🔲伊卢多啉：①伊卢多啉应避免与可导致便秘的药物合用；②阿芬太尼、芬太尼的血药浓度可能会被伊卢多啉升高，合用时应监测阿芬太尼、芬太尼的血药浓度。

🔲普瑞巴林：羟考酮与普瑞巴林合用时，可导致认知功能降低、运动功能损伤。

🔲奥司替尼：奥司替尼可影响美沙酮的血药浓度，应避免合用。

🔲司替戊醇：可待因、右美沙芬的血药浓度可被司替戊醇升高，发生不良反应的风险增加，合用时应谨慎。建议监测血药浓度及不良反应，必要时进行剂量调整。

🔲氯卡色林：右美沙芬的血药浓度可被氯卡色林升高，应谨慎合用。

🔲曲司氯铵：吗啡与曲司氯铵合用，有可能二者的血药浓度均会提高，应对患者进行严密监护。

阿片全碱

见阿片类镇痛药。

阿扑吗啡

• 抗精神病药：抗精神病药可拮抗阿扑吗啡的效应。

• 多巴胺能药：恩他卡朋可能会增强阿扑吗啡的效应。

• 美金刚：美金刚可能会增强多巴胺能药的效应。

• 甲基多巴：甲基多巴可拮抗多巴胺能药的抗震颤麻痹效应。

阿普唑仑

见抗焦虑与催眠药。

阿奇霉素

见大环内酯类。

阿曲库铵

见肌松药。

阿瑞吡坦

• 注意：福沙吡坦是阿瑞吡坦的前体药物。

• 抗菌药：①克拉霉素和泰利霉素可能会升高阿瑞吡坦的血药浓度；②利福平可降低阿瑞吡坦的血药浓度。

• 抗凝血药：阿瑞吡坦可能会减弱华法林的抗凝效应。

🔲抗抑郁药：阿瑞吡坦应避免与贯叶连翘合用。

• 抗糖尿病药：阿瑞吡坦可降低甲苯磺丁脲的血药浓度。

• 抗癫痫药：阿瑞吡坦的血药浓度可能会被卡马西平或苯妥英降低。

• 抗真菌药：阿瑞吡坦的血药浓度可被酮康唑升高。

🔲抗精神病药：阿瑞吡坦的生产商建议避免与匹莫齐特合用。

• HIV蛋白酶抑制剂：阿瑞吡坦的血药浓度可能会被利托那韦升高。

• 抗焦虑与催眠药：阿瑞吡坦可升高咪达唑仑的血药浓度，有延长镇静状态的风险。

• 巴比妥类药物：阿瑞吡坦的血药浓度可能会被苯巴比妥降低。

• 钙通道阻滞剂：阿瑞吡坦与地尔硫䓬合用两者的血药浓度均见升高。

• 皮质激素：阿瑞吡坦可抑制地塞米松、甲泼尼龙的代谢，合用时须降低地塞米松或甲泼尼龙的给药剂量。

🔲雌激素：阿瑞吡坦可能会导致含雌激素的避孕药避孕失败，推荐采取其他避孕措施。

🔲孕激素类：阿瑞吡坦可能会导致含孕激素的避孕药避孕失败，推荐采取其他避孕措施。

• 达泊西汀：阿瑞吡坦慎与达泊西汀合用。

阿司匹林

• 吸附剂：阿司匹林的吸收可能会被白陶土减少。

• 全身性麻醉药：阿司匹林可能会增强硫喷妥钠的效应。

🔲镇痛药：①阿司匹林避免与NSAIDs合用，合用会增加不良反应；②布洛芬可能会降低阿司匹林的抗血小板效应。

• 抗酸药：阿司匹林的排泄可因部分抗酸药引起的碱性尿而增加。

🔲抗凝血药：①由于抗血小板效应，阿司匹林与香豆素类或苯茚二酮合用可增加出血的风险；②阿司匹林可增强肝素的抗凝效应。

🔲抗抑郁药：阿司匹林与SSRIs或文拉法辛合用可增加出血的风险。

- 抗癫痫药:阿司匹林可增强苯妥英或丙戊酸盐的效应。
- 氯吡格雷:阿司匹林与氯吡格雷合用可增加出血的风险。
- 皮质激素:阿司匹林与皮质激素合用可增强溃疡形成和胃肠出血的风险,并且皮质激素可降低水杨酸盐的血药浓度。
- ▨细胞毒性药:阿司匹林可减少甲氨蝶呤的排泄,增加中毒的风险。
- 利尿药:①阿司匹林可拮抗螺内酯的利尿效应;②高剂量的阿司匹林与碳酸酐酶抑制剂合用可增加中毒的风险。
- 伊洛前列素:阿司匹林与伊洛前列素合用可增加出血风险。
- 白三烯抑制剂:阿司匹林可升高扎鲁司特的血药浓度。
- 甲氧氯普胺:阿司匹林的吸收率可被甲氧氯普胺增加,从而导致效应增强。
- 丙磺舒:阿司匹林可拮抗丙磺舒的效应。
- 磺吡酮:阿司匹林可拮抗磺吡酮的效应。
- 来辛拉德:阿司匹林的剂量>325 mg/d,可降低来辛拉德的效果,但剂量≤325 mg/d 时,对来辛拉德的效果无影响。
- 依替巴肽:阿司匹林与依替巴肽合用增加出血风险。
- 阿哌沙班:阿司匹林与阿哌沙班合用,可增加出血的风险。
- ▨替格瑞洛:大于 100 mg 维持剂量的阿司匹林与替格瑞洛合用时,会降低替格瑞洛的临床疗效。
- ▨沙格雷酯:阿司匹林与沙格雷酯合用,增加出血的风险。
- ▨吲哚布芬:阿司匹林与吲哚布芬合用时可增强抗凝效应,应避免合用。

阿糖胞苷
- 抗癫痫药:细胞毒性药可能会减少苯妥英的吸收。
- 抗真菌药:阿糖胞苷可能会降低氟胞嘧啶的血药浓度。
- ▨抗精神病药:细胞毒性药应避免与氯氮平合用。
- 强心苷类:细胞毒性药可减少地高辛片剂的吸收。
- 细胞毒性药:阿糖胞苷在细胞内的浓度可被氟达拉滨升高。

阿替洛尔
见 β 受体拮抗药。

阿替普酶
见溶栓药。

阿托西汀
- ▨镇痛药:①阿托西汀与美沙酮合用增加室性心律

失常的风险;②阿托西汀与曲马多合用可能会增加惊厥的风险。
- ▨抗心律失常药:阿托西汀与胺碘酮或丙吡胺合用可增加室性心律失常的风险。
- ▨抗菌药:阿托西汀与肠外途径给予的红霉素合用可增加室性心律失常的风险。
- ▨抗抑郁药:①阿托西汀的代谢可能会被氟西汀和帕罗西汀抑制;②阿托西汀与抗抑郁药合用可能会增加惊厥风险;③MAOIs 停止治疗后 2 周内禁止应用阿托西汀,阿托西汀停止治疗后至少 2 周内禁止应用MAOIs;④阿托西汀与三环类抗抑郁药合用可增加室性心律失常的风险。
- ▨抗疟药:阿托西汀与甲氟喹合用可增加室性心律失常的风险。
- ▨抗精神病药:阿托西汀与有延长 Q-T 间期的抗精神病药合用可增加室性心律失常的风险。
- ▨β 受体拮抗:阿托西汀与索他洛尔合用可增加室性心律失常的风险。
- 丁胺苯丙酮:阿托西汀与丁胺苯丙酮合用可能会增加惊厥的风险。
- ▨利尿药:阿托西汀可因利尿药所致低血钾而增加室性心律失常的风险。
- 拟交感神经药:阿托西汀与肠外途径给予的沙丁胺醇合用可增加心血管方面的不良反应。
- ▨帕比司他:阿托西汀的血药浓度可被帕比司他升高,应避免合用;如必须合用,应监测后者的血药浓度和患者的不良反应。

阿托伐醌
- ▨抗菌药:①阿托伐醌的血药浓度可被利福布丁、利福平降低而可能导致阿托伐醌的治疗失败;②阿托伐醌的血药浓度可被四环素降低。
- 抗病毒药:①阿托伐醌可能会降低茚地那韦的血药浓度;②阿托伐醌可能抑制齐多夫定的代谢,使其血药浓度升高。
- 组胺:阿托伐醌应避免与组胺合用。
- 甲氧氯普胺:阿托伐醌的血药浓度可被甲氧氯普胺降低。

阿托伐他汀
见他汀类药物。

阿托品
见抗毒蕈碱药。

阿托西汀
- 抗癫痫药:细胞毒性药可能会减少苯妥英的吸收。
- ▨抗精神病药:细胞毒性药应避免与氯氮平合用,以免增加粒细胞缺乏症的风险。
- 强心苷类:细胞毒性药可减少地高辛片剂的吸收。

阿维 A

见类视黄醇。

阿维巴坦

☯丙磺舒:阿维巴坦的排泄可能会被丙磺舒抑制,故不推荐阿维巴坦与丙磺舒合用。

阿昔单抗

☯抗凝血药:阿昔单抗与抗凝血药合用,可能增加出血的风险。

☯溶栓药:阿昔单抗与溶栓药合用,可能增加出血的风险。

☯NSAIDs:阿昔单抗与 NSAIDs 合用,可能增加出血的风险。

☯抗血小板药:阿昔单抗与抗血小板药合用,可能增加出血的风险。

• 舍雷肽酶:因舍雷肽酶可强效溶解纤维蛋白和纤维蛋白原,从而增强阿昔单抗的作用,所以合用时应慎重,已使用者应注意密切观察。

阿昔洛韦

注:此相互作用不适用于局部用阿昔洛韦制剂,伐昔洛韦的相互作用与阿昔洛韦相同。

• 环孢素:阿昔洛韦与环孢素合用可增加肾毒性。

• 麦考酚酯:阿昔洛韦的血药浓度可被麦考酚酯升高,阿昔洛韦也可升高麦考酚酯无活性代谢物的血药浓度。

• 丙磺舒:阿昔洛韦可因合用丙磺舒而排泄减少,导致血药浓度升高。

• 他克莫司:阿昔洛韦与他克莫司合用可能会增加肾毒性。

• 茶碱:阿昔洛韦可能会升高茶碱的血药浓度。

阿扎那韦

另见蛋白酶抑制剂。

☯HIV 蛋白酶抑制剂:①阿扎那韦的血药浓可被福沙那韦-利托那韦降低;②阿扎那韦可升高达芦那韦的血药浓度升高,不建议合用;③阿扎那韦-利托那韦可能升高其他 HIV 蛋白酶抑制剂的血药浓度,不推荐合用;④与洛匹那韦合用,洛匹那韦的血药浓度会升高,不建议合用;⑤阿扎那韦可能升高其他 HIV 蛋白酶抑制剂的血药浓度,不建议合用;⑥阿扎那韦的血药浓度会被利托那韦升高;合用时,利托那韦可使阿扎那韦增效;⑦阿扎那韦与沙奎那韦-利托那韦合用,使沙奎那韦的血药浓度升高;阿扎那韦慎与沙奎那韦-利托那韦合用,P-R 间期延长可能出现叠加效应;⑧阿扎那韦与替拉那韦-利托那韦合用,阿扎那韦的血药浓度会明显降低,替拉那韦的血药浓度升高。

☯其他抗病毒药:①与依法韦仑合用,阿扎那韦的血药浓度会降低。首次治疗的患者推荐剂量为阿扎那韦 400 mg 与利托那韦 100 mg,与食物同服,1 次/日,600 mg 依法韦仑空腹服用,最好睡前服用;有使用抗逆转录病毒药物治疗经历的患者不推荐合用;②与依曲韦林或奈韦拉平合用,依曲韦林或奈韦拉平的血药浓度会升高,阿扎那韦的血药浓度会降低,禁止合用;③去羟肌苷和阿扎那韦合用时,至少应间隔 2 h;④与替诺福韦合用,阿扎那韦的血药浓度会降低,替诺福韦的血药浓度会升高;⑤与拉替拉韦合用,阿扎那韦的血药浓度会升高;⑥阿扎那韦-利托那韦可升高达卡他韦的血药浓度,达卡他韦的剂量应降至 30 mg,1 次/日。

• 镇痛药:①阿芬太尼的血药浓度可能被阿扎那韦明显升高,不良反应增加;②丁丙诺非的血药浓度会被阿扎那韦升高;③芬太尼的血药浓度可被阿扎那韦明显升高,作用增强。

• 抗菌药:①利福布丁及其代谢物的血药浓度会升高;②与利福平合用,阿扎那韦的血药浓度会降低;③阿扎那韦与克拉霉素合用,二者的血药浓度会升高,克拉霉素代谢物 14-羟克拉霉素的血药浓度会降低。

• 抗抑郁药:①三环类抗抑郁药的血药浓度升高;②与奈法唑酮合用,阿扎那韦的血药浓度可能会升高;③与贯叶连翘合用,阿扎那韦的血药浓度会降低;④曲唑酮的血药浓度会升高,谨慎合用,考虑降低曲唑酮的剂量;⑤文拉法辛及其代谢物的血药浓度可能会升高。

• 抗糖尿病药:①阿扎那韦可能减弱格列美脲、格列吡嗪、格列本脲、二甲双胍、吡格列酮、罗格列酮、甲苯磺丁脲的降糖作用;②瑞格列奈的血药浓度会升高,同时阿扎那韦会减弱瑞格列奈的降糖作用。

• 抗癫痫药:①阿扎那韦的血药浓度会降低,卡马西平的血药浓度会升高。如无利托那韦,不推荐阿扎那韦与卡马西平合用;但阿扎那韦-利托那韦可明显升高卡马西平的血药浓度,合用时需降低卡马西平的剂量。②与苯巴比妥、苯妥英合用,苯巴比妥、苯妥英的血药浓度均降低。

• 唑类抗真菌药:①伊曲康唑、酮康唑的血药浓度可能升高,伊曲康唑、酮康唑剂量>200 mg/d 时谨慎与阿扎那韦-利托那韦合用;②与咪康唑合用,阿扎那韦的血药浓度可能升高;③具有 CYP2C19 等位基因者,阿扎那韦-利托那韦与伏立康唑合用,阿扎那韦和伏立康唑的血药浓度均降低;CYP2C19 等位基因缺失者,阿扎那韦-利托那韦与伏立康唑合用,阿扎那韦的血药浓度降低,伏立康唑的血药浓度升高;不推荐合用,除非经过评估认为益处大于风险;④与泊沙康唑合用,阿扎那韦的血药浓度可能会升高。

☯抗组胺药:阿司咪唑、特非那定的血药浓度明显会升高。可能发生严重的或危及生命的心脏不良反应。

☯抗疟疾药/抗原虫药:①卤泛群、苯芴醇、奎宁的血药浓度会明显升高,发生心律失常的风险升高;②与甲氟喹合用,Q-T 间期延长的效应可出现叠加。心律失常的风险升高,禁止合用。

☯抗偏头痛药:麦角生物碱的血药浓度会升高,增加麦角中毒的危险性。可能发生严重的或危及生命的不良反应。

☞抗肿瘤药:①阿扎那韦-利托那韦会明显升高伊立替康的血药浓度,禁止合用;②与紫杉醇合用,紫杉醇的血药浓度可能会升高,密切监测紫杉醇的毒性,可能需降低紫杉醇的剂量。

☞抗精神病药:①匹莫齐特的血药浓度会升高,增加心律失常的风险;②阿立哌唑的代谢可能会被阿扎那韦抑制,合用时须降低阿立哌唑的给药剂量。

☞苯二氮䓬类:①与咪达唑仑合用,咪达唑仑的血药浓度会升高。阿扎那韦禁止与口服咪达唑仑合用;阿扎那韦与静脉咪达唑仑合用时,应降低咪达唑仑的剂量,准备好能抢救呼吸抑制和过度镇静的药品和设备,在密切监测下进行;②与三唑仑合用,三唑仑的血药浓度会明显升高,可能发生严重的或危及生命的不良反应。

☞心血管药:与地高辛合用,P-R 间期延长的作用可能出现叠加。

☞抗凝血药:①华法林的血药浓度升高,可导致危及生命的出血事件,必须合用时密切监测 INR;②利伐沙班的血药浓度会升高,预防深静脉血栓时,其 Ccr<30 ml/min 者禁止合用;预防卒中时,其 Ccr<15 ml/min 者禁止合用。密切监测出血的症状和体征,并定期监测肾功能。

☞抗心律失常药:①氟卡尼、利多卡因、奎尼丁、胺碘酮的血药浓度会升高,可能发生严重的或危及生命的不良反应;②苄普地尔的血药浓度会明显升高,心律失常的风险增加;③与普罗帕酮合用,P-R 间期延长的作用可能出现叠加效应,心律失常的风险增加。

☞β受体拮抗药:β受体拮抗药和阿扎那韦合用,P-R 间期延长的作用可能出现叠加效应,心律失常的风险增加。

• 钙通道阻滞剂:阿扎那韦与氨氯地平、苄普地尔、地尔硫䓬、维拉帕米合用,钙通道阻滞剂的血药浓度会升高。

☞调脂药:阿托伐他汀等他汀类的血药浓度会升高。肌病及横纹肌溶解症的危险增加。

• 皮质激素:①布地奈德的血药浓度会升高。尽量避免合用,如必须合用,应降低布地奈德的剂量,并且分次给药;②与地塞米松合用,阿扎那韦的血药浓度会降低,可能丧失抗病毒活性;③不推荐与氟替卡松、泼尼松龙合用,因后二者的血药浓度会升高。

• 抗酸药:与抗酸药合用,阿扎那韦的血药浓度降低。抗酸药和阿扎那韦至少间隔 1~2 h 分开服药。

☞促胃肠蠕动药:西沙必利的血药浓度明显升高,增加心律失常风险。

• H₂-受体拮抗剂:与 H₂-受体拮抗剂合用,阿扎那韦的血药浓度降低。在服用 H₂-受体拮抗剂 2 h 前或

10 h 后服用阿扎那韦-利托那韦。

• 质子泵抑制剂:阿扎那韦的血药浓度降低。对有治疗经历患者禁止合用;无治疗经历患者质子泵抑制剂与阿扎那韦-利托应间隔 12 h 给予,剂量不超过奥美拉唑 20 mg/d 的等效剂量,无利托那韦时禁止合用。

☞免疫抑制药:阿扎那韦与免疫抑制药合用,后者如环孢素、西罗莫司、他克莫司的血药浓度升高。监测免疫抑制药的血药浓度,根据其血药浓度调整剂量。

• 口服避孕药:①炔雌醇的血药浓度降低,谨慎合用,口服避孕药如与阿扎那韦-利托那韦合用,其炔雌醇的含量至少为 35 μg;口服避孕药如与阿扎那韦合用,其炔雌醇的含量不应超过 30 μg;②炔诺酮的血药浓度升高,推荐或采用其他避孕措施。

• 蛋白同化激素:睾酮的血药浓度升高。

☞索尼吉布:阿扎那韦可明显升高索尼吉布的血药浓度,如必须合用,阿扎那韦的使用不能超过 14 d,并应密切监测索尼吉布的不良反应,特别是肌肉骨骼的反应。

艾克珠单抗

☞疫苗:用艾克珠单抗治疗的患者应避免使用活疫苗。

☞华法林:开始使用或者停用艾克珠单抗时,应监测 INR。

☞环孢素:开始使用或者停用艾克珠单抗时,应监测环孢素的血药浓度,并考虑调整剂量。

艾曲波帕

• 抗酸药:艾曲波帕的吸收可因合用抗酸药而减少,给药间隔时间应在 4 h 以上。

• 抗病毒药:艾曲波帕的血药浓度可能会因合用洛匹那韦而降低。

• 钙剂:艾曲波帕的吸收可能会因合用钙剂而减少,给药间隔时间应在 4 h 以上。

• 铁剂:艾曲波帕的吸收可能会因合用铁剂而减少,给药间隔时间应在 4 h 以上。

☞调脂药:艾曲波帕可升高瑞舒伐他汀的血药浓度,合用时建议减少瑞舒伐他汀的给药剂量。

• 硒剂:艾曲波帕的吸收可能会因合用硒剂而减少,给药间隔时间应在 4 h 以上。

• 锌剂:艾曲波帕的吸收可能会因合用锌剂而减少,给药间隔时间应在 4 h 以上。

☞伊卢多啉:艾曲波帕可升高伊卢多啉的血药浓度,合用时应降低伊卢多啉的剂量,并且监测患者的不良反应,可能会对患者驾驶和操作机器的能力造成损害。

艾沙康唑

见唑类抗真菌药。

艾司利卡西平

• 抗凝血药:艾司利卡西平降低华法林的血药

浓度。

☞抗抑郁药:①抗癫痫药的抗惊厥效应可能会被MAOIs和三环类相关性抗抑郁药减弱,从而使惊厥发作阈值降低;②抗癫痫药的抗惊厥效应可被SSRIs和三环类抗抑郁药拮抗减弱,从而使惊厥发作阈值降低。

• 抗癫痫药应避免与贯叶连翘合用。

• 抗癫痫药:①艾司利卡西平与卡马西平合用,两药的血药浓度均见降低;②艾司利卡西平应避免与奥卡西平合用;③艾司利卡西平的血药浓度可被苯妥英降低,而同时苯妥英的血药浓度会升高;④艾司利卡西平可升高氯巴占的血药浓度。

☞抗疟药:①抗癫痫药与氯喹或羟氯喹合用可增加惊厥的风险;②抗癫痫药的抗惊厥效应可被甲氟喹减弱。

☞雌激素:艾司利卡西平可加速雌激素的代谢,从而降低其避孕效果。

☞奥利司他:抗癫痫药与奥利司他合用可增加惊厥的风险。

☞孕激素类:艾司利卡西平可加速孕激素类的代谢,从而降低其避孕效果。

• 他汀类:艾司利卡西平可升高辛伐他汀的血药浓度。

• 质子泵抑制剂:艾司利卡西平可升高奥美拉唑的血药浓度。

华法林:艾司利卡西平与华法林合用时,应加强对患者INR的监测。

• 贯叶连翘:艾司利卡西平应避免与贯叶连翘合用。

艾司洛尔

见β受体拮抗药。

艾司西酞普兰

见SSRI类抗抑郁药。

艾替班特

• ACEIs:艾替班特的作用可被ACEIs减弱。

埃替格韦

☞阿扎那韦-利托那韦:埃替格韦的血药浓度可被阿扎那韦-利托那韦明显升高,阿扎那韦-利托那韦的剂量大于300 mg/100 mg,1次/日与埃替格韦合用时尚无合适的剂量调整方案。

☞洛匹那韦-利托那韦:埃替格韦的血药浓度可被洛匹那韦-利托那韦明显升高,洛匹那韦-利托那韦的剂量大于400 mg/100 mg,1次/日与埃替格韦合用时尚无合适的剂量调整方案。

☞去羟肌苷:埃替格韦需在进食时服用,而去羟肌苷需空腹服用,故去羟肌苷需在服用埃替格韦前1 h或2 h后服用。

☞依法韦仑:埃替格韦的血药浓度可被依法韦仑明显降低,可导致治疗失败及病毒耐药,不推荐合用。

☞抗酸药:埃替格韦可与抗酸药中的阳离子结合成不溶性复合物,导致血药浓度降低,两者至少间隔2 h服用。

☞抗癫痫药:埃替格韦的血药浓度可被卡马西平、苯妥英、苯巴比妥、奥卡西平明显降低,可导致治疗失败及病毒耐药,不推荐合用。

☞利福霉素类:埃替格韦的血药浓度可被利福霉素类明显降低,可导致治疗失败及病毒耐药,不推荐合用。

☞酮康唑:合用时埃替格韦和酮康唑的血药浓度均见升高,但不必调整剂量,酮康唑的剂量不超过200 mg/d。

☞利福布丁:埃替格韦可明显升高利福布丁及其代谢产物的血药浓度,推荐降低利福布丁的剂量75%(如150 mg,隔日1次或每周3次),同时埃替格韦的血药浓度降低,但如调整利福布丁的剂量,就不必调整埃替格韦的剂量。

☞地塞米松:埃替格韦的血药浓度可被地塞米松明显降低,导致治疗失败,推荐用其他皮质激素替代地塞米松。

☞波生坦:埃替格韦可升高波生坦的血药浓度,同时埃替格韦的血药浓度降低。如须合用,波生坦至少停用36 h后才能开始埃替格韦的治疗,埃替格韦治疗10 d后,波生坦以62.5 mg/d的剂量重新开始治疗,并根据耐受性调整剂量。

☞HIV蛋白酶抑制剂:利托那韦可降低波普瑞韦、替拉匹韦的血药浓度,因埃替格韦须与HIV蛋白酶抑制剂和利托那韦合用,所以不推荐埃替格韦与波普瑞韦、替拉匹韦合用。

☞贯叶连翘:埃替格韦的血药浓度可被贯叶连翘明显降低,导致治疗失败,不推荐合用。

☞口服避孕药:埃替格韦可影响口服避孕药的效果,推荐采取其他避孕措施。

安他唑啉

见抗组胺类药。

氨苯蝶啶

见利尿药。

氨苯砜

• 抗菌药:①氨苯砜的血药浓度可被利福霉素类降低;②氨苯砜与甲氧苄啶合用时,两药的血药浓度均升高。

☞抗病毒药:氨苯砜与沙奎那韦合用可增加室性心律失常的风险,应避免合用。

• 丙磺舒:氨苯砜可因合用丙磺舒而排泄减少,导致不良反应增加。

• 疫苗:抗菌药可使伤寒疫苗失活。

氨苄西林-氟氯西林

见青霉素类。

氨苄西林

见青霉素类。

氨茶碱

见茶碱。

氨磺必利

见抗精神病药。

氨基葡萄糖

☙抗凝血药:氨基葡萄糖可增强华法林的抗凝效应,应避免合用。

氨基水杨酸盐

• 硫唑嘌呤:氨基水杨酸盐与硫唑嘌呤合用可增加白细胞减少症的风险。

• 强心苷类:柳氮磺胺吡啶可能会减少地高辛的吸收。

• 细胞毒性药:氨基水杨酸盐与巯嘌呤合用可增加白细胞减少症的风险。

• 叶酸:柳氮磺胺吡啶可能会减少叶酸的吸收。

氨基糖苷类

• α 和 β 半乳糖苷酶类:庆大霉素可能会抑制 α 和 β 半乳糖苷酶类的效应,应避免合用。

• 镇痛药:庆大霉素和阿米卡星在新生儿期应用时的血药浓度可能会被吲哚美辛升高。

☙抗菌药:①新霉素减少青霉素 V 的吸收;②氨基糖苷类与黏菌素或多黏菌素类合用可增加肾毒性;③氨基糖苷类与卷曲霉素或万古霉素合用可增加肾毒性和耳毒性;④氨基糖苷类与头孢菌素类合用可能会增加肾毒性。

☙抗凝血药:抗凝血药的临床实践建议,在新霉素和苯茚二酮合用时(局部治疗肠道出血时),INR 可能会改变。

• 抗糖尿病药:新霉素可能会增加阿卡波糖的降糖效应,也可引起严重的胃肠道反应。

• 抗真菌药:氨基糖苷类与两性霉素合用可增加肾毒性。

• 双膦酸盐:氨基糖苷类与双膦酸盐合用可增加低钙血症的风险。

• 强心苷类:①新霉素可减少地高辛的吸收;②庆大霉素可能会升高地高辛的血药浓度。

☙环孢素:氨基糖苷类与环孢素合用可增加肾毒性。

☙细胞毒性药:①新霉素可能会减少甲氨蝶呤的吸收;②新霉素减少索拉菲尼的生物利用度;③氨基糖苷类与铂类药物合用会增加肾毒性和耳毒性。

• 利尿药:氨基糖苷类与髓袢利尿药合用可增加耳毒性。

☙肌松药:氨基糖苷类会增加非去极化型肌松药氯化琥珀胆碱的效应。

☙拟交感神经药:氨基糖苷类可对抗新斯的明和吡斯的明的效应。

☙他克莫司:氨基糖苷类与他克莫司合用会增加肾毒性。

• 疫苗:抗菌药可使疫苗失活。

• 维生素:新霉素可能会减少维生素 A 的吸收。

☙舍雷肽酶:舍雷肽酶与抗生素合用可导致皮肤黏膜眼综合征及中毒性表皮坏死松解症、间质性肺炎、嗜酸性细胞肺浸润综合征、休克。禁止合用。

氨己烯酸

☙抗抑郁药:①抗癫痫药的抗惊厥效应可能会被 MAOIs 和三环类抗抑郁药减弱,从而使惊厥发作阈值降低;②抗癫痫药的抗惊厥效应可被 SSRIs 和三环类抗抑郁药拮抗减弱,从而使惊厥发作阈值降低。

• 抗癫痫药:①氨己烯酸可降低苯妥英的血药浓度;②氨己烯酸可能会降低扑米酮的血药浓度。

• 抗疟药:①抗癫痫药与氯喹和羟化氯喹合用可能会增加惊厥的风险;②抗癫痫药的抗惊厥作用可被甲氟喹拮抗。

• 巴比妥类药物:氨己烯酸可能会降低苯巴比妥的血药浓度。

氨甲酰甲胆碱

见拟副交感神经药。

氨氯地平

见钙通道阻滞剂。

氨羟二膦酸二钠

见双膦酸盐。

氨曲南

☙抗凝血药:氨曲南可能会增强香豆素类的抗凝效应。

• 疫苗:抗菌药可灭活口服的伤寒菌苗。

胺碘酮

▲注:胺碘酮半衰期长,这就使其潜在的相互作用可能发生在胺碘酮停药后数周,甚至数月。

• α 和 β 半乳糖酐酶:胺碘酮可能会抑制 α 和 β 半乳糖苷酶效应,应避免合用。

• 局部麻醉药:抗心律失常药与布比卡因、左布比卡因、丙胺卡因或罗哌卡因合用可增加心肌抑制。

☙抗心律失常药:①抗心律失常药与其他抗心律失常药合用增加心肌抑制;②胺碘酮与丙吡胺或决奈达隆合用可增加室性心律失常的风险,应避免合用;③胺碘酮可升高氟卡尼的血药浓度,合用时氟卡尼的剂量减半。

☙抗菌药:①胺碘酮与羟嗪合用可增加室性心律失常的风险,应避免合用;②胺碘酮与左氧氟沙星或莫西沙星合用可增加室性心律失常的风险,应避免合用;③胺碘酮与复方磺胺甲噁唑合用增加室性心律失常的风险,应避免合用。

☙抗凝血药:①胺碘酮可抑制香豆素或苯茚二酮的代谢,从而增强抗凝效应;②胺碘酮可升高达比加群酯的血药浓度,合用时应减少达比加群酯的剂量。

☞抗抑郁药:胺碘酮与三环类抗抑郁药合用可增加室性心律失常的风险(避免合用)。

☞抗癫痫药:胺碘酮抑制苯妥英钠的代谢,使其血药浓度升高。

☞抗组胺类药:胺碘酮与咪唑斯汀合用可增加室性心律失常的风险,应避免合用。

☞抗疟药:①胺碘酮应避免与蒿甲醚或木芴醇合用,以避免增加室性心律失常的风险;②胺碘酮与氯喹、羟氯喹、甲氟喹或奎宁合用可增加室性心律失常的风险,应避免合用。

☞抗毒蕈碱:胺碘酮与托特罗定合用可增加室性心律失常的风险。

☞抗精神病药:①延长 Q-T 间期的抗心律失常药与延长 Q-T 间期的抗精神病药合用可增加室性心律失常的风险;②胺碘酮与苯哌利多、氟哌啶醇、吩噻嗪类、匹莫齐特、氯哌噻吨或舒必利合用可增加室性心律失常的风险,应避免合用;③丁苯那嗪与能延长 Q-T 间期的抗心律失常药合用,Q-Tc 间期延长的风险升高,合用时禁用于患有先天 Q-T 间期延长综合征以及有心律不齐病史的患者。

☞抗病毒药:①胺碘酮的血药浓度可能会被阿扎那韦升高;②胺碘酮的血药浓度可能会被福沙那韦、利托那韦升高,从而增加室性心律失常的风险,应避免合用;③胺碘酮的血药浓度可能会被茚地那韦升高,应避免合用;④胺碘酮与奈非那韦或沙奎那韦合用可增加室性心律失常的风险,应避免合用;④胺碘酮的血药浓度可被替拉瑞韦升高,导致严重或致命性不良反应。如需合用严密监视患者症状;⑤胺碘酮与波普瑞韦合用,可引发致命的不良事件,合用时应密切观察,并监测血药浓度;⑥胺碘酮的血药浓度可被西美瑞韦轻度升高,合用时应密切观察,并监测血药浓度;⑦同时服用来地帕韦-索氟布韦和胺碘酮的患者可能发生严重的症状性心动过缓,尤其是同时接受 β 受体拮抗药者,或有潜在心脏合并症和(或)严重肝病的患者。来地帕韦-索氟布韦应避免与胺碘酮合用。

☞阿托西汀:胺碘酮与阿托西汀合用可增加室性心律失常的风险。

☞β 受体拮抗药:①胺碘酮与 β 受体拮抗药合用可增加心动过缓、AV 传导阻滞和心肌抑制的风险;②抗心律失常药与 β 受体拮抗药合用可增加心肌抑制的风险;③胺碘酮与索他洛尔合用可增加室性心律失常的风险,应避免合用。

☞钙通道阻滞剂:胺碘酮与地尔硫䓬、维拉帕米合用可增加心动过缓、AV 传导阻滞和心肌抑制的风险。

☞强心苷类:胺碘酮可升高地高辛的血药浓度,合用时地高辛的剂量应减半。

• 环孢素:胺碘酮可能会升高环孢素的血药浓度。

☞秋水仙碱:胺碘酮可能会增加秋水仙碱的毒性。

☞细胞毒性药:胺碘酮与三氧化砷合用可增加室性心律失常的风险。

• 利尿药:①胺碘酮与乙酰唑胺、髓袢利尿药或噻嗪类相关性利尿药合用时,如果利尿药已经引起低钾血症则增加心脏毒性;②胺碘酮可升高依普利酮的血药浓度,合用时应降低依普利酮的剂量。

• 葡萄柚汁:胺碘酮的血药浓度会被葡萄柚汁升高。

☞伊伐布雷定:胺碘酮与伊伐布雷定合用可增加室性心律失常的风险。

☞调脂药:胺碘酮与辛伐他汀合用可增加肌病的风险。

☞锂剂:胺碘酮应避免与锂剂合用,以免增加室性心律失常的风险。

• 奥利司他:胺碘酮的血药浓度可能会被奥利司他降低。

☞喷他脒羟乙磺酸盐:胺碘酮与喷他脒羟乙磺酸盐合用可增加室性心律失常的风险,应避免合用。

• 甲状腺激素:胺碘酮可抑制甲状腺的摄取。

• H_2-受体拮抗剂:西咪替丁可升高胺碘酮的血药浓度。

☞来辛拉德:胺碘酮可升高来辛拉德的血药浓度,应谨慎合用。

☞伊潘立酮:伊潘立酮禁止与能延长 Q-T 间期的胺碘酮合用。

☞匹莫范色林:胺碘酮与匹莫范色林合用,Q-T 间期延长作用相加,禁止合用。

• 吡非尼酮:胺碘酮会增加吡非尼酮的不良反应。

昂丹司琼

见 5-HT₃ 受体拮抗剂。

奥贝胆酸

• 胆酸结合树脂:胆酸结合树脂可影响奥贝胆酸的吸收,两者合用时应间隔至少 4 h 服用。

• 华法林:奥贝胆酸与华法林合用时,可降低 INR,两者合用时应密切监测 INR,并根据检测结果调整华法林的剂量。

• 茶碱:奥贝胆酸可升高茶碱的血药浓度,合用时,应监测其血药浓度。

• 替扎尼定:奥贝胆酸可升高茶碱的血药浓度,合用时,应监测其血药浓度。

奥氮平

见抗精神病药。

奥芬那君

见抗毒蕈药。

奥卡西平

☞抗抑郁药:①抗癫痫药的抗惊厥作用可被 MAOIs 和三环类抗抑郁药拮抗,导致惊厥发作阈值降低;②抗癫痫药的抗惊厥作用可被 SSRIs 和三环类抗抑郁药拮抗,导致惊厥发作阈值降低;③奥卡西平应避免与贯叶连翘合用。

• 抗癫痫药:①奥卡西平有时可降低卡马西平的血药浓度,但卡马西平活性代谢产物血药浓度可能会升高;同时,奥卡西平活性代谢产物的血药浓度常会降低;②奥卡西平可升高苯妥英的血药浓度,而同时奥卡西平活性代谢产物的血药浓度会降低;③丙戊酸盐有时降低奥卡西平及其活性代谢产物的血药浓度;④奥卡西平可降低吡仑帕奈的血药浓度,须增加吡仑帕奈的剂量。

☞抗疟药:①抗癫痫药与氯喹、羟氯喹合用可能会增加惊厥的风险;②抗癫痫药的抗惊厥作用可被甲氟喹拮抗。

☞抗精神病药:奥卡西平的抗惊厥作用可被抗精神病药减弱,导致惊厥发作阈值降低。

☞抗病毒药:①奥卡西平可明显降低达卡他韦的血药浓度,禁止合用;②奥卡西平可明显降低埃替格韦的血药浓度,可导致治疗失败及病毒耐药,不推荐合用;③奥卡西平可明显降低波普瑞韦的血药浓度,避免合用,尚无足够数据以提供推荐剂量;④奥卡西平可明显降低波普瑞韦的血药浓度,可导致治疗失败,避免合用;⑤奥卡西平可降低索氟布韦及其活性代谢产物的血药浓度,从而减弱索氟布韦的治疗作用,不宜合用;⑥奥卡西平可降低来地帕韦和索氟布韦的血药浓度,导致治疗失败,不推荐合用。

• 巴比妥类药物:奥卡西平可升高苯巴比妥的血药浓度,而同时奥卡西平活性代谢产物的血药浓度会降低。

• 环孢素:奥卡西平可能会降低环孢素的血药浓度。

• 雌激素:奥卡西平可加速雌激素代谢,导致避孕效果减弱。

• 孕激素:奥卡西平可加速孕激素代谢,导致避孕效果减弱。

奥利司他

• 抗心律失常药:奥利司他可能会降低胺碘酮的血药浓度。

• 抗凝血药:奥利司他生产商建议,合用时注意监测香豆素的抗凝效应。

• 抗糖尿病药:奥利司他生产商建议避免与阿卡波糖合用。

☞环孢素:奥利司他可能会降低环孢素的吸收。

☞抗癫痫药:奥利司他与抗癫痫药合用可增加惊厥的风险。

奥美拉唑

见质子泵抑制剂。

奥美沙坦

见血管紧张素Ⅱ受体拮抗剂。

奥曲肽

• 抗糖尿病药:奥曲肽可能会降低患者对胰岛素、二甲双胍、瑞格列奈和磺酰脲类的需要量。

☞环孢素:奥曲肽可降低环孢素的血药浓度。

• 多巴能药物:多巴能药物可升高溴隐亭的血药浓度。

• H_2-受体拮抗剂:奥曲肽可能会延缓西咪替丁的吸收。

奥沙拉嗪

见氨基水杨酸盐。

奥沙利铂

见铂类药物。

奥沙西泮

见抗焦虑与催眠药。

奥司替尼

☞大环内酯类:奥司替尼的血药浓度可被泰利霉素、克拉霉素明显升高,应避免合用,如必须合用,应密切监测患者的不良反应。

☞唑类抗真菌药:奥司替尼的血药浓度可被唑类抗真菌药明显升高,应避免合用,如必须合用,应密切监测患者的不良反应。

☞HIV 蛋白酶抑制剂:奥司替尼的血药浓度可被HIV 蛋白酶抑制剂明显升高,应避免合用,如必须合用,应密切监测患者的不良反应。

☞奈法唑酮:奥司替尼的血药浓度可被奈法唑酮明显升高,如必须合用,应密切监测患者的不良反应。

☞利福霉素类:奥司替尼的血药浓度可被利福霉素类明显降低,应避免合用。

☞抗癫痫药:①奥司替尼的血药浓度可被卡马西平、苯巴比妥、苯妥英明显降低,应避免合用。

☞贯叶连翘:奥司替尼的血药浓度可被贯叶连翘明显降低,应避免合用。

☞环孢素:奥司替尼可影响环孢素的血药浓度,应避免合用。

☞阿片类镇痛药:奥司替尼可影响芬太尼的血药浓度,应避免合用。

☞奎尼丁:奥司替尼可影响奎尼丁的血药浓度,应避免合用。

☞麦角生物碱:奥司替尼可影响麦角生物碱的血药浓度,应避免合用。

奥西那林

见拟交感神经药。

奥昔布宁

见抗毒蕈碱药。

巴比妥类药物

• 乙醇:巴比妥类药物与乙醇合用可增强镇静效应。

• 阿片类镇痛药:①苯巴比妥可降低美沙酮的血药浓度;②巴比妥类药物可能会增强麻醉性镇痛剂的中枢

神经系统效应。

☞抗心律失常药:①巴比妥类药物可加速丙吡胺的代谢,使其血药浓度降低;②苯巴比妥可能会降低决奈达隆的血药浓度,应避免合用。

☞抗菌药:①巴比妥类药物可加速氯霉素、多西环素和甲硝唑的代谢,使其血药浓度降低;②苯巴比妥可能会降低利福平的血药浓度;③苯巴比妥可降低泰利霉素的血药浓度,应避免在苯巴比妥用药期间或停药后2周内使用泰利霉素。

☞抗凝血药:①巴比妥类药物可加速香豆素类的代谢,从而降低其抗凝效应;②苯巴比妥可明显降低阿哌沙班的血药浓度;③苯巴比妥可明显降低利伐沙班的血药浓度,谨慎合用;④巴比妥类与吲哚布芬的口服制剂合用,吲哚布芬的代谢加速而降效。

☞抗抑郁药:①苯巴比妥可降低帕罗西汀的血药浓度;②苯巴比妥可加速米安色林的代谢,使其血药浓度降低;③巴比妥类药物的抗惊厥效应可能会被 MAOIs 和三环类相关的抗抑郁药减弱,导致惊厥发作阈值降低;④巴比妥类药物的抗惊厥效应可被 SSRIs 拮抗,导致惊厥发作阈值降低;④苯巴比妥避免与贯叶连翘合用;⑤巴比妥类药物的抗惊厥效应可被三环类抗抑郁药减弱,导致惊厥发作阈值降低,同时巴比妥类药物可能会加速三环类抗抑郁药代谢,使其血药浓度降低;⑥苯巴比妥可降低维拉唑酮的血药浓度,如果苯巴比妥使用时间超过14 d,维拉唑酮的剂量应加倍。停用后,应在14 d内将维拉唑酮的剂量降低到正常用量。

☞抗癫痫药:①苯巴比妥可降低卡马西平、拉莫三嗪、噻加宾和唑尼沙胺的血药浓度;②苯巴比妥可能会降低乙琥胺的血药浓度;③苯巴比妥的血药浓度可被奥卡西平升高,同时奥卡西平活性代谢物的血药浓度降低;④苯巴比妥的血药浓度常被苯妥英升高,同时苯妥英的血药浓度常降低但是偶尔可能会升高;⑤巴比妥类药物与扑米酮合用可增强镇静效应;⑥苯巴比妥可能会降低卢非酰胺的血药浓度,同时苯巴比妥的血药浓度可能会升高;⑦苯巴比妥的血药浓度可被司替戊醇升高;⑧苯巴比妥的血药浓度可被丙戊酸盐升高,同时丙戊酸盐的血药浓度降低;⑨苯巴比妥的血药浓度可能会被氨己烯酸降低;⑩巴比妥类与吡仑帕奈合用增强中枢抑制作用。

☞唑类抗真菌药:①苯巴比妥可能会降低伊曲康唑和泊沙康唑的血药浓度;②苯巴比妥可能会降低伏立康唑的血药浓度,应避免合用;③苯巴比妥可降低灰黄霉素的吸收,使其效应降低。

☞抗精神病药:①巴比妥类药物的抗惊厥效应可被抗精神病药减弱,使惊厥发作阈值降低;②苯巴比妥可加速氟哌啶醇的代谢,使其血药浓度降低;③苯巴比妥与氯丙嗪合用两药的血药浓度均见降低;④苯巴比妥可能会降低阿立哌唑的血药浓度,合用时须增加阿立哌唑

的给药剂量;⑤苯巴比妥可降低鲁拉西酮的血药浓度,应避免合用;⑥苯巴比妥可明显降低布雷哌唑的血药浓度。

☞抗病毒药:①苯巴比妥可能会降低阿巴卡韦、地瑞那韦、福沙那韦和洛匹那韦的血药浓度;②苯巴比妥应避免与依曲韦林合用;③巴比妥类药物可能会降低茚地那韦、奈非那韦和沙奎那韦的血药浓度;④苯巴比妥可能会降低茚地那韦的血药浓度,同时苯巴比妥的血药浓度可能会升高;⑤苯巴比妥可降低利匹韦林的血药浓度,禁止合用;⑥苯巴比妥可降低埃替格韦的血药浓度,可导致治疗失败及病毒耐药,不推荐合用;⑦达卡他韦:苯巴比妥可明显降低达卡他韦的血药浓度,禁止合用;⑧苯巴比妥的血药浓度可被替拉瑞韦改变,合用时应在监测血药浓度条件下,滴定剂量,替拉瑞韦的血药浓度可被上述药物降低,疗效降低;⑨苯巴比妥可降低西美瑞韦的血药浓度,可导致治疗失败,避免合用;⑩苯巴比妥可降低索氟布韦及其活性代谢产物的血药浓度,从而减弱索氟布韦的治疗作用,不宜合用;⑪苯巴比妥可降低来地帕韦和索氟布韦的血药浓度,导致治疗失败,不推荐合用;增加匹莫范色林的剂量。

• 抗焦虑与催眠药:苯巴比妥常会降低氯硝西泮的血药浓度。

• 阿瑞吡坦:苯巴比妥可能会降低阿瑞吡坦的血药浓度。

• β受体拮抗药:①巴比妥类药物可降低美托洛尔和噻吗洛尔的血药浓度;②巴比妥类药物可能会降低普萘洛尔的血药浓度。

☞钙通道阻滞剂:①苯巴比妥可降低非洛地平和伊拉地平的效应;②巴比妥类药物可能会降低地尔硫䓬和维拉帕米的效应。

☞环孢素:巴比妥类药物可加速环孢素的代谢,从而降低其效应。

☞皮质激素:巴比妥类药物可加速皮质激素的代谢,从而降低其效应。

• 细胞毒性药:①巴比妥类药物应避免与吉非替尼合用;②苯巴比妥可能会降低依托泊苷的血药浓度;③苯巴比妥降低伊立替康和其活性代谢物的血药浓度。

☞利尿药:①苯巴比妥可降低依普利酮的血药浓度,应避免合用;②苯巴比妥与碳酸酐酶抑制剂合用可增加骨软化的风险。

• 叶酸:苯巴比妥的血药浓度可能会被叶酸降低。

• 激素拮抗剂:巴比妥类药物可能会加速托瑞米芬的代谢,使其血药浓度降低。

• 白三烯抑制剂:苯巴比妥可降低孟鲁司特的血药浓度。

• 洛非西定:苯巴比妥与洛非西定合用可增强镇静效应。

• 美金刚:巴比妥类药物的效应可能会被美金刚

减弱。

• 雌激素:巴比妥类药物可加速雌激素的代谢,使避孕效应降低。

• 孕激素类:巴比妥类药物可加速孕激素类的代谢,使避孕效应降低。

• 羟丁酸钠:巴比妥类药物可增强羟丁酸钠的效应,应避免合用。

• 拟交感神经药:苯巴比妥的血药浓度可能会被哌甲酯升高。

• 他克莫司:苯巴比妥可降低他克莫司的血药浓度。

• 茶碱:巴比妥类药物可加速茶碱的代谢,使其效应降低。

• 甲状腺激素:巴比妥类药物可加速甲状腺激素的代谢,在治疗甲状腺功能减退症时可能会增加甲状腺激素的需要量。

• 替勃龙:巴比妥类药物可加速替勃龙的代谢,降低其血药浓度。

• 乌利司他:巴比妥类药物避免与乌利司他合用,可能会降低乌利司他的避孕效应。

• 维生素:巴比妥类药物可能会增加维生素 D 的需要量。

• 阿莫达非尼:巴比妥类药物可降低阿莫达非尼的作用。

• 细辛脑:巴比妥类的催眠作用可被细辛脑能增强。

• 帕比司他:苯巴比妥可降低帕比司他的血药浓度,应避免合用。

• 曲贝替定:苯巴比妥可降低曲贝替定的血药浓度,禁止合用。

• 索尼吉布:苯巴比妥可明显降低索尼吉布的血药浓度,应避免合用。

• 罗拉吡坦:苯巴比妥可明显降低罗拉吡坦的血药浓度,应避免合用。

• 伊伐卡夫特:苯巴比妥可明显降低伊伐卡夫特的血药浓度,应避免合用。

• 奥司替尼:苯巴比妥可明显降低奥司替尼的血药浓度,应避免合用。

• 伊沙匹隆:苯巴比妥可降低伊沙匹隆的血药浓度,应避免合用。

• 匹莫范色林:苯巴比妥可降低匹莫范色林的血药浓度,合用时,应密切监测患者。

• 洛美他派:苯巴比妥可降低洛美他派的血药浓度,合用时,应密切监测患者,可能须增加洛美他派的剂量。

• 替格瑞洛:苯巴比妥可明显降替格瑞洛的血药浓度,应避免合用。

• 坎格列净:苯巴比妥可降低坎格列净的血药浓度,疗效随之降低。

• 托法替尼:苯巴比妥可降低托法替尼的血药浓度,疗效随之减弱。

巴利昔单抗

• 松果菊:理论上,松果菊(Echinacea)具有免疫系统刺激作用,可能降低巴利昔单抗的疗效,从而危及器官移植患者的生命,故两者应避免联用。

• 他克莫司:巴利昔单抗可使他克莫司谷浓度升高,增加中毒的危险性,其作用机制可能因细胞因子引起 CYP3A4 介导的他克莫司代谢发生改变,故两者联用时,应在移植后 1~2 个月密切监测他克莫司血药浓度,必要时据此调整剂量。

巴柳氮

见氨基水杨酸盐。

巴氯芬

见肌松药。

白介素-2

• ACEIs:白介素-2 与 ACEIs 合用可增强降压效应。

• α 受体拮抗药:白介素-2 与 α 受体拮抗药合用可增强降压效应。

• 血管紧张素 II 受体拮抗剂:白介素-2 与血管紧张素 II 受体拮抗剂合用可增强降压效应。

• HIV 蛋白酶抑制剂:白介素-2 可能会升高茚地那韦的血药浓度。

• β 受体拮抗药:白介素-2 与 β 受体拮抗药合用可增强降压效应。

• 钙通道阻滞剂:白介素-2 与钙通道阻滞剂合用可增强降压效应。

• 可乐定:白介素-2 与可乐定合用可增强降压效应。

• 皮质激素:白介素-2 应避免与皮质激素合用。

• 细胞毒性药:白介素-2 应避免与顺铂、达卡巴嗪或长春碱合用。

• 二氮嗪:白介素-2 与二氮嗪合用可增强降压效应。

• 利尿药:白介素-2 与利尿药合用可增强降压效应。

• 甲基多巴:白介素-2 与甲基多巴合用可增强降压效应。

• 莫索尼定:白介素-2 与莫索尼定合用可增强降压效应。

• 硝酸酯类:白介素-2 与硝酸酯类合用可增强降压效应。

• 血管舒张药:白介素-2 与肼屈嗪、米诺地尔或硝普钠合用可增强降压效应。

白三烯抑制剂

• 镇痛药:扎鲁司特的血药浓度可被阿司匹林

升高。

- 抗菌药:扎鲁司特的血药浓度可被红霉素降低。
- 抗凝血药:扎鲁司特可增强华法林的抗凝效应。
- 抗癫痫药:孟鲁司特的血药浓度可被扑米酮降低。
- 巴比妥类药物:孟鲁司特的血药浓度可被苯巴比妥降低。
- 茶碱:扎鲁司特可能会升高茶碱的血药浓度,扎鲁司特的血药浓度也可能降低。

白陶土
- 镇痛药:白陶土可能会减少阿司匹林的吸收。
- 抗菌药:白陶土可能会减少四环素类的吸收。
- 抗疟药:白陶土会减少氯喹和羟氯喹的吸收。
- 抗精神病药:白陶土可能会减少吩噻嗪类的吸收。

白消安
- 镇痛药:静脉用白消安的代谢可能会被对乙酰氨基酚抑制,故在应用对乙酰氨基酚72 h内合用静脉用白消安时应特别注意。
- 抗菌药:白消安的血药浓度可被甲硝唑升高,从而增加中毒的风险。
- 抗癫痫药:①细胞毒性药可能会减少苯妥英的吸收;②白消安的血药浓度可能会被苯妥英降低。
- 唑类抗真菌药:白消安的代谢可被伊曲康唑抑制,从而增加中毒的风险。
- 抗精神病药:细胞毒性药避免与氯氮平合用(增加粒细胞缺乏症的风险)。
- 强心苷类:细胞毒性药可减少地高辛片剂的吸收。
- 细胞毒性药:白消安与硫鸟嘌呤合用可增加肝毒性。

班布特罗
见拟交感神经药。

保钾利尿药和醛固酮拮抗剂
见利尿药。

贝拉西普
- 吗替麦考酚酯:贝拉西普与吗替麦考酚酯合用,与吗替麦考酚酯合用环孢素相比,吗替麦考酚酯的 C_{max} 和 AUC_{0-12} 分别升高20%和40%。

贝利木单抗
- 地诺单抗:贝利木单抗与地诺单抗合用可增强免疫抑制作用,相互作用明显,应密切监测。
- 疫苗:贝利木单抗可能影响肝炎疫苗免疫的应答,贝利木单抗与肝炎疫苗应间隔30 d使用。

贝米肝素
见肝素。

贝沙罗汀
- 抗癫痫药:细胞毒性药可能会降低苯妥英的

吸收。
- 抗精神病药:细胞毒性药避免与氯氮平合用,以免增加粒细胞缺乏症的风险。
- 强心苷类:细胞毒性药可减少地高辛片剂的吸收。
- 调脂药:贝沙罗汀的血药浓度可被吉非贝齐升高,应避免合用。

贝特类药物
- 抗菌药:氯贝特与达托霉素合用可增加肌病的风险。
- 抗凝血药:氯贝特可增强香豆素类和苯茚二酮的抗凝效应。
- 抗糖尿病药:①氯贝特与胰岛素或磺脲类合用可能改善糖耐量和可产生叠加的降糖效应;②吉非罗齐可能会增强那格列奈的降糖效应,应避免合用。
- 环孢素:苯扎贝特或非洛贝特与环孢素合用可增加肾功能损伤的风险。
- 秋水仙碱:氯贝特与秋水仙碱合用可增加肌病的风险。
- 细胞毒性药:吉非罗齐可升高贝沙罗汀的血药浓度,应避免合用。
- 调脂药:①氯贝特与依折麦布合用可增加胆结石和胆囊疾病的风险,疑似发生时应停药;②氯贝特与他汀类药物合用时可增加肌病的风险;③吉非罗齐与他汀类药物合用时增加肌病的风险,最好避免合用。
- 伊卢多啉:吉非贝齐可升高伊卢多啉的血药浓度,合用时应降低伊卢多啉的剂量,并且监测患者的不良反应,可能会对患者驾驶和操作机器的能力造成损害。
- 奥贝胆酸:胆汁酸结合树脂可影响奥贝胆酸的吸收,两者合用时应间隔至少4 h服用。

倍氯米松
见皮质激素。

倍他洛尔
见 β 受体拮抗药。

倍他米松
见皮质激素。

倍他司汀
- 抗组胺类药:理论上倍他司汀的效应可被抗组胺类药拮抗。

苯丙醇胺
见拟交感神经药。

苯达莫司汀
- 环丙沙星:苯达莫司汀的活性代谢产物 γ-羟基苯达司汀和 N-去甲基苯达司汀均通过 CYP1A2 形成,环丙沙星不但可升高苯达莫司汀的血药浓度,而且能降低苯达莫司汀活性代谢物的血药浓度。
- 氟伏沙明:苯达莫司汀的活性代谢产物 γ-羟基苯

达司汀和 N-去甲基苯达司汀均通过 CYP1A2 形成,氟伏沙明不但可升高苯达莫司汀的血药浓度,而且能降低苯达莫司汀活性代谢物的血药浓度。

☞奥美拉唑:苯达莫司汀血药浓度可能被奥美拉唑降低,而且活性代谢产物的血药浓度可能会升高。苯达莫司汀与 CYP1A2 诱导剂或抑制剂必须合用时应密切注意。

☞烟草:苯达莫司汀血药浓度可能因吸烟降低,而且活性代谢产物的血药浓度可能会升高。吸烟患者使用苯达莫司汀应密切注意。

苯海索

见抗毒蕈碱药。

苯甲曲秦

• 胰岛素:糖尿病患者使用苯甲曲秦,对胰岛素的需要量可能会减少。

• 胍乙啶:苯甲曲秦可降低胍乙啶的降压作用。

☞MAOIs:苯甲曲秦禁与 MAOIs 合用。

苯甲酸钠

• 抗癫痫药:苯甲酸钠的作用可能会被丙戊酸盐减弱。

• 抗精神病药:苯甲酸钠的作用可能会被氟哌啶醇减弱。

• 皮质激素:苯甲酸钠的作用可能会被皮质激素减弱。

• 丙磺舒:共轭形式的苯甲酸钠的排泄可能会因合用丙磺舒而降低。

苯哌利啶

见阿片类镇痛药。

苯哌利多

见抗精神病药。

苯噻啶

• 肾上腺素神经阻滞剂:苯噻啶可拮抗肾上腺素神经阻滞剂的降压作用。

苯肾上腺素

见拟交感神经药。

苯妥英

☞镇痛药:①苯妥英的作用可能会被 NSAIDs 增强;②苯妥英可加速美沙酮代谢,使其作用减弱,并可出现戒断症状;③苯妥英的作用可被阿司匹林增强。

• 抗酸药:苯妥英的吸收可被抗酸药降低。

☞抗心律失常药:①苯妥英的代谢可被胺碘酮抑制,导致其血药浓度升高;②苯妥英可降低丙吡胺的血药浓度,苯妥英可加速美西律代谢而降低其血药浓度。

☞抗菌药:①苯妥英的代谢可被克拉霉素、异烟肼和甲硝唑抑制,从而使其血药浓度升高;②苯妥英的血药浓度会被环丙沙星升高或降低;③苯妥英可加速多西环素的代谢,使其血药浓度降低;④苯妥英的血药浓度可被氯霉素升高,从而增加中毒的风险;⑤苯妥英的代

谢可被利福霉素加速,导致其血药浓度降低;⑥苯妥英的血药浓度可能会被磺胺类药升高;⑦苯妥英可降低泰利霉素的血药浓度;⑧应用苯妥英期间和停用苯妥英 2 周内应避免应用泰利霉素;⑨苯妥英的血药浓度可被甲氧苄啶升高,拮抗叶酸的作用也会被增强。

☞抗凝血药:苯妥英可加速香豆素类的代谢。

☞抗抑郁药:①苯妥英的血药浓度可被氟西汀和氟伏沙明升高;②苯妥英可降低米安色林、米氮平和帕罗西汀的血药浓度;③抗癫痫药的抗惊厥作用可能会被 MAOIs 和三环类抗抑郁药拮抗;④抗癫痫药的抗惊厥作用可被 SSRIs 和三环类抗抑郁药减弱,使惊厥发作阈值降低;⑤苯妥英的血药浓度可被贯叶连翘降低,应避免合用;⑥苯妥英可能会降低三环类抗抑郁药的血药浓度;⑦苯妥英可降低维拉唑酮的血药浓度,如果苯妥英使用时间超过 14 d,维拉唑酮的剂量应加倍。停用后,应在 14 d 内将维拉唑酮的剂量降低到正常用量。

• 抗糖尿病药:苯妥英的血药浓度可被甲苯磺丁脲升高,从而有可能导致中毒。

☞抗癫痫药:①苯妥英与卡马西平合用两药血药浓度常常都会降低,苯妥英的血药浓度也可能会升高;②苯妥英的血药浓度可能会被乙琥胺升高,同时乙琥胺的血药浓度也可能会降低;③苯妥英可降低拉莫三嗪、噻加宾和唑尼沙胺的血药浓度;④苯妥英的血药浓度可被奥卡西平升高,同时奥卡西平的活性代谢物的血药浓度也可能会降低;⑤苯妥英可能会降低扑米酮的血药浓度,但其活性代谢物的血药浓度增加,同时苯妥英的血药浓度常常会降低,但也可能升高;⑥苯妥英的血药浓度可被托吡酯升高,同时托吡酯的血药浓度会降低;⑦苯妥英的血药浓度可能因合用丙戊酸盐而升高或降低;⑧苯妥英的血药浓度可被氨己烯酸降低;苯妥英可降低吡仑帕奈的血药浓度 50%～67%。合用时,应增加吡仑帕奈的起始剂量,在大剂量下(8～12 mg)未见影响抗癫痫效果;苯妥英可降低艾司利卡西平的血药浓度,而同时苯妥英的血药浓度会升高;苯妥英的血药浓度可被司替戊醇升高,有超剂量的潜在风险。因此,与司替戊醇合用时建议监测苯妥英的血药浓度并做出适当的剂量调整。

☞抗真菌药:①苯妥英可降低酮康唑和泊沙康唑的血药浓度;②苯妥英与咪康唑合用时血药浓度会升高,从而抗惊厥作用增强;③苯妥英的血药浓度可被氟康唑升高,合用时应考虑降低苯妥英的剂量;④苯妥英可降低伊曲康唑的血药浓度,应避免合用;⑤伏立康唑可升高苯妥英的血药浓度;⑥苯妥英可降低伏立康唑的血药浓度,合用时须增加伏立康唑剂量,并监测苯妥英的毒性;⑦苯妥英可能会降低卡泊芬净的血药浓度,合用时考虑增加卡泊芬净的剂量。

☞抗疟药:①抗癫痫药与氯喹和羟氯喹合用可能会增加惊厥风险;②癫痫药的抗惊厥作用可被甲氟喹拮

抗;③苯妥英与乙胺嘧啶合用时抗惊厥作用可被拮抗,抗叶酸作用也可被增强。

⚫抗精神病药:①苯妥英的抗惊厥作用可被抗精神病药拮抗,使惊厥发作阈值降低;②苯妥英可能会降低阿立哌唑的血药浓度,合用时须增加阿立哌唑的剂量;③苯妥英可加速氯氮平、喹硫平、舍吲哚的代谢,使其血药浓度降低;④苯妥英可明显降低布雷帕唑的血药浓度;⑤苯妥英可降低鲁拉西酮的血药浓度,应避免合用。

• 抗病毒药:①苯妥英可能会降低阿巴卡韦、安泼那韦、茚地那韦、洛匹那韦、沙奎那韦的血药浓度;②苯妥英的血药浓度可被奈非那韦降低;③苯妥英与齐多夫定合用时血药浓度可被升高或降低;④苯妥英可明显降低达卡他韦的血药浓度,禁止合用。⑤苯妥英可明显降低利匹韦林的血药浓度,禁止合用;⑥苯妥英可明显降低埃替格韦的血药浓度,可导致治疗失败及病毒耐药,不推荐合用;⑦苯妥英可降低多芦那韦的血药浓度,避免合用,尚无足够数据以提供推荐剂量;⑧苯妥英的血药浓度可被替拉瑞韦改变,合用时应在监测血药浓度条件下,滴定剂量;⑨苯妥英可降低西美瑞韦的血药浓度,可导致治疗失败,避免合用;⑩苯妥英可降低索氟布韦及其活性代谢产物的血药浓度,从而减弱索氟布韦的治疗作用,不宜合用;⑪来地帕韦和索氟布韦:苯妥英可降低来地帕韦和索氟布韦的血药浓度,导致治疗失败,不推荐合用。

• 抗焦虑与催眠药:①苯妥英常常会降低氯硝西泮的血药浓度;②苯妥英与地西泮合用时血药浓度可被升高或降低的;③苯妥英与苯二氮平合用时血药浓度可能会被升高或降低。

• 阿瑞吡坦:苯妥英可能会降低阿瑞吡坦的血药浓度。

• 巴比妥类药物:苯妥英常常会升高苯巴比妥的血药浓度,同时苯妥英的血药浓度也常降低,但也可能会升高。

• 丁胺苯丙酮:苯妥英可降低丁胺苯丙酮的血药浓度。

⚫钙通道阻滞剂:①苯妥英可减弱非洛地平、伊拉地平和维拉帕米的作用;②苯妥英可减弱尼卡地平和硝苯地平的作用;③苯妥英可降低尼索地平的血药浓度;④苯妥英的血药浓度可被地尔硫䓬升高,但地尔硫䓬的作用会减弱。

• 强心苷类:①苯妥英可加速地高辛的代谢,使其作用减弱;②苯妥英可能会降低地高辛的血药浓度。

⚫环孢素:苯妥英可加速环孢素代谢,从而血药浓度被降低。

⚫皮质激素:苯妥英可加速皮质激素类代谢,使其作用减弱。

⚫细胞毒性药:①苯妥英可能会降低白消安和依托泊苷的血药浓度;②苯妥英的代谢可被氟尿嘧啶抑制,从而增加中毒的风险;③苯妥英钠应避免与吉非替尼或拉帕替尼合用;④苯妥英可降低伊马替尼的血药浓度,应避免合用;⑤苯妥英可增强甲氨蝶呤的抗叶酸作用;⑥苯妥英的吸收可被细胞毒性药降低。

• 二氮嗪:苯妥英的血药浓度可被二氮嗪降低,同时二氮嗪的作用也会减弱。

⚫双硫仑:苯妥英的代谢可被双硫仑抑制,从而增加中毒的风险。

⚫利尿药:①苯妥英可拮抗呋塞米的作用;②苯妥英可降低依普利酮的血药浓度,应避免合用;③苯妥英与碳酸酐酶抑制剂合用时可增加骨质疏松的风险。

• 多巴能药物:苯妥英可能会减弱左旋多巴的作用。

• 肠内营养剂:苯妥英的吸收可能会被肠内营养剂降低。

• 叶酸类:苯妥英的血药浓度可能会被叶酸类降低。

• 激素拮抗剂:①苯妥英可加速孕三烯酮的代谢,使其血药浓度降低;②苯妥英可能会加速托瑞米芬代谢。

• 5-HT$_3$拮抗剂:苯妥英可加速昂丹司琼的代谢,使其作用减弱。

• 来氟米特:苯妥英的血药浓度可能会被来氟米特升高。

• 左旋咪唑:苯妥英的血药浓度可能会被左旋咪唑升高。

• 调脂药:①苯妥英的吸收可能会被考来维仑降低;②苯妥英与氟伐他汀合用可升高其一或两者的血药浓度。

• 锂剂:苯妥英与锂剂合用可发生神经毒性,锂剂的血药浓度并不升高。

• 莫达非尼:莫达非尼可能会升高苯妥英的血药浓度。

• 肌松药:苯妥英可拮抗非去极化肌松药的作用(加速从神经阻滞中恢复)。

⚫雌激素:苯妥英可加速雌激素的代谢。

⚫孕激素:苯妥英可加速孕激素的代谢,使其避孕作用减弱。

⚫磺吡酮:苯妥英的血药浓度可被磺吡酮升高。

• 拟交感神经药:苯妥英的血药浓度可被哌醋甲酯升高。

⚫他克莫司:苯妥英可降低他克莫司的血药浓度,同时苯妥英的血药浓度也可能会升高。

⚫茶碱:苯妥英与茶碱合用时两药的血药浓度均见降低。

• 甲状腺素:苯妥英可加速甲状腺素代谢,合用时对甲状腺功能减退的患者中可能须增加甲状腺素剂量,同时苯妥英的血药浓度也可能会升高。

• 替勃龙:苯妥英可加速替勃龙的代谢。

☞抗溃疡药:①苯妥英代谢可被西咪替丁抑制,使其血药浓度升高;②苯妥英的作用可被埃索美拉唑增强;③苯妥英的作用可能会被奥美拉唑增强;④苯妥英的吸收可被硫糖铝降低。

• 疫苗:苯妥英的作用可被流感疫苗增强。

• 维生素类:苯妥英可能会增加维生素 D 的需求量。

☞布瓦西坦:苯妥英的血药浓度可被布瓦西坦升高,合用时或合用后停用苯妥英时,应密切监测患者。

☞阿莫达非尼:苯妥英的清除时间可被阿莫达非尼延长,与阿莫达非尼合用时须调整剂量并监测毒性。

☞尼达尼布:苯妥英可降低尼达尼布的血药浓度,禁止合用。

☞帕比司他:苯妥英可降低帕比司他的血药浓度,禁止合用。

☞曲贝替定:苯妥英可降低曲贝替定的血药浓度,禁止合用。

☞索尼吉布:苯妥英可明显降低索尼吉布的血药浓度,应避免合用。

☞罗拉吡坦:苯妥英可明显降低罗拉吡坦的血药浓度,应避免合用。

☞伊伐卡夫特:苯妥英可明显降低伊伐卡夫特的血药浓度,应避免合用。

☞奥司替尼:苯妥英可明显降低奥司替尼的血药浓度,应避免合用。

☞伊沙匹隆:苯妥英可降低伊沙匹隆的血药浓度,应避免合用。

☞匹莫范色林:苯妥英可降低匹莫范色林的血药浓度,合用时,应密切监测患者,可能须增加匹莫范色林的剂量。

☞洛美他派:苯妥英可降低洛美他派的血药浓度,合用时,应密切监测患者,可能须增加洛美他派的剂量。

☞阿哌沙班:苯妥英可明显降低阿哌沙班的血药浓度。

☞利伐沙班:苯妥英可明显降利伐沙班的血药浓度,谨慎合用。

☞替格瑞洛:苯妥英可明显降替格瑞洛的血药浓度,应避免合用。

• 坎格列净:苯妥英可降低坎格列净的血药浓度,疗效随之降低。

• 托法替尼:苯妥英可降低托法替尼的血药浓度,疗效随之减弱。

苯氧甲基青霉素

见青霉素类。

苯乙肼

见 MAOIs。

苯茚二酮

▲注:患者的临床情况的改变常与肝脏疾病、现疾病、给药方法密切相关,需要频繁的检测。主要饮食的改变(特别是涉及沙拉和蔬菜)及饮酒量也会影响抗凝效果。

☞乙醇:苯茚二酮抗凝作用可因饮酒量大幅改变而被影响。

☞皮质激素:苯茚二酮抗凝作用可被皮质激素增强。

☞镇痛药:①苯茚二酮抗凝作用可被 NSAIDs 增强;②苯茚二酮的抗凝作用可被双氯芬酸增强,③苯茚二酮与静脉用双氯芬酸合用可增加出血风险,应避免合用;④苯茚二酮的抗凝作用可被酮咯酸增强,从而增加出血的风险,应避免合用;⑤由于阿司匹林的抗血小板作用,苯茚二酮与阿司匹林合用可增加出血的风险。

☞抗心律失常药:苯茚二酮的代谢可被胺碘酮抑制,从而增强抗凝作用。

☞抗菌药:①抗凝血药的临床经验表明当苯茚二酮与新霉素(肠道局部使用)合用,INR 值可能会改变;②苯茚二酮的抗凝作用可能会被左氧氟沙星、四环素类抗菌药增强;③尽管试验未发现与苯茚二酮有相互作用,但一般的抗凝临床经验表明广谱青霉素类,如氨苄西林可改变 INR。

☞抗病毒药:苯茚二酮的抗凝作用可能会被利托那韦增强。

☞氯吡格雷:由于氯吡格雷的抗血小板作用,苯茚二酮的抗凝作用可被增强。

☞双嘧达莫:由于双嘧达莫的抗血小板作用,苯茚二酮的抗凝作用可被增强。

☞肠内营养:维生素 K(存在于某些肠内营养制剂中)可拮抗苯茚二酮的抗凝作用。

• 伊洛前列素:苯茚二酮与伊洛前列素合用可增加出血的风险。

☞调脂药:①苯茚二酮的抗凝作用可被考来烯胺增强或减弱;②苯茚二酮的抗凝作用可能会被瑞舒伐他汀增强;苯茚二酮的抗凝作用可被纤维酸类增强。

☞雌激素:雌激素可拮抗苯茚二酮的抗凝作用。

☞孕激素:孕激素可拮抗苯茚二酮的抗凝作用。

• 西布曲明:抗凝血药与西布曲明合用可增加出血风险。

☞睾内酯:苯茚二酮的抗凝作用可被睾内酯增强。

☞睾丸激素:苯茚二酮的抗凝作用可被睾丸激素增强。

☞甲状腺素:苯茚二酮的抗凝作用可被甲状腺素增强。

☞维生素类:苯茚二酮的抗凝作用可被维生素 K 拮抗。

• 舍雷肽酶:因舍雷肽酶可强效溶解纤维蛋白和纤维蛋白原,从而增强抗凝血药的作用,所以与苯茚二酮联合使用时应慎重,已使用者应注意密切观察。

　　地西卢定：苯茚二酮与地西卢定合用增加出血的风险。开始地西卢定治疗前停用抗凝血药。

　　阿昔单抗：苯茚二酮与阿昔单抗合用，可能增加出血的风险。

　　利伐沙班：苯茚二酮与利伐沙班合用，由于出血风险升高，合用时应特别谨慎。

　　沙格雷酯：苯茚二酮与沙格雷酯合用，增加出血的风险。

苯扎贝特

见贝特类药物。

比卡鲁胺

・抗凝血药：比卡鲁胺可能会增强香豆素类的抗凝效应。

比索洛尔

见 β 受体拮抗药。

吡非尼酮

・环丙沙星：环丙沙星可增加吡非尼酮的不良反应。

・抗心律失常药：胺碘酮、普罗帕酮会增加吡非尼酮的不良反应。

　　质子泵抑制剂：吡非尼酮的疗效可被奥美拉唑降低。

　　利福霉素类：吡非尼酮的疗效可被利福霉素类降低。

　　氟伏沙明：吡非尼酮的血药浓度可被氟伏沙明明显升高，避免合用。

吡格列酮

见抗糖尿病药。

吡仑帕奈

　　避孕药：吡仑帕奈可降低左炔诺孕酮的暴露量 40%，与口服或植入性含左炔诺孕酮的避孕药合用，可能使避孕药药效降低。建议另外选用其他非激素型避孕方式。

・抗癫痫药：卡马西平、苯妥英或奥卡西平可降低吡仑帕奈的血药浓度 50%～67%。合用时，应增加吡仑帕奈的起始剂量，在大剂量下（8～12 mg）未见影响抗癫痫效果。

　　乙醇：吡仑帕奈与乙醇合用增强中枢抑制作用。

　　苯二氮䓬类：吡仑帕奈与苯二氮䓬类合用增强中枢抑制作用。

　　全身性麻醉药：吡仑帕奈与麻醉药合用增强中枢抑制作用。

　　巴比妥类：吡仑帕奈与巴比妥类合用增强中枢抑制作用。

　　抗组胺药：吡仑帕奈与具镇静作用的抗组胺药合用增强中枢抑制作用。

吡罗昔康

见 NSAIDs。

吡嗪酰胺

・雌激素：不诱导肝药酶的抗菌药可能会减弱雌激素的避孕作用。

・丙磺舒：吡嗪酰胺可拮抗丙磺舒的作用。

・磺吡酮：吡嗪酰胺可拮抗磺吡酮的作用。

吡斯的明

见拟副交感神经药。

苄氟噻嗪

见利尿药。

苄普地尔

见钙通道阻滞剂。

苄噻嗪

见利尿药。

表柔比星

・抗癫痫药：细胞毒性药可能会减少苯妥英的吸收。

　　抗精神病药：细胞毒性药应避免与氯氮平合用，以免增加粒细胞缺乏症的风险。

・强心苷类：细胞毒性药可减少地高辛片剂的吸收。

　　环孢素：表柔比星的血药浓度可被环孢素升高。

　　H_2-受体拮抗剂：表柔比星的血药浓度可被西咪替丁升高。

别嘌醇

・ACEIs：别嘌醇与 ACEIs 合用增加白细胞减少症和超敏反应风险，尤其是对已有肾功能不全的患者。

・抗菌药：别嘌醇与阿莫西林或氨苄西林合用可增加发生皮疹的风险。

・抗凝血药：别嘌醇可能会增加香豆素类的抗凝效应。

　　抗病毒药：别嘌醇会升高去羟肌苷的血药浓度，从而增加毒性，应避免合用。

　　硫唑嘌呤：别嘌醇会增加硫唑嘌呤的毒性并增强其效应，合用时硫唑嘌呤的剂量应减少 3/4。

・环孢素：别嘌醇可能会升高环孢素的血药浓度，导致肾毒性增加。

・全身性麻醉药：①别嘌醇与氯胺酮合用可增加发生惊厥的风险；②别嘌醇与氟烷合用可增加心律失常的风险。

　　细胞毒性药：别嘌醇避免与卡培他滨合用。

・利尿药：别嘌醇与噻嗪类或与其相关的利尿药合用增加超敏反应风险，尤其是对已有肾功能不全的患者。

・茶碱：别嘌醇可能会升高茶碱的血药浓度。

丙胺卡因

・抗心律失常药：丙胺卡因与抗心律失常药合用可增加心肌抑制。

・抗菌药：丙胺卡因与磺胺类药物合用增加高铁血

红蛋白血症的风险。

丙胺太林

见抗毒蕈碱药。

丙吡胺

• 局部麻醉药:抗心律失常药与布比卡因、左布比卡因、丙胺卡因或罗哌卡因合用可增加心肌抑制的风险。

☞抗心律失常药:①抗心律失常药之间合用可增加心肌抑制;②丙吡胺与胺碘酮或决奈达隆合用可增加室性心律失常的风险,应避免合用。

☞抗菌药:①丙吡胺的血药浓度可能会被克拉霉素升高,从而增加中毒的风险;②丙吡胺的血药浓度可能会被红霉素升高,从而增加中的毒风险;③丙吡胺与莫西沙星合用可增加室性心律失常的风险,应避免合用;④丙吡胺的代谢可被利福霉素类加速,使其血药浓度降低。

☞抗抑郁药:丙吡胺与三环类抗抑郁药合用可增加室性心律失常的风险。

• 抗糖尿病药:丙吡胺可能会增强格列齐特、胰岛素和二甲双胍的降糖效应。

• 抗癫痫药:苯妥英可降低丙吡胺的血药浓度;扑米酮可加速丙吡胺的代谢(降低其血药浓度)。

☞抗真菌药:①丙吡胺与酮康唑合用可增加室性心律失常的风险,应避免合用;②丙吡胺应避免与伊曲康唑合用。

• 抗组胺类药:丙吡胺与咪唑斯汀合用可增加室性心律失常的风险,应避免合用。

☞抗疟药:丙吡胺应避免与蒿甲醚-苯芴醇合用,以免增加室性心律失常的风险。

☞抗毒蕈碱药:①丙吡胺与抗毒蕈碱药合用可增加抗毒蕈碱药的不良反应;②丙吡胺与托特罗定合用可增加室性心律失常的风险。

☞抗精神病药:①延长 Q-T 间期的抗心律失常药与延长 Q-T 间期的抗心律失常药合用可增加室性心律失常的风险;②丙吡胺与氨磺必利、氟哌利多、匹莫齐特或珠氯噻醇合用可增加室性心律失常的风险,应避免合用;③丙吡胺与氟哌啶醇合用可能会增加室性心律失常的风险,应避免合用;④丙吡胺与吩噻嗪类或舒必利合用可增加室性心律失常的风险。

☞抗病毒药:①丙吡胺的血药浓度可能会被利托那韦升高,从而增加中毒的风险;②丙吡胺与沙奎那韦合用可增加室性心律失常的风险,应避免合用。

☞阿托西汀:丙吡胺与阿托西汀合用可增加室性心律失常的风险。

• 巴比妥类药物:巴比妥类药物可加速丙吡胺的代谢(降低其血药浓度)。

☞β受体拮抗药:①抗心律失常药与β受体拮抗药合用可增加心肌抑制;②丙吡胺与索他洛尔合用可增加

室性心律失常的风险,应避免合用。

☞钙通道阻滞剂:丙吡胺与维拉帕米合用可增加心肌抑制和心搏骤停风险。

☞细胞毒性药:丙吡胺与三氧化二砷合用可增加室性心律失常的风险。

☞利尿药:丙吡胺与可能引起低血钾的乙酰唑胺、髓祥利尿药或噻嗪类及噻嗪类相关利尿药合用可增加心脏的毒性。

☞伊伐布雷定:丙吡胺与伊伐布雷定合用可增加室性心律失常的风险。

• 硝酸酯类:丙吡胺可降低硝酸甘油舌下片的效应(由于口腔干燥导致舌下溶解失败)。

☞雷诺嗪:丙吡胺应避免与雷诺嗪合用。

☞匹莫范色林:丙吡胺与匹莫范色林合用,Q-T 间期延长作用相加,禁止合用。

丙泊酚

见全身性麻醉药。

丙环定

见抗毒蕈碱药。

丙磺舒

• ACEIs:丙磺舒可降低卡托普利的排泄。

☞镇痛药:①丙磺舒可降低吲哚美辛、酮洛芬或萘普生的排泄,使其血药浓度升高;②丙磺舒可降低酮咯酸的排泄,使其血药浓度升高,应避免合用;③丙磺舒的作用可被阿司匹林拮抗。

• 抗菌药:①丙磺舒可降低美洛培南的排泄(美洛培南生产商建议避免丙磺舒与其合用);②丙磺舒可降低头孢菌素类抗生素、环丙沙星、萘啶酸、诺氟沙星或青霉素类的排泄,使其血药浓度升高;③丙磺舒可降低氨苯砜和呋喃妥因的排泄,从而增加不良反应;④丙磺舒的作用可被吡嗪酰胺拮抗。

• 抗糖尿病药:丙磺舒可能会增强氯磺丙脲的降血糖作用。

• 抗病毒药:①丙磺舒可降低阿昔洛韦的排泄,使其血药浓度升高;②丙磺舒可能会降低泛昔洛韦的排泄,使其血药浓度升高;③丙磺舒可降低更昔洛韦、齐多夫定的排泄,使其血药浓度升高并增加中毒的风险。

☞细胞毒性药:丙磺舒可降低甲氨蝶呤的排泄,从而增加中毒的风险。

• 苯甲酸钠:丙磺舒可能会降低共轭形式的苯甲酸钠的排泄。

• 苯丁酸钠:丙磺舒可能会降低共轭形式的苯丁酸钠的排泄。

丙卡巴肼

• 乙醇:丙卡巴肼与乙醇合用可发生双硫仑样反应。

• 抗癫痫药:细胞毒性药可能会降低苯妥英的吸收。

☞抗精神病药:细胞毒性药应避免与氯氮平合用,以免增加粒细胞缺乏症的风险。

• 强心苷类:细胞毒性药可降低地高辛片剂的吸收。

丙氯拉嗪

见抗精神病药。

丙米嗪

见三环类抗抑郁药。

丙哌维林

见抗毒蕈碱药。

丙嗪

见抗精神病药。

丙戊酸盐

• 镇痛药:丙戊酸盐的作用可被阿司匹林增强。

☞抗菌药:①丙戊酸盐的血药浓度可能会被厄他培南降低;②丙戊酸盐的血药浓度可被美罗培南降低;③丙戊酸盐的代谢可能会被红霉素抑制,导致其血药浓度升高。

• 抗凝血药:丙戊酸盐可能会增强香豆素类的抗凝作用。

• 抗惊厥药:①抗惊厥药的作用可被 MAOIs 或三环类及其相关抗抑郁药减弱,使其惊厥发作阈值降低;②抗惊厥药的作用可被 SSRIs 或三环类抗抑郁药拮抗,使其惊厥发作阈值降低。

☞抗癫痫药:①丙戊酸盐的血药浓度可被卡马西平降低,同时卡马西平的活性代谢物的血药浓度会升高;②丙戊酸盐可能会升高乙琥胺的血药浓度;③丙戊酸盐可能会升高拉莫三嗪的血药浓度;④丙戊酸盐有时会降低奥卡西平活性代谢物的血药浓度;⑤丙戊酸盐可升高或降低苯妥英的血药浓度,同时丙戊酸盐的血药浓度也会降低;⑥丙戊酸盐可能会升高扑米酮的血药浓度;⑦丙戊酸盐的血药浓度会被扑米酮降低,同时扑米酮活性代谢物的血药浓度也会升高;⑧丙戊酸盐可减少卢非酰胺的清除,服用卢非酰胺的患者在开始服用丙戊酸盐时应该从低剂量开始,逐渐增加到临床有效剂量;同样,服用丙戊酸盐的患者在开始服用卢非酰胺时,起始日剂量应低于 10 mg/kg(儿童)或 400 mg(成年人);⑨丙戊酸盐的血药浓度可被司替戊醇升高,有超剂量的潜在风险。因此,丙戊酸盐与司替戊醇合用时建议监测丙戊酸盐的血药浓度并做出适当的剂量调整。

☞抗疟药:①抗癫痫药与氯喹或羟氯喹合用可能增加惊厥的风险;②抗癫痫药和丙戊酸盐的抗惊厥作用可被甲氟喹拮抗。

☞抗精神病药:①丙戊酸盐的抗惊厥作用可被抗精神病药减弱,使惊厥发作阈值降低;②丙戊酸盐与奥氮平合用可增加中性粒细胞减少症的风险;③丙戊酸盐可升高帕利哌酮的血药浓度,合用时,临床评估后,可考虑降低帕利哌酮的剂量。

• 抗病毒药:丙戊酸盐可能会升高齐多夫定的血药浓度,从而增加中毒的风险。

• 抗焦虑与催眠药:①丙戊酸盐的血药浓度可能会被氯巴占升高;②丙戊酸盐与氯硝西泮合用可增加不良反应;③丙戊酸盐可能会升高地西泮或劳拉西泮的血药浓度。

• 巴比妥类药物:丙戊酸盐可升高苯巴妥的血药浓度,同时丙戊酸盐的血药浓度会降低。

• 丁胺苯丙酮:丙戊酸盐可抑制丁胺苯丙酮的代谢。

• 细胞毒性药:丙戊酸盐可升高替莫唑胺的血药浓度。

• 调脂药:丙戊酸盐的吸收可被考来烯胺减少。

• 苯甲酸钠:丙戊酸盐可能减弱苯甲酸钠的作用。

• 苯丁酸钠:丙戊酸盐可能减弱苯丁酸钠的作用。

• H₂-受体拮抗剂:丙戊酸盐的代谢可被西咪替丁抑制,使其血药浓度升高。

☞来辛拉德:丙戊酸盐可影响来辛拉德的代谢,禁止合用。

波生坦

☞抗菌药:利福平可降低波生坦的血药浓度。

• 抗凝血药:波生坦的生产商推荐其与抗凝血药合用时注意监测抗凝效应。

☞抗糖尿病药:波生坦与格列本脲合用可增加肝毒性,应避免合用。

☞抗真菌药:①波生坦的血药浓度可被酮康唑升高;②波生坦的血药浓度可能会被氟康唑升高,应避免合用;③波生坦的血药浓度可能会被伊曲康唑升高。

• 抗病毒药:①波生坦的血药浓度可能会被利托那韦升高;②波生坦的血药浓度可被埃替格韦升高,同时埃替格韦的血药浓度降低;如须合用,波生坦至少停用 36 h 后才能开始埃替格韦的治疗,埃替格韦治疗 10 d 后,波生坦以 62.5 mg/d 的剂量重新开始治疗,并根据耐受性调整剂量;③波生坦的血药浓度可能被替拉瑞韦升高,慎重合用,且密切监测患者;④波生坦的血药浓度可被波普瑞韦升高,必须合用时,密切监测。

☞环孢素:波生坦的血药浓度可被环孢素升高,同时环孢素的血药浓度降低,应避免合用。

• 调脂药:波生坦可降低辛伐他汀的血药浓度。

☞雌激素:波生坦可能会引起含有雌激素的避孕药避孕失败(推荐选用其他替代避孕措施)。

☞孕激素类:波生坦可能会引起含有孕激素的避孕药避孕失败(推荐选用其他替代避孕措施)。

• 西地那非:波生坦可降低西地那非的血药浓度。

• 他达那非:波生坦可降低他达那非的血药浓度。

波普瑞韦

☞抗心律失常药:波普瑞韦与抗心律失常药,如胺碘酮、苄普地尔、氟卡尼、普罗帕酮、地高辛及奎尼丁合用,可引发致命的不良事件,合用时应密切观察,并监测血药浓度。

☞环孢素:波普瑞韦可显著升高环孢素、他克莫司、西罗莫司的血药浓度,应进行血药浓度监测。

☞他克莫司:波普瑞韦可显著升高他克莫司的血药浓度,应进行血药浓度监测。

☞西罗莫司:波普瑞韦可显著升高西罗莫司的血药浓度,应进行血药浓度监测。

☞华法林:波普瑞韦使华法林的血药浓度可能发生变化,应监测 INR。

☞抗抑郁药:波普瑞韦可升高抗抑郁药地昔帕明及曲唑酮的血药浓度,引起头晕、低血压甚至晕厥。须合用时降低地昔帕明及曲唑酮的剂量。

☞唑类抗真菌药:波普瑞韦可升高酮康唑、伊曲康唑、伏立康唑及泊沙康唑的血药浓度,应降低抗真菌药的剂量。

☞秋水仙碱:波普瑞韦可明显升高秋水仙碱的血药浓度,有秋水仙碱与效强 CYP3A4 抑制剂合用引发致命毒性的报道。肝肾功能不全的患者应避免两药合用。服用波普瑞韦期间,如急性痛风发作,应按下列方法服用秋水仙碱:0.6 mg(1 片)×1,1 h 后 0.3 mg(半片),3 d 内不可重复服用。预防急性发作:如起始剂量为 0.6 mg,2 次/日,减量为 0.3 mg,1 次/日;如起始剂量为 0.6 mg,1 次/日,减量为 0.3 mg,隔日 1 次。治疗家族性地中海热:最大剂量 0.6 mg/d。

• 大环内酯类:波普瑞韦可升高克拉霉素血药浓度,肾功能正常患者不必调节剂量。

☞利福霉素类:波普瑞韦与利福喷丁合用,理论上可使利福喷丁暴露量增加,波普瑞韦暴露量降低。未对两药合用进行研究,不推荐两者合用。

☞地塞米松:波普瑞韦的血药浓度可被地塞米松降低,导致治疗失败,如非必要,不可合用。波普瑞韦可升高吸入性布地奈德和氟替卡松的血药浓度,使血液内皮质激素含量降低,如非必要,避免合用。

☞波生坦:波普瑞韦可升高波生坦的血药浓度,必须合用时,密切监测。

☞依法韦仑:波普瑞韦血药浓度可被依法韦仑降低,导致治疗失败,不可合用。

☞利托那韦:波普瑞韦血药浓度可被利托那韦降低,导致治疗失败,不可合用。

☞他汀类:波普瑞韦与阿托伐他汀合用,谨慎调节剂量,阿托伐他汀不能超过 20 mg/d。

☞沙美特罗:波普瑞韦禁与沙美特罗合用,可引起心脏方面的不良反应。

☞口服避孕药:理论上波普瑞韦可增加口服避孕药的暴露量,在服用波普瑞韦期间采取其他避孕措施。

☞PDE5 抑制剂:波普瑞韦可增加 PDE5 抑制剂血药浓度,导致不良反应如低血压、晕厥、视觉障碍及勃

起功能异常。对肺动脉高压患者不可合用,治疗勃起功能障碍不能超过下列剂量:西地那非 25 mg/48 h,他达拉非 10 mg/72 h,伐地那非 2.5 mg/24 h。

☞抗焦虑与催眠药:波普瑞韦与咪达唑仑或阿普唑仑合用,注意呼吸抑制不良反应的发生,应降低咪达唑仑或阿普唑仑的剂量。

伯氨喹

☞抗疟药:蒿甲醚-苯芴醇生产商建议避免与其他抗疟药合用。

• 米帕林:伯氨喹的血药浓度可被米帕林升高,从而增加中毒的风险。

泊沙康唑

见唑类抗真菌药。

泊沙度胺

☞氟伏沙明:泊沙度胺与 CYP1A2 抑制剂氟伏沙明、强效 CYP3A4/5 和 P-糖蛋白抑制剂酮康唑合用时,血药浓度明显升高,泊沙度胺单独与酮康唑合用时,血药浓度并不升高。泊沙度胺尽量避免同时与 CYP1A2(氟伏沙明、环丙沙星)和强效 CYP3A4/5 以及 P-糖蛋白抑制剂合用,无法避免时,泊沙度胺的剂量应降低 50%。

• 烟草:吸烟可能会降低泊沙度胺的血药浓度。

铂类药物

☞抗菌药:①铂类药物与氨基糖苷类抗生素、多黏菌素合用可增加肾毒性和耳毒性;②铂类药物与卷曲霉素合用可能会增加肾毒性和耳毒性;③顺铂和万古霉素合用可增加肾毒性,还可能会增加耳毒性。

• 抗癫痫药:细胞毒性药可能会降低苯妥英的吸收。

☞抗精神病药:细胞毒性药应避免和氯氮平合用,以免增加粒细胞缺乏症的风险。

• 强心苷类:细胞毒性药可降低地高辛片剂的吸收。

• 细胞毒性药:顺铂与平阳霉素或甲氨蝶呤合用可增加肺毒性。

• 利尿药:铂类药物与利尿药合用可增加肾毒性和耳毒性。

博来霉素

• 抗癫痫药:细胞毒性药可能会减少苯妥英的吸收。

☞抗精神病药:细胞毒性药应避免与氯氮平合用。

• 强心苷类:细胞毒性药可减少地高辛片剂的吸收。

• 细胞毒性药:博来霉素与顺铂合用可增加肺毒性。

布比卡因

• 抗心律失常药:布比卡因与抗心律失常药合用可增强心肌抑制。

☞β受体拮抗药:布比卡因与普萘洛尔合用可增加

中毒的风险。

布瓦西坦

⊠利福平：布瓦西坦的血药浓度可被利福平明显降低，与利福平合用时，布瓦西坦的剂量应加倍。

• 抗癫痫药：①布瓦西坦可升高卡马西平活性代谢产物的血药浓度，但临床试验未发现安全性问题，布瓦西坦与卡马西平合用时如出现不能耐受，可考虑降低卡马西平的剂量；②布瓦西坦可升高苯妥英的血药浓度，合用时或合用后停用苯妥英时，应密切监测患者。

布地奈德

见皮质激素。

布克力嗪

见抗组胺类药。

布雷帕唑

⊠帕罗西汀：布雷帕唑的血药浓度可被帕罗西汀明显升高。

⊠西那卡塞：布雷帕唑的血药浓度可被西那卡塞明显升高。

⊠HIV 蛋白酶抑制剂：布雷帕唑的血药浓度可被 HIV 蛋白酶抑制剂明显升高。

⊠唑类抗真菌药：布雷帕唑的血药浓度可被唑类抗真菌药明显升高。

⊠大环内酯类：布雷帕唑的血药浓度可被克拉霉素、红霉素明显升高。

⊠抗癫痫药：布雷帕唑的血药浓度可被苯巴比妥、苯妥英、卡马西平明显降低。

⊠贯叶连翘：布雷帕唑的血药浓度可被贯叶连翘明显降低。

利福霉素类：布雷帕唑的血药浓度可被利福霉素类明显降低。

布林佐胺

见利尿药。

布洛芬

见 NSAIDs。

布美他尼

见利尿药。

茶碱

• 别嘌醇：茶碱的血药浓度可能会被别嘌醇升高。

• 抗心律失常药：①茶碱可拮抗胺碘酮的抗心律失常作用；②茶碱的血药浓度可被美西律或普罗帕酮升高。

• 抗菌药：①茶碱的血药浓度可能会被阿奇霉素或异烟肼升高；②茶碱的代谢可被克拉霉素抑制，从而使茶碱的血药浓度升高；③茶碱的代谢可因口服红霉素而被抑制，使茶碱的血药浓度升高，同时红霉素的血药浓度会降低；④茶碱的血药浓度可被环丙沙星或诺氟沙星升高；⑤茶碱的代谢可被利福平加速，使茶碱的血药浓度降低；⑥茶碱与喹诺酮类药物合用可增加惊厥的

风险。

• 抗抑郁药：①茶碱的血药浓度可被氟伏沙明升高，通常情况下应避免合用，如有合用必要时应将茶碱的剂量减半并注意监测其血药浓度；②茶碱的血药浓度可被贯叶连翘降低。

• 抗癫痫药：①茶碱的代谢可被卡马西平或扑米酮加速，使茶碱的药效降低；②茶碱与苯妥英合用时两药的血药浓度均降低；③茶碱的肝脏代谢可被司替戊醇抑制，使其血药浓度升高，可能导致毒性。因此，应避免合用。

• 抗真菌药：茶碱的血药浓度可能会被氟康唑或酮康唑升高。

• 抗病毒药：茶碱的代谢可被利托那韦加速，使茶碱的血药浓度降低。

• 抗焦虑与催眠药：茶碱可能会降低苯二氮䓬类的作用。

• 巴比妥类药物：巴比妥类药物可加速茶碱的代谢（降低药效）。

⊠钙通道阻滞剂：茶碱的血药浓度可能会被钙通道阻滞剂升高，使其药效增加。

• 皮质激素：茶碱与皮质激素合用可增加低血钾的风险。

• 细胞毒性药：茶碱的血药浓度可能会被甲氨蝶呤升高。

• 双硫仑：茶碱的代谢可被双硫仑抑制，从而使毒性增加。

• 利尿药：茶碱与乙酰唑胺、袢利尿药或噻嗪类及相关的利尿药合用可增加低血钾的风险。

• 多沙普仑：茶碱与多沙普仑合用对中枢神经系统的刺激作用增强。

• 干扰素：干扰素 α 可抑制茶碱的代谢（血药浓度升高）。

• 白三烯抑制剂：茶碱的血药浓度可能会被扎鲁司特升高，同时扎鲁司特的血药浓度降低。

• 锂剂：茶碱可增加锂剂的排泄，使其血药浓度降低。

• 雌激素：茶碱的排泄可被雌激素降低，使其血药浓度升高。

• 己酮可可碱：茶碱的血药浓度可被己酮可可碱升高。

• 磺吡酮：茶碱的血药浓度可被磺吡酮降低。

• 拟交感神经药：茶碱应避免与麻黄碱同时合用于儿童。

• β_2-拟交感神经药：茶碱与大剂量的 β_2-拟交感神经药合用可增加低血钾的风险。

• 烟草：茶碱的代谢可因吸烟而增强，使其血药浓度降低。

⊠H_2-受体拮抗剂：茶碱的代谢可被西咪替丁抑制，

使其血药浓度升高。

• 疫苗:流感疫苗可能会升高茶碱的血药浓度。

☞奥贝胆酸:茶碱的血药浓度可被奥贝胆酸升高,合用时,应监测茶碱的血药浓度。

• 利鲁唑:茶碱可能会降低利鲁唑的清除率。

• 阿法赛特:阿法赛特开始或停药时,推荐监测茶碱的血药浓度,必要时调整剂量。

• 特立氟胺:特立氟胺可降低茶碱的作用。

☞依普黄酮:依普黄酮可增强茶碱的作用,故合用应谨慎,必须合用时降低茶碱的剂量。

长春碱

☞抗菌药:长春碱的毒性可因合用红霉素而增加,应避免合用。

• 抗癫痫药:细胞毒性药可能会减少苯妥英的吸收。

☞抗真菌药:长春碱的代谢可能会被泊沙康唑抑制,从而增加神经毒性。

☞抗精神病药:氯氮平与细胞毒性药应避免合用(增加粒细胞缺乏症的风险)。

• 强心苷类:细胞毒性药可减少地高辛片剂的吸收。

长春瑞滨

• 抗癫痫药:细胞毒性药可能会减少苯妥英的吸收。

☞抗精神病药:细胞毒性药应避免与氯氮平合用,以免增加粒细胞缺乏症的风险。

• 强心苷类:细胞毒性药可减少地高辛片剂的吸收。

长春新碱

• 抗癫痫药:细胞毒性药可能会减少苯妥英的吸收。

☞抗真菌药:长春新碱的代谢可能会被伊曲康唑或泊沙康唑抑制,从而增加神经毒性。

☞抗精神病药:细胞毒性药应避免与氯氮平合用,以免增加粒细胞缺乏症的风险。

• 钙通道阻滞剂:长春新碱的代谢可能会被硝苯地平抑制。

• 强心苷类:细胞毒性药可减少地高辛片剂的吸收。

肠内营养

☞抗凝血药:某些肠内营养剂中存在的维生素 K 能够拮抗香豆素类和苯茚二酮的抗凝效应。

• 抗癫痫药:肠内营养剂可能会减少苯妥英的吸收。

雌二醇

见雌激素。

雌激素

▲注:复方口服避孕药的相互作用也可能适用于复方避孕贴片,在低剂量激素替疗法中未必引起相互作用。

• ACEIs:雌激素可拮抗 ACEIs 的降压作用。

• 肾上腺素能神经阻滞剂:雌激素可拮抗肾上腺素能神经阻滞剂的降压作用。

• α受体拮抗药:雌激素可拮抗 α受体拮抗药的降压作用。

• 镇痛药:依托考昔可升高炔雌醇的血药浓度。

• 血管紧张素Ⅱ受体拮抗剂:雌激素可拮抗血管紧张素Ⅱ受体拮抗剂的降压作用。

☞抗菌药:①雌激素的避孕作用可能会被不诱导肝药酶的抗菌药减弱;②雌激素代谢可被利福霉素加速,使其避孕作用减弱。

☞抗凝血药:雌激素可拮抗香豆素和苯茚二酮的抗凝作用。

☞抗抑郁药:①雌激素的避孕作用可被贯叶连翘减弱,应避免合用;②雌激素可拮抗三环类抗抑郁药的抗抑郁作用,但由于三环类药物的血药浓度升高,三环类抗抑郁药的不良反应可能会增加。

• 抗糖尿病药:雌激素可拮抗抗糖尿病药的降糖作用。

☞抗癫痫药:①雌激素的代谢可被卡马西平、奥卡西平、苯妥英钠、扑米酮、托吡酯、艾司利卡西平加速,从而减弱其避孕作用;②雌激素可降低拉莫三嗪的血药浓度。

☞抗真菌药:①雌激素与氟康唑、咪康唑、伊曲康唑或酮康唑合用有避孕失败的报道;②雌激素代谢可被灰黄霉素加速,从而减弱其避孕作用;③雌激素(用于避孕)与特比奈芬合用偶有突发出血的报道。

☞抗病毒药:①雌激素的避孕作用可能会被安泼那韦或依法韦仑减弱;②炔雌醇的血药浓度可被阿扎那韦升高,应避免合用;③雌激素代谢可被奈非那韦、奈韦拉平或利托那韦加速,从而减弱其避孕作用。

☞阿瑞吡坦:含雌激素的避孕药与阿瑞吡坦合用可能导致避孕失败,建议选择其他避孕方法。

☞巴比妥类药物:雌激素的代谢可被巴比妥类药物加速,而减弱其避孕效果。

• β受体拮抗药:雌激素可拮抗 β受体拮抗药的降压作用。

• 胆汁酸:雌激素与胆汁酸合用可增加胆汁中胆固醇消除。

☞波生坦:含雌激素的避孕药与波生坦合用可能导致避孕失败(建议选择其他避孕方法)。

• 钙通道阻滞剂:雌激素可拮抗钙通道阻滞剂的降压作用。

• 环孢素:雌激素可能会升高环孢素的血药浓度。

• 氯压定:雌激素可拮抗氯压定的降压作用。

• 皮质激素类:口服含雌激素的避孕药可升高皮质

激素类的血药浓度。

• 二氮嗪：雌激素可拮抗二氮嗪的降压作用。

• 利尿药：雌激素可拮抗利尿药的利尿作用。

• 多巴能药物：①雌激素可升高罗匹尼罗的血药浓度；②雌激素可升高司来吉兰的血药浓度，从而增加中毒的风险。

• 调脂药：炔雌醇的血药浓度可被瑞舒伐他汀升高。

• 甲基多巴：雌激素可拮抗甲基多巴的降压作用。

☞莫达非尼：雌激素代谢可被莫达非尼加速，使其避孕作用减弱。

• 莫索尼定：雌激素可拮抗莫索尼定的降压作用。

• 硝酸酯类：雌激素可拮抗硝酸酯类的降压作用。

• 西他生坦：雌激素血药浓度可被西他生坦升高。

• 生长激素：雌激素（用于口服替代疗法）可增加生长激素的需要量。

• 他克莫司：①他克莫司可能会抑制雌激素代谢；②炔雌醇可能会升高他克莫司血药浓度。

• 茶碱：雌激素可降低茶碱排泄，从而升高其血药浓度。

• 血管舒张药：雌激素可拮抗肼屈嗪、米诺地尔或硝普钠的降压作用。

☞阿莫达非尼：雌激素代谢可被阿莫达非尼加速，使其避孕作用减弱。

☞来辛拉德：来辛拉德可影响雌激素避孕药（包括口服剂、注射剂、植入剂）的效果，育龄期女性在使用来辛拉德期间应采取其他避孕措施。

☞依普黄酮：对摘除卵巢的动物，雌酮合用依普黄酮，可增强雌激素的作用，故依普黄酮与雌激素制剂合用应谨慎。

• 特立氟胺：特立氟胺重复剂量给药后，增加炔雌醇的 C_{max} 和 AUC_{0-24}。合用时，考虑避孕药的类型和剂量。

雌莫司汀

• 抗癫痫药：细胞毒性药可能会减少苯妥英的吸收。

☞抗精神病药：细胞毒性药应避免与氯氮平合用，以免增加粒细胞缺乏症的风险。

☞双膦酸盐：雌莫司汀的血药浓度可被氯磷酸钠升高。

• 强心苷类：细胞毒性药可降低地高辛片剂的吸收。

雌三醇

见雌激素。

雌酮

见雌激素。

醋羟胺酸

• 铁剂：醋羟胺酸与口服铁剂合用可减少两者的

吸收。

• 乙醇：服用醋羟胺酸时饮酒，可增加皮疹的发生率。

达比加群酯

☞镇痛药：①达比加群酯与 NSAIDs 合用可增加出血的风险；②抗凝血药与静脉用双氯芬酸合用增加出血风险（应避免合用，包括低剂量肝素）；③抗凝血药与酮咯酸合用增加出血风险（应避免合用，包括低剂量肝素）。

☞抗心律失常药：达比加群酯的血药浓度可被胺碘酮升高，合用时须降低达比加群酯的给药剂量。

☞钙通道阻滞剂：达比加群酯的血药浓度可能会被维拉帕米升高，合用时须降低达比加群酯的给药剂量。

☞达卡他韦：达比加群酯的血药浓度会被达卡他韦升高，监测达比加群酯的不良反应，特别是出血的风险。

• 舍雷肽酶：因舍雷肽酶可强效溶解纤维蛋白和纤维蛋白原，从而增强抗凝血药的作用，所以与抗凝血药联合使用时应慎重，已使用者应注意密切观察。

☞地西卢定：地西卢定与达比加群酯合用增加出血的风险。开始地西卢定治疗前停用达比加群酯。

☞阿昔单抗：达比加群酯与阿昔单抗合用，可能增加出血的风险。

☞利伐沙班：达比加群酯与利伐沙班合用，由于出血风险升高，合用时应特别谨慎。

☞沙格雷酯：达比加群酯与沙格雷酯合用，增加出血的风险。

达泊西汀

☞MAOIs：达泊西汀不能与 MAOIs 合用，也不能在停止 MAOIs 治疗后 14 d 内使用。同样地，在停用达泊西汀后 7 d 内也不能使用 MAOIs。

☞抗精神病药：达泊西汀能够抑制硫利达嗪的代谢从而导致硫利达嗪浓度的升高，而这会增加对 Q-Tc 间期的延长作用。达泊西汀不能与硫利达嗪合用，也不能在停止硫利达嗪治疗后 14 d 内使用。同样地，在停用达泊西汀后 7 d 内也不能使用硫利达嗪。

☞SSRIs：达泊西汀不能与 SSRIs 合用，也不能在停用 SSRIs 后 14 d 内服用。同样地，在停用达泊西汀后 7 d 内也不能服用 SSRIs。

☞色氨酸：达泊西汀不能与色氨酸合用，也不能在停用色氨酸后 14 d 内服用。同样地，在停用达泊西汀后 7 d 内也不能服用色氨酸。

☞曲坦类：达泊西汀不能与曲坦类合用，也不能在停用曲坦类后 14 d 内服用。同样地，在停用达泊西汀后 7 d 内也不能服用曲坦类。

☞曲马多：达泊西汀不能与曲马多合用，也不能在停用曲马多后 14 d 内服用。同样地，在停用达泊西汀后 7 d 内也不能服用曲马多。

☞利奈唑胺：达泊西汀不能与利奈唑胺合用，也不能在停用利奈唑胺后 14 d 内服用。同样地,在停用达泊西汀后 7 d 内也不能服用利奈唑胺。

☞SNRIs(5-羟色胺/去甲肾上腺素再摄取双重抑制剂):达泊西汀不能与 SSRIs 合用,也不能在停用 SNRIs 后 14 d 内服用。同样地,在停用达泊西汀后 7 d 内也不能服用 SNRIs。

☞锂剂:达泊西汀不能与锂剂合用,也不能在停用锂剂后 14 d 内服用。同样地,在停用达泊西汀后 7 d 内也不能服用锂剂。

☞贯叶连翘:达泊西汀不能与贯叶连翘合用,也不能在停用贯叶连翘后 14 d 内服用。同样地,在停用达泊西汀后 7 d 内也不能服用贯叶连翘。

☞唑类抗真菌药:达泊西汀禁用于同时服用酮康唑、伊曲康唑、伏立康唑、泊沙康唑的患者;慎用于服用氟康唑的患者。

☞HIV 蛋白酶抑制剂:达泊西汀禁止与利托那韦、沙奎那韦、那非那韦、阿扎那韦合用,慎与安波那韦、福沙那韦合用。

☞大环内酯类:达泊西汀禁止与克拉霉素、泰利霉素合用,慎与红霉素合用。

☞奈法唑酮:达泊西汀禁止与奈法唑酮合用。

• 阿瑞吡坦:达泊西汀慎与阿瑞吡坦合用。

• 钙通道阻滞剂:达泊西汀慎与维拉帕米、地尔硫䓬合用。

• 坦洛新:达泊西汀与坦洛新合用,增加直立性低血压的风险。

• α 受体拮抗药:达泊西汀与 α 受体拮抗药合用,增加直立性低血压的风险。

☞乙醇:达泊西汀与乙醇合用可增加不良反应的发生率或严重程度,应建议患者在服用达泊西汀时要避免饮酒。

达非那新
见抗毒蕈碱药。

达肝素
见肝素。

达卡巴嗪
☞白介素-2:白介素-2 应避免与达卡巴嗪合用。

• 抗癫痫药:细胞毒性药可能会减少苯妥英的吸收。

☞抗精神病药:细胞毒性药应避免与氯氮平合用,以免增加粒细胞缺乏症的风险。

• 强心苷类:细胞毒性药可减少地高辛片剂的吸收。

达克珠单抗
☞免疫抑制剂:达克珠单抗与其他免疫抑制剂合用包括环孢素、皮质激素、吗替麦考酚酯合用,患者的死亡率升高,特别是与抗淋巴细胞抗体合用或存在感染时危险性会升高。

达拉木单抗
☞抗肿瘤药:抗肿瘤药可增强达拉木单抗的免疫抑制作用。

☞免疫抑制药:免疫抑制药可增强达拉木单抗的免疫抑制作用。

达芦那韦
• 替诺福韦:利托那韦-达芦那韦可升高替诺福韦的血药浓度。严密监测与替诺福韦有关的药物不良反应,特别是肾脏疾病患者。

• 镇痛药:①阿芬太尼的血药浓度可能明显升高,不良反应增加;②丁丙诺非的血药浓度会升高;③芬太尼的血药浓度明显升高,作用增强;④达芦那韦-利托那韦会降低美沙酮的血药浓度,在维持治疗时可能须增加美沙酮的剂量,监测戒断症状;⑤阿芬太尼的血药浓度可能明显升高,不良反应增加;⑥丁丙诺非的血药浓度会升高。

• 利福霉素类:①与达芦那韦-利托那韦合用,利福布丁的血药浓度会升高,达芦那韦的血药浓度则会降低;②与利福平合用,达芦那韦的血药浓度会降低。

• 大环内酯类:克拉霉素的血药浓度会升高。

• 抗抑郁药:①帕罗西汀的血药浓度会降低;②与贯叶连翘合用,达芦那韦的血药浓度会降低;③达芦那韦-利托那韦会升高曲唑酮的血药浓度;④文拉法辛及其代谢物的血药浓度可能会升高。

• 抗糖尿病药(口服):①可能减弱格列美脲、格列吡嗪、格列本脲、二甲双胍、吡格列酮、罗格列酮、甲苯磺丁脲的降糖作用;②瑞格列奈的血药浓度会升高,同时达芦那韦会减弱瑞格列奈的降糖作用。

• 抗癫痫药:①达芦那韦-利托那韦会升高卡马西平的血药浓度;②达芦那韦-利托那韦会降低苯巴比妥的血药浓度。

• 抗真菌药:①达芦那韦-利托那韦与伊曲康唑合用,伊曲康唑和达芦那韦的血药浓度均会升高;②达芦那韦与酮康唑合用,两者的血药浓度均见升高;③达芦那韦-利托那韦可降低伏立康唑的血药浓度。

☞抗组胺药:阿司咪唑、特非那定的血药浓度明显会升高。可能发生严重的或危及生命的心脏不良反应。

☞抗疟疾药/抗原虫药:①卤泛群、苯芴醇、奎宁的血药浓度会明显升高,发生心律失常的风险升高;②与甲氟喹合用,Q-T 间期延长的效应可出现叠加。心律失常的风险升高,禁止合用。

☞抗偏头痛药:麦角生物碱的血药浓度会升高,增加麦角中毒的危险性。可能发生严重的或危及生命的不良反应。

• 抗肿瘤药:伊立替康的血药浓度可能会升高。如必须合用,密切监测伊立替康的毒性。

☞抗精神病药:①匹莫齐特的血药浓度会升高,增加心律失常风险;②达芦那韦-利托那韦会升高利培酮的血药浓度；③达芦那韦-利托那韦会升高硫利达嗪的血药浓度。

苯二氮䓬类：①咪达唑仑的血药浓度会升高；②达芦那韦-利托那韦禁止与口服咪达唑仑合用；达芦那韦-利托那韦与静脉咪达唑仑合用时，应降低咪达唑仑的剂量，准备好能抢救呼吸抑制和过度镇静的药品和设备，在密切监测下进行；③三唑仑的血药浓度会明显升高，可能发生严重的或危及生命的不良反应。

• 强心苷类：地高辛的血药浓度会升高。

• 抗凝血药：①达芦那韦-利托那韦降低华法林的血药浓度，监测 INR，如须可调整华法林的剂量；②利伐沙班的血药浓度会升高，预防深静脉血栓时，其 Ccr<30 ml/min 者禁止合用；预防卒中时，其 Ccr<15 ml/min 者禁止合用。密切监测出血的症状和体征，并定期监测肾功能。

抗心律失常药：①达芦那韦-利托那韦会升高胺碘酮、氟卡尼、利多卡因、普罗帕酮或奎尼丁的血药浓度，密切监测抗心律失常药的血药浓度；②苄普地尔的血药浓度可能会升高，心律失常的风险增加。密切监测，可能须降低苄普地尔的剂量。

• β受体拮抗药：美托洛尔或噻吗洛尔的血药浓度升高。密切监测，须降低β受体拮抗药的剂量。

• 钙通道阻滞剂：钙通道阻滞剂的血药浓度会升高。

调脂药：阿托伐他汀、洛伐他汀、瑞舒伐他汀、辛伐他汀的血药浓度会明显升高，增加发生肌病及肝损害的风险。

• 皮质激素：①布地奈德的血药浓度会升高，尽量避免合用，如必须合用，应降低布地奈德的剂量，并且分次给药；②与地塞米松合用，达芦那韦的血药浓度会降低，可能丧失抗病毒活性；③氟替卡松的血药浓度会升高，谨慎合用，如需长期合用，可考虑用其他皮质激素类药物替代；但不推荐达芦那韦-利托那韦与氟替卡松合用；④泼尼松龙的血药浓度会升高。

促胃肠蠕动药：西沙必利的血药浓度明显升高，增加心律失常风险，禁止合用。

• 免疫抑制药：环孢素、西罗莫司、他克莫司的血药浓度升高。监测免疫抑制药的血药浓度，根据其血药浓度调整剂量。

• 口服避孕药：①达芦那韦-利托那韦降低炔雌醇的血药浓度，推荐采用其他避孕措施；②炔诺酮的血药浓度降低，推荐采用其他避孕措施。

雷诺嗪：达芦那韦可能会增加雷诺嗪的血药浓度，应避免合用。

达那唑

抗凝血药：达那唑可抑制香豆素类的代谢，从而增强抗凝效应。

抗癫痫药：达那唑可抑制卡马西平的代谢，从而增加中毒的风险。

环孢素：达那唑可抑制环孢素的代谢，使其血药浓度升高。

调脂药：达那唑与辛伐他汀合用可能会增加肌病的风险。

• 他克莫司：达那唑可能会升高他克莫司的血药浓度。

达沙替尼

抗菌药：达沙替尼的代谢可被利福平加速，导致血药浓度降低，应避免合用。

• 抗癫痫药：细胞毒性药可能会降低苯妥英的吸收。

• 抗真菌药：达沙替尼的血药浓度可能会被酮康唑升高。

抗精神病药：细胞毒性药应避免与氯氮平合用，以免增加粒细胞缺乏症的风险。

• 强心苷类：细胞毒性药可降低地高辛片剂的吸收。

• 调脂药：达沙替尼可能会升高辛伐他汀的血药浓度。

• H_2-受体拮抗剂：达沙替尼的血药浓度可能会被法莫替丁降低。

达托霉素

环孢素：达托霉素与环孢素合用可增加肌病的风险，最好避免合用。

调脂药：达托霉素与氯贝特或他汀类药物合用增加肌病的风险，最好避免合用。

• 疫苗：抗菌药可使伤寒疫苗失活。

大环内酯类

▲注：另见泰利霉素。未包括局部小剂量使用红霉素的相互作用。

• 镇痛药：红霉素可升高阿芬太尼的血药浓度。

• 抗酸药：阿奇霉素的吸收可被抗酸药降低。

抗心律失常药：①非肠道用红霉素与溴吡斯的明合用可增加室性心律失常的风险，应避免合用；②克拉霉素可能会增加丙吡胺的血药浓度，从而增加中毒的风险；③红霉素可升高丙吡胺的血药浓度，从而增加中毒的风险。

• 抗菌药：非肠道用红霉素与莫西沙星合用增加室性心律失常风险，应避免合用。

大环内酯类：①大环内酯类可能会升高利福布丁的血药浓度（增加视网膜炎的风险，须降低利福布丁剂量）；②克拉霉素可升高利福布丁的血药浓度，从而增加视网膜炎的风险，合用时须降低利福布丁剂量；③克拉霉素的血药浓度可被利福霉素降低。

抗凝血药：大环内酯类可能会增强香豆素类的作用，如克拉霉素和红霉素可增强香豆素类的抗凝作用。

抗抑郁药：①大环内酯类应避免与瑞波西汀合

用;②维拉唑酮:克拉霉素、泰利霉素、红霉素可升高维拉唑酮血药浓度,如需合用,应降低维拉唑酮的剂量。

• 抗糖尿病药:克拉霉素可增强瑞格列奈的作用。

• 抗癫痫药:①克拉霉素或红霉素可升高卡马西平的血药浓度;②克拉霉素可抑制苯妥英的代谢,使其血药浓度升高;③红霉素可能会抑制丙戊酸盐的代谢,使其血药浓度升高;④克拉霉素、泰利霉素、红霉素可明显升高布雷帕唑的血药浓度。

• 抗真菌药:克拉霉素可升高伊曲康唑的血药浓度。

☞抗组胺药:①红霉素可能会升高氯雷他啶的血药浓度;②大环内酯类可能会抑制咪唑斯汀的代谢,应避免合用;③红霉素可抑制咪唑斯汀代谢,应避免合用。

☞抗疟药:蒿甲醚-苯芴醇生产商建议避免与大环内酯类合用。

• 抗毒蕈碱药:红霉素可能会升高达非那新的血药浓度,托特罗定生产商建议避免克拉霉素或红霉素与其合用。

☞抗精神病药:①注射用红霉素与氨磺必利合用可增加室性心律失常风险,应避免合用;②红霉素可能会升高氯氮平的血药浓度,从而可能会增加发生惊厥的风险;③克拉霉素与匹莫齐特合用可增加室性心律失常的风险,应避免合用;④红霉素与匹莫齐特合用可能会增加室性心律失常的风险,应避免合用;⑤大环内酯类可能会升高喹硫平的血药浓度,合用时须降低喹硫平的剂量;⑥大环内酯类与舍吲哚合用可能会增加室性心律失常的风险,应避免合用;⑦克拉霉素明显可升高鲁拉西酮的血药浓度,应避免合用;鲁拉西酮的血药浓度可被红霉素升高,合用时,鲁拉西酮的剂量应减半;⑧克拉霉素、红霉素可升高伊潘立酮的血药浓度,同时Q-T间期延长的风险升高,禁止合用。

☞抗病毒药:①红霉素与安泼那韦合用时两药的血药浓度均见升高;②克拉霉素与阿扎那韦合用,两药的血药浓度均见升高;③克拉霉素与依法韦仑合用增加皮疹的发生率;④阿奇霉素或红霉素的血药浓度可被利托那韦升高;⑤克拉霉素的血药浓度可被替拉那韦升高,合用于肾功能不全患者时须降低克拉霉素的剂量;⑥克拉霉素也可升高替拉那韦的血药浓度;⑦克拉霉素片剂可降低齐多夫定的吸收。⑧克拉霉素、泰利霉素、红霉素可升高利匹韦林的血药浓度,如可能,用阿奇霉素替代其他大环内酯类抗生素;⑨红霉素、克拉霉素及泰利霉素可升高替瑞拉韦的血药浓度,应密切监测患者,还可引发Q-T间期延长和尖端扭转型心动过速;⑩克拉霉素血药浓度可被波普瑞韦升高,肾功能正常患者不必调节剂量;⑪红霉素与西美瑞韦合用,红霉素和西美瑞韦的血药浓度均见升高;克拉霉素和泰利霉素可升高西美瑞韦的血药浓度,不推荐合用;⑫克拉霉素、泰利霉素可能升高达卡他韦的血药浓度,合用时达卡他韦的剂量应降

至30 mg,1次/日;红霉素可能升高达卡他韦的血药浓度,谨慎合用。

☞抗焦虑与催眠药:①克拉霉素或红霉素可抑制咪达唑仑的代谢,从而升高其血药浓度,增强其镇静作用;②红霉素可升高丁螺环酮的血药浓度,合用时须降低丁螺环酮的剂量;③红霉素可抑制佐匹克隆的代谢。

• 阿瑞吡坦:克拉霉素可能会升高阿瑞吡坦的血药浓度。

☞阿托西汀:非胃肠道给药的红霉素与阿托西汀合用可增加室性心律失常的风险。

☞钙通道阻滞剂:①红霉素可能会抑制非洛地平的代谢,从而升高其血药浓度;②乐卡地平生产商建议避免与红霉素合用;③克拉霉素或红霉素可能会抑制维拉帕米代谢,从而增加中毒的风险。

• 强心苷类:大环内酯类可升高地高辛的血药浓度,从而增加中毒的风险。

☞环孢素:①大环内酯类可能会抑制环孢素的代谢,从而升高其血药浓度;②克拉霉素或红霉素可抑制环孢素代谢,从而升高其血药浓度。

☞西洛他唑:红霉素可升高西洛他唑的血药浓度,同时红霉素的血药浓度也被降低,应避免合用。

• 秋水仙碱:克拉霉素或红霉素可增加秋水仙碱中毒的风险。

• 皮质激素类:①红霉素可能会抑制皮质激素类的代谢;②红霉素可抑制甲强龙的代谢;③克拉霉素可能会升高甲强龙的血药浓度。

☞细胞毒性药:①体外研究表明红霉素和多西他赛可能有相互作用;②红霉素可增加长春碱的毒性,应避免合用。

☞利尿药:①克拉霉素可升高依普利酮的血药浓度,应避免合用;②红霉素可升高依普利酮的血药浓度,合用时须降低依普利酮的剂量。

• 多巴能药物:①红霉素可升高溴隐亭和卡麦角林的血药浓度,从而增加中毒的风险;②大环内酯类可能会升高溴隐亭和卡麦角林的血药浓度,从而增加中毒的风险。

☞麦角碱类:大环内酯类与麦角胺和二甲麦角新碱合用可增加麦角碱类中毒的风险,应避免合用。

☞5-HT₁受体激动剂:克拉霉素或红霉素可升高依立曲坦的血药浓度,从而增加中毒的风险,应避免合用。

☞伊伐布雷定:克拉霉素可能会升高伊伐布雷定的血药浓度,应避免合用。

• 白三烯抑制剂:红霉素可降低扎鲁司特的血药浓度。

☞调脂药:①克拉霉素可升高阿托伐他汀的血药浓度;②红霉素与阿托伐他汀合用可能会增加肌病风险;③红霉素可降低瑞舒伐他汀的血药浓度;④克拉霉素、红霉素与辛伐他汀合用增加肌病的风险,应避免合用。

- 雌激素:不诱导肝药酶的抗菌药可能会降低雌激素的避孕作用(风险小)。
- 拟副交感神经药:红霉素可升高加兰他敏的血药浓度。
- 喷他脒羟乙磺酸盐:非肠道用红霉素与喷他脒羟乙磺酸盐合用可增加室性心律失常的风险。
- 西地那非:①克拉霉素可能会升高西地那非的血药浓度,合用时须降低西地那非的初始剂量;②红霉素可升高西地那非的血药浓度,合用时须降低西地那非的初始剂量。
- 西罗莫司:①克拉霉素可升高西罗莫司的血药浓度,应避免合用;②红霉素与西罗莫司合用时两药的血药浓度均见升高。
- 他克莫司:克拉霉素和红霉素可升高他克莫司的血药浓度。
- 他达那非:克拉霉素和红霉素可能会升高他达那非的血药浓度。
- 茶碱:①阿奇霉素可能会升高茶碱的血药浓度;②克拉霉素可抑制茶碱代谢,升高其血药浓度;③红霉素可抑制茶碱代谢,升高其血药浓度;如果是口服红霉素,红霉素的血药浓度也同时降低。
- 抗溃疡药:①西咪替丁可升高红霉素的血药浓度,从而增加中毒的风险(包括耳聋);②克拉霉素和奥美拉唑合用时两药的血药浓度都会增加。
- 伐地那非:红霉素可升高西地那非的血药浓度,合用时须降低伐地那非的剂量。
- 阿莫达非尼:红霉素可升高阿莫达非尼的血药浓度。
- 尼达尼布:克拉霉素、泰利霉素可升高尼达尼布的血药浓度,合用时,应密切监测不良反应,可能须要暂停尼达尼布或降低尼达尼布的剂量。
- 帕比司他:克拉霉素、泰利霉素可升高帕比司他的血药浓度,合用时应降低帕比司他的剂量至 10 mg。
- 曲贝替定:克拉霉素、泰利霉素可升高曲贝替定的血药浓度,禁止合用。
- 索尼吉布:克拉霉素、泰利霉素明显升高索尼吉布的血药浓度,应避免合用;红霉素可明显升高索尼吉布的血药浓度,如必须合用,红霉素的使用不能超过 14 d,并密切监测索尼吉布的不良反应,特别是肌肉骨骼的反应。
- 伊伐卡夫特:克拉霉素、泰利霉素、红霉素可明显升高伊伐卡夫特的血药浓度,合用时,应降低伊伐卡夫特的剂量。
- 伊卢多啉:克拉霉素可升高伊卢多啉的血药浓度。
- 奥司替尼:泰利霉素、克拉霉素可明显升高奥司替尼的血药浓度,应避免合用,如必须合用,应密切监测患者的不良反应。

- 伊沙匹隆:琥乙红霉素、红霉素、克拉霉素与伊沙匹隆的相互作用尚未进行研究,谨慎合用。
- 匹莫范色林:克拉霉素、泰利霉素可明显升高匹莫范色林的血药浓度,合用时,应降低匹莫范色林的剂量,并密切监测不良反应。
- 洛美他派:克拉霉素、泰利霉素、红霉素明显升高洛美他派的血药浓度,禁止合用。
- 替格瑞洛:克拉霉素、泰利霉素明显升高替格瑞洛的血药浓度,应避免合用。
- 沃拉帕沙:克拉霉素、泰利霉素、红霉素可升高沃拉帕沙的血药浓度,如需合用,应降低沃拉帕沙的剂量。
- 达泊西汀:达泊西汀禁止与克拉霉素、泰利霉素合用,慎与红霉素合用。
- 舍雷肽酶:舍雷肽酶与抗生素合用可导致皮肤黏膜眼综合征及中毒性表皮坏死松解症、间质性肺炎、嗜酸细胞肺浸润综合征、休克。禁止合用。

大麻隆
- 乙醇:大麻隆与乙醇合用可增强镇痛作用。
- 抗焦虑与催眠药:大麻隆与抗焦虑与催眠药合用可增强镇静作用。

大麻提取物
- 抗抑郁药:大麻提取物与三环类抗抑郁药合用可能会增加高血压和心动过速的风险。

达卡他韦
- 波普瑞韦:波普瑞韦抑制 CYP3A4,可升高达卡他韦的血药浓度,达卡他韦与包括波普瑞韦在内的 CYP3A4 强效抑制剂合用,应降低剂量至 30 mg,1 次/日。
- 西美瑞韦:达卡他韦与西美瑞韦合用,两药的暴露量均见升高,但不必调整两药的剂量。
- 特拉匹韦:达卡他韦的血药浓度可被特拉匹韦升高,达卡他韦的剂量应降至 30 mg,1 次/日。
- 阿扎那韦-利托那韦:达卡他韦的血药浓度可被阿扎那韦-利托那韦升高,达卡他韦的剂量应降至 30 mg,1 次/日。
- 达芦那韦-利托那韦:达卡他韦的血药浓度可能被达芦那韦-利托那韦升高,尚无研究数据,不推荐合用。
- 洛匹那韦-利托那韦:达卡他韦的血药浓度可能被洛匹那韦-利托那韦升高,尚无研究数据,不推荐合用。
- 依曲韦林:达卡他韦的血药浓度可能被依曲韦林降低,尚无研究数据,不推荐合用。
- 奈韦拉平:达卡他韦的血药浓度可能被奈韦拉平降低,尚无研究数据,不推荐合用。
- 可比司他:与含可比司他的制剂合用,达卡他韦的血药浓度可被可比司他升高,达卡他韦的剂量应降至 30 mg,1 次/日。
- 大环内酯类:克拉霉素、泰利霉素可能升高达卡他韦的血药浓度,合用时达卡他韦的剂量应降至 30 mg,

1 次/日；红霉素可能升高达卡他韦的血药浓度，谨慎合用。

🕮 达比加群酯：达卡他韦可能会升高达比加群酯的血药浓度，监测达比加群酯的不良反应，特别是出血的风险。

🕮 抗癫痫药：达卡他韦的血药浓度可被卡马西平、苯妥英、苯巴比妥、奥卡西平明显降低，禁止合用。

🕮 唑类抗真菌药：酮康唑、伊曲康唑、伏立康唑、泊沙康唑可升高达卡他韦的血药浓度，合用时达卡他韦的剂量应降至 30 mg,1 次/日。

🕮 利福霉素类：达卡他韦的血药浓度可被利福平、利福喷丁、利福布丁明显降低，禁止合用。

🕮 地高辛：达卡他韦可升高地高辛的血药浓度，地高辛的剂量应从低剂量开始仔细滴定，推荐监测地高辛的血药浓度。

• 钙通道阻滞剂：地尔硫䓬、硝苯地平、氨氯地平、维拉帕米等钙通道阻滞剂可升高达卡他韦的血药浓度。

🕮 地塞米松：达卡他韦的血药浓度可能会被地塞米松降低，禁止合用。

🕮 贯叶连翘：达卡他韦的血药浓度可能会被贯叶连翘降低，禁止合用。

• 口服避孕药：与炔雌醇-诺孕酯无临床意义的相互作用，与其他口服避孕药的相互作用尚不明确。

丹曲林
见肌松药。

单胺氧化酶抑制剂（MAOIs）
▲注：①可逆性的 MAOI-A 的相互作用见吗氯贝胺；②MAOI-B 的相互作用见雷沙吉兰和司来吉兰；③抗菌药利奈唑胺是一个可逆性的、非选择性的 MAOI。

• ACEIs：MAOIs 可能会增强 ACEIs 的降压作用。

• 肾上腺素能神经阻滞剂：MAOIs 与肾上腺素能神经阻滞剂合用可增加降压作用。

🕮 乙醇：MAOIs 与乙醇饮料及一些无醇饮料中的酪胺有相互作用（可导致高血压危象）；如果乙醇饮料不含酪胺可增强降压作用。

• α₂-肾上腺素能神经兴奋药：阿卡乐定与溴莫尼定应避免与 MAOIs 合用。

🕮 α 受体拮抗药：吲哚拉明生产商建议避免与 MAOIs 合用，MAOIs 与 α 受体拮抗药合用可增强降压作用。

• 全身性麻醉药：因为 MAOIs 和全身性麻醉药之间相互作用的危害，一般在手术前 2 周须停用 MAOIs。

🕮 镇痛药：①MAOIs 与哌替啶合用可见中枢神经系统兴奋或抑制（升高血压或降低血压），应避免合用且停用 MAOIs 2 周以后才能使用；②根据奈福泮生产商建议，应避免 MAOIs 与奈福泮合用；③MAOIs 与阿片类镇痛药合用可能会出现中枢神经系统兴奋或抑制（升

高血压或降低血压），应避免合用且应在停用 MAOIs 2 周后使用。

• 血管紧张素Ⅱ受体拮抗剂：MAOIs 可能会增强血管紧张素Ⅱ受体拮抗剂的降压作用。

🕮 抗抑郁药：①MAOIs 与瑞波西汀合用，会增加高血压和中枢兴奋的风险（MAOIs 应在瑞波西汀停药一周后才可开始应用，停用 MAOIs 后 2 周内，应避免应用瑞波西汀）；②停用 MAOIs 后 2 周内避免使用西酞普兰、艾司西酞普兰、氟伏沙明或帕罗西汀，而 MAOIs 要在停用西酞普兰、艾司西酞普兰、氟伏沙明或帕罗西汀至少一周才能应用；③停用 MAOIs 2 周内不能应用氟西汀，而 MAOIs 要在停用氟西汀至少 5 周后才能应用；④停用 MAOIs 2 周内不能使用米氮平和舍曲林；MAOIs 要在停用米氮平或舍曲林至少 2 周后才能开始应用；⑤停用 MAOIs 2 周内应避免使用度洛西汀，MAOIs 则要在停用度洛西汀至少 5 天后才能开始应用；⑥MAOIs 与文拉法辛合用可增加中枢作用和毒性（停用 MAOIs 2 周后才能用文拉法辛，MAOIs 也要在停用文拉法辛至少 1 周后才能应用）；⑦MAOIs 与其他的 MAOIs 合用，可增加高血压和中枢兴奋的风险（至少停用先前的 MAOIs 2 周才可以小剂量开始使用其他的 MAOIs）；⑧停用 MAOIs 至少 1 周后才可应用吗氯贝胺；⑨MAOIs 可增强 SSRIs 的中枢作用，有导致严重中毒的风险；⑩停用 MAOIs 2 周后才能应用三环类抗抑郁药；MAOIs 要在停用三环类抗抑郁药至少 1～2 周后才能开始应用；⑪MAOIs 与三环类抗抑郁药合用可增加高血压和中枢兴奋的风险，停用 MAOIs 2 周后才能应用三环类抗抑郁药（对于氯米帕明或丙米嗪应停用 3 周）；⑫MAOIs 要在停用三环类抗抑郁药至少 1～2 周后才能开始应用（对于氯米帕明或丙米嗪则应停 3 周）。⑬MAOIs 与色氨酸合用可导致中枢兴奋或意识不清，合用时应降低色氨酸剂量；⑭沃替西汀与 MAOIs 至少间隔 2 周服用。

• 抗糖尿病药：MAOIs 可能会增加抗糖尿病药的降糖作用，MAOIs 可增加胰岛素、二甲双胍、磺酰脲类的降糖作用。

🕮 抗癫痫药：①MAOIs 可能拮抗癫痫药的抗惊厥作用，使惊厥发作阈值降低；②卡马西平生产商建议，在停用 MAOIs 后 2 周内避免使用卡马西平。

• 抗组胺药：MAOIs 与抗组胺药合用时抗毒蕈碱作用及镇静作用增强。

🕮 抗疟药：蒿甲醚-苯芴醇生产商建议应避免与抗抑郁药合用。

• 抗毒蕈碱药：MAOIs 与抗毒蕈碱药合用可增加抗毒蕈碱药的不良反应。

🕮 抗精神病药：①MAOIs 的中枢作用可能会被氯氮平增加；②MAOIs 与丁苯那嗪合用，有发生中枢神经系统过度兴奋和高血压的风险。

☞抗焦虑与催眠药:丁螺环酮生产商建议应避免MAOIs与其合用。

☞阿托西汀:停用MAOIs 2周后才能开始应用阿托西汀,MAOIs也应在停用阿托西汀2周后才开始应用。

• 巴比妥类药物:MAOIs可能拮抗巴比类的抗惊厥作用,使惊厥发作阈值降低。

• β受体拮抗药:MAOIs和β受体拮抗药合用可增强降压作用。

☞丁胺苯丙酮:停用MAOIs 2周内应避免应用丁胺苯丙酮。

• 钙通道阻滞剂:MAOIs与钙通道阻滞剂合用可增强降压作用。

• 氯压定:MAOIs与氯压定合用可增强降压效应。

• 二氮嗪:MAOIs与二氮嗪合用可增强降压效应。

• 利尿药:MAOIs与利尿药合用可增强降压效应。

☞多巴胺能药物:①非选择性MAOIs应避免与恩他卡朋合用;②MAOIs与左旋多巴合用可增加高血压危象的风险;③停用MAOIs后2周内应避免应用左旋多巴;④雷沙吉兰与左旋多巴合用可增加高血压危象的风险;⑤停用雷沙吉兰2周内应避免应用其他MAOIs;⑥MAOIs与司米吉兰合用可增强降压作用;⑦MAOIs应避免与托卡朋合用。

• 多沙普仑:MAOIs可增强多沙普仑的效应。

☞5-HT₁受体激动剂:①MAOIs与利扎曲坦或舒马曲坦合用可增加中枢中毒的风险(停用MAOIs 2周内应避免应用利扎曲坦或舒马曲坦);②MAOIs与佐米曲坦合用可增加中枢中毒的风险。

☞甲基多巴:甲基多巴的生产商建议避免MAOIs与其合用。

• 莫索尼定:MAOIs与莫索尼定合用可增强降压效应。

• 肌松药:苯乙肼可增强琥珀胆碱的作用。

• 尼可地尔:MAOIs与尼可地尔合用可增强降压效应。

• 硝酸酯类:MAOIs与硝酸酯类合用可增强降压效应。

• 西布曲明:MAOIs与西布曲明合用可增加中枢毒性,停用MAOIs 2周内应避免使用西布曲明。

• 拟交感神经药:①MAOIs与右苯丙胺、多巴胺、多培沙明、麻黄碱、异美汀、苯肾上腺素、苯丙醇胺、伪麻黄碱或拟交感神经药合用可增加高血压危象的风险;②MAOIs与哌醋甲酯合用可增加高血压危象风险,停用MAOIs 2周内应避免应用哌醋甲酯。

• 丁苯那嗪:MAOIs与丁苯那嗪合用可增加中枢兴奋及高血压的风险。

• 血管舒张药:MAOIs与肼苯达嗪、米诺地尔或硝普钠合用可增强降压效应。

☞卡比沙明:MAOIs禁与卡比沙明合用,因可增加抗胆碱能作用。

☞美芬丁胺:2周内用过MAOIs者禁用美芬丁胺。

☞苯甲曲秦:MAOIs禁与苯甲曲秦合用。

☞氯卡色林:MAOIs与氯卡色林合用应非常谨慎。

☞达泊西汀:MAOIs不能与达泊西汀合用,也不能在停止MAOIs治疗后14 d内使用。同样地,在停用达卡他韦后7 d内也不能使用MAOIs。

单硝酸异山梨酯
见硝酸酯类。

胆汁酸结合树脂
见考来维仑、考来替泊和考来烯胺。

胆酸
☞环孢素:胆酸禁止与胆盐外排泵抑制剂,如环孢素合用,合用可造成结合胆盐在肝脏的蓄积,如必须合用,密切监测转氨酶和胆红素水平。

• 胆汁酸结合树脂:胆汁酸结合树脂可影响胆酸的吸收。

• 抗酸药:含铝的抗酸药可影响胆酸的吸收。

蛋白同化激素
☞抗凝血药:蛋白同化激素可增强香豆素和苯茚二酮的抗凝效应。

• 抗糖尿病药:蛋白同化激素可能会增强抗糖尿病药的降糖效应。

HIV蛋白酶抑制剂
另见利托那韦、福沙那韦、替拉那韦、阿扎那韦、茚地那韦、沙奎那韦、奈非那韦、福沙那韦、达芦那韦。

☞奥司替尼:HIV蛋白酶抑制剂可明显升高奥司替尼的血药浓度,应避免合用,如必须合用,应密切监测患者的不良反应。

• 利匹韦林:利匹韦林的血药浓度可被HIV蛋白酶抑制剂升高。

• 伊卢多啉:阿扎那韦、利托那韦、洛匹那韦、沙奎那韦、替拉那韦可升高伊卢多啉的血药浓度。

☞埃替格韦:阿扎那韦-利托那韦明显升高埃替格韦的血药浓度,阿扎那韦-利托那韦的剂量大于300/100 mg,1次/日与埃替格韦合用时尚无合适的剂量调整方案;洛匹那韦-利托那韦明显升高埃替格韦的血药浓度,洛匹那韦-利托那韦的剂量大于400/100 mg,1次/日与埃替格韦合用时尚无合适的剂量调整方案;利托那韦可降低波普瑞韦、替拉匹韦的血药浓度,因埃替格韦须与HIV蛋白酶抑制剂和利托那韦合用,所以不推荐埃替格韦与波普瑞韦、替拉匹韦合用。

☞HIV蛋白酶抑制剂:福沙那韦-利托那韦、替拉那韦-利托那韦可降低多芦那韦的血药浓度,未经治疗或未经HIV整合酶抑制剂治疗的患者调整剂量至50 mg,2次/日;经HIV整合酶抑制剂治疗耐药或怀疑耐药的患者,改为不含多芦那韦诱导剂的联合治疗方案。

• 拉替拉韦：替拉那韦-利托那韦、阿扎那韦、阿扎那韦-利托那韦可升高拉替拉韦的血药浓度。但是因为 3 期临床中埃替格韦与阿扎那韦-利托那韦合用显示出独特的安全性，所以不必调节剂量。

☞替拉瑞韦：①替拉瑞韦与阿扎那韦-利托那韦复合制剂合用，替拉瑞韦稳态浓度降低，阿扎那韦稳态浓度升高；②替拉瑞韦与达芦那韦-利托那韦复合制剂合用，替拉瑞韦及达芦那韦稳态浓度均降低，不推荐合用；③替拉瑞韦与福沙那韦-利托那韦复合制剂合用，替拉瑞韦及福沙那韦稳态浓度均降低，不推荐合用；④替拉瑞韦与洛匹那韦-利托那韦复合制剂合用，埃替格韦稳态浓度降低，洛匹那韦稳态浓度无变化，不推荐合用。

☞西美瑞韦：西美瑞韦与达芦那韦-利托那韦合用，西美瑞韦和达芦那韦的血药浓度均见升高，不推荐合用；利托那韦可升高西美瑞韦的血药浓度，不推荐合用。

☞索氟布韦：替拉那韦、利托那韦可降低索氟布韦及其活性代谢产物的血药浓度，从而减弱埃替格韦的治疗作用，不宜合用。

☞来地帕韦和索氟布韦：替匹那韦-利托那韦可降低来地帕韦和索氟布韦的血药浓度，可导致治疗失败，不推荐合用。

☞司替戊醇：HIV 蛋白酶抑制剂的血药浓度可被司替戊醇升高，发生不良反应的风险增加，合用时应谨慎。建议监测血药浓度及不良反应，必要时进行剂量调整。

• 鲁拉西酮：利托那韦、茚地那韦等可明显升高鲁拉西酮的血药浓度，鲁拉西酮的血药浓度可被阿扎那韦升高；合用时，鲁拉西酮应减半。

☞伊潘立酮：HIV 蛋白酶抑制剂可升高伊潘立酮的血药浓度。

☞匹莫范色林：HIV 蛋白酶抑制剂（如波普瑞韦、利托那韦）可明显升高匹莫范色林的血药浓度，合用时，应降低匹莫范色林的剂量，并密切监测不良反应。

☞洛美他派：HIV 蛋白酶抑制剂可明显升高洛美他派的血药浓度，禁止合用。

☞替格瑞洛：HIV 蛋白酶抑制剂可明显升高替格瑞洛的血药浓度，应避免合用。

• 沃拉帕沙：HIV 蛋白酶抑制剂可升高沃拉帕沙的血药浓度，如需合用，应降低沃拉帕沙的剂量。

☞达泊西汀：达泊西汀禁止与利托那韦、沙奎那韦、那非那韦、阿扎那韦合用，慎与安波那韦、福沙那韦合用。

• 沃拉帕沙：HIV 蛋白酶抑制剂可升高沃拉帕沙的血药浓度，如需合用，应降低沃拉帕沙的剂量。

地尔硫䓬
见钙通道阻滞剂。

地芬诺酯
见阿片类镇痛药。

地夫可特
见皮质激素。

地氟烷
见全身性麻醉药

地高辛
见强心苷类。

地拉罗司
• 抗酸药：地拉罗司的吸收可能会被包括铝剂在内的抗酸药减少，应避免合用。

• 抗菌药：地拉罗司的血药浓度可被利福平降低。

• 抗糖尿病药：地拉罗司可升高瑞格列奈的血药浓度。

• 抗焦虑与催眠药：地拉罗司可能会降低咪达唑仑的血药浓度。

地氯雷他定
见抗组胺类药。

地美环素
见四环素类。

地诺单抗
☞贝利木单抗：地诺单抗与贝利木单抗合用可增强免疫抑制作用，相互作用明显，应密切监测。

☞普拉曲沙：地诺单抗与普拉曲沙合用，会增加免疫抑制作用和感染的风险，应监测不良反应。

☞利纳西普：地诺单抗慎与利纳西普等免疫抑制剂合用，以免增加严重感染的风险。

☞托法替尼：地诺单抗会增加托法替尼的毒性和不良反应，尤其是可能增加严重感染的风险，应密切监测。

☞贝利木单抗：地诺单抗与贝利木单抗合用可增强免疫抑制作用，相互作用明显，应密切监测。

地诺前列腺素
见前列腺素类。

地诺孕素
见孕激素类。

地匹哌酮
见阿片类镇痛药。

地屈孕酮
见孕激素类。

地塞米松
见皮质激素。

地斯的明
见拟副交感神经药。

地西卢定
☞肝素：地西卢定与肝素不推荐合用。

☞NSAIDs：地西卢定与 NSAIDs 合用增加出血的风险。开始地西卢定治疗前停用 NSAIDs。

☞抗血小板药：地西卢定与抗血小板药合用可增加出血的风险。开始地西卢定治疗前停用抗血小板药。

☞抗凝血药：地西卢定与其他抗凝血药合用增加出血的风险。开始地西卢定治疗前停用抗凝血药。

• 舍雷肽酶:因舍雷肽酶可强效溶解纤维蛋白和纤维蛋白原,从而增强地西卢定的作用,所以合用时应慎重,已使用者应注意密切观察。

地西泮

见抗焦虑与催眠药。

碘赛罗宁

见甲状腺激素类。

丁胺苯丙酮

✍抗抑郁药:①丁胺苯丙酮可能会升高西酞普兰的血药浓度;②丁胺苯丙酮的生产商建议避免其在MAOIs停药2周内应用;③丁胺苯丙酮应避免与吗氯贝胺合用;④丁胺苯丙酮可能会升高三环类抗抑郁药的血药浓度,从而可能增加惊厥的风险。

• 抗癫痫药:①丁胺苯丙酮的血药浓度可被卡马西平或苯妥英降低;②丁胺苯丙酮的代谢可被丙戊酸盐抑制。

• HIV蛋白酶抑制剂:丁胺苯丙酮的血药浓度可被利托那韦降低。

• 阿托西汀:丁胺苯丙酮与阿托西汀合用可增加惊厥的风险。

• 多巴胺能药:丁胺苯丙酮与金刚烷胺或左旋多巴合用可增加不良反应。

✍雌激素拮抗剂:丁胺苯丙酮可能会抑制他莫昔芬代谢为活性代谢物,应避免合用。

• 艾沙康唑:丁胺苯丙酮的血药浓度可被艾沙康唑降低,可能须增加丁胺苯丙酮的剂量,但不能超过最大推荐剂量。

✍伊卢多啉:丁胺苯丙酮可升高伊卢多啉的血药浓度。

✍氯卡色林:丁胺苯丙酮与氯卡色林合用应非常谨慎。

丁巴比妥

见巴比妥类药物。

丁苯那嗪

✍抗抑郁药:丁苯那嗪与MAOIs合用,有发生中枢神经系统过度兴奋和高血压的风险。

• 多巴胺能药:丁苯那嗪与金刚烷胺合用可增加锥体外系的不良反应。

• 甲氧氯普胺:丁苯那嗪与甲氧氯普胺合用可增加锥体外系的不良反应。

✍抗精神病药:丁苯那嗪与抗精神病药合用,Q-Tc间期延长、神经阻滞剂恶性综合征、锥体外系反应会加重。

✍抗心律失常药:丁苯那嗪与能延长Q-T间期的抗心律失常药合用,Q-Tc间期延长的风险升高,合用时禁用于患有先天Q-T间期延长综合征以及有心律不齐病史的患者。

• 喹诺酮类:丁苯那嗪与莫西沙星合用,Q-Tc间期延长的风险升高,合用时禁用于患有先天Q-T间期延长综合征以及有心律不齐病史的患者。

丁丙诺啡

见阿片类镇痛药。

丁螺环酮

见抗焦虑与催眠药。

丁酰苯

见抗精神病药。

东莨菪碱

见抗毒蕈碱药。

毒扁豆碱

见拟副交感神经药。

度洛西汀

• 镇痛药:度洛西汀与哌替啶或曲马多合用可能会增加5-羟色胺能效应。

✍抗菌药:度洛西汀的代谢可被环丙沙星抑制,应避免合用。

✍抗抑郁药:①度洛西汀的代谢可被氟伏沙明抑制,应避免合用;②度洛西汀与SSRIs、贯叶连翘、阿米替林、氯米帕明、吗氯贝胺、色氨酸或文拉法辛合用可能会增加5-羟色胺能效应;③度洛西汀应于MAOIs停药后2周开始使用,MAOIs也应于度洛西汀停药后5天后应用;④SSRIs应于吗氯贝胺停药1周后开始使用。

✍抗疟药:抗抑郁药应避免与蒿甲醚-苯芴醇合用。

• 阿托西汀:抗抑郁药与阿托西汀合用可能会增加惊厥的风险。

• 5-HT₁受体激动剂:度洛西汀与5-HT₁受体激动剂合用可能会增加5-羟色胺能效应。

• 特立氟胺:度洛西汀的作用可被特立氟胺降低。

度他雄胺

• 钙通道阻滞剂:度他雄胺的血药浓度可被地尔硫䓬或维拉帕米升高。

对乙酰氨基酚

• 抗凝血药:长期常规剂量使用对乙酰氨基酚可能会增强香豆素的抗凝作用。

• 细胞毒性药:对乙酰氨基酚可能会抑制静脉注射的白消安的代谢,使用对乙酰氨基酚72 h内慎用静脉注射用白消安。

• 调脂药:对乙酰氨基酚的吸收可被考来烯胺降低。

• 甲氧氯普胺:对乙酰氨基酚的吸收可被甲氧氯普胺增加。

多巴胺

见拟交感神经药。

多巴胺能药

见金刚烷胺、阿扑吗啡、左旋多巴、培高利特、普拉克索、喹高利特、雷沙吉兰、罗匹尼罗、罗替戈汀、司来吉兰和托卡朋。

多巴酚丁胺

见拟交感神经药。

多芦那韦

☞依曲韦林:多芦那韦的血药浓度会被依曲韦林降低,不能合用,除非同时与阿扎那韦-利托那韦、达芦那韦-利托那韦或洛匹那韦-利托那韦合用。

☞依法韦仑:多芦那韦的血药浓度会被依法韦仑降低,未经治疗或未经 HIV 整合酶抑制剂治疗的患者调整剂量至 50 mg,2 次/日;经 HIV 整合酶抑制剂治疗耐药或怀疑耐药的患者,改为不含多芦那韦诱导剂的联合治疗案。

☞奈韦拉平:多芦那韦的血药浓度会被奈韦拉平降低,避免合用,尚无足够数据以提供推荐剂量。

☞HIV 蛋白酶抑制剂:多芦那韦的血药浓度会被福沙那韦-利托那韦、替拉那韦-利托那韦降低,未经治疗或未经 HIV 整合酶抑制剂治疗的患者调整剂量至 50 mg,2 次/日;经 HIV 整合酶抑制剂治疗耐药或怀疑耐药的患者,改为不含多芦那韦诱导剂的联合治疗案。

☞抗癫痫药:多芦那韦的血药浓度会被奥卡西平、苯妥英、卡马西平降低,避免合用,尚无足够数据以提供推荐剂量。

☞贯叶连翘:多芦那韦的血药浓度会被贯叶连翘降低,避免合用,尚无足够数据以提供推荐剂量。

抗酸药:多芦那韦的血药浓度会被抗酸药降低,在服用抗酸药前 2 h 或 6 h 之后服用多芦那韦。

铁剂:多芦那韦的血药浓度会被抗酸药降低,在服用铁剂前 2 h 或 6 h 之后服用多芦那韦。

锌剂:多芦那韦的血药浓度会被抗酸药降低,在服用锌剂前 2 h 或 6 h 之后服用多芦那韦。

钙剂:多芦那韦的血药浓度会被抗酸药降低,在服用钙剂前 2 h 或 6 h 之后服用多芦那韦。

利福霉素类:多芦那韦的血药浓度会被利福平降低,未经治疗或未经 HIV 整合酶抑制剂治疗的患者调整剂量至 50 mg,2 次/日;经 HIV 整合酶抑制剂治疗耐药或怀疑耐药的患者,改为不含多芦那韦诱导剂的联合治疗方案。

多利培南

见碳青霉烯类。

多奈哌齐

见拟副交感神经药。

多潘立酮

• 镇痛药:多潘立酮的效应可被阿片类镇痛药拮抗。

☞抗真菌药:多潘立酮所致的心律失常的风险可能会被酮康唑增加。

• 抗毒蕈碱药:多潘立酮的效应可被抗毒蕈碱药拮抗。

• 多巴胺能药:多潘立酮可能会拮抗溴隐亭、卡麦角林的降低泌乳素的效应。

多培沙明

见拟交感神经药。

多柔比星

• 抗癫痫药:细胞毒性药可能会降低苯妥英的吸收。

• 抗精神病药:细胞毒性药应避免与氯氮平合用,以免增加粒细胞缺乏症的风险。

• 抗病毒药:多柔比星可能会抑制司他夫定的效应。

• 强心苷类:细胞毒性药可降低地高辛片剂的吸收。

☞环孢素:多柔比星与环孢素合用可增加肾毒性。

☞细胞毒性药:多柔比星的血药浓度可能会被索拉菲尼升高。

多塞平

见三环类抗抑郁药。

多沙普仑

☞全身性麻醉药:多沙普仑与吸入性全身性麻醉药合用可增加心律失常的风险,多沙普仑应在吸入性全身性麻醉药使用至少 10 min 以后才能给予。

• 抗抑郁药:多沙普仑的效应可被 MAOIs 增强。

• 拟交感神经药:多沙普仑与拟交感神经药合用可增加高血压风险。

• 茶碱:多沙普仑与茶碱合用可增加中枢神经系统兴奋作用。

多沙唑嗪

见 α 受体拮抗药。

多西环素

见四环素类。

多西他赛

• 抗菌药:体外研究提示多西他赛与红霉素之间可能发生相互作用。

• 抗癫痫药:细胞毒性药可能会降低苯妥英的吸收。

• 抗真菌药:体外研究提示多西他赛与酮康唑之间可能会发生相互作用。

☞抗精神病药:细胞毒性药应避免与氯氮平合用,以免增加粒细胞缺乏症的风险。

☞抗病毒药:多西他赛的血药浓度可能会被利托那韦升高,从而增加中毒的风险。

• 强心苷类:细胞毒性药可降低地高辛片剂的吸收。

• 环孢素:体外研究提示多西他赛与环孢素之间可能发生相互作用。

• 细胞毒性药:①多西他赛与拉帕替尼合用可能会增加粒细胞缺乏症的风险;②多西他赛的血药浓度可被索拉菲尼升高。

多烯类抗真菌药

见两性霉素。

多黏菌素 B

见多黏菌素类。

多黏菌素类

· 抗菌药:①多黏菌素或多黏菌素类与氨基糖苷类抗生素合用可增加肾毒性;②多黏菌素或多黏菌素类与卷曲霉素合用可增加肾毒性;③多黏菌素与替考拉宁或万古霉素合用可增加肾毒性或耳毒性;④多黏菌素类与万古霉素合用可增加肾毒性。

· 抗真菌药:多黏菌素类与两性霉素合用可增加肾毒性。

☞环孢素:多黏菌素类与环孢素合用可增加肾毒性。

☞细胞毒性药:多黏菌素类与铂类药物合用可增加肾毒性,还可能会增加耳毒性。

☞利尿药:多黏菌素类与袢利尿药合用可增加耳毒性。

☞肌松药:多黏菌素类可增强非去极化肌松药和琥珀胆碱的作用。

· 雌激素:不诱导肝药酶的抗菌药可能会减弱雌激素的避孕作用(风险较小)。

· 拟副交感神经药:多黏菌素类可拮抗新斯的明和吡斯的明的作用。

多佐胺

见利尿药。

厄贝沙坦

见血管紧张素Ⅱ受体拮抗剂。

厄洛替尼

☞镇痛药:厄洛替尼与 NSAIDs 合用可增加出血的风险。

☞抗酸药:厄洛替尼的血药浓度可能会被抗酸药降低,合用时抗酸药应于给予厄洛替尼 4 h 前或 2 h 后服用。

· 抗菌药:①厄洛替尼的血药浓度可被环丙沙星升高;②厄洛替尼的代谢可被利福平加速,而使其血药浓度降低。

☞抗凝血药:厄洛替尼与香豆素类合用可增加出血的风险。

· 抗癫痫药:细胞毒性药可能会减少苯妥英的吸收。

· 抗真菌药:厄洛替尼的代谢可被酮康唑抑制,使其血药浓度升高。

☞抗精神病药:细胞毒性药应避免与氯氮平合用,以免增加粒细胞缺乏症的风险。

· 强心苷类:细胞毒性药可减少地高辛片剂的吸收。

· 细胞毒性药:厄洛替尼的血药浓度可能会被卡培他滨升高。

☞抗溃疡药:①厄洛替尼应避免与西咪替丁、埃索美拉唑、法莫替丁、兰索拉唑、尼扎替丁、泮托拉唑及雷贝拉唑合用;②雷尼替丁可降低厄洛替尼的血药浓度,厄洛替尼应在雷尼替丁使用前至少 2 h 或使用后 10 h 使用;③厄洛替尼的血药浓度可被奥美拉唑降低,应避免合用。

厄他培南

☞抗癫痫药:碳青霉烯类可降低丙戊酸盐的血药浓度,应避免合用。

· 疫苗:抗菌药可使伤寒疫苗失活。

恩曲他滨

· 抗病毒药:恩曲他滨应避免与拉米夫定合用。

恩他卡朋

☞抗凝血药:恩他卡朋可增强华法林的抗凝效应。

☞抗抑郁药:①恩他卡朋谨慎与吗氯贝胺、帕罗西汀、三环类抗抑郁药及文拉法辛合用;②恩他卡朋应避免与非选择性的 MAOIs 合用。

· 多巴胺能药:①恩他卡朋可增强阿扑吗啡的效应;②恩他卡朋可能降低雷沙吉兰的血药浓度;③恩他卡朋与司来吉兰合用时,司来吉兰的最大剂量不超过 10 mg。

· 铁剂:恩他卡朋的吸收可因合用口服铁剂而减少。

· 美金刚:美金刚可能会增强多巴胺能药的效应。

· 甲基多巴:①恩他卡朋可能会增强甲基多巴的效应;②多巴胺能药的抗震颤麻痹效应可被甲基多巴拮抗。

· 拟交感神经药:恩他卡朋可能会增强肾上腺素、多巴酚丁胺、多巴胺及去甲肾上腺素的效应。

海洛因

见阿片类镇痛药。

二氮嗪

· ACEIs:二氮嗪与 ACEIs 合用可增强降压效应。

· 肾上腺素能神经阻滞剂:二氮嗪与肾上腺素能神经阻滞剂合用可增强降压效应。

· 乙醇:二氮嗪与乙醇合用可增加降压效应。

· 白介素-2:二氮嗪与白介素-2 合用可增强降压效应。

· α受体拮抗药:二氮嗪与α受体拮抗药合用可增强降压效应。

· 全身性麻醉药:二氮嗪与全身性麻醉药合用可增强降压效应。

· 镇痛药:二氮嗪的降压效应可被 NSAIDs 拮抗。

· 血管紧张素Ⅱ受体拮抗剂:二氮嗪与血管紧张素Ⅱ受体拮抗剂合用可增强降压效应。

· 抗抑郁药:二氮嗪与 MAOIs 或三环类相关的抗抑郁药合用可增强降压效应。

· 抗糖尿病药:二氮嗪可拮抗抗糖尿病药的降糖

效应。

• 抗癫痫药:二氮嗪可降低苯妥英的血药浓度,同时二氮嗪的效应也可能降低。

• 抗精神病药:二氮嗪与吩噻嗪类合用可增强降压效应。

• 抗焦虑与催眠药:二氮嗪与抗焦虑药和催眠药合用可增强降压效应。

• β受体拮抗药:二氮嗪与β受体拮抗药合用可增强降压效应。

• 钙通道阻滞剂:二氮嗪与钙通道阻滞剂合用可增强降压效应。

• 可乐定:二氮嗪与可乐定合用可增强降压效应。

• 皮质激素:二氮嗪的降压效应可被皮质激素拮抗。

• 利尿药:二氮嗪与利尿药合用可增强降压和高血糖效应。

• 多巴胺能药:二氮嗪与左旋多巴合用可增强降压效应。

• 甲基多巴:二氮嗪与甲基多巴合用可增强降压效应。

• 莫西赛利:二氮嗪与莫西赛利合用可增强降压效应。

• 莫索尼定:二氮嗪与莫索尼定合用可增强降压效应。

• 肌松药:二氮嗪与巴氯芬或替扎尼定合用可增强降压效应。

• 硝酸酯类:二氮嗪与硝酸酯类合用可增强降压效应。

• 前列腺素:二氮嗪与前列地尔合用可增强降压效应。

• 血管舒张药:二氮嗪与肼屈嗪、米诺地尔或硝普钠合用可增强降压效应。

二甲双胍
见抗糖尿病药。

二甲亚砜
◎镇痛药:二甲亚砜应避免与舒林酸合用。

二巯丙醇
◎铁剂:二巯丙醇应避免与铁剂合用。

伐地那非
◎α受体拮抗药:伐地那非与α受体拮抗药(坦索罗辛除外)合用可增强降压效应,故应用α受体拮抗药6 h内避免应用伐地那非。

• 抗菌药:伐地那非的血药浓度可被红霉素升高(需降低伐地那非的剂量)。

◎唑类抗真菌药:①伐地那非的血药浓度可被酮康唑升高,应避免合用;②伐地那非的血药浓度可能会被伊曲康唑升高,应避免合用。

◎抗病毒药:①伐地那非的血药浓度可能会被安泼

那韦升高;②伐地那非的血药浓度可能会被茚地那韦升高,应避免合用;③伐地那非的血药浓度可能会被利托那韦升高,应避免合用;④伐地那非的血药浓度可能会被沙奎那韦升高,合用时须降低伐地那非的初始剂量;⑤伐地那非的血药浓度可被替拉瑞韦升高,治疗勃起功能障碍,伐地那非72 h内不超过2.5 mg,替拉瑞韦72 h内不超过10 mg,并监测PDE5抑制剂相关不良反应,伐地那非有引起Q-T间期延长的报道,治疗肺动脉高压时,禁用替拉瑞韦;⑥波普瑞韦可升高PDE5抑制剂血药浓度,导致不良反应如低血压、晕厥、视觉障碍及勃起功能异常。对肺动脉高压患者不可合用,伐地那非治疗勃起功能障碍不能超过2.5 mg/24 h。

• 钙通道阻滞剂:伐地那非与硝苯地平合用可增强降压效应。

◎葡萄柚汁:伐地那非的血药浓度可能会被葡萄柚汁升高,应避免合用。

◎尼可地尔:伐地那非与尼可地尔合用可能增强降压效应,应避免合用。

◎硝酸酯类:伐地那非与硝酸酯类合用可能增强降压效应,应避免合用。

伐昔洛韦
见阿昔洛韦。

法莫替丁
见 H$_2$-受体拮抗剂。

反苯环丙胺
见 MAOIs。

泛癸利酮
• 抗凝血药:泛癸利酮可增强或降低华法林的抗凝作用。

泛昔洛韦
• 丙磺舒:泛昔洛韦的排泄可能会因合用丙磺舒而减少,导致其血药浓度升高。

非布司他
◎硫唑嘌呤:非布司他应避免与硫唑嘌呤合用。
◎细胞毒性药:非布司他应避免与巯嘌呤合用。
◎茶碱:非布司他谨慎与茶碱合用。

非格司亭
▲注:培非格司亭的相互作用与非格司亭相似。
• 细胞毒性药:非格司亭与氟尿嘧啶合用可能会加重中性粒细胞减少症。

非洛贝特
见贝特类药物。

非洛地平
见钙通道阻滞剂。

非诺洛芬
见 NSAIDs。

非诺特罗
见拟交感神经药。

非去极化肌松药

见肌松药。

非索非那定

见抗组胺类药。

非索罗定

见抗毒蕈碱药。

芬布芬

见 NSAIDs。

芬太尼

见阿片类镇痛药。

吩噻嗪类

见抗精神病药。

酚苄明

见 α 受体拮抗药。

酚妥拉明

见 α 受体拮抗药。

奋乃静

见抗精神病药。

夫西地酸

✍抗病毒药:夫西地酸与利托那韦合用时两药的血药浓度均见升高,应避免合用。

✍调脂药:①夫西地酸与阿托伐他汀合用可能会增加肌病的风险;②夫西地酸与辛伐他汀合用可能会增加肌病的风险。

• 舒更葡萄糖:夫西地酸可能会降低舒更葡萄糖的效应。

• 疫苗:抗菌药可使伤寒疫苗失活。

呋喃妥因

✍抗酸类:呋喃妥因的吸收可因口服镁盐(如三硅酸镁)而减少。

• 雌激素:不诱导肝药酶的抗菌药可能会减弱雌激素的避孕作用。

• 丙磺舒:呋喃妥因的排泄可被丙磺舒降低,从而增加不良反应。

• 磺吡酮:呋喃妥因的排泄可被磺吡酮降低,从而增加中毒的风险。

呋塞米

见利尿药。

伏立康唑

见唑类抗真菌药。

氟班色林

✍乙醇:氟班色林与乙醇合用会增加低血压、昏厥和中枢神经系统抑制的风险。所以用药时禁止饮酒。

✍苯海拉明:氟班色林与苯海拉明合用可增加中枢神经系统抑制的风险。应与处方医师讨论合用的可行性。

✍阿片类镇痛药:氟班色林与阿片类镇痛药合用可增加中枢神经系统抑制的风险。应与处方医师讨论合用的可行性。

✍镇静剂催眠类药:氟班色林与镇静剂催眠类药合用可增加中枢神经系统抑制的风险。应与处方医师讨论合用的可行性。

✍苯二氮䓬类:氟班色林与苯二氮䓬类合用可增加中枢神经系统抑制的风险。应与处方医师讨论合用的可行性。

✍唑类抗真菌药:氟班色林的血药浓度可被唑类抗真菌药明显升高,增加低血压和晕厥的危险,所以禁止合用。

✍大环内酯类抗生素:克拉霉素、红霉素、泰利霉素会明显升高氟班色林的血药浓度,增加低血压和晕厥的危险,所以禁止合用。

✍奈法唑酮:氟班色林的血药浓度会被奈法唑酮明显升高,增加低血压和晕厥的危险,所以禁止合用。

✍HIV 蛋白酶抑制剂:利托那韦、沙奎那韦、奈非那韦、茚地那韦、波普瑞韦、特拉匹韦可明显升高氟班色林的血药浓度,增加低血压和晕厥的危险,所以禁止合用。

✍考尼伐坦:氟班色林的血药浓度会被考尼伐坦明显升高,增加低血压和晕厥的危险,所以禁止合用。

✍喹诺酮类:氟班色林的血药浓度会被环丙沙星明显升高,增加低血压和晕厥的危险,所以禁止合用。

✍钙通道阻滞剂:氟班色林的血药浓度会被地尔硫䓬、维拉帕米明显升高,增加低血压和晕厥的危险,所以禁止合用。

✍葡萄柚汁:氟班色林的血药浓度会被葡萄柚汁明显升高,增加低血压和晕厥的危险,所以禁止合用。

✍口服避孕药:口服避孕药会增加氟班色林的不良反应,须权衡利弊后使用。

✍H_2-受体拮抗剂:西咪替丁、雷尼替丁会增加氟班色林的不良反应,须权衡利弊后使用。

✍银杏:银杏会增加氟班色林的不良反应,须权衡利弊后使用。

✍质子泵抑制剂:质子泵抑制剂会增加氟班色林的不良反应,须权衡利弊后使用。

✍SSRIs:会增加氟班色林的不良反应,须权衡利弊后使用。

✍当癫痫药:氟班色林的血药浓度可被卡马西平、苯巴比妥、苯妥英降低,不建议合用。

✍利福霉素类:氟班色林会降低氟班色林的血药浓度,不建议合用。

✍贯叶连翘:氟班色林的血药浓度可被贯叶连翘降低,不建议合用。

✍地高辛:氟班色林会升高地高辛的血药浓度,须进行血药浓度监测。

✍西罗莫司:氟班色林会升高西罗莫司的血药浓度,须进行血药浓度监测。

氟胞嘧啶

• 抗真菌药:氟胞嘧啶的肾排泄可因合用两性霉素

而减少,同时氟胞嘧啶的细胞摄取增加,从而使毒性可能会增加。

· 细胞毒性药:氟胞嘧啶的血药浓度可能会被阿糖胞苷降低。

氟比洛芬

见 NSAIDs。

氟达拉滨

· 抗癫痫药:细胞毒性药可能会减少苯妥英的吸收。

☞抗精神病药:细胞毒性药应避免与氯氮平合用,以免增加粒细胞缺乏症的风险。

· 强心苷类:细胞毒性药可减少地高辛片剂的吸收。

☞细胞毒性药:①氟达拉滨可增加阿糖胞苷的胞内浓度;②氟达拉滨与喷司他丁合用可增加肺毒性(致命性事件具有高的发生率)。

· 双嘧达莫:氟达拉滨的效应可能会被双嘧达莫降低。

氟伐他汀

见他汀类药物。

氟奋乃静

见抗精神病药。

氟伏沙明

见 SSRI 类抗抑郁药。

氟化物

· 钙剂:钙剂可减少氟化物的吸收。

氟卡尼

· 局部麻醉药:抗心律失常药与布比卡因、左布比卡因、丙胺卡因或罗哌卡因合用可增强心肌抑制。

· 抗心律失常药:①抗心律失常药与其他抗心律失常药合用可增强心肌抑制;②氟卡尼的血药浓度可因合用胺碘酮而升高,此时氟卡尼的剂量应减半。

☞抗抑郁药:①氟卡尼的血药浓度可因合用氟西汀而升高;②氟卡尼与三环类抗抑郁药合用可增加室性心律失常的风险。

☞抗组胺类药:氟卡尼与咪唑斯汀合用可增加室性心律失常的风险,应避免合用。

☞抗疟药:①氟卡尼应避免与蒿甲醚-苯芴醇合用,以免增加室性心律失常的风险;②氟卡尼的血药浓度可因合用奎宁而升高。

☞抗毒蕈碱药:氟卡尼与托特罗定合用可增加室性心律失常的风险。

☞抗精神病药:①延长 Q-T 间期的抗心律失常药与延长 Q-T 间期的抗精神病药合用可增加室性心律失常的风险;②氟卡尼与氯氮平合用可增加心律失常的风险。

☞抗病毒药:①氟卡尼的血药浓度可能会因合用福沙那韦、茚地那韦、洛匹那韦或利托那韦而升高,从而增

加室性心律失常的风险,应避免合用;②氟卡尼与沙奎那韦合用可增加室性心律失常的风险,应避免合用;③氟卡尼的血药浓度可被替拉瑞韦升高,导致严重或致命性不良反应,如需合用应严密监视患者症状;④氟卡尼与波普瑞韦合用,可引发致命的不良事件,合用时应密切观察,并监测血药浓度;⑤氟卡尼的血药浓度可被西美瑞韦轻度升高,合用时应密切观察,并监测血药浓度。

☞β受体拮抗药:①氟卡尼与 β 受体拮抗药合用增加心肌抑制和心动过缓风险;②抗心律失常药与 β 受体拮抗药合用时增加心肌抑制。

☞钙通道阻滞剂:氟卡尼与维拉帕米合用可增加心肌抑制和心搏暂停的风险。

☞利尿药:乙酰唑胺、髓袢利尿药、噻嗪类或噻嗪类相关性利尿药引起低血钾时,联用氟卡尼可增加心脏毒性。

· H₂-受体拮抗剂:西咪替丁可抑制氟卡尼的代谢(升高其血药浓度)。

· 米拉贝隆:氟卡尼的血药浓度可被米拉贝隆升高,如需合用,降低抗心律失常药的剂量,并监测血药浓度。

☞曲司氯铵:氟卡尼的血药浓度可被曲司氯铵升高,谨慎合用,密切监测。

氟康唑

见唑类抗真菌药。

氟氯西林

见青霉素类。

氟尼缩松

见皮质激素。

氟尿嘧啶

▲注:卡培他滨、替加氟是氟尿嘧啶的前体药物。

☞别嘌醇:卡培他滨应避免与别嘌醇合用。

· 抗菌药:氟尿嘧啶的代谢可被甲硝唑抑制,从而使毒性增加。

☞抗凝血药:氟尿嘧啶可增强香豆素类的抗凝效应。

· 抗癫痫药:①氟尿嘧啶可能会抑制苯妥英的代谢,从而增加中毒的风险;②细胞毒性药可能会减少苯妥英的吸收。

☞抗精神病药:细胞毒性药应避免与氯氮平合用,以免增加粒细胞缺乏症的风险。

· 强心苷类:细胞毒性药可减少地高辛片剂的吸收。

· 细胞毒性药:卡培他滨可能会升高厄洛替尼的血药浓度。

· 非格司亭:氟尿嘧啶与非格司亭合用可能加重中性粒细胞缺乏症。

☞替莫泊芬:局部用氟尿嘧啶与替莫泊芬合用可增

加皮肤的光敏感性。

• H₂-受体拮抗剂:氟尿嘧啶的代谢可被西咪替丁抑制,从而使其血药浓度升高。

🕮血卟啉:局部用氟尿嘧啶禁止与血卟啉合用。

• 伊沙匹隆:卡培他滨与伊沙匹隆合用,伊沙匹隆的 C_{max} 降低 19%,卡培他滨的 C_{max} 降低 27%。氟尿嘧啶与伊沙匹隆合用,氟尿嘧啶 AUC 降低 14%。

氟哌啶醇

见抗精神病药。

氟哌利多

见抗精神病药。

氟哌噻吨

见抗精神病药。

氟氢可的松

见皮质激素。

氟他胺

🕮抗凝血药:氟他胺可增强香豆素类的抗凝效应。

氟替卡松

见皮质激素。

氟烷

见全身性麻醉药。

氟西泮

见抗焦虑与催眠药。

氟西汀

见 SSRI 类抗抑郁药。

福伐曲坦

见 5-HT₁ 受体激动剂。

福莫特罗

见拟交感神经药。

福沙吡坦

见阿瑞吡坦。

福沙那韦(安泼那韦)

• HIV 蛋白酶抑制剂:尚未建立 HIV 蛋白酶抑制剂间联合用药的安全性和有效性。①与茚地那韦合用,安泼那韦的血药浓度会降低;②与洛匹那韦-利托那韦(后者可使前者增效)合用,安泼那韦、洛匹那韦的血药浓度均见降低,不良反应增加;③与利托那韦胶囊合用需降低安泼那韦剂量;安泼那韦口服液禁与利托那韦口服液合用,因为安泼那韦口服液中的丙二醇与利托那韦口服液中的乙醇通过同一途径代谢;④与沙奎那韦合用,安泼那韦的血药浓度降低;⑤安泼那韦与替拉那韦-利托那韦合用,安泼那韦的血药浓度明显降低。

• 其他抗病毒药:①安泼那韦的血药浓度升高,地拉韦啶的血药浓度降低;②依法韦仑升高安泼那韦血药浓度;如与利托那韦 1 次/日合用,利托那韦的剂量应增加至 300 mg/d,如与利托那韦 2 次/日合用则不必调整剂量;③依曲韦林可明显升高福沙那韦及其活性代谢产物安泼那韦的血药浓度,禁止合用;④与奈韦拉平合用,

安泼那韦的血药浓度会降低;⑤安泼那韦的血药浓度会升高(仅在与去羟肌苷含缓冲剂的剂型合用时),合用去羟肌苷和安泼那韦时,至少应间隔 1 h;⑥与替诺福韦合用,安泼那韦的血药浓度降低,不推荐合用,如替诺福韦与福沙那韦-利托那韦 1 次/日合用,利托那韦的剂量应增加至 300 mg/d;如替诺福韦与福沙那韦-利托那韦 2 次/日合用,利托那韦的剂量不变。

• 阿片类镇痛药:①阿芬太尼的血药浓度可能明显升高,不良反应增加,可能须调整两种药品的剂量;②丁丙诺啡的血药浓度会升高;③美沙酮和安泼那韦的血药浓度均会降低,可能须增加美沙酮的剂量。

• 抗菌药:①利福布丁及其代谢物的血药浓度会升高;②与利福平合用,安泼那韦的血药浓度会降低;③与克拉霉素合用,密切监测,必要时调整剂量;④红霉素血药浓度明显升高。避免合用;⑤由于安泼那韦口服液中有丙二醇,可能产生毒性,甲硝唑禁止合用安泼那韦口服液。

• 抗抑郁药:①三环类抗抑郁药的血药浓度升高,推荐监测三环类药物的血药浓度;②舍曲林的血药浓度可能会升高,密切监测,可能须调整剂量;③与贯叶连翘合用,安泼那韦的血药浓度会降低;④曲唑酮的血药浓度会升高,谨慎合用,考虑降低曲唑酮的剂量;⑤文拉法辛及其代谢物的血药浓度可能会升高,谨慎合用。

• 抗糖尿病药:①安泼那韦可能减弱格列美脲、格列吡嗪、格列本脲、二甲双胍、吡格列酮、罗格列酮、甲苯磺丁脲的降糖作用;②瑞格列奈的血药浓度会升高,同时安泼那韦会减弱瑞格列奈的降糖作用,可能须降低瑞格列奈的剂量。

• 抗癫痫药:①卡马西平会降低安泼那韦的血药浓度;卡马西平与安泼那韦-利托那韦合用,安泼那韦的血药浓度会升高,有丧失抗病毒活性并可能导致病毒对安泼那韦耐药的风险,如无利托那韦配合安泼那韦,卡马西平与安泼那韦应避免合用;②氯硝西泮、乙琥胺的血药浓度可能升高,密切监测,可能须调整抗癫痫药的剂量;③与苯巴比妥合用,安泼那韦的血药浓度会降低,避免合用,但与安泼那韦-利托那韦合用不必调整剂量;④与苯妥英合用,两药的血药浓度均会降低。如无利托那韦,不推荐安泼那韦与苯妥英合用。

• 抗真菌药:①伊曲康唑、酮康唑的血药浓度会升高,伊曲康唑、酮康唑剂量 >400 mg/d 的患者可能须调整剂量;②体外研究显示伏立康唑和安泼那韦的血药浓度均可能升高。密切监测两药的毒性反应,并相应的调整剂量。

🕮抗组胺药:阿司咪唑、特非那定的血药浓度会明显升高,可能发生严重的或危及生命的心脏不良反应。

🕮抗疟疾药/抗原虫药:卤泛群、苯芴醇、奎宁的血药浓度会明显升高。

🕮抗偏头痛药:与麦角生物碱合用,后者的血药浓

度会升高,增加麦角中毒的危险性,可能发生严重的或危及生命的不良反应。

• 抗肿瘤药:与环磷酰胺、伊立替康、紫杉醇或长春花碱合用,抗肿瘤药物的血药浓度会升高,可能需降低抗肿瘤药物的剂量。

☞抗精神病药:①匹莫齐特的血药浓度会升高,增加心律失常风险,可能发生严重的或危及生命的不良反应。②阿立哌唑的代谢可能会被福沙那韦抑制,合用时须降低阿立哌唑的给药剂量。

• 抗焦虑药:丁螺环酮的血药浓度可能会升高。可能须降低丁螺环酮的剂量。

• 苯二氮䓬类:阿普唑仑、氯氮䓬、地西泮、氟西泮或三唑仑的血药浓度会升高。

• 心血管药:地高辛的血药浓度可能会升高。应从低剂量开始滴定地高辛的剂量,并监测地高辛的血药浓度。

☞抗凝血药:①可能改变华法林的血药浓度,升高或降低均有报道,监测 INR,必要时,可调整华法林的剂量;②利伐沙班的血药浓度会升高,预防深静脉血栓时,其 Ccr<30 ml/min 者禁止合用;预防卒中时,其 Ccr<15 ml/min 者禁止合用。

☞抗心律失常药:胺碘酮、丙吡胺、苄普地尔、利多卡因、奎尼丁的血药浓度会升高,可能发生严重的或危及生命的不良反应。

• 钙通道阻滞剂:钙通道阻滞剂的血药浓度会升高。

☞调脂药:阿托伐他汀、洛伐他汀、瑞舒伐他汀、辛伐他汀的血药浓度会明显升高,升高肌病及肝损害的风险。

• 皮质激素:①布地奈德的血药浓度会升高。尽量避免合用,如必须合用,应降低布地奈德的剂量,并且分次给药;②与地塞米松合用,安泼那韦的血药浓度会降低,可能丧失抗病毒活性;③氟替卡松的血药浓度会升高,谨慎合用,如需长期合用,可考虑用其他皮质激素类药物替代;但不推荐安泼那韦-利托那韦与氟替卡松合用;④泼尼松龙的血药浓度会升高。

• 抗酸药:与抗酸药合用,安泼那韦的血药浓度降低。抗酸药和安泼那韦至少间隔 1 h 分开服用。

☞促胃肠蠕动药:西沙必利的血药浓度明显升高,增加心律失常风险。

• H₂-受体拮抗剂:安泼那韦的血药浓度降低,安泼那韦的抗病毒活性可能降低。

• 免疫抑制药:环孢素、西罗莫司、他克莫司的血药浓度升高。监测免疫抑制药的血药浓度,根据其血药浓度调整剂量。

• 口服避孕药:炔雌醇、炔诺酮和安泼那韦的血药浓度均见低。推荐采用其他避孕措施。

福辛普利
见 ACEIs。

复方磺胺甲噁唑
见甲氧苄啶和磺胺甲噁唑。

钙通道阻滞剂
▲注:二氢吡啶类钙通道阻滞剂包括:氨氯地平、非洛地平、伊拉地平、拉西地平、乐卡地平、尼卡地平、硝苯地平和尼莫地平等。

• ACEIs:钙通道阻滞剂与 ACEIs 合用可增强降压效应。

• 肾上腺素能神经阻滞剂:钙通道阻滞剂与肾上腺素能神经阻滞剂合用可增强降压效应。

• 乙醇:①钙通道阻滞剂与乙醇合用可增强降压效应;②维拉帕米可能会升高乙醇的血药浓度。

• 白介素-2:钙通道阻滞剂与白介素-2 合用可增强降压效应。

• 阿利吉仑:阿利吉仑的生产商建议避免维拉帕米与其合用。

☞α 受体拮抗药:①钙通道阻滞剂与 α 受体拮抗药合用可增强降压效应;②与突触后 α 受体拮抗药如哌唑嗪合用增加首剂低血压的风险。

☞全身性麻醉药:①钙通道阻滞剂与全身性麻醉药异氟烷合用可增强降压效应;②维拉帕米的降压效应可被全身性麻醉药增强,也延迟 AV 传导。

• 镇痛药:①钙通道阻滞剂的降压效应可被 NSAIDs 拮抗;②地尔硫䓬可抑制阿芬太尼的代谢,有延长或加重呼吸抑制的风险。

• 血管紧张素 Ⅱ 受体拮抗剂:钙通道阻滞剂与血管紧张素 Ⅱ 受体拮抗剂合用可增强降压效应。

☞抗心律失常药:①地尔硫䓬或维拉帕米与胺碘酮合用可增加心动过缓、AV 传导阻滞和心肌抑制的风险;②硝苯地平可升高胺碘酮的血药浓度。

☞抗菌药:①维拉帕米的代谢可能会被克拉霉素或红霉素抑制,从而增加中毒的风险;②非洛地平的代谢可能会被红霉素抑制,从而升高其血药浓度;③乐卡地平的生产商建议避免与红霉素合用;④地尔硫䓬、硝苯地平、尼莫地平及维拉帕米的代谢会被利福平加速,使其血药浓度显著降低;⑤伊拉地平及尼卡地平的代谢可能会被利福平加速,使其血药浓度显著降低。

☞抗凝血药:维拉帕米可能会升高达比加群酯的血药浓度,合用时须减少达比加群酯的给药剂量。

☞抗抑郁药:①硝苯地平的代谢可能会被氟西汀抑制,从而使其血药浓度升高;②地尔硫䓬或维拉帕米可升高丙米嗪的血药浓度;③钙通道阻滞剂与 MAOIs 合用可增强降压效应;④维拉帕米的血药浓度可显著被贯叶连翘降低;⑤硝苯地平的血药浓度可被贯叶连翘降低;⑥氨氯地平的血药浓度可能会被贯叶连翘降低;⑦地尔硫䓬或维拉帕米可能会升高三环类抗抑郁药的血药浓度。

• 抗糖尿病药:硝苯地平与胰岛素合用偶可引起糖

耐量异常。

抗癫痫药：①尼卡地平或硝苯地平的效应很可能会被卡马西平降低；②地尔硫䓬或维拉帕米可增强卡马西平的效应；③非洛地平、伊拉地平及维拉帕米的效应可被苯妥英降低；④尼卡地平或硝苯地平的效应可能会被苯妥英降低；⑤地尔硫䓬可升高苯妥英的血药浓度，但是同时地尔硫䓬的效应也降低；⑥非洛地平或伊拉地平的效应可被扑米酮降低；⑦地尔硫䓬或维拉帕米的效应很可能会被扑米酮降低；⑧钙通道阻滞剂的血药浓度可被司替戊醇升高，发生不良反应的风险增加，合用时应谨慎，建议监测血药浓度及不良反应，必要时进行剂量调整；⑨司替戊醇与苄普地尔合用可发生心律失常和尖端扭转型室速，特别是突发性心律失常的发生风险增加。

抗真菌药：①二氢吡啶类钙通道阻滞剂的代谢可能被伊曲康唑或酮康唑抑制，从而使其血药浓度升高；②非洛地平的代谢会被伊曲康唑或酮康唑抑制，从而使其血药浓度升高；③乐卡地平的生产商建议避免与伊曲康唑或酮康唑合用；④钙通道阻滞剂与伊曲康唑合用可能会增加负性肌力作用；⑤硝苯地平的血药浓度可被米卡芬净升高。

抗疟药：钙通道阻滞剂与甲氟喹合用可能会增加心动过缓的风险。

抗毒蕈碱药：建议避免维拉帕米与达非那新合用。

抗精神病药：①钙通道阻滞剂与抗精神病药合用可增强降压效应；②地尔硫䓬、维拉帕米可升高鲁拉西酮的血药浓度，合用时，鲁拉西酮的剂量应减半。

抗病毒药：①地尔硫䓬的血药浓度可被阿扎那韦升高，合用时须减少地尔硫䓬的给药剂量；②维拉帕米的血药浓度可被阿扎那韦升高；③地尔硫䓬的血药浓度可被依法韦仑降低；④钙通道阻滞剂的血药浓度可能会被利托那韦升高；⑤乐卡地平的生产商建议避免与利托那韦合用；⑥苄普地尔与波普瑞韦合用，可引发致命的不良事件，合用时应密切观察，并监测血药浓度；⑦苄普地尔的血药浓度可被西美瑞韦轻度升高，合用时应密切观察，并监测血药浓度；⑧钙通道阻滞剂（氨氯地平、非洛地平、地尔硫䓬、尼索地平、尼卡地平、硝苯地平、维拉帕米）的血药浓度可被西美瑞韦升高，密切监测钙通道阻滞剂的不良反应；⑨地尔硫䓬、硝苯地平、氨氯地平、维拉帕米等钙通道阻滞剂可升高达卡他韦的血药浓度；⑩苄普地尔的血药浓度可被替拉瑞韦升高，导致严重或致命性不良反应，如需合用严密监视患者症状；⑪氨氯地平的暴露量可被替拉瑞韦增加，慎重合用，并适当降低氨氯地平剂量，其他钙通道阻滞剂的血药浓度也可能被替拉瑞韦升高，如需合用密切监测患者。

抗焦虑及催眠药：①钙通道阻滞剂与抗焦虑和催眠药合用可增强降压效应；②地尔硫䓬或维拉帕米可抑制咪达唑仑的代谢，升高其血药浓度，增强其镇静效应；③乐卡地平的吸收可被咪达唑仑增加；④地尔硫䓬或维拉帕米可升高丁螺环酮的血药浓度，合用时须减少丁螺环酮的给药剂量。

阿瑞吡坦：地尔硫䓬与阿瑞吡坦合用两药的血药浓度均见升高。

巴比妥类药物：①二氢吡啶类、地尔硫䓬及维拉帕米的效应可能会被巴比妥类药物降低；②非洛地平或伊拉地平的效应可被巴比妥类药物降低。

β受体拮抗药：①钙通道阻滞剂与β受体拮抗药合用可增强降压效应；②地尔硫䓬与β受体拮抗药合用可增加AV传导阻滞和心动过缓的风险；③维拉帕米与β受体拮抗药合用可发生心搏暂停、严重低血压和心力衰竭；④硝苯地平与β受体拮抗药合用可能发生严重低血压和心力衰竭。

钙通道阻滞剂：地尔硫䓬与硝苯地平合用时两药的血药浓度均见升高。

强心苷类：①地尔硫䓬、乐卡地平和尼卡地平可升高地高辛的血药浓度；②维拉帕米可升高地高辛的血药浓度，也增加AV传导阻滞和心动过缓的风险；③硝苯地平可能会升高地高辛的血药浓度。

环孢素：①地尔硫䓬、尼卡地平和维拉帕米可升高环孢素的血药浓度；②乐卡地平与环孢素合用可能升高任意一种（或两者）的血药浓度，应避免合用；③硝苯地平的血药浓度可能会被环孢素升高，从而增加中毒的风险包括牙龈增生的不良反应。

西洛他唑：地尔硫䓬可升高西洛他唑的血药浓度，合用时考虑减少西洛他唑的给药剂量。

可乐定：钙通道阻滞剂与可乐定合用可增强降压效应。

秋水仙碱：地尔硫䓬或维拉帕米可能增加秋水仙碱中毒的风险，合用时应暂停或减少秋水仙碱的给药剂量，应避免合用于肝、肾功能损伤者。

皮质激素：①钙通道阻滞剂的降压效应可被皮质激素拮抗；②地尔硫䓬可升高甲泼尼龙的血药浓度。

细胞毒性药：①维拉帕米与依维莫司合用时两药的血药浓度均见升高；②硝苯地平可能会抑制长春新碱的代谢。

二氮嗪：钙通道阻滞剂与二氮嗪合用可增强降压效应。

利尿药：①钙通道阻滞剂与利尿药合用可增强降压效应；②维拉帕米可升高依普利酮的血药浓度，合用时应减少依普利酮的给药剂量。

多巴胺能药：钙通道阻滞剂与左旋多巴合用可增强降压效应。

葡萄柚汁：①非洛地平、伊拉地平、拉西地平、乐卡地平、尼卡地平、硝苯地平、尼莫地平及维拉帕米的血药浓度可被葡萄柚汁升高；②氨氯地平的血药浓度可能会被葡萄柚汁升高。

• 激素拮抗剂:地尔硫䓬或维拉帕米可升高度他雄胺的血药浓度。

🖃伊伐布雷定:地尔硫䓬或维拉帕米可升高伊伐布雷定的血药浓度,应避免合用。

🖃调脂药:①地尔硫䓬可升高阿托伐他汀和辛伐他汀的血药浓度,可能增加肌病风险;②维拉帕米与辛伐他汀合用可增加肌病的风险;③氨氯地平与辛伐他汀合用可能会增加肌病的风险。

• 锂剂:地尔硫䓬或维拉帕米与锂剂合用并不增加锂剂血药浓度,但可能会引起神经毒性。

🖃镁剂(口服):据报道硝苯地平与口服镁剂合用治疗先兆子痫时可引起严重低血压。

• 甲基多巴:钙通道阻滞剂与甲基多巴合用可增强降压效应。

• 莫西赛利:钙通道阻滞剂与莫西赛利合用可增强降压效应。

• 莫索尼定:钙通道阻滞剂与莫索尼定合用可增强降压效应。

• 肌松药:①维拉帕米可增强非去极化型肌松药和氯化琥珀胆碱的效应;②钙通道阻滞剂与巴氯芬或替扎尼定合用可增强降压效应;③维拉帕米与静脉注射用丹曲林合用可发生低血压、心动过缓和高钾血症;④地尔硫䓬与静脉注射用丹曲林合用可能会增加室性心律失常的风险,应避免合用;⑤钙通道阻滞剂可能会增强非去极化型肌松药的效应。

• 硝酸酯类:钙通道阻滞剂与硝酸酯类合用可增强降压效应。

• 雌激素:钙通道阻滞剂的降压效应可被雌激素拮抗。

• 前列腺素类:钙通道阻滞剂与前列地尔合用可增强降压效应。

• 雷诺嗪:地尔硫䓬或维拉帕米可升高雷诺嗪的血药浓度,合用时考虑减少雷诺嗪的给药剂量。

• 西地那非:氨氯地平与西地那非合用可增强降压效应。

🖃西罗莫司:①地尔硫䓬可升高西罗莫司的血药浓度;②维拉帕米与西罗莫司合用时两药的血药浓度均见升高。

🖃他克莫司:①地尔硫䓬和硝苯地平可升高他克莫司的血药浓度;②非洛地平、尼卡地平和维拉帕米可能会升高他克莫司的血药浓度。

🖃茶碱:①钙通道阻滞剂可能会升高茶碱的血药浓度,使其效应增强;②维拉帕米、地尔硫䓬可升高茶碱的血药浓度。

• H_2-受体拮抗剂:①钙通道阻滞剂的代谢可能会被西咪替丁抑制,从而使其血药浓度升高;②伊拉地平的血药浓度可被西咪替丁升高,合用时伊拉地平的给药

剂量应减半。

• 伐地那非:硝苯地平与伐地那非合用可增强降压效应。

• 血管舒张药:钙通道阻滞剂与肼屈嗪、米诺地尔或硝普钠合用可增强降压效应。

• 帕比司他:帕比司他禁止与能延长 Q-T 间期的钙通道阻滞剂合用。

🖃索尼吉布:地尔硫䓬可明显升高索尼吉布的血药浓度,如必须合用,地尔硫䓬的使用不能超过 14 d,并密切监测索尼吉布的不良反应,特别是肌肉骨骼的反应。

• 来辛拉德:氨氯地平的血药浓度可被来辛拉德降低,合用时应密切监测氨氯地平的效果。

🖃洛美他派:地尔硫䓬、维拉帕米可明显升高洛美他派的血药浓度,禁止合用。

• 达泊西汀:维拉帕米、地尔硫䓬慎与达泊西汀合用。

钙剂

• 注意:也见抗酸药。

• 抗菌药:钙剂可减少环丙沙星和四环素的吸收。

• 双膦酸盐:钙剂可减少双膦酸盐的吸收。

• 强心苷类:静脉给予大剂量钙剂与强心苷类合用可促发心律失常。

• 皮质激素:钙剂的吸收可被皮质激素减少。

• 利尿药:钙剂与噻嗪类及其他利尿药合用增加高钙血症的风险。

• 艾曲波帕:钙剂可能会降低艾曲波帕的吸收(合用时至少间隔 4 h 服用)。

• 氟化盐:钙剂可减少氟化盐的吸收。

• 铁剂:钙剂可减少铁剂的吸收。

• 甲状腺激素:钙剂可减少左甲状腺素的吸收。

• 锌剂:钙剂可减少锌剂的吸收。

• 蛋白酶抑制剂:钙剂可降低多芦那韦的血药浓度,在服用钙剂前 2 h 或 6 h 之后服用多芦那韦。

肝素

• ACEIs:肝素与 ACEIs 合用可增加高血钾的风险。

• 阿利吉仑:肝素与阿利吉仑合用可增加高血钾的风险。

🖃镇痛药:①肝素与 NSAIDs 合用可能会增加出血的风险;②抗凝血药(包括低剂量肝素)与静脉给予双氯芬酸合用可增加出血的风险,应避免合用;③抗凝血药(包括低剂量肝素)与酮咯酸合用可增加出血的风险,应避免合用;④肝素的抗凝效应可被阿司匹林增强。

• 血管紧张素Ⅱ受体拮抗剂:肝素与血管紧张素Ⅱ受体拮抗剂合用可增加高血钾的风险。

• 氯吡格雷:抗凝血药与氯吡格雷合用可增加出血的风险。

• 双嘧达莫:肝素的抗凝效应可被双嘧达莫增强。

☞重组人活化蛋白 C:高剂量的肝素避免与重组人活化蛋白 C 合用。

•伊洛前列素:伊洛前列素可能会增强肝素的抗凝效应。

☞硝酸酯类:硝酸甘油静脉滴注可降低肝素的抗凝效应。

•舍雷肽酶:因舍雷肽酶可强效溶解纤维蛋白和纤维蛋白原,从而增强抗凝血药的作用,所以与肝素联合使用时应慎重,已使用者应注意密切观察。

☞地西卢定:肝素与地西卢定合用增加出血的风险。开始地西卢定治疗前停用肝素。

☞阿昔单抗:肝素与阿昔单抗合用,可能增加出血的风险。

☞利伐沙班:肝素与利伐沙班合用,由于出血风险升高,合用时应特别谨慎。

☞沙格雷酯:肝素与沙格雷酯合用,增加出血的风险。

干扰素

☞抗病毒药:干扰素 α 与替比夫定合用可增加周围神经病变的风险。

☞茶碱:干扰素 α 可抑制茶碱的代谢,合用时建议减少茶碱的给药剂量。

•疫苗:干扰素 γ 应避免与疫苗合用。

睾内酯

☞抗凝血药:睾内酯可增强香豆素类及苯茚二酮的抗凝作用。

•抗糖尿病药:睾内酯可能会增强抗糖尿病药的降糖作用。

睾酮

☞抗凝血药:睾酮可升高香豆素类及苯茚二酮的抗凝作用。

戈利木单抗

☞阿柏西普:戈利木单抗应避免与阿柏西普合用。

☞阿那白滞素:戈利木单抗应避免与阿那白滞素合用。

☞疫苗:戈利木单抗应避免与活疫苗合用。

格列本脲

见抗糖尿病药。

格列吡嗪

见抗糖尿病药。

格列美脲

见抗糖尿病药。

格列齐特

见抗糖尿病药。

格隆溴铵

见抗毒蕈碱药。

更昔洛韦

▲注:骨髓抑制药合用可增加骨髓抑制的风险。

▲缬更昔洛韦的相互作用与更昔洛韦相似。

☞抗菌药:更昔洛韦与亚胺培南西司他丁合用可增加惊厥的风险。

•抗病毒药:①更昔洛韦可能会升高去羟肌苷的血药浓度;②静脉给予更昔洛韦应避免与拉米夫定合用;③更昔洛韦与齐多夫定合用可致中毒骨髓抑制,应尽可能避免合用,尤其是在更昔洛韦治疗初期。

•麦考酚酯:更昔洛韦的血药浓度可能会因合用麦考酚酯而升高,同时麦考酚酯非活性代谢物的血药浓度也可能会升高。

•丙磺舒:更昔洛韦的排泄可因合用丙磺舒而减少,从而会升高其血药浓度和毒性。

•他克莫司:更昔洛韦与他克莫司合用可增加肾毒性。

共轭雌激素

见雌激素。

谷卡匹酶

•亚叶酸:亚叶酸是谷卡匹酶的底物,谷卡匹酶应与亚叶酸钙至少相隔 2 h 使用。

胍乙啶

见肾上腺素阻滞剂。

贯叶连翘

☞抗菌药:贯叶连翘可降低泰利霉素的血药浓度(停用贯叶连翘 2 周内和用药期间应避免使用泰利霉素)。

☞抗凝血药:贯叶连翘可能会减弱香豆素的抗凝作用,应避免合用。

☞抗抑郁药:①贯叶连翘与度洛西汀合用可能增强 5-羟色胺能作用;②贯叶连翘可降低阿米替林的血药浓度;③贯叶连翘与 SSRIs 合用可能会增强 5-羟色胺能作用,应避免合用。

☞抗癫痫药:①贯叶连翘可降低卡马西平和苯妥英的血药浓度,应避免合用;②贯叶连翘可降低扑米酮的活性代谢物的血药浓度,应避免合用;③贯叶连翘可明显降低布雷帕唑的血药浓度。

☞抗疟药:蒿甲醚-苯芴醇生产商建议避免抗抑郁药与其合用;②贯叶连翘可降低鲁拉西酮的血药浓度,应避免合用。

☞抗精神病药:①贯叶连翘可能会降低阿立哌唑的血药浓度,须增加阿立哌唑剂量。

☞抗病毒药:①贯叶连翘可降低安泼那韦、阿扎那韦、依法韦仑、茚地那韦、洛匹那韦、奈非那韦、奈韦拉平、利托那韦及沙奎那韦血药浓度,应避免合用;②贯叶连翘可能会降低替拉那韦的血药浓度,应避免合用;③贯叶连翘可明显降低埃替格韦的血药浓度,导致治疗失败,不推荐合用;④贯叶连翘可降低多芦那韦的血药浓度,避免合用,尚无足够数据以提供推荐剂量;⑤贯叶连翘可降低西美瑞韦的血药浓度,导致治疗失败,避免合用;⑥贯叶连翘可降低索氟布韦的血药浓度,可能降低索氟布韦的治疗效果;⑦贯叶连翘可降低来地帕韦和索氟布韦的血药浓度,不推荐合用;⑧贯叶连翘可能会降低达卡他韦的血药浓度,禁止合用。

☙阿瑞吡坦:阿瑞吡坦生产商建议,贯叶连翘避免与阿瑞吡坦合用。

☙巴比妥类药物:贯叶连翘可降低苯巴比妥的血药浓度,应避免合用。

☙强心苷类:贯叶连翘可降低地高辛的血药浓度,应避免合用。

☙环孢素:贯叶连翘可降低环孢素的血药浓度,应避免合用。

☙利尿药:贯叶连翘可降低依普利酮的血药浓度,应避免合用。

☙5-HT₁受体激动剂:贯叶连翘与 5-HT₁受体激动剂合用增加 5-羟色胺能作用,应避免合用。

• 伊伐布雷定:贯叶连翘可降低伊伐布雷定的血药浓度,应避免合用。

• 调脂药:贯叶连翘可降低辛伐他汀的血药浓度。

☙雌激素:贯叶连翘可降低雌激素的血药浓度,应避免合用。

☙孕激素:贯叶连翘可降低孕激素的血药浓度,避免合用。

☙他克莫司:贯叶连翘可降低他克莫司的血药浓度,应避免合用。

☙茶碱:贯叶连翘可降低茶碱的血药浓度,应避免合用。

☙尼达尼布:贯叶连翘可降低尼达尼布的血药浓度,应避免合用。

☙曲贝替定:贯叶连翘可降低曲贝替定的血药浓度,禁止合用。

☙索尼吉布:贯叶连翘可降低索尼吉布的血药浓度,应避免合用。

☙匹莫范色林:贯叶连翘可降低匹莫范色林的血药浓度,合用时,应密切监测患者,可能须增加匹莫范色林的剂量。

☙氯卡色林:贯叶连翘与氯卡色林谨慎合用。

☙利伐沙班:贯叶连翘可明显降低利伐沙班的 *AUC*,谨慎合用。

• 沃拉帕沙:贯叶连翘可降低沃拉帕沙的血药浓度。

☙达泊西汀:贯叶连翘不能与达泊西汀合用,也不能在停用贯叶连翘后 14 d 内服用。同样地,在停用达泊西汀后 7 d 内也不能服用贯叶连翘。

桂利嗪
见抗组胺类药。

蒿甲醚-苯芴醇
☙抗心律失常药:蒿甲醚-木芴醇的生产商建议避免

与胺碘酮、丙吡胺或氟卡尼合用(有室性心律失常的风险)。

☙抗菌药:蒿甲醚-木芴醇的生产商建议避免与大环内酯类或喹诺酮类抗菌药合用。

☙抗抑郁药:蒿甲醚-木芴醇的生产商建议避免与抗抑郁药合用。

☙唑类抗真菌药:蒿甲醚-木芴醇的生产商建议避免与唑类抗真菌药合用。

☙抗疟药:①蒿甲醚-木芴醇的生产商建议避免与抗疟药合用;②蒿甲醚-木芴醇与奎宁合用增加室性心律失常的风险。

☙抗精神病药:蒿甲醚-木芴醇的生产商建议其避免与抗精神病药合用。

• 抗病毒药:蒿甲醚-木芴醇的生产商建议警惕与阿扎那韦、地瑞那韦、福沙那韦、茚地那韦、洛匹那韦、奈非那韦、利托那韦、沙奎那韦或提拉那韦合用。

☙β受体拮抗药:蒿甲醚-木芴醇的生产商建议其避免与美托洛尔和索他洛尔合用。

• 葡萄柚汁:蒿甲醚-木芴醇的血药浓度可能会被葡萄柚汁升高。

• 组胺:组胺的生产商建议避免抗疟药与之合用。

☙H₂-受体拮抗剂:蒿甲醚-木芴醇的生产商建议避免与西咪替丁合用。

• 疫苗:抗疟药使伤寒疫苗失活。

红霉素
见大环内酯类。

后马托品
见抗毒蕈碱药。

华法林
见香豆素类。

环孢素
☙ACEIs:环孢素与 ACEIs 合用可增加高钾血症的风险。

☙阿利吉仑:环孢素可升高阿利吉仑的血药浓度,应避免合用。

• 别嘌醇:环孢素的血药浓度可能会被别嘌醇升高,从而肾毒性的风险增加。

☙镇痛药:①环孢素与 NSAIDs 合用可增加肾毒性;②环孢素可升高双氯芬酸的血药浓度,合用时双氯芬酸的给药剂量应减半。

☙血管紧张素Ⅱ受体拮抗剂:环孢素与血管紧张素Ⅱ受体拮抗剂合用可增加高钾血症的风险。

• 抗心律失常药:环孢素的血药浓度可能会被胺碘酮或普罗帕酮升高。

☙抗菌药:①环孢素的代谢可被克拉霉素或红霉素抑制,导致其血药浓度升高;②环孢素的代谢可被利福平加速,使其血药浓度降低;③环孢素的血药浓度可能会因合用磺胺嘧啶而降低;④环孢素的血药浓度可能会因合用氯霉素、多西环素或泰利霉素而升高；⑤环孢素与氨基糖苷类、多黏菌素类、喹诺酮类、磺胺类或万古霉素合用可增加肾毒性；⑥环孢素与达托霉素合用增加环孢素肌病的风险（最好避免合用）；⑦环孢素的代谢可能会被大环内酯类抑制，导致其血药浓度升高；⑧环孢素与甲氧苄啶合用可增加肾毒性，同时静脉给予甲氧苄啶还可降低环孢素的血药浓度。

抗抑郁药：环孢素的血药浓度可因合用贯叶连翘而降低，应避免合用。

• 抗糖尿病药：环孢素可能会增强瑞格列奈的降糖效应。

抗癫痫药：①环孢素的代谢可被卡马西平或苯妥英加速，从而降低其血药浓度；②环孢素的血药浓度可能会被奥卡西平降低；③环孢素的代谢可被扑米酮加速，从而降低其效应；④环孢素的血药浓度可被司替戊醇升高。

唑类抗真菌药：①环孢素的代谢可被氟康唑、伊曲康唑、酮康唑、泊沙康唑、艾沙康唑或伏立康唑抑制，使其血药浓度升高；②环孢素的代谢可能会被咪康唑抑制，使其血药浓度升高；③环孢素与两性霉素合用可增加肾毒性；④环孢素可升高卡泊芬净的血药浓度，合用时应按卡泊芬净的生产商建议进行肝功能监测；⑤环孢素的血药浓度可能会因合用灰黄霉素或特比萘芬降低；⑥环孢素的血药浓度可能会被米卡芬净升高。

抗疟药：环孢素的血药浓度可被氯喹或羟氯喹升高，从而增加中毒的风险。

• 抗毒蕈碱药：环孢素应避免与达非那新合用。

抗病毒药：①环孢素与阿昔洛韦合用可增加肾毒性；②环孢素的血药浓度可被阿扎那韦、奈非那韦或利托那韦升高；③环孢素的血药浓度可能会被依法韦仑降低；④环孢素的血药浓度可被福沙那韦或茚地那韦升高；⑤环孢素与沙奎那韦合用时两者的血药浓度均见升高；⑥替拉瑞韦：环孢素的血药浓度可被替拉瑞韦显著升高，应大幅降低环孢素的剂量，延长给药间隔，监测血药浓度，监测肾功能和免疫抑制剂的相关不良反应，未对替拉瑞韦在器官移植者使用进行研究；⑦环孢素的血药浓度可被波普瑞韦显著升高，应进行血药浓度监测。

巴比妥类药物：环孢素的代谢可被巴比妥类药物加速，使其效应降低。

β受体拮抗药：环孢素的血药浓度可被卡维地洛升高。

胆汁酸：环孢素的吸收可被熊去氧胆酸增加。

波生坦：环孢素升高波生坦的血药浓度，同时环孢素的血药浓度降低，应避免合用。

钙通道阻滞剂：①环孢素与乐卡地平合用时可升高其中任一种（或两者）的血药浓度，应避免合用；②环孢素的血药浓度可因合用地尔硫䓬、尼卡地平或维拉帕米而升高；③环孢素可能会使硝苯地平的血药浓度升

高，从而增加中毒的风险及齿龈增生的不良反应。

强心苷类：环孢素可升高地高辛的血药浓度，从而增加中毒的风险。

秋水仙碱：环孢素与秋水仙碱合用可能增加肾毒性和肌肉毒性，应终止或减少秋水仙碱的给药剂量，注意避免合用于肝、肾功能损伤的患者。

皮质激素：①环孢素的血药浓度可被高剂量的甲泼尼龙升高，从而增加惊厥的风险；②环孢素可升高泼尼松龙的血药浓度。

细胞毒性药：①环孢素与美法仑合用可增加肾毒性；②环孢素与多柔比星合用可增加神经毒性；③环孢素可升高表柔比星、依维莫司或伊达比星的血药浓度；④环孢素减少米托蒽醌的排泄，从而升高其血药浓度；⑤环孢素与甲氨蝶呤合用可增加中毒的风险；⑥环孢素的血药浓度可能会因合用伊马替尼而升高；⑦体外研究证实环孢素与多西他赛之间有相互作用；⑧环孢素可能会升高依托泊苷的血药浓度，从而增加中毒的风险。

利尿药：①环孢素的血药浓度可能因合用乙酰唑胺而升高；②环孢素与保钾利尿药或醛固酮拮抗剂合用可增加高钾血症的风险；③环孢素与噻嗪类和其他利尿药合用可增加肾毒性，也可能增加高钾血症的风险。

葡萄柚汁：环孢素的血药浓度可被葡萄柚汁升高，从而增加中毒的风险。

激素拮抗剂：①环孢素的代谢可被达那唑抑制，导致其血药浓度升高；②环孢素的血药浓度可被兰瑞肽或奥曲肽降低。

调脂药：①环孢素的吸收可被考来维仑减少；②环孢素与苯扎贝特或非洛贝特合用可增加肾功能损伤的风险；③环孢素与瑞舒伐他汀合用可增加肌病的风险，应避免合用；④环孢素与依折麦布合用时两药的血药浓度均见升高；⑤环孢素与他汀类药物合用增加肌病的风险。

• 甘露醇：环孢素与甘露醇合用可能会增加肾毒性。

甲氧氯普胺：环孢素的血药浓度可被甲氧氯普胺升高。

米伐木肽：米伐木肽的生产商建议环孢素避免与米伐木肽合用。

莫达非尼：环孢素的血药浓度可因合用莫达非尼而降低。

• 雌激素：环孢素的血药浓度可能会因合用雌激素而升高。

奥利司他：环孢素的吸收可能会被奥利司他减少。

钾盐：环孢素与钾盐合用可增加高钾血症的风险。

孕激素：环孢素的代谢可被孕激素抑制，使其血药浓度升高。

• 雷诺嗪:环孢素可能会升高雷诺嗪的血药浓度。

• 司维拉姆:环孢素的血药浓度可能会被司维拉姆降低。

• 西罗莫司:环孢素可升高西罗莫司的血药浓度。

🔲西他生坦:环孢素可升高西他生坦的血药浓度,应避免合用。

🔲磺吡酮:环孢素的血药浓度可被磺吡酮降低。

🔲他克莫司:环孢素的血药浓度可被他克莫司升高。

🔲抗溃疡药:①环孢素的血药浓度可能会被西咪替丁升高;②环孢素的血药浓度可能会被奥美拉唑影响。

• 维生素:维生素 E 可能会影响环孢素的血药浓度。

• 阿莫达非尼:环孢素的作用可被阿莫达非尼减弱,合用时应监测血药浓度,并须调整剂量。

🔲伊伐卡夫特:地尔硫䓬的血药浓度可被伊伐卡夫特升高,谨慎合用,并密切监测。

🔲伊卢多啉:环孢素可升高伊卢多啉的血药浓度,同时环孢素的血药浓度可能会升高,合用时应降低伊卢多啉的剂量,并且监测患者的不良反应,可能会对患者驾驶和操作机器的能力造成损害。

🔲奥司替尼:环孢素的血药浓度可受到奥司替尼的影响,应避免合用。

🔲胆酸:胆酸禁止与胆盐外排泵抑制剂,如环孢素合用,合用可造成结合胆盐在肝脏的蓄积,如必须合用,密切监测转氨酶和胆红素水平。

🔲替格瑞洛:环孢素的血药浓度可被替格瑞洛升高,合用时应进行适当的临床和(或)实验室监测。

• 阿法赛特:阿法赛特开始或停药时,推荐监测环孢素的血药浓度,必要时调整剂量。

• 贝拉西普:贝拉西普与吗替麦考酚酯合用,与环孢素与吗替麦考酚酯合用环孢素相比,吗替麦考酚酯的 C_{max} 和 AUC_{0-12} 分别升高 20% 和 40%。

• 乌特津单抗:环孢素与乌特津单抗合用,应检测环孢素的血药浓度。

🔲托法替尼:托法替尼与环孢素合用,会增加发生严重感染和恶性肿瘤风险。

🔲达克珠单抗:达克珠单抗与环孢素合用,患者的死亡率升高,特别是与抗淋巴细胞抗体合用或存在感染时危险性会升高。

🔲艾克珠单抗:开始使用或者停用艾克珠单抗时,应监测环孢素的血药浓度,并考虑调整剂量。

🔲苏金单抗:开始使用或者停用苏金单抗时,应监测环孢素的血药浓度,并考虑调整剂量。

环丙贝特

见贝特类药物。

环丙沙星

见喹诺酮类药。

环磷酰胺

• 抗癫痫药:细胞毒性药可能会减少苯妥英的吸收。

• 抗真菌药:环磷酰胺的不良反应可能会因合用伊曲康唑而增加。

🔲抗精神病药:细胞毒性药应避免与氯氮平合用,以免增加粒细胞缺乏症的风险。

🔲细胞毒性药:高剂量的环磷酰胺与喷司他丁合用可增加毒性,应避免合用。

• 肌松药:环磷酰胺可增加氯化琥珀胆碱的效应。

环喷托酯

见抗毒蕈碱药。

环丝氨酸

🔲乙醇:环丝氨酸与乙醇合用可增加惊厥的风险。

• 抗菌药:环丝氨酸与异烟肼合用增加中枢神经系统的毒性。

• 疫苗:抗菌药可使伤寒疫苗失活。

环索奈德

见皮质激素。

环戊噻嗪

见利尿药。

黄体酮

见孕激素类。

黄酮哌酯

见抗毒蕈碱药。

磺胺多辛

见磺胺类。

磺胺甲噁唑

见磺胺类。

磺胺类

• 全身性麻醉药:磺胺类可增强硫喷妥钠的作用。

• 局部麻醉药:磺胺类与丙胺卡因合用可增加发生正铁血红蛋白血症的风险。

🔲抗心律失常药:磺胺甲噁唑(包括复方磺胺甲噁唑)与胺碘酮合用,可增加室性心律失常的风险,避免合用。

🔲抗菌药:磺胺类与乌洛托品合用可增加结晶尿的风险。

🔲抗凝血药:磺胺类可增强香豆素类抗凝血药的作用。

• 抗糖尿病药:磺胺类罕见增强磺酰脲类的作用。

• 抗癫痫药:磺胺类可能会升高苯妥英的血药浓度。

🔲抗疟药:磺胺类与乙胺嘧啶合用可增强拮抗叶酸的作用。

🔲抗精神病药:磺胺类应避免与氯氮平合用,以免增加粒细胞缺乏症的风险。

🔲环孢素:①磺胺类药物与环孢素合用可增加肾毒性;②磺胺嘧啶可能会降低环孢素的血药浓度。

☞细胞毒性药:①磺胺类(复方磺胺甲噁唑)与硫唑嘌呤、硫嘌呤或甲氨蝶呤合用,可增加血液毒性;②磺胺类可增加甲氨蝶呤中毒的风险;复方磺胺甲噁唑可延缓普拉曲沙的清除。

• 雌激素:不诱导肝药酶的抗菌药可能会降低雌激素的避孕效果。

磺胺嘧啶

见磺胺类。

磺吡酮

• 镇痛药:磺吡酮的作用可被阿司匹林拮抗。

• 抗菌药:①磺吡酮可降低呋喃妥因的排泄,从而增加毒性;②磺吡酮可降低青霉素类的排泄;③磺吡酮的作用可被吡嗪酰胺拮抗。

☞抗凝血药:磺吡酮可增强香豆素类抗凝血药的作用。

☞抗糖尿病药:磺吡酮可增强磺酰脲类的作用。

☞抗癫痫药:磺吡酮可升高苯妥英的血药浓度。

• 茶碱:磺吡酮可降低茶碱的血药浓度。

磺酰脲类

见抗糖尿病药。

灰黄霉素

• 乙醇:灰黄霉素可能会增强乙醇的效应。

☞抗凝血药:灰黄霉素可降低香豆素类的抗凝效应。

• 抗癫痫药:灰黄霉素的吸收可被扑米酮减少,从而效应降低。

• 巴比妥类药物:灰黄霉素的吸收可因合用苯巴妥而减少,从而效应降低。

• 环孢素:灰黄霉素可能会降低环孢素的血药浓度。

• 雌激素:灰黄霉素与雌激素合用可见避孕失败和月经异常。

• 孕激素类:灰黄霉素与孕激素类合用可见避孕失败和月经异常。

肌松药

• ACEIs:巴氯芬或替扎尼定与血管紧张素抑制剂合用可增强降压效应。

• 肾上腺素能神经阻滞剂:巴氯芬或替扎尼定与肾上腺神经阻滞剂合用可增强降压效应。

• 乙醇:巴氯芬、美索巴莫或替扎尼定与乙醇合用可增强镇静作用。

• α受体拮抗药:当巴氯芬或替扎尼定与α受体拮抗药合用可增强降压效应。

☞全身性麻醉药:①琥珀胆碱与丙泊酚合用增加心肌梗死、抑制和心动过缓的风险;②非去极化肌松药或琥珀胆碱的作用可因合用吸入性全身性麻醉药而增强。

• 镇痛药:①巴氯芬的排泄可能会被NSAIDs减少,从而增加中毒的风险;②巴氯芬的排泄可被布洛芬

减少,从而增加中毒的风险。

• 血管紧张素Ⅱ受体拮抗剂:巴氯芬或替扎尼定与血管紧张素Ⅱ受体拮抗剂合用可增强降压效应

☞抗心律失常药:①琥珀胆碱与利多卡因合用可增强和延长神经肌肉的阻滞;②琥珀胆碱的肌松作用可被普鲁卡因胺增强。

☞抗菌药:①非去极化肌松药和琥珀胆碱的作用可被哌拉西林增强;②替扎尼定的血药浓度可被环丙沙星升高,从而增加中毒的风险,应避免合用;③非去极化肌松药和琥珀胆碱的作用可被氨基糖苷类、克林霉素、多黏菌素类增强;④琥珀胆碱的作用可被万古霉素增强。

• 抗抑郁药:①琥珀胆碱的作用可被苯乙肼增强;②巴氯芬的肌松作用可被三环类抗抑郁药增强。

• 抗癫痫药:非去极化肌松药的肌松作用可被卡马西平或苯妥英拮抗,从而加速神经肌肉阻滞的恢复。

• 抗疟药:琥珀胆碱作用可能会被奎宁增强。

• 抗精神病药:琥珀胆碱的作用可能会被氯丙嗪增强。

• 抗焦虑与催眠药:巴氯芬或替扎尼定与抗焦虑与催眠药合用可增强镇静作用。

• β受体拮抗药:①巴氯芬与β受体拮抗药合用可增强降压效应;②替扎尼定与β受体拮抗药合用可能增强降压效应和导致心动过缓;③肌松药的作用可被普萘洛尔增强。

• 钙通道阻滞剂:①巴氯芬或替扎尼定与钙通道阻滞剂合用可增强降压效应;②非去极化肌松药的作用可被硝苯地平或维拉帕米增强;③静脉注射的丹曲林与地尔硫䓬合用有发生心律失常的风险;④静脉注射的丹曲林与维拉帕米合用可出现低血压、心肌抑制或高血钾;⑤琥珀胆碱的作用可被维拉帕米增强。

• 强心苷类:①替扎尼定与强心苷类合用可能会增加心动过缓的风险;②琥珀胆碱与强心苷类合用可增加室性心律失常的风险。

• 氯压定:巴氯芬或替扎尼定与氯压定合用可增强降压效应。

• 细胞毒性药:琥珀胆碱的作用可被环磷酰胺或塞替派增强。

• 二氮嗪:巴氯芬或替扎尼定与二氮嗪合用可增强降压效应。

• 利尿药:巴氯芬或替扎尼定与利尿药合用可增强降压效应。

• 多巴能药物:巴氯芬与左旋多巴合用可能出现激惹、意识模糊和幻觉。

• 锂剂:锂剂增强其肌肉松弛作用,锂剂可能会加重巴氯芬的运动功能亢奋。

• 镁(注射用):注射用镁制剂可增强非去极化肌松药和琥珀胆碱的作用。

- 美金刚:美金刚可能会改变巴氯芬或丹曲林的作用。
- 甲氧氯普胺:琥珀胆碱的作用可被甲氧氯普胺增强。
- 莫索尼定:巴氯芬或替扎尼定与莫索尼定合用可增强降压效应。
- 硝酸酯类:巴氯芬或替扎尼定与硝酸酯类合用可增强降压效应。
- 拟副交感神经类药:①琥珀胆碱的作用可能会被多奈哌齐增强;②非去极化肌松药的作用可能会被多奈哌齐拮抗;③琥珀胆碱的作用可被依酚氯铵、加兰他敏、新斯的明、吡斯的明或利伐斯的明增强;④非去极化肌松药的作用可被依酚氯铵、新斯的明、吡斯的明或利伐斯的明拮抗。
- β_2-拟交感神经类药:琥珀胆碱的作用可被班布特罗增强。

血管舒张药:①巴氯芬或替扎尼定与肼苯达嗪合用可增强降压效应;②巴氯芬或替扎尼定与米诺地尔合用时降压作用会增强;③巴氯芬或替扎尼定与硝普钠合用时降压作用会增强。

☞奥贝胆酸:替扎尼定的血药浓度可被奥贝胆酸升高,合用时,应监测替扎尼定的血药浓度。

- 特立氟胺:替扎尼定的作用可被特立氟胺降低。

激素拮抗剂

见比卡鲁胺、达那唑、度他雄胺、依西美坦、氟他胺、兰瑞肽、奥曲肽、他莫昔芬、托瑞米芬。

吉非贝齐

见贝特类药物。

吉非替尼

☞利福霉素类:吉非替尼的血药浓度可被利福平降低,应避免合用。

☞抗凝血药:吉非替尼可能会增强华法林的抗凝效应。

- 贯叶连翘:吉非替尼应避免与贯叶连翘合用。
- 抗癫痫药:①吉非替尼应避免与卡马西平或苯妥英合用;②细胞毒性药可能会减少苯妥英的吸收。
- 抗真菌药:吉非替尼的血药浓度可因合用伊曲康唑而升高。

☞抗精神病药:细胞毒性药应避免与氯氮平合用(增加粒细胞缺乏症的风险)。

- 巴比妥类药物:吉非替尼应避免与巴比妥类药物合用。
- 强心苷类:细胞毒性药可减少地高辛片剂的吸收。

☞H_2-受体拮抗剂:吉非替尼的血药浓度可被雷尼替丁降低。

吉美前列素

见前列腺素类。

吉西他滨

- 抗凝血药:吉西他滨可能会增强华法林的抗凝效应。
- 抗癫痫药:细胞毒性药可能会减少苯妥英的吸收。

☞抗精神病药:细胞毒性药应避免与氯氮平合用,以免增加粒细胞缺乏症的风险。

- 强心苷类:细胞毒性药可减少地高辛片剂的吸收。

己酮可可碱

☞镇痛药:①己酮可可碱与NSAIDs合用可能会增加出血风险;②己酮可可碱与酮咯酸合用可增加出血风险,应避免合用。

- 茶碱:己酮可可碱可升高茶碱的血药浓度。

加巴喷丁

- 镇痛药:吗啡可增加加巴喷丁的生物利用度。
- 抗酸药:加巴喷丁的吸收可因合用抗酸药而减少。

☞抗抑郁药:①抗癫痫药的抗惊厥效应可能会被MAOIs或三环类抗抑郁药拮抗,导致惊厥发作阈值降低;②抗癫痫药的抗惊厥效应可被SSRIs或三环类抗抑郁药拮抗,导致惊厥发作阈值降低;③抗癫痫药应避免与贯叶连翘合用。

☞抗疟药:①抗癫痫药与氯喹或羟氯喹合用可能会增加惊厥风险;②抗癫痫药的抗惊厥效应可被甲氟喹拮抗。

☞奥利司他:抗癫痫药与奥利司他合用可能会增加惊厥的风险。

加兰他敏

见拟副交感神经药。

甲氨蝶呤

☞全身性麻醉药:甲氨蝶呤拮抗叶酸的作用可被一氧化氮增强,应避免合用。

- 镇痛药:①NSAIDs可能会降低甲氨蝶呤的排泄(增加中毒的风险);②阿司匹林、双氯芬酸、布洛芬、吲哚美辛、酮洛芬、美洛昔康和萘普生可降低甲氨蝶呤排泄(增加中毒的风险)。

☞抗菌药:①甲氨蝶呤的吸收可能会被新霉素降低;②甲氨蝶呤的排泄可能会被环丙沙星降低,从而增加中毒的风险;③甲氨蝶呤和磺胺甲噁唑合用可增加血液毒性;④甲氨蝶呤与多西环素、磺胺类或四环素类合用可增加中毒的风险;⑤甲氨蝶呤的排泄可被青霉素类降低,从而增加中毒的风险;⑥甲氨蝶呤与甲氧苄啶(包括复方磺胺甲噁唑)合用可增加血液毒性。

- 抗癫痫药:①细胞毒性药可能会降低苯妥英的吸收;②甲氨蝶呤拮抗叶酸的作用可被苯妥英增强。

☞抗疟药:甲氨蝶呤拮抗叶酸的作用可被乙胺嘧啶增强。

☞抗精神病药:细胞毒性药应避免氯氮平合用,以免增加粒细胞缺乏症的风险。

· 强心苷类:细胞毒性药降低地高辛片剂的吸收。

☞环孢素:甲氨蝶呤与环孢素合用可增加中毒的风险。

· 皮质激素:甲氨蝶呤与皮质激素合用可增加血液毒性。

· 细胞毒性药:甲氨蝶呤与顺铂合用可增加肺毒性。

· 丙磺舒:甲氨蝶呤的排泄可被丙磺舒减少,从而增加中毒的风险。

☞类视黄醇:甲氨蝶呤的血药浓度可被阿维 A 升高,从而也增加肝毒性,应避免合用。

· 茶碱:甲氨蝶呤可能会升高茶碱的血药浓度。

· 质子泵抑制剂:甲氨蝶呤的排泄可能会被奥美拉唑减少,从而增加中毒的风险。

☞罗拉吡坦:甲氨蝶呤应避免与罗拉吡坦合用。

☞门冬酰胺酶:先使用门冬酰胺酶可削弱甚至完全消除后给予的甲氨蝶呤对抗癌细胞的作用,因此不可合用。

甲苯达唑

· H_2-受体拮抗剂:甲苯达唑的代谢可能会被西咪替丁抑制,使其血药浓度升高。

甲苯磺丁脲

见抗糖尿病药。

甲丙氨酯

见抗焦虑与催眠药。

甲地孕酮

见孕激素。

甲芬那酸

见 NSAIDs。

甲氟喹

☞抗心律失常药:甲氟喹与胺碘酮合用可增加室性心律失常风险,应避免合用。

☞抗菌药:甲氟喹与莫西沙星合用可增加室性心律失常的风险。

☞抗癫痫药:甲氟喹可拮抗卡马西平、丙戊酸盐、抗癫痫药的抗惊厥作用。

☞抗疟药:①蒿甲醚-苯芴醇生产商建议,应避免抗疟药与蒿甲醚-苯芴醇合用;②甲氟喹与氯喹、羟氯喹合用可增加惊厥的风险;③甲氟喹与奎宁合用可增加惊厥的风险,但对严重病例可静脉给予奎宁。

☞抗精神病药:甲氟喹与匹莫齐特合用可增加室性心律失常的风险,应避免合用。

☞阿托西汀:甲氟喹与阿托西汀合用可增加室性心律失常的风险。

· β受体拮抗药:甲氟喹与 β 受体拮抗药合用可增加心动过缓的风险。

· 钙通道阻滞剂:甲氟喹与钙通道阻滞剂合用可能会增加心动过缓的风险。

· 强心苷类:甲氟喹与地高辛合用可能会增加心动过缓的风险。

☞伊伐布雷定:甲氟喹与伊伐布雷定合用可增加室性心律失常风险。

甲基多巴

· ACEIs:甲基多巴与 ACEIs 合用可增强降压效应。

· 肾上腺素能神经阻滞剂:甲基多巴与肾上腺素能神经阻滞剂合用可增强降压效应。

· 乙醇:甲基多巴与乙醇合用可增强降压效应。

· 白介素-2:甲基多巴与白介素-2 合用可增强降压效应。

· 全身性麻醉药:甲基多巴与全身性麻醉药合用可增强降压效应。

· 镇痛药:NSAIDs 可拮抗甲基多巴的降压作用。

· 血管紧张素 II 受体拮抗剂:甲基多巴与血管紧张素 II 受体拮抗剂合用可增强降压效应。

· 抗抑郁药:甲基多巴与抗精神病药合用可增强降压效应。

· 抗焦虑与催眠药:甲基多巴和抗焦虑与催眠药合用可增强降压效应。

· β受体拮抗药:甲基多巴与 β 受体拮抗药合用可增强降压效应。

· 钙通道阻滞剂:甲基多巴与钙通道阻滞剂合用可增强降压效应。

· 氯压定:甲基多巴与氯压定合用可增强降压效应。

· 皮质激素:甲基多巴的降压效应可被皮质激素拮抗。

· 二氮嗪:甲基多巴与二氮嗪合用可增强降压效应。

· 利尿药:甲基多巴与利尿药合用可增强降压效应。

· 多巴胺能药物:①甲基多巴可拮抗多巴胺能药物的抗帕金森作用;②甲基多巴与金刚烷胺合用可增加锥体外系的不良反应;③甲基多巴的作用可能会被恩他卡朋增强;④甲基多巴与左旋多巴合用降压作用增强。

· 铁剂:甲基多巴的降压效应可被口服铁剂拮抗。

· 锂剂:甲基多巴与锂剂合用不升高其血药浓度,但可能发生中枢神经毒性。

· 莫西赛利:甲基多巴与莫西赛利合用可增强降压效应。

· 硝酸酯类:甲基多巴与硝酸酯类合用可增强降压效应。

· 雌激素:甲基多巴的降压作用可被雌激素拮抗。

- 前列腺素:甲基多巴与前列腺素 E_1 合用可增强降压效应。

🕮 β_2 拟交感神经药:甲基多巴与沙丁胺醇注射剂合用有发生急性低血压的报道。

- 血管舒张药:甲基多巴与肼苯达嗪合用可增强降压效应。

甲基孕酮
见孕激素类。

甲泼尼龙
见皮质激素。

甲羟孕酮
见孕激素类。

甲硝唑
▲注:局部使用的甲硝唑剂型的相互作用未列入。

- 乙醇:甲硝唑与乙醇合用可发生双硫仑样反应。

🕮 抗凝血药:甲硝唑可增强豆香素类的抗凝作用。

🕮 抗癫痫药:①甲硝唑可抑制苯妥英的代谢,升高其血药浓度;②甲硝唑的代谢可被扑米酮加速,从而使其血药浓度降低。

- 巴比妥类药物:甲硝唑的代谢可被巴比妥类药物加速,从而使其血药浓度降低。

🕮 细胞毒性药:①甲硝唑可升高白消安的血药浓度,从而增加中毒的风险;②甲硝唑可抑制氟尿嘧啶的代谢,从而增加毒性。

- 双硫仑:甲硝唑与双硫仑合用有发生精神病反应的报道。

- 锂剂:甲硝唑可增加锂剂的毒性。

- 雌激素:不诱导肝药酶的抗菌药可能会降低含雌激素的避孕药的作用。

- 麦考酚酯:甲硝唑可能会降低麦考酚酯的生物利用度。

- H_2 - 受体拮抗剂:甲硝唑的代谢可被西咪替丁抑制,使其血药浓度升高。

- 疫苗:抗菌药可使活疫苗失活。

甲氧苄啶
- 抗心律失常药:①甲氧苄啶(包括复方磺胺甲噁唑)与胺碘酮合用可增加室性心律失常的风险,应避免合用;②甲氧苄啶可升高普鲁卡因胺的血药浓度。

- 抗菌药:①甲氧苄啶的血药浓度可能会被利福平降低;②甲氧苄啶与氨苯砜合用时两者的血药浓度均见升高。

- 抗凝血药:甲氧苄啶可能会增强香豆素类抗凝血药的作用。

- 抗糖尿病药:①甲氧苄啶可能会增强瑞格列奈的低糖效应,厂商建议避免合用;②甲氧苄啶有罕见增强磺酰脲类的作用。

🕮 抗癫痫药:甲氧苄啶可升高苯妥英的血药浓度,拮抗叶酸的作用也增强。

🕮 抗疟药:甲氧苄啶与乙胺嘧啶合用可增强拮抗叶酸的作用。

- 抗病毒药:甲氧苄啶(包括复方磺胺甲噁唑)可升高拉米夫定的血药浓度,拉米夫定应避免合用大剂量复方磺胺甲噁唑。

- 强心苷类:甲氧苄啶可能会升高地高辛的血药浓度。

🕮 环孢素:甲氧苄啶与环孢素合用可增加肾毒性,且静脉用甲氧苄啶可使环孢素的血药浓度降低。

🕮 细胞毒性药:甲氧苄啶(包括复方磺胺甲噁唑)与硫唑嘌呤、巯嘌呤或甲氨蝶呤合用可增加血液毒性。

- 利尿药:甲氧苄啶与依普列酮合用可增加高血钾的风险。

- 雌激素:不诱导肝药酶的抗菌药可能会降低雌激素的避孕效果。

甲氧氯普胺
- 镇痛药:①甲氧氯普胺可增加阿司匹林的吸收,使其作用增强;②甲氧氯普胺的胃肠道效应可被阿片类镇痛药拮抗;③甲氧氯普胺可增加对乙酰氨基酚的吸收。

- 抗毒蕈碱药:①甲氧氯普胺的胃肠道效应可被抗毒蕈碱药拮抗。

- 抗精神病药:①甲氧氯普胺与抗精神病药合用可增加锥体外系的不良反应。

- 阿托伐醌:甲氧氯普胺可降低阿托伐醌的血药浓度。

🕮 环孢素:甲氧氯普胺可升高环孢素的血药浓度。

- 多巴胺能药物:①甲氧氯普胺与金刚烷胺合用可增加锥体外系的不良反应;②甲氧氯普胺可拮抗溴隐亭和卡麦角林的降压效应;③甲氧氯普胺可拮抗培高利特的抗帕金森病的效应;④罗匹尼罗和罗替戈汀生产商建议,甲氧氯普胺避免与罗匹尼罗或罗替戈汀合用,合用时会有拮抗作用。

- 肌松药:甲氧氯普胺可增强琥珀胆碱的作用。

- 丁苯那嗪:甲氧氯普胺与丁苯那嗪合用增加锥体外系的不良反应。

甲氧明
见拟交感神经药品。

甲状旁腺激素
🕮 阿仑膦酸钠:阿仑膦酸钠可使甲状旁腺激素钙调节效应降低,可能干扰血清钙的正常化。建议甲状旁腺激素避免与阿仑膦酸钠合用。

🕮 强心苷类:甲状旁腺激素可致血钙短暂升高,因此和强心苷类(如地高辛)合用时,可能易致洋地黄毒性。

甲状腺激素
- 抗酸药:左甲状腺素的吸收可能会被抗酸药降低。

• 抗心律失常药:患者体内甲状腺激素的水平可被胺碘酮升高。

• 抗菌药:左甲状腺素、甲状腺素的代谢可被利福平加速,合用于甲状腺功能减退者可能须增加左甲状腺素的剂量。

🖙抗凝血药:甲状腺激素可增加香豆素类或苯茚二酮的抗凝作用。

• 抗抑郁药:①甲状腺激素可增强阿米替林及扑米酮的作用;②甲状腺激素可能增强三环类抗抑郁药的作用。

• 抗癫痫药:①甲状腺激素的代谢可被卡马西平、苯妥英加速,合用于甲状腺功能减退者可能须增加甲状腺激素的剂量;同时苯妥英的血药浓度可能会升高。

• 巴比妥类药物:巴比妥类药物可加速甲状腺激素的代谢(甲状腺功能减退者可能须增加甲状腺激素的剂量)。

• 钙剂:钙剂可降低左甲状腺素的吸收。

• 铁剂:左甲状腺素、甲状腺素的吸收可被口服铁剂降低,合用时至少间隔 2 h 服用。

• 调脂药:甲状腺激素的吸收可被考来替泊或考来烯胺降低。

• H_2-受体拮抗剂:左甲状腺素、甲状腺素的吸收可被西咪替丁或硫糖铝降低。

钾盐
▲注:包括食盐替代品。

🖙ACEIs:钾盐与 ACEIs 合用可增加严重高血钾的风险。

• 血管紧张素Ⅱ受体拮抗剂:钾盐与血管紧张素Ⅱ受体拮抗剂合用可增加高血钾的风险。

• 抗菌药:钾盐应避免与乌洛托品合用。

🖙环孢素:钾盐与环孢素合用可增加高血钾的风险。

🖙利尿药:钾盐与保钾利尿药、醛固酮拮抗剂合用可增加高血钾的风险。

🖙他克莫司:钾盐与他克莫司合用可增加高血钾的风险。

间羟胺
见拟交感神经类药。

金刚烷胺
• 抗疟药:金刚烷胺的血药浓度可能会因合用奎宁而升高。

• 抗精神病药:金刚烷胺与抗精神病药合用可增加锥体外不良反应。

• 丁胺苯丙酮:金刚烷胺与丁胺苯丙酮合用可增加不良反应。

🖙美金刚:①金刚烷胺与美金刚合用增加中枢神经系统毒性风险,建议避免合用;②多巴胺能药的效应可能被美金刚增加。

• 甲基多巴:①甲基多巴与金刚烷胺合用可增加锥体外系不良反应;②多巴胺能药的抗震颤麻痹效应可被甲基多巴降低。

• 丁苯那嗪:金刚烷胺与丁苯那嗪合用增加锥体外系的不良反应。

金制剂
见金硫苹果酸钠。

肼屈嗪
见血管舒张药。

聚乙二醇干扰素 α
见干扰素。

聚乙二醇粒细胞集落刺激因子
见粒细胞集落刺激因子。

枸橼酸铋钾
• 抗菌药:枸橼酸铋钾可降低四环素类的吸收。

枸橼酸铋雷尼替丁
见 H_2-受体拮抗剂。

枸橼酸钾
见钾盐。

枸橼酸铁
• 多西环素:多西环素应在服用枸橼酸铁前 1 h 服用。

• 环丙沙星:多西环素与枸橼酸铁间隔至少 2 h 服用。

卷曲霉素
• 抗菌药:①卷曲霉素与多黏菌素或多黏菌素类合用可增加肾毒性;②卷曲霉素与氨基糖苷类或万古霉素合用可增加肾毒性和耳毒性。

• 细胞毒性药:卷曲霉素与铂类合用可增加肾毒性和耳毒性。

• 疫苗:抗菌药可使伤寒疫苗失活。

决奈达隆
• 局部麻醉药:抗心律失常药与布比卡因、左布比卡因、丙胺卡因或罗哌卡因合用可增加心肌抑制。

🖙抗心律失常药:①抗心律失常药之间合用增加心肌抑制;②决奈达隆与胺碘酮或丙吡胺合用可增加室性心律失常的风险,应避免合用。

🖙抗菌药:①决奈达隆应避免与克拉霉素或泰利霉素合用,可增加室性心律失常的风险;②决奈达隆的血药浓度可能会被红霉素升高,从而可增加室性心律失常的风险,应避免合用;③决奈达隆的血药浓度可被利福平降低,应避免合用。

🖙抗抑郁药:①决奈达隆的血药浓度可能会被贯叶连翘降低,应避免合用;②决奈达隆应避免与三环类抗抑郁药合用,以免增加室性心律失常的风险。

🖙抗癫痫药:决奈达隆的血药浓度可能会被卡马西平或苯妥英降低,应避免合用。

🖙唑类抗真菌药:①决奈达隆的血药浓度可被酮康

唑升高,应避免合用;②决奈达隆应避免与伊曲康唑、泊沙康唑或伏立康唑合用。

☞抗精神病药:①延长 Q-T 间期的抗心律失常药与延长 Q-T 间期的抗精神病药合用可增加室性心律失常的风险;②决奈达隆应避免与吩噻嗪类合用,以免增加室性心律失常的风险。

☞抗病毒药:①决奈达隆应避免与利托那韦合用;②决奈达隆与沙奎那韦合用可增加室性心律失常的风险,应避免合用。

☞巴比妥类药物:决奈达隆的血药浓度可能会被苯巴比妥降低,应避免合用。

☞β 受体拮抗:①抗心律失常药与 β 受体拮抗药合用可增加心肌抑制;②决奈达隆可能会升高美托洛尔和普萘洛尔的血药浓度;③决奈达隆与索他洛尔合用可增加室性心律失常的风险,应避免合用。

☞钙通道阻滞剂:①决奈达隆的血药浓度可被硝苯地平升高;②决奈达隆与地尔硫䓬或维拉帕米合用可增加心动过缓和心肌抑制的风险。

☞强心苷类:决奈达隆可升高地高辛的血药浓度,合用时地高辛的给药剂量须减半。

☞葡萄柚汁:决奈达隆的血药浓度可被葡萄柚汁升高,应避免合用。

☞调脂药:决奈达隆与辛伐他汀合用可增加肌病的风险。

☞西罗莫司:决奈达隆慎与西罗莫司合用。

☞他克莫司:决奈达隆慎与他克莫司合用。

卡比沙明

☞MAOIs:卡比沙明禁与 MAOIs 合用,因可增加抗胆碱能作用。

乙醇:卡比沙明禁与乙醇、其他中枢神经系统抑制剂合用。

卡泊芬净

• 抗菌药:卡泊芬净的血药浓度在合用利福平初期会增加,然后会降低,合用时考虑增加卡泊芬净的给药剂量。

• 抗癫痫药:卡泊芬净的血药浓度可能会被卡马西平或苯妥英降低,合用时应考虑增加卡泊芬净的给药剂量。

• 抗病毒药:卡泊芬净的血药浓度可能会被依法韦仑或奈韦拉平降低,合用时应考虑增加卡泊芬净的给药剂量。

☞环孢素:卡泊芬净的血药浓度可被环孢素升高,合用时卡泊芬净的生产商推荐监测肝功能。

• 皮质激素:卡泊芬净的血药浓度可能会被地塞米松降低,合用时考虑增加卡泊芬净的给药剂量。

☞他克莫司:卡泊芬净可降低他克莫司的血药浓度。

卡铂

见铂类药物。

卡列前素

见前列腺素。

卡马西平

• 乙醇:卡马西平的中枢神经系统的不良反应可能会被乙醇增加。

☞镇痛药:①卡马西平的效应可因合用右丙氧芬而增强;②卡马西平可降低美沙酮的血药浓度;③卡马西平可降低曲马多的效应;④卡马西平可能会加速对乙酰氨基酚的代谢。

☞抗心律失常药:卡马西平可能会降低决奈达隆的血药浓度,应避免合用。

☞抗菌药:①卡马西平的血药浓度可被克拉霉素或红霉素升高;②卡马西平的血药浓度可被利福布丁降低;③卡马西平可加速多西环素的代谢,使其效应降低;④卡马西平的血药浓度可被异烟肼-利福平-吡嗪酰胺升高,同时也可能会增加异烟肼-利福平-吡嗪酰胺的肝毒性;⑤卡马西平可降低泰利霉素的血药浓度,应避免在卡马西平治疗期间和停药后 2 周内应用泰利霉素。

☞抗凝血药:卡马西平可加速香豆素类的代谢,使其抗凝效应降低。

☞抗抑郁药:①卡马西平的血药浓度可被氟西汀或氟伏沙明升高;②卡马西平可降低米安色林和米氮平的血药浓度;③卡马西平的生产商建议避免在 MAOIs 停药后 2 周内应用,同时卡马西平也拮抗 MAOIs 的抗惊厥效应;④抗癫痫药的抗惊厥效应可能会被 MAOIs 和三环类相关抗抑郁药拮抗,使惊厥阈值降低;⑤抗癫痫药的抗惊厥效应可被 SSRIs 或三环类抗抑郁药拮抗,使惊厥阈值降低;⑥避免抗癫痫药与贯叶连翘合用;⑦卡马西平可加速三环类抗抑郁药的代谢,从而降低其血药浓度和效应;⑧卡马西平可降低维拉唑酮的血药浓度,如果苯妥英使用时间超过 14 d,维拉唑酮的剂量应加倍。停用后,应在 14 d 内将维拉唑酮的剂量降低到正常用量。

☞抗癫痫药:①卡马西平与艾司利卡西平合用时两药的血药浓度均见降低;②卡马西平可能会降低乙琥胺的血药浓度;③卡马西平常可降低拉莫三嗪的血药浓度,有时也升高卡马西平活性代谢物的血药浓度(但证据冲突);④卡马西平与左乙拉西坦合用可能会增加卡马西平的中毒风险;⑤卡马西平与奥卡西平合用时血药浓度有时可被降低,但卡马西平活性代谢物的血药浓度可能升高,而奥卡西平活性代谢物的血药浓度总是降低;⑥卡马西平与苯妥英合用时两药的血药浓度均降低,苯妥英的血药浓度也可能增加;⑦卡马西平的血药浓度会被扑米酮降低,同时扑米酮的血药浓度有时也降低,而扑米酮活性代谢物的血药浓度总是升高;⑧卡马西平与卢非酰胺合用时两药的血药浓度均可能降低;⑨卡马西平的血药浓度可被司替戊醇升高;⑩卡马西平可降低噻加宾、唑尼沙胺、托吡酯的血药浓度;⑪卡马西平可降低丙戊酸盐的血药浓度,但同时卡马西平活性代谢物的血药浓度却升高;⑫布瓦西坦活性代谢产物的血药浓度可被卡马西平升高,但临床试验未发现安全性问题,布瓦西坦与卡马西平合用时如出现不能耐受,可考虑降低卡马西平的剂量;⑬卡马西平可明显降低布雷帕唑的血药浓度;⑭卡马西平的血药浓度可被司替戊醇升高,有超剂量的潜在风险;因此,与司替戊醇合用时建议监测卡马西平的血药浓度并做出适当的剂量调整;⑮吡仑帕奈:卡马西平可降低吡仑帕奈的血药浓度50%~67%,合用时,应增加吡仑帕奈的起始剂量,在大剂量下(8~12 mg)未见影响抗癫痫效果。

☞唑类抗真菌药:①卡马西平的血药浓度可能会被氟康唑、酮康唑或咪康唑升高;②卡马西平可能会降低伊曲康唑或泊沙康唑的血药浓度;③卡马西平可能会降低伏立康唑的血药浓度,应避免合用;④卡马西平可能会降低卡泊芬净的血药浓度,合用时建议增加卡泊芬净的给药剂量。

☞抗疟药:①抗癫痫药与氯喹和羟氯喹合用可能会增加惊厥的风险;②抗癫痫药的抗惊厥效应可被甲氟喹拮抗。

☞抗精神病药:①卡马西平的抗惊厥效应可被抗精神病药减弱,使惊厥发作阈值降低;②卡马西平可加速氟哌啶醇、奥氮平、喹硫平和利培酮的代谢,从而降低其血药浓度;③卡马西平可降低阿立哌唑的血药浓度,合用时须增加阿立哌唑的给药剂量;④卡马西平可加速氯氮平的代谢,从而降低其血药浓度,应避免两者联合用于可能引起粒细胞缺乏症的患者;⑤卡马西平可降低帕潘立酮的血药浓度;⑥帕利哌酮的血药浓度可被卡马西平降低,开始卡马西平治疗时,应考虑增加帕利哌酮剂量;相反,卡马西平停药时,应考虑降低帕利哌酮剂量;⑦卡马西平可降低鲁拉西酮的血药浓度,应避免合用;⑧卡马西平可减少齐拉西酮吸收。

☞抗病毒药:①卡马西平可能会降低地瑞那韦、福沙那韦、洛匹那韦、奈非那韦、沙奎那韦和替拉那韦的血药浓度;②卡马西平与依法韦仑合用两药的血药浓度均见降低;③依曲韦林的生产商建议卡马西平避免与其合用;④卡马西平可能会降低茚地那韦的血药浓度,同时卡马西平的血药浓度可能会升高;⑥卡马西平可降低奈韦拉平的血药浓度;⑦卡马西平的血药浓度可能会被利托那韦升高;⑧卡马西平可明显降低埃替格韦的血药浓度,可导致治疗失败及病毒耐药,不推荐合用;⑨卡马西平可明显降低达卡他韦的血药浓度,禁止合用;⑩卡马西平可降低多芦那韦的血药浓度,避免合用,尚无足够数据以提供推荐剂量;⑪卡马西平的血药浓度可被替拉瑞韦改变,合用时应在监测血药浓度条件下,滴定剂量;⑫卡马西平可降低西美瑞韦的血药浓度,导致治疗失败,避免合用;⑬卡马西平可降低索氟布韦及其活性代谢产物的血药浓度,从而减弱索氟布韦的治疗作用,不

宜合用。

• 抗焦虑与催眠药:①卡马西平常可降低氯硝西泮的血药浓度;②卡马西平可降低咪达唑仑的血药浓度。

• 阿瑞吡坦:卡马西平可能会降低阿瑞吡坦的血药浓度。

• 巴比妥类药物:卡马西平的血药浓度可被苯巴妥降低。

• 丁胺苯丙酮:卡马西平可降低丁胺苯丙酮的血药浓度。

☞钙通道阻滞剂:①卡马西平可降低非洛地平或伊拉地平的效应;②卡马西平可能会降低尼卡地平或硝苯地平的效应;③卡马西平的效应可被地尔硫䓬或维拉帕米增强。

☞环孢素:卡马西平可加速环孢素的代谢,从而降低其血药浓度。

☞氯吡格雷:卡马西平可能会降低氯吡格雷的抗血小板效应。

☞皮质激素:卡马西平可加速皮质激素的代谢,从而降低其血药浓度。

☞细胞毒性药:①吉非替尼的生产商建议,应避免卡马西平与其合用;②卡马西平可降低伊马替尼或拉帕替尼的血药浓度,应避免合用;③卡马西平可降低伊立替康及其活性代谢物的血药浓度。

☞利尿药:①卡马西平与利尿药合用增加低钠血症的风险;②卡马西平的血药浓度可被乙酰唑胺升高;③卡马西平可降低依普利酮的血药浓度,应避免合用。

☞雌激素拮抗剂:①卡马西平的代谢可被达那唑抑制,从而增加中毒的风险;②卡马西平可能会加速托瑞米芬的代谢,从而降低其血药浓度。

• 5-HT₃受体拮抗剂:卡马西平可加速昂丹司琼的代谢,从而降低其效应。

☞调脂药:卡马西平可降低辛伐他汀的血药浓度,合用时考虑增加辛伐他汀的给药剂量。

• 锂剂:卡马西平与锂剂合用,虽然锂剂的血药浓度不会升高,但可能引起中枢神经系统毒性。

• 肌松药:卡马西平可拮抗非去极化型肌松药的肌松效应,加速神经肌肉阻滞的恢复。

• 雌激素:卡马西平可加速雌激素的代谢,从而降低避孕效应。

☞奥利司他:抗癫痫药与奥利司他合用可增加惊厥的风险。

☞孕激素类:卡马西平可加速孕激素类的代谢,从而降低避孕效应。

☞类视黄醇:卡马西平的血药浓度可能会被类视黄醇降低。

• 茶碱:卡马西平可加速茶碱的代谢,从而降低其效应。

• 甲状腺激素:卡马西平可加速甲状腺激素的代

谢,合用时可能须增加甲状腺激素在治疗甲状腺功能减退症时的剂量。

• 替勃龙:卡马西平可加速替勃龙的代谢,从而降低其血药浓度。

☞H₂-受体拮抗剂:卡马西平的代谢可被西咪替丁抑制,使其血药浓度升高。

☞乌利司他:乌利司他的生产商建议卡马西平避免与其合用,可能会降低乌利司他的避孕效应。

• 维生素类:卡马西平可能会增加维生素 D 的需要量。

• 阿莫达非尼:卡马西平可降低阿莫达非尼的血药浓度。

☞帕比司他:卡马西平可降低帕比司他的血药浓度,应避免合用。

☞索尼吉布:卡马西平可明显降低索尼吉布的血药浓度,应避免合用。

☞罗拉吡坦:卡马西平可明显降低罗拉吡坦的血药浓度,应避免合用。

☞伊伐卡夫特:卡马西平可明显降低伊伐卡夫特的血药浓度,应避免合用。

☞奥司替尼:卡马西平可明显降低奥司替尼的血药浓度,应避免合用。

☞匹莫范色林:卡马西平可降低匹莫范色林的血药浓度,合用时,应密切监测患者,可能须增加匹莫范色林的剂量。

☞洛美他派:卡马西平可降低洛美他派的血药浓度,合用时,应密切监测患者,可能须增加洛美他派的剂量。

☞阿哌沙班:卡马西平可明显降低阿哌沙班的血药浓度。

☞利伐沙班:卡马西平可明显降低利伐沙班的血药浓度,谨慎合用。

☞替格瑞洛:卡马西平可明显降替格瑞洛的血药浓度,应避免合用。

• 坎格列净:卡马西平可降低坎格列净的血药浓度,疗效随之降低。

• 托法替尼:卡马西平可降低托法替尼的血药浓度,疗效随之减弱。

• 来辛拉德:卡马西平可降低来辛拉德的血药浓度,使来辛拉德失效。

☞利伐沙班:卡马西平可明显降低利伐沙班的 AUC,谨慎合用。

卡麦角林

• 抗菌药:①卡麦角林的血药浓度可被红霉素升高,从而增加中毒的风险;②卡麦角林的血药浓度可能会被大环内酯类升高,从而增加中毒的风险。

☞抗精神病药:卡麦角林降低泌乳素的效应和抗震颤麻痹效应可被抗精神病药拮抗。

• 多潘立酮:卡麦角林降低泌乳素的效应可能会被多潘立酮拮抗。

• 美金刚:多巴胺能药的效应可能会被美金刚增强。

• 甲基多巴:多巴胺能药的抗震颤麻痹效应可被甲基多巴减弱。

• 甲氧氯普胺:卡麦角林降低泌乳素的效应可被甲氧氯普胺拮抗。

卡莫司汀

• 抗癫痫药:细胞毒性药可能会减少苯妥英的吸收。

☞抗精神病药:避免细胞毒性药与氯氮平合用,以免增加粒细胞缺乏症的风险。

• 强心苷类:细胞毒性药可减少地高辛片剂的吸收。

• H₂-受体拮抗剂:卡莫司汀的骨髓抑制效应可能会被西咪替丁增加。

卡那单抗

☞TNF 抑制剂:卡那单抗与 TNF 抑制剂(如依那西普、英利昔单抗、阿达木单抗)合用可引起严重感染和嗜中性白细胞减少症的发生率增加,应避免合用。

☞IL-1 受体拮抗药:卡那单抗与重组人 IL-1 受体拮抗药(如利纳西普、阿那白滞素)有潜在的毒理学交互作用,应避免合用。

☞疫苗:卡那单抗不应与活疫苗合用。建议在可能的情况下,使用卡那单抗治疗前,儿童和成年患者应完成所有免疫接种,包括肺炎球菌疫苗和灭活的流感疫苗。

卡培他滨

见氟尿嘧啶。

卡替洛尔

见 β 受体拮抗药。

卡托普利

见 ACEIs。

卡维地洛

见 β 受体拮抗药。

咖啡因

• 利鲁唑:咖啡因可能会降低利鲁唑的清除率。

☞司替戊醇:咖啡因的肝脏代谢可被司替戊醇抑制,使其血药浓度升高,可能导致毒性。因此,应避免合用。

坎地沙坦

见血管紧张素 Ⅱ 受体拮抗剂。

坎格列净

• 利福霉素类:坎格列净的血药浓度可被利福平降低,疗效随之降低。

• 抗癫痫药:坎格列净的血药浓度可被苯妥英、苯巴比妥降低,疗效随之降低。

☞地高辛:坎格列净与地高辛合用,地高辛的 AUC

会增加 20% ,C_{max} 升高 36% 。合用应适当监测地高辛的血药浓度。

抗毒蕈碱药

• 注意:①多数药物具有抗毒蕈碱效应;②两种或两种以上抗毒蕈碱药物合用可增加不良反应如口干燥、尿潴留和便秘等;③中年以上的人群使用可导致意识错乱;④吸入应用一般不发生相互作用。

• 乙醇:东莨菪碱与乙醇合用可增强镇静作用。

• 镇痛药:抗毒蕈碱药与奈福泮合用增强抗毒蕈碱的不良反应风险。

• 抗心律失常药:①托特罗定与胺碘酮、丙吡胺或氟卡尼合用增加室性心律失常的风险;②抗毒蕈碱药与丙吡胺合用增强抗毒蕈碱药的不良反应风险。

☞抗菌药:①非索罗定的生产商告知:非索罗定与克拉霉素或泰利霉素合用时应减少给药剂量;②托特罗定的生产商告知:避免其与克拉霉素和红霉素合用;③达非那新的血药浓度可能会被红霉素升高;④非索罗定活性代谢物的血药浓度可被利福平降低。

• 抗抑郁药:①非那新或丙环定的血药浓度可被帕罗西汀升高;②抗毒蕈碱药与 MAOIs 或三环类抗抑郁药合用增强抗毒蕈碱药的不良反应;③抗组胺药与三环类相关抗抑郁药合用可增强抗毒蕈碱药的不良反应。

• 抗真菌药:①抗毒蕈碱药可减少酮康唑的吸收;②非索罗定的生产商告知:非索罗定与伊曲康唑或酮康唑合用时应减少给药剂量;③达非那新的血药浓度可被酮康唑或伊曲康唑升高,应避免合用;④索非那新的血药浓度可被伊曲康唑或酮康唑升高;⑤托特罗定的生产商建议:托特罗定应避免与伊曲康唑或酮康唑合用。

• 抗精神病药:①抗毒蕈碱药可能会减少氟哌啶醇的效应;②抗毒蕈碱药与氯氮平合用可增加抗毒蕈碱药的不良反应;③抗毒蕈碱药可降低吩噻嗪类的血药浓度,但是可增加抗毒蕈碱药的不良反应;④抗毒蕈碱药与伊潘立酮可发生相互作用。

• 抗病毒药:①非索罗定的生产商建议:非索罗定与阿扎那韦、茚地那韦、奈非那韦、利托那韦及沙奎那韦合用应降低非索罗定的给药剂量;②达非那新的生产商建议:避免其与阿扎那韦、福沙那韦、茚地那韦、洛匹那韦、奈非那韦、利托那韦、沙奎那韦及替拉那韦合用;③托特罗定的生产商建议:避免其与福沙那韦、茚地那韦、洛匹那韦、奈非那韦、利托那韦及沙奎那韦合用;④索非那新的血药浓度可被奈非那韦或利托那韦升高。

☞β 受体拮抗药:托特罗定与索他洛尔合用可增加室性心律失常的风险。

• 钙通道阻滞剂:达非那新的生产商建议其避免与维拉帕米合用。

• 强心苷类:达非那新可能会升高地高辛的血药浓度。

• 环孢素:达非那新的生产商建议其避免与环孢素合用。

• 多潘立酮:抗毒蕈碱药可拮抗多潘立酮的胃肠活性。

• 多巴胺能药:抗毒蕈碱药可能会减少左旋多巴的吸收。

• 美金刚:美金刚可能会增强抗毒蕈碱药的效应。

• 甲氧氯普胺:抗毒蕈碱药可拮抗甲氧氯普胺的胃肠活性。

• 硝酸酯类:抗毒蕈碱药可能会降低硝酸酯类舌下含片的效应(因口干而导致舌下溶解失败)。

• 拟副交感神经药:抗毒蕈碱药可拮抗拟副交感神经药的效应。

☞帕比司他:托特罗定的血药浓度可被帕比司他升高,应避免合用,如必须合用,应监测后者的血药浓度和患者的不良反应。

☞伊卢多啉:伊卢多啉应避免与可导致便秘的抗毒蕈碱药合用。

抗焦虑与催眠药

• ACEIs:抗焦虑与催眠药与 ACEIs 合用可增强降压效应。

• 肾上腺素能神经阻滞剂:抗焦虑与催眠药与肾上腺素能神经阻滞剂合用可增强降压效应。

• 乙醇:抗焦虑与催眠药和乙醇合用可增强镇静效应。

• α 受体拮抗药:α 受体拮抗药和抗焦虑与催眠药合用可增强镇静效应和降压效应。

• 全身性麻醉药:抗焦虑与催眠药和全身性麻醉药合用可增强镇静效应。

• 阿片类镇痛药:①咪达唑仑的代谢可能会被芬太尼抑制;②抗焦虑与催眠药和阿片类镇痛药合用可增强镇静效应。

• 血管紧张素 II 受体拮抗剂:抗焦虑与催眠药和血管紧张素 II 受体拮抗剂合用可增强降压效应。

☞抗菌药:①咪达唑仑的代谢可被克拉霉素、红霉素或泰利霉素抑制,从而使其血药浓度升高,镇静效应增强;②丁螺环酮的血药浓度可被红霉素升高,合用时须降低丁螺环酮的给药剂量;③佐匹克隆的代谢可被红霉素抑制;④地西泮的代谢可能会被利福平加速,从而导致其血药浓度降低;⑤丁螺环酮或扎来普隆的代谢可能会被利福平加速;⑥唑吡坦的代谢可被利福平加速,从而导致其血药浓度和效应降低;⑦佐匹克隆的血药浓度可被利福平显著降低;⑧地西泮的代谢可被异烟肼抑制。

• 抗凝血药:水合氯醛或三氯福司可能一过性增强香豆素类的抗凝效应。

☞抗抑郁药:①阿普唑仑的血药浓度可被氟西汀升高;②褪黑激素的血药浓度可被氟伏沙明升高,应避免合用;③地西泮的血药浓度可被氟伏沙明轻度升高;

④唑吡坦与舍曲林合用可能会增强镇静效应;⑤丁螺环酮避免与 MAOIs 合用;⑥丁螺环酮避免与反苯环丙胺在停药 10 天内合用;⑦口服咪达唑仑的血药浓度可能会被贯叶连翘降低;⑧抗焦虑与催眠药和米氮平、三环类或三环类相关的抗抑郁药合用可增强镇静效应。

• 抗癫痫药:①咪达唑仑的血药浓度可被卡马西平降低;②氯硝西泮的血药浓度可被卡马西平、苯妥英或扑米酮降低;③苯二氮䓬类可能会升高或降低苯妥英的血药浓度;④氯巴占的血药浓度可被司替戊醇升高;⑤氯巴占可能会升高丙戊酸盐的血药浓度;⑥地西泮或劳拉西泮的血药浓度可能会被丙戊酸盐升高;⑦氯硝西泮与丙戊酸盐合用可增加不良反应;⑧氯巴占、地西泮的血药浓度可被司替戊醇升高,有超剂量的潜在风险;因此,与司替戊醇合用时建议监测氯巴占、地西泮的血药浓度并做出适当的剂量调整;⑨苯二氮䓬类与吡仑帕奈合用增强中枢抑制作用。

▣ 抗真菌药:①阿普唑仑的血药浓度可被伊曲康唑、酮康唑升高;②咪达唑仑的血药浓度可被氟康唑、伊曲康唑或酮康唑升高,从而有延长镇静状态的风险;③丁螺环酮的血药浓度可被伊曲康唑升高,合用时应降低丁螺环酮的给药剂量;④咪达唑仑的血药浓度可被泊沙康唑升高;⑤咪达唑仑的血药浓度可被艾沙康唑升高,谨慎合用,如必须合用,考虑降低咪达唑仑的剂量。

• 抗组胺类药:抗焦虑与催眠药和抗组胺类药合用增强镇静效应。

▣ 抗精神病药:①抗焦虑与催眠药和抗精神病药合用可增强镇静效应;②丁螺环酮可升高氟哌啶醇的血药浓度;③据报道劳拉西泮和氯氮平合用可发生严重不良反应,但因果关系尚未确立;④肠外途径给予苯二氮䓬类与肌内途径给予奥氮平合用可增加低血压、心动过缓和呼吸抑制的风险。

▣ 抗病毒药:①咪达唑仑的血药浓度可能会被阿扎那韦升高,应避免口服途径的咪达唑仑与阿扎那韦合用;②咪达唑仑的血药浓度可能会被福沙那韦、茚地那韦、奈非那韦及利托那韦升高,从而有延长镇静状态的风险,应避免口服途径的咪达唑仑与这些药物合用;③阿普唑仑与茚地那韦合用有延长镇静状态的风险,应避免合用;④阿普唑仑、地西泮、氟西泮及唑吡坦的血药浓度可能会被利托那韦升高,有极度镇静和呼吸抑制的风险,应避免合用;⑤抗焦虑与催眠药的血药浓度可能会被利托那韦升高;⑥丁螺环酮的血药浓度可被利托那韦升高,从而增加中毒的风险;⑦咪达唑仑的血药浓度可被沙奎那韦升高,有延长镇静状态的风险,应避免口服途径的咪达唑仑与沙奎那韦合用;⑧波普瑞韦与咪达唑仑或阿普唑仑合用,注意呼吸抑制不良反应的发生,应降低咪达唑仑或阿普唑仑的剂量;⑨西美瑞韦与咪达唑仑或阿普唑仑合用,注意呼吸抑制不良反应的发生,应降低咪达唑仑或阿普唑仑剂量;⑩阿普唑仑的血药浓

度可被替拉瑞韦升高,合用时应密切监测患者;给予替拉瑞韦的同时非胃肠道给予咪达唑仑,咪达唑仑的暴露量增加,同时给药应做到临床密切监测,做好呼吸抑制和(或)过度镇静的抢救措施,特别是多次给予咪达唑仑时,禁止同时给予口服的咪达唑仑;⑪唑吡坦的血药浓度可被替拉瑞韦降低,应对唑吡坦的剂量进行滴定,以达到临床最大效益。

• 阿瑞吡坦:咪达唑仑的血药浓度可被阿瑞吡坦升高,有延长镇静状态的风险。

• 巴比妥类药物:氯硝西泮的血药浓度可被苯巴比妥降低。

• β 受体拮抗药:抗焦虑与催眠药与 β 受体拮抗药合用可增强降压效应。

• 钙通道阻滞剂:①抗焦虑与催眠药和钙通道阻滞剂合用可增强降压效应;②咪达唑仑增加乐卡西平的吸收;③丁螺环酮的血药浓度可被地尔硫䓬或维拉帕米升高,合用时须降低丁螺环酮的给药剂量;④咪达唑仑的代谢可被地尔硫䓬或维拉帕米抑制,使其血药浓度升高,并增强其镇静效应。

• 强心苷类:阿普唑仑可升高地高辛的血药浓度,从而使地高辛中毒的风险增加。

• 可乐定:抗焦虑与催眠药和可乐定合用可增强降压效应。

• 细胞毒性药:咪达唑仑的血药浓度可被尼罗替尼升高。

• 地拉罗司:咪达唑仑的血药浓度可能会因合用地拉罗司而降低。

• 二氮嗪:抗焦虑与催眠药和二氮嗪合用可增强降压效应。

• 双硫仑:①苯二氮䓬类的代谢可被双硫仑抑制,从而增强镇静效应;②替马西泮可因合用双硫仑而增加中毒的风险。

• 利尿药:抗焦虑与催眠药和利尿药合用可增强降压效应。

• 多巴胺能药:苯二氮䓬类可能会拮抗左旋多巴的效应。

• 葡萄柚汁:丁螺环酮的血药浓度可因合用葡萄柚汁而升高。

• 锂剂:氯硝西泮与锂剂合用可增加神经毒性。

• 洛非西定:抗焦虑与催眠药和洛非西定合用可增强镇静效应。

• 莫索尼定:①抗焦虑与催眠药与莫索尼定合用可增强降压效应;②苯二氮䓬类与莫索尼定合用可能会增强镇静效应。

• 肌松药:抗焦虑与催眠药和巴氯芬或替扎尼定合用可增强镇静效应。

• 大麻隆:抗焦虑与催眠药和大麻隆合用可增强镇静效应。

• 硝酸酯类:抗焦虑与催眠药和硝酸酯类合用可增强镇静效应。

• 雌激素:褪黑激素的血药浓度可被雌激素升高。

• 丙磺舒:①劳拉西泮的排泄可被丙磺舒降低,从而使其血药浓度升高;②硝西泮的排泄可能会被丙磺舒降低,从而使其血药浓度升高。

• 羟丁酸钠:苯二氮䓬类可增强羟丁酸钠的效应,应避免合用。

• 茶碱:苯二氮䓬类的效应可能会被茶碱减弱。

🙢抗溃疡药:①褪黑激素的血药浓度可能会被西咪替丁升高;②苯二氮䓬类、氯美噻唑及扎来普隆的代谢会被西咪替丁抑制,使这些药物的血药浓度升高;③地西泮的代谢可能会被埃索美拉唑或奥美拉唑抑制,使其血药浓度升高。

• 血管舒张药:抗焦虑与催眠药与肼屈嗪、米诺地尔或硝普钠合用可增强降压效应。

🙢阿莫达非尼:地西泮清除时间可被阿莫达非尼延长,与阿莫达非尼联用时须调整剂量并监测毒性;阿莫达非尼可使咪达唑仑、三唑仑的作用减弱,合用时应监测后者的血药浓度。

🙢氟班色林:抗焦虑与催眠药和氟班色林合用可增加中枢神经系统抑制的风险,应与处方医师讨论合用的可行性。

• 普瑞巴林:劳拉西泮的作用可被普瑞巴林增强。

• 利鲁唑:地西泮可降低利鲁唑的清除率。

🙢吲哚布芬:水合氯醛与吲哚布芬的口服制剂合用,吲哚布芬的游离血药浓度升高,可增强疗效和毒性,确需合用时应减量。

抗精神病药

▲注意:抗精神病药与骨髓抑制类药物合用可增加中毒的风险。

▲注意:氯氮平应避免与可能引起粒细胞缺乏症的药物合用。

• ACEIs:抗精神病药与 ACEIs 合用可增强降压效应。

• 肾上腺素能神经阻滞剂:①吩噻嗪类与肾上腺素能神经阻滞剂合用可增强降压效应;②高剂量氯丙嗪可拮抗肾上腺素能神经阻滞剂的降压效应;③氟哌啶醇可拮抗肾上腺素能神经阻滞剂的降压效应。

• 吸附剂:吩噻嗪类的吸收可能会被白陶土等吸附剂减少。

• 乙醇:抗精神病药与乙醇合用可增强镇静效应。

• α受体拮抗药:抗精神病药与 α受体拮抗药合用可增强降压效应。

🙢全身性麻醉药:①氟哌利多可增强硫喷妥钠的效应;②抗精神病药与全身性麻醉药合用可增强降压效应。

🙢镇痛药:①氟哌啶醇与吲哚美辛合用可能会发生严重的困倦;②具有延长 Q-T 间期的抗精神病药与美沙酮合用可增加室性心律失常的风险;③氨磺必利与美沙酮合用可增加室性心律失常的风险,应避免合用;④抗精神病药与曲马多合用可增加惊厥的风险;⑤抗精神病药与阿片类镇痛药合用可增加低血压反应和镇静效应。

• 血管紧张素Ⅱ受体拮抗剂:抗精神病药与血管紧张素Ⅱ受体拮抗剂合用可增强降压效应。

• 抗酸药:舒必利或吩噻嗪类的吸收可被抗酸药减少。

• 抗心律失常药:①有延长 Q-T 间期作用的抗精神病药与有延长 Q-T 间期的抗心律失常药合用可增加室性心律失常的风险;②氨磺必利、氟哌利多、氟哌啶醇、吩噻嗪类、匹莫齐特或珠氯噻嗪与胺碘酮合用可增加室性心律失常的风险,应避免合用;③苯哌利多与胺碘酮合用可增加室性心律失常的风险,建议避免合用;④舒必利与胺碘酮、丙吡胺合用可增加室性心律失常的风险,应避免合用;氨磺必利、氟哌利多、氟哌啶醇、匹莫齐特或珠氯噻嗪与丙吡胺合用可增加室性心律失常的风险,应避免合用;⑤吩噻嗪类与丙吡胺合用可增加室性心律失常的风险;⑤决奈达隆的生产商建议吩噻嗪类应避免与其合用,因有室性心律失常的风险;⑥氯氮平与氟卡尼合用可增加室性心律失常的风险。

🙢抗菌药:①匹莫齐特与克拉霉素、莫西沙星或泰利霉素合用增加室性心律失常的风险,应避免合用;②氨磺必利与红霉素合用增加室性心律失常的风险,可能会增加惊厥的风险;③匹莫齐特与红霉素合用可增加室性心律失常的风险,应避免合用;④舒必利与静脉用红霉素合用可增加室性心律失常的风险;⑤珠氯噻醇与静脉用红霉素合用可增加室性心律失常的风险,应避免合用;⑥氯氮平或奥氮平的血药浓度可被环丙沙星升高;⑦氟哌利多、氟哌啶醇、吩噻嗪类或珠氯噻嗪与莫西沙星合用可增加室性心律失常的风险,应避免合用;⑧阿立哌唑的血药浓度可能会被利福布丁或利福平降低,合用时须增加阿立哌唑的给药剂量;⑨氯氮平的血药浓度可能会被利福平降低;⑩氟哌啶醇的代谢可被利福平加速,使其血药浓度降低;⑪氯氮平应避免与氯霉素或磺胺类合用,有增加粒细胞缺乏的风险;⑫喹硫平的血药浓度可能会被大环内酯类升高,合用时应降低喹硫平的给药剂量;⑬建议氟哌利多避免与大环内酯类合用(有致室性心律失常的风险)。

🙢抗抑郁药:①氯氮平的血药浓度可能会被西酞普兰升高,从而增加中毒的风险;②阿立哌唑的代谢可能会被氟西汀或帕罗西汀抑制,合用时应降低阿立哌唑的给药剂量;③氯氮平、氟哌利多及利培酮的血药浓度可被氟西汀升高;④氟哌利多避免与氟西汀、氟伏沙明、舍曲林或三环类抗抑郁药合用,因有增加室性心律失常的风险;⑤氯氮平或奥氮平的血药浓度可被氟伏沙明升高;⑥氟哌啶醇的血药浓度可被氟伏沙明升高;⑦氯氮平的血药浓度可被帕罗西汀、舍曲林或文拉法辛升高；⑧利培酮的血药浓度可能会被帕罗西汀升高，从而增加中毒的风险；⑨奋乃静的代谢可被帕罗西汀抑制，合用时应降低奋乃静的给药剂量；⑩氟哌啶醇的血药浓度可被文拉法辛升高；⑪氯氮平可能增强 MAOIs 的中枢神经系统效应；⑫匹莫齐特的血药浓度可能会被 SSRIs 升高，从而增加室性心律失常的风险，应避免合用；⑬阿立哌唑的血药浓度可能会被贯叶连翘降低，合用时须增加阿立哌唑的给药剂量；⑭吩噻嗪类与三环类抗抑郁药合用可增加抗毒蕈碱的不良反应；⑮匹莫齐特与三环类抗抑郁药合用可增加室性心律失常的风险，应避免合用；⑯氯氮平与三环类抗抑郁药合用可增加抗毒蕈碱的不良反应；⑰抗精神病药可升高三环类抗抑郁药的血药浓度，可能增加室性心律失常的风险。

• 抗糖尿病药：吩噻嗪类可能会拮抗磺脲类的降糖效应。

☞抗癫痫药：①氟哌啶醇、奥氮平、喹硫平及利培酮的代谢可被卡马西平加速，使这些药物的血药浓度降低；②氯氮平的代谢可被卡马西平加速，导致其血药浓度降低，应避免与可能引起粒细胞缺乏症的药物合用；③阿立哌唑的血药浓度可被卡马西平降低，合用时须增加阿立哌唑的给药剂量；④帕潘立酮的血药浓度可被卡马西平降低；⑤抗精神病药可拮抗卡马西平、乙琥胺、奥卡西平、苯妥英、扑米酮及丙戊酸盐的抗惊厥效应，使惊厥发作阈值降低；⑥卡马西平可能会升高或降低苯妥英的血药浓度；⑦氯氮平或喹硫平的代谢可被苯妥英加速，使其血药浓度降低；⑧阿立哌唑的血药浓度可能会被苯妥英或扑米酮降低，合用时须增加阿立哌唑的给药剂量；⑨氟哌啶醇的血药浓度可被苯妥英降低；⑩氟哌啶醇的代谢可被扑米酮加速，使其血药浓度降低；⑪喹硫平的血药浓度可能会被丙戊酸盐升高；⑫奥氮平与丙戊酸盐合用可增加包括嗜中性粒细胞缺乏症在内的不良反应；⑬氯氮平的血药浓度可因合用丙戊酸盐而升高或降低；⑭氟哌啶醇的血药浓度可被司替戊醇升高，发生不良反应的风险增加，合用时应谨慎，建议监测血药浓度及不良反应，必要时进行剂量调整；⑮司替戊醇可增强氯丙嗪的中枢抑制作用；⑯匹莫齐特与司替戊醇合用可发生心律失常和尖端扭转型室速，特别是突发性心律失常的发生风险增加。

☞抗真菌药：①阿立哌唑的代谢可被酮康唑抑制，合用时须减少阿立哌唑的给药剂量；②阿立哌唑的代谢可能会被伊曲康唑抑制，合用时须减少阿立哌唑的给药剂量；③氟哌啶醇的血药浓度可能会被伊曲康唑升高；④匹莫齐特与咪唑类或三唑类合用增加室性心律失常的风险，应避免合用；⑤喹硫平的血药浓度可能会被咪唑类或三唑类升高，合用时应减少喹硫平的剂量。

☞抗疟药：①蒿甲醚-苯芴醇的生产商建议抗精神病药与其避免合用；②氟哌利多与氯喹、羟氯喹或奎宁合

用可增加室性心律失常的风险，应避免合用；③匹莫齐特与甲氟喹或奎宁合用可增加室性心律失常的风险，应避免合用；④氟哌啶醇与甲氟喹或奎宁合用可能会增加室性心律失常的风险，应避免合用。

• 抗毒蕈碱药：①氯氮平与抗毒蕈碱药合用可增加抗毒蕈碱的不良反应；②吩噻嗪类的血药浓度可被抗毒蕈碱药降低，但同时抗毒蕈碱药的不良反应增加；③氟哌啶醇效应可能会被抗毒蕈碱药降低。

☞抗精神病药：①氟哌利多与氨磺必利、匹莫齐特或舒必利合用均可增加室性心律失常的风险，应避免合用；②氟哌利多与具有延长 Q-T 间期的吩噻嗪类合用增加室性心律失常的风险，应避免合用；③氯氮平避免与氟哌噻吨、氟奋乃静、氟哌啶醇、哌泊塞嗪、利培酮或珠氯噻醇的长效制剂合用，因为如果出现粒细胞缺乏症时不能快速撤药；④舒必利与氟哌啶醇合用可增加室性心律失常的风险；⑤氯丙嗪可能会升高氟哌啶醇的血药浓度，应避免合用；⑥匹莫齐特与吩噻嗪类合用增加室性心律失常的风险，应避免合用；⑦匹莫齐特与舒必利合用可增加室性心律失常的风险；⑧丁苯那嗪与其他抗精神病药合用，Q-Tc 间期延长、神经阻滞剂恶性综合征、锥体外系反应会加重；⑨硫利达嗪或匹莫齐特与齐拉西酮合用，Q-T 间期延长作用相加，禁止合用；⑩伊潘立酮禁止与能延长 Q-T 间期的匹莫齐特合用。

☞抗病毒药：①阿立哌唑的代谢可能会被阿扎那韦、福沙那韦、茚地那韦、洛匹那韦、奈非那韦、利托那韦及沙奎那韦抑制，合用时须降低阿立哌唑的给药剂量；②匹莫齐特的血药浓度可能会被阿扎那韦升高，应避免合用；③匹莫齐特的血药浓度可能会被依法韦仑、茚地那韦、奈非那韦或沙奎那韦升高，从而增加室性心律失常的风险，应避免合用；④阿立哌唑的血药浓度可能会被依法韦仑或奈韦拉平降低，合用时须增加阿立哌唑的给药剂量；⑤匹莫齐特的血药浓度可被福沙那韦或利托那韦升高，从而增加室性心律失常的风险，应避免合用；⑥氯氮平的血药浓度可被利托那韦升高，从而增加中毒的风险，应避免合用；⑦抗精神病药的血药浓度可能会被利托那韦升高；⑧奥氮平的血药浓度可能会被利托那韦降低，合用时建议增加奥氮平的给药剂量；⑨氯氮平、氟哌啶醇或吩噻嗪类与沙奎那韦合用增加室性心律失常的风险，应避免合用。

☞抗焦虑与催眠药：①抗精神病药和抗焦虑与催眠药合用可增强镇静效应；②据报道氯氮平与劳拉西泮合用可发生严重的不良反应，但因果关系尚未确定；③肌内注射奥氮平与口服地西泮合用可增加低血压、心动过缓和呼吸抑制发生的风险；④氟哌啶醇的血药浓度可被丁螺环酮升高。

☞阿瑞吡坦：匹莫齐特的生产商建议其避免与阿瑞吡坦合用。

☞阿托西汀：具有延长 Q-T 间期的抗精神病药与阿

托西汀合用可增加室性心律失常的风险。

🔖巴比妥类药物：①抗精神病药可拮抗巴比妥类药物的抗惊厥效应，降低惊厥发作阈值；②氯丙嗪与苯巴比妥合用时两者的血药浓度均见降低；③阿立哌唑的血药浓度可能会被苯巴比妥降低，合用时须增加阿立哌唑的给药剂量。

🔖β受体拮抗药：①吩噻嗪类与β受体拮抗药合用可增强降压效应；氯丙嗪与普萘洛尔合用两者的血药浓度均见升高；②氨磺必利、吩噻嗪类、匹莫齐特或舒必利与索他洛尔合用可增加室性心律失常的风险；③氟哌利多或珠氯噻醇与索他洛尔合用可增加室性心律失常的风险，应避免合用；④氟哌啶醇与索他洛尔合用可增加室性心律失常的风险，应避免合用。

•钙通道阻滞剂：抗精神病药与钙通道阻滞剂合用可增强降压效应。

•可乐定：抗精神病药与可乐定合用可增强降压效应。

🔖细胞毒性药：①氯氮平避免与细胞毒性药合用，以免增强粒细胞缺乏症的风险；②拉帕替尼的生产商建议避免氯氮平与其合用；③氟哌啶醇与三氧化砷合用可增加室性心律失常的风险；④具有延长Q-T间期的抗精神病药与三氧化砷合用可增加室性心律失常的风险。

•去铁敏：①左美丙嗪的生产商建议其避免与去铁敏合用；②去铁敏的生产商建议丙氯拉嗪避免与其合用。

•二氮嗪：吩噻嗪类与二氮嗪合用可增强降压效应。

🔖利尿药：①氨磺必利与利尿药合用时，利尿药引起的低血钾可增强氨磺必利的室性心律失常的风险；②匹莫齐特与利尿药合用时，利尿药引起的低血钾可增强匹莫齐特的室性心律失常的风险，应避免合用；③吩噻嗪类与利尿药合用可增强降压效应。

•多巴胺能药：①抗精神病药与金刚烷胺合用可增加锥体外系的不良反应；②抗精神病药可拮抗阿扑吗啡、左旋多巴或培高利特的效应；③抗精神病药可拮抗溴隐亭或卡麦角林的降低泌乳素和抗震颤麻痹效应；④氨磺必利的生产商建议其避免与左旋多巴合用，以免拮抗其效应；⑤普拉克索、罗匹尼罗和罗替戈汀的生产商建议避免抗精神病药与其合用，以免拮抗其效应。

•组胺：抗精神病药理论上可拮抗组胺的效应，应避免合用。

•激素拮抗剂：氟哌利多的生产商建议其避免与他莫昔芬合用，以免有室性心律失常的风险。

🔖伊伐布雷定：匹莫齐特与伊伐布雷定合用可增加室性心律失常的风险。

•锂剂：①氯氮平、氟哌噻吨、氟哌啶醇、吩噻嗪类或珠氯赛醇与锂剂合用增加锥体外系的不良反应，也可能增加神经毒性；②奥氮平与锂剂合用可能会有中毒的

风险；③舒必利与锂剂合用可增加锥体外系的不良反应。

•美金刚：抗精神病药与美金刚合用可增强降压效应，也增强锥体外系不良反应。

•甲氧氯普胺：抗精神病药与甲氧氯普胺合用可增加锥体外系的不良反应。

•莫索尼定：吩噻嗪类与莫索尼定合用可增强降压效应。

•肌松药：氯丙嗪可能会增强氯化琥珀胆碱的效应。

•硝酸酯类：吩噻嗪类与硝酸酯类合用可增强降压效应。

🔖青霉胺：氯氮平避免与青霉胺合用，以免增加粒细胞缺乏症的风险。

•羟乙磺酸喷他脒：①氨磺必利或氟哌利多与羟乙磺酸喷他脒合用可增加室性心律失常的风险，应避免合用；②吩噻嗪类与羟乙磺酸喷他脒合用可增加室性心律失常的风险。

•苯甲酸钠：氟哌啶醇可能会降低苯甲酸钠的效应。

•羟丁酸钠：抗精神病药可能会增强羟丁酸钠的效应；氟哌啶醇可能会减弱苯丁酸钠的效应。

•拟交感神经药：①抗精神病药可对抗拟交感神经药的升压效应；②氯丙嗪的抗精神病效应可能会被右苯丙胺拮抗；③利培酮的不良反应可能会因合用哌甲酯增加。

🔖他克莫司：氟哌利多的生产商建议避免其与他克莫司合用，因有室性心律失常的风险。

•抗溃疡药：①氯氮平或氯丙嗪的抗精神病效应可能会会被西咪替丁增强；②氯氮平的血药浓度可能会被奥美拉唑降低；③舒必利的吸收可被硫糖铝减少。

•血管舒张药：吩噻嗪类与肼屈嗪、米诺地尔或硝普钠合用可增强降压效应。

🔖帕比司他：①奋乃静的血药浓度可被帕比司他升高，应避免合用，如必须合用，应监测后者的血药浓度和患者的不良反应；②帕比司他禁止与能延长Q-T间期的匹莫齐特合用。

🔖罗拉吡坦：匹莫齐特与罗拉吡坦合用时应监测Q-T间期。

🔖伊卢多啉：匹莫齐特的血药浓度可能会被伊卢多啉升高，合用时应监测匹莫齐特的血药浓度。

🔖利鲁唑：利鲁唑的清除率可能会被氯米帕明、阿米替林降低。

🔖丁苯那嗪：抗精神病药与丁苯那嗪合用，Q-Tc间期延长、神经阻滞剂恶性综合征、锥体外系反应会加重。

🔖米拉贝隆：硫利达嗪的血药浓度可被米拉贝隆升高，如需合用，降低抗硫利达嗪的剂量，并监测血药浓度。

🔖达泊西汀：达泊西汀能够抑制硫利达嗪的代谢从

而导致硫利达嗪浓度的升高,而这会增加对 Q-Tc 间期的延长作用。达泊西汀不能与硫利达嗪合用,也不能在停止硫利达嗪治疗后 14 d 内使用。同样地,在停用达泊西汀后 7 d 内也不能使用硫利达嗪。

☞匹莫范色林:匹莫范色林与齐拉西酮、氯丙嗪、硫利达嗪合用,Q-T 间期延长作用相加,禁止合用。

· 细辛脑:氯丙嗪与细辛脑合用对中枢的作用有协同。

☞曲司氯铵:硫利达嗪的血药浓度可被曲司氯铵升高,谨慎合用,密切监测。

抗溃疡药

见 H₂-受体拮抗剂、质子泵抑制剂、硫糖铝及枸橼酸铋钾。

抗凝血药

见香豆素类、达比加群酯、肝素、苯茚二酮、地西卢定、来匹卢定。

抗疟药

见蒿甲醚与本芴醇、氯喹、羟氯喹、甲氟喹、伯氨喹、氯胍、乙胺嘧啶、奎宁、卤泛群。

抗酸药

▲因为抗酸药可能会减少其他药物的吸收,所以最好不要合用。

· ACEIs:①抗酸药可能会减少 ACEIs 的吸收;②抗酸药可减少卡托普利、依那普利、福辛普利的吸收。

· 镇痛药:由于某些抗酸药可增加阿司匹林的排泄导致尿液成强碱性。

· 抗菌药:①抗酸药可减少阿奇霉素、头孢克洛、头孢泊肟、环丙沙星、异烟肼、左氧氟沙星、诺氟沙星、莫西沙星、氧氟沙星、利福平和四环素类药物的吸收;②抗酸药应避免与乌洛托品合用;③口服镁盐(如三硅酸镁)可减少呋喃妥因的吸收。

· 抗癫痫药:抗酸药可减少加巴喷丁和苯妥英的吸收。

· 唑类抗真菌药:抗酸药可减少伊曲康唑和酮康唑的吸收。

· 抗组胺药:抗酸药可减少非索非那定的吸收。

· 抗疟药:①抗酸药可减少氯奎宁和羟氯喹的吸收;②口服镁盐(如三硅酸镁)减少氯胍的吸收。

· 抗精神病药:抗酸药可减少吩噻嗪类和舒必利的吸收。

· 抗病毒药:①抗酸药可能会降低阿扎那韦的血药浓度;②抗酸药可减少替拉那韦的吸收;③埃替格韦可与抗酸药中的阳离子结合成不溶性复合物,导致血药浓度降低,两者至少间隔 2 h 服用;④抗酸药可降低多芦那韦的血药浓度,在服用抗酸药前 2 h 或 6 h 之后服用多芦那韦;⑤胃内 pH 升高可降低来地帕韦的溶解度,与抗酸药应间隔至少 4 h 服用。

· 胆酸:抗酸药可能会减少胆酸的吸收。

· 双膦酸盐:抗酸药可减少双膦酸盐的吸收。

· 强心苷类:抗酸药可减少地高辛的吸收。

· 皮质激素:抗酸药可减少地夫可特的吸收。

· 细胞毒性药:抗酸药可能会降低厄洛替尼的血药浓度,合用时应在厄洛替尼应用前 4 h 或应用后 2 h 给予抗酸药。

· 地拉罗司:含铝的抗酸药可能会减少地拉罗司的吸收,应避免合用。

· 双嘧达莫:抗酸药可能会减少双嘧达莫的吸收。

· 艾曲波帕:抗酸药可减少艾曲波帕的吸收,合用时至少间隔 4 h。

· 铁剂:口服镁盐可减少口服铁剂的吸收。

· 调脂药:抗酸药可减少瑞舒伐他汀的吸收。

· 锂剂:碳酸氢钠增加锂剂的排泄(降低其血药浓度)。

· 麦考酚酯:抗酸药可减少麦考酚酯的吸收。

· 青霉胺:抗酸药可减少青霉胺的吸收。

· 聚苯乙烯磺酸盐树脂:①氢氧化铝与聚苯乙烯磺酸盐树脂合用可增加肠梗阻的风险;②口服镁盐与聚苯乙烯磺酸盐树脂合用可增加代谢性碱中毒的风险。

· 甲状腺激素:抗酸药可能会减少左甲状腺素的吸收。

· 兰索拉唑:抗酸药可能会减少兰索拉唑的吸收。

☞乌利司他:抗酸药避免与乌利司他合用,因为乌利司他的血药浓度可能会被降低。

抗人 T 淋巴细胞免疫球蛋白

☞免疫抑制药:抗人 T 淋巴细胞免疫球蛋白与其他免疫抑制剂合用,有增加感染、血小板减少和贫血的危险性。

· 疫苗:使用抗人 T 淋巴细胞免疫球蛋白期间,不能使用减毒活疫苗,其他疫苗免疫效果不佳。

抗糖尿病药

· 艾塞那肽:为了把影响吸收的干扰降到最低,建议其他口服药物在应用艾塞那肽注射剂前 1 h 或注射后 2 h 给予,并避免进餐时给予艾塞那肽。

· ACEIs:胰岛素、二甲双胍或磺脲类的降糖效应可能会被 ACEIs 增强。

· 乙醇:①抗糖尿病药的降糖效应可被乙醇增强;②二甲双胍与乙醇合用可增加乳酸酸中毒的风险。

· 蛋白同化激素:抗糖尿病药的降糖效应可能会被蛋白同化激素增强。

☞镇痛药:磺脲类的效应可能会被 NSAIDs 增强。

· 抗心律失常药:格列齐特、胰岛素和二甲双胍的降糖效应可能会被丙吡胺增强。

☞抗菌药:①阿卡波糖的降糖效应可能会被新霉素增强,同时也增加严重的胃肠道反应;②瑞格列奈的效应可被克拉霉素增强;③格列本脲的效应可能会被诺氟沙星增强;④那格列奈的血药浓度可被利福平降低;⑤瑞格列奈的降糖效应可能会被利福平拮抗;⑥磺脲类的效应可被氯霉素增强;⑦甲苯磺丁脲的代谢可被利福霉素类加快,导致其效应降低;⑧磺脲类的代谢可能被利福霉素类加快,导致其效应降低;⑨磺脲类的降糖效应罕有被磺胺类或甲氧苄啶增强的可能;⑩磺脲类的降糖效应可能会被四环素类增强;⑪瑞格列奈的降糖效应可能会因合用甲氧苄啶而增强,应避免合用。

☞抗凝血药:①艾塞那肽可能会增强华法林的抗凝效应;②磺脲类的降糖效应可能被香豆素类增强,而且香豆素类的抗凝效应也可能会发生改变。

• 抗抑郁药:①抗糖尿病药的降糖效应可能会被MAOIs增强;②胰岛素、二甲双胍或磺脲类的降糖效应可被MAOIs增强。

• 抗癫痫药:①甲苯磺丁脲可瞬间升高苯妥英的血药浓度,从而可能导致中毒;②格列本脲的血药浓度可能会被托吡酯降低;③二甲双胍的血药浓度可能会被托吡酯升高。

• 抗真菌药:①磺脲类的血药浓度可被氟康唑或咪康唑升高;②格列齐特或格列吡嗪的降糖效应可被咪康唑增强,应避免合用;③那格列奈的降糖效应可能会被氟康唑增强;④瑞格列奈的降糖效应可能会被伊曲康唑增强;⑤格列吡嗪的降糖效应可能会被泊沙康唑增强;⑥磺脲类的血药浓度可能会被伏立康唑升高。

• 抗组胺类药:二甲双胍与酮替芬合用可导致血小板计数降低,应避免合用。

• 抗精神病药:磺脲类的降糖效应可能会被吩噻嗪类抗精神病药拮抗减弱。

• 抗病毒药:①甲苯磺丁脲的血药浓度可能会被利托那韦升高;②瑞格列奈的血药浓度可能被替拉瑞韦升高,慎重合用,密切监测患者。

• 阿瑞吡坦:甲苯磺丁脲的血药浓度可被阿瑞吡坦降低。

• β受体拮抗药:①抗糖尿病药与β受体拮抗药合用可掩盖低血糖症状(例如震颤),应特别警惕;②胰岛素的降糖效应可被β受体拮抗药增强。

☞波生坦:格列本脲与波生坦合用增强肝毒性风险,应避免合用。

• 钙通道阻滞剂:胰岛素与硝苯地平合用时糖耐量偶尔受损。

• 强心苷类:①阿卡波糖可能降低地高辛的血药浓度;②西他列汀增强地高辛的血药浓度。

• 环孢素:瑞格列奈的降糖效应可能会被环孢素增强。

• 皮质激素:抗糖尿病药的降糖效应可被皮质激素减弱。

• 细胞毒性药:避免瑞格列奈与拉帕替尼合用。

• 去铁斯若:瑞格列奈的血药浓度可被去铁斯若升高。

• 二氮嗪:抗糖尿病药的降糖效应可被二氮嗪减弱。

• 利尿药:抗糖尿病药的降糖效应可被髓袢利尿药、噻嗪利尿药或有利尿作用的相关药品减弱。

• 激素拮抗剂:患者对胰岛素、二甲双胍、瑞格列奈和磺脲类的需求量可能会因合用兰瑞肽、奥曲肽而降低。

• 来氟米特:甲苯磺丁脲的降糖效应可能会被来氟米特增强。

☞调脂药:①格列本脲的吸收可因合用考来维仑而减少;②阿卡波糖的降糖效应可能会被考来烯胺增强;③那格列奈的降糖效应可能会被吉非贝齐增强;④瑞格列奈与吉非贝齐合用增加严重低血糖风险,应避免合用;⑤格列本脲的血药浓度可能会被氟伐他汀升高;⑥胰岛素及磺脲类与贝特类合用可能提高葡萄糖耐受性和附加效应。

• 雌激素:抗糖尿病药的降糖效应可被雌激素减弱。

• 奥利司他:阿卡波糖应避免与奥利司他合用。

• 胰酶:阿卡波糖的降糖效应可被胰酶减弱。

• 孕激素类:抗糖尿病药物的降糖效应可被孕激素类减弱。

☞磺吡酮:磺脲类的效应可被磺吡酮增强。

• 睾酮:抗糖尿病药的降糖效应可能会被睾酮增强。

• H₂-受体拮抗剂:①二甲双胍的排泄可合用西咪替丁而减少,从而使其血药浓度升高;②磺脲类的降糖效应可被西咪替丁增强。

• 苯甲曲秦:糖尿病患者使用苯甲曲秦,对胰岛素的需要量可能会减少。

☞曲司氯铵:二甲双胍与曲司氯铵合用,有可能引起两者的血药浓度均提高,应对患者进行严密监护。

• 吲哚布芬:格列吡嗪的血药浓度可被吲哚布芬升高。

• 伊格列净:胰岛素或胰岛素促泌剂与伊格列净合用可增加低血糖的发生率。

• 特立氟胺:瑞格列奈、匹格列酮、罗格列酮的血药浓度可被特立氟胺升高。

抗心律失常药

见腺苷、胺碘酮、丙吡胺、决奈达隆、氟卡尼、利多卡因和普罗帕酮。

抗抑郁药

见阿戈美拉汀、SSRIs、三环类抗抑郁药、MAOIs、三环类相关的抗抑郁药、米氮平、吗氯贝胺、瑞波西汀、色氨酸、文拉法辛、奈法唑酮、维拉唑酮、沃替西汀。

抗抑郁药,SNRIs(5-羟色胺/去甲肾上腺素再摄取双重抑制剂)

☞沃替西汀:基于沃替西汀的作用机理及潜在的5-

羟色胺毒性,沃替西汀与 SNRIs 合用,可发生 5-羟色胺综合征。如合用,应密切监测 5-羟色胺综合征的症状和体征。如发生 5-羟色胺综合征,应立即停用沃替西汀及合用药物。

　　☞氯卡色林:SNRIs 与氯卡色林合用应非常谨慎。

　　☞达泊西汀:SSRIs 不能与达泊西汀合用,也不能在停用 SNRIs 后 14 d 内服用。同样地,在停用达泊西汀后 7 d 内也不能服用 SNRIs。

抗抑郁药,SSRIs

　　• 乙醇:SSRIs 与乙醇合用增强镇静作用。

　　• 局部麻醉药:氟伏沙明抑制罗哌卡因的代谢,避免罗哌卡因长期给药。

　　☞镇痛药:①SSRIs 与 NSAIDs 或阿司匹林合用可增加出血风险;②氟西汀、氟伏沙明、帕罗西汀和舍曲林可能升高美沙酮的血药浓度;③SSRIs 与曲马多合用增加中枢神经系统毒性。

　　• 抗心律失常药:①氟西汀可升高氟卡尼的血药浓度;②帕罗西汀可能抑制普罗帕酮的代谢,从而增加中毒的风险。

　　☞抗凝血药:SSRIs 可能增强香豆素类的抗凝效应。

　　☞抗抑郁药:①建议氟伏沙明避免与瑞波西汀合用;②SSRIs 与度洛西汀合用可能增强 5-羟色胺能效应;③氟伏沙明抑制度洛西汀的代谢,应避免合用;④MAOIs 增加 SSRIs 的中枢神经系统效应,有严重中毒的风险;⑤西酞普兰、氟伏沙明、艾司西酞普兰、帕罗西汀或舍曲林应在停用 MAOIs 至少 2 周后才能使用;⑥MAOIs 应在停用上述药物至少 1 周后开始使用;⑦氟西汀应在停用 MAOIs 至少 2 周后使用;⑧MAOIs 应在停用氟西汀至少 5 周后才能使用;⑨艾司西酞普兰与吗氯贝胺合用可增加中枢神经系统毒性的风险,尽可能避免合用;⑩吗氯贝胺应在停用西酞普兰、氟伏沙明、帕罗西汀或舍曲林至少 1 周后开始使用;⑪吗氯贝胺应在停用氟西汀 5 周后才可使用;⑫SSRIs 与贯叶连翘合用增强 5-羟色胺能效应(避免合用);⑬氟伏沙明抑制阿戈美拉汀的代谢,使其血药浓度升高;⑭氟西汀、氟伏沙明与米氮平合用可能增强 5-羟色胺能效应;⑮SSRIs 可升高某些三环类抗抑郁药的血药浓度;⑯SSRIs 与色氨酸合用可能出现兴奋和恶心;⑰据报道氟西汀与色氨酸合用可见中枢神经系统的毒性;⑱基于沃替西汀的作用机制及潜在的 5-羟色胺毒性,SSRIs 与沃替西汀合用,可发生 5-羟色胺综合征;如合用,应密切监测 5-羟色胺综合征的症状和体征;如发生 5-羟色胺综合征,应立即停用沃替西汀及合用药物;⑲SSRIs 与维拉唑酮合用可发生 5-羟色胺综合征,合用时,尤其是在开始服用和剂量增加时应仔细观察。

　　☞抗癫痫药:①SSRIs 可拮抗抗癫痫药的抗癫痫效应,使发作阈值降低;②氟西汀或氟伏沙明可升高卡马西平的血药浓度;③舍曲林的血药浓度可能会被苯妥英降低,同时苯妥英的血药浓度会升高;④帕罗西汀的血药浓度可能会被苯妥英或扑米酮降低;⑤氟西汀和氟伏沙明可增加苯妥英的血药浓度;⑥帕罗西汀可明显升高布雷帕唑的血药浓度;⑦艾司利卡西平的抗惊厥效应可被 SSRIs 减弱,从而使惊厥发作阈值降低;⑧氟西汀、帕罗西汀、舍曲林的血药浓度可被司替戊醇升高,发生不良反应的风险增加,合用时应谨慎。建议监测血药浓度及不良反应,必要时进行剂量调整。

　　• 抗组胺类:SSRIs 的抗抑郁效应可能会被赛庚啶拮抗。

　　☞抗疟药:建议抗抑郁药避免与蒿甲醚-苯芴醇合用。

　　• 抗毒蕈碱类:帕罗西汀可升高达非那新及丙环定的血药浓度。

　　☞抗精神病药:①建议氟西汀、氟伏沙明或舍曲林避免与氟哌利多合用,以免增加室性心律失常的风险;②氟西汀可升高氯氮平、氟哌啶醇和利培酮的血药浓度;③氟伏沙明可能会升高氟哌啶醇的血药浓度;④帕罗西汀抑制奋乃静的代谢,合用时应减少奋乃静的剂量;⑤氟西汀或帕罗西汀可能抑制阿立哌唑的代谢,合用时应减少阿立哌唑的剂量;⑥西酞普兰可能会升高氯氮平的血药浓度,增加中毒的风险;⑦氟伏沙明、帕罗西汀或舍曲林可升高氯氮平的血药浓度;⑧氟伏沙明可升高奥氮平的血药浓度;⑨SSRIs 可能会升高匹莫齐特的血药浓度,增加室性心律失常的风险,应避免合用;⑩帕罗西汀可能会升高利培酮的血药浓度,从而增加中毒的风险;⑪氟西汀、帕罗西汀可升高伊潘立酮的血药浓度。

　　☞抗病毒药:①帕罗西汀或舍曲林的血药浓度可能会被达芦那韦降低;②帕罗西汀的血药浓度可能会被利托那韦降低;③SSRIs 的血药浓度可能会被利托那韦升高;④艾司西酞普兰的血药浓度可被替拉瑞韦降低,虽然选择性 SSRIs 治疗指数比较宽,但是合用时还是应该调节剂量;⑤曲唑酮的血药浓度可被替拉瑞韦升高,导致如恶心、头晕、低血压及晕厥等不良反应增加,如需合用密切监测不良反应,适当降低曲唑酮剂量;⑥曲唑酮的血药浓度可被波普瑞韦升高,引起头晕、低血压甚至晕厥。须合用时降低曲唑酮的剂量。

　　☞抗焦虑与催眠药:①氟西汀可升高阿普唑仑的血药浓度;②氟伏沙明可升高地西泮的血药浓度;③氟伏沙明可升高褪黑激素的血药浓度,应避免合用;④舍曲林与唑吡坦合用可增强镇静效应。

　　• 阿托西汀:①抗抑郁药与阿托西汀合用增加惊厥的风险;②氟西汀或帕罗西汀可能会抑制阿托西汀的代谢。

　　• 巴比妥类药物:①SSRIs 对抗巴比妥类药物的抗惊厥效应,使惊厥发作阈值降低;②帕罗西汀的血药浓度可被巴比妥类药物降低。

　　• β 受体拮抗药:①西酞普兰或艾司西酞普兰可升

高美托洛尔的血药浓度;②帕罗西汀可能会升高美托洛尔的血药浓度,使其效应增强;③氟伏沙明可升高普萘洛尔的血药浓度。

• 丁胺苯丙酮:西酞普兰的血药浓度可能会被丁胺苯丙酮升高。

• 钙通道阻滞剂:氟西汀可能会抑制硝苯地平的代谢(升高其血药浓度)。

🖃氯吡格雷:氟西汀或氟伏沙明可能会减弱氯吡格雷的抗血小板效应。

🖃多巴胺能药:①警惕帕罗西汀和恩他卡朋的合用;②SSRIs与雷沙吉兰合用增加中枢神经系统毒性风险;③氟伏沙明应在雷沙吉兰停药至少2周以后开始应用;④氟西汀应在雷沙吉兰停药至少2周以后开始应用,雷沙吉兰也应当在氟西汀停药5周后开始应用;⑤帕罗西汀与司来吉兰合用增加高血压和中枢神经系统兴奋的风险;⑥司来吉兰应在氟伏沙明或舍曲林停药1周后应用,避免在司来吉兰停药2周内应用氟伏沙明或舍曲林;⑦氟西汀与司来吉兰合用可增加高血压和中枢神经系统兴奋的风险,司来吉兰应在氟西汀停药5周后应用,避免在司来吉兰停药2周内应用氟西汀;⑧建议避免西酞普兰或艾司西酞普兰与司来吉兰合用。

🖃雌激素拮抗剂:氟西汀或帕罗西汀可能抑制他莫昔芬代谢物的活性,应避免合用。

🖃5-HT₁受体激动药:①氟伏沙明抑制福伐曲坦的代谢;②当西酞普兰、艾司西酞普兰、氟西汀、氟伏沙明或帕罗西汀与舒马曲坦合用可增加中枢神经系统毒性的风险;③据报道舍曲林与舒马曲坦合用可见中枢神经系统毒性;④氟伏沙明可能会抑制佐米曲坦的代谢,合用时减少佐米曲坦的剂量。

🖃锂剂:SSRIs与锂剂合用可增加中枢神经系统效应,有报道可见锂剂中毒。

🖃肌松药:氟伏沙明可升高替扎尼定的血药浓度,从而增加中毒的风险,应避免合用。

• 拟副交感神经药:帕罗西汀可升高加兰那敏的血药浓度。

• 雷诺嗪:帕罗西汀可升高雷诺嗪的血药浓度。

• 罗氟司特:氟伏沙明可抑制罗氟司特的代谢。

• 拟交感神经药:哌甲酯可能会抑制SSRIs的代谢。

🖃茶碱:氟伏沙明升高茶碱的血药浓度,尽可能避免合用,合用时茶碱剂量不可减半但应监测茶碱的血药浓度。

• 抗溃疡药:①西酞普兰、依他普伦或舍曲林的血药浓度可被西咪替丁升高;②氟伏沙明可能会升高兰索拉唑的血药浓度;③艾司西酞普兰的血药浓度可被奥美拉唑升高。

🖃泊马度胺:泊马度胺与CYP1A2抑制剂(氟伏沙明)、强效CYP3A4/5和P-糖蛋白抑制剂(酮康唑)合用

时,血药浓度明显升高,泊马度胺单独与酮康唑合用时,血药浓度并不升高。泊马度胺尽量避免同时与CYP1A2(氟伏沙明、环丙沙星)和强效CYP3A4/5和P-糖蛋白抑制剂合用,无法避免时,泊马度胺的剂量应降低50%。

🖃伊卢多啉:帕罗西汀可升高伊卢多啉的血药浓度。

🖃苯达莫司汀:苯达莫司汀的活性代谢产物 γ-羟基苯达司汀和N-去甲基苯达司汀均通过CYP1A2形成,氟伏沙明不但可升高苯达莫司汀的血药浓度,而且能降低苯达莫司汀活性代谢物的血药浓度。

🖃氯卡色林:SSRIs与氯卡色林谨慎合用。

• 利鲁唑:氟伏沙明可能会降低利鲁唑的清除率。

• 替格瑞洛:SSRIs与替格瑞洛合用,可能会增加出血风险。

🖃达泊西汀:SSRIs不能与达泊西汀合用,也不能在停用SSRIs后14 d内服用达泊西汀。同样地,在停用达泊西汀后7 d内也不能服用SSRIs。

🖃吡非尼酮:氟伏沙明可明显升高吡非尼酮的血药浓度,避免合用。

抗抑郁药(去甲肾上腺素再摄取抑制剂)
见瑞波西汀。

抗抑郁药(三环类)
• 肾上腺素能神经阻滞剂:三环类抗抑郁药可对抗肾上腺素能神经阻滞剂的降压效应。

🖃乙醇:三环类抗抑郁药与乙醇合用可增强镇静效应。

• α₂受体激动剂:建议三环类抗抑郁药避免与阿可乐定和溴莫尼定合用。

• 全身性麻醉药:三环类抗抑郁药与全身性麻醉药合用增强心律失常和低血压的风险。

🖃镇痛药:①三环类抗抑郁药与曲马多合用可增加中枢神经系统毒性风险;②三环类抗抑郁药与奈福泮合用不良反应可能会增加;③三环类抗抑郁药与麻醉性镇痛剂合用可能会增强镇静效应。

🖃抗心律失常药:①三环类抗抑郁药与胺碘酮合用增加室性心律失常的风险,应避免合用;②三环类抗抑郁药与丙吡胺或氟卡尼合用可增加室性心律失常的风险;③三环类抗抑郁药避免与决奈达隆合用,有室性心律失常的风险;④三环类抗抑郁药与普罗帕酮合用增加心律失常的风险。

🖃抗菌药:三环类抗抑郁药与莫西沙星合用增加室性心律失常的风险,应避免合用。

🖃抗凝血药:三环类抗抑郁药可能会增强或降低香豆素类的抗凝效应。

🖃抗抑郁药:①阿米替林或氯米帕明与度洛西汀合用可能会增强5-羟色胺能效应;②三环类抗抑郁药与MAOIs合用可增加高血压和中枢神经系统兴奋的风

险,三环类抗抑郁药应在停止 MAOIs 治疗至少 2 周后方可开始应用(阿米替林或丙米嗪的停止时间为 3 周),MAOIs 也应在停止三环类抗抑郁药治疗 1～2 周后方可开始应用(阿米替林或丙米嗪时间为 3 周后);③三环类抗抑郁药停药后 1 周内禁止应用吗氯贝胺;④SSRIs 可能会升高某些三环类抗抑郁药的血药浓度;⑤阿米替林的血药浓度可被贯叶连翘降低。

☞抗癫痫药:①三环类抗抑郁药可拮抗抗癫痫药的抗惊厥效应,从而降低惊厥发作阈值;②三环类抗抑郁药的代谢可被卡马西平加快,从而降低其血药浓度并降低其效应;③三环类抗抑郁药的血药浓度可能会被苯妥英降低;④三环类抗抑郁药可拮抗扑米酮的抗惊厥效应,使惊厥发作阈值降低;⑤三环类抗抑郁药的代谢可被扑米酮加快,使其血药浓度降低;⑥艾司利卡西平的抗惊厥效应可被三环类抗抑郁药减弱,从而使惊厥发作阈值降低;⑦丙米嗪、氯丙米嗪的血药浓度可被司替戊醇升高,发生不良反应的风险增加,合用时应谨慎。建议监测血药浓度及不良反应,必要时进行剂量调整。

•抗真菌药:三环类抗抑郁药的血药浓度可能会被特比萘芬升高。

•抗组胺类药:三环类抗抑郁药与抗组胺类药合用可增强抗毒蕈碱和镇静效应。

☞抗疟药:抗抑郁药避免与蒿甲醚-苯芴醇合用。

•抗毒蕈碱药:三环类抗抑郁药与抗毒蕈碱药合用可增强抗毒蕈碱的不良反应。

☞抗精神病药:①三环类抗抑郁药的血药浓度可被抗精神病药升高,可能会增加室性心律失常的风险;②避免三环类抗抑郁药与氟哌利多合用,以免增加室性心律失常的风险;③三环类抗抑郁药与氯氮平合用可能会增加抗毒蕈碱的不良反应;④三环类抗抑郁药与吩噻嗪类合用可能会增加抗毒蕈碱的不良反应;⑤三环类抗抑郁药与匹莫齐特合用增强室性心律失常的风险,应避免合用。

☞抗病毒药:①三环类抗抑郁药的血药浓度可能会被利托那韦升高;②三环类抗抑郁药与沙奎那韦合用增加室性心律失常的风险,应避免合用;③地昔帕明的血药浓度可被波普瑞韦升高,引起头晕、低血压甚至晕厥。须合用时降低地昔帕明的剂量。

•抗焦虑与催眠药:三环类抗抑郁药和抗焦虑与催眠药合用可增强镇静效应。

☞阿托西汀:①三环类抗抑郁药与阿托西汀合用可增加室性心律失常的风险;②抗抑郁药与阿托西汀合用可能会增强惊厥风险。

☞巴比妥类药物:①三环类抗抑郁药可对抗巴比妥类药物的抗惊厥效应,使惊厥发作阈值降低,巴比妥类药物也可使三环类抗抑郁药的代谢加快,导致其血药浓度降低。

☞β受体拮抗药:①丙米嗪的血药浓度可被拉贝洛

尔或普萘洛尔升高;②三环类抗抑郁药与索他洛尔合用可增加室性心律失常的风险。

•丁胺苯丙酮:三环类抗抑郁药的血药浓度可能会被丁胺苯丙酮升高,从而增加惊厥的风险。

•钙通道阻滞剂:①三环类抗抑郁药的血药浓度可能会被地尔硫䓬或维拉帕米升高;②丙米嗪的血药浓度可被地尔硫䓬或维拉帕米升高。

•大麻提取物:三环类抗抑郁药与大麻提取物合用可能会升高血压,增加心动过速的风险。

☞可乐定:三环类抗抑郁药可对抗可乐定的降压效应,也增加可乐定撤除后的高血压风险。

☞细胞毒性药:阿米替林或氯米帕明与三氧化二砷合用增加室性心律失常的风险。

•双硫仑:①三环类抗抑郁药代谢可被双硫仑抑制,导致血药浓度升高;②有报道阿米替林与乙醇合用可增加双硫仑样反应。

•利尿药:三环类抗抑郁药与利尿药合用增加直立性低血压的风险。

☞多巴胺能药:①建议警惕三环类抗抑郁药与恩他卡朋的合用;②三环类抗抑郁药与雷沙吉兰合用可增加中枢神经系统毒性的风险;③有报道三环类抗抑郁药与司来吉兰合用可增强中枢神经系统毒性。

•组胺:三环类抗抑郁药理论上可对抗组胺的效应,应避免合用。

•锂剂:三环类抗抑郁药与锂剂合用有锂剂中毒的风险。

•莫索尼定:三环类抗抑郁药可能会对抗莫索尼定的降压效应,应避免合用。

•肌松药:三环类抗抑郁药可增强巴氯芬的肌肉松弛效应。

•尼可地尔:三环类抗抑郁药可能会增强尼可地尔的降压效应。

•硝酸酯类:三环类抗抑郁药可减弱硝酸酯类舌下含片的效应(因口腔内干燥使舌下溶解失败)。

•雌激素:三环类抗抑郁药的抗抑郁效应可被雌激素药物拮抗,但是由于血药浓度升高使不良反应增加。

☞羟乙磺酸喷他脒:三环类抗抑郁药与羟乙磺酸喷他脒合用可增加室性心律失常的风险。

•羟丁酸钠:三环类抗抑郁药与羟丁酸钠合用可增加不良反应。

☞拟交感神经药:①三环类抗抑郁药与肾上腺素合用可增加高血压和心律失常的风险(但肾上腺素局部麻醉用时安全性良好);②哌甲酯可能会抑制三环类抗抑郁药的代谢;③三环类抗抑郁药与去甲肾上腺素合用可增加高血压和心律失常的风险。

•甲状腺激素:①三环类抗抑郁药的效应可能会被甲状腺激素增强;②阿米替林或丙米嗪的效应可被甲状腺激素增强。

• H₂-受体拮抗剂：①三环类抗抑郁药的血药浓度可能会被西咪替丁升高；②阿米替林、多塞平、丙米嗪或去甲替林的代谢可被西咪替丁抑制，使其血药浓度升高。

☞帕比司他：地昔帕明的血药浓度可被帕比司他升高，应避免合用，如必须合用，应监测后者的血药浓度和患者的不良反应。

• 利鲁唑：氯米帕明、阿米替林可能会降低利鲁唑的清除率。

• 米拉贝隆：米拉贝隆可升高地昔帕明的血药浓度。

☞氯卡色林：三环类抗抑郁药与氯卡色林合用应非常谨慎。

☞曲司氯铵：三环类抗抑郁药的血药浓度可被曲司氯铵升高，谨慎合用，密切监测。

抗抑郁药（三环类相关的）

☞乙醇：三环类相关的抗抑郁药与乙醇合用可增强镇静效应。

• α₂-肾上腺素能受体激动剂：建议三环类相关的抗抑郁药避免与阿可乐定和溴莫尼定合用。

• 抗凝血药：曲唑酮可能会增强或降低华法林的抗凝效应。

☞抗抑郁药：①三环类相关的抗抑郁药应在停止MAOIs治疗至少2周后方可开始应用，MAOIs也应在停止三环类相关的抗抑郁药治疗1～2周后方可开始应用；②三环类相关抗抑郁药停药后1周内禁止开始应用吗氯贝胺。

☞抗癫痫药：①三环类相关的抗抑郁药可对抗抗癫痫药的抗惊厥效应，从而降低惊厥发作阈值；②米安色林的血药浓度可被卡马西平或苯妥英降低；③米安色林的代谢可被扑米酮加快，使其血药浓度降低。

• 抗组胺类药：三环类相关抗抑郁药与抗组胺类药合用可增强抗毒蕈碱效应和镇静效应

☞抗疟药：抗抑郁药避免与蒿甲醚-苯芴醇合用。

• 抗毒蕈碱药：三环类相关的抗抑郁药和抗毒蕈碱药合用增加抗毒蕈碱的不良反应。

☞抗病毒药：①曲唑酮的血药浓度可能会被利托那韦升高，从而增加中毒的风险；②曲唑酮与沙奎那韦合用可增加室性心律失常的风险，应避免合用。

• 抗焦虑与催眠药：三环类相关抗抑郁药与抗焦虑与催眠药合用增强镇静效应。

• 苯莫西汀：抗抑郁药与苯莫西汀合用可能会增强惊厥风险。

☞巴比妥类药物：①三环类相关抗抑郁药可拮抗巴比妥类药物的抗惊厥效应，从而降低惊厥发作阈值；②米安色林的代谢可被巴比妥类加快，使其血药浓度降低。

• 二氮嗪：三环类相关抗抑郁药与二氮嗪合用可增

强降压效应。

• 硝酸酯类：三环类相关抗抑郁药可减弱硝酸酯类舌下含片的效应（因口腔内干燥使舌下溶解失败）。

• 血管舒张药：三环类相关的抗抑郁药与肼屈嗪或硝普钠合用可增强降压效应。

抗血小板药

见双嘧达莫、西洛他唑、阿昔单抗、依替巴肽、氯吡格雷、普拉格雷、替格瑞洛、沙格雷酯、吲哚布芬、沃拉帕沙、坎格瑞洛。

抗真菌药

见两性霉素、唑类抗真菌药、卡泊芬净、氟胞嘧啶、灰黄霉素、米卡芬净、特比萘芬。

抗组胺药

▲注意：①无镇静作用的抗组胺药产生镇静相互作用的程度较小；②局部用抗组胺药（包括吸入）一般不会与其他药物产生相互作用。

• 乙醇：①抗组胺药与乙醇合用可增强镇静效应；②无镇静作用的抗组胺药与乙醇合用增强镇静效应的作用较小。

• 镇痛药：有镇静作用的抗组胺药与阿片类物质合用可能会增强镇静效应。

• 抗酸药：非索非那定的吸收可因合用抗酸药而减少。

• 抗心律失常药：咪唑斯汀与胺碘酮、丙吡胺、氟卡尼或普罗帕酮合用可增加室性心律失常的风险，应避免合用。

☞抗菌药：①卢帕他定的血药浓度可被红霉素升高；②氯雷他定的血药浓度可能会被红霉素升高；③咪唑斯汀的代谢可被红霉素抑制，应避免合用；④咪唑斯汀与莫西沙星合用可增加室性心律失常的风险，应避免合用；⑤非索非那定的效应可能会被利福平减弱；⑥咪唑斯汀的代谢可能会被大环内酯类抑制，应避免合用。

• 抗抑郁药：①抗组胺药与MAOIs或三环类抗抑郁药合用可增强抗毒蕈碱效应和镇静效应；②赛庚啶可能会拮抗SSRIs的抗抑郁效应；③抗组胺药与三环类相关的抗抑郁药合用可能会增强抗毒蕈碱效应和镇静效应。

• 抗糖尿病药：酮替芬与二甲双胍合用可降低血小板计数，建议避免合用。

☞抗真菌药：①卢帕他定的血药浓度可被酮康唑升高；②氯雷他定的血药浓度可能会被酮康唑升高；③咪唑斯汀的代谢可被伊曲康唑或酮康唑抑制，应避免合用；④咪唑斯汀的代谢可能会被咪唑类抑制，应避免合用。

• 抗毒蕈碱药：抗组胺药与抗毒蕈碱药合用增强抗毒蕈碱药的不良反应。

☞抗病毒药：①氯苯那敏的血药浓度可能会被洛匹那韦升高；②咪唑斯汀与沙奎那韦合用可增加室性心律

失常的风险,应避免合用。

• 抗焦虑与催眠药:抗组胺药和抗焦虑与催眠药合用可增强镇静效应。

☞β 受体拮抗药:咪唑斯汀与索他洛尔合用增加室性心律失常的风险,应避免合用。

• 倍他司汀:抗组胺药在理论上可拮抗倍他司汀的效应。

• 葡萄柚汁:卢帕他定的血药浓度可被葡萄柚汁升高,应避免合用。

• 组胺:抗组胺药理论上可拮抗组胺的效应,应避免合用。

• H_2-受体拮抗剂:氯雷他定的血药浓度可能会被西咪替丁升高。

• 氟班色林:苯海拉明与氟班色林合用可增加中枢神经系统抑制的风险。应与处方医师讨论合用的可行性。

☞抗癫痫药:①阿司咪唑、氯苯那敏的血药浓度可被司替戊醇升高,发生不良反应的风险增加,合用时应谨慎,建议监测血药浓度及不良反应,必要时进行剂量调整;②具镇静作用的抗组胺药与吡仑帕奈合用增强中枢抑制作用。

考来替泊

▲注:其他药物应与考来替泊间隔至少 4 h 以上分开服用,以尽量减少对吸收的干扰。

• 抗菌药:考来替泊可能会减少四环素的吸收。

• 强心苷类:考来替泊可能会减少强心苷类的吸收。

• 利尿药:考来替泊可减少噻嗪类或相关利尿药的吸收,如需合用给药间隔应不少于 2 h。

• 甲状腺激素:考来替泊可减少甲状腺激素的吸收。

☞洛美他派:考来替泊与洛美他派至少间隔 4 h 服用。

• 胆酸:考来替泊可影响胆酸的吸收。

考来维仑

▲注:其他药物应与考来维仑间隔至少 4 h 以上分开服用,以尽量减少对吸收的干扰。

• 抗糖尿病药:考来维仑可减少格列本脲的吸收。

• 抗癫痫药:考来维仑可能会减少苯妥英的吸收。

☞环孢素:考来维仑可减少环孢素的吸收。

• 雌激素:考来维仑可减少炔雌醇的吸收。

• 甲状腺激素:考来维仑可减少左甲状腺素的吸收。

☞洛美他派:考来维仑与洛美他派至少间隔 4 h 服用。

• 胆酸:考来维仑可影响胆酸的吸收。

考来烯胺

▲注:其他药物应在服用考来烯胺至少 1 h 前或服用考来烯胺后至少 4～6 h 服用,以减少对吸收的干扰。

• 镇痛药:①考来烯胺可增加美洛昔康的排泄;②考来烯胺可减少对乙酰氨基酚的吸收。

• 抗菌药:①考来烯胺可能会减少四环素的吸收;②考来烯胺可拮抗口服万古霉素的效应。

☞抗凝血药:考来烯胺可能会增强或降低香豆素类或苯茚二酮的抗凝效应。

• 抗糖尿病药:考来烯胺可能会增强阿卡波糖的降糖效应。

• 抗癫痫药:考来烯胺可能会减少丙戊酸盐的吸收。

• 强心苷类:考来烯胺可能会减少强心苷类的吸收。

• 利尿药:考来烯胺可减少噻嗪类和其他利尿药的吸收,如需合用至少间隔 2 h 方可服用。

• 来氟米特:考来烯胺可增加来氟米特的消除而显著降低其效应,应避免合用,除非希望增加来氟米特的消除。

• 麦考酚酯:考来烯胺可减少麦考酚酯的吸收。

• 雷洛昔芬:考来烯胺可减少雷洛昔芬的吸收,应避免合用。

• 甲状腺激素:考来烯胺可减少甲状腺激素的吸收。

☞洛美他派:考来烯胺与洛美他派至少间隔 4 h 服用。

• 胆酸:考来烯胺可影响胆酸的吸收。

考尼伐坦

☞考尼伐坦可升高帕比司他的血药浓度,合用时应降低帕比司他的剂量至 10 mg。

可比司他

☞可比司他:可比司他可升高西美瑞韦的血药浓度,西美瑞韦不推荐与含可比司他的制剂合用。

可待因

见阿片类镇痛药。

可的松

见皮质激素。

可乐定

• ACEIs:①可乐定与 ACEIs 合用可增强降压效应;②先应用可乐定治疗可能延缓卡托普利的抗高血压效应的起效时间。

• 肾上腺素能神经阻滞剂:可乐定与肾上腺素能神经阻滞剂合用可增强降压效应。

• 乙醇:可乐定与乙醇合用可增强降压效应。

• 白介素-2:可乐定与白介素-2 合用可增强降压效应。

• α受体拮抗药:可乐定与 α 受体拮抗药合用可增强降压效应。

• 全身性麻醉药:可乐定与全身性麻醉药合用可增

强降压效应。

• 镇痛药:可乐定的降压效应可被 NSAIDs 拮抗。

• 血管紧张素Ⅱ受体拮抗剂:可乐定与血管紧张素Ⅱ受体拮抗剂合用可增强降压效应。

🕮抗抑郁药:①可乐定与 MAOIs 合用可增强降压效应;②可乐定的降压效应可被三环类抗抑郁药拮抗,同时可乐定停药后的高血压风险也可增加。

• 抗精神病药:可乐定与吩噻嗪类合用可增强降压效应。

• 抗焦虑与催眠药:可乐定和抗焦虑与催眠药合用可增强降压效应。

🕮β 受体拮抗药:可乐定与 β 受体拮抗药合用可增加停药后的高血压风险,在停用 β 受体拮抗药数天前应先缓慢停用可乐定。

• 钙通道阻滞剂:可乐定与钙通道阻滞剂合用可增强降压效应。

• 皮质激素:可乐定的降压效应可被皮质激素拮抗。

• 二氮嗪:可乐定与二氮嗪合用可增强降压效应。

• 利尿药:可乐定与利尿药合用可增强降压效应。

• 多巴胺能药:可乐定与左旋多巴合用可增强降压效应。

• 组胺:可乐定应避免与组胺合用。

• 甲基多巴:可乐定与甲基多巴合用可增强降压效应。

• 莫西赛利:可乐定与莫西赛利合用可增强降压效应。

• 肌松药:可乐定与巴氯芬或替扎尼定合用可增强降压效应。

• 硝酸酯类:可乐定与硝酸酯类合用可增强降压效应。

• 雌激素:可乐定的降压效应可被雌激素拮抗。

• 前列腺素:可乐定与前列地尔合用可增强降压效应。

🕮拟交感神经药:①可乐定与肾上腺素或去甲肾上腺素合用有致高血压的风险;②可乐定与哌甲酯合用有严重不良事件报道,但因果关系尚未确立。

• 血管舒张药:可乐定与肼屈嗪、前列地尔或硝普钠合用可增强降压效应。

可逆性 MAOIs

见吗氯贝胺。

克拉霉素

见大环内酯类。

克林霉素

🕮肌松药:克林霉素可增强非去极化型肌松药和氯化琥珀胆碱的效应。

• 拟副交感神经药:克林霉素可拮抗新斯的明和吡斯的明的效应。

• 疫苗:抗菌药可使伤寒疫苗失活。

🕮舍雷肽酶:舍雷肽酶与抗生素合用可导致皮肤黏膜眼综合征及中毒性表皮坏死松解症、间质性肺炎、嗜酸细胞肺浸润综合征、休克。禁止合用。

克霉唑

见唑类抗真菌药。

口服避孕药

另见雌激素或孕激素类。

🕮抗病毒药:埃替格韦、波普瑞韦可影响口服避孕药的效果,推荐采取其他避孕措施。

🕮口服避孕药:炔雌醇的暴露量可被替拉瑞韦降低,服用替拉瑞韦期间应采取其他两种有效避孕方式。应密切监测雌激素替代疗法患者雌激素不足的征象。

🕮司替戊醇:口服避孕药的血药浓度可被司替戊醇升高,发生不良反应的风险增加,合用时应谨慎。

• 特立氟胺:特立氟胺重复剂量给药后,增加炔雌醇的 C_{max} 和 AUC_{0-24}。合用时,考虑避孕药的类型和剂量。

奎尼丁

🕮伊卢多啉:奎尼丁的血药浓度可能被伊卢多啉升高,合用时应监测奎尼丁的血药浓度。

🕮奥司替尼:奥司替尼可影响奎尼丁的血药浓度,应避免合用。

🕮抗病毒药:①奎尼丁的血药浓度可被替拉瑞韦升高,导致严重或致命性不良反应,如需合用严密监视患者症状;②奎尼丁与波普瑞韦合用,可引发致命的不良事件,合用时应密切观察,并监测血药浓度;③奎尼丁的血药浓度可被西美瑞韦轻度升高,合用时应密切观察,并监测血药浓度。

🕮抗癫痫药:奎尼丁与司替戊醇合用可发生心律失常和尖端扭转型室速,特别是突发性心律失常的发生风险增加。

🕮抗精神病药:伊潘立酮禁止与能延长 Q-T 间期的奎尼丁合用。

🕮匹莫范色林:匹莫范色林与奎尼丁合用,Q-T 间期延长作用相加,禁止合用。

奎宁

🕮抗心律失常药:①奎宁与胺碘酮合用可增加室性心律失常风险,应避免合用;②奎宁可升高氟卡尼的血药浓度。

🕮抗菌药:奎宁与莫西沙星合用可增加室性心律失常风险,应避免合用。

🕮抗疟药:①蒿甲醚-苯芴醇生产商建议避免抗疟药与其合用;②奎宁与甲氟喹合用可增加惊厥的风险,但在病情严重的情况下不应拒绝使用静脉用奎宁。

🕮抗精神病药:奎宁与匹莫齐特合用可增加室性心律失常风险,应避免合用。

• H_2-受体拮抗剂:奎宁代谢可被西咪替丁抑制,使其血药浓度升高。

• 抗酸药:奎宁的吸收可被口服镁盐(如三硅酸镁)降低。

• 抗凝血药:个例报道奎宁可增强华法林的抗凝作用。

☞强心苷类:奎宁可升高地高辛的血药浓度。

• 肌松药:奎宁可能会增强琥珀胆碱的作用。

奎奴普丁-达福普丁

☞抗心律失常药:奎奴普丁-达福普丁与丙吡胺或利多卡因合用可增加室性心律失常风险,应避免合用。

• 抗菌药:奎奴普丁-达福普丁与利福霉素合用时应监测肝功能。

• 抗病毒药:奎奴普丁-达福普丁可能会升高沙奎那韦的血药浓度。

☞抗焦虑与催眠药:①奎奴普丁-达福普丁可抑制咪达唑仑代谢,升高其血药浓度,增强镇静作用;②奎奴普丁-达福普丁可抑制佐匹克隆代谢。

☞钙通道阻滞剂:奎奴普丁-达福普丁可升高硝苯地平的血药浓度。

☞环孢素:奎奴普丁-达福普丁可升高环孢素的血药浓度。

☞麦角生物碱:奎奴普丁-达福普丁应避免与麦角胺或美西麦角合用。

• 雌激素:不诱导肝药酶的抗菌药可能会减弱雌激素的避孕作用。

☞他克莫司:奎奴普丁-达福普丁可升高他克莫司的血药浓度。

喹高利特

• 美金刚:多巴能药物的作用可能会被美金刚增强。

• 甲基多巴:多巴能药物的抗帕金森作用可被甲基多巴拮抗。

喹硫平

见抗精神病药。

喹那普利

见 ACEIs。

喹诺酮类药

☞镇痛药:①喹诺酮类药与 NSAIDs 合用可能增加惊厥的风险;②环丙沙星用于预防手术感染时,建议避免与阿片类镇痛药麻醉前合并用药,因合用可降低环丙沙星的血药浓度。

• 抗酸药:环丙沙星、左氧氟沙星、莫西沙星、诺氟沙星或氧氟沙星的吸收可被抗酸药降低。

• 抗心律失常药:莫西沙星与胺碘酮、丙吡胺或普鲁卡因胺合用可增加室性心律失常风险,应避免合用。

☞抗菌药:①莫西沙星与静脉使用红霉素合用可增加室性心律失常风险,应避免合用。

☞抗凝血药:①左氧氟沙星可能会增强香豆素、苯

茚二酮的抗凝作用;②环丙沙星、萘啶酸、诺氟沙星或氧氟沙星可增强香豆素的抗凝作用。

☞抗抑郁药:①环丙沙星可抑制度洛西汀的代谢,应避免合用;②莫西沙星与三环类抗抑郁药合用可增加室性心律失常风险,应避免合用。

• 抗糖尿病药:环丙沙星或诺氟沙星可能会增强格列本脲的作用。

• 抗癫痫药:环丙沙星可升高或降低苯妥英的血药浓度。

☞抗组胺药:莫西沙星与咪唑斯汀合用可增加室性心律失常的风险,应避免合用。

☞抗疟药:①蒿甲醚-苯芴醇生产商建议避免喹诺酮类药与其合用;②莫西沙星与氯喹和羟氯喹、甲氟喹或奎宁合用可增加室性心律失常的风险,应避免合用。

☞抗精神病药:①莫西沙星与氟哌啶醇、吩噻嗪类、匹莫齐特或舍吲哚合用可增加室性心律失常的风险,应避免合用;②环丙沙星可升高氯氮平的血药浓度;③环丙沙星可能会升高奥氮平的血药浓度;④丁苯那嗪与莫西沙星合用,Q-Tc 间期延长的风险升高,合用时禁用于患有先天 Q-T 间期延长综合征以及有心律不齐病史的患者;⑤齐拉西酮与莫西沙星、司帕沙星合用,Q-T 间期延长作用相加,禁止合用;⑥匹莫范色林与加替沙星、莫西沙星合用,Q-T 间期延长作用相加,禁止合用。

☞阿托西汀:莫西沙星与阿托西汀合用可增加室性心律失常的风险。

☞β 受体拮抗药:莫西沙星与索他洛尔合用可增加室性心律失常风险,应避免合用。

• 钙剂:环丙沙星的吸收可被钙剂降低。

• 环孢素:喹诺酮类药与环孢素合用可增加肾毒性。

• 细胞毒性药:①萘啶酸可增加美法仑的中毒的风险;②环丙沙星可能会降低甲氨蝶呤的排泄,从而增加中毒的风险。

• 乳制品:乳制品可降低环丙沙星和诺氟沙星的吸收。

• 多巴能药物:环丙沙星抑制罗匹尼罗的代谢,使其血药浓度升高。

• 5-HT₁ 受体激动剂:喹诺酮类药可能会抑制佐米曲坦的代谢,合用时须降低佐米曲坦剂量。

• 铁剂:环丙沙星、左氧氟沙星、莫西沙星、诺氟沙星及氧氟沙星的吸收可被铁剂降低。

☞肌松药:环丙沙星可升高替扎尼定的血药浓度,从而增加中毒的风险,应避免合用。

• 雌激素:不诱导肝药酶的抗菌药可能会减弱雌激素的避孕作用。

☞喷他脒羟乙磺酸盐:莫西沙星与喷他脒羟乙磺酸盐合用可增加室性心律失常风险,应避免合用。

• 丙磺舒:环丙沙星、萘啶酸及诺氟沙星的排泄可

被丙磺舒减少,从而导致其血药浓度升高。

• 司维拉姆:环丙沙星的生物利用度可被司维拉姆降低。

• 雷尼酸锶:喹诺酮类药的吸收可被雷尼酸锶降低,建议避免合用。

▧ 茶碱:①喹诺酮类药与茶碱合用可能会增加惊厥的风险;②环丙沙星或诺氟沙星可升高茶碱的血药浓度。

• 抗溃疡药:环丙沙星、左氧氟沙星、莫西沙星、诺氟沙星及氧氟沙星的吸收可被硫糖铝降低。

• 锌剂:环丙沙星、左氧氟沙星、莫西沙星、诺氟沙星及氧氟沙星的吸收可被锌剂盐降低。

▧ 帕比司他:莫西沙星可延长 Q-T 间期,帕比司他禁止与能延长 Q-T 间期的药物合用。

▧ 伊卢多啉:环丙沙星可升高伊卢多啉的血药浓度。

▧ 苯达莫司汀:苯达莫司汀的活性代谢产物 γ-羟基苯达司汀和 N-去甲基苯达司汀均通过 CYP1A2 形成,环丙沙星不但可升高苯达莫司汀的血药浓度,而且能降低苯达莫司汀活性代谢物的血药浓度。

• 利鲁唑:喹诺酮类可能会降低利鲁唑的清除率。

▧ 匹莫范色林:匹莫范色林与加替沙星、莫西沙星合用,Q-T 间期延长作用相加,禁止合用。

• 吡非尼酮:环丙沙星可增加吡非尼酮的不良反应。

拉贝洛尔
见 β 受体拮抗药。

拉科酰胺
▧ 抗抑郁药:①抗癫痫药的抗惊厥效应可能会被 MAOIs 或三环类相关抗抑郁药拮抗,导致惊厥发作阈值降低;②抗癫痫药的抗惊厥效应可被 SSRIs 或三环类抗抑郁药拮抗,导致惊厥发作阈值降低;③抗癫痫药应避免与贯叶连翘合用。

▧ 抗疟药:①抗癫痫药与氯喹或羟氯喹合用可能会增加惊厥风险;②抗癫痫药的抗惊厥效应可被甲氟喹拮抗。

▧ 奥利司他:抗癫痫药与奥利司他合用可增加惊厥的风险。

拉罗尼酶
• 抗疟药:拉罗尼酶的效应可能会被氯喹或羟氯喹抑制,应避免合用。

拉米夫定
• 抗菌药:拉米夫定的血药浓度可被甲氧苄啶、磺胺甲基异噁唑升高,拉米夫定避免与高剂量的磺胺甲基异噁唑合用。

• 抗病毒药:①拉米夫定应避免与恩曲他滨合用;②拉米夫定应避免与膦甲酸合用;③拉米夫定应避免与静脉内给予的更昔洛韦合用。

拉莫三嗪
▧ 抗菌药:拉莫三嗪的血药浓度可被利福平降低。

▧ 抗抑郁药:①抗癫痫药的抗惊厥效应可能会被 MAOIs 或三环类相关抗抑郁药拮抗,导致惊厥发作阈值降低;②抗癫痫药的抗惊厥效应可能会被 SSRIs 或三环类抗抑郁药拮抗,导致惊厥发作阈值降低;③抗癫痫药应避免与贯叶连翘合用。

• 抗癫痫药:①拉莫三嗪与卡马西平合用时血药浓度可被卡马西平降低,有时也会升高卡马西平活性代谢物的血药浓度(但证据相互矛盾);②拉莫三嗪的血药浓度可被苯妥英或扑米酮降低;③拉莫三嗪的血药浓度可被丙戊酸盐升高。

▧ 抗疟药:①抗癫痫药与氯喹或羟氯喹合用可增加惊厥风险;②抗癫痫药的抗惊厥效应可被甲氟喹拮抗。

▧ 抗病毒药:拉莫三嗪的血药浓度可被利托那韦降低。

• 巴比妥类药物:拉莫三嗪的血药浓度可被苯巴比妥降低。

▧ 雌激素:拉莫三嗪的血药浓度可被雌激素降低,合用时建议增加拉莫三嗪的给药剂量。

▧ 奥利司他:抗癫痫药与奥利司他合用可增加惊厥的风险。

• 孕激素类:拉莫三嗪的血药浓度可被去氧孕烯升高。

拉帕替尼
▧ 抗菌药:拉帕替尼应避免与利福布丁、利福平和泰利霉素合用。

▧ 抗抑郁药:拉帕替尼应避免与贯叶连翘合用。

▧ 抗糖尿病药:拉帕替尼应避免与瑞格列奈合用。

▧ 抗癫痫药:①拉帕替尼的血药浓度可被卡马西平降低,应避免合用;②细胞毒性药可能会减少苯妥英的吸收;③拉帕替尼应避免与苯妥英合用。

▧ 抗真菌药:①拉帕替尼的血药浓度被可酮康唑升高,应避免合用;②拉帕替尼应避免与伊曲康唑、泊沙康唑和伏立康唑合用。

▧ 抗精神病药:①细胞毒性药应避免与氯氮平合用,以免增加粒细胞缺乏症的风险;②拉帕替尼应避免与匹莫齐特合用。

▧ 抗病毒药:拉帕替尼应避免与利托那韦或沙奎那韦合用。

▧ 强心苷类:细胞毒性药可减少地高辛片剂的吸收。

▧ 细胞毒性药:①拉帕替尼可升高帕唑帕尼的血药浓度;②拉帕替尼与多西他赛合用可能会增加中性粒细胞缺乏症的风险;③拉帕替尼与紫杉醇合用可增加中性粒细胞缺乏症的风险;④拉帕替尼可增加伊立替康活性代谢物的血药浓度,合用时建议减少伊立替康的给药剂量。

☞葡萄柚汁:拉帕替尼避免与葡萄柚汁合用。

• 抗溃疡药:拉帕替尼的吸收可能会被 H₂-受体拮抗剂或质子泵抑制剂减少。

拉西地平

见钙通道阻滞剂。

拉替拉韦

• 质子泵抑制剂:拉替拉韦与升高胃内 pH 的药物(如奥美拉唑)合用,因高 pH 增加拉替拉韦的溶解,可能升高拉替拉韦的血药浓度,但 3 期临床试验中拉替拉韦与质子泵抑制剂和 H₂-受体拮抗剂合用显示出独特的安全性,不推荐调节剂量。

• HIV 蛋白酶抑制剂:拉替拉韦的血药浓度可被 HIV 蛋白酶抑制剂。但是因为 3 期临床中拉替拉韦与阿扎那韦-利托那韦合用显示出独特的安全性,所以不必调节剂量。

• 依法韦仑:拉替拉韦的血药浓度可被依法韦仑降低,尚未对其临床意义进行评价。

• 依曲韦林:拉替拉韦的血药浓度可被依曲韦林降低,尚未对其临床意义进行评价。

• 利福霉素类:拉替拉韦血药浓度可被利福平降低,合用时,拉替拉韦的推荐剂量为 800 mg,2 次/日。

来地帕韦-索氟布韦

• H₂-受体拮抗剂:来地帕韦-索氟布韦与 H₂-受体拮抗剂应间隔 12 h 服用,H₂-受体拮抗剂的剂量不超过相当于法莫替丁 40 mg,2 次/日。与质子泵抑制剂合用质子泵不超过相当于 20 mg 奥美拉唑的剂量可与来地帕韦-索氟布韦同时服用。

☞强心苷类:来地帕韦可升高地高辛的血药浓度,推荐监测地高辛的血药浓度。

☞抗癫痫药:①来地帕韦和索氟布韦的血药浓度可被奥卡西平降低,导致治疗失败,不推荐合用;②来地帕韦和索氟布韦的血药浓度可被卡马西平降低,导致治疗失败,不推荐合用;③来地帕韦和索氟布韦的血药浓度可被苯巴比妥降低,导致治疗失败,不推荐合用;来地帕韦和索氟布韦的血药浓度可被苯妥英降低,导致治疗失败,不推荐合用。

• 抗酸药:胃内 pH 升高可降低来地帕韦的溶解度,与抗酸药应间隔至少 4 h 服用。

☞利福霉素类:来地帕韦和索氟布韦的血药浓度可被利福霉素类降低,导致治疗失败,不推荐合用。

☞抗病毒药:①来地帕韦-索氟布韦能升高替诺福韦的血药浓度,监测替诺福韦的毒性;②来地帕韦和索氟布韦的血药浓度可被替匹那韦-利托那韦降低,可导致治疗失败,不推荐合用;③来地帕韦与西美瑞韦合用,两者的血药浓度均升高,来地帕韦-索氟布韦与西美瑞韦的相互作用尚不明确。

☞贯叶连翘:来地帕韦和索氟布韦的血药浓度可被贯叶连翘降低,不推荐合用。

☞他汀类:来地帕韦-索氟布可明显升高瑞舒伐他汀的血药浓度,发生横纹肌溶解症的风险升高,不推荐合用。

☞胺碘酮:同时服用胺碘酮患者可能发生严重的症状性心动过缓,尤其是同时接受 β 受体拮抗药者,或有潜在心脏合并症和(或)严重肝病的患者。来地帕韦和索氟布韦应避免与胺碘酮合用。

来氟米特

▲注:来氟米特与其他具有血液毒性和肝毒性的药物合用可增加毒性。

• 抗菌药:来氟米特活性代谢物的血药浓度可能会被利福平升高。

• 抗凝血药:来氟米特可能会增强华法林的抗凝效应。

• 抗糖尿病药:来氟米特可能会增强甲苯磺丁脲的降糖效应。

• 抗癫痫药:来氟米特可能会升高苯妥英的血药浓度。

• 细胞毒性药:来氟米特与甲氨蝶呤合用可增加中毒的风险。

☞调脂药:来氟米特的消除可被考来烯胺增加而使效应显著降低,应避免合用。

☞疫苗:来氟米特应避免与活菌疫苗合用。

来那度胺

• 强心苷类:来那度胺可能会升高地高辛的血药浓度。

来匹卢定

☞溶栓药:来匹卢定与溶栓药合用(如阿替普酶或链激酶)增加出血并发症的风险,aPTT 延长。

☞香豆素类:来匹卢定和影响血小板功能的药物合用增加出血的风险。监测并调整治疗。

• 舍雷肽酶:因舍雷肽酶可强效溶解纤维蛋白和纤维蛋白原,从而增强来匹卢定的作用,所以合用时应慎重,已使用者应注意密切观察。

来辛拉德

☞伏立康唑:来辛拉德的血药浓度可被伏立康唑升高,应谨慎合用。

☞胺碘酮:来辛拉德的血药浓度可被胺碘酮升高,应谨慎合用。

☞利福霉素类:来辛拉德的血药浓度可被利福平明显降低,使来辛拉德失效。

☞抗癫痫药:①来辛拉德的血药浓度可被卡马西平明显降低,使来辛拉德失效;②丙戊酸可影响来辛拉德的代谢,禁止合用。

• 西地那非:来辛拉德可降低西地那非的血药浓度,合用时应密切监测西地那非的效果。

• 钙通道阻滞剂:来辛拉德可降低氨氯地平的血药浓度,合用时应密切监测氨氯地平的效果。

• 他汀类：来辛拉德可降低阿托伐他汀的血药浓度，合用时应密切监测阿托伐他汀的效果。

▨雌激素：来辛拉德可影响雌激素避孕药（包括口服剂、注射剂、植入剂）的效果，育龄期女性在使用来辛拉德期间应采取其他避孕措施。

• 阿司匹林：阿司匹林的剂量＞325 mg/d，可降低来辛拉德的效果，但剂量≤325 mg/d 时，对来辛拉德的效果无影响。

赖甲环素

见四环素类。

赖诺普利

见 ACEIs。

兰瑞肽

• 抗糖尿病药：兰瑞肽可能会降低胰岛素、二甲双胍、瑞格列奈和磺脲类的需要量。

• 环孢素：兰瑞肽可降低环孢素的血药浓度。

兰索拉唑

见质子泵抑制剂。

镧制剂

• 抗菌药：镧制剂可能会减少喹诺酮类的吸收，故镧制剂应在喹诺酮类药物使用前 2 h 或使用后 4 h 给予。

• 抗真菌药：镧制剂可能会减少酮康唑的吸收，合用时至少间隔 2 h 服用。

• 抗疟药：镧制剂可能会减少氯喹或羟氯喹的吸收，合用时至少间隔 2 h 服用。

• 甲状腺激素：镧制剂可减少左甲状腺素的吸收，合用时至少间隔 2 h 服用。

劳拉西泮

见抗焦虑与催眠药。

乐卡地平

见钙通道阻滞剂。

雷贝拉唑

见质子泵抑制剂。

雷洛昔芬

• 抗凝血药：雷洛昔芬可拮抗香豆素的抗凝作用。

• 调脂药：雷洛昔芬的吸收可被考来烯胺降低，雷洛昔芬生产商建议避免合用。

雷米普利

见 ACEIs。

雷尼酸锶

• 抗菌药：雷尼酸锶可降低喹诺酮类和四环素类的吸收（建议避免合用）。

雷尼替丁

见 H_2-受体拮抗剂。

雷沙吉兰

▲注：雷沙吉兰是 MAO-B 抑制剂。

▨镇痛药：①雷沙吉兰与右美沙芬应避免合用；②雷沙吉兰与哌替啶合用可增加中枢神经系统的毒性，应用雷沙吉兰 2 周内应避免使用哌替啶。

▨抗抑郁药：①停用雷沙吉兰 2 周内不可开始应用氟西汀；停用氟西汀至少 5 周内也不要使用雷沙吉兰；②停用雷沙吉兰 2 周内不开始应用氟伏沙明；③雷沙吉兰与其他 MAOIs 合用有发生高血压危象的风险，停用雷沙吉兰至少 2 周内应避免使用其他 MAOIs；④雷沙吉兰与 SSRIs 或三环类抗抑郁药合用可增加中枢神经系统的毒性。

• 多巴能药物：雷沙吉兰的血药浓度可能会被恩他卡朋降低。

• 美金刚：多巴能药物的作用可能会被美金刚增强。

• 甲基多巴：多巴能药物抗帕金森作用可被甲基多巴拮抗。

▨拟交感神经药：雷沙吉兰应避免与拟交感神经药合用。

锂剂

• ACEIs：ACEIs 减少锂剂的排泄，使其血药浓度升高。

▨镇痛药：①锂剂的排泄很可能会被 NSAIDs 降低，从而增加中毒的风险；②锂剂的排泄可被双氯芬酸、布洛芬、吲哚美辛、甲芬那酸、萘普生、帕瑞昔布或吡罗昔康降低，从而增加中毒的风险；③锂剂的排泄可被酮咯酸降低，从而增加中毒的风险，应避免合用。

▨血管紧张素 II 受体拮抗剂：锂剂的排泄可被血管紧张素 II 受体拮抗剂降低，使其血药浓度升高。

• 抗酸药：锂剂的排泄可被碳酸氢钠增加，使其血药浓度降低。

▨抗心律失常药：胺碘酮的生产商建议避免锂剂与其合用，以免增加室性心律失常的风险。

• 抗菌药：锂剂的毒性可在与甲硝唑合用时增加。

▨抗抑郁药：①锂剂与文拉法辛合用可能会增强 5-羟色胺能作用；②锂剂与 SSRIs 合用增加神经系统的不良反应（有锂剂中毒的报道）；③锂剂与三环类抗抑郁药合用可增加毒性。

• 抗癫痫药：锂剂与卡马西平、苯英合用可发生神经毒性。

• 抗精神病药：①锂剂与氯氮平、氟哌啶醇或吩噻嗪类合用，增加锥体外系的不良反应和神经毒性；②锂剂与舍吲哚合用可增加室性心律失常的风险，应避免合用；③锂剂与舒必利合用可增加锥体外系的不良反应。

• 钙通道阻滞剂：锂剂与地尔硫䓬或维拉帕米合用，可能发生神经毒性。

▨利尿药：①锂剂的排泄可被乙酰唑胺增加；②锂剂的排泄可被袢利尿药、噻嗪类及其相关的利尿药降低，从而血药浓度升高，增加中毒的风险，而袢利尿药比噻嗪类安全；③锂剂的排泄可被排钾利尿药或醛固酮拮抗剂降低,从而血药浓度升高,增加中毒的风险。

☞甲基多巴:锂剂与甲基多巴合用,可能发生神经毒性。

• 肌松药:①锂剂可增强肌松药的肌松作用;②锂剂引起的痉挛可能会被巴氯芬增强。

• 拟副交感神经药:锂剂可拮抗新斯的明和吡斯的明的效应。

• 茶碱:茶碱可增加锂剂的排泄,从而降低其血药浓度。

☞沙库必曲-缬沙坦:锂剂与沙库必曲-缬沙坦合用可致锂剂中毒的风险增加。

☞氯卡色林:锂剂与氯卡色林合用应非常谨慎。

☞达泊西汀:锂剂不能与达泊西汀合用,也不能在停用锂剂后 14 d 内服用。同样地,在停用达泊西汀后 7 d 内也不能服用锂剂。

利巴韦林

• 抗病毒药:①利巴韦林与去羟肌苷合用可增加不良反应;②利巴韦林可能会抑制司他夫定的作用;③利巴韦林可能会抑制齐多夫定的作用,齐多夫定生产商建议避免合用。

利多卡因

▲注:总的来说局部使用利多卡因相互作用较少。

• 局麻药:抗心律失常药与布比卡因、左旋布比卡因或普鲁卡因合用可加重心肌抑制。

☞抗心律失常药:抗心律失常药与其他抗心律失常药合用可加重心肌抑制。

☞抗菌药:利多卡因与奎奴普丁-达福普丁合用时可增加室性心律失常的风险,应避免合用。

☞抗精神病药:延长 Q-T 间期的抗心律失常药与延长 Q-T 间期的抗精神病药合用可增加室性心律失常的风险。

☞抗病毒药:①利多卡因血药浓度可能会被安泼那韦升高,应避免合用,②利多卡因的血药浓度可能会被阿扎那韦或洛匹那韦升高;③替拉瑞韦:利多卡因的血药浓度可被替拉瑞韦,导致严重或致命性不良反应。如需合用严密监视患者症状。

☞β 受体拮抗药:抗心律失常药与 β 受体拮抗药合用可加重心肌抑制,利多卡因与普萘洛尔合用可增加中毒的风险。

☞利尿药:利多卡因的效应可被乙酰唑胺、袢利尿药、噻嗪类利尿药引起的低血钾所拮抗。

• 5-HT₃ 受体拮抗剂:①利多卡因与多拉司琼合用可增加室性心律失常的风险;②利多卡因应避免合用托烷司琼,托烷司琼的生产商建议慎与抗心律失常药合用,以免增加室性心律失常的风险。

• 肌松药:利多卡因与氨磺必利合用,可增加神经肌肉阻滞作用,且作用时间延长。

• H₂-受体拮抗剂:利多卡因的血药浓度可被西咪替丁升高。

利伐沙班

☞唑类抗真菌药:利伐沙班的 *AUC* 可被酮康唑、伊曲康唑、伏立康唑和泊沙康唑、酮康唑明显升高,可能导致出血风险升高。因此,不建议合用;预计氟康唑对于利伐沙班血药浓度的影响较小,可以谨慎合用。

☞利托那韦:利伐沙班的 *AUC* 可被利托那韦明显升高,可能导致出血风险升高。因此,不建议合用

☞抗凝血药:利伐沙班与其他抗凝血药合用,由于出血风险升高,合用时应特别谨慎。

☞利福霉素类:利伐沙班的 *AUC* 可被苯妥英、卡马西平、苯巴比妥明显降低,谨慎合用。

☞贯叶连翘:利伐沙班的 *AUC* 可被贯叶连翘明显降低,谨慎合用。

• 舍雷肽酶:因舍雷肽酶可强效溶解纤维蛋白和纤维蛋白原,从而增强利伐沙班的作用,所以合用时应慎重,已使用者应注意密切观察。

利伐斯的明

见拟副交感神经药。

利福布丁

见利福霉素类。

利福霉素

见利福霉素类。

利福霉素类

• ACEIs:利福霉素可降低咪达普利的活性代谢产物的血药浓度,从而减弱降压作用。

• 镇痛药:①利福霉素可降低依托考昔的血药浓度;②利福霉素可加速美沙酮代谢(减弱作用)。

• 抗酸药:利福霉素的吸收可被抗酸药减少。

☞抗心律失常药:①利福霉素类可加速丙吡胺的代谢,从而降低其血药浓度;②利福霉素可加速美西律的代谢,从而降低其血药浓度;③利福霉素可加速普罗帕酮的代谢,使其作用减弱。

☞抗菌药:①利福霉素类可降低克拉霉素和氨苯砜的血药浓度;②利福布丁的血药浓度可被克拉霉素升高,从而增加色素膜炎的风险,合用时须减少利福布丁的剂量;③利福霉素可加速氯霉素的代谢,从而降低其血药浓度;④利福布丁的血药浓度可能会被大环内酯类抗生素升高,从而增加色素膜炎风险,合用时须减少利福布丁的剂量;⑤奎奴普丁-达福普丁生产商建议利福霉素与其合用时应监测肝功能;⑥利福平可降低泰利霉素的血药浓度,停用利福平 2 周内应避免使用泰利霉素;⑦利福平可能会降低甲氧苄啶的血药浓度。

☞抗凝血药:利福霉素类可加速香豆素类的代谢(抗凝作用减弱)。

• 抗抑郁药:利福霉素可能会减弱三环类抗抑郁药的血药浓度。

☞抗糖尿病药:①利福霉素类可加速氯磺丙脲和甲苯磺丁脲的代谢,使其作用减弱;②利福平降低罗格列

酮的血药浓度,合用时考虑增加罗格列酮的剂量;③利福霉素可降低那格列奈的血药浓度;④利福平可能会拮抗瑞格列奈的降糖作用;⑤利福霉素类可加速磺脲类的代谢,使其作用减弱;⑥利福平可降低坎格列净的血药浓度,疗效随之降低。

抗癫痫药:①利福布丁可降低卡马西平的血药浓度;②利福平可降低拉莫三嗪的血药浓度;③利福霉素类可加速苯妥英的代谢,使其血药浓度降低;③利福平可明显降低布瓦西坦的血药浓度,可能是通过诱导CYP2C19导致的,与利福平合用时,布瓦西坦的剂量应加倍;④利福霉素类可明显降低布雷帕唑的血药浓度。

抗真菌药:①利福平可加速酮康唑的代谢,使其血药浓度降低,同时利福平的血药浓度也会降低;②利福布丁的血药浓度可被氟康唑升高,从而增加色素膜炎的风险,合用时须减少利福布丁的剂量;③利福平可加速酮康唑及伊曲康唑的代谢,使其血药浓度降低;④利福布丁可降低伊曲康唑的血药浓度,应避免合用;⑤利福布丁的血药浓度可被泊沙康唑升高,同时泊沙康唑的血药浓度则会降低;⑥利福平可降低泊沙康唑、特比萘芬的血药浓度;⑦利福布丁的血药浓度可被伏立康唑升高,而利福布丁则会降低伏立康唑的血药浓度,合用时应增加伏立康唑的剂量并同时监测利福布丁的毒性;⑧利福平可降低伏立康唑的血药浓度,应避免合用;⑨利福平可最初增加然后降低卡泊芬净的血药浓度,合用时考虑增加卡泊芬净的剂量;⑩利福布丁的血药浓度可能会被三唑类增加,从而增加色素膜炎的风险,合用时应降低利福布丁的剂量;⑪利福平可降低艾沙康唑的暴露量97%,禁止合用。

抗精神病药:①利福平可加速氟哌啶醇的代谢,使其血药浓度降低;②利福布丁或利福平可能会降低阿立哌唑的血药浓度,合用时须增加阿立哌唑的剂量;③利福平可能会降低氯氮平的血药浓度;④利福霉素类应避免与鲁拉西酮合用。

抗病毒药:①利福平可能会降低阿巴卡韦的血药浓度;②利福布丁的血药浓度可被安泼那韦、阿扎那韦及替拉那韦升高,合用时须减少利福布丁的剂量;③利福平可明显降低安泼那韦及奈非那韦的血药浓度,应避免合用;④利福平可降低阿扎那韦、洛匹那韦及奈韦拉平的血药浓度,应避免合用;⑤利福平可降低依法韦仑的血药浓度,合用时须增加依法韦仑的剂量;⑥利福布丁的血药浓度可被依法韦仑降低,合用时须增加利福布丁的剂量;⑦利福布丁的血药浓度可被茚地那韦降低,同时茚地那韦的血药浓度会升高,合用时应减少利福布丁的剂量并增加茚地那韦的剂量;⑧利福平可加速茚地那韦的代谢,使其血药浓度降低,应避免合用;⑨利福布丁的血药浓度可被奈非那韦升高,合用时利福布丁的剂量应减半;⑩利福布丁的血药浓度可能会被奈韦拉平升

高;⑪利福布丁的血药浓度可被利托那韦升高,从而增加色素膜炎的风险,合用时须减少利福布丁的剂量;⑫利福平可明显降低沙奎那韦的血药浓度,也增加肝毒性,应避免合用;⑬利福布丁可明显降低沙奎那韦的血药浓度,应避免合用,除非同时给予其他 HIV 蛋白酶类抑制剂如利托那韦;⑭利福平可能会降低替拉那韦的血药浓度,应避免合用;⑮齐多夫定生产商建议避免利福平与其合用;⑯利福平、利福喷丁、利福布丁可明显降低达卡他韦的血药浓度,禁止合用;⑰利福霉素类可明显降低埃替格韦的血药浓度,可导致治疗失败及病毒耐药,不推荐合用;埃替格韦可明显升高利福布丁及其代谢产物的血药浓度,推荐降低利福布丁的剂量75%(如150 mg,隔日 1 次或每周 3 次),同时埃替格韦的血药浓度降低,但如调整利福布丁的剂量,就不必调整埃替格韦的剂量;⑱利福霉素类可降低替拉瑞韦的血药浓度,导致疗效降低,同时利福布丁的血药浓度可能升高,不推荐合用;⑲波普瑞韦与利福喷丁合用,理论上可使利福喷丁暴露量增加,波普瑞韦暴露量降低;未对两药合用进行研究,不推荐两者合用;⑳利福霉素类可降低西美瑞韦的血药浓度,导致治疗失败,避免合用;㉑利福霉素类可降低索氟布韦及其活性代谢产物的血药浓度,从而减弱索氟布韦的治疗作用,不宜合用;㉒利福霉素类可降低来地帕韦和索氟布韦的血药浓度,导致治疗失败,不推荐合用;㉓利福平可降低多芦那韦的血药浓度,未经治疗或未经 HIV 整合酶抑制剂治疗的患者调整剂量至 50 mg,2 次/日;经 HIV 整合酶抑制剂治疗耐药或怀疑耐药的患者,改为不含多芦那韦诱导剂的联合治疗案。

• 抗焦虑与催眠药:①利福平加速地西泮的代谢,从而降低其血药浓度;②利福平可能会加速苯二氮䓬的代谢,使其血药浓度降低;③利福平可能会加速丁螺环酮及扎来普隆的代谢;④利福平可加速唑吡坦的代谢,使其血药浓度降低和作用减弱;⑤利福平可明显降低佐匹克隆的血药浓度。

• 阿瑞吡坦:利福平可降低阿瑞吡坦的血药浓度。

阿托伐醌:利福布丁和利福平可降低阿托伐醌的血药浓度,可能导致阿托伐醌治疗失败。

• 巴比妥类药物:利福平的血药浓度可被苯巴比妥降低。

• β 受体拮抗药:①利福平可加速比索洛尔、普萘洛尔的代谢,使其血药浓度明显降低;②利福平可降低卡维地洛、噻利洛尔和美托洛尔的血药浓度。

波生坦:利福平可降低波生坦的血药浓度,应避免合用。

• 钙通道阻滞剂:①利福平可加速伊拉地平、尼卡地平和尼索地平的代谢,使其血药浓度可能会明显降低;②利福平可加速地尔硫䓬、硝苯地平、尼莫地平及维拉帕米的代谢,使其血药浓度可能会明显降低。

• 强心苷类:①利福平可加速地高辛的代谢,使其作用减弱;②利福平可能会降低地高辛的血药浓度。

☞环孢素:利福平可加速环孢素的代谢,从而降低其血药浓度。

☞皮质激素:利福平可加速皮质激素的代谢,使其作用减弱。

☞细胞毒性药:①利福平可加速达沙替尼的代谢,降低其血药浓度,应避免合用;②利福平加速厄罗替尼和舒尼替尼的代谢,降低其血药浓度;③利福平可降低伊马替尼的血药浓度,应避免合用。

☞利尿药:利福平可降低依普利酮的血药浓度,应避免合用。

• 激素拮抗剂:①利福平可能会降低依西美坦的血药浓度;②利福平可加速孕三烯酮的代谢,降低其血药浓度。

• 5-HT₃受体拮抗剂:①利福平可加速昂丹司琼的代谢,使其作用减弱;②利福平可降低托烷司琼的血药浓度。

• 调脂药:利福平加速氟伐他汀的代谢,使其作用减弱。

☞雌激素:①利福霉素加速雌激素的代谢,减弱其避孕作用;②不诱导肝药酶的抗菌药可能减弱雌激素的避孕作用。

☞孕激素:利福霉素可加速孕激素的代谢,减弱其避孕作用。

☞西罗莫司:利福布丁和利福平可降低西罗莫司的血药浓度,应避免合用。

☞他克莫司:利福平可降低他克莫司的血药浓度。

• 他达那非:利福平可降低他达那非的血药浓度。

• 茶碱:利福平可加速茶碱的代谢,降低其血药浓度。

• 甲状腺素:利福平加速左旋甲状腺素的代谢,合用于甲状腺功能减退的患者可能须增加剂量。

• 替勃龙:利福可平加速替勃龙的代谢,降低其血药浓度。

• H₂-受体拮抗剂:利福平可加速西咪替丁的代谢,降低其血药浓度。

• 阿莫达非尼:利福平可降低阿莫达非尼的作用。

☞尼达尼布:利福平可降低尼达尼布的血药浓度,应避免合用。

☞帕比司他:利福霉素类可降低帕比司他的血药浓度,应避免合用。

☞曲贝替定:利福霉素类可降低曲贝替定的血药浓度,禁止合用。

☞索尼吉布:利福霉素类可降低索尼吉布的血药浓度,禁止合用。

☞罗拉吡坦:利福霉素类可降低罗拉吡坦的血药浓度,长期服用该类药物者应避免使用罗拉吡坦。

伊卢多啉:利福平可升高伊卢多啉的血药浓度,合用时应降低伊卢多啉的剂量,并且监测患者的不良反应,可能会对患者驾驶和操作机器的能力造成损害。

☞奥司替尼:利福霉素类可明显降低奥司替尼的血药浓度,应避免合用。

☞伊沙匹隆:利福霉素类可降低伊沙匹隆的血药浓度,应避免合用。

☞来辛拉德:利福霉素类可明显降低来辛拉德的血药浓度,使来辛拉德失效。

• 利福霉素类:利鲁唑的清除率可能会被利福霉素类降低。

☞匹莫范色林:利福霉素类可降低匹莫范色林的血药浓度,合用时,应密切监测患者,可能须增加匹莫范色林的剂量。

☞吡非尼酮:利福霉素类可降低吡非尼酮的疗效。

☞阿哌沙班:利福霉素类可降低阿哌沙班的血药浓度。

☞利伐沙班:利福霉素类可降低利伐沙班的血药浓度,谨慎合用。

☞替格瑞洛:利福霉素类可降低替格瑞洛的血药浓度,应避免合用。

• 沃拉帕沙:利福霉素类可降低沃拉帕沙的血药浓度。

☞托法替尼:利福平可降低托法替尼的血药浓度,疗效随之减弱。

利鲁唑

• 咖啡因:利鲁唑的清除率可能会被咖啡因降低。

• 双氯芬酸:利鲁唑的清除率可能会被双氯芬酸降低。

• 地西泮:利鲁唑的清除率可能会被地西泮降低。

• 尼麦角林:利鲁唑的清除率可能会被尼麦角林降低。

• 氯米帕明:利鲁唑的清除率可能会被氯米帕明降低。

• 氟伏沙明:利鲁唑的清除率可能会被氟伏沙明降低。

• 非那西汀:利鲁唑的清除率可能会被非那西汀降低。

• 茶碱:利鲁唑的清除率可能会被茶碱降低。

• 阿米替林:利鲁唑的清除率可能会被阿米替林降低。

• 喹诺酮类:利鲁唑的清除率可能会被喹诺酮类降低。

• 烟草:利鲁唑的清除率可能会被吸烟降低。

• 利福霉素类:利鲁唑的清除率可能会被利福霉素类降低。

• 奥美拉唑:利鲁唑的清除率可能会被奥美拉唑降低。

利莫那班

• 抗真菌药：利莫那班的血药浓度可被酮康唑升高。

利纳西普

☞地诺单抗：利纳西普慎与地诺单抗等免疫抑制剂合用，以免增加严重感染的风险。

☞TNF 抑制剂：利纳西普与 TNF 抑制剂合用引起的严重感染和中性粒细胞减少症的发生率较高。应尽量避免与 TNF 抑制剂合用。

☞疫苗：利纳西普可干扰患者对疫苗的正常免疫反应，因此，在使用利纳西普期间接种疫苗无效。

☞卡那单抗：利纳西普与卡那单抗有潜在的毒理学交互作用，应避免合用。

☞托西珠单抗：托西珠单抗与利纳西普合用，可能使免疫抑制和感染的风险增加，避免合用。

利奈唑胺

▲注：利奈唑胺为可逆的、非选择性的 MAOIs，见 MAOIs 的相互作用。

• 雌激素：不诱导肝药酶的抗菌药可能降低雌激素的避孕作用（风险小）。

• 氯卡色林：利奈唑胺与氯卡色林合用应非常谨慎。

☞达泊西汀：利奈唑胺不能与达泊西汀合用，也不能在停用利奈唑胺后 14 d 内服用。同样地，在停用达泊西汀后 7 d 内也不能服用利奈唑胺。

利尿药

▲注：布林佐胺、多佐胺在眼部的局部应用可能引起全身吸收，因此可能的相互作用必须引起注意。

☞ACEIs：①利尿药与 ACEIs 合用可增强降压效应；②保钾利尿药或醛固酮拮抗剂与 ACEIs 合用可增加严重的高血钾风险，心力衰竭患者应用低剂量的螺内酯时应监测血钾水平。

• 肾上腺素能神经阻滞剂：利尿药与肾上腺素能神经阻滞剂合用可增强降压效应。

• 乙醇：利尿药与乙醇合用可增强降压效应。

• 白介素-2：利尿药与白介素-2 合用可增强降压效应。

• 阿利吉仑：①呋塞米的血药浓度可被阿利吉仑降低；②保钾利尿药或醛固酮拮抗剂与阿利吉仑合用可增加高血钾的风险。

• 别嘌醇：噻嗪类或噻嗪类相关利尿药与别嘌醇合用，尤其是应用于肾功能损伤患者可增加高血钾的风险。

☞α 受体拮抗药：利尿药与 α 受体拮抗药合用可增强降压效应，与突触后 α 受体拮抗药合用可增加首剂低血压的风险。

• 全身性麻醉药：利尿药与全身性麻醉药合用可增强降压效应。

☞镇痛药：①利尿药增加 NSAIDs 的肾毒性，NSAIDs 也拮抗利尿药的效应；②坎利酸钾的利尿效应可能会被 NSAIDs 拮抗；③保钾利尿药、醛固酮拮抗剂与 NSAIDs 合用可增加高血钾的风险；④利尿药的效应可被吲哚美辛或酮咯酸拮抗；⑤保钾利尿药和醛固酮拮抗剂与吲哚美辛合用可增加高血钾的风险；⑥偶见氨苯蝶啶与吲哚美辛合用降低肾功能的报道，应避免合用；⑦螺内酯的利尿效应可被阿司匹林拮抗；⑧碳酸酐酶抑制剂与高剂量的阿司匹林合用可增加中毒的风险。

☞血管紧张素 II 受体拮抗剂：①利尿药与血管紧张素 II 受体拮抗剂合用可增强降压效应；②保钾利尿药或醛固酮拮抗剂与血管紧张素 II 受体拮抗剂合用可增加高血钾的风险。

☞抗心律失常药：①依普利酮的血药浓度可被胺碘酮升高，合用时须降低依普利酮的给药剂量；②乙酰唑胺、髓袢利尿药、噻嗪类或噻嗪类相关性利尿药可引起低血钾，因此与胺碘酮、丙吡胺、氟卡尼合用可增加心脏毒性；③乙酰唑胺、髓袢利尿药、噻嗪类或噻嗪类相关性利尿药可引起低血钾，因此可拮抗利多卡因的效应。

☞抗菌药：①依普利酮的血药浓度可被克拉霉素和泰利霉素升高，应避免合用；②依普利酮的血药浓度可被红霉素升高，合用时须减少依普利酮的给药剂量；③依普利酮的血药浓度可被利福平降低，应避免合用；④利尿药应避免与赖甲环素合用；⑤髓袢利尿药与氨基糖苷类、多黏菌素类或万古霉素合用可增加中毒的风险；⑥乙酰唑胺可拮抗乌洛托品的效应；⑦依普利酮与甲氧苄啶合用可增加高血钾的风险。

☞抗抑郁药：①髓袢利尿药、噻嗪类或噻嗪类相关性利尿药与瑞波西汀合用可能会增加低血钾的风险；②利尿药与 MAOIs 合用可增强降压效应；③依普利酮的血药浓度可被贯叶连翘降低，应避免合用；④利尿药与三环类抗抑郁药合用增加直立性低血压的风险。

• 抗糖尿病药：①髓袢利尿药、噻嗪类或噻嗪类相关利尿药可拮抗抗糖尿病药的降糖效应；②伊格列净与利尿剂合用增加液体耗竭的风险。

☞抗癫痫药：①依普利酮的血药浓度可被卡马西平和苯妥英降低，应避免合用；②利尿药与卡马西平合用可增加低血钠的风险；③乙酰唑胺可升高卡马西平的血药浓度；④呋塞米的效应可被苯妥英拮抗；⑤乙酰唑胺可能会升高苯妥英的血药浓度；⑥碳酸酐酶抑制剂与苯妥英或扑米酮合用可增加骨软化的风险；⑦乙酰唑胺可能会降低扑米酮的血药浓度；⑧氢氯噻嗪可能会升高托吡酯的血药浓度。

☞抗真菌药：①伊曲康唑和酮康唑可升高依普利酮的血药浓度，应避免合用；②髓袢利尿药、噻嗪类或噻嗪类相关性利尿药与两性霉素合用可增加低血钾的风险；③氢氯噻嗪可升高氟康唑的血药浓度；④依普利酮的血药浓度可被氟康唑升高，合用时须降低依普利酮的给药剂量。

☞抗精神病药：①因利尿药可引起低血钾，与氨磺必利合用时可增加室性心律失常的风险；②利尿药与吩噻嗪类合用可增强降压效应；③因利尿药可引起低血钾，与匹莫齐特合用时可增加室性心律失常的风险，应避免合用。

☞蛋白酶抑制剂：①依普利酮的血药浓度可被奈非那韦或利托那韦升高，应避免合用；②依普利酮的血药浓度可被沙奎那韦升高，合用时须降低依普利酮的给药剂量。

•抗焦虑与催眠药：①利尿药与抗焦虑药、镇静催眠药合用时可增强降压效应；②口服呋塞米与水合氯醛或三氯福司合用可能置换甲状腺激素的结合位点。

☞阿托西汀：因利尿药可引起低血钾，与阿托西汀合用可增加室性心律失常的风险。

☞巴比妥类药物：①碳酸酐酶抑制剂与苯巴比妥合用可增加骨软化风险；②依普利酮的血药浓度可被苯巴比妥降低，应避免合用。

☞β受体拮抗药：①利尿药与β受体拮抗药合用可增强降压效应；②髓袢利尿药、噻嗪类或噻嗪类相关性利尿药可引起低血钾，因此与索他洛尔合用可增加室性心律失常的风险。

•钙剂：噻嗪类或噻嗪类相关性利尿药与钙剂合用可增加高钙血症的风险。

•钙通道阻滞剂：①利尿药与钙通道阻滞剂合用可增强降压效应；②依普利酮的血药浓度可被地尔硫䓬或维拉帕米升高，合用时须减少依普利酮的给药剂量。

☞强心苷类：①乙酰唑胺、髓袢利尿药、噻嗪类或噻嗪类相关性利尿药可引起低血钾，因此与强心苷类合用可增加心脏毒性；②螺内酯可升高地高辛的血药浓度；③坎利酸钾可能会升高地高辛的血药浓度。

☞环孢素：①噻嗪类或噻嗪类相关性利尿药与环孢素合用可增加高镁血症和肾毒性的风险；②保钾利尿药或醛固酮拮抗剂与环孢素合用可增加高血钾的风险；③乙酰唑胺可能会升高环孢素的血药浓度。

•可乐定：利尿药与可乐定合用可增强降压效应。

•皮质激素：①利尿药的利尿效应可被皮质激素拮抗；②乙酰唑胺、髓袢利尿药、噻嗪类或噻嗪类相关性利尿药与皮质激素合用增加低血钾的风险。

☞细胞毒性药：①乙酰唑胺所致的碱化尿液可增加甲氨蝶呤的排泄；②乙酰唑胺、髓袢利尿药、噻嗪类或噻嗪类相关性利尿药可引起低血钾，因此与三氧化二砷合用可增加室性心律失常的风险；③细胞毒性药应避免螺内酯与米托坦合用，否则会产生拮抗效应；④利尿药与铂类药物合用可增加肾毒性和耳毒性。

•二氮嗪：利尿药与二氮嗪合用可增强降压效应和高血糖效应。

•利尿药：①髓袢利尿药、噻嗪类或噻嗪类相关性利尿药与乙酰唑胺合用可增加低血钾的风险；②呋塞米与美托拉宗合用可能产生强烈的利尿作用；③噻嗪类或噻嗪类相关性利尿药与髓袢利尿药合用可增加低血钾的风险。

•多巴胺能药：利尿药与左旋多巴合用可增强降压效应。

•雌激素拮抗剂：①噻嗪类或噻嗪类相关性利尿药与托瑞米芬合用可增加高钙血症的风险；②保钾利尿药和醛固酮拮抗剂与托瑞米芬三者合用可增加高钾血症的风险。

•调脂药：噻嗪类或噻嗪类相关性利尿药的吸收可被考来替泊或考来烯胺降低，合用时应间隔至少 2 h 给药。

☞锂剂：①髓袢利尿药、噻嗪类或噻嗪类相关性利尿药可减少锂剂的排泄，从而升高其血药浓度，增加中毒的风险，髓袢利尿药比噻嗪类相对安全；②保钾利尿药或醛固酮拮抗剂可减少锂剂的排泄，从而升高其血药浓度，增加中毒的风险；③乙酰唑胺增加锂剂的排泄。

•甲基多巴：利尿药与甲基多巴合用可增强降压效应。

•莫西赛利：利尿药与莫西赛利合用可增强降压效应。

•莫索尼定：利尿药与莫索尼定合用可增强降压效应。

•肌松药：利尿药与巴氯芬或替扎尼定合用可增强降压效应。

•硝酸酯类：利尿药与硝酸酯类合用可增强降压效应。

•雌激素：利尿药的利尿效应可被雌激素拮抗。

☞钾盐：保钾利尿药、醛固酮拮抗剂与钾盐合用可增加高血钾的风险，应注意监测血钾水平。

•前列腺素类：利尿药与前列地尔合用可增强降压效应。

•β₂拟交感神经药：乙酰唑胺、髓袢利尿药、噻嗪类或噻嗪类相关性利尿药与高剂量β₂拟交感神经药合用可增加低血钾的风险。

☞他克莫司：保钾利尿药、醛固酮拮抗剂与他克莫司合用可增加高钾血症的风险。

•茶碱：乙酰唑胺、髓袢利尿药、噻嗪类或噻嗪类相关性利尿药与茶碱合用可增加低血钾的风险。

•血管舒张药：利尿药与血管舒张药与肼屈嗪、米诺地尔或硝普钠合用可增强降压效应。

•维生素：噻嗪类或噻嗪类相关性利尿药与维生素 D 合用增加高钙血症的风险。

☞沙库必曲-缬沙坦：保钾利尿药与沙库必曲-缬沙坦合用可致血钾升高。

•异甘草酸镁：依他尼酸、呋塞米等噻嗪类及三氯甲噻嗪、氯噻酮等降压利尿药与异甘草酸镁合用时，其利尿作用可增强异甘草酸镁的排钾作用,易导致血钾下降,应注意观察血钾的测定等。

利培酮

见抗精神病药。

利匹韦林

☞抗癫痫药:利匹韦林的血药浓度会被卡马西平、苯妥英、苯巴比妥降低,禁止合用。

☞质子泵抑制剂:利匹韦林的血药浓度会被质子泵抑制剂降低,禁止合用。

☞皮质激素:利匹韦林的血药浓度会被地塞米松降低,禁止合用。

☞贯叶连翘:利匹韦林的血药浓度会被贯叶连翘降低,禁止合用。

☞去羟肌苷:去羟肌苷应空腹服用,利匹韦林应在进餐时服用,去羟肌苷应在服用利匹韦林前至少 2 h 或服用后至少 4 h 服用。

☞地拉韦啶:利匹韦林的血药浓度可被地拉韦啶升高,不推荐合用。

☞依曲韦林:利匹韦林的血药浓度可被依曲韦林升高,不推荐合用。

☞依法韦仑:利匹韦林的血药浓度可被依法韦仑升高,不推荐合用。

☞奈韦拉平:利匹韦林的血药浓度可被奈韦拉平升高,不推荐合用。

•HIV 蛋白酶抑制剂:利匹韦林的血药浓度可被其他 HIV 蛋白酶抑制剂升高。

☞抗酸药:利匹韦林的血药浓度可被抗酸药降低。应在服用利匹韦林前至少 2 h、之后 4 h 后服用抗酸药。

☞唑类抗真菌药:利匹韦林的血药浓度可被唑类抗真菌药升高,同时酮康唑的血药浓度会降低。

☞大环内酯类:利匹韦林的血药浓度可被大环内酯类升高,如可能,用阿奇霉素替代其他大环内酯类抗生素。

☞H₂-受体拮抗剂:利匹韦林的血药浓度可被 H₂-受体拮抗剂降低,H₂-受体拮抗剂应在服用利匹韦林前至少 12 h 或服用后至少 4 h 后服用。

•阿片类镇痛药:利匹韦林可升高美沙酮的血药浓度,初始治疗者不必调整剂量,维持治疗者可能需调整美沙酮的剂量。

利塞膦酸钠

见双膦酸盐。

利托君

见拟交感神经药。

利托那韦

•抗病毒药:①达芦那韦的血药浓度会升高。合用时,利托那韦可使达芦那韦增效;②与茚地那韦合用,二者的血药浓度均会升高;③利托那韦与洛匹那韦合用,洛匹那韦的血药浓度会升高,不建议洛匹那韦-利托那韦

再加用利托那韦合用;④与地拉韦啶合用,利托那韦的血药会升高;⑤依曲韦林的血药浓度会降低,导致治疗作用丧失;⑥阿巴卡韦的血药浓度可能被 HIV 蛋白酶抑制剂,包括利托那韦降低;⑦由于去羟肌苷剂型(含缓冲剂),可能影响利托那韦的吸收;密切监测,去羟肌苷和利托那韦应间隔 2.5 h 分别给药;⑧与利托那韦合用,马拉韦诺的血药浓度升高,可能需降低剂量,严重肾病患者禁止合用;⑨利托那韦可降低波普瑞韦的血药浓度,导致治疗失败,不可合用。

•镇痛药:①与利托那韦合用,阿芬太尼的血药浓度明显升高;②与利托那韦合用,芬太尼或丁丙诺非的血药浓度升高;密切监测,以低剂量开始,缓慢增加芬太尼或丁丙诺啡的剂量;③美沙酮的血药浓度降低,可能需要增加美沙酮剂量,监测戒断症状;④与哌替啶合用,降低哌替啶的血药浓度,升高哌替啶代谢物(去甲哌替啶)的血药浓度;由于潜在的严重中枢神经系统反应不推荐大剂量或长期合用;⑤吡罗昔康的血药浓度升高,存在潜在严重或威胁生命的不良反应;⑥曲马朵的血药浓度可能升高,可能需降低剂量。

•抗抑郁药物:①与丁胺苯丙酮合用,丁胺苯丙酮及其活性代谢产物的血药浓度会降低;②与米氮平或奈法唑酮合用,米氮平或奈法唑酮的血药浓度会升高;③与贯叶连翘合用,利托那韦的血药浓度会降低,两药禁伍用,因会丧失抗病毒活性,并可导致病毒对利托那韦耐药;④曲唑酮的血药浓度会升高;⑤文拉法辛的血药浓度会升高。

•抗糖尿病药(口服):利托那韦可能减弱口服降糖药的降糖作用。

•抗癫痫药:①卡马西平、氯硝西泮或乙琥胺的血药浓度会升高;②拉莫三嗪、苯妥英的血药浓度会降低;③与苯巴比妥合用,利托那韦的血药浓度可能会降低,使抗病毒活性降低。

•抗真菌药:①伊曲康唑、酮康唑的血药浓度升高,谨慎合用,伊曲康唑剂量不能超过 200 mg/d;②与伏立康唑合用,伏立康唑的血药浓度会降低。利托那韦剂量大于 400 mg,2 次/日时,禁止合用,利托那韦剂量为 100 mg,2 次/日时尽量避免合用,除非潜在的益处大于风险。

•抗焦虑药:丁螺环酮的血药浓度会升高。密切监测,应降低丁螺环酮的剂量。

☞苯二氮䓬类:①与阿普唑仑、氯氮䓬、地西泮或氟西泮合用,苯二氮䓬类的血药浓度会升高;密切监测,应降低苯二氮䓬类药物的剂量;②咪达唑仑的血药浓度会明显升高。利托那韦禁止与口服咪达唑仑合用;利托那韦与静脉咪达唑仑合用,应降低咪达唑仑的剂量,应准备好能抢救呼吸抑制和过度镇静的药品和设备,在密切监测下进行;③三唑仑的血药浓度会明显升高。

•支气管扩张药:茶碱的血药浓度会降低。

• 心血管药:地高辛的血药浓度会升高。

☜抗凝血药:与华法林合用,R-华法林的血药浓度会降低,S-华法林的血药浓度会升高。监测 INR,如须调整华法林的剂量。

☜抗心律失常药:①丙吡胺、利多卡因或美西律的血药浓度可能会升高;②胺碘酮的血药浓度会明显升高,可能发生严重的或危及生命的不良反应;③氟卡尼、奎尼丁或普罗帕酮的血药浓度会明显升高。心律失常的风险增加。

• β受体拮抗药:卡维地洛、美托洛尔或普萘洛尔的血药浓度可能会升高。

☜钙通道阻滞剂:氨氯地平、地尔硫草、非洛地平、伊拉地平、尼卡地平、硝苯地平或维拉帕米的血药浓度可能会升高;③尼莫地平的血药浓度明显升高;③苄普地尔的血药浓度会升高,增加致命性心律失常的风险。

• 调脂药:同沙奎那韦。

• 皮质激素:皮质激素类与利托那韦合用,皮质激素的血药浓度会升高。

☜促胃肠蠕动药:西沙必利的血药浓度会明显升高,增加心律失常风险。

• 免疫抑制药:环孢素、西罗莫司或他克莫司的血药浓度会升高。

• 口服避孕药:炔雌醇或炔诺酮的血药浓度会降低。建议采取其他避孕措施。

• 蛋白同化激素:睾酮的血药浓度可能会升高。密切监测,可能需降低睾酮的剂量。

☜尼达尼布:利托那韦可升高尼达尼布的血药浓度,合用时,应密切监测不良反应,可能须要暂停尼达尼布或降低尼达尼布的剂量。

☜帕比司他:利托那韦可升高帕比司他的血药浓度,合用时应降低帕比司他的剂量至 10 mg。

☜曲贝替定:利托那韦可升高曲贝替定的血药浓度,禁止合用。

☜利伐沙班:利托那韦可明显升高利伐沙班的 AUC,可能导致出血风险升高。因此,不建议合用。

利扎曲坦

见 5-HT$_1$ 受体激动剂。

链激酶

见溶栓药。

链霉素

见氨基糖苷类。

两性霉素

• 两性霉素与有肾毒性的药品或细胞毒性药合用时须密切监测。

• 抗菌药:①两性霉素与氨基糖苷类或多黏菌素类合用可增加肾毒性;②两性霉素与万古霉素合用时可能会增加肾毒性风险。

• 抗真菌药:①两性霉素可减少氟胞嘧啶的肾排泄

并增加细胞摄入,导致毒性可能会增加;②两性霉素的效应可能会被咪唑类或三唑类对抗;③两性霉素的血药浓度可能会被米卡芬净升高。

☜强心苷类:两性霉素与强心苷类合用,两性霉素引起的低血钾可增加强心苷类的心脏毒性。

☜环孢素:两性霉素与环孢素合用可增加肾毒性。

☜皮质激素:两性霉素与皮质激素合用可增加低血钾的风险,应避免合用,除非需要皮质激素控制反应。

☜细胞毒性药:两性霉素与三氧化砷合用可增加室性心律失常的风险。

• 利尿药:两性霉素与髓袢利尿药、噻嗪类或相关性利尿药合用可增加低血钾的风险。

• 喷他脒羟乙磺酸盐:两性霉素与喷他脒羟乙磺酸盐合用可能会增加肾毒性。

☜他克莫司:两性霉素与他克莫司合用可增加肾毒性风险。

磷苯妥英

见苯妥英。

磷酸二酯酶抑制剂

• 阿那格雷:阿那格雷生产商建议避免与依诺昔酮或米力农合用。

膦甲酸

• 抗病毒药:膦甲酸应避免与拉米夫定合用。

☜喷他脒羟乙磺酸盐:膦甲酸与喷他脒羟乙磺酸盐合用可增加低钙血症的风险。

流感疫苗

见疫苗。

硫利达嗪

见抗精神病药。

硫鸟嘌呤

• 抗癫痫药:细胞毒性药可能会降低苯妥英的吸收。

☜抗精神病药:细胞毒性药应避免与氯氮平合用,以免增加粒细胞缺乏症的风险。

• 强心苷类:细胞毒性药可降低地高辛片剂的吸收。

• 细胞毒性药:细胞毒性药与白消安合用可增加肝毒性。

硫喷妥钠

见全身性麻醉药。

硫糖铝

• 抗菌药:硫糖铝降低环丙沙星、左氧氟沙星、莫西沙星、诺氟沙星、氧氟沙星及四环素类的吸收。

☜抗凝血药:硫糖铝可能会降低香豆素类的吸收,使其抗凝效应减弱。

☜抗癫痫药:硫糖铝可降低苯妥英的吸收。

• 抗真菌药:硫糖铝可降低酮康唑的吸收。

• 抗精神病药:硫糖铝可降低舒必利的吸收。

- 强心苷类：硫糖铝可能会降低强心苷类的吸收。
- 甲状腺激素：硫糖铝会降低左甲状腺素的吸收。
- 质子泵抑制剂：硫糖铝可能会降低兰索拉唑的吸收。

硫唑嘌呤

- ACEIs：①硫唑嘌呤与卡托普利合用可增加贫血或白细胞减少的风险，尤其是对肾功能不全的患者；②硫唑嘌呤与依那普利合用增加贫血的风险，尤其是肾功能损害的患者。
- 别嘌醇：硫唑嘌呤与别嘌醇合用可增强效应和毒性，合用时硫唑嘌呤的剂量减少至常规剂量的四分之一。
- 氨基水杨酸盐：硫唑嘌呤与氨基水杨酸盐合用可增加白细胞减少的风险。
- 抗菌药：硫唑嘌呤与磺胺甲噁唑、甲氧苄啶合用可增加血液学毒性。
- 抗凝血药：硫唑嘌呤可能减弱香豆素类的抗凝效应。
- 抗病毒药：硫唑嘌呤的骨髓抑制可能会被利巴韦林增加。
- 非布司他：避免硫唑嘌呤与非布司他合用。

柳氮磺吡啶

见氨基水杨酸盐。

卤泛群

- 司替戊醇：卤泛群与司替戊醇合用可发生心律失常和尖端扭转型室速，特别是突发性心律失常的发生风险增加。
- 帕比司他：帕比司他禁止与能延长 Q-T 间期的药物合用。
- 抗病毒药：①与茚地那韦合用，卤泛群的血药浓度可能会升高，心律失常的风险增加，禁止合用；②卤泛群的血药浓度可能会被依法韦仑降低；③阿扎那韦、达芦那韦、福沙那韦可明显升高卤泛群的血药浓度，心律失常的风险升高。

卢非酰胺

- 丙戊酸盐：丙戊酸可降低卢非酰胺的清除。服用卢非酰胺的患者在开始服用丙戊酸时应该从低剂量开始，逐渐增加到临床有效剂量。同样，服用丙戊酸的患者在开始服用卢非酰胺时，起始日剂量应低于 10 mg/kg（儿童）或 400 mg（成年人）。
- 苯巴比妥：卢非酰胺的血药浓度可能被苯巴比妥降低，同时苯巴比妥的血药浓度可能会升高。
- 卡马西平：卡马西平与卢非酰胺合用时两药的血药浓度均可能降低。

鲁拉西酮

- 唑类抗真菌药：鲁拉西酮应避免与酮康唑、伏立康唑、伊曲康唑、泊沙康唑合用，与氟康唑合用时，鲁拉西酮的剂量应减半。

- 利福霉素类：鲁拉西酮应避免与利福霉素类合用。
- 抗癫痫药：鲁拉西酮的血药浓度可被苯巴比妥、苯妥英、卡马西平降低，应避免合用。
- 贯叶连翘：鲁拉西酮的血药浓度可被贯叶连翘降低，应避免合用。
- 葡萄柚汁：鲁拉西酮的血药浓度可被葡萄柚汁升高，应避免合用。
- 大环内酯类：鲁拉西酮的血药浓度可被克拉霉素明显升高，应避免合用；鲁拉西酮的血药浓度可被红霉素升高，合用时，鲁拉西酮应减半。
- 钙通道阻滞剂：鲁拉西酮的血药浓度可被地尔硫䓬、维拉帕米升高，合用时，鲁拉西酮应减半。
- HIV 蛋白酶抑制剂：鲁拉西酮的血药浓度被强效 CYP3A4 抑制剂（如利托那韦、茚地那韦等）明显升高，鲁拉西酮的血药浓度可被阿扎那韦升高；合用时，鲁拉西酮应减半。

罗格列酮

见抗糖尿病药。

罗库溴铵

见肌松药。

罗拉吡坦

- 右美沙芬：罗拉吡坦可升高右美沙芬的暴露量 3 倍。
- 硫利达嗪：罗拉吡坦禁止与硫利达嗪合用。
- 匹莫齐特：罗拉吡坦与匹莫齐特合用时应监测 Q-T 间期。
- 甲氨蝶呤：罗拉吡坦应避免与甲氨蝶呤合用。
- 托泊替康：罗拉吡坦应避免与托泊替康合用。
- 依诺替康：罗拉吡坦应避免与依诺替康合用。
- 他汀类：罗拉吡坦应避免与瑞舒伐他汀合用，如必须合用，瑞舒伐他汀应使用最低有效剂量。
- 地高辛：罗拉吡坦可升高地高辛的血药浓度，合用时应监测地高辛的血药浓度。
- 利福霉素类：罗拉吡坦的血药浓度可被利福霉素类明显降低，长期服用该类药物者应避免使用罗拉吡坦。
- 抗癫痫药：罗拉吡坦的血药浓度可被卡马西平、苯巴比妥、苯妥英明显降低，长期服用该类药物者应避免使用罗拉吡坦。

罗美昔布

见 NSAIDs 药。

罗哌卡因

- 抗抑郁药：罗哌卡因的代谢可被氟伏沙明抑制，避免长期服用氟伏沙明。

罗匹尼罗

- 抗菌药：罗匹尼罗的代谢可被环丙沙星抑制，使其血药浓度升高。
- 抗精神病药：罗匹尼罗生产商建议避免与抗精神

病药合用,因两者有拮抗作用。

• 美金刚:多巴能药物的作用可能会被美金刚增强。

• 甲基多巴:多巴能药物的抗帕金森作用可被甲基多巴拮抗。

• 甲氧氯普胺:罗匹尼罗生产商建议避免与甲氧氯普胺合用,因两者有拮抗作用。

• 雌激素:罗匹尼罗的血药浓度可被雌激素升高。

罗替戈汀

• 抗精神病药:罗替戈汀生产商建议避免与抗精神病药合用,因两者有拮抗作用。

• 美金刚:多巴能药物的作用可能会被美金刚增强。

• 甲基多巴:多巴能药物的抗帕金森作用可被甲基多巴拮抗。

• 甲氧氯普胺:罗替戈汀生产商建议避免与甲氧氯普胺合用,因两者有拮抗作用。

螺内酯

见利尿药。

洛非帕明

见三环类抗抑郁药。

洛非西丁

• 乙醇:洛非西丁与乙醇合用可增强镇静作用。

• 抗焦虑与催眠药:洛非西丁和抗焦虑与催眠药合用可增强镇静作用。

• 巴比妥类药物:洛非西丁和巴比妥类药物合用可增强镇静作用。

洛美他派

☞HIV 蛋白酶抑制剂:洛美他派的血药浓度可被HIV 蛋白酶抑制剂明显升高,禁止合用。

☞大环内酯类:洛美他派的血药浓度可被克拉霉素、泰利霉素、红霉素明显升高,禁止合用。

☞唑类抗真菌药:洛美他派的血药浓度可被唑类抗真菌药明显升高,禁止合用。

☞钙通道阻滞剂:洛美他派的血药浓度可被地尔硫䓬、维拉帕米明显升高,禁止合用。

☞抗癫痫药:洛美他派的血药浓度可被苯巴比妥、卡马西平、苯妥英降低,合用时,应密切监测患者,可能须增加洛美他派的剂量。

☞他汀类:洛美他派的血药浓度可被阿托伐他汀升高,合用时,洛美他派的剂量不超过 30 mg/d;洛美他派可升高辛伐他汀、洛伐他汀的血药浓度,肌病风险增加,应降低辛伐他汀、洛伐他汀的剂量。

☞华法林:洛美他派可升高华法林的血药浓度。应经常监测国际标准化比值(INR),特别是洛美他派剂量调整时。

☞地高辛:洛美他派可升高地高辛的底物的血药浓度,应降低地高辛的剂量。

☞胆汁酸结合树脂:洛美他派与胆汁酸结合树脂至

少间隔 4 h 服用。

洛哌丁胺

• 去氨加压素:洛哌丁胺可升高口服去氨加压素的血药浓度。

洛匹那韦-利托那韦

• HIV 蛋白酶抑制剂:①安泼那韦、洛匹那韦的血药浓度均会降低;②洛匹那韦可能升高洛匹那韦的血药浓度,不建议合用;③达芦那韦的血药浓度会降低,不推荐合用;④茚地那韦的血药浓度会升高;⑤奈非那韦及其活性代谢产物 M8 的血药浓度会升高,洛匹那韦的血药浓度降低;⑥与利托那韦合用,洛匹那韦的血药浓度会升高;⑦与洛匹那韦-利托那韦合用,沙奎那韦的血药浓度会升高;⑧与替拉那韦合用,洛匹那韦血药浓度会降低。

• 其他抗病毒药:①地拉韦啶与洛匹那韦-利托那韦合用,洛匹那韦和利托那韦的血药浓度均会升高;②与依法韦仑合用,洛匹那韦的血药浓度会降低;③与依曲韦林合用,依曲韦林的 AUC 可升高约 85%;④奈韦拉平与洛匹那韦-利托那韦合用,利托那韦的血药浓度会降低;⑤阿巴卡韦的血药浓度可能被其他 HIV 蛋白酶抑制剂降低;⑥由于去羟肌苷剂型,有潜在药物相互作用;⑦齐多夫定的血药浓度会降低;⑧与马拉韦诺合用,后者的血药浓度会升高。

• 镇痛药:阿芬太尼、丁丙诺非或芬太尼的血药浓度会明显升高。密切监测,可能需降低镇痛药的剂量。

• 抗抑郁药物:①与贯叶连翘合用,洛匹那韦的血药浓度会降低。避免合用;②曲唑酮的血药浓度会升高;③文拉法辛及其代谢物的血药浓度可能会升高。

• 抗糖尿病药(口服):洛匹那韦可能减弱抗糖尿病药的降糖作用。

• 抗癫痫药:①洛匹那韦的血药浓度会降低,卡马西平的血药浓度会升高;②苯巴比妥和洛匹那韦合用,两者的血药浓度均降低。

• 抗真菌药:①伊曲康唑的血药浓度可能升高,伊曲康唑剂量>200 mg/d 时谨慎与洛匹那韦合用;②酮康唑的血药浓度可能升高,酮康唑剂量大于 200 mg/d 时谨慎与洛匹那韦合用;③与咪康唑合用,洛匹那韦的血药浓度可能升高;④具有 CYP2C19 等位基因者,洛匹那韦-利托那韦与伏立康唑合用,洛匹那韦和伏立康唑的血药浓度均降低;CYP2C19 等位基因缺失者,洛匹那韦-利托那韦与伏立康唑合用,洛匹那韦的血药浓度降低,伏立康唑的血药浓度升高;不推荐合用,除非经过评估认为益处大于风险;⑤洛匹那韦-利托那韦增加艾沙康唑的暴露量 96%,同时洛匹那韦和利托那韦的暴露量降低,可导致治疗失败,故应谨慎合用。

☞抗组胺药:阿司咪唑或特非那定的血药浓度会明显升高。可能发生严重的或危及生命的不良反应。

☞抗疟疾药/抗原虫药:①与阿托伐醌合用,茚地那韦的血药浓度会降低；谨慎合用，茚地那韦的抗病毒活性降低；②与茚地那韦合用，卤泛群、苯芴醇或奎宁的血药浓度可能会升高；③与甲氟喹合用时，Q-T间期延长的效应可出现叠加，心律失常的风险增加，禁止合用；④与奎宁合用，奎宁的血药浓度会明显升高。不推荐合用。

• 抗偏头痛药：麦角生物碱的血药浓度会升高，增加麦角中毒的危险性。可能发生严重的或危及生命的不良反应。

• 抗肿瘤药：伊立替康、紫杉醇、长春花碱的血药浓度会明显升高。密切监测，可能须降低抗肿瘤药的剂量。

▣ 抗精神病药：①氯氮平的血药浓度可能会升高，心律失常的风险增加，不推荐合用；②氯氮平的血药浓度会明显降低，须增加奥氮平的剂量；③匹莫齐特的血药浓度会升高，心律失常的风险增加。

• 抗焦虑药：丁螺环酮的血药浓度会升高，可发生帕金森综合征。密切监测，应降低丁螺环酮的剂量。

• 苯二氮䓬类：①阿普唑仑的血药浓度会升高，密切监测，应降低阿普唑仑的剂量；②氯氮䓬、地西泮、氟西泮的血药浓度可能会升高。

• 茶碱：茶碱的血药浓度降低。监测茶碱的血药浓度，根据其血药浓度调整茶碱的剂量。

▣ 强心苷类：地高辛的血药浓度可能会升高。心律失常的风险增加。

• 抗凝血药：①可能改变华法林的血药浓度。监测INR，如许可，应调整华法林的剂量；②利伐沙班的血药浓度升高，出血风险增加。

▣ 抗心律失常药：①胺碘酮的血药浓度会升高；②与丙吡胺合用，心律失常的风险增加，尽量避免合用；③普罗帕酮的血药浓度会明显升高，心律失常的风险增加；④苄普地尔、利多卡因、奎尼丁的血药浓度会升高。

▣ β受体拮抗药：①与洛匹那韦-利托那韦合用，阿替洛尔的血药浓度会升高，心律失常的风险增加，应降低阿替洛尔的剂量；②比索洛尔和洛匹那韦合用，P-R间期延长的效应可能出现叠加，心律失常的风险增加；③卡维地洛和洛匹那韦合用，卡维地洛的血药浓度会升高，心律失常的风险增加；④美托洛尔、普萘洛尔或噻吗洛尔和洛匹那韦合用，β受体拮抗药的血药浓度会升高，心律失常的风险增加。

• 钙通道阻滞剂：除乐卡地平外，钙通道阻滞剂的血药浓度会升高。

• 调脂药：阿托伐他汀、瑞舒伐他汀或辛伐他汀的血药浓度会升高，升高肌病及肝损害的风险。

• 皮质激素：①布地奈德、氟替卡松或泼尼松龙的血药浓度会升高；②与地塞米松合用，茚地那韦的血药浓度会降低，可能丧失抗病毒活性。

▣ 促胃肠蠕动药：西沙必利的血药浓度会明显升高，可增加心律失常风险。

• 质子泵抑制剂：洛匹那韦的血药浓度会降低，使

其抗病毒活性降低。不推荐长期合用。

• 免疫抑制药：与免疫抑制药合用，环孢素、西罗莫司、他克莫司的血药浓度升高。监测免疫抑制药的血药浓度，根据其血药浓度调整剂量。

• 口服避孕药：与洛匹那韦-利托那韦合用，炔雌醇或炔诺酮的血药浓度会降低。

▣ 帕比司他：洛匹那韦-利托那韦可升高帕比司他的血药浓度，合用时应降低帕比司他的剂量至10 mg。

铝碳酸镁
见抗酸药。

氯胺酮
见全身用麻醉药。

氯巴占
见抗焦虑与催眠药。

氯苯那敏
见抗组胺类药。

氯吡格雷

• 镇痛药：氯吡格雷与NSAIDs或阿司匹林合用可增加出血风险。

▣ 抗菌药：氯吡格雷的抗血小板效应可能会被氯霉素、环丙沙星或红霉素减弱。

▣ 抗凝血药：①氯吡格雷的生产商建议避免其与华法林合用；②氯吡格雷的抗血小板作用可增强香豆素类和苯茚二酮的抗凝效应；③氯吡格雷与肝素合用增加出血的风险。

▣ 抗抑郁药：氯吡格雷的抗血小板效应可能会被氟西汀、氟伏沙明或吗氯贝胺减弱。

▣ 抗癫痫药：氯吡格雷的抗血小板效应可能会被卡马西平或奥卡西平减弱。

▣ 抗真菌药：氯吡格雷的抗血小板效应可能会被氟康唑、伊曲康唑、酮康唑或伏立康唑减弱。

▣ 抗病毒药：氯吡格雷的抗血小板效应可能会被依曲韦林减弱。

• 双嘧达莫：氯吡格雷与双嘧达莫合用增加出血的风险。

• 伊洛前列素：氯吡格雷与伊洛前列素合用可增加的出血风险。

• 替格瑞洛：氯吡格雷与替格瑞洛合用可能会增加出血的风险。

▣ 抗溃疡药：①氯吡格雷的抗血小板效应可能会被西咪替丁、兰索拉唑、泮托拉唑和雷贝拉唑减弱；②氯吡格雷的抗血小板效应可被埃索美拉唑或奥美拉唑减弱。

▣ 坎格瑞洛：在滴注坎格瑞洛期间服用氯吡格雷无效，氯吡格雷只能在坎格瑞洛滴注结束后服用。

氯丙嗪
见抗精神病药。

氯氮平
见抗精神病药。

氯氮䓬

见抗焦虑与催眠药。

氯琥珀胆碱

见肌松药。

氯化钾

见钾盐。

氯甲噻唑

见抗焦虑与催眠药。

氯甲西泮

见抗焦虑与催眠药。

氯卡色林

📎5-羟色胺能药:与可能影响 5-羟色胺能神经传递系统的其他药物合用时应非常谨慎,包括但不限于曲坦类药物、MAOIs(包括利奈唑胺,一种可逆性非选择性 MAOI 抗生素)、SSRIs、SNRIs、右美沙芬、三环类抗抑郁药物(TCAs)、安非他酮、锂剂、曲马多、色氨酸和贯叶连翘。

📎抗抑郁药:氯卡色林可升高氟西汀、帕罗西汀的血药浓度,应谨慎合用。

阿片类药物:氯卡色林可升高右美沙芬的血药浓度,应谨慎合用。

氯喹和羟氯喹

• 吸附剂:氯喹和羟氯喹的吸收可因合用高岭土而减少。

• α 和 β 半乳糖苷酶:氯喹和羟氯喹可能会抑制 α 和 β 半乳糖苷酶的效应,应避免合用。

• 抗酸药:氯喹和羟氯喹的吸收可被抗酸药减少。

📎抗心律失常药:氯喹和羟氯喹与胺碘酮合用可增加室性心律失常的风险。

📎抗菌药:氯喹和羟氯喹与莫西沙星合用可增加室性心律失常的风险,应避免合用。

• 抗癫痫药:氯喹和羟氯喹与抗癫痫药合用可增加惊厥的风险。

📎抗疟药:①蒿甲醚-苯芴醇的生产商建议避免抗疟药物与其合用;②氯喹和羟氯喹与甲氟喹合用可增加惊厥的风险。

📎抗精神病药:氯喹和羟氯喹与氟哌利多合用可增加室性心律失常的风险,应避免合用。

📎强心苷类:氯喹和羟氯喹可能会升高地高辛的血药浓度。

📎环孢素:氯喹和羟氯喹可升高环孢素的血药浓度,从而增加中毒的风险。

• 组胺:避免组胺与抗疟药物合用。

• 镧制剂:镧制剂可能会减少氯喹和羟氯喹的吸收,合用时至少间隔 2 h 分开服用。

• 拉罗尼酶:氯喹和羟氯喹可能会抑制拉罗尼酶的效应(拉罗尼酶的生产商建议避免合用)。

• 拟副交感神经药:氯喹和羟氯喹有降低新斯的明、吡斯的明效应的可能性,很可能会加重肌无力症状。

• H₂-受体拮抗剂:氯喹和羟氯喹的代谢可被西咪替丁抑制,使其血药浓度升高。

• 疫苗:抗疟药可使伤寒疫苗失活。

📎帕比司他:帕比司他禁止与能延长 Q-T 间期的药物合用。

氯雷他定

见抗组胺药。

氯马斯汀

见抗组胺类药。

氯霉素

• 抗菌药:氯霉素的代谢可被利福平加速,使其血药浓度降低。

📎抗凝血药:氯霉素可增强香豆素类的抗凝效应。

📎抗糖尿病药:氯霉素可增强磺脲类的效应。

📎抗癫痫药:①氯霉素可升高苯妥英的血药浓度,增加中毒的风险;②氯霉素的代谢可被扑米酮加速,使其血药浓度降低。

📎抗精神病药:氯霉素应避免与氯氮平合用,以免增加粒细胞缺乏症的风险。

📎巴比妥类药物:氯霉素的代谢可被巴比妥类药物加速,使其血药浓度降低。

📎环孢素:氯霉素可能会升高环孢素的血药浓度。

📎氯吡格雷:氯霉素可能会降低氯吡格雷的抗血小板效应。

• 羟钴胺:氯霉素可降低羟钴胺的效应。

📎他克莫司:氯霉素可能会升高他克莫司的血药浓度。

• 疫苗:抗菌药可使伤寒疫苗失活。

📎舍雷肽酶:舍雷肽酶与抗生素合用可导致皮肤黏膜眼综合征及中毒性表皮坏死松解症、间质性肺炎、嗜酸细胞肺浸润综合征、休克。禁止合用。

氯米帕明

见三环类抗抑郁药。

氯帕胺

见利尿药。

氯普唑仑

见抗焦虑与催眠药。

氯屈膦酸钠

见双膦酸盐。

氯噻嗪

见利尿药。

氯噻酮

见利尿药。

氯沙坦

见血管紧张素 Ⅱ 受体拮抗剂。

氯硝西泮

见抗焦虑与催眠药。

麻黄碱

见拟交感神经药。

吗啡

见阿片类镇痛药。

吗氯贝胺

☞镇痛药:①吗氯贝胺与右美沙芬或哌替啶合用,可能会导致中枢神经兴奋或抑制(高血压或低血压),应避免合用;②吗氯贝胺与阿片类镇痛药合用,可能会导致中枢神经兴奋或抑制(高血压或低血压)。

☞抗抑郁药:①停用 MAOI、SSRI 类抗抑郁药,如西酞普兰、米氮平、帕罗西汀,三环类相关的抗抑郁药或三环类抗抑郁药至少 1 周内避免使用吗氯贝胺;②吗氯贝胺与艾司西酞普兰合用可增加中枢神经中毒的风险,最好避免合用;③停用氟伏沙明 5 周内避免使用吗氯贝胺;④停用舍曲林 2 周内避免使用吗氯贝胺;⑤吗氯贝胺与度洛西汀合用可能会增加 5 羟色胺能的效应。

☞抗疟药:蒿甲醚-苯芴醇生产商建议避免抗抑郁药与其合用。

☞丁胺苯丙酮:丁胺苯丙酮生产商建议避免吗氯贝胺与其合用。

☞吗氯贝胺可能会降低氯吡格雷的抗血小板作用。

☞多巴胺能药物:①恩他卡朋生产商建议慎与吗氯贝胺合用;②吗氯贝胺与左旋多巴合用可增加不良反应;③吗氯贝胺与司来吉兰应避免合用。

☞5-HT$_1$受体激动剂:①吗氯贝胺与利扎曲坦或舒马曲坦合用可增加中枢神经系统的毒性,停用吗氯贝胺 2 周内避免使用利扎曲坦或舒马曲坦;②吗氯贝胺与左米曲坦合用可增加中枢神经系统的毒性,合用时须降低左米曲坦剂量。

☞西布曲明:吗氯贝胺与西布曲明合用可增加中枢神经系统的毒性,西布曲明生产商建议避免合用,停用吗氯贝胺 2 周内也避免使用西布曲明。

☞拟交感神经药:吗氯贝胺与右苯丙胺、多巴胺、多培沙明、麻黄碱、异美汀、哌甲酯、苯肾上腺素、苯丙醇胺、伪麻黄碱或 β-苯乙胺类合用增加高血压危象的风险。

•H$_2$-受体拮抗剂:西咪替丁可升高吗氯贝胺的血药浓度(应降低吗氯贝胺的剂量)。

吗替麦考酚酯

见麦考酚酯。

麦角胺和美西麦角

见麦角生物碱。

麦角生物碱

•全身性麻醉药:麦角新碱产妇的子宫收缩效应可被氟烷降低。

☞抗菌药:麦角胺或美西麦角与大环内酯类合用可增加麦角中毒的风险,应避免合用。

•抗抑郁药:麦角胺或美西麦角与瑞波西汀合用可能发生高血压。

☞抗真菌药:麦角胺或美西麦角与咪唑类或唑类抗真菌药合用可增加麦角中毒的风险,应避免合用。

☞抗病毒药:①麦角生物碱的血药浓度可能会被阿扎那韦升高,应避免合用;②麦角生物碱与依法韦仑合用可增加麦角中毒的风险,应避免合用;③麦角胺或美西麦角与福沙那韦、茚地那韦、奈非那韦、利托那韦或沙奎那韦合用可增加麦角中毒风险,应避免合用。

•β受体拮抗药:麦角胺和美西麦角与β受体拮抗药合用可增强外周血管收缩。

☞5-HT$_1$受体激动剂:①麦角胺或美西麦角与阿莫曲坦、利扎曲坦、舒马曲坦或佐米曲坦合用可增加血管痉挛的风险(麦角胺或美西麦角应在阿莫曲坦、利扎曲坦、舒马曲坦或佐米曲坦停用超过 6 h 后应用,阿莫曲坦、利扎曲坦、舒马曲坦或佐米曲坦应在麦角胺或美西麦角停止使用超过 24 h 后应用);②麦角胺或美西麦角与依来曲坦、福伐曲坦或那拉曲坦合用增加血管痉挛的风险(麦角胺或美西麦角应在依来曲坦、福伐曲坦或那拉曲坦停用超过 24 h 后应用,依来曲坦、福伐曲坦或那拉曲坦应在麦角胺或美西麦角停用超过 24 h 后应用)。

•拟交感神经药:麦角胺或美西麦角与拟交感神经药合用可增加麦角中毒的风险。

☞H$_2$-受体拮抗剂:麦角胺或美西麦角与西咪替丁合用可增加麦角中毒的风险,应避免合用。

☞伊卢多啉:双氢麦角胺、麦角胺的血药浓度可能被伊卢多啉升高,合用时应监测双氢麦角胺、麦角胺的血药浓度。

☞奥司替尼:奥司替尼可影响麦角生物碱的血药浓度,应避免合用。

☞司替戊醇:司替戊醇可抑制肝脏对麦角生物碱的消除,导致四肢坏死性麦角中毒。

麦角新碱

见麦角生物碱。

麦角乙脲

•抗精神病药:麦角乙脲的作用可被抗精神病药拮抗。

•美金刚:多巴类的作用可能会被美金刚增强。

•甲基多巴:多巴类的抗帕金森作用可被甲基多巴拮抗。

麦考酚酯

•抗酸药:麦考酚酯的吸收可被抗酸药降低。

•抗癫痫药:细胞毒性药可能会降低苯妥英的吸收。

☞抗精神病药:细胞毒性药应避免与氯氮平合用,以免增加粒性白细胞缺乏症的风险。

•抗病毒药:①麦考酚酯可升高阿昔洛韦的血药浓度,同时麦考酚酯的无活性代谢物血药浓度也会升高;②麦考酚酯可能会升高更昔洛韦的血药浓度,同时麦考酚酯无活性代谢物的血药浓度也会升高。

• 强心苷类:细胞毒性药可降低地高辛片剂的吸收。

• 铁剂:麦考酚酯的吸收可被口服铁剂降低。

• 调脂药:麦考酚酯的吸收可被考来烯胺降低。

• 司维拉姆:麦考酚酯的血药浓度可能会被司维拉姆降低。

☞吗替麦考酚酯:吗替麦考酚酯的血药浓度可被艾沙康唑明显升高,谨慎合用,如必须合用,应密切监测吗替麦考酚酯的血药浓度,根据其血药浓度调整剂量。

• 贝拉西普:吗替麦考酚酯与贝拉西普合用,与吗替麦考酚酯与环孢素合用相比,吗替麦考酚酯的 C_{max} 和 AUC_{0-12} 分别升高 20% 和 40%。

蔓越莓汁

☞抗凝血药:蔓越莓汁可能会增强香豆素类的抗凝效应,应避免合用。

毛果芸香碱

见拟副交感神经药。

美泊利珠单抗

☞抗肿瘤药:美泊利珠单抗与抗肿瘤药合用可增强免疫抑制作用。

☞免疫抑制药:美泊利珠单抗与免疫抑制药合用可增强免疫抑制作用。

美雌醇

见雌激素。

美法仑

• 抗菌药:美法仑与萘啶酸合用可增加美法仑中毒的风险。

• 抗癫痫药:细胞毒性药可能会降低苯妥英的吸收。

☞抗精神病药:细胞毒性药应避免与氯氮平合用,以免增加粒细胞缺乏症的风险。

• 强心苷类:细胞毒性药可降低地高辛片剂的吸收。

☞环孢素:美法仑与环孢素合用可增加肾毒性。

美芬丁胺

• MAOIs:2 周内用过 MOAIs 者禁用。

美金刚

☞全身性麻醉药:美金刚与氯胺酮合用可增加中枢中毒的风险(美金刚生产商建议避免合用)。

☞镇痛药:美金刚与右美沙芬合用可增加中枢中毒的风险(美金刚生产商建议避免合用)。

• 抗凝血药:美金刚可能会增强华法林的作用。

• 抗癫痫药:美金刚可能会减弱扑米酮的作用。

• 抗毒蕈碱药:美金刚可能会增强抗毒蕈碱药的作用。

• 抗精神病药:美金刚可能会减弱抗精神病药的作用。

• 巴比妥类药物:美金刚可能会减弱巴比妥类药物的作用。

☞多巴能药物:①美金刚可能会增加多巴能药物或司来吉兰的作用;②美金刚与金刚烷胺合用可增加中枢中毒的风险(美金刚生产商建议避免合用)。

• 肌松药:美金刚可能会减弱巴氯芬或丹曲林的作用。

美洛培南

• 抗癫痫药:美洛培南可降低丙戊酸盐的血药浓度。

• 雌激素:不诱导肝药酶的抗菌药可能会降低雌激素的避孕作用。

• 丙磺舒:美洛培南的排泄可被丙磺舒降低。

美洛昔康

见 NSAIDs。

美普他酚

见阿片类镇痛药。

美沙拉嗪

见氨基水杨酸盐。

美沙酮

见阿片类镇痛药。

美索巴莫

见肌松药。

美替洛尔

见 β 受体拮抗药。

美托拉宗

见利尿药。

美托洛尔

见 β 受体拮抗药。

美维库铵

见肌松药。

美西律

• 局麻药:抗心律失常药与布比卡因,左旋布比卡因或普鲁卡因合用可增加心肌抑制。

• 镇痛药:美西律的吸收可被阿片类镇痛药延缓。

☞抗心律失常药:两种抗心律失常药合用可增加心肌抑制。

• 抗菌药:美西律的代谢可被利福平加速,使其血药浓度降低。

☞抗抑郁药:美西律的代谢可被氟伏沙明抑制,从而增加中毒的风险。

• 抗癫痫药:美西律的代谢可被苯妥英加速,使其血药浓度降低。

☞抗组胺药:美西律与咪唑斯汀合用可增加室性心律失常风险,应避免合用。

• 抗毒蕈碱药:美西律的吸收可被阿托品延缓。

☞抗精神病药:延长 Q-T 间期的抗心律失常药与延长 Q-T 间期的抗精神病药合用,可增加室性心律失常的风险。

☞抗病毒药：美西律的血药浓度可能会被利托那韦增加，从而增加中毒的风险。

☞β受体拮抗药：抗心律失常药与β受体拮抗药合用可增加心肌抑制。

☞利尿药：美西律的效应可被乙酰唑胺、袢利尿药、噻嗪类及其他相关的利尿药引起的低血钾拮抗。

☞5-HT₃受体拮抗剂：①美西律与多拉司琼合用可增加室性心律失常风险，应避免合用；②托烷司琼生产商建议抗心律失常药慎与其合用，以免增加室性心律失常的风险。

• 茶碱：美西律可升高茶碱的血药浓度。

美西麦角

见麦角生物碱。

镁制剂（非胃肠道给药）。

☞钙通道阻滞剂：非胃肠道给药的镁制剂与硝苯地平在治疗先兆子痫时合用，有发生严重低血压的报道。

• 肌松药：非肠道用镁制剂可增加非去极化肌松药或琥珀胆碱的作用。

门冬酰胺酶

• 甲氨蝶呤：先使用门冬酰胺酶可削弱甚至完全消除后给予的甲氨蝶呤对抗癌细胞的作用，因此不可合用。

孟鲁司特

见白三烯抑制剂。

咪达普利

见 ACEIs。

咪达唑仑

见抗焦虑与催眠药。

咪康唑

见唑类抗真菌药。

咪唑斯汀

见抗组胺药。

米安色林

见三环类抗抑郁药。

米氮平

☞乙醇：米氮平的镇静作用可被乙醇增强。

☞抗凝血药：米氮平增强华法林的抗凝作用。

☞抗抑郁药：①停用米氮平 2 周内不应使用 MAOIs，停用 MAOIs2 周内也应避免使用米氮平；②停用米氮平 1 周内不应使用吗氯贝胺。

• 抗癫痫药：米氮平的血药浓度可被卡马西平、苯妥英降低。

• 抗真菌药：米氮平的血药浓度可被酮康唑升高。

☞抗疟药：蒿甲醚-苯芴醇生产商建议应避免抗抑郁药与其合用。

• 抗焦虑与催眠药：与抗焦虑与催眠药合用可增强镇静效应。

☞西布曲明：米氮平与西布曲明合用，中枢神经系统毒性增加（西布曲明生产商建议避免合用）。

• H₂-受体拮抗剂：米氮平的血药浓度可被西咪替丁升高。

米非司酮

• 镇痛药：米非司酮生产商建议避免与 NSAIDs 合用。

• 皮质激素：米非司酮可降低皮质激素类（包括吸入皮质激素）的作用。

米卡芬净

• 抗真菌药：①米卡芬净可升高伊曲康唑的血药浓度，合用时建议降低伊曲康唑的给药剂量；②米卡芬净可升高两性霉素的血药浓度。

• 钙通道阻滞剂：米卡芬净可升高硝苯地平的血药浓度。

• 环孢素：米卡芬净可升高环孢素的血药浓度。

米拉贝隆

• β受体拮抗药：米拉贝隆可升高美托洛尔的血药浓度。

• 地昔帕明：米拉贝隆可升高地昔帕明的血药浓度。

☞抗心律失常药：米拉贝隆可升高氟卡尼、普罗帕酮的血药浓度，如需合用，降低抗心律失常药的剂量，并监测血药浓度。

☞抗精神病药：米拉贝隆可升高硫利达嗪的血药浓度，如需合用，降低抗硫利达嗪的剂量，并监测血药浓度。

☞强心苷：米拉贝隆可升高地高辛的血药浓度。如需合用，地高辛从最低剂量开始，并监测血浆地高辛浓度。

米力农

见磷酸二酯酶抑制剂。

米诺地尔

见血管舒张药。

米诺环素

见四环素类。

米帕林

• 抗疟药：米帕林可升高伯胺喹的血药浓度，从而增加中毒的风险。

米托坦

☞抗凝血药：米托坦可能会减弱香豆素的抗凝作用。

• 抗癫痫药：细胞毒性药可能会降低苯妥英的吸收。

☞抗精神病药：避免细胞毒性药与氯氮平合用，以免增加粒性白细胞缺乏症的风险。

• 强心苷类：细胞毒性药可降低地高辛片剂的吸收。

• 利尿药：米托坦生产商建议避免与螺内酯合用，

因合用会产生拮抗作用。

莫达非尼

・抗癫痫药:莫达非尼可能升高苯妥英的血药浓度。

☜环孢素:莫达非尼可降低环孢素的血药浓度。

☜雌激素:莫达非尼可加速雌激素的代谢,降低避孕作用。

☜索尼吉布:莫达非尼可明显降低索尼吉布的血药浓度,应避免合用。

莫米松

见皮质激素类。

莫索尼定

・ACEIs:莫索尼定与血管紧张素抑制剂合用可增强降压效应。

・肾上腺素能神经阻滞剂:莫索尼定与肾上腺神经阻滞剂合用可增强降压效应。

・乙醇:莫索尼定与乙醇合用可增强降压效应。

・人白介素-2:莫索尼定与重组人白介素-2合用可增强降压效应。

・α受体拮抗药:莫索尼定与α受体拮抗药合用可增强降压效应。

・全身性麻醉药:莫索尼定与全身性麻醉药合用可增强降压效应。

・镇痛药:莫索尼定的降压作用可被NSAIDs拮抗。

・血管紧张素Ⅱ受体拮抗剂:莫索尼定与血管紧张素Ⅱ受体拮抗剂合用可增强降压效应。

・抗抑郁药:莫索尼定与MAOIs合用可增强降压效应。

・抗精神病药:莫索尼定与吩噻嗪类合用可增强降压效应。

・抗焦虑与催眠药:①莫索尼定与抗焦虑与催眠药合用可增强降压效应;②莫索尼定与苯二氮䓬类合用可增强镇静作用。

・β受体拮抗药:莫索尼定与β受体拮抗药用可增强降压效应。

・钙通道阻滞剂:莫索尼定与钙通道阻滞剂合用可增强降压效应。

・氯压定:莫索尼定与氯压定合用可增强降压效应。

・皮质激素:莫索尼定的降压效应可被皮质激素减弱。

・二氮嗪:莫索尼定与二氮嗪合用可增强降压效应。

・利尿药:莫索尼定与利尿药合用可增强降压效应。

・多巴能药物:莫索尼定与左旋多巴合用可增强降压效应。

・甲基多巴:莫索尼定与甲基多巴合用可增强降压效应。

・莫西赛利:莫索尼定与莫西赛利合用可增强降压效应。

・肌松药:莫索尼定与巴氯芬或替扎尼定合用可增强降压效应。

・硝酸酯类:莫索尼定与硝酸酯类合用可增强降压效应。

・雌激素:莫索尼定的降压效应可被雌激素拮抗。

・前列腺素:莫索尼定与前列地尔合用可增强降压效应。

・血管舒张药:莫索尼定与肼苯达嗪、米诺地尔或硝普钠合用可增强降压效应。

莫西普利

见ACEIs。

莫西赛利

・血管紧张素抑制剂:莫西赛利与ACEIs合用可增强降压效应。

・肾上腺素能神经阻滞剂:莫西赛利与肾上腺神经阻滞剂合用可增强降压效应。

☜α受体拮抗药:莫西赛利与α受体拮抗药合用可能会出现严重直立性低血压。

・血管紧张素Ⅱ受体拮抗剂:莫西赛利与血管紧张素Ⅱ受体拮抗剂合用可增强降压效应。

・β受体拮抗药:莫西赛利与β受体拮抗药合用可能会出现严重直立性低血压。

・钙通道阻滞剂:莫西赛利与钙通道阻滞剂合用可增强降压效应。

・氯压定:莫西赛利与氯压定合用可增强降压效应。

・二氮嗪:莫西赛利与二氮嗪合用可增强降压效应。

・利尿药:莫西赛利与利尿药合用可增强降压效应。

・甲基多巴:莫西赛利与甲基多巴合用可增强降压效应。

・莫索尼定:莫西赛利与莫索尼定合用可增强降压效应。

・硝酸酯类:莫西赛利与硝酸酯类合用可增强降压效应。

・血管舒张药:莫西赛利与肼苯达嗪、米诺地尔、硝普钠合用可增强降压效应。

莫西沙星

见喹诺酮类。

那格列奈

见抗糖尿病药。

那拉曲坦

见5-羟色胺受体激动剂。

那他珠单抗

• 细胞毒性药：那他珠单抗与细胞毒性药合用，能进一步增加那他珠单抗相关性感染。

• 免疫抑制药：那他珠单抗与免疫抑制药合用，能进一步增加那他珠单抗相关性感染。

纳多洛尔

见 β 受体拮抗药。

奈比洛尔

见 β 受体拮抗药。

奈法唑酮

⚕ 奥司替尼：奈法唑酮可明显升高奥司替尼的血药浓度，如必须合用，应密切监测患者的不良反应。

⚕ 替格瑞洛：奈法唑酮可明显降低替格瑞洛的血药浓度，应避免合用。

⚕ 达泊西汀：奈法唑酮禁止与达泊西汀合用。

• 抗病毒药：①奈法唑酮与奈韦拉平合用，奈韦拉平的血药浓度可能会升高；②奈法唑酮的血药浓度会被沙奎那韦升高，密切监测，可能须降低奈法唑酮的剂量；③奈法唑酮的血药浓度可能被依法韦仑降低，密切监测，可能须调整奈法唑酮的剂量；④与奈法唑酮合用，依曲韦林的血药浓度升高，奈法唑酮的血药浓度可能会降低，谨慎合用；⑤与奈法唑酮合用，阿扎那韦的血药浓度可能会升高；⑥利托那韦与奈法唑酮合用，奈法唑酮的血药浓度会升高。

⚕ 氟班色林：氟班色林的血药浓度会被奈法唑酮明显升高，增加低血压和晕厥的危险，所以禁止合用。

⚕ 索尼吉布：奈法唑酮明显升高索尼吉布的血药浓度，如必须合用，奈法唑酮的使用不能超过 14 d，并密切监测索尼吉布的不良反应，特别是肌肉骨骼的反应。

⚕ 帕比司他：奈法唑酮可升高帕比司他的血药浓度，合用时应降低剂量至 10 mg。

奈非那韦

• 抗病毒药：①奈非那韦的血药浓度可被阿扎那韦升高；②与茚地那韦合用，茚地那韦的血药浓度会升高；③与洛匹那韦-利托那韦合用，奈非那韦及其活性代谢产物 M8 的血药浓度均见升高，而洛匹那韦的血药浓度降低；④与利托那韦合用，奈非那韦及其活性代谢物的血药浓度会升高；⑤奈非那韦和沙奎那韦合用，二者血药浓度均升高；⑥与地拉韦啶合用，奈非那韦的血药浓度升高，地拉韦啶的血药浓度降低；⑦与依曲韦林合用，奈非那韦的血药浓度升高；⑧与奈韦拉平合用，奈非那韦及其活性代谢产物的血药浓度降低；⑨阿巴卡韦的血药浓度可能被其他 HIV 蛋白酶抑制剂降低；⑩与去羟肌苷合用，分开给药，未发现相互作用；⑪马拉韦诺的血药浓度会升高。

• 镇痛药：①阿芬太尼、丁丙诺非或芬太尼的血药浓度会明显升高。密切监测，可能需降低镇痛药的剂

量；②与美沙酮合用，美沙酮的血药浓度会降低。可能须增加美沙酮的剂量；监测戒断症状。

• 抗抑郁药物：①与贯叶连翘合用，奈非那韦的血药浓度会降低。避免合用；②与奈非那韦合用，曲唑酮的血药浓度会升高；③与奈非那韦合用，文拉法辛及其代谢物的血药浓度可能会升高。

• 抗糖尿病药（口服）：奈非那韦可能减弱抗糖尿病药的降糖作用。

• 抗癫痫药：奈非那韦会升高卡马西平的血药浓度。密切监测，仔细滴定卡马西平的有效且安全的剂量。

• 抗真菌药：①伊曲康唑的血药浓度可能升高，伊曲康唑剂量＞200 mg/d 时谨慎与奈非那韦合用；②酮康唑的血药浓度可能升高，酮康唑剂量大于 200 mg/d 时谨慎与奈非那韦合用；③奈非那韦可降低伏立康唑的血药浓度。不推荐奈非那韦与伏立康唑合用，除非经过评估认为益处大于风险。

⚕ 抗组胺药：阿司咪唑或特非那定的血药浓度会明显升高。可能发生严重的或危及生命的心脏不良反应。

⚕ 抗疟疾药/抗原虫药：①与卤泛群、苯芴醇合用，心律失常的风险增加，禁止合用。②与奎宁合用，奎宁的血药浓度会升高。密切监测，可能须调整奎宁的剂量。

⚕ 抗偏头痛药：麦角生物碱的血药浓度会升高，增加麦角中毒的危险性。可能发生严重的或危及生命的不良反应。

• 抗肿瘤药：①环磷酰胺的血药浓度会明显升高；②伊立替康、紫杉醇、长春花碱的血药浓度会明显升高。密切监测，可能须降低抗肿瘤药的剂量。

⚕ 抗精神病药：匹莫齐特的血药浓度会升高，心律失常的风险增加。

⚕ 苯二氮䓬类：①阿普唑仑、三唑仑的血药浓度会明显升高，可能发生严重的或危及生命的不良反应；②氯氮䓬、地西泮、氟西泮的血药浓度可能会升高。

• 支气管扩张药：茶碱的血药浓度可能升高。监测茶碱的血药浓度，根据其血药浓度调整茶碱的剂量。

• 抗凝血药：①可能改变华法林的血药浓度，监测INR，如许可调整华法林的剂量；②利伐沙班的血药浓度升高，出血风险增加。

• 抗心律失常药：①胺碘酮的血药浓度会升高，可能发生严重的或危及生命的不良反应；②与丙吡胺、苄普地尔或利多卡因合用时，抗心律失常药的血药浓度可能会升高。

• 钙通道阻滞剂：除乐卡地平外，钙通道阻滞剂的血药浓度会升高。

• 调脂药：阿托伐他汀、瑞舒伐他汀或辛伐他汀的血药浓度会升高，升高肌病及肝损害的风险。

• 皮质激素：①布地奈德、氟替卡松或泼尼松龙的

血药浓度会升高;②与地塞米松合用,茚地那韦的血药浓度会降低,可能丧失抗病毒活性。

- 质子泵抑制剂:与兰索拉唑和奥美拉唑合用,奈非那韦的血药浓度会降低。不推荐合用。
- 免疫抑制药:与免疫抑制药合用,环孢素、西罗莫司、他克莫司的血药浓度升高。监测免疫抑制药的血药浓度,根据其血药浓度调整剂量。
- 口服避孕药:炔雌醇或炔诺酮的血药浓度会降低。

奈福泮

- 抗抑郁药:①奈福泮生产商建议避免与单胺氧化酶抑制剂合用;②奈福泮与三环类合用不良反应可能会增加。
- 抗毒蕈碱药:奈福泮与抗毒蕈碱类药物合用可增加抗毒蕈碱的不良反应。

奈替米星

见氨基糖苷类抗生素。

奈韦拉平

- 镇痛药:丁丙诺啡、芬太尼或美沙酮的血药浓度可能降低。
- 抗分枝杆菌药:①利福布丁的血药浓度会升高。谨慎合用;②与利福平合用,奈韦拉平的血药浓度会降低,禁止合用,使用利福布丁替代利福平;③与利福喷丁合用,奈韦拉平的血药浓度会降低,不推荐合用,奈韦拉平的抗病毒活性会降低。
- 大环内酯类药:克拉霉素的血药浓度降低,依曲韦林和 14-羟基克拉霉素的血药浓度均见升高。建议以阿奇霉素替换克拉霉素。
- 其他抗抑郁药物:①与丁胺苯丙酮合用,丁胺苯丙酮的血药浓度可能会降低,密切监测,可能须调整丁胺苯丙酮的剂量;②与奈法唑酮合用,奈韦拉平的血药浓度可能会升高;③与贯叶连翘合用,奈韦拉平的血药浓度会降低,禁止合用。
- 抗癫痫药:①与卡马西平合用,卡马西平和奈韦拉平的血药浓度均可能会降低;②与氯硝西泮合用,氯硝西泮和奈韦拉平的血药浓度均可能降低;③与乙琥胺合用,乙琥胺和奈韦拉平的血药浓度均可能会降低;④与苯妥英合用,奈韦拉平的血药浓度可能会降低。
- 抗真菌药:①与卡泊芬净合用,卡泊芬净的血药浓度会降低,增加卡泊芬净的维持剂量至 70 mg/d;②与氟康唑合用,奈韦拉平的血药浓度升高;②与伊曲康唑或酮康唑合用,奈韦拉平的血药浓度会升高,伊曲康唑或酮康唑的血药浓度会降低;③与伏立康唑合用,伏立康唑的血药浓度会降低;④与泊沙康唑合用,奈韦拉平的血药浓度可能会升高。
- 抗疟疾药/抗原虫药:奎宁的血药浓度可能会降低。
- 抗偏头痛药:与麦角生物碱合用,麦角中毒的风险增加。

- 抗肿瘤药:紫杉醇的血药浓度可能会降低。
- 抗凝血药:华法林的血药浓度可能会升高。监测 INR,根据 INR 调整华法林的剂量。
- 抗心律失常药:胺碘酮、丙吡胺或利多卡因的血药浓度会降低。
- 抗病毒药:①奈韦拉平可能会降低达卡他韦的血药浓度,尚无研究数据,不推荐合用;②奈韦拉平可降低多芦那韦的血药浓度,避免合用,尚无足够数据以提供推荐剂量;③奈韦拉平可降低西美瑞韦的血药浓度,不推荐合用;④依曲韦林的血药浓度明显降低,禁止合用。
- 钙通道阻滞剂:地尔硫草的血药浓度可能会降低。谨慎合用,可能须调整地尔硫草的剂量。
- 调脂药:阿托伐他汀、洛伐他汀或辛伐他汀的血药浓度会降低。
- 促胃肠蠕动药:西沙必利的血药浓度会降低。
- 免疫抑制剂:环孢素、西罗莫司、他克莫司的血药浓度会降低。监测免疫抑制剂的血药浓度,根据其血药浓度调整剂量。
- 口服避孕药:炔雌醇或炔诺酮的血药浓度会降低,推荐采取其他避孕措施。
- 泌尿生殖系统用药:西地那非、他达那非或伐地那非的血药浓度降低。

萘丁美酮

见 NSAIDs。

萘啶酸

见喹诺酮类。

萘普生

见 NSAIDs。

尼达尼布

- 唑类抗真菌药:尼达尼布的血药浓度可被唑类抗真菌药升高,合用时,应密切监测不良反应,可能须要暂停尼达尼布或降低尼达尼布的剂量。
- 大环内酯类:尼达尼布的血药浓度可被克拉霉素、泰利霉素升高,合用时,应密切监测不良反应,可能须要暂停尼达尼布或降低尼达尼布的剂量。
- 利托那韦:尼达尼布的血药浓度可被利托那韦升高,合用时,应密切监测不良反应,可能须要暂停尼达尼布或降低尼达尼布的剂量。
- 利福平:尼达尼布的血药浓度可被利福平降低,尼达尼布禁止与利福平合用。
- 苯妥英:尼达尼布的血药浓度可被苯妥英降低,尼达尼布禁止与苯妥英合用。
- 贯叶连翘:尼达尼布的血药浓度可被贯叶连翘降低,尼达尼布禁止与贯叶连翘合用。

尼卡地平

见钙通道阻滞剂。

尼可地尔

- 乙醇:尼可地尔的降压作用可被乙醇增强。

• 抗抑郁药：①尼可地尔与 MAOIs 合用可增强降压效应；②尼可地尔的降压效应可能会被三环类增强。

☞西地那非：尼可地尔的降压作用可被西地那非明显增强，应避免合用。

☞他达那非：尼可地尔的降压作用可被他达那非明显增强。

☞伐地那非：尼可地尔与伐他那非合用可增强降压效应，应避免合用。

• 血管舒张药：尼可地尔与肼屈嗪，米诺地尔或硝普钠合用可能会增强降压效应。

尼麦角林

• 利鲁唑：尼麦角林可能会降低利鲁唑的清除率。

• 降压药：尼麦角林可能会增加降压药的作用。

尼莫地平

见钙通道阻滞剂。

尼索地平

见钙通道阻滞剂。

尼扎替丁

见 H_2-受体拮抗剂。

拟副交感神经药

• 抗心律失常药：①新斯的明、吡斯的明的作用可被普鲁卡因胺拮抗；新斯的明、吡斯的明的作用可能会被普罗帕酮拮抗。

☞抗菌药：①加兰他敏的血药浓度可被红霉素升高；②新斯的明、吡斯的明作用可被氨基糖苷类抗生素拮抗；③新斯的明、吡斯的明的作用可被克林霉素拮抗；④新斯的明、吡斯的明的作用可被多黏菌素拮抗。

• 抗抑郁药：加兰他敏的血药浓度可被帕罗西汀升高。

• 抗真菌药：加兰他敏的血药浓度可被酮康唑升高。

• 抗疟药：因为氯喹、羟氯喹可加重重症肌无力的症状，可以减弱新斯的明、吡斯的明作用。

• 抗毒蕈碱药：拟副交感神经药的作用可被抗毒蕈类药拮抗。

• β受体拮抗药：①毛果芸香碱与β受体拮抗药合用可增加心律失常风险；②新斯的明、吡斯的明作用可被普萘洛尔拮抗。

• 锂剂：新斯的明、吡斯的明作用可被锂剂拮抗。

• 肌松药：①多奈哌齐可能会增强琥珀胆碱的作用；②依酚氯铵、加兰他敏、新斯的明、吡斯的明及重酒石酸卡巴拉汀可增强琥珀胆碱的作用；③多奈哌齐可能会拮抗非去极化肌松药作用；④依酚氯铵、新斯的明、吡斯的明及重酒石酸卡巴拉汀可拮抗非去极化肌松药作用。

拟交感神经药

• 肾上腺素能神经阻滞药：麻黄碱、伪麻黄碱、间羟胺、哌甲酯、去甲肾上腺素、羟甲唑啉、去氧肾上腺素、苯丙醇胺、异麻黄碱及赛洛唑啉可拮抗肾上腺素能神经阻滞药的降压作用。

• α受体拮抗药：肾上腺素或多巴胺应避免与特拉唑嗪合用。

• 全身性麻醉药：①肾上腺素与吸入性全身性麻醉药合用，可增加心律失常的风险；②哌醋甲酯与吸入性全身性麻醉药合用可增加高血压的风险。

• 抗凝血药：哌醋甲酯可能会增强香豆素类抗凝血药的作用。

☞抗抑郁药：①右苯丙胺、多巴胺、多培沙明、麻黄碱、异美汀、去氧肾上腺素、苯丙醇胺、伪麻黄碱或其他拟交感神经药与 MAOIs 合用有发生高血压危象的风险；②醋哌甲酯与 MAOIs 合用有发生高血压危象的风险，一些厂商建议在停用 MAOIs 至少 2 周后，才能使用；③右苯丙胺、多巴胺、多培沙明、麻黄碱、伪麻黄碱、哌甲酯、去氧肾上腺素、苯丙醇胺、异麻黄碱或其他拟交感神经药与吗氯贝胺合用有发生高血压危象的风险；④哌醋甲酯可能会抑制 SSRIs 及三环类抗抑郁药的代谢；⑤去甲肾上腺素与三环类抗抑郁药合用可增加高血压和心律失常的风险；⑥肾上腺素与三环类抗抑郁药合用可增加高血压和心律失常的风险（但局麻药与肾上腺素合用安全）。

• 抗癫痫药：①哌醋甲酯可升高苯妥英的血药浓度；②哌醋甲酯的血药浓度可能会被扑米酮升高。

• 抗精神病药：拟交感神经药的升压作用可被抗精神病药拮抗。

• 抗病毒药：右苯丙胺的血药浓度可能会被利托那韦升高。

• 巴比妥类药物：哌醋甲酯可能会升高苯巴比妥的血药浓度。

• β受体拮抗药：①肾上腺素或去甲肾上腺素与β受体拮抗药合用可出现严重的高血压，特别是与非选择性β受体拮抗药合用；②多巴胺与β受体拮抗药合用可能会出现严重的高血压，特别是与非选择性β受体拮抗药合用。

• 可乐定：①肾上腺素或去甲肾上腺素与可乐定合用可能会发生高血压；②有报道哌醋甲酯与可乐定合用引发严重的不良反应，但因果关系尚未确定。

• 皮质激素：麻黄碱可加速地塞米松的代谢。

• 多巴胺能药：①异美汀或苯丙醇胺与溴隐亭合用，可发生毒性；②肾上腺素、多巴酚丁胺、多巴胺及去甲肾上腺素的作用可被恩他卡朋增强；③拟交感神经药避免与雷沙吉兰合用；④多巴胺与司来吉兰合用可发生高血压危象。

• 多沙普仑：拟交感神经药与多沙普仑合用，可增加高血压的风险。

• 麦角生物碱：拟交感神经药与麦角胺和美西麦角

合用可增加麦角中毒的风险。

• 缩宫素:收缩血管的拟交感神经药与缩宫素合用,可增强血管收缩作用,从而增加高血压的风险。

拟交感神经药:①肾上腺素的作用可被多培沙明增强;②去甲肾上腺素的作用可能会被多培沙明增强。

• 茶碱:麻黄碱避免与茶碱合用于儿童。

黏菌素

见多黏菌素类。

尿激酶

见溶栓药。

诺氟沙星

见喹诺酮类。

帕比司他

☞唑类抗真菌药:帕比司他的血药浓度可被唑类抗真菌药升高,合用时应降低剂量至 10 mg。

☞HIV 蛋白酶抑制剂:帕比司他的血药浓度可被 HIV 蛋白酶抑制剂(波普瑞韦、茚地那韦、洛匹那韦-利托那韦、那非那韦、利托那韦、沙奎那韦、替拉瑞韦)升高,合用时应降低剂量至 10 mg。

☞大环内酯类:帕比司他的血药浓度可被克拉霉素、泰利霉素升高,合用时应降低剂量至 10 mg。

☞考尼伐坦:帕比司他的血药浓度可被考尼伐坦升高,合用时应降低剂量至 10 mg。

☞奈法唑酮:帕比司他的血药浓度可被奈法唑酮升高,合用时应降低剂量至 10 mg。

☞葡萄柚汁:帕比司他的血药浓度可被葡萄柚汁升高,导致帕比司他的血药浓度升高,服用帕比司他避免食用杨桃、石榴、石榴汁、葡萄柚、葡萄柚汁。

☞利福霉素类:帕比司他的血药浓度可被利福霉素类降低,应避免合用。

☞抗癫痫药:帕比司他的血药浓度可被卡马西平、苯巴比妥、苯妥英降低,应避免合用。

☞阿托西汀:帕比司他可升高阿托西汀的血药浓度,应避免合用,如必须合用,应监测后者的血药浓度和患者的不良反应。

☞地昔帕明:帕比司他可升高地昔帕明的血药浓度,应避免合用,如必须合用,应监测后者的血药浓度和患者的不良反应。

☞阿片类镇痛药:①帕比司他可升高右美沙芬的血药浓度,应避免合用,如必须合用,应监测后者的血药浓度和患者的不良反应;②帕比司他禁止与能延长 Q-T 间期的药物合用。

☞β受体拮抗药:①帕比司他可升高美托洛尔的血药浓度,应避免合用,如必须合用,应监测后者的血药浓度和患者的不良反应;②帕比司他可升高奈必洛尔的血药浓度,应避免合用,如必须合用,应监测后者的血药浓度和患者的不良反应。

☞奋乃静:帕比司他可升高奋乃静的血药浓度,应

避免合用,如必须合用,应监测后者的血药浓度和患者的不良反应。

☞托特罗定:帕比司他可升高托特罗定的血药浓度,应避免合用,如必须合用,应监测后者的血药浓度和患者的不良反应。

☞抗心律失常药:帕比司他禁止与抗心律失常药合用。

☞氯喹:帕比司他禁止与能延长 Q-T 间期的药物合用。

☞卤泛群:帕比司他禁止与能延长 Q-T 间期的药物合用。

☞莫西沙星:帕比司他禁止与能延长 Q-T 间期的药物合用。

☞苄普地尔:帕比司他禁止与能延长 Q-T 间期的药物合用。

☞匹莫齐特:帕比司他禁止与能延长 Q-T 间期的药物合用。

帕利哌酮

☞乙醇:帕利哌酮与中枢作用的药物或乙醇慎重合用。

☞左旋多巴:帕利哌酮可对抗左旋多巴和其他多巴胺受体激动药,导致直立性低血压,与其他能引起该不良反应的药物合用,可出现叠加效应。

• 卡马西平:帕利哌酮的血药浓度可被卡马西平降低,开始卡马西平治疗时,应考虑增加帕利哌酮剂量;相反,卡马西平停药时,应考虑降低帕利哌酮剂量。

• 丙戊酸盐:帕利哌酮的血药浓度可被丙戊酸盐升高,合用时,临床评估后,可考虑降低帕利哌酮的剂量。

帕罗西汀

见 SSRI 类抗抑郁药。

帕瑞昔布

见 NSAIDs。

帕唑帕尼

☞抗菌药:帕唑帕尼避免与克拉霉素、利福平及泰利霉素合用。

• 抗癫痫药:细胞毒性药可能会降低苯妥英的吸收。

☞抗真菌药:帕唑帕尼避免与酮康唑、伊曲康唑及伏立康唑合用。

☞抗病毒药:帕唑帕尼避免与阿扎那韦、茚地那韦、奈非那韦、利托那韦及沙奎那韦合用。

• 洋地黄苷:细胞毒性药可降低地高辛片剂的吸收。

☞葡萄柚汁:帕唑帕尼应避免与葡萄柚汁合用。

哌泊塞嗪

见抗精神病药。

哌醋甲酯

见拟交感神经类。

哌拉西林

见青霉素类。

哌氰嗪

见抗精神病药。

哌替啶

见阿片类镇痛药。

哌唑嗪

见 α 受体拮抗药。

泮库溴铵

见全身性麻醉药。

泮托拉唑

见质子泵抑制剂。

培朵普利

见 ACEIs。

培高利特

· 抗精神病药:培高利特的作用可被抗精神病药拮抗。

· 美金刚:多巴胺能药物的作用可能会被美金刚增强。

· 甲基多巴:多巴胺能药物的抗帕金森作用可被甲基多巴拮抗。

· 甲氧氯普胺:甲氧氯普胺可拮抗培高利特的抗帕金森作用。

喷司他丁

· 抗癫痫药:细胞毒性药可能会降低苯妥英的吸收。

☞抗精神病药:细胞毒性药应避免与氯氮平合用,以免增加粒细胞缺乏症的风险。

· 强心苷类:细胞毒性药降低地高辛片的吸收。

· 细胞毒性药:①喷司他丁与大剂量环磷酰胺合用可增加毒性,应避免合用;②喷司他丁与氟达拉滨合用可增加肺毒性,导致难以接受的高死亡率。

喷他脒羟乙磺酸盐

☞抗心律失常药:喷他脒羟乙磺酸盐与胺碘酮合用可增加室性心律失常的风险,应避免合用。

☞抗菌药:①喷他脒羟乙磺酸盐与非消化道用红霉素合用可增加室性心律失常的风险;②喷他脒羟乙磺酸盐与莫西沙星合用可增加室性心律失常的风险,应避免合用。

☞抗抑郁药:喷他脒羟乙磺酸盐与三环类合用可增加室性心律失常的风险。

· 抗真菌药:喷他脒羟乙磺酸盐与两性霉素合用可能会增加肾毒性。

☞抗精神病药:喷他脒羟乙磺酸盐与氨磺必利合用可增加室性心律失常的风险,应避免合用。

☞伊伐布雷定:喷他脒羟乙磺酸盐与伊伐布雷定可增加室性心律失常的风险。

喷他佐新

见阿片类镇痛药。

硼替佐米

· 抗癫痫药:细胞毒性药可能会减少苯妥英的吸收。

· 抗真菌药:硼替佐米的血药浓度可被酮康唑升高。

☞抗精神病药:细胞毒性药应避免与氯氮平合用,以免增加粒细胞缺乏症的风险。

· 强心苷类:细胞毒性药可减少地高辛片剂的吸收。

皮质激素

▲注:以下的相互作用不包括皮质激素的局部使用(包括吸入),除非有详细说明。

· ACEIs:皮质激素可拮抗 ACEIs 的降压效应。

· 肾上腺素能神经阻滞剂:皮质激素可拮抗肾上腺素能神经阻滞剂的降压效应。

☞白介素-2:皮质激素应避免与白介素-2 合用。

· α 受体拮抗药:皮质激素可拮抗 α 受体拮抗药的降压效应。

· 镇痛药:①皮质激素与 NSAIDs 合用可增加胃肠出血和溃疡的风险;②皮质激素与阿司匹林合用可增加胃肠出血和溃疡的风险;③皮质激素可降低水杨酸盐的血药浓度。

· 血管紧张素 II 受体拮抗药:皮质激素可拮抗血管紧张素 II 受体拮抗剂的降压效应。

· 抗酸药:抗酸药可减少地夫可特的吸收。

☞抗菌药:①甲泼尼龙的血药浓度可能会被克拉霉素升高;②皮质激素的代谢可能会被红霉素抑制;③甲泼尼龙的代谢可被红霉素抑制;④皮质激素可能会降低异烟肼的血药浓度;⑤皮质激素的代谢可被利福平加速,使其效应降低。

☞抗凝血药:①皮质激素可能会增强或降低香豆素类的抗凝效应,而高剂量的皮质激素则使其抗凝效应增强;②皮质激素可能会增强或降低苯茚二酮的抗凝效应。

· 抗糖尿病药:皮质激素可拮抗抗糖尿病药的降糖效应。

☞抗癫痫药:皮质激素的代谢可被卡马西平、苯妥英及扑米酮加速,使其效应降低。

☞抗真菌药:①皮质激素的代谢可能会被伊曲康唑或酮康唑抑制;②环索奈德活性代谢物的血药浓度可被酮康唑升高;③吸入性莫米松的血药浓度可被酮康唑升高;④吸入或口服的布地奈德的血药浓度均可被酮康唑升高;⑤甲泼尼龙的代谢可被酮康唑抑制;⑥皮质激素与两性霉素合用可增加低血钾的风险,除非必要,应避免合用;⑦吸入性布地奈德的血药浓度可被伊曲康唑升高;⑧伊曲康唑可能会抑制甲泼尼龙的代谢;⑨地塞米松可能会降低卡泊芬净的血药浓度,合用时建议增加卡泊芬净的给药剂量。

☞抗病毒药：①地塞米松可能会降低茚地那韦、洛匹那韦和沙奎那韦的血药浓度；②吸入性或鼻内用氟替卡松的血药浓度可能会被奈非那韦升高；③地塞米松或泼尼松龙的血药浓度可能会被利托那韦升高；④吸入性或鼻内用布地奈德及氟替卡松的血药浓度可能会被利托那韦升高；⑤地塞米松可能会降低达卡他韦的血药浓度，禁止合用；⑥地塞米松可明显降低埃替格韦的血药浓度，导致治疗失败，推荐用其他皮质激素替代地塞米松；⑦泼尼松、甲泼尼龙是 CYP3A 的底物，服用替拉瑞韦同时，系统性应用皮质激素，皮质激素的血药浓度会明显降低，不推荐合用；⑧替拉瑞韦与吸入性氟替卡松、布地奈德合用，可使后两者血药浓度升高，使血浆皮质醇明显降低，不推荐合用，除非患者的益处大于风险；⑨地塞米松可降低波普瑞韦的血药浓度，导致治疗失败，如非必要，不可合用；⑩波普瑞韦可升高吸入性布地奈德和氟替卡松的血药浓度，使血液内皮质激素含量降低，如非必要，避免合用；⑪地塞米松可降低西美瑞韦的血药浓度，导致治疗失败，避免合用。

• 阿瑞吡坦：甲泼尼龙或地塞米松的代谢可被阿瑞吡坦抑制，合用时应减少甲泼尼龙或地塞米松的给药剂量。

☞巴比妥类药物：皮质激素的代谢可被巴比妥类药物加速，从而使其效应降低。

• β 受体拮抗药：皮质激素可拮抗 β 受体拮抗药的降压效应。

• 钙剂：皮质激素可降低钙剂的吸收。

• 钙通道阻滞剂：①皮质激素可拮抗钙通道阻滞剂的降压效应；②甲泼尼龙的血药浓度可被地尔硫䓬升高。

• 强心苷类：皮质激素与强心苷类合用可增加低血钾的风险。

☞环孢素：①高剂量的甲泼尼龙可升高环孢素的血药浓度，从而增加惊厥的风险；②泼尼松龙的血药浓度可被环孢素升高。

• 可乐定：皮质激素可拮抗可乐定的降压效应。

• 二氮嗪：皮质激素可拮抗二氮嗪的降压效应。

• 利尿药：①皮质激素可拮抗利尿药的利尿效应；②皮质激素与乙酰唑胺、髓袢利尿药、噻嗪类或其他利尿药合用可增加低血钾的风险。

• 组胺：皮质激素应避免与组胺合用。

• 甲基多巴：皮质激素可拮抗甲基多巴的降压效应。

• 米伐木肽：皮质激素应避免与米伐木肽合用。

• 米非司酮：皮质激素的效应（包括吸入皮质激素）可在应用米非司酮 3～4 d 后被降低。

• 莫索尼定：皮质激素可拮抗莫索尼定的降压效应。

• 肌松药：皮质激素可能会拮抗泮库溴铵和维库溴铵的效应。

• 硝酸酯类：皮质激素可拮抗硝酸酯类的降压效应。

• 雌激素：皮质激素的血药浓度可被含雌激素的口服避孕药升高。

• 苯甲酸钠：皮质激素可能会降低苯甲酸钠的效应。

• 苯丁酸钠：皮质激素可能会降低苯丁酸钠的效应。

• 生长激素：皮质激素可能会抑制生长激素的促生长效应。

• 拟交感神经药：地塞米松的代谢可被麻黄碱加速。

• 拟交感神经药：皮质激素与高剂量的 β₂-拟交感神经药合用可增加低血钾的风险。

• 茶碱：皮质激素与茶碱合用可增加低血钾的风险。

☞疫苗：高剂量的皮质激素消弱疫苗的免疫应答反应，应避免与活菌疫苗合用。

• 妥拉唑林或抗血压药：皮质激素可拮抗肼屈嗪、米诺地尔及硝普钠的抗高血压效应。

☞替格瑞洛：地塞米松可明显降低替格瑞洛的血药浓度，应避免合用。

• 沃拉帕沙：地塞米松可降低沃拉帕沙的血药浓度。

匹美西林

见青霉素类。

匹莫范色林

☞抗心律失常药：匹莫范色林与奎尼丁、普鲁卡因胺、丙吡胺、胺碘酮、索他洛尔合用，Q-T 间期延长作用相加，禁止合用。

☞抗精神病药：匹莫范色林与齐拉西酮、氯丙嗪、硫利达嗪合用，Q-T 间期延长作用相加，禁止合用。

☞喹诺酮类：匹莫范色林与加替沙星、莫西沙星合用，Q-T 间期延长作用相加，禁止合用。

☞HIV 蛋白酶抑制剂：匹莫范色林的血药浓度可被 HIV 蛋白酶抑制剂（如波普瑞韦、利托那韦）明显升高，合用时，应降低匹莫范色林的剂量，并密切监测不良反应。

☞大环内酯类：匹莫范色林的血药浓度可被克拉霉素、泰利霉素明显升高，合用时，应降低匹莫范色林的剂量，并密切监测不良反应。

☞唑类抗真菌药：匹莫范色林的血药浓度可被唑类抗真菌药明显升高，合用时，应降低匹莫范色林的剂量，并密切监测不良反应。

☞利福霉素类：匹莫范色林的血药浓度可被利福霉素类降低，合用时，应密切监测患者，可能须增加匹莫范色林的剂量。

▣抗癫痫药:匹莫范色林的血药浓度可被苯巴比妥、卡马西平、苯妥英降低,合用时,应密切监测患者,可能须增加匹莫范色林的剂量。

▣贯叶连翘:匹莫范色林的血药浓度可被贯叶连翘降低,合用时,应密切监测患者,可能须增加匹莫范色林的剂量。

匹莫齐特

见抗精神病药。

泼尼松龙

见皮质激素类。

扑米酮

• 乙醇:扑米酮与乙醇合用可增强镇静作用。

• 抗心律失常药:扑米酮可加速丙吡胺的代谢,使其血药浓度降低。

▣抗菌药:①扑米酮可加速氯霉素、多西环素、甲硝唑的代谢,使其血药浓度降低;②扑米酮可降低泰利霉素的血药浓度,应避免合用或至少在停用扑米酮2周后应用。

▣抗凝血药:扑米酮可加速香豆素类的代谢,使其抗凝作用减弱。

▣抗抑郁药:①扑米酮可降低帕罗西汀的血药浓度;②扑米酮可加速米安色林代谢,使其血药浓度降低;③抗癫痫药的抗惊厥作用可能会被 MAOIs 或三环类抗抑郁药拮抗,使惊厥发作阈值降低;④抗癫痫药的抗惊厥作用可被 SSRIs 或三环类抗抑郁药拮抗,使其惊厥发作阈值降低;⑤扑米酮的活性代谢产物的血药浓度可被贯叶连翘降低,应避免合用;⑥扑米酮的抗惊厥作用可被三环类抗抑郁药拮抗,使其惊厥发作阈值降低;⑦扑米酮可能会加速三环类的代谢,使其血药浓度降低。

▣抗癫痫药:①扑米酮常可降低卡马西平的血药浓度,扑米酮的血药浓度有时也会降低,但扑米酮活性代谢产物的血药浓度常会升高;②扑米酮可能会降低乙琥胺的血药浓度;③扑米酮可降低拉莫三嗪和噻加宾的血药浓度;④扑米酮的血药浓度可能会被苯妥英降低,但扑米酮活性代谢产物的血药浓度增加,同时苯妥英的血药浓度常会降低但也可能会升高;⑤扑米酮的血药浓度可能会被丙戊酸盐升高,扑米酮的活性代谢产物的血药浓度也会升高,而丙戊酸盐的血药浓度会降低;⑥扑米酮的血药浓度可能会被氨己烯酸降低。

▣抗真菌药:①扑米酮可能会降低泊沙康唑的血药浓度;②扑米酮可能会降低伏立康唑的血药浓度,应避免合用;③扑米酮可减少灰黄霉素的吸收,使其作用减弱。

▣抗疟药:①抗癫痫药与氯喹、羟氯喹合用可能会增加惊厥的风险;②抗癫痫药的抗惊厥作用可被甲氟喹拮抗。

▣抗精神病药:①扑米酮的抗惊厥作用可被抗精神病药拮抗,使惊厥发作阈值降低;②扑米酮可加速氟哌啶醇的代谢,使其血药浓度降低;③扑米酮可能会降低阿立哌唑的血药浓度,合用时须增加阿立哌唑的剂量。

▣抗病毒药:扑米酮可能会降低茚地那韦、洛匹那韦、奈非那韦、沙奎那韦的血药浓度。

• 抗焦虑与催眠药:扑米酮常会降低氯硝西泮的血药浓度。

• 巴比妥类药物:扑米酮与巴比妥类药物合用可增强镇静作用。

▣钙通道阻滞剂:①扑米酮可减弱非洛地平、伊拉地平的作用;②扑米酮可能会减弱二氢吡啶类、地尔硫草及维拉帕米作用。

• 强心苷类:扑米酮可加速地高辛的代谢,使其作用减弱。

▣环孢素:扑米酮可加速环孢素的代谢,使其作用减弱。

▣皮质激素:扑米酮可加速皮质激素的代谢,使其作用减弱。

• 利尿药:①扑米酮的血药浓度可能会被乙酰唑胺降低;②扑米酮与碳酸酐酶抑制剂合用可增加骨质疏松的风险。

• 叶酸类:扑米酮的血药浓度可能会被叶酸降低。

• 激素拮抗剂:扑米酮的代谢可被孕三烯酮、托瑞米芬加速,导致其血药浓度降低。

• 5-HT$_3$ 受体拮抗剂:扑米酮可降低托烷司琼的血药浓度。

• 白三烯抑制剂:扑米酮可降低孟鲁司特的血药浓度。

• 美金刚:扑米酮的作用可能会被美金刚减弱。

▣雌激素:扑米酮可加速雌激素的代谢,从而减弱其避孕作用。

▣孕激素:扑米酮可加速孕激素的代谢,从而减弱其避孕作用。

• 拟交感神经药:扑米酮的血药浓度可能会被哌醋甲酯升高。

• 茶碱:扑米酮可加速茶碱的代谢,从而使其作用减弱。

• 甲状腺素:扑米酮可加速甲状腺素的代谢,合用于甲状腺功能减退的患者中须增加甲状腺素的剂量。

• 替勃龙:扑米酮可加速替勃龙的代谢,使其血药浓度降低。

• 维生素类:扑米酮可能增加维生素 D 的需求量。

普伐他汀

见他汀类。

普拉格雷

▣坎格瑞洛:在滴注坎格瑞洛期间服用普拉格雷无效,只能在坎格瑞洛滴注结束后服用普拉格雷。

香豆素类:普拉格雷与香豆素类合用,出血的风险增加。

NSAIDs:普拉格雷与 NSAIDs 合用,出血的风险增加。

普拉克索

· 抗精神病药:普拉克索生产商建议避免其与抗精神病药合用,以免产生拮抗作用。

· 美金刚:多巴胺能药物的作用可能会被美金刚增强。

· 甲基多巴:多巴胺能药物的抗帕金森作用可被甲基多巴拮抗。

· H₂受体拮抗剂:普拉克索的排泄可被西咪替丁降低,从而使其血药浓度升高。

普拉曲沙

☞地诺单抗:普拉曲沙与地诺单抗合用,会增加免疫抑制作用和感染的风险,应监测不良反应。

· 丙磺舒:普拉曲沙的清除可被丙磺舒延迟,延长其在体内的停留时间。

· NSAIDs 普拉曲沙的清除可被 NSAIDs 延迟。

· 磺胺甲噁唑-甲氧苄啶:普拉曲沙的清除可被磺胺甲噁唑-甲氧苄啶延迟。

普鲁卡因胺

· ACEIs:普鲁卡因胺与卡托普利合用可增加中毒的风险,特别是存在肾损害时。

· 局部麻醉药:抗心律失常药与布比卡因、左布比卡因、普鲁卡因合用可增强心肌抑制。

☞抗心律失常药:①抗心律失常药与其他抗心律失常药合用可增强心肌抑制;②普鲁卡因胺的血药浓度可被胺碘酮升高,从而增加室性心律失常的风险,应避免合用。

☞抗菌药:①普鲁卡因胺与莫西沙星合用可增加室性心律失常的风险,应避免合用;②普鲁卡因胺的血药浓度可被甲氧苄啶升高。

☞抗抑郁药:普鲁卡因胺与三环类抗抑郁药合用可增加室性心律失常的风险。

☞抗组胺药物:普鲁卡因胺与咪唑斯汀合用可增加室性心律失常的风险,应避免合用。

☞抗疟药:蒿甲醚-苯芴醇生产商建议避免普鲁卡因胺与其合用,以免增加室性心律失常的风险。

☞抗精神病药:①延长 Q-T 间期的抗心律失常药与延长 Q-T 间期的抗精神病药合用可增加室性心律失常的风险;②普鲁卡因胺与氨磺必利、匹莫齐特或舍吲哚合用可增加室性心律失常的风险,应避免合用;③普鲁卡因胺与吩噻嗪类药物合用可增加室性心律失常的风险;④丁苯那嗪与能延长 Q-T 间期的抗心律失常药合用,Q-Tc 间期延长的风险升高,合用时禁用于患有先天Q-T 间期延长综合征以及有心律不齐病史的患者。

☞阿托西汀:普鲁卡因胺与阿托西汀合用可增加室性心律失常的风险。

☞β受体拮抗药:①抗心律失常药与β受体拮抗药合用可增强心肌抑制;②普鲁卡因胺与索他洛尔合用可增加室性心律失常的风险,应避免合用。

☞5-HT₃受体拮抗剂:①普鲁卡因胺与多拉司琼合用可增加室性心律失常的风险,应避免合用;②托烷司琼生产商建议慎将抗心律失常药与其合用,以免增加室性心律失常的风险。

☞肌松药:普鲁卡因胺可增强肌松药的作用。

· 拟副交感神经药:普鲁卡因胺可拮抗新斯的明、吡斯的明的作用。

· H₂受体拮抗剂:普鲁卡因胺的血药浓度可被西咪替丁升高。

☞匹莫范色林:普鲁卡因胺与匹莫范色林合用,Q-T 间期延长作用相加,禁止合用。

☞曲司氯铵:曲司氯铵与普鲁卡因胺合用,有可能引起二者的血药浓度均会提高,应对患者进行严密监护。

普罗帕酮

· 局麻药:抗心律失常药与布比卡因,左旋布比卡因或普鲁卡因合用可增强心肌抑制。

☞抗心律失常药:抗心律失常药与其他抗心律失常药合用可增强心肌抑制。

☞抗菌药:普罗帕酮的代谢可被利福平加速,使其作用减弱。

☞抗凝血药:普罗帕酮可增强香豆素类的抗凝作用。

☞抗抑郁药:①普罗帕酮的代谢可能会被帕罗西汀抑制,从而增加中毒的风险;②普罗帕酮与三环类合用可增加心律失常风险。

☞抗组胺药:普罗帕酮与咪唑斯汀可增加室性心律失常的风险,应避免合用。

☞抗精神病药:延长 Q-T 间期的抗心律失常药延长Q-T 间期的抗精神病药合用可增加室性心律失常的风险。

☞抗病毒药:①普罗帕酮的血药浓度可能会被安泼那韦升高,从而增加室性心律失常的风险,应避免合用;②普罗帕酮的血药浓度可被利托那韦升高,从而增加室性心律失常的风险,应避免合用;③普罗帕酮的血药浓度可被普拉瑞韦升高,导致严重或致命性不良反应,如需合用严密监视患者症状;④普罗帕酮与波普瑞韦合用,可引发致命的不良事件,合用时应密切观察,并监测血药浓度;⑤普罗帕酮的血药浓度可被西美瑞韦升高,合用时应密切观察,并监测血药浓度。

· β受体拮抗药:①抗心律失常药与β受体拮抗药合用可增强心肌抑制;②普罗帕酮可升高美托洛尔、普萘洛尔的血药浓度。

☞强心苷类:普罗帕酮可升高地高辛的血药浓度,合用时地高辛剂量应减半。

· 环孢素:普罗帕酮可能会升高环孢素的血药

浓度。

•5-HT₃受体拮抗剂:①普罗帕酮与多拉司琼合用可增加室性心律失常的风险,应避免合用;②托烷司琼生产商建议慎将抗心律失常药与其合用,以免增加室性心律失常的风险。

•拟副交感神经药:普罗帕酮可能会拮抗新斯的明和吡斯的明的作用。

•茶碱:普罗帕酮可升高茶碱的血药浓度。

▣H₂-受体拮抗剂:普罗帕酮的血药浓度可被西咪替丁升高。

•米拉贝隆:普罗帕酮的血药浓度可被米拉贝隆升高,如需合用,降低普罗帕酮的剂量,并监测血药浓度。

•吡非尼酮:普罗帕酮会增加吡非尼酮的不良反应。

普萘洛尔

见β受体拮抗药。

普瑞巴林

▣阿片类镇痛药:普瑞巴林与羟可酮合用时,可导致认知功能降低,运动功能损伤。

•劳拉西泮:普瑞巴林可增强劳拉西泮的作用。

•乙醇:普瑞巴林可增强乙醇的作用。

葡萄柚汁

▣抗心律失常药:①葡萄柚汁可升高胺碘酮的血药浓度;②葡萄柚汁可升高决奈达隆的血药浓度,应避免合用。

▣抗组胺类药:葡萄柚汁可升高卢帕他定的血药浓度,应避免合用。

•抗疟药:葡萄柚汁可能会升高蒿甲醚或苯芴醇的血药浓度。

•抗病毒药:葡萄柚汁可能会升高依法韦仑的血药浓度。

•抗焦虑与催眠药:葡萄柚汁可升高丁螺环酮的血药浓度。

•钙通道阻滞剂:①葡萄柚汁可能会升高氨氯地平的血药浓度;②葡萄柚汁可升高非洛地平、伊拉地平、拉西地平、乐卡地平、尼卡地平、硝苯地平、尼莫地平及维拉帕米的血药浓度。

▣环孢素:葡萄柚汁可升高环孢素的血药浓度,从而增加中毒的风险。

▣秋水仙碱:葡萄柚汁可能会增加秋水仙碱中毒的风险。

▣细胞毒性药:①葡萄柚汁应避免与依维莫司、拉帕替尼、尼罗替尼和帕唑帕尼合用;②葡萄柚汁可能会升高长春氟宁的血药浓度,应避免合用。

•伊伐布雷定:葡萄柚汁可升高伊伐布雷定的血药浓度。

•调脂药:①葡萄柚汁可能会升高阿托伐他汀的血药浓度;②葡萄柚汁可升高辛伐他汀的血药浓度,应避免合用。

▣雷诺嗪:葡萄柚汁可能会升高雷诺嗪的血药浓度,应避免合用。

•西地那非:葡萄柚汁可能会升高西地那非的血药浓度。

▣西罗莫司:葡萄柚汁可升高西罗莫司的血药浓度,应避免合用。

•他克莫司:葡萄柚汁可升高他克莫司的血药浓度。

•他达那非:葡萄柚汁可升高他达那非的血药浓度,应避免合用。

▣托伐普坦:葡萄柚汁可升高托伐普坦的血药浓度,应避免合用。

▣伐地那非:葡萄柚汁可升高伐地那非的血药浓度,应避免合用。

▣帕比司他:葡萄柚汁可升高帕比司他的血药浓度,应避免合用。

▣曲贝替定:葡萄柚汁可升高曲贝替定的血药浓度,禁止合用。

▣伊伐卡夫特:葡萄柚汁可升高伊伐卡夫特的血药浓度,应避免合用。

▣鲁拉西酮:葡萄柚汁可升高鲁拉西酮的血药浓度,应避免合用。

七氟醚

见全身性麻醉药。

齐多夫定

•阿托伐醌:齐多夫定的代谢可能会被阿托伐醌抑制,从而升高其血药浓度。

•丙磺舒:齐多夫定的排泄可被丙磺舒降低,从而增加其血药浓度和毒性风险。

齐拉西酮

▣卡马西平:卡马西平可减少齐拉西酮吸收。

▣酮康唑:酮康唑可增加齐拉西酮的吸收。

▣抗心律失常药:齐拉西酮与奎尼丁、多非利特、索他洛尔合用,QT延长作用相加,禁止合用。

▣抗精神病药:齐拉西酮与硫利达嗪、匹莫齐特合用,QT延长作用相加,禁止合用。

▣喹诺酮类:齐拉西酮与莫西沙星、司帕沙星合用,QT延长作用相加,禁止合用。

齐留通

▣茶碱:齐留通可明显降低茶碱的稳态清除率,增加茶碱的不良反应。

▣华法林:齐留通可使R-华法林的清除率降低,S-华法林的药动学不受影响。这些药动学的变化可伴有明显的凝血酶原时间增加。

•β受体拮抗药:齐留通可使普萘洛尔的血药浓度明显增加,清除率下降。

前列地尔

见前列腺素类。

前列腺素类

• ACEIs：前列地尔与 ACEIs 合用可增强降压效应。

• 肾上腺素能神经阻滞药：前列地尔与肾上腺素能神经阻滞药合用可增强降压效应。

• α 受体拮抗药：前列地尔与 α 受体拮抗药合用可增强降压效应。

• 血管紧张素 Ⅱ 受体拮抗剂：前列地尔与血管紧张素 Ⅱ 受体拮抗剂合用可增强降压效应。

• β 受体拮抗药：前列地尔与 β 受体拮抗药合用可增强降压效应。

• 钙通道阻滞剂：前列地尔与钙通道阻滞剂合用可增强降压效应。

• 可乐定：前列地尔与可乐定合用可增强降压效应。

• 二氮嗪：前列地尔与二氮嗪合用可增强降压效应。

• 利尿药：前列地尔与利尿药合用可增强降压效应。

• 甲基多巴：前列地尔与甲基多巴合用可增强降压效应。

• 莫索尼定：前列地尔与莫索尼定合用可增强降压效应。

• 硝酸酯类药：前列地尔与硝酸酯类药合用可增强降压效应。

• 缩宫素：前列腺素可增强子宫的收缩作用。

• 血管舒张药：前列地尔与肼屈嗪、米诺地尔或硝普钠合用可增强降压效应。

强心苷类

• ACEIs：地高辛的血药浓度可能会被卡托普利升高。

• α 受体拮抗药：地高辛的血药浓度可被哌唑嗪升高。

• 氨基水杨酸盐：地高辛的吸收可能会被柳氮磺胺吡啶降低。

• 镇痛药：强心苷类药物的血药浓度可能会被 NSAIDs 升高，也可能加剧心力衰竭和降低肾功能。

• 抗酸药：地高辛的吸收可能会被抗酸药减少。

☞抗心律失常药：地高辛的血药浓度可被胺碘酮、决奈达隆及普罗帕酮升高，合用时地高辛的给药剂量须减半。

• 抗菌药：①地高辛的血药浓度可能被庆大霉素、泰利霉素或甲氧苄啶升高；②地高辛的吸收可被新霉素减少；③地高辛的血药浓度可能会被利福平降低；④地高辛的血药浓度可被大环内酯类升高，从而增加中毒的风险。

☞抗抑郁药：地高辛的血药浓度可被贯叶连翘降低，应避免合用。

• 抗糖尿病药：①地高辛的血药浓度可能会被阿卡波糖降低；②地高辛的血药浓度可被西他列汀升高。

• 抗癫痫药：地高辛的血药浓度可能会被苯妥英降低。

☞抗真菌药：①在两性霉素引起低血钾时，强心苷类与之合用可增加心脏毒性；②地高辛的血药浓度可被伊曲康唑升高；③地高辛的血药浓度可被艾沙康唑明显升高，谨慎合用，如必须合用，应密切监测合用药物的血药浓度，根据其血药浓度调整剂量。

☞抗疟药：①地高辛的血药浓度可能会被氯喹及羟氯喹升高；②地高辛与甲氟喹合用可能会增加心动过缓的风险；③地高辛的血药浓度可被奎宁升高。

• 抗毒蕈碱药：地高辛的血药浓度可能会被达非那新升高。

☞抗病毒药：①地高辛的血药浓度可被依曲韦林升高；②地高辛的血药浓度可能会被利托那韦升高；③地高辛的血药浓度可被达卡他韦升高，地高辛的剂量应从低剂量开始仔细滴定，推荐监测地高辛的血药浓度；④地高辛的血药浓度可被替拉瑞韦升高，地高辛应从最低剂量开始，在监测血药浓度条件下滴定剂量；⑤地高辛与波普瑞韦合用，可引发致命的不良事件，合用时应密切观察，并监测血药浓度；⑥地高辛的血药浓度可被西美瑞韦升高，推荐监测地高辛的血药浓度。

• 抗焦虑药和镇静催眠药：地高辛的血药浓度可被阿普唑仑升高，从而增加中毒的风险。

• β 受体拮抗药：强心苷类与 β 受体拮抗药合用可增加 AV 传导阻滞和心动过缓的风险。

• 钙剂：强心苷类与大剂量静脉给予钙剂合用可突发心律失常。

☞钙通道阻滞剂：①地高辛的血药浓度可被地尔硫䓬、乐卡地平及尼卡地平升高；②地高辛的血药浓度可能会被硝苯地平升高；③地高辛的血药浓度可被维拉帕米升高，从而增加 AV 传导阻滞和心动过缓的风险。

☞环孢素：地高辛的血药浓度可被环孢素升高，从而增加中毒的风险。

☞秋水仙碱：地高辛与秋水仙碱合用可增加肌病的风险。

• 皮质激素：强心苷类与皮质激素合用可增加低血钾的风险。

• 细胞毒性药：地高辛片剂的吸收可被细胞毒性药减少。

☞利尿药：①如果在乙酰唑胺、髓袢利尿药、噻嗪类及其他利尿药已经引起低血钾的情况下，强心苷类与其合用，可增加心脏毒性；②地高辛的血药浓度可能会被醛固酮拮抗剂升高；③地高辛的血药浓度可被螺内酯升高。

• 雷利度胺:地高辛的血药浓度可能会被雷利度胺升高。

• 调脂药:①强心苷类的吸收可能会被考来替泊、考来烯胺减少;②地高辛的血药浓度可能会被阿托伐他汀升高。

• 肌松药:①强心苷类与氯化琥珀胆碱合用可增加室性心律失常的风险;②强心苷类与替扎尼定合用增加心动过缓的风险。

• 青霉胺:地高辛的血药浓度可能会被青霉胺降低。

• 雷诺嗪:地高辛的血药浓度可被雷诺嗪升高。

• 拟交感神经药:地高辛的血药浓度可能会被沙丁胺醇降低。

• 托伐普坦:地高辛的血药浓度可被托伐普坦升高,从而增加中毒的风险。

• 抗溃疡药:①地高辛的血药浓度可能会被质子泵抑制剂轻微升高;②地高辛的血药浓度可能会被硫糖铝降低。

☞ 罗拉吡坦:地高辛的血药浓度可被罗拉吡坦升高,合用时应监测地高辛的血药浓度。

☞ 伊伐卡夫特:地尔硫草的血药浓度可被伊伐卡夫特升高,谨慎合用,并密切监测。

☞ 米拉贝隆:地高辛的血药浓度可被米拉贝隆升高。如需合用,地高辛从最低剂量开始,并监测血浆地高辛浓度。

☞ 洛美他派:地高辛的底物的血药浓度可被洛美他派升高,应降低地高辛的剂量。

☞ 曲司氯铵:地高辛与曲司氯铵合用,有可能引起二者的血药浓度均升高,应对患者进行严密监护。

☞ 替格瑞洛:地高辛的血药浓度可被替格瑞洛可升高,合用时应进行适当的临床和(或)实验室监测。

☞ 坎格列净:地高辛合用与坎格列净,地高辛的 AUC 会增加 20%,C_{max} 升高 36%。合用应适当监测地高辛的血药浓度。

羟丁酸钠

☞ 镇痛药:羟丁酸钠的作用可被阿片类镇痛药增强,应避免合用。

• 抗抑郁药:羟丁酸钠与三环类抗抑郁药合用可增加不良反应。

• 抗精神病药:羟丁酸钠的作用可能会被抗精神病药增强。

☞ 抗焦虑与催眠药:羟丁酸钠的作用可被苯二氮䓬类增强,应避免合用。

☞ 巴比妥类药物:羟丁酸钠的作用可被巴比妥类药物增强,应避免合用。

羟钴胺

• 抗菌药:氯霉素可降低羟钴胺的应答反应。

羟基脲

• 抗癫痫药:细胞毒性药可能会减少苯妥英的吸收。

☞ 抗精神病药:细胞毒性药应避免与氯氮平合用,以免增加粒细胞缺乏症的风险。

☞ 抗病毒药:羟基脲与去羟肌苷和司他夫定合用可增加中毒的风险,应避免合用。

• 强心苷类:细胞毒性药可减少地高辛片剂的吸收。

羟甲唑啉

见拟交感神经类药。

羟考酮

见阿片类镇痛药。

羟氯喹

见氯喹和羟氯喹。

羟嗪

见抗组胺类药。

青霉胺

• 镇痛药:青霉胺与 NSAIDs 合用可能会增加肾毒性。

• 抗酸药:青霉胺的吸收可能会被抗酸药降低。

☞ 抗精神病药:青霉胺与氯氮平应避免合用,以免增加粒细胞缺乏症的风险。

• 强心苷类:青霉胺可能会降低地高辛的血药浓度。

• 铁剂:青霉胺的吸收可被口服铁剂降低。

• 锌剂:青霉胺可降低锌剂的吸收,锌剂也可降低青霉胺的吸收。

青霉素 G

见青霉素类。

青霉素类

• 别嘌醇:阿莫西林或氨苄西林与别嘌醇合用可增加皮疹的发生率。

• 抗菌药:青霉素 V 的吸收可被新霉素降低。

• 抗凝血药:尽管研究未显示与香豆素和苯茚二酮有相互作用,但广谱青霉素类抗生素,如氨苄西林公认地可以改变抗凝血的国际标准化比值。

• 细胞毒性药:青霉素类抗生素可降低甲氨蝶呤的排泄,从而增加中毒的风险。

• 肌松药:哌拉西林可增强非去极化肌松药和琥珀胆碱的作用。

• 雌激素药:不诱导肝药酶的抗菌药可能会减弱雌激素的避孕作用。

• 丙磺舒:青霉素类的排泄可被丙磺舒降低,使其血药浓度升高。

• 磺吡酮:青霉素的排泄可被磺吡酮降低。

氢氟噻嗪

见利尿药。

氢化可的松

见皮质激素。

氢氯噻嗪

见利尿药。

氢吗啡酮

见麻醉性镇痛剂。

氢氧化铝

见抗酸剂。

庆大霉素

见氨基糖苷类。

秋水仙碱

☞抗心律失常药:秋水仙碱与胺碘酮合用可能会增加中毒的风险。

☞抗菌药:秋水仙碱与阿奇霉素、克拉霉素、红霉素或泰利霉素合用可能会增加中毒风险,如因病情需要使用这些抗菌药时应暂时中止或减少秋水仙碱的给药剂量,尤其要避免合用于肝、肾功能损伤的患者。

☞抗真菌药:秋水仙碱与伊曲康唑或酮康唑合用可能会增加中毒风险,如有合用需要时应暂时中止或减少秋水仙碱的给药剂量,尤其要避免合用于肝、肾功能损伤的患者。

☞抗病毒药:①秋水仙碱与阿扎那韦、茚地那韦或利托那韦合用可能会增加中毒风险,如有合用需要时应暂时中止或减少秋水仙碱的给药剂量,尤其要避免合用于肝、肾功能损伤的患者;②肝肾功能不全的患者,禁止替拉瑞韦与秋水仙碱合用,肝肾功能正常者,需合用时,降低秋水仙碱剂量,痛风急性发作:口服 0.6 mg,1 h 后 0.3 mg,3 d 内不能重复用药;预防痛风急性发作:如原剂量为 0.6 mg,2 次/日,调整为 0.3 mg,1 次/日;如原剂量为 0.6 mg,1 次/日,调整为 0.3 mg,隔日 1 次;治疗家族性地中海热:一日最大剂量 0.6 mg(可 0.3 mg,2 次/日服用);③秋水仙碱的血药浓度可被波普瑞韦明显升高,有秋水仙碱与强效 CYP3A4 抑制剂合用引发致命毒性的报道。肝肾功能不全的患者应避免两药合用。服用波普瑞韦期间,如急性痛风发作,应按下列方法服用秋水仙碱:0.6 mg,1 h 后 0.3 mg(半片),3 d 内不可重复服用。预防急性发作:如起始剂量为 0.6 mg,2 次/日,减量为 0.3 mg,1 次/日;如起始剂量为 0.6 mg,1 次/日,减量为 0.3 mg,隔日 1 次。治疗家族性地中海热:最大剂量 0.6 mg/d。

☞钙通道阻滞剂:秋水仙碱与地尔硫䓬或维拉帕米合用可能会增加中毒风险,如有合用需要时应暂时中止或减少秋水仙碱的给药剂量,尤其要避免合用于肝、肾功能损伤的患者。

☞强心苷类:秋水仙碱与地高辛合用可能会增加肌病的风险。

☞环孢素:秋水仙碱与环孢素合用可能会增加肾毒性和肌病的风险,使用环孢素时应暂停或减少秋水仙碱的给药剂量,尤其要避免合用于肝、肾功能损伤的患者。

☞葡萄柚汁:秋水仙碱与葡萄柚汁合用可能会增加秋水仙碱的中毒风险。

☞调脂药:秋水仙碱与氯贝特或他汀类合用可能增

加肌病的风险。

巯嘌呤

• 别嘌醇:巯嘌呤与别嘌醇合用,作用和毒性均增加,合用时应降低巯嘌呤剂量至常用剂量的四分之一。

• 氨基水杨酸盐:巯嘌呤与氨基水杨酸盐合用可能会增加白细胞降低的风险。

☞抗菌药:①巯嘌呤与磺胺甲噁唑(如复方磺胺甲噁唑)合用可增加血液毒性;②巯嘌呤与甲氧苄(包括复方磺胺甲噁唑)合用可增加血液毒性。

☞抗凝血药:巯嘌呤可能会降低香豆素类的抗凝作用。

• 抗癫痫药:细胞毒性药可能会降低苯妥英的吸收。

☞抗精神病药:细胞毒性药应避免与氯氮平合用,以免增加粒细胞缺乏症的风险。

• 强心苷类:细胞毒性药可降低地高辛片剂的吸收。

屈螺酮

见孕激素类。

重组人活化蛋白 C

☞抗凝血药:重组人类活化蛋白 C 应避免与高剂量的肝素合用。

曲安西龙

见皮质激素。

曲贝替定

☞唑类抗真菌药:曲贝替定的血药浓度可被唑类抗真菌药升高,禁止合用。

☞大环内酯类:曲贝替定的血药浓度可被克拉霉素、泰利霉素升高,禁止合用。

☞利托那韦:曲贝替定的血药浓度可被利托那韦升高,禁止合用。

☞葡萄柚汁:曲贝替定的血药浓度可被葡萄柚汁升高,禁止合用。

☞利福霉素类:曲贝替定的血药浓度可被利福霉素类降低,禁止合用。

☞抗癫痫药:曲贝替定的血药浓度可被苯妥英、苯巴比妥降低,禁止合用。

☞贯叶连翘:曲贝替定的血药浓度可被贯叶连翘降低,禁止合用。

曲恩汀

• 铁剂:曲恩汀可降低口服铁剂的吸收。

• 锌剂:曲恩汀可降低锌剂的吸收,锌剂也会降低曲恩汀的吸收。

曲马多

☞司替戊醇:曲马多的血药浓度可被司替戊醇升高,发生不良反应的风险增加,合用时应谨慎。建议监测血药浓度及不良反应,必要时进行剂量调整。

☞沃替西汀:基于沃替西汀的作用机制及潜在的 5-

羟色胺毒性,沃替西汀与曲马多合用,可发生 5-羟色胺综合征。如合用,应密切监测 5-羟色胺综合征的症状和体征。如发生 5-羟色胺综合征,应立即停用沃替西汀及合用药物。

- 氯卡色林:曲马多慎与氯卡色林合用。
- 达泊西汀:曲马多不能与达泊西汀合用,也不能在停用曲马多后 14 d 内服用达泊西汀。同样地,在停用达泊西汀后 7 d 内也不能服用曲马多。
- 香豆素类:曲马多可增强香豆素类的抗凝作用。
- 度洛西汀:曲马多与度洛西汀合用可能会增强 5-羟色胺能作用。
- 抗抑郁药:曲马多与 SSRIs 或三环类抗抑郁药合用可增加中枢神经系统的毒性。
- 抗癫痫药:曲马多的作用可被卡马西平减弱。
- 抗精神病药:曲马多与抗精神病药合用可增加惊厥的风险。
- 雷沙吉兰:生产商建议曲马多慎与雷沙吉兰、司来吉兰合用。
- 5-HT₃受体拮抗剂:曲马多的作用可能会被昂丹司琼拮抗。
- 阿托西汀:曲马多与阿托西汀合用可能会增加惊厥的风险。

曲米帕明

见三环类抗抑郁药。

曲司氯铵

另见抗毒蕈碱药。

- 强心苷类:曲司氯铵与地高辛合用,有可能引起二者的血药浓度均升高,应对患者进行严密监护。
- 普鲁卡因胺:曲司氯铵与普鲁卡因胺合用,有可能引起二者的血药浓度均升高,应对患者进行严密监护。
- 吗啡:曲司氯铵与吗啡合用,有可能引起二者的血药浓度均升高,应对患者进行严密监护。
- 万古霉素:曲司氯铵与万古霉素合用,有可能引起二者的血药浓度均升高,应对患者进行严密监护。
- 二甲双胍:曲司氯铵与二甲双胍合用,有可能引起二者的血药浓度均升高,应对患者进行严密监护。
- 替诺福韦:曲司氯铵与替诺福韦合用,有可能引起二者的血药浓度均升高,应对患者进行严密监护。
- 西咪替丁:曲司氯铵的血药浓度可被西咪替丁升高。
- 氟卡尼:曲司氯铵可升高氟卡尼的血药浓度,谨慎合用,密切监测。
- 硫利达嗪:曲司氯铵可升高硫利达嗪的血药浓度,谨慎合用,密切监测。
- 三环类抗抑郁药:曲司氯铵可升高三环类抗抑郁药的血药浓度,谨慎合用,密切监测。

曲唑酮

见三环类抗抑郁药。

去氨加压素

- 镇痛药:去氨加压素的效应可被吲哚美辛增强。
- 洛哌丁胺:口服去氨加压素的血药浓度可被洛哌丁胺升高。

去极化肌松药

见肌松药。

去甲肾上腺素

见拟交感神经类药。

去甲替林

见三环类抗抑郁药。

去羟肌苷

- 别嘌醇:去羟肌苷的血药浓度可被别嘌醇升高,从而增加中毒的风险,应避免合用。
- 镇痛药:去羟肌苷的血药浓度可能会被美沙酮降低。
- 抗病毒药:①去羟肌苷的血药浓度可能会被更昔洛韦升高;②去羟肌苷与利巴韦林合用不良反应增加,应避免合用;③去羟肌苷与司他夫定合用不良反应增加;④去羟肌苷的血药浓度可被替诺福韦升高,从而增加中毒的风险,应避免合用;⑤去羟肌苷的血药浓度可被替拉那韦降低;⑥埃替格韦需在进食时服用,而去羟肌苷需空腹服用,故去羟肌苷需在服用埃替格品前 1 h 或 2 h 后服用。
- 细胞毒性药:去羟肌苷与羟基脲合用增加中毒的风险,应避免合用。

去铁敏

- 抗精神病药:去铁敏应避免与左美丙嗪、丙氯拉嗪合用。

去氧孕烯

见孕激素类。

去纤维素钠

- 溶栓药:去纤维素钠可增强溶栓药的作用,应避免与之合用,以免增加出血的风险。

全身性麻醉药

- ACEIs:全身性麻醉药与 ACEIs 合用可增强降压效应。
- 肾上腺素能神经阻滞剂:全身性麻醉药与肾上腺素能神经阻滞剂合用可增强降压效应。
- α受体拮抗:全身性麻醉药与 α 受体拮抗药合用可增强降压效应。
- 镇痛药:①依托咪酯的代谢可被芬太尼抑制,合用时应考虑减少依托咪酯剂量;②硫喷妥钠的效应可能会被阿司匹林增加;③静脉用全身性麻醉药及吸入性全身性麻醉药的效应可能会被麻醉性镇痛剂增强。
- 血管紧张素Ⅱ受体拮抗剂:全身性麻醉药与血管紧张素Ⅱ受体拮抗剂合用可增强降压效应。
- 抗菌药:①硫喷妥钠的效应可被磺胺类药物增强;②全身性麻醉药与万古霉素合用可发生超敏样

反应。

• 抗抑郁药:全身性麻醉药与三环类抗抑郁药合用增加心律失常和低血压的风险。

☞抗精神病药:①全身性麻醉药与抗精神病药合用可增强降压效应;②硫喷妥钠效应可被氟哌利多增强。

• 抗焦虑与催眠药:全身性麻醉药和抗焦虑和催眠药合用可增强镇静效应。

• β受体拮抗药:全身性麻醉药与β受体拮抗药合用可增强降压效应。

☞钙通道阻滞剂:①全身性麻醉药或异氟烷与钙通道阻滞剂合用可增强降压效应;②全身性麻醉药可增强维拉帕米的降压效应(也延迟 AV 传导)。

• 可乐定:全身性麻醉药与可乐定合用可增强降压效应。

☞细胞毒性药:氧化亚氮增强甲氨蝶呤的抗叶酸效应,应避免合用。

• 二氮嗪:全身性麻醉药与二氮嗪合用可增强降压效应。

• 利尿药:全身性麻醉药与利尿药合用可增强降压效应。

☞多巴胺能药:吸入性全身性麻醉药与左旋多巴合用增加心律失常的风险。

☞多沙普仑:吸入性全身性麻醉药与多沙普仑合用增加心律失常的风险,应避免全身性麻醉药与多沙普仑合用,如需合用时应在吸入性全身性麻醉药应用后最少10 min 以后给药。

• 麦角类生物碱:氟烷减少麦角新碱作用于临产子宫方面的效应。

☞美金刚:氯胺酮与美金刚合用增加中枢神经系统毒性,应避免合用。

• 甲基多巴:全身性麻醉药与甲基多巴合用可增强降压效应。

• 甲氧氯普胺:硫喷妥钠的效应可被甲氧氯普胺增强。

• 莫索尼定:全身性麻醉药与莫索尼定合用可增强降压效应。

☞肌松药:①异丙酚与氯化琥珀胆碱合用可增加心肌抑制和心动过缓风险;②吸入性全身性麻醉药可增加非去极化型肌松药和氯化琥珀胆碱的效应;③氯胺酮可增强阿曲库铵的效应。

• 硝酸酯类:全身性麻醉药增强硝酸酯类的降压效应。

• 缩宫素:吸入性全身性麻醉药与缩宫素合用可能会减弱缩宫素的效应,增加低血压和心律失常的风险。

• 丙磺舒:丙磺舒可能会增强硫喷妥钠的效应。

☞拟交感神经药:①吸入性全身性麻醉药与肾上腺素合用增加心律失常的风险;②吸入性全身性麻醉药与

哌甲酯合用可增加高血压的风险。

• 茶碱:①氯胺酮与茶碱合用增加惊厥的风险;②氟烷与茶碱合用可增加心律失常的风险。

• 血管舒张药:全身性麻醉药与肼屈嗪、米诺地尔或硝普钠合用可增强降压效应。

☞特利加压素:全身性麻醉药(如异丙酚、舒芬太尼)可降低心率和输出量,合用特利加压素可能导致严重的心动过缓。

☞抗癫痫药:吡仑帕奈与全身性麻醉药合用增强中枢抑制作用。

炔雌醇
见雌激素。

炔诺醇
见孕激素类。

炔诺酮
见孕激素类。

炔诺孕酮
见孕激素类。

群多普利
见 ACEIs。

溶栓药
☞ACEIs:尤瑞克林与 ACEIs 合用,有协同降血压作用,合并用药可能导致血压急剧下降。

☞来匹卢定:与溶栓药联合治疗(如阿替普酶或链激酶)增加出血并发症的风险,aPTT 延长。

☞抗血小板药:溶栓药与抗血小板药合用,可能增加出血的风险。

☞去纤维素钠:溶栓药的作用可被去纤维素钠增强,应避免与之合用,以免增加出血的风险。

乳果糖
• 抗凝血药:乳果糖可能会增强香豆素类的抗凝效应。

乳制品
• 抗菌药:①乳制品可减少环丙沙星和诺氟沙星的吸收;②乳制品可减少四环素类的吸收(除多西环素和米诺环素)。

• 艾曲波帕:乳制品可能会减少艾曲波帕的吸收,至少间隔 4 h 服用。

瑞波西汀
☞抗菌药:瑞波西汀应避免与大环内酯类抗生素合用。

☞抗抑郁药:①瑞波西汀应避免与氟西汀合用;②瑞波西汀与 MAOIs 合用可增加高血压的风险或中枢神经系统的毒性(停用瑞波西汀 1 周内不可开始应用MAOIs,停用 MAOIs 2 周内应避免使用瑞波西汀)。

☞抗真菌药:瑞波西汀应避免与咪唑类、三唑类抗生素合用。

☞抗疟药:抗抑郁药应避免与蒿甲醚-苯芴醇合用。

• 利尿药:瑞波西汀与髓袢利尿药或噻嗪类及相关

的利尿药合用可能会增加高血钾的风险。

• 麦角生物碱:瑞波西汀与麦角胺和美西麦角合用可能会增加高血钾的风险。

• 西布曲明:去甲肾上腺素再摄取抑制剂与西布曲明合用可增加中枢神经系统的毒性(西布曲明生产商建议避免合用)。

瑞芬太尼
见阿片类镇痛药。

瑞格列奈
见抗糖尿病药。

瑞舒伐他汀
见他汀类。

瑞替普酶
见溶栓药。

塞来昔布
见 NSAIDs。

塞利洛尔
见 β 受体拮抗药。

塞替派
• 抗癫痫药:细胞毒性药可能会降低苯妥英的吸收。

• 抗精神病药:细胞毒性药应避免与氯氮平合用,以免增加粒细胞缺乏症的风险。

• 强心苷类:细胞毒性物药可降低地高辛的吸收。

• 肌松药:塞替派可增强琥珀胆碱的作用。

噻加宾
🔲抗抑郁药:①噻加宾可拮抗其他抗癫痫药的抗惊厥作用,使惊厥发作阈值降低;②噻加宾的抗惊厥作用可被 SSRIs 或三环类抗抑郁药拮抗;③抗癫痫药应避免与贯叶连翘合用。

• 抗癫痫药:①噻加宾的血药浓度可被卡马西平、苯妥英、扑米酮降低;②噻加宾的血药浓度可被司替戊醇升高,有超剂量的潜在风险。因此,噻加宾与司替戊醇合用时建议监测噻加宾的血药浓度并做出适当的剂量调整。

🔲抗疟药:①抗癫痫药与氯喹或羟氯喹合用可增加惊厥的风险;②抗癫痫药的抗惊厥作用可被甲氟喹拮抗。

• 巴比妥类药物:噻加宾的血药浓度可被苯巴比妥降低。

• 钙剂:钙剂可降低噻加宾的血药浓度。

噻洛芬酸
见 NSAIDs。

噻吗洛尔
见 β 受体拮抗药。

噻嗪类和噻嗪类相关性利尿药
见利尿药。

噻托溴铵
见抗毒蕈碱药。

噻唑烷二酮类
见抗糖尿病药。

赛庚啶
见抗组胺类药。

赛克力嗪
见抗组胺类药。

赛洛唑啉
见拟交感神经类药。

赛妥珠单抗
🔲阿柏西普:赛妥珠单抗应避免与阿柏西普合用。

🔲阿那白滞素:赛妥珠单抗应避免与阿那白滞素合用。

🔲疫苗:赛妥珠单抗应避免与活菌疫苗合用。

三氟拉嗪
见抗精神病药。

三聚乙醛
🔲乙醇:三聚乙醛与乙醇合用可增强镇静作用。

🔲双硫仑:三聚乙醛与双硫仑合用有中毒的风险。

三氯福司
见抗焦虑与催眠药。

三氧化二砷
🔲抗心律失常药:三氧化二砷与胺碘酮或丙吡胺合用可增加室性心律失常的风险。

🔲抗菌药:三氧化二砷与红霉素、左氧氟沙星或莫西沙星合用可增加室性心律失常的风险。

🔲抗抑郁药:三氧化二砷与阿米替林或氯米帕明合用可增加室性心律失常的风险。

• 抗癫痫药:细胞毒性药可能会减少苯妥英的吸收。

• 抗真菌药:三氧化二砷与两性霉素合用可增加室性心律失常的风险。

• 抗精神病药:①三氧化二砷与可延长 Q-T 间期的抗精神病药合用可增加室性心律失常的风险;②三氧化二砷与氟哌啶醇合用可增加室性心律失常的风险;③避免细胞毒性药与氯氮平合用,以免增加粒细胞缺乏症的风险。

• β 受体拮抗药:三氧化二砷与索他洛尔合用可增加室性心律失常的风险。

• 强心苷类:细胞毒性药可减少地高辛片剂的吸收。

🔲利尿药:乙酰唑胺、髓袢利尿药、噻嗪类或其他与利尿相关的药品引起的低血钾可增加三氧化二砷的室性心律失常的风险。

🔲锂剂:三氧化二砷与锂剂合用可增加室性心律失常的风险。

色氨酸
🔲抗抑郁药:①色氨酸与度洛西汀合用可能会增加5-羟色胺能作用;②色氨酸与 MAOIs 合用会出现中枢

神经系统的兴奋和混乱,合用时须降低色氨酸的剂量;③色氨酸与 SSRIs 合用可发生激惹和恶心。

• 抗疟药:蒿甲醚-苯芴醇应避免与抗抑郁药合用。

☞ 西布曲明:色氨酸与西布曲明合用可增加中枢神经系统的毒性,建议避免合用。

☞ 氯卡色林:色氨酸与氯卡色林合用应非常谨慎。

☞ 达泊西汀:色氨酸不能与达泊西汀合用,也不能在停用色氨酸后 14 d 内服用达泊西汀。同样地,在停用达泊西汀后 7 d 内也不能服用色氨酸。

沙丁胺醇

见 β-拟交感神经药。

沙格雷酯

☞ 抗凝血药:沙格雷酯与抗凝血药合用,增加出血的风险。

☞ 阿司匹林:沙格雷酯与阿司匹林合用,增加出血的风险。

• 舍雷肽酶:因舍雷肽酶可强效溶解纤维蛋白和纤维蛋白原,从而沙格雷酯的作用,所合用时应慎重,已使用者应注意密切观察。

沙库必曲-缬沙坦

☞ NSAIDs:在老年患者、液体耗竭的患者(包括使用利尿剂),沙库必曲-缬沙坦与 NSAIDs(包括 COX-2 抑制剂)合用,会增加肾功能损害的风险,甚至可导致急性肾功能衰竭。

☞ ACEIs:沙库必曲-缬沙坦避免与 ACEIs 合用,以免导致肾素-血管紧张素系统的双重阻断。

☞ 血管紧张素 Ⅱ 受体拮抗剂:沙库必曲-缬沙坦避免与血管紧张素 Ⅱ 受体拮抗剂合用,以免导致肾素-血管紧张素系统的双重阻断。

☞ 阿利吉仑:在糖尿病患者或肾功不全的患者中,沙库必曲-缬沙坦禁止与阿利吉仑合用。

☞ 保钾利尿药:沙库必曲-缬沙坦与保钾利尿药合用可致血钾升高。

☞ 锂剂:沙库必曲-缬沙坦与锂剂合用可致锂剂中毒的风险增加。

沙奎那韦

另见 HIV 蛋白酶抑制剂。

• 抗病毒药:①安泼那韦的血药浓度会降低,安泼那韦对沙奎那韦的影响尚不明确;②与利托那韦合用,沙奎那韦的血药浓度会升高,利托那韦可使沙奎那韦增效;③替拉那韦-利托那韦会降低沙奎那韦的血药浓度,不建议合用;④与地拉韦啶合用,沙奎那韦的血药浓度会升高;⑤与依法韦仑合用,沙奎那韦的血药浓度会降低;⑥沙奎那韦-利托那韦会降低依曲韦林的 AUC 33%;⑦阿巴卡韦的血药浓度可能被 HIV 蛋白酶抑制剂,包括沙奎那韦升高;⑧马拉韦诺的血药浓度升高,可能需降低剂量,严重肾病患者禁止合用。

☞ 镇痛药:①阿芬太尼、丁丙诺非的血药浓度升高;②芬太尼的血药浓度明显升高,作用增强;③与美沙酮合用,增加发生致命性心律失常的风险。

• 抗抑郁药:①奈法唑酮的血药浓度会升高。密切监测,可能须降低奈法唑酮的剂量;②与贯叶连翘(贯叶连翘)合用,沙奎那韦的血药浓度会降低,两药禁伍用,因会丧失抗病毒活性,并可导致病毒对沙奎那韦耐药;③与曲唑酮或文拉法辛合用,可能使 Q-T 间期延长出现叠加效应。

• 抗糖尿病药(口服):沙奎那韦可能减弱口服糖尿病药的降糖作用。

• 抗癫痫药:①与卡马西平、氯硝西泮、苯巴比妥或苯妥英合用,沙奎那韦的血药浓度会降低;②与乙琥胺合用,乙琥胺的血药浓度可能会升高。

☞ 抗真菌药:①沙奎那韦-利托那韦与伊曲康唑或酮康唑合用,伊曲康唑或酮康唑的血药浓度会升高;②与咪康唑合用,沙奎那韦的血药浓度可能会升高;③伏立康唑与沙奎那韦-利托那韦合用会出现 Q-T 延长的叠加效应,使心律失常的风险增加。

• 抗焦虑药:丁螺环酮的血药浓度会升高,密切监测,应降低丁螺环酮的剂量。

• 苯二氮䓬类:与沙奎那韦合用,苯二氮䓬类的血药浓度会升高。

• 心血管药:沙奎那韦-利托那韦明显升高地高辛的血药浓度,且女性升高的幅度大于男性。

• 抗凝血药:华法林的血药浓度会升高。监测 INR,如须调整华法林的剂量。

☞ 抗心律失常药:胺碘酮、氟卡尼、利多卡因、普罗帕酮、奎尼丁的血药浓度会明显升高。心律失常的风险增加。

☞ β 受体拮抗药:沙奎那韦同 β 受体拮抗药合用,P-R 间期延长的效应可能出现叠加,心律失常的风险增加。

• 钙通道阻滞剂:与沙奎那韦合用,钙通道阻滞剂的血药浓度会升高。

☞ 调脂药:①阿托伐他汀的血药浓度会升高,谨慎滴定阿托伐他汀的剂量,使用最低有效剂量,阿托伐他汀的最大剂量不可超过 20 mg/d;②洛伐他汀、瑞舒伐他汀、辛伐他汀的血药浓度会明显升高,增加肌病及肝损害的风险。

• 皮质激素:①布地奈德的血药浓度会升高,尽量避免合用,如必须合用,应降低布地奈德的剂量,并且分次给药;②与地塞米松合用,沙奎那韦的血药浓度可能会降低,导致抗病毒活性可能降低;③氟替卡松的血药浓度会升高,避免合用,除非益处大于风险;④泼尼松龙的血药浓度会升高,谨慎合用,如需长期合用,可考虑用其他皮质激素类药物替代。

☞ 促胃肠蠕动药:西沙必利的血药浓度明显升高,增加心律失常风险。

• 质子泵抑制药:沙奎那韦的血药浓度会升高。监测沙奎那韦的毒性反应。

✍免疫抑制药:①环孢素或西罗莫司的血药浓度会明显升高,监测环孢素或西罗莫司的血药浓度,根据其血药浓度调整剂量;②他克莫司的血药浓度明显升高,Q-T间期延长的效应会出现叠加。不推荐合用。

• 口服避孕药:①沙奎那韦-利托那韦降低炔雌醇的血药浓度,建议采取其他避孕措施;②炔诺酮的血药浓度会升高。密切监测炔诺酮的不良反应。

✍帕比司他:沙奎那韦可升高帕比司他的血药浓度,合用时应降低帕比司他的剂量至10 mg。

✍索尼吉布:沙奎那韦可明显升高索尼吉布的血药浓度,如必须合用,沙奎那韦的使用不能超过14 d,并密切监测索尼吉布的不良反应,特别是肌肉骨骼的反应。

沙美特罗

见β-拟交感神经药。

伤寒疫苗

见疫苗。

舍雷肽酶

✍抗凝药:因舍雷肽酶可强效溶解纤维蛋白和纤维蛋白原,从而增强抗凝药的作用,所以与抗凝药联合使用时应慎重,已使用者应注意密切观察。

✍抗菌药:舍雷肽酶与抗生素合用可导致皮肤黏膜眼综合征及中毒性表皮坏死松解症、间质性肺炎、嗜酸细胞肺浸润综合征、休克。禁止合用。

✍细胞毒性药:舍雷肽酶与细胞毒性药合用可导致皮肤黏膜眼综合征及中毒性表皮坏死松解症、间质性肺炎、嗜酸细胞肺浸润综合征、休克。禁止合用。

✍NSAIDs:舍雷肽酶与NSAIDs合用可导致皮肤黏膜眼综合征及中毒性表皮坏死松解症、间质性肺炎、嗜酸细胞肺浸润综合征、休克。禁止合用。

舍曲林

见SSRI类抗抑郁药。

舍吲哚

见抗精神病药。

肾上腺素

见拟交感神经药。

肾上腺素能神经阻滞剂

• 乙醇:肾上腺素能神经阻滞剂与乙醇合用可增强降压效应。

• α受体拮抗药:肾上腺素能神经阻滞剂与α受体拮抗药合用可增强降压效应。

✍全身性麻醉药:肾上腺素能神经阻滞剂与全身性麻醉药合用可增强降压效应。

• 镇痛药:肾上腺素能神经阻滞剂与NSAIDs合用可增强降压效应。

• 血管紧张素Ⅱ受体拮抗剂:肾上腺素能神经阻滞剂与血管紧张素Ⅱ受体拮抗剂合用可增强降压效应。

• 抗抑郁药:①肾上腺素能神经阻滞剂与MAOIs合用可增强降压效应;②肾上腺素能神经阻滞剂的降压效应可被三环类抗抑郁药拮抗。

• 抗精神病药:①肾上腺素能神经阻滞剂的降压效应可被氟哌啶醇拮抗;②肾上腺素能神经阻滞剂的降压效应可被高剂量氯丙嗪拮抗;③肾上腺素能神经阻滞剂与吩噻嗪类药物合用可增强降压效应。

• 抗焦虑与催眠药:肾上腺素能神经阻滞剂与抗焦虑与催眠药合用可增强降压效应。

• β受体拮抗药:肾上腺素能神经阻滞剂与β受体拮抗药合用可增强降压效应。

• 钙通道阻滞剂:肾上腺素能神经阻滞剂与钙通道阻滞剂合用可增强降压效应。

• 可乐定:肾上腺素能神经阻滞剂与可乐定合用可增强降压效应。

• 皮质激素:肾上腺素能神经阻滞剂的降压效应可被皮质激素拮抗。

• 二氮嗪:肾上腺素能神经阻滞剂与二氮嗪合用可增强降压效应。

• 利尿药:肾上腺素能神经阻滞剂与利尿药合用可增强降压效应。

• 多巴胺能药:肾上腺素能神经阻滞剂与左旋多巴合用可增强降压效应。

• 甲基多巴:肾上腺素能神经阻滞剂与甲基多巴合用可增强降压效应。

• 莫西赛利:肾上腺素能神经阻滞剂与莫西赛利合用可增强降压效应。

• 莫索尼定:肾上腺素能神经阻滞剂与莫索尼定合用可增强降压效应。

• 肌松药:肾上腺素能神经阻滞剂与巴氯芬或替扎尼定合用可增强降压效应。

• 硝酸酯类:肾上腺素能神经阻滞剂与硝酸酯类合用可增强降压效应。

• 雌激素:肾上腺素能神经阻滞剂的降压效应可被雌激素拮抗。

• 苯噻啶:肾上腺素能神经阻滞剂的降压效应可被苯噻啶拮抗。

• 前列腺素类:肾上腺素能神经阻滞剂与前列地尔合用可增强降压效应。

✍拟交感神经药:①胍乙啶的降压效应可被右苯丙胺拮抗;②肾上腺素能神经阻滞剂的降压效应可被麻黄碱、异美汀、间羟胺、哌甲酯、去甲肾上腺素、羟甲唑啉、去氧肾上腺素、伪麻黄碱和塞诺唑啉拮抗。

• 血管舒张药:肾上腺素能神经阻滞剂与肼屈嗪、米诺地尔或硝普钠合用可增强降压效应。

• 苯甲曲秦:胍乙啶的降压作用可被苯甲曲秦减弱。

生长激素

• 皮质激素:生长激素的促生长作用可被皮质激素

抑制。

舒必利

见抗精神病药。

舒林酸

见 NSAIDs。

舒马曲坦

见 5-羟色胺(5-HT₁)受体激动药。

舒尼替尼

• 抗菌药:舒尼替尼的代谢可被利福平加速,使其血药浓度降低。

• 抗癫痫药:细胞毒性药可能会降低苯妥英的吸收。

• 抗真菌药:舒尼替尼的代谢可被酮康唑抑制,使其血药浓度升高。

• 抗精神病药:细胞毒性药应避免与氯氮平合用,以免增加粒细胞缺乏症的风险。

• 强心苷类:细胞毒性药可降低地高辛片剂的吸收。

双环维林

见抗毒蕈碱药。

双膦酸盐

• 镇痛药:替鲁膦酸的生物利用度可被吲哚美辛增加。

• 抗酸药:双膦酸盐的吸收可被抗酸药减少。

• 抗菌药:双膦酸盐与氨基糖苷类合用可增加低钙血症的风险。

• 钙剂:双膦酸盐的吸收可被钙剂减少。

🖘细胞毒性药:氯膦酸钠可升高雌莫司汀的血药浓度。

• 铁剂:口服铁剂可减少双膦酸盐的吸收。

🖘甲状旁腺激素:阿仑膦酸钠可使甲状旁腺激素钙调节效应降低,可能干扰血清钙的正常化。建议阿仑膦酸钠避免与阿仑膦酸钠合用。

🖘强心苷类:甲状旁腺激素可致血钙短暂升高,因此和强心苷类(如地高辛)合用时,可能易致洋地黄毒性。

双硫仑

• 乙醇:双硫仑与乙醇合用可发生双硫仑反应。

• 抗菌药:①据报道双硫仑与甲硝唑合用可见精神系统反应;②双硫仑的中枢神经系统反应可能会被异烟肼增加。

🖘抗凝血药:双硫仑可增加香豆素类的抗凝效应。

• 抗抑郁药:双硫仑可抑制三环类抗抑郁药的代谢,从而升高其血药浓度。

🖘抗癫痫药:双硫仑可抑制苯妥英的代谢,从而增加其中毒的风险。

• 抗焦虑与催眠药:①双硫仑可增加替马西泮中毒的风险;②双硫仑可抑制地西泮的代谢,从而增强其镇

静效应。

🖘三聚乙醛:双硫仑与三聚乙醛合用可增加中毒的风险。

• 茶碱:双硫仑可抑制茶碱代谢,从而增加其中毒的风险。

双氯芬酸

见 NSAIDs。

双嘧达莫

• 抗酸药:双嘧达莫的吸收可能会被抗酸药减少。

🖘抗心律失常药:双嘧达莫可增强或延缓腺苷的效应,从而增加中毒的风险。

🖘抗凝血药:①双嘧达莫可增强香豆素类和苯茚二酮的抗凝效应;②双嘧达莫可增强肝素的抗凝效应。

• 氯吡格雷:双嘧达莫与氯吡格雷合用可增加出血的风险。

• 细胞毒性药:双嘧达莫可能会降低氟达拉滨的效应。

🖘地西卢定:地西卢定与双嘧达莫合用可增加出血的风险。开始地西卢定治疗前停用双嘧达莫。

双氢可待因

见阿片类镇痛药。

水合氯醛

见抗焦虑与催眠药。

水飞蓟

🖘水飞蓟:西美瑞韦的血药浓度可被水飞蓟升高,不推荐合用。

顺阿曲库铵

见肌松药。

顺铂

见铂类药物。

四烯甲萘醌

🖘华法林:四烯甲萘醌为维生素 K₂的一种存在形式,可拮抗华法林的作用,应避免合用。

司可巴比妥

见巴比妥类药物。

司来吉兰

▲注:司来吉兰是一种 MAO-B 抑制剂。

🖘镇痛药:①司来吉兰与哌替啶合用有发生高热和中枢神经系统毒性的风险,应避免合用;②司来吉兰生产商建议慎与曲马多合用。

• 抗抑郁药:①司来吉兰与西酞普兰合用理论上有发生 5-羟色胺综合征风险(特别是司来吉兰的剂量每天超过 10 mg 时);②西酞普兰生产商建议司来吉兰慎与其合用;③司来吉兰与氟西汀合用可增加高血压和中枢神经系统兴奋的风险(停用氟西汀 5 周内不应开始使用司来吉兰,停用司来吉兰 2 周内应避免使用氟西汀);④司来吉兰与氟伏沙明或文拉法辛合用可增加高血压和中枢神经系统兴奋的风险(停用氟伏沙明或文拉法辛

1 周内不应开始使用司来吉兰,停用司来吉兰 2 周内应避免使用氟伏沙明或文拉法辛);⑤司来吉兰与帕罗西汀或舍曲林合用可增加高血压和中枢神经系统兴奋的风险(停用帕罗西汀或舍曲林 2 周内不应开始使用司来吉兰,停用司来吉兰 2 周内应避免使用帕罗西汀或舍曲林);⑥司来吉兰与其他 MAOIs 合用可增强降压效应;⑦司来吉兰与吗氯贝胺应避免合用;⑧司来吉兰与三环类抗抑郁药合用有发生中枢神经系统毒性的报道。

- 多巴能药物药:①如果合用,恩他卡朋生产商建议司来吉兰的最大剂量不超过 10 mg;②司来吉兰可增强左旋多巴作用,增加毒性,合用时须降低左旋多巴的剂量。

- 美金刚:美金刚可能会增强多巴能药物和司来吉兰的作用。

- 甲基多巴:多巴能药物的抗帕金森作用可被甲基多巴拮抗。

- 雌激素:司来吉兰的血药浓度可被雌激素升高,从而增加中毒的风险。

- 孕激素:司来吉兰的血药浓度可被孕激素升高,从而增加中毒的风险。

▧拟交感神经药:司来吉兰与多巴胺合用有发生高血压危象的风险。

司他夫定

- 抗病毒药:①司他夫定与去羟肌苷合用不良反应增加;②司他夫定的作用可能被利巴韦林抑制;③司他夫定的作用可能被齐多夫定抑制,建议避免合用。

▧细胞毒性药:①司他夫定的作用可能会被多柔比星抑制;②司他夫定与羟基脲合用毒性可能会增加,避免合用。

司替戊醇

▧西酞普兰:司替戊醇可升高西酞普兰的血药浓度,发生不良反应的风险增加,合用时应谨慎。建议监测血药浓度及不良反应,必要时进行剂量调整。

- 奥美拉唑:司替戊醇可升高奥美拉唑的血药浓度,发生不良反应的风险增加,合用时应谨慎。

▧HIV 蛋白酶抑制剂:司替戊醇可升高 HIV 蛋白酶抑制剂的血药浓度,发生不良反应的风险增加,合用时应谨慎。建议监测血药浓度及不良反应,必要时进行剂量调整。

▧抗组胺药:司替戊醇可升高阿司咪唑、氯苯那敏的血药浓度,发生不良反应的风险增加,合用时应谨慎。建议监测血药浓度及不良反应,必要时进行剂量调整。

▧钙通道阻滞剂:司替戊醇可升高钙通道阻滞剂的血药浓度,发生不良反应的风险增加,合用时应谨慎。建议监测血药浓度及不良反应,必要时进行剂量调整。司替戊醇与苄普地尔合用可发生心律失常和尖端扭转型室速,特别是突发性心律失常的发生风险增加。

▧他汀类药物:司替戊醇可升高他汀类药物的血药

浓度,发生不良反应的风险增加,合用时应谨慎。建议监测血药浓度及不良反应,必要时进行剂量调整。

▧口服避孕药:司替戊醇可升高口服避孕药的血药浓度,发生不良反应的风险增加,合用时应谨慎。

▧阿片类镇痛药:司替戊醇可升高可待因、右美沙芬的血药浓度,发生不良反应的风险增加,合用时应谨慎。建议监测血药浓度及不良反应,必要时进行剂量调整。

▧β 受体拮抗药:司替戊醇可升高普萘洛尔、卡维地洛、噻吗洛尔的血药浓度,发生不良反应的风险增加,合用时应谨慎。建议监测血药浓度及不良反应,必要时进行剂量调整。

▧抗抑郁药:司替戊醇可升高氟西汀、帕罗西汀、舍曲林、丙米嗪、氯丙米嗪的血药浓度,发生不良反应的风险增加,合用时应谨慎。建议监测血药浓度及不良反应,必要时进行剂量调整。

▧抗精神病药:司替戊醇可升高氟哌啶醇的血药浓度,发生不良反应的风险增加,合用时应谨慎。建议监测血药浓度及不良反应,必要时进行剂量调整。

▧曲马多:司替戊醇可升高曲马多的血药浓度,发生不良反应的风险增加,合用时应谨慎。建议监测血药浓度及不良反应,必要时进行剂量调整。

▧麦角生物碱(麦角胺,双氢麦角胺):司替戊醇可抑制肝脏对麦角的消除,导致四肢坏死性麦角中毒。

▧西沙比利:司替戊醇与西沙比利合用可发生心律失常和尖端扭转型室速,特别是突发性心律失常的发生风险增加。

▧卤泛群:司替戊醇与卤泛群合用可发生心律失常和尖端扭转型室速,特别是突发性心律失常的发生风险增加。

▧匹莫齐特:司替戊醇与匹莫齐特可发生心律失常和尖端扭转型室速,特别是突发性心律失常的发生风险增加。

▧奎尼丁:司替戊醇与奎尼丁合用可发生心律失常和尖端扭转型室速,特别是突发性心律失常的发生风险增加。

▧免疫抑制剂:司替戊醇可升高他克莫司、环孢素、西罗莫司的血药浓度(肝脏代谢减少)。

▧抗焦虑与催眠药:司替戊醇可抑制咪达唑仑、三唑仑、阿普唑仑的肝脏代谢,血浆中的苯二氮䓬类水平增加,从而导致过度镇静。

▧茶碱:司替戊醇可抑制茶碱的肝脏代谢使其血药浓度升高,可能导致毒性。因此,应避免合用。

▧咖啡因:司替戊醇可抑制咖啡因的肝脏代谢使其血药浓度升高,可能导致毒性。因此,应避免合用。

▧氯丙嗪:司替戊醇可增强氯丙嗪的中枢抑制作用。

▧抗癫痫药:司替戊醇可升高苯巴比妥、扑米酮、苯妥英、卡马西平、氯巴占、丙戊酸钠、地西泮、乙琥胺及塞

加宾的血药浓度,有超剂量的潜在风险。因此,与司替
戊醇合用时建议监测其他抗癫痫药的血药浓度并做出
适当的剂量调整。

司维拉姆
- 抗菌药:司维拉姆可降低环丙沙星的生物利
用度。
- 吗替麦考酚酯:司维拉姆可能会降低吗替麦考酚
酯的血药浓度。

丝裂霉素
- 抗癫痫药:细胞毒性药可能会降低苯妥英的
吸收。
- 抗精神病药:应避免细胞毒性药与氯氮平合用,
以免增加粒性白细胞缺乏症的风险。
- 强心苷类:细胞毒性药可降低地高辛片剂的
吸收。

四环素
见四环素类。

四环素类
- ACEIs:四环素类的吸收可被喹那普利片(片剂中
含碳酸镁)降低。
- 三硅酸镁:四环素类的吸收可被白陶土降低。
- 抗酸药:四环素的吸收可被抗酸药降低。
- 抗凝血药:四环素类可能会增加香豆素类及苯茚
二酮的抗凝作用。
- 抗抑郁药:①多西环素的代谢可被卡马西平加
速,使其药效降低;②多西环素的代谢可被苯妥英及扑
米酮加速,使其血药浓度降低。
- 阿托伐醌:四环素降低阿托伐醌的血药浓度。
- 巴比妥类药物:多西环素的代谢可被巴比妥类药
物加速,使其血药浓度降低。
- 钙剂:四环素的吸收可被钙剂降低。
- 环孢素:多西环素可能会升高环孢素的血药
浓度。
- 细胞毒性药:多西环素与四环素增加甲氨蝶呤的
毒性。
- 奶制品:四环素类(多西环素及米诺环素除外)的
吸收可被奶制品降低。
- 利尿药:赖甲环素的厂商建议避免四环素类与其
合用。
- 麦角生物碱类:四环素类与麦角碱或美西麦角合
用,可增加麦角中毒的风险,应避免合用。
- 铁剂:口服铁剂可降低四环素的吸收,四环素亦
可降低口服铁剂的吸收。
- 雌激素:不诱导肝药酶的抗菌药可能会降低雌激
素的避孕效果(风险可能很小)。
- 维生素 A 类:四环素类与维生素 A 类合用,可增
加发生颅内高压的风险。
- 雷尼酸锶:四环素类的吸收可被雷尼酸锶降低

(雷尼酸锶的厂商建议避免合用)。
- 抗溃疡药:四环素类的吸收可被枸橼酸铋雷尼替
丁、硫糖铝及枸橼酸铋钾降低。
- 锌剂:四环素的吸收可被锌剂降低,四环素亦可
降低锌剂的吸收。
- 枸橼酸铁:多西环素应在服用枸橼酸铁前 1 h
服用。
- 舍雷肽酶:舍雷肽酶与抗生素合用可导致皮肤黏
膜眼综合征及中毒性表皮坏死松解症、间质性肺炎、嗜
酸细胞肺浸润综合征、休克。禁止合用。

苏金单抗
- 疫苗:用苏金单抗治疗的患者应避免使用活
疫苗。
- 华法林:开始使用或者停用苏金单抗时,应监
测 INR。
- 环孢素:开始使用或者停用苏金单抗时,应监测
环孢素的血药浓度,并考虑调整剂量。

髓袢利尿药
见利尿药。

缩宫素
- 全身性麻醉药:缩宫素与吸入性全身性麻醉药合
用催产作用可能被减弱,也可能会增强降压作用和导致
心律失常。
- 孕激素类:缩宫素的作用可被孕激素类增强。
- 拟交感神经类药:由于增强血管收缩作用,缩宫
素与收缩血管的拟交感神经类药合用有高血压的风险。

索氟布韦
- 贯叶连翘:索氟布韦的血药浓度可被贯叶连翘降
低,可能降低索氟布韦的治疗效果。
- 抗癫痫药:①索氟布韦及其活性代谢产物的血药
浓度可被奥卡西平、苯妥英、卡马西平降低,从而减弱索
氟布韦的治疗作用,不宜合用。
- 利福霉素类:索氟布韦及其活性代谢产物的血药
浓度可被利福霉素类降低,从而减弱索氟布韦的治疗作
用,不宜合用。
- HIV 蛋白酶抑制剂:索氟布韦及其活性代谢产物
的血药浓度可被替拉那韦、利托那韦降低,从而减弱索
氟布韦的治疗作用,不宜合用。

索拉非尼
- 抗凝血药:索拉非尼可能会增加香豆素类抗凝血
药的抗凝作用。
- 抗癫痫药:细胞毒性药可能会降低苯妥英的
吸收。
- 抗精神病药:应避免细胞毒性药与氯氮平合用,
以免增加粒细胞缺乏症的风险。
- 强心苷类:细胞毒性药可降低地高辛片剂的
吸收。
- 细胞毒性药:索拉非尼可能会升高多柔比星和依

立替康的血药浓度。

索利那新

见抗毒蕈碱药。

索尼吉布

🔹唑类抗真菌药：索尼吉布的血药浓度可被酮康唑、伊曲康唑、伏立康唑、泊沙康唑抗真菌药明显升高，应避免合用；索尼吉布的血药浓度可被氟康唑明显升高，如必须合用，氟康唑的使用不能超过 14 d，并密切监测索尼吉布的不良反应，特别是肌肉骨骼的反应。

🔹大环内酯类：索尼吉布的血药浓度可被克拉霉素、泰利霉素明显升高，应避免合用；索尼吉布的血药浓度可被红霉素明显升高，如必须合用，红霉素的使用不能超过 14 d，并密切监测索尼吉布的不良反应，特别是肌肉骨骼的反应。

🔹沙奎那韦：索尼吉布的血药浓度可被沙奎那韦明显升高，如必须合用，沙奎那韦的使用不能超过 14 d，并密切监测索尼吉布的不良反应，特别是肌肉骨骼的反应。

🔹奈法唑酮：索尼吉布的血药浓度可被奈法唑酮明显升高，如必须合用，奈法唑酮的使用不能超过 14 d，并密切监测索尼吉布的不良反应，特别是肌肉骨骼的反应。

🔹阿扎那韦：索尼吉布的血药浓度可被阿扎那韦明显升高，如必须合用，阿扎那韦的使用不能超过 14 d，并密切监测索尼吉布的不良反应，特别是肌肉骨骼的反应。

🔹地尔硫䓬：索尼吉布的血药浓度可被地尔硫䓬明显升高，如必须合用，地尔硫䓬的使用不能超过 14 d，并密切监测索尼吉布的不良反应，特别是肌肉骨骼的反应。

🔹抗癫痫药：索尼吉布的血药浓度可被卡马西平、苯巴比妥、苯妥英明显降低，应避免合用。

🔹依法韦仑：索尼吉布的血药浓度可被依法韦仑明显降低，应避免合用。

🔹莫达非尼：索尼吉布的血药浓度可被莫达非尼明显降低，应避免合用。

🔹利福霉素类：索尼吉布的血药浓度可被利福霉素类明显降低，应避免合用。

🔹贯叶连翘：索尼吉布的血药浓度可被贯叶连翘明显降低，应避免合用。

索他洛尔

见 β 受体拮抗药。

他达那非

🔹α 受体拮抗药：他达那非与 α 受体拮抗药合用可增强降压效应，应避免合用。

• 抗菌药：①他达那非的血药浓度可能会被克拉霉素、红霉素升高，应避免合用；②他达那非的血药浓度可被利福平降低。

• 抗真菌药：①他达那非的血药浓度可被酮康唑升高；②伊曲康唑可能会升高他达那非的血药浓度。

• 抗病毒药：①他达那非的血药浓度可能会被安泼那韦升高；②他达那非的血药浓度可被沙奎那韦升高，应避免合用；③他达那非的血药浓度可被替拉瑞韦升高，治疗勃起功能障碍他达那非 72 h 内不超过 10 mg，并监测 PDE5 抑制剂相关不良反应，治疗肺动脉高压时，禁用替拉瑞韦；④波普瑞韦可增加 PDE5 抑制剂血药浓度，导致不良反应，如低血压、晕厥、视觉障碍及勃起功能异常。对肺动脉高压患者不可合用，他达那非治疗勃起功能障碍不能超过 10 mg/72 h。

• 葡萄柚汁：他达那非的血药浓度可能会被葡萄柚汁升高。

🔹尼可地尔：他达那非明可显增强尼可地尔的降压作用，应避免合用。

🔹硝酸酯类：他达那非明可显增强硝酸酯类的降压作用，应避免合用。

他克莫司

▲注意：局部使用与乙醇合用可致面部潮红及皮肤刺激症状，未包括在全身应用他克莫司的相互作用之中。

• 镇痛药：①他克莫司与 NSAIDs 合用，可能会增加肾毒性；②他克莫司与布洛芬合用可增加肾毒性。

• 抗菌药：①他克莫司的血药浓度可被克拉霉素、红霉素、奎奴普丁-达福普丁升高；②他克莫司的血药浓度可被利福平降低；③他克莫司与氨基糖苷类合用可增加肾毒性；④他克莫司的血药浓度可能会被氯霉素及泰利霉素升高；⑤他克莫司与万古霉素合用可增加肾毒性。

• 抗抑郁药：他克莫司的血药浓度可被贯叶连翘降低，应避免合用。

• 抗癫痫药：①他克莫司的血药浓度可被苯妥英降低，且苯妥英的血药浓度可能会升高；②他克莫司的血药浓度可被司替戊醇升高。

🔹抗真菌药：①他克莫司的血药浓度可被氟康唑、伊曲康唑、酮康唑、艾沙康唑及伏立康唑升高；②他克莫司与两性霉素合用可增加肾毒性；③他克莫司的血药浓度可被泊沙康唑升高，合用时须减少他克莫司的剂量；④他克莫司的血药浓度可被卡泊芬净降低；⑤他克莫司的血药浓度可能会被咪唑类及三唑类升高。

• 抗病毒药：①他克莫司与阿昔洛韦或更昔洛韦合用可增加肾毒性；②他克莫司的血药浓度可能会被阿扎那韦、奈非那韦、洛匹那韦升高；③他克莫司的血药浓度可被沙奎那韦升高，合用时须减少他克莫司的剂量；④他克莫司的血药浓度可被替拉瑞韦显著升高，应大幅降低他克莫司的剂量，延长给药间隔，监测血药浓度，监测肾功能和免疫抑制剂的相关不良反应；未对替拉瑞韦在器官移植者中的使用进行研究；⑤他克莫司的血药浓度可被波普瑞韦显著升高,应进行血药浓度监测。

• 巴比妥类药物:他克莫司的血药浓度可被苯巴比妥降低。

• 钙通道阻滞剂:①他克莫司的血药浓度可能会被非洛地平、尼卡地平及维拉帕米升高;②他克莫司的血药浓度可被地尔硫草和硝苯地平升高。

• 环孢素:他克莫司可升高环孢素的血药浓度,从而增加毒性,应避免合用。

• 利尿药:他克莫司与保钾利尿药和醛固酮拮抗剂合用可增加高血钾的风险。

• 葡萄柚汁:他克莫司的血药浓度可被葡萄柚汁升高。

• 雌激素拮抗剂:他克莫司的血药浓度可能被达那唑升高。

• 雌激素:他克莫司可能会抑制雌激素的代谢,炔雌醇可能会升高他克莫司的血药浓度。

• 钾盐:他克莫司与钾盐合用可增加高血钾的风险。

• 孕激素:他克莫司可能会抑制孕激素的代谢。

• 质子泵抑制剂:他克莫司的血药浓度可能会被奥美拉唑升高。

▣伊伐卡夫特:他克莫司的血药浓度可被伊伐卡夫特升高,谨慎合用,并密切监测。

▣巴利昔单抗:他克莫司的谷浓度可被巴利昔单抗升高,增加中毒的危险性,故两者联用时,应在移植后1～2个月密切监测他克莫司血药浓度,必要时据此调整剂量。

▣托法替尼:他克莫司与托法替尼合用,会增加发生严重感染和恶性肿瘤风险。

他莫昔芬

▣抗凝血药:他莫昔芬可增强香豆素类抗凝血药的作用。

他汀类

• 抗酸药:瑞舒伐他汀的吸收可被抗酸药降低。

▣抗心律失常药:他汀类与胺碘酮合用可增加肌病的风险。

▣抗菌药:①阿托伐他汀的血药浓度可被克拉霉素升高;②辛伐他汀与克拉霉素、红霉素、泰利霉素合用可增加肌病的风险,应避免合用;③瑞舒伐他汀的血药浓度可被红霉素降低;④阿托伐他汀与红霉素或夫西地酸合用可增加肌病的风险;⑤氟伐他汀的代谢可被利福平加速,而导致药效降低;⑥他汀类与达托霉素合用可增加肌病的风险,最好避免合用;⑦辛伐他汀与夫西地酸合用可能会增加肌病的风险;⑧阿托伐他汀与泰利霉素合用可增加肌病的风险,应避免合用。

▣抗凝血药:①阿托伐他汀短暂地降低华法林的效果;②氟伐他汀和辛伐他汀可增强香豆素类抗凝血药的作用;③瑞舒伐他汀增强香豆素类和苯茚二酮的抗凝作用。

▣抗抑郁药:辛伐他汀的血药浓度可被贯叶连翘降低。

▣抗癫痫药:①氟伐他汀与苯妥英合用,相互升高血药浓度;②他汀类药物的血药浓度可被司替戊醇升高,发生不良反应的风险增加,合用时应谨慎,建议监测血药浓度及不良反应,必要时进行剂量调整;③辛伐他汀的血药浓度可能被艾司利卡西平升高。

▣抗真菌药:①辛伐他汀与伊曲康唑、酮康唑或泊沙康唑合用可增加肌病的风险,应避免合用;②辛伐他汀与咪康唑合用,可能会增加肌病的风险,应避免合用;③阿托伐他汀与伊曲康唑或泊沙康唑合用可增加肌病的风险,应避免合用;④阿托伐他汀或辛伐他汀与咪唑或唑类抗真菌药合用可能会增加肌病的风险;⑤艾沙康唑可明显升高阿托伐他汀的暴露量,应谨慎合用。

▣抗病毒药:①阿托伐他汀与安泼那韦、阿扎那韦、茚地那韦、洛匹那韦、奈非那韦、利托那韦或沙奎那韦合用,可能会增加肌病的风险;②辛伐他汀与安泼那韦、洛匹那韦合用,可能会增加肌病的风险,避免合用;③辛伐他汀与阿扎那韦、茚地那韦、奈非那韦、利托那韦或沙奎那韦合用,可增加肌病的风险,应避免合用;④依法韦仑可降低阿托伐他汀、普伐他汀及辛伐他汀的血药浓度;⑤阿托伐他汀的血药浓度可被替拉瑞韦明显升高,替拉瑞韦禁与他汀类(包括阿托伐他汀、氟伐他汀、匹伐他汀、瑞舒伐他汀等)合用;⑥阿托伐他汀与波普瑞韦合用,谨慎调节剂量,阿托伐他汀不能超过 20 mg/d;⑦瑞舒伐他汀的血药浓度可被来地帕韦-索氟布明显升高,发生横纹肌溶解症的风险升高,不推荐合用。

• 波生坦:辛伐他汀的血药浓度可被波生坦降低。

▣钙通道阻滞剂:①辛伐他汀与地尔硫草合用可能会增加肌病的风险;②辛伐他汀与维拉帕米合用可增加肌病的风险。

• 强心苷类:阿托伐他汀可能会升高地高辛的血药浓度。

▣环孢素:他汀类与环孢素合用可增加肌病的风险,应避免合用。

• 细胞毒性药:①辛伐他汀的血药浓度可能会被多沙替尼升高;②辛伐他汀的血药浓度可被伊马替尼升高。

▣葡萄柚汁:辛伐他汀的血药浓度可被葡萄柚汁升高,应避免合用。

▣激素拮抗剂:辛伐他汀与达那唑合用可增加肌病的风险。

▣调脂药:①他汀类与吉非贝齐合用可增加肌病的风险,应尽量避免合用;②他汀类与纤维酸类合用可增加肌病的风险;③他汀类与烟酸(用于调节血脂剂量的烟酸)合用可增加肌病的风险。

• 雌激素:瑞舒伐他汀可升高炔雌醇的血药浓度。

• 孕激素类：瑞舒伐他汀可升高炔诺孕酮的血药浓度。

• 来辛拉德：阿托伐他汀的血药浓度可被来辛拉德降低，合用时应密切监测阿托伐他汀的效果。

✎ 洛美他派：阿托伐他汀可升高洛美他派的血药浓度，合用时，洛美他派的剂量不超过 30 mg/d；洛美他派可升高辛伐他汀、洛伐他汀的血药浓度，肌病风险增加，应降低辛伐他汀、洛伐他汀的剂量。

✎ 依普黄酮：他莫昔芬的作用可被依普黄酮降低，对雌激素敏感型乳腺癌患者，在绝经后服用他莫昔芬治疗时，应避免服用依普黄酮。可用其他药物替代依普黄酮以控制他莫昔芬的不良反应。

替格瑞洛

✎ 唑类抗真菌药：替格瑞洛的血药浓度可被唑类抗真菌药明显升高，应避免合用。

✎ HIV 蛋白酶抑制剂：替格瑞洛的血药浓度可被 HIV 蛋白酶抑制剂明显升高，应避免合用。

✎ 大环内酯类：替格瑞洛的血药浓度可被克拉霉素、泰利霉素明显升高，应避免合用。

✎ 利福霉素类：替格瑞洛的血药浓度可被利福霉素类明显降低，应避免合用。

✎ 抗癫痫药：替格瑞洛的血药浓度可被苯巴比妥、苯妥英、卡马西平明显降低，应避免合用。

✎ 地塞米松：替格瑞洛的血药浓度可被地塞米松明显降低，应避免合用。

✎ 奈法唑酮：替格瑞洛的血药浓度可被奈法唑酮明显降低，应避免合用。

✎ 阿司匹林：替格瑞洛与大于 100 mg 维持剂量阿司匹林合用时，会降低替格瑞洛减少复合终点事件的临床疗效。

✎ 强心苷类：替格瑞洛可升高地高辛的血药浓度，合用时应进行适当的临床和(或)实验室监测。

✎ 环孢素：替格瑞洛可升高环孢素的血药浓度，合用时应进行适当的临床和(或)实验室监测。

• SSRIs：替格瑞洛与 SSRIs 合用，可能会增加出血风险。

替拉瑞韦

另见蛋白酶抑制剂。

✎ 抗心律失常药：替拉瑞韦能升高抗心律失常药，如利多卡因、胺碘酮、苄普地尔、氟卡尼、普罗帕酮、奎尼丁等的血药浓度，导致严重或致命性不良反应。如需合用严密监视患者症状。

✎ 强心苷类：替拉瑞韦能升高地高辛的血药浓度，地高辛应从最低剂量开始，在监测血药浓度条件下滴定剂量。

✎ 大环内酯类：替拉瑞韦与红霉素、克拉霉素及泰利霉素合用，替拉瑞韦血药浓度升高，应密切监测患者。还可引发 Q-T 间期延长和尖端扭转型心动过速。

✎ 华法林：替拉瑞韦可改变华法林的血药浓度，合用时监测 INR。

✎ 抗癫痫药：①替拉瑞韦可改变卡马西平的血药浓度，合用时应在监测血药浓度条件下，滴定剂量，替拉瑞韦的血药浓度可被上述药物降低，疗效降低；②替拉瑞韦可改变苯巴比妥的血药浓度，合用时应在监测血药浓度条件下，滴定剂量，替拉瑞韦的血药浓度可被上述药物降低，疗效降低；③替拉瑞韦可改变苯妥英的血药浓度，合用时应在监测血药浓度条件下，滴定剂量，替拉瑞韦的血药浓度可被上述药物降低，疗效降低。

✎ 艾司西酞普兰：替拉瑞韦可降低艾司西酞普兰的血药浓度，虽然选择性 SSRIs 治疗指数比较宽，但是，合用时还是应该调节剂量；能升高曲唑酮的血药浓度，导致如恶心、头晕、低血压及晕厥等不良反应增加。如需合用密切监测不良反应，适当降低曲唑酮剂量。

✎ 唑类抗真菌药：替拉瑞韦可升高酮康唑、伊曲康唑、泊沙康唑的血药浓度，同时替拉瑞韦的血药浓度也会升高。替拉瑞韦合用时伊曲康唑或酮康唑剂量不超过 200 mg/d。慎与上述药物合用，并应密切观察。与上述药物合用有引起 Q-T 间期延长及尖端扭转型心动过速的报道。伏立康唑的代谢涉及多种酶，很难预测与替拉瑞韦的相互作用，禁止合用，除非评估的效益风险比支持合用。

✎ 秋水仙碱：肝肾功能不全的患者，禁止替拉瑞韦与秋水仙碱合用，肝肾功能正常者，需合用时，降低秋水仙碱剂量：① 痛风急性发作，口服 0.6 mg，1 h 后 0.3 mg，3 d 内不能重复用药；②预防痛风急性发作，如原剂量为 0.6 mg，2 次/日，调整为 0.3 mg，1 次/日；如原剂量为 0.6 mg，1 次/日，调整为 0.3 mg，隔日 1 次；③治疗家族性地中海热，一日最大剂量 0.6 mg（可 0.3 mg，2 次/日服用）。

✎ 利福霉素类：替拉瑞韦的血药浓度可能被利福霉素类降低，导致疗效降低，同时利福布丁的血药浓度可能升高，不推荐合用。

✎ 抗焦虑与催眠药：替拉瑞韦能升高阿普唑仑的血药浓度，合用时应密切监测患者；给予替拉瑞韦的同时非胃肠道给予咪达唑仑，咪达唑仑的暴露量增加。同时给药应做到临床密切监测，做好呼吸抑制和或过度镇静的抢救措施，特别是多次给予咪达唑仑时，禁止同时给予口服的咪达唑仑；替拉瑞韦可降低唑吡坦的血药浓度，应对唑吡坦的剂量进行滴定，以达到临床最大效益。

✎ 钙通道阻滞剂：替拉瑞韦能增加氨氯地平的暴露量，慎重合用，并适当降低氨氯地平剂量。替拉瑞韦可能升高其他钙通道阻滞剂的血药浓度，如需合用密切监测患者。

✎ 皮质激素：泼尼松、甲泼尼龙是 CYP3A 的底物，服用替拉瑞韦同时，系统性应用皮质激素，皮质激素的血药浓度会明显降低，不推荐合用。替拉瑞韦与吸入性氟替卡松、布地奈德合用,可使后两者血药浓度升高,使血浆皮质醇明显降低,不推荐合用,除非评估对患者的益处大于风险。

☞波生坦:替拉瑞韦可能升高波生坦的血药浓度,慎重合用,且密切监测患者。

☞HIV 蛋白酶抑制剂:①替拉瑞韦与阿扎那韦-利托那韦复合制剂合用,替拉瑞韦稳态浓度降低,阿扎那韦稳态浓度升高;②替拉瑞韦与达芦那韦-利托那韦复合制剂合用,替拉瑞韦及达芦那韦稳态浓度均降低,不推荐合用;③替拉瑞韦与福沙那韦-利托那韦复合制剂合用,替拉瑞韦及福沙那韦稳态浓度均降低,不推荐合用;④替拉瑞韦与洛匹那韦-利托那韦复合制剂合用,替拉瑞韦稳态浓度降低,洛匹那韦稳态浓度无变化,不推荐合用。

☞依法韦仑:替拉瑞韦与依法韦仑合用,两药稳态浓度均降低。

☞阿托伐他汀:替拉瑞韦能明显升高阿托伐他汀的浓度,替拉瑞韦禁与他汀类(包括阿托伐他汀、氟伐他汀、匹伐他汀、瑞舒伐他汀等)合用。

☞口服避孕药:替拉瑞韦能降低炔雌醇的暴露量,服用替拉瑞韦期间应采取其他两种有效避孕方式。应密切监测采取雌激素替代疗法时患者雌激素不足的征象。

☞环孢素:替拉瑞韦能显著升高环孢素的血药浓度,应大幅降低环孢素的剂量,延长给药间隔,监测血药浓度,监测肾功能和免疫抑制剂的相关不良反应。未对替拉瑞韦在器官移植者使用进行研究。

☞他克莫司:替拉瑞韦能显著升高他克莫司的血药浓度,应大幅降低他克莫司的剂量,延长给药间隔,监测血药浓度,监测肾功能和免疫抑制剂的相关不良反应。未对替拉瑞韦在器官移植者使用进行研究。

☞西罗莫司:尽管未对替拉瑞韦与西罗莫司合用进行研究,但替拉瑞韦可能升高西罗莫司的血药浓度。应大幅降低西罗莫司的剂量,延长给药间隔,监测血药浓度,监测肾功能和免疫抑制剂的相关不良反应。未对替拉瑞韦在器官移植者使用进行研究。

☞沙美特罗:替拉瑞韦可能升高沙美特罗的血药浓度,可增加心血管方面的不良反应,包括 Q-T 间期延长、窦性心动过速等,不推荐合用。

☞抗糖尿病药:替拉瑞韦能升高瑞格列奈的血药浓度,慎重合用,密切监测患者。

☞阿片类镇痛药:替拉瑞韦能降低美沙酮的血药浓度,初始治疗不必调节美沙酮剂量,但在维持期某些患者需调节剂量。

☞PDE5 抑制剂:替拉瑞韦能升高 PDE5 抑制剂的血药浓度,治疗勃起功能障碍,西地那非的单剂量,48 h 内不超过 25 mg,伐地那非 72 h 内不超过 2.5 mg,他达那非 72 h 内不超过 10 mg。并监测 PDE5 抑制剂相关不

良反应,伐地那非有引起 Q-T 间期延长的报道。PDE5 抑制剂治疗肺动脉高压时,禁用替拉瑞韦。

泰利霉素

☞抗菌药:泰利霉素的血药浓度可被利福平降低,使用利福平期间及结束后 2 周内应避免使用泰利霉素。

☞抗抑郁药:泰利霉素的血药浓度可被贯叶连翘降低,使用贯叶连翘期间及结束后 2 周内避免使用泰利霉素。

☞抗癫痫药:泰利霉素的血药浓度可被卡马西平、苯妥英、扑米酮降低,使用卡马西平、苯妥英、扑米酮期间及结束后 2 周内应避免使用泰利霉素。

☞抗精神病药:泰利霉素与匹莫齐特合用可增加室性心律失常的风险,避免合用。

☞抗焦虑与催眠药:泰利霉素可抑制咪达唑仑的代谢,使其血药浓度升高,镇静作用增强。

• 阿瑞匹坦:泰利霉素可能会降低阿瑞匹坦的血药浓度。

• 巴比妥类药物:泰利霉素的血药浓度可被苯巴比妥降低,使用苯巴比妥 2 周内应避免使用。

• 强心苷类:泰利霉素可能会升高地高辛的血药浓度。

☞环孢素:泰利霉素可能会升高环孢素的血药浓度。

☞利尿剂:泰利霉素可升高依普利酮的血药浓度,避免合用。

• 麦角生物碱类:泰利霉素与麦角碱或美西麦角合用,增加麦角中毒的风险,应避免合用。

☞伊伐布雷定:泰利霉素可能升高伊伐布雷定的血药浓度,应避免合用。

☞调脂药:泰利霉素与阿托伐他汀或辛伐他汀合用增加肌病的风险(应避免合用)。

• 雌激素:不诱导肝药酶产生的抗菌药可能会降低雌激素的避孕效果。

• 西地那非:泰利霉素可能会升高西地那非的血药浓度,应降低初始剂量。

☞西罗莫司:泰利霉素可升高西罗莫司的血药浓度,应避免合用。

☞他克莫司:泰利霉素的血药浓度可能会被他克莫司升高。

☞罗拉吡坦:瑞舒伐他汀应避免与罗拉吡坦合用,如必须合用,瑞舒伐他汀应使用最低有效剂量。

坦洛新

见 α 受体拮抗药。

碳青霉烯类

另见多利培南、厄他培南、亚胺培南-西司他丁和美罗培南、法罗培南、替比培南、帕尼培南。

☞抗癫痫药:碳青霉烯类可降低丙戊酸盐的血药浓度,应避免合用。

• 丙磺舒:碳青霉烯类的排泄可被丙磺舒降低,应避免合用。

• 疫苗:抗菌药可使伤寒疫苗失活。

碳酸酐酶抑制剂

见利尿药。

碳酸氢钾

见钾盐。

碳酸氢钠

见抗酸药。

特比奈芬

• 抗菌药:特比奈芬的血药浓度可被利福平降低。

• 抗抑郁药:特比奈芬可能会升高米帕明及非三环类抗抑郁药的血药浓度。

• 雌激素:特比奈芬偶与用于避孕的雌激素合用有出现大出血的报道。

• 孕激素:特比奈芬偶与用于避孕的孕激素合用有出现大出血的报道。

• H_2-受体拮抗剂:特比萘芬的血药浓度可被西咪替丁升高。

特布他林

见拟交感神经药。

特拉唑嗪

见 α 受体拮抗药。

特立氟胺

• 抗糖尿病药:特立氟胺可升高瑞格列奈、匹格列酮、罗格列酮的血药浓度。

• 紫杉醇:特立氟胺可升高紫杉醇的血药浓度。

• 华法林:特立氟胺与华法林合用,推荐随访并密切监测国际标准化比率(INR)。

• 口服避孕药:特立氟胺重复剂量给药后,增加炔雌醇的 C_{max} 和 AUC_{0-24}。合用时,考虑避孕药的类型和剂量。

• 度洛西汀:特立氟胺可降低度洛西汀的作用。

• 阿洛司琼:特立氟胺可降低阿洛司琼的作用。

• 茶碱:特立氟胺可降低茶碱的作用。

• 替扎尼定:特立氟胺可降低替扎尼定的作用。

特利加压素

• β 受体拮抗药:特利加压素与非选择性 β 受体拮抗药合用会加强对门静脉的降压作用。

• 全身性麻醉药:全身性麻醉药(如异丙酚、舒芬太尼)可降低心率和输出量,合用特利加压素可能导致严重的心动过缓。

替勃龙

• 抗菌药:替勃龙的代谢可被利福平加速,使其血药浓度降低。

• 抗癫痫药:①替勃龙的代谢可被卡马西平及扑米酮加速,使其血药浓度降低;②替勃龙的代谢可被苯妥英加速。

• 巴比妥类药物:替勃龙的代谢可被巴比妥类药物

加速,使其血药浓度降低。

替加氟

见氟尿嘧啶。

替加环素

• 抗凝血药:替加环素可能会增强香豆素类的抗凝作用。

• 雌激素:不诱导肝药酶的抗菌药可能会降低雌激素的避孕效果。

替卡西林

见青霉素类。

替考拉宁

• 抗菌药:与氨基糖苷类或多黏菌素合用,肾毒性、耳毒性均增加。

• 雌激素:不诱导肝药酶产生的抗菌药可能会降低雌激素的避孕效果。

替可克肽

见皮质激素。

替拉那韦

另见 HIV 蛋白酶抑制剂

• 抗病毒药:①安泼那韦与替拉那韦-利托那韦合用,安泼那韦的血药浓度明显降低;②阿扎那韦与替拉那韦-利托那韦合用,阿扎那韦的血药浓度明显降低,替拉那韦的血药浓度升高;③与洛匹那韦-利托那韦合用,替拉那韦血药浓度会降低;④与利托那韦合用,替拉那韦血药浓度会升高,利托那韦可使替拉那韦增效;⑤替拉那韦与地拉韦啶合用,替拉那韦的血药浓度升高,地拉韦啶的血药浓度降低;⑥依法韦仑会改变替拉那韦的血药浓度;⑦替拉那韦与依曲韦林合用,依曲韦林的血药浓度会降低,导致治疗作用明显降低;⑧与奈韦拉平合用,替拉那韦的血药浓度降低;⑨阿巴卡韦的 AUC 降低 40%;⑩替拉那韦-利托那韦会降低去羟肌苷的血药浓度,两药至少应间隔 2 h 分别给药;⑪齐多夫定的 AUC 会降低 35%,但齐多夫定葡醛酸苷的血药浓度无改变;⑫与恩夫韦地合用,替拉那韦的血药谷值升高 43%,不推荐合用;⑬与拉替拉韦合用,拉替拉韦的血药浓度降低。临床试验证实有效,不必调整剂量。

• 镇痛药:与哌替啶合用,降低哌替啶的血药浓度,升高哌替啶代谢物(去甲哌替啶)的血药浓度。由于潜在的严重中枢神经系统反应不推荐大剂量或长期合用。

• 抗抑郁药物:①与贯叶连(贯叶连翘)合用,替拉那韦的血药浓度降低,两药禁伍用,因会丧失抗病毒活性,并可导致病毒对替拉那韦耐药;②替拉那韦-利托那韦会升高曲唑酮的血药浓度,谨慎合用,应考虑降低曲唑酮的剂量。

• 抗糖尿病药(口服):替拉那韦可能减弱口服抗糖尿病药的降糖作用,应密切监测血糖。

• 抗癫痫药:①与卡马西平、苯妥英或苯巴比妥合用,替拉那韦的血药浓度会降低,谨慎合用;②与丙戊酸钠合用,丙戊酸钠的血药浓度会降低,建议监测丙戊酸钠的血药浓度。

• 抗真菌药:①与氟康唑合用,替拉那韦的血药浓度会升高,不必调整替拉那韦剂量;氟康唑的最大剂量为 200 mg/d;②伊曲康唑或酮康唑的血药浓度升高,谨慎合用,伊曲康唑剂量不能超过 200 mg/d;③与咪康唑合用,替拉那韦的血药浓度可能会降低。

☞苯二氮䓬类:①咪达唑仑的血药浓度会明显升高,替拉那韦禁止与口服咪达唑仑合用;替拉那韦与静脉咪达唑仑合用,应降低咪达唑仑的剂量,以及准备好能抢救呼吸抑制和过度镇静的药品和设备,在密切监测下进行;②替拉那韦与三唑仑合用,后者的血药浓度会明显升高,为配伍禁忌。

☞抗心律失常药:胺碘酮的血药浓度会明显升高,可能发生严重的或危及生命的不良反应。

• 钙通道阻滞剂:①非洛地平的血药浓度会升高,密切监测,谨慎合用;②尼卡地平的血药浓度会降低,密切监测,谨慎合用。

☞调脂药:①阿托伐他汀的血药浓度会明显升高,避免合用;②洛伐他汀、瑞舒伐他汀或辛伐他汀的血药浓度会升高,增加肌病及肝损害的风险,避免合用。

• 皮质激素:与地塞米松合用,替拉那韦的血药浓度可能降低,增加肌病及肝损害的风险,谨慎合用。

• 胃肠道用药:与抗酸药合用,替拉那韦的血药浓度会降低。抗酸药和替拉那韦至少间隔 2 h 分开服用。

• 促胃肠蠕动药:同沙奎那韦。

• 质子泵抑制药:奥美拉唑的血药浓度会降低。不必调整剂量。

• 免疫抑制药:与环孢素、西罗莫司或他克莫司合用,免疫抑制药的血药浓度会发生改变,由于作用复杂,无法预测其血药浓度是升高还是降低。应监测免疫抑制药的血药浓度,根据其血药浓度调整剂量。

• 口服避孕药:替拉那韦-利托那韦降低炔雌醇的血药浓度 50%。建议采取其他避孕措施。

替鲁膦酸
见双膦酸盐。

替罗非班
• 伊洛前列素:替非罗班与伊洛前列素合用可增加出血的风险。

☞抗凝血药:①替罗非班与肝素和阿司匹林联用时,比单独使用肝素或阿司匹林时出血的发生率增加,与其他影响止血的药物(如华法林)合用时应谨慎;②替罗非班与地西卢定合用可增加出血的风险。开始地西卢定治疗前停用替罗非班。

替马西泮
见抗焦虑与催眠药。

替米沙坦
见血管紧张素Ⅱ受体拮抗剂。

替莫泊芬
☞细胞毒性药:替莫泊芬与局部使用氟尿嘧啶合用,可增加光敏感性。

替莫西林
见青霉素类。

替莫唑胺
• 抗癫痫药:①细胞毒性药可能会降低苯妥英的吸收;②替莫唑胺的血药浓度可被丙戊酸盐升高。

☞抗精神病药:细胞毒性药应避免与氯氮平合用,以免增加粒细胞缺乏症的风险。

• 强心苷类:细胞毒性药物可降低地高辛的吸收。

替诺福韦
☞来地帕韦-索氟布韦:替诺福韦的血药浓度可被来地帕韦-索氟布韦升高,监测替诺福韦的毒性。

☞曲司氯铵:替诺福韦与曲司氯铵合用,有可能引起二者的血药浓度均提高,应对患者进行严密监护。

替诺昔康
见 NSAIDs。

替硝唑
• 乙醇:替硝唑与乙醇合用可能出现双硫仑样反应。

• 雌激素:不诱导肝药酶的抗菌药可能会降低雌激素的避孕效果。

替扎尼定
见肌松药。

调脂药
见考来替泊、考来烯胺、依折麦布、烟酸和他汀类药物。

铁剂
• 抗酸药:口服铁剂的吸收可被口服镁盐(如三硅酸镁)减少。

• 抗菌药:口服铁剂可减少环丙沙星、左氧氟沙星、莫西沙星、诺氟沙星和氧氟沙星的吸收。

• 双膦酸盐:口服铁剂可减少双膦酸盐的吸收。

• 钙剂:口服铁剂的吸收可被钙剂减少。

☞二巯丙醇:铁剂应避免与二巯丙醇合用。

• 多巴胺能药:①口服铁剂可减少恩他卡朋的吸收;②口服铁剂可能减少左旋多巴的吸收。

• 艾曲波帕:口服铁剂可能减少艾曲波帕的吸收,如需合用给药时间至少应间隔 4 h。

• 甲基多巴:口服铁剂可拮抗甲基多巴的降压效应。

• 麦考酚酯:口服铁剂可减少麦考酚酯的吸收。

• 青霉胺:口服铁剂可减少青霉胺的吸收。

• 甲状腺激素:口服铁剂可减少左甲状腺素的吸收,如需合用应间隔 2 h 服用。

• 曲恩汀:口服铁剂的吸收可被曲恩汀减少。

• 锌剂:口服铁剂可减少锌剂的吸收,同时锌剂也减少口服铁剂的吸收。

• 多芦那韦：口服铁剂可降低多芦那韦的血药浓度，在服用铁剂前 2 h 或 6 h 之后服用多芦那韦。

• 铁剂：口服铁剂与醋羟胺酸螯合而减少两者的吸收。

亭扎肝素

见肝素。

酮咯酸

见 NSAIDs。

酮康唑

见唑类抗真菌药。

酮洛芬

见 NSAIDs。

酮替芬

见抗组胺药。

头孢氨苄

见头孢菌素类。

头孢泊肟

见头孢菌素类。

头孢菌素类

• 抗酸药：头孢克洛及头孢泊肟的吸收可被抗酸药减少。

• 抗菌药：头孢菌素类与氨基糖苷类合用可能会增加肾毒性。

☷ 抗凝血药：头孢菌素类可能会增强香豆素类的抗凝效应。

• 丙磺舒：头孢菌素类的排泄可被丙磺舒减少，导致其血药浓度升高。

• H_2-受体拮抗剂：口服头孢菌素类的吸收可被 H_2-受体拮抗剂减少。

• 疫苗：抗菌药可使伤寒疫苗失活。

☷ 舍雷肽酶：舍雷肽酶与抗生素合用可导致皮肤黏膜眼综合征及中毒性表皮坏死松解症、间质性肺炎、嗜酸细胞肺浸润综合征、休克。禁止合用。

☷：*N*-甲硫四唑侧链的头孢菌素与乙醇合用可发生双硫仑样反应。

头孢克洛

见头孢菌素类。

头孢克肟

见头孢菌素类。

头孢拉定

见头孢菌素类。

头孢羟氨苄

见头孢菌素类。

头孢曲松

见头孢菌素类。

头孢噻肟

见头孢菌素类。

头孢他啶

见头孢菌素类。

土霉素

见四环素类。

托吡卡胺

见抗毒蕈碱药。

托吡酯

☷ 抗抑郁药：①托吡酯的抗惊厥作用可被 MAOIs 或三环类及其相关的抗抑郁药拮抗，使惊厥发作阈值降低；②抗癫痫药的抗惊厥作用可被 SSRIs 或三环类抗抑郁药拮抗，使惊厥发作阈值降低。

☷ 抗癫痫药：①托吡酯的血药浓度降低常会被卡马西平降低；②托吡酯可升高苯妥英的血药浓度，且托吡酯的血药浓度降低。

☷ 抗疟药：①抗癫痫药与氯喹或羟氯喹合用增加惊厥的风险；②抗癫痫药的抗惊厥作用可被甲氟喹拮抗。

☷ 雌激素：托吡酯可加速雌激素的代谢，而降低避孕效果。

☷ 孕激素：托吡酯可加速孕激素的代谢，而降低避孕效果。

托泊替康

☷ 罗拉吡坦：托泊替康应避免与罗拉吡坦合用。

托法替尼

☷ 地诺单抗：地诺单抗会增加托法替尼的毒性和不良反应，尤其是可能增加严重感染的风险，应密切监测。

• 唑类抗真菌药：托法替尼的血药浓度可被唑类抗真菌药升高。

☷ 利福霉素类：托法替尼的血药浓度可被利福霉素类降低，疗效随之减弱。

☷ 免疫抑制剂：托法替尼与强效免疫抑制剂（如硫唑嘌呤、他克莫司、环孢素）合用，会增加发生严重感染和恶性肿瘤风险。

☷ 抗癫痫药：托法替尼的血药浓度可被卡马西平、苯巴比妥、苯妥英降低，疗效随之减弱。

托芬那酸

见 NSAIDs。

托卡朋

• 抗抑郁药：托卡朋应避免与 MAOIs 合用。

• 美金刚：托卡朋的拟多巴胺作用可能被美金刚增强。

• 甲基多巴：托卡朋的抗震颤麻痹作用可被甲基多巴拮抗。

托拉塞米

见利尿药。

托瑞米芬

☷ 抗凝血药：托瑞米芬可能会增强香豆类抗凝血药的作用。

• 抗癫痫药：①托瑞米芬的代谢可能会被卡马西

平、苯妥英加速,导致血药浓度降低;②托瑞米芬的代谢可被扑米酮加速,导致血药浓度降低。

• 巴比妥类药物:托瑞米芬的代谢可能会被巴比妥类药物加速,导致血药浓度降低。

托特罗定

见抗毒蕈碱药。

托烷司琼

见 5-HT$_3$ 受体激动剂。

托西珠单抗

☞TNF 拮抗剂:托西珠单抗与 TNF 拮抗剂合用,可能使免疫抑制和感染的风险增加,避免合用。

☞IL-1 受体拮抗剂:托西珠单抗与 IL-1 受体拮抗剂合用,可能使免疫抑制和感染的风险增加,避免合用。

☞抗 CD$_{20}$ 单克隆抗体:托西珠单抗与 IL-1 受体拮抗剂合用,可能使免疫抑制和感染的风险增加,避免合用。

妥布霉素

见氨基糖苷类。

万古霉素

• 全身性麻醉药:静脉用万古霉素与全身性麻醉药合用可发生超敏反应。

• 抗菌药:①万古霉素与氨基糖苷类抗生素、卷曲霉素或多黏菌素合用可增加肾毒性和耳毒性风险;②万古霉素与多黏菌素合用可增加肾毒性。

• 抗真菌药:万古霉素与两性霉素合用可能会增加肾毒性。

☞环孢素:万古霉素与环孢素合用可增加肾毒性。

• 细胞毒性药:万古霉素与顺铂合用可增加肾毒性和耳毒性。

☞利尿药:万古霉素与袢利尿药合用可增加耳毒性风险。

• 调脂药:口服万古霉素的作用可被考来烯胺拮抗。

☞肌松药:万古霉素可增强琥珀胆碱的作用。

• 雌激素:不诱导肝药酶的抗菌药可能会减弱雌激素的避孕作用。

• 他克莫司:万古霉素与他克莫司合用可能会增加肾毒性。

☞舍雷肽酶:舍雷肽酶与抗生素合用可导致皮肤黏膜眼综合征及中毒性表皮坏死松解症、间质性肺炎、嗜酸细胞肺浸润综合征、休克。禁止合用。

☞曲司氯铵:万古霉素与曲司氯铵合用,有可能引起二者的血药浓度均提高,应对患者进行严密监护。

维 A 酸

见类视黄醇。

维多珠单抗

☞那他珠单抗:维多珠单抗避免与那他珠单抗合用,因可增加进行性多灶性白质脑病和感染的风险。

☞TNF 阻滞剂:维多珠单抗与 TNF 阻滞剂合用增加感染的风险,应避免合用。

☞疫苗:除非潜在的益处大于风险,否则维多珠单抗不可与活疫苗合用。

维库溴铵

见肌松药。

维拉帕米

见钙通道阻滞剂。

维拉唑酮

• 唑类抗真菌药:维拉唑酮血药浓度可被唑类抗真菌药升高,如需合用,应降低维拉唑酮的剂量。

• 大环内酯类:维拉唑酮血药浓度可被克拉霉素、泰利霉素、红霉素升高,如需合用,应降低维拉唑酮的剂量。

☞抗癫痫药:维拉唑酮血药浓度可被苯巴比妥、苯妥英、卡马西平降低,如果抗癫痫药使用时间超过 14 d,维拉唑酮的剂量应加倍。停用后,应在 14 d 内将维拉唑酮的剂量降低到正常用量。

☞抗抑郁药:维拉唑酮与色胺能抗抑郁药合用可发生 5-羟色胺综合征,合用时,尤其是在开始服用和剂量增加时应仔细观察。

☞曲坦:维拉唑酮与曲坦类合用可发生 5-羟色胺综合征,合用时,尤其是在开始服用和剂量增加时应仔细观察。

☞乙醇:维拉唑酮与乙醇有药效学相互作用,服药期间应戒酒。

• NSAIDs:维拉唑酮与 NSAIDs 合用上消化道出血危险性增加。

• 华法林:正在服用华法林者,在开始或停止使用维拉唑酮时,应密切观察。

维生素 A

见维生素类。

维生素 A 类

• 乙醇:在乙醇参与下阿维 A 形成依曲替酯。

☞抗菌药:维生素 A 类与四环素类合用可能会增加轻微的颅内压升高风险,应避免合用。

☞抗凝血药:阿维 A 可能会减弱香豆素的抗凝作用。

• 抗癫痫药:异维 A 酸可能会降低卡马西平的血药浓度。

☞细胞毒性药:阿维 A 可升高甲氨蝶呤的血药浓度,也增加肝毒性,应避免合用。

• 维生素类:维生素 A 与含维生素 A 类的药物合用有维生素 A 过量的风险。

维生素 B$_6$

见维生素类。

维生素 D

见维生素类。

维生素 K

见维生素类。

维生素类

• 抗菌药:维生素 A 的吸收可能会被新霉素减少。

▣抗凝血药:维生素 K 可拮抗香豆素及苯茚二酮的抗凝作用。

• 抗癫痫药:维生素 D 与苯妥英、卡马西平或扑米酮合用可能须增加剂量。

• 巴比妥类药物药:维生素 D 与巴比妥类药物合用可能可能须增加剂量。

• 利尿药:维生素 D 与噻嗪类及相关利尿药合用可增加高血钙的风险。

• 多巴能药物:维生素 B_6 应避免与多巴胺脱羧酶抑制剂合用,可减弱左旋多巴的作用。

• 维 A 酸:维生素 A 与维 A 酸合用有维生素 A 过量的风险。

伪麻黄碱

见拟交感神经药。

文拉法辛

• 镇痛药:文拉法辛与 NSAIDs 或阿司匹林合用可增加出血的风险。

▣抗凝血药:文拉法辛可能会增强抗凝血药的作用。

▣抗抑郁药:①文拉法辛与度洛西汀合用可能会增强 5-羟色胺能作用;②文拉法辛与 MAOIs 合用可增强中枢神经系统的毒性,停用 MAOIs 2 周内不应开始使用文拉法辛,停用文拉法辛 1 周内应避免使用 MAOIs;③停 SSRIs 至少 1 周后再开始使用吗氯贝胺。

▣抗疟药:蒿甲醚-苯芴醇厂商建议避免抗抑郁药与其合用。

▣抗精神病药:文拉法辛可升高氯氮平及氟哌啶醇的血药浓度。

▣多巴能药物:①恩他卡朋厂商建议文拉法辛慎与其合用;②文拉法辛与司来吉兰合用可增加高血压的风险和中枢神经系统的兴奋性,停用文拉法辛 1 周内不应使用司来吉兰,停用司来吉兰 2 周内应避免应用文拉法辛。

• 锂剂:文拉法辛与锂剂合用可能会增强 5-羟色胺能作用。

▣西布曲明:SSRIs 类抗抑郁药与西布曲明合用可增加中枢神经系统的毒性(西布曲明厂商建议避免合用)。

沃拉帕沙

• 唑类抗真菌药:沃拉帕沙的血药浓度可被唑类抗真菌药升高,如需合用,应降低沃拉帕沙的剂量。

• 大环内酯类:沃拉帕沙的血药浓度可被克拉霉素、泰利霉素、红霉素升高,如需合用,应降低沃拉帕沙的剂量。

• HIV 蛋白酶抑制剂:沃拉帕沙的血药浓度可被

HIV 蛋白酶抑制剂升高,如需合用,应降低沃拉帕沙的剂量。

• 抗癫痫药:沃拉帕沙的血药浓度可被苯巴比妥、苯妥英、卡马西平降低。

• 利福霉素类:沃拉帕沙的血药浓度可被利福霉素类降低。

• 贯叶连翘:沃拉帕沙的血药浓度可被贯叶连翘降低。

• 皮质激素:沃拉帕沙的血药浓度可被地塞米松降低。

沃替西汀

▣SSRIs:基于沃替西汀的作用机制及潜在的 5-羟色胺毒性,沃替西汀与 SSRIs 合用,可发生 5-羟色胺综合征。如合用,应密切监测 5-羟色胺综合征的症状和体征。如发生 5-羟色胺综合征,应立即停用沃替西汀及合用药物。

▣SNRIs:基于沃替西汀的作用机制及潜在的 5-羟色胺毒性,沃替西汀与 SNRIs 合用,可发生 5-羟色胺综合征。如合用,应密切监测 5-羟色胺综合征的症状和体征。如发生 5-羟色胺综合征,应立即停用沃替西汀及合用药物。

▣曲坦类:基于沃替西汀的作用机制及潜在的 5-羟色胺毒性,沃替西汀与曲坦类合用,可发生 5-羟色胺综合征。如合用,应密切监测 5-羟色胺综合征的症状和体征。如发生 5-羟色胺综合征,应立即停用沃替西汀及合用药物。

▣曲马多:基于沃替西汀的作用机制及潜在的 5-羟色胺毒性,沃替西汀与曲马多合用,可发生 5-羟色胺综合征。如合用,应密切监测 5-羟色胺综合征的症状和体征。如发生 5-羟色胺综合征,应立即停用沃替西汀及合用药物。

▣MAOIs:沃替西汀与 MAOIs 至少间隔 2 周服用。

乌洛托品

• 抗菌药:乌洛托品与磺胺类药物合用可增加结晶尿的风险。

• 利尿药:乌洛托品的作用可被乙酰唑胺拮抗。

• 雌激素:不诱导肝药酶的抗菌药可能会降低雌激素的避孕作用。

• 钾盐:乌洛托品和枸橼酸钾应避免合用。

乌特津单抗

疫苗:乌特津单抗不应与活疫苗合用。使用乌特津单抗期间、治疗前 1 年或治疗后 1 年都不应使用卡介苗。

华法林:乌特津单抗与华法林合用,应检测 INR。

环孢素:乌特津单抗与环孢素合用,应检测环孢素的血药浓度。

细胞毒性药

另见紫杉醇、多西他塞、吉西他滨、阿糖胞苷、甲氨蝶呤、氟尿嘧啶、表柔比星、伊达比星、丝裂霉素、米托蒽醌、环磷酰胺、异环磷酰胺、达卡巴嗪、铂类、长春碱、长春新碱、长春瑞滨。

　　📖舍雷肽酶:细胞毒性药与舍雷肽酶合用可导致皮肤黏膜眼综合征及中毒性表皮坏死松解症、间质性肺炎、嗜酸细胞肺浸润综合征、休克。禁止合用。

　　•那他珠单抗:细胞毒性药与那他珠单抗合用,能进一步增加那他珠单抗相关性感染。

　　•阿伦珠单抗:细胞毒性药与阿伦珠单抗合用,可增强阿伦珠单抗的免疫抑制作用。

西布曲明

　　•镇痛药:西布曲明与 NSAIDs 或阿司匹林合用可增加出血的风险。

　　•抗凝血药:西布曲明与抗凝血药合用可增加出血的风险。

　　📖抗抑郁药:①西布曲明与 MAOIs 或吗氯贝胺合用可增加中枢神经系统的毒性(西布曲明的生产商建议避免合用),停用 MAOIs 或吗氯贝胺 2 周内应避免应用西布曲明;②西布曲明与 SSRIs、米氮平、去甲肾上腺素再摄取抑制剂、三环类抗抑郁药或色氨酸合用可增加中枢神经系统的毒性(西布曲明生产商建议避免合用)。

　　📖抗精神病药:西布曲明与抗精神病药合用可增加中枢神经系统的毒性(西布曲明生产商建议避免合用)。

西地那非

　　📖α受体拮抗药:西地那非与α受体拮抗药合用可增加低血压的风险,停用西地那非 4 周内应避免应用α受体拮抗药。

　　•抗菌药:①西地那非的血药浓度可能会被克拉霉素及泰利霉素升高,合用时须降低西地那非的初始剂量;②西地那非的血药浓度可被红霉素升高,合用时须降低西地那非的初始剂量。

　　📖抗真菌药:西地那非的血药浓度可被伊曲康唑及酮康唑升高,合用时须降低西地那非的初始剂量。

　　•抗病毒药:①西地那非的血药浓度可能会被安泼那韦、奈非那韦、沙奎那韦升高,合用时须降低西地那非的初始剂量;②西地那非的不良反应可能会因合用阿扎那韦增加;③西地那非的血药浓度可被茚地那韦升高,合用时须降低西地那非的初始剂量;④西地那非的血药浓度可被利托那韦明显升高,应避免合用;⑤与地拉韦啶合用,西地那非的血药浓度升高,不良反应增加,西地那非的剂量每 48 h 不超过 25 mg;⑥与依法韦仑、依曲韦林和奈韦拉平合用,西地那非的血药浓度降低,应密切监测,可能需要调整西地那非的剂量;⑦西地那非的血药浓度可被替拉瑞韦升高,治疗勃起功能障碍,西地那非的单剂量,48 h 内不超过 25 mg,治疗肺动脉高压时,禁用替拉瑞韦;⑧波普瑞韦可增加 PDE5 抑制剂血药浓度,导致不良反应如低血压、晕厥、视觉障碍及勃起功能异常。对肺动脉高压患者不可合用,西地那非治疗

勃起功能障碍不能超过 25 mg/48 h。

　　•波生坦:西地那非的血药浓度可被波生坦降低。

　　•钙通道阻滞剂:西地那非与氨氯地平合用可增强降压效应。

　　•葡萄柚汁:西地那非的血药浓度可能会被葡萄柚汁升高。

　　📖尼可地尔:西地那非可明显增强尼可地尔的降压效应,应避免合用。

　　📖硝酸酯类药:西地那非可明显增强硝酸酯类药的降压效应(应避免合用)。

　　•H₂-受体拮抗剂:西地那非的血药浓度可被西咪替丁升高,合用时须降低西地那非的初始剂量。

　　•来辛拉德:西地那非的血药浓度可被来辛拉德降低,合用时应密切监测西地那非的效果。

西多福韦

　　📖抗病毒药:西多福韦应避免与替诺福韦合用。

西拉普利

　　见 ACEIs。

西罗莫司

　　📖抗菌药:①西罗莫司的血药浓度可被克拉霉素及泰利霉素升高,应避免合用;②西罗莫司与红霉素合用两者的血药浓度均见升高;③西罗莫司的血药浓度可被利福布丁及利福平可降低,应避免合用。

　　📖抗真菌药:①西罗莫司的血药浓度可被伊曲康唑、酮康唑及伏立康唑升高,应避免合用;②西罗莫司的血药浓度可被咪康唑升高;③西罗莫司的血药浓度可能会被泊沙康唑升高;④西罗莫司的血药浓度可被艾沙康唑明显升高,谨慎合用,如必须合用,应密切监测西罗莫司的血药浓度,根据其血药浓度调整剂量。

　　📖抗病毒药:①西罗莫司的血药浓度可能会被阿扎那韦及洛匹那韦升高;②尽管未对西罗莫司与替拉瑞韦合用进行研究,但替拉瑞韦可能升高西罗莫司的血药浓度,应大幅降低西罗莫司的剂量,延长给药间隔,监测血药浓度,监测肾功能和免疫抑制剂的相关不良反应;未对替拉瑞韦在器官移植者使用进行研究;③西罗莫司的血药浓度可被波普瑞韦显著升高,应进行血药浓度监测。

　　📖钙通道阻滞剂:①西罗莫司的血药浓度可被地尔硫草升高;②西罗莫司与维拉帕米合用两药的血药浓度均见升高。

　　•环孢素:西罗莫司的血药浓度可被环孢素升高。

　　📖葡萄柚汁:西罗莫司的血药浓度可被葡萄柚汁升高,应避免合用。

　　📖伊卢多啉:西罗莫司的血药浓度可能会被伊卢多啉升高,合用时应监测西罗莫司的血药浓度。

　　📖司替戊醇:西罗莫司的血药浓度可被司替戊醇升高。

西洛他唑

　　📖阿那格雷:西洛他唑应避免与阿那格雷合用。

• 抗菌药:西洛他唑的血药浓度可被红霉素升高,合用时建议降低西洛他唑的给药剂量。

• 抗真菌药:西洛他唑的血药浓度可被酮康唑升高,合用时建议降低西洛他唑的给药剂量。

• 钙通道阻滞剂:西洛他唑的血药浓度可被地尔硫草升高,合用时建议降低西洛他唑的给药剂量。

• 抗溃疡药:西洛他唑的血药浓度可被奥美拉唑升高,合用时建议降低西洛他唑的给药剂量。

🔲地西卢定:地西卢定与西洛他唑合用可增加出血的风险,开始地西卢定治疗前停用西洛他唑。

西美瑞韦

🔲强心苷类:西美瑞韦可升高地高辛的血药浓度,推荐监测地高辛的血药浓度。

🔲抗心律失常药:西美瑞韦可轻度升高抗心律失常药,如胺碘酮、苄普地尔、氟卡尼、普罗帕酮、地高辛及奎尼丁的血药浓度,合用时应密切观察,并监测血药浓度。

🔲CYP3A4诱导剂(抗惊厥药,如卡马西平、奥卡西平、苯妥英、苯巴比妥,抗结核药,如利福平、利福喷丁、地塞米松等)可降低西美瑞韦的血药浓度,导致治疗失败,不推荐西美瑞韦与上述药物合用。

🔲大环内酯类:西美瑞韦与红霉素合用,西美瑞韦和红霉素的血药浓度均见升高;克拉霉素和泰利霉素可升高西美瑞韦的血药浓度,不推荐合用。

🔲唑类抗真菌药:西美瑞韦的血药浓度可被酮康唑、伊曲康唑、伏立康唑、泊沙康唑升高,不推荐合用。

🔲钙通道阻滞剂:西美瑞韦可升高钙通道阻滞剂(氨氯地平、非洛地平、地尔硫草、尼索地平、尼卡地平、硝苯地平、维拉帕米)的血药浓度,密切监测钙通道阻滞剂的不良反应。

🔲西沙必利:西美瑞韦可升高西沙必利血药浓度,增加心律失常的风险,不推荐合用。

🔲水飞蓟:西美瑞韦的血药浓度可被水飞蓟升高,不推荐合用。

🔲贯叶连翘:西美瑞韦血药浓度可被贯叶连翘降低,不推荐合用。

🔲可比司他:西美瑞韦的血药浓度可被可比司他升高,不推荐与含可比司他的制剂合用。

🔲抗病毒药:①西美瑞韦与达芦那韦-利托那韦合用,西美瑞韦和达芦那韦的血药浓度均见升高,不推荐合用;②利托那韦可升高西美瑞韦的血药浓度,不推荐合用;③西美瑞韦血药浓度可被贯叶连翘降低,不推荐合用;④西美瑞韦的血药浓度可被地拉韦啶升高,不推荐合用;⑤西美瑞韦血药浓度可被依曲韦林降低,不推荐合用;⑥西美瑞韦血药浓度可被奈韦拉平降低,不推荐合用

🔲抗焦虑及催眠药:西美瑞韦与咪达唑仑或阿普唑仑合用,注意呼吸抑制不良反应的发生,应降低咪达唑仑或阿普唑仑剂量。

西咪替丁

见H₂-受体拮抗剂。

西那卡塞

• 抗真菌药:西那卡塞的代谢可被酮康唑抑制,导致其血药浓度升高。

🔲激素拮抗剂:西那卡塞可能会抑制他莫昔芬活性产物的代谢,应避免合用。

• 布雷帕唑:西那卡塞可明显升高布雷帕唑的血药浓度。

西沙必利

🔲抗病毒药:①西沙必利血药浓度可被西美瑞韦升高,增加心律失常的风险,不推荐合用;②西沙必利的血药浓度会被依曲韦林降低;③西沙必利的血药浓度会被利托那韦明显升高,可增加心律失常风险;④西沙必利的血药浓度会被达芦那韦明显升高,增加心律失常风险,禁止合用;⑤西沙必利的血药浓度会被福沙那韦(安泼那韦)明显升高,增加心律失常风险,禁止合用;⑥西沙必利的血药浓度会被利托那韦明显升高,增加心律失常风险;⑦西沙必利的血药浓度被奈韦拉平降低;⑧西沙必利血药浓度会被西美瑞韦升高,增加心律失常的风险,不推荐合用。

🔲司替戊醇:西沙必利与司替戊醇合用可发生心律失常和尖端扭转型室速,特别是突发性心律失常的发生风险增加。

西他生坦

🔲抗凝血药:西他生坦可增强香豆素类的抗凝作用。

🔲环孢素:西他生坦的血药浓度可被环孢素升高,应避免合用。

• 雌激素:西他生坦可升高雌激素的血药浓度。

• 孕激素:西他生坦可升高孕激素的血药浓度。

西酞普兰

见SSRI类抗抑郁药。

西替利嗪

见抗组胺药。

细辛脑

🔲利血平:细辛脑与利血平合用对中枢的作用有协同。

🔲氯丙嗪:细辛脑与氯丙嗪合用对中枢的作用有协同。

🔲巴比妥类:细辛脑能增强巴比妥类的催眠作用。

吸附剂

见白陶土

希帕胺

见利尿药。

腺苷

▲此药物相互作用有必要考虑损害心肌传导。

• 局部麻醉药:抗心律失常药与布比卡因、左布比

卡因、丙胺卡因或罗哌卡因合用可增加心肌抑制效应。

☞抗心律失常药:不同种类的抗心律失常药合用可增加心肌抑制效应。

☞抗精神病药:延长 Q-T 间期的抗心律失常药与延长 Q-T 间期的抗精神病药合用可增加室性心律失常的风险。

☞β 受体拮抗药:抗心律失常药与 β 受体拮抗药合用可增加心肌抑制效应。

☞双嘧达莫:腺苷的效应可被双嘧达莫增强,更重要的是毒性同时增加。

• 尼古丁:腺苷的效应可被尼古丁增加。

• 茶碱:腺苷的抗心律失常效应可被茶碱拮抗。

香豆素类

▲注:患者临床症状的改变,尤其是伴肝病、间发性疾病或其他药物治疗,必须经常检测抗凝效应。饮食的变化和饮酒(尤其是沙拉和蔬菜)可能会影响抗凝血药的效应。

☞乙醇:乙醇摄入量的重大改变可能会影响香豆素类的抗凝效应。

• 别嘌醇:香豆素类的抗凝效应可能会被别嘌醇增强。

☞蛋白同化激素:香豆素类的抗凝效应可被蛋白同化激素增强。

☞镇痛药:①香豆素类的抗凝效应可能会被 NSAIDs 增强;②香豆素类与静脉用双氯芬酸合用可增加出血风险,应避免合用(包括低剂量的肝素);③香豆素类与酮咯酸合用可增加出血的风险,应避免合用;④香豆素类的抗凝效应可被曲马多增强;⑤香豆素类与阿司匹林合用可增加出血的风险(归因于抗血小板效应);⑥香豆素类的抗凝效应可能会因长期规律性应用对乙酰氨基酚而增强。

☞抗心律失常药:①香豆素类的代谢可被胺碘酮抑制,从而增强其抗凝效应;②香豆素类的抗凝效应可被普罗帕酮增强。

☞抗菌药:①香豆素类与新霉素合用 INR 可能发生变化(基于对肠道的局部作用);②香豆素类的抗凝效应可能会被阿奇霉素、氨曲南、头孢菌素、左氧氟沙星、四环素、替加环素及甲氧苄啶增强;③香豆素类的抗凝效应可被氯霉素、环丙沙星、克拉霉素、红霉素、甲硝唑、萘啶酸、诺氟沙星、氧氟沙星及磺胺类增强;④研究未能证明香豆素类的相互作用,但是抗凝血药的普遍临床经验显示,广谱青霉素类如氨苄西林在治疗过程中 INR 可发生改变;⑤香豆素类的代谢可被利福霉素类加速,从而降低其抗凝效应。

☞抗抑郁药:①华法林的抗凝效应可能会被文拉法辛增强;②华法林的抗凝效应可能会被曲唑酮增强或降低;③香豆素类的抗凝效应可能会被 SSRIs 增强;④香豆素类的抗凝效应可被贯叶连翘降低,应避免合用;

⑤华法林的抗凝效应可被米氮平增强;⑥香豆素类的抗凝效应可能会被三环类抗抑郁药增强或降低;⑦正在服用华法林者,在开始或停止使用维拉唑酮时,应密切观察。

☞抗糖尿病药:①华法林的抗凝效应可能会被艾塞那肽增强;②香豆素类可能会增强磺脲类的降糖效应,抗凝效应也可能发生变化。

☞抗癫痫药:①香豆素类的代谢可被卡马西平及扑米酮加速,从而降低抗凝效应;②华法林的血药浓度可被艾利卡西平降低;③香豆素类的代谢可被苯妥英加速,可能降低抗凝效应,但也有增强效应的报道;④香豆素类的抗凝效应可能会被丙戊酸盐增强;⑤华法林的血药浓度可被艾司利卡西平降低,应加强对患者 INR 的监测。

☞抗真菌药:①香豆素类的抗凝效应被氟康唑、伊曲康唑、酮康唑及伏立康唑可增强;②香豆素类的抗凝效应可被咪康唑(包括咪康唑口服凝胶或阴道制剂)增强;③香豆素类的抗凝效应可被灰黄霉素降低。

• 抗疟药:①有报道称华法林的抗凝效应可能会被氯胍增强;②华法林与奎宁合用两药的血药浓度均见升高。

☞抗病毒药:①华法林的抗凝效应可能会被阿扎那韦、奈韦拉平及利托那韦增强或降低;②华法林的血药浓度可能会被依法韦仑影响;③香豆素类的抗凝效应可能会被福沙那韦增强或降低;④香豆素类的抗凝效应可能会被利托那韦增强;⑤华法林的抗凝效应可能会被沙奎那韦增强;⑤华法林的血药浓度可被替拉瑞韦改变,合用时监测 INR;⑥华法林的血药浓度可能发生变化,监测 INR。

• 抗焦虑与催眠药:香豆素类的抗凝效应可能被水合氯醛及三氯福司短暂性的增强。

• 阿瑞吡坦:华法林的抗凝效应可能会被阿瑞吡坦降低。

☞硫唑嘌呤:香豆素类的抗凝效应可能会被硫唑嘌呤降低。

☞巴比妥类药物:香豆素类的代谢可被巴比妥类药物加速,从而降低其抗凝效应。

• 波生坦:波生坦的生产商推荐香豆素类与其合用时应监测抗凝效应。

☞氯吡格雷:①香豆素类的抗凝效应可被氯吡格雷的抗血小板作用增强;②华法林应避免与氯吡格雷合用。

☞皮质激素:香豆素类的抗凝效应可能会被皮质激素增强或降低(高剂量的皮质激素可增强抗凝效应)。

☞蔓越莓汁:香豆素类的抗凝效应可能会被蔓越莓汁增强,应避免合用。

☞细胞毒性药:①香豆素类的抗凝效应可被依托泊苷、异环磷酰胺及索拉非尼增强;②香豆素类的抗凝效应可被氟尿嘧啶增强;③华法林的抗凝效应可能会被吉非替尼及吉西他滨增强;④香豆素类的抗凝效应可能会被硫嘌呤及米托坦降低;⑤香豆素类与厄洛替尼合用可增加出血的风险;⑥伊马替尼的生产商建议抗凝血药与其合用时,应以肝素替代华法林(伊马替尼可能会增强华法林的效应)。

双嘧达莫:香豆素类的抗凝效应可被双嘧达莫的抗血小板作用增强。

双硫仑:香豆素类的抗凝效应可被双硫仑增强。

多巴胺能药:华法林的抗凝效应可被恩他卡朋增强。

肠内食物:香豆素类的抗凝效应可被维生素 K(肠内食物中存在的少许)拮抗。

氨基葡糖:华法林的抗凝效应可被氨基葡萄糖增强,应避免合用。

激素拮抗剂:①香豆素类的抗凝效应可能会被比卡鲁胺及托瑞米芬增强;②香豆素类的代谢可被达那唑抑制,从而增强其抗凝效应;③香豆素类的抗凝效应可被氟他胺及他莫昔芬增强。

伊洛前列素:香豆素类的抗凝效应可能会被伊洛前列素增强。

乳果糖:香豆素类的抗凝效应可能会被乳果糖增强。

来氟米特:华法林的抗凝效应可能会被来氟米特增强。

白三烯抑制剂:华法林的抗凝效应可被扎鲁司特增强。

左旋咪唑:华法林的抗凝效应可被左旋咪唑增强。

调脂药:①香豆素类的抗凝效应可能会被考来烯胺增强或降低;②华法林的抗凝效应可被阿托伐他汀短暂降低;③香豆素类的抗凝效应可被氯贝特、氟伐他汀及辛伐他汀增强;④香豆素类的抗凝效应可能会被依泽替米坦及瑞舒伐他汀增强。

美金刚:华法林的抗凝效应可能会被美金刚增强。

雌激素:香豆素类的抗凝效应可能会被雌激素增强或降低。

奥利司他:奥利司他的生产商推荐香豆素类与其合用时应监测抗凝效应。

普拉格雷:香豆素类与普拉格雷合用可能会增加出血的风险。

孕激素类:香豆素类的抗凝效应可能会被孕激素类增强或降低。

雷洛昔芬:雷洛昔芬可拮抗香豆素类的抗凝效应。

类视黄醇:香豆素类的抗凝效应可能会被阿维 A 降低。

西他生坦:香豆素类的抗凝效应可被西他生坦增强。

磺吡酮:香豆素类的抗凝效应可被磺吡酮增强。

拟交感神经药:香豆素类的抗凝效应可能会被哌甲酯增强。

睾内酯:香豆素类的抗凝效应可被睾内酯增强。

睾酮:香豆素类的抗凝效应可被睾酮增强。

甲状腺激素:香豆素类的抗凝效应可被甲状腺激素增强。

泛癸利酮:华法林的抗凝效应可能会因合用泛癸利酮而增强或降低。

抗溃疡药:①香豆素类的代谢可被西咪替丁抑制,使抗凝效应增强;②香豆素类的抗凝效应可能会被埃索美拉唑、奥美拉唑或泮托拉唑增强;③香豆素类的吸收可能会被硫糖铝减,使抗凝效应降低。

疫苗:流感疫苗可能会增强华法林的抗凝效应。

维生素:①香豆素类的抗凝效应可能会被维生素 E 增强;②香豆素类的抗凝效应可被维生素 K 拮抗。

阿莫达非尼:阿莫达非尼与华法林合用,对右旋和左旋华法林的药动学参数无显著影响,但不能排除药效学相互作用。故阿莫达非尼与华法林联用时,应经常监测凝血酶原时间或国际标准化比值。

奥贝胆酸:华法林与奥贝胆酸合用时,可降低 INR,两者合用时应密切监测 INR,并根据检测结果调整华法林的剂量。

洛美他派:华法林的血药浓度可被洛美他派升高。应经常监测国际标准化比值(INR),特别是洛美他派剂量调整时。

阿法赛特:阿法赛特开始或停药时,推荐监测 INR,必要时调整剂量。

特立氟胺:华法林与特立氟胺合用,推荐随访并密切监测 INR。

乌特津单抗:华法林与乌特津单抗合用,应检测 INR。

艾克珠单抗:开始使用或者停用艾克珠单抗时,应监测 INR。

苏金单抗:开始使用或者停用苏金单抗时,应监测 INR。

四烯甲萘醌:四烯甲萘醌为维生素 K_2 的一种存在形式,可拮抗华法林的作用,应避免合用。

依普黄酮:香豆素类的作用可被依普黄酮增强,故合用应谨慎,必须合用时降低香豆素类的剂量。

舍雷肽酶:因舍雷肽酶可强效溶解纤维蛋白和纤维蛋白原,从而增强抗凝血药的作用,所以与抗凝血药联合使用时应慎重,已使用者应注意密切观察。

地西卢定:香豆素类与地西卢定合用增加出血的风险。开始地西卢定治疗前停用香豆素类。

抗血小板药:抗凝血药与抗血小板药合用,可增加出血的风险。

硝苯地平

见钙通道阻滞剂。

硝基咪唑类

见甲硝唑和替硝唑。

硝普钠

见血管舒张药。

硝酸甘油

见硝酸酯类。

硝酸异山梨醇酯

见硝酸酯类。

硝酸酯类

• ACEIs:硝酸酯类与 ACEIs 合用可增强降压效应。

• 肾上腺素能神经阻滞剂:硝酸酯类与肾上腺素能神经阻滞剂合用可增强降压效应。

• 乙醇:硝酸酯类与乙醇合用可增强降压效应。

• 白介素-2:硝酸酯类与白介素-2 合用可增强降压效应。

• α 受体拮抗药:硝酸酯类与 α 受体拮抗药合用可增强降压效应。

• 全身性麻醉药:硝酸酯类与全身性麻醉药合用可增强降压效应。

• 镇痛药:硝酸酯类的降压作用可被 NSAIDs 拮抗。

• 血管紧张素Ⅱ受体拮抗剂:硝酸酯类与血管紧张素Ⅱ受体拮抗剂合用可增强降压效应。

• 抗心律失常药:硝酸酯类舌下含片的作用可被丙吡胺降低(口干无法溶解)。

☞抗凝血药:静脉给予硝酸甘油可降低抗凝血药的作用。

• 抗抑郁药:①硝酸酯类与 MAOIs 合用,降压作用增强;②硝酸酯类舌下含片的作用可被三环及其相关的抗抑郁药降低(口干无法溶解)。

• 抗毒蕈碱药:硝酸酯类舌下含片的作用可能会被抗毒蕈碱药降低(口干无法溶解)。

• 抗精神病药:硝酸酯类与吩噻嗪类抗精神病药合用可增强降压效应。

• 抗焦虑与催眠药:硝酸酯类和抗焦虑和催眠药合用可增强降压效应。

• β 受体拮抗药:硝酸酯类与 β 受体拮抗药合用可增强降压效应。

• 钙通道阻滞剂:硝酸酯类与钙通道阻滞剂合用可增强降压效应。

• 氯压定:硝酸酯类与氯压定合用可增强降压效应。

• 皮质激素类:硝酸酯类与皮质激素类合用可增强降压效应。

• 二氮嗪:硝酸酯类与二氮嗪合用可增强降压效应。

• 利尿药:硝酸酯类与利尿药合用可增强降压效应。

• 多巴能药物:硝酸酯类与左旋多巴合用可增强降压效应。

• 甲基多巴:硝酸酯类与甲基多巴合用可增强降压效应。

• 莫西赛利:硝酸酯类与莫西赛利合用可增强降压效应。

• 莫索尼定:硝酸酯类与莫索尼定合用可增强降压效应。

• 肌松药:硝酸酯类与巴氯芬或替扎尼定合用可增强降压效应。

• 雌激素:雌激素可拮抗硝酸酯类的降压作用。

• 前列腺素:硝酸酯类与前列地尔合用可增强降压效应。

☞西地那非:硝酸酯类的降压作用可被西地那非明显增强,应避免合用。

☞伐地那非:硝酸酯类与伐地那非合用可能会增强降压效应,应避免合用。

• 血管舒张药:硝酸酯类与肼屈嗪、米诺地尔或硝普钠合用可增强降压效应。

硝西泮

见抗焦虑与催眠药。

缬更昔洛韦

见更昔洛韦。

缬沙坦

见血管紧张素Ⅱ受体拮抗剂。

辛伐他汀

见他汀类。

锌剂

• 抗菌药:①锌剂可减少环丙沙星、左氧氟沙星、莫西沙星、诺氟沙星或氧氟沙星的吸收;②锌剂可减少四环素类的吸收,四环素类也可减少锌剂的吸收。

• 钙剂:钙剂可减少锌剂的吸收。

• 铁剂:锌剂可减少口服铁剂的吸收,口服铁剂也可减少锌剂的吸收。

• 青霉胺:锌剂可减少青霉胺的吸收,青霉胺也可减少锌剂的吸收。

• 曲恩汀:锌剂可减少曲恩汀的吸收,曲恩汀也可减少锌剂的吸收。

• 多芦那韦:锌剂可降低多芦那韦的血药浓度,在服用锌剂前 2 h 或 6 h 之后服用多芦那韦。

新霉素

见氨基糖苷类抗生素。

新斯的明

见拟副交感神经药。

熊去氧胆酸

· 抗酸药:熊去氧胆酸的吸收可能会被抗酸药降低。

☒ 环孢素:熊去氧胆酸可增加环孢素的吸收。

· 调脂药:熊去氧胆酸的吸收可能会被考来烯胺或考来替泊降低。

· 雌激素:熊去氧胆酸与雌激素合用可增加胆汁中胆固醇的排泄。

溴莫尼定

· 抗抑郁药:溴莫尼定避免与 MAOIs、三环类相关的抗抑郁药和三环类抗抑郁药合用。

溴隐亭

· 乙醇:溴隐亭的耐受性可被乙醇降低。

· 抗菌药:①溴隐亭的血药浓度可被红霉素升高,从而增加中毒的风险;②溴隐亭的血药浓度可能会被大环内酯类升高,从而增加中毒的风险。

· 抗精神病药:溴隐亭的降低泌乳素和抗震颤麻痹效应可被抗精神病药拮抗。

· 多潘立酮:溴隐亭的降低泌乳素的效应可能会被多潘立酮拮抗。

· 激素拮抗剂:溴隐亭的血药浓度可被奥曲肽升高。

· 美金刚:多巴胺能药的效应可能会被美金刚增强。

· 甲基多巴:多巴胺能药的抗震颤麻痹效应可被甲基多巴拮抗。

· 甲氧氯普胺:溴隐亭的降低泌乳素的效应可被甲氧氯普胺拮抗。

☒ 拟交感神经药:溴隐亭与异美汀合用可增加中毒的风险。

血卟啉

☒ 氟尿嘧啶:不可与局部使用的氟尿嘧啶合用。

血管紧张素Ⅱ受体拮抗剂

· ACEIs:血管紧张素Ⅱ受体拮抗剂与 ACEIs 合用可增加高钾血症的风险。

· 肾上腺素能神经阻滞剂:血管紧张素Ⅱ受体拮抗剂与肾上腺素能神经阻滞剂合用可增强降压效应。

· 乙醇:血管紧张素Ⅱ受体拮抗剂与乙醇合用可增强降压效应。

· 白介素-2:血管紧张素Ⅱ受体拮抗剂与白介素-2合用可增强降压效应。

· 阿利吉仑:厄贝沙坦可能会降低阿利吉仑的血药浓度。

· α受体拮抗药:血管紧张素Ⅱ受体拮抗剂与α受体拮抗药合用可增强降压效应。

· 全身性麻醉药:血管紧张素Ⅱ受体拮抗剂与全身性麻醉药合用可增强降压效应。

· 镇痛药:血管紧张素Ⅱ受体拮抗剂与 NSAIDs 合用可增加肾损害风险,并对抗其降压效应。

· 抗菌药:①氯沙坦及其活性代谢物的血药浓度会被利福平降低;②血管紧张素Ⅱ受体拮抗剂与甲氧苄啶合用可能会增加高钾血症的风险。

· 抗凝血药:血管紧张素Ⅱ受体拮抗剂与肝素合用可增加高钾血症的风险。

· 抗抑郁药:血管紧张素Ⅱ受体拮抗剂的降压效应可能会被 MAOIs 增强。

· 抗精神病药:血管紧张素Ⅱ受体拮抗剂与抗精神病药合用可增强降压效应。

· 抗焦虑与催眠药:血管紧张素Ⅱ受体拮抗剂与抗焦虑与催眠药合用可增强降压效应。

· β受体拮抗药:血管紧张素Ⅱ受体拮抗剂与β受体拮抗药合用可增强降压效应。

· 钙通道阻滞剂:血管紧张素Ⅱ受体拮抗剂与钙通道阻滞剂合用可增强降压效应。

☒ 环孢素:血管紧张素Ⅱ受体拮抗剂与环孢素合用可增加高钾血症的风险。

· 可乐定:血管紧张素Ⅱ受体拮抗剂与可乐定合用可增强降压效应。

· 皮质激素:血管紧张素Ⅱ受体拮抗剂的降压效应可被皮质激素减弱。

· 二氮嗪:血管紧张素Ⅱ受体拮抗剂与二氮嗪合用可增强降压效应。

☒ 利尿药:①血管紧张素Ⅱ受体拮抗剂与利尿药合用可增强降压效应;②血管紧张素Ⅱ受体拮抗剂与保钾利尿药或醛固酮拮抗剂合用增加高钾血症的风险。

· 多巴胺能药:血管紧张素Ⅱ受体拮抗剂与左旋多巴合用可增强降压效应。

☒ 锂剂:血管紧张素Ⅱ受体拮抗剂可减少锂剂的排泄,使其血药浓度升高。

· 甲基多巴:血管紧张素Ⅱ受体拮抗剂与甲基多巴合用可增强降压效应。

· 莫西赛利:血管紧张素Ⅱ受体拮抗剂与莫西赛利合用可增强降压效应。

· 莫索尼定:血管紧张素Ⅱ受体拮抗剂与莫索尼定合用可增强降压效应。

· 肌松药:血管紧张素Ⅱ受体拮抗剂与巴氯芬或替扎尼定合用可增强降压效应。

· 硝酸酯类:血管紧张素Ⅱ受体拮抗剂与硝酸酯类合用可增强降压效应。

· 雌激素:血管紧张素Ⅱ受体拮抗剂的降压效应可被雌激素拮抗。

☒ 钾盐:血管紧张素Ⅱ受体拮抗剂与钾盐合用可增加高钾血症的风险。

· 前列腺素类:血管紧张素Ⅱ受体拮抗剂与前列地尔合用可增强降压效应。

· 他克莫司:血管紧张素Ⅱ受体拮抗剂与他克莫司合用可增加高钾血症的风险。

- 血管舒张药:血管紧张素Ⅱ受体拮抗剂与肼屈嗪、米诺地尔或硝普钠合用可增强降压效应。

☜沙库必曲-缬沙坦:血管紧张素Ⅱ受体拮抗剂避免与沙库必曲-缬沙坦合用,以免导致肾素-血管紧张素系统的双重阻断。

血管舒张药

- ACEIs:肼屈嗪、米诺地尔或硝普钠与 ACEIs 合用可增强降压效应。

- 肾上腺素能神经阻滞剂:肼屈嗪、米诺地尔或硝普钠与肾上腺素能神经阻滞剂合用可增强降压效应。

- 乙醇:肼屈嗪、米诺地尔或硝普钠与乙醇合用可增强降压效应。

- 白介素-2:肼屈嗪、米诺地尔或硝普钠与白介素-2合用可增强降压效应。

- α 受体拮抗药:肼屈嗪、米诺地尔或硝普钠与 α 受体拮抗药合用可增强降压效应。

- 全身性麻醉药:肼屈嗪、米诺地尔或硝普钠与全身性麻醉药合用可增强降压效应。

- 镇痛药:肼屈嗪、米诺地尔或硝普钠的降压效应可被 NSAIDs 拮抗。

- 血管紧张素Ⅱ受体拮抗剂:肼屈嗪、米诺地尔或硝普钠与血管紧张素Ⅱ受体拮抗剂合用可增强降压效应。

- 抗抑郁药:①肼屈嗪、米诺地尔或硝普钠与MAOI 类抗抑郁药合用可增强降压效应;②肼屈嗪、米诺地尔或硝普钠与三环类抗抑郁药合用可增强降压效应。

- 抗精神病药:肼屈嗪、米诺地尔或硝普钠与吩噻嗪类合用可增强降压效应。

- 抗焦虑与催眠药:肼屈嗪、米诺地尔或硝普钠和抗焦虑与催眠药合用可增强降压效应。

- β 受体拮抗药:肼屈嗪、米诺地尔或硝普钠与 β 受体拮抗药合用可增强降压效应。

- 钙通道阻滞剂:肼屈嗪、米诺地尔或硝普钠与钙通道阻滞剂合用可增强降压效应。

- 可乐定:肼屈嗪、米诺地尔或硝普钠与可乐定合用可增强降压效应。

- 皮质激素:肼屈嗪、米诺地尔或硝普钠的降压效应可被皮质激素拮抗。

- 二氮嗪:肼屈嗪、米诺地尔或硝普钠与二氮嗪合用可增强降压效应。

- 利尿药:肼屈嗪、米诺地尔或硝普钠与利尿药合用可增强降压效应。

- 多巴能药物药:肼屈嗪、米诺地尔或硝普钠与多巴能药物药合用可增强降压效应。

- 甲基多巴:肼屈嗪、米诺地尔或硝普钠与甲基多巴合用可增强降压效应。

- 莫西赛利:肼屈嗪、米诺地尔或硝普钠与莫西赛利合用可增强降压效应。

- 莫索尼定:肼屈嗪、米诺地尔或硝普钠与莫索尼定合用可增强降压效应。

- 肌松药:①肼屈嗪、米诺地尔或硝普钠与巴氯芬合用可增强降压效应;②肼屈嗪、米诺地尔或硝普钠与替扎尼定合用可增强降压效应。

- 硝酸酯类:肼屈嗪、米诺地尔或硝普钠与硝酸酯类合用可增强降压效应。

- 雌激素:肼屈嗪、米诺地尔或硝普钠的降压效应可被雌激素拮抗。

- 前列腺素:肼屈嗪、米诺地尔或硝普钠与前列腺素合用可增强降压效应。

- 血管舒张药:①肼屈嗪与米诺地尔或硝普钠合用可增强降压作用;②米诺地尔与硝普钠合用可增强降压效应。

- 吲哚布芬:吲哚布芬与血管舒张药合用,可能增强疗效。

亚胺培南-西司他丁

☜抗癫痫药:碳青霉烯类可降低丙戊酸盐的血药浓度,应避免合用。

☜抗病毒药:亚胺培南-西司他丁与更昔洛韦合用可增加惊厥的风险。

- 疫苗:抗菌药可使伤寒疫苗失活。

亚叶酸

见叶酸。

烟草

- 西那卡塞:吸烟可增加西那卡塞的代谢(降低其血药浓度)。

- 茶碱:吸烟可增加茶碱的代谢(降低其血药浓度)。

- 泊马度胺:吸烟可能会降低泊马度胺的血药浓度。

☜苯达莫司汀:吸烟降低可降低苯达莫司汀血药浓度,而且活性代谢产物的血药浓度可能会升高。吸烟患者使用苯达莫司汀应密切注意。

- 利鲁唑:吸烟可能会降低利鲁唑的清除率。

烟酸

- 注:此处所列是烟酸用于调节血脂的剂量下的相互作用。

☜调脂药:烟酸与他汀类合用可增加肌病的风险(适用于调节血脂剂量的烟酸)。

氧氟沙星

见喹诺酮类。

氧化亚氮

见全身性麻醉药。

氧烯洛尔

见 β 受体拮抗药。

氧雄龙

见蛋白同化激素。

叶酸

• 氨基水杨酸盐:叶酸的吸收可能会被柳氮磺吡啶减少。

• 抗癫痫药:叶酸可能会降低苯妥英或扑米酮的血药浓度。

• 巴比妥类药物:叶酸可能会降低苯巴比妥的血药浓度。

☞细胞毒性药:叶酸应避免与雷替曲塞合用。

• 亚叶酸:亚叶酸是叶酸的底物,叶酸应与亚叶酸钙至少相隔2h使用。

伊班膦酸

见双膦酸盐。

伊伐卡夫特

• 唑类抗真菌药:伊伐卡夫特的血药浓度可被唑类抗真菌药明显升高,合用时,应降低伊伐卡夫特的剂量。

• 大环内酯类:伊伐卡夫特的血药浓度可被克拉霉素、泰利霉素、红霉素明显升高,合用时,应降低伊伐卡夫特的剂量。

☞葡萄柚汁:伊伐卡夫特的血药浓度可被葡萄柚汁明显升高,应避免合用。

☞地尔硫䓬:伊伐卡夫特可升高地尔硫䓬的血药浓度,谨慎合用,并密切监测。

☞地高辛:伊伐卡夫特可升高地高辛的血药浓度,谨慎合用,并密切监测。

☞环孢素:伊伐卡夫特可升高环孢素的血药浓度,谨慎合用,并密切监测。

☞他克莫司:伊伐卡夫特可升高他克莫司的血药浓度,谨慎合用,并密切监测。

☞利福霉素类:伊伐卡夫特的血药浓度可被利福霉素类明显降低,应避免合用。

☞抗癫痫药:伊伐卡夫特的血药浓度可被苯巴比妥、苯妥英、卡马西平明显降低,应避免合用。

伊达比星

• 抗癫痫药:细胞毒性药可能会减少苯妥英的吸收。

☞抗精神病药:细胞毒性药应避免与氯氮平合用,以免增加粒细胞缺乏症的风险。

• 强心苷类:细胞毒性药可减少地高辛片剂的吸收。

☞环孢素:伊达比星的血药浓度可被环孢素升高。

伊格列净

• 利尿剂:伊格列净与利尿剂合用增加液体耗竭的风险。

• 抗糖尿病药:伊格列净与胰岛素或胰岛素促泌剂合用增加低血糖的发生率。

伊伐布雷定

☞抗心律失常药:伊伐布雷定与胺碘酮或丙吡胺合用可增加室性心律失常的风险。

☞抗菌药:①伊伐布雷定的血药浓度可能会被克拉霉素或泰利霉素升高,应避免合用;②伊伐布雷定与红霉素合用可增加室性心律失常的风险,应避免合用。

• 抗抑郁药:贯叶连翘可降低伊伐布雷定的血药浓度,应避免合用。

☞抗真菌药:①伊伐布雷定的血药浓度可被酮康唑升高,应避免合用;②伊伐布雷定的血药浓度可被氟康唑升高,合用时须降低伊伐布雷定的给药剂量;③伊伐布雷定的血药浓度可能会被伊曲康唑升高,应避免合用。

☞抗疟药:伊伐布雷定与甲氟喹合用可增加室性心律失常的风险。

☞抗精神病药:伊伐布雷定与匹莫齐特合用可增加室性心律失常的风险。

☞抗病毒药:伊伐布雷定的血药浓度可能会被奈非那韦或利托那韦升高,应避免合用。

☞β受体拮抗药:伊伐布雷定与索他洛尔合用可增加室性心律失常的风险。

☞钙通道阻滞剂:伊伐布雷定的血药浓度可被地尔硫䓬或维拉帕米升高,应避免合用。

• 葡萄柚汁:伊伐布雷定的血药浓度可被葡萄柚汁升高。

• 喷他脒羟乙磺酸盐:伊伐布雷定与喷他脒羟乙磺酸盐合用可增加室性心律失常的风险。

伊拉地平

见钙通道阻滞剂。

伊立替康

☞抗抑郁药:伊立替康的代谢可被贯叶连翘加速,从而降低其血药浓度,应避免合用。

• 抗癫痫药:①伊立替康及其活性代谢物的血药浓度可被卡马西平或苯妥英降低;②细胞毒性药可能会减少苯妥英的吸收。

☞抗真菌药:伊立替康的血药浓度可被酮康唑降低,但其活性代谢物的血药浓度增加,应避免合用。

☞抗精神病药:细胞毒性药应避免与氯氮平合用,以免增加粒细胞缺乏症的风险。

☞抗病毒药:伊立替康的代谢可能会被阿扎那韦抑制,从而增加中毒的风险。

• 巴比妥类药物:苯巴比妥可降低伊立替康及其活性代谢物的血药浓度。

• 强心苷类:细胞毒性药可减少地高辛片剂的吸收。

☞细胞毒性药:①伊立替康活性代谢物的血药浓度可被拉帕替尼升高,合用时建议减少伊立替康的剂量;②伊立替康的血药浓度可能会被索拉菲尼升高。

☞罗拉吡坦:依诺替康应避免与罗拉吡坦合用。

伊洛前列素

• 镇痛药:伊洛前列素与NSAIDs合用可增加出血

的风险。

　　· 抗凝血药:①伊洛前列素可增强香豆素类和肝素的抗凝效应;②伊洛前列素与苯茚二酮合用可增加出血的风险。

　　· 抗血小板药:伊洛前列素与抗血小板药合用,可增加出血的风险。

伊卢多啉

　　✍环孢素:伊卢多啉的血药浓度可被环孢素升高,同时环孢素的血药浓度可能会升高,合用时应降低伊卢多啉的剂量,并且监测患者的不良反应,可能会对患者驾驶和操作机器的能力造成损害。

　　✍吉非贝齐:伊卢多啉的血药浓度可被吉非贝齐升高,合用时应降低伊卢多啉的剂量,并且监测患者的不良反应,可能会对患者驾驶和操作机器的能力造成损害。

　　✍HIV 蛋白酶抑制剂:伊卢多啉的血药浓度可被阿扎那韦、利托那韦、洛匹那韦、沙奎那韦、替拉那韦升高,合用时应降低伊卢多啉的剂量,并且监测患者的不良反应,可能会对患者驾驶和操作机器的能力造成损害。

　　✍利福平:伊卢多啉的血药浓度可被利福平升高,合用时应降低伊卢多啉的剂量,并且监测患者的不良反应,可能会对患者驾驶和操作机器的能力造成损害。

　　✍艾曲波帕:伊卢多啉的血药浓度可被艾曲波帕升高,合用时应降低伊卢多啉的剂量,并且监测患者的不良反应,可能会对患者驾驶和操作机器的能力造成损害。

　　✍环丙沙星:伊卢多啉的血药浓度可能会被环丙沙星升高。

　　✍伏立康唑:伊卢多啉的血药浓度可能会被伏立康唑升高。

　　✍克拉霉素:伊卢多啉的血药浓度可能会被克拉霉素升高。

　　✍帕罗西汀:伊卢多啉的血药浓度可能会被帕罗西汀升高。

　　✍丁胺苯丙酮:伊卢多啉的血药浓度可能会被丁胺苯丙酮升高。

　　✍阿洛司琼:伊卢多啉应避免与可导致便秘的药物合用。

　　✍抗胆碱能药:伊卢多啉应避免与可导致便秘的药物合用。

　　✍阿片类镇痛药:伊卢多啉应避免与可导致便秘的药物合用。

　　✍洛哌丁胺:伊卢多啉应避免与可导致便秘的药物合用,洛哌丁胺可在急性腹泻时使用,但不可长期使用,如发生便秘,应立即停用。

　　✍阿片类镇痛药:伊卢多啉可能会升高阿芬太尼、芬太尼的血药浓度,合用时应监测阿芬太尼、芬太尼的血药浓度。

　　✍麦角生物碱:伊卢多啉可能会升高双氢麦角胺、麦角胺的血药浓度,合用时应监测双氢麦角胺、麦角胺的血药浓度。

　　✍匹莫齐特:伊卢多啉可能会升高匹莫齐特的血药浓度,合用时应监测匹莫齐特的血药浓度。

　　✍奎尼丁:伊卢多啉可能会升高奎尼丁的血药浓度,合用时应监测奎尼丁的血药浓度。

　　✍西罗莫司:伊卢多啉可能会升高西罗莫司的血药浓度,合用时应监测西罗莫司的血药浓度。

伊马替尼

　　· 镇痛药:伊马替尼谨慎与对乙酰氨基酚合用。

　　· 抗菌药:伊马替尼的血药浓度可被利福平降低,应避免合用。

　　· 抗凝血药:与伊马替尼合用时,需抗凝的患者应以肝素替代华法林(因伊马替尼可能会增强华法林的效应)。

　　✍抗抑郁药:伊马替尼的血药浓度可被贯叶连翘降低。

　　· 抗癫痫药:①伊马替尼的血药浓度可被卡马西平、奥卡西平和苯妥英降低,应避免合用;②细胞毒性药可能会减少苯妥英的吸收。

　　· 抗真菌药:伊马替尼的血药浓度可被酮康唑升高。

　　✍抗精神病药:细胞毒性药应避免与氯氮平合用,以免增加粒细胞缺乏症的风险。

　　· 强心苷类:细胞毒性药可减少地高辛片剂的吸收。

　　· 环孢素:伊马替尼可能会升高环孢素的血药浓度。

　　· 调脂药:伊马替尼可升高辛伐他汀的血药浓度。

　　· 甲状腺激素:伊马替尼可能会降低左甲状腺素的血药浓度。

伊曲康唑

　　见三唑类抗真菌药。

伊潘立酮

　　✍乙醇:伊潘立酮慎与其他影响中枢神经系统的药物及乙醇合用。

　　· 抗高血压药:由于伊潘立酮对 α 受体的拮抗作用,可增强抗高血压药的作用。

　　✍唑类抗真菌药:伊潘立酮的血药浓度可被唑类抗真菌药升高。

　　✍大环内酯类:伊潘立酮的血药浓度可被克拉霉素、红霉素升高,同时 QT 期间延长的风险升高,禁止合用。

　　✍HIV 蛋白酶抑制剂:伊潘立酮的血药浓度可被 HIV 蛋白酶抑制剂升高。

　　✍抗抑郁药:伊潘立酮的血药浓度可被氟西汀、帕罗西汀升高。

　　✍抗心律失常药:伊潘立酮禁止与能延长 Q-T 间期

的药物(胺碘酮、多非利特、匹莫齐特、普鲁卡因胺、奎尼丁、索他洛尔)合用。

🔲α受体拮抗药:伊潘立酮与α受体拮抗药可发生相互作用。

🔲抗胆碱药:伊潘立酮与抗胆碱药可发生相互作用。

伊沙匹隆

🔲唑类抗真菌药:伊沙匹隆的 AUC 可被酮康唑升高 79%,如两者必须合用,应考虑降低伊沙匹隆的剂量。伊沙匹隆与氟康唑应谨慎合用。

🔲大环内酯类:伊沙匹隆与琥乙红霉素、红霉素、克拉霉素的相互作用尚未进行研究,谨慎合用。

🔲钙通道阻滞剂:伊沙匹隆与维拉帕米的相互作用尚未进行研究,谨慎合用。

🔲地塞米松:伊沙匹隆的血药浓度可被地塞米松降低,应避免合用。

🔲苯妥英钠:伊沙匹隆的血药浓度可被苯妥英钠降低,应避免合用。

🔲苯巴比妥:伊沙匹隆的血药浓度可被苯巴比妥降低,应避免合用。

🔲利福霉素类:伊沙匹隆的血药浓度可被利福霉素类降低,应避免合用。

• 卡培他滨:伊沙匹隆与卡培他滨合用,伊沙匹隆的 C_{max} 降低 19%,卡培他滨的 C_{max} 降低 27%。

• 氟尿嘧啶:伊沙匹隆与氟尿嘧啶合用,氟尿嘧啶 AUC 降低 14%。

依达拉奉

抗菌药:依达拉奉与头孢唑啉钠、哌拉西林钠、头孢替安等合用时,可使肾功能衰竭加重。

依法韦仑

• 抗病毒药:①安泼那韦血药浓度升高,如与利托那韦 1 次/日合用,利托那韦的剂量应增加至 300 mg/d,如与利托那韦 2 次/日合用则不必调整剂量;②依法韦仑和利托那韦的血药浓度均会升高,不良反应发生率会升高,建议监测肝功能;③依曲韦林的血药浓度明显降低,禁止合用;④与奈韦拉平合用,依法韦仑的血药浓度降低,不推荐合用;马拉维诺的血药浓度降低,马拉维诺的剂量增加至 600 mg,2 次/日;⑤依法韦仑可明显降低埃替格韦的血药浓度,可导致治疗失败及病毒耐药,不推荐合用;⑥依法韦仑可降低多芦那韦的血药浓度,未经治疗或未经 HIV 整合酶抑制剂治疗的患者调整剂量至 50 mg,2 次/日;经 HIV 整合酶抑制剂治疗耐药或怀疑耐药的患者,改为不含多芦那韦诱导剂的联合治疗案;⑦依法韦仑可降低拉替拉韦的血药浓度,尚未对其临床意义进行评价;⑧依法韦仑与替拉瑞韦合用,两药稳态浓度均降低;⑨依法韦仑可降低波普瑞韦的血药浓度,导致治疗失败,不可合用;⑩依法韦仑可降低西美瑞韦的血药浓度,导致治疗失败,不可合用。

• 镇痛药:丁丙诺啡、美沙酮或芬太尼的血药浓度可能降低。

• 抗分枝杆菌药:①利福布丁的血药浓度会降低,利福布丁的日剂量增加 50%;②与利福平合用,依法韦仑的血药浓度会降低,体重 50 kg 以上者,依法韦仑的剂量增加至 800 mg/d;③利福喷丁可使依法韦仑的血药浓度会降低。不推荐合用,依法韦仑的抗病毒活性降低。

• 大环内酯类药:克拉霉素的血药浓度会降低,其活性代谢产物 14-羟基克拉霉素的血药浓度会升高。建议以阿奇霉素替换克拉霉素。

• SSRI 类抗抑郁药:①西酞普兰的血药浓度升高,密切监测血钾、血镁和心电图,西酞普兰的剂量不超过 20 mg/d;②舍曲林的血药浓度降低,可能须增加舍曲林的剂量。

• 其他抗抑郁药物:①丁胺苯丙酮、奈法唑酮或曲唑酮的血药浓度可能会降低,密切监测,可能须调整抗抑郁药的剂量;②与贯叶连(贯叶连翘)合用,依法韦仑的血药浓度可能会降低,禁止合用。

• 抗癫痫药:①卡马西平和依法韦仑的血药浓度均见降低,不推荐合用,用其他抗癫痫药替代卡马西平;②氯硝西泮、乙琥胺的血药浓度可能降低,密切监测,可能须调整氯硝西泮、乙琥胺的剂量;③苯巴比妥和依法韦仑的血药浓度均见降低;④苯妥英和依法韦仑的血药浓度均见降低。

• 抗真菌药:①卡泊芬净的血药浓度会降低,增加卡泊芬净的维持剂量至 70 mg/d;②可能会降低伊曲康唑或泊沙康唑的血药浓度,考虑替换抗真菌药;③酮康唑的血药浓度会降低,尚无合适的剂量调整方案;④伏立康唑的血药浓度会降低,依法韦仑的血药浓度会升高。伏立康唑的剂量增加至 400 mg,每 12 h 一次,依法韦仑的剂量降低至 300 mg,1 次/日。

🔲抗组胺药:①与阿司咪唑或特非那定合用,增加心律失常的危险;②氯雷他定的血药浓度可能会降低,密切监测,可能须调整氯雷他定的剂量。

• 抗疟疾药/抗原虫药:卤泛群或奎宁的血药浓度可能会降低。

🔲抗偏头痛药:与麦角生物碱合用,麦角中毒的风险增加。

• 抗肿瘤药:①紫杉醇的血药浓度可能会降低,密切监测紫杉醇的治疗效果;②长春花碱的血药浓度可能会降低。谨慎合用,可能须调整长春花碱的剂量。

🔲抗精神病药:匹莫齐特的血药浓度会明显升高,心律失常的风险增加。

• 苯二氮䓬类:①阿普唑仑或地西泮的血药浓度会降低,密切监测,可能须调整苯二氮䓬类的剂量;②咪达唑仑或三唑仑的血药浓度会明显升高。不推荐合用。

• 催眠药:唑吡坦的血药浓度可能会降低。密切监测,可能须调整唑吡坦的剂量。

• 抗凝血药:华法林的血药浓度可能会升高或降低。监测 INR,根据 INR 调整华法林的剂量。

• 抗心律失常药:①胺碘酮、丙吡胺或利多卡因的血药浓度会降低;②奎尼丁的血药浓度可能会升高。

🖙钙通道阻滞剂:①苄普地尔的血药浓度明显升高,心律失常的风险增加,不推荐合用;②其他钙通道阻滞剂,如硝苯地平、维拉帕米等的血药浓度会降低。

• 调脂药:他汀类的血药浓度会降低。

• 皮质激素:①与地塞米松合用,两药的血药浓度均可能会发生变化,谨慎合用,密切监测依法韦仑的抗病毒效果;②泼尼松龙的血药浓度可能会降低。密切监测,可能须调整泼尼松龙的剂量。

• 免疫抑制剂:环孢素、西罗莫司、他克莫司的血药浓度会降低。监测免疫抑制剂的血药浓度,根据其血药浓度调整剂量。

• 口服避孕药:炔雌醇的血药浓度会升高。推荐采取其他避孕措施。

• 性激素:①与司坦唑醇合用,肝损伤的风险增加,定期监测肝功能;②睾酮的血药浓度可能降低。谨慎合用,可能须调整睾酮的剂量。

• 泌尿生殖系统用药:西地那非、他达那非或伐地那非的血药浓度降低。

🖙索尼吉布:依法韦仑可明显降低索尼吉布的血药浓度,应避免合用。

依法珠单抗

🖙疫苗:用依法珠单抗过程中不能接种活疫苗和减毒活疫苗,接种前至少停用依法珠单抗 8 周,接种后两周才能使用依法珠单抗。

🖙免疫抑制剂:依法珠单抗与其他免疫抑制剂合用可能会对免疫系统造成严重损害。

依酚氯铵

见拟副交感神经药。

依来曲坦

见 5-HT$_1$ 受体激动剂。

依那普利

见 ACEIs。

依那西普

🖙阿柏西普:依那西普应避免与阿柏西普合用。

🖙阿那白滞素:依那西普应避免与阿那白滞素合用。

🖙疫苗:依那西普应避免与活疫苗合用。

🖙卡那单抗:依那西普与卡那单抗合用可引起严重感染和嗜中性白细胞减少症的发生率增加,应避免合用。

🖙托西珠单抗:依那西普与托西珠单抗合用,可能使免疫抑制和感染的风险增加,避免合用。

🖙维多珠单抗:依那西普与维多珠单抗合用增加感染的风险,应避免合用。

依诺肝素

见肝素。

依诺昔酮

见磷酸二酯酶抑制剂。

依普黄酮

🖙茶碱:依普黄酮可增强茶碱的作用,故合用应谨慎,必须合用时降低茶碱的剂量。

🖙香豆素类:依普黄酮可增强香豆素类的作用,故合用应谨慎,必须合用时降低香豆素类的剂量。

🖙雌激素:对摘除卵巢的动物,依普黄酮合用雌酮,可增强雌激素的作用,故依普黄酮与雌激素制剂合用应谨慎。

🖙他莫昔芬:依普黄酮可降低他莫昔芬的作用,对雌激素敏感型乳腺癌患者,在绝经后服用他莫昔芬治疗时,应避免服用依普黄酮。可用其他药物替代依普黄酮以控制他莫昔芬的不良反应。

依普利酮

见利尿药。

依普沙坦

见血管紧张素 II 受体拮抗剂。

依曲韦林

🖙抗病毒药:①依曲韦林可能会降低达卡他韦的血药浓度,尚无研究数据,不推荐合用;②依曲韦林可降低多芦那韦的血药浓度,不能合用,除非同时与阿扎那韦-利托那韦、达芦那韦-利托那韦或洛匹那韦-利托那韦合用;③依曲韦林可降低拉替拉韦的血药浓度,尚未对其临床意义进行评价;④依曲韦林可降低西美瑞韦的血药浓度,不推荐合用;⑤马拉维诺的血药浓度可能降低。密切监测,可能需调整马拉维诺的剂量;依曲韦林可升高利匹韦林的血药浓度,不推荐合用。

• 镇痛药:丁丙诺啡、芬太尼或美沙酮的血药浓度可能降低。

• 利福霉素类:①利福布丁和依曲韦林的血药浓度均见降低;②与利福平或利福喷丁合用,依曲韦林的血药浓度会降低。

• 大环内酯类药:克拉霉素的血药浓度降低,依曲韦林和 14-羟基克拉霉素的血药浓度,均见升高。建议以阿奇霉素替换克拉霉素。

• SSRI 类抗抑郁药:①西酞普兰的血药浓度升高,密切监测血钾、血镁和心电图,西酞普兰的剂量不超过 20 mg/d;②与氟西汀合用,依曲韦林的血药浓度可能会升高。密切监测依曲韦林的毒性,可能需降低依曲韦林的剂量。

• 其他抗抑郁药物:①与奈法唑酮合用,依曲韦林的血药浓度升高,奈法唑酮的血药浓度可能会降低,谨慎合用;②与贯叶连翘合用,依曲韦林的血药浓度可能会降低,禁止合用。

• 抗糖尿病药(口服):格列吡嗪或甲苯磺丁脲的血

药浓度可能降低。监测血糖,可能需调整口服降糖药的剂量。

　　·抗癫痫药:①与卡马西平、苯巴比妥或苯妥英合用,依曲韦林的血药浓度会降低;②氯硝西泮、乙琥胺的血药浓度可能降低。密切监测,可能须调整氯硝西泮、乙琥胺的剂量。

　　·抗真菌药:①与氟康唑合用,依曲韦林的血药浓度升高;②与伊曲康唑或酮康唑合用,依曲韦林的血药浓度会升高,伊曲康唑或酮康唑的血药浓度会降低;③与伏立康唑合用,依曲韦林和伏立康唑的血药浓度均见升高;④与泊沙康唑合用,依曲韦林的血药浓度会升高。密切监测依曲韦林的毒性。

　　✍抗组胺药:①与阿司咪唑或特非那定合用,增加心律失常的危险;②与氯雷他定合用,氯雷他定的血药浓度可能会降低。密切监测,可能须调整氯雷他定的剂量。

　　·抗疟疾药/抗原虫药:卤泛群或奎宁的血药浓度可能会降低。

　　✍抗偏头痛药:与麦角生物碱合用,麦角中毒的风险增加。

　　·抗肿瘤药:①紫杉醇的血药浓度可能会降低。密切监测紫杉醇的治疗效果;②长春花碱的血药浓度可能会降低。谨慎合用,可能须调整长春花碱的剂量。

　　·抗精神病药:匹莫齐特的血药浓度可能会降低。密切监测匹莫齐特的治疗效果。

　　·苯二氮䓬类:阿普唑仑、地西泮、咪达唑仑或三唑仑的血药浓度会降低。密切监测,可能须调整苯二氮䓬类的剂量。

　　·催眠药:唑吡坦的血药浓度可能会降低。密切监测,可能须调整唑吡坦的剂量。

　　·抗凝血药:华法林的血药浓度可能会升高。监测INR,根据INR调整华法林的剂量。

　　·抗心律失常药:抗心律失常药的血药浓度会降低。谨慎合用,推荐监测胺碘酮的血药浓度。

　　·钙通道滞剂:钙通道阻滞剂的血药浓度降低。

　　·调脂药:①氟伐他汀的血药浓度会升高,应降低氟伐他汀的剂量;②阿托伐他汀、氟伐他汀、洛伐他汀或辛伐他汀的血药浓度会降低。

　　·皮质激素:①与地塞米松合用,两药的血药浓度均可能会发生变化,谨慎合用,密切监测依曲韦林的抗病毒效果;②泼尼松龙的血药浓度可能会降低。密切监测,可能须调整泼尼松龙的剂量。

　　·促胃肠蠕动药:西沙必利的血药浓度会降低。

　　·H_2-受体拮抗剂:与西咪替丁合用,依曲韦林的血药浓度可能会升高。

　　·免疫抑制剂:环孢素、西罗莫司、他克莫司的血药浓度会降低。监测免疫抑制剂的血药浓度,根据其血药浓度调整剂量。

　　·性激素:睾酮的血药浓度可能会降低。谨慎合用,可能须调整睾酮的剂量。

　　·泌尿生殖系统用药:西地那非、他达那非或伐地那非的血药浓度降低。

依替巴肽

　　·伊洛前列素:依替巴肽与伊洛前列素合用增加出血风险。

　　·抗凝血药:依替巴肽与抗凝血药合用增加出血风险。

　　·溶栓药:依替巴肽与溶栓药合用增加出血风险。

　　·阿司匹林:依替巴肽与伊洛前列素合用增加出血风险。

　　·NSAIDs:依替巴肽与NSAIDs合用增加出血风险。

　　✍血小板受体GPⅡb/Ⅲa抑制剂:依替巴肽禁与血小板受体GPⅡb/Ⅲa抑制剂合用。

依替膦酸二钠

　　见双膦酸盐。

依托泊苷

　　✍抗凝血药:依托泊苷可能会增强香豆素类的抗凝效应。

　　·抗癫痫药:①依托泊苷的血药浓度可能会被苯妥英降低;②细胞毒性药可能会降低苯妥英的吸收。

　　✍抗精神病药:细胞毒性药应避免与氯氮平合用,以免增加粒细胞缺乏症的风险。

　　·巴比妥类药物:苯巴比妥可能会降低依托泊苷的血药浓度。

　　·强心苷类:细胞毒性药可减少地高辛片剂的吸收。

　　·环孢素:依托泊苷的血药浓度可能会被环孢素升高,从而增加中毒的风险。

依托度酸

　　见NSAIDs。

依托考昔

　　见NSAIDs。

依托咪酯

　　见全身性麻醉药。

依托孕烯

　　见孕激素类。

依维莫司

　　✍抗菌药:①依维莫司的血药浓度可能会被克拉霉素或泰利霉素升高,应避免合用;②依维莫司的血药浓度可被红霉素升高;③依维莫司的血药浓度可被利福平降低。

　　·抗抑郁药:依维莫司的血药浓度可能会被贯叶连翘降低,应避免合用。

　　·抗癫痫药:细胞毒性药可能会减少苯妥英的吸收。

☞抗真菌药:①依维莫司的血药浓度可被酮康唑升高,应避免合用;②依维莫司的血药浓度可能会被伊曲康唑、泊沙康唑或伏立康唑升高,应避免合用。

☞抗精神病药:细胞毒性药应避免与氯氮平合用,以免增加粒细胞缺乏症的风险。

☞抗病毒药:依维莫司的血药浓度可能会被阿扎那韦、地瑞那韦、茚地那韦、奈非那韦、利托那韦及沙奎那韦升高,应避免合用。

☞钙通道阻滞剂:依维莫司与维拉帕米合用两药的血药浓度均见升高。

• 强心苷类:细胞毒性药可减少地高辛片剂的吸收。

☞环孢素:依维莫司的血药浓度可被环孢素升高。

• 葡萄柚汁:依维莫司应避免与葡萄柚汁合用。

依西美坦

• 抗菌药:利福平可能会降低依西美坦的血药浓度。

依折麦布

• 抗凝血药:依折麦布可能会增强香豆素类的抗凝效应。

☞环孢素:依折麦布与环孢素合用两药的血药浓度可能均升高。

• 调脂药:依折麦布与氯贝特合用可增加胆结石和胆囊疾病的风险,疑似发生时应停药。

胰岛素

见抗糖尿病药。

胰酶

• 抗糖尿病药:胰酶可拮抗阿卡波糖的降糖作用。

乙胺嘧啶

☞抗菌药:乙胺嘧啶(包括治疗疟疾)与磺胺类药物、甲氧苄啶合用可增强抗叶酸的作用。

☞抗癫痫药:乙胺嘧啶可拮抗苯妥英的抗惊厥作用;抗叶酸作用也会增强。

☞抗疟药:①蒿甲醚-苯芴醇生产商建议乙胺嘧啶避免与其他抗疟药合用;②乙胺嘧啶与奎宁合用增强拮抗叶酸的作用。

• 抗病毒药:乙胺嘧啶与齐多夫定合用可增强的抗叶酸作用。

☞细胞毒性药:乙胺嘧啶可增强甲氨蝶呤的抗叶酸作用。

乙醇

• ACEIs:乙醇可增强 ACEIs 的降压效应。

• 肾上腺素能神经阻滞剂:乙醇增强肾上腺素能神经阻滞剂的降压效应。

• α受体拮抗药:①乙醇与吲哚拉明合用可增强镇静效应;②乙醇可增强 α 受体拮抗药的降压效应。

• 血管紧张素Ⅱ受体拮抗药:乙醇增强血管紧张素Ⅱ受体拮抗剂的降压效应。

☞抗菌药:①乙醇与甲硝唑、替硝唑合用可发生双硫仑样反应;②乙醇与环丝氨酸合用增加惊厥风险;③乙醇与含 N-甲硫四唑侧链的头孢菌素合用可发生双硫仑样反应。

☞抗凝血药:乙醇可能会改变香豆素和苯茚二酮的抗凝效果。

☞抗抑郁药:①部分含乙醇的饮料或含酪胺的脱醇饮料可干扰 MAOIs 的作用,从而产生高血压危象,如果不含酪胺则可增强 MAOIs 的降压效应;②乙醇可能会增强选择性 5 羟色胺再摄取抑制剂的镇静效应;③乙醇可增强三环类或三环相关的抗抑郁药的镇静效应;④维拉唑酮与乙醇有药效学相互作用,服维拉唑酮期间应戒酒。

• 抗糖尿病药:①乙醇可增强抗糖尿病药的降糖效应;②乙醇可增加二甲双胍的乳酸性酸中毒风险。

• 抗癫痫药:①乙醇可能会增加卡马西平的中枢神经系统的不良反应;②慢性大量乙醇使用者可降低苯妥英钠的血药浓度;③乙醇可增加扑米酮的镇静效应。

• 抗真菌药:乙醇效应可被灰黄霉素增加。

• 抗组胺类药:乙醇可增加抗组胺类药的镇静效应,对无镇静作用的抗组胺类药影响较少。

• 抗毒蕈碱药:乙醇可增加东莨菪碱的镇静效应。

• 抗精神病药:乙醇可增加抗精神病药的镇静效应。

• 抗焦虑与催眠药:乙醇可增加抗焦虑与催眠药的镇静效应。

• 巴比妥类药物:乙醇可增加巴比妥类药物的镇静效应。

• β受体拮抗药:乙醇增加 β 受体拮抗药的降压效应。

• 钙通道阻滞剂:①乙醇可增加钙通道阻滞剂的降压效应;②乙醇的血药浓度可被维拉帕米升高。

• 可乐定:乙醇与可乐定合用可增强降压效应。

• 细胞毒性药:乙醇与丙卡巴肼合用可增加双硫仑样反应。

• 二氮嗪:乙醇与二氮嗪合用可增强降压效应。

• 双硫仑:乙醇与双硫仑合用可增强双硫仑反应。

• 利尿药:乙醇与利尿药合用可增强降压效应。

• 多巴胺能药:乙醇可降低溴隐亭的耐受性。

• 左旋咪唑:乙醇与左旋咪唑合用可能会增加双硫仑样反应。

• 洛非西定:乙醇与洛非西定合用可增加镇静效应。

• 甲基多巴:乙醇与甲基多巴合用可增强降压效应。

• 莫索尼定:乙醇与莫索尼定合用可增强降压效应。

• 肌松药:乙醇与巴氯芬、美索巴莫或替扎尼定合用可增强镇静效应。

• 大麻隆:乙醇与大麻隆合用可增强镇静效应。

• 尼可地尔:乙醇可能会增加尼可地尔的降压效应。

• 硝酸酯类:乙醇与硝酸酯类合用可增强降压效应。

☞类视黄醇:乙醇的存在可使阿维 A 生成阿维 A 酯(增加胎儿致畸的潜在风险)。

• 拟交感神经药:乙醇可能会增强哌甲酯的效应。

• 血管舒张药:乙醇可增加肼屈嗪、米诺地尔或硝普钠的降压效应。

• 阿莫达非尼:阿莫达非尼与乙醇的相互作用尚不明确,用药期间避免饮酒。

• 醋羟胺酸:服用醋羟胺酸期间饮酒,可增加皮疹的发生率。

☞氟班色林:乙醇与氟班色林合用会增加低血压、昏厥和中枢神经系统抑制的风险。所以用药时禁止饮酒。

☞卡比沙明:乙醇禁止与卡比沙明、其他中枢神经系统抑制剂合用。

• 普瑞巴林:乙醇可增强普瑞巴林的作用。

☞阿戈美拉汀:乙醇禁止与阿戈美拉汀合用。

☞达泊西汀:达泊西汀与乙醇合用可增加不良反应的发生率或严重程度,应建议患者在服用达泊西汀时要避免饮酒。

乙琥胺

☞抗菌药:乙琥胺的代谢可被异烟肼抑制,使其血药浓度升高,从而增加中毒的风险。

☞抗抑郁药:①抗癫痫药的抗惊厥效应可能会被 MAOIs 或三环类相关性抗抑郁药拮抗,使惊厥发作阈值降低;②抗癫痫药的抗惊厥效应可被 SSRIs 或三环类抗抑郁药拮抗,使惊厥发作阈值降低;③抗癫痫药应避免与贯叶连翘合用。

☞抗癫痫药:①乙琥胺的血药浓度可能会被卡马西平或扑米酮降低;②乙琥胺的血药浓度可能会被苯妥英降低,同时苯妥英的血药浓度可能会升高;③乙琥胺的血药浓度可能会被丙戊酸盐升高;④乙琥胺的血药浓度可被司替戊醇升高,有超剂量的潜在风险。因此,乙琥胺与司替戊醇合用时建议监测乙琥胺的血药浓度并做出适当的剂量调整。

☞抗疟药:①抗癫痫药与氯喹或羟氯喹合用可增加惊厥的风险;②抗癫痫药的抗惊厥效应可被甲氟喹拮抗。

☞抗精神病药:乙琥胺的抗惊厥效应可被抗精神病药拮抗,使惊厥发作阈值降低。

• 巴比妥类药物:乙琥胺的血药浓度可能会被苯巴比妥降低。

☞奥利司他:抗癫痫药与奥利司他合用可能会增加惊厥的风险。

异丙嗪
见抗组胺药。

异丙托溴铵
见抗毒蕈碱药。

异氟烷
见全身性麻醉药。

异甘草酸镁
• 利尿药:与依他尼酸、呋塞米等噻嗪类及三氯甲噻嗪、氯噻酮等降压利尿剂合用时,其利尿作用可增强异甘草酸镁的排钾作用,易导致血钾下降,应注意观察血钾的测定等。

异环磷酰胺
☞抗凝血药:异环磷酰胺可能会增强香豆素类的抗凝效应。

• 抗癫痫药:细胞毒性药可能会减少苯妥英的吸收。

☞抗精神病药:细胞毒性药应避免与氯氮平合用,以免增加粒细胞缺乏症的风险。

• 强心苷类:细胞毒性药可减少地高辛片剂的吸收。

• 细胞毒性药:异环磷酰胺与顺铂合用可增加中毒的风险。

异卡波肼
见 MAOIs。

异美汀
见拟交感神经药。

异维 A 酸
见类视黄醇。

异戊巴比妥
见巴比妥类药物。

异烟肼
• 抗酸药:异烟肼的吸收可因合用抗酸药减少。

• 抗菌药:异烟肼与环丝氨酸合用可增加中枢神经系统的毒性。

☞抗癫痫药:①异烟肼可升高卡马西平的血药浓度,同时异烟肼的肝脏毒性也增加;②异烟肼可抑制乙琥胺的代谢,从而升高其血药浓度,增加中毒的风险。

• 抗真菌药:异烟肼可能会降低酮康唑的血药浓度。

• 抗焦虑与催眠药:异烟肼可抑制地西泮的代谢。

• 皮质激素:皮质激素可能会降低异烟肼的血药浓度。

• 双硫仑:异烟肼可能会增加双硫仑的中枢神经系统的毒性。

• 多巴胺能药:异烟肼可能会降低左旋多巴的效应。

• 茶碱:异烟肼可能会升高茶碱的血药浓度。

- 疫苗:抗菌药可使伤寒疫苗失活。

疫苗

☞阿巴卡韦:活疫苗应避免与阿巴卡韦合用。

☞阿达木单抗:活疫苗应避免与阿达木单抗合用。

☞阿那白滞素:活疫苗应避免与阿那白滞素合用。

- 抗凝血药:流感疫苗可能会增强华法林的抗凝作用。

☞抗癫痫药:流感疫苗可增强苯妥英的作用。

- 皮质激素:疫苗的免疫反应可被大剂量皮质激素损害。

☞赛妥珠单抗:活疫苗或减毒活疫苗应该在使用赛妥珠单抗 2 周前给药或停药 8 周后给药。

☞依那西普:活疫苗应避免与依那西普合用。

☞戈利木单抗:活疫苗应避免与戈利木单抗合用。

☞英夫利昔单抗:活疫苗应避免与英夫利昔单抗合用。

- 干扰素:干扰素 γ 厂商建议避免疫苗与其合用。

☞来氟米特:活疫苗应避免与来氟米特合用。

- 茶碱:流感疫苗可能会升高茶碱的血药浓度。

☞人免疫球蛋白:肠道病毒 71 型灭活疫苗与人免疫球蛋白应间隔至少 1 个月使用。

☞Rho(D)免疫球蛋白:Rho(D)免疫球蛋白可能影响疫苗接种的免疫反应,使用 Rho(D)免疫球蛋白 3 个月内应避免接种活疫苗。

- 抗人 T 淋巴细胞免疫球蛋白:使用抗人 T 淋巴细胞免疫球蛋白期间,不能使用减毒活疫苗,其他疫苗免疫效果不佳。

☞贝利木单抗:贝利木单抗可能影响肝炎疫苗免疫的应答,贝利木单抗与肝炎疫苗应间隔 30 d 使用。

☞乌特津单抗:活疫苗不应与乌特津单抗同时使用。使用乌特津单抗期间、治疗前 1 年或治疗后 1 年都不应使用卡介苗。

☞卡那单抗:活疫苗不应与卡那单抗同时使用。建议在可能的情况下,使用卡那单抗治疗前,儿童和成年患者应完成所有免疫接种,包括肺炎球菌疫苗和灭活的流感疫苗。

☞依法珠单抗:用依法珠单抗过程中不能接种活疫苗和减毒活疫苗,接种前至少停用依法珠单抗 8 周,接种后两周才能使用依法珠单抗。

☞维多珠单抗:除非潜在的益处大于风险,否则维多珠单抗不可与活疫苗同时使用。

☞艾克珠单抗:用艾克珠单抗治疗的患者应避免用活疫苗。

☞苏金单抗:用苏金单抗治疗的患者应避免使用活疫苗。

吲达帕胺

见利尿药。

吲哚布芬

☞水合氯醛:吲哚布芬的口服制剂与水合氯醛合用,吲哚布芬的游离血药浓度升高,可增强疗效和毒性,确需合用时应减量。

☞NSAIDs:吲哚布芬与 NSAIDs 合用,吲哚布芬的游离血药浓度升高,有引起出血的危险,应减量慎用。

☞阿司匹林:吲哚布芬与阿司匹林合用时可增强抗凝效应,应避免合用。

- 抗菌药:吲哚布芬的口服制剂与广谱抗生素合用,抗菌药可抑制肠道正常菌群,引起维生素 K 缺乏而加强吲哚布芬的效应。

- 血管舒张药:吲哚布芬与血管舒张药合用,可能增强疗效。

- 格列吡嗪:吲哚布芬可升高格列吡嗪的血药浓度。

☞巴比妥类:吲哚布芬的口服制剂与巴比妥类合用,吲哚布芬的代谢加速而降效。

吲哚拉明

见 α 受体拮抗药。

吲哚洛尔

见 β 受体拮抗药。

吲哚美辛

见 NSAIDs。

茚达特罗

见 β-拟交感神经药。

茚地那韦

- HIV 蛋白酶抑制药:①安泼那韦(或福沙那韦)与茚地那韦合用,安泼那韦的血药浓度降低;②与达芦那韦合用,两药血药浓度均会升高;③洛匹那韦-利托那韦与茚地那韦合用,茚地那韦的血药浓度会升高,密切监测,与洛匹那韦/利托那韦 400 mg/100 mg,2 次/日合用时,降低茚地那韦剂量至 600 mg,2 次/日;④与奈非那韦、利托那韦或沙奎那韦合用,茚地那韦的血药浓度会升高。

- 其他抗病毒药:①与地拉韦啶合用,茚地那韦的血药浓度会升高,密切监测,应降低茚地那韦的剂量至 600 mg,每 8 h 一次;②与依法韦仑、依曲韦林或奈韦拉平合用,茚地那韦的血药浓度会降低;③阿巴卡韦的血药浓度可能被其他 HIV 蛋白酶抑制剂降低;④与去羟肌苷合用,由于两药制剂中均含有缓冲剂,有潜在的药物相互作用;⑤茚地那韦与马拉韦诺合用,后者的血药浓度会升高。

- 镇痛药:与茚地那韦合用,阿芬太尼、丁丙诺非或芬太尼的血药浓度会明显升高。密切监测,可能需降低镇痛药的剂量。

- 抗抑郁药物:①与贯叶连翘合用,茚地那韦的血药浓度会降低,避免合用;②与茚地那韦合用,曲唑酮的血药浓度会升高;③与茚地那韦合用,文拉法辛及其代谢物的血药浓度可能会升高。

- 抗糖尿病药(口服):茚地那韦可能减弱抗糖尿病

药的降糖作用。

•抗癫痫药:①卡马西平会降低茚地那韦的血药浓度;②与茚地那韦合用,氯硝西泮或乙琥胺的血药浓度可能升高。

•抗真菌药:①与茚地那韦合用,伊曲康唑或酮康唑的血药浓度会升高;②伏立康唑和茚地那韦合用的体外研究显示,二者血药浓度均可能升高。

☞抗组胺药:阿司咪唑或特非那定的血药浓度会明显升高。可能发生严重的或危及生命的不良反应。

☞抗疟疾药/抗原虫药:①与阿托伐醌合用,茚地那韦的血药浓度会降低,谨慎合用,茚地那韦的抗病毒活性降低;②与茚地那韦合用,卤泛群、苯芴醇或奎宁的血药浓度可能会升高。

☞抗偏头痛药:麦角生物碱的血药浓度会升高,增加麦角中毒的危险性。可能发生严重的或危及生命的不良反应。

•抗肿瘤药:环磷酰胺、伊立替康、紫杉醇、长春花碱的血药浓度会明显升高。密切监测,可能须降低抗肿瘤药的剂量。

☞抗精神病药:匹莫齐特的血药浓度会升高,心律失常的风险增加。

☞苯二氮䓬类:①阿普唑仑、三唑仑的血药浓度会明显升高,可能发生严重的或危及生命的不良反应;②氯氮䓬、地西泮、氟西泮的血药浓度可能会升高。

☞抗凝血药:①可能会改变华法林的血药浓度,监测INR,如许可调整华法林的剂量;②利伐沙班的血药浓度会升高,预防深静脉血栓时,Ccr<30 ml/min者禁止合用;预防卒中时Ccr<15 ml/min者禁止合用。密切监测出血的症状和体征,定期监测肾功能。

☞抗心律失常药:①胺碘酮的血药浓度会升高,可能发生严重的或危及生命的不良反应;②苄普地尔、利多卡因、奎尼丁的血药浓度会升高。

•钙通道阻滞剂:钙通道阻滞剂的血药浓度会升高。

☞调脂药:阿托伐他汀、瑞舒伐他汀或辛伐他汀的血药浓度会升高,升高肌病及肝损害的风险。

•皮质激素:①布地奈德、氟替卡松或泼尼松龙的血药浓度会升高;②与地塞米松合用,茚地那韦的血药浓度会降低,可能丧失抗病毒活性。

☞促胃肠蠕动药:西沙必利的血药浓度会明显升高,可增加心律失常风险。

•质子泵抑制剂:茚地那韦的血药浓度会降低,使其抗病毒活性降低。不推荐长期合用。

•免疫抑制药:与免疫抑制药合用,环孢素、西罗莫司、他克莫司的血药浓度升高。监测免疫抑制药的血药浓度,根据其血药浓度调整剂量。

•帕比司他:茚地那韦可升高帕比司他的血药浓度,合用时应降低帕比司他的剂量至10 mg。

英夫利昔单抗

☞阿柏西普:英夫利昔单抗应避免与阿柏西普合用。

☞阿那白滞素:英夫利昔单抗应避免与阿那白滞素合用。

☞疫苗:英夫利昔单抗应避免与活菌疫苗合用。

☞卡那单抗:英夫利昔单抗与卡那单抗合用可引起严重感染和嗜中性白细胞减少症的发生率增加,应避免合用。

☞托西珠单抗:英夫利昔单抗与托西珠单抗合用,可能使免疫抑制和感染的风险增加,避免合用。

☞维多珠单抗:英夫利昔单抗与维多珠单抗合用增加感染的风险,应避免合用。

右苯丙胺

见拟交感神经药。

右丙氧芬

见阿片类镇痛药。

右布洛芬

见NSAIDs。

右美沙芬

见阿片类镇痛药。

右酮洛芬

见NSAIDs。

孕二烯酮

见孕激素类。

孕激素

▲注:口服避孕类药相互作用也同样适用于避孕药贴。

•ACEIs:曲螺酮与ACEIs合用可增加高血钾的风险,在第一疗程应监测血钾。

•镇痛药:曲螺酮与NSAIDs合用可增加高血钾的风险,在第一疗程应监测血钾。

•血管紧张素-Ⅱ受体拮抗剂:曲螺酮与血管紧张素-Ⅱ受体拮抗剂合用可增加高血钾的风险,在第一疗程应监测血钾。

☞抗菌药:孕激素类代谢可被利福霉素加速,从而减弱避孕作用。

☞抗凝血药:雌激素可拮抗香豆素类和苯茚二酮的抗凝作用。

☞抗抑郁药:孕激素的避孕作用可被贯叶连翘减弱,应避免合用。

•抗糖尿病药:孕激素可拮抗抗糖尿病药的降糖作用。

☞抗癫痫药:①孕激素的代谢可被卡马西平、奥卡西平、苯妥英、扑米酮、托吡酯加速,从而减弱避孕作用;②孕激素可降低拉莫三嗪的血药浓度;③左炔诺孕酮的暴露量可被吡仑帕奈降低,口服或植入性含左炔诺孕酮的避孕药与吡仑帕奈合用,可能使避孕药药效降低,建议另外选用其他非激素型避孕方式；④孕激素类的代谢可被艾司利卡西平加速，从而降低其避孕效果。

☞抗真菌药：①孕激素的代谢可被灰黄霉素加速，从而减弱避孕作用；②孕激素与特比萘芬合用于避孕时偶尔有阴道出血的报道。

☞抗病毒药：①孕激素的避孕作用可能会被安泼那韦、奈非那韦减弱；②孕激素的代谢可被奈韦拉平加速，从而减弱避孕作用。

☞阿瑞吡坦：含孕激素的激素避孕药与阿瑞吡坦合用可能导致避孕失败，建议采取其他的避孕方法。

☞巴比妥类药物：孕激素代谢可被巴比妥类药物加速，从而减弱避孕作用。

☞波生坦：含孕激素的激素避孕药与波生坦合用导致避孕失败，建议采取其他的避孕方法。

☞环孢素：孕激素抑制环孢素代谢，使其血药浓度升高。

• 利尿药：曲螺酮与保钾利尿药或醛固酮拮抗剂合用可增加高血钾的风险，在第一疗程应监测血钾。

• 多巴能药物：孕激素可升高司来吉兰的血药浓度，增加中毒的风险。

• 调脂药：炔诺孕酮的血药浓度可被瑞舒伐他汀升高。

• 西他生坦：炔诺孕酮的血药浓度可被西他生坦升高。

• 他克莫司：孕激素的代谢可能会被他克莫司抑制。

孕诺酯

见孕激素类。

扎来普隆

见抗焦虑与催眠药。

扎鲁司特

见白三烯抑制剂。

镇痛药

见阿司匹林、奈福泮、NSAIDs、阿片类镇痛药和对乙酰氨基酚。

质子泵抑制剂

• 抗酸药：兰索拉唑的吸收可能会被抗酸药降低。

☞抗菌药：奥美拉唑与克拉霉素合用两药的血药浓度均见升高。

☞抗凝血药：埃索美拉唑、奥美拉唑或泮托拉唑可能会增强香豆素的抗凝作用。

• 抗抑郁药：奥美拉唑可升高西酞普兰的血药浓度。

☞抗癫痫药：①奥美拉唑可能会增强苯妥英的作用；②埃索美拉唑可增强苯妥英的作用；③奥美拉唑的血药浓度可被司替戊醇升高，发生不良反应的风险增加，合用时应谨慎；④奥美拉唑的血药浓度可被艾司利卡西平升高。

• 抗真菌药：①质子泵抑制剂可降低伊曲康唑和酮康唑的吸收；②奥美拉唑的血药浓度可被伏立康唑升高，合用时须降低奥美拉唑剂量。

• 抗精神病药：奥美拉唑可能会降低氯氮平的血药浓度。

• 抗病毒药：①质子泵抑制剂可能会降低阿扎那韦的血药浓度，应避免合用；②奥美拉唑可明显降低阿扎那韦的血药浓度，应避免合用；③奥美拉唑可能会降低沙奎那韦的血药浓度；④质子泵抑制剂应避免与奈非那韦或拉替拉韦合用；⑤与升高胃内 pH 的药物（如奥美拉唑）合用，因高 pH 增加拉替拉韦的溶解，可能升高拉替拉韦的血药浓度，但 3 期临床试验中拉替拉韦与质子泵抑制剂和 H₂-受体拮抗剂合用显示出独特的安全性，不推荐调节剂量。

• 抗焦虑与催眠药：埃索美拉唑、奥美拉唑可能抑制地西泮的代谢，使其血药浓度增加。

• 强心苷类：质子泵抑制剂可能轻度升高地高辛的血药浓度。

• 环孢素：奥美拉唑可能会影响环孢素的血药浓度。

☞西洛他唑：①奥美拉唑可升高西洛他唑的血药浓度，从而有中毒的风险，应避免合用；②兰索拉唑可能会升高西洛他唑的血药浓度，应避免合用。

• 细胞毒性药：奥美拉唑可能会降低甲氨蝶呤的排泄，增加中毒的风险。

• 他克莫司：奥美拉唑可能会升高他克莫司的血药浓度。

• 抗溃疡药：兰索拉唑的吸收可能会因合用硫糖铝而减少。

☞阿莫达非尼：奥美拉唑的清除时间可被阿莫达非尼延长，合用时须调整剂量并监测毒性。

☞苯达莫司汀：奥美拉唑可降低苯达莫司汀的血药浓度，而且活性代谢产物的血药浓度可能会升高。苯达莫司汀与 CYP1A2 诱导剂或抑制剂必须合用时应密切注意。

☞吡非尼酮：奥美拉唑可降低吡非尼酮的疗效。

珠氯噻醇

见抗精神病药。

紫杉醇

• 抗糖尿病药：紫杉醇可能会抑制罗格列酮的代谢。

• 抗癫痫药：细胞毒性药可能会降低苯妥英的吸收。

☞抗精神病药：细胞毒性药应避免与氯氮平合用，以免增加粒细胞缺乏症的风险。

• 抗病毒类药：奈非那韦和利托那韦可升高紫杉醇的血药浓度。

• 强心苷类：细胞毒性药可降低地高辛片剂的

吸收。

• 特立氟胺：紫杉醇的血药浓度可被特立氟胺升高。

组胺

• 抗抑郁药：①组胺应避免与 MAOIs 合用；②理论上组胺的效应可被三环类抗抑郁药拮抗，应避免合用。

• 抗组胺类药：理论上组胺的效应可被抗组胺类药拮抗。

• 抗疟药：组胺应避免与抗疟药合用。

• 抗精神病药：理论上组胺的效应可被抗精神病药拮抗，应避免合用。

• 阿托伐醌：组胺应避免与阿托伐醌合用。

• 可乐定：组胺应避免与可乐定合用。

• 皮质激素：组胺应避免与皮质激素合用。

• H₂-受体拮抗剂：理论上组胺的效应可被 H₂-受体拮抗剂拮抗，应避免合用。

左布比卡因

• 抗心律失常药：左布比卡因与抗心律失常药合用，加重降低心肌收缩力作用。

左布诺洛尔

见 β 受体拮抗药。

左米丙嗪（甲氧异丁嗪）

见抗精神病药。

左西替利嗪

见抗组胺药。

左旋多巴

• ACEIs：左旋多巴与 ACEIs 合用可增强降压效应。

• 肾上腺能神经节阻滞药：左旋多巴与肾上腺能神经节阻滞药合用可增强降压效应。

• α 受体拮抗药：左旋多巴与 α 受体拮抗药合用可增强降压效应。

🈲全身性麻醉药：左旋多巴与吸入性全身性麻醉药合用可增加心律失常的风险。

• 血管紧张素 Ⅱ 受体拮抗剂：左旋多巴和血管紧张素 Ⅱ 受体拮抗剂合用，降压作用增强。

🈲抗抑郁药：①左旋多巴和 MAOIs 合用，有发生高血压危象的风险，停用 MAOIs 2 周内避免使用左旋多巴；②左旋多巴和吗氯贝胺合用可增加不良反应。

• 抗癫痫药：左旋多巴的作用可能会被苯妥英减弱。

• 抗毒蕈碱药：左旋多巴的吸收可能会被抗毒蕈碱药物降低。

• 抗精神病药：①左旋多巴的作用可被抗精神病药拮抗；②氨磺必利避免与左旋多巴合用，因二者有拮抗作用；③帕利哌酮可对抗左旋多巴和其他多巴胺受体激动药，导致直立性低血压。

• 抗焦虑与催眠药：左旋多巴的作用可能会被苯二氮䓬类拮抗。

• β 受体拮抗药：左旋多巴和 β 受体拮抗药合用可增强降压效应。

• 丁胺苯丙酮：左旋多巴和丁胺苯丙酮合用可增加不良反应。

• 钙通道阻滞剂：左旋多巴和钙通道阻滞剂合用可增强降压效应。

• 可乐定：左旋多巴和可乐定合用可增强降压效应。

• 二氮嗪：左旋多巴和二氮嗪合用可增强降压效应。

• 利尿药：左旋多巴和利尿药合用可增强降压效应。

• 多巴能药物：左旋多巴与司来吉兰合用，作用增强并且不良反应增加。

• 铁剂：左旋多巴的吸收可能会被口服铁剂降低。

• 美金刚：多巴胺的作用可能会被二甲金刚胺增强。

• 甲基多巴：甲基多巴与左旋多巴合用可增强降压效应，甲基多巴可拮抗多巴能药物的抗帕金森病作用。

• 莫索尼定：左旋多巴与莫索尼定合用可增强降压效应。

• 肌松药：左旋多巴与巴氯芬合用可能出现激惹、意识混乱和幻觉。

• 硝酸酯类：左旋多巴与硝酸酯类合用可增强降压效应。

• 血管舒张药：左旋多巴与肼苯达嗪、米诺地尔、硝普钠合用可增强降压效应。

• 维生素类：左旋多巴与维生素 B₆ 合用，作用降低。

左旋多巴-苄丝肼

见左旋多巴。

左旋多巴-卡比多巴

见左旋多巴。

左旋甲基炔诺酮

见孕激素。

左旋甲状腺素（甲状腺素）

见甲状腺激素。

左旋咪唑

• 乙醇：左旋咪唑与乙醇合用，可能出现双硫仑样反应。

🈲抗凝血药：左旋咪唑可能会增强华法林的抗凝作用。

• 抗癫痫药：左旋咪唑可能会升高苯妥英的血药浓度。

左氧氟沙星

见喹诺酮类。

左乙拉西坦

🈲抗抑郁药：①抗癫痫药的抗惊厥作用可能会被 MAOIs 或三环类抗抑郁药拮抗，使惊厥发作阈值降低；

②抗癫痫药的抗惊厥作用可被 SSRIs 或三环类抗抑郁药拮抗，使惊厥发作阈值降低。

　　📖抗疟药：①抗癫痫药与氯喹或羟氯喹合用可能会增加惊厥的风险；②抗癫痫的抗惊厥作用可被甲氟喹拮抗。

佐米曲坦
见 5-HT$_1$ 受体激动剂。

佐匹克隆
见抗焦虑与催眠药。

佐替平
见抗精神病药。

唑吡坦
见抗焦虑与催眠药。

唑来膦酸
见双膦酸盐。

唑类抗真菌药

　　▲注意：一般而言，氟康唑的相互作用归因于多次给药后。

　　📖镇痛药：①氟康唑可升高塞来昔布的血药浓度，合用时塞来昔布剂量应减半；②伏立康唑可升高双氯芬酸和布洛芬的血药浓度；③氟康唑可升高帕瑞昔布的血药浓度，合用时应减少帕瑞昔布的给药剂量；④伏立康唑增强阿芬太尼、美沙酮的血药浓度，合用时建议降低阿芬太尼和美沙酮的给药剂量；⑤氟康唑可抑制阿芬太尼的代谢，从而有延长或延迟呼吸抑制风险；⑥伊曲康唑可能会抑制阿芬太尼的代谢；⑦三唑类可能会升高芬太尼的血药浓度。

　　•抗酸药：伊曲康唑的吸收可被抗酸药减少。

　　📖抗心律失常药：①伊曲康唑的生产商建议避免与丙吡胺合用；②决奈达隆的生产商建议避免伊曲康唑、伯沙康唑及伏立康唑与其合用。

　　📖抗菌药：伊曲康唑的血药浓度可被克拉霉素升高；②三唑类可能会升高利福布丁的血药浓度，从而增加葡萄膜炎的风险，合用时应降低利福布丁的给药剂量；③泊沙康唑可升高利福布丁的血药浓度，同时泊沙康唑的血药浓度会降低；④伏立康唑可升高利福布丁的血药浓度，利福布丁也会降低伏立康唑的血药浓度，合用时建议增加伏立康唑的给药剂量并监测利福布丁的毒性；⑤氟康唑可升高利福布丁的血药浓度，从而增加葡萄膜炎风险，合用时须降低利福布丁的给药剂量；⑥伊曲康唑的血药浓度可被利福布丁降低，应避免合用；利福平可降低泊沙康唑的血药浓度；利福平可降低伏立康唑的血药浓度，应避免合用；⑦氟康唑及伊曲康唑的代谢可被利福平加速，使其血药浓度降低。

　　📖抗凝血药：①氟康唑、伊曲康唑及伏立康唑可增强香豆素类的抗凝效应；②利伐沙班的生产商建议：伊曲康唑、泊沙康唑及伏立康唑避免与利伐沙班合用。

　　📖抗抑郁药：①瑞波西汀的生产商建议：避免三唑类与瑞波西汀合用；②伏立康唑的血药浓度可被贯叶连翘减少，应避免合用。

　　📖抗糖尿病药：①泊沙康唑可能增强格列吡嗪的降糖效应；②氟康唑可能增强那格列奈的降糖效应；③伊曲康唑可能增强瑞格列奈的降糖效应；④氟康唑增强磺脲类的血药浓度；⑤伏立康唑可能增强磺脲类的血药浓度。

　　📖抗癫痫药：①氟康唑可能会升高卡马西平的血药浓度；②伏立康唑的血药浓度可能会被卡马西平、扑米酮降低，应避免合用；③伊曲康唑、泊沙康唑的血药浓度可能会被卡马西平降低；④氟康唑可升高苯妥英的血药浓度，合用时建议减少苯妥英的给药剂量；④伏立康唑可升高苯妥英的血药浓度，而苯妥英可降低伏立康唑的血药浓度，合用时须增加伏立康唑的给药剂量并监测苯妥英的毒性；⑤泊沙康唑的血药浓度可被苯妥英降低；⑥伊曲康唑的血药浓度可被苯妥英降低，应避免合用；⑦泊沙康唑的血药浓度可能会被扑米酮降低。

　　•抗真菌药：①三唑类可能减弱两性霉素的效应；②伊曲康唑的血药浓度可被米卡芬净升高，合用时建议降低伊曲康唑的给药剂量。

　　📖抗组胺类：伊曲康唑抑制咪唑斯汀的代谢，应避免合用。

　　📖抗疟药：蒿甲醚和木芬醇的生产商建议避免三唑类与其合用。

　　•抗毒蕈碱药：①达非那新和托特罗定的生产商建议避免伊曲康唑与其合用；②非索罗定的生产商建议：非索罗定与伊曲康唑合用时应减量（查阅非索罗定的说明书）；③伊曲康唑可升高索利那新的血药浓度。

　　📖抗精神病药：①伊曲康唑可能会升高氟哌利多的血药浓度；②伊曲康唑可能会抑制阿立哌唑的代谢，合用时应减少阿立哌唑的给药剂量；③三唑类与匹莫齐特合用增加室性心律失常的风险，应避免合用；④三唑类可能会升高喹硫平的血药浓度，合用时应减少喹硫平的给药剂量。

　　📖抗病毒药：①泊沙康唑可升高阿扎那韦的血药浓度；②伊曲康唑、泊沙康唑的血药浓度可被依法韦仑降低；③伏立康唑的血药浓度可被依法韦仑降低，同时依法韦仑的血药浓度会升高，合用时须增加伏立康唑的给药剂量同时减少依法韦仑的给药剂量；④伊曲康唑与福沙那韦合用两者的血药浓度均见升高；⑤伊曲康唑可升高茚地那韦的血药浓度，合用时建议降低茚地那韦的给药剂量；⑥伊曲康唑的血药浓度可能会被奈韦拉平降低，合用时建议增加伊曲康唑的给药剂量；⑦氟康唑会升高奈韦拉平、利托那韦及替拉那韦的血药浓度；⑧伏立康唑的血药浓度可被利托那韦降低，应避免合用；⑨伊曲康唑与利托那韦合用可能升高其中任意一种（或两者）的血药浓度；⑩三唑类可能会升高沙奎那韦的血药浓度；⑪氟康唑可升高齐多夫定的血药浓度，从而增加中毒的风险。

☞抗焦虑与催眠药:①伊曲康唑可升高阿普唑仑的血药浓度;②泊沙康唑可升高咪达唑仑的血药浓度;③氟康唑及伊曲康唑均可升高咪达唑仑的血药浓度,从而延长镇静作用风险;④伊曲康唑可升高丁螺环酮的血药浓度,合用时应减少丁螺环酮的剂量。

☞巴比妥类药物:伏立康唑的血药浓度可能会被苯巴比妥降低,应避免合用

☞波生坦:①氟康唑可能会升高波生坦的血药浓度,应避免合用;②伊曲康唑可能会升高波生坦的血药浓度。

☞钙通道阻滞剂:①伊曲康唑与钙通道阻滞剂合用可能增强负性肌力作用;②伊曲康唑抑制非洛地平的代谢,从而升高其血药浓度;③乐卡地平的生产商建议避免伊曲康唑与其合用;④伊曲康唑可能抑制二氢吡啶类的代谢,从而升高其血药浓度。

☞强心苷类:伊曲康唑可升高地高辛的血药浓度。

☞环孢素:氟康唑、伊曲康唑、泊沙康唑及伏立康唑可抑制环孢素的代谢,从而升高其血药浓度。

☞氯吡格雷:氟康唑、伊曲康唑及伏立康唑可能会降低氯吡格雷的抗血小板效应。

☞秋水仙碱:伊曲康唑可能增强秋水仙碱的毒性,合用时应暂停秋水仙碱或减少秋水仙碱的给药剂量,尤其注意避免应用于肝、肾损伤的患者。

• 皮质激素:①伊曲康唑可能会抑制皮质激素和甲泼尼龙的代谢;②伊曲康唑可升高吸入用布地奈德的血药浓度

☞细胞毒性药:①伊曲康唑可抑制白消安的代谢,从而增加中毒的风险;②伊曲康唑可能会增加环磷酰胺的不良反应;③伊曲康唑、泊沙康唑可能会升高依维莫司的血药浓度,依维莫司的生产商建议避免合用;④伊曲康唑可升高吉非替尼的血药浓度;⑤拉帕替尼的生产商建议避免伊曲康唑、泊沙康唑及伏立康唑与拉帕替尼合用;⑥尼罗替尼的生产商建议伊曲康唑及伏立康唑避免与尼罗替尼合用;⑦帕唑帕尼的生产商建议伊曲康唑及伏立康唑避免与帕唑帕尼合用;⑧泊沙康唑可能会抑制长春碱和长春新碱的代谢,从而增强神经毒性;⑨伊曲康唑可能会抑制长春新碱及长春瑞滨的代谢,从而增强神经毒性;⑩伊曲康唑可能会升高长春氟宁的血药浓度,长春氟宁的生产商建议避免合用。

☞利尿药:①氟康唑可升高依普利酮的血药浓度,合用时应减少依普利酮的剂量;②伊曲康唑可升高依普利酮的血药浓度,应避免合用;③伊曲康唑的血药浓度可被氢氯噻嗪升高。

☞麦角生物碱:三唑类与麦角胺和美西麦角合用可增强麦角中毒风险,应避免合用。

☞5-HT₁受体激动剂:伊曲康唑可升高依来曲坦的血药浓度,有中毒风险,应避免合用

☞伊伐布雷定:①氟康唑可升高伊伐布雷定的血药浓度,减少伊伐布雷定的初始计量;②伊曲康唑可能会升高伊伐布雷定的血药浓度,应避免合用。

☞调脂药:①三唑类与阿托伐他汀或辛伐他汀合用可能增加肌病的风险;②伊曲康唑或泊沙康唑与阿托伐他汀合用可增加肌病的风险,应避免合用;③氟康唑可升高氟伐他汀的血药浓度;④伊曲康唑或泊沙康唑与辛伐他汀合用可增加肌病的风险,应避免合用。

• 雌激素:雌激素可升高伏立康唑的血药浓度。

• 孕激素:孕激素可能会升高伏立康唑的血药浓度。

☞雷诺嗪:伊曲康唑、泊沙康唑及伏立康唑可能增强雷诺嗪的血药浓度,雷诺嗪的生产商建议避免合用。

• 西地那非:伊曲康唑可升高西地那非的血药浓度,合用时减少西地那非的初始剂量。

☞西罗莫司:①泊沙康唑可能会升高西罗莫司的血药浓度;②伊曲康唑及伏立康唑可升高西罗莫司的血药浓度,应避免合用。

☞他克莫司:氟康唑、伊曲康唑、泊沙康唑和伏立康唑可升高他克莫司的血药浓度,合用时建议减少他克莫司的剂量。

• 他达那非:伊曲康唑可能升高他达那非的血药浓度。

☞茶碱:氟康唑可能会升高茶碱的血药浓度。

☞抗溃疡药:①泊沙康唑的血药浓度可被西咪替丁降低;②伏立康唑可能会升高埃索美拉唑的血药浓度;③伏立康唑可升高奥美拉唑的血药浓度,合用时建议减少奥美拉唑的给药剂量;④伊曲康唑的吸收可被 H₂-受体拮抗剂和质子泵抑制剂减少;⑤泊沙康唑的生产商建议其避免与 H₂-受体拮抗剂和质子泵抑制剂合用,合用可能会降低泊沙康唑的血药浓度。

☞伐地那非:伊曲康唑可能会升高伐地那非的血药浓度,应避免合用。

唑尼沙胺

☞抗抑郁药:①抗癫痫药的抗惊厥作用可能会被 MAOIs 或三环类抗抑郁药拮抗,使惊厥发作阈值降低;②抗癫痫药的抗惊厥作用可被 SSRIs 或三环类抗抑郁药拮抗,使惊厥发作阈值降低。

• 抗癫痫药:唑尼沙胺的血药浓度可被卡马西平或苯妥英降低。

• 抗疟药:①抗癫痫药与氯喹或羟化氯喹合用可能会增加惊厥的风险;②抗癫痫药的抗惊厥作用可被甲氟喹拮抗。

• 巴比妥类药物:唑尼沙胺的血药浓度可被苯巴比妥降低。

附录3 肝脏疾病时应慎用和禁用的药物

肝脏疾病时通过以下几个方面改变机体对药物的反应。为所有的肝脏疾病的患者开具药物时应保持最低剂量。

1. 损害药物的代谢 肝脏是许多药物主要的代谢器官,但肝脏储备是巨大的,在药物代谢发生重要的变化之前,肝脏疾病一定是非常严重的。常规的肝功能检查,对药物的代谢能力参考意义差,且对于个体患者来说,也无法预测对特定的药物代谢的损害程度。

有一些药物,如利福平和呋塞米,以原形从胆汁排泄,可在患者肝内蓄积,或在肝外形成淤积性黄疸。

2. 低蛋白质血症 严重肝病患者的低白蛋白血症与蛋白结合率降低有关,会增加某些蛋白结合率高的药物的毒性,如苯妥英和苯茚二酮。

3. 降低凝血 肝脏合成凝血因子减少,表现为凝血时间延长,对口服抗凝药的敏感性增加,如华法林和苯茚二酮。

4. 肝性脑病 严重肝病时,许多药物可进一步影响大脑功能,促使肝性脑病的发生。这些药物包括镇静药、阿片类镇痛药、排钾利尿药及可引起便秘的药物。

5. 液体负荷过重 水肿和腹水在慢性肝病中可能被药物恶化,使液体潴留增加,如非甾体抗炎药(NSAIDs)和甘珀酸。

6. 肝毒性药物 肝毒性既呈剂量依赖性,又不可预测(特异体质)。引起剂量依赖性的肝毒性药物可能在肝脏损害的患者较肝功能正常者更易产生毒性。一些药物在肝脏疾病患者中更易表现出特异质反应。这些药物应避免用于肝脏疾病患者,或在使用时严密观察。

附表 3-1 中肝功能不全根据 Child-Pugh 改良分级法分三级:A 级为 5~6 分;B 级为 7~9 分;C 级为 10~15 分。

附表 3-1　肝功能不全 Child-Pugh 记分与分级表

指标	异常程度记分		
	1	2	3
肝性脑病	无	1~2 期	3~4 期
腹水	无	轻	中度及以上
血清胆红素($\mu mol/L$)	<34.2	34.2~51.3	>51.3
血清白蛋白(g/L)	≥35	28~34	<28
凝血酶原时间(秒)	≤14	15~17	≥18

附表 3-2 中列举了肝功能不全时慎用或禁用药物。

附表 3-2　肝功能不全时慎用或禁用药物

药物	临床评价
ACEIs(血管紧张素转换酶抑制剂)	前体药物,如西拉普利、依那普利、福辛普利、咪达普利、莫西普利、培哚普利、喹那普利、雷米普利、群多普利,密切监测患者肝功能
NSAIDs(非甾体抗炎药)	增加消化道出血的危险,可导致钠水潴留,重度肝病禁用醋氯芬酸初始剂量 100 mg/d,塞来昔布中度肝功能不全者剂量减半,艾瑞昔布轻度肝功能不全者最大剂量 60 mg/d(中度肝功能不全最大剂量 60 mg,隔日),帕瑞昔布中度肝功能不全剂量减半(最大剂量 40 mg/d)
ω₃-脂肪酸	监测肝功能
阿巴卡韦	中度肝功能不全者,除非必要,禁用;重度肝功能不全者禁用

药物	临床评价
阿比特龙	重度肝功能不全者禁用
阿法可奈司他	肝功能不全患者用本品后,本品的血浆 $t_{1/2}$ 可能延长,但如何调整剂量尚无临床依据
阿芬太尼	见阿片类镇痛药
阿夫唑嗪	轻至中度肝功能不全者,降低剂量,重度肝功能不全者禁用
阿戈美拉汀	肝功能不全者禁用
阿加曲班	肝功能不全者使用本品时,应减少剂量并监测 aPTT;中度不全者,推荐剂量为 $0.5\,\mu g/(kg \cdot min)$
阿卡波糖	肝功能不全者禁用
阿坎酸	重度肝功能不全者禁用
阿克他利	肝功能不全者慎用
阿乐替尼	中、重度肝功能不全者的安全性尚未明确
阿立哌唑	重度肝功能不全者慎用
阿利马嗪	禁用,重度肝功能不全者可引发昏迷
阿米替林	见三环类(及相关的)抗抑郁药
阿明洛芬	肝功能不全者禁用
阿莫曲坦	轻至中度肝功能不全者慎用,重度肝功能不全者禁用
阿莫西林-克拉维酸	有肝脏疾病者监测肝功能
阿那格雷	轻度肝功能不全者慎用,中至重度肝功能不全者禁用
阿那曲唑	中至重度肝功能不全者禁用
阿尼利定	重度肝功能不全者禁用
阿哌沙班	轻度肝功能不全者不必调整剂量,中度肝功能不全者尚无数据,不推荐用于重度肝功能不全者
阿片类镇痛药	禁用或降低剂量,可诱发昏迷
阿片全碱	见阿片类镇痛药
阿扑吗啡	肝功能不全者禁用
阿普唑仑	见抗焦虑及催眠药
阿奇霉素	禁用,有发生黄疸的报道
阿瑞匹坦	中至重度肝功能不全者慎用
阿司咪唑	轻度肝功能不全者慎用,重度肝功能不全者禁用
阿司匹林	重度肝功能不全者禁用,会增加胃肠道出血的危险
阿糖胞苷	肝功能不全者须降低剂量
阿特珠单抗	尚无中、重度肝功能不全患者使用本品的安全性资料
阿替卡因	重度肝功能不全者应减量
阿替普酶	重度肝功能不全者禁用,会增加出血的危险
阿托伐醌	肝功能不全者慎用,密切监测
阿托伐他汀	见他汀类
阿托氟啶	肝功能不全者慎用
阿托西汀	中度肝功能不全者剂量减半,重度肝功能不全者减至常规剂量的 1/4
阿维 A	肝功能不全者禁用,可进一步损害肝脏功能
阿维莫潘	重度肝功能不全者禁用
阿西美辛	见 NSAIDs
阿西替尼	未对重度肝功能不全者进行研究,需慎用

药物	临床评价
阿昔单抗	重度肝功能不全者禁用,增加出血的危险
阿昔洛韦	重度肝功能不全者慎用
阿扎胞苷	本品对既往已存在重度肝功能不全的患者具有潜在的肝毒性,故对有肝脏病史的患者必须非常小心,定期检查肝功能,此外,伴有肾功能不全的患者也应密切监测其肾功能
阿扎那韦	轻度肝功能不全慎用,中至重度肝功能不全者禁用
阿折地平	重度肝功能不全者慎用
阿佐塞米	肝脏疾病患者(晚期肝硬化、肝实质性病变、肝功能不全等)慎用
埃克替尼	重度肝功能不全者禁用
艾拉莫德	重度肝功能不全者禁用
艾曲波帕	具东亚血统(中国人、日本人及韩国人)或中至重度肝功能不全患者(Child-Pugh Class A、B、C)的初始剂量为 25 mg,1 次/日;其他患者为 50 mg,1 次/日;具东亚血统的 ITP 并伴有肝脏功能不全的患者(Child-Pugh Class A、B、C),推荐初始剂量为 12.5 mg,1 次/日
艾沙康唑	动物实验本品可经乳汁分泌,哺乳期妇女使用时应停止哺乳
艾日布林	轻度肝损伤者,1.1 mg/m²;中度肝损伤者,0.7 mg/m²
艾瑞昔布	尚未在肝功能不全的患者中进行相关研究,故不建议肝功能不全的患者使用
艾沙康唑	尚未对重度肝功能不全者进行研究,此类患者应慎用
艾司利卡西平	肝功能不全者禁用
艾司西酞普兰	轻至中度肝功能不全初始剂量 5 mg/d(2 周),根据反应增加至 10 mg/d,重度肝功能不全慎用
埃索美拉唑	重度肝功能不全剂量不超过 20 mg/d
安吖啶	肝功能不全者禁用
安泼那韦	禁用口服液,因有大剂量的丙二醇,不与小剂量利托那韦合用,中度肝功能不全者减少安泼那韦胶囊的剂量至每 12 h 给予 450 mg,重度肝功能不全者减少至每 12 h 给予 300 mg
氨苯蝶啶	肝功能不全者慎用
氨苯砜	重度肝功能不全者慎用
氨茶碱	参见茶碱
氨芬酸	重度肝功能不全者禁用
氨力农	肝功能不全者慎用
氨曲南	肝功能不全者应慎用,对中至重度肾功能不全者应减量使用本品,在给予 1 次起始剂量后,如 Ccr 为 10~30 ml/min,维持量仅用起始量的一半;如 Ccr 为 10 ml/min,维持量为起始量的 1/4,在一次血液透析后应补充起始量的 1/8
昂丹司琼	中重度肝功能不全者的清除率显著下降,$t_{1/2}$ 也显著延长,因此,上述患者的用药剂量一日不应超过 8 mg
奥氮平	建议初始剂量 5 mg/d
奥法木单抗	未对肝功能不全者进行研究,应慎用
奥卡西平	中毒肝功能不全者禁用
奥拉帕尼	未对肝功能不全者进行研究,不推荐使用
奥马珠单抗	肝功能不全者慎用,尚无资料
奥美拉唑	肝功能不全者的剂量不超过 20 mg/d
奥美沙坦	重度肝功能不全者禁用
奥培米芬	重度肝功能不全者禁用
奥沙西泮	见抗焦虑及催眠药
奥昔布宁	肝功能不全者慎用

药物	临床评价
巴多昔芬	监测肝功能
白消安	监测肝功能
班布特罗	重度肝功能不全者禁用
半胱胺	肝功能不全者禁用
贝尼地平	重度肝功能不全者慎用
贝米肝素	重度肝功能不全者禁用
贝诺酯	肝功能不全者慎用
贝沙罗汀	肝功能不全者禁用
苯巴比妥	可引发昏迷,重度肝功能不全者禁用
苯达莫司汀	轻度肝功能不全慎用,中度[AST 或 ALT 为(2.5～10)×ULN,且总胆红素为(1.5～3)×ULN]或重度(总胆红素＞3×ULN)禁用
苯丁酸氮芥	重度肝功能不全,考虑降低剂量
苯丁酸钠	肝功能不全者慎用
苯哌利多	见抗精神病药
苯妥英	轻中度肝功能不全者慎用,重度肝功能不全者禁用
苯芴醇-蒿甲醚	重度肝功能不全慎用,监测心电图及血钾
苯乙肼	见单胺氧化酶抑制剂类抗抑郁药
苯茚二酮	见口服抗凝药
苯扎贝特	重度肝功能不全者禁用
比卡鲁胺	中、重度肝功能不全者增加蓄积的危险
比索洛尔	重度肝功能不全最大剂量 10 mg/d
吡咯他尼	重度肝功能不全者慎用
吡硫醇	肝功能不全者慎用
吡仑帕奈	轻度和中度肝功能不全者,暴露量会增加,$t_{1/2}$ 会延长,须要调整剂量,应从 2 mg/d 开始,以每周 2 mg 的增幅,每两周增加 1 次剂量,直至达到目标剂量;轻度和中度肝功能不全者最大推荐剂量为 6 mg/d 或 4 mg/d,不推荐重度肝功能不全者使用本品
吡罗昔康	见 NSAIDs
吡洛芬	重度肝功能不全者禁用
吡嗪酰胺	监测肝功能,特异质肝毒性比较常见,重度肝功能不全者禁用
苄氟噻嗪	见噻嗪类及噻嗪样利尿剂
苄噻嗪	见噻嗪类及噻嗪样利尿剂
表柔比星	中度肝功能不全者应降低剂量 50％,重度肝功能不全者应降低剂量 75％
别嘌醇	肝功能不全者慎用
丙氨酰谷氨酰胺	重度肝功能不全者禁用
丙吡胺	半衰期延长,可能需要调整剂量
丙泊酚	肝功能不全者慎用
丙卡巴肼	重度肝功能不全者禁用
丙硫氧嘧啶	肝功能不全者须降低剂量
丙硫异烟胺	重度肝功能不全者禁用
丙氯拉嗪	见抗精神病药
丙米嗪	见三环类(及相关的)抗抑郁药

药物	临床评价
丙帕他莫	重度肝功能不全者禁用
丙哌维林	中至重度肝功能不全者禁用
丙嗪	见抗精神病药
丙戊酸	轻至中度肝功能不全者常规剂量减半,重度肝功能不全者禁用
波生坦	中、重度肝功能不全者禁用
泊沙康唑	监测肝功能,重度肝功能不全者慎用
博安霉素	肝功能不全者慎用
博来霉素	肝功能不全者慎用
博利那单抗	未对肝功能不全者进行研究
卟吩姆钠	重肝功能不全及对本品的清除率降低者,须监测其光敏反应至用药后 90 d
布比卡因	参见利多卡因
布地耐德	口服给药布地耐德的血药浓度升高
布克力嗪	重度肝功能不全者禁用,可致过度镇静
布洛芬	见 NSAIDs
布美他尼	见袢利尿剂
布托啡诺	见阿片类镇痛药
茶碱	肝功能不全者须降低剂量
长春地辛	肝功能不全者可能需降低剂量
长春氟宁	轻、中度肝功能不全者 250 mg/m², 每 3 周 1 次,重度肝功能不全者不推荐使用
长春碱	肝功能不全者减量慎用
长春瑞滨	肝功能不全者需要降低剂量
长春新碱	肝功能不全者减量慎用
肠内营养乳剂(TPF-D)	重度肝功能不全者禁用
雌二醇	禁用,见口服避孕药
雌激素	禁用,见口服避孕药
雌莫司汀	重度肝功能不全者禁用
雌酮	禁用,见口服避孕药
醋氯芬酸	轻、中度肝功能不全患者应减量,推荐初始剂量为 100 mg/d,重度肝功能不全者禁用
醋酸环丙孕酮	对肝功能不全者有剂量依赖性毒性
醋硝香豆素	见口服抗凝药
重组人肾红细胞生成素	慢性肝功能衰竭的患者慎用
达贝泊汀	肝功能不全者慎用
达非那新	中度肝功能不全者最大剂量 7.5 mg/d,重度肝功能不全者禁用
达肝素	见肝素
达卡巴嗪	轻至中度肝功能不全者可能需降低剂量,重度肝功能不全者禁用
达卡那韦	重度肝功能不全者禁用
达芦那韦	肝功能不全者慎用
达托霉素	重度肝功能不全者慎用
大麻隆	重度肝功能不全者禁用
丹曲林	禁用口服制剂,可导致严重的肝功能不全,注射剂仅用于急诊治疗恶性高热

药物	临床评价
单硝酸异山梨醇	见硝酸酯类
蛋白同化激素	肝功能不全者尽量避免使用，有剂量依赖性毒性
地尔硫䓬	肝功能不全者须降低剂量
地芬诺酯	肝功能不全者慎用，肝硬化者可诱发肝昏迷，应慎用
地氟烷	肝功能不全者须降低剂量
地加瑞克	重度肝功能不全者慎用
地拉罗司	重度肝功能不全者慎用
地氯雷他定	肝功能不全者慎用
地美环素	见四环素类
地美索酯	肝功能不全者慎用
地奴昔单抗	肝功能不全者的安全性尚未明确
地匹哌酮	见阿片类镇痛药
地屈孕酮	禁用，见口服避孕药
地西卢定	肝功能不全者慎用
地西泮	见抗焦虑及催眠药
碘番酸	中、重度肝功能不全者禁用
丁胺苯丙酮	轻度肝功能不全者应降低剂量或延长服用间隔时间，中、重度肝功能不全者本品的剂量不能超过150 mg，隔日 1 次
丁苯那嗪	肝功能不全者禁用
丁丙诺啡	见阿片类镇痛药
丁卡因	肝功能不全者应减量
丁螺环酮	轻至重度肝功能不全降低剂量，重度肝功能不全者禁用
度硫平	见三环类（及相关的）抗抑郁药
度洛西汀	肝功能不全者禁用
度他雄胺	重度肝功能不全者禁用
对氨水杨酸	重度肝功能不全者禁用
对乙酰氨基酚	剂量依赖性毒性，禁用大剂量
多奈哌齐	轻至中度肝功能不全者慎用
多潘立酮	肝功能不全者禁用
多柔比星	肝功能不全者须调整剂量
多塞平	见三环类（及相关的）抗抑郁药
多沙替尼	中、重度肝功能不全者慎用
多沙唑嗪	尚无资料，肝功能不全者慎用
多西环素	见四环素类
多西他赛	监测肝功能，根据肝酶情况调整剂量，重度肝功能不全者禁用
多佐胺	重度肝功能不全者慎用
厄多司坦	轻至中度肝功能不全者初始剂量减半，重度肝功能不全者禁用
厄罗替尼	轻至中度肝功能不全者慎用，重度肝功能不全者禁用
恩夫韦肽	肝功能不全者慎用
恩他卡朋	肝功能不全者禁用
二氟尼柳	见 NSAIDs

药物	临床评价
二甲弗林	肝功能不全者禁用
二甲双胍	肝功能不全者如存在组织缺氧,应停药
二氯化镭[223]	肝功能不全者慎用
二氢埃托啡	肝功能不全者慎用
二巯丙醇	肝功能不全者禁用
二巯丁二钠	重度肝功能不全者禁用
伐地那非	中度肝功能不全者剂量减半,重度肝功能不全者禁用
伐昔洛韦	避免大剂量用于预防巨细胞病毒感染,尚无资料
凡地他尼	不推荐中、重度肝功能不全者应用
反苯环丙胺	见单胺氧化酶抑制剂类抗抑郁药
泛昔洛韦	代偿良好的肝病,使用常规剂量失代偿的肝病尚无资料
方达帕林钠	重度肝功能不全者慎用
非布司他	尚未对重度肝功能不全者进行研究,应慎用
非尔氨酯	肝功能不全者禁用
非洛地平	肝功能不全者须降低剂量
非那雄胺	肝功能不全者慎用
非那佐辛	见阿片类镇痛药
非诺贝特	重度肝功能不全者禁用
非诺洛芬	见 NSAIDs
非普拉宗	肝功能不全者禁用
芬布芬	见 NSAIDs
芬戈莫德	重度肝功能不全患者的本品暴露量可能加倍,风险较大,应严密监护
芬太尼	见阿片类镇痛药
吩噻嗪	见抗精神病药
奋乃静	见抗精神病药
福伐曲坦	重度肝功能不全者禁用
夫西地酸钠	影响胆汁分泌,可能增加肝毒性,肝功能不全者禁用或降低剂量
呋喃妥因	有胆汁淤积性黄疸及慢性活动性肝炎的报道
呋塞米	见袢利尿剂
伏立康唑	轻至中度肝硬化初始剂量使用常规剂量,然后剂量减半,对重度肝功能不全者尚无资料,禁用,除非潜在的益处大于风险
伏林司他	轻、中度肝功能不全的患者慎用,重度肝功能不全的患者禁用
氟班色林	肝功能不全者禁用
氟比洛芬	见 NSAIDs
氟达拉滨	尚无在肝功能不全的患者中应用本品的资料,对于这一类患者,如果认为预计的获益大于任何潜在的危险,应当谨慎使用
氟伐他汀	见他汀类
氟奋乃静	见抗精神病药
氟伏沙明	见 SSRI 类抗抑郁药
氟卡尼	重度肝功能不全者禁用(或降低剂量)
氟康唑	与有肝毒性的药物合用可增加肝毒性

药物	临床评价
氟罗沙星	肝功能不全者慎用(有胆汁淤积性黄疸,肝硬化的危险)
氟马西尼	肝功能不全者慎用
氟尿嘧啶	肝功能不全者慎用
氟哌啶醇	见抗精神病药
氟哌噻吨	见抗精神病药
氟他胺	慎用(有肝毒性)
氟替卡松	重度肝功能不全者慎用
氟烷	有使用本品出现无法解释的发热或黄疸的病史者禁用
氟维司群	轻至中度肝功能不全者慎用,重度肝功能不全者禁用
氟西泮	见抗焦虑及催眠药
氟西汀	见 SSRI 类抗抑郁药
福尔可定	见阿片类镇痛药
福莫特罗	重度肝功能不全者可减缓本品的代谢
福沙那韦	轻至中度肝功能不全者慎用,重度肝功能不全者禁用
福辛普利	见 ACEIs
复方氨基酸(18AA-Ⅰ)	重度肝功能不全者禁用
复方氨基酸注射液(9AA)	重度肝功能不全者禁用
复方电解质葡萄糖 MG3	重度肝功能不全者慎用
复方磺胺甲噁唑	重度肝功能不全者禁用
复方乳酸钠葡萄糖	重度肝功能不全者慎用
复方乳酸钠山梨醇	重度肝功能不全者慎用
呋喃丙胺	肝功能不全者禁用
甘氨双唑钠	重度肝功能不全者禁用
肝素	重度肝功能不全者须降低剂量
干扰素 α	轻至中度肝功能不全密切监测,重度肝功能不全者禁用
干扰素 β	避免用于失代偿性肝病
干扰素 γ	重度肝功能不全者慎用
睾酮及其酯类	见雄激素类
格列本脲	见磺酰脲类
格列吡嗪	见磺酰脲类
格列喹酮	见磺酰脲类
格列美脲	重度肝功能不全者禁用
格列齐特	见磺酰脲类
骨化三醇	重度肝功能不全者禁用
贯叶连翘提取物	肝功能不全者应降低剂量
桂利嗪	重度肝功能不全者可过度镇静,禁用
桂美辛	肝功能不全者禁用
果糖	重度肝功能不全者慎用
海洛因	见阿片类镇痛药
红霉素	可引起特异质肝毒性,肝功能不全者禁用

药物	临床评价
琥珀胆碱	由于肝脏合成拟胆碱酯酶减少,重度肝功能不全者可发生呼吸暂停延长
华法林	见口服抗凝药
环孢素	肝功能不全者需调整剂量
环丙贝特	重度肝功能不全者禁用
环丝氨酸	重度肝功能不全者禁用
环戊噻嗪	见噻嗪类及噻嗪样利尿剂
黄体激素类	禁用,见口服避孕药
黄体酮	重度肝功能不全者禁用(使症状恶化)
磺胺多辛	轻中度肝功能不全者慎用,重度肝功能不全者禁用
磺胺甲氧嗪	肝功能不全者禁用
磺胺林	重度肝功能不全者禁用
磺达肝癸钠	重度肝功能不全者慎用(增加出血的危险)
磺酰脲类	重度肝功能不全增加低血糖的危险,禁用或使用小剂量,另见格列美脲
灰黄霉素	重度肝功能不全者禁用
茴三硫	重度肝功能不全、黄疸、肝硬化者禁用
吉非贝齐	肝功能不全者禁用
吉非替尼	肝功能不全者慎用
吉妥珠单抗	肝功能不全者禁用
吉西他滨	肝功能不全者慎用
己烯雌酚	禁用,见口服避孕药
加兰他敏	中度肝功能不全者降低剂量,重度肝功能不全者慎用
加尼瑞克	中、重肝功能不全者禁用
甲氨蝶呤	剂量依赖性毒性,避免用于非恶性疾病(如银屑病),重度肝功能不全者禁用
甲苯磺丁脲	见磺酰脲类
甲丙氨酯	见抗焦虑及催眠药
甲地孕酮	重度肝功能不全者禁用
甲芬那酸	见 NSAIDs
甲氟喹	重度肝功能不全者避免预防使用
甲基多巴	有肝功能不全者慎用,有活动性肝病者禁用
甲喹酮	见抗焦虑及催眠药
甲硫氨酸	可诱发昏迷
甲萘氢醌	肝功能不全者不宜使用本品,可改用维生素 K_1
甲羟孕酮	禁用,见口服避孕药
甲氧氯普胺	肝功能不全者须降低剂量
甲氧沙林	肝功能不全者禁用或降低剂量
甲状旁腺激素	肝功能不全者须降低剂量
结构脂肪乳(C6～24)	重度肝功能不全者禁用
金硫苹果酸钠	轻、中度肝功能不全者慎用,重度肝功能不全者禁用
金霉素	见四环素类
金诺芬	轻至中度肝功能不全者慎用,重度肝功能不全者禁用

药物	临床评价
肼屈嗪	肝功能不全者须降低剂量
净司他丁斯酯	肝功能不全者禁用
聚乙二醇干扰素 α	重度肝功能不全者禁用
卷曲霉素	肝功能不全者禁用
决奈达隆	重度肝功能不全者禁用
卡巴拉汀	由于未进行相关研究,禁止用于重度肝功能不全的患者
卡巴匹林钙	肝功能不全者禁用
卡泊芬净	中度肝功能不全者,第一天 75 mg,然后 35 mg/d;重度肝功能不全者,尚无剂量调整资料
卡博替尼	不推荐用于中度及重度肝功能不全者
卡马西平	肝功能不全影响其代谢
卡麦角林	重度肝功能不全者须降低剂量
卡莫氟	肝功能不全时,特别是在重度肝功能障碍的患者中血药浓度较高,视情况可将常规用量减半给药
卡培他滨	重度肝功能不全者禁用
卡维地洛	肝功能不全者禁用
坎地沙坦	用于高血压、轻至重度肝功能不全者,初始剂量 2 mg/d(用于心衰者,初始剂量不需调整),重度肝功能不全者禁用
抗焦虑及催眠药	所有的药物均可引起肝功能不全者昏迷,小剂量的奥沙西泮或替马西泮可能是最安全的,氯美噻唑须降低剂量,扎来普隆降低剂量至 5 mg(重度肝功能不全者禁用),唑吡坦降低剂量(重度肝功能不全者禁用),另见水合氯醛、氯硝西泮
抗精神病药	所有的药物均可引起肝功能不全者昏迷,应慎用;吩噻嗪类有肝毒性,见阿立哌唑、氯氮平、奥氮平、喹硫平、利培酮、舍吲哚
抗抑郁药(SSRI 类)	降低剂量或禁用
抗抑郁药(单胺氧化酶抑制剂类)	可引发特异质肝毒性,见吗氯贝胺
考来烯胺	影响脂溶性维生素的吸收,使胆汁淤积性肝硬化的吸收不良恶化,可能对胆汁完全梗阻者无效
考尼伐坦	中度肝功能不全者暴露量约为正常者的 2 倍,轻度肝功能不全者暴露量的升高无临床意义,未对重度肝功能不全者进行评价
可待因	见阿片类镇痛药
克拉霉素	有肝功能紊乱的报道,包括黄疸,重度肝功能不全者应减量
克拉屈滨	建议经常监测
克罗米芬	重度肝功能不全者禁用
克唑替尼	肝功能不全者慎用
口服避孕药	活动性肝病禁用,有妊娠期瘙痒症或胆汁淤积病史者禁用
口服抗凝药	重度肝功能不全者禁用,特别是凝血时间已经延长的患者
喹高利特	肝功能不全者禁用,尚无资料
喹硫平	初始剂量 25 mg/d,以 25~50 mg/d 的幅度增加剂量
喹那普利	见 ACEIs
奎奴普丁-达福普丁	中度肝功能不全者考虑降低剂量,根据临床反应调节剂量,重度肝功能不全或血浆胆红素超过参考正常值 3 倍以上者禁用
拉贝洛尔	禁用,有严重肝细胞损害的报道
拉科酰胺	轻、中度肝功能不全者最大推荐剂量为 300 mg/d,此类患者增加剂量时应密切观察;未对重度肝功能不全者的药动学进行评估,此类患者不推荐使用

药物	临床评价
拉莫三嗪	轻度肝功能不全者不必降低剂量,中、重度肝功能不全者的维持剂量应降低 50%,并根据临床反应调整
拉帕替尼	因本品主要经肝脏代谢,重度肝功能不全可增加药物的血药浓度,因此,重度肝功能不全的患者应慎用,重度肝功能不全的患者需减量,HER2 阳性转移乳腺癌患者剂量从 1250 mg/d 减至 750 mg/d;激素受体阳性、HER2 阳性转移性乳腺癌患者,剂量从 1500 mg/d 减至 1250 mg/d,预计患者 AUC 可调整至正常范围,但重度肝功能不全的患者剂量调整无临床数据支持
拉西地平	抗高血压作用可能增强
来氟米特	重度肝功能不全者禁用,活性代谢产物可蓄积
来匹卢定	重度肝功能不全者因维生素 K 依赖性凝血因子生成减少而继发凝血缺陷,可增强本品的抗凝效果
赖甲环素	见四环素类
兰索拉唑	重度肝功能不全者剂量不超过 30 mg/d
劳拉西泮	见抗焦虑及催眠药
乐卡地平	重度肝功能不全者禁用
雷贝拉唑	肝功能重度异常者禁用
雷洛昔芬	肝功能不全者慎用
雷美替胺	中度肝功能不全者慎用,重度肝功能不全者禁用
瑞芬太尼	见阿片类镇痛药
雷米普利	见 ACEIs
雷沙吉兰	轻度肝功能不全者慎用,中至重度肝功能不全者禁用
雷替曲塞	轻中度疾病慎用,重度禁用
利巴韦林	不必调整剂量,重度肝功能不全或失代偿的肝硬化者禁用口服制剂
利多卡因	肝功能不全者禁用,增加不良反应
利伐沙班	禁用于伴有凝血异常和临床相关出血风险的肝病患者,对于中度肝功能不全的肝硬化患者,如果不伴有凝血异常,可以谨慎使用
利伐斯的明	尚无资料,重度肝功能不全者禁用
利福布丁	重度肝功能不全者降低剂量
利福霉素钠	肝病或肝功能不全者禁用
利福平	影响消除,监测肝功能,一日剂量不能 $\geqslant 8$ mg/kg
利福昔明	重度肝功能不全者慎用
利鲁唑	肝功能不全者禁用
利莫那班	中度肝功能不全者慎用,重度肝功能不全者禁用
利奈唑胺	对于重度肝功能不全者禁用,除非益处大于风险
利培酮	初始剂量 0.5 mg,2 次/日,以 0.5 mg,2 次/日的幅度增加至 1~2 mg,2 次/日,如果口服剂量 2 mg/d 耐受,可每两周注射一次 25 mg 的长效注射剂
利托那韦	重度肝功能不全者禁用
利扎曲坦	轻至中度肝功能不全降低剂量至 5 mg,重度肝功能不全者禁用
链激酶	重度肝功能不全者禁用,增加出血的危险
链霉蛋白酶	重度肝功能不全者慎用
两性霉素 B	肝功能不全者慎用
林可霉素	肝功能不全者须降低剂量
磷苯妥英	考虑降低剂量或输入速度 10%~25%(癫痫持续状态初始剂量使用常规剂量)

药物	临床评价
硫喷妥	重度肝功能不全者诱导麻醉须降低剂量
硫酸亚铁	肝功能不全患者慎用
硫唑嘌呤	肝功能不全患者可能需要降低剂量
卢非酰胺	肝功能不全患者应用本品的研究尚未进行，因此重度肝功能不全的患者不推荐使用；轻、中度肝功能不全患者慎用
鲁拉西酮	中度及重度肝、肾功能不全者的起始剂量为 20 mg，中度及重度肾功能不全和中度肝功能不全者的每天最大剂量不超过 80 mg，重度肝功能不全者每天最大剂量不超过 40 mg
罗氟司特	中度或重度肝功能不全的患者禁用
罗格列酮	肝功能不全者慎用
罗库溴铵	重度肝功能不全者慎用
罗拉吡坦	尚未对重度肝功能不全者进行研究，不推荐使用，必须使用时，应密切监测
罗美昔布	见 NSAIDs
罗米地辛	中至重度肝功能不全者慎用
罗哌卡因	重度肝功能不全者慎用
罗匹尼罗	中度肝功能不全者慎用，重度肝功能不全者禁用
罗替戈汀	重度肝功能不全者慎用，尚无资料
螺内酯	肝功能不全的患者慎用
洛巴铂	肝功能不全者慎用
洛非帕明	见三环类（及相关的）抗抑郁药
洛美利嗪	轻、中度肝功能不全者慎用，重度肝功能不全者禁用
洛哌丁胺	重度肝功能不全者慎用
洛匹那韦-利托那韦	禁用口服液，因为含有丙二醇成分，重度肝功能不全者禁用
洛索洛芬	肝功能不全者禁用
氯巴占	见抗焦虑及催眠药
氯苯甘油氨酯	肝功能不全者慎用
氯苯那敏	重度肝功能不全者可过度镇静，禁用
氯吡格雷	轻、中度肝功能不全者慎用（出血危险增加），重度肝功能不全者禁用
氯丙嗪	见抗精神病药
氯氮平	经常检测肝功能，避免用于自发性或进展性肝功能不全或肝功能衰竭
氯氮䓬	见抗焦虑及催眠药
氯法齐明	中至重度肝功能不全者慎用，重度肝功能不全者禁用
氯化锶[^{89}Sr]	重度肝肾功能不全的患者禁用
氯磺丙脲	见磺酰脲类
氯甲西泮	见抗焦虑及催眠药
氯马斯汀	重度肝功能不全者可过度镇静，禁用
氯霉素	肝功能不全者尽可能不用，增加骨髓抑制的危险，降低剂量，监测氯霉素血药浓度
氯美噻唑	见抗焦虑及催眠药
氯米帕明	见三环类（及相关的）抗抑郁药
氯诺昔康	轻、中度肝功能不全者慎用，重度肝功能不全者禁用
氯帕胺	见噻嗪类及噻嗪样利尿剂
氯普唑仑	见抗焦虑及催眠药

药物	临床评价
氯噻嗪	见噻嗪类及噻嗪样利尿剂
氯噻酮	见噻嗪类及噻嗪样利尿剂
氯沙坦	肝功能不全者考虑降低剂量
氯筒箭毒碱	肝功能不全者慎用,肝功能不全者能对抗本品的作用,用量应适当增加
氯硝西泮	轻至中度肝功能不全者降低剂量,重度肝功能不全者禁用,另见抗焦虑及催眠药
氯唑沙宗	肝功能不全者慎用
吗啡	见阿片类镇痛药
吗氯贝胺	轻、中度肝功能不全者不必调整剂量,重度肝功能不全者应减量 1/3～1/2
麦角胺	重度肝功能不全者禁用,有毒性增加的危险
麦角新碱	重度肝功能不全者禁用
毛果芸香碱	中、重度肝硬化者降低初始口服剂量
美贝维林	重度肝功能不全者禁用
美雌醇	禁用,另见口服避孕药
美罗培南	监测转氨酶和胆红素血药浓度
美洛昔康	见 NSAIDs
美普他酚	见阿片类镇痛药
美沙酮	见阿片类镇痛药
美索巴莫	肝功能不全者慎用,半衰期可被延长
美托拉宗	见噻嗪类及噻嗪样利尿剂
美托洛尔	肝功能不全者降低口服剂量
美维库铵	重度肝功能不全者须降低剂量
美西林	重度肝功能不全者慎用
美西律	中至重度肝功能不全者可能需降低剂量
美西麦角	肝功能不全者禁用
镁盐	有肾功能衰竭危险的肝昏迷者禁用
锰福地吡三钠	中度肝功能不全,特别是患严重的肝胆管阻塞性疾病者禁用
咪达普利	见 ACEIs
咪达唑仑	肝功能不全者慎用
咪康唑	肝功能不全者禁用
咪唑斯汀	明显肝功能不全者禁用
米安色林	见三环类(及相关的)抗抑郁药
米贝拉地尔	肝功能不全者须减量
米氮平	肝功能不全者慎用
米伐木肽	肝功能不全者慎用,因尚无研究数据如何调整剂量
米非司酮	重度肝功能不全者慎用
米格列奈	肝功能不全者慎用
米格鲁斯特	尚无资料,慎用
米卡芬净	肝功能不全者慎用
米那普仑	肝功能不全者慎用
米诺环素	见四环素类

续表

药物	临床评价
米托蒽醌	重度肝功能不全者禁用
米托坦	轻至中度肝功能不全慎用,推荐监测血药浓度,重度肝功能不全者禁用
莫达非尼	重度肝功能不全者剂量减半
莫西沙星	重度肝功能不全者禁用
莫昔普利	见 ACEIs
那格列奈	中度肝功能不全者慎用,重度肝功能不全者禁用,尚无资料
那拉曲坦	肝功能不全者的起始剂量为 1 mg,24 h 内最高剂量为 2.5 mg
那曲肝素钙	肝功能不全者禁用
纳洛普醇	未对重度肝功能不全者进行研究,此类患者不推荐使用
纳曲酮	急性肝炎或肝功能衰竭者禁用,肝功能不全者慎用
奈比洛尔	尚无资料,禁用
奈法唑酮	肝功能不全者慎用
奈非那韦	中、重度肝功能不全者禁用
奈福泮	肝功能不全者慎用
奈韦拉平	中度肝功能不全者慎用,重度肝功能不全者禁用
萘丁美酮	见 NSAIDs
萘啶酸	肝功能不全者慎用
萘酚喹	轻、中肝功能不全者慎用,重度肝功能不全者禁用
萘普生	见 NSAIDs
尼达尼布	中、重度肝功能不全者禁用
尼伐地平	肝功能不全者慎用
尼古丁	中至重度肝功能不全者慎用
尼卡地平	重度肝功能不全时半衰期延长,可能需降低剂量
尼可地尔	重度肝功能不全者禁用
尼鲁米特	重度肝功能不全者禁用
尼罗替尼	转氨酶>2.5×ULN 或胆红素>1.5×ULN 的肝功能不全患者,不推荐使用本品治疗
尼洛鲁单抗	重度肝功能不全者禁用
尼美舒利	重度肝功能不全者禁用
尼莫地平	肝硬化者消除降低,应监测血压
尼索地平	不适于肝病患者
尼扎替丁	肝功能不全者慎用
柠特达尼	不推荐中、重度肝功能不全者使用
诺龙	见蛋白同化激素
诺孕酯	禁用,见口服避孕药
帕比司他	重度肝功能不全者禁用
帕利夫明	肝功能不全者慎用
帕罗西汀	见 SSRI 类抗抑郁药
帕米磷酸二钠	重度肝功能不全者慎用
帕瑞考昔	见 NSAIDs
帕唑帕尼	重度肝功能不全者不推荐使用

药物	临床评价
哌泊噻嗪	见抗精神病药
哌嗪	肝功能不全者禁用
哌氰嗪	见抗精神病药
哌替啶	见阿片类镇痛药
哌唑嗪	初始剂量 0.5 mg/d,谨慎增加剂量
潘博立珠单抗	未对中、重度肝功能不全者进行研究,不推荐使用
泮库溴铵	肝功能不全者可能起效缓慢,需加大剂量,延长复苏时间
泮托拉唑	重度肝功能不全者最大剂量 20 mg/d,监测肝功能(如恶化,应停药)
袢利尿剂	低血钾可引起昏迷(可使用保钾利尿剂预防),增加酒精肝患者致低镁血症的危险
培哚普利	见 ACEIs
培门冬酶	肝功能不全者慎用
喷他佐辛	见阿片类镇痛药
硼替佐米	轻至中度肝功能不全者慎用,考虑降低剂量,重度肝功能不全者禁用
匹格列酮	肝功能不全者禁用
匹莫齐特	见抗精神病药
泼那替尼	肝功能不全患者推荐剂量应降低至 30 mg,1 次/日
泼尼松龙	肝功能不全者不良反应常见
扑米酮	重度肝功能不全者禁用
普伐他汀	见他汀类
普卡必利	重度肝功能不全者的剂量为 1 次/日,每次 1 mg,轻至中度肝功能不全患者不必调整剂量
普拉格雷	重度肝功能不全者慎用
普拉洛芬	重度肝功能不全者禁用
普拉曲沙	尚无肝功能不全的患者资料,临床试验排除了总胆红素>1.5 mg/dl、AST 或 ALT>2.5×ULN 的患者
普劳诺托	肝功能不全者慎用
普鲁本辛	肝功能不全者慎用
普鲁卡因胺	肝功能不全者禁用或降低剂量
普罗帕酮	肝功能不全者须降低剂量
普萘洛尔	肝功能不全者须降低口服剂量
齐多夫定	肝功能不全者可能出现蓄积
齐留通	轻度肝功能不全(ALT 升高<3×ULN)及有肝脏疾病史者慎用,活动性肝病或持续 ALT 升高≥3×ULN 者禁用
羟布宗	肝功能不全者禁用
羟丁酸钠	肝功能不全者初始剂量减半
羟考酮	见阿片类镇痛药
羟吗啡酮	轻度肝功能不全者生物利用度增加 1.6 倍,中度肝功能不全者增加 3.7 倍,重度肝功能不全者增加 12.2 倍,轻度肝功能不全者降低剂量 50%,中、重度肝功能不全者禁用
羟嗪	重度肝功能不全者镇静作用增强,禁用
氢氯噻嗪	见噻嗪类及噻嗪样利尿剂
氢吗啡酮	中度肝功能不全者暴露量增加 4 倍,应以常规剂量的 25%开始,重度肝功能不全者尚未资料
氢溴酸东莨菪碱	肝功能不全者慎用

药物	临床评价
巯嘌呤	肝功能不全者需降低剂量
曲贝替定	尚无胆红素高于正常上限的肝功能不全者的用药资料
曲马多	见阿片类镇痛药
曲米帕明	见三环类（及相关的）抗抑郁药
曲前列尼尔	轻或中度肝功能不全者，初始剂量应降至 0.625 ng/(kg·min)，并谨慎增加剂量，未对重度肝功能不全者进行研究
曲司氯铵	中度至重度肝功能不全患者慎用
曲妥珠单抗共轭复合物	肝功能不全者慎用
曲唑酮	见三环类（及相关的）抗抑郁药
去甲替林	见三环类（及相关的）抗抑郁药
去甲文拉法辛	肝功能不全者推荐剂量为 50 mg/d，不推荐剂量超过 100 mg/d
去羟肌苷	资料不充分，监测毒性
去铁酮	监测肝功能，如 AST 持续升高，应停止治疗
去氧孕烯	禁用，见口服避孕药
炔雌醇	禁用，见口服避孕药
炔诺醇	禁用，见口服避孕药
炔诺酮	禁用，见口服避孕药
炔诺孕酮	禁用，见口服避孕药
群多普利	见 ACEIs
人活化蛋白 C	重度肝功能不全者禁用
柔红霉素	肝功能不全者须降低剂量
乳酸钠	重度肝功能不全者禁用
乳酸钠林格	重度肝功能不全者慎用
瑞波西汀	肝功能不全者初始剂量 2 mg，2 次/日
瑞芬太尼	重度肝功能不全者禁用
瑞格非尼	重度肝功能不全者不推荐使用
瑞格列奈	重度肝功能不全者禁用
瑞舒伐他汀	见他汀类
瑞替普酶	重度肝功能不全者禁用，增加出血的危险
塞来昔布	见 NSAIDs
噻加宾	轻至中度肝功能不全者维持剂量 5～10 mg，1～2 次/日，重度肝功能不全者禁用
噻洛芬酸	见 NSAIDs
噻氯匹定	重度肝功能不全者慎用
噻吗洛尔	肝功能不全者可能需要降低剂量
噻嘧啶	重度肝功能不全者禁用
噻嗪类及噻嗪样利尿剂	重度肝功能不全者禁用，低血钾可引发昏迷（可用保钾利尿剂预防），在酒精肝硬化者可发生低血镁
赛庚啶	重度肝功能不全者可过度镇静，禁用
赛克力嗪	重度肝功能不全者可过度镇静，禁用
三氟拉嗪	见抗精神病药
三环类（及相关的）抗抑郁药	比单胺氧化酶抑制剂合适，但镇静作用增强（重度肝功能不全者禁用）

药物	临床评价
三甲曲沙	慎用,如肝功能检查出现严重异常,停止治疗(参考产品说明书)
三氯福司	见抗焦虑及催眠药
沙格列汀	中度肝功能不全患者需慎用,不推荐用于重度肝功能不全的患者
沙库必曲-缬沙坦	重度肝功能不全者不推荐使用
沙奎那韦	中度肝功能不全慎用,重度肝功能不全者禁用
舍曲林	见抗抑郁药(单胺氧化酶抑制剂类)
舍吲哚	轻度肝功能不全者缓慢滴定剂量,较低的维持剂量,重度肝功能不全者禁用,另见抗精神病药
士的宁	肝功能不全者禁用
舒必利	见抗精神病药
舒林酸	见 NSAIDs
舒洛芬	肝功能不全者慎用
舒马曲坦	肝功能不全者剂量 50 mg,口服,重度肝功能不全者禁用
舒沃占特	未对重度肝功能不全者进行研究,不推荐此类患者使用
双环维林	未对肝功能不全者进行研究,肝功能不全者慎用
双氯芬酸	见 NSAIDs
双氢可待因	见阿片类镇痛药
双氧异丙嗪	肝功能不全者慎用
水合氯醛	轻至中度肝功能不全者降低剂量,重度肝功能不全者禁用,另见抗焦虑及催眠药
水解蛋白	重度肝肾功能不全者禁用
水杨酸镁	肝功能不全者慎用
水杨酸钠	肝功能不全者慎用
四环素类	肝功能不全者应慎用本类药物,并应降低用量
索拉非尼	重度肝功能不全者慎用,尚无资料
索利那新	中度肝功能不全者最大剂量 5 mg/d,重度肝功能不全者禁用
他达那非	最大剂量 10 mg,重度肝功能不全者需密切监测
他克莫司	重度肝功能不全者可能需降低剂量
他拉泊芬	肝功能不全者慎用
他莫昔芬	肝功能不全者减量慎用
他司美琼	轻、中度肝功能不全者不必调整剂量,未对重度肝功能不全者进行研究,不推荐使用
他汀类	活动性肝病或无法解释的转氨酶升高者禁用
坦罗莫司	如轻度肝受损患者(胆红素>1~1.5×ULN 或 AST>ULN,但胆红素≤ULN)必须使用本品,则应降低剂量至每周 15 mg,胆红素>1.5×ULN 者则禁用
坦洛新	重度肝功能不全者禁用
碳酸氢钠	见抗酸药
特比萘芬	肝功能不全者慎用
替勃龙	重度肝功能不全者禁用
替度鲁肽	轻、中度肝肾功能不全者不必调整剂量,未对重度肝功能不全者进行研究
替吉奥	重度肝功能不全者禁用
替加环素	重度肝功能不全者初始剂量 100 mg,然后 25 mg,每 12 小时一次
替加色罗	中、重度肝功能不全者禁用
替拉那韦	轻度肝功能不全者监测肝功能,中、重度肝功能不全者禁用

药物	临床评价
替罗非班	轻至中度肝功能不全者慎用,重度肝功能不全者禁用,增加出血的危险
替米沙坦	轻、中度肝功能不全者,20～40 mg,1 次/日,重度肝功能不全或胆汁淤积者禁用
替奈普酶	重度肝功能不全者禁用,可增加出血的危险
替诺昔康	见 NSAIDs
替扎尼定	重度肝功能不全者禁用
亭扎肝素	见肝素
酮咯酸	见 NSAIDs
酮康唑	肝功能不全者禁用
酮洛芬	见 NSAIDs
酮替芬	重度肝功能不全者镇静作用过度,禁用
头孢曲松	如果肝功能不全和重度肾损害同时存在,降低剂量,且监测血药浓度
土霉素	见四环素类
托吡酯	肝功能不全者慎用,可能降低清除率
托泊替康	重度肝功能不全者禁用
托法替尼	中度肝功能不全者,本品的剂量应降低至 5 mg,1 次/日
托芬那酸	见 NSAIDs
托卡朋	肝脏疾病的患者以及 AST 或 ALT>2×ULN 的患者禁用
托拉塞米	见袢利尿剂
托莫西汀	中度肝功能不全者,初始和目标剂量应降至常规用量的 50%;重度肝功能不全者,初始和目标剂量应降至常规用量的 25%
托瑞米芬	肝功能不全者消除降低,重度肝功能不全者禁用
托瑞司他	重度肝功能不全者禁用
托特罗定	肝功能不全者降低剂量至 1 mg,2 次/日
托西珠单抗	ALT 或 AST>1.5×ULN 患者不推荐开始本品治疗;ALT 或 AST 升高>5×ULN 患者不推荐继续本品使用
维 A 酸(口服)	肝功能不全者应降低剂量
维格列汀	轻、中度肝肝功能不全的患者勿需调整给药剂量,重度肝功能不全的患者不推荐使用本品
维拉帕米	肝功能不全者须降低口服剂量
维洛沙秦	重度肝功能不全者禁用
维替泊芬	肝功能不全者禁用本品注射剂
文拉法辛	肝功能不全者慎用
沃替西汀	未对重度肝功能不全者进行研究,不推荐使用
乌洛托品	肝功能不全者禁用
戊糖多硫酸钠	肝功能不全者慎用
西布曲明	增加血药浓度,轻至中度肝功能不全者慎用,重度肝功能不全者禁用
西达本胺	中、重度肝功能不全者慎用
西地那非	用于勃起障碍初始剂量 25 mg,用于肺动脉高压,如常规剂量不能耐受,降低剂量至 20 mg,2 次/日;重度肝功能不全者禁用
西拉普利	见 ACEIs
西罗莫司	监测血药浓度
西洛他唑	中、重度肝功能不全者禁用

续表

药物	临床评价
西美瑞韦	重度肝功能不全者禁用
西咪替丁	对肝功能不全的患者可能诱发肝昏迷,应慎用
西那卡塞	中至重度肝功能不全者慎用,密切监测,特别是增加剂量时
西尼地平	肝功能不全者慎用
西曲瑞克	中、重度肝功能不全者禁用
西他生坦钠	肝功能不全者禁用
西酞普兰	肝功能不全者的剂量减半,通常 10~30 mg/d,初始每次 10 mg,1 次/日,推荐剂量 20 mg/d,最大剂量 40 mg/d
希帕胺	见噻嗪类及噻嗪样利尿剂
烯丙雌醇	重度肝功能不全的患者禁用
硝苯地平	重度肝功能不全者降低剂量
硝普钠	重度肝功能不全者禁用
硝酸甘油	见硝酸酯类
硝酸异山梨醇	见硝酸酯类
硝酸酯类	重度肝功能不全者慎用
硝西泮	见抗焦虑及催眠药
缬沙坦	轻至中度肝功能不全者初始剂量 5 mg,然后根据反应增加剂量(中度肝功能不全者最大剂量 10 mg),重度肝功能不全者禁用
辛伐他汀	见他汀类
新霉素	肝功能不全时可通过胃肠道吸收,增加耳毒性的危险
雄性激素	尽量避免使用,有些药物呈剂量依赖性毒性,可引起液体潴留
熊去氧胆酸	慢性肝病者禁用(但可用于原发性胆汁性肝硬化)
溴替唑仑	肝功能不全者慎用
溴隐亭	肝功能不全者可能需要降低剂量
烟酸	轻至中度肝功能不全者监测肝功能,重度肝功能不全者禁用,如出现严重肝功异,停止治疗
氧氟沙星	重度肝功能不全者消除速度降低
氧烯洛尔	肝功能不全者须降低剂量
伊达比星	肝功能不全者须降低剂量
伊伐布雷定	中度肝功能不全的患者慎用;重度肝功能不全患者,尚未进行相关研究,应禁用本品
伊拉地平	降低剂量
伊立替康	密切监测中性粒细胞减少症,如血浆胆红素>1.5×ULN,禁用
伊洛前列素	肝功能不全降低消除速度,初始剂量 2.5 μg,给药间隔大于 3 h(最大 6 次/日),根据反应调节剂量
伊马替尼	轻中度肝功能不全者应从 400 mg/d 开始,重度肝功能不全者应从 300 mg/d 开始
伊潘立酮	肝功能不全者禁用
伊曲茶碱	中度肝功能不全者最大剂量为 20 mg/d,重度肝功能不全者禁用
伊曲康唑	中度肝功能不全者慎用,重度肝功能不全者禁用
伊沙匹隆	中度肝功能不全者以 20 mg/m² 剂量开始,如耐受,可向上调节剂量,但不超过 30 mg/m²,AST 或 ALT>10×ULN 或胆红素>3×ULN 者,不推荐使用
依度沙班	重度肝功能不全者慎用

药物	临床评价
依法韦仑	轻至中度肝功能不全者监测剂量依赖性不良反应(如中枢神经系统反应)及肝功能,重度肝功能不全者禁用
依来曲坦	轻中度肝功能不全者慎用,重度肝功能不全者禁用
依鲁替尼	中、重度肝功能不全者慎用
依那普利	见 ACEIs
依诺肝素	见肝素
依诺他滨	肝功能不全者慎用
依普黄酮	重度肝功能不全者慎用
依普利酮	重度肝功能不全者禁用
依普沙坦	轻至中度肝功能不全者初始剂量减半,重度肝功能不全者禁用
依沙吖啶	肝功能不全或胆管阻塞患者慎用
依替巴肽	重度肝功能不全者禁用,增加出血的危险
依托泊苷	重度肝功能不全者禁用
依托度酸	见 NSAIDs
依托芬那酯	见 NSAIDs
依托昔布	轻度肝功能不全患者,本品使用剂量不应超过 60 mg,1 次/日;中度肝功能不全患者,应当减量,不应超过每隔一日 60 mg 的剂量,且可以考虑 30 mg,1 次/日的使用剂量;对重度肝功能不全患者,目前尚无临床或药动学资料
依维莫司	中度肝功能不全者,减量至 5 mg/d,未对重度肝功能不全者进行评价,该人群禁用
依西美坦	慎用,重度肝功能不全的患者中,其血药浓度和药物的终末 $t_{1/2}$ 接近健康志愿者的 2 倍,因此应对这些患者严密观察,尚无在此类患者中重复用药的临床经验
依折麦布	中至重度肝功能不全者禁用,可能出现蓄积
乙胺嘧啶	肝功能不全者慎用
乙苯妥英	肝功能不全者禁用
乙琥胺	肝功能不全者慎用
乙硫异烟胺	重度肝功能不全者禁用
乙水杨胺	肝功能不全者慎用
乙酰唑胺	肝病或肝功能不全者禁用
伊卢多啉	轻、中度肝功能不全者减量慎用,重度肝功能不全者禁用
异丙嗪	肝功能不全者慎用,重度肝功能不全者可引起昏迷,有肝毒性
异丁司特	肝功能不全者慎用
异环磷酰胺	肝功能不全者禁用
异卡波肼	见抗抑郁药(单胺氧化酶抑制剂类)
异维 A 酸	肝功能不全者禁用
异烟肼	慎用,经常检测肝功能,特别是前 2 个月
吲达帕胺	见噻嗪类及噻嗪样利尿剂
吲哚拉明	肝功能不全者慎用
吲哚美辛	见 NSAIDs
茚地那韦	增加结石的危险,轻至中度肝功能不全者降低剂量至 600 mg,每 8 h 一次;对重度肝病者尚未进行研究
右丙氧芬	见阿片类镇痛药

续表

药物	临床评价
右布洛芬	见 NSAIDs
右雷佐生	监测肝功能
右吗拉胺	重度肝功能不全者禁用
右美沙芬	见阿片类镇痛药
右酮洛芬	见 NSAIDs
右旋糖酐铁	重度肝功能不全者禁用
右佐匹克隆	重度肝功能不全者慎用,初始剂量为 1 mg
孕二烯酮	禁用,另见口服避孕药
孕三烯酮	重度肝功能不全者禁用
扎来普隆	见抗焦虑及催眠药
扎鲁司特	肝功能不全者,包括肝硬化者禁用
蔗糖铁	重度肝功能不全者慎用
制酸剂	液体潴留的肝功能不全患者禁用含大量钠的药物
珠氯噻醇	见抗精神病药
转化糖-电解质	因重度肝功能不全等原因导致乳酸利用能力受损者慎用
紫杉醇	重度肝功能不全者禁用
左布比卡因	肝功能不全者慎用
左谷酰胺	肝功能不全患者可能需要调整用量:但尚缺乏相关研究
左美丙嗪	见抗精神病药
左炔诺孕酮	禁用,另见口服避孕药
左西替利嗪	单纯的肝功能不全患者不必调整剂量,肝、肾功能双重不全时应调整剂量
左乙拉西坦	如肌酐清除率小于 70 ml/min,重度肝功能不全者剂量减半
佐芬普利	轻、中度肝功能不全者应减量,重度肝功能不全者慎用
佐米曲坦	中、重度肝功能不全者最大剂量每 24 h 给予 5 mg
佐匹克隆	肝功能不全患者治疗时应从 3.75 mg 开始
佐柔比星	肝功能不全者禁用
佐替平	初始剂量 25 mg,2 次/日,根据反应缓慢增加剂量(最大剂量 75 mg,2 次/日),前三个月每周检测肝功能
唑吡坦	见抗焦虑及催眠药
唑来膦酸	重度肝功能不全者慎用,资料有限
唑尼沙胺	轻、中度肝功能不全者增加剂量的间隔为两周,重度肝功能不全者禁用

附录4　肾功能不全者应慎用和禁用的药物

1. 肾功能降低的患者使用药品可能出现问题,原因如下。

(1) 不能从体内排除的药物和(或)其代谢产物而导致的毒性。

(2) 即使有些药物的消除并未受影响,但敏感性却见增强。

(3) 肾功能不全的患者对药物不良反应的耐受程度降低。

(4) 肾功能降低会使某些药物失效。

2. 肾功能不全者的剂量调整原则

(1) 要想对肾功能降低的程度作出合理的剂量调整,必须取决于药物通过肾脏消除的程度和药物对肾脏的毒性。

(2) 对于治疗窗窄的毒性药物,应根据肾小球滤过率来调整剂量。当有效血药浓度与中毒的血药浓度相近时,应根据临床效应和相应的血药浓度调整剂量。

(3) 日维持剂量可通过减少一次服药的剂量或增加服药间隔来调整。对于一些药物,如果须要降低维持剂量,还要求立即起效,就应首次给予负荷剂量,这是因为当患者接受常规剂量时,需5个半衰期才能达到稳态。通过肾脏排泄的药物,在肾功能不全时半衰期就会延长,需要很多天才能达到稳态。其负荷剂量常常与肾功能正常者初始的剂量相同。

(4) 对肾脏有毒性的药物,如有可能,肾病患者应避免使用。为了方便医师开具处方,现根据肌酐清除率(Ccr)对肾功能不全作如下划分:Ccr 为 50～80 ml/min,为轻度肾功能不全;Ccr 为 31～50 ml/min,为中度肾功能不全;Ccr<30 ml/min,为重度肾功能不全。

附表 4-1 中所列药物,是肾功能不全者须降低其剂量,或有潜在的危害,或无效的药物。即使临床上考虑有轻度肾功能不全,在开具任何须调整剂量的药物之前,均应检查患者的肾功能。

附表 4-1　肾功能不全者应慎用和禁用的药物

药物	临床评价
ACEIs	本品不应用于肾或肾血管功能不全的患者,因有出现肾功能恶化的风险,也不应用于患有或疑有肾血管疾病的患者。肾功能不全者应减量慎用,监测血钾,因常见高钾血症
α 半乳糖苷酶	肾功能不全者慎用
β 受体拮抗药	轻、中度肾功能不全者应减量慎用。由于大量原药经肾排出,重度肾功能不全者应禁用
ω3-鱼油脂肪乳	重度肾功能不全者禁用
阿巴卡韦	重度肾功能不全者禁用
阿比朵尔	重度肾功能不全者慎用
阿必鲁肽	肾功能不全者慎用
阿德福韦二匹伏酯	轻度肾功能不全者的推荐剂量为 10 mg,每 48 h 一次;中度肾功能不全者 10 mg,每 72 h 一次,重度肾功能不全者不推荐使用
阿伐斯汀	肾功能不全者慎用
阿法替尼	未对重度肝肾功能不全者进行研究,应慎用,并密切监测

药物	临床评价
阿芬太尼	见阿片类镇痛药
阿格列汀	重度肾功能不全者降低剂量至 12.5 mg/d,重度肾功能不全者降低剂量至 6.25 g/d
阿卡波糖	重度肾功能不全者禁用
阿坎酸钙	重度肾功能不全者禁用
阿克他利	重度肾功能不全者禁用
阿库氯铵	肾功能不全者慎用
阿乐替尼	重度肾功能不全及终末期肾病患者的安全性尚未明确
阿立必利	重度肾功能不全者慎用
阿利马嗪	重度肾功能不全者禁用
阿仑膦酸	如果 Ccr<35 ml/min,应避免使用
阿洛西林钠	Ccr>30 ml/min 者按正常用量;Ccr 为 10~30 ml/min 者,轻度感染按一次 1.5 g,每 12 h 一次;中度感染按一次 1.5 g,每 8 h 一次;重度感染按一次 2 g,每 8 h 一次;Ccr<10 ml/min 者,轻度感染按一次 1.5 g,每 12 h 一次;中度感染按一次 2 g,每 12 h 一次;重度感染按一次 3 g,每 12 h 一次
阿米卡星	本品对肾功能有损伤,见氨基糖苷类
阿米洛利	肾功能不全患者慎用,见保钾利尿药
阿莫曲坦	重度肾功能不全者慎用,24 h 最大剂量 12.5 mg
阿莫西林	可发生间质性肾炎。大剂量可致结晶尿(特别是非胃肠道给药)
阿莫西林钠-克拉维酸钾	可发生间质性肾炎。大剂量有结晶尿的危险(特别是非胃肠道给药时),如 Ccr<30 ml/min,须降低剂量
阿那白滞素	如果 Ccr<30 ml/min,按原剂量给药,隔日一次
阿那格雷	如果 Ccr<50 ml/min,应避免使用
阿那曲唑	重度肾功能不全的患者禁用
阿片类镇痛药	肾功能不全患者慎用
阿片全碱	见阿片类镇痛药
阿普林定	肾功能不全者慎用
阿普唑仑	见抗焦虑和催眠药,肾功能不全患者禁用
阿奇霉素	轻度肾功能不全患者不必调整剂量,但较重度肾功能不全患者的使用尚无资料,这些患者应慎用
阿柔比星	肾功能不全者禁用
阿司匹林	肾功能损害与剂量大小有关,尤其在剂量过大时更易发生。损害均是可逆的,停药后可恢复。重度肾功能不全者应避免使用,因可出现钠水潴留、肾功能恶化、增加消化道出血的危险性
阿糖胞苷	肾功能不全者慎用
阿糖腺苷	肾功能不全者慎用
阿替洛尔	见 β 受体拮抗药
阿替普酶	有高钾血症的危险
阿托伐醌	肾功能不全者慎用,严密监控
阿托氟啶	重度肾功能不全者慎用
阿托喹酮-氯胍	肾功能不全者慎用。如 Ccr<30 ml/min,避免用于预防疟疾(治疗疟疾尽量避免使用)
阿维 A	肾功能不全者禁用
阿维莫潘	轻至重度肾功能不全者血药浓度可能升高,但无必要调节剂量。本品禁用于终末期肾病患者
阿西美辛	重度肝肾功能不全者禁用,见非甾体抗炎药
阿昔单抗	本品可致肾功能异常,肾功能不全者避免使用,因可增加出血的危险

续表

药物	临床评价
阿昔洛韦	静脉给药时,肾功能不全者应予减量。Ccr 为 25～50 ml/min 时,其给药的间隔时间应增至 12 h,Ccr<10 ml/min 且患者正在接受腹膜透析时,每 24 h 给予 1 次常用量的一半。正在血液透析的患者每 24 h 应接受 1 次常用量的一半,并在血液透析后再额外给予 1 次常用量的一半,口服给药时,肾功能不全者亦应减量。Ccr<10 ml/min 者,治疗单纯疱疹感染可使用 200 mg,每 12 h 一次;治疗带状疱疹感染,800 mg,每 12 h 一次。Ccr 为 10～25 ml/min 者,治疗带状疱疹感染可用 800 mg,3 次/日,每 6～8 h 一次
阿昔莫司	肾功能不全者(Ccr<30 ml/min)及消化性溃疡患者禁用。如果 Ccr 为 30～60 ml/min,须降低剂量。如果 Ccr<30 ml/min,应避免使用
阿扎丙宗	见非甾体抗炎药
阿折地平	重度肾功能不全者慎用
阿佐塞米	肾功能不全者禁用
埃索美拉唑	重度肾功能不全者慎用
艾法昔拉钠	肾功能不全者慎用
艾拉莫德	肾功能不全者慎用
艾曲波帕	不同程度肾功能不全的患者的用药安全性和有效性尚未确定,给药期间需密切监测
艾日布林	重度肾功能不全者慎用
艾司利卡西平	中、重度肾功能不全者的起始剂量为一次 200 mg,1 次/日,2 周后增加至一次 400 mg,1 次/日。如无效并且能耐受,可增加至最大剂量一次 600 mg,1 次/日
艾司洛尔	见 β 受体拮抗药
艾司西酞普兰	如 Ccr<30 ml/min,应避免使用
安吖啶	肾功能不全者须降低剂量
安泼那韦	肾功能衰竭者禁用
氨苯蝶啶	肾功能不全患者禁用,见保钾利尿剂
氨苄西林	本品可引起间质性肾炎,肾功能不全者须降低剂量,如 Ccr 为 10～50 ml/min,可使用常用量,每 6～12 h 一次;如 Ccr<10 ml/min 仍可用常用量,但必须每 12～16 h 一次。皮疹较肾功能正常者常见
氨茶碱	肾功能不全者慎用
氨芬酸	见非甾体抗炎药
氨磺必利	肾功能不全者应调整剂量,Ccr 为 30～60 ml/min 者给予常用量的一半,Ccr 为 10～30 ml/min 者,仅用常用量的 1/3。如果 Ccr 为 30～60 ml/min,剂量减半;如果 Ccr 为 10～30 ml/min,使用 1/3 的常用量;如果 Ccr<10 ml/min,建议停药
氨基酸螯合钙	肾功能不全者禁用
氨基糖苷类	本品可致肾损伤,轻度肾功能不全者须降低剂量,并监测血药浓度,中、重度肾功能不全者禁用
氨己烯酸	轻度肾功能不全(Ccr 为 50～80 ml/min),剂量应降低 25%;中度肾功能不全(Ccr 为 30～50 ml/min),剂量应降低 50%;重度肾功能不全(Ccr 为 10～30 ml/min),剂量应降低 75%
氨甲环酸	轻、中度肾功能不全者应减量慎用,重度肾功能不全者禁用
氨曲南	对中至重度肾功能不全者应减量使用本品,在给予 1 次起始剂量后,如 Ccr 为 10～30 ml/min,维持剂量仅用起始剂量的一半;如 Ccr 为 10 ml/min,维持量为起始剂量的 1/4,在一次血液透析后应补充起始剂量的 1/8
氨柔比星	肾功能不全者慎用
氨溴索	肾功能不全者慎用
奥氮平	本品可致肾衰,尿毒症患者禁用。肾功能不全者初始剂量为 5 mg/d
奥法木单抗	未对肾功能不全者进行研究,应慎用

药物	临床评价
奥卡西平	中、重度肾功能不全者应减量。如 Ccr<10 ml/min,将常规剂量减半,按效应增加剂量,间隔至少 1 周
奥拉帕尼	未对中、重度肾功能不全者进行研究,不推荐使用
奥拉西坦	重度肾功能不全者禁用
奥马珠单抗	建议慎用,尚无资料
奥美沙坦	肾功能不全者慎用。如 Ccr 为 20~60 ml/min,最大剂量为 20 mg/d,如 Ccr<20 ml/min,应避免使用
奥沙拉秦	中度肾功能不全者慎用,重度肾功能不全者禁用
奥沙利铂	对于轻、中度肾功能不全者,不必调整剂量;重度肾功能不全者应降低剂量至 65 mg/m^2
奥沙西泮	肾功能不全患者慎用,见抗焦虑和催眠药
奥司他韦	Ccr>30 ml/min 的患者,不必调整剂量,Ccr 为 10~30 ml/min 的患者,治疗剂量应降低为 75 mg/次,1 次/日,预防剂量应为 75 mg/次,隔日 1 次,Ccr<10 ml/min 者禁用
奥昔布宁	肾病患者慎用
巴比妥类药物	肾功能不全患者慎用,须降低剂量,另见苯巴比妥
巴多昔芬	重度肾功能不全患者慎用
巴柳氮	中度肾功能不全者慎用,重度肾功能不全者禁用
巴氯芬	肾功能不全者须降低剂量(如 5 mg/d),本品通过肾脏排泄
巴洛沙星	肾功能不全者慎用
巴尼地平	重度肾功能不全者慎用
班布特罗	肾功能不全患者应减量慎用
斑蝥素	肾功能不全者慎用
半胱胺	肾功能不全者禁用注射剂
保钾利尿药	监测血钾,肾功能不全者有高血钾危险,中、重度肾功能不全者禁用。另见依普利酮
保泰松	见非甾体抗炎药
贝达喹啉	重度肾功能不全者禁用
贝利司他	未对中、重度肾功能不全者进行研究,不推荐使用
贝米肝素	肾功能衰竭者慎用
贝诺酯	见非甾体抗炎药
苯巴比妥	重度肾功能不全者禁用
苯达莫司汀	轻、中度肾功能不全者慎用,Ccr<40 ml/min 者禁用
苯丁胺	肾功能不全者慎用
苯二氮䓬类	肾功能不全者慎用,见抗焦虑和催眠药
苯哌利多	见抗精神病药
苯替酪胺	肾功能不全者不推荐使用
苯溴马隆	肾功能不全者禁用
苯乙双胍	肾功能不全者慎用
苯乙酸钠-苯甲酸钠	肾功能不全者慎用
苯茚二酮	见口服抗凝药
苯扎贝特	肾功能不全者慎用。如果 Ccr 为 40~60 ml/min,应降低剂量至 400 mg/d。如果 Ccr 为 15~40 ml/min,应降低剂量至 200 mg/1~2 d。如果 Ccr<15 ml/min,应避免使用控缓释剂型

药物	临床评价
比阿培南	肾功能不全者慎用
比伐卢定	肾功能不全者慎用。如果 Ccr 为 30～60 ml/min,减少剂量至每小时 1.4 mg/kg。如 Ccr<30 ml/min,应避免使用
比索洛尔	见 β 受体拮抗药
吡喹酮	肾功能不全者慎用
吡拉西坦	肾功能不全者应慎用。如 Ccr 为 50～80 ml/min,使用常规剂量的 2/3;如 Ccr 为 30～50 ml/min,应使用常规剂量的 1/3,分两次给药;如 Ccr 为 20～30 ml/min,应使用常规剂量的 1/6,单次给予;如 Ccr<20 ml/min,应避免使用
吡仑帕奈	中度肾功能不全的患者使用本品应密切监测,根据临床效应和耐受性缓慢滴定剂量。不推荐重度肾功能不全者或接受透析的患者使用本品
吡罗昔康	见非甾体抗炎药
吡那地尔	肾功能不全者慎用
吡哌酸	肾功能不全者慎用
吡嗪酰胺	肾功能不全者慎用
吡柔比星	肾功能不全者慎用
吡斯的明	中度肾功能不全者须降低剂量,本品经肾脏排泄
吡维铵	肾功能不全者禁用
苄氟噻嗪	见噻嗪类及噻嗪样利尿剂
别嘌醇	肾功能不全者慎用
丙氨酰谷氨酰胺	重度肾功能不全者禁用
丙吡胺	肾功能不全者须减量慎用
丙泊酚	肾功能不全者慎用
丙磺舒	使用本品者可发生肾病综合征,但罕见。肾功能不全者避免使用或降低剂量
丙卡巴肼	重度肾功能不全者禁用
丙硫氧嘧啶	轻至中度肾功能不全者减至常规剂量的 3/4,重度肾功能不全者应给予常规剂量减半
丙氯拉嗪	见抗精神病药
丙帕他莫	见非甾体抗炎药
丙哌维林	如 Ccr<30 ml/min,使用 30 mg/d 以上的剂量应特别谨慎
丙嗪	见抗精神病药
丙戊酸盐	降低剂量,并监测血药浓度
博安霉素	肾功能不全者慎用
博来霉素	肾功能不全者应减量
泊马度胺	肾功能不全者慎用
泊沙康唑	因可出现赋形剂的蓄积,中、重度肾功能不全者禁用本品注射剂
博舒替尼	肾功能不全者推荐剂量为 300 mg
布比卡因	重度肾功能不全者禁用
布林佐胺	重度肾功能不全者不推荐使用
布洛芬	见非甾体抗炎药
布美他尼	无尿或重度肾功能不全者慎用,后者因须加大剂量,故用药间隔时间应延长,以免出现耳毒性等不良反应
布瓦西坦	终末期肾病的患者尚无资料,不推荐使用

药物	临床评价
长春氟宁	重度肾功能不全者禁用
长春瑞滨	肾功能不全者慎用
长链脂肪乳	发生脂肪超载综合征时,肾功能不全者禁用
长链脂肪乳(OO)	急性或慢性肾功能衰竭者禁用
肠内营养乳剂(TPF)	重度肾功能不全者禁用
肠内营养乳剂(TPF-D)	重度肾功能不全者禁用
肠内营养乳剂(TPF-T)	重度肾功能不全者禁用
肠内营养乳剂(TP-HE)	重度肾功能不全者禁用
常咯啉	肾功能不全者慎用
雌莫司汀	肾功能不全的患者应慎用
促皮质素	肾功能不全者慎用
醋氨己酸锌	肾功能不全者慎用
醋丁洛尔	见 β 受体拮抗药
醋氯芬酸	见非甾体抗炎药
醋羟胺酸	急性肾衰患者(血肌酐≥265.2 μmol/L)禁用
醋硝香豆素	见口服抗凝药
达比加群酯	Ccr<30 ml/min 者禁用
达伐吡啶	中、重度肾功能不全者禁用
达肝素	重度肾功能不全者禁用
达卡巴嗪	轻至中度肾功能不全者可能须要降低剂量,重度肾功能不全者禁用
达那肝素	中度肾功能不全者可增加出血的危险(监测抗因子 Xa 的活性),重度肾功能不全者只有存在肝素诱导的血小板减少且别无选择时方可使用
达那唑	肾功能不全者慎用
达托霉素	肾功能不全的患者慎用。如 Ccr<80 ml/min,应监测肾功能,如 Ccr<30 ml/min,则降低剂量至每 48 h 给予 4 mg/kg
单硝酸异山梨酯	重度肾功能不全者慎用
胆影葡胺	肾功能不全者慎用
德拉马尼	重度肾功能不全者不推荐使用
地尔硫䓬	肾功能不全者慎用
地芬诺酯	见阿片类镇痛药
地氟烷	肾功能不全者须降低剂量
地高辛	肾功能不全者降低剂量
地加瑞克	Ccr<50 ml/min 的中、重度肾功能不全者应慎用
地拉罗司	肾功能不全者慎用。如 Ccr 为 60~90 ml/min,应降低剂量至 10 mg/kg,在降低剂量后肾功能如持续恶化,而连续两次检测血清肌酐均较基线增加 33%以上,应中断治疗。如 Ccr<60 ml/min,应避免使用
地氯雷他定	肾功能不全者应延长给药间隔时间
地美环素	见四环素类
地奴昔单抗	肾功能不全者的安全性和有效性尚未明确
地匹哌酮	见阿片类镇痛药
地特胰岛素	肾功能不全者减量慎用

药物	临床评价
地西卢定	肾功能不全(Ccr<60 ml/min)者,应降低剂量
地西泮	肾功能不全者慎用。见抗焦虑和催眠药
地西他滨	肾功能不全者慎用
碘[131I]人血清白蛋白	肾功能不全者禁用
碘番酸	肾功能不全者慎用
碘美普尔	重度肾功能不全者禁用
丁胺苯丙酮	肾功能不全者应降低剂量或延长服用间隔时间
丁苯酞	肾功能不全者禁用
丁丙诺啡	见阿片类镇痛药
丁螺环酮	轻度肾功能不全者须降低剂量,中至重度肾功能不全者禁用
度洛西汀	肾功能不全患者慎用。如 Ccr<30 ml/min,应避免使用
短棒杆菌制剂	重度肾功能不全者禁用
对氨基水杨酸	肾功能不全者慎用
对乙酰氨基酚	肾功能不全患者慎用。如 Ccr<30 ml/min,应增加静脉注射给药间隔至 6 h
多利培南	Ccr>50 ml/min 者,无必要调整剂量;30 ml/min≤Ccr≤50 ml/min,一次 250 mg,每 8 h 一次,静脉滴注的时间>1 h;10 ml/min<Ccr<30 ml/min,一次 250 mg,每 12 h 一次,静脉滴注的时间>1 h
多黏菌素 B	肾功能不全者慎用
多黏菌素 E	肾功能不全者减量慎用
多潘立酮	肾功能不全患者慎用
多柔比星	肾功能不全者减量慎用
多糖铁复合物	肾功能不全,尤其是伴有未经治疗的尿路感染者禁用
多西环素	见四环素类
多种微量元素(Ⅱ)	肾功能不全者慎用
多佐胺	肾功能不全患者慎用,如 Ccr<30 ml/min,应避免使用
厄贝沙坦	肾功能不全者慎用
厄多司坦	肾功能不全患者慎用,如 Ccr<30 ml/min,应避免使用
厄罗替尼	肾功能不全患者慎用,如 Ccr<15 ml/min,应避免使用
厄他培南	Ccr>30 ml/min 时,不必调整剂量;重度肾功能衰竭(Ccr≤30 ml/min)和终末期肾病(Ccr≤10 ml/min),每天只给 500 mg;正在接受血液透析的患者,建议血液透析前 6 h 内给予 500 mg/d,血液透析完毕再补给 150 mg;接受腹膜透析或血液滤过的患者如何处理,目前尚缺可靠资料
恩夫韦肽	肾功能不全者慎用
恩卡尼	重度肾功能不全者,应以 25 mg 的剂量开始,至少 7 d 后才能增加剂量至 25 mg,2 次/日,再过 7 d 后,才能增加至 25 mg,3 次/日
恩曲他滨	肾功能不全者慎用
恩替卡韦	①Ccr≥50 ml/min,一次 0.5 mg,1 次/日;如系耐拉米夫定者,一次 1 mg,1 次/日;②Ccr 为(30~50)ml/min,一次 0.25 mg,1 次/日;如耐拉米夫定者,一次 0.5 mg,1 次/日;③Ccr 为(10~30)ml/min,一次 0.15 mg,1 次/日;如耐拉米夫定者,一次 0.3 mg,1 次/日;④Ccr<10 ml/min,一次 0.05 mg,1 次/日;如耐拉米夫定者,一次 0.1 mg,1 次/日。以上包括接受血液透析或连续门诊腹膜透析的患者
二氮嗪	本品可致肾功能不全,肾功能衰竭、肾性高血压患者禁用
二氟尼柳	见非甾体抗炎药

药物	临床评价
二甲弗林	肾功能不全者禁用
二甲双胍	肾功能不全者避免使用,可增加乳酸性酸中毒的危险
二氯醋酸二异丙胺	重度肾功能不全者禁用
二巯丙醇	肾功能不全者慎用
二巯丙磺钠	肾功能不全者慎用
伐地那非	肾功能不全患者慎用。如 Ccr<30 ml/min,初始剂量 5 mg,终末期肾病需透析者避免使用
伐尼克兰	如 Ccr<30 ml/min,初始剂量 0.5 mg,1 次/日,3 d 后增至 1 mg,1 次/日
伐昔洛韦	肾功能不全患者慎用。用于带状疱疹,如 Ccr 为 15～30 ml/min,1 g 每 12 小时一次,如 Ccr<15 ml/min,1 g 每 24 小时一次;用于治疗单纯性疱疹,如 Ccr<15 ml/min,0.5 g 每 24 小时一次;用于抑制单纯性疱疹,如 Ccr<15 ml/min,0.25 g(免疫妥协者 0.5 g)每 24 小时一次;用于减少生殖器疱疹传染,如 Ccr<15 ml/min,0.25 g 每 24 小时一次;用于器官移植后预防巨细胞病毒感染,根据肌酐清除率调节剂量
法莫替丁	肾功能衰竭患者慎用,最大剂量 20 mg,晚上给药
法舒地尔	肾功能不全者慎用
凡地他尼	中、重度肾功能不全者应降低剂量至 200 mg
泛昔洛韦	肾功能不全者慎用
泛影酸钠	肾功能不全者禁用
方达帕林钠	Ccr<30 ml/min 者禁用,中度肾功能不全者(Ccr 为 30～50 ml/min)应慎用
非布司他	重度肾功能不全者、终末期肾病需要进行透析的患者慎用
非那吡啶	肾功能不全者禁用
非那西丁	见非甾体抗炎药
非那佐辛	见阿片类镇痛药
非诺贝特	重度肾功能不全者禁用
非诺洛芬	见非甾体抗炎药
非诺特罗	肾功能不全者慎用
非普拉宗	见非甾体抗炎药
非索罗定	Ccr<30 ml/min 者的剂量不超过 4 mg/d
非甾体抗炎药	使用最低有效剂量,且监测肾功能。钠、水潴留,肾功能恶化,可能导致肾衰,局部使用也有肾功能恶化的报道,中、重度肾功能不全尽可能避免使用
吩噻嗪类	见抗精神病药
芬布芬	见非甾体抗炎药
芬太尼	见阿片类镇痛药
酚苄明	肾功能不全者禁用
酚酞	肾功能不全者慎用
酚妥拉明	肾功能不全者慎用
粉尘螨	重度肾功能不全者禁用
奋乃静	见抗精神病药
呋喃妥因	肾功能不全者不宜使用本品。因可导致周围神经毒性,且尿中浓度不够,所以无效
呋塞米	肾功能不全者可能须要加大剂量才有效,静脉快速注射后可出现耳聋
伏格列波糖	肾功能不全者慎用

药物	临床评价
伏立康唑	本品可致肾上腺皮质功能不全、肾积水、肌酐清除率降低、肾痛、肾小管坏死,肾功能不全患者使用本品不必调整剂量,应选用口服给药。如 Ccr<50 ml/min,静脉给药可能出现蓄积,建议除非潜在的益处大于风险,并且监测肾功能,才能使用静脉给药,可用片剂或口服混悬液代替(不必调节剂量)
氟班色林	肾功能不全者慎用
氟胞嘧啶	肾功能不全使用本品应极度小心,密切监测患者的肝肾功能及血液学指标
氟比洛芬	见非甾体抗炎药
氟吡汀	肾功能不全者禁用
氟达拉滨	Ccr 为 30~70 ml/min 时剂量应减少 50%,且要严密检测血液学改变以评价药物的毒性。如果 Ccr<30 ml/min,应禁用
氟奋乃静	见抗精神病药
氟伏沙明	重度肾功能不全者以小剂量开始
氟卡尼	肾功能不全者慎用。最大初始剂量为 2100 mg/d
氟康唑	肾功能不全者应慎用本品(考虑减量),如功能进一步受损,则应考虑停药
氟氯西林	肾功能不全者慎用
氟尿苷	肾功能不全者慎用
氟尿嘧啶	肾功能不全者慎用
氟哌噻吨	严重肾脏疾病患者禁用
氟西泮	肾功能不全患者慎用,见抗焦虑和催眠药
氟氧头孢	肾功能不全者慎用
福尔可定	见阿片类镇痛药
福莫特罗	肾功能不全者慎用
福司氟康唑	同氟康唑
福辛普利	见 ACEIs
复方氨基酸(15-HBC)	重度肾功能不全者禁用
复方氨基酸(17AA)	重度肾功能不全者禁用
复方氨基酸(17AA-Ⅰ)	重度肾功能不全者禁用
复方氨基酸(17AA-H)	重度肾功能不全者禁用
复方氨基酸(18AA)	重度肾功能不全者禁用
复方氨基酸(18AA-Ⅰ)	重度肾功能不全者禁用
复方氨基酸(18AA-Ⅱ)	肾功能不全者慎用
复方氨基酸(18AA-Ⅲ)	严重肾功能衰竭或尿毒症的患者禁用
复方氨基酸(18AA-Ⅳ)	严重肾功能衰竭或尿毒症的患者禁用
复方氨基酸(18AA-Ⅴ)	重度肾功能不全者禁用
复方氨基酸(18AA-Ⅶ)	重度肾功能不全者禁用
复方氨基酸(20AA)	无法进行血液过滤或血液透析的重度肾功能不全者禁用
复方氨基酸(3AA)	重度肾功能不全者禁用
复方氨基酸(6AA)	重度肾功能不全者禁用
复方醋酸钠	急性肾功能衰竭少尿,慢性肾功能衰竭尿量减少而对利尿剂反应不佳者慎用
复方电解质	肾功能不全者慎用
复方电解质葡萄糖	肾功能不全伴高钾血症者

药物	临床评价
复方蒿甲醚	重度肾功能不全者慎用,监测心电图和血钾
复方磺胺甲噁唑	肾功能不全患者慎用。如 Ccr 为 15～30 ml/min,常规剂量减半,如 Ccr<15 ml/min,且不能监测磺胺甲基异噁唑血药浓度时,应避免使用
复方氯化钠	急性肾功能衰竭少尿,慢性肾功能衰竭尿量减少而对利尿剂反应不佳者慎用
复方乳酸钠葡萄糖	急性肾功能衰竭少尿,慢性肾功能衰竭尿量减少而对利尿剂反应不佳者慎用
复方乳酸钠山梨醇	肾功能不全者慎用
复合磷酸氢钾	重度肾功能不全者禁用
钆贝葡胺	Ccr≤30 ml/min 者禁用
钆膦维司三钠	肾功能不全者慎用
钆喷葡胺	重度肾功能不全者慎用
钆特醇	重度肾功能不全者禁用
甘草锌	肾功能不全者慎用
甘露醇	本品主要经肾排泄,肾功能不全者发生毒性反应的风险增加。且随年龄增长,发生肾损害的机会增多。老年人应当控制用量并注意监测肾功能
甘油果糖	肾功能不全者慎用
甘油磷酸钠	重度肾功能不全者禁用
干扰素 α	轻至中度肾功能不全者慎用,须密切监测。重度肾功能不全者禁用
干扰素 β	重度肾功能不全者禁用
干扰素 γ-1b	建议慎用
戈洛帕米	重度肾功能不全者禁用
格拉默	肾功能不全者慎用
格列本脲	见磺酰脲类
格列吡嗪	本品可增加低血糖的危险,如也存在肝损害,应避免使用,重度肾功能不全者禁用
格列喹酮	肾衰时避免使用
格列美脲	见磺酰脲类
格列齐特	肾功能不全者应避免使用磺酰脲类,如别无选择,应降低剂量并监测血药浓度
格鲁米特	肾功能不全者慎用
格帕沙星	重度肾功能不全者慎用
更昔洛韦	肾功能不全者肾的清除率降低,$t_{1/2}$延长,须降低剂量
谷氨酸盐	肾功能不全者慎用
骨瓜提取物	重度肾功能不全者禁用
骨化三醇	本品可致肾结石、肾钙质沉着。肾功能不全者避免使用
胍乙啶	肾功能不全者慎用。如 Ccr<60 ml/min,须降低剂量;如 Ccr<40 ml/min,则避免使用
果糖	重度肾功能不全者慎用
过氧化碳酰胺	重度肾功能不全者禁用
海洛因	见阿片类镇痛药
红霉素	肾功能不全者最大剂量为 1.5 g/d
华法林	见口服抗凝药
环孢素	肾功能不全者慎用
环丙贝特	肾功能不全者禁用

药物	临床评价
环丙沙星	严重肾衰时 $t_{1/2}$ 会延长(终末期肾病达 8 h),可致一过性血肌酐和 BUN 上升。偶发继间质性肾炎后的急性肾衰、结晶尿,肾功能不全者慎用
环磷酰胺	肾功能不全者慎用
环丝氨酸	重度肾功能不全者禁用
环戊噻嗪	噻嗪类及噻嗪样利尿剂
磺胺类药	本品可致肾损害,表现有肾绞痛、尿石、少尿、无尿(阻塞性)、血尿、蛋白尿和 BUN 上升,确保高液体摄入量,尽量避免使用本品
磺吡酮	肾功能不全者慎用
磺苄西林	重度肾功能不全者慎用
磺达肝癸钠	肾功能不全者慎用。可增加出血的危险,如 Ccr 为 30～50 ml/min,慎用;如 Ccr<30 ml/min,避免使用
磺酰脲类	肾功能不全者避免使用
混合糖电解质	肾功能不全者慎用
吉非贝齐	肾功能不全者慎用。如 Ccr 为 30～80 ml/min,以 0.9 g/d 的剂量开始;如 Ccr<30 ml/min,应避免使用
吉非替尼	肾功能不全者慎用
吉美前列素	肾功能不全者避免使用
吉米沙星	肾功能不全者慎用
吉西他滨	肾功能不全者慎用
己酮可可碱	肾功能不全者慎用。如 Ccr<30 ml/min,降低剂量 30%～50%
己烯雌酚	肾功能不全者慎用
加巴喷丁	12 岁以上的肾功能不全者须根据 Ccr 调整剂量:①Ccr≥60 ml/min 者,300～1200 mg,3 次/日;②Ccr 为 30～60 ml/min 者,200～700 mg,2 次/日;③Ccr 为 15～30 ml/min 者,200～700 mg,1 次/日;④透析患者,一次透析后给予 125～350 mg,1 次/日。
加巴喷丁,依那	①Ccr≥60 ml/min 时,600 mg/d,上午服用,3 d 后给予维持剂量 600 mg,2 次/日,如需停药,减量至 600 mg/d,上午服用,1 周后停药;②Ccr 为 30～60 ml/min 时,300 mg/d,上午服用,3 d 后给予维持剂量 300 mg,2 次/日,如需要可增加至 600 mg,2 次/日,如需停药,降至维持剂量,上午服用,1 周后停药;③Ccr 为 15～30 ml/min 时,300 mg,1 次 d,上午服用,如需要可增加至 300 mg,2 次/日,上午服用。维持剂量 300 mg,2 次/日者,减量至 300 mg,上午服用,1 周后停药;维持剂量 300 mg,1 次/d 者,如须停药,不必减量;④Ccr<15 ml 时,300 mg,隔日 1 次,如需要可增加至 300 mg,1 次/日,均为上午服用。如须停药,不必减量
加兰他敏	重度肾功能不全者禁用
加尼瑞克	中至重度肾功能不全者禁用
加替沙星	Ccr<40 ml/min 的肾功能不全患者应调整剂量
甲氨蝶呤	大剂量可引起肾衰和肾小管坏死,轻度肾功能不全者须降低剂量,中、重度肾功能不全者禁用
甲苯磺丁脲	尽可能避免使用,如别无选择,应降低剂量,密切监测
甲吡唑	肾功能不全者慎用
甲丙氨酯	见抗焦虑和催眠药
甲泛影酸钠	重度肾功能不全者禁用
甲芬那酸	见非甾体抗炎药
甲砜霉素甘氨酸酯	肾功能不全者减量慎用
甲氟喹	肾功能不全者慎用

续表

药物	临床评价
甲基斑蝥胺	肾功能不全患者禁用
甲基多巴	肾功能不全者慎用
甲麦角新碱	肾功能不全者慎用
甲羟孕酮	肾功能不全者禁用
甲巯咪唑	肾功能不全者减量慎用
甲氧苄啶	肾功能不全的患者慎用。如 Ccr 为 15～30 ml/min,3 日后常规剂量减半,如 Ccr<15 ml/min,常规剂量减半(如 Ccr<10 ml/min,监测血药浓度)
甲氧苄啶	肾功能不全者慎用
甲氧氯普胺	肾功能不全者的 $t_{1/2}$ 可见延长,中度肾功能不全者避免使用
甲状旁腺激素	肾功能不全的患者慎用。如 Ccr<30 ml/min,应避免使用
降纤酶	重度肾功能不全者禁用
胶体磷[32P]酸铬	肾功能不全者禁用
结构脂肪乳(C6～24)	肾功能不全者慎用
金刚烷胺	肾功能不全的患者应降低剂量慎用,如果 Ccr<15 ml/min(老年人 60 ml/min)者禁用
金刚乙胺	肾功能不全者慎用
金硫苹果酸钠	慎用,有肾毒性
金霉素	见四环素类
金诺芬	肾功能不全者、肾炎患者禁用
肼屈嗪	肾功能不全的患者应减量或延长间隔时间
枸橼酸钾	重度肾功能不全者禁用
枸橼酸镁	重度肾功能不全者避免使用,有引起高镁血症的风险
枸橼酸钠	肾功能不全者慎用
聚二乙醇干扰素 α	肾功能不全的患者慎用,应严密监测,如必要,可降低剂量
聚明胶肽	重度肾功能不全者禁用
卷曲霉素	肾功能不全者慎用,重度肝肾功能不全者禁用
卡巴匹林钙	见非甾体抗炎药
卡比马唑	肾功能不全者减量慎用
卡铂	轻、中度肾功能不全者须降低剂量,监测血液病学参数及肾功能,重度肾功能不全者禁用
卡立普多	肾功能不全者慎用
卡芦莫南钠	中、重度肾功能不全者,必须调整用量
卡马西平	肾功能不全的患者慎用
卡莫司汀	肾功能不全者慎用
卡培立肽	重度肾功能不全者慎用
卡培他滨	中度肾功能损害患者(Ccr 为 30～50 ml/min),建议本品起始剂量减为常用剂量的 75%,重度肾功能不全的患者(Ccr<30 ml/min)禁用
卡前列甲酯	重度肾功能不全者慎用
卡托普利	见 ACEIs
坎地沙坦	可能发生肾功能受损,肾动脉狭窄患者慎用。初始剂量 4 mg/d
坎格列净	重度肾功能不全、终末期肾病或透析患者禁用
抗焦虑和催眠药	肾功能障碍者宜从小剂量开始
抗精神病药	肾功能障碍者宜从小剂量开始。另见氨磺必利、氯氮平、奥氮平、喹硫平、利培酮及硫必利

药物	临床评价
考尼伐坦	重度肾功能不全者禁用
可待因	见阿片类镇痛药
克拉霉素	肾功能不全者 $t_{1/2}$ 延长。如 Ccr<30 ml,常规剂量减半,避免使用缓释制剂
克拉屈滨	肾功能不全者避免使用
克仑特罗	肾功能不全者慎用
克罗菲美	肾功能不全者慎用
克唑替尼	重度肾功能不全者及终末期肾病者慎用
口服补液盐	重度肾功能不全者禁用
口服抗凝药	肾功能不全者禁用
奎尼丁	重度肾功能不全者禁用
奎宁	肾功能不全者须降低治疗疟疾的非胃肠道给药的维持剂量
奎奴普丁-达福普丁	肾功能不全者慎用
喹高利特	肾功能不全者禁用
喹硫平	肾功能不全者应减量,严重肾功能不全患者禁用。厂商建议初始剂量 25 mg/d,以一日 25~50 mg 的剂量增加
喹那普利	见 ACEIs
拉科酰胺	重度肾功能不全的患者(Ccr≤30 ml/min)和终末期肾脏疾病患者的最大推荐剂量为 300 mg/d
拉米夫定	肾功能不全者慎用
拉莫三嗪	肾功能不全者慎用
拉索昔芬	肾功能不全者慎用
拉氧头孢二钠	肾功能不全者慎用
来氟米特	肾功能不全者慎用
来那度胺	肾功能不全者慎用
来匹卢定	肾功能不全者(Ccr<60 ml/min)降低剂量
来曲唑	重度肾功能不全者慎用
赖氨酸	肾功能不全者慎用
赖甲环素	见四环素类
赖诺普利	见 ACEIs
兰瑞肽	肾功能不全者慎用
榄香烯	肾功能不全者慎用
劳拉西泮	见抗焦虑和催眠药
乐卡地平	重度肾功能不全者禁用
雷公藤总苷	肾功能不全者慎用
雷洛昔芬	重度肾功能不全者禁用
雷米普利	见 ACEIs
雷莫司琼	肾功能不全者慎用
雷尼替丁	肾功能不全者慎用
雷尼替丁枸橼酸铋钾	重度肾功能不全者不能与克拉霉素联用。如 Ccr<25 ml/min,应避免使用
雷替曲塞	Ccr<25 ml/min 者禁用。轻、中度肾功能不全的患者,其 $t_{1/2}$ 明显延长,可导致肾功能受损,甚至肾功能衰竭
锂盐	尽可能避免使用,或降低剂量并监测血浆浓度

药物	临床评价
利多卡因	肾功能不全的患者慎用
利伐沙班	重度肾功能不全(Ccr 为 15～30 ml/min)患者的有限临床资料表明,本品的血药浓度在这一患者人群中明显升高。因此,这些患者使用本品必须谨慎。不建议 Ccr<15 ml/min 的患者使用本品
利伐斯的明	中、重度肾功能不全者应降低剂量
利福布丁	老年人常会有肝肾功能降低,故应慎用。如 Ccr<30 ml/min,常规剂量减半
利福平	肾功能不全者应减量慎用
利鲁唑	肾功能不全者避免使用,尚无资料
利美尼定	肾功能不全者应减量
利莫那班	肾功能不全者避免使用,尚无资料
利奈唑胺	肾功能不全者禁用
利培酮	本品注射剂中含有通过肾滤过排出的赋形剂环糊精,肾功能受损患者肌内给药时应谨慎。建议,初始口服剂量 0.5 mg,2 次/日,以 0.5 mg,2 次/日的幅度增加剂量至 1～2 mg,2 次/日。如口服剂量 2 mg,2 次/日的剂量耐受,可每 2 周给予 25 mg 注射剂
利匹韦林	重度肾功能不全者慎用
利塞膦酸钠	重度肾功能不全者禁用
利西拉肽	轻度肾功能不全者勿须调节剂量(Ccr 为 50～80 ml/min),中度肾功能不全者(Ccr 为 30～50 ml/min)使用经验有限,须慎用,对重度肾功能不全者(Ccr<30 ml/min)或终末期肾病者尚无治疗经验,不推荐使用
利血平	肾功能不全者慎用
利扎曲坦	肾功能不全者慎用
链激酶	重度肾功能不全者禁用
链霉蛋白酶	重度肾功能不全者禁用
两性霉素 B	肾功能不全者慎用
磷[^{32}P]酸钠	重度肾功能不全者禁用
磷苯妥英钠	重度肾功能不全者慎用
磷酸肌酸钠	肾功能不全者禁止使用大剂量
膦甲酸钠	肾功能不全者慎用
硫鸟嘌呤	肾功能不全者慎用
硫喷妥钠	肾功能不全者慎用
硫普罗宁	肾功能不全合并糖尿病者禁用
硫酸镁	肾功能不全者禁用
硫糖铝	肾功能不全者避免使用,铝可能被吸收和蓄积
硫唑嘌呤	肾功能不全者须减低剂量
柳氮磺吡啶	肾疾病患者慎用,重度肾功能不全者禁用
芦索替尼	中度(Ccr 为 30～60 ml/min)或重度(Ccr 为 15～30 ml/min)肾功能不全患者以及正在透析的终末期肾病者需要减少本品剂量
铝盐	肾功能不全者可致铝盐吸收和蓄积。注意:许多泡腾剂中含枸橼酸盐,可增加铝盐的吸收
氯巴占	见抗焦虑和催眠药
氯吡格雷	肾功能不全者慎用
氯丙嗪	见抗精神病药
氯氮平	严重肾疾病患者禁用

药物	临床评价
氯氮䓬	见抗焦虑和催眠药
氯地孕酮	肾功能不全者慎用
氯法拉滨	肾功能不全者慎用
氯法齐明	肾功能不全者慎用
氯胍	肾功能不全者慎用
氯化铵	重度肾功能不全者禁用
氯化钾	重度肾功能不全尿少者慎用,无尿或血钾过高时禁用
氯化铝六水化物	肾功能不全者慎用
氯化锶[^{89}Sr]	重度肾功能不全者禁用
氯磺丙脲	见磺酰脲类
氯甲西泮	见抗焦虑和催眠药
氯解磷定	肾功能不全者慎用
氯喹	肾功能不全者慎用
氯膦酸二钠	可见肾功能损害(血清肌酐升高和蛋白尿),重度肾功能不全者禁用
氯霉素	避免使用,除非别无选择
氯美噻唑	见抗焦虑和催眠药
氯帕胺	见噻嗪类及噻嗪样利尿剂
氯普唑仑	见抗焦虑和催眠药
氯噻嗪	见噻嗪类及噻嗪样利尿剂
氯噻酮	见噻嗪类及噻嗪样利尿剂
氯沙坦	可能发生肾功能受损,肾动脉狭窄患者慎用。肾功能不全者以 25 mg/d 的剂量开始
氯碳头孢	肾功能不全者慎用
氯筒箭毒碱	肾功能不全者应降低剂量
仑氨西林	重度肾功能不全者慎用
罗格列酮	Ccr<30 ml/min 者慎用
罗库溴铵	肾功能不全者应降低剂量
罗美昔布	肾功能不全者慎用。如 Ccr<50 ml/min,应避免使用
罗米司亭	肾功能不全者慎用
罗哌卡因	肾功能不全者慎用
罗匹尼罗	重度肾功能不全者禁用
罗平尼咯	如 Ccr<30 ml/min,应避免使用
螺内酯	见保钾利尿剂
洛巴铂	肾功能不全者禁用
洛伐他汀	肾功能不全者慎用,Ccr<30 ml/min 的肾功能不全者,剂量不应超过 20 mg/d,如必须使用>20 mg/d 的剂量,应格外谨慎,密切监测
洛非帕明	重度肾功能不全者禁用
洛非西定	慢性肾功能不全者慎用
洛美沙星	肾功能不全者减量慎用
洛莫司汀	肾功能不全者慎用
洛匹那韦-利托那韦	肾功能不全者避免使用口服液,因其中含有丙二醇成分;重度肾功能不全者慎用胶囊或片剂
洛索洛芬钠	见非甾体抗炎药

药物	临床评价
麻黄碱	重度肾功能不全者避免使用,可增加神经系统毒性
马拉维若	同时服用 CYP3A 诱导剂或抑制剂的重度肾功能不全及终末期肾病患者禁用,肾功能不全者应降低剂量
吗啡	见阿片类镇痛药
吗替麦考酚酯	对有重度慢性肾功能不全的患者(肾小球滤过率<25 ml/min),用量不可超过 1 g,2 次/日(移植后即刻使用除外)
麦角胺	重度肾功能不全者禁用
麦角新碱	可致急性肾功能衰竭,肾功能不全者禁用
美贝维林	轻、中度肝肾功能不全者慎用
美法仑	肾功能不全者慎用
美芬新	肾功能不全者慎用
美金刚	中度肾功能不全(Ccr 为 40～60 ml/min)患者,应将本品剂量减至 10 mg/d。目前尚无本品用于重度肾功能不全(Ccr≤30 ml/min)患者的资料,因此,不推荐此类患者使用
美罗培南	本品可致急性肾衰等重度肾功能不全,β₂-微球蛋白升高、BUN、肌酐上升。肾功能不全的患者慎用。轻度肾功能不全者增加剂量间隔至每 12 h 一次;中度肾功能不全者剂量减半,每 12 h 一次;重度肾功能不全者剂量减半,每 24 h 一次
美洛昔康	见非甾体抗炎药
美普他酚	见阿片类镇痛药
美沙拉嗪	可致间质性肾炎和急性肾功能衰竭,肾功能不全者禁用,可增加乳酸性酸中毒的危险
美沙酮	见阿片类镇痛药
美索巴莫	肾功能不全者慎用
美他沙酮	肾功能不全者慎用
美托拉宗	见噻嗪类及相关的利尿剂
美托洛尔	见 β 受体拮抗药
美维库铵	肾功能不全者应降低剂量
美西林	重度肾功能不全者慎用
美西律	重度肾功能不全者可能须降低剂量
美西麦角	肾功能不全者均应禁用
门冬氨酸钾	重度肾功能不全者禁用
门冬氨酸钾镁	肾功能不全者慎用,肾功能衰竭者禁用
门冬酰胺酶	肾功能不全者慎用
锰福地吡三钠	肾功能不全者禁用
咪达普利	见 ACEIs
咪达唑仑	肾功能不全者慎用,见抗焦虑和催眠药
咪唑立宾	肾功能不全者减量慎用
米泊美生钠	重度肾功能不全者禁用
米氮平	肾功能不全者慎用
米格列奈	肾功能不全者慎用
米格鲁斯特	肾功能不全者慎用。如 Ccr 为 50～70 ml/min,初始剂量 100 mg,2 次/日,如 Ccr 为 30～50 ml/min,1 次/日,如 Ccr<30 ml/min,应避免使用
米卡芬净钠	肾功能不全患者在使用本品期间,应严密监测肾功能
米库氯铵	肾功能不全者慎用

续表

药物	临床评价
米拉贝隆	重度肾功能不全者一日剂量不可超过 25 mg
米力农	肾功能不全者应减量
米诺地尔	肾功能不全者慎用
米诺环素	见四环素类
米托坦	如 Ccr 为 30~80 ml/min，推荐监测血药浓度，如 Ccr<30 ml/min，避免使用
莫达非尼	中度肾功能不全者剂量减半
莫雷西嗪	肾功能不全者慎用
莫匹罗星	中度或重度肾功能不全者慎用
莫沙必利	肾功能不全者禁用
莫索尼定	中、重度肾功能不全者禁用
莫西普利	见 ACEIs
那非那韦	肾功能不全者慎用
那拉曲坦	中度肾功能不全者 24 h 最大剂量 2.5 mg，Ccr<15 ml/min 者禁用
那曲肝素	肾功能不全者应减量慎用
纳多洛尔	见 β 受体拮抗药
纳曲酮	肾功能不全者慎用
奈比洛尔	见 β 受体拮抗药
奈达铂	重度肾功能不全者禁用
奈非那韦	肾功能不全者的安全性及有效性尚未确定
奈福泮	肾功能不全者慎用
奈拉滨	重度肾功能不全者慎用
奈诺沙星	轻度肾功能不全的患者，不必调整剂量，中、重度肾功能不全的患者尚无研究资料
奈替米星	见氨基糖苷类
奈妥吡坦-帕洛诺司琼	未对重度肝、肾功能不全者进行研究，此类患者避免使用
萘丁美酮	见非甾体抗炎药
萘啶酸	中至重度肾功能不全者常规剂量应减半，但对肾衰时无效，因其尿中浓缩不够
萘酚喹	重度肾功能不全的患者禁用
萘呋胺	肾功能不全者慎用
萘普生	见非甾体抗炎药
脑蛋白水解物	重度肾功能不全者禁用
脑苷肌肽	肾功能不全者禁用
尼达尼布	轻、中度肾功能不全者不必调整剂量，重度肾功能不全者尚无资料可考
尼古丁	中度肾功能不全者慎用
尼卡地平	肾功能不全者以小剂量开始
尼莫地平	静脉给药慎用
尼莫司汀	肾功能不全者慎用
尼扎替丁	轻度肾功能不全的患者剂量减半，中度肾功能不全者减至常规剂量的 1/4
柠特达尼	未对重度肾功能不全者进行研究，应慎用
诺氟沙星	肝肾功能不全者慎用，如 Ccr<30 ml/min，常规剂量减半
帕吉林	肾功能不全者禁用

药物	临床评价
帕罗西汀	肾功能不全患者慎用,如 Ccr<30 ml/min,应降低剂量
帕米膦酸二钠	中、重度肾功能不全者禁用,轻度不全者慎用。如果 Ccr<30 ml/min,最大输入速度 20 mg/h,但危及生命的高钙血症除外。如骨转移的患者肾功能恶化,应停止给药,直至患者 Ccr 高于基线 10%
帕尼培南-倍他米隆	肾功能不全者慎用
帕瑞考昔	见非甾体抗炎药
帕珠沙星	重度肾功能不全者慎用
哌泊噻嗪	见抗精神病药
哌喹	重度肾功能不全者禁用
哌拉西林钠-舒巴坦钠	肾功能不全者需降低剂量
哌拉西林钠-他唑巴坦钠	肾功能不全者需降低剂量
哌奈昔林	肾功能不全者禁用
哌嗪	肾功能不全者禁用
哌氰嗪	见抗精神病药
哌替啶	见阿片类镇痛药
哌唑嗪	肾功能不全者应减量
泮库溴铵	肾功能衰竭患者禁用
泮托拉唑	肾功能不全者应降低剂量。最大口服剂量为 40 mg/d
培哚普利	见 ACEIs
培洛霉素	重度肾功能不全者禁用
培美曲塞二钠	Ccr<45 ml/min 者禁用
喷他脒	肾功能不全者须降低剂量
喷他佐辛	见阿片类镇痛药
硼替佐米	肾功能不全者慎用
匹伐他汀	肾功能不全者慎用
匹美西林	重度肾功能不全者慎用
匹莫齐特	见抗精神病药
平阳霉素	肾功能不全者慎用
扑米酮	重度肾功能不全者禁用
葡萄糖氯化钠钾	肾功能不全者慎用
葡萄糖酸镁	肾功能不全者禁用
葡萄糖酸锑钠	重度肾功能不全者禁用
普伐他汀	肾功能不全者慎用,应给予最小有效剂量
普加巴林	肾功能不全者须降低剂量
普卡霉素	肾功能不全者慎用
普拉克索	初始剂量为 62.5 μg,2 次/日,如肾功能下降,应进一步降低剂量
普拉洛芬	见非甾体抗炎药
普拉曲沙	尚无肾功能损害患者的临床研究,但对于中、重度肾功能不全的患者应慎用。增加剂量的患者应监测肾功能和全身毒性反应
普卢利沙星	肾功能不全者慎用
普鲁卡因胺	肾功能不全者禁用

药物	临床评价
普罗碘铵	重度肾功能不全者慎用
普罗加比	肾功能不全者应降低剂量
普罗帕酮	肾功能不全者应减量慎用,治疗期间应密切监测
普萘洛尔	见 β 受体拮抗药
七氟烷	肾功能不全者慎用
七叶皂苷钠	肾功能不全者禁用
齐多夫定	肾功能不全者慎用
蕲蛇酶	肾功能不全者慎用
羟布宗	见非甾体抗炎药
羟丁酸钠	肾功能不全者慎用
羟基脲	肾功能不全者慎用
羟考酮	见阿片类镇痛药
羟氯喹	轻至中度肾功能不全者须降低剂量,中度肾功能不全者禁用
羟嗪	肾功能不全者慎用
羟喜树碱	肾功能不全者禁用
羟乙基淀粉	肾功能不全者发生不良反应的风险高,应密切监测上述患者的液体状态、滴注速度及尿量,老年患者可能出现肾功能减退,谨慎选择剂量,重度肾功能不全者禁用
青霉胺	肾功能不全者禁用
青霉素	轻至中度肾功能不全者初始剂量用常规剂量,继后剂量减半;中度肾功能不全者的最大剂量为 6 g/d
氢氟噻嗪	见噻嗪类及相关的利尿剂
氢吗啡酮	见阿片类镇痛药
氢氧化铝	肾功能不全者慎用
庆大霉素	见氨基糖苷类
秋水仙碱	重度肾功能不全者避免使用,或在别无选择时降低剂量
巯嘌呤	本品可致高尿酸血症、结晶尿、血尿,严重者可出现尿酸性肾病。肾功能不全者须降低剂量
曲马多	见阿片类镇痛药
曲美他嗪	肾功能不全者须减量慎用
曲尼司特	肾功能不全者慎用
曲前列环素	肾功能不全者慎用
曲司氯铵	重度肾功能不全的患者(Ccr<30 ml/min),推荐剂量为 20 mg/d,睡前服用
曲妥珠单抗	肾功能不全者慎用
曲妥珠单抗共轭复合物	重度肾功能不全者尚无研究资料,不推荐使用
曲昔匹特	肾功能不全者慎用
屈螺酮-雌二醇	重度肾功能不全者避免使用
屈昔多巴	尚无重度肾功能不全者的用药经验,应慎用
去氨加压素	中、重度肾功能不全者禁用
去甲万古霉素	肾功能不全者慎用
去羟肌苷	肾功能不全者应慎用
去氢胆酸钠	肾功能不全者禁用
全氟丙烷人血白蛋白微球	肾功能不全者慎用

药物	临床评价
群多普利	见 ACEIs
人血白蛋白	重度肾功能不全者禁用
柔红霉素	肾功能不全者须减量
乳酸钠林格	肾功能不全者慎用
瑞波西汀	肾功能不者慎用。初始剂量 2 mg,2 次/日,根据耐受情况增加剂量
瑞舒伐他汀钙	肾功能不全者慎用
塞克硝唑	肾功能不全者慎用
塞来昔布	见非甾体抗炎药
塞利洛尔	见 β 受体拮抗药
塞替派	重度肾功能不全者禁用
噻苯达唑	肾功能不全者慎用
噻洛芬酸	见非甾体抗炎药
噻吗洛尔	见 β 受体拮抗药
噻嘧啶	肾功能不全者慎用
噻嗪类及噻嗪样利尿剂	重度肝肾功能不全者禁用。如 Ccr<30 ml/min,应避免使用,因无效(美托拉宗有效但有过度利尿的危险)
噻托溴铵	中、重度肾功能不全者慎用
赛克立明	肾功能不全者慎用
三氟拉嗪	见抗精神病药
三磷酸胞苷	重度肾功能不全者慎用
三氯福司	见抗焦虑和催眠药
三氧化二砷	肾功能不全者慎用
色甘酸钠	重度肾功能不全者慎用
色瑞替尼	重度肾功能不全者慎用
沙格列汀	重度肾功能不全患者的临床试验数据有限,不推荐用于这类人群
沙奎那韦	可致肾功能受损,可能须调节剂量
舍雷肽酶	肾功能不全者慎用
舍曲林	肾功能不全者慎用
十一酸睾酮	肾功能不全者禁用
石杉碱甲	肾功能不全者禁用
舒巴坦钠	肾功能不全者须降低剂量
舒必利	尽可能避免使用或降低剂量
舒林酸	见非甾体抗炎药
舒马曲坦	重度肾功能不全者禁用
双醋瑞因	超过 70 岁并且伴有重度肾功能不全(Ccr 为 10～30 ml/min)的老年患者,须剂量减半
双碘喹啉	肾功能不全者慎用
双环维林	本品主要经肾排泄,肾功能不全者慎用
双肼屈嗪	重度肾功能不全者禁用
双氯芬酸	见非甾体抗炎药
双氢可待因	见阿片类镇痛药
水合氯醛	重度肾功能不全者禁用

续表

药物	临床评价
水解蛋白	重度肾功能不全者禁用
水杨酸镁	见非甾体抗炎药
水杨酸钠	见非甾体抗炎药
顺铂	有肾毒性。肾功能不全者尽量避免使用
司莫司汀	肾功能不全者慎用
司帕沙星	肾功能不全者减量慎用
司他夫定	肾功能不全者慎用。如 Ccr 为 25～50 ml/min,常规剂量减半,每 12 h 一次;如 Ccr<25 ml/min,常规剂量减半,每 24 h 一次
司坦唑醇	肾功能不全者慎用
司替戊醇	肾功能不全者不推荐使用
四环素类	除多西环素及米诺环素慎用外(避免超剂量使用),其他四环素类应避免使用
羧苄西林	肾功能不全患者应用本品可导致出血,应注意随访凝血时间、凝血酶原时间,如发生出血时应及时停药并予适当治疗
索布佐生	肾功能不全者慎用
索氟布韦	重度肾功能不全或需要血液透析的终末期肾病的安全性和有效性尚未建立,应慎用
索利那新	正在使用酮康唑等强效 CYP3A4 抑制剂的重度肾功能不全或中度肝功能不全患者禁用,重度肾功能不全患者(Ccr≤30 ml/min)应谨慎用药,剂量不应超过 5 mg/d
索他洛尔	见 β 受体拮抗药
他达那非	肾功能不全者慎用。如 Ccr<30 ml/min,最大剂量一次 10 mg
他卡西醇	肾功能不全者应监测血钙
他莫昔芬	肾功能不全者慎用
泰地唑胺	肾功能不全者禁用
泰利霉素	对 Ccr≥30 ml/min 的肾功能不全或接受肾透析的患者,药量应减半,或给予 500 mg/d
酞氨西林	肾功能不全者慎用
坦洛新	重度肾功能不全者慎用
碳酸氢钠	肾功能衰竭者慎用
特比萘芬	肾功能不全者慎用,常规剂量减半
替比夫定	对于 Ccr≥50 ml/min 的患者,无必要调整推荐剂量。对于 Ccr<50 ml/min 的患者及正接受血透治疗的终末期肾病(ESRD)患者须要调整给药间隔时间
替加色罗	重度肾功能不全者禁用
替卡西林钠	肾功能不全的患者接受大剂量本品时,应随访出血时间、凝血时间、凝血酶原时间等
替卡西林钠-克拉维酸钾	肾功能不全者应降低剂量
替考拉宁	肾功能不全的患者,前 3 d 可按常规剂量,第 4 d 开始根据血药浓度的测定结果调节治疗用量。疗程的第 4 d 推荐剂量如下:①轻度肾功能不全者,Ccr 在 40～60 ml/min 之间,本品剂量减半,方法是按常规剂量,隔日 1 次;或剂量减半,1 次/日;②重度肾功能不全,Ccr<40 ml/min,或血液透析者,本品剂量应为常规剂量的 1/3,或按常规剂量给药,每 3 日一次;或按常规剂量 1/3 给药,1 次/日。本品不能被血透清除
替鲁膦酸	使用双膦酸盐会引起肾功能受损,特别是非胃肠给药时。中、重度肾功能不全者应避免使用
替罗非班	肾功能不全者慎用。如 Ccr<30 ml/min,常规剂量减半
替马西泮	见抗焦虑和催眠药
替米沙坦	肾动脉狭窄患者慎用。肾功能不全者的初始剂量为 20 mg,1 次/日
替莫西林钠	肾功能不全者慎用。如 Ccr 为 10～30 ml/min,给予常规剂量,每 24 h 一次;如 Ccr<10 ml/min,给予常规剂量,每 48 h 一次

药物	临床评价
替莫唑胺	肾功能不全者慎用
替尼泊苷	肾功能不全者慎用
替诺福韦	肾功能不全者慎用。监测肾功能,如肾功能进一步恶化,应停药;如 Ccr 为 30～50 ml/min,剂量为 245 mg,每 2 d 一次;如 Ccr 为 10～30 ml/min,245 mg,每 3～4 d 一次
替诺昔康	见非甾体抗炎药
替扎尼定	肾功能不全者慎用。如 Ccr<25 ml/min,初始剂量为 2 mg,1 次/日,在增加服药频次前,逐渐增加一次的剂量
亭扎肝素	肾功能衰竭患者禁用
酮咯酸	见非甾体抗炎药
酮洛芬	见非甾体抗炎药
头孢氨苄	肾功能不全者慎用。如果 Ccr 为 40～50 ml/min,最大剂量 3 g/d。如果 Ccr 为 10～40 ml/min,最大剂量 1.5 g/d。如果 Ccr<10 ml/min,最大剂量 0.75 g/d
头孢吡普酯	肾功能不全者须降低剂量
头孢吡肟	对肾功能不全患者,如 Ccr≤60 ml/min,则应调节本品用量
头孢丙烯	肾功能不全者慎用
头孢泊肟普塞酯	重度肾功能不全的患者(本品系经肾排泄,会引起排泄延迟)慎用
头孢布烯	Ccr≥50 ml/min,使用正常剂量;Ccr 为 30～50 ml/min,使用正常剂量的 1/2;Ccr<30 ml/min,使用正常剂量的 1/4
头孢地嗪钠	重度肾功能衰竭者禁用
头孢呋辛	重度肾功能不全者禁用,轻、中度肾功能不全者须降低剂量
头孢磺啶钠	肾功能不全的患者须降低剂量
头孢甲肟	重度肾功能不全患者慎用
头孢卡品	肾功能不全者应减量慎用
头孢克定	肾功能不全者须降低剂量
头孢克洛	肾功能不全者应调整剂量
头孢克肟	重度肾功能不全患者慎用
头孢拉定	肾功能不全者须减少剂量或延长给药间隔
头孢拉宗钠	重度肾功能不全者慎用
头孢雷特	对肾功能不全者使用本品只需延长间隔时间,剂量不必调整。Ccr 为 20～60 ml/min 时,每 24 h 一次,Ccr 为 5～20 ml/min 时,间隔 48 h,<5 ml/min 时应间隔 48～72 h
头孢硫脒	肾功能不全者,应根据其轻重程度予以减量
头孢洛林酯	①Ccr>50 ml/min 者,不必调整剂量;②Ccr 为 30～50 ml/min 者,静脉滴注 400 mg,每 12 h 一次;③Ccr 为 15～30 ml/min 者,300 mg,每 12 h 一次;④终末期肾病包括血液透析患者(Ccr<15 ml/min),200 mg,每 12 h 一次。逢血液透析时,应在血液透析结束后给药。滴注时间均应≥1 h
头孢美唑	重度肾功能不全者慎用
头孢孟多	肾功能不全者应调整剂量
头孢米诺	重度肾功能不全者慎用
头孢尼西	肾功能不全者应调整剂量
头孢哌酮钠-舒巴坦钠	重度肾功能不全者,由于舒巴坦清除率降低,应适当调整给药方案。Ccr 为 16～30 ml/min 的患者,本品每 12 h 最大用量所含舒巴坦不可超过 1 g;如 Ccr<15 ml/min,本品每 12 h 用量所含舒巴坦不可超过 0.5 g

药物	临床评价
头孢匹胺	肾功能不全者应减量慎用
头孢匹林	肾功能不全者应适当调整剂量,Ccr 为 5～20 ml/min 时,每 12 h 给予 1 g;<5 ml/min 时,每 24 h 给予 1 g。接受血液透析的患者在血液透析后可给予 7.5～15 mg/kg
头孢匹罗	肾功能不全者须降低剂量
头孢羟氨苄	肾功能不全者须减量慎用
头孢曲松	严重肾衰可见 $t_{1/2}$ 延长。重度肾功能不全者应调整剂量。最大剂量 2 g/d,如果同时有肝功能不全,应监测血药浓度
头孢噻啶	肾功能不全者禁用
头孢噻吩	肾功能不全者应减量慎用,重度肾功能不全者禁用。在过量时,与具有肾毒性的药物(如氨基糖苷类)合用时,或患者已经存在肾功能不全时,均可能引起肾小管坏死,还可能引起急性间质性肾炎
头孢噻肟	肾功能不全者慎用。如果 Ccr<5 ml/min,初始剂量 1 g,然后给予常规剂量减半
头孢沙定	重度肾功能不全者慎用
头孢他啶	肾功能不全者须降低剂量
头孢他美匹伏酯	肾功能不全者应减量慎用
头孢特仑新戊酯	重度肾功能不全患者慎用
头孢替安	重度肾功能不全者慎用
头孢替坦	肾功能不全者慎用
头孢替唑	重度肾功能不全患者慎用
头孢托仑匹伏酯	肾功能不全者(Ccr 为 30～50 ml/min)给予 200 mg,2 次/日;Ccr<30 ml/min 者给予 200 mg,1 次/日,终末期肾病不宜使用
头孢西丁钠	Ccr 为 30～50 ml/min 者,每 8～12 h 给予 1～2 g;Ccr 为 10～30 ml/min 者,每 12～24 h 给予 1～2 g;Ccr 为 5～10 ml/min 者,每 12～24 h 给予 0.5～1 g;Ccr<5 ml/min 者,每 24～48 h 给予 0.5～1 g
头孢乙腈	肾功能不全者须减量慎用
头孢唑兰	重度肾功能不全者慎用
头孢唑林	肾功能不全患者应谨慎使用本品,且必须减量
头孢唑喃	肾功能不全者慎用
头孢唑肟	先给予 1 次负荷剂量 0.5～1 g,严重感染肾功能不全者(Ccr 为 50～80 ml/min)给予 0.5～1.5 g,每 8 h 一次;中、重度肾功能不全(Ccr 为 5～50 ml/min)给予 0.25～1 g,每 12 h 一次;Ccr<5 ml/min 者,可于透析后给予 0.25～0.5 g,每 24 h 一次,或 0.5～1 g,每 48 h 一次
土霉素	见四环素类
托吡酯	肾功能不全者慎用
托泊替康	中度肾功能不全者(Ccr 为 20～40 ml/min)剂量调为 0.6 mg/m²,重度肾功能不全者禁用
托伐普坦	肾功能不全的脱水患者禁用
托法替尼	中、重度肾功能不全者应降低剂量
托芬那酸	见非甾体抗炎药
托氟沙星	肾功能不全者减量慎用
托卡朋	重度肾功能不全者禁用
托拉塞米	肾功能不全者可能需增加剂量
托瑞司他	重度肾功能不全者禁用
托特罗定	肾功能不全者慎用。如 Ccr<30 ml/min,应降低剂量至 1 mg,2 次/日

药物	临床评价
托烷司琼	重度肾功能不全者禁用
妥布霉素	见氨基糖苷类
妥卡尼	肾功能不全者须减量慎用
妥拉唑林	肾功能不全者禁用
万古霉素	肾功能不全的患者慎用。须降低剂量,经常监测血药浓度及肾功能
维 A 酸(口服)	肾功能不全者慎用。须降低剂量
维格列汀	轻度肾功能损伤患者勿须调整给药剂量,中、重度肾功能不全或血液透析的终末期肾病患者不推荐使用本品
维库溴铵	肾功能不全者慎用
维拉帕米	肾功能不全者慎用
维生素 D	肾功能衰竭者慎用
伪麻黄碱	重度肾功能不全者避免使用,可增加神经毒性
文拉法辛	肾功能不全患者慎用。如 Ccr 为 10~30 ml/min,初始剂量减半,如 Ccr<10 ml/min,应避免使用
乌洛托品	肾功能不全者禁用
屋尘螨变应原制剂	肾功能不全者禁用
西苯唑啉	肾功能不全者须减量慎用
西布曲明	重度肾功能不全者慎用
西达本胺	中、重度肾功能不全的患者慎用
西地那非	如 Ccr<30 ml/min,用于勃起障碍,初始剂量 25 mg。用于肺动脉高压,如不能耐受常规剂量,应降低剂量至 20 mg,2 次/日
西多福韦	肾功能不全者禁用
西格列汀	轻度肾功能不全者(Ccr≥50 ml/min),不必调整剂量;中度肾功能不全者(30ml/min≤Ccr<50 ml/min),剂量为 50 mg/次,1 次/日;重度肾功能不全者(Ccr<30 ml/min)或终末期肾病且需要血透或腹透者剂量仅一次 25 mg,1 次/日,不论何时透析,都可使用本品。在开始使用本品之前,必须先检查肾功能,且以后还要定期复查
西拉普利	见 ACEIs
西立伐他汀	肾功能不全者慎用
西罗莫司	本品可引起肾小球滤过率降低。根据升高的血清肌酐水平调节本品的剂量
西洛他唑	如 Ccr<25 ml/min,应避免使用
西咪替丁	本品可引起间质性肾炎、肾功能衰竭,但反应是可逆的,停药后肾功能一般均可恢复正常。肾功能不全的患者如有必需可慎用本品,并降低剂量
西尼地平	肾功能不全者慎用
西诺沙星	肾功能不全者慎用
西曲瑞克	中、重度肾功能不全者禁用
西沙必利	肾功能不全者慎用
西酞普兰	轻、中度肾功能不全者不必调整剂量。重度肾功能不全(Ccr<20 ml/min)的安全性尚未明确
西替利嗪	如果 Ccr<30 ml/min,常规剂量减半
希帕胺	见噻嗪类及相关的利尿剂
喜树碱	肾功能不全者慎用
细辛脑	重度肾功能不全者慎用
纤溶酶	重度肾功能不全者禁用

药物	临床评价
消旋卡多曲	肾功能不全者慎用
硝苯地平	肾功能不全者慎用
硝呋太尔	肾功能不全者禁用
硝硫氰胺	肾功能不全者慎用
硝普钠	肾功能不全者禁用
硝酸甘油	见硝酸酯类
硝酸异山梨酯	见硝酸酯类
硝酸酯类	重度肾功能不全者慎用
硝西泮	见抗焦虑和催眠药
硝唑尼特	肾功能不全者慎用
小儿复方氨基酸(18AA-Ⅰ)	重度肾功能不全者慎用
小牛血去蛋白提取物	重度肾功能不全者禁用
缬沙坦	肾功能不全者慎用。如 Ccr<20 ml/min,初始剂量为 40 mg,1 次/日
辛伐他汀	肾功能不全者慎用
新斯的明	肾功能不全者可能需降低剂量
溴化甲基纳曲酮	轻、中度肾功能不全者不必调整剂量。重度肾功能不全者(Ccr<30 ml/min)剂量降低为推荐剂量的 1/2。尚未对肾功能衰竭需要透析的患者进行研究
溴莫尼定	肾功能不全者慎用
亚胺醌	肾功能不全的患者禁用
亚胺培南-西司他丁	肾功能不全者须降低剂量,Ccr 为 26~50 ml/min 的患者,剂量不变,给药间隔时间延长至 12 h;Ccr 为 10~25 ml/min 的患者,剂量减半,同时给药间隔时间延长至 12 h;Ccr<10 ml/min 的患者,剂量减半,同时给药间隔时间延长至 24 h
亚甲蓝	肾功能不全者慎用
亚叶酸钙	重度肾功能不全者禁用
盐酸苯丁胺-托吡酯	中、重度肾功能不全者慎用
洋地黄毒苷	最大剂量为 0.1 mg/d
氧氟沙星	轻度肾功能不全者,首剂给予常规剂量,随后剂量减半;中度肾功能不全者的首剂给予常规剂量,随后每 24 h 给予 100 mg。重度肾功能不全者禁用
氧烯洛尔	见 β 受体拮抗药
伊班膦酸	重度肾功能不全者禁用。如 Ccr<30 ml/min,每 3~4 周降低剂量 2 mg,对骨转移患者,改用口服制剂,50 mg,每周 1 次
伊达比星	肾功能不全者慎用
伊伐布雷定	Ccr<15 ml/min 的肾功能不全患者缺乏研究数据,应慎用
伊伐卡夫特	不推荐重度肾功能不全或终末期肾病患者使用
伊曲康唑	肾功能不全者慎用,有发生充血性心力衰竭的危险,口服制剂的生物利用度可能降低,如 Ccr 为 30~50 ml/min(监测肾功能),慎用静脉注射剂型;如 Ccr<30 ml/min,避免静脉给药
依巴斯汀	轻、中度肾功能不全者慎用,重度肾功能不全者禁用
依达拉奉	轻、中度肾功能不全者慎用,重度肝功能不全者禁用
依地酸钙钠	无尿患者,肾脏疾病患者禁用
依地酸三钠	肾功能不全者禁用
依度沙班	重度肾功能不全者禁用
依法珠单抗	肾功能不全者慎用

续表

药物	临床评价
依氟鸟氨酸	口服时肾功能不全者应降低剂量
依来曲坦	肾功能不全者的初始剂量应降低至 20 mg,最大剂量为每 24 h 给予 40 mg,如 Ccr<30 ml/min,应避免使用
依米丁	肾功能不全者禁用
依那普利	见 ACEIs
依诺肝素	严重肾功能衰竭患者禁用。如 Ccr<30 ml/min,考虑换用普通肝素,可根据血浆抗因子 X a 的活性调节剂量
依诺沙星	肾功能不全者慎用
依诺昔酮	肾功能不全者应减量
依帕列净	重度肾功能不全、终末期肾病或透析患者禁用
依普黄酮	中、重度肾功能不全者禁用
依普利酮	肾功能不全者使用本品发生高钾血症的风险增加
依普沙坦	肾功能不全者慎用。如 Ccr<60 ml/min,初始剂量应减半
依曲替酯	肾功能不全者禁用
依沙吖啶	肾功能不全者严禁使用本品注射剂
依替巴肽	肾功能不全者慎用,如 Ccr<30 ml/min,应避免使用
依替膦酸二钠	轻、中度肾功能不全者须降低剂量,重度肾功能不全者禁用
依托泊苷	重度肾功能不全者禁用
依托度酸	见非甾体抗炎药
依托考昔	见非甾体抗炎药
依西美坦	肾功能不全者慎用
胰蛋白酶	肾功能不全者禁用
胰岛素	肾功能不全者可能需降低剂量
乙胺丁醇	肾功能不全者慎用
乙胺嘧啶	肾功能不全者慎用
乙胺嗪	肾功能不全者禁用
乙琥胺	肾功能不全者慎用
乙水杨胺	见非甾体抗炎药
乙酰唑胺	肾功能不全者禁用,可导致代谢性酸中毒
异波帕胺	肾功能不全者剂量减半
异环磷酰胺	对泌尿系的毒性可能比环磷酰胺更大,可累及到肾和膀胱。肾功能不全者慎用
异山梨醇	肾功能不全所致的无尿症慎用
异维 A 酸	肾功能不全者禁用
异烟肼	肾功能不全者慎用,最大剂量 200 mg/d,易发生周围神经毒性
益多酯	重度肾功能不全者禁用
吲达帕胺	见噻嗪类及相关的利尿剂
吲哚布芬	轻至中度肾功能不全者,剂量减半(一次 100 mg,1~2 次/日);中至重度肾功能不全者(Ccr<40 ml/min),一次 100 mg,1 次/日或一次/2 日
吲哚拉明	肾功能不全者慎用
吲哚洛尔	见 β 受体拮抗药
吲哚美辛	见非甾体抗炎药

续表

药物	临床评价
右丙氧芬	见阿片类镇痛药
右甲状腺素钠	重度肾功能不全者慎用
右美沙芬	见阿片类镇痛药
右酮洛芬	见非甾体抗炎药
右旋布洛芬	见非甾体抗炎药
右旋糖酐铁	急性肾功能衰竭者禁用
孕三烯酮	重度肾功能不全者禁用
藻酸双酯钠	重度肾功能不全者慎用
扎莫特罗	本品主要经肾排泄,肾功能不全者应慎用
扎西他滨	肾功能不全者慎用
樟磺咪芬	肾功能不全者慎用
脂肪乳(C14~C24)	发生脂肪超载综合征时,肾功能不全者禁用
中-长链脂肪乳(C6~C24)	发生脂肪超载综合征时,肾功能不全者禁用
重组人血管内皮抑制素	肾功能不全者慎用
珠氯噻醇	见抗精神病药
转化糖-电解质	重度肾功能不全者慎用
左布比卡因	重度肾功能不全者禁用
左谷酰胺	肾功能不全者慎用
左卡巴斯汀	肾功能不全者慎用
左美丙嗪	见抗精神病药
左西替利嗪	6个月到11岁肾功能不全的儿童禁用
左旋咪唑	肾功能不全者禁用
左氧氟沙星	严重肾衰时 $t_{1/2}$ 会延长,可致一时性血肌酐和BUN上升。偶发继间质性肾炎后的急性肾衰、结晶尿,肾功能不全者慎用
左乙拉西坦	肾功能不全者慎用。如Ccr为50~80 ml/min,最大剂量2 g/d;如Ccr为30~50 ml/min,最大剂量1.5 g/d;如Ccr<30 ml/min,最大剂量1 g/d
佐匹克隆	肾功能不全者慎用。见抗焦虑和催眠药
佐替平	肾功能不全者慎用
唑吡坦	肾功能不全者慎用
唑来膦酸	肿瘤引起的高钙血症,如Ccr为50~60 ml/min,降低剂量至3.3 mg,每3~4周1次;如Ccr为40~50 ml/min,降低剂量至3 mg,每3~4周1次;如Ccr为30~40 ml/min,降低剂量至3.5 mg,每3~4周1次;如Ccr<30 ml/min(或血浆肌酐超过0.265 mmol/L),应避免使用;如骨转移的患者肾功能恶化,停药至血浆肌酐恢复到基线的10%以内,再重新开始治疗;如Ccr<30 ml/min。避免用于伴肾功能不全的Paget(佩吉特)病
唑尼沙胺	肾功能不全者慎用

附录 5　妊娠期应慎用或禁用的药物

妊娠期任何时间药物均可对胎儿造成损害,在给育龄期妇女或准备做父亲的男性开具处方时牢记这一点非常重要。

在妊娠期的第一个 3 个月内,药物可致先天畸形(胚胎毒性),第 3 周至第 11 周是最危险的时段。

在第 2 个 3 个月至最后一个 3 个月中,药物可影响胎儿的功能发育和成长或对胎儿的组织有毒性作用。临产前给药或产中给药可对分娩或对产后胎儿产生不良反应。

对妊娠期妇女用药的安全性分类有几种,其中美国食品和药物管理局(FDA)制订的标准,涵义明确、科学客观,所以,广为各国医师所接受。FDA 将药品的安全性分为 A、B、C、D、X 五级,有些药物有两个不同的危险度等级,一个是常用剂量的等级,另一个是超常剂量等级。

A 级:在有对照组的早期妊娠期妇女中未显示对胎儿有危险(并在中、晚期妊娠中亦无危险的证据),可能对胎儿的伤害极小。

B 级:在动物生殖实验中并未显示对胎儿的危险,但无妊娠期妇女的对照组,或对动物生殖实验,显示有毒性(较不育为轻),但在早妊娠期妇女女的对照组中并不能肯定其毒性(并在中、晚期妊娠中亦无危险的证据),妊娠期妇女只有在明确需要时方可使用。

C 级:在动物研究中证实对胎儿有毒性(致畸或使胚胎致死或其他),但在妊娠期妇女中无对照组或在妊娠期妇女和动物研究中无可以利用的资料。妊娠期妇女只有在潜在的益处大于对胎儿伤害的风险时,方可使用。

D 级:对人类胎儿的危险有肯定的证据,一般来说妊娠期妇女禁用,但尽管有害,对妊娠期妇女用药别无选择时(如对生命垂危或疾病严重而无法应用较安全的药物或其他药物无效),方可使用。

X 级:在动物或人的研究中已证实可使胎儿出现异常,或基于人类的经验知其对胎儿有危险,对人或对两者均有害,而且该药物对妊娠期妇女应用,其危险明显大于益处。本类药物禁用于已妊娠或将妊娠的妇女。

妊娠期应慎用或禁用的药物,详见附表 5-1。

附表 5-1　妊娠期应慎用或禁用的药物

药物	临床评价
5-HT$_1$受体激动剂	经验有限,建议避免使用,除非益处大于风险
ACEIs	动物实验有毒性,妊娠期妇女禁用,因可严重影响胎儿及新生儿的血压和肾功能,还可出现颅骨缺陷和羊水过少
A 群链球菌	妊娠期妇女的安全性尚未明确
C1 酯酶抑制剂	妊娠期妇女只有在潜在的益处大于对胎儿伤害的风险时,方可使用
X 线造影剂	任何造影都必须通过 X 线,这对妊娠期妇女来说是具有潜在危害性的,尤其是在孕期的前 3 个月中,会带来致畸的危险性
α$_1$-蛋白酶抑制剂	妊娠期妇女只有明确需要时方可使用
α 半乳糖苷酶	妊娠期妇女只有明确需要时方可使用

药物	临床评价
α受体拮抗药	无致畸性证据,建议避免使用,除非益处大于风险
β受体拮抗药	可导致胎儿在宫内生长受到抑制,可发生新生儿低血糖。妊娠期妇女只有在潜在的益处大于对胎儿伤害的风险时,方可使用
γ-氨基丁酸	妊娠期妇女慎用
ω₃-脂肪酸	妊娠期妇女只有在潜在的益处大于对胎儿伤害的风险时,方可使用,尚无资料
阿巴卡韦	妊娠期妇女只有在潜在的益处大于对胎儿伤害的风险时,方可使用
阿巴卡韦-拉米夫定-齐多夫定	妊娠期妇女只有在潜在的益处大于对胎儿伤害的风险时,方可使用
阿巴瑞克	妊娠期妇女禁用
阿巴西普	妊娠期妇女只有在潜在的益处大于对胎儿伤害的风险时,方可使用
阿柏西普	妊娠期妇女只有在潜在的益处大于对胎儿伤害的风险时,方可使用
阿苯达唑	妊娠期妇女只有在潜在的益处大于对胎儿伤害的风险时,方可使用
阿比朵尔	妊娠期妇女只有在潜在的益处大于对胎儿伤害的风险时,方可使用
阿比特龙醋酸酯	妊娠期妇女禁用
阿必鲁肽	妊娠期妇女只有在潜在的益处大于对胎儿伤害的风险时,方可使用
阿达木单抗	妊娠期妇女禁用。治疗期间及最后一剂后至少5个月内应采取有效的避孕措施
阿达帕林	妊娠期妇女只有在潜在的益处大于对胎儿伤害的风险时,方可使用
阿德福韦	妊娠期妇女只有在潜在的益处大于对胎儿伤害的风险时,方可使用
阿地溴铵	妊娠期妇女只有明确需要时方可使用
阿尔维林	妊娠期妇女慎用
阿伐斯汀	见抗组胺药
阿法链道酶	无致畸证据,妊娠期妇女只有在潜在的益处大于对胎儿伤害的风险时,方可使用
阿法赛特	妊娠期妇女只有明确需要时方可使用
阿法替尼	妊娠期妇女禁用
阿芬太尼	见阿片类镇痛药
阿夫唑嗪	妊娠期妇女只有在潜在的益处大于对胎儿伤害的风险时,方可使用
阿福特罗	妊娠期妇女只有在潜在的益处大于对胎儿伤害的风险时,方可使用
阿戈美拉汀	妊娠期妇女只有明确需要时方可使用
阿格列汀	妊娠期妇女只有明确需要时方可使用
阿卡波糖	避免使用,胰岛素是所有糖尿病患者的最佳替代物
阿卡他定	妊娠期妇女只有明确需要时方可使用
阿坎酸	妊娠期妇女只有在潜在的益处大于对胎儿伤害的风险时,方可使用
阿可乐定	妊娠期妇女只有在潜在的益处大于对胎儿伤害的风险时,方可使用
阿克他利	妊娠期妇女禁用
阿库氯铵	妊娠期妇女只有在潜在的益处大于对胎儿伤害的风险时,方可使用
阿来珠单抗	妊娠期妇女只有在潜在的益处大于对胎儿伤害的风险时,方可使用
阿乐替尼	动物实验本品有胚胎毒性
阿雷地平	本品有致畸性和致死胎作用,妊娠期妇女禁用
阿立必利	妊娠期妇女只有明确需要时方可使用
阿里罗单抗	妊娠期妇女只有明确需要时方可使用
阿立哌唑	妊娠期妇女只有在潜在的益处大于对胎儿伤害的风险时,方可使用
阿利马嗪	见抗组胺药

续表

药物	临床评价
阿氯米松	见皮质激素
阿仑珠单抗	妊娠期妇女只有在潜在的益处大于对胎儿伤害的风险时,方可使用
阿仑膦酸	妊娠期妇女禁用
阿洛司琼	妊娠期妇女只有明确需要时方可使用
阿米福汀	妊娠期妇女只有在潜在的益处大于对胎儿伤害的风险时,方可使用
阿米卡星	见氨基糖苷类
阿米洛利	见利尿药
阿米三嗪-萝巴新	妊娠期妇女禁用
阿米替林	见三环类(及其相关的)抗抑郁药
阿莫达非尼	妊娠期妇女只有在潜在的益处大于对胎儿伤害的风险时,方可使用
阿莫罗芬	本品不应大面积用于妊娠期妇女的严重腐蚀或炎症明显的皮肤,且不应用包封疗法
阿莫曲坦	见 5-HT$_1$ 受体激动剂
阿莫西林	见青霉素类
阿莫西林-克拉维酸	见青霉素类
阿那白滞素	妊娠期妇女只有明确需要时方可使用
阿那格雷	妊娠期妇女只有在潜在的益处大于对胎儿伤害的风险时,方可使用,动物实验有毒性
阿那曲唑	妊娠期妇女禁用
阿尼地坦	5-HT$_1$ 受体激动剂
阿尼芬净	妊娠期妇女只有明确需要时方可使用
阿尼普酶	妊娠期妇女只有在潜在的益处大于对胎儿伤害的风险时,方可使用
阿哌沙班	妊娠期妇女只有明确需要时方可使用
阿片类镇痛药	本品会抑制新生儿呼吸,对本品有依赖性的母亲,其新生儿会出现戒断综合征,母亲分娩时出现胃潴留,吸入性肺炎的危险,妊娠期妇女只有在潜在的益处大于对胎儿伤害的风险时,方可使用
阿片全碱	见阿片类镇痛药
阿扑吗啡	妊娠期妇女禁用
阿普林定	尚无有关妊娠期妇女用药安全性报道
阿普唑仑	见苯二氮䓬类
阿奇霉素	妊娠期妇女只有在潜在的益处大于对胎儿伤害的风险时,方可使用
阿曲库铵	妊娠期妇女只有在潜在的益处大于对胎儿伤害的风险时,方可使用
阿曲诺英	妊娠期妇女禁用
阿柔比星	妊娠期妇女禁用
阿瑞匹坦	妊娠期妇女禁用
阿司匹林	本品会损害血小板功能,增加出血的危险,延长产程,增加生产中失血,如可能在几周内避免服用镇痛剂量(小剂量可能无害),大剂量可造成胎儿主动脉闭锁不全或可能出现新生儿肺动脉高压或脑核性黄疸
阿斯福特酶 α	动物实验未见毒性
阿糖胞苷	避免使用(动物实验有致癌性和致畸性),治疗期间及治疗结束后至少 6 个月内,男女均须采取有效避孕措施
阿糖腺苷	妊娠期妇女只有在潜在的益处大于对胎儿伤害的风险时,方可使用
阿特珠单抗	妊娠期妇女禁用,在治疗期间和末次剂量后至少 5 个月内应采取有效避孕措施
阿替洛尔	见 β 受体拮抗药

药物	临床评价
阿替普酶	妊娠期妇女只有在潜在的益处大于对胎儿伤害的风险时,方可使用
阿托伐醌	妊娠期妇女只有在潜在的益处大于对胎儿伤害的风险时,方可使用
阿托伐他汀	见他汀类药物
阿托氟啶	妊娠期妇女禁用
阿托品	妊娠期妇女只有在潜在的益处大于对胎儿伤害的风险时,方可使用
阿托西班	孕龄≤24周或≥33周、孕龄≥30周胎膜早破、宫内胎儿生长迟缓和胎儿心率异常、产前子宫出血、子痫和重度先兆子痫、可疑宫内胎儿死亡、疑有宫内感染、前置胎盘、胎盘剥离、继续怀孕对母亲或胎儿有危险者禁用
阿托西汀	妊娠期妇女只有在潜在的益处大于对胎儿伤害的风险时,方可使用尚无资料
阿维 A	有致畸性,治疗前至少1个月、治疗期间及结束后至少2年应采取有效避孕措施(不认为仅口服孕激素为有效避孕措施)
阿维莫潘	妊娠期妇女只有明确需要时方可使用
阿魏酸钠	尚无妊娠期妇女使用的安全性资料
阿西美辛	见非甾体抗炎药
阿西替尼	妊娠期妇女禁用
阿昔单抗	妊娠期妇女只有在潜在的益处大于对胎儿伤害的风险时,方可使用
阿昔洛韦	避免使用,除非益处大于风险,局部使用的阿昔洛韦制剂吸收有限
阿昔莫司	妊娠期妇女只有在潜在的益处大于对胎儿伤害的风险时,方可使用
阿义吗林	妊娠期妇女禁用
阿扎胞苷	妊娠期妇女只有在潜在的益处大于对胎儿伤害的风险时,方可使用
阿扎丙宗	妊娠期妇女只有在潜在的益处大于对胎儿伤害的风险时,方可使用
阿扎那韦	建议避免使用,除非益处大于风险,理论上可导致新生儿高胆红素血症
阿扎那韦-可比司他	妊娠期妇女只有明确需要时方可使用
阿扎司琼	妊娠期妇女除非必要,不宜使用
阿折地平	妊娠期妇女或可能妊娠的妇女禁用
埃克替尼	妊娠期妇女禁用
埃索美拉唑	妊娠期妇女只有在潜在的益处大于对胎儿伤害的风险时,方可使用
埃替格韦	妊娠期妇女只有明确需要时方可使用
埃替格韦-可比司他-恩曲他滨-富马酸替诺福韦酯	妊娠期妇女只有明确需要时方可使用
艾代拉里斯	妊娠期妇女禁用,育龄期妇女在治疗期间和治疗结束后1个月,应采取有效避孕措施
艾地苯醌	妊娠期妇女慎用
艾度硫酸酯酶	妊娠期妇女只有在潜在的益处大于对胎儿伤害的风险时,方可使用
艾氟康唑	妊娠期妇女只有在潜在的益处大于对胎儿伤害的风险时,方可使用
艾卡拉肽	妊娠期妇女只有在潜在的益处大于对胎儿伤害的风险时,方可使用
艾拉莫德	妊娠期妇女及治疗期间有生育要求的妇女禁用
艾普拉唑	尚无资料,妊娠期妇女禁用
艾日布林	妊娠期妇女禁用
艾瑞昔布	妊娠期妇女、产妇及育龄期妇女和治疗期间有生育要求的妇女应禁用本品
艾塞那肽	妊娠期妇女只有在潜在的益处大于对胎儿伤害的风险时,方可使用
艾沙康唑	妊娠期妇女只有在潜在的益处大于对胎儿伤害的风险时,方可使用

续表

药物	临床评价
艾司利卡西平	见抗癫痫药
艾司洛尔	见 β 受体拮抗药
艾司西酞普兰	见抗抑郁药(SSRI 类)
艾替班特	妊娠期妇女只有在潜在的益处大于对胎儿伤害的风险时,方可使用
埃索美拉唑	妊娠期妇女只有明确需要时方可使用
安吖啶	妊娠期妇女禁用(动物实验有致畸性),可降低生育能力
安贝生坦	妊娠期妇女禁用
安吡昔康	见非甾体抗炎药
安非拉酮	妊娠期妇女禁用
安乃近	妊娠期妇女禁用
安泼那韦	妊娠期妇女禁用口服液,因为其中含有大量丙二醇,如果潜在的益处大于风险,可使用胶囊剂
安他唑啉	妊娠期特别是妊娠前 3 个月内除非有不得已的理由,尽量不用为好
安西司亭	妊娠期妇女只有在潜在的益处大于对胎儿伤害的风险时,方可使用
安西他滨	妊娠期妇女禁用
氨苯蝶啶	见利尿剂
氨苯砜	妊娠期妇女只有在潜在的益处大于对胎儿伤害的风险时,方可使用
氨苄西林	见青霉素类
氨苄西林-氟氯西林	见青霉素类
氨茶碱	妊娠期妇女只有在潜在的益处大于对胎儿伤害的风险时,方可使用
氨磺必利	妊娠期妇女只有在潜在的益处大于对胎儿伤害的风险时,方可使用
氨基比林	妊娠期妇女禁用
氨基蝶呤	妊娠期妇女禁用
氨基葡萄糖	妊娠期妇女不宜使用,妊娠早期尤应避免
氨基糖苷类	可导致听神经及前庭神经损害,链霉素危险性高,庆大霉素及妥布霉素风险可能较小,除非必要,避免使用(如使用,监测血药浓度非常必要)
氨基酮戊酸	妊娠期妇女只有在潜在的益处大于对胎儿伤害的风险时,方可使用
氨基乙酰丙酸甲酯	妊娠期妇女禁用
氨己烯酸	有导致先天畸形的报道,建议避免使用,除非益处大于风险。另见抗癫痫药
氨甲环酸	动物实验无致畸性证据,能透过胎盘屏障,建议避免使用,除非益处大于风险
氨甲酰甲胆碱	妊娠期妇女只有在潜在的益处大于对胎儿伤害的风险时,方可使用
氨来呫诺	妊娠期妇女禁用
氨力农	妊娠期妇女只有在潜在的益处大于对胎儿伤害的风险时,方可使用
氨鲁米特	妊娠期妇女禁用
氨氯地平	妊娠期妇女只有在潜在的益处大于对胎儿伤害的风险时,方可使用
氨曲南	妊娠期妇女只有明确需要时方可使用
氨柔比星	妊娠期妇女禁用
氨溴索	妊娠期间,特别是妊娠前 3 个月应慎用
胺碘酮	可发生新生儿甲状腺肿,除非别无选择,避免使用
昂丹司琼	妊娠期妇女只有明确需要时方可使用
奥贝胆酸	妊娠期妇女使用本品的资料有限,妊娠期妇女慎用

药物	临床评价
奥氮平	除非益处大于风险,避免使用,有新生儿嗜睡、震颤及肌张力过高的报道
奥法木单抗	妊娠期妇女只有在潜在的益处大于对胎儿伤害的风险时,方可使用
奥芬那君	妊娠期妇女只有在潜在的益处大于对胎儿伤害的风险时,方可使用
奥芬溴铵	妊娠期妇女慎用
奥卡西平	有致畸危险,包括增加新生儿神经管缺陷的危险(咨询、筛查,建议补充足够的叶酸,如 5 mg,1 次/日),由于抗癫痫药与新生儿出血倾向相关,建议在产前预防性给予母亲维生素 K_1(新生儿也需给予)。另见抗癫痫药
奥克纤溶酶	妊娠期妇女只有在潜在的益处大于对胎儿伤害的风险时,方可使用
奥拉米特	妊娠期妇女的安全性尚不明确
奥拉帕尼	妊娠期妇女禁用
奥拉西坦	妊娠期妇女用药的安全性尚未明确
奥利司他	妊娠期妇女只有明确需要时方可使用
奥利万星	妊娠期妇女只有在潜在的益处大于对胎儿伤害的风险时,方可使用
奥马珠单抗	妊娠期妇女只有明确需要时方可使用
奥美拉唑	妊娠期妇女只有明确需要时方可使用
奥美沙坦	同 ACEIs
奥诺前列素	妊娠期妇女禁用
奥曲肽	妊娠期妇女只有明确需要时方可使用
奥塞米韦	妊娠期妇女只有在潜在的益处大于对胎儿伤害的风险时,方可使用
奥沙拉秦	妊娠期妇女只有在潜在的益处大于对胎儿伤害的风险时,方可使用
奥沙利铂	妊娠期妇女禁用,动物实验有毒性,女性在治疗期间及之后 4 个月,男性在治疗期间及之后 6 个月内,应采取有效避孕措施
奥沙尼喹	妊娠期妇女禁用
奥沙西泮	见苯二氮䓬类
奥司他韦	妊娠期妇女只有在潜在的益处大于对胎儿伤害的风险时,方可使用
奥替溴铵	妊娠期妇女慎用
奥妥珠单抗	妊娠期妇女只有在潜在的益处大于对胎儿伤害的风险时,方可使用
奥西那林	妊娠期妇女只有在潜在的益处大于对胎儿伤害的风险时,方可使用
奥昔布宁	妊娠期妇女只有在潜在的益处大于对胎儿伤害的风险时,方可使用
奥昔非君	妊娠期妇女禁用
奥昔康唑	妊娠期妇女慎用
奥昔嘌醇	妊娠期妇女只有在潜在的益处大于对胎儿伤害的风险时,方可使用
奥硝唑	妊娠期妇女只有明确需要时方可使用
巴比妥类	可通过胎盘,导致新生儿呼吸抑制,可能产生畸胎。避免长期应用,最好不用,另见苯巴比妥
巴多昔芬	妊娠期妇女禁用
巴利昔单抗	妊娠期妇女禁用,治疗期间及结束后 8 周,采取有效的避孕措施
巴柳氮	妊娠期妇女只有明确需要时方可使用
巴氯芬	妊娠期妇女只有在潜在的益处大于对胎儿伤害的风险时,方可使用
巴尼地平	妊娠期妇女或可能妊娠的妇女禁用
巴曲酶	妊娠期妇女禁用

药物	临床评价
白介素-2	妊娠期妇女禁用
白消安	妊娠期妇女禁用(动物实验有致畸性),建议治疗期间及结束后 6 个月内,无论男女均应采取有效避孕措施
班布特罗	妊娠期妇女只有在潜在的益处大于对胎儿伤害的风险时,方可使用
半胱胺	妊娠期妇女只有在潜在的益处大于对胎儿伤害的风险时,方可使用
半乳糖苷酶	慎用本品,尚无资料
胞磷胆碱	妊娠期妇女慎用
保泰松	妊娠期妇女只有在潜在的益处大于对胎儿伤害的风险时,方可使用
贝达喹啉	妊娠期妇女只有明确需要时方可使用
贝伐单抗	妊娠期妇女禁用,动物实验有毒性,在治疗期间及结束后 6 个月内,育龄期女性应采取有效避孕措施
贝卡普勒明	妊娠期妇女禁用本品
贝拉西普	妊娠期妇女只有在潜在的益处大于对胎儿伤害的风险时,方可使用
贝利木单抗	妊娠期妇女只有在潜在的益处大于对胎儿伤害的风险时,方可使用
贝利司他	本品有胚胎毒性,育龄期妇女在开始本品治疗前应排除妊娠,治疗期间应采取有效避孕措施,直至治疗结束后至少 1 个月内
贝美格	妊娠期妇女用药的安全性尚未明确
贝米肝素	妊娠期妇女只有在潜在的益处大于对胎儿伤害的风险时,方可使用
贝那替秦	妊娠期妇女禁用
贝尼地平	妊娠期妇女或有可能妊娠的妇女禁用
贝诺酯	妊娠期妇女禁用
贝前列素	妊娠期妇女只有在潜在的益处大于对胎儿伤害的风险时,方可使用
贝沙罗汀	妊娠期妇女禁用,建议在治疗期间及结束后 1 个月内,育龄期妇女及男性患者的性伴侣均应采取有效的避孕措施
贝他斯汀	见抗组胺药
贝西沙星	妊娠期妇女只有在潜在的益处大于对胎儿伤害的风险时,方可使用
倍氯米松	见皮质激素
倍他洛尔	妊娠期妇女只有在潜在的益处大于对胎儿伤害的风险时,方可使用
倍他米松	见皮质激素
倍他司汀	妊娠期妇女禁用
苯巴比妥	可导致先天畸形、维生素 K 缺乏及新生儿出血,如出生时未给予维生素 K,严密监视出血征象,另见抗癫痫药
苯丙胺	妊娠期妇女禁用
苯丙醇	妊娠期妇女禁用
苯丙哌林	妊娠期妇女禁用
苯达莫司汀	妊娠期妇女禁用
苯丁胺	妊娠期妇女禁用
苯丁酸氮芥	妊娠期妇女禁用,建议治疗期间,男女均须采取有效避孕措施
苯丁酸钠	妊娠期妇女只有在潜在的益处大于对胎儿伤害的风险时,方可使用
苯二氮䓬类	妊娠期妇女禁用,尤其是妊娠开始 3 个月内及分娩前 3 个月内
苯海拉明	妊娠期妇女只有明确需要时方可使用

药物	临床评价
苯海索	妊娠期妇女只有在潜在的益处大于对胎儿伤害的风险时,方可使用
苯琥胺	见抗癫痫药
苯甲醇	妊娠期妇女只有明确需要时方可使用
苯甲曲秦	妊娠期妇女只有明确需要时才可使用
苯甲酸苄酯	妊娠期妇女只有明确需要时方可使用
苯哌利多	见抗精神病药
苯噻啶	妊娠期妇女只有在潜在的益处大于对胎儿伤害的风险时,方可使用
苯妥英	可造成先天畸形(建议筛查),如必须使用,母亲应补充足量的叶酸(如 5 mg,1 次/日),还可导致维生素 K 缺乏及新生儿出血,可在出生时给予维生素 K,严密监视出血征象,另见抗癫痫药
苯芴醇-蒿甲醚	蒿甲醚动物实验有毒性,妊娠期妇女只有在潜在的益处大于对胎儿伤害的风险时,方可使用
苯酰甲硝唑	妊娠期妇女只有在潜在的益处大于对胎儿伤害的风险时,方可使用
苯溴马隆	妊娠期妇女禁用
苯乙肼	见抗抑郁药(单胺氧化酶抑制剂类)
苯乙酸钠-苯甲酸钠	妊娠期妇女只有在潜在的益处大于对胎儿伤害的风险时,方可使用
苯茚二酮	见口服抗凝药
苯扎贝特	见纤维酸类药物
苯扎托品	妊娠期妇女只有在潜在的益处大于对胎儿伤害的风险时,方可使用
比阿培南	不推荐妊娠期妇女使用
比伐卢定	妊娠期妇女只有在潜在的益处大于对胎儿伤害的风险时,方可使用
比卡鲁胺	妊娠期妇女禁用
比马前列素	妊娠期妇女只有在潜在的益处大于对胎儿伤害的风险时,方可使用
比哌立登	妊娠期妇女只有在潜在的益处大于对胎儿伤害的风险时,方可使用
比沙可啶	妊娠期妇女只有在潜在的益处大于对胎儿伤害的风险时,方可使用
比索洛尔	见 β 受体拮抗药
比托特罗	妊娠期妇女禁用
吡贝地尔	不建议妊娠期妇女使用
吡布特罗	妊娠期妇女只有在潜在的益处大于对胎儿伤害的风险时,方可使用
吡非尼酮	妊娠期妇女只有在潜在的益处大于对胎儿伤害的风险时,方可使用
吡格列酮	妊娠期妇女只有在潜在的益处大于对胎儿伤害的风险时,方可使用
吡喹酮	妊娠期妇女只有明确需要时才可使用
吡拉西坦	妊娠期妇女禁用
吡硫醇	动物实验中有致胎儿唇裂的倾向,妊娠期妇女禁用
吡仑帕奈	见抗癫痫药
吡罗昔康	见非甾体抗炎药
吡美莫司	妊娠期妇女只有在潜在的益处大于对胎儿伤害的风险时,方可使用
吡嘧司特	妊娠期妇女只有在潜在的益处大于对胎儿伤害的风险时,方可使用
吡嗪酰胺	妊娠期妇女只有在潜在的益处大于对胎儿伤害的风险时,方可使用
吡柔比星	妊娠期妇女禁用
吡斯的明	妊娠期妇女只有在潜在的益处大于对胎儿伤害的风险时,方可使用

续表

药物	临床评价
吡维铵	妊娠期妇女禁用
苄达明	妊娠期妇女禁用
苄氟噻嗪	见利尿剂
苄环烷	妊娠期妇女禁用
苄普地尔	妊娠期妇女只有在潜在的益处大于对胎儿伤害的风险时,方可使用
苄丝肼	妊娠期妇女只有在潜在的益处大于对胎儿伤害的风险时,方可使用
表柔比星	妊娠期妇女只有在潜在的益处大于对胎儿伤害的风险时,方可使用
别嘌醇	妊娠期妇女只有在潜在的益处大于对胎儿伤害的风险时,方可使用
丙氨酰谷氨酰胺	妊娠期妇女用药的安全性尚未明确
丙胺卡因	宫颈旁阻滞术、阴部神经阻滞术后有新生儿正铁血红蛋白血症的报道。另见局部麻醉药
丙吡胺	妊娠期妇女只有在潜在的益处大于对胎儿伤害的风险时,方可使用
丙泊酚	见全身性麻醉药
丙谷胺	妊娠期妇女用药的安全性尚未明确
丙环定	妊娠期妇女只有在潜在的益处大于对胎儿伤害的风险时,方可使用
丙卡巴肼	妊娠期妇女禁用(动物实验有致畸性,人类有个例报道)
丙硫氧嘧啶	可导致新生儿甲状腺肿、甲状腺功能减退,妊娠期妇女禁用
丙硫异烟胺	妊娠期妇女禁用
丙氯拉嗪	见抗精神病药
丙米嗪	见三环类(及相关的)抗抑郁药
丙帕他莫	见对乙酰氨基酚
丙哌维林	妊娠期妇女禁用(动物实验影响骨骼生长)
丙泮尼地	妊娠期妇女只有明确需要时方可使用
丙嗪	见抗精神病药
丙戊酸盐	增加先天畸形及发育迟缓的危险,妊娠期妇女禁用
波普瑞韦	妊娠期妇女只有明确需要时方可使用
波生坦	妊娠期妇女禁用(动物实验有致畸作用),治疗期间及结束后至少 3 个月内,应采取有效避孕措施(不考虑口服激素避孕)
玻璃酸酶	妊娠期妇女只有在潜在的益处大于对胎儿伤害的风险时,方可使用
玻璃酸钠	妊娠期妇女禁用
伯氨喹	新生儿溶血及正铁血红蛋白血症,另见抗疟药
泊马度胺	妊娠期妇女禁用
泊沙康唑	妊娠期妇女只有在潜在的益处大于对胎儿伤害的风险时,方可使用
博来霉素	妊娠期妇女禁用
博利那单抗	妊娠期妇女只有在潜在的益处大于对胎儿伤害的风险时,方可使用
博舒替尼	妊娠期妇女禁用,育龄期女性治疗期间应采取有效避孕措施,并至少坚持到治疗结束 1 个月后
卟吩姆钠	妊娠期妇女只有在潜在的益处大于对胎儿伤害的风险时,方可使用
布比卡因	见局部麻醉药
布地耐德	见皮质激素
布康唑	妊娠期妇女只有在潜在的益处大于对胎儿伤害的风险时,方可使用
布克力嗪	见抗组胺药

药物	临床评价
布林佐胺	妊娠期妇女只有在潜在的益处大于对胎儿伤害的风险时,方可使用
布洛芬	见非甾体抗炎药
布美他尼	见利尿剂
布舍瑞林	妊娠期妇女禁用
布他米酯	妊娠期妇女禁用
布瓦西坦	妊娠期妇女只有在潜在的益处大于对胎儿伤害的风险时,方可使用
草乌甲素	妊娠期妇女禁用
茶碱	妊娠期妇女只有在潜在的益处大于对胎儿伤害的风险时,方可使用,有导致新生儿激惹及窒息的报道
长春胺	妊娠期妇女慎用
长春地辛	妊娠期妇女禁用(动物实验有致畸性)
长春氟宁	妊娠期妇女禁用
长春碱	避免使用(有限的资料证明对胎儿有害,动物实验有致畸性)
长春瑞滨	避免使用(动物实验有致畸性,可引发流产)
长春西汀	妊娠期妇女或有可能妊娠的妇女禁用
长春新碱	妊娠期妇女禁用(动物实验有致畸性,可引发流产)
常咯啉	妊娠期妇女禁用
超顺磁性三氧化二铁	妊娠期妇女只有在潜在的益处大于对胎儿伤害的风险时,方可使用
超顺磁性氧化铁	妊娠期妇女只有在潜在的益处大于对胎儿伤害的风险时,方可使用
重组改构人肿瘤坏死因子	缺乏本品对妊娠期妇女使用的经验,因此,除非在病情特别需要时,才可使用
重组凝血因子Ⅶa	妊娠期妇女只有在潜在的益处大于对胎儿伤害的风险时,方可使用
重组凝血因子Ⅸ	妊娠期妇女只有在潜在的益处大于对胎儿伤害的风险时,方可使用
重组人Ⅱ型肿瘤坏死因子受体-抗体融合蛋白	妊娠期妇女禁用
重组人5型腺病毒	妊娠期妇女禁用
重组人p53腺病毒	妊娠期妇女禁用
重组人白介素-11	妊娠期妇女禁用
重组人促黄体激素α	妊娠期妇女禁用
重组人红细胞生成素	妊娠期妇女只有在潜在的益处大于对胎儿伤害的风险时,方可使用
重组人尿激酶原	妊娠期妇女禁用
重组人生长激素	妊娠期妇女禁用
重组人血管内皮抑制素	妊娠期妇女禁用
醋氨己酸锌	妊娠早期禁用
醋丁洛尔	见β受体拮抗药
醋氯芬酸	妊娠后期禁用
醋羟胺酸	妊娠期妇女禁用
醋酸氟轻松	见皮质激素
醋酸聚乙二醇肽	妊娠期妇女只有在潜在的益处大于对胎儿伤害的风险时,方可使用
醋酸锌	常规剂量25 mg,3次/日,根据血铜及尿铜调节剂量
醋硝香豆素	见口服抗凝药
达巴万星	妊娠期妇女只有在潜在的益处大于对胎儿伤害的风险时,方可使用

续表

药物	临床评价
达贝泊汀-α	妊娠期妇女只有在潜在的益处大于对胎儿伤害的风险时,方可使用
达伐吡啶	妊娠期妇女只有在潜在的益处大于对胎儿伤害的风险时,方可使用
达非那新	妊娠期妇女只有在潜在的益处大于对胎儿伤害的风险时,方可使用
达肝素	妊娠期妇女只有在潜在的益处大于对胎儿伤害的风险时,方可使用
达格列净	妊娠期妇女只有明确需要时方可使用
达卡巴嗪	妊娠期妇女只有在益处大于对胎儿伤害的风险时,方可使用
达卡那韦	妊娠期妇女只有在潜在的益处大于对胎儿伤害的风险时,方可使用
达拉非尼	妊娠期妇女禁用,育龄期妇女在治疗期间及治疗结束后至少 2 周内应采取有效的避孕措施
达拉木单抗	动物实验有致畸性
达芦那韦	妊娠期妇女只有在潜在的益处大于对胎儿伤害的风险时,方可使用
达那肝素	避免使用,有微弱的促男性化效应,有报道女性婴儿男性化
达那唑	妊娠期妇女禁用
达沙替尼	妊娠期妇女禁用
达托霉素	妊娠期妇女只有明确需要时方可使用
达昔单抗	妊娠期妇女只有在潜在的益处大于对胎儿伤害的风险时,方可使用
达依泊汀-α	妊娠期妇女只有在潜在的益处大于对胎儿伤害的风险时,方可使用
大观霉素	妊娠期妇女只有在潜在的益处大于对胎儿伤害的风险时,方可使用
大麻隆	妊娠期妇女禁用
大蒜素	尚无妊娠期妇女使用的安全性资料
丹蒽醌	整个妊娠期间母亲须服叶酸 5 mg,1 次/日
丹皮酚	妊娠期妇女禁用
丹曲林	妊娠期妇女只有在潜在的益处大于对胎儿伤害的风险时,方可使用
单氯芬那酸	本品易通过胎盘,且对胎鼠有毒性,可致轻度骨骼畸形,骨化延迟,故妊娠期妇女不宜服用
单硝酸异山梨醇	妊娠期妇女只有在潜在的益处大于对胎儿伤害的风险时,方可使用
胆茶碱	妊娠期妇女只有在潜在的益处大于对胎儿伤害的风险时,方可使用
蛋白 C(活化的)	妊娠期妇女只有在潜在的益处大于对胎儿伤害的风险时,方可使用,尚无资料
蛋白同化激素	可使女性婴儿男性化,妊娠期妇女禁用
氮甲	妊娠期妇女禁用
氮芥	妊娠期妇女禁用
氮䓬斯汀	见抗组胺药
德拉马尼	动物实验显示本品有生殖毒性,妊娠期妇女不推荐使用,育龄期妇女应采取有效的避孕措施
地尔硫䓬	妊娠期妇女只有在潜在的益处大于对胎儿伤害的风险时,方可使用
地芬尼多	妊娠期妇女禁用
地芬诺酯	见阿片类镇痛药
地夫可特	见皮质激素
地氟烷	见全身性麻醉药
地高辛	妊娠期妇女只有在潜在的益处大于对胎儿伤害的风险时,方可使用
地高辛免疫片段	妊娠期妇女只有在潜在的益处大于对胎儿伤害的风险时,方可使用

药物	临床评价
地红霉素	尚无妊娠期妇女使用的安全性资料,妊娠期妇女使用本品应权衡利弊
地加瑞克	妊娠期妇女禁用
地拉罗司	妊娠期妇女禁用
地拉韦啶	妊娠期妇女只有在潜在的益处大于对胎儿伤害的风险时,方可使用
地氯雷他定	见抗组胺药
地美环素	见四环素类
地美索酯	妊娠期妇女禁用
地美溴铵	妊娠期妇女及即将怀孕者禁用
地尼白介素-2	妊娠期妇女只有在潜在的益处大于对胎儿伤害的风险时,方可使用
地诺单抗	妊娠期妇女只有在潜在的益处大于对胎儿伤害的风险时,方可使用
地诺前列素	同地诺前列酮
地诺前列酮	妊娠晚期头盆不称者、胎位异常者、羊膜已破或有子宫手术史者(如剖宫产或子宫切开术)、怀孕期间不明原因阴道出血者禁用
地奥昔单抗	本品可能引起胎儿损害,妊娠期妇女禁用
地匹福林	妊娠期妇女只有在潜在的益处大于对胎儿伤害的风险时,方可使用
地匹哌酮	见阿片类镇痛药
地屈孕酮	妊娠期妇女只有明确需要时方可使用
地塞米松	见皮质激素
地特胰岛素	妊娠期妇女禁用
地西泮	见苯二氮䓬类
地西他滨	妊娠期妇女禁用
地新斯的明	妊娠期妇女禁用(可刺激子宫收缩)
颠茄	妊娠期妇女只有在潜在的益处大于对胎儿伤害的风险时,方可使用
碘二甲箭毒	妊娠期妇女只有在潜在的益处大于对胎儿伤害的风险时,方可使用
碘苷	妊娠期妇女禁用
碘和碘化物	可导致新生儿甲状腺肿、甲状腺功能减退,妊娠期妇女禁用
碘[125I]密封籽源	妊娠期妇女禁用
碘塞罗宁	通过胎盘的剂量很小,须监测母体甲状腺功能,可能需要调整剂量
碘依可酯	妊娠期妇女只有在潜在的益处大于对胎儿伤害的风险时,方可使用
靛胭脂钠	妊娠期妇女只有在潜在的益处大于对胎儿伤害的风险时,方可使用
丁胺苯丙酮	妊娠期妇女只有在潜在的益处大于对胎儿伤害的风险时,方可使用
丁苯那嗪	资料不充分,但无有害的证据
丁苯羟酸	妊娠期妇女禁用
丁苯酞	妊娠期妇女禁用
丁丙诺啡	见阿片类镇痛药
丁咯地尔	妊娠期妇女禁用
丁螺环酮	妊娠期妇女只有明确需要时才可使用
东莨菪碱	妊娠期妇女只有在潜在的益处大于对胎儿伤害的风险时,方可使用,注射给药可致胎儿呼吸抑制
毒扁豆碱	妊娠期妇女只有在潜在的益处大于对胎儿伤害的风险时,方可使用
毒毛花苷 K	妊娠期妇女禁用

药物	临床评价
度骨化醇	妊娠期妇女只有明确需要时方可使用
度硫平	见三环类(及相关的)抗抑郁药
度洛西汀	动物实验有毒性,有压力性尿失禁的患者避免使用,妊娠期妇女只有在潜在的益处大于对胎儿伤害的风险时,方可使用,连续使用增加戒断综合征的危险
度他雄胺	女性应避免无保护性的性交,可导致男性婴儿女性化,妊娠期妇女禁用
杜拉鲁肽	妊娠期妇女只有在潜在的益处大于对胎儿伤害的风险时,方可使用
短棒杆菌制剂	妊娠期妇女用药的安全性尚未明确
对氨马尿酸钠	妊娠期妇女只有在潜在的益处大于对胎儿伤害的风险时,方可使用
对氨水杨酸	妊娠期妇女只有在潜在的益处大于对胎儿伤害的风险时,方可使用
对苯二酚	妊娠期妇女只有在潜在的益处大于对胎儿伤害的风险时,方可使用
对乙酰氨基酚	妊娠期妇女只有明确需要时方可使用
多巴胺	妊娠期妇女只有在潜在的益处大于对胎儿伤害的风险时,方可使用
多非利特	妊娠期妇女只有在潜在的益处大于对胎儿伤害的风险时,方可使用
多库氯铵	妊娠期妇女只有在潜在的益处大于对胎儿伤害的风险时,方可使用
多库酯钠	妊娠期妇女禁用
多拉司琼	妊娠期妇女只有明确需要时方可使用
多利培南	妊娠期妇女只有明确需要时方可使用
多芦那韦	妊娠期妇女只有明确需要时方可使用
多奈哌齐	妊娠期妇女只有在潜在的益处大于对胎儿伤害的风险时,方可使用
多黏菌素 B	妊娠期妇女只有在潜在的益处大于对胎儿伤害的风险时,方可使用
多黏菌素 E	妊娠期妇女只有在潜在的益处大于对胎儿伤害的风险时,方可使用
多廿烷醇	不推荐妊娠期妇女使用
多潘立酮	妊娠期妇女禁用
多培沙明	妊娠期妇女只有在潜在的益处大于对胎儿伤害的风险时,方可使用
多柔比星	妊娠期妇女禁用
多塞平	见三环类(及相关的)抗抑郁药
多杀菌素	妊娠期妇女只有明确需要时方可使用
多沙普仑	妊娠期妇女只有明确需要时方可使用
多沙唑嗪	见 α 受体拮抗药
多索茶碱	妊娠期妇女用药的安全性尚未明确,应禁用
多糖铁复合物	妊娠期妇女只有在潜在的益处大于对胎儿伤害的风险时,方可使用
多西环素	见四环素类
多西他赛	避免使用(动物实验有毒性,对生殖有损害),厂商建议,在治疗期间及之后的至少 3 个月内,须采取有效的避孕措施
多佐胺	妊娠期妇女只有在潜在的益处大于对胎儿伤害的风险时,方可使用
莪术油	妊娠期妇女禁用
厄贝沙坦	同 ACEIs
厄多司坦	妊娠期安全性尚不明确,妊娠期妇女避免使用
厄罗替尼	妊娠期妇女禁用,动物实验有毒性,治疗期间及之后至少 2 周,应采取有效的避孕措施
厄罗珠单抗	来那度胺是强致畸药,本品须与来那度胺合用,故妊娠期妇女禁用
厄他培南	妊娠期妇女只有在潜在的益处大于对胎儿伤害的风险时,方可使用

续表

药物	临床评价
恩夫韦肽	妊娠期妇女只有在潜在的益处大于对胎儿伤害的风险时,方可使用
恩氟烷	妊娠期妇女只有明确需要时方可使用
恩卡尼	妊娠期妇女只有明确需要时方可使用
恩前列素	妊娠期妇女禁用
恩曲他滨	妊娠期妇女只有在潜在的益处大于对胎儿伤害的风险时,方可使用
恩曲他滨-富马酸替诺福韦酯	妊娠期妇女只有明确需要时方可使用
恩曲他滨-利匹韦林-富马酸替诺福韦酯	妊娠期妇女只有明确需要时方可使用
恩他卡朋	妊娠期妇女只有在潜在的益处大于对胎儿伤害的风险时,方可使用
恩替卡韦	动物实验有毒性,妊娠期妇女只有在潜在的益处大于对胎儿伤害的风险时,方可使用
恩扎鲁胺	妊娠期妇女禁用
二苯美伦	妊娠期妇女慎用
二氮嗪	长期使用可造成新生儿脱发,糖耐量降低,在分娩时抑制子宫活动性,尽量避免使用
二氟可龙	见皮质激素
二氟尼柳	见非甾体抗炎药
二甲弗林	妊娠期妇女禁用
二甲双胍	避免使用,对所有糖尿病患者,胰岛素是最好的替代物
二氯醋酸二异丙胺	妊娠期妇女的安全性尚不明确
二氯化镭[223]	禁用于女性
二氯尼特	妊娠期妇女只有在潜在的益处大于对胎儿伤害的风险时,方可使用
二氯羟嗪	妊娠期妇女只有在潜在的益处大于对胎儿伤害的风险时,方可使用
二羟丙茶碱	妊娠期妇女慎用
二巯丙醇	妊娠期妇女只有在潜在的益处大于对胎儿伤害的风险时,方可使用
二巯丙磺钠	妊娠期妇女禁用
二巯丁二钠	妊娠期妇女禁用
伐尼克兰	妊娠期妇女只有在潜在的益处大于对胎儿伤害的风险时,方可使用
伐昔洛韦	见阿昔洛韦
法罗培南	妊娠期妇女只有明确需要时方可使用
法莫替丁	妊娠期妇女只有明确需要时方可使用
法舒地尔	妊娠期妇女或有可能妊娠的妇女禁用
凡地他尼	妊娠期妇女禁用
反苯环丙胺	见抗抑郁药(单胺氧化酶抑制剂类)
泛昔洛韦	妊娠期妇女只有明确需要时方可使用
放射性碘	可导致婴儿持续性甲状腺功能减退,妊娠期妇女禁用
放射性氟化物	妊娠期妇女只有在潜在的益处大于对胎儿伤害的风险时,方可使用
放射性药品(不包括氟化物)	妊娠期妇女禁用
放线菌素 D	妊娠期妇女只有在潜在的益处大于对胎儿伤害的风险时,方可使用
非布司他	妊娠期妇女只有在潜在的益处大于对胎儿伤害的风险时,方可使用
非达米星	妊娠期妇女只有明确需要时方可使用
非尔氨酯	见抗癫痫药
非格司亭	动物实验有毒性,妊娠期妇女只有在潜在的益处大于对胎儿伤害的风险时,方可使用

续表

药物	临床评价
非洛地平	妊娠期妇女只有在潜在的益处大于对胎儿伤害的风险时,方可使用
非那吡啶	妊娠期妇女只有明确需要时方可使用
非那西丁	妊娠期妇女禁用
非那雄胺	可导致男性婴儿女性化,妊娠期妇女禁用,育龄期妇女应避免无保护的性交
非诺贝特	见纤维酸类
非诺多泮	妊娠期妇女禁用
非诺洛芬	见非甾体抗炎药
非索非那定	见抗组胺药
非索罗定	妊娠期妇女只有在潜在的益处大于对胎儿伤害的风险时,方可使用
非甾体抗炎药	经常使用,可造成胎儿主动脉闭锁不全、新生儿肺动脉高压、迟滞分娩、延长产程,妊娠期妇女只有在潜在的益处大于对胎儿伤害的风险时,方可使用
吩噻嗪类	见抗精神病药
芬布芬	见非甾体抗炎药
芬氟拉明	妊娠期妇女禁用
芬戈莫德	妊娠期妇女只有在潜在的益处大于对胎儿伤害的风险时,方可使用
芬司匹利	妊娠期妇女只有在潜在的益处大于对胎儿伤害的风险时,方可使用
芬太尼	见阿片类镇痛药
芬替康唑	妊娠期妇女只有在潜在的益处大于对胎儿伤害的风险时,方可使用
酚苄明	妊娠期妇女只有在潜在的益处大于对胎儿伤害的风险时,方可使用
酚酞	妊娠期妇女只有在潜在的益处大于对胎儿伤害的风险时,方可使用
酚妥拉明	妊娠期妇女只有在潜在的益处大于对胎儿伤害的风险时,方可使用,可明显降低母亲血压,造成胎儿缺氧
粉尘螨	妊娠期妇女不宜开始治疗
奋乃静	见抗精神病药
蜂毒	妊娠期妇女禁用
夫罗曲坦	见 5-HT$_1$ 受体激动剂
夫西地酸钠	妊娠期妇女只有在潜在的益处大于对胎儿伤害的风险时,方可使用
呋喃嘧酮	妊娠期妇女禁用
呋喃妥因	妊娠期妇女禁用,可引发新生儿溶血
呋喃西林	妊娠期妇女只有在潜在的益处大于对胎儿伤害的风险时,方可使用
呋喃唑酮	妊娠期妇女只有在潜在的益处大于对胎儿伤害的风险时,方可使用
呋塞米	见利尿剂
伏立康唑	动物实验有毒性,妊娠期妇女只有在潜在的益处大于对胎儿伤害的风险时,方可使用,治疗期间采取有效避孕措施
伏林司他	妊娠期妇女禁用
氟班色林	尚未对妊娠期妇女进行试验
氟胞嘧啶	动物实验有致畸性,妊娠期妇女只有在潜在的益处大于对胎儿伤害的风险时,方可使用
氟比洛芬	见非甾体抗炎药
氟吡汀	妊娠期妇女禁用
氟达拉滨	妊娠期妇女禁用(动物实验有致畸性及胚胎毒性),建议在治疗期间及结束后至少 6 个月内,男女均须采取有效的避孕措施

药物	临床评价
氟伐他汀	见他汀类
氟芬那酸	妊娠期妇女禁用
氟奋乃静	见抗精神病药
氟伏沙明	见抗抑郁药(SSRI 类)
氟桂利嗪	妊娠期妇女禁用
氟卡尼	妊娠期妇女只有在潜在的益处大于对胎儿伤害的风险时,方可使用
氟康唑	动物实验有致畸报道,妊娠期前 3 个月内禁用本品
氟可龙	见皮质激素
氟喹酮	妊娠期妇女用药的安全性尚未明确
氟氯西林	见青霉素类
氟马西尼	可通过胎盘屏障,建议避免使用
氟尼缩松	见皮质激素
氟尿苷	妊娠期妇女禁用
氟尿嘧啶	妊娠期妇女禁用(有致畸性)
氟哌啶醇	见抗精神病药
氟哌噻吨	见抗精神病药
氟羟可舒松	见皮质激素
氟氢可的松	见皮质激素
氟氢缩松	见皮质激素
氟轻松	见皮质激素
氟他胺	妊娠期妇女禁用
氟替卡松	见皮质激素
氟烷	本品可降低产妇子宫的肌张力,还可增加产后出血,不宜用于产科,但却并不绝对禁忌
氟维司群	妊娠期妇女禁用,动物实验有可引起胎儿畸形及死亡
氟西泮	见苯二氮䓬类
氟西汀	见抗抑郁药(SSRI 类)
氟氧头孢	见碳头孢烯类
福尔可定	见阿片类镇痛药
福伐曲坦	5-HT$_1$ 受体激动剂
福美坦	妊娠期妇女禁用
福米韦生	妊娠期妇女只有在潜在的益处大于对胎儿伤害的风险时,方可使用
福莫司汀	妊娠期妇女禁用
福莫特罗	妊娠期妇女只有在潜在的益处大于对胎儿伤害的风险时,方可使用
福沙那韦	动物实验有毒性,妊娠期妇女只有在潜在的益处大于对胎儿伤害的风险时,方可使用
福沙匹坦	妊娠期妇女禁用
福司氟康唑	参见氟康唑
福辛普利	见 ACEIs
复方磺胺甲噁唑	妊娠期妇女禁用,有致畸风险(该药为叶酸拮抗剂)
复方左旋多巴	见左旋多巴男性婴儿女性化(由于环丙孕酮的作用)
干扰素	妊娠期妇女只有在潜在的益处大于对胎儿伤害的风险时,方可使用

续表

药物	临床评价
甘氨茶碱钠	妊娠期妇女只有在潜在的益处大于对胎儿伤害的风险时,方可使用
甘氨双唑钠	妊娠期妇女禁用
甘草酸	妊娠期妇女禁用
甘草酸二胺	妊娠期妇女禁用
甘精胰岛素	妊娠期妇女禁用
甘磷酰芥	妊娠期妇女禁用
甘珀酸	妊娠期妇女禁用
甘油	妊娠期妇女只有在潜在的益处大于对胎儿伤害的风险时,方可使用
肝素	本品不能通过胎盘屏障,长期使用妊娠期妇女可出现骨质疏松,多剂量包装含苯甲醇,建议避免使用
高三尖杉酯碱	妊娠期妇女禁用
高乌甲素	尚无妊娠期妇女使用的安全性资料
高血糖素	妊娠期妇女只有明确需要时方可使用
睾内脂	妊娠期妇女只有在潜在的益处大于对胎儿伤害的风险时,方可使用
睾酮	见蛋白同化激素
戈拉碘铵	妊娠期妇女只有在潜在的益处大于对胎儿伤害的风险时,方可使用
戈利木单抗	妊娠期妇女只有明确需要时方可使用
戈洛帕米	妊娠期妇女禁用
戈那瑞林	妊娠期妇女只有明确需要时方可使用
戈舍瑞林	妊娠期妇女禁用
格拉非宁	妊娠期妇女禁用
格拉默	妊娠期妇女只有在潜在的益处大于对胎儿伤害的风险时,方可使用
格拉司琼	妊娠期妇女只有明确需要时方可使用
格列本脲	见磺酰脲类
格列吡嗪	见磺酰脲类
格列喹酮	见磺酰脲类
格列美脲	见磺酰脲类
格列齐特	见磺酰脲类
格隆溴铵	妊娠期妇女只有明确需要时方可使用
格鲁米特	妊娠期妇女禁用
葛根素	妊娠期妇女慎用
更昔洛韦	妊娠期妇女只有在潜在的益处大于对胎儿伤害的风险时,方可使用
谷氨酸	妊娠期妇女只有在潜在的益处大于对胎儿伤害的风险时,方可使用
谷赖胰岛素	妊娠期妇女只有在潜在的益处大于对胎儿伤害的风险时,方可使用
谷卡匹酶	妊娠期妇女只有在潜在的益处大于对胎儿伤害的风险时,方可使用
骨化三醇	见维生素 D
胍法辛	妊娠期妇女只有明确需要时方可使用
胍那苄	妊娠期妇女只有在潜在的益处大于对胎儿伤害的风险时,方可使用
胍那决尔	妊娠期妇女只有明确需要时方可使用
胍乙啶	可致直立性低血压,减少子宫胎盘灌注,不能用于治疗妊娠期高血压
呱西替柳	妊娠期妇女慎用

药物	临床评价
贯叶连翘提取物	妊娠期前 3 个月内尽量避免使用
鬼臼毒素	妊娠期妇女只有明确需要时方可使用
鬼臼根树脂	妊娠期妇女禁用
桂利嗪	见抗组胺药
桂美辛	妊娠期妇女禁用
桂哌齐特	妊娠期妇女禁用
过氧化苯甲酰	妊娠期妇女只有在潜在的益处大于对胎儿伤害的风险时,方可使用
过氧化碳酰胺	妊娠期妇女慎用
海洛因	见阿片类镇痛药
海索那林	妊娠期妇女只有在潜在的益处大于对胎儿伤害的风险时,方可使用
含钆造影剂	妊娠期妇女只有在潜在的益处大于对胎儿伤害的风险时,方可使用
汉防己甲素	妊娠期妇女禁用
蒿甲醚	妊娠期前 3 个月内禁用,但除外抢治凶险的恶性疟(包括脑型疟)
红霉素	妊娠期妇女只有在潜在的益处大于对胎儿伤害的风险时,方可使用
华法林	见口服抗凝药
环苯扎林	妊娠期妇女只有明确需要时方可使用
环吡酮胺	妊娠期妇女只有明确需要时方可使用
环扁桃酯	妊娠期妇女禁用
环丙贝特	见纤维酸类
环丙沙星	见喹诺酮类
环丙孕酮	妊娠期妇女禁用
环磷酰胺	妊娠期妇女禁用(动物实验有致癌性和致畸性),治疗期间及治疗结束后至少 6 个月内,男女均须采取有效避孕措施
环仑特罗	尚无妊娠期妇女用药充分和良好的对照研究,且 β-受体激动剂可能干扰子宫收缩,故妊娠期妇女用药应权衡利弊
环丝氨酸	妊娠期妇女只有在潜在的益处大于对胎儿伤害的风险时,方可使用
环索奈德	见皮质激素
环戊噻嗪	妊娠期妇女禁用(厂商建议治疗期间及治疗结束后至少 3 个月内,男女均须采取有效避孕措施)
黄豆苷元	妊娠期妇女慎用
黄体酮	未知有害
黄酮哌酯	妊娠期妇女只有明确需要时方可使用
黄氧化汞	妊娠期妇女禁用
磺胺醋酰钠	见磺胺类
磺胺多辛	见磺胺类
磺胺类	妊娠期妇女于分娩期服用本品可致新生儿核黄疸,分娩期禁用
磺胺嘧啶	见磺胺类
磺胺嘧啶锌	见磺胺类
磺胺嘧啶银	见磺胺类
磺胺噻唑	见磺胺类
磺吡酮	妊娠期妇女只有在潜在的益处大于对胎儿伤害的风险时,方可使用

药物	临床评价
磺达甘癸钠	妊娠期妇女只有在潜在的益处大于对胎儿伤害的风险时,方可使用,尚无资料
磺酰脲类	可导致新生儿低血糖,对所有糖尿病患者来说,胰岛素是最好的替代药物,如果一直服用口服药物,在分娩前至少2天应停药
灰黄霉素	妊娠期妇女禁用(动物实验有致畸性及胚胎毒性),治疗期间及结束后至少1个月内须采取有效避孕措施(注意:合用时口服避孕药的效果降低),治疗期间及结束后至少6个月内男性不能要小孩
茴拉西坦	妊娠期妇女用药的安全性尚未明确
茴三硫	妊娠期妇女禁用
肌氨肽苷	妊娠期妇女用药的安全性尚未明确
吉法酯	妊娠期妇女慎用
吉非贝齐	见纤维酸类
吉非替尼	妊娠期妇女禁用
吉美前列素	妊娠期妇女只有在引产时使用
吉他霉素	妊娠期妇女禁用
吉妥珠单抗奥唑米星	妊娠期妇女禁用
吉西他滨	妊娠期妇女禁用(动物实验有致畸性)
己酮可可碱	妊娠期妇女只有在潜在的益处大于对胎儿伤害的风险时,方可使用
己烯雌酚	大剂量与阴道癌、泌尿生殖畸形有关,可降低女婴的生育能力,增加男婴尿道下裂的风险,妊娠期妇女禁用
加巴喷丁	见抗癫痫药
加巴喷丁依那	见抗癫痫药
加贝酯	妊娠期妇女禁用
加兰他敏	妊娠期妇女只有明确需要时方可使用
加硫酶	妊娠期妇女只有明确需要时方可使用
加尼瑞克	妊娠期妇女禁用
加压素	妊娠期妇女只有在潜在的益处大于对胎儿伤害的风险时,方可使用
甲氨蝶呤	妊娠期妇女禁用(致畸性,生育能力降低,但治疗结束后可恢复),建议治疗期间及结束后至少3个月内,男女均须采取有效的避孕措施
甲苯达唑	厂商提醒动物实验有毒性
甲苯磺丁脲	见磺酰脲类
甲苯咪唑	妊娠期妇女只有在潜在的益处大于对胎儿伤害的风险时,方可使用
甲吡唑	妊娠期妇女只有在潜在的益处大于对胎儿伤害的风险时,方可使用
甲丙氨酯	妊娠期妇女只有在潜在的益处大于对胎儿伤害的风险时,方可使用
甲地高辛	妊娠期妇女禁用
甲芬那酸	妊娠期妇女只有在潜在的益处大于对胎儿伤害的风险时,方可使用
甲砜霉素	妊娠期,尤其妊娠后期妇女应尽量避免应用
甲氟喹	妊娠期妇女只有在潜在的益处大于对胎儿伤害的风险时,方可使用,动物实验证实有致畸作用,妊娠期前3个月内禁用为佳
甲钴胺	妊娠期妇女用药的安全性尚未明确
甲磺司特	妊娠期妇女只有在潜在的益处大于对胎儿伤害的风险时,方可使用
甲基斑蝥胺	妊娠期妇女慎用

药物	临床评价
甲基苯丙胺	妊娠期妇女只有在潜在的益处大于对胎儿伤害的风险时,方可使用
甲基多巴	妊娠期妇女只有明确需要时方可使用
甲喹酮	动物实验表明有致畸作用,妊娠期妇女禁用
甲氯芬那酸	妊娠期妇女禁用
甲氯芬酯	妊娠期妇女慎用
甲麻黄碱	妊娠期妇女用药的安全性尚未明确
甲麦角新碱	同麦角新碱
甲萘氢醌	可导致新生儿溶血、高胆红素血症,增加黄疸婴儿患脑核黄疸的危险,临产妊娠期妇女禁用
甲泼尼龙	见皮质激素
甲羟孕酮	妊娠期妇女禁用,可使女性胎儿的生殖器男性化,有报道大剂量引起心脏缺陷
甲巯咪唑	妊娠期妇女禁用
甲硝唑	避免大剂量使用
甲氧苄啶	有致畸风险(拮抗叶酸),建议避免使用
甲氧氟烷	妊娠期妇女只有在潜在的益处大于对胎儿伤害的风险时,方可使用
甲氧基聚乙烯乙二醇依泊汀-β	妊娠期妇女只有在潜在的益处大于对胎儿伤害的风险时,方可使用
甲氧氯普胺	妊娠期妇女只有在潜在的益处大于对胎儿伤害的风险时,方可使用
甲氧明	妊娠期妇女只有在潜在的益处大于对胎儿伤害的风险时,方可使用
甲氧那明	妊娠期妇女只有在潜在的益处大于对胎儿伤害的风险时,方可使用
甲氧沙林	妊娠期妇女禁用
甲异靛	妊娠期妇女禁用
甲状旁腺激素	妊娠期妇女只有在潜在的益处大于对胎儿伤害的风险时,方可使用
甲状腺素	见左甲状腺素
间苯三酚	妊娠期妇女慎用
间羟胺	妊娠期妇女只有在潜在的益处大于对胎儿伤害的风险时,方可使用
降钙素	妊娠期妇女只有在潜在的益处大于对胎儿伤害的风险时,方可使用
胶体果胶铋	妊娠期妇女只有在潜在的益处大于对胎儿伤害的风险时,方可使用
胶体酒石酸铋	妊娠期妇女只有在潜在的益处大于对胎儿伤害的风险时,方可使用
胶原酶	妊娠期妇女用药的安全性尚未明确
焦磷酸枸橼酸铁	妊娠期妇女只有在潜在的益处大于对胎儿伤害的风险时,方可使用
结构脂肪乳	不推荐妊娠期妇女使用
金刚烷胺	妊娠期妇女禁用,动物实验有毒性
金刚乙胺	妊娠期妇女只有在潜在的益处大于对胎儿伤害的风险时,方可使用
金硫丁二钠	妊娠期妇女禁用
金硫苹果酸钠	妊娠期妇女禁用
金硫葡糖	妊娠期妇女禁用
金霉素	见四环素类
金诺芬	妊娠期妇女禁用(在治疗期间及结束后 6 个月内无论男女均应采取有效避孕措施),但有限的研究资料表明,如果病情控制得很好可以减量和减少服药次数
肼屈嗪	妊娠期妇女只有在潜在的益处大于对胎儿伤害的风险时,方可使用
净司他丁斯酯	妊娠或可能妊娠的妇女禁用

药物	临床评价
局部麻醉药	宫颈旁或硬膜外阻滞,大剂量可出现新生儿呼吸抑制、低氧血症及心动过缓;丙胺卡因和普鲁卡因可导致新生儿高铁血红蛋白血症;妊娠后期鞘内注射时应降低剂量
枸橼酸铋钾	妊娠期妇女禁用
枸橼酸铁	妊娠期妇女只有明确需要时才可使用
聚苯乙烯磺酸盐	妊娠期妇女只有在潜在的益处大于对胎儿伤害的风险时,方可使用
聚多卡醇	妊娠期妇女只有在潜在的益处大于对胎儿伤害的风险时,方可使用
聚甲酚磺醛	妊娠第 3 个 3 个月内禁用
聚普瑞锌	妊娠期妇女用药的安全性尚未明确
聚维酮碘	妊娠期妇女禁用,大量的碘被吸收后影响胎儿甲状腺功能
聚乙二醇(口服)	妊娠期妇女只有在潜在的益处大于对胎儿伤害的风险时,方可使用
卷曲霉素	建议避免使用,除非益处大于风险,动物实验有毒性
决奈达隆	妊娠期妇女禁用
咖啡因	妊娠期妇女只有在潜在的益处大于对胎儿伤害的风险时,方可使用
卡巴胆碱	妊娠期妇女只有在潜在的益处大于对胎儿伤害的风险时,方可使用
卡巴拉汀	妊娠期妇女只有在潜在的益处大于对胎儿伤害的风险时,方可使用
卡巴匹林钙	妊娠期妇女禁用
卡比多巴	见抗癫痫药
卡比多巴-左旋多巴	妊娠期妇女只有在潜在的益处大于对胎儿伤害的风险时,方可使用
卡比马唑	妊娠期妇女禁用,可导致新生儿甲状腺肿、甲状腺功能减退,且与新生儿皮肤发育不全有关
卡比沙明	妊娠期妇女只有在潜在的益处大于对胎儿伤害的风险时,方可使用
卡波罗孟	妊娠期妇女禁用
卡泊芬净	妊娠期妇女只有在潜在的益处大于对胎儿伤害的风险时,方可使用
卡泊三醇	妊娠期妇女慎用
卡铂	妊娠期妇女禁用(动物实验有致畸性及胚胎毒性)
卡博替尼	妊娠期妇女禁用
卡地姆碘	妊娠期妇女慎用
卡非佐米	妊娠期妇女只有在潜在的益处大于对胎儿伤害的风险时,方可使用
卡介菌多糖核酸	妊娠期妇女只有在潜在的益处大于对胎儿伤害的风险时,方可使用
卡立普多	妊娠期妇女只有在潜在的益处大于对胎儿伤害的风险时,方可使用
卡芦莫南	妊娠期妇女只有明确需要时方可使用
卡马西平	致畸风险包括增加神经管缺陷的风险(咨询、筛查、补充足量叶酸,如 5 mg,1 次/日),可引发维生素 K 缺乏,增加新生儿出血的危险,如妊娠期妇女分娩时未给予维生素 K,应严密观察新生儿是否有出血征象。另见抗癫痫药
卡麦角林	妊娠期妇女只有明确需要时方可使用
卡莫氟	妊娠早期禁用
卡莫司汀	妊娠期妇女禁用
卡那单抗	妊娠期妇女只有在潜在的益处大于对胎儿伤害的风险时,方可使用
卡尼汀	可用,动物实验未见致畸性证据
卡培立肽	妊娠期妇女只有在潜在的益处大于对胎儿伤害的风险时,方可使用
卡培他滨	避免使用(动物实验有致畸性)

药物	临床评价
卡前列素	妊娠期妇女只有在引产时使用
卡托普利	见 ACEIs
卡维地洛	见 β 受体拮抗药
坎地沙坦	同 ACEIs
坎格列净	妊娠期妇女只有在潜在的益处大于对胎儿伤害的风险时,方可使用
坎格瑞洛	妊娠期妇女只有在潜在的益处大于对胎儿伤害的风险时,方可使用
抗癫痫药	对胎儿利大于弊,多种用药致畸性大,另见卡马西平、乙琥胺、左乙拉西坦、苯巴比妥、苯妥英、托吡酯、丙戊酸盐、氨己烯酸
抗精神病药	另见氨磺必利、氯氮平、奥氮平、喹硫平、利培酮、舍吲哚、佐替平;妊娠期妇女只有在潜在的益处大于对胎儿伤害的风险时,方可使用。偶见新生儿锥体外系反应的报道
抗疟药	预防与治疗的益处大于风险
抗人 T 淋巴细胞免疫球蛋白	妊娠期妇女禁用
抗人白介素-8 鼠单抗	妊娠期妇女慎用
抗抑郁药(SSRI 类)	妊娠期妇女只有明确需要时方可使用,可发生新生儿嗜睡的危险
抗抑郁药(单胺氧化酶抑制剂类)	妊娠期妇女只有在潜在的益处大于对胎儿伤害的风险时,方可使用
抗抑郁药[三环类(及其相关的)]	妊娠期妇女只有在潜在的益处大于对胎儿伤害的风险时,方可使用
抗肿瘤免疫核糖核酸	妊娠期妇女禁用
抗组胺药	无有致畸形的证据,大剂量的羟嗪、氯雷他定动物实验有胚胎毒性,地氯雷他定、西替利嗪、酮替芬、氯雷他定、咪唑斯汀等药物只有明确需要时方可使用
考来替泊	妊娠期妇女只有明确需要时方可使用
考来替兰	妊娠期妇女只有明确需要时方可使用
考来维仑	妊娠期妇女只有明确需要时方可使用
考来烯胺	妊娠期妇女只有在潜在的益处大于对胎儿伤害的风险时,方可使用
考尼伐坦	妊娠期妇女只有在潜在的益处大于对胎儿伤害的风险时,方可使用
科博肽	妊娠期妇女禁用
可比司他	妊娠期妇女只有明确需要时方可使用
可待因	见阿片类镇痛药
可乐定	可能降低胎儿心率,但与妊娠期妇女的高血压风险要平衡考虑,避免静脉注射
克拉霉素	妊娠期妇女只有在潜在的益处大于对胎儿伤害的风险时,方可使用
克拉屈滨	妊娠期妇女禁用
克林霉素	妊娠期妇女只有明确需要时方可使用
克仑特罗	妊娠期妇女只有在潜在的益处大于对胎儿伤害的风险时,方可使用
克罗菲美	妊娠期妇女只有在潜在的益处大于对胎儿伤害的风险时,方可使用
克罗米芬	可能影响胎儿发育,妊娠期妇女尽量不用
克霉唑	妊娠期妇女只有在潜在的益处大于对胎儿伤害的风险时,方可使用
克唑替尼	妊娠期妇女禁用,育龄期患者在治疗期间应采取适当的避孕措施,并持续至完全结束治疗后至少 90 d
口服避孕药	流行病学的证据显示对胎儿无害
口服抗凝药	可导致消化道先天畸形,胎儿或新生儿出血,妊娠期妇女只有在潜在的益处大于对胎儿伤害的风险时,方可使用
苦参碱	妊娠期妇女的安全性尚不明确
苦参素	妊娠期妇女禁用

续表

药物	临床评价
奎尼丁	妊娠期妇女只有在潜在的益处大于对胎儿伤害的风险时,方可使用
奎奴普丁-达福普丁	妊娠期妇女只有明确需要时方可使用
喹高利特	确证妊娠后,应停药,除非有不得已的原因
喹硫平	妊娠期妇女只有在潜在的益处大于对胎儿伤害的风险时,方可使用
喹那普利	见 ACEIs
喹诺酮类	动物实验可引起关节病,建议换用其他更安全的药物
拉贝洛尔	见 β 受体拮抗药
拉布立酶	妊娠期妇女禁用
拉呋替丁	妊娠期妇女或可能怀孕的妇女禁用
拉科酰胺	见抗癫痫药
拉克替醇	妊娠期妇女的安全性尚不明确
拉米夫定	妊娠期妇女只有在潜在的益处大于对胎儿伤害的风险时,方可使用,妊娠期前 3 个月内禁用
拉米夫定-拉替拉韦	妊娠期妇女只有在潜在的益处大于对胎儿伤害的风险时,方可使用
拉莫三嗪	有致畸危险,另见抗癫痫药
拉尼米韦	妊娠期妇女只有明确需要时方可使用
拉帕替尼	妊娠期妇女禁用
拉坦前列素	妊娠期妇女只有在潜在的益处大于对胎儿伤害的风险时,方可使用
拉替拉韦	妊娠期妇女只有在潜在的益处大于对胎儿伤害的风险时,方可使用
拉西地平	临产妊娠期妇女禁用,可抑制分娩
拉氧头孢	见碳头孢烯类
辣椒碱	无用药经验,不推荐使用
来地帕韦-索氟布韦	妊娠期妇女只有明确需要时方可使用
来氟米特	避免使用,动物实验中活性代谢产物有致畸性,女性在治疗期间及结束后的至少 2 年,男性在治疗期间及结束后的至少 3 个月内,应采取有效的避孕措施
来格司亭	动物实验有毒性,妊娠期妇女只有在潜在的益处大于对胎儿伤害的风险时,方可使用
来那度胺	妊娠期妇女禁用
来匹卢定	妊娠期妇女禁用
来曲唑	妊娠期妇女禁用
赖脯胰岛素	妊娠期妇女只有明确需要时方可使用
赖甲环素	见四环素类
赖诺普利	见 ACEIs
赖右苯丙胺	妊娠期妇女只有在潜在的益处大于对胎儿伤害的风险时,方可使用
兰瑞肽	妊娠期妇女禁用
兰索拉唑	妊娠期妇女只有明确需要时方可使用
榄香烯	妊娠期妇女禁用
劳卡尼	妊娠期妇女禁用
乐伐替尼	本品有胚胎毒性,妊娠期妇女禁用
乐卡地平	妊娠期妇女禁用
雷贝拉唑	妊娠期妇女只有明确需要时方可使用
雷公藤总苷	妊娠期妇女禁用

药物	临床评价
雷洛昔芬	妊娠期妇女禁用
雷美替胺	妊娠期妇女只有在潜在的益处大于对胎儿伤害的风险时,方可使用
雷米芬太尼	尚无资料,另见阿片类镇痛药
雷米普利	见 ACEIs
雷莫芦单抗	妊娠期妇女只有在潜在的益处大于对胎儿伤害的风险时,方可使用
雷莫司琼	妊娠期妇女禁用
雷尼酸锶	避免使用,动物实验有毒性
雷尼替丁	妊娠期妇女只有明确需要时方可使用
雷尼替丁枸橼酸铋	未进行安全性研究
雷诺嗪	妊娠期妇女只有在潜在的益处大于对胎儿伤害的风险时,方可使用
雷沙吉兰	妊娠期妇女只有在潜在的益处大于对胎儿伤害的风险时,方可使用
雷替曲塞	必须治疗前除外妊娠,治疗期间及结束后至少 6 个月内,男性患者的性伴侣应采取有效避孕措施
雷妥莫单抗	妊娠期妇女只有在潜在的益处大于对胎儿伤害的风险时,方可使用
雷佐生	妊娠期妇女禁用
锂盐	妊娠期妇女禁用(致畸危险,包括心脏畸形)
利奥西呱	妊娠期妇女禁用
利巴韦林	妊娠期妇女禁用,动物实验有致畸性,在口服治疗期间及结束后 6 个月,男女均须采取有效的避孕措施
利达胀	妊娠期妇女禁用
利多卡因	见局部麻醉药
利伐沙班	妊娠期妇女只有在潜在的益处大于对胎儿伤害的风险时,方可使用
利伐斯的明	妊娠期妇女只有明确需要时方可使用
利福布丁	妊娠期妇女只有在潜在的益处大于对胎儿伤害的风险时,方可使用
利福霉素	妊娠期妇女只有在潜在的益处大于对胎儿伤害的风险时,方可使用
利福喷丁	妊娠期妇女只有在潜在的益处大于对胎儿伤害的风险时,方可使用
利福平	建议避免使用,动物实验大剂量有致畸性
利福昔明	妊娠期妇女只有在潜在的益处大于对胎儿伤害的风险时,方可使用
利格列汀	妊娠期妇女只有明确需要时方可使用
利拉鲁肽	动物实验显示有生殖毒性,故本品禁用于妊娠期妇女,可用胰岛素替代。使用过程中怀孕,应停用本品
利拉萘酯	妊娠期妇女慎用
利鲁唑	妊娠期妇女只有在潜在的益处大于对胎儿伤害的风险时,方可使用
利马前列素	妊娠期妇女或有可能妊娠的妇女禁用
利美索龙	妊娠期妇女只有在潜在的益处大于对胎儿伤害的风险时,方可使用
利米特罗	妊娠期妇女只有在潜在的益处大于对胎儿伤害的风险时,方可使用
利莫那班	妊娠期妇女禁用
利那洛肽	妊娠期妇女只有在潜在的益处大于对胎儿伤害的风险时,方可使用
利纳西普	妊娠期妇女只有在潜在的益处大于对胎儿伤害的风险时,方可使用
利奈唑胺	妊娠期妇女只有在潜在的益处大于对胎儿伤害的风险时,方可使用
利尿剂	不用于治疗妊娠期高血压,妊娠期妇女应权衡利弊后使用

续表

药物	临床评价
利培酮	妊娠期妇女只有在潜在的益处大于对胎儿伤害的风险时,方可使用
利匹韦林	妊娠期妇女只有明确需要时方可使用
利塞膦酸	妊娠期妇女只有在潜在的益处大于对胎儿伤害的风险时,方可使用
利托君	禁用于妊娠不足 20 周的妊娠期妇女
利托那韦	妊娠期妇女只有在潜在的益处大于对胎儿伤害的风险时,方可使用
利妥昔单抗	避免使用,除非对母亲的益处大于胎儿 B 淋巴细胞降低的风险,治疗期间及结束后 12 个月内,须采取避孕措施
利西拉肽	动物实验显示有生殖毒性,故本品禁用于妊娠期妇女,可用胰岛素替代。使用过程中怀孕,应停用本品
利血平	妊娠期妇女只有在潜在的益处大于对胎儿伤害的风险时,方可使用
利扎曲坦	5-HT$_1$受体激动剂
联苯双酯	妊娠期妇女禁用
链激酶	妊娠期妇女只有在潜在的益处大于对胎儿伤害的风险时,方可使用
链霉蛋白酶	妊娠期妇女只有明确需要时方可使用
链霉素	见氨基糖苷类
链佐星	妊娠期妇女禁用
两性霉素 B	妊娠期妇女只有明确需要时方可使用
亮丙瑞林	妊娠期妇女禁用
林旦	妊娠期妇女只有在潜在的益处大于对胎儿伤害的风险时,方可使用
林可霉素	妊娠期妇女注射用药安全性尚未确定,不宜使用
磷苯妥英	妊娠期妇女禁用
磷丙泊酚二钠	妊娠期妇女只有明确需要时方可使用
膦甲酸钠	妊娠期妇女只有在潜在的益处大于对胎儿伤害的风险时,方可使用
流行性腮腺炎皮试抗原	妊娠期妇女只有在潜在的益处大于对胎儿伤害的风险时,方可使用
硫康唑	妊娠头 3 个月妇女慎用
硫氯酚	妊娠期妇女禁用
硫鸟嘌呤	妊娠期妇女禁用(动物实验有致畸性及胚胎毒性),建议治疗期间,男女均须采取有效的避孕措施
硫喷妥钠	妊娠期妇女只有在潜在的益处大于对胎儿伤害的风险时,方可使用
硫普罗宁	妊娠期妇女只有在潜在的益处大于对胎儿伤害的风险时,方可使用
硫前列酮	妊娠期妇女只有在引产时使用
硫酸阿巴卡韦-多芦那韦-拉米夫定	妊娠期妇女只有在潜在的益处大于对胎儿伤害的风险时,方可使用
硫酸阿巴卡韦-拉米夫定	妊娠期妇女只有在潜在的益处大于对胎儿伤害的风险时,方可使用
硫酸镁	先兆子痫短期静脉给药未知有害,但超量可导致新生儿呼吸抑制,禁用本品导泻
硫酸锌	妊娠期妇女用药的安全性尚未明确
硫糖铝	妊娠期妇女只有明确需要时方可使用
硫唑嘌呤	妊娠期妇女禁用
柳胺酚	妊娠期妇女用药的安全性尚不明确
柳氮磺吡啶	妊娠期妇女只有明确需要时方可使用
六氟化硫	妊娠期妇女用药的安全性尚未明确,应避免使用
六甲蜜胺	妊娠期妇女禁用

药物	临床评价
六氢脱氧麻黄碱	妊娠期妇女只有在潜在的益处大于对胎儿伤害的风险时,方可使用
咯萘啶	妊娠期妇女的安全性尚不明确
卢非酰胺	见抗癫痫药
芦索替尼	妊娠期妇女只有在潜在的益处大于对胎儿伤害的风险时,方可使用
卤泛群	妊娠期妇女禁用
鲁比前列酮	妊娠期妇女只有在潜在的益处大于对胎儿伤害的风险时,方可使用
氯胺酮	见全身性麻醉药
氯巴占	见苯二氮䓬类
氯贝胆碱	妊娠期妇女只有在潜在的益处大于对胎儿伤害的风险时,方可使用
氯贝丁酯	见纤维酸类
氯倍他松	见皮质激素
氯倍他索	见皮质激素
氯苯达诺	妊娠期妇女禁用
氯苯甘油氨酯	妊娠期妇女慎用
氯苯那敏	见抗组胺药
氯吡格雷	妊娠期妇女只有在潜在的益处大于对胎儿伤害的风险时,方可使用
氯丙那林	妊娠期妇女只有在潜在的益处大于对胎儿伤害的风险时,方可使用
氯丙嗪	见抗精神病药
氯波必利	妊娠期妇女慎用
氯氮平	妊娠期妇女慎用
氯氮䓬	见苯二氮䓬类
氯碘羟喹	妊娠期妇女慎用
氯丁替诺	妊娠期妇女禁用
氯二甲箭毒	妊娠期妇女只有在潜在的益处大于对胎儿伤害的风险时,方可使用
氯法拉滨	妊娠期妇女禁用
氯法齐明	妊娠期妇女只有在潜在的益处大于对胎儿伤害的风险时,方可使用
氯胍	妊娠期妇女需补充足量的叶酸,另见抗疟药
氯化钴	妊娠期妇女禁用
氯化琥珀胆碱	妊娠期妇女只有在潜在的益处大于对胎儿伤害的风险时,方可使用
氯化铝六水化物	不推荐妊娠期妇女使用
氯磺丙脲	见磺脲类药物
氯甲西泮	见苯二氮䓬类
氯卡色林	妊娠期妇女禁用
氯喹	见抗疟药
氯膦酸	妊娠期妇女禁用
氯马斯汀	见抗组胺药
氯霉素	妊娠期妇女最好不用,尤其在妊娠期的后 3 个月中
氯美噻唑	尽可能避免使用,特别是妊娠前 3 个月与后 3 个月
氯米芬	妊娠期妇女禁用
氯米帕明	见三环类(及相关)抗抑郁药

续表

药物	临床评价
氯那唑酸	妊娠期妇女只有在潜在的益处大于对胎儿伤害的风险时,方可使用
氯诺昔康	见非甾体抗炎药
氯普唑仑	见苯二氮䓬类
氯噻嗪	妊娠期妇女只有在潜在的益处大于对胎儿伤害的风险时,方可使用
氯噻酮	见利尿剂
氯沙坦	同 ACEIs
氯碳头孢	见碳头孢烯类
氯硝西泮	见苯二氮䓬类
氯氧喹	妊娠期妇女禁用
氯乙烷	妊娠期妇女只有明确需要时方可使用
氯乙酰胆碱	妊娠期妇女只有在潜在的益处大于对胎儿伤害的风险时,方可使用
氯唑沙宗	妊娠期妇女只有在潜在的益处大于对胎儿伤害的风险时,方可使用
罗氟司特	妊娠期妇女只有在潜在的益处大于对胎儿伤害的风险时,方可使用
罗格列酮	厂商建议避免使用,动物实验有毒性,对所有糖尿病患者来说,胰岛素是最好的替代药物
罗红霉素	妊娠期妇女只有在潜在的益处大于对胎儿伤害的风险时,方可使用
罗库溴铵	妊娠期妇女只有在潜在的益处大于对胎儿伤害的风险时,方可使用
罗美昔布	见非甾体抗炎药
罗米地辛	妊娠期妇女禁用
罗哌卡因	尚未建立安全性,但未知有害
罗匹尼罗	动物实验有毒性,妊娠期妇女只有在潜在的益处大于对胎儿伤害的风险时,方可使用
罗沙前列醇	妊娠期妇女禁用
罗沙替丁醋酸酯	妊娠期妇女用药的安全性尚未明确
罗他霉素	妊娠期妇女慎用
罗替戈汀	妊娠期妇女只有在潜在的益处大于对胎儿伤害的风险时,方可使用
罗通定	妊娠期妇女禁用
罗西维林	妊娠期妇女禁用
螺内酯	动物实验有毒性,妊娠期妇女只有在潜在的益处大于对胎儿伤害的风险时,方可使用
洛巴铂	妊娠期妇女禁用
洛贝林	妊娠期妇女禁用
洛度沙胺	妊娠期妇女只有明确需要时方可使用
洛非帕明	见三环类(及相关的)抗抑郁药
洛非西定	妊娠期妇女只有在潜在的益处大于对胎儿伤害的风险时,方可使用
洛美利嗪	妊娠期妇女禁用
洛美他派	妊娠期妇女禁用
洛莫司汀	妊娠期妇女禁用
洛哌丁胺	妊娠期妇女只有在潜在的益处大于对胎儿伤害的风险时,方可使用
洛匹那韦-利托那韦	避免服用口服液,因为其中含有丙二醇,建议使用胶囊或片剂,除非可能的益处大于风险(动物实验有毒性)
麻黄碱	妊娠期妇女只有在潜在的益处大于对胎儿伤害的风险时,方可使用
麻醉性镇痛药	见阿片类镇痛药
麻醉乙醚	妊娠期妇女只有明确需要时方可使用

药物	临床评价
马拉硫磷	妊娠期妇女只有明确需要时方可使用
马拉维若	妊娠期妇女只有明确需要时方可使用
马洛替酯	妊娠期妇女禁用
马尼地平	妊娠期妇女或有可能妊娠的妇女禁用
马沙骨化醇	妊娠期妇女慎用
马西替坦	妊娠期妇女禁用
马吲哚	妊娠期妇女禁用
吗啡	见阿片类镇痛药
吗啉胍	妊娠期妇女只有在潜在的益处大于对胎儿伤害的风险时,方可使用
吗氯贝胺	见抗抑郁药(单胺氧化酶抑制剂类)
吗替麦考酚酯	妊娠期妇女禁用,动物实验有毒性,治疗期间及结束后6周,须采取有效的避孕措施
麦角胺	妊娠期妇女禁用
麦角胺咖啡因	妊娠期妇女禁用
麦角新碱	胎儿及胎盘未娩出前禁用,以免发生子宫破裂及胎儿宫内窒息死亡,因此,本品不可用于催产或引产
麦考酚酸	妊娠期妇女禁用
毛果芸香碱	避免使用,刺激平滑肌收缩,动物实验有毒性
毛花苷丙	妊娠期妇女禁用
美贝维林	妊娠期妇女用药的安全性尚未明确
美泊利珠单抗	动物实验有致畸性
美雌醇	见口服避孕药
美法仑	妊娠期妇女禁用(建议在治疗期间,男女均须采取有效的避孕措施)
美芬丁胺	妊娠期妇女禁用
美芬新	妊娠期妇女禁用
美睾酮	见蛋白同化激素
美金刚	妊娠期妇女只有在潜在的益处大于对胎儿伤害的风险时,方可使用
美卡拉明	妊娠期妇女只有在潜在的益处大于对胎儿伤害的风险时,方可使用
美卡舍明	妊娠期妇女只有在潜在的益处大于对胎儿伤害的风险时,方可使用
美拉胂醇	妊娠期妇女禁用
美罗培南	妊娠期妇女只有在潜在的益处大于对胎儿伤害的风险时,方可使用
美洛昔康	见非甾体抗炎药
美帕曲星	妊娠期妇女禁用
美普他酚	见阿片类镇痛药
美曲膦酯	妊娠期妇女禁用
美曲普丁	妊娠期妇女只有在潜在的益处大于对胎儿伤害的风险时,方可使用
美沙拉秦	妊娠期妇女只有明确需要时方可使用
美沙酮	见阿片类镇痛药
美司钠	妊娠期妇女只有在潜在的益处大于对胎儿伤害的风险时,方可使用
美索巴莫	妊娠期妇女只有在潜在的益处大于对胎儿伤害的风险时,方可使用
美他沙酮	妊娠期妇女慎用
美替拉酮	妊娠期妇女禁用(损害胎儿-胎盘甾体化合物的生物合成)

续表

药物	临床评价
美替洛尔	妊娠期妇女只有在潜在的益处大于对胎儿伤害的风险时,方可使用
美托拉宗	见利尿剂
美托洛尔	见 β 受体拮抗药
美维库铵	妊娠期妇女只有在潜在的益处大于对胎儿伤害的风险时,方可使用
美西律	妊娠期妇女只有在潜在的益处大于对胎儿伤害的风险时,方可使用
美西麦角	妊娠期妇女禁用
门冬酰胺酶	妊娠期妇女只有在潜在的益处大于对胎儿伤害的风险时,方可使用
门冬胰岛素	妊娠期妇女禁用
锰福地吡	妊娠期妇女禁用
孟鲁司特	妊娠期妇女只有明确需要时方可使用
孟替普酶	妊娠期妇女只有在潜在的益处大于对胎儿伤害的风险时,方可使用
咪达那新	妊娠期妇女只有在潜在的益处大于对胎儿伤害的风险时,方可使用
咪达普利	见 ACEIs
咪达唑仑	见苯二氮䓬类
咪康唑	妊娠期妇女只有明确需要时方可使用
咪喹莫特	妊娠期妇女只有明确需要时方可使用
咪唑立宾	妊娠期妇女禁用
咪唑斯汀	厂商建议避免使用,另见抗组胺药
咪唑酯	妊娠期妇女禁用
糜蛋白酶	妊娠期妇女只有在潜在的益处大于对胎儿伤害的风险时,方可使用
米安色林	见三环类(及相关的)抗抑郁药
米贝拉地尔	妊娠期妇女禁用
米泊美生钠	妊娠期妇女只有明确需要时方可使用
米铂	妊娠或可能妊娠的妇女禁用
米氮平	动物实验有毒性,妊娠期妇女只有在潜在的益处大于对胎儿伤害的风险时,方可使用
米多君	妊娠期妇女只有在潜在的益处大于对胎儿伤害的风险时,方可使用
米伐木肽	妊娠期妇女禁用
米非司酮	如果治疗失败,应用其他方法终止妊娠
米格列奈	妊娠期妇女禁用
米格鲁司特	妊娠期妇女只有在潜在的益处大于对胎儿伤害的风险时,方可使用
米卡芬净	妊娠期妇女只有在潜在的益处大于对胎儿伤害的风险时,方可使用
米库氯铵	妊娠期妇女只有在潜在的益处大于对胎儿伤害的风险时,方可使用
米拉贝隆	妊娠期妇女只有在潜在的益处大于对胎儿伤害的风险时,方可使用
米力农	妊娠期妇女只有在潜在的益处大于对胎儿伤害的风险时,方可使用
米那普仑	妊娠期妇女或可能怀孕的妇女,应权衡利弊后用药
米诺地尔	妊娠期妇女只有在潜在的益处大于对胎儿伤害的风险时,方可使用
米诺环素	见四环素类
米诺膦酸	妊娠期妇女禁用
米索前列醇	妊娠期妇女禁用(除非用于流产)
米替福新	妊娠期妇女禁用

续表

药物	临床评价
米托蒽醌	妊娠期妇女禁用,建议治疗期间及结束后至少 6 个月,男女均须采取有效的避孕措施
米托坦	妊娠期妇女只有在潜在的益处大于对胎儿伤害的风险时,方可使用
莫达非尼	妊娠期妇女只有在潜在的益处大于对胎儿伤害的风险时,方可使用
莫拉司亭	妊娠期妇女禁用
莫雷西嗪	妊娠期妇女禁用
莫罗单抗-CD$_3$	妊娠期妇女禁用
莫匹罗星	妊娠期妇女只有在潜在的益处大于对胎儿伤害的风险时,方可使用
莫沙必利	妊娠期妇女用药的安全性尚未确定,建议妊娠期妇女避免使用
莫索尼定	妊娠期妇女只有在潜在的益处大于对胎儿伤害的风险时,方可使用
莫西赛利	妊娠期妇女不宜使用
莫西沙星	见喹诺酮类
莫昔普利	见 ACEIs
那法瑞林	妊娠期妇女禁用
那非那韦	妊娠期妇女只有在潜在的益处大于对胎儿伤害的风险时,方可使用
那氟沙星	妊娠期妇女慎用
那格列奈	动物实验有毒性,妊娠期妇女只有在潜在的益处大于对胎儿伤害的风险时,方可使用,所有糖尿病患者最好的代替物是胰岛素
那可丁	妊娠期妇女禁用
那拉曲坦	见 5-HT$_1$ 受体激动剂
那他珠单抗	动物实验有毒性,妊娠期妇女只有在潜在的益处大于对胎儿伤害的风险时,方可使用
纳多洛尔	见 β 受体拮抗药
纳洛普醇	妊娠期妇女只有在潜在的益处大于对胎儿伤害的风险时,方可使用
纳洛酮	妊娠期妇女只有明确需要时方可使用
纳美芬	妊娠期妇女只有明确需要时方可使用
纳曲酮	妊娠期妇女只有在潜在的益处大于对胎儿伤害的风险时,方可使用
奈比洛尔	见 β 受体拮抗药
奈达铂	妊娠期妇女禁用
奈多罗米	妊娠期妇女只有在潜在的益处大于对胎儿伤害的风险时,方可使用
奈法唑酮	妊娠期妇女只有在潜在的益处大于对胎儿伤害的风险时,方可使用
奈非那韦	妊娠期妇女只有明确需要时方可使用
奈福泮	妊娠期妇女禁用
奈帕芬胺	见非甾体抗炎药
奈替米星	见氨基糖苷类
奈妥吡坦-帕洛诺司琼	妊娠期妇女只有在潜在的益处大于对胎儿伤害的风险时,方可使用
奈韦拉平	妊娠期妇女只有在潜在的益处大于对胎儿伤害的风险时,方可使用
奈西利肽	妊娠期妇女只有在潜在的益处大于对胎儿伤害的风险时,方可使用
萘丁美酮	见非甾体抗炎药
萘啶酸	见喹诺酮类
萘二磺乙乳胆铵	妊娠期妇女禁用
萘酚喹	妊娠 5 个月内的妊娠期妇女禁用复方片剂
萘呋胺	妊娠期妇女禁用

药物	临床评价
萘甲唑啉	妊娠期妇女慎用
萘莫司他	妊娠期妇女的安全性尚不明确
萘普生	见非甾体抗炎药
脑蛋白水解物	妊娠期妇女禁用
脑苷肌肽	妊娠期妇女用药的安全性尚未明确
尼达尼布	本品有胚胎毒性,妊娠期妇女禁用
尼氟酸	妊娠期妇女禁用
尼古丁	妊娠期妇女禁用
尼卡地平	妊娠期妇女只有在潜在的益处大于对胎儿伤害的风险时,方可使用
尼可地尔	妊娠期妇女只有在潜在的益处大于对胎儿伤害的风险时,方可使用
尼可刹米	妊娠期妇女禁用
尼可占替诺	妊娠期妇女禁用
尼鲁地平	妊娠期妇女或有可能妊娠的妇女禁用
尼鲁米特	妊娠期妇女只有在潜在的益处大于对胎儿伤害的风险时,方可使用
尼罗替尼	妊娠期妇女禁用
尼洛鲁单抗	妊娠期妇女禁用
尼麦角林	妊娠期妇女禁用
尼美舒利	见非甾体抗炎药
尼莫地平	妊娠期妇女只有在潜在的益处大于对胎儿伤害的风险时,方可使用
尼莫司汀	妊娠期妇女禁用
尼群地平	妊娠期妇女只有在潜在的益处大于对胎儿伤害的风险时,方可使用
尼索地平	妊娠期妇女只有在潜在的益处大于对胎儿伤害的风险时,方可使用
尼妥珠单抗	妊娠期妇女只有在潜在的益处大于对胎儿伤害的风险时,方可使用
尼扎替丁	妊娠期妇女只有明确需要时方可使用
尼唑苯酮	动物实验表明,胎仔死亡率增加、妊娠期延长和新生动物生存率降低,故妊娠期妇女应权衡利弊慎用
尿促性素	妊娠期妇女禁用
尿激酶	妊娠期妇女只有明确需要时方可使用
尿囊素铝	妊娠期妇女用药的安全性尚未明确
柠特达尼	妊娠期妇女禁用
凝血酶原复合物	妊娠期妇女只有在潜在的益处大于对胎儿伤害的风险时,方可使用
凝血因子Ⅷ	妊娠期妇女只有明确需要时方可使用
牛痘免疫球蛋白(人源性)	妊娠期妇女只有在潜在的益处大于对胎儿伤害的风险时,方可使用
牛痘疫苗接种家兔炎症皮肤提取物	妊娠期妇女只有在潜在的益处大于对胎儿伤害的风险时,方可使用
牛培加酶	妊娠期妇女只有在潜在的益处大于对胎儿伤害的风险时,方可使用
诺氟沙星	见喹诺酮类
诺龙	见蛋白同化激素
诺孕酯	见口服避孕药
帕比司他	妊娠期妇女禁用
帕拉米韦	妊娠期妇女只有在潜在的益处大于对胎儿伤害的风险时,方可使用

药物	临床评价
帕立骨化醇	动物实验有毒性,妊娠期妇女只有在潜在的益处大于对胎儿伤害的风险时,方可使用。另见维生素 D
帕利夫明	妊娠期妇女只有在潜在的益处大于对胎儿伤害的风险时,方可使用
帕罗西汀	见抗抑郁药(SSRI 类)
帕洛诺司琼	妊娠期妇女只有在潜在的益处大于对胎儿伤害的风险时,方可使用
帕米膦酸	妊娠期妇女只有在潜在的益处大于对胎儿伤害的风险时,方可使用
帕尼单抗	妊娠期妇女只有在潜在的益处大于对胎儿伤害的风险时,方可使用
帕尼培南	妊娠期妇女只有在潜在的益处大于对胎儿伤害的风险时,方可使用
帕瑞昔布	妊娠期妇女禁用
帕妥珠单抗	妊娠期妇女禁用
帕唑帕尼	妊娠期妇女禁用
哌苯甲醇	妊娠期妇女禁用
哌泊噻嗪	见抗精神病药
哌加他尼钠	妊娠期妇女只有明确需要时方可使用
哌甲酯	经验有限,妊娠期妇女只有在潜在的益处大于对胎儿伤害的风险时,方可使用
哌库溴铵	妊娠期妇女只有在潜在的益处大于对胎儿伤害的风险时,方可使用
哌拉西林	见青霉素类
哌仑西平	妊娠期妇女禁用
哌嗪	妊娠期妇女禁用
哌氰嗪	见抗精神病药
哌替啶	见阿片类镇痛药
哌唑嗪	见 α 受体拮抗药
潘博立珠单抗	妊娠期妇女禁用
泮库溴铵	妊娠期妇女只有在潜在的益处大于对胎儿伤害的风险时,方可使用
泮托拉唑	妊娠期妇女禁用,动物实验有新生儿毒性
培哚普利	见 ACEIs
培高利特	妊娠期妇女只有在潜在的益处大于对胎儿伤害的风险时,方可使用
培戈洛酶	妊娠期妇女只有在潜在的益处大于对胎儿伤害的风险时,方可使用
培格司亭	动物实验有毒性,妊娠期妇女只有在潜在的益处大于对胎儿伤害的风险时,方可使用
培洛霉素	妊娠期妇女禁用
培美曲塞	妊娠期妇女禁用(动物实验有毒性),在治疗期间须采取有效避孕措施,男性应在治疗期间及之后至少 6 个月内,采取有效避孕措施
培门冬酶	妊娠期妇女只有在潜在的益处大于对胎儿伤害的风险时,方可使用
培维索孟	妊娠期妇女只有明确需要时方可使用
喷司他丁	妊娠期妇女禁用
喷他脒	妊娠期妇女只有在潜在的益处大于对胎儿伤害的风险时,方可使用
喷他佐辛	避免使用(动物实验有致畸性),男性应在治疗期间及之后 6 个月内,采取有效避孕措施
喷托维林	妊娠期妇女使用的安全性尚未明确
喷昔洛韦	妊娠期妇女只有明确需要时方可使用
硼替佐米	治疗期间及结束后 3 个月内,无论男女均应采取有效避孕措施
皮质激素	在一些疾病中益处大于风险,如哮喘,但长期使用可导致男性婴儿女性化

续表

药物	临床评价
脾多肽	妊娠期妇女禁用
匹多莫德	妊娠前 3 个月内禁用
匹格列酮	动物实验有毒性,建议避免使用,胰岛素对于所有的糖尿病患者是最好的替代品
匹可硫酸钠	妊娠期妇女只有在潜在的益处大于对胎儿伤害的风险时,方可使用
匹美西林	见青霉素类
匹莫林	妊娠期妇女只有明确需要时方可使用
匹莫齐特	见抗精神病药
匹哌氮酯	妊娠期妇女禁用
匹维溴铵	妊娠期妇女禁用
平阳霉素	妊娠期妇女禁用
泼那替尼	妊娠期妇女禁用
泼尼松龙	见皮质激素
扑米酮	妊娠期妇女禁用
葡糖脑苷脂酶 α	妊娠期妇女只有明确需要时方可使用
葡萄糖酸钠铁复合物	妊娠期妇女只有明确需要时方可使用
葡萄糖酸锑钠	可能加重妊娠反应,妊娠期妇女不宜使用
普伐他汀	见他汀类
普卡必利	不建议妊娠期妇女使用
普卡霉素	妊娠期妇女禁用
普拉睾酮	动物实验有致畸作用,故妊娠初期不宜使用本品
普拉格雷	妊娠期妇女只有明确需要时方可使用
普拉克索	妊娠期妇女只有在潜在的益处大于对胎儿伤害的风险时,方可使用
普拉洛芬	见非甾体抗炎药
普拉吗林	妊娠期妇女只有在潜在的益处大于对胎儿伤害的风险时,方可使用
普拉曲沙	妊娠期妇女禁用
普兰林肽	妊娠期妇女禁用
普劳诺托	妊娠期妇女禁用
普鲁本辛	妊娠期妇女只有在潜在的益处大于对胎儿伤害的风险时,方可使用
普鲁卡因	可导致新生儿正铁血红蛋白血症,另见局部麻醉药
普鲁卡因胺	妊娠期妇女只有在潜在的益处大于对胎儿伤害的风险时,方可使用
普仑司特	妊娠期妇女禁用
普罗布考	妊娠期妇女禁用
普罗加比	妊娠期妇女禁用
普罗帕酮	妊娠期妇女只有在潜在的益处大于对胎儿伤害的风险时,方可使用
普罗瑞林	妊娠期妇女只有在潜在的益处大于对胎儿伤害的风险时,方可使用
普萘洛尔	见 β 受体拮抗药
普瑞巴林	动物实验有毒性,妊娠期妇女只有在潜在的益处大于对胎儿伤害的风险时,方可使用
七氟烷	妊娠期妇女只有明确需要时方可使用
七叶皂苷钠	妊娠期妇女慎用,Rh 血型不合的妊娠期妇女禁用
齐多夫定	妊娠期妇女只有在潜在的益处大于对胎儿伤害的风险时,方可使用

续表

药物	临床评价
齐考诺肽	妊娠期妇女只有在潜在的益处大于对胎儿伤害的风险时,方可使用
齐留通	妊娠期妇女只有在潜在的益处大于对胎儿伤害的风险时,方可使用
前列地尔	妊娠期妇女禁用
前列地尔(尿道用制剂)	如对方怀孕,建议采用屏障型避孕措施
羟苯磺酸钙	妊娠期妇女的用药安全性尚未确定,暂不使用
羟布宗	妊娠期妇女只有在潜在的益处大于对胎儿伤害的风险时,方可使用
羟丁酸钠	见全身麻醉药
羟基脲	妊娠期妇女禁用(动物实验有致畸性),治疗期间育龄期妇女应采取有效的避孕措施
羟甲香豆素	妊娠期妇女的安全性尚不明确
羟甲唑啉	妊娠期妇女只有在潜在的益处大于对胎儿伤害的风险时,方可使用
羟考酮	见阿片类镇痛药
羟氯喹	妊娠期妇女只有在潜在的益处大于对胎儿伤害的风险时,方可使用
羟嗪	见抗组胺药
羟喜树碱	妊娠期妇女禁用
羟乙基淀粉	妊娠期妇女只有在潜在的益处大于对胎儿伤害的风险时,方可使用
青蒿琥酯	有胚胎毒性,妊娠期妇女慎用
青蒿素	有胚胎毒性,妊娠期妇女慎用,尤其妊娠前3个月
青霉胺	妊娠期妇女禁用
青霉素G	见青霉素类
青霉素V	见青霉素类
青霉素类	妊娠期妇女只有明确需要时方可使用
青藤碱	妊娠期妇女慎用
氢氟噻嗪	见利尿剂
氢化可的松	见皮质激素
氢奎尼丁	妊娠期妇女只有在潜在的益处大于对胎儿伤害的风险时,方可使用
氢氯噻嗪	见利尿剂
氢吗啡酮	见阿片类镇痛药
氢氧化镁	妊娠期妇女只有明确需要时方可使用
庆大霉素	见氨基糖苷类
秋水仙碱	妊娠期妇女禁用
巯嘌呤	妊娠期妇女禁用
曲安西龙	见皮质激素
曲奥舒凡	妊娠期妇女禁用
曲贝替定	可能对胎儿有害,妊娠期妇女应避免使用
曲恩汀	动物实验有致畸性,妊娠期妇女只有在潜在的益处大于对胎儿伤害的风险时,方可使用,监测母体及新生儿的血铜
曲伏前列素	妊娠期妇女只有在潜在的益处大于对胎儿伤害的风险时,方可使用
曲氟尿苷	妊娠期妇女只有在潜在的益处大于对胎儿伤害的风险时,方可使用
曲古霉素	妊娠期妇女慎用
曲克芦丁	妊娠期妇女用药的安全性尚未明确
曲马多	动物实验有胚胎毒性,厂商建议避免使用

续表

药物	临床评价
曲美布汀	妊娠期妇女慎用
曲美他嗪	妊娠期妇女禁用
曲美替尼	妊娠期妇女禁用
曲米帕明	见三环类(及相关的)抗抑郁药
曲尼司特	妊娠期妇女禁用
曲匹布通	妊娠期妇女禁用
曲匹地尔	妊娠期妇女禁用
曲普瑞林	妊娠期妇女禁用
曲前列尼尔	妊娠期妇女只有明确需要时方可使用
曲司氯铵	妊娠期妇女只有在潜在的益处大于对胎儿伤害的风险时,方可使用
曲托喹酚	妊娠期妇女只有在潜在的益处大于对胎儿伤害的风险时,方可使用
曲妥珠单抗	妊娠期妇女禁用
曲妥珠单抗共轭复合物	妊娠期妇女禁用
曲昔匹特	妊娠期妇女只有在潜在的益处大于对胎儿伤害的风险时,方可使用
曲唑酮	见三环类(及相关的)抗抑郁药
屈大麻酚	妊娠期妇女只有明确需要时方可使用
屈他维林	妊娠期妇女慎用
屈昔多巴	妊娠期妇女只有在潜在的益处大于对胎儿伤害的风险时,方可使用
去氨加压素	在妊娠第 3 个月有微弱的细胞毒性,可增加先兆子痫的危险
去甲肾上腺素	妊娠期妇女只有在潜在的益处大于对胎儿伤害的风险时,方可使用
去甲替林	见三环类(及相关的)抗抑郁药
去甲万古霉素	妊娠期妇女只有在潜在的益处大于对胎儿伤害的风险时,方可使用
去甲文拉法辛	妊娠期妇女只有在潜在的益处大于对胎儿伤害的风险时,方可使用
去羟肌苷	妊娠期妇女只有在潜在的益处大于对胎儿伤害的风险时,方可使用
去氢胆酸	妊娠期妇女的安全性尚不明确
去铁胺	妊娠前 3 个月禁用
去铁敏	动物实验有致畸性,妊娠期妇女只有在潜在的益处大于对胎儿伤害的风险时,方可使用
去铁酮	动物实验有致畸性和胚胎毒性,厂商建议计划妊娠前及妊娠期间避免使用
去纤酶	妊娠期妇女禁用
去氧氟尿苷	妊娠期妇女禁用
去氧肾上腺素	有引起畸形的报道,尽可能避免使用,在妊娠后期及分娩时使用,有引发胎儿缺氧、心动过速的报道
去氧孕烯	见口服避孕药
去乙酰毛花苷	妊娠期妇女禁用
全氟丙烷人血白蛋白微球	妊娠期妇女慎用
全身性麻醉药	妊娠期妇女只有在潜在的益处大于对胎儿伤害的风险时,方可使用,可抑制新生儿呼吸,用于维持麻醉,丙泊酚的剂量不超过每小时 6 mg/kg,硫喷妥钠的剂量不超过 250 mg
炔雌醇	见口服避孕药
炔己蚁胺	妊娠期妇女慎用
炔诺醇	见口服避孕药
炔诺酮	有导致女性婴儿男性化及其他缺陷的报道,另见口服避孕药

药物	临床评价
炔诺孕酮	见口服避孕药
群多普利	见 ACEIs
人蛋白 C 浓缩物	妊娠期妇女只有在潜在的益处大于对胎儿伤害的风险时,方可使用
人活化蛋白 C	妊娠期妇女禁用
人血白蛋白	妊娠期妇女慎用
壬二酸	妊娠期妇女只有明确需要时方可使用
绒促性素	妊娠期妇女禁用
绒促性素 α	妊娠期妇女禁用
柔红霉素	厂商建议避免使用,动物实验有毒性
肉毒素 A	妊娠期妇女只有在潜在的益处大于对胎儿伤害的风险时,方可使用
肉毒素 B	妊娠期妇女只有在潜在的益处大于对胎儿伤害的风险时,方可使用
乳果糖	妊娠期妇女只有在潜在的益处大于对胎儿伤害的风险时,方可使用
乳酸铵	妊娠期妇女只有在潜在的益处大于对胎儿伤害的风险时,方可使用
乳酸钠	患妊娠高血压综合征的妊娠期妇女使用本品可导致水肿加重,血压进一步升高,应慎用
瑞巴派特	妊娠期妇女只有在潜在的益处大于对胎儿伤害的风险时,方可使用
瑞吡司特	妊娠期妇女禁用
瑞波西汀	妊娠期妇女禁用
瑞格非尼	妊娠期妇女禁用,本品治疗期间及治疗结束后 2 个月,应采取有效的避孕措施
瑞格列奈	建议避免使用,对所有糖尿病患者来说,胰岛素是最好的替代药物
瑞普特罗	妊娠期妇女只有在潜在的益处大于对胎儿伤害的风险时,方可使用
瑞舒伐他汀	见他汀类
瑞他帕林	妊娠期妇女只有明确需要时方可使用
瑞替普酶	妊娠期妇女只有在潜在的益处大于对胎儿伤害的风险时,方可使用
塞克硝唑	妊娠期妇女禁用
塞来昔布	妊娠期妇女只有在潜在的益处大于对胎儿伤害的风险时,方可使用
塞利洛尔	见 β 受体拮抗药
塞曲司特	妊娠期妇女禁用
塞替派	妊娠期妇女禁用
噻苯达唑	妊娠期妇女只有在潜在的益处大于对胎儿伤害的风险时,方可使用
噻加宾	妊娠期妇女只有在潜在的益处大于对胎儿伤害的风险时,方可使用
噻康唑	妊娠期前 3 个月禁用
噻洛芬酸	见非甾体抗炎药
噻吗洛尔	见 β 受体拮抗药
噻嘧啶	妊娠期妇女禁用
噻托溴铵	动物实验有毒性,妊娠期妇女只有在潜在的益处大于对胎儿伤害的风险时,方可使用
赛克力嗪	见抗组胺药
赛克立明	妊娠期妇女只有在潜在的益处大于对胎儿伤害的风险时,方可使用
赛洛唑啉	妊娠期妇女慎用
赛妥珠单抗聚乙二醇	妊娠期妇女只有明确需要时方可使用
三氟拉嗪	见抗精神病药

续表

药物	临床评价
三甲硫苯嗪	妊娠期妇女禁用
三甲曲沙	妊娠期妇女禁用
三甲双酮	见抗癫痫药
三磷酸胞苷	妊娠期妇女禁用
三氯福司	避免使用
三氯乙醛	妊娠期妇女只有在潜在的益处大于对胎儿伤害的风险时,方可使用
三水杨酸胆碱镁	妊娠期妇女只有在潜在的益处大于对胎儿伤害的风险时,方可使用
三氧化二砷	妊娠期妇女只有在潜在的益处大于对胎儿伤害的风险时,方可使用
三乙醇胺	妊娠期妇女慎用
色甘酸钠	妊娠期妇女只有明确需要时方可使用
色瑞替尼	妊娠期妇女禁用,育龄期妇女在治疗期间和治疗结束后 2 周内,应采取有效避孕措施
沙丁胺醇	妊娠期妇女只有在潜在的益处大于对胎儿伤害的风险时,方可使用
沙格雷酯	妊娠期妇女只有在潜在的益处大于对胎儿伤害的风险时,方可使用
沙格列汀	妊娠期妇女只有明确需要时方可使用
沙格司亭	妊娠期妇女只有在潜在的益处大于对胎儿伤害的风险时,方可使用
沙克罗酶	妊娠期妇女只有明确需要时方可使用
沙奎那韦	妊娠期妇女只有在潜在的益处大于对胎儿伤害的风险时,方可使用
沙利度胺	妊娠期妇女服用本品可致新生儿严重出生缺陷或死亡。禁用于妊娠期妇女和即将怀孕的妇女,即使单次服用本品(与剂量无关),也可导致严重的新生儿出生缺陷
沙库必曲-缬沙坦	妊娠期妇女禁用
沙美特罗	妊娠期妇女只有在潜在的益处大于对胎儿伤害的风险时,方可使用
山莨菪碱	妊娠期妇女禁用
钐[153]乙二胺四甲基膦酸	妊娠期妇女禁用
舍曲林	见抗抑郁药(SSRI 类)
舍他康唑	妊娠期妇女只有在潜在的益处大于对胎儿伤害的风险时,方可使用
舍吲哚	厂商建议避免使用
肾上腺素	妊娠期妇女只有在潜在的益处大于对胎儿伤害的风险时,方可使用
生长激素	如妊娠,停止使用,尚无资料,但有致畸的风险
生长抑素	妊娠期妇女禁用
士的宁	妊娠期妇女禁用
舒巴坦	本品可透过胎盘进入胎儿体内,妊娠期妇女慎用
舒必利	见抗精神病药
舒更葡萄糖钠	妊娠期妇女慎用
舒拉明钠	妊娠期妇女禁用
舒林酸	妊娠期妇女禁用
舒马曲坦	见 5-HT$_1$ 受体激动剂
舒尼替尼	妊娠期妇女禁用
舒噻美	妊娠期妇女禁用
舒沃占特	妊娠期妇女只有在潜在的益处大于对胎儿伤害的风险时,方可使用
鼠神经生长因子	妊娠期妇女用药的安全性尚未明确
双醋瑞因	虽然动物实验并未显示本品对生殖或胎儿有任何毒性,但不应在怀孕期间服用本品

药物	临床评价
双环维林	妊娠期妇女只有明确需要时方可使用
双肼屈嗪	妊娠早期慎用
双硫仑	在乙醇存在下,高浓度的乙醛可致畸,妊娠期妇女只有在潜在的益处大于对胎儿伤害的风险时,方可使用
双氯芬酸	见非甾体抗炎药
双氯芬酸钠-米索前列醇	妊娠期妇女禁用
双氢可待因	见阿片类镇痛药
双氢麦角碱	妊娠期妇女禁用
双氢青蒿素	妊娠期妇女慎用
双水杨酯	妊娠期妇女只有在潜在的益处大于对胎儿伤害的风险时,方可使用
水合氯醛	妊娠期妇女只有在潜在的益处大于对胎儿伤害的风险时,方可使用
水杨酸镁	妊娠期妇女禁用
水杨酸钠	妊娠期妇女禁用
顺阿曲库铵	妊娠期妇女只有在潜在的益处大于对胎儿伤害的风险时,方可使用
顺铂	妊娠期妇女禁用(动物实验有致畸性)
丝裂霉素	妊娠期妇女禁用(动物实验有致畸性)
司来吉兰	妊娠期妇女只有在潜在的益处大于对胎儿伤害的风险时,方可使用
司莫司汀	妊娠期妇女禁用
司他夫定	妊娠期妇女只有在潜在的益处大于对胎儿伤害的风险时,方可使用
司替戊醇	妊娠期妇女使用须权衡利弊,慎用
司妥昔单抗	妊娠期妇女只有在潜在的益处大于对胎儿伤害的风险时,方可使用
司维拉姆	妊娠期妇女只有在潜在的益处大于对胎儿伤害的风险时,方可使用
四环素类	动物实验影响骨骼发育,妊娠期妇女禁用
四氢帕马汀	妊娠期妇女慎用
梭状芽胞杆菌胶原酶	妊娠期妇女只有明确需要时方可使用
羧基麦芽糖铁	妊娠期妇女只有在潜在的益处大于对胎儿伤害的风险时,方可使用
羧甲司坦	妊娠期妇女只有在潜在的益处大于对胎儿伤害的风险时,方可使用
索布佐生	妊娠期妇女禁用
索法酮	妊娠期妇女禁用
索氟布韦	妊娠期妇女禁用
索拉非尼	妊娠期妇女禁用
索利那新	妊娠期妇女只有在潜在的益处大于对胎儿伤害的风险时,方可使用
索尼吉布	妊娠期妇女禁用
索他洛尔	β受体拮抗药
他氟前列素	妊娠期妇女只有在潜在的益处大于对胎儿伤害的风险时,方可使用
他卡西醇	妊娠期妇女或可能怀孕的妇女避免大量或长期大面积的使用
他克莫司	避免使用,全身给药,厂商认为动物实验有毒性
他拉泊芬	妊娠期妇女禁用
他利葡苷酶α	妊娠期妇女只有明确需要时方可使用
他莫昔芬	妊娠期妇女禁用,可能影响胎儿发育,治疗期间及之后2个月,须采取有效避孕措施
他司美琼	妊娠期妇女只有在潜在的益处大于对胎儿伤害的风险时,方可使用

续表

药物	临床评价
他汀类	有先天异常的报道,因可降低胆固醇的合成,可能影响胎儿发育,避免使用
他扎罗汀	妊娠期妇女禁用
他扎司特	妊娠期妇女禁用
泰地唑胺	妊娠期妇女只有明确需要时方可使用
泰利霉素	动物实验有毒性,妊娠期妇女只有在潜在的益处大于对胎儿伤害的风险时,方可使用
坦罗莫司	妊娠期妇女禁用,建议育龄期妇女在本品治疗期间和治疗停止后 3 个月内避免妊娠
碳酸镧	妊娠期妇女只有在潜在的益处大于对胎儿伤害的风险时,方可使用
碳酸氢钠	妊娠期妇女只有在潜在的益处大于对胎儿伤害的风险时,方可使用
碳头孢烯类	妊娠期妇女只有明确需要时方可使用
特比萘芬	妊娠期妇女只有明确需要时方可使用
特布他林	妊娠期妇女只有明确需要时方可使用
特康唑	妊娠期妇女只有在潜在的益处大于对胎儿伤害的风险时,方可使用
特拉万星	妊娠期妇女只有在潜在的益处大于对胎儿伤害的风险时,方可使用
特拉唑嗪	见 α 受体拮抗药
特立氟胺	妊娠期妇女禁用
特立帕肽	妊娠期妇女只有在潜在的益处大于对胎儿伤害的风险时,方可使用
特利加压素	妊娠期妇女禁用
替比夫定	妊娠期妇女只有明确需要时方可使用
替度鲁肽	妊娠期妇女只有明确需要时方可使用
替格瑞洛	妊娠期妇女只有在潜在的益处大于对胎儿伤害的风险时,方可使用
替吉奥	妊娠或有可能妊娠的妇女禁用
替加氟	妊娠期妇女禁用
替加环素	见四环素类
替加色罗	妊娠期妇女只有明确需要时方可使用
替卡西林	见青霉素类
替考拉宁	妊娠期妇女只有在潜在的益处大于对胎儿伤害的风险时,方可使用
替喹溴铵	妊娠期妇女用药的安全性尚未明确
替拉瑞韦	妊娠期妇女有明确需要时可单用,与聚乙二醇干扰素 α 和利巴韦林合用时禁用
替鲁膦酸	妊娠期妇女只有在潜在的益处大于对胎儿伤害的风险时,方可使用
替罗非班	妊娠期妇女只有明确需要时方可使用
替马西泮	见苯二氮䓬类
替米沙坦	同 ACEIs
替莫泊芬	妊娠期妇女禁用
替莫西林	见青霉素类
替莫唑胺	服用本品的患者应采取有效的避孕措施。本品具有遗传毒性,因此,在治疗过程及治疗结束后 6 个月内,男性应避孕。由于接受本品治疗有导致不可逆性不育的可能,在接受该治疗之前应冰冻保存精子。育龄期妇女应采取有效避孕措施至停止本品治疗 6 个月后
替奈普酶	妊娠期妇女只有在潜在的益处大于对胎儿伤害的风险时,方可使用
替尼泊苷	妊娠期妇女禁用
替诺福韦	妊娠期妇女只有明确需要时方可使用

药物	临床评价
替诺昔康	见非甾体抗炎药
替普瑞酮	妊娠期妇女禁用
替硝唑	妊娠前3个月内应禁用,妊娠3个月以上的妊娠期妇女只有具明确的指征时方可使用
替伊莫单抗	妊娠期妇女禁用
替扎尼定	妊娠期妇女只有在潜在的益处大于对胎儿伤害的风险时,方可使用
天麻素	妊娠期妇女用药的安全性尚未明确
铁剂(非胃肠道给药)	妊娠前3个月避免使用
亭扎肝素	妊娠期妇女只有明确需要时方可使用
酮康唑	妊娠期妇女只有在潜在的益处大于对胎儿伤害的风险时,方可使用
酮咯酸	见非甾体抗炎药
酮洛芬	见非甾体抗炎药
酮色林	妊娠期妇女禁用
酮替芬	见抗组胺药
筒箭毒碱	妊娠期妇女禁用
头孢氨苄	妊娠期妇女只有明确需要时方可使用
头孢吡普	妊娠期妇女只有明确需要时方可使用
头孢吡肟	妊娠期妇女只有明确需要时方可使用
头孢丙烯	妊娠期妇女只有明确需要时方可使用
头孢泊肟	妊娠期妇女只有明确需要时方可使用
头孢布烯	妊娠期妇女只有明确需要时方可使用
头孢地尼	妊娠期妇女只有明确需要时方可使用
头孢地嗪	妊娠期妇女只有明确需要时方可使用
头孢呋辛	妊娠期妇女只有明确需要时方可使用
头孢磺啶	妊娠期妇女只有明确需要时方可使用
头孢甲肟	妊娠期妇女只有明确需要时方可使用
头孢卡品	妊娠期妇女只有明确需要时方可使用
头孢克定	妊娠期妇女只有明确需要时方可使用
头孢克洛	妊娠期妇女只有明确需要时方可使用
头孢克肟	妊娠期妇女只有明确需要时方可使用
头孢拉定	妊娠期妇女只有明确需要时方可使用
头孢拉宗	见头霉素类
头孢雷特	妊娠期妇女只有明确需要时方可使用
头孢硫脒	妊娠早期应慎用
头孢洛林酯	妊娠期妇女只有明确需要时方可使用
头孢洛仑	妊娠期妇女只有明确需要时方可使用
头孢美唑	见头霉素类
头孢米诺	见头霉素类
头孢尼西	妊娠期妇女只有明确需要时方可使用
头孢哌酮	妊娠期妇女只有明确需要时方可使用
头孢匹胺	妊娠期妇女只有明确需要时方可使用

药物	临床评价
头孢匹林	妊娠期妇女只有明确需要时方可使用
头孢匹罗	妊娠期妇女只有明确需要时方可使用
头孢羟氨苄	妊娠期妇女只有明确需要时方可使用
头孢曲秦	妊娠期妇女只有明确需要时方可使用
头孢曲松	妊娠期妇女只有明确需要时方可使用
头孢噻啶	尚无妊娠期妇女使用的资料,妊娠期妇女尽量避免使用
头孢噻吩	妊娠期妇女只有明确需要时方可使用
头孢噻肟	妊娠期妇女只有明确需要时方可使用
头孢沙定	妊娠期妇女只有明确需要时方可使用
头孢他啶	妊娠期妇女只有明确需要时方可使用
头孢他啶-阿维巴坦	妊娠期妇女只有明确需要时方可使用
头孢他美	妊娠期妇女只有明确需要时方可使用
头孢特仑	妊娠期妇女只有明确需要时方可使用
头孢替安	妊娠期妇女只有在潜在的益处大于对胎儿伤害的风险时,方可使用
头孢替坦	见头霉素类
头孢替唑	对妊娠期妇女或有可能怀孕的妇女,要综合考虑,一般不推荐使用本品
头孢托仑	妊娠期妇女只有明确需要时方可使用
头孢西丁	见头霉素类
头孢西酮	妊娠期妇女只有明确需要时方可使用
头孢乙腈	妊娠期妇女只有明确需要时方可使用
头孢唑兰	妊娠期妇女只有明确需要时方可使用
头孢唑喃	妊娠期妇女只有明确需要时方可使用
头孢唑肟	妊娠期妇女只有明确需要时方可使用
土霉素	见四环素类
托吡酯	动物实验有毒性,妊娠期妇女只有在潜在的益处大于对胎儿伤害的风险时,方可使用,另见抗癫痫药
托泊替康	妊娠期妇女禁用
托伐普坦	妊娠期妇女只有在潜在的益处大于对胎儿伤害的风险时,方可使用
托法替尼	妊娠期妇女只有在潜在的益处大于对胎儿伤害的风险时,方可使用
托芬那酸	见非甾体抗炎药
托卡朋	动物实验有毒性,妊娠期妇女只有在潜在的益处大于对胎儿伤害的风险时,方可使用
托拉塞米	见利尿剂
托美汀	妊娠期妇女只有在潜在的益处大于对胎儿伤害的风险时,方可使用
托莫西汀	妊娠期妇女只有在潜在的益处大于对胎儿伤害的风险时,方可使用
托瑞米芬	妊娠期妇女禁用
托瑞司他	妊娠期妇女禁用
托特罗定	妊娠期妇女只有在潜在的益处大于对胎儿伤害的风险时,方可使用
托烷司琼	妊娠期妇女禁用
托西珠单抗	妊娠期妇女只有在潜在的益处大于对胎儿伤害的风险时,方可使用
脱氧核苷酸钠	妊娠期妇女的安全性尚不明确
妥布霉素	见氨基糖苷类

药物	临床评价
妥卡尼	妊娠期妇女只有在潜在的益处大于对胎儿伤害的风险时,方可使用
妥拉唑林	妊娠期妇女只有在潜在的益处大于对胎儿伤害的风险时,方可使用
拓扑替康	妊娠期妇女禁用
外用冻干重组人酸性成纤维细胞生长因子	妊娠期妇女的安全性尚未明确
万古霉素	监测血浆万古霉素的浓度对降低胎儿毒性非常重要,妊娠期妇女只有在潜在的益处大于对胎儿伤害的风险时,方可使用
威罗非尼	妊娠期妇女禁用
维 A 酸	有致畸性,治疗之前至少 1 个月期间及结束后至少 1 个月,均须采取有效的避孕措施(仅口服孕激素类避孕药不被认为有效)
维布伦妥西单抗	妊娠期妇女禁用
维多珠单抗	妊娠期妇女只有在潜在的益处大于对胎儿伤害的风险时,方可使用
维格列汀	本品用于妊娠期妇女的相关数据较少,妊娠期禁用
维库溴铵	妊娠期妇女只有在潜在的益处大于对胎儿伤害的风险时,方可使用
维拉帕米	可减少肾血流,造成胎儿缺氧,建议在前 3 个月,除非绝对必需避免使用
维拉葡酶 α	妊娠期妇女只有明确需要时方可使用
维拉唑酮	妊娠期妇女只有在潜在的益处大于对胎儿伤害的风险时,方可使用
维兰特罗	妊娠期妇女只有在潜在的益处大于对胎儿伤害的风险时,方可使用
维洛沙秦	妊娠期妇女禁用
维莫德吉	妊娠期妇女禁用
维生素 A	过量可引起畸形
维生素 A 棕榈酸酯	妊娠期妇女慎用
维生素 D	大剂量全身使用,可引起动物畸形,治疗剂量不太可能有害,避免局部使用,如需使用,严格控制剂量(全身吸收明显,监测血浆及尿钙浓度)
维生素 E	未见大剂量安全性的证据
维生素 E 烟酸酯	妊娠期妇女禁用
维生素 K_1	妊娠期妇女只有在潜在的益处大于对胎儿伤害的风险时,方可使用
维替泊芬	妊娠期妇女只有在潜在的益处大于对胎儿伤害的风险时,方可使用(动物实验有可致畸性)
伪麻黄碱	妊娠期妇女只有在潜在的益处大于对胎儿伤害的风险时,方可使用
文拉法辛	妊娠期妇女只有在潜在的益处大于对胎儿伤害的风险时,方可使用
沃拉帕沙	妊娠期妇女只有明确需要时方可使用
沃替西汀	妊娠期妇女只有在潜在的益处大于对胎儿伤害的风险时,方可使用
乌苯美司	妊娠期妇女慎用
乌拉地尔	妊娠期妇女禁用
乌洛托品	妊娠期妇女只有在潜在的益处大于对胎儿伤害的风险时,方可使用
乌司他丁	妊娠期妇女的安全性尚不明确
乌特津单抗	妊娠期妇女只有明确需要时方可使用
芜地溴铵	妊娠期妇女只有在潜在的益处大于对胎儿伤害的风险时,方可使用
戊柔比星	妊娠期妇女只有在潜在的益处大于对胎儿伤害的风险时,方可使用
戊四氮	妊娠期妇女禁用
戊四硝酯	妊娠期妇女禁用

药物	临床评价
戊糖多硫酸钠	妊娠期妇女只有明确需要时方可使用
西苯唑啉	孕期的第 2 个和第 3 个 3 个月慎用,孕期的前 3 个月禁用
西吡氯铵	尚无资料,不建议使用
西布曲明	妊娠期妇女只有在潜在的益处大于对胎儿伤害的风险时,方可使用
西达本胺	妊娠期妇女禁用
西地那非	妊娠期妇女只有在潜在的益处大于对胎儿伤害的风险时,方可使用,动物实验有可致毒性
西多福韦	妊娠期妇女禁用(动物实验有可致畸性),治疗期间及治疗结束后 1 个月内,采取有效避孕措施,男性患者的性伴侣须在治疗期间及治疗结束后 3 个月内,采取避孕措施
西格列汀	妊娠期妇女只有明确需要时方可使用
西拉普利	见 ACEIs
西罗莫司	妊娠期妇女禁用(动物实验有致畸性),治疗期间及之后 12 周内,须采取有效避孕措施
西洛他唑	避免使用,动物实验有毒性
西美瑞韦	妊娠期妇女只有在潜在的益处大于对胎儿伤害的风险时,方可使用
西咪替丁	妊娠期妇女只有明确需要时方可使用
西那卡塞	妊娠期妇女只有在潜在的益处大于对胎儿伤害的风险时,方可使用
西尼地平	妊娠期妇女或有可能妊娠的妇女禁用
西曲瑞克	妊娠期妇女禁用
西曲酸酯	妊娠期妇女禁用
西沙必利	妊娠期妇女只有在潜在的益处大于对胎儿伤害的风险时,方可使用
西司他丁	妊娠期妇女只有在潜在的益处大于对胎儿伤害的风险时,方可使用(动物实验有可致毒性)
西他生坦钠	动物实验可致毒性,除非必要,应避免使用,治疗期间应采取有效的避孕措施
西酞普兰	见抗抑郁药(SSRI 类)
西替利嗪	产商建议已证实妊娠的应停用
西托溴铵	妊娠期妇女慎用
西妥昔单抗	妊娠期妇女禁用
西维美林	妊娠期妇女只有在潜在的益处大于对胎儿伤害的风险时,方可使用
希帕胺	见利尿剂
稀化黏素	妊娠期妇女慎用
喜树碱	妊娠期妇女禁用
细辛脑	妊娠期妇女慎用
纤溶酶	妊娠期妇女禁用
纤维酸类	动物实验有胚胎毒性,妊娠期妇女只有在潜在的益处大于对胎儿伤害的风险时,方可使用
腺苷	妊娠期妇女只有在潜在的益处大于对胎儿伤害的风险时,方可使用
香菇多糖	妊娠期妇女慎用
响尾蛇多价免疫羊 Fab 片段	妊娠期妇女只有在潜在的益处大于对胎儿伤害的风险时,方可使用
消旋卡多曲	妊娠期妇女慎用
硝苯地平	妊娠期妇女只有在潜在的益处大于对胎儿伤害的风险时,方可使用
硝硫氰胺	妊娠期妇女禁用
硝普钠	妊娠期妇女禁用

药物	临床评价
硝酸甘油	妊娠期妇女只有明确需要时方可使用
硝酸异山梨醇	可能会通过胎盘屏障,妊娠期妇女只有在潜在的益处大于对胎儿伤害的风险时,方可使用
硝西泮	见苯二氮䓬类
硝唑尼特	妊娠期妇女只有明确需要时方可使用
小麦纤维素	妊娠期妇女只有明确需要时方可使用
小牛血去蛋白提取物	妊娠期妇女慎用
缬更昔洛韦	妊娠期妇女只有在潜在的益处大于对胎儿伤害的风险时,方可使用
缬沙坦	同 ACEIs
辛伐他汀	见他汀类
辛卡利特	妊娠期妇女只有明确需要时方可使用
辛戊胺	妊娠期妇女禁用
新霉素	见氨基糖苷类
新霉素 B	见氨基糖苷类
新斯的明	妊娠期妇女只有在潜在的益处大于对胎儿伤害的风险时,方可使用
新鱼腥草素钠	妊娠期妇女慎用
胸腺法新	妊娠期妇女慎用
胸腺喷丁	妊娠期妇女只有在潜在的益处大于对胎儿伤害的风险时,方可使用
胸腺肽	妊娠期妇女只有在潜在的益处大于对胎儿伤害的风险时,方可使用
雄性激素	可使女性婴儿男性化,妊娠期妇女禁用
熊去氧胆酸	妊娠期妇女只有明确需要时方可使用
溴吡斯的明	妊娠期妇女禁用
溴苄铵	妊娠期妇女只有在潜在的益处大于对胎儿伤害的风险时,方可使用
溴芬酸	见非甾体抗炎药
溴化甲基纳曲酮	妊娠期妇女只有在潜在的益处大于对胎儿伤害的风险时,方可使用
溴化物	不可长期服用
溴美喷酯	妊娠期妇女慎用
溴莫尼定	妊娠期妇女只有在潜在的益处大于对胎儿伤害的风险时,方可使用
溴隐亭	妊娠期妇女只有在潜在的益处大于对胎儿伤害的风险时,方可使用
血浆蛋白组分	妊娠期妇女只有明确需要时方可使用
血卟啉	妊娠期妇女用药的安全性尚未明确
亚胺培南	妊娠期妇女禁用
亚硝酸戊酯	妊娠期妇女只有在潜在的益处大于对胎儿伤害的风险时,方可使用
亚叶酸钙	厂商建议,避免使用,除非益处大于风险
烟酸	妊娠期妇女只有在潜在的益处大于对胎儿伤害的风险时,方可使用
烟酸肌醇酯	尚无资料可考,妊娠期妇女只有在潜在的益处大于对胎儿伤害的风险时,方可使用
盐酸苯丁胺-托吡酯	妊娠期妇女禁用
洋地黄毒苷	妊娠期妇女只有在潜在的益处大于对胎儿伤害的风险时,方可使用
洋地黄叶	妊娠期妇女禁用
氧氮芥	妊娠期妇女禁用
氧氟沙星	见喹诺酮类

续表

药物	临床评价
氧化镁	妊娠期妇女只有明确需要时方可使用
氧化亚氮	原发或继发性宫缩无力、产程延长以及仰卧位出现低血压综合征的产妇禁用
氧烯洛尔	见 β 受体拮抗药
一氧化氮	见全身性麻醉药
伊班膦酸	妊娠期妇女只有在潜在的益处大于对胎儿伤害的风险时,方可使用
伊布利特	妊娠期妇女只有在潜在的益处大于对胎儿伤害的风险时,方可使用
伊达比星	妊娠期妇女禁用
伊伐布雷定	厂商建议避免使用,动物实验有毒性
伊伐卡夫特	妊娠期妇女只有明确需要时方可使用
伊拉地平	可能抑制分娩,妊娠期妇女只有在潜在的益处大于对胎儿伤害的风险时,方可使用
伊立替康	妊娠期妇女禁用(动物实验有致畸性及胚胎毒性),建议在治疗期间及结束后的至少 3 个月内,应采取有效的避孕措施
伊洛前列素	妊娠期妇女只有在潜在的益处大于对胎儿伤害的风险时,方可使用
伊马替尼	妊娠期妇女禁用
伊米苷酶	妊娠期妇女只有在潜在的益处大于对胎儿伤害的风险时,方可使用
伊匹木单抗	妊娠期妇女只有在潜在的益处大于对胎儿伤害的风险时,方可使用
伊曲茶碱	禁用于妊娠期妇女和有可能怀孕的妇女
伊曲康唑	建议仅在危及生命时使用(动物实验大剂量有毒性),在治疗期间及结束后的下次经期来临前,应采取有效避孕措施
伊沙匹隆	妊娠期妇女禁用
伊索拉定	妊娠期妇女慎用
伊索昔康	见非甾体抗炎药
伊托必利	妊娠期妇女禁用
伊维菌素	妊娠期妇女禁用
依泊二醇	妊娠期妇女慎用
依达拉奉	妊娠期妇女禁用
依地酸钙钠	妊娠期妇女只有明确需要时方可使用
依度沙班	妊娠期妇女只有在潜在的益处大于对胎儿伤害的风险时,方可使用
依法韦仑	妊娠期妇女禁用
依法韦仑-恩曲他滨-富马酸替诺福韦酯	妊娠期妇女只有明确需要时方可使用
依达芦珠单抗	妊娠期妇女的安全性尚不明确,妊娠期妇女只有明确需要时方可使用
依法珠单抗	妊娠期妇女只有在潜在的益处大于对胎儿伤害的风险时,方可使用
依酚氯铵	妊娠期妇女只有在潜在的益处大于对胎儿伤害的风险时,方可使用
依氟鸟氨酸	妊娠期妇女禁用
依福地平	妊娠期妇女或有可能妊娠的妇女禁用
依降钙素	妊娠期妇女用药的安全性尚未明确
依卡倍特	妊娠期妇女用药的安全性尚未明确
依库珠单抗	妊娠期妇女只有在潜在的益处大于对胎儿伤害的风险时,方可使用
依来曲坦	见 5-HT$_1$ 受体激动剂
依利格鲁司特	妊娠期妇女只有在潜在的益处大于对胎儿伤害的风险时,方可使用
依鲁替尼	妊娠期妇女禁用

续表

药物	临床评价
依美斯汀	见抗组胺药
依米丁	妊娠期妇女禁用
依那普利	见 ACEIs
依那西普	妊娠期妇女只有明确需要时方可使用
依诺肝素	妊娠期妇女只有明确需要时方可使用
依诺他滨	本品对哺乳动物有致畸作用,所以妊娠期妇女只有在治疗效益远超过危险性时才可应用
依诺昔酮	妊娠期妇女禁用
依帕司他	妊娠期妇女禁用
依匹斯汀	见抗组胺药
依普黄酮	尚无妊娠期妇女使用的对照研究,如必须使用应权衡利弊
依普拉酮	妊娠期妇女慎用
依普沙坦	见 ACEIs
依前列醇	妊娠期妇女禁用
依曲替酯	妊娠期妇女禁用
依曲韦林	妊娠期妇女只有明确需要时方可使用
依替巴肽	妊娠期妇女只有在潜在的益处大于对胎儿伤害的风险时,方可使用
依替膦酸	妊娠期妇女只有在潜在的益处大于对胎儿伤害的风险时,方可使用
依托贝特	见纤维酸类
依托泊苷	妊娠期妇女禁用(动物实验有致畸性)
依托度酸	见非甾体抗炎药
依托芬那酯	妊娠期妇女禁用
依托考昔	本品和其他已知可抑制前列腺素合成的药物一样,可引起动脉导管提前闭合,应避免在妊娠期应用
依托咪酯	见全身性麻醉药
依维莫司	妊娠期妇女禁用
依西美坦	妊娠期妇女禁用
依折麦布	妊娠期妇女只有在潜在的益处大于对胎儿伤害的风险时,方可使用
胰蛋白酶	妊娠期妇女用药的安全性尚未明确
胰岛素	胰岛素的需求量应由有经验的专科医师经常评估,新的胰岛素类似物的安全性资料有限,应避免使用吸入性胰岛素制剂,因可诱导胰岛素抗体
胰激肽原酶	妊娠期妇女用药的安全性尚未明确
胰酶	妊娠期妇女只有在潜在的益处大于对胎儿伤害的风险时,方可使用
胰脂肪酶	妊娠期妇女只有在潜在的益处大于对胎儿伤害的风险时,方可使用
乙胺丁醇	鉴于动物实验有致畸作用,妊娠期前 3 个月禁用本品为好
乙胺硫脲	妊娠期妇女禁用
乙胺嘧啶	理论上有致畸的风险(拮抗叶酸),母亲应补充足量的叶酸,另见抗疟药
乙胺嗪	妊娠期妇女禁用
乙苯妥英	妊娠期妇女禁用
乙醇	长期一日饮用有致畸性(胎儿酒精综合征),可引起生长抑制,偶尔饮用可能安全
乙琥胺	可能有致畸性,见抗癫痫药
乙硫异烟胺	妊娠期妇女禁用

药物	临床评价
乙氯维诺	妊娠期妇女只有在潜在的益处大于对胎儿伤害的风险时,方可使用
乙哌立松	妊娠期妇女慎用
乙水杨胺	妊娠期妇女禁用
乙酰半胱氨酸	妊娠期妇女只有明确需要时方可使用
乙酰螺旋霉素	妊娠期妇女只有在潜在的益处大于对胎儿伤害的风险时,方可使用
乙酰乌头碱	无用药经验,不推荐使用
乙酰唑胺	见利尿药
异丙吡仑	妊娠期妇女禁用
异丙肌苷	厂商建议避免使用
异丙嗪	见抗组胺药
异丙肾上腺素	妊娠期妇女只有在潜在的益处大于对胎儿伤害的风险时,方可使用
异丙托溴铵	妊娠期妇女只有在潜在的益处大于对胎儿伤害的风险时,方可使用
异波帕胺	妊娠期妇女禁用
异丁司特	妊娠期妇女禁用
异氟烷	见全身性麻醉药
异甘草酸镁	妊娠期妇女的安全性尚不明确
异环磷酰胺	避免使用(动物实验有致畸性及胚胎毒性),厂商建议在治疗期间及结束后的至少6个月内,育龄期妇女及男性患者的性伴侣均应采取有效的避孕措施
异卡波肼	见抗抑郁药(单胺氧化酶抑制剂类)
异康唑	妊娠期妇女只有在潜在的益处大于对胎儿伤害的风险时,方可使用
异喹胍	妊娠期妇女只有在潜在的益处大于对胎儿伤害的风险时,方可使用
异米尼尔	妊娠期妇女禁用
异维 A 酸	有致畸性,妊娠期妇女禁用,在治疗期间及结束后的至少1个月内,应采取有效的避孕措施(口服孕激素类避孕药不应作为有效方法),同时避免局部使用
异戊巴比妥	见巴比妥类
异烟肼	妊娠期妇女只有在潜在的益处大于对胎儿伤害的风险时,方可使用
抑肽酶	妊娠期妇女只有明确需要时方可使用
疫苗(活的)	妊娠期妇女禁用
疫苗(灭活的)	妊娠期妇女只有明确需要时方可使用
益多酯	妊娠期妇女禁用
益康唑	妊娠期妇女只有在潜在的益处大于对胎儿伤害的风险时,方可使用
因子 IX 复合物	妊娠期妇女只有在潜在的益处大于对胎儿伤害的风险时,方可使用
银杏提取物	妊娠期妇女禁用
吲达帕胺	见利尿剂
吲地司琼	妊娠期妇女禁用
吲哚布芬	妊娠期妇女禁用
吲哚菁绿	妊娠期妇女只有在潜在的益处大于对胎儿伤害的风险时,方可使用
吲哚拉明	妊娠期妇女只有在潜在的益处大于对胎儿伤害的风险时,方可使用
吲哚洛尔	见 β 受体拮抗药
吲哚美辛	见非甾体抗炎药
茚达特罗	妊娠期妇女只有在潜在的益处大于对胎儿伤害的风险时,方可使用

药物	临床评价
茚地那韦	妊娠期妇女只有在潜在的益处大于对胎儿伤害的风险时,方可使用
英夫利西单抗	妊娠期妇女只有明确需要时方可使用
罂粟碱	妊娠期妇女只有在潜在的益处大于对胎儿伤害的风险时,方可使用
右苯丙胺	妊娠期妇女只有在潜在的益处大于对胎儿伤害的风险时,方可使用
右苄替米特	妊娠期妇女慎用
右丙氧芬	见阿片类镇痛药
右布洛芬	见非甾体抗炎药
右芬氟拉明	妊娠期妇女禁用
右甲状腺素	妊娠期妇女禁用
右兰索拉唑	见兰索拉唑
右雷贝拉唑	见雷贝拉唑
右雷佐生	妊娠期妇女只有在潜在的益处大于对胎儿伤害的风险时,方可使用
右美沙芬	见阿片类镇痛药
右美托咪定	妊娠期妇女慎用
右哌甲酯	妊娠期妇女只有在潜在的益处大于对胎儿伤害的风险时,方可使用
右酮洛芬	见非甾体抗炎药
右旋糖酐	避免使用,有报道母亲过敏导致胎儿缺氧死亡的报道
右旋糖酐铁	见铁(非胃肠道给药)
右佐匹克隆	妊娠期妇女只有在潜在的益处大于对胎儿伤害的风险时,方可使用
原卟啉钠	妊娠期妇女禁用
孕二烯酮	见口服避孕药
孕三烯酮	避免使用
扎来普隆	妊娠后期使用,可致新生儿出现戒断症状,除非必要,避免使用;严格控制,可短期偶尔使用
扎鲁司特	妊娠期妇女只有明确需要时方可使用
扎莫特罗	妊娠期妇女禁用
扎那米韦	妊娠期妇女只有明确需要时才可使用
扎西他滨	妊娠期妇女只有在潜在的益处大于对胎儿伤害的风险时,方可使用
樟磺咪芬	妊娠期妇女禁用
樟脑	妊娠期妇女慎用
蔗糖铁	见铁制剂(非胃肠道给药)
制霉菌素	妊娠期妇女只有在潜在的益处大于对胎儿伤害的风险时,方可使用
治疗用布氏菌制剂	妊娠后期禁用
治疗用卡介苗	妊娠期妇女禁用
珠氯噻醇	见抗精神病药
竹桃霉素	妊娠期妇女只有在潜在的益处大于对胎儿伤害的风险时,方可使用
锥虫胂胺	妊娠期妇女禁用
紫霉素	妊娠期妇女禁用
紫杉醇	妊娠期妇女禁用(动物实验有毒性),在治疗期间及之后6个月,男女均须采取有效的避孕措施
组胺	妊娠期妇女慎用

续表

药物	临床评价
组胺免疫球蛋白	妊娠期妇女禁用
组胺瑞林	妊娠期妇女禁用
左倍他洛尔	妊娠期妇女只有在潜在的益处大于对胎儿伤害的风险时,方可使用
左丙氧芬	妊娠期妇女禁用
左布比卡因	妊娠期妇女只有在潜在的益处大于对胎儿伤害的风险时,方可使用,另见局部麻醉药
左布诺洛尔	妊娠期妇女只有在潜在的益处大于对胎儿伤害的风险时,方可使用
左甲状腺素	本品可能通过胎盘屏障,且浓度超过母体,对胎儿有害,应监测母体血浆促甲状腺激素浓度
左美丙嗪	见抗精神病药
左米那普仑	妊娠期妇女只有在潜在的益处大于对胎儿伤害的风险时,方可使用
左炔诺孕酮	见口服避孕药
左沙丁胺醇	妊娠期妇女只有在潜在的益处大于对胎儿伤害的风险时,方可使用
左西孟旦	妊娠期妇女禁用
左西替利嗪	见抗组胺药
左旋氨氯地平	妊娠期妇女只有在潜在的益处大于对胎儿伤害的风险时,方可使用
左旋多巴	妊娠期妇女只有在潜在的益处大于对胎儿伤害的风险时,方可使用
左旋多巴-苄丝肼	妊娠期妇女禁用
左旋氯哌斯汀	妊娠期妇女慎用本品(动物试验没有关注致畸性和胚胎毒性。建议不要在怀孕的第一个月服用此药;在怀孕的后期,如果需要可以遵循医嘱使用)
左旋咪唑	妊娠期妇女只有在潜在的益处大于对胎儿伤害的风险时,方可使用
左亚叶酸钙	妊娠期妇女只有在潜在的益处大于对胎儿伤害的风险时,方可使用
左氧氟沙星	见喹诺酮类
左乙拉西坦	动物实验有毒性,妊娠期妇女只有在潜在的益处大于对胎儿伤害的风险时,方可使用
佐米曲坦	见 5-HT$_1$ 受体激动剂
佐匹克隆	妊娠期妇女禁用
佐柔比星	妊娠期妇女只有在潜在的益处大于对胎儿伤害的风险时,方可使用
佐替平	妊娠期妇女只有在潜在的益处大于对胎儿伤害的风险时,方可使用
唑吡坦	妊娠期妇女只有明确需要时方可使用
唑来膦酸	妊娠期妇女只有在潜在的益处大于对胎儿伤害的风险时,方可使用
唑尼沙胺	动物实验有毒性,妊娠期妇女只有在潜在的益处大于对胎儿伤害的风险时,方可使用

附录6　哺乳期妇女应慎用或禁用的药物

母乳喂养有益于婴儿的发育和成长,因为母乳中的免疫增强价值及营养价值均高于加工乳制品。尽管人们已经考虑到母亲服药可能对婴儿有影响,但有关这方面的资料非常少,但对婴儿潜在的危险性可通过下列渠道进行评价。

1. 药物或活性代谢产物分布于婴儿的量取决于母亲所服用药物的药动学特性。

2. 婴儿对药物的吸收、分布、代谢、排泄(婴儿药动学)。

3. 药物对婴儿所起到的作用特性(也属于婴儿药动学特性)。

由于通过乳汁转运的药物数量有限,故在婴儿体内很少能形成可标记的数据,特别是吸收不良的药物。然而从理论上讲,乳汁中所存在的少量(甚至微量)药物也可能引发剧烈的反应。

如果乳汁中的药物数量达到了引起药理学效应的水平时,婴儿机体就会产生临床反应。对某些药物(如氟伐他汀)来说,乳汁中的药物浓度与母体的血药浓度的比例很高,足可引起婴儿的不良反应。一些婴儿(如早产儿)或有黄疸的婴儿,招致中毒的风险就会明显升高。

一些药物可抑制婴儿的吮吸反射,如苯巴比妥;而另一些药物却可影响乳汁分泌,如溴隐亭。

附表 6-1 所列药物为哺乳期妇女使用时须特别注意的药物。

附表 6-1　哺乳期妇女应慎用或禁用的药物

药物	临床评价
A 群链球菌	尚未明确本品是否可经乳汁分泌,哺乳期妇女使用时,应暂停哺乳
C_1 酯酶抑制剂	尚未明确本品是否可经乳汁分泌,哺乳期妇女慎用
α_1-蛋白酶抑制剂	哺乳期妇女慎用
β受体拮抗药	应监测婴儿,可能因β受体拮抗药可引发毒性,但绝大多数β受体拮抗药在乳汁中的浓度很低,不至于对婴儿产生不良影响。醋丁洛尔、阿替洛尔、纳多洛尔、索他洛尔较其他β受体拮抗药在乳汁中的浓度高,建议哺乳期妇女避免使用塞利洛尔、奈必洛尔
阿巴卡韦	HIV 感染的哺乳期妇女应避免哺乳,以免感染婴儿
阿巴瑞克	尚未明确本品是否可经乳汁分泌,哺乳期妇女使用时,应暂停哺乳
阿巴西普	动物实验显示本品可经乳汁分泌,哺乳期妇女使用时,应暂停哺乳
阿柏西普	尚未明确本品是否可经乳汁分泌,哺乳期妇女使用时,应暂停哺乳
阿苯达唑	尚未明确本品是否可经乳汁分泌,哺乳期妇女使用时,应暂停哺乳
阿比朵尔	尚未明确本品是否可经乳汁分泌,哺乳期妇女使用时,应暂停哺乳
阿达木单抗	使用最终 1 剂后至少 5 个月内避免哺乳
阿达帕林	哺乳期妇女慎用
阿德福韦	尚未明确本品是否可经乳汁分泌,哺乳期妇女使用本品应暂停哺乳

药物	临床评价
阿尔维林	哺乳期妇女慎用
阿伐斯汀	见抗组胺药
阿法骨化醇	见维生素 D
阿法可奈司他	尚未明确本品是否经乳汁分泌，哺乳期妇女慎用
阿法链道酶	乳汁中量小，不至于有害
阿法赛特	尚未明确本品是否可经乳汁分泌，哺乳期妇女使用该药时，应暂停哺乳
阿法替尼	尚未明确本品是否可经乳汁分泌，哺乳期妇女使用该药时，应暂停哺乳
阿芬太尼	本品可经乳汁分泌，建议暂停哺乳 24 h
阿夫唑嗪	尚未明确本品是否可分泌到乳汁中，哺乳期妇女应权衡本品对其的重要性，选择停药或暂停哺乳
阿福特罗	尚未明确本品是否可分泌到乳汁中，哺乳期妇女应权衡本品对其的重要性，选择停药或暂停哺乳
阿戈美拉汀	动物实验证实，本品可经乳汁分泌，但尚未明确本品是否经人乳汁分泌，哺乳期妇女使用时，应暂停哺乳
阿格列汀	哺乳期妇女使用时，应暂停哺乳
阿加曲班	尚未明确本品是否可分泌到乳汁中，哺乳期妇女应权衡本品对其的重要性，选择停药或暂停哺乳
阿卡波糖	哺乳期妇女使用时，应暂停哺乳
阿坎酸	哺乳期妇女使用时，应暂停哺乳
阿克他利	哺乳期妇女使用时，应暂停哺乳
阿库氯铵	尚未明确本品是否可经乳汁分泌，哺乳期妇女使用时，应暂停哺乳
阿拉普利	尚未明确本品是否可经乳汁分泌，哺乳期妇女使用时，应暂停哺乳
阿来珠单抗	尚未明确本品是否可经乳汁分泌，哺乳期妇女使用时，应暂停哺乳
阿乐替尼	本品及其代谢物在大鼠乳汁中浓度高于母鼠血浆，基于本品对哺乳婴儿严重不良反应的潜在风险，哺乳期妇女治疗期间应停止哺乳
阿雷地平	哺乳期妇女应权衡本品对其的重要性，选择停药或暂停哺乳
阿里罗单抗	尚未明确本品是否可经乳汁分泌，哺乳期妇女使用时应暂停哺乳
阿立必利	尚未明确本品是否可经乳汁分泌，哺乳期妇女使用时，应暂停哺乳
阿立哌唑	哺乳期妇女使用时，应暂停哺乳，动物试验乳汁中分泌
阿利马嗪	见抗组胺药
阿仑珠单抗	避免使用，给药后最少 4 个月内不要哺乳
阿仑膦酸	见双膦酸盐
阿洛司琼	动物实验显示，本品可经乳汁分泌，哺乳期妇女应权衡本品对其重要性，选择停药或暂停哺乳
阿米福汀	尚未明确本品是否可经乳汁分泌，哺乳期妇女使用时，应暂停哺乳
阿米洛利	动物实验显示，本品可分泌到乳汁中，哺乳期妇女如确实需要使用应考虑暂停哺乳
阿米三嗪-萝巴新	哺乳期妇女应权衡本品对其的重要性，选择停药或暂停哺乳
阿米替林	见抗精神病药
阿莫达非尼	尚未明确本品是否可经乳汁分泌，哺乳期妇女慎用
阿莫罗芬	哺乳妇女不应将本品用于胸部
阿莫曲坦	动物实验显示，本品可经乳汁分泌，而且浓度高于血药浓度 7 倍，哺乳期妇女使用时，应暂停哺乳 24 h
阿莫西林	见青霉素类
阿莫西林-克拉维酸	见青霉素类
阿那白滞素	尚未明确本品是否可经乳汁分泌，哺乳期妇女使用时，应暂停哺乳
阿那格雷	尚未明确本品是否可经乳汁分泌，哺乳期妇女使用时，应暂停哺乳

药物	临床评价
阿那曲唑	尚未明确本品是否可经乳汁分泌,哺乳期妇女使用时,应暂停哺乳
阿尼芬净	动物实验显示本品可经乳汁分泌,哺乳期妇女使用时,应暂停哺乳
阿尼利定	尚未明确本品是否可经乳汁分泌,哺乳期妇女使用时,应暂停哺乳
阿片类镇痛药	可经乳汁分泌,哺乳期妇女使用时,应暂停哺乳
阿片全碱	见阿片类镇痛药
阿扑吗啡	尚未明确本品是否可分泌到乳汁中,哺乳期妇女应权衡本品对其的重要性,选择停药或暂停哺乳
阿普林定	哺乳期妇女应权衡本品对其的重要性,选择停药或暂停哺乳
阿普唑仑	见苯二氮䓬类
阿奇霉素	本品可经乳汁分泌,除非别无选择,否则避免使用
阿曲库铵	神经肌肉阻滞恢复后不至于因哺乳而产生有害作用,建议暂停哺乳 24 h
阿曲诺英	尚未明确本品是否可经乳汁分泌,哺乳期妇女使用时,应暂停哺乳
阿柔比星	见细胞毒药物
阿瑞匹坦	尚未明确本品是否可经乳汁分泌,哺乳期妇女使用时,应暂停哺乳
阿司米星	本品可分泌至乳汁,哺乳期妇女应权衡对其的重要性,选择停药或暂停哺乳
阿司匹林	哺乳期妇女使用时,应暂停哺乳,哺乳期妇女使用可引起婴儿瑞氏综合征,长期大剂量使用可损害血小板功能;维生素 K 储备降低,可引发婴儿低凝血酶原血症
阿斯福特酶 α	尚未明确本品是否可经乳汁分泌,哺乳期妇女慎用
阿糖胞苷	见细胞毒药物
阿特珠单抗	尚不清楚本品是否经乳汁排泄,因人 IgG 可排泌于乳汁中,考虑到本品有导致母乳喂养婴儿发生严重不良反应的风险,建议哺乳期妇女在治疗期间和末次剂量后至少 5 个月内不要哺乳
阿替卡因	本品极微量分泌于乳汁,但麻醉结束后,可以继续哺乳
阿替洛尔	见 β 受体拮抗药
阿托伐醌	尚未明确本品是否经乳汁分泌,哺乳期妇女使用时,应暂停哺乳
阿托伐他汀	见他汀类
阿托氟啶	见细胞毒药物
阿托品	尚未明确本品是否可分泌到乳汁中,哺乳期妇女应权衡本品对其的重要性,选择停药或暂停哺乳
阿托西班	乳汁中少量存在,哺乳期妇女慎用,如确须使用,应选择停药或暂停哺乳
阿维 A	哺乳期妇女使用时,应暂停哺乳
阿维莫潘	动物实验显示本品及其代谢产物可经乳汁分泌,哺乳期妇女慎用
阿西美辛	哺乳期妇女使用时,应暂停哺乳
阿西替尼	尚未明确本品是否可经乳汁分泌,哺乳期妇女使用时,应暂停哺乳
阿昔单抗	哺乳期妇女慎用
阿昔洛韦	全身给药后,乳汁中药物含量高,虽未知有害,但哺乳期妇女使用时,应暂停哺乳
阿昔莫司	哺乳期妇女使用时,应暂停哺乳
阿义吗林	哺乳期妇女应权衡本品对其的重要性,选择停药或暂停哺乳
阿扎胞苷	尚未明确本品是否可经乳汁分泌,哺乳期妇女使用时,应暂停哺乳
阿扎那韦	HIV 感染的哺乳期妇女应避免哺乳,以免感染婴儿
阿扎那韦-可比司他	HIV 感染的哺乳期妇女应避免哺乳,以免感染婴儿
阿扎司琼	尚未明确本品是否可经乳汁分泌,哺乳期妇女使用时,应暂停哺乳
阿折地平	哺乳期妇女应权衡本品对其的重要性,选择停药或暂停哺乳
阿佐塞米	哺乳期妇女使用时,应暂停哺乳

续表

药物	临床评价
埃克替尼	尚未明确本品是否可经乳汁分泌,哺乳期妇女使用时,应暂停哺乳
埃索美拉唑	奥美拉唑可经乳汁分泌,尚未明确本品是否可经乳汁分泌,哺乳期妇女慎用
埃替格韦	HIV 感染的哺乳期妇女应避免哺乳,以免感染婴儿
埃替格韦-可比司他-恩曲他 　滨-富马酸替诺福韦酯	HIV 感染的哺乳期妇女应避免哺乳,以免感染婴儿
艾代拉里斯	尚未明确本品是否可经乳汁分泌,哺乳期妇女使用时,应暂停哺乳
艾地苯醌	哺乳期妇女慎用
艾度硫酸酯酶	动物实验可见本品随乳汁分泌,哺乳期妇女慎用
艾氟康唑	尚未明确局部使用是否经乳汁分泌,哺乳期妇女慎用
艾卡拉肽	尚未明确本品是否经乳汁分泌,哺乳期妇女慎用
艾拉莫德	哺乳期妇女使用时,应暂停哺乳
艾普拉唑	尚未明确本品是否可分泌到乳汁中,哺乳期妇女应权衡本品对其的重要性,选择停药或暂停哺乳
艾日布林	尚未明确本品是否可经乳汁分泌,哺乳期妇女使用时,应暂停哺乳
艾瑞昔布	哺乳期妇女使用时,应暂停哺乳
艾塞那肽	哺乳期妇女使用时,应暂停哺乳
艾沙康唑	动物实验本品可经乳汁分泌,哺乳期妇女使用时应停止哺乳
艾司利卡西平	可经乳汁分泌,哺乳期妇女使用时,应暂停哺乳
艾司洛尔	见 β 受体拮抗药
艾司西酞普兰	哺乳期妇女使用时,应暂停哺乳
艾替班特	动物实验显示本品经乳汁分泌,哺乳期妇女慎用
安吖啶	见细胞毒药物
安贝生坦	尚未明确本品是否可分泌到乳汁中,哺乳期妇女应权衡本品对其的重要性,选择停药或暂停哺乳
安非拉酮	哺乳期妇女应权衡本品对其的重要性,选择停药或暂停哺乳
安非他明	本品可经乳汁分泌,哺乳期妇女使用时,应暂停哺乳
安乃近	哺乳期妇女使用时,应暂停哺乳
安泼那韦	HIV 感染的哺乳期妇女应避免哺乳,以免感染婴儿
安他唑啉	因为少量活性物质会进入乳汁,哺乳期妇女应权衡利弊选择暂停哺乳或停药
安西司亭	尚未明确本品是否可经乳汁分泌,哺乳期妇女慎用
安西他滨	哺乳期妇女使用时,应暂停哺乳
氨苯蝶啶	本品可经乳汁分泌,哺乳期妇女使用时,应暂停哺乳
氨苯砜	本品可经乳汁分泌,哺乳期妇女使用时,应暂停用药
氨苄西林	见青霉素类
氨磺必利	哺乳期妇女使用时,应暂停哺乳
氨基比林	哺乳期妇女使用时,应暂停哺乳
氨基蝶呤	见细胞毒药物
氨基己酸	尚未明确本品是否可通过乳汁分泌,哺乳期妇女慎用
氨基葡萄糖	哺乳期妇女使用时,应暂停哺乳
氨基酮戊酸	哺乳期妇女慎用
氨基乙酰丙酸甲酯	尚未明确本品是否可经乳汁分泌,哺乳期妇女使用时,应暂停哺乳
氨己烯酸	本品可经乳汁分泌,哺乳期妇女使用时,应暂停哺乳
氨甲环酸	本品可通过乳汁分泌,哺乳期妇女使用时,应暂停哺乳

续表

药物	临床评价
氨甲酰胆碱	哺乳期妇女使用时,应暂停哺乳
氨来咕诺	哺乳期妇女应权衡本品对其的重要性,选择停药或暂停哺乳
氨力农	哺乳期妇女应权衡本品对其的重要性,选择停药或暂停哺乳
氨硫脲	本品可经乳汁分泌,哺乳期妇女使用时,应暂停哺乳
氨鲁米特	尚未明确本品是否可经乳汁分泌,本品可抑制乳汁分泌,哺乳期妇女使用本品时,应暂停哺乳
氨氯地平	尚未明确本品是否可经乳汁分泌,哺乳期妇女使用时,应暂停哺乳
氨曲南	乳汁中含量低,不至于产生损害,哺乳期妇女使用时,应暂停哺乳
氨柔比星	见细胞毒药物
胺碘酮	本品及其主要代谢产物可经乳汁分泌,哺乳期妇女使用时,应暂停哺乳
昂丹司琼	本品可分泌至乳汁,哺乳期妇女应权衡本品对其的重要性选择停药或暂停哺乳
奥贝胆酸	尚未明确本品是否可经乳汁分泌,哺乳期妇女使用时应暂停哺乳
奥氮平	哺乳期妇女使用时,应暂停哺乳,本品可经乳汁分泌
奥法木单抗	尚未明确本品是否可经乳汁分泌,哺乳期妇女使用时,应暂停哺乳
奥芬那君	尚未明确本品是否可分泌到乳汁中,哺乳期妇女应权衡本品对其的重要性,选择停药或暂停哺乳
奥芬溴铵	哺乳期妇女慎用
奥卡西平	本品可经乳汁分泌,哺乳期妇女使用时,应暂停哺乳
奥克纤溶酶	尚未明确本品是否分泌至乳汁,哺乳期妇女慎用
奥拉帕尼	尚未明确本品是否可经乳汁分泌,哺乳期妇女使用时,应暂停哺乳
奥拉西坦	哺乳期妇女的安全性尚未明确,因此,不应使用
奥利司他	哺乳期妇女应权衡本品对其的重要性,选择停药或暂停哺乳
奥马珠单抗	哺乳期妇女使用时,应暂停哺乳,动物实验显示本品可经乳汁分泌
奥美拉唑	本品可经乳汁分泌,哺乳期妇女使用时,应暂停哺乳
奥美沙坦酯	哺乳期妇女使用时,应暂停哺乳,动物实验显示本品可经乳汁分泌
奥诺前列素	哺乳期妇女应权衡本品对其的重要性,选择停药或暂停哺乳
奥曲肽	哺乳期妇女使用时,应暂停哺乳
奥沙拉秦	5-氨基水杨酸可经乳汁分泌,哺乳期妇女使用时,应暂停哺乳
奥沙利铂	见细胞毒药物
奥沙尼喹	尚未明确本品是否可经乳汁分泌,哺乳期妇女使用时,应暂停哺乳
奥沙普秦	哺乳期妇女使用时,应暂停哺乳
奥沙西泮	见苯二氮䓬类
奥司他韦	尚未明确本品是否可经乳汁分泌,哺乳期妇女使用时应暂停哺乳
奥替溴铵	哺乳期妇女慎用
奥妥珠单抗	尚未明确本品是否可经乳汁分泌,哺乳期妇女使用时,应暂停哺乳
奥西那林	哺乳期妇女应权衡本品对其的重要性,选择停药或暂停哺乳
奥昔布宁	本品可抑制乳汁分泌,哺乳期妇女慎用
奥昔非君	哺乳期妇女应权衡本品对其的重要性,选择停药或暂停哺乳
奥昔康唑	哺乳期妇女慎用
巴比妥类	本类药物可经乳汁分泌,如可能,应避免使用,可发生嗜睡,但风险小
巴多昔芬	哺乳期妇女使用时,应暂停哺乳
巴利昔单抗	哺乳期妇女在接受本品第2次治疗后的8周内不宜哺乳

续表

药物	临床评价
巴柳氮	尚未明确本品是否可经乳汁,哺乳期妇女使用时,应暂停哺乳
巴氯芬	本品可经乳汁分泌,哺乳期妇女使用时,应暂停哺乳
巴尼地平	哺乳期妇女应权衡本品对其的重要性,选择停药或暂停哺乳
巴曲酶	哺乳期妇女使用时,应暂停哺乳
白介素-2	哺乳期妇女应权衡本品对其的重要性,选择停药或停止哺乳
白消安	见细胞毒药物
班布特罗	本品代谢产物特布他林会分泌至乳汁,但在治疗剂量下不会给婴儿造成不良影响,据报道,哺乳期妇女接受 β-肾上腺素受体激动药治疗时,早产儿会产生暂时性低血糖,故哺乳期妇女应慎用
半乳糖苷酶	慎用,尚未明确本品是否可经乳汁分泌,哺乳期妇女使用时,应暂停哺乳
北豆根碱	哺乳期妇女应权衡本品对其的重要性,选择停药或暂停哺乳
贝达喹啉	尚未明确本品是否可经乳汁分泌,哺乳期妇女使用时应暂停哺乳
贝拉西普	尚未明确本品是否可经乳汁分泌,哺乳期妇女使用时,应暂停哺乳
贝利木单抗	本品可通过乳汁分泌,哺乳期妇女使用本品应权衡利弊,选择停药或暂停哺乳
贝利司他	尚未明确本品是否可经乳汁分泌,哺乳期妇女使用时,应暂停哺乳
贝洛替康	见细胞毒药物
贝米肝素	尚未明确本品是否可经乳汁分泌,哺乳期妇女使用时,应暂停哺乳
贝那普利	本品及其活性代谢产物可经乳汁分泌,哺乳期妇女使用时,应暂停哺乳
贝那替秦	哺乳期妇女应权衡本品对其的重要性,选择停药或暂停哺乳
贝尼地平	动物实验表明本品可经乳汁分泌,哺乳期妇女使用本品时应暂停哺乳
贝诺酯	哺乳期妇女使用时,应暂停哺乳
贝前列素	本品可经动物乳汁分泌,哺乳期妇女应权衡利弊,选择停药或暂停哺乳
贝沙罗汀	见细胞毒药物
贝他斯汀	哺乳期妇女慎用
贝西沙星	哺乳期妇女慎用
倍氯米松	见皮质激素
倍他米松	见皮质激素
倍他司汀	哺乳期妇女应权衡本品对其的重要性,选择停药或暂停哺乳
苯丙胺	本品可浓集于母乳,若母亲滥用药物,可引起母乳喂养的婴儿过度兴奋和不易入睡
苯丙醇	哺乳期妇女使用时,应暂停哺乳
苯达莫司汀	见细胞毒药物
苯丁胺	哺乳期妇女应权衡本品对其的重要性,选择停药或暂停哺乳
苯丁酸氮芥	见细胞毒药物
苯二氮䓬类	本品可经乳汁分泌,如可能尽量避免使用
苯海拉明	哺乳期妇女使用时,应暂停哺乳
苯海索	尚未明确本品是否可经乳汁分泌,哺乳期妇女慎用
苯甲醇	哺乳期妇女慎用
苯甲酸苄酯	哺乳期妇女慎用
苯哌利多	见抗精神病药
苯噻啶	乳汁中量太小,不至于有害,但哺乳期妇女使用时,应暂停哺乳
苯妥英	乳汁中量小,但哺乳期妇女使用时,应暂停哺乳
苯芴醇-蒿甲醚	建议,最后一剂后,至少避免哺乳 1 周,动物实验显示本品可经乳汁分泌

药物	临床评价
苯溴马隆	哺乳期妇女使用时,应暂停哺乳
苯乙肼	尚未明确本品是否可分泌到乳汁中,哺乳期妇女应权衡本品对其的重要性,选择停药或暂停哺乳
苯乙酸钠-苯甲酸钠	哺乳期妇女慎用
苯茚二酮	见抗凝血药
苯扎贝特	哺乳期妇女使用时,应暂停哺乳
苯扎托品	尚未明确本品是否可分泌到乳汁中,哺乳期妇女应权衡本品对其的重要性,选择停药或暂停哺乳
比阿培南	尚未明确本品是否可经乳汁,哺乳期妇女不推荐使用
比伐卢定	哺乳期妇女使用时,应暂停哺乳
比马前列素	动物实验显示本品可经乳汁分泌,哺乳期妇女慎用
比索洛尔	见 β 受体拮抗药
比托特罗	哺乳期妇女应权衡本品对其的重要性,选择停药或暂停哺乳
吡贝地尔	尚未明确本品是否可分泌到乳汁中,哺乳期妇女应权衡本品对其的重要性,选择停药或暂停哺乳
吡非尼酮	哺乳期妇女应权衡本品对其的重要性,选择停药或暂停哺乳
吡格列酮	哺乳期妇女使用时,应暂停哺乳
吡喹酮	尚未明确本品是否可经乳汁分泌,哺乳期妇女使用时,应暂停哺乳
吡拉西坦	哺乳期妇女慎用
吡硫醇	哺乳期妇女使用时,应暂停哺乳
吡咯他尼	哺乳期妇女使用时,应暂停哺乳
吡仑帕奈	尚未明确本品是否可经乳汁分泌,哺乳期妇女慎用
吡罗昔康	乳汁中含量太小,不至于有害
吡洛芬	哺乳期妇女使用时,应暂停哺乳
吡嘧司特	动物实验中本品可分泌至乳汁,哺乳期妇女慎用
吡那地尔	哺乳期妇女应权衡本品对其的重要性,选择停药或暂停哺乳
吡嗪酰胺	本品可少量分泌至乳汁,哺乳期妇女使用时,应暂停哺乳
吡柔比星	见细胞毒药物
苄达明	哺乳期妇女使用时,应暂停哺乳
苄氟噻嗪	见噻嗪类及噻嗪样利尿剂
苄环烷	哺乳期妇女使用时,应暂停哺乳
苄普地尔	本品可经乳汁分泌,哺乳期妇女使用时,应暂停哺乳
表柔比星	见细胞毒药物
别嘌醇	本品及其代谢产物可经乳汁分泌,哺乳期妇女使用时,应暂停哺乳
丙胺卡因	本品可经乳汁分泌,但未知有害
丙吡胺	本品可经乳汁分泌,除非必要,避免使用,监测婴儿抗毒蕈碱效应
丙泊酚	本品可分泌到乳汁中,哺乳期妇女不建议使用
丙谷胺	哺乳期妇女用药的安全性尚未明确
丙卡巴肼	见细胞毒药物
丙硫异烟胺	尚未明确本品是否可经乳汁分泌,哺乳期妇女使用时应暂停哺乳
丙氯拉嗪	见抗精神病药
丙美卡因	尚未明确本品是否可经乳汁分泌,哺乳期妇女使用时,应暂停哺乳
丙米嗪	见三环(及相关的)的抗抑郁药

续表

药物	临床评价
丙哌维林	哺乳期妇女使用时,应暂停哺乳,动物实验显示本品可经乳汁分泌
丙嗪	见抗精神病药
丙戊酸盐	可经乳汁分泌,哺乳期妇女使用时,应暂停哺乳
波生坦	尚未明确本品是否可经乳汁分泌,哺乳期妇女使用时,应暂停哺乳
玻璃酸钠	动物实验显示本品可经乳汁分泌,哺乳期妇女慎用
伯氨喹	尚未明确本品是否可经乳汁分泌,哺乳期妇女使用时,应暂停哺乳
泊马度胺	尚未明确本品是否可经乳汁,哺乳期妇女应权衡本品对其的重要性,选择停药或停止哺乳
泊沙康唑	动物实验显示本品及其代谢物可经乳汁分泌,哺乳期妇女使用时宜暂停哺乳
博安霉素	见细胞毒药物
博来霉素	见细胞毒药物
博利那单抗	尚未明确本品是否可经乳汁分泌,哺乳期妇女使用时,应暂停哺乳
博舒替尼	尚未明确本品是否可经乳汁分泌,哺乳期妇女使用时,应暂停哺乳
卜吩姆钠	尚未明确本品是否可经乳汁分泌,哺乳期妇女使用时,应暂停哺乳
布比卡因	本品可分泌到乳汁中,哺乳期妇女如确实需要使用应考虑暂停哺乳
布地奈德	见皮质激素
布克力嗪	见抗组胺药
布林佐胺	尚未明确本品是否可分泌到乳汁中,哺乳期妇女应权衡本品对其的重要性,选择停药或暂停哺乳
布洛芬	乳汁中量小,不至于有害,但一些哺乳期妇女使用时,应暂停哺乳(包括局部使用)
布美他尼	本品可通过乳汁分泌,哺乳期妇女应慎用
布舍瑞林	本品可少量经乳汁分泌,哺乳期妇女使用时,应暂停哺乳
布他米酯	哺乳期妇女应权衡本品对其的重要性,选择停药或暂停哺乳
布托啡诺	尚未明确本品是否可经乳汁分泌,哺乳期妇女使用时,应暂停哺乳
布瓦西坦	动物实验本品可经乳汁分泌,哺乳期妇女使用时应停止哺乳
草乌甲素	哺乳期妇女使用时,应暂停哺乳
茶碱	本品可经乳汁分泌,哺乳期妇女服用可引起婴儿易激动或其他不良反应,应慎用
长春胺	哺乳期妇女应权衡本品对其的重要性,选择停药或暂停哺乳
长春地辛	见细胞毒药物
长春氟宁	见细胞毒药物
长春碱	见细胞毒药物
长春瑞滨	见细胞毒药物
长春西汀	哺乳期妇女应权衡本品对其的重要性,选择停药或暂停哺乳
长春新碱	见细胞毒药物
常咯啉	哺乳期妇女应权衡本品对其的重要性,选择停药或暂停哺乳
超顺磁性氧化铁	尚未明确本品是否经乳汁分泌,哺乳期妇女慎用
重组改构人肿瘤坏死因子	尚未明确本品是否可经乳汁分泌,哺乳期妇女使用时,应暂停哺乳
重组聚乙二醇化凝血因子	本品是否经人乳汁分泌尚未明确,哺乳期妇女使用时应权衡利弊且只在有明确指征时方考虑使用
重组抗凝血酶	尚未明确本品是否可经乳汁分泌,哺乳期妇女应权衡利弊,选择停药或暂停哺乳
重组人 Ⅱ 型肿瘤坏死因子受体-抗体融合蛋白	哺乳期妇女应权衡本品对其的重要性,选择停药或暂停哺乳
重组人 5 型腺病毒	尚未明确本品是否可经乳汁分泌,哺乳期妇女使用时,应暂停哺乳
重组人 p53 腺病毒	尚未明确本品是否可经乳汁分泌,哺乳期妇女使用时,应暂停哺乳

药物	临床评价
重组人白介素-11	尚未明确本品是否可经乳汁分泌,哺乳期妇女使用时,应暂停哺乳
重组人促黄体激素α	尚未明确本品是否可经乳汁分泌,哺乳期妇女使用时,应暂停哺乳
重组人红细胞生成素	尚未明确本品是否可经乳汁分泌,哺乳期妇女使用时,应暂停哺乳
重组人肾红细胞生成素	乳汁中不存在本品,对婴儿影响小
重组人生长激素	哺乳期妇女使用时,应暂停哺乳
重组人血管内皮抑制素	尚未明确本品是否可经乳汁分泌,哺乳期妇女使用时,应暂停哺乳
重组血小板生成素	哺乳期妇女使用时,应暂停哺乳
重组人尿激酶原	尚未明确本品是否可经乳汁分泌,哺乳期妇女使用时,应暂停哺乳
除虫菊脂	哺乳期妇女使用时,应暂停哺乳
川芎嗪	哺乳期妇女慎用
垂体后叶	哺乳期妇女使用时,应暂停哺乳
雌激素类	避免使用,抑制乳汁分泌,另见口服避孕药
雌莫司汀	见细胞毒药物
刺尾蝎属蝎毒免疫球蛋白 　F(ab′)2(马源性)	哺乳期妇女慎用
促黄体素α	哺乳期妇女使用时,应暂停哺乳
促卵泡素	哺乳期妇女使用时,应暂停哺乳
醋丁洛尔	见β受体拮抗药
醋甲胆碱	尚未明确本品是否可分泌到乳汁中,哺乳期妇女应权衡本品对其的重要性,选择停药或暂停哺乳
醋氯芬酸	哺乳期妇女使用时,应暂停哺乳
醋羟胺酸	哺乳期妇女服用本品应权衡利弊,选择停药或暂停哺乳
醋酸可的松	见皮质激素
醋酸锌	锌可经乳汁分泌,导致婴儿铜缺乏,哺乳期妇女使用本品时应暂停哺乳
醋硝香豆素	见口服抗凝药
达贝泊汀-α	尚未明确本品是否经乳汁分泌,哺乳期妇女慎用
达比加群酯	尚未明确本品是否可分泌到乳汁中,哺乳期妇女应权衡本品对其的重要性,选择停药或暂停哺乳
达伐吡啶	尚未明确本品是否可分泌到乳汁中,哺乳期妇女应权衡本品对其的重要性,选择停药或暂停哺乳
达非那新	尚未明确本品是否可分泌到乳汁中,哺乳期妇女应权衡本品对其的重要性,选择停药或暂停哺乳
达格列净	尚未明确是否会通过乳汁分泌,哺乳期妇女使用时,应暂停哺乳
达卡巴嗪	见细胞毒药物
达卡那韦	尚未明确是否会通过乳汁分泌,哺乳期妇女使用时,应暂停哺乳
达拉非尼	尚未明确本品是否可经乳汁分泌,哺乳期妇女使用时,应暂停哺乳
达拉木单抗	单克隆抗体可经乳汁分泌,哺乳期妇女应权衡本品对其的重要性,选择停药或停止哺乳
达芦那韦	HIV感染的哺乳期妇女应避免哺乳,以免感染婴儿
达那肝素	乳汁中量小,不至于有害,但哺乳期妇女使用时,应暂停哺乳
达那唑	尚未明确本品是否可经乳汁分泌,哺乳期妇女使用时,应暂停哺乳,应避免使用,可能使婴儿男性化
达沙替尼	尚未明确本品是否可经乳汁分泌,哺乳期妇女使用时,应暂停哺乳
达托霉素	尚未明确本品是否可分泌到乳汁中,哺乳期妇女应权衡本品对其的重要性,选择停药或暂停哺乳
达昔单抗	哺乳期妇女应权衡本品对其的重要性,选择停药或暂停哺乳
大观霉素	哺乳期妇女应权衡本品对其的重要性,选择停药或暂停哺乳
大麻隆	尚未明确本品是否可经乳汁分泌,哺乳期妇女使用时,应暂停哺乳

药物	临床评价
丹曲林	本品可经乳汁分泌,哺乳期妇女使用时,应暂停哺乳
单氯芬那酸	尚未明确本品是否可经乳汁分泌,哺乳期妇女使用时,应暂停哺乳
单硝酸异山梨酯	尚未明确本品是否可经乳汁分泌,哺乳期妇女使用时,应暂停哺乳,除非益处大于风险
胆影葡胺	尚未明确本品是否可通过乳汁分泌,哺乳期妇女使用时,应暂停哺乳
氮甲	见细胞毒药物
锝[^{99}mTc]阿西莫单抗	哺乳期妇女使用本品应暂停哺乳 24 h
锝[^{99}mTc]甲氧异腈	哺乳期妇女用后应暂停哺乳 24 h
锝[^{99}mTc]喷替酸盐	尚未明确本品是否可分泌到乳汁中,哺乳期妇女应权衡本品对其的重要性,选择停药或暂停哺乳
锝[^{99}mTc]双半胱氨酸	哺乳期妇女使用时,应暂停哺乳
锝[$_{99}$mTc]双半胱氨酸乙酯	尚未明确本品是否可通过乳汁分泌,哺乳期妇女慎用
锝[^{99}mTc]替马诺塞	哺乳期妇女使用本品应暂停哺乳 60 h
锝[^{99}mTc]亚甲基二磷酸盐	哺乳期妇女必须用本品时,应暂停哺乳 24～48 h
锝[^{99}mTc]依沙美肟	哺乳期妇女慎用
锝[^{99}mTc]依替菲宁	尚未明确本品是否可分泌到乳汁中,哺乳期妇女应权衡本品对其的重要性,选择停药或暂停哺乳
德拉马尼	尚未明确本品是否可经乳汁分泌,哺乳期妇女使用时,应暂停哺乳
地尔硫䓬	乳汁中含量明显,无有害证据,但应避免使用,除非别无更安全的方法
地芬尼多	哺乳期妇女应权衡本品对其的重要性,选择停药或暂停哺乳
地夫可特	见皮质激素
地氟烷	尚未明确本品是否可经乳汁分泌,哺乳期妇女使用时,应暂停哺乳
地高辛	乳汁中量太小,不至于有害
地高辛免疫片段	哺乳期妇女慎用
地红霉素	尚未明确本品是否可经乳汁分泌,哺乳期妇女慎用
地拉罗司	动物实验显示本品可经乳汁分泌,哺乳期妇女使用时,应暂停哺乳
地拉普利	本品活性代谢物能通过乳汁分泌,哺乳期妇女用药期间,应暂停哺乳
地拉韦啶	HIV 感染的哺乳期妇女应避免哺乳,以免感染婴儿
地氯雷他定	见抗组胺药
地美环素	见四环素类
地美索酯	哺乳期妇女应权衡本品对其的重要性,选择停药或暂停哺乳
地尼白介素-2	尚未明确本品是否可经乳汁分泌,哺乳期妇女使用时,应暂停哺乳
地诺单抗	尚未明确本品是否可经乳汁分泌,哺乳期妇女使用时,应暂停哺乳
地奴昔单抗	哺乳期妇女用药期间应停止哺乳
地匹福林	尚未明确本品是否可经乳汁分泌,哺乳期妇女应权衡利弊,选择暂停哺乳或停药
地屈孕酮	本品可经乳汁分泌,哺乳期妇女使用时,应暂停哺乳
地塞米松	见皮质激素
地斯的明	尚未明确本品是否可经乳汁分泌,哺乳期妇女使用时,应暂停哺乳
地西卢定	尚未明确本品是否可分泌到乳汁中,哺乳期妇女应权衡本品对其的重要性,选择停药或暂停哺乳
地西泮	见苯二氮䓬类
地西他滨	见细胞毒药物
地佐辛	尚未明确本品是否可经乳汁分泌,哺乳期妇女使用时,应暂停哺乳
颠茄	哺乳期妇女使用时,应暂停哺乳

药物	临床评价
碘[125I]密封籽源	哺乳期妇女使用时应停止哺乳
碘(131I)人血清白蛋白	碘可通过乳汁分泌,哺乳期妇女应权衡本品对其的重要性,选择停药或暂停哺乳
碘,放射性的	治疗剂量禁止哺乳,诊断剂量暂停哺乳 24 h
碘[131I]美妥昔单抗	哺乳期妇女使用时,应暂停哺乳,碘可能损伤胎儿的甲状腺,有文献表明,放射性碘可能通过脐带对婴儿造成严重的不可逆转的甲状腺功能减退
碘苄胍[123I]	本品可通过乳汁分泌哺乳期妇女应用须权衡利弊,基于[123I]的物理 $t_{1/2}$,为使风险降低到最小,哺乳期妇女在给予本品后应考虑中断哺乳 6 d
碘番酸	虽少量可随乳汁分泌,但美国儿科学会认为哺乳期妇女可安全使用
碘佛醇	哺乳期妇女使用时,应暂停哺乳
碘苷	乳汁存在,有异味感
碘及碘化物	哺乳期妇女使用时,应暂停哺乳,新生儿有甲状腺肿或甲状腺功能减退的风险,似乎乳汁中浓度高
碘普罗胺	哺乳期妇女慎用
碘塞罗宁	量小不致于影响新生儿甲状腺功能
碘昔兰	尚未明确本品是否可通过乳汁分泌,哺乳期妇女使用时,应暂停哺乳
靛胭脂钠	尚未明确本品是否可通过乳汁分泌,哺乳期妇女慎用
丁胺苯丙酮	尚未明确本品是否可分泌到乳汁中,哺乳期妇女应权衡本品对其的重要性,选择停药或暂停哺乳
丁巴比妥	见巴比妥类
丁苯那嗪	尚未明确本品是否可分泌到乳汁中,哺乳期妇女应权衡本品对其的重要性,选择停药或暂停哺乳
丁苯羟酸	哺乳期妇女使用时,应暂停哺乳
丁苯酞	哺乳期妇女应权衡本品对其的重要性,选择停药或暂停哺乳
丁丙诺啡	除非必要,避免使用,可能抑制乳汁分泌,治疗阿片依赖时禁用
丁卡因	尚未明确本品是否可经乳汁分泌,哺乳期妇女使用时,应暂停哺乳
丁咯地尔	哺乳期妇女应权衡本品对其的重要性,选择停药或暂停哺乳
丁螺环酮	动物实验显示本品可经乳汁分泌,哺乳期妇女使用时,应暂停哺乳
东莨菪碱	乳汁中含量小,不至于有害
毒扁豆碱	尚未明确本品是否可分泌到乳汁中,哺乳期妇女应权衡本品对其的重要性,选择停药或暂停哺乳
度硫平	见三环(及相关的)的抗抑郁药
度洛西汀	本品可经乳汁分泌,哺乳期妇女使用时,应暂停哺乳
短棒杆菌	尚未明确本品是否可经乳汁分泌,哺乳期妇女使用时,应暂停哺乳
对氨马尿酸钠	尚未明确本品是否可通过乳汁分泌,哺乳期妇女慎用
对苯二酚	哺乳期妇女慎用
对乙酰氨基酚	对乙酰氨基酚
多巴胺	尚未明确本品是否可分泌到乳汁中,哺乳期妇女应权衡本品对其的重要性,选择停药或暂停哺乳
多巴酚丁胺	哺乳期妇女应权衡本品对其的重要性,选择停药或暂停哺乳
多巴丝肼	见左旋多巴
多非利特	哺乳期妇女应权衡本品对其的重要性,选择停药或暂停哺乳
多磺酸黏多糖	哺乳期妇女慎用
多库氯铵	尚未明确本品是否可经乳汁分泌,哺乳期妇女使用时,应暂停哺乳
多库酯钠	口服给药,本品可经乳汁分泌,哺乳期妇女慎用,直肠给药的安全性尚未明确
多拉司琼	尚未明确本品是否可经乳汁分泌,哺乳期妇女使用时,应暂停哺乳
多利培南	尚未明确本品是否可经乳汁分泌,哺乳期妇女慎用

续表

药物	临床评价
多奈哌齐	尚未明确本品是否可经乳汁分泌,哺乳期妇女慎用
多黏菌素 B	尚未明确本品是否可分泌到乳汁中,哺乳期妇女应权衡本品对其的重要性,选择停药或暂停哺乳
多潘	见细胞毒药物
多潘立酮	乳汁中含量小,哺乳期妇女慎用
多培沙明	尚未明确本品是否可分泌到乳汁中,哺乳期妇女应权衡本品对其的重要性,选择停药或暂停哺乳
多柔比星	见细胞毒药物
多杀菌素	哺乳期妇女慎用
多沙普仑	哺乳期妇女慎用
多沙唑嗪	本品可在乳汁内浓集,哺乳期妇女使用时,应暂停哺乳
多索茶碱	尚未明确本品是否可分泌到乳汁中,哺乳期妇女应权衡本品对其的重要性,选择停药或暂停哺乳
多西环素	见四环素类
多西他赛	见细胞毒药物
多佐胺	尚未明确本品是否可分泌到乳汁中,哺乳期妇女应权衡本品对其的重要性,选择停药或暂停哺乳
莪术油	尚未明确本品是否可经乳汁分泌,哺乳期妇女使用时,应暂停哺乳
厄贝沙坦	动物实验显示本品可经乳汁分泌,哺乳期妇女使用时,应暂停哺乳
厄多司坦	哺乳期妇女使用时,应暂停哺乳
厄罗替尼	尚未明确本品是否可经乳汁分泌,哺乳期妇女使用时,应暂停哺乳
厄罗珠单抗	单克隆抗体可经乳汁分泌,哺乳期妇女应权衡本品对其的重要性,选择停药或停止哺乳
厄他培南	本品可经乳汁分泌,哺乳期妇女使用时,应暂停哺乳
恩夫韦肽	HIV 感染的哺乳期妇女应避免哺乳,以免感染婴儿
恩卡尼	哺乳期妇女应权衡本品对其的重要性,选择停药或暂停哺乳
恩前列素	哺乳期妇女应权衡本品对其的重要性,选择停药或暂停哺乳
恩曲他滨	HIV 感染的哺乳期妇女应避免哺乳,以免感染婴儿
恩曲他滨-富马酸替诺福韦酯	HIV 感染的哺乳期妇女应避免哺乳,以免感染婴儿
恩曲他滨-利匹韦林-富马酸替诺福韦酯	HIV 感染的哺乳期妇女应避免哺乳,以免感染婴儿
恩他卡朋	动物实验显示本品可经乳汁分泌,哺乳期妇女使用时,应暂停哺乳
恩替卡韦	动物实验显示本品可经乳汁分泌,哺乳期妇女使用时,应暂停哺乳
二氮嗪	尚未明确本品是否可分泌到乳汁中,哺乳期妇女慎用
二氟尼柳	本品可通过乳汁分泌,哺乳期妇女应权衡本品对其的重要性,选择停药或暂停哺乳
二甲双胍	哺乳期妇女使用时,应暂停哺乳,本品可经乳汁分泌
二氯醋酸二异丙胺	哺乳期妇女使用时,应暂停哺乳
二氯化镭[223]	尚未明确本品是否可经乳汁分泌,哺乳期妇女使用时,应暂停哺乳
二氯尼特	尚未明确本品是否可经乳汁分泌,哺乳期妇女使用时,应暂停哺乳
二羟丙茶碱	本品可经乳汁分泌,哺乳期妇女使用时,应暂停哺乳
二氢埃托啡	尚未明确本品是否可经乳汁分泌,哺乳期妇女使用时,应暂停哺乳
二巯丙醇	哺乳期妇女使用时,应暂停哺乳
二巯丙磺钠	哺乳期妇女使用时,应暂停哺乳
二巯丁二钠	哺乳期妇女使用时,应暂停哺乳
伐尼克兰	尚未明确本品是否可分泌到乳汁中,哺乳期妇女应权衡本品对其的重要性,选择停药或暂停哺乳
伐昔洛韦	尚未明确本品是否可分泌到乳汁中,哺乳期妇女应权衡本品对其的重要性,选择停药或暂停哺乳

药物	临床评价
法罗培南	本品可分泌至乳汁,哺乳期妇女应权衡对其的重要性,选择停药或暂停哺乳
法莫替丁	本品可经乳汁分泌,哺乳期妇女使用时,应暂停哺乳
法舒地尔	哺乳期妇女应权衡本品对其的重要性,选择停药或暂停哺乳
反苯环丙胺	尚未明确本品是否可分泌到乳汁中,哺乳期妇女应权衡本品对其的重要性,选择停药或暂停哺乳
泛昔洛韦	尚未明确本品是否可经乳汁分泌,哺乳期妇女使用时,应暂停哺乳
放射性碘化钠	碘可通过乳汁分泌,哺乳期妇女应权衡本品对其的重要性,选择停药或暂停哺乳
放线菌素 D	见细胞毒药物
非布司他	动物实验显示本品可经乳汁分泌,哺乳期妇女使用时,应暂停哺乳
非尔氨酯	可经乳汁分泌,哺乳期妇女使用时,应暂停哺乳
非格司亭	尚未明确本品是否可经乳汁分泌,哺乳期妇女慎用
非洛地平	本品可经乳汁分泌,哺乳期妇女使用时,应暂停哺乳
非那吡啶	尚未明确本品是否可分泌到乳汁中,哺乳期妇女应权衡本品对其的重要性,选择停药或暂停哺乳
非那西丁	哺乳期妇女使用时,应暂停哺乳
非诺贝特	哺乳期妇女使用时,应暂停哺乳
非诺多泮	哺乳期妇女应权衡本品对其的重要性,选择停药或暂停哺乳
非诺洛芬	乳汁中含量小,哺乳期妇女使用时,应暂停哺乳
非诺特罗	哺乳期妇女应权衡本品对其的重要性,选择停药或暂停哺乳
非索非那定	见抗组胺药
非索罗定	尚未明确本品是否可以分泌到乳汁,只有在对新生儿的潜在获益大于风险时才可在哺乳期妇女使用
肺炎球菌多糖疫苗	哺乳期妇女慎用
肺炎球菌结合疫苗	哺乳期妇女用药的安全性尚未明确
芬布芬	哺乳期妇女使用时,应暂停哺乳
芬氟拉明	哺乳期妇女应权衡本品对其的重要性,选择停药或暂停哺乳
芬戈莫德	动物实验显示本品可经乳汁分泌,哺乳期妇女应权衡本品对其的重要性,选择停药或暂停哺乳
芬太尼	乳汁中含量太小,不至于有害
酚苄明	尚未明确本品是否可分泌到乳汁中,哺乳期妇女应权衡本品对其的重要性,选择停药或暂停哺乳
酚磺乙胺	尚未明确本品是否可经乳汁分泌,哺乳期妇女慎用
酚妥拉明	尚未明确本品是否可分泌到乳汁中,哺乳期妇女慎用
奋乃静	见抗精神病药
夫罗曲坦	动物实验显示本品可经乳汁分泌,暂停哺乳 24 h
夫西地酸钠	本品可经乳汁分泌,慎用
呋喃嘧酮	尚未明确本品是否可经乳汁分泌,哺乳期妇女使用时,应暂停哺乳
呋喃妥因	乳汁仅有少量,但足以使 G6PD 缺乏的婴儿发生溶血
呋塞米	本品可分泌到乳汁中,哺乳期妇女慎用
伏格列波糖	哺乳期妇女使用时,应暂停哺乳
伏立康唑	尚未明确本品是否可经乳汁分泌,哺乳期妇女使用时,应暂停哺乳
伏林司他	尚未明确本品是否可经乳汁分泌,哺乳期妇女使用时,应暂停哺乳
氟班色林	动物实验本品可经乳汁分泌,尚未明确本品是否可经人类乳汁分泌,哺乳期妇女使用时应停止哺乳
氟胞嘧啶	哺乳期妇女使用时,应暂停哺乳
氟比洛芬	乳汁中量太小,不至于有害

药物	临床评价
氟吡汀	尚未明确本品是否可经乳汁分泌,哺乳期妇女使用时,应暂停哺乳
氟达拉滨	见细胞毒药物
氟芬那酸	哺乳期妇女使用时,应暂停哺乳
氟奋乃静	见抗精神病药
氟伏沙明	哺乳期妇女使用时,应暂停哺乳,本品可经乳汁分泌
氟桂利嗪	可经乳汁分泌,哺乳期妇女使用时,应暂停哺乳
氟卡尼	本品可经乳汁分泌,哺乳期妇女使用时,应暂停哺乳
氟康唑	哺乳期妇女使用时,应暂停哺乳,本品可经乳汁分泌
氟罗沙星	哺乳期妇女使用时,应暂停哺乳,本品可经乳汁分泌
氟罗他匹[18F]	尚未明确本品是否可经乳汁分泌,哺乳期妇女使用本品后应暂停哺乳 24 h(大于 10 个半衰期),并吸取乳汁弃去
氟马西尼	哺乳期妇女慎用
氟尿苷	见细胞毒药物
氟尿嘧啶	见细胞毒药物
氟哌啶醇	见抗精神病药
氟哌噻吨	见抗精神病药
氟氢可的松	本品可通过乳汁分泌,哺乳期妇女使用时,应暂停哺乳
氟替卡松	见皮质激素
氟替他莫[18F]	尚未明确本品是否可分泌到乳汁中,哺乳期妇女应权衡本品对其的重要性,选择停药或暂停哺乳
氟脱氧葡糖[18F]	尚未明确本品是否可分泌到乳汁中,哺乳期妇女应权衡本品对其的重要性,选择停药或暂停哺乳
氟烷	尚未明确本品是否可分泌到乳汁中,哺乳期妇女应权衡本品对其的重要性,选择停药或暂停哺乳
氟维司群	动物实验显示本品可经乳汁分泌,哺乳期妇女使用时,应暂停哺乳
氟西泮	见苯二氮䓬类
氟西汀	本品可经乳汁分泌,哺乳期妇女使用时,应暂停哺乳
氟氧头孢	尚未明确本品是否可经乳汁,哺乳期妇女慎用
福伐曲坦	动物实验显示本品及其代谢产物均可通过乳汁分泌,且浓度高于血药浓度,哺乳期妇女使用时,应暂停哺乳
福美坦	尚未明确本品是否可经乳汁分泌,哺乳期妇女使用时,应暂停哺乳
福米韦生	尚未明确本品是否可经乳汁分泌,哺乳期妇女使用时,应暂停哺乳
福莫司汀	见细胞毒药物
福莫特罗	慎用,尚未明确本品是否可经乳汁分泌,哺乳期妇女使用时,应暂停哺乳
福沙那韦	HIV 感染的哺乳期妇女应避免哺乳,以免感染婴儿
福沙匹坦	尚未明确本品是否可经乳汁分泌,哺乳期妇女使用时,应暂停哺乳
福司氟康唑	尚未明确本品是否可经乳汁分泌,哺乳期妇女使用时,应暂停哺乳
福辛普利	哺乳期妇女使用时,应暂停哺乳,本品可经乳汁分泌
复方氨苄西林-氟氯西林	见青霉素类
复方磺胺甲噁唑	患黄疸的婴儿出现胆红素脑病,G6PD 依赖型婴儿出现溶血的风险小
钆贝葡胺	不建议哺乳期妇女使用
钆布醇	哺乳期妇女使用本品 18 h 后可恢复哺乳
钆弗塞胺	本品可通过乳汁分泌,哺乳期妇女使用本品后应暂停哺乳至少 72 h
钆膦维司三钠	虽然进入母乳的药量非常少(0.01%~0.04%的给药量),但哺乳期妇女仍应尽量避免使用

续表

药物	临床评价
钆塞酸二钠	哺乳期妇女使用本品 10 h 后可恢复哺乳
钆特醇	尚未明确本品是否可通过乳汁分泌,哺乳期妇女慎用
钆特酸葡胺	极少量的本品可通过乳汁分泌,慎用于哺乳期妇女,建议停药几天后再恢复哺乳
干扰素	尚未明确本品是否经乳汁分泌,哺乳期妇女慎用
甘氨茶碱钠	尚未明确本品是否可分泌到乳汁中,哺乳期妇女应权衡本品对其的重要性,选择停药或暂停哺乳
甘氨双唑钠	尚未明确本品是否可经乳汁分泌,哺乳期妇女使用时,应暂停哺乳
甘草酸	哺乳期妇女使用时,应暂停哺乳
甘草酸二胺	哺乳期妇女使用时,应暂停哺乳
甘磷酰芥	见细胞毒药物
甘露醇	尚未明确本品是否可分泌到乳汁中,哺乳期妇女慎用
甘露莫司汀	见细胞毒药物
甘露舒凡	见细胞毒药物
甘珀酸	哺乳期妇女应权衡本品对其的重要性,选择停药或暂停哺乳
甘油果糖	哺乳期妇女用药的安全性尚未明确
高三尖杉酯碱	见细胞毒药物
高乌甲素	尚未明确本品是否可经乳汁分泌,哺乳期妇女使用时,应暂停哺乳
睾内脂	尚未明确本品是否可经乳汁分泌,哺乳期妇女使用时,应暂停哺乳
睾酮	见蛋白同化激素
戈拉碘铵	尚未明确本品是否可经乳汁分泌,哺乳期妇女使用时,应暂停哺乳
戈利木单抗	尚未明确本品是否可经乳汁分泌,哺乳期妇女使用时,应暂停哺乳
戈那瑞林	哺乳期妇女使用时,应暂停哺乳
戈舍瑞林	哺乳期妇女使用时,应暂停哺乳
格拉非宁	哺乳期妇女使用时,应暂停哺乳
格拉默	尚未明确本品是否可经乳汁分泌,哺乳期妇女使用时,应暂停哺乳
格拉司琼	尚未明确本品是否可经乳汁分泌,哺乳期妇女使用时,应暂停哺乳
格列本脲	见磺酰脲类
格列吡嗪	见磺酰脲类
格列喹酮	见磺酰脲类
格列美脲	见磺酰脲类
格列齐特	见磺酰脲类
格隆溴铵	本品可导致乳汁分泌减少,哺乳期妇女慎用
格鲁米特	本品可经乳汁分泌,哺乳期妇女使用时,应暂停哺乳
葛根素	哺乳期妇女应权衡本品对其的重要性,选择停药或暂停哺乳
更昔洛韦	尚未明确本品是否可经乳汁分泌,哺乳期妇女使用时,应暂停哺乳
钩端螺旋体疫苗	哺乳期妇女使用时,应暂停哺乳
谷卡匹酶	尚未明确本品是否可经乳汁分泌,哺乳期妇女慎用
骨化三醇	见维生素 D
胍那决尔	哺乳期妇女应权衡本品对其的重要性,选择停药或暂停哺乳
胍乙啶	哺乳期妇女应权衡本品对其的重要性,选择停药或暂停哺乳
呱西替柳	哺乳期妇女慎用

药物	临床评价
鬼臼毒素	哺乳期妇女使用时,应暂停哺乳
鬼臼根树脂	尚未明确局部使用本品后是否经乳汁排泌,哺乳期妇女使用时,应暂停哺乳
桂美辛	尚未明确本品是否可经乳汁分泌,哺乳期妇女使用时,应暂停哺乳
桂哌齐特	哺乳期妇女应权衡本品对其的重要性,选择停药或暂停哺乳
果糖二磷酸钠	尚未明确本品是否可经乳汁分泌,哺乳期妇女慎用
过氧化苯甲酰	哺乳期妇女慎用
过氧化碳酰胺	哺乳期妇女慎用
海洛因	治疗剂量对婴儿无影响,母亲有依赖性的婴儿可出现戒断综合征,对婴儿的依赖性,母乳喂养不是最好的方法
红霉素	由于本品可被分泌进入乳汁中,哺乳期妇女使用时,应暂停哺乳
琥珀酰明胶	鉴于本品存在过敏反应的危险,建议哺乳期妇女用药时应权衡利弊
华法林	见口服抗凝药
环孢素	本品可经乳汁分泌,哺乳期妇女使用时,应暂停哺乳
环苯扎林	尚未明确本品是否可经乳汁分泌,哺乳期妇女慎用
环吡酮胺	尚未明确本品是否经乳汁分泌,哺乳期妇女慎用
环扁桃酯	哺乳期妇女应权衡本品对其的重要性,选择停药或暂停哺乳
环丙贝特	动物实验显示本品可经乳汁分泌,哺乳期妇女使用时,应暂停哺乳
环丙沙星	乳汁中量小,不至于有害,但哺乳期妇女使用时,应暂停哺乳
环丙孕酮	慎用,在婴儿可出现抗雄性激素作用
环磷酰胺	治疗期间及结束后 36 h,避免哺乳
环仑特罗	尚未明确本品是否可分泌到乳汁中,哺乳期妇女慎用。如确需使用应选择停药或停止哺乳
环丝氨酸	本品可分泌至乳汁中,哺乳期妇女使用时,应暂停哺乳
环索奈德	见皮质激素
环戊噻嗪	见噻嗪类利尿剂及相关的利尿剂
黄豆苷元	哺乳期妇女慎用
黄热病疫苗	哺乳期妇女使用时,应暂停哺乳
黄体酮	哺乳期妇女使用时,应暂停哺乳,本品可经乳汁分泌
黄酮哌酯	尚未明确本品是否可分泌到乳汁中,哺乳期妇女应权衡本品对其的重要性,选择停药或暂停哺乳
黄氧化汞	哺乳期妇女使用时,应暂停哺乳
磺胺醋酰钠	哺乳期妇女应权衡利弊,选择停药或暂停哺乳
磺胺多辛	本品可通过乳汁分泌,哺乳期妇女使用时,应暂停哺乳
磺胺类药	由于本类药物可被分泌进入乳汁,故哺乳期妇女使用时,应暂停哺乳
磺胺嘧啶	见磺胺类
磺胺嘧啶银	见磺胺类
磺达肝癸钠	动物实验显示本品可经乳汁分泌,哺乳期妇女应权衡利弊,选择停药或暂停哺乳
磺酰脲类	理论上可引新生儿低血糖,哺乳期妇女使用时,应暂停哺乳
灰黄霉素	尚未明确本品是否可经乳汁分泌,哺乳期妇女使用时,应暂停哺乳
茴拉西坦	哺乳期妇女慎用
茴三硫	尚未明确本品是否可经乳汁,哺乳期妇女慎用
肌氨肽苷	哺乳期妇女慎用
吉法酯	哺乳期妇女慎用

药物	临床评价
吉非贝齐	哺乳期妇女使用时,应暂停哺乳
吉非替尼	尚未明确本品是否可经乳汁分泌,哺乳期妇女使用时,应暂停哺乳
吉他霉素	本品有相当量进入母乳中,哺乳期妇女使用期间应暂停哺乳
吉妥珠单抗奥唑米星	尚未明确本品是否可经乳汁分泌,哺乳期妇女使用时,应暂停哺乳
吉西他滨	见细胞毒药物
己酮可可碱	哺乳期妇女应权衡本品对其的重要性,选择停药或暂停哺乳
加巴喷丁	本品可经乳汁分泌,哺乳期妇女使用时,应暂停哺乳
加贝酯	哺乳期妇女使用时,应暂停哺乳
加兰他敏	尚未明确本品是否可经乳汁分泌,哺乳期妇女应权衡利弊选择停药或暂停哺乳
加硫酶	尚未明确本品是否可经乳汁分泌,哺乳期妇女慎用
加尼瑞克	哺乳期妇女使用时,应暂停哺乳
加压素	本品可分泌到乳汁中,哺乳期妇女慎用
甲氨蝶呤	见细胞毒药物
甲苯达唑	乳汁中量太小,不至于有害,但哺乳期妇女使用时,应暂停哺乳
甲苯磺丁脲	见磺酰脲类
甲苯咪唑	尚未明确本品是否可经乳汁分泌,哺乳期妇女使用时,应暂停哺乳
甲吡唑	慎用,尚未明确本品是否可经乳汁分泌,哺乳期妇女使用时,应暂停哺乳
甲丙氨酯	避免使用乳汁中的浓度可能超过母体血浆浓度 4 倍,可能使婴儿嗜睡
甲地孕酮	哺乳期妇女使用时,应暂停哺乳
甲泛影酸	本品在蛛网膜下腔内常规给药后 2 d 内可在乳汁中发现,哺乳期妇女使用时应权衡利弊
甲芬那酸	哺乳期妇女使用时,应暂停哺乳
甲砜霉素	哺乳期妇女用药时,应暂停哺乳
甲氟喹	本品可经乳汁分泌,哺乳期妇女使用时,应暂停哺乳
甲钴胺	哺乳期妇女用药的安全性尚未明确
甲琥胺	尚未明确本品是否可经乳汁分泌,哺乳期妇女使用时,应暂停哺乳
甲磺司特	动物试验显示本品通过乳汁分泌,哺乳期妇女使用时,应停止哺乳
甲基斑蝥胺	哺乳期妇女慎用
甲基苯丙胺	苯丙胺类可通过乳汁分泌,哺乳期妇女使用时,应暂停哺乳
甲基多巴	乳汁中量太小,不至于有害,哺乳期妇女应权衡本品对其的重要性,选择停药或暂停哺乳
甲氯芬酯	哺乳期妇女慎用
甲麻黄碱	哺乳期妇女用药的安全性尚未明确
甲哌卡因	尚未明确本品是否可经乳汁分泌,哺乳期妇女使用时,应暂停哺乳
甲泼尼龙	见皮质激素
甲羟孕酮	本品可经乳汁分泌,哺乳期妇女使用时,应暂停哺乳
甲硝唑	乳汁中大量存在,避免大剂量单次服用
甲型肝炎疫苗	尚未明确本品是否可经乳汁分泌,哺乳期妇女使用时,应暂停哺乳
甲氧芳芥	见细胞毒药物
甲氧氟烷	尚未明确本品是否可经乳汁分泌,哺乳期妇女使用时,应暂停哺乳
甲氧基聚乙烯乙二醇依泊汀-β	尚未明确本品是否可经乳汁分泌,哺乳期妇女慎用
甲氧氯普胺	乳汁中少量存在,哺乳期妇女使用时,应暂停哺乳

续表

药物	临床评价
甲氧明	尚未明确本品是否可经乳汁分泌,哺乳期妇女慎用
甲氧沙林	哺乳期妇女使用时,应暂停哺乳
甲异靛	见细胞毒药物
甲状腺素	见左甲状腺素
甲状旁腺激素	尚未明确本品是否可经乳汁分泌,哺乳期妇女使用时应停止哺乳
间苯三酚	哺乳期妇女慎用
间羟胺	哺乳期妇女应权衡本品对其重要性,选择停药或暂停哺乳
降钙素(鲑鱼)	避免使用,动物试验抑制乳汁分泌
胶体果胶铋	哺乳期妇女应权衡本品对其的重要性,选择停药或暂停哺乳
胶体酒石酸铋	哺乳期妇女应权衡本品对其的重要性,选择停药或暂停哺乳
焦磷酸枸橼酸铁	尚未明确本品是否可经乳汁分泌,哺乳期妇女应权衡利弊,选择停药或停止哺乳
结构脂肪乳	不推荐使用
金刚烷胺	避免使用,本品可经乳汁分泌,有对婴儿产生毒性的报道
金刚乙胺	动物实验可见乳汁中浓度高于血药浓度,哺乳期妇女使用时,应暂停哺乳
金硫苹果酸钠	哺乳期妇女使用时,应暂停哺乳
金硫葡糖	哺乳期妇女使用时,应暂停哺乳
金霉素	见四环素类
金诺芬	本品可经乳汁分泌,哺乳期妇女使用时,应暂停哺乳
精氨酸	哺乳期妇女慎用注射剂
肼屈嗪	本品可经乳汁分泌,哺乳期妇女使用时,应暂停哺乳
净司他丁斯酯	见细胞毒药物
枸橼酸铋钾	哺乳期妇女应权衡本品对其的重要性,选择停药或暂停哺乳
枸橼酸镓[^{67}Ga]	哺乳期妇女使用时,应暂停哺乳
聚多卡醇	哺乳期妇女使用时,应暂停哺乳
聚二乙醇干扰素 α	见干扰素
聚甲酚磺醛	哺乳期妇女使用时,应暂停哺乳
聚普瑞锌	哺乳期妇女应权衡本品对其的重要性,选择停药或暂停哺乳
聚维酮碘	避免使用,阴道制剂中的碘被吸收后在乳汁中浓缩
聚乙二醇	除非必要,应避免使用
聚乙二醇肽	尚未明确本品是否可经乳汁分泌,哺乳期妇女慎用
卷曲霉素	尚未明确本品是否可经乳汁分泌,哺乳期妇女使用时,应暂停哺乳
决奈达隆	哺乳期妇女应权衡本品对其的重要性,选择停药或暂停哺乳
咖啡因	经常大量摄入可影响婴儿
卡巴胆碱	哺乳期妇女使用时,应暂停哺乳
卡巴克洛	哺乳期妇女使用时,应暂停哺乳
卡巴拉汀	尚未明确本品是否可分泌到乳汁中,哺乳期妇女应权衡本品对其的重要性,选择停药或暂停哺乳
卡巴匹林钙	哺乳期妇女使用时,应暂停哺乳
卡比多巴	见左旋多巴
卡比马唑	乳剂中的含量可能会影响婴儿的甲状腺功能,如须使用,给予最小有效剂量
卡比沙明	本品可增加婴儿的死亡率,哺乳期妇女使用时,应暂停哺乳

药物	临床评价
卡波醌	见细胞毒药物
卡泊芬净	尚未明确本品是否可经乳汁分泌,哺乳期妇女使用时应暂停哺乳
卡泊三醇	尚未明确本品是否可经乳汁分泌,哺乳期妇女使用时应暂停哺乳
卡铂	见细胞毒药物
卡博替尼	尚未明确本品是否可经乳汁分泌,哺乳期妇女使用时,应暂停哺乳
卡地姆碘	哺乳期妇女慎用
卡非佐米	尚未明确本品是否可经乳汁分泌,哺乳期妇女使用时,应暂停哺乳
卡谷氨酸	如非必要,避免使用,尚未明确本品是否可经乳汁分泌,哺乳期妇女使用时,应暂停哺乳
卡立普多	乳汁中浓度高,尚未有不良反应报道,但最好避免使用
卡芦莫南	尚未明确本品是否可经乳汁分泌,哺乳期妇女慎用
卡马西平	可经乳汁分泌,哺乳期妇女使用时,应暂停哺乳
卡麦角林	可抑制乳汁分泌,哺乳期妇女禁用
卡莫氟	见细胞毒药物
卡莫司汀	见细胞毒药物
卡那单抗	尚未明确本品是否可经乳汁分泌,哺乳期妇女使用时,应暂停哺乳
卡那霉素	本品可通过乳汁分泌,哺乳期妇女使用时,应暂停哺乳
卡培立肽	动物实验虽然乳汁中分泌很少,但应用本品过程应暂停哺乳
卡培他滨	见细胞毒药物
卡托普利	本品可经乳汁分泌,哺乳期妇女使用时,应暂停哺乳
卡维地洛	见 β 受体拮抗药
坎地沙坦	动物实验显示本品可经乳汁分泌,哺乳期妇女使用时,应暂停哺乳
坎格列净	尚未明确是否会通过乳汁分泌,哺乳期妇女使用时,应暂停哺乳
坎格瑞洛	尚未明确本品是否可经乳汁分泌,哺乳期妇女使用时,应暂停哺乳
坎利酸钾	哺乳期妇女使用时,应暂停哺乳
抗精神病药	尽管乳汁中含量很少,不至于引起损害,动物试验显示这些药物可对神经、全身的发育产生不良影响,因此,如非绝对必要,避免使用,另见氨磺必利、氯丙嗪、氯氮平、奥氮平、喹硫平、利培酮、舍吲哚、硫必利、佐替平
抗人 T 淋巴细胞免疫球蛋白	哺乳期妇女应权衡本品对其的重要性,选择停药或暂停哺乳
抗人白介素-8 鼠单抗	哺乳期妇女慎用
抗抑郁药(三环类)	三环类抗抑郁药及相关的药物如米安色林、曲唑酮等在乳汁中的含量极微,不至于有害,但大多数生产哺乳期妇女使用时,应暂停哺乳,多塞平的代谢产物蓄积可引起镇静和呼吸抑制
抗肿瘤免疫核糖核酸	尚未明确本品是否可经乳汁分泌,哺乳期妇女使用时,应暂停哺乳
抗组胺药	一些药物在乳汁中大量存在,尽管未知有害,哺乳期妇女使用阿利马嗪、西替利嗪、赛庚啶、地氯雷他定、非索那定、羟嗪、氯雷他定、咪唑斯汀、酮替芬时,应暂停哺乳,有氯马斯汀引起婴儿不良反应的报道
考尼伐坦	尚未明确本品是否可分泌到乳汁中,哺乳期妇女应权衡本品对其的重要性,选择停药或暂停哺乳
科博肽	尚未明确本品是否可经乳汁分泌,哺乳期妇女使用时,应暂停哺乳
可比司他	HIV 感染的哺乳期妇女应避免哺乳,以免感染婴儿
可待因	本品可经乳汁分泌,哺乳期妇女使用时,应暂停哺乳
可乐定	见阿片类药物
克拉夫定	HIV 感染的哺乳期妇女应避免哺乳,以免感染婴儿
克拉霉素	本品可经乳汁分泌,哺乳期妇女使用时,应暂停哺乳

续表

药物	临床评价
克拉屈滨	见细胞毒药物
克立他酶	见细胞毒药物
克利贝特	哺乳期妇女应权衡本品对其的重要性,选择停药或暂停哺乳
克林霉素	本品可通过乳汁分泌,哺乳期妇女使用时,应暂停哺乳
克仑特罗	哺乳期妇女应权衡本品对其的重要性,选择停药或暂停哺乳
克罗菲美	尚未明确本品是否可分泌到乳汁中,哺乳期妇女应权衡本品对其的重要性,选择停药或暂停哺乳
克罗米芬	可能抑制乳汁分泌,哺乳期妇女慎用
克霉唑	尚未明确本品是否可经乳汁分泌,哺乳期妇女使用时,应暂停哺乳
克唑替尼	尚未明确本品是否可经乳汁分泌,哺乳期妇女使用时,应暂停哺乳
口服 Ty21a 伤寒疫苗	哺乳期妇女慎用
口服避孕药	在断奶前或出生 6 个月前避免使用(对乳汁分泌有影响),仅含孕激素的口服避孕药不影响泌乳(分娩后 3 周或之后开始使用)
口服抗凝药	出血危险,增加维生素 K 缺乏,华法林相对安全,应禁用苯茚二酮,服用醋硝香豆素者应预防性的给婴儿补充维生素 K
苦参碱	哺乳期妇女用药的安全性尚未明确
苦参素	哺乳期妇女慎用
奎尼丁	尚未明确本品是否可分泌到乳汁中,哺乳期妇女慎用
奎宁	本品可通过乳汁分泌,哺乳期妇女使用时,应暂停哺乳
喹高利特	可抑制乳汁分泌
喹硫平	哺乳期妇女使用时,应暂停哺乳
喹那普利	本品可经乳汁分泌,哺乳期妇女使用时,应暂停哺乳
喹诺酮类	本类药物可经乳汁分泌,哺乳期妇女使用时,应暂停哺乳
拉贝洛尔	见 β 受体拮抗药
拉布立酶	尚未明确本品是否可经乳汁分泌,哺乳期妇女使用时,应暂停哺乳
拉多替尼	尚未明确本品是否可经乳汁分泌,哺乳期妇女使用时,应暂停哺乳
拉呋替丁	本品可通过乳汁分泌,哺乳期妇女使用时应暂停哺乳
拉克替醇	哺乳期妇女用药的安全性尚未确定,应权衡利弊后使用
拉罗尼酶	哺乳期妇女使用时,应暂停哺乳
拉米夫定	本品可通过乳汁分泌,哺乳期妇女使用时,应暂停哺乳
拉米夫定-拉替拉韦	HIV 感染的哺乳期妇女应避免哺乳,以免感染婴儿
拉莫三嗪	本品可经乳汁分泌,但有限的资料表明,对婴儿无害
拉尼米韦	尚未明确本品是否可经乳汁分泌,哺乳期妇女使用时,应暂停哺乳
拉帕替尼	尚未明确本品是否可经乳汁分泌,哺乳期妇女使用时,应暂停哺乳
拉坦前列素	动物实验显示本品可经乳汁分泌,哺乳期妇女使用时,应暂停哺乳
拉替拉韦	HIV 感染的哺乳期妇女应避免哺乳,以免感染婴儿
拉西地平	本品及其代谢物由乳汁排出,哺乳期妇女使用本品应暂停哺乳
拉氧头孢	尚未明确本品是否可经乳汁,哺乳期妇女慎用
辣椒碱	尚无哺乳期妇女用药经验,故不推荐使用
来地帕韦-索氟布韦	动物实验来地帕韦可经乳汁分泌,哺乳期妇女使用时,应暂停哺乳
来氟米特	本品可经乳汁分泌,哺乳期妇女应权衡本品对其的重要性,选择停药或暂停哺乳
来格司亭	尚未明确本品是否可经乳汁分泌,哺乳期妇女慎用

药物	临床评价
来那度胺	尚未明确本品是否可经乳汁分泌，哺乳期妇女使用时，应暂停哺乳
来匹卢定	尚未明确本品是否可分泌到乳汁中，哺乳期妇女应权衡本品对其的重要性，选择停药或暂停哺乳
来曲唑	尚未明确本品是否可经乳汁分泌，哺乳期妇女使用时，应暂停哺乳
赖甲环素	见四环素类
赖诺普利	尚未明确本品是否可经乳汁分泌，哺乳期妇女使用时，应暂停哺乳
赖右苯丙胺	苯丙胺可经乳汁分泌，哺乳期妇女使用时，应暂停哺乳
兰乐肽	哺乳期妇女使用时，应暂停哺乳，除非益处大于风险，尚未明确本品是否可经乳汁分泌，哺乳期妇女使用时，应暂停哺乳
兰瑞肽	尚未明确本品是否可经乳汁分泌，哺乳期妇女使用时，应暂停哺乳
兰索拉唑	除非必要，避免使用，动物实验显示本品可经乳汁分泌
榄香烯	尚未明确本品是否可经乳汁分泌，哺乳期妇女使用时，应暂停哺乳
劳卡尼	哺乳期妇女应权衡本品对其的重要性，选择停药或暂停哺乳
劳拉西泮	见苯二氮䓬类
乐伐替尼	本品及其代谢物在大鼠乳汁中浓度高于母鼠的血药浓度，基于本品对哺乳婴儿可导致严重不良反应的潜在风险，哺乳期妇女使用时，应暂停哺乳
乐卡地平	哺乳期妇女应权衡本品对其的重要性，选择停药或暂停哺乳
雷贝拉唑	动物实验显示，本品可经乳汁分泌，哺乳期妇女使用时，应暂停哺乳
雷公藤总苷	哺乳期妇女应权衡本品对其的重要性，选择停药或暂停哺乳
雷洛昔芬	哺乳期妇女使用时，应暂停哺乳
雷美替胺	动物实验显示，本品可经乳汁分泌，哺乳期妇女使用时，应暂停哺乳
雷米芬太尼	动物实验显示，本品可经乳汁分泌，哺乳期妇女使用时，应暂停哺乳
雷米普利	少量经乳汁分泌，哺乳期妇女使用时，应暂停哺乳
雷莫芦单抗	尚未明确本品是否可经乳汁分泌，哺乳期妇女使用时，应暂停哺乳
雷莫司琼	尚未明确本品是否可经乳汁分泌，哺乳期妇女使用时，应暂停哺乳
雷莫司汀	见细胞毒药物
雷尼酸锶	本品可经乳汁分泌，哺乳期妇女使用时，应暂停哺乳
雷尼替丁	本品可经乳汁分泌，哺乳期妇女使用时，应暂停哺乳
雷尼替丁枸橼酸铋钾	哺乳期妇女使用时，应暂停哺乳
雷诺嗪	哺乳期妇女应权衡本品对其的重要性，选择停药或暂停哺乳
雷沙吉兰	建议慎用，可能会抑制乳汁分泌
雷替曲塞	见细胞毒药物
雷珠单抗	尚未明确本品是否可分泌至乳汁，哺乳期妇女使用时，应暂停哺乳
锂盐	本品可经乳汁分泌，婴儿有中毒的危险，哺乳期妇女使用时，应暂停哺乳
利奥西呱	尚未明确本品是否可经乳汁分泌，哺乳期妇女慎用
利巴韦林	尚未明确本品是否可经乳汁分泌，哺乳期妇女使用时，应暂停哺乳
利达脒	哺乳期妇女应权衡本品对其的重要性，选择停药或暂停哺乳
利多氟嗪	哺乳期妇女应权衡本品对其的重要性，选择停药或暂停哺乳
利多卡因	本品可分泌进入乳汁中，但国外资料显示是安全的，通常可以母乳喂养
利伐斯的明	动物实验显示本品可经乳汁分泌，哺乳期妇女使用时，应暂停哺乳
利福布丁	尚未明确本品是否可经乳汁分泌，哺乳期妇女慎用
利福霉素	本品可分泌至乳汁中，哺乳期妇女使用本品时，应暂停哺乳

续表

药物	临床评价
利福平	本品可通过乳汁分泌,哺乳期妇女应权衡利弊,选择停药或暂停哺乳
利福昔明	尚未明确本品是否可经乳汁分泌,哺乳期妇女使用时,应暂停哺乳
利格列汀	尚未明确本品是否会通过乳汁分泌,哺乳期妇女慎用
利拉鲁肽	哺乳期妇女使用时,应暂停哺乳
利鲁唑	动物实验显示本品可经乳汁分泌,哺乳期妇女使用时,应暂停哺乳
利马前列素	尚未明确本品是否可经乳汁分泌,哺乳期妇女使用时,应暂停哺乳
利美索龙	尚不清楚局部用药是否可导致足够的全身吸收,因此,哺乳期妇女慎用
利莫那班	治疗期间及之后 12 个月,避免哺乳
利那洛肽	哺乳期妇女慎用
利纳西普	尚未明确本品是否可经乳汁分泌,哺乳期妇女使用时,应暂停哺乳
利奈唑胺	动物实验显示本品可经乳汁分泌,哺乳期妇女使用时,应暂停哺乳
利培酮	本品可经乳汁分泌,哺乳期妇女使用时,应暂停哺乳
利匹韦林	HIV 感染的哺乳期妇女应避免哺乳,以免感染婴儿
利塞膦酸钠	哺乳期妇女使用时,应暂停哺乳
利托那韦	HIV 感染的哺乳期妇女应避免哺乳,以免感染婴儿
利妥昔单抗	治疗期间及之后 12 个月,应避免哺乳
利西拉肽	哺乳期妇女使用时,应暂停哺乳
利血平	哺乳期妇女应权衡本品对其的重要性,选择停药或暂停哺乳
利扎曲坦	动物实验显示,本品可经乳汁分泌,暂停哺乳 24 h
联苯双酯	哺乳期妇女使用时,应暂停哺乳
链霉素	哺乳期妇女使用时,应暂停哺乳
链佐星	见细胞毒药物
两性霉素	尚未明确本品是否可经乳汁分泌,哺乳期妇女使用时,应暂停哺乳
亮丙瑞林	哺乳期妇女使用时,应暂停哺乳
邻脂苯芥	见细胞毒药物
林旦	本品吸收后是否经乳汁分泌尚缺乏资料,因此,哺乳期妇女若使用本品,须停药 4 d 后方可哺乳
林可霉素	本品可通过乳汁分泌,哺乳期妇女使用时应暂停哺乳
磷[^{32}P]酸钠	哺乳期妇女使用时,应暂停哺乳
磷苯妥英	苯妥英可经乳汁分泌,哺乳期妇女使用时,应暂停哺乳
磷丙泊酚二钠	本品的代谢活性产物丙泊酚可经母乳分泌,哺乳期妇女不推荐使用
磷霉素	本品可分泌至乳汁,哺乳期妇女使用时,应暂停哺乳
膦甲酸	动物实验显示,本品可经乳汁分泌,哺乳期妇女应避免使用
流行性腮腺炎皮试抗原	哺乳期妇女慎用
硫氯酚	尚未明确本品是否可经乳汁分泌,哺乳期妇女使用时,应暂停哺乳
硫鸟嘌呤	见细胞毒药物
硫脲类	哺乳期妇女使用本品时,应暂停哺乳
硫喷妥钠	本品可经乳汁分泌,哺乳期妇女使用时,应暂停哺乳
硫普罗宁	本品可通过乳汁分泌,哺乳期妇女使用时,应暂停哺乳
硫酸阿巴卡韦-多芦那韦-拉米夫定	HIV 感染的哺乳期妇女应避免哺乳,以免感染婴儿
硫酸阿巴卡韦-拉米夫定	HIV 感染的哺乳期妇女应避免哺乳,以免感染婴儿

药物	临床评价
硫糖铝	尚未明确本品是否可经乳汁,哺乳期妇女使用时,应暂停哺乳
硫唑嘌呤	见细胞毒药物
柳胺酚	哺乳期妇女用药的安全性尚未明确
柳氮磺吡啶	本品可经乳汁分泌,哺乳期妇女使用时,应暂停哺乳
六氟化硫	尚未明确本品是否可通过乳汁分泌,哺乳期妇女使用时,应暂停哺乳
六甲蜜胺	见细胞毒药物
咯萘啶	尚未明确本品是否可经乳汁分泌,哺乳期妇女使用时,应暂停哺乳
卢比替康	见细胞毒药物
卢非酰胺	本品可经乳汁分泌,哺乳期妇女使用时,应暂停哺乳
芦索替尼	尚未明确本品是否可经乳汁分泌,哺乳期妇女使用时,应暂停哺乳
卤泛群	本品可通过乳汁分泌,哺乳期妇女使用时,应暂停哺乳
鲁比前列酮	哺乳期妇女慎用
鲁拉西酮	动物实验显示,本品可经乳汁分泌,哺乳期妇女使用时,应暂停哺乳
氯胺酮	尚未明确本品是否可经乳汁分泌,哺乳期妇女使用时,应暂停哺乳
氯巴占	见苯二氮䓬类
氯贝丁酯	哺乳期妇女应权衡本品对其的重要性,选择停药或暂停哺乳
氯苯达诺	哺乳期妇女应权衡本品对其的重要性,选择停药或暂停哺乳
氯苯甘油氨酯	尚未明确本品是否可经乳汁分泌,哺乳期妇女使用时,应暂停哺乳
氯苯那敏	见抗组胺药
氯吡格雷	哺乳期妇女使用本品时,应暂停哺乳
氯丙嗪	有婴儿嗜睡的报道,另见抗精神病药
氯波必利	尚未明确本品是否可经乳汁分泌,哺乳期妇女使用时,应暂停哺乳
氯氮平	哺乳期妇女使用时,应暂停哺乳
氯氮䓬	见苯二氮䓬类
氯地孕酮	哺乳期妇女服药后可使乳汁减少,故应于产后半年开始服用
氯碘羟喹	哺乳期妇女慎用
氯丁替诺	哺乳期妇女应权衡本品对其的重要性,选择停药或暂停哺乳
氯法拉滨	见细胞毒药物
氯法齐明	见细胞毒药物
氯胍	本品可经乳汁分泌,哺乳期妇女使用时,应暂停哺乳
氯琥珀胆碱	尚未明确本品是否可经乳汁分泌,哺乳期妇女使用时,应暂停哺乳
氯化钴	哺乳期妇女使用时,应暂停哺乳
氯化琥珀胆碱	尚未明确本品是否可经乳汁分泌,哺乳期妇女使用时,应暂停哺乳
氯化铝六水化物	哺乳期妇女使用时,应暂停哺乳
氯化锶[89Sr]	哺乳期妇女使用时,应暂停哺乳
氯磺丙脲	见磺酰脲类
氯甲噻唑	乳汁中量小,不至于有害
氯甲西泮	见苯二氮䓬类
氯喹	预防疟疾,乳汁中的含量可能不至于有害,用于风湿性关节炎时,应避免哺乳
氯雷他定	见抗组胺药

药物	临床评价
氯膦酸钠	见双膦酸盐
氯马斯汀	见抗组胺药
氯霉素	换用其他抗生素,可引发婴儿骨髓毒性,乳汁中的浓度不至于引起灰婴综合征
氯美噻唑	哺乳期妇女使用时,应暂停哺乳
氯米芬	哺乳期妇女使用时,应暂停哺乳
氯米帕明	见三环类(及相关)抗抑郁药
氯那唑酸	哺乳期妇女使用时,应暂停哺乳
氯诺昔康	哺乳期妇女使用时,应暂停哺乳
氯哌噻吨	见抗精神病药
氯普鲁卡因	尚未明确本品是否可经乳汁分泌,哺乳期妇女使用时,应暂停哺乳
氯普唑仑	见苯二氮䓬类
氯噻嗪	尚未明确本品是否可经乳汁分泌,哺乳期妇女使用时,应暂停哺乳
氯噻酮	噻嗪类及噻嗪样利尿剂
氯沙坦	动物实验显示,本品可经乳汁分泌,哺乳期妇女使用时,应暂停哺乳
氯碳头孢	尚未明确本品是否可经乳汁分泌,哺乳期妇女慎用
氯硝西泮	见苯二氮䓬类
氯氧喹	尚未明确本品是否可经乳汁分泌,哺乳期妇女使用时,应暂停哺乳
氯乙烷	尚未明确本品是否经乳汁分泌,哺乳期妇女若须使用,请仔细权衡利弊
氯乙酰胆碱	尚未明确本品是否可经乳汁分泌,哺乳期妇女应权衡利弊选择停药或暂停哺乳
氯佐托星	见细胞毒药物
罗氟司特	哺乳期妇女应权衡本品对其的重要性,选择停药或暂停哺乳
罗格列酮	尚未明确本品能否随乳汁分泌,哺乳期妇女使用时,应暂停哺乳
罗拉吡坦	动物实验显示本品可经乳汁排泄,哺乳期妇女慎用
罗库溴铵	尚未明确本品是否可经乳汁分泌,哺乳期妇女使用时,应暂停哺乳
罗美昔布	哺乳期妇女使用时,应暂停哺乳,动物实验显示本品可经乳汁分泌
罗米地辛	尚未明确本品是否可经乳汁分泌,哺乳期妇女使用时,应暂停哺乳
罗米司亭	尚未明确本品是否经乳汁分泌,哺乳期妇女应权衡利弊,选择停药或暂停哺乳
罗哌卡因	尚未明确本品是否可经乳汁分泌,哺乳期妇女使用时,应暂停哺乳
罗匹尼罗	本品可回乳,哺乳期妇女禁用
罗平尼咯	哺乳期妇女使用时,应暂停哺乳,动物实验显示,本品可经乳汁分泌
罗沙前列醇	哺乳期妇女应权衡本品对其的重要性,选择停药或暂停哺乳
罗沙替丁	哺乳期妇女应权衡本品对其的重要性,选择停药或暂停哺乳
罗他霉素	尚未明确本品是否可经乳汁分泌,哺乳期妇女慎用
罗通定	尚未明确本品是否可经乳汁分泌,哺乳期妇女使用时,应暂停哺乳
罗西维林	哺乳期妇女慎用
螺内酯	本品及其活性代谢物坎利酮可分泌到乳汁中,虽然浓度极低,但由于动物实验证实坎利酮有致癌性,因此哺乳期妇女如确实需要使用应考虑暂停哺乳
螺普利	哺乳期妇女应权衡本品对其的重要性,选择停药或暂停哺乳
螺旋霉素	哺乳期妇女应权衡本品对其的重要性,选择停药或暂停哺乳
洛巴铂	见细胞毒药物
洛度沙胺	哺乳期妇女慎用

续表

药物	临床评价
洛非帕明	见三环类(及相关的)抗抑郁药
洛非西定	哺乳期妇女使用时,应暂停哺乳
洛美利嗪	可经乳汁分泌,哺乳期妇女使用时,应暂停哺乳
洛美他派	尚未明确本品是否可分泌到乳汁中,哺乳期妇女应权衡本品对其的重要性,选择停药或暂停哺乳
洛莫司汀	见细胞毒药物
洛哌丁胺	乳汁中量太小,不至于有害
洛匹那韦-利托那韦	HIV感染的哺乳期妇女应避免哺乳,以免感染婴儿
洛索洛芬	哺乳期妇女使用时,应暂停哺乳
麻黄碱	哺乳期妇女应权衡本品对其的重要性,选择停药或暂停哺乳
麻疹疫苗	哺乳期妇女使用时,应暂停哺乳
马拉硫磷	哺乳期妇女慎用
马拉维若	尚未明确本品是否可经乳汁分泌,哺乳期妇女使用时,应暂停哺乳
马尼地平	哺乳期妇女应权衡本品对其的重要性,选择停药或暂停哺乳
马沙骨化醇	哺乳期妇女慎用
马西替坦	尚未明确本品是否可分泌到乳汁中,哺乳期妇女应权衡本品对其的重要性,选择停药或暂停哺乳
马吲哚	哺乳期妇女应权衡本品对其的重要性,选择停药或暂停哺乳
吗啡	见阿片类药物
吗啉胍(滴眼剂)	哺乳期妇女慎用
吗氯贝胺	本品可经乳汁分泌,哺乳期妇女使用时,应暂停哺乳
麦角胺	避免使用本品,婴儿可发生麦角中毒,重复给药可抑制乳汁分泌
麦角胺咖啡因	麦角胺可经乳汁分泌,哺乳期妇女使用时,应暂停哺乳
麦角乙脲	可抑制乳汁分泌
麦考酚酸吗乙酯	哺乳期妇女使用时,应暂停哺乳,动物实验显示本品可经乳汁分泌
毛果芸香碱	哺乳期妇女应权衡利弊,选择停药或暂停哺乳
煤焦油	哺乳期妇女使用时,应暂停哺乳
美泊利珠单抗	尚未明确本品是否可经乳汁分泌,哺乳期妇女应权衡本品对其的重要性,选择停药或停止哺乳
美雌醇	见雌激素
美法仑	见细胞毒药物
美芬丁胺	尚未明确本品是否可分泌到乳汁中,哺乳期妇女应权衡本品对其的重要性,选择停药或暂停哺乳
美睾酮	见蛋白同化激素
美金刚	尚未明确本品是否可经乳汁分泌,哺乳期妇女应权衡利弊选择停药或暂停哺乳
美卡舍明	尚未明确本品是否可经乳汁分泌,哺乳期妇女使用时,应暂停哺乳
美拉肿醇	尚未明确本品是否可经乳汁分泌,哺乳期妇女使用时,应暂停哺乳
美罗培南	本品不可能被吸收,但哺乳期妇女使用时,应暂停哺乳,除非潜在的益处大于潜在风险
美洛昔康	尚未明确本品是否可经乳汁分泌,哺乳期妇女使用时,应暂停哺乳,哺乳期妇女使用时,应暂停哺乳
美帕曲星	尚未明确本品是否可经乳汁分泌,哺乳期妇女使用时,应暂停哺乳
美普他酚	尚未明确本品是否可经乳汁分泌,哺乳期妇女使用时,应暂停哺乳
美曲膦酯	尚未明确本品是否可经乳汁分泌,哺乳期妇女使用时,应暂停哺乳
美曲普丁	尚未明确本品是否可经乳汁分泌,哺乳期妇女应权衡本品对其的重要性,选择停药或暂停哺乳
美沙拉秦	本品及其代谢产物可经乳汁分泌,哺乳期妇女使用时,应暂停哺乳

药物	临床评价
美沙酮	本品可通过乳汁分泌,哺乳期妇女使用时,应暂停哺乳
美司钠	尚未明确本品是否可经乳汁分泌,哺乳期妇女使用时,应暂停哺乳
美索巴莫	动物实验显示,本品可经乳汁分泌,慎用
美他沙酮	尚未明确本品是否可经乳汁分泌,哺乳期妇女使用时,应暂停哺乳
美替拉酮	哺乳期妇女使用时,应暂停哺乳
美替洛尔	尚未明确本品是否可经乳汁分泌,哺乳期妇女应权衡利弊,选择暂停哺乳或停药
美托拉宗	见噻嗪类利尿剂及相关的利尿剂
美托洛尔	见 β 受体拮抗药
美西律	哺乳期妇女应权衡本品对其的重要性,选择停药或暂停哺乳
美西麦角	可经乳汁分泌,哺乳期妇女使用时,应暂停哺乳
门冬酰胺酶	尚未明确本品是否可经乳汁分泌,哺乳期妇女使用时,应暂停哺乳
锰福地吡三钠	尚未明确本品是否经乳汁分泌,在注射本品后的 14 d 内,哺乳期妇女应暂停哺乳
孟鲁司特	尚未明确本品是否可分泌到乳汁中,哺乳期妇女应权衡本品对其的重要性,选择停药或暂停哺乳
咪达那新	尚未明确本品是否可分泌到乳汁中,哺乳期妇女应权衡本品对其的重要性,选择停药或暂停哺乳
咪达普利	哺乳期妇女使用时,应暂停哺乳
咪达唑仑	本品可经乳汁分泌,给药后,暂停哺乳 24 h
咪康唑	尚未明确本品是否可经乳汁分泌,哺乳期妇女使用时应暂停哺乳
咪喹莫特	哺乳期妇女使用时,应暂停哺乳
咪唑立宾	哺乳期妇女应权衡本品对其的重要性,选择停药或暂停哺乳
咪唑斯汀	见抗组胺药
咪唑酯	哺乳期妇女使用时,应暂停哺乳
糜蛋白酶	哺乳期妇女使用的安全性尚未明确
米安色林	见三环类(及相关的)抗抑郁药
米贝拉地尔	哺乳期妇女应权衡本品对其的重要性,选择停药或暂停哺乳
米泊美生钠	尚未明确本品是否可分泌到乳汁中,哺乳期妇女应权衡本品对其的重要性,选择停药或暂停哺乳
米铂	见细胞毒药物
米氮平	本品可经乳汁分泌,哺乳期妇女使用时,应暂停哺乳
米多君	尚未明确本品是否可经乳汁分泌,哺乳期妇女慎用
米伐木肽	尚未明确本品是否可经乳汁分泌,哺乳期妇女使用时,应暂停哺乳
米非司酮	尚未明确本品是否可经乳汁分泌,哺乳期妇女使用后,暂停哺乳 14 d
米格列醇	本品排泄至乳汁的浓度很低,对新生儿几乎没有影响的可能,但仍建议哺乳期妇女使用时,暂停哺乳
米格列奈	本品可通过乳汁分泌,哺乳期妇女使用本品时应暂停哺乳
米格鲁司特	尚未明确本品是否可分泌到乳汁中,哺乳期妇女应权衡本品对其的重要性,选择停药或暂停哺乳
米卡芬净	尚未明确本品是否可经乳汁分泌,哺乳期妇女使用时,应暂停哺乳
米库氯铵	尚未明确本品是否可经乳汁分泌,哺乳期妇女使用时,应暂停哺乳
米拉贝隆	尚未明确本品是否可分泌到乳汁中,哺乳期妇女应权衡本品对其的重要性,选择停药或暂停哺乳
米力农	哺乳期妇女应权衡本品对其的重要性,选择停药或暂停哺乳
米那普仑	动物实验表明,本品在大鼠乳汁中的浓度为血浆浓度的 3 倍,故哺乳期妇女使用时,应暂停哺乳
米诺地尔	本品可经乳汁分泌,哺乳期妇女使用时,应暂停哺乳
米诺环素	见四环素类

续表

药物	临床评价
米索前列醇	尚未明确本品是否可经乳汁分泌,哺乳期妇女使用时,应暂停哺乳
米替福新	哺乳期妇女使用时,应暂停哺乳至治疗结束 5 个月
米托蒽醌	见细胞毒药物
米托那明	见细胞毒药物
米托坦	见细胞毒药物
嘧啶苯芥	见细胞毒药物
莫达非尼	慎用,尚未明确本品是否可经乳汁分泌,哺乳期妇女使用时,应暂停哺乳
莫拉司亭	尚未明确本品是否可经乳汁分泌,哺乳期妇女慎用
莫雷西嗪	哺乳期妇女应权衡本品对其的重要性,选择停药或暂停哺乳
莫罗单抗-CD3	哺乳期妇女应权衡本品对其的重要性,选择停药或暂停哺乳
莫匹罗星	哺乳期妇女涂药时应防止药物进入婴儿眼内,如果是在乳头区域使用,请在哺乳前彻底清洗
莫沙必利	尚未明确本品是否可经乳汁分泌,哺乳期妇女使用时,应暂停哺乳
莫索尼定	本品可经乳汁分泌,哺乳期妇女使用时,应暂停哺乳
莫西普利	哺乳期妇女应权衡本品对其的重要性,选择停药或暂停哺乳
莫西赛利	哺乳期妇女应权衡本品对其的重要性,选择停药或暂停哺乳
莫西沙星	动物实验显示本品可经乳汁分泌,哺乳期妇女使用时,应暂停哺乳
那法瑞林	哺乳期妇女使用时,应暂停哺乳
那非那韦	建议 HIV 感染者不要哺乳
那氟沙星	哺乳期妇女用药的安全性尚未明确
那格列奈	动物实验显示,本品可经乳汁分泌,哺乳期妇女使用时,应暂停哺乳
那拉曲坦	动物实验显示,本品可经乳汁分泌,哺乳期妇女使用时,应暂停哺乳
那他珠单抗	动物实验显示,本品可经乳汁分泌,哺乳期妇女使用时,应暂停哺乳
纳布啡	尚未明确本品是否可经乳汁分泌,哺乳期妇女使用时,应暂停哺乳
纳多洛尔	见 β 受体拮抗药
纳洛普醇	尚未明确本品是否可经乳汁分泌,哺乳期妇女使用时,应暂停哺乳
纳洛酮	哺乳期妇女慎用
纳美芬	动物实验显示,本品及其代谢产物可经乳汁分泌,且浓度较血药浓度高,哺乳期妇女使用时,应暂停哺乳
纳曲酮	尚未明确本品是否可经乳汁分泌,哺乳期妇女使用时,应暂停哺乳
奈比洛尔	见 β 受体拮抗药
奈达铂	见细胞毒药物
奈多罗米	尚未明确本品是否可分泌到乳汁中,哺乳期妇女应权衡本品对其的重要性,选择停药或暂停哺乳
奈法唑酮	哺乳期妇女使用时,应暂停哺乳
奈非那韦	HIV 感染的哺乳期妇女应避免哺乳,以免感染婴儿
奈福泮	本品可通过乳汁分泌,哺乳期妇女使用时,应暂停哺乳
奈拉滨	见细胞毒药物
奈替米星	尚未明确本品是否可经乳汁分泌,哺乳期妇女慎用
奈韦拉平	HIV 感染的哺乳期妇女应避免哺乳,以免感染婴儿
奈西利肽	尚未明确本品是否可经乳汁分泌,哺乳期妇女使用时,应暂停哺乳
萘丁美酮	哺乳期妇女使用时,应暂停哺乳
萘啶酸	对婴儿危险非常小,但有一例溶血性贫血的报道

续表

药物	临床评价
萘呋胺	哺乳期妇女应权衡本品对其的重要性,选择停药或暂停哺乳
萘莫司他	哺乳期妇女使用时,应暂停哺乳
萘普生	哺乳期妇女使用时,应暂停哺乳
喃呋定＋尿嘧啶	见细胞毒药物
脑苷肌肽	哺乳期妇女慎用
脑膜炎球菌多糖疫苗	哺乳期妇女使用时,应暂停哺乳
尼达尼布	哺乳期妇女使用时,应暂停哺乳
尼伐地平	哺乳期妇女应权衡本品对其的重要性,选择停药或暂停哺乳
尼氟酸	哺乳期妇女使用时,应暂停哺乳
尼古丁	哺乳期妇女使用时,应暂停哺乳
尼卡地平	尚未明确本品是否可经乳汁分泌,哺乳期妇女使用时,应暂停哺乳
尼可地尔	哺乳期妇女应权衡本品对其的重要性,选择停药或暂停哺乳
尼可占替诺	哺乳期妇女应权衡本品对其的重要性,选择停药或暂停哺乳
尼鲁地平	哺乳期妇女应权衡本品对其的重要性,选择停药或暂停哺乳
尼鲁米特	尚未明确本品是否可经乳汁分泌,哺乳期妇女使用时,应暂停哺乳
尼罗替尼	尚未明确本品是否可经乳汁分泌,哺乳期妇女使用时,应暂停哺乳
尼洛鲁单抗	尚未明确本品是否可经乳汁分泌,哺乳期妇女使用时,应暂停哺乳
尼美舒利	尚未明确本品是否可经乳汁分泌,哺乳期妇女使用时,应暂停哺乳
尼莫地平	尚未明确本品是否可经乳汁分泌,哺乳期妇女使用时,应暂停哺乳
尼莫司汀	见细胞毒药物
尼群地平	哺乳期妇女应权衡本品对其的重要性,选择停药或暂停哺乳
尼索地平	尚未明确本品是否可经乳汁分泌,哺乳期妇女使用时,应暂停哺乳
尼妥珠单抗	尚未明确本品是否可经乳汁分泌,哺乳期妇女使用时,应暂停哺乳
尼扎替丁	乳汁中量太小,不至于有害
尿促性素	哺乳期妇女使用时,应暂停哺乳
尿促性素促性腺激素类	避免使用本品
尿多酸肽	尚未明确本品是否可经乳汁分泌,哺乳期妇女使用时,应暂停哺乳
尿激酶	尚未明确本品是否可经乳汁分泌,哺乳期妇女慎用
尿囊素铝	哺乳期妇女应权衡本品对其的重要性,选择停药或暂停哺乳
柠特达尼	尚未明确本品是否可经乳汁分泌,哺乳期妇女使用时,应暂停哺乳
凝血因子Ⅶa(重组)	尚未明确本品是否可经乳汁分泌,哺乳期妇女使用本品应权衡利弊且只有在有明确指征时方考虑使用
凝血因子Ⅷ	尚未明确本品是否可经乳汁分泌,哺乳期妇女使用本品应权衡利弊且只有在有明确指征时方考虑使用
凝血因子Ⅸ(重组)	尚未明确本品是否可经乳汁分泌,哺乳期妇女使用本品应权衡利弊且只必须在有明确指征时方考虑使用
牛痘疫苗接种家兔炎症皮肤提取物	哺乳期妇女慎用
牛肺表面活性剂	本品不适于哺乳期妇女使用
牛培加酶	尚未明确本品是否可经乳汁分泌,哺乳期妇女慎用
诺氟沙星	尚未明确本品是否可分泌到乳汁中,哺乳期妇女应权衡本品对其的重要性,选择停药或暂停哺乳

药物	临床评价
诺美孕酮	哺乳期妇女慎用
诺孕酯	见口服避孕药
帕比司他	哺乳期妇女使用时应停止哺乳
帕拉米韦	尚未明确本品是否可经乳汁分泌，哺乳期妇女使用时，应暂停哺乳
帕立骨化醇	动物实验显示本品可经乳汁分泌，哺乳期妇女使用时，应暂停哺乳
帕利夫明	尚未明确本品是否经乳汁分泌，哺乳期妇女应权衡本品对其的重要性，选择停药或停止哺乳
帕利哌酮	本品可通过母乳分泌，哺乳期妇女使用时，应暂停哺乳
帕罗西汀	本品可经乳汁分泌，哺乳期妇女使用时，应暂停哺乳
帕洛诺司琼	尚未明确本品是否可经乳汁分泌，哺乳期妇女使用时，应暂停哺乳
帕米膦酸二钠	见双膦酸盐
帕尼单抗	尚未明确本品是否可经乳汁分泌，哺乳期妇女使用时，应暂停哺乳
帕尼培南-倍他米隆	哺乳期妇女慎用
帕瑞昔布	哺乳期妇女使用时，应暂停哺乳
帕妥珠单抗	尚未明确本品是否可经乳汁分泌，哺乳期妇女使用时，应暂停哺乳
帕唑帕尼	尚未明确本品是否可经乳汁分泌，哺乳期妇女使用时，应暂停哺乳
哌苯甲醇	哺乳期妇女使用时，应暂停哺乳
哌加他尼	尚未明确本品是否经人乳分泌，哺乳期妇女慎用
哌甲酯	尚未明确本品是否可经乳汁分泌，哺乳期妇女使用时，应暂停哺乳
哌库溴铵	尚未明确本品是否可经乳汁分泌，哺乳期妇女使用时，应暂停哺乳
哌仑西平	哺乳期妇女应权衡本品对其的重要性，选择停药或暂停哺乳
哌罗匹隆	动物实验显示本品可经乳汁分泌，哺乳期妇女使用时，应暂停哺乳
哌奈昔林	哺乳期妇女应权衡本品对其的重要性，选择停药或暂停哺乳
哌嗪	本品可经乳汁分泌，给药后 8 h 内禁止哺乳（此时段，吸出母乳，弃掉）
哌氰嗪	见抗精神病药
哌替啶	本品可经乳汁分泌，哺乳期妇女使用时，应暂停哺乳
哌唑嗪	乳汁中量太小，不至于有害
潘博立珠单抗	尚未明确本品是否可经乳汁分泌，哺乳期妇女使用时，应暂停哺乳
泮库溴铵	尚未明确本品是否可经乳汁分泌，哺乳期妇女使用时，应暂停哺乳
泮托拉唑	本品可经乳汁分泌，哺乳期妇女使用时，应暂停哺乳
培哚普利	动物实验显示本品可经乳汁分泌，哺乳期妇女使用时，应暂停哺乳
培高利特	可能抑制乳汁分泌
培戈洛酶	哺乳期妇女使用时，应暂停哺乳
培格司亭	尚未明确本品是否能从乳汁中分泌，但已知粒细胞集落刺激因子很少从乳汁分泌且无法被新生儿口服吸收，但是哺乳期妇女用药仍须谨慎
培洛霉素	见细胞毒药物
培美曲塞	见细胞毒药物
培门冬酶	尚未明确本品是否可经乳汁分泌，哺乳期妇女使用时，应暂停哺乳
培维索孟	哺乳期妇女使用时，应暂停哺乳
喷司他丁	见细胞毒药物
喷他脒	尚未明确本品是否可经乳汁分泌，哺乳期妇女使用时，应暂停哺乳
喷他佐辛	乳汁中量小，哺乳期妇女使用时，应暂停哺乳

药物	临床评价
喷昔洛韦	尚未明确本品是否可经乳汁分泌,哺乳期妇女使用时,应暂停哺乳
硼替佐米	见细胞毒药物
皮肤划痕布氏菌活疫苗	哺乳期妇女使用时,应暂停哺乳
皮质激素	母亲泼尼松龙一日剂量达40 mg,婴儿出现全身效应的可能性不大,大剂量时应监测婴儿的肾上腺功能,吸入性的药物在乳汁中很少,不至于有害
匹多莫德	尚未明确本品是否可经乳汁分泌,哺乳期妇女使用时,应暂停哺乳
匹格列酮	哺乳期妇女使用时,应暂停哺乳,动物实验显示本品可经乳汁分泌
匹可硫酸钠	未知本品是否可经乳汁分泌,但哺乳期妇女使用时,应暂停哺乳
匹美西林	乳汁中有痕量本品
匹莫林	尚未明确本品是否可经乳汁分泌,哺乳期妇女使用时,应暂停哺乳
匹莫齐特	见抗精神病药
匹哌氮酯	哺乳期妇女应权衡本品对其的重要性,选择停药或暂停哺乳
匹杉琼	见细胞毒药物
匹维溴铵	哺乳期妇女应权衡本品对其的重要性,选择停药或暂停哺乳
平阳霉素	见细胞毒药物
泼那替尼	尚未明确本品是否可经乳汁分泌,哺乳期妇女使用时,应暂停哺乳
泼尼莫司汀	见细胞毒药物
泼尼松龙	见皮质激素
扑米酮	哺乳期妇女使用时,应暂停哺乳
葡萄糖酸钠铁复合物	尚未明确本品是否可经乳汁分泌,但作为防腐剂的苯甲醇可能经乳汁分泌,哺乳期妇女慎用
葡萄糖酸锑钠	尚未明确本品是否可经乳汁分泌,哺乳期妇女使用时,应暂停哺乳
普伐他汀	乳汁中少量存在,哺乳期妇女使用时,应暂停哺乳
普加巴林	动物实验显示本品可经乳汁分泌,哺乳期妇女使用时,应暂停哺乳
普卡必利	本品可经乳汁分泌,哺乳期妇女应权衡本品对其的重要性,选择停药或暂停哺乳
普卡霉素	见细胞毒药物
普拉克索	可抑制乳汁分泌,哺乳期妇女使用时,应暂停哺乳,动物实验显示本品可经乳汁分泌
普拉吗林	哺乳期妇女应权衡本品对其的重要性,选择停药或暂停哺乳
普拉曲沙	见细胞毒药物
普兰林肽	本品对婴儿有潜在的风险,哺乳期妇女以不用为宜
普劳诺托	哺乳期妇女应权衡本品对其的重要性,选择停药或暂停哺乳
普鲁本辛	本品可能抑制乳汁分泌
普鲁卡因胺	尚未明确本品是否可分泌到乳汁中,哺乳期妇女应权衡本品对其的重要性,选择停药或暂停哺乳
普仑司特	哺乳期妇女应权衡本品对其的重要性,选择停药或暂停哺乳
普罗布考	哺乳期妇女应权衡本品对其的重要性,选择停药或暂停哺乳
普罗加比	哺乳期妇女使用时,应暂停哺乳
普罗帕酮	本品可经乳汁分泌,哺乳期妇女使用时,应暂停哺乳
普罗瑞林	尚未明确本品是否可通过乳汁分泌,哺乳期妇女慎用
普美孕酮	哺乳期妇女使用时,应暂停哺乳
普萘洛尔	见β受体拮抗药
普瑞巴林	哺乳期妇女用药期间应停止哺乳
七氟烷	尚未明确本品是否可经乳汁分泌,哺乳期妇女使用时,应暂停哺乳

药物	临床评价
七叶皂苷钠	哺乳期妇女用药的安全性尚未明确
齐多夫定	建议 HIV 感染者不要哺乳
齐考诺肽	尚未明确本品是否可经乳汁分泌,哺乳期妇女使用时,应暂停哺乳
齐拉西酮	尚未明确本品是否可经乳汁分泌,哺乳期妇女使用时,应暂停哺乳
齐留通	哺乳期妇女慎用
前列地尔	哺乳期妇女应权衡本品对其的重要性,选择停药或暂停哺乳
羟苯磺酸钙	哺乳期妇女使用时,应暂停哺乳
羟丁酸钠	尚未明确本品是否可经乳汁分泌,哺乳期妇女使用时,应暂停哺乳
羟钴胺	本品可经乳汁分泌,但未知有害
羟基脲	见细胞毒药物
羟甲香豆素	哺乳期妇女用药的安全性尚未明确
羟考酮	见阿片类药物
羟氯喹	本品少量经乳汁分泌,对婴儿有毒性,哺乳期妇女使用时,应暂停哺乳
羟吗啡酮	尚未明确本品是否可经乳汁分泌,哺乳期妇女使用时,应暂停哺乳
羟嗪	见抗组胺药
羟喜树碱	见细胞毒药物
羟乙基淀粉	尚未明确本品是否可经乳汁,哺乳期妇女慎用
青蒿琥酯	尚未明确本品是否可经乳汁分泌,哺乳期妇女使用时,应暂停哺乳
青蒿素	尚未明确本品是否可经乳汁分泌,哺乳期妇女使用时,应暂停哺乳
青霉胺	尚未明确本品是否可经乳汁分泌,哺乳期妇女使用时,应暂停哺乳
青霉素 G	见青霉素类
青霉素 V	见青霉素类
青霉素类	本品可少量通过乳汁分泌,可能使婴儿致敏并引起腹泻、皮疹、念球菌属感染等,故哺乳期妇女用药期间应暂停哺乳
青藤碱	哺乳期妇女慎用
氢氟噻嗪	见噻嗪类及噻嗪样利尿剂
氢化可的松	见皮质激素
氢奎尼丁	尚未明确本品是否可分泌到乳汁中,哺乳期妇女慎用
氢氯噻嗪	见噻嗪类及噻嗪样利尿剂
氢吗啡酮	本品可通过乳汁排泌,哺乳期妇女不推荐使用
庆大霉素	本品在乳汁中分泌量很少,但通常哺乳期妇女在用药期仍宜暂停哺乳
秋水仙碱	本品可经乳汁分泌,但无不良反应的报道,哺乳期妇女使用时,应暂停哺乳,因为有细胞毒危险
巯嘌呤	见细胞毒药物
巯乙胺	哺乳期妇女使用时,应暂停哺乳
曲安西龙	见皮质激素
曲奥舒凡	见细胞毒药物
曲贝替定	尚未明确本品是否可经乳汁分泌,哺乳期妇女使用时,应暂停哺乳
曲伏前列素	动物实验显示,本品可经乳汁分泌,哺乳期妇女使用时,应暂停哺乳
曲氟尿苷	哺乳期妇女使用时,应暂停哺乳
曲古霉素	尚未明确本品是否可经乳汁分泌,哺乳期妇女使用时,应暂停哺乳
曲克芦丁	哺乳期妇女用药的安全性尚未明确

药物	临床评价
曲磷胺	见细胞毒药物
曲马多	乳汁中量小,不至于有害,但哺乳期妇女使用时,应暂停哺乳
曲美布汀	哺乳期妇女慎用
曲美他嗪	哺乳期妇女应权衡本品对其的重要性,选择停药或暂停哺乳
曲美替尼	尚未明确本品是否可经乳汁分泌,哺乳期妇女使用时,应暂停哺乳
曲尼司特	哺乳期妇女应权衡本品对其的重要性,选择停药或暂停哺乳
曲匹布通	哺乳期妇女使用时,应暂停哺乳
曲匹地尔	哺乳期妇女应权衡本品对其的重要性,选择停药或暂停哺乳
曲普瑞林	哺乳期妇女使用时,应暂停哺乳
曲前列环素	尚未明确本品是否可经乳汁分泌,哺乳期妇女慎用
曲司氯铵	动物实验显示,本品可经乳汁分泌,尚未明确是否可经人乳汁分泌,慎用;哺乳期妇女使用时,应暂停哺乳
曲妥单抗	治疗期间及结束后 6 个月禁止哺乳
曲妥珠单抗共轭复合物	尚未明确本品是否可经乳汁分泌,哺乳期妇女使用时,应暂停哺乳
曲昔匹特	哺乳期妇女应权衡本品对其的重要性,选择停药或暂停哺乳
曲唑酮	见三环类(及相关的)抗抑郁药
屈大麻酚	本品可分泌进入乳汁,并且浓度较高,哺乳期妇女使用时,应暂停哺乳
屈他维林	哺乳期妇女慎用
屈昔多巴	本品可通过乳汁分泌,哺乳期妇女应权衡利弊,选择停药或暂停哺乳
去氨加压素	尚未明确本品是否经乳汁分泌,哺乳期妇女应权衡利弊,选择停药或暂停哺乳
去甲肾上腺素	尚未明确本品是否可经乳汁分泌,哺乳期妇女慎用
去甲替林	见三环类(及相关的)抗抑郁药
去甲万古霉素	尚未明确本品是否可分泌到乳汁中,哺乳期妇女应权衡本品对其的重要性,选择停药或暂停哺乳
去甲文拉法辛	本品可经母乳分泌,考虑潜在严重不良反应的可能,必须在暂停哺乳和停药之间做出选择
去羟肌苷	HIV 感染的哺乳期妇女应避免哺乳,以免感染婴儿
去氢胆酸	哺乳期妇女用药的安全性尚未明确
去铁敏	哺乳期妇女使用时,应暂停哺乳,除非益处大于风险,尚未明确本品是否可经乳汁分泌,哺乳期妇女使用时,应暂停哺乳
去铁酮	哺乳期妇女使用时,应暂停哺乳
去纤苷酸	尚未明确本品是否可分泌到乳汁中,哺乳期妇女应权衡本品对其的重要性,选择停药或暂停哺乳
去纤酶	哺乳期妇女使用时,应暂停哺乳
去氧氟尿苷	见细胞毒药物
去氧皮质酮	哺乳期妇女使用时,应暂停哺乳
去氧肾上腺素	尚未明确本品是否可经乳汁分泌,哺乳期妇女慎用
去氧孕烯	见口服避孕药
全氟丙烷人血白蛋白微球	哺乳期妇女慎用
炔雌醇	见雌激素类
炔己蚁胺	哺乳期妇女慎用
炔诺醇	见口服避孕药
炔诺酮	哺乳期妇女使用时,应暂停哺乳
炔诺孕酮	见口服避孕药

续表

药物	临床评价
群多普利	哺乳期妇女应权衡本品对其的重要性,选择停药或暂停哺乳
人蛋白 C 浓缩物	尚未明确本品是否可经乳汁分泌,哺乳期妇女使用时,应暂停哺乳
人活化蛋白 C	哺乳期妇女使用时,应暂停哺乳
人乳头瘤病毒疫苗	哺乳期妇女慎用
壬苯醇醚	动物实验显示本品可经乳汁分泌
壬二酸	哺乳期妇女慎用
绒促性素	哺乳期妇女使用时,应暂停哺乳
柔红霉素	见细胞毒药物
肉毒素	哺乳期妇女使用时,应暂停哺乳
乳酸铵	哺乳期妇女慎用
乳酸钠	哺乳期妇女用药的安全性尚未明确
瑞巴派特	动物实验(大白鼠)显示,本品可经乳汁分泌,哺乳期妇女使用本品时应暂停哺乳
瑞吡司特	哺乳期妇女应权衡本品对其的重要性,选择停药或暂停哺乳
瑞波西汀	本品少量经乳汁分泌,虽未见对婴儿有害,哺乳期妇女亦应慎用
瑞芬太尼	动物实验显示,本品可经乳汁分泌,哺乳期妇女使用时,应暂停哺乳
瑞格非尼	尚未明确本品是否可经乳汁分泌,哺乳期妇女使用时,应暂停哺乳
瑞格列奈	哺乳期妇女使用时,应暂停哺乳,动物实验显示本品可经乳汁分泌
瑞他帕林	尚未明确本品是否经乳汁分泌,哺乳期妇女应慎用
瑞替普酶	给药后暂停哺乳 24 h(此时段吸出乳汁,弃掉)
塞来昔布	哺乳期妇女使用本品时,应暂停哺乳
塞利洛尔	见 β 受体拮抗药
塞曲司特	哺乳期妇女应权衡本品对其的重要性,选择停药或暂停哺乳
塞替派	见细胞毒药物
噻加宾	动物实验显示,本品可经乳汁分泌,哺乳期妇女使用时,应暂停哺乳
噻洛芬酸	哺乳期妇女使用本品时,应暂停哺乳
噻吗洛尔	见 β 受体拮抗药
噻嗪类及噻嗪样利尿剂	可分泌本品到乳汁中,哺乳期妇女使用本品时,应暂停哺乳
噻托溴铵	动物实验显示,本品可经乳汁分泌,哺乳期妇女使用时,应暂停哺乳
赛庚啶	见抗组胺药
赛妥珠单抗聚乙二醇	尚未明确本品是否可经乳汁分泌,哺乳期妇女使用时,应暂停哺乳
三氟拉嗪	见抗精神病药
三甲丙米嗪	见三环类(及相关的)抗抑郁药
三甲曲沙	见细胞毒药物
三磷酸胞苷	哺乳期妇女慎用
三氯福司	哺乳期妇女使用时,应暂停哺乳
三水杨酸胆碱镁	哺乳期妇女使用时,应暂停哺乳
三亚胺醌	见细胞毒药物
三氧化二砷	见细胞毒药物
三乙醇胺	哺乳期妇女慎用
色瑞替尼	尚未明确本品是否可经乳汁分泌,哺乳期妇女使用时,应暂停哺乳

续表

药物	临床评价
森林脑炎疫苗	哺乳期妇女使用时,应暂停哺乳
沙丁胺醇	乳汁中可能存在,哺乳期妇女使用时,应暂停哺乳,除非益处大于风险;吸入剂型乳汁中量太小,不至于有害
沙格雷酯	动物实验显示,本品可经乳汁分泌,哺乳期妇女应权衡利弊,选择停药或暂停哺乳
沙格列汀	动物实验显示,本品可经乳汁分泌,哺乳期妇女使用时,应暂停哺乳
沙格司亭	尚未明确本品是否可经乳汁分泌,哺乳期妇女慎用
沙奎那韦	HIV感染的哺乳期妇女应避免哺乳,以免感染婴儿
沙利度胺	尚未明确本品是否可经乳汁分泌,哺乳期妇女使用时应暂停哺乳
沙库必曲-缬沙坦	动物实验证实,沙库必曲、缬沙坦均可通过乳汁排泌,哺乳期妇女使用时应暂停哺乳
沙美特罗	尚未明确本品是否可分泌到乳汁中,哺乳期妇女应权衡本品对其的重要性,选择停药或暂停哺乳
山梨醇	尚未明确本品是否可分泌到乳汁中,哺乳期妇女慎用
钐[^{153}Sm]来昔决南	哺乳期妇女使用时,应暂停哺乳
钐[^{153}Sm]乙二胺四甲基膦酸	尚未明确本品是否可经乳汁分泌,哺乳期妇女使用时,应暂停哺乳
伤寒Vi多糖疫苗	哺乳期妇女慎用
舍曲林	本品可经乳汁分泌,但短期使用未知有害
舍他康唑	尚未明确本品是否可经乳汁分泌,哺乳期妇女使用时应暂停哺乳
舍吲哚	哺乳期妇女使用时,应暂停哺乳
肾病综合征出血热纯化疫苗	哺乳期妇女使用时,应暂停哺乳
生长激素	尚未明确本品是否可经乳汁分泌,哺乳期妇女使用时,应暂停哺乳
生长抑素	哺乳期妇女使用时,应暂停哺乳
士的宁	哺乳期妇女使用时,应暂停哺乳
舒必利	最好避免使用,本品可经乳汁分泌,另见抗精神病药
舒芬太尼	尚未明确本品是否可经乳汁分泌,哺乳期妇女使用时,应暂停哺乳
舒拉明钠	尚未明确本品是否可经乳汁分泌,哺乳期妇女使用时,应暂停哺乳
舒林酸	尚未明确本品是否可经乳汁分泌,哺乳期妇女使用时,应暂停哺乳
舒洛芬	哺乳期妇女使用时,应暂停哺乳
舒马曲坦	本品可经乳汁分泌,哺乳期妇女使用时,应暂停哺乳
舒尼替尼	尚未明确本品是否可经乳汁分泌,哺乳期妇女使用时,应暂停哺乳
舒噻美	哺乳期妇女使用时,应暂停哺乳
舒沃占特	动物实验显示,本品可经乳汁分泌,哺乳期妇女使用时,应暂停哺乳
鼠神经生长因子	哺乳期妇女慎用
双醋瑞因	哺乳期妇女不应服用本品,因曾有少量本品衍生物进入母乳的报道
双碘喹啉	尚未明确本品是否可经乳汁分泌,哺乳期妇女使用时,应暂停哺乳
双环维林	本品可经乳汁分泌,哺乳期妇女使用时,应暂停哺乳
双肼屈嗪	尚未明确本品是否可经乳汁分泌,哺乳期妇女应权衡本品对其的重要性,选择停药或暂停哺乳
双膦酸盐	本类药物可经乳汁分泌,哺乳期妇女使用时,应暂停哺乳
双硫仑	尚未明确本品是否经乳汁分泌,哺乳期妇女应权衡本品对其的重要性,选择停药或暂停哺乳
双氯芬酸	乳汁中量太小,不至于有害
双氯芬酸钠-米索前列醇	哺乳期妇女慎用
双嘧达莫	乳汁中量小,慎用
双氢可待因	哺乳期妇女使用时,应暂停哺乳,除非益处大于风险

药物	临床评价
双氢麦角碱	哺乳期妇女应权衡本品对其的重要性,选择停药或暂停哺乳
双氢速甾醇	见维生素 D
双水杨酯	尚未明确本品是否可经乳汁分泌,哺乳期妇女使用时,应暂停哺乳
水痘病毒疫苗	哺乳期妇女慎用
水合氯醛	本品可经乳汁分泌,哺乳期妇女使用时,应暂停哺乳
水杨酸镁	哺乳期妇女使用时,应暂停哺乳
水杨酸钠	本品可经乳汁分泌,哺乳期妇女使用时,应暂停哺乳
顺-阿曲库铵	尚未明确本品是否可经乳汁分泌,哺乳期妇女使用时,应暂停哺乳
顺铂	见细胞毒药物
丝裂霉素	见细胞毒药物
司可巴比妥	见巴比妥类
司来吉兰	尚未明确本品是否可经乳汁分泌,哺乳期妇女使用时,应暂停哺乳
司莫司汀	见细胞毒药物
司他夫定	HIV 感染的哺乳期妇女应避免哺乳,以免感染婴儿
司替戊醇	不推荐哺乳期妇女使用
司维拉姆	哺乳期妇女使用时,应暂停哺乳,除非益处大于风险
四环素类	避免使用(尽管吸收和牙齿变色可被牛奶中的钙螯合作用预防),另见四环素
梭状芽胞杆菌胶原酶	尚未明确本品是否可经乳汁分泌,哺乳期妇女慎用
羧基麦芽糖铁	本品注射后乳汁中的浓度高于口服铁剂者乳汁中的浓度,因此,哺乳期妇女使用时,应暂停哺乳
羧甲司坦	尚未明确本品是否可经乳汁分泌,哺乳期妇女使用时,应暂停哺乳
索布佐生	尚未明确本品是否可经乳汁分泌,哺乳期妇女使用时,应暂停哺乳
索氟布韦	尚未明确本品是否可经乳汁分泌,哺乳期妇女使用时,应暂停哺乳
索拉非尼	尚未明确本品是否可经乳汁分泌,哺乳期妇女使用时,应暂停哺乳
索利那新	动物实验证实,本品可经乳汁分泌,并影响幼崽发育,故哺乳期妇女应避免使用本品
索尼吉布	本品是否经乳汁分泌尚不清楚,哺乳期妇女使用时应暂停哺乳至治疗结束 20 个月
索他洛尔	见 β 受体拮抗药
他卡西醇	避免涂抹乳房
他克莫司	本品可经乳汁分泌,哺乳期妇女使用时,应暂停哺乳
他拉泊芬	尚未明确本品是否可经乳汁分泌,哺乳期妇女使用时,应暂停哺乳
他利葡苷酶 α	尚未明确本品是否可经乳汁分泌,哺乳期妇女慎用
他莫昔芬	抑制乳汁分泌,尚未明确本品是否可经乳汁分泌,哺乳期妇女使用时,应暂停哺乳,除非益处大于风险
他汀类	阿托伐他汀、氟伐他汀、洛伐他汀、辛伐他汀、匹伐他汀哺乳期妇女避免使用,另见普伐他汀
他扎罗汀	哺乳期妇女使用时,应暂停哺乳
他扎司特	哺乳期妇女应权衡本品对其的重要性,选择停药或暂停哺乳
泰利霉素	尚未明确本品是否可分泌到乳汁中,哺乳期妇女应权衡本品对其的重要性,选择停药或暂停哺乳
酞丁安	哺乳期妇女使用时,应暂停哺乳
坦罗莫司	尚未明确本品是否可经乳汁分泌,哺乳期妇女使用时,应暂停哺乳
碳[14C]尿素	哺乳期妇女不宜使用
特比萘芬	本品可通过乳汁分泌,哺乳期妇女使用本品时,应暂停哺乳
特布他林	本品可经乳汁分泌,哺乳期妇女慎用

续表

药物	临床评价
特康唑	尚未明确本品是否可经乳汁分泌，哺乳期妇女使用时，应暂停哺乳
特拉唑嗪	尚未明确本品是否可经乳汁分泌，哺乳期妇女使用时，应暂停哺乳
特立氟胺	动物实验显示，本品可经乳汁分泌，哺乳期妇女应权衡利弊，选择停药或暂停哺乳
特立帕肽	哺乳期妇女慎用
特利加压素	尚未明确本品是否可经乳汁分泌，哺乳期妇女慎用
替度鲁肽	哺乳期妇女使用时，应暂停哺乳
替吉奥	见细胞毒药物
替加氟	见细胞毒药物
替加环素	哺乳期妇女使用时，应暂停哺乳，动物实验显示本品可经乳汁分泌
替加色罗	哺乳期妇女应权衡本品对其的重要性，选择停药或暂停哺乳
替卡西林	见青霉素类
替考拉宁	尚未明确本品是否可经乳汁分泌，哺乳期妇女使用时，应暂停哺乳
替拉那韦	HIV 感染的哺乳期妇女应避免哺乳，以免感染婴儿
替鲁膦酸	见双膦酸盐
替罗非班	哺乳期妇女使用时，应暂停哺乳
替马西泮	见苯二氮䓬类
替米沙坦	动物实验显示，本品可经乳汁分泌，哺乳期妇女使用时，应暂停哺乳
替莫泊芬	尚未明确本品是否可经乳汁分泌，哺乳期妇女使用时，应暂停哺乳
替莫西林	见青霉素类
替莫唑胺	见细胞毒药物
替奈普酶	给药后建议暂停哺乳 24 h(此时段吸出母乳，弃掉)
替尼泊苷	见细胞毒药物
替诺福韦	HIV 感染的哺乳期妇女应避免哺乳，以免感染婴儿
替诺昔康	尚未明确本品是否可经乳汁分泌，哺乳期妇女使用时，应暂停哺乳
替普瑞酮	哺乳期妇女应权衡本品对其的重要性，选择停药或暂停哺乳
替硝唑	本品可经乳汁分泌，治疗期间及结束后 3 d 避免哺乳
替伊莫单抗	尚未明确本品是否可经乳汁分泌，哺乳期妇女使用时，应暂停哺乳
替扎尼定	避免使用本品，除非益处大于风险，尚未明确本品是否可经乳汁分泌，哺乳期妇女使用时，应暂停哺乳
天麻素	尚无关于哺乳期妇女使用的资料
亭扎肝素	尚未明确本品是否可经乳汁分泌，哺乳期妇女使用时，应暂停哺乳
酮康唑	哺乳期妇女使用时，应暂停哺乳
酮咯酸	哺乳期妇女使用时，应暂停哺乳
酮洛芬	乳汁中量太小，不至于有害，但除非必要，避免使用
酮色林	哺乳期妇女应权衡本品对其的重要性，选择停药或暂停哺乳
酮替芬	见抗组胺药
头孢氨苄	本品少量分泌至乳汁，哺乳期妇女慎用
头孢吡普	尚未明确本品是否可经乳汁分泌，哺乳期妇女慎用
头孢吡肟	本品少量分泌至乳汁，哺乳期妇女慎用
头孢丙烯	本品可通过乳汁分泌，哺乳期妇女服用时应暂停哺乳
头孢泊肟	本品少量分泌至乳汁，哺乳期妇女慎用，应权衡利弊选择停药或暂停哺乳

药物	临床评价
头孢布烯	尚未明确本品是否可经乳汁,哺乳期妇女慎用
头孢地嗪	尚未明确本品是否可经乳汁,哺乳期妇女慎用
头孢呋辛	本品少量分泌至乳汁,哺乳期妇女慎用
头孢磺啶	本品可经乳汁分泌,虽至今尚无哺乳期妇女应用头孢菌素类发生问题的报道,但仍须权衡利弊后应用
头孢甲肟	尚未明确本品是否可经乳汁,哺乳期妇女慎用
头孢卡品	尚未明确本品是否可经乳汁,哺乳期妇女慎用
头孢克定	尚未明确本品是否可经乳汁,哺乳期妇女慎用
头孢克肟	本品少量分泌至乳汁,哺乳期妇女慎用
头孢拉定	本品少量分泌至乳汁,哺乳期妇女慎用
头孢拉宗	尚未明确本品是否可经乳汁分泌,哺乳期妇女慎用
头孢硫脒	尚未明确本品是否可经乳汁分泌,哺乳期妇女暂不使用
头孢洛林	尚未明确本品是否可经乳汁分泌,哺乳期妇女慎用
头孢洛仑	本品少量分泌至乳汁,哺乳期妇女慎用
头孢美唑	本品几乎不分泌至乳汁中,但哺乳期妇女亦应慎用
头孢孟多	乳汁中本品含量甚少,哺乳期妇女应用时应权衡利弊
头孢尼西	本品可分泌至乳汁,哺乳期妇女使用时,应暂停哺乳
头孢哌酮	本品可少量通过乳汁分泌,哺乳期妇女应用本品时宜暂停哺乳
头孢匹胺	尚未明确本品是否可经乳汁分泌,哺乳期妇女慎用
头孢匹罗	本品可经乳汁分泌,哺乳期妇女应权衡利弊选择停药或暂停哺乳
头孢羟氨苄	本品少量分泌至乳汁,哺乳期妇女慎用
头孢曲松	本品少量分泌至乳汁,哺乳期妇女慎用
头孢噻啶	尚未明确本品是否可经乳汁分泌,哺乳期妇女使用时,应暂停哺乳
头孢噻吩	本品可经乳汁分泌,哺乳期妇女应用时虽尚无发生问题的报道,但应用本品时宜暂停哺乳
头孢噻肟	本品可经乳汁排出,哺乳期妇女应用本品时虽无发生问题的报道,但应用本品时宜暂停哺乳
头孢他啶	本品少量分泌至乳汁,哺乳期妇女慎用
头孢他啶-阿维巴坦	头孢他啶在乳汁中少量存在,动物实验显示阿维巴坦可经乳汁分泌,尚未明确其是否可通过乳汁分泌,故哺乳期妇女慎用
头孢他美	虽未发现本品可通过乳汁分泌,哺乳期妇女亦应慎用
头孢特仑	本品几乎不通过乳汁分泌,但哺乳期妇女亦应慎用
头孢替安	尚未明确本品是否可经乳汁分泌,哺乳期妇女使用时,应暂停哺乳
头孢替唑	尚未明确本品是否可经乳汁分泌,哺乳期妇女使用时,应暂停哺乳
头孢托仑	动物实验显示本品可经乳汁分泌,尚未明确本品是否可经人乳汁分泌,哺乳期妇女慎用
头孢西丁	尚未明确本品是否可经乳汁,哺乳期妇女慎用
头孢西酮	虽母乳中本品含量极低,但哺乳期妇女亦应慎用
头孢唑林	本品乳汁中含量低,但哺乳期妇女用药时仍宜暂停哺乳
头孢唑喃	尚未明确本品是否可经乳汁分泌,哺乳期妇女使用时,应暂停哺乳
头孢唑肟	本品可少量分泌至乳汁,哺乳期妇女应慎用
托吡酯	可经乳汁分泌,哺乳期妇女使用时,应暂停哺乳
托泊替康	见细胞毒药物
托伐普坦	尚未明确本品是否可分泌到乳汁中,哺乳期妇女应权衡本品对其的重要性,选择停药或暂停哺乳
托法替尼	动物实验显示,本品可经乳汁分泌,哺乳期妇女应权衡本品对其的重要性,选择停药或暂停哺乳

续表

药物	临床评价
托芬那酸	乳汁中的量小,不至于有害
托卡朋	哺乳期妇女使用时,应暂停哺乳,动物实验显示本品可经乳汁分泌
托拉塞米	尚未明确本品是否可经乳汁分泌,哺乳期妇女慎用
托洛沙酮	尚未明确本品是否可分泌到乳汁中,哺乳期妇女应权衡本品对其的重要性,选择停药或暂停哺乳
托莫西汀	动物实验显示本品可经乳汁分泌,哺乳期妇女慎用
托瑞米芬	尚未明确本品是否可经乳汁分泌,哺乳期妇女使用时,应暂停哺乳
托瑞司他	哺乳期妇女使用时,应暂停哺乳
托特罗定	哺乳期妇女使用时,应暂停哺乳
托烷司琼	尚未明确本品是否可经乳汁分泌,哺乳期妇女使用时,应暂停哺乳
托西莫单抗	尚未明确本品是否可经乳汁分泌,哺乳期妇女使用时,应暂停哺乳
托西珠单抗	尚未明确本品是否可经乳汁分泌,哺乳期妇女使用时,应暂停哺乳
脱氧核苷酸钠	哺乳期妇女慎用
妥布霉素	本品可通过乳汁分泌,哺乳期妇女使用时,应暂停哺乳
妥卡尼	哺乳期妇女应权衡本品对其的重要性,选择停药或暂停哺乳
妥拉唑林	哺乳期妇女应权衡本品对其的重要性,选择停药或暂停哺乳
妥洛特罗	哺乳期妇女用药的安全性尚未明确
拓扑替康	见细胞毒药物
外用冻干重组人酸性成纤维细胞生长因子	尚未明确本品是否可经乳汁分泌,哺乳期妇女慎用
万古霉素	本品可通过乳汁分泌,哺乳期妇女使用注射剂时应暂停哺乳,口服给药未见明显吸收
威罗非尼	尚未明确本品是否可经乳汁分泌,哺乳期妇女使用时,应暂停哺乳
维 A 酸	哺乳期妇女使用时,应暂停哺乳
维布伦妥西单抗	尚未明确本品是否可经乳汁分泌,哺乳期妇女使用时,应暂停哺乳
维多珠单抗	尚未明确本品是否可经乳汁分泌,哺乳期妇女使用时,应暂停哺乳
维格列汀	动物实验显示本品可经乳汁分泌,哺乳期妇女使用时,应暂停哺乳
维库溴铵	尚未明确本品是否可经乳汁分泌,哺乳期妇女使用时,应暂停哺乳
维拉帕米	本品可通过乳汁分泌,哺乳期妇女使用时,应暂停哺乳
维拉葡酶 α	本品存在通过乳汁分泌的风险,哺乳期妇女慎用
维拉唑酮	动物实验显示本品可经乳汁分泌,哺乳期妇女使用时,应暂停哺乳
维洛沙秦	哺乳期妇女使用时,应暂停哺乳
维莫德吉	尚未明确本品是否可经乳汁分泌,哺乳期妇女使用时,应暂停哺乳
维生素 A	理论上母亲服用大剂量,对婴儿有毒性
维生素 A 棕榈酸酯	只有潜在的益处大于对婴儿的潜在危险时,哺乳期妇女才可使用
维生素 B_1	严重缺乏维生素 B_1 应禁止哺乳,因为乳汁中有毒性代谢产物甲基乙二醛
维生素 D	谨慎全身用药,婴儿可引起高钙血症,哺乳期妇女使用时,应暂停哺乳
维生素 D_2	见维生素 D
维生素 D_3	见维生素 D
维生素 K_1	尚未明确本品是否可经乳汁分泌,哺乳期妇女慎用
维替泊芬	尚未明确本品是否可经乳汁分泌,建议给药后 48 h 避免哺乳
伪麻黄碱	乳汁中量太小,不至于有害
文拉法辛	本品及其代谢物 ODV 可通过乳汁分泌,哺乳期妇女使用时,应暂停哺乳

药物	临床评价
沃拉帕沙	尚未明确本品是否可经乳汁,哺乳期妇女慎用
沃替西汀	尚未明确本品是否可分泌到乳汁中,哺乳期妇女应权衡本品对其的重要性,选择停药或暂停哺乳
乌苯美司	动物实验表明,本品可经乳汁分泌,哺乳期妇女应权衡本品对其的重要性,选择停药或暂停哺乳
乌拉地尔	哺乳期妇女使用时,应暂停哺乳
乌拉莫司汀	见细胞毒药物
乌利司他	哺乳期妇女使用时,应暂停哺乳
乌洛托品	乳汁中量太小,不至于有害
乌司他丁	哺乳期妇女使用时,应暂停哺乳
乌特津单抗	本品可通过乳汁分泌,哺乳期妇女使用本品应权衡利弊,选择停药或暂停哺乳
戊聚糖	本品可经乳汁分泌,哺乳期妇女使用时,应暂停哺乳
戊柔比星	见细胞毒药物
戊四硝酯	尚未明确本品是否经乳汁分泌,哺乳期妇女应权衡本品对其的重要性,选择停药或暂停哺乳
戊糖多硫酸钠	尚未明确本品是否可分泌到乳汁中,哺乳期妇女应权衡本品对其的重要性,选择停药或暂停哺乳
西苯唑啉	哺乳期妇女应权衡本品对其的重要性,选择停药或暂停哺乳
西吡氯铵	不推荐哺乳期妇女使用
西布曲明	哺乳期妇女使用时,应暂停哺乳
西达本胺	尚未明确本品是否可经乳汁分泌,哺乳期妇女使用时应停止哺乳
西地碘	哺乳期妇女使用时,应暂停哺乳
西地那非	哺乳期妇女使用时,应暂停哺乳
西多福韦	尚未明确本品是否可经乳汁分泌,哺乳期妇女使用时,应暂停哺乳
西格列汀	哺乳期妇女应慎用
西拉普利	其活性代谢产物可经乳汁分泌,哺乳期妇女使用时,应暂停哺乳
西罗莫司	哺乳期妇女应权衡本品对其的重要性,选择停药或暂停哺乳
西洛他唑	动物实验显示本品可经乳汁分泌,哺乳期妇女使用时,应暂停哺乳
西咪替丁	乳汁中分泌本品的量大,但未知有害,哺乳期妇女使用时,应暂停哺乳
西那卡塞	动物实验显示,本品可经乳汁分泌,哺乳期妇女使用时,应暂停哺乳
西尼地平	本品可经乳汁分泌,哺乳期妇女使用时应暂停哺乳
西曲瑞克	哺乳期妇女使用时,应暂停哺乳
西曲酸酯	哺乳期妇女应权衡本品对其的重要性,选择停药或暂停哺乳
西沙必利	本品可经乳汁分泌,哺乳期妇女使用时,应暂停哺乳
西司他丁	本品可经乳汁分泌,但可能不被吸收(然而哺乳期妇女使用时,应暂停哺乳)
西索米星	哺乳期妇女使用时,应暂停哺乳
西酞普兰	本品可经乳汁分泌,哺乳期妇女使用时,应暂停哺乳
西替利嗪	见抗组胺药
西托溴铵	哺乳期妇女慎用
西妥昔单抗	哺乳期妇女使用时,应暂停哺乳,治疗期间与结束后2个月内避免哺乳
西维美林	尚未明确本品是否可分泌到乳汁中,哺乳期妇女应权衡本品对其的重要性,选择停药或暂停哺乳
希帕胺	尚未明确本品是否可经乳汁分泌,哺乳期妇女使用时,应暂停哺乳
烯丙雌醇	哺乳期妇女使用时,应暂停哺乳
喜树碱	见细胞毒药物

药物	临床评价
细胞毒药物	用药期间应避免哺乳
细菌溶解产物	尚未明确本品是否可经乳汁分泌,哺乳期妇女使用时,应暂停哺乳
纤溶酶	哺乳期妇女使用时,应暂停哺乳
纤维蛋白原浓缩物(人源性)	尚未明确本品是否经乳汁分泌,哺乳期妇女应权衡利弊,选择停药或暂停哺乳
腺苷	哺乳期妇女应权衡本品对其的重要性,选择停药或暂停哺乳
香菇多糖	尚未明确本品是否可经乳汁分泌,哺乳期妇女使用时,应暂停哺乳
响尾蛇多价免疫羊 Fab 片段	哺乳期妇女慎用
消旋卡多曲	哺乳期妇女慎用
硝苯地平	本品可经乳汁分泌,哺乳期妇女应权衡本品对其的重要性,选择停药或暂停哺乳
硝卡芥	见细胞毒药物
硝硫氰胺	尚未明确本品是否可经乳汁分泌,哺乳期妇女使用时,应暂停哺乳
硝普钠	哺乳期妇女应权衡本品对其的重要性,选择停药或暂停哺乳
硝酸甘油	尚未明确本品是否可分泌到乳汁中,哺乳期妇女慎用
硝酸异山梨酯	尚未明确本品是否可经乳汁分泌,哺乳期妇女使用时,应暂停哺乳,除非益处大于风险
硝唑尼特	尚未明确本品是否可经乳汁分泌,哺乳期妇女使用时,应暂停哺乳
小牛血去蛋白提取物	哺乳期妇女慎用
小诺米星	本品在乳汁中的浓度约为母体浓度的 15%,故哺乳期妇女使用本品时暂停哺乳
缬更昔洛韦	见更昔洛韦
缬沙坦	动物实验显示,本品可经乳汁分泌,哺乳期妇女使用时,应暂停哺乳
辛卡利特	尚未明确本品是否可通过乳汁分泌,哺乳期妇女慎用
辛戊胺	哺乳期妇女应权衡本品对其的重要性,选择停药或暂停哺乳
新斯的明	本品可通过乳汁分泌,哺乳期妇女使用时,应暂停哺乳
胸嘧啶芥	见细胞毒药物
胸腺法新	尚未明确本品是否可经乳汁分泌,哺乳期妇女使用时,应暂停哺乳
雄激素	避免使用本品,因可使女性婴儿男性化,男性婴儿早熟,大剂量抑制乳汁分泌
熊去氧胆酸	尚未明确本品是否经乳汁分泌,哺乳期妇女慎用
溴苄铵	哺乳期妇女应权衡本品对其的重要性,选择停药或暂停哺乳
溴化甲基纳曲酮	动物实验显示,本品及其代谢产物可经乳汁分泌,哺乳期妇女慎用
溴麦角环肽	抑制乳汁分泌
溴美喷酯	尚未明确本品是否可经乳汁分泌,哺乳期妇女慎用
溴莫尼定	尚未明确本品是否可分泌到乳汁中,哺乳期妇女应权衡本品对其的重要性,选择停药或暂停哺乳
溴隐亭	本品可回乳,哺乳期妇女禁用
血卟啉	尚未明确本品是否可经乳汁分泌,哺乳期妇女使用时,应暂停哺乳
亚硫酸氢钠甲萘醌	哺乳期妇女使用时,应暂停哺乳
亚叶酸钙	尚未明确本品是否可经乳汁分泌,哺乳期妇女慎用
烟酸	本品可经乳汁分泌,避免使用
洋地黄叶	哺乳期妇女应权衡本品对其的重要性,选择停药或暂停哺乳
氧氮芥	见细胞毒药物
氧氟沙星	乳汁中量太小,不至于有害,但哺乳期妇女使用时,应暂停哺乳
氧化亚氮	尚未明确本品是否可经乳汁分泌,哺乳期妇女使用时,应暂停哺乳

药物	临床评价
氧烯洛尔	见 β 受体拮抗药
乙胺硫脲	哺乳期妇女应权衡本品对其的重要性,选择停药或暂停哺乳
伊班膦酸	动物实验显示,本品可经乳汁分泌,哺乳期妇女使用时,应暂停哺乳
伊布利特	哺乳期妇女应权衡本品对其的重要性,选择停药或暂停哺乳
伊达比星	见细胞毒药物
伊伐布雷定	动物实验显示,本品可经乳汁分泌,哺乳期妇女应权衡利弊,选择停药或暂停哺乳
伊伐卡夫特	动物实验显示,本品可经乳汁分泌,哺乳期妇女慎用
伊拉地平	动物实验显示,本品可经乳汁分泌,哺乳期妇女使用时,应暂停哺乳
伊立替康	见细胞毒药物
伊卢多啉	尚未明确本品是否可经乳汁分泌,哺乳期妇女应权衡利弊选择停药或停止哺乳
伊洛前列素	尚未明确本品是否可经乳汁分泌,哺乳期妇女使用时,应暂停哺乳
伊马替尼	尚未明确本品是否可经乳汁分泌,哺乳期妇女使用时,应暂停哺乳
伊米苷酶	哺乳期妇女慎用
伊潘立酮	动物实验显示,本品可经乳汁分泌,哺乳期妇女使用时,应暂停哺乳
伊匹木单抗	IgG_1 能通过胎盘屏障,本品为 IgG_1,因此,有损伤到胎儿的可能,哺乳期妇女慎用
伊曲康唑	乳汁中量放小,但可能蓄积,哺乳期妇女使用时,应暂停哺乳,除非益处大于风险
伊沙匹隆	见细胞毒药物
伊索拉定	哺乳期妇女慎用
伊托必利	哺乳期妇女应权衡本品对其的重要性,选择停药或暂停哺乳
伊维菌素	尚未明确本品是否可经乳汁分泌,哺乳期妇女使用时,应暂停哺乳
依达拉奉	哺乳期妇女应权衡本品对其的重要性,选择停药或暂停哺乳
依达芦珠单抗	尚未明确本品是否可经乳汁分泌,哺乳期妇女慎用。
依地酸二钠	哺乳期妇女应权衡本品对其的重要性,选择停药或暂停哺乳
依地酸钙钠	哺乳期妇女慎用
依法利珠单抗	本品可能进入乳汁中,哺乳期妇女使用时,应暂停哺乳
依法韦仑	HIV 感染的哺乳期妇女应避免哺乳,以免感染婴儿
依法韦仑-恩曲他滨-富马酸替诺福韦酯	HIV 感染的哺乳期妇女应避免哺乳,以免感染婴儿
依法珠单抗	尚未明确本品是否可经乳汁分泌,哺乳期妇女使用时,应暂停哺乳
依酚氯铵	乳汁中量小,不至于有害
依氟鸟氨酸	哺乳期妇女使用时,应暂停哺乳
依福地平	本品可经乳汁分泌,哺乳期妇女使用时应暂停哺乳
依降钙素	哺乳期妇女慎用
依卡倍特	哺乳期妇女应权衡本品对其的重要性,选择停药或暂停哺乳
依库珠单抗	IgG 通过乳汁分泌,本品可能分泌于乳汁中,哺乳期妇女应权衡本品对其的重要性,选择停药或暂停哺乳
依立曲坦	本品可经乳汁分泌,暂停哺乳 24 h
依立替康	见细胞毒药物
依利格鲁司特	尚未明确本品是否可分泌到乳汁中,哺乳期妇女应权衡本品对其的重要性,选择停药或暂停哺乳
依鲁替尼	尚未明确本品是否可经乳汁分泌,哺乳期妇女使用时,应暂停哺乳
依洛尼塞	哺乳期妇女慎用

药物	临床评价
依美斯汀	哺乳期妇女慎用
依那普利	乳汁中量小,不至于有害
依那普利拉	本品可经乳汁分泌,哺乳期妇女使用时,应暂停哺乳
依那西普	尚未明确本品是否可经乳汁分泌,哺乳期妇女使用时,应暂停哺乳
依诺肝素	哺乳期妇女使用时,应暂停哺乳
依诺他滨	见细胞毒药物
依诺昔酮	哺乳期妇女应权衡本品对其的重要性,选择停药或暂停哺乳
依帕列净	尚未明确是否会通过乳汁分泌,哺乳期妇女使用时,应暂停哺乳
依帕司他	哺乳期妇女使用时,应暂停哺乳
依匹斯汀	动物实验显示,本品可经乳汁分泌,哺乳期妇女慎用
依普黄酮	动物实验显示,本品可经乳汁分泌,哺乳期妇女应慎用
依普利酮	尚未明确本品是否可分泌到乳汁中,哺乳期妇女慎用
依普沙坦	动物实验显示,本品可经乳汁分泌,哺乳期妇女使用时,应暂停哺乳
依前列醇	哺乳期妇女应权衡本品对其的重要性,选择停药或暂停哺乳
依曲替酯	哺乳期妇女使用时,应暂停哺乳
依曲韦林	HIV 感染的哺乳期妇女应避免哺乳,以免感染婴儿
依他佐辛	动物实验显示,本品可经乳汁排泌,哺乳期妇女应权衡利弊,如确须使用,应选择停药或暂停哺乳
依替巴肽	尚未明确本品是否可经乳汁分泌,哺乳期妇女使用时,应暂停哺乳
依替卡因	尚未明确本品是否可经乳汁分泌,哺乳期妇女使用时,应暂停哺乳
依替膦酸二钠	见双膦酸盐
依替米星	尚未明确本品是否可经乳汁分泌,哺乳期妇女使用时,应暂停哺乳
依托贝特	哺乳期妇女应权衡本品对其的重要性,选择停药或暂停哺乳
依托泊苷	见细胞毒药物
依托度酸	尚未明确本品是否可经乳汁分泌,哺乳期妇女使用时,应暂停哺乳
依托考昔	动物实验显示本品可经乳汁分泌,哺乳期妇女使用时,应暂停哺乳
依托咪酯	本品分泌到乳汁中的量极低,现有的数据表明基本不影响哺乳
依维莫司	尚未明确本品是否可经乳汁分泌,哺乳期妇女使用时,应暂停哺乳
依西美坦	尚未明确本品是否可经乳汁分泌,哺乳期妇女使用时,应暂停哺乳
依西酸喷他脒	除非必要,避免使用
依折麦布	哺乳期妇女应权衡本品对其的重要性,选择停药或暂停哺乳
胰蛋白酶	哺乳期妇女使用的安全性尚未明确
胰激肽原酶	哺乳期妇女使用的安全性尚未明确
胰泌素	尚未明确本品是否可通过乳汁分泌,哺乳期妇女慎用
胰脂肪酶	哺乳期妇女慎用
乙胺丁醇	本品可分泌至乳汁,哺乳期妇女使用时,应暂停哺乳
乙胺嘧啶	本品可经乳汁分泌,哺乳期妇女使用时,应暂停哺乳
乙胺嗪	尚未明确本品是否可经乳汁分泌,哺乳期妇女使用时,应暂停哺乳
乙苯妥英	本品可经乳汁分泌,哺乳期妇女使用时,应暂停哺乳
乙醇	大剂量影响婴儿,减少乳汁分泌
乙琥胺	本品可经乳汁分泌,哺乳期妇女使用时,应暂停哺乳

药物	临床评价
乙硫异烟胺	尚未明确本品是否可经乳汁分泌,哺乳期妇女使用时应暂停哺乳
乙氯维诺	哺乳期妇女使用时,应暂停哺乳
乙哌立松	动物实验显示,本品可经乳汁分泌,哺乳期妇女使用时,应暂停哺乳
乙水杨胺	哺乳期妇女使用时,应暂停哺乳
乙酰半胱氨酸	哺乳期妇女慎用
乙酰螺旋霉素	尚未明确本品是否可经乳汁分泌,哺乳期妇女使用时,应暂停哺乳
乙酰乌头碱	尚无哺乳期妇女用药经验,故不推荐使用
乙酰唑胺	本品可经乳汁分泌,哺乳期妇女使用时,应暂停哺乳
乙型脑炎灭活疫苗	哺乳期妇女使用时,应暂停哺乳
异丙吡仑	尚未明确本品是否可经乳汁分泌,哺乳期妇女使用时,应暂停哺乳
异丙酚	本品可经乳汁分泌,但量太小,可能不至于有害
异丙嗪	见抗组胺药
异丙肾上腺素	尚未明确本品是否可分泌到乳汁中,哺乳期妇女应权衡本品对其的重要性,选择停药或暂停哺乳
异丙托溴铵	尚未明确本品是否可分泌到乳汁中,哺乳期妇女应权衡本品对其的重要性,选择停药或暂停哺乳
异波帕胺	哺乳期妇女应权衡本品对其的重要性,选择停药或暂停哺乳
异丁司特	哺乳期妇女应权衡本品对其的重要性,选择停药或暂停哺乳
异芳芥	见细胞毒药物
异氟烷	尚未明确本品是否可经乳汁分泌,哺乳期妇女使用时,应暂停哺乳
异甘草酸镁	哺乳期妇女用药的安全性尚未明确
异环磷酰胺	见细胞毒药物
异卡波肼	尚未明确本品是否可经乳汁分泌,哺乳期妇女应权衡利弊选择停药或暂停哺乳
异克舒令	尚未明确本品是否可分泌到乳汁中,哺乳期妇女慎用
异喹胍	哺乳期妇女应权衡本品对其的重要性,选择停药或暂停哺乳
异米尼	哺乳期妇女应权衡本品对其的重要性,选择停药或暂停哺乳
异帕米星	本品可经乳汁分泌,哺乳期妇女使用时,应暂停哺乳
异山梨醇	尚未明确本品是否可分泌到乳汁中,哺乳期妇女慎用
异维 A 酸	哺乳期妇女使用时,应暂停哺乳
异戊巴比妥	见巴比妥类
异烟肼	监测婴儿可能出现的毒性,理论上有可能出现惊厥、神经病变,建议母亲及婴儿补充维生素 B_6
抑肽酶	尚未明确本品是否可分泌到乳汁中,哺乳期妇女应权衡本品对其的重要性,选择停药或暂停哺乳
益多酯	尚未明确本品是否可分泌到乳汁中,哺乳期妇女应权衡本品对其的重要性,选择停药或暂停哺乳
益康唑	动物实验显示,本品及其代谢物可经乳汁分泌,哺乳期妇女使用时宜暂停哺乳
银杏提取物	哺乳期妇女应权衡本品对其的重要性,选择停药或暂停哺乳
吲达帕胺	尚未明确本品是否可经乳汁分泌,哺乳期妇女使用时,应暂停哺乳
吲地司琼	尚未明确本品是否可经乳汁分泌,哺乳期妇女使用时,应暂停哺乳
吲哚布芬	尚未明确本品是否可分泌到乳汁中,哺乳期妇女应权衡本品对其的重要性,选择停药或暂停哺乳
吲哚菁绿	尚未明确本品是否可通过乳汁分泌,哺乳期妇女使用时,应暂停哺乳
吲哚拉明	哺乳期妇女使用时,应暂停哺乳
吲哚洛尔	见 β 受体拮抗药
吲哚美辛	乳汁中量小,不至于有害,但有一婴儿惊厥案例报道,哺乳期妇女使用时,应暂停哺乳

续表

药物	临床评价
茚达特罗	动物实验显示,本品可经乳汁分泌,哺乳期妇女应权衡利弊,选择停药或暂停哺乳
茚地那韦	HIV感染的哺乳期妇女应避免哺乳,以免感染婴儿
英夫利西单抗	尚未明确本品是否可经乳汁分泌,哺乳期妇女使用时,应暂停哺乳
右苯丙胺	尚未明确本品是否可经乳汁分泌,哺乳期妇女使用时,应暂停哺乳
右丙氧芬	乳汁中量太小,不至于有害
右布洛芬	本品可经乳汁分泌,但对婴儿危险小
右芬氟拉明	哺乳期妇女应权衡本品对其的重要性,选择停药或暂停哺乳
右甲状腺素	哺乳期妇女应权衡本品对其的重要性,选择停药或暂停哺乳
右雷佐生	见细胞毒药物
右吗拉胺	尚未明确本品是否可经乳汁分泌,哺乳期妇女使用时,应暂停哺乳
右美沙芬	哺乳期妇女慎用
右美托咪定	哺乳期妇女慎用
右哌甲酯	尚未明确本品是否经乳汁分泌,哺乳期妇女慎用
右酮洛芬	哺乳期妇女使用时,应暂停哺乳
右佐匹克隆	尚未明确本品是否可经乳汁分泌,哺乳期妇女慎用
原卟啉钠	哺乳期妇女使用时,应暂停哺乳
孕二烯酮	见口服避孕药
孕三烯酮	哺乳期妇女使用时,应暂停哺乳
藻酸双酯钠	尚未明确本品是否可经乳汁分泌,哺乳期妇女慎用
扎来普隆	本品可少量经乳汁分泌,哺乳期妇女使用时,应暂停哺乳
扎鲁司特	本品可经乳汁分泌,哺乳期妇女使用时,应暂停哺乳
扎莫特罗	哺乳期妇女应权衡本品对其的重要性,选择停药或暂停哺乳
扎那米韦	动物实验显示本品可经乳汁分泌,哺乳期妇女使用时,应暂停哺乳
扎西他滨	HIV感染的哺乳期妇女应避免哺乳,以免感染婴儿
樟磺咪芬	哺乳期妇女应权衡本品对其的重要性,选择停药或暂停哺乳
樟脑	哺乳期妇女慎用
脂肪乳	哺乳期妇女静脉滴注本品的安全性尚未确证,因此,除特殊考虑外,本品不应用于哺乳期妇女
制霉菌素	尚未明确本品是否可经乳汁分泌,哺乳期妇女使用时,应暂停哺乳
治疗用卡介苗	哺乳期妇女使用时,应暂停哺乳
紫霉素	尚未明确本品是否可经乳汁分泌,哺乳期妇女使用时,宜暂停哺乳
紫杉醇	见细胞毒药物
左丙氧芬	哺乳期妇女应权衡本品对其的重要性,选择停药或暂停哺乳
左布比卡因	尚未明确本品是否可经乳汁分泌,哺乳期妇女使用时,应暂停哺乳
左布诺洛尔	尚未明确本品是否可分泌到乳汁中,哺乳期妇女应权衡本品对其的重要性,选择停药或暂停哺乳
左醋美沙朵	尚未明确本品是否可经乳汁分泌,哺乳期妇女使用时,应暂停哺乳
左啡诺	尚未明确本品是否可经乳汁分泌,哺乳期妇女使用时,应暂停哺乳
左谷酰胺	哺乳期妇女慎用
左甲状腺素(甲状腺素)	乳汁中本品量小,不至于影响新生儿甲状腺功能
左美丙嗪	见抗精神病药
左米那普仑	哺乳期妇女使用时,应暂停哺乳

药物	临床评价
左羟丙哌嗪	本品可经乳汁分泌,哺乳期妇女应权衡本品对其的重要性,选择停药或暂停哺乳
左炔诺孕酮	见口服避孕药
左沙丁胺醇	见沙丁胺醇
左西孟旦	哺乳期妇女使用时,应暂停哺乳至用药结束后 14 d
左西替利嗪	见抗组胺药
左旋氨氯地平	哺乳期妇女应权衡本品对其的重要性,选择停药或暂停哺乳
左旋多巴	本品可抑制乳汁分泌,本品可经乳汁分泌,哺乳期妇女使用时,应暂停哺乳
左旋氯哌斯汀	尚不明确本品是否可经乳汁分泌,哺乳期妇女使用时应停止哺乳
左亚叶酸钙	见亚叶酸钙
左氧氟沙星	哺乳期妇女使用时,应暂停哺乳
左乙拉西坦	本品可经乳汁分泌,哺乳期妇女使用时,应暂停哺乳
佐芬普利	哺乳期妇女应权衡本品对其的重要性,选择停药或暂停哺乳
佐米曲坦	哺乳期妇女使用时,应暂停哺乳,动物实验显示本品可经乳汁分泌
佐匹克隆	本品在乳汁中浓度较高,哺乳期妇女使用时,应暂停哺乳
佐柔比星	见细胞毒药物
佐替平	哺乳期妇女使用时,应暂停哺乳
唑吡坦	乳汁中少量存在本品,哺乳期妇女使用时,应暂停哺乳
唑来膦酸	哺乳期妇女使用本品时,应暂停哺乳
唑尼沙胺	哺乳期妇女使用本品时,应暂停哺乳

附录7 静脉用药的配制、使用与注意事项

一、原则

1. 口服不能吸收的药物,或因患者的病情不能口服药物时,才能采用注射给药,只有药物须要维持一定的血药浓度,或浓缩的药物对机体有刺激性时,抢救危及生命的重症时,才考虑静脉给药。

2. 总体来说,静脉输液中仅能加入一种药物,且药物的各种成分必须能与输液相容。输液中的药物一般不能与血液制品、甘露醇或碳酸氢钠配伍。

3. 配制的药物必须充分振摇混合并检查无异物后才能使用。

4. 整个操作过程中须严守严格的无菌措施。

5. 输液容器的标签应注明患者的姓名,添加药物的名称、数量、日期和时间,配制输液的时间和效期。此标签不可覆盖输液生产者原有的标签。如可能,容器应保留一段时间,供备查。

6. 当进行输液时,应经常检查输液情况,如果观察到输液呈现浑浊、结晶、变色,或有其他异常发生的征象(如液体发生污染),应停止输液。

二、容易发生的问题

1. 微生物污染　输液中可能在操作时带入微生物,使液体成为微生物进入人体发生感染的运输工具,特别是念珠菌属、肠道细菌(属)及克雷伯杆菌属。

2. 配伍禁忌　物理性及化学性的配伍禁忌可导致药物效力降低、毒性增加,或其他不良反应的发生。溶液可出现乳光、沉淀,但更多的时候,发生的配伍禁忌肉眼不能识别。反应可发生于输液线路的任何部位。输液中加入一种以上的药物,配伍禁忌发生的可能性就会大大增加。

(1) 药物配伍引起的沉淀反应很多,种类各异,可能由于 pH 的改变、浓度变化、盐析效应、络合作用等造成。必须避免沉淀和其他微粒的形成,否则除了剂量无法控制外,还可能引发或加重不良反应。这对于易引起血栓性静脉炎的药物(如地西泮)、对皮肤有腐蚀性或溢出血管外引起坏死的药物(如碳酸氢盐和一些细胞毒药物)来说尤为重要。对于一些胶体药物(两性霉素 B)也同样非常重要,预防沉淀可预防发热反应。

(2) β-内酰胺类抗生素,如半合成青霉素、头孢菌素类不可与含蛋白质的药物混合,因为可以形成致免疫反应和致过敏反应的结合物。

(3) 一些制剂加入大量液体或与其他药物一起加入大量液体时,药效明显降低,如氨苄西林加入含葡萄糖的注射液或乳酸盐的注射液中。达卡巴嗪的分解产物可将不良反应成倍放大。

(4) 因为配伍禁忌大量存在,药物不能加入到血液或血液制品中供输液使用。不能与血液配伍的药品包括高渗的甘露醇溶液(红细胞不可逆的皱缩)、右旋糖酐类(红细胞缗钱状排列,干扰交叉配血)、葡萄糖注射液

(红细胞聚集)及缩宫素(失活)。

(5) 静脉用脂肪乳中加入一些抗生素或电解质时,可能分解为聚集的脂肪球或造成油水分离,增加血栓形成的危险。

(6) 其他输液包括氨基酸、甘露醇及碳酸氢钠与其他药物发生配伍禁忌的概率也高。

三、配制输液的注意事项

1. 如果可能,尽量使用市售的输液溶解制剂。整个配制过程应严格无菌操作。一旦药品重新配制,加入液体的药物要尽快给药,以最小化微生物污染的概率,另外可防止药物降解或其他可能发生的变化。如配制后的氨苄西林效价可迅速降低,还可形成聚合物引起过敏反应。

2. 在一些情况下,使用特别 pH 的液体也非常重要(例如呋塞咪注射液就须要溶解到 pH>5 的输液中)。

3. 配制药物输液时,充分混合很重要,配制输液时,输液不能与给药部位相连。如果溶液未混合彻底,就会出现因密度不同而出现浓度梯度分层,氯化钾特别容易出现这种分层现象,这种混合液如果输入人体,就会造成严重后果。

4. 配制与给药完成之间的时间应该尽可能缩短,以保证满意的药效和药物与液体间的相容性。对于降解后不产生有毒物质的混合输液,可接受的时限为药物降解 10% 所用的时间。如果降解后会产生有毒物质,就必须严格限定时限。微生物污染输液的危险期限为 12 h。

5. 某些药物,在配制输液的时候均须避光,以防氧化,如两性霉素、达卡巴嗪、硝普钠。

6. 虽只用少量的溶剂溶解,也必须使用输液泵给药的,如肝素,就必须严格控制给药速度,避免发生出血。

四、给药方法

1. 附表 7-1 中所列出旳制剂可通过以下 4 种方式给药:静脉注射、连续静脉滴注、断续静脉滴注、通过莫非管加药。

2. 连续静脉滴注的药物必须溶解于大量的液体中,由于稳定性的问题,青霉素类及头孢菌素类不能采用这种方法给药,应该通过分次断续输入,以达到足够的血药浓度。

3. 既适合药物相容性又适合临床的给药方法是断续输入,在相对短的时间内输入相对少量的液体,如 100 ml,30 min 输完。这种方法适用于不稳定的药物。如氨苄西林、阿莫西林在大量的葡萄糖注射液或乳酸盐输液中稳定性不好,就可以用这种方法解决。

4. 断续滴注也可用于连续静脉滴注不能使血浆或组织中达到足够浓度的药物,如达卡巴嗪、庆大霉素或替卡西林。

5. 通过莫非管给药经常用于细胞毒药物,以免外溢。

附表 7-1 静脉用药物的配制与使用查询

药物	配制方法和给药速度
C_1 酯酶抑制剂	用注射用水溶解后静脉注射，注射速度 1 ml/min
D-泛醇	加入 5% 葡萄糖注射液或乳酸林格注射液中缓慢静脉滴注
α_1-蛋白酶抑制剂	给药速度不宜超过 0.08 ml/(kg·min)
α-半乳糖苷酶	于 0.9% 氯化钠注射液中断续静脉滴注。输液体积不少于 100 ml，静脉滴注时间不少于 40 min，溶解后在 3 h 内使用
α-葡萄糖苷酶	于 0.9% 氯化钠注射液中断续静脉滴注。用注射用水 10.3 ml 溶解 50 mg 本品，配制成 5 mg/ml 的溶液，轻轻转动安瓿，不能振摇，溶于输液中，使最终浓度为 0.5~4 mg/ml，通过终端带有低蛋白结合的 0.2 μm 滤膜的输液器，初始速度为每小时 1 mg/kg，每 30 min 按每小时 2 mg/kg 增加滴速，最大速度每小时 7 mg/kg
β-半乳糖苷酶	于 0.9% 氯化钠注射液中断续静脉滴注。用注射用水配制(35 mg 用 7.2 ml，5 mg 用 1.1 ml)成 5 mg/ml 的溶液，溶于 500 ml 输液中，通过终端带有低蛋白结合的 0.2 μm 的滤膜的输液器，初始速度不能超过 15 mg/h，余下的药物可逐渐增加静脉滴注速度
γ-氨基丁酸	用 5% 或 10% 葡萄糖注射液 250~500 ml 稀释后在 2~3 h 内静脉滴注
阿巴西普	先用注射用水溶解，之后用 0.9% 氯化钠注射液稀释至 100 ml 后，静脉滴注
阿柏西普	用 0.9% 氯化钠注射液或 5% 葡萄糖注射液稀释本品至 0.6~8 mg/ml，经 0.2 μm 聚醚砜滤器，经 1 h 静脉滴注
阿法可奈司他	注射用水将本品稀释至 150 U/ml，缓慢注射，注射时间不得小于 5 min
阿芬太尼	于 0.9% 氯化钠注射液、5% 葡萄糖注射液，或复方乳酸钠中断续静脉滴注
阿加曲班	配制成 1 mg/ml 的溶液，稀释液采用 0.9% 氯化钠注射液、5% 右旋糖酐注射液或乳酸林格均可
阿来珠单抗	药液必须通过特制的滤器过滤，然后使用 0.9% 氯化钠注射液或 5% 葡萄糖注射液 100 ml 稀释，于 2 h 内静脉滴注
阿仑珠单抗	于 0.9% 氯化钠注射液或 5% 葡萄糖注射液中断续静脉滴注。输液体积不少于 100 ml，静脉滴注时间不少于 2 h
阿洛西林	用 10 ml 注射用水溶解，之后加入葡萄糖氯化钠注射液或 5%~10% 葡萄糖注射液中静脉滴注
阿米福汀	溶于 0.9% 氯化钠注射液 50 ml 中经 15 min 静脉滴注
阿米卡星	于 0.9% 氯化钠注射液、5% 葡萄糖注射液或复方乳酸钠中断续静脉滴注。静脉滴注时间 >30 min
阿莫西林-克拉维酸钾	建议用 0.9% 氯化钠注射液或 5% 葡萄糖注射液 50~100 ml 稀释，静脉滴注时间 30~40 min，配制后在 4 h 内用完
阿莫西林钠	于 0.9% 氯化钠注射液、5% 葡萄糖注射液中断续静脉滴注。配制之后马上给药，建议 100 ml 的液体在 30~60 min 给予。不提倡连续静脉滴注
阿莫西林钠-舒巴坦钠	临用前用注射用水溶解，再加入 0.9% 氯化钠注射液或葡萄糖注射液 100 ml 中静脉滴注
阿莫西林钠-双氯西林钠	溶于 0.9% 氯化钠注射液中，静脉滴注宜在 30~40 min 输完
阿尼芬净	必须用注射用水溶解成 3.33 mg/ml，之后再用 5% 葡萄糖注射液或 0.9% 氯化钠注射液稀释至 0.77 mg/ml，静脉滴注速度为 1.4 ml/min
阿尼利定	加入 5% 葡萄糖注射液 500 ml 中，缓慢注射稀释后的本品 5~10 mg，然后以更缓慢的速度静脉滴注(约 0.6 mg/min，根据患者的需要和反应而定)
阿尼普酶	溶于 10 ml 注射用水中，于 4~5 min 内静脉注射
阿普林定	以 5% 或 10% 葡萄糖注射液 100~200 ml 稀释，滴注速度为 2~5 mg/min，30 min 输完，或通过莫非管给药
阿奇霉素	用适量注射用水充分溶解，配制成 0.1 g/ml，再加入至 250 ml 或 500 ml 的 0.9% 氯化钠注射液或 5% 葡萄糖注射液中，最终阿奇霉素浓度为 1.0~2.0 mg/ml，然后静脉滴注，静脉滴注时间 1 h 以上
阿柔比星	参照柔红霉素
阿糖胞苷	于 5% 葡萄糖注射液、0.9% 氯化钠注射液中连续静脉滴注
阿替洛尔	于 5% 葡萄糖注射液或 0.9% 氯化钠注射液中断续静脉滴注。建议静脉滴注时间 20 min

续表

药物	配制方法和给药速度
阿替普酶	于 0.9%氯化钠注射液中连续或断续静脉滴注。用注射用水溶解本品,配制成 1 mg/ml 或 2 mg/ml 的溶液,也可溶于更多的输液中,但浓度不能低于 0.2 mg/ml,不能用葡萄糖注射液溶解本品
阿特珠单抗	稀释至 250 ml 0.9%氯化钠注射液中。静脉滴注 60 min 以上
阿托品(硫酸盐)	用 5%葡萄糖注射液或 0.9%氯化钠注射液 10~20 ml 稀释,静脉注射
阿托西班	于 5%葡萄糖注射液、0.9%氯化钠注射液或复方乳酸钠中连续静脉滴注。从 100 ml 液体中抽取 10 ml 溶解本品,溶解后加入原液体中,使成浓度为 0.75 mg/ml 的液体
阿魏酸钠	以少量注射用水溶解后加入 10%葡萄糖注射液 20~40 ml 缓慢推注;或先用注射用水将药物溶解,然后加入 0.9%氯化钠注射液或 5%葡萄糖注射液 100~500 ml 中缓慢静脉滴注
阿昔单抗	于 5%葡萄糖注射液或 0.9%氯化钠注射液连续静脉滴注。溶解需要的剂量于输液中,通过输液泵注入,输液的滤器应使用非致热性、低蛋白结合的 0.2 μm、0.22 μm 或 5 μm 的微孔滤膜,或输液管终端滤器使用 0.2 μm、0.22 μm 的滤膜
阿昔洛韦	于 0.9%氯化钠注射液、氯化钠葡萄糖注射液、复方氯化钠注射液,或复方乳酸钠注射液中断续静脉滴注。静脉滴注时间不少于 1 h,也可用输液泵泵入,浓度为 25 mg/ml,时间同样不能少于 1 h
阿义吗林	稀释后于 3~5 min 内缓慢推注,或加入 5%葡萄糖注射液 150~300 ml 静脉滴注
阿扎司琼	用 40 ml 0.9%氯化钠注射液稀释后,于化疗前 30 min 缓慢静脉注射。或使用大容量注射剂,于化疗前 30 min 静脉滴注
埃索奥美拉唑(钠盐)	于 0.9%氯化钠注射液中断续静脉滴注。用 5 ml 0.9%氯化钠注射液溶解 40 mg,然后用 100 ml 以上液体稀释,静脉滴注时间 10~30 min
艾日布林	溶于 0.9%氯化钠注射液中,断续静脉滴注,不能使用葡萄糖注射液溶解
艾司洛尔	于 5%葡萄糖注射液或 0.9%氯化钠注射液中连续或断续静脉滴注。稀释至 10 mg/ml,对于连续静脉滴注使用输液控制装置,与碳酸氢钠不能配伍
安吖啶	于 5%葡萄糖注射液 500 ml 中断续静脉滴注。建议用所提供的溶剂溶解,静脉滴注时间 60~90 min,用玻璃注射器,与氯化钠注射液有配伍禁忌
安克洛酶	用 0.9%氯化钠注射液 500 ml 稀释后,以 40 滴/分的速度缓缓滴入
安他唑啉	于 5%葡萄糖注射液 250 ml 中行静脉滴注
安西他滨	溶于 5%葡萄糖或 0.9%氯化钠注射液 500 ml 中滴注,1 次/日,连用 5~10 d 为一疗程
氨苄西林钠	于 5%葡萄糖注射液或 0.9%氯化钠注射液中断续静脉滴注。配制后立即给药,建议 100 ml 的液体在 30~60 min 给予。可通过莫非管在 0.9%氯化钠注射液、5%葡萄糖注射液中、林格注射液或复方乳酸钠中给药。不推荐连续静脉滴注
氨苄西林钠-氟氯西林钠	于 5%葡萄糖注射液、0.9%氯化钠注射液或复方氯化钠注射液中断续静脉滴注。1 安瓿稀释至 125 ml,2 或 3 安瓿稀释至 250 ml 或 500 ml,建议静脉滴注时间 60~90 min(可根据液体需要量进行调整),如果必须严格限制液体摄入,可将 1 安瓿溶于 5%葡萄糖注射液 75 ml,不少于 60 min 输完
氨苄西林钠-舒巴坦钠	溶于 50~100 ml 0.9%氯化钠注射液中于 15~30 min 内行静脉滴注,本品在弱酸性葡萄糖注射液液中分解较快,不宜使用。配制后应尽快静脉滴注
氨茶碱	用 25%~50%葡萄糖注射液 20~40 ml 稀释后缓慢行静脉注射,时间不得少于 5 min。也可用 5%葡萄糖注射液 500 ml 稀释后行静脉滴注
氨基己酸	溶于 5%或 10%葡萄糖注射液,或 0.9%氯化钠注射液 100 ml 中,于 15~30 min 输完
氨甲环酸	静脉注射用 25%葡萄糖注射液稀释,静脉滴注用 5%或 10%的葡萄糖注射液稀释
氨曲南	于 5%葡萄糖注射液、0.9%氯化钠注射液、林格注射液或复方乳酸钠注射液中断续静脉滴注。用注射用水溶解(每 3 ml 溶解 1 g),稀释至不超过 20 mg/ml,静脉滴注时间 20~60 min
氨溴索(盐酸)	用前用 5 ml 注射用水溶解,缓慢行静脉注射。亦可用适量注射用水溶解后与葡萄糖注射液、果糖注射液、0.9%氯化钠注射液或林格注射液混合行静脉滴注
胺碘酮(盐酸)	于 5%葡萄糖注射液中连续或断续静脉滴注。建议最初 250 ml,在 20~120 min 内给予,重复静脉滴注 1.2 g 最大剂量液体为 500 ml,浓度不能超过 0.6 mg/ml,与氯化钠注射液有配伍禁忌,避免接触含有增塑剂 DEHP 的容器

续表

药物	配制方法和给药速度
昂丹司琼(盐酸盐)	于 0.9％氯化钠注射液、5％葡萄糖注射液、复方氯化钠注射液中断续静脉滴注或连续静脉滴注。对于连续静脉滴注,稀释 32 mg 至 50～100 ml 输液中,静脉注时间最少 15 min
奥拉西坦	溶于 5％葡萄糖注射液或 0.9％氯化钠注射液 100～250 ml 中行静脉滴注
奥利万星	先用注射用水溶解至 10 mg/ml,再用 5％葡萄糖注射液稀释至 1.2 mg/ml,经 3 h 静脉滴注。本品不可用 0.9％氯化钠注射液稀释,因可产生沉淀
奥美拉唑(钠盐)	于 0.9％氯化钠注射液、5％葡萄糖注射液中行断续静脉滴注。用输液溶解并稀释至 100 ml 中,静脉滴注时间 20～30 min
奥曲肽(醋酸)	首先 0.1 mg 静脉推注(5 min),随后以 0.6 mg 溶于 5％葡萄糖注射液 500 ml 中,通过输液泵以 50 µg/h 的速度行连续静脉滴注
奥沙利铂	于 5％葡萄糖注射液中连续静脉滴注。稀释所需剂量至 0.2～0.7 mg/ml,静脉滴注时间 2～6 h,与碱性药物或含氯的液体不能配伍。避免使用含铝容器
奥妥珠单抗	抽吸 4 ml 本品注射液,将此 4 ml 注射液注入至 100 ml 的 0.9％氯化钠注射液中,即为第 1 d 使用的静脉滴注溶液;剩余的 36 ml(900 mg)注入 250 ml 的 0.9％氯化钠注射液为第 2 d 使用的输液,不要使用其他稀释剂(例如 5％葡萄糖注射液)。在第 1 疗程的第 1 d 给予 100 mg,静脉滴注速度为 25 mg/h,不可加快静脉滴注的速度;第 2 d 给予 900 mg,静脉滴注的速度为 50 mg/h,每隔半小时增加 50 mg/h,最大速度为 400 mg/h;第 8 d 和 15 d 给予 1000 mg,在第 2~6 疗程的第 1 d 给予 1000 mg。静脉滴注的速度为 100 mg/h,每隔半小时增加 100 mg/h,最大速度为 400 mg/h
奥硝唑(粉针)	将本品溶于 50～100 ml 的 0.9％氯化钠注射液或 5％葡萄糖注射液中,最终浓度为 2.5～5 mg/ml,静脉滴注的时间不少于 30 min
巴利昔单抗	用 0.9％氯化钠注射液或 5％葡萄糖注射液稀释至 50 ml(20 mg),或稀释至 25 ml(10 mg)后经 20～30 min 静脉滴注
巴曲酶	用 100～250 ml 0.9％氯化钠注射液稀释后,静脉滴注时间 1～1.5 h
白介素-2	溶于 0.9％氯化钠注射液 500 ml,行静脉滴注
白消安	溶解成浓度 0.5 mg/ml,通过中心静脉插管静脉滴注,时间不少于 2 h
半胱胺(盐酸)	溶于 5％葡萄糖注射液 250～500 ml 行静脉滴注
胞磷胆碱	溶于 5％或 10％葡萄糖注射液 500 ml 后行静脉滴注
贝伐单抗	于 0.9％氯化钠注射液中断续静脉滴注。用最少 100 ml 溶解所需剂量,静脉滴注时间不少于 90 min。如果初始给药耐受良好,再次静脉滴注时间不少于 60 min,如果第 2 次给药耐受良好,第 3 次静脉滴注时间不少于 30 min
贝拉西普	可用注射用水、0.9％氯化钠注射液或 5％葡萄糖注射液溶解,可用后两者稀释,但须与溶解时使用的注射液一致(溶解时使用注射用水,稀释使用两者均可;溶解使用 0.9％氯化钠注射液,稀释液须用 0.9％氯化钠注射液,5％葡萄糖注射液同理)。溶解过程中避免剧烈振摇,配制、稀释和静脉滴注过程中,应使用无硅酮的注射器和输液器,通过 0.2～1.2 µm 的低蛋白结合的滤器,经 30 min 静脉滴注
贝利木单抗	从冰箱中取出本品,于室温下放置 10～15 min。用注射用水配制成 80 mg/ml,只用 0.9％氯化钠注射液 250 ml 稀释后行静脉滴注
贝美格	加入 5％葡萄糖注射液中静脉滴注,注入速度宜慢,以免引起惊厥
倍他米松(磷酸盐)	于 5％葡萄糖注射液、0.9％氯化钠注射液中断续或连续或通过莫非管静脉滴注
苯巴比妥	临用前加注射用水适量使溶解,静脉注射时速度不可超过 60 mg/min
苯达莫司汀	本品 25 mg 规格,用 5 ml 注射用水溶解;100 mg 规格,用 20 ml 注射用水溶解。溶解后应充分振摇至呈无色或淡黄色澄清溶液,最终浓度为 5 mg/ml,本品一般情况下可在 5 min 内完全溶解;本品溶液在溶解后 30 min 之内,根据需要抽取所需体积的大小,转移至 500 ml 的 0.9％氯化钠注射液或葡萄糖氯化钠注射液(2.5％/0.45％,前者为葡萄糖注射液的浓度,后者为氯化钠注射液的浓度)中,并确保本品在注射液中的最终浓度为 0.2～0.6 mg/ml
苯磺酸阿曲库胺	于 5％葡萄糖注射液、0.9％氯化钠注射液或复方乳酸钠中连续静脉滴注。在不同的溶剂中稳定性不同,配制后的输液浓度为 0.5～5 mg/ml

续表

药物	配制方法和给药速度
苯妥英钠	①注射液:于 0.9%氯化钠注射液中断续静脉滴注。在给药前后,用 0.9%氯化钠注射液冲刷输液管路。稀释至 50～100 ml 输液中(最终浓度不能超过 10 mg/ml)。通过带滤器(0.22～0.5 μm)的输液管路给药,速度不超过 50 mg/min(新生儿每分钟 1～3 mg/kg),配制完成后,须在 1 h 内给药。②注射用粉针:溶于 5%葡萄糖注射液 20～40 ml 缓慢静脉注射
苯唑西林钠	溶于 5%葡萄糖注射液或 0.9%氯化钠注射液 100 ml 输液中于 0.5～1 h 输完
比阿培南	于 0.9%氯化钠注射液或 5%葡萄糖注射液中,30～60 min 输完
比伐卢定	于 5%葡萄糖注射液、0.9%氯化钠注射液中连续静脉滴注。用注射用水 5 ml 溶解 250 mg,稀释至 50 ml
吡拉西坦	用 20 ml 注射用水或 0.9%氯化钠注射液溶解后,用 5%或 10%葡萄糖注射液、0.9%氯化钠注射液 250 ml 稀释后静脉滴注
吡硫醇(盐酸)	临用前用适量注射用水溶解,加入 5%葡萄糖注射液或 0.9%氯化钠注射液 250～500 ml 中行静脉滴注
苄环烷(富马酸)	以 10 倍的 5%葡萄糖注射液稀释后行静脉滴注
表柔比星(盐酸)	于 0.9%氯化钠注射液中通过莫非管静脉滴注。用 0.9%氯化钠注射液或注射用水溶解(10 mg 用 5 ml,20 mg 用 10 ml,50 mg 用 25 ml),静脉滴注时间 3～5 min
别嘌醇钠	先用 25 ml 注射用水溶解,之后用 0.9%氯化钠注射液或 5%葡萄糖注射液稀释,最终浓度不超过 6 mg/ml,断续静脉滴注
丙吡胺(磷酸盐)	于 5%葡萄糖注射液、0.9%氯化钠注射液、复方氯化钠注射液、复方乳酸钠注射液中连续或断续静脉滴注。连续静脉滴注的最大速度为 20～30 mg/h
丙帕他莫	临用前必须先用适量 0.9%氯化钠注射液完全溶解。将 1 g 的本品溶于 50 ml 或将 2 g 的本品用 100 ml 的 0.9%氯化钠注射液稀释后使用(最终浓度为 20 mg/ml),在 15 min 内静脉滴注完毕
丙泮尼地	以等量 0.9%氯化钠注射液稀释,静脉注射于 20 s 内注完
丙戊酸钠	于 5%葡萄糖注射液、0.9%氯化钠注射液中连续或断续静脉滴注。用所提供的溶剂溶解,然后加入至输液中
泊沙康唑	静脉滴注时必须通过中心静脉给药,300 mg 用 5%葡萄糖注射液或 0.9%氯化钠注射液 150 ml 稀释后,经 90 min 缓慢静脉滴注
博来霉素(硫酸)	于 5%葡萄糖注射液、0.9%氯化钠注射液中断续静脉滴注。缓慢静脉滴注,建议输液体积为 200 ml
博利那单抗	用 0.9%氯化钠注射液稀释至 240 ml 后,使用输液泵恒速行静脉滴注,经 24 h(静脉滴注速度 10 ml/min)或 48 h(静脉滴注速度 5 ml/min)输完。推荐使用 0.2 μm 终端滤器。静脉滴注结束后不可冲洗管路,否则可致超量
卟吩姆钠	用 5%葡萄糖注射液溶解后行静脉注射
布美他尼	于 5%葡萄糖注射液、0.9%氯化钠注射液中断续静脉滴注。建议用输液体积 500 ml,静脉滴注时间 30～60 min
长春地辛(硫酸)	于 0.9%氯化钠注射液中通过莫非管静脉滴注。用 0.9%氯化钠注射液溶解,静脉滴注时间1～3 min
长春碱(硫酸)	于 0.9%氯化钠注射液中通过莫非管静脉滴注。用 0.9%氯化钠注射液溶解,静脉滴注时间约 1 min
长春瑞滨	于 0.9%氯化钠注射液中断续静脉滴注。用输液 125 ml 溶解,静脉滴注时间 20～30 min
长春西汀	加入 500 ml 0.9%氯化钠注射液或 5%葡萄糖注射液内,缓慢静脉滴注(静脉滴注速度不能超过 80 滴/分)
长春新碱(硫酸)	于 5%葡萄糖注射液或 0.9%氯化钠注射液中通过莫非管静脉滴注
超顺磁性三氧化二铁	可稀释于 50～200 ml 氯化钠注射液或葡萄糖注射液中行静脉滴注
重组聚乙二醇化凝血因子	溶解后应在 3 h 内使用,应经 5 min 静脉注射
重组抗凝血酶	使用前用 10 ml 注射用水配制用于静脉注射,或将溶液添加到 0.9%氯化钠注射液的输液袋中(例如,最终稀溶液浓度为 100 IU/ml)行静脉滴注,使用 0.22 μm 内置终端滤器
重组凝血因子IX	应缓慢地进行静脉注射或静脉滴注,本品也可进行连续静脉滴注,但连续静脉滴注的安全及有效性尚未明确,曾有连续静脉滴注本品后造成血栓形成的不良事件报道,用药前须通过原包装中所附的预装的稀释用注射器和稀释液溶解本品注射剂

续表

药物	配制方法和给药速度
重组人尿激酶原	先将 20 mg 本品用 0.9%氯化钠注射液 10 ml 溶解后,3 min 内静脉推注完毕,其余 30 mg 溶于 0.9%氯化钠注射液 90 ml 中,30 min 内静脉滴注完毕。溶解时,后轻轻翻倒输液瓶(袋)1~2 次,不可剧烈摇荡,以免溶液产生泡沫、降低疗效
重组人血管内皮抑制素	溶于 0.9%氯化钠注射液 250~500 ml 中,匀速静脉滴注时间 3~4 h
川芎嗪	稀释于 5%或 10%葡萄糖注射液(或 0.9%氯化钠注射液,低分子右旋糖酐注射液)250~500 ml 中缓慢静脉滴注,宜在 3~4 h 内滴完
穿心莲内酯琥珀酸半酯	用适量 0.9%氯化钠注射液稀释后静脉滴注,一次不得超过 400 mg
垂体后叶素	0.9%氯化钠注射液 500 ml 稀释后缓慢静脉滴注或加入 25%葡萄糖注射液 20 ml 缓慢行静脉注射
促皮质素	加入 5%葡萄糖注射液 500 ml 中,静脉滴注 8 h 以上
醋酸氟卡尼	于 5%葡萄糖注射液、0.9%氯化钠注射液、复方乳酸钠中断续或连续静脉滴注。含氯的输液体积最少 500 ml
达巴万星	本品应先用注射用水溶解,继后用 5%葡萄糖注射液稀释至 1~5 mg/ml 后经 60 min 静脉滴注。本品不可用含氯化钠注射液或其他电解质的注射液稀释
达肝素钠	于 5%葡萄糖注射液、0.9%氯化钠注射液中连续静脉滴注
达卡巴嗪	于 5%葡萄糖注射液、0.9%氯化钠注射液中断续静脉滴注。用注射用水溶解,加至 200~300 ml 输液中,静脉滴注时间 15~30 min,配制后的输液应避光
达克珠单抗	于 0.9%氯化钠注射液 50 ml 中断续静脉滴注,静脉滴注时间大于 15 min
达拉木单抗	给予本品前 1 h,静脉给予甲强龙 100 mg 或等效的中长效皮质激素,口服 0.65~1 g 对乙酰氨基酚,口服或静脉给予抗组胺药(如苯海拉明 25~50 mg)。本品应单独使用静脉管路滴注,应使用 0.2 μm 或 0.22 μm 的在线滤器。首次用药,抽取所需剂量稀释于 0.9%氯化钠注射液 1000 ml 中,初始滴注速度为 50 ml/h,如无输液反应,每小时可增加滴注速度 50 ml/h,最大滴注速度为 200 ml/h。第 2 次用药,抽取所需剂量稀释于 0.9%氯化钠注射液 500 ml 中,初始滴注速度为 50 ml/h,如无输液反应,每小时可增加滴注速度 50 ml/h,最大滴注速度为 200 ml/h。从第 3 次开始,抽取所需剂量稀释于 0.9%氯化钠注射液 500 ml 中,初始滴注速度为 50 ml/h,如无输液反应,每小时可增加滴注速度 100 ml/h,最大滴注速度为 200 ml/h。
达托霉素	于 0.9%氯化钠注射液中断续静脉滴注。用注射用水或 0.9%氯化钠注射液(350 mg 用 7 ml,500 mg 用 10 ml),最少直立静置 10 min,轻轻转动安瓿,不能振摇,然后稀释至 50 ml 输液中,静脉滴注时间大于 30 min
大蒜素	用 500~1000 ml 的 5%或 10%葡萄糖注射液或 0.9%氯化钠注射液稀释后缓慢静脉滴注
丹参酮 II A 磺酸钠	以 5%葡萄糖注射液或 0.9%氯化钠注射液 250~500 ml 稀释
丹曲林钠(粉针)	本品 20 mg 须加入注射用水 60 ml 溶解后行快速静脉注射,也可静脉滴注,但不可使用葡萄糖注射液和氯化钠注射液等其他溶媒
丹曲林钠(注射用混悬剂)	本品 250 mg 须加入注射用水 5 ml 混悬,应快速静脉注射,也可静脉滴注,但不可使用葡萄糖注射液和氯化钠注射液等其他溶媒
单唾液酸四己糖神经节苷脂	用 0.9%氯化钠注射液或 5%葡萄糖注射液溶解并稀释
单硝酸异山梨酯	用 5%葡萄糖注射液稀释后以 1~2 mg/h 的速度开始静脉滴注
胆影葡胺	溶于 5%葡萄糖注射液 150 ml,缓慢静脉滴注 30 min 以上
氮芥	先以 5%葡萄糖注射液或 0.9%氯化钠注射液开通静脉滴注路线,待畅通无泄漏时,再将药物通过 Y型管缓慢注入输液管中,药液随输液顺利进入血管中。这既可避免药液漏出血管外,又可减少血栓性静脉炎的发生
地高辛	于 5%葡萄糖注射液、0.9%氯化钠注射液中断续静脉滴注。静脉滴注时间至少 2 h
地高辛免疫片段	每 38 mg 本品用 4 ml 注射用水溶解,溶解后应立即使用,如不能及时使用,在 2~8 ℃下本品的溶液只能保存 4 h。溶液可用 0.9%氯化钠注射液进一步稀释至适当的体积后,经 30 min 行静脉滴注。推荐使用 0.22 μm 的终端滤器。在心脏停搏的紧急情况,可快速静脉注射

药物	配制方法和给药速度
地尼白介素-2	本品为贮于-10 ℃下的冻存溶液,临用前,可置于 2～8 ℃环境下解冻,一般不超过 24 h,如在室温下解冻,一般不超过 1～2 h;不过,在配制药液时,一定要在室温下(25 ℃)进行。配制前,可以轻轻旋动,混匀溶液;但不可强烈振摇。在 2～8 ℃中取出时,药液是浑浊的,室温下静置则变为澄清。澄清的溶液可供使用,如变色或可见到颗粒状物质则不能使用。本品解冻后,不可再次冰冻,因此,在决定使用时始可解冻。盛装配制好的输液只能使用塑料容器(因玻璃容器可吸附药物)。先从小瓶中抽取要使用的药量,注入容器中,然后抽取适量的稀释液注入容器中,至少使药液达到 15 μg/ml,轻轻旋匀,至少在 15 min 内输完
地诺前列素	可用 5% 葡萄糖注射液配成 50 μg/ml 的溶液行静脉滴注,静脉滴注速度为 2.5 μg/min
地奴昔单抗	溶于 0.9% 氯化钠注射液中,经 10～20 h 静脉滴注,连续使用 4 d,5 个疗程
地塞米松磷酸钠	于 5% 葡萄糖注射液、0.9% 氯化钠注射液中连续或断续或通过莫非管静脉滴注
地西泮	于 5% 葡萄糖注射液、0.9% 氯化钠注射液中连续静脉滴注。1 ml 本品注射液至少用 30 ml 的 0.9% 氯化钠注射液或 5% 葡萄糖注射液稀释,塑料的容器及管路可大量吸附药品,不可直接加入莫非管中
地西他滨	先用注射用水 10 ml 溶解,之后稀释于 0.9% 氯化钠注射液、5% 葡萄糖注射液或乳酸林格注射液中,最终浓度为 0.1～1.0 mg/ml,静脉滴注 3 h 以上
碘解磷定	以 0.9% 氯化钠注射液或 5% 葡萄糖注射液 10～20 ml 稀释后缓慢行静脉注射,之后溶于 0.9% 氯化钠注射液或 5% 葡萄糖注射液,静脉滴注 0.4 g/h
丁二磺酸腺苷蛋氨酸	临用前用所附溶剂溶解,不可与碱性液体、含钙离子的溶液及高渗溶液(如 10% 葡萄糖注射液)配伍
丁咯地尔	溶入 0.9% 氯化钠注射液、5% 葡萄糖注射液中缓慢静脉滴注
多巴胺(盐酸)	于 5% 葡萄糖注射液、0.9% 氯化钠注射液、复方乳酸钠中连续静脉滴注。建议输液体积 50 ml,静脉滴注时间 30 s～15 min。稀释后最大浓度 3.2 mg/ml,与碳酸氢钠不能配伍
多巴酚丁胺(盐酸盐)	于 5% 葡萄糖注射液、0.9% 氯化钠注射液中连续静脉滴注。稀释至 0.5～1 mg/ml,通过控制输液控制装置给药,高浓度(最高 5 mg/ml)应使用输液泵,与碳酸氢钠不能配伍
多拉司琼	可用 0.9% 氯化钠注射液 50 ml 稀释本品注射液于 15 min 内输完,在输前或输后均用 0.9% 氯化钠注射液冲洗输液管路
多利培南	首先用 10 ml 的注射用水或 0.9% 氯化钠注射液溶解,轻轻震荡,形成混悬液(注意:该混悬液不能用于直接注射)。然后用带有 21 号针头的注射器抽取混悬液,将其添加到含有 0.9% 氯化钠注射液或 5% 葡萄糖注射液的输液袋中,轻轻摇晃,直到液体澄清,注意控制静脉滴注速度
多黏菌素 B	本品 50 mg 应以 5% 葡萄糖注射液 500 ml 稀释
多黏菌素 E	以注射用水 2 ml 溶解后加入 500～1000 ml 葡萄糖注射液输液中作缓缓静脉滴注
多培沙明(盐酸)	于 5% 葡萄糖注射液、0.9% 氯化钠注射液中连续静脉滴注。稀释至 0.4 或 0.8 mg/ml,最大浓度 1 mg/ml 通过外周较大静脉滴注,通过输液泵或其他装置精确控制速度,尽量避免接触金属,与碳酸氢钠不能配伍
多柔比星(盐酸)	于 5% 葡萄糖注射液、0.9% 氯化钠注射液连续静脉滴注或通过莫非管静脉滴注。用注射用水或 0.9% 氯化钠注射液溶解(10 mg 用 5 ml,50 mg 用 25 ml),静脉滴注时间 3～5 min,连续输液静脉滴注时间 24 h
多柔比星(盐酸)(脂质体)	于 5% 葡萄糖注射液中静脉滴注。稀释于 90～250 ml 液体中,超过 90 mg,应使用 500 ml 液体
多沙普仑	用 5% 葡萄糖注射液或氯化钠注射液稀释至 1 mg/ml
多索茶碱	加入 5% 葡萄糖注射液或 0.9% 氯化钠注射液 100 ml 中缓慢静脉滴注(不少于 30 min)
多西环素	用 0.9% 氯化钠注射液、5% 葡萄糖注射液、林格注射液稀释至 0.1～1 mg/ml,应在 1～4 h 内输完
多西他赛	于 5% 葡萄糖注射液、0.9% 氯化钠注射液中断续静脉滴注。在室温放置安瓿和溶剂 5 min,加入溶剂,使成 10 mg/ml,再放置 5 min,抽取所需计量,稀释至 250 ml 输液中,最终浓度不能超过 0.74 mg/ml。静脉滴注时间 1 h
多烯磷脂酰胆碱	只能用不含电解质的葡萄糖注射液(如 5% 或 10% 葡萄糖注射液、5% 木糖醇注射液)稀释

续表

药物	配制方法和给药速度
多种微量元素（Ⅱ）	于 500 ml 复方氨基酸注射液或葡萄糖注射液中稀释后，静脉滴注 6～8 h，速度不超过 1 ml/min
莪术油	用 250～500 ml 的 5%葡萄糖注射液或 0.9%氯化钠注射液稀释后静脉滴注
厄罗珠单抗	用注射用水溶解本品，溶解时不可振摇，完全溶解后须放置 5～10 min，抽取所需剂量，溶于 0.9%氯化钠注射液或 5%葡萄糖注射液 230 ml 中，供滴注用。溶解后的本品可在 2～8℃下避光保存 24 h。本品应使用输液泵经 0.2～1.2 μg 的滤器给药，首次给药的初始静脉滴注速度为 0.5 ml/min，如无输液反应，经 30 min 后，可增加至 1 ml/min，如仍无输液反应，可增加至 2 ml/min；第 2 次给药的初始静脉滴注速度为 1 ml/min，如无输液反应，经 30 min 后，可增加至 2 ml/min；第 3 次以后，静脉滴注速度为 2 ml/min。但本品的滴注速度不能＞2 ml/min
厄他培南	不可使用葡萄糖注射液稀释药物。可将本品 1 g 加入注射用水或 0.9%氯化钠注射液 10 ml 中，轻轻摇匀，使之溶解，然后将此配制好的药液加入盛有 0.9%氯化钠注射液 50 ml 的容器中。药液在室温下保存不得超过 6 h，最好及时静脉滴注
二丁酰环磷腺苷钙	以 5%葡萄糖注射液溶解后静脉滴注
二甲弗林	以 5%葡萄糖注射液稀释后缓慢注入
二氯化镭[223]	注射本品前后，用 0.9%氯化钠注射液冲洗输液管道，经 1 min 静脉缓慢注射
二巯丁二钠	用注射用水 10～20 ml 稀释后行静脉注射
法莫替丁	加入 0.9%氯化钠注射液 20 ml 缓慢行静脉注射（在 2 min 内）20 mg，或用 5%的葡萄糖注射液 250 ml 稀释，经 15～30 min 静脉滴注
法舒地尔	以 50～100 ml 的 0.9%氯化钠注射液或葡萄糖注射液稀释后行静脉滴注，一次静脉滴注时间为 30 min
放线菌素 D	于 5%葡萄糖注射液、0.9%氯化钠注射液中断续或入莫非管静脉滴注。配制时使用注射水
非格司亭	于 5%葡萄糖注射液中断续静脉滴注。浓度不超过 1500000 U/ml（0.014 mg/ml），加入白蛋白溶液（人血白蛋白），使蛋白最终浓度为 2 mg/ml，本品的浓度不低于 200000 U/ml（0.002 mg/ml），不能用氯化钠注射液稀释
非诺多泮（甲磺酸）	用 0.9%氯化钠注射液或 5%葡萄糖注射液稀释至 40 μg/ml 持续静脉滴注
芬太尼	于 5%葡萄糖注射液、0.9%氯化钠注射液中断续或连续静脉滴注
酚苄明（盐酸）	于 0.9%氯化钠注射液中断续静脉滴注。稀释至 200～500 ml 输液中，静脉滴注时间最少 2 h，配制完成后，须在 4 h 内给药完毕
酚磺乙胺	于 0.9%氯化钠注射液或 5%葡萄糖注射液中行静脉滴注
酚妥拉明（盐酸）	于 5%葡萄糖注射液 500～1000 ml 中行静脉滴注
夫西地酸钠	应以缓冲液（pH7.4～7.6）溶解后，再以 0.9%氯化钠注射液或其他适合静脉用溶液 500 ml 稀释后行静脉滴注，不宜用 pH 较低的葡萄糖注射液稀释
呋布西林钠	溶于 0.9%氯化钠注射液 50～100 ml 中，缓缓行静脉注射或静脉滴注，控制在 0.5～1 h 滴完
呋塞米	于 0.9%氯化钠注射液或复方氯化钠注射液中连续静脉滴注。输液的 pH 必须大于 5.5，静脉滴注速度不超过 4 mg/min，不适于用葡萄糖注射液
伏立康唑	于 5%、10%葡萄糖注射液或复方乳酸钠中断续静脉滴注。每 200 mg 用注射用水 19 ml 溶解，使成 10 mg/ml，稀释所需剂量至 0.5～5 mg/ml，给药速度不超过每小时 3 mg/kg
氟胞嘧啶	以 0.9%氯化钠注射液稀释成 1%，静脉滴注应在 20～40 min 完成
氟达拉滨（磷酸盐）	于 0.9%氯化钠注射液中断续静脉滴注。用 2 ml 注射用水溶解 50 mg，稀释所需剂量至 100 ml 输液中，静脉滴注时间 30 min
氟康唑	本品可用林格注射液、乳酸钠林格注射液、葡萄糖注射液、4.2%碳酸氢钠注射液、混合氨基酸注射液、0.9%氯化钠注射液稀释
氟氯西林钠	于 5%葡萄糖注射液、0.9%氯化钠注射液中断续静脉滴注。建议输液体积 100 ml，静脉滴注时间 30～60 min。也可于 5%葡萄糖注射液、0.9%氯化钠注射液、复方氯化钠注射液、复方乳酸钠中通过莫非管静脉滴注。不推荐连续静脉滴注

药物	配制方法和给药速度
氟氯西林钠-阿莫西林钠	溶于 0.9%氯化钠注射液中静脉滴注,配制好的药物应在 4 h 内用完
氟马西尼	于 5%葡萄糖注射液、0.9%氯化钠注射液中连续静脉滴注
氟尿苷	连续静脉滴注,应先用注射用水 5 ml 配制药物,待充分溶解后,再以 0.9%氯化钠注射液或 5%葡萄糖注射液进一步稀释后用于静脉滴注
氟尿嘧啶	于 5%葡萄糖注射液、0.9%氯化钠注射液中断续或连续或通过莫非管静脉滴注。静脉滴注 30~60 min
氟哌啶醇	加入 5%葡萄糖注射液内行静脉滴注
氟氧头孢	用 5%葡萄糖注射液或 0.9%氯化钠注射液溶解,静脉滴注时间至少要 30 min 以上
福莫司汀	用 5%葡萄糖注射液稀释后予静脉滴注,至少应在 1 h 左右输完
福沙匹坦	用 0.9%氯化钠注射液稀释至 1 mg/1 ml 后静脉滴注
辅酶 A	用 0.9%氯化钠注射液或 5%~10%葡萄糖注射液 500 ml 溶解稀释后静脉滴注
复合辅酶	以 5%葡萄糖注射液内稀释后使用
复合磷酸氢钾	严禁直接静脉注射本品注射液,必须稀释 200 倍以上才能经静脉滴注
干扰素 α-2 b	于 0.9%氯化钠注射液中断续静脉滴注。稀释所需剂量至 50 ml,静脉滴注时间 20 min,不能稀释低于 10 万 IU/ml
甘氨双唑钠	于放射治疗前将药物加入 0.9%氯化钠注射液 100 ml 中充分摇匀后,于 30 min 内输完,给药后 60 min 内进行放射治疗
甘草酸二胺	加入 10%葡萄糖注射液 250 ml 中缓慢静脉滴注
甘油磷酸钠	加入复方氨基酸注射液或 5%(或 10%)葡萄糖注射液 500 ml 中(注射用甘油磷酸钠应先用注射用水 10 ml 溶解),在 4~6 h 内缓慢静脉滴注,滴速为 1.7~2.5 mmol/h 或 360~540 mg/h
肝水解肽	用 5%或 10%葡萄糖注射液 500 ml 稀释后缓慢静脉滴注
肝素钠	于 5%葡萄糖注射液、0.9%氯化钠注射液中连续静脉滴注。建议使用输液泵静脉滴注
肝细胞生长素	加入 10%葡萄糖注射液中静脉滴注
高三尖杉酯碱	临用时,以 5%葡萄糖注射液 250~500 ml 使溶解,速度应控制在 1 mg/h
高乌甲素(氢溴酸)	溶于葡萄糖氯化钠注射液 500 ml 中行静脉滴注
高血糖素	用 5%葡萄糖注射液稀释后行静脉滴注 3~5 mg/h,可持续 24 h 应用,最大滴速 12 mg/min,也可将本品 3~5 mg 用 0.9%氯化钠注射液稀释后静脉缓慢推注
戈利木单抗	用 0.9%的氯化钠注射液稀释本品总量至最终 100 ml,静脉滴注时间 30 min
格拉司琼(盐酸)	于 5%葡萄糖注射液、0.9%氯化钠注射液或复方乳酸钠注射液中断续静脉滴注。将 3 mg 稀释至 20~50 ml,(儿童最大剂量 3 mg 稀释至 10~30 ml),静脉滴注时间 5 min
葛根素	用 5%葡萄糖注射液 500 ml 溶解后行静脉滴注
更昔洛韦	用 0.9%氯化钠注射液、5%葡萄糖注射液或林格注射液稀释;如本注射剂为瓶装粉剂,应先稀释成 50 mg/ml 溶液,然后再进一步稀释成不超过 10 mg/ml 的输液备用。应在 1 h 左右输完
谷氨酸钙	溶于 50%葡萄糖注射液液 20~40 ml 中缓行静脉注射
谷氨酸钾	用 5%或 10%葡萄糖注射液 500~1000 ml 稀释后缓慢静脉滴注
谷氨酸钠	用 5%葡萄糖注射液 750~1000 ml(或 10%葡萄糖注射液 250~500 ml)稀释后缓慢静脉滴注,于 1~4 h 内输完
谷卡匹酶	用 1 ml 0.9%氯化钠注射液溶解后快速静脉注射,给予本品前后均须冲洗输液管路
骨瓜提取物	溶于 0.9%氯化钠注射液、5%或 10%葡萄糖注射液 250 ml 中静脉滴注
桂哌齐特	用 0.9%氯化钠注射液或 10%葡萄糖注射液 250~500 ml 稀释后缓慢静脉滴注,滴注速度约为 100 ml/h
果糖	静脉滴注,一次 10 g,临用前,用注射用水 100 ml 溶解,溶解后,于 14 min 内输完

续表

药物	配制方法和给药速度
海洛因	于 5％葡萄糖注射液、0.9％氯化钠注射液中连续静脉滴注。最好使用葡萄糖注射液
海他西林	0.9％氯化钠注射液溶解后行静脉滴注,于 0.5～1 h 输完
汉防己甲素	用 5％葡萄糖注射液或 0.9％氯化钠注射液稀释后,静脉缓慢注射或静脉滴注
核糖核酸 Ⅱ	以 5％葡萄糖注射液或 0.9％氯化钠注射液稀释溶解后行静脉注射
核糖核酸 Ⅰ	溶于 0.9％氯化钠注射液后行静脉滴注
红霉素(乳糖酸盐)	于 5％葡萄糖注射液(用碳酸氢钠调节至中性)或 0.9％氯化钠注射液中连续或断续静脉滴注。首先用注射用水溶解(1 g 用 20 ml),然后稀释成 1 mg/ml 的溶液用于连续静脉滴注,5 mg/ml 的溶液用于断续静脉滴注。断续静脉滴注时间 20～60 min
环孢素	用 5％葡萄糖注射液稀释(1∶20～1∶100)后缓慢在 2～6 h 内给予
环磷酰胺	溶于 5％葡萄糖注射液、0.9％氯化钠注射液中,通过莫非管注入
环磷腺苷	溶于 250～500 ml 5％葡萄糖注射液中行静脉滴注
环磷腺苷葡胺	加入 200～500 ml 5％葡萄糖注射液稀释后行静脉滴注或加入 20～40 ml 25％或 10％葡萄糖注射液稀释后缓慢行静脉注射
磺胺嘧啶钠	于 0.9％氯化钠注射液中连续静脉滴注。建议输液体积 500 ml
磺苄西林钠	临用前溶于 5％葡萄糖注射液或 0.9％氯化钠注射液中,静脉滴注应于 30～40 min 滴完,延长静脉滴注时间,可能达不到有效治疗浓度
肌氨肽苷	加注射用水或输液溶解,溶解后加入 500 ml 0.9％氯化钠注射液或 5％～10％葡萄糖注射液中,缓慢静脉滴注(静脉滴注速度 2 ml/min)
肌苷	可用葡萄糖注射液、氨基酸注射液、0.9％氯化钠注射液稀释后静脉滴注
吉他霉素	溶于 0.9％氯化钠注射液或葡萄糖注射液中行静脉滴注
吉妥珠单抗奥唑米星	药物本身以及静脉滴注时均应避光。配制和稀释药时应关闭荧光灯在层流罩里进行。在配制药物前,可放置药瓶至室温。用 5 ml 注射用水配制药粉,使成为 1 mg/ml。轻轻旋转药瓶使溶解,检视有无微粒存在。抽吸所需的剂量,用 0.9％氯化钠注射液 100 ml 稀释,立即使用。输液管终端应备有分离低蛋白结合物的滤器(1.2 μm),最好通过大静脉于 2 h 输完
吉西他滨	以 0.9％氯化钠注射液稀释,使不超过 40 mg/ml,于 30 min 输完
己酮可可碱	溶入 0.9％氯化钠注射液、5％葡萄糖注射液或低分子右旋糖酐 250～500 ml 中,于 1.5～3.0 h 输完
加贝酯	先以注射用水 5 ml 溶解冻干粉,充分溶化后再加入 5％葡萄糖注射液或林格液 500 ml 中。静脉滴注速度应控制在每小时静脉滴注 1 mg/kg
加硫酶	溶于 0.9％氯化钠注射液中行静脉滴注,使用输液泵控制速度。每周静脉滴注 1 次,一次滴注时间至少 4 h。在滴注给药的头 1 h 中,输液速度应保持在 6 ml/h。若发生输液反应,滴注时间应延长到 20 h。在开始滴注本品之前,建议给予抗组胺药物(可加用退热药)以预防输液反应
加替沙星	用 5％葡萄糖注射液或 0.9％氯化钠注射液稀释成 2 mg/ml 后方可使用
加压素	于 5％葡萄糖注射液中断续静脉滴注。建议输液浓度 20 IU/100 ml,静脉滴注时间 15 min
甲氨蝶呤	于 0.9％氯化钠注射液、5％葡萄糖注射液、复方氯化钠注射液、复方乳酸钠中连续静脉滴注或通过莫非管静脉滴注。稀释至大体积输液中。从加药到输液完成,最大时间间隔为 24 h
甲吡唑	用 0.9％氯化钠注射液稀释,静脉滴注时间不少于 30 min
甲砜霉素	用 0.9％氯化钠注射液或 5％葡萄糖注射液 50～100 ml 溶解后使用
甲基多巴	加入 5％葡萄糖注射液 100 ml 于 30～60 min 输完
甲氯芬酯(盐酸盐)	临用前配制,以注射用水或 5％葡萄糖注射液稀释成 5％～10％溶液供静脉注射,或加入 5％葡萄糖注射液 250 ml 或 500 ml 中进行静脉滴注
甲泼尼龙(琥珀酸酯)	于 0.9％氯化钠注射液、5％葡萄糖注射液、复方乳酸钠中连续或断续静脉滴注。建议连续静脉滴注,负荷剂量:用 50～100 ml 稀释,静脉滴注时间 15～20 min;维持剂量:用 500 ml 稀释,静脉滴注时间 8～12 h。对于断续静脉滴注,用至少 50 ml 稀释,静脉滴注时间最少 15 min

续表

药物	配制方法和给药速度
甲硝唑磷酸二钠	溶于100 ml的0.9%氯化钠注射液或5%葡萄糖注射液中,在1 h内缓慢静脉滴注
间苯三酚	于5%或10%的葡萄糖注射液静脉滴注
间羟胺(重酒石酸)	于0.9%氯化钠注射液、5%葡萄糖注射液中连续静脉滴注或通过莫非管静脉滴注。建议静脉滴注体积500 ml
降钙素	于0.9%氯化钠注射液中断续静脉滴注。溶解后立即静脉滴注,用500 ml溶解,静脉滴注时间不少于6 h。不能使用玻璃或硬塑料容器,在溶解和给药过程中效力降低
降纤酶	临用前,用注射用水或0.9%氯化钠注射液适量使之溶解,加入至0.9%氯化钠注射液100~250 ml中,静脉滴注1 h以上
肼屈嗪(盐酸盐)	于0.9%氯化钠注射液或复方氯化钠注射液中连续静脉滴注。建议输液体积500 ml
净司他丁斯酯	须加入专用混悬液,不可振摇混合,以超声波处理3 min后,轻轻振动,待无明显的块状物后,再行静脉注射或静脉滴注
菊糖	溶于0.9%氯化钠注射液500 ml中,以恒速静脉滴注,分别于静脉滴注前后抽血和留尿供检查
卡巴克洛硫酸钠	临用前加入0.9%氯化钠注射液中行静脉滴注
卡波罗孟	用5%葡萄糖注射液液10~20 ml稀释后缓慢行静脉注射
卡泊芬净	于0.9%氯化钠注射液或复方乳酸钠中断续静脉滴注。放置安瓿至室温,用10.5 ml注射用水溶解,抽取所需剂量,溶入250 ml输液中(35或50 mg的剂量,如需要可溶于100 ml中),静脉滴注时间60 min,与葡萄糖注射液不能配伍
卡铂	于5%葡萄糖注射液、0.9%氯化钠注射液中断续静脉滴注。最终浓度≤0.5 mg/ml,静脉滴注时间15~60 min
卡芦莫南钠	0.9%氯化钠注射液或5%葡萄糖注射液,静脉滴注时间为30 min~2 h
卡莫司汀	于5%葡萄糖注射液、0.9%氯化钠注射液中断续静脉滴注。推荐用所带溶剂溶解,静脉滴注时间1~2 h
卡培立肽	先以10 ml注射用水溶解,再以0.9%氯化钠注射液或5%葡萄糖注射液稀释,以每分钟0.1 μg/kg的速度持续静脉滴注
卡托普利	溶于10%葡萄糖注射液20 ml,缓慢行静脉注射(10 min),随后用50 mg,溶于10%葡萄糖注射液500 ml,静脉滴注1~4 h
抗淋巴细胞球蛋白	溶于0.9%氯化钠注射液中,以不超过1 mg/ml的浓度为宜,缓慢静脉滴注,时间应在4 h以上
抗人T淋巴细胞免疫球蛋白	稀释于250~500 ml 0.9%氯化钠注射液中(幼儿酌减稀释用的0.9%氯化钠注射液量),行静脉滴注。开始速度5~10滴/分,如10 min无反应,再逐渐加速,全量在1~2 h内输完
抗抑制物凝血复合物(热处理)	本品应放置至室温后用30 ml注射用水溶解后行静脉滴注,起始速度为2 ml/min,如能耐受,可逐渐增加至10 ml/min。本品溶解后应尽快静脉滴注,应在1 h静脉滴注完毕
抗抑制物凝血复合物(蒸气)	用注射用水溶解后,行静脉注射或静脉滴注
考尼伐坦	先给予负荷剂量20 mg静脉滴注,静脉滴注时间不超过30 min,然后给予维持剂量20~40 mg/d,持续静脉滴注
克拉屈滨	仅可用0.9%的氯化钠注射液稀释,为减少微生物污染的机会,本品注射液和稀释液应使用0.22 μm的滤器滤过连续静脉滴注
克林霉素	溶于5%葡萄糖注射液中,0.6 g药物应加入不少于100 ml的输液中,至少静脉滴注20 min,1 h内静脉滴注的药量不应超过1.2 g
苦参碱	用适量注射用水充分溶解后加入10%葡萄糖注射液250~500 ml中,缓慢静脉滴注
苦参素	溶于5%葡萄糖注射液或0.9%的氯化钠注射液100~250 ml中行静脉滴注,静脉滴注速度以60滴/分为宜
奎宁	加入0.9%氯化钠注射液500 ml中行静脉滴注

续表

药物	配制方法和给药速度
奎奴普丁-达福普丁	于 5％葡萄糖注射液中断续静脉滴注。用 5 ml 注射用水或 5％葡萄糖注射液溶解,轻轻转动安瓿至溶解,不能振摇,放置至少 2 min,至泡沫消失,稀释所需剂量至 100 ml 输液中,通过中心静脉插管给药,静脉滴注时间 60 min(急诊,首剂可溶于 250 ml 中,通过周外静脉给药,静脉滴注时间 60 min)。给药前后用 5％葡萄糖注射液冲洗输液管路,与氯化钠注射液有配伍禁忌
拉贝洛尔(盐酸盐)	于 0.9％氯化钠注射液或葡萄糖氯化钠注射液中断续静脉滴注。稀释至 1 mg/ml,建议静脉滴注体积 200 ml
拉布立酶	于 0.9％氯化钠注射液中断续静脉滴注。用所提供的溶剂溶解,轻轻转动安瓿至溶解,不能振摇,稀释所需剂量至 50 ml,静脉滴注时间 30 min
拉氧头孢	本品 1 g 与 4 ml 以上的注射用水,充分摇匀后稀释于 5％葡萄糖注射液或 0.9％氯化钠注射液中静脉滴注
来格司亭	于 0.9％氯化钠注射液中断续静脉滴注。首先用提供的注射用水 1 ml 溶解(不能剧烈振摇),然后稀释 100 ml 以上输液中,静脉滴注时间 30 min
来匹卢定	于 0.9％氯化钠注射液、5％葡萄糖注射液中连续静脉滴注。首先用注射用水或 0.9％氯化钠注射液溶解,然后用输液稀释至 2 mg/ml 的浓度
赖脯胰岛素	于 0.9％氯化钠注射液或 5％葡萄糖注射液中连续静脉滴注
兰地洛尔	以 0.125 mg/(kg・min)静脉内持续静脉滴注 1 min,然后以 0.04 mg/(kg・min)速度持续静脉滴注,并在静脉滴注过程中根据心搏数、血压和体重调节用量。若再次使用本品,必须间隔 5～15 min
兰索拉唑	首先用 5 ml 注射用水溶解 30 mg 本品注射剂,不能用其他溶液溶解,溶解后的溶液可稀释于 0.9％氯化钠注射液、林格注射液或 5％葡萄糖注射液中
榄香烯	选较粗静脉,采用 Y 形输液管,先以 0.9％氯化钠注射液打通静脉,再快速静脉滴注药液
雷米芬太尼	于 5％、10％葡萄糖注射液、0.9％氯化钠注射液、复方氯化钠注射液或注射用水中断续静脉滴注或通过莫非管静脉滴注。用输液溶解至 1 mg/ml,然后稀释至 0.02～0.25 mg/ml(全身麻醉推荐 0.05 mg/ml,1～12 岁儿童推荐 0.02～0.025 mg/ml,目标控制输液推荐 0.02～0.05 mg/ml)
雷莫芦单抗	本品只能用 0.9％氯化钠注射液稀释至 250 ml 后行静脉滴注,禁用含葡萄糖注射液的注射液稀释。经 60 min 静脉滴注,推荐使用 0.22 μm 的滤膜,单独液路静脉滴注本品,静脉滴注本品前后均应使用 0.9％氯化钠注射液冲洗管路
雷尼替丁	于 5％葡萄糖注射液或 0.9％氯化钠注射液、复方乳酸钠中断续静脉滴注
雷替曲塞	以 0.9％氯化钠注射液或 5％葡萄糖注射液 50 ml 稀释,于 15 min 左右静脉滴注完
利巴韦林	用 0.9％氯化钠注射液或 5％葡萄糖注射液稀释至 1 mg/1 ml 后缓慢静脉滴注
利多卡因	以 0.9％氯化钠注射液或 5％葡萄糖注射液稀释,静脉滴注时和输毕后 10～15 min,患者应保持卧位
利福霉素钠	溶于 5％葡萄糖注射液 250～500 ml 中,静脉滴注宜缓
利福平	于 5％或 10％葡萄糖注射液、0.9％氯化钠注射液、复方氯化钠注射液中断续静脉滴注。用所提供的溶剂溶解,然后用输液稀释至 250～500 ml,静脉滴注时间 2～3 h
利奈唑胺	1 次性软包装中已配制好的注射剂不必再稀释,直接静脉滴注,于 30～120 min 输完
利托君	用葡萄糖注射液稀释至 0.2 mg/ml 后行静脉滴注
利托君(盐酸)	于 5％葡萄糖注射液中连续静脉滴注。通过控制输液的装置给药,推荐使用输液泵,如果有输液泵稀释浓度为 3 mg/ml,如无输液泵,稀释浓度为 0.3 mg/ml,严密观察患者液体出入量和电解质情况非常必要
利妥昔单抗	于 5％葡萄糖注射液、0.9 氯化钠注射液中断续静脉滴注。稀释至 1～4 mg/ml,轻轻倒转输液瓶,避免产生泡沫
链激酶	溶于 5％葡萄糖注射液 100 ml,静脉滴注 1 h
链佐星	不宜用 0.9％氯化钠注射液或注射用水稀释,以免影响疗效,5％葡萄糖注射液液稀释后可有一定缓冲作用,并能保持疗效

药物	配制方法和给药速度
两性霉素(胶体)	于5%葡萄糖注射液中断续静脉滴注。用注射用水溶解(50 mg于10 ml,100 mg于20 ml)本品,轻轻振摇溶解(溶液可能有乳光),溶于输液中,使最终浓度为0.625 mg/ml,按1~2 mg/(kg·h)速度静脉滴注,如不能耐受可降低速度(初始试验剂量2 mg的0.1 mg/ml的液体,10 min静脉滴注),与氯化钠注射液及其他电解质有配伍禁忌,原先存在输液管中的这些液体用5%葡萄糖注射液冲洗,或另用输液管路
两性霉素(脱氧胆酸钠复合物)	于5%葡萄糖注射液中断续静脉滴注。每只安瓿加入10 ml注射用水,立即振摇,使成5 mg/ml的胶体溶液,进一步稀释至浓度0.1 mg/ml,葡萄糖注射液的pH必须低于4.2(检查包装,阅读说明书,了解缓冲液的详细情况),在2~4 h内静脉滴注完毕(初始试验剂量1 mg,20~30 min静脉滴注)。溶解后立即给药,且应避光。与氯化钠注射液及其他电解质有配伍禁忌,原先存在输液管中的这些液体用5%葡萄糖注射液冲洗,或另用输液管路
两性霉素(脂质体)	于5%葡萄糖注射液中断续静脉滴注。每只安瓿加入12 ml注射用水,剧烈振摇,使成4 mg/ml,吸取所需剂量,通过所提供的5 μm滤膜加入到液体中,最终浓度0.2~2 mg/ml,在30~60 min静脉滴注完毕(初始试验剂量1 mg,10 min静脉滴注)。与氯化钠注射液及其他电解质有配伍禁忌,原先存在输液管中的这些液体用5%葡萄糖注射液冲洗,或另用输液管路
两性霉素(脂质体复合物)	于5%葡萄糖注射液中断续静脉滴注。放置本混悬液至室温,轻轻振摇确定无黄色沉淀,吸取所需剂量(用17~19号针头)于一或两只注射器中,换上随药提供的带5 μm滤膜的针头(每只注射器均使用新针头),配制成浓度为1 mg/ml的液体(2 mg/ml用于限制液体摄入的患者及儿童),最好使用输液泵按每小时2 mg/kg速度静脉滴注(初始试验剂量1 mg,15 min静脉滴注),可使用带滤膜的输液器(孔径不能小于20 μm),与氯化钠注射液及其他电解质有配伍禁忌,原先存在输液管中的这些液体用5%葡萄糖注射液冲洗,或另用输液管路
两性霉素B	静脉滴注或鞘内注射给药时,均先以注射用水10 ml配制本品50 mg,或5 ml配制25 mg,然后用5%葡萄糖注射液稀释(不可用氯化钠注射液,因可产生沉淀),静脉滴注液浓度不超过10 mg/100 ml,避光缓慢静脉滴注,一次静脉滴注时间需6 h以上,稀释用葡萄糖注射液的pH应在4.2以上
林可霉素	于葡萄糖氯化钠注射液、0.9%氯化钠注射液中断续或连续静脉滴注。溶解后浓度不超过18 mg/ml,静脉滴注时间10~60 min,给药速度不超过30 mg/min(1.2 g至少60 min,大剂量时用连续静脉滴注)
磷苯妥英钠	以5%葡萄糖注射液液或0.9%氯化钠注射液稀释本品制剂,稀释后本品浓度范围为1.5~25 mg/ml(以苯妥英钠计)
磷丙泊酚二钠	可溶于5%葡萄糖注射液,5%葡萄糖注射液和0.2%氯化钠注射液,5%葡萄糖注射液和0.45%氯化钠注射液,0.9%氯化钠注射液,乳酸钠林格注射液,乳酸钠林格和5%葡萄糖注射液,0.45%氯化钠注射液,5%葡萄糖注射液,0.45%氯化钠注射液和20 mEq氯化钾注射液,连续静脉滴注
磷霉素钠	先用注射用水适量溶解,再加至250~500 ml的5%葡萄糖注射液或氯化钠注射液中稀释后行静脉滴注,静脉滴注速度宜缓慢,一次静脉滴注时间应在1~2 h以上
磷酸肌酸钠	以注射用水、0.9%氯化钠注射液或5%葡萄糖注射液溶解后经30~45 min静脉滴注
膦甲酸钠	于5%葡萄糖注射液、0.9%氯化钠注射液中断续静脉滴注。稀释至12 mg/ml,通过外周静脉给予(未经稀释的注射液只通过中心静脉给予),静脉滴注时间最少1 h
硫必利(盐酸)	用5%葡萄糖注射液或0.9%氯化钠注射液稀释后行静脉滴注
硫普罗宁	每100 mg本品先用专用溶剂5%的碳酸氢钠(pH8.5)溶液2 ml溶解,再用5%~10%的葡萄糖注射液或0.9%氯化钠注射液250~500 ml稀释后,行静脉滴注
硫前列酮	于0.9%氯化钠注射液250 ml中行静脉滴注
硫酸镁	于0.9%氯化钠注射液、5%葡萄糖注射液中连续静脉滴注。建议输液最大浓度200 mg/ml,最大速速150 mg/min
硫酸妥布霉素	于5%葡萄糖注射液或0.9%氯化钠注射液中断续静脉滴注或通过莫非管静脉滴注。成人断续静脉滴注建议用50~100 ml输液(儿童酌减),静脉滴注时间20~60 min
硫辛酸	加入0.9%氯化钠注射液中100~250 ml行静脉滴注,滴注时间约30 min
硫唑嘌呤	于5%葡萄糖注射液、0.9%氯化钠注射液或复方乳酸钠中断续静脉滴注。用5~15 ml注射用水溶解,再用20~200 ml液体稀释

续表

药物	配制方法和给药速度
咯萘啶	加入 5% 葡萄糖注射液 200~500 ml 中,于 2~3 h 输完。再次使用应间隔 4~6 h
鹿瓜多肽	稀释于 5% 葡萄糖注射液或 0.9% 氯化钠注射液 250~500 ml 中后静脉滴注
氯胺酮(盐酸盐)	于 0.9% 氯化钠注射液或 5% 葡萄糖注射液中连续静脉滴注。稀释至 1 mg/ml,建议静脉滴注体积 200 ml,调节至维持麻醉的最小静脉滴注速度
氯丙嗪(盐酸盐)	加入 0.9% 氯化钠注射液 500 ml 中缓慢行静脉滴注
氯法拉滨	首先使用 0.2 μm 注射器滤器过滤,然后用 5% 葡萄糖注射液或 0.9% 氯化钠注射液稀释至 0.15~0.4 mg/ml。于 2 h 内输完
氯法齐明	于 0.9% 氯化钠注射液中断续静脉滴注。用 0.2 μm 的滤膜滤过,用输液稀释,静脉滴注时间大于 2 h
氯琥珀胆碱	于 5% 葡萄糖注射液、0.9% 氯化钠注射液中连续静脉滴注
氯化钙	以等量 10%~25% 葡萄糖注射液稀释后缓慢静脉推入
氯化钾	于 0.9% 氯化钠注射液、5% 葡萄糖注射液中连续静脉滴注。用大量输液稀释,充分混和避免分层现象,特别是非硬质输液容器,配制后尽快给药
氯解磷定	用注射用水或 0.9% 氯化钠注射液 10~20 ml 稀释后缓慢行静脉注射
氯喹	病情严重而又不能口服给药的患者,可缓慢行静脉滴注,总量 25 mg/kg。首剂负荷量 10 mg/kg,至少要静脉滴注 8 h,接着的 24 h,分 3 次给药,一次 5 mg/kg,均在 8 h 左右输完。稀释液用 0.9% 氯化钠注射液
氯喹(硫酸盐)	于 0.9% 氯化钠注射液中连续静脉滴注
氯膦酸二钠	每 0.3 g 稀释于 0.9% 氯化钠注射液 500 ml 中,静脉滴注 3~4 h
氯霉素(琥珀酸钠)	于 5% 葡萄糖注射液、0.9% 氯化钠注射液中断续或通过莫非管静脉滴注
氯美噻唑	开始静脉滴注 0.8% 溶液 30~50 ml,滴速 60 滴/分,直到患者倦睡,然后减为 10~15 滴/分
氯米帕明(盐酸)	加入 0.9% 氯化钠注射液或 5% 葡萄糖注射液 250~500 ml 中,2~3 h 输完
氯噻嗪钠	用不小于 18 ml 注射用水或等渗溶液稀释供静脉注射使用。放置在室温溶液不宜超过 24 h。也可溶解于 5% 或 10% 葡萄糖注射液或 0.9% 氯化钠溶液中供静脉滴注,避免和全血等血制品混合使用。避免漏出血管外
氯硝西泮	于葡萄糖氯化钠注射液、0.9% 氯化钠注射液中断续静脉滴注。建议输液体积 250 ml
氯唑西林	溶于 5% 葡萄糖注射液或 0.9% 氯化钠注射液 100 ml 输液中于 0.5~1 h 滴完,最好用葡萄糖注射液,用 0.9% 氯化钠注射液稀释后对血管的刺激很大
罗库溴铵	于 5% 葡萄糖注射液、0.9 氯化钠注射液中连续静脉滴注或通过莫非管静脉滴注。稀释至 1~4 mg/ml,轻轻倒转输液瓶,避免产生泡沫
洛巴铂	使用前用 5 ml 注射用水溶解后行静脉注射
洛美沙星	临用前将本品溶于 5%~10% 葡萄糖注射液或 0.9% 氯化钠注射液 250 ml 中,缓慢行静脉滴注,时间应不少于 60 min
马普替林(盐酸盐)	加入 0.9% 氯化钠注射液 250~500 ml 中给予静脉滴注
吗啡	用注射用水稀释至 4~5 ml,缓慢行静脉注射(持续 4~5 min)
麦考酚酸吗乙酯(盐酸盐)	于 5% 葡萄糖注射液中断续静脉滴注。用 5% 葡萄糖注射液 14 ml 溶解 500 mg,稀释两安瓿内容物至 140 ml 输液中,静脉滴注时间 2 h
美法仑	于 0.9% 氯化钠注射液、5% 葡萄糖注射液中断续静脉滴注或通过莫非管给药。用所提供的溶剂溶解,然后用输液稀释。从加药到输液完成,最大时间间隔为 90 min
美罗培南	于 0.9% 氯化钠注射液、5% 葡萄糖注射液中断续静脉滴注。稀释至 50~200 ml 输液中,静脉滴注时间 15~30 min
美洛西林钠	注射临用前加注射用水溶解,静脉注射通常加入葡萄糖氯化钠注射液或 5%~10% 葡萄糖注射液溶解后使用
美洛西林钠-舒巴坦钠	用适量注射用水或 0.9% 氯化钠注射液溶解后,再加入 0.9% 氯化钠注射液或葡萄糖氯化钠注射液或 5%~10% 葡萄糖注射液 100 ml 中,一次静脉滴注时间为 30~50 min

药物	配制方法和给药速度
美司钠	于 0.9％氯化钠注射液、5％葡萄糖注射液中连续静脉滴注或通过莫非管静脉滴注
美索比妥钠	稀释时不可用含有硫氯酚的稀释剂,首选注射用水,可选 5％葡萄糖注射液、0.9％氯化钠注射液,禁用乳酸林格注射液,静脉注射时可选 5％葡萄糖注射液或 0.9％氯化钠注射液,连续静脉滴注或断续静脉滴注
美维库铵(盐酸)	于 0.9％氯化钠注射液、5％葡萄糖注射液中连续静脉滴注。建议稀释浓度 0.5 mg/ml,也可不经稀释直接静脉滴注
美西林	溶于 0.9％氯化钠注射液,浓度 10～20 mg/ml,液体总量在 200～250 ml,15～30 min 输完
美西律(盐酸)	于 0.9％氯化钠注射液、5％葡萄糖注射液中连续静脉滴注。负荷剂量:稀释至 1 mg/ml,维持剂量:稀释至 0.5 mg/ml,配制完成后 8 h 弃去配置好的液体
门冬氨酸钾	溶于注射用水、5％葡萄糖注射液或 0.9％氯化钠注射液中,稀释成浓度为 0.68％(含钾 40 mEq/L)以下,滴速不超过 8 ml/min,一日给药量不得超过 17.1 g(含钾 100 mEq)
门冬氨酸钾镁	加入 5％或 10％葡萄糖注射液 250～500 ml 中静脉滴注
门冬氨酸鸟氨酸	使用时先将本品用适量注射用水充分溶解,再加入到 0.9％的氯化钠注射液或 5％、10％的葡萄糖注射液中,最终浓度不超过 2％,行缓慢静脉滴注
门冬酰胺酶	以 0.9％氯化钠注射液或 5％葡萄糖注射液稀释,至少在 30 min 输完。最好仿效柔红霉素的注射方法
门冬胰岛素	于 0.9％氯化钠注射液或 5％葡萄糖注射液中连续静脉滴注。用输液稀释至 0.05～1 IU/ml,塑料容器对本品有一定的吸附
孟替普酶	0.9％氯化钠注射液溶解并稀释至 80000 IU/ml,以 10 ml(800000 IU)/min 的速度给药
咪达唑仑	于 0.9％氯化钠注射液、5％葡萄糖注射液中连续静脉滴注。15 kg 以下的新生儿及儿童稀释后最大浓度 1 mg/ml
咪康唑	以 0.9％氯化钠注射液或 5％葡萄糖注射液稀释成 1 mg/ml 的溶液,静脉滴注 100 mg/h,切不可加快静脉滴注速度,以减少毒性
米伐木肽	使用前应用 0.9％氯化钠注射液稀释,过滤后使用,经 1 h 静脉滴注
米卡芬净	溶于 5％葡萄糖注射液或 0.9％氯化钠注射液中行静脉滴注
米力农	于 0.9％氯化钠注射液、5％葡萄糖注射液中连续静脉滴注。建议稀释浓度 0.2 mg/ml
米托蒽醌(盐酸盐)	于 0.9％氯化钠注射液、5％葡萄糖注射液中连续静脉滴注或通过莫非管静脉滴注。通过莫非管静脉滴注建议最小体积 50 ml,静脉滴注时间最少 3～5 min,断续静脉滴注,用 50～100 ml 稀释,静脉滴注时间 15～30 min
免疫球蛋白(静脉注射用)	用注射用水将本品溶解至 IgG 含量为 5％,行静脉滴注,或以 5％葡萄糖注射液稀释 1～2 倍行静脉滴注,开始静脉滴注速度为 1.0 ml/min(约 20 滴/分)持续 15 min 后若无不良反应,可逐渐加快速度,最快静脉滴注速度不得超过 3.0 ml/min(约 60 滴/分)
那他珠单抗	于 0.9％氯化钠注射液中断续静脉滴注。稀释 300 mg 于 100 ml 的输液中,轻轻倒转混合,不要振摇,在 8 h 内开始给药,静脉滴注时间 1 h
纳洛酮	阿片药物引起的呼吸抑制的逆转,稀释至 0.004 mg/ml 的浓度。仅阿片过量,稀释 10 mg 至 50 ml 5％葡萄糖注射液中
奈达铂	将 100 mg/m² 本品溶于 0.9％氯化钠注射液或 5％葡萄糖注射液 300 ml 中,静脉滴注 60 min 以上,给药后继续进行 1000 ml 的 0.9％氯化钠注射液静脉输液
奈替米星(硫酸盐)	于 0.9％氯化钠注射液、5％葡萄糖注射液、10％葡萄糖注射液中断续静脉滴注或通过莫非管静脉滴注。断续静脉滴注,建议输液体积 50～200 ml,静脉滴注时间 30～120 min
奈西利肽	溶于 5％葡萄糖注射液、0.9％氯化钠注射液,行静脉注射 2 μg/kg 之后,再可持续静脉滴注 0.01 μg/(kg·min)
萘莫司他(甲磺酸)	治疗胰腺炎,一次 10 mg 溶于 5％葡萄糖注射液 500 ml 内行静脉滴注(约 2 h);溶于 5％葡萄糖注射液 1000 ml 中,以每小时 0.06～0.20 mg/kg 进行 24 h 持续静脉滴注;预防血液体外循环时的血液凝固,通常在体外循环开始前,用 20 mg 溶于 0.9％氯化钠注射液 500 ml 中,配成溶液进行血液回路内的洗涤、充填;体外循环开始后,以 20～50 mg/h(溶于 5％葡萄糖注射液中)作为抗凝剂持续注入

续表

药物	配制方法和给药速度
脑苷肌肽	加入 0.9％氯化钠注射液或 5％葡萄糖注射液 250 ml 中缓慢静脉滴注
尼可占替诺	溶于 10％葡萄糖注射液液 500 ml 中行静脉滴注
尼洛鲁单抗	用 0.9％氯化钠注射液或 5％葡萄糖注射液稀释至 1～10 mg/ml 后行静脉滴注,静脉滴注时间 60 min
尼莫地平	应经中心静脉给予静脉输液,开始将本品 1 mg/h 经侧管加入输液中,连用 2 h,应连续监测血压,如未明显下降,可提高用量为 2 mg/h
尼莫司汀	以注射用水溶解成 5 mg/ml 的溶液缓慢注射
尼妥珠单抗	将本品 100 mg 稀释于 0.9％氯化钠注射液 250 ml 中,于前臂行静脉滴注 60 min 以上
尼扎替丁	于 0.9％氯化钠注射液、5％葡萄糖注射液、复方乳酸钠中断续静脉滴注或连续静脉滴注。对于连续静脉滴注,稀释 300 mg 至 150 ml 输液中,以 10 mg/h 的速度静脉滴注,断续静脉滴注,稀释 100 mg 至 50 ml,静脉滴注时间 15 min
黏多糖-L-艾杜糖醛酸水解酶	于 0.9％氯化钠注射液中断续静脉滴注。体重低于 20 kg,用 100 ml 输液,体重大于 20 kg,用 250 ml 输液。减少的输液体积等于加入本品浓溶液的体积。通过终端带有滤器(0.22 μm)的输液管路给药,初始给药速度 2 IU/(kg·h),然后每 15 min 逐渐增加速度至最大 43 IU/(kg·h)
尿多酸肽	将本品注射液与氯化钠注射液或 5％葡萄糖注射液,按 1∶1 稀释后行静脉滴注(有条件时尽量用锁骨下静脉滴注),静脉滴注速度以 100 ml/h 为宜
尿激酶	溶于 0.9％氯化钠注射液或 5％葡萄糖注射液中行静脉滴注
凝血酶原复合物	用前应先将本品及其溶解液预温至 20～25 ℃,按瓶签示量注入预温的溶解液,轻轻转动直至本品完全溶解(注意勿使产生很多泡沫)。溶解后用带有滤网装置的输血器进行静脉滴注(可用 0.9％氯化钠注射液或 5％葡萄糖注射液稀释成 50～100 ml)。静脉滴注速度开始要缓慢,约 15 滴/分,15 min 后稍加快静脉滴注速度(40～60 滴/分),一般在 30～60 min 输完
牛痘免疫球蛋白(人源性)	仅溶于 0.9％氯化钠注射液,在静脉滴注本品前,应以 0.9％氯化钠注射液冲洗预先存在的输液管路。本品稀释应≤1∶2(v/v)。本品应通过专门静脉管路静脉滴注,并配备专用给药装置,包括孔径 0.22 μm 的过滤器,用控制静脉滴注装置(如微量泵或类似装置)。本品应以≤2 ml/min 的速率滴注,体重<50 kg 的患者,推荐以＜0.04 ml/min[133.3 U/(kg·min)]的速率静脉滴注。最大速度为 4 ml/min
帕拉米韦	可用 0.9％氯化钠注射液、0.45％氯化钠注射液、5％葡萄糖注射液和乳酸林格注射液稀释,不可使用其他液体稀释,单次经 15～30 min 静脉滴注
帕利夫明	本品用注射用水稀释至 5 mg/ml 后静脉快速注射,稀释的本品应立即使用
帕米膦酸二钠	溶于 0.9％氯化钠注射液 250 ml 中,总剂量 60 mg 至少应在 4 h 内输完,90 mg 则应在 24 h 内输完
帕尼单抗	经 60 min(≤1000 mg)或 90 min(＞1000 mg)行静脉滴注,本品必须通过输液泵,使用低蛋白结合的 0.2 μm 或 0.22 μm 在线滤器给药。给予本品后,再用 0.9％氯化钠注射液冲洗输液管路,以避免与其他药品混合
帕珠沙星	用 0.9％氯化钠注射液 100 ml 溶解或稀释后静脉滴注,静脉滴注时间为 30～60 min
哌拉西林钠	将适量该品用 20 ml 稀释液(0.9％氯化钠注射液或注射用水)充分溶解后,立即加入 250 ml 液体(5％葡萄糖注射液或 0.9％氯化钠注射液)中,静脉滴注时间至少 30 min
哌拉西林钠-舒巴坦钠	临用前先将本品用适量 5％葡萄糖注射液、0.9％氯化钠注射液溶解后,再用同一溶媒稀释至 500 ml 供静脉滴注,静脉滴注时间为 60～120 min
哌拉西林钠-他唑巴坦钠	于 0.9％氯化钠注射液、5％葡萄糖注射液或注射用水中断续静脉滴注。首先用注射用水或 0.9％氯化钠注射液溶解(2.25 g 用 10 ml,4.5 g 用 20 ml),然后稀释于至少 50 ml 输液中。静脉滴注时间 20～30 min
潘博立珠单抗	先用 2.3 ml 注射用水溶解本品注射剂,避免剧烈振摇,之后用 0.9％氯化钠注射液稀释至 1～10 mg/ml 后,经 30 min 静脉滴注
泮托拉唑(三水化合物钠盐)	于 5％葡萄糖注射液、10％葡萄糖注射液中连续静脉滴注。用 0.9％氯化钠注射液 10 ml 溶解 40 mg,稀释至 100 ml 输液中

续表

药物	配制方法和给药速度
培氟沙星	以 5％葡萄糖注射液稀释成 1～2 mg/ml 的静脉滴注液,滴注速度为 8 mg/(kg·h)
培格司亭	以 5％葡萄糖注射液稀释后行静脉滴注
培美曲塞二钠	于 0.9％氯化钠注射液中断续静脉滴注,用 0.9％氯化钠注射液 20 ml 溶解 500 mg,稀释所需剂量至 100 ml 输液中。静脉滴注时间 10 min
培门冬酶	以 0.9％氯化钠注射液或 5％葡萄糖注射液 100 ml 稀释,应在 1～2 h 输完
喷司他丁	于 0.9％氯化钠注射液、5％葡萄糖注射液中断续静脉滴注。用注射用水 5 ml 溶解使成 2 mg/ml,然后稀释所需剂量至 25～50 ml 输液中(最终浓度 108～330 μg/ml)。静脉滴注时间 20～30 min
喷替酸钙钠	溶于 0.9％氯化钠注射液或 5％葡萄糖注射液中行静脉滴注
喷昔洛韦	用适量注射用水或 0.9％氯化钠注射液使之溶解,再用 0.9％氯化钠注射液 100 ml 稀释,静脉滴注时应缓慢,滴注时间 1 h 以上,防止局部浓度过高,引起疼痛及炎症
葡醛酸钠	先用注射用水溶解,再加入 0.9％氯化钠注射液或葡萄糖注射液中静脉滴注
葡萄糖酸钙	于 5％葡萄糖注射液、0.9％氯化钠注射液中断续静脉滴注。避免接触碳酸盐、磷酸盐或硫酸盐
普卡霉素	缓慢(4～6 h)静脉滴注(用 5％葡萄糖注射液或 0.9％氯化钠注射液稀释药物)
普鲁卡因胺	于 5％葡萄糖注射液中连续或断续静脉滴注。维持治疗,稀释至 2 mg/ml,给药速度 1～3 ml/min,或者稀释至 4 mg/ml,给药速度 0.5～1.5 ml/min
普罗帕酮	以 5％葡萄糖注射液稀释后,每 8 h 静脉注射 70 mg 或在 1 次静脉注射后,按 20～40 mg/h 速度继续静脉滴注
普罗瑞林(酒石酸)	于 0.9％氯化钠注射液 2 ml 行静脉注射
七叶皂苷钠	于 5％或 10％葡萄糖注射液 500 ml 中行静脉滴注;或溶于 0.9％氯化钠注射液 40 ml 中,行静脉注射
齐多夫定	于 5％葡萄糖注射液中断续静脉滴注。稀释至 2 mg/ml 或 4 mg/ml,静脉滴注时间 1 h
蕲蛇酶	溶于 250 ml 或 500 ml 0.9％氯化钠注射液中行静脉滴注 3 h 以上
前列地尔(普通注射剂)	将 40 μg 溶于 0.9％氯化钠注射液 50～250 ml 中,于 2 h 内静脉滴注完毕,将 60 μg 本品溶于 0.9％氯化钠注射液 50～250 ml 中,于 3 h 内静脉滴注完毕
前列地尔(脂微球及注射用干乳剂)	加入 10 ml 的 0.9％注射液或 5％的葡萄糖注射液中缓慢行静脉注射,或加入莫非管中缓慢静脉滴注
羟考酮(盐酸)	于 0.9％氯化钠注射液、5％葡萄糖注射液中断续静脉滴注或连续静脉滴注,稀释至 1 mg/ml 的浓度
羟乙磺酸喷他脒	于 0.9％氯化钠注射液、5％葡萄糖注射液中断续静脉滴注。用注射用水 5 ml 溶解(300 mg 用 3～5 ml),然后稀释至 50～250 ml 输液中。静脉滴注时间至少 60 min
青霉素	于 5％葡萄糖注射液、0.9％氯化钠注射液中断续静脉滴注。建议用注射用水溶解 10 ml 溶解,静脉滴注时间 30～60 min。不提倡连续静脉滴注
氢化可的松(磷酸钠)	于 5％葡萄糖注射液、0.9％氯化钠注射液中断续或连续静脉滴注或通过莫非管静脉注射
氢化可的松琥珀酸酯	于 5％葡萄糖注射液、0.9％氯化钠注射液中断续或连续静脉滴注或通过莫非管静脉注射
庆大霉素(硫酸盐)	于 5％葡萄糖注射液、0.9％氯化钠注射液、复方氯化钠注射液中断续静脉滴注或通过莫非管静脉滴注。建议断续静脉滴注输液体积 50～100 ml,静脉滴注时间 30～60 min
曲奥舒凡	于注射用水中断续静脉滴注,稀释至 5 g/100 ml
曲贝替定	首先加入注射用水 20 ml,振摇使充分溶解,溶液应呈无色至浅黄棕色。抽取所需剂量稀释于 0.9％氯化钠注射液或 5％葡萄糖注射液 500 ml 中,经中心静脉滴注,应使用 0.2 μm 的终端滤器
曲克芦丁	于 5％(或 10％)葡萄糖注射液或低分子右旋糖酐注射液中行静脉滴注
曲马多(盐酸)	于 5％葡萄糖注射液或 0.9％氯化钠注射液、复方氯化钠注射液中连续静脉滴注
曲前列尼尔	本品注射剂可不经稀释直接给药,或用注射用水、0.9％氯化钠注射液 50～100 ml 稀释后行静脉滴注,亦可用 Flolan(依前列醇钠注射液)的稀释液稀释,本品可皮下静脉滴注或静脉滴注,本品最佳给药途径为皮下静脉滴注,不能耐受注射部位疼痛或反应者可选择中心静脉给药。初始静脉滴注速率每分钟 1.25 ng/kg,如因全身性反应不能耐受,静脉滴注速度应降低至每分钟 0.625 ng/kg

药物	配制方法和给药速度
曲托喹酚	用 50％葡萄糖注射液 20～40 ml 稀释后缓慢行静脉注射或加入 5％葡萄糖注射液 500 ml 静脉滴注
曲妥珠单抗	用 30 ml 溶媒 BWFI(含 1.1％苯甲醇作为保存剂)配制本品,配制后的浓度为 21 mg/ml,临用前再加 0.9％氯化钠注射液稀释,但不可使用葡萄糖注射液进行配制。①每周方案:首次给予负荷量 4 mg/kg,静脉滴注时间为 90 min,继后给予维持量 2 mg/kg,静脉滴注 30 min,每周 1 次。可持续给药,直至病情恶化才停药,一般平均使用 24～26 周。②三周方案:首次给予负荷量 8 mg/kg,行静脉滴注时间为 180 min,继后给予维持量 6 mg/kg,行静脉滴注 120 min,每 3 周 1 次
曲妥珠单抗共轭复合物	使用注射器,缓缓向 100 mg 本品安瓿注入 5 ml 注射用水,或向 160 mg 本品安瓿注入 8 ml 注射用水,轻轻旋转安瓿直至药物溶解,不要用力摇晃,将配制好的 20 mg/ml 的本品药液稀释至 250 ml 的 0.9％的氯化钠注射液中,不能使用 5％的葡萄糖注射液。轻轻翻转混匀,避免起泡,用 0.22 μm 的非蛋白吸附性的聚醚砜(PES)过滤器。首次应用时,静脉滴注时间应大于 90 min,随后的静脉滴注时间可以>30 min
去氨加压素	于 0.9％氯化钠注射液中断续静脉滴注。溶解于 50 ml 中,静脉滴注时间大于 20 min
去甲斑蝥素	于 5％葡萄糖注射液 250～500 ml 中行静脉滴注
去甲肾上腺素(盐酸盐)	加入 5％葡萄糖注射液或 0.9％氯化钠注射液和 5％葡萄糖注射液中,使之成为 4 μg/ml 溶液,以 2～8 μg/min 速度进行静脉滴注
去甲肾上腺素(重酒石酸盐)	于 0.9％氯化钠注射液、5％葡萄糖注射液连续静脉滴注。对于通过输液泵静脉滴注,用 48 ml 输液稀释 4 mg,以 10 mg/h 的速度静脉滴注,连续静脉滴注,用 480 ml 稀释 40 mg,通过中心静脉插管给药。与碱性药物不能配伍
去甲万古霉素	一次剂量(0.4～0.8 g)应至少用 5％葡萄糖注射液或 0.9％氯化钠注射液 200 ml 溶解后缓慢静脉滴注,静脉滴注时间宜在 1 h 以上
去铁胺	于 5％葡萄糖注射液、0.9％氯化钠注射液中连续静脉滴注。用注射用水配制成 100 mg/ml,然后用输液稀释
去纤酶	加入 0.9％氯化钠注射液或 5％葡萄糖注射液 250～500 ml 中给予静脉滴注,于 4 h 左右输完
去氧肾上腺素(盐酸)	于 0.9％氯化钠注射液、5％葡萄糖注射液中断续静脉滴注。稀释 10 mg 至 500 ml 输液中
人蛋白 C 浓缩物	本品每 500 U 用 5 ml 注射用水溶解后行静脉注射
人活化蛋白 C	加入 5％葡萄糖注射液或 0.9％氯化钠注射液 500～1000 ml 中于 24 h 内缓慢静脉滴注
人巨细胞病毒免疫球蛋白	本品可与 0.9％氯化钠注射液混合,不能与其他输液混合。起始注射速度为每小时 0.08 ml/kg,10 min 后,如能耐受,可增加至每小时 0.8 ml/kg
溶链菌	溶于 0.9％氯化钠注射液或 5％葡萄糖注射液中行静脉滴注
柔红霉素	先用 0.9％氯化钠注射液或 5％葡萄糖注射液 250 ml 打开静脉通道,将已用 0.9％氯化钠注射液溶解的药液注入正在快速流动的输液中,使加入的药液在 3 min 左右输完
柔红霉素(脂质体)	于 5％葡萄糖注射液中断续静脉滴注。配制成 0.2～1 mg/ml 的溶液,静脉滴注时间 30～60 min。与氯化钠注射液不能配伍,不推荐使用终端滤器(如使用,必须保证其孔径大于 5 μm)
瑞芬太尼	须用以下注射液之一溶解并定量稀释成 25 μg/ml、50 μg/ml 或 250 μg/ml 浓度的溶液:注射用水、5％葡萄糖注射液、0.9％氯化钠注射液、葡萄糖氯化钠注射液、0.45％氯化钠注射液,连续静脉滴注,必须采用定量静脉滴注装置
瑞替普酶	溶于 10 ml 注射用水中,缓慢推注 2 min 以上
三甲曲沙	先以 5％葡萄糖注射液或注射用水 2 ml 稀释药粉,待 0.5 min 左右完全溶化后再配制成 12.5 mg/ml 的供静脉滴注的溶液,于 30～60 min 输完
三磷酸胞苷二钠	临用前用 0.9％氯化钠注射液溶解,稀释于 5％葡萄糖注射液或 0.9％氯化钠注射液 250 ml 中缓慢静脉滴注
三氧化二砷	于 5％葡萄糖注射液或 0.9％氯化钠注射液中断续静脉滴注。需要用 100～250 ml 液体溶解,静脉滴注时间 1～2 h(如观察到血管收缩反应,可延长至 4 h)
沙丁胺醇(硫酸盐)	于 5％葡萄糖注射液中连续静脉滴注。用于舒张支气管,稀释 5 mg 至 5％葡萄糖注射液 500 ml 中,用于早产,用 5％葡萄糖注射液稀释至 0.2 mg/ml,通过输液泵给药,或其他输液方式给药(最好通过控制装置),稀释至 0.02 mg/ml。严密观察患者液体出入量和电解质情况非常必要

续表

药物	配制方法和给药速度
生长抑素	溶于 0.9％氯化钠注射液,以 0.25 mg/h 的速度连续静脉滴注
舒必利	稀释于 250～500 ml 葡萄糖氯化钠注射液中缓慢静脉滴注,静脉滴注时间不少于 4 h
双氯芬酸钠	于 5％葡萄糖注射液、0.9％氯化钠注射液中连续或断续静脉滴注。用 100～500 ml 输液稀释 75 mg(先用 8.4％碳酸氢钠 0.5 ml 或 4.2％碳酸氢钠注射液 1 ml 溶解),对于断续输液,25～50 mg 在 15～60 min 内静脉滴注,或 75 mg 在 30～120 min 内静脉滴注。连续静脉滴注,以 5 mg/h 的速度给药
顺阿曲库铵	于 5％葡萄糖注射液、0.9％氯化钠注射液中连续静脉滴注。2 mg/ml 或 5 mg/ml 的注射液可以不经稀释直接静脉滴注,可选择稀释至 0.1～2 mg/ml,静脉滴注时间 6～8 h
顺铂	于葡萄糖氯化钠注射液、0.9％氯化钠注射液中断续静脉滴注。首先用注射用水溶解成 1 mg/ml,然后稀释至 2 L 输液中,静脉滴注时间 6～8 h
四环素	用 5％或 10％葡萄糖注射液稀释至 0.1％后静脉滴注
羧苄西林钠	临用前溶于 5％葡萄糖注射液或 0.9％氯化钠注射液中,静脉滴注应于 30～40 min 滴完,延长静脉滴注时间,可能达不到有效治疗浓度
羧基麦芽糖铁	静脉推注的速度约为 100 mg(2 ml)/min;静脉滴注时,应将 750 mg 稀释到不超过 250 ml 的 0.9％氯化钠注射液中,使被稀释的药液浓度不低于 2 mg/ml,静脉滴注时间 15 min 以上
缩宫素	加入 0.9％氯化钠注射液 500 ml(优于葡萄糖注射液),稀释后缓慢静脉滴注
索他洛尔	稀释于 5％葡萄糖注射液 20 ml,10 min 内缓慢推注
他克莫司	于 5％葡萄糖注射液、0.9％氯化钠注射液中连续静脉滴注。输液中最终稀释浓度 10～100 μg/ml,静脉滴注时间 24 h。与 PVC 不能配伍
他拉泊芬	加入 0.9％氯化钠注射液 4 ml,使之充分溶解,避光并尽行静脉注射
他利葡苷酶 α	先用注射用水溶解,继后用 0.9％氯化钠注射液稀释至 100～200 ml 经 60～120 min 行静脉滴注
泰地唑胺	先用注射用水溶解后稀释于 0.9％氯化钠注射液中。本品与含多价阳离子(如 Ca^{2+}、Mg^{2+})的液体不相容,包括林格注射液,经 1 h 静脉滴注
坦罗莫司	①第 1 步:需先用附带的 1.8 ml 稀释剂混合,最终浓度 30 mg/3 ml(10 mg/ml),倒转药瓶混合均匀,放置充足的时间使气泡消除,溶液应是澄明至略微浑浊,无色至黄色,无肉眼可见颗粒。在 25 ℃下稀释液 24 h 内可保持稳定。②第 2 步:精确抽取步骤一中制备的本品需要量,迅速加至 250 ml 的 0.9％氯化钠注射液中。通过倒置输液袋或瓶混合溶液,避免振荡引起泡沫,静脉滴注时间介于 30～60 min
特布他林(硫酸盐)	于 5％葡萄糖注射液中连续静脉滴注。用于舒张支气管,稀释 1.5～2.5 mg 至 500 ml 5％葡萄糖注射液或 0.9％氯化钠注射液中,静脉滴注时间 8～10 h。用于早产,用 5％葡萄糖注射液稀释至 0.1 mg/ml,通过输液泵给药。严密观察患者液体出入量和电解质情况非常必要
特拉万星	5％葡萄糖注射液、注射用水或 0.9％氯化钠注射液稀释至 15 mg/ml 后,经 60 min 静脉滴注
替加氟	抽取相应剂量(依据患者体表面积计算)于注射器内,如果行静脉内快速推注,需再用 0.9％氯化钠注射液 10 ml 稀释。或者,抽取到注射器内的所需剂量也可以用 0.9％氯化钠注射液 100 ml 稀释后行静脉滴注,静脉滴注时间应为 30 min 左右
替加环素	于 5％葡萄糖注射液或 0.9％氯化钠注射液中断续静脉滴注。用输液 5.3 ml 溶解 1 安瓿,使成 10 mg/ml,稀释所需剂量至 100 ml,静脉滴注时间 30～60 min
替卡西林钠	临用前溶于 5％葡萄糖注射液或 0.9％氯化钠注射液中,静脉滴注应于 30～40 min 滴完,延长静脉滴注时间,可能达不到有效治疗浓度
替卡西林钠-克拉维酸钾	先用注射用水或 5％葡萄糖注射液溶解,再用 5％葡萄糖注射液或 0.9％氯化钠注射液 100～150 ml 稀释后,须在 30～40 min 内完成。应避免静脉滴注时间过长而造成血药浓度低于治疗浓度
替考拉宁	临用前加 10 ml 注射用水溶解,再加入 0.9％氯化钠注射液、5％葡萄糖注射液或乳酸钠林格注射液稀释后使用,静脉滴注时间至少 60 min 以上或不高于 10 mg/ml 的浓度
替罗非班	于 5％葡萄糖注射液或 0.9％氯化钠注射液中连续静脉滴注。250 ml/瓶的输液抽出 50 ml,加入本品的浓溶液(250 μg/ml)50 ml,使最后浓度至 50 μg/ml,建议用有刻度的输液器静脉滴注本品。必须注意避免长时间负荷静脉滴注

续表

药物	配制方法和给药速度
替莫西林钠	于 5％、10％葡萄糖注射液、0.9％氯化钠注射液或复方氯化钠注射液、乳酸钠林格注射液中断续静脉滴注。首先 20 ml 注射用水溶解 1 g，然后稀释至 50～150 ml 输液中，静脉滴注时间 30～40 min
替奈普酶	溶于 10 ml 注射用水中，经 5 s 行静脉注射
替尼泊苷	为防止本品从聚氯乙烯（PVC）容器中抽提出增塑剂 DEHP（邻苯二甲酸二乙基乙酯），应在不含 DEHP 的大容量输液容器，如玻璃或聚烯烃容器中配制本品的稀释溶液，给患者静脉滴注本品溶液时，也应使用不含 DEHP 的给药装置；使用前，将本品 50 mg，稀释于 50～500 ml 的 5％葡萄糖注射液或 0.9％氯化钠注射液中，行静脉滴注时间不少于 30 min
替伊莫单抗	用低蛋白结合率的 0.22 μg 孔径的滤器。不可将药物作静脉注射。在预先静脉注射抗组胺药之后，本品首次静脉滴注负荷剂量为 400 mg/m²，在 120 min 左右静脉滴注（最大速率为 5 ml/min）完毕。建议每周维持剂量为 250 mg/m²，经 60 min 左右静脉滴注（最大速率为 5 ml/min）
天麻素	用 5％葡萄糖注射液或 0.9％氯化钠注射液 250～500 ml 稀释后静脉滴注
亭扎肝素	加入 0.9％氯化钠注射液 500～1000 ml 中向透析器中灌注
头孢吡肟（盐酸）	可将本品 1～2 g 溶于 50～100 ml 0.9％氯化钠注射液、5％或 10％葡萄糖注射液、乳酸钠林格注射液、葡萄糖氯化钠注射液中，药物浓度不应超过 40/min，经约 30 min 静脉滴注完毕
头孢地嗪钠	溶于注射用水、0.9％氯化钠注射液或林格注射液 40 ml 中，于 20～30 min 内静脉滴注
头孢呋辛钠	于 5％葡萄糖注射液、0.9％氯化钠注射液或复方乳酸钠注射液中断续或通过莫非管静脉滴注。用注射用水溶解（250 mg 至少用 2 ml 溶解，1.5 g 用 15 ml），建议输液体积 50～100 ml，静脉滴注时间 30 min 以上
头孢磺啶钠	溶于 100 ml 输液中，静脉滴注 0.5～1 h
头孢甲肟	溶于 0.9％氯化钠注射液、5％或 10％葡萄糖注射液中行静脉滴注
头孢拉定	于 5％或 10％葡萄糖注射液、0.9％氯化钠注射液、复方乳酸钠注射液、复方氯化钠注射液中断续或连续静脉滴注。用注射用水、5％葡萄糖注射液或 0.9％氯化钠注射液 5 ml 溶解 500 mg，稀释至输液中
头孢雷特	供静脉滴注时，先溶于 20 ml 注射用水内，然后再用适量 0.9％氯化钠注射液、5％葡萄糖注射液稀释
头孢硫脒	临用前以注射用水或 0.9％氯化钠注射液适量溶解，再用 0.9％氯化钠注射液或 5％葡萄糖注射液 250 ml 稀释。药液宜现用现配，配制后不宜久置
头孢洛林酯	本品应使用注射用水、0.9％氯化钠注射液、5％葡萄糖注射液或乳酸林格注射液溶解，体积为 20 ml。给药前用相同溶媒再稀释至 250 ml。如溶解时使用的是注射用水，进一步稀释亦可选择 0.9％氯化钠注射液、5％葡萄糖注射液、0.45％氯化钠注射液或乳酸林格注射液
头孢美唑钠	溶于 0.9％氯化钠注射液或 5％或 10％葡萄糖注射液中，于 10～60 min 内静脉滴注
头孢孟多酯钠	可用 0.9％氯化钠注射液、5％葡萄糖注射液、10％葡萄糖注射液、5％葡萄糖注射液和 0.9％氯化钠注射液、5％葡萄糖注射液和 0.45％的氯化钠注射液、乳酸钠林格注射液溶解后行静脉滴注
头孢米诺	临用前每 1 g 药物可用 5％葡萄糖注射液或 0.9％氯化钠注射液 100～200 ml 溶解。静脉滴注时间 1～2 h
头孢尼西钠	溶于 0.9％氯化钠注射液或 5％葡萄糖注射液 50～100 ml，静脉滴注时间应大于 1 h
头孢哌酮钠	每 1 g 药物需溶解于 100 ml 葡萄糖氯化钠注射液中行静脉滴注
头孢哌酮钠-舒巴坦钠	先将本品 0.75 g、1.5 g 规格用 5 ml 或 2.25 g、3.0 g 规格用 10 ml 注射用水或 0.9％氯化钠注射液溶解，然后将此溶液加入至适宜的输液中，供静脉注射或静脉滴注。可用于稀释本品的常用输液有：0.9％氯化钠注射液、5％葡萄糖注射液、葡萄糖氯化钠注射液、10％葡萄糖注射液。如用林格注射液稀释，必须先用注射用水将本品溶解后再缓缓加入至林格注射液中，否则将产生乳白色沉淀。静脉滴注时间为 30～60 min
头孢匹胺钠	可溶于葡萄糖注射液、电解质、氨基酸输液中行静脉滴注
头孢匹罗（硫酸）	静脉滴注时可用 0.9％氯化钠注射液、林格注射液、标准电解质静脉滴注液、5％及 10％葡萄糖注射液、5％果糖溶液、葡萄糖氯化钠注射液 100 ml 稀释

药物	配制方法和给药速度
头孢曲松钠	将 9.6 ml 注射用水、0.9%氯化钠注射液、5%葡萄糖注射液加入 1 g 瓶装中,制成每 1 ml 含 100 mg 头孢曲松的溶液,再用 5%葡萄糖注射液或氯化钠注射液 100～250 ml 稀释后行静脉滴注,不能加入复方乳酸钠溶液以及林格注射液等含有钙的溶液中使用
头孢噻吩	溶于 0.9%氯化钠注射液或 5%葡萄糖注射液后行静脉滴注
头孢噻肟钠	配制肌内注射液时,0.5 g、1.0 g 或 2.0 g 的头孢噻肟分别加入 2 ml、3 ml 或 5 ml 灭菌注射用水。供静脉注射的溶液,加至少 10～20 ml 灭菌注射用水于上述不同量的头孢噻肟内,于 5～10 min 内徐缓注入。静脉滴注时,将静脉注射液再用 5%葡萄糖注射液、0.9%氯化钠注射液、复方乳酸钠或注射用水,适当溶剂稀释至 100～500 ml,静脉滴注时间 20～60 min,肌内注射剂量超过 2 g 时,应分不同部位注射
头孢噻肟钠-舒巴坦钠	本品可用 0.9%氯化钠注射液、5%或 10%葡萄糖注射液、葡萄糖氯化钠注射液溶解,如使用乳酸林格注射液静脉滴注,须先用注射用水溶解,然后再用乳酸林格注射液稀释
头孢他啶	10 ml 注射用水加入 1 g 装瓶中,使完全溶解后入 5%葡萄糖注射液或 0.9%氯化钠注射液 100 ml 中,静脉滴注时间应为 20～30 min
头孢他啶-阿维巴坦	本品须先用注射用水、0.9%氯化钠注射液、糖盐注射液或乳酸林格注射液 10 ml 溶解,再抽取所需剂量,溶于与稀释液相同的注射液(如溶解使用注射用水,可使用上述任何一种注射液稀释)50～200 ml 中静脉滴注。溶解后的注射液在 2～8 ℃可保存 24 h
头孢替安	溶于适量的 5%葡萄糖注射液、0.9%氯化钠注射液或氨基酸输液中,于 30 min 内滴入
头孢替坦二钠	用 9.6 ml 的注射用水、0.9%氯化钠注射液、5%葡萄糖注射液溶解 1 g 本品,制成每 1 ml 含 100 mg 本品的溶液。此溶液在室温下可保存(90%活性)3 d,在 4 ℃时可保存 10 d。用 0.9%氯化钠注射液、5%葡萄糖注射液进一步稀释后行静脉滴注
头孢替唑钠	用于 0.9%氯化钠注射液或 5%葡萄糖注射液中行静脉滴注
头孢西丁钠	溶于 50 ml 或 100 ml 0.9%氯化钠注射液或 5%或 10%葡萄糖注射液中,静脉滴注
头孢西酮钠	用适量注射用水、0.9%氯化钠注射液或 5%葡萄糖注射液溶解本品后行静脉滴注,静脉滴注时间最少持续 30 min
头孢唑林钠	用适量注射用水溶解后,再用 0.9%氯化钠注射液或葡萄糖注射液 100 ml 稀释后行静脉滴注
头孢唑肟钠	溶于 100 ml 输液中,静脉滴注 0.5～1 h
托泊替康	用注射用水 1 ml 溶解本品 1 mg,抽取所需剂量用 0.9%氯化钠注射液或 5%葡萄糖注射液稀释后经 30 min 静脉滴注
托泊替康(盐酸)	于 5%葡萄糖注射液或 0.9%氯化钠注射液中断续静脉滴注。首先用 4 ml 注射用水溶解 4 mg,然后用输液稀释至 25～50 μg/ml,静脉滴注时间 30 min
托烷司琼	于化疗前将本品 5 mg 溶入注射用水 100 ml 中行静脉滴注,15 min 左右输完;或行静脉注射,应于 3～5 min 输完
托西莫单抗	用 0.9%氯化钠注射液溶解后行静脉滴注,预试验、配制方法可参见第 2 章正文部分中相关内容
托西珠单抗	用 0.9%氯化钠注射液稀释,行静脉滴注 60 min
脱氧核苷酸钠	溶于 250 ml 的 5%葡萄糖注射液中,缓慢静脉滴注(速度为 2 ml/min)
拓扑替康	先用注射用水 4 ml 溶解本品 4 mg,然后用 0.9%氯化钠注射液或 5%葡萄糖注射液稀释,配制好的溶液应立即使用,静脉滴注时间不应少于 0.5 h
万古霉素(盐酸盐)	于 5%葡萄糖注射液或 0.9%氯化钠注射液中连续静脉滴注。首先用注射用水 10 ml 溶解 500 mg,然后用输液稀释至不超过 5 mg/ml(10 mg/ml 是溶解的上限,但输液的相关不良反应增加)。建议输液浓度 50 μg/ml,静脉滴注时间 60 min(500 mg,速度不超过 10 mg/min)。如果断续输液不适合,可连续静脉滴注
维布伦妥西单抗	每 50 mg 用 10.5 ml 注射用水溶解,注射用水的水流应对着安瓿壁。轻轻转动安瓿,促进溶解,不能振摇。吸取计算好的溶解液,加入至少 100 ml 的输液中。最终稀释浓度 0.4～1.8 mg/ml。输液可用 0.9%氯化钠注射液、5%葡萄糖注射液或乳酸林格注射液,于 30 min 内静脉滴注完毕
维多珠单抗	本品经 30 min 静脉滴注,不可静脉注射。须用注射用水溶解,给药前应用 250 ml 的 0.9%氯化钠注射液稀释。静脉滴注完毕后,用 30 ml 的 0.9%氯化钠注射液冲管

续表

药物	配制方法和给药速度
维库溴铵	于 5%葡萄糖注射液或 0.9%氯化钠注射液、复方氯化钠注射液中连续静脉滴注
维拉葡酶 α	稀释至 0.9%氯化钠注射液 100 ml 中经 60 min 静脉滴注
维纳卡兰(盐酸)	用 0.9%氯化钠注射液、乳酸林格注射液或 5%葡萄糖注射液稀释本品至 4 mg/ml 后使用。推荐使用输液泵静脉滴注本品,禁止快速静脉注射或静脉滴注
维生素 C	临用时宜用 5%或 10%葡萄糖注射液稀释后静脉滴注
维生素 K_1	于 5%葡萄糖注射液中断续静脉滴注。稀释至 50 ml 输液中静脉滴注
维替泊芬	于 5%葡萄糖注射液断续静脉滴注。首先用注射用水 7 ml 溶解 15 mg,使成 2 mg/ml,然后用输液稀释所需剂量至 30 ml,静脉滴注时间 10 min(配制后的输液浓度避光保存,在 4 h 内给药,与氯化钠注射液不能配伍)
乌司他丁	溶于 500 ml 5%葡萄糖注射液或 0.9%氯化钠注射液中行静脉滴注,静脉滴注时间 1~2 h
西多福韦	于 0.9%氯化钠注射液中断续静脉滴注。用 100 ml 溶解,静脉滴注时间不少于 1 h
西咪替丁	于 5%葡萄糖注射液、0.9%氯化钠注射液中连续或断续静脉滴注。对于断续静脉滴注,建议输液体积 100 ml,静脉滴注时间 30~60 min
西索米星	溶于 0.9%氯化钠注射液中,断续静脉滴注
细胞色素 C	本品可溶于 25%葡萄糖注射液 20 ml 中供缓慢静脉注射,也可溶于 0.9%氯化钠注射液或 5%~10%葡萄糖注射液中给予静脉滴注
细辛脑	用 5%或 10%葡萄糖注射液稀释成 0.01%~0.02%的溶液后,行静脉滴注
纤溶酶	溶于 10 ml 注射用水中,缓慢推注 2 min 以上
纤维蛋白原	用前先将本品及注射用水预温至 30~37 ℃,然后按瓶签标示量注入预温的注射用水,置 30~37 ℃ 水浴中,轻轻摇动使全部溶解(切忌剧烈振摇以免蛋白变性)。用带有滤网装置的输液器进行静脉滴注。静脉滴注速度一般以 60 滴/分左右为宜
响尾蛇多价免疫羊 Fab 片段	先用 10 ml 的注射用水溶解,然后再用 0.9%的氯化钠注射液 250 ml 稀释并摇匀,行静脉滴注 60 min
硝苯地平	加 5%葡萄糖注射液 250 ml 稀释后在 4~8 h 内缓慢静脉滴注
硝普钠	于 5%葡萄糖注射液中连续静脉滴注。用 5%葡萄糖注射液 23 ml 溶解 50 mg,然后立即稀释至 250~1000 ml 输液中,建议通过精确控制速度的输液装置给药,配制后的输液应避光
硝酸甘油	于 5%葡萄糖注射液、0.9%氯化钠注射液连续静脉滴注,静脉滴注浓度为 0.1 mg/ml。不能使用含聚氯乙烯的容器,应使用玻璃或聚乙烯注射器
硝酸异山梨酯	于 0.9%氯化钠注射液或 5%葡萄糖注射液中连续静脉滴注。聚氯乙烯容器对本品由一定吸附作用,使用玻璃或聚乙烯容器或使用输液泵
小牛脾提取物	溶于 500 ml 的 0.9%氯化钠注射液、5%或 10%的葡萄糖注射液中静脉滴注
小诺米星	溶于 0.9%氯化钠注射液 100 ml 中恒速静脉滴注,于 1 h 滴完
辛卡利特	本品溶解前室温放置。操作下在药瓶内加入 5 ml 注射用水,再用 0.9%的氯化钠注射液进一步稀释,溶于 100 ml 的氯化钠注射液,速率为 1~2 ml/min
新鱼腥草素钠	用 5%~10%葡萄糖注射液 250~500 ml 溶解稀释后缓慢静脉滴注
胸腺喷丁	溶于 0.9%氯化钠注射液 250 ml 中,缓慢静脉滴注
胸腺肽	溶于 0.9%氯化钠注射液或 5%葡萄糖注射液 500 ml 中行静脉滴注
亚胺培南-西司他丁钠	静脉滴注使用自带的碳酸氢钠缓冲剂溶解后,可以用 0.9%氯化钠注射液、5%葡萄糖注射液和 10%葡萄糖注射液、葡萄糖氯化钠注射液稀释后行静脉滴注,配制后 1 h 以内使用,静脉滴注时间为 15~30 min
亚叶酸钙	于 0.9%氯化钠注射液中断续静脉滴注。不能用 5%或 10%的葡萄糖注射液或复方乳酸钠输液。应避光
亚叶酸钠	于 0.9%氯化钠注射液中断续静脉滴注。应避光,避免使用含碳酸氢钠的输液
烟酰胺	加入 10%葡萄糖注射液 250 ml 中行静脉滴注
盐酸赖氨酸	用 0.9%氯化钠注射液或 5%葡萄糖注射液 250 ml 稀释后,缓慢静脉滴注

药物	配制方法和给药速度
盐酸伊立替康(盐酸)	于0.9%氯化钠注射液或5%葡萄糖注射液中断续静脉滴注。稀释所需剂量至250 ml,静脉滴注时间30~90 min
氧氟沙星	静脉滴注0.2%溶液应于30 min输完,0.4%溶液60 min输完
乙胺硫脲	将1~2g本品溶解于5~10 ml的同温5%葡萄糖注射液中,进一步用500 ml 5%葡萄糖稀释后,行静脉滴注
伊班膦酸	于5%葡萄糖注射液、0.9%氯化钠注射液中断续静脉滴注。稀释所需剂量至500 ml输液中,静脉滴注时间1~2 h
伊班膦酸钠	用不含钙离子的0.9%氯化钠注射液或5%葡萄糖注射液稀释至250 ml,静脉滴注时间不少于2 h
伊达比星	于0.9%氯化钠注射液中通过莫非管静脉滴注。首先用注射用水溶解,静脉滴注时间5~10 min
伊米苷酶	于0.9%氯化钠注射液中断续静脉滴注。首先用注射用水溶解(200单位用5.1 ml,400单位用10.2 ml)至40单位/ml,稀释所需剂量至100~200 ml,静脉滴注时间1~2 h,速度不超过每分钟1单位/kg。配制后需在3 h内给药
伊匹木单抗	配制前本品应在室温下放置5 min,然后抽取所需药量,用0.9%氯化钠注射液或5%葡萄糖注射液稀释至1~2 mg/ml,轻轻倒转输液瓶或输液袋,使混合均匀于90 min内静脉滴注完毕
伊曲康唑	于0.9%氯化钠注射液中断续静脉滴注。稀释250 mg至50 ml输液中,60 min内只能通过带终端滤器(0.2 μm)的输液管路静脉滴注60 ml
伊沙匹隆	须先用专用溶剂溶解,15 mg用8 ml,45 mg用23.5 ml,之后再用乳酸钠林格注射液或0.9%氯化钠注射液(用碳酸氢钠调节pH值为6~9)稀释,静脉滴注时间不少于3 h
依地酸二钠	静脉注射可用1~3 g/d,加入50%葡萄糖注射液20~40 ml缓慢推注。静脉滴注可用4~8 g/d,加入5%葡萄糖注射液500 ml以20 mg/min的速度静脉滴注
依地酸钙钠	加入到250~500 ml的5%葡萄糖注射液或0.9%氯化钠注射液中[最终浓度为2~4 mg/ml(0.2%~0.4%]连续静脉滴注,静脉滴注时间最少4 h
依地酸三钠	于5%葡萄糖注射液或0.9%氯化钠注射液中连续静脉滴注。稀释至10 mg/ml,静脉滴注时间2~3 h
依库珠单抗	用0.9%氯化钠注射液、0.45%氯化钠注射液、5%葡萄糖注射液或林格注射液稀释本品至最终浓度5 mg/ml,慢速静脉滴注,时间不少于35 min
依诺伐	将每1 ml含氟哌利多2.5 mg和枸橼酸芬太尼0.05 mg的合剂用注射用水稀释至10 ml,行静脉注射
依诺沙星	每0.2 g加入到5%葡萄糖注射液100 ml内溶解后,避光静脉滴注
依诺昔酮	本品注射剂具有高pH值,必须用0.9%氯化钠注射液或注射用水稀释。不可用葡萄糖注射液稀释,也不可使用玻璃容器盛药,免析出结晶,在10~30 min内,持续静脉滴注,每1 min静脉滴注90 μg,直至满意疗效出现
依前列醇	应通过中心静脉导管持续静脉滴注,开始为每分钟4 ng/kg,然后根据患者的效应调整用量
依他尼酸钠	以5%葡萄糖注射液或0.9%氯化钠注射液50 ml稀释后缓慢静脉注射或静脉滴注
依替膦酸钠	可用0.9%氯化钠注射液250 ml稀释,至少2 h输完
依替米星	溶于0.9%氯化钠注射液或5%葡萄糖注射液100 ml中,经1 h静脉滴注
依托泊苷	于5%葡萄糖注射液、0.9%氯化钠注射液中断续静脉滴注。用0.9%氯化钠注射液或5%葡萄糖注射液稀释至不超过0.2 mg/ml,静脉滴注时间不少于30 min
胰岛素	于0.9%氯化钠注射液或复方乳酸钠中断续静脉滴注。塑料容器对胰岛素有一定的吸附,确保胰岛素不能注射进入胰岛素袋的注射部位的死体积内
乙醇	于5%葡萄糖注射液、0.9%氯化钠注射液、复方氯化钠注射液、复方乳酸钠中连续或断续静脉滴注。稀释至5%~10%的浓度
乙酰半胱氨酸	于5%葡萄糖注射液或0.9%氯化钠注射液中连续静脉滴注。5%葡萄糖注射液更合适。 用于解救对乙酰氨基酚中毒,本品应在摄入中毒剂量的对乙酰氨基酚8 h内给药:①体重>40 kg者,300 mg/kg,经21 h静脉滴注。负荷剂量为150 mg/kg加入5%葡萄糖注射液200 ml注射、0.45%氯化钠注射液或注射用水中,经1 h输完;第2剂50 mg/kg,加入上述稀释液中4 h输完;第3剂100 mg/kg加入1000 ml稀释液中,经16 h输完。②体重<20 kg者,300 mg/kg,经21 h静脉滴注。负荷剂量为150 mg/kg加入3 ml/kg的稀释液,经1 h输完;第2剂50 mg/kg,加入7 ml/kg的稀释液中4 h输完;第3剂100 mg/kg加入7 ml/kg的稀释液中,经16 h输完。 用于保护肝脏:本品8 g用10%葡萄糖注射液250 ml稀释后行静脉滴注

续表

药物	配制方法和给药速度
乙酰谷酰胺	用 5% 葡萄糖注射液稀释后静脉滴注
异丙酚	于 0.9% 氯化钠注射液、5% 葡萄糖注射液通过莫氏管静脉滴注。通过 Y 形管于接近注射部位处给药,稀释至不超过 2 mg/ml,给药时使用适当的装置控制给药速度,使用玻璃或 PVC 容器(如果 PVC 容器是满的,抽掉与加入本品相等的体积),配制完成后,在 6 h 内给药,可使用输液泵不经稀释直接给药
异甘草酸镁	以 10% 葡萄糖注射液 250 ml 稀释后行静脉滴注
异环磷酰胺	于 5% 葡萄糖注射液、0.9% 氯化钠注射液中断续或连续静脉滴注或通过莫非管静脉滴注。对于连续静脉滴注,建议输液体积 3 L,静脉滴注时间 24 h,对断续输液,静脉滴注时间 30～120 min
异帕米星	静脉滴注前须稀释本品,一般用 0.9% 氯化钠注射液、5% 葡萄糖注射液、复方氯化钠注射液、复方氨基酸注射液、木糖醇注射液(5%)、复方乳酸钠注射液,在 0.5～1 h 之间输完
异戊巴比妥钠	临用时用注射用水配成 5%～10% 溶液,静脉注射时速度不超过 60 mg/min
异烟肼	加入 5% 葡萄糖注射液 250 ml 或 500 ml 静脉滴注
银杏提取物	溶于 0.9% 氯化钠注射液、葡萄糖注射液输液或低分子右旋糖酐或羟乙基淀粉中,混合比例为 1：10。若输液为 500 ml,则静脉滴注时间应控制在 2～3 h
英夫利西单抗	将 100 mg 本品用 10 ml 注射用水溶解,用 0.9% 氯化钠注射液液稀释到 250 ml。静脉滴注时本品的终浓度应在 0.4～4 mg/ml。建议配制的溶液在 3 h 内使用
尤瑞克林	溶于 50 ml 或 100 ml 氯化钠注射液中,经 30 min 静脉滴注
右雷佐生	先以浓度为 0.167 mol 的乳酸钠注射液将本品配制成 10 mg/ml 的溶液,然后用 0.9% 氯化钠注射液或 5% 葡萄糖注射液将本品稀释 1.3～5 mg/ml
右美托咪定	起始 10 min 内静脉注射负荷剂量为 1 μg/kg,继后可静脉滴注维持剂量,以每小时 0.2～0.7 μg/kg 的速度给药,连续静脉滴注不可超过 24 h
右旋糖酐铁	用 0.9% 氯化钠注射液 500 ml 稀释后静脉滴注
藻酸双酯钠	溶于 5% 葡萄糖注射液 500 ml 中静脉滴注,滴速≤20 滴/分
蔗糖铁	于 0.9% 氯化钠注射液中断续静脉滴注。稀释 100 mg 至 100 ml 输液中,初始试验剂量为 25 mg,静脉滴注时间 15 min,然后以不超过 3.33 ml/min 的速度静脉滴注。1 ml 本品最多只能稀释到 0.9% 氯化钠注射液 20 ml 中,稀释液配好后应立即使用。100 mg 铁至少静脉滴注 15 min;200 mg 至少滴注 1.5 h;400 mg 至少滴注 2.5 h;500 mg 至少滴注 3.5 h
紫杉醇	于 0.9% 氯化钠注射液、5% 葡萄糖注射液中连续静脉滴注。稀释至 0.3～1.2 mg/ml,通过带滤器(0.22 μm 或更小)的输液管路静脉滴注,静脉滴注时间 3 h,不能使用 PVC 容器(引入和引出滤器的短接口可以使用)
左西孟旦	用 5% 葡萄糖注射液稀释,供静脉滴注,开始给予 12 mg/kg 负荷剂量 10 min,继后以每分钟 0.1 mg/kg 静脉滴注。持续 30～60 min 观察疗效,如病情已趋稳定,静脉滴注速度可调整为 0.05 mg/(kg·min),维持 6～24 h
左旋多巴	加入 5% 葡萄糖注射液 500 ml 中缓慢静脉滴注
左亚叶酸钙	于 0.9% 氯化钠注射液、5% 或 10% 的葡萄糖注射液或复方乳酸钠输液中断续静脉滴注。避光
左氧氟沙星	稀释于 5% 葡萄糖注射液或 0.9% 氯化钠注射液 250～500 ml 中行静脉滴注,稀释后静脉滴注时间 250 ml 不得少于 2 h,500 ml 不得少于 3 h,静脉滴注过快易引起静脉刺激症状或中枢神经系统反应
左乙拉西坦	于 0.9% 氯化钠注射液、5% 葡萄糖注射液或复方乳酸钠中连续静脉滴注。用至少 100 ml 输液稀释所需计量,静脉滴注时间 15 min
佐柔比星	溶于 0.9% 氯化钠注射液 250～500 ml 中行静脉滴注
唑来膦酸	于 5% 葡萄糖注射液或氯化钠注射液中断续静脉滴注。稀释所需剂量至 100 ml 输液中,静脉滴注时间最少 15 min

附录 8　常用制药辅料

在制剂处方设计中,为了解决制剂的成型性、有效性、稳定性和安全性而加入的除制剂处方中主药之外所用的多种佐料统称为药用辅料。在药物制剂处方的设计过程中,实际上是依据药物特性与剂型的要求筛选,进而使用药用辅料的过程。药用辅料是药物制剂的基础材料和重要组成部分,是保证药品在制剂生产过程中的物质基础,在制剂剂型的成型过程中起着关键的作用。这些药用辅料不仅可以赋予药品一定的剂型。而且还可以促进机体对有效成分的吸收和利用,提高药物的疗效、降低或减少不良反应。

药用辅料根据功能、用途以及化学性质可以分为很多种,理想的辅料是没有药理作用,无毒的,不与活性成分或其他辅料发生化学或物理反应;然而,实践中的辅料很少能满足这些标准。药品的毒性很可能与最终剂型中使用的辅料的化合物或制剂过程中残留的化合物(如溶剂)有关。

一、黏合剂和助压剂

黏合剂、助压剂及助流剂在片剂和颗粒剂的制造过程中将各组分黏合在一起,并使最终的成品具有一定的硬度。本类药品主要包括天然的或合成的聚合物,如淀粉、糖、糖醇,或纤维素衍生物。其他使用的还有明胶、瓜尔胶、碳酸镁及其衍生物和甲基丙烯酸甲酯聚合物。

阿拉伯胶
(acacia)

本品也称为阿拉伯树胶,来源于豆科的金合欢树属的树干渗出物,因此也称金合欢胶。

【CAS】 9000-01-5

【理化性状】 1. 本品为浅白色至淡黄褐色半透明块状,或为白色至橙棕色粒状或粉末。无臭,无味,易燃。本品在水中可逐渐溶解成呈酸性的黏稠状液体,经过一些时间可见黏度减低,溶解度约为 50%(W/V),不溶于乙醇。

2. 配伍禁忌:已经报道的配伍禁忌有乙醇、氨基比林、阿扑吗啡、甲酚、三价铁盐、吗啡、苯、毒扁豆碱、鞣酸、麝香草酚、香草醛等许多物质。阿拉伯胶中含有氧化酶,可作用于制剂中易氧化的物质。这种酶在加热至 100 ℃ 短时间后即可被灭活。

【简介】 在制药工业中可用作悬浮剂和乳化剂,还可用作片剂的黏合剂。经常与西黄蓍胶一同使用。罕见因吸入或使用本品而产生超敏反应。

海藻酸
(alginic acid)

【别名】 海朊酸、藻酸

【CAS】 9005-32-7

【理化性状】 本品是从褐藻科海藻中提取的含 D-甘露糖醛酸和 L-葡糖醛酸等多种酸残基的聚糖醛酸(polyuronic acid)混合物。本品为白色或浅黄棕色结晶或无定形粉末。在水中膨胀。极微溶或几乎不溶于乙醇,几乎不溶于有机溶剂,可溶解于氢氧化物的碱液中。

海藻酸钾
(potassium alginate)

【CAS】 9005-36-1

【理化性状】 本品为纯化的糖类,以稀碱液提取自多种棕色海藻。主要由海藻酸的钾盐组成。本品为白色至黄色、纤维素或颗粒状粉末。可溶于水,形成黏稠胶体溶液,不溶于乙醇,不溶于乙醚、30% 以上的乙醇水溶液、三氯甲烷,以及 pH 值低于 3 的酸性溶液中。

海藻酸丙二醇
(propylene glycol alginate)

【ATC】 A02BX13

【理化性状】 本品为白色至黄色,无臭或几乎无臭的纤维状或颗粒状粉末。可溶于水或有机酸溶液,根据其酯化的程度,可溶于 60% 以下的乙醇水溶液。在 pH3 时,可形成稳定的黏稠胶体溶液。

海藻酸钠
(sodium alginate)

【CAS】 9005-38-3

【理化性状】 本品主要由海藻酸的钠盐组成。本品为白色或淡黄棕色粉末,可缓慢溶于水,形成黏稠的胶体溶液,几乎不溶于乙醇。

【简介】 本品及其盐类(如海藻酸丙二醇、海藻酸钠)在制药领域作为悬浮剂和增稠剂使用。它们可以用作水包油型乳剂的稳定剂和片剂中的黏合剂与崩解剂。不同等级的海藻酸及其盐类有不同的商业用途,且其黏度也不同。高温灭菌会导致海藻酸钠溶液的黏度降低。海藻酸或海藻酸盐、海藻酸镁或海藻酸钠与抗酸药或组胺 H_2-受体拮抗药(如西咪替丁)一同用于治疗胃食管反流。海藻酸或海藻酸盐与胃酸反应在胃内容物表面形成黏稠的凝胶(通常被称作筏)。这种筏能机械性地减少胃内容物的反流。本品还被制成钙盐与钠盐混合物,作为止血剂或伤口敷料,可形成纤维用作敷料或包裹材料。

硅酸镁铝
(aluminium magnesium silicate)

【CAS】 1327-43-1;12511-31-8

【理化性状】 本品为白色的粉末、粒状或片状物。几乎不溶于水和有机溶剂;在水中膨胀为胶态分散体。5% 分散在水中的混悬液,其 pH 值为 9.0~10.0。

【简介】 本品有多种制药用途,如用作悬浮剂、增稠剂、乳化稳定剂,在片剂中作为黏合剂和崩解剂。

卡波姆
(carbomer)

【CAS】 9003-01-4

【理化性状】 本品为丙烯酸交联糖醚或多元醇的高分子量聚合物。由于溶解后有一定的黏度被制成不同特点的多种等级产品。本品为白色或类白色蓬松的吸湿性粉末。在水和其他极性溶剂中分散后膨胀,可为氢氧化钠溶液所中和。贮藏于密闭容器中。

【简介】 本品在制药工业中被用作悬浮剂、凝胶基质、乳化剂、片剂的黏合剂。在液态凝胶的组方中一般含量为0.2%或0.3%,作为人工泪液局部用于治疗干眼症(详见第23章)。

羧甲纤维素
(carmellose)

【CAS】 9000-11-7

【理化性状】 本品为白色或类白色吸湿性粉末。在水中溶胀形成混悬液;在氢氧化钠中具有黏度。几乎不溶于无水乙醇。其1%水溶液的pH值为3.5~5.0。贮藏于密闭容器中。

羧甲纤维素钙
(carmellose calcium)

【CAS】 9050-04-8

【理化性状】 本品为白色或淡黄白色,具有吸湿性的粉末。在水中溶胀形成混悬液。几乎不溶于乙醇、丙酮或甲苯。贮藏于密闭容器中。

羧甲纤维素钠
(carmellose sodium)

【CAS】 9004-32-4

【理化性状】 本品为白色或类白色具有吸湿性的粒状粉末。按干燥量计算,含有钠6.5%~10.8%。在水中易分散形成胶状溶液;几乎不溶于无水乙醇、丙酮、乙醚或甲苯。1%胶状水溶液的pH值为6.0~8.0。

交联羧甲纤维素钠
(croscarmellose sodium)

【理化性状】 本品为羧甲纤维素钠的交联聚合物。白色或灰白色粉末。几乎不溶于无水乙醇、丙酮或甲苯。1%混悬水溶液的pH值为5.0~7.0。

【简介】 羧甲纤维素钙和羧甲纤维素钠在制药方面有很多种用途,如用作悬浮剂、增稠剂和乳化剂,片剂的包材、黏合剂、崩解剂。

纤维素
(cellulose)

【CAS】 9004-34-6

【理化性状】 1. 本品为无支链多糖聚合物,包含1,4-β-链吡喃葡萄糖单元。它是纤维植物的主要组成成分。

2. 分子式:$(C_6H_{10}O_5)_n$

3. 结构式

可分散纤维素
(dispersible cellulose)

【理化性状】 本品为无臭或几乎无臭、白色或灰白色、粗或细微的粉末,含有微晶纤维素和羧甲纤维素钠的研磨混合物。分散在水中形成白色、不透明混悬液或凝胶。几乎不溶于有机溶剂和稀酸。贮藏于8~15 ℃环境下。

微晶纤维素
(microcrystalline cellulose)

【CAS】 9004-34-6

【理化性状】 本品为一种精制的、部分解聚的纤维素,由植物果浆纤维提取的α-纤维素与无机酸制得。本品为白色或类白色、细微或颗粒状粉末。几乎不溶于水、无水乙醇、丙酮、甲苯、稀酸或氢氧化钠溶液(1:20)。12.5%浓度的混悬液经振摇20 min,其上清液pH值为5.0~7.5。

粉状纤维素
(powdered cellulose)

【理化性状】 本品是由含纤维植物浆液中的α-纤维素经机械粉碎精制的纤维素。本品为白色或类白色、细微或颗粒状粉末。几乎不溶于水、无水乙醇、丙酮、甲苯、绝大多数有机溶剂或稀酸,微溶于氢氧化钠溶液(1:20)。11.1%浓度的水混合液经沉降1小时,其上清液的pH值为5.0~7.5。

醋酸纤维素
(cellulose acetate)

【CAS】 9004-35-7(cellulose acetate);9035-69-2(cellulose diacetate);9012-09-3(cellulose triacetate)。

【理化性状】 本品为部分或全部O-乙酰化纤维素,为白色的、黄白色的,或灰白色的,具有吸湿的粉末或者颗粒。几乎不溶于水和乙醇,溶于丙酮、甲酸,溶于等体积混合的甲醇或二氯甲烷。

【简介】 粉状纤维素和微晶纤维素在制药领域中用作片剂的黏合剂和崩解剂以及胶囊和片剂的稀释剂。这两种形式的纤维素也被用于食品工业。可分散的纤维素(含有一些羧甲纤维素钠)遇水形成一种触变凝胶,制药中被当作悬浮剂和增稠剂。醋酸纤维素常被用于缓释制剂和透皮给药制剂，并作为片剂包衣材料；其衍生物纤维醋丁酯和纤维醋法酯也很常用。不同形式的纤维素应用于各种便秘和肥胖的治疗制剂中。纤维素还被用在多种皮肤疾病（如多汗症）所使用的吸附粉末制剂中。

淀粉水解糖
(dextrates)

【CAS】 39404-33-6

【理化性状】 本品为一种精制的糖类混合物。由淀粉通过酶水解获得。流动性良好，为疏松的、白色、无臭、含有微晶聚合物的球状颗粒。易溶于水（加热可增加其溶解度），可溶于稀酸和碱以及碱性的有机溶剂（如吡啶）。不溶于普通有机溶剂。20%水溶液的 pH 值为 3.8~5.8。防潮贮于 8~15 ℃。

【简介】 本品可用作胶囊和片剂的稀释剂以及片剂黏合剂。

乙基纤维素
(ethylcellulose)

【别名】 纤维素乙醚、纤维素乙基醚、EC

【CAS】 6004-57-3

【理化性状】 1. 本品为部分 O-乙酰化纤维素。按干燥量计算，本品含 44%~51% 的乙氧基（—OC_2H_5）。本品为白色至淡黄白色，无臭或几乎无臭的粉末或颗粒状粉末。几乎不溶于水、甘油（85%）或丙二醇，可溶于二氯甲烷、20%乙醇和80%甲苯（质量分数）混合液，微溶于乙酸乙酯或甲醇。

2. 结构式

R=H 或 CH_2CH_3

【简介】 本品被用作片剂黏合剂以及片剂、颗粒剂和微囊的包衣材料。还被用作增稠剂。

甘油二十二烷酸酯
(glyceryl behenate)

【CAS】 77538-19-3；30233-64-8

【理化性状】 1. 本品为双酰基甘油的混合物，主要是双二十烷酰甘油和不同量的单酰基甘油和三酰基甘油的混合物。由甘油和二十二烷酸酯化而成，含有 15%~23% 的单酰基甘油，40%~60% 的双酰基甘油和 21%~35% 的三酰基甘油。为坚硬的蜡状或粉末，白色或类白色的油腻的鳞片状固体。几乎不溶于水，溶于热乙醇，可溶于二氯甲烷。熔点为 65~77 ℃。

2. 结构式

R=H 或 $C_{22}H_{43}O_2$

【简介】 本品用作片剂制备过程的润滑剂和黏合剂。

羟乙基纤维素
(hyetellose)

【别名】 HEC

【CAS】 9004-62-0

【理化性状】 本品属部分取代的 2-羟乙基纤维素醚，为白色、淡黄白色或淡灰白色的粉末或颗粒。溶于冷水或热水而形成胶状溶液，几乎不溶于乙醇、丙酮或甲苯。1%水溶液的 pH 值为 5.5~5.8。

【简介】 本品在制药领域被用作增稠剂和稳定剂，片剂包衣材料和黏合剂。为治疗干眼症制剂、隐形眼镜护理液和口干制剂的润滑剂。

羟丙基纤维素
(hyprolose)

【CAS】 9004-64-2

【UNII】 RFW2ET671P（hyprolose）；2165RE0K14（hydroxypropyl cellulose,low-substituted）

【理化性状】 1. 本品属部分取代的 2-羟丙基的纤维素醚，为白色或淡黄白色粉末或颗粒，干燥后具有吸湿性。本品可溶于冷水、无水乙醇、冰醋酸、甲醇、丙二醇、甲醇和二氯甲烷（10∶90）的混合液，形成胶状溶液，几乎不溶于热水、乙二醇或甲苯，略溶于或微溶于丙酮。1%水溶液的 pH 值为 5.0~8.5。

2. 结构式

R=H 或 $CH_2CH(OH)CH_3$

【简介】 本品主要用作片剂包衣膜、片剂赋形剂、增稠剂，并用于微囊。在食品工业中被用作乳化剂和稳定剂。还被用于制造治疗干眼症的眼科缓释植入物。在本品用作眼用固体植入物时，可造成视物模糊和眼部不适或刺激包括过敏和眼睑水肿。曾有报道本品在作为雌二醇贴片的水层成分中，引起过敏性接触性皮炎。

羟丙甲纤维素
(hypromellose)

【CAS】 8063-82-9

【ATC】 S01KA02

【理化性状】 1. 本品为混合的纤维素醚,包含不同比例的甲氧基和2-羟丙基纤维素。本品为白色、淡黄色或灰白色粉末或颗粒,干燥后具有吸湿性。在冷水中溶解,形成胶状溶液。本品几乎不溶于热水、无水乙醇、丙酮或甲苯。1%质量比水溶液的pH值为5.5~8.0。

2. 结构式

R=H 或 CH_3 或 CH_2CH(OH)CH_3

羟丙甲纤维素醋酸琥珀酸酯
(hypromellose acetate succinate)

〖CAS〗 71138-97-1

〖理化性状〗 本品为羟丙甲纤维素醋酸单琥珀酸酯的混合物,为白色至淡黄白色、微有吸湿性的粉末或丸状固体,无臭,或有微弱醋酸样气味。本品几乎不溶于水、无水乙醇、二甲苯和正己烷。溶于1 mol/L的氢氧化钠溶液。本品加入无水乙醇和二氯甲烷的混合物(1:1)中或加入丙酮中,可生成澄明或浑浊的黏稠液体。贮于密闭容器中。

羟丙甲纤维素邻苯二甲酸酯
(hypromellose phthalate)

〖CAS〗 9050-31-1

〖理化性状〗 本品为羟丙甲纤维素的单苯二甲酸酯,含量以无水物计算,含有一定数量的甲氧基、2-羟丙基及邻苯二甲酰基。本品为白色或浅灰色,流动性强的片状或颗粒状粉末。几乎不溶于水和无水乙醇,极微溶于丙酮和甲苯,可溶于等体积丙酮和甲醇混合液、二氯甲烷和甲醇的混合物。贮于密闭容器中。

〖简介〗 羟丙甲纤维素与甲基纤维素性质相近。在制药领域用作薄膜衣片的黏合剂、缓释基质。在局部用凝胶剂和软膏剂中则被用作乳化剂、悬浮剂和稳定剂。羟丙甲纤维素邻苯二甲酸酯被用作片剂和颗粒剂的肠溶衣的材料或制造缓释颗粒,还用来作为包衣改善片剂的味觉。

甲基纤维素
(methylcellulose)

【CAS】 9004-67-5

【ATC】 A06AC06

【理化性状】 1. 本品为含羟基的甲醚纤维素,为白色、淡黄白色或灰白色粉末或颗粒,干燥后具有吸湿性。几乎不溶于热水、无水乙醇、丙酮和甲苯,遇冷水则形成胶状溶液。1%水溶液的pH值为5.5~8.0。

2. 结构式

R=H 或 CH_3

3. 配伍禁忌:本品与氯甲酚、羟苯酯类、苯酚有配伍禁忌。大量电解质可使甲基纤维素胶浆因盐析而增强黏度,超高浓度的电解质可导致甲基纤维素完全沉淀。

【简介】 不同级别的甲基纤维素作为乳化剂、悬浮剂和增稠剂广泛应用于制药领域,在片剂生产中被用作黏合剂、崩解剂和包衣材料。低黏度等级的甲基纤维素多用于乳化剂,由于表面张力低于高黏度等级。低黏度等级的甲基纤维素也用作液体口服剂型中的悬浮剂和增稠剂,本品也可替代糖浆和其他悬浮基质。高黏度等级的甲基纤维素多在凝胶剂和乳膏剂中用作增稠剂。在片剂生产中,低黏度等级和中黏度等级的甲基纤维素多作为黏合剂使用,高黏度等级的本品则作为崩解剂,在与溶剂接触时膨胀起效。在片剂包衣中,经常使用高取代、低黏度的甲基纤维素。本品也用于缓释片的组方中。高黏度的甲基纤维素溶液(通常为0.5%~1%)被用作滴眼液中的赋形剂,也作为人工泪液、隐形眼镜的保护液,但羟丙纤维素目前使用更普遍。

棕榈油
(palm oil)

本品由油棕 Elaeis guineensis 的果肉的油经精炼后得到。

【理化性状】 本品原油为深橙色,有特殊臭味;在21~27℃时为半固体。

棕榈仁油
(palm kernel oil)

〖CAS〗 8023-79-8

〖理化性状〗 本品是从油棕 Elaeis guineensis 的果仁精炼得到的油脂。本品为白色至淡黄色固体脂肪,熔点为27~29℃。不溶于水。贮藏温度不超过45℃。

〖简介〗 棕榈油来自油棕榈(Elaeis guineensis)的果实,棕榈仁油来自同一品种的果仁。这两种物质尽管有许多相似的用途,但还是有不同的特点和属性。未精炼的棕榈油富含类胡萝卜素,其中大部分或全部在标准精炼和加工中被去除。棕榈油和棕榈仁油已大规模在全球生产和使用，主要用于生产乳膏剂和软膏剂，也可用作栓剂基质，还可用作片剂或胶囊剂的润滑剂和黏合剂。另外也可以用于烹饪和食品加工中，以及肥皂和化妆品的生产中。

泊洛沙姆类
（poloxamers）

【CAS】　9003-11-6

【理化性状】　1. 本品是由环氧乙烷和环氧丙烷合成的大分子共聚物。一般分子式为 $HO(C_2H_4O)_a(C_3H_6O)_b(C_2H_4O)_aH$。可能含有适当的抗氧化剂。泊洛沙姆124是无色或近似无色的液体。泊洛沙姆237和泊洛沙姆338是白色或类白色的蜡状粉末、微珠或鳞片；熔点大约为50 ℃。泊洛沙姆124、237和338都极易溶于水和乙醇；几乎不溶于石油醚（50～70 ℃）。10％水溶液的 pH 值为5.0～7.5。贮于密闭容器中。

2. 配伍禁忌：已报道，泊洛沙姆与羟苯酸盐以及苯酚有配伍禁忌。

泊洛扎林
（poloxalene）

〖理化性状〗　本品是由环氧乙烷和环氧丙烷合成的大分子聚合物。本品为无色或淡黄色的液体，溶于水、三氯甲烷和二氯乙烯。2.5％水溶液的 pH 值为5.0～7.5。避光，密闭贮于8～15 ℃。

泊洛沙姆 188
（poloxamer 188）

〖理化性状〗　一般分子式为：$HO(C_2H_4O)_a(C_3H_6O)_b(C_2H_4O)_aH$，分子式中 a 为75～85，b 为25～30，平均分子量为7680～9510。本品为白色或类白色的蜡状粉末、微珠或鳞片状固体；熔点约为50 ℃。极易溶于水和乙醇，几乎不溶于石油醚（50～70 ℃）。10％水溶液的 pH 值为5.0～7.5。贮于密闭容器中。

泊洛沙姆 407
（poloxamer 407）

〖理化性状〗　$HO(C_2H_4O)_a(C_3H_6O)_b(C_2H_4O)_aH$，分子式中 a 为95～105，b 为54～60；平均分子量为9840～14600。为白色或类白色的蜡状粉末、微珠或薄片状固体。熔点大约为50 ℃。极易溶于水和乙醇，几乎不溶于石油醚（50～70 ℃）。10％水溶液的 pH 值为5.0～7.5。贮于密闭容器中。

【简介】　泊洛沙姆类用作静脉用脂肪乳的乳化剂，用作醌剂和糖浆剂的增溶剂以保持溶液透明，还用作抗菌药的润滑剂，也可以用作软膏和栓剂基质、片剂的黏合剂或用于包衣。泊洛沙姆407和泊洛沙姆338都可用于隐形眼镜护理液。泊洛扎林在反刍动物腹胀的治疗过程中用作消泡剂。

聚氧乙烯
（polyethylene oxide）

【理化性状】　本品为氧化乙烯的非离子型同聚物，分子式为 $(OCH_2CH_2)_n$，n 代表氧化乙烯基团的平均数量（为 2000～100000 以上）。可能含不大于 3％ 的二氧化硅。本品为白色至灰白色粉末。能与水混溶，易溶于乙腈、二氯甲烷、二氯乙烷、三氯乙烯，不溶于脂肪烃、乙二醇、二乙二醇和甘油。避光，贮于密闭容器中。

【简介】　本品用作片剂黏合剂、悬浮剂和增稠剂。也被用于水凝胶性伤口敷料。

聚维酮
（povidone）

【别名】　聚乙烯吡咯酮、聚烯吡酮、乙烯吡咯酮、血安素、海脉素、Povidone、PVP

【CAS】　9003-39-8

【理化性状】　1. 本品为 1-乙烯、2-吡咯酮的线形聚合物。不同类型的聚维酮在溶液中黏度不同。本品为白色或淡黄白色具有吸湿性的粉末或薄片。易溶于水、乙醇和甲醇，微溶于丙酮。5％水溶液的 pH 值为3.0～7.0。贮于密闭容器中。

2. 分子式：$(C_6H_9NO)_n$

3. 结构式

共聚维酮
（copovidone）

〖理化性状〗　本品为 1-乙烯基吡咯烷-2-酮和醋酸乙烯按 3∶2 聚合而成的共聚物。本品为白色或淡黄白色具有吸湿性的粉末或薄片。易溶于水、乙醇和二氯甲烷。防潮保存。

交聚维酮
（crospovidone）

〖理化性状〗　本品为 1-乙烯基吡咯烷-2-酮的交联聚合物，为白色或淡黄色具有吸湿性的粉末或片状粉末。几乎不溶于水、乙醇、二氯甲烷。防潮保存。

【简介】　本品用作悬浮剂、分散剂、片剂的黏合剂、制粒和包衣材料，也被用于碘的载体。不溶性聚维酮交联型，被称作交聚维酮，用作片剂崩解剂。交联聚维酮醋酸乙烯的共聚物，用作片剂黏合剂和包衣材料。本品还用于配制治疗干眼症的人工泪液制剂和隐形眼镜护理液等。用于干眼症，浓度多为 0.6％，与其他增稠剂

（如聚乙烯醇）一同使用；单独应用浓度为 1.5％～5％。本品还被用作缓解胃肠疾病的吸附剂。

玉米蛋白
(zein)

【CAS】 9010-66-6

【理化性状】 本品是从玉米和玉蜀黍（禾本科）中提取的醇溶性谷蛋白。本品白色至黄色的粉末。不溶于水和丙酮；易溶于体积浓度为 60％～80％ 的丙酮-水混合物；可溶于含水乙醇、乙氧基乙醇、呋喃甲醇、四氢糠醇和 pH＞11.5 的碱性溶液；不溶于无水醇性溶剂，甲醇除外。

【简介】 在药品制备和食品业，本品可用作片剂的黏合剂和涂布剂，可代替虫胶。

二、包衣和薄膜

片剂的表面通常裹有包衣层，使药物防潮、避光、隔绝空气以增加药物的稳定性，且包衣能增加片剂的硬度，掩盖药物不良味道和气味，便于服用和药品识别，还能用于控制活性成分的释放。糖是使用最广泛的包衣层。可先使用密封剂如纤维素或虫胶，以及阿拉伯胶或明胶的粉衣层，最后使用蜡或石蜡作为打光剂。然而，糖衣如今大部分被薄膜衣取代。薄膜衣使用天然或合成聚合物，如纤维素衍生物、甲基丙烯酸甲酯衍生物、聚醋酸乙烯酯和虫胶。其中不溶于酸的聚合物可用于肠溶片的包衣，如邻苯二甲酸衍生物。其他作为包衣的辅料还有脂肪酸甘油酯，如甘油二十二烷酸酯和棕榈酰硬脂酸甘油酯。其中乙基纤维素、甘油二十二烷酸酯、羟乙基纤维素、羟丙基纤维素、羟丙甲纤维素、甲基纤维素、棕榈油、泊洛沙姆类、玉米蛋白等见上文"黏合剂和助压剂"。

蜂蜡
(beeswax)

白蜂蜡
(white beeswax)

【CAS】 8012-89-3

【理化性状】 本品是由黄蜂蜡经漂白后制得的。本品为白色或淡黄色块状或片状固体，薄片呈半透明，具有和黄蜂蜡类似的气味，但是气味较弱并且不会酸败，具有细粒的、无光泽的、非晶体状的断面，在手中温暖后变得柔软并有延展性。滴点为 61～65 ℃，不溶于水，微溶于热乙醇，完全溶解于脂类和精炼油。

黄蜂蜡
(yellow beeswax)

【CAS】 8012-89-3

【理化性状】 蜡质是用沸水熔化蜜蜂（*Apis mellifera*）的蜂巢并去除杂质制得的。本品为黄色或浅褐色块状或片状固体，有轻微的特殊的蜂蜜气味，其断面为细粒，无光泽，非晶体状，在手中温暖后变得柔软并有延展性。滴点为 61～66 ℃。几乎不溶于水，略溶于热乙醇；完全溶解于脂类和精炼油。

【简介】 黄蜂蜡在软膏剂和乳膏剂中作为增硬剂，使得水能够被包裹形成油包水型乳剂。也可以用于口服缓释制剂的包衣材料。白蜂蜡具有类似的用途，有时用于调节栓剂的熔点。白蜂蜡的无菌制剂、固体石蜡及棕榈酸异丙酯（无菌的外科骨蜡）用于控制整形外科手术中骨损伤造成的出血。蜂蜡还被用于食品和化妆品中。

巴西棕榈蜡
(carnauba wax)

【CAS】 8015-86-9

【理化性状】 本品提取自巴西棕榈树的树叶，为淡黄色或黄色粉末、薄片或硬块。相对密度大约是 0.97。熔点为 80～88 ℃。几乎不溶于水或乙醇，溶于加热的乙酸乙酯和二甲苯中。避光贮藏。

【简介】 本品通常用作包衣材料，也用在食品中。

纤维醋法酯
(cellacefate)

【CAS】 9004-38-0

【理化性状】 本品为部分羟基被乙酰化（21.5％～26.0％）、部分被苯二甲酰化（30.0％～36.0％）的纤维素。本品为白色或类白色、流动性强的粉末或无色片状粉末，具有吸湿性，几乎不溶于水、无水乙醇、二氯甲烷，易溶于丙酮，溶于二甘醇；溶于稀碱液。贮于密闭容器中。

【简介】 本品在胃酸性条件下无变化，但在肠液中会变软膨胀。在制药领域被用作片剂和胶囊肠溶衣的主要成分，并经常与增塑剂一同使用。据报道本品可被一些离子物质（如氯化铵和碘化钾）渗透，这些物质的制剂需要有隔离层。

十六醇
(cetyl alcohol)

【别名】 鲸蜡醇、棕榈醇
【CAS】 36653-82-4；124-29-8
【理化性状】 1. 本品为固体醇的混合物，主要为来源于动物或植物的十六元醇。本品为白色或类白色油质块状固体、粉末、片状或颗粒状固体。熔点为 46～53 ℃。几乎不溶于水，易溶于或略溶于乙醇；熔化以后可以与动物油、植物油、液状石蜡以及熔融的羊毛脂混合。

2. 分子式：$C_{16}H_{34}O$

3. 分子量：242.4

4. 结构式

【简介】　本品因其润滑、吸水性、增硬和较弱的乳化作用被用于局部用制剂中。可以用于栓剂中以提高熔点，另外可用于控、缓释固体制剂的包衣。本品能引起超敏反应。

十六烷基酯
(cetyl esters)

十六烷基酯蜡
(cetyl esters wax)

【CAS】　85566-24-1

【理化性状】　本品主要是由饱和脂肪醇（碳链长度14~18）和饱和脂肪酸（碳链长度14~18）形成的酯。本品为白色至米色半透明片状固体，有晶体状结构，结块时有珍珠样光泽。有轻微臭且不会酸败。熔点为43~47℃。不溶于水，几乎不溶于冷乙醇，溶于沸腾的乙醇、三氯甲烷、乙醚、挥发及不挥发油，微溶于冷的石油醚。防潮，贮于不超过40℃的环境中。

【简介】　本品常用于乳膏和软膏的润滑剂和增硬剂。也被作为一些口服剂型的包衣。

棕榈酰硬脂酸甘油酯
(glyceryl palmitostearate)

【CAS】　8067-32-1

【简介】　本品在制药工业中用作稀释剂、润滑剂，以及片剂和胶囊剂的包衣。

固体石蜡
(hard paraffin)

【CAS】　8002-74-2。

【理化性状】　本品由固态饱和烃类经过纯化制得，主要从石油中获得。熔点为50~61℃。为无色或白色团块。熔化后在日光下无荧光。几乎不溶于水和乙醇，极易溶于二氯甲烷。避光贮藏。

【简介】　本品主要在软膏剂基质中作为增硬组分。也用于乳膏剂，还可作为胶囊和片剂的包衣材料。本品可用于理疗，可通过石蜡浴缓解关节炎和关节扭伤的疼痛。注射石蜡会产生肉芽肿反应。

聚乙二醇聚乙烯醇接枝共聚物
[macrogol poly(vinyl alcohol)grafted copolymer]

【CAS】　96734-39-3；121786-16-1

【理化性状】　本品是聚乙二醇和聚乙烯醇的接枝共聚物，其平均相对分子量大约为45000。由大约75％的聚乙烯醇和25％聚乙二醇单元组成。可能含有无水硅胶以改善其流动性。本品为白色或微淡黄色粉末。极易溶于水，几乎不溶于无水乙醇和丙酮，溶于稀酸和稀碳酸氢钠溶液。20％水溶液的pH值为5.0~8.0。

【简介】　本品通常作为片剂和丸剂的薄膜包衣。

微晶蜡
(microcrystalline wax)

【CAS】　63231-60-7

【理化性状】　本品为直链、支链和环状烃类的混合物，通过适当的脱蜡或除油的方法，将石油分馏底层部分用溶剂分馏而得到。本品为白色或乳白色的无臭的蜡状固体。熔化温度范围是54~102℃。不溶于水，微溶于无水乙醇，溶于三氯甲烷、乙醚、挥发油和大多数的温热非挥发油。贮于密闭容器中。

【简介】　本品在乳膏剂和软膏剂中作为增硬剂，在固体制剂中作为包衣材料，包括缓释制剂。本品还可用于食品及化妆品。

聚醋酸乙烯
(polyvinyl acetate)

【CAS】　9003-20-7

【理化性状】　1. 本品为白色或类白色粉末，或无色颗粒或珠粒。几乎不溶于水，溶于乙醇，易溶于乙酸乙酯。具吸湿性，在水中膨胀。在40~50℃以上发生软化。

2. 化学名：poly(1-acetyloxiethene)

3. 分子式：$(C_4H_6O_2)_n$

4. 结构式

聚醋酸乙烯邻苯二甲酸酯

【理化性状】　本品为邻苯二甲酸酐和部分水解聚醋酸乙烯酯的反应产物。以无水不含酸的基质计，含有55.0％~62.0％邻苯二甲酰基团。本品为流动性的白色粉末，有轻微的醋酸臭。不溶于水、三氯甲烷和二氯甲烷,溶于乙醇和甲醇。贮于密闭容器中。

【简介】 本品用作片剂肠溶衣中的黏稠改进剂。聚醋酸乙烯用作片剂包衣,也被广泛用作胶黏剂。

短梗霉多糖
(pullulan)

【CAS】 9057-02-7

【理化性状】 1. 本品为以淀粉或糖类为原料,经微生物发酵产生的细胞外纯天然高分子多糖。其化学组成主要是由 α-1.6 葡萄糖苷键连接的聚麦芽三糖。分子结构中含 1/3 的 α-1.6 葡萄糖苷键。2/3 的 α-1.4 葡萄糖苷键。本品为白色粉末。易溶于水,几乎不溶于无水乙醇。

2. 分子式:$(C_6H_{12}O_5)_n$

3. 结构式

【简介】 常用于片剂包衣,作为片剂压片的辅料,用作可食性薄膜,并且在胶囊中替代明胶。也用于食品和化妆品工业中。

虫胶
(shellac)

【CAS】 9000-59-3

【理化性状】 本品是从雌性紫胶虫(*Lacci fer lacca* Kerr)分泌物提纯的树脂样的成分。其可分为四种类型:蜡状虫胶、漂白虫胶、脱蜡虫胶和漂白脱蜡虫胶。本品为橙褐色或黄色、发亮的、半透明的、坚固的或尖锐的或细薄的絮片(蜡状虫胶、脱蜡虫胶),或奶油白色或黄褐色的粉末(漂白虫胶、漂白脱蜡虫胶)。本品几乎不溶于水。在无水乙醇中可溶解或很少溶解为乳白色溶液(蜡状虫胶、漂白虫胶)或澄明溶液(脱蜡虫胶、漂白脱蜡虫胶)。当加热时,略溶于碱性溶液。避光保存。贮藏温度不超过 15 ℃。

【简介】 本品通常作为丸剂或片剂的肠溶包衣,有报道显示在贮藏中会显著增大崩解时限。

三、着色剂

长久以来,一直用着色剂来改善食品和化妆品的外观。同时,着色剂也用于制药业,可改善患者对药物的接受程度,还可以帮助识别和防止假冒药品,并增加光敏感药物的稳定性。目前,着色剂的应用已经得到严格的限制和广泛的控制。由其引起的儿童过敏反应和多动行为是公众非常关注的问题。

着色剂可大致分为合成染料和天然染料(如角黄素、焦糖、胭脂红、叶绿素、胭脂虫红、藏红花和姜黄)。部分食物本身所含的天然色素即可作为着色剂,如花青素类和类胡萝卜素。类胡萝卜素包括提取自阿那托的比兴和去甲比兴、提取自红辣椒的辣椒红(E160c)、胡萝卜素(E160a)、番茄红素(E160d)、β-阿朴-8-胡萝卜醛(E160e)以及 β-阿朴-8-胡萝卜酸乙酯(E160f)。叶黄素(lutein)(E160b)与角黄素一样可分属于胡萝卜素类,也可分属于叶黄素类。

诱惑红
(allrua red AC)

【CAS】 25956-17-6

【理化性状】 1. 本品为深红色粉末,无臭。溶于水,可溶于甘油与丙二醇,微溶于乙醇,不溶于油脂。溶于水呈微带黄色的红色溶液。

2. 化学名:Disodium (5E)-5-[(2-methoxy-5-methyl-4-sulfonatophenyl) hydrazono]- 6-oxo-5,6-dihydronaphthalene-2-sulfonate

3. 分子式:$C_{18}H_{14}N_2Na_2O_8S_2$

4. 分子量:496.42

5. 结构式

【简介】 本品为药品、化妆品和食品用着色剂。

苋菜红
(amaranth)

苋菜红又名食用赤色 2 号(日本)、食用红色 9 号、酸性红、杨梅红、鸡冠花红、蓝光酸性红,为水溶性偶氮类着色剂。

【CAS】 915-67-3

【理化性状】 1. 本品为紫红色粉末,无臭,耐光、耐热性强(105 ℃),易溶于水,0.01％的水溶液呈玫瑰红色,可溶于甘油及丙二醇,不溶于油脂等其他有机溶剂。

2. 化学名:Trisodium 3-hydroxy-4-(4-sulphonato-1-naphthylazo)naphthalene- 2,7-disulphonate

3. 分子式:$C_{20}H_{11}N_2NA_3O_{10}S_3$

4. 分子量:604.5

5. 结构式

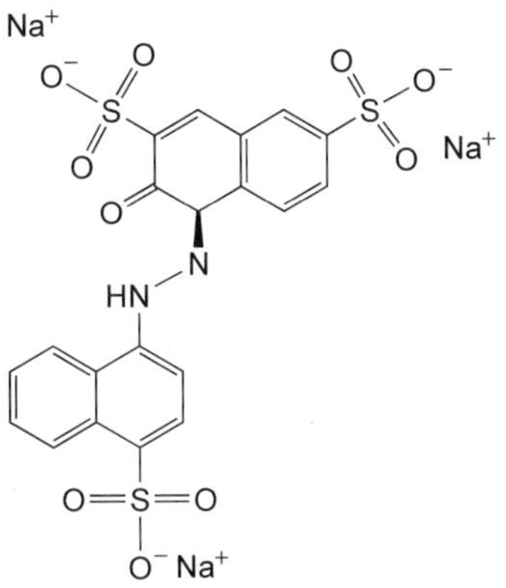

【简介】　注："苋菜"也用来指植物种属苋，其中一些已被用作染料的来源。本品为药品、食品和化妆品用着色剂。虽然早期的动物实验发现一些致癌性的证据，但后续研究没有证实。在英国，苋菜红作为适宜食品色素。

阿那托
(annatto)

【CAS】　1393-63-1

比兴
(bixin)

〖CAS〗　6983-79-5（cis-bixin）；39937-23-0（all-trans-bixin）

〖理化性状〗　1.化学名：(2E,4E,6E,8E,10E,12E,14E,16Z,18E)-20-methoxy-4,8,13,17-tetramethyl-20-oxoicosa-2,4,6,8,10,12,14,16,18-nonaenoic acid

2.分子式：$C_{25}H_{30}O_4$

3.分子量：394.5

4.结构式

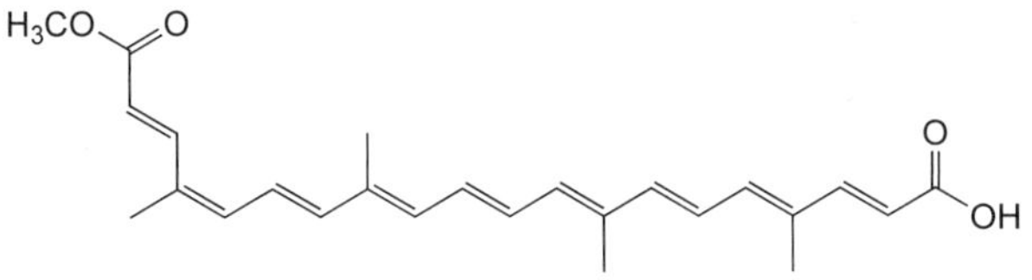

去甲比兴
(norbixin)

〖CAS〗　626-76-6(cis-norbixin)；542-40-5(all-trans-norbixin)

〖理化性状〗　1.化学名：(2E,4E,6E,8E,10E,12E,14E,16Z,18E)-20-methoxy-4,8,13,17-tetramethyl-20-oxoicosa-2,4,6,8,10,12,14,16,18-nonaenoic acid

2.分子式：$C_{24}H_{28}O_4$

3.分子量：380.5

4.结构式

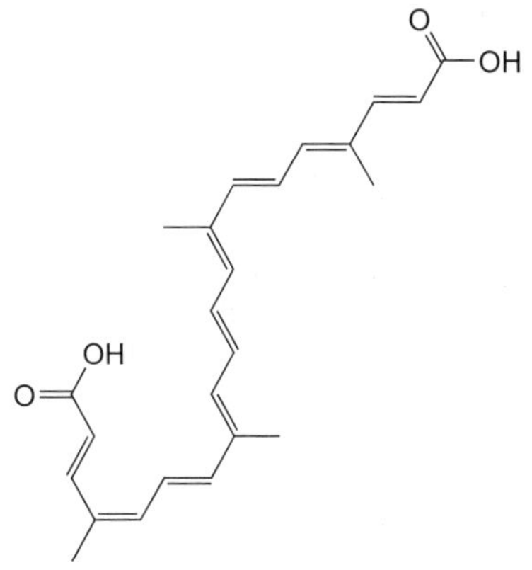

【简介】　阿那托是从红木（Bixa orellana）种子中提取出的一种着色剂。阿那托及其衍生物，比兴和去甲比兴用于食品、药品及化妆品的着色。比兴和去甲比兴都存在顺式和反式结构，顺式结构为其主要着色成分。阿那托极少有超敏反应的报道。曾报道过一名男性患者食用了经阿那托着色的谷类食物后的过敏反应的个案。

直接黑 PN
(black PN)

【CAS】　2519-30-4

【理化性状】　1.化学名：Tetrasodium (6Z)-4-acetamido-5-oxo-6-[[7-sulfonato-4-(4-sulfonatophenyl)azo-1-naphthyl]hydrazono]naphthalene-1,7-disulfonate

2.分子式：$C_{28}H_{17}N_5Na_4O_{14}S_4$

3.分子量：867.7

4.结构式

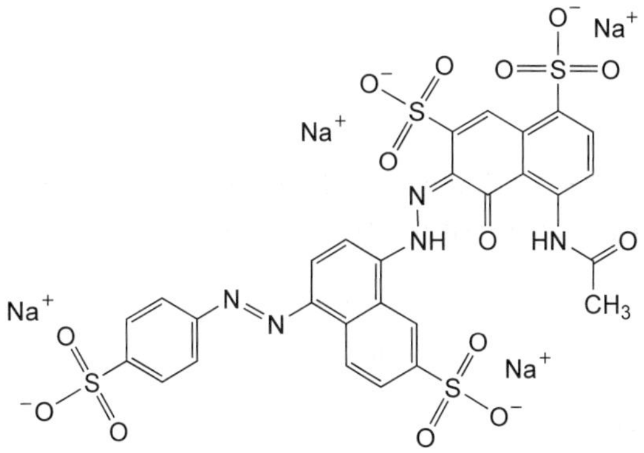

【简介】　本品为药品、化妆品和食品用着色剂。

直接枣红 R
(bordeaux R)

【CAS】　5858-33-3

【理化性状】　1.化学名：3-Hydroxy-4-(1-naphthylazo)-2,7-naphthalenedisulfonic acid, disodium salt

2.分子式：$C_{20}H_{12}N_2Na_2O_7S_2$

3. 分子量:502.4

4. 结构式

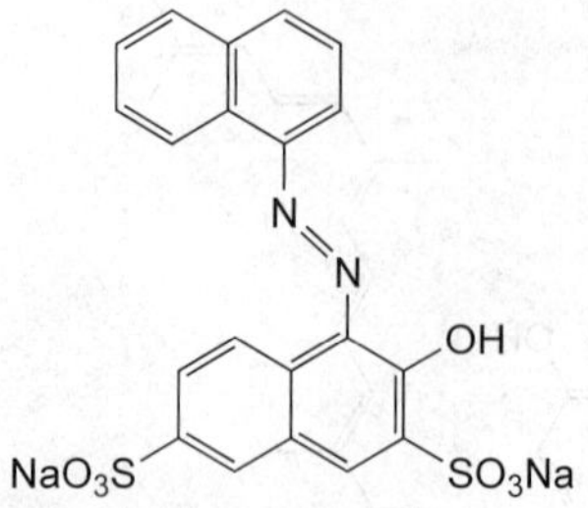

【简介】　本品曾用于药品和食品着色,但已被其他着色剂取代。

亮蓝 FCF
(brilliant blue FCF)

【CAS】　3844-45-9

【理化性状】　1. 化学名:Ethyl-[4-[[4-[ethyl-[(3-sulfophenyl) methyl] amino] phenyl]-(2-sulfophenyl) methylidene]-1-cyclohexa-2, 5-dieny-lidene]-[(3-sulfophenyl)methyl]azanium

2. 分子式:$C_{37}H_{34}N_2Na_2O_9S_3$

3. 分子量:792.8

4. 结构式

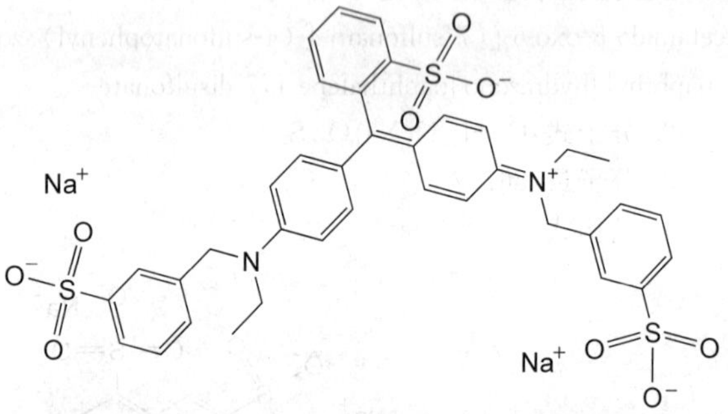

【简介】　本品为药品、化妆品和食品用着色剂。其母体化合物亮蓝作为染色剂用于眼科正在研究中。

棕 FK
(brown FK)

【CAS】　8062-14-4

【理化性状】　1. 本品为红棕色粉末或颗粒。

2. 化学名:Sodium 4,4'-[(4,6-diaminobenzene-1,3-diyl) di (E) diazene-2,1-diyl] dibenzenesulfonate 4-[(E)-(2, 4-diamino-5-methylphenyl) diazenyl] benzenesulfonate(3∶1∶1)

3. 分子式:$C_{31}H_{27}N_{10}Na_3O_9S$

4. 分子量:848.77

5. 结构式

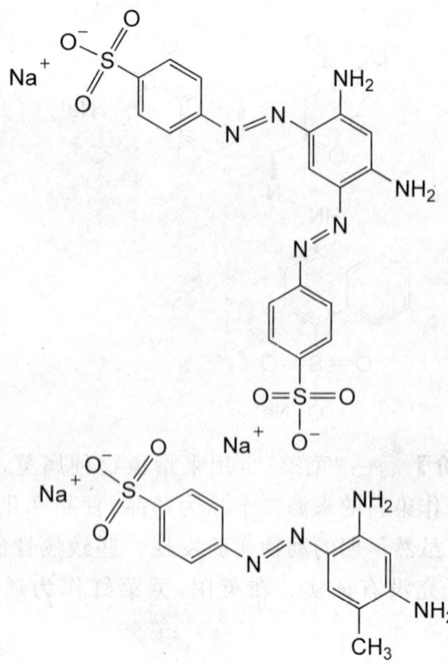

【简介】　本品为着色剂。

棕 HT
(brown HT)

【CAS】　4553-89-3

【理化性状】　1. 化学名:Disodium 4-[(2E)-2-[(5Z)-3-(hydroxymethyl)-2, 6-dioxo-5-[(4-sulfonatonaphthalen-1-yl) hydrazinylidene]-1-cyclohex-3-enylidene]hydrazinyl]naphthalene-1-sulfonate

2. 分子式:$C_{27}H_{18}N_4Na_2O_9S_2$

3. 分子量:652.6

4. 结构式

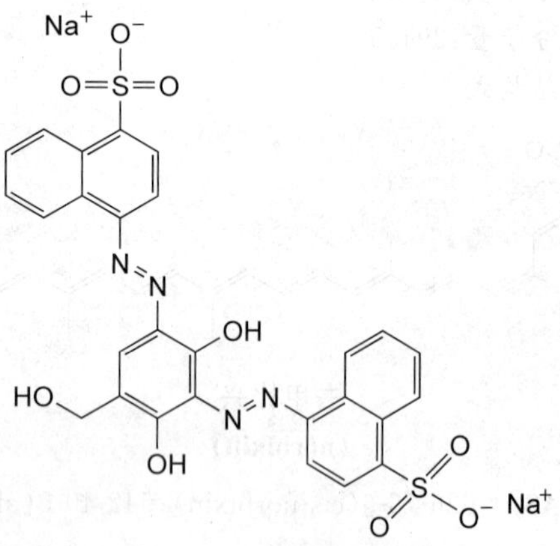

【简介】　本品为药品和食品着色剂。

角黄素
(canthaxanthin)

【CAS】　514-78-3

【理化性状】　1. 化学名:β,β-Carotene-4,4'-dione

2. 分子式:$C_{40}H_{52}O_2$

3．分子量：564.8

4．结构式

【简介】　本品为类胡萝卜素，但不像 β-胡萝卜素或 β-阿朴-8-胡萝卜醛，它不具有维生素 A 的活性。它为食物色素，可用于鲑鱼和鳟鱼鱼肉的染色。也用作化妆品的着色。口服本品可产生人工晒黑的效果。本品也作为 β-胡萝卜素的添加剂以控制红细胞生成性原卟啉病。此类用法也可导致视网膜沉积物的形成，部分病例可出现视力损伤。本品与视网膜改变有关，包括黄斑周围的亮黄色颗粒沉积，以及眼功能和视力下降。虽然这些报道是基于口服本品用于人工晒黑或治疗红细胞生成性原卟啉病的情况，但是本品用作食物色素已受到关注。

焦糖
（caramel）

【CAS】　8028-89-5

【理化性状】　本品由蔗糖或葡萄糖加热，并同时加入少量碱、碱性碳酸盐或微量无机酸，直到甜味被完全破坏，生成的棕色物质。本品为黏稠的棕黑色液体，具有焦糖的特殊臭和适度的苦味。溶于水（1∶1000），形成特殊的黄橙色、澄清溶液。阳光暴露 6 小时后，溶液的颜色不改变，且不形成沉淀。当在玻璃板上展开时，表现为均匀、略带棕红色且透明的薄层。易溶于水，不溶于乙醚、三氯甲烷、丙酮、石油醚以及苯，可溶于最高为 55% 的稀乙醇。贮于密闭容器中。

【简介】　本品主要用于食品、药品和化妆品着色，使产品呈暗黄至暗棕色。本品不产生热量。本品可以依照在加工制造时使用的反应物进行分级：一级（E150a、普通焦糖、酒精焦糖或苛性焦糖），在生产中不使用铵盐或亚硫酸盐；二级（E150b 或亚硫酸苛性焦糖），生产中使用亚硫酸盐但不使用铵盐；三级（E150c、氨焦糖或啤酒焦糖），生产中使用铵盐但不使用亚硫酸盐；四级（E150d、亚硫酸氨焦糖或软饮料焦糖），生产中使用亚硫酸盐和铵盐。一些焦糖也用作调味料。

咔唑紫
（carbazole violet）

【CAS】　6358-30-1

【理化性状】　1．分子式：$C_{34}H_{22}Cl_2N_4O_2$

2．分子量：589.5

3．结构式

【简介】　本品为化妆品和隐形眼镜着色剂。

胭脂红
（carmine）

【别名】　胭脂虫红

【CAS】　1390-65-4

【理化性状】　1．本品为红色菱形晶体或红棕色粉末。不溶于冷水，稍溶于热水或乙醇。能溶于碱，不溶于稀酸。

2．化学名：Calcium 6-carboxy-1-[[6-carboxy-4,7-dihydroxy-5-methyl-2-oxido-9,10- dioxo-3-[（2R，3S，4S，5S）-3，4，5-trihydroxy-6-（hydroxymethyl）tetrahydropyran-2-yl]oxy-1- anthryl]oxy-hydroxy-alumanyl]oxy-4，7-dihydroxy-5-methyl-9，10-dioxo-3-[(2R,3S,4S,5S)-3,4,5-trihydroxy-6-(hyd-roxymethyl)tetrahydropyran-2-yl]oxy-anthracen-2-olate trihydrate

3．分子式：$C_{44}H_{43}O_{32}CaAl$

4．分子量：1150.86

5．结构式

【简介】　本品系胭脂红酸的铝钙色淀。本品为蒽醌类天然色素，与其他天然色素不同，其理化性质非常稳定，被视作最安全的天然色素而用于食品、化妆品、药品及纺织品等生产。FDA 接收到的胭脂红、胭脂虫或胭脂虫红提取物的超敏反应的报道，包括接触性皮炎、荨麻疹/血管神经性水肿、职业性哮喘和全身过敏反应。其中超过一半有证据表明为 IgE-介导的特异反应。

卡莫红
（carmoisine）

【别名】 食品红 3、酸性红 14、4-羟基-3-(4-磺酸-1-萘偶氮)-1-萘磺酸二钠盐

【CAS】 3567-69-9

【理化性状】 1. 化学名：Disodium 4-hydroxy-2-[(E)-(4-sulfonato-1-naphthyl) diazenyl] naphthalene - 1-sulfonate

2. 分子式：$C_{20}H_{12}N_2Na_2O_7S_2$

3. 分子量：502.4

4. 结构式

【简介】 本品为食品、药品和化妆品用着色剂。还可以在临床研究上作为染色标记使用，在外科手术的时候可用于标示皮肤恶性肿瘤。

叶绿素
（chlorophyll）

【CAS】 479-61-8（chlorophyll a）；519-62-0（chlorophyll b）

叶绿酸铜复合物钠

〖理化性状〗 本品是叶绿酸铜螯合物的钠盐，但不属于人工着色剂。贮于密闭容器中，避光。

【简介】 本品是在植物藻类及蓝细菌（蓝绿藻）中发现的一种绿色的光合色素。含有 4 中近似的化合物。叶绿素 a（$C_{55}H_{72}MgN_4O_5 = 893.5$）和叶绿素 b（$C_{35}H_{28}MgN_4O_5 = 608.9$）是在植物和某些藻类中发现的；叶绿素 c，进一步细分为叶绿素 c_1（$C_{35}H_{30}MgN_4O_5 = 610.9$）和叶绿素 c_2（$C_{54}H_{70}MgN_4O_6 = 896.5$）发现于一些藻类及蓝细菌。

脂溶性叶绿素衍生物：用稀无机酸使叶绿素的镁原子被 2 个氢原子取代产生的橄榄绿色、不溶于水的脱镁叶绿素。可形成铜脱镁叶绿素（有时叫作铜叶绿素复合物；E141），它比叶绿素对光和酸更稳定。

水溶性叶绿素：当叶绿素被碱水解，叶绿醇和甲醇被分离，形成绿色水溶性叶绿酸的钾盐和钠盐。类似水溶性化合物还有镁被铜取代制成的铜叶绿素复合物（E141）。

叶绿素、叶绿酸和这些化合物的铜复合物可作为食品、药品和化妆品用着色剂。

叶绿素可作为外用敷贴治疗外伤和溃疡。没有明确证据证明其可以促进恢复，但因具有除臭作用而受到重视。叶绿酸和叶绿酸铜复合物有同样的应用。叶绿素也被用来为膳食补充剂。

CI 溶剂黄 18
（CI solvent yellow 18）

【CAS】 6407-78-9

【理化性状】 1. 化学名：4-(2,4-dimethylphe-nyl)azo-5-methyl-2-phenyl-4H-pyrazol-3-one

2. 分子式：$C_{18}H_{18}N_4O$

3. 分子量：306.4

4. 结构式

【简介】 本品为着色剂，通常被用作镜片染色。

CI 还原橙 1
（CI vat orange 1）

【CAS】 1324-11-4

【理化性状】 1. 化学名：1,2-dibromodibenzo[c,pqr]tetraphene-7,14-dione

2. 分子式：$C_{24}H_{10}Br_2O_2$

3. 分子量：490.1

4. 结构式

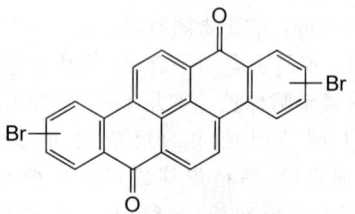

【简介】 本品为着色剂，通常被用作镜片染色。

橘黄素
（citranaxanthin）

【CAS】 3604-90-8

【理化性状】 1. 化学名：(3E,5E,7E,9E,11E,13E,15E,17E,19E)-5,9,14,18-Tetramethyl-20-(2,6,6-trimethyl-1-cyclohexen-1-yl)-3,5,7,9,11,13,15,17,19-eicosanonaen-2-one

2. 分子式：$C_{33}H_{44}O$

3. 分子量：456.7

4. 结构式

【简介】　本品为着色剂,通常被用于动物饲料中,以给家禽脂肪和蛋鸡的鸡蛋蛋黄染色。它具有维生素 A 活性。

橘红 2

(citrus red 2)

【CAS】　6358-53-8

【理化性状】　1. 化学名:1-(2,5-Dimethoxy-phenylazo)-naphthalen-2-ol

2. 分子式:$C_{18}H_{16}N_2O_3$

3. 分子量:308.3

4. 结构式

【简介】　本品为着色剂,用于食品中。

胭脂虫红

(cochineal)

本品是从生长在不同地区、不同类型的仙人掌上的胭脂虫体内提取的一种天然色素,并且是从雌胭脂虫体内提取的,色调呈粉红至紫红。

【CAS】　1343-78-8

【理化性状】　1. 本品为红色菱形晶体或红棕色粉末。不溶于冷水,稍溶于热水或乙醇。能溶于碱,不溶于稀酸。

2. 化学名:3,5,6,8-Tetrahydroxy-1-methyl-9,10-dioxo-7-[3,4,5-trihydroxy-6-(hydroxymethyl)oxan-2-yl]anthracene-2-carboxylic acid

3. 分子式:$C_{22}H_{20}O_{13}$

4. 分子量:492.39

5. 结构式

【简介】　本品是洋红的原料,可作为红色着色剂用于食品、药品和化妆品。已有报道,在使用含有胭脂虫红的产品后,出现过敏反应包括过敏性休克。

姜黄素

(curcumin)

本品是从姜科、天南星科中的一些植物的根茎中提取的一种化学成分,是植物界少见的具有二酮的色素。

【CAS】　458-37-7

【理化性状】　1. 本品为橙黄色结晶粉末,味稍苦。不溶于水。

2. 化学名:(1E,6E)-1,7-Bis(4-hydroxy-3-methoxyphenyl)-1,6-heptadiene-3,5-dione

3. 分子式:$C_{21}H_{20}O_6$

4. 分子量:368.4

5. 结构式

【简介】　本品用作药品、食品和化妆品的着色剂。现代研究发现姜黄素具有抑制炎症反应、抗氧化、抗类风湿的作用。有关姜黄素的报道:姜黄素的主要药理作用有抗氧化、抗炎、抗凝、降脂、抗动脉粥样硬化、抗衰老消除自由基及抑制肿瘤生长等;姜黄素可以防止关节肿大、关节炎,对心血管疾病、癌症等有效。

伊红

(eosin)

本品可分为醇溶性和水溶性两种。

水溶性尹红

(eosin Y,water soluble)

【CAS】　17372-87-1

【理化性状】　1. 本品为红色结晶状粉末,能溶于碱,微溶于乙醇,不溶于水。

2. 化学名:2-(2,4,5,7-Tetrabromo-6-hydroxy-3-oxo-3H-xanthene-9-yl)benzoic acid,disodium salt

3. 分子式:$C_{20}H_6Br_4Na_2O_5$

4. 分子量:691.9

5. 结构式

【简介】　组织学用于上皮细胞、肌肉纤维和细胞浆染色。

醇溶性尹红
(eosin Y, alcohol soluble)

〖理化性状〗 1. 本品为红色粉末,易溶于水,溶液呈绿色荧光,能溶于醇。

2. 分子式:$C_{20}H_8Br_4O_5$

3. 分子量:647.90

4. 结构式

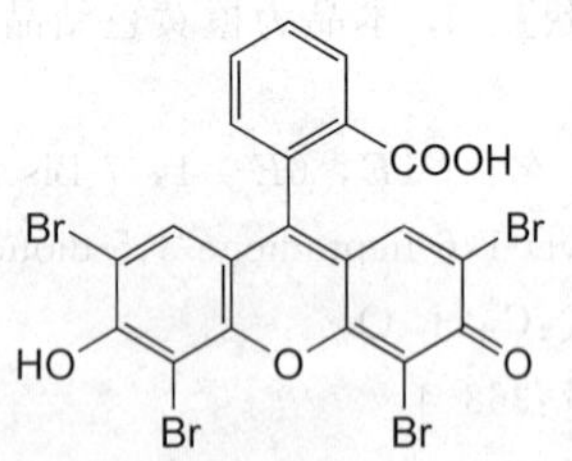

【简介】 本品吸附指示剂,用于检测 F 离子,定量分析滴定溴离子和碘离子。

赤藓红
(erythrosine)

【CAS】 16423-68-0

【理化性状】 1. 本品为红褐色颗粒或粉末状物质、无臭,易溶于水,水溶液为红色,对氧、热、氧化还原剂的耐受性好,染着力强,但耐酸及耐光性差,吸湿性差,在 pH<4.5 的条件下,形成不溶性的黄棕色沉淀,碱性时产生红色沉淀。在消化道中不易吸收

2. 化学名:2-(6-Hydroxy-2,4,5,7-tetraiodo-3-oxo-xanthen-9-yl)benzoic acid

3. 分子式:$C_{20}H_6I_4Na_2O_5$

4. 分子量:879.9

5. 结构式

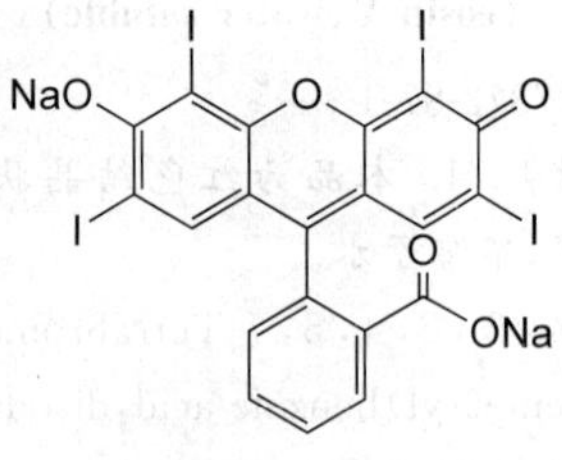

【简介】 本品为药品和食品的着色剂,也用于化妆品。本品还可用作牙斑暴露剂。

氧化铁
(ferric oxide)

【CAS】 51274-00-1;1309-37-1

【理化性状】 1. 本品为表现两种基本颜色(红色和黄色)的粉末,或其他基本颜色渐变色的混合物。不溶于水和有机溶媒;加温情况下可溶于盐酸中,通常残留少量不溶性残余物。

2. 分子式:Fe_2O_3

3. 分子量:159.7

【简介】 本品用于药品、隐形眼镜、化妆品和食品的着色。

绿 S
(green S)

【CAS】 3087-16-9

【理化性状】 1. 化学名:Sodium 4-[(4-dimethylaminophenyl)-(4-dimethylazaniumylidene-1-cyclohexa-2,5-dienylidene)methyl]-3-hydroxynaphthalene-2,7-disulfonate

2. 分子式:$C_{27}H_{25}N_2NaO_7S_2$

3. 分子量:576.6

4. 结构式

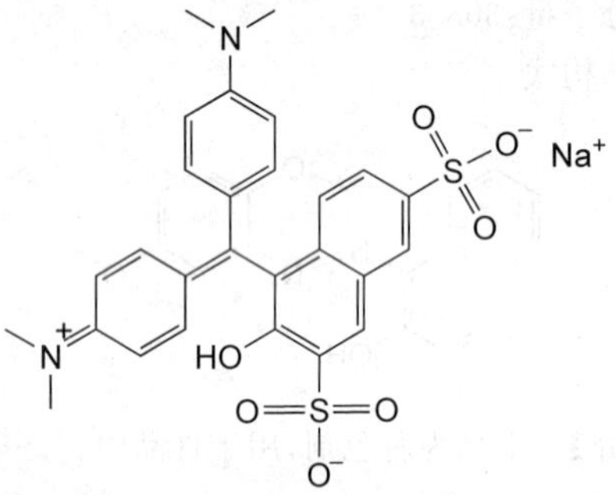

【简介】 本品为药品、化妆品和食品的着色剂。经绿 S 浸渍后的检测条件下可用于角膜染色以检测异常。

苏木素
(hematoxylin)

【CAS】 517-28-2

【理化性状】 1. 本品为浅黄褐色的结晶。

2. 化学名:7,11b-Dihydroindeno[2,1-c]chro-mene-3,4,6a,9,10(6H)-pentol

3. 分子式:$C_{16}H_{14}O_6$

4. 分子量:302.28

5. 结构式

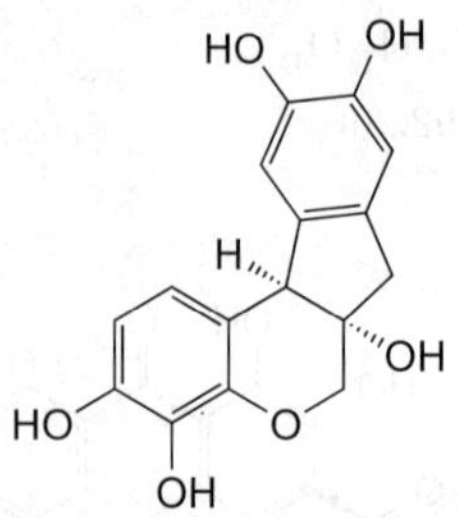

【简介】 本品是从洋苏木中提取的一种染色剂,被氧化后生成苏木精,同媒染剂(常用的是三价的铁或铝的盐)一起使用,能够使细胞核染色,它还可以用来染色非吸收性缝合线。

橙 B

(orange B)

【CAS】　15139-76-1

【理化性状】　1. 化学名：Disodium 4-[N'-[3-ethoxycarbonyl-5-oxo-1-(4-sulfonatophenyl)-4- pyrazolylidene]hydrazino]-1-naphthalene sulfonate

2. 分子式：$C_{22}H_{16}N_4Na_2O_9S_2$

3. 分子量：590.5

4. 结构式

【简介】　本品在食品中用作着色剂。

立索尔宝红 BK

(lithol rubine BK)

【别名】　茜红色素、颜料艳红 6B、pigment rubine

【CAS】　5281-04-9

【理化性状】　1. 本品为红色粉末。不溶于水、乙醇、二甲苯、石蜡等。

2. 化学名：Calcium (4Z)-4-[(4-methyl-2-sulfonatophenyl) hydrazono]-3-oxo-2- naphthalenecarboxylate

3. 分子式：$C_{18}H_{12}CaN_2O_6S$

4. 分子量：424.4

5. 结构式

【简介】　本品被用作食品和化妆品的着色剂。

丽春红 4R

(ponceau 4R)

【CAS】　2611-82-7

【理化性状】　1. 本品为红色至深红色均匀颗粒或粉末，无臭。耐光性、耐酸性较好，耐热性强(105 ℃)、耐还原性差;耐细菌性较差。溶于水，水溶液呈红色;溶于甘油，微溶于酒精，不溶于油脂。

2. 化 学 名：Trisodium (8Z)-7-oxo-8-[(4-sulfonatonaphthalen-1-yl) hydrazinylidene] naphthalene-1，3-disulfonate

3. 分子式：$C_{20}H_{11}N_2Na_3O_{10}S_3$

4. 分子量：604.5

5. 结构式

【简介】　本品为药品、化妆品和食品用着色剂。已有过敏反应的报道。

喹啉黄

(quinoline yellow)

【CAS】　8004-92-1(unmethylated dissulfonic acids)

【理化性状】　1. 本品为黄色粉末或颗粒,溶于水,而微溶于乙醇。

2. 化 学 名：2-(1，3-Dioxoindan-2-yl) quinolinedisulfonic acid sodium salt

3. 分子式：$C_{18}H_9NNa_2O_8S_2$

4. 分子量：477.4

5. 结构式

【简介】　在英国常用于雪糕、水果、蛋糕、巧克力、面包、奶酪酱、软饮料等食品的着色。由于该色素可能导致儿童多动症,日本、美国及挪威禁用于食品,而中国仅允许在预调酒中添加。

覆盆莓

(raspberry)

【别名】　覆盆子

【CAS】　8027-46-1

【简介】　本品是悬钩子属植物(Rubus idaeus)(蔷薇科)的新鲜成熟的果实,是用于药品和食品的着色剂和调味剂。

红 2G

(red 2G)

【CAS】　3734-67-6

【理化性状】 1. 本品为红色粉末,溶于水为大红色溶液,微溶于酒精和溶纤素,不溶于其他有机溶剂。

2. 化学名:Disodium 5-acetylamino-4-hydroxy-3-(phenylazo)naphthalene-2,7-disulphonate

3. 分子式:$C_{18}H_{13}N_3Na_2O_8S_2$

4. 分子量:509.4

5. 结构式

【简介】 本品可用作化妆品着色剂。其还曾被用作食品的着色剂,但因其主要代谢产物苯胺在啮齿类动物中有遗传毒性和致癌性,故在EU(欧盟),2007年时停止作为食品着色剂使用。

红樱桃
(red cherry)

【理化性状】 本品提取自新鲜成熟的酸樱桃(*Prunus cerasus*)(蔷薇科)果实,含不少于1.0%的苹果酸。pH值为3.0~4.0。贮于密闭容器中。避光。

【简介】 本品为着色剂和调味剂。

红罂粟花瓣
(red-poppy petal)

【理化性状】 本品为干燥的、完整或不完整的虞美人(*Papaver rboeas*)花瓣。

【简介】 本品为着色剂,也用于几种草药制剂。

红玫瑰花瓣
(red-rose petal)

【简介】 本品是红玫瑰、普罗因玫瑰或法国蔷薇(*Rosa gallica*)(蔷薇科)的花瓣,为着色剂和温和的化妆收敛剂。

藏红花
(saffron)

【理化性状】 本品为干燥的藏红花(*Crocus sative*)柱头,通常底部连接有短的花柱。本品具有特殊的芬芳臭。避光保存。

【简介】 藏红花由干燥的藏红花(鸢尾科 *Crocus sative*)柱头和顶部的花柱组成,含有藏红花素、藏红花酸和苦藏花素。藏红花为药品、食品和化妆品用着色剂,也被用作调味剂。本品作为治疗牙痛的制剂的成分,有关藏红花治疗抑郁症也正在研究中。已有藏红花中毒的报道,但在一些病例中,中毒是由秋水仙(*colchicum autumnale*)引起的。其用作中草药的作用可参见本书有关内容。

日落黄 FCF
(sunset yellow)

【CAS】 2783-94-0

【理化性状】 1. 本品为橙红色的颗粒或粉末,可溶于水,微溶于乙醇。

2. 化学名:Disodium 6-hydroxy-5-[(4-sulphona-tophenyl]azo]naphthalene-2-sulphonate

3. 分子式:$C_{16}H_{10}N_2Na_2O_7S_2$

4. 分子量:152.4

5. 结构式

【简介】 本品为食品、药品和化妆品用着色剂。有使用后出现过敏反应的报道。

柠檬黄
(tartrazine)

【别名】 酒石黄、酸性淡黄、肼黄

【CAS】 1934-21-0

【理化性状】 1. 本品为橙黄色粉末。溶于水呈黄色,其水溶液遇硫酸、硝酸、盐酸及氢氧化钠仍呈黄色。

2. 化学名:Trisodium 1-(4-sulfonatophenyl)-4-(4-sulfonatophenylazo)-5-pyrazolone-3- carboxylate

3. 分子式:$C_{16}H_9N_4Na_3O_9S_2$

4. 分子量:534.4

【简介】 本品为食品、化妆品和药品的着色剂。部分患者使用本品可能发生过敏反应。

姜黄
(turmeric)

【CAS】 458-37-7

【简介】 本品为姜黄(*C. domestica*)(Zingiberaceae)的干燥根茎,主要用于咖喱粉和其他调味品的成分。姜黄与其主要成分姜黄素用作食品的黄色着色剂。姜黄也用作治疗胆和胃肠疾病制剂的成分。本品是姜黄油和姜黄素类的原料。古印度医学中,广泛应用姜黄素,其他种类的姜黄也有相似的用途。

植物碳
（vegetable carbon）

【简介】　本品由细小的碳组成，植物、泥炭或木材碳化而得。用于药品、食品和化妆品的着色剂。注意：黑烟末（Carbon Black）曾被当作法炭黑（Channel Black，一种着色剂，不用于食物中）使用。应当注意两者成分的区别。

黄 2G
（yellow 2G）

【CAS】　6359-98-4

【理化性状】　1. 化学名：Disodium 2,5-dichloro-4-［5-hydroxy-3-methyl-4-（sulphophenylazo）pyrazol-1-yl］benzenesulphonate

2. 分子式：$C_{16}H_{10}Cl_2N_4Na_2O_7S_2$

3. 分子量：551.3

4. 结构式

【简介】　本品为化妆品用着色剂。

四、稀释剂和载体

稀释剂和载体是有助于处理或定量药物有效成分并且可以将其送至身体适当部位的辅料。可根据不同的需求使用不同的辅料。

像胶囊和片剂这类固体口服剂型，其稀释剂的作用是保证适宜的体积并使有效成分精确地定量。乳糖为常用的稀释剂；其他常用的糖类化合物有糊精、葡萄糖、蔗糖、山梨醇。此外，还常使用无机化合物，如硅酸盐、钙盐、镁盐、氯化钠或者氯化钾，使用的同时也要考虑到这些电解质成分带来的其他作用。

用于口服或注射的液体稀释剂有水和水溶液、醇类溶剂、油脂类溶剂或者其他的非水溶剂。有效成分会溶解或悬浮于稀释剂中。

软膏基质中作为载体的包括石油烃类、动物脂肪和蜡类、植物油以及硅酮。它们可作为无活性载体，或者具有乳化、润滑、保湿的作用。其他还常用到的载体有聚乙二醇及其他二醇类。

在栓剂中，主要使用脂肪酸甘油酯类或聚乙二醇作为载体。

生产冻干粉时作为膨松剂使用的载体有肌酐、甘露醇和葡聚糖。

其中，蜂蜡、十六醇、十六烷基酯、棕榈酰硬脂酸甘油酯、固体石蜡、微晶蜡见上文"包衣和薄膜"，纤维素、棕榈油见上文"黏合剂和助压剂"。

苯甲酸烷基酯
（alkyl benzoate）

【CAS】　68411-27-8（C_{12}-C_{15} alkyl ester）

【理化性状】　本品是 12～15 个碳的直链或支链醇类的苯甲酸酯的混合物（平均分子式 $C_{20}H_{32}O_2$ = 304.5），为一种透明、无色的油状液体。不溶于水、甘油、丙二醇，溶于乙醇、丙酮、乙酸乙酯、异丙醇、肉豆蔻异丙酯、棕榈酸异丙酯、液体石蜡、植物油、挥发性的硅酮、羊毛脂。贮于密闭容器中。避光。

【简介】　本品具有润滑性，可以用作油性载体。

硫酸钙
（calcium sulfate）

【CAS】　7778-18-9（anhydrous calcium sulfate）；1010141-4（calcium sulfate dihydrate）

【理化性状】　1. 本品为白色或类白色的细粉。极微溶于水，几乎不溶于乙醇。

2. 分子式：$CaSO_4$

3. 分子量：136.1

【简介】　其二水合物通常作为制备片剂和胶囊剂的赋形剂。

小烛树蜡
（candelilla wax）

【CAS】　8006-44-8

【理化性状】　本品是从大戟属植物（Euphorbiaantisyphilitica）的叶子中制得的纯化蜡。为质硬、淡黄色、不透明至半透明的蜡质。熔点为 68.5～72.5 ℃。不溶于水，溶于三氯甲烷和甲苯。

【简介】　本品用作药用辅料及用于食品工业。

十六十八醇
（cetostearyl alcohol）

【CAS】　8005-44-5；67762-27-0

【理化性状】　本品为含有十八醇（$C_{18}H_{38}O$）和十六醇（$C_{16}H_{34}O$）的固态脂肪醇的混合物。其中十八醇和十六醇合计不少于 90%，并且十八醇不少于 40%。本品为白色或淡黄色蜡状团块，片状、鳞片状或颗粒状。熔点为 49～56 ℃。几乎不溶于水，溶于乙醇和石油醚。熔化后可以和油脂、液体石蜡和熔融的羊毛脂混合。

【简介】　本品在乳膏剂、软膏剂和其他局部用制剂中用于调节硬度和乳化剂。与适当的亲水性物质合用，如用于乳化蜡中，能制备水包油型乳剂，并使其在较大

pH 范围内稳定。也用于改善石蜡软膏剂的润滑效果。本品能引起超敏反应。

胆固醇
(cholesterol)

【CAS】 57-88-5

【理化性状】 1. 本品为白色或类白色的结晶性粉末。对光敏感。熔点为 147～150 ℃。几乎不溶于水，微溶于乙醇和丙酮。避光保存。

2. 化学名：2,15-dimethyl-14-(1,5-dimethylh-exyl)tetracyclo[8.7.0.0^{2,7}.0^{11,15}]heptadec-7-en-5-ol

3. 分子式：$C_{27}H_{46}O$

4. 分子量：386.7

5. 结构式

【简介】 本品可增加软膏剂吸水的能力，常用作乳化剂。它具有润滑性能，并主要用于外用制剂。还用于眼科和阴道制剂，以及肠外使用制剂。胆固醇苯甲酸酯用作皮肤科制剂的组分。

椰子油
(coconut oil)

【CAS】 8001-31-8

【理化性状】 本品为提取自椰子的干燥胚乳的固体部分，经过精炼制得的脂肪油。本品为白色或类白色油质块状物。熔点为 23～26 ℃。几乎不溶于水，微溶于乙醇，极易溶于二氯甲烷和石油醚(沸点 65～70 ℃)。贮于密闭容器中。避光。

【简介】 本品用作外用乳膏和软膏的基质，用于直肠、阴道给药的载体，也用于固体制剂，并可作为增塑剂。本品局部用制剂可用于治疗虱病。分馏的椰子油(稀植物油)用作中链三酰甘油的来源。关于椰子类产品，包括椰子油的过敏反应很少见。但有报道过敏反应的个案。

棉籽油
(cottonseed oil)

【CAS】 8001-29-4

【理化性状】 本品是从棉花或其他种类的棉花属的种子中获得的油再经精炼及氢化后得到的油脂。本品主要由棕榈酸和硬脂酸的三酰甘油组成。本品为白

色或类白色粉末，加热融化时，熔化物为澄明的淡黄色液体。熔点为 57～70 ℃。几乎不溶于水，微溶于乙醇，易溶解于二氯甲烷和甲苯中。

【简介】 本品通常作为油类载体。棉籽油、棉酚的提取物曾在男性的避孕用品上进行尝试。

肌酐
(creatinine)

【CAS】 60-27-5

【理化性状】 1. 本品为白色，无味的结晶或者结晶性粉末。溶于水，微溶于乙醇，几乎不溶于丙酮、三氯甲烷和乙醚。

2. 化学名：2-Amino-1-methyl-5H-imidazol-4-one

3. 分子式：$C_4H_7N_3O$

4. 分子量：113.1

5. 结构式

【简介】 本品通常作为注射用冻干粉的填充剂。内源性肌酐的血浆浓度或清除率通常作为肾功能的一个指标。

二甲亚砜
(dimethyl sulfoxide)

【CAS】 67-68-5

【ATC】 G04BX13；M02AX03

【理化性状】 1. 本品为无色吸湿性液体或结晶。凝固点不低于 18.3 ℃。相对密度为 1.100～1.104。与水、乙醇混溶。避光贮于密闭玻璃容器中。

2. 分子式：C_2H_6OS

3. 分子量：78.1

4. 结构式

【药理作用】 据报道，本品有广泛的药理学活性，包括膜穿透性、消炎、局麻、微弱的细菌抑制作用、利尿、舒张血管、溶解胶原质、清除自由基等。

【体内过程】 本品通过各种途径使用后都很容易吸收。本品经过代谢后，可氧化为二甲基砜或者还原为二甲基硫醚。二甲亚砜及其砜代谢产物通过尿液和粪便排泄。二甲基硫醚通过肺和皮肤排泄，患者的身上会带有特殊气味。

【用途】 1. 本品为强极性溶剂，对有机化合物和无

机化合物有异常的溶解性能,被广泛用作工业溶剂。

2. 本品的主要应用是作为药物的溶剂,如碘苷。

3. 本品可以帮助药物透过皮肤,增强药物的药效。

4. 本品也以 50% 水溶液的形式用于膀胱灌注,以缓解间质性膀胱炎的症状。

5. 本品可以通过口服、静脉或者局部给药,以治疗各种症状包括皮肤、肌肉、骨骼的功能紊乱,但是有益作用的证据有限。

6. 本品被用作各种人体组织的防冻剂。

【不良反应】　1. 皮肤接触高浓度的本品后产生灼烧感、痒、红斑、起疱和风疹。

2. 持续接触会导致皮肤收缩。以任何途径使用本品都可能引起全身作用,包括胃肠道功能紊乱、嗜睡、头痛和超敏反应。

3. 呼吸和皮肤出现大蒜的气味是由于产生了二甲基硫化物。

4. 有报道静脉内使用本品会导致血管内红细胞溶解。

5. 膀胱灌输可发生局部不适和痉挛。

【药物相互作用】　1. 据报道,在局部接触本品后饮酒,包括无意的职业暴露,会增加精神运动性损伤。

2. 本品可降低舒林酸活性代谢产物的血药浓度,还可增加外周神经损伤的发生率。

【贮藏】　低温贮藏。

乳化蜡
(emulsifying wax)

【CAS】　8014-38-8

【理化性状】　本品由 9 份十六十八醇和 1 份十二烷基硫酸钠或类似的更高级别的正脂肪醇硫酸钠盐组成。本品为几乎白色或浅黄色蜡状固体或片状固体,加热后具有可塑性,有微弱的特殊臭。不溶于水,但会形成乳剂,部分溶于乙醇。

【简介】　本品加入油脂或石蜡基质中能促进形成水包油型乳剂,涂抹于皮肤上能被吸收而无油腻感。是很多称为"可洗"软膏剂的亲水性基质的组分。含乳化蜡、白色软石蜡和液状石蜡的乳化软膏在正常皮肤上具有遮光剂活性。不能在光照治疗前以及光实验操作前使用。

赤藻糖醇
(erythritol)

【CAS】　149-32-6

【理化性状】　1. 本品为白色或类白色结晶性粉末或流动性颗粒。易溶于水,极微溶于乙醇。

2. 化学名:(2R,3S)-Butane-1,2,3,4-tetraol

3. 分子式:$C_4H_{10}O_4$

4. 分子量:122.1

5. 结构式

【简介】　本品是糖醇类,可作为甜味剂和片剂稀释剂。

油酸乙酯
(ethyl oleate)

【CAS】　111-62-6

【理化性状】　1. 本品为无色油状液体,可燃,不溶于水,易溶于有机溶剂。

2. 化学名:Ethyl(Z)-octadec-9-enoate

3. 分子式:$C_{20}H_{38}O_2$

4. 分子量:310.5

5. 结构式

6. 配伍禁忌:本品能溶解某些类型的橡胶,导致其他橡胶膨胀。

【简介】　本品可作为油性药物的载体。

硬脂
(hard fat)

【理化性状】　本品为三酰甘油、二酰甘油和一酰甘油的混合物,由天然的脂肪酸与甘油发生酯化作用或由天然脂肪经过转酯作用制备。本品为白色或类白色蜡状易碎固体。熔点为 30～45 ℃。几乎不溶于水,微溶于无水乙醇。加热至 50 ℃,熔化为无色或微黄色液体。避光、避热保存。

【简介】　本品可制成一系列硬度范围和熔点范围的基质,用于直肠栓剂及阴道栓剂的制备。硬脂还能用于局部制剂。

肉豆蔻异丙酯
(isopropyl myristate)

【CAS】　110-27-0

【理化性状】　1. 本品为澄清、无色的油状液体。相对密度为 0.853。不能与水混溶;能与乙醇、二氯甲烷、脂肪油和液体石蜡混溶。避光保存。

2. 化学名:Propan-2-yl tetradecanoate

3. 分子式:$C_{17}H_{34}O_2$

4. 分子量:270.5

5. 结构式

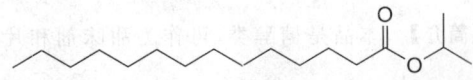

6. 配伍禁忌:本品与固体石蜡不可配伍使用。

【简介】 本品不容易被氧化和水解,不易酸败。本品易被皮肤吸收,用作相对非油腻性润滑软膏剂和乳膏剂的基质。也可作为渗透促进剂用于面霜、喷雾剂或透皮贴剂。其他脂肪酸异丙酯,包括己二酸二异丙酯、月桂酸异丙酯、亚油酸异丙酯和棕榈酸异丙酯,具有类似的性质,与肉豆蔻异丙酯的用途类似。

棕榈酸异丙酯
(isopropyl palmitate)

【CAS】 142-91-6

【理化性状】 1. 本品为澄清、无色的油状液体。相对密度约为 0.854。不能与水混溶,能与乙醇、二氯甲烷、脂肪油和液体石蜡混溶。避光贮存。

2. 化学名:Propan-2-yl hexadecanoate

3. 分子式:$C_{19}H_{38}O_2$

4. 分子量:298.5

5. 结构式

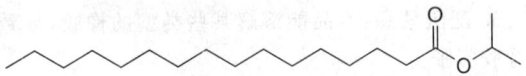

【简介】 本品和肉豆蔻酸异丙酯的性质与用途类似。罕见本品的过敏反应报道。

液体石蜡
(liquid paraffin)

【CAS】 8012-95-1

【ATC】 A06AA01

【理化性状】 本品为来源于石油的液状饱和烃经过纯化制得的混合物。为透明、无色的油状液体,日光下无荧光。相对密度为 0.827~0.890。黏度为 110~230 mPa·s。几乎不溶于水,微溶于乙醇,能与烃类混溶。避光保存。

轻质液体石蜡
(light liquid paraffin)

【ATC】 A06AA01

【理化性状】 本品为石油的液状饱和烃经过纯化制备。本品为透明、无色的油状液体,日光下无荧光。相对密度为 0.810~0.875。几乎不溶于水,微溶于乙醇,与烃类混溶。避光贮存。

【不良反应】 口服或者直肠给药剂量过大会造成

肛门附近溢出和炎症。本品的吸收程度较低,且可能会提高发生外来物肉芽肿反应的可能。注射本品也会造成类似反应,但发作会显著延迟。注射也可能造成血管痉挛,可能需要迅速手术以阻止发生严重的损伤。有报道吸入本品后发生类脂性肺炎。由于存在吸入的风险,不应给予有吞咽困难或神经发育受损的患者口服本品。

【剂量与用法】 1. 由于能软化大便,内服时本品作为润滑剂用于便秘的对症治疗,但使用时需要注意其不良反应。建议一日口服剂量为 10~30 ml,最好于早餐前和晚上分次服用。但是不应该在睡觉前即刻服用。

2. 本品也是几种含有其他轻泻药(如鼠李、氢氧化镁或酚酞制剂)的一种组分。也以 120 ml 的常用剂量作为灌肠剂使用。

3. 外用时,本品能作为软膏剂基质的一种成分,在某些皮肤病时作为润滑剂和清洁剂使用,在干眼症的治疗中作为眼科润滑剂。

4. 儿童用法:对小儿便秘,英国注册药品信息建议如下口服剂量,晚上服用:3 岁以下,不推荐使用;3~5 岁,2.5~5 ml;5~12 岁,5~10 ml;大于 12 岁,同成人剂量。

【用药须知】 一些药品注册信息提示,本品的慢性长期摄取与脂溶性维生素及其他物质的吸收减少有相关性。但支持该观点的已发表的证据很少。应避免长期使用。当出现腹部疼痛、恶心或呕吐时,不应使用。

聚乙二醇单甲醚类
(macrogol monomethyl ethers)

【CAS】 9004-74-4

【理化性状】 本品为环氧乙烷与甲醇的加成聚合物,分子式为 $CH_3(OCH_2CH_2)_nOH$,n 代表羟乙基的平均数。名称常常由大约相当于它的分子量的数来命名。当平均分子量增加时,水溶性、蒸气压、吸湿性和在有机溶剂中的溶解度降低,而凝固点、相对密度、燃点和黏性增加。液体级别的本品为由澄明到少量雾状的无色或几乎无色的、稍有吸湿性、黏性并带有轻微特异臭味的液体。固体级别的本品为几乎无臭、白色蜡状、密度与蜂蜡相似的可塑物质,或奶白色鳞片、珠粒或粉末。液体级别的本品能与水混溶;固体级别的本品易溶于水;所有级别的本品都可溶于乙醇、丙酮、三氯甲烷、乙酸乙酯、乙二醇单甲醚和甲苯;所有级别的本品都不溶于乙醚、己烷。贮于密闭容器中。

【简介】 本品可以用作软膏基质、溶媒和增塑剂。

肉豆蔻醇
(myristyl alcohol)

【别名】 (正)十四醇

【CAS】 112-72-1

【理化性状】 1. 本品熔点为 36~42 ℃。

2. 化学名：Tetradecan-1-ol

3. 分子式：$C_{14}H_{30}O$

4. 分子量：214.4

5. 结构式

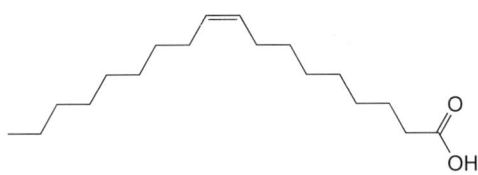

【简介】　本品通常作为油性载体。本品可能导致接触性皮炎。

油酸
（oleic acid）

【CAS】　112-80-1

【理化性状】　1. 本品为澄清、微黄色或褐色油状液体。几乎不溶于水，能与乙醇以及二氯甲烷混溶。贮于密闭的容器中。避光保存。

2. 化学名：(9Z)-Octadec-9-enoic acid

3. 分子式：$C_{18}H_{34}O_2$

4. 分子量：282.5

5. 结构式

【简介】　本品与碱性物质能形成皂，用作乳化剂或增溶剂。本品也用于局部制剂，包括透皮的薄膜和贴剂，还用于口服和吸入制剂。本品也被用作利胆药。

油醇
（oleyl alcohol）

【CAS】　143-28-2

【理化性状】　1. 本品为无色或淡黄色油状液体。熔点 6～7 ℃，沸点 205～210 ℃（2kPa），溶于乙醇、乙醚，不溶于水。加热时产生刺激性烟雾。

2. 化学名：(Z)-Octadec-9-en-1-ol

3. 分子式：$C_{18}H_{36}O$

4. 分子量：268.5

5. 结构式

【简介】　本品为润滑剂、乳化剂和增溶剂，且在一些外用制剂中可作为渗透增强剂，包括一些透皮贴剂。

山榄果脂
（shea butter）

【简介】　本品为提取自西非的牛油树果（山榄科）植物的果仁的天然脂肪，用作软膏剂和乳膏剂的基质。本品广泛用于化妆品，还用于烹饪用油，以及在巧克力制造中作为可可豆油的替代品。

聚硅酮类
（silicones）

【ATC】　A03AX13

【理化性状】　本品为聚合物，其结构是交替的硅原子和氧原子通过有机基团相连接。随着聚合度的提高，产品的黏度增加，以各个级别产品对应的黏度得到的数字来区分不同级别的产品。根据聚合物的不同，本品的状态可能是液态、油脂状、蜡状、树脂状或者橡胶状。

环甲硅油
（cyclomethicone）

【CAS】　69430-24-6

【理化性状】　本品为全甲基化的环状硅氧烷，由分子式为 $[-(CH_3)_2 S_i O-]_n$ 的重复单元组成，其中 n 为 4、5、6 或其混合。贮于密闭容器中。用于护肤、护发和各类美容化妆品，特别是用于护发产品，彩妆色类及粉体铺展介质油。

二甲硅油
（dimeticone）

【CAS】　9006-65-9

【ATC】　A03AX13

【理化性状】　本品为液态的连接基团为甲基的硅酮。西甲硅油（活化的二甲硅油）为液态二甲硅油和二氧化硅的混合物。本品为澄清、无色的液体。几乎不溶于水，极微溶于水和无水乙醇，能与乙酸乙酯、甲基乙基酮和甲苯混溶。

【不良反应】　临床使用硅酮发生的不良反应非常少见。作为关节植入物时，有报道发生异物反应。其他植入物，尤其是乳房切除术后重建或美容需要而进行植入，会有因为硅酮移植物带来囊肿形成和其他并发症的风险；意外的静脉注射可致命。治疗视网膜脱落时进行玻璃体内注射液状硅酮会产生延迟的视觉影响。

【剂量与用法】　二甲硅油和其他硅酮类都是防水的，并且表面张力很低。它们在外用的屏障制剂中使用，用于保护皮肤免受水溶性物质的刺激。有二甲硅油的乳膏剂、洗剂和软膏剂用于防止褥疮和尿布疹，也同于防止失禁或孔道溢流（stomadisc-harge）造成的损伤。4% 的二甲硅油溶液用于成人或者大于 6 个月的儿童头部虱病。硅酮制剂不应该用于有炎症或者磨损需要自由排液的皮肤。硅酮，通常为二甲硅油，也被用于局部创伤包敷，以减少瘢痕隆起及色素沉着。它们还用于口服固体制剂，包括缓释制剂。硅酮也用于风湿病的关节成形术，通过玻璃体内注射治疗视网膜脱落，皮下注射或者植入用于重建术或者美容手术中。二甲硅油，特别是西甲硅油(活化的二甲硅油),用于肠胃气胀的治疗。

【注意事项】 1. 进行过乳房植入的母亲需要哺乳而带来的潜在的危害已经受到关注。有报道表明这类母亲哺育的儿童会发生食管功能障碍。

2. 自从 20 世纪 60 年代早期引入硅酮乳房植入,有大量报道使用这类植入物进行过乳房重建或者扩增的妇女会发生各种结缔组织病变。其中有关硬皮病的报道最为多见,其他病变还有系统性红斑狼疮、风湿性关节炎和炎症性疾病,还有报道可发生发热和疲劳综合征。

凡士林

白凡士林
(white soft paraffin)

【理化性状】 本品是从石油中获取的,经过纯化、完全或部分漂白的半固体烃的混合物。本品为白色或类白色、半透明、软的油状团块。熔化时在日光下有微弱的荧光。熔点为 35~70 ℃。几乎不溶于水、乙醇和丙三醇,可溶于二氯甲烷。避光贮存。

黄凡士林
(yellow soft paraffin)

【理化性状】 本品是从石油中获取的,经过纯化的半固体烃类混合物。本品为黄色、半透明、油质团块。熔化时在日光下有微弱的荧光。滴点为 40~60 ℃。几乎不溶于水、乙醇和丙三醇;可溶于二氯甲烷。避光贮存。

【不良反应】 1. 外用制剂中的凡士林很少引起不良反应,但是有发生过敏反应和痤疮的报道。也有在吸收或注射后发生肉芽肿,吸入后发生类脂性肺炎的报道。

2. 超敏反应:有关本品的致敏性已经有研究。相对广泛的使用,过敏反应少见,在大约 80000 名患者的白凡士林过敏试验中,只有 29 例呈阳性。虽然不同产品之间的致敏性不同,总体来看白凡士林比黄凡士林的致敏性弱。致敏的物质可能是杂质多环芳烃。只有最纯的级别才能用于药品、化妆品和皮肤过敏试验。高度纯化的白凡士林优于黄凡士林。

【剂量与用法】 1. 本品用作软膏剂的基质,也在皮肤病治疗时作为润滑剂。本品不容易被皮肤吸收。含凡士林的无菌敷料用于伤口的包敷和用作包扎材料。本品在干眼症的治疗中作为眼部润滑软膏剂的成分,也可用于睫毛阴虱感染的治疗,还可作为接触保护剂用来缓解体外超声碎石时的疼痛。

2. 本品可以导致类脂性肺炎,包括面部局部使用、长期鼻腔内给药治疗鼻腔干燥,或作为鼻饲给药的润滑剂使用均有发生类脂性肺炎的报道。

角鲨烷
(squalane)

【CAS】 111-01-3

【理化性状】 1. 本品是从深海鲨鱼肝脏中提取的角鲨烯经氢化制得的烃类油脂。本品为澄清、无色的油状液体。相对密度为 0.815。几乎不溶于水和乙醇,极易溶于丙酮和环己烷,能与大多数脂肪和油类混溶。

2. 化学名:2, 6, 10, 15, 19, 23-Hexamethyltetracosane

3. 分子式:$C_{30}H_{62}$

4. 分子量:422.8

5. 结构式

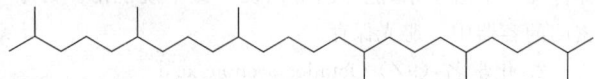

【简介】 本品是角鲨烯的饱和化衍生物,是最接近人体皮脂的一种脂类,亲和力强,能够与人类自身的皮脂膜融为一体,在皮肤表面形成一层天然的屏障。用于局部制剂中能增加皮肤的通透性,也被用作润滑剂。

硬脂醇
(stearyl alcohol)

【CAS】 112-92-5

【理化性状】 1. 本品为白色或类白色油质片状、颗粒状或者团块状固体。熔点为 57~60 ℃。几乎不溶于水,溶于乙醇。熔化后能够与脂肪油、液体石蜡和熔化状的羊毛脂混溶。

2. 化学名:Octadecan-1-ol

3. 分子式:$C_{18}H_{38}O$

4. 分子量:270.5

5. 结构式

OH
16

【简介】 本品用作软膏剂和乳膏剂的增稠剂,并能增加它们的持水能力。本品还具有润滑和较弱的乳化作用,也用于制备固体制剂和缓释制剂。本品会导致超敏反应。

可可豆
(theobroma)

本品为烘烤可可豆成熟的种子而得到的粉末。

可可豆油
(theobroma oil)

【CAS】 8002-31-1

【理化性状】　本品是从烘焙过的可可的种子中获取的固体脂肪。本品为微黄白色、易碎的固体脂肪,具有微弱的可可豆臭。熔点为 31～34 ℃。微溶于乙醇,极易溶于三氯甲烷、乙醚和石油醚(沸程为 40～60 ℃)。贮藏温度不超过 25 ℃。

【简介】　可可豆用作片剂和止咳糖的调味剂,可可豆油用于栓剂的基质。如果在制备中加热至高于 36 ℃,由于亚稳态的形成,凝固点会稍微降低,会导致接下来固化困难。可可豆油为巧克力的主要成分。美国儿科学会认为如果哺乳母亲食用过量的巧克力(每天多于 16 盎司,大概 450 g)会导致婴儿肠蠕动兴奋或加快。

植物脂肪油
(vegetable fatty oils)

植物脂肪油一般为固体或液态的脂肪酸甘油酯。主要含有其他脂质,如蜡类、自由脂肪酸、不饱和甘油酯或未皂化物质。

1. 初榨油　通过机械方法如冷榨或离心过滤,从天然物质中获得。

2. 精炼油　压榨和(或)溶解提取而得,随后进行碱式精炼(漂白和除臭)或物理精炼。

3. 氢化油　压榨和(或)溶解提取而得,随后进行碱式精炼(漂白和除臭)或物理精炼,再漂白、干燥、氢化,最后再进行漂白和除臭。

只有磷酸化和碱精炼的植物脂肪油可用于胃肠外制剂的制备。

氢化植物油
(hydrogenated vegetable oil)

【理化性状】　本品是植物中提取的脂肪酸三酰甘油的混合物。本品为类白色细小粉末。熔点为 57～70 ℃,温度高于熔点温度时,呈浅黄色油状液体。几乎不溶于水,溶于三氯甲烷、热的异丙醇和汽油。贮藏温度为 8～25 ℃。

【简介】　本品属于不挥发油(压榨油),与可蒸发、常从芳香植物蒸馏而得到香精油(香精油、挥发油)不同的是,本品不会因受热而蒸发。由于本品不易挥发,有润滑的特性,故常用来调节软膏的黏度。还可作为脂溶性物质的载体,如脂溶性维生素。氢化植物油经过精炼、漂白、氢化和脱臭,主要成分为硬脂酸和枸橼酸三酰甘油。本品常作为片剂的润滑剂和软膏或栓剂的基质。

羊毛醇
(wool alcohols)

【CAS】　8027-33-6

【理化性状】　1. 本品来源于羊毛脂的甾醇和更高级别的脂肪醇组成的混合物,其中含不少于 30.0% 的胆固醇,含丁羟甲苯不得超过 200 ppm。本品为淡黄色至棕黄色、易碎的固体,加热后具有可塑性。熔点不低于 58 ℃。几乎不溶于水,微溶于 90% 乙醇,可溶于沸腾的无水乙醇和二氯甲烷。贮藏于密闭容器中。避光保存。

2. 配伍禁忌:本品与煤焦油、鱼石脂、间苯二酚和苯酚有配伍禁忌。

【简介】　本品在油包水型乳膏剂和软膏剂的制备中作为乳化剂和乳剂稳定剂。它能增加烃类混合物的吸水性能。加入 5% 的羊毛醇能使凡士林包裹水分的量增加 3 倍,并且这类乳剂不会因为加入弱酸而破乳。本品对皮肤有润滑作用,可用于制备治疗皮肤干燥和干眼症的制剂。具有类似作用的羊毛醇衍生物还有乙酰化羊毛醇和乙氧基化羊毛醇。本品会导致超敏反应。

羊毛脂
(wool fat)

【CAS】　8006-54-0

【理化性状】　本品是从绵羊(Ovis aries)毛中得到的经过纯化、无水的蜡状物质。含丁羟甲苯不得超过 200 ppm。本品为黄色的油膏状物质。加热熔化后成为澄清或几乎澄清的黄色液体。滴点为 38～44 ℃。10 g 的本品能吸收不少于 20 ml 的水。本品几乎不溶于水,微溶于沸腾的无水乙醇,在石油醚中能形成乳白色溶液。贮藏温度不超过 25 ℃。

【简介】　本品用于油包水型乳膏剂和软膏剂的制备。当与适量的植物油或凡士林混合时,可以制备能够透过皮肤的润滑型乳膏剂。本品能吸收大约 30% 的水分。本品还可用于阴道、直肠和眼科等制剂的制备。羊毛脂的衍生物和修饰产物还有氢化羊毛脂、含水羊毛脂、聚羊毛脂(乙氧基化羊毛脂)、异丙基羊毛脂、羊毛脂油和羊毛脂蜡。本品会导致超敏反应。

五、崩解剂

崩解剂是指能使片剂和其他口服固体剂型在胃肠道中迅速裂碎成细小颗粒的物质,从而使活性成分迅速溶解吸收,发挥作用。崩解剂常为亲水性化合物,如淀粉、纤维素衍生物和藻酸盐,它们能在水中膨胀或溶解。交聚维酮通过毛细作用吸收水分,能使片剂膨胀裂解。此处仅介绍波拉克林钾和羟乙基淀粉钠。

波拉克林钾
(polacrilin potassium)

【CAS】　54182-62-6(polacrilin potassium);50602-21-6(polacrilin)

【理化性状】　本品为白色至类白色的、易流动的粉末,微弱臭或无臭。不溶于水及大多数液体。

【简介】　本品被用作片剂和胶囊剂的崩解剂。

羟乙酸淀粉钠
(sodium starch glycolate)

【CAS】　9063-38-1

【理化性状】　本品为细微的白色无定形粉末,无臭,无味。置空气中易吸潮。溶于冷水形成网络结构的胶体溶液。2%水溶液的 pH 值为 7～7.5。本品不溶于乙醇、乙醚等有机溶剂,水溶液在 80 ℃以上长时间加热则黏度降低。

【简介】　用于片剂、丸剂的赋形剂、崩解剂和黏合剂以及液体药剂的助悬剂。本品主要用作片、丸剂的崩解剂和黏合剂,以及液体药剂的助悬剂。作崩解剂优于淀粉和羧甲基纤维素钠。

六、乳化剂和增溶剂

许多药物并不能溶于或不混溶于载体,这就需要使用适宜的药用辅料,使药物能够制成药品,从而改善最终产品的稳定性。

乳化剂是能够改善乳浊液中各种构成相之间的表面张力,使之形成均匀稳定的分散体系或乳浊液的物质。乳化剂是表面活性剂。

表面活性剂在同一分子中既包含亲水区域又包含疏水区域,能够降低水域非水相之间的界面张力,使亲水性与疏水性物质相混合。分子中亲水基团和疏水基团数目的不同使得不同表面活性剂具有不同的与水和油的结合能力,可以用亲水亲油平衡值(HLB)来表示这种特性。亲脂性表面活性剂 HLB 值低(小于 10),常作为消泡剂或油包水型乳化剂以及润滑剂;亲水表面活性剂 HLB 值(大于 10)更高,常用作水包油型乳化剂和增溶剂。大部分表面活性剂的疏水区由长链烃或脂肪酸构成;烷基数目越多,疏水性越强。

两性表面活性剂是指同时具有阴、阳两种离子性质的表面活性剂。它的活性依赖于 pH。两性表面活性剂兼有阴离子表面活性剂的清洁作用以及阳离子表面活性剂的消毒作用。这些活性依赖于两性表面活性剂所处媒介的 pH。平衡的两性表面活性剂被认为对眼和皮肤无刺激,因而多用于婴儿洗发水。

具有增溶能力的表面活性剂称为增溶剂。其最适亲水疏水平衡值(HLB 值)是 15～18。

(一) 阴离子表面活性剂

本类表面活性剂具有乳化和清洁作用,主要用于生产肥皂和去污剂,部分品种可作为药用乳化剂。本类表面活性剂主要包括高级脂肪酸的盐以及脂肪酸硫酸化或磺化衍生物,可溶于水,形成活性的疏水阴离子及无活性的阳离子。

单硬脂酸铝
(aluminium monostearate)

【CAS】　7047-84-9

【理化性状】　1. 本品为具有微弱特殊臭的白色至黄白色块状细粉。不溶于水、乙醇和乙醚。

2. 化学名:Dihydroxy(stearoyloxy)aluminium

3. 分子式:$C_{18}H_{37}AlO_4$

4. 分子量:344.5

5. 结构式

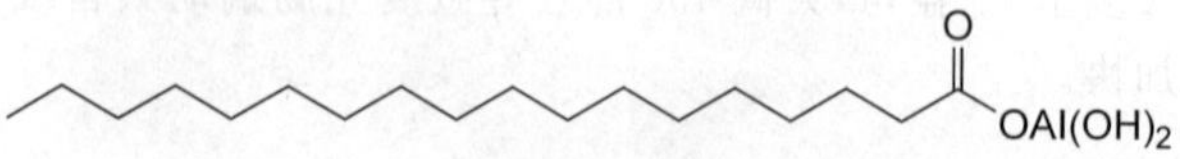

【简介】　本品可用作油型化妆品和药品制剂的凝胶剂,也可用作化妆品乳剂的稳定剂。

硬脂酰乳酸钙
(calcium stearoyl-lactylate)

【CAS】　5793-94-2

【理化性状】　1. 化学名:Calcium 2-[1-oxo-2-(1-oxooctadecoxy)propoxy]propanoate

2. 分子式:$C_{48}H_{86}CaO_{12}$

3. 分子量:895.3

4. 分子式如下:

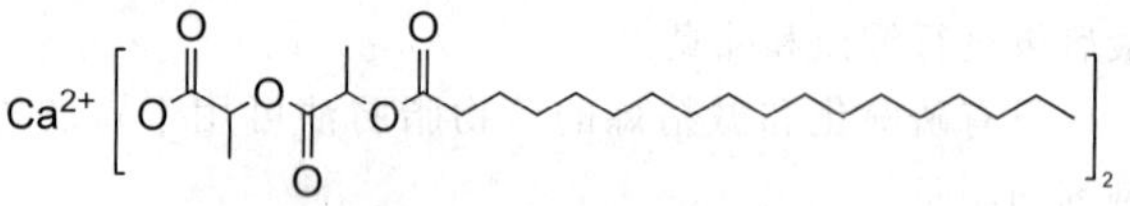

硬脂酰乳酸钠
(sodium stearoyl-lactylate)

【CAS】　25383-99-7

【理化性状】　1. 分子式:$C_{21}H_{39}NaO_4$

2. 分子量:378.5

3. 结构式

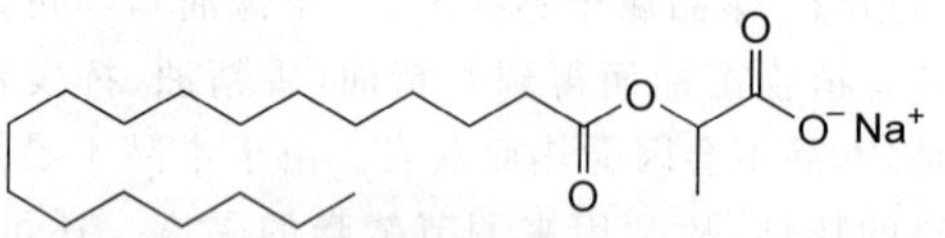

【简介】　硬脂酰乳酸钠有阴离子表面活性剂的性质,通常作为乳化剂、稳定剂和助悬剂用于食品工业,包括用于特殊饮食中。钙盐的用途与其类似。

十六十八烷基硫酸钠
(sodium cetostearyl sulfate)

【CAS】　1120-01-0(sodium cetyl sulfate);1120-04-3(sodium stearyl sulfate)

【理化性状】　1. 本品是十六烷基硫酸钠

（$C_{16}H_{33}NaO_4S=344.5$）和十八烷基硫酸钠（$C_{18}H_{37}NaO_4S=372.5$）的混合物。本品为白色或淡黄色非结晶性或结晶性粉末。溶于热水形成带乳光的溶液,几乎不溶于冷水,溶于乙醇。

2. 十六烷基硫酸钠结构式

【简介】　本品为阴离子型表面活性剂,可用作去污剂和润湿剂。

椰油基羟乙基磺酸钠
(sodium cocoyl isetionate)

【CAS】　61789-32-0

【简介】　本品是椰油脂肪酸磺酸酯的钠盐。本品为阴离子表面活性剂,用作肥皂的代替品。椰油基肌氨酸钠的用途与其类似。

十二烷基硫酸钠
(sodium laurilsulfate)

【CAS】　151-21-3

【理化性状】　1. 本品为白色或淡黄色粉末或结晶。易溶于水形成带乳光的溶液;部分溶于乙醇。

2. 化学名:n-dodecyl sulfate sodium

3. 分子式:$NaC_{12}H_{25}SO_4$

4. 分子量:288.4

5. 结构式

6. 配伍禁忌:本品与阳离子表面活性剂(如溴化十六烷基三甲铵)相互作用,导致其活性降低。它与多价金属离子的盐(如铝、铅、锡或锌)不能配伍,与 pH 值低于 2.5 的酸不能配伍。由于其相应的钙盐和镁盐可溶于水,故本品不受水的硬度的影响。

【简介】　本品为阴离子表面活性剂,也为清洁剂和润湿剂,在酸、碱和硬水中都有效。它在药用的洗发剂中作为皮肤清洗剂,也用于牙膏中。也用于乳化蜡的制备。还用作片剂的润滑剂。长期接触本品可能会刺激皮肤或黏膜。其他十二烷基硫酸盐也有表面活性剂的作用。这些十二烷基硫酸盐包括单乙醇胺十二烷基硫酸盐、二乙醇胺十二烷基硫酸盐、三乙醇胺十二烷基硫酸盐、十二烷基硫酸镁和十二烷基硫酸铵。类似的表面活性剂包括十二烷基醚硫酸钠和烷基磺基醋酸钠(如十二烷基磺基醋酸钠)。本品和相关的表面活性剂也包含在供直肠使用的一些复方制剂中,用于治疗便秘。

油酸钠
(sodium oleate)

【CAS】　143-19-1

【理化性状】　1. 分子式:$C_{18}H_{33}O_2 \cdot Na$

2. 分子量:304.4

3. 结构式

【简介】　本品为阴离子表面活性剂,用于制剂中以缓解痔和瘙痒症状。油酸锌和油酸钾也用于皮科制剂,同时油酸钠、油酸钾和油酸钙用作食品添加剂。

硬脂酸钠
(sodium stearate)

【CAS】　822-16-2

【理化性状】　1. 本品白色细微粉末或块状固体,有滑腻感,有脂肪味,在空气中有吸水性。微溶于冷水,溶于热水或醇溶液,水溶液因水解而呈碱性。

2. 化学名:sodium octadecanoate

3. 分子式:$C_{18}H_{35}NaO_2$

4. 分子量:306.46

5. 结构式

【简介】　本品主要用作乳化剂和硬化剂,用在各种外用制剂和直肠制剂中。

硫酸化蓖麻籽油
(sulfated castor oil)

【CAS】　8002-33-3

【简介】　本品为清洁剂和润湿剂,来源于蓖麻籽油,已用作皮肤清洁剂和乳化剂。蓖麻酸酯的钠盐也有同样作用。硫酸化氢化蓖麻籽油(羟化硬脂硫酸酯)已用于亲水性软膏基质和其他乳剂的生产中。

（二）阳离子表面活性剂

本品可分解为阳离子表面活性部分和无活性的阴离子。许多阳离子表面活性剂是季铵化合物,主要用于消毒剂。部分品种可作为药用辅料。

通佐溴铵
(tonzonium bromide)

【CAS】　553-08-2

【理化性状】　1.化学名：Hexadecyl-[2-[(4-methoxyphenyl) methyl-(2-pyrimidinyl) amino] ethyl]-dimethylammonium bromide

2.分子式：$C_{32}H_{55}BrN_4O$

3.分子量：591.7

4.结构式

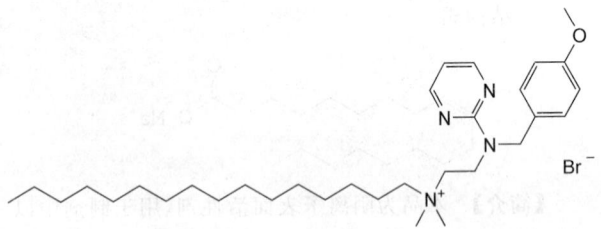

【简介】　本品为阳离子表面活性剂。作为滴耳剂和气雾剂的添加剂，通过分散和穿透细胞碎片与渗出液，促进药物与组织的结合。

（三）非离子表面活性剂

非离子表面活性剂除用于药用辅料外，还用于食品、化妆品、颜料、杀虫剂、纺织业，也用作石油分散剂。部分非离子表面活性剂（如任苯醇醚9）用于杀精剂。

非离子表面活性剂不同于阳离子或阴离子表面活性剂。它的分子上无电荷，不会发生解离。亲水基团包括氧乙烯基（—OCH_2CH_2—）和羟基（—OH）。刺激性一般比阴离子表面活性剂或阳离子表面活性剂小，常可与阴离子物质和阳离子物质配伍，但能降低多种保存剂的抑菌作用。

非离子表面活性剂在药学方面应用广泛，分类也比较为复杂。非离子表面活性剂主要的类别见下文。高级脂肪酸和醇类也具有非离子表面活性剂的特性，但主要用于其他方面。

1.乙二醇和甘油酯，包括乙二醇和甘油的脂肪酸酯。本类药物化学结构中羟基较少，具有疏水性，且疏水性占主导地位。本类药物作为乳化剂单独应用效果不佳，但可作为油包水及水包油型乳剂的稳定剂。"自乳化"制剂是由本类药物加入少量皂类或其他类似的表面活性剂形成，可产生满意的水包油型乳剂。

2.聚乙二醇衍生物包括脂肪酸的聚氧乙烯酯（聚乙二醇酯）、脂肪醇或烷基酚的聚氧乙烯酯（聚乙二醇醚）。氧乙烯基的亲水性比羟基弱，但高度氧乙烯化产物可为良好的水包油型乳化剂，也可作为润滑剂和增溶剂。由于酯键易于水解，而醚键更稳定，所以这些化合物耐酸碱的能力比聚乙二醇醚差。聚乙二醇甘油酯和聚乙氧基甘油酯的混合物也具有类似作用。

3.山梨坦衍生物是环状单脱水或二脱水山梨坦与脂肪酸形成的酯类化合物。聚山梨酯类是山梨坦酯类的聚氧乙烯化衍生物。山梨坦酯类为油溶性、水分散的非离子表面活性剂，是良好的油包水型乳化剂。聚山梨

酯类是良好的亲水性、水溶性化合物，用作水包油型乳化剂。

4.泊洛沙姆类是聚氧乙烯和聚氧丙烯的共聚物，它们在许多药物制剂中用作水包油型乳化剂、增溶剂和润滑剂。泊洛沙姆类在"黏合剂和助压剂"中已有叙述。

二乙酰基单甘油酯类
(diacetylated monoglycerides)

【理化性状】　本品是由甘油同食用脂肪酸和乙酸酯化而生成。本品为澄清液体。极易溶于80%乙醇、植物油和矿物油，微溶于70%乙醇。避光贮于密闭容器中。

【简介】　本品用作增塑剂、药用辅料及食品添加剂。

二乙二醇单棕榈硬脂酸酯
(diethylene glycol monopalmitostearate)

【CAS】　106-11-6（diethylene glycol monostearate）；3638-62-1（diethylene glycol monopalmitate）

【理化性状】　本品为硬脂酸和棕榈酸的二乙二醇单酯和双酯的混合物，由二乙二醇和动植物的硬脂酸酯化而制得，它含有45.0%～60.0%的单酯和35.0%～55.0%的双酯以及不超过2.5%的游离二乙二醇。本品为白色或类白色的蜡状固体。几乎不溶于水，可溶于热乙醇和丙酮。熔点为43～50 ℃。

【简介】　本品主要用于乳膏的乳化剂。

单棕榈硬脂酸乙二醇酯
(ethylene glycol monopalmitostearate)

【CAS】　111-60-4（ethylene glycol monostea-rate）；4219-49-2（ethylene glycol monopalmitate）

【理化性状】　本品为硬脂酸和棕榈酸的乙二醇单、双酯混合物，是由乙二醇和硬脂酸缩合而成，含有不少于50.0%的单酯和不超过5.0%的游离乙二醇。本品为白色或类白色的蜡状固体。几乎不溶于水，可溶于热乙醇和丙酮。熔点为54～60 ℃。避光保存。

【简介】　本品主要用于乳膏的乳化剂。

双硬脂酸甘油酯
(glyceryl distearate)

【CAS】　1323-83-7

【理化性状】　本品为双酰基甘油的混合物，主要是双硬脂酰甘油、单酰基甘油和三酰甘油的混合物。含有8%～22%的单酰基甘油，40%～60%的双酰基甘油和25%～35%的三酰甘油。本品是由硬脂酸与甘油酯化而得。本品为乳白色蜡状固体，有好闻的脂肪气味。能分散于热水中，能溶于热醇、石油和烃。

【简介】　本品用作乳化剂和(或)增溶剂。

甘油酯类
(glyceryl esters)

单甘油酯和双甘油酯
(mono-and di-glycerides)

〖理化性状〗　本品为脂肪酸的甘油单酯和双酯混合物,伴有少量脂肪酸三酰甘油,脂肪酸来自食用油。它含有不少于 40% 的单甘油酯,可能含有稳定剂。贮藏于密闭容器中。避光。

【简介】　甘油酯类是甘油与脂肪酸合成的酯类。作为非离子表面活性剂,广泛用作乳化剂和增溶剂,有些还在食品工业中使用。单甘油酯和双甘油酯的混合物,被用作乳化剂和食品添加剂。一些与特殊脂肪酸形成的甘油酯,如单硬脂酸甘油酯,也被广泛使用。甘油辛酸和甘油癸酸酯混合物可用作胆结石溶解剂。

单油酸甘油酯
(glyceryl monolinoleate)

【CAS】　25496-72-4

【理化性状】　本品是单酰基甘油的混合物,主要是油酸单酰甘油、双酰基甘油和三酰基甘油的混合物。本品为琥珀色油状液体,在室温下可能有部分凝固。几乎不溶于水,易溶于二氯甲烷。贮于密闭容器中。

【简介】　本品用作乳化剂。

单辛酰癸酸甘油酯
(glyceryl monocaprylocaprate)

【理化性状】　本品为单酰基甘油的混合物,主要含单-O-辛酰甘油和单-O-癸酰甘油,以及双酰基甘油和三酰基甘油。本品是由辛酸和癸酸直接酯化后,经蒸馏获得的。单辛酰癸酸甘油酯(Ⅰ型)成分为:单酰基甘油:45%～75%,双酰基甘油:20%～50%,三酰基甘油:最大量 10%。单辛酰癸酸甘油酯(Ⅱ型)成分为:单酰基甘油:最小量 80%,双酰基甘油:最大量 20%,三酰基甘油:最大量 5%。本品为无色或微黄色油状液体或软团块。几乎不溶于水,极易溶于乙醇,易溶于二氯甲烷。

【简介】　本品用作溶剂和乳化剂。

单亚油酸甘油酯
(glyceryl monolinoleate)

【CAS】　26545-74-4

【理化性状】　本品为单酰基甘油的混合物,主要是单油酰甘油、单亚油酰甘油、双酰基甘油和三酰基甘油的混合物。含 32%～52% 的单酰基甘油,40%～55% 的双酰基甘油和 5%～20% 的三酰基甘油,由植物亚油酸三酰基甘油的部分甘油解制得。可能加了适量的抗氧剂。本品为琥珀色的油状液体,在室温下可能有部分凝固。几乎不溶于水,易溶于二氯甲烷。避光,贮于密闭容器中。

【简介】　本品用作乳化剂和(或)增溶剂。

单硬脂酸甘油酯
(glyceryl monostearate)

【CAS】　31566-31-1 (glyceryl monostearate); 26657-96-5(glyceryl monopalmitate)

【理化性状】　本品为单酰基甘油的混合物,主要是单硬脂酰甘油、双酰基甘油和三酰基甘油的混合物。含 40%～55% 的单酰基甘油,30%～45% 的双酰基甘油和 5%～15% 的三酰基甘油。本品是由植物油里的棕榈酸三酰基甘油、硬脂酸三酰基甘油通过部分甘油解或由甘油和硬脂酸的酯化而制得。本品为白色蜡状薄片或珠粒样固体,不溶于水,与热水经强烈振荡混合可分散于水中,成为油包水型乳化剂。能溶于热乙醇、苯、丙酮以及矿物油和固定油中。凝固点不低于 54 ℃。

自乳化单硬脂酸甘油酯
(self-emulsifying glyceryl monostearate)

〖理化性状〗　1. 本品为硬脂酸、棕榈酸和少量其他脂肪酸的单酰甘油、双酰甘油和三酰甘油的混合物;含有不少于 30% 的甘油单酯,不超过 7% 的游离甘油和不超过 6% 的皂,皂按油酸钠计算,所有的物质都按脱水物来计算。本品为白色到米色的坚硬的蜡状固体,有微弱的脂肪臭。可分散于热水中,溶于热无水乙醇、热液体石蜡和热植物油,但在浓度低于 20% 时,可能为浑浊液体。

2. 配伍禁忌:由于含有皂,故自乳化单硬脂酸甘油酯不能与酸、高浓度可离解的盐、硬水、钙化合物、锌氧化物和重金属氧化物配伍。

【简介】　本品为非离子型的表面活性剂。其既有亲水又有亲油基团,具有润湿、乳化、起泡等多种功能。不可用于内服制剂。本品的水溶性制剂应添加防腐剂以阻止真菌或细菌的产生。

聚乙二醇 15 羟硬脂酸酯
(macrogol 15 hydroxystearate)

【CAS】　70142-34-6

【理化性状】　本品为 12-羟基硬脂酸和聚乙二醇形成的单酯和双酯混合物。本品含有游离的聚乙二醇。本品为黄色的蜡块。大约在 25 ℃ 时凝固。极易溶于水,溶于乙醇,不溶于液体石蜡。贮于密闭容器中。

【简介】　本品是非离子型表面活性剂,用作增溶剂。

聚乙二醇 40 山梨醇七油酸酯
(macrogol 40 sorbitol heptaoleate)

【理化性状】 本品为脂肪酸酯类的混合物,主要由油酸和山梨醇乙酰基化物组成,其中每摩尔山梨醇包含大约 40 mol 的环氧乙烷。每摩尔的山梨醇对应 7 mol 的油酸。它还含聚乙二醇脂肪酸酯。本品为澄明或略带乳白色、淡黄色的、黏稠、易吸湿的液体。可分散在水中;溶于十四烷酸异丙酯、棕榈酸异丙酯、液体石蜡和植物油。避光,贮于密闭容器中。

【简介】 本品为非离子型表面活性剂和乳化剂,用于外用制剂中。

聚乙二醇十六烷十八烷基醚
(macrogol cetostearyl ethers)

【CAS】 68439-49-6

【理化性状】 本品为聚乙二醇和直链脂肪醇的醚混合物,脂肪醇主要为十六、十八醇混合物。可能含有一些游离的聚乙二醇和不同量的游离十六十八醇混合物。本品为白色或黄白色的蜡状油块、蜡丸、微珠粒或蜡片。分子中含低数量环氧乙烷的聚乙二醇十六十八烷基醚,几乎不溶于水;溶于乙醇和二氯甲烷。分子中含高数量环氧乙烷的聚乙二醇十六十八烷基醚可分散或溶于水,溶于乙醇和二氯甲烷。本品的凝固点为 32~52 ℃。贮于密闭容器中。标签应说明十六十八醇混合物反应的环氧乙烷的量(命名值)。

聚西托醇 1000
(cetomacrogol 1000)

【CAS】 9004-95-9(macrogol cetyl ethers);68439-49-6(macrogol cetostearyl ethers)

【理化性状】 1. 本品为在聚氧乙烯链上含有 20~24 氧乙烯基的聚乙二醇醚。分子式为 $CH_3[CH_2]_m[OCH_2CH_2]_nOH$,$m$ 为 15~17,n 为 20~24。其中的聚乙二醇十六烷十八烷基醚($n=22$),在《英国药典》中称为聚西托醇 1000。聚乙二醇十六烷基酯有时也被称为十六醇醚化合物。

2. 配伍禁忌:本品与酚存在配伍禁忌,因可降低季铵化合物的抗菌活性。在高浓度电解质溶液中,本品可以从溶液中分离出来。

聚氧乙烯(20)十六烷十八烷基醚
(polyoxyl 20 cetostearyl ether)

【CAS】 68439-49-6

【理化性状】 本品为聚乙二醇的单十六烷十八烷基醚(十六烷和十八烷的混合物)的混合物,聚合物的平均长度相当于 17.5~25.0 个氧乙烯单位。本品为奶油色蜡状油块,加热时熔化成透明的黄褐色液体。溶于水、乙醇和丙酮;不溶于石油醚。其 10% 水溶液的 pH

值为 4.5~7.5。密闭贮于 8~15 ℃ 下。

【简介】 本品被用作表面活性剂和乳化剂。本品同十八十六醇混合物一起用作水包油型乳剂的乳化剂,这种乳剂不受中等浓度电解质的影响,在广泛的 pH 范围内稳定。本品也被用来分散在水中易挥发的油,形成透明的溶液。

聚乙二醇十二烷基醚类
(macrogol lauril ethers)

【CAS】 9002-92-0

【理化性状】 1. 本品为聚乙二醇同脂肪醇形成的醚的混合物,脂肪醇主要是 $C_{12}H_{26}O$。本品含有不同量的游离的 $C_{12}H_{26}O$,也可能含游离的聚乙二醇。每摩尔的 $C_{12}H_{26}O$ 与 3~23 摩尔(命名值)的环氧乙烷反应。每分子中有 3~5 U 环氧乙烷的聚乙二醇十二烷基醚为无色的液体。几乎不溶于水和石油醚,溶于乙醇或可分散于乙醇中;每分子有 9~23 U 环氧乙烷的聚乙二醇十二烷基醚为白色的蜡块。溶于水或可分散于水中,溶于乙醇,几乎不溶于石油醚。本品应贮于密闭容器中。

2. 分子式:$C_{12}H_{25}O \cdot (C_2H_4O)_n$

3. 结构式

聚乙二醇单十二醚 4
(laureth 4)

【CAS】 9002-92-0

【理化性状】 本品为聚乙二醇的单十二烷基醚的混合物,如"聚乙二醇十二烷基醚类"结构式中 n 的平均值是 4。

聚桂醇 400
(lauromacrogol 400)

【CAS】 9002-92-0;3055-99-0

【ATC】 C05BB02

【理化性状】 本品是聚乙二醇的单十二烷基醚的混合物,如"聚乙二醇十二烷基醚类"结构式中 n 的平均值是 9。但有时被错误地描述为包含 8 个羟乙基而不是 9 个羟乙基;要注意的是平均每分子聚桂醇含有 8 个氧化乙烯基。聚桂醇 400 中的"400"大约相当于聚乙二醇部分的平均分子量,而名为乙氧硬化醇 600 中的"600"则大约相当于整个分子的平均分子量。

【简介】 本品用作表面活性剂和杀精剂。聚桂醇 400 在治疗食管和胃静脉曲张以及静脉曲张的过程中用作组织硬化剂,并已试用于内镜下注射治疗消化性溃疡出血;在复方局部制剂中已被用作局麻药和止痒药。偶有报道含有聚乙二醇单十二烷基醚类混合物的局部制剂引起皮肤过敏反应。

聚乙二醇油醚类
(macrogol oleyl ethers)

【理化性状】　本品为聚乙二醇和直链脂肪醇的醚的混合物,直链脂肪醇主要为油醇。可能含有一些游离的聚乙二醇和不同量的游离油醇。每分子中有 2~5 U 环氧乙烷的聚乙二醇油醚为黄色液体。几乎不溶于水和石油醚,溶于乙醇。每分子中有 10~20 U 环氧乙烷的聚乙二醇油醚为淡黄白色蜡块。在水中可分散或溶解,溶于乙醇,几乎不溶于石油醚。避光,密闭保存。

聚乙二醇 10 油醚
(poly 10 oleyl ether)

【CAS】　9004-98-2

【理化性状】　本品为聚乙二醇的单油醚的混合物,平均聚合物长度相当于 9.1~10.9 个羟乙基单位。可能含有适当的稳定剂。本品为白色柔软的半固体或淡黄色液体。溶于水和乙醇,可分散于液体石蜡和丙二醇中,在放置期间可能分离。密闭贮于 8~15 ℃下。

【简介】　本品用作表面活性剂。

聚乙二醇硬脂酸酯类
(macrogol stearates)

【CAS】　9004-99-3

【理化性状】　1. 本品主要为硬脂酸和(或)棕榈酸和聚乙二醇的单酯和双酯混合物。可以由乙氧基化作用或聚乙二醇同硬脂酸 50(Ⅰ型)或聚乙二醇硬脂酸 95(Ⅱ型)的酯化作用获得。每分子里平均聚合物长度相当于 6~100 个环氧乙烷单位(命名值)。可能含有游离的聚乙二醇。本品为白色或淡黄色的蜡块。溶于乙醇和异丙醇。每分子中有 6~9 个环氧乙烷的化合物几乎不溶于水,但在水里能自由分散;能与脂肪油和蜡混溶。每分子中有 20~100 个环氧乙烷的化合物溶于水,几乎不溶于脂肪油和蜡。贮于密闭容器中。

2. 本品在强酸或强碱中可以发生水解或皂化,但已有报道本品同电解质、弱酸和弱碱在一起通常是稳定的。和酚类物质在一起可引起褪色或产生沉淀,和防腐剂可发生络合作用。本品的浓度超过 5% 时,可降低杆菌肽、氯霉素、青霉素 V 和四环素的抗菌活性。

聚乙二醇 40 硬脂酸酯
(polyoxyl 40 stearate)

【理化性状】　本品为硬脂酸和混合聚乙二醇的单酯和双酯的化合物,平均聚合物长度大约是 40 个羟乙基单位。它含有不少于 17% 和不多于 27% 的游离聚二醇。本品为白色到淡褐色的蜡状固体,无臭或带有微弱的类似脂肪臭。凝固点在 37~47 ℃。溶于水、乙醇、

丙醇和乙醚;不溶于液体石蜡和植物油。贮于密闭容器中。

【简介】　本品用作乳化剂和增溶剂。

聚乙二醇甘油酯
(macrogolglycerides)

山嵛酰基聚乙二醇甘油酯
(behenoyl macrogolglycerides)

【理化性状】　本品为蜡状固体或细粉。可分散在水中,不溶于乙醇,可溶于二氯甲烷中。避光、隔热、防潮、密闭贮于 35 ℃以下。

辛酸癸酸聚乙二醇甘油酯
(caprylocaproyl macrogolglycerides)

【理化性状】　本品为淡黄色的油状液体。可分散在热水中,易溶于二氯甲烷中。避光、防潮、密闭贮于 25 ℃以下。

月桂酰基聚乙二醇甘油酯
(lauroyl macrogolglycerides)

【理化性状】　本品为甘油的单酯、二酯、三酯,与聚乙二醇的单酯和二酯的混合物。可能含游离的聚乙二醇。为淡黄色的蜡状液体。可分散在水中,易溶于二氯甲烷。避光、防潮、密闭贮于 25 ℃以下。

亚油酰基聚乙二醇甘油酯
(linoleoyl macrogolglycerides)

【理化性状】　本品为甘油的单酯、二酯、三酯,与聚乙二醇的单酯和二酯的混合物。聚乙二醇的相对平均分子量在 300~4000。可能包含游离的聚乙二醇。本品为琥珀色的油状液。产生沉淀后,在 20 ℃的条件下可延长储存周期。几乎不溶于水,但可分散在水中,易溶于二氯甲烷。避光、防潮、贮于 25 ℃以下。

油酰基聚乙二醇甘油酯
(oleoyl macrogolglycerides)

【理化性状】　本品为琥珀色的油状液体。在 20 ℃长期储存后可产生沉淀。几乎不溶于水,但可分散于水中,避光、防潮、密闭贮于 25 ℃以下。

硬脂酰聚乙二醇甘油酯
(stearoyl macrogolglycerides)

【理化性状】　本品为甘油的单酯、二酯、三酯,与聚乙二醇的单酯和二酯的混合物。聚乙二醇的相对平均分子量在 300~4000。硬脂酰聚甘油酯可能包含聚乙二醇。本品为淡黄色的蜡状固体。可分散在温水中和温石蜡油,溶于甲醇,易溶于二氯甲烷。避光、防潮、密闭贮于 25 ℃以下。

【简介】　本品作为自乳化剂和增溶剂用于口服制剂中。也经常用于食品和化妆品中。

甘油聚乙二醇椰油酸酯
(macrogolglycerol cocoates)

【理化性状】 本品为乙氧基甘油的单酯、二酯、三酯与植物脂肪酸的混合物,后者含有与由 cocos nucifera 胚乳的干燥部分提取的油脂的脂肪酸对应的组分。本品为澄明、淡黄色的油状液体。溶于水和乙醇。甘油聚乙二醇7椰油酸酯和甘油聚乙二醇23椰油酸酯几乎不溶于50～70℃沸程的石油醚中。

【简介】 本品作为一种非离子表面活性剂通常用作清洁剂、乳化剂以及外用制剂的增溶剂。

盖苯聚醇
(menfegol)

【CAS】 57821-32-6

【简介】 本品由聚乙二醇盖苯(menthylphenyl)醚组成,分子式为 $C_{16}H_{23}(OCH_2CH_2)_nOH$,是非离子型表面活性剂,用作杀精剂。经常使用盖苯聚醇杀精泡腾片与较高的生殖器溃疡发病率相关,还会增加 HIV 感染的风险。

壬苯醇醚类
(nonoxinols)

【CAS】 26027-38-3

【理化性状】 1. 分子式:$(C_2H_4O)_n \cdot C_{15}H_{23}O$

2. 结构式

壬苯醇醚 9
(nonoxinols 9)

【理化性状】 1. 本品主要由聚乙二醇的单壬苯醚组成,对应的分子式为 $C_{15}H_{23}(OCH_2CH_2)_nOH$,$n$ 的平均值是9。本品为无色至淡黄色澄明黏性液体。能与水、乙醇和植物油混溶。贮于密闭容器中。

2. 分子式:$C_{33}H_{60}O_{10}$(nominal)

3. 分子量:616.8

壬苯醇醚 10
(nonoxinols 10)

【理化性状】 1. 分子式:$C_{35}H_{64}O_{11}$(nominal)

2. 分子量:660.9

壬苯醇醚 11
(nonoxinols 11)

【理化性状】 1. 分子式:$C_{37}H_{68}O_{12}$(nominal)

2. 分子量:704.9

【简介】 壬苯醇醚类用作阴道杀精剂可引起局部刺激。本类药物还可引起泌尿生殖道感染和中毒性休克综合征。本类药物具有表面活性性质,可以用作增溶剂。壬苯醇醚9被用作避孕杀精剂。

辛苯昔醇类
(octoxinols)

【CAS】 9002-93-1

【理化性状】 1. 分子式:$(C_2H_4O)_n \cdot C_{14}H_{22}O$

2. 结构式

辛苯昔醇 9
(octoxinols 9)

【理化性状】 1. 本品主要是由聚乙二醇的单辛苯醚组成的无水液体混合物,对应的分子式为 $C_{14}H_{21}[OCH_2CH_2]_nOH$,$n$ 的平均值是9。本品为伴有轻微臭的淡黄色澄明黏性液体。能与水、乙醇和丙酮混溶;溶于甲苯和苯;几乎不溶于石油醚。贮于密闭容器中。

2. 分子式:$C_{32}H_{58}O_{10}$(nominal)

3. 分子量:602.8

辛苯昔醇 10
(octoxinols 10)

【理化性状】 1. 本品主要由聚乙二醇的单辛苯醚组成,对应的分子式为 $C_{14}H_{21}[OCH_2CH_2]_nOH$,$n$ 的平均值是10。本品为无色或淡黄色澄明黏性液体。能与水、乙醇和植物油混溶。贮于密闭容器中。

2. 分子式:$C_{34}H_{62}O_{11}$(nominal)

3. 分子量:646.8

【简介】 本品为表面活性剂,可用作增溶剂,也用作杀精剂。

油酸油醇酯
(oleyl oleate)

【CAS】 3687-45-4

【理化性状】 1. 本品由油醇酯和高分子量脂肪酸(主要是油酸)组成。本品为澄明、无色至浅黄色液体,有轻微的特殊臭。微溶于乙醇,与三氯甲烷和乙醚混溶。贮于密闭容器中。

2. 分子式:$C_{36}H_{68}O_2$

3. 分子量:532.9

4. 结构式

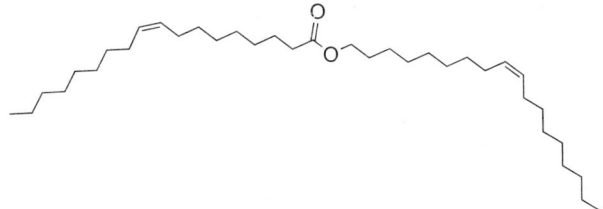

【简介】　本品可在外用制剂中作润滑剂和乳化剂或增溶剂。

棕榈酸
(palmitic acid)

【CAS】　57-10-3

【理化性状】　1. 本品来源于动物脂肪或植物油，为白色或类白色蜡状固体。几乎不溶于水，溶于乙醇。

2. 分子式：$C_{16}H_{32}O_2$

3. 分子量：256.4

4. 结构式

【简介】　本品可作乳化剂，可增强皮肤渗透性，也可用作片剂和胶囊剂的润滑剂。

聚乙二醇蓖麻籽油类
(polyoxyl castor oils)

【理化性状】　本品主要含有 30～50 分子（不定值）的环氧乙烷乙氧基化的蓖麻酸甘油酯（ricinoleylglycerol），含少量的聚乙二醇蓖麻酸酯和相应的游离甘醇类，是由蓖麻油和环氧乙烷反应制成的。本品为黄色澄明的黏性液体或半固体。相对密度大约为1.05；25 ℃时黏度为 500～800 mPa·s。易溶于水和乙醇，极易溶于二氯甲烷。

聚乙二醇(35)蓖麻籽油
(polyoxyl 35 castor oils)

〖理化性状〗　1. 本品为混合物，主要包含乙氧基甘油的三蓖麻酸酯、很少量的聚乙二醇蓖麻酸酯和相应的游离甘醇类。是由 1 mol 蓖麻酸甘油酯同大约 35 mol环氧乙烷反应制得。本品为黄色油状液体，有轻微特殊臭。极易溶于水，形成几乎无臭和无色的溶液。溶于乙醇和乙酸乙酯，不溶于矿物油。贮于密闭容器中。

2. 配伍禁忌：据报道，本品对聚氯乙烯容器和器械有不利影响。

【简介】　本品是聚乙二醇酯类物质，用作乳化剂和增溶剂。聚乙二醇(35)蓖麻籽油已用作各种静脉注射剂用溶剂。在各种静脉注射剂中用作赋型剂的聚乙二醇蓖麻籽油类（如 Cremophor EL）与严重过敏样反应、高脂血症、血液黏度改变和红细胞聚集有关。由于配方

中药物的药动学改变，也可能导致不良反应。

聚乙二醇氢化蓖麻籽油类
(polyoxyl hydrogenated castor oils)

【理化性状】　本品主要为带有 7～60 分子环氧乙烷（不定值）的乙氧基化三羟硬脂酰甘油，含少量聚乙二醇羟硬脂酸酯和相应的游离甘醇类。由氢化蓖麻籽油同环氧乙烷反应制得。每分子不少于 10 环氧乙烷单位的氢化蓖麻籽油为淡黄色浑浊黏性液体。几乎不溶于水，可分散于乙醇中，溶于丙酮。每分子中多于 20 环氧乙烷单位的聚乙二醇氢化蓖麻籽油为白色或淡黄色半液体或团块。易溶于水、乙醇和丙酮，几乎不溶于石油醚。

聚乙二醇(40)氢化蓖麻籽油
(polyoxyl 40 hydrogenated castor oil)

〖理化性状〗　本品主要为氧乙烯化甘油的三羟硬脂酸酯，伴有很少量聚乙二醇三羟硬脂酸酯和相应的游离甘醇类。由 1 mol 的三羟硬脂酸甘油酯同 40～45 mol的环氧乙烷反应制得。本品为白色至淡黄色糊剂或糊状液体，带有轻微臭。凝固点范围为 20～30 ℃，极易溶于水，形成无臭、无色的溶液，溶于乙醇和乙酸乙酯，不溶于液体石蜡。贮于密闭容器中。

【简介】　本品用作表面活性剂。

聚山梨酯类
(polysorbates)

【理化性状】　1. 本品为一系列的山梨醇及其脱水物与环氧乙烷共聚制得的脂肪酸酯混合物，其中每 1 mol 的山梨醇及其脱水物与每 20 mol 环氧乙烷结合。

2. 配伍禁忌：本品在强酸和强碱存在时可能发生皂化作用，但已报道本品在电解质、弱酸和弱碱中是稳定的。和酚类物质在一起可能引起褪色或产生沉淀。油酸酯易氧化。

聚山梨酯 20
(polysorbate 20)

〖CAS〗　9005-64-5

〖理化性状〗　本品是由乙氧基化的山梨醇及其脱水物与以月桂酸为主的脂肪酸部分酯化而得的混合物，其中每 1 mol 的山梨醇及其脱水物乙氧基化时结合大约 20 mol 的环氧乙烷。本品为淡黄色至黄棕色澄明或有轻微乳光的油状液体。相对密度大约为 1.10。溶于水、无水乙醇、乙酸乙酯和甲醇，几乎不溶于液体石蜡和脂肪油。避光，贮于密闭容器中。

聚山梨酯 40
(polysorbate 40)

〖CAS〗　9005-66-7

〖理化性状〗　本品是由乙氧基化的山梨醇及其脱水物与以棕榈酸为主的脂肪酸部分酯化所得的混合物，

每 1 mol 的山梨醇及其脱水物乙氧基化结合大约 20 mol 的环氧乙烷。本品为淡黄色或黄棕色油状黏性液体。相对密度大约为 1.10。能与水、无水乙醇、乙酸乙酯和甲醇混溶,几乎不溶于液体石蜡和脂肪油。避光贮于密闭容器中。《英国药典》2010 版给出的聚乙二醇 20 山梨醇单棕榈酸酯为聚山梨酯 40 的同义词。

聚山梨酯 60
(polysorbate 60)

【理化性状】 本品是由乙氧基化的山梨醇及其脱水物与以硬脂酸 50 为主的脂肪酸部分酯化而得,每 1 mol 的山梨醇及其脱水物乙氧基化结合大约 20 mol 的环氧乙烷。本品为黄棕色凝胶团,25 ℃以上变成澄明液体。相对密度大约为 1.10。溶于水、无水乙醇、乙酸乙酯和甲醇,几乎不溶于液体石蜡和脂肪油。避光贮于密闭容器中。

聚山梨酯 80
(polysorbate 80)

【CAS】 9005-65-6

【理化性状】 本品是由乙氧基化的山梨醇与以油酸为主的脂肪酸部分酯化而得的混合物,每 1 mol 的山梨醇及其脱水物乙氧基化时结合大约 20 mol 的环氧乙烷。本品为淡黄色或黄棕色澄明或有轻微乳光的油状液体。相对密度大约为 1.10。可分散在水、无水乙醇、乙酸乙酯和甲醇中;几乎不溶于液体石蜡和脂肪油。避光贮于密闭容器中。

聚山梨酯 85
(polysorbate 85)

【CAS】 9005-70-3

【理化性状】 1. 本品主要为山梨醇及其脱水物与环氧乙烷共聚物制得的三油酸酯混合物,每 1 mol 的山梨醇及其脱水物结合大约 20 mol 的环氧乙烷。

2. 分子式:$C_{100}H_{188}O_{28}$

【简介】 聚山梨酯类是亲水性非离子表面活性剂,用作稳定的水包油型乳剂的乳化剂。常同山梨坦酯以不同比例使用以生产一系列性质和浓度的产品。聚山梨酯类也用于杀虫喷雾剂、除莠喷雾剂、工业清洁剂和化妆品,在食品工业也用作乳化剂。聚山梨酯类可用作包括精油和油溶性维生素 A、维生素 D、维生素 E 等各种物质的增溶剂以及口服和非肠道混悬液的润滑剂。但偶有报道局部使用含有聚山梨酯类的制剂,可引起速发型超敏反应。低出生体重婴儿使用含聚山梨酯类注射剂有致死的报道。用作赋形剂的聚山梨酯类由于改变了配方中药物的药动学,也可能导致不良反应。聚山梨酯类可以增加脂溶性物质的吸收。

聚乙烯醇
(polyvinyl alcohol)

【CAS】 9002-89-5

【理化性状】 本品由醋酸乙烯聚合后,再在催化量的碱或矿酸存在下部分或全部水解而得。有不同等级,且聚合度和水解度不同决定了物理性质不同的各种等级。表现为黏度和酯化度不同。平均分子量在 20000～150000。黏度为 3～70 mPa·s。酯化度为水解程度的表征,此值不应高于 280。本品为淡黄白色粉末或半透明颗粒。溶于水,微溶于乙醇,几乎不溶于丙酮。4% 水溶液的 pH 值为 4.5～6.5。

【简介】 本品为非离子型表面活性剂,在制药工业中被用作稳定剂、增稠剂和润滑剂。本品还用于制备凝胶剂。它可在皮肤的表面迅速干燥形成一层可溶解的塑质膜。不同等级的聚乙烯醇有广泛的工业用途。本品可用来增加眼用制剂的黏度,从而延长药物有效成分在眼部的滞留时间。包括用于治疗干眼症的人工泪液制剂和隐形眼镜护理液等(详见第 23 章)。

丙二醇辛酸酯类
(propylene glycol caprylates)

丙二醇二辛酸癸酸酯
(propylene glycol dicaprylocaprate)

【CAS】 68583-51-7

【理化性状】 本品是来自于植物饱和脂肪酸的丙二醇二酯。本品为几乎无色至淡黄色的油状液体。几乎不溶于水;微溶于无水乙醇;可溶于脂肪油和石油醚中。避光保存。

丙二醇单辛酸酯
(propylene glycol monocaprylate)

【CAS】 31565-12-5

【理化性状】 本品是脂肪酸的丙二醇单酯和双酯的混合物,主要为辛酸。丙二醇单辛酸酯 I 型包含 55%～80% 的单酯和 20%～45% 的二酯。丙二醇单辛酸 II 型包含不少于 90% 的单酯和不多于 10% 的二酯。20 ℃时为澄明无色或微黄色的油状液体。几乎不溶于水,易溶于乙醇、三氯甲烷和二氯甲烷。防潮保存。

【简介】 丙二醇辛酸酯类,如二辛酸癸酸酯和单辛酸酯,通常用作口服和外用制剂的油性载体、乳化剂及增溶剂。

丙二醇双乙酸酯
(propylene glycol diacetate)

【CAS】 623-84-7 (1, 2-isomer);628-66-0 (1, 3-isomer)

【理化性状】 1. 化学名:1, 2-Propyleneglycol diacetate

2. 分子式:$C_7H_{12}O_4$

3. 分子量:160.2

4. 结构式

(1,2-isomer)

【简介】　本品是乳化剂和（或）增溶剂和溶剂，常用于治疗耳部感染的外用制剂。

丙二醇月桂酸酯类
（propylene glycol laurates）

丙二醇双月桂酸酯
（propylene glycol dilaurate）

【CAS】　22788-19-8

【理化性状】　本品为月桂酸的丙二醇单酯和双酯的混合物。含有不少于 70% 的双酯和不多于 30% 的单酯。防潮保存。

丙二醇单月桂酸酯
（propylene glycol monolaurate）

【CAS】　27194-74-7

【理化性状】　本品为月桂酸的丙二醇单酯和双酯的混合物。含有 45%～70% 的单酯和 30%～55% 的双酯（Ⅰ型），或不少于 90% 的单酯和不多于 10% 的双酯（Ⅱ型）。游离丙二醇不多于 5%（Ⅰ型）或不多于 1%（Ⅱ型）。20 ℃ 时为无色或淡黄色透明油状液体。几乎不溶于水，极易溶于乙醇、甲醇和二氯甲烷。防潮保存。

【简介】　丙二醇单、双月桂酯与单棕榈酸硬脂酸丙二醇酯有着相似的性质，用作乳化剂和增溶剂。

单棕榈酸硬脂酸丙二醇酯
（propylene glycol monopalmitostearate）

【CAS】　1323-39-3（propylene glycol monostearate）；29013-28-3（propylene glycol monopalmitate）

【理化性状】　本品为硬脂酸和棕榈酸的丙二醇单酯和双酯的混合物。含有不少于 50% 由丙二醇和硬脂酸 50 缩合而成的单酯。本品为白色或类白色蜡状固体。熔点为 33～40 ℃。几乎不溶于水，溶于热乙醇和丙酮。避光保存。

【简介】　本品与单硬脂酸甘油酯或自乳化单硬脂酸甘油酯相似，用作稳定剂和乳化剂。

皂树皮
（quillaia）

【CAS】　631-01-6（quillaic acid）

【理化性状】　1. 本品为皂树属（*Quillaia spaonaria*）和其他种类皂树属干燥树皮的醇提取物，含有不少于 22% 的醇（45%）溶性提取物。本品无臭或几乎无臭，是强力催喷剂。

2. 化学名：（3β，4α，16α）-3，16-Dihydroxy-23-oxoolean-12-en-28-oic acid

3. 分子式：$C_{30}H_{46}O_5$

4. 分子量：486.7

5. 结构式

(quillaic acid)

【简介】　皂树皮含有 2 种非晶形皂角糖苷、皂树酸和皂树皂苷。用作乳化剂和发泡剂。常和西黄蓍胶浆或别的增稠剂一起使用。本品在皮肤和呼吸道疾病制剂中也有应用。

山梨坦酯类
（sorbitan esters）

【理化性状】　本品为山梨醇、单脱水山梨醇和二脱水山梨同醇脂肪酸形成的部分酯化的一系列混合物。

月桂酸山梨坦酯
（sorbitan laurate）

【别名】　Span 20

【CAS】　1338-39-2

【理化性状】　1. 本品为山梨醇和其单脱水物、二脱水物同月桂酸形成的部分酯化的混合物。本品为黄褐色黏性液体。相对密度大约为 0.98。几乎不溶于水，但可分散在水中，能与乙醇混溶，微溶于棉籽油。避光保存。

2. 分子式：$C_{18}H_{34}O_6$（approximate）

3. 分子量：346.5

4. 结构式

油酸山梨坦酯
（sorbitan oleate）

【CAS】　1338-43-8

【理化性状】　1. 本品由 1 mol 的山梨醇和单脱水山梨醇、二脱水山梨醇同 1 mol 的油酸通过酯化作用而制得的混合物。可能加有适当的抗氧剂。本品为黄褐色黏性液体。相对密度 0.99。几乎不溶于水，但可分散在水中，能与乙醇混溶，溶于脂肪油形成不透明的浑浊溶液。避光保存。

2. 化学名：Sorbitan(*Z*)-mono-9-octadecenoate

3. 分子式：$C_{24}H_{44}O_6$

4. 分子量：428.6

5. 结构式

棕榈酸山梨坦酯

(sorbitan palmitate)

【别名】　Span 40

【CAS】　26266-57-9

【理化性状】　1. 本品为山梨醇同它的单脱水物、二脱水物同棕榈酸形成的部分酯化的混合物。本品为淡黄色或黄色粉末、蜡状薄片或硬块。熔点为 44~51 ℃。几乎不溶于水，微溶于乙醇，溶于脂肪油。避光保存。

2. 化学名：Sorbitan monopalmitate

3. 分子式：$C_{22}H_{42}O_6$

4. 分子量：402.6

5. 结构式

倍半油酸山梨坦酯

(sorbitan sesquioleate)

【别名】　Span 40

【CAS】　8007-43-0

【理化性状】　1. 本品通常由 2 mol 的山梨醇和它的单脱水物、二脱水物同 3 mol 的油酸酯化作用而获得的混合物。可能加有适当的抗氧剂。相对密度大约为 0.99。本品为淡黄色或黄褐色糊状物，在 25 ℃时，变成一种黄褐色黏性油状液体。可分散于水中，微溶于无水乙醇。

2. 分子式：$C_{66}H_{130}O_{18}$

3. 分子量：1211.7

4. 结构式

硬脂酸山梨坦酯

(sorbitan stearate)

【别名】　Span 60

【CAS】　1338-41-6

【理化性状】　1. 本品是由山梨醇和它的单脱水物、二脱水物同硬脂酸形成的部分酯化的混合物。本品为淡黄色蜡状固体。熔点为 50~55 ℃。几乎不溶于水，但可分散于水中，微溶于乙醇。避光保存。

2. 分子式：$C_{24}H_{46}O_6$

3. 分子量：430.6

4. 结构式

三油酸山梨坦酯

(sorbitan trioleate)

【别名】　Span 85

【CAS】　26266-58-0

【理化性状】　1. 本品由 1 mol 山梨醇和它的单脱水物、二脱水物同 3 mol 的油酸酯化作用而制得的混合物。可能加有适当的抗氧剂。本品为淡黄色、亮黄色或褐色固体，在大约 25 ℃时，变成黄褐色的黏性油状液体。相对密度大约为 0.98。几乎不溶于水，但可分散于水中，微溶于乙醇；溶于脂肪油。避光。

2. 分子式：$C_{60}H_{108}O_8$

3. 分子量：957.5

4. 结构式

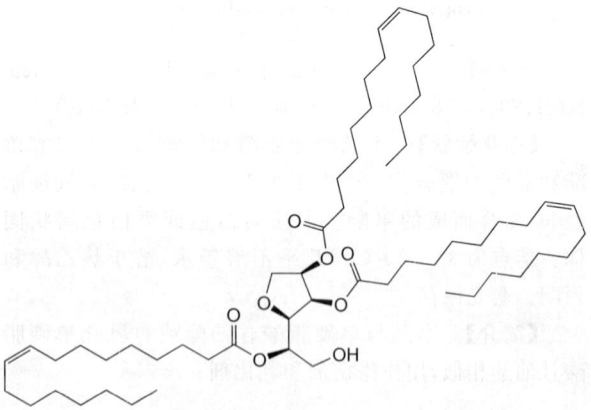

三硬脂酸山梨坦酯

(sorbitan tristearate)

【CAS】　26658-19-5

【理化性状】　1. 本品为山梨醇和它的单脱水物、二脱水物同硬脂酸形成的部分三酯混合物。

2. 化学名：〔(2R, 3S, 4R)-2-〔1, 2-Di（octadecanoyloxy） ethyl 〕-4-hydroxy-tetrahydrofuran-3-

yl〕octadecanoate

3. 分子式:$C_{60}H_{114}O_8$

4. 分子量:963.6

5. 结构式

【简介】　山梨坦酯类是亲脂性非离子表面活性剂,在药品和化妆品中,用作乳剂、乳膏和软膏的乳化剂。当单独使用时,可制备稳定的油包水型乳剂,但常和聚山梨酯以不同比例配比以制备各种质地和稠度的油包水型和水包油型乳剂和乳膏。山梨坦酯类在食品中用作乳化剂和稳定剂。

蔗糖酯类
(sucrose esters)

【理化性状】　本品为蔗糖单酯的混合物,主要是单棕榈酸蔗糖酯,由植物中的棕榈酸甲酯与蔗糖进行酯交换而得。含单酯 55%,双酯不超过 40%,三酯和四酯的总量不超过 20.0%。本品为白色或类白色油性粉末。几乎不溶于水,微溶于乙醇。防潮保存。

【简介】　本品是具有表面活性的非离子化合物,由蔗糖分子中一个或多个羟基与硬脂酸或棕榈酸这样的脂肪酸酯化作用而制得。商业上的蔗糖酯类是棕榈酸和硬脂酸与蔗糖作用形成的单酯、双酯和三酯的混合物,分为不同等级。本品用作食品和化妆品的分散剂和乳化剂。

二异硬脂酸三聚甘油酯
(triglycerol diisostearate)

【CAS】　63705-03-3

【理化性状】　本品为主要由硬脂酸组成的聚甘油二酯混合物,由聚甘油和硬脂酸酯化而得。本品为澄清、淡黄色、黏性液体。几乎不溶于水,与乙醇和脂肪油混溶。避光贮于密闭容器中。

【简介】　本品可作为制剂的乳化剂。

泰洛沙泊
(tyloxapol)

【CAS】　25301-02-4

【ATC】　R05CA01

【理化性状】　1. 本品为 4-(1,1,3,3-四甲基丁基)酚与环氧乙烷和甲醛的聚合物。本品为琥珀色黏性液体,有时轻微浑浊,伴有微弱的芳香臭。能与水慢慢自由地混溶,溶于三氯甲烷、冰醋酸、二硫化碳、四氯化碳、甲苯和苯。5% 溶液的 pH 值为 4.0~7.0。本品不能与金属接触。贮于密闭容器中。

2. 化学名:4-(1,1,3,3-Tetramethylbutyl)phenol polymer with formaldehyde and oxirane

3. 分子式:$C_8H_{11}NO$

4. 分子量:137.2

【简介】　本品是烷基芳香基聚氯乙烯醚类(alkyl aryl polyether alcoholtype)非离子表面活性剂。它用在清洁隐形眼镜和人造眼的溶液中。水溶液已用于吸入剂用作支气管分泌物的黏性溶解剂。本品也用作抗菌药赋形剂应用于冲洗化脓性骨或关节感染。已报道,长期使用本品的吸入剂可引起轻微的睑炎。偶尔还可能引起发热。

七、芳香剂和甜味剂

在口服药品的生产中,常用芳香剂、增味剂和甜味剂来提高制剂的适口性(palatability),用于掩盖活性成分的异味。除了本章介绍的外,尚有许多天然的、合成或半合成的化合物可以使用。这些化合物大部分是由草药、香料和其他食物制成。个别品种已在前文做了介绍,如焦糖、赤藻糖醇、单硬脂酸甘油酯、棕榈酰硬脂酸甘油酯。

乙酰舒泛钾
(acesulfame potassium)

【CAS】　55589-62-3

【理化性状】　1. 本品为白色或类白色结晶性粉末,或无色晶体。溶于水,极微溶于乙醇及丙酮。

2. 化学名:6-Methyl-1,2,3-oxathiazin-4($3H$)-one 2,2-dioxide potassium salt

3. 分子式:$C_4H_4KNO_4S$

4. 分子量:201.2

5. 结构式

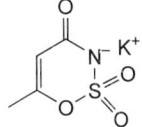

【简介】　本品是强烈的甜味剂,甜度约是蔗糖的

200 倍。可用在饮料、化妆品、药品和食品中,烹饪对其无影响。

阿力甜

(alitame)

【CAS】　80863-62-3(anhydrous alitame);99016-42-9(alitame hydrate)

【理化性状】　1. 化学名:L-alpha-Aspartyl-N-(2,2,4,4-tetramethyl-3-thietanyl)-D-alaninamide

2. 分子式:$C_{14}H_{25}N_3O_4S$

3. 分子量:331.4

4. 结构式

【简介】　本品是甜味剂,其甜度约是蔗糖的2000 倍。

阿斯巴甜

(aspartame)

【CAS】　22839-47-0

【理化性状】　1. 本品为白色或类白色略有吸湿性的结晶性粉末。略溶或微溶于水和乙醇;几乎不溶于二氯甲烷和正己烷。贮于密闭容器中。

2. 化学名：L-Aspartyl-L-phenylalanine methyl ester

3. 分子式:$C_{14}H_{18}N_2O_5$

4. 分子量:294.3

5. 结构式

6. 稳定性:在有水分的条件下,本品会水解为阿斯巴甜苯丙氨酸和二酮哌嗪衍生物,并失去甜味。

【简介】　本品是种强烈的甜味剂,是蔗糖甜度的180～200 倍。可用于食品、饮料和药品中。每克提供热量 17 kJ(4 kcal)。本品在胃肠道中水解,水解后的主要成分为甲醇、天冬氨酸和苯丙氨酸。苯丙酮尿症患者应避免过度使用本品,因其代谢产物之一是苯丙氨酸。但是,即便摄入量很大,也不太可能由本品引起甲醇中毒。使用后,天冬氨酸在血中的浓度升高也不显著,因此也不会产生天冬氨酸相关毒性。

阿斯巴甜,乙酰舒泛

(aspartame acesulfame)

【CAS】　106372-55-8

【理化性状】　1. 本品为白色无臭结晶性粉末。微溶于水和乙醇。以干燥品计算,阿斯巴甜含量不低于 63.0% 不高于 66.0%;以干燥品形式计算,乙酰泛舒含量不低于 34.0% 不高于 37.0%。

2. 分子式:$C_{18}H_{23}O_9N_3S$

3. 分子量:457.5

【简介】　本品是阿斯巴甜和乙酰舒泛的化合物,同样在食品中使用。为强烈的甜味剂,甜度约是蔗糖的350 倍。

苯甲醛

(benzaldehyde)

【CAS】　100-52-7

【理化性状】　1. 本品为澄明无色的液体,并伴有苦杏仁的气味。微溶于水,与乙醇和乙醚混溶。避光密闭贮于 15 ℃以下。

2. 分子式:C_7H_6O

3. 分子量:106.1

4. 结构式

【简介】　本品通常作为香料使用,来替代挥发性苦杏仁油。可能会造成接触性皮炎。

环拉酸

(cyclamic acid)

【CAS】　100-88-9

【理化性状】　1. 分子式:$C_6H_{13}NO_3S$

2. 分子量:179.2

3. 结构式

环拉酸钙

(calcium cyclamate)

【CAS】　139-06-0 (anhydrous calcium cyclamate); 5897-16-5(calcium cyclamate dihydrate)

【理化性状】　1. 分子式:$C_{12}H_{24}CaN_2O_6S_2 \cdot 2H_2O$

2. 分子量:432.6

环拉酸钾
(potassium cyclamate)

【CAS】　7758-04-5

【理化性状】　1. 分子式:$C_6H_{12}NO_3SK$

2. 分子量:217.3

环拉酸钠
(sodium cyclamate)

【CAS】　139-05-9

【理化性状】　1. 本品为白色或类白色的结晶性粉末或无色结晶。易溶于水,微溶于乙醇。10%水溶液的pH 值为 5.5~7.5。

2. 分子式:$C_6H_{12}NNaO_3S$

3. 分子量:201.2

【简介】　环拉酸及其盐是甜度高的甜味剂。环拉酸钠的稀释溶液(浓度最高大约 0.17%)的甜度大约是蔗糖的 30 倍,但在高浓度时甜味会减少。当浓度接近0.5%时,它会显现明显的苦味。对热稳定。

苯甲地那铵
(denatonium benzoate)

【CAS】　3734-33-6(anhydrous denatonium benzoate);86398-53-0(denatonium benzoate monohydrate)

【理化性状】　1. 本品在 105 ℃干燥 2 小时后,含或不含一分子的结合水。溶于水(1:20)、乙醇(1:2.4)、三氯甲烷(1:2.9)和乙醚(1:5000);极易溶于甲醇。3%水溶液的 pH 值为 6.5~7.5。贮于密闭容器中。

2. 化学名:Phenylmethyl-[2-[(2,6-dimethylphenyl)amino]-2-oxoethyl]- diethylammonium benzoate

3. 分子式:$C_{28}H_{34}N_2O_3$

4. 分子量:446.6

5. 结构式

【简介】　本品浓烈的苦味,用于药用或工业用途,并且在洗浴用品的酒精中用作局部变性剂。商业上常被称为 Bitrex。

癸二酸二丁酯
(dibutyl sebacate)

【CAS】　109-43-3

【理化性状】　1. 本品由 n-丁醇和饱和二元酸的酯类组成,最主要的是癸二酸。本品为无色的,有轻度气味的油状液体。几乎不溶于水和丙三醇;溶于乙醇、异

丙醇、液体石蜡;微溶于丙二醇。贮藏于密闭容器中。

2. 分子式:$C_{18}H_{34}O_4$

3. 分子量:314.5

4. 结构式

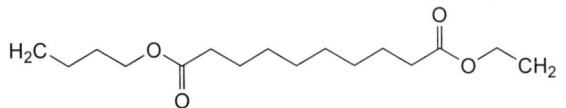

【简介】　本品是增塑剂,可用于片剂(包括缓释制剂)、微球、颗粒剂以及微型胶囊剂的制药中。还可用作食品调味料。

乙酸乙酯
(ethyl acetate)

【CAS】　141-78-6

【理化性状】　1. 本品为无色、澄明、挥发性液体。相对密度为 0.898~0.902。沸点为 76~78 ℃。可溶于水,与乙醇、丙酮以及二氯甲烷混溶。避光、贮于 30 ℃以下。

2. 化学名:Acetic acid ethyl ester

3. 分子式:$C_4H_8O_2$

4. 分子量:88.1

5. 结构式

【简介】　本品用作药物制剂的芳香剂和溶剂,对黏膜有刺激性。高浓度乙酸乙酯会导致中枢神经系统抑制。

肉桂酸乙酯
(ethyl cinnamate)

【CAS】　103-36-6

【理化性状】　1. 本品为澄明,无色或接近无色,带水果香味及香脂气味的液体。几乎不溶于水,能与多数有机溶剂混溶。

2. 化学名:Ethyl 3-phenyl propenoate

3. 分子式:$C_{11}H_{12}O_2$

4. 分子量:176.2

5. 结构式

【简介】　本品被用作香精和香水,是 Tolu-flavour Solution(BO2010)中的一种成分。

新橙皮苷二氢查尔酮
(neohesperidin dihydrochalcone)

【CAS】　13241-33-3(neohesperidin);20702-77-6

（neohesperidin dihydrochalcone）；18916-17-1（naringin dihydrochalcone）；65520-51-6（neoeriocitrin dihydrochalcone）

【理化性状】 本品为白色或黄白色粉末。几乎不溶于水和二氯甲烷，易溶于二甲基亚砜，溶于甲醇。避光保存。

【简介】 本品为强力甜味剂，是由柑橘皮中的黄酮类化合物橙皮苷中取得。其甜度为蔗糖甜度的 1000～1800 倍，可用于食品、饮料及药品中。与其他甜味剂一起使用时，对甜味具有协同效果。

糖精
（saccharin）

【CAS】 81-07-2

【理化性状】 1. 本品为白色或类白色结晶性粉末或无色晶体。微溶于冷水；略溶于沸水和乙醇。可溶解于氢氧化物或碳酸盐的稀溶液中。其不加热的饱和溶液对石蕊呈酸性。

2. 化学名：$2H$-$1\lambda^6$,2-benzothiazol-1,1,3-trione

3. 分子式：$C_7H_5NO_3S$

4. 分子量：183.2

5. 结构式

糖精钙
（saccharin calcium）

【CAS】 6485-34-3（anhydrous saccharin calcium）；6381-91-5（hydrated saccharin calcium）

【理化性状】 1. 本品为白色晶体或白色的结晶性粉末。无臭，或有轻微的芳香臭。即便稀释液也有强烈甜味。其稀溶液甜度相当于大约 300 倍的蔗糖。溶于水（1：2.6），溶于乙醇（1：4.7）。

2. 分子式：$C_{14}H_8CaN_2O_6S_2,3\frac{1}{2}H_2O$。

3. 分子量：467.5

糖精钾
（saccharin potassium）

【CAS】 10332-51-1

【理化性状】 1. 分子式：$C_7H_5NO_3SK$

2. 分子量：222.3

糖精钠
（saccharin sodium）

【CAS】 128-44-9（anhydrous saccharin sodium）；6155-57-3（saccharin sodium dihydrate）

【理化性状】 1. 本品为白色或类白色的，结晶性粉末或无色晶体。它包含不同量的水。在干燥空气中易风化。易溶于水；略溶于乙醇。贮于密闭容器中。

2. 分子式：$C_7H_4NNaO_3S$

3. 分子量：205.2

【简介】 糖精及其盐类是非常强的甜味剂，稀溶液甜度约为等浓度蔗糖溶液甜味的 300 倍。对热稳定，常用于药品、食品及饮料中，但它们无食用价值。糖精的盐类比糖精本身被使用的更多，因为它们更美味。糖精在胃肠道中被吸收迅速。在 24～48 小时内几乎全部以原形从尿液排出。罕有糖精引起超敏反应和光过敏反应的报道。

蔗糖辛乙酸酯
（sucrose octa-acetate）

【CAS】 126-14-7

【理化性状】 1. 本品为白色，油性，吸湿性粉末。熔点不低于 78 ℃。溶于水（1：1100）、乙醇（1：11）、丙酮（1：0.3）、甲苯（1：0.5）、苯（1：0.6），极易溶于三氯甲烷和甲醇，可溶于乙醚。贮于密闭容器中。

2. 分子式：$C_{28}H_{38}O_{19}$

3. 分子量：678.6

【简介】 本品有很强的苦味，可作为乙醇的变性剂。也可用来防治甲癣。

肇马丁
（thaumatin）

【CAS】 53850-34-3

【简介】 本品是从 *Thaumatococcus daniellii*（竹芋科）的水果中提取而得。为多肽混合物，主要由肇马丁Ⅰ和肇马丁Ⅱ组成。两种主要成分均由 207 个氨基酸片段组成，相对分子量 22000；但氨基酸链不包含组氨酸。本品为无臭、淡黄色、有很强甜味的粉末。其甜味是逐渐增强的，单只能维持 1 小时，比蔗糖甜 2000～3000 倍。用于食品、饮料和药剂制备中甜味剂和调味剂。

乙酰枸橼酸三丁酯
（tributyl acetylcitrate）

【CAS】 77-90-7

【理化性状】 1. 本品为澄清的油状液体。不与水混溶，能与乙醇和二氯甲烷混溶。

2. 化学名：Tributyl 2-acetylcitrate

3. 分子式：$C_{20}H_{34}O_8$

4. 分子量：402.5

5. 结构式

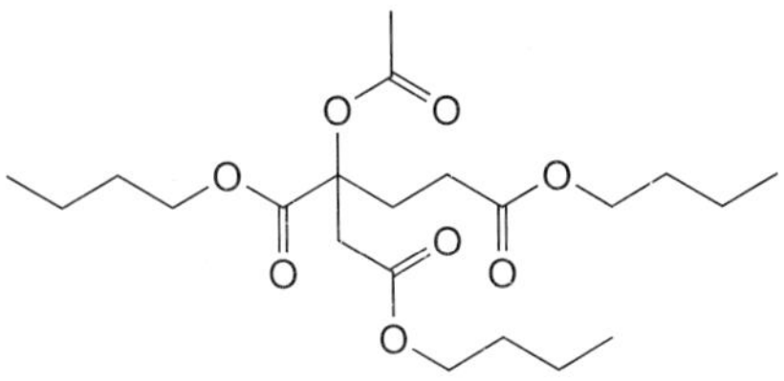

【简介】　本品作为一种增塑剂和调味剂用于制药和食品业中。

香草
（vanilla）

【理化性状】　本品为晒干的生长完全且未完全成熟的扁叶香果兰果实。市场上常见墨西哥、波旁或马达加斯加香草,塔希提香草也较为常见。变脆的本品不得使用。密闭贮于 8 ℃以下。

【简介】　本品可作为芳香剂用于制造香水。然而其香味和气味并不全是因为香草醛,而是依赖于其他芳香物质。

香草醛
（vanillin）

【CAS】　121-33-5

【理化性状】　1. 本品为白色或淡黄色结晶针状体或粉末。熔点为 81～84 ℃。微溶于水,易溶于乙醇和甲醇,可溶解于氢氧化碱溶液。避光保存。

2. 化学名:4-Hydroxy-3-methoxybenzaldehyde

3. 分子式:$C_8H_8O_3$

4. 分子量:152.1

5. 结构式

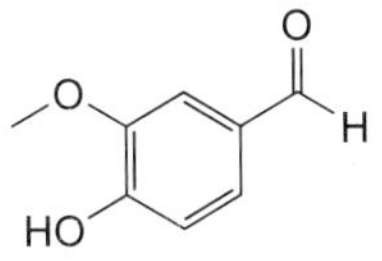

【简介】　本品可用于调味剂和香料。

木糖醇
（xylitol）

【CAS】　87-99-0(xylitol);16277-71-7(D-xylitol)

【理化性状】　1. 本品为白色或类白色的晶体粉末或晶状体。熔点为 92～96 ℃,极易溶于水,部分溶于乙醇。

2. 分子式:$C_5H_{12}O_5$

3. 分子量:152.1

4. 结构式

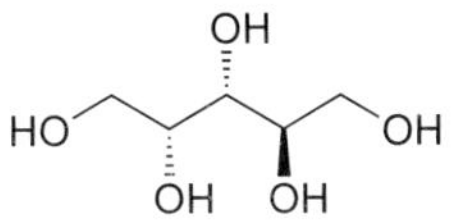

【简介】　本品是含有戊糖和木糖的多元醇聚合物。本品甜度和蔗糖相似,越来越多地作为甜味剂用于食物,以及甜味剂或赋形剂用于制药。还可用于无糖制剂中,与蔗糖相比,本品不易引起龋齿。经调查,本品可预防龋齿和急性中耳炎。曾代替葡萄糖用于静脉营养,但因为其不良反应,已不再使用。口服大剂量的本品会引起腹泻和胃胀气。高草酸尿症常发生于静脉滴注后,口服一般不易发生。静脉滴注后还可发生高尿酸血症和酸中毒(包括乳酸酸中毒)。有报道,对本品过敏的患者咀嚼含有木糖醇的口香糖后导致口腔溃疡、糜烂。

八、助流剂和润滑剂

在片剂和胶囊生产过程中,助流剂通过降低摩擦力和颗粒间的黏性来提高药物粉末的流动性,还可防止药物的粉末结块。常用的助流剂包括无水硅胶、硅酸钙和硅酸镁。润滑剂降低药物粉末和金属表面的摩擦力,防止粘连。大多数润滑剂都是疏水物质,包括长链脂肪酸。其中硬脂酸及其盐应用最广。本品的缺点是使制剂在体内的崩解和溶解变缓。助流剂和润滑剂的性质是不同的,尽管部分化合物和滑石粉既可以作助流剂也可作润滑剂。

硬脂酸钙
（calcum stearate）

【CAS】　542-42-7（calcium palmitate）;1592-23-0（calcium stearate）

【理化性状】　1. 本品主要为硬脂酸的钙盐($C_{36}H_{70}CaO_4$=607.0)和棕榈酸的钙盐($C_{36}H_{62}CaO_4$=550.9)以及少量其他脂肪酸钙盐的混合物,脂肪酸部分含有不少于 40.0％的硬脂酸,且硬脂酸和棕榈酸的总和不少于 90.0％。本品为白色或类白色结晶性粉末。几乎不溶于水和乙醇。

2. 结构式

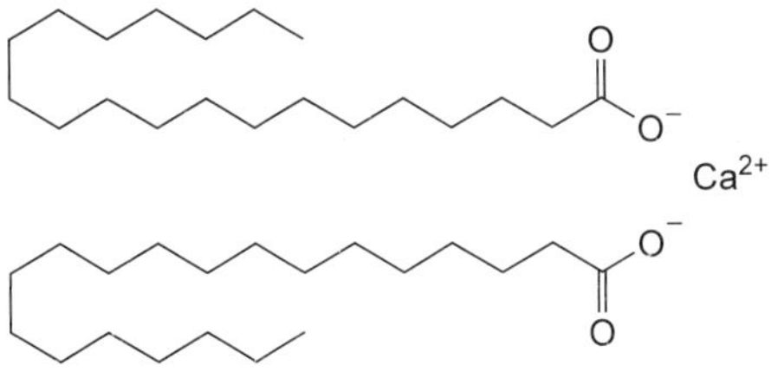

（calcium stearate）

【简介】　本品在片剂和胶囊的生产中,作为润滑剂。有报道 1 例发生急性嗜酸粒细胞肺炎的患者,其原因被认为是抗组胺药片剂中加入硬脂酸钙。

甘油二十二烷酸酯
（glyceryl behenate）

【理化性状】　本品为双酰基甘油的混合物,主要是双二十烷酰甘油和不同量的单酰基甘油和三酰基甘油的混合物,由甘油和二十二烷酸酯化而成,含有 15%～23%的单酰基甘油,40%～60%的双酰基甘油和 21%～35%的三酰基甘油。本品为坚硬的蜡块或粉末,白色或类白色的油腻鳞片。几乎不溶于水,溶于热乙醇;可溶于二氯甲烷。熔点为 65～77℃。

【简介】 本品用于片剂制备过程的润滑剂和黏合剂。

氢化植物油
(hydrogenated vegetable oil)

【理化性状】 本品是从植物中提取的脂肪酸三酰甘油的混合物。本品为类白色的细小粉末。熔点为 57～70℃,温度大于熔点温度时,呈浅黄色油状液体。几乎不溶于水,溶于三氯甲烷、热的异丙醇和汽油。贮藏温度为 8～25℃。

【简介】 植物脂肪油一般为固体或脂肪酸三酰甘油的液体,含少量其他脂类。由植物的种子或果实中压榨和(或)溶解提取。如必要,可以精炼或氢化而得。植物脂肪油属于不挥发油(压榨油),与可蒸发、常从芳香植物蒸馏而得到的香精油(香精油,挥发油)不同的是,植物脂肪油不会因受热蒸发。因为不易挥发的植物脂肪油有润滑的特性,所以常用它来调节软膏的黏度。还可作为脂溶性物质的载体,如维生素。本品经过精炼、漂白、氢化和脱臭,主要成分为硬脂酸和枸橼酸的三酰甘油。本品常作为片剂的润滑剂和软膏或栓剂的基质。

硅酸镁
(magnesium silicate)

【CAS】 1343-88-0
【ATC】 A02AA05
【理化性状】 本品为一种氧化镁和二氧化硅的混合物。按干燥称重计算,含不少于 15.0%的氧化镁和不少于 67.0%的二氧化硅。本品为细微的白色无臭粉末,不含粗砾。不溶于水和乙醇,可被无机酸分解,混合良好的 10%混悬水溶液的 pH 值为 7.0～10.8。

【简介】 本品在食品工业和制药中被用作消结块剂。

硬脂酸镁
(magnesium stearate)

【CAS】 1555-53-9 (magnesium oleate);2601-98-1 (magnesium palmitate);557-04-0(magnesium stearate)
【理化性状】 本品为镁和固体有机酸混合物生成的化合物,主要成分为由动植物原料获得的不同比例组合的硬脂酸的镁盐($C_{36}H_{70}MgO_4=591.2$)和棕榈酸的镁盐($C_{32}H_{62}MgO_4=535.1$)。以干燥品计算,含有 4.0%～

5.0%的镁。脂肪酸部分含有不少于 40.0%的硬脂酸,硬脂酸和棕榈酸的总和不少于 90.0%。本品为白色或类白色细粉,质轻,手感滑腻。几乎不溶于水和无水乙醇。

【简介】 本品在片剂和胶囊剂的生产过程中作为润滑剂;也已被用作除尘粉末和用在隔离霜中。

十八烷基富马酸钠
(sodium stearyl fumarate)

【CAS】 4070-80-8
【理化性状】 1. 本品为细小的、白色或类白色粉末,伴有扁平的环状颗粒积聚。几乎不溶于水、乙醇和丙酮,微溶于甲醇。

2. 化学名:sodium(2E)-4-(octadecyloxy)-4-oxobut-2-enoate

3. 分子式:$C_{22}H_{39}NaO_4$

4. 分子量:390.5

5. 结构式

【简介】 在片剂和胶囊剂生产中本品用作润滑剂。

硬脂酸
(stearic acid)

【CAS】 57-11-4 (stearic acid);57-10-3 (palmitic acid)
【理化性状】 本品是从脂肪或植物动物油中提取而得,为硬脂酸($C_{18}H_{36}O_2=284.5$)和棕榈酸组成的混合物,其中硬脂酸为主要组成部分。硬脂酸 50 包含 40%～60%的硬脂酸,总共含有至少 90%的棕榈酸和硬脂酸。硬脂酸 70 包含 60%～80%的硬脂酸,总共含有至少 90%的棕榈酸和硬脂酸。硬脂酸 95 包含至少 90%的硬脂酸,总共含有至少有 96%的棕榈酸和硬脂酸。本品为白色或类白色蜡状、片状晶体,或者为白色或类白色的硬块,或者为白色、黄白色粉末。几乎不溶于水;溶于乙醇和石油(59～70℃)。

【简介】 本品可作为压片和制胶囊中的润滑剂。也可用作乳化剂和增溶剂。

硬脂酸锌
(zinc stearate)

【CAS】 4991-47-3 (zinc palmitate);557-05-1 (zinc stearate)
【理化性状】 硬脂酸锌[($C_{17}H_{35}CO_2)_2Zn=632.3$]中可能含有软脂酸锌[($C_{15}H_{31}CO_2)_2Zn=576.2$]和油酸锌[($C_{17}H_{33}CO_2)_2Zn=628.3$]。本品为

轻质、白色或类白色的无定形粉末,不含杂质微粒。几乎不溶于水和无水乙醇。

【简介】　在制备片剂和胶囊剂时,用本品作为润滑剂;还可作为润滑保护剂治疗皮肤炎症,可单独使用,或与其他粉末合用,或者制备成乳剂。吸入本品会导致致命的肺炎,尤其是婴幼儿。

九、塑化剂

塑化剂又称增塑剂,可通过提高聚链物质的流动性来改善薄膜的物理和机械性能。本品可降低高聚物由硬到软的温度。塑化剂也用于制备软胶囊。本类药品包括甘油、甘醇类和聚乙二醇,山梨糖醇,有机酯类如枸橼酸盐、邻苯二甲酸酯、癸二酸盐,油类及甘油酯。具有抗真菌活性的三醋汀也可用作塑化剂。

枸橼酸乙酰三乙酯
(acetyltriethyl citrate)

【CAS】　77-89-4

【理化性状】　1. 本品为透明接近无色的油性液体。不溶于水,易溶于乙醇、异丙醇、丙酮及甲苯。贮藏于密闭容器中。

2. 化学名:2-(Acetyloxy)-1, 2, 3-propanetricarboxylic acid triethyl ester

3. 分子式:$C_{14}H_{22}O_8$

4. 分子量:318.3

5. 结构式

【简介】　本品为一种枸橼酸酯,可作为片剂及其他制药包衣的增塑剂。

癸二酸二丁酯
(dibutyl sebacate)

【理化性状】　本品由 n-丁醇和饱和二元酸的酯类组成,最主要的是癸二酸。本品为无色的、有轻度气味的油状液体。几乎不溶于水和丙三醇,溶于乙醇、异丙醇、液体石蜡,微溶于丙二醇。贮藏于密闭容器中。

【简介】　本品是增塑剂,可用于片剂(包括缓释制剂)、微球、颗粒剂以及微型胶囊的制药中。还可用作食品调味料。

钛酸二乙酯
(diethyl phthalate)

【CAS】　84-66-2

【理化性状】　1. 本品为一种澄明、无色或微黄色油状液体。相对密度为 1.117～1.121。几乎不溶于水;与乙醇混溶。贮藏于密闭容器中。

2. 化学名:1, 2-Benzenedicarboxylic acid diethyl ester

3. 分子式:$C_{12}H_{14}O_4$

4. 分子量:222.2

5. 结构式

【简介】　本品用作乙醇的变性剂,例如外科用乙醇,也被用作溶剂和增塑剂。

丙二醇
(propylene glycol)

【CAS】　57-55-6[(±)-propylene glycol];4254-16-4[(±)-propylene glycol];4254-14-2[(−)-propylene glycol];4254-15-3[(±)-propylene glycol]

【理化性状】　1. 本品为澄清无色黏稠、具吸湿性的液体。与水和乙醇混溶。贮于密闭容器中。

2. 化学名:Propane-1,2-diol

3. 分子式:$C_3H_8O_2$

4. 分子量:76.1

5. 结构式

【简介】　本品通常作为溶剂和载体广泛地应用于制药中,尤其用于不稳定或不溶于水的药物。也用作维生素制剂的稳定剂、增塑剂和防腐剂。本品有保湿性,用途与外用保湿剂甘油相似。本品能在胃肠道中迅速吸收。有证据表明其应用在破损皮肤上能有局部吸收。在肝中被大量代谢,主要氧化为乳酸和丙酮酸,经尿液排出。报道显示本品会降低肝素的活性。本品的全身毒性在低剂量口服时不会发生,除非大量摄入或将含本品的制剂给予新生儿或肾衰竭患者时。全身毒性最常见表现是中枢神经系统抑制,尤其是在新生儿和儿童中。报道的其他不良反应包括肝损伤或肾损伤、血管内溶血、癫痫、昏迷、心律失常和心脏呼吸停止。还会出现高渗血症,尤其在小婴儿和肾损伤患者中。局部使用本品后会产生局部的刺激,尤其是用于封闭敷裹或用于黏膜上时;敷于烧伤患处会产生毒性。有报道本品还会发生超敏反应。有报道称使用本品作为载体的滴耳液后可出现局部过敏反应。注射含高浓度丙二醇的注射液也许会引起疼痛或刺激。

磷酸三丁酯
(tri-*n*-butyl phosphate)

【CAS】　126-73-8

【理化性状】　1. 本品为澄清,无色至浅黄色液体。微溶于水,能与乙醇混溶。避光保存。

2. 分子式:$C_{12}H_{27}O_4P$

3. 分子量:266.3

4. 结构式

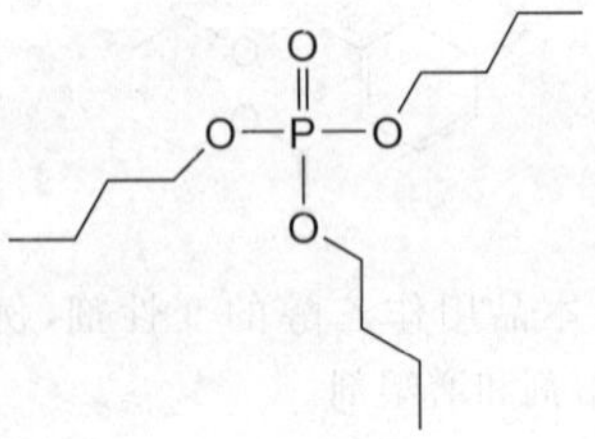

【简介】　本品为有机磷酸酯,用作溶剂和增塑剂。

枸橼酸三丁酯
(tributyl citrate)

【CAS】　77-94-1

【理化性状】　1. 本品为澄清、几乎无色的油状液体。不溶于水,溶于乙醇、异丙醇、丙酮和甲苯。贮于密闭容器中。

2. 分子式:$C_{18}H_{32}O_7$

3. 分子量:360.4

4. 结构式

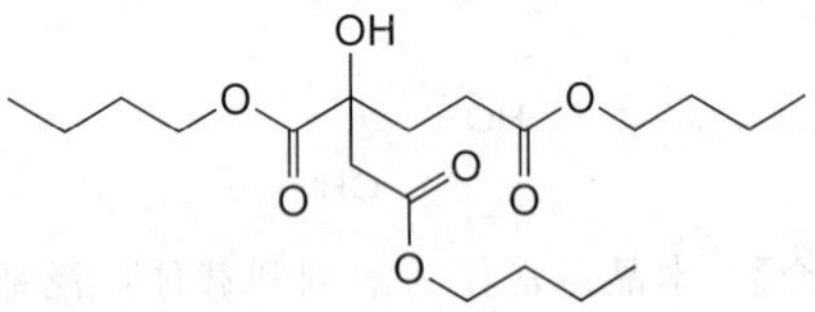

【简介】　本品为枸橼酸酯,用作片剂的增塑剂和其他剂型的包衣。

枸橼酸三乙酯
(triethyl citrate)

【CAS】　77-93-0

【理化性状】　1. 本品为澄清、黏性、无色或几乎无色的易吸湿性液体。溶于水,能与乙醇混溶,微溶于脂肪油。贮于密闭容器中。

2. 分子式:$C_{12}H_{20}O_7$

3. 分子量:278.3

4. 结构式

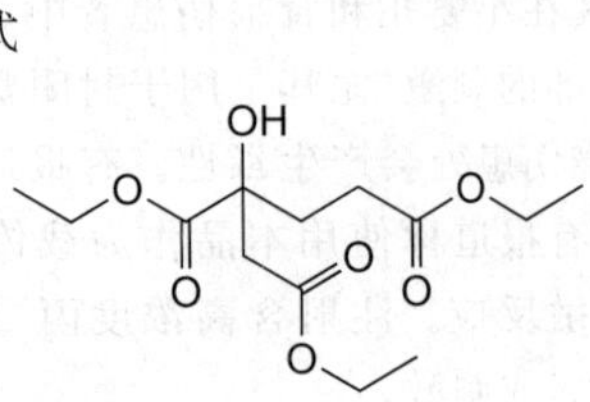

【简介】　本品作为一种增塑剂用于药品制剂和食品化妆品工业中。

十、抛射剂

在气雾剂中,抛射剂有助于活性成分的传递。

丁烷
(butane)

【CAS】　106-97-8

【理化性状】　1. 本品为无色气体,具高度可燃性和爆炸性。密闭贮于40℃以下。

2. 分子式:C_4H_{10}

3. 分子量:58.12

4. 结构式

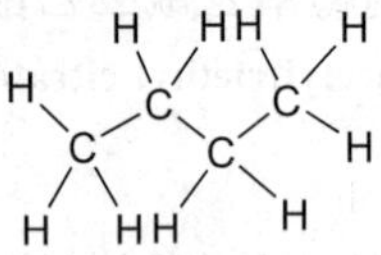

【简介】　本品用作气雾剂的抛射剂,也可作为燃料使用。

氟氯化碳
(chlorofluorocarbons)

二氯四氟乙烷
(cryofluorane)

【CAS】　76-14-2

【理化性状】　1. 本品为无色气体,具微弱的乙醚臭。密闭贮于40℃以下。

2. 分子式:$C_2Cl_2F_4$

3. 分子量:170.92

4. 结构式

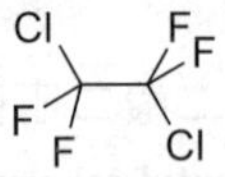

一氟二氯乙烷
(dichlorofluoroethane)

【CAS】　1717-00-6

【理化性状】　1. 本品为无色气体,具微弱的乙醚臭。密闭贮于40℃以下。

2. 分子式:$C_2H_3Cl_2F$

3. 分子量:116.95

4. 结构式

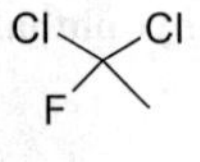

三氯氟甲烷
(trichlorofluoromethane)

〖CAS〗 75-69-4

〖**理化性状**〗 1. 本品为无色气体,具微弱的乙醚臭。密闭贮于 40 ℃以下。

2. 分子式:CCl_3F

3. 分子量:137.37

4. 结构式

$$\underset{\underset{Cl}{|}}{\overset{\overset{F}{|}}{\underset{Cl}{C}\cdots Cl}}$$

【**简介**】 本品用作气雾剂的抛射剂,也可作为制冷剂,由于对臭氧层有破坏作用,在大多数国家已被淘汰。

氢氯氟化碳
(hydrochlorofluorocarbons)

氯化双氟乙烷
(chlorodifluoroethane)

〖CAS〗 75-68-3

〖**理化性状**〗 1. 化学名:1-Chloro-1,1-difluoroethane

2. 分子式:$C_2H_3ClF_2$

3. 分子量:100.5

4. 结构式

$$\underset{\underset{F}{|}}{\overset{\overset{Cl}{|}}{C}}-\underset{\underset{H}{|}}{\overset{\overset{H}{|}}{C}}-H$$

氯化双氟甲烷
(chlorodifluoromethane)

〖CAS〗 75-45-6

〖**理化性状**〗 1. 本品为无色气体,具微弱的乙醚臭。密闭贮于 40 ℃以下。

2. 分子式:$CHClF_2$

3. 分子量:86.47

4. 结构式

$$\underset{\underset{F}{|}}{\overset{\overset{H}{|}}{F}}\cdots\overset{|}{C}-Cl$$

氢氟化碳
(hydrofluorocarbons)

七氟丙烷
(apaflurane)

〖CAS〗 431-89-0

〖**理化性状**〗 1. 化学名:1,1,1,2,3,3,3-Heptafluoropropane

2. 分子式:C_3HF_7

3. 分子量:170.03

4. 结构式

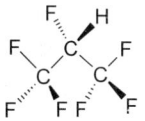

二氟乙烷
(difluoroethane)

〖CAS〗 75-37-6

〖**理化性状**〗 1. 化学名:1,1-Difluoroethane

2. 分子式:$C_2H_4F_2$

3. 分子量:66.05

4. 结构式

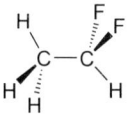

去甲氟丙烷
(norflurane)

〖CAS〗 811-97-2

〖**理化性状**〗 1. 化学名:1,1,1,2-Tetrafluoroethane

2. 分子式:CH_2FCF_3

3. 分子量:102.03

4. 结构式

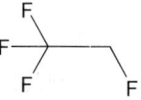

五氟丙烷
(pentafluoropropane)

〖CAS〗 460-73-1

〖**理化性状**〗 1. 化学名:1,1,1,3,3-Pentafluoropropane

2. 分子式:$C_3H_3F_5$

3. 分子量:134.05

4. 结构式

$$\underset{\underset{F}{|}}{\overset{\overset{F}{|}}{F}}-\overset{\overset{H}{|}}{\underset{\underset{H}{|}}{C}}-\overset{\overset{H}{|}}{\underset{\underset{F}{|}}{C}}-F$$

【**简介**】 本品用作气雾剂的抛射剂和制冷剂,对臭氧层无破坏作用,无氟丙烷和去甲氟丙烷还可用作局部麻醉药。

二甲醚
(dimethyl ether)

【CAS】 115-10-6

【理化性状】 1. 本品为无色、具有轻微醚香味的气体,具有惰性、无腐蚀性、无致癌性。还具有优良的混溶性,能同大多数极性和非极性有机溶剂混溶。在 100 ml 水中可溶解 3.7 ml 二甲醚气体,且二甲醚易溶于汽油、四氯化碳、丙酮、氯苯和乙酸甲酯等多种有机溶剂

2. 分子式:C_2H_6O

3. 分子量:46.07

4. 结构式

$$H_3C{-}O{-}CH_3$$

【简介】 本品用作气雾剂的抛射剂,也可作为制冷剂、局部麻醉药和燃料。

异丁烷
(isobutane)

【CAS】 75-28-5

【理化性状】 1. 本品为无色气体,极易燃烧和爆炸,密闭贮于 40 ℃以下。

2. 分子式:C_4H_{10}

3. 分子量:58.12

4. 结构式

【简介】 本品用作气雾剂的抛射剂。

丙烷
(propane)

【CAS】 74-98-6

【理化性状】 1. 本品为无色气体,易燃烧和爆炸,密闭贮于 40 ℃以下。

2. 分子式:C_3H_8

3. 分子量:44.10

4. 结构式

【简介】 本品用作气雾剂的抛射剂和制冷剂。

十一、惰性气体

惰性气体性质稳定,不宜与药品发生反应,填充于药品容器中替代空气,可防止药品氧化。

氩
(argon)

【CAS】 7440-37-1

【理化性状】 本品为无色气体,在 20 ℃,气压 101 kPa 时溶于水(1∶29)。以压缩气体和液体密闭贮存。

【简介】 本品为惰性气体,填充容器中,以防药品被氧化。

氮气
(nitrogen)

【CAS】 7727-37-9

【理化性状】 本品为无色、无臭的气体,在 20 ℃,气压 101 kPa 时溶于水(1∶62)。以压缩气体和液体密闭贮存。

【简介】 本品为惰性气体,填充容器中,以防药品被氧化。可用来稀释纯氧或其他活性气体。液氮可用于治疗疣和保存组织器官。

二氧化碳
(carbon dioxide)

【CAS】 124-38-9

【ATC】 V03AN02

【理化性状】 本品为无色气体,在 20 ℃,气压 101 kPa 时溶于水(1∶1)。密闭贮存。

【适应证】 1. 与氧气按一定比例混合治疗低碳酸血症。

2. 低浓度用于治疗新生儿呼吸暂停。

3. 用于腹腔镜手术制造人工气腹。

4. 用于心外科手术喷入视野预防气体栓塞。

5. 固态二氧化碳用于冷冻疗法治疗疣。

6. 作为气雾剂的抛射剂,也用于置换药品容器的空气,防止药品氧化。

【不良反应】 吸入本品的浓度超过 6%,会引起头痛、头晕、意识混乱、心悸、血压升高、呼吸困难、呼吸的深度和频率增加、CNS 抑制,更高浓度的本品可引起抽搐和意识丧失,皮肤接触固态的本品可导致冻伤。

【注意事项】 1. 在室内使用气体时请保持室内通风,以防中毒或窒息。

2. 发现管道、减压阀等地方漏气时,请停止使用并尽快检修。

【贮藏】 气体钢瓶请存放在干燥、阴凉的地方,并

远离热源和避免阳光直射,请将甲烷、乙炔等可燃气体与氧气、氧化亚氮等助燃气体分开存储。

十二、溶剂

溶剂可使活性成分溶出或用于固体药物制剂的生产。水和电解质溶液被广泛使用,但许多活性成分不溶于水溶液,因此须用有机溶剂。这些有机溶剂包括醇类、氯代烃类(如三氯甲烷)、不挥发油、乙二醇和石蜡。共溶剂可与水混溶,用于增加难溶性成分的溶解度,包括乙醇、甘油、聚乙二醇和丙二醇。

吡咯烷酮
(pyrrolidone)

【CAS】　616-45-5

【理化性状】　1. 本品为澄明无色或淡灰白色液体,或为白色或类白色晶体,或无色晶束。可与水、乙醇和大多数的有机溶剂混溶。避光保存。

2. 分子式:C_4H_7NO

3. 分子量:85.1

4. 结构式

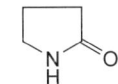

N-甲基吡咯烷酮
(N-methylpyrrolidone)

〖CAS〗　872-50-4

〖理化性状〗　1. 本品为澄明无色的液体。可与水和乙醇混溶。避光保存。

2. 化学名:N-Methyl-2-pyrrolidinone

3. 分子式:C_5H_9NO

4. 分子量:99.1

5. 结构式

【简介】　吡咯酮类(如吡咯烷酮和 N-甲基吡咯烷酮)常作为兽用制剂的溶剂使用,还可用于增加皮肤渗透性。

丙酮
(acetone)

【CAS】　67-64-1

【理化性状】　1. 本品为无色、澄明、挥发性液体;蒸气易燃。与水或乙醇可混溶。避光。

2. 化学名:2-Propanone

3. 分子式:C_3H_6O

4. 分子量:58.1

5. 结构式

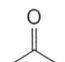

【简介】　本品广泛用作工业、制药及家用溶剂。本品在食品加工上也被用作萃取剂。本品主要通过肺部和消化道吸收,很少通过皮肤吸收。在体内少量氧化为乙酸和甲酸,而大部分主要以原药经肺排出,小部分随尿液排出。本品消除半衰期为 17～27 小时。吸收本品蒸气先引起神经兴奋继而转变为中枢神经系统抑制,症状包括头痛、不安、疲劳并可能引起抽搐,在重症患者可引起昏迷和呼吸抑制,也可能发生呕吐及咯血。本品中毒症状有可能有一段潜伏期。摄入本品后可见引起血糖升高的类似报道。蒸气在高浓度下对黏膜有刺激性,大面积长期的皮肤暴露后可能会出现全身毒性。

醋酸戊酯
(amyl acetate)

【CAS】　123-92-2(iso-amyl acetate);53496-15-4(sec-amyl acetate);628-63-7(n-amyl acetate)

【理化性状】　1. 本品主要为同分异构体醋酸异戊酯、醋酸仲戊酯和醋酸正戊酯的混合物。醋酸异戊酯为澄清无色有刺激性水果臭的液体。每 1 ml 质量约0.87 g。沸点约 140 ℃。微溶于水,与乙醇和醚混溶。贮于密闭容器中。

2. 分子式:$C_7H_{14}O_2$

3. 分子量:130.2

4. 结构式

(iso-amyl acetate)

(n-amyl acetate)

(sec-amyl acetate)

【简介】　本品可用作工业及药用溶剂。长期接触本品可引起头痛、疲劳及中枢神经系统抑制作用,也会刺激皮肤黏膜。不良反应处置包括去除诱因及对症支持治疗。如果患者摄入本品在 1 小时以内可给予活性炭。

水合异戊烯
(amylene hydrate)

【CAS】　75-85-4

【理化性状】　1. 本品为澄明无色液体,具有樟脑臭。相对密度 0.803～0.807。蒸馏馏程为 97～103 ℃。极易溶于水,可与乙醇、三氯甲烷、乙醚、甘油混溶。溶液中呈中性至弱酸性。贮于密闭容器中。

2. 化学名:2-Methylbutan-2-ol

3. 分子式:$C_5H_{12}O$

4. 分子量:88.2

5. 结构式

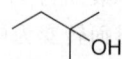

【简介】　本品可用作药用溶剂。曾被用作催眠药。本品有刺激性,对中枢神经系统有抑制作用。

丁醇
(butyl alcohol)

【CAS】　71-36-3

【理化性状】　1. 本品为澄明、无色、流动性液体,有特殊刺鼻的葡萄酒臭。相对密度 0.807～0.809。在 1.5 ℃ 的沸程内(包括 117.7 ℃)蒸馏得到。溶于水;与乙醇、乙醚以及很多其他有机溶剂混溶。密闭贮于 40 ℃ 以下。

2. 化学名:n-Butyl alcohol

3. 分子式:$C_4H_{10}O$

4. 分子量:74.1

5. 结构式

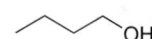

【简介】　本品被用作工业和药用溶剂以及食品加工的萃取剂。本品具有刺激性,有轻微的中枢神经系统抑制作用,症状为头痛、眩晕和嗜睡。

二甲亚砜
(dimethyl sulfoxide)

【CAS】　67-68-5

【理化性状】　1. 本品为一种无色吸湿性液体或结晶。凝固点不低于 18.3 ℃。相对密度为 1.100～1.104。与水、乙醇混溶。贮藏于密闭玻璃容器中。避光。

2. 分子式:C_2H_6OS

3. 分子量:78.1

4. 结构式

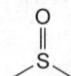

【药理作用】　本品为强极性物质,对有机化合物和无机化合物有异常的溶解性能,被广泛用作工业溶剂。据报道,本品有广泛的药理活性,包括膜穿透性、消炎、局麻、微弱的细菌抑制作用、利尿、舒张血管、溶解胶原质、清除自由基。

【体内过程】　本品通过各种途径使用后都很容易被吸收。本品经过代谢后,可氧化为二甲基砜或者还原为二甲基硫醚。本品及其砜代谢产物通过尿液和粪便排泄。二甲基硫醚通过肺和皮肤排泄,造成患者身上带有特殊的气味。

【不良反应】　皮肤接触高浓度的本品会产生灼烧感、痒、红斑、起疱和风疹。持续接触会导致皮肤收缩。以任何途径使用本品都可能引起全身反应,包括胃肠道功能紊乱、嗜睡、头痛和超敏反应。呼吸和皮肤出现类似大蒜的气味是由于产生了二甲基硫化物。有报道静脉内使用本品会导致血管内红细胞溶解。膀胱灌输可有局部不适和痉挛。

【剂量与用法】　本品的主要应用是作为药物的溶剂,如溶解碘苷。本品可以帮助药物透过皮肤,增强药物的药效。本品也以 50% 水溶液形式用于膀胱灌输,以缓解间质性膀胱炎的症状。以 50 ml 的剂量缓慢灌输,然后保持 15 min。最初每 2 周重复一次治疗。本品可以通过口服、静脉或者局部给药,以治疗各种症状包括皮肤、肌肉、骨骼的功能紊乱,但是有益作用的证据有限。本品被用作各种人体组织的防冻剂。

【药物相互作用】　1. 据报道,在局部接触本品后饮酒,包括无意的职业暴露,会增加精神运动性损伤。

2. 本品减少舒林酸活性代谢物的血浆浓度,两种药物一起使用也导致外周神经疾病。

【用药须知】　当本品被用作其他局部用药物的有穿透力的基质时,可能也增加这些药物的毒性作用。由于本品与动物的晶状体病变有关,注册药物信息建议长期以本品膀胱冲洗治疗膀胱炎的患者每 6 个月评估一次眼功能,必须每 6 个月评估一次肝肾功能。膀胱灌输时由于血管舒张可能会对尿道肿瘤有害。

二甲基乙酰胺
(dimethylacetamide)

【别名】　DMA

【CAS】　127-19-5

【理化性状】　1. 本品为澄明,无色,微吸湿性液体。相对密度为 0.941～0.944。沸点约为 165 ℃。与水、乙醇以及其他常见有机溶剂混溶。贮于密闭容器中。避光保存。

2. 化学名:N,N-Dimethylacetamide

3. 分子式:C_4H_9NO

4. 分子量:87.1

5. 结构式

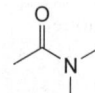

【简介】　本品被用作工业和药用溶剂。由于本品能穿透皮肤产生全身毒性，必须采取适当的预防措施避免皮肤接触。本品不良反应与二甲基甲酰胺类似，但类似双硫仑与乙醇的反应未见报道。

甘油甲缩醛
(glycerol formal)

【CAS】　4740-78-7(5-hydroxy-1,3-dioxane)；5464-28-8(4-hydroxymethyl-1,3-dioxolane)

【理化性状】　结构式

(5-hydroxy-1,3-dioxane)

4-hydroxymethyl-1,3-dioxolan

【简介】　本品被用作制药溶剂。

四氢呋喃聚乙二醇醚
(glycofurol)

【CAS】　9004-76-6；31692-85-0

【理化性状】　本品为一种澄清、无色、几乎无臭的液体。每 1 ml 质量约为 1.08 g。沸点 80～100 ℃。与氧化剂不能共存。避光，氮气保护下密闭贮藏。

【简介】　本品被用作药物注射剂的溶剂。

己二醇
(hexylene glycol)

【CAS】　107-41-5

【理化性状】　1. 本品为澄清，无色，黏稠液体。当遇到潮湿空气时会吸湿。可与水和许多有机溶剂混溶，如乙醇、丙酮、三氯甲烷、乙醚和乙烷。贮于密闭容器中。

2. 化学名：2-Methylpentan-2,4-diol

3. 分子式：$C_6H_{14}O_2$

4. 分子量：118.2

5. 结构式

【简介】　本品的性质与丙二醇十分接近。通常可作为溶剂和保湿剂使用。

甲醇
(methyl alcohol)

【CAS】　67-56-1

【理化性状】　1. 本品为一种无色、澄明、挥发性、吸湿性液体。易燃。沸点约 64 ℃。相对密度为 0.791～0.793。能与水、二氯甲烷混溶。贮于密闭容器中。

2. 分子式：CH_3OH

3. 分子量：32.0

【体内过程】　本品很容易通过胃肠道被吸收并分布到全身血液中，也可以通过吸入或大面积的皮肤吸收。主要在肝内被醇脱氢酶氧化代谢后产生甲醛和甲酸，此种代谢也发生在肾内。这些代谢物被认为是造成甲醇中毒的典型症状的主要因素。本品的代谢速度比乙醇慢得多，而且受乙醇的竞争性抑制。本品在摄入后，氧化和排泄会持续几天。通过肺和尿液排出未被代谢的本品是次要的排泄途径。

【用途】　本品被用作药用和工业溶剂。也可使乙醇变性以制备工业乙醇。还被用作食品加工的萃取剂。

【不良反应】　摄入本品引起的急性中毒的直接症状与酒精中毒类似，但是症状较轻。本品中毒的典型症状是由毒性代谢物引起的，在 12～24 小时潜伏期后出现，如果与乙醇同时摄入，潜伏期时间更长。中毒的显著特征是代谢性酸中毒，表现为呼吸快而浅、视觉障碍并经常发展为不可逆性的失明以及严重的腹部疼痛。其他症状包括头痛、胃肠道功能紊乱、腰部和手足疼痛，严重情况下可出现昏迷，甚至由于呼吸衰竭而死亡，极少情况下可由于循环衰竭而死亡。偶尔发生躁狂和抽搐。不同个体对本品的反应变化多样。摄入 30 ml 本品被认为有潜在致死的危险。通过皮肤吸收或者吸入本品也可能导致全身的毒性。

【用药须知】　1. 由于本品能够穿透皮肤引起全身毒性，必须采取适当的预防措施避免接触皮肤。

2. 不良反应的处置：如果患者摄入本品在 1 小时以内，可考虑洗胃。由于活性炭不能吸附大量的本品，故基本无治疗作用。处理代谢性酸中毒必须立即通过静脉输入碳酸氢钠注射液进行纠正。如果摄入了大量本品，建议早期使用解毒剂（乙醇或甲吡唑）。乙醇可以减慢本品代谢为甲醛和甲酸等毒性代谢物，调节乙醇的剂量使血中乙醇浓度维持在 1～1.5 mg/ml。甲吡唑作为醇脱氢酶的抑制剂，也可以用于治疗。它能抑制甲醇代谢为毒性代谢物。可以进行血液透析加速本品及其毒性代谢物的清除。也可以进行腹膜透析但是效果较差。如果血液中本品的浓度高于 500 μg/ml，或者出现碳酸氢钠不起作用的严重代谢性酸中毒，或者出现视力障碍、中枢神经系统毒性、肾功能衰竭、严重的电解质紊乱等症状，必须考虑进行血液透析。如果进行血液透析，必须加快乙醇的输入速度或者将乙醇添加到透析液中，以维持稳定的血液乙醇浓度。由于本品的氧化和排泄过程会持续几天，因此治疗措施不能过早停止，患者必须处于密切观察和监测之下。如果需要，给予适当的支持治疗。亚叶酸和叶酸已经用于对本品中毒的治疗中，因为二者均能增加本品的代谢。

甲基丁基酮
(methyl butyl ketone)

【CAS】　591-78-6

【理化性状】　1. 本品为无色挥发性液体。每1 ml质量约0.82 g。沸点约127 ℃。贮于密闭容器中。

2. 化学名：2-Hexanone

3. 分子式：$C_6H_{12}O$

4. 分子量：100.2

5. 结构式

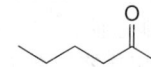

甲基异丁基酮
(methyl isobutyl ketone)

〖CAS〗　108-10-1

〖理化性状〗　1. 本品为透明、无色、可流动性、挥发性的液体，有轻微的类似酮类化合物臭和樟脑臭。相对密度不高于0.799。蒸馏馏程为114～117 ℃。微溶于水；与乙醇、乙醚和苯混溶。贮于密闭容器中。

2. 化学名：4-Methyl-2-pentanone

3. 分子式：$C_6H_{12}O$

4. 分子量：100.2

5. 结构式

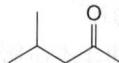

【简介】　本品被用作工业和药用溶剂，也用作乙醇的变性剂。由于甲基丁基酮和甲基异丁基酮能够穿透皮肤引起全身毒性，必须采取适当的预防措施避免接触皮肤。

辛基十二烷醇
(octyldodecanol)

【理化性状】　1. 本品为饱和液态脂肪醇的浓缩产物。含有不少于90%的(RS)-2-辛基十二烷-1-醇，其余成分主要是相关的醇。本品为澄清、无色至微黄色油状液体。相对密度为0.830～0.850。几乎不溶于水，与乙醇混溶。避光保存。

2. 分子式：$C_{20}H_{42}O$

3. 分子量：298.5

【简介】　本品为药用溶剂。

石油醚
(petroleum spirit)

【理化性状】　本品为石油蒸馏物经过纯化制得的，是低级石蜡系列烷烃的混合物。本品为无色透明、具有高挥发性、极易燃的、有特殊臭的液体。有不同沸程的石油醚可供选择。

【简介】　石油醚和其他石油蒸馏物被用作制药溶剂。石油醚和汽油比煤油更易挥发，具有更低的黏度，且更容易被吸入而导致吸入性肺炎。

碳酸丙烯
(propylene carbonate)

【CAS】　108-32-7

【理化性状】　1. 本品为澄清无色的液体。极易溶于水；能与乙醇、三氯甲烷混溶，几乎不溶于石油醚。

2. 化学名：1,2-Propanediol cyclic carbonate

3. 分子式：$C_4H_6O_3$

4. 分子量：102.1

5. 结构式

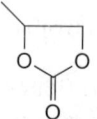

【简介】　本品在口服和外用制剂中作为溶剂。也作为非挥发性、稳定的液态载体用于硬胶囊剂中。

溶剂用乙醚
(solvent ether)

【CAS】　60-29-7

【理化性状】　1. 本品为一种无色、澄明，具有挥发性、高度易燃性的液体。可能含有适当浓度的非挥发性抗氧化剂。相对密度为0.714～0.716。蒸馏沸程为34～35 ℃。可溶于水；与乙醇、二氯甲烷以及脂肪油混溶。避光，密闭贮于8～15 ℃下。

2. 分子式：$C_4H_{10}O$

3. 分子量：74.1

4. 结构式

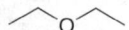

5. 稳定性：虽然乙醚是最轻的液体之一，但是乙醚蒸气很重，比空气重2.5倍。本品有很强的挥发性和易燃性，与氧气、一氧化氮或者空气以一定浓度混合后具有爆炸性。本品不能在明火或者任何能产生火花的电器存在的情况下使用，必须采取预防措施防止静电的产生。本品中含有爆炸性过氧化物，是由于空气氧化产生的，蒸馏含有过氧化物的乙醚具有很高的危险性。

【简介】　本品广泛被用作工业和药用溶剂,也被用作食品加工的萃取剂。摄入 30～60 ml 乙醚可能致死。本品不能用于麻醉,只有适当质量的乙醚才能用于麻醉,麻醉乙醚可参见第 4 章。

二甲苯

(xylene)

【CAS】　1330-20-7;108-38-3(m-xylene);95-47-6(o-xylene);106-42-3(p-xylene)

【理化性状】　1. 本品是 o-二甲苯、m-二甲苯和 p-二甲苯 3 种异构体的混合物,其中以 m-异构体为主。为无色易挥发、可燃的液体。每 1 ml 质量约为 0.86 g。沸点为 138～142 ℃。贮于密闭容器中。

2. 分子式:C_8H_{10}

3. 分子量:106.2

4. 结构式

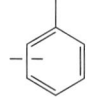

【简介】　本品用于工业方面以及药用溶剂,也用于溶解耳垢。本品通过吸入、摄入方式吸收,也可以在一定程度通过皮肤吸收。本品能够很快氧化代谢成为相应的 o-甲基苯甲酸、m-甲基苯甲酸或者 p-甲基苯甲酸,大部分以甘氨酸结合物,即甲基马尿酸(toluricacid)形式随尿液排出。二甲苯酚是次要的代谢产物,以葡糖酸苷和硫酸结合物的形式随尿液排泄。部分原药通过肺排泄。本品的急性毒性与苯类似,但是没有苯的毒性严重。不良反应的处置与苯类似。工业用二甲苯可能含有苯,这可能会影响产生不良反应的类型。如果鼓膜穿孔,本品不应该用于溶解耳垢。已有报道本品可对眼和神经系统造成损害。由于本品可以透过皮肤造成全身毒性,因此必须采取适当的防护措施,避免接触皮肤。

正己烷

(n-hexane)

【CAS】　110-54-3

【理化性状】　1. 本品为无色,具有易燃性、挥发性的液体,有微弱臭。每 1 ml 质量约为 0.66 g。沸点约 69 ℃。贮于密闭容器中。

2. 分子式:C_6H_{14}

3. 分子量:86.2

4. 结构式

【简介】　本品广泛被用作工业溶剂、黏合剂的溶剂以及食品加工的萃取剂。

乙腈

(acetonitrile)

【CAS】　75-05-8

【理化性状】　1. 本品为无色有芳香臭的液体。每 1 ml 质量约 0.79 g。沸点约 81 ℃。加热分解、遇酸或氧化剂会释放出高毒性的氰化氢烟雾。贮于密闭容器中。

2. 分子式:C_2H_3N

3. 分子量:41.0

4. 结构式

【简介】　本品可用作工业溶剂,也可用作人工指甲油清洗剂。本品可通过吸入、食入及经皮肤吸收,经过代谢成为氰化物,引起乙腈中毒。

苯胺

(aniline)

【CAS】　62-53-3

【理化性状】　1. 本品为无色至淡黄色油状液体,有特殊臭,暴露于空气中或见光迅速变为褐色。每 1 ml 质量约 1.02 g。沸点约 183 ℃。避光、密闭贮藏。

2. 分子式:C_6H_7N

3. 分子量:93.1

4. 结构式

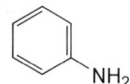

【简介】　本品为工业上广泛应用的溶剂。吸入、摄入或经皮吸收本品导致正铁血红蛋白血症,症状为发绀、头痛、无力、抽搐、昏迷。对皮肤和黏膜有刺激性,引起恶心和呕吐,甚至心律失常。据报道本品能引起红细胞溶解,可能导致肾损伤或者黄疸。常由心力衰竭导致死亡。处置措施包括吸氧、静脉给予亚甲蓝治疗、补液,如果可能可进行血液透析。对于摄入本品 1 小时以内的患者可以考虑洗胃或给予活性炭。由于本品能透过皮肤产生全身毒性,必须采取适当的预防措施避免接触皮肤。

苯

(benzene)

【CAS】　71-43-2

【理化性状】　1. 本品为澄明无色的易燃液体,并有芳香的气味。每 1 ml 质量大约 0.88 g。沸点约为 80 ℃。贮于密闭容器中。

2. 分子式:C_6H_6

3. 分子量:78.1

4. 结构式

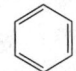

【简介】　作为工业溶剂的使用量在减少。吸入或口服本品后发生急性中毒症状,起初能够兴奋中枢神经系统产生欣快感,但之后会出现中枢神经抑制症状,包括头痛、眩晕、视物模糊和共济失调,重症患者可能会导致昏迷(伴有功能亢进反射)、惊厥和呼吸抑制而导致死亡。其他症状还有恶心、黏膜刺激症状和室性心律失常。皮肤直接接触液态苯可能会有明显的皮肤刺激,皮肤长时间或反复直接接触可发展为皮肤炎症。

二硫化碳

(carbon disulfide)

【CAS】　75-15-0

【理化性状】　1. 本品为澄明、无色,具有挥发性、易燃性的液体,有类三氯甲烷臭。商业级别的二硫化碳有类似腐烂萝卜发出的难闻的气味。每 1 ml 质量约为 1.26 g。沸点约 46 ℃。贮于密闭容器中。

2. 分子式:CS_2

3. 分子量:76.13

4. 结构式

$$S=C=S$$
155.26pm

5. 稳定性:本品蒸气与空气以 1%~5% 的比例混合时非常容易爆炸。

【简介】　本品被用作工业溶剂,其蒸气形式也曾被用作杀虫剂。本品经吸入或摄入后被迅速吸收,而且能透过完整的皮肤吸收。本品以原药由肺排泄,也以代谢物为主要形式随尿液排泄。本品有刺激性。吸入、摄入或者经皮肤吸收都会导致中毒。急性中毒会导致胃肠道功能紊乱、欣快感、然后转变为中枢神经系统抑制,症状包括头痛、眩晕、幻觉、昏迷、抽搐,最后由于呼吸衰竭导致死亡。慢性中毒与职业性长期暴露于本品蒸气下有关。典型特征为周围神经病变;中枢神经系统反应,如头痛、疲倦、失眠、战栗、情绪不稳定、锥体外系障碍、双相障碍以及脑病;胃肠道反应,包括食欲缺乏、消化不良和溃疡病变;以及对眼的作用。处置包括将患者移离暴露源,给予支持治疗和对症治疗。如果摄入 1 小时以内,可以进行洗胃,也可以用活性炭治疗。因为有导致心律失常的风险,必须避免使用肾上腺素和其他拟交感神经药。周围神经病变具有缓慢的可逆性。由于本品能够穿透皮肤引起全身中毒,必须采取适当的预防措施避免接触皮肤。

四氯化碳

(carbon tetrachloride)

【CAS】　56-23-5

【理化性状】　1. 本品为澄明、无色的液体,有类三氯甲烷臭。相对密度为 1.588~1.590。沸点为 76~78 ℃。几乎不溶于水,与乙醇、三氯甲烷、乙醚、石油醚、非挥发油以及挥发油混溶。避光、贮于温度低于 30 ℃的密闭容器中。

2. 化学名:Tetrachloromethane

3. 分子式:CCl_4

4. 分子量:153.8

5. 结构式

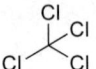

【简介】　本品被用作工业溶剂和脱脂剂。本品以前被用作口服驱虫药,但已经被其他效果相当、毒性更低的药物取代。应避免皮肤接触本品。其蒸气和液体有毒。注意不能在有明火的情况下蒸发本品,因为会产生有毒气体,主要是光气。

环己烷

(cyclohexane)

【CAS】　110-82-7

【理化性状】　1. 本品为无色,具有易燃性、可流动性的液体。每 1 ml 质量约 0.78 g。沸点约 81 ℃。贮于密闭容器中。

2. 分子式:C_6H_{12}

3. 分子量:84.2

4. 结构式

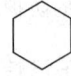

【简介】　本品被用作工业溶剂。本品有刺激性,可能对中枢神经系统有影响。

二氯丙烷

(dichloropropane)

【CAS】　78-87-5

【理化性状】　1. 本品为无色、具有流动性、易燃性的液体。每 1 ml 质量约 1.16 g。沸点约 96 ℃。贮于密闭容器中。

2. 化学名:1,2-Dichloropropane

3. 分子式:$C_3H_6Cl_2$

4. 分子量:113.0

5. 结构式

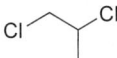

【简介】　本品被用作工业溶剂、干洗剂和农业熏剂。本品对呼吸道、眼和皮肤有刺激性。急性和慢性暴露于本品都可能引起肝肾损伤。食入会引起恶心、呕吐、腹泻、腹痛、头痛、中枢神经系统抑制、弥散性血管内凝血及溶血性贫血。吸入与食入症状相似。本品急性暴露应采用支持治疗和对症治疗。食入 1 小时内的患者应给予活性炭治疗。

二甲基甲酰胺
(dimethylformamide)

【别名】　DMF、DMFA

【CAS】　68-12-2

【理化性状】　1. 本品为无色液体。每 1 ml 质量约 0.95 g。沸点约 153 ℃。

2. 化学名：N,N-Dimethylformamide

3. 分子式：C_3H_7NO

4. 分子量：73.1

5. 结构式

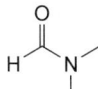

【简介】　本品被用作工业溶剂。本品可以通过吸入和完整的皮肤吸收，主要以代谢物形式随尿液排泄。本品具有刺激性。胃肠道作用包括恶心、呕吐、食欲丧失和腹部疼痛；中枢神经系统反应包括头痛、眩晕、虚弱无力。有报道职业暴露于本品液体或蒸气中的工人出现肝损伤。一些暴露于本品的工人在饮酒后出现类似双硫仑的反应。

二噁烷
(dioxan)

【CAS】　123-91-1

【理化性状】　1. 本品为无色易燃液体，有类似乙醚臭。每 1 ml 质量约 1.03 g。沸点约 101 ℃。贮于密闭容器中。

2. 化学名：1,4-Dioxane

3. 分子式：$C_4H_8O_2$

4. 分子量：88.1

5. 结构式

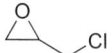

6. 稳定性：除非已采取预防措施除去具有爆炸性的过氧化物，否则蒸馏或者蒸发本品是很危险的。

【简介】　本品被用作工业溶剂。本品对黏膜有刺激性。高浓度的本品会引起恶心、呕吐和中枢神经系统抑制作用，包括头痛、眩晕、嗜睡，严重时出现意识不清。反复暴露于本品会造成包括坏死病变在内的肝、肾损伤，严重情况下可致死。直接接触本品的液体会导致皮炎。本品已经被证实是动物致癌物。中毒的处置包括移离暴露源，给予常规的支持疗法和对症治疗。

环氧氯丙烷
(epichlorohydrin)

【CAS】　106-89-8

【理化性状】　1. 本品为无色、易燃液体。每 1 ml 的质量约 1.18 g。沸点为 115～118 ℃。贮于密闭容器中。

2. 化学名：1-Chloro-2,3-epoxy propane

3. 分子式：C_3H_5ClO

4. 分子量：92.5

5. 结构式

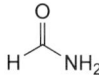

6. 稳定性：本品蒸气和空气混合后具有爆炸性。加热本品会释放有毒气体包括光气。

【简介】　本品被用作工业溶剂。本品具有刺激性。它已经证实是动物致癌物。

甲酰胺
(formamide)

【CAS】　75-12-7

【理化性状】　1. 本品为无色油状液体。沸点为 210 ℃。每 1 ml 的质量约 1.13 g。

2. 分子式：CH_3NO

3. 分子量：45.0

4. 结构式

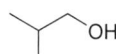

【简介】　本品被用作工业溶剂。据报道有刺激性。

异丁醇
(isobutyl alcohol)

【CAS】　78-83-1

【理化性状】　1. 化学名：2-Methyl-1-propanol

2. 分子式：$C_4H_{10}O$

3. 分子量：74.1

4. 结构式

【简介】　本品被用作工业溶剂,也被用作美国龙虾(*Homaru samericanus*)的麻醉药。

六氯乙烷
(hexachloroethane)

【CAS】　67-72-1

【理化性状】　1. 分子式:C_2Cl_6

2. 分子量:236.7

3. 结构式

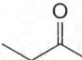

【简介】　本品为氯化的碳氢化物,被用作工业溶剂。工业上暴露于本品蒸气会刺激眼睛,导致恐光症。

煤油
(kerosene)

【CAS】　8008-20-6

【理化性状】　本品是多种碳氢化合物的混合物,主要成分为烷烃,从石油中蒸馏制得。本品为澄明无色液体,有特殊臭。相对密度约 0.8 g/cm³。沸点 180～300 ℃。贮于密闭容器中。

【简介】　本品被用作去污剂、清洁剂、煤油灯的照明用油和煤油(石蜡)炉的染料用油。无臭级别的煤油也被用于制备杀虫药喷雾剂的溶剂。食入本品的主要危险是误吸导致的肺炎和肺部并发症。吸入本品的中毒过程和食入本品类似,尤其是对中枢神经系统以及心脏的影响。本品具有刺激性。

氯甲烷
(methyl chloride)

【CAS】　74-87-3

【理化性状】　1. 本品为无色气体,压缩成为无色液体,有类乙醚臭。沸点约为－24 ℃。贮于密闭容器中。

2. 化学名:Monochloromethane

3. 分子式:CH_3Cl

4. 分子量:50.5

5. 结构式

【简介】　本品被用作工业溶剂。也被用作气雾抛射剂和制冷剂。曾被用作局麻药。本品中毒症状通常出现在暴露本品蒸气下几个小时后,急性和慢性中毒症状类似。症状包括胃肠道功能紊乱,如恶心、呕吐、腹部疼痛;中枢神经系统抑制症状,包括头痛、虚弱、嗜睡、神志不清、视觉障碍、共济失调而发展为抽搐、昏迷,严重情况下可因呼吸衰竭而死亡。有肝肾损伤的报道。处

置包括将患者移离暴露源、支持治疗和对症治疗。对神经系统的影响可能会持续几个月。

甲基乙基酮
(methyl ethyl ketone)

【CAS】　78-93-3

【理化性状】　1. 本品为无色易燃性液体,有类丙酮臭。每 1 ml 质量约 0.81 g。沸点 79～81 ℃。可溶于水;与乙醇、乙醚混溶。贮于密闭容器中。

2. 化学名:2-Butanone

3. 分子式:C_4H_8O

4. 分子量:72.1

5. 结构式

【简介】　本品被用作工业溶剂,也被用作食品加工的萃取剂。本品具有刺激性。吸入本品会导致轻微的中枢神经系统抑制,包括头痛和眩晕,也可能出现恶心和呕吐。

戊烷
(pentane)

【CAS】　109-66-0

【理化性状】　1. 分子式:C_5H_{12}

2. 分子量:72.2

3. 结构式

【简介】　本品可用作溶剂和染料。极易挥发,其散热效果可用于局部降温。

四氯乙烷
(tetrachloroethane)

【CAS】　79-34-5

【理化性状】　1. 本品为无色液体,有类似三氯甲烷臭。沸点为 146 ℃。每 1 ml 质量约 1.59 g。贮于密闭容器中。

2. 化学名:1,1,2,2-Tetrachloroethane

3. 分子式:$C_2H_2Cl_4$

4. 分子量:167.8

5. 结构式

【简介】　本品可作为工业用溶剂。本品可能是所有氯化烃类化合物中毒性最大的化合物。透皮吸收、摄

入以及吸入均可造成中毒。

四氯乙烯
(tetrachloroethylene)

【CAS】　127-18-4

【理化性状】　1. 化学名：1, 1, 2, 2-Tetrachloro-ethylene

2. 分子式：C_2Cl_4

3. 分子量：165.8

4. 结构式

【简介】　本品为氯化烃类化合物，在工业上广泛用作溶剂。本品在胃肠道有轻微吸收，在有乙醇和脂肪或者油类存在的情况下吸收会增加。吸入以及与皮肤直接接触均能被吸收。本品可以通过呼吸以原药排出体外。最初的清除很迅速，但是会有一部分残留体内，清除缓慢。本品的代谢物主要为三氯乙酸，能在尿中检出。

甲苯
(toluene)

【CAS】　108-88-3

【理化性状】　1. 本品为无色、可挥发、易燃的液体，具有特殊臭。每 1 ml 质量约为 0.87 g。沸点约为111 ℃。贮藏于密闭容器中。

2. 分子式：C_7H_8

3. 分子量：92.1

4. 结构式

【简介】　本品广泛用作工业用溶剂。吸入或者摄入本品均会造成吸收，通过皮肤也会有一定的吸收。本品主要通过氧化作用而被快速代谢为苯甲酸，并大部分以甘氨酸结合的马尿酸形式由尿液排出体外；*o*-甲酚、*m*-甲酚、*p*-甲酚是尿中次要的代谢物。部分原药随呼吸排出。许多易挥发的有机溶剂如甲苯，会导致中枢神经系统的不良反应，容易被滥用。

三氯乙烷
(trichloroethane)

【CAS】　71-55-6

【理化性状】　1. 本品为无色，略有吸湿性的液体。相对密度为 1.31。沸点为 74 ℃。几乎不溶于水，与乙醇、三氯甲烷和乙醚混溶。不易燃。贮于密闭容器中。

2. 化学名：1, 1, 1-Trichloroethane

3. 分子式：$C_2H_3Cl_3$

4. 分子量：133.4

5. 结构式

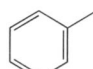

【简介】　本品广泛用于工业溶剂。经呼吸和皮肤接触吸入体内。小部分代谢成三氯甲醇和三氯乙酸，由尿排出，但大部分经过一段时间以原药经肺排出。本品的急性中毒可能导致中枢神经系统的先兴奋再抑制，表现为眩晕、嗜睡、头痛、头晕、共济失调，严重时出现昏迷、呼吸衰竭而导致死亡。还可发生室性心律失常造成死亡。暴露于高浓度的本品可能致命。治疗中毒的方法包括避免接触，采取对症治疗，摄入本品后，应用活性炭效果不好，洗胃也无效。不应使用肾上腺素和其他拟交感神经药，否则会导致快速型心律失常。

白色溶剂油
(white spirit)

【CAS】　64742-82-1（white spirit type 1）；64741-92-0（white spirit type 2）；64742-48-9（white spirit type 3）；64742-88-7（white spirit type 0）；8052-41-3（Stoddard solvent）

【理化性状】　本品为烃类的混合物，无色液体。避光保存。

【简介】　本品为工业溶剂，分为不同等级。美国的 Stoddard 溶剂是其中之一。

十三、稳定剂

对药物制剂来说，物理、化学和对微生物的稳定性非常重要。保存剂和螯合剂是主要用来保持化学稳定和防止微生物降解的药用辅料；络合剂（如环糊精）可用于提高稳定性和溶解度，协助药物运输；缓冲剂如枸橼酸、酒石酸和乙醇胺衍生物（如三乙醇胺）可用于控制制剂 pH，增加稳定性，也可改善胃肠外制剂的耐受性。物理稳定剂包括助悬剂和增稠剂。着色剂或紫外线吸收剂可用于提高耐光性；润湿剂具有保湿性，用于减少外用制剂水分的蒸发。

糖二酸钙
(calcium saccharate)

【CAS】　5793-88-4（anhydrous calcium saccharate）；5793-89-5（calcium saccharate tetrahydrate）

【理化性状】　1. 本品为白色，无臭，结晶性粉末。极微溶于冷水和乙醇，微溶于沸水中，几乎不溶于三氯甲烷和乙醚；可溶于稀无机酸以及葡萄糖酸钙溶液。

2. 化学名：D-Glucaric acid calcium salt

3. 分子式：$C_6H_{18}CaO_8 \cdot 4H_2O$

4. 分子量：320.3

5. 结构式

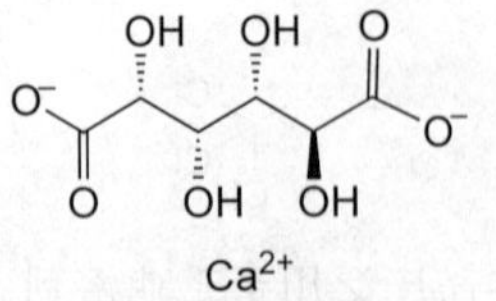

Ca²⁺ → Ca^{2+}

【简介】 本品通常被作为注射用葡萄糖酸钙溶液的稳定剂。本品含有大约 3.1 mmol 的钙。每 8 g 本品相当于大约 1 g 钙。

豆角胶

(ceratonia)

【CAS】 9000-40-2

【ATC】 A07XA02

【简介】 本品是由槐豆树 *Ceratonia siliqua*（豆种）种子的胚乳中提取的。在食品工业中作为增稠剂和稳定剂。

环糊精

(cyclodextrins)

α-环糊精

(alfadex)

【CAS】 10016-20-3

【理化性状】 1. 本品为白色或类白色的粉末或结晶性粉末。易溶于水和丙二醇,几乎不溶于无水乙醇和二氯甲烷。贮于密闭容器中。

2. 化学名：alpha-Cyclodextrin

3. 分子式：$C_{36}H_{60}O_{30}$

4. 分子量：972.8

5. 结构式

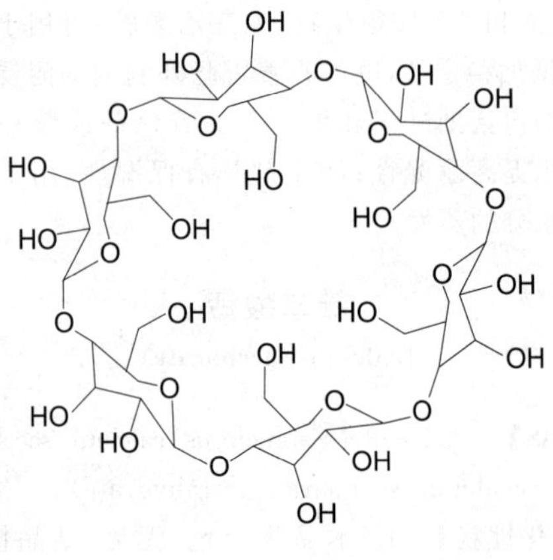

β-环糊精

(betadex)

【CAS】 7585-39-9

【理化性状】 1. 本品为白色或类白色的粉末或结晶性粉末。略溶于水,几乎不溶于乙醇和二氯甲烷,易溶于丙二醇。贮于密闭容器中。

2. 化学名：beta-Cyclodextrin hydrate

3. 分子式：$C_{42}H_{70}O_{35}$

4. 分子量：1135.0

5. 结构式

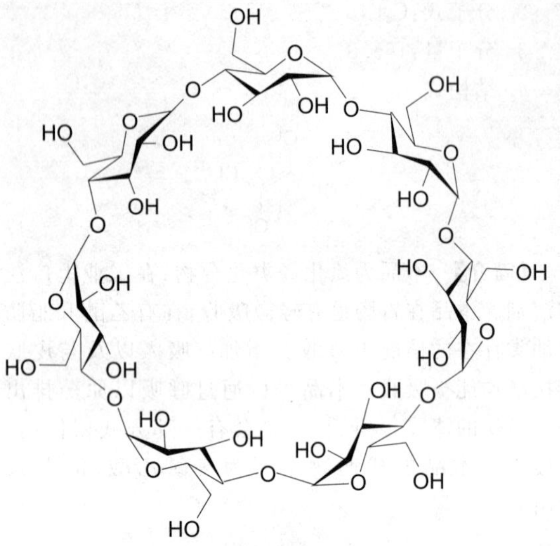

γ-环糊精

(gamma cyclodextrin)

【CAS】 17465-86-0

【理化性状】 1. 本品为环状化合物,由 8 个 α-(1→4)连接的 D-吡喃葡萄糖基单元组成。本品为白色或类白色的粉末或结晶性粉末。易溶于水和丙二醇,极微溶于乙醇。

2. 化学名：gamma-Cyclodextrin

3. 分子式：$C_{48}H_{80}O_{40}$

4. 分子量：1297.1

5. 结构式

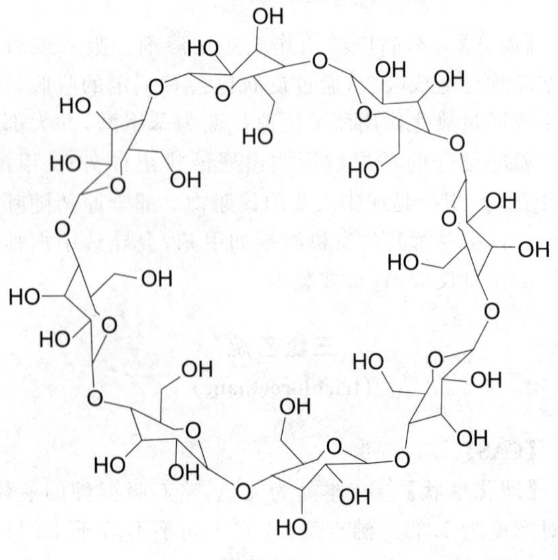

羟丙基纤维素
(hydroxypropylbetadex)

【理化性状】 本品为白色或类白色的粉末或结晶性粉末。易溶于水和丙二醇。

【简介】 环糊精,如 α-环糊精、β-环糊精和 γ-环糊精,是通过淀粉酶降解获得的环状低聚糖。它们可与很多分子形成包合物,并可作为口服、肠外和局部给药系统的载体。它们能改善溶出度和溶解度,增加稳定性,并且能掩盖异味。环糊精替代品如羟丙基纤维素、磺丁基-β-环糊精钠和二甲基-β-环糊精也在广泛使用。

乙二胺
(ethylenediamine)

【CAS】 107-15-3(anhydrous ethyllenediamine);6780-13-8(ethyllenediamine monohydrate)

【理化性状】 1. 本品为无色透明或微黄色吸湿性液体。暴露于空气中时,产生白烟。加热完全蒸发。与水和乙醇混溶。避光贮于密闭容器中。

2. 化学名:Ethane-1,2-diamine

3. 分子式:$C_2H_8N_2$

4. 分子量:60.1

5. 结构式

$$H_2N\diagup\diagdown NH_2$$

【简介】 乙二胺和乙二胺水合物与茶碱可形成一个稳定的混合物,用来生产氨茶碱或氨茶碱水合物。本品在化工和制药行业中被广泛用作一些外用药膏中的辅料。本品对皮肤和黏膜有刺激性。已有使用含有本品的制剂后发生严重剥脱性皮炎的报道。常见超敏反应。对本品敏感的患者给予氨茶碱后,可能发生皮肤过敏反应。

龙胆酸乙醇胺
(gentisic acid ethanolamide)

【CAS】 61969-53-7

【理化性状】 1. 化学名:2,5-Dihydroxy-N-(2-hydroxyethyl)benzamide

2. 分子式:$C_9H_{11}NO_4$

3. 分子量:197.2

4. 结构式

【简介】 本品为络合剂。

马来酸
(maleic acid)

【CAS】 110-16-7

【理化性状】 1. 本品为白色或类白色结晶性粉末。易溶于水和乙醇。5%的水溶液的 pH 值小于 2。避光贮于密闭容器中。

2. 化学名:cis-Butenedioic acid

3. 分子式:$C_4H_4O_4$

4. 分子量:116.1

5. 结构式

【简介】 本品通常用于制备麦角新碱注射液(BP,2010 版)和复方麦角新碱催产素注射液(BP,2010 版)。

枸橼酸甘油酯
(monoglyceride citrate)

【CAS】 36291-32-4

【理化性状】 本品为单油酸甘油酯和其单枸橼酸酯的混合物。以干燥物计算,包含不少于 14.0% 不多于 17.0% 的总枸橼酸。本品为象牙白色的蜡状固体,有猪油样的黏度及温和的气味。不溶于水,可分散于乙醇和大多数的脂溶性溶剂中。

【简介】 本品通常在食品工业中作为乳化剂和抗氧剂的稳定剂。

偏磷酸钾
(potassium metaphosphate)

【CAS】 7790-53-6

【理化性状】 本品为直链多聚磷酸盐,有高聚合度。含相当于 59%~61% 的 P_2O_5。本品为白色无臭粉末。不溶于水,溶于钠盐稀溶液。

【简介】 本品可用作缓冲剂。

海藻糖
(trehalose)

【CAS】 99-20-7(anhydrous trehalose);6138-23-4(trehalose dihydrate)

【理化性状】 1. 本品为白色或类白色结晶性粉末。易溶于水,几乎不溶于乙醇,微溶于甲醇。10% 水溶液的 pH 值为 4.5~6.5。

2. 化学名:D-(+)-Trehalose

3. 分子式:$C_{12}H_{22}O_{11}$

4. 分子量:342.3

5. 结构式

【简介】　本品为自然界存在的双糖;是多种生物的能量来源,也可保护其免受寒冷或干燥的影响。在制药工艺中,作为一种填充剂和遮味剂,也是冷冻干燥法的稳定剂。

十四、助悬剂和黏稠剂

助悬剂、胶凝剂及黏稠剂通常为亲水性的聚合物,溶解或分散时可增加溶液的黏度。黏稠剂可用于人工泪液和人工唾液制剂。最常用的黏稠剂包括卡波姆、纤维素醚(如羟甲基纤维素和羟丙甲纤维素)、聚乙烯醇和聚维酮。部分品种如海藻酸类、甲基纤维素,也可用于胃肠道紊乱。明胶可用于血管扩容药。

琼脂
(agar)

【CAS】　9002-18-0

【理化性状】　本品为提取自红藻类植物的多糖,主要来自石花菜属。通过将藻类在沸水中煮沸,水煮液趁热过滤,浓缩并晾干而得。本品为无色至淡黄色半透明条状物、碎块或粉末,潮湿环境中有韧性,干燥时则易碎。

【简介】　本品在制药工业中被用作悬浮剂或增稠剂,在食品工业中则用作乳化剂和稳定剂。本品曾作为缓泻药使用。含本品的液体石蜡和酚酞制剂可治疗便秘,但本品的量少,可能只当做乳化稳定剂。

皂土
(bentonite)

【CAS】　1302-78-9

【理化性状】　本品为含有较高比例蒙脱石的天然黏土,含天然的水合硅酸铝,其中铝和硅原子可被其他原子(如镁和铁原子等)置换。本品为细小的灰白色粉末,具有或多或少的淡黄色或粉红色。几乎不溶于水和含水的溶液,但遇少量水即可膨胀并形成可延展的块状物。

【简介】　本品吸水后根据浓度不同形成溶胶或凝胶。在制药中用作悬浮剂和稳定剂,也可用作吸附剂或沉降剂。本品可被用作百草枯中毒时的口服吸附解毒剂。

角叉菜胶
(carrageenan)

【CAS】　9000-07-1(carrageenan);11114-20-8(κ-carrageenan);9064-57-7(λ-carrageenan)

【理化性状】　本品是从红藻纲的一些植物(赤藻)用水或碱水提取的多糖类化合物。它主要由D-半乳糖和3,6-脱水-半乳糖共聚物的硫酸酯的钙、镁、钾、钠盐混合物组成。

【简介】　本品在制药业和食品药品工业中被用作悬浮剂和凝胶剂。

结冷胶
(gellan gum)

【CAS】　71010-52-1

【理化性状】　本品为高分子量的多糖胶,由伊乐藻假单胞菌与碳水化合物经发酵工艺,再经异丙醇回收纯化,然后干燥研磨得到。本品为杂多糖,由一个四糖的重复单元聚合而成,其基本单元包含一个鼠李糖、一个葡糖醛酸和两个葡萄糖。其中葡糖醛酸可被中和成钾、钠、钙、镁的混合盐。本品包含由O-型糖苷键连接酯而得的酰基(甘油酰基和乙酰基)。本品为白色粉末。溶于冷或热的去离子水。

【简介】　本品可用来生产凝胶,在药物制剂中可作为稳定剂和助悬剂。

羟丙基瓜尔豆胶
(hydroxypropyl guar gum)

【CAS】　39421-75-5

【简介】　本品为非离子增稠剂,分离于瓜尔豆胶,用于滴眼剂以治疗干眼症。

羟乙甲纤维素
(hymetellose)

【CAS】　9032-42-2

【理化性状】　本品为部分取代的含有甲氧基和2-羟乙基的纤维素醚。分为不同等级,用2%的溶液20℃时的表观黏度的数值区分。本品为白色、淡黄白色或淡灰白色粉末或颗粒,干燥后具有吸湿性。几乎不溶于热水、无水乙醇、丙酮和甲苯,冷水中溶解形成胶状溶液。1%水溶液的pH值为5.5～8.0。

【简介】　本品与其他纤维素醚有相似的应用,如甲基纤维素,为药用辅料。

硅胶类
(silicas)

精制硅藻土
(purified siliceous earth)

【CAS】 7631-86-9

【理化性状】 本品为二氧化硅的一种形式,含硅藻细胞及其碎片,经煅烧提纯后的产物。本品为极细、白色、浅灰色或灰白色混合无定形粉末和少量结晶样粉末的混合物,包括石英和方晶石。砂砾样的本品可吸潮,可吸收 4 倍于自身质量的水仍不变为液态。不溶于水、酸和稀碱液。

二氧化硅
(silicon dioxide)

【CAS】 63231-67-4;7631-86-9

【理化性状】 本品为轻质、细小的、白色或类白色的无定形粉末。几乎不溶于水和氢氟酸以外的其他无机酸,溶解于热氢氧化物碱液。

硅胶
(colloidal silicon dioxide)

【CAS】 7631-86-9

【理化性状】 本品为一种轻质、细小的、白色的无定形粉末。微粒大小大约为 15 nm。几乎不溶于水和氢氟酸以外的无机酸,溶解于热氢氧化物碱液。3.3% 混悬水溶液的 pH 值为 3.5～5.5。

【简介】 不同形式的硅胶类有着多种制药领域的用途。精制硅藻土被用作过滤材料和吸附剂。二氧化硅被用作悬浮剂和增稠剂,硅胶则用作干燥剂。二氧化硅(胶体)被用来作为悬浮剂、增稠剂、乳剂中的稳定剂、防结块剂和干燥剂。

西黄蓍胶
(tragacanth)

【CAS】 9000-65-1

【理化性状】 本品为黄芪属树胶植物和一些亚洲西部其他种类的黄芪属(豆科)植物天然分泌的或树干枝条切口处流出的风干变硬的黏性树胶。本品为白色或淡黄色扁平薄片状、带状、半透明的角质条。当被研细为粉末后可溶解在 10 倍质量的水中形成胶浆性凝胶。避光保存。

【简介】 不同浓度的本品遇水可形成黏稠溶液或凝胶。在制药领域被用作悬浮剂和乳化剂。在使用本品配制水性制剂时,其粉末先被分散至一种润湿剂中(如乙醇),以防止加水时产生结块。

黄原胶
(xanthan gum)

【CAS】 11138-66-2

【理化性状】 本品由野油菜黄单胞菌发酵碳水化合物后再经纯化得到的。为高分子的多聚糖(如右旋葡萄糖、甘露糖和葡糖醛酸)的钠盐、钾盐或钙盐。以干燥物计,至少含有 1.5% 丙酮酸。本品为白色或淡黄白色、具流动性的粉末。溶于水,几乎不溶于有机溶剂。1% 水溶液的 pH 值为 6.0～8.0。

【简介】 本品在制药生产中,可作为助悬剂、稳定剂、增稠剂和乳化剂。有报道,本品比黄芪胶更适合用于制作含碎片或不溶性粉末的混悬剂。一般情况下,稳定性很好,只与少数药(阿米替林、他莫昔芬、维拉帕米)发现有不相容现象。配制混悬剂时,需要先配制含有羟苯酸酯的 1% 本品溶液,用水稀释至 0.5% 使用。食管痉挛的患者做内窥镜检查时,可以将本品作为混悬载体帮助运载解痉药。当本品用于某些特定薄膜衣片的助悬剂时,会出现凝固现象。

十五、制备放射性药品的辅料

亚锡亚甲基二膦酸盐
(methylenediphosphonate and stannous chloride)

【理化性状】 本品为亚甲基二膦酸盐与氯化亚锡的混合物(10:1),为白色粉末,易溶于水。

【简介】 本品不可直接使用,因无单独的药理毒理作用。本品仅用于制备锝[^{99m}Tc]亚甲基二磷酸盐注射液。取本品 1 瓶,在无菌操作条件下,将高锝[^{99m}Tc]酸钠注射液 4～6 ml 加入瓶中,充分振摇,使冻干物溶解,室温静置 5 min,即制得锝[^{99m}Tc]亚甲基二磷酸盐注射液。本品仅限在具有《放射性药品使用许可证》的医疗单位及即时标记放射性药品生产企业使用。密封,在 2～8℃的暗处保存。

亚锡依替菲宁
(etifenin and stannous chloride)

【理化性状】 本品为依替菲宁与氯化亚锡的混合物(100:1),为白色粉末,溶于水。

【简介】 本品不可直接使用,因无单独的药理毒理作用。本品仅用于制备锝[^{99m}Tc]依替菲宁注射液。取本品 1 瓶,在无菌操作条件下,将高锝[^{99m}Tc]酸钠注射液 1～8 ml 注入瓶中,充分振摇,使冻干物溶解,室温静置 5～10 min,即制得锝[^{99m}Tc]依替菲宁注射液。本品仅限在具有《放射性药品使用许可证》的医疗单位及即时标记放射性药品生产企业使用。密封,在 2～8℃的暗处保存。

亚锡喷替酸

(pentetate acid and stannous chloride)

【理化性状】 本品为喷替酸与氯化亚锡的混合物（9∶0.12），为白色粉末，溶于水和0.9%氯化钠溶液。

【简介】 本品不可直接使用，因无单独的药理毒理作用。本品仅用于制备锝[99mTc]喷替酸盐注射液。取本品1瓶，在无菌操作条件下，将高锝[99mTc]酸钠注射液2～4 ml注入瓶中，充分振摇，使冻干物溶解，室温静置5 min，即制得锝[99mTc]喷替酸盐注射液。本品仅限在具有《放射性药品使用许可证》的医疗单位及即时标记放射性药品生产企业使用。密封，在2～8 ℃的暗处保存。

亚锡植酸钠

(sodium phytate and stannous chloride)

【理化性状】 本品为植酸钠与氯化亚锡的混合物（2.1∶0.13），为白色粉末，溶于水和0.9%氯化钠溶液。

【简介】 本品不可直接使用，因无单独的药理毒理作用。本品仅用于制备锝[99mTc]植酸盐注射液。取本品1瓶，在无菌操作条件下，将高锝[99mTc]酸钠注射液4～6 ml加入瓶中，充分振摇，使冻干物溶解，室温静置5 min，即制得锝[99mTc]植酸盐注射液。本品仅限在具有《放射性药品使用许可证》的医疗单位及即时标记放射性药品生产企业使用。密封，在2～8 ℃的暗处保存。

亚锡焦磷酸钠

(sodium pyrophosphate and stannous chloride)

【理化性状】 本品为焦磷酸钠与氯化亚锡的混合物（10∶1），为白色粉末，溶于水和0.9%氯化钠溶液。

【简介】 本品不直接使用，因无单独的药理毒理作用。本品仅用于制备锝[99mTc]焦磷酸盐注射液和标记红细胞。用于制备锝[99mTc]焦磷酸盐注射液，取本品1瓶，在无菌操作条件下，将高锝[99mTc]酸钠注射液4～6 ml注入瓶中，充分振摇，使冻干物溶解，室温静置5 min即制得锝[99mTc]焦磷酸盐注射液；用于标记红细胞，取本品1瓶，在无菌操作条件下，将0.9%氯化钠注射液2～5 ml注入瓶中，充分振摇，使冻干物溶解，给预先口服400 mg过氯酸钾的受检者静脉注射。20～30 min后，再静脉注射高锝[99mTc]酸钠注射液370～740 MBq（10～20 mCi）。20～30 min后，即完成锝[99mTc]标记红细胞（体内法）。本品仅限在具有《放射性药品使用许可证》的医疗单位及即时标记放射性药品生产企业使用。密封，在2～8 ℃的暗处保存。

亚锡聚合白蛋白

(albumin aggregated and stannous chloride)

【理化性状】 本品为人血白蛋白与氯化亚锡的混合物（2∶0.15），为白色粉末，溶于水和0.9%氯化钠溶液。

【简介】 本品不可直接使用，因无单独的药理毒理作用。本品仅用于制备锝[99mTc]聚合白蛋白注射液。取本品1瓶，在无菌操作条件下，将高锝[99mTc]酸钠注射液3～10 ml注入瓶中，充分振摇，使颗粒均匀分散成为悬浮液，即制得锝[99mTc]聚合白蛋白注射液。本品仅限在具有《放射性药品使用许可证》的医疗单位及即时标记放射性药品生产企业使用。密封，在2～8 ℃的暗处保存。

亚锡硫乙甘肽

(mercaptoacetyltriglycine and stannous chloride)

【理化性状】 本品为白色冻干粉末。

【简介】 本品不可直接使用，因无单独的药理毒理作用。本品仅用于制备锝[99mTc]硫乙甘肽注射液。取本品1瓶，在无菌操作条件下，将高锝[99mTc]酸钠注射液1～5 ml注入瓶中，充分振摇，使冻干物溶解，并于100 ℃水浴中加热5 min，冷却至室温，即制得锝[99mTc]硫乙甘肽注射液。密封，2～8 ℃的暗处保存。本品仅限在具有《放射性药品使用许可证》的医疗单位及即时标记放射性药品生产企业使用。

亚锡依莎美肟

(exametatime and stannous chloride)

【理化性状】 本品为白色冻干粉末。易溶于水和氯化钠注射液。

【简介】 本品不可直接使用，因无单独的药理毒理作用。本品仅供制备锝[99mTc]依莎美肟注射液。取本品1瓶（支），在无菌操作条件下，将高锝[99mTc]酸钠注射液1～5 ml注入瓶中，充分振摇，室温静置10～15 min，即制得锝。密封，2～8 ℃的暗处保存。本品仅限在具有《放射性药品使用许可证》的医疗单位及即时标记放射性药品生产企使用。

亚锡司它比

[tetra(2-methoxyisobutylisonitrile)copper(Ⅰ)
tetrafluoroborate and stannous chloride]

【理化性状】 本品为白色冻干块状物或粉末，含甲氧基异丁基异腈盐1.0 mg，氯化亚锡（$SnCl_2 \cdot 2H_2O$）0.075 mg。

【简介】 本品不可直接使用，因无单独的药理毒理作用。临用前，在无菌操作条件下，将高锝[99mTc]酸钠注射液1～8 ml注入瓶中，充分振摇，在沸水浴中直立加热10～15 min，取出，冷至室温，即制得锝[99mTc]甲氧异腈注射液。密封，2～8 ℃的暗处保存。本品仅限在具有《放射性药品使用许可证》的医疗单位及即时标记放射性药品生产企业使用。

亚锡二巯丁二钠
(sodium dimercaptosuccinate and stannous chloride)

【理化性状】　本品为白色冻干粉末,在水或 0.9%
氯化钠注射液中易溶。每瓶内含:2,3-二巯丁二钠
2.48 mg,氯化亚锡(SnCl$_2$·2H$_2$O)0.4 mg。

【简介】　本品不可直接使用,因无单独的药理毒理
作用。临用时,在无菌操作条件下,依高锝[^{99m}Tc]酸钠
注射液的放射性浓度,取 2~4 ml(185~740 MBq)注入
本品,充分摇匀,使冻干物溶解,静置 15 min,即得澄明
无色的锝[^{99m}Tc]二巯丁二钠注射液。密封,2~8 ℃的
暗处保存。本品仅限在具有《放射性药品使用许可证》
的医疗单位及即时标记放射性药品生产企业使用。

附录 9 兴奋剂品种
（2018 年兴奋剂目录）

一、兴奋剂品种

1. 蛋白同化制剂品种 详见附表 9-1。

附表 9-1 蛋白同化制剂品种

序号	英文名	通用名(别名)	海关参考商品编号
1	1-androstenediol (5α-androst-1-ene-3β,17β-diol)	1-雄烯二醇	2937290011 3004320011
2	1-androstenedione (5α-androst-1-ene-3,17-dione)	1-雄烯二酮	2937290011 3004320011
3	4-androstenediol (androst-4-ene-3β,17β-diol)	4-雄烯二醇	2937290012 3004320015
4	androst-4-ene-3α,17α-diol	雄甾-4-烯-3α,17α-二醇 (4-雄烯二醇(3α,17α))	2906199012 3004909074
5	androst-4-ene-3α,17β-diol	雄甾-4-烯-3α,17β-二醇 (4-雄烯二醇(3α,17β))	2906199012 3004909071
6	androst-4-ene-3β,17α-diol	雄甾-4-烯-3β,17α-二醇 (4-雄烯二醇(3β,17α))	2937290011 3004320013
7	3α-hydroxy-5α-androst-1-ene-17-one	3α-羟基-5α-雄甾-1-烯-17-酮	
8	5α-androst-2-ene-17-one	5α-雄烷-2-烯-17-酮	2914299010 3004909092
9	5α-androstane-3α,17α-diol	5α-雄烷-3α,17α-二醇 (阿法雄烷二醇)	2906199011 3004909074
10	5α-androstane-3α,17β-diol	5α-雄烷-3α,17β-二醇 (雄烷二醇(3α,17β))	2937290012 3004320017
11	5α-androstane-3β,17α-diol	5α-雄烷-3β,17α-二醇 (雄烷二醇(3β,17α))	2937290012 3004320018
12	5α-androstane-3β,17β-diol	5α-雄烷-3β,17β-二醇 (倍他雄烷二醇)	2906199011 3004909075
13	3β-Hydroxy-5α-androstan-17-one	3β-羟基-5α-雄烷-17-酮	2914400020 3004909077
14	5β-androstane-3α,17β-diol	5β-雄烷-3α,17β-二醇 (5β-雄烷二醇(3α,17β))	2937290012 3004320017
15	androst-4-ene-3,17-dione (androstenedione)	雄甾-4-烯-3,17-二酮 (4-雄烯二酮)	2937290032 3004320072
16	androst-5-ene-3α,17α-diol	雄甾-5-烯-3α,17α-二醇 (5-雄烯二醇(3α,17α))	2906199013 3004909072
17	androst-5-ene-3α,17β-diol	雄甾-5-烯-3α,17β-二醇 (5-雄烯二醇(3α,17β))	2906199013 3004909073
18	androst-5-ene-3β,17α-diol	雄甾-5-烯-3β,17α-二醇 (5-雄烯二醇(3β,17α))	2937290011 3004320014
19	androst-5-ene-3β,17β-diol (androstenediol)	雄甾-5-烯-3β,17β-二醇 (5-雄烯二醇(3β,17β))	2937290031 3004320071
20	Androstanolone (5α-dihydrotestosterone, 17β-hydroxy-5α-androstan-3-one)	雄诺龙(双氢睾酮)	2937290015 3004320029
21	5-androstenedione (androst-5-ene-3,17-dione)	5-雄烯二酮	2937290012 3004320016
22	androsterone	雄酮	2914400020 3004909077

续表

序号	英文名	通用名（别名）	海关参考商品编号
23	bolandiol(estr-4-ene-3β,17β-diol)	勃雄二醇	2937290033 3004320073
24	bolasterone	勃拉睾酮	2937290012 3004320019
25	boldenone	勃地酮	2937290013 3004320021
26	boldione(androsta-1,4-diene-3,17-dione)	1,4-雄烯二酮 （雄甾-1,4-二烯-3,17-二酮）	2937290013 3004320022
27	calusterone	卡芦睾酮	2937290013 3004320023
28	clenbuterol	克仑特罗	2922199020 3004390011
29	clostebol	氯司替勃	2937290013 3004320024
30	danazol ([1,2]oxazolo[4',5'：2,3]pregna-4-en-20-yn-17α-ol)	达那唑	2937290014 3004320023
31	dehydrochlormethyltestosterone (4-chloro-17β-hydroxy-17α-methyl-androsta-1,4-dien-3-one)	去氢氯甲睾酮（脱氢氯甲睾酮）	2937290014 3004320025
32	desoxymethyltestosterone (17α-methyl-5α-androst-2-en-17β-ol)	去氧甲睾酮	2937290014 3004320029
33	drostanolone	屈他雄酮	2937290015 3004320028
34	epi-dihydrotestosterone	表双氢睾酮	2937290015 3004320031
35	epitestosterone	表睾酮	2914400020 3004909079
36	ethylestrenol(19-norpregna-4-en-17α-ol)	乙雌烯醇	2937290015 3004320015
37	etiocholanolone	胆烷醇酮	2937290028 3004320077
38	fluoxymesterone	氟甲睾酮	2937290015 3004320031
39	formebolone	甲酰勃龙	2937290015 3004320012
40	furazabol (17α-methyl)[1,2,5]oxadiazolo[3',4'：2,3]-5α-androstan-17β-ol	夫拉扎勃	2937290016 3004320032
41	gestrinone	孕三烯酮	2937230010 3004320033
42	3β-hydroxy-5α-androstan-17-one	表雄酮（3β-羟基-5α-雄烷-17-酮）	2914400020 3004909077
43	4-hydroxytestosterone (4,17β-dihydroxyandrost-4-en-3-one)	4-羟基睾酮	2937290016 3004320033
44	7α-hydroxy-DHEA	7α-羟基-普拉睾酮	2937290025 3004320074

序号	英文名	通用名(别名)	海关参考商品编号
45	7β-hydroxy-DHEA	7β-羟基-普拉睾酮	2937290026 3004320075
46	7-keto-DHEA	7-羰基-普拉睾酮	2937290027 3004320076
47	LGD-4033	2-(三氟甲基)-4-[(2R)-2-[(1R)-2,2,2-三氟-1-羟基乙基]-1-吡咯烷基]苯甲腈	2933990099 3004909099
48	mestanolone	美雄诺龙	2937290017 3004320041
49	mesterolone	美睾酮	2937290017 3004320035
50	metandienone (17β-hydroxy-17α-methylandrosta-1,4-dien-3-one)	美雄酮	2937290017 3004320035
51	metenolone	美替诺龙	2937290019 3004320041
52	methandriol	美雄醇	2937290019 3004320042
53	methasterone (17β-hydroxy-2α, 17α-dimethyl-5α-androstan-3-one)	甲基屈他雄酮	2937290017 3004320036
54	methyldienolone (17β-hydroxy-17α-methylestra-4,9-dien-3-one)	甲二烯诺龙	2937290018 3004320037
55	methylnortestosterone (17β-hydroxy-17α-methylestr-4-en-3-one)	甲诺睾酮	2937290018 3004320038
56	methyl-1-testosterone (17β-hydroxy-17α-methyl-5α-androst-1-en-3-one)	甲基-1-睾酮	2937290018 3004320038
57	methyltestosterone	甲睾酮	2937290018 3004320042
58	metribolone(methyltrienolone,17β-hydroxy-17α-methylestra-4,9,11-trien-3-one)	美曲勃龙	2937290019 3004320039
59	mibolerone	米勃酮	2937290021 3004320042
60	nandrolone(19-nortestosterone)	诺龙	2937290021 3004320043
61	19-norandrostenediol (estr-4-ene-3,17-diol)	19-去甲雄烯二醇	2937290090 3004390090
62	19-norandrostenedione (estr-4-ene-3,17-dione)	19-去甲雄烯二酮	2937290021 3004320044
63	19-norandrosterone	去甲雄酮	2937290018 3004320045
64	norboletone	诺勃酮	2937290021 3004320043
65	norclostebol	诺司替勃	2937290021 3004320043
66	norethandrolone	诺乙雄龙	2937290021 3004320045
67	19-noretiocholanolone	19-去甲本胆烷醇酮	2937290022 3004320046

续表

序号	英文名	通用名(别名)	海关参考商品编号
68	oxabolone	羟勃龙	2937290022 3004320047
69	oxandrolone	氧雄龙	2937290022 3004320047
70	oxymesterone	羟甲睾酮	2937290023 3004320048
71	oxymetholone	羟甲烯龙	2937290023 3004320048
72	prasterone(dehydroepiandrosterone,DHEA, 3β-hydroxyandrost-5-en-17-one)	普拉睾酮	2937290014 3004320028
73	prostanozol(17β-[(tetrahydropyran-2-yl)oxy]-1'H- pyrazolo[3,4：2,3]-5α-androstane)	前列他唑*	2937290023 3004320049
74	quinbolone	奎勃龙	2937290024 3004320051
75	RAD140	3-甲基-4-[[1R,2S)-1-[5-(4-氰基苯基)-1, 3,4-噁二唑-2-基]-2-羟基丙基]氨基]-2-氯 苯甲腈	2933990099 3004909099
76	stanozolol	司坦唑醇	2937290024 3004320052
77	stenbolone	司腾勃龙	2937290024 3004320052
78	1-testosterone(17β-hydroxy-5α-androst-1-en-3- one)	1-睾酮	2937290024 3004320053
79	testosterone	睾酮	2937290024 3004320053
80	tetrahydrogestrinone (17-hydroxy-18α-homo-19-nor-17α-pregna-4,9,11- trien-3-one)	四氢孕三烯酮	2937239010 3004320054
81	tibolone	替勃龙	2937239010 3004320051
82	trenbolone (17β-hydroxyestr-4,9,11-trien-3-one)	群勃龙	2937290024 3004320051
83	zeranol	泽仑诺	2937239010 3004320054
84	zilpaterol	齐帕特罗	2933990040 3004909078

2. 肽类激素品种　详见附表9-2。

附表9-2　肽类激素品种

序号	英文名	通用名(别名)	海关参考商品编号
85	alexamorelin	艾瑞莫瑞林	2937190015 3004390026
86	asialo EPO	唾液酸促红素	3002120011
87	AOD-9604	AOD9604	2937110090 3004390090

续表

序号	英文名	通用名(别名)	海关参考商品编号
88	buserelin	布舍瑞林	2937190015 3004390026
89	carbamylated EPO(CEPO)	氨甲酰促红素	3002120011
90	Chorionic Gonadotrophin (CG) and Luteinizing Hormone(LH)	绒促性素及促黄体生成素	2937190013 3004390025
91	CJC-1293	CJC-1293	2937190090 3004390090
92	CJC-1295	CJC-1295	2937190013 3004390025
93	CNTO530	EPO-Fc(IgG4)融合蛋白 *	3002120022
94	Corticotrophins	促皮质素类	2937190015 3004390026
95	Corticorelin	可的瑞林	2937190015 3004390026
96	darbepoetin(dEPO)	达促红素	3002120011
97	deslorelin	地洛瑞林	2937190090 3004390090
98	EPO based constructs	基于促红素类分子结构的构建物	3002120090
99	EPO-Fc	EPO-Fc 融合蛋白 *	3002120022
100	EPO-mimetic agents and their constructs	促红素模拟物及其构建物	3002120090
101	Erythropoietins(EPO)	促红素(EPO)类	3002120011
102	Erythropoietin-Receptor Agonists	促红素受体激动剂类	3002120090
103	Fibroblast Growth Factors(FGFs)	成纤维细胞生长因子类(FGFs)	3002120014
104	GATA inhibitors	GATA 抑制剂类	
105	Ghrelin	葛瑞林(脑肠肽)	2937190015 3004390026
106	ghrelin mimetics	葛瑞林(脑肠肽)模拟物类	2937190015 3004390026
107	GH-Releasing Peptides(GHRPs)	生长激素释放肽类 (GHRPs)	2937190013 3004390025
108	GHRP-1	生长激素释放肽-1	2937190090 3004390090
109	GHRP-2(pralmorelin)	GHRP-2(普拉莫瑞林(生长激素释放肽-2))	2937190013 3004390025
110	GHRP-3	生长激素释放肽-3	2937190090 3004390090
111	GHRP-4	生长激素释放肽-4	2937190090 3004390090
112	GHRP-5	生长激素释放肽-5	2937190090 3004390090
113	GHRP-6	生长激素释放肽-6	2937290013 3004390025
114	gonadorelin	戈那瑞林	2937190015 3004390026

续表

序号	英文名	通用名（别名）	海关参考商品编号
115	goserelin	戈舍瑞林	2937190090 3004390090
116	Growth factors	生长因子类	3002120090
117	Growth factors modulators	生长因子调节剂类	3002120090
118	GrowthHormone(GH)	生长激素(GH)	2937110010 3004390022
119	GrowthHormone fragments	生长激素片段类	2937110090 3004390090
120	GrowthHormone Releasing factors	生长激素释放因子类	2937190090 3004390090
121	GrowthHormone Releasing Hormone(GHRH) and its analogues	生长激素释放激素(GHRH)及其类似物	2937290013 3004390025
122	GrowthHormone Secretagogues(GHS)	生长激素促分泌剂类(GHS)	2937190013 3004390025
123	Hepatocyte Growth Factor(HGF)	肝细胞生长因子(HGF)	3002120015
124	hGH176-191	人生长激素 176-191	2937110090 3004390090
125	Hypoxia-inducible factor(HIF) activating agents	缺氧诱导因子(HIF)激活剂类	3002120021
126	hexarelin	海沙瑞林	2937190015 3004390026
127	Innate repair receptor agonists	先天修复受体激动剂类	
128	Insulins	胰岛素类	2937121000 2937129000 3004311010 3004319010
129	Insulin-like Growth Factor-1(IGF-1)and its analogues	胰岛素样生长因子 1(IGF-1)及其类似物	3002120012
130	ipamorelin	伊莫瑞林	2937190015 3004390026
131	K-11706	K-11706 *	
132	leuprorelin	亮丙瑞林	
133	Luspatercept	罗特西普	3002120019
134	Mechano Growth Factors(MGFs)	机械生长因子类	3002120013
135	methoxy polyethylene glycol-epoetin beta(CERA)	培促红素 β	3002120011
136	nafarelin	那法瑞林	2937190090 3004390090
137	Peginesatide	培尼沙肽	3002120019
138	Peptide Hormones and Hormone Modulators	肽类激素和激素调节剂类	
139	Platelet-Derived Growth Factor(PDGF)	血小板衍生生长因子(PDGF)	3002120016
140	sermorelin	舍莫瑞林	2937190015 3004390026
141	Sotatercept	索特西普	3002120090
142	tesamorelin	替莫瑞林	2937190015 3004390026

续表

序号	英文名	通用名（别名）	海关参考商品编号
143	Thymosin-β4 and its derivatives (TB-500)	胸腺肽-β4 及其衍生物 （如 TB-500）	3002120090
144	Transforming Growth Factor-β (TGF-β)inhibitors	转化生长因子-β(TGF-β) 抑制剂类	3002120018
145	triptorelin	曲普瑞林	2937190090 3004390090
146	Vascular-Endothelial Growth Factor(VEGF)	血管内皮生长因子（VEGF）	3002120017

3. 麻醉药品品种　详见附表 9-3。

附表 9-3　麻醉药品品种

序号	英文名	通用名
147	cannabis	大麻制品
148	cocaine	可卡因
149	dextromoramide	右吗拉胺
150	diamorphine(heroin)	二醋吗啡
151	fentanyl and its derivatives	芬太尼及其衍生物
152	Hashish	大麻脂
153	hydromorphone	氢吗啡酮
154	Marijuana	大麻
155	methadone	美沙酮
156	morphine	吗啡
157	Nicomorphine	尼可吗啡
158	oxycodone	羟考酮
159	oxymorphone	羟吗啡酮
160	pethidine	哌替啶

4. 刺激剂（含精神药品）品种　详见附表 9-4。

附表 9-4　刺激剂品种

序号	英文名	通用名
161	adrafinil	阿屈非尼
162	amfepramone	安非拉酮
163	amfetamine	苯丙胺
164	amfetaminil	安非他尼
165	amiphenazole	阿米苯唑
166	benfluorex	苯氟雷司
167	benzfetamine	苄非他明
168	benzylpiperazine	苄基哌嗪
169	bromantan	布罗曼坦
170	buprenorphine	丁丙诺啡
171	cathine	去甲伪麻黄碱
172	cathinone	卡西酮

序号	英文名	通用名
173	clobenzorex	氯苄雷司
174	cropropamide	克罗丙胺
175	crotetamide	克罗乙胺
176	delta-9-tetrahydrocannabinol	Δ^9-四氢大麻酚
177	dimethylamphetamine	二甲基苯丙胺
178	1,3-Dimethylbutylamine	1,3-二甲基正丁胺
179	epinephrine(adrenaline)	肾上腺素
180	etamivan	香草二乙胺
181	etilamfetamine	乙非他明
182	etilefrine	依替福林
183	famprofazone	泛普法宗
184	fenbutrazate	芬布酯
185	fencamfamin	芬坎法明
186	fencamine	芬咖明
187	fenetylline	芬乙茶碱
188	fenfluramine	芬氟拉明
189	fenproporex	芬普雷司
190	fonturacetam[4-phenylpiracetam(carphedon)]	芳妥西坦[4-苯基吡拉西坦(卡非多)]
191	furfenorex	呋芬雷司
192	heptaminol	辛胺醇
193	HU-210((6aR,10aR)-9-(Hydroxymethyl)-6,6-dimethyl-3-(2-methyloctan-2-yl)-6a,7,10,10a-tetrahydro-benzo[c]chromen-1-ol))	1,1-二甲基庚基-11-羟基-四氢大麻酚
194	hydroxyamfetamine (parahydroxyamphetamine)	羟苯丙胺(对-羟基苯丙胺)
195	isometheptene	异美汀
196	JWH-018 (naphthalen-1-yl-(1-pentylindol-3-yl)methanone)	1-戊基-3-(1-萘甲酰基)吲哚
197	JWH-073(naphthalen-1-yl-(1-butylindol-3-yl)methanone)	1-丁基-3-(1-萘甲酰基)吲哚
198	levmetamfetamine	左去氧麻黄碱
199	Lisdexamfetamine	利右苯丙胺
200	meclofenoxate	甲氯芬酯
201	mefenorex	美芬雷司
202	mephedrone	4-甲基甲卡西酮
203	mephentermine	美芬丁胺
204	mesocarb	美索卡
205	metamfetamine(*d*-)	甲基苯丙胺(右旋)
206	methedrone	4-甲氧基甲卡西酮
207	p-methylamphetamine	对-甲基苯丙胺
208	methylenedioxymethamphetamine	N-甲基亚甲二氧基苯丙胺
209	4-methylhexan-2-amine(methylhexaneamine)	4-甲基己-2-胺(甲基己胺)

续表

序号	英文名	通用名
210	methylphenidate	哌甲酯
211	modafinil	莫达非尼
212	nikethamide	尼可刹米
213	norfenfluramine	去乙芬氟拉明 *
214	norfenefrine	去甲苯福林
215	octopamine	奥克巴胺
216	oxilofrine(methylsynephrine)	奥洛福林(甲昔奈福林)
217	pemoline	匹莫林
218	pentazocine	喷他佐辛
219	pentetrazol	戊四氮
220	phendimetrazine	苯甲曲秦
221	Phenethylamine and its derivatives	苯乙胺及其衍生物
222	phenmetrazine	芬美曲秦
223	phenpromethamine	苯丙甲胺
224	phentermine	芬特明
225	prenylamine	普尼拉明
226	prolintane	普罗林坦
227	propylhexedrine	丙已君
228	α-pyrrolidinovalerophenone	α-吡咯烷基苯戊酮
229	selegiline	司来吉兰
230	sibutramine	西布曲明
231	tenamfetamine(methylenedioxyamphetamine)	替苯丙胺(亚甲二氧基苯丙胺)
232	Tuaminoheptane	异庚胺

5. 药品类易制毒化学品品种　详见附表 9-5。

附表 9-5　药品类易制毒化学品品种

序号	英文名	通用名
233	ephedrine	麻黄碱
234	methylephedrine	甲基麻黄碱
235	pseudoephedrine	伪麻黄碱

6. 医疗用毒性药品品种　详见附表 9-6。

附表 9-6　医疗用毒性药品品种

序号	英文名	通用名
236	strychnine	士的宁

7. 其他品种　详见附表 9-7。

附表 9-7　其他品种

序号	英文名	通用名
237	acebutolol	醋丁洛尔
238	acetazolamide	乙酰唑胺

序号	英文名	通用名
239	alprenolol	阿普洛尔
240	Activators of the AMP-activated protein kinase(AMPK):AICAR	AMP-激活的蛋白激酶（AMPK）激动剂类：例如阿卡地新
241	amiloride	阿米洛利
242	aminoglutethimide	氨鲁米特
243	anamorelin	阿那瑞林
244	anastrozole	阿那罗唑
245	andarine (2S)-3-(4-acetamido-phenoxy)-2-hydroxy-2-methyl-N-(4-nitro-3-trifluoromethyl-phenyl)-propionamide	(2S)-3-(4-乙酰氨基苯氧基)-2-羟基-2-甲基-N-(4-硝基-3-三氟甲基苯基)丙酰胺
246	androsta-1,4,6-triene-3,17-dione (androstatrienedione)	雄甾-1,4,6-三烯-3,17-二酮(雄三烯二酮)
247	androsta-3,5-diene-7,17-dione(arimistane)	雄甾-3,5-二烯-7,17-二酮
248	4-androstene-3,6,17-trione(6-oxo)	雄-4-烯-3,6,17-三酮(6-氧代)
249	atenolol	阿替洛尔
250	bendroflumethiazide	苄氟噻嗪
251	Betamethasone	倍他米松
252	betaxolol	倍他洛尔
253	bisoprolol	比索洛尔
254	Budesonide	布地奈德
255	bumetanide	布美他尼
256	bunolol	布诺洛尔
257	canrenone	坎利酮
258	carteolol	卡替洛尔
259	carvedilol	卡维地洛
260	celiprolol	塞利洛尔
261	chlorothiazide	氯噻嗪
262	chlortalidone	氯噻酮
263	clomifene	氯米芬
264	Cortisone	可的松
265	cyclofenil	环芬尼
266	Deflazacort	地夫可特
267	desmopressin	去氨加压素
268	Dexamethasone	地塞米松
269	esmolol	艾司洛尔
270	etacrynic acid	依他尼酸
271	exemestane	依西美坦
272	fenoterol	非诺特罗
273	Fluticasone	氟替卡松
274	formestane	福美坦
275	formoterol	福莫特罗
276	furosemide	呋塞米
277	fulvestrant	氟维司群

序号	英文名	通用名
278	higenamine	去甲乌药碱
279	hydrochlorothiazide	氢氯噻嗪
280	Hydrocortisone	氢化可的松
281	Indacaterol	茚达特罗
282	indapamide	吲达帕胺
283	labetalol	拉贝洛尔
284	letrozole	来罗唑
285	levobunolol	左布诺洛尔
286	meldonium	美度铵
287	Methylprednisolone	甲泼尼松龙
288	metipranolol	美替洛尔
289	metolazone	美托拉宗
290	metoprolol	美托洛尔
291	molidustat	莫立司他
292	myostatin inhibitors	肌抑素抑制剂类
293	nadolol	纳多洛尔
294	olodaterol	奥达特罗
295	ostarine	依诺波沙
296	oxprenolol	氧烯洛尔
297	Peroxisome Proliferator Activated Receptor&（PPAR&）agonists：GW1516（2-[2-Methyl-4-[[[4-methyl-2-[4-(trifluoromethyl) phenyl]-5-thiazolyl] methyl] thio] phenoxy] acetic acid,GW501516)	过氧化物酶体增殖物激活受体 δ 氧化物酶体增殖激动剂类:例如 GW1516(2-[2-甲基-4-[[[4-甲基-2-[4-(三氟甲基）苯基] 5-噻唑基] 甲硫基] 苯氧基] 乙酸，GW501516)
298	pindolol	吲哚洛尔
299	Prednisolone	泼尼松龙
300	Prednisone	泼尼松
301	probenecid	丙磺舒
302	procaterol	丙卡特罗
303	propranolol	普萘洛尔
304	raloxifene	雷洛昔芬
305	reproterol	瑞普特罗
306	Roxadustat(FG-4592)	罗沙司他(缺氧诱导因子-脯氨酸羟化酶抑制剂)
307	salbutamol	沙丁胺醇
308	salmeterol	沙美特罗
309	sotalol	索他洛尔
310	spironolactone	螺内酯
311	SR9009(Ethyl-3-[[4-chlorophenyl) methyl-[(5-nitrothiophen-2-yl) methyl]amino]methyl]pyrrolidine-1-carboxylate	SR9009(3-[[4-氯苄基)-[(5-硝基噻吩基-2-基)甲基]氨基]甲基]吡咯烷基-1-甲酸乙酯)
312	tabimorelin	他莫瑞林
313	tamoxifen	他莫昔芬
314	terbutaline	特布他林

续表

序号	英文名	通用名
315	testolactone	睾内酯
316	timolol	噻吗洛尔
317	tolvaptan	托伐普坦
318	toremifene	托瑞米芬
319	Triamcinolone	曲安西龙
320	triamterene	氨苯蝶啶
321	trimetazidine	曲美他嗪
322	Tulobuterol	妥洛特罗
323	vilanterol	维兰特罗

注：目录所列物质包括其可能存在的盐及光学异构体。

1. 目录所列物质中属于药品的，还包括其原料药及单方制剂。

2. 目录所列蛋白同化制剂品种包括其可能存在的盐、酯、醚及光学异构体。

3. 括号内为参考译名，带＊为暂译名。

4. 蛋白同化制剂和肽类激素项下具有商品编码的品种，进出口时需办理进出口准许证；而一品种"商品编码"项下有多个"商品编码"的系指原料药及相应制剂。

5. 对于目录中个别只有编号的肽类激素品种，提供互联网能查得的 8 个品种的 CAS 登录号，仅作参考，如下：

英文名	CAS 登录号
CNT0530	1018869-89-0
Prostanozol	1186001-41-1
K-11706	848940-32-9
GW1516	317318-70-0
SR9009	1379686-30-2
LGD-4033	1165910-22-4
RAD140	1182367-47-0
AOD-9604	221231-10-3

ostarine 的 INN 名称是 enobosarm（依诺波沙）。

二、运动员兴奋剂检查样本中某些禁用物质的浓度上限

《兴奋剂目录》所列禁用物质中，除下表所列的物质有允许尿中浓度上限，需进行定量检测，或有特殊说明的物质外，其余禁用物质只要经科学方法确证尿中存在该禁用物质或其代谢物、标记物，无论浓度高低，均视为该样本含有禁用物质。定量检测阈值物质表详见附表 9-8。

表 9-8　定量检测阈值物质表（根据世界反兴奋剂机构技术文件 TD2018DL 摘录）

物质名	尿中浓度上限	附加说明
四氢大麻酚酸	150 ng/ml	大麻、大麻酯和四氢大麻酚类的代谢产物
去甲伪麻黄碱	5.0 μg/ml	
麻黄碱	10 μg/ml	
甲基麻黄碱	10 μg/ml	
伪麻黄碱	150 μg/ml	
福莫特罗	40 ng/ml	
吗啡	1.0 μg/ml	
沙丁胺醇	1.0 μg/ml	
绒促性素	5.0 IU/L	使用免疫分析法检测
	2.0 IU/L	使用质谱-液质联用方法检测

附录 10　麻醉药品和精神药品品种目录(2013 年版)

麻醉药品和精神药品品种目录(2013 年版)分别详见附表 10-1～附表 10-3。

附表 10-1　麻醉药品品种目录(2013 年版)

序号	中文名	英文名	CAS 号	备注
1	醋托啡	acetorphine	25333-77-1	
2	乙酰阿法甲基芬太尼	acetyl-*alpha*-methylfentanyl	101860-00-8	
3	醋美沙多	acetylmethadol	509-74-0	
4	阿芬太尼	alfentanil	71195-58-9	
5	烯丙罗定	allylprodine	25384-17-2	
6	阿醋美沙多	alphacetylmethadol	17199-58-5	
7	阿法美罗定	alphameprodine	468-51-9	
8	阿法美沙多	alphamethadol	17199-54-1	
9	阿法甲基芬太尼	alpha-methylfentanyl	79704-88-4	
10	阿法甲基硫代芬太尼	alpha-methylthiofentanyl	103963-66-2	
11	阿法罗定	alphaprodine	77-20-3	
12	阿尼利定	anileridine	144-14-9	
13	苄替啶	benzethidine	3691-78-9	
14	苄吗啡	benzylmorphine	36418-34-5	
15	倍醋美沙多	betacetylmethadol	17199-59-6	
16	倍他羟基芬太尼	beta-hydroxyfentanyl	78995-10-5	
17	倍他羟基-3-甲基芬太尼	beta-hydroxy-3-methylfentanyl	78995-14-9	
18	倍他美罗定	betameprodine	468-50-8	
19	倍他美沙多	betamethadol	17199-55-2	
20	倍他罗定	betaprodine	468-59-7	
21	贝齐米特	bezitramide	15301-48-1	
22	大麻和大麻树脂与大麻浸膏和酊	cannabis and cannabis resin and extracts and tinctures of cannabis	8063-14-7 6465-30-1	
23	氯尼他秦	clonitazene	3861-76-5	
24	古柯叶	coca leaf		

序号	中文名	英文名	CAS号	备注
25	可卡因*	cocaine	50-36-2	
26	可多克辛	codoxime	7125-76-0	
27	罂粟浓缩物*	concentrate of poppy straw		包括罂粟果提取物*,罂粟果提取物粉*
28	地索吗啡	desomorphine	427-00-9	
29	右吗拉胺	dextromoramide	357-56-2	
30	地恩丙胺	diampromide	552-25-0	
31	二乙噻丁	diethylthiambutene	86-14-6	
32	地芬诺辛	difenoxin	28782-42-5	
33	二氢埃托啡*	dihydroetorphine	14357-76-7	
34	双氢吗啡	dihydromorphine	509-60-4	
35	地美沙多	dimenoxadol	509-78-4	
36	地美庚醇	dimepheptanol	545-90-4	
37	二甲噻丁	dimethylthiambutene	524-84-5	
38	吗苯丁酯	dioxaphetyl butyrate	467-86-7	
39	地芬诺酯*	diphenoxylate	915-30-0	
40	地匹哌酮	dipipanone	467-83-4	
41	羟蒂巴酚	drotebanol	3176-03-2	
42	芽子碱	ecgonine	481-37-8	
43	乙甲噻丁	ethylmethylthiambutene	441-61-2	
44	依托尼秦	etonitazene	911-65-9	
45	埃托啡	etorphine	14521-96-1	
46	依托利定	etoxeridine	469-82-9	
47	芬太尼*	fentanyl	437-38-7	
48	呋替啶	furethidine	2385-81-1	
49	海洛因	heroin	561-27-3	
50	氢可酮*	hydrocodone	125-29-1	
51	氢吗啡醇	hydromorphinol	2183-56-4	
52	氢吗啡酮*	hydromorphone	466-99-9	
53	羟哌替啶	hydroxypethidine	468-56-4	
54	异美沙酮	isomethadone	466-40-0	
55	凯托米酮	ketobemidone	469-79-4	
56	左美沙芬	levomethorphan	125-70-2	
57	左吗拉胺	levomoramide	5666-11-5	
58	左芬啡烷	levophenacylmorphan	10061-32-2	
59	左啡诺	levorphanol	77-07-6	
60	美他佐辛	metazocine	3734-52-9	
61	美沙酮*	methadone	76-99-3	
62	美沙酮中间体	methadone intermediate	125-79-1	4-氰基-2-二甲氨基-4,4-二苯基丁烷
63	甲地索啡	methyldesorphine	16008-36-9	

续表

序号	中文名	英文名	CAS 号	备注
64	甲二氢吗啡	methyldihydromorphine	509-56-8	
65	3-甲基芬太尼	3-methylfentanyl	42045-86-3	
66	3-甲基硫代芬太尼	3-methylthiofentanyl	86052-04-2	
67	美托酮	metopon	143-52-2	
68	吗拉胺中间体	moramide intermediate	3626-55-9	2-甲基-3-吗啉基-1,1-二苯基丁酸
69	吗哌利定	morpheridine	469-81-8	
70	吗啡 *	morphine	57-27-2	包括吗啡阿托品注射液 *
71	吗啡甲溴化物	morphine methobromide	125-23-5	包括其他五价氮吗啡衍生物,特别包括吗啡-N-氧化物,其中一种是可待因-N-氧化物
72	吗啡-N-氧化物	morphine-N-oxide	639-46-3	
73	1-甲基-4-苯基-4-哌啶丙酸酯	1-methyl-4-phenyl-4-piperidinol propionate(ester)	13147-09-6	
74	麦罗啡	myrophine	467-18-5	
75	尼可吗啡	nicomorphine	639-48-5	
76	诺美沙多	noracymethadol	1477-39-0	
77	去甲左啡诺	norlevorphanol	1531-12-0	
78	去甲美沙酮	normethadone	467-85-6	
79	去甲吗啡	normorphine	466-97-7	
80	诺匹哌酮	norpipanone	561-48-8	
81	阿片 *	opium	8008-60-4	包括复方樟脑酊 * 、阿桔片 *
82	奥列巴文	oripavine	467-04-9	
83	羟考酮 *	oxycodone	76-42-5	
84	羟吗啡酮	oxymorphone	76-41-5	
85	对氟芬太尼	*para*-fluorofentanyl	90736-23-5	
86	哌替啶 *	pethidine	57-42-1	
87	哌替啶中间体 A	pethidine intermediate A	3627-62-1	4-氰基-1-甲基-4-苯基哌啶
88	哌替啶中间体 B	pethidine intermediate B	77-17-8	4-苯基哌啶-4-羧酸乙酯
89	哌替啶中间体 C	pethidine intermediate C	3627-48-3	1-甲基-4-苯基哌啶-4-羧酸
90	苯吗庚酮	phenadoxone	467-84-5	
91	非那丙胺	phenampromide	129-83-9	
92	非那佐辛	phenazocine	127-35-5	
93	1-苯乙基-4-苯基-4-哌啶乙酸酯	1-phenethyl-4-phenyl-4-piperidinol acetate(ester)	64-52-8	
94	非诺啡烷	phenomorphan	468-07-5	
95	苯哌利定	phenoperidine	562-26-5	
96	匹米诺定	piminodine	13495-09-5	
97	哌腈米特	piritramide	302-41-0	
98	普罗庚嗪	proheptazine	77-14-5	
99	丙哌利定	properidine	561-76-2	
100	消旋甲啡烷	racemethorphan	510-53-2	

序号	中文名	英文名	CAS 号	备注
101	消旋吗拉胺	racemoramide	545-59-5	
102	消旋啡烷	racemorphan	297-90-5	
103	瑞芬太尼*	remifentanil	132875-61-7	
104	舒芬太尼*	sufentanil	56030-54-7	
105	醋氢可酮	thebacon	466-90-0	
106	蒂巴因*	thebaine	115-37-7	
107	硫代芬太尼	thiofentanyl	1165-22-6	
108	替利定	tilidine	20380-58-9	
109	三甲利定	trimeperidine	64-39-1	
110	醋氢可待因	acetyldihydrocodeine	3861-72-1	
111	可待因*	codeine	76-57-3	
112	右丙氧芬*	dextropropoxyphene	469-62-5	
113	双氢可待因*	dihydrocodeine	125-28-0	
114	乙基吗啡*	ethylmorphine	76-58-4	
115	尼可待因	nicocodine	3688-66-2	
116	烟氢可待因	nicodicodine	808-24-2	
117	去甲可待因	norcodeine	467-15-2	
118	福尔可定*	pholcodine	509-67-1	
119	丙吡兰	propiram	15686-91-6	
120	布桂嗪*	bucinnazine		
121	罂粟壳*	poppy shell		

注:1. 上述品种包括其可能存在的盐和单方制剂(除非另有规定)。

2. 上述品种包括其可能存在的异构体、酯及醚(除非另有规定)。

3. 品种目录有*的麻醉药品为我国生产及使用的品种。

附表 10-2　精神药品品种目录(第一类,2013 年版)

序号	中文名	英文名	CAS 号	备注
1	布苯丙胺	brolamfetamine	64638-07-9	
2	卡西酮	cathinone	71031-15-7	
3	二乙基色胺	3-[2-(diethylamino)ethyl]indole	7558-72-7	
4	二甲氧基安非他明	(±)-2,5-dimethoxy-alpha-methylphenethylamine	2801-68-5	
5	(1,2-二甲基庚基)羟基四氢甲基二苯吡喃	3-(1,2-dimethylheptyl)-7,8,9,10-tetrahydro-6,6,9-trimethyl-6H dibenzo[b,d]pyran-1-ol	32904-22-6	
6	二甲基色胺	3-[2-(dimethylamino)ethyl]indole	61-50-7	
7	二甲氧基乙基安非他明	(±)-4-ethyl-2,5-dimethoxy-α-methylphenethylamine	22139-65-7	
8	乙环利定	eticyclidine	2201-15-2	
9	乙色胺	etryptamine	2235-90-7	
10	羟芬胺	(±)-N-[alpha-methyl-3,4-(methylenedioxy)phenethyl]hydroxylamine	74698-47-8	

续表

序号	中文名	英文名	CAS 号	备注
11	麦角二乙胺	（＋）- lysergide	50-37-3	
12	乙芬胺	（±）-N-ethyl-alpha-methyl-3,4-(methylenedioxy)phenethylamine	82801-81-8	
13	二亚甲基双氧安非他明	（±）-N,alpha-dimethyl-3,4-(methylenedioxy)phenethylamine	42542-10-9	
14	麦司卡林	mescaline	54-04--6	
15	甲卡西酮	methcathinone	5650-44-2（右旋体）,49656-78-2（右旋体盐酸盐）,112117-24-5（左旋体）,66514-93-0（左旋体盐酸盐）	
16	甲米雷司	4-methylaminorex	3568-94-3	
17	甲羟芬胺	5-methoxy-α-methyl- 3,4-(methylenedioxy)phenethylamine	13674-05-0	
18	4-甲基硫基安非他明	4-methylthioamfetamine	14116-06-4	
19	六氢大麻酚	parahexyl	117-51-1	
20	副甲氧基安非他明	p-methoxy-alpha-methylphenethylamine	64-13-1	
21	赛洛新	psilocine	520-53-6	
22	赛洛西宾	psilocybine	520-52-5	
23	咯环利定	rolicyclidine	2201-39-0	
24	二甲氧基甲苯异丙胺	2,5-dimethoxy-alpha,4-dimethylphenethylamine	15588-95-1	
25	替苯丙胺	tenamfetamine	4764-17-4	
26	替诺环定	tenocyclidine	21500-98-1	
27	四氢大麻酚	tetrahydrocannabinol		包括同分异构体及其立体化学变体
28	三甲氧基安非他明	（±）-3,4,5-trimethoxy-alpha-methylphenethylamine	1082-88-8	
29	苯丙胺	amfetamine	300-62-9	
30	氨奈普丁	amineptine	57574-09-1	
31	2,5-二甲氧基-4-溴苯乙胺	4-bromo-2,5-dimethoxyphenethylamine	66142-81-2	
32	右苯丙胺	dexamfetamine	51-64-9	
33	屈大麻酚	dronabinol	1972-08-3	δ-9-四氢大麻酚及其立体化学异构体
34	芬乙茶碱	fenetylline	3736-08-1	
35	左苯丙胺	levamfetamine	156-34-3	
36	左甲苯丙胺	levomethamfetamine	33817-09-3	
37	甲氯喹酮	mecloqualone	340-57-8	
38	去氧麻黄碱	metamfetamine	537-46-2	
39	去氧麻黄碱外消旋体	metamfetamine racemate	7632-10-2	
40	甲喹酮	methaqualone	72-44-6	
41	哌醋甲酯*	methylphenidate	113-45-1	
42	苯环利定	phencyclidine	77-10-1	
43	芬美曲秦	phenmetrazine	134-49-6	

续表

序号	中文名	英文名	CAS 号	备注
44	司可巴比妥 *	secobarbital	76-73-3	
45	齐培丙醇	zipeprol	34758-83-3	
46	安非拉酮	amfepramone	90-84-6	
47	苄基哌嗪	benzylpiperazine	2759-28-6	
48	丁丙诺啡 *	buprenorphine	52485-79-7	
49	1-丁基-3-(1-萘甲酰基)吲哚	1-butyl-3-(1-naphthoyl)indole	208987-48-8	
50	恰特草	catha edulis forssk		
51	2,5-二甲氧基-4-碘苯乙胺	2,5-dimethoxy-4-iodophenethylamine	69587-11-7	
52	2,5-二甲氧基苯乙胺	2,5-dimethoxyphenethylamine	3600-86-0	
53	二甲基安非他明	dimethylamfetamine	4075-96-1	
54	依他喹酮	etaqualone	7432-25-9	
55	[1-(5-氟戊基)-1H-吲哚-3-基](2-碘苯基)甲酮	(1-(5-fluoropentyl)-3-(2-iodobenzoyl)indole)	335161-03-0	
56	1-(5-氟戊基)-3-(1-萘甲酰基)-1H-吲哚	1-(5-fluoropentyl)-3-(1-naphthoyl)indole	335161-24-5	
57	γ-羟丁酸 *	gamma-hydroxybutyrate	591-81-1	
58	氯胺酮 *	ketamine	6740-88-1	
59	马吲哚 *	mazindol	22232-71-9	
60	2-(2-甲氧基苯基)-1-(1-戊基-1H-吲哚-3-基)乙酮	2-(2-methoxyphenyl)-1-(1-pentyl-1H-indol-3-yl)ethanone	864445-43-2	
61	亚甲基二氧吡咯戊酮	methylenedioxypyrovalerone	687603-66-3	
62	4-甲基乙卡西酮	4-methylethcathinone	1225617-18-4	
63	4-甲基甲卡西酮	4-methylmethcathinone	5650-44-2	
64	3,4-亚甲二氧基甲卡西酮	3,4-methylenedioxy-N-methylcathinone	186028-79-5	
65	莫达非尼	modafinil	68693-11-8	
66	1-戊基-3-(1-萘甲酰基)吲哚	1-pentyl-3-(1-naphthoyl)indole	209414-07-3	
67	他喷他多	tapentadol	175591-23-8	
68	三唑仑 *	triazolam	28911-01-5	

附表 10-3 精神药品品种目录(第二类,2013 年版)

序号	中文名	英文名	CAS 号
1	异戊巴比妥 *	amobarbital	57-43-2
2	布他比妥	butalbital	77-26-9
3	去甲伪麻黄碱	cathine	492-39-7
4	环己巴比妥	cyclobarbital	52-31-3
5	氟硝西泮	flunitrazepam	1622-62-4
6	格鲁米特 *	glutethimide	77-21-4
7	喷他佐辛 *	pentazocine	55643-30-6
8	戊巴比妥 *	pentobarbital	76-74-4
9	阿普唑仑 *	alprazolam	28981-97-7

续表

序号	中文名	英文名	CAS 号
10	阿米雷司	aminorex	2207-50-3
11	巴比妥 *	barbital	57-44-3
12	苄非他明	benzfetamine	156-08-1
13	溴西泮	bromazepam	1812-30-2
14	溴替唑仑	brotizolam	57801-81-7
15	丁巴比妥	butobarbital	77-28-1
16	卡马西泮	camazepam	36104-80-0
17	甲氨二氮䓬	chlordiazepoxide	58-25-3
18	氯巴占	clobazam	22316-47-8
19	氯硝西泮 *	clonazepam	1622-61-3
20	氯氮䓬	clorazepate	23887-31-2
21	氯噻西泮	clotiazepam	33671-46-4
22	氯噁唑仑	cloxazolam	24166-13-0
23	地洛西泮	delorazepam	2894-67-9
24	地西泮 *	diazepam	439-14-5
25	艾司唑仑 *	estazolam	29975-16-4
26	乙氯维诺	ethchlorvynol	113-18-8
27	炔己蚁胺	ethinamate	126-52-3
28	氯氟䓬乙酯	ethyl Loflazepate	29177-84-2
29	乙非他明	etilamfetamine	457-87-4
30	芬坎法明	fencamfamin	1209-98-9
31	芬普雷司	fenproporex	16397-28-7
32	氟地西泮	fludiazepam	3900-31-0
33	氟西泮 *	flurazepam	17617-23-1
34	哈拉西泮	halazepam	23092-17-3
35	卤沙唑仑	haloxazolam	59128-97-1
36	凯他唑仑	ketazolam	27223-35-4
37	利非他明	lefetamine	7262-75-1
38	氯普唑仑	loprazolam	61197-73-7
39	劳拉西泮 *	lorazepam	846-49-1
40	氯甲西泮	lormetazepam	848-75-9
41	美达西泮	medazepam	2898-12-6
42	美芬雷司	mefenorex	17243-57-1
43	甲丙氨酯 *	meprobamate	57-53-4
44	美索卡	mesocarb	34262-84-5
45	甲苯巴比妥	methylphenobarbital	115-38-8
46	甲乙哌酮	methyprylon	125-64-4
47	咪达唑仑 *	midazolam	59467-70-8
48	尼美西泮	nimetazepam	2011-67-8
49	硝西泮 *	nitrazepam	146-22-5

续表

序号	中文名	英文名	CAS 号
50	去甲西泮	nordazepam	1088-11-5
51	奥沙西泮 *	oxazepam	604-75-1
52	奥沙唑仑	oxazolam	24143-17-7
53	匹莫林 *	pemoline	2152-34-3
54	苯甲曲秦	phendimetrazine	634-03-7
55	苯巴比妥 *	phenobarbital	50-06-6
56	芬特明	phentermine	122-09-8
57	匹那西泮	pinazepam	52463-83-9
58	哌苯甲醇	pipradrol	467-60-7
59	普拉西泮	prazepam	2955-38-6
60	吡咯戊酮	pyrovalerone	3563-49-3
61	仲丁比妥	secbutabarbital	125-40-6
62	替马西泮	temazepam	846-50-4
63	四氢西泮	tetrazepam	10379-14-3
64	乙烯比妥	vinylbital	2430-49-1
65	唑吡坦 *	zolpidem	82626-48-0
66	阿洛巴比妥	allobarbital	58-15-1
67	丁丙诺啡透皮贴剂 *	buprenorphine transdermal patch	
68	布托啡诺及其注射剂 *	butorphanol and its injection	42408-82-2
69	咖啡因 *	caffeine	58-08-2
70	安钠咖 *	caffeine sodium benzoate	
71	右旋芬氟拉明	dexfenfluramine	3239-44-9
72	地佐辛及其注射剂 *	dezocine and Its Injection	53648-55-8
73	麦角胺咖啡因片 *	ergotamine and caffeine tablet	379-79-3
74	芬氟拉明	fenfluramine	458-24-2
75	呋芬雷司	furfennorex	3776-93-0
76	纳布啡及其注射剂	nalbuphine and its injection	20594-83-6
77	氨酚氢可酮片 *	paracetamol and hydrocodone bitartrate tablet	
78	丙己君	propylhexedrine	101-40-6
79	曲马多 *	tramadol	27203-92-5
80	扎来普隆 *	zaleplon	151319-34-5
81	佐匹克隆	zopiclone	43200-80-2

注:1. 上述品种包括其可能存在的盐和单方制剂(除非另有规定)。

2. 上述品种包括其可能存在的异构体(除非另有规定)。

3. 品种目录有 * 的精神药品为我国生产及使用的品种。

附录 11 常见农药及毒物中毒急救一览表

			急救							主要措施		
	中毒种类	临床表现	洗胃溶液			导泻剂	局部处理法			抢救主要用药	对症处理	并发症处理	注意事项
			清水或微温水	1:5000高锰酸钾	1%~2%碳酸氢钠溶液		3%~5%硫代硫酸钠溶液	皮肤用肥皂水冲洗	眼部用2%硼酸溶液				
有机磷农药	乙硫磷、马拉硫磷、倍硫磷、三溴硫磷、1605、1059、3911、甲基1059、杀螟松、特普、甲胺磷、久效磷、苯硫磷、亚胺硫磷	轻度中毒:头痛、头晕、恶心、呕吐、胸闷、无力、视物模糊,瞳孔缩小,全血胆碱酯酶活力在70%~50%;中毒:除上述症状外,有肌颤、瞳孔缩小、大汗、流涎、腹	可以用	禁用	最好	硫酸钠40~60g溶后灌入				1.轻度:阿托品1~2mg肌注。碘解磷定(或氯磷定0.4g静注(或肌注)必要时重复。2.中度:阿托品2~5mg肌注。同时用碘解磷定0.8~1.2g(或氯磷	输液、缺氧者吸氧或人工呼吸及给予中枢兴奋剂	肺水肿:用呋塞米2~40mg加入25%葡萄糖液20ml中静注。如有心衰可选用强心苷加用足量限制输液量,给氧。脑水肿:吸氧、冰帽、脱水剂及皮质激素	1.阿托品化指征:面红、瞳孔大、无汗、分泌物消失、心动过速、体温上升、腹胀、尿潴留、躁动等;应及时使用氯磷定。但不能并用,以免过量中毒。2.要注意鉴别阿托品中毒和有机磷中毒

续表

中毒种类	临床表现	急救							主要措施			注意事项
		洗胃溶液			导泻剂	局部处理法			抢救主要用药	对症处理	并发症处理	
		清水或微温水	1:5000高锰酸钾	1%~2%碳酸氢钠溶液		3%~5%硫代硫酸钠溶液	皮肤用肥皂水冲洗	眼部用2%硼酸溶液				

有机磷农药

中毒种类	临床表现	清水或微温水	1:5000高锰酸钾	1%~2%碳酸氢钠溶液	导泻剂	3%~5%硫代硫酸钠溶液	皮肤用肥皂水冲洗	眼部用2%硼酸溶液	抢救主要用药	对症处理	并发症处理	注意事项
乙硫磷、马拉硫磷、倍硫磷、二溴磷，1605、1059、3911、甲基1059、杀螟松、特普、甲胺磷、久效磷、甲基亚胺磷、苯胺磷	痛、腹泻，血压可升高或不稳定，全血胆碱酯酶活力在50%~30%。重度中毒：除上述症状外，有针尖样瞳孔、呼吸困难、肌颤明显、肺水肿、大小便失禁、昏迷、惊厥、呼吸麻痹、脑水肿、全血胆碱酯酶活力在30%以下	可以用	禁用	最好	硫酸钠40~60g溶后灌入				定0.5~0.75g静注，2~3小时重复上药半量2~3次。3.重度：阿托品5mg肌注或静注，尽快达到阿托品化（参见注意事项）以后静脉维持。碘解磷定1.2~1.6g（或氯磷定0.75~1g）静注，必要时每10分钟后重复一次以后每1~2小时重复上药半量		肺水肿：用呋塞米2~40mg加入25%葡萄糖液20ml中静注。如有心表可选用强心苷加吸氧。脑水肿：给氧、脱水剂及皮质激素	3.皮肤接触宜用凉开皂水反复洗 4.因遇高锰酸钾会增加毒性，故禁用
二嗪农、合硫磷	临床表现同上	同上	禁用	最好	同上	不用	最好	不用	禁用氯磷定。碘解磷定对二嗪农中毒无效。其他用药同上	同上	同上	因遇高锰酸钾会增加毒性，故禁用
乐果	临床表现同上	同上	禁用	可用	同上	不用	最好	不用	氯磷定较差，碘解磷定对乐果中毒效果较差或无效。其他用药同上	同上	同上	同上
敌敌畏	临床表现同上	可用	禁用	最好	同上	不用	不用	不用	碘解磷定效果较差	同上	同上	同上
敌百虫	临床表现同上	最好	可用	禁用	同上	不用	禁用	不用	碘解磷定效果较差	同上	同上	因遇碱性药物会增加毒力10倍，故禁用

中毒种类		临床表现	急救							主要措施			注意事项
			洗胃溶液			导泻剂	局部处理法			抢救主要用药	对症处理	并发症处理	
			清水或微温水	1:5000高锰酸钾	1%～2%碳酸氢钠溶液		3%～5%硫代硫酸钠溶液	皮肤用肥皂水冲洗	眼部用2%硼酸溶液				
有机磷农药	666、DDT、狄氏剂、毒杀芬、林丹、氯丹等	轻度中毒：全身不适、乏力、失眠、头痛、眩晕、视物模糊、流涎、食欲不振、恶心、呕吐、肌颤 中度中毒：除上述症状外，腹痛、四肢酸痛、抽搐、呼吸困难等 重度中毒：体温升高、血压下降、心律失调，呼吸衰竭，神经系统兴奋性明显增高，四肢和面部肌肉强直性抽搐，反射亢进，眼球震颤，昏迷，肺水肿，呼吸衰竭，肝肾损伤	可用	不用	最好	同上 禁用油性泻药 因有机氯溶于有机氯溶剂内，以免加速吸收	不用	最好	宜用温水或2%碳酸氢钠溶液冲洗。痛时滴入0.5%丁卡因液	应注意保持呼吸道畅通，吸出分泌物，呼吸困难者给氧、静滴氨茶碱，维生素C 500～1000 mg加入输液中滴入。可加保肝治疗	抽搐时可用三聚乙醛 3～5 ml肌注。若抽搐仍不能控制，可用地西泮 5～10 mg缓慢静注，根据病情可重复，直到抽搐停止。用10%葡萄糖酸钙10 ml静注。2～3次/日。其他疗法同上	肺水肿给予呋塞米，强心苷和激素。呼吸衰竭时用洛贝林，可拉明等中枢兴奋剂。休克时给予多巴胺加入输液静滴，还可给予低分子右旋糖酐。脑水肿处理同上	抢救中禁用肾上腺素
有机氮类	杀虫脒	轻度中毒：头痛、乏力、恶心、头晕、嗜睡、呕吐；重度中毒：昏迷、瞳孔扩大、大小便失禁、膀胱炎、变性性血尿、红蛋白血症、心肌炎	最好	可用	可用	口服硫酸钠25～30 g	不用	不用	不用	用亚甲蓝 1～2 mg/kg，加入25%葡萄糖溶液内静注。成人首次50～100 mg，隔1～2小时给上量给1/2，可重复用1～2次。余量应视病情而定	可用维生素C 500～1000 mg加入25%葡萄糖内静注可以增加亚甲蓝的药效	膀胱炎：输入5%碳酸氢钠溶液、止血药；心肌炎给予极化液、皮质激素和肌苷等。脑水肿处理同上	极化液配方：10%葡萄糖500 ml，10%氯化钾10 ml，胰岛素8～10 U静滴

续表

中毒种类	临床表现	急救 局部处理法						主要措施			注意事项
		洗胃溶液			导泻剂	3%~5%硫代硫酸钠溶液	皮肤用肥皂水冲洗 / 眼部用2%硼酸溶液	抢救主要用药	对症处理	并发症处理	
		清水或微温水	1:5000高锰酸钾	1%~2%碳酸氢钠溶液							
氨基甲酸酯类中毒（呋喃丹、速灭威、叶蝉散等）	胸闷、乏力、恶心、呕吐、腹痛、大汗、瞳孔缩小、肌颤、血压下降、意识模糊、肺水肿、脑水肿、昏迷	最好	不用	可用	同上	不用	皮肤用肥皂水冲洗最好；眼部用2%硼酸溶液	禁用解磷定、氯磷定。阿托品用量同有机磷类。东莨菪碱用量0.01~0.05 mg/kg肌注或静注。20~30分钟重复一次，达到阿托品化	出现脑、肺水肿时应限制输液速度及用量	脑水肿：应迅速用脱水剂；肺水肿应给强心剂、利尿剂、皮质激素及硫代硫酸钠。紫绀用亚甲蓝1 mg/kg	禁用解磷定、氯磷定，以免降低阿托品的疗效
有机氟类中毒（氟乙酰胺、氟乙酸钠）	头痛、头晕、乏力、躁动、恶心、呕吐、上腹烧灼感、心动过速、烦躁不安、间歇抽搐、膝反射亢进、血压下降、分泌物多、呼吸困难、昏迷、心肌损伤等	最好	对氟乙酰胺中毒可用，对氟乙酸钠中毒改用0.5%~2%氯化钙溶液	不用	内服硫酸镁25~30 g	不用	用清水或石灰水上清液；眼部不用	应用乙酰胺24小时用量按0.1~0.3 g/kg计，首次给总量1/2，余量分2次给。成人首次肌注量5~10 g。ATP、辅酶A、细胞色素C等静滴，维生素B肌注，以促进糖代谢的恢复。用10%葡萄糖酸钙10 ml加入25%葡萄糖溶液内静脉缓注	抽搐时给予鲁米那或地西泮	心肌损害可用肌苷、脑水肿可用脱水剂	如心肌有损害时，禁用葡萄糖酸钙静脉注射

有机磷农药

续表

农药	中毒种类	临床表现	急救								主要措施		注意事项
			洗胃溶液			导泻剂	3%~5%硫代硫酸钠溶液	局部处理法		抢救主要用药	对症处理	并发症处理	
			清水或微温水	1:5000高锰酸钾	1%~2%碳酸氢钠溶液			皮肤用肥皂水冲洗	眼部用2%硼酸溶液				
有机汞农药	氯化乙基汞（西力生）、醋酸苯汞（赛力散）、盐酸乙基汞（谷仁乐生）	头痛、恶心、呕吐、腹痛、食欲不振、口内金属味、增多、头痛头晕、全身不适、数日后症状转重、言语困难、肢体麻木、震颤、惊厥、精神异常、心肌损害、中毒性肾病、低血钾、肝炎、剥脱性皮炎	可用	不用	最好	不用	最好	不用	最好	1. 二巯基丙酸钠首次0.25g肌注。以后每4~6h一次。一次0.1~0.2g，1~2d后同隔1次/日，连用3d，用3~4d为一疗程 2. 二巯基丁二酸钠：首次2g，以后一次1g，溶于10%葡萄糖液中静脉滴注，1~2次/日，用3~5d	脑水肿用脱水剂以脱水剂子，吸氧，冰帽，限制水量。肾损害对症用药	脑水肿用脱水剂，皮质激素，心肌炎用极化液。中毒性肝炎用肌苷，能量合剂，中药等保肝药物	已有肾脏损害者，慎用解毒药
无机砷类中毒	砒霜、砷酸钙、亚砷酸钙等	头痛、眩晕、恶心、呕吐、腹痛、腹泻（米泔样）、里急后重、脱水、血压下降、抽搐、昏迷、心肌损害（ST段下移、T波低平、房室阻传导阻滞）、蛋白尿、血尿、少尿、尿闭	可用	用活性炭混悬液洗胃	可用	慎用硫酸镁导泻	不用	用2.5%二巯基丙醇膏涂抹	不用	二巯基丙醇，成人用150~200mg肌注，每4h一次，第2d，每6h一次，第3d2次/日，共5~7d。脱水者给予补液及钾盐，中药用防风30~60g水煎，分2次内服	洗胃后口服蛋白液、牛奶、活性炭等	心肌有损害者，能给极化液，肌苷等，对肝脏损害进行保肝疗法	二巯基丙醇，必须深部肌肉注射，严禁静注射

续表

中毒种类	临床表现	急救							主要措施			注意事项
		洗胃溶液			导泻剂	局部处理法			抢救主要用药	对症处理	并发症处理	
		清水或微温水	1:5000高锰酸钾	1%~2%碳酸氢钠溶液		3%~5%硫代硫酸钠溶液	皮肤用肥皂水冲洗	眼部用2%硼酸溶液				
有机磷农药												
氰化物中毒（氰化物、氰化钾、氢氰酸、氢氰化钙）	可有发绀、窒息和呼吸时带有杏仁味等临床表现。最初呼吸兴奋继而抑制、瞳孔初小后放大、体温下降，血压下降。最小致死量为0.05 g	最好	可用	不用	不用	皮肤灼伤用1:5000高锰酸钾冲洗	衣服被污染应脱去	不用	抢救要争分夺秒，用3%亚硝酸钠10~20 ml静注，速度2~3 ml/min，同时应测血压，并用25%硫代硫酸钠50 ml静注。症状重者可重复半量静注。或用1%亚甲蓝50~100 ml静注2~4 h后可以重复注射	休克时用强制换气给氧法	休克、窒息在人工呼吸下，吸入亚硝酸戊酯，每2 min吸入15~30 s，可复用1~2次	氰化物能灭活呼吸酶，阻碍组织利用氧而引起死亡
灭鼠药（磷化锌）	头痛、头晕、乏力、恶心、呕吐、食欲不振等。严重者抽搐，心肌损害，肺水肿，休克，昏迷	0.2%硫酸铜液或1:5000高锰酸钾液反复洗胃			应用硫酸钠导泻	不用	不用	不用	口服0.1~0.2%硫酸铜溶液100 ml及液体石蜡30~45 ml。抗肺水肿，限制输液量，可用皮质激素、异丙嗪及利尿剂	不用	心肌有损害者治疗同上。50%葡萄糖液加维生素C静注	禁用解磷定、氯磷定；禁用硫酸镁，因可增强锌的毒性

续表

中毒种类		临床表现	急救							主要措施			注意事项
			洗胃溶液			导泻剂	3%~5%硫代硫酸钠溶液	局部处理法		抢救主要用药	对症处理	并发症处理	
			清水或微温水	1:5000高锰酸钾	1%~2%碳酸氢钠溶液			皮肤用肥皂水冲洗	眼部用2%硼酸溶液				
有机磷农药	安妥	头痛、头晕、无力、恶心、呕吐、口干渴、脑水肿、胸膜炎、昏迷、呼吸衰竭	最好	可用	禁用	不用	不用	不用	不用	对症治疗：输液加10%葡萄糖酸钙10 ml、10%硫代硫酸钠10 ml,静注	不用	对脑、肺水肿治疗同上	禁用碳酸氢钠溶液洗胃,禁用油脂食物
灭鼠药	敌鼠钠	头昏、恶心、腹痛、心悸、乏力、昏迷、鼻、牙龈、皮下出血、咯血、脑、阴道出血、凝血时间延长等	最好	可用	禁用	用硫酸钠导泻	不用	不用	不用	特效治疗：维生素 K₁ 10~20 mg 静注。重症出血停止用至 120 mg/d 用后,再酌情减量或停药	严重者可用皮质激素或输血	咯血者防窒息	其他止血剂无效
除虫菊酯类	溴氰菊酯（又名敌杀死）、灭菊酯（又名速灭杀丁）等	轻度中毒头痛、头晕、恶心、呕吐、全身无力、胸闷皮肤瘙痒、视物不清、结膜充血,少数有皮疹。重度中毒:昏迷、抽搐、颜面潮红、牙关紧闭、手足外翻、全身肌张力增强、气急、流涎、反复抽搐而死亡。症状持续时间长,还有震颤、头及四肢不随意运动、平衡障碍等	最好	禁用	最好	不用		皮肤、手指局部用清水冲洗	可用	1. 对症处理,无特效疗法。2. 重症：抽搐用地西泮、苯巴比妥对抗。重症用能量合剂(5%葡萄糖内加维生素 C 1 g、ATP 20 mg,辅细胞色素 C 30 mg,静脉滴注)。卧床休息,症状好转后应观察 1 周出院	有脑水肿者用脱水剂	有局部皮炎者用炉甘石洗剂或 2%~3% 硼酸水湿敷	洗胃应掌握原则：早期彻底清除毒物是抢救成败的关键。1. 热水洗胃必须促进药物吸收。2. 洗胃时先将胃内高浓度毒液尽力吸干净,再用清水或已配好的洗胃液小量反复冲洗抽吸,进出量应相等,直至洗净为止

续表

中毒种类	临床表现	急救 洗胃溶液				急救 局部处理法			抢救主要用药	主要措施 对症处理	主要措施 并发症处理	注意事项
		清水或微温水	1:5000高锰酸钾	1%~2%碳酸氢钠溶液	导泻剂	3%~5%硫代硫酸钠溶液	皮肤用肥皂水冲洗	眼部用2%硼酸溶液				
有机磷农药												3.昏迷患者洗胃时应采取左侧头低位,以防液体吸入气管内。4.洗胃应以洗出液无色、进出液一致、无味为止。5.对不能洗胃者,必要时应切开胃冲洗法取在进行洗胃的同时,应使用有效解毒剂,两者可同时进行,不可偏废
急性乙醇中毒	有饮酒史,呼吸有酒味。早期面色潮红,情绪激动,语无伦次,恶心、呕吐,嗜睡、昏迷,呼吸麻痹死亡	不用	最好	不用	不用	不用	不用	5%葡萄糖100 ml 加胰岛素8~20单位以加速酒精氧化。应用咖啡因。尼可刹米0.5g,尼可刹米0.125g,交替注射。维生素B₁ 100 mg肌注或静注	呼吸困难者吸氧。对肝脏进行保肝疗法	预防肺炎,排尿困难者以导尿,酌情灌肠	
巴比妥酸盐中毒 苯巴比妥、戊巴比妥、硫喷妥、异戊巴比妥等	因误服或自杀,轻者精醒或模糊至嗜睡以至昏迷。重度者昏迷,肌肉松弛,瞳孔缩小(深昏迷或散大),腱反射减弱或消失。巴氏征呈阳性,呼吸浅或不规则,血压下降至休克,脉搏细弱,体温下降,尿少或尿闭。因呼吸循环衰竭而死亡。发生活肝害甚至肝黄疸	最好	可用	不用	用硫酸钠导泻,同时服活性炭10 g以吸附肠内毒物	不用	不用	不用	保持呼吸道通畅,吸氧,滴注碱性液。如有昏迷可用:①苏醒剂:印防己毒素6 mg 加 0.9%氯化钠注射液等量静注。12 min如无反应每15 min再注3 mg,直至出现轻度肌颤和角膜反射。②美解眠为止。②美解眠:以50 ml葡萄糖10 ml内每隔3~5 min静注,如不苏醒,示中毒深,用200~300 mg稀释后静滴。③尼可刹米,每小时可静注0.25~0.5g,直至角膜反射与肌腱抽搐出现为止	在补足血容量之后,可用利尿剂加速毒物排除,必要时静脉补液	血压低时补充血容量,用低分子右旋糖酐与血管活性药物,多巴胺。脑水肿用脱水剂。预防肺部感染、呼吸困难者进行气管插管法	

续表

有机磷农药	中毒种类	临床表现	急救									主要措施			注意事项
			洗胃溶液			导泻剂	局部处理法			抢救主要用药	对症处理	并发症处理			
			清水或微温水	1：5000高锰酸钾	1%～2%碳酸氢钠溶液		3%～5%硫代硫酸钠溶液	皮肤用肥皂水冲洗	眼部用2%硼酸溶液						
镇静催眠药物中毒	甲丙氨酯,甲喹酮,地西泮,氯氮䓬	因误服或自杀,意识清楚到模糊,昏睡至昏迷,呼吸加快,瞳孔散大或略小,血压正常或下降,对光反射迟钝,四肢肌肉松弛,腱反射消失。严重者可发生呼吸衰竭,脑水肿等	最好	可用	不用	同上	不用	不用	不用	静脉输液:中枢兴奋剂的使用同上,对深度昏迷,呼吸浅表或不规则者,适当地用中枢兴奋剂有帮助,但用量过大,反而能促使呼吸功能衰竭的呼吸中枢,在过度兴奋后,也更为衰竭。可引起惊厥而加重脑缺氧状态,苯二氮䓬类药物中毒,可用氟马西尼,静脉注射0.3 mg,必要时60 s后追加0.3 mg	同上	同上			6. 口服有机磷中毒 3～6 h 病情危重者,应迅速洗胃;若中毒已超过12～24 h,而症状无好转者,也应做常规洗胃
食物中毒		恶心、呕吐、腹痛、腹泻、脱水、虚脱或休克、神经系统症状,如肉毒杆菌或河豚中毒:有头晕、目眩、肢软、言语及吞咽困难、声音嘶哑、肌痉挛、呼吸麻痹及并发肺炎而死亡	最好	可用	不用	用硫酸钠导泻,对已腹泻者慎用	不用	不用	不用	输液,静注或口服硫酸镁,也可选用庆大霉素	腹痛用阿托品,足三里穴位封闭,呼吸困难时给予吸氧	预防并发症,抗休克			

续表

中毒种类	临床表现	急救								主要措施		注意事项
		洗胃溶液		1%~2%碳酸氢钠溶液	导泻剂	3%~5%硫代硫酸钠溶液	局部处理法		抢救主要用药	对症处理	并发症处理	
		清水或微温水	1:5000高锰酸钾				皮肤用肥皂水冲洗	眼部用2%硼酸溶液				
有机磷农药												
亚硝酸盐中毒(肠原性青紫病)	头晕、头痛、紫绀、心率加快、嗜睡或烦躁不安、恶心、呕吐、腹泻、发热、呼吸急促、严重者心率变慢、心律失常、休克、昏迷、惊厥、呼吸、循环衰竭而死亡。最小致死量为2 g	最好	可用	不用	同上	不用	不用	不用	输液用1%亚甲蓝5~25 ml,静脉缓注(美蓝按1~2 mg/kg体重计算,可用25%葡萄糖稀释后静注,10~15 min后未见好转,可重复注射1次)。本品与大量维生素C和葡萄糖合用能提高疗效	必要时给予吸氧及中枢兴奋剂,支持疗法	严重者给予输血	

附录 12 某些药物及化学物品的血药浓度

某些药物及化学物品的血药浓度,详见附表 12-1。

附表 12-1 某些药物及化学物品的血药浓度

类别	名称	治疗或正常血药浓度(μg/ml)	中毒血药浓度(μg/ml)	致死血药浓度(μg/ml)
麻醉药	乙醚	90～100		140～189
	三氯甲烷		7～25	39
	氯乙烷			40
催眠药	苯巴比妥	1.0	4～6	8～15
	巴比妥	1.0	6～8	10
	中效巴比妥类	0.1～0.5	1～3	3
	短效巴比妥类	0.1	0.7	1.0
	水合氯醛	1.0	10	25
	三氯乙醛	5.0	20～40	50
	格鲁米特	0.02	1～8	3～10
	甲喹酮	0.5	1～3	＞3
镇静药	溴化物	5.0	50～150	200
抗癫痫药	苯妥英钠	0.5～2.2	5	10
	扑米酮	1.0	5～8	10
	乙琥胺	2.5～7.5		
	甲琥胺	0.25～0.75	0.1～0.15	
	苯琥胺	1～1.9		
安定药	氯丙嗪	0.05	0.1～0.2	0.3～1.2
	硫利达嗪	0.1～0.15	1.0	2～8
	甲哌氟丙嗪		0.1	
	奋乃静		0.1	
	氯普噻吨	0.004～0.03		
	氯氮草	0.1～0.3	0.55	2
	地西泮	0.05～0.25	0.5～2.0	＞5
	甲丙氨酯	1	10	20

续表

类别	名称	治疗或正常血药浓度(µg/ml)	中毒血药浓度(µg/ml)	致死血药浓度(µg/ml)
镇痛药	吗啡	0.00001		0.05～0.4
	可待因	0.0025		
	哌替啶	0.06～0.065	0.5	3
	美沙酮	0.048～0.086	0.2	＞0.4
	镇痛新	0.014～0.016	0.2～0.5	1～2
解热镇痛药	水杨酸盐	2～10	15～30	50
	对乙酰氨基酚	1～3	40	150
	保泰松	10		
抗痛风药	丙磺舒	10～20		
中枢兴奋药	咖啡因			
	茶碱	2～10		
	士的宁		0.2	0.9～1.2
抗忧郁药	苯丙胺	0.002～0.003		0.2
	阿米替林	0.005～0.02	0.04	1.0～2.0
	地昔帕明	0.059～0.14		1～2
	丙米嗪	0.005～0.016	＞0.07	0.2
	去甲替林	0.00012～0.00016	0.5	1.3
	多塞平			＞1.0
拟胆碱药	烟碱		1	0.5～5.2
平喘药	氨茶碱	2～10		
强心苷	洋地黄毒苷	0.00017～0.00021		0.032
	地高辛	0.00006～0.00013	0.0002～0.0009	
抗心律失常药	奎尼丁	0.3～0.6	1.0	3～5
	普鲁卡因胺	0.6	1.0	
	利多卡因	0.2	0.6	
	普萘洛尔	0.0025～0.02		0.8～1.2
利尿药	乙酰唑胺	1～1.5		
抗凝药	华法林	0.1～1.0		
抗组胺药	异丙嗪	340		
	苯海拉明	0.5	1	
	氯苯那敏		2～3	
降血糖药	甲苯磺丁脲	5.3～9.6		
	氯磺丙脲	3.0～14.0		
磺胺类及呋喃类药物	磺胺嘧啶	8～15		
	磺胺二甲氧嗪	8～10		
	磺胺异噁唑	9～10		
	呋喃妥英	0.18		
抗疟药	奎宁			1.2

续表

类别	名称	治疗或正常血药浓度（μg/ml）	中毒血药浓度（μg/ml）	致死血药浓度（μg/ml）
其他	氨	0.05~0.17		
	砷	0~0.002	0.1	1.5
	苯		任何可测浓度	0.094
	一氧化碳	1%Hb 饱和	15%~35%Hb 饱和	50%Hb 饱和
	四氯化碳		2~5	
	二硝基邻甲酚		0.003~0.004	7.5
	乙醇		150	>350
	氟化物	0~0.05		0.2
	铁	50(红细胞)	0.6(血清)	
	铅	0.005~0.013	0.07	
	锂	0.42~0.83 (0.6~1.2 mmol/L)	1.39(2.0 mmol/L)	1.39~3.47 (2.0~5.0 mmol/L)
	汞	0.006~0.012		
	甲醇		20	>89
	锡	0.012		
	锌	0.008~0.136		
	三溴乙醇			9.0
	罂粟碱	0.1		

附录 13 医药卫生学科常用计量单位和医用剂量单位换算系数

医药卫生学科常用计量单位和医用剂量单位换算系数详见附表 13-1、附表 13-2。

附表 13-1 医药卫生学科常用计量单位

	量	单位名称	英文名称	国际符号
国际单位制的基本单位	长度	米	metre	m
	质量	千克(公斤)	kilo-gram	kg
	时间	秒	second	s
	物质的量	摩尔	mole	mol
有专门名称的导出单位	面积	平方米	square-meter	m^2
	频率	赫兹	hertz	Hz
	浓度	摩尔/升	mole/litre	mol/L
	功率;辐射通量	瓦特	watt	W
	电位电压电动势	伏特	volt	V
	摄氏温度	摄氏度	degree-celsius	℃
	光通(光通量)	流明	lumen	lm
	光(照度)	勒(克斯)	lux	lx
可并用的单位	时间	分	minute	min
		(小)时	hour	h
		日,天	day	d
	体积、容积	升	litre	L
	声强极	分贝	bel/10,decibel	db
暂时可并用的单位	放射性活度	居里	curie	Ci
	吸收辐射量	拉德	rad	rad(rd)
	液柱压力	毫米汞柱	millimeter of mercury	mmHg
		厘米水柱	centimeter of water-column	cmH_2O
	照射量	伦琴	Rcentgen	R
	照射率	伦琴/秒	Rcentgen/sec	R/s
	热量	卡	calorie	Cal

附表 13-2　医用计量单位的换算系数

量	原用单位		原用单位值	国际制代号		备注
	名称	代号	×系数→SI	国际	中文	
长度	埃	Å	0.1	nm	纳米	nm 旧译毫微米
	微米	μ	1	μm	微米	
	毫微米	mμ	1	nm	纳米	
	英寸	in	2.54	cm	厘米	
容积	微升	λ	1	μl	微升	
力	达因	dyn	10^{-5}	N	牛	
压力(压强) 应力	毫米汞柱	mmHg	0.13332	kPa	千帕	可继续使用 原用单位
	厘米汞柱	cmH_2O	0.09807	kPa	千帕	
	标准大气压	atm	101.325	kPa	千帕	
血管阻力	达因·秒/厘米^5	dyn·s/cm^5	0.1	kPa·s/L	千帕·秒/升	
	毫米汞柱·分/升	mmHg·min/L	8	kPa·s/L	千帕·秒/升	
气道阻力	厘米水柱·秒/升	cmH_2O·s/L	0.09807	kPa·s/L	千帕·秒/升	

附录 14 儿童用药剂量的计算方法

1. 按体重(kg)计算法 先根据年龄估计体重,再由体重计算剂量。

1～6 个月儿童体重(kg)=月龄×0.6+3

7～12 个月儿童体重(kg)=月龄×0.5+3

1 岁以上儿童体重(kg)=月龄×2+8

儿童用药剂量=估计体重(kg)×成人剂量/60 kg(成人体重)

2. 按年龄计算法 详见附表 14-1。

附表 14-1 按年龄用药计算法

年龄	相当于成人用量的比例
初生～1 岁	1/24～1/12
1～2 岁	1/8
2～4 岁	1/6
4～6 岁	1/4
6～8 岁	1/3
8～12 岁	1/2
12～15 岁	3/5
15～18 岁	3/4～1

3. 按体表面积(m²)计算剂量法 有些药物的使用剂量是根据体表面积计算的,小儿的体表面积也可通过下列公式计算:

体表面积(m²)=0.0061×身高(cm)+0.0128×体重(kg)−0.1529

或体表面积(m²)=体重(kg)×0.035+0.01

体表面积可以通过下图确定。在身高和体重的相应点上画一根横切体表面积标尺的直线,切点上的数据即是所求的体表面积(附图 14-1)。

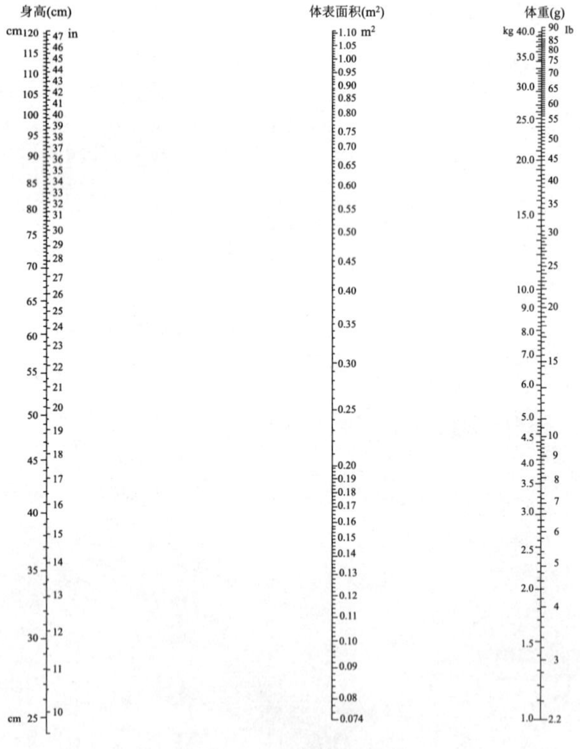

附图 14-1 儿童表面积

在身高和体重的相应点上画一根线,横断体表面积的标尺,其切点上的数据即所求体表面积

索 引

药品中文名称索引（下卷）
（按汉语拼音排序）

药品英文名称索引（下卷）

（按英文字母排序）